马传江◎主编

齊魯珍存醫籍滙刊

国家古籍整理出版专项经费资助项目

卷一

山东科学技术出版社
·济南·

图书在版编目（CIP）数据

齐鲁珍存医籍汇刊 / 马传江主编. -- 济南：山东科学技术出版社, 2021.10（2024.3重印）
ISBN 978-7-5723-0878-9

Ⅰ.①齐… Ⅱ.①马… Ⅲ.①方书—汇编—中国—清代 Ⅳ.①R289.349

中国版本图书馆CIP数据核字(2021)第125917号

齐鲁珍存医籍汇刊

QILU ZHENCUN YIJI HUIKAN

责任编辑：马　祥　吴英华
装帧设计：魏　然

主管单位：山东出版传媒股份有限公司
出 版 者：山东科学技术出版社
地址：济南市市中区英雄山路 189号
邮编：250002 电话：(0531）82098088
网址：www.lkj.com.cn
电子邮件：sdkj@sdcbcm.com
发 行 者：山东科学技术出版社
地址：济南市市中区英雄山路 189号
邮编：250002 电话：(0531）82098071
印 刷 者：济南新先锋彩印有限公司
地址：济南市工业北路188-6号
邮编：250101 电话：（0531）88615699

规格：16开（180 mm × 260 mm）
印张：156.5　**字数：**1600 千　**印数：**1~1000
版次：2021 年 10 月第 1 版　2024 年 3 月第 2 次印刷
定价：1280.00元（全四卷）

《齐鲁珍存医籍汇刊》编委会

《齐鲁珍存医籍汇刊》编审指导委员会

序言

随着中医药在抗击『非典』和新冠肺炎疫情中的突出贡献，以及屠呦呦因青蒿素的研究荣获诺贝尔奖，中医药学进入一个前所未有的高光时刻。习近平总书记强调，中医药学包含着中华民族几千年的健康养生理念及其实践经验，是中华文明的一个瑰宝，凝聚着中国人民和中华民族的博大智慧。传承创新发展中医药是新时代中国特色社会主义事业的重要内容，是中华民族伟大复兴的大事。新中国成立七十余年来，党和政府高度重视中医药工作，特别是党的十八大以来，以习近平同志为核心的党中央把中医药工作摆在更加突出的位置，中医药改革发展取得显著成绩。又一个春天来了——中医药发展迎来天时、地利、人和的大好时机，将开启传承创新发展的新征程。

中医学源远流长，其学术传承千载而不衰，其统绪历经百世而未坠。当下中医教育、中医科研和中医临床的发展，必须坚持『两条腿』走路，一方面要高度重视与现代科学技术和方法有机结合，不断深入探索阐述中医药发挥作用的机制，不断实现新的基础理论与临床实践创新；一方面要高度重视中医药的传承，尤其要重视中医经典的学习，重视中医古籍的整理与保护利用，扎扎实实地继承中医药传统，至少在中医理论集大成式的系统重构有新的突破之前，要坚持好传统中医药的思维与方法、理论和临床。

中医历来有重视方书的传统，尤其效验确切之方令医家与患者皆奉为至宝。我国传世古籍十万余种，其中中医古籍约占十分之一，中医古籍中方书占比将近五分之一。在中医学术的传承中，方书典籍的传授发挥了不可替代的关键作用。《肘后备急方》启发了屠呦呦的青蒿素研究，民间验方启发了陈竺院士的砷剂治疗白血病研究。方书典籍作为中医学术的重要载体，不仅是前人智慧的结晶、古代文明的成果，而且是一种可以不断开发利用的宝贵文化资源，蕴藏着极其巨大的文化能量。

王冰注《素问·序》有云：『将升岱岳，非径奚为。欲诣扶桑，无舟莫适。』不凭借中医古籍整理的手段，后人欲了解古代学术思想是非常困难的，学术传承会因此而发生断裂。但由于战乱火烬、家藏秘抄、精绘无法复制、作者受经济条件制约无法出版等原因，很多古籍成为如今的稀见物，虽然图书馆重视收藏，但限于理念和人力，很多稀见古籍不能整理出版发挥其作用。我们很欣喜地看到，山东中医药大学图书馆与山东科学技术出版社密切合作，他们甄选的稀见方书记录了独到的治疗方法和经验技术，蕴含丰富的中医学术内涵，必将造福更多人民群众。该著作让难得一见的古籍更多、更快地呈现在读者的案头，将为中医临床方药研究提供参考，为推动『健康中国』建设做出积极贡献。

随着图书馆对馆藏特色资源的重视，对于稀见古籍的整理出版已经成为图书馆保存和发扬传统文化的重要途径之一。古籍的史料价值和学术价值在很大程度上是一致的，历史学者的『论从史出』就是明证。因为只有充分占有各种可供利用的原始资料，才能得出尽可能客观的研究结果。有学者提出，在保证所选古籍具有稀见性的前提下若还能更好地兼顾一些专题性的研究方向，才能为学术研究者提供更为便利的研究条件，进而更好地实现稀见古籍的学术价值。有计划地整理出版馆藏古籍，尤其以丛书形式让深藏书阁的珍贵中医古籍得以广泛流传，功莫大焉。

解决好古籍『藏』与『用』的矛盾，历来是一个两难的问题。为整理而整理，重藏轻用，虽然能起到保护和传承文化的作用，但束之高阁毕竟是一种资源的浪费。中医古籍大多数珍藏于高等中医药院校图书馆，图书馆为中医古籍的保存保护做出了巨大贡献；但是图书馆又缺少古籍整理的专业馆员，使得很多珍贵版本『养在深闺人未识』。我们更乐见于高等中医药院校图书馆更加重视古籍保护与利用能力建设，培养更多专业人才，以更广阔的文化胸怀与情怀，融入到古籍文献整理的伟大事业中。这应该是打破古籍『藏』与『用』矛盾困境的最好途径。

希望更多更好的中医古籍整理著作呈现在读者的案头，成为中医药事业发展和『健康中国』战略实施中的一道靓丽风景，为造福人类健康做出积极贡献。

山东中医药大学校长、教授、博士生导师　高树中

二〇二〇年五月

前言

中医的学术源泉主要有两个：一个是中医药的实践，一个是前人的经验传承。因此，中医古籍是中医药传承的最重要载体，此话当不为过。要想很好地传承发展中医药学术，重视中医古籍的学习及整理，是必由之路。存世中医古籍万余种，其中方书即有两千余种，是各类医书中数量最多的。由此可见古人对方书的重视程度。自晋代葛洪《肘后备急方》，尤其唐宋以降，以陆贽的《陆氏集验方》、苏轼与沈括的《苏沈良方》等为代表，还兴起了历代不衰的文人集方传统。医家遍览方书，以求疗效确切的灵药；民众推崇验方，以求立起沉疴。故而历代常以『千金』冠诸方名，方书总是显得庄重神秘，很多珍贵方书因其贵重被慎重秘藏，以致不能广为流传。稀见古籍能够被整理出版，广为流布，固为学林之愿，也是默默守护古籍的图书馆人之愿。非常幸运，山东中医药大学图书馆与山东科学技术出版社密切合作，策划了『齐鲁珍存医籍汇刊』项目，并成功入选『国家古籍整理出版资助项目』，让广大读者能够便捷直观地阅读这一批珍稀方书。

方书古籍，是指专门收载方剂或以方剂为主要内容的中医古籍，其收录的方药虽然年代久远但仍是中医治疗疾病的重要依据，具有不可比拟的史学价值和实用价值。目前市场上未见专门针对稀见方书的整理出版项目，《国家图书馆藏稀见古代医籍钞（稿）本丛编》作为中医稀见古籍整理的标志性丛书并未收录本项目所含书目。本项目立足齐鲁古代医籍馆藏，所选书目为稀见方书古籍，在这13种方书中，3种抄本、10种刻本，所有品种均品相完好，抄本字迹清晰、字体优美，刻本校刻精良，对研究当时的刻书业提供了难得的史料，故极具版本价值。内容上，书中载方多为『经验有效之方』，对中医临床研究来说极具学术价值。

『齐鲁珍存医籍汇刊』项目精选13种稀见方书，按成书时间分四卷：卷一有《龙宫遗秘》附《龙宫遗秘续编》（清·王道亨 撰）、《天德堂卫生方书》（清·石掌衡 著），卷二有《摘验良方》（清·佚名 撰）、《历验单方》（清·余廷勋 辑）、《急救方》附《续增各要方》（清·汤湘南 辑），卷三有《便易良方》（清·彭元照 辑），卷四有《叶真人传世内外各科秘本》（清·孙奇逢 辑）、《本草择方辑要》（清·佚名 辑）、《济世寿人》（清·佚名 辑）、《百病主治药》（清·林之瞻 辑）、《风温验方》（清·李芝岩 撰）、

《喉科验方全集》（清·张益三 撰）、《胡氏敬传疮证灵方》（民国·胡光弼 撰）。选择的标准一是版本价值高，二是临床实用性强。按照古籍整理的原则，对古籍进行影印、点校、注释，既能使对版本学感兴趣的文献研究者看到古籍的原貌，又方便普通读者理解古籍。在编排格式上，一页原文照片对应相应的点校、注释，使读者一目了然。每种书前都有针对性的『校注说明』，根据具体情况统一校注整理规范。此外，在每个分册的开篇印有二维码，扫码可观看推介专家对本分册主要版本价值、学术价值的扼要介绍。

本次校注整理突出了以下特点：图文对照，虽然对重排文字行文有一定影响，但是更加方便对应原版阅读；谨慎出校，尽量少出校，既照顾普通读者阅读便利，又要顾及中医从业人员『原汁原味』阅读的需求；除了版本的珍稀性，突出地域特色，尽量选择齐鲁医籍。

限于校对整理者的水平，兼之时间紧迫，书中难免错误和疏漏，敬请读者批评指正。我们的初衷是诚挚美好的：希望这些珍稀方书尽快与广大读者见面，更好地继承和发扬中医优秀文化，促进中医学的创新与发展，为提高全民健康素养，推动『健康中国』建设发挥积极作用。

特别铭谢王振国教授的学术指导和推介。衷心感谢刘更生教授拨冗录制各书的推介视频。衷心感谢著名美术学者、书法家李一研究员为本书题签。谨向所有为本书顺利出版给予帮助的师友同仁致以诚挚感谢。

马传江

二〇二一年五月

目录

龙宫遗秘

附 龙宫遗秘续编

清·王道亨 撰
马传江 赵玉峰 整理

扫码观看本册视频简介

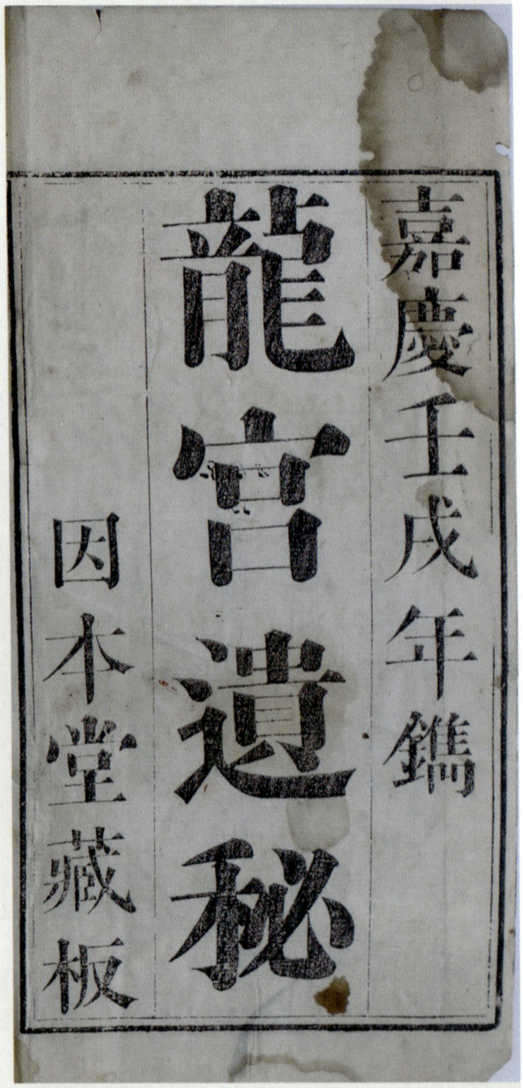
嘉慶壬戌年鐫
龍宮遺秘
因本堂藏板

龙宫遗秘

嘉庆壬戌年镌

因本堂藏板

《龙宫遗秘》附《龙宫遗秘续编》校注说明

《龙宫遗秘》是清代嘉庆年间王道亨刊行的家藏秘方和集验方。据《中国中医古籍总目》所载，本书属于孤本，初刊于嘉庆七年（1802），现藏于山东中医药大学图书馆。后附《龙宫遗秘续编》，为王道亨刊布《龙宫遗秘》后两年间又搜集的民间秘方和辑录前人验方，汇之成册，于嘉庆九年（1804）付梓，与前书总成一册，实为两册书。书页高22.8厘米，宽12.3厘米，板框高17.1厘米，宽10.7厘米；半叶八行，行二十四字；白口，四周双边，单黑鱼尾。

本书以病统方，分为「风门」「痧暑门」「急救门」「体气门」「血症门」「疟门」「痢泻门」「肚腹门」「诸疮门」「痔漏门」「癣门」「伤科门」「杂病门」「妇女门」「小儿门」等，门下条列病症和验方。其中验方系「家藏秘本，屡试有验」者，《龙宫遗秘续编》则因「喜阅说部，见有切要之方，每钞撮之，且有以秘方之试验者来告，汇之又复成册。」

王道亨，生平不详，清代嘉道间似有二人同名。一为《罗经透解》作者，名绍祖，字道亨，乃郫（今四川郫县）人，生于乾隆庚辰年（1760），卒于道光二十三年（1823），任清宫阴阳师，以风水之学名世。《罗经透解》聂元樟序云「定邑王公道亨」，史称「定邑」者有海南定邑（今海南定安县）和浙江定邑（今浙江舟山定海区），不知何指。本书作者王道亨，自序称「平江叟」，与前王道亨里籍不同，曾于嘉庆四年（1799）己未秋「降补建信」于山东任官。建信之名始于新莽时期，在山东高青县西北，古称千乘郡。限于资料不足，不能确认二者是否为一人。本书作者王道亨好善乐施，素有苏沈之志，不仅传方，而且按方精心制药，广为施送，救济乡民。本书所载秘方多是经过作者试验证明确有显效的，临床可信度较高，具有较高的借鉴、研究价值。

本次整理以山东中医药大学图书馆所藏孤本《龙宫遗秘》为底本，以涉及特殊方药的有关中医古籍、尤其《龙宫遗秘续编》涉及的历代笔记等为他校本。具体处理方法如下。

一、原书繁体竖排，今改为简体横排。采用现代标点方法，对原书进行句读。

二、凡底本中属于一般笔画之误或显系因写刻致误的错字，予以径改，不出校记，如『灸』误作『炙』，『夹脊穴』误作『夹瘠穴』，『胃脘痛』误作『胃腕痛』等。

三、通假字出校说明，征引书证说明通假关系。异体字、古今字、俗写字，统一以通用简化字律齐，不出校记，特别是药名俗写如『菉豆』径改为『绿豆』，『山查』径改为『山楂』，『大风子』径改为『大风子』，『萆麻』径改为『蓖麻』，『五棓子』径改为『五倍子』，『没石子』径改为『没食子』，『白芨』径改为『白及』，『班毛』径改为『斑蝥』等。

四、显系底本误、脱、衍、倒者予以勘正，并出校说明。

五、书中少数疑难名词术语或生僻字词，酌予简要注释。

六、原书注释小字，统一作小一字号处理。

六、原书目录有脱漏或与正文不符者，据正文重编目录于前。

七、原书引用历代笔记，只校义理，不校引文文字是否一致。

八、遇有间隔符『〇』，一般回行另起。然如回行另起阻断文义，则不遵此例。凡例等文中提示符『一』皆删。

《龙宫遗秘》附《龙宫遗秘续编》简介

《龙宫遗秘》是清代嘉庆年间王道亨刊行的家藏秘方和集验方。

据《中国中医古籍总目》所载，本书属于孤本，初刊于嘉庆七年（1802），现藏于山东中医药大学图书馆。本书后附《龙宫遗秘续编》，为王道亨刊布《龙宫遗秘》后两年间又搜集的民间秘方和辑录前人验方，汇之成册，于嘉庆九年（1804）付梓，与前书总成一册。

本书的重要价值在于书中很多秘方是经过作者试验证明确有显效的。王道亨好善乐施，素有苏沈之志，不仅传方，而且按方精心制药，广为施送，救济乡民。所载秘方，大多临床可信度较高，对中医工作者和中医爱好者具有较高的借鉴、研究价值。

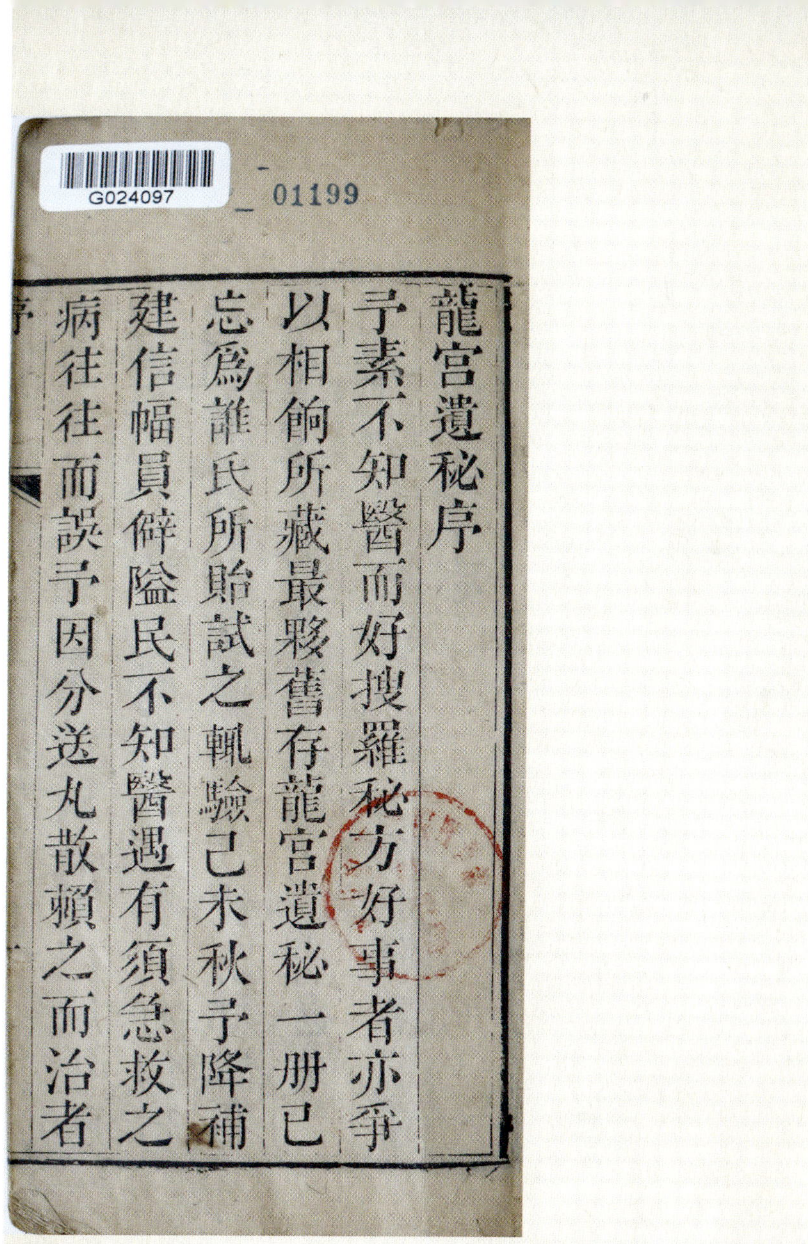
龍宮遺秘序
予素不知醫而好搜羅秘方好事者亦爭以相餉所藏最夥舊存龍宮遺秘一册已忘爲誰氏所貽試之輒驗己未秋予降補建信幅員僻隘民不知醫遇有須急救之病往往而誤予因分送丸散賴之而治者

龙宫遗秘序

予素不知医，而好搜罗秘方。好事者亦争以相饷，所藏最夥。旧存《龙宫遗秘》一册，已忘为谁氏所贻，试之辄验。己未[1]秋，予降补建信[2]，幅员僻隘，民不知医，遇有须急救之病，往往而误。予因分送丸散，赖之而治者

1 己未：嘉庆四年，1799年。
2 建信：在山东高青县西北，古称千乘郡，王莽时改称建信。

幾日不乏人猶恐不能廣及更以歷年所
得者附入秘方並付梓人以公同好倘得
是編者時時翻閱廣爲傳播使窮鄉僻巷
之中不致倉皇莫救是則予之志也夫
嘉慶七年歲次壬戌五月短至後五日平
江叟王道亨志

几日不乏人。犹恐不能广及，更以历年所得者附入秘方，并付梓人，以公同好。倘得是编者时时翻阅，广为传播，使穷乡僻巷之中不致仓皇莫救，是则予之志也夫。

嘉庆七年岁次壬戌五月短至后五日　平江叟王道亨志

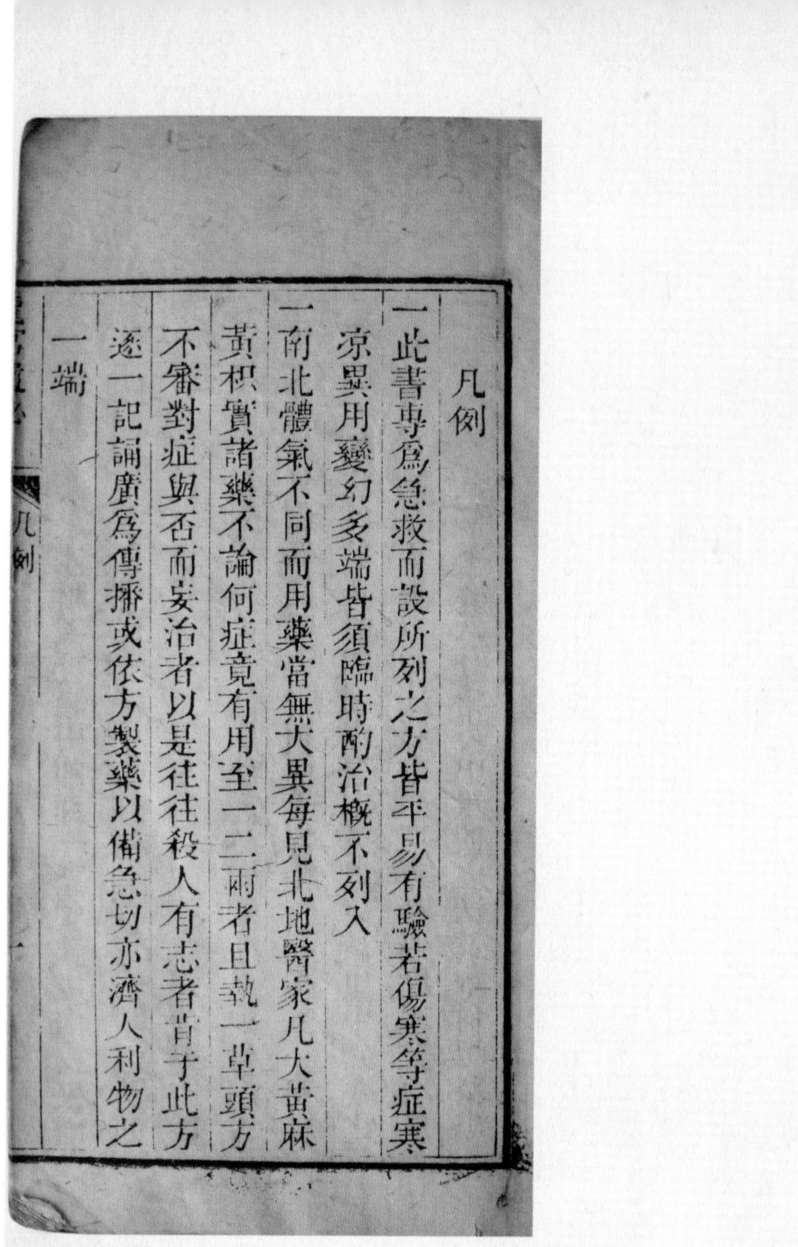

凡例

一此書專爲急救而設所列之方皆平易有驗若傷寒等症寒凉異用變幻多端皆須臨時酌治概不列入

一南北體氣不同而用藥當無大異每見北地醫家凡大黃麻黃枳實諸藥不論何症竟有用至一二兩者且執一草頭方不審對症與否而妄治者以是往往殺人有志者肯于此方逐一記誦廣爲傳播或依方製藥以備急切亦濟人利物之一端

凡例　一

凡　例

此书专为急救而设，所列之方皆平易有验。若伤寒等症，寒凉异用，变幻多端，皆须临时酌治，概不列入。

南北体气不同，而用药当无大异。每见北地医家，凡大黄、麻黄、枳实诸药，不论何症，竟有用至一二两者。且执一草头方[1]，不审对症与否而妄治者，以是往往杀人。有志者肯于此方逐一记诵，广为传播，或依方制药，以备急切，亦济人利物之一端。

1 草头方：旧时有称民间医生为草医、草头郎中，俗谓江湖郎中，草头方指民间医生用的方子。

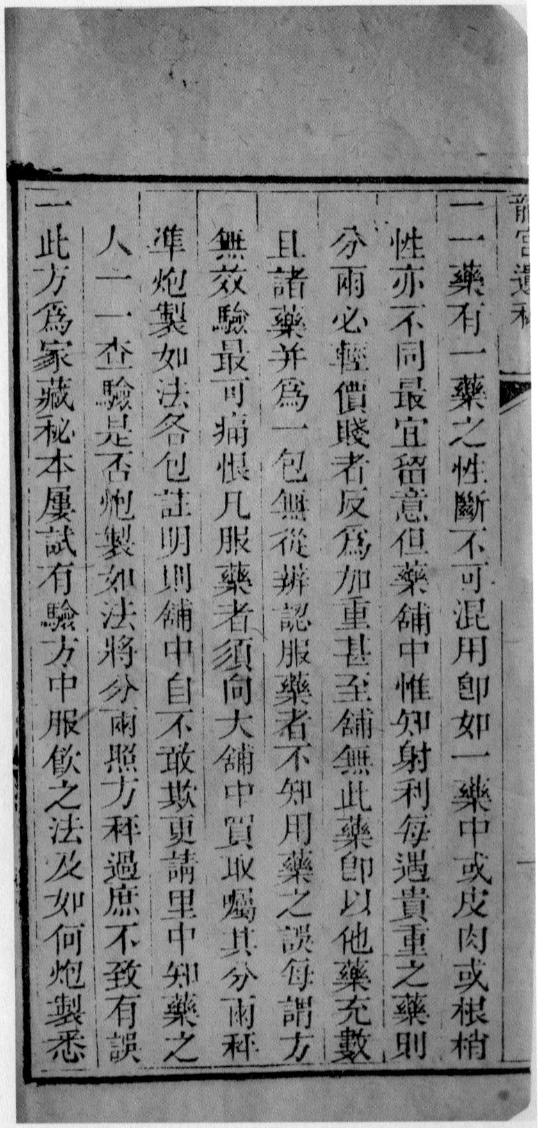
龍宮遺秘
一一藥有一藥之性斷不可混用卽如一藥中或皮肉或根梢
性亦不同最宜留意但藥鋪中惟知射利每遇貴重之藥則
分兩必輕價賤者反爲加重甚至鋪無此藥卽以他藥充數
且諸藥并爲一包無從辨認服藥者不知用藥之誤每謂方
無效驗最可痛恨凡服藥者須向大鋪中買取囑其分兩秤
準炮製如法各包註明則鋪中自不敢欺更請里中知藥之
人一一查驗是否炮製如法將分兩照方秤過庶不致有誤
一此方爲家藏秘本屢試有驗方中服飲之法及如何炮製悉

一药有一药之性，断不可混用。即如一药中，或皮肉或根梢，性亦不同，最宜留意。但药铺中惟知射利，每遇贵重之药则分两必轻，价贱者反为加重，甚至铺无此药，即以他药充数。且诸药并为一包，无从辨认，服药者不知用药之误，每谓方无效验，最可痛恨。凡服药者，须向大铺中买取，嘱其分两秤准，炮制如法，各包注明，则铺中自不敢欺。更请里中[1]知药之人，一一查验是否炮制如法，将分两照方秤过，庶不致有误。

此方为家藏秘本，屡试有验。方中服饮之法及如何炮制，悉

1 里中：指同里相邻。

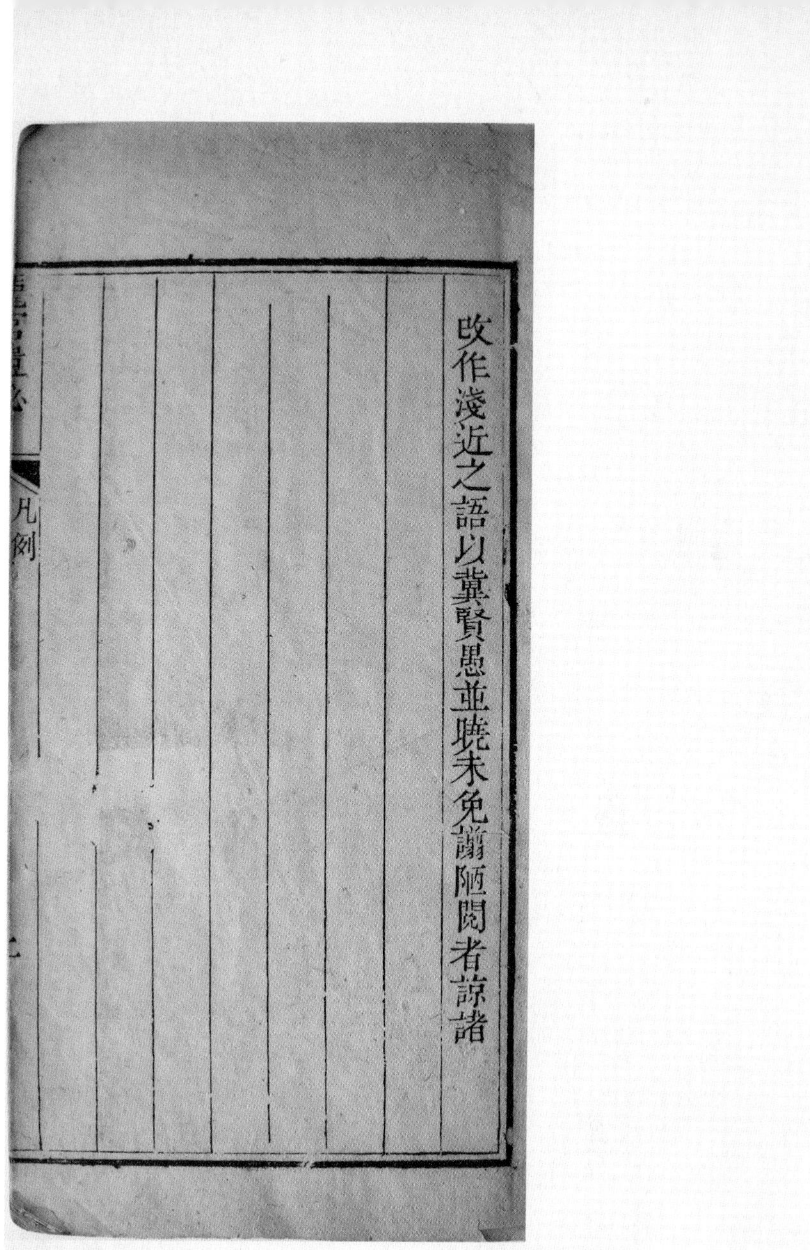
龍宮遺秘　凡例

改作淺近之語以冀賢愚並曉未免謭陋閱者諒諸

改作浅近之语，以冀贤愚并晓，未免谫陋，阅者谅诸。

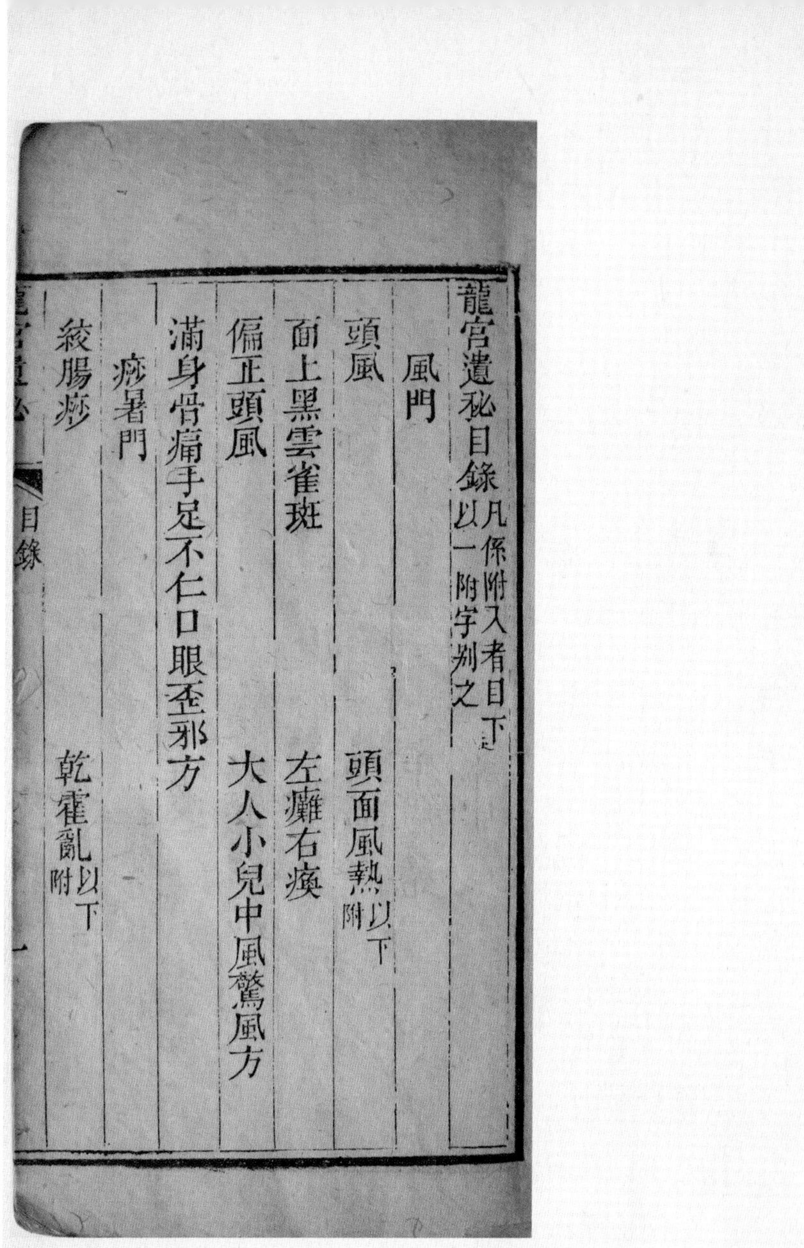

龍宮遺秘目錄凡係附入者目下以一附字别之

風門

頭風　頭面風熱以下附

面上黑雲雀斑　左癱右瘓

偏正頭風　大人小兒中風驚風方

滿身骨痛手足不仁口眼歪邪方

痧暑門

絞腸痧　乾霍亂以下附

龙宫遗秘目录凡系附入者，目下以一附字别之

风门

头风　头面风热以下附

面上黑云雀斑　左瘫右痪

偏正头风　大人小儿中风惊风方

满身骨痛手足不仁口眼歪斜方

痧暑门

绞肠痧　干霍乱以下附

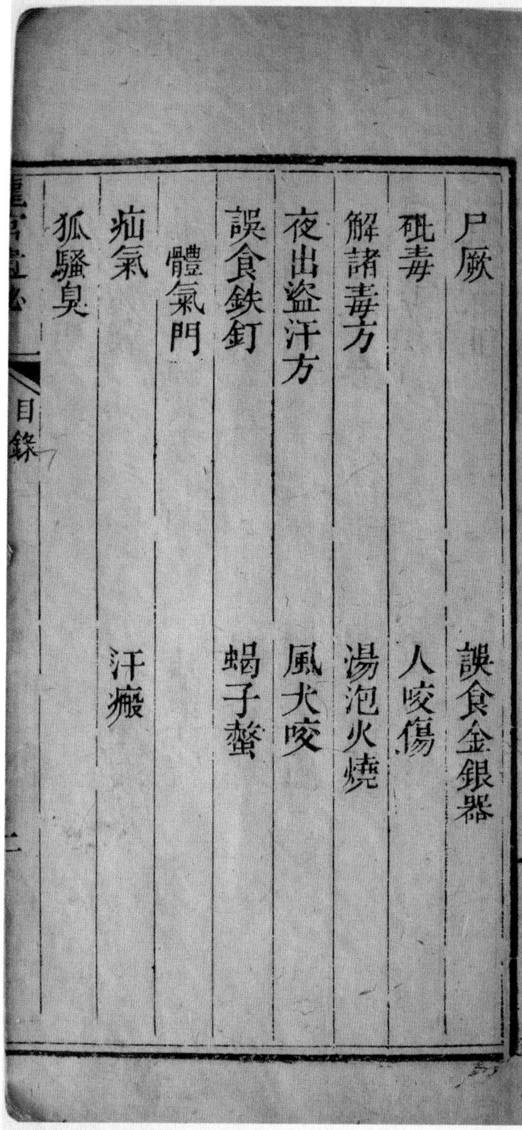
龍宮遺秘　目錄
尸厥　誤食金銀器
砒毒　人咬傷
解諸毒方　湯泡火燒
夜出盜汗方　風犬咬
誤食鐵釘　蝎子螯
體氣門
疝氣　汗瘢
狐騷臭

痰嗽门

痰迷心窍　项上生痰核

风嗽不止神效方以下附　痰嗽方

血症门

肠风下血　痢疾下血

血症忌人参　血衄不止

止血方以下附　又方

吐血不止　诸失血症

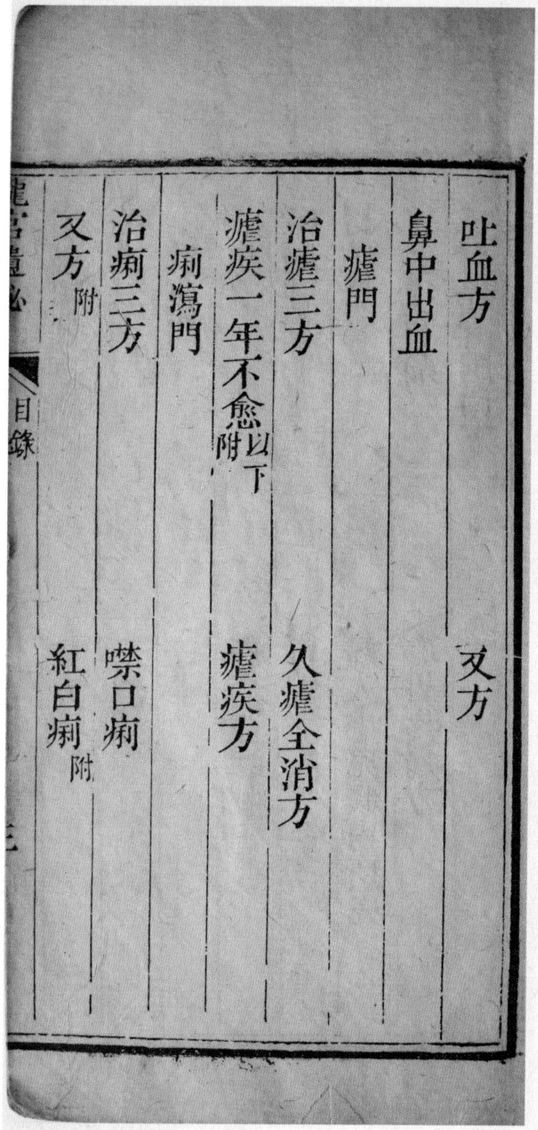

吐血方　又方
鼻中出血

疟门

痢泻门

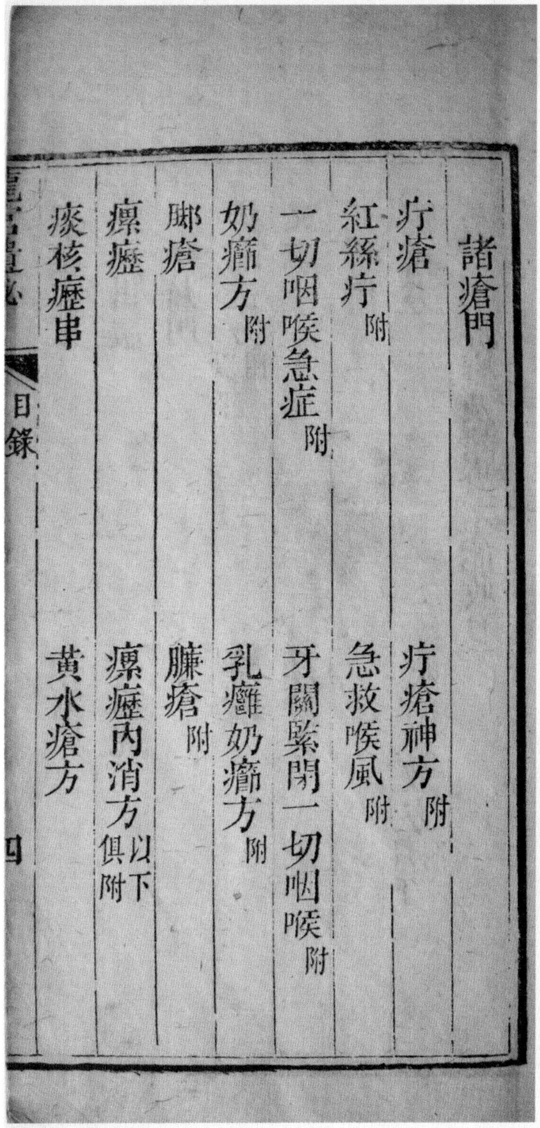

諸瘡門

疔瘡 疔瘡神方附
紅絲疔附 急救喉風附
一切咽喉急症附 牙關緊閉一切咽喉附
奶癬方附 乳癰奶癬方附
脚瘡 臁瘡附
瘰癧 瘰癧內消方以下俱附
痰核癧串 黄水瘡方

诸疮门

疔疮　疔疮神方附

红丝疔附　急救喉风附

一切咽喉急症附　牙关紧闭一切咽喉附

奶疖方附　乳痈奶疖方附

脚疮　臁疮附

瘰疬　瘰疬内消方以下俱附

痰核疬串　黄水疮方

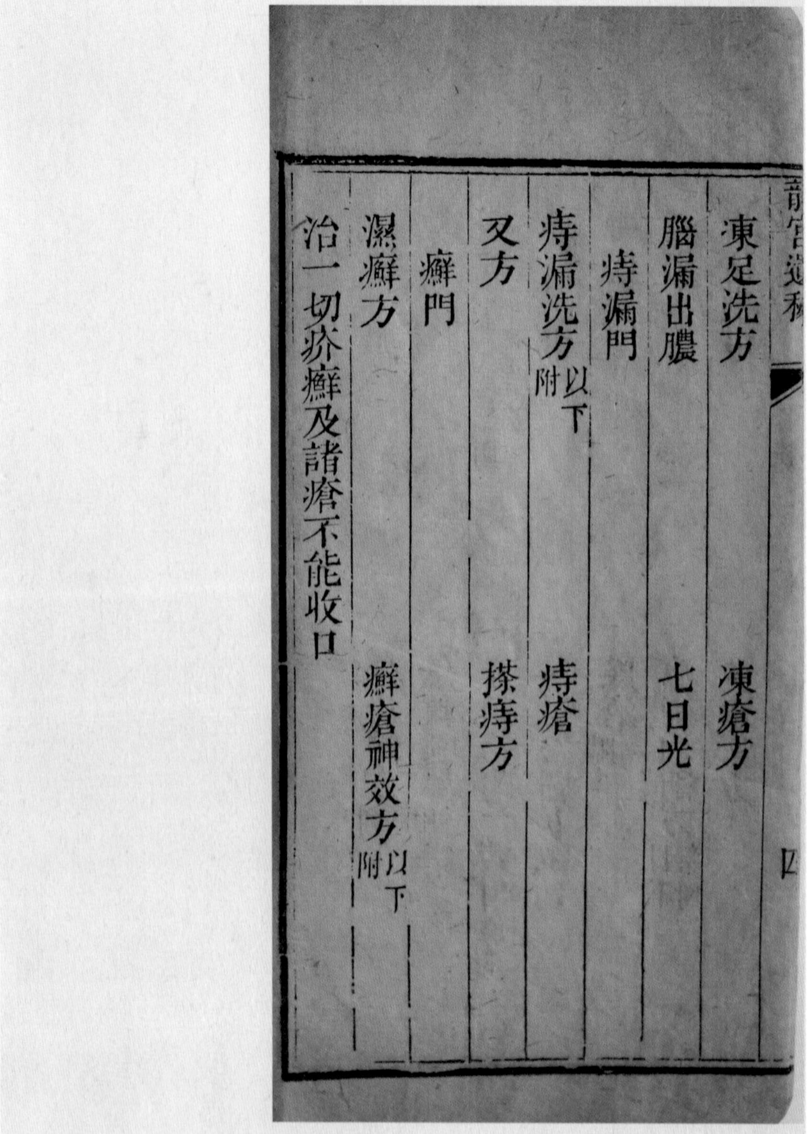

龍宮

凍足洗方　凍瘡方
腦漏出膿　七日光
痔漏門
痔漏洗方以下附　痔瘡
又方　搽痔方
癬門
濕癬方　癬瘡神效方以下附
治一切疥癬及諸瘡不能收口

四

冻足洗方　冻疮方

脑漏出脓　七日光

痔漏门

痔漏洗方以下附　痔疮

又方　搽痔方

癣门

湿癣方　癣疮神效方以下附

治一切疥癣及诸疮不能收口

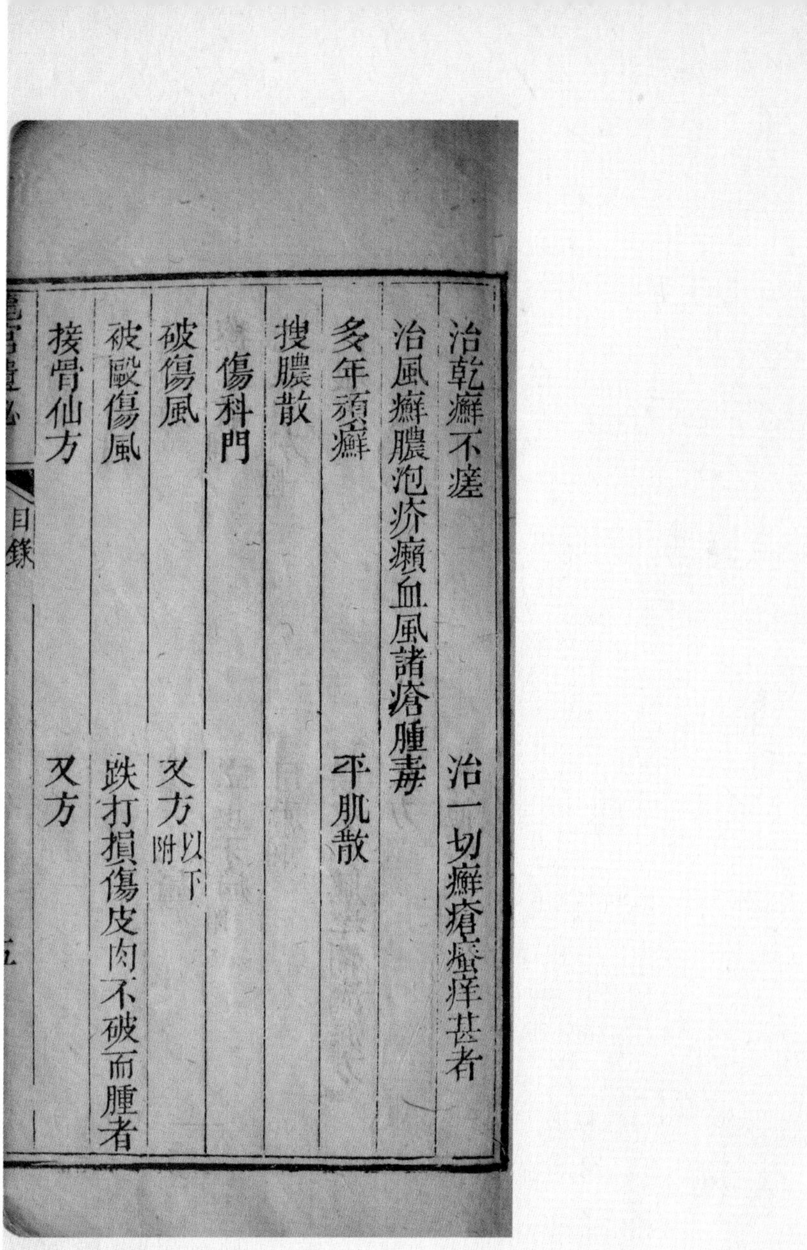

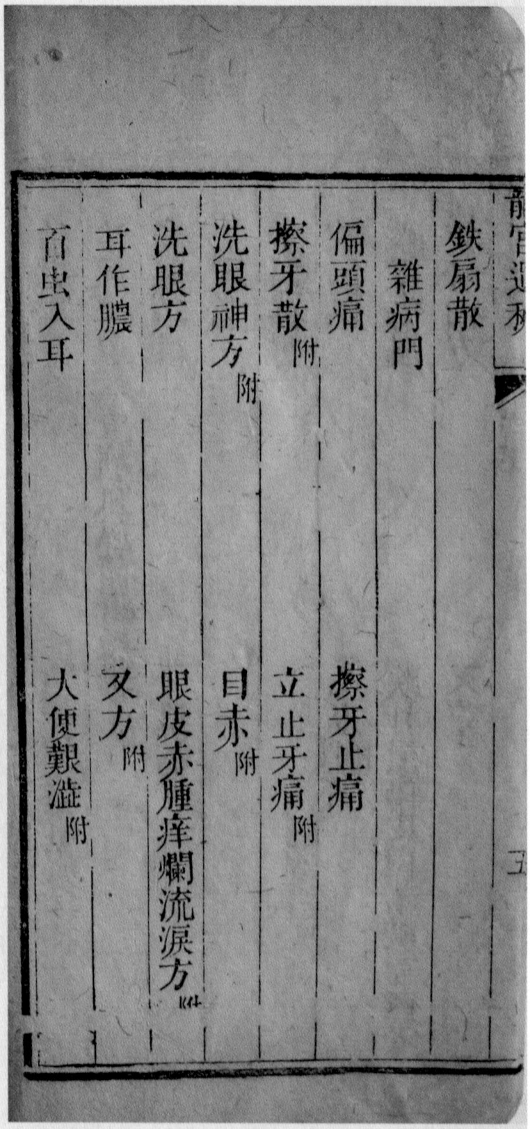
鉄扇散

雜病門

偏頭痛　擦牙止痛

擦牙散附　立止牙痛附

洗眼神方附　目赤附

洗眼方　眼皮赤腫痒爛流淚方附

耳作膿　又方附

百虫入耳　大便艱澁附

铁扇散

杂病门

偏头痛　擦牙止痛

擦牙散附　立止牙痛附

洗眼神方附　目赤附

洗眼方　眼皮赤肿痒烂流泪方附

耳作脓　又方

百虫入耳　大便艰涩附

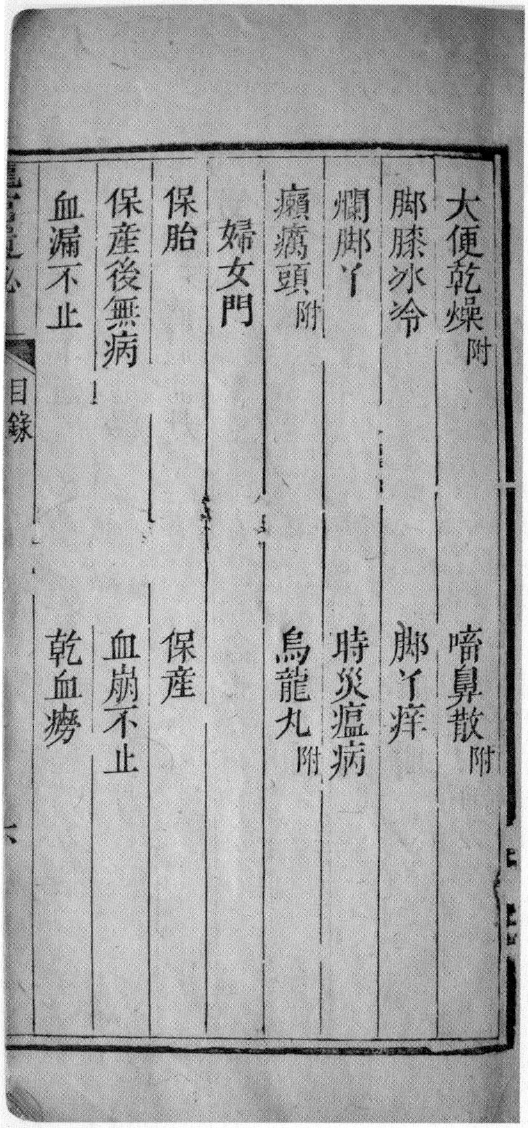

妇女门

孕婦小便不通　安胎催生藥方以下附
安胎萬全神應湯　仙靈濟世丹
萬金不傳遇仙丹　胎衣不下
倒產　血暈
產後中風　死胎在腹
討塩生　子宮不閉
子宮脱出　交骨不開
產後腸不收　月事不通奇方

孕妇小便不通　安胎催生药方以下附
安胎万全神应汤　仙灵济世丹
万金不传遇仙丹　胎衣不下
倒产　血晕
产后中风　死胎在腹
讨盐生　子宫不闭
子宫脱出　交骨不开
产后肠不收　月事不通奇方

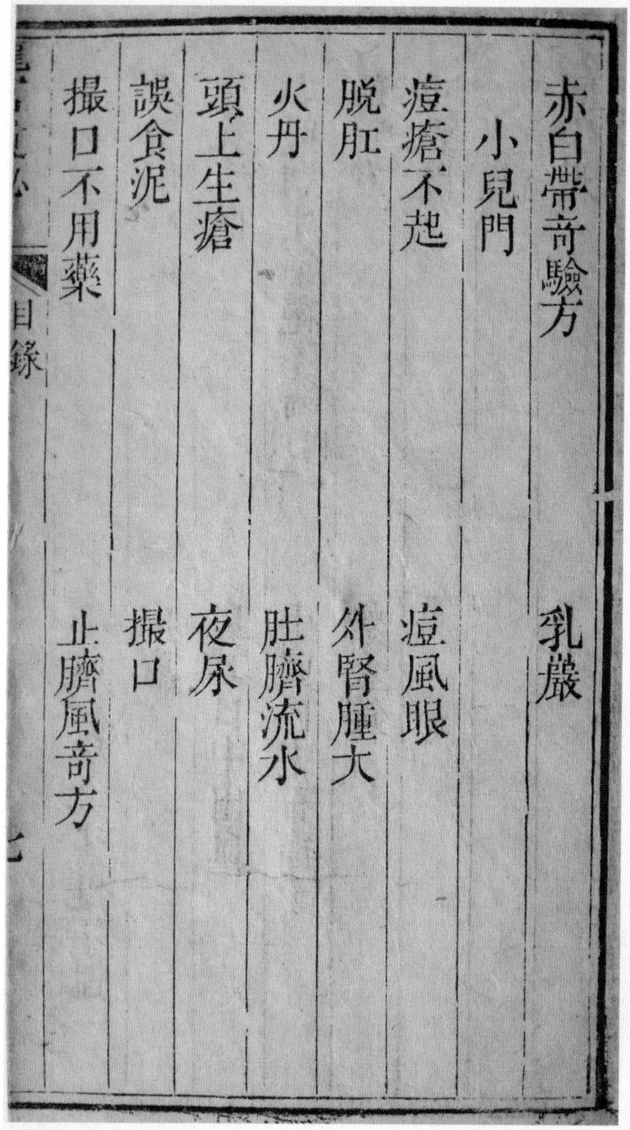

赤白帶奇驗方　乳巖

小兒門

痘瘡不起　痘風眼

脫肛　外腎腫大

火丹　肚臍流水

頭上生瘡　夜尿

誤食泥　撮口

撮口不用藥　止臍風奇方

龍宮遺秘　目錄　七

赤白带奇验方　乳岩

小儿门

痘疮不起　痘风眼

脱肛　外肾肿大

火丹　肚脐流水

头上生疮　夜尿

误食泥　撮口

撮口不用药　止脐风奇方

丹毒　小儿初生大小便不通

外肾偏坠方　瘄疮

鼻孔流血　鼻耳口中出血

小儿初生气绝不啼以下附　小儿口中石榴子

稀痘方　紫金锭

重矾散

补遗

回生丹

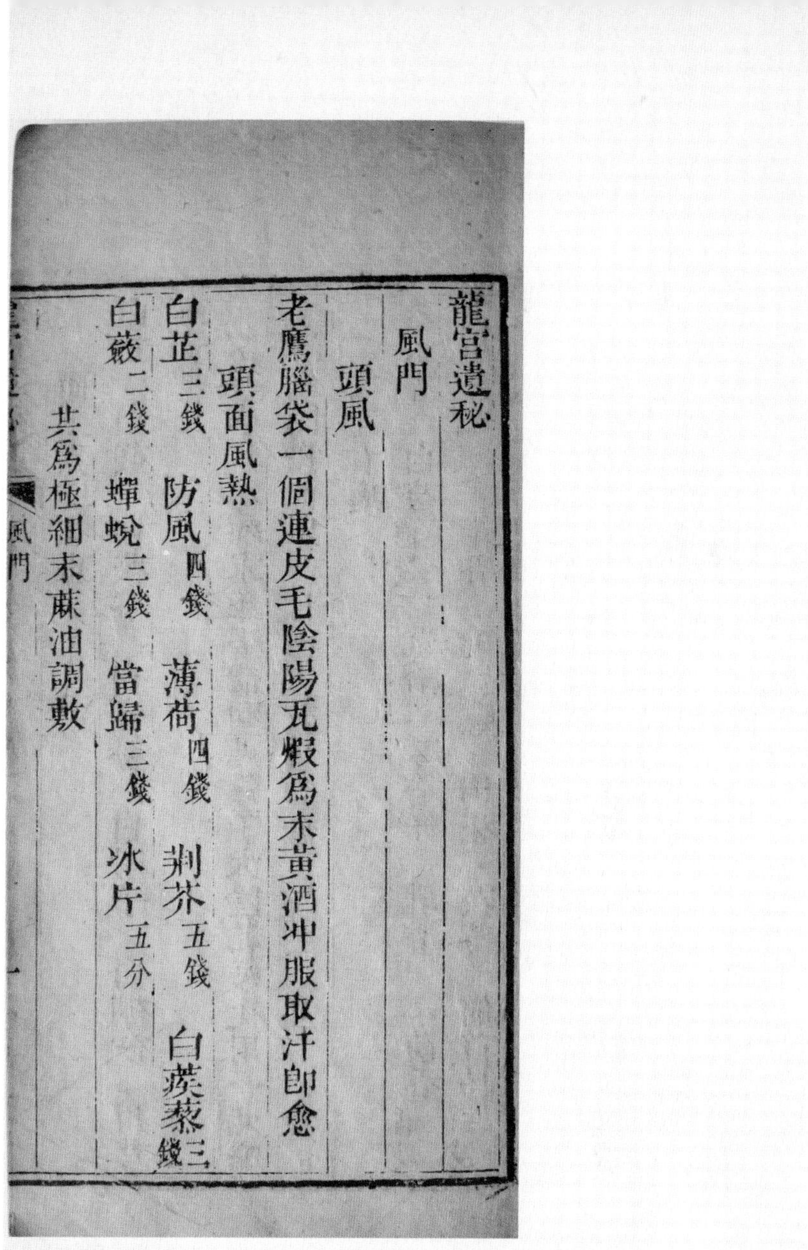

龍宮遺秘

風門

頭風

老鷹腦袋一個連皮毛陰陽瓦煅爲末黃酒冲服取汗即愈

頭面風熱

白芷三錢　防風四錢　薄荷四錢　荆芥五錢　白蒺藜三錢

白蘞二錢　蟬蛻三錢　當歸三錢　冰片五分

共爲極細末蔴油調敷

龙宫遗秘

风　门

头　风

老鹰脑袋一个，连皮毛，阴阳瓦[1]煅为末，黄酒冲服，取汗即愈。

头面风热

白芷三钱　防风四钱　薄荷四钱　荆芥五钱　白蒺藜三钱　白蔹二钱　蝉蜕三钱　当归三钱　冰片五分

共为极细末，麻油调敷。

1 阴阳瓦：又称布瓦，是一种弧形瓦，用于建合瓦屋面时底瓦盖瓦一反一正，即一阴一阳排列，故称阴阳瓦。参见本书“诸血症门”之“吐血”条：阴阳瓦即屋上盖瓦底瓦合而用也。

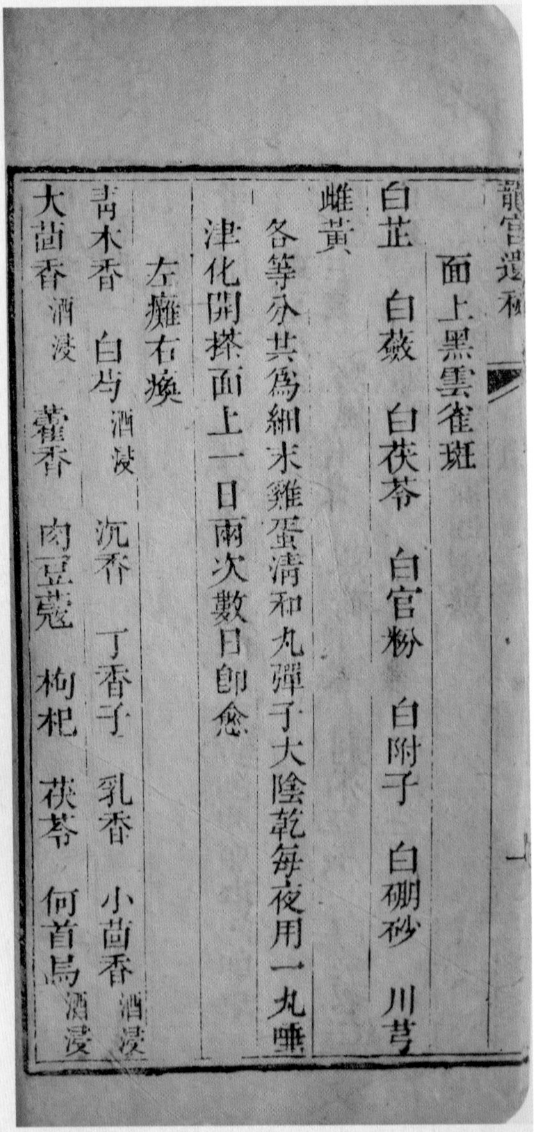
面上黑雲雀斑
白芷 白蘞 白茯苓 白官粉 白附子 白硼砂 川芎
雌黄
各等分共爲細末雞蛋清和丸彈子大陰乾每夜用一丸唾
津化開搽面上一日兩次數日即愈
左癱右痪
青木香 白芍酒浸 沉香 丁香子 乳香 小茴香酒浸
大茴香酒浸 藿香 肉豆蔻 枸杞 茯苓 何首烏酒浸

面上黑云雀斑

白芷　白蔹　白茯苓　白官粉　白附子　白硼砂　川芎　雌黄

各等分，共为细末，鸡蛋清和丸弹子大，阴干，每夜用一丸，唾津化开，搽面上，一日两次，数日即愈。

左瘫右痪

青木香　白芍酒浸　沉香　丁香子　乳香　小茴香酒浸　大茴香酒浸　藿香　肉豆蔻　枸杞　茯苓　何首乌酒浸

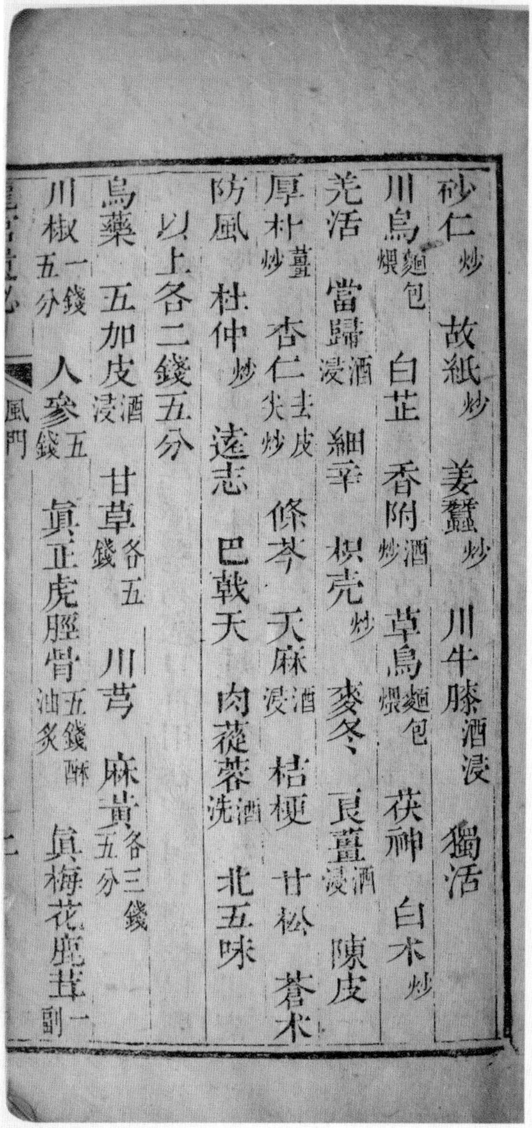

砂仁炒 故紙炒 姜蠶炒 川牛膝酒浸 獨活
川烏麵包煨 白芷 香附酒炒 草烏麵包煨 茯神 白朮炒
羌活 當歸酒浸 細辛 枳殼炒 麥冬 良薑酒浸 陳皮
厚朴薑炒 杏仁去皮尖炒 條芩 天麻酒浸 桔梗 甘松 蒼朮
防風 杜仲炒 遠志 巴戟天 肉蓯蓉酒洗 北五味
以上各二錢五分
烏藥 五加皮酒浸 甘草各五錢 川芎 麻黃各三錢五分
川椒一錢五分 人參五錢 眞正虎脛骨五錢酥油炙 眞梅花鹿茸一副
風門

砂仁炒　故纸炒　姜蚕炒　川牛膝酒浸　独活　川乌面包煨　白芷　香附酒炒　草乌面包煨　茯神　白术炒　羌活　当归酒浸　细辛　枳壳炒　麦冬　良姜酒浸　陈皮　厚朴姜炒　杏仁去皮尖炒　条芩　天麻酒浸　桔梗　甘松　苍术　防风　杜仲炒　远志　巴戟天　肉苁蓉酒洗　北五味

以上各二钱五分。

乌药　五加皮酒浸　甘草各五钱　川芎　麻黄各三钱五分　川椒一钱五分　人参五钱　真正虎胫骨五钱，酥油炙　真梅花鹿茸一副

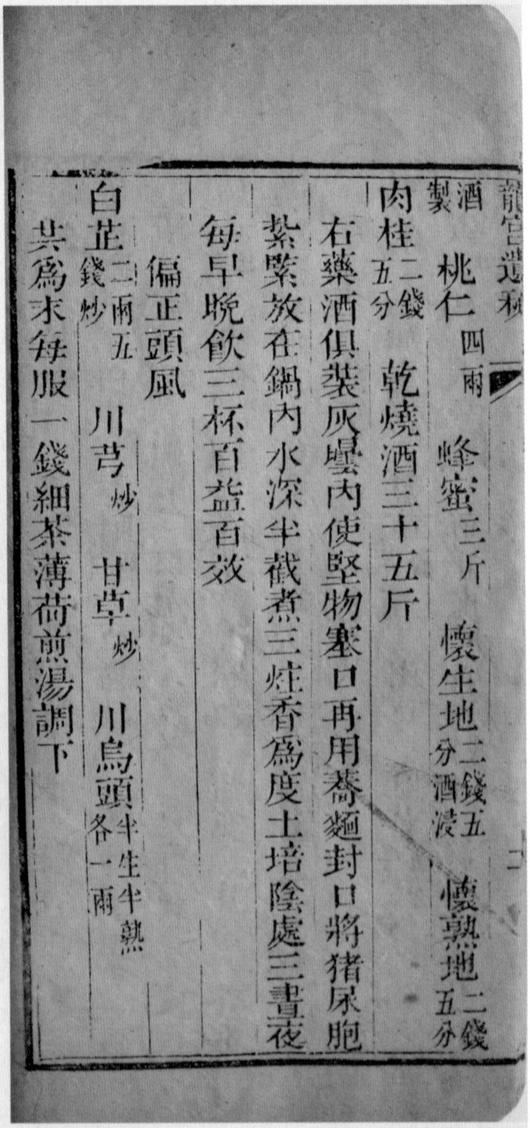
龍宮遺秘

酒製　桃仁四兩　蜂蜜三斤　懷生地二錢五分酒浸　懷熟地二錢五分

肉桂二錢五分　乾燒酒三十五斤

右藥酒俱裝灰罎內使堅物塞口再用蕎麵封口將猪尿胞紮緊放在鍋內水深半截煮三炷香爲度土培陰處三晝夜

每早晩飲三杯百益百效

偏正頭風

白芷二兩五錢炒　川芎炒　甘草炒　川烏頭半生半熟各一兩

共爲末每服一錢細茶薄荷煎湯調下

酒制　桃仁四两　蜂蜜三斤　怀生地二钱五分，酒浸　怀熟地二钱五分　肉桂二钱五分　干烧酒三十五斤

上药酒俱装灰坛内，使坚物塞口，再用荞面封口，将猪尿胞扎紧，放在锅内，水深半截，煮三炷香为度，土培阴处三昼夜。每早晚饮三杯，百益百效。

偏正头风

白芷二两五钱，炒　川芎炒　甘草炒　川乌头半生半熟，各一两

共为末，每服一钱，细茶、薄荷煎汤调下。

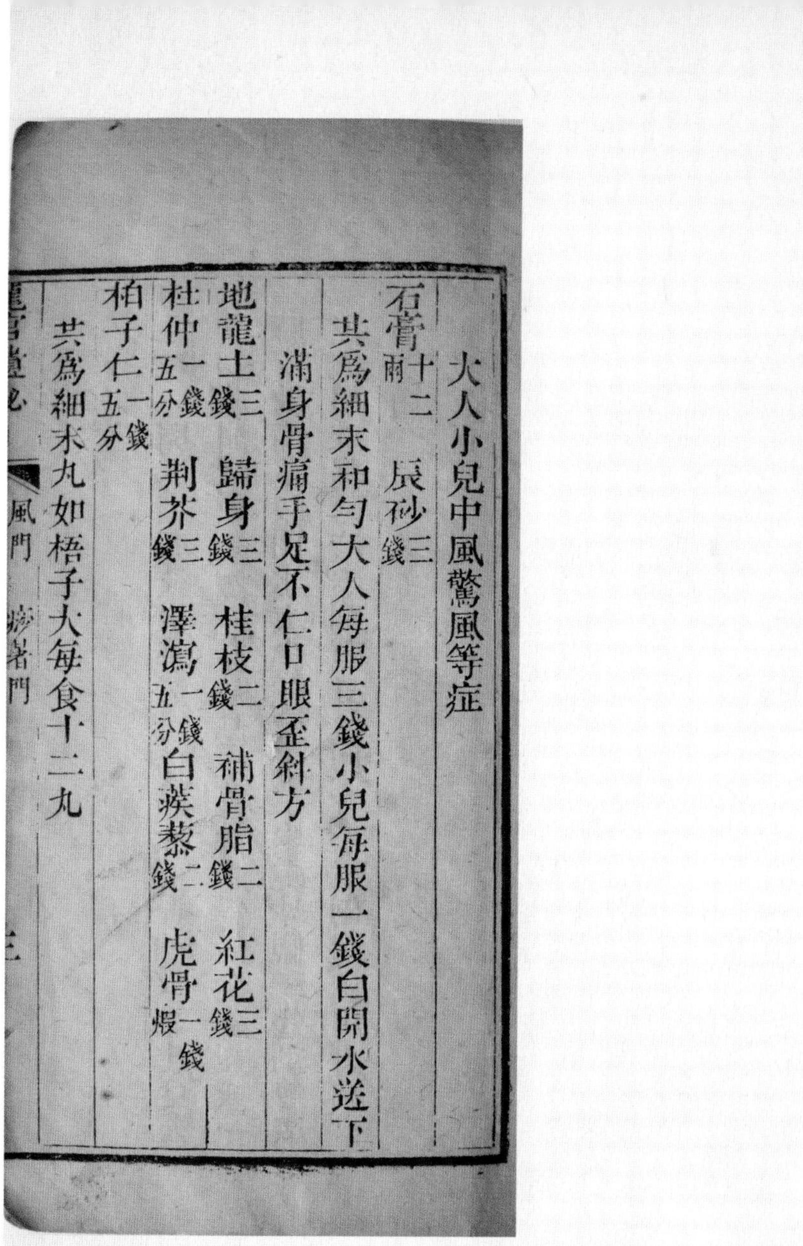

大人小兒中風驚風等症

石膏十二兩 辰砂三錢

共爲細末和勻大人每服三錢小兒每服一錢白開水送下

滿身骨痛手足不仁口眼歪斜方

地龍土三錢 歸身三錢 桂枝二錢 補骨脂二錢 紅花三錢

杜仲一錢五分 荊芥三錢 澤瀉一錢五分 白蒺藜二錢 虎骨一錢煅

柏子仁一錢五分

共爲細末丸如梧子大每食十二丸

大人小儿中风惊风等症

石膏十二两　辰砂三钱

共为细末和匀，大人每服三钱，小儿每服一钱，白开水送下。

满身骨痛手足不仁口眼歪斜方

地龙土三钱　归身三钱　桂枝二钱　补骨脂二钱　红花三钱　杜仲一钱五分　荆芥三钱　泽泻一钱五分　白蒺藜二钱　虎骨一钱，煅　柏子仁一钱五分

共为细末，丸如梧子大，每食十二丸。

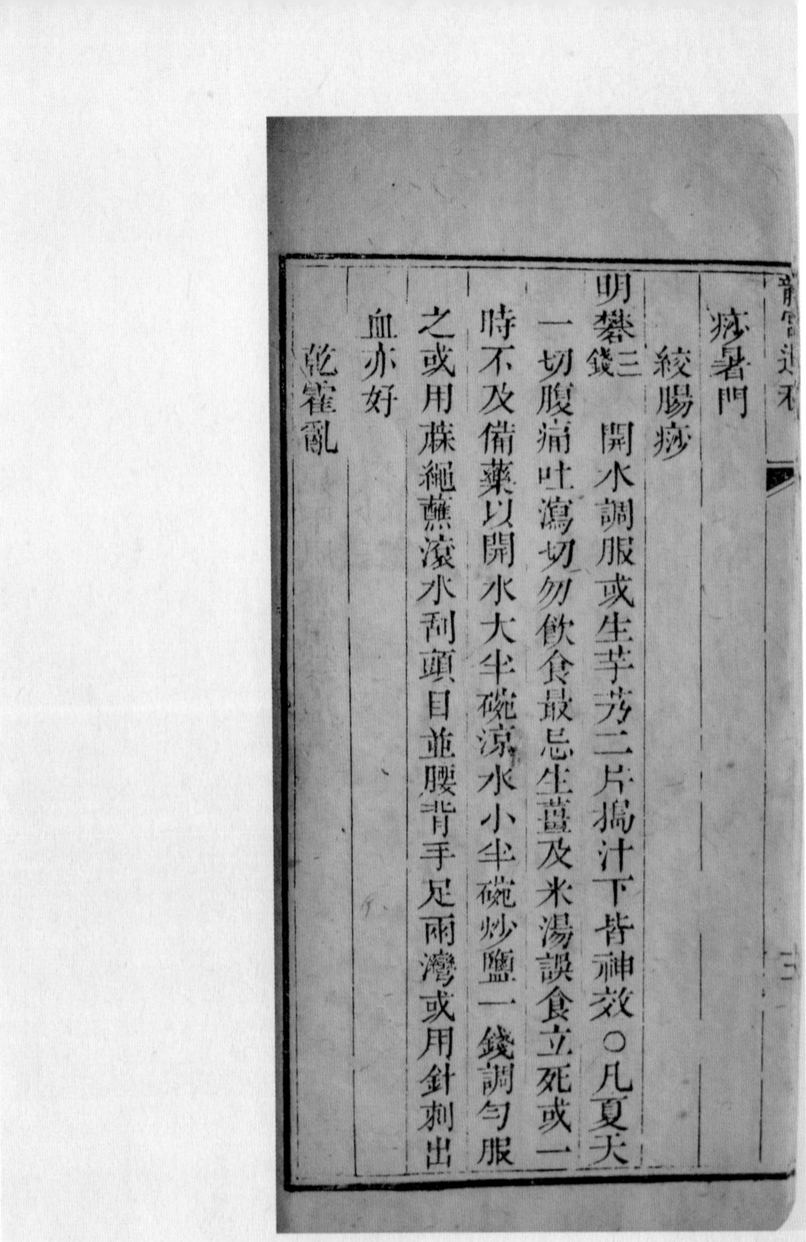

痧暑门

绞肠痧

明矾三钱　开水调服，或生芋艿二片捣汁下，皆神效。

凡夏天一切腹痛吐泻切勿饮食，最忌生姜及米汤，误食立死。或一时不及备药，以开水大半碗、凉水小半碗，炒盐一钱，调匀服之。或用麻绳蘸滚水刮头目并腰背、手足两湾[1]，或用针刺出血亦好。

干霍乱

1 湾：疑当为“弯”。

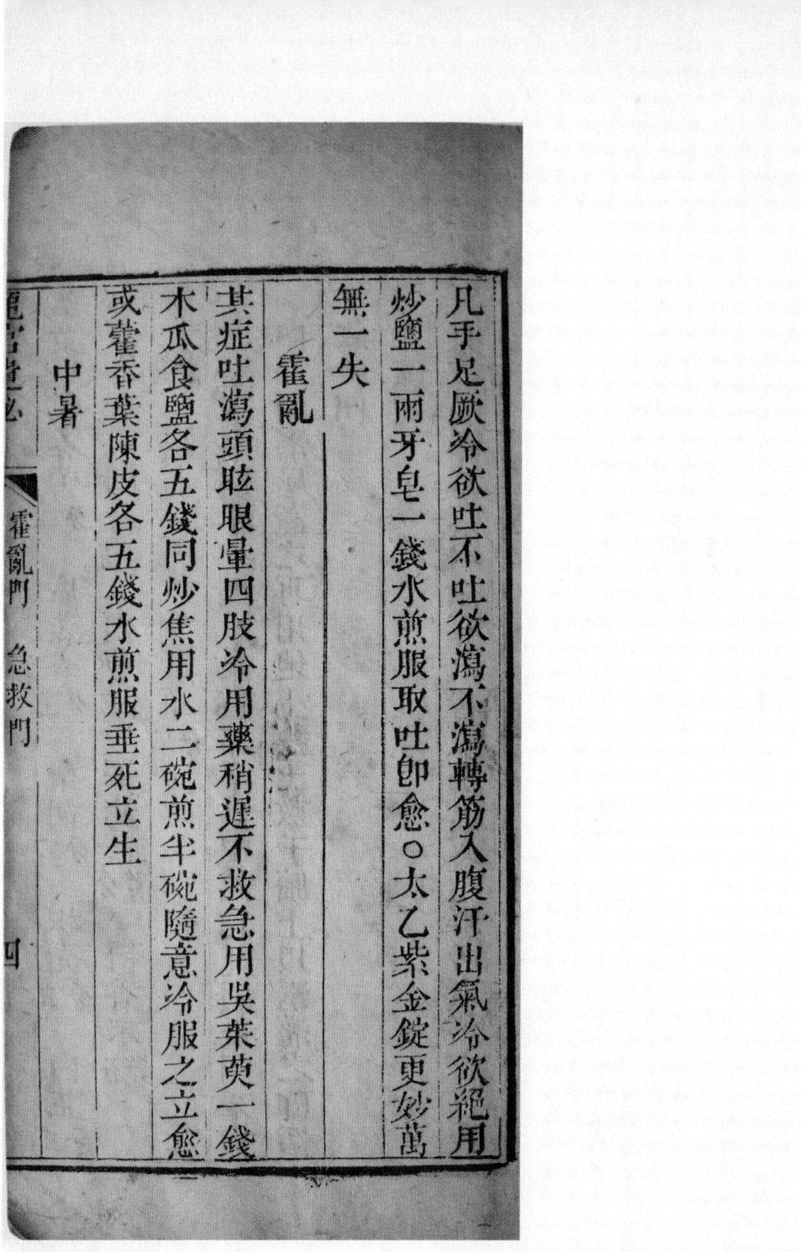

龍宮遺秘　霍亂門　急救門　四

凡手足厥冷欲吐不吐欲瀉不瀉轉筋入腹汗出氣冷欲絕用炒鹽一兩牙皂一錢水煎服取吐即愈○太乙紫金錠更妙萬無一失

霍亂

其症吐瀉頭眩眼暈四肢冷用藥稍遲不救急用吳茱萸一錢木瓜食鹽各五錢同炒焦用水二碗煎半碗隨意冷服之立愈或藿香葉陳皮各五錢水煎服垂死立生

中暑

凡手足厥冷，欲吐不吐，欲泻不泻，转筋入腹，汗出气冷欲绝，用炒盐一两，牙皂一钱，水煎服，取吐即愈。

太乙紫金锭更妙，万无一失。

霍乱

其症吐泻，头眩眼晕，四肢冷。用药稍迟不救。急用吴茱萸一钱，木瓜、食盐各五钱同炒焦，用水二碗煎半碗，随意冷服之，立愈。或藿香叶、陈皮各五钱，水煎服，垂死立生。

中暑

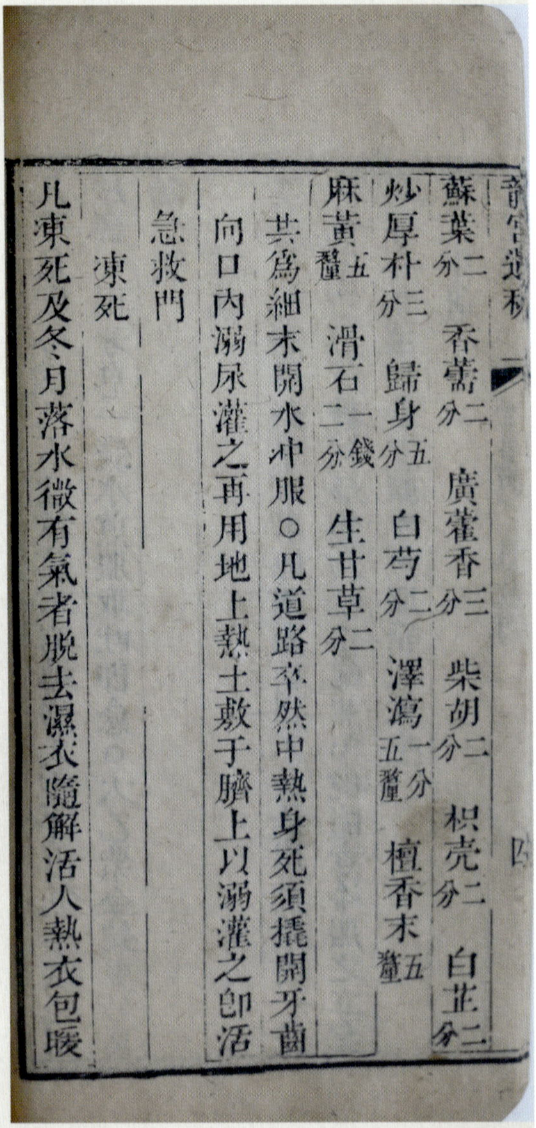

蘇葉二分 香薷二分 廣藿香三分 柴胡二分 枳殼二分 白芷二分
炒厚朴三分 歸身五分 白芍二分 澤瀉一分五釐 檀香末五釐
麻黃五釐 滑石一錢二分 生甘草二分
共爲細末開水冲服○凡道路卒然中熱身死須撬開牙齒
向口內溺尿灌之再用地上熱土敷于臍上以溺灌之卽活
急救門
凍死
凡凍死及冬月落水微有氣者脫去濕衣隨解活人熱衣包暖

苏叶二分　香薷二分　广藿香三分　柴胡二分　枳壳二分　白芷二分　炒厚朴三分　归身五分　白芍二分　泽泻一分五厘　檀香末五厘　麻黄五厘　滑石一钱二分　生甘草二分

共为细末，开水冲服。

凡道路卒然中热身死，须撬开牙齿，向口内溺尿灌之，再用地上热土敷于脐上，以溺灌之，即活。

急救门

冻　死

凡冻死及冬月落水微有气者，脱去湿衣，随解活人热衣包暖。

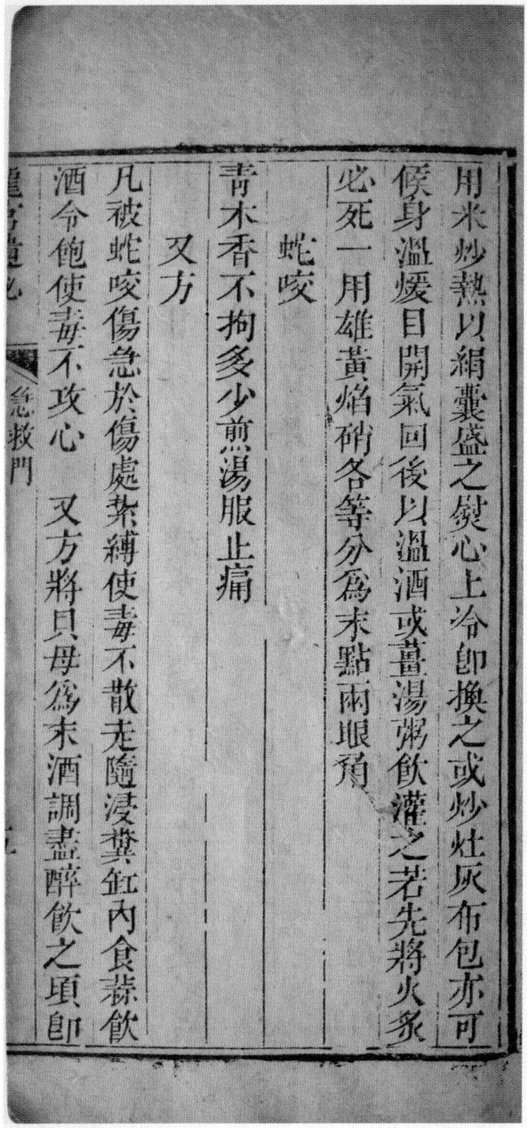
用米炒熱以絹囊盛之熨心上冷卽換之或炒灶灰布包亦可候身溫煖目開氣回後以溫酒或薑湯粥飲灌之若先將火灸必死一用雄黃焰硝各等分爲末點兩眼角

蛇咬

青木香不拘多少煎湯服止痛

又方

凡被蛇咬傷急於傷處紮縛使毒不散走隨浸糞缸內食蒜飲酒令飽使毒不攻心　又方將貝母爲末酒調盡醉飲之頃卽

用米炒热，以绢囊盛之，熨心上，冷即换之。或炒灶灰，布包亦可。候身温暖、目开气回，后以温酒或姜汤粥饮灌之。若先将火炙，必死。一用雄黄、焰硝[1]各等分为末，点两眼角。

蛇　咬

青木香不拘多少，煎汤服，止痛。

又　方

凡被蛇咬伤，急于伤处扎缚，使毒不散走。随浸粪缸内，食蒜饮酒令饱，使毒不攻心。

又方，将贝母为末，酒调，尽醉饮之，顷即

1 焰硝：即芒硝，因炮制形式不同分别有朴硝、皮硝、马牙硝、盆硝等别称。

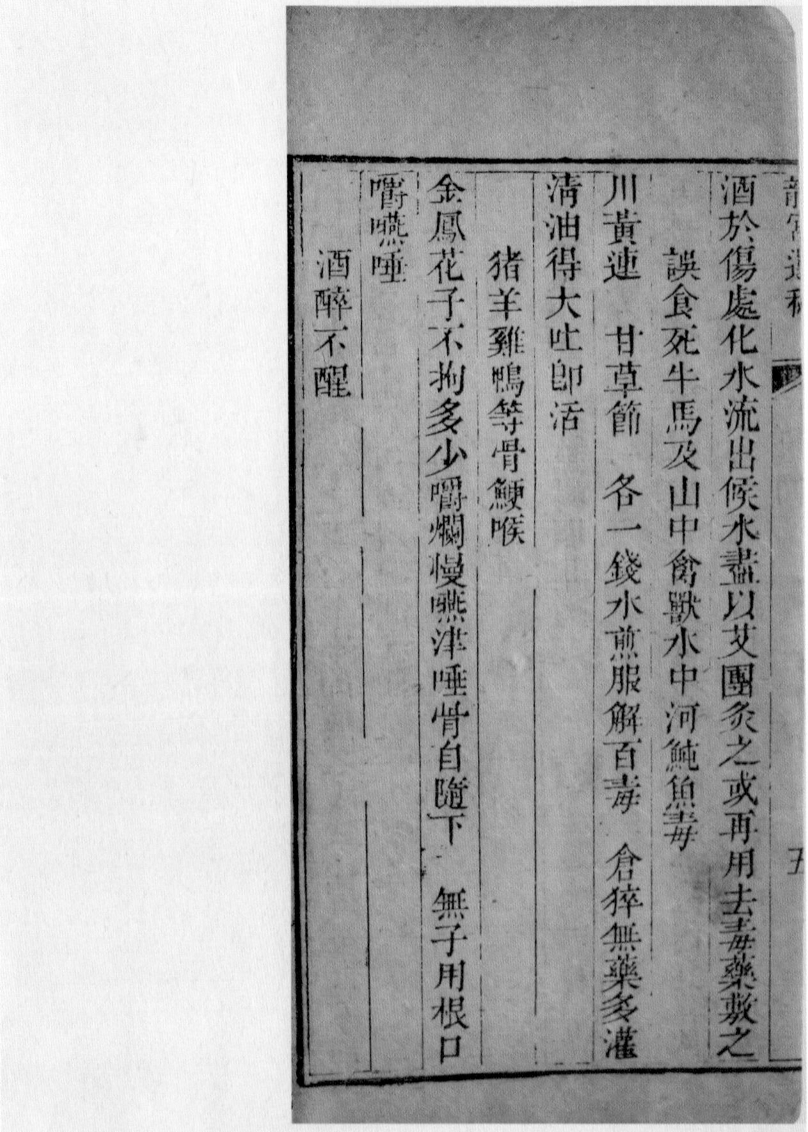

酒於傷處化水流出候水盡以艾團灸之或再用去毒藥敷之

誤食死牛馬及山中禽獸水中河魨魚毒

川黃連　甘草節　各一錢水煎服解百毒　倉猝無藥多灌清油得大吐即活

猪羊雞鴨等骨鯁喉

金鳳花子不拘多少嚼爛慢嚥津唾骨自隨下　無子用根口嚼嚥唾

酒醉不醒

酒于伤处化水流出，候水尽，以艾团灸之。或再用去毒药敷之。

误食死牛马及山中禽兽水中河豚鱼毒

川黄连、甘草节各一钱，水煎服，解百毒。

仓猝无药，多灌清油，得大吐即活。

猪羊鸡鸭等骨鲠喉

金凤花子[1]不拘多少，嚼烂，慢咽津唾，骨自随下。无子用根，口嚼咽唾。

酒醉不醒

1 金凤花子：中药名，即急性子，又名凤仙子。

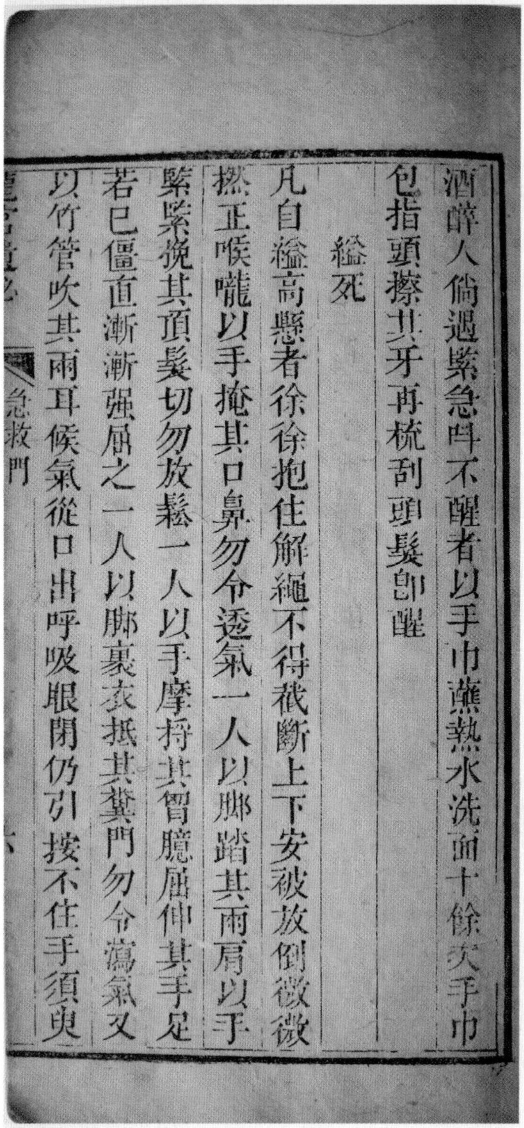
酒醉人倘遇緊急呌不醒者以手巾蘸熱水洗面十餘次手巾
包指頭擦其牙再梳刮頭髮即醒
縊死
凡自縊高懸者徐徐抱住解繩不得截斷上下安被放倒微微
撚正喉嚨以手掩其口鼻勿令透氣一人以脚踏其兩肩以手
緊緊挽其頂髮切勿放鬆一人以手摩捋其胷臆屈伸其手足
若已僵直漸漸強屈之一人以脚裹衣抵其糞門勿令瀉氣又
以竹管吹其兩耳候氣從口出呼吸眼閉仍引按不住手須臾
龍宮遺秘 急救門

酒醉人倘遇紧急叫不醒者，以手巾蘸热水洗面十余次，手巾包指头擦其牙，再梳刮头发即醒。

缢　死

凡自缢高悬者，徐徐抱住解绳，不得截断，上下安被放倒，微微撚[1]正喉咙，以手掩其口鼻，勿令透气。一人以脚踏其两肩，以手紧紧挽其顶发，切勿放松。一人以手摩捋其胸臆，屈伸其手足，若已僵直，渐渐强屈之。一人以脚裹衣抵其粪门，勿令泻气，又以竹管吹其两耳，候气从口出、呼吸眼闭，仍引按不住手，须臾

1　撚：同“捻”，持取。

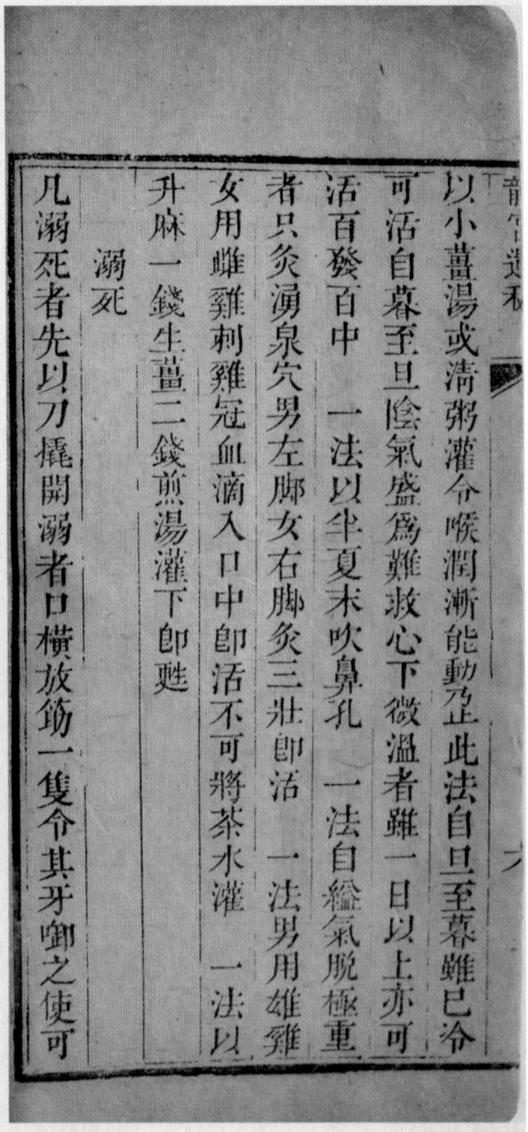

以小薑湯或清粥灌令喉潤漸能動乃止此法自旦至暮雖已冷
可活自暮至旦陰氣盛爲難救心下微溫者雖一日以上亦可
活百發百中　一法以半夏末吹鼻孔　一法自縊氣脫極重
者只灸湧泉穴男左脚女右脚灸三壯卽活　一法男用雄雞
女用雌雞刺雞冠血滴入口中卽活不可將茶水灌　一法以
升麻一錢生薑二錢煎湯灌下卽甦
溺死
凡溺死者先以刀撬開溺者口橫放筯一隻令其牙啣之使可

以小姜汤或清粥灌令喉润，渐能动乃止。此法自旦至暮，虽已冷可活；自暮至旦，阴气盛，为难救。心下微温者，虽一日以上亦可活，百发百中。一法，以半夏末吹鼻孔。一法，自缢气脱极重者，只灸涌泉穴，男左脚、女右脚，灸三壮即活。一法，男用雄鸡、女用雌鸡，刺鸡冠血滴入口中即活，不可将茶水灌。一法，以升麻一钱，生姜二钱，煎汤，灌下即苏。

溺　死

凡溺死者，先以刀撬开溺者口，横放箸一只令其牙啣[1]之，使可

1 啣：同“衔”。

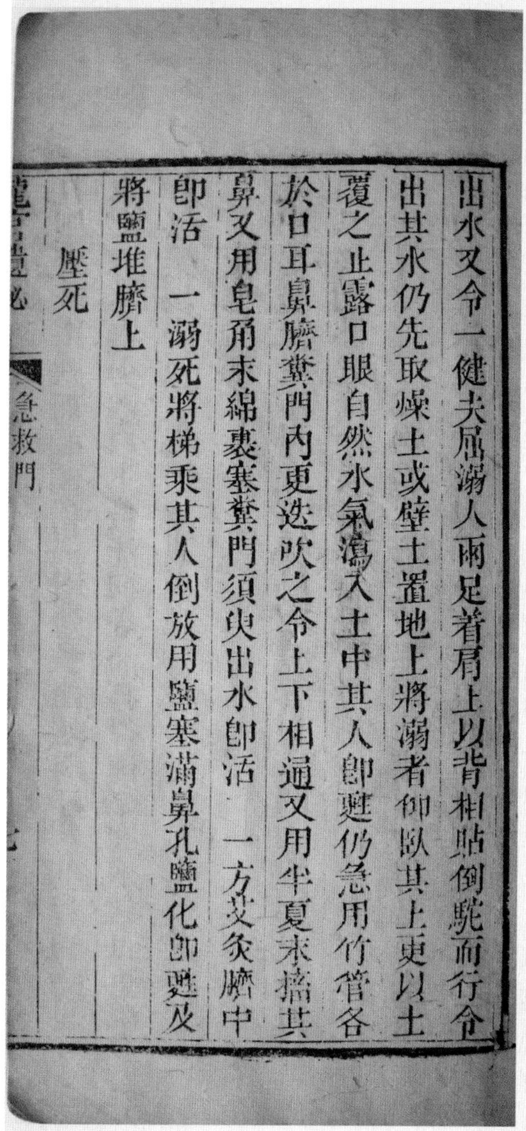

出水又令一健夫屈溺人兩足着肩上以背相貼倒駝而行令
出其水仍先取燥土或壁土置地上將溺者仰臥其上更以土
覆之止露口眼自然水氣瀉入土中其人即甦仍急用竹管各
於口耳鼻臍糞門內更迭吹之令上下相通又用半夏末搐其
鼻又用皂角末綿裹塞糞門須臾出水即活　一方艾灸臍中
即活　一溺死將梯乘其人倒放用鹽塞滿鼻孔鹽化即甦及
將鹽堆臍上

壓死

龍宮遺秘　急救門

出水。又令一健夫屈溺人两足着肩上，以背相贴，倒驼而行，令出其水。仍先取燥土或壁土置地上，将溺者仰卧其上，更以土覆之，止露口眼，自然水气泻入土中，其人即苏。仍急用竹管各于口耳鼻脐粪门内，更迭吹之，令上下相通；又用半夏末搐其鼻，又用皂角末绵裹塞粪门，须臾出水即活。一方，艾灸脐中即活。一溺死，将梯乘其人倒放，用盐塞满鼻孔，盐化即苏，及将盐堆脐上。

压　死

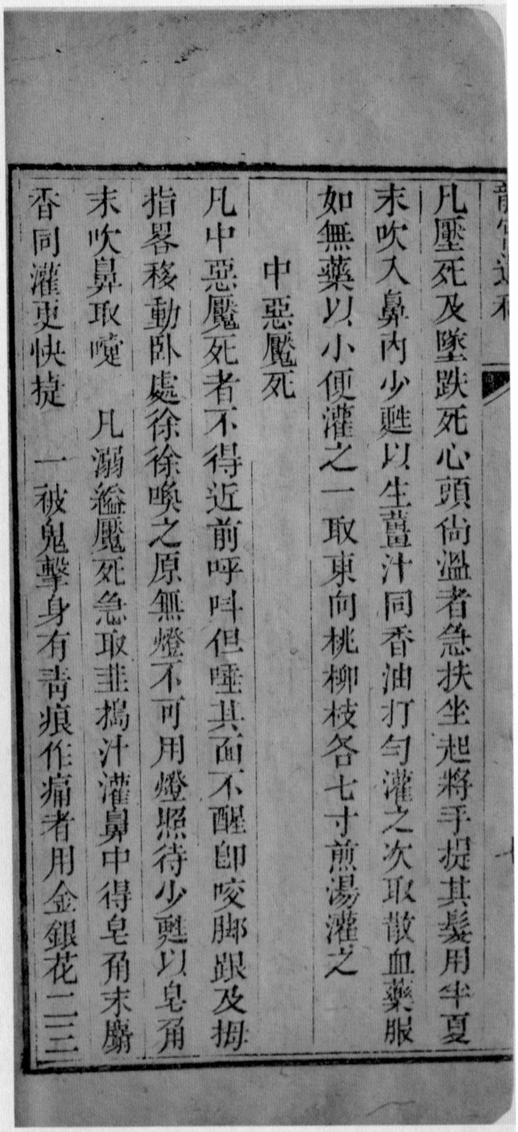
凡壓死及墜跌死心頭尚溫者急扶坐起將手提其髮用半夏末吹入鼻內少甦以生薑汁同香油打勻灌之次取散血藥服如無藥以小便灌之一取東向桃柳枝各七寸煎湯灌之

中惡魘死

凡中惡魘死者不得近前呼叫但唾其面不醒即咬脚跟及拇指畧移動卧處徐徐喚之原無燈不可用燈照待少甦以皂角末吹鼻取嚏　凡溺縊魘死急取韭搗汁灌鼻中得皂角末麝香同灌更快捷　一被鬼擊身有青痕作痛者用金銀花二三

凡压死及坠跌死，心头尚温者，急扶坐起，将手提其发，用半夏末吹入鼻孔内，少苏，以生姜汁同香油打匀灌之，次取散血药服。如无药，以小便灌之。一取东向桃柳枝各七寸，煎汤灌之。

中恶魇死

凡中恶魇死者，不得近前呼叫，但唾其面。不醒，即咬脚跟及拇指，略移动卧处，徐徐唤之。原无灯，不可用灯照。待少苏，以皂角末吹鼻取嚏。凡溺、缢、魇死，急取韭捣汁灌鼻中，得皂角末、麝香同灌更快捷。一被鬼击身有青痕作痛者，用金银花二三

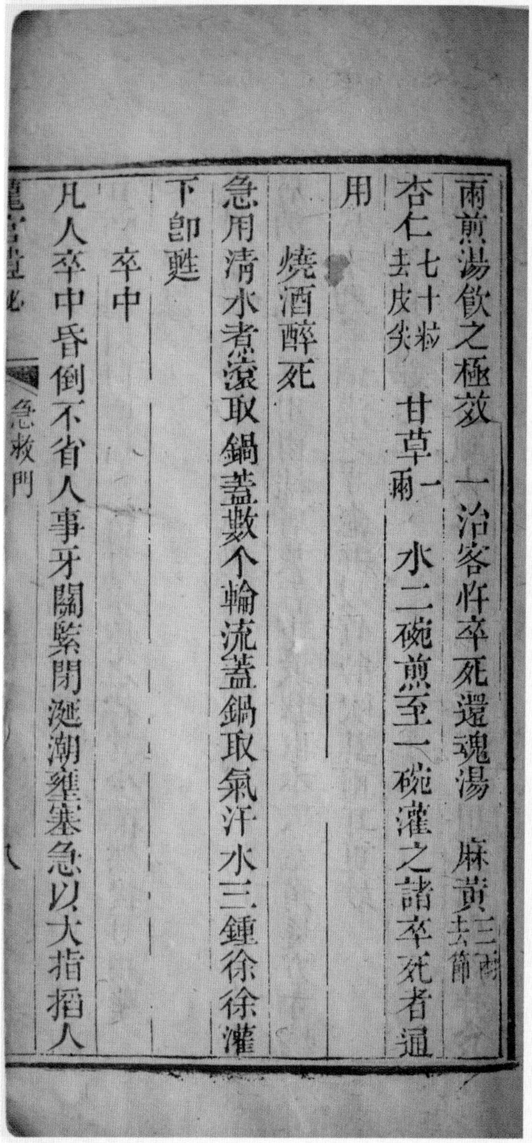

兩煎湯飲之極效　一治客忤卒死還魂湯　麻黄三兩去節
杏仁七十粒去皮尖　甘草一兩　水二碗煎至一碗灌之諸卒死者通
用
燒酒醉死
急用清水煮滚取鍋蓋數个輪流蓋鍋取氣汗水三鍾徐徐灌
下即甦
卒中
凡人卒中昏倒不省人事牙關緊閉涎潮壅塞急以大指掐人

龍宮遺秘　急救門　八

两，煎汤饮之，极效。一治客忤卒死还魂汤：麻黄三两去节，杏仁七十粒去皮尖，甘草一两，水二碗，煎至一碗，灌之。诸卒死者通用。

烧酒醉死

急用清水煮滚，取锅盖数个，轮流盖锅，取气汗水三钟，徐徐灌下即苏。

卒　中

凡人卒中，昏倒不省人事，牙关紧闭，涎潮壅塞，急以大指掐人

中候醒用半夏末或用皂角細辛菖蒲爲末吹入鼻中取嚏如口噤不開以白鹽梅蘸殭蠶末擦之待其少醒然後可用藥

尸厥

凡男子婦人奄奄死去脉動無氣氣閉不通名謂尸厥將菖蒲屑納鼻孔中再用肉桂屑放舌下或拔取本人左角髮方寸燒灰成末和熱酒灌之立愈并以竹管吹其兩耳更妙

誤食金銀器

凡誤食金銀器將陳大麥去芒刺炒研作粉用黃糖少許拌食

中。候醒，用半夏末，或用皂角、细辛、菖蒲为末，吹入鼻中取嚏。如口噤不开，以白盐梅蘸僵蚕末擦之，待其少醒，然后可用药。

尸　厥

凡男子妇人奄奄死去，脉动无气，气闭不通，名谓尸厥。将菖蒲屑纳入鼻孔中，再用肉桂屑放舌下。或拔取本人左角发方寸，烧灰成末，和热酒灌之，立愈。并以竹管吹其两耳更妙。

误食金银器

凡误食金银器，将陈大麦去芒刺，炒研作粉，用黄糖少许拌食，

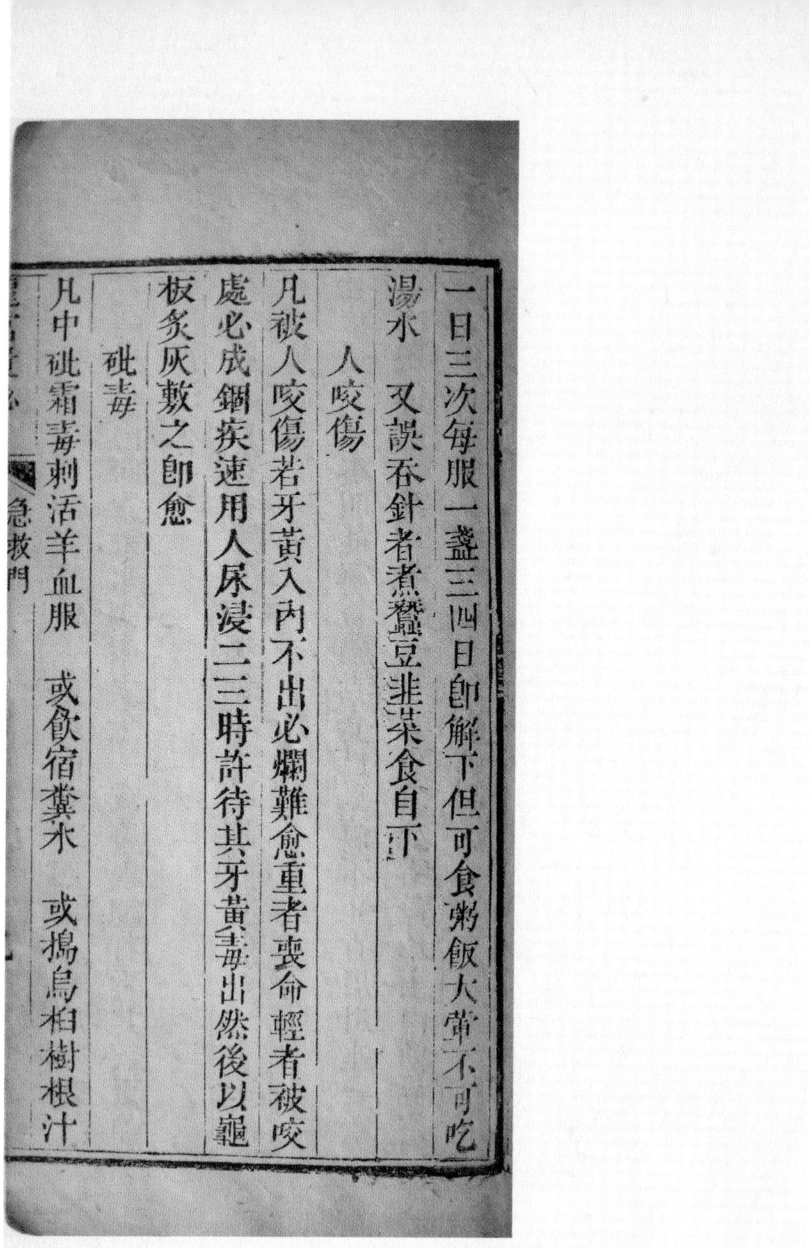

一日三次每服一盞三四日卽解下但可食粥飯大葷不可吃

湯水　又誤吞針者煮蠶豆韭菜食自下

人咬傷

凡被人咬傷若牙黃入內不出必爛難愈重者喪命輕者被咬

處必成錮疾速用人尿浸二三時許待其牙黃毒出然後以龜

板炙灰敷之卽愈

砒毒

凡中砒霜毒刺活羊血服　或飲宿糞水　或搗烏桕樹根汁

急救門

一日三次，每服一盏，三四日即解下。但可食粥饭、大荤，不可吃汤水。又误吞针者，煮蚕豆、韭菜食自下。

人咬伤

凡被人咬伤，若牙黄入内不出，必烂难愈。重者丧命，轻者被咬处必成锢疾[1]。速用人尿浸二三时许，待其牙黄毒出，然后以龟板炙灰，敷之，即愈。

砒　毒

凡中砒霜毒，刺活羊血服，或饮宿粪水，或捣乌桕树根汁

1 锢疾：同“痼疾”，日久根深难愈之疾。

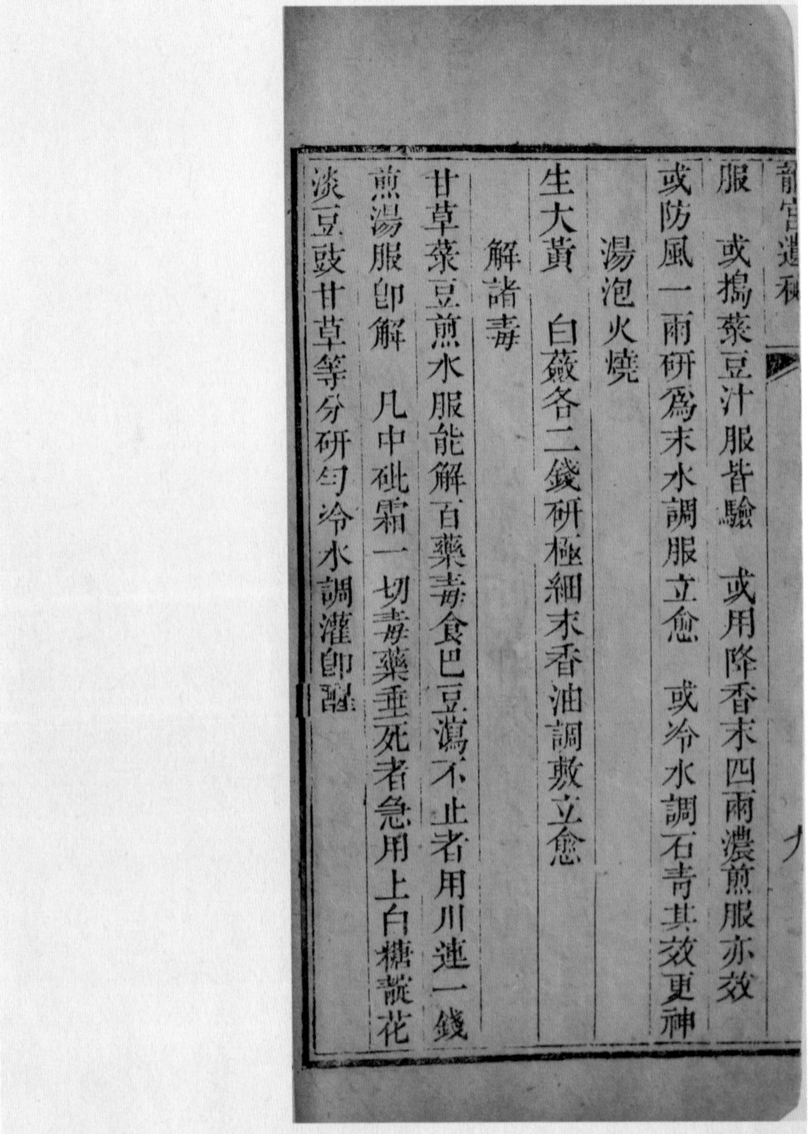

龍宮遺秘

服　或搗菉豆汁服皆驗　或用降香末四兩濃煎服亦效

或防風一兩研爲末水調服立愈　或冷水調石青其效更神

湯泡火燒

生大黃　白蘞各二錢研極細末香油調敷立愈

解諸毒

甘草菉豆煎水服能解百藥毒食巴豆瀉不止者用川連一錢

煎湯服即解　凡中砒霜一切毒藥垂死者急用上白糖靛花

淡豆豉甘草等分研勻冷水調灌即醒

服，或捣绿豆汁服，皆验。或用降香末四两浓煎服，亦效。或防风一两研为末，水调服，立愈。或冷水调石青，其效更神。

汤[1]泡火烧

生大黄、白蔹各二钱，研极细末，香油调敷，立愈。

解诸毒

甘草、绿豆煎水服，能解百药毒。食巴豆泻不止者，用川连一钱煎汤服即解。凡中砒霜、一切毒药垂死者，急用上白糖、靛花、淡豆豉、甘草等分研匀，冷水调灌即醒。

1 汤：开水。

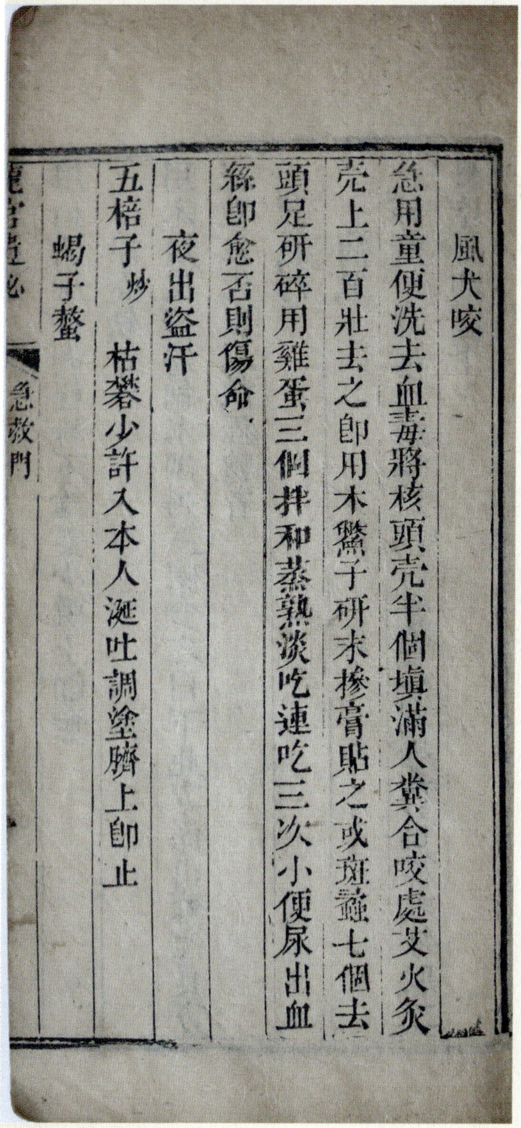

風犬咬

急用童便洗去血毒將核頭壳半個填滿人糞合咬處艾火灸
壳上二百壯去之即用木鱉子研末摻膏貼之或斑蝥七個去
頭足研碎用雞蛋三個拌和蒸熟淡吃連吃三次小便尿出血
絲即愈否則傷命

夜出盜汗

五棓子炒　枯礬少許入本人涎吐調塗臍上即止

蝎子螫

龍宮遺秘　急救門

疯犬咬

急用童便洗去血毒，将核头壳半个填满人粪合咬处，艾火灸壳上二百壮去之，即用木鳖子研末掺膏贴之。或斑蝥七个去头足，研碎，用鸡蛋三个拌和蒸熟，淡吃，连吃三次，小便尿出血丝即愈，否则伤命。

夜出盗汗

五倍子炒、枯矾少许，入本人涎吐，调涂脐上，即止。

蝎子螫

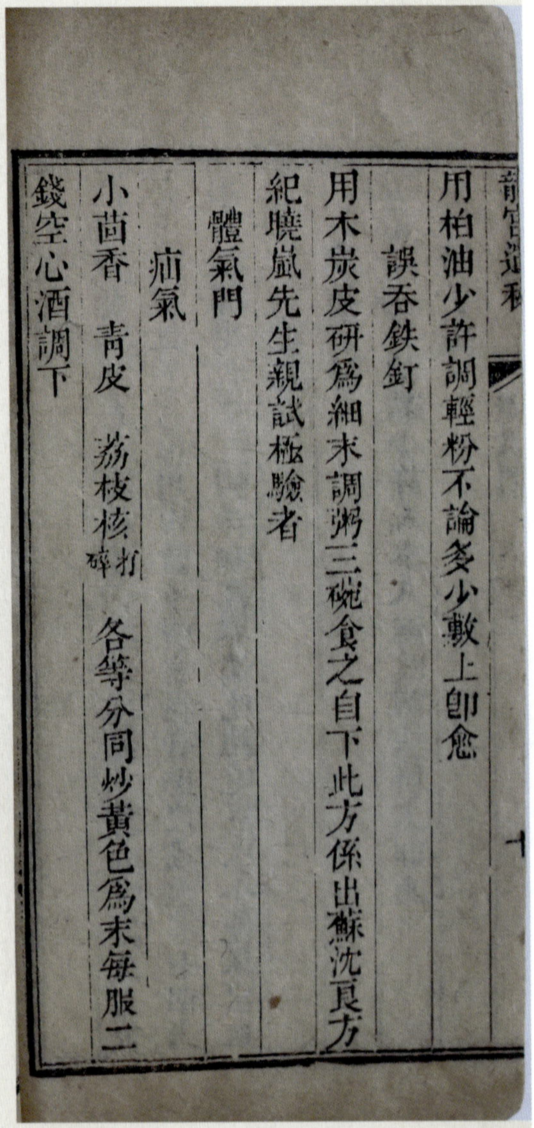
用柏油少許調輕粉不論多少敷上即愈
誤吞鉄釘
用木炭皮研爲細末調粥三碗食之自下此方係出蘇沈良方
紀曉嵐先生親試極驗者
體氣門
疝氣
小茴香　青皮　荔枝核打碎　各等分同炒黄色爲末每服二
錢空心酒調下

用柏油少许调轻粉，不论多少，敷上即愈。

误吞铁钉

用木炭皮研为细末，调粥三碗，食之自下。此方系出《苏沈良方》，纪晓岚先生亲试极验者。

体气门

疝　气

小茴香、青皮、荔枝核打碎各等分，同炒黄色，为末，每服二钱，空心酒调下。

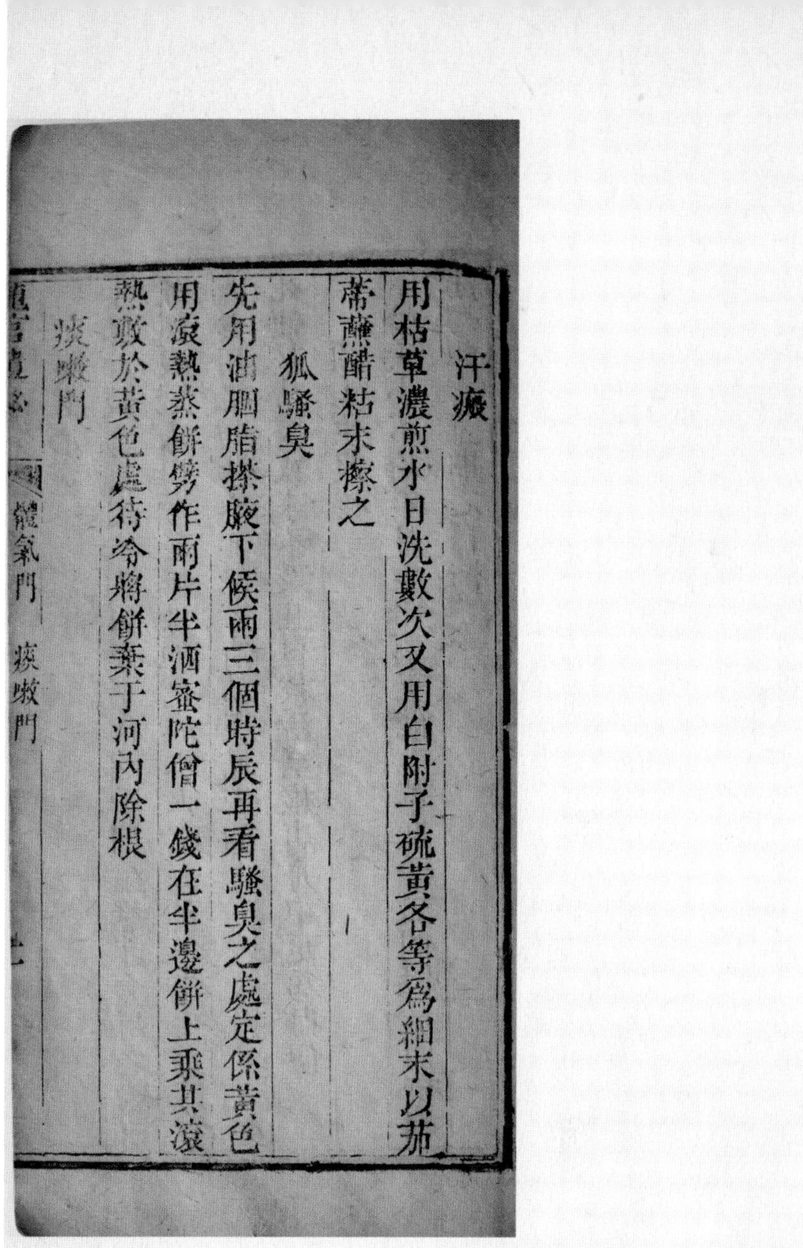

汗瘢

用枯草濃煎水日洗數次又用白附子硫黄各等爲細末以茄
蒂蘸醋粘末擦之

狐騷臭

先用油胭脂搽腋下候兩三個時辰再看騷臭之處定係黄色
用滚熱蒸餅劈作兩片半洒蜜陀僧一錢在半邊餅上乘其滚
熱敷於黄色處待冷將餅棄于河内除根

痰嗽門

汗　瘢

用枯草浓煎水，日洗数次。又用白附子、硫黄各等分[1]为细末，以茄蒂蘸醋粘末擦之。

狐骚臭

先用油胭脂搽腋下，候两三个时辰，再看骚臭之处定系黄色，用滚热蒸饼劈作两片，半洒蜜陀僧一钱在半边饼上，乘其滚热敷于黄色处，待冷将饼弃于河内，除根。

痰嗽门

1 分：原文脱漏，据文义补。

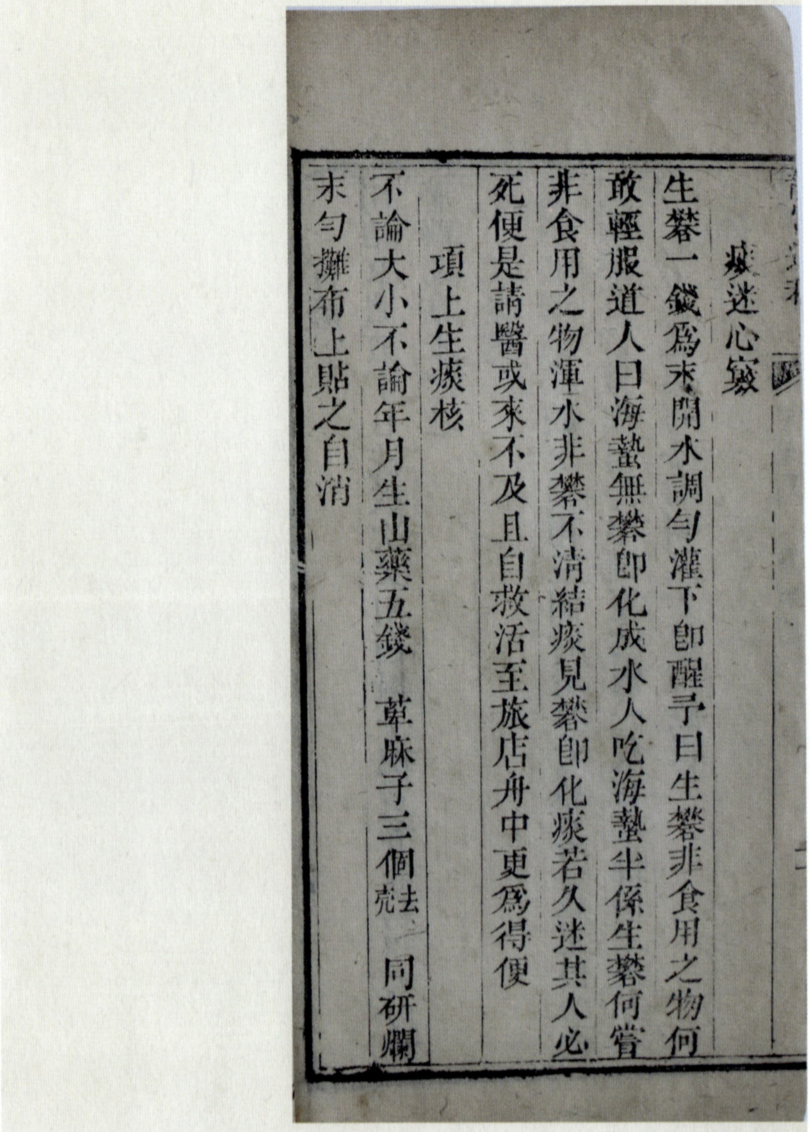
痰迷心竅
生礬一錢爲末開水調勻灌下即醒予曰生礬非食用之物何敢輕服道人曰海蜇無礬即化成水人吃海蜇半係生礬何嘗非食用之物渾水非礬不清結痰見礬即化痰若久迷其人必死便是請醫或來不及且自救活至旅店舟中更爲得便
項上生痰核
不論大小不論年月生山藥五錢 萆麻子三個去殼同研爛末勻攤布上貼之自消

痰迷心窍

生矾一钱为末，开水调匀灌下即醒。予曰：生矾非食用之物，何敢轻服？道人曰：海蜇无矾即化成水，人吃海蜇，半系生矾，何尝非食用之物。浑水非矾不清，结痰见矾即化。痰若久迷，其人必死，便是请医，或来不及。且自救活，至旅店、舟中，更为得便。

项上生痰核

不论大小，不论年月，生山药五钱，蓖麻子三个去壳，同研烂末，匀摊布上，贴之自消。

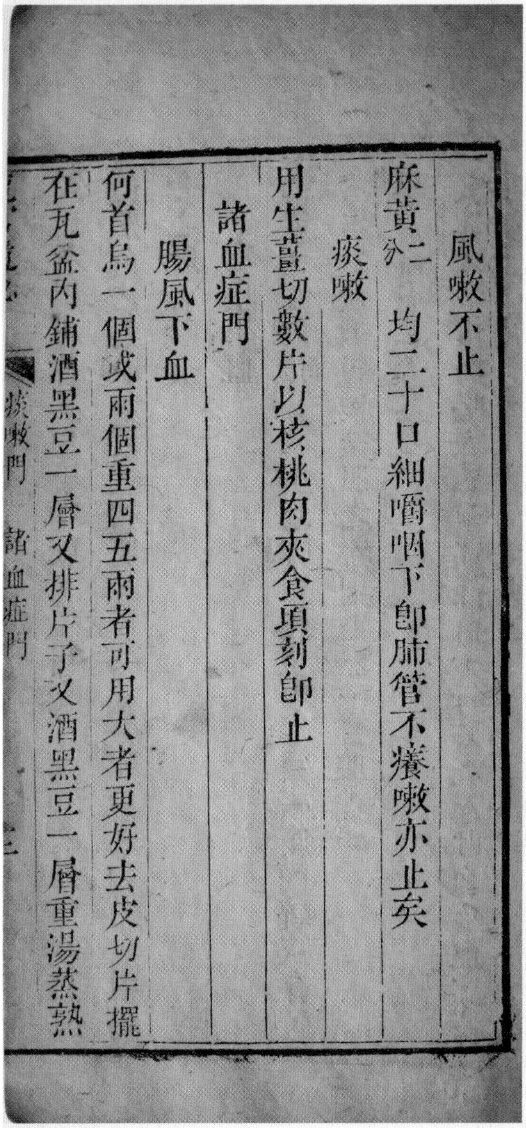
風嗽不止
麻黃二分　均二十口細嚼咽下即肺管不癢嗽亦止矣
痰嗽
用生薑切數片以核桃肉夾食頃刻即止
諸血症門
腸風下血
何首烏一個或兩個重四五兩者可用大者更好去皮切片擺
在瓦盆內鋪酒黑豆一層又排片子又酒黑豆一層重湯蒸熟
痰嗽門　諸血症門

风嗽不止

麻黄二分，均二十口细嚼咽下，即肺管不痒，嗽亦止矣。

痰　嗽

用生姜切数片，以核桃肉夹食，顷刻即止。

诸血症门

腸风下血

何首乌一个或两个，重四五两者可用，大者更好，去皮切片摆在瓦盆内，铺酒黑豆一层，又排片子，又酒黑豆一层，重汤蒸熟，

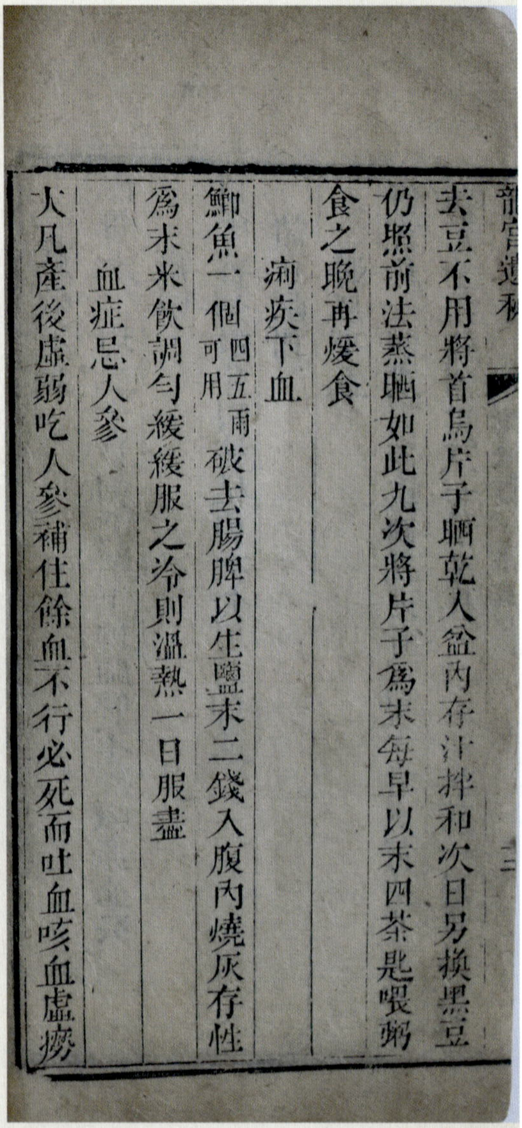
去豆不用將首烏片子晒乾入盆內存汁拌和次日另換黑豆
仍照前法蒸晒如此九次將片子為末每早以末四茶匙喂粥
食之晚再煖食
痢疾下血
鯽魚一個四五兩可用破去腸脾以生鹽末二錢入腹內燒灰存性
為末米飲調勻緩緩服之冷則溫熱一日服盡
血症忌人參
大凡產後虛弱吃人參補住餘血不行必死而吐血咳血虛癆

去豆不用，将首乌片子晒干，入盆内存汁拌和。次日另换黑豆，仍照前法蒸晒，如此九次，将片子为末。每早以末四茶匙喂粥食之，晚再煖[1]食。

痢疾下血

鲫鱼一个四五两可用，破去肠脾，以生盐末二钱入腹内，烧灰存性，为末，米饮调匀，缓缓服之，冷则温热，一日服尽。

血症忌人参

大凡产后虚弱吃人参，补住余血不行，必死。而吐血、咳血、虚痨

1 煖：同“暖”。

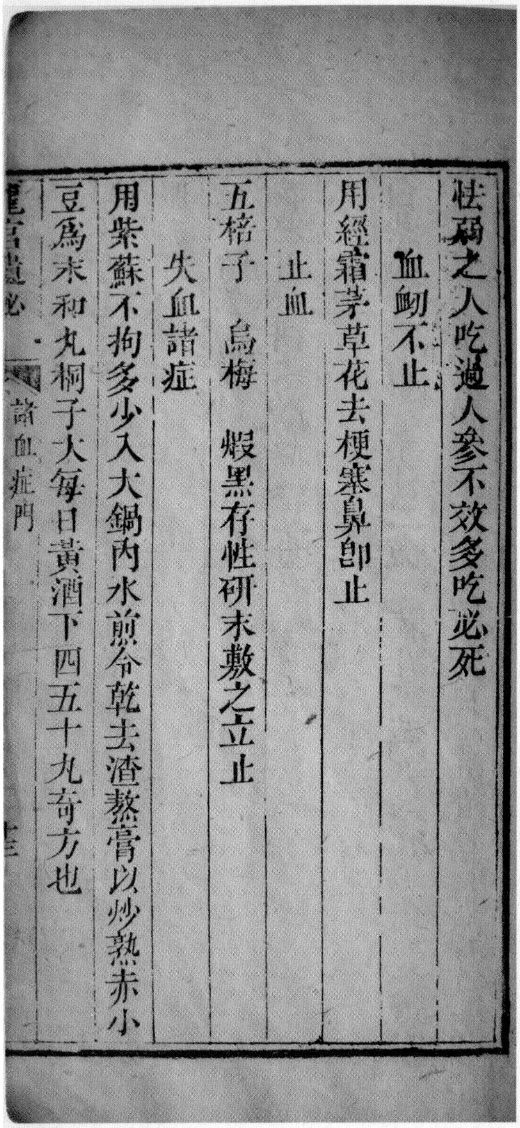

怯弱之人吃過人參不效多吃必死

血衂不止

用經霜茅草花去梗塞鼻卽止

止血

五棓子　烏梅　煆黑存性研末敷之立止

失血諸症

用紫蘇不拘多少入大鍋內水煎令乾去渣熬膏以炒熟赤小豆爲末和丸桐子大每日黃酒下四五十丸奇方也

龍宮遺祕　卷一　諸血症門

怯弱之人，吃过人参不效，多吃必死。

血衄不止

用经霜茅草花[1]去梗，塞鼻即止。

止　血

五倍子、乌梅，煅黑存性，研末，敷之立止。

失血诸症[2]

用紫苏不拘多少，入大锅内水煎令干，去渣熬膏，以炒熟赤小豆为末，和丸桐子大，每日黄酒下四五十丸。奇方也。

1 茅草花：白茅之花，亦入药，功擅止血。
2 失血诸症：原文目录作“诸失血症”。

吐血不止

荆芥連根洗淨搗汁半盞服或用乾穗爲末生地黄汁二錢調服亦可

治筆箭症出血不止

花蕊石　研末敷患處立愈

吐血

白萊菔汁二碗　梨汁二碗　藕汁二碗　人乳二碗　紅棗汁二碗　右用砂鍋同大鰻魚五觔煎一炷香極爛先將魚骨

吐血不止

荆芥连根洗净，捣汁半盏服。或用干穗为末，生地黄汁二钱调服，亦可。

治笔箭症出血不止

花蕊石，研末敷患处立愈。

吐　血

白莱菔汁二碗，梨汁二碗，藕汁二碗，人乳二碗，红枣汁二碗。上用砂锅同大鳗鱼五斤煎一炷香，极烂，先将鱼骨

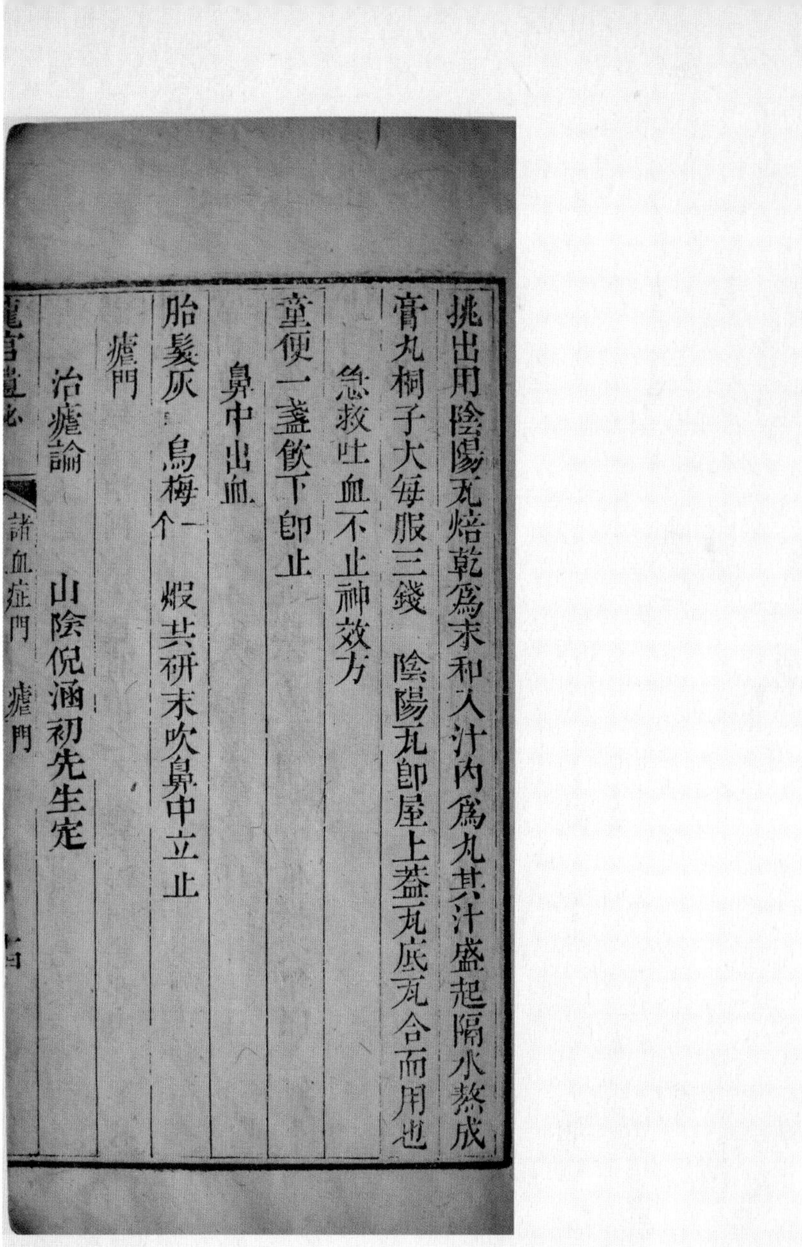
龍宮遺秘 諸血症門 瘧門

挑出用陰陽瓦焙乾爲末和入汁內爲丸其汁盛起隔水熬成膏丸桐子大每服三錢 陰陽瓦即屋上盖瓦底瓦合而用也

急救吐血不止神效方

童便一盞飲下即止

鼻中出血

胎髮灰 烏梅一个 煅共研末吹鼻中立止

瘧門

治瘧論 山陰倪涵初先生定

挑出，用阴阳瓦焙干为末，和入汁内为丸。其汁盛起，隔水熬成膏，丸桐子大，每服三钱。阴阳瓦即屋上盖瓦底瓦合而用也。

急救吐血不止神效方

童便一盏，饮下即止。

鼻中出血

胎发灰、乌梅一个，煅，共研末，吹鼻中，立止。

疟 门

治疟论[1] 山阴倪涵初[2]先生定

1 治疟论：原目录为“治疟三方”。

2 倪涵初：清代绍兴人，因医术高明，被当地人尊为“天医”。撰有疟痢专著《倪涵初疟痢三方》广为传世，现存多个清刻本，《济世专门编》《知医必辨》等众多医书收载。

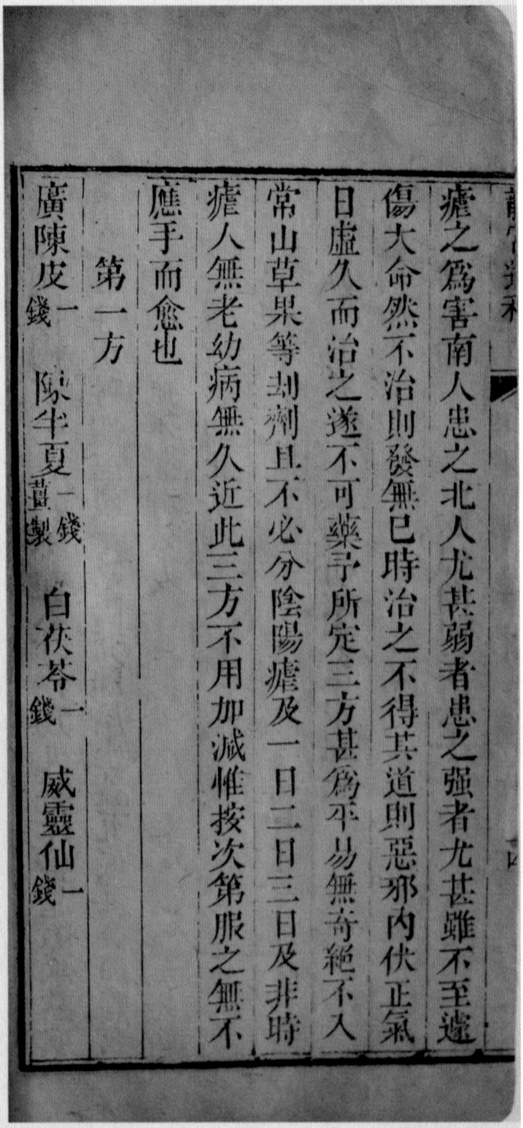

瘧之爲害南人患之北人尤甚弱者患之強者尤甚雖不至遽傷大命然不治則發無已時治之不得其道則惡邪内伏正氣日虛久而治之遂不可藥予所定三方甚爲平易無奇絕不入常山草果等刦劑且不必分陰陽瘧及一日二日三日及非時瘧人無老幼病無久近此三方不用加減惟按次第服之無不應手而愈也

第一方

廣陳皮一錢　陳半夏一錢薑製　白茯苓一錢　威靈仙一錢

疟之为害，南人患之，北人尤甚。弱者患之，强者尤甚。虽不至遽伤大命，然不治则发无已时。治之不得其道，则恶邪内伏，正气日虚，久而治之，遂不可药。予所定三方，甚为平易无奇，绝不入常山、草果等刦[1]剂，且不必分阴阳疟，及一日、二日、三日，及非时疟，人无老幼，病无久近，此三方不用加减，惟按次第服之，无不应手而愈也。

第一方

广陈皮一钱　陈半夏一钱，姜制　白茯苓一钱　威灵仙一钱

1 刦：同“劫”。

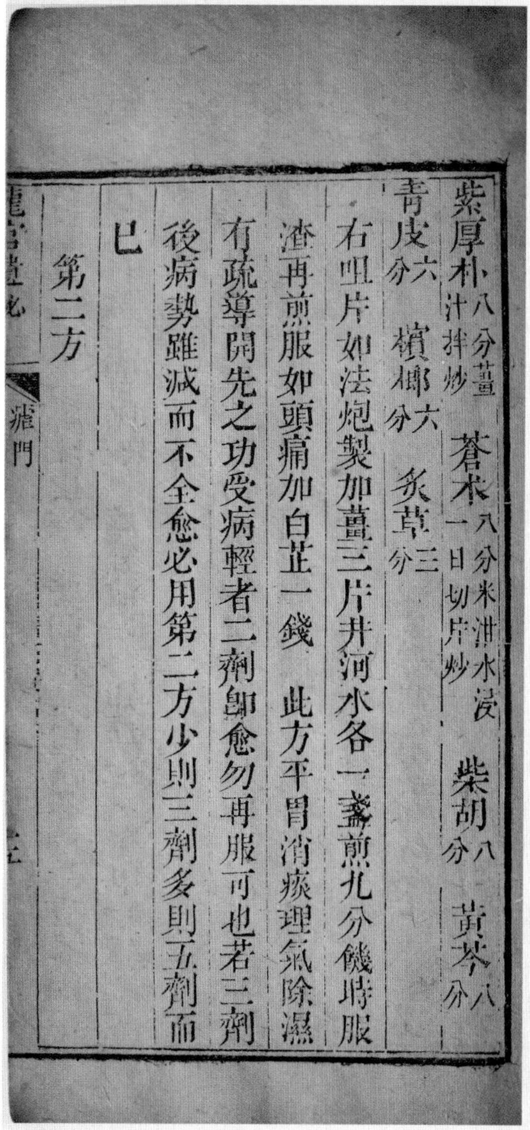

紫厚朴八分，姜汁拌炒　苍术八分，米泔水浸一日，切片，炒　柴胡八分　黄芩八分　青皮六分　槟榔六分　炙草三分

上咀片如法炮制，加姜三片，井河水各一盏，煎九分，饥时服，渣再煎服。如头痛，加白芷一钱。此方平胃、消痰、理气、除湿，有疏导开先之功，受病轻者二剂即愈，勿再服可也。若三剂后，病势虽减而不全愈，必用第二方，少则三剂，多则五剂而已。

第二方

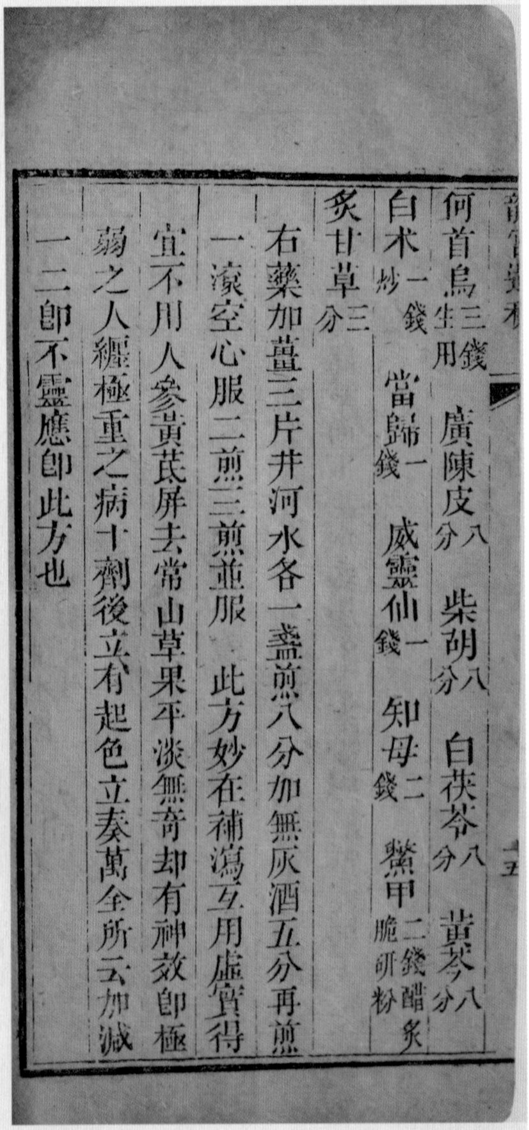

何首烏三錢生用 廣陳皮八分 柴胡八分 白茯苓八分 黄芩八分
白术一錢炒 當歸一錢 威靈仙一錢 知母二錢 鱉甲二錢醋炙脆研粉
炙甘草三分
右藥加薑三片井河水各一盞煎八分加無灰酒五分再煎
一滚空心服二煎三煎並服 此方妙在補瀉互用虛實得
宜不用人參黄芪屏去常山草果平淡無奇却有神效即極
弱之人纏極重之病十劑後立有起色立奏萬全所云加減
一二即不靈應即此方也

何首乌三钱，生用　广陈皮八分　柴胡八分　白茯苓八分　黄芩八分　白术一钱，炒　当归一钱　威灵仙一钱　知母二钱　鳖甲二钱，醋炙脆，研粉　炙甘草三分

上药加姜三片，井、河水各一盏，煎八分，加无灰酒[1]五分再煎一滚，空心服，二煎、三煎并服。此方妙在补泻互用，虚实得宜，不用人参、黄芪，屏去常山、草果，平淡无奇却有神效，即极弱之人缠极重之病，十剂后立有起色，立奏万全。所云加减一二即不灵应，即此方也。

1 无灰酒：指不放石灰的酒。古人酒内加石灰以防酒酸，但能聚痰，故入药多用无灰酒，后亦有“白灰酒”。

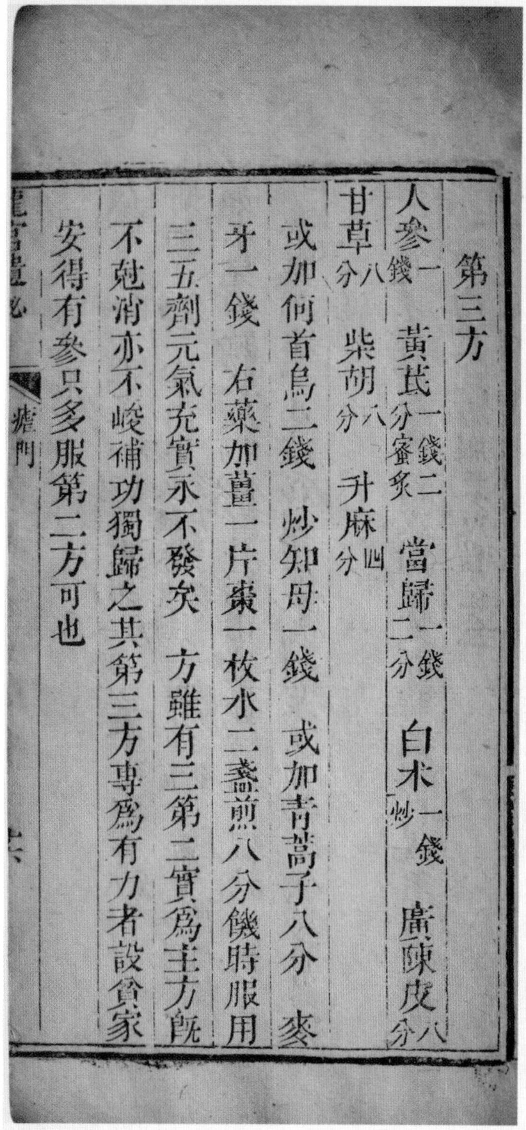
第三方
人參一錢　黃芪一錢二分蜜炙　當歸一錢二分　白朮一錢炒　廣陳皮八分
甘草八分　柴胡八分　升麻四分
或加何首烏二錢　炒知母一錢　或加青蒿子八分　麥芽一錢　右藥加薑一片棗一枚水二盞煎八分饑時服用三五劑元氣充實永不發矣　方雖有三第二實爲主方既不尅消亦不峻補功獨歸之其第三方專爲有力者設貧家安得有參只多服第二方可也
龍宮遺秘　瘧門

第三方

人参一钱　黄芪一钱二分，蜜炙　当归一钱二分　白术一钱，炒　广陈皮八分　甘草八分　柴胡八分　升麻四分

或加何首乌二钱，炒知母一钱；或加青蒿子八分，麦芽一钱。上药加姜一片，枣一枚，水二盏，煎八分，饥时服用。三五剂元气充实，永不发矣。方虽有三，第二实为主方，既不尅消，亦不峻补，功独归之。其第三方专为有力者设，贫家安得有参，只多服第二方可也。

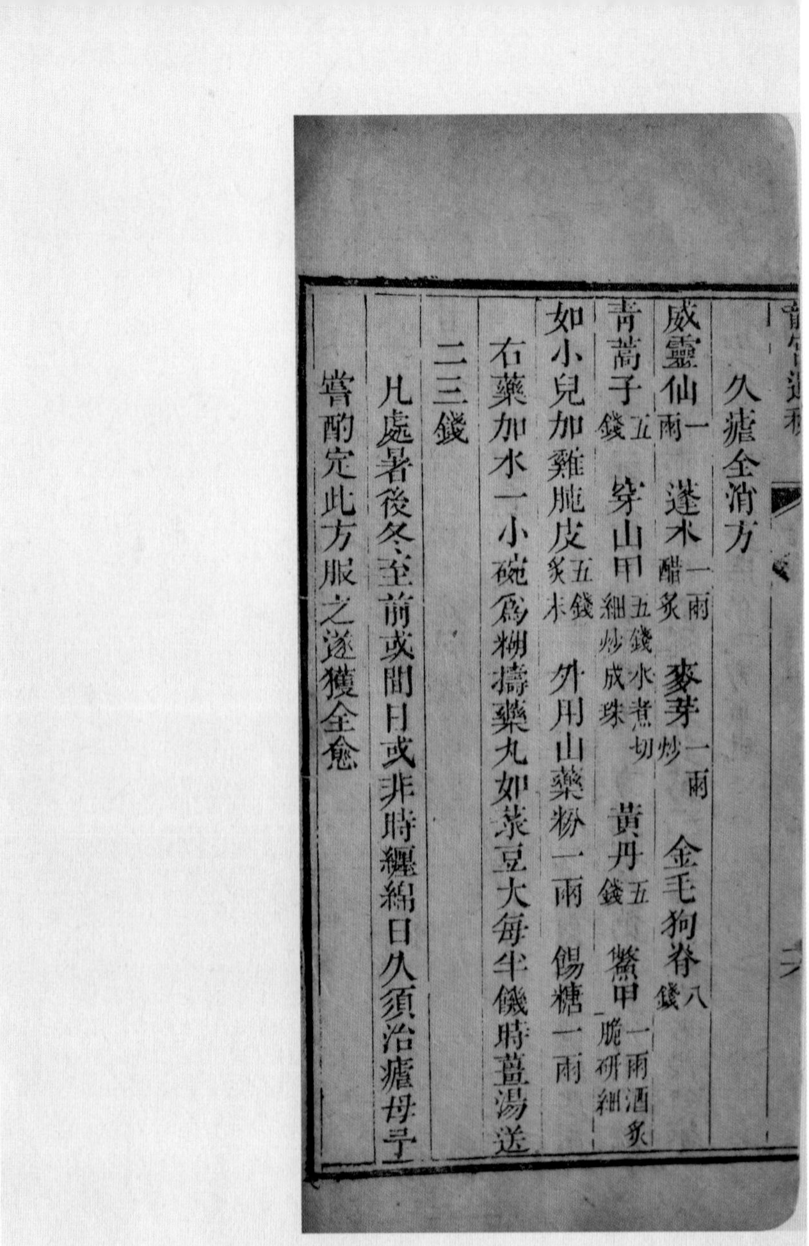
久瘧全消方
威靈仙一兩 蓬术一兩醋炙 麥芽一兩炒 金毛狗脊八錢
青蒿子五錢 穿山甲五錢水煮切細炒成珠 黄丹五錢 鱉甲一兩酒炙脆研細
如小兒加雞肫皮五錢炙末 外用山藥粉一兩 餳糖一兩
右藥加水一小碗爲糊擣藥丸如菉豆大每半饑時薑湯送
二三錢
凡處暑後冬至前或間日或非時纏綿日久須治瘧母予
嘗酌定此方服之遂獲全愈

久疟全消方

威灵仙一两　蓬术一两，醋炙　麦芽一两，炒　金毛狗脊八钱　青蒿子五钱　穿山甲五钱，水煮，切细，炒成珠　黄丹五钱　鳖甲一两，酒炙脆，研细

如小儿加鸡肫皮五钱，炙末。外用，山药粉一两，饧糖一两。

上药加水一小碗为糊，捣[1]药丸如绿豆大，每半饥时姜汤送二三钱。

凡处暑后冬至前，或间日或非时，缠绵日久，须治疟母。予尝酌定此方，服之遂获全愈。

1 捣：同“捣”。

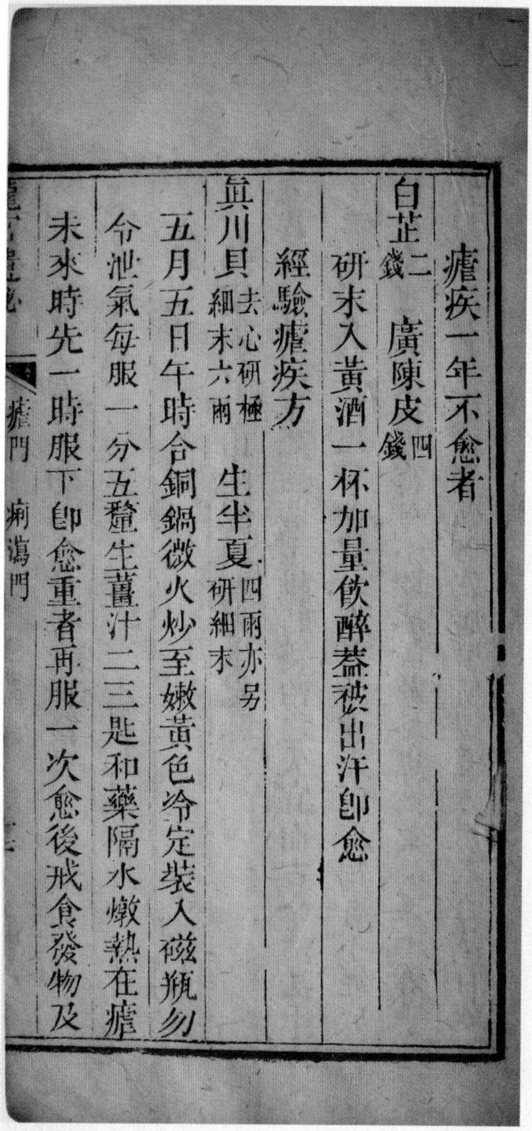

瘧疾一年不愈者

白芷二錢　廣陳皮四錢

研末入黃酒一杯加量飲醉蓋被出汗即愈

經驗瘧疾方

真川貝去心研極細末六兩　生半夏四兩亦另研細末

五月五日午時合銅鍋微火炒至嫩黃色冷定裝入磁瓶勿令泄氣每服一分五釐生薑汁二三匙和藥隔水燉熱在瘧未來時先一時服下即愈重者再服一次愈後戒食發物及

疟疾一年不愈者

白芷二钱　广陈皮四钱

研末，入黄酒一杯，加量饮醉，盖被出汗，即愈。

经验疟疾方

真川贝去心，研极细末，六两　生半夏四两，亦另研细末

五月五日午时合，铜锅微火炒至嫩黄色，冷定装入瓷瓶，勿令泄气。每服一分五厘，生姜汁二三匙和药，隔水燉热，在疟未来时先一时服下即愈，重者再服一次。愈后戒食发物及

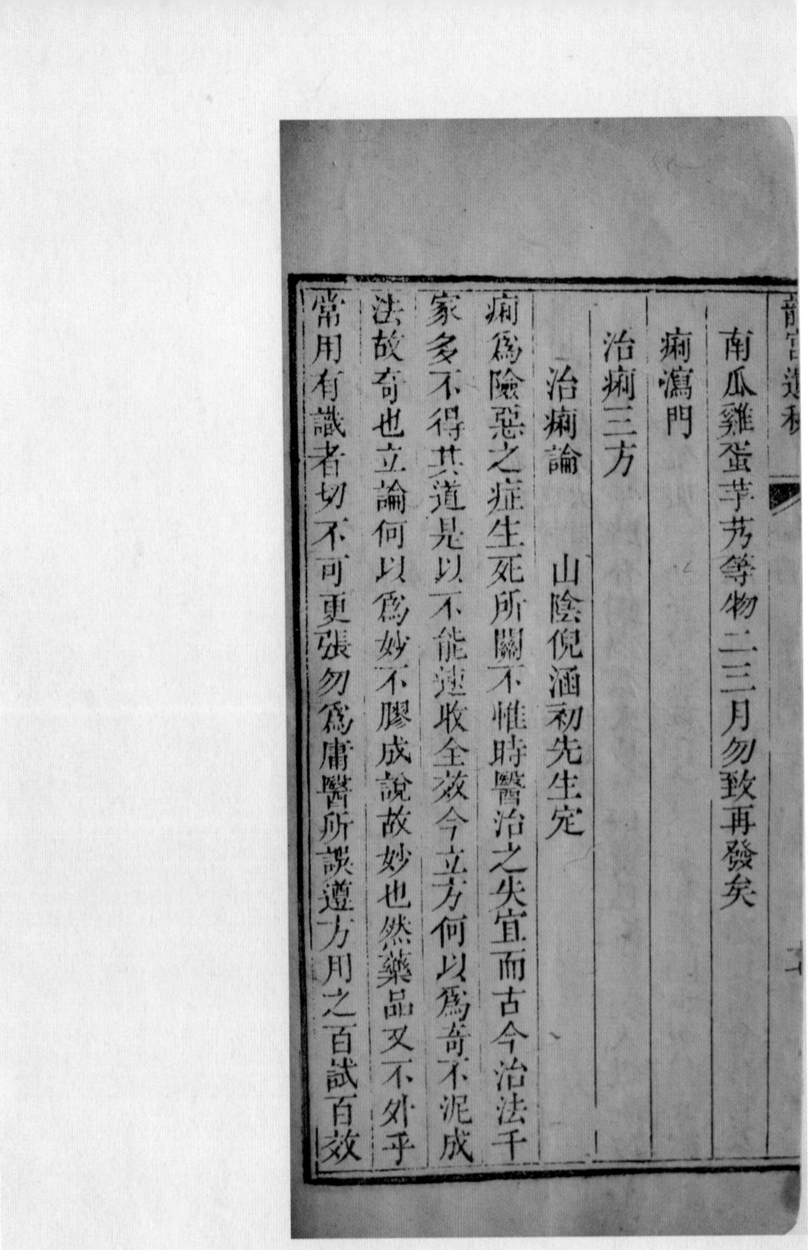

南瓜雞蛋芋艿等物二三月勿致再發矣

痢瀉門

治痢三方

治痢論　山陰倪涵初先生定

痢爲險惡之症生死所關不惟時醫治之失宜而古今治法千家多不得其道是以不能速收全效今立方何以爲奇不泥成法故奇也立論何以爲妙不膠成說故妙也然藥品又不外乎常用有識者切不可更張勿爲庸醫所誤遵方用之百試百效

南瓜、鸡蛋、芋艿等物，二三月勿致再发矣。

痢泻门

治痢三方

治痢论　山阴倪涵初先生定

痢为险恶之症，生死所关，不惟时医治之失宜，而古今治法千家，多不得其道，是以不能速收全效。今立方何以为奇？不泥成法故奇也。立论何以为妙？不胶成说故妙也。然药品又不外乎常用，有识者切不可更张，勿为庸医所误，遵方用之，百试百效。

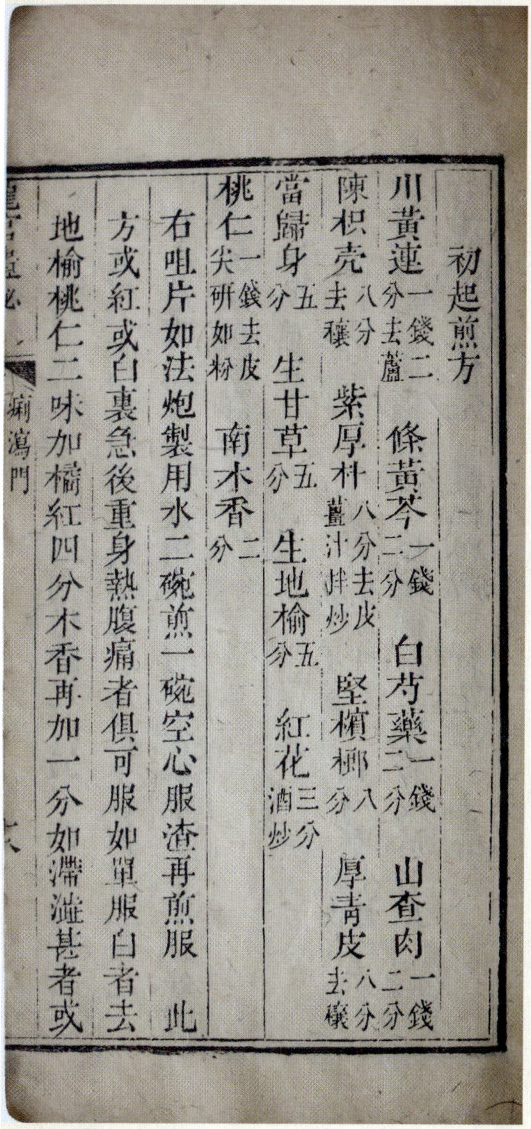

初起煎方

川黃連一錢二分去蘆 條黃芩一錢二分 白芍藥一錢二分 山查肉一錢二分 陳枳殼八分去穰 紫厚朴八分去皮薑汁拌炒 堅檳榔八分 厚青皮八分去穰 當歸身五分 生甘草五分 生地榆五分 紅花三分酒炒 桃仁一錢去皮尖研如粉 南木香二分

右咀片如法炮製用水二碗煎一碗空心服渣再煎服此方或紅或白裏急後重身熱腹痛者俱可服如單服白者去地榆桃仁二味加橘紅四分木香再加一分如滯澁甚者或

龍宮遺秘 痢瀉門

初起煎方

川黄连一钱二分，去芦　条黄芩一钱二分　白芍药一钱二分　山楂肉一钱二分　陈枳壳八分，去穰[1]　紫厚朴八分，去皮，姜汁拌炒　坚槟榔八分　厚青皮八分，去穰　当归身五分　生甘草五分　生地榆五分　红花三分，酒炒　桃仁一钱，去皮尖，研如粉　南木香二分

上咀片如法炮制，用水二碗煎一碗，空心服，渣再煎服。此方或红或白、里急后重、身热腹痛者，俱可服。如单服，白者去地榆、桃仁二味，加橘红四分，木香再加一分。如滞涩甚者，或

1 穰：同“瓤”。

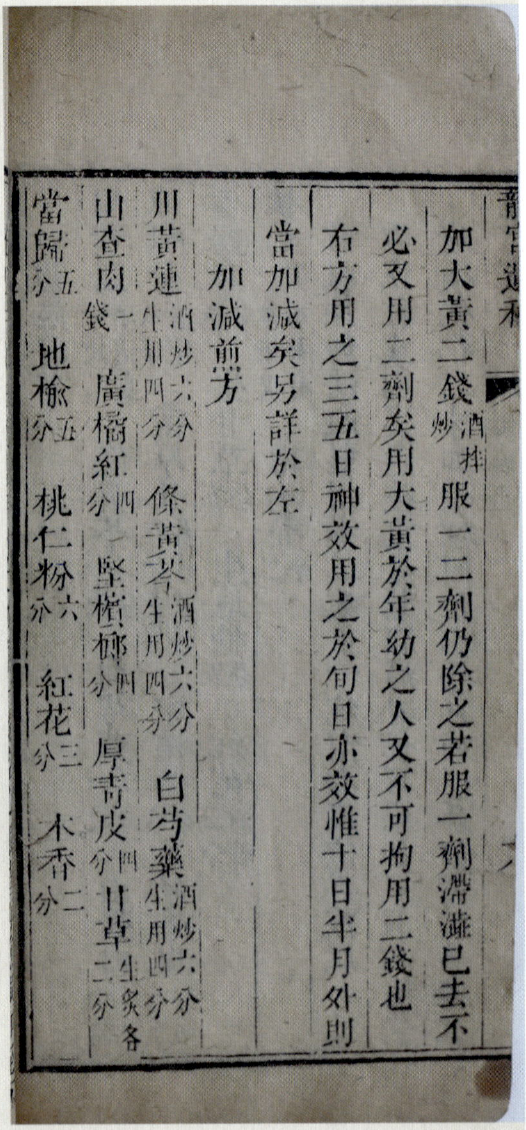

加大黃二錢酒拌炒服一二劑仍除之若服一劑滯澁已去不必又用二劑矣用大黃於年幼之人又不可拘用二錢也

右方用之三五日神效用之於旬日亦效惟十日半月外則當加減矣另詳於左

加減煎方

川黃連酒炒六分生用四分　條黃芩酒炒六分生用四分　白芍藥酒炒六分生用四分　山查肉一錢　廣橘紅四分　堅檳榔四分　厚青皮四分　甘草生炙各二分　當歸五分　地榆五分　桃仁粉六分　紅花三分　木香二分

加大黄二钱酒拌炒，服一二剂仍除之，若服一剂滞涩已去，不必又用二剂矣。用大黄于年幼之人，又不可拘用二钱也。上方用之三五日，神效。用之于旬日，亦效。惟十日半月外，则当加减矣，另详于下。

加减煎方

川黄连酒炒六分，生用四分　条黄芩酒炒六分，生用四分　白芍药酒炒六分，生用四分　山楂肉一钱　广橘红四分　坚槟榔四分　厚青皮四分　甘草生炙，各二分　当归五分　地榆五分　桃仁粉六分　红花三分　木香二分

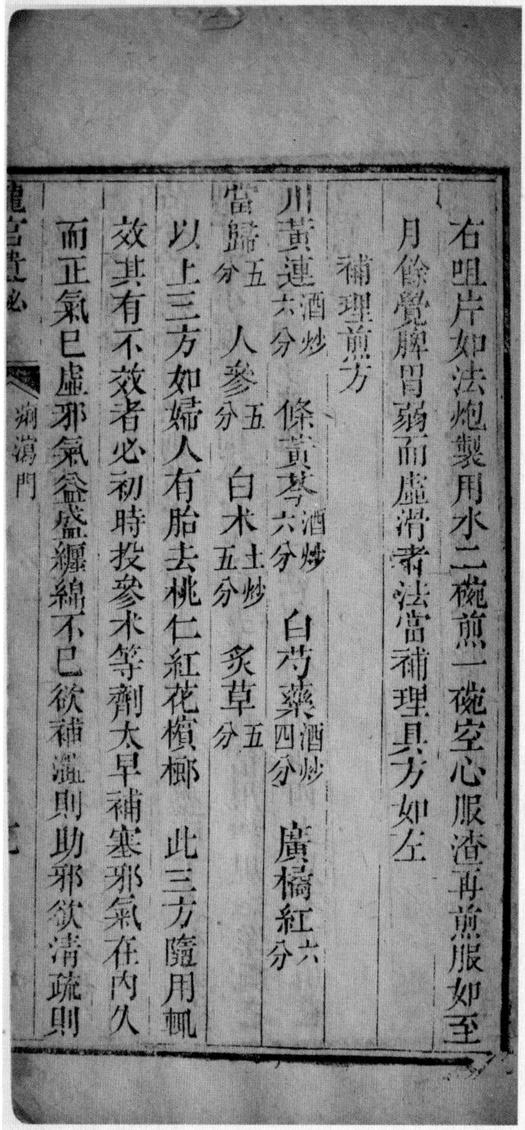
右咀片如法炮製用水二碗煎一碗空心服渣再煎服如至
月餘覺脾胃弱而虛滑者法當補理具方如左
補理煎方
川黃連酒炒六分　條黃芩酒炒六分　白芍藥酒炒四分　廣橘紅六分
當歸五分　人參五分　白朮土炒五分　炙草五分
以上三方如婦人有胎去桃仁紅花檳榔　此三方隨用輒
效其有不效者必初時投參朮等劑太早補塞邪氣在內久
而正氣已虛邪氣益盛纏綿不已欲補澀則助邪欲清疏則
龍宮遺秘　痢瀉門

上咀片如法炮制，用水二碗煎一碗，空心服，渣再煎服。如至月余觉脾胃弱而虚滑者，法当补理，具方如下。

补理煎方

川黄连酒炒，六分　条黄芩酒炒，六分　白芍药酒炒，四分　广橘红六分　当归五分　人参五分　白术土炒，五分　炙草五分

以上三方，如妇人有胎，去桃仁、红花、槟榔。此三方随用辄效。其有不效者，必初时投参、术等剂太早，补塞邪气在内，久而正气已虚，邪气益盛，缠绵不已，欲补涩则助邪，欲清疏则

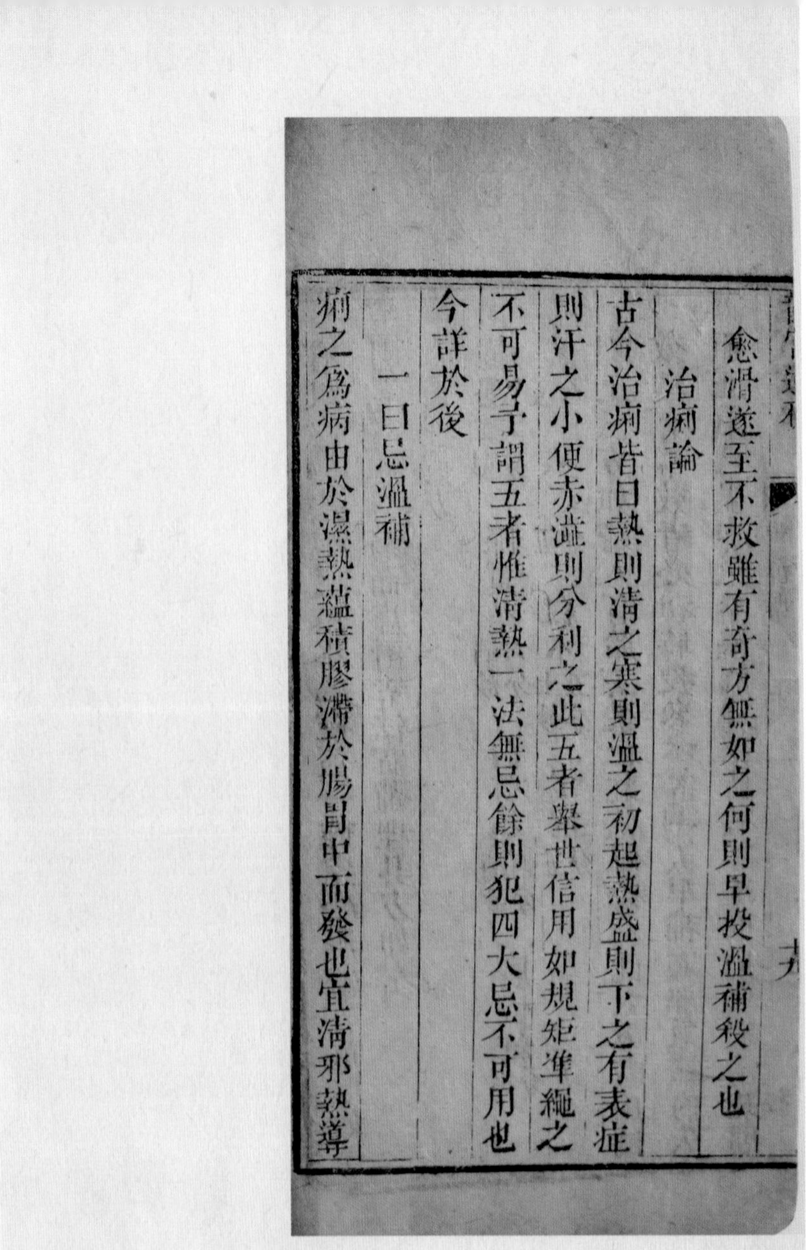

愈滑遂至不救雖有奇方無如之何則早投溫補殺之也

治痢論

古今治痢皆曰熱則清之寒則溫之初起熱盛則下之有表症則汗之小便赤澁則分利之此五者舉世信用如規矩準繩之不可易予謂五者惟清熱一法無忌餘則犯四大忌不可用也今詳於後

一曰忌溫補

痢之爲病由於濕熱蘊積膠滯於腸胃中而發也宜清邪熱導

愈滑，遂至不救。虽有奇方，无如之何。则早投温补，杀之也。

治痢论

古今治痢，皆曰：热则清之，寒则温之，初起热盛则下之，有表症则汗之，小便赤涩则分利之。此五者，举世信用，如规矩准绳之不可易。予谓五者惟清热一法无忌，余则犯四大忌，不可用也，今详于后。

一曰忌温补

痢之为病，由于湿热蕴积，胶滞于肠胃中而发也。宜清邪热、导

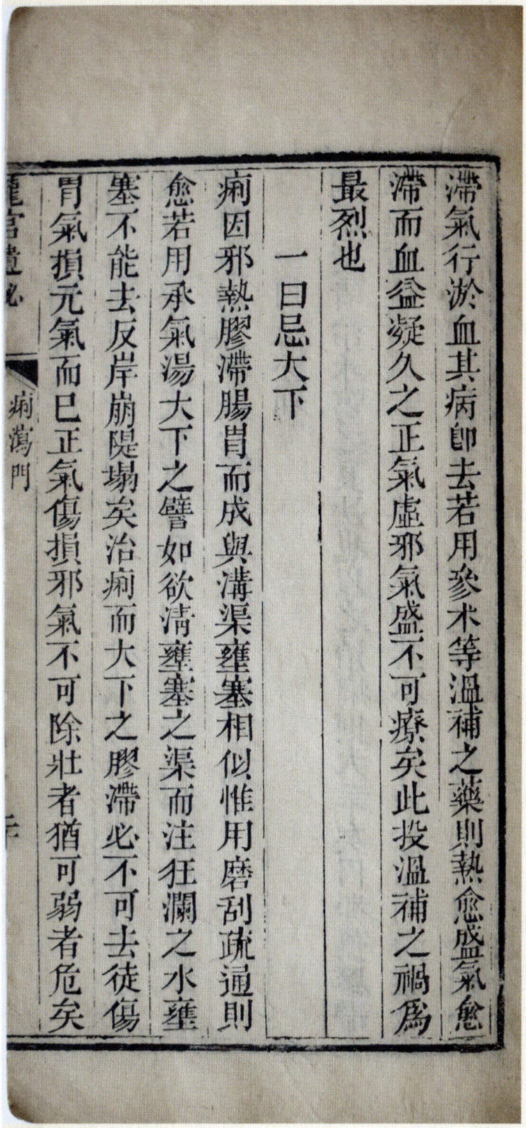
滯氣行淤血其病卽去若用參术等溫補之藥則熱愈盛氣愈滯而血益凝久之正氣虛邪氣盛不可療矣此投溫補之禍爲最烈也

一曰忌大下

痢因邪熱膠滯腸胃而成與溝渠壅塞相似惟用磨刮疏通則愈若用承氣湯大下之譬如欲清壅塞之渠而注狂瀾之水壅塞不能去反岸崩隄塌矣治痢而大下之膠滯必不可去徒傷胃氣損元氣而已正氣傷損邪氣不可除壯者猶可弱者危矣

滞气、行淤血，其病即去。若用参术等温补之药，则热愈盛，气愈滞，而血益凝，久之正气虚、邪气盛，不可疗矣。此投温补之祸为最烈也。

一曰忌大下

痢因邪热胶滞肠胃而成，与沟渠壅塞相似，惟用磨刮疏通则愈。若用承气汤大下之，譬如欲清壅塞之渠而注狂澜之水，壅塞不能去，反岸崩堤塌矣。治痢而大下之，胶滞必不可去，徒伤胃气、损元气而已。正气伤损，邪气不可除。壮者犹可，弱者危矣。

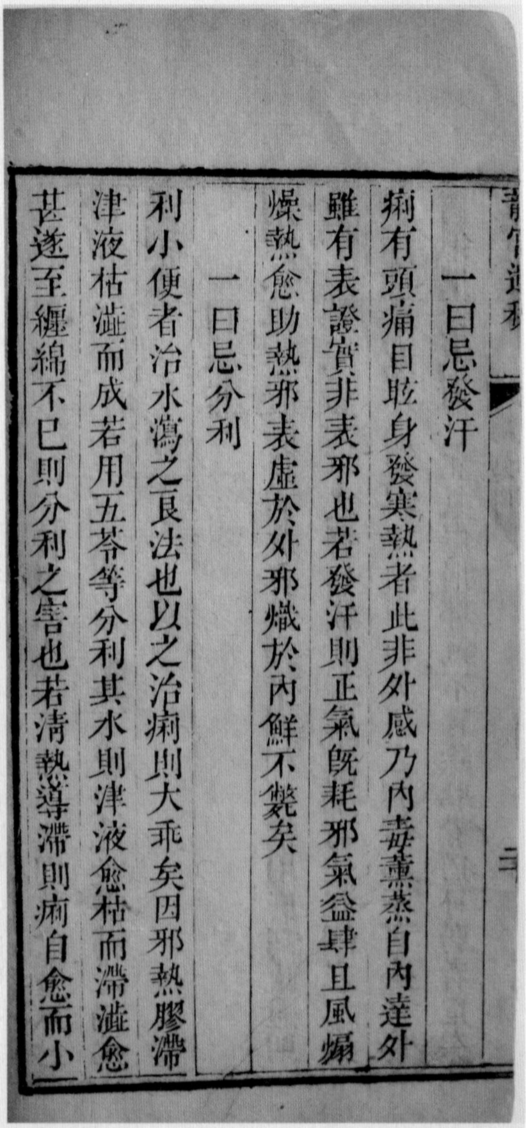

一曰忌發汗

痢有頭痛目眩身發寒熱者此非外感乃內毒薰蒸自內達外雖有表證實非表邪也若發汗則正氣既耗邪氣益肆且風煽燥熱愈助熱邪表虛於外邪熾於內鮮不斃矣

一曰忌分利

利小便者治水瀉之良法也以之治痢則大乖矣因邪熱膠滯津液枯澁而成若用五苓等分利其水則津液愈枯而滯澁愈甚遂至纏綿不已則分利之害也若清熱導滯則痢自愈而小

一曰忌发汗

痢有头痛、目眩、身发寒热者，此非外感，乃内毒熏蒸，自内达外，虽有表证，实非表邪也。若发汗，则正气既耗，邪气益肆。且风煽燥热，愈助热邪，表虚于外，邪炽于内，鲜不毙矣。

一曰忌分利

利小便者，治水泻之良法也。以之治痢，则大乖矣。因邪热胶滞、津液枯涩而成，若用五苓等分利其水，则津液愈枯而滞涩愈甚，遂至缠绵不已，则分利之害也。若清热导滞，则痢自愈，而小

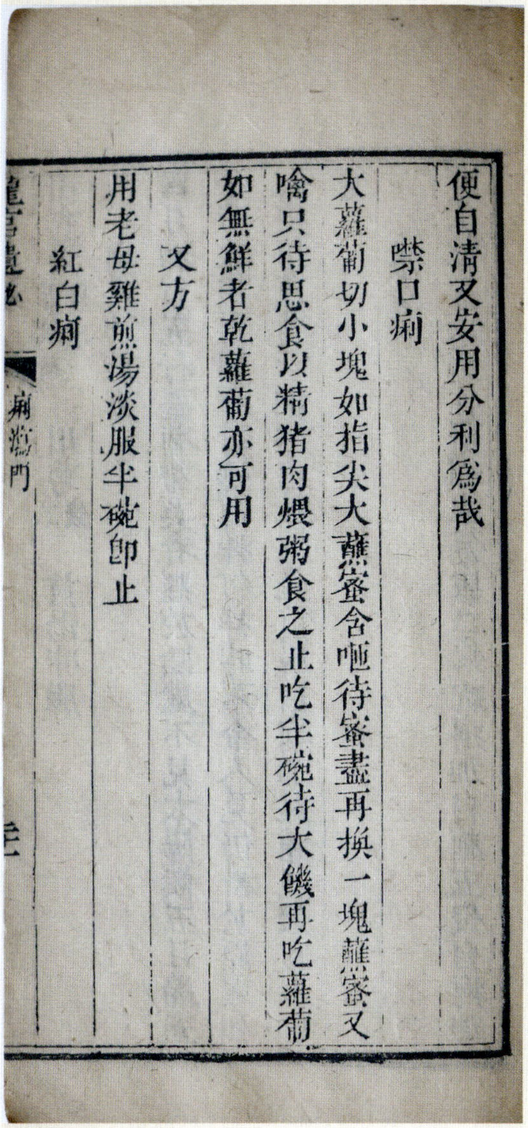
便自清又安用分利爲哉
噤口痢
大蘿蔔切小塊如指尖大蘸蜜含咂待蜜盡再換一塊蘸蜜又
噙只待思食以精猪肉煨粥食之止吃半碗待大饑再吃蘿蔔
如無鮮者乾蘿蔔亦可用
又方
用老母雞煎湯淡服半碗即止
紅白痢
龍宫遺秘　痢瀉門

便自清，又安用分利为哉。

噤口痢

大萝卜切小块如指尖大，蘸蜜含咂，待蜜尽，再换一块蘸蜜又噙，只待思食，以精猪肉煨粥食之，止吃半碗，待大饥再吃萝卜。如无鲜者，干萝卜亦可用。

又　方

用老母鸡煎汤，淡服半碗即止。

红白痢

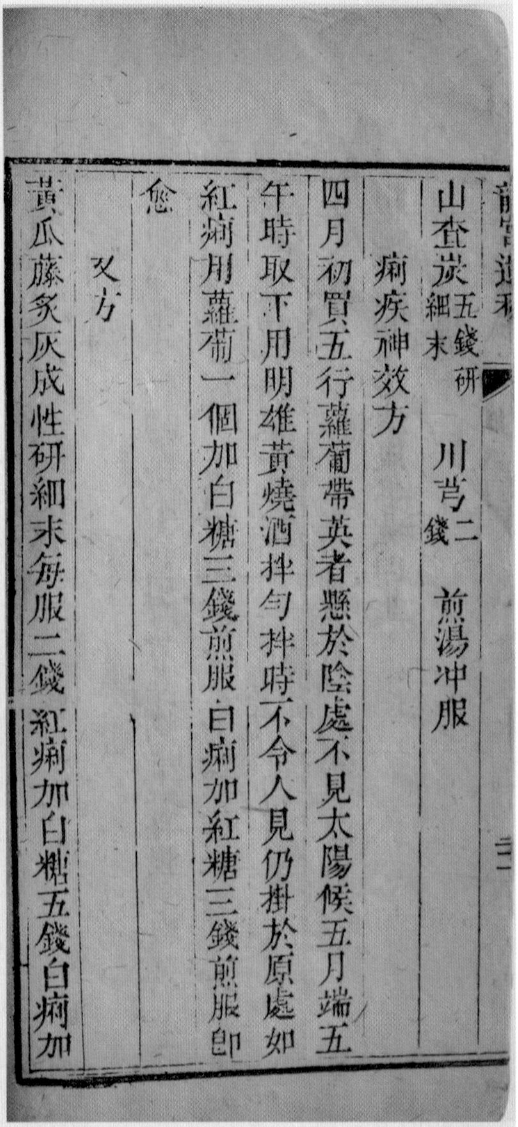
山查炭五錢研細末 川芎二錢 煎湯冲服
痢疾神效方
四月初買五行蘿蔔帶英者懸於陰處不見太陽候五月端五
午時取下用明雄黃燒酒拌勻拌時不令人見仍掛於原處如
紅痢用蘿蔔一個加白糖三錢煎服白痢加紅糖三錢煎服即
愈
又方
黃瓜藤炙灰成性研細末每服二錢紅痢加白糖五錢白痢加

山楂炭五钱，研细末，川芎二钱，煎汤冲服。

痢疾神效方

四月初买五行萝卜带英[1]者，悬于阴处不见太阳，候五月端五午时取下，用明雄黄烧酒拌匀，拌时不令人见，仍挂于原处。如红痢，用萝卜一个加白糖三钱煎服。白痢，加红糖三钱煎服，即愈。

又　方

黄瓜藤炙灰成[2]性，研细末，每服二钱。红痢加白糖五钱，白痢加

1 英：当为“缨”之俗字。
2 成：疑当为“存”。

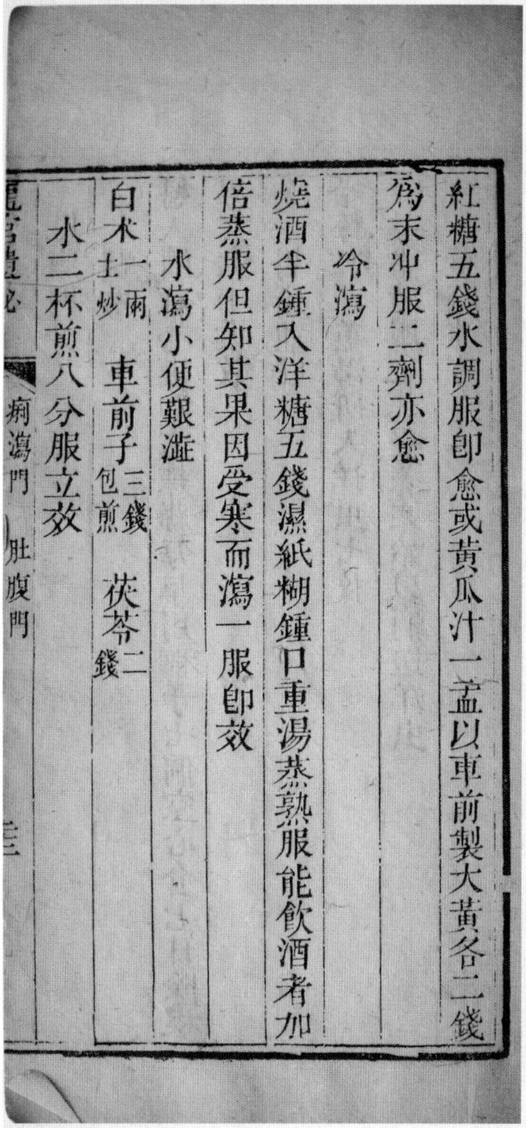
紅糖五錢水調服即愈或黃瓜汁一盃以車前製大黃各二錢

為末冲服二劑亦愈

冷瀉

燒酒半鍾入洋糖五錢濕紙糊鍾口重湯蒸熟服能飲酒者加

倍蒸服但知其果因受寒而瀉一服即效

水瀉小便艱澁

白术一兩土炒 車前子三錢包煎 茯苓二錢

水二杯煎八分服立效

龍宮遺秘 痢瀉門 肚腹門 三

红糖五钱，水调服即愈。或黄瓜汁一盂，以车前、制大黄各二钱为末，冲服，二剂亦愈。

冷泻

烧酒半钟，入洋糖五钱，湿纸糊钟口，重汤蒸熟服，能饮酒者加倍蒸服。但知其果因受寒而泻，一服即效。

水泻小便艰涩[1]

白术一两，土炒　车前子三钱，包煎　茯苓二钱

水二杯，煎八分，服立效。

1　水泻小便艰涩：原目录为“水泻附”。

肚腹門

蛔虫

婦人嘈雜心慌如吃辣蒜每早用榧子七個空心食七日除根

男女大小俱效

胃痛並吐

蛤粉二錢　煎湯研入洋虫七枚

尋常時服之若覺着寒始以酒送洋虫

噎膈神方

肚腹门

蛔　虫

妇人嘈杂心慌，如吃辣蒜，每早用榧子七个空心食，七日除根。男女大小俱效。

胃痛并吐

蛤粉二钱，煎汤，研入洋虫[1]七枚。

寻常时服之，若觉着寒，始以酒送洋虫。

噎膈神方

1 洋虫：中药材名，别名九龙虫，为拟步虫科昆虫洋虫的全虫，功能活血祛瘀、温中理气。

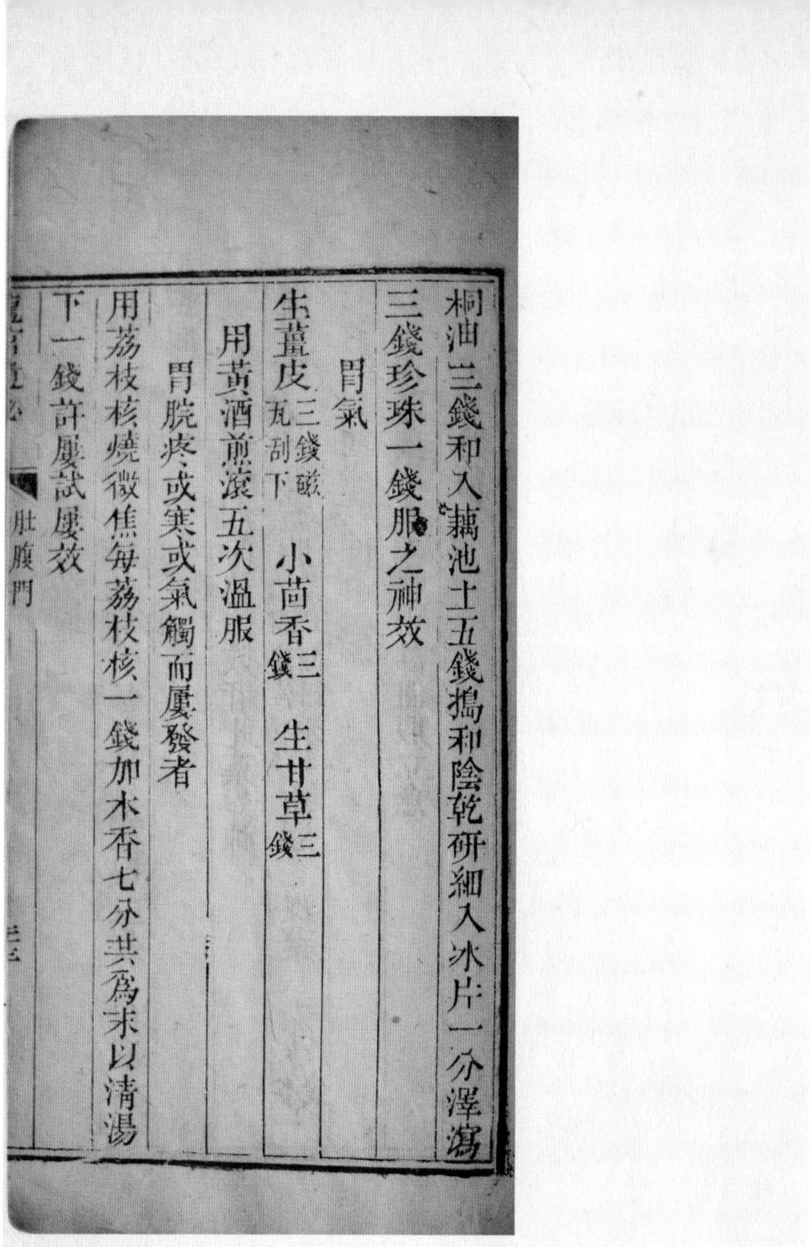

桐油三錢和入藕池土五錢搗和陰乾研細入冰片一分澤瀉三錢珍珠一錢服之神效

胃氣

生薑皮三錢磁瓦刮下　小茴香三錢　生甘草三錢

用黃酒煎滾五次溫服

胃脘疼或寒或氣觸而屢發者

用荔枝核燒微焦每荔枝核一錢加木香七分共為末以清湯下一錢許屢試屢效

肚腹門

桐油三钱，和入藕池土五钱，捣和阴干，研细，入冰片一分，泽泻三钱，珍珠一钱，服之神效。

胃　气

生姜皮三钱，瓷[1]瓦刮下　小茴香三钱　生甘草三钱

用黄酒煎滚五次，温服。

胃脘疼或寒或气触而屡发者[2]

用荔枝核烧微焦，每荔枝核一钱，加木香七分，共为末，以清汤下一钱许，屡试屡效。

1 瓷：原作“磁”，瓷器之“磁”均径改为“瓷”。

2 胃脘疼或寒或气触而屡发者：原目录为“胃脘痛”。

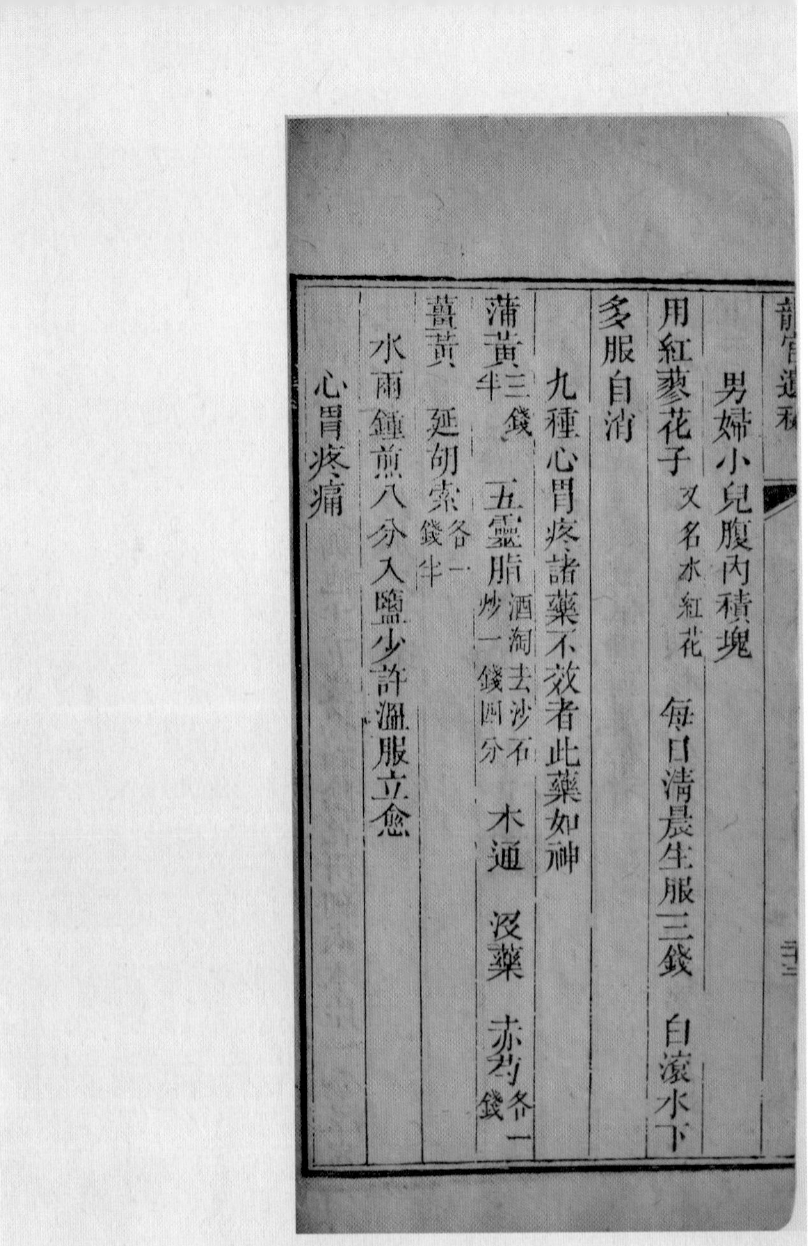

男婦小兒腹內積塊
用紅蓼花子又名水紅花　每日清晨生服三錢　白滾水下
多服自消
九種心胃疼諸藥不效者此藥如神
蒲黃三錢半　五靈脂酒淘去沙石炒一錢四分　木通　沒藥　赤芍各一錢
薑黃　延胡索各一錢半
水兩鍾煎八分入鹽少許溫服立愈
心胃疼痛

男妇人小儿腹内积块[1]

用红蓼花子又名水红花，每日清晨生服三钱，白滚水下，多服自消。

九种心胃疼诸药不效者此药如神[2]

蒲黄三钱半　五灵脂酒淘去沙石，炒，一钱四分　木通　没药　赤芍各一钱　姜黄　延胡索各一钱半

水两钟煎八分，入盐少许，温服，立愈。

心胃疼痛[3]

1 男妇人小儿腹内积块：原目录作“妇人小儿腹内积块”。

2 九种心胃疼诸药不效者此药如神：原目录作“九种心胃痛”。

3 心胃疼痛：原目录作“心胃疼痛方”。

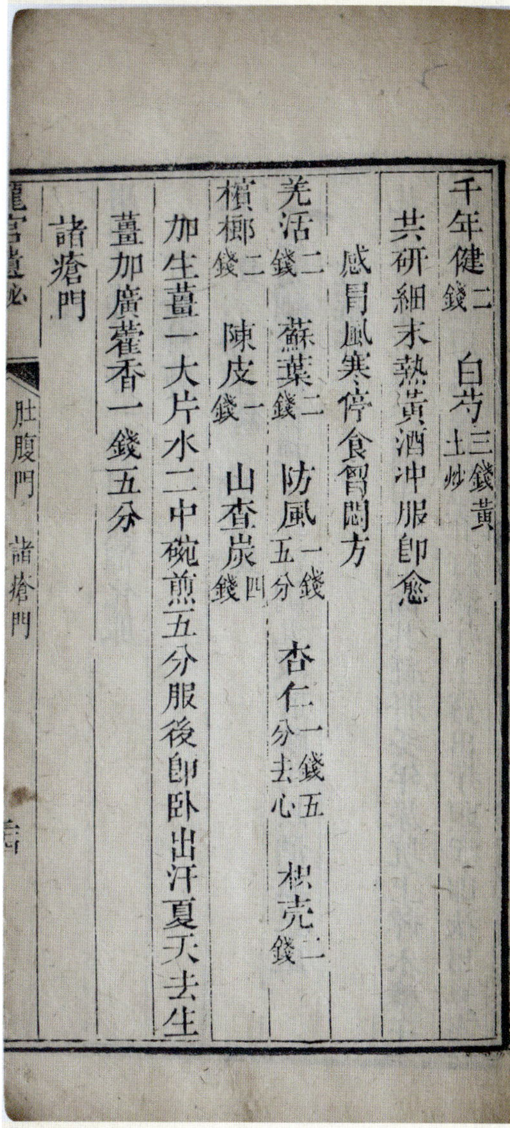

千年健二錢 白芍三錢黃土炒

共研細末熱黃酒冲服即愈

感冒風寒停食胷悶方

羌活二錢 蘇葉二錢 防風一錢五分 杏仁一錢五分去心 枳殼二錢

檳榔二錢 陳皮一錢 山查炭四錢

加生薑一大片水二中碗煎五分服後即卧出汗夏天去生薑加廣藿香一錢五分

諸瘡門

龍宮遺秘 肚腹門 諸瘡門

千年健二钱 白芍三钱，黄土炒

共研细末，热黄酒冲服即愈。

感冒风寒停食胸闷方[1]

羌活二钱 苏叶二钱 防风一钱五分 杏仁一钱五分，去心 枳壳二钱 槟榔二钱 陈皮一钱 山楂炭四钱

加生姜一大片，水二中碗煎五分，服后即卧出汗。夏天去生姜，加广藿香一钱五分。

诸疮门

1 感冒风寒停食胸闷方：原目录为“感冒停食胸闷方”。

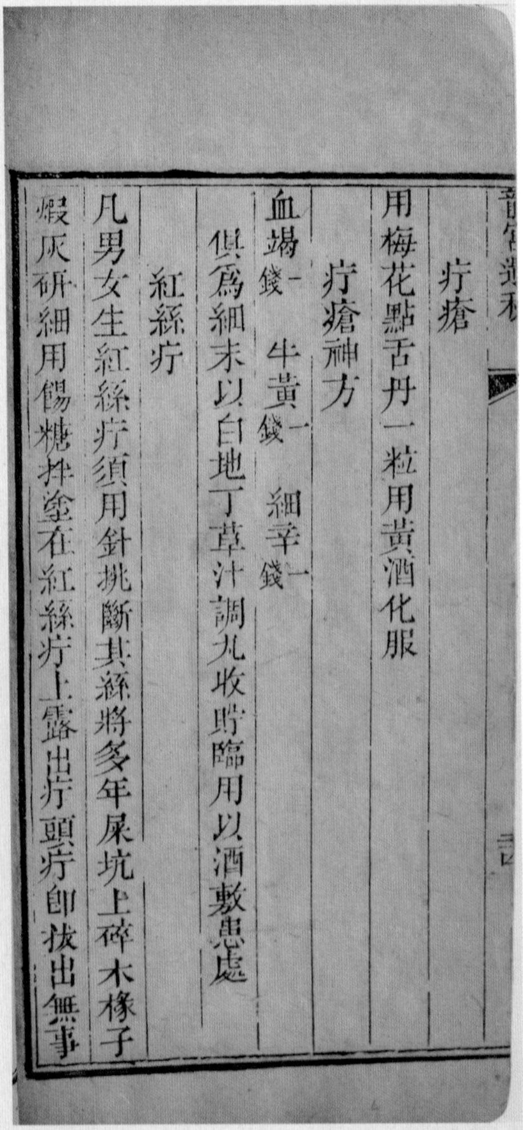
疔瘡
用梅花點舌丹一粒用黃酒化服
疔瘡神方
血竭一錢　牛黃一錢　細辛一錢
俱爲細末以白地丁草汁調丸收貯臨用以酒敷患處
紅絲疔
凡男女生紅絲疔須用針挑斷其絲將多年屎坑上碎木椽子煅灰研細用餳糖拌塗在紅絲疔上露出疔頭疔即拔出無事

疔　疮

用梅花点舌丹一粒，用黄酒化服。

疔疮神方

血竭一钱　牛黄一钱　细辛一钱

俱为细末，以白地丁草汁调丸，收贮。临用以酒敷患处。

红丝疔

凡男女生红丝疔，须用针挑断其丝，将多年屎坑上碎木椽子煅灰研细，用饧糖拌，涂在红丝疔上，露出疔头，疔即拔出无事。

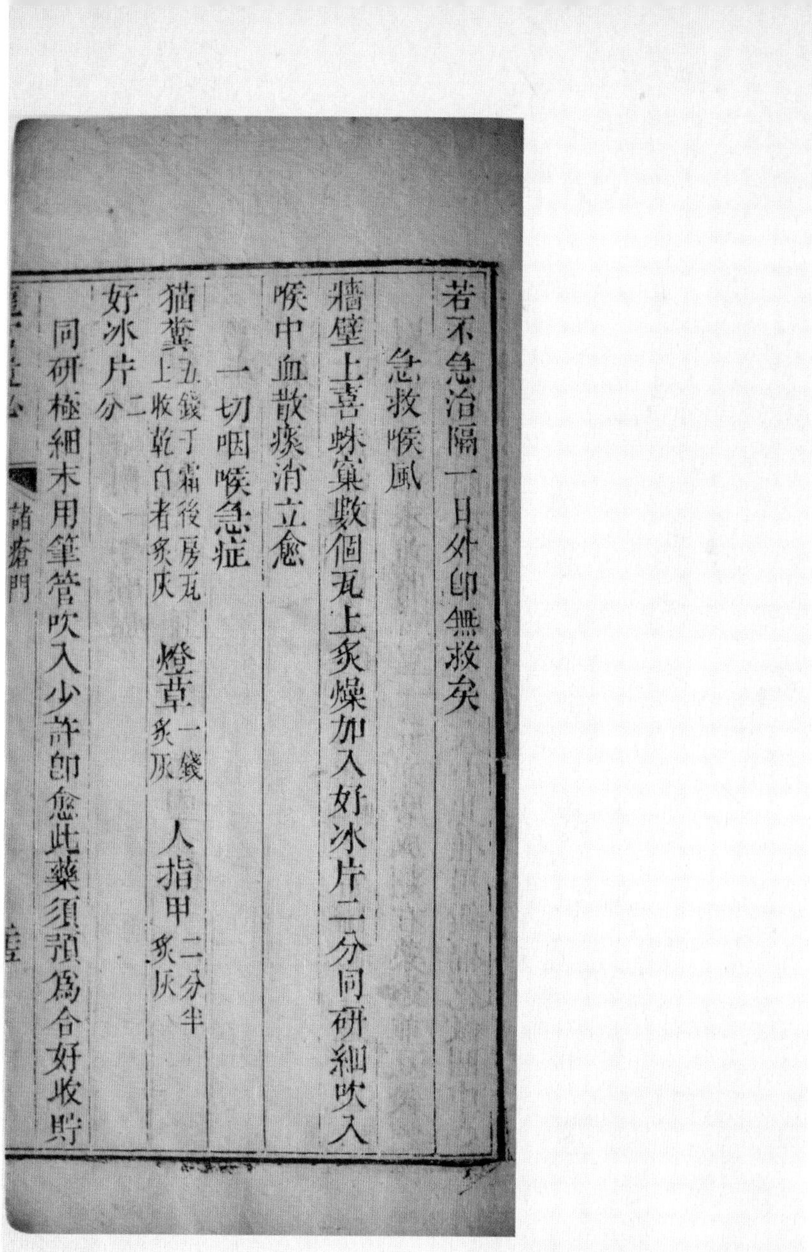
若不急治隔一日外即無救矣
急救喉風
牆壁上喜蛛窠數個瓦上炙燥加入好冰片二分同研細吹入
喉中血散痰消立愈
一切咽喉急症
猫糞五錢于霜後房瓦上收乾白者炙灰　燈草一錢炙灰　人指甲二分半炙灰
好冰片二分
同研極細末用筆管吹入少許即愈此藥須預為合好收貯

若不急治，隔一日外即无救矣。

急救喉风

将壁上喜蛛[1]窠数个，瓦上炙燥，加入好冰片二分，同研细，吹入喉中，血散痰消，立愈。

一切咽喉急症

猫粪五钱，于霜后房瓦上收干，白者炙灰　灯草一钱，炙灰　人指甲二分半，炙灰　好冰片二分

同研细末，用笔管吹入少许即愈。此药须预为合好收贮

1 喜蛛：我国某些区域把某些小型蜘蛛统称为“喜蛛”。古代迷信说法，认为见到这些蜘蛛预示会有喜事发生，所以称之为“喜蛛”。

瓷瓶。

牙关紧闭一切喉症[1]

山豆根五钱　射干一两　牙皂七条　鸡内金三钱

为末，吹之。

奶疖方

羌活二两　独活二两　蕲艾三两　苏叶二两　当归二两　透骨草三两

以上共为细末，并将黄豆一升亦磨成面。上药面并豆谷面共一处，用开水全和，将患处大小比准，用新棉花做圈，中心

1 牙关紧闭一切喉症：原目录作“牙关紧闭一切喉”。

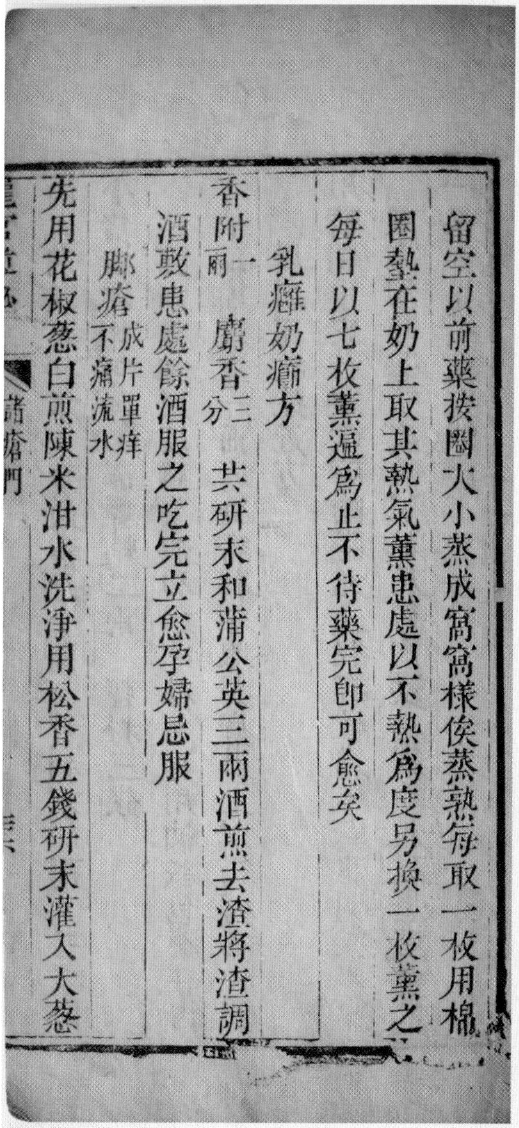
留空以前藥按圈大小蒸成窩窩樣俟蒸熟每取一枚用棉圈墊在奶上取其熱氣薰患處以不熱爲度另換一枚薰之每日以七枚薰遍爲止不待藥完卽可愈矣

乳癰奶癤方

香附一兩 麝香三分 共研末和蒲公英三兩酒煎去渣將渣調酒敷患處餘酒服之吃完立愈孕婦忌服

脚瘡成片單痒不痛流水

先用花椒葱白煎陳米泔水洗淨用松香五錢研末灌入大葱

留空，以前药按圈大小蒸成窝窝样。俟蒸熟，每取一枚，用棉圈垫在奶上，取其热气熏患处，以不热为度，另换一枚熏之。每日以七枚熏遍为止，不待药完即可愈矣。

乳痈奶疖方

香附一两，麝香三分，共研末，和蒲公英三两，酒煎，去渣，将渣调酒敷患处，余酒服之，吃完立愈。孕妇忌服。

脚疮成片单痒不痛，流水[1]

先用花椒、葱白煎陈米泔水，洗净。用松香五钱研末，灌入大葱

1 脚疮成片单痒不痛，流水：原目录作“脚疮”。

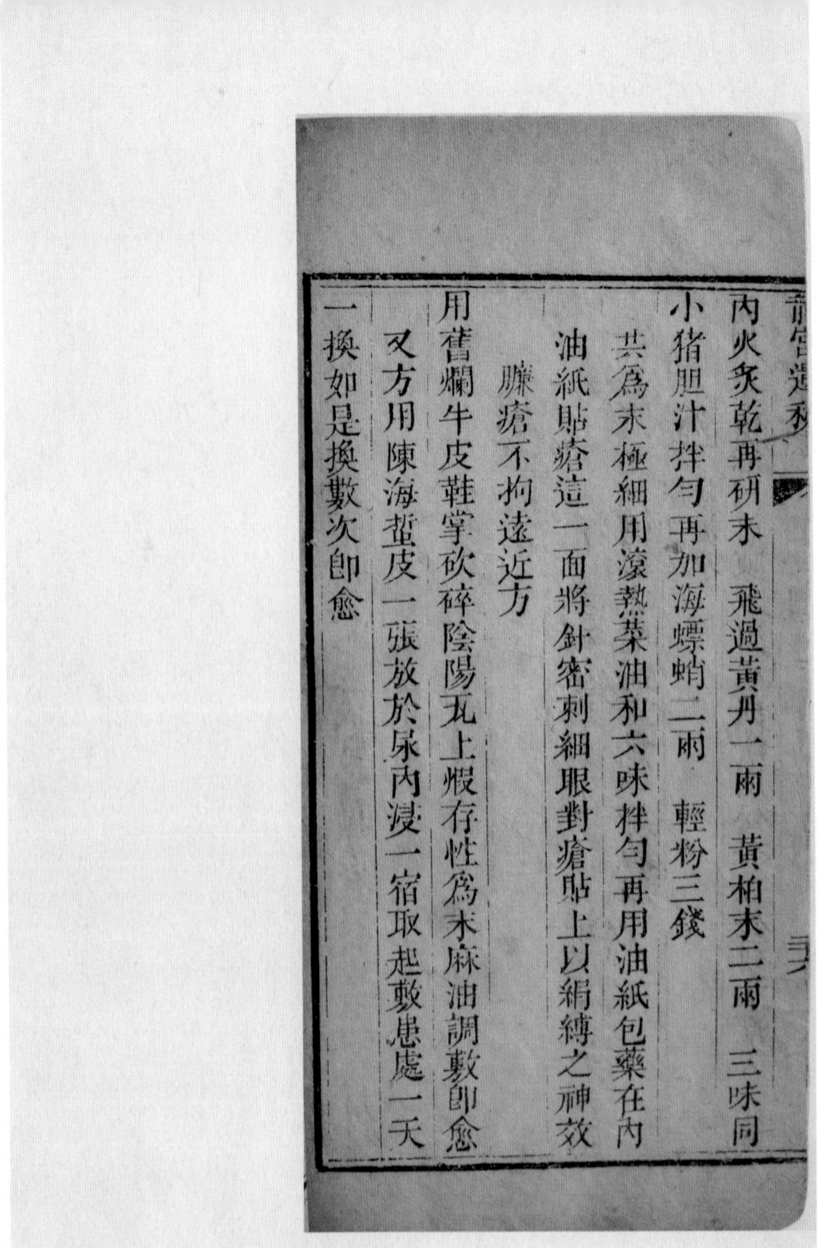
內火炙乾再研末　飛過黃丹一兩　黃柏末二兩　三味同
小猪胆汁拌勻再加海螵蛸二兩　輕粉三錢
共爲末極細用滚熱菜油和六味拌勻再用油紙包藥在內
油紙貼瘡這一面將針密刺細眼對瘡貼上以絹縛之神效
臁瘡不拘遠近方
用舊爛牛皮鞋掌砍碎陰陽瓦上煅存性爲末麻油調敷即愈
又方用陳海蜇皮一張放於尿內浸一宿取起敷患處一天
一換如是換數次即愈

内火炙干，再研末，飞过黄丹一两，黄柏末二两。三味同小猪胆汁拌匀，再加海螵蛸二两，轻粉三钱。

共为末极细，用滚热菜油和六味拌匀，再用油纸包药在内，油纸贴疮这一面将针密刺细眼，对疮贴上，以绢缚之。神效。

臁疮不拘远近方

用旧烂牛皮鞋掌砍碎，阴阳瓦上煅存性，为末，麻油调敷即愈。

又方，用陈海蜇皮一张，放于尿内浸一宿，取起敷患处，一天一换，如是换数次即愈。

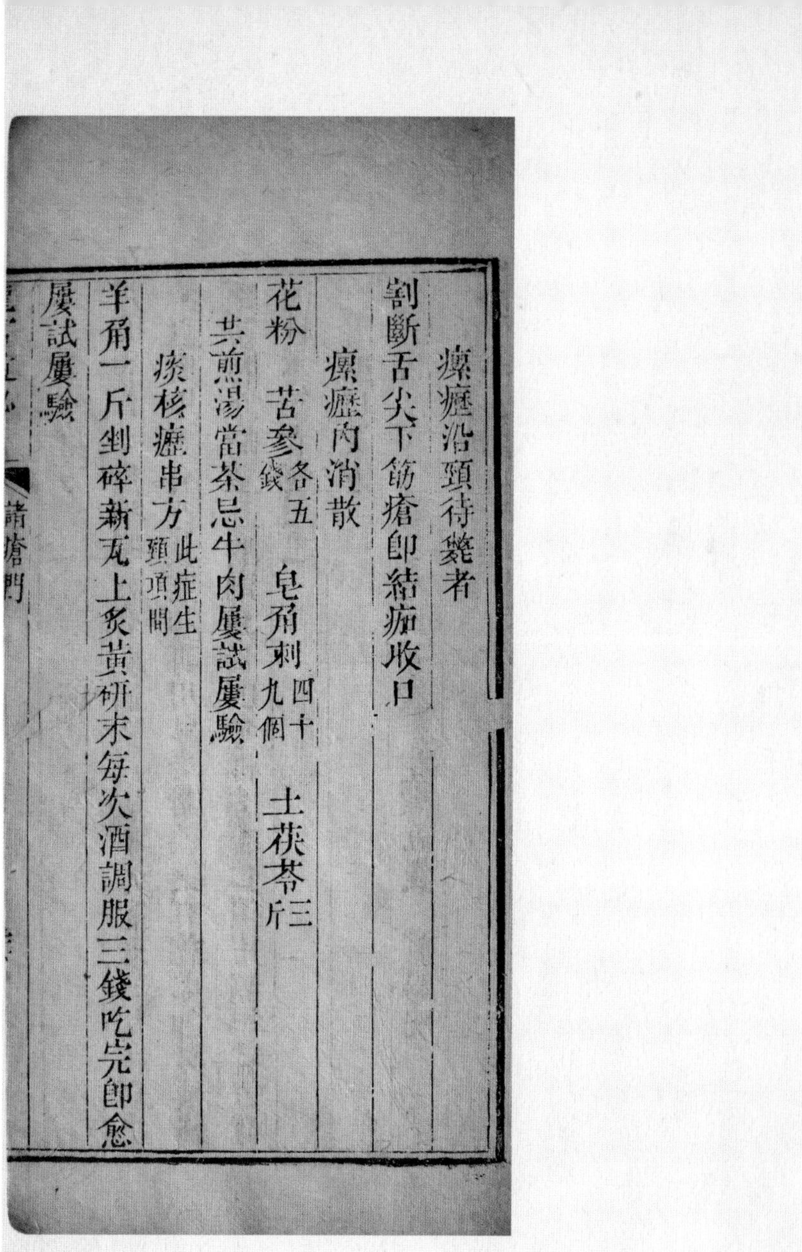
瘰癧沿頸待斃者
割斷舌尖下筋瘡即結痂收口
瘰癧內消散
花粉 苦參各五錢 皂角刺四十九個 土茯苓三斤
共煎湯當茶忌牛肉屢試屢驗
痰核癧串方此症生頸項間
羊角一斤剉碎新瓦上炙黃研末每次酒調服三錢吃完即愈
屢試屢驗

瘰疬沿颈待毙者

割断舌尖下筋[1]，疮即结痂收口。

瘰疬内消散

花粉　苦参各五钱　皂角刺四十九个　土茯苓三斤

共煎汤当茶，忌牛肉，屡试屡验。

痰核疬串方此症生颈项间

羊角一斤，剉碎，新瓦上炙黄，研末，每次酒调服三钱。吃完即愈，屡试屡验。

1 舌尖下筋：即舌系带，俗称舌筋。

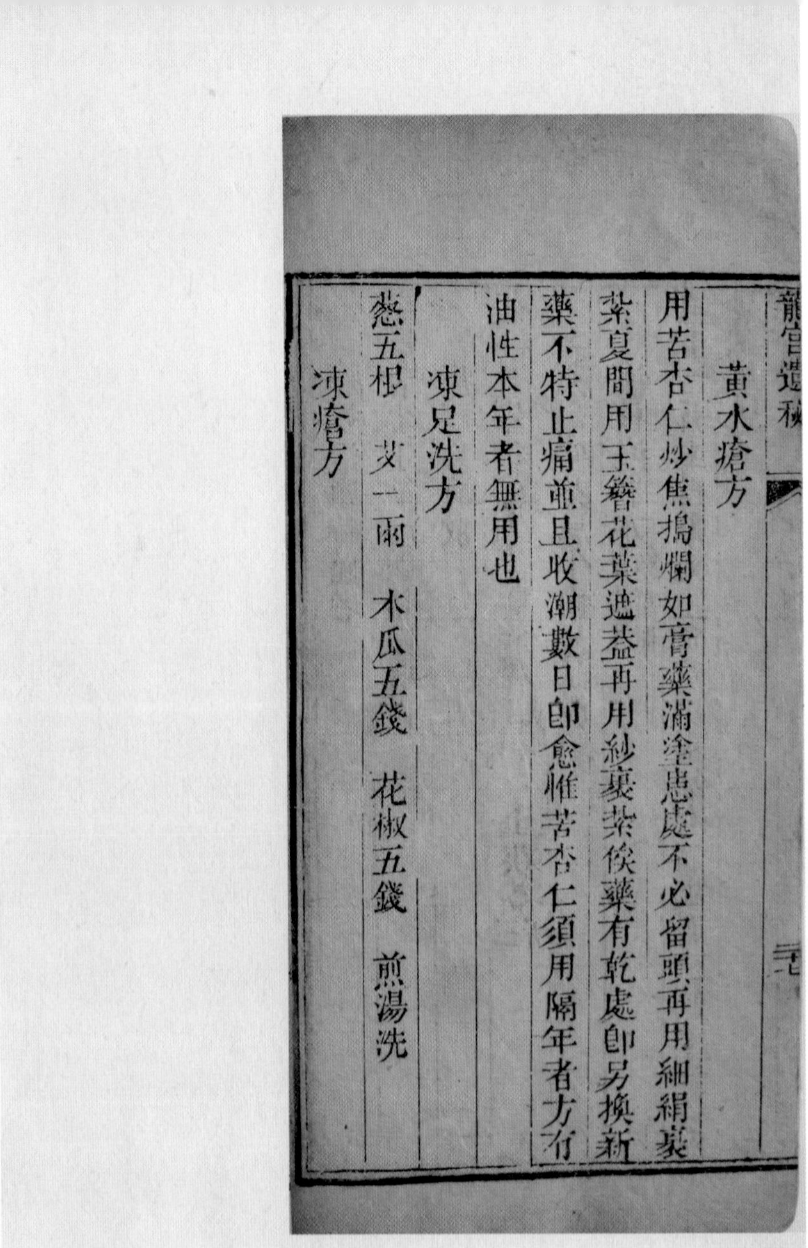

龍宮遺秘

黄水瘡方

用苦杏仁炒焦搗爛如膏藥滿塗患處不必留頭再用細絹裹紮夏間用玉簪花葉遮蓋再用紗裹紮俟藥有乾處即另換新藥不特止痛並且收潮數日即愈惟苦杏仁須用隔年者方有油性本年者無用也

凍足洗方

葱五根　艾一兩　木瓜五錢　花椒五錢　煎湯洗

凍瘡方

黄水疮方

用苦杏仁炒焦捣烂如膏药，满涂患处，不必留头，再用细绢裹扎。夏间用玉簪花叶遮盖，再用纱裹扎。俟药有干处，即另换新药。不特止痛，并且收潮，数日即愈。惟苦杏仁须用隔年者方有油性，本年者无用也。

冻足洗方

葱五根，艾一两，木瓜五钱，花椒五钱，煎汤洗。

冻疮方

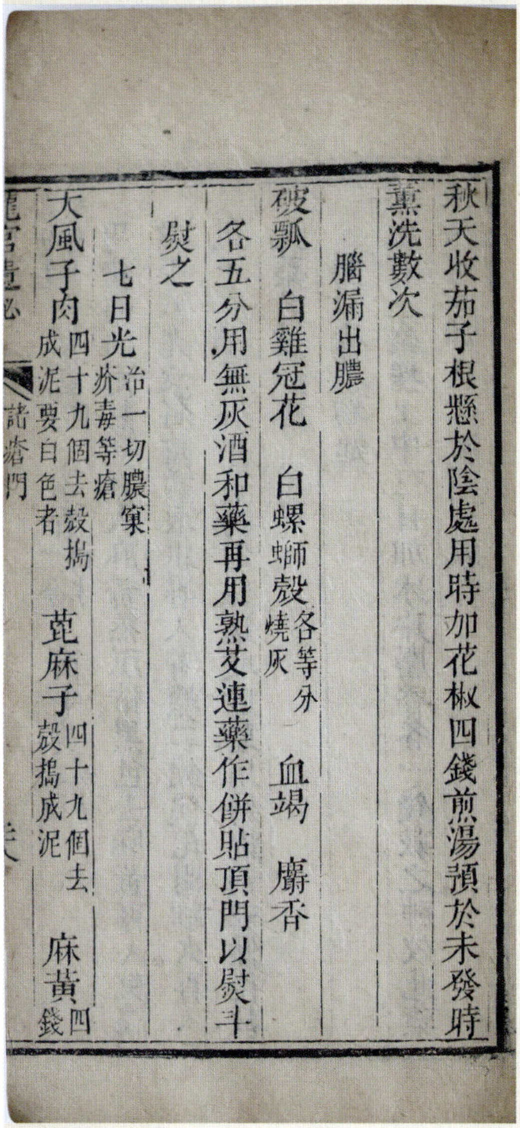

秋天收茄子根懸於陰處用時加花椒四錢煎湯預於未發時薰洗數次

腦漏出膿

破瓢　白雞冠花　白螺螄殼各等分燒灰　血竭　麝香

各五分用無灰酒和藥再用熟艾連藥作餅貼頂門以熨斗熨之

七日光治一切膿窠疥毒等瘡

大風子肉四十九個去殼搗成泥要白色者　萞麻子四十九個去殼搗成泥　麻黃四錢

秋天收茄子根悬于阴处，用时加花椒四钱煎汤，预于未发时熏洗数次。

脑漏出脓

破瓢　白鸡冠花　白螺蛳壳各等分，烧灰　血竭　麝香

各五分，用无灰酒和药，再用熟艾连药作饼贴顶门，以熨斗熨之。

七日光治一切脓窠疥毒等疮

大风子肉四十九个，去壳捣成泥，要白色者　蓖麻子四十九个，去壳捣成泥　麻黄四钱

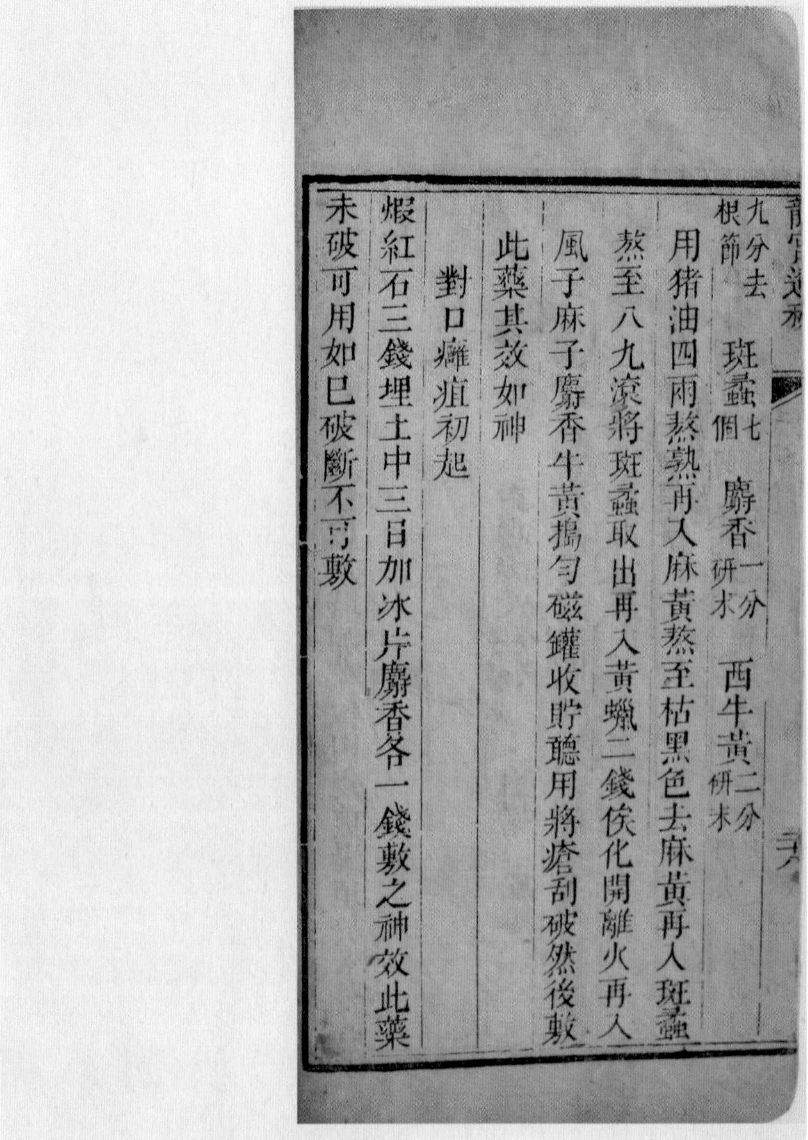
九分去根節　斑蝥七個　麝香一分研末　西牛黃二分研末
用猪油四兩熬熟再入麻黃熬至枯黑色去麻黃再入斑蝥
熬至八九滾將斑蝥取出再入黃蠟二錢俟化開離火再入
風子麻子麝香牛黃搗勻磁罐收貯聽用將瘡刮破然後敷
此藥其效如神
對口癰疽初起
煅紅石三錢埋土中三日加冰片麝香各一錢敷之神效此藥
未破可用如已破斷不可敷

九分，去根节　斑蝥七个　麝香一分，研末　西牛黄二分，研末

用猪油四两熬熟，再入麻黄熬至枯黑色，去麻黄，再入斑蝥熬至八九滚，将斑蝥取出，再入黄蜡二钱，俟化开离火，再入风子、麻子、麝香、牛黄，捣匀，瓷罐收贮听用。将疮刮破，然后敷此药，其效如神。

对口痈疽初起[1]

煅红石三钱埋土中三日，加冰片、麝香各一钱，敷之，神效。此药未破可用，如已破，断不可敷。

1 对口痈疽初起：原目录无。

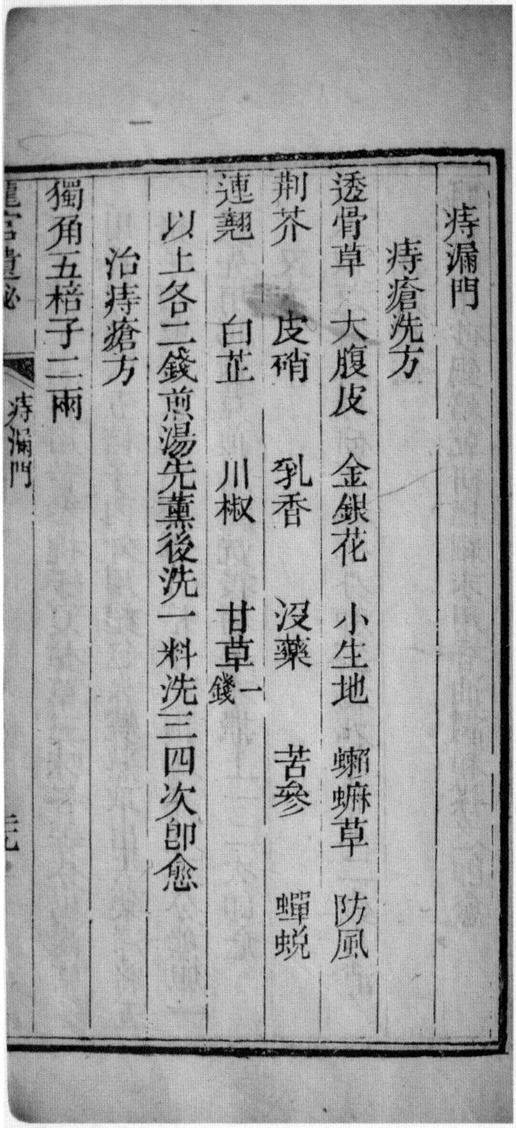

痔漏门

痔疮洗方

透骨草　大腹皮　金银花　小生地　⿰虫赖⿰虫麻草　防风　荆芥　皮硝　乳香　没药　苦参　蝉蜕　连翘　白芷　川椒　甘草一钱

以上各二钱，煎汤，先熏后洗，一料洗三四次，即愈。

治痔疮方

独角五倍子二两

將五棓子去蟲用苦參槐子夏枯草三味各等分馬齒莧多用拌匀填入五棓子內外用麵包火燒熟取出去藥淨將五棓子晒乾研末加冰片每五棓子一兩加冰片五分熊胆一錢先用馬齒莧煎湯薰洗後將藥末撒上一二次即愈

又方

用秦椒芝蔴二味研末各等分和蜜爲丸每日服二錢自消

搽痔瘡法

將蚯蚓用砂鍋焙乾研極細末用香油調和搽之即愈

将五倍子去虫，用苦参、槐子、夏枯草三味各等分，马齿苋多用，拌匀，填入五倍子内，外用面包，火烧熟，取出，去药净，将五倍子晒干研末，加冰片，每五倍子一两加冰片五分，熊胆一钱。先用马齿苋煎汤，熏洗后将药末撒上，一二次即愈。

又 方

用秦椒、芝麻二味研末，各等分，和蜜为丸。每日服二钱，自消。

搽痔疮方

将蚯蚓用砂锅焙干，研极细末，用香油调和搽之，即愈。

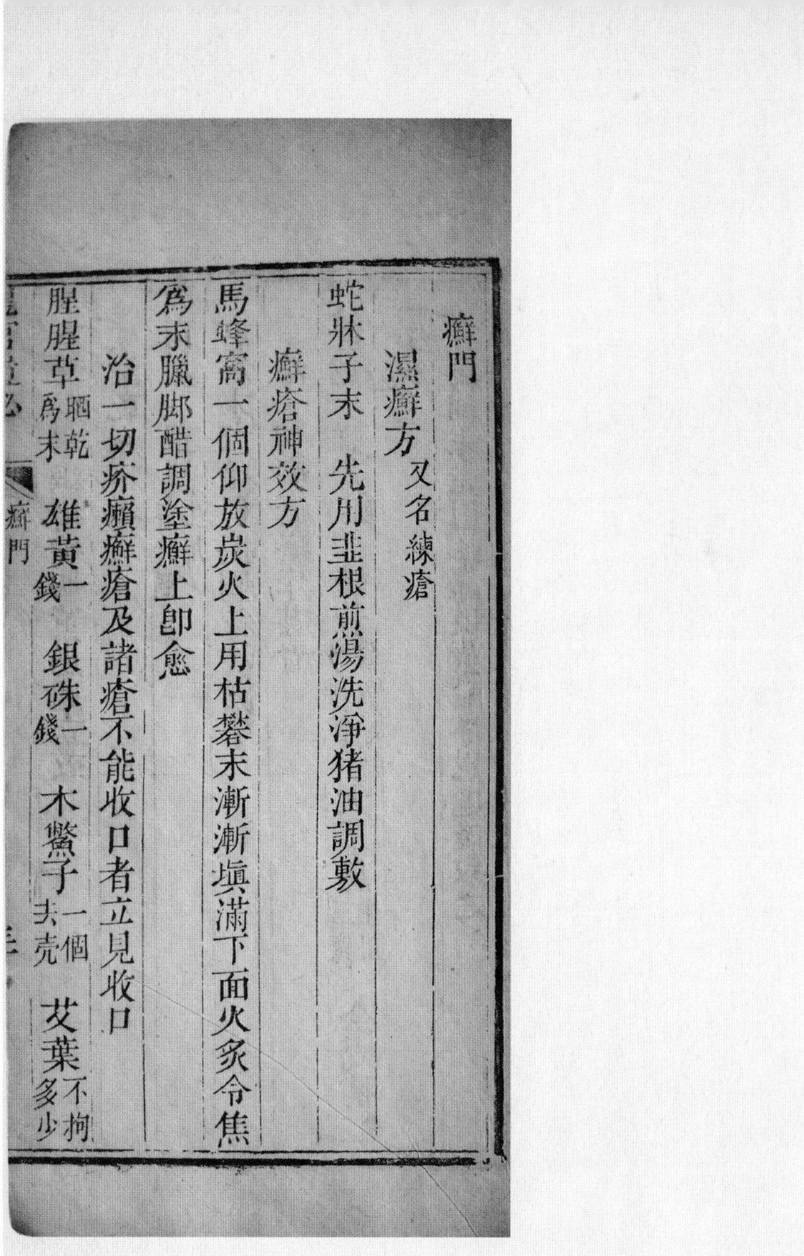

癬門

濕癬方又名練瘡

蛇牀子末　先用韭根煎湯洗淨猪油調敷

癬瘡神效方

馬蜂窩一個仰放炭火上用枯礬末漸漸填滿下面火炙令焦為末臘脚醋調塗癬上即愈

治一切疥癩癬瘡及諸瘡不能收口者立見收口

腥腥草晒乾為末　雄黃一錢　銀硃一錢　木鱉子一個去殼　艾葉不拘多少

龍宮遺秘　癬門

癣　门

湿癣方又名练疮

蛇床子末。先用韭根煎汤洗净，猪油调敷。

癣疮神效方

马蜂窝一个，仰放炭火上，用枯矾末渐渐填满，下面火炙令焦，为末。腊脚醋[1]调涂癣上即愈。

治一切疥癣疮及诸疮不能收口者立见收口

腥腥草[2]晒干为末　雄黄一钱　银硃一钱　木鳖子一个，去壳　艾叶不拘多少

1 腊脚醋：《本草纲目》有“腊醋脚”，“疮口不收，五倍焙，研末，以腊醋脚调，涂四围，效”。

2 腥腥草：即鱼腥草。

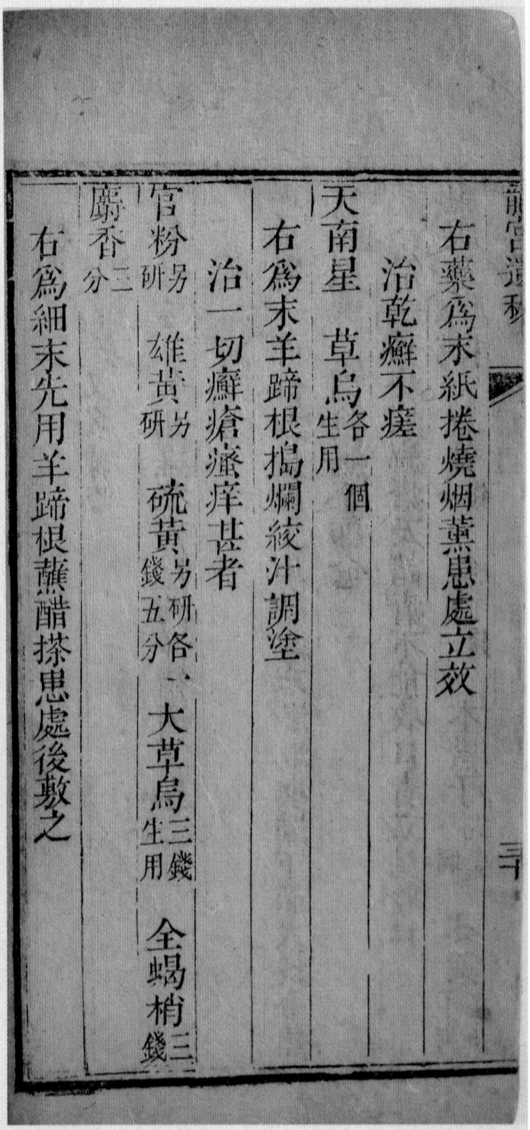

右藥爲末紙捲燒烟薰患處立效

治乾癬不瘥

天南星 草烏各一個生用

右爲末羊蹄根搗爛絞汁調塗

治一切癬瘡瘙痒甚者

官粉另研 雄黃另研 硫黃另研各一錢五分 大草烏三錢生用 全蝎梢三錢

麝香二分

右爲細末先用羊蹄根蘸醋搽患處後敷之

上药为末，纸卷烧烟薰患处，立效。

治干癣不瘥

天南星、草乌各一个，生用

上为末，羊蹄根捣烂绞汁调涂。

治一切癣疮瘙痒甚者

官粉另研　雄黄另研　硫黄另研，各一钱五分　大草乌三钱，生用　全蝎梢三钱　麝香三分

上为细末，先用羊蹄根蘸醋搽患处，后敷之。

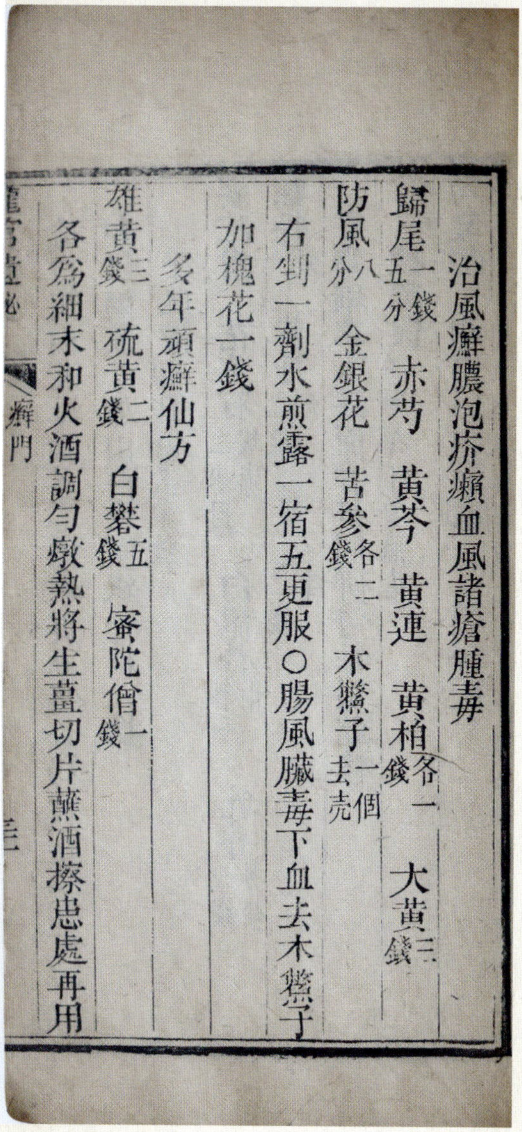

治風癬膿泡疥癩血風諸瘡腫毒

歸尾一錢五分　赤芍　黄芩　黄連　黄柏各一錢　大黄三錢　防風八分　金銀花　苦參各二錢　木鱉子一個去殼

右剉一劑水煎露一宿五更服○腸風臟毒下血去木鱉子加槐花一錢

多年頑癬仙方

雄黄三錢　硫黄二錢　白礬五錢　密陀僧一錢

各爲細末和火酒調勻燉熱將生薑切片蘸酒擦患處再用

龍宮遺秘　癬門

治风癣脓泡疥癞血风诸疮肿毒

归尾一钱五分　赤芍　黄芩　黄连　黄柏各一钱　大黄三钱　防风八分　金银花　苦参各二钱　木鳖子一个，去壳

上剉一剂，水煎，露一宿，五更服。肠风脏毒下血，去木鳖子，加槐花一钱。

多年顽癣仙方

雄黄三钱　硫黄二钱　白矾五钱　密陀僧一钱

各为细末，和火酒调匀，燉热，将生姜切片，蘸酒擦患处。再用

榆白皮白芨漳腦各二兩雄黃五錢各爲極細末和陳年醋
和勻調敷外加山西毛頭紙一日一换
平肌散治諸瘡久不斂
蜜陀僧 花蕊石二味同煅赤 白龍骨各一兩 乳香一錢另研
輕粉一錢 黃丹二錢炒 黃連二錢半
右爲細末入搽面香粉同研勻每用乾糝
搜膿散治年深不效惡瘡
芍藥三兩 川芎 白芷各一兩 輕粉一字

榆白皮、白及、樟脑各二两，雄黄五钱，各为极细末，和陈年醋和匀调敷，外加山西毛头纸，一日一换。

平肌散治诸疮久不敛

密陀僧 花蕊石二味同煅赤 白龙骨各一两 乳香一钱，另研 轻粉一钱 黄丹二钱，炒 黄连二钱半

上为细末，入搽面香粉，同研匀，每用干糁[1]。

搜脓散治年深不效恶疮

芍药三两 川芎 白芷各一两 轻粉一字[2]

1 糁：谷物磨成的碎粒，用作动词时作洒落、散落解，义亦通。但据上下文，外用散剂多用“掺”字，作涂抹解。

2 一字：中药剂量，用唐代开元通宝钱币（四字分列四周）抄取药末，填一字之量。同一钱匕的四分之一量。

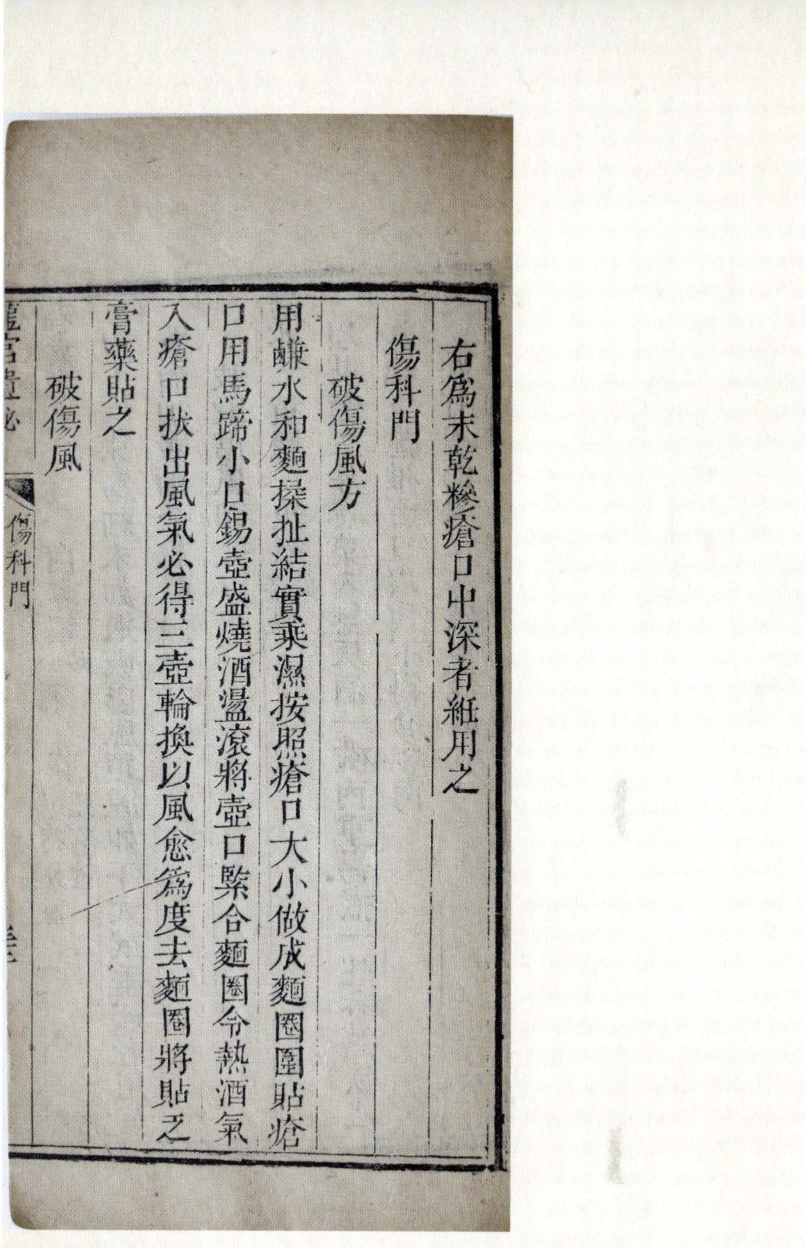
右爲末乾糝瘡口中深者紝用之
傷科門
破傷風方
用鹻水和麵揉扯結實乘濕按照瘡口大小做成麵圈圍貼瘡
口用馬蹄小口錫壺盛燒酒盪滾將壺口緊合麵圈令熱酒氣
入瘡口拔出風氣必得三壺輪換以風愈爲度去麵圈將貼
膏藥貼之
破傷風
龍宮遺秘　傷科門

上为末，干糁疮口中，深者纴用之。

伤科门

破伤风方

用卤水和面，揉扯结实，乘湿按照疮口大小做成面圈，围贴疮口，用马蹄小口锡壶盛烧酒荡滚，将壶口紧合面圈，令热酒气入疮口，拔出风气。必得三壶轮换，以风愈为度。去面圈，将贴乏膏药贴之。

破伤风

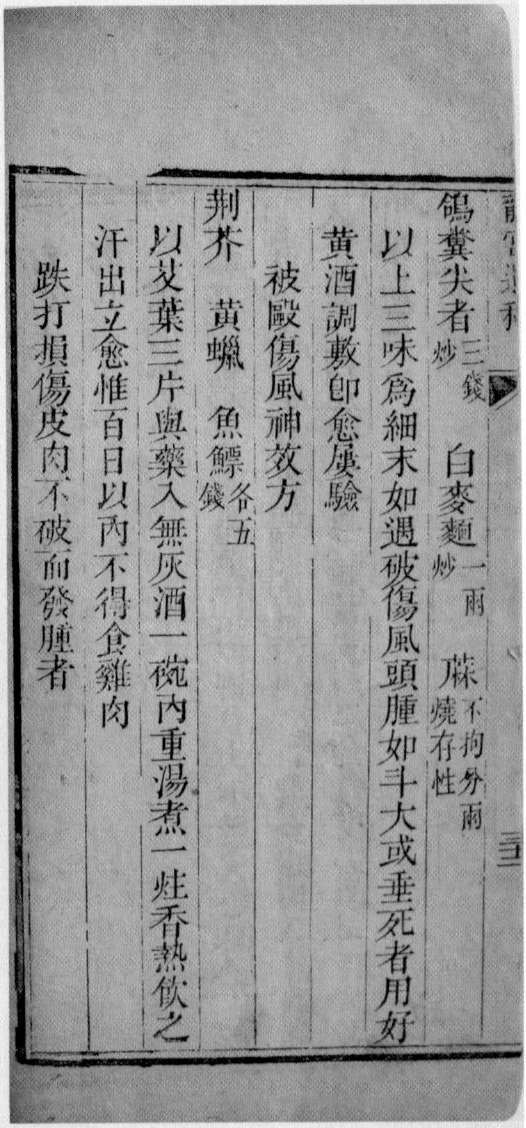
鴿糞尖者三錢炒　白麥麵一兩炒　蔴不拘分兩燒存性
以上三味爲細末如遇破傷風頭腫如斗大或垂死者用好
黃酒調敷卽愈屢驗
被毆傷風神效方
荆芥　黄蠟　魚鰾各五錢
以艾葉三片與藥入無灰酒一碗內重湯煮一炷香熱飲之
汗出立愈惟百日以內不得食雞肉
跌打損傷皮肉不破而發腫者

鸽粪尖者三钱，炒　白麦面一两，炒　蔴不拘分两，烧存性

以上三味为细末，如遇破伤风头肿如斗大，或垂死者，用好黄酒调敷，即愈，屡验。

被殴伤风神效方

荆芥　黄蜡　鱼鳔各五钱

以艾叶三片，与药入无灰酒一碗内，重汤煮一炷香，热饮之，汗出立愈。惟百日以内不得食鸡肉。

跌打损伤皮肉不破而发肿者

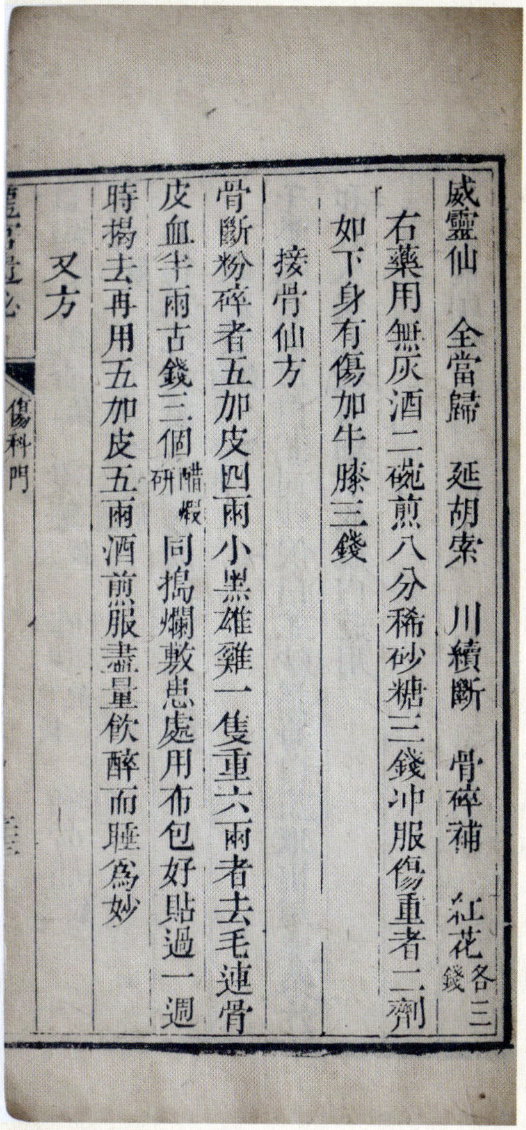
威靈仙　全當歸　延胡索　川續斷　骨碎補　紅花各三錢
右藥用無灰酒二碗煎八分稀砂糖三錢沖服傷重者二劑
如下身有傷加牛膝三錢
接骨仙方
骨斷粉碎者五加皮四兩小黑雄雞一隻重六兩者去毛連骨
皮血半兩古錢三個醋煅研同搗爛敷患處用布包好貼過一週
時揭去再用五加皮五兩酒煎服盡量飲醉而睡為妙
又方

威灵仙　全当归　延胡索　川续断　骨碎补　红花各三钱

上药用无灰酒二碗煎八分，稀砂糖三钱冲服。伤重者二剂。如下身有伤，加牛膝三钱。

接骨仙方

骨断粉碎者，五加皮四两，小黑雄鸡一只重六两者，去毛连骨皮血，半两古钱三个醋煅，研，同捣烂敷患处，用布包好，贴过一周时揭去，再用五加皮五两酒煎服，尽量饮醉而睡为妙。

又　方

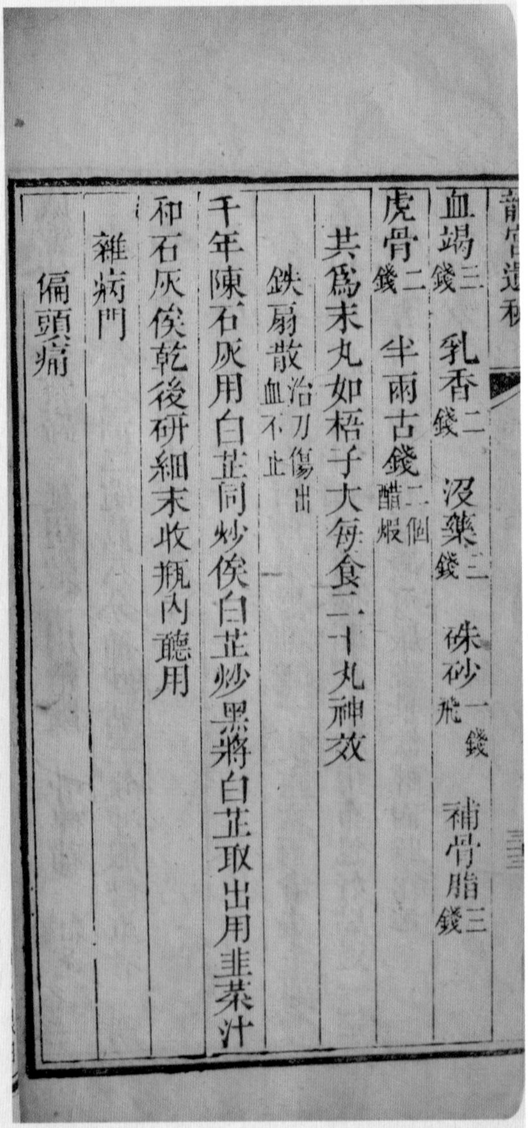
血竭三錢　乳香二錢　沒藥三錢　硃砂一錢飛　補骨脂三錢
虎骨二錢　半兩古錢二個醋煅
共爲末丸如梧子大每食二十丸神效
鐵扇散治刀傷出血不止
千年陳石灰用白芷同炒俟白芷炒黑將白芷取出用韭菜汁
和石灰俟乾後研細末收瓶內聽用
雜病門
偏頭痛

血竭三钱　乳香二钱　没药三钱　朱砂一钱，飞　补骨脂三钱　虎骨二钱　半两古钱二个，醋煅

共为末，丸如梧子大，每食二十丸，神效。

铁扇散治刀伤出血不止

千年陈石灰，用白芷同炒，俟白芷炒黑，将白芷取出，用韭菜汁和石灰，俟干后研细末，收瓶内听用。

杂病门

偏头痛

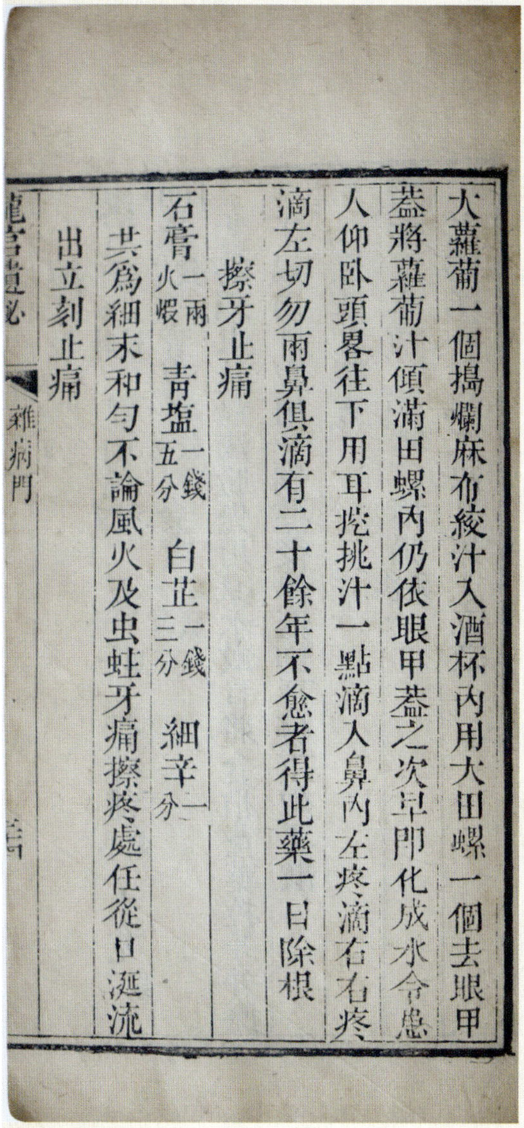
大蘿蔔一個搗爛麻布絞汁入酒杯內用大田螺一個去眼甲蓋將蘿蔔汁傾滿田螺內仍依眼甲蓋之次早即化成水令患人仰卧頭畧往下用耳挖挑汁一點滴入鼻內左疼滴右右疼滴左切勿兩鼻俱滴有二十餘年不愈者得此藥一日除根

擦牙止痛

石膏一兩火煆　青鹽一錢五分　白芷一錢三分　細辛一分

共爲細末和勻不論風火及虫蛀牙痛擦疼處任從口涎流出立刻止痛

龍宮遺秘　雜病門

大萝卜一个捣烂，麻布绞汁，入酒杯内，用大田螺一个去眼甲盖[1]，将萝卜汁倾满田螺内，仍依眼甲盖之，次早即化成水。令患人仰卧，头略往下，用耳挖挑汁一点，滴入鼻内。左疼滴右，右疼滴左，切勿两鼻俱滴。有二十余年不愈者，得此药一日除根。

擦牙止痛

石膏一两，火煅　青盐一钱五分　白芷一钱三分　细辛一分

共为细末，和匀，不论风火及虫蛀牙痛，擦疼处，任从口涎流出，立刻止痛。

1 眼甲盖：即田螺之厣，俗语称眼甲盖、眼甲。

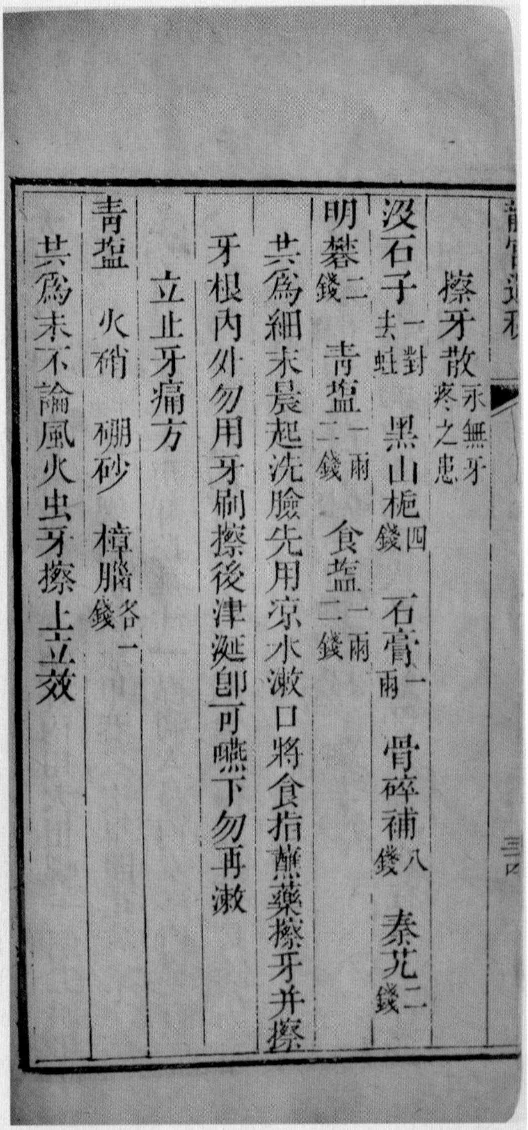
擦牙散永無牙疼之患
沒石子一對去蛀　黑山梔四錢　石膏一兩　骨碎補八錢　秦艽二錢
明礬二錢　青塩一兩二錢　食塩一兩二錢
共爲細末晨起洗臉先用凉水漱口將食指蘸藥擦牙并擦
牙根內外勿用牙刷擦後津涎卽可嚥下勿再漱
立止牙痛方
青塩　火硝　硼砂　樟腦各一錢
共爲末不論風火虫牙擦上立效

擦牙散永无牙疼之患

没石子[1]一对，去蛀　黑山栀四钱　石膏一两　骨碎补八钱　秦艽二钱　明矾二钱　青盐一两二钱　食盐一两二钱

共为细末，晨起洗脸先用凉水漱口，将食指蘸药擦牙，并擦牙根内外，勿用牙刷，擦后津涎即可咽下，勿再漱。

立止牙痛方

青盐　火硝　硼砂　樟脑各一钱

共为细末，不论风火虫牙，擦上立效。

1 没石子：即没食子，别名没石子（《子母秘录》）、无石子（《酉阳杂俎》）、墨石子（《雷公炮炙论》）、无食子（《药性论》）、无余子（《玉楸药解》）等。

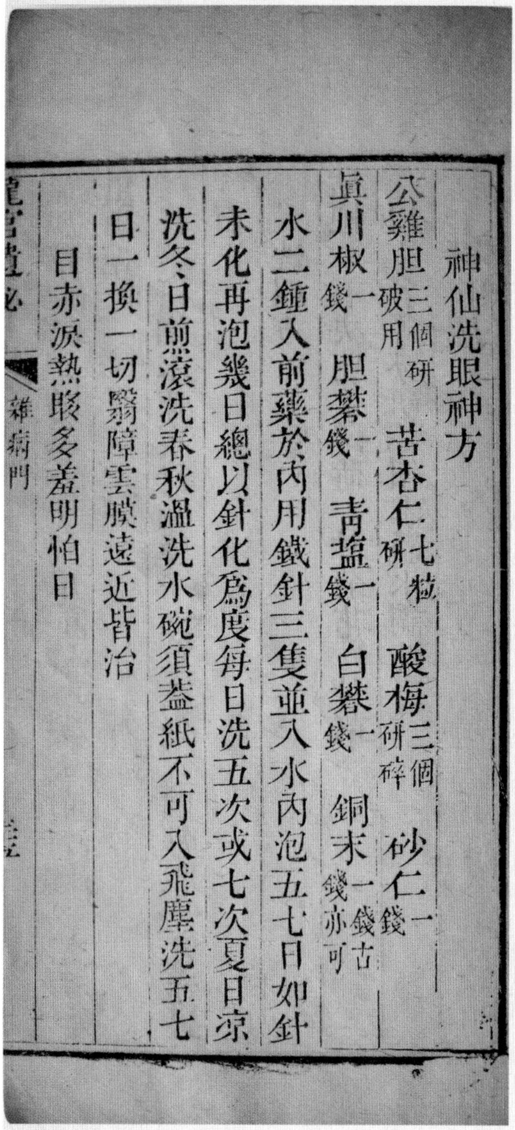

龍宮遺秘 卷 雜病門

神仙洗眼神方

公雞胆三個研破用 苦杏仁七粒研 酸梅三個研碎 砂仁一錢

眞川椒一錢 胆礬一錢 青塩一錢 白礬一錢 銅末一錢古錢亦可

水二鍾入前藥於內用鐵針三隻並入水內泡五七日如針未化再泡幾日總以針化爲度每日洗五次或七次夏日凉洗冬日煎滾洗春秋溫洗水碗須蓋紙不可入飛塵洗五七日一換一切翳障雲膜遠近皆治

目赤淚熱眵多羞明怕日

神仙洗眼神方

公鸡胆三个，研破用　苦杏仁七粒，研　酸梅三个，研碎　砂仁一钱　真川椒一钱　胆矾一钱　青盐一钱　白矾一钱　铜末一钱，古钱亦可

水二钟，入前药于内，用铁针三只并入水内，泡五七日，如针未化，再泡几日，总以针化为度。每日洗五次或七次。夏日凉洗，冬日煎滚洗，春秋温洗。水碗须盖纸，不可入飞尘。洗五七日一换，一切翳障云膜，远近皆治。

目赤泪热眵多羞明怕日

龍胆草五錢酒炒　防風一兩　歸尾一兩酒焙　製大黃七錢酒炒　羌活一兩
黑山梔一兩
共焙研細末煉蜜爲丸彈子大重三錢爲則每服一丸赤退
而止

洗眼方

桔梗　石決明　薄荷　甘菊花　甘草
以上各等分研極細末溫水調洗

耳作膿

龙胆草五钱，酒炒　防风一两　归尾一两，酒焙　制大黄七钱，酒炒　羌活一两　黑山栀一两

共焙研细末，炼蜜为丸弹子大，重三钱为则，每服一丸，赤退而止。

洗眼方

桔梗　石决明　薄荷　甘菊花　甘草

以上各等分，研极细末，温水调洗。

耳作脓

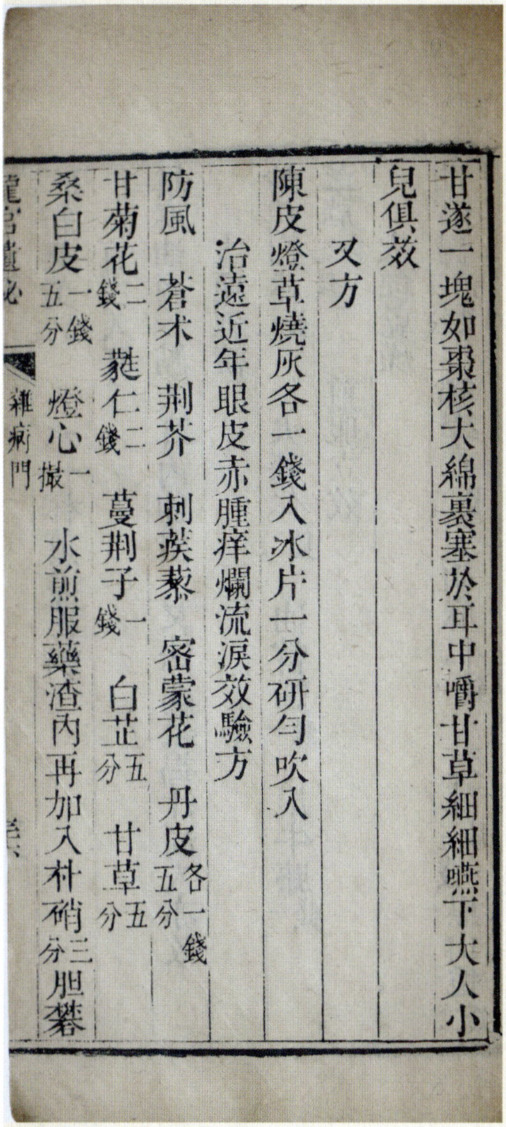

甘遂一塊如棗核大綿裹塞於耳中嚼甘草細細嚥下大人小
兒俱效
又方
陳皮燈草燒灰各一錢入冰片一分研勻吹入
治遠近年眼皮赤腫痒爛流淚效驗方
防風 蒼术 荆芥 刺蒺藜 密蒙花 丹皮各一錢五分
甘菊花二錢 蕤仁二錢 蔓荆子一錢 白芷五分 甘草五分
桑白皮一錢五分 燈心一撮 水煎服藥渣內再加入朴硝三分胆礬
龍宮遺秘 雜病門

甘遂一块如枣核大，绵裹塞于耳中，嚼甘草细细咽下，大人小儿俱效。

又　方

陈皮、灯草烧灰各一钱，入冰片一分，研匀，吹入。

治远近年眼皮赤肿痒烂流泪效验方

防风　苍术　荆芥　刺蒺藜　密蒙花　丹皮各一钱五分　甘菊花二钱　蕤仁二钱　蔓荆子一钱　白芷五分　甘草五分　桑白皮一钱五分　灯心一撮

水煎服。药渣内再加入朴硝三分，胆矾

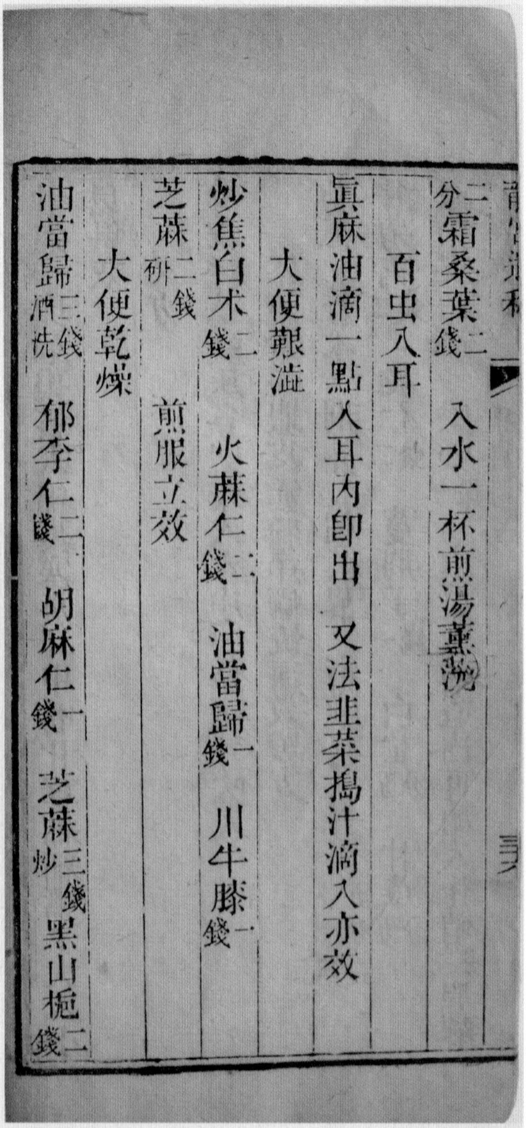

二分，霜桑叶二钱，入水一杯，煎汤熏洗。

百虫入耳

真麻油滴一点入耳内即出。又法，韭菜捣汁，滴入亦效。

大便艰涩

炒焦白术二钱　火麻仁二钱　油当归一钱　川牛膝一钱　芝麻二钱，研　煎服立效。

大便干燥

油当归三钱，酒洗　郁李仁二钱　胡麻仁一钱　芝麻三钱，炒　黑山栀二钱

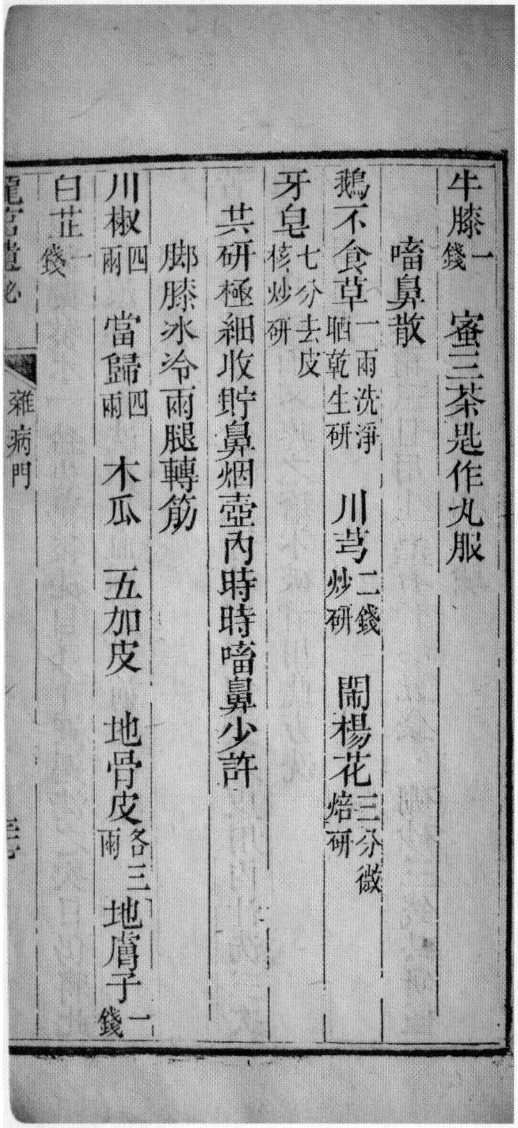
龍宮遺祕　雜病門

牛膝一錢　蜜三茶匙作丸服

嗃鼻散

鵝不食草一兩洗淨晒乾生研　川芎二錢炒研　鬧楊花三分微焙研

牙皂七分去皮核炒研

共研極細收貯鼻烟壺內時時嗃鼻少許

脚膝冰冷兩腿轉筋

川椒四兩　當歸四兩　木瓜　五加皮　地骨皮各三兩　地膚子一錢

白芷一錢

牛膝一钱　蜜三茶匙，作丸服。

嗃鼻散

鹅不食草一两，洗净，晒干，生研　川芎二钱，炒研　闹杨花三分，微焙，研　牙皂七分，去皮核，炒，研

共研极细收贮鼻烟壶内，时时嗃鼻少许。

脚膝冰冷两腿转筋

川椒四两　当归四两　木瓜　五加皮　地骨皮各三两　地肤子一钱　白芷一钱

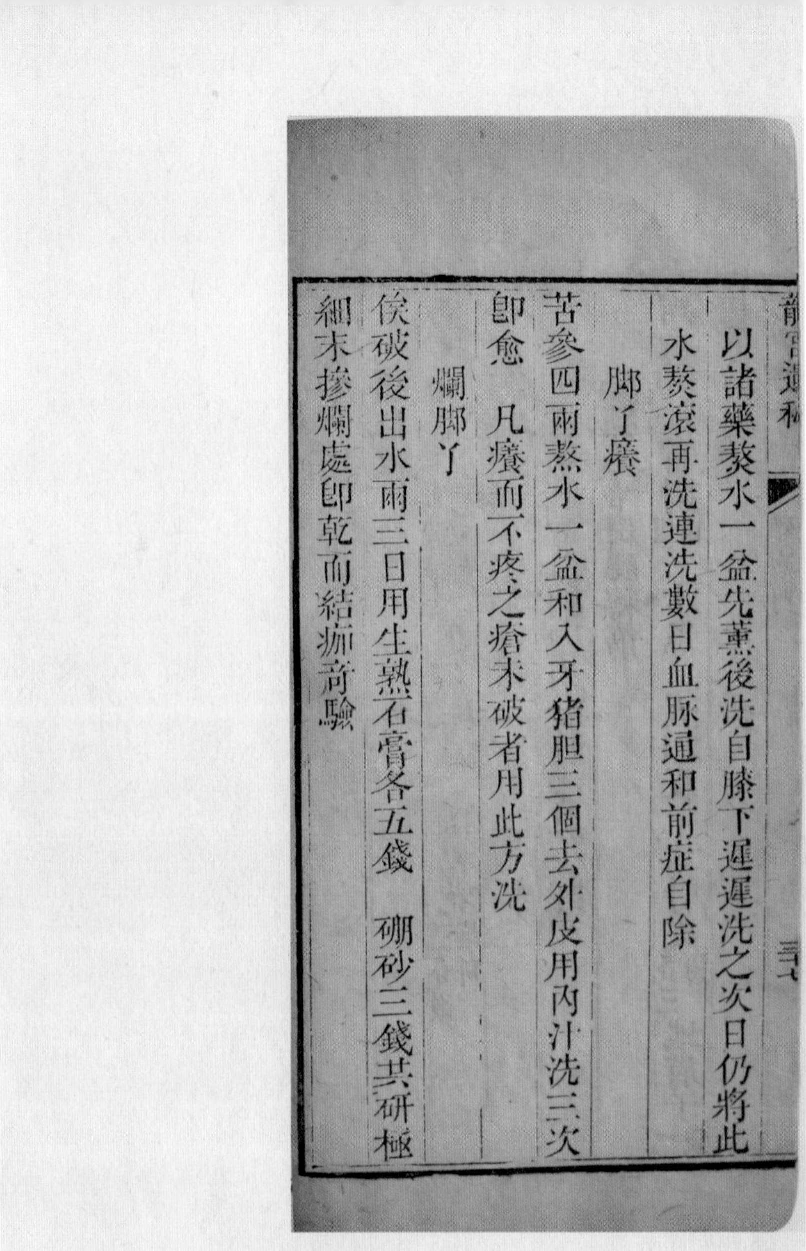

龍宮遺秘　三七

以諸藥熬水一盆先薰後洗自膝下遲遲洗之次日仍將此水熬滾再洗連洗數日血脉通和前症自除

脚丫癢

苦參四兩熬水一盆和入牙猪胆三個去外皮用內汁洗三次即愈　凡癢而不疼之瘡未破者用此方洗

爛脚丫

俟破後出水兩三日用生熟石膏各五錢　硼砂三錢共研極細末摻爛處即乾而結痂奇驗

以诸药熬水一盆，先熏后洗，自膝下迟迟洗之。次日，仍将此水熬滚再洗。连洗数日，血脉通和，前症自除。

脚丫痒

苦参四两，熬水一盆，和入牙猪[1]胆三个，去外皮用内汁，洗三次即愈。凡痒而不疼之疮未破者，用此方洗。

烂脚丫

俟破后出水两三日，用生熟石膏各五钱，硼砂三钱，共研极细末，掺烂处即干而结痂，奇验。

1 牙猪：即公猪。方言成雄性动物为“牙”，雌性动物为“草”。

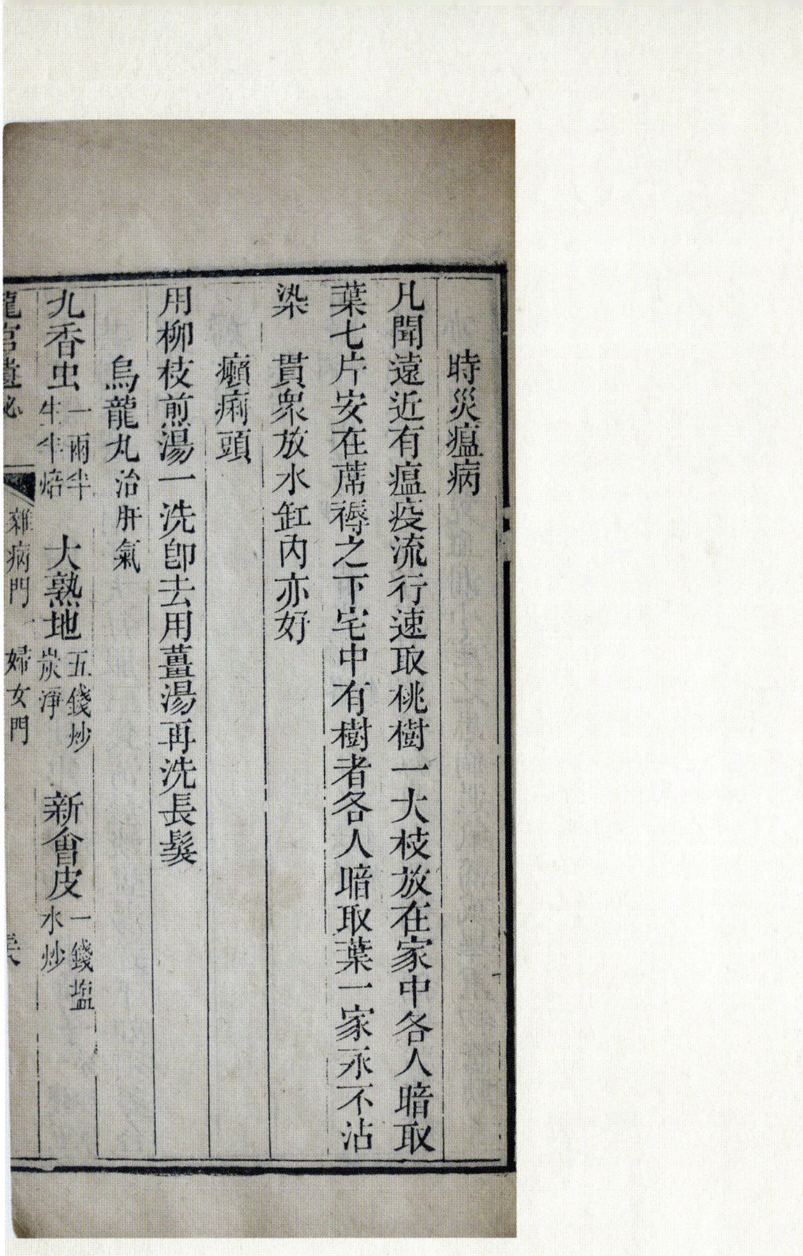

時災瘟病

凡聞遠近有瘟疫流行速取桃樹一大枝放在家中各人暗取葉七片安在蓆褥之下宅中有樹者各人暗取葉一家永不沾染 貫衆放水缸內亦好

癩痢頭

用柳枝煎湯一洗卽去用薑湯再洗長髮

烏龍丸治肝氣

九香虫一兩半半生半焙 大熟地五錢炒炭淨 新會皮一錢鹽水炒

龍宮遺秘 雜病門 婦女門

时灾瘟病

凡闻远近有瘟疫流行，速取桃树一大枝放在家中，各人暗取叶七片安在席褥之下。宅中有树者，各人暗取叶，一家永不沾染。贯众放水缸内亦好。

癞痢头

用柳枝煎汤，一洗即去。用姜汤再洗，长发。

乌龙丸治肝气

九香虫一两半，半生半焙　大熟地五钱，炒炭，净　新会皮一钱，盐水炒

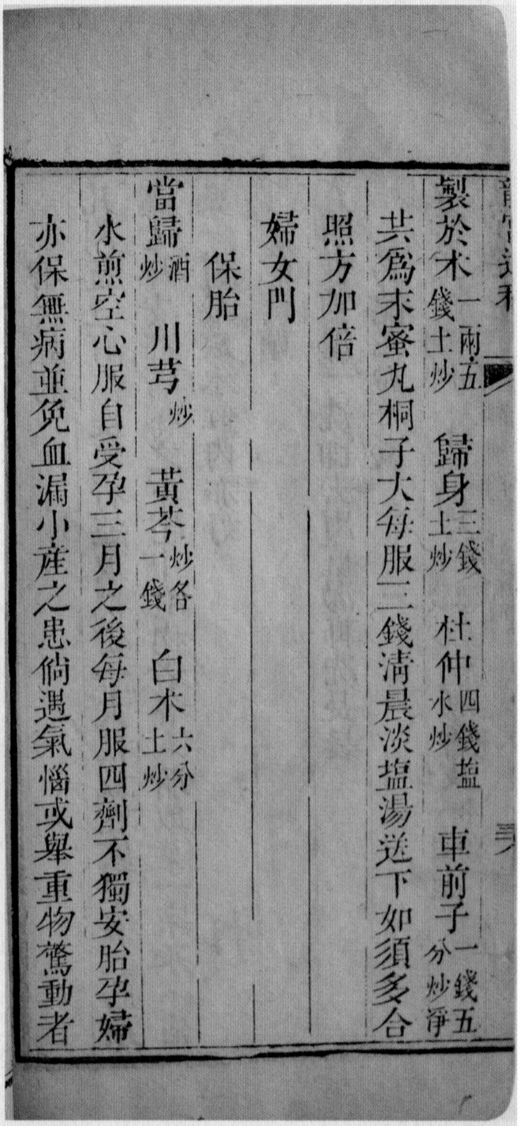
製於术一兩五錢土炒 歸身三錢土炒 杜仲四錢鹽水炒 車前子一錢五分炒淨
共爲末蜜丸桐子大每服三錢清晨淡鹽湯送下如須多合
照方加倍
婦女門
保胎
當歸酒炒 川芎炒 黄芩炒各一錢 白术六分土炒
水煎空心服自受孕三月之後每月服四劑不獨安胎孕婦
亦保無病並免血漏小產之患倘遇氣惱或舉重物驚動者

制於术一两五钱，土炒　归身三钱，土炒　杜仲四钱，盐水炒　车前子一钱五分，炒净

共为末，蜜丸桐子大，每服三钱，清晨淡盐汤送下。如须多合，照方加倍。

妇女门

保　胎

当归酒炒　川芎炒　黄芩炒，各一钱　白术六分，土炒

水煎空心服，自受孕三月之后，每月服四剂。不独安胎，孕妇亦保无病，并免血漏小产之患。倘遇气恼或举重物惊动者，

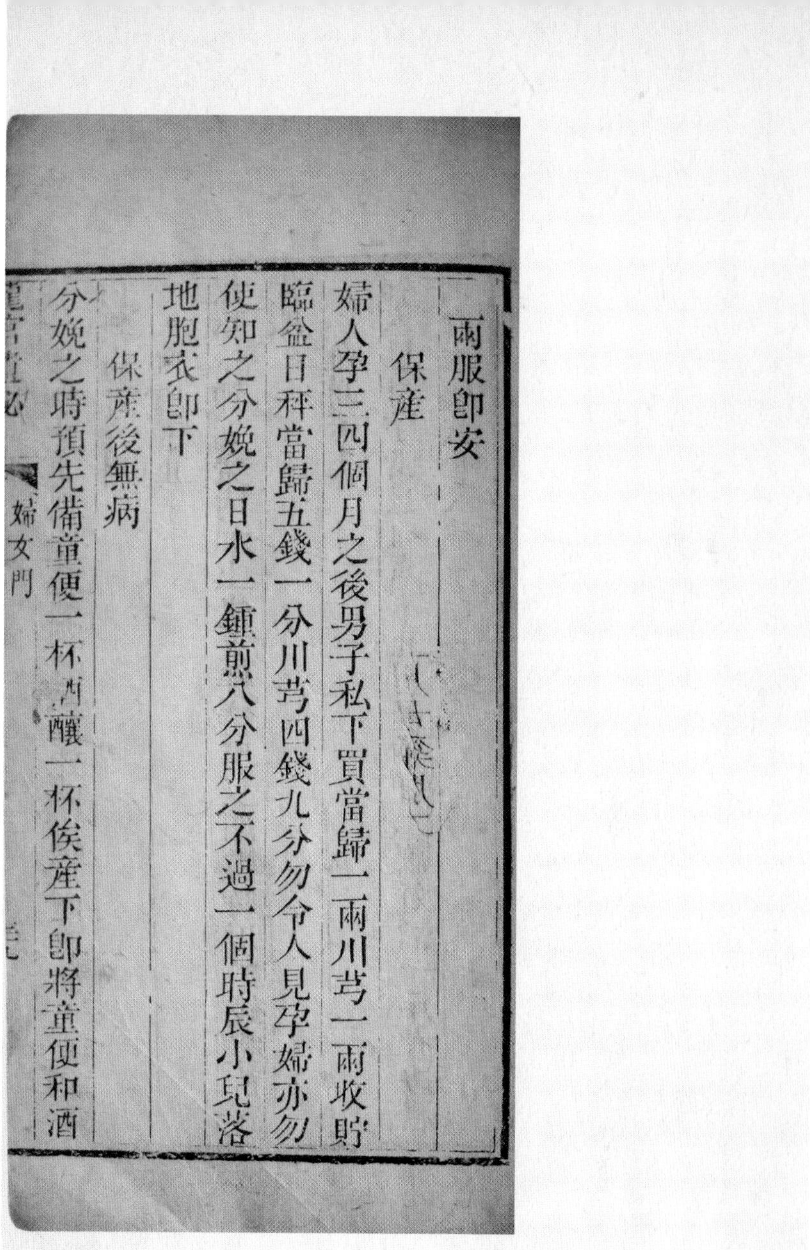
兩服卽安
保産
婦人孕三四個月之後男子私下買當歸一兩川芎一兩收貯
臨盆日秤當歸五錢一分川芎四錢九分勿令人見孕婦亦勿
使知之分娩之日水一鍾煎八分服之不過一個時辰小兒落
地胞衣卽下
保産後無病
分娩之時預先備童便一杯酒釀一杯俟産下卽將童便和酒

龍宮遺秘　婦女門

两服即安。

保　产

妇人孕三四个月之后，男子私下买当归一两，川芎一两收贮。临盆日秤当归五钱一分，川芎四钱九分，勿令人见，孕妇亦勿使知之。分娩之日，水一钟煎八分服之，不过一个时辰，小儿落地，胞衣即下。

保产后无病

分娩之时，预先备童便一杯，酒酿一杯，俟产下，即将童便和酒

釀煮滾服之可保產後無血暈血迷諸患童便取童子十歲以
內無病者可用
血崩不止
黑豆一鍾瓦盆內加上炭火燒待黑豆烟盡時用二錢將黃酒
調服
血漏不止
婦人已有孕常見血來不止用母雞肝二副好酒一斤煮透連
酒食之臨飲冲入益母膏三錢

酿煮滚服之，可保产后无血晕、血迷诸患。童便取童子十岁以内，无病者可用。

血崩不止

黑豆一钟，瓦盆内加上炭火烧，待黑豆烟尽时，用二钱，将黄酒调服。

血漏不止

妇人已有孕，当见血来不止。用母鸡肝二副，好酒一斤煮透，连酒食之，临饮冲入益母膏三钱。

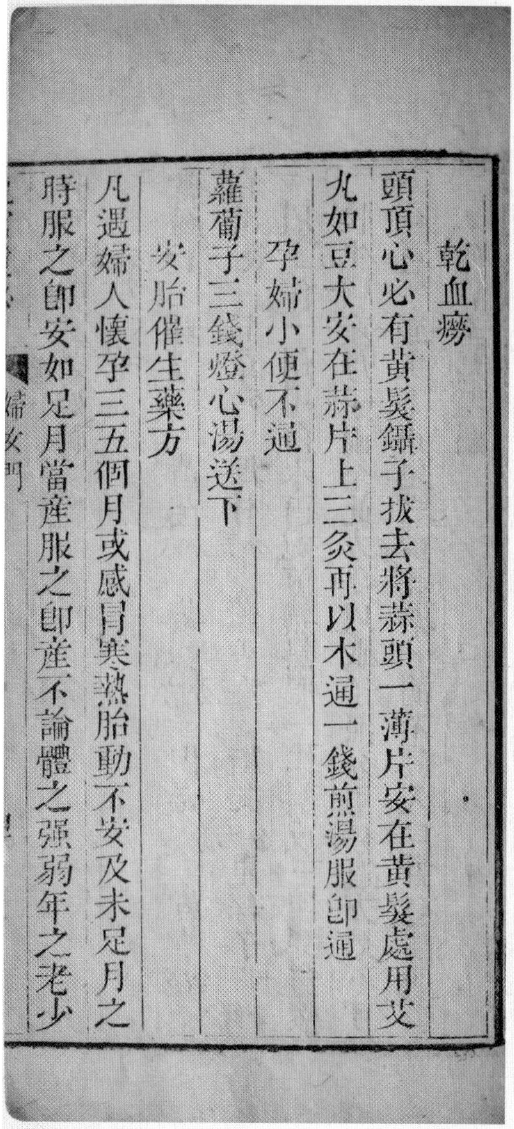

乾血癆

頭頂心必有黃髮鑷子拔去將蒜頭一薄片安在黃髮處用艾丸如豆大安在蒜片上三灸再以木通一錢煎湯服即通

孕婦小便不通

蘿蔔子三錢燈心湯送下

安胎催生藥方

凡遇婦人懷孕三五個月或感冒寒熱胎動不安及未足月之時服之即安如足月當產服之即產不論體之強弱年之老少

婦女門

干血痨

头顶心必有黄发，镊子拔去，将蒜头一薄片安在黄发处，用艾丸如豆大安在蒜片上，三灸，再以木通一钱煎汤服，即通。

孕妇小便不通

萝卜子三钱，灯心汤送下。

安胎催生药方

凡遇妇人怀孕三五个月，或感冒寒热，胎动不安，及未足月之时，服之即安。如足月，当产服之即产。不论体之强弱、年之老少，

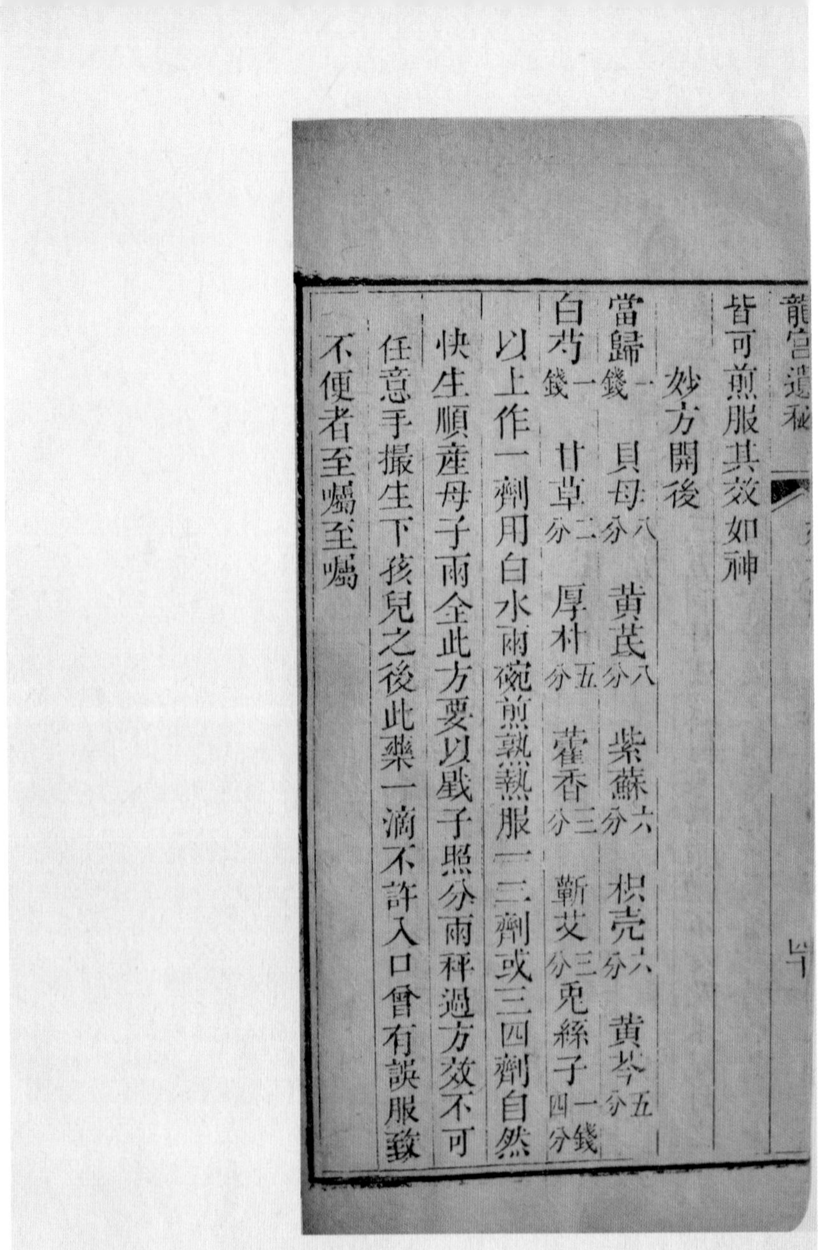
龍宮遺秘

皆可煎服其效如神

妙方開後

當歸一錢 貝母八分 黃芪八分 紫蘇六分 枳殼六分 黃芩五分

白芍一錢 甘草二分 厚朴五分 藿香三分 蘄艾三分 兎絲子一錢四分

以上作一劑用白水兩碗煎熟熱服一二劑或三四劑自然快生順產母子兩全此方要以戥子照分兩秤過方效不可任意手撮生下孩兒之後此藥一滴不許入口曾有誤服致不便者至囑至囑

皆可煎服，其效如神。

妙方开后：

当归一钱　贝母八分　黄芪八分　紫苏六分　枳壳六分　黄芩五分　白芍一钱　甘草二分　厚朴五分　藿香三分　蕲艾三分　菟丝子一钱四分

以上作一剂，用白水两碗，煎熟热服，一二剂或三四剂，自然快生顺产，母子两全。此方要以戥子照分两秤过方效，不可任意手撮。生下孩儿之后，此药一滴不许入口，曾有误服致不便者，至嘱至嘱。

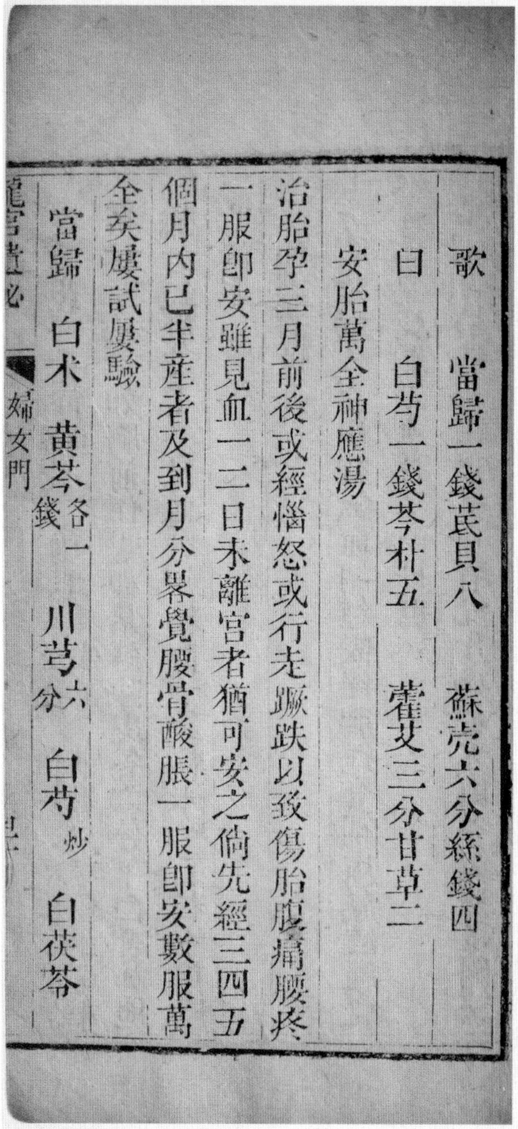

歌曰 當歸一錢茈貝八 蘇売六分絲錢四
白芍一錢芩朴五 藿艾三分甘草二
安胎萬全神應湯
治胎孕三月前後或經惱怒或行走蹶跌以致傷胎腹痛腰疼一服即安雖見血一二日未離宮者猶可安之倘先經三四五個月内已半產者及到月分畧覺腰骨酸脹一服即安數服萬全矣屢試屢驗
當歸 白术 黃芩各一錢 川芎六分 白芍炒 白茯苓
龍宮遺秘 婦女門

歌曰：

当归一钱芪贝八，苏壳六分丝钱四。

白芍一钱芩朴五，藿艾三分甘草二。

安胎万全神应汤

治胎孕三月前后，或经恼怒，或行走蹶跌，以致伤胎、腹痛腰疼，一服即安。虽见血，一二日未离宫者，犹可安之。倘先经三四五个月内，已半产者，及到月分略觉腰骨酸胀，一服即安，数服万全矣。屡试屡验。

当归　白术　黄芩各一钱　川芎六分　白芍炒　白茯苓

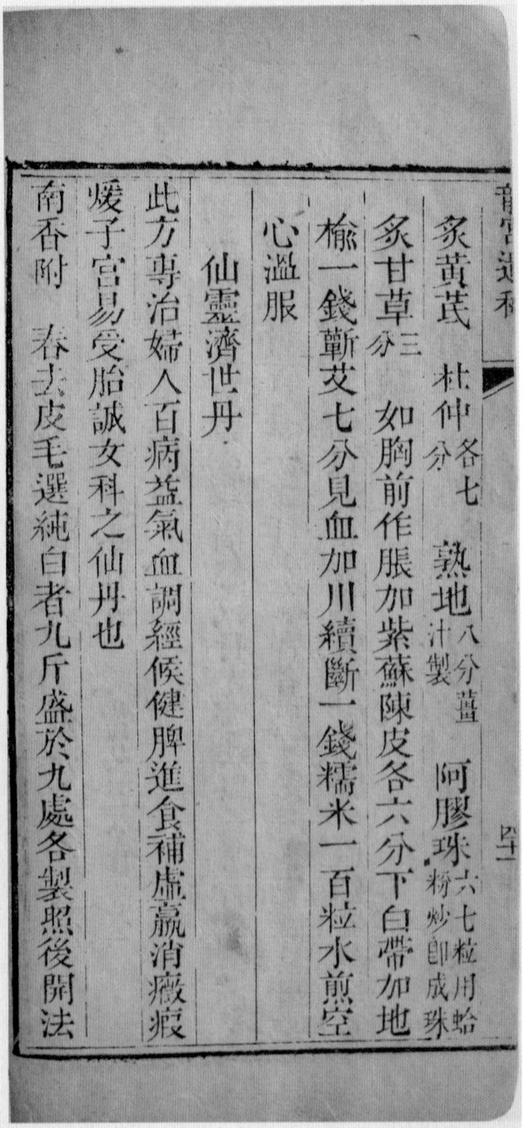

炙黃芪　杜仲各七分　熟地八分薑汁製　阿膠珠六七粒用蛤粉炒即成珠　炙甘草三分　如胸前作脹加紫蘇陳皮各六分下白帶加地榆一錢蘄艾七分見血加川續斷一錢糯米一百粒水煎空心溫服

仙靈濟世丹

此方專治婦人百病益氣血調經候健脾進食補虛羸消癥瘕煖子宮易受胎誠女科之仙丹也

南香附　春去皮毛選純白者九斤盛於九處各製照後開法

炙黄芪　杜仲各七分　熟地八分，姜汁制　阿胶珠六七粒，用蛤粉炒即成珠　炙甘草三分

如胸前作胀，加紫苏、陈皮各六分；下白带，加地榆一钱，蕲艾七分；见血，加川续断一钱，糯米一百粒。水煎空心服。

仙灵济世丹

此方专治妇人百病，益气血、调经候，健脾进食，补虚羸、消癥瘕，暖子宫、易受胎，诚女科之仙丹也。

南香附　春去皮毛，选纯白者九斤，盛于九处，各制照后开法

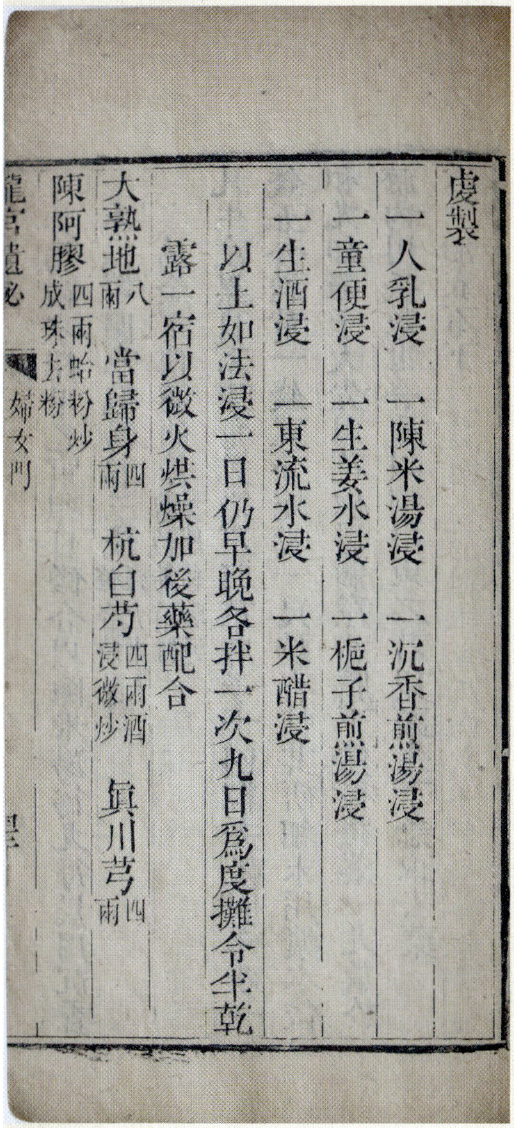
處製

一人乳浸　一陳米湯浸　一沉香煎湯浸

一童便浸　一生姜水浸　一梔子煎湯浸

一生酒浸　一東流水浸　一米醋浸

以上如法浸一日仍早晚各拌一次九日爲度攤令半乾

露一宿以微火烘燥加後藥配合

大熟地八兩　當歸身四兩　杭白芍四兩酒浸微炒　眞川芎四兩

陳阿膠四兩蛤粉炒成珠去粉

龍宮遺秘　婦女門

处制。

人乳浸，陈米汤浸，沉香煎汤浸，童便浸，生姜水浸，栀子煎汤浸，生酒浸，东流水浸，米醋浸。

以上如法浸一日，仍早晚各拌一次，九日为度，摊令半干，露一宿，以微火烘燥，加后药配合。

大熟地八两　当归身四两　杭白芍四两，酒浸微炒　真川芎四两　陈阿胶四两，蛤粉炒成珠去粉

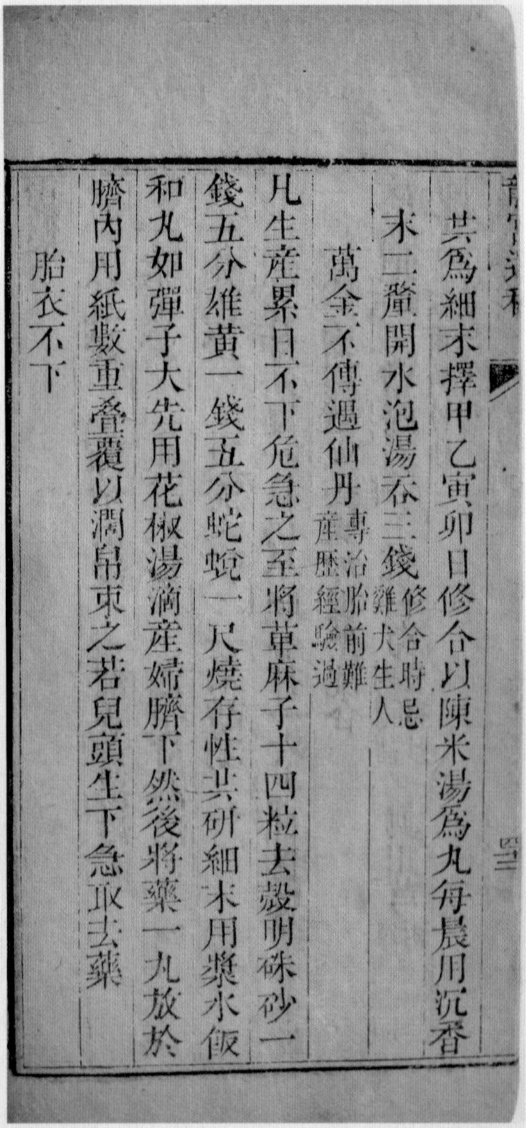
共爲細末擇甲乙寅卯日修合以陳米湯爲丸每晨用沉香末二釐開水泡湯吞三錢修合時忌雞犬生人

萬金不傳遇仙丹專治胎前難產歷經驗過

凡生產累日不下危急之至將萆麻子十四粒去殼明硃砂一錢五分雄黃一錢五分蛇蛻一尺燒存性共研細末用漿水飯和丸如彈子大先用花椒湯滴產婦臍下然後將藥一丸放於臍內用紙數重疊覆以潤帛束之若兒頭生下急取去藥

胎衣不下

共为细末，择甲乙寅卯日修合，以陈米汤为丸，每晨用沉香末二厘开水泡汤，吞三钱修合时忌鸡犬生人。

万金不传遇仙丹专治胎前难产，历经验过

凡生产累日不下，危急之至，将蓖麻子十四粒去壳，明朱砂一钱五分，雄黄一钱五分，蛇蜕一尺烧存性，共研细末，用浆水饭和丸如弹子大。先用花椒汤滴产妇脐下，然后将药一丸放于脐内，用纸数重叠覆，以润帛束之。若儿头生下，急取去药。

胎衣不下

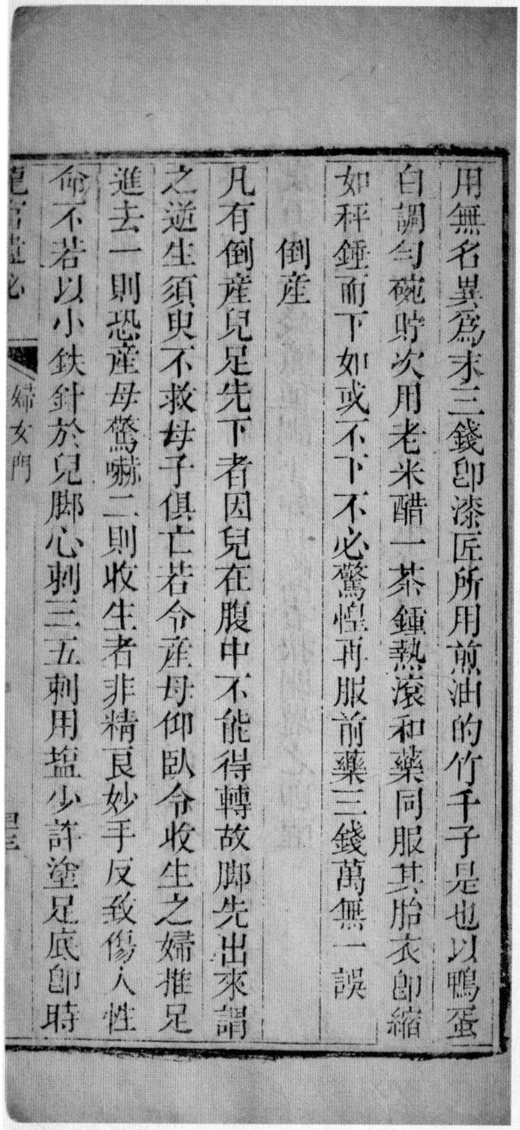
用無名異爲末三錢即漆匠所用煎油的竹千子是也以鴨蛋白調勻碗貯次用老米醋一茶鍾熱滾和藥同服其胎衣即縮如秤錘而下如或不下不必驚惶再服前藥三錢萬無一誤

倒産

凡有倒産兒足先下者因兒在腹中不能得轉故脚先出來謂之逆生須臾不救母子俱亡若令産母仰卧令收生之婦推足進去一則恐産母驚嚇二則收生者非精良妙手反致傷人性命不若以小鉄針於兒脚心刺三五刺用塩少許塗足底即時

龍宮遺秘　婦女門

用无名异为末三钱，即漆匠所用煎油的竹千[1]子是也。以鸭蛋白调匀，碗贮。次用老米醋一茶钟，热滚，和药同服，其胎衣即缩如秤锤而下。如或不下，不必惊惶，再服前药三钱，万无一误。

倒　产

凡有倒产儿足先下者，因儿在腹中不能得转，故脚先出来，谓之逆生。须臾不救，母子俱亡。若令产母仰卧，令收生之妇推足进去，一则恐产母惊吓，二则收生者非精良妙手反致伤人性命。不若以小铁针于儿脚心刺三五刺，用盐少许涂足底，即时

1 竹千：当是“竹签”。

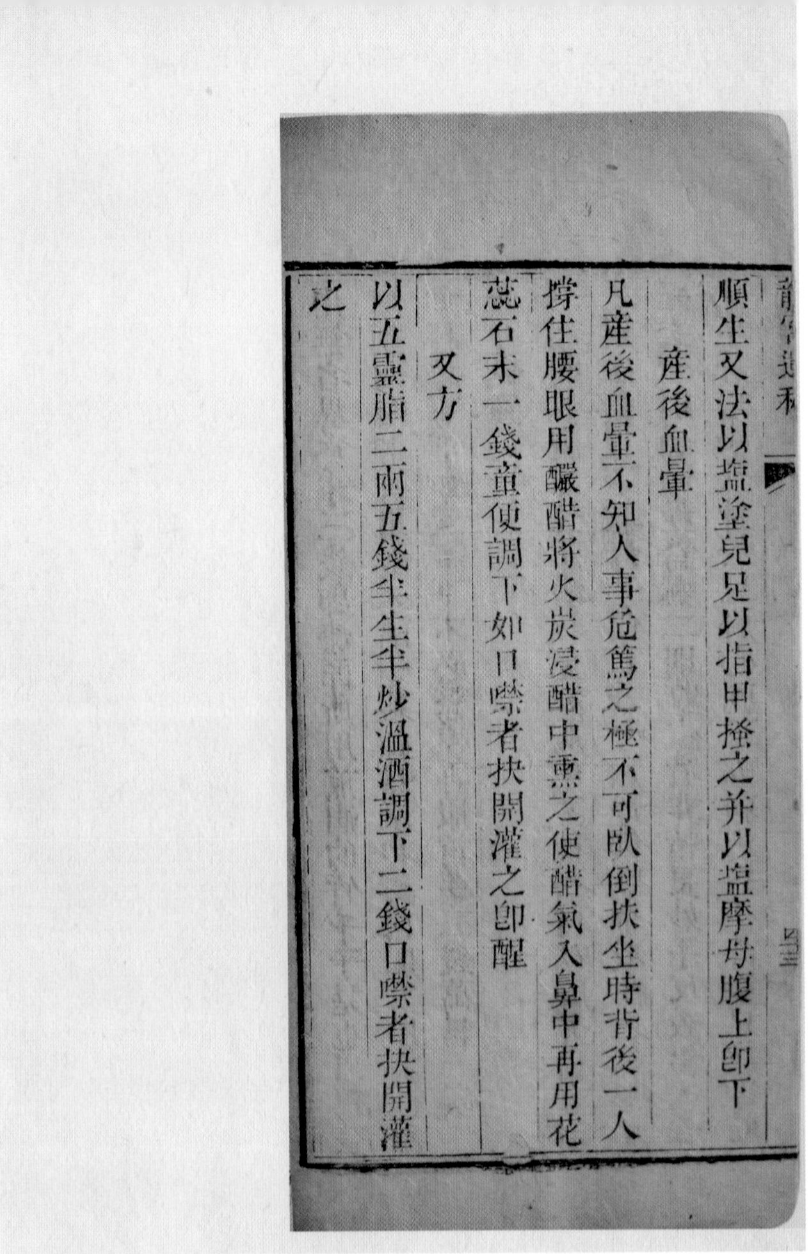
順生又法以塩塗兒足以指甲搔之并以塩摩母腹上即下
產後血暈
凡產後血暈不知人事危篤之極不可卧倒扶坐時背後一人撐住腰眼用釅醋将火炭浸醋中熏之使醋氣入鼻中再用花蕊石末一錢童便調下如口噤者抉開灌之即醒
又方
以五靈脂二兩五錢半生半炒溫酒調下二錢口噤者抉開灌之

顺生。又法，以盐涂儿足，以指甲搔之，并以盐摩母腹上，即下。

产后血晕

凡产后血晕，不知人事，危笃之极，不可卧倒。扶坐时，背后一人撑住腰眼，用酽醋将火炭浸醋中熏之，使醋气入鼻中。再用花蕊石末一钱，童便调下。如口噤者，抉开灌之即醒。

又　方

以五灵脂二两五钱，半生半炒，温酒调下二钱。口噤者，抉开灌之。

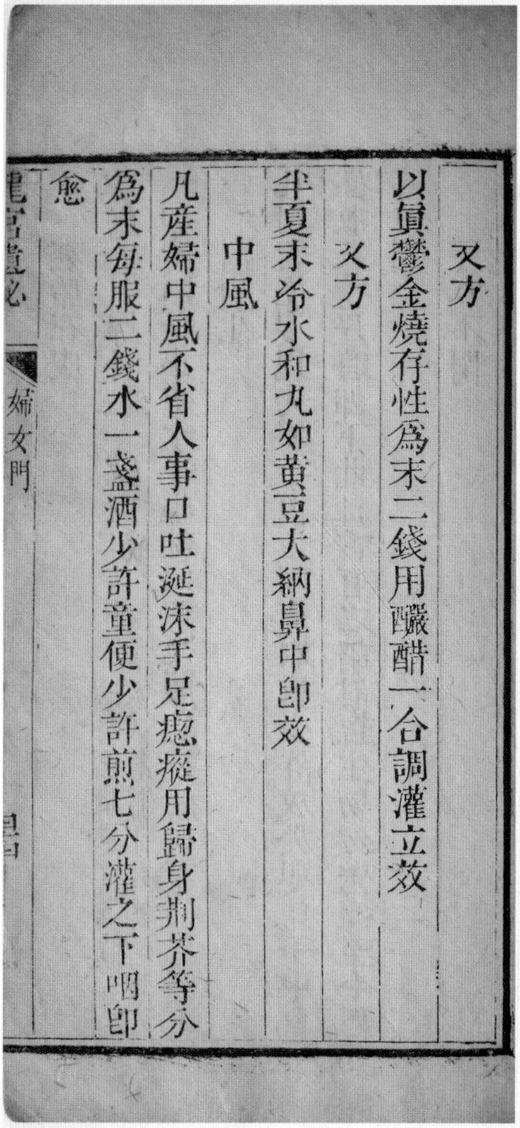
又方
以眞鬱金燒存性爲末二錢用釅醋一合調灌立效
又方
半夏末冷水和丸如黃豆大納鼻中即效
中風
凡產婦中風不省人事口吐涎沫手足瘛瘲用歸身荆芥等分爲末每服二錢水一盞酒少許童便少許煎七分灌之下咽即愈
龍宮遺秘　婦女門

又　方

以真郁金烧存性为末二钱，用酽醋一合调灌，立效。

又　方

半夏末冷水和丸如黄豆大，纳鼻中，即效。

中　风[1]

凡产妇中风，不省人事，口吐涎沫，手足瘛疭，用归身、荆芥等分为末，每服二钱，水一盏、酒少许、童便少许，煎七分，灌之，下咽即愈。

1 中风：原目录作“产后中风”。

死胎在腹

当归一两　厚朴三钱　陈皮二钱　朴硝三钱，俟诸药煎好时放入，再煎十余沸

加黄酒一小碗、水一小碗同煎，热服，其死胎自下。

讨盐生

凡讨盐生，婴儿先将手出产门，须取盐少许放于婴儿手中，自然收入，待片时即下。此自古有之，谓讨盐生，切勿惊惶，至令稳婆刀割。

子宫不闭

用荆芥藿香椿根白皮煎湯熏洗神效

子宫脱出

用萆麻子十四粒　研爛塗頂心俟子宫收入卽洗去

交骨不開

有矮小女子交骨不開二三日不下垂危之極者急將龜板一個炙研末婦人頭髮一把燒灰川芎乳香當歸各二錢水煎調服卽下

產後腸不收

用荆芥、藿香、椿根白皮煎汤熏洗，神效。

子宫脱出

用蓖麻子十四粒，研烂涂顶心，俟子宫收入，即洗去。

交骨不开

有矮小女子交骨不开，二三日不下，垂危之极者，急将龟板一个炙研末，妇人头发一把烧灰，川芎、乳香、当归各二钱，水煎调服，即下。

产后肠不收

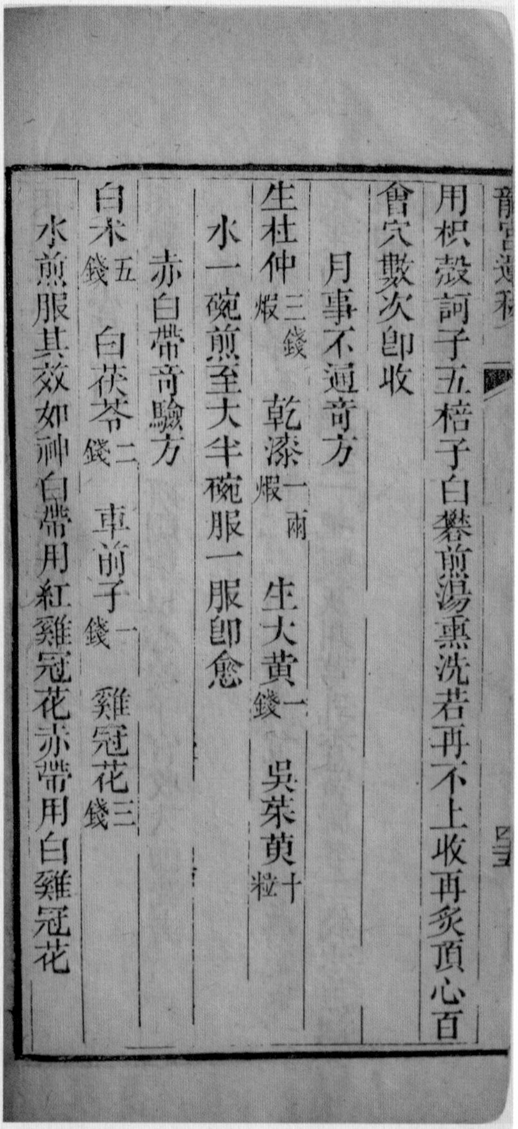

用枳殼訶子五棓子白礬煎湯熏洗若再不上收再灸頂心百會穴數次即收

月事不通奇方

生杜仲三錢煆 乾漆一兩煆 生大黃一錢 吳茱萸十粒

水一碗煎至大半碗服一服即愈

赤白帶奇驗方

白术五錢 白茯苓二錢 車前子一錢 雞冠花三錢

水煎服其效如神白帶用紅雞冠花赤帶用白雞冠花

用枳壳、诃子、五倍子、白矾煎汤熏洗，若再不上收，再灸顶心百会穴数次即收。

月事不通奇方

生杜仲三钱，煅　干漆一两，煅　生大黄一钱　吴茱萸十粒

水一碗煎至大半碗，服一服即愈。

赤白带奇验方

白术五钱　白茯苓二钱　车前子一钱　鸡冠花三钱

水煎服，其效如神。白带用红鸡冠花，赤带用白鸡冠花。

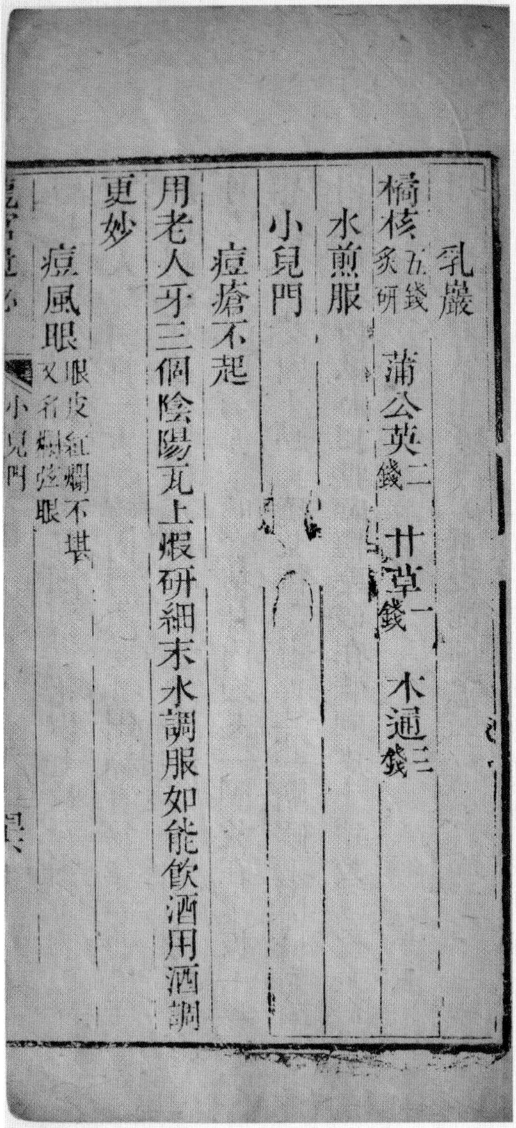

乳巖

橘核五錢炙研　蒲公英二錢　甘草一錢　木通三錢

水煎服

小兒門

痘瘡不起

用老人牙三個陰陽瓦上煆研細末水調服如能飲酒用酒調更妙

痘風眼眼皮紅爛不堪又名爛弦眼

小兒門

乳　岩

橘核五钱，炙研　蒲公英二钱　甘草一钱　木通三钱

水煎服。

小儿门

痘疮不起

用老人牙三个，阴阳瓦上煅，研细末，水调服。如能饮酒，用酒调更妙。

痘风眼眼皮红烂不堪，又名烂弦眼

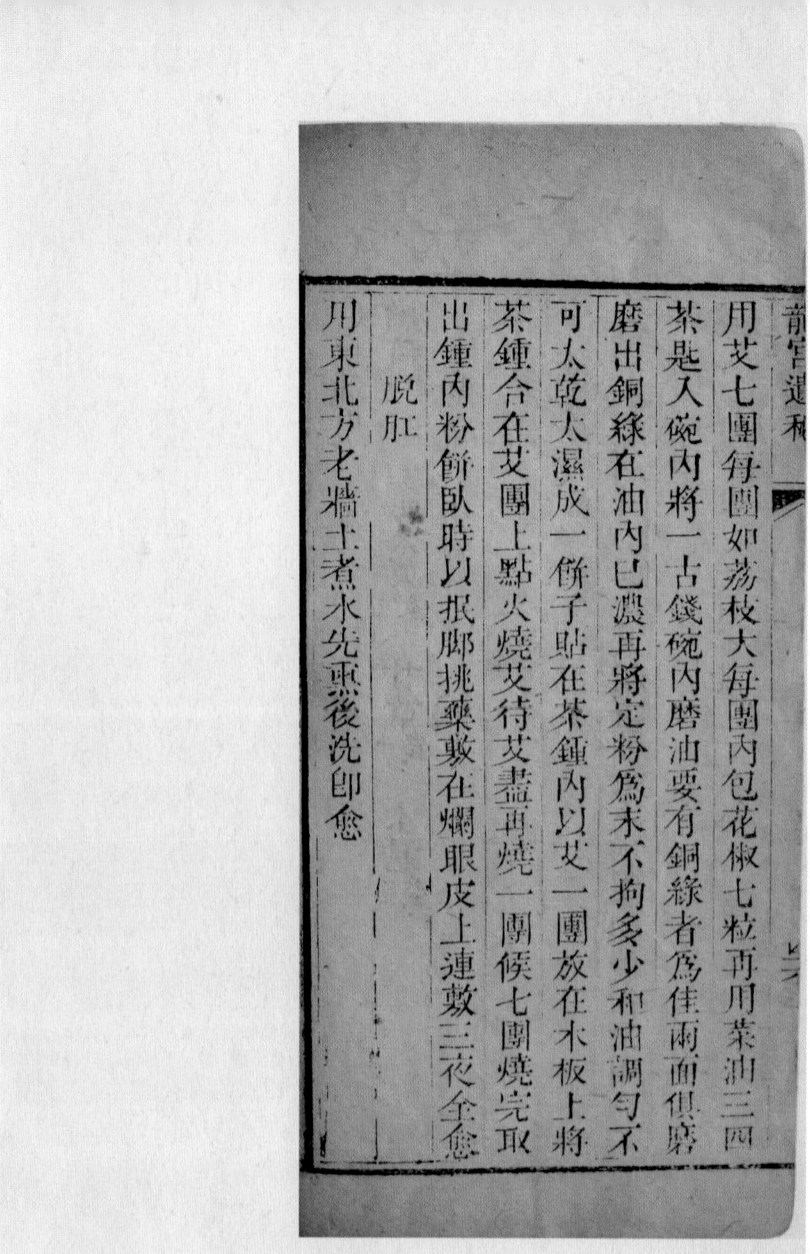

龍宮選秘

用艾七團每團如荔枝大每團内包花椒七粒再用菜油三四茶匙入碗内將一古錢碗内磨油要有銅綠者爲佳兩面俱磨磨出銅綠在油内已濃再將定粉爲末不拘多少和油調勻不可太乾太濕成一餅子貼在茶鍾内以艾一團放在木板上將茶鍾合在艾團上點火燒艾待艾盡再燒一團候七團燒完取出鍾内粉餅卧時以抿脚挑藥敷在爛眼皮上連敷三夜全愈

脫肛

用東北方老墻土煮水先熏後洗卽愈

用艾七团，每团如荔枝大，每团内包花椒七粒。再用菜油三四茶匙入碗内，将一古钱碗内磨油，要有铜绿者为佳，两面俱磨，磨出铜绿在油内，已浓，再将定粉[1]为末不拘多少，和油调匀，不可太干太湿，成一饼子贴在茶钟内。以艾一团放在木板上，将茶钟合在艾团上，点火烧艾，待艾尽，再烧一团，候七团烧完，取出钟内粉饼。卧时以抿脚[2]挑药，敷在烂眼皮上，连敷三夜，全愈。

脱　肛

用东北方老墙土煮水，先熏后洗即愈。

1 定粉：即官粉，《药性论》称“定粉”，《汤液本草》称“瓦粉”，《本草纲目》称“铅华”“官粉”。

2 抿脚：古代梳妆器具中有角抿，梳妆用的小发刷。

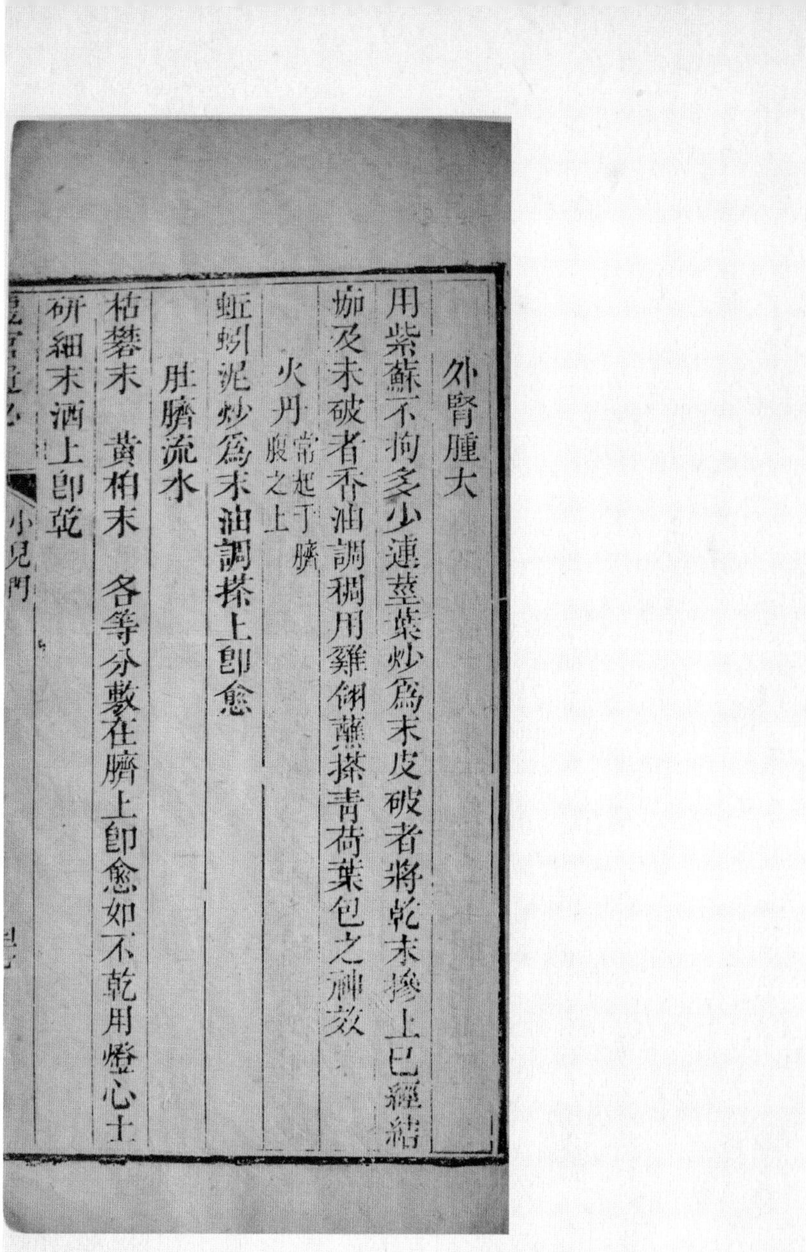
外腎腫大
用紫蘇不拘多少連莖葉炒爲末皮破者將乾末摻上已經結
痂及未破者香油調稠用雞翎蘸搽青荷葉包之神效
火丹常起于臍腹之上
蚯蚓泥炒爲末油調搽上卽愈
肚臍流水
枯礬末　黃柏末　各等分敷在臍上卽愈如不乾用燈心土
研細末酒上卽乾

外肾肿大

用紫苏不拘多少，连茎叶炒为末。皮破者将干末掺上。已经结痂及未破者，香油调稠，用鸡翎蘸搽，青荷叶包之，神效。

火丹常起于脐腹之上

蚯蚓泥炒为末，油调搽上，即愈。

肚脐流水

枯矾末、黄柏末，各等分，敷在脐上即愈。如不干，用灯心土[1]研细末酒上即干。

1 灯心土：查中药材无此名称，疑指“灯心炭”“灯心烧灰”。

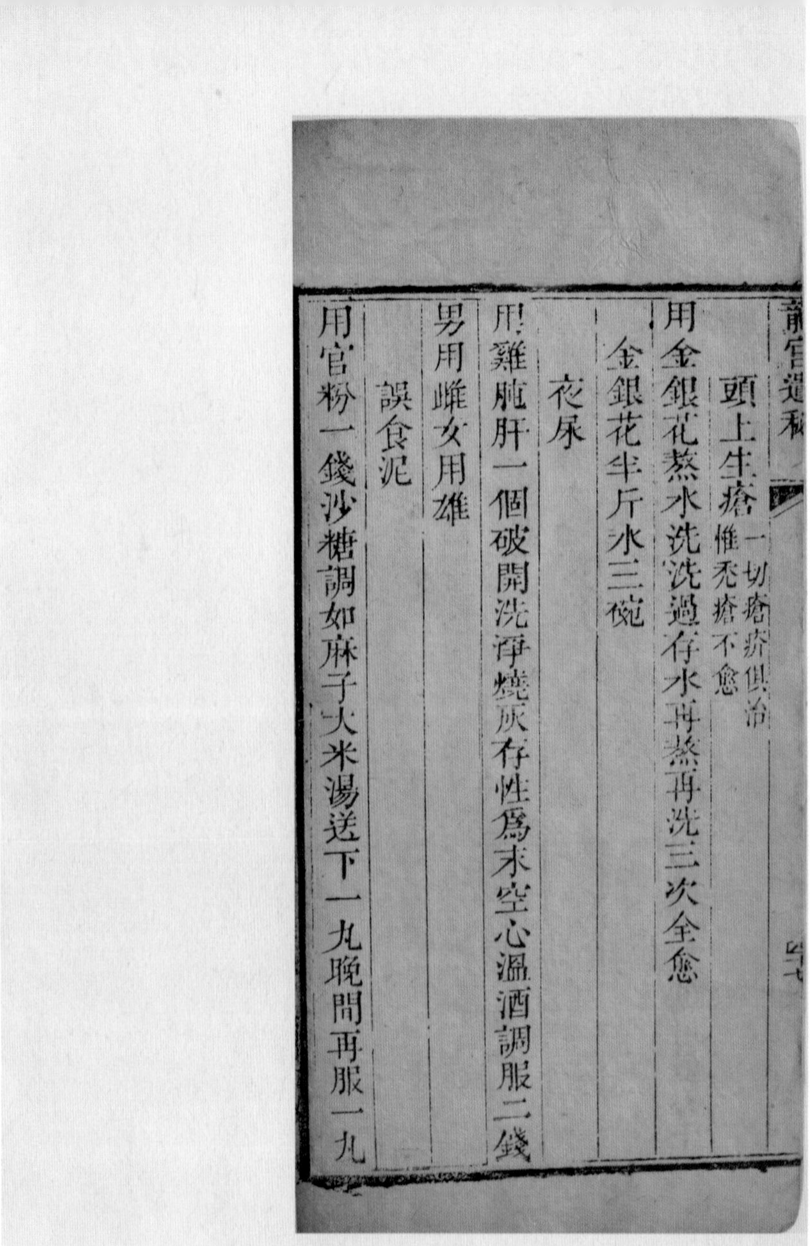

頭上生瘡一切瘡疥俱治惟禿瘡不愈

用金銀花熬水洗洗過存水再熬再洗三次全愈

金銀花半斤水三碗

夜尿

用雞肫肝一個破開洗淨燒灰存性爲末空心溫酒調服二錢

男用雌女用雄

誤食泥

用官粉一錢沙糖調如麻子大米湯送下一丸晚間再服一丸

头上生疮一切疮疥俱治，惟秃疮不愈

用金银花熬水洗，洗过存水，再熬再洗，三次全愈。

金银花半斤，水三碗。

夜　尿

用鸡肫肝[1]一个破开洗净，烧灰存性，为末，空心温酒调服二钱。男用雌，女用雄。

误食泥

用官粉一钱，砂糖调如麻子大，米汤送下一丸，晚间再服一丸，

1 鸡肫肝：即鸡肫、鸡胗，又名鸡内金、鸡菌肝。

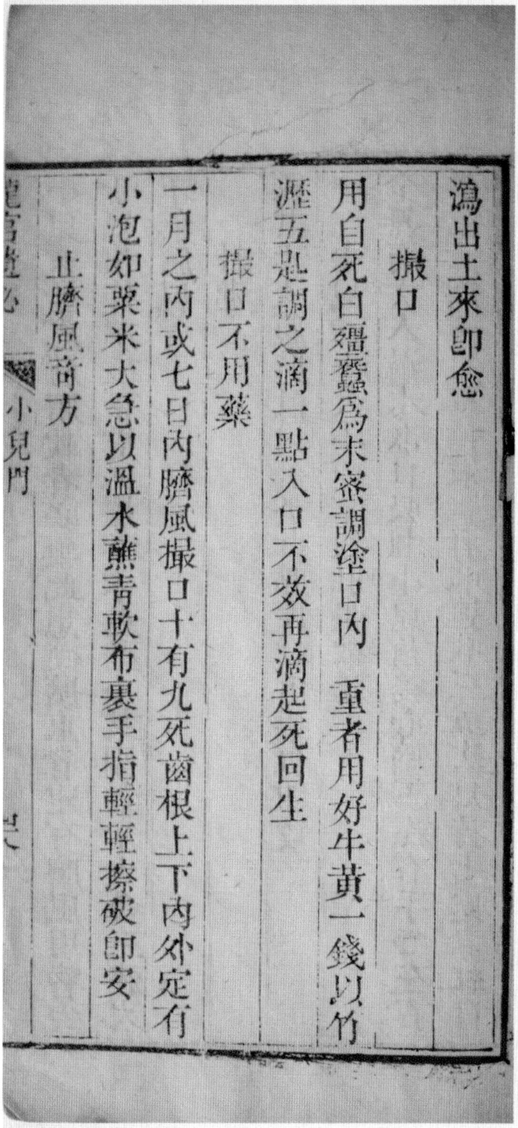
瀉出土來即愈

撮口

用自死白殭蠶爲末蜜調塗口內　重者用好牛黄一錢以竹瀝五匙調之滴一點入口不效再滴起死回生

撮口不用藥

一月之內或七日內臍風撮口十有九死齒根上下內外定有小泡如粟米大急以溫水蘸青軟布裹手指輕輕擦破即安

止臍風奇方

龍宮遺秘　小兒門

泻出土来即愈。

撮　口

用自死白僵蚕为末，蜜调涂口内。重者用好牛黄一钱，以竹沥五匙调之，滴一点入口，不效再滴，起死回生。

撮口不用药

一月之内或七日内脐风撮口，十有九死。齿根上下内外有小泡如粟米大，急以温水蘸青软布裹手指，轻轻擦破即安。

止脐风奇方

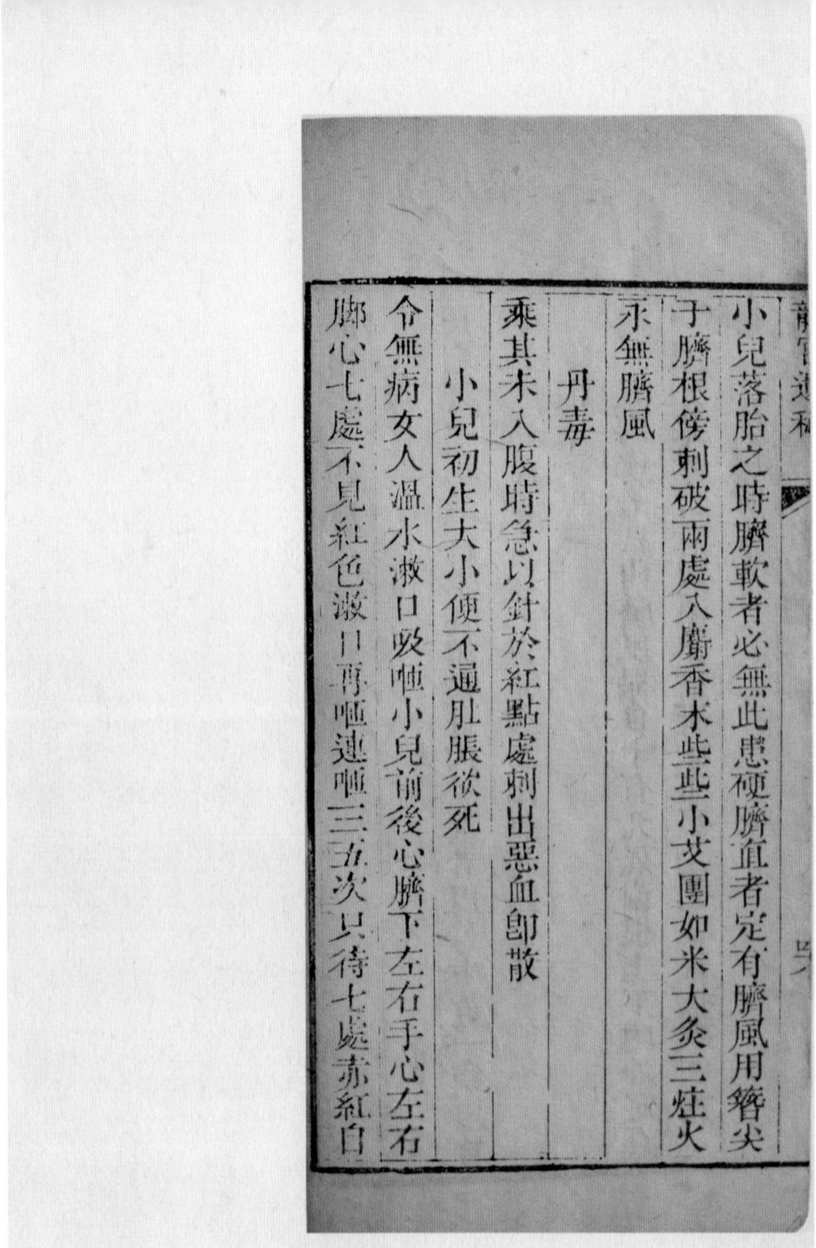

小兒落胎之時臍軟者必無此患硬臍直者定有臍風用簪尖于臍根傍刺破兩處入麝香末些些小艾團如米大灸三炷火永無臍風

丹毒

乘其未入腹時急以針於紅點處刺出惡血即散

小兒初生大小便不通肚脹欲死

令無病女人溫水漱口吸咂小兒前後心臍下左右手心左右脚心七處不見紅色漱口再咂連咂三五次只待七處赤紅白

小儿落胎之时，脐软者必无此患，硬脐直者定有脐风。用簪尖于脐根傍刺破两处，入麝香末些些，小艾团如米大，灸三炷火，永无脐风。

丹　毒

乘其未入腹时，急以针于红点处刺出恶血，即散。

小儿初生大小便不通肚胀欲死

令无病女人温水漱口，吸咂小儿前后心、脐下、左右手心、左右脚心七处。不见红色，漱口再咂，连咂三五次，只待七处赤红，自

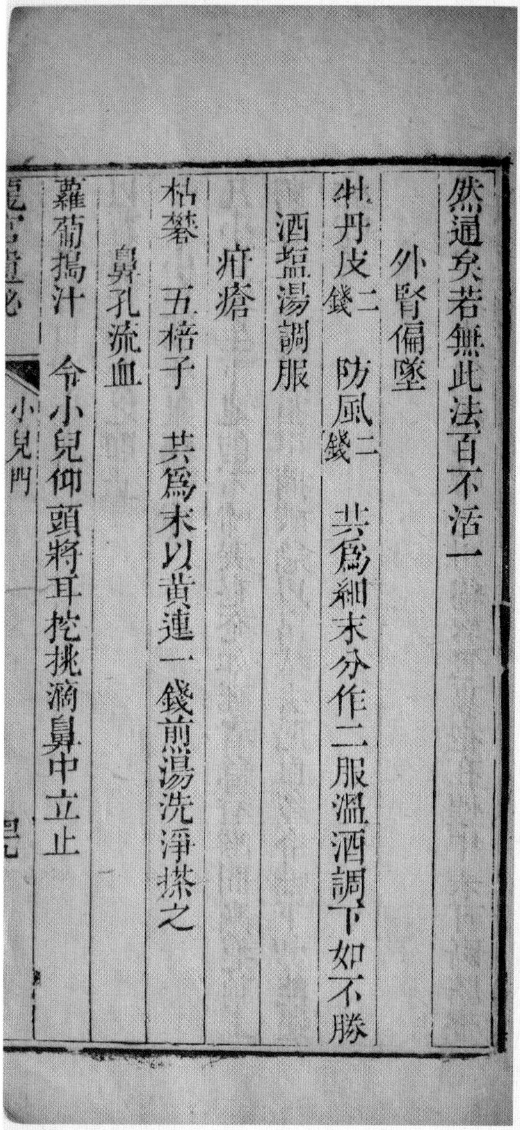
然通矣若無此法百不活一
外腎偏墜
牡丹皮二錢 防風二錢 共爲細末分作二服溫酒調下如不勝
酒鹽湯調服
痔瘡
枯礬 五棓子 共爲末以黃連一錢煎湯洗淨搽之
鼻孔流血
蘿蔔搗汁 令小兒仰頭將耳挖挑滴鼻中立止

然通矣。若无此法，百不活一。

外肾偏坠

牡丹皮二钱，防风二钱，共为细末，分作二服，温酒调下。如不胜酒，盐汤调服。

痔　疮

枯矾、五倍子，共为末，以黄连一钱煎汤，洗净搽之。

鼻孔流血

萝卜捣汁，令小儿仰头，将耳挖挑滴鼻中，立止。

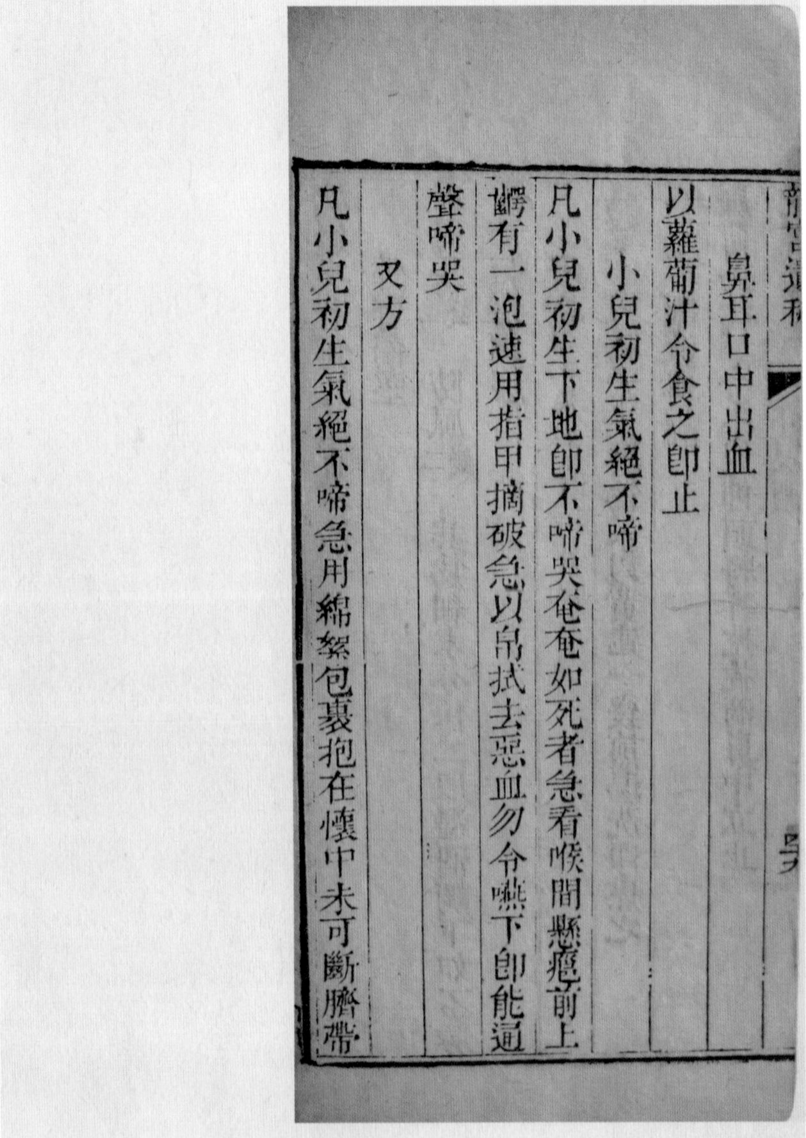
鼻耳口中出血
以蘿蔔汁令食之即止
小兒初生氣絶不啼
凡小兒初生下地卽不啼哭奄奄如死者急看喉間懸癰前上齶有一泡速用指甲摘破急以帛拭去惡血勿令嚥下卽能通聲啼哭
又方
凡小兒初生氣絶不啼急用綿絮包裹抱在懷中未可斷臍帶

鼻耳口中出血

以萝卜汁，令食之，即止。

小儿初生气绝不啼

凡小儿初生下地即不啼哭，奄奄如死者，急看喉间悬痈[1]前上齶[2]有一泡，速用指甲摘破，急以帛拭去恶血，勿令咽下，即能通声啼哭。

又 方

凡小儿初生气绝不啼，急用绵絮包裹，抱在怀中，未可断脐带。

1 悬痈：当为“悬雍”，即悬雍垂。
2 齶：同“腭”。

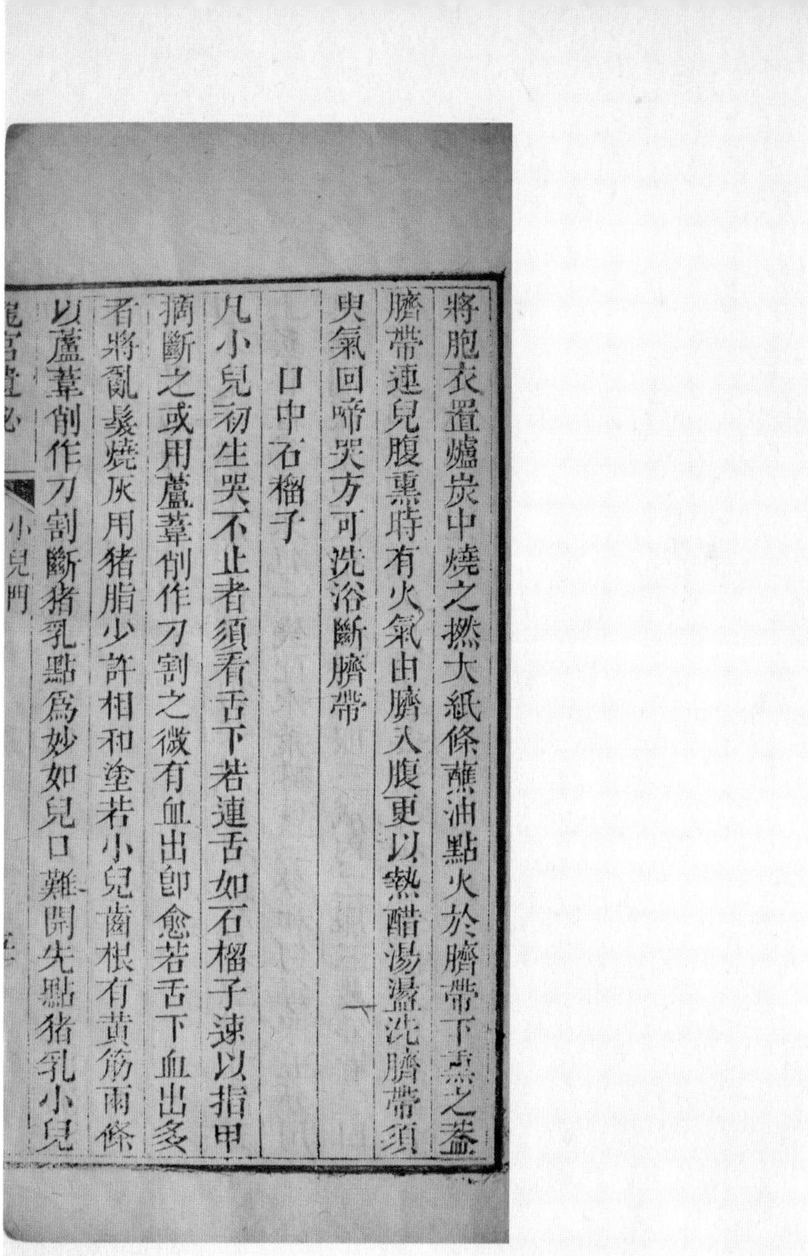
將胞衣置爐炭中燒之撚大紙條蘸油點火於臍帶下熏之蓋
臍帶連兒腹熏時有火氣由臍入腹更以熱醋湯盪洗臍帶須
臾氣回啼哭方可洗浴斷臍帶
口中石榴子
凡小兒初生哭不止者須看舌下若連舌如石榴子速以指甲
摘斷之或用蘆葦削作刀割之微有血出卽愈若舌下血出多
者將亂髮燒灰用豬脂少許相和塗若小兒齒根有黄筋兩條
以蘆葦削作刀割斷豬乳點爲妙如兒口難開先點豬乳小兒
龍宮遺秘　小兒門

将胞衣置炉炭中烧之，撚大纸条蘸油点火于脐带下熏之。盖脐带连儿腹，熏时有火气，由脐入腹。更以热醋汤荡洗脐带，须臾气回啼哭，方可洗浴断脐带。

口中石榴子[1]

凡小儿初生哭不止者，须看舌下，若连舌如石榴子，速以指甲摘断之。或用芦苇削作刀割之，微有血出即愈。若舌下血出多者，将乱发烧灰，用猪脂少许相和涂。若小儿齿根有黄筋两条，以芦苇削作刀割断，猪乳点为妙。如儿口难开，先点猪乳。小儿

1 口中石榴子：原目录中作“小儿口中石榴子”。

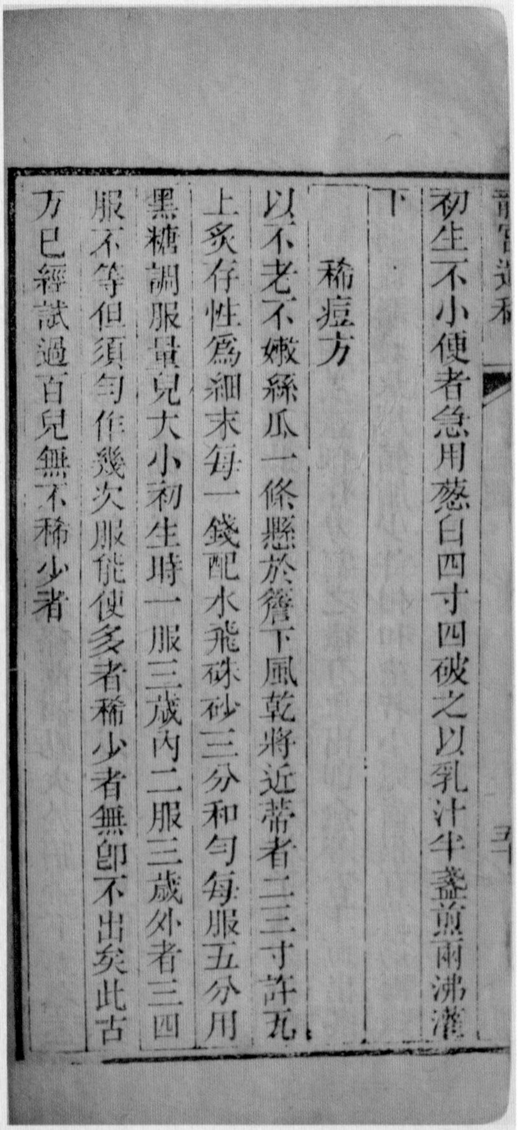
初生不小便者急用葱白四寸四破之以乳汁半盞煎兩沸灌
下

稀痘方

以不老不嫩絲瓜一條懸於簷下風乾將近蒂者二三寸許瓦
上炙存性爲細末每一錢配水飛硃砂三分和勻每服五分用
黑糖調服量兒大小初生時一服三歲內二服三歲外者三四
服不等但須勻作幾次服能使多者稀少者無卽不出矣此古
方已經試過百兒無不稀少者

初生不小便者，急用葱白四寸四破之，以乳汁半盏煎两沸灌下。

稀痘方

以不老不嫩丝瓜一条，悬于檐下风干，将近蒂者二三寸许瓦上炙存性，为细末，每一钱配水飞朱砂三分和匀，每服五分，用黑糖调服。量儿大小，初生时一服，三岁内二服，三岁外者三四服不等，但须匀作几次服。能使多者稀，少者无，即不出矣。此古方，已经试过百儿，无不稀少者。

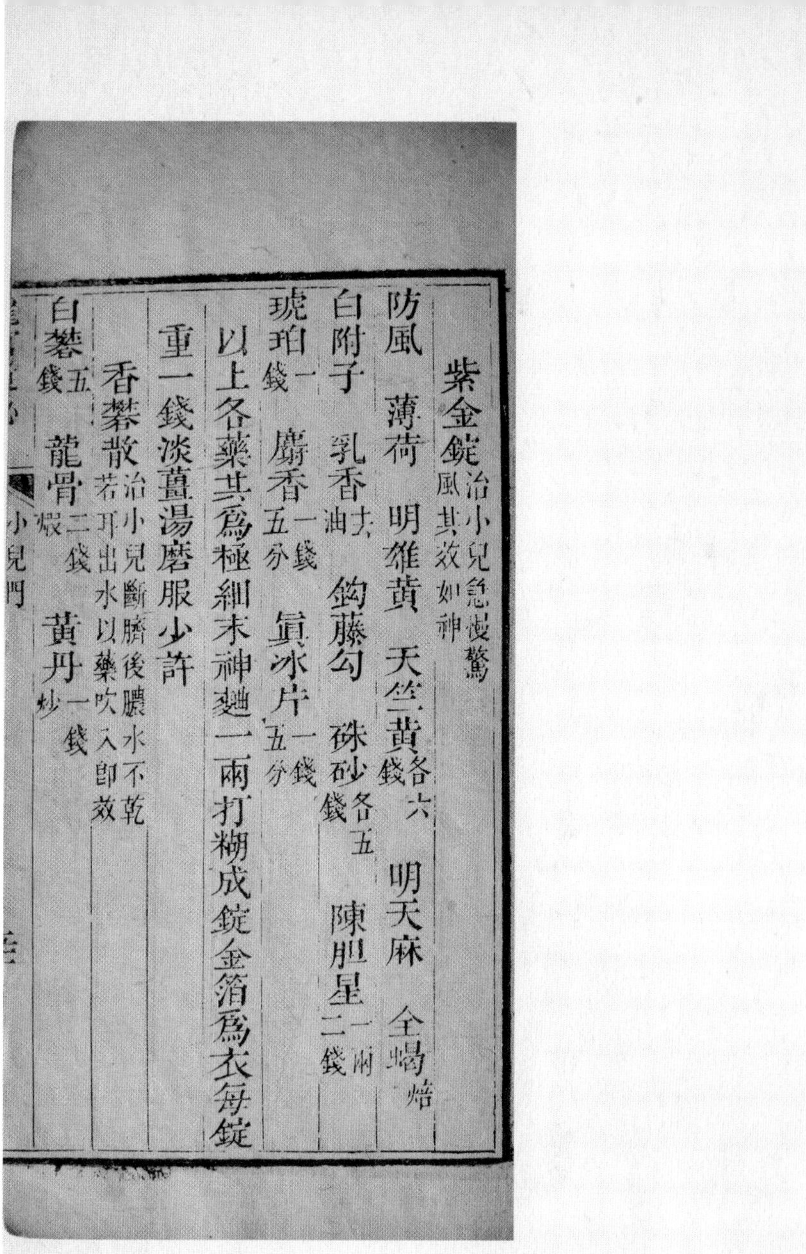
紫金錠治小兒急慢驚風其效如神
防風　薄荷　明雄黃　天竺黃各六錢　明天麻　全蝎焙
白附子　乳香去油　鈎藤勾　硃砂各五錢　陳胆星一兩二錢
琥珀一錢　麝香一錢五分　眞冰片一錢五分
以上各藥共爲極細末神麯一兩打糊成錠金箔爲衣每錠
重一錢淡薑湯磨服少許
香礬散治小兒斷臍後膿水不乾若耳出水以藥吹入即效
白礬五錢　龍骨二錢煆　黃丹一錢炒

紫金锭治小儿急慢惊风其效如神

防风　薄荷　明雄黄　天竺黄各六钱　明天麻　全蝎焙　白附子　乳香去油　钩藤勾　朱砂各五钱　陈胆星一两二钱　琥珀一钱　麝香一钱五分　真冰片一钱五分

以上各药共为极细末，神曲一两打糊成锭，金箔为衣，每锭重一钱，淡姜汤磨服少许。

香矾散治小儿断脐后脓水不干，若耳出水以药吹入即效

白矾五钱　龙骨二钱，煅　黄丹一钱，炒

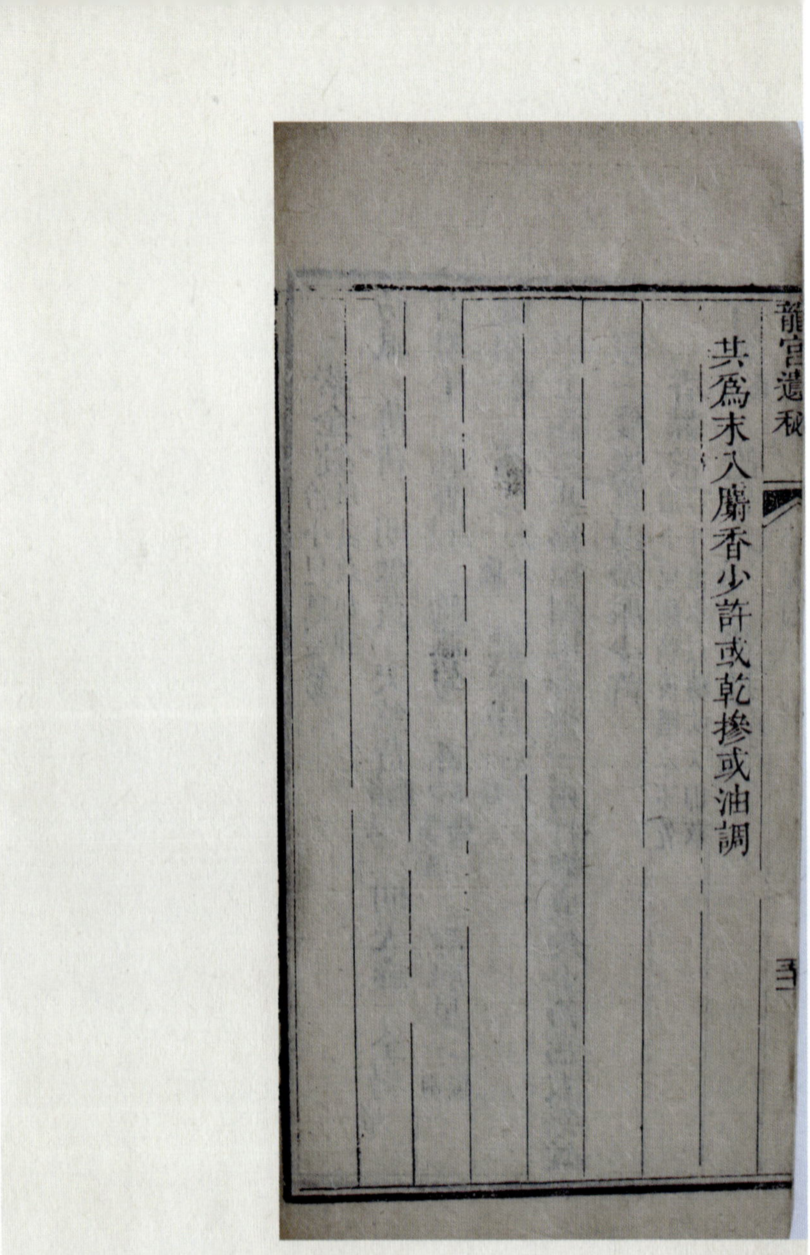
龍宮遺秘　三

共爲末入麝香少許或乾摻或油調

共为末，入麝香少许，或干掺，或油调。

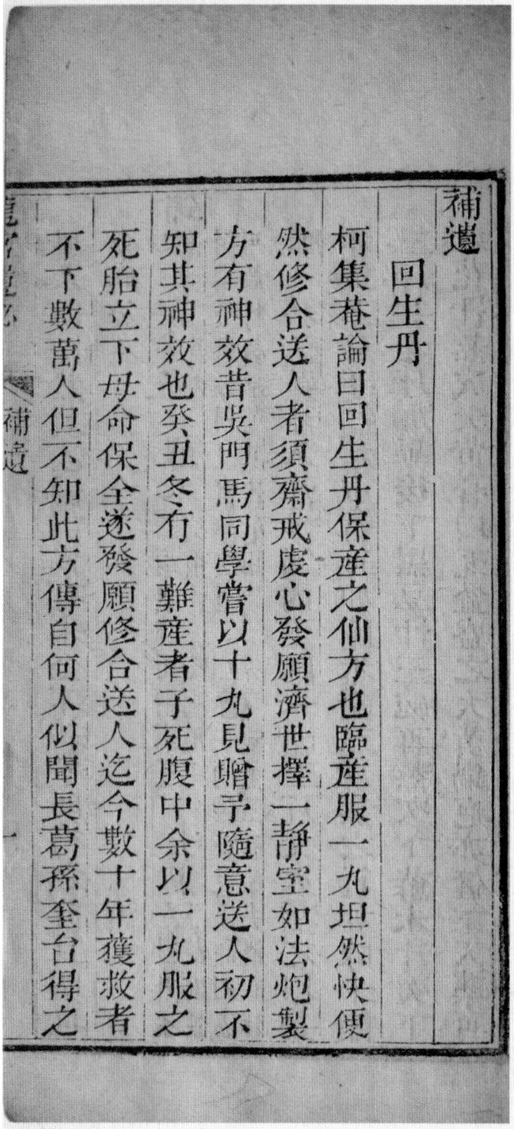
補遺
回生丹
柯集菴論曰回生丹保產之仙方也臨產服一丸坦然快便
然修合送人者須齋戒虔心發願濟世擇一靜室如法炮製
方有神效昔吳門馬同學嘗以十丸見贈予隨意送人初不
知其神效也癸丑冬有一難產者子死腹中余以一丸服之
死胎立下母命保全遂發願修合送人迄今數十年獲救者
不下數萬人但不知此方傳自何人似聞長葛孫奎台得之
龍宮遺秘　補遺　一

补　遗

回生丹

柯集庵[1]论曰：回生丹，保产之仙方也。临产服一丸，坦然快便。然修合送人者，须斋戒虔心发愿济世，择一静室如法炮制，方有神效。昔吴门[2]马同学尝以十丸见赠，予随意送人，初不知其神效也。癸丑冬，有一难产者子死腹中，余以一丸服之，死胎立下，母命保全。遂发愿修合送人，迄今数十年，获救者不下数万人。但不知此方传自何人，似闻长葛[3]孙奎台得之

1 柯集庵：明末清初医家，嘉定（今上海嘉定区）人，著有《保产机要》一卷。

2 吴门：地名，苏州的别称，指苏州或苏州一带。

3 长葛：地名，在今河南许昌市长葛市。

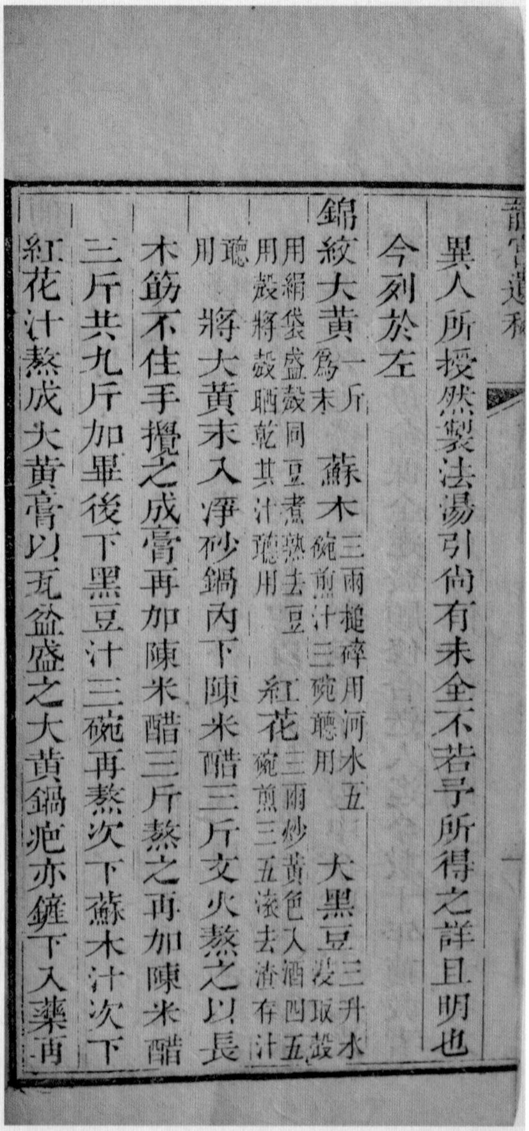

龍宮遺秘

異人所授然製法湯引尚有未全不若予所得之詳且明也
今列於左
錦紋大黃一斤爲末　蘇木三兩搥碎用河水五碗煎汁三碗聽用　大黑豆三升水浸取殼用絹袋盛殼同豆煮熟去豆用殼將殼晒乾其汁聽用　紅花三兩炒黃色入酒四五碗煎三五滾去渣存汁聽用　將大黃末入淨砂鍋內下陳米醋三斤文火熬之以長木筋不住手攪之成膏再加陳米醋三斤熬之再加陳米醋三斤共九斤加畢後下黑豆汁三碗再熬次下蘇木汁次下紅花汁熬成大黃膏以瓦盆盛之大黃鍋疤亦鏟下入藥再

异人所授，然制法汤引尚有未全，不若予所得之详且明也。今列于下。

锦纹大黄一斤，为末　苏木三两，槌碎，用河水五碗煎汁三碗听用　大黑豆三升水浸取壳，用绢袋盛壳同豆煮熟，去豆用壳，将壳晒干，其汁听用　红花三两，炒黄色，入酒四五碗煎三五滚，去渣存汁听用　将大黄末入净砂锅内，下陈米醋三斤文火熬之，以长木箸不住手搅之，成膏再加陈米醋三斤熬之，再加陈米醋三斤，共九斤，加毕后下黑豆汁三碗再熬，次下苏木汁，次下红花汁，熬成大黄膏，以瓦盆盛之，大黄锅疤[1]亦铲下入药。再

1 锅疤：当是“锅巴”之俗写或误写。

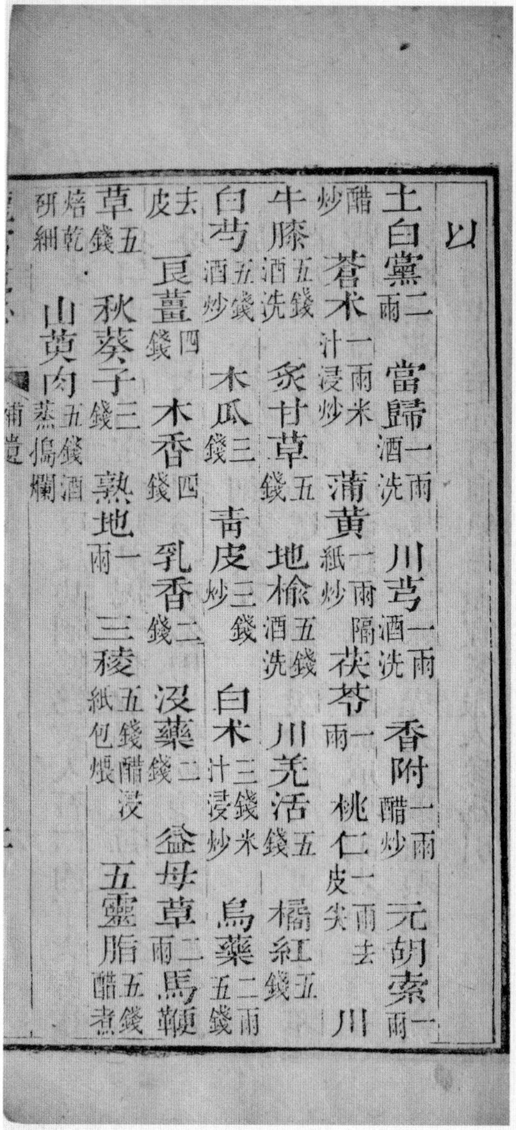
以
土白黨二兩 當歸一兩酒洗 川芎一兩酒洗 香附一兩醋炒 元胡索一兩醋炒 蒼朮一兩米汁浸炒 蒲黃一兩隔紙炒 茯苓一兩 桃仁一兩去皮尖 川牛膝五錢酒洗 炙甘草五錢 地榆五錢酒洗 川羌活五錢 橘紅五錢 白芍五錢酒炒 木瓜三錢 青皮三錢炒 白朮三錢米汁浸炒 烏藥二兩五錢去皮 良薑四錢 木香四錢 乳香二錢 沒藥二錢 益母草二兩 馬鞭草五錢 秋葵子三錢 熟地一兩 三稜五錢醋浸紙包煨 五靈脂五錢醋煮焙乾研細 山萸肉五錢酒蒸搗爛

以：

土白党二两　当归一两，酒洗　川芎一两，酒洗　香附一两，醋炒　元胡索一两，醋炒　苍术一两，米汁浸炒　蒲黄一两，隔纸炒　茯苓一两　桃仁一两，去皮尖　川牛膝五钱，酒洗　炙甘草五钱　地榆五钱，酒洗　川羌活五钱　橘红五钱　白芍五钱，酒炒　木瓜三钱　青皮三钱，炒　白术三钱，米汁浸炒　乌药二两五钱，去皮　良姜四钱　木香四钱　乳香二钱　没药二钱　益母草二两　马鞭草五钱　秋葵子三钱　熟地一两　三棱五钱，醋浸，纸包煨　五灵脂五钱，醋煮，焙干研细　山萸肉五钱，酒蒸，捣烂

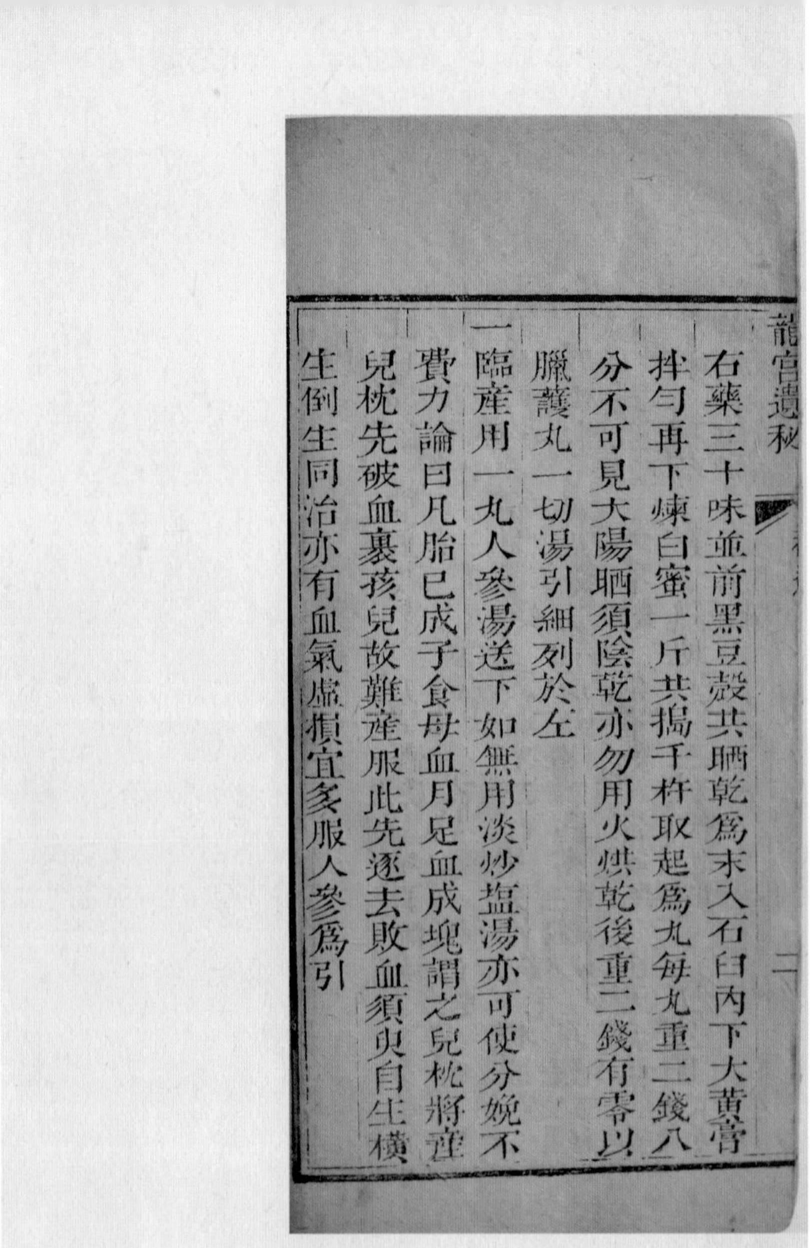

龍宮遺秘

右藥三十味並前黑豆殼共曬乾爲末入石臼內下大黃膏拌勻再下煉白蜜一斤共搗千杵取起爲丸每丸重二錢八分不可見大陽晒須陰乾亦勿用火烘乾後重二錢有零以臘護丸一切湯引細列於左

一臨產用一丸人參湯送下如無用淡炒塩湯亦可使分娩不費力論曰凡胎已成子食母血月足血成塊謂之兒枕將產兒枕先破血裹孩兒故難產服此先逐去敗血須臾自生橫生倒生同治亦有血氣虛損宜多服人參爲引

上药三十味，并前黑豆壳共晒干为末，入石臼内下大黄膏拌匀，再下炼白蜜一斤，共捣千杵，取起为丸，每丸重二钱八分，不可见太阳晒，须阴干，亦勿用火烘，干后重二钱有零，以腊[1]护丸。一切汤引细列于下。

临产，用一丸，人参汤送下，如无，用淡炒盐汤亦可，使分娩不费力。论曰：凡胎已成，子食母血，月足血成块，谓之儿枕。将产儿枕先破，血裹孩儿，故难产。服此，先逐去败血，须臾自生。横生倒生同治。亦有血气虚损，宜多服人参为引。

1 腊：当为"蜡"。

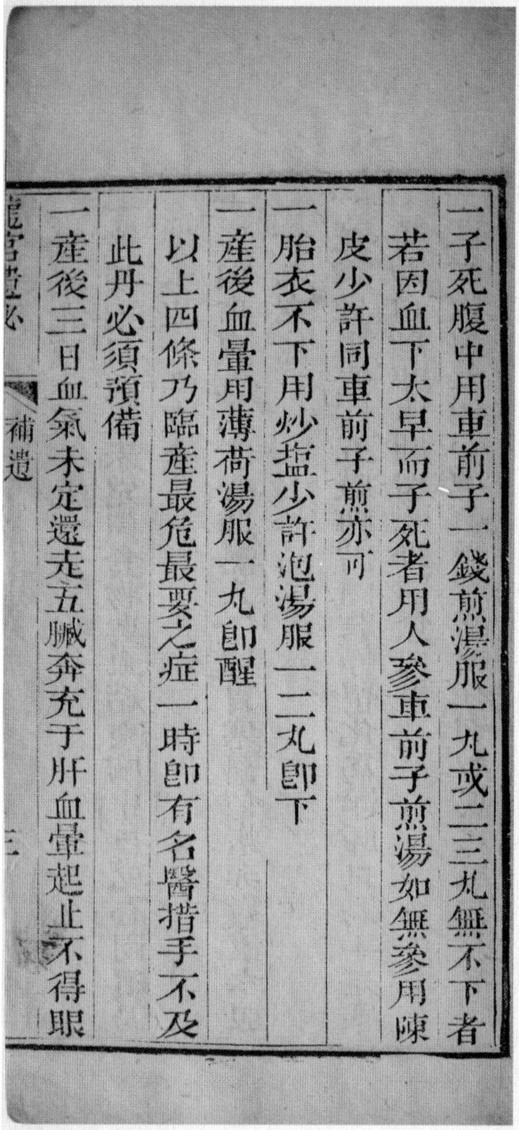
一子死腹中用車前子一錢煎湯服一丸或二三丸無不下者若因血下太早而子死者用人參車前子煎湯如無參用陳皮少許同車前子煎亦可

一胎衣不下用炒塩少許泡湯服一二丸即下

一產後血暈用薄荷湯服一丸即醒

以上四條乃臨產最危最要之症一時即有名醫措手不及此丹必須預備

一產後三日血氣未定還走五臟奔充于肝血暈起止不得眼

龍宮遺秘　補遺　三

子死腹中，用车前子一钱煎汤服一丸或二三丸，无不下者。若因血下太早而子死者，用人参、车前子煎汤，如无参，用陈皮少许同车前子煎亦可。

胎衣不下，用炒盐少许泡汤服一二丸即下。

产后血晕，用薄荷汤服一丸即醒。

以上四条，乃临产最危最要之症，一时即有名医，措手不及，此丹必须预备。

产后三日，血气未定，还走五脏，奔充于肝，血晕，起止不得，眼

見黑花滾水服一丸立愈
一產後七日氣血未定因食物與血結聚胸中口乾心悶煩渴
滾水服一丸立愈
一產後虛羸血入于心肺熱入于脾胃寒熱似瘧非瘧滾水服
一丸立愈
一產後敗血走注五臟轉滿四肢停留化爲浮腫口渴手足寒
冷乃血腫非水腫服此丹卽愈
一產後敗血熱極心中煩躁言語顛狂切勿誤爲風邪滾水研

见黑花，滚水服一丸，立愈。

产后七日，血气未定，因食物与血结聚胸中，口干，心闷，烦渴，滚水服一丸，立愈。

产后虚羸，血入于心肺，热入于脾胃，寒热似疟非疟，滚水服一丸，立愈。

产后败血走注五脏，转满四肢，停留化为浮肿，口渴，手足寒冷，乃血肿，非水肿，服此丹立愈。

产后败血热极，心中烦躁，言语颠狂，切勿误为风邪，滚水研

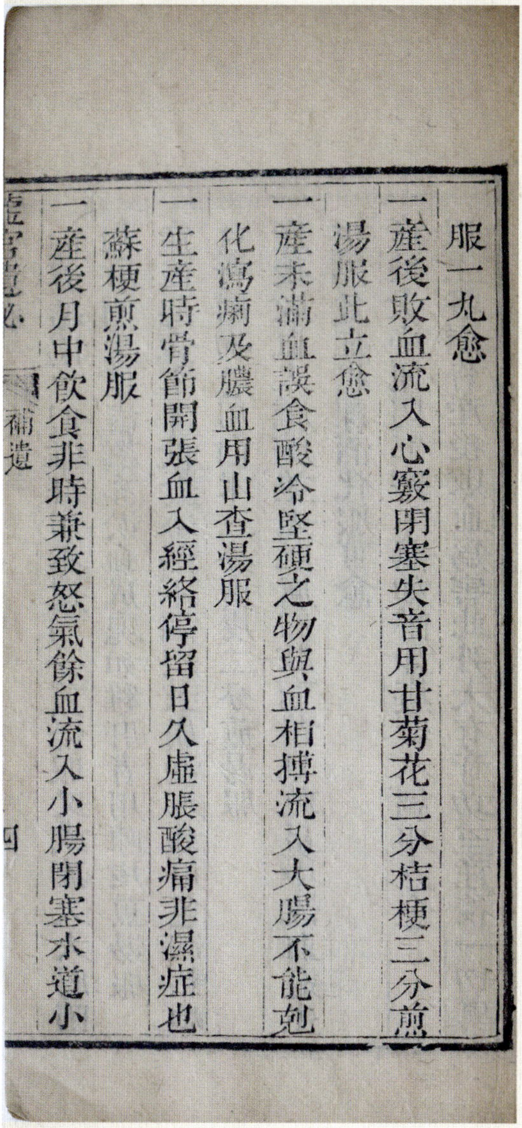

服一丸愈

一產後敗血流入心竅閉塞失音用甘菊花三分桔梗三分煎

湯服此立愈

一產未滿血誤食酸冷堅硬之物與血相搏流入大腸不能剋

化瀉痢及膿血用山查湯服

一生產時骨節開張血入經絡停留日久虛脹酸痛非濕症也

蘇梗煎湯服

一產後月中飲食非時兼致怒氣餘血流入小腸閉塞水道小

龍宮遺秘　補遺　四

服一丸愈。

产后败血流入心窍，闭塞失音，用甘菊花三分，桔梗三分，煎汤服此，立愈。

产未满血，误食酸冷坚硬之物，与血相搏，流入大肠，不能克化，泻痢及脓血，用山楂汤服。

生产时骨节开张，血入经络，停留日久，虚胀酸痛，非湿症也，苏梗煎汤服。

产后月中饮食非时，兼致怒气，余血流入小肠，闭塞水道，小

便澀結溺血似雞肝用木通四分煎湯服又或流入大腸閉
却肛門大便澀難亦淤血成塊如雞肝者用陳皮煎湯服
一產後惡露未淨飲食冷熱不調以致崩漏形如肝色潮熱煩
熱背膊拘急用白术三分廣皮二分煎湯服
一產後敗血入臟腑並走肌膚四肢面黃口乾鼻中流血遍生
斑點危症也陳酒化服可愈
一產後大小便閉乍寒乍熱如醉如癡滚水調服立愈
以上各症皆產後敗血為害此丹大有奇功至產後一切異

便涩结，溺血似鸡肝，用木通四分煎汤服。又或流入大肠，闭却肛门，大便涩难，亦淤血成块如鸡肝者，用陈皮煎汤服。

产后恶露未净，饮食冷热不调，以致崩漏形如肝色，潮热烦热，背膊拘急，用白术三分、广皮二分煎汤服。

产后败血入脏腑，并走肌肤四肢，面黄口干，鼻中流血，遍生斑点，危症也，陈酒化服可愈。

产后大小便闭，乍寒乍热，如醉如痴，滚水调服，立愈。

以上各症，皆产后败血为害，此丹大有奇功，至产后一切异

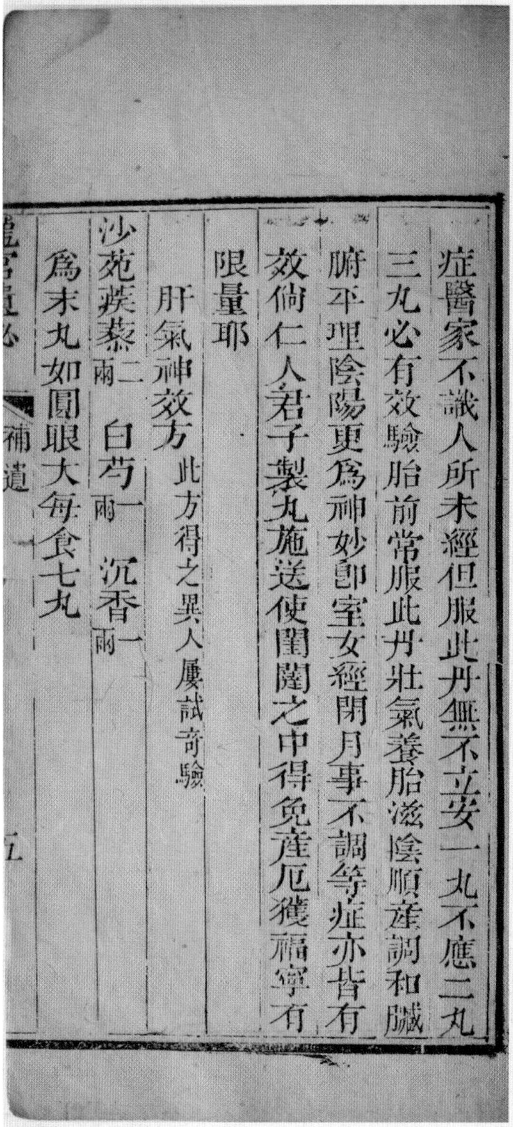

症醫家不識人所未經但服此丹無不立安一丸不應二丸三丸必有效驗胎前常服此丹壯氣養胎滋陰順產調和臟腑平理陰陽更爲神妙即室女經閉月事不調等症亦皆有效倘仁人君子製丸施送使閨閫之中得免產厄獲福寧有限量耶

肝氣神效方此方得之異人屢試奇驗

沙苑蒺藜二兩 白芍一兩 沉香一兩

爲末丸如圓眼大每食七丸

症，医家不识，人所未经，但服此丹，无不立安。一丸不应，二丸三丸必有效验。胎前常服此丹，壮气养胎，滋阴顺产，调和脏腑，平理阴阳，更为神妙。即室女经闭、月事不调等症，亦皆有效。倘仁人君子制丸施送，使闺阃之中得免产厄，获福宁有限量耶。

肝气神效方 此方得之异人，屡试奇验

沙苑蒺藜二两　白芍一两　沉香一两

为末，丸如圆眼[1]大，每食七丸。

1 圆眼：即龙眼，俗称桂圆。

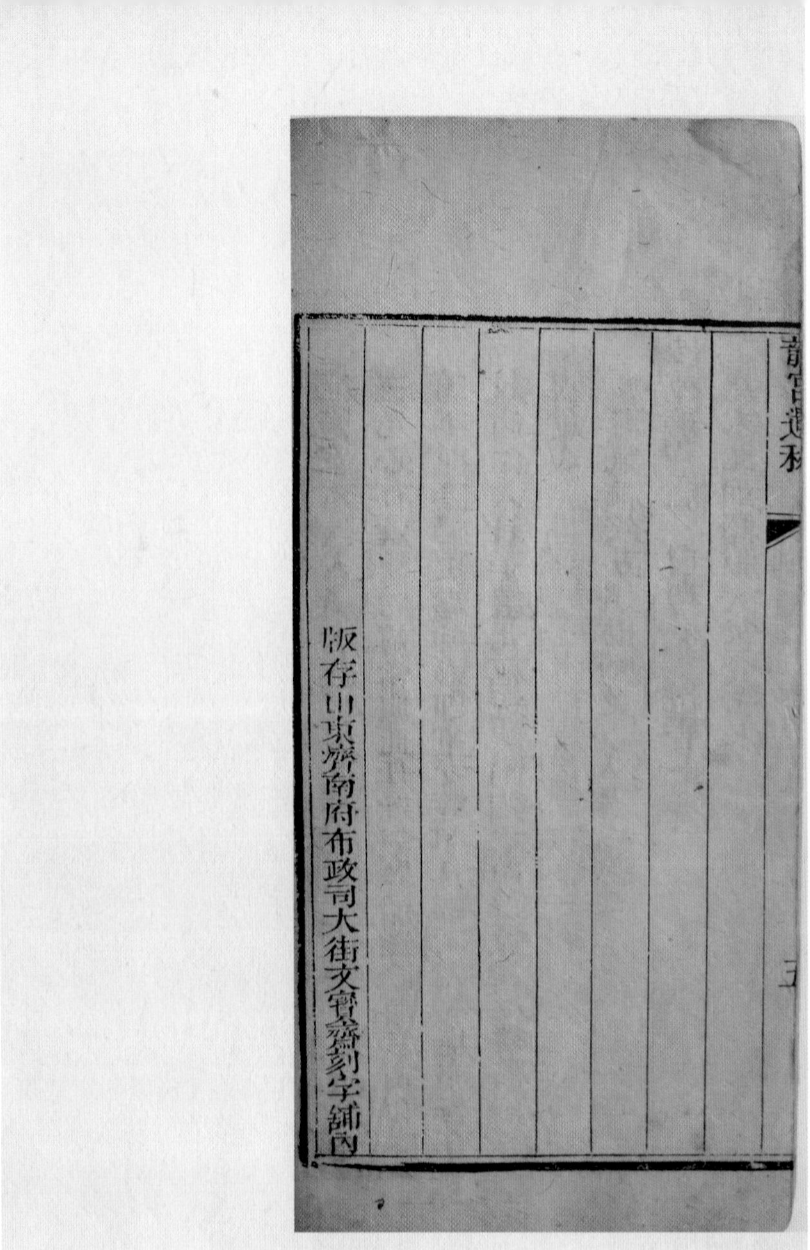
版存山東濟南府布政司大街文寶齋刻字舖內

版存山东济南府布政司大街[1]文宝斋刻字铺内

1 布政司大街：济南布政司街与后宰门一带为清代济南刻书业集中之地，有近三十家刻书坊。

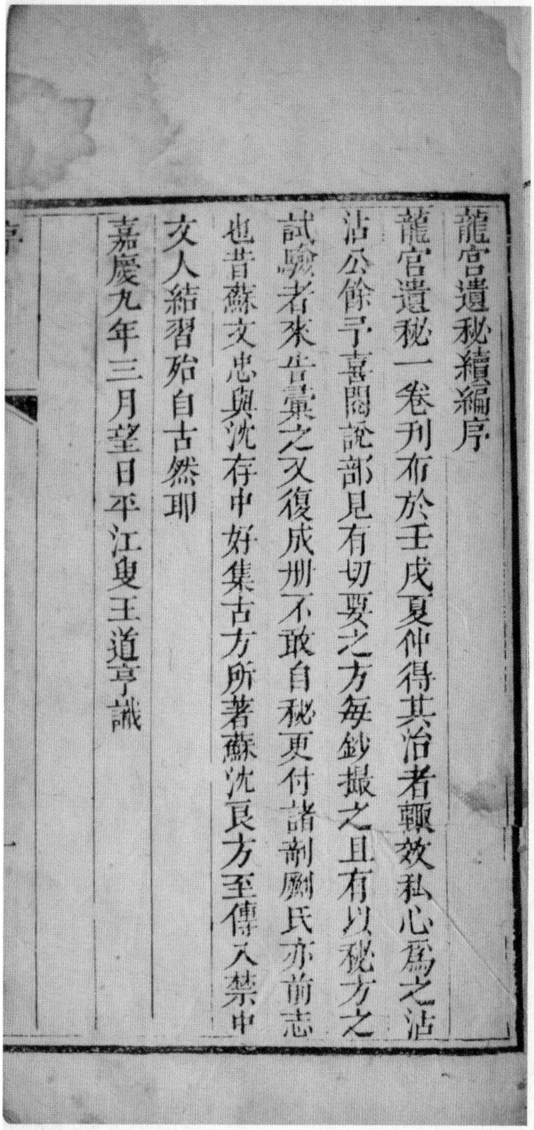
龍宮遺秘續編序

龍宮遺秘一卷刊布於壬戌夏仲得其治者輒效私心爲之沾沾公餘予喜閱說部見有切要之方每鈔撮之且有以秘方之試驗者來告彙之又復成册不敢自秘更付諸剞劂氏亦前志也昔蘇文忠與沈存中好集古方所著蘇沈良方至傳入禁中文人結習殆自古然耶

嘉慶九年三月望日平江叟王道亨識

龙宫遗秘续编序

《龙宫遗秘》一卷，刊布于壬戌夏仲，得其治者辄效，私心为之沾沾。公余予喜阅说部[1]，见有切要之方，每钞[2]撮之，且有以秘方之试验者来告，汇之又复成册，不敢自秘，更付诸剞劂氏[3]，亦前志也。昔苏文忠[4]与沈存中[5]好集古方，所著《苏沈良方》，至传入禁中，文人结习殆自然耶。

嘉庆九年三月望日平江叟王道亨识

1 说部：指古代小说、笔记、杂著一类书籍。
2 钞：同“抄”，抄写。余同。
3 剞劂氏：指刻书人。剞劂，本义指雕刻用的刀具或雕版，引申为刻字、刻书。
4 苏文忠：苏轼，谥号“文忠”。
5 沈存中：沈括，字“存中”。

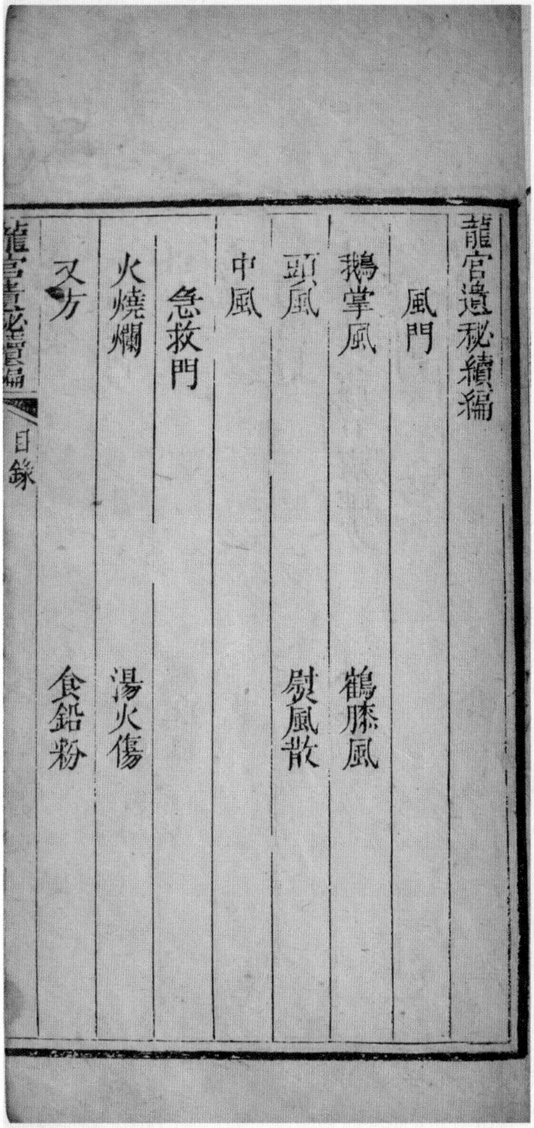

龍宫遺秘續編

風門

鵝掌風　鶴膝風

頭風　熨風散

中風

急救門

火燒爛　湯火傷

又方　食鉛粉

龍宫遺秘續編　目錄

龙宫遗秘续编

风　门

鹅掌风　鹤膝风

头风　熨风散

中风

急救门

火烧烂　汤火伤

又方　食铅粉

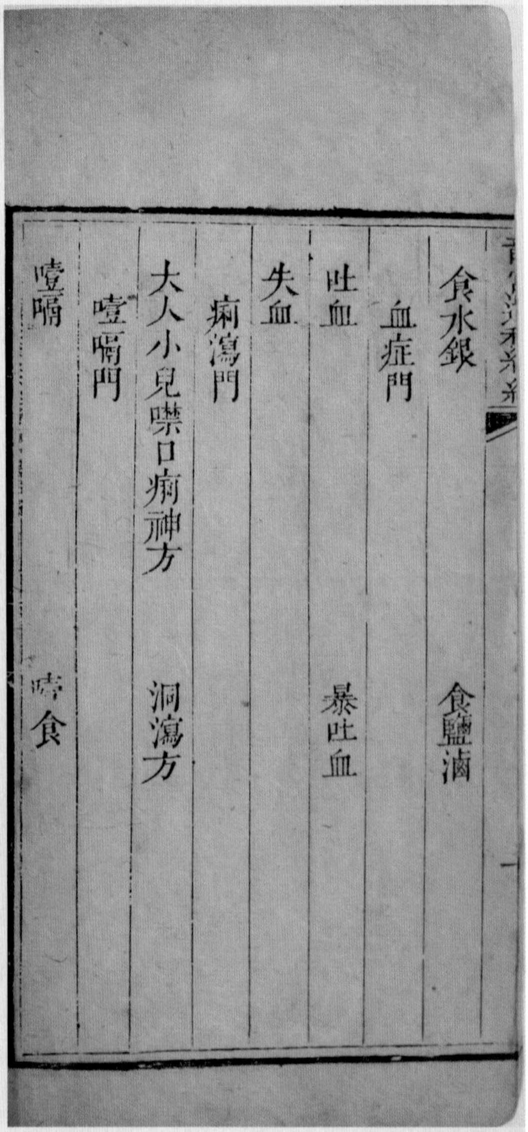
食水銀　食鹽滷
血症門
吐血　暴吐血
失血
痢瀉門
大人小兒噤口痢神方　洞瀉方
噎嗝門
噎嗝　噎食

食水银　食盐卤

血症门

吐血　暴吐血

失血

泻痢门

大人小儿噤口痢神方　洞泻方

噎嗝门

噎嗝　噎食

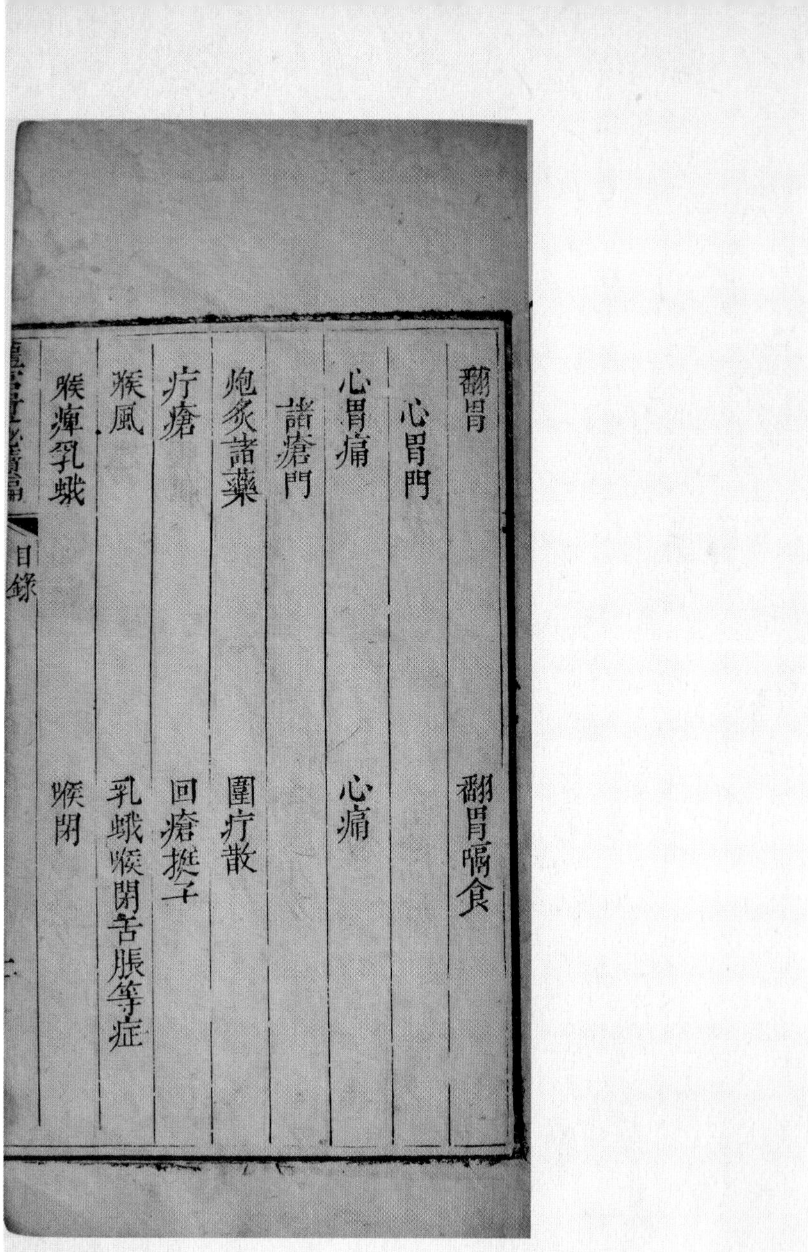
翻胃　翻胃嗝食
心胃門
心胃痛　心痛
諸瘡門
炮炙諸藥　圍疔散
疔瘡　回瘡挺子
喉風　乳蛾喉閉舌脹等症
喉痺乳蛾　喉閉
龍宮遺秘　目錄

翻胃　翻胃嗝食

心胃门

心胃痛　心痛

诸疮门

炮炙诸药　围疔散

疔疮　回疮挺子

喉风　乳蛾喉闭舌胀等症

喉痹乳蛾　喉闭

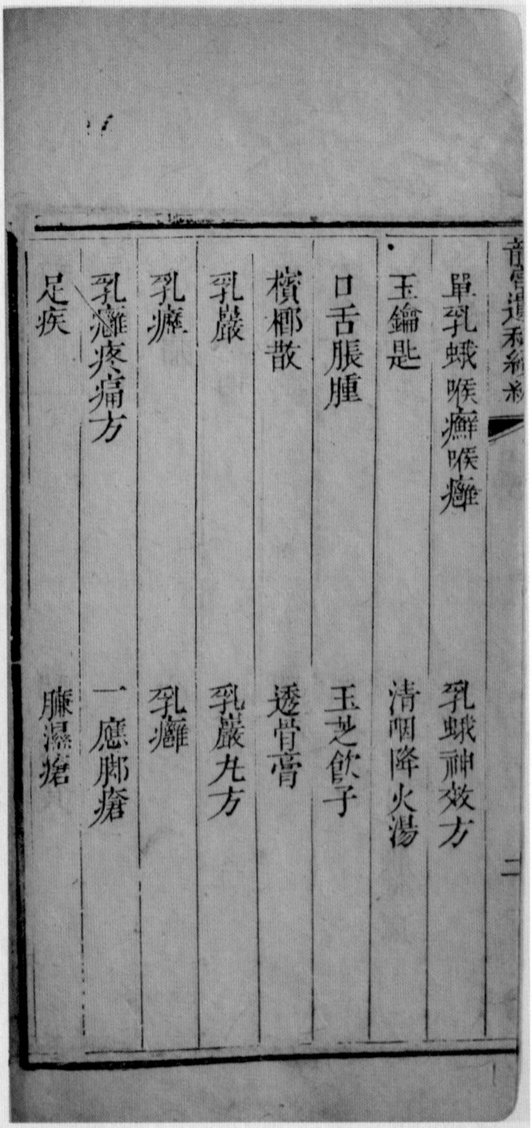
單乳蛾喉癬喉癰　乳蛾神效方
玉鑰匙　清咽降火湯
口舌脹腫　玉芝飲子
檳榔散　透骨膏
乳巖　乳巖丸方
乳癧　乳癰
乳癰疼痛方　一應脚瘡
足疾　臁濕瘡

单乳蛾喉癣喉痈　乳蛾神效方

玉钥匙　清咽降火汤

口舌胀肿　玉芝饮子

槟榔散　透骨膏

乳岩　乳岩丸方

乳疬　乳痈

乳痈疼痛方　一应脚疮

足疾　臁湿疮

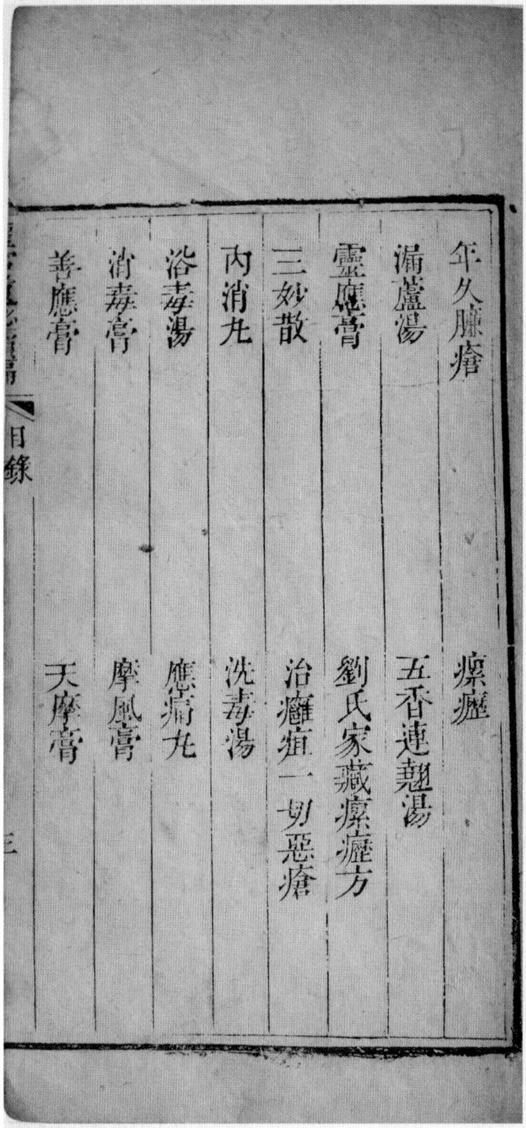
年久臁瘡　瘰癧
漏蘆湯　五香連翹湯
靈應膏　劉氏家藏瘰癧方
三妙散　治癰疽一切惡瘡
內消丸　洗毒湯
浴毒湯　應痛丸
消毒膏　摩風膏
善應膏　天摩膏
目錄　三

年久臁疮　瘰疬
漏芦汤　五香连翘汤
灵应膏　刘氏家藏瘰疬方
三妙散　治痈疽一切恶疮
内消丸　洗毒汤
浴毒汤　应痛丸
消毒膏　摩风膏
善应膏　天摩膏

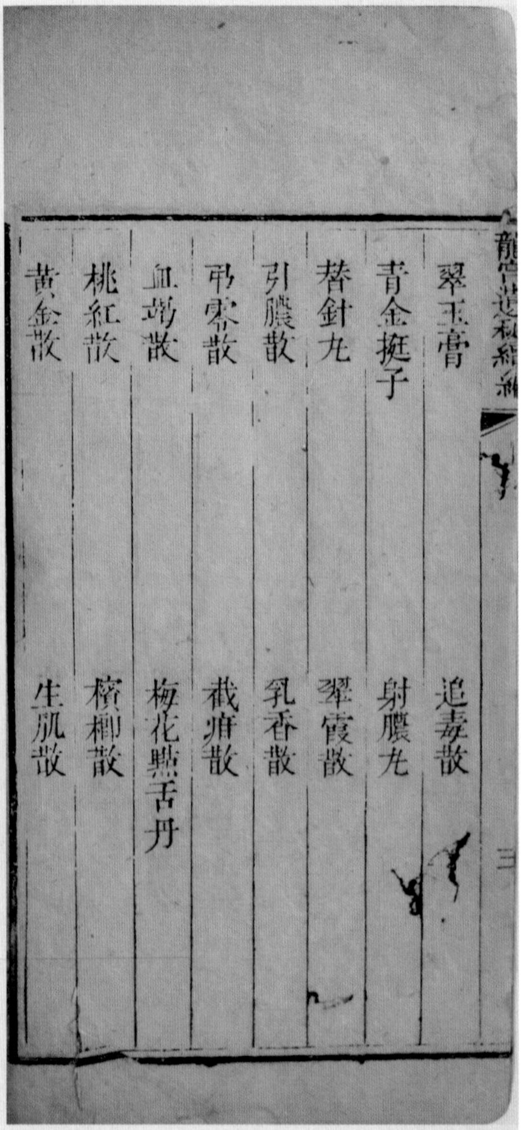

翠玉膏　追毒散

青金挺子　射膿丸

替針丸　翠霞散

引膿散　乳香散

弔零散　截疳散

血竭散　梅花點舌丹

桃紅散　檳榔散

黃金散　生肌散

翠玉膏　追毒散

青金挺子　射脓丸

替针丸　翠霞散

引脓散　乳香散

弔零散　截疳膏

血竭散　梅花点舌丹

桃红散　槟榔散

黄金散　生肌散

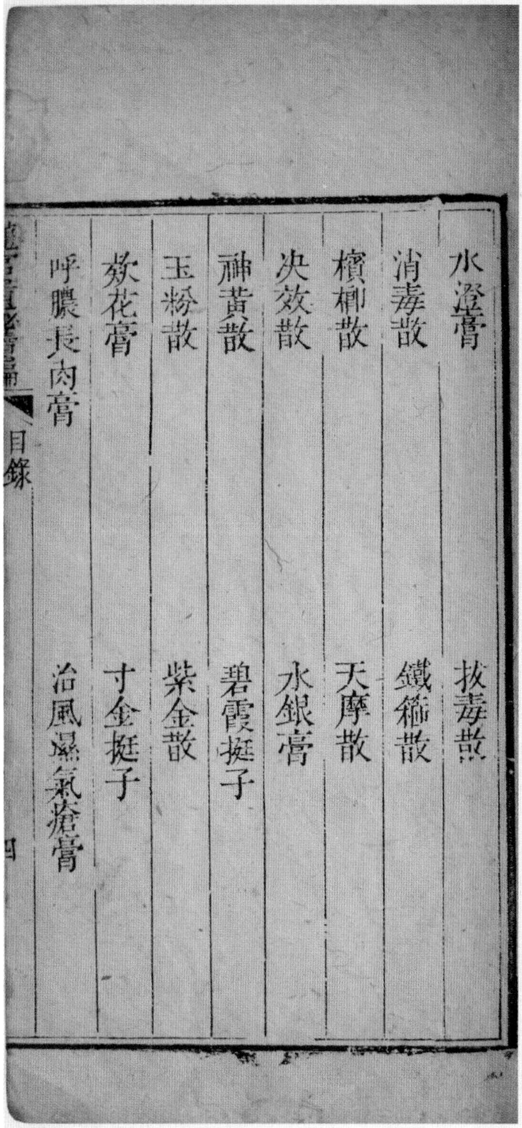

水澄膏 拔毒散
消毒散 鐵箍散
檳榔散 天摩散
決效散 水銀膏
神黃散 碧霞挺子
玉粉散 紫金散
款花膏 寸金挺子
呼膿長肉膏 治風濕氣瘡膏

水澄膏　拔毒散

消毒散　铁箍散

槟榔散　天摩散

决效散　水银膏

神黄散　碧霞挺子

玉粉散　紫金散

款花膏　寸金挺子

呼脓长肉膏　治风湿气疮膏

神應膏　千槌膏
便毒魚口　又方
博金散　化鐵丸
圍藥　又方
肥瘡　肥瘡擦治方
楊梅頑癬　楊梅結毒
楊梅疳毒　楊梅神驗方
惡瘡　惡瘡腫毒

神应膏　千槌膏
便毒鱼口　又方
博金散　化铁丸
围药　又方
肥疮　肥疮擦治方
杨梅顽癣　杨梅结毒
杨梅疳毒　杨梅神验方
恶疮　恶疮肿毒

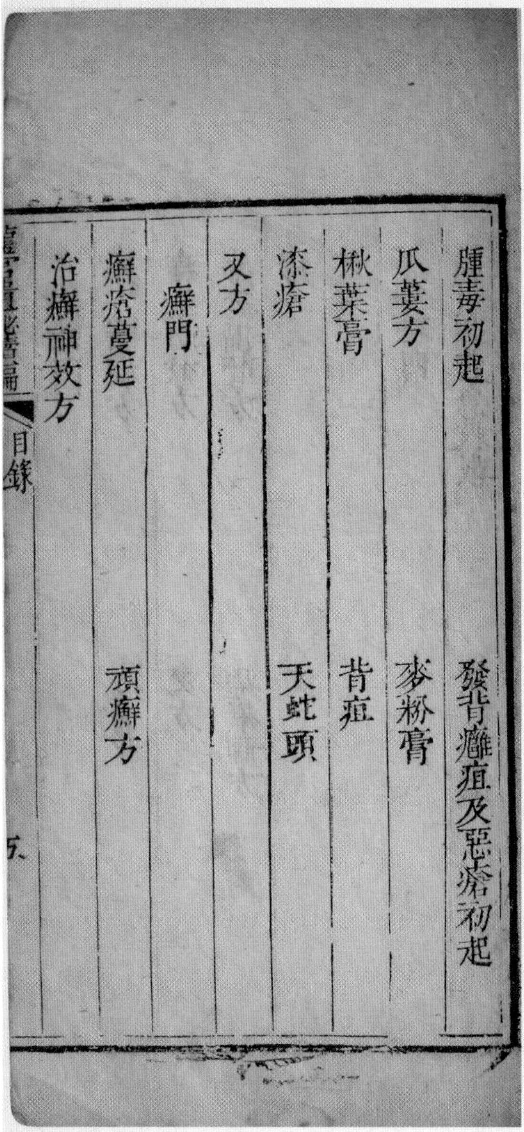

腫毒初起　發背癰疽及惡瘡初起
瓜蔞方　麥粉膏
楸葉膏　背疽
漆瘡　天蛇頭
又方
癬門
癬瘡蔓延　頑癬方
治癬神效方

肿毒初起　发背痈疽及恶疮初起

瓜蒌方　麦粉膏

楸叶膏　背疽

漆疮　天蛇头

又方

癣　门

癣疮蔓延　顽癣方

治癣神效方

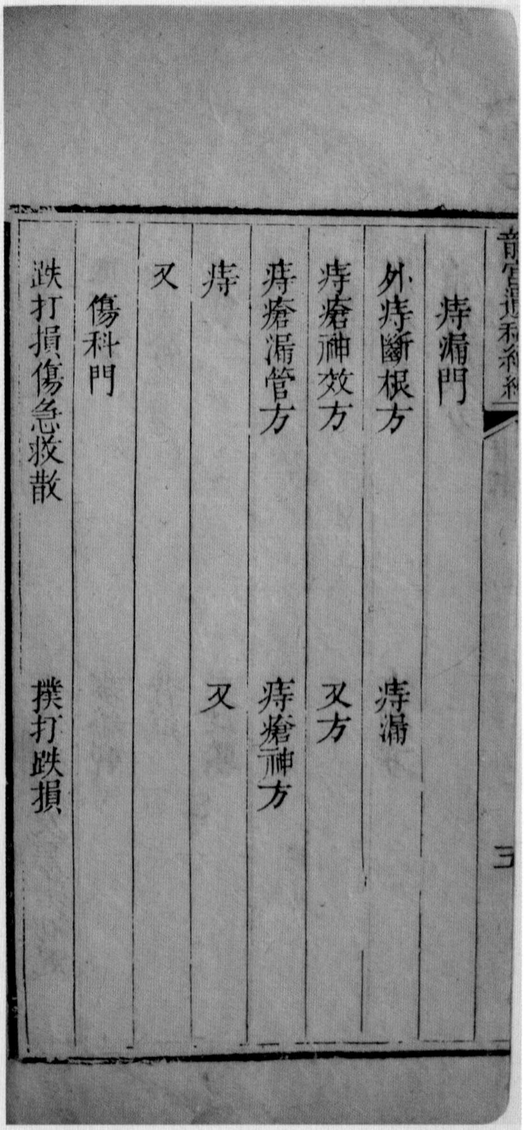
痔漏門
外痔斷根方　痔漏
痔瘡神效方　又方
痔瘡漏管方　痔瘡神方
痔　又
又
傷科門
跌打損傷急救散　撲打跌損

痔漏门

外痔断根方　痔漏

痔疮神效方　又方

痔疮漏管方　痔疮神方

痔　又

又

伤科门

跌打损伤急救散　扑打跌损

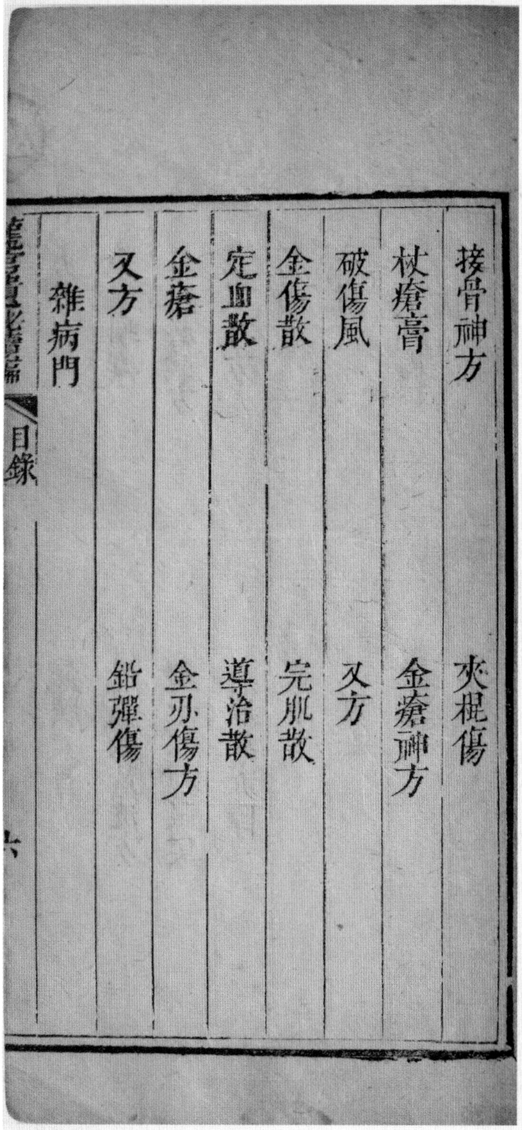

龍宮遺秘續編　目錄　六

接骨神方　夾棍傷
杖瘡膏　金瘡神方
破傷風　又方
金傷散　完肌散
定血散　導治散
金瘡　金刃傷方
又方　鉛彈傷
雜病門

杂病门

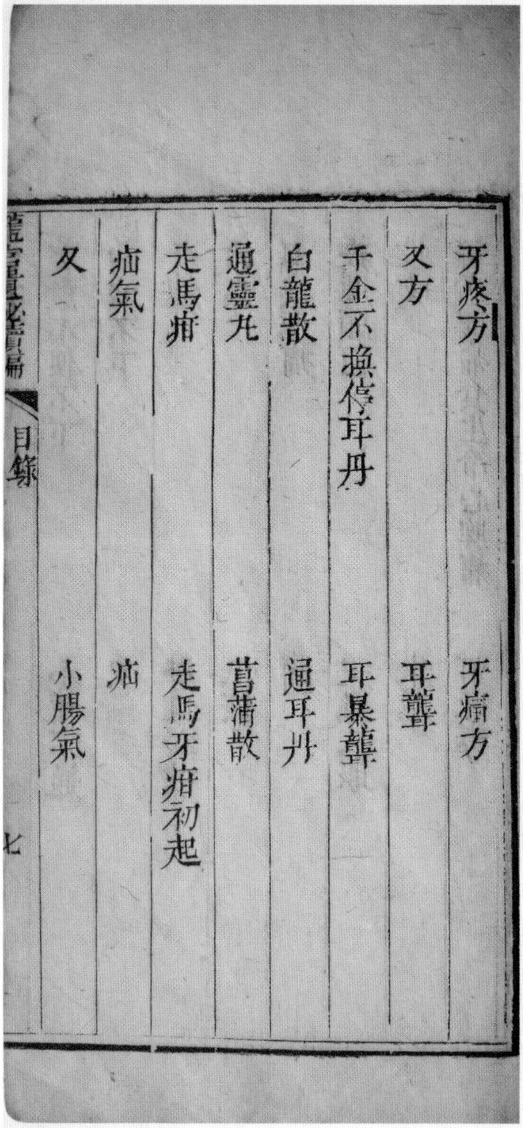
牙疼方　牙痛方
又方　耳聾
千金不換停耳丹　耳暴聾
白龍散　通耳丹
通靈丸　菖蒲散
走馬疳　走馬牙疳初起
疝氣　疝
又　小腸氣
龍宮遺秘續編　目錄　七

牙疼方　牙痛方

又方　耳聋

千金不换停耳丹　耳暴聋

白龙散　通耳丹

通灵丸　菖蒲散

走马疳　走马牙疳初起

疝气　疝

又　小肠气

腎虚小便不下　小便不通
病溺不下　又
骨鯁　骨鯁穀芒
治蟲　虱瘕
濕痰腫痛　瘤
疫腫頭面　天絲入眼
蛟咬　水腫
腎虚腰痛食生冷心脾痛　河豚毒

肾虚小便不下　小便不通

病溺不下　又

骨鲠　骨鲠谷芒

治虫　虱瘕

湿痰肿痛　瘤

疫肿头面　天丝入眼

蛟咬　水肿

肾虚腰痛食生冷心脾痛　河豚毒

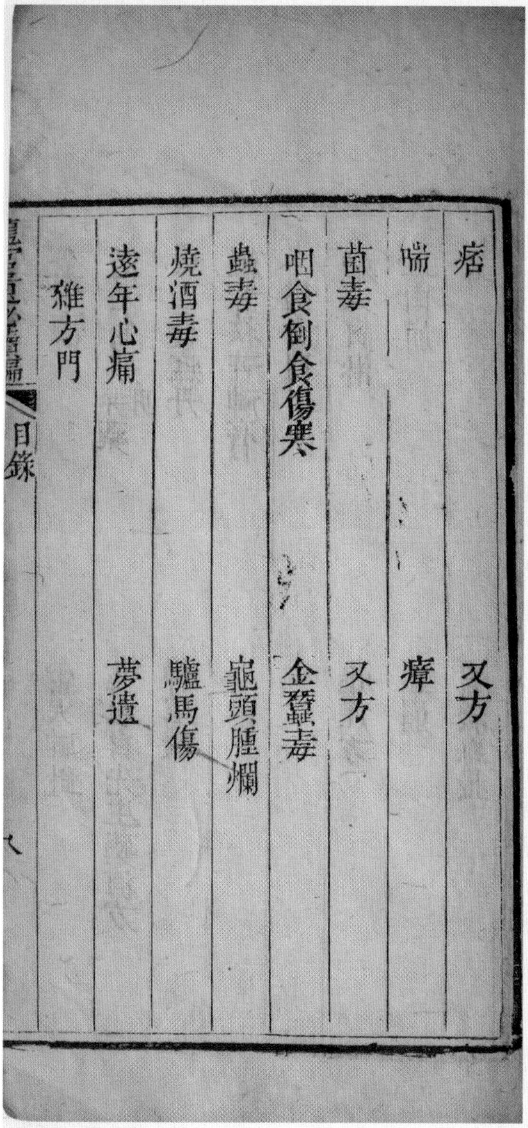

金灵散　雷火神针

混元金丹并药引　薛生白先生药酒方

太乙辟瘟丹　行军散

观音救苦神膏

妇女门

妇人白淋　难产方

血山崩　血崩

又　产后血晕

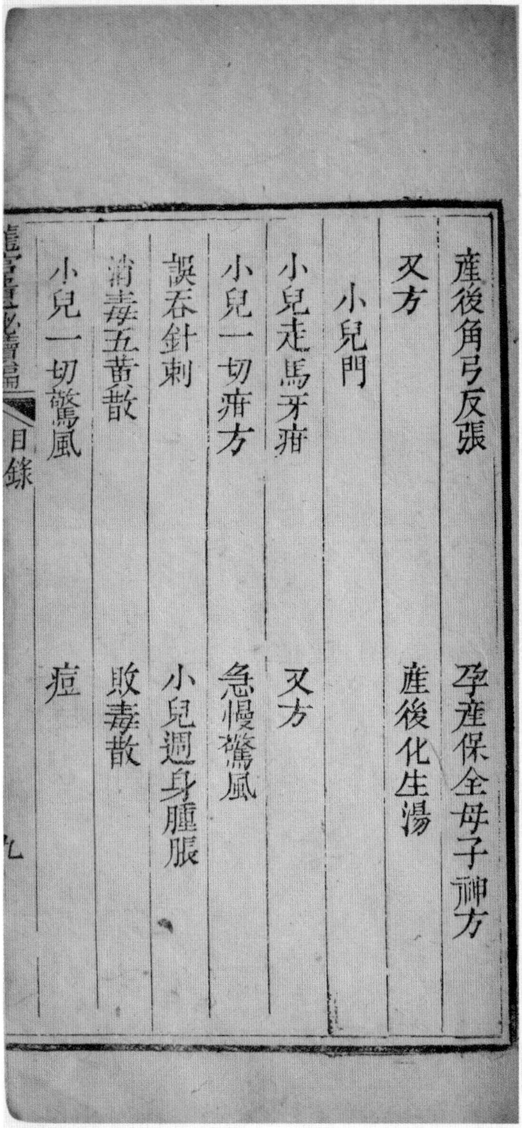
產後角弓反張　孕產保全母子神方
又方　產後化生湯
小兒門
小兒走馬牙疳　又方
小兒一切疳方　急慢驚風
誤吞針刺　小兒週身腫脹
消毒五黃散　敗毒散
小兒一切驚風　痘
龍宮遺秘續編　目錄　九

产后角弓反张　孕产保全母子神方
又方　产后化生汤

小儿门

小儿走马牙疳　又方
小儿一切疳方　急慢惊风
误吞针刺　小儿周身肿胀
消毒五黄散　败毒散
小儿一切惊风　痘

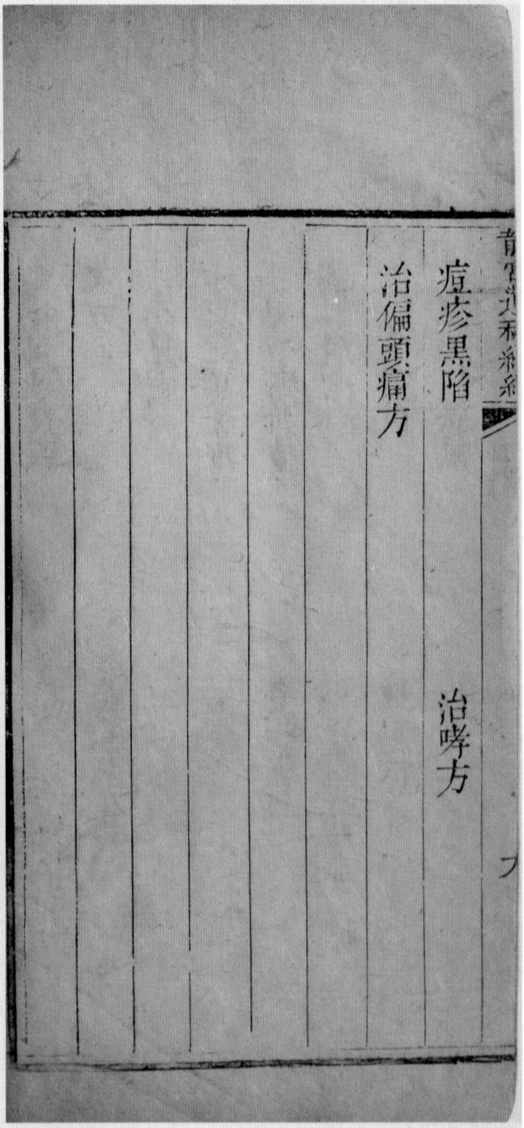
痘疹黑陷　治哮方
治偏頭痛方

痘疹黑陷　治哮方
治偏头痛方

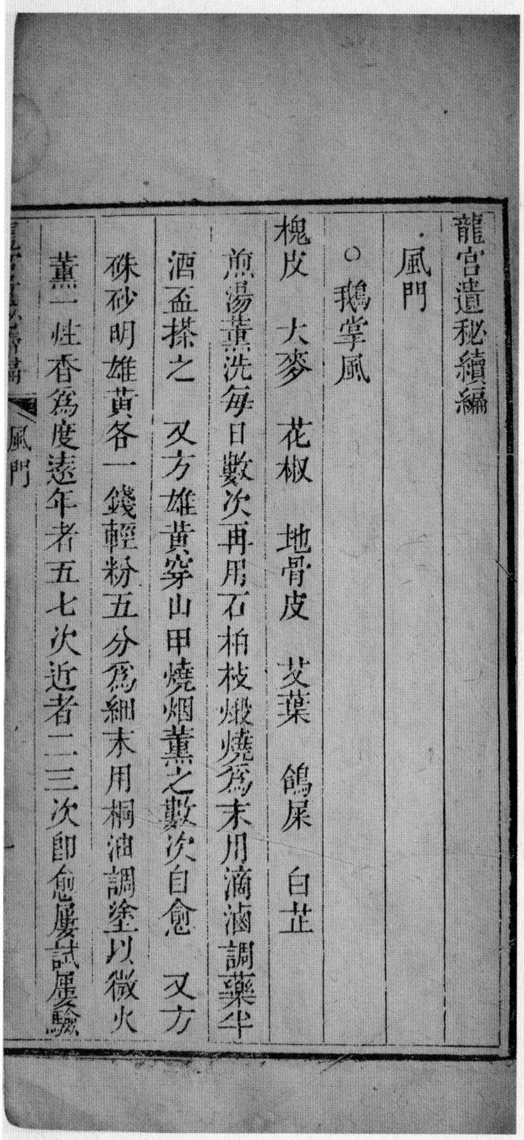
龍宮遺秘續編
風門
○鵝掌風
槐皮　大麥　花椒　地骨皮　艾葉　鴿屎　白芷
煎湯熏洗每日數次再用石柏枝煅燒爲末用滴滷調藥半
酒盃搽之　又方雄黃穿山甲燒烟熏之數次自愈　又方
硃砂明雄黃各一錢輕粉五分爲細末用桐油調塗以微火
熏一炷香爲度遠年者五七次近者二三次即愈屢試屢驗
龍宮遺秘續編　風門

龙宫遗秘续编

风　门

鹅掌风

槐皮　大麦　花椒　地骨皮　艾叶　鸽屎　白芷

煎汤熏洗，每日数次。再用石柏枝煅烧为末，用滴卤调药半酒杯搽之。又方，雄黄、穿山甲，烧烟熏之，数次自愈。又方，朱砂、明雄黄各一钱，轻粉五分，为细末，用桐油调涂，以微火熏一炷香为度。远年者五七次，近者二三次即愈，屡试屡验。

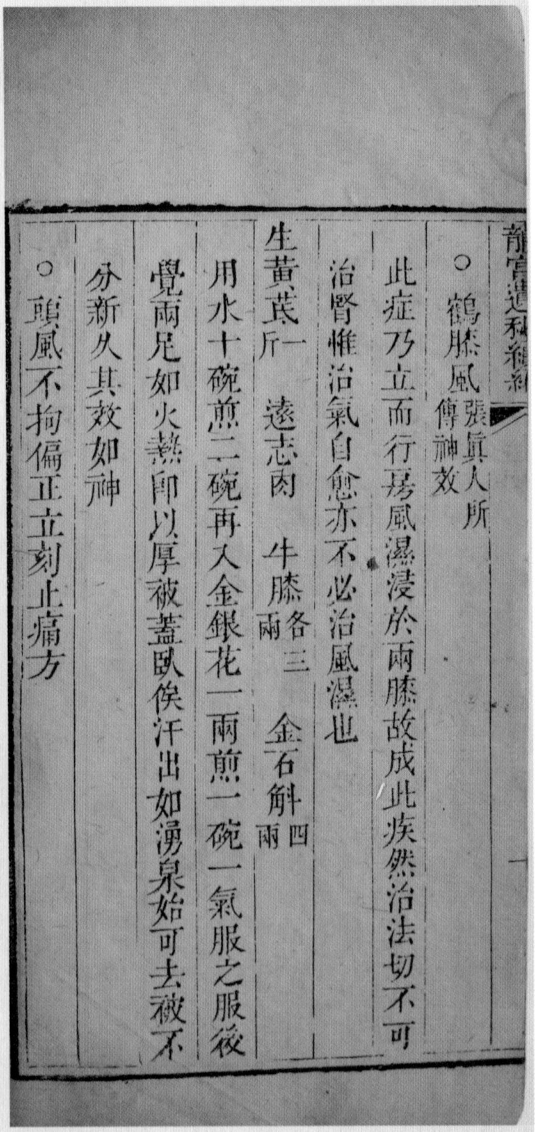
○鶴膝風張眞人所傳神效
此症乃立而行房風濕浸於兩膝故成此疾然治法切不可治腎惟治氣自愈亦不必治風濕也
生黃芪一斤　遠志肉　牛膝各三兩　金石斛四兩
用水十碗煎二碗再入金銀花一兩煎一碗一氣服之服後覺兩足如火熱即以厚被蓋臥俟汗出如湧泉始可去被不分新久其效如神
○頭風不拘偏正立刻止痛方

鹤膝风张真人所传[1]，神效

此症乃立而行房，风湿浸于两膝，故成此疾。然治法切不可治肾，惟治气自愈，亦不必治风湿也。

生黄芪一斤　远志肉　牛膝各三两　金石斛四两

用水十碗煎二碗，再入金银花一两，煎一碗，一气服之。服后觉两足如火热，即以厚被盖卧，俟汗出如涌泉，始可去被。不分新久，其效如神。

头风不拘偏正立刻止痛方

1 张真人所传：此条引自《良方补遗》，与《石室秘录》所说相似。

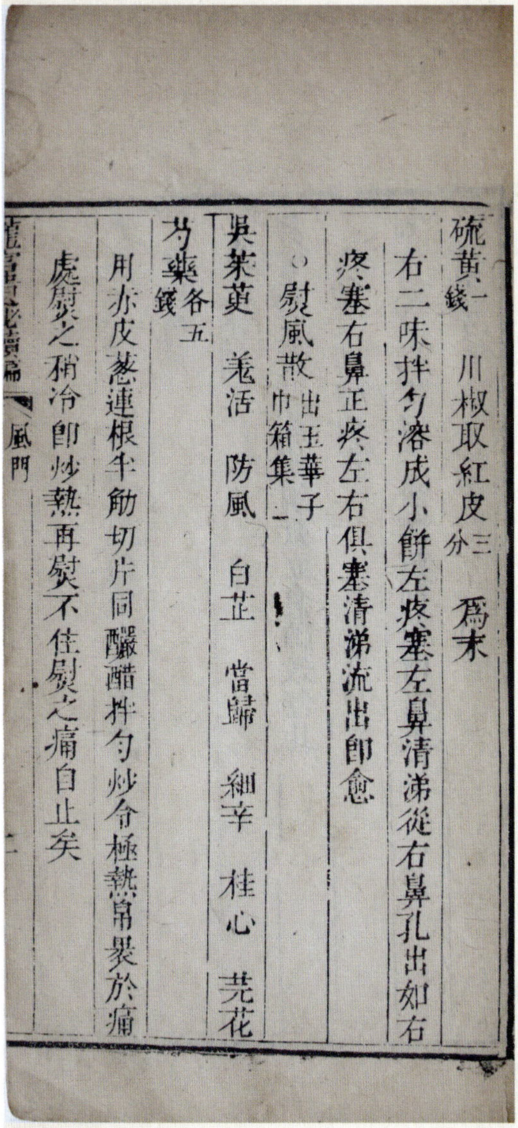

硫黄一錢 川椒取紅皮三分 爲末

右二味拌勻溶成小餅左疼塞左鼻清涕從右鼻孔出如右疼塞右鼻正疼左右俱塞清涕流出即愈

〇熨風散出玉華子巾箱集

吳茱萸 羌活 防風 白芷 當歸 細辛 桂心 芫花 芍藥各五錢

用赤皮葱連根半觔切片同釅醋拌勻炒令極熱帛裹於痛處熨之稍冷即炒熱再熨不住熨之痛自止矣

硫黄一钱　川椒取红皮三分　为末

上二味拌匀，溶成小饼，左疼塞左鼻，清涕从右鼻孔出。如右疼塞右鼻，正疼左右俱塞，清涕流出即愈。

熨风散[1] 出玉华子《巾箱集》

吴茱萸　羌活　防风　白芷　当归　细辛　桂心　芫花　芍药各五钱

用赤皮葱连根半斤，切片，同酽醋拌匀，炒令极热，帛裹于痛处熨之。稍冷即炒热再熨，不住熨之，痛自止矣。

1 熨风散：元代齐德之《外科精义》卷下引《玉华子巾箱集》。

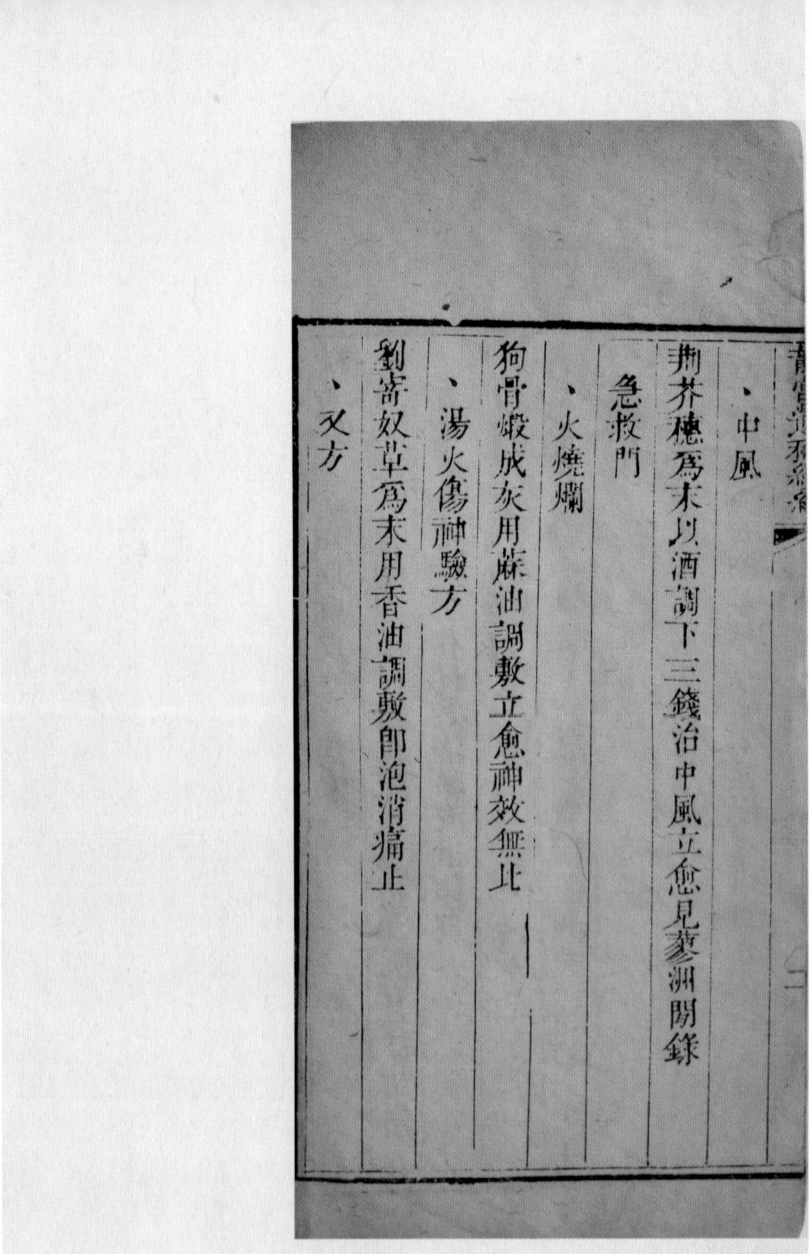

、中風

荆芥穗爲末以酒調下三錢治中風立愈見蓼洲閒錄

急救門

、火燒爛

狗骨煆成灰用蔴油調敷立愈神效無比

、湯火傷神驗方

劉寄奴草爲末用香油調敷卽泡消痛止

、又方

中　风

荆芥穗为末，以酒调下三钱，治中风立愈。见《蓼洲闲录[1]》。

急救门

火烧烂

狗骨煅成灰，用麻油调敷，立愈，神效无比。

汤火伤神验方

刘寄奴草为末，用香油调敷，即泡消痛止。

又　方

1 蓼洲闲录：宋代高文虎撰有《蓼花洲闲录》。

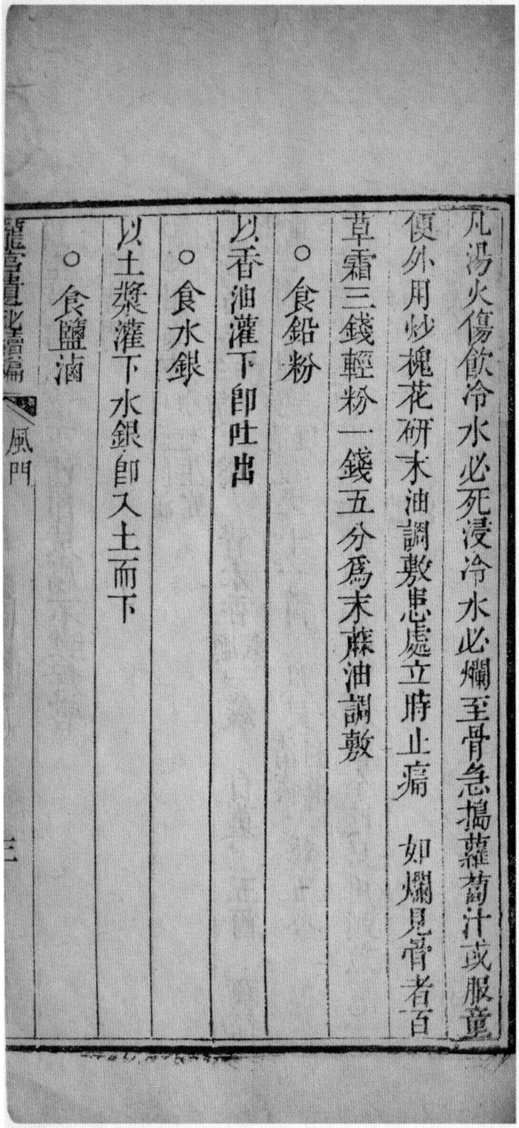

凡湯火傷飲冷水必死浸冷水必爛至骨急搗蘿蔔汁或服童便外用炒槐花研末油調敷患處立時止痛　如爛見骨者百草霜三錢輕粉一錢五分爲末麻油調敷

○食鉛粉

以香油灌下卽吐出

○食水銀

以土漿灌下水銀卽入土而下

○食鹽滷

龍宮遺祕續編　風門　三

凡汤火伤饮冷水必死，浸冷水必烂至骨。急捣萝卜汁或服童便，外用炒槐花研末油调敷患处，立时止痛。如烂见骨者，百草霜三钱、轻粉一钱五分为末，麻油调敷。

食铅粉

以香油灌下，即吐出。

食水银

以土浆灌下，水银即入土而下。

食盐卤[1]

1 卤：原作“滷”。

以生豆腐浆灌，下卤即成腐，不致为害。

血症门

吐血方山阴倪涵初先生定

制何首乌生精养血三钱　青木香顺气一钱　白果涩五个　藕节止血三个　建莲清心健脾二十一个　川贝清痰利气一钱五分

上三味药、四味果，水煎温服，将果检出全吃，只用头煎，煎一杯，加红枣七个健脾和胃。

暴吐血

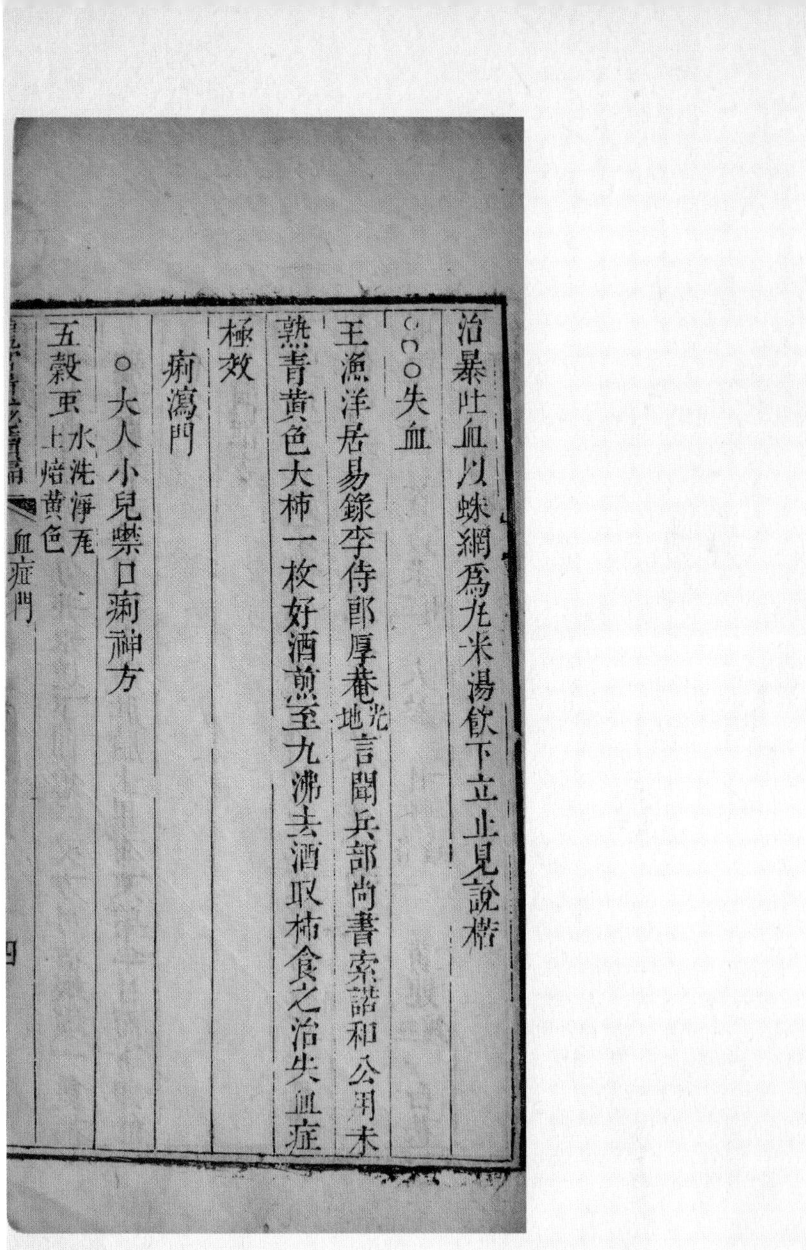
治暴吐血以蛛網爲丸米湯飲下立止見說楛
○○○失血
王漁洋居易錄李侍郎厚菴光地言聞兵部尚書索諾和公用未
熟青黃色大柿一枚好酒煎至九沸去酒取柿食之治失血症
極效
痢瀉門
○大人小兒噤口痢神方
五穀虫水洗淨瓦上焙黃色
血症門

治暴吐血，以蛛网为丸，米汤饮下，立止。见《说楛[1]》。

失　血

王渔洋《居易录[2]》：李侍郎厚庵光地言，闻兵部尚书索诺和公用未熟青黄色大柿一枚，好酒煎至九沸，去酒取柿食之，治失血症极效。

泻痢门

大人小儿噤口痢神方

五谷虫水洗净，瓦上焙黄色

1 说楛：明代焦周撰笔记。

2 居易录：清代王士祯撰杂俎类笔记。王士祯，清初著名诗人、文学家，山东新城（今桓台县）人，原名王士禛，字子真，一字贻上，号阮亭，又号渔洋山人，世称王渔洋，谥文简。其一生著述达500余种，杂俎笔记类有《香祖笔记》《池北偶谈》《居易录》等数十种。

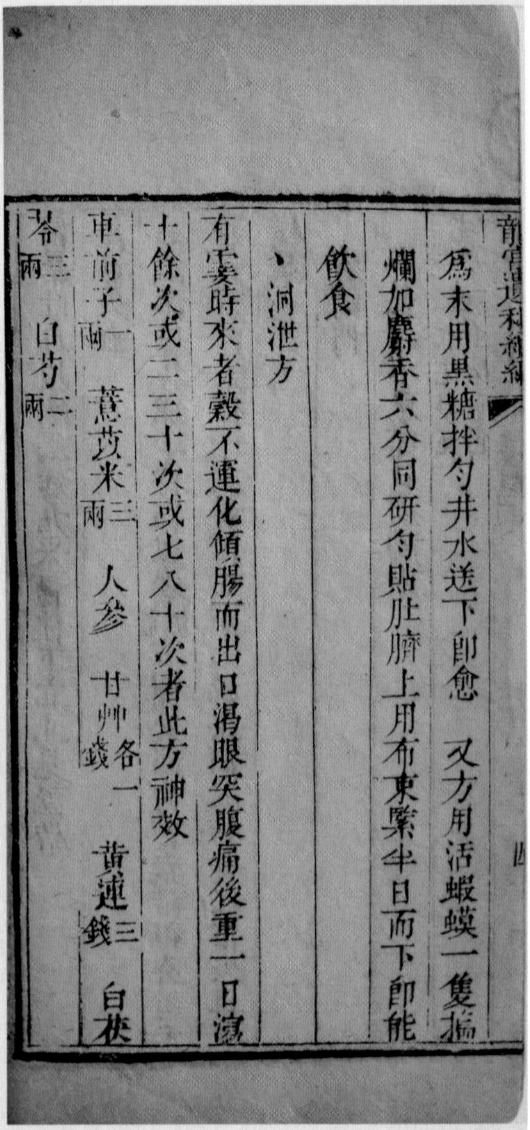
爲末用黒糖拌匀井水送下即愈　又方用活蝦蟆一隻搗
爛加麝香六分同研匀貼肚臍上用布束緊半日而下即能
飲食
洞泄方
有霎時來者穀不運化傾腸而出口渴眼突腹痛後重一日瀉
十餘次或二三十次或七八十次者此方神效
車前子一兩　薏苡米三兩　人参　甘艸各一錢　黄連三錢　白茯
苓三兩　白芍二兩

为末，用黑糖拌匀，井水送下，即愈。又方，用活虾蟆[1]一只，捣烂，加麝香六分，同研匀，贴肚脐上，用布束紧，半日而下，即能饮食。

洞泄方

有霎时来者，谷不运化，倾肠而出，口渴眼突，腹痛后重，一日泻十余次，或二三十次，或七八十次者，此方神效。

车前子一两　薏苡米三两　人参　甘草各一钱　黄连三钱　白茯苓三两　白芍二两

1 虾蟆：即蛤蟆。

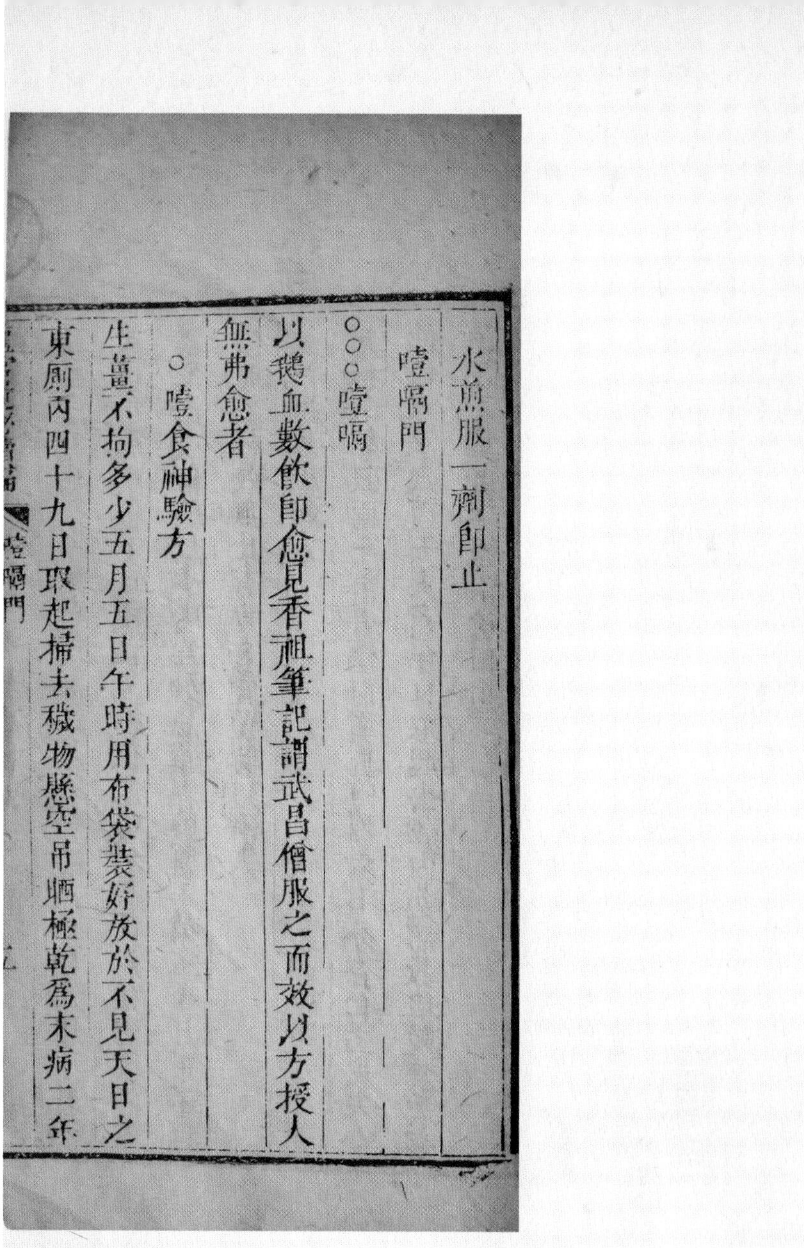
水煎服一劑即止

噎膈門

○○○噎嗝

以鵝血數飲即愈見香祖筆記謂武昌僧服之而效以方授人無弗愈者

○噎食神驗方

生薑不拘多少五月五日午時用布袋裝好放於不見天日之東厠内四十九日取起掃去穢物懸空吊晒極乾爲末病二年

噎膈門

水煎服，一剂即止。

噎膈门

噎　嗝[1]

以鹅血数饮即愈。见《香祖笔记》，谓武昌僧服之而效，以方授人，无弗愈者。

噎食神验方[2]

生姜不拘多少，五月五日午时用布袋装好，放于不见天日之东厕内，四十九日取起，扫去秽物，悬空吊晒极干，为末。病二年

1 噎嗝：应为“噎膈”

2 噎食神验方：原目录作“噎食”。

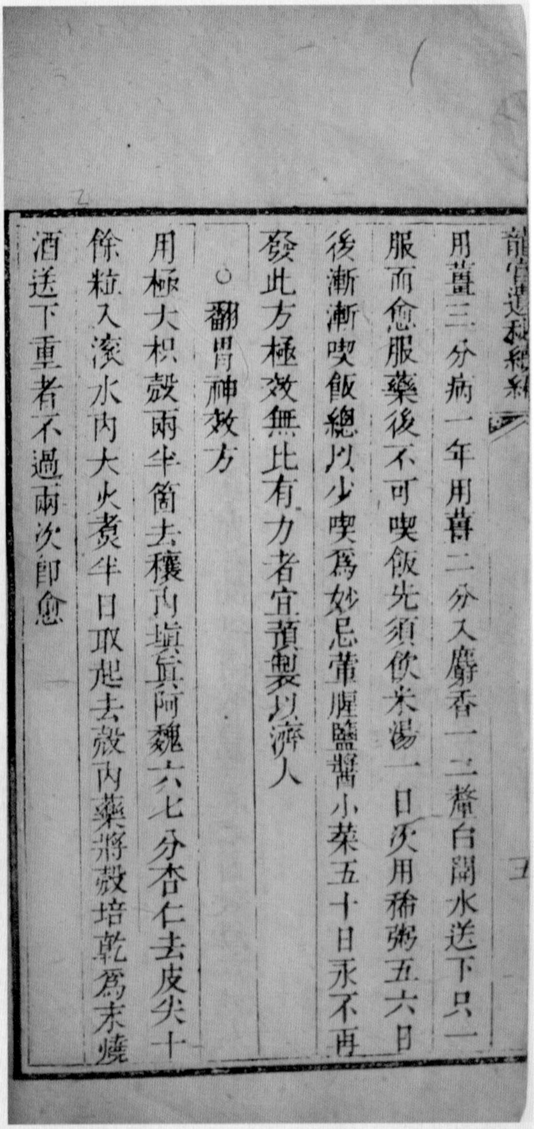

用姜三分，病一年用姜二分，入麝香一二厘，白开水送下，只一服而愈。服药后不可吃饭，先须饮米汤一日，次用稀粥五六日，后渐渐吃饭，总以少吃为妙。忌荤腥、盐酱、小菜五十日，永不再发。此方极效无比，有力者宜预制以济人。

翻胃神效方[1]

用极大枳壳两半个去穰，内填真阿魏六七分，杏仁去皮尖十余粒，入滚水内大火煮半日，取起去壳内药，将壳焙干为末，烧酒送下。重者不过两次即愈。

1 翻胃神效方：原目录作“翻胃”。

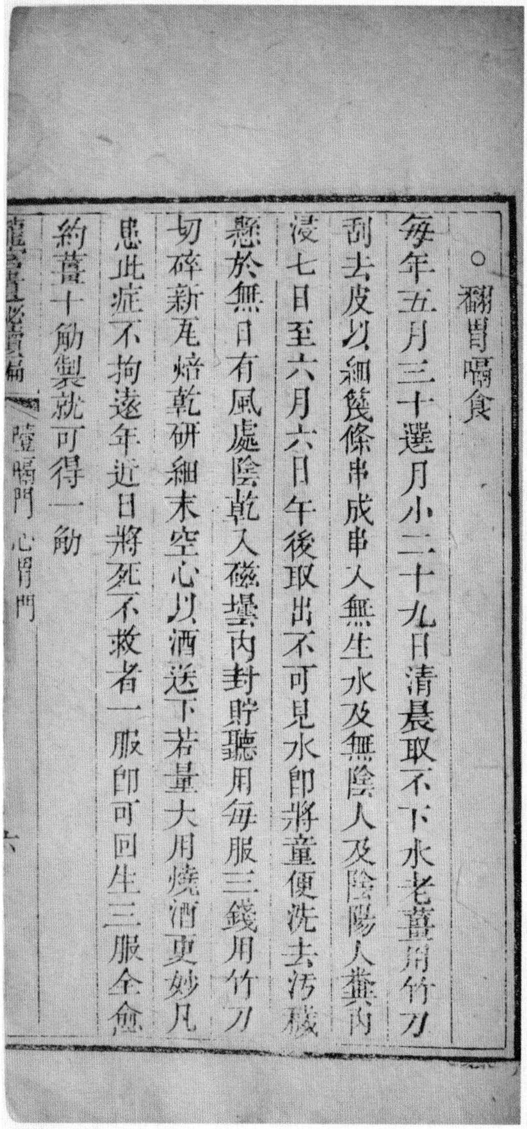
○翻胃嗝食
每年五月三十選月小二十九日清晨取不下水老薑用竹刀刮去皮以細篾條串成串入無生水及無陰人及陰陽人糞內浸七日至六月六日午後取出不可見水即將童便洗去汚穢懸於無日有風處陰乾入磁罈內封貯聽用每服三錢用竹刀切碎新瓦焙乾研細末空心以酒送下若量大用燒酒更妙凡患此症不拘遠年近日將死不救者一服即可回生三服全愈約薑十觔製就可得一觔

龍宮遺秘續編　噎嗝門　心胃門　六

翻胃嗝食

每年五月三十，选月小二十九日，清晨取不下水老姜，用竹刀刮去皮，以细篾条串成串，入无生水及无阴人及阴阳人粪内，浸七日，至六月六日午后取出，不可见水，即将童便洗去污秽，悬于无日有风处阴干，入瓷坛内封贮听用。每服三钱，用竹刀切碎，新瓦焙干，研细末，空心以酒送下。若量大，用烧酒更妙。凡患此症，不拘远年近日、将死不救者，一服即可回生，三服全愈。约姜十斤制就可得一斤。

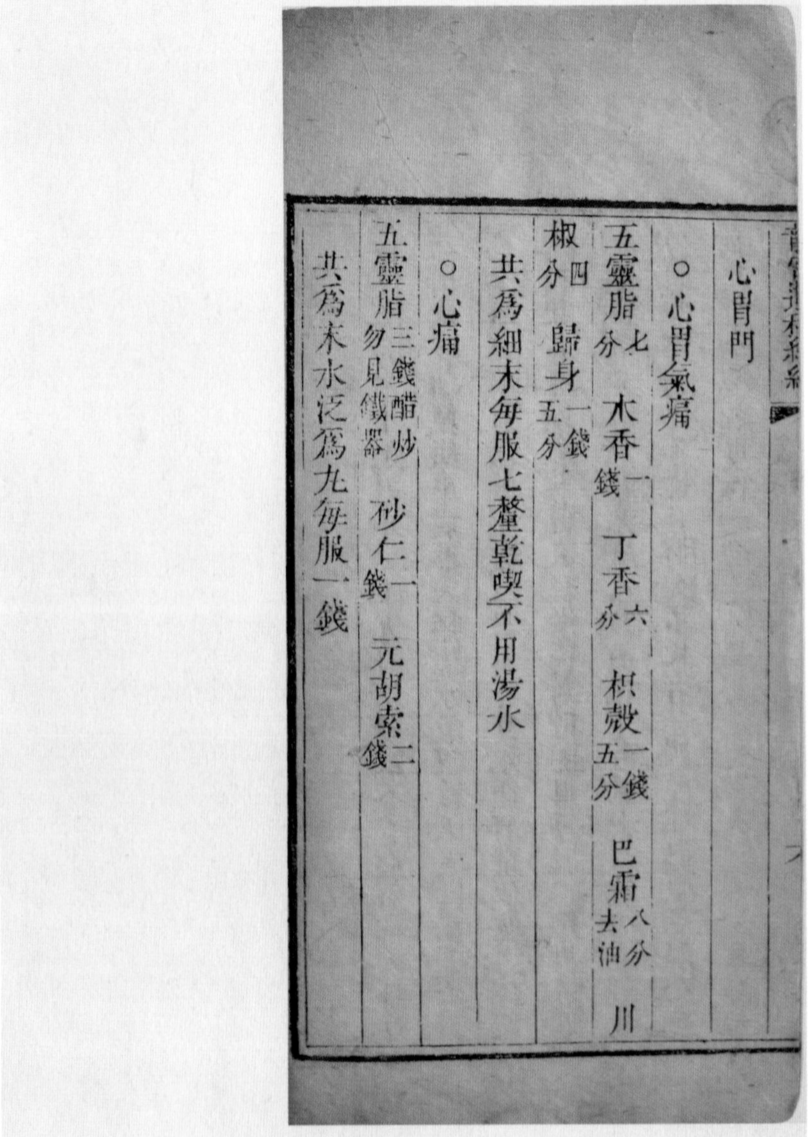

心胃門

○心胃氣痛

五靈脂七分 木香一錢 丁香六分 枳殼一錢五分 巴霜八分去油 川椒四分 歸身一錢五分

共爲細末每服七釐乾喫不用湯水

○心痛

五靈脂三錢醋炒勿見鐵器 砂仁一錢 元胡索二錢

共爲末水泛爲丸每服一錢

心胃门

心胃气痛

五灵脂七分　木香一钱　丁香六分　枳壳一钱五分　巴霜八分，去油　川椒四分　归身一钱五分

共为细末，每服七厘，干吃不用汤水。

心　痛

五灵脂三钱，醋炒勿见铁器　砂仁一钱　元胡索二钱

共为末，水泛为丸，每服一钱。

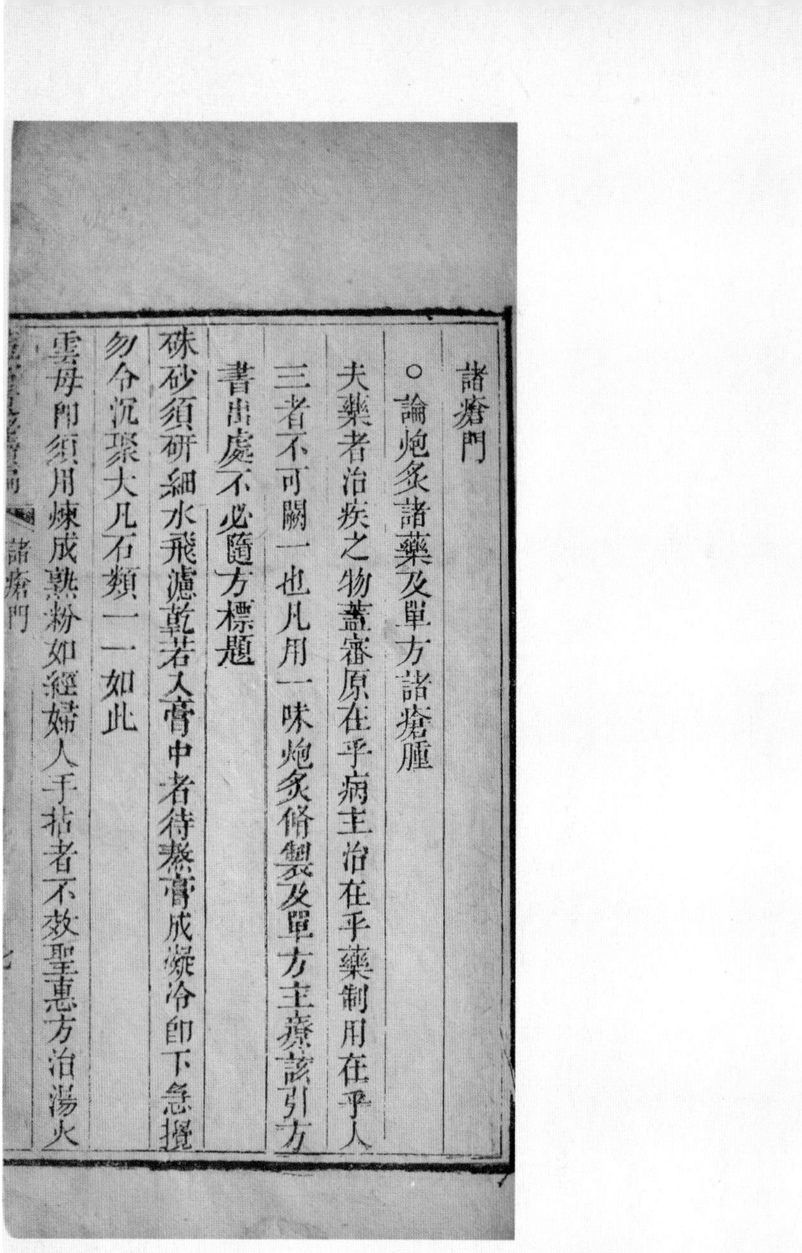
諸瘡門
○論炮炙諸藥及單方諸瘡瘇
夫藥者治疾之物蓋審原在乎病主治在乎藥制用在乎人
三者不可闕一也凡用一味炮炙脩製及單方主療該引方
書出處不必隨方標題
硃砂須研細水飛濾乾若入膏中者待熬膏成凝冷即下急攪
勿令沉聚大凡石類一一如此
雲母即須用煉成熟粉如經婦人手拈者不效聖惠方治湯火

诸疮门

论炮炙诸药及单方诸疮肿

夫药者，治疾之物。盖审原在乎病，主治在乎药，制用在乎人，三者不可阙[1]一也。凡用一味，炮炙修制及单方主疗，该引方书出处，不必随方标题。

朱砂，须研细水飞滤干，若入膏中者，待熬膏成凝冷即下，急搅勿令沉聚。大凡石类，一一如此。

云母，即须用炼成熟粉，如经妇人手拈者不效。《圣惠方》治汤火

1 阙：同“缺”。

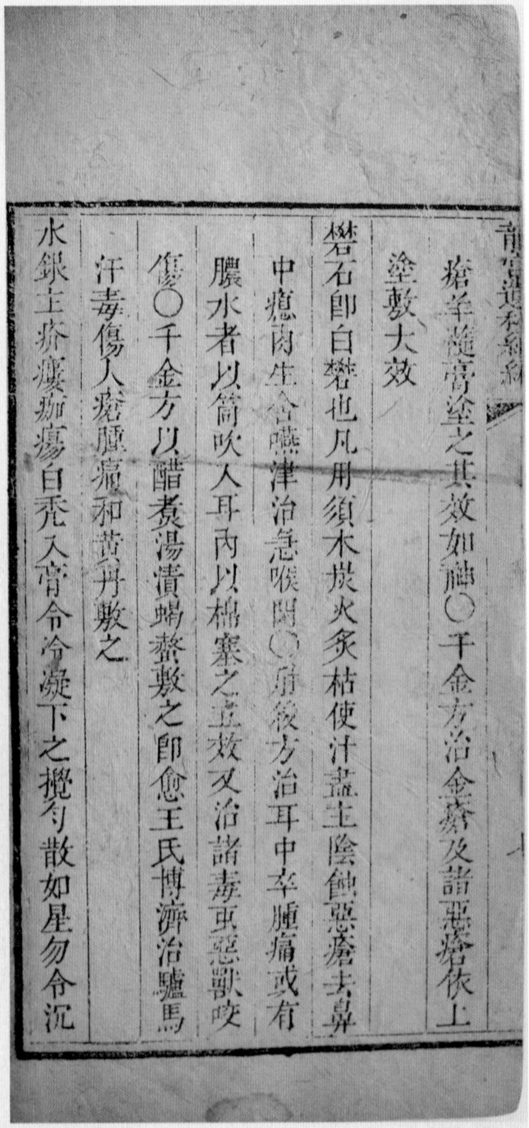
瘡羊隨膏塗之其效如神〇千金方治金瘡及諸惡瘡依上
塗敷大效
礬石即白礬也凡用須木炭火炙枯使汁盡主陰蝕惡瘡去鼻
中瘜肉生含嚥津治急喉閉〇肘後方治耳中卒腫痛或有
膿水者以筒吹入耳內以棉塞之立效又治諸毒蟲惡獸咬
傷〇千金方以醋煮湯漬蝎螫敷之即愈王氏博濟治驢馬
汗毒傷人瘡腫痛和黃丹敷之
水銀主疥瘻痂瘍白禿入膏令冷凝下之攪勻散如星勿令沉

疮疡[1]，随膏涂之，其效如神。《千金方》治金疮及诸恶疮，依上涂敷，大效。

砚石，即白矾也。凡用须木炭火炙枯，使汁尽。主阴蚀恶疮，去鼻中息肉，生含咽津，治急喉闭。《肘后方》治耳中卒肿痛或有脓水者，以筒吹入耳内，以棉塞之，立效。又治诸毒虫恶兽咬伤。《千金方》以醋煮汤渍，蝎螫敷之即愈。王氏博济[2]，治驴马汗毒伤人疮肿痛，和黄丹敷之。

水银，主疥瘘痂疡白秃。入膏令冷凝下之，搅匀，散如星，勿令沉

1 疡：原作“羊”，据文义当作“疡”。

2 王氏博济：王氏当为王道亨自称，意指其广为施药，周济病患。

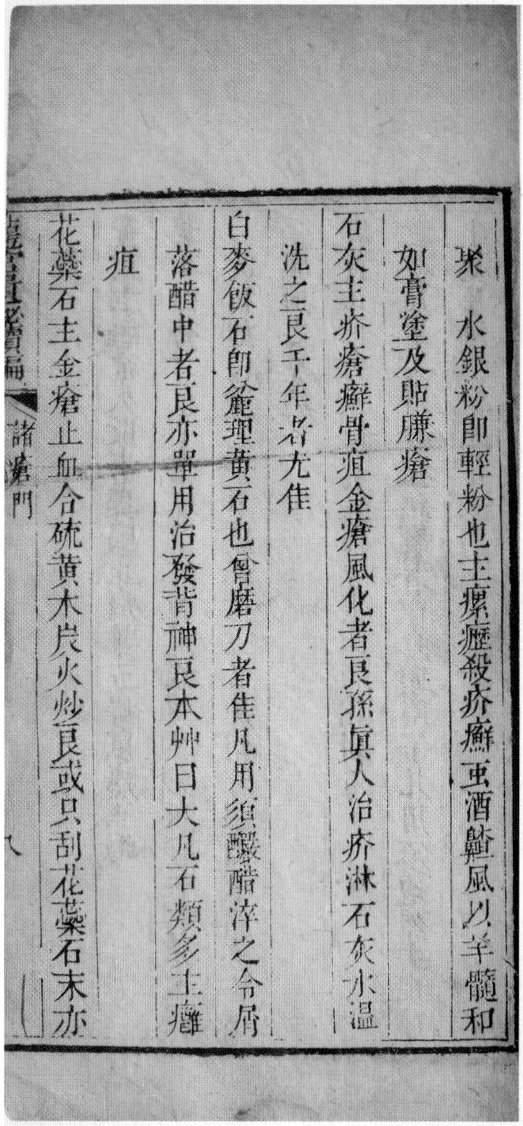

聚　水銀粉即輕粉也主瘰癧殺疥癬虫酒齄風以羊髓和
如膏塗及貼臁瘡
石灰主疥瘡癬骨疽金瘡風化者良孫真人治疥淋石灰水温
洗之良千年者尤佳
白麥飯石即麄理黄石也曾磨刀者佳凡用須釅醋淬之令屑
落醋中者良亦單用治發背神良本艸曰大凡石類多主癰
疽
花蘂石主金瘡止血合硫黄木炭火炒良或只刮花蘂石末亦

龍宮遺秘續編　諸瘡門　八

聚。水银粉即轻粉也，主瘰疬，杀疥癣虫，酒齄风，以羊髓和如膏，涂及贴臁疮。

石灰，主疥疮癣、骨疽、金疮，风化者良。孙真人治疥淋，石灰水温洗之，良。千年者尤佳。

白麦饭石，即麄[1]理黄石也，曾磨刀者佳。凡用须酽醋淬之，令屑落醋中者良。亦单用，治发背，神良。《本草》曰：大凡石类，多主痈疽。

花蕊石，主金疮，止血。合硫黄、木炭火炒，良。或只刮花蕊石末，亦

1 麄：同“粗”。

效。

黄芪，主痈疽久败疮，排脓止痛，兼五痔鼠瘘，止渴。

葈耳，即苍耳也。《千金方》治疔肿，用根茎叶炒灰存性为末，醋泔淀和如泥，涂之，一日涂三次，三日肿消，疔根自拔出。亦治诸肿，扫之，寻瘥。

麻黄，凡用去根节，煮三沸，掠去末，晒干，剉用。

黄芩，凡用去腐芦，拣细实者佳。乌头、附子，凡用须炮烈[1]去皮脐。半夏，凡用汤泡七次，去滑。

1 烈：通“裂”。

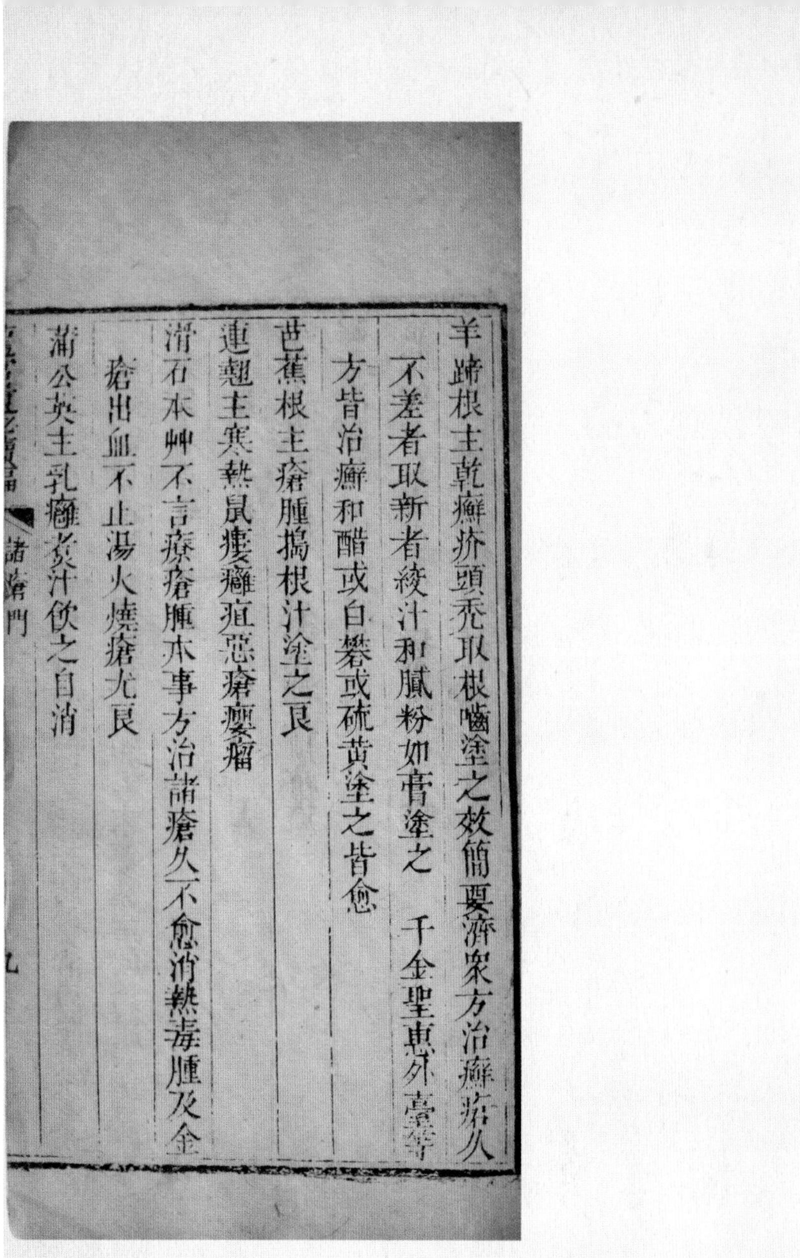
羊蹄根主乾癬疥頭禿取根啮塗之效簡要濟衆方治癬疥久
不差者取新者絞汁和膩粉如膏塗之　千金聖惠外臺等
方皆治癬和醋或白礬或硫黃塗之皆愈
芭蕉根主瘡腫搗根汁塗之良
連翹主寒熱鼠瘻癰疽惡瘡癭瘤
滑石本艸不言療瘡腫本事方治諸瘡久不愈消熱毒腫及金
瘡出血不止湯火燒瘡尤良
蒲公英主乳癰煮汁飲之自消

羊蹄根，主干癣疥、头秃。取根啮涂之，效。《简要济众方》治癣疮久不差[1]者，取新者绞汁和腻粉如膏，涂之。《千金》《圣惠》《外台》等方皆治癣，和醋或白矾或硫黄涂之，皆愈。

芭蕉根，主疮肿，捣根汁涂之，良。

连翘，主寒热、鼠瘘、痈疽、恶疮、瘿瘤。

滑石，《本草》不言疗疮肿，《本事方》治诸疮久不愈，消热毒肿及金疮出血不止，汤火烧疮尤良。

蒲公英，主乳痈，煮汁饮之自消。

1 差：通“瘥”，余同。

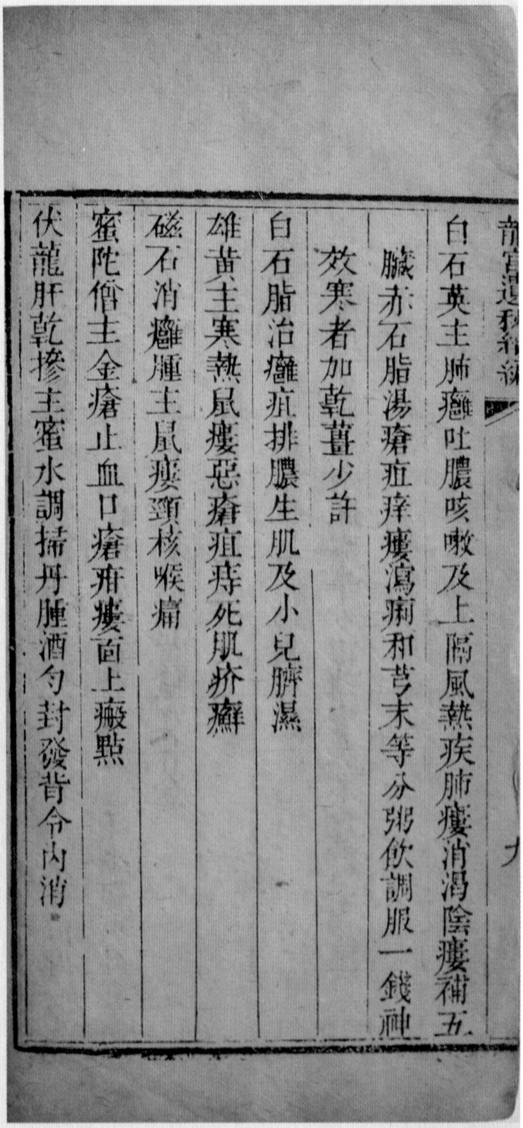
白石英主肺癰吐膿咳嗽及上隔風熱疾肺瘻消渴陰瘻補五臟赤石脂湯瘡疽痒瘻瀉痢和芎末等分粥飲調服一錢神效寒者加乾薑少許

白石脂治癰疽排膿生肌及小兒臍濕

雄黃主寒熱鼠瘻惡瘡疽痔死肌疥癬

磁石消癰腫主鼠瘻頸核喉痛

蜜陀僧主金瘡止血口瘡瘀瘻面上瘢點

伏龍肝乾摻主蜜水調掃丹腫酒勻封發背令內消

白石英，主肺痈吐脓咳嗽，及上隔[1]风热疾、肺瘘、消渴、阴瘘，补五脏。赤石脂汤：疮疽痒瘘、泻痢，和芎末等分，粥饮调服一钱，神效。寒者，加干姜少许。

白石脂，治痈疽，排脓生肌，及小儿脐湿。

雄黄，主寒热鼠瘘、恶疮、疽痔、死肌、疥癣。

磁石，消痈肿，主鼠瘘、颈核、喉痛。

蜜陀僧，主金疮、止血、口疮、瘀瘘、面上瘢点。

伏龙肝，干掺、生[2]蜜水调，扫丹肿。酒匀封，发背令内消。

1 隔：当为“膈”。
2 生：原作“主”，据文义当作“生”。

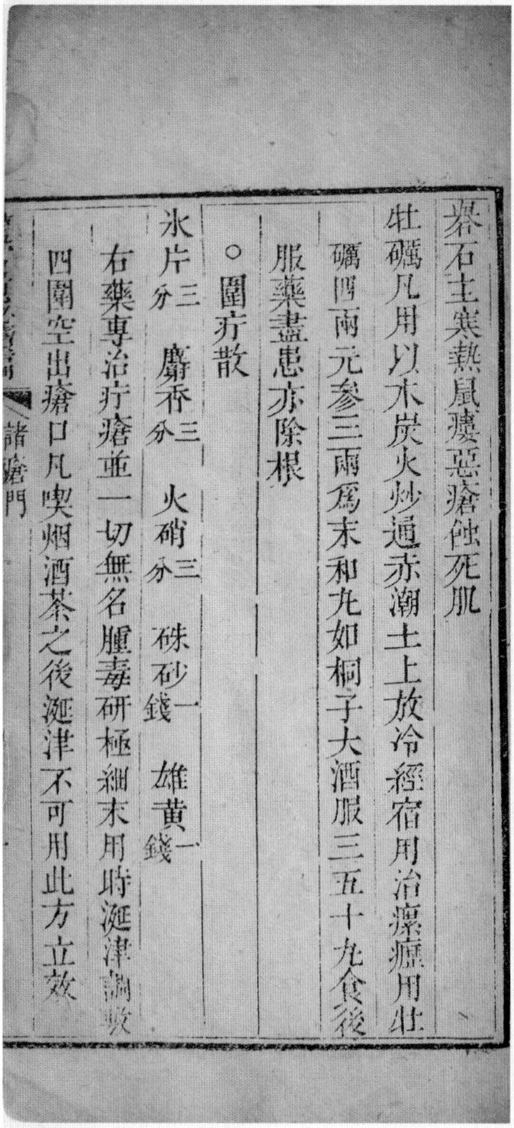

礬石主寒熱鼠瘻惡瘡蝕死肌
牡蠣凡用以木炭火炒通赤潮土上放冷經宿用治瘰癧用牡
蠣四兩元參三兩爲末和丸如桐子大酒服三五十丸食後
服藥盡患亦除根
○圍疔散
冰片三分　麝香三分　火硝三分　硃砂一錢　雄黃一錢
右藥專治疔瘡並一切無名腫毒研極細末用時涎津調敷
四圍空出瘡口凡喫烟酒茶之後涎津不可用此方立效

矾石，主寒热鼠瘘、恶疮，蚀死肌。

牡蛎，凡用以木炭火炒通赤，潮土上放冷，经宿用。治瘰疬，用牡蛎四两，元参三两为末，和丸如桐子大，酒服三五十丸，食后服。药尽患亦除根。

围疔散

冰片三分　麝香三分　火硝三分　朱砂一钱　雄黄一钱

上药专治疔疮，并一切无名肿毒。研极细末，用时涎津调敷四围，空出疮口。凡吃烟酒茶之后，涎津不可用。此方立效。

疔疮方

乳香二钱，去油　松香三钱，去油　没药二钱，去油　杏仁二钱，去皮尖　冰片三分　蓖麻子五钱，去壳

共研细末，搥千下，入瓷瓶收贮。临用涂敷。

回疮挺[1]子

草乌头一两　巴豆七粒　蟾酥七粒，如米大　麝香一字

上为细末，和作挺子。如恶疮已透，不痛，针刺无血，深刺始有血者，以挺纴之，上以膏盖之。疔，刺四傍，纴之，三日疔自然拔

1 挺：当作“梃”。余同。

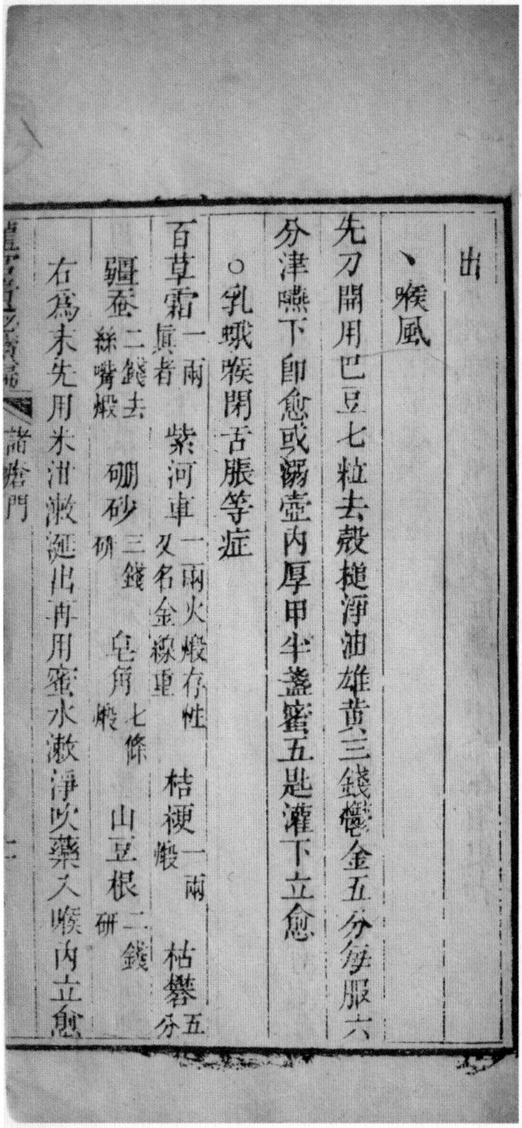
出

、喉風

先刀開用巴豆七粒去殼搥淨油雄黃三錢鬱金五分每服六分津嚥下即愈或溺壺內厚甲半盞蜜五匙灌下立愈

○乳蛾喉閉舌脹等症

百草霜一兩真者　紫河車一兩火煅存性又名金線重　桔梗一兩煅　枯礬五分　殭蚕二錢去絲嘴煅　硼砂三錢研　皂角七條煅　山豆根二錢研

右為末先用米泔漱涎出再用蜜水漱淨吹藥入喉內立愈

諸喉門

出。

喉　风

先刀开，用巴豆七粒去壳，捶净油，雄黄三钱，郁金五分，每服六分，津咽下即愈。或溺壶内厚甲半盏，蜜五匙，灌下立愈。

乳蛾喉闭舌胀等症

百草霜一两，真者　紫河车一两，火煅存性，又名金线重　桔梗一两，煅　枯矾五分　僵蚕二钱，去丝嘴，煅　硼砂三钱，研　皂角七条，煅　山豆根二钱，研

上为末，先用米泔漱涎出，再用蜜水漱净，吹药入喉内，立愈。

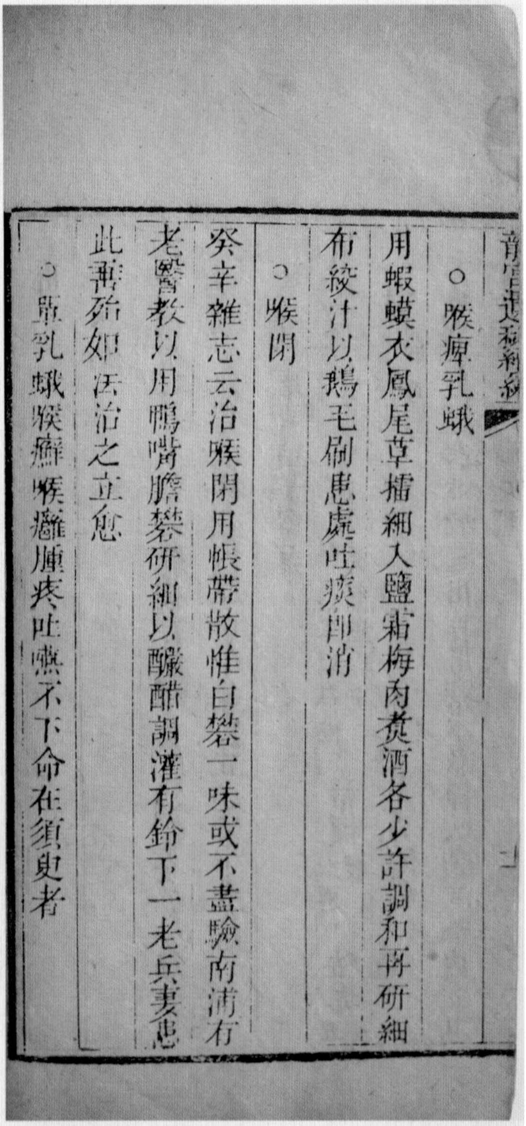

○喉痹乳蛾

用蝦蟆衣鳳尾草擂細入鹽霜梅肉煮酒各少許調和再研細布絞汁以鵝毛刷患處吐痰即消

○喉閉

癸辛雜志云治喉閉用帳帶散惟白礬一味或不盡驗南浦有老醫教以用鴨嘴膽礬研細以釅醋調灌有鈴下一老兵妻患此垂殆如法治之立愈

○單乳蛾喉癬喉癰腫疼吐嚥不下命在須臾者

喉痹乳蛾

用虾蟆衣、凤尾草擂细，入盐霜梅肉煮酒，各少许，调和，再研细，布绞汁，以鹅毛刷患处，吐痰即消。

喉　闭

《癸辛杂志[1]》云：治喉闭，用帐带散。惟白矾一味，或不尽验。南浦有老医，教以用鸭嘴胆矾研细，以酽醋调灌。有铃下一老兵妻患此垂殆，如法治之，立愈。

单乳蛾喉癣喉痈[2]肿疼吐咽不下命在须臾者

1 癸辛杂志：当为《癸辛杂识》，乃宋末元初周密所撰的一部史料性笔记，因宋亡后周密居杭州癸辛街而名。古代“志”“识”同义，“识”读同“志”。

2 单乳蛾喉癣喉痈：原目录无“肿疼吐咽不下命在须臾者”。

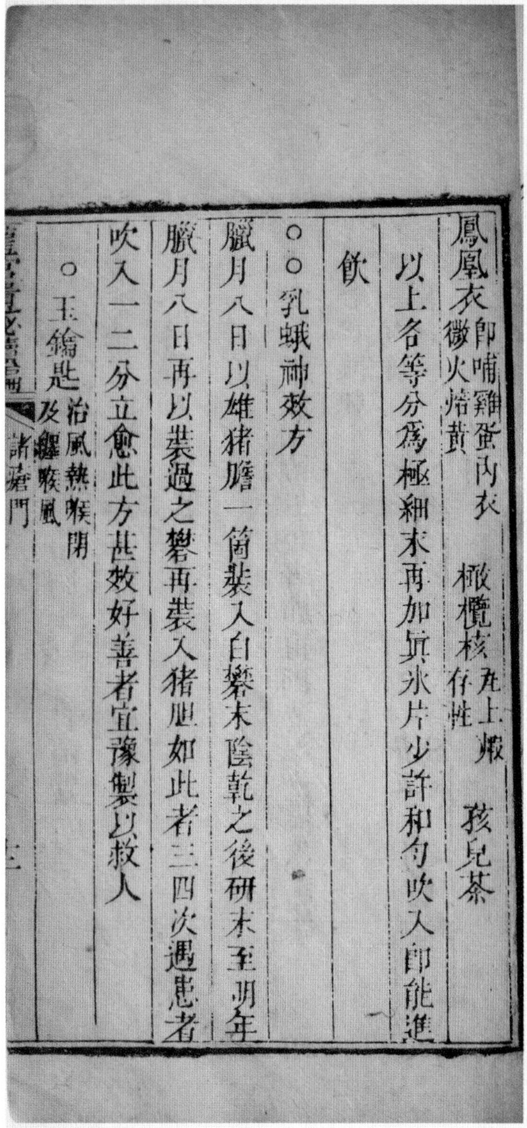

鳳凰衣即哺雞蛋內衣 微火焙黃　橄欖核瓦上煅存性　孩兒茶

以上各等分為極細末再加真冰片少許和勻吹入即能進飲

○○乳蛾神效方

臘月八日以雄猪膽一箇裝入白礬末陰乾之後研末至明年臘月八日再以裝過之礬再裝入猪胆如此者三四次遇患者吹入一二分立愈此方甚效好善者宜豫製以救人

○玉鑰匙治風熱喉閉及纏喉風

凤凰衣即哺鸡蛋内衣，微火焙黄　橄榄核瓦上煅存性　孩儿茶

以上各等分，为极细末，再加真冰片少许和匀，吹入即能进饮。

乳蛾神效方

腊月八日，以雄猪胆一个，装入白矾末，阴干之后研末，至明年腊月八日，再以装过之矾再装入猪胆，如此者三四次，遇患者吹入一二分，立愈。此方甚效，好善者宜豫制以救人。

玉钥匙治风热喉闭及缠喉风

焰硝一錢半 硼砂五分 豬腦子少許 白殭蠶一釐半
右爲細末以半錢許用竹管吹入喉中立愈
○清咽降火湯
元參 升麻 芍藥 甘草 乾葛 桔梗
各等分煎服如喉腫盛者加山梔黄芩黄柏黄連等
○口舌脹腫
蒲黄一兩研極細 青黛二錢 甘草 盆硝各五錢 硼砂三錢
右爲末吹入少許

焰硝一钱半　硼砂五分　猪脑子少许　白僵蚕一厘半

上为细末，以半钱许，用竹管吹入喉中，立愈。

清咽降火汤

元参　升麻　芍药　甘草　干葛　桔梗

各等分，煎服。如喉肿盛者，加山栀、黄芩、黄柏、黄连等。

口舌胀肿

蒲黄一两，研极细　青黛二钱　甘草　盆硝各五钱　硼砂三钱

上为末，吹入少许。

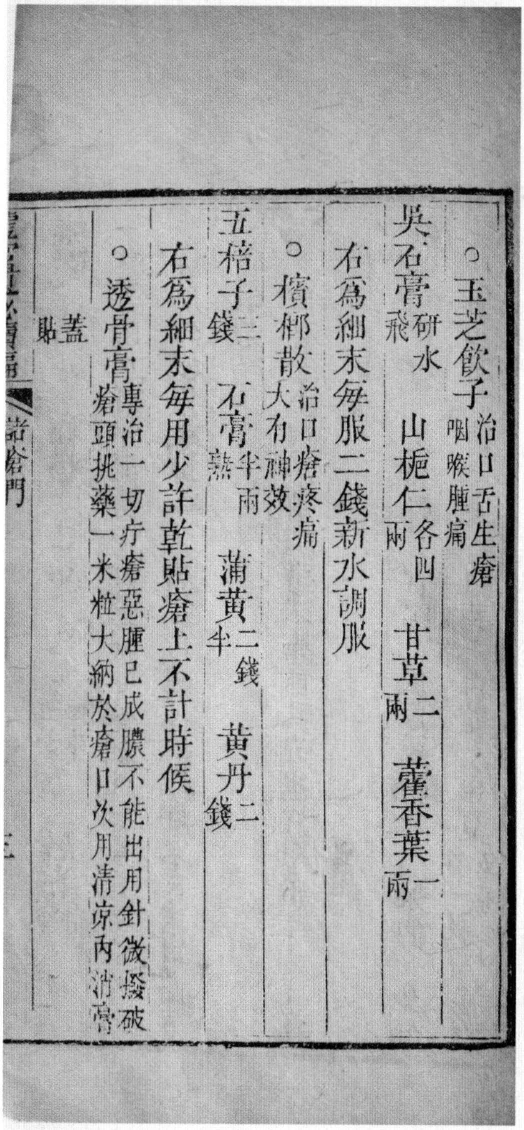

○玉芝飲子治口舌生瘡咽喉腫痛

吳石膏研水飛　山梔仁各四兩　甘草二兩　藿香葉一兩

右爲細末每服二錢新水調服

○檳榔散治口瘡疼痛大有神效

五棓子三錢　石膏半兩熟　蒲黃二錢半　黃丹二錢

右爲細末每用少許乾貼瘡上不計時候

○透骨膏專治一切疔瘡惡腫已成膿不能出用針微撥破瘡頭挑藥一米粒大納於瘡口次用清涼內消膏蓋貼

諸瘡門

玉芝饮子治口舌生疮咽喉肿痛

吴石膏研，水飞　山栀仁各四两　甘草二两　藿香叶一两

上为细末，每服二钱，新水调服。

槟榔散治口疮疼痛大有神效

五倍子三钱　石膏半两，熟　蒲黄二钱半　黄丹二钱

上为细末，每用少许干贴疮上，不计时候。

透骨膏专治一切疔疮恶肿已成脓不能出

用针微拨破疮头，挑药一米粒大纳于疮口，次用清凉内消膏盖贴

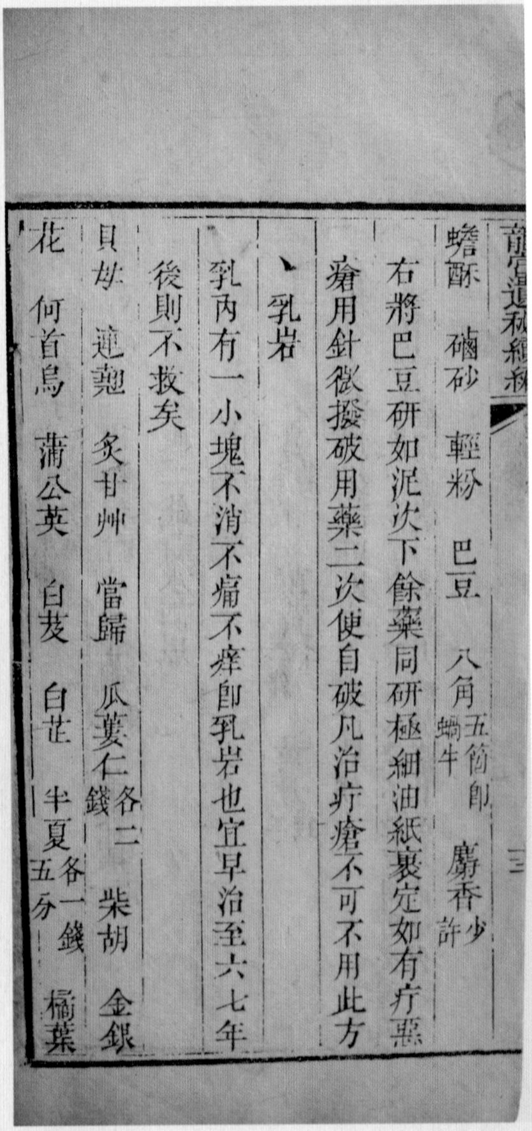

蟾酥　硇砂　輕粉　巴豆　八角五箇即蝸牛　麝香少許
右將巴豆研如泥次下餘藥同研極細油紙裹定如有疔惡瘡用針微撥破用藥二次便自破凡治疔瘡不可不用此方
乳岩
乳內有一小塊不消不痛不痒即乳岩也宜早治至六七年後則不救矣
貝母　連翹　炙甘艸　當歸　瓜蔞仁各二錢　柴胡　金銀花　何首烏　蒲公英　白芨　白芷　半夏各一錢五分　橘葉

蟾酥　硇砂　轻粉　巴豆　八角五个，即蜗牛　麝香少许

上将巴豆研如泥，次下余药同研极细，油纸裹定。如有疔、恶疮，用针微拨破，用药二次便自破。凡治疔疮，不可不用此方。

乳岩

乳内有一小块，不消不痛不痒，即乳岩也，宜早治，至六七年后则不救矣。

贝母　连翘　炙甘草　当归　瓜蒌仁各二钱　柴胡　金银花　何首乌　蒲公英　白及　白芷　半夏各一钱五分　橘叶

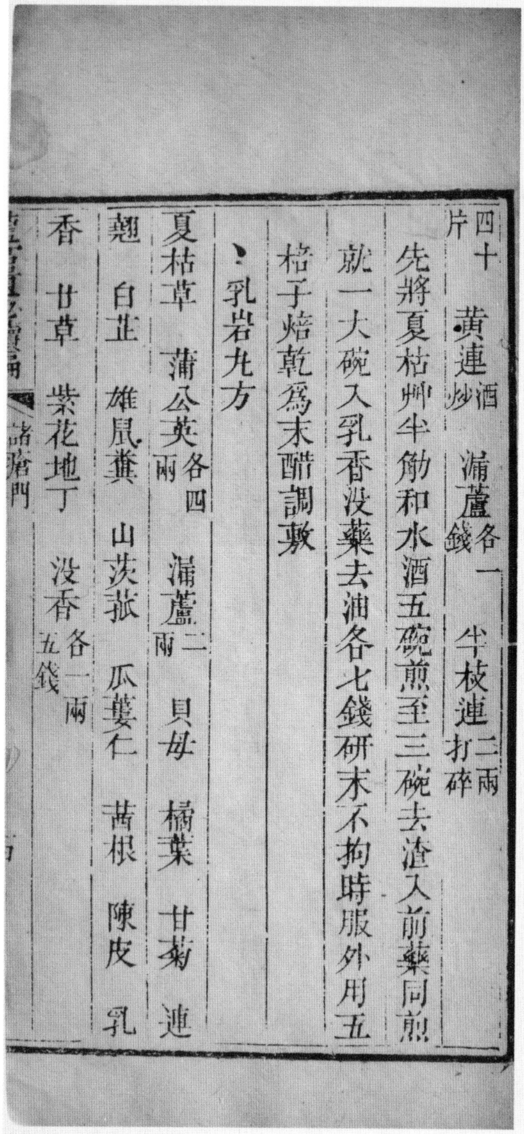

四十片 黃連酒炒 漏蘆各一錢 半枝連二兩打碎
先將夏枯艸半觔和水酒五碗煎至三碗去渣入前藥同煎
就一大碗入乳香沒藥去油各七錢研末不拘時服外用五
棓子焙乾爲末醋調敷
乳岩丸方
夏枯草 蒲公英各四兩 漏蘆二兩 貝母 橘葉 甘菊 連
翹 白芷 雄鼠糞 山茨菰 瓜蔞仁 茜根 陳皮 乳
香 甘草 紫花地丁 沒香各一兩五錢

四十片 黄连酒炒 漏芦各一钱 半枝莲二两，打碎

先将夏枯草半斤和水酒五碗，煎至三碗，去渣，入前药同煎就一大碗。入乳香、没药，去油，各七钱，研末。不拘时服。外用五倍子，焙干为末，醋调敷。

乳岩丸方

夏枯草 蒲公英各四两 漏芦二两 贝母 橘叶 甘菊 连翘 白芷 雄鼠粪 山慈菇 瓜蒌仁 茜根 陈皮 乳香 甘草 紫花地丁 没香各一两五钱

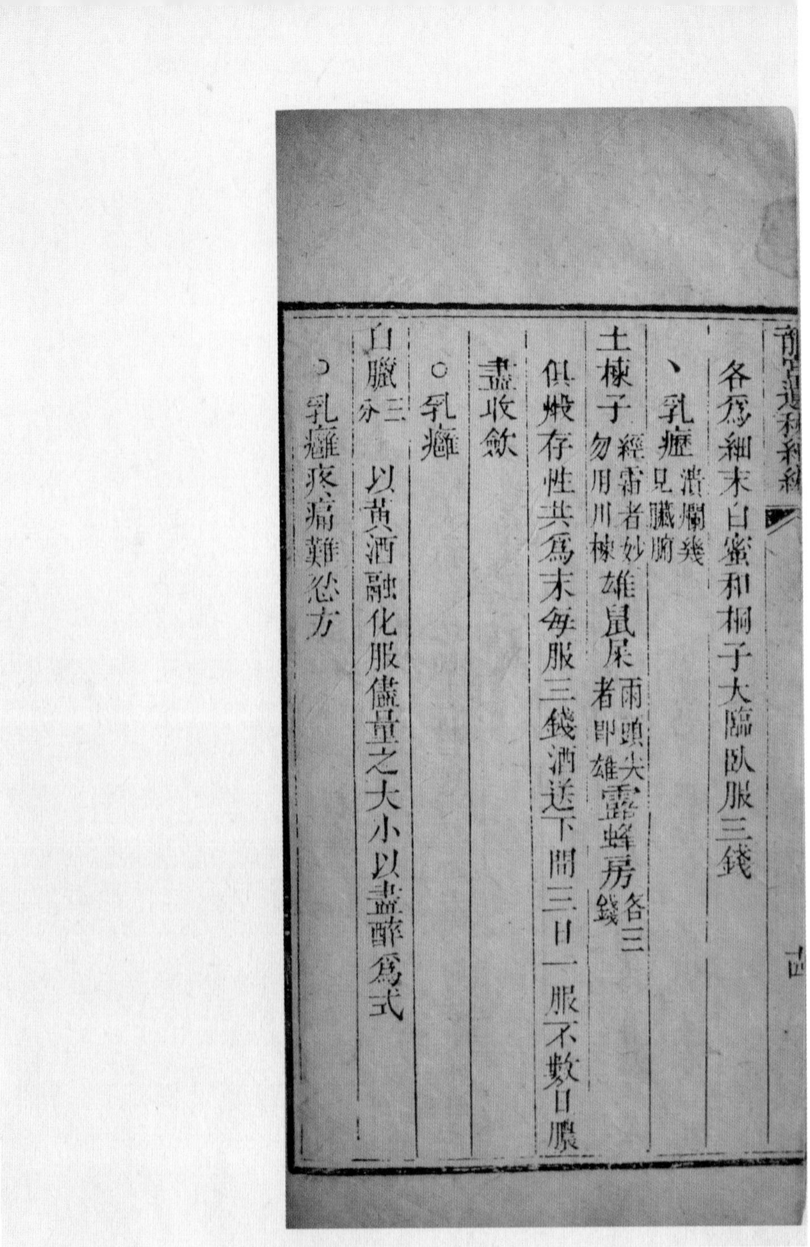
各爲細末白蜜和桐子大臨卧服三錢

、乳癰潰爛幾見臟腑

土楝子經霜者妙勿用川楝 雄鼠屎兩頭尖者即雄 露蜂房各三錢

俱煆存性共爲末每服三錢酒送下間三日一服不數日膿盡收斂

○乳癰

白臘三分 以黃酒融化服儘量之大小以盡醉爲式

○乳癰疼痛難忍方

各为细末，白蜜和桐子大，临卧服三钱。

乳疬溃烂几见脏腑

土楝子经霜者妙，勿用川楝　雄鼠屎两头尖者即雄　露蜂房各三钱

俱煅存性，共为末，每服三钱，酒送下，间三日一服。不数日脓尽收敛。

乳　痈

白蜡三分，以黄酒融化服。仅量之大小，以尽醉为式。

乳痈疼痛难忍方[1]

1 乳痈疼痛难忍方：原目录作“乳痈疼痛方”。

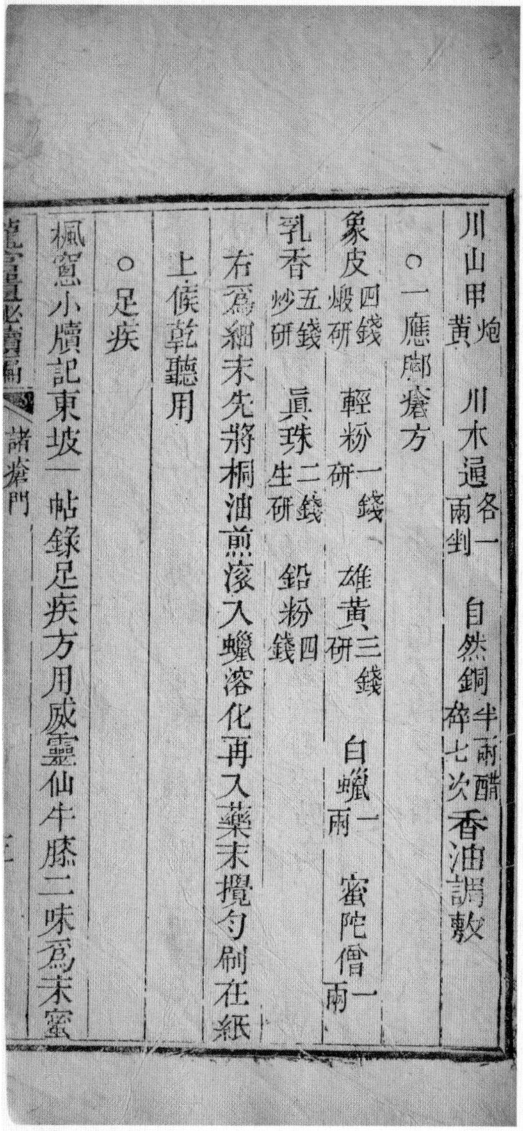

川山甲炮黄　川木通各一兩剉　自然銅半兩醋碎七次香油調敷

○一應脚瘡方

象皮四錢煅研　輕粉一錢研　雄黃三錢研　白蠟一兩　蜜陀僧一兩

乳香五錢炒研　眞珠二錢生研　鉛粉四錢

右爲細末先將桐油煎滚入蠟溶化再入藥末攪匀刷在紙

上候乾聽用

○足疾

楓窗小牘記東坡一帖録足疾方用威靈仙牛膝二味爲末蜜

龍宮遺秘續編　諸瘡門

川山甲炮黄　川木通各一两，剉　自然铜半两，醋淬[1]七次　香油调敷。

一应脚疮方[2]

象皮四钱，煅，研　轻粉一钱，研　雄黄三钱，研　白蜡一两　密陀僧一两　乳香五钱，炒，研　真珠二钱，生，研　铅粉四钱

上为细末，先将桐油煎滚，入蜡溶化，再入药末搅匀，刷在纸上，候干听用。

足　疾

《枫窗小牍[3]》记东坡一帖录足疾方，用威灵仙、牛膝二味为末，蜜

1 淬：原作“碎”，误。
2 方：原目录无“方”字。
3 枫窗小牍：宋代袁褧撰笔记，其子袁颐续成，杂记汴京见闻，亦及临安杂事。

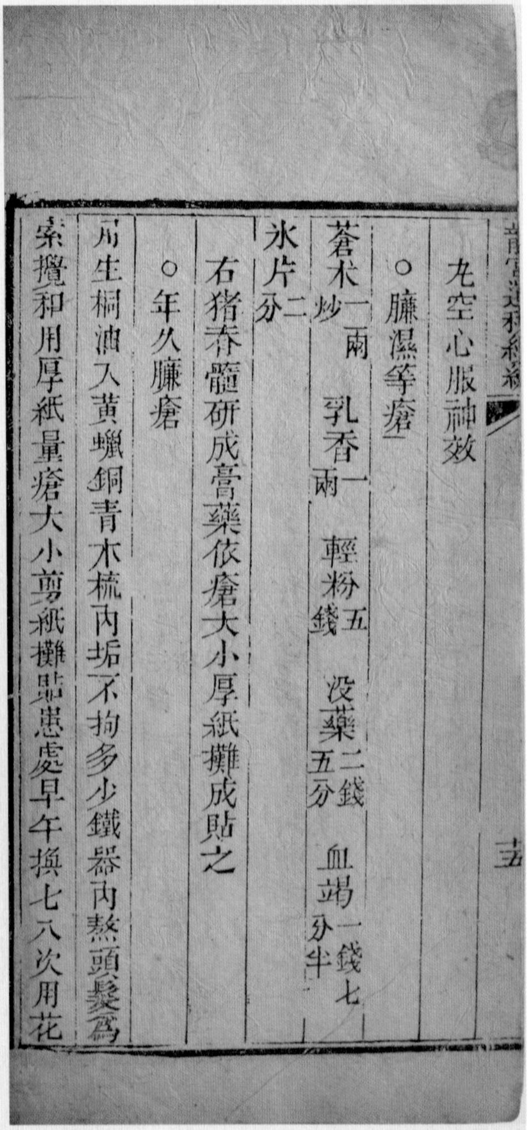
丸空心服神效

○臁濕等瘡

蒼朮一兩炒　乳香一兩　輕粉五錢　沒藥二錢五分　血竭一錢七分半

冰片二分

右猪脊髓研成膏藥依瘡大小厚紙攤成貼之

○年久臁瘡

用生桐油入黃蠟銅青木梳內垢不拘多少鐵器內熬頭髮爲

索攪和用厚紙量瘡大小剪紙攤貼患處早午換七八次用花

丸，空心服，神效。

臁湿等疮

苍术一两，炒　乳香一两　轻粉五钱　没药二钱五分　血竭一钱七分半　冰片二分

上猪脊髓研成膏药，依疮大小，厚纸摊成贴之。

年久臁疮

用生桐油入黄蜡、铜青、木梳内垢不拘多少，铁器内熬头发为索，搅和，用厚纸量疮大小剪纸，摊贴患处，早午换七八次，用花

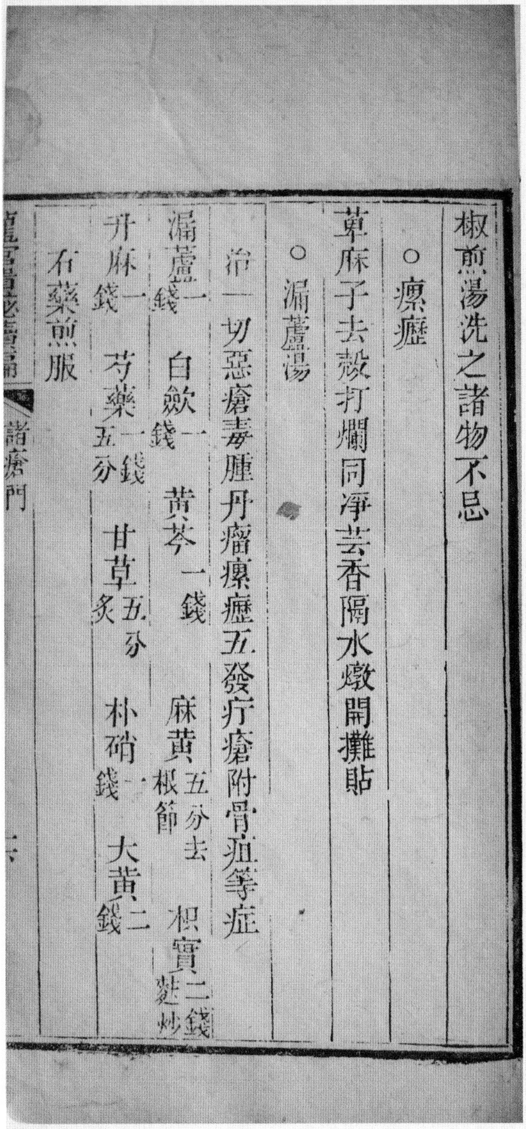
椒煎湯洗之諸物不忌
○瘰癧
蓖麻子去殼打爛同淨芸香隔水燉開攤貼
○漏蘆湯
治一切惡瘡毒腫丹瘤瘰癧五發疔瘡附骨疽等症
漏蘆一錢 白斂一錢 黃芩一錢 麻黃五分去根節 枳實二錢麩炒
升麻一錢 芍藥一錢五分 甘草五分炙 朴硝一錢 大黃二錢
右藥煎服

椒煎汤洗之，诸物不忌。

瘰疬

蓖麻子去壳打烂，同净芸香隔水燉[1]开，摊贴。

漏芦汤

治一切恶疮、毒肿、丹瘤、瘰疬、五发、疔疮、附骨疽等症。

漏芦一钱　白蔹一钱　黄芩一钱　麻黄五分，去根节　枳实二钱，麸炒　升麻一钱　芍药一钱五分　甘草五分，炙　朴硝一钱　大黄二钱

上药煎服。

1 燉：同“炖”。余同。

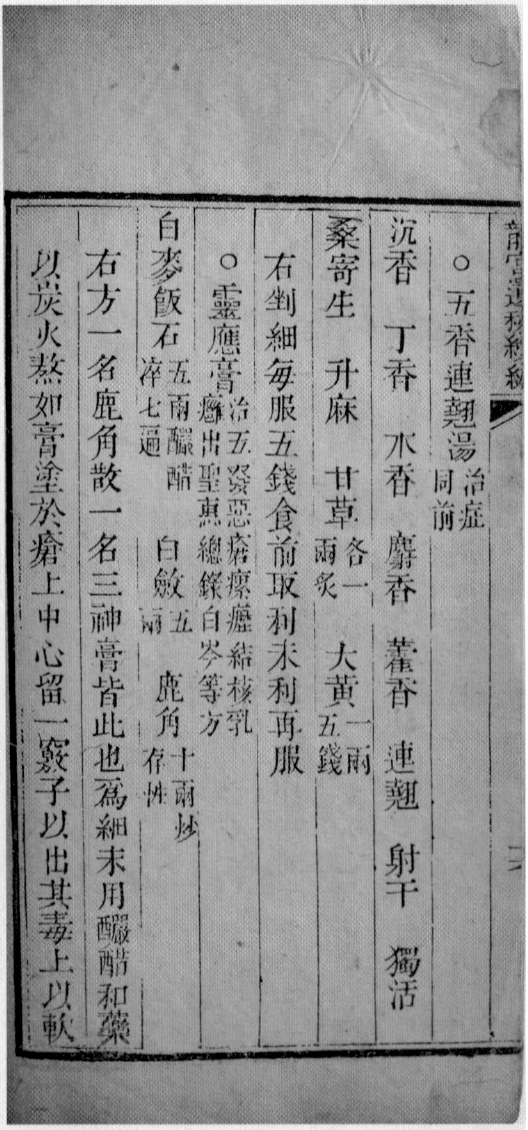

○五香連翹湯治症同前

沉香　丁香　木香　麝香　藿香　連翹　射干　獨活

桑寄生　升麻　甘草各一兩炙　大黃一兩五錢

右剉細每服五錢食前取利未利再服

○靈應膏治五發惡瘡瘰癧結核乳癰出聖惠總錄白岑等方

白麥飯石五兩釅醋淬七遍　白斂五兩　鹿角十兩炒存性

右方一名鹿角散一名三神膏皆此也爲細末用釅醋和藥

以炭火熬如膏塗於瘡上中心留一竅子以出其毒上以軟

五香连翘汤治症同前

沉香　丁香　麝香　藿香　连翘　射干　独活　桑寄生　升麻　甘草各一两，炙　大黄一两五钱

上剉细，每服五钱，食前取利，未利再服。

灵应膏治五发恶疮瘰疬结核乳痈，出《圣惠总录》[1] 白岑[2] 等方

白麦饭石五两，酽醋淬七次　白蔹五两　鹿角十两，炒存性

上方一名鹿角散，一名三神膏，皆此也。为细末，用酽醋和药，以炭火熬如膏，涂于疮上，中心留一窍子，以出其毒，上以软

1 圣惠总录：当为“圣济总录”之误。《圣济总录》卷一三一载“三神膏方”，《太平圣惠方》卷六十二载“麦饭石膏”，《外科精义》卷下“附方”载“灵应膏”，组成相同。《太平圣惠方》卷六十四又载“鹿角散”，组成与“麦饭石膏”小异。《外科精义》“灵应膏”下注“出《总录》”，殆著者据此而讹误。

2 白岑：唐代人，据传其遇高人传授发背方，以之牟利，后于九江为虎所食，驿吏于其囊中得发背方真本，得以流传。

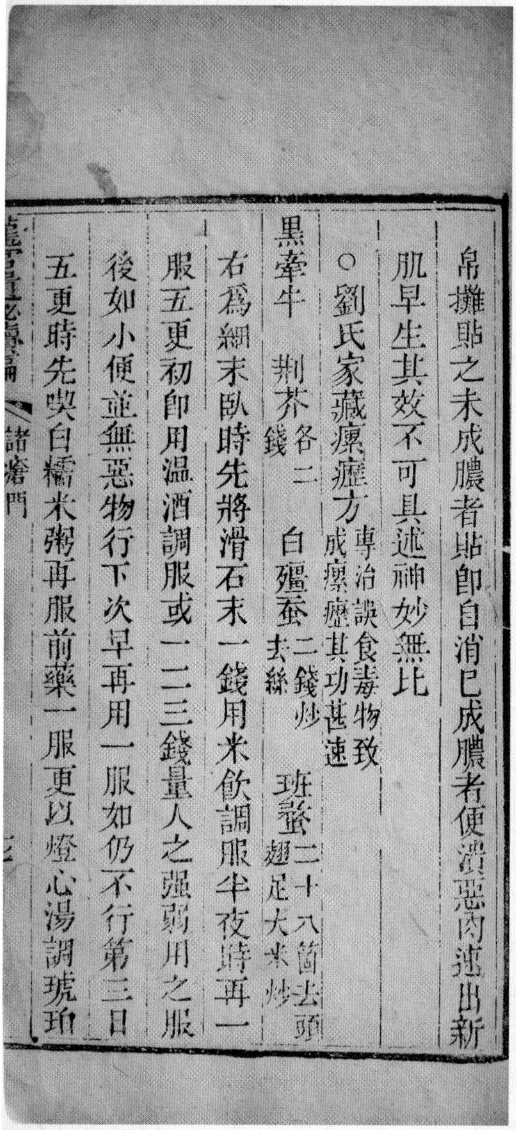

帛攤貼之未成膿者貼卽自消已成膿者便潰惡肉速出新肌早生其效不可具述神妙無比

○劉氏家藏瘰癧方專治誤食毒物致成瘰癧其功甚速

黑牽牛 荆芥各二錢 白殭蚕二錢炒去絲 班蝥二十八箇去頭翅足大米炒

右爲細末臥時先將滑石末一錢用米飲調服半夜時再一服五更初卽用温酒調服或一二三錢量人之强弱用之服後如小便並無惡物行下次早再用一服如仍不行第三日五更時先喫白糯米粥再服前藥一服更以燈心湯調琥珀

帛摊贴之。未成脓者贴即自消，已成脓者便溃，恶肉速出新肌早生。其效不可具述，神妙无比。

刘氏家藏瘰疬方专治误食毒物致成瘰疬，其功甚速

黑牵牛　荆芥各二钱　白僵蚕二钱，炒去丝　斑蝥二十八个，去头翅足，大米炒

上为细末，卧时先将滑石末一钱用米饮调服，半夜时再一服，五更初即用温酒调服，或一二三钱，量人之强弱用之。服后如小便并无恶物行下，次早再用一服，如仍不行，第三日五更时先吃白糯米粥，再服前药一服，更以灯心汤调琥珀

末一錢服之小便內利出惡血爲愈如尿孔痛用青黛一錢甘草湯調下其痛卽止

○○三妙散山陰倪涵初先生定

夏枯草五錢 金銀花五錢 蒲公英五錢

水酒各半煎服多用極驗 此方治結核瘰癧遍滿脖項藥雖平易實擅神奇用之屢驗

○治癰疽一切惡瘡

大鯽魚一尾用二刀頭髮同搗敷患處卽消

末一钱服之，小便内利出恶血为愈。如尿孔痛，用青黛一钱，甘草汤调下，其痛即止。

三妙散山阴倪涵初先生定

夏枯草五钱　金银花五钱　蒲公英五钱

水、酒各半煎服，多用，极验。此方治结核瘰疬遍满脖项，药虽平易，实擅神奇，用之屡验。

治痈疽一切恶疮

大鲫鱼一尾，用二刀头发同捣，敷患处即消。

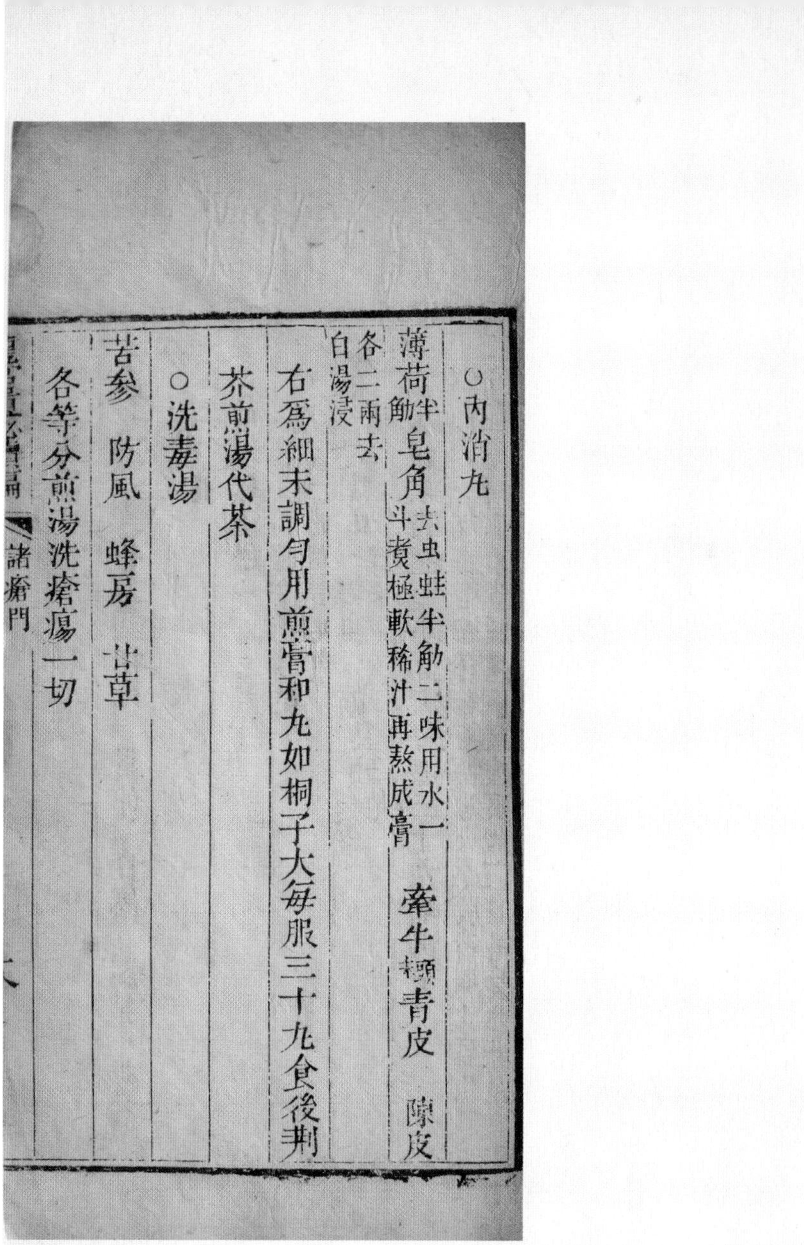

○內消丸

薄荷半觔 皂角去虫蛀半觔二味用水一斗煮極軟稀汁再熬成膏 牽牛頭末 青皮 陳皮各二兩去白湯浸

右爲細末調勻用煎膏和丸如桐子大每服三十九食後荆芥煎湯代茶

○洗毒湯

苦參 防風 蜂房 甘草

各等分煎湯洗瘡瘍一切

諸瘡門

内消丸

薄荷半斤　皂角去虫蛀半斤，二味用水一斗煮极软稀汁再熬成膏　牵牛头末　青皮　陈皮各二两，去白汤浸

上为细末，调匀，用煎膏和丸如桐子大，每服三十丸，食后荆芥煎汤代茶。

洗毒汤

苦参　防风　蜂房　甘草

各等分，煎汤洗疮疡一切。

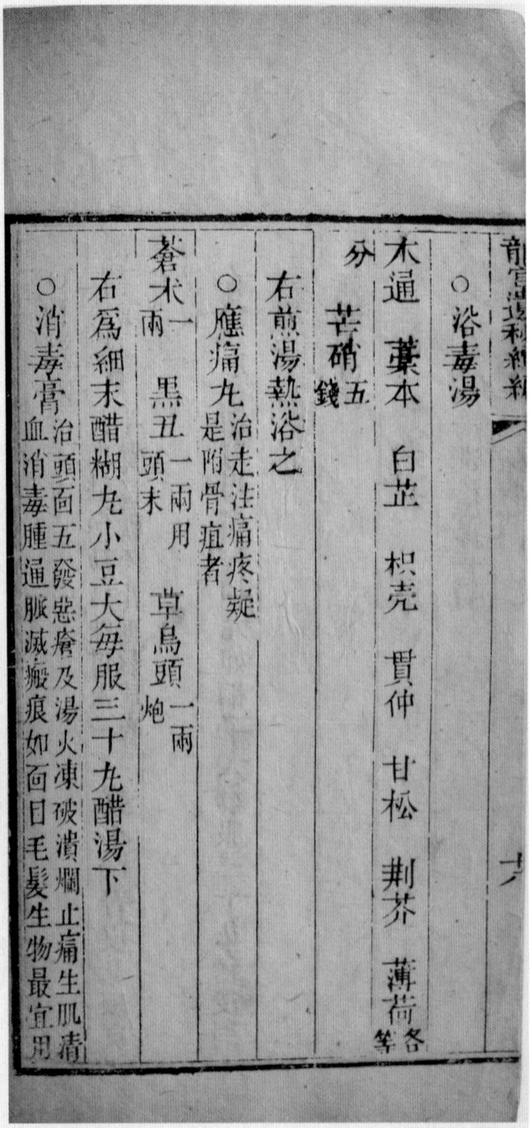
○浴毒湯
木通 藁本 白芷 枳壳 貫仲 甘松 荆芥 薄荷各等分 芒硝五錢
右煎湯熱浴之
○應痛丸治走注痛疼疑是附骨疽者
蒼术一兩 黑丑一兩用頭末 草烏頭一兩炮
右爲細末醋糊丸小豆大每服三十丸醋湯下
○消毒膏治頭面五發惡瘡及湯火凍破潰爛止痛生肌清血消毒腫通脈滅瘢痕如面目毛髮生物最宜用

浴毒汤

木通　藁本　白芷　枳壳　贯众　甘松　荆芥　薄荷各等分　芒硝五钱

上煎汤热浴之。

应痛丸治走注痛疼疑是附骨疽者

苍术一两　黑丑一两，用头末　草乌头一两，炮

上为细末，醋糊丸小豆大。每服三十丸，醋汤下。

消毒膏治头面五发恶疮及汤火冻破溃烂，止痛生肌、清血消毒肿、通脉灭瘢痕，如面目毛发生物，最宜用

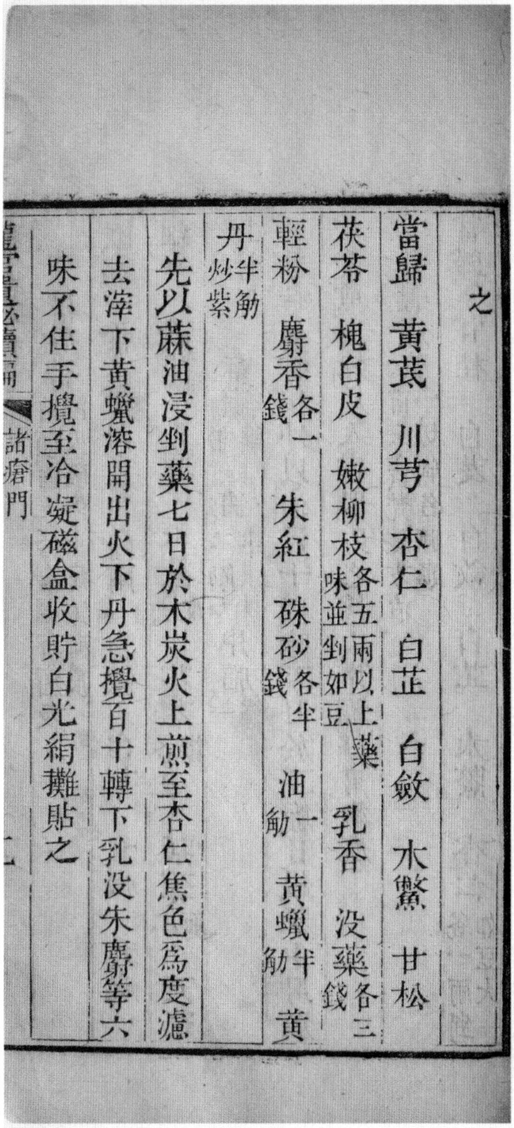
之
當歸　黃芪　川芎　杏仁　白芷　白斂　木鱉　甘松
茯苓　槐白皮　嫩柳枝各五兩以上藥味並剉如豆　乳香　沒藥各三錢
輕粉　麝香各一錢　朱紅　硃砂各半錢　油一觔　黃蠟半觔　黃
丹半觔炒紫
先以蔴油浸剉藥七日於木炭火上煎至杏仁焦色爲度濾
去滓下黃蠟溶開出火下丹急攪百十轉下乳沒朱麝等六
味不住手攪至冷凝磁盒收貯白光絹攤貼之
龍宮遺秘續編　諸瘡門

之

当归　黄芪　川芎　杏仁　白芷　白蔹　木鳖　甘松　茯苓　槐白皮　嫩柳枝各五两，以上药味并剉如豆　乳香　没药各三钱　轻粉　麝香各一钱　朱红　朱砂各半钱　油一斤　黄蜡半斤　黄丹半斤，炒紫

先以麻油浸剉药七日，于木炭火上煎至杏仁焦色为度，滤去滓，下黄蜡溶开，出火下丹，急搅百十转，下乳没朱麝等六味，不住手搅至冷凝，瓷盒收贮，白光绢摊贴之。

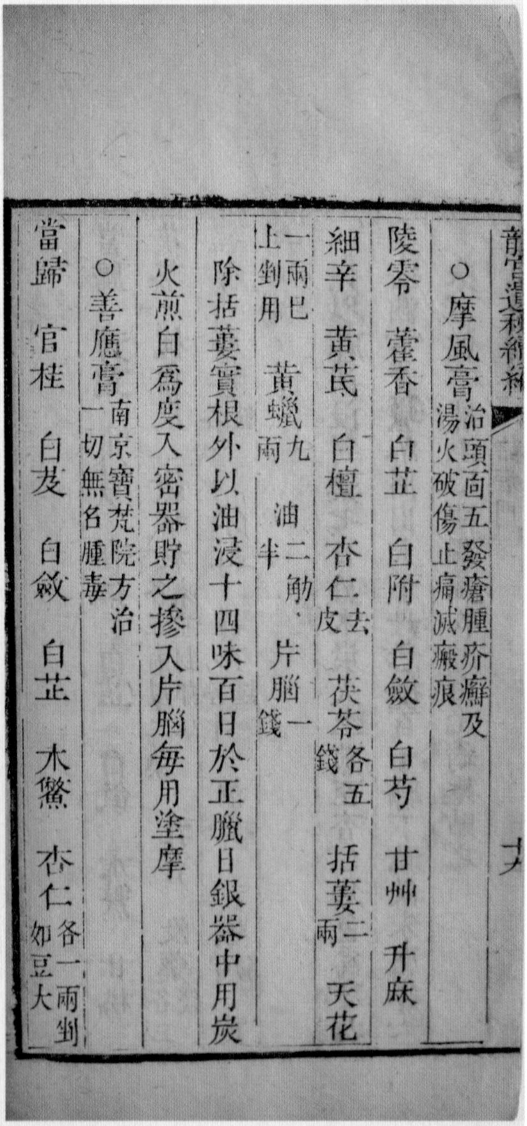

○摩風膏治頭面五發瘡腫疥癬及湯火破傷止痛滅瘢痕

陵零　藿香　白芷　白附　白斂　白芍　甘艸　升麻

細辛　黃芪　白檀　杏仁去皮　茯苓各五錢　括蔞二兩　天花

一兩已上剉用　黃蠟九兩　油二觔半　片腦一錢

除括蔞實根外以油浸十四味百日於正臘日銀器中用炭

火煎白爲度入密器貯之摻入片腦每用塗摩

○善應膏南京寶梵院方治一切無名腫毒

當歸　官桂　白芨　白斂　白芷　木鱉　杏仁各一兩剉如豆大

摩风膏治头面五发疮肿疥癣及汤火破伤，止痛灭瘢痕

陵零　藿香　白芷　白附　白蔹　白芍　甘草　升麻　细辛　黄芪　白檀　杏仁去皮　茯苓各五钱　瓜蒌二两　天花一两，以上剉用　黄蜡九两　油二斤半　片脑一钱

除瓜蒌实、根外，以油浸十四味百日，于正腊日银器中用炭火煎白为度，入密器贮之，掺入片脑，每用涂摩。

善应膏南京宝梵院方，治一切无名肿毒

当归　官桂　白及　白蔹　白芷　木鳖　杏仁各一两，剉如豆大

黄丹二斤　油五斤　乳香　没药各五钱，另研

先油煎药令白芷焦黄，滤渣再煎，俟油沸下丹，用湿柳木篦子不住手搅，熬六时许，滴水成珠住火，少顷入乳香、没药末，搅匀收贮用。

天摩膏治癣疥、赤白秃、手足剥皮、恶疮侵蚀痒痛、汗疔浸淫久不瘥者

天麻　漏芦　木鳖　川芎　狼毒　草乌头　弔苓根各五钱　轻粉　粉霜各一钱，另研　黄蜡六两　腊猪油二两　麻油一斤

将前药七味剉细，油煎至焦，滤渣，下蜡，次下猪油溶和，重绵

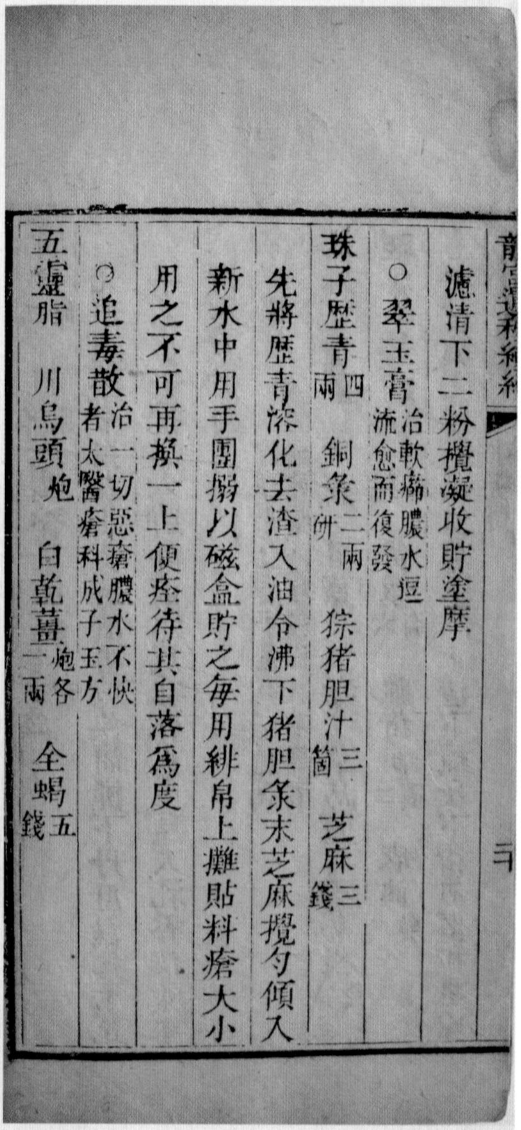
濾清下二粉攪凝收貯塗摩
○翠玉膏治軟癤膿水逗流愈而復發
珠子歷青四兩 銅綠二兩研 猔猪胆汁三箇 芝麻三錢
先將歷青溶化去渣入油令沸下猪胆綠末芝麻攪匀傾入新水中用手團搦以磁盒貯之每用緋帛上攤貼料瘡大小用之不可再换一上便痊待其自落爲度
○追毒散治一切惡瘡膿水不快者太醫瘡科成子玉方
五靈脂 川烏頭炮 白乾薑炮各一兩 全蝎五錢

滤清，下二粉，搅凝收贮，涂摩。

翠玉膏治软疖脓水逗流愈而复发

珠子历青[1]四两　铜绿二两，研　猔[2]猪胆汁三个　芝麻三钱

先将历青溶化，去渣，入油令沸，下猪胆、绿末、芝麻，搅匀，倾入新水中，用手团搦，以瓷盒贮之。每用绯帛上摊贴，料疮大小用之，不可再换，一上便痊，待其自落为度。

追毒散治一切恶疮脓水不快者，太医疮科成子玉方

五灵脂　川乌头炮　白干姜炮，各一两　全蝎五钱

1 历青：当为“沥青”。
2 猔：同“豵”，《玉篇》谓之公猪，《本草纲目》取《说文》义谓之出生六个月的小猪，《尔雅》谓之一胎生三子的猪。

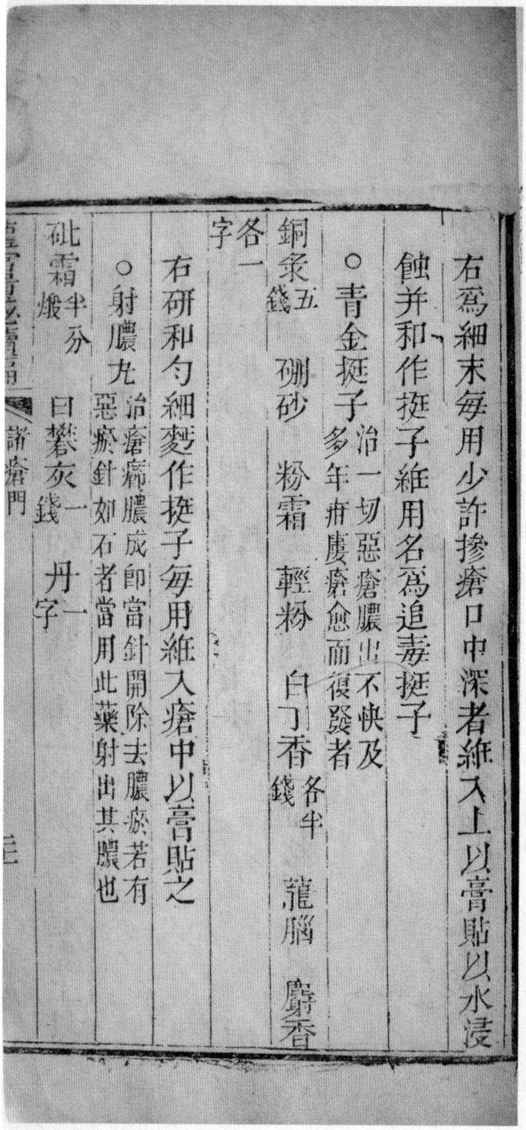
右爲細末每用少許摻瘡口中深者絍入上以膏貼以水浸蝕并和作挺子絍用名爲追毒挺子

○青金挺子治一切惡瘡膿出不快及多年疳瘻瘡愈而復發者

銅綠五錢 硼砂 粉霜 輕粉 白丁香各半錢 龍腦 麝香各一字

右研和勻細麪作挺子每用絍入瘡中以膏貼之

○射膿丸治瘡瘍膿成即當針開除去膿瘀若有惡瘀針如石者當用此藥射出其膿也

砒霜半分煅 白礬灰一錢 丹一字

諸瘡門

上为细末，每用少许掺疮口中。深者纴入，上以膏贴。以水浸蚀，并和作梃子，纴用，名为追毒梃子。

青金梃子治一切恶疮脓出不快及多年疳瘘疮愈而复发者

铜绿五钱　硼砂　粉霜　轻粉　白丁香各半钱　龙脑　麝香各一字

上研和匀，细面作梃子，每用纴入疮中，以膏贴之。

射脓丸治疮疖脓成即当针开除去脓瘀，若有恶瘀针如石者当用此药射出其脓也

砒霜半分，煅　白矾灰一钱　丹一字

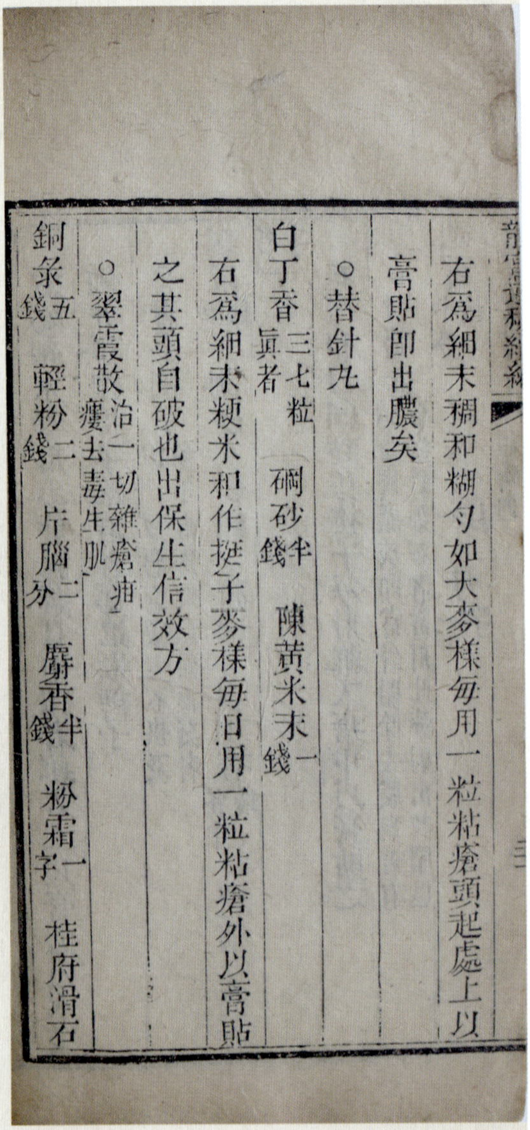

右爲細末稠和糊勻如大麥樣每用一粒粘瘡頭起處上以
膏貼卽出膿矣
○替針丸
白丁香三七粒眞者　硇砂半錢　陳黃米末一錢
右爲細末粳米和作挺子麥樣每日用一粒粘瘡外以膏貼
之其頭自破也出保生信效方
○翠霞散治一切雜瘡疳瘻去毒生肌
銅綠五錢　輕粉二錢　片腦二分　麝香半錢　粉霜一字　桂府滑石

上为细末，稠和糊匀如大麦样，每用一粒，粘疮头起处，上以膏贴，即出脓矣。

替针丸

白丁香三七粒真者　硇砂半钱　陈黄米末一钱

上为细末，粳米和作梃子麦样，每日用一粒，粘疮外，以膏贴之，其头自破也。出《保生信效方》。

翠霞散治一切杂疮疳瘘，去毒生肌

铜绿五钱　轻粉二钱　片脑二分　麝香半钱　粉霜一字　桂府滑石[1]

1 桂府滑石：《本草纲目》："山东蓬莱县桂府村所出者亦佳，故医方有桂府滑石，与桂林者同称也。"

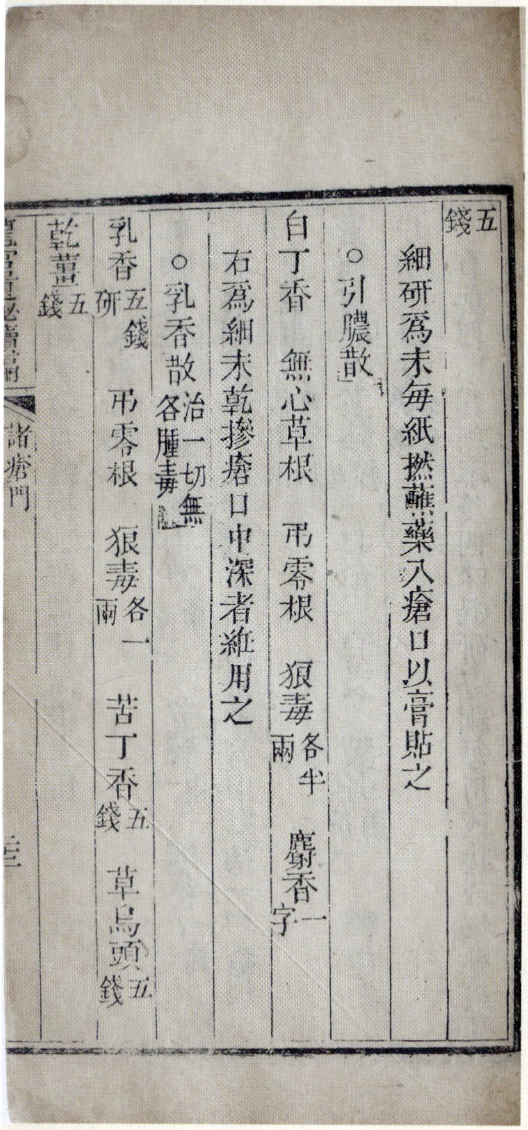

五錢
細研爲末每紙撚蘸藥入瘡口以膏貼之
○引膿散
白丁香 無心草根 弔零根 狼毒各半兩 麝香一字
右爲細末乾摻瘡口中深者絍用之
○乳香散治一切無名腫毒
乳香五錢研 弔零根 狼毒各一兩 苦丁香五錢 草烏頭五錢
乾薑五錢
諸瘡門

五钱

细研为末，每纸撚蘸药入疮口，以膏贴之。

引脓散

白丁香　无心草[1]根　弔零根　狼毒各半两　麝香一字

上为细末，干掺疮口中。深者纴用之。

乳香散治一切无名肿毒

乳香五钱，研　弔零根　狼毒各一两　苦丁香五钱　草乌头五钱　干姜五钱

1 无心草：木贼别名一为无心草。

上为细末，每用干掺或纴或津调，纴尤佳。

弔零散出陈宫保方

弔零根三两　干姜　无心草各二两　并盐[1]一两　蛇床子一钱

上为细末，每用干掺或津唾调用，外膏贴之，治一切疮疡。

截痦散[2]治年深痦瘘疮

密陀僧一两　黄连五钱　白蔹　白及　黄丹各一两　轻粉一钱　片脑　麝香各五分，研

上前四味为细末，后四味混研匀细，每用掺或纴，外以膏

1 并盐：山西省北部所产土盐，当是因“并州”而名，如“并刀”“并州刀”。宋代周邦彦《少年游》：“并刀如水”。

2 截痦散：原目录作“截痦膏”，据文义当为“散”。

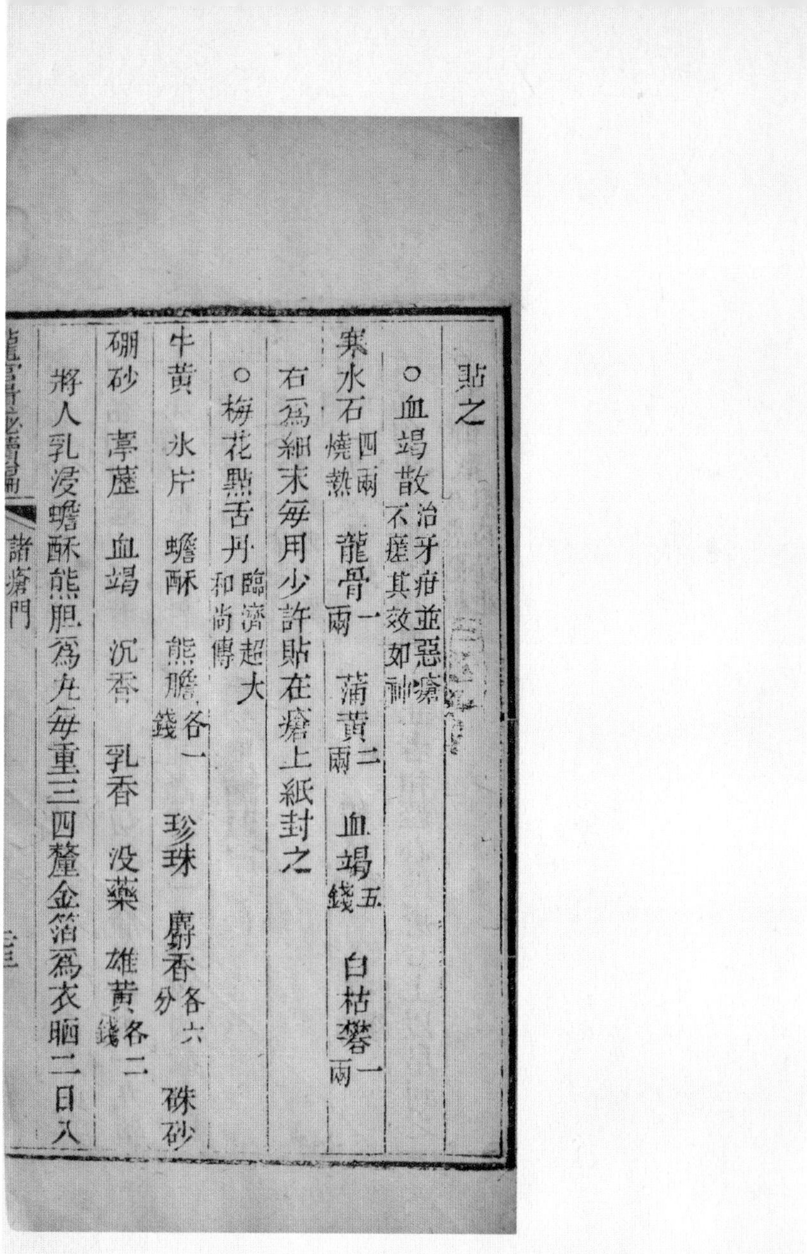

貼之

○血竭散治牙疳並惡瘡不瘥其效如神

寒水石四兩燒熱 龍骨一兩 蒲黃二兩 血竭五錢 白枯礬一兩

右爲細末每用少許貼在瘡上紙封之

○梅花點舌丹臨濟超大和尚傳

牛黄 冰片 蟾酥 熊膽各一錢 珍珠 麝香各六分 硃砂

硼砂 葶藶 血竭 沉香 乳香 没藥 雄黄各二錢

將人乳浸蟾酥熊胆爲丸每重三四釐金箔爲衣晒二日入

諸瘡門

贴之。

血竭散治牙疳并恶疮不瘥，其效如神

寒水石四两，烧热　龙骨一两　蒲黄二两　血竭五钱　白枯矾一两

上为细末，每用少许，贴在疮上，纸封之。

梅花点舌丹临济超大和尚传

牛黄　冰片　蟾酥　熊胆各一钱　珍珠　麝香各六分　朱砂　硼砂　葶苈　血竭　沉香　乳香　没药　雄黄各二钱

将人乳浸蟾酥、熊胆为丸，每重三四厘，金箔为衣，晒二日，入

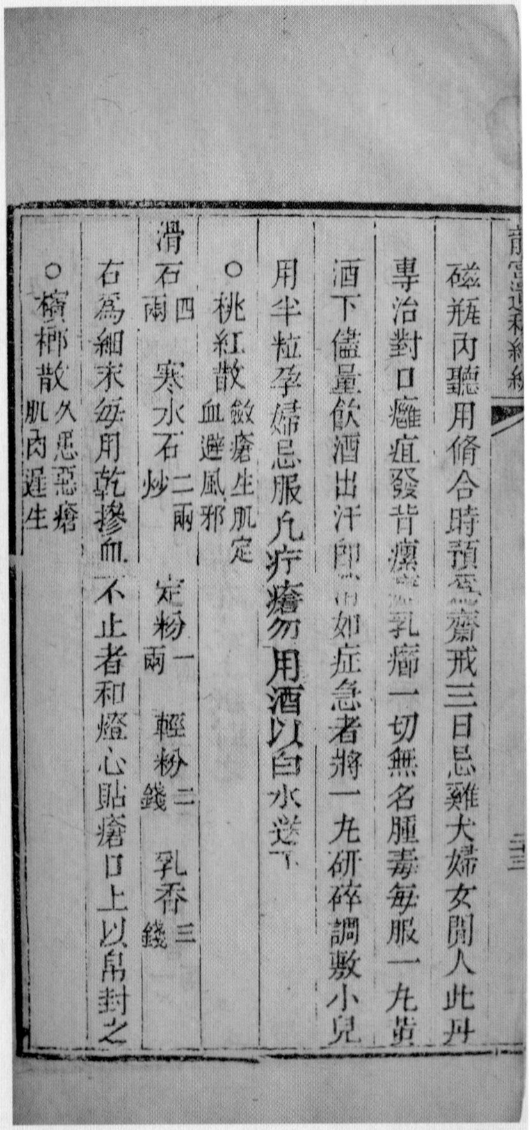

磁瓶內聽用脩合時預爲齋戒三日忌雞犬婦女閑人此丹專治對口癰疽發背瘰癧乳癧一切無名腫毒每服一丸黄酒下儘量飲酒出汗卽消如症急者將一丸研碎調敷小兒用半粒孕婦忌服凡疔瘡勿用酒以白水送下

○桃紅散斂瘡生肌定血避風邪

滑石四兩　寒水石二兩炒　定粉一兩　輕粉二錢　乳香三錢

右爲細末每用乾摻血不止者和燈心貼瘡口上以帛封之

○檳榔散久患惡瘡肌肉遲生

瓷瓶内听用。修合时预为斋戒三日，忌鸡犬、妇女、闲人。此丹专治对口、痈疽、发背、瘰疬、乳疖、一切无名肿毒，每服一丸，黄酒下，侭[1]量饮酒，出汗即消。如症急者，将一丸研碎调敷，小儿用半粒，孕妇忌服。凡疔疮勿用酒，以白水送下。

桃红散敛疮生肌定血、避风邪

滑石四两　寒水石二两，炒　定粉一两　轻粉二钱　乳香三钱

上为细末，每用干掺。血不止者，和灯心贴疮口上，以帛封之。

槟榔散久患恶疮，肌肉迟生

1 侭：同“尽”，力求达到最大限度。

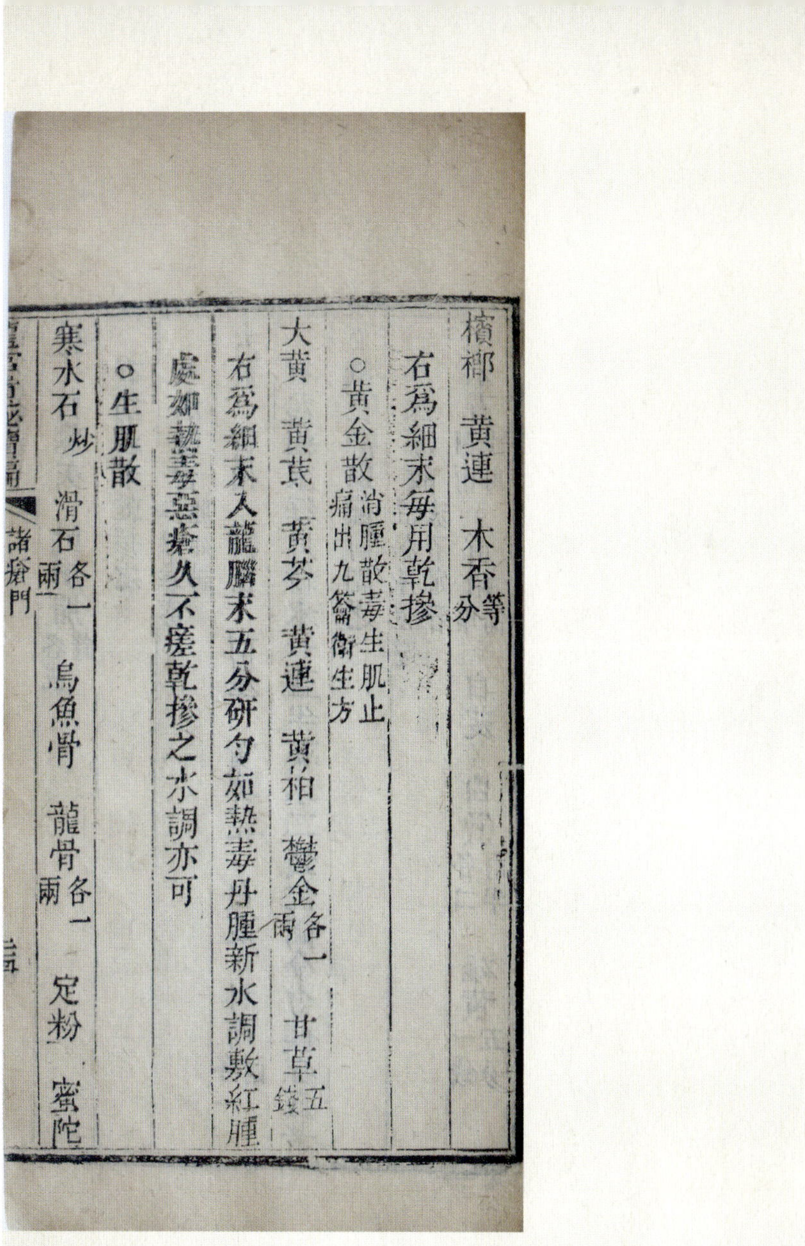
檳榔　黃連　木香等分
右爲細末每用乾摻
○黃金散消腫散毒生肌止痛出九籥衛生方
大黃　黃芪　黃芩　黃連　黃柏　鬱金各一兩　甘草五錢
右爲細末入龍腦末五分研勻如熱毒丹腫新水調敷紅腫
處如熱毒惡瘡久不瘥乾摻之水調亦可
○生肌散
寒水石炒　滑石各一兩　烏魚骨　龍骨各一兩　定粉　蜜陀

槟榔　黄连　木香等分

上为细末，每用干掺。

黄金散消肿散毒、生肌止痛，出《九籥卫生方[1]》

大黄　黄芪　黄芩　黄连　黄柏　郁金各一两　甘草五钱

上为细末，入龙脑末五分，研匀。如热毒丹肿，新水调敷红肿处。如热毒恶疮久不瘥，干掺之，水调亦可。

生肌散

寒水石炒　滑石各一两　乌鱼骨　龙骨各一两　定粉　密陀

1 九籥卫生方：宋代赵士纡撰，又作赵士衍，广为其后医书摘引。宋代陈振孙《直斋书录解题》："《九籥卫生方》三卷，宣和宗室忠州防御使士纡撰。"

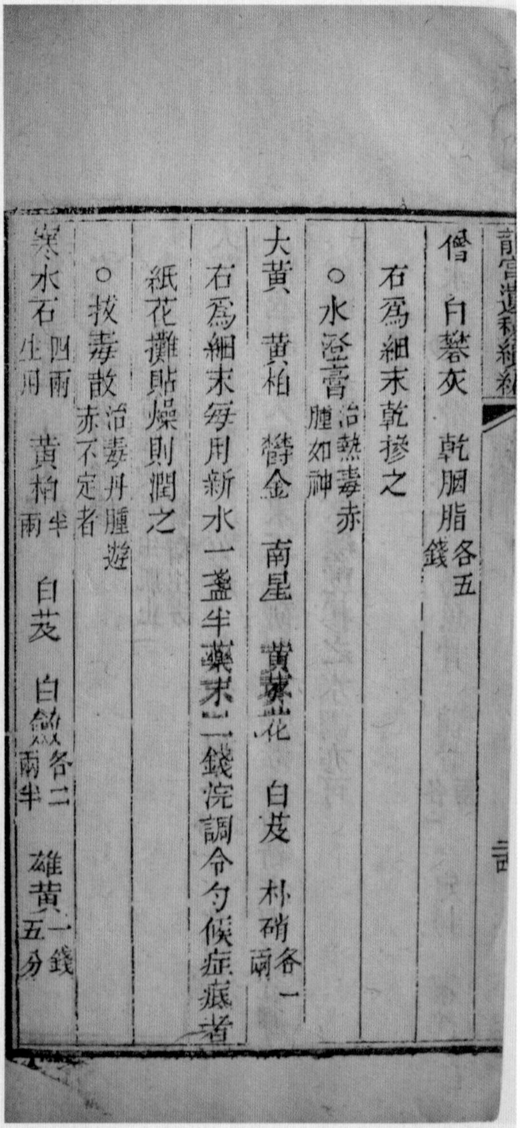

僧　白矾灰　干胭脂各五钱

上为细末，干掺之。

水澄膏治热毒赤肿如神

大黄　黄柏　郁金　南星　黄葵花　白及　朴硝各一两

上为细末，每用新水一盏半、药末二钱，浣调令匀。候症疷[1]者，纸花摊贴之，燥则润之。

拔毒散治毒丹肿游赤不定者

寒水石四两，生用　黄柏半两　白及　白蔹各二两半　雄黄一钱五分

1 疷：《尔雅注疏》："疷者，孙炎云：滞之病也。《小雅·白华》云：俾我疷兮。"

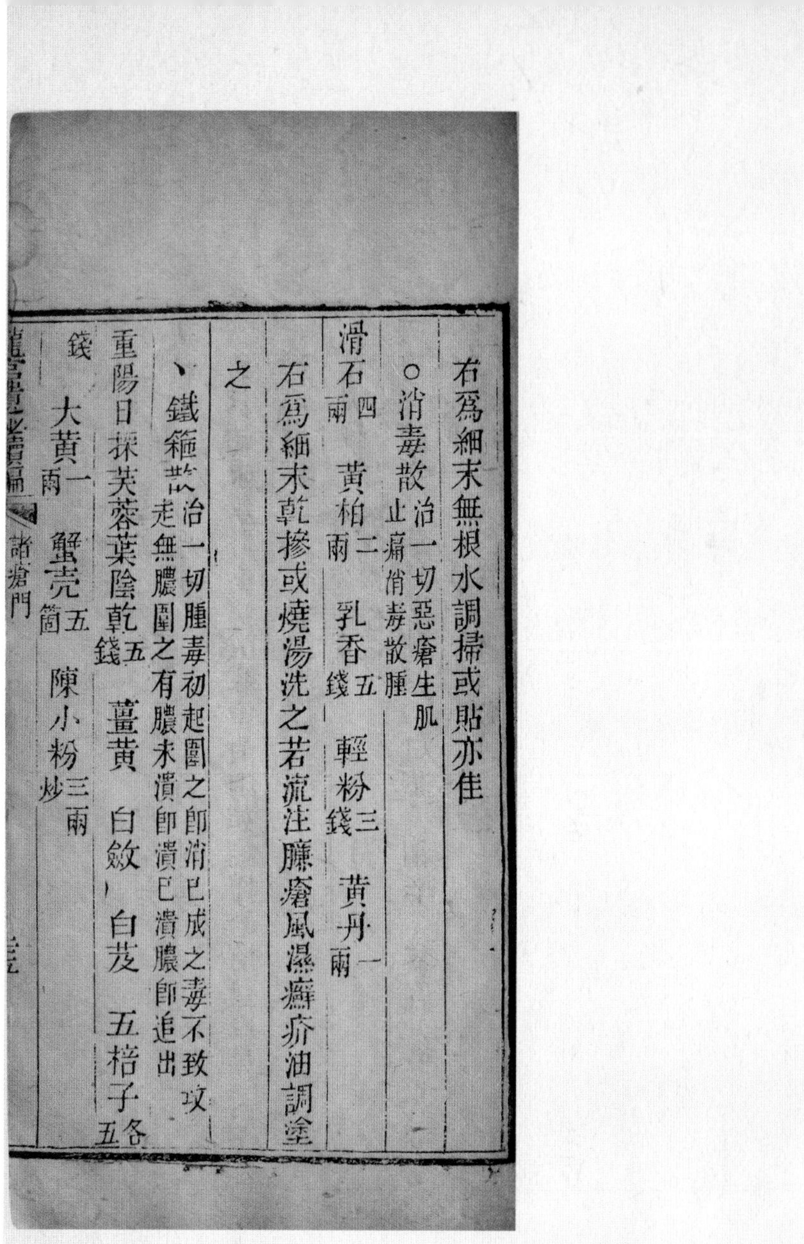
右爲細末無根水調掃或貼亦佳
○消毒散治一切惡瘡生肌止痛消毒散腫
滑石四兩 黃柏二兩 乳香五錢 輕粉三錢 黃丹一兩
右爲細末乾摻或燒湯洗之若流注臁瘡風濕癬疥油調塗之
、鐵箍散治一切腫毒初起圍之即消已成之毒不致攻走無膿圍之有膿未潰即潰已潰膿即追出
重陽日採芙蓉葉陰乾五錢 薑黃 白斂 白芨 五棓子各五錢 大黃一兩 蟹殼五箇 陳小粉三兩炒

上为细末，无根水调扫，或贴亦佳。

消毒散治一切恶疮，生肌止痛、消毒散肿

滑石四两　黄柏二两　乳香五钱　轻粉三钱　黄丹一两

上为细末，干掺，或烧汤洗之。若流注臁疮、风湿癣疥，油调涂之。

铁箍散治一切肿毒初起，围之即消，已成之毒不致攻走，无脓围之有脓，未溃即溃，已溃脓即追出

重阳日采芙蓉叶阴干五钱　姜黄　白蔹　白及　五倍子各五钱　大黄一两　蟹壳五个　陈小粉三两，炒

共研末，醋调敷围。

槟榔散专治干湿疥

大槟榔一个　红娘子全用，一个　黑狗脊　硫黄各五钱　轻粉一钱

上为细末，每用半钱，放掌中，油调如糊，搓摩使热，以鼻嗅之，临卧摩搽疥上，隔日，三度瘥。

天摩散治白秃甜疮及风毒疥癣

天麻　狼毒　草乌　䓪[1]草　白芷　细辛　黎卢　弔苓根[2]　贯众各半两　雄黄二钱　轻粉一钱

1 䓪草：《山海经》："又东四十里，曰少陉之山，有草焉名曰䓪草，叶状如葵，而赤茎白华，实如蘡薁，食之不愚。"
2 弔苓根：前文多见，作"弔零根"。

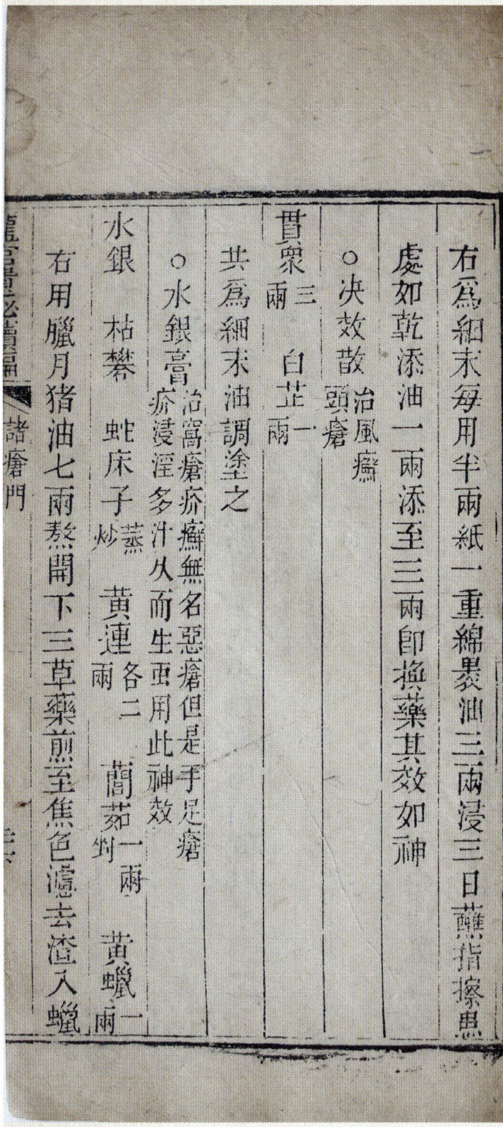
右爲細末每用半兩紙一重綿裹油三兩浸三日蘸指擦患處如乾添油一兩添至三兩即換藥其效如神
○决效散治風癬頭瘡
貫衆三兩　白芷一兩
共爲細末油調塗之
○水銀膏治窩瘡疥癬無名惡瘡但是手足瘡疥浸淫多汁久而生虫用此神效
水銀　枯礬　蛇床子蒸炒　黃連各二兩　藺茹剉一兩　黃蠟一兩
右用臘月猪油七兩熬開下三草藥煎至焦色濾去渣入蠟
龍宮遺秘續編　諸瘡門

上为细末，每用半两，纸一重绵裹油三两，浸三日，蘸指擦患处。如干，添油一两，添至三两即换药。其效如神。

决效散治风癣头疮

贯众三两　白芷一两

共为细末，油调涂之。

水银膏治窝疮疥癣、无名恶疮，但是手足疮疥浸淫多汁久而生虫，用此神效

水银　枯矾　蛇床子蒸炒　黄连各二两　蔄茹[1]一两，剉　黄蜡一两

上用腊月猪油七两熬开，下三草药煎至焦色，滤去渣，入蜡

1 蔄茹：据《本草纲目》，李时珍释作《素问》四乌贼骨一芦茹丸之“芦茹”，即茜草根。其状写植物之状，又似狼毒大戟。

融開出火稍凝下水銀攪勻每用塗摩之

○神黃散治毒熱攻焮疼痛

黃柏末一斤　黃丹一兩　雄黃一兩另研

右研勻新水調如糊熬膏貼之小紙攤貼稍乾以水潤之

○碧霞挺子治惡瘡已透不覺疼痛出陳宮保方

銅綠一兩　硼砂二錢　蟾酥一錢

右爲末燒飯和撚麥挺子每用針刺不覺痛者先刺血出次絍在內以膏貼之作末以紙撚蘸藥末刺入可也

融开，出火，稍凝下水银，搅匀。每用涂摩之。

神黄散治毒热攻焮疼痛

黄柏末一斤　黄丹一两　雄黄一两，另研

上研匀，新水调如糊，熬膏贴之，小纸摊贴，稍干以水润之。

碧霞梃子治恶疮已透不觉疼痛，出陈宫保方

铜绿一两　硼砂二钱　蟾酥一钱

上为末，烧饭和撚麦梃子，每用针刺不觉痛者，先刺血出，次纴在内，以膏贴之。作末，以纸撚蘸药末刺入可也。

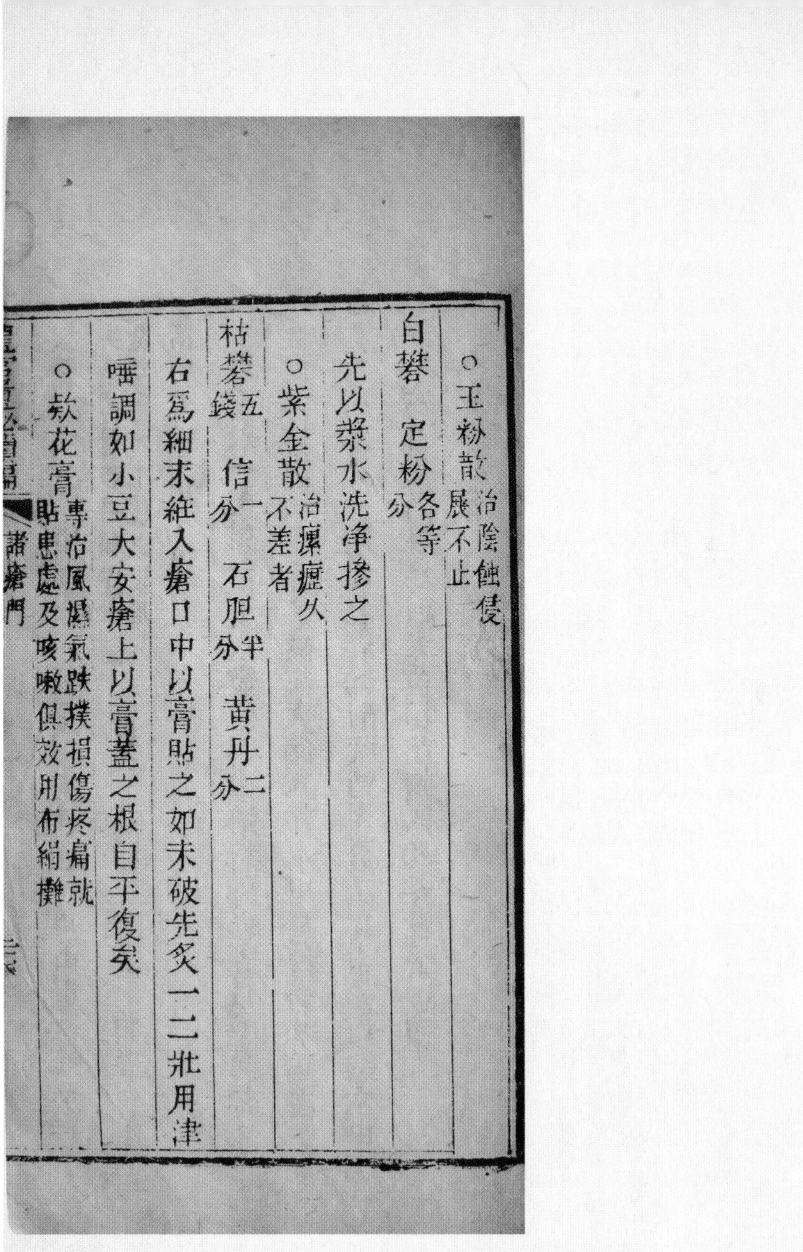
○玉粉散治陰蝕侵展不止
白礬　定粉各等分
先以漿水洗淨摻之
○紫金散治瘰癧久不差者
枯礬五錢　信一分　石胆半分　黄丹二分
右爲細末絍入瘡口中以膏貼之如未破先炙一二壯用津
唾調如小豆大安瘡上以膏蓋之根自平復矣
○欵花膏專治風濕氣跌撲損傷疼痛就貼患處及咳嗽俱效用布絹攤

玉粉散治阴蚀侵展不止

白矾　定粉各等分

先以浆水洗净，掺之。

紫金散治瘰疬久不差者

枯矾五钱　信一分　石胆半分　黄丹二分

上为细末，纴入疮口中，以膏贴之。如未破，先灸[1]一二壮，用津唾调如小豆大安疮上，以膏盖之，根自平复矣。

款花膏专治风湿气、跌扑损伤疼痛，就贴患处，及咳嗽俱效，用布绢摊

1 灸：原作"炙"，误。

松香五觔明淨者佳　麻油二觔　桃葉　槐枝頭　川山甲　蜂房熬過去渣濾過後將松香布篩濾過入水中浸之後用　南星　黃柏　大黃　白芷　獨活　羌活各一錢

右用水一大鍋熬至水盡泡起方將麝香乳香沒藥研細入內再熬滴水中看軟硬住火傾入淨水中扯拽金絲爲度

西江月　明淨松香爲劑菜油冬夏調和布篩濾過水中窩再用南星爲副大黃柏芷羌活乳香沒藥調和

○寸金挺子

松香五斤，明净者佳　麻油二斤　桃叶　槐枝头　川山甲　蜂房熬过去渣滤过，后将松香布筛滤过入水中浸之，后用　南星　黄柏　大黄　白芷　独活　羌活各一钱

上用水一大锅熬至水尽泡起，方将麝香、乳香、没药研细入内，再熬，滴水中看软硬，住火，倾入净水中扯拽，金丝为度。

西江月[1]：

明净松香为剂，菜油冬夏调和，布筛滤过水中窝，再用南星为副。　大黄柏芷羌活，乳香没药调和。

寸金梃子

1 西江月：按“西江月”上下两阙句式相同，下阙当脱末两句。

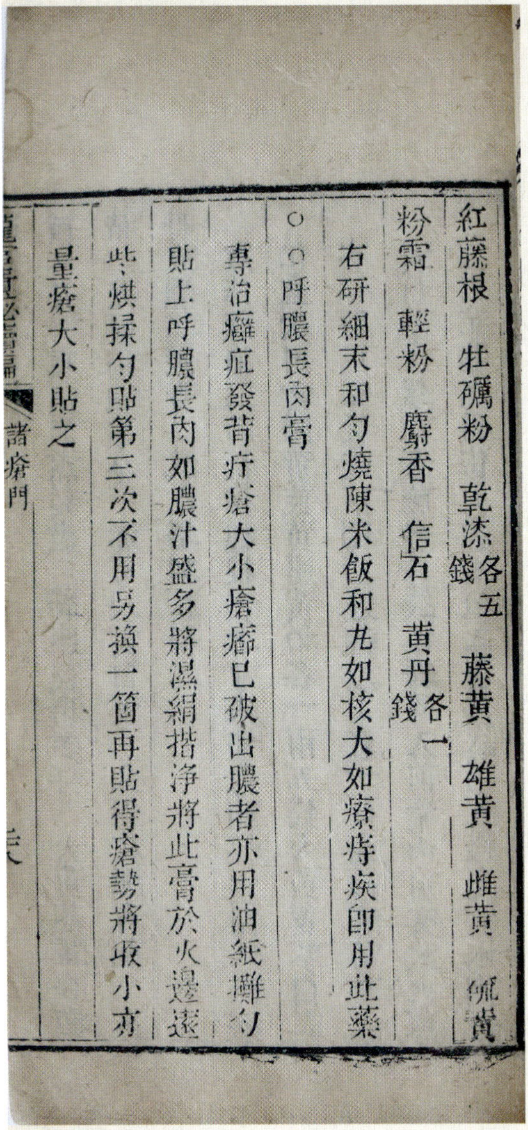
紅藤根　牡礪粉　乾漆各五錢　藤黄　雄黄　雌黄　硫黄
粉霜　輕粉　麝香　信石　黄丹各一錢
右研細末和勻燒陳米飯和丸如核大如瘵痔疾即用此藥
○○呼膿長肉膏
專治癰疽發背疔瘡大小瘡瘑已破出膿者亦用油紙攤勻
貼上呼膿長肉如膿汁盛多將濕絹揩淨將此膏於火邊遠
些烘揉勻貼第三次不用另換一箇再貼得瘡勢將收小亦
量瘡大小貼之

红藤根　牡蛎粉　干漆各五钱　藤黄　雄黄　雌黄　硫黄　粉霜　轻粉　麝香　信石　黄丹各一钱

上研细末和匀，烧陈米饭和丸如核大。如疔痔疾，即用此药。

呼脓长肉膏

专治痈疽发背、疔疮大小疮疖，已破出脓者亦用。油纸摊匀贴上，呼脓长肉。如脓汁盛多，将湿绢揩净，将此膏于火边远些烘揉匀，贴第三次不用另换一个，再贴得疮势将收小，亦量疮大小贴之。

龍宮遺秘經驗

西江月　良劑油煎髮盡　歸連芪柏多秤　大黄芩芷杏防桔　羌活梔翹等分　赤芍地黄白芨　金銀花配青藤　八丹五蠟二瀝青　乳没竭加輕粉

煎法蔴油三觔桃柳槐枝各七寸入油内頭髮一團入油熬化盡次用當歸黄芪黄連黄柏各一兩五錢大黄黄芩白芷杏仁防風桔梗羌活獨活連翹以上各一兩剉碎赤芍藥地黄白芨金銀花青藤各八錢俱剉碎入前藥内用文武火煎熬白芷紫黑色住火濾去渣入黄丹八兩五錢先將水淘過

西江月：

良剂油煎发尽，归连芪柏多秤，大黄芩芷杏防桔，羌活栀翘等分。 赤芍地黄白及，金银花配青藤，八丹五蜡二沥青，乳没竭加轻粉。

煎法：麻油三斤，桃柳槐枝各七寸入油内，头发一团入油熬化尽，次用当归、黄芪、黄连、黄柏各一两五钱，大黄、黄芩、白芷、杏仁、防风、桔梗、羌活、独活、连翘，以上各一两剉碎，赤芍药、地黄、白及、金银花、青藤各八钱，俱剉碎入前药内，用文武火煎熬白芷紫黑色住火，滤去渣，入黄丹八两五钱，先将水淘过

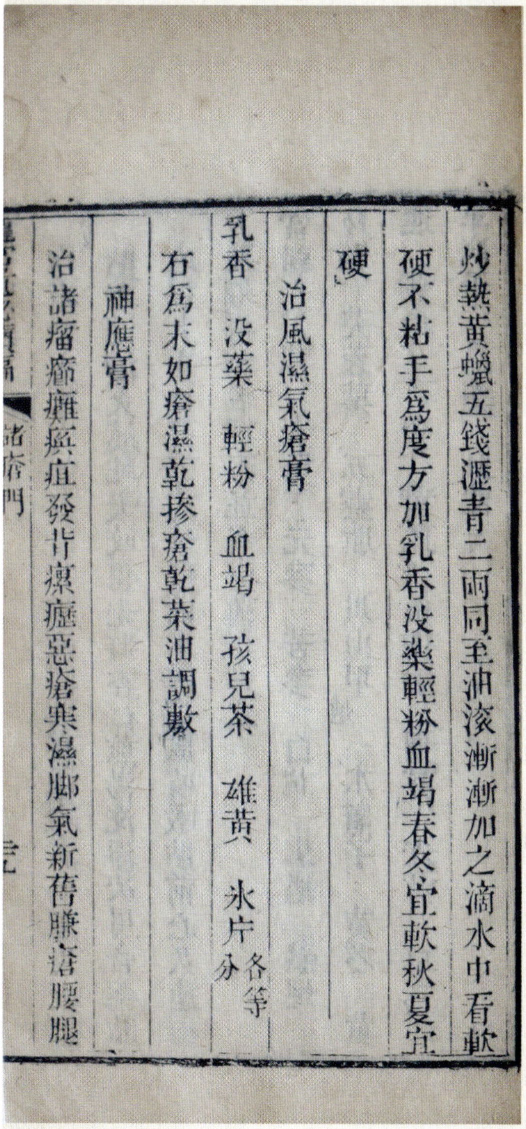
炒熱黃蠟五錢瀝青二兩同至油滚漸漸加之滴水中看軟硬不粘手爲度方加乳香没藥輕粉血竭春冬宜軟秋夏宜硬

治風濕氣瘡膏

乳香 没藥 輕粉 血竭 孩兒茶 雄黄 冰片各等分

右爲末如瘡濕乾摻瘡乾菜油調敷

神應膏

治諸瘤癤癱瘓疽發背瘰癧惡瘡寒濕脚氣新舊臁瘡腰腿

炒热黄蜡五钱、沥青二两，同至油滚，渐渐加之，滴水中看软硬，不粘手为度，方加乳香、没药、轻粉、血竭，春冬宜软，秋夏宜硬。

治风湿气疮膏

乳香　没药　轻粉　血竭　孩儿茶　雄黄　冰片各等分

上为末。如疮湿干掺，疮干菜油调敷。

神应膏

治诸瘤疖、瘫痪、疽发背、瘰疬、恶疮、寒湿脚气、新旧臁疮、腰腿

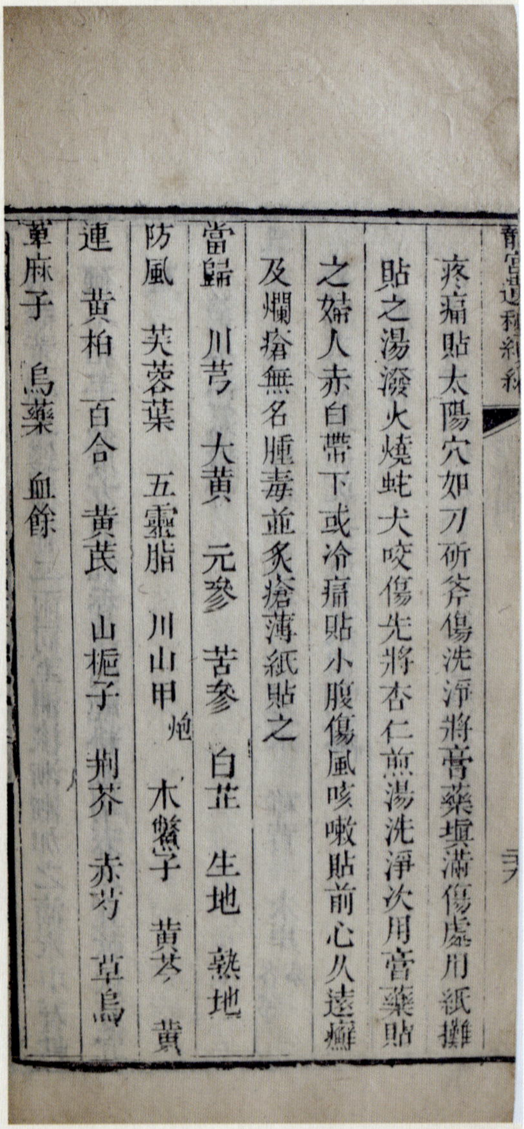
疼痛貼太陽穴如刀斫斧傷洗淨將膏藥塡滿傷處用紙攤
貼之湯潑火燒蛇犬咬傷先將杏仁煎湯洗淨次用膏藥貼
之婦人赤白帶下或冷痛貼小腹傷風咳嗽貼前心久遠癬
及爛瘡無名腫毒並灸瘡薄紙貼之
當歸 川芎 大黃 元參 苦參 白芷 生地 熟地
防風 芙蓉葉 五靈脂 川山甲炮 木鱉子 黃芩 黃
連 黃柏 百合 黃芪 山梔子 荊芥 赤芍 草烏
蓖麻子 烏藥 血餘

疼痛，贴太阳穴。如刀斫斧伤，洗净，将膏药填满伤处，用纸摊贴之。汤泼火烧、蛇犬咬伤，先将杏仁煎汤洗净，次用膏药贴之。妇人赤白带下，或冷痛，贴小腹。伤风咳嗽，贴前心。久远癣及烂疮、无名肿毒并灸疮，薄纸贴之。

当归　川芎　大黄　元参　苦参　白芷　生地　熟地　防风　芙蓉叶　五灵脂　穿山甲炮　木鳖子　黄芩　黄连　黄柏　百合　黄芪　山栀子　荆芥　赤芍　草乌　蓖麻子　乌药　血余

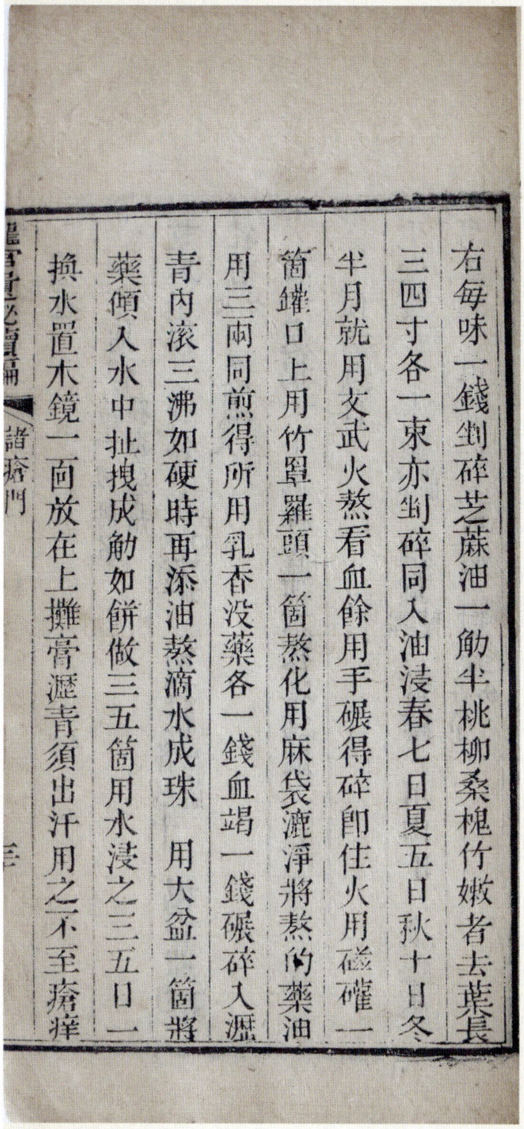
右每味一錢剉碎芝蔴油一觔半桃柳桑槐竹嫩者去葉長三四寸各一束亦剉碎同入油浸春七日夏五日秋十日冬半月就用文武火熬看血餘用手碾得碎即住火用磁罐一箇罐口上用竹罩羅頭一箇熬化用麻袋漉淨將熬的藥油用三兩同煎得所用乳香没藥各一錢血竭一錢碾碎入瀝青內滚三沸如硬時再添油熬滴水成珠　用大盆一箇將藥傾入水中扯拽成觔如餅做三五箇用水浸之三五日一換水置木鏡一面放在上攤膏瀝青須出汗用之不至瘡痒

諸瘡門　三

上每味一钱，剉碎，芝麻油一斤半，桃柳桑槐竹嫩者去叶长三四寸各一束，亦剉碎，同入油浸，春七日，夏五日，秋十日，冬半月就。用文武火熬，看血余用手碾得碎即住火。用瓷罐一个，罐口上用竹罩罗头一个，熬化用麻袋漉净，将熬的药油用三两同煎得，所用乳香、没药各一钱，血竭一钱碾碎，入沥青内滚三沸，如硬时再添油熬，滴水成珠。用大盆一个，将药倾入水中，扯拽成斤如饼，做三五个，用水浸之，三五日一换水。置木镜一面，放在上摊膏。沥青须出汗用之，不至疮痒

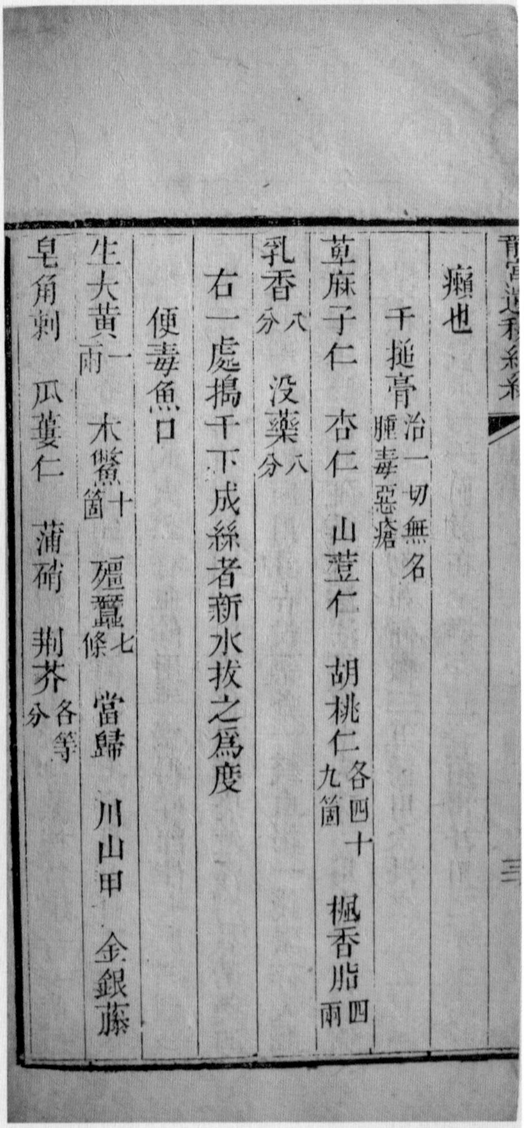

癩也

千搥膏治一切無名腫毒惡瘡

萆麻子仁 杏仁 山荳仁 胡桃仁各四十九箇 楓香脂四兩 乳香八分 沒藥八分

右一處搗千下成絲者新水拔之爲度

便毒魚口

生大黃一兩 木鱉十箇 殭蠶七條 當歸 川山甲 金銀藤 皂角刺 瓜蔞仁 蒲硝 荆芥各等分

癞也。

千槌膏治一切无名肿毒恶疮

蓖麻子仁　杏仁　山豆仁　胡桃仁各四十九个　枫香脂四两　乳香八分　没药八分

上一处捣千下，成丝者新水拔之为度。

便毒鱼口

生大黄一两　木鳖十个　僵蚕七条　当归　川山甲　金银藤　皂角刺　瓜蒌仁　朴硝[1]　荆芥各等分

1 朴硝：原作“蒲硝”。

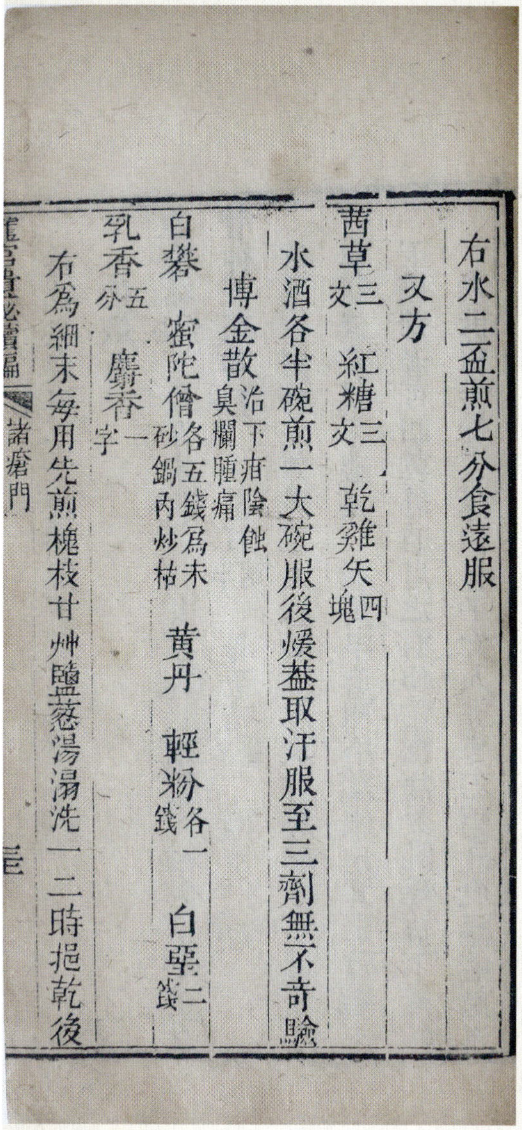
右水二盃煎七分食遠服

又方

茜草三文　紅糖三文　乾雞矢四塊

水酒各半碗煎一大碗服後煖蓋取汗服至三劑無不奇驗

博金散治下疳陰蝕臭爛腫痛

白礬　蜜陀僧各五錢爲末砂鍋內炒枯　黃丹　輕粉各一錢　白堊二錢

乳香五分　麝香一字

右爲細末每用先煎槐枝甘艸鹽葱湯湯洗一二時挹乾後

上水二杯煎七分，食远服。

又　方

茜草三文　红糖三文　干鸡屎四块

水酒各半碗煎一大碗，服后暖盖取汗。服至三剂，无不奇验。

博金散治下疳阴蚀臭烂肿痛

白矾　密陀僧各五钱，为末，砂锅内炒枯　黄丹　轻粉各一钱　白垩二钱　乳香五分　麝香一字

上为细末，每用先煎槐枝甘草盐葱汤，溻洗一二时，挹干后

掺药。每度俱要洗后掺药，不过三五度取效。

化铁丸

海螵蛸去骨　象牙末各一钱　甘草去皮　僵蚕　砂仁　寒水石　贯众[1]　茯苓各三钱　滑石半两　马牙硝三钱　硼砂二钱，另研

上为末，面糊丸如鸡豆大，以蛤粉为衣，好瓶盛之。每用一丸，以新汲水浸半盏，浸一时用手磨开，令药水定，其上清，药沉下底，余者可晒干，急 时用之。刘仙灵秘诀勿乱传，切不可疑，一丸能治十余人，专治男子女人五劳七伤吐血、缠喉风、走

1 贯众：原作“管仲”。

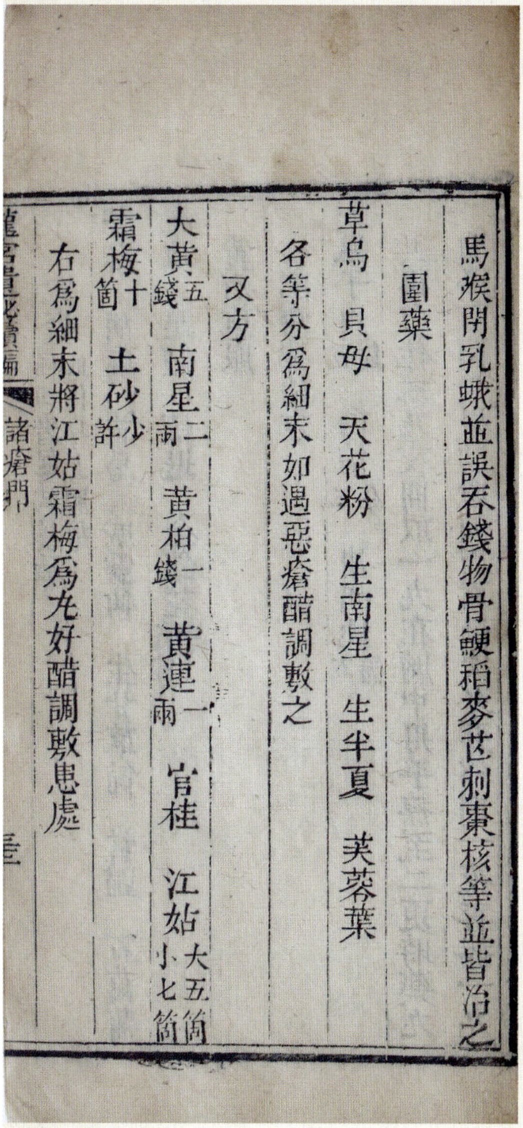

馬喉閉乳蛾並誤吞錢物骨鯁稻麥芒刺棗核等並皆治之

圍藥

草烏　貝母　天花粉　生南星　生半夏　芙蓉葉

各等分爲細末如遇惡瘡醋調敷之

又方

大黃五錢　南星二兩　黃柏一錢　黃連一兩　官桂　江姑大五箇小七箇

霜梅十箇　土砂少許

右爲細末將江姑霜梅爲丸好醋調敷患處

龍宮遺秘續編　卷一　諸瘡門

马、喉闭、乳蛾，并误吞钱物、骨鲠、稻麦芒刺、枣核等，并皆治之。

围　药

草乌　贝母　天花粉　生南星　生半夏　芙蓉叶

各等分，为细末，如遇恶疮，醋调敷之。

又　方

大黄五钱　南星二两　黄柏一钱　黄连一两　官桂　江姑大五个小七个　霜梅十个　土砂少许

上为细末，将江姑、霜梅为丸，好醋调敷患处。

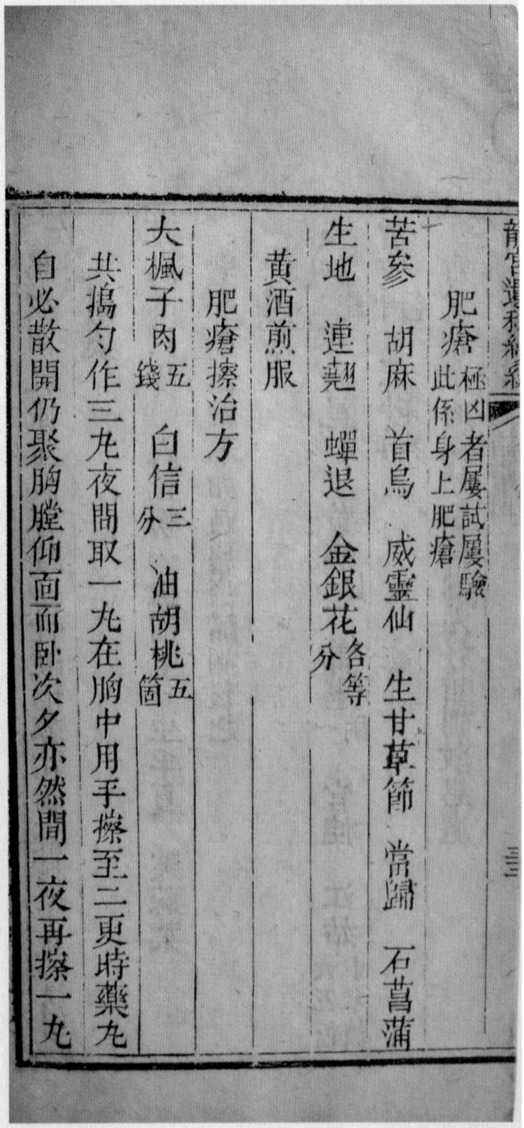
肥瘡極凶者屢試屢驗此係身上肥瘡
苦參 胡麻 首烏 威靈仙 生甘草節 當歸 石菖蒲
生地 連翹 蟬退 金銀花各等分
黃酒煎服
肥瘡擦治方
大楓子肉五錢 白信三分 油胡桃五箇
共搗勻作三丸夜間取一丸在胸中用手擦至二更時藥丸
自必散開仍聚胸膛仰面而卧次夕亦然間一夜再擦一丸

肥疮极凶者屡试屡验，此系身上肥疮

苦参　胡麻　首乌　威灵仙　生甘草节　当归　石菖蒲　生地　连翘　蝉蜕　金银花各等分

黄酒煎服。

肥疮擦治方

大枫子肉五钱　白信三分　油胡桃五个

共捣匀，作三丸。夜间取一丸，在胸中用手擦，至二更时药丸自必散开，仍聚胸膛，仰面而卧，次夕亦然。间一夜，再擦一丸。

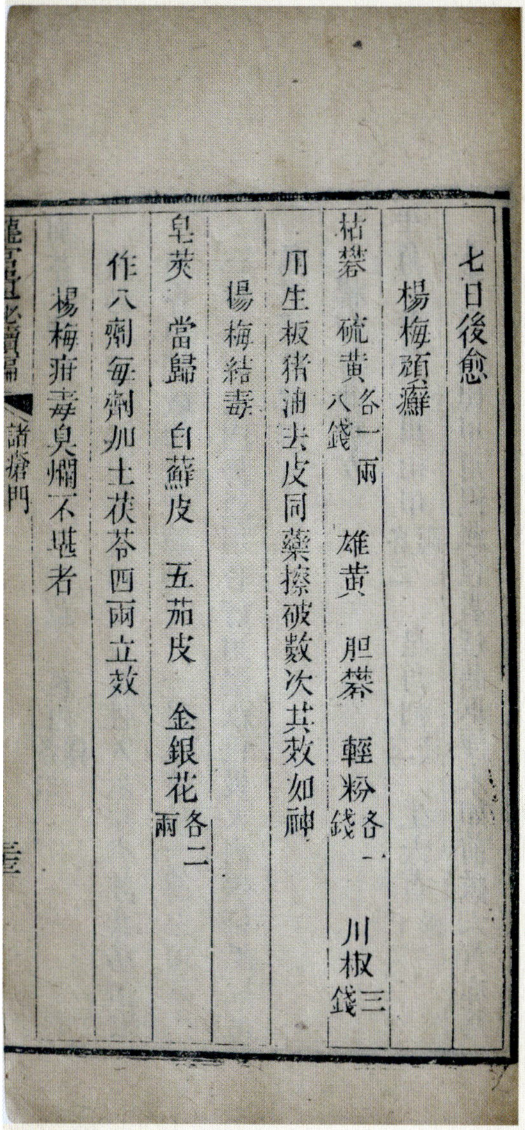
七日後愈
楊梅頑癬
枯礬 硫黄各一兩八錢 雄黄 胆礬 輕粉各一錢 川椒三錢
用生板猪油去皮同藥擦破數次其效如神
楊梅結毒
皂莢 當歸 白蘚皮 五茄皮 金銀花各二兩
作八劑每劑加土茯苓四兩立效
楊梅疳毒臭爛不堪者

七日后愈。

楊梅顽癣

枯矾　硫黄各一两八钱　雄黄　胆矾　轻粉各一钱　川椒三钱

用生板猪油去皮，同药擦破数次，其效如神。

杨梅结毒

皂荚　当归　白鲜皮　五加皮　金银花各二两

作八剂，每剂加土茯苓四两，立效。

杨梅疳毒臭烂不堪者

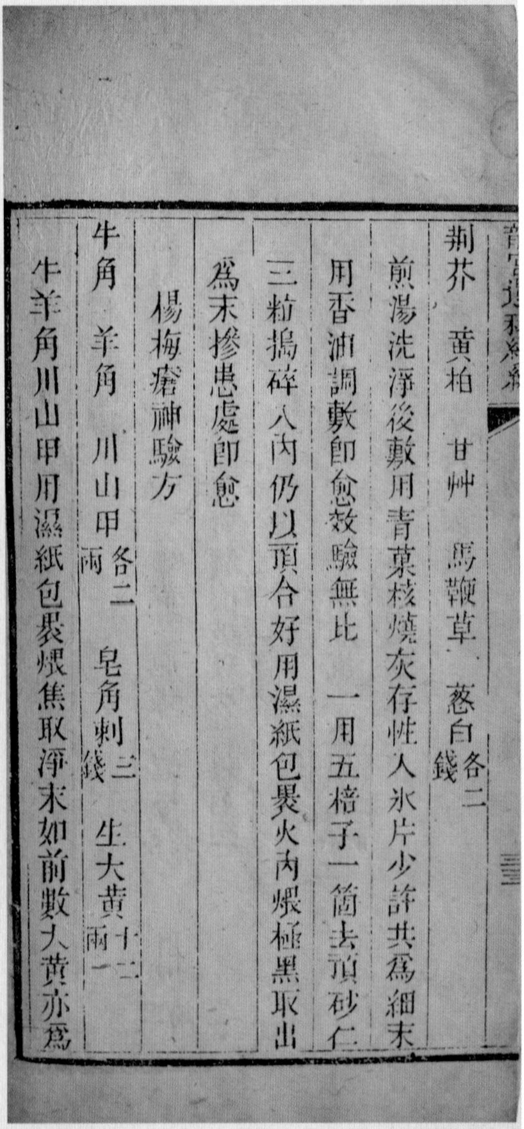
荆芥　黄柏　甘艸　馬鞭草　葱白各二錢
煎湯洗淨後敷用青菓核燒灰存性入氷片少許共為細末
用香油調敷即愈效驗無比　一用五棓子一箇去頂砂仁
三粒搗碎入內仍以頂合好用濕紙包裹火內煨極黑取出
為末摻患處即愈
楊梅瘡神驗方
牛角　羊角　川山甲各二兩　皂角刺三錢　生大黄十二兩
牛羊角川山甲用濕紙包裹煨焦取淨末如前數大黄亦為

荆芥　黄柏　甘草　马鞭草　葱白各二钱

煎汤洗净后敷，用青果核烧灰存性，入冰片少许，共为细末，用香油调敷即愈，效验无比。

一用五倍子一个去顶，砂仁三粒捣碎入内，仍以顶合好，用湿纸包裹，火内煨极黑，取出为末，掺患处即愈。

杨梅疮神验方

牛角　羊角　川山甲各二两　皂角刺三钱　生大黄十二两

牛羊角、川山甲用湿纸包裹煨焦，取净末如前数，大黄亦为

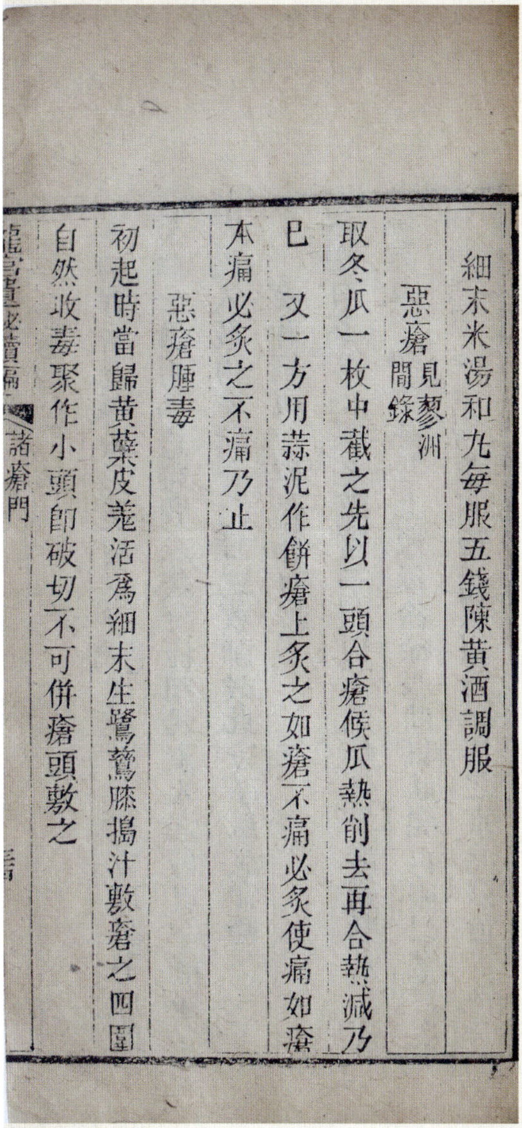

細末米湯和丸每服五錢陳黃酒調服

惡瘡見蓼洲閒錄

取冬瓜一枚中截之先以一頭合瘡候瓜熱削去再合熱減乃已又一方用蒜泥作餅瘡上灸之如瘡不痛必灸使痛如瘡本痛必灸之不痛乃止

惡瘡腫毒

初起時當歸黃蘗皮羌活為細末生鷺鷥膝搗汁敷瘡之四圍自然收毒聚作小頭即破切不可併瘡頭敷之

龍宮遺秘續編 諸瘡門

细末，米汤和丸，每服五钱，陈黄酒调服。

恶疮见《蓼洲闲录》

取冬瓜一枚中截之，先以一头合疮，候瓜热削去再合，热减乃已。又一方：用蒜泥作饼疮上灸之，如疮不痛必灸使痛，如疮本痛必灸之不痛乃止。

恶疮肿毒

初起时，当归、黄柏皮、羌活为细末，生鹭鸶膝捣汁，敷疮之四围，自然收毒，聚作小头，即破。切不可并疮头敷之。

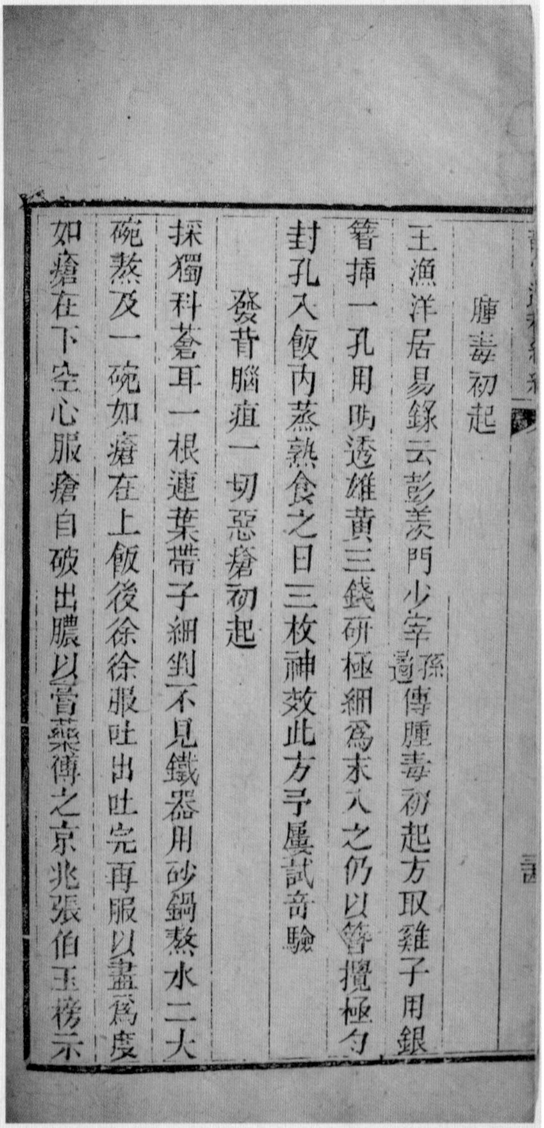

腫毒初起

王漁洋居易錄云彭羡門少宰孫遹傳腫毒初起方取雞子用銀簪插一孔用明透雄黃三錢研極細爲末入之仍以簪攪極勻封孔入飯內蒸熟食之日三枚神效此方予屢試奇驗

發背腦疽一切惡瘡初起

採獨科蒼耳一根連葉帶子細剉不見鐵器用砂鍋熬水二大碗熬及一碗如瘡在上飯後徐徐服吐出吐完再服以盡爲度如瘡在下空心服瘡自破出膿以膏藥傅之京兆張伯玉榜示

肿毒初起

王渔洋《居易录》云：彭羡门[1]少宰孙遹传肿毒初起方，取鸡子用银簪插一孔，用明透雄黄三钱研极细为末入之，仍以簪搅极匀，封孔，入饭内蒸熟食之，日三枚，神效。此方予屡试奇验。

发背脑疽一切恶疮初起

采独科苍耳一根，连叶带子细剉，不见铁器，用砂锅熬水二大碗熬及一碗。如疮在上，饭后徐徐服，吐出，吐完再服，以尽为度。如疮在下，空心服。疮自破出脓，以膏药傅[2]之。京兆张伯玉榜示

1 彭羡门：彭孙遹，清初人，字骏孙，号羡门，与王士祯齐名，时号“彭王”。彭孙遹曾任礼部侍郎，人故称之“少宰”。

2 傅：涂敷，如“傅粉”。

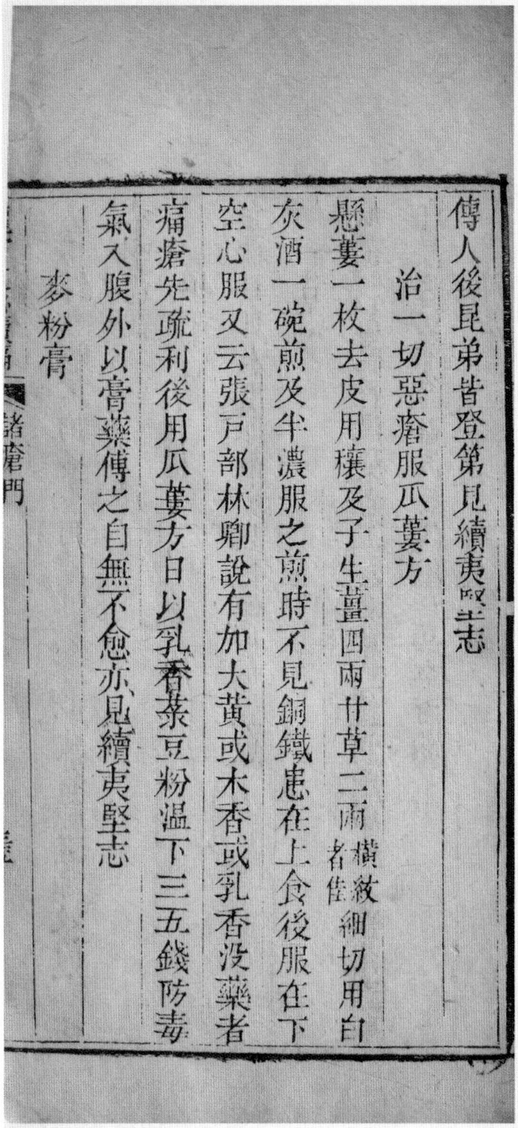

傳人後昆弟皆登第見續夷堅志

治一切惡瘡服瓜蔞方

懸蔞一枚去皮用穰及子生薑四兩甘草二兩橫紋者佳細切用白灰酒一碗煎及半濃服之煎時不見銅鐵患在上食後服在下空心服又云張戸部林卿說有加大黄或木香或乳香没藥者痛瘡先疏利後用瓜蔞方日以乳香菉豆粉温下三五錢防毒氣入腹外以膏藥傅之自無不愈亦見續夷堅志

麥粉膏

传人，后昆弟皆登第。见《续夷坚志》。

治一切恶疮服瓜蒌方

悬蒌[1]一枚，去皮用穰及子，生姜四两，甘草二两横纹者佳细切，用白灰酒一碗煎及半浓服之。煎时不见铜铁。患在上食后服，在下空心服。又云，张户部林卿说有加大黄，或木香，或乳香、没药者，痛疮先疏利，后用瓜蒌方，日以乳香、绿豆粉温下三五钱，防毒气入腹。外以膏药傅之，自无不愈。亦见《续夷坚志》。

麦粉膏

1 悬蒌：即瓜蒌。

龍宮遺秘續編

居易錄麥粉不拘多少用陳醋熬膏貼無名腫毒神效前寧都令李聘說

楸葉膏見說楛

立秋日日未出採楸葉熬膏傅瘡瘍立愈

背疽

瓜蔞一箇乳香沒藥各五錢甘草三錢酒煎服宋人蔣津葦航紀談謂兵部尚書沈公銑治一兵卒而驗

漆瘡

《居易录》：麦粉不拘多少，用陈醋熬膏，贴无名肿毒，神效。前宁都令李聘说。

楸叶膏见《说楛》

立秋日，日未出采楸叶，熬膏，傅疮疡，立愈。

背　疽

瓜蒌一个，乳香、没药各五钱，甘草三钱，酒煎服。宋人蒋津《苇航纪谈》谓兵部尚书沈公铣[1]治一兵卒而验。

漆　疮

1 沈公铣：当是德清沈氏之沈诜，曾官户部尚书，非兵部尚书。

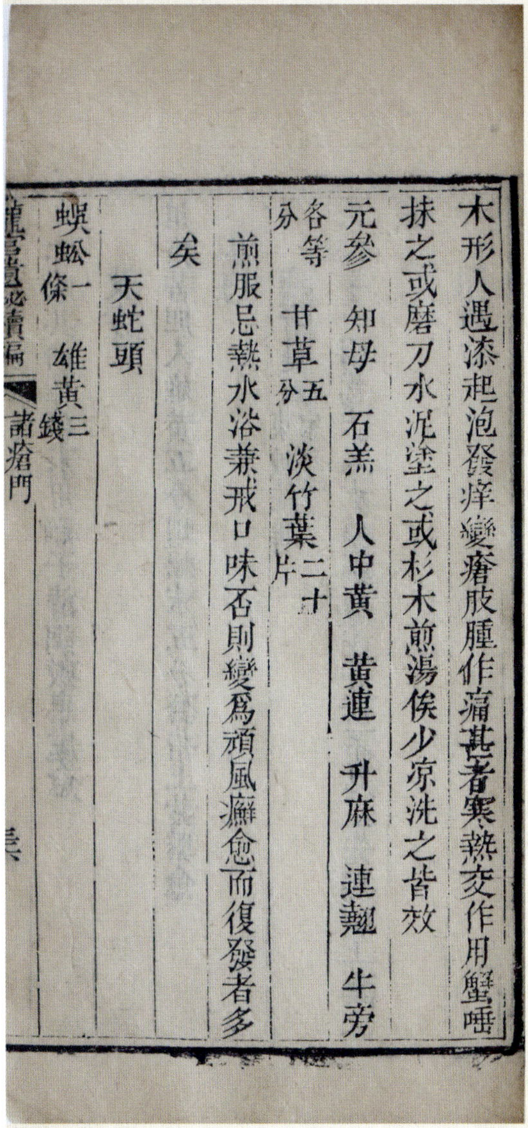
木形人遇漆起泡發痒變瘡肢腫作痛甚者寒熱交作用蟹唾抹之或磨刀水泥塗之或杉木煎湯俟少凉洗之皆效

元參 知母 石羔 人中黄 黄連 升麻 連翹 牛旁各等分 甘草五分 淡竹葉二十片

煎服忌熱水浴兼戒口味否則變為頑風癬愈而復發者多矣

天蛇頭

蜈蚣一條 雄黄三錢

龍宫遺祕續編 諸瘡門

木形人[1]遇漆起泡发痒变疮，肢肿作痛，甚者寒热交作。用蟹唾抹之，或磨刀水泥涂之，或杉木煎汤俟少凉洗之，皆效。

元参　知母　石膏　人中黄　黄连　升麻　连翘　牛蒡各等分　甘草五分　淡竹叶二十片

煎服，忌热水浴，兼戒口味，否则变为顽风癣，愈而复发者多矣。

天蛇头

蜈蚣一条　雄黄三钱

1 木形人：五行体质属木形之人，易染漆毒。《灵枢·阴阳二十五人》："先立五形金木水火土，别其五色，异其五形之人，而二十五人具矣。"隋代巢元方《诸病源候论》："人有禀性畏漆，但见漆便中其毒。"

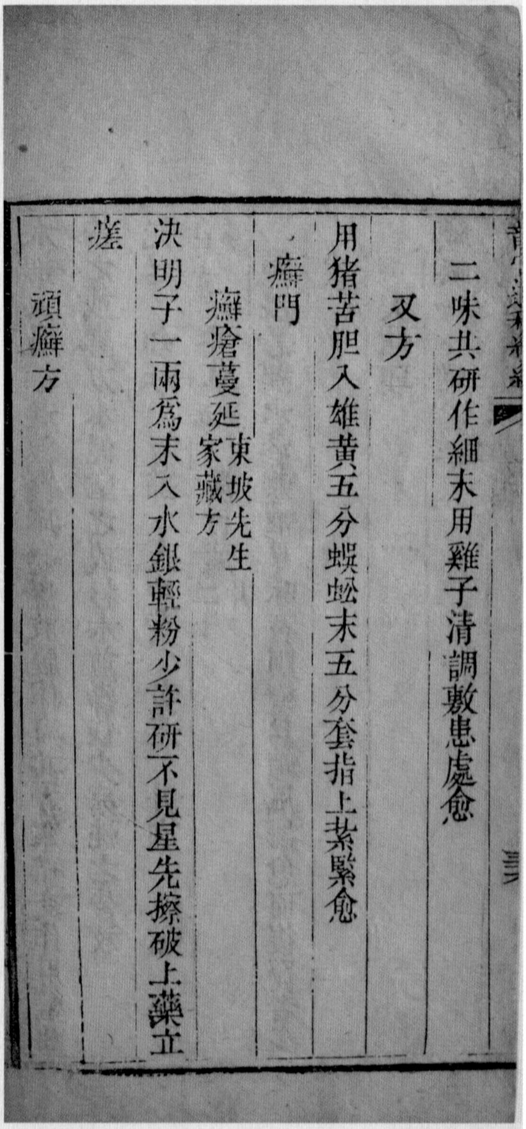
二味共研作細末用雞子清調敷患處愈
又方
用猪苦胆入雄黄五分蜈蚣末五分套指上紥緊愈
癬門
癬瘡蔓延東坡先生家藏方
決明子一兩爲末入水銀輕粉少許研不見星先擦破上藥立
瘥
頑癬方

二味共研作细末，用鸡子清调敷患处，愈。

又　方

用猪苦胆入雄黄五分，蜈蚣末五分，套指上扎紧，愈。

癣　门

癣疮蔓延东坡先生家藏方

决明子一两为末，入水银、轻粉少许，研不见星，先擦破，上药，立瘥。

顽癣方

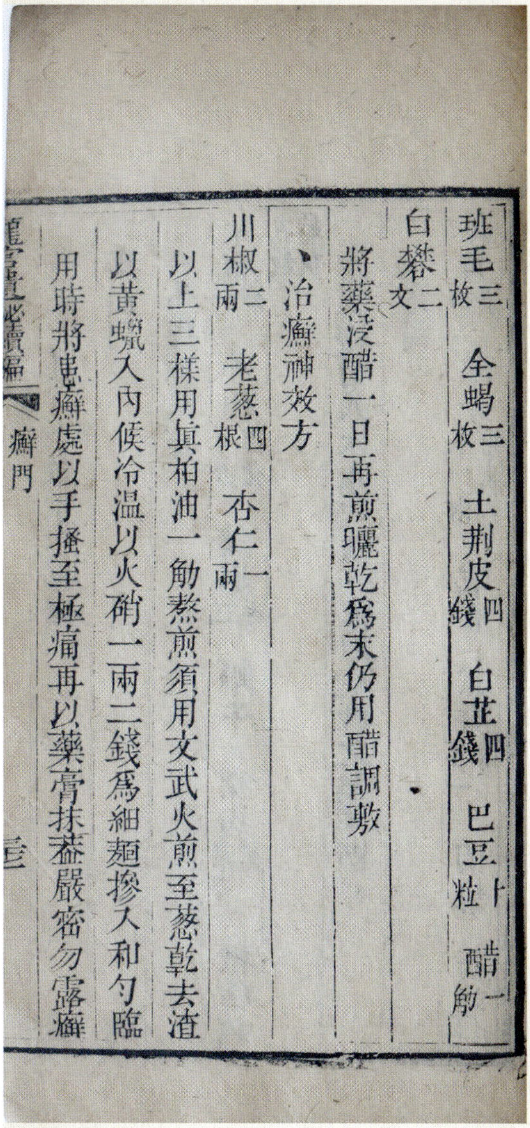

斑毛三枚　全蝎三枚　土荆皮四錢　白芷四錢　巴豆十粒　醋一觔

白礬二文

將藥浸醋一日再煎曬乾爲末仍用醋調敷。

、治癬神效方

川椒二兩　老葱四根　杏仁一兩

以上三樣用眞柏油一觔熬煎須用文武火煎至葱乾去渣以黃蠟入內候冷温以火硝一兩二錢爲細麵摻入和勻臨用時將患癬處以手搔至極痛再以藥膏抹蓋嚴密勿露癬

龍宮遺祕續編　癬門　叄

斑蝥三枚　全蝎三枚　土荆皮四钱　白芷四钱　巴豆十粒　醋一斤　白矾二文

将药浸醋一日再煎，晒干为末，仍用醋调敷。

治癣神效方

川椒二两　老葱四根　杏仁一两

以上三样用真柏油一斤熬煎，须用文武火，煎至葱干，去渣，以黄蜡入内，候冷温，以火硝一两二钱为细面，掺入和匀。临用时，将患癣处以手搔至极痛，再以药膏抹盖严密，勿露癣

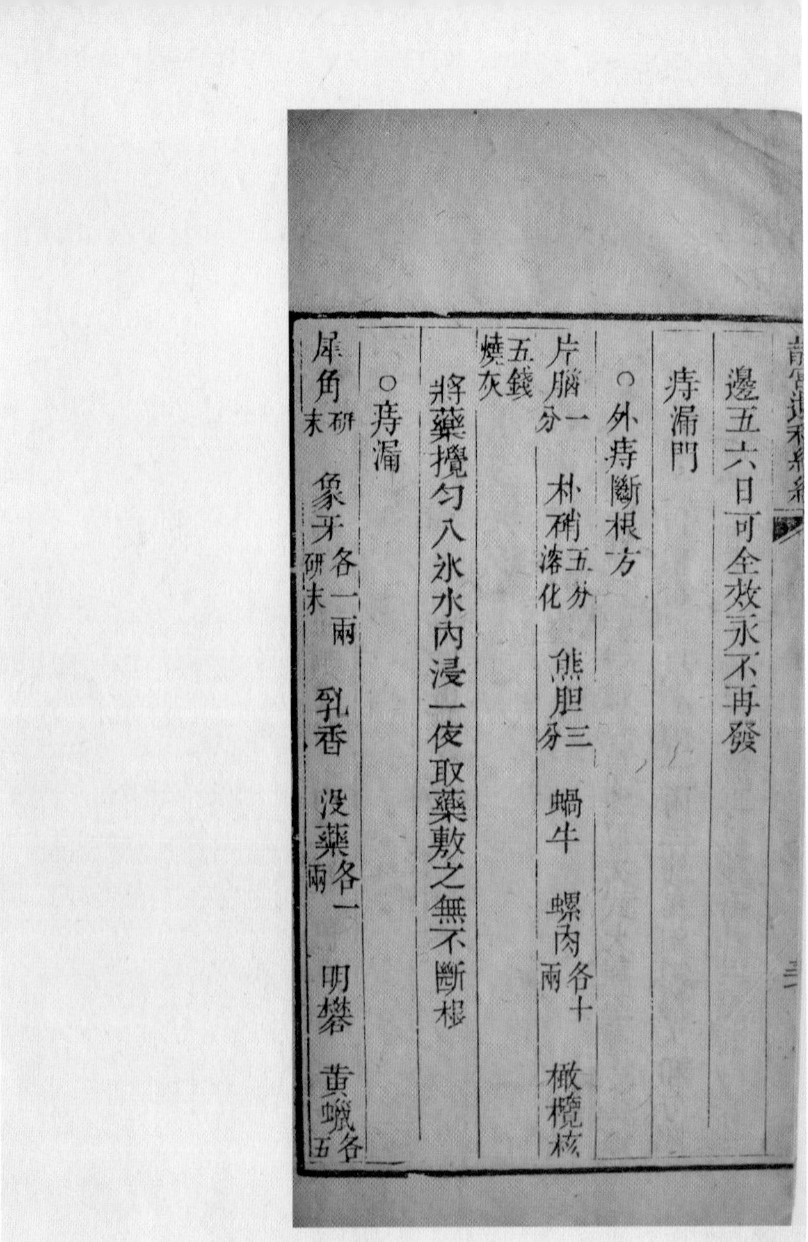
邊五六日可全效永不再發
痔漏門
○外痔斷根方
片腦一分 朴硝五分溶化 熊胆三分 蝸牛 螺肉各十兩 橄欖核五錢燒灰
將藥攪勻入冰水內浸一夜取藥敷之無不斷根
○痔漏
犀角研末 象牙各一兩研末 乳香 没藥各一兩 明礬 黄蠟各五

边，五六日可全效，永不再发。

痔漏门

外痔断根方

片脑一分　朴硝五分，溶化　熊胆三分　蜗牛　螺肉各十两　橄榄核五钱，烧灰

将药搅匀，入冰水内浸一夜，取药敷之，无不断根。

痔　漏

犀角研末　象牙各一两，研末　乳香　没药各一两　明矾　黄蜡各五

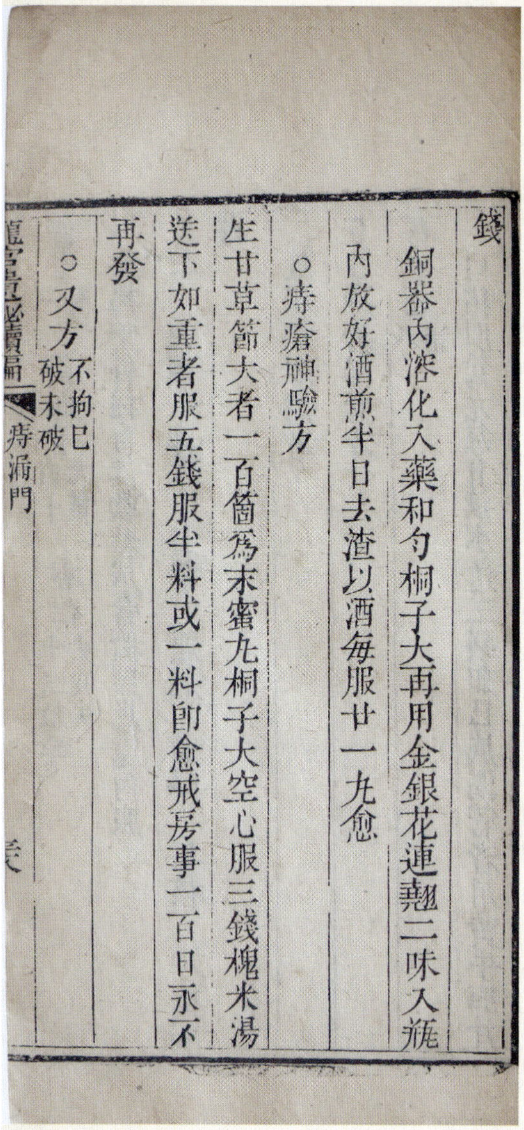

錢

銅器內溶化入藥和勻桐子大再用金銀花連翹二味入瓶內放好酒煎半日去渣以酒每服廿一丸愈

○痔瘡神驗方

生甘草節大者一百箇爲末蜜丸桐子大空心服三錢槐米湯送下如重者服五錢服半料或一料卽愈戒房事一百日永不再發

○又方不拘已破未破

龍宮遺秘續編　痔漏門

钱

铜器内溶化入药，和匀桐子大。再用金银花、连翘二味入瓶内放好，酒煎半日，去渣，以酒每服廿一丸，愈。

痔疮神效方

生甘草节大者一百个为末，蜜丸桐子大，空心服三钱，槐米汤送下。如重者服五钱，服半料或一料，即愈。戒房事一百日，永不再发。

又方不拘已破未破

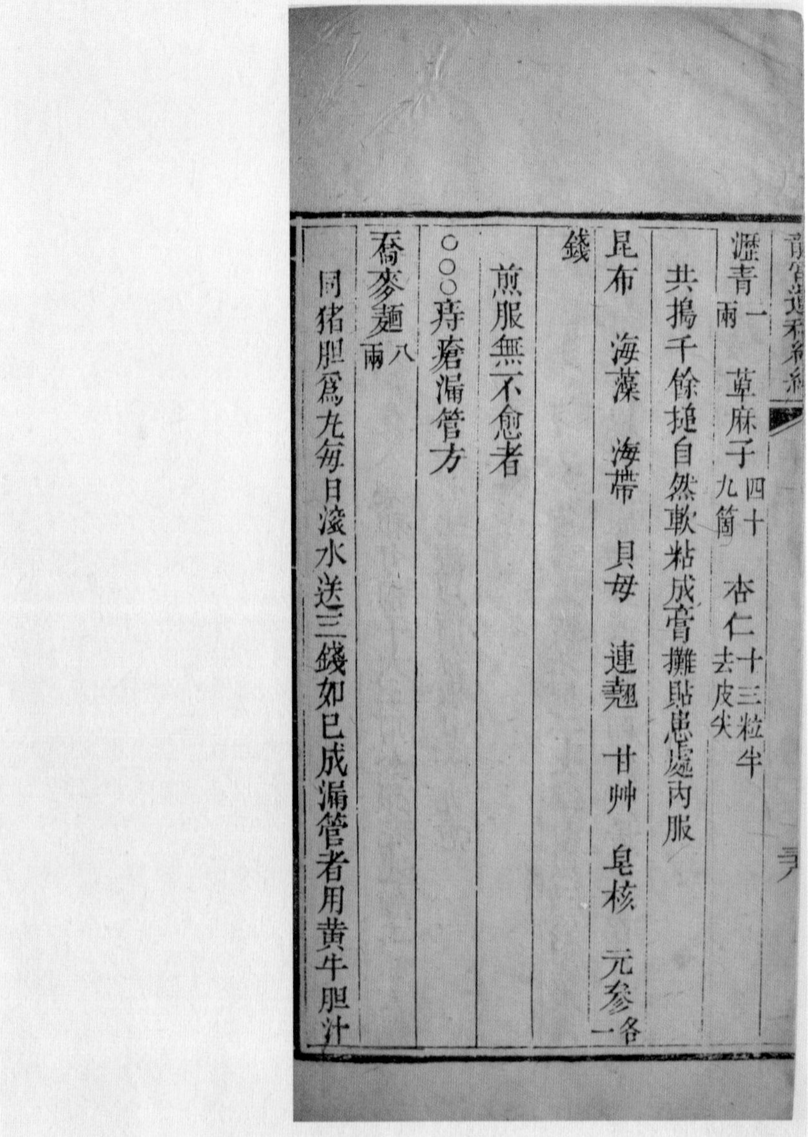
瀝青一兩　草麻子四十九箇　杏仁十三粒半去皮尖
共搗千餘搥自然軟粘成膏攤貼患處內服
昆布　海藻　海帶　貝母　連翹　甘艸　皂核　元参各一錢
煎服無不愈者
○○○痔瘡漏管方
蕎麥麵八兩
同猪胆爲丸每日滾水送三錢如已成漏管者用黄牛胆汁

沥青一两　蓖麻子四十九个　杏仁十三粒半去皮尖

共捣千余槌，自然软粘成膏，摊贴患处。内服：

昆布　海藻　海带　贝母　连翘　甘草　皂核　元参各一钱

煎服，无不愈者。

痔疮漏管方

乔麦面八两

同猪胆为丸，每日滚水送三钱。如已成漏管者，用黄牛胆汁

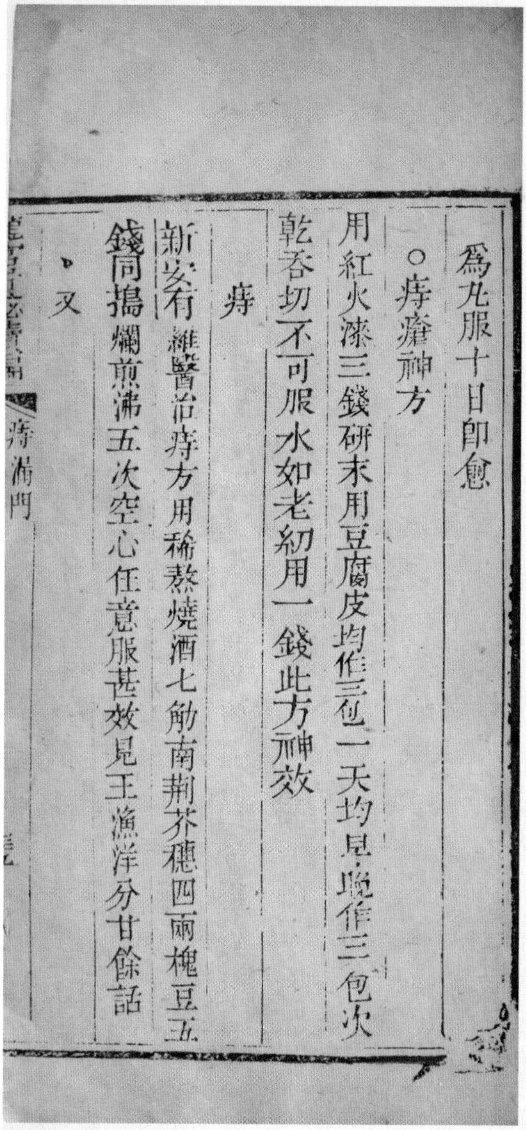

爲丸服十日即愈

○痔瘡神方

用紅火漆三錢研末用豆腐皮均作三包一天均早晚作三包次乾吞切不可服水如老幼用一錢此方神效

痔

新安有羅醫治痔方用稀熬燒酒七觔南荆芥穗四兩槐豆五錢同搗爛煎沸五次空心任意服甚效見王漁洋分甘餘話

又

為丸。服十日即愈。

痔疮神方

用红火漆三钱研末，用豆腐皮均作三包。一天均早晚作三包次干吞，切不可服水。如老幼用一钱。此方神效。

痔

新安有罗医治痔方，用稀熬烧酒七斤，南荆芥穗四两，槐豆五钱同捣烂，煎沸五次，空心任意服，甚效。见王渔洋《分甘余话》。

又

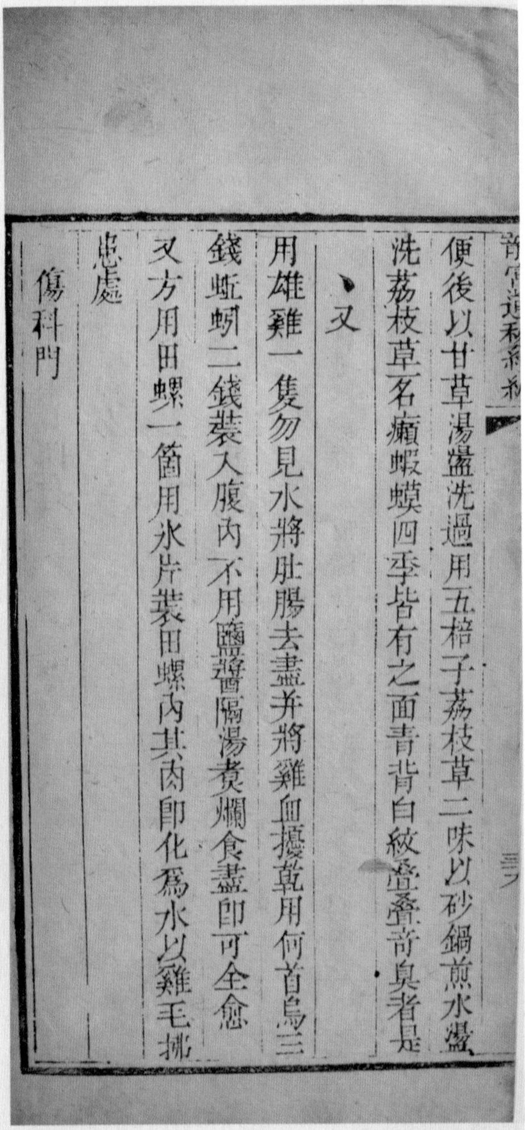
便後以甘草湯盪洗過用五棓子荔枝草二味以砂鍋煎水盪
洗荔枝草一名癩蝦蟆四季皆有之面青背白紋疊疊奇臭者是
又
用雄雞一隻勿見水將肚腸去盡并將雞血攪乾用何首烏三
錢蚯蚓二錢裝入腹內不用鹽醬隔湯煮爛食盡即可全愈
又方用田螺一箇用冰片裝田螺內其肉即化為水以雞毛拂
患處
傷科門

便后以甘草汤洗过，用五倍子、荔枝草二味，以砂锅煎水荡洗。荔枝草，一名癞虾蟆，四季皆有之，面青背白，纹叠叠奇臭者是。

又

用雄鸡一只，勿见水，将肚肠去尽，并将鸡血扰干，用何首乌三钱，蚯蚓二钱装入腹内，不用盐酱，隔汤煮烂，食尽，即可全愈。又方，用田螺一个，用冰片装田螺内，其肉即化为水，以鸡毛拂患处。

伤科门

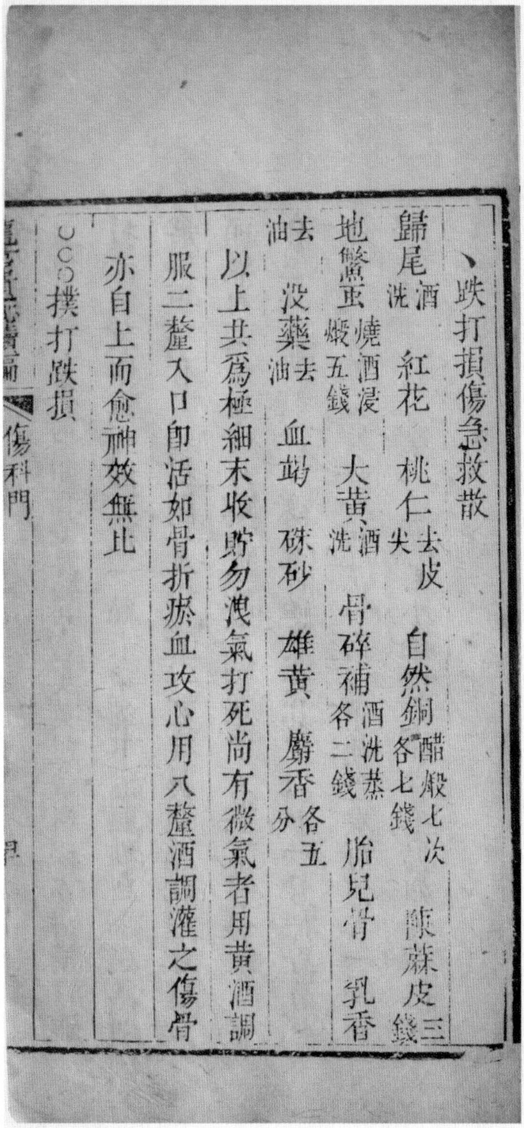
、跌打損傷急救散

歸尾酒洗　紅花　桃仁去皮尖　自然銅醋煅七次各七錢　陳蘇皮三錢

地鱉虫燒酒浸煅五錢　大黃酒洗　骨碎補酒洗蒸各二錢　胎兒骨　乳香去油　没藥去油　血竭　硃砂　雄黃　麝香各五分

以上共爲極細末收貯勿洩氣打死尚有微氣者用黃酒調服二釐入口即活如骨折瘀血攻心用八釐酒調灌之傷骨亦自上而愈神效無比

○○撲打跌損

跌打损伤急救散

归尾酒洗　红花　桃仁去皮尖　自然铜醋煅七次，各七钱　陈麻皮三钱　地鳖虫烧酒浸，煅，五钱　大黄酒洗　骨碎补酒洗，蒸，各二钱　胎儿骨　乳香去油　没药去油　血竭　朱砂　雄黄　麝香各五分

以上共为极细末收贮，勿泄气。打死尚有微气者，用黄酒调服二厘，入口即活。如骨折瘀血攻心用八厘，酒调灌之，伤骨亦自上而愈，神效无比。

扑打跌损

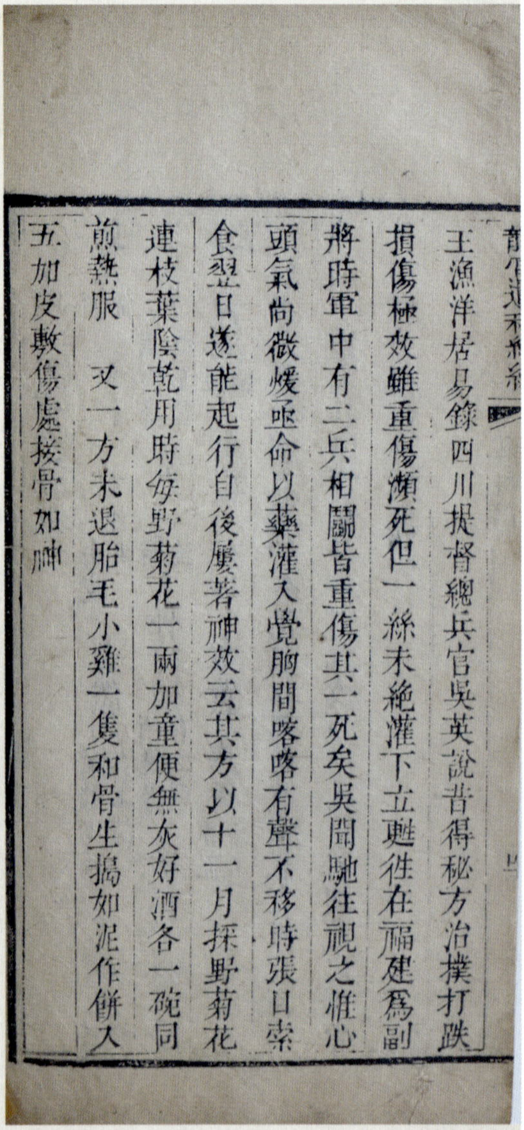

王漁洋居易錄四川提督總兵官吳英說昔得秘方治撲打跌損傷極效雖重傷瀕死但一絲未絕灌下立甦往在福建爲副將時軍中有二兵相鬬皆重傷其一死矣吳聞馳往視之惟心頭氣尚微煖亟命以藥灌入覺胸間喀喀有聲不移時張目索食翌日遂能起行自後屢著神效云其方以十一月採野菊花連枝葉陰乾用時每野菊花一兩加童便無灰好酒各一碗同煎熱服　又一方未退胎毛小雞一隻和骨生搗如泥作餅入五加皮敷傷處接骨如神

王渔洋《居易录》：四川提督总兵官吴英说昔得秘方，治扑打跌损伤极效，虽重伤濒死，但一丝未绝，灌下立苏。往在福建为副将时，军中有二兵相斗，皆重伤，其一死矣。吴闻驰往视之，惟心头气尚微暖，亟命以药灌入，觉胸间喀喀有声，不移时张目索食，翌日遂能起行。自后屡著神效云。其方以十一月采野菊花连枝叶阴干，用时每野菊花一两，加童便、无灰好酒各一碗，同煎热服。

又一方，未退胎毛小鸡一只，和骨生捣如泥，作饼，入五加皮，敷伤处，接骨如神。

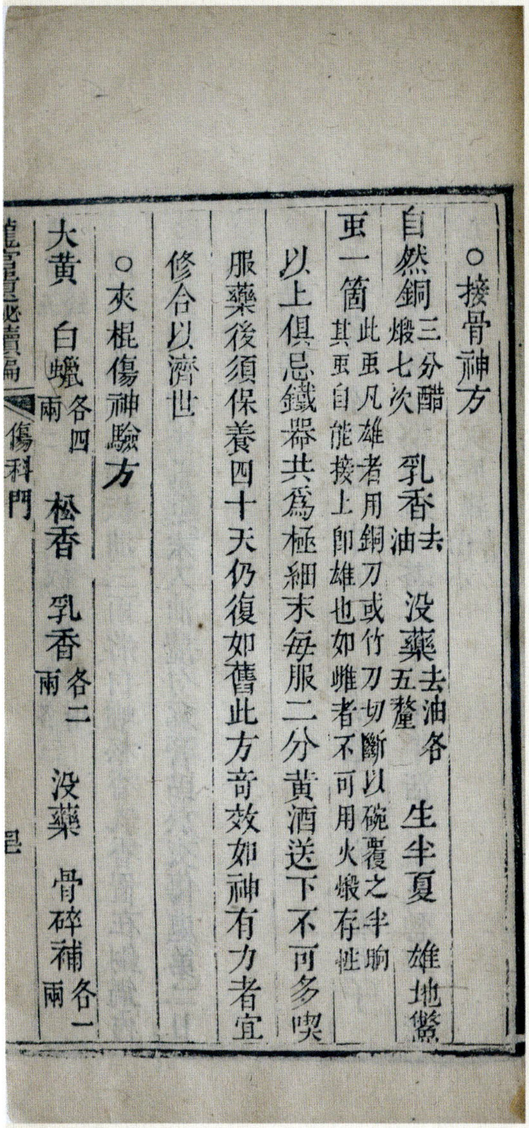

○接骨神方

自然銅三分醋煅七次　乳香去油　沒藥去油各五釐　生半夏　雄地鱉虫一箇此虫凡雄者用銅刀或竹刀切斷以碗覆之半晌其虫自能接上即雄也如雌者不可用火煅存性

以上俱忌鐵器共為極細末每服二分黃酒送下不可多喫服藥後須保養四十天仍復如舊此方奇效如神有力者宜修合以濟世

○夾棍傷神驗方

大黃　白蠟各四兩　松香　乳香各二兩　沒藥　骨碎補各一兩

接骨神方

自然铜三分，醋煅七次　乳香去油　没药去油，各五厘　生半夏　雄地鳖虫一个此虫凡雄者，用铜刀或竹刀切断，以碗覆之，半晌其虫自能接上，即雄虫也，如雌者不可用，火煅存性

以上俱忌铁器，共为极细末。每服二分，黄酒送下，不可多吃。服药后须保养，四十天仍复如旧。此方奇效如神，有力者宜修合以济世。

夹棍伤神验方[1]

大黄　白蜡各四两　松香　乳香各二两　没药　骨碎补各一两

1 夹棍伤神验方：原目录作“夹棍伤”。

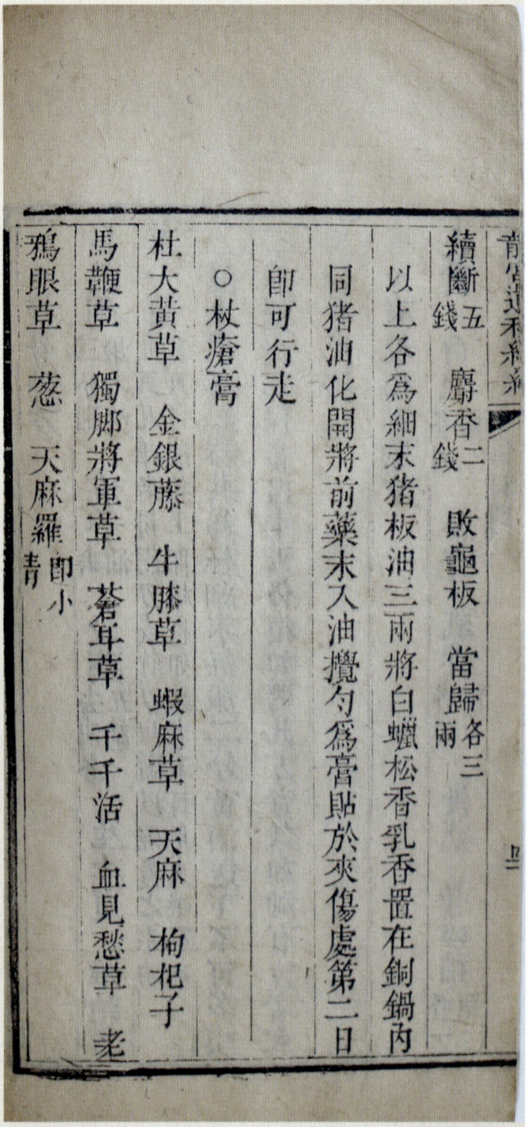
續斷五錢　麝香二錢　敗龜板　當歸各三兩
以上各爲細末猪板油三兩將白蠟松香乳香置在銅鍋內同猪油化開將前藥末入油攪勻爲膏貼於夾傷處第二日即可行走
○杖瘡膏
杜大黄草　金銀藤　牛膝草　蝦麻草　天麻　枸杞子　馬鞭草　獨脚將軍草　蒼耳草　千千活　血見愁草　老鴉眼草　葱　天麻羅即小青

续断五钱　麝香二钱　败龟板　当归各三两

以上各为细末，猪板油三两，将白蜡、松香、乳香置在铜锅内，同猪油化开，将前药末入油，搅匀为膏，贴于夹伤处，第二日即可行走。

杖疮膏

杜大黄草　金银藤　牛膝草　蛤蟆草　天麻　枸杞子　马鞭草　独脚将军草　苍耳草　千千活　血见愁草　老鸦眼草　葱　天麻罗即小青[1]

1 小青：中药名，为紫金牛科植物九节龙全株或叶。常用于风湿痹痛、跌打损伤等，别名毛青杠、斩龙剑、红刺毛藤等。

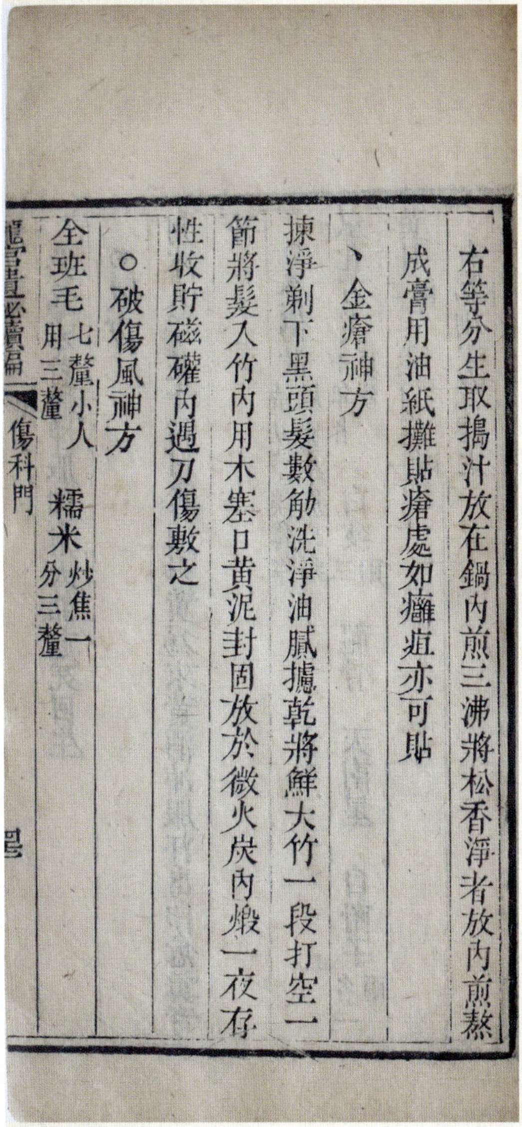

右等分生取搗汁放在鍋內煎三沸將松香淨者放內煎熬成膏用油紙攤貼瘡處如癰疽亦可貼

、金瘡神方

揀淨剃下黑頭髮數觔洗淨油膩攄乾將鮮大竹一段打空一節將髮入竹內用木塞口黃泥封固放於微火炭內煅一夜存性收貯磁罐內遇刀傷敷之

○破傷風神方

全斑毛七釐小人用三釐　糯米炒焦一分三釐

龍宮遺秘續編　傷科門

上等分，生取捣汁，放在锅内煎三沸，将松香净者放内，煎熬成膏，用油纸摊贴疮处。如痈疽亦可贴。

金疮神方

拣净剃下黑头发数斤，洗净油腻摅干，将鲜大竹一段打空一节，将发入竹内，用木塞口，黄泥封固，放于微火炭内煅一夜存性，收贮瓷罐内。遇刀伤敷之。

破伤风神方

全斑蝥七厘，小人用三厘　糯米炒焦，一分三厘

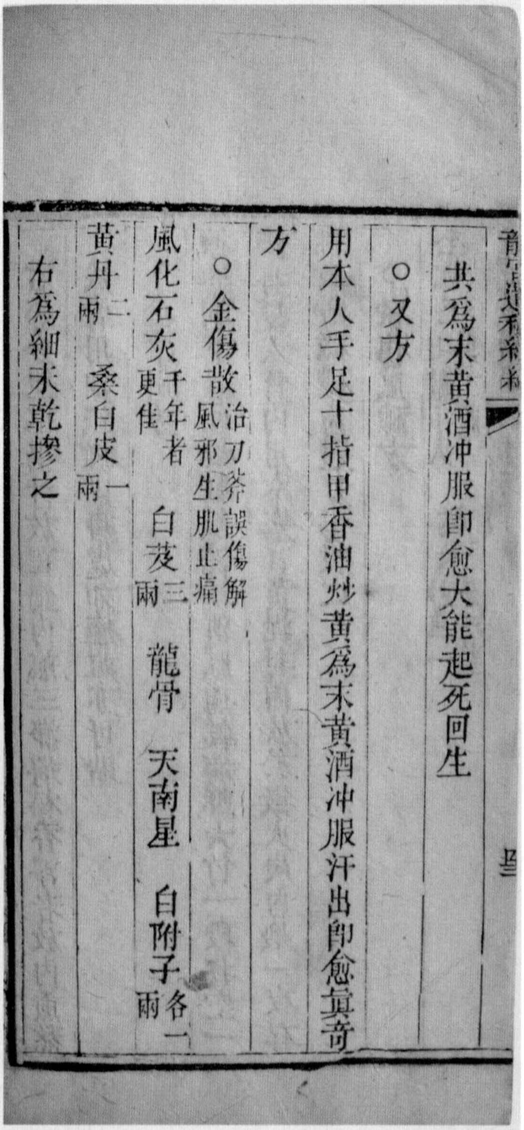
共爲末黄酒冲服即愈大能起死回生
○又方
用本人手足十指甲香油炒黄爲末黄酒冲服汗出即愈眞奇
方
○金傷散治刀斧誤傷解風邪生肌止痛
風化石灰千年者更佳 白芨三兩 龍骨 天南星 白附子各一兩
黄丹二兩 桑白皮一兩
右爲細末乾摻之

共为末，黄酒冲服，即愈。大能起死回生。

又 方

用本人手足十指甲，香油炒黄为末，黄酒冲服，汗出即愈。真奇方。

金伤散治刀斧误伤，解风邪、生肌止痛

风化石灰千年者更佳　白及三两　龙骨　天南星　白附子各一两　黄丹二两　桑白皮一两

上为细末，干掺之。

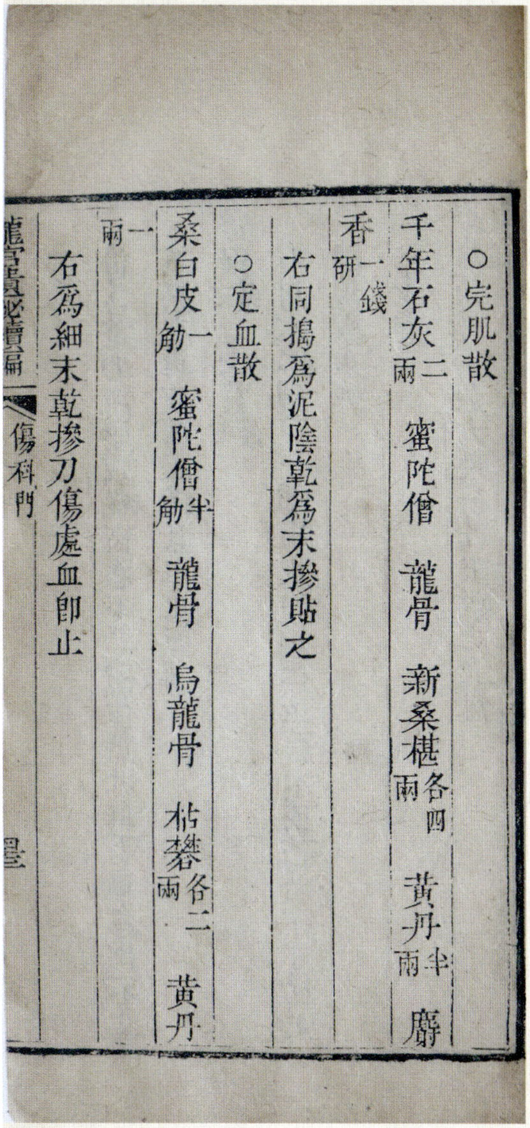

○完肌散

千年石灰二兩　蜜陀僧　龍骨　新桑椹各四兩　黃丹半兩　麝香一錢研

右同搗爲泥陰乾爲末摻貼之

○定血散

桑白皮一觔　蜜陀僧半觔　龍骨　烏龍骨　枯礬各二兩　黃丹一兩

右爲細末乾摻刀傷處血卽止

龍宮遺秘續編　傷科門

完肌散

千年石灰二两　密陀僧　龙骨　新桑椹各四两　黄丹半两　麝香一钱，研

上同捣为泥，阴干为末，掺贴之。

定血散

桑白皮一斤　密陀僧半斤　龙骨　乌龙骨　枯矾各二两　黄丹一两

上为细末，干掺刀伤处，血即止。

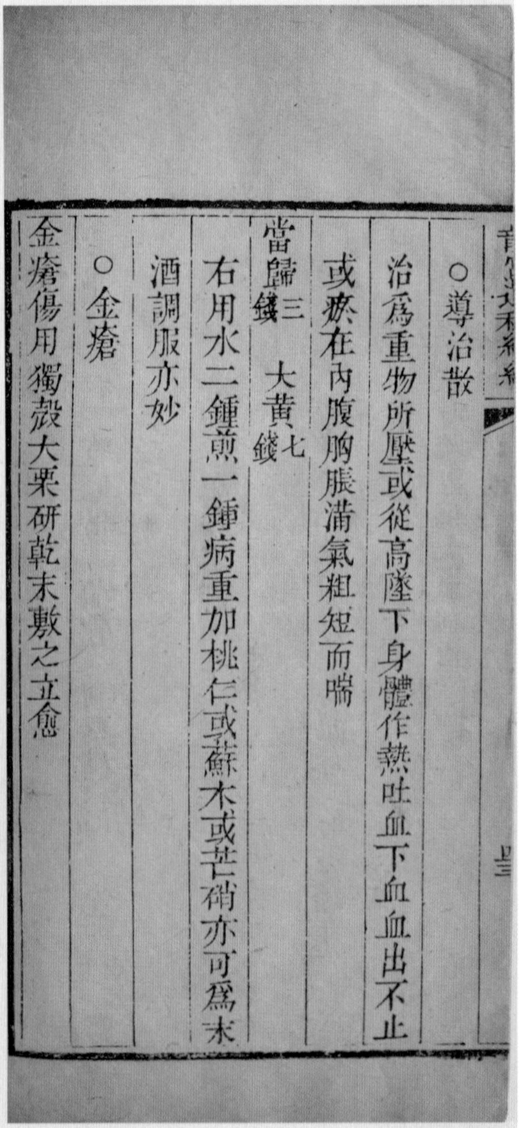
○導治散
治爲重物所壓或從高墜下身體作熱吐血下血血出不止
或瘀在內腹胸脹滿氣粗短而喘
當歸三錢　大黃七錢
右用水二鍾煎一鍾病重加桃仁或蘇木或芒硝亦可爲末
酒調服亦妙
○金瘡
金瘡傷用獨殼大栗研乾末敷之立愈

导治散

治为重物所压或从高坠下，身体作热、吐血下血、血出不止，或瘀在内，腹胸胀满、气粗短而喘。

当归三钱　大黄七钱

上用水二钟煎一钟。病重加桃仁，或苏木，或芒硝。亦可为末，酒调服亦妙。

金　疮

金疮伤用独壳大栗研干末，敷之立愈。

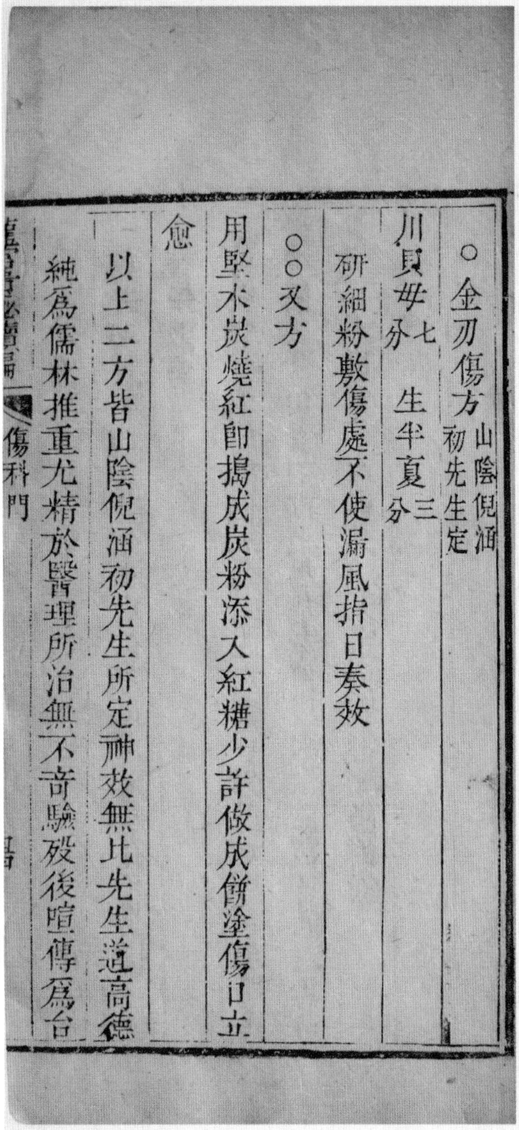
○金刃傷方山陰倪涵初先生定
川貝母七分　生半夏三分
研細粉敷傷處不使漏風指日奏效
○○又方
用堅木炭燒紅卽搗成炭粉添入紅糖少許做成餅塗傷口立
愈
以上二方皆山陰倪涵初先生所定神效無比先生道高德
純爲儒林推重尤精於醫理所治無不奇驗歿後喧傳爲台

金刃伤方山阴倪涵初先生定

川贝母七分　生半夏三分

研细粉，敷伤处，不使漏风，指日奏效。

又　方

用坚木炭烧红，即捣成炭粉，添入红糖少许，做成饼，涂伤口，立愈。

以上二方皆山阴倪涵初先生所定，神效无比。先生道高德纯，为儒林推重[1]，尤精于医理，所治无不奇验。殁后喧传为台

1 重：据文义推断，当为"崇"。

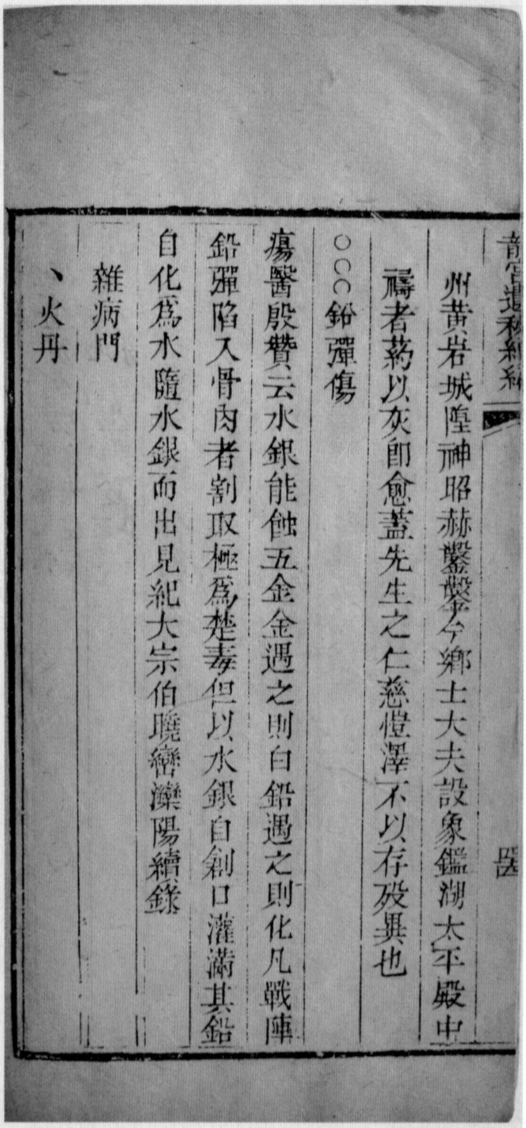

州黃岩城隍神昭赫鑿鑿今鄉士大夫設象鑑湖太平殿中
禱者藥以灰即愈蓋先生之仁慈愷澤不以存殁異也
○○○鉛彈傷
瘍醫殷贊云水銀能蝕五金金遇之則白鉛遇之則化凡戰陣
鉛彈陷入骨肉者割取極為楚毒但以水銀自創口灌滿其鉛
自化為水隨水銀而出見紀大宗伯曉嵐灤陽續錄
雜病門
、火丹

州黄岩城隍神[1]，昭赫凿凿，今乡士大夫设象鉴湖太平殿中，祷者药以灰即愈。盖先生之仁慈恺泽，不以存殁异也。

铅弹伤

疡医殷赞云，水银能蚀五金，金遇之则白，铅遇之则化。凡战阵铅弹陷入骨肉者，割取极为楚毒。但以水银自创口灌满，其铅自化为水，随水银而出。见纪大宗伯晓岚《滦阳续录》。

杂病门

火　丹

1 台州黄岩城隍神：台州，浙江台州。黄岩，旧黄岩县，在今浙江台州市黄岩区。城隍神，民间又称城隍爷，指守护城池之神。此指当地人感念倪涵初仁术高义，奉祀为城隍。

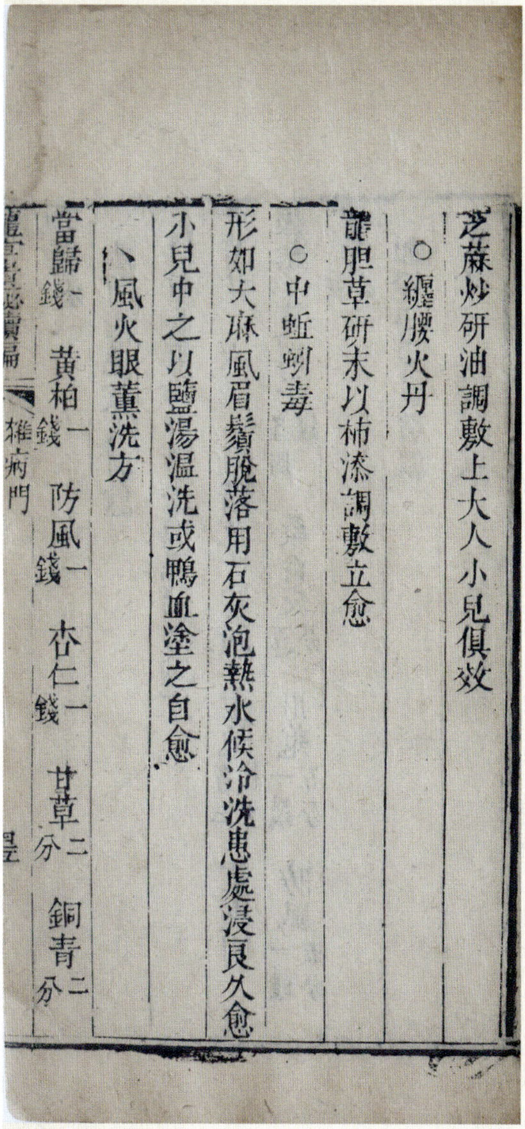

芝蔴炒研油調敷上大人小兒俱效

○纏腰火丹

龍胆草研末以柿漆調敷立愈

○中蚯蚓毒

形如大痲風眉鬚脫落用石灰泡熱水候冷洗患處浸良久愈

小兒中之以鹽湯温洗或鴨血塗之自愈

○風火眼薰洗方

當歸一錢 黃柏一錢 防風一錢 杏仁一錢 甘草二分 銅青二分

雜病門

芝麻炒研，油调敷上，大人小儿俱效。

缠腰火丹

龙胆草研末，以柿漆[1]调敷，立愈。

中蚯蚓毒

形如大麻风，眉须脱落，用石灰泡热水，候冷洗患处，浸良久，愈。小儿中之，以盐汤温洗，或鸭血涂之，自愈。

风火眼熏洗方

当归一钱　黄柏一钱　防风一钱　杏仁一钱　甘草二分　铜青二分

1 柿漆：中药名，为未成熟柿子加工制成的胶状液，有平肝之效。原刻“漆”字写刻不甚规范，又类似“添”。清代鲍相璈《验方新编》：“缠腰火丹，如带围住发红，用龙胆草研末，柿漆调敷”为是。

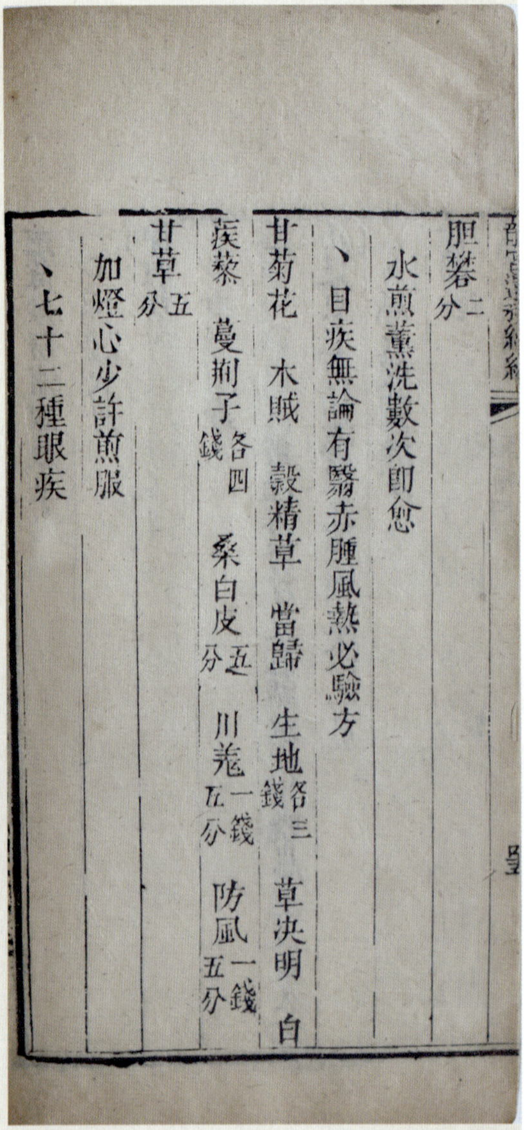

膽礬二分

水煎薰洗數次即愈

、目疾無論有翳赤腫風熱必驗方

甘菊花 木賊 穀精草 當歸 生地各三錢 草決明 白蒺藜 蔓荊子各四錢 桑白皮五分 川羌一錢五分 防風一錢五分 甘草五分

加燈心少許煎服

、七十二種眼疾

胆矾二分

水煎熏洗，数次即愈。

目疾无论有翳赤肿风热必验方

甘菊花　木贼　谷精草　当归　生地各三钱　草决明　白蒺藜　蔓荆子各四钱　桑白皮五分　川羌一钱五分　防风一钱五分　甘草五分

加灯心少许，煎服。

七十二种眼疾

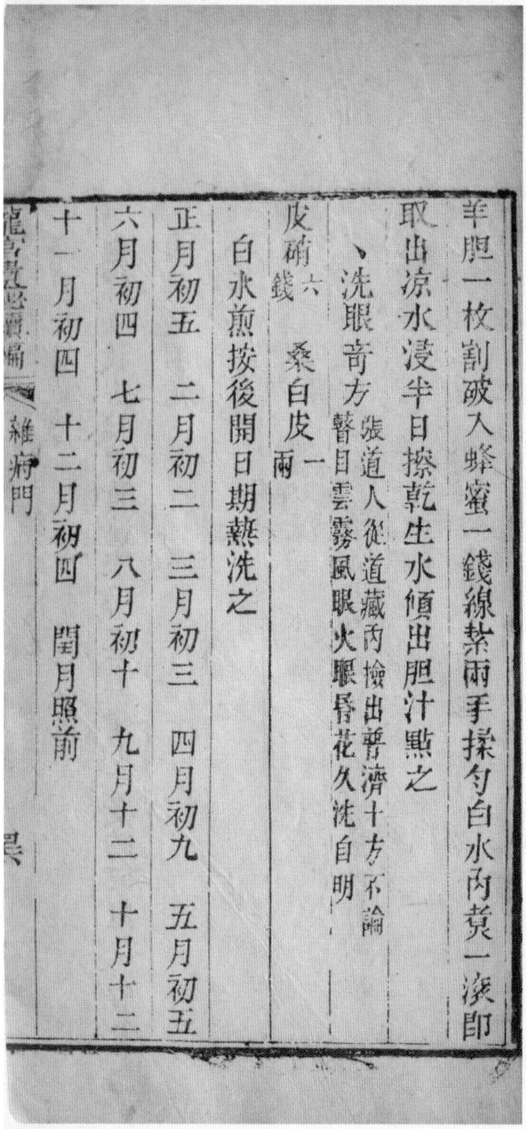

羊胆一枚割破入蜂蜜一錢線紮兩手揉勻白水內煑一滚即取出涼水浸半日擦乾生水傾出胆汁點之

、洗眼奇方張道人從道藏內撿出普濟十方不論瞽目雲霧風眼火眼昏花久洗自明

皮硝六錢　桑白皮一兩

白水煎按後開日期熱洗之

正月初五　二月初二　三月初三　四月初九　五月初五

六月初四　七月初三　八月初十　九月十二　十月十二

十一月初四　十二月初四　閏月照前

龍宮遺秘續編　雜病門

羊胆一枚割破，入蜂蜜一钱，线扎，两手揉匀，白水内煮一滚即取出，凉水浸半日，擦干生水，倾出胆汁点之。

洗眼奇方张道人从《道藏》内捡出普济十方，不论瞽目云雾风眼火眼昏花，久洗自明

皮硝六钱　桑白皮一两

白水煎，按后开日期热洗之。

正月初五、二月初二、三月初三、四月初九、五月初五、六月初四、七月初三、八月初十、九月十二、十月十二、十一月初四、十二月初四，闰月照前。

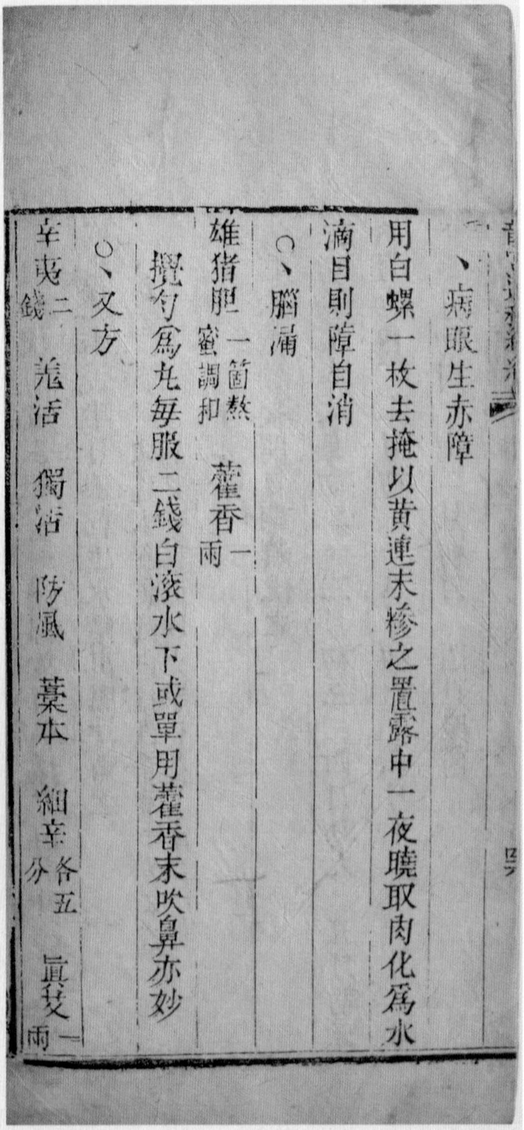

、病眼生赤障
用白螺一枚去掩以黃連末糝之置露中一夜曉取肉化爲水
滴目則障自消
○、腦漏
雄猪胆一箇熬蜜調和 藿香一兩
攪勻爲丸每服二錢白滾水下或單用藿香末吹鼻亦妙
○、又方
辛夷二錢 羌活 獨活 防風 藁本 細辛各五分 眞艾一兩

病眼生赤障

用白螺一枚去掩[1]，以黄连末糁之，置露中一夜，晓取肉化为水，滴目则障自消。

脑　漏

雄猪胆一个，熬蜜调和　藿香一两

搅匀为丸，每服二钱，白滚水下。或单用藿香末吹鼻，亦妙。

又　方

辛夷二钱　羌活　独活　防风　藁本　细辛各五分　真艾一两

1 掩：即“厣”，螺类介壳口圆片状的盖。

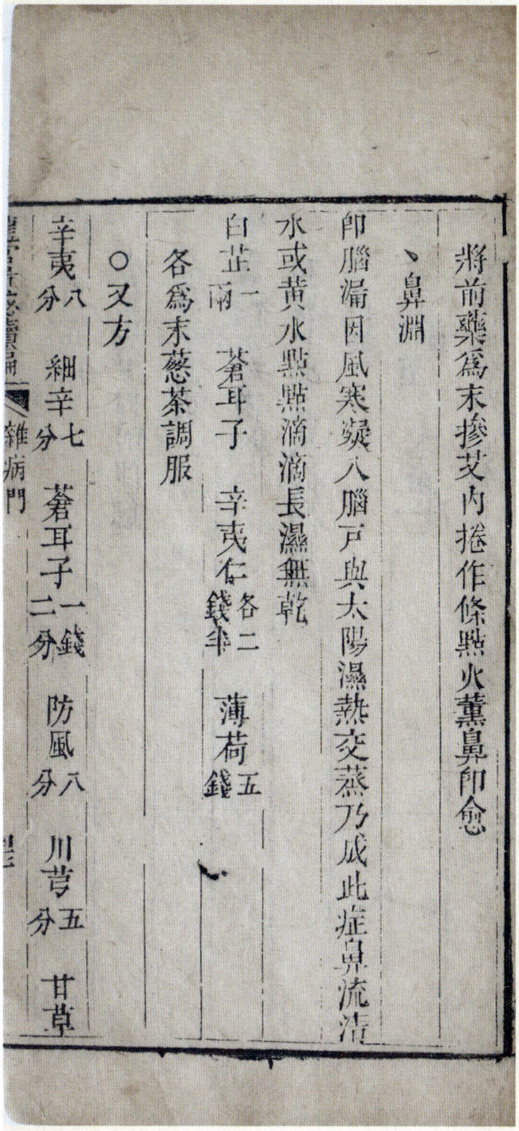
將前藥爲末摻艾內捲作條點火薰鼻卽愈
、鼻淵
卽腦漏因風寒凝入腦戶與太陽濕熱交蒸乃成此症鼻流清水或黃水點點滴滴長濕無乾
白芷一兩 蒼耳子 辛夷仁各二錢半 薄荷五錢
各爲末葱茶調服
〇又方
辛夷八分 細辛七分 蒼耳子一錢二分 防風八分 川芎五分 甘草

將前药为末，掺艾内卷作条，点火熏鼻即愈。

鼻 渊

即脑漏，因风寒凝入脑户，与太阳湿热交蒸，乃成此症，鼻流清水或黄水，点点滴滴，长湿无干。

白芷一两　苍耳子　辛夷仁各二钱半　薄荷五钱

各为末，葱茶调服。

又 方

辛夷八分　细辛七分　苍耳子一钱二分　防风八分　川芎五分　甘草

三分　白芷八分

水煎服，至四剂即愈。

鼻中息肉

藜芦三分　雄黄一分

和蜜，日点三次，勿点两眦。

鼻　塞

蓖麻子三百粒　大枣一斤

捣匀，绵裹塞鼻，每日一易，一月全愈。

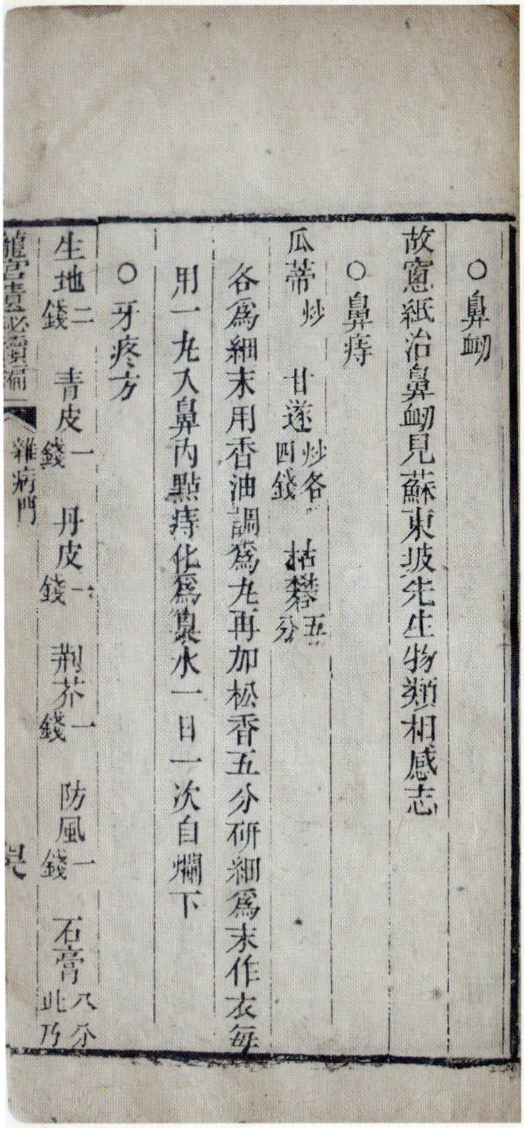

○鼻衄

故窻紙治鼻衄見蘇東坡先生物類相感志

○鼻痔

瓜蒂炒 甘遂炒各四錢 枯礬五分

各爲細末用香油調爲丸再加松香五分研細爲末作衣每用一丸入鼻內點痔化爲臭水一日一次自爛下

○牙疼方

生地二錢 青皮一錢 丹皮一錢 荆芥一錢 防風一錢 石膏八分此乃

龍宮遺秘續編 雜病門

鼻衄

故窗纸治鼻衄。见苏东坡先生《物类相感志[1]》。

鼻痔

瓜蒂炒　甘遂炒，各四钱　枯矾五分

各为细末，用香油调为丸，再加松香五分，研细为末作衣，每用一丸，入鼻内点痔化为臭水，一日一次，自烂下。

牙疼方

生地二钱　青皮一钱　丹皮一钱　荆芥一钱　防风一钱　石膏八分，此乃

1 物类相感志：托名苏轼的伪作。《四库全书总目提要》："旧本题东坡先生撰，然苏轼不闻有此书……名实乖舛，尤征其妄也。"

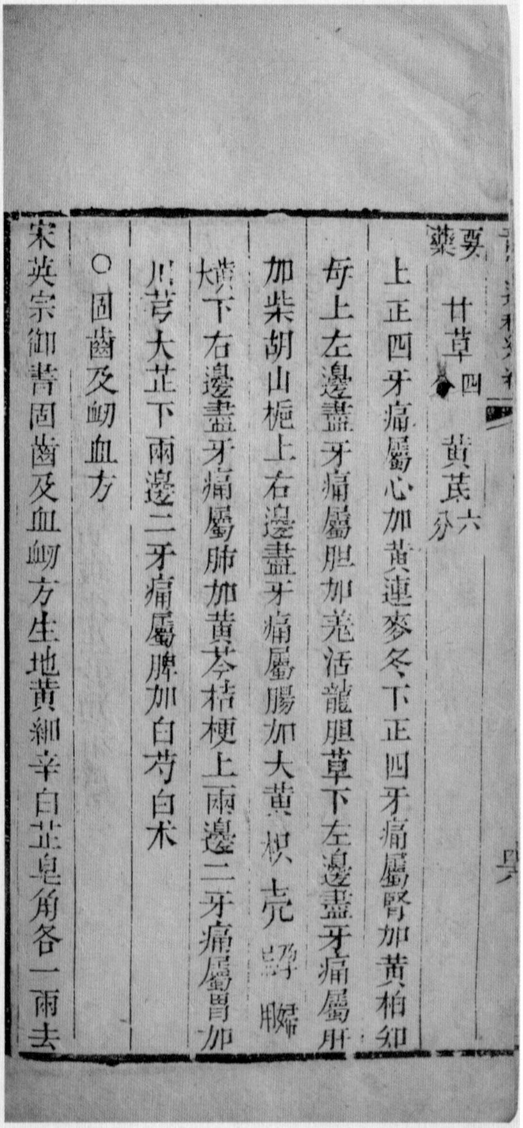

要藥　甘草四分　黃芪六分

上正四牙痛屬心加黃連麥冬下正四牙痛屬腎加黃柏知母上左邊盡牙痛屬胆加羌活龍胆草下左邊盡牙痛屬肝加柴胡山梔上右邊盡牙痛屬腸加大黃枳殼孕婦忌用大黃下右邊盡牙痛屬肺加黃芩桔梗上兩邊二牙痛屬胃加川芎大芷下兩邊二牙痛屬脾加白芍白朮

○固齒及衄血方

宋英宗御書固齒及血衄方生地黃細辛白芷皂角各一兩去

要药　甘草四分　黄芪六分

上正四牙痛属心，加黄连、麦冬；下正四牙痛属肾，加黄柏、知母；上左边尽牙痛属胆，加羌活、龙胆草；下左边尽牙痛属肝，加柴胡、山栀；上右边尽牙痛属肠，加大黄、枳壳孕妇忌用大黄；下右边尽牙痛属肺，加黄芩、桔梗；上两边二牙痛属胃，加川芎、大芷；下两边二牙痛属脾，加白芍、白术。

固齿及衄血方

宋英宗[1]御书固齿及血衄方：生地黄、细辛、白芷、皂角各一两，去

1 宋英宗：赵曙，原名赵宗实，宋朝第五位皇帝，庙号“英宗”。

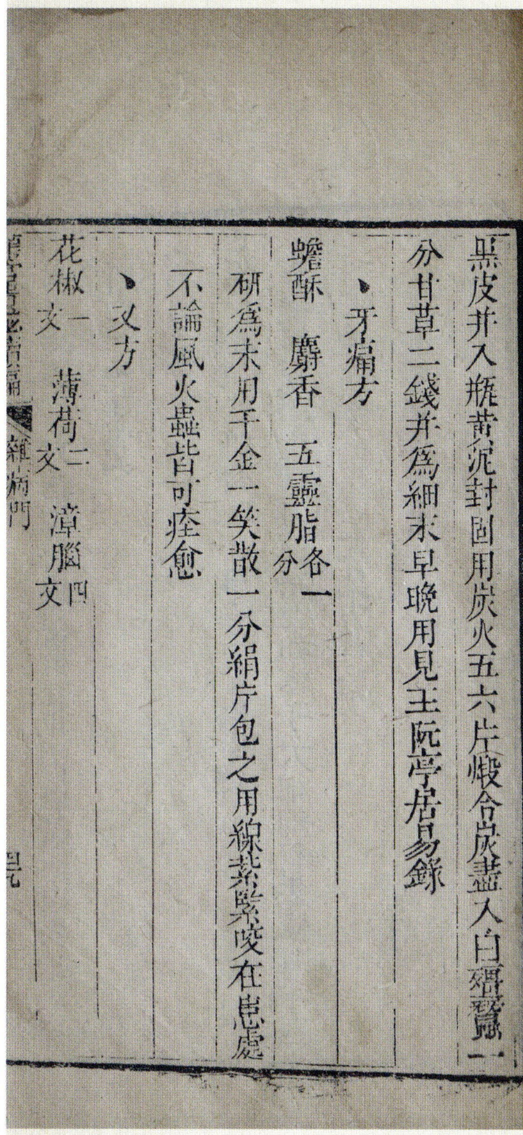

黑皮并入瓶黄泥封固用炭火五六片煅令炭盡入白殭蠶一分甘草二錢并爲細末早晚用見王阮亭居易錄

牙痛方

蟾酥　麝香　五靈脂各一分

研爲末用千金一笑散一分絹片包之用線紮緊咬在患處不論風火蟲皆可痊愈

又方

花椒一文　薄荷二文　潭腦四文

黑皮，并入瓶，黄泥封固，用炭火五六片煅令炭尽，入白僵蚕一分、甘草二钱，并为细末，早晚用。见王阮亭《居易录》。

牙痛方

蟾酥　麝香　五灵脂各一分

研为末，用千金一笑散一分，绢片包之，用线扎紧，咬在患处。不论风火虫[1]皆可痊愈。

又　方

花椒一文　薄荷二文　樟脑四文

1 风火虫：指风火牙痛、虫蛀牙痛。

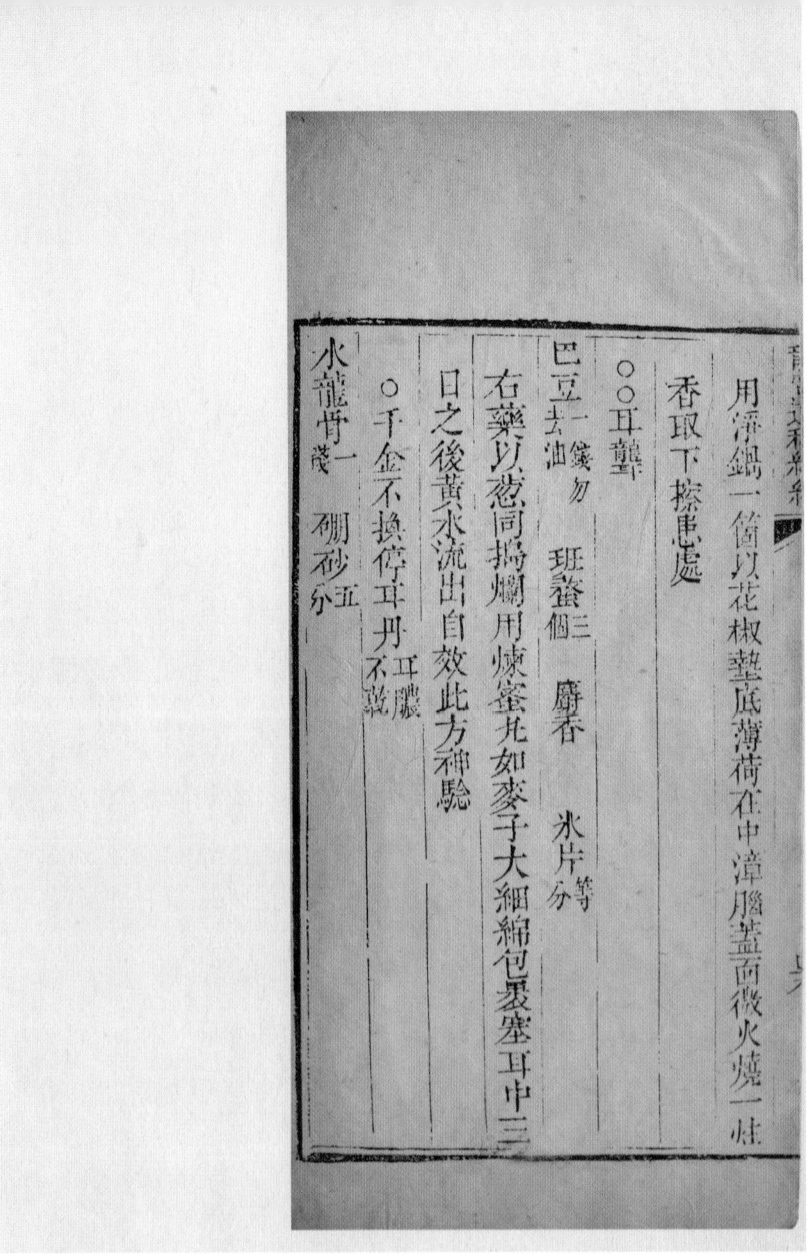
用淨鍋一箇以花椒墊底薄荷在中漳腦蓋面微火燒一炷
香取下擦患處
○○耳聾
巴豆一錢勿去油　班蝥三個　麝香　氷片等分
右藥以葱同搗爛用煉蜜丸如麥子大細綿包裹塞耳中三
日之後黃水流出自效此方神驗
○千金不換停耳丹耳膿不乾
水龍骨一錢　硼砂五分

用净锅一个，以花椒垫底，薄荷在中，樟脑盖面，微火烧一炷香取下，擦患处。

耳聋

巴豆一钱，勿去油　斑蝥三个　麝香　冰片等分

上药以葱同捣烂用，炼蜜丸如麦子大，细绵包裹塞耳中，三日之后黄水流出自效。此方神验。

千金不换停耳[1]丹耳脓不干

水龙骨一钱　硼砂五分

1 停耳：即“聤耳”，中医病症名，以耳道流脓、听力障碍为主症，相当于中耳部的化脓性耳病。

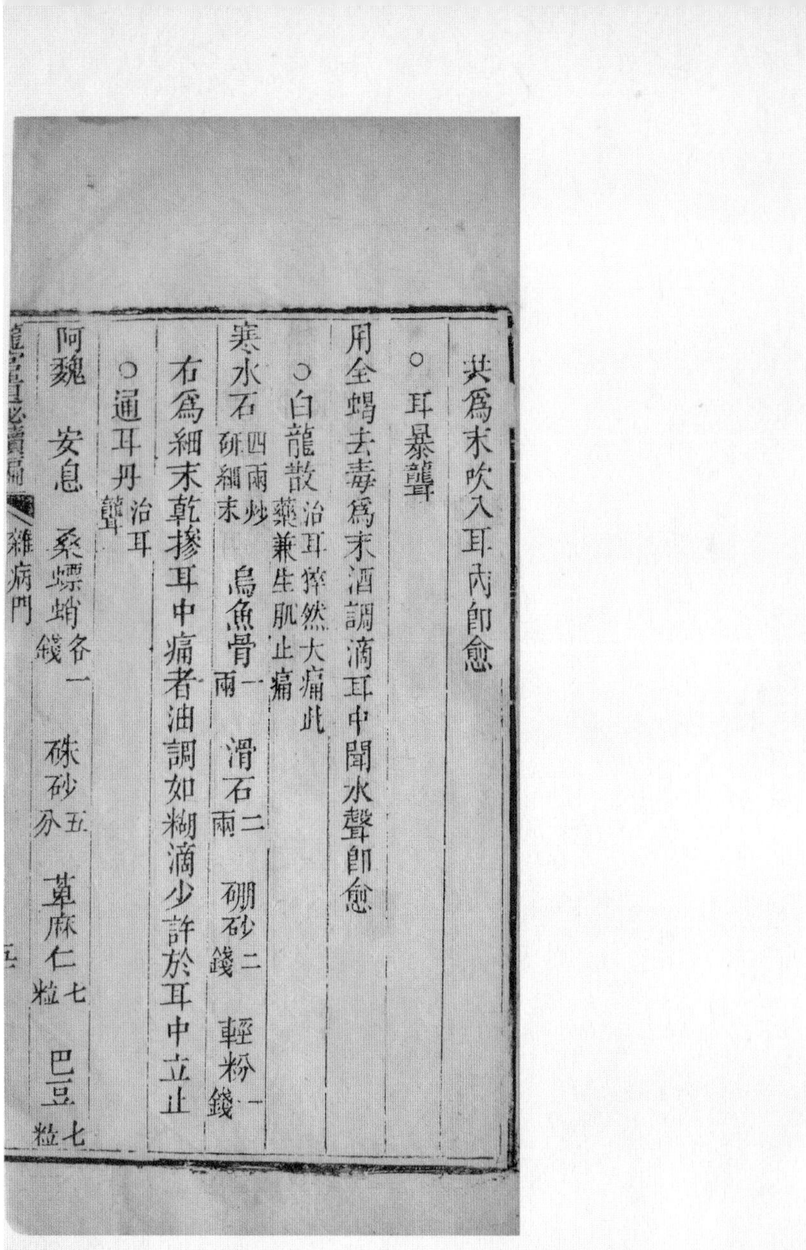
共爲末吹入耳內即愈
○耳暴聾
用全蝎去毒爲末酒調滴耳中聞水聲即愈
○白龍散治耳猝然大痛此藥兼生肌止痛
寒水石四兩炒研細末　烏魚骨一兩　滑石二兩　硼砂二錢　輕粉一錢
右爲細末乾摻耳中痛者油調如糊滴少許於耳中立止
○通耳丹治耳聾
阿魏　安息　桑螵蛸各一錢　硃砂五分　蓖麻仁七粒　巴豆七粒
龍宮遺秘續編　雜病門　五

共为末，吹入耳内即愈。

耳暴聋

用全蝎去毒为末，酒调滴耳中，闻水声即愈。

白龙散治耳猝然大痛，此药兼生肌止痛

寒水石四两，炒研细末　乌鱼骨一两　滑石二两　硼砂二钱　轻粉一钱

上为细末，干掺耳中。痛者，油调如糊滴少许于耳中，立止。

通耳丹治耳聋

阿魏　安息[1]　桑螵蛸各一钱　朱砂五分　蓖麻仁七粒　巴豆七粒

1 安息：即安息香。

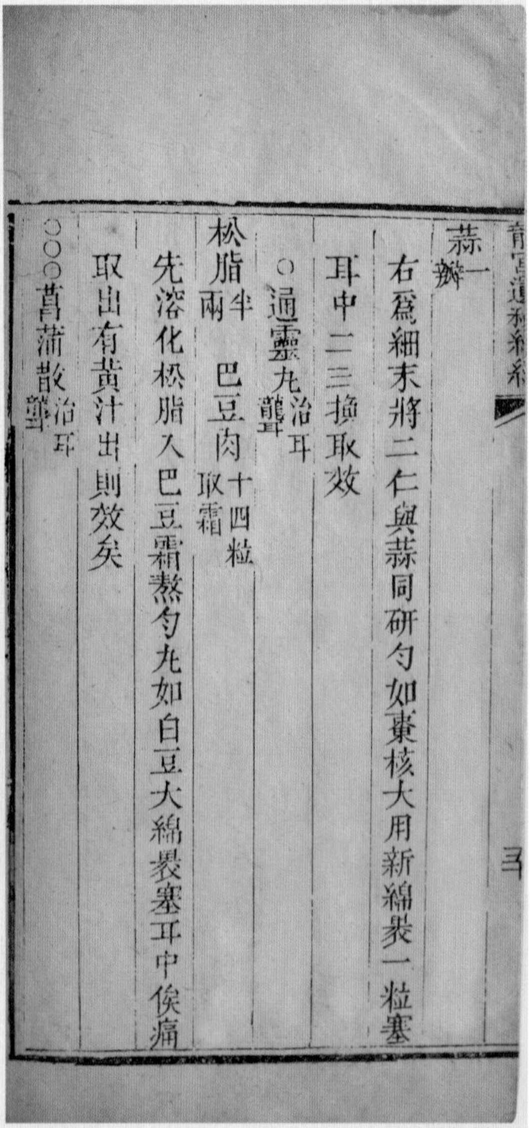
蒜一瓣

右爲細末將二仁與蒜同研勻如棗核大用新綿裹一粒塞耳中二三換取效

○通靈丸治耳聾

松脂半兩　巴豆肉十四粒取霜

先溶化松脂入巴豆霜熬勻丸如白豆大綿裹塞耳中俟痛取出有黃汁出則效矣

○○○菖蒲散治耳聾

蒜一瓣

上为细末，将二仁与蒜同研匀如枣核大，用新绵裹一粒塞耳中，二三换取效。

通灵丸治耳聋

松脂半两　巴豆肉十四粒，取霜

先溶化松脂，入巴豆霜，熬匀，丸如白豆大，绵裹塞耳中，俟痛取出，有黄汁出则效矣。

菖蒲散治耳聋

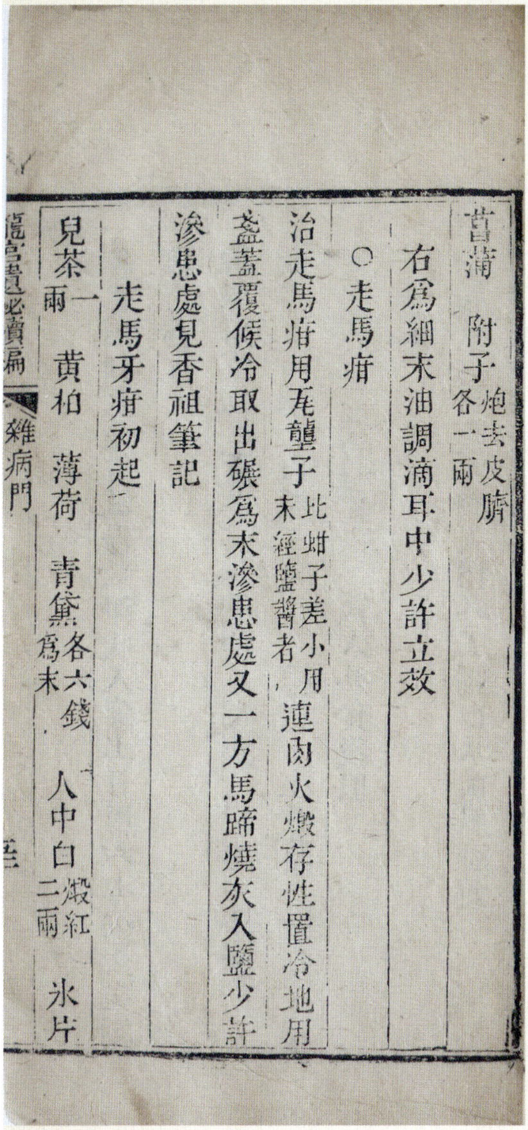

菖蒲　附子炮去皮臍各一兩

右為細末油調滴耳中少許立效

○走馬疳

治走馬疳用瓦壟子比蚶子差小用末經鹽醬者連肉火煅存性置冷地用盞蓋覆候冷取出碾為末滲患處又一方馬蹄燒灰入鹽少許滲患處見香祖筆記

走馬牙疳初起

兒茶一兩　黃柏　薄荷　青黛各六錢為末　人中白煅紅二兩　冰片

菖蒲　附子炮去皮脐，各一两

上为细末，油调滴耳中少许，立效。

走马疳

治走马疳，用瓦垄子[1]比蚶子差小，用未经盐酱者连肉火煅存性，置冷地，用盏盖覆，候冷取出，碾为末，糁[2]患处。又一方，马蹄烧灰，入盐少许，糁患处。见《香祖笔记》。

走马牙疳初起

儿茶一两　黄柏　薄荷　青黛各六钱，为末　人中白煅红，二两　冰片

1 瓦垄子：即瓦楞子，又名蚶子壳等。

2 糁：原为“渗”，形近致误，后径改。

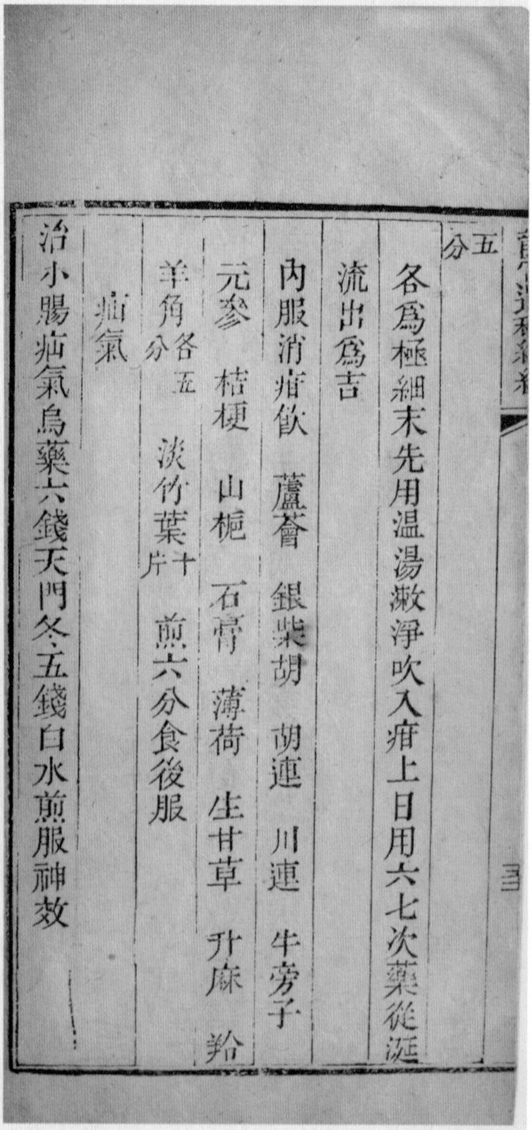

五分

各爲極細末先用溫湯漱淨吹入㾦上日用六七次藥從涎流出爲吉

內服消㾦飲 蘆薈 銀柴胡 胡連 川連 牛旁子 元參 桔梗 山梔 石膏 薄荷 生甘草 升麻 羚羊角各五分 淡竹葉十片 煎六分食後服

疝氣

治小腸疝氣烏藥六錢天門冬五錢白水煎服神效

五分

各为极细末，先用温汤漱净，吹入㾦上，日用六七次，药从涎流出为吉。

内服消㾦饮：芦荟、银柴胡、胡连、川连、牛蒡子、元参、桔梗、山栀、石膏、薄荷、生甘草、升麻、羚羊角各五分，淡竹叶十片，煎六分，食后服。

疝 气

治小肠疝气，乌药六钱、天门冬五钱，白水煎服，神效。

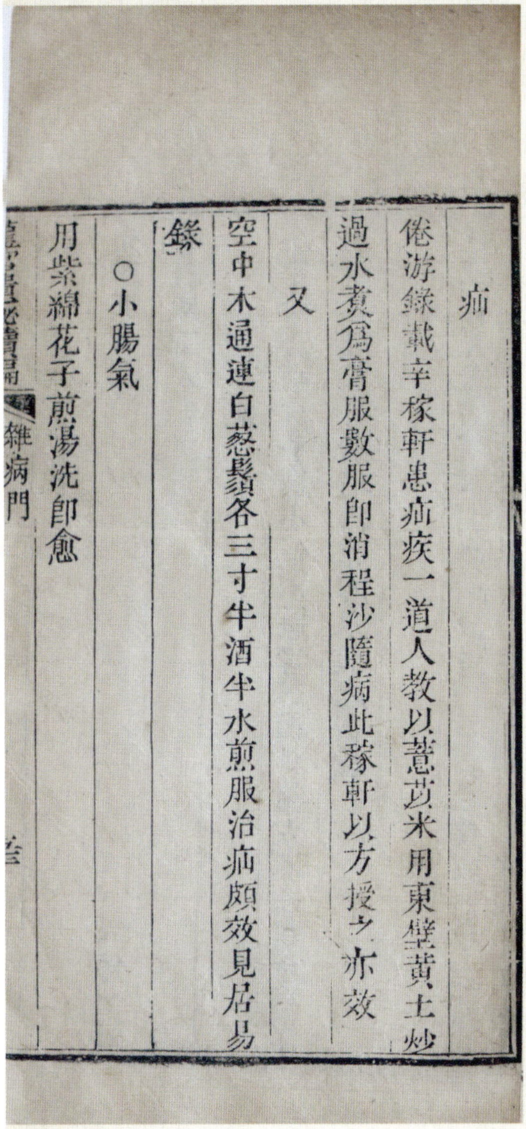

疝

倦游錄載辛稼軒患疝疾一道人教以薏苡米用東壁黃土炒過水煑爲膏服數服即消程沙隨病此稼軒以方授之亦效

又

空中木通連白葱鬚各三寸半酒半水煎服治疝頗效見居易錄

○小腸氣

用紫綿花子煎湯洗即愈

龍宮遺秘續編 雜病門

疝

《倦游录[1]》载：辛稼轩患疝疾，一道人教以薏苡米用东壁黄土炒过，水煮为膏，服数服即消。程沙随[2]病此，稼轩以方授之，亦效。

又

空中木通、连白葱须各三寸，半酒半水煎服，治疝颇效。见《居易录》。

小肠气

用紫绵花子煎汤洗，即愈。

1 倦游录：宋代张师正传志异小说。

2 程沙随：程迥，字可久，号沙随，世称“沙随先生”，宋应天府（今河南商丘）人，理学家。

○腎虛小便不下

先煎服升麻三錢熟地五錢土炒白术二錢陳皮一錢停一炷香後服五苓散立下

小便不通

分甘餘話余戊子患小便不通者三四日諸方不效章邱醫李洞聞者用犀角玳瑁二味磨水服之甚驗

病溺不下

竹鎮有人病溺不下求於乩仙判云牛膝二錢車前子三錢同

肾虚小便不下

先煎服升麻三钱，熟地五钱，土炒白术二钱，陈皮一钱，停一炷香后，服五苓散，立下。

小便不通

《分甘余话》：余戊子患小便不通者三四日，诸方不效，章丘医李洞闻者，用犀角、玳瑁二味磨水服之，甚验。

病溺不下

竹镇有人病溺不下，求于乩仙。判云：牛膝二钱、车前子三钱，同

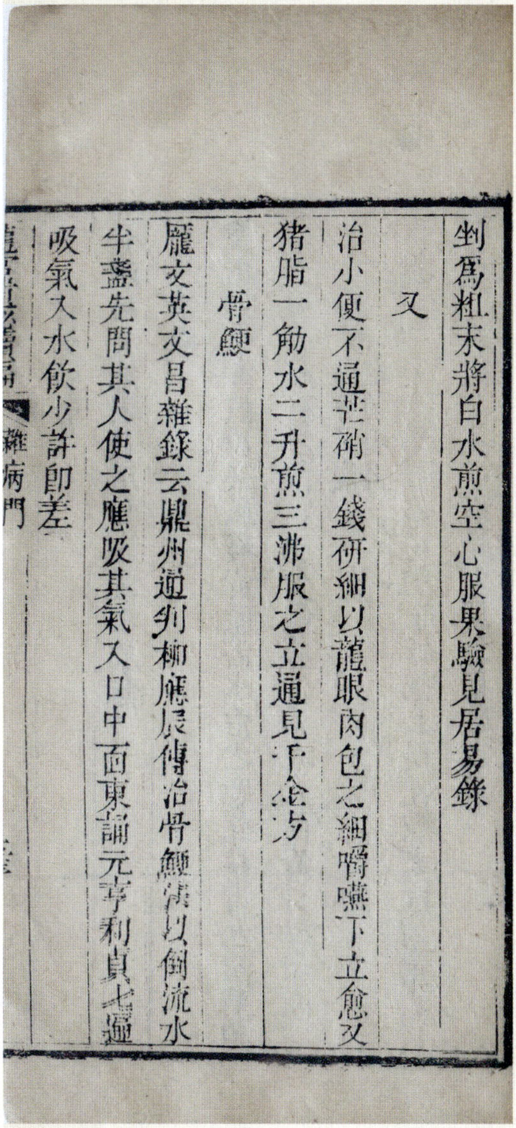
剉爲粗末將白水煎空心服果驗見居易錄
又
治小便不通芒硝一錢研細以龍眼肉包之細嚼嚥下立愈又
猪脂一觔水二升煎三沸服之立通見千金方
骨鯁
龐文英文昌雜錄云鼎州通判柳應辰傳治骨鯁法以倒流水
半盞先問其人使之應吸其氣入口中面東誦元亨利貞七遍
吸氣入水飲少許即差

剉为粗末，将白水煎，空心服。果验。见《居易录》。

又

治小便不通，芒硝一钱研细，以龙眼肉包之，细嚼咽下，立愈。又：猪脂一斤，水二升，煎三沸，服之立通。见《千金方》。

骨　鲠

庞文英《文昌杂录》云：鼎州通判柳应辰传治骨鲠法，以倒流水[1]半盏，先问其人使之应，吸其气入口中，面东诵“元亨利贞”七遍，吸气入水，饮少许即差。

1 倒流水：也叫“逆流水”，指江河回旋处之水。宋代寇宗奭《本草衍义》：“东流水，取其性顺急速，通膈下关也。倒流水，取其洄旋流止，上而不下也。”明代李时珍《本草纲目》：“逆流水，主治咽喉诸病。”

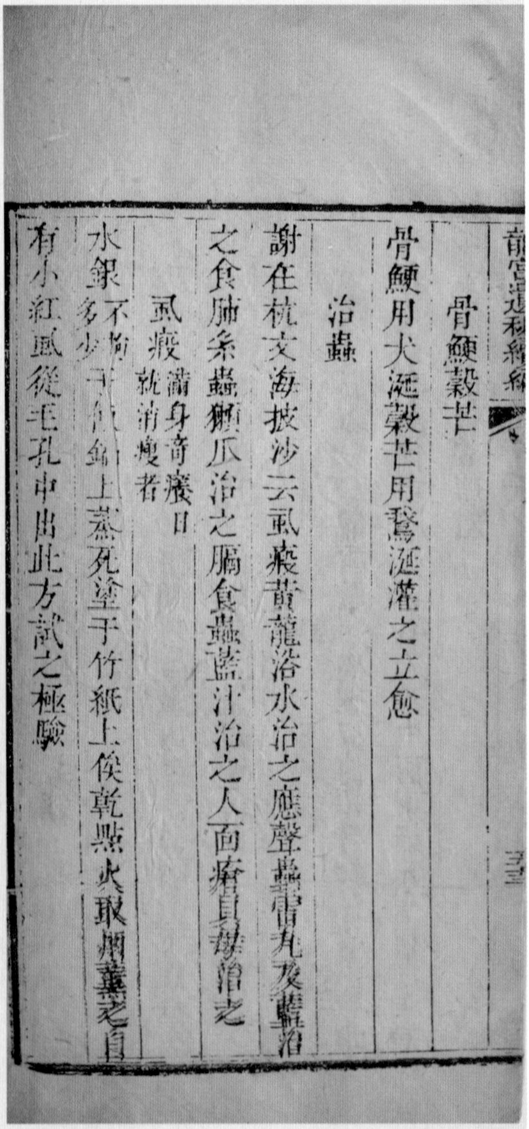
骨鯁穀芒

骨鯁用犬涎穀芒用鵞涎灌之立愈

治蟲

謝在杭文海披沙云虱瘕黄龍浴水治之應聲蟲雷丸及藍治之食肺系蟲獺爪治之膈食蟲藍汁治之人面瘡貝母治之

虱瘕滿身奇癢日就消瘦者

水銀不拘多少于飯鍋上蒸死塗于竹紙上俟乾點火取烟熏之自有小紅虱從毛孔中出此方試之極驗

骨鲠谷芒

骨鲠用犬涎，谷芒用鹅涎，灌之立愈。

治　虫

谢在杭《文海披沙》云：虱瘕，黄龙浴水治之。应声虫，雷丸及蓝治之。食肺系虫，獭瓜治之。膈食虫，蓝汁治之。人面疮，贝母治之。

虱瘕满身奇痒日就消瘦者

水银不拘多少于饭锅上蒸死，涂于竹纸上，俟干点火取烟熏之，自有小红虱从毛孔中出，此方试之极验。

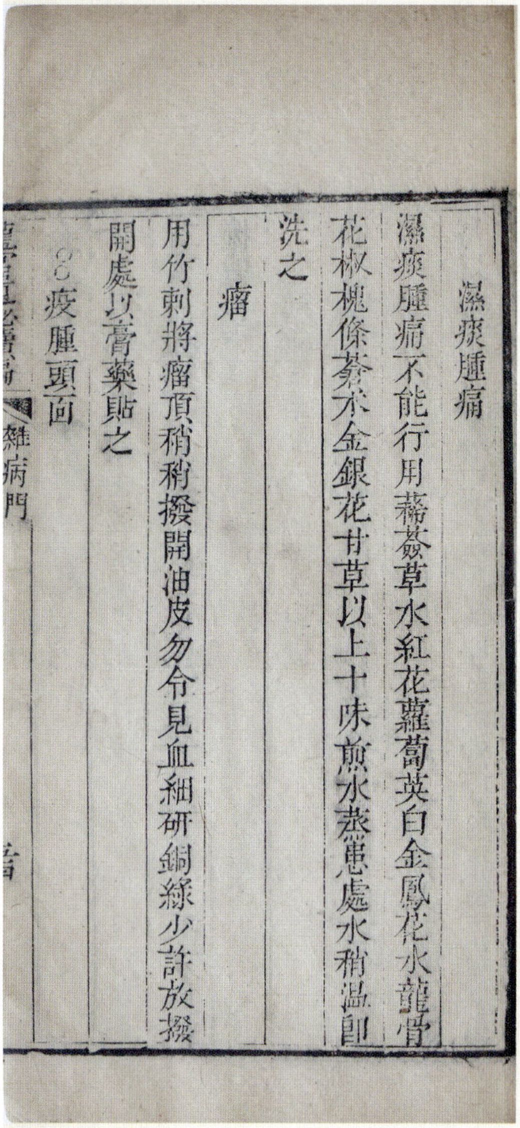
濕痰腫痛

濕痰腫痛不能行用豨薟草水紅花蘿蔔英白金鳳花水龍骨花椒槐條蒼朮金銀花甘草以上十味煎水蒸患處水稍溫卽洗之

瘤

用竹刺將瘤頂稍稍撥開油皮勿令見血細研銅綠少許放撥開處以膏藥貼之

〇〇疫腫頭面

雜病門

湿痰肿痛

湿痰肿痛不能行，用豨莶草、水红花、萝卜英、白金凤花、水龙骨、花椒、槐条、苍术、金银花、甘草，以上十味煎水蒸患处，水稍温即洗之。

瘤

用竹刺将瘤顶稍稍拨开油皮，勿令见血，细研铜绿少许放拨开处，以膏药贴之。

疫肿头面

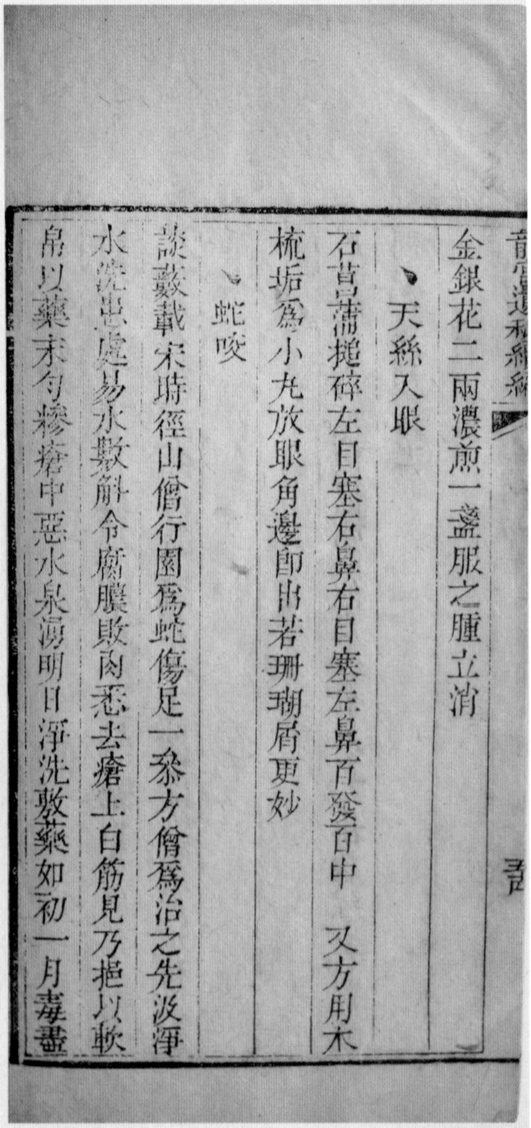

金銀花二兩濃煎一盞服之腫立消

、天絲入眼

石菖蒲搥碎左目塞右鼻右目塞左鼻百發百中　又方用木梳垢爲小丸放眼角邊卽出若珊瑚屑更妙

、蛇咬

談藪載宋時徑山僧行園爲蛇傷足一叅方僧爲治之先汲淨水洗患處易水數斛令腐贜敗肉悉去瘡上白筋見乃搥以軟帛以藥末勻糝瘡中惡水泉湧明日淨洗敷藥如初一月毒盡

金银花二两，浓煎一盏，服之，肿立消。

天丝入眼

石菖蒲搥碎，左目塞右鼻，右目塞左鼻，百发百中。又方，用木梳垢为小丸，放眼角边，即出。若珊瑚屑更妙。

蛇　咬

《谈薮[1]》载：宋时径山僧行园为蛇伤足，一参方僧为治之。先汲净水洗患处，易水数斛，令腐脓败肉悉去，疮上白筋见，乃搥以软帛，以药末匀糁，疮中恶水泉涌，明日净洗，敷药如初，一月毒尽

1 谈薮：杂俎笔记，多述南宋宁、理两朝故事。旧题宋代庞元英撰，庞乃元封中人，当为托名。

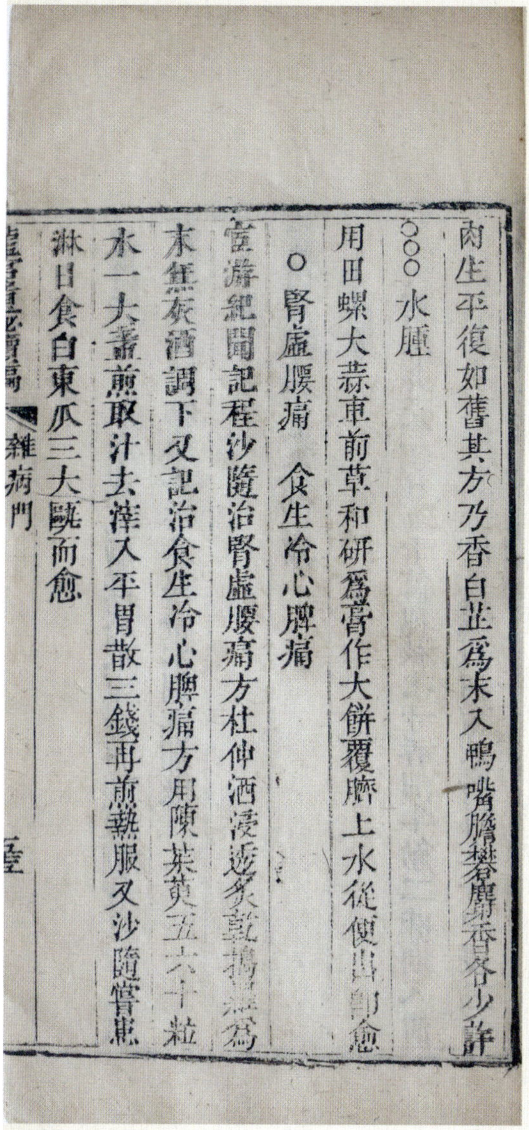
肉生平復如舊其方乃香白芷爲末入鴨嘴膽礬麝香各少許
○○水腫
用田螺大蒜車前草和研爲膏作大餅覆臍上水從便出即愈
○腎虛腰痛　食生冷心脾痛
宦游紀聞記程沙隨治腎虛腰痛方杜仲酒浸透炙乾擣羅爲
末無灰酒調下又記治食生冷心脾痛方用陳茱萸五六十粒
水一大盞煎取汁去滓入平胃散三錢再煎熱服又沙隨嘗患
淋日食白東瓜三大甌而愈
龍宮遺秘續編　雜病門

肉生，平复如旧。其方乃香白芷为末，入鸭嘴胆矾、麝香各少许。

水　肿

用田螺、大蒜、车前草和研为膏，作大饼，覆脐上，水从便出即愈。

肾虚腰痛、食生冷心脾痛

《宦游纪闻》记程沙随治肾虚腰痛方，杜仲酒浸透，炙干捣罗为末，无灰酒调下。又记治食生冷心脾痛方，用陈茱萸五六十粒，水一大盏，煎取汁，去滓，入平胃散三钱再煎，热服。又沙随尝患淋，日食白东瓜三大瓯而愈。

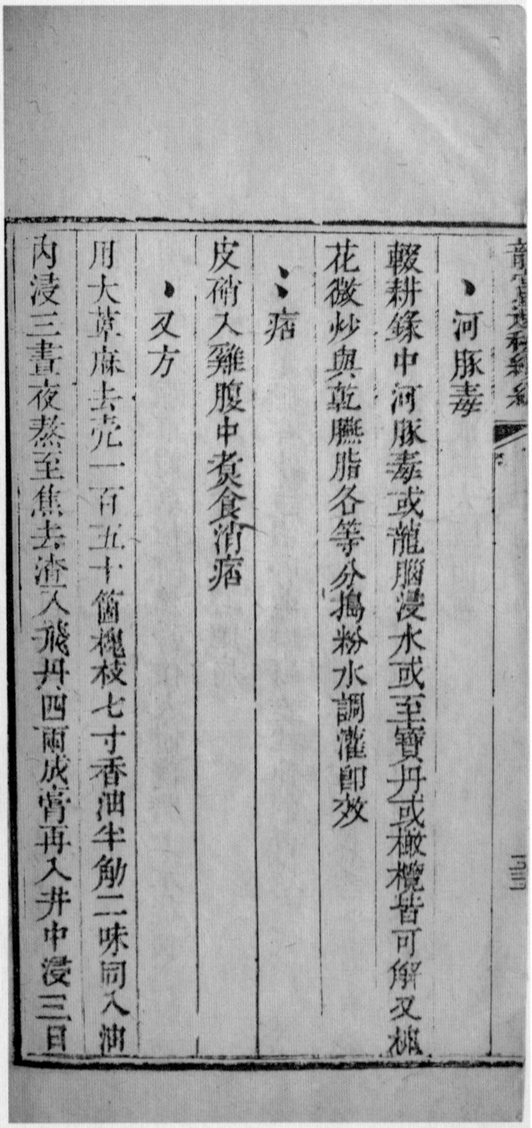

、河豚毒

輟耕錄中河豚毒或龍腦浸水或至寶丹或橄欖皆可解又槐花微炒與乾臙脂各等分搗粉水調灌即效

、、痞

皮硝入雞腹中煮食消痞

、又方

用大蓖麻去殻一百五十箇槐枝七寸香油半觔二味同入油内浸三晝夜熬至焦去渣入飛丹四兩成膏再入井中浸三日

河豚毒

《辍耕录[1]》：中河豚毒，或龙脑浸水，或至宝丹，或橄榄，皆可解。又，槐花微炒与干胭脂各等分捣粉，水调灌即效。

痞

皮硝入鸡腹中煮食，消痞。

又 方

用大蓖麻去壳一百五十个，槐枝七寸，香油半斤，二味同入油内浸三昼夜，熬至焦去渣，入飞丹四两，成膏，再入井中浸三日

1 辍耕录：元末明初陶宗仪撰笔记，一名《南村辍耕录》。

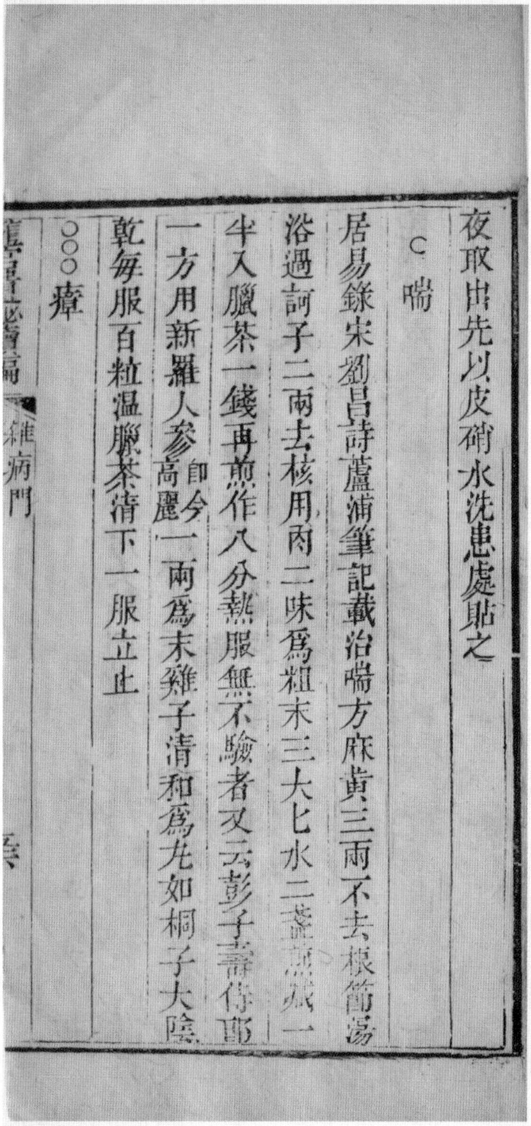

夜取出先以皮硝水洗患處貼之

○喘

居易錄宋劉昌詩蘆浦筆記載治喘方麻黄三兩不去根節湯浴過訶子二兩去核用肉二味爲粗末三大匕水二盞煎減一半入臘茶一錢再煎作八分熱服無不驗者又云彭子壽侍郎一方用新羅人參即今高麗一兩爲末雞子清和爲丸如桐子大陰乾每服百粒溫臘茶清下一服立止

○○瘴

夜，取出，先以皮硝水洗患处，贴之。

喘

《居易录》：宋刘昌诗《芦浦笔记》载治喘方，麻黄三两不去根节汤浴过，诃子二两去核用肉，二味为粗末，三大匕，水二盏煎减一半，入腊茶一钱，再煎作八分，热服，无不验者。又云彭子寿侍郎一方，用新罗人参即今高丽一两为末，鸡子清和为丸如桐子大，阴干，每服百粒，温腊茶清下，一服立止。

瘴

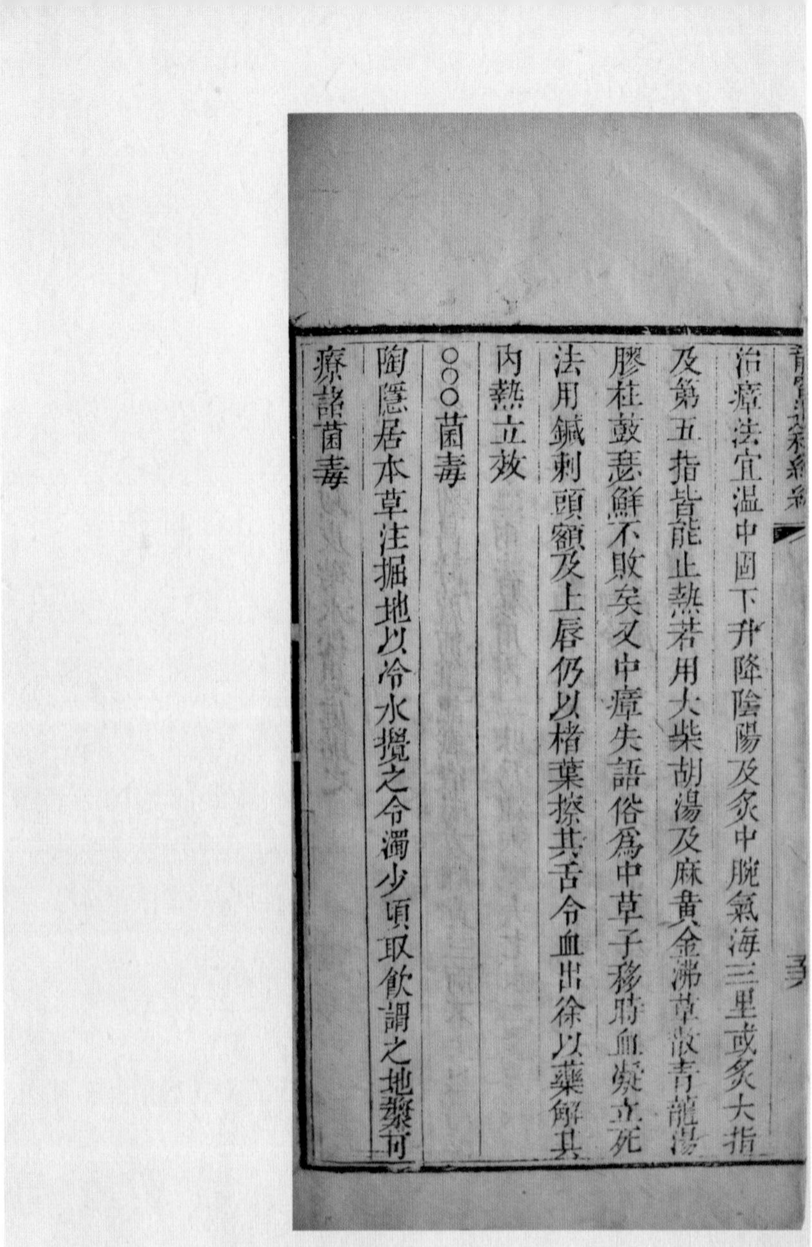
治瘴法宜溫中固下升降陰陽及灸中脘氣海三里或灸大指
及第五指皆能止熱若用大柴胡湯及麻黃金沸草散青龍湯
膠柱鼓瑟鮮不敗矣又中瘴失語俗爲中草子移時血凝立死
法用鍼刺頭額及上唇仍以楮葉擦其舌令血出徐以藥解其
內熱立效
○○○菌毒
陶隱居本草注掘地以冷水攪之令濁少頃取飲謂之地漿可
療諸菌毒

治瘴法宜温中固下、升降阴阳，及灸中脘、气海、三里，或灸大指及第五指，皆能止热。若用大柴胡汤及麻黄、金沸草散、青龙汤，胶柱鼓瑟，鲜不败矣。又中瘴失语，俗为中草子，移时血凝立死，法用针刺头额及上唇，仍以楮叶擦其舌，令血出，徐以药解其内热，立效。

菌　毒

陶隐居[1]《本草注》：掘地以冷水搅之令浊，少顷取饮，谓之“地浆”，可疗诸菌毒。

1 陶隐居：陶弘景，字通明，南朝梁时丹阳秣陵（今江苏南京）人，号华阳隐居，著名的医药家、文学家、炼丹家。下文《本草注》当指其《本草经集注》。

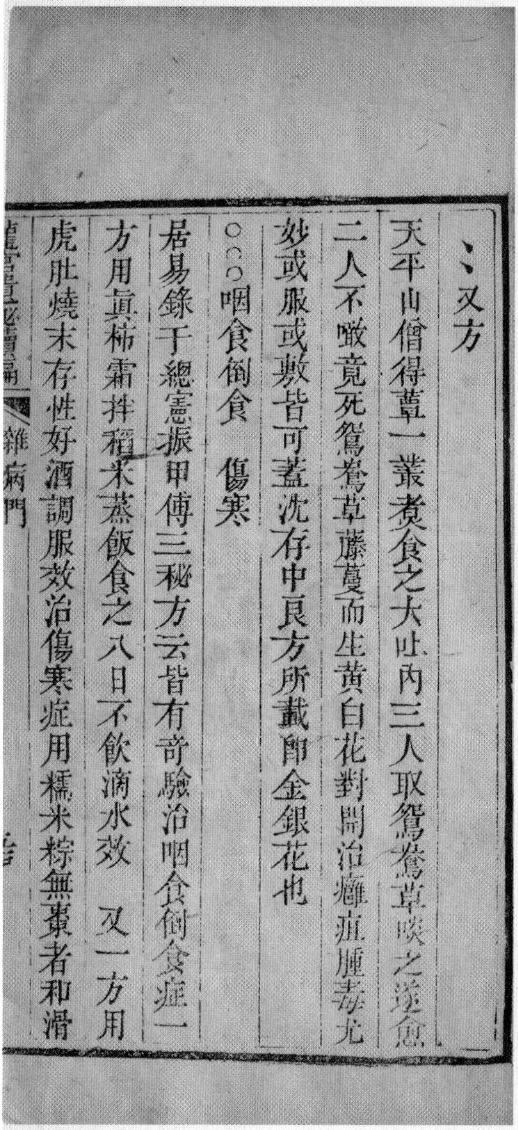
又方
天平山僧得蕈一叢煑食之大吐內三人取鴛鴦草啖之遂愈
二人不噉竟死鴛鴦草藤蔓而生黃白花對開治癰疽腫毒尤
妙或服或敷皆可蓋沈存中良方所載即金銀花也
○○○咽食倒食　傷寒
居易錄于總憲振甲傳三秘方云皆有奇驗治咽食倒食症一
方用真柿霜拌稻米蒸飯食之八日不飲滴水效　又一方用
虎肚燒末存性好酒調服效治傷寒症用糯米粽無棗者和滑
龍宮遺秘續編　雜病門

又　方

天平山僧得蕈一丛，煮食之大吐，内三人取鸳鸯草啖之，遂愈，二人不噉竟死。鸳鸯草，藤蔓而生，黄白花对开，治痈疽肿毒尤妙，或服或敷皆可。盖沈存中《良方》所载，即金银花也。

咽食倒食、伤寒

《居易录》：于总宪振甲传三秘方，云皆有奇验，治咽食倒食症。一方用真柿霜，拌稻米蒸饭食之，八日不饮滴水，效。又一方，用虎肚烧末存性，好酒调服，效。治伤寒症，用糯米粽无枣者和滑

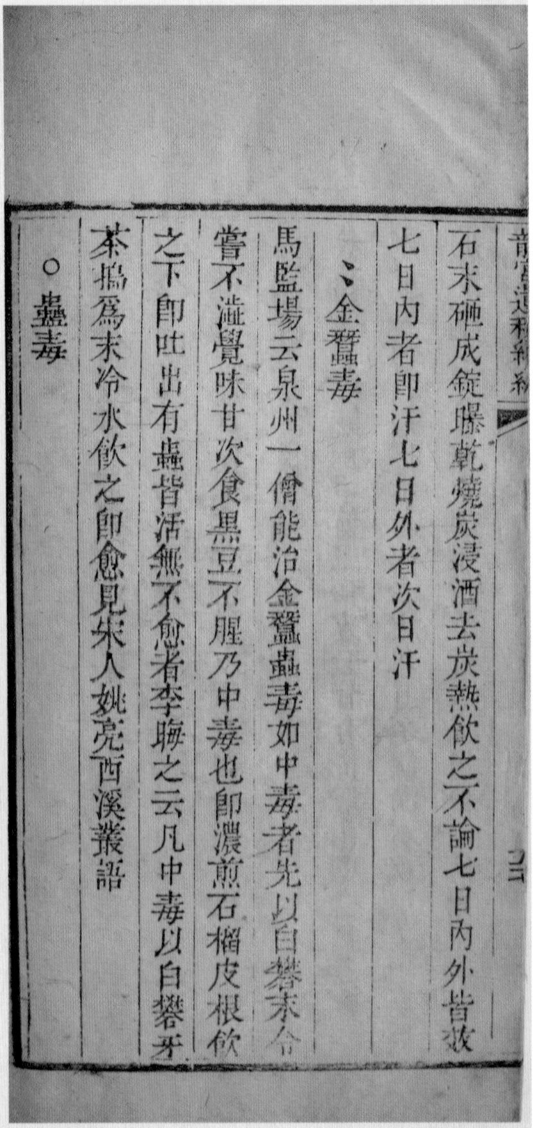

石末砸成錠曝乾燒炭浸酒去炭熱飲之不論七日內外皆效
七日內者即汗七日外者次日汗
〻金蠶毒
馬監場云泉州一僧能治金蠶蟲毒如中毒者先以白礬末令
嘗不澁覺味甘次食黑豆不腥乃中毒也即濃煎石榴皮根飲
之下即吐出有蟲皆活無不愈者李晦之云凡中毒以白礬牙
茶搗爲末冷水飲之即愈見宋人姚亮西溪叢語
○蠱毒

石末，砸成锭，曝干烧炭浸酒，去炭热饮之，不论七日内外皆效。七日内者即汗，七日外者次日汗。

金蚕毒

马监场云泉州一僧能治金蚕虫毒，如中毒者，先以白矾末令尝不涩觉味甘，次食黑豆不腥，乃中毒也。即浓煎石榴皮根饮之，下即吐出有虫皆活，无不愈者。李晦之云，凡中毒，以白矾、牙茶捣为末，冷水饮之即愈。见宋人姚亮《西溪丛语》。

蛊　毒[1]

1 蛊毒：原目录作“虫毒”，误，据下文《闽海蛊毒记》，当以正文“蛊毒”为是。

凡中毒者無論年代遠近但煮一雞卵揷銀釵於內併含之約
一食項取視釵卵俱黑即中毒也其方用五棓子二兩硫黃末
一錢甘草三寸一半炮出火毒一半生丁香木香麝香各十文
輕粉三文糯米二十粒共八味入小砂瓶内水十分煎取其七
候藥面生皺皮爲熟絹濾去滓通口服病人平正仰臥令頭高
覺腹間有物衝心者三即不得動若吐出以桶盛之如魚鰾之
類乃是惡物吐罷飲茶一盞瀉亦無礙旋煑白粥補之忌生冷
油膩酢醬十日後復服解毒丸三二兩又旬日平復見宋人楊

凡中毒者，无论年代远近，但煮一鸡卵，插银钗于内并含之，约一食顷，取视钗卵俱黑，即中毒也。其方用五倍子二两、硫黄末一钱，甘草三寸，一半炮，出火毒，一半生，丁香、木香、麝香各十文，轻粉三文，糯米二十粒，共八味，入小砂瓶内，水十分煎取其七，候药面生皱皮为熟，绢滤去滓，通口服。病人平正仰卧，令头高，觉腹间有物冲心者三，即不得动。若吐出，以桶盛之，如鱼鳔之类，乃是恶物。吐罢饮茶一盏，泻亦无碍。旋煮白粥补之，忌生冷、油腻、酢酱，十日后复服解毒丸三二两，又旬日平复。见宋人杨

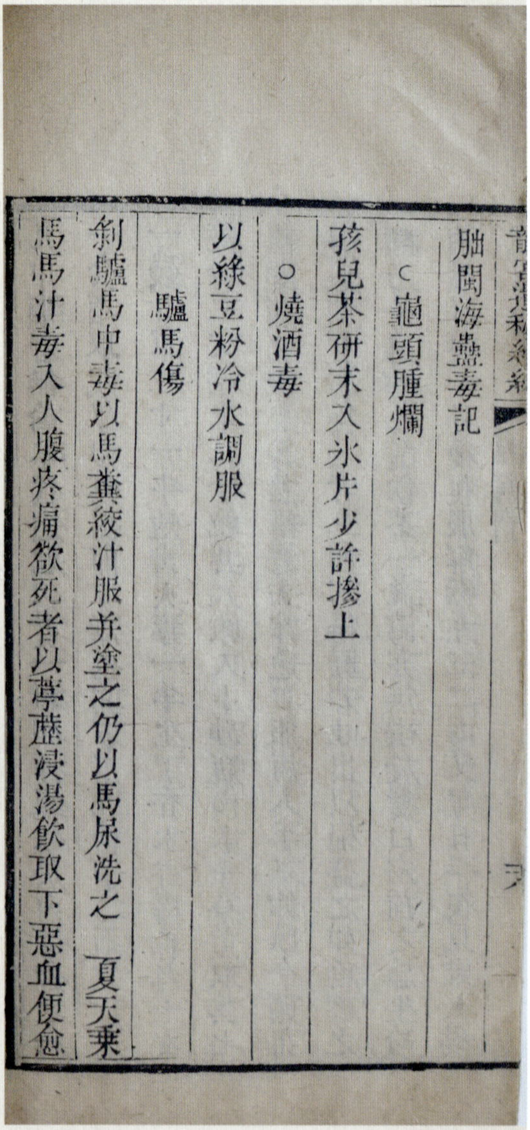
胐閩海蠱毒記
○龜頭腫爛
孩兒茶研末入氷片少許摻上
○燒酒毒
以綠豆粉冷水調服
驢馬傷
剝驢馬中毒以馬糞絞汁服并塗之仍以馬尿洗之　夏天乘
馬馬汁毒入人腹疼痛欲死者以葶藶浸湯飲取下惡血便愈

胐《闽海蛊毒记》。

龟头肿烂

孩儿茶研末，入冰片少许，掺上。

烧酒毒

以绿豆粉冷水调服。

驴马伤

剥驴马中毒，以马粪绞汁服并涂之，仍以马尿洗之。夏天乘马，马汁毒入人腹，疼痛欲死者，以葶苈浸汤饮，取下恶血便愈。

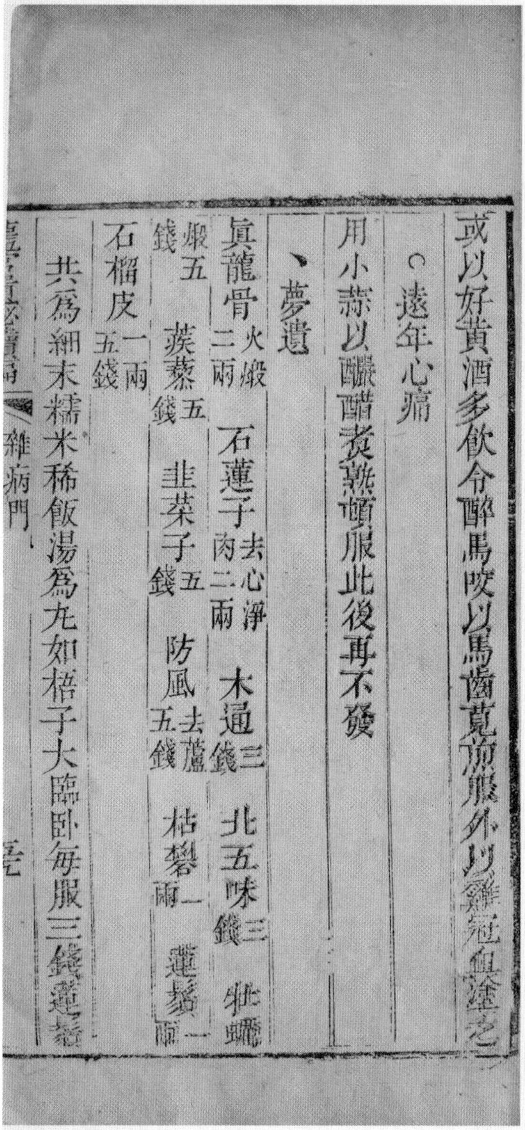
或以好黃酒多飲令醉馬咬以馬齒莧煎服外以雞冠血塗之
○遠年心痛
用小蒜以釅醋煮熟頓服此後再不發
、夢遺
真龍骨火煅二兩　石蓮子去心淨肉二兩　木通三錢　北五味三錢　牡蠣煅五錢　蒺藜五錢　韭菜子五錢　防風去蘆五錢　枯礬一兩　蓮鬚一兩　石榴皮一兩五錢
共爲細末糯米稀飯湯爲丸如梧子大臨卧每服三錢蓮鬚

或以好黄酒多饮令醉。马咬以马齿苋煎服，外以鸡冠血涂之。

远年心痛

用小蒜以酽醋煮熟，顿服，此后再不发。

梦　遗

真龙骨火煅，二两　石莲子去心净肉，二两　木通三钱　北五味三钱　牡蛎煅，五钱　蒺藜五钱　韭菜子五钱　防风去芦，五钱　枯矾一两　莲须一两　石榴皮一两五钱

共为细末，糯米稀饭汤为丸如梧子大，临卧每服三钱，莲须

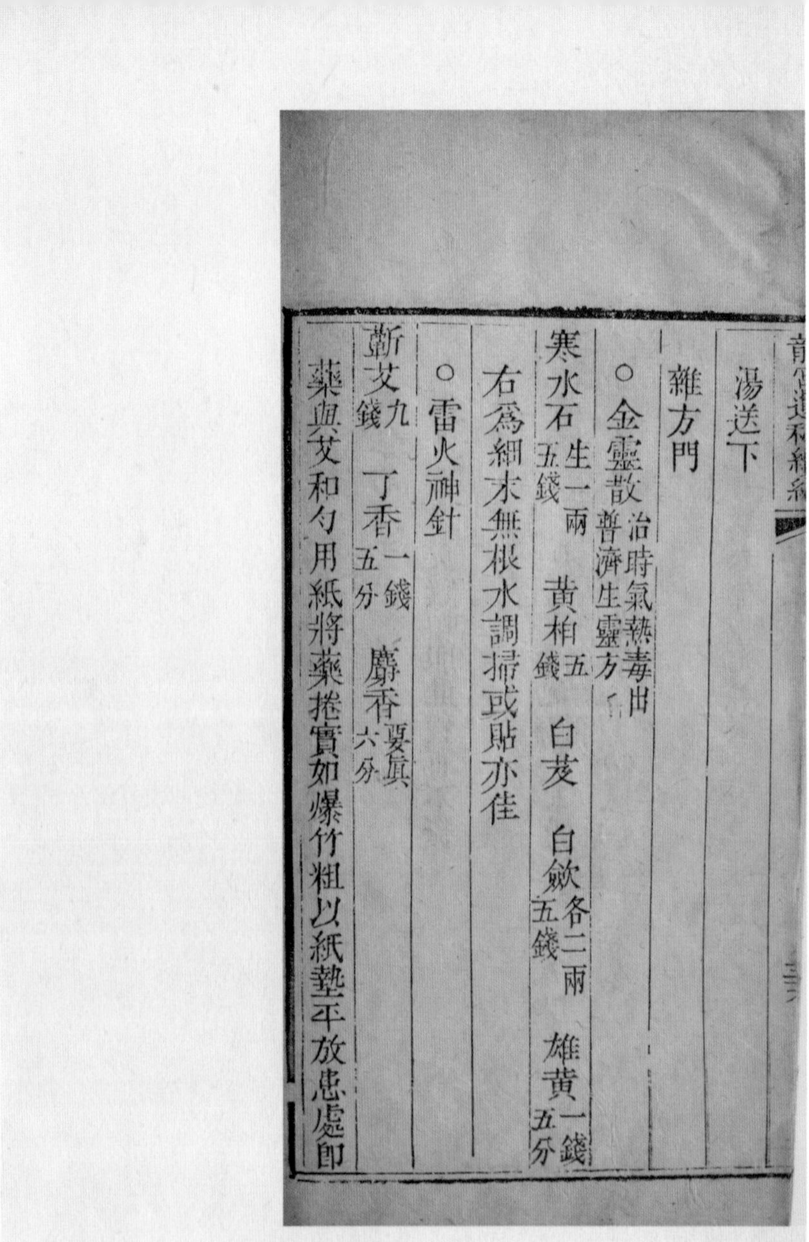

湯送下

雜方門

○金靈散治時氣熱毒出普濟生靈方

寒水石生一兩五錢 黃柏五錢 白芨 白斂各二兩五錢 雄黃一錢五分

右爲細末無根水調掃或貼亦佳

○雷火神針

蘄艾九錢 丁香一錢五分 麝香要真六分

藥與艾和勻用紙將藥捲實如爆竹粗以紙墊平放患處即

汤送下。

杂方门

金灵散治时气热毒，出《普济》生灵方

寒水石生，一两五钱　黄柏五钱　白及　白蔹各二两五钱　雄黄一钱五分

上为细末，无根水调扫，或贴亦佳。

雷火神针

蕲艾九钱　丁香一钱五分　麝香要真，六分

药与艾和匀，用纸将药卷实，如爆竹粗，以纸垫平放患处，即

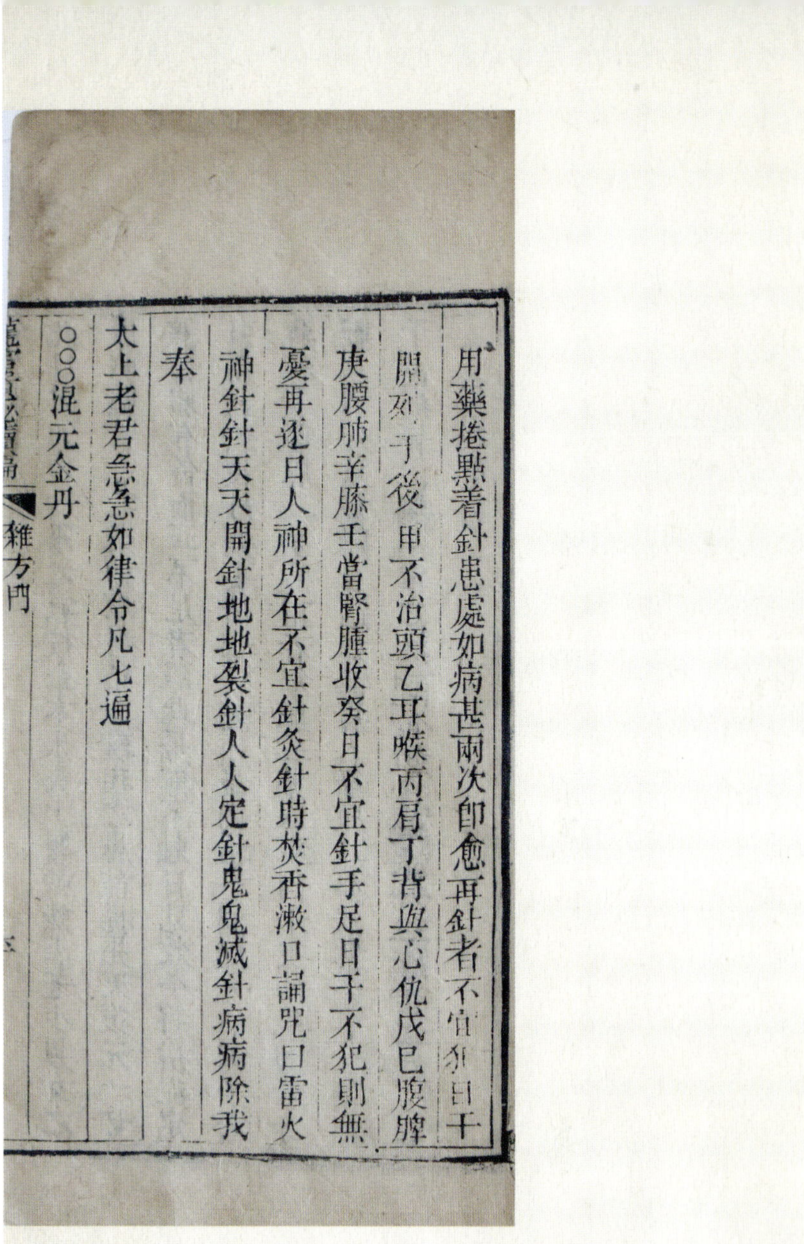

龍宮遺秘續編　雜方門

用藥捲點着針患處如病甚兩次卽愈再針者不宜犯日干開列于後甲不治頭乙耳喉丙肩丁背與心仇戊己腹脾庚腰肺辛膝壬當腎腫收癸日不宜針手足日干不犯則無憂再逐日人神所在不宜針灸針時焚香漱口誦呪曰雷火神針針天天開針地地裂針人人定針鬼鬼滅針病病除我奉

太上老君急急如律令凡七遍

○○○混元金丹

用药卷点着针患处。如病甚，两次即愈。再针者不宜犯日干开列于后：甲不治头乙耳喉，丙肩丁背与心仇，戊己腹脾庚腰肺，辛膝壬当肾肿收，癸日不宜针手足，日干不犯则无忧。再逐日人神所在不宜针灸，针时焚香漱口，诵咒曰：雷火神针，针天天开，针地地裂，针人人定，针鬼鬼灭，针病病除，我奉太上老君急急如律令。凡七遍。

混元金丹

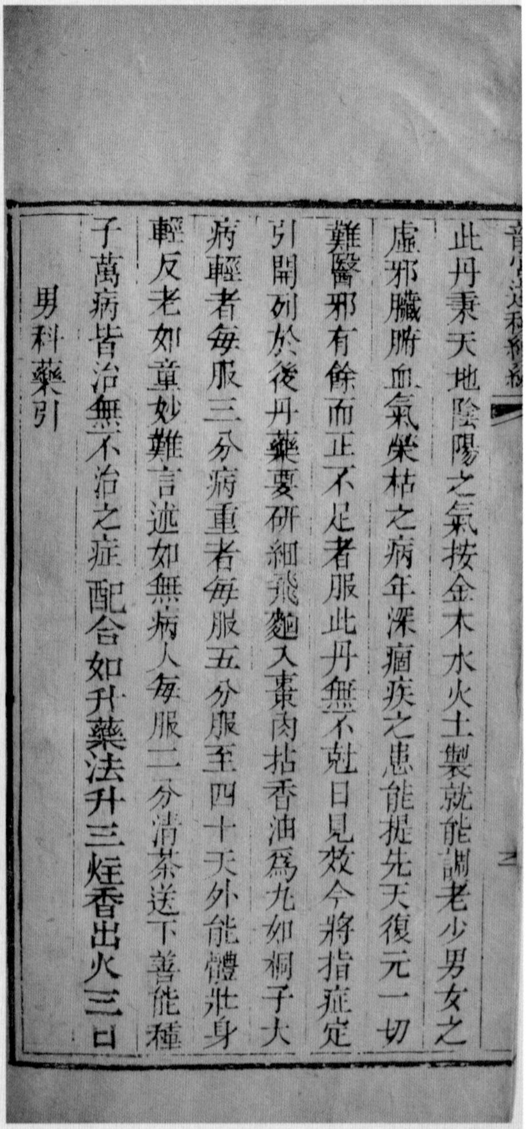

此丹秉天地陰陽之氣按金木水火土製就能調老少男女之虛邪臟腑血氣榮枯之病年深痼疾之患能提先天復元一切難醫邪有餘而正不足者服此丹無不尅日見效今將指症定引開列於後丹藥要研細飛麵入棗肉拈香油為丸如桐子大病輕者每服三分病重者每服五分服至四十天外能體壯身輕反老如童妙難言述如無病人每服二分清茶送下善能種子萬病皆治無不治之症配合如升藥法升三炷香出火三日

男科藥引

此丹秉天地阴阳之气，按金木水火土制就。能调老少男女之虚邪，脏腑血气荣枯之病，年深痼疾之患。能提先天，复元一切难医。邪有余而正不足者，服此丹无不克日见效。今将指症定引开列于后，丹药要研细飞面，入枣肉，拈香油为丸如桐子大。病轻者每服三分，病重者每服五分。服至四十天外，能体壮身轻，反老如童，妙难言述。如无病人，每服二分，清茶送下，善能种子，万病皆治，无不治之症。配合如升药法，升三炷香，出火三日。

男科药引

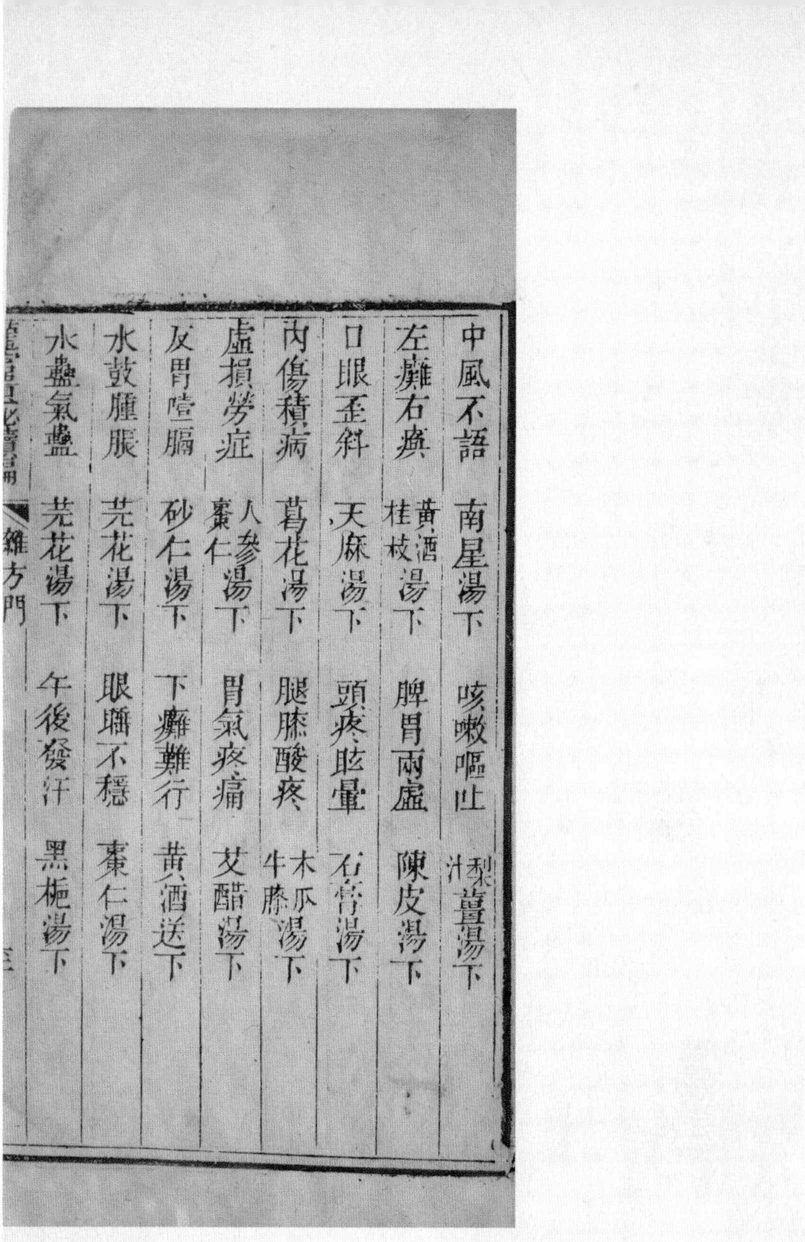

龍宮遺秘 雜方門 三

中風不語，南星湯下。咳嗽嘔吐，梨汁薑湯下。
左癱右瘓，黃酒桂枝湯下。脾胃兩虛，陳皮湯下。
口眼歪斜，天麻湯下。頭疼眩暈，石膏湯下。
內傷積病，葛花湯下。腿膝酸疼，木瓜牛膝湯下。
虛損勞症，人參棗仁湯下。胃氣疼痛，艾醋湯下。
反胃噎膈，砂仁湯下。下癱難行，黃酒送下。
水鼓腫脹，芫花湯下。眼睡不穩，棗仁湯下。
水蠱氣蠱，芫花湯下。午後發汗，黑梔湯下。

中风不语，南星汤下。咳嗽呕吐，梨汁姜汤下。

左瘫右痪，黄酒桂枝汤下。脾胃两虚，陈皮汤下。

口眼歪斜，天麻汤下。头疼眩晕，石膏汤下。

内伤积病，葛花汤下。腿膝酸疼，木瓜牛膝汤下。

虚损劳症，人参枣仁汤下。胃气疼痛，艾醋汤下。

反胃噎膈，砂仁汤下。下瘫难行，黄酒送下。

水鼓肿胀，芫花汤下。眼睡不稳，枣仁汤下。

水蛊气蛊，芫花汤下。午后发汗，黑栀汤下。

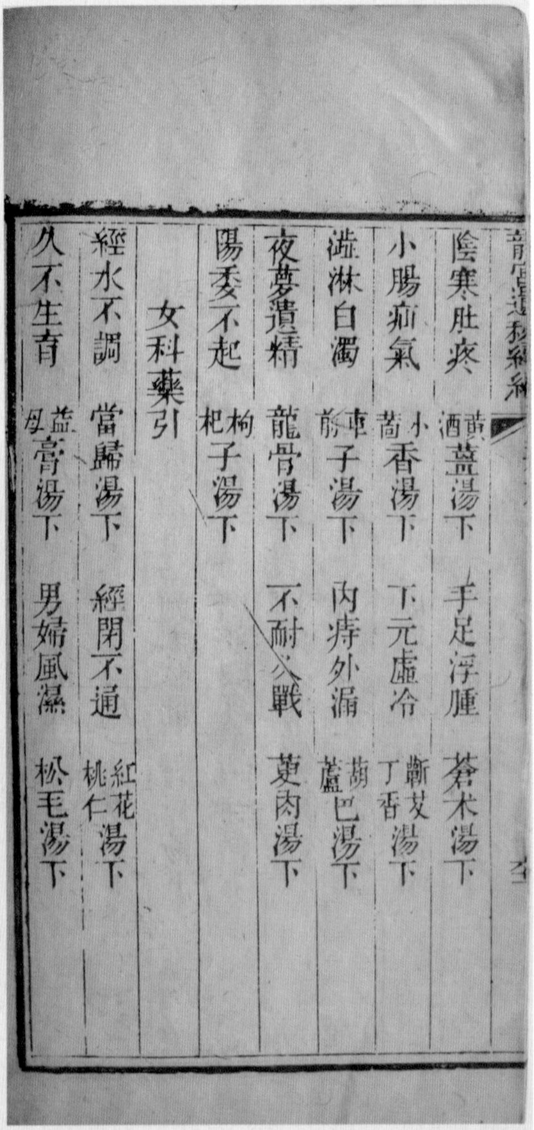
陰寒肚疼 黄酒薑湯下 手足浮腫 蒼术湯下
小腸疝氣 小茴香湯下 下元虛冷 蘄艾丁香湯下
澁淋白濁 車前子湯下 内痔外漏 葫蘆巴湯下
夜夢遺精 龍骨湯下 不耐久戰 萸肉湯下
陽委不起 枸杞子湯下
女科藥引
經水不調 當歸湯下 經閉不通 紅花桃仁湯下
久不生育 益母膏湯下 男婦風濕 松毛湯下

阴寒肚疼，黄酒姜汤下。手足浮肿，苍术汤下。

小肠疝气，小茴香汤下。下元虚冷，蕲艾丁香汤下。

涩淋白浊，车前子汤下。内痔外漏，胡芦巴汤下。

夜梦遗精，龙骨汤下。不耐久战，萸肉汤下。

阳委[1]不起，枸杞子汤下。

女科药引

经水不调，当归汤下。经闭不通，红花桃仁汤下。

久不生育，益母膏汤下。男妇风湿，松毛汤下。

1 委：当为“痿”。

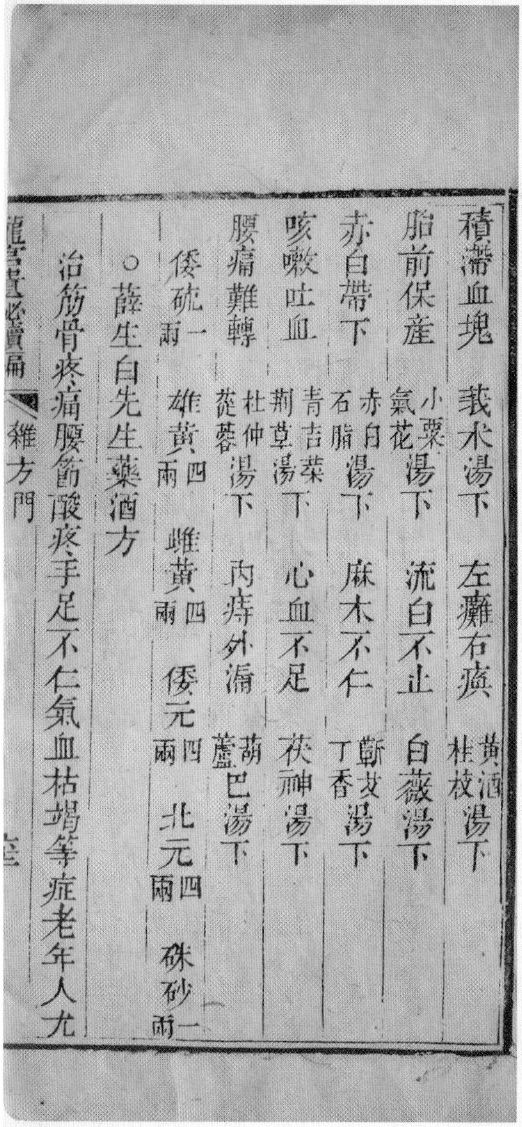

積滯血塊　莪术湯下　左癱右瘓　黄酒桂枝湯下
胎前保産　小粟氣花湯下　流白不止　白薇湯下
赤白帶下　赤白石脂湯下　麻木不仁　蘄艾丁香湯下
咳嗽吐血　青吉菜荊草湯下　心血不足　茯神湯下
腰痛難轉　杜仲苁蓉湯下　内痔外漏　葫蘆巴湯下
倭硫一兩　雄黄四兩　雌黄四兩　倭元四兩　北元四兩　硃砂一兩
○薛生白先生藥酒方
治筋骨疼痛腰節酸疼手足不仁氣血枯竭等症老年人尤
龍宮遺秘續編　雜方門

积滞血块，莪术汤下。左瘫右痪，黄酒桂枝汤下。

胎前保产，小粟气花汤下。流白不止，白薇汤下。

赤白带下，赤白石脂汤下。麻木不仁，蕲艾丁香汤下。

咳嗽吐血，青吉菜荆草汤下。心血不足，茯神汤下。

腰痛难转，杜仲苁蓉汤下。内痔外漏，胡芦巴汤下。

倭硫一两　雄黄四两　雌黄四两　倭元四两　北元四两　朱砂一两

薛生白先生药酒方

治筋骨疼痛、腰节酸疼、手足不仁、气血枯竭等症，老年人尤

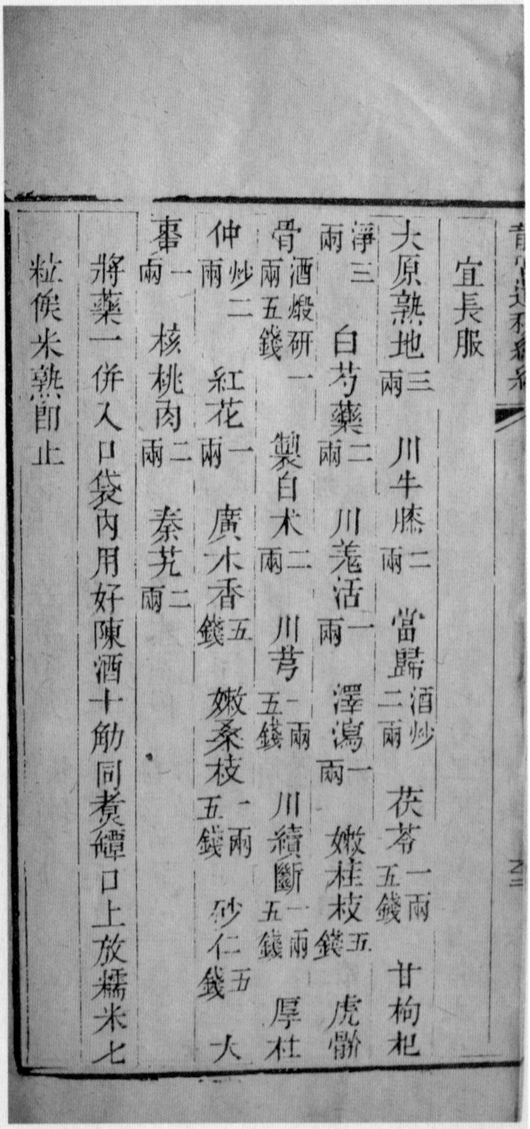
宜長服
太原熟地三兩 川牛膝二兩 當歸酒炒二兩 茯苓一兩五錢 甘枸杞淨三兩 白芍藥二兩 川羌活一兩 澤瀉一兩 嫩桂枝五錢 虎骱骨酒煅研一兩五錢 製白术二兩 川芎一兩五錢 川續斷一兩五錢 厚杜仲炒二兩 紅花一兩 廣木香五錢 嫩桑枝一兩五錢 砂仁五錢 大棗一兩 核桃肉二兩 秦艽二兩
將藥一併入口袋內用好陳酒十觔同煮罈口上放糯米七粒候米熟即止

宜长服。

太原熟地三两　川牛膝二两　当归酒炒，二两　茯苓一两五钱　甘枸杞净，三两　白芍药二两　川羌活一两　泽泻一两　嫩桂枝五钱　虎骱骨酒煅研，一两五钱　制白术二两　川芎一两五钱　川续断一两五钱　厚杜仲炒，二两　红花一两　广木香五钱　嫩桑枝一两五钱　砂仁一两五钱　大枣一两　核桃肉二两　秦艽二两

将药一并入口袋内，用好陈酒十斤同煮，坛口上放糯米七粒，俟米熟即止。

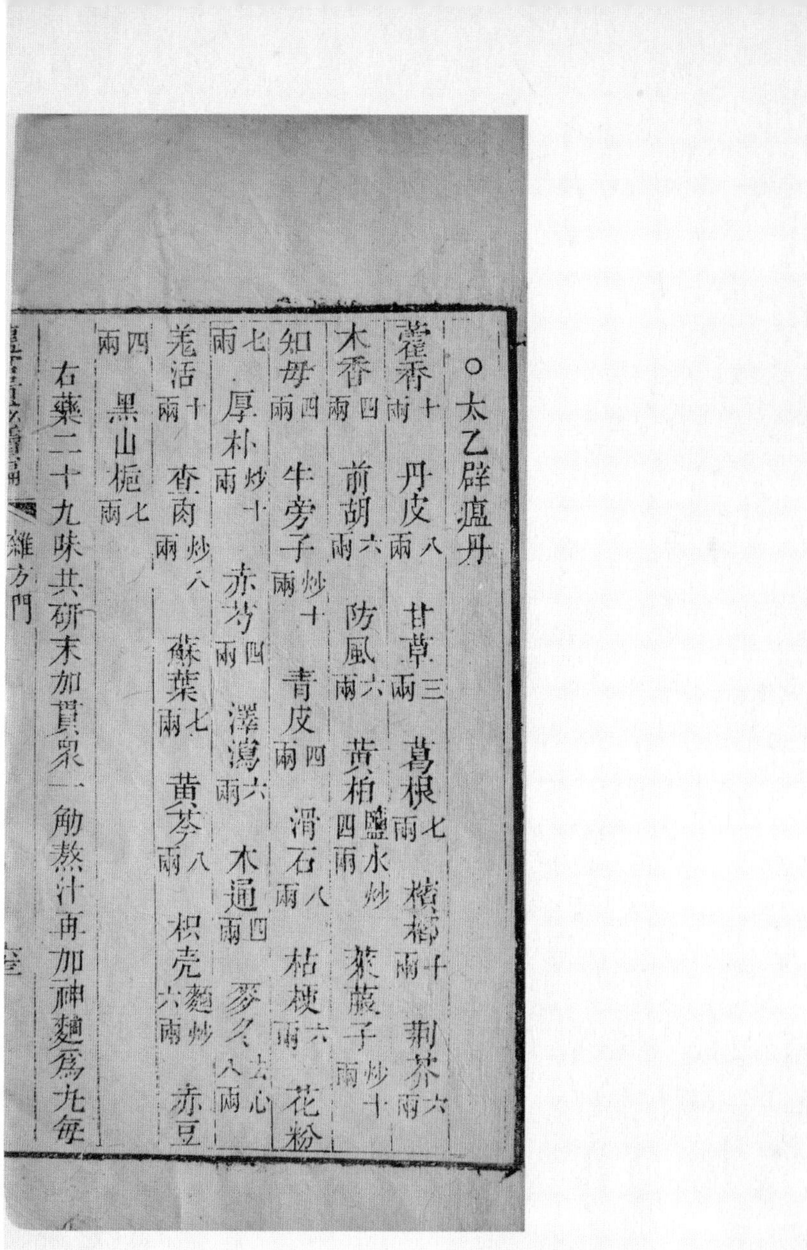

○太乙辟瘟丹

藿香十兩　丹皮八兩　甘草三兩　葛根七兩　檳榔十兩　荆芥六兩
木香四兩　前胡六兩　防風六兩　黄柏鹽水炒四兩　萊菔子炒十兩
知母四兩　牛蒡子炒十兩　青皮四兩　滑石八兩　桔梗六兩　花粉七兩
厚朴炒十兩　赤芍四兩　澤瀉六兩　木通四兩　麥冬去心八兩
羌活十兩　查肉炒八兩　蘇葉七兩　黄芩八兩　枳殼麪炒六兩　赤豆四兩
黑山梔七兩
右藥二十九味共研末加貫衆一觔熬汁再加神麴爲丸每

雜方門

太乙辟瘟丹

藿香十两　丹皮八两　甘草三两　葛根七两　槟榔十两　荆芥六两　木香四两　前胡六两　防风六两　黄柏盐水炒，四两　莱菔子炒，十两　知母四两　牛蒡子炒，十两　青皮四两　滑石八两　桔梗六两　花粉七两　厚朴炒，十两　赤芍四两　泽泻六两　木通四两　麦冬去心，八两　羌活十两　楂肉炒，八两　苏叶七两　黄芩八两　枳壳面炒，六两　赤豆四两　黑山栀七两

上药二十九味共研末，加贯众一斤，熬汁，再加神曲为丸，每

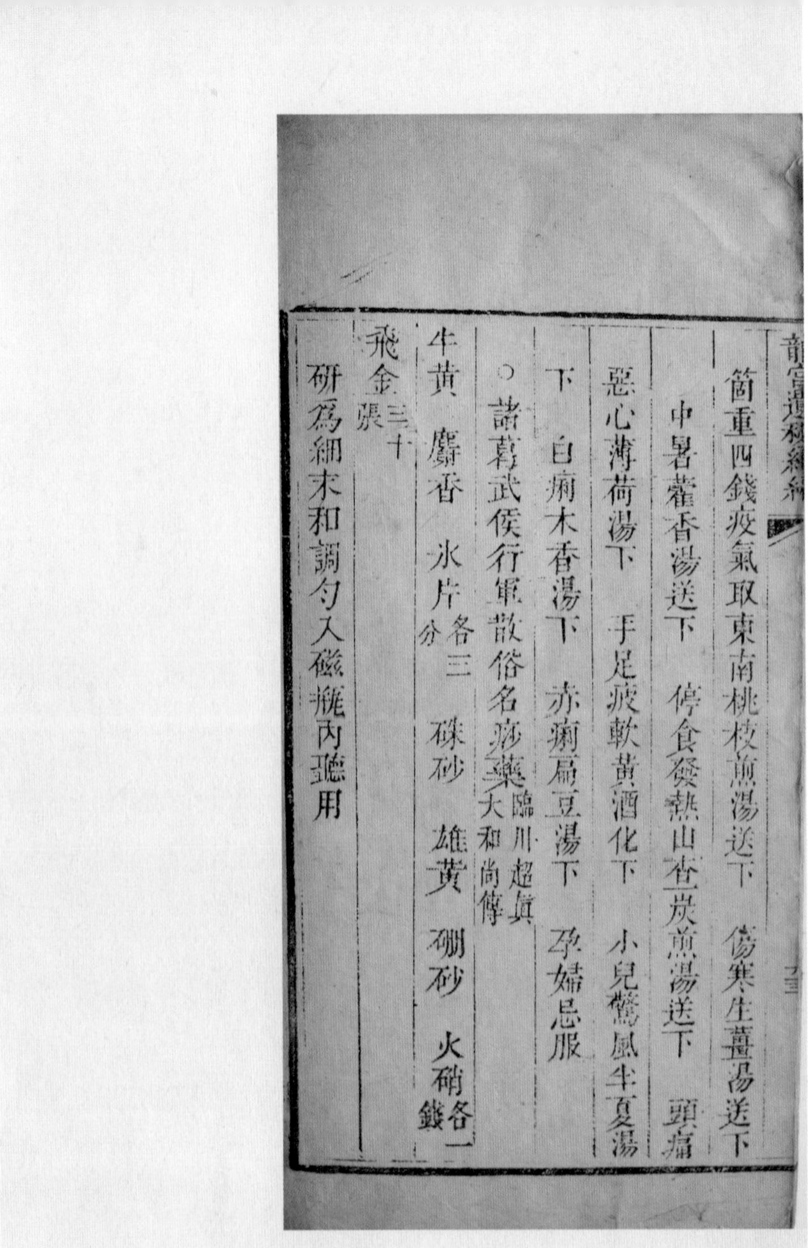

箇重四錢疫氣取東南桃枝煎湯送下　傷寒生薑湯送下
中暑藿香湯送下　停食發熱山查炭煎湯送下　頭痛
惡心薄荷湯下　手足疲軟黄酒化下　小兒驚風半夏湯
下　白痢木香湯下　赤痢扁豆湯下　孕婦忌服
○諸葛武侯行軍散俗名痧藥臨川超真大和尚傳
牛黄　麝香　冰片各三分　硃砂　雄黄　硼砂　火硝各一錢
飛金三十張
研爲細末和調匀入磁瓶內聽用

个重四钱。疫气取东南桃枝煎汤送下，伤寒生姜汤送下，中暑藿香汤送下，停食发热山楂炭煎汤送下，头痛恶心薄荷汤下，手足疲软黄酒化下，小儿惊风半夏汤下，白痢木香汤下，赤痢扁豆汤下，孕妇忌服。

诸葛武侯行军散俗名痧药临川超真大和尚传

牛黄　麝香　冰片各三分　朱砂　雄黄　硼砂　火硝各一钱　飞金三十张

研为细末和调匀，入瓷瓶内听用。

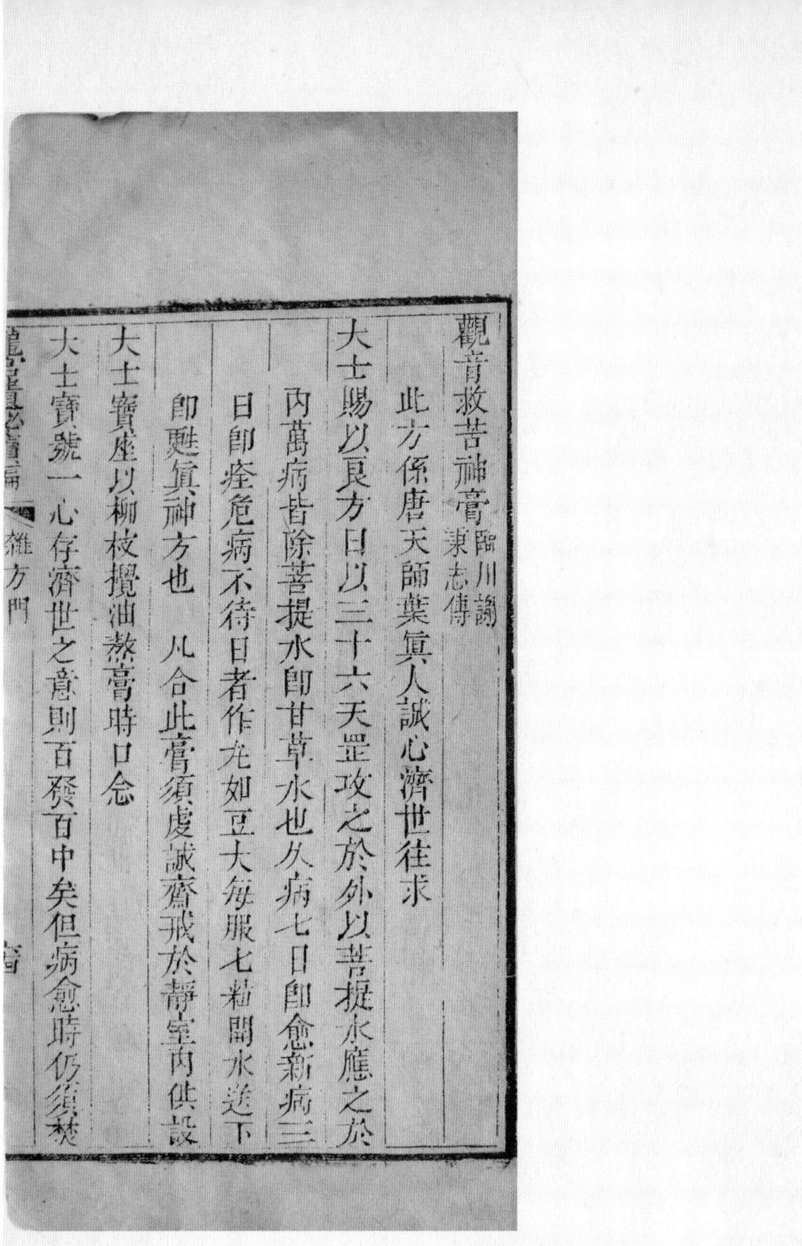
觀音救苦神膏 臨川謝秉志傳
此方係唐天師葉眞人誠心濟世往求
大士賜以良方日以三十六天罡攻之於外以菩提水應之於
內萬病皆除菩提水即甘草水也久病七日即愈新病三
日即痊危病不待日者作丸如豆大每服七粒開水送下
即甦眞神方也　凡合此膏須虔誠齋戒於靜室內供設
大士寶座以柳枝攪油熬膏時口念
大士寶號一心存濟世之意則百發百中矣但病愈時仍須焚

观音救苦神膏临川谢秉志传

此方系唐天师叶真人诚心济世往求。

大士赐以良方，日以三十六天罡攻之于外，以菩提水应之于内，万病皆除。菩提水，即甘草水也。久病七日即愈，新病三日即痊。危病不待日者，作丸如豆大，每服七粒，开水送下即苏，真神方也。凡合此膏，须虔诚斋戒，于静室内供设大士宝座。以柳枝搅油熬膏时口念大士宝号，一心存济世之意，则百发百中矣。但病愈时，仍须焚

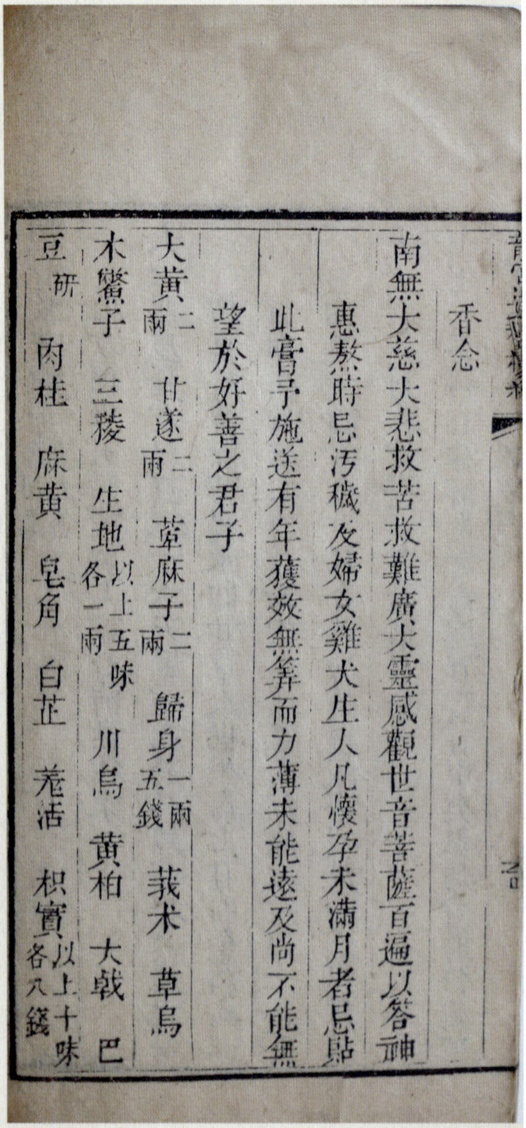

香念“南无大慈大悲救苦救难广大灵感观世音菩萨”百遍，以答神惠。熬时忌污秽及妇女鸡犬生人，凡怀孕未满月者忌贴此膏。予施送有年，获效无算，而力薄未能远及，尚不能无望于好善之君子。

大黄二两　甘遂二两　蓖麻子二两　归身一两五钱　莪术　草乌　木鳖子　三棱　生地以上五味，各一两　川乌　黄柏　大戟　巴豆研　肉桂　麻黄　皂角　白芷　羌活　枳实以上十味，各八钱

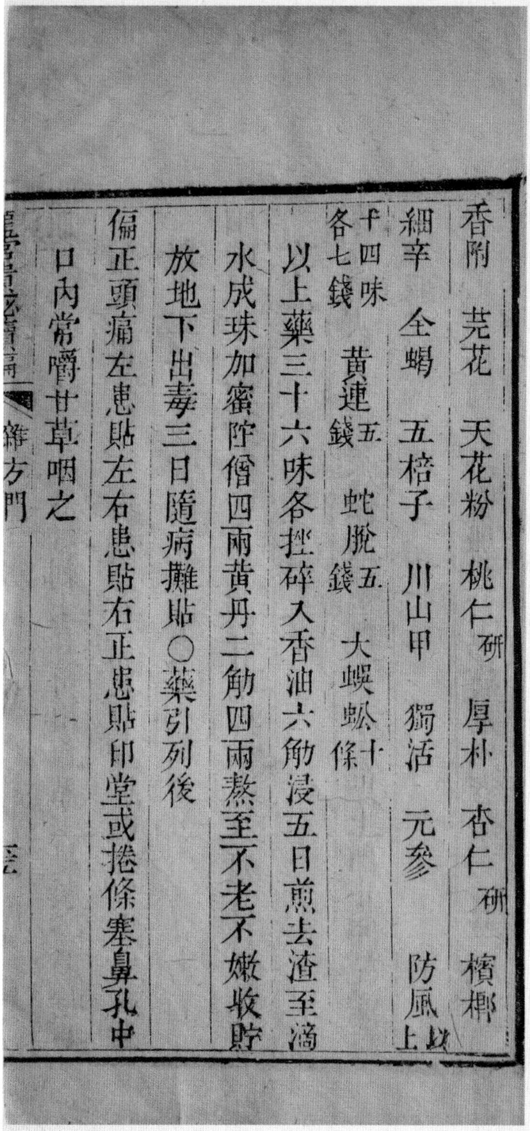
香附　芫花　天花粉　桃仁研　厚朴　杏仁研　檳榔
細辛　全蝎　五棓子　川山甲　獨活　元參　防風以上十四味各七錢　黃連五錢　蛇脱五錢　大蜈蚣十條
以上藥三十六味各挫碎入香油六觔浸五日煎去渣至滴水成珠加蜜陀僧四兩黃丹二觔四兩熬至不老不嫩收貯放地下出毒三日隨病攤貼○藥引列後
偏正頭痛左患貼左右患貼右正患貼印堂或捲條塞鼻孔中口内常嚼甘草咽之

香附　芫花　天花粉　桃仁研　厚朴　杏仁研　槟榔　细辛　全蝎　五倍子　川山甲　独活　元参　防风以上十四味，各七钱　黄连五钱　蛇脱[1]五钱　大蜈蚣十条

以上药三十六味，各剉碎，入香油六斤，浸五日，煎去渣，至滴水成珠，加密陀僧四两，黄丹二斤四两，熬至不老不嫩收贮，放地下出毒三日，随病摊贴。药引列后：

偏正头痛，左患贴左，右患贴右，正患贴印堂或卷条塞鼻孔中，口内常嚼甘草咽之。

1 脱：当为“蜕”。

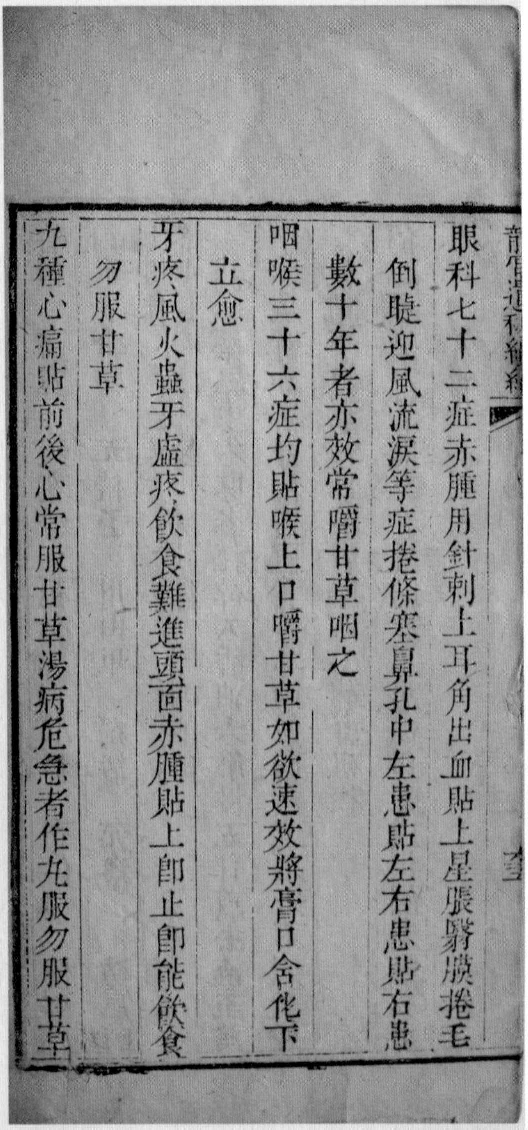

眼科七十二症赤腫用針刺上耳角出血貼上星脹翳膜捲毛
倒睫迎風流淚等症捲條塞鼻孔中左患貼左右患貼右患
數十年者亦效常嚼甘草咽之
咽喉三十六症均貼喉上口嚼甘草如欲速效將膏口含化下
立愈
牙疼風火蟲牙虛疼飲食難進頭面赤腫貼上即止即能飲食
勿服甘草
九種心痛貼前後心常服甘草湯病危急者作丸服勿服甘草

眼科七十二症，赤肿用针刺上耳角出血，贴上星，胀翳膜卷毛倒睫迎风流泪等症，卷条塞鼻孔中，左患贴左，右患贴右，患数十年者亦效，常嚼甘草咽之。

咽喉三十六症，均贴喉上，口嚼甘草，如欲速效，将膏口含化下立愈。

牙疼风火虫牙、虚疼饮食难进、头面赤肿，贴上即止即能饮食，勿服甘草。

九种心痛，贴前后心，常服甘草汤，病危急者作丸服，勿服甘草。

諸般胃口痛腹疼及丹田痛均貼患處肚臍內服甘草湯如病危作丸服不必服甘草

中風癱瘓左貼左右貼右飲甘草湯口眼歪斜左貼左右貼右不省人事痰聲如鋸作丸清湯下若口關緊閉用筯撬開作丸塞入口中用滾水灌下否則作條揷鼻中瘧疾一二三四者俱貼臍上飲甘草湯如發過四五次者作丸于發前一時吞下飲熱酒數盃當日卽不發忌飲甘草湯

痢疾各種俱貼胃口肚臍四五日卽愈若久不愈者用龍眼殼

诸般胃口痛、腹痛及丹田痛，均贴患处、肚脐，内服甘草汤，如病危作丸服，不必服甘草。

中风瘫痪，左贴左、右贴右，饮甘草汤。口眼歪斜，左贴左、右贴右。不省人事、痰声如锯，作丸清汤下，若口关紧闭，用箸撬开作丸塞入口中，用滚水灌下，否则作条插鼻中。疟疾一二三四者俱贴脐上，饮甘草汤，如发过四五次者，作丸于发前一时吞下，饮热酒数杯，当日即不发，忌饮甘草汤。

痢疾，各种俱贴胃口肚脐，四五日即愈，若久不愈者用龙眼壳

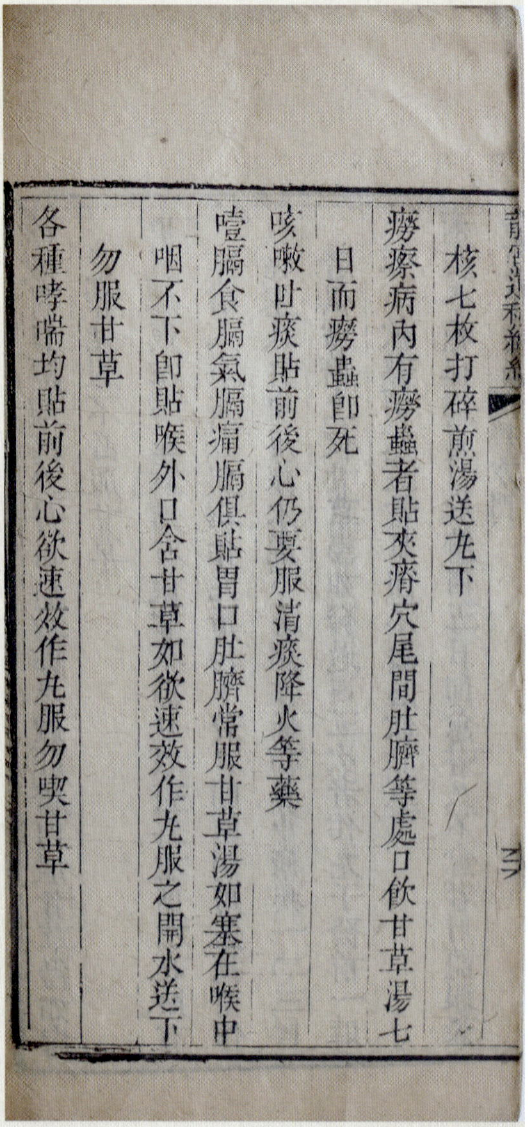
核七枚打碎煎湯送丸下

癆瘵病內有癆蟲者貼夾脊穴尾閭肚臍等處口飲甘草湯七日而癆蟲即死

咳嗽吐痰貼前後心仍要服清痰降火等藥

噎膈食膈氣膈痛膈俱貼胃口肚臍常服甘草湯如塞在喉中咽不下即貼喉外口含甘草如欲速效作丸服之開水送下勿服甘草

各種哮喘均貼前後心欲速效作丸服勿喫甘草

核七枚打碎煎汤送丸下。

癆瘵病内有癆虫者，贴夹脊穴、尾间、肚脐等处，口饮甘草汤七日而癆虫即死。

咳嗽吐痰，贴前后心，仍要服清痰降火等药。

噎膈、食膈、气膈、痛膈，俱贴胃口、肚脐，常服甘草汤，如塞在喉中咽不下，即贴喉外，口含甘草，如欲速效作丸服之，开水送下，勿服甘草。

各种哮喘均贴前后心，欲速效作丸服，勿吃甘草。

大小便閉俱貼肚臍內飲甘草自通如數日不通急在旦夕作丸開水下如小腹脹痛用甘草末葱汁調服立通勿服甘草

傷寒時疫貼肚臍飲甘草酒一醉出汗即愈如五六日不便作丸吞服便解而痊

婦人赤白帶下均貼臍下丹田常服甘草湯

婦人難產逆產橫產及胞衣不下俱作丸熱酒吞下立刻產下產門小復煎湯頻洗勿服甘草湯

婦人經閉不通俱貼肚臍下丹田常服甘草湯如病久作丸服

大小便闭，俱贴肚脐内饮甘草，自通。如数日不通，急在旦夕，作丸开水下。如小腹胀痛，用甘草末、葱汁调服立通，勿服甘草。

伤寒时疫，贴肚脐，饮甘草，酒一醉，出汗即愈，如五六日不便，作丸吞服，便解而痊。

妇人赤白带下，均贴脐下丹田，常服甘草汤。

妇人难产、逆产、横产及胞衣不下，俱作丸，热酒吞下，立刻产下，产门小复煎汤频洗，勿服甘草汤。

妇人经闭不通，俱贴肚脐下丹田，常服甘草汤，如病久作丸服

之小腹上用甘草末葱汁調敷上立通不可服甘草湯
血塊痞積貼肚臍痞上口飲甘草湯若人健壯作丸服之
小兒驚風目翻上氣喘痰壅氣塞不通作條塞鼻貼一膏於臍
上如急極作丸服之不可飲甘草湯
小兒諸疳症貼肚臍口疳貼牙牀如貼在腰内服甘草湯若貼
在口勿服甘草
外科疔瘡内服外貼勿飲甘草背疽癰瘍各毒俱貼患處日飲
甘草湯如腸癰肺癰均作丸服兼貼肺腫處勿服甘草湯

之，小腹上用甘草末葱汁调敷上立通，不可服甘草汤。

血块痞积，贴肚脐痞上口，饮甘草汤，若人健壮作丸服之。

小儿惊风目翻上、气喘痰壅、气塞不通，作条塞鼻，贴一膏于脐上，如急极作丸服之，不可饮甘草汤。

小儿诸疳症，贴肚脐，口疳贴牙床，如贴在腰内服甘草汤，若贴在口勿服甘草。

外科疔疮，内服外贴，勿饮甘草，背疽痈疖各毒俱贴患处，日饮甘草汤，如肠痈、肺痈均作丸服，兼贴肺肿处，勿服甘草汤。

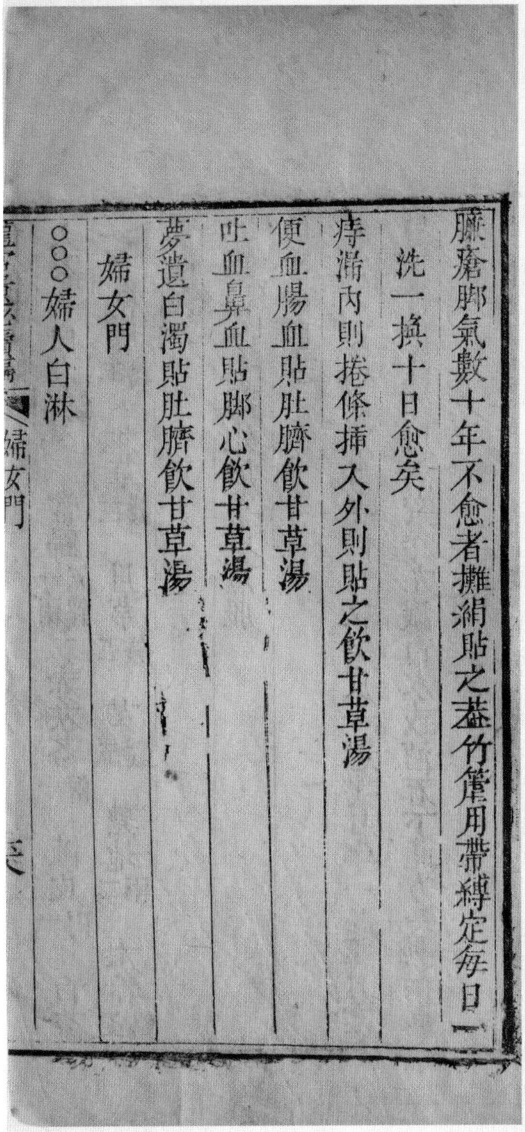

臁瘡脚氣數十年不愈者攤絹貼之盖竹篾用帶縛定每日一洗一換十日愈矣

痔漏內則捲條插入外則貼之飲甘草湯

便血腸血貼肚臍飲甘草湯

吐血鼻血貼脚心飲甘草湯

夢遺白濁貼肚臍飲甘草湯

婦女門

○○○婦人白淋

臁疮脚气数十年不愈者，摊绢贴之，盖竹篾用带缚定，每日一洗一换，十日愈矣。

痔漏内则卷条插入，外则贴之，饮甘草汤。

便血肠血，贴肚脐，饮甘草汤。

吐血鼻血，贴脚心，饮甘草汤。

梦遗白浊，贴肚脐，饮甘草汤。

妇女门

妇人白淋

人參　白术各一錢　當歸一兩五錢　赤茯苓一兩　陳皮一兩　白芍一兩　阿膠五錢　甘草三錢　川芎五錢　艾五錢　熟地二兩　木香五錢　官桂四錢

每料分十劑外加薑棗煎服

○○難産方

露書載治難産方用杏仁一枚去皮一邊書日字一邊書月字用蜂蜜粘住外用熬蜜爲丸滾白水或酒吞下此方乃異僧所傳

人参　白术各一钱　当归一两五钱　赤茯苓一两　陈皮一两　白芍一两　阿胶五钱　甘草三钱　川芎五钱　艾五钱　熟地二两　木香五钱　官桂四钱

每料分十剂，外加姜枣煎服。

难产方

《露书》载治难产方，用杏仁一枚去皮，一边书“日”字，一边书“月”字，用蜂蜜粘住，外用熬蜜为丸，滚白水或酒吞下。此方乃异僧所传。

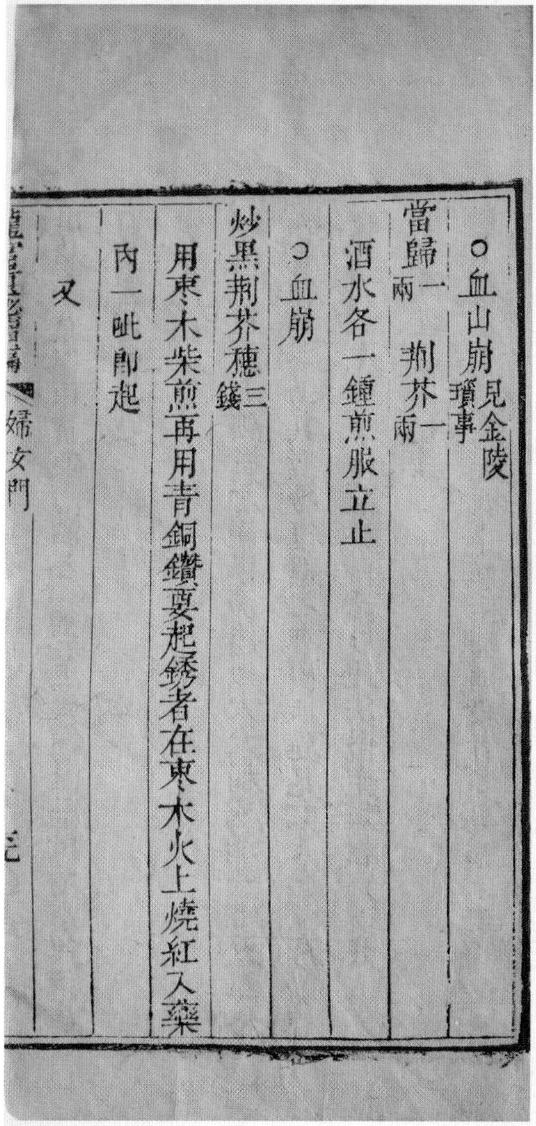
○血山崩見金陵瑣事
當歸一兩　荊芥一兩
酒水各一鍾煎服立止
○血崩
炒黑荊芥穗三錢
用棗木柴煎再用青銅鑽要起銹者在棗木火上燒紅入藥
內一呲即起
又

血山崩见《金陵琐事[1]》

当归一两　荆芥一两

酒、水各一钟煎服，立止。

血　崩

炒黑荆芥穗三钱

用枣木柴煎，再用青铜钻要起锈者，在枣木火上烧红，入药内一呲即起。

又

1 金陵琐事：明代周晖撰有关金陵掌故的笔记，初刻成于明万历三十八年（1610）。《金陵琐事》四卷、续及再续四卷，另有《琐事賸录》八卷。

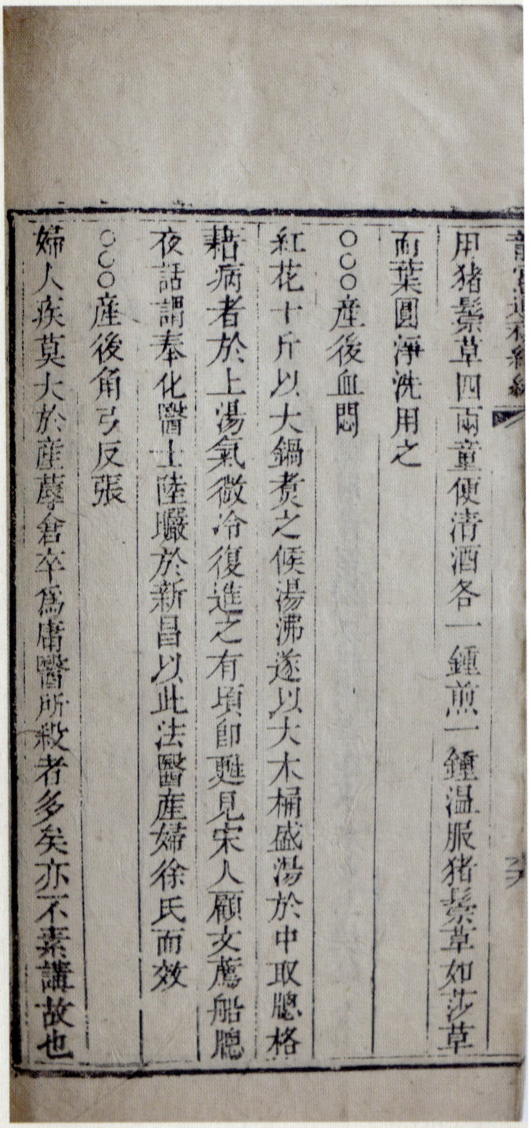
用猪鬃草四兩童便清酒各一鍾煎一鍾温服猪鬃草如莎草
而葉圓淨洗用之
○○○產後血悶
紅花十斤以大鍋煑之候湯沸遂以大木桶盛湯於中取窻格
藉病者於上湯氣微冷復進之有頃即甦見宋人顧文薦船窻
夜話謂奉化醫士陸曮於新昌以此法醫產婦徐氏而效
○○○產後角弓反張
婦人疾莫大於產蓐倉卒爲庸醫所殺者多矣亦不素講故也

用猪鬃草四两，童便、清酒各一钟，煎一钟，温服。猪鬃草如莎草，而叶圆，净洗用之。

产后血闷

红花十斤，以大锅煮之，候汤沸，遂以大木桶盛汤，于中取窗格，借病者于上，汤气微冷复进之，有顷即苏。见宋人顾文荐《船窗夜话》，谓奉化医士陆曮于新昌以此法医产妇徐氏而效。

产后角弓反张

妇人疾莫大于产蓐，仓卒为庸医所杀者多矣，亦不素讲故也。

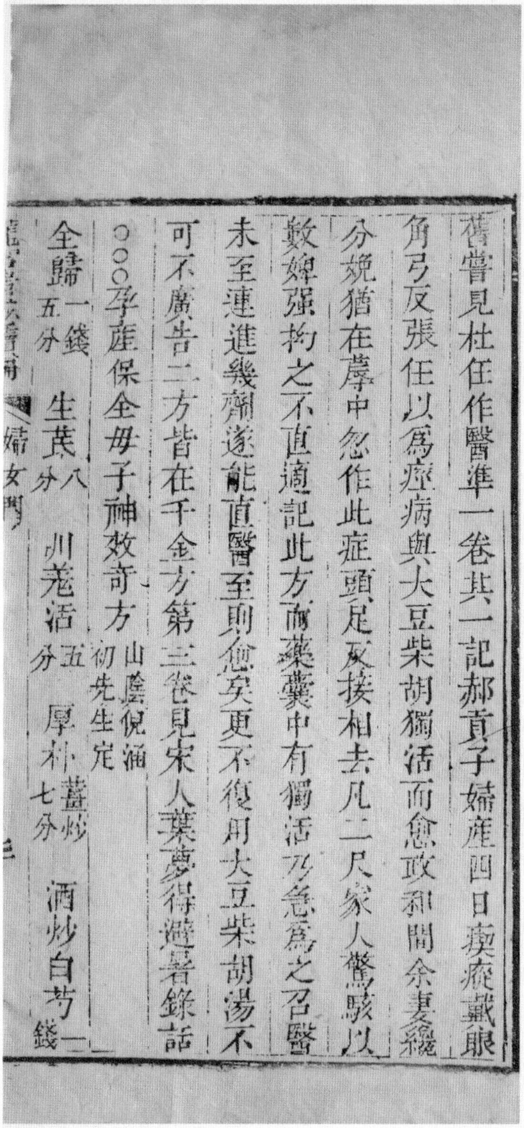
舊嘗見杜任作醫準一卷共一記郝貢子婦產四日瘈瘲戴眼角弓反張任以為痓病與大豆柴胡獨活而愈政和間余妻纔分娩猶在蓐中忽作此症頭足反接相去凡二尺家人驚駭以數婢强拘之不直適記此方而藥囊中有獨活乃急為之召醫未至連進幾劑遂能直醫至則愈矣更不復用大豆柴胡湯不可不廣告二方皆在千金方第三卷見宋人葉夢得避暑錄話

○○○孕產保全母子神效奇方山陰倪涵初先生定

全歸一錢五分 生芪八分 川羌活五分 厚朴薑炒七分 酒炒白芍一錢

旧尝见杜任作《医准》一卷，其一记郝贡子妇产四日瘛疭、戴眼、角弓反张，任以为痉病，与大豆柴胡独活而愈。政和间余妻才分娩，犹在蓐中，忽作此症，头足反接相去凡二尺，家人惊骇，以数婢强拘之不直。适记此方，而药囊中有独活，乃急为之，召医未至，连进几剂遂能直，医至则愈矣，更不复用大豆柴胡汤，不可不广告。二方皆在《千金方》第三卷，见宋人叶梦得《避暑录话》。

孕产保全母子神效奇方山阴倪涵初先生定

全归一钱五分　生芪八分　川羌活五分　厚朴姜炒，七分　酒炒白芍一钱

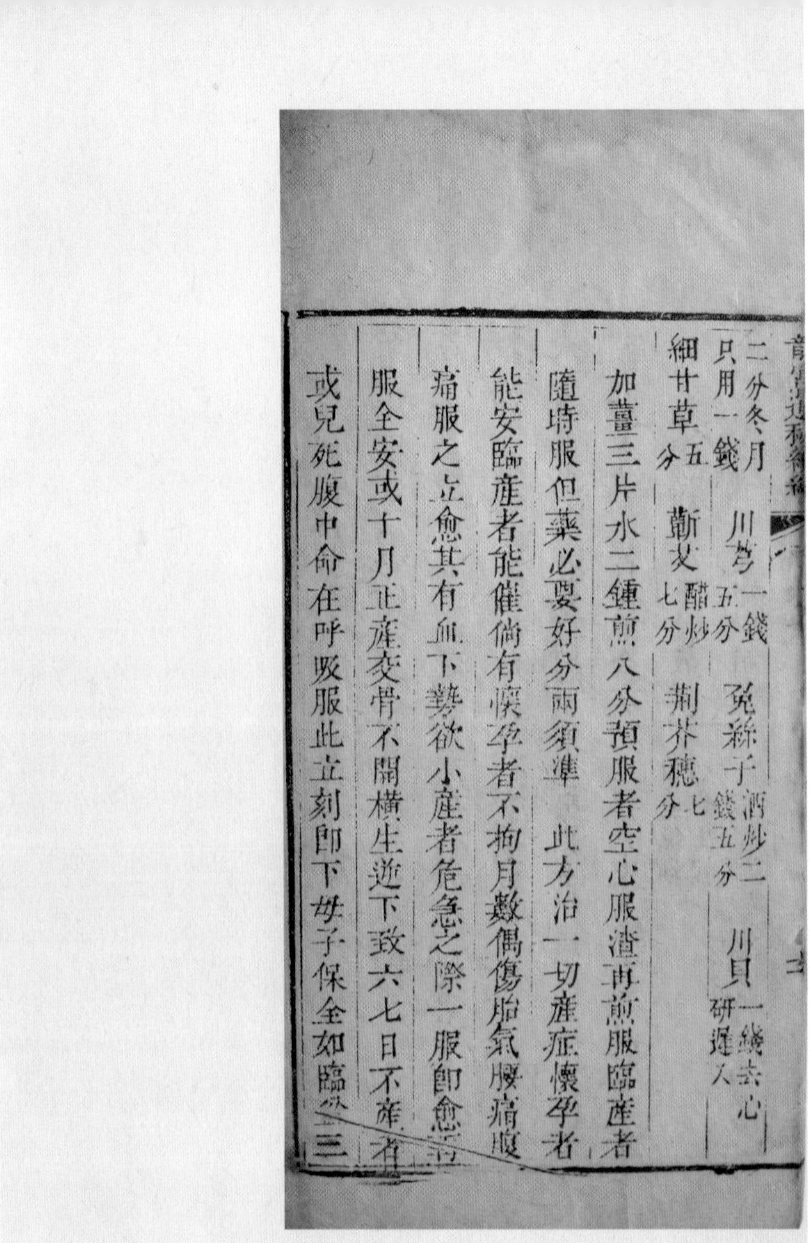
二分冬月只用一錢　川芎一錢五分　菟絲子酒炒二錢五分　川貝一錢去心研遲入　細甘草五分　蘄艾醋炒七分　荊芥穗七分

加薑三片水二鍾煎八分預服者空心服渣再煎服臨產者隨時服但藥必要好分兩須準　此方治一切產症懷孕者能安臨產者能催倘有懷孕者不拘月數偶傷胎氣腰痛腹痛服之立愈其有血下勢欲小產者危急之際一服即愈再服全安或十月正產交骨不開橫生逆下致六七日不產者或兒死腹中命在呼吸服此立刻即下母子保全如臨盆三

二分，冬月只用一钱　川芎一钱五分　菟丝子酒炒，二钱五分　川贝一钱，去心研，迟入　细甘草五分　蕲艾醋炒，七分　荆芥穗七分

加姜三片，水二钟，煎八分。预服者空心服，渣再煎服，临产者随时服。但药必要好，分两须准。此方治一切产症，怀孕者能安，临产者能催。倘有怀孕者不拘月数，偶伤胎气，腰痛腹痛，服之立愈。其有血下势欲小产者，危急之际，一服即愈，再服全安。或十月正产，交骨不开，横生逆下，致六七日不产者，或儿死腹中，命在呼吸，服此立刻即下，母子保全。如临盆三

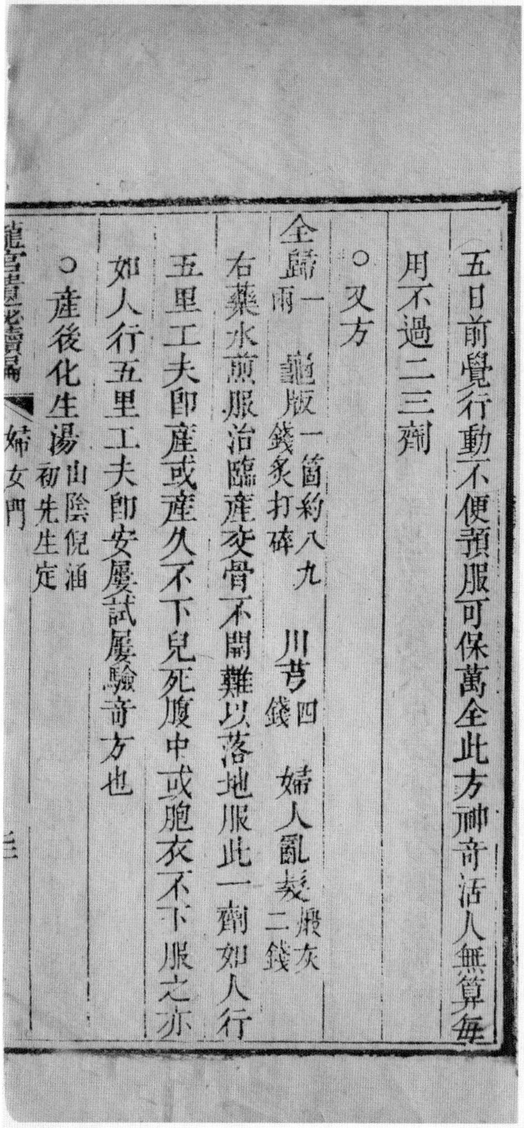
五日前覺行動不便預服可保萬全此方神奇活人無算每
用不過二三劑
○又方
全歸一兩　龜版一箇約八九錢炙打碎　川芎四錢　婦人亂髮煅灰二錢
右藥水煎服治臨產交骨不開難以落地服此一劑如人行
五里工夫即產或產久不下兒死腹中或胞衣不下服之亦
如人行五里工夫即安屢試屢驗奇方也
○產後化生湯山陰倪涵初先生定
龍宮遺秘續編　婦女門　三

五日前觉行动不便，预服可保万全。此方神奇，活人无算，每用不过二三剂。

又　方

全归一两　龟板一个约八九钱，炙，打碎　川芎四钱　妇人乱发煅灰，二钱

上药水煎服，治临产交骨不开，难以落地，服此一剂，如人行五里工夫即产。或产久不下，儿死腹中，或胞衣不下，服之亦如人行五里工夫即安。屡试屡验，奇方也。

产后化生汤山阴倪涵初先生定

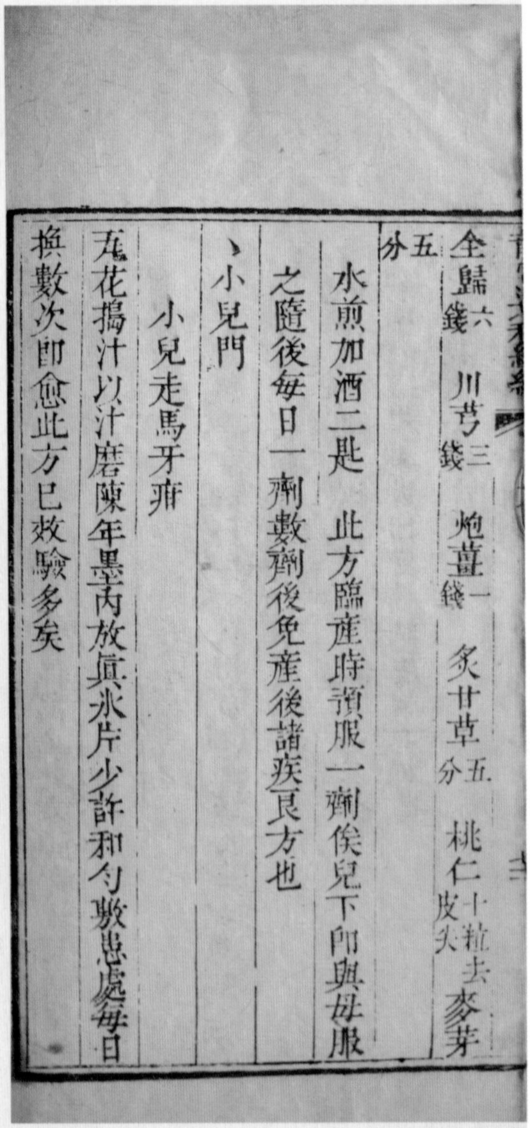

全歸六錢 川芎三錢 炮薑一錢 炙甘草五分 桃仁十粒去皮尖 麥芽五分

水煎加酒二匙 此方臨產時預服一劑俟兒下即與母服之隨後每日一劑數劑後免產後諸疾良方也

小兒門

小兒走馬牙疳

瓦花搗汁以汁磨陳年墨內放真冰片少許和勻敷患處每日換數次即愈此方已效驗多矣

全归六钱　川芎三钱　炮姜一钱　炙甘草五分　桃仁十粒，去皮尖　麦芽五分

水煎，加酒二匙。此方临产时预服一剂，俟儿下即与母服之，随后每日一剂，数剂后免产后诸疾，良方也。

小儿门

小儿走马牙疳

瓦花[1]捣汁，以汁磨陈年墨，内放真冰片少许，和匀，敷患处，每日换数次即愈。此方已效验多矣。

1 瓦花：即瓦松。

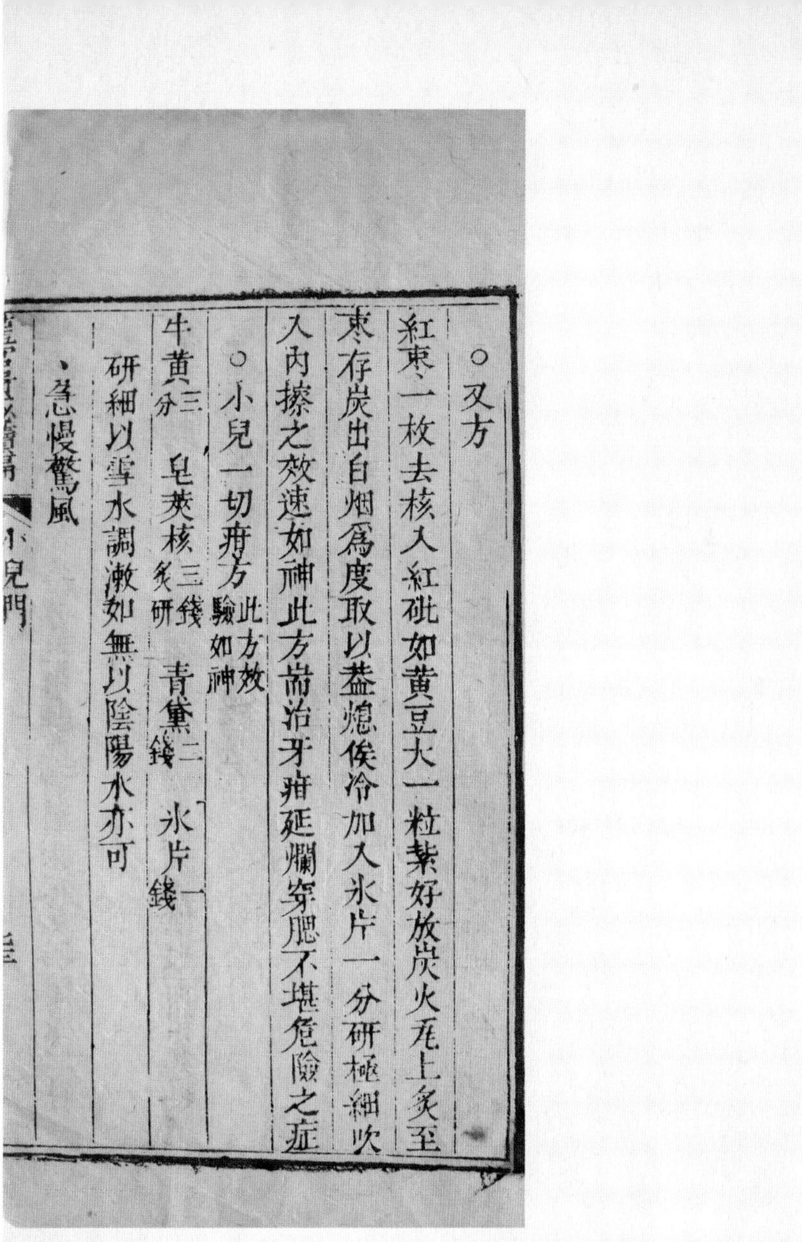

○又方

紅棗一枚去核入紅砒如黄豆大一粒紮好放炭火瓦上炙至棗存炭出白烟爲度取以盖熄俟冷加入冰片一分研極細吹入內擦之效速如神此方耑治牙疳延爛穿腮不堪危險之症

○小兒一切疳方此方效驗如神

牛黄三分 皂莢核三錢炙研 青黛二錢 冰片一錢

研細以雪水調漱如無以陰陽水亦可

急慢驚風

又方

红枣一枚去核，入红砒如黄豆大一粒，扎好，放炭火瓦上炙至枣存炭出白烟为度，取以盖熄，俟冷加入冰片一分，研极细，吹入内擦之，效速如神。此方耑[1]治牙疳延烂穿腮不堪危险之症。

小儿一切疳方此方效验如神

牛黄三分　皂荚核三钱，炙，研　青黛二钱　冰片一钱

研细以雪水调漱，如无，以阴阳水亦可。

急慢惊风

1 耑：同“专”。

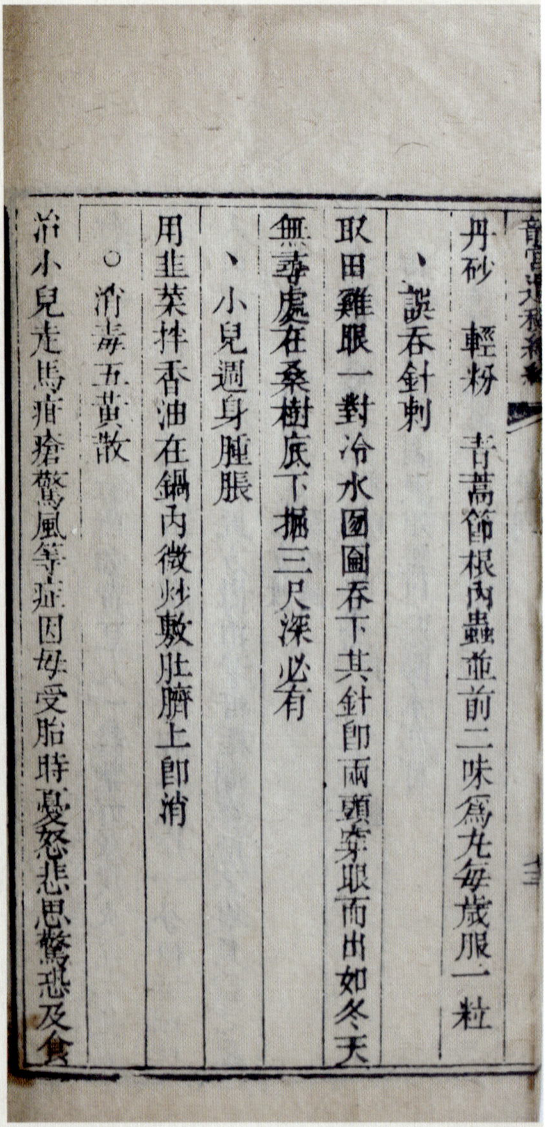
丹砂　輕粉　青蒿節根內蟲並前二味爲丸每歲服一粒
、誤吞針刺
取田雞眼一對冷水圇圇吞下其針即兩頭穿眼而出如冬天無尋處在桑樹底下掘三尺深必有
、小兒遍身腫脹
用韭菜拌香油在鍋內微炒敷肚臍上即消
○消毒五黃散
治小兒走馬疳瘡驚風等症因母受胎時憂怒悲思驚恐及食

丹砂、轻粉，青蒿节根内虫，并前二味为丸，每岁服一粒。

误吞针刺

取田鸡眼一对，冷水囫囵吞下，其针即两头穿眼而出。如冬天无寻处，在桑树底下掘三尺深必有。

小儿周身肿胀

用韭菜拌香油在锅内微炒，敷肚脐上即消。

消毒五黄散

治小儿走马疳疮、惊风等症，因母受胎时忧怒悲思惊恐及食

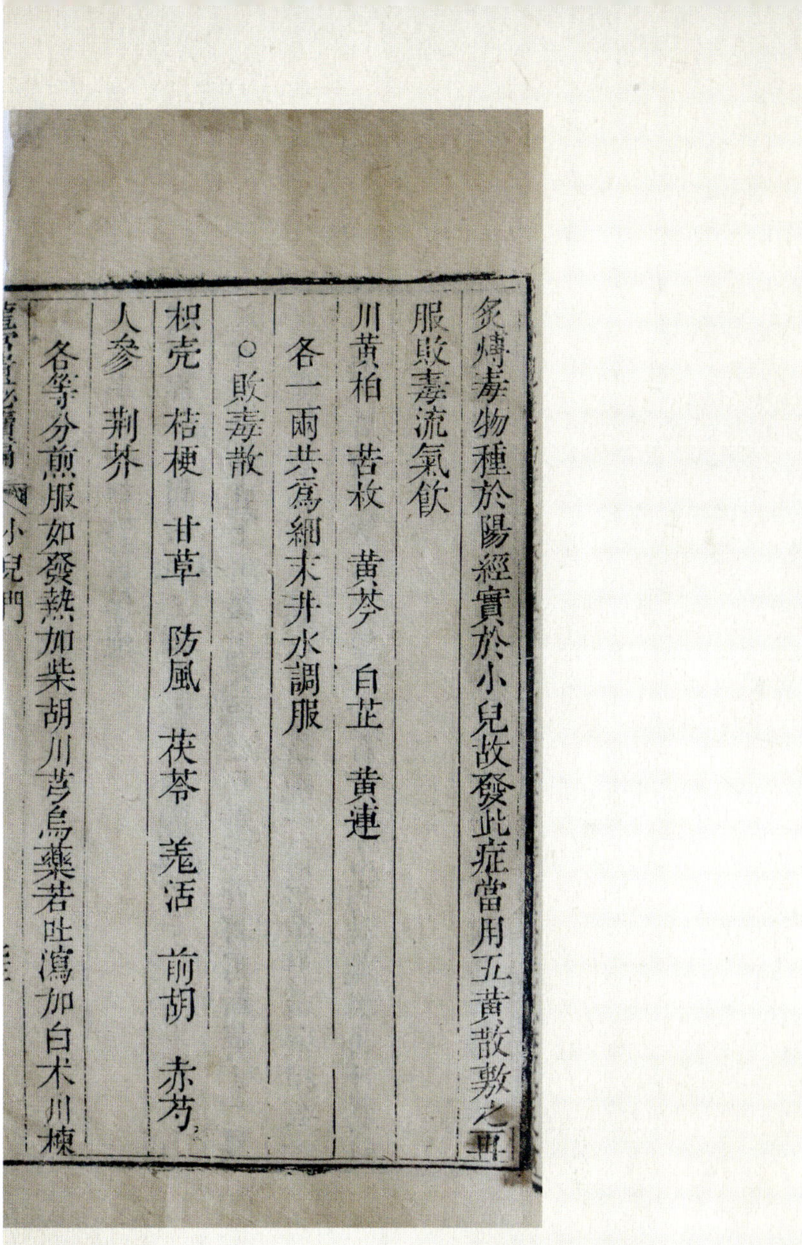
炙煿毒物種於陽經實於小兒故發此症當用五黃散敷之再
服敗毒流氣飲
川黃柏　苦枚　黃芩　白芷　黃連
各一兩共爲細末井水調服
○敗毒散
枳殼　桔梗　甘草　防風　茯苓　羌活　前胡　赤芍
人參　荊芥
各等分煎服如發熱加柴胡川芎烏藥若吐瀉加白朮川楝
小兒門

炙煿毒物，种于阳经，实于小儿，故发此症。当用五黄散敷之，再服败毒流气饮[1]。

川黄柏　苦枚　黄芩　白芷　黄连

各一两，共为细末，井水调服。

败毒散

枳壳　桔梗　甘草　防风　茯苓　羌活　前胡　赤芍　人参　荆芥

各等分，煎服。如发热，加柴胡、川芎、乌药；若吐泻，加白术、川楝

1 败毒流气饮：《证治准绳》《疮疡经验全书》载有不同数方。

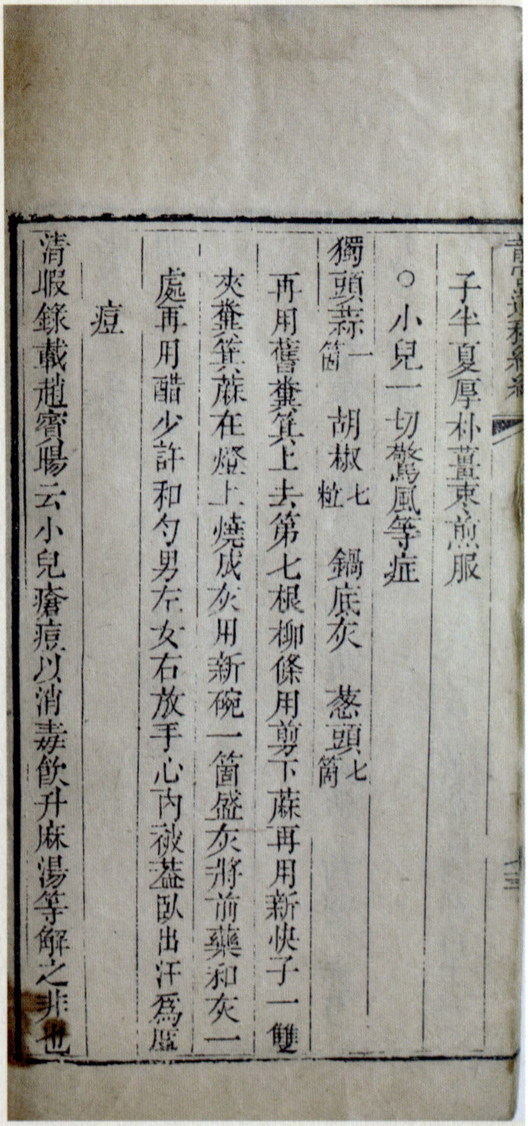
子半夏厚朴薑棗煎服
○小兒一切驚風等症
獨頭蒜一箇　胡椒七粒　鍋底灰　葱頭七箇
再用舊糞箕上去第七根柳條用剪下蔴再用新快子一雙夾糞箕蔴在燈上燒成灰用新碗一箇盛灰將前藥和灰一處再用醋少許和勻男左女右放手心內被蓋臥出汗爲度
痘
清暇錄載趙寶暘云小兒瘄痘以消毒飲升麻湯等解之非也

子、半夏、厚朴、姜、枣煎服。

小儿一切惊风等症[1]

独头蒜一个　胡椒七粒　锅底灰　葱头七个

再用旧粪箕上去第七根柳条，用剪下麻，再用新筷子一双夹粪箕麻在灯上烧成灰，用新碗一个盛灰，将前药和灰一处，再用醋少许和匀，男左女右放手心内，被盖卧，出汗为度。

痘

《清暇录[2]》载：赵宝旸云小儿疮痘以消毒饮、升麻汤等解之。非也。

1 等证：二字原目录中无。

2 清暇录：清代乾隆间汪启淑撰《水曹清暇录》，见闻笔记，内容驳杂。

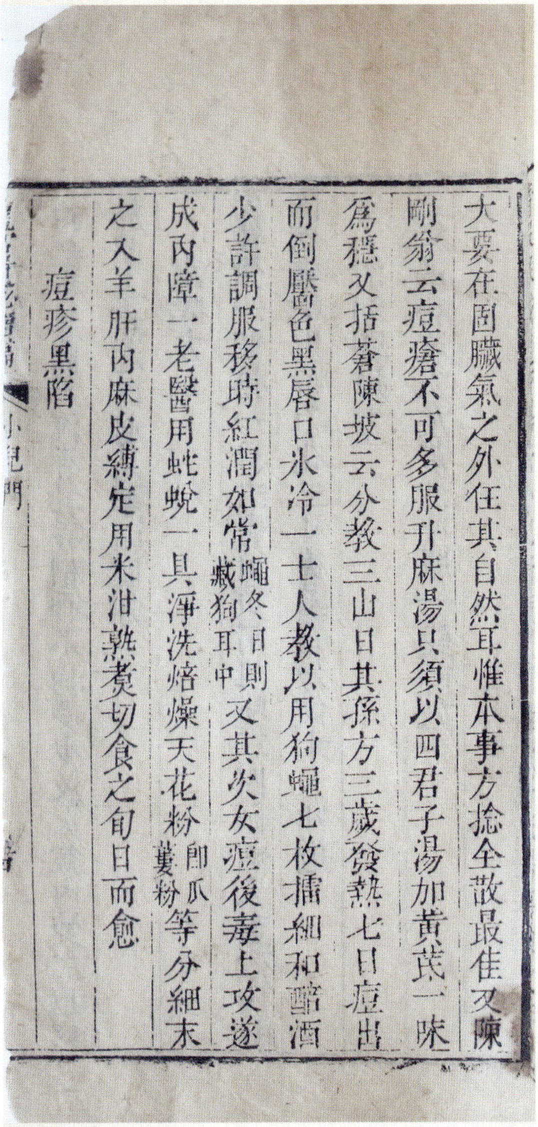

大要在固臟氣之外任其自然耳惟本事方捻全散最佳又陳剛翁云痘瘡不可多服升麻湯只須以四君子湯加黃芪一味爲穩又括蒼陳坡云分教三山日其孫方三歲發熱七日痘出而倒靨色黑唇口氷冷一士人教以用狗蠅七枚擂細和醋酒少許調服移時紅潤如常蠅冬日則藏狗耳中又其次女痘後毒上攻遂成內障一老醫用蛇蛻一具淨洗焙燥天花粉即瓜蔞粉等分細末之入羊肝內麻皮縛定用米泔熟煮切食之旬日而愈

痘疹黑陷

大要在固脏气之外，任其自然耳，惟《本事方》“捻全散”最佳。又陈刚翁云：痘疮不可多服升麻汤，只须以四君子汤加黄芪一味为稳。又括苍陈坡云：分教三山日，其孙方三岁，发热七日，痘出而倒，靨色黑，唇口冰冷，一士人教以用狗蝇七枚擂细和醋酒少许调服，移时红润如常蝇冬日则藏狗耳中。又其次女痘后毒上攻遂成内障，一老医用蛇蜕一具净洗焙燥，天花粉即瓜蒌粉等分，细末之，入羊肝内，麻皮缚定，用米泔熟煮切食之，旬日而愈。

痘疹黑陷

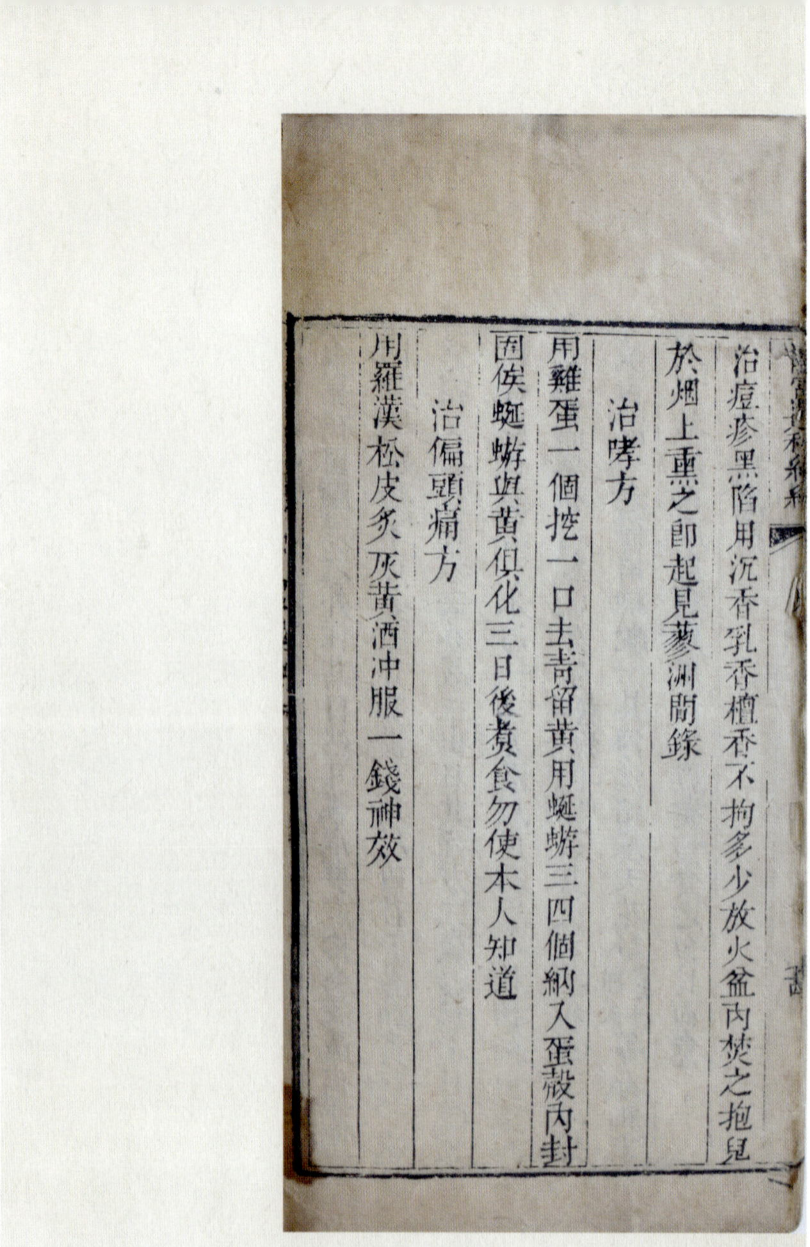

治痘疹黑陷用沉香乳香檀香不拘多少放火盆內焚之抱兒
於烟上熏之卽起見蓼洲閒錄
治哮方
用雞蛋一個挖一口去青留黃用蜒蝣三四個納入蛋殼內封
固俟蜒蝣與黃俱化三日後煮食勿使本人知道
治偏頭痛方
用羅漢松皮炙灰黃酒冲服一錢神效

治痘疹黑陷，用沉香、乳香、檀香不拘多少，放火盆内焚之，抱儿于烟上熏之，即起。见《蓼洲闲录》。

治哮方

用鸡蛋一个，挖一口，去青留黄，用蜒蝣[1]三四个纳入蛋壳内，封固，俟蜒蝣与黄俱化，三日后煮食，勿使本人知道。

治偏头痛方

用罗汉松皮炙灰，黄酒冲服一钱，神效。

1 蜒蝣：即蚰蜒，又名钱串子、草鞋虫、草鞋底等。《疡医大全》载“蚰蜒丸”。

天德堂卫生方书

清·石掌衡 著

杨海燕 王洪海 张玉祥 整理

扫码观看本册视频简介

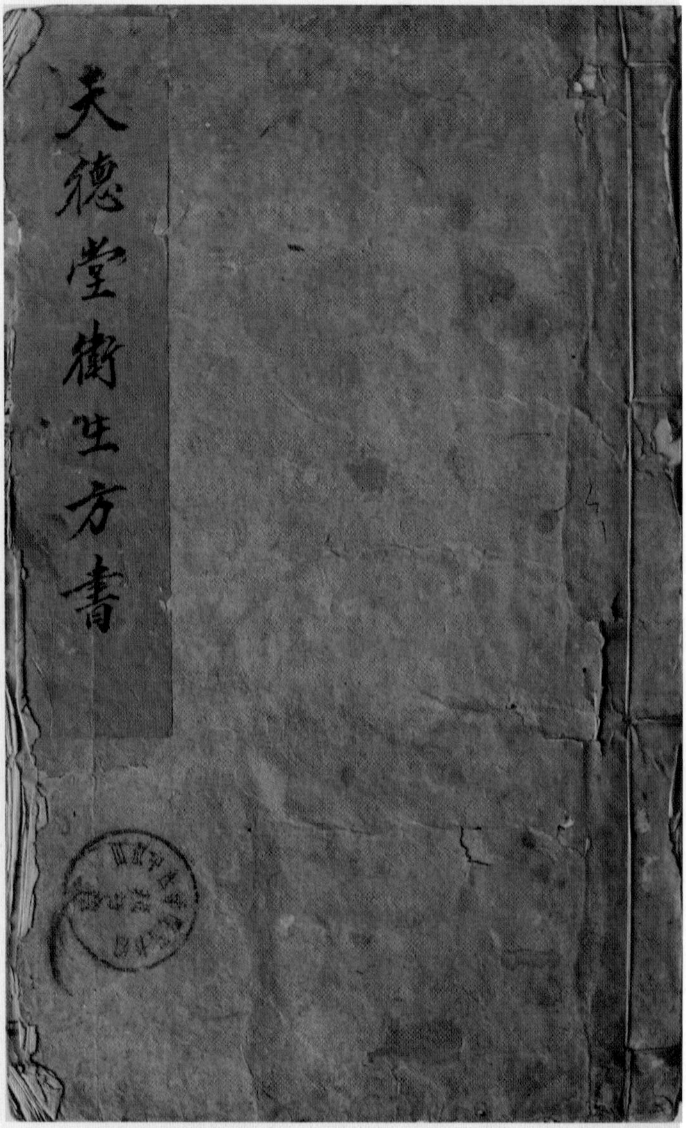

《天德堂卫生方书》

《天德堂卫生方书》校注说明

《天德堂卫生方书》是清代石掌衡编著的一部方书类中医著作，不分卷，成书并刊于清嘉庆七年壬戌（1802）。据《中国中医古籍总目》所载，本书属于孤本，初刊于嘉庆七年壬戌（1802），现藏于山东中医药大学图书馆。该书共一册，线装，书页高29.6厘米，宽18.7厘米；板框高18.5厘米，宽14.2厘米。每半页十行，每行二十字，白口，四周双边，单黑鱼尾。

书中分为补益门、脾胃门、饮食门、诸火门、痰饮门、妇女门、小儿门、痘疹门、风寒门、疮疡门等二十一门，详细记载了『天德堂药店』所制中成药功效和适应证，除保胎无忧散外其余未载方剂组成。

石掌衡，生平不详，崇祯十七年（1644）在济宁城内院门口开设天德堂药室，以后生意日渐兴隆。乾隆初年，石掌衡次子石东岚将药室迁至城外运河南岸天井闸上街，扩大了经营范围，正式改名为『天德堂药店』。天德堂药店多年来在实践中研制出的验方，再加上千金夺命散、牛黄抱龙丸、阿魏化痞膏等祖传的秘方，遵照古方如法炮制，疗效独到。药店大量选进川广云贵地道药材，所有中药材都经严格筛簸、手拣、除杂和精细加工，药品由专人配制，力求做到药真价实，疗效显著。药品除行销当地外，并有不少运粮抛锚在大闸码头的南北顾客捎购药品，客户遍及邻近各县以及其他省份。

本次整理以山东中医药大学图书馆所藏孤本《天德堂卫生方书》为底本，以涉及特殊方药的有关中医古籍为他校本。具体处理方法如下。

一、原书繁体竖排，今改为简体横排。采用现代标点方法，对原书进行句读。

二、凡底本中属于一般笔画之误或显系因写刻致误的错字，予以径改，不出校记，如『烦躁』误作『烦燥』等。

三、通假字出校说明，征引书证说明通假关系。异体字、古今字、俗写字，统一以通用简化字律齐，不出校记，特别是药名俗写如『山查』径改为『山楂』，『硃砂』径改为『朱砂』，『蝉退』径改为『蝉蜕』，『只壳』径改为『枳壳』，『耆附汤』径改为『芪附汤』等。

四、显系底本误、脱、衍、倒者予以勘正，并出校说明。

五、书中少数疑难名词术语或生僻字词，酌予简要注释。

六、原书注释小字，根据情况统一作小一字号处理。

七、本书目录有异于常，过页横排，为便于检阅，依页过录。

八、凡例等文中提示符『一』皆删。

《天德堂卫生方书》简介

《天德堂卫生方书》是清代石掌衡编著的一部方书类中医著作，不分卷，成书并刊于清嘉庆七年壬戌（1802）。据《中国中医古籍总目》所载，本书属于孤本，初刊于嘉庆七年壬戌（1802），现藏于山东中医药大学图书馆。

本书中所载药方乃『天德堂药店』多年来在实践中研制出的验方，再加上祖传的秘方，疗效独到。涉及补益门、脾胃门、饮食门、诸火门、痰饮门、妇女门、小儿门、痘疹门、风寒门、疮疡门等二十一门，详细记载了所制中成药功效和适应证，大部分未载方剂组成，仅保胎无忧散有方药。秘方有牛黄清心丸，系儿科特效药，能清热化痰、镇惊止疼，用于小儿内热、急惊痰喘、四肢抽搐、神志昏迷等症。该药系用贵重药品（犀角、牛黄、天麻、黄连、九转胆星等）研制，药方系先人传留，已有二百余年的历史，此药畅销至今。祖传秘方还有千金夺命散、牛黄抱龙丸、阿魏化痞膏、起危丹等数十种成药，属于验方的有治痰症的牛黄大金丹、养血退热丸、乌龙丸等几十种。经营成药二百多种，饮片七百余种，另有内服药膏数十种，外用膏药数十种。

本书对中医工作者和中医爱好者具有较高的借鉴、研究价值。

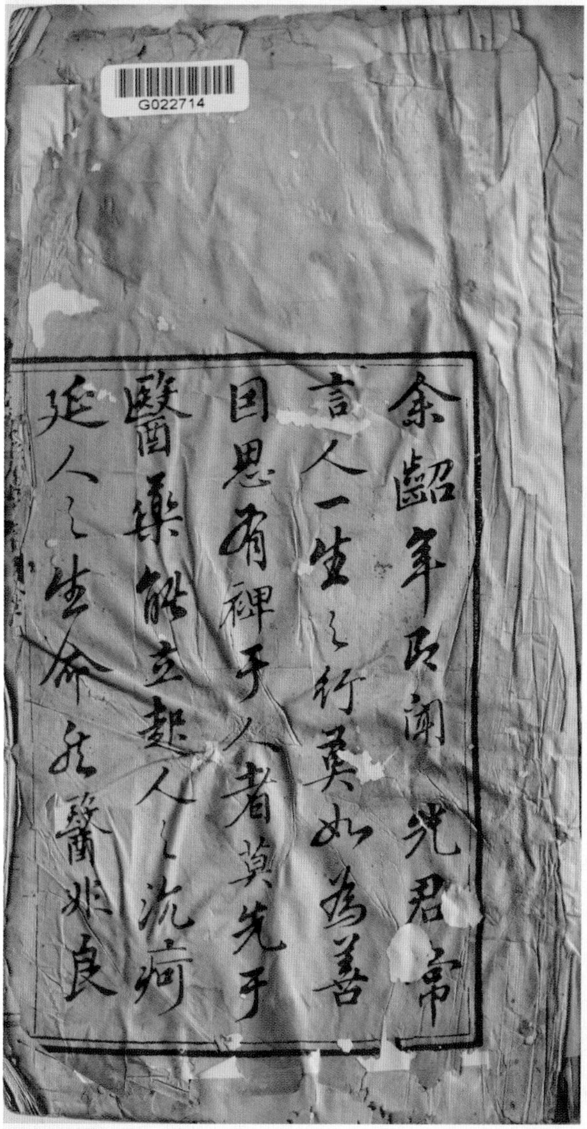
余齠年即聞先君常
言人一生之行莫如為善
因思有裨于人者莫先于
醫藥能立起人之沉疴
延人之生命然醫非良

余龆年[1]即闻先君常言：人一生之行莫如为善。因思有裨于人者莫先于医，药能立起人之沉疴，延人之生命。然医非良

1 龆（tiáo）年：指幼童时期。

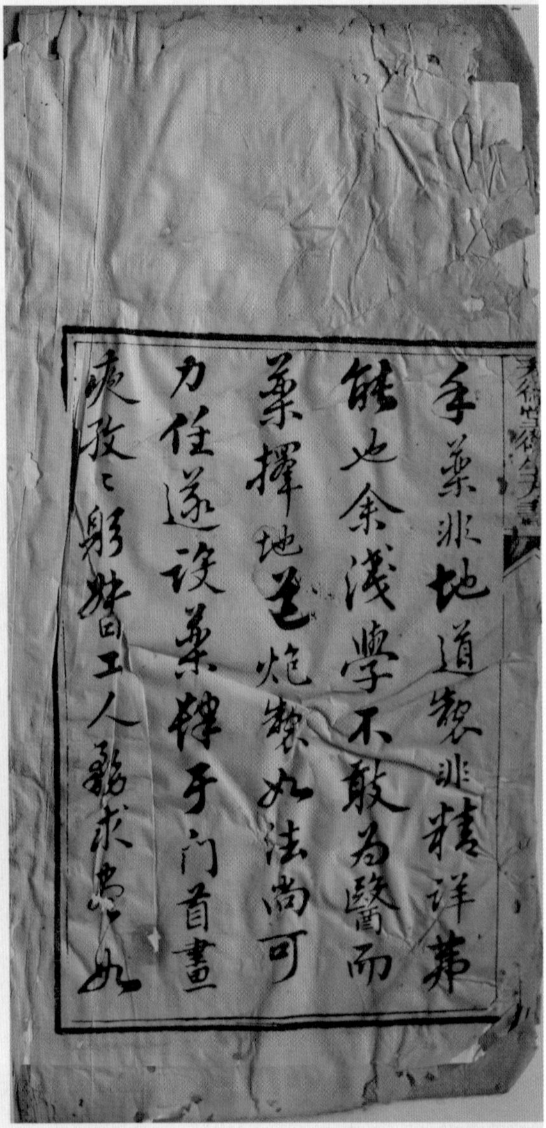
手藥非地道製非精詳弗
能也余淺學不敢為醫而
藥擇地道炮製如法尚可
力任遂設藥肆于門首晝
夜孜孜躬督工人務求盡如

手，药非地道，制非精详，弗能也。余浅学不敢为医，而药择地道，炮制如法，尚可力任，遂设药肆于门首，昼夜孜孜躬督工人，务求尽如

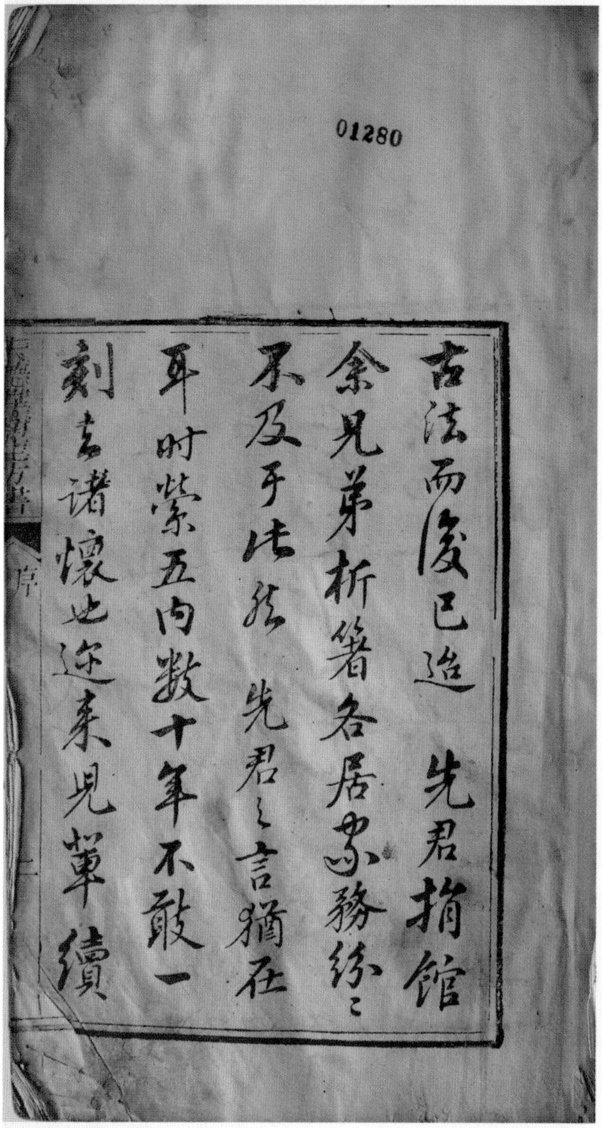
古法而後已迨 先君捐館
余兄弟析箸各居家務紛紛
不及于此然 先君之言猶在
耳时縈五内數十年不敢一
刻去諸懷也迩来兒輩續

古法而后已。迨先君捐馆，余兄弟析箸[1]各居，家务纷纷，不及于此。然先君之言犹在耳，时萦五内，数十年不敢一刻去诸怀[2]也。迩来儿辈续

1 析箸：谓分家。
2 诸怀：中国古代神话中的怪兽。

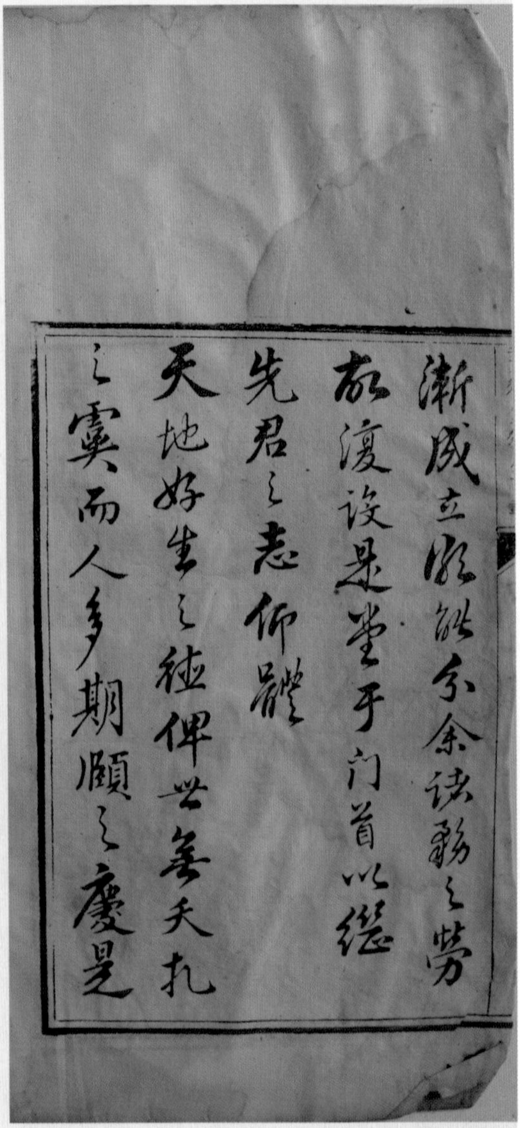
漸成立頗能分余諸務之勞
故復設是堂于門首以繼
先君之志仰體
天地好生之德俾世無夭札
之虞而人多期頤之慶是

渐成立，颇能分余诸务之劳，故复设是堂于门首，以继先君之志，仰体天地好生之德，俾世无夭扎之虞，而人多期颐之庆，是

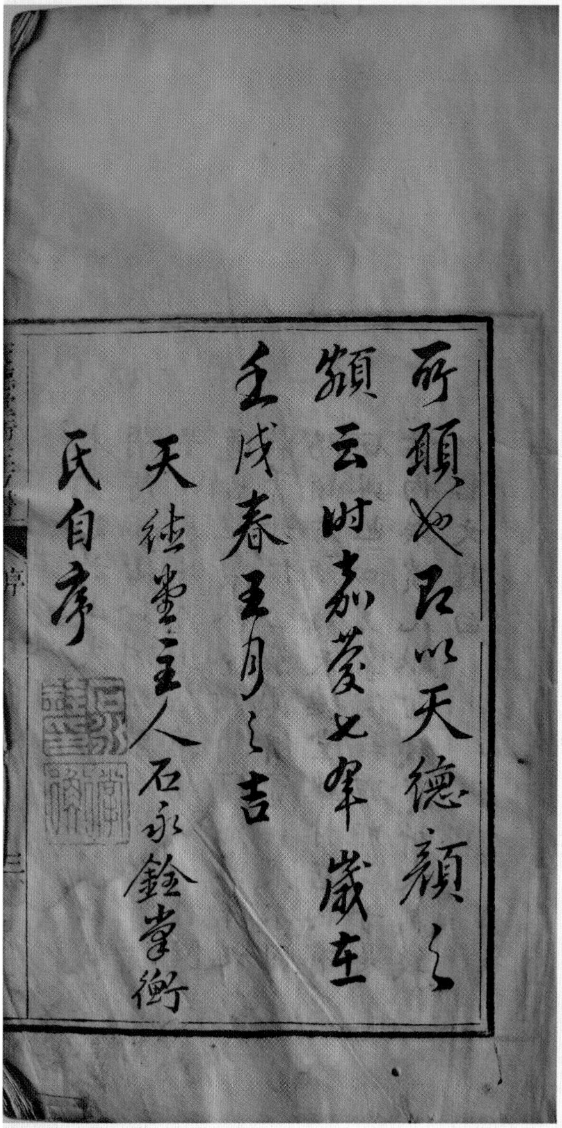
所願也即以天德顏之
額云時嘉慶七年歲在
壬戌春王月之吉
天德堂主人石永銓掌衡
氏自序

所愿也。即以“天德”颜[1]之额云。时嘉庆七年，岁在壬戌春至[2]月之吉。

天德堂主人石永铨掌衡氏自序

石永铨印　掌衡

1 颜：指门框上的匾额。
2 春至：即春分。

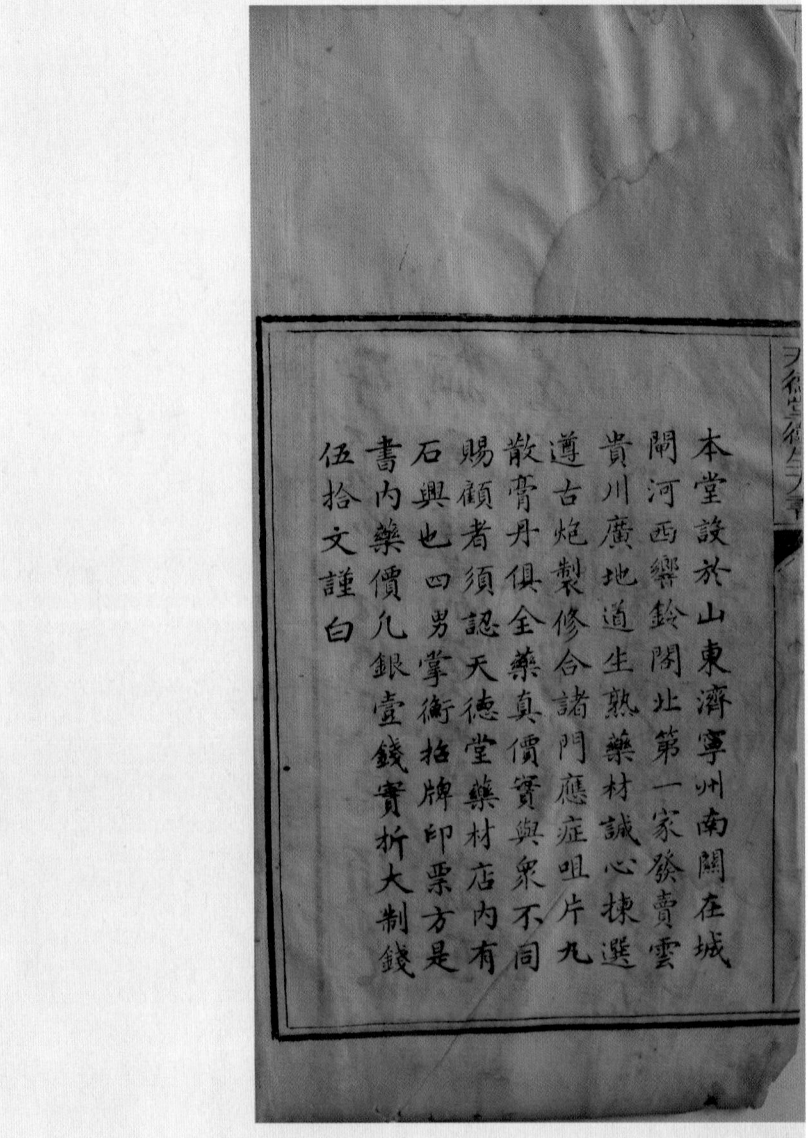

本堂設於山東濟寧州南關在城閘河西響鈴閣北第一家發賣雲貴川廣地道生熟藥材誠心揀選遵古炮製修合諸門應症咀片丸散膏丹俱全藥真價實與衆不同賜顧者須認天德堂藥材店內有石興也四男掌衡招牌印票方是書內藥價凡銀壹錢實折大制錢伍拾文謹白

本堂设于山东济宁州南关，在城闸河西响铃阁北第一家。发卖云、贵、川、广地道生熟药材，诚心拣选，遵古炮制，修合诸门应症。咀片、丸、散、膏、丹俱全，药真价实，与众不同。赐顾者须认“天德堂”，药材店内有石兴也四男掌衡招牌，印票方是，书内药价凡银一钱，实折大制钱五十文。谨白。

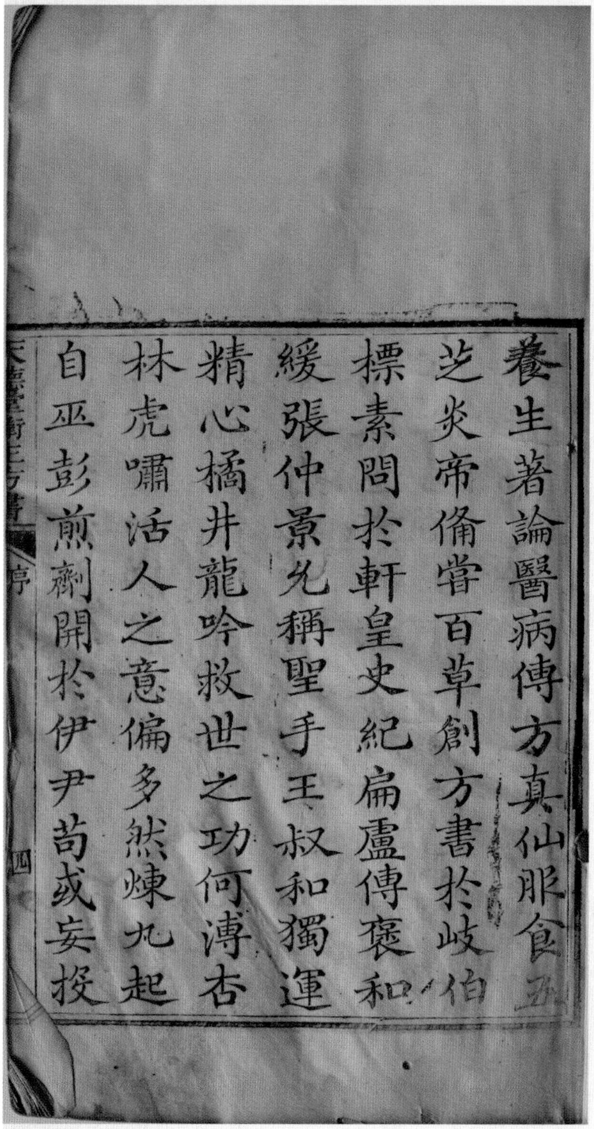
養生著論醫病傳方真仙服食五芝炎帝備嘗百草創方書於岐伯標素問於軒皇史紀扁盧傳褒和緩張仲景允稱聖手王叔和獨運精心橘井龍吟救世之功何溥杏林虎嘯活人之意偏多然煉丸起自巫彭煎劑開於伊尹茍或妄投

养生著论，医病传方。真仙服食五芝，炎帝备尝百草，创方书于岐伯，标素问于轩皇，史纪扁卢[1]传褒和缓，张仲景允称圣手，王叔和独运精心，橘井龙吟，救世之功何溥？杏林虎啸，活人之意偏多。然炼丸起自巫彭[2]，煎剂开于伊尹[3]，苟或妄投

1 扁卢：泛指名医。战国时名医扁鹊又称“卢医”，故云。
2 巫彭：上古时代巫医。相传为黄帝之臣。
3 伊尹：《史记·殷本纪》有“伊尹以滋味说汤”的记载。相传伊尹很有学问，天文地理无所不通，最拿手的是用草药为人治病，药到病除，人称活神仙。

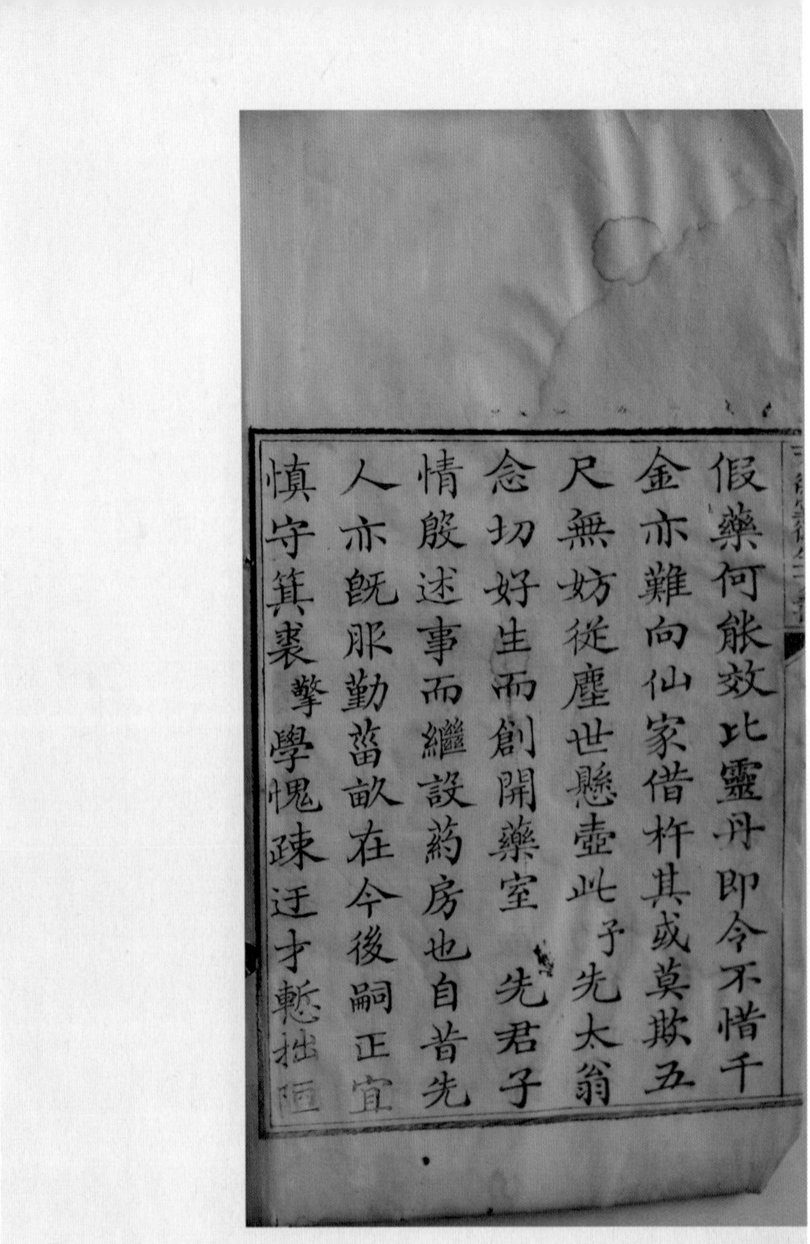
假藥何能效比靈丹即令不惜千金亦難向仙家借杵其或莫欺五尺無妨從塵世懸壺此予先太翁念切好生而創開藥室 先君子情殷述事而繼設葯房也自昔先人亦既服勤菑畝在今後嗣正宜慎守箕裘 擎學愧疎迂才慚拙陋

假药，何能效比灵丹？即令不惜千金，亦难向仙家借杵，其或莫欺五尺，无妨从尘世悬壶，此予先太翁念切好生，而创开药室。

先君子情殷述事，而继设药房也。自昔先人亦既服勤菑亩[1]，在今后嗣正宜慎守箕裘。擎学愧疏迂，才惭拙陋，

1 菑亩（zī mǔ）：初耕的田地。《诗·小雅·采芑》："薄言采芑，于彼新田，于此菑亩。"

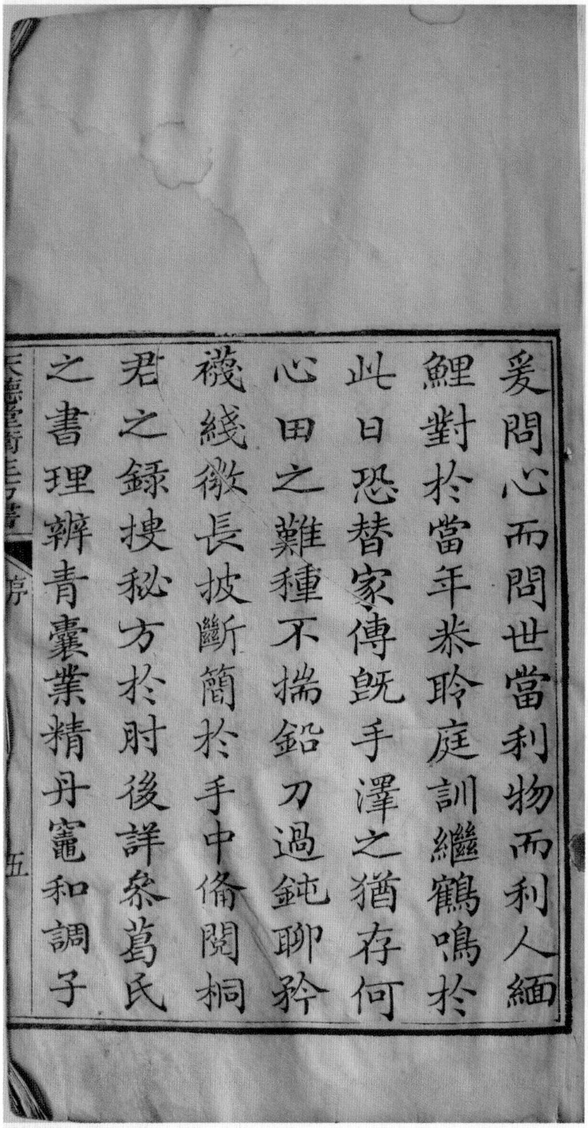
爰問心而問世當利物而利人緬
鯉對於當年恭聆庭訓繼鶴鳴於
此日恐替家傳既手澤之猶存何
心田之難種不揣鉛刀過鈍聊矜
襪綫微長披斷簡於手中備閱桐
君之錄搜秘方於肘後詳參葛氏
之書理辨青囊業精丹竈和調子

天德堂衛生方書　序　五

爰问心而问世，当利物而利人。缅鲤对于当年，恭聆庭训，继鹤鸣于此日，恐替家传，既手泽[1]之犹存，何心田之难种，不揣铅刀[2]过钝，聊矜袜线[3]微长，披断简于手中，备阅桐君[4]之录，搜秘方于肘后，详参葛氏之书，理辨青囊[5]，业精丹灶，和调子

1 手泽：先人所遗留下来的器物或手迹。
2 铅刀：铅制的刀。铅质软，作刀不锐，比喻无用的人和物。
3 袜线：因艺多而无一精者，比喻才学短浅。
4 桐君：黄帝时的医师。
5 青囊：医生的书袋子。

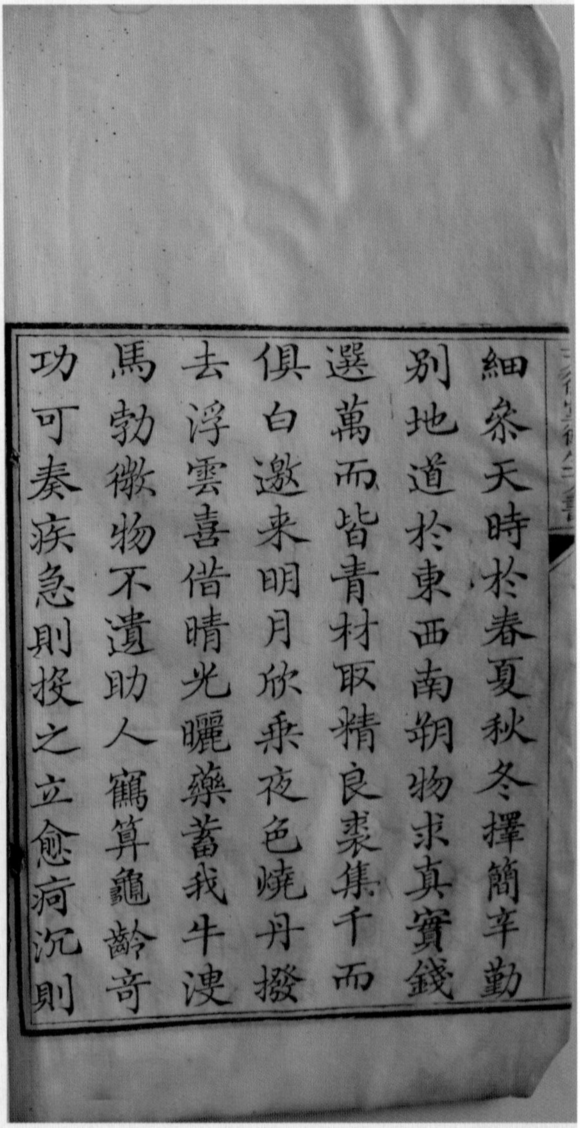
細參天時於春夏秋冬擇簡辛勤
別地道於東西南朔物求真實錢
選萬而皆青材取精良裘集千而
俱白邀来明月欣乘夜色燒丹撥
去浮雲喜借晴光曬藥蓄我牛溲
馬勃微物不遺助人鶴算龜齡奇
功可奏疾急則投之立愈痌沉則

细[1]。参天时于春夏秋冬，择简辛勤；别地道于东西南朔，物求真实。钱选万而皆青，材取精良，裘集千而俱白。邀来明月，欣乘夜色烧丹；拨去浮云，喜借晴光晒药。蓄我牛溲马勃，微物不遗助人。鹤算龟龄，奇功可奏，疾急则投之立愈，痌沉则

1 子细：认真，细致。也作“仔细”。

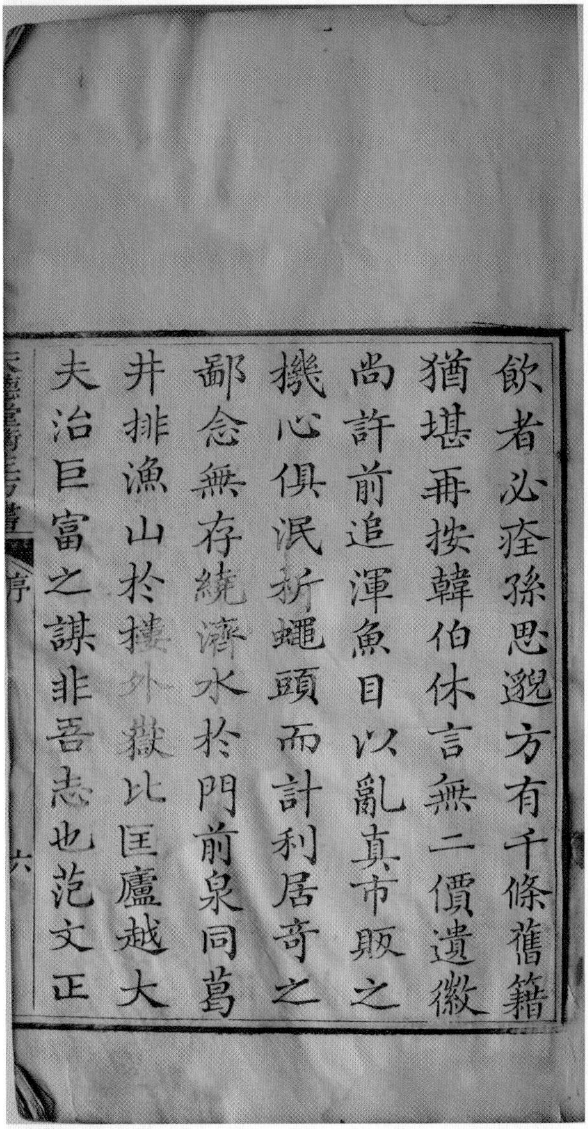
飲者必痊孫思邈方有千條舊籍猶堪再按韓伯休言無二價遺徽尚許前追渾魚目以亂真市販之機心俱泯析蠅頭而計利居奇之鄙念無存繞濟水於門前泉同葛井排漁山於樓外嶽比匡廬越大夫治巨富之謀非吾志也范文正

天德堂壽世方書 序 六

饮者必痊。孙思邈方有千条，旧籍犹堪再按，韩伯休[1]言无二价，遗徽尚许前追。浑鱼目以乱真，市贩之机心俱泯，析蝇头而计利，居奇之鄙念无存。绕济水于门前，泉同葛井；排渔山于楼外，岳比匡庐[2]。越大夫治巨富之谋，非吾志也；范文正

1 韩伯休：韩康，字伯休，东汉人士，皇甫谧著《高士传》中人物，因卖药三十多年从不接受还价而为世人得知。遂以“韩康”借指隐逸高士。亦泛指采药、卖药者。

2 匡庐：指江西的庐山。相传殷周之际有匡俗兄弟七人结庐于此，故称。

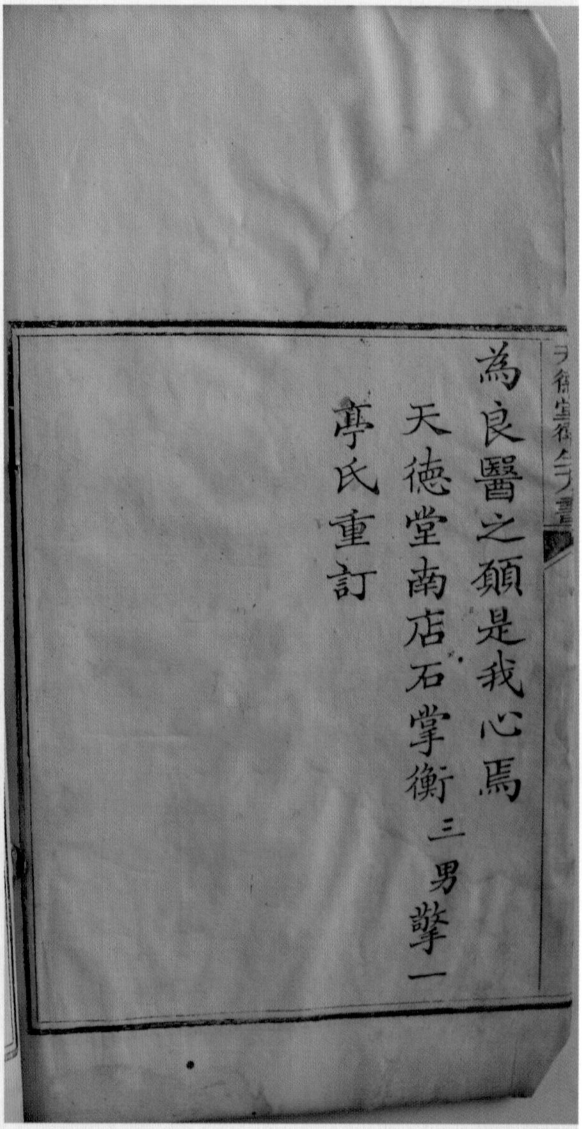
爲良醫之願是我心焉
天德堂南店石掌衡三男擎一
亭氏重訂

为良医之愿，是我心焉。

天德堂南店石掌衡三男擎一亭氏重订

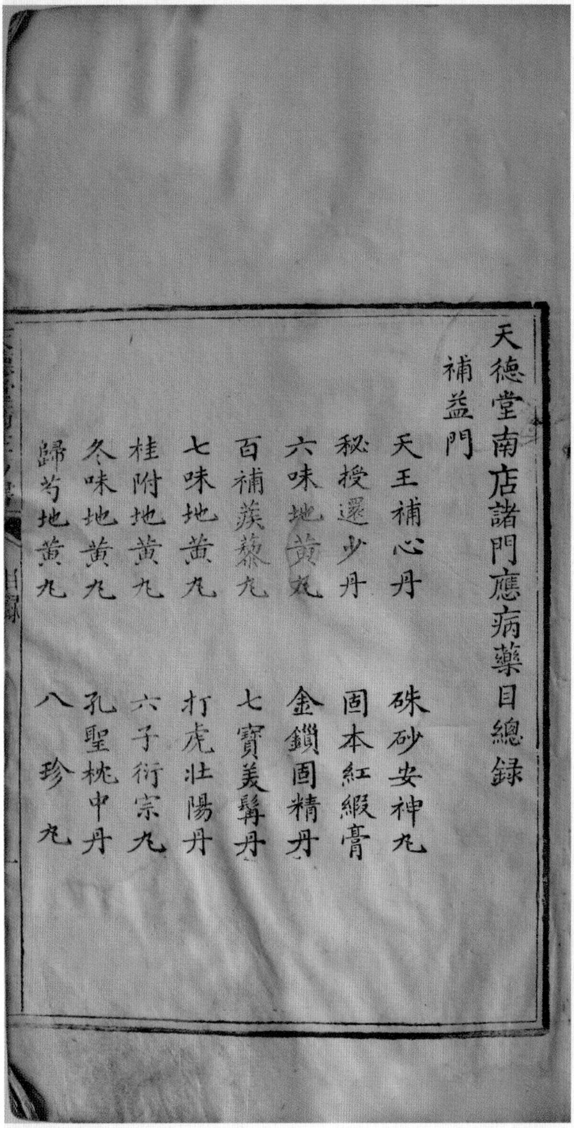
天德堂南店諸門應病藥目總録

補益門

天王補心丹　硃砂安神丸

秘授還少丹　固本紅緞膏

六味地黄丸　金鎖固精丹

百補蒺藜丸　七寶美髯丹

七味地黄丸　打虎壯陽丹

桂附地黄丸　六子衍宗丸

冬味地黄丸　孔聖枕中丹

歸芍地黄丸　八珍丸

天德堂南店诸门应病药目总录[1]

补益门

天王补心丹

秘授还少丹

六味地黄丸

百补蒺藜丸

七味地黄丸

桂附地黄丸

冬味地黄丸

归芍地黄丸

朱砂安神丸

固本红缎膏

金锁固精丹

七宝美髯丹

打虎壮阳丹

六子衍宗丸

孔圣枕中丹

八珍丸

1 本书目录有异于常，过页横排，为便于检阅，依页过录。

打老儿丸

知柏地黄丸

金匮肾气丸

鱼鳔大力丸

滋阴百补丸

八仙长寿丸

固精养荣丸

十全大补丸

壮阳保真丹

附子理中丸

金樱子膏

滋补大力丸

二冬膏

青娥丸

益寿比天膏

洞房琼液膏

自制真黄明胶

牛髓药黑豆

法制黑豆

洗胳膊药醋

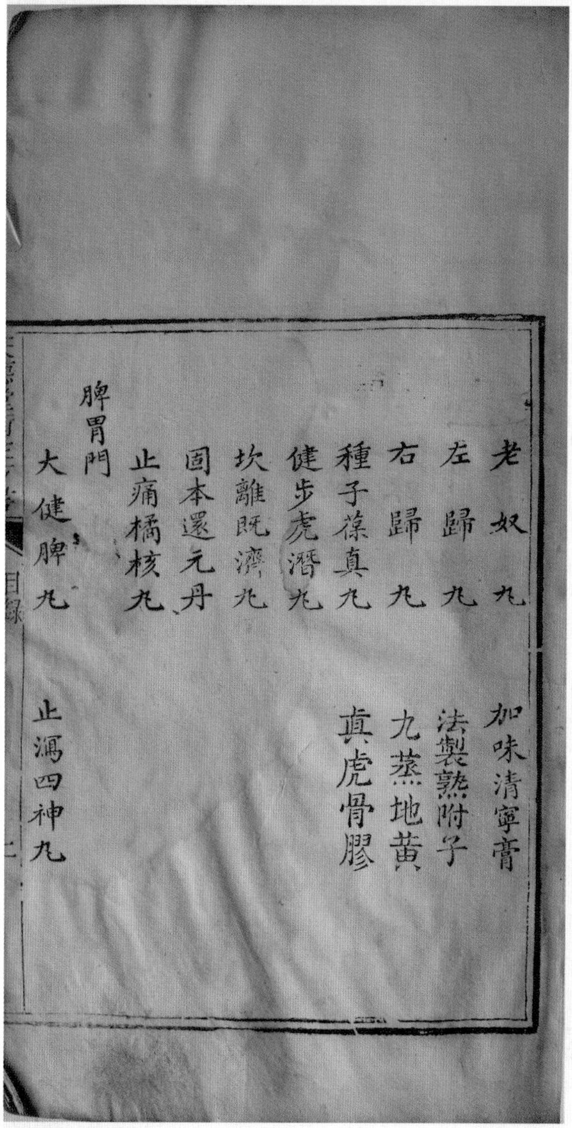
老奴丸　　加味清寧膏
左歸丸　　法製熟附子
右歸丸　　九蒸地黃
種子葆真丸　　真虎骨膠
健步虎潛丸
坎離既濟丸
固本還元丹
止痛橘核丸
脾胃門
大健脾丸　　止瀉四神丸

老奴丸　　加味清宁膏
左归丸　　法制熟附子
右归丸　　九蒸地黄
种子葆真丸　　真虎骨胶
健步虎潜丸
坎离既济丸
固本还元丹
止痛橘核丸

脾胃门

大健脾丸　　止泻四神丸

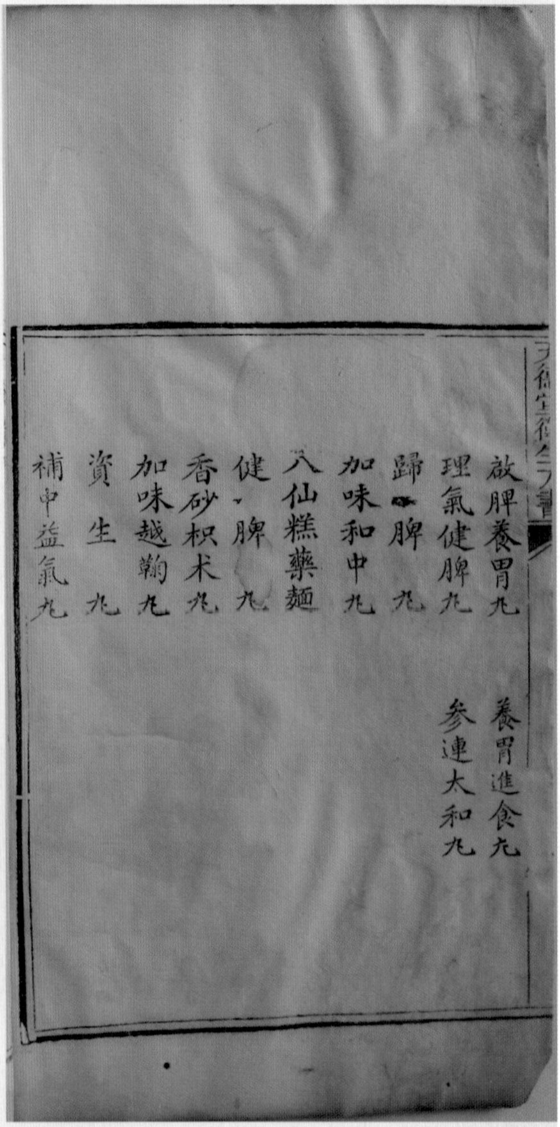
啟脾養胃丸
理氣健脾丸
歸脾丸
加味和中丸
八仙糕藥麵
健脾丸
香砂枳朮丸
加味越鞠丸
資生丸
補中益氣丸
養胃進食丸
參連太和丸

启脾养胃丸
理气健脾丸
归脾丸
加味和中丸
八仙糕药面
健脾丸
香砂枳术丸
加味越鞠丸
资生丸
补中益气丸
养胃进食丸
参连太和丸

飲食門

木香順氣丸
沉香化滯丸
加味保和丸
山查丸
不瀉内消丸
木香順氣散
沉香百消丸
鬱金丸
琥珀丸
開結枳實丸
遇仙丹
調中四消丸
牛皮丸
兑金化滯丸

目錄 三

飲食门

木香顺气丸
沉香化滞丸
加味保和丸
山楂丸
不泻内消丸
木香顺气散
沉香百消丸
郁金丸
琥珀丸
开结枳实丸
遇仙丹
调中四消丸
牛皮丸
兑金化滞丸

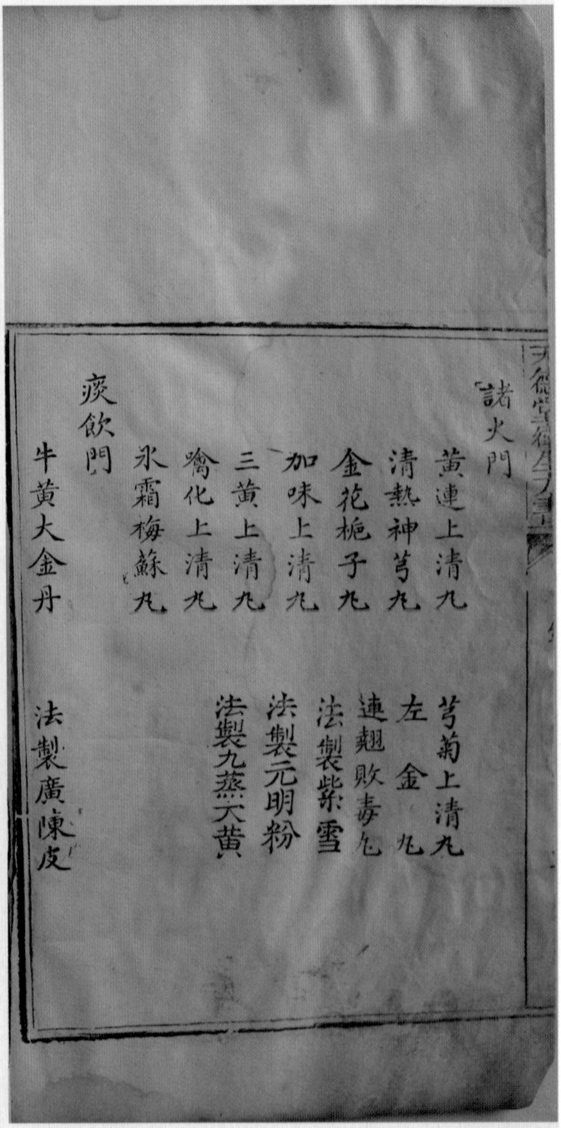
諸火門
黃連上清丸　芎菊上清丸
清熱神芎丸　左金丸
金花梔子丸　連翹敗毒丸
加味上清丸　法製紫雪
三黃上清丸　法製元明粉
噙化上清丸　法製九蒸大黃
冰霜梅蘇丸
痰飲門
牛黃大金丹　法製廣陳皮

诸火门

黄连上清丸　　芎菊上清丸

清热神芎丸　　左金丸

金花栀子丸　　连翘败毒丸

加味上清丸　　法制紫雪

三黄上清丸　　法制元明粉

噙化上清丸　　法制九蒸大黄

冰霜梅苏丸

痰饮门

牛黄大金丹　　法制广陈皮

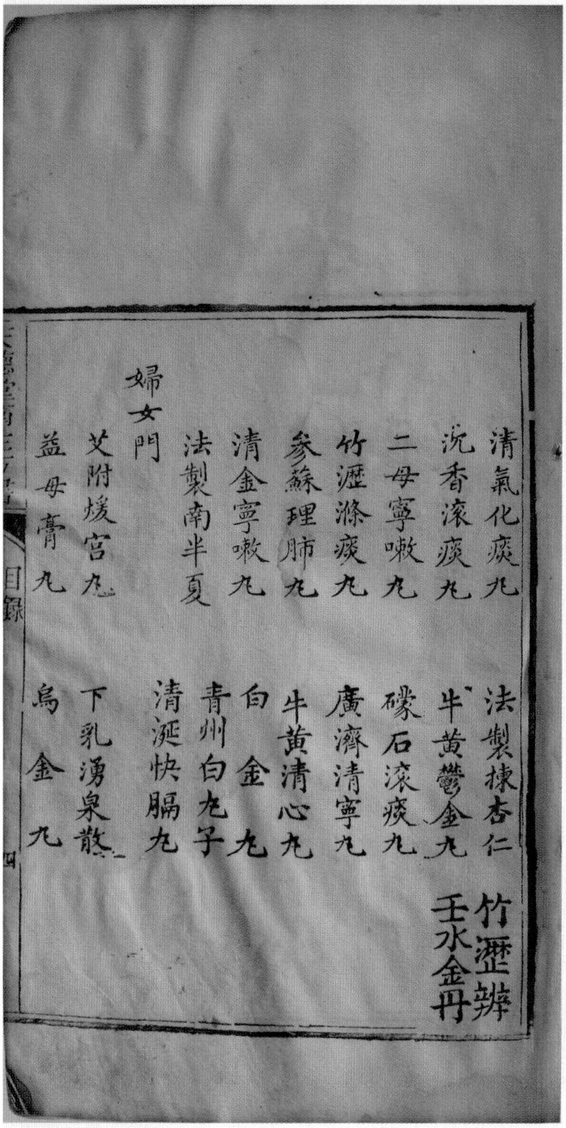

妇女门

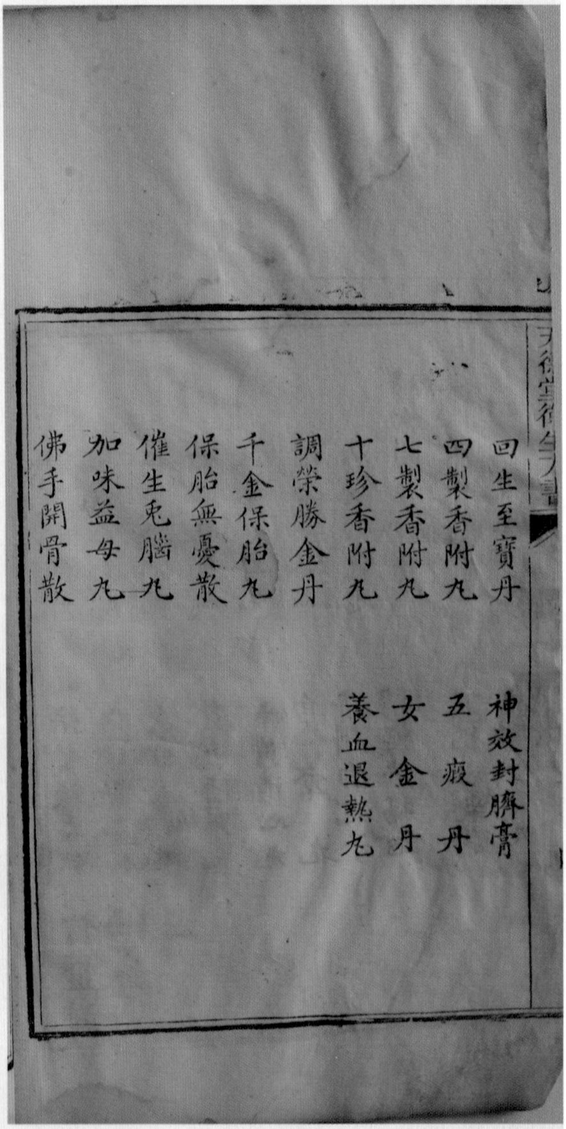

回生至寶丹
四製香附丸
七製香附丸
十珍香附丸
調榮勝金丹
千金保胎丸
保胎無憂散
催生兎腦丸
加味益母丸
佛手開胃散
神效封臍膏
五瘕丹
女金丹
養血退熱丸

回生至宝丹
四制香附丸
七制香附丸
十珍香附丸
调荣胜金丹
千金保胎丸
保胎无忧散
催生兔脑丸
加味益母丸
佛手开胃散
神效封脐膏
五瘕丹
女金丹
养血退热丸

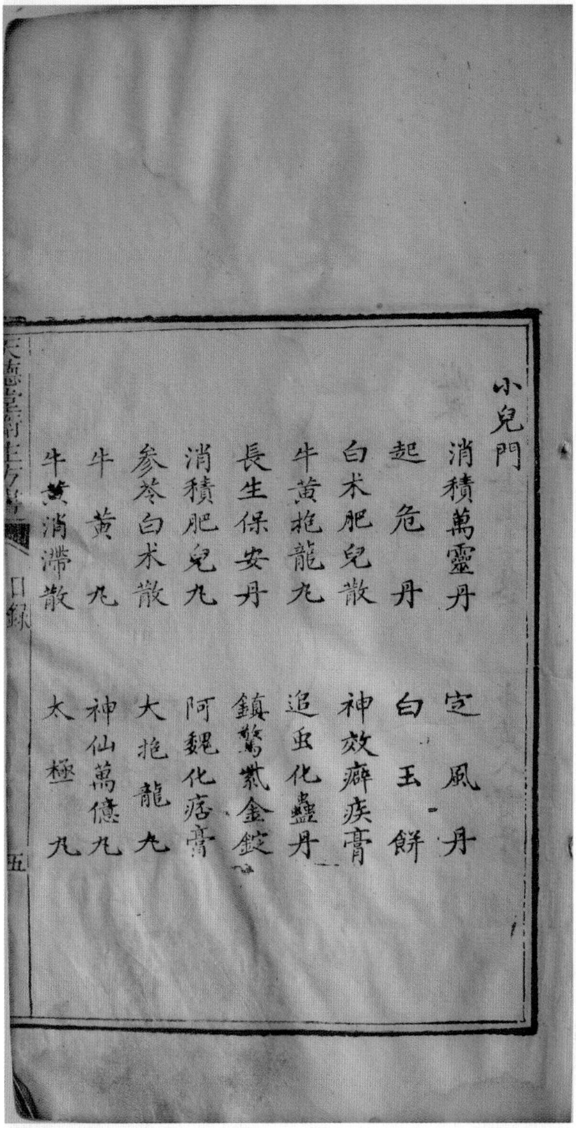

天德堂衛生方書　目録　五

小兒門

消積萬靈丹　定風丹
起危丹　白玉餅
白术肥兒散　神效癖疾膏
牛黃抱龍丸　追虫化蠱丹
長生保安丹　鎮驚紫金錠
消積肥兒丸　阿魏化痞膏
參苓白术散　大抱龍丸
牛黃丸　神仙萬億丸
牛黃消滯散　太極丸

小儿门

消积万灵丹	定风丹
起危丹	白玉饼
白术肥儿散	神效癖疾膏
牛黄抱龙丸	追虫化蛊丹
长生保安丹	镇惊紫金锭
消积肥儿丸	阿魏化痞膏
参苓白术散	大抱龙丸
牛黄丸	神仙万亿丸
牛黄消滞散	太极丸

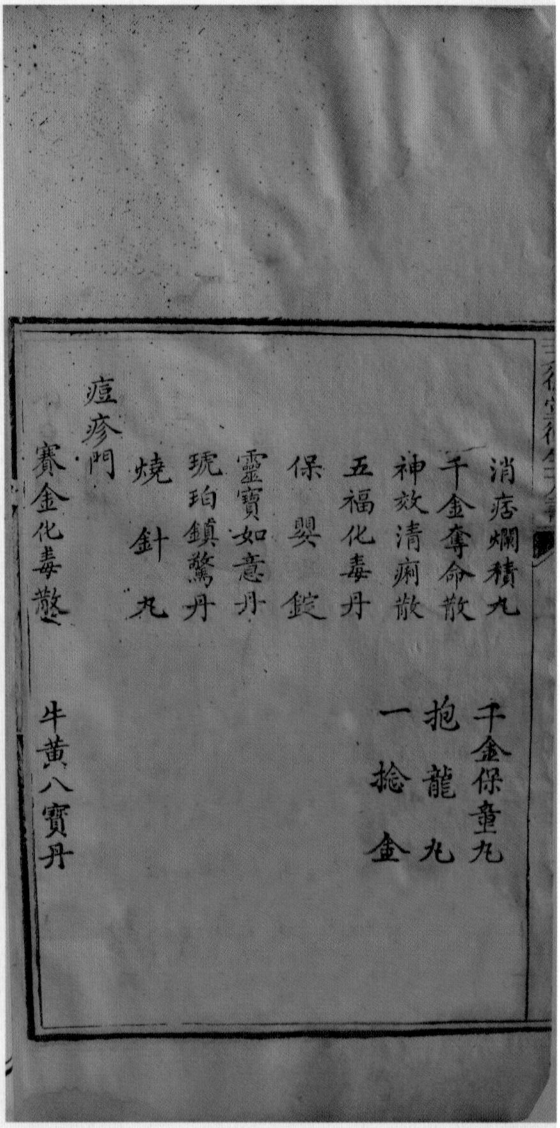

消痞爛積丸　　千金保童丸
千金奪命散　　抱龍丸
神效清痢散　　一捻金
五福化毒丹
保嬰錠
靈寶如意丹
琥珀鎮驚丹
燒針丸

痘疹門

賽金化毒散　　牛黃八寶丹

消痞烂积丸　　千金保童丸
千金夺命散　　抱龙丸
神效清痢散　　一捻金
五福化毒丹
保婴锭
灵宝如意丹
琥珀镇惊丹
烧针丸

痘疹门

赛金化毒散　　牛黄八宝丹

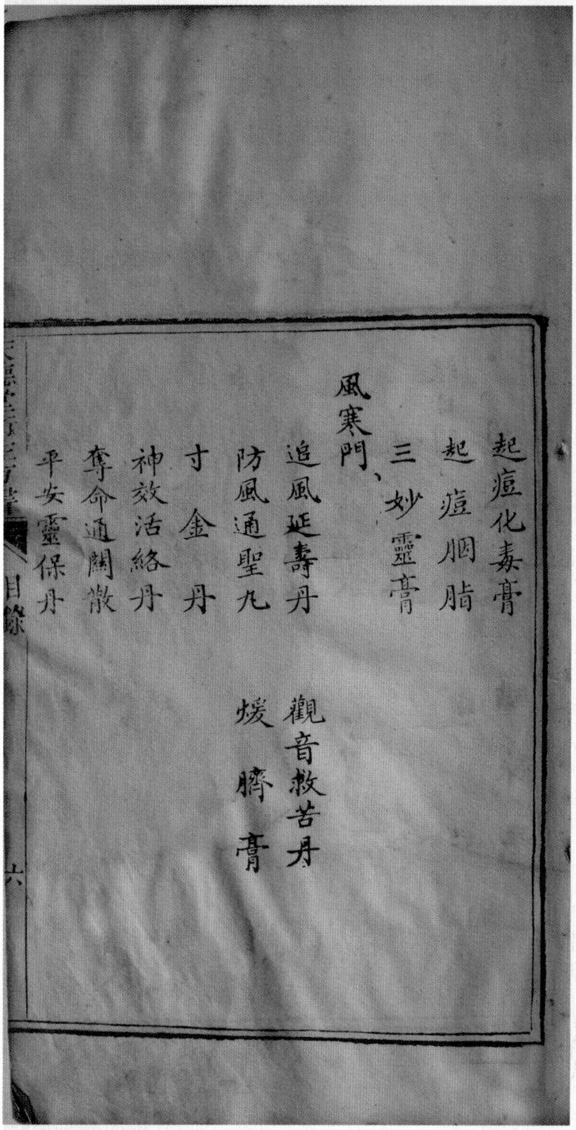

目錄　六

起痘化毒膏
起痘胭脂
三妙靈膏

風寒門

追風延壽丹
防風通聖丸
寸金丹
神效活絡丹
奪命通關散
平安靈保丹
觀音救苦丹
煖臍膏

起痘化毒膏

起痘胭脂

三妙灵膏

风寒门

追风延寿丹

防风通圣丸

寸金丹

神效活络丹

夺命通关散

平安灵保丹

观音救苦丹

暖脐膏

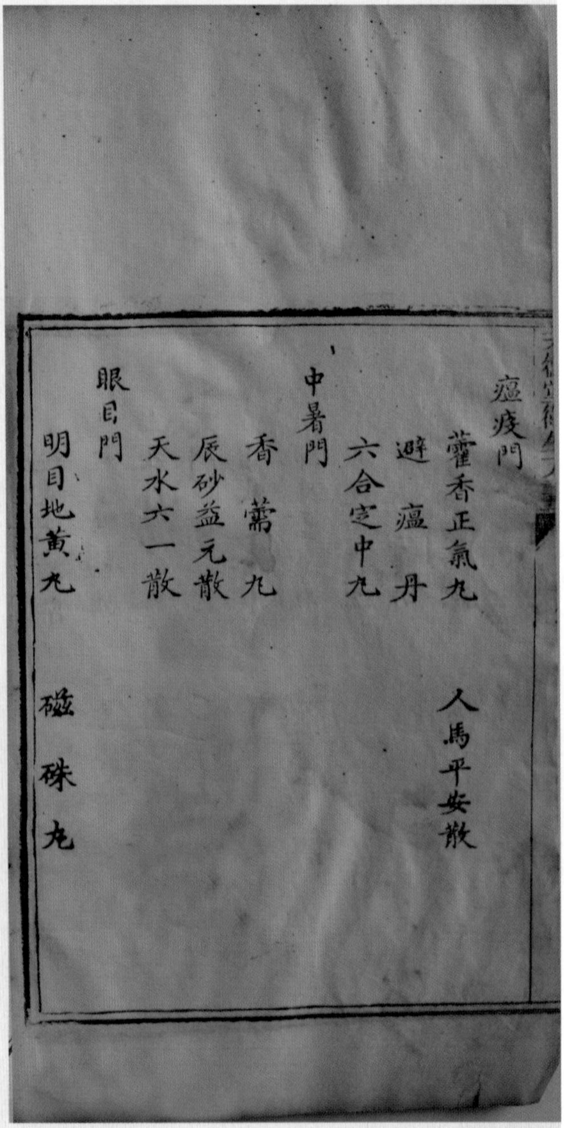
瘟疫門

藿香正氣丸　　人馬平安散

避瘟丹

六合定中丸

中暑門

香薷丸

辰砂益元散

天水六一散

眼目門

明目地黃丸　　磁硃丸

瘟疫门

藿香正气丸　　人马平安散

避瘟丹

六合定中丸

中暑门

香薷丸

辰砂益元散

天水六一散

眼目门

明目地黄丸　　磁朱丸

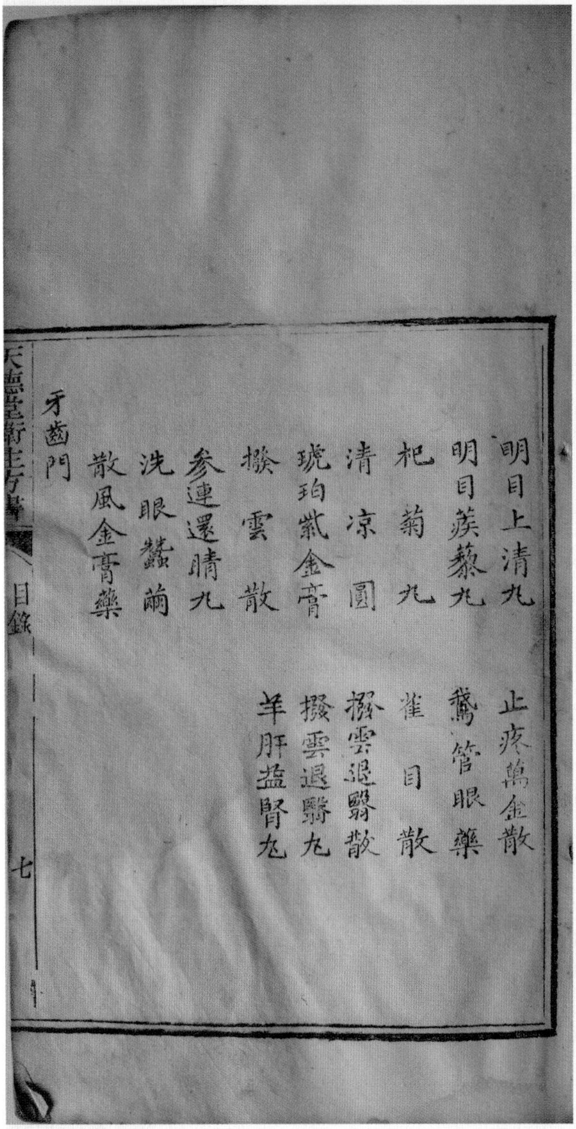

天德堂衛生方書　目錄　七

明目上清丸　止疼萬金散
明目蒺藜丸　鵞管眼藥
杞菊丸　雀目散
清涼圓　撥雲退翳散
琥珀紫金膏　撥雲退翳丸
撥雲散　羊肝益腎丸
參連還睛丸
洗眼蠶繭
散風金膏藥

牙齒門

明目上清丸　止疼万金散
明目蒺藜丸　鹅管眼药
杞菊丸　雀目散
清凉圆　拨云退翳散
琥珀紫金膏　拨云退翳丸
拨云散　羊肝益肾丸
参连还睛丸
洗眼蚕茧
散风金膏药

牙齿门

千金止疼汤药　　点牙立愈散

固齿擦牙散　　五仙丹

噙漱神效药

咽喉门

吹喉神效散　　开郁化核丸

冰硼散　　夺命无忧散

八宝清凉散

吹耳止疼散

肠火门

搜风顺气丸

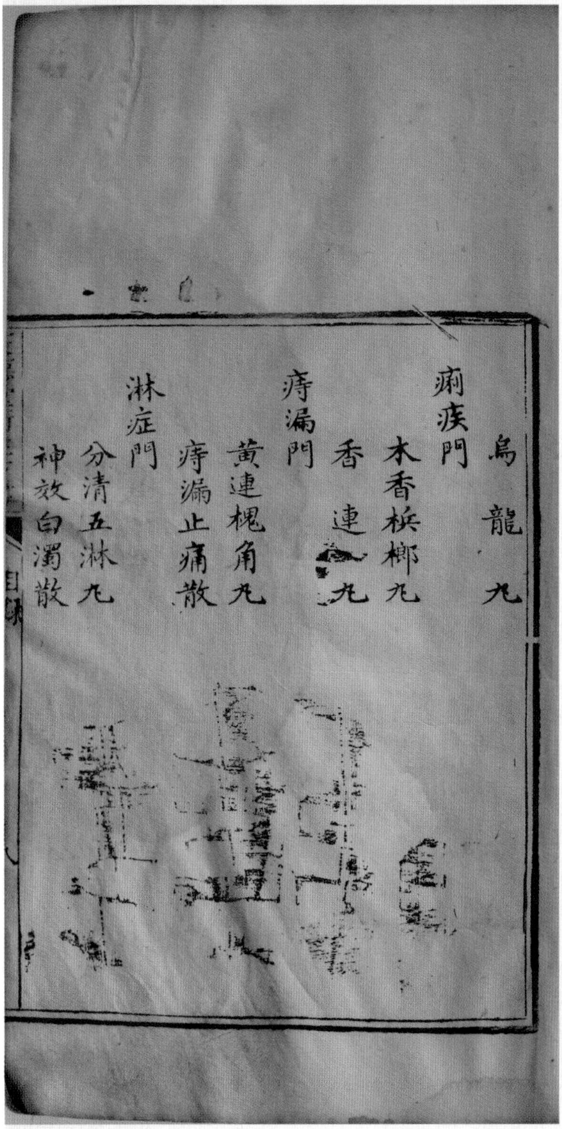

乌龙丸

痢疾门

木香槟榔丸

香连丸

痔漏门

黄连槐角丸

痔漏止痛散

淋症门

分清五淋丸

神效白浊散

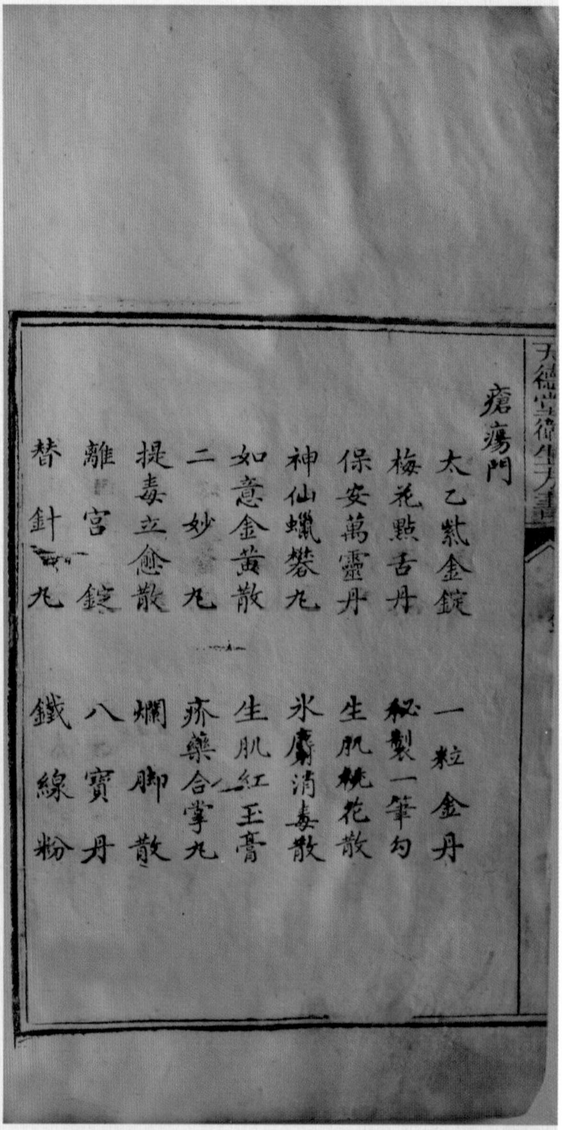

瘡瘍門

太乙紫金錠　一粒金丹
梅花點舌丹　秘製一筆勾
保安萬靈丹　生肌桃花散
神仙蠟礬丸　冰麝消毒散
如意金黃散　生肌紅玉膏
二妙丸　疥藥合掌丸
提毒立愈散　爛脚散
離宮錠　八寶丹
替針丸　鐵線粉

疮疡门

太乙紫金锭	一粒金丹
梅花点舌丹	秘制一笔勾
保安万灵丹	生肌桃花散
神仙蜡矾丸	冰麝消毒散
如意金黄散	生肌红玉膏
二妙丸	疥药合掌丸
提毒立愈散	烂脚散
离宫锭	八宝丹
替针丸	铁线粉

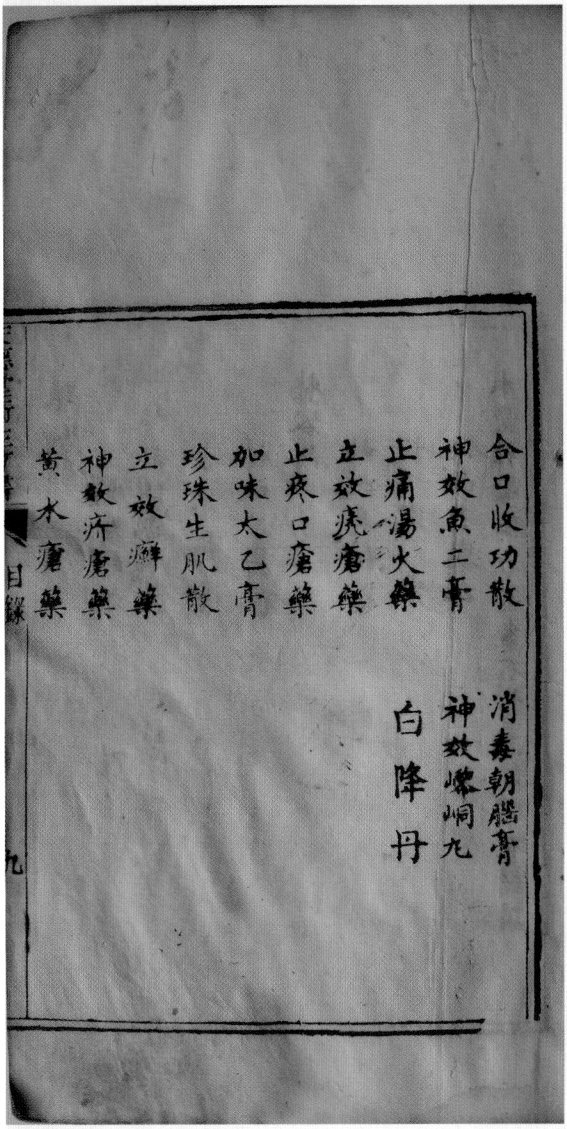
合口收功散
神效魚二膏
止痛湯火藥
立效燒瘡藥
止疼口瘡藥
加味太乙膏
珍珠生肌散
立效癬藥
神效疥瘡藥
黃水瘡藥
消毒朝腦膏
神效嚟峒丸
白降丹

合口收功散

神效鱼二膏

止痛汤火药

立效痜疮药

止疼口疮药

加味太乙膏

珍珠生肌散

立效癣药

神效疥疮药

黄水疮药

消毒朝脑膏

神效嚟峒丸

白降丹

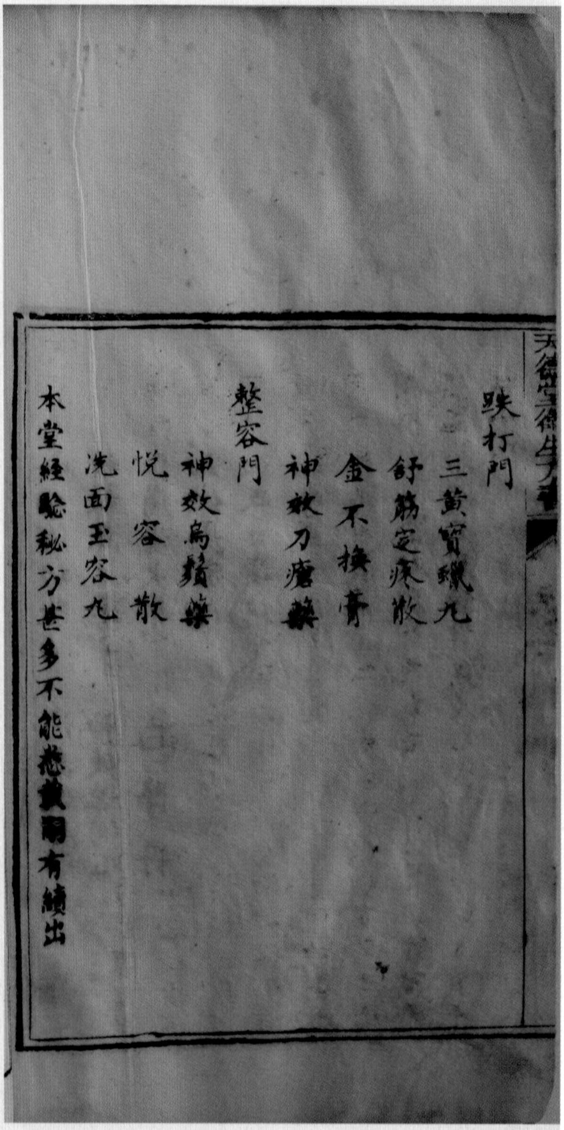

跌打門
三黃寶蠟丸
舒筋定疼散
金不换膏
神效刀瘡藥
整容門
神效烏鬚藥
悅容散
洗面玉容丸
本堂經驗秘方甚多不能悉載嗣有續出

跌打门

三黄宝蜡丸

舒筋定疼散

金不换膏

神效刀疮药

整容门

神效乌须药

悦容散

洗面玉容丸

本堂经验秘方甚多，不能悉载，嗣有续出。

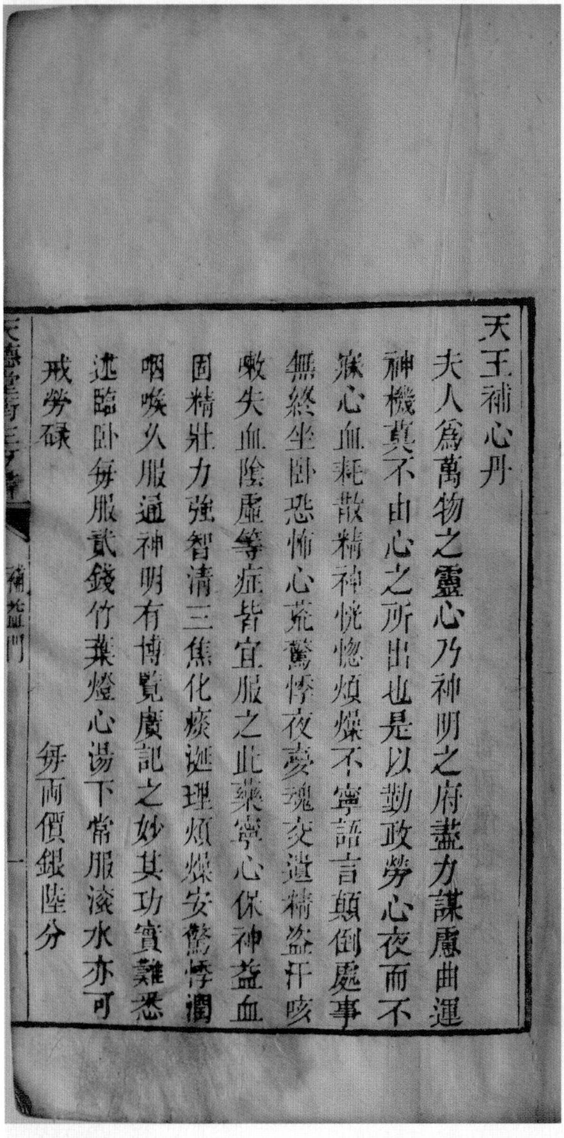
天王補心丹
夫人爲萬物之靈心乃神明之府盡力謀慮曲運神機莫不由心之所出也是以勤政勞心夜而不寐心血耗散精神恍惚煩燥不寧語言顛倒處事無終坐卧恐怖心荒驚悸夜夢魂交遺精盜汗咳嗽失血陰虛等症皆宜服之此藥寧心保神益血固精壯力強智清三焦化痰涎理煩燥安驚悸潤咽喉久服通神明有博覽廣記之妙其功實難悉述臨卧每服貳錢竹葉燈心湯下常服滾水亦可戒勞碌
每兩價銀陸分
補益門

天王补心丹

夫人为万物之灵，心乃神明之府。尽力谋虑曲运神机，莫不由心之所出也。是以勤政劳心，夜而不寐，心血耗散。精神恍惚，烦躁不宁，语言颠倒，处事无终，坐卧恐怖，心慌惊悸，夜梦魂交，遗精盗汗，咳嗽失血，阴虚等症皆宜服之。此药宁心保神，益血固精，壮力强智，清三焦，化痰涎，理烦躁，安惊悸，润咽喉，久服通神明，有博览广记之妙，其功实难悉述。临卧，每服二钱，竹叶灯心汤下，常服滚水亦可。戒劳碌。

每两价银六分。

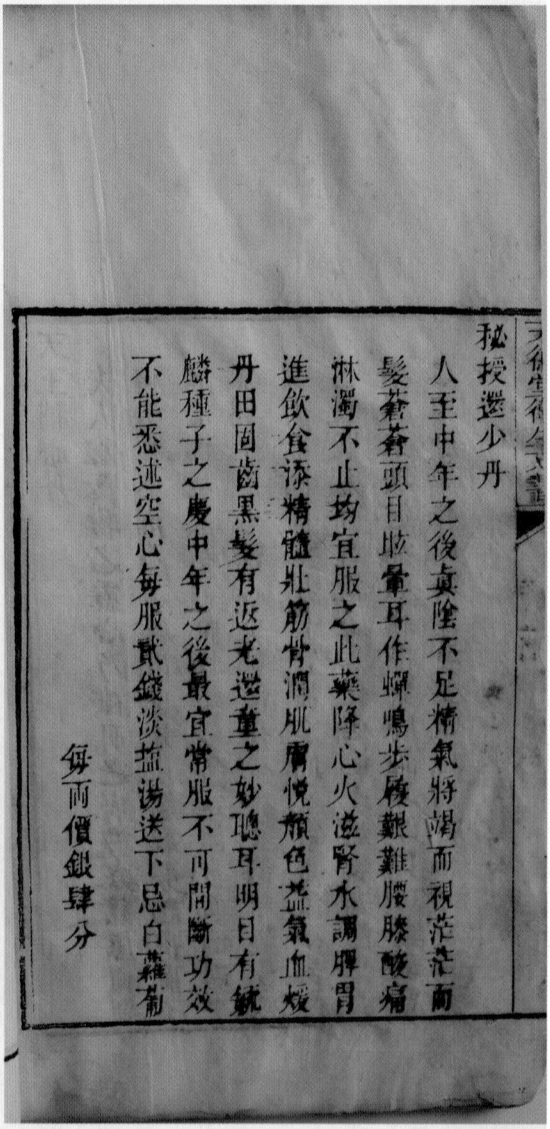
秘授還少丹
人至中年之後真陰不足精氣將竭而視茫茫兩
髮蒼蒼頭目眩暈耳作蟬鳴步履艱難腰膝痠痛
淋濁不止均宜服之此藥降心火滋腎水調脾胃
進飲食添精髓壯筋骨潤肌膚悅顏色益氣血煖
丹田固齒黑髮有返老還童之妙聰耳明目有毓
麟種子之慶中年之後最宜常服不可間斷功效
不能悉述空心每服貳錢淡鹽湯送下忌白蘿蔔
每兩價銀肆分

秘授还少丹

人至中年之后，真阴不足，精气将竭。而视茫茫，两发苍苍，头目眩晕，耳作蝉鸣，步履艰难，腰膝酸痛，淋浊不止，均宜服之。此药降心火，滋肾水，调脾胃，进饮食，添精髓，壮筋骨，润肌肤，悦颜色，益气血，暖丹田。固齿黑发，有返老还童之妙；聪耳明目，有毓麟种子之庆。中年之后最宜常服，不可间断，功效不能悉述。空心，每服二钱，淡盐汤送下。忌白萝卜。

每两价银四分。

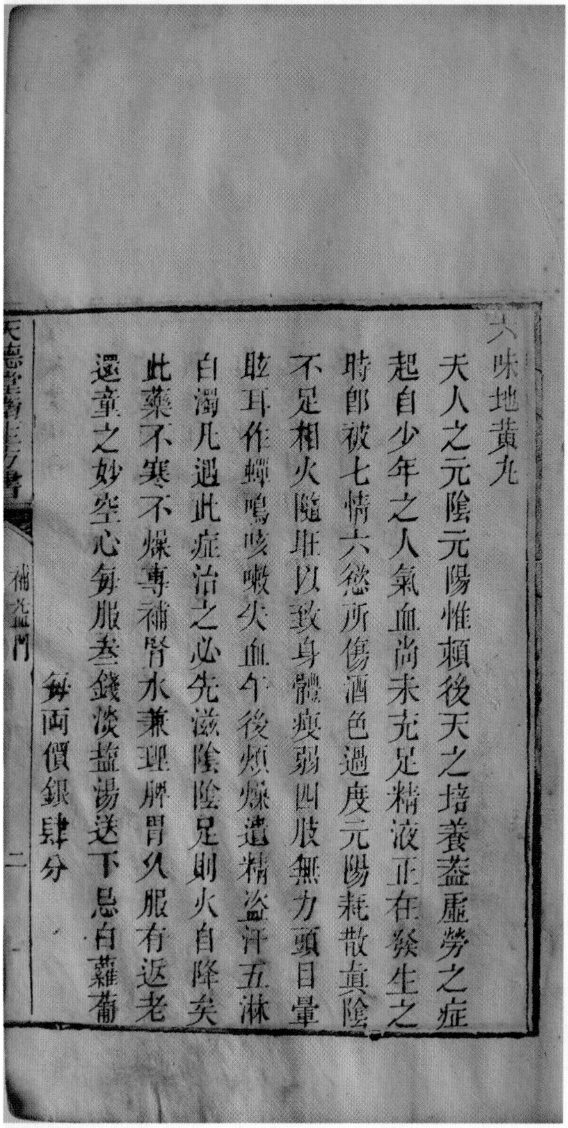

六味地黄丸
夫人之元陰元陽惟賴後天之培養葢虛勞之症
起自少年之人氣血尚未充足精液正在發生之
時即被七情六慾所傷酒色過度元陽耗散真陰
不足相火隨旺以致身體瘦弱四肢無力頭目暈
眩耳作蟬鳴咳嗽失血午後煩燥遺精盜汗五淋
白濁凡遇此症治之必先滋陰陰足則火自降矣
此藥不寒不燥專補腎水兼理脾胃久服有返老
還童之妙空心每服叁錢淡鹽湯送下忌白蘿蔔
每兩價銀肆分

天德堂衛生方書　補益門　二

六味地黄丸

夫人之元阴元阳惟赖后天之培养，盖虚劳之症起自少年之人气血尚未充足，精液正在发生之时即被七情六欲所伤。酒色过度，元阳耗散，真阴不足，相火随旺，以致身体瘦弱，四肢无力，头目晕眩，耳作蝉鸣，咳嗽失血，午后烦躁，遗精盗汗，五淋白浊。凡遇此症治之，必先滋阴，阴足则火自降矣。此药不寒不燥，专补肾水，兼理脾胃，久服有返老还童之妙。空心，每服三钱，淡盐汤送下。忌白萝卜。

每两价银四分。

百補蒺藜丸

夫人下部痿軟腰膝酸疼乃肝腎不足脾胃虛弱之故耳以致形容憔悴遺精盜汗不思飲食步履艱難耳鳴目昏五淋白濁等症皆宜服之此藥補真陰壯元陽滋腎水降虛火固精血堅筋骨悅顏色暖丹田助力健脾固齒黑髮有返老還童之妙聰耳明目有毓麟種子之慶最宜常服不可間斷功難悉述空心每服叁錢滚水送下忌白蘿蔔

每兩價銀肆分

百补蒺藜丸

夫人下部痿软，腰膝酸疼，乃肝肾不足、脾胃虚弱之故耳。以致形容憔悴，遗精盗汗，不思饮食，步履艰难，耳鸣目昏，五淋白浊等症皆宜服之。此药补真阴，壮元阳，滋肾水，降虚火，固精血，坚筋骨，悦颜色，暖丹田。助力健脾，固齿黑发，有返老还童之妙；聪耳明目，有毓麟种子之庆。最宜常服，不可间断，功难悉述。空心，每服三钱，滚水送下。忌白萝卜。

每两价银四分。

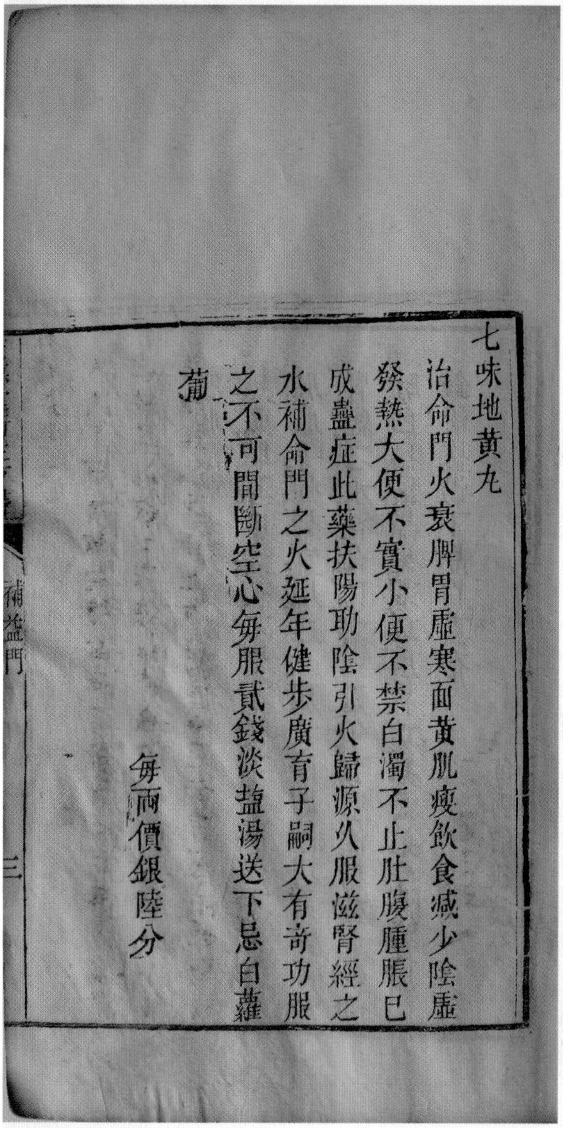
七味地黄丸
治命門火衰脾胃虛寒面黄肌瘦飲食減少陰虛發熱大便不實小便不禁白濁不止肚腹腫脹已成蠱症此藥扶陽助陰引火歸源久服滋腎經之水補命門之火延年健步廣育子嗣大有奇功服之不可間斷空心每服貳錢淡鹽湯送下忌白蘿蔔
每兩價銀陸分
補益門　三

七味地黄丸

治命门火衰，脾胃虚寒，面黄肌瘦，饮食减少，阴虚发热，大便不实，小便不禁，白浊不止，肚腹肿胀，已成蛊症。此药扶阳助阴，引火归源。久服滋肾经之水，补命门之火，延年健步，广育子嗣，大有奇功，服之不可间断。空心，每服二钱，淡盐汤送下。忌白萝卜。

每两价银六分。

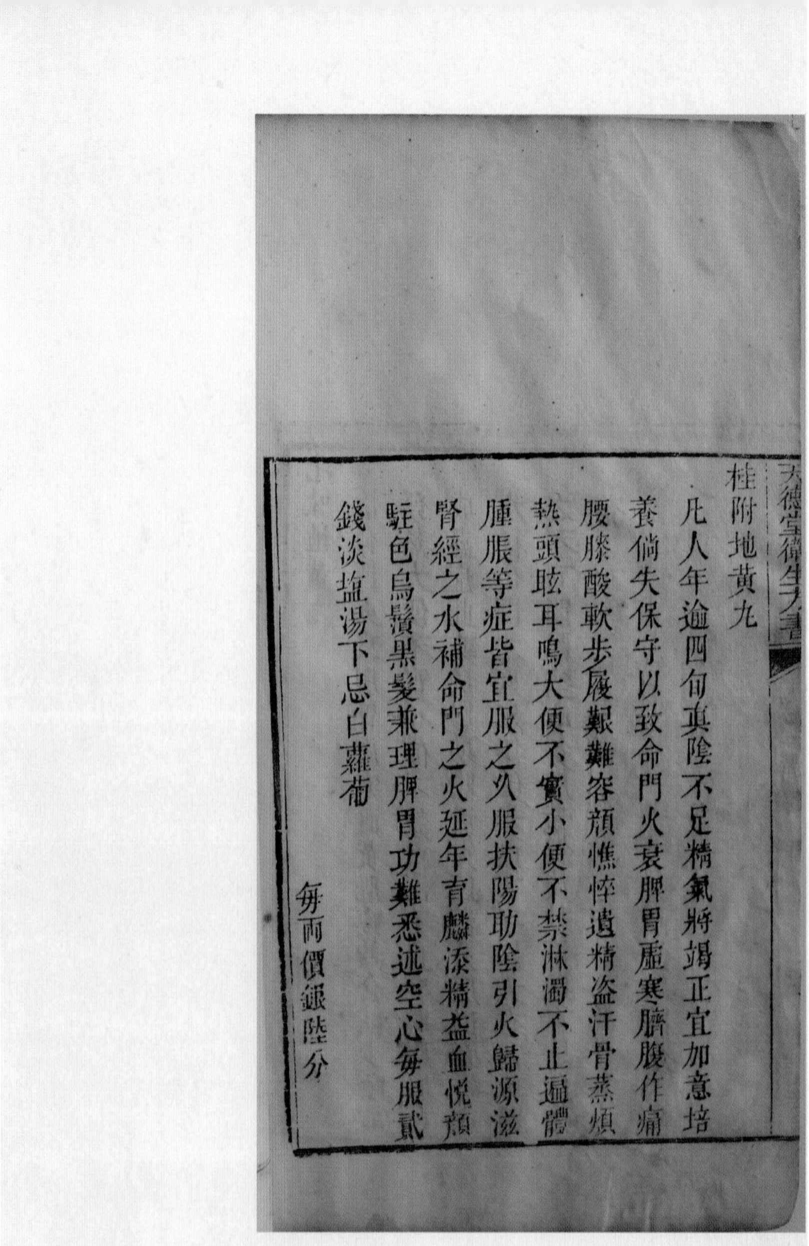
桂附地黃丸

凡人年逾四旬真陰不足精氣將竭正宜加意培養倘失保守以致命門火衰脾胃虛寒臍腹作痛腰膝酸軟步履艱難容顏憔悴遺精盜汗骨蒸煩熱頭眩耳鳴大便不實小便不禁淋濁不止遍體腫脹等症皆宜服之久服扶陽助陰引火歸源滋腎經之水補命門之火延年育麟添精益血悦顔駐色烏鬚黑髮兼理脾胃功難悉述空心每服貳錢淡鹽湯下忌白蘿蔔

每兩價銀陸分

桂附地黄丸

凡人年逾四旬，真阴不足，精气将竭，正宜加意培养。倘失保守，以致命门火衰，脾胃虚寒，脐腹作痛，腰膝酸软，步履艰难，容颜憔悴，遗精盗汗，骨蒸烦热，头眩耳鸣，大便不实，小便不禁，淋浊不止，遍体肿胀等症皆宜服之。久服扶阳助阴，引火归源，滋肾经之水，补命门之火，延年毓麟[1]，添精益血，悦颜驻色，乌须黑发，兼理脾胃，功难悉述。空心，每服二钱，淡盐汤下。忌白萝卜。

每两价银六分。

1 毓麟：原作“育麟”，前方“秘授还少丹”作“毓麟”，当是。下同。

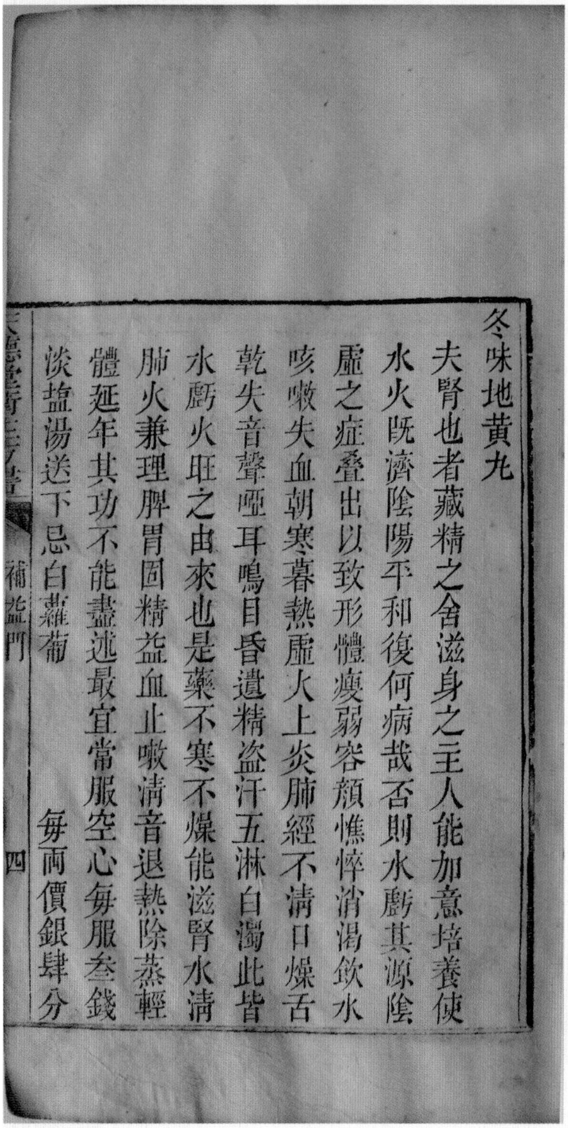

冬味地黄丸

夫腎也者藏精之舍滋身之主人能加意培養使水火既濟陰陽平和復何病哉否則水虧其源陰虛之症叠出以致形體瘦弱容顏憔悴消渴飲水咳嗽失血朝寒暮熱虛火上炎肺經不清口燥舌乾失音聲啞耳鳴目昏遺精盜汗五淋白濁此皆水虧火旺之由來也是藥不寒不燥能滋腎水清肺火兼理脾胃固精益血止嗽清音退熱除蒸輕體延年其功不能盡述最宜常服空心每服叁錢淡鹽湯送下忌白蘿蔔

每兩價銀肆分

天德堂壽世方書　補益門　四

冬味地黄丸

夫肾也者，藏精之舍，滋身之主。人能加意培养，使水火既济，阴阳平和，复何病哉？否则水亏其源，阴虚之症叠出，以致形体瘦弱，容颜憔悴，消渴饮水，咳嗽失血，朝寒暮热，虚火上炎，肺经不清，口燥舌干，失音声哑，耳鸣目昏，遗精盗汗，五淋白浊，此皆水亏火旺之由来也。是药不寒不燥，能滋肾水，清肺火，兼理脾胃，固精益血，止嗽清音，退热除蒸，轻体延年，其功不能尽述，最宜常服。空心，每服三钱，淡盐汤送下。忌白萝卜。

每两价银四分。

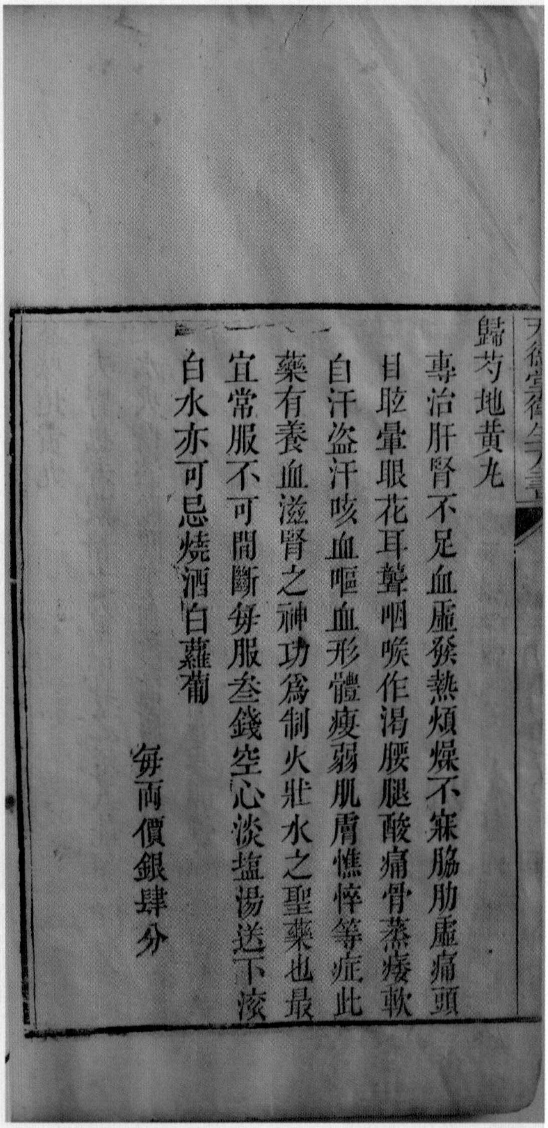
歸芍地黄丸
專治肝腎不足血虛發熱煩燥不寐脇肋虛痛頭
目眩暈眼花耳聾咽喉作渴腰腿酸痛骨蒸痿軟
自汗盜汗咳血嘔血形體瘦弱肌膚憔悴等症此
藥有養血滋腎之神功為制火壯水之聖藥也最
宜常服不可間斷每服叁錢空心淡塩湯送下滚
白水亦可忌燒酒白蘿蔔
每兩價銀肆分

归芍地黄丸

专治肝肾不足，血虚发热，烦躁不寐，胁肋虚痛，头目眩晕，眼花耳聋，咽喉作渴，腰腿酸痛，骨蒸痿软，自汗盗汗，咳血呕血，形体瘦弱，肌肤憔悴等症。此药有养血滋肾之神功，为制火壮水之圣药也。最宜常服，不可间断。每服三钱，空心，淡盐汤送下，滚白水亦可。忌烧酒、白萝卜。

每两价银四分。

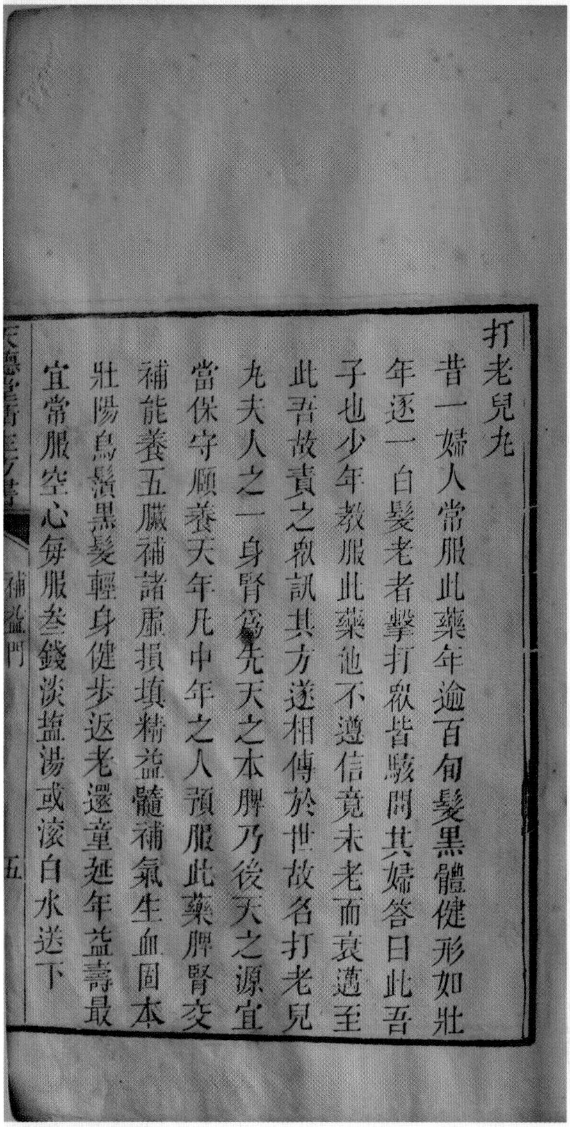
打老兒丸
昔一婦人常服此藥年逾百旬髮黑體健形如壯
年逐一白髮老者擊打衆皆駭問其婦答曰此吾
子也少年教服此藥他不遵信竟未老而衰邁至
此吾故責之衆訊其方遂相傳於世故名打老兒
丸夫人之一身腎爲先天之本脾乃後天之源宜
當保守頤養天年凡中年之人預服此藥脾腎交
補能養五臟補諸虛損填精益髓補氣生血固本
壯陽烏鬚黑髮輕身健步返老還童延年益壽最
宜常服空心每服叁錢淡鹽湯或滚白水送下
天德堂壽世方書　補益門　五

打老儿丸

昔一妇人常服此药。年逾百旬，发黑体健，形如壮年，逐一白发老者击打，众皆骇。问其妇，答曰：此吾子也。少年教服此药，他不遵信，竟未老而衰迈至此，吾故责之。众讯其方，遂相传于世，故名“打老儿丸”。夫人之一身，肾为先天之本，脾乃后天之源，宜当保守颐养天年。凡中年之人，预服此药，脾肾交补，能养五脏，补诸虚损，填精益髓，补气生血，固本壮阳，乌须黑发，轻身健步，返老还童，延年益寿，最宜常服。空心，每服三钱，淡盐汤或滚白水送下。

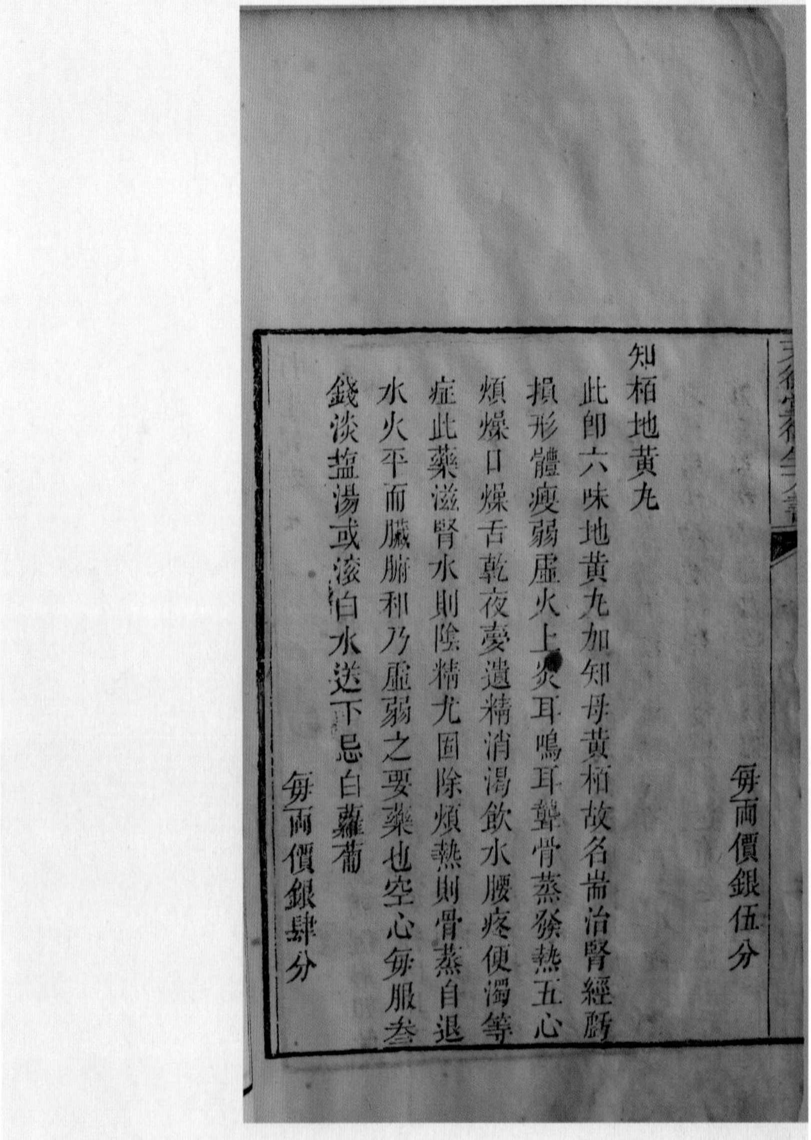

每兩價銀伍分

知栢地黄丸

此即六味地黄丸加知母黄栢故名耑治腎經虧損形體瘦弱虛火上炎耳鳴耳聾骨蒸發熱五心煩燥口燥舌乾夜夢遺精消渴飲水腰疼便濁等症此藥滋腎水則陰精尤固除煩熱則骨蒸自退水火平而臟腑和乃虛弱之要藥也空心每服叁錢淡鹽湯或滚白水送下忌白蘿蔔

每兩價銀肆分

每两价银五分。

知柏地黄丸

此即六味地黄丸加知母、黄柏，故名。专治肾经亏损，形体瘦弱，虚火上炎，耳鸣耳聋，骨蒸发热，五心烦躁，口燥舌干，夜梦遗精，消渴饮水，腰疼便浊等症。此药滋肾水则阴精尤固，除烦热则骨蒸自退，水火平而脏腑和，乃虚弱之要药也。空心，每服三钱，淡盐汤或滚白水送下。忌白萝卜。

每两价银四分。

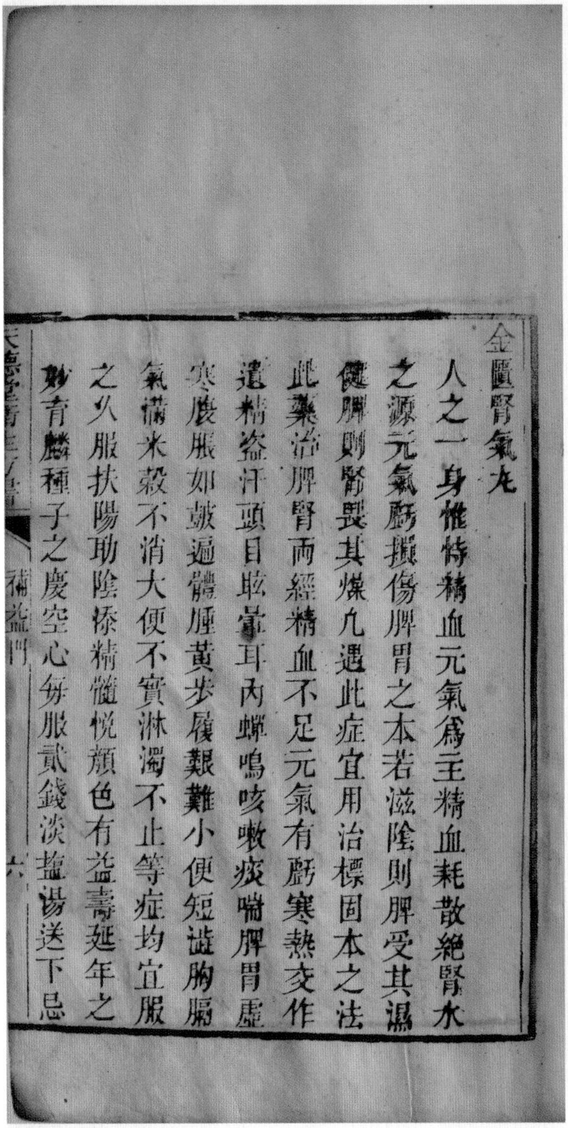
金匱腎氣丸
人之一身惟恃精血元氣爲主精血耗散絶腎水之源元氣虧損傷脾胃之本若滋陰則脾受其濕健脾則腎畏其燥凡遇此症宜用治標固本之法此藥治脾腎兩經精血不足元氣有虧寒熱交作遺精盜汗頭目眩暈耳內蟬鳴咳嗽痰喘脾胃虛寒腹脹如鼓遍體腫黃步履艱難小便短澀胸膈氣滿米穀不消大便不實淋濁不止等症均宜服之久服扶陽助陰添精髓悅顏色有益壽延年之妙育麟種子之慶空心每服貳錢淡鹽湯送下忌
天德堂衛生方書　補益門　六

金匮肾气丸

人之一身惟恃精血元气为主，精血耗散，绝肾水之源，元气亏损，伤脾胃之本。若滋阴则脾受其湿，健脾则肾畏其燥，凡遇此症，宜用治标固本之法。此药治脾肾两经精血不足，元气有亏，寒热交作，遗精盗汗，头目眩晕，耳内蝉鸣，咳嗽痰喘，脾胃虚寒，腹胀如鼓，遍体肿黄，步履艰难，小便短涩，胸膈气满，米谷不消，大便不实，淋浊不止等症，均宜服之。久服扶阳助阴，添精髓，悦颜色，有益寿延年之妙，毓麟种子之庆。空心，每服二钱，淡盐汤送下。忌

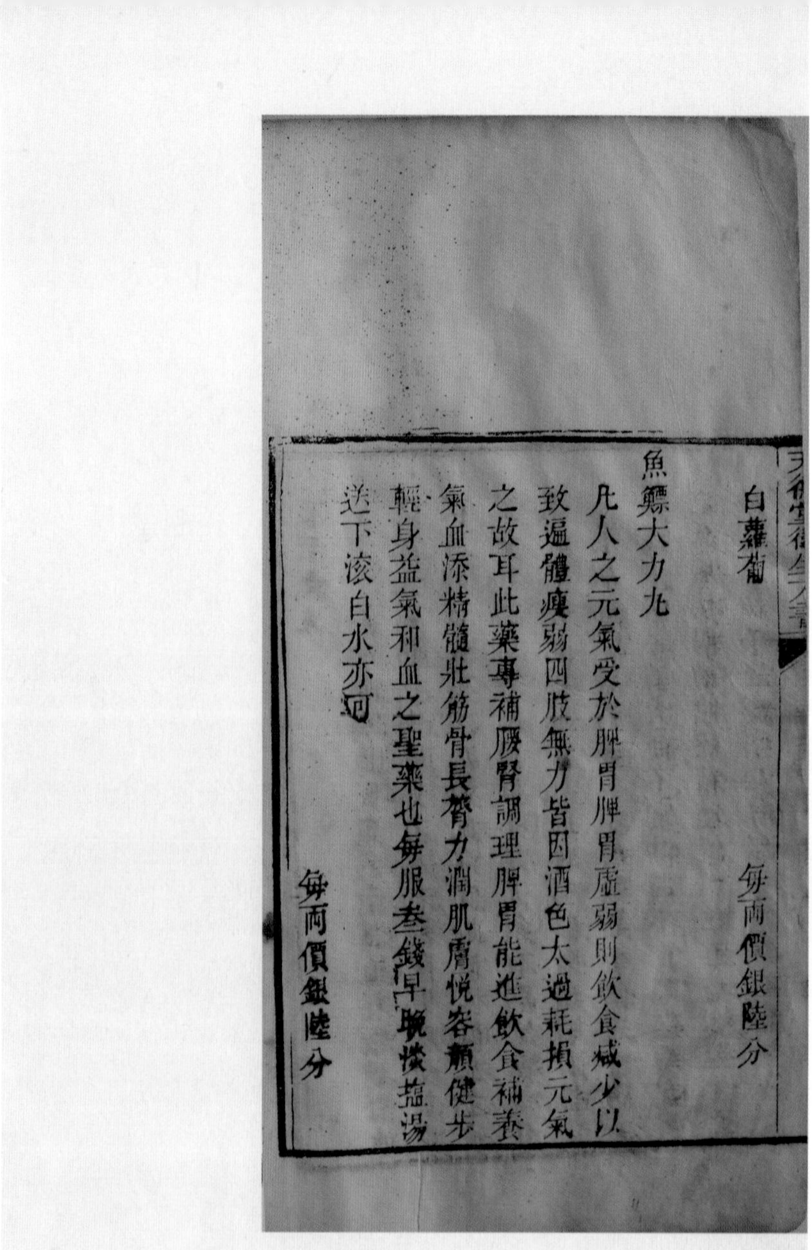
白蘿蔔
每兩價銀陸分
魚鰾大力丸
凡人之元氣受於脾胃脾胃虛弱則飲食减少以致遍體瘦弱四肢無力皆因酒色太過耗損元氣之故耳此藥專補腰腎調理脾胃能進飲食補養氣血添精髓壯筋骨長膂力潤肌膚悅容顔健步輕身益氣和血之聖藥也每服叁錢早晚淡鹽湯送下滚白水亦可
每兩價銀陸分

白萝卜。

每两价银六分。

鱼鳔大力丸

凡人之元气受于脾胃。脾胃虚弱则饮食减少，以致遍体瘦弱，四肢无力，皆因酒色太过，耗损元气之故耳。此药专补腰肾，调理脾胃，能进饮食，补养气血，添精髓，壮筋骨，长膂力[1]，润肌肤，悦容颜，健步轻身，益气和血之圣药也。每服三钱，早晚淡盐汤送下，滚白水亦可。

每两价银六分。

1 膂（lǚ）力：体力，力气。

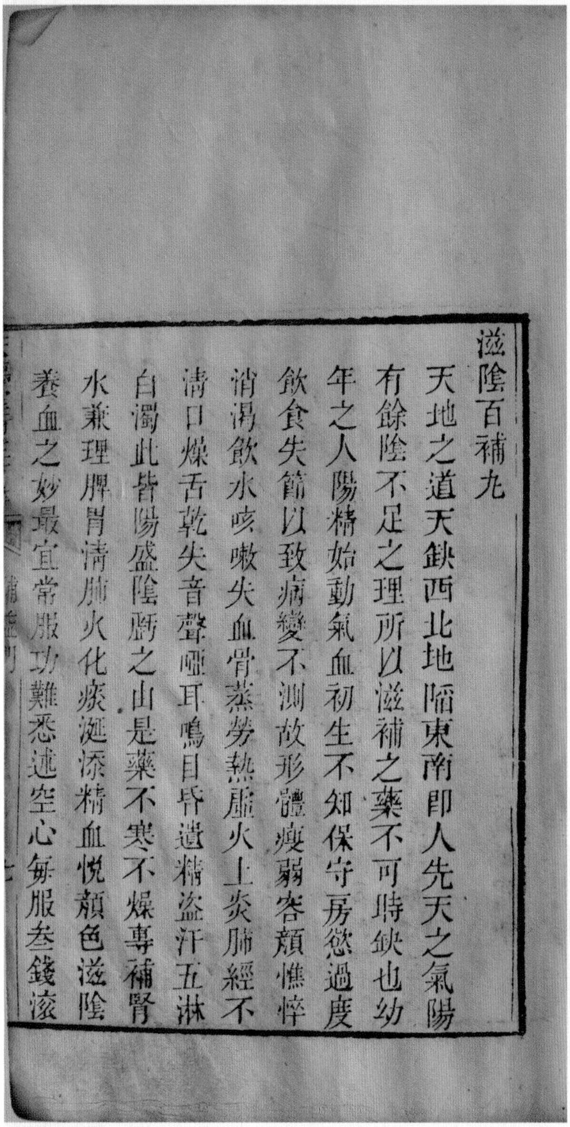
滋陰百補丸
天地之道天缺西北地陷東南即人先天之氣陽有餘陰不足之理所以滋補之藥不可時缺也幼年之人陽精始動氣血初生不知保守房慾過度飲食失節以致病變不測故形體瘦弱容顏憔悴消渴飲水咳嗽失血骨蒸勞熱虛火上炎肺經不清口燥舌乾失音聲啞耳鳴目昏遺精盜汗五淋白濁此皆陽盛陰虧之由是藥不寒不燥專補腎水兼理脾胃清肺火化痰涎添精血悅顏色滋陰養血之妙最宜常服功難悉述空心每服叁錢滚

滋阴百补丸

天地之道，天缺西北，地陷东南，即人先天之气，阳有余阴不足之理，所以滋补之药不可时缺也。幼年之人，阳精始动，气血初生，不知保守，房欲过度，饮食失节，以致病变不测。故形体瘦弱，容颜憔悴，消渴饮水，咳嗽失血，骨蒸劳热，虚火上炎，肺经不清，口燥舌干，失音声哑，耳鸣目昏，遗精盗汗，五淋白浊，此皆阳盛阴亏之由。是药不寒不燥，专补肾水，兼理脾胃，清肺火，化痰涎，添精血，悦颜色，滋阴养血之妙。最宜常服，功难悉述。空心，每服三钱，滚

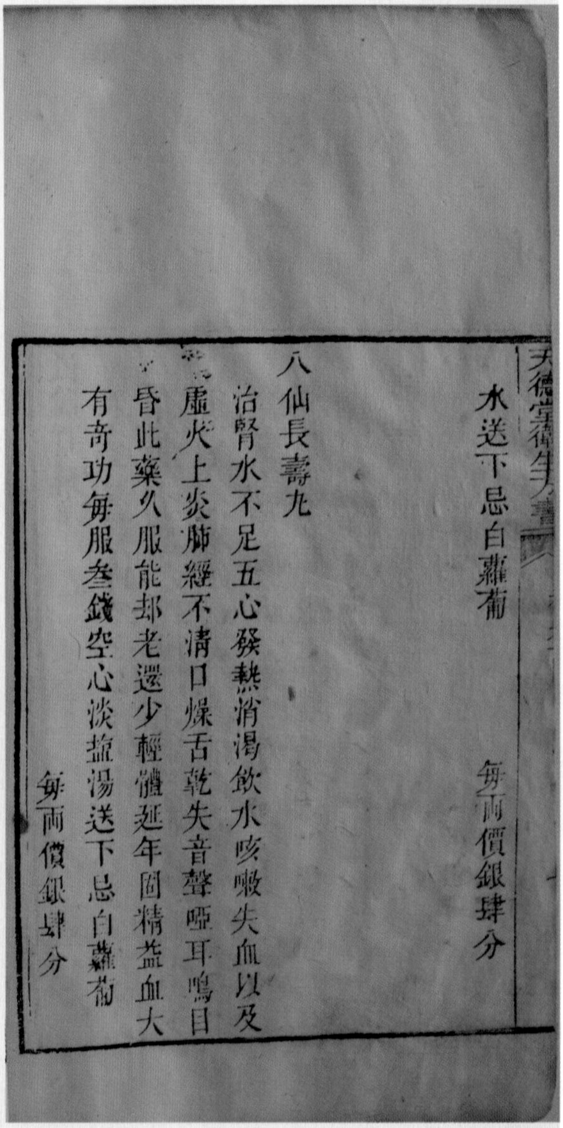

水送下忌白蘿蔔

每両價銀肆分

八仙長壽丸

治腎水不足五心發熱消渴飲水咳嗽失血以及虚火上炎肺經不清口燥舌乾失音聲啞耳鳴目昏此藥久服能却老還少輕體延年固精益血大有奇功每服叁錢空心淡盐湯送下忌白蘿蔔

每両價銀肆分

水送下。忌白萝卜。

每两价银四分。

八仙长寿丸

治肾水不足，五心发热，消渴饮水，咳嗽失血，以及虚火上炎，肺经不清，口燥舌干，失音声哑，耳鸣目昏。此药久服能却老还少，轻体延年，固精益血，大有奇功。每服三钱，空心，淡盐汤送下。忌白萝卜。

每两价银四分。

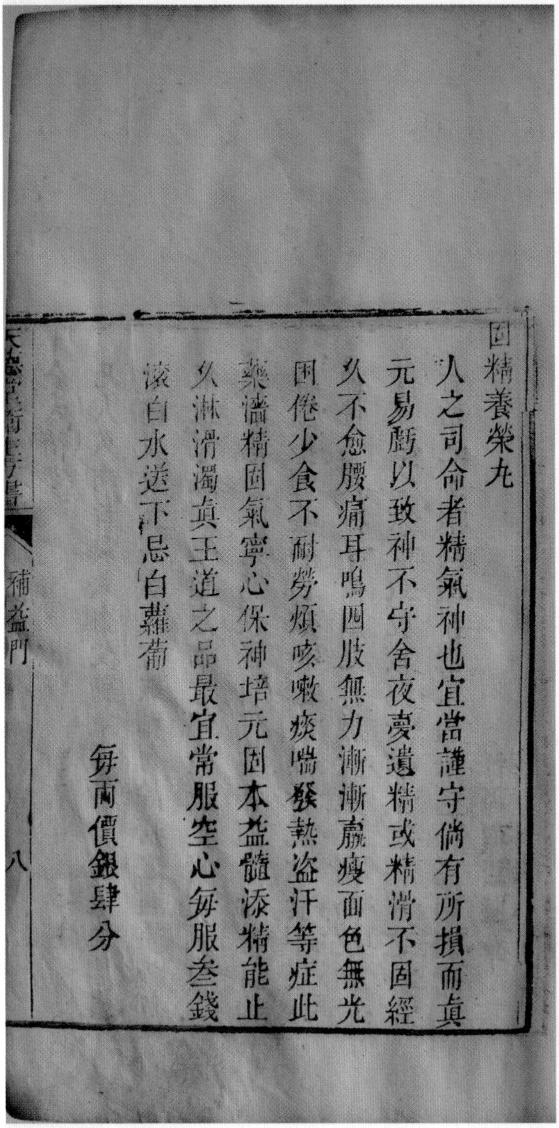

固精養榮丸

人之司命者精氣神也宜當謹守倘有所損而真元易虧以致神不守舍夜夢遺精或精滑不固經久不愈腰痛耳鳴四肢無力漸漸羸瘦面色無光困倦少食不耐勞煩咳嗽痰喘發熱盜汗等症此藥濇精固氣寧心保神培元固本益髓添精能止久淋滑濁真王道之品最宜常服空心每服叁錢滾白水送下忌白蘿蔔

每兩價銀肆分

天德堂衛生方書　補益門　八

固精养荣丸

人之司命者，精气神也，宜当谨守。倘有所损，而真元易亏，以致神不守舍，夜梦遗精或精滑不固，经久不愈，腰痛耳鸣，四肢无力，渐渐羸瘦，面色无光，困倦少食，不耐劳烦，咳嗽痰喘，发热盗汗等症。此药涩精固气，宁心保神，培元固本，益髓添精，能止久淋滑浊，真王道之品，最宜常服。空心，每服三钱，滚白水送下。忌白萝卜。

每两价银四分。

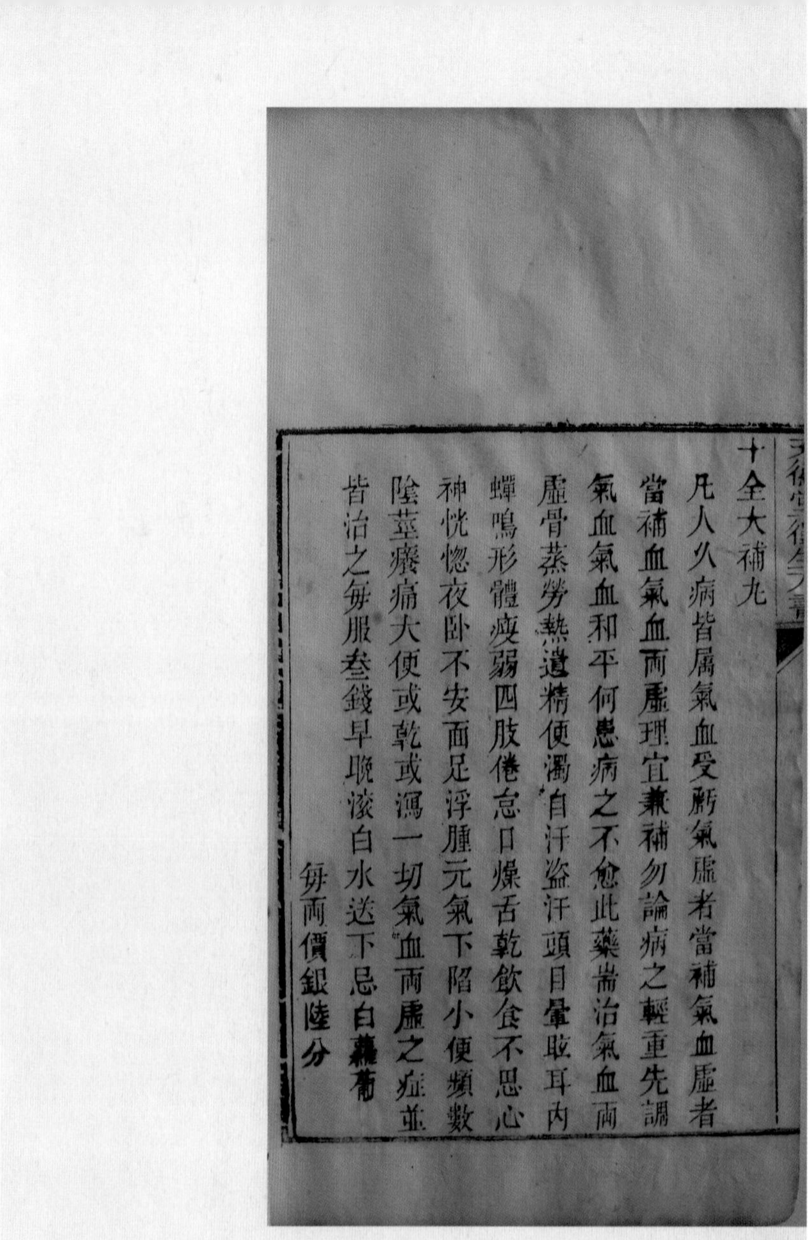

十全大補丸

凡人久病皆屬氣血受虧氣虛者當補氣血虛者當補血氣血兩虛理宜兼補勿論病之輕重先調氣血氣血和平何患病之不愈此藥耑治氣血兩虛骨蒸勞熱遺精便濁自汗盜汗頭目暈眩耳內蟬鳴形體瘦弱四肢倦怠口燥舌乾飲食不思心神恍惚夜臥不安面足浮腫元氣下陷小便頻數陰莖癢痛大便或乾或瀉一切氣血兩虛之症並皆治之每服叁錢早晚滾白水送下忌白蘿蔔

每兩價銀陸分

十全大补丸

凡人久病，皆属气血受亏。气虚者，当补气；血虚者，当补血；气血两虚，理宜兼补。勿论病之轻重，先调气血，气血和平，何患病之不愈？此药专治气血两虚，骨蒸劳热，遗精便浊，自汗盗汗，头目晕眩，耳内蝉鸣，形体瘦弱，四肢倦怠，口燥舌干，饮食不思，心神恍惚，夜卧不安，面足浮肿，元气下陷，小便频数，阴茎痒痛，大便或干或泻，一切气血两虚之症并皆治之。每服三钱，早晚滚白水送下。忌白萝卜。

每两价银六分。

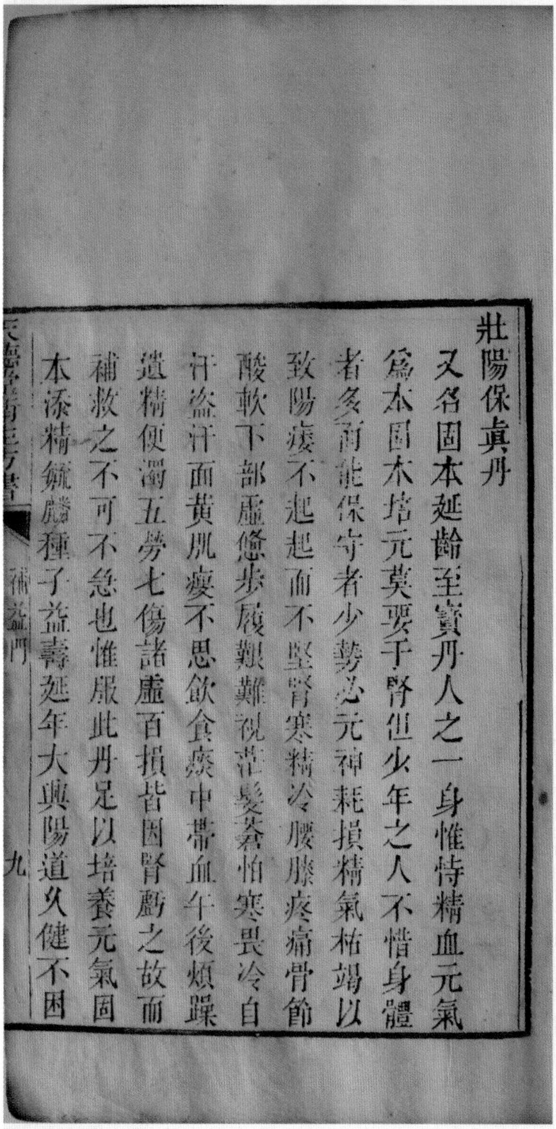

壯陽保眞丹

又名固本延齡至寶丹人之一身惟恃精血元氣爲本固本培元莫要于腎但少年之人不惜身體者多而能保守者少勢必元神耗損精氣枯竭以致陽痿不起起而不堅腎寒精冷腰膝疼痛骨節酸軟下部虛憊步履艱難視茫髮蒼怕寒畏冷自汗盜汗面黃肌瘦不思飲食痰中帶血午後煩躁遺精便濁五勞七傷諸虛百損皆因腎虧之故而補救之不可不急也惟服此丹足以培養元氣固本添精毓麟種子益壽延年大興陽道久健不困

天德堂衛生方書　補益門　九

壮阳保真丹

又名“固本延龄至宝丹”。人之一身，惟恃精血元气为本，固本培元，莫要于肾。但少年之人，不惜身体者多，而能保守者少，势必元神耗损，精气枯竭，以致阳痿不起，起而不坚，肾寒精冷，腰膝疼痛，骨节酸软，下部虚惫，步履艰难，视茫发苍，怕寒畏冷，自汗盗汗，面黄肌瘦，不思饮食，痰中带血，午后烦躁，遗精便浊。五劳七伤，诸虚百损，皆因肾亏之故，而补救之不可不急也。惟服此丹足以培养元气，固本添精，毓麟种子，益寿延年，大兴阳道，久健不困，

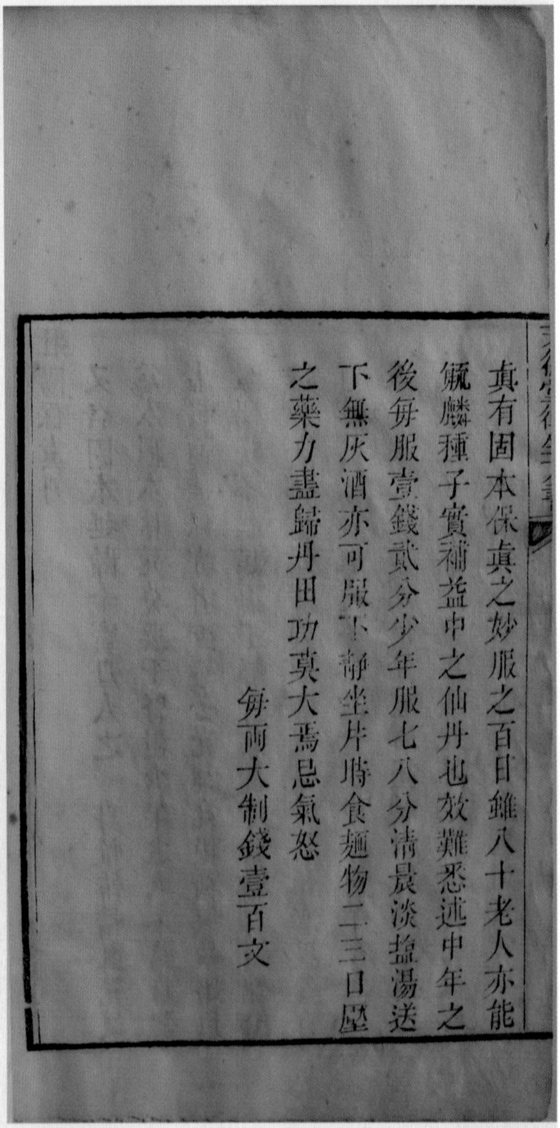
真有固本保真之妙服之百日雖八十老人亦能毓麟種子實補益中之仙丹也效難悉述中年之後每服壹錢貳分少年服七八分清晨淡鹽湯送下無灰酒亦可服下靜坐片時食麵物二三口壓之藥力盡歸丹田功莫大焉忌氣怒

每兩大制錢壹百文

真有固本保真之妙。服之百日，虽八十老人亦能毓麟种子，实补益中之仙丹也，效难悉述。中年之后，每服一钱二分，少年服七八分，清晨淡盐汤送下，无灰酒[1]亦可。服下静坐片时，食面物二三口压之，药力尽归丹田，功莫大焉。忌气怒。

每两大制钱一百文。

1 无灰酒：是不放石灰的酒。古人在酒内加石灰以防酒酸，但能聚痰，所以药用须无灰酒。

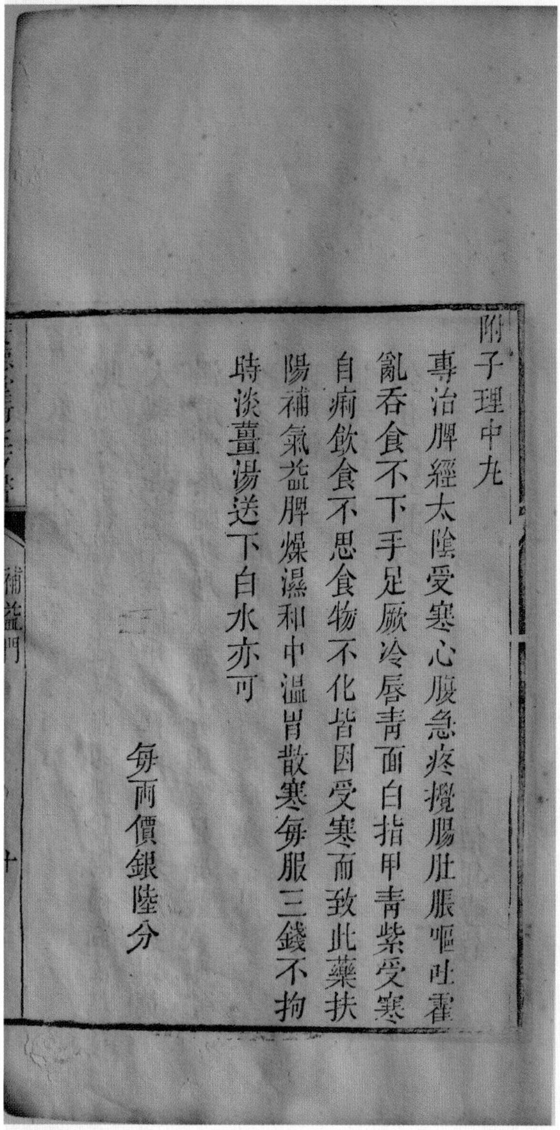
附子理中丸

專治脾經太陰受寒心腹急疼攪腸肚脹嘔吐霍亂吞食不下手足厥冷唇青面白指甲青紫受寒自痢飲食不思食物不化皆因受寒而致此藥扶陽補氣益脾燥濕和中溫胃散寒每服三錢不拘時淡薑湯送下白水亦可

每兩價銀陸分

補益門

附子理中丸

专治脾经太阴受寒。心腹急疼，搅肠肚胀，呕吐霍乱，吞食不下，手足厥冷，唇青面白，指甲青紫，受寒自痢，饮食不思，食物不化，皆因受寒而致。此药扶阳，补气益脾，燥湿和中，温胃散寒。每服三钱，不拘时，淡姜汤送下，白水亦可。

每两价银六分。

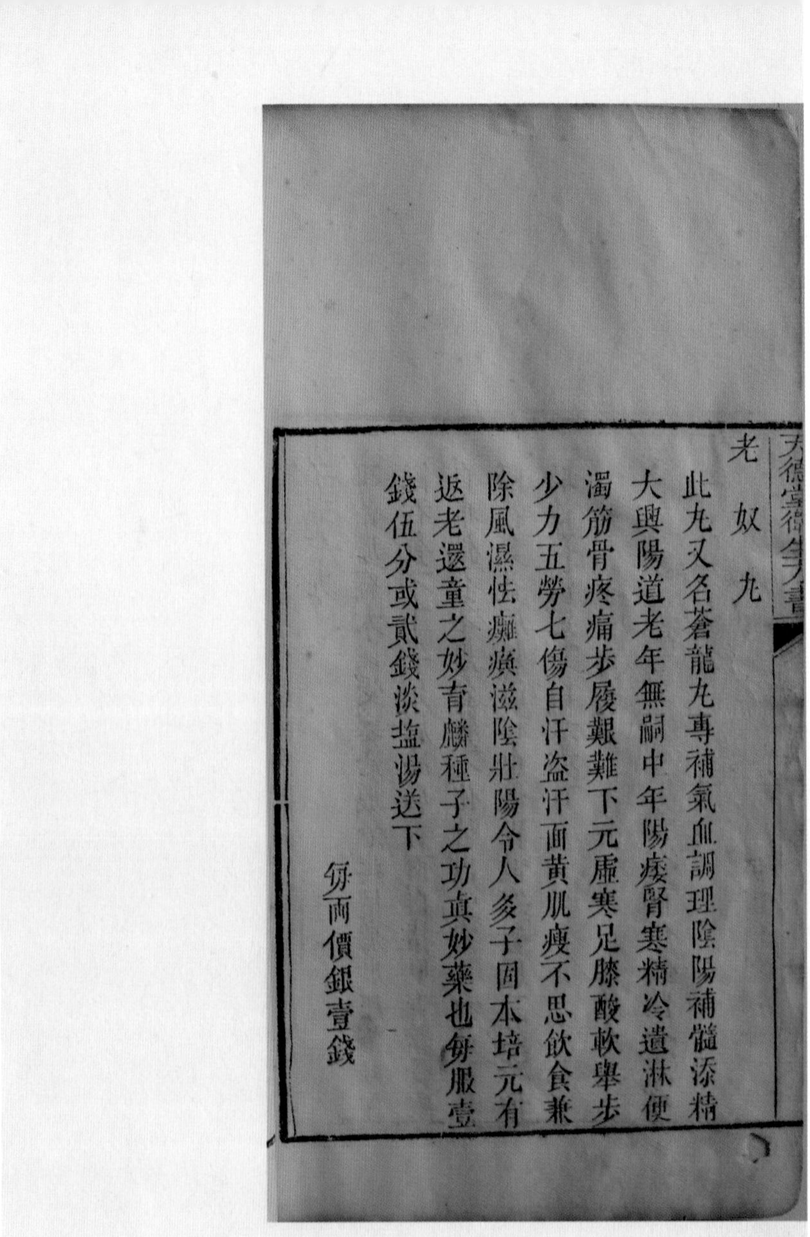
老奴丸
此丸又名蒼龍丸專補氣血調理陰陽補髓添精
大興陽道老年無嗣中年陽痿腎寒精冷遺淋便
濁筋骨疼痛步履艱難下元虛寒足膝酸軟舉步
少力五勞七傷自汗盜汗面黃肌瘦不思飲食兼
除風濕怯癱瘓滋陰壯陽令人多子固本培元有
返老還童之妙育麟種子之功真妙藥也每服壹
錢伍分或貳錢淡塩湯送下
每兩價銀壹錢

老奴丸

此丸又名“苍龙丸”，专补气血，调理阴阳，补髓添精，大兴阳道。老年无嗣，中年阳痿，肾寒精冷，遗淋便浊，筋骨疼痛，步履艰难，下元虚寒，足膝酸软，举步少力，五劳七伤，自汗盗汗，面黄肌瘦，不思饮食。兼除风湿，祛[1]瘫痪，滋阴壮阳，令人多子，固本培元，有返老还童之妙，毓麟种子之功，真妙药也。每服一钱五分或二钱，淡盐汤送下。

每两价银一钱。

1 祛：原文为“怯”，于义不通。形近而误，据文义改。

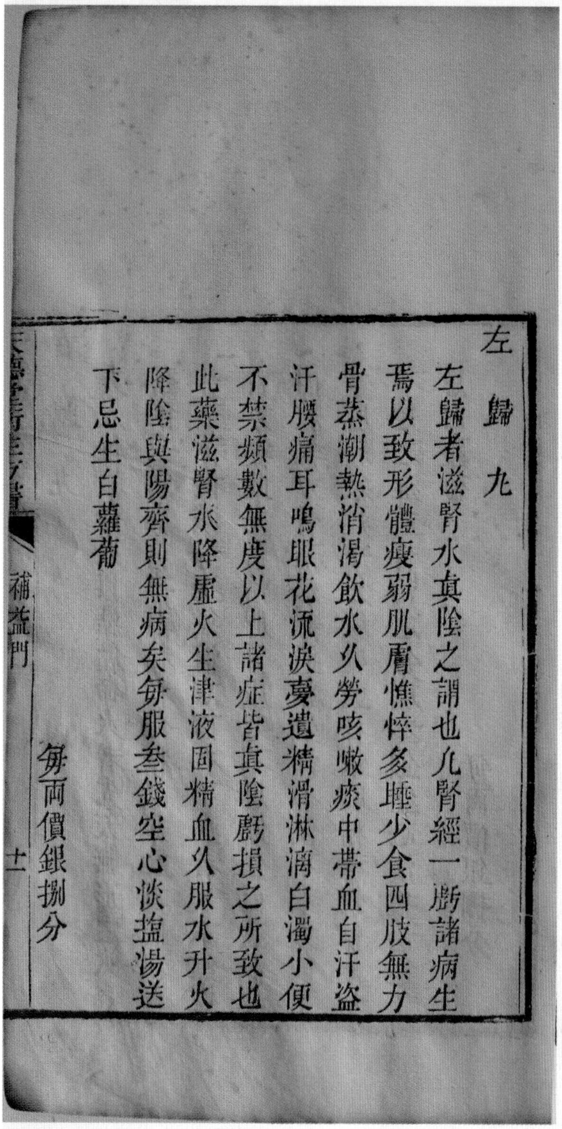

左歸丸

左歸者滋腎水真陰之謂也凡腎經一虧諸病生焉以致形體瘦弱肌膚憔悴多睡少食四肢無力骨蒸潮熱消渴飲水久勞咳嗽痰中帶血自汗盜汗腰痛耳鳴眼花流淚夢遺精滑淋漓白濁小便不禁頻數無度以上諸症皆真陰虧損之所致也此藥滋腎水降虛火生津液固精血久服水升火降陰與陽齊則無病矣每服叁錢空心淡鹽湯送下忌生白蘿蔔

每兩價銀捌分

補益門　十一

左归丸

左归者，滋肾水，真阴之谓也。凡肾经一亏，诸病生焉，以致形体瘦弱，肌肤憔悴，多睡少食，四肢无力，骨蒸潮热，消渴饮水，久劳咳嗽，痰中带血，自汗盗汗，腰痛耳鸣，眼花流泪，梦遗精滑，淋漓白浊，小便不禁，频数无度，以上诸症皆真阴亏损之所致也。此药滋肾水，降虚火，生津液，固精血。久服水升火降，阴与阳齐，则无病矣。每服三钱，空心，淡盐汤送下。忌生白萝卜。

每两价银八分。

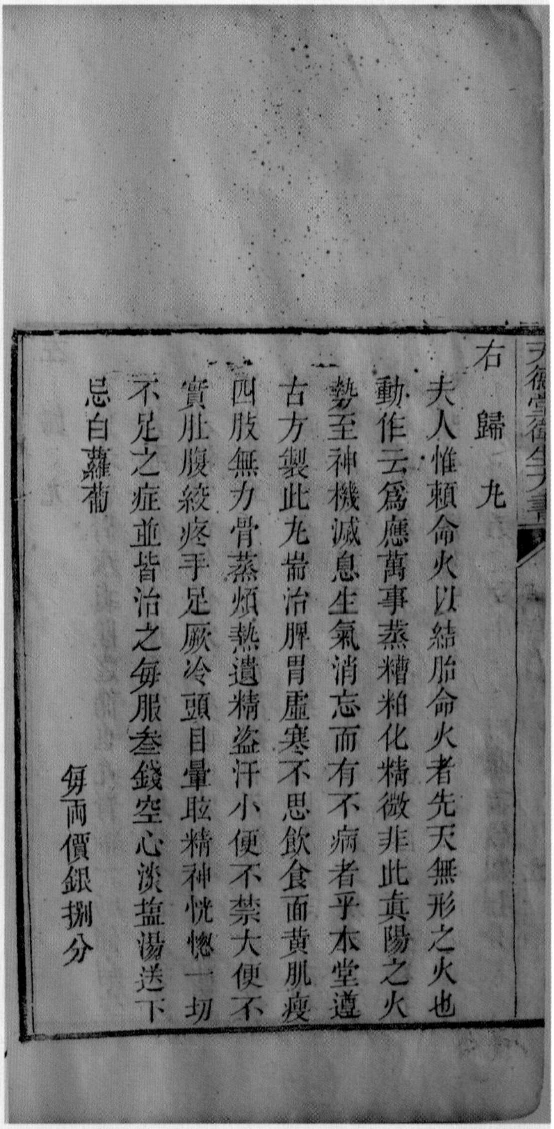
右歸丸
夫人惟賴命火以結胎命火者先天無形之火也
動作云爲應萬事蒸糟粕化精微非此真陽之火
勢至神機滅息生氣消忘而有不病者乎本堂遵
古方製此丸耑治脾胃虛寒不思飲食面黄肌瘦
四肢無力骨蒸煩熱遺精盜汗小便不禁大便不
實肚腹絞疼手足厥冷頭目暈眩精神恍惚一切
不足之症並皆治之每服叁錢空心淡鹽湯送下
忌白蘿蔔
每兩價銀捌分

右归丸

夫人惟赖命火以结胎。命火者，先天无形之火也。动作云为应万事，蒸糟粕，化精微，非此真阳之火，势至神机灭息，生气消忘而有不病者乎？本堂遵古方制此丸，专治脾胃虚寒，不思饮食，面黄肌瘦，四肢无力，骨蒸烦热，遗精盗汗，小便不禁，大便不实，肚腹绞疼，手足厥冷，头目晕眩，精神恍惚。一切不足之症并皆治之。每服三钱，空心，淡盐汤送下。忌白萝卜。

每两价银八分。

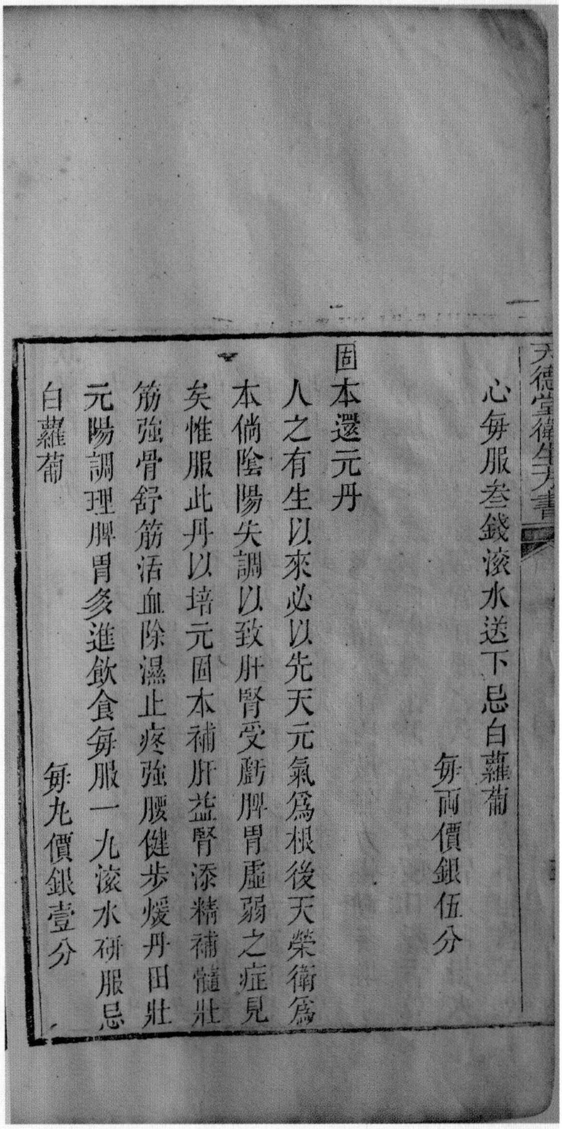
天德堂衛生丸書

心每服叁錢滾水送下忌白蘿蔔

每兩價銀伍分

固本還元丹

人之有生以來必以先天元氣爲根後天榮衛爲本倘陰陽失調以致肝腎受虧脾胃虛弱之症見矣惟服此丹以培元固本補肝益腎添精補髓壯筋強骨舒筋活血除濕止疼強腰健步煖丹田壯元陽調理脾胃多進飲食每服一丸滾水研服忌白蘿蔔

每丸價銀壹分

心，每服三钱，滚水送下。忌白萝卜。

每两价银五分。

固本还元丹

人之有生以来，必以先天元气为根，后天荣卫为本。倘阴阳失调，以致肝肾受亏，脾胃虚弱之症见矣。惟服此丹以培元固本，补肝益肾，添精补髓，壮筋强骨，舒筋活血，除湿止疼，强腰健步，暖丹田，壮元阳，调理脾胃，多进饮食。每服一丸，滚水研服。忌白萝卜。

每丸价银一分。

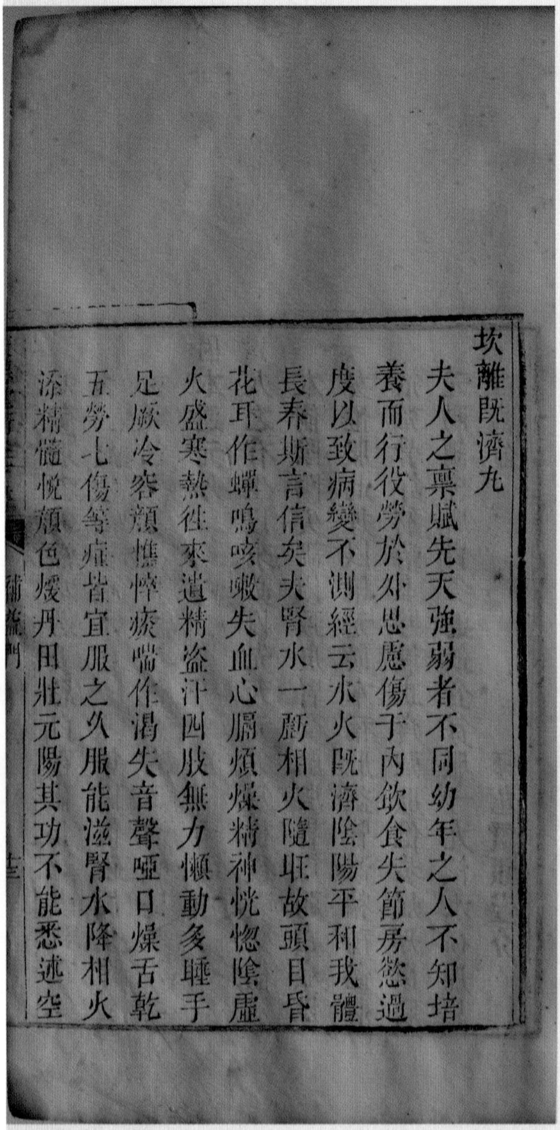
坎離既濟丸
夫人之禀賦先天強弱者不同幼年之人不知培養而行役勞於外思慮傷于內欲食失節房慾過度以致病變不測經云水火既濟陰陽平和我體長春斯言信矣夫腎水一虧相火隨旺故頭目昏花耳作蟬鳴咳嗽失血心膈煩燥精神恍惚陰虛火盛寒熱往來遺精盜汗四肢無力懶動多睡手足厥冷容顏憔悴痰喘作渴失音聲啞口燥舌乾五勞七傷等症皆宜服之久服能滋腎水降相火添精髓悅顏色煖丹田壯元陽其功不能悉述空

補益門

坎离既济丸

夫人之禀赋，先天强弱者不同。幼年之人，不知培养，而行役劳于外，思虑伤于内，饮食失节，房欲过度，以致病变不测。经[1]云：水火既济。阴阳平和，我体长春，斯言信矣。夫肾水一亏，相火随旺，故头目昏花，耳作蝉鸣，咳嗽失血，心膈烦躁，精神恍惚，阴虚火盛，寒热往来，遗精盗汗，四肢无力，懒动多睡，手足厥冷，容颜憔悴，痰喘作渴，失音声哑，口燥舌干，五劳七伤等症，皆宜服之。久服能滋肾水，降相火，添精髓，悦颜色，暖丹田，壮元阳，其功不能悉述。空

1 经：易经。水火既济指济卦，为阴阳和谐之象，上下相通之意。

能育子息非常之力及治五勞七傷諸虛皆宜每服三錢空心滚白水送下服至七天四肢光澤唇臉赤色手足温和面目滋潤言語清亮是其效也

每両價銀捌分

健步虎潜丸

治腰膝疼痛步履艱難指節頑痲手足癱瘓痰涎壅盛語言塞澁能補真氣壯元陽固精血堅筋骨悦顏色久服固齒黑鬚輕體延年廣育子嗣大有奇功每服叁錢空心滚白水送下

每両價銀陸分

能育子息，非常之力，及治五劳七伤，诸虚皆宜。每服三钱，空心，滚白水送下。服至七天，四肢光泽，唇脸赤色，手足温和，面目滋润，言语清亮，是其效也。

每两价银八分。

健步虎潜丸

治腰膝疼痛，步履艰难，指节顽麻，手足瘫痪，痰涎壅盛，语言塞涩。能补真气，壮元阳，固精血，坚筋骨，悦颜色。久服固齿黑须，轻体延年，广育子嗣，大有奇功。每服三钱，空心，滚白水送下。

每两价银六分。

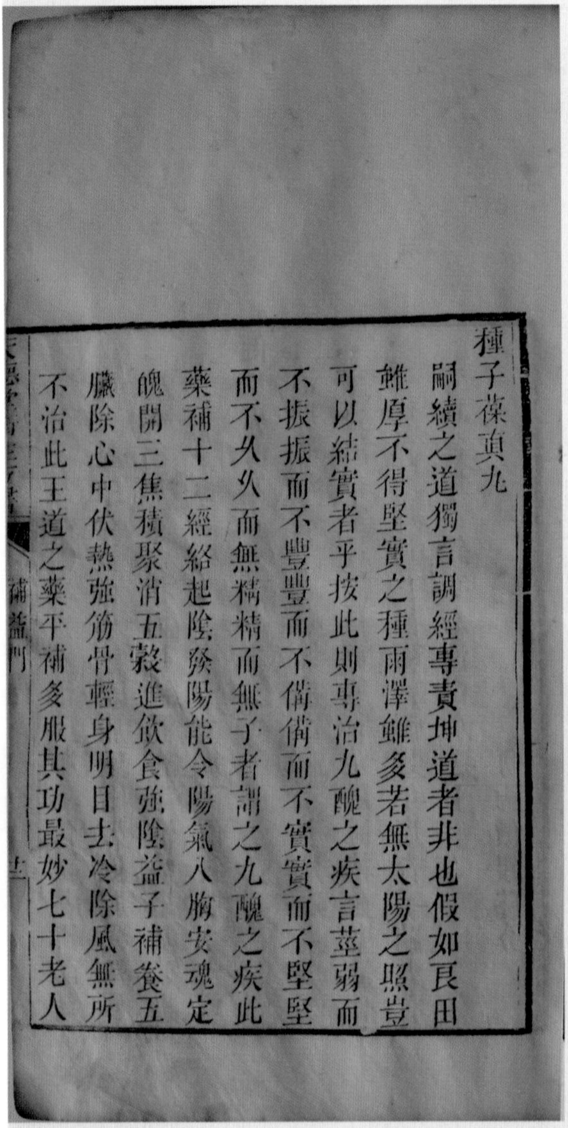

種子葆真丸

嗣續之道獨言調經專責坤道者非也假如良田雖厚不得堅實之種雨澤雖多若無太陽之照豈可以結實者乎按此則專治九醜之疾言莖弱而不振振而不豐豐而不備備而不實實而不堅堅而不久久而無精精而無子者謂之九醜之疾此藥補十二經絡起陰發陽能令陽氣入胸安魂定魄開三焦積聚消五穀進飲食強陰益子補養五臟除心中伏熱強筋骨輕身明目去冷除風無所不治此王道之藥平補多服其功最妙七十老人

种子葆真丸

嗣续之道，独言调经、专责坤道者，非也。假如良田虽厚，不得坚实之种；雨泽虽多，若无太阳之照，岂可以结实者乎？按此则专治九丑之疾，言茎弱而不振，振而不丰，丰而不备，备而不实，实而不坚，坚而不久，久而无精，精而无子者，谓之九丑之疾。此药补十二经络，起阴发阳，能令阳气入胸，安魂定魄，开三焦积聚，消五谷，进饮食，强阴益子，补养五脏，除心中伏热，强筋骨，轻身明目，去冷除风，无所不治。此王道之药，平补多服，其功最妙。七十老人

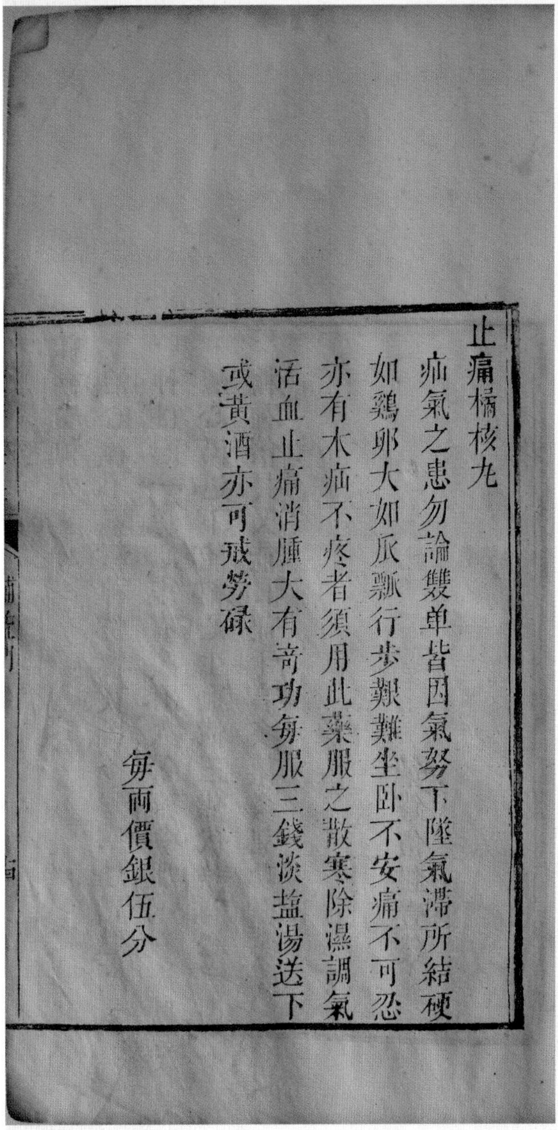
止痛橘核丸
疝氣之患勿論雙单皆因氣努下墜氣滯所結硬
如鷄卵大如瓜瓢行步艱難坐卧不安痛不可忍
亦有木疝不疼者須用此藥服之散寒除濕調氣
活血止痛消腫大有竒功每服三錢淡盐湯送下
或黄酒亦可戒勞碌
每兩價銀伍分

止痛橘核丸

疝气之患，勿论双单，皆因气努下坠，气滞所结。硬如鸡卵，大如瓜瓢，行步艰难，坐卧不安，痛不可忍，亦有木疝不疼者，须用此药服之。散寒除湿，调气活血，止痛消肿，大有奇功。每服三钱，淡盐汤送下，或黄酒亦可。戒劳碌。

每两价银五分。

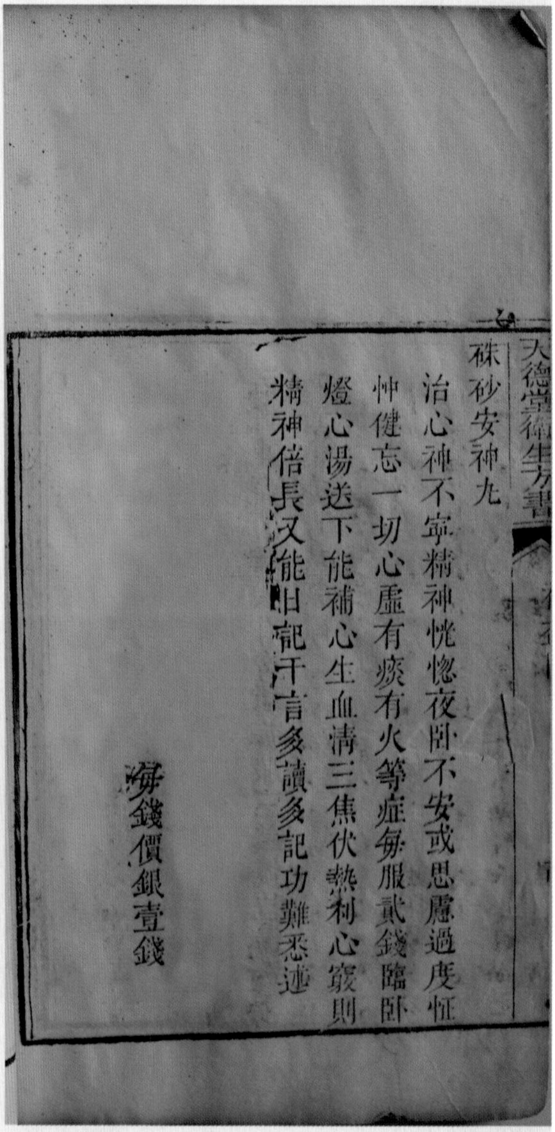
天德堂衛生方書

硃砂安神丸

治心神不寧精神恍惚夜卧不安或思慮過度怔忡健忘一切心虛有痰有火等症每服貳錢臨卧燈心湯送下能補心生血清三焦伏熱利心竅則精神倍長又能日記千言多讀多記功難悉述

每錢價銀壹錢

朱砂安神丸

治心神不宁，精神恍惚，夜卧不安，或思虑过度，怔忡健忘，一切心虚有痰有火等症。每服二钱，临卧灯心汤送下。能补心生血，清三焦伏热，利心窍则精神倍长，又能日记千言，多读多记，功难悉述。

每钱价银一钱。

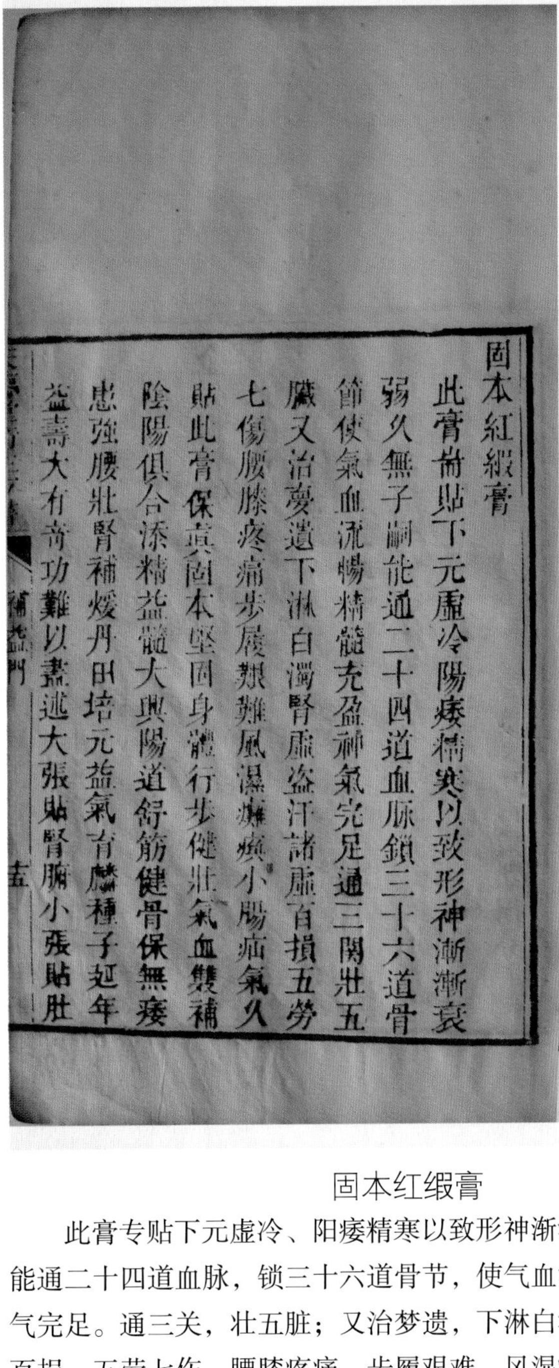

固本紅緞膏

此膏尚貼下元虛冷陽痿精寒以致形神漸漸衰弱久無子嗣能通二十四道血脈鎖三十六道骨節使氣血流暢精髓充盈神氣完足通三関壯五臟又治夢遺下淋白濁腎虛盗汗諸虛百損五勞七傷腰膝疼痛步履艱難風濕癱瘓小腸疝氣久貼此膏保真固本堅固身體行步健壯氣血雙補陰陽俱合添精益髓大興陽道舒筋健骨保無痿患強腰壯腎補煖丹田培元益氣有麟種子延年益壽大有奇功難以盡述大張貼腎腧小張貼肚

固本红缎膏

此膏专贴下元虚冷、阳痿精寒以致形神渐渐衰弱，久无子嗣。能通二十四道血脉，锁三十六道骨节，使气血流畅，精髓充盈，神气完足。通三关，壮五脏；又治梦遗，下淋白浊，肾虚盗汗，诸虚百损，五劳七伤，腰膝疼痛，步履艰难，风湿瘫痪，小肠疝气。久贴此膏，保真固本，坚固身体，行步健壮，气血双补，阴阳俱合，添精益髓，大兴阳道，舒筋健骨，保无痿患，强腰壮肾，补暖丹田，培元益气，毓麟种子，延年益寿，大有奇功，难以尽述。大张贴肾腑，小张贴肚

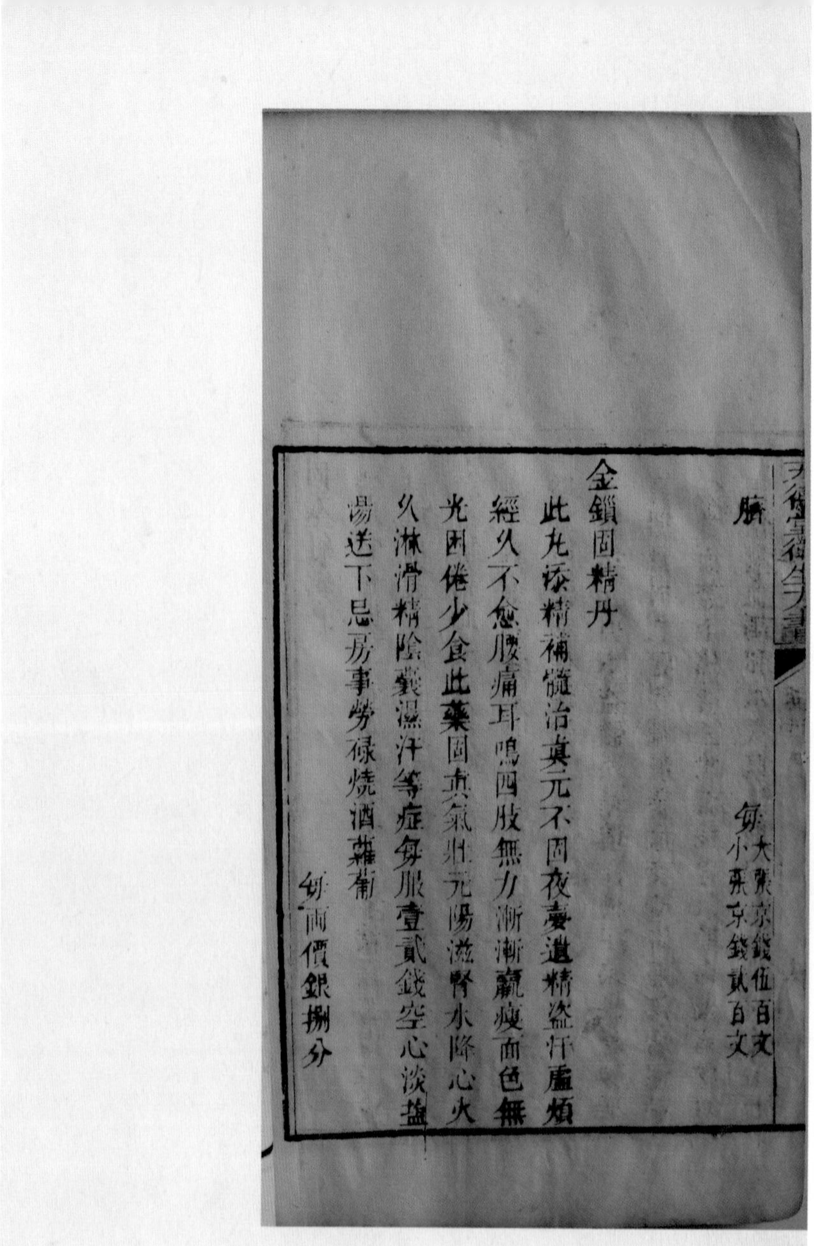
臍

每大張京錢伍百文
小張京錢貳百文

金鎖固精丹

此丸添精補髓治真元不固夜夢遺精盜汗虛煩經久不愈腰痛耳鳴四肢無力漸漸羸瘦面色無光困倦少食此藥固真氣壯元陽滋腎水降心火久淋滑精陰囊濕汗等症每服壹貳錢空心淡鹽湯送下忌房事勞碌燒酒蘿蔔

每兩價銀捌分

脐。

每大张京钱五百文（小张京钱二百文）。

金锁固精丹

此丸添精补髓，治真元不固，夜梦遗精，盗汗虚烦，经久不愈，腰痛耳鸣，四肢无力，渐渐羸瘦，面色无光，困倦少食。此药固真气，壮元阳，滋肾水，降心火，久淋滑精，阴囊湿汗等症。每服一二钱，空心，淡盐汤送下。忌房事、劳碌、烧酒、萝卜。

每两价银八分。

七寶美髯丹
嘗見有患無子或白髮者葢腎主精精勝則孕成
精虧則無子心主血血勝則髮黑血衰則髮白此
皆先天禀受不足少年斵喪過度之所致也若腎
水一虧則種種虛怯之症作矣所以久無子嗣目
暗耳鳴遺精便濁消渴盜汗五勞七傷等症此藥
大能培元固本益髓添精興陽種子烏鬚黑髮聰
耳明目固齒延年補肝養血交心腎而滲脾濕强
筋骨而益下焦益三陰而强胃氣助命門而煖丹
田使氣血調和水火旣濟則諸疾自愈矣真有長

補益門 十六

七宝美髯丹

尝见有患无子或白发者，盖肾主精，精胜则孕成，精亏则无子；心主血，血胜则发黑，血衰则发白。此皆先天禀受不足，少年斫丧过度之所致也。若肾水一亏，则种种虚怯之症作矣，所以久无子嗣，目暗耳鸣，遗精便浊，消渴盗汗，五劳七伤等症。此药大能培元固本，益髓添精，兴阳种子，乌须黑发，聪耳明目，固齿延年，补肝养血，交心肾而渗脾湿，强筋骨而益下焦，益三阴而强胃气，助命门而暖丹田，使气血调和，水火既济，则诸疾自愈矣。真有长

春廣嗣之力螽斯衍慶之功最宜常服不可間斷
其功不能盡述每服叁錢空心滚白水送下忌白
蘿蔔　　每兩價銀陸分

打虎壯陽丹
治五勞七傷頭目眩暈四肢無力酸軟作痛下元
虛冷陽事不舉等症宜服此藥不惟怡症有益而
精神氣力倍長矣每服貳錢温黃酒送下滚白水
亦可　　每兩價銀陸分

春广嗣之力，螽斯[1]衍庆之功。最宜常服，不可间断，其功不能尽述。每服三钱，空心，滚白水送下。忌白萝卜。

每两价银六分。

打虎壮阳丹

治五劳七伤，头目眩晕，四肢无力，酸软作痛，下元虚冷，阳事不举等症，宜服此药。不惟怡[2]症有益，而精神气力倍长矣。每服二钱，温黄酒送下，滚白水亦可。

每两价银六分。

1 螽（zhōng）斯：绿色或褐色的昆虫，繁殖力强。螽斯衍庆寓意多子多孙。

2 怡：疑为“治”。

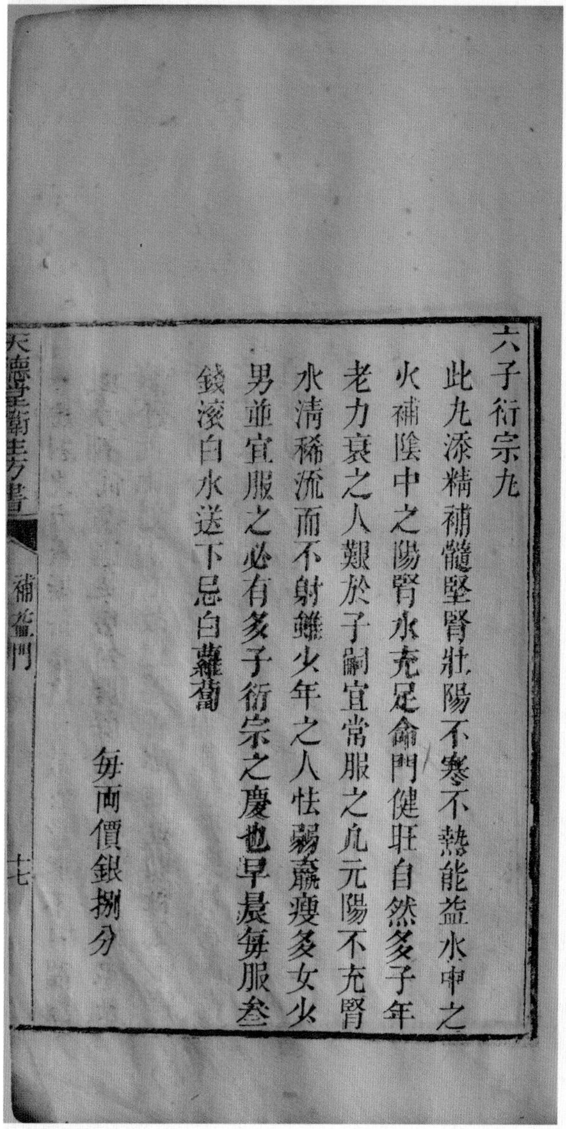

六子衍宗丸

此丸添精补髓，坚肾壮阳，不寒不热，能益水中之火，补阴中之阳。肾水充足，命门健旺，自然多子。年老力衰之人，艰于子嗣，宜常服之。凡元阳不充，肾水清稀，流而不射，虽少年之人怯弱羸瘦，多女少男，并宜服之，必有多子衍宗之庆也。早晨每服三钱，滚白水送下。忌白萝卜。

每两价银八分。

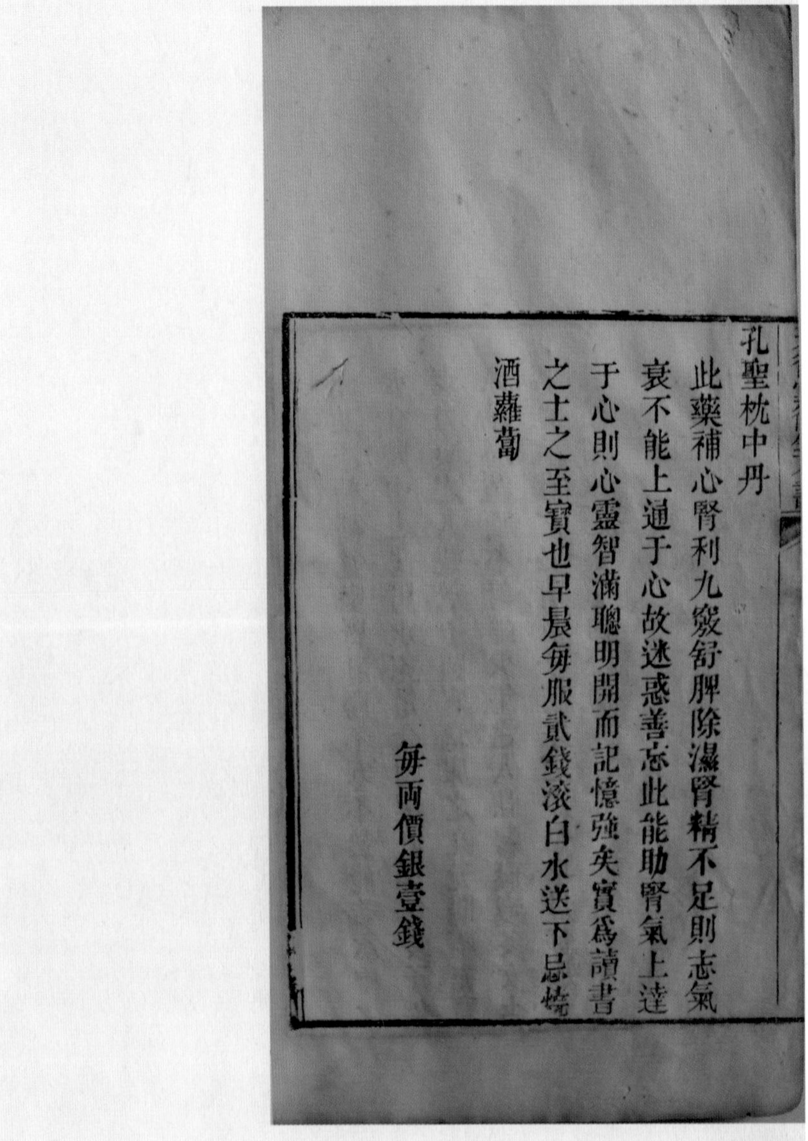

孔聖枕中丹

此藥補心腎利九竅舒脾除濕腎精不足則志氣衰不能上通于心故迷惑善忘此能助腎氣上達于心則心靈智滿聰明開而記憶強矣實爲讀書之士之至寶也早晨每服貳錢滾白水送下忌燒酒蘿蔔

每兩價銀壹錢

孔圣枕中丹

此药补心肾利九窍，舒脾除湿。肾精不足则志气衰，不能上通于心，故迷惑善忘。此能助肾气上达于心，则心灵智满，聪明开而记忆强矣，实为读书之士之至宝也。早晨每服二钱，滚白水送下。忌烧酒、萝卜。

每两价银一钱。

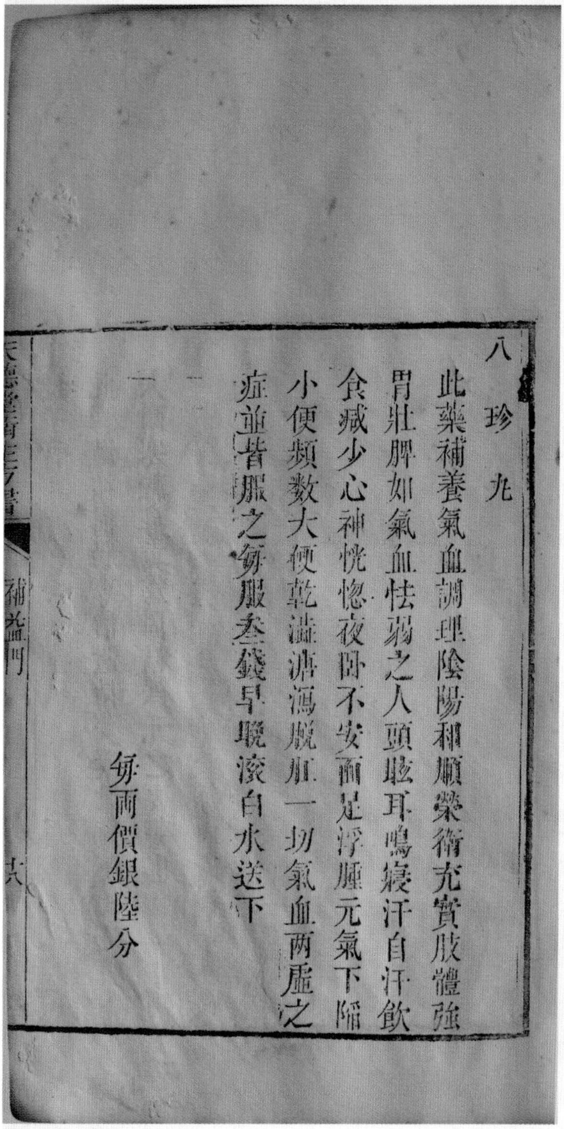

天德堂衛生方書　補益門

八珍丸

此藥補養氣血調理陰陽和順榮衛充實肢體強胃壯脾如氣血怯弱之人頭眩耳鳴寢汗自汗飲食減少心神恍惚夜卧不安面足浮腫元氣下陷小便頻數大便乾澁溏瀉脫肛一切氣血兩虛之症並皆服之每服叁錢早晚滾白水送下

每兩價銀陸分

八珍丸

此药补养气血，调理阴阳，和顺荣卫，充实肢体，强胃壮脾。如气血怯弱之人，头眩耳鸣，寝汗自汗，饮食减少，心神恍惚，夜卧不安，面足浮肿，元气下陷，小便频数，大便干涩，溏泄脱肛，一切气血两虚之症并皆服之。每服三钱，早晚滚白水送下。

每两价银六分。

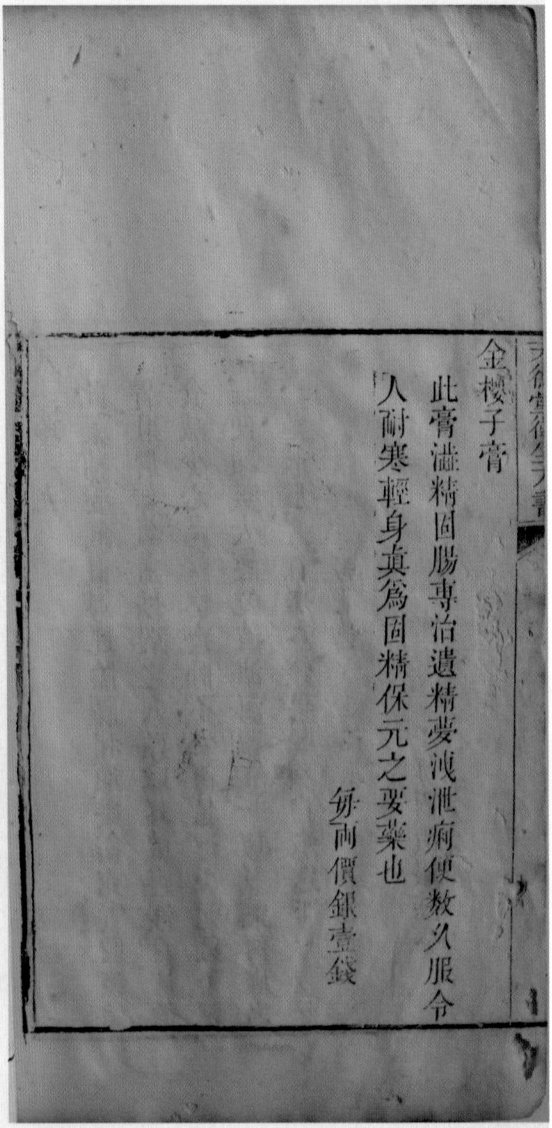
金櫻子膏
此膏澁精固腸専治遺精夢洩泄痢便数久服令人耐寒輕身真為固精保元之要藥也
每兩價銀壹錢

金樱子膏

此膏涩精固肠，专治遗精梦泄，泻痢便数。久服令人耐寒轻身，真为固精保元之要药也。

每两价银一钱。

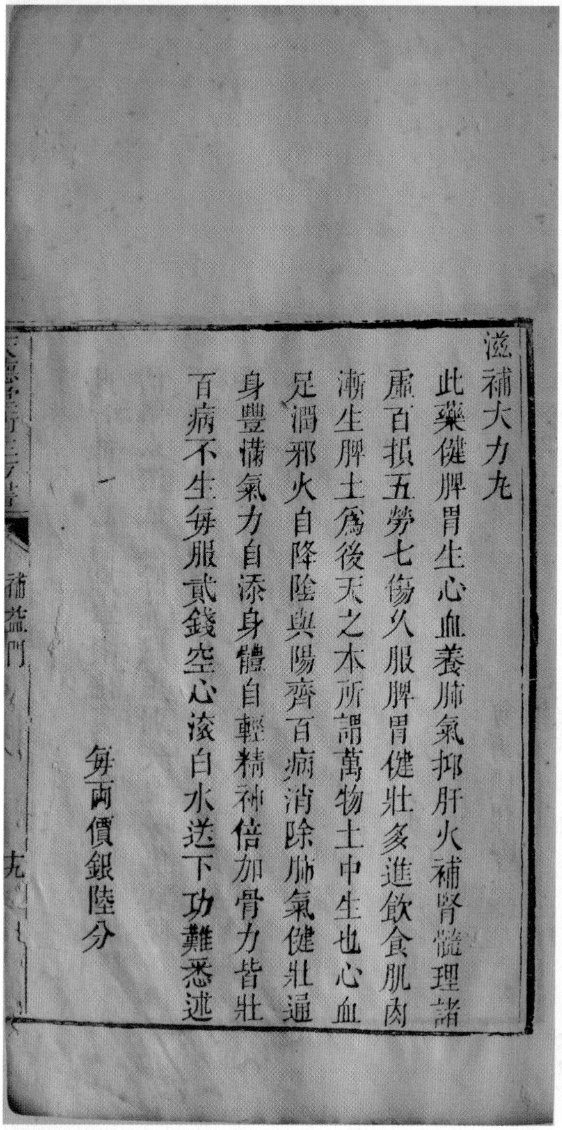
滋補大力丸

此藥健脾胃生心血養肺氣抑肝火補腎髓理諸虛百損五勞七傷久服脾胃健壯多進飲食肌肉漸生脾土爲後天之本所謂萬物土中生也心血足潤邪火自降陰與陽齊百病消除肺氣健壯通身豐满氣力自添身體自輕精神倍加骨力皆壯百病不生每服貳錢空心滚白水送下功難悉述

每兩價銀陸分

滋补大力丸

此药健脾胃，生心血，养肺气，抑肝火，补肾髓，理诸虚百损，五劳七伤。久服脾胃健壮，多进饮食，肌肉渐生。脾土为后天之本，所谓万物土中生也。心血足润，邪火自降，阴与阳齐，百病消除，肺气健壮，通身丰满，气力自添，身体自轻，精神倍加，骨力皆壮，百病不生。每服二钱，空心，滚白水送下。功难悉述。

每两价银六分。

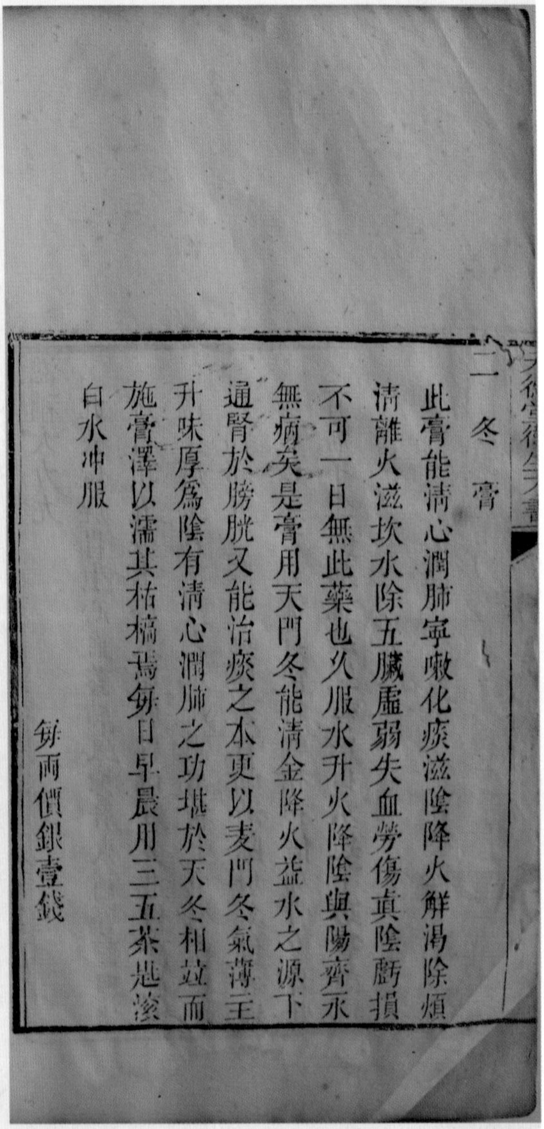
二冬膏
此膏能清心潤肺寧嗽化痰滋陰降火解渴除煩清離火滋坎水除五臟虛弱失血勞傷真陰虧損不可一日無此藥也久服水升火降陰與陽齊永無病矣是膏用天門冬能清金降火益水之源下通腎於膀胱又能治痰之本更以麦門冬氣薄主升味厚爲陰有清心潤肺之功堪於天冬相並而施膏澤以濡其枯槁焉每日早晨用三五茶匙滾白水冲服
每兩價銀壹錢

二冬膏

此膏能清心润肺，宁嗽化痰，滋阴降火，解渴除烦，清离火，滋坎水，除五脏虚弱。失血劳伤，真阴亏损，不可一日无此药也。久服水升火降，阴与阳齐，永无病矣。是膏用天门冬能清金降火，益水之源下通肾于膀胱，又能治痰之本；更以麦门冬气薄主升，味厚为阴，有清心润肺之功，堪于天冬相并而施，膏泽以濡其枯槁焉。每日早晨用三五茶匙，滚白水冲服。

每两价银一钱。

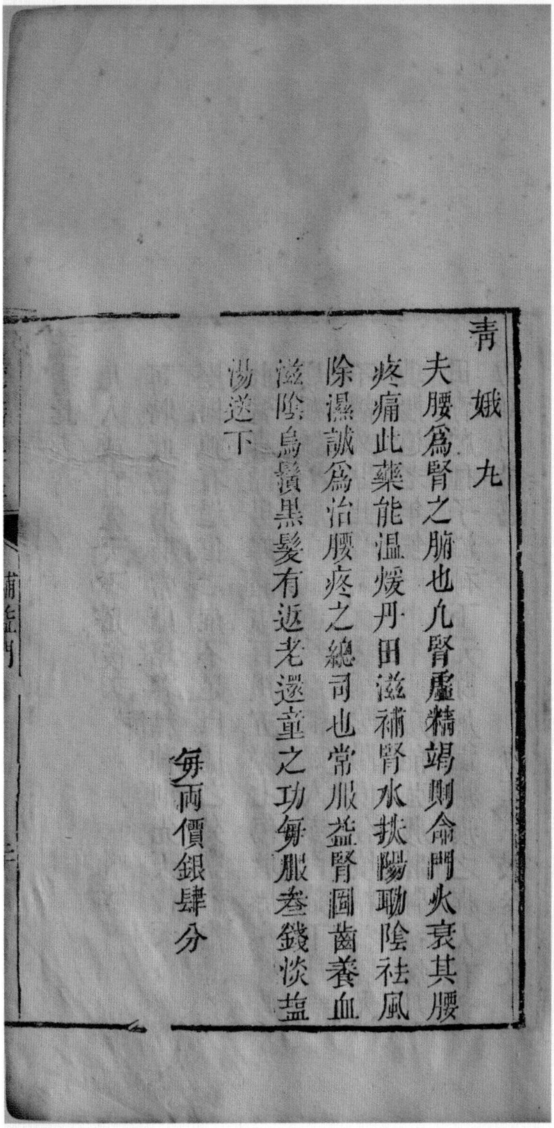
青娥丸

夫腰爲腎之腑也凡腎虛精竭則命門火衰其腰疼痛此藥能溫煖丹田滋補腎水扶陽助陰祛風除濕誠爲治腰疼之總司也常服益腎固齒養血滋陰烏鬚黑髮有返老還童之功每服叁錢惔盐湯送下

每两價銀肆分

青娥丸

夫腰为肾之腑也。凡肾虚精竭，则命门火衰，其腰疼痛。此药能温暖丹田，滋补肾水，扶阳助阴，祛风除湿，诚为治腰疼之总司也。常服益肾固齿，养血滋阴，乌须黑发，有返老还童之功。每服三钱，淡盐汤送下。

每两价银四分。

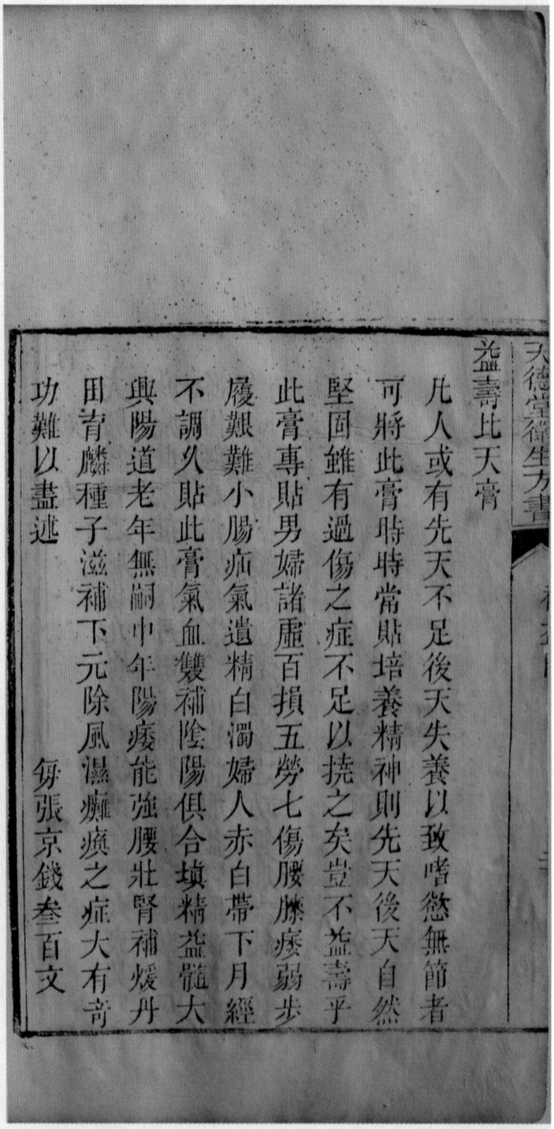

天德堂衛生方書

益壽比天膏

凡人或有先天不足後天失養以致嗜慾無節者可將此膏時時常貼培養精神則先天後天自然堅固雖有過傷之症不足以撓之矣豈不益壽乎此膏專貼男婦諸虛百損五勞七傷腰膝痿弱步履艱難小腸疝氣遺精白濁婦人赤白帶下月經不調久貼此膏氣血雙補陰陽俱合塡精益髓大興陽道老年無嗣中年陽痿能強腰壯腎補煖丹田育麟種子滋補下元除風濕癱瘓之症大有奇功難以盡述

每張京錢叁百文

益寿比天膏

凡人或有先天不足、后天失养以致嗜欲无节者，可将此膏时时常贴培养精神，则先天后天自然坚固。虽有过伤之症，不足以挠之矣，岂不益寿乎？此膏专贴男妇诸虚百损，五劳七伤，腰膝痿弱，步履艰难，小肠疝气，遗精白浊，妇人赤白带下，月经不调。久贴此膏，气血双补，阴阳俱合，添精益髓，大兴阳道。老年无嗣，中年阳痿，能强腰壮肾，补暖丹田，毓麟种子，滋补下元，除风湿瘫痪之症，大有奇功，难以尽述。

每张京钱三百文。

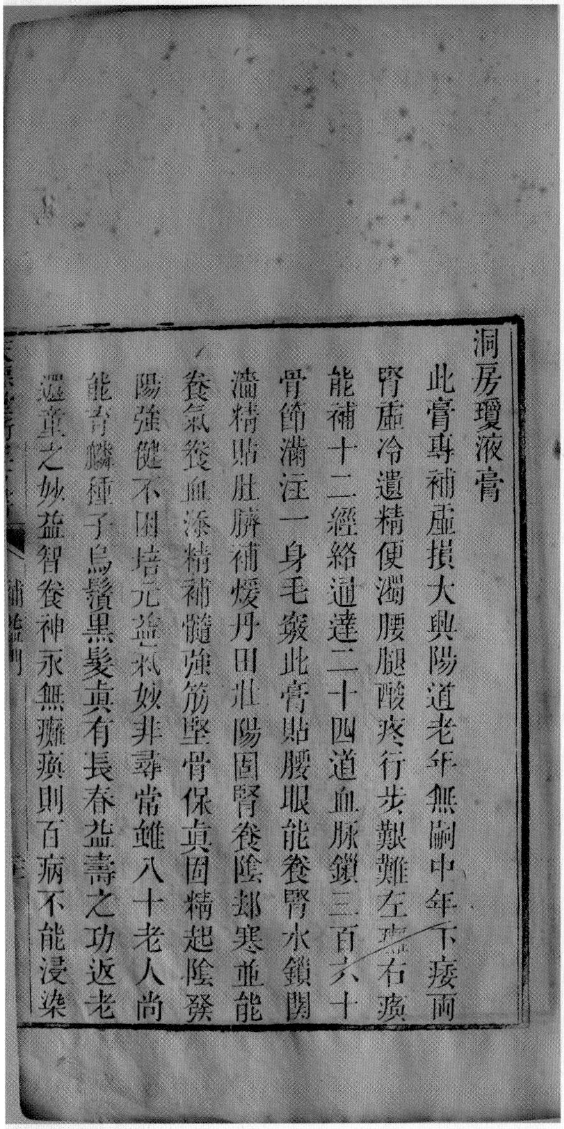

洞房瓊液膏

此膏專補虛損大興陽道老年無嗣中年下痿兩腎虛冷遺精便濁腰腿酸疼行步艱難左癱右瘓能補十二經絡通達二十四道血脉鎖三百六十骨節滿注一身毛竅此膏貼腰眼能養腎水鎖關澁精貼肚臍補煖丹田壯陽固腎養陰却寒並能養氣養血添精補髓強筋堅骨保真固精起陰發陽強健不困培元益氣妙非尋常雖八十老人尚能育麟種子烏鬚黑髮真有長春益壽之功返老還童之妙益智養神永無癱瘓則百病不能浸染

洞房琼液膏

此膏专补虚损，大兴阳道，老年无嗣，中年下痿，两肾虚冷，遗精便浊，腰腿酸疼，行步艰难，左瘫右痪。能补十二经络，通达二十四道血脉，锁三百六十骨节，满注一身毛窍。此膏贴腰眼能养肾水，锁关涩精；贴肚脐补暖丹田，壮阳固肾，养阴却寒；并能养气养血，添精补髓，强筋坚骨，保真固精，起阴发阳，强健不困，培元益气，妙非寻常。虽八十老人尚能毓麟种子，乌须黑发，真有长春益寿之功，返老还童之妙，益智养神，永无瘫痪，则百病不能浸染

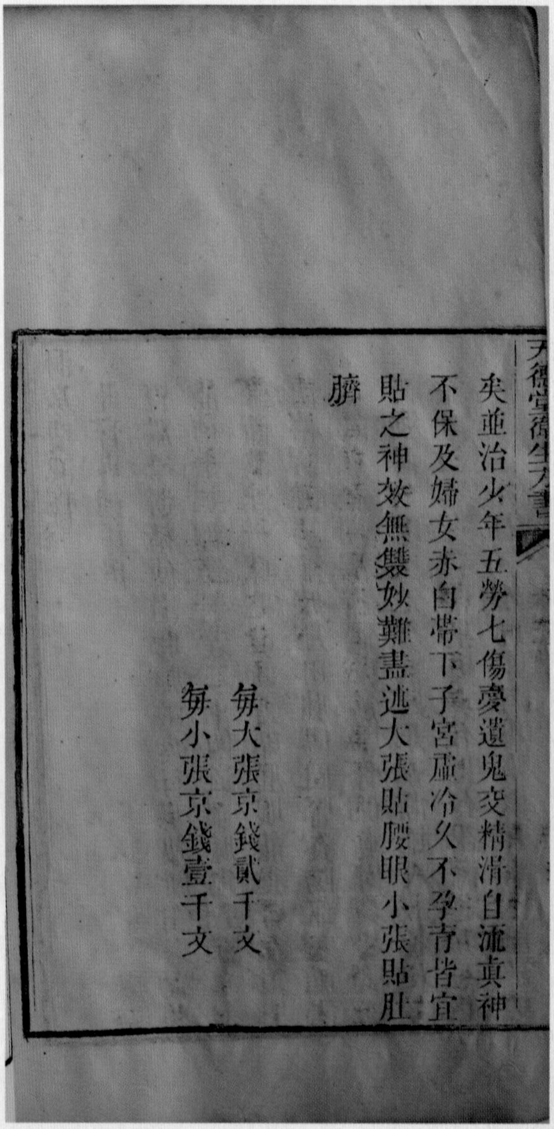

天德堂衛生大全

矣並治少年五勞七傷夢遺鬼交精滑自流真神不保及婦女赤白帶下子宮虛冷久不孕育皆宜貼之神效無雙妙難盡述大張貼腰眼小張貼肚臍

每大張京錢貳千文
每小張京錢壹千文

矣。并治少年五劳七伤，梦遗鬼交，精滑自流，真神不保。及妇女赤白带下，子宫虚冷，久不孕育，皆宜贴之，神效无双，妙难尽述。大张贴腰眼，小张贴肚脐。

每大张京钱二千文，每小张京钱一千文。

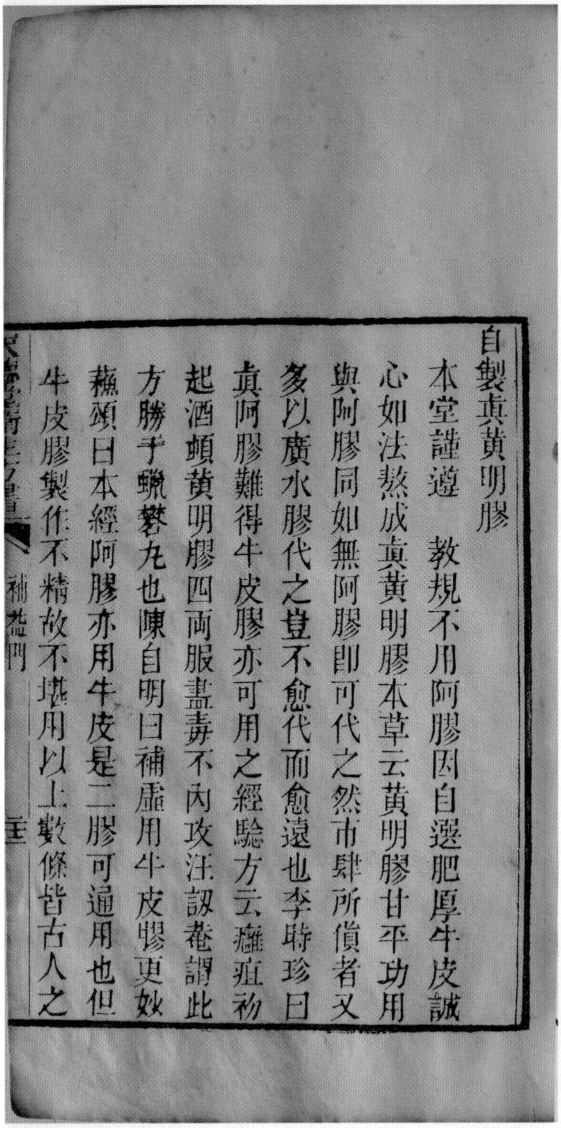

自製真黃明膠

本堂謹遵　教規不用阿膠因自選肥厚牛皮誠心如法熬成真黃明膠本草云黃明膠甘平功用與阿膠同如無阿膠即可代之然市肆所貨者又多以廣水膠代之豈不愈代而愈遠也李時珍曰真阿膠難得牛皮膠亦可用之經驗方云癰疽初起酒頓黃明膠四兩服盡毒不內攻汪訒菴謂此方勝于蠟礬丸也陳自明曰補虛用牛皮膠更妙蘇頌曰本經阿膠亦用牛皮是二膠可通用也但牛皮膠製作不精故不堪用以上數條皆古人之

補益門　三

自制真黄明胶

本堂谨遵教规，不用阿胶，因自选肥厚牛皮，诚心如法熬成真黄明胶。本草云：黄明胶甘平，功用与阿胶同。如无阿胶，即可代之。然市肆所货者，又多以广水胶代之，岂不愈代愈远也？李时珍曰：真阿胶难得，牛皮胶亦可用之。《经验方》云：痈疽初起，酒顿[1]黄明胶四两，服尽，毒不内攻。汪讱庵谓：此方胜于蜡矾丸也。陈自明曰：补虚用牛皮胶更妙。苏颂曰：本经阿胶亦用牛皮，是二胶可通用也，但牛皮胶制作不精，故不堪用。以上数条皆古人之

1 顿：疑为“炖”。

徵驗也本堂精製此膠可與阿膠無異矣

每觔價銀壹兩陸錢

征验也，本堂精制此胶可与阿胶无异矣。

每斤价银一两六钱。

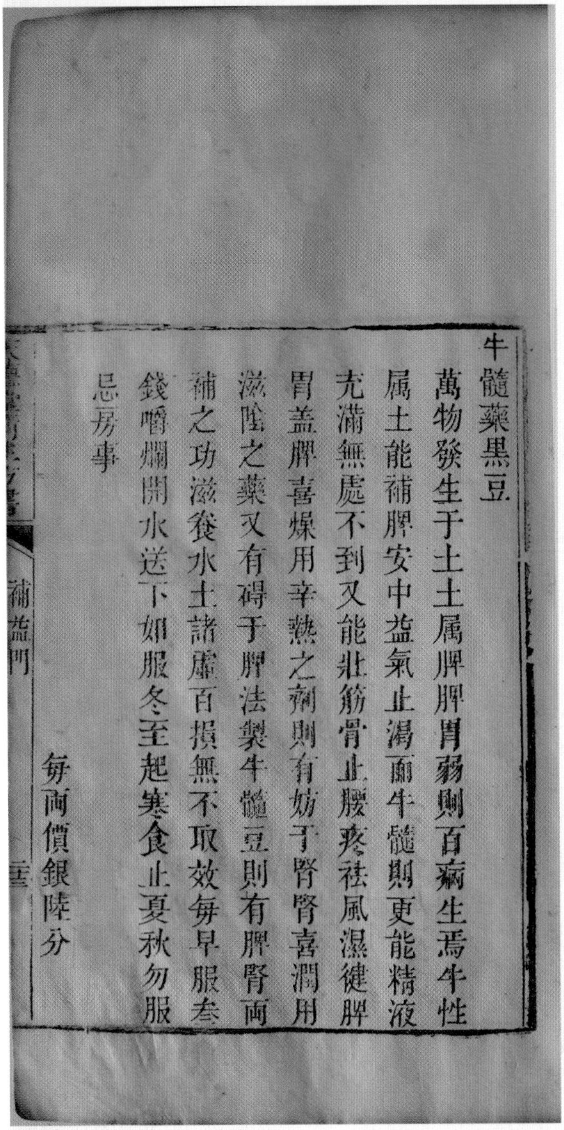
牛髓藥黑豆

萬物發生于土土屬脾脾胃弱則百病生焉牛性屬土能補脾安中益氣止渴而牛髓則更能精液充滿無處不到又能壯筋骨止腰疼祛風濕健脾胃蓋脾喜燥用辛熱之劑則有妨于腎腎喜潤用滋陰之藥又有碍于脾法製牛髓豆則有脾腎兩補之功滋養水土諸虛百損無不取效每早服叁錢嚼爛開水送下如服冬至起寒食止夏秋勿服忌房事

每兩價銀陸分

補益門

牛髓药黑豆

万物发生于土，土属脾，脾胃弱则百病生焉。牛性属土，能补脾安中，益气止渴。而牛髓则更能精液充满，无处不到，又能壮筋骨，止腰疼，祛风湿，健脾胃。盖脾喜燥，用辛热之剂则有妨于肾；肾喜润，用滋阴之药又有碍于脾。法制牛髓豆，则有脾肾两补之功，滋养水土，诸虚百损无不取效。每早服三钱，嚼烂，开水送下。如服，冬至起，寒食止，夏秋勿服。忌房事。

每两价银六分。

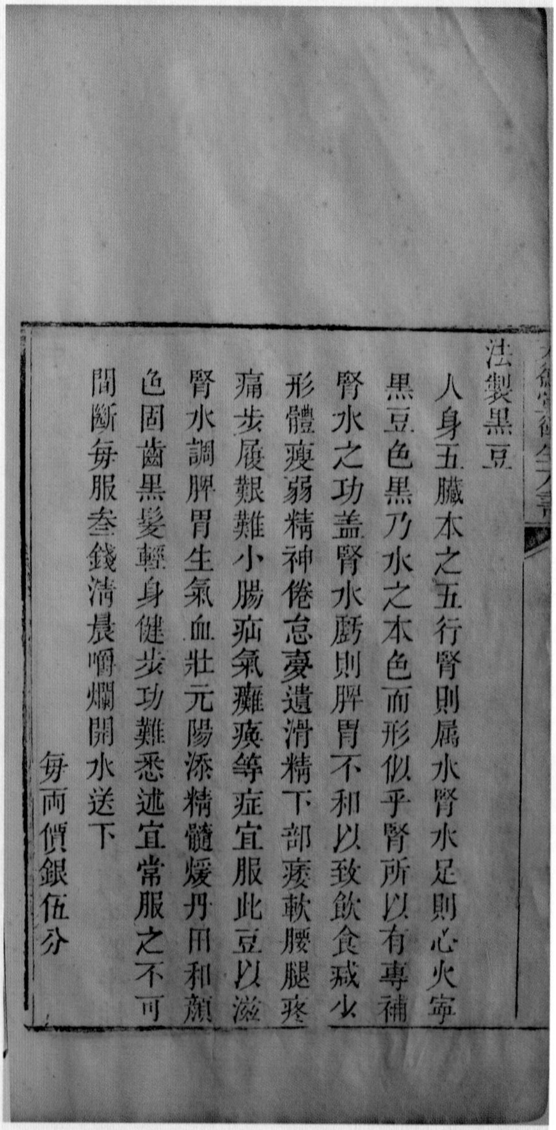
法製黑豆
人身五臟本之五行腎則屬水腎水足則心火寧黑豆色黑乃水之本色而形似乎腎所以有專補腎水之功盖腎水虧則脾胃不和以致飲食減少形體瘦弱精神倦怠夢遺滑精下部痿軟腰腿疼痛步履艱難小腸疝氣癱瘓等症宜服此豆以滋腎水調脾胃生氣血壯元陽添精髓煖丹田和顏色固齒黑髪輕身健步功難悉述宜常服之不可間斷每服叁錢清晨嚼爛開水送下
每兩價銀伍分

法制黑豆

人身五脏，本之五行，肾则属水，肾水足则心火宁。黑豆色黑，乃水之本色，而形似乎肾，所以有专补肾水之功。盖肾水亏则脾胃不和，以致饮食减少，形体瘦弱，精神倦怠，梦遗滑精，下部痿软，腰腿疼痛，步履艰难，小肠疝气，瘫痪等症，宜服此豆。以滋肾水，调脾胃，生气血，壮元阳，添精髓，暖丹田，和颜色，固齿黑发，轻身健步，功难悉述，宜常服之，不可间断。每服三钱，清晨嚼烂，开水送下。

每两价银五分。

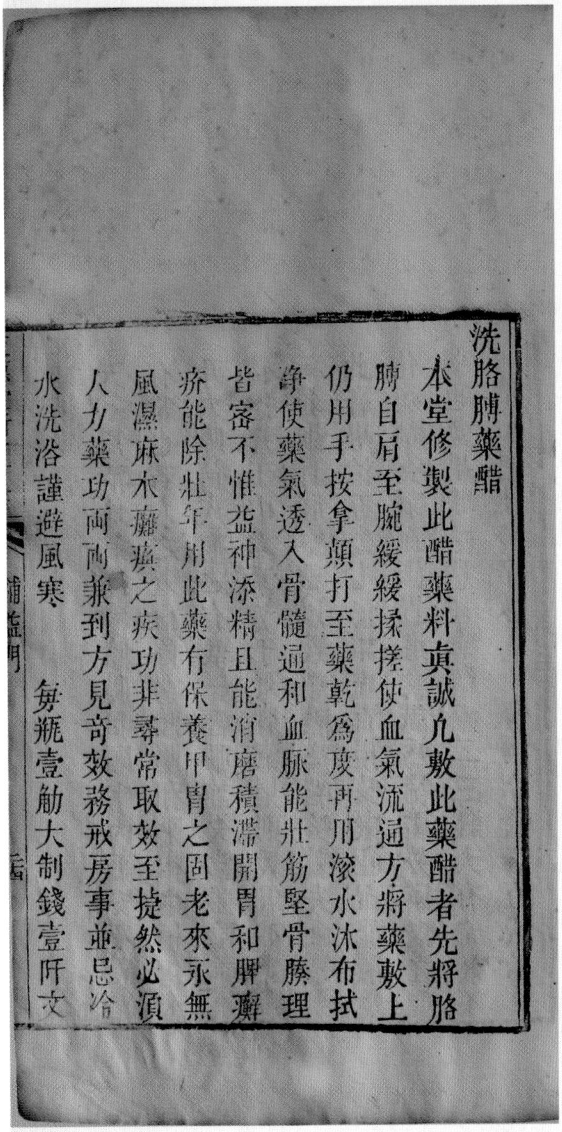
洗胳膊藥醋

本堂修製此醋藥料真誠凡敷此藥醋者先將胳膊自肩至腕緩緩揉搓使血氣流通方將藥敷上仍用手按拿顛打至藥乾爲度再用滚水沐布拭淨使藥氣透入骨髓通和血脈能壯筋堅骨腠理皆密不惟益神添精且能消磨積滯開胃和脾癖疥能除壯年用此藥有保養甲胄之固老來永無風濕麻木癱瘓之疾功非尋常取效至捷然必須人力藥功兩兩兼到方見奇效務戒房事並忌冷水洗浴謹避風寒

每瓶壹觔大制錢壹阡文

洗胳膊药醋

本堂修制此醋，药料真诚。凡敷此药醋者，先将胳膊自肩至腕，缓缓揉搓，使血气流通，方将药敷上，仍用手按拿颠打至药干为度，再用滚水沐布拭净。使药气透入骨髓，通和血脉，能壮筋坚骨，腠理皆密，不惟益神添精，且能消磨积滞，开胃和脾，癖疥能除。壮年用此药有保养甲胄之固，老来永无风湿麻木瘫痪之疾。功非寻常，取效至捷，然必须人力、药功两两兼到方见奇效。务戒房事，并忌冷水洗浴，谨避风寒。

每瓶一斤大制钱一千文。

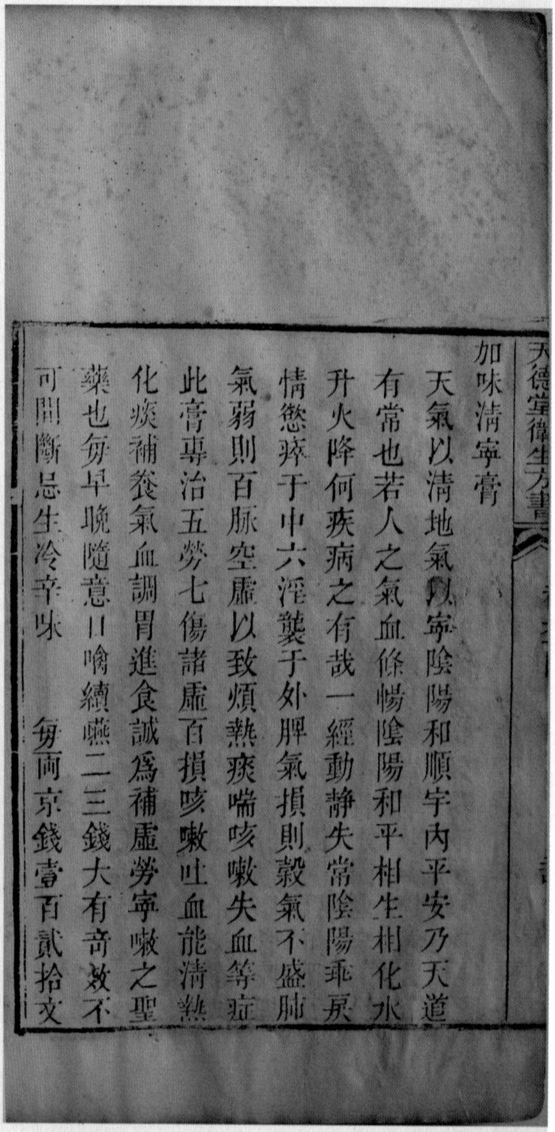
天德堂衛生方書

加味清寧膏

天氣以清地氣以寧陰陽和順宇內平安乃天道有常也若人之氣血條暢陰陽和平相生相化水升火降何疾病之有哉一經動靜失常陰陽乖戾情慾瘁于中六淫襲于外脾氣損則穀氣不盛肺氣弱則百脈空虛以致煩熱痰喘咳嗽失血等症此膏專治五勞七傷諸虛百損咳嗽吐血能清熱化痰補養氣血調胃進食誠為補虛勞寧嗽之聖藥也每早晚隨意口噙續嚥二三錢大有奇效不可間斷忌生冷辛味

每兩京錢壹百貳拾文

加味清宁膏

天气以清，地气以宁，阴阳和顺，宇内平安，乃天道有常也。若人之气血条畅，阴阳和平，相生相化，水升火降，何疾病之有哉？一经动静失常，阴阳乖戾，情欲瘁于中，六淫袭于外，脾气损则谷气不盛，肺气弱则百脉空虚，以致烦热痰喘，咳嗽失血等症。此膏专治五劳七伤，诸虚百损，咳嗽吐血，能清热化痰，补养气血，调胃进食，诚为补虚劳、宁嗽之圣药也。每早晚随意口噙，续咽二三钱，大有奇效，不可间断。忌生冷辛味。

每两京钱一百二十文。

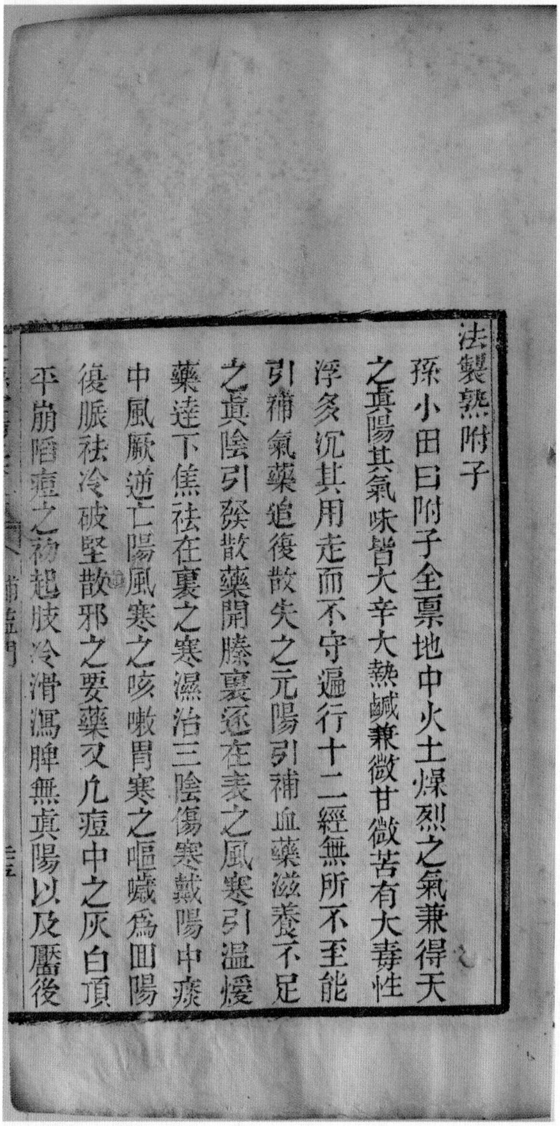

法製熟附子
孫小田曰附子全稟地中火土燥烈之氣兼得天
之眞陽其氣味皆大辛大熱鹹兼微甘微苦有大毒性
浮多沉其用走而不守遍行十二經無所不至能
引補氣藥追復散失之元陽引補血藥滋養不足
之眞陰引發散藥開滕裏逐在表之風寒引温煖
藥達下焦祛在裏之寒濕治三陰傷寒戴陽中痰
中風厥逆亡陽風寒之咳嗽胃寒之嘔噦爲回陽
復脈祛冷破堅散邪之要藥又凡痘中之灰白頂
平崩陷痘之初起肢冷滑瀉脾無眞陽以及靨後

法制熟附子

孙小田曰：附子，全禀地中火土燥烈之气，兼得天之真阳，其气味皆大辛大热、咸，兼微甘微苦，有大毒，性浮。多沉其用，走而不守，遍行十二经，无所不至。能引补气药追复散失之元阳，引补血药滋养不足之真阴，引发散药开腠理[1]逐在表之风寒，引温暖药达下焦祛在里之寒湿。治三阴伤寒，戴阳中痰，中风厥逆，亡阳风寒之咳嗽，胃寒之呕哕，为回阳复脉、祛冷破坚散邪之要药。又凡痘中之灰白顶平崩陷，痘之初起，肢冷滑泻，脾无真阳，以及靥后

1 腠理：原作"滕里"，据文义改。

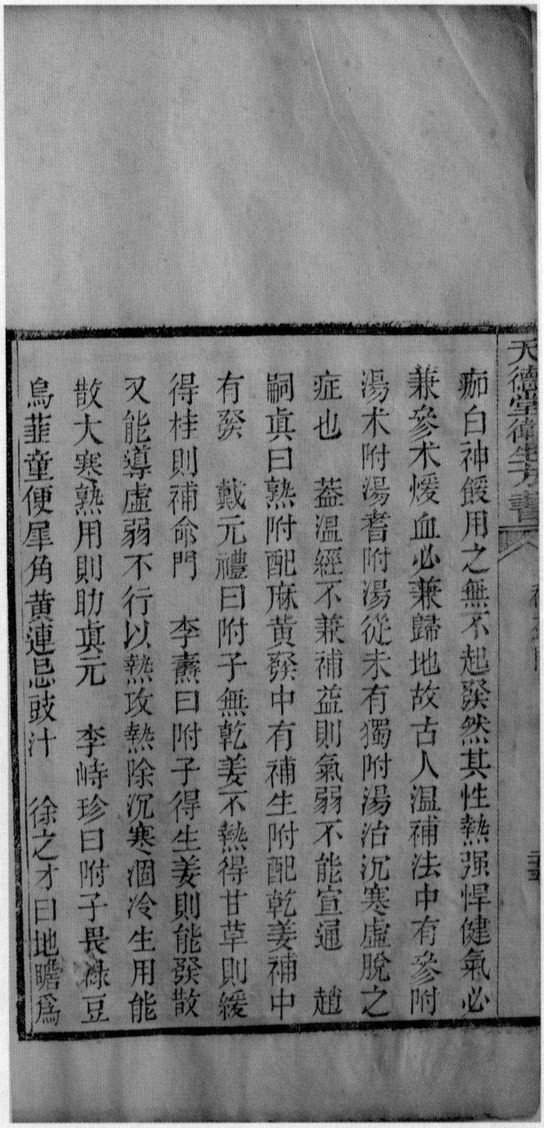
痂白神餒用之無不起發然其性熱强悍健氣必兼參朮煖血必兼歸地故古人温補法中有參附湯朮附湯耆附湯從未有獨附湯治沉寒虛脫之症也　蓋温經不兼補益則氣弱不能宣通　趙嗣真曰熟附配麻黄發中有補生附配乾姜補中有發　戴元禮曰附子無乾姜不熱得甘草則緩得桂則補命門　李燾曰附子得生姜則能發散又能導虛弱不行以熱攻熱除沉寒涸冷生用能散大寒熟用則助真元　李時珍曰附子畏菉豆烏韮童便犀角黄連忌豉汁　徐之才曰地膽爲

痂白神馁，用之无不起发。然其性热强悍，健气必兼参、术，暖血必兼归、地。故古人温补法中有参附汤、术附汤、芪附汤，从未有独附汤治沉寒虚脱之症也。盖温经不兼补益，则气弱不能宣通。赵嗣真[1]曰：熟附配麻黄，发中有补；生附配干姜，补中有发。戴元礼[2]曰：附子无干姜不热，得甘草则缓，得桂则补命门。李焘曰：附子得生姜则能发散，又能导虚弱不行，以热攻热除沉寒涸冷。生用能散大寒，熟用则助真元。李时珍曰：附子畏绿豆、乌韭、童便、犀角、黄连，忌豉汁。徐之才[3]曰：地瞻为

1 赵嗣真：元代医家。
2 戴元礼：明初期医家，早年曾师从朱丹溪，著有《证治备要》等。
3 徐之才：南北朝时北齐医家。

之使惡蜈蚣畏防風黑豆甘草人參黄芪然附子雖畏參芪佐附子相畏而足以相助烏頭爲附子之母附烏頭而旁生者爲附子附子中獨立無附長大倍於附子者爲天雄附烏附之旁者爲側子附子之初生細碎未成者爲漏籃言其質小而籃不能盛而漏也即木鼈子也草烏即附子之野生者兩岐相合如烏之喙爲烏喙七物同出異名各有所宜兹不備録考之從前附子皆野生產少而力大近今俱種出產多而力薄陝西出者名西附四川出者爲川附西附體堅而外皮光潔川附體

之使，恶蜈蚣，畏防风、黑豆、甘草、人参、黄芪，然附子虽畏参、芪，佐附子相畏而足以相助。乌头为附子之母，附乌头而旁生者为附子，附子中独立无附长大倍于附子者为天雄，附乌附之旁者为侧子。附子之初生细碎未成者为漏篮，言其质小而篮不能盛而漏也，即木鳖子也。草乌即附子之野生者，两岐相合如乌之喙，为乌喙。七物同出异名，各有所宜，兹不备录考之。从前附子皆野生，产少而力大，近今俱种出，产多而力薄。陕西出者名“西附”，四川出者为“川附”。西附体坚而外皮光洁，川附体

鬆而外皮細川附爲勝以皮黑體圓底平正節角
少頂細臍正者爲上頂粗有節多鼠乳者次之傷
缺偏皺者爲下重三四兩者力全難得但得一兩
半以上者皆良　張景岳曰附子製法不一稽之
古法有用童便者有用薑汁者有用鹽水者有用
甘草者有用黃連者有用黑豆汁者有數味兼用
者附子土人木腌以重鹽其味鹹其中製之宜否
最要詳辨若再製以鹽則沉而多降製以黃連不
免減其熱性製以童便不免於臭氣又如煮法則
浸煮而汁中必去其性味惟姜製似乎可已但以

松而外皮细。川附为胜，以皮黑体圆、底平正、节角少、顶细、脐正者为上，顶粗有节多鼠乳者次之，伤缺偏皱者为下，重三四两者力全难得，但得一两半以上者皆良。张景岳曰：附子制法不一，稽之古法有用童便者，有用姜汁者，有用盐水者，有用甘草者，有用黄连者，有用黑豆汁者，有数味兼用者。附子土人木，腌以重盐，其味咸，其中制之宜否最要详辨。若再制以盐则沉而多降，制以黄连不免减其热性，制以童便不免于臭气。又如煮法则浸煮，而汁中必去其性味，惟姜制似乎可已，但以

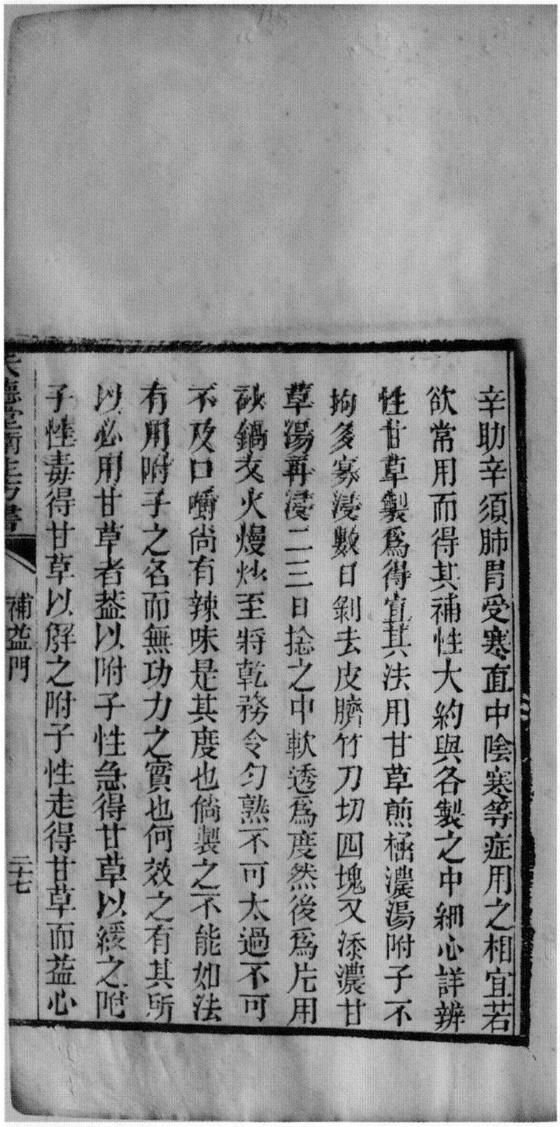
天德堂衛生方書　補益門

辛助辛須肺胃受寒直中陰寒等症用之相宜若欲常用而得其補性大約與各製之中細心詳辨性甘草製爲得宜其法用甘草煎極濃湯附子不拘多寡浸數日剝去皮臍竹刀切四塊又添濃甘草湯再浸二三日捻之中軟透爲度然後爲片用砂鍋文火熳炒至將乾務令勻熟不可太過不可不及口嚼尚有辣味是其度也倘製之不能如法有用附子之名而無功力之實也何效之有其所以必用甘草者蓋以附子性急得甘草以緩之附子性毒得甘草以解之附子性走得甘草而益心

辛助辛，须肺胃受寒、直中阴寒等症用之相宜。若欲常用而得其补性，大约与各制之中细心详辨性。甘草制为得宜，其法用甘草煎极浓汤，附子不拘多寡，浸数日剥去皮脐，竹刀切四块，又添浓甘草汤再浸二三日，捻之中软透为度，然后为片，用砂锅文火熳炒至将干，务令匀熟，不可太过，不可不及，口嚼尚有辣味，是其度也。倘制之不能如法，有用附子之名而无功力之实也，何效之有？其所以必用甘草者，盖以附子性急，得甘草以缓之；附子性毒，得甘草以解之；附子性走，得甘草而益心

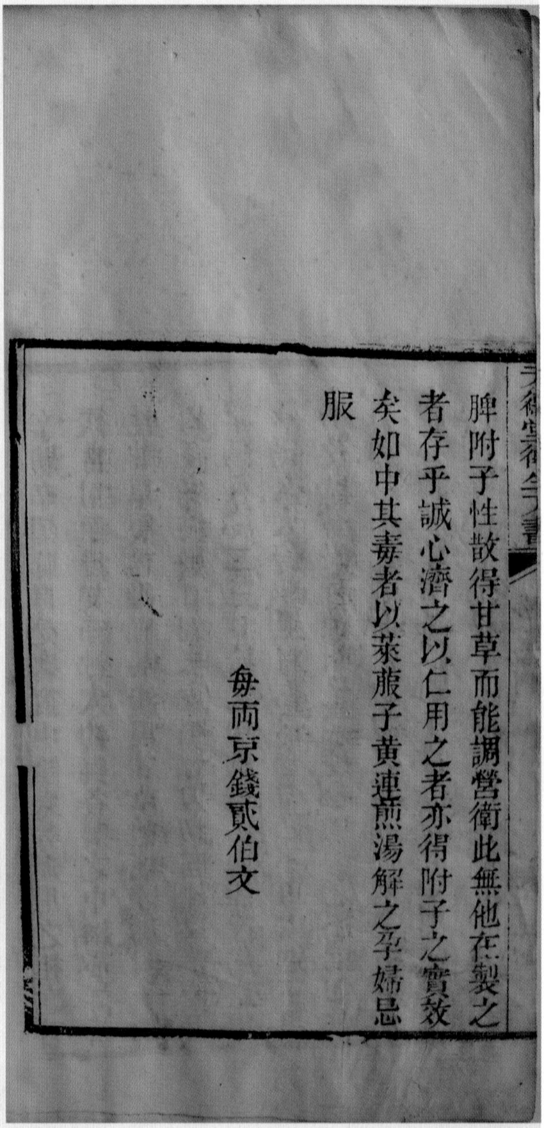
脾附子性散得甘草而能調營衛此無他在製之者存乎誠心濟之以仁用之者亦得附子之實效矣如中其毒者以萊菔子黃連煎湯解之孕婦忌服

每兩京錢貳伯文

脾；附子性散，得甘草而能调营卫，此无他。在制之者，存乎诚心济之，以仁用之者，亦得附子之实效矣。如中其毒者，以莱菔子、黄连煎汤解之。孕妇忌服。

每两京钱二百文。

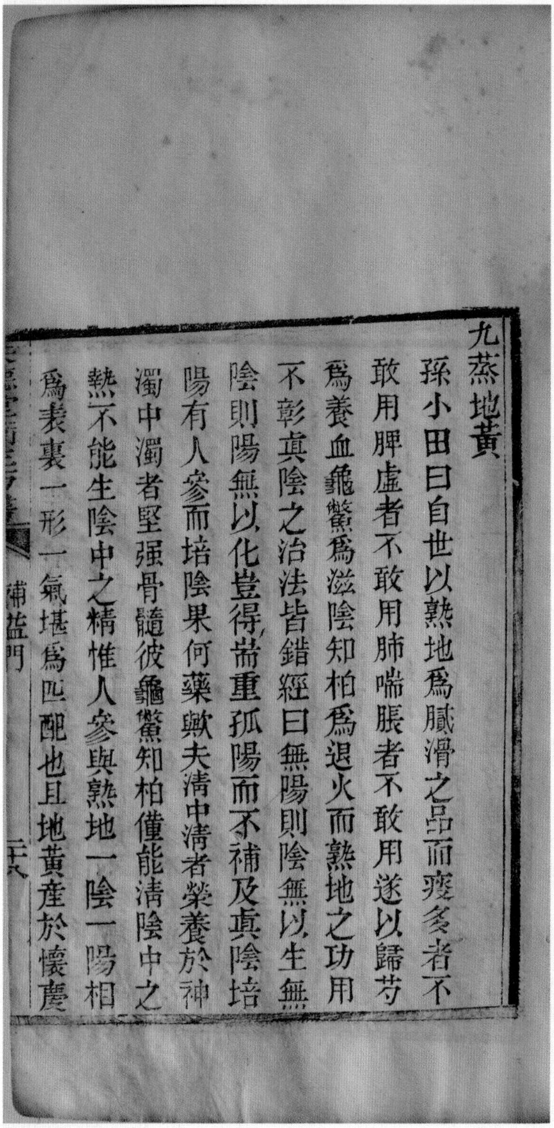
九蒸地黄
孫小田曰自世以熟地爲膩滑之品而痰多者不敢用脾虛者不敢用肺喘脹者不敢用遂以歸芍爲養血龜鱉爲滋陰知柏爲退火而熟地之功用不彰眞陰之治法皆錯經曰無陽則陰無以生無陰則陽無以化豈得耑重孤陽而不補及眞陰培陽有人參而培陰果何藥歟夫清中清者榮養於神濁中濁者堅強骨髓彼龜鱉知柏僅能清陰中之熱不能生陰中之精惟人參與熟地一陰一陽相爲表裏一形一氣堪爲匹配也且地黄產於懷慶
補益門

九蒸地黄

孙小田曰：自世以熟地为腻滑之品，而痰多者不敢用，脾虚者不敢用，肺喘胀者不敢用，遂以归芍为养血，龟鳖为滋阴，知柏为退火，而熟地之功用不彰，真阴之治法皆错。经曰：无阳则阴无以生，无阴则阳无以化，岂得专重孤阳而不补及真阴？培阳有人参，而培阴果何药欤？夫清中清者，荣养于神；浊中浊者，坚强骨髓。彼龟鳖知柏仅能清阴中之热，不能生阴中之精。惟人参与熟地，一阴一阳相为表里，一行一气堪为匹配也。且地黄产于怀庆，

位海宇之中得土壤之正黃得土之色甘得土之味陰中有陽外黑內黃水土皆補是不特爲心肝腎之要藥更爲脾胃之要藥第人參有健運之功少用可以驟效地黃禀靜順之德必多用常用乃能奏績地黃果滯膩則崔氏何以用腎氣丸而治痰涎果滑潤則仲景何以用八味丸而醫腎泄風寒肺實之痰地黃有滯而肝腎不足脾肺虧損之痰舍地黃又誰爲下納耶

馮楚瞻曰熟地爲補腎要藥養陰上品六味丸以之爲君天一所生之本也四物湯以之爲君乙癸

位海宇之中，得土壤之正，黄得土之色，甘得土之味，阴中有阳，外黑内黄，水土皆补，是不特为心肝肾之要药，更为脾胃之要药第。人参有健运之功，少用可以骤效。地黄禀静顺之德，必多用常用，乃能奏绩。地黄果滞腻，则崔氏何以用肾气丸而治痰涎；果滑润，则仲景何以用八味丸而医肾泄。风寒肺实之痰，地黄有滞，而肝肾不足、脾肺亏损之痰，舍地黄又谁为下纳耶？

冯楚瞻曰：熟地为补肾要药，养阴上品。六味丸以之为君，天一所生之本也；四物汤以之为君，乙癸

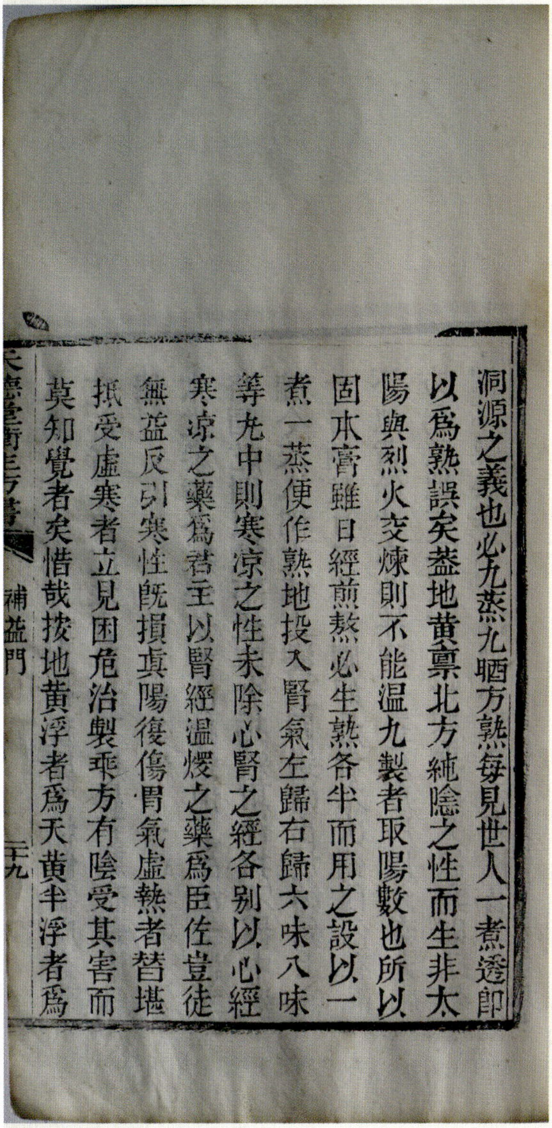

天德堂衛生方書　補益門　三十九

洞源之義也必九蒸九晒方熟每見世人一煮透即以爲熟誤矣葢地黄禀北方純陰之性而生非太陽與烈火交煉則不能温九製者取陽數也所以固本膏雖日經煎熬必生熟各半而用之設以一煮一蒸便作熟地投入腎氣左歸右歸六味八味等丸中則寒凉之性未除心腎之經各别以心經寒凉之藥爲君主以腎經温煖之藥爲臣佐豈徒無益反引寒性既損真陽復傷胃氣虛熱者替堪抵受虛寒者立見困危治製乘方有陰受其害而莫知覺者矣惜哉按地黄浮者爲天黄半浮者爲

洞源之义也，必九蒸九晒方熟。每见世人一煮透即以为熟，误矣。盖地黄禀北方纯阴之性而生，非太阳与烈火交炼则不能温。九制者，取阳数也。所以固本膏虽日经煎熬，必生熟各半而用之。设以一煮一蒸便作熟地，投入肾气、左归、右归、六味、八味等丸中，则寒凉之性未除。心肾之经各别，以心经寒凉之药为君主，以肾经温暖之药为臣佐，岂徒无益，反引寒性，既损真阳，复伤胃气，虚热者替堪抵受，虚寒者立见困危，治制乘方有阴受其害而莫知觉者矣，惜哉。按地黄浮者为天黄，半浮者为

人黄沉下者爲地黄以懷慶肥大糯體細皮有菊
花心者佳用沉水者浮者不用忌萊菔葱蒜銅鐵
器
本堂參考各製遵依古法揀道地上品洗去沙土
略晒乾別以揀下短瘦者搗絞取汁投石器中浸
漉令浹入柳木甑上浸三四過濾出放沙鍋上蒸
一日晒數日又蒸又晒如是者九次鍋內倘有淋
下地黄餘汁亦必拌晒令盡爲度所以九蒸九晒
方爲熟地誓不以一煮一蒸者欺人誤病則此藥
溫不燥熱寒不苦洩庶不致牽引寒性傷胃損陽

人黄，沉下者为地黄，以怀庆肥大糯体细皮有菊花心者佳。用沉水者，浮者不用。忌莱菔、葱、蒜、铜铁器。

本堂参考各制，遵依古法，拣道地上品，洗去沙土，略晒干。别以拣下短瘦者，捣绞取汁，投石器中浸漉，令浃入柳木甑上浸三四过，滤出放砂锅上，蒸一日，晒数日，又蒸又晒，如是者九次，锅内倘有淋下地黄余汁，亦必拌晒，令尽为度。所以九蒸九晒方为熟地，誓不以一煮一蒸者欺人误病。则此药温不燥热，寒不苦泄，庶不致牵引寒性，伤胃损阳

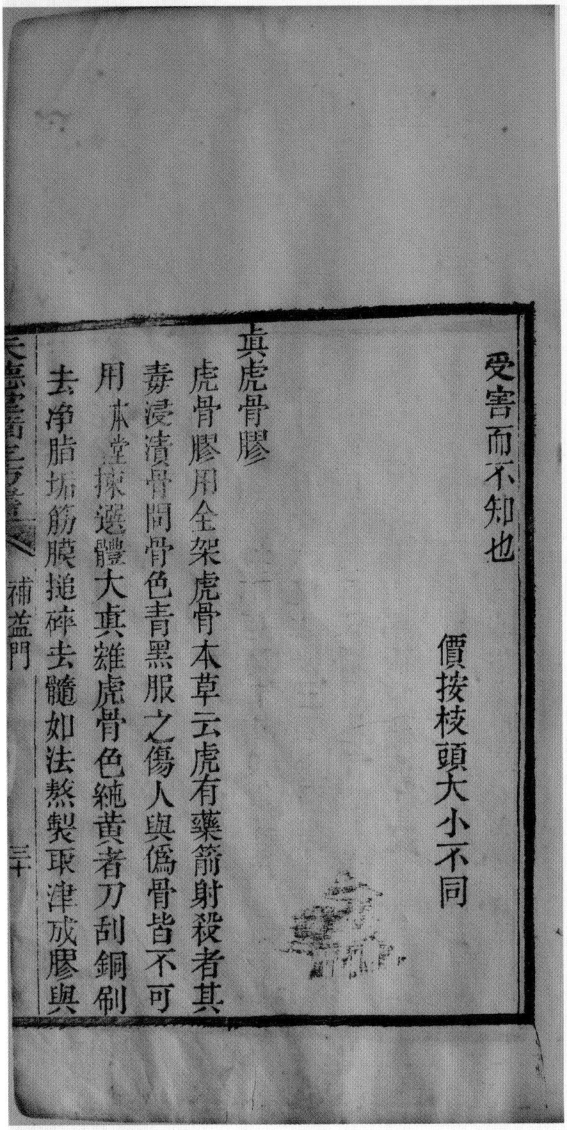
受害而不知也

價按枝頭大小不同

真虎骨膠

虎骨膠用全架虎骨本草云虎有藥箭射殺者其毒浸漬骨間骨色青黑服之傷人與僞骨皆不可用本堂揀選體大真雄虎骨色純黃者刀刮銅刷去淨脂垢筋膜搥碎去髓如法熬製取津成膠與

天德堂衛生方書 補益門 三十

受害而不知也。

价按枝头大小不同。

真虎骨胶

虎骨胶用全架虎骨。本草云：虎有药箭射杀者，其毒浸渍骨间，骨色青黑，服之伤人，与伪骨皆不可用。本堂拣选体大真雄虎骨，色纯黄者，刀刮铜刷去净脂垢、筋膜，捶碎去髓，如法熬制，取津成胶，与

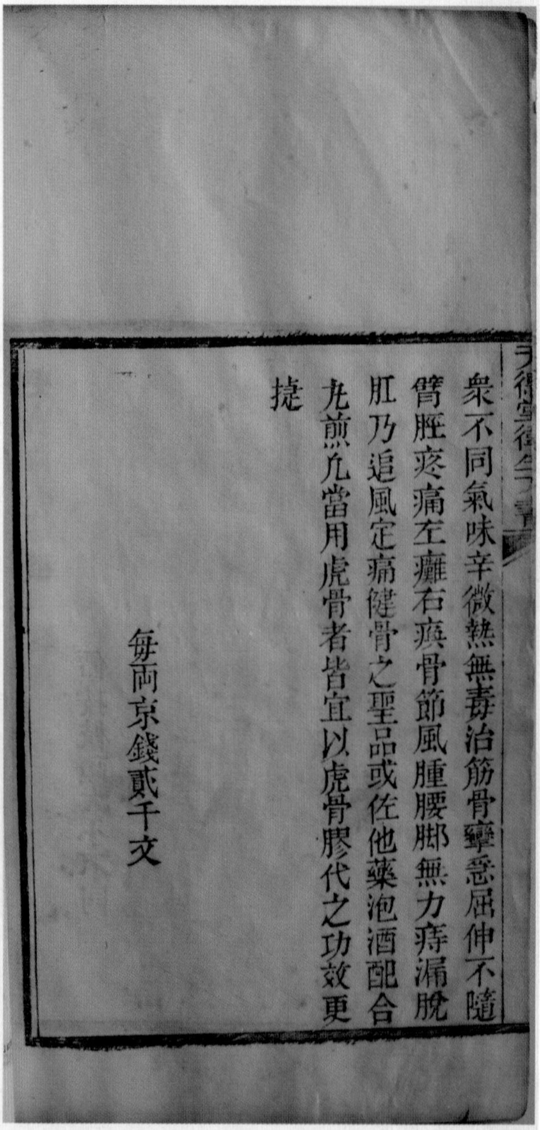

衆不同氣味辛微熱無毒治筋骨攣急屈伸不隨臂脛疼痛左癱右瘓骨節風腫腰脚無力痔漏脫肛乃追風定痛健骨之聖品或佐他藥泡酒配合丸煎凡當用虎骨者皆宜以虎骨膠代之功效更捷

每兩京錢貳千文

众不同。气味辛，微热，无毒。治筋骨挛急，屈伸不随，臂胫疼痛，左瘫右痪，骨节风肿，腰脚无力，痔漏脱肛，乃追风定痛健骨之圣品，或佐他药泡酒配合丸煎。凡当用虎骨者，皆宜以虎骨胶代之，功效更捷。

每两京钱二千文。

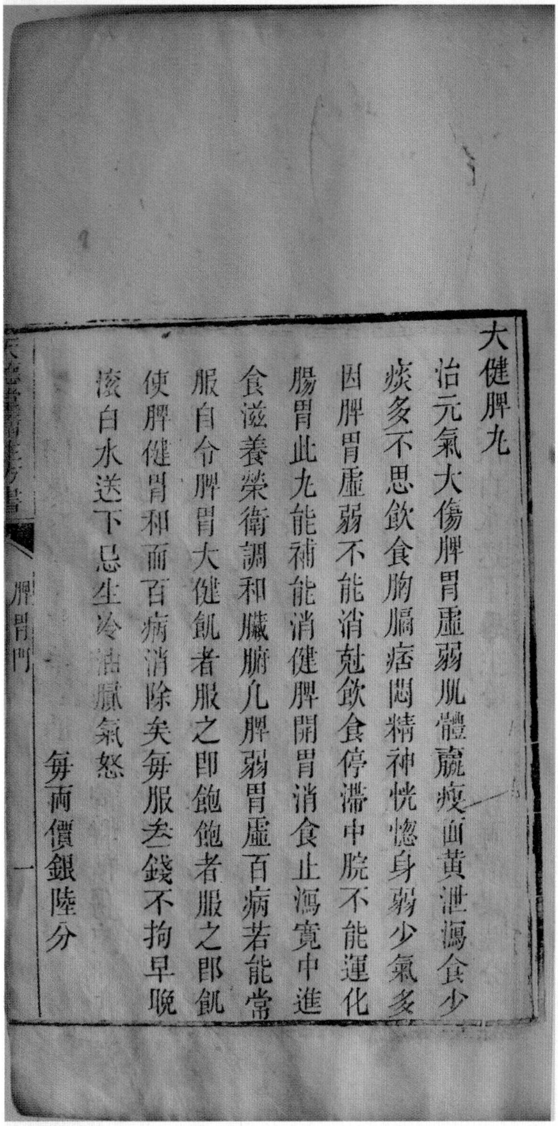

大健脾丸

治元氣大傷脾胃虛弱肌體羸瘦面黃泄瀉食少痰多不思飲食胸膈痞悶精神恍惚身弱少氣多因脾胃虛弱不能消尅飲食停滯中脘不能運化腸胃此丸能補能消健脾開胃消食止瀉寬中進食滋養榮衛調和臟腑凡脾弱胃虛百病若能常服自令脾胃大健飢者服之即飽飽者服之即飢使脾健胃和而百病消除矣每服叁錢不拘早晚滾白水送下忌生冷油膩氣怒

每兩價銀陸分

天德堂衛生方書　脾胃門　一

大健脾丸

治元气大伤，脾胃虚弱，肌体羸瘦，面黄泄泻，食少痰多，不思饮食，胸膈痞闷，精神恍惚，身弱少气。多因脾胃虚弱，不能消克，饮食停滞中脘，不能运化肠胃。此丸能补能消，健脾开胃，消食止泻，宽中进食，滋养荣卫，调和脏腑。凡脾弱胃虚百病，若能常服，自令脾胃大健。饥者服之即饱，饱者服之即饥。使脾健胃和，而百病消除矣。每服三钱，不拘早晚，滚白水送下。忌生冷、油腻、气怒。

每两价银六分。

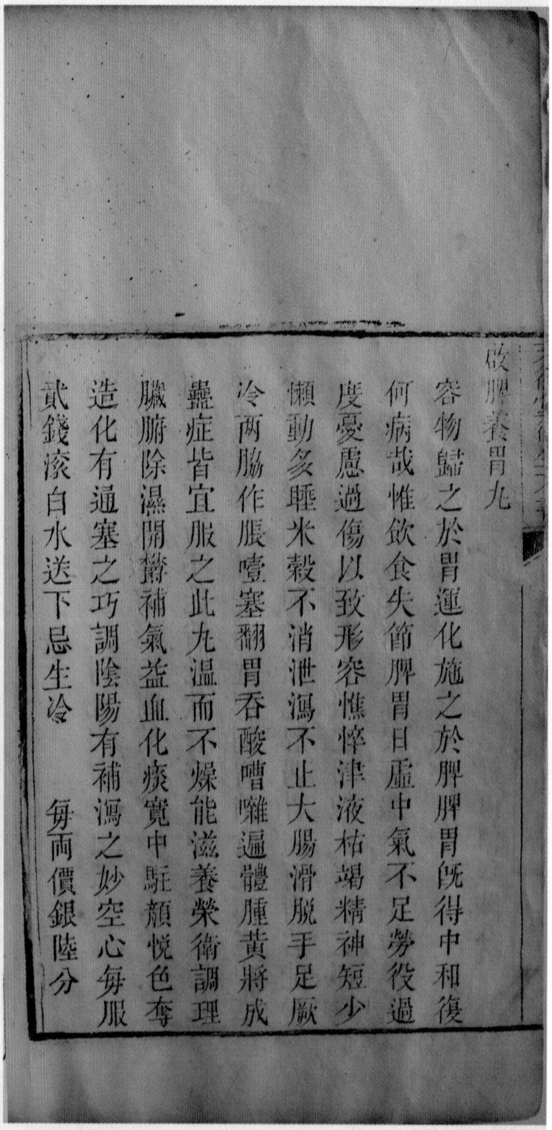

啓脾養胃丸

容物歸之於胃運化施之於脾脾胃既得中和復
何病哉惟飲食失節脾胃日虛中氣不足勞役過
度憂慮過傷以致形容憔悴津液枯竭精神短少
懶動多睡米穀不消泄瀉不止大腸滑脱手足厥
冷兩脇作脹噎塞翻胃吞酸嘈雜遍體腫黃將成
蠱症皆宜服之此丸温而不燥能滋養榮衛調理
臟腑除濕開鬱補氣益血化痰寬中駐顔悦色奪
造化有通塞之巧調陰陽有補瀉之妙空心每服
貳錢滚白水送下忌生冷　每兩價銀陸分

启脾养胃丸

容物归之于胃，运化施之于脾，脾胃既得中和，复何病哉？惟饮食失节，脾胃日虚，中气不足，劳役过度，忧虑过伤，以致形容憔悴，津液枯竭，精神短少，懒动多睡，米谷不消，泄泻不止，大肠滑脱，手足厥冷，两胁作胀，噎塞翻胃，吞酸嘈杂，遍体肿黄，将成蛊症，皆宜服之。此丸温而不燥，能滋养荣卫，调理脏腑，除湿开郁，补气益血，化痰宽中，驻颜悦色。夺造化有通塞之巧，调阴阳有补泻之妙。空心，每服二钱，滚白水送下。忌生冷。

每两价银六分。

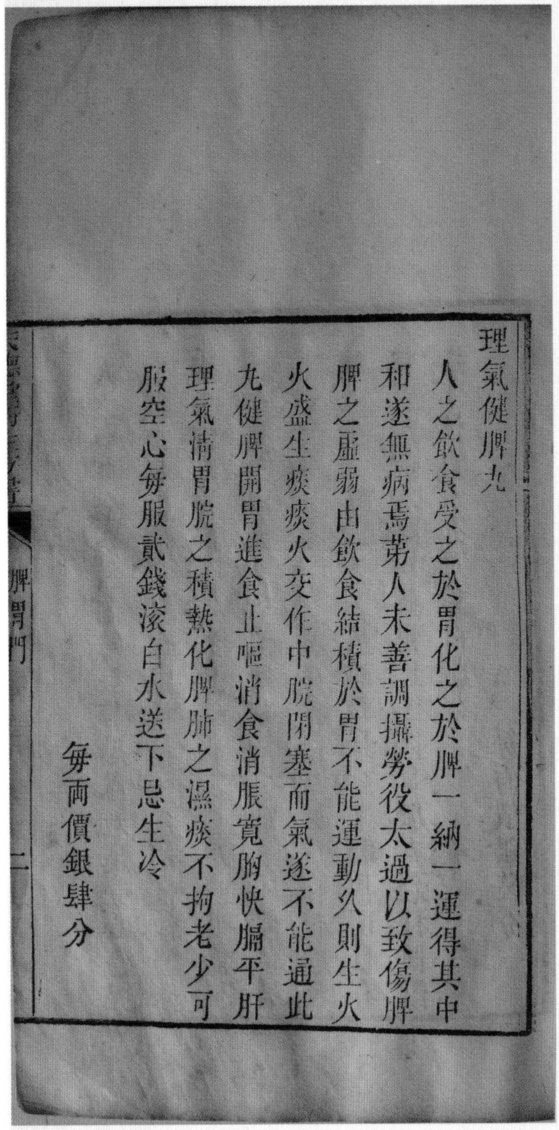

理氣健脾丸

人之飲食受之於胃化之於脾一納一運得其中和遂無病焉第人未善調攝勞役太過以致傷脾脾之虛弱由飲食結積於胃不能運動久則生火火盛生痰痰火交作中脘閉塞而氣遂不能通此丸健脾開胃進食止嘔消食消脹寬胸快膈平肝理氣清胃脘之積熱化脾肺之濕痰不拘老少可服空心每服貳錢滾白水送下忌生冷

每兩價銀肆分

理气健脾丸

人之饮食，受之于胃，化之于脾，一纳一运，得其中和，遂无病焉。第人未善调摄，劳役太过，以致伤脾，脾之虚弱，由饮食结积于胃，不能运动，久则生火，火盛生痰，痰火交作，中脘闭塞，而气遂不能通。此丸健脾开胃，进食止呕，消食消胀，宽胸快膈，平肝理气，清胃脘之积热，化脾肺之湿痰，不拘老少可服。空心，每服二钱，滚白水送下。忌生冷。

每两价银四分。

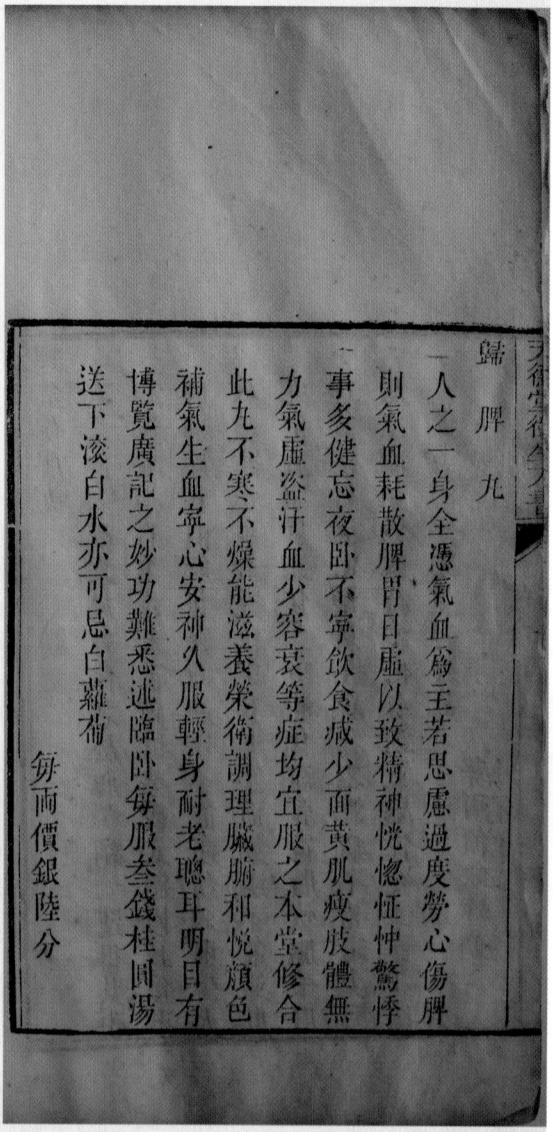
歸脾丸

一人之一身全憑氣血爲主若思慮過度勞心傷脾則氣血耗散脾胃日虛以致精神恍惚怔忡驚悸事多健忘夜卧不寧飲食減少面黄肌瘦肢體無力氣虛盜汗血少容衰等症均宜服之本堂修合此丸不寒不燥能滋養榮衛調理臟腑和悦顏色補氣生血寧心安神久服輕身耐老聰耳明目有博覽廣記之妙功難悉述臨卧每服叁錢桂圓湯送下滚白水亦可忌白蘿蔔

每兩價銀陸分

归脾丸

人之一身全凭气血为主。若思虑过度，劳心伤脾，则气血耗散，脾胃日虚，以致精神恍惚，怔忡惊悸，事多健忘，夜卧不宁，饮食减少，面黄肌瘦，肢体无力，气虚盗汗，血少容衰等症，均宜服之。本堂修合此丸，不寒不燥，能滋养荣卫，调理脏腑，和悦颜色，补气生血，宁心安神。久服轻身耐老，聪耳明目，有博览广记之妙，功难悉述。临卧每服三钱，桂圆汤送下，滚白水亦可。忌白萝卜。

每两价银六分。

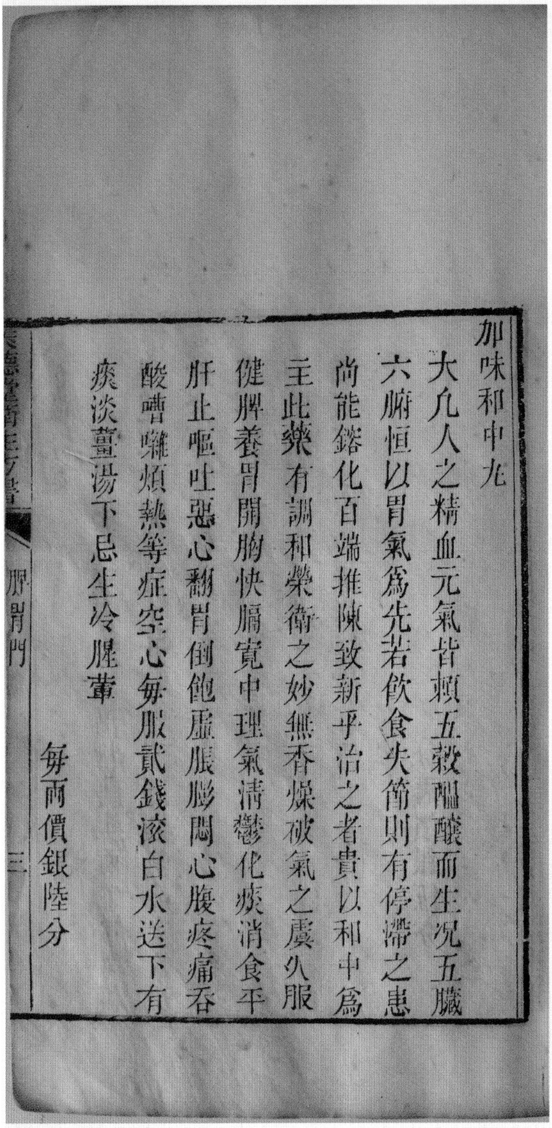
天德堂衛生方書　脾胃門　三

加味和中丸

大凡人之精血元氣皆賴五穀醞釀而生况五臟六腑恒以胃氣爲先若飲食失節則有停滯之患尚能鎔化百端推陳致新乎治之者貴以和中爲主此藥有調和榮衛之妙無香燥破氣之虞久服健脾養胃開胸快膈寬中理氣清鬱化痰消食平肝止嘔吐惡心翻胃倒飽虛脹膨悶心腹疼痛吞酸嘈雜煩熱等症空心每服貳錢滚白水送下有痰淡薑湯下忌生冷腥葷

每兩價銀陸分

加味和中丸

大凡人之精血元气，皆赖五谷酝酿而生，况五脏六腑恒以胃气为先，若饮食失节则有停滞之患，尚能镕化百端，推陈致新乎？治之者，贵以和中为主。此药有调和荣卫之妙，无香燥破气之虞，久服健脾养胃，开胸快膈，宽中理气，清郁化痰，消食平肝，止呕吐恶心，翻胃倒饱，虚胀膨闷，心腹疼痛，吐酸嘈杂，烦热等症。空心，每服二钱，滚白水送下，有痰，淡姜汤下。忌生冷、腥荤。

每两价银六分。

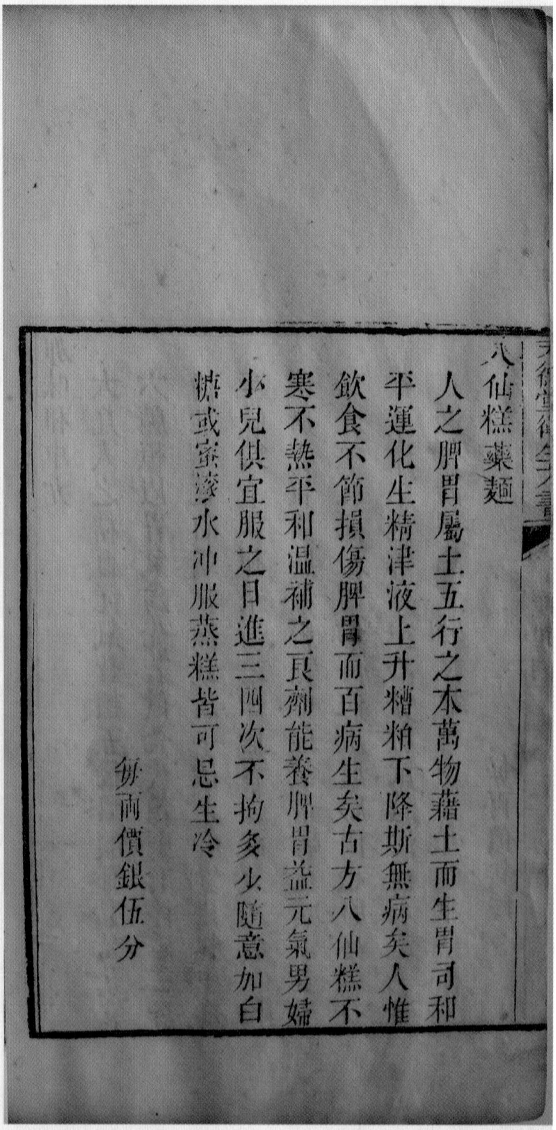
八仙糕藥麵

人之脾胃屬土五行之本萬物藉土而生胃司和平運化生精津液上升糟粕下降斯無病矣人惟飲食不節損傷脾胃而百病生矣古方八仙糕不寒不熱平和温補之良劑能養脾胃益元氣男婦小兒俱宜服之日進三四次不拘多少隨意加白糖或蜜滚水冲服蒸糕皆可忌生冷

每兩價銀伍分

八仙糕药面

人之脾胃属土，五行之本，万物藉土而生。胃司和平，运化生精，津液上升，糟粕下降，斯无病矣。人惟饮食不节，损伤脾胃而百病生矣。古方八仙糕，不寒不热，平和温补之良剂，能养脾胃，益元气，男妇小儿，俱宜服之。日进三四次，不拘多少，随意加白糖或蜜，滚水冲服，蒸糕皆可。忌生冷。

每两价银五分。

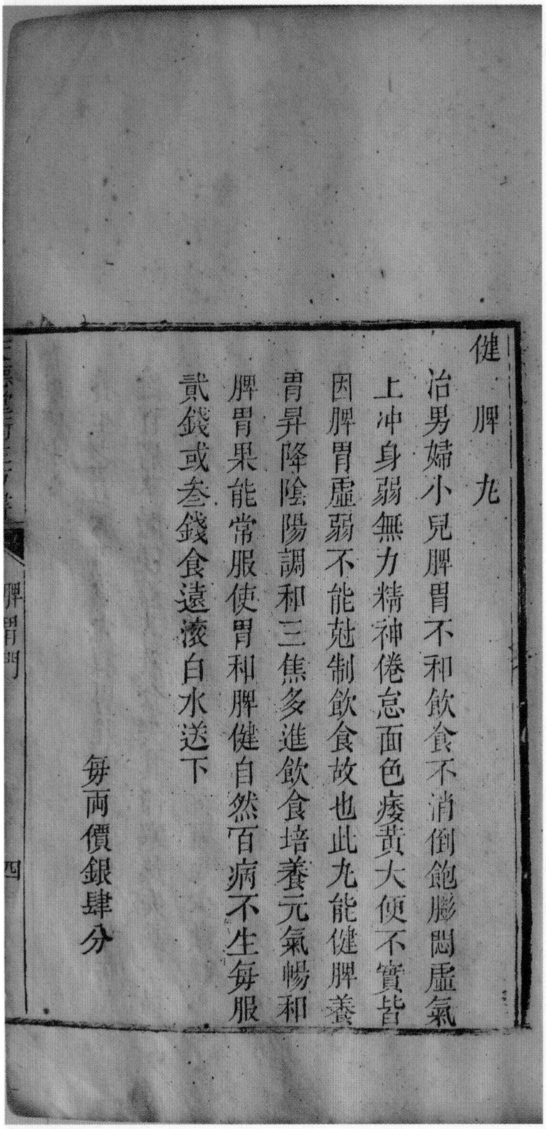
健脾丸
治男婦小兒脾胃不和飲食不消倒飽膨悶虛氣上冲身弱無力精神倦怠面色痿黃大便不實皆因脾胃虛弱不能剋制飲食故也此丸能健脾養胃昇降陰陽調和三焦多進飲食培養元氣暢和脾胃果能常服使胃和脾健自然百病不生每服貳錢或叁錢食遠滾白水送下
每两價銀肆分
脾胃門　四

健脾丸

治男妇小儿脾胃不和，饮食不消，倒饱膨闷，虚气上冲，身弱无力，精神倦怠，面色痿黄，大便不实，皆因脾胃虚弱，不能克制饮食故也。此丸能健脾养胃，升降阴阳，调和三焦，多进饮食，培养元气，畅和脾胃，果能常服，使胃和脾健，自然百病不生。每服二钱或三钱，食远，滚白水送下。

每两价银四分。

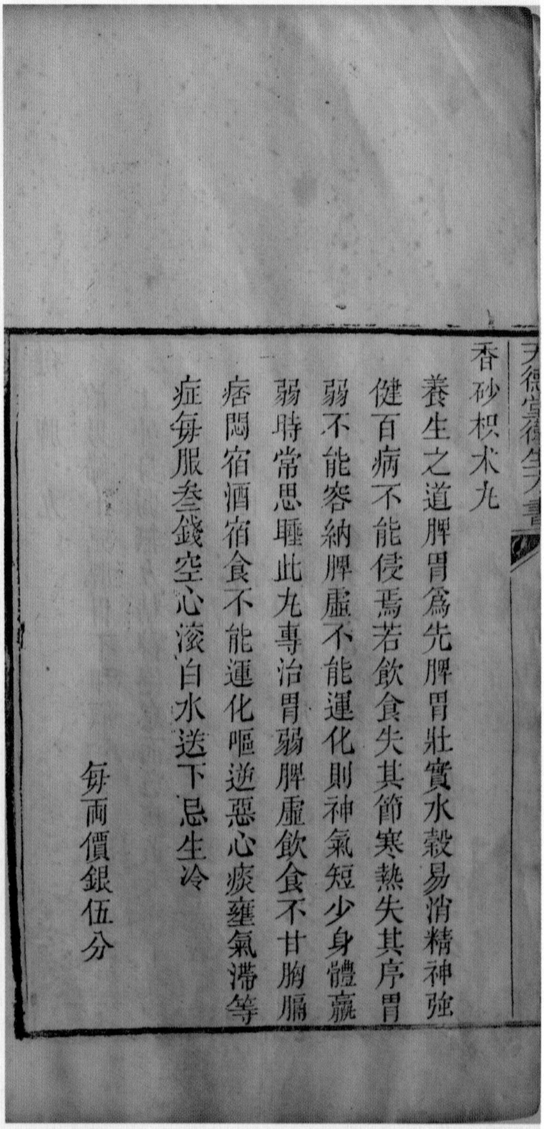

香砂枳术丸

養生之道脾胃爲先脾胃壯實水穀易消精神強健百病不能侵焉若飲食失其節寒熱失其序胃弱不能容納脾虛不能運化則神氣短少身體羸弱時常思睡此丸專治胃弱脾虛飲食不甘胸膈痞悶宿酒宿食不能運化嘔逆惡心痰壅氣滯等症每服叁錢空心滾白水送下忌生冷

每兩價銀伍分

香砂枳术丸

养生之道，脾胃为先。脾胃壮实，水谷易消，精神强健，百病不能侵焉。若饮食失其节，寒热失其序，胃弱不能容纳，脾虚不能运化，则神气短少，身体羸弱，时常思睡。此丸专治胃弱脾虚，饮食不甘，胸膈痞闷，宿酒宿食不能运化，呕逆恶心，痰壅气滞等症。每服三钱，空心，滚白水送下。忌生冷。

每两价银五分。

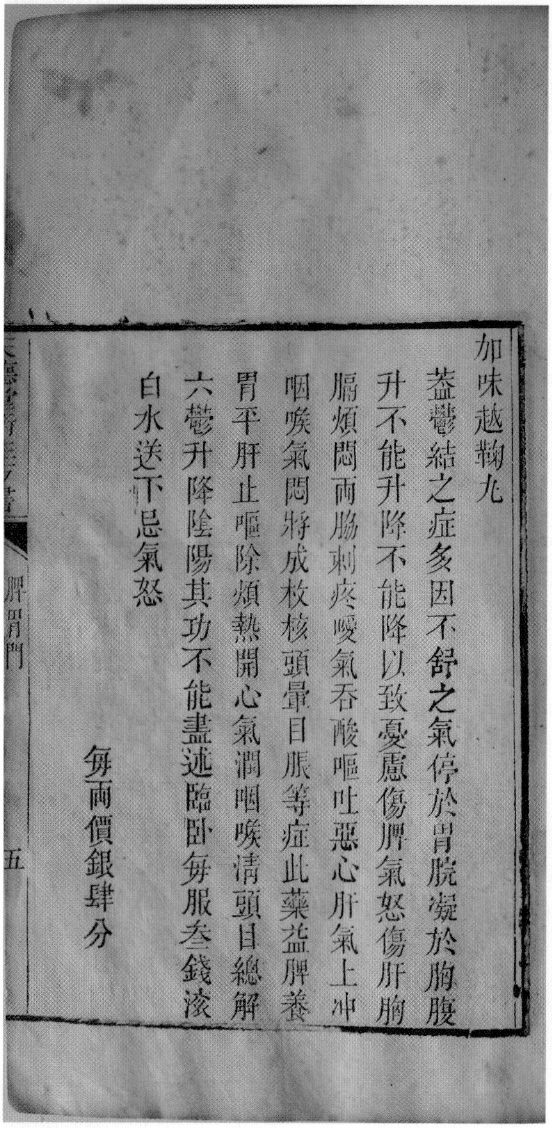

加味越鞠丸

蓋鬱結之症多因不舒之氣停於胃脘凝於胸腹升不能升降不能降以致憂慮傷脾氣怒傷肝胸膈煩悶兩脇刺疼噯氣吞酸嘔吐惡心肝氣上冲咽喉氣悶將成枚核頭暈目脹等症此藥益脾養胃平肝止嘔除煩熱開心氣潤咽喉清頭目總解六鬱升降陰陽其功不能盡述臨卧每服叁錢滚白水送下忌氣怒

每兩價銀肆分

脾胃門　五

加味越鞠丸

盖郁结之症，多因不舒之气停于胃脘、凝于胸腹，升不能升，降不能降，以致忧虑伤脾，气怒伤肝，胸膈烦闷，两胁刺疼，嗳气吞酸，呕吐恶心，肝气上冲，咽喉气闷，将成梅核[1]，头晕目胀等症。此药益脾养胃，平肝止呕，除烦热，开心气，润咽喉，清头目，总解六郁，升降阴阳，其功不能尽述。临卧，每服三钱，滚白水送下。忌气怒。

每两价银四分。

1 梅核：原作“枚核”，音近而误。

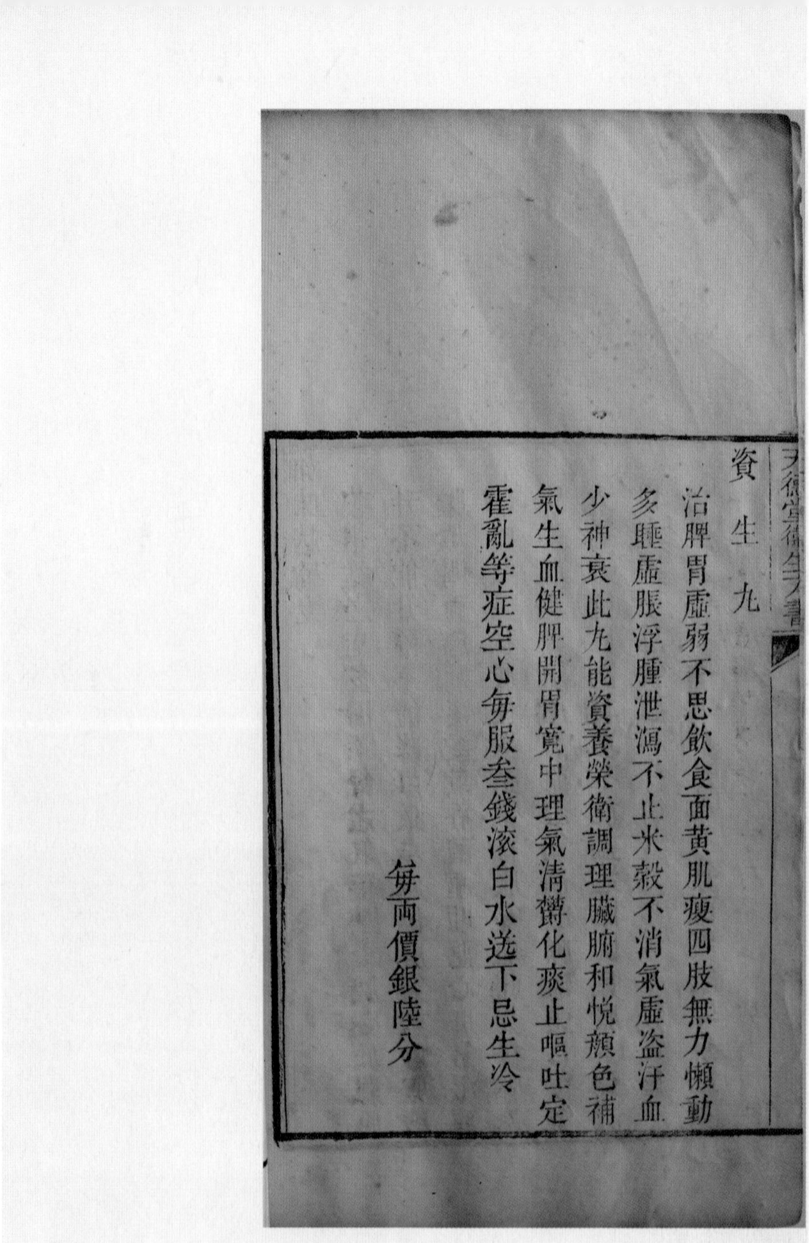
資生丸
治脾胃虛弱不思飲食面黃肌瘦四肢無力懶動多睡虛脹浮腫泄瀉不止米穀不消氣虛盜汗血少神衰此丸能資養榮衛調理臟腑和悅顏色補氣生血健脾開胃寬中理氣清鬱化痰止嘔吐定霍亂等症空心每服叁錢滾白水送下忌生冷
每兩價銀陸分

资生丸

治脾胃虚弱，不思饮食，面黄肌瘦，四肢无力，懒动多睡，虚胀浮肿，泄泻不止，米谷不消，气虚盗汗，血少神衰。此丸能滋养荣卫，调理脏腑，和悦颜色，补气生血，健脾开胃，宽中理气，清郁化痰，止呕吐，定霍乱等症。空心，每服三钱，滚白水送下。忌生冷。

每两价银六分。

補中益氣丸

內傷之病起於飲食當食不食遇食過飽一饑一飽元氣漸傷不見其損日有所虧躭延歲月靈源耗散何愁無內傷之病乎況脾胃屬土其性最緩得之不易去之尤難胃氣受傷中氣不足勞煩過度憂思傷脾兩脇作脹食後倒飽嘈雜惡心噯氣吞酸病者不知調攝醫人不察病源則噎食翻胃之症立至少年之人十救一二年逾五旬百無一生深可憫哉昔東垣先生見世人多患此症立補中益氣湯養脾和胃後人享再造之福功垂萬世

天德堂衛生方書　脾胃門　六

补中益气丸

内伤之病，起于饮食。当食不食，遇食过饱，一饥一饱，元气渐伤，不见其损，日有所亏，耽延岁月，灵源耗散，何愁无内伤之病乎？况脾胃属土，其性最缓，得之不易，去之尤难，胃气受伤，中气不足，劳烦过度，忧思伤脾，两胁作胀，食后倒饱，嘈杂恶心，嗳气吞酸病者，不知调摄，医人不察病源，则噎食翻胃之症立至。少年之人十救一二，年逾五旬百无一生，深可悯哉！昔东垣先生见世人多患此症，立补中益气汤养脾和胃，后人享再造之福，功垂万世。

本堂遵古方爲丸屢試屢驗百發百中幸勿尋常視之每服叁錢開水送下早晚皆可服之

每両價銀陸分

止瀉四神丸

治脾胃虛弱不思飲食久瀉不止腹疼腸鳴食物即瀉米穀不化腎虛泄瀉清晨溏瀉經年痢瀉不愈等症空心每服貳錢滚白水送下忌生冷腥葷

每両價銀貳錢

本堂遵古方为丸，屡试屡验，百发百中，幸勿寻常视之。每服三钱，开水送下，早晚皆可服之。

每两价银六分。

止泻四神丸

治脾胃虚弱，不思饮食，久泻不止，腹疼肠鸣，食物即泻，米谷不化，肾虚泄泻，清晨溏泻，经年痢泻不愈等症。空心，每服二钱，滚白水送下。忌生冷、腥荤。

每两价银二钱。

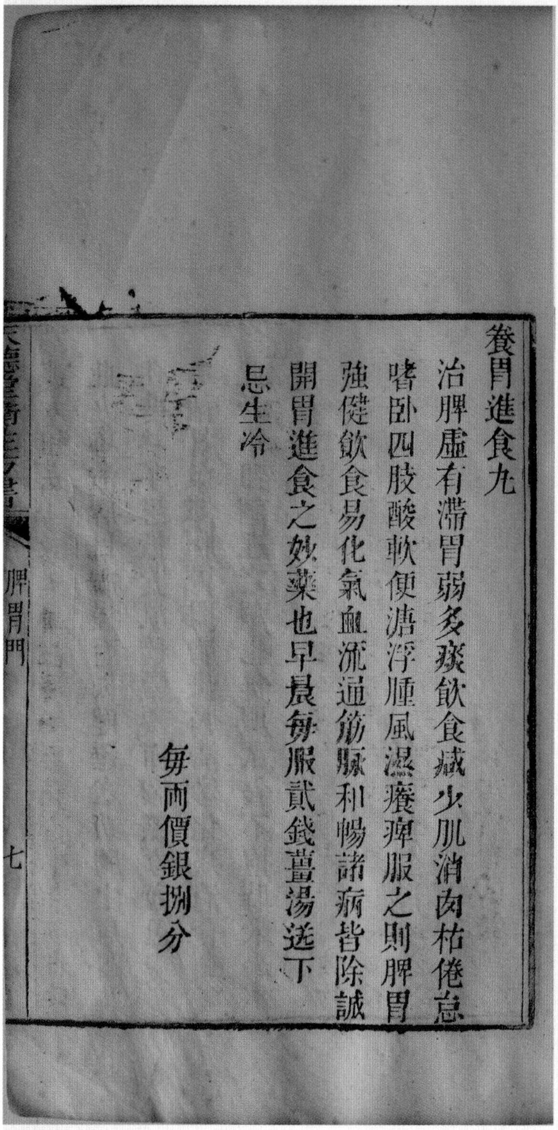
天德堂衛生方書　脾胃門　七

養胃進食丸

治脾虛有滯胃弱多痰飲食減少肌消肉枯倦怠嗜卧四肢酸軟便溏浮腫風濕癢痺服之則脾胃強健飲食易化氣血流通筋脈和暢諸病皆除誠開胃進食之妙藥也早晨每服貳錢薑湯送下

忌生冷

每兩價銀捌分

养胃进食丸

治脾虚有滞，胃弱多痰，饮食减少，肌消肉枯，倦怠嗜卧，四肢酸软，便溏浮肿，风湿痒痹。服之则脾胃强健，饮食易化，气血流通，筋脉和畅，诸病皆除，诚开胃进食之妙药也。早晨每服二钱，姜汤送下。忌生冷。

每两价银八分。

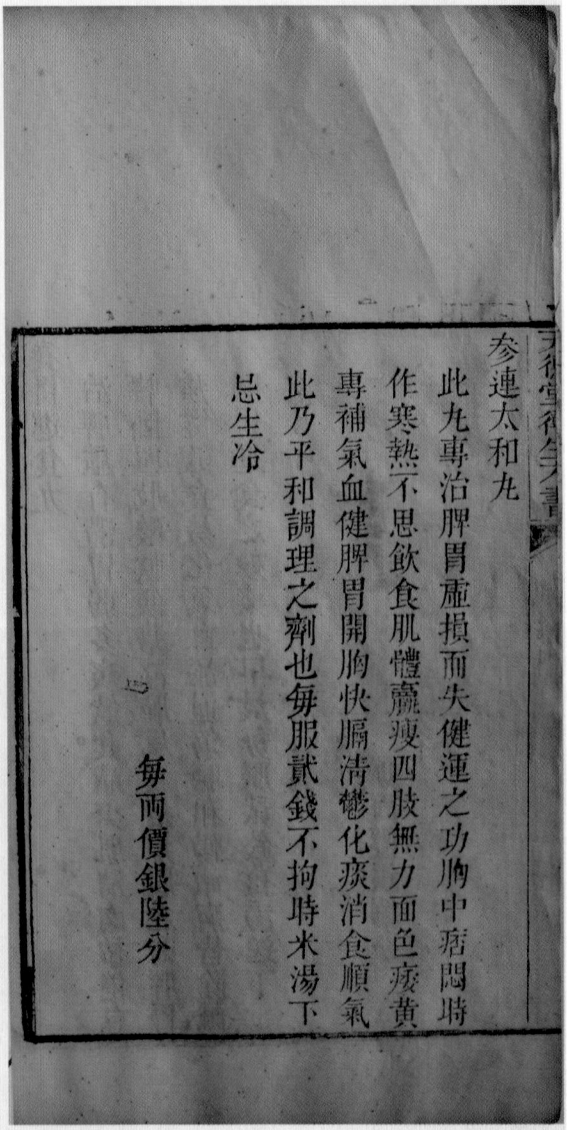
参連太和丸
此丸專治脾胃虛損而失健運之功胸中痞悶時
作寒熱不思飲食肌體羸瘦四肢無力面色痿黄
專補氣血健脾胃開胸快膈清鬱化痰消食順氣
此乃平和調理之劑也每服貳錢不拘時米湯下
忌生冷
每兩價銀陸分

参连太和丸

此丸专治脾胃虚损而失健运之功，胸中痞闷，时作寒热，不思饮食，肌体羸瘦，四肢无力，面色痿黄。专补气血，健脾胃，开胸快膈，清郁化痰，消食顺气，此乃平和调理之剂也。每服二钱，不拘时，米汤下。忌生冷。

每两价银六分。

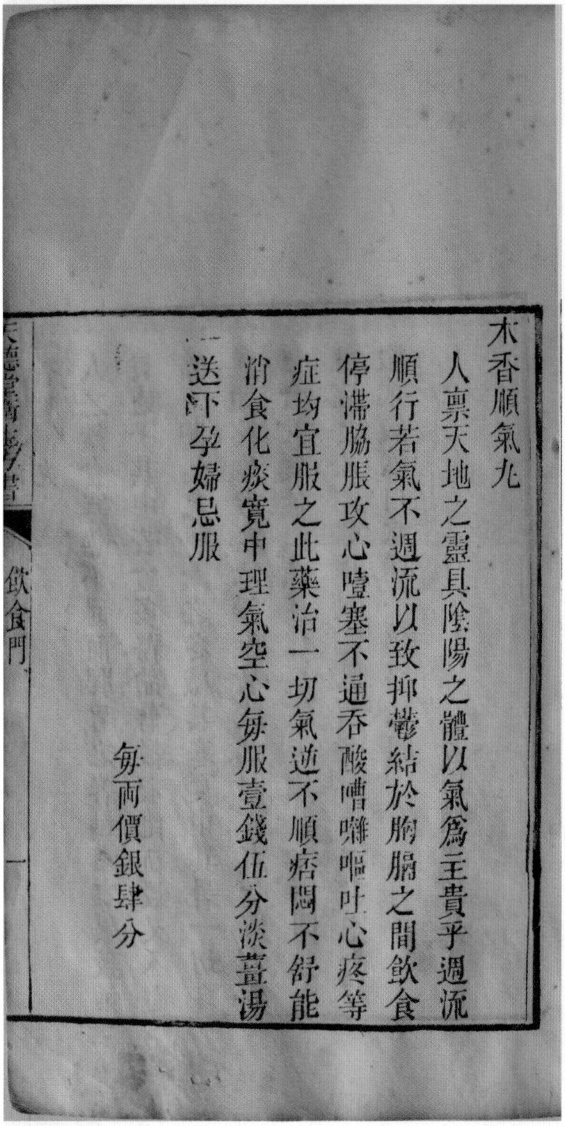

木香順氣丸
人稟天地之靈具陰陽之體以氣爲主貴乎週流順行若氣不週流以致抑鬱結於胸膈之間飲食停滯脇脹攻心噎塞不通吞酸嘈雜嘔吐心疼等症均宜服之此藥治一切氣逆不順痞悶不舒能消食化痰寬中理氣空心每服壹錢伍分淡薑湯送下孕婦忌服

每两價銀肆分

飲食門

木香顺气丸

人禀天地之灵，具阴阳之体，以气为主，贵乎周流顺行。若气不周流，以致抑郁结于胸膈之间，饮食停滞，胁胀攻心，噎塞不通，吞酸嘈杂，呕吐心疼等症，均宜服之。此药治一切气逆不顺，痞闷不舒，能消食化痰，宽中理气。空心，每服一钱五分，淡姜汤送下。孕妇忌服。

每两价银四分。

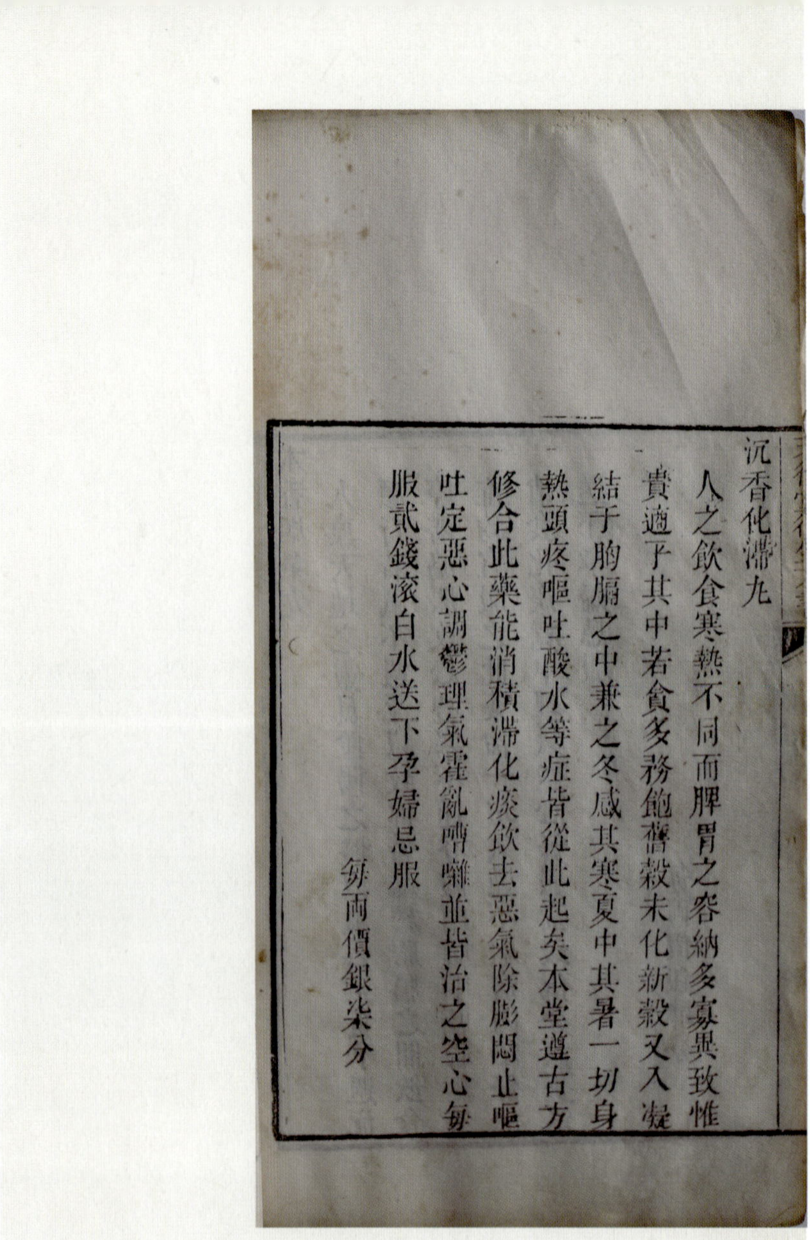
沉香化滯丸
人之飲食寒熱不同而脾胃之容納多寡異致惟貴適乎其中若食多務飽舊穀未化新穀又入凝結于胸膈之中兼之冬感其寒夏中其暑一切身熱頭疼嘔吐酸水等症皆從此起矣本堂遵古方修合此藥能消積滯化痰飲去惡氣除膨悶止嘔吐定惡心調鬱理氣霍亂嘈雜並皆治之空心每服貳錢滚白水送下孕婦忌服
每兩價銀柒分

沉香化滞丸

人之饮食寒热不同，而脾胃之容纳多寡异致，惟贵适乎其中。若食多务饱，旧谷未化，新谷又入，凝结于胸膈之中，兼之冬感其寒，夏中其暑，一切身热头疼、呕吐酸水等症，皆从此起矣。本堂遵古方修合此药，能消积滞，化痰饮，去恶气，除膨闷，止呕吐，定恶心，调郁理气，霍乱嘈杂并皆治之。空心，每服二钱，滚白水送下。孕妇忌服。

每两价银七分。

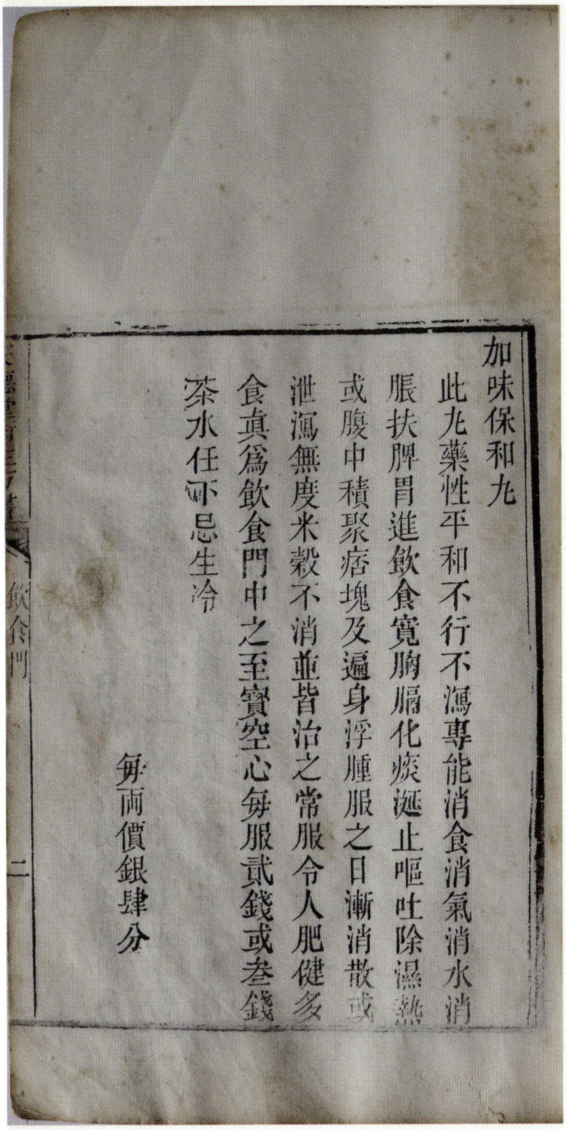

加味保和丸

此丸藥性平和不行不瀉專能消食消氣消水消脹扶脾胃進飲食寬胸膈化痰涎止嘔吐除濕熱或腹中積聚痞塊及遍身浮腫服之日漸消散或泄瀉無度米穀不消並皆治之常服令人肥健多食真爲飲食門中之至寶空心每服貳錢或叁錢茶水任下忌生冷

每兩價銀肆分

飲食門　二

加味保和丸

此丸药性平和，不行不泻。专能消食消气，消水消胀，扶脾胃，进饮食，宽胸膈，化痰涎，止呕吐，除湿热。或腹中积聚痞块及遍身浮肿，服之日渐消散；或泄泻无度，米谷不消，并皆治之。常服令人肥健多食，真为饮食门中之至宝。空心，每服二钱或三钱，茶水任下。忌生冷。

每两价银四分。

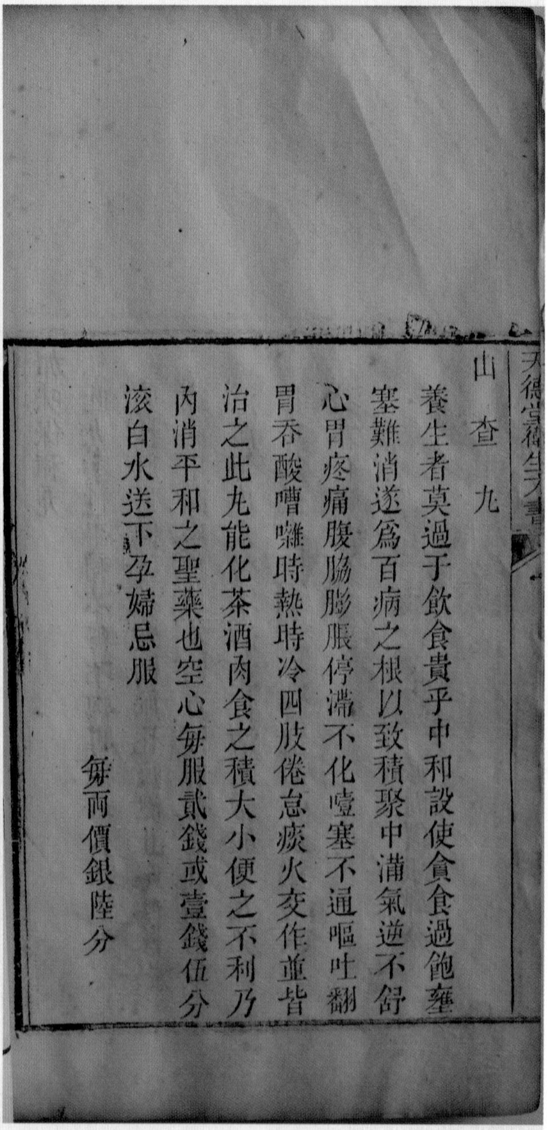
山查丸
養生者莫過于飲食貴乎中和設使貪食過飽壅塞難消遂爲百病之根以致積聚中滿氣逆不舒心胃疼痛腹脇膨脹停滯不化噎塞不通嘔吐翻胃吞酸嘈雜時熱時冷四肢倦怠痰火交作並皆治之此丸能化茶酒肉食之積大小便之不利乃內消平和之聖藥也空心每服貳錢或壹錢伍分滾白水送下孕婦忌服
每兩價銀陸分

山楂丸

养生者，莫过于饮食贵乎中和。设使贪食过饱，壅塞难消，遂为百病之根，以致积聚中满，气逆不舒，心胃疼痛，腹胁膨胀，停滞不化，噎塞不通，呕吐翻胃，吞酸嘈杂，时热时冷，四肢倦怠，痰火交作，并皆治之。此丸能化茶酒肉食之积，大小便之不利，乃内消平和之圣药也。空心，每服二钱或一钱五分，滚白水送下。孕妇忌服。

每两价银六分。

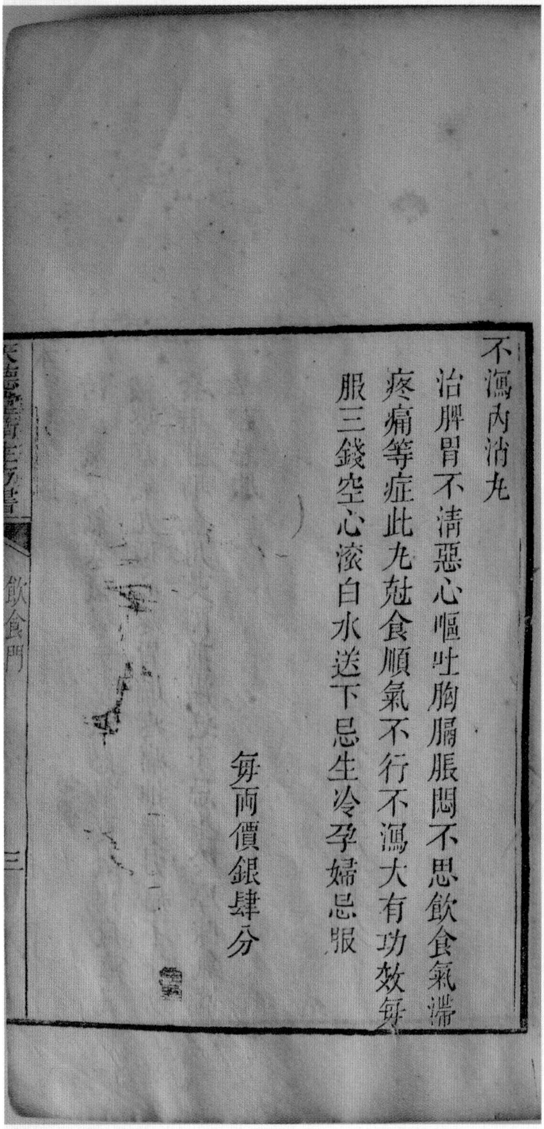
不瀉內消丸

治脾胃不清惡心嘔吐胸膈脹悶不思飲食氣滯疼痛等症此丸尅食順氣不行不瀉大有功效每服三錢空心滾白水送下忌生冷孕婦忌服

每兩價銀肆分

飲食門 三

不泻内消丸

治脾胃不清，恶心呕吐，胸膈胀闷，不思饮食，气滞疼痛等症。此丸克食顺气，不行不泻，大有功效。每服三钱，空心，滚白水送下。忌生冷，孕妇忌服。

每两价银四分。

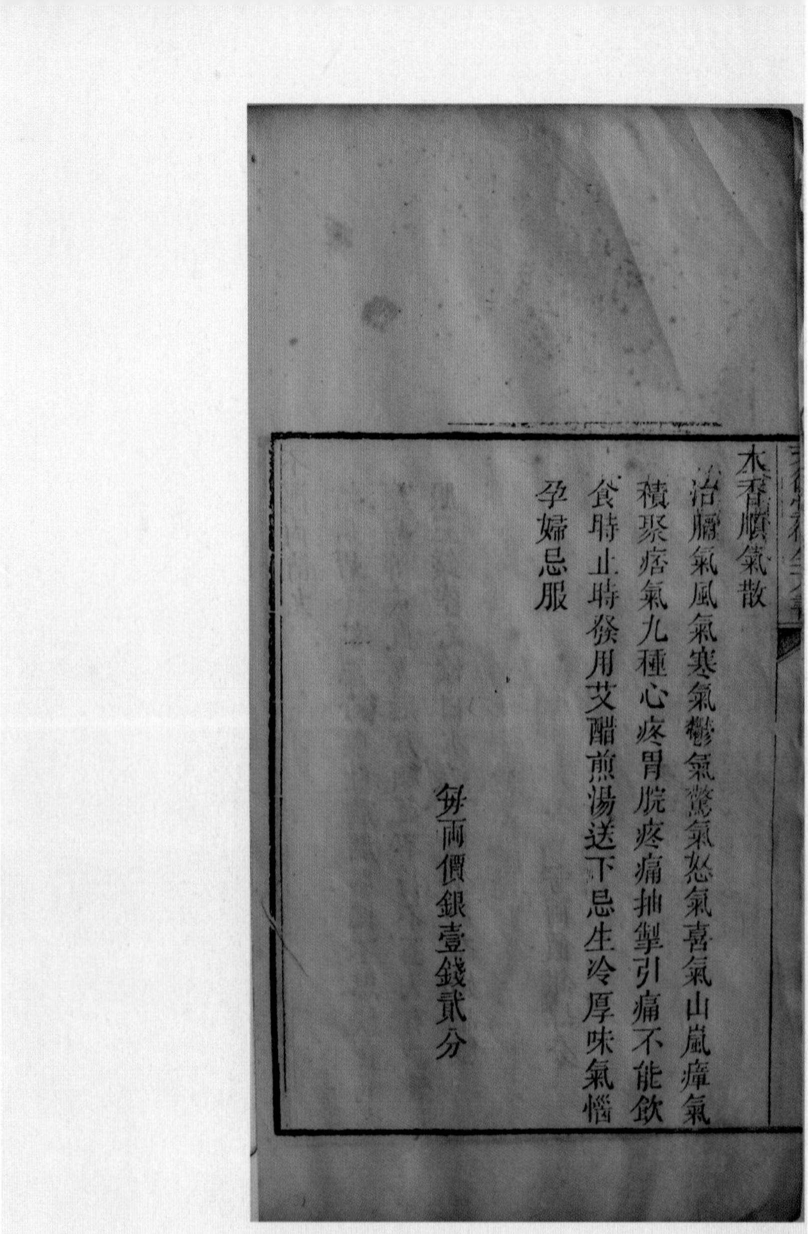

木香順氣散

治膈氣風氣寒氣鬱氣驚氣怒氣喜氣山嵐瘴氣積聚痞氣九種心疼胃脘疼痛抽掣引痛不能飲食時止時發用艾醋煎湯送下忌生冷厚味氣惱孕婦忌服

每兩價銀壹錢貳分

木香顺气散

治膈气、风气、寒气、郁气、惊气、怒气、喜气、山岚瘴气、积聚痞气，九种心疼，胃脘疼痛，抽掣引痛，不能饮食，时止时发。用艾醋煎汤送下。忌生冷、厚味、气恼，孕妇忌服。

每两价银一钱二分。

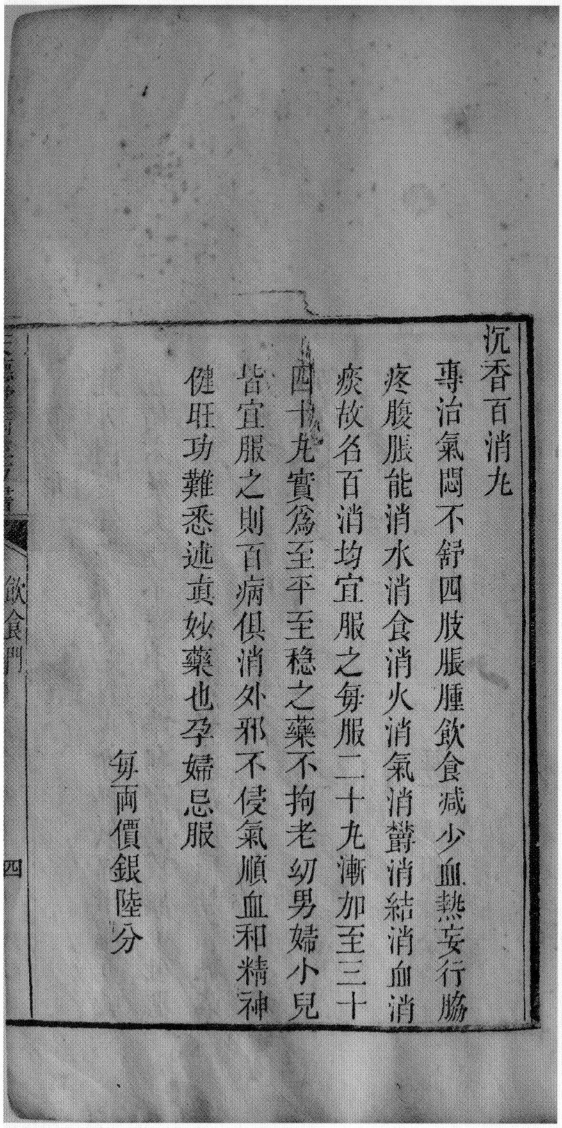
沉香百消丸

專治氣悶不舒四肢脹腫飲食減少血熱妄行脇疼腹脹能消水消食消火消氣消鬱消結消血消痰故名百消均宜服之每服二十丸漸加至三十四十丸實爲至平至穩之藥不拘老幼男婦小兒皆宜服之則百病俱消外邪不侵氣順血和精神健旺功難悉述真妙藥也孕婦忌服

每兩價銀陸分

飲食門　四

沉香百消丸

专治气闷不舒，四肢胀肿，饮食减少，血热妄行，胁疼腹胀。能消水消食、消火消气、消郁消结、消血消痰，故名“百消”，均宜服之。每服二十丸，渐加至三十、四十丸，实为至平至稳之药，不拘老幼男妇小儿，皆宜服之，则百病俱消。外邪不侵，气顺血和，精神健旺，功难悉述，真妙药也。孕妇忌服。

每两价银六分。

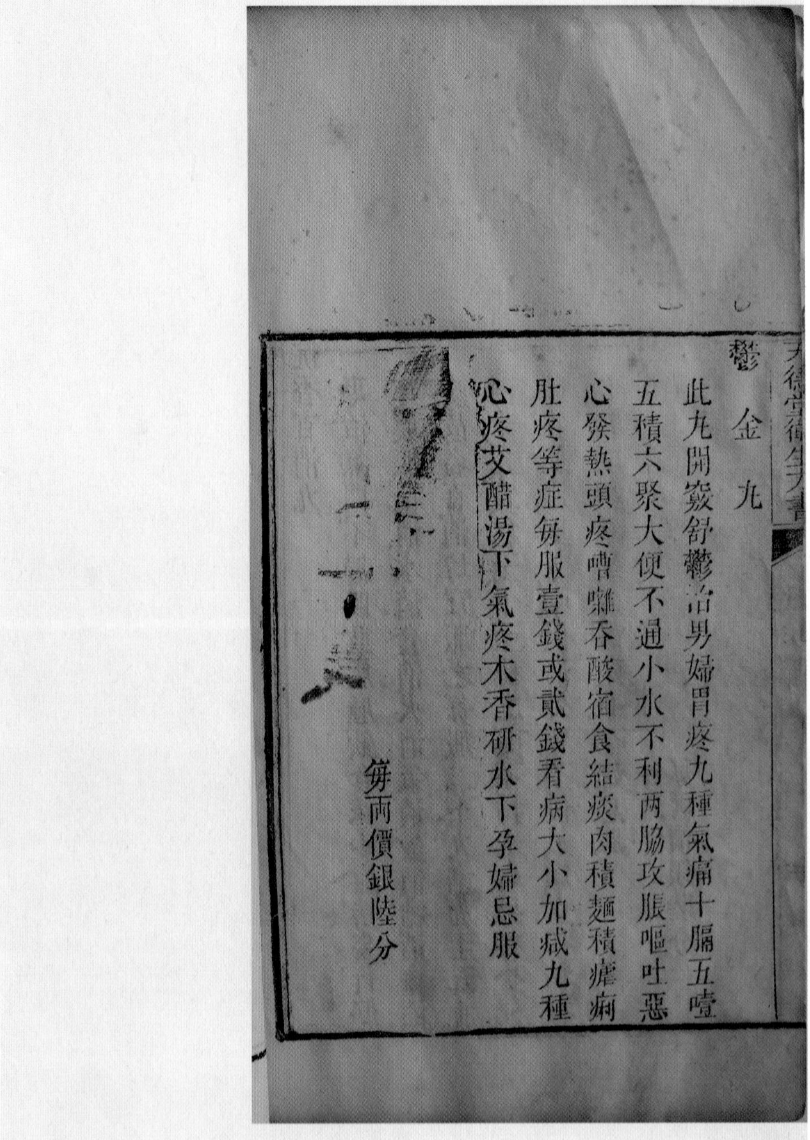

鬱金丸

此丸開竅舒鬱治男婦胃疼九種氣痛十膈五噎五積六聚大便不通小水不利兩脇攻脹嘔吐惡心發熱頭疼嘈雜吞酸宿食結痰肉積麵積瘧痢肚疼等症每服壹錢或貳錢看病大小加減九種心疼艾醋湯下氣疼木香研水下孕婦忌服

每兩價銀陸分

郁金丸

此丸开窍舒郁，治男妇胃疼，九种气痛，十膈五噎，五积六聚，大便不通，小水不利，两胁攻胀，呕吐恶心，发热头疼，嘈杂吞酸，宿食结痰，肉积面积，疟痢肚疼等症。每服一钱或二钱，看病大小加减，九种心疼艾醋汤下，气疼木香研水下。孕妇忌服。

每两价银六分。

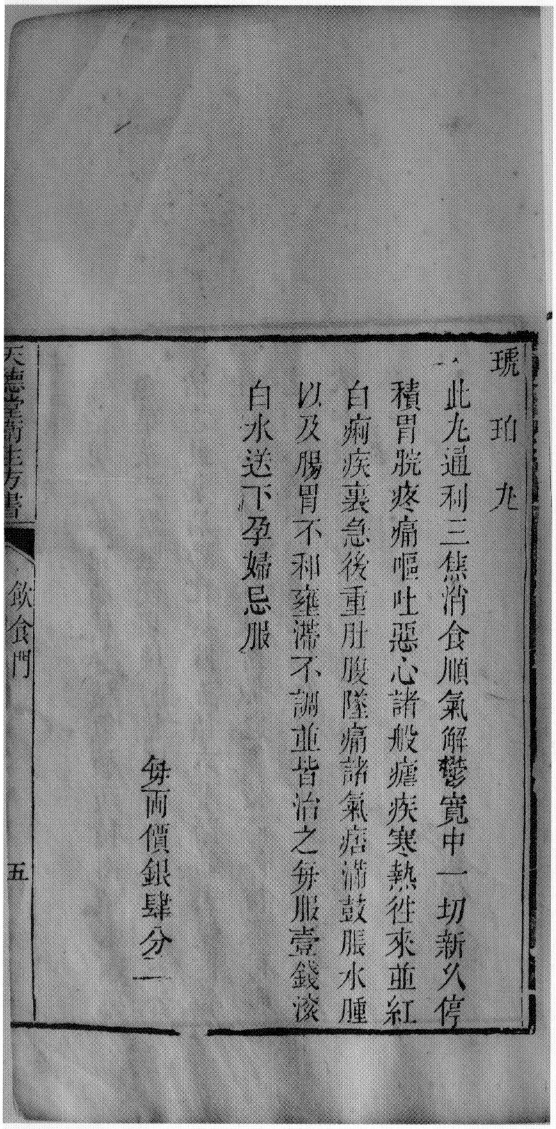

天德堂衛生方書　飲食門　五

琥珀丸

此丸通利三焦消食順氣解鬱寬中一切新久停積胃脘疼痛嘔吐惡心諸般瘧疾寒熱往來並紅白痢疾裏急後重肚腹墜痛諸氣痞滿鼓脹水腫以及腸胃不和壅滯不調並皆治之每服壹錢滚白水送下孕婦忌服

每兩價銀肆分

琥珀丸

此丸通利三焦，消食顺气，解郁宽中。一切新久停积，胃脘疼痛，呕吐恶心，诸般疟疾，寒热往来，并红白痢疾，里急后重，肚腹坠痛，诸气痞满，鼓胀水肿，以及肠胃不和，壅滞不调，并皆治之。每服一钱，滚白水送下。孕妇忌服。

每两价银四分。

開結枳實丸

耑治男婦小兒酒積食積氣積痰積肉積米麵鷄魚菓菜之聚堅硬痞塊胸脇脹滿肚腹疼痛悉皆治之此藥消滯化痰除五積六聚開結去燥止嘔吐惡心口苦無味或醉飽過度積滯停物不利服之開六欝不舒消氣悶宿食不化大有奇功每服貳叁錢淡薑湯送下孕婦忌服

每兩價銀伍分

开结枳实丸

专治男妇小儿酒积、食积、气积、痰积、肉积、米面鸡鱼果菜之聚，坚硬痞块，胸胁胀满，肚腹疼痛，悉皆治之。此药消滞化痰，除五积六聚，开结去燥，止呕吐恶心。口苦无味，或醉饱过度，积滞停物不利，服之开六郁不舒，消气闷，宿食不化，大有奇功。每服二三钱，淡姜汤送下。孕妇忌服。

每两价银五分。

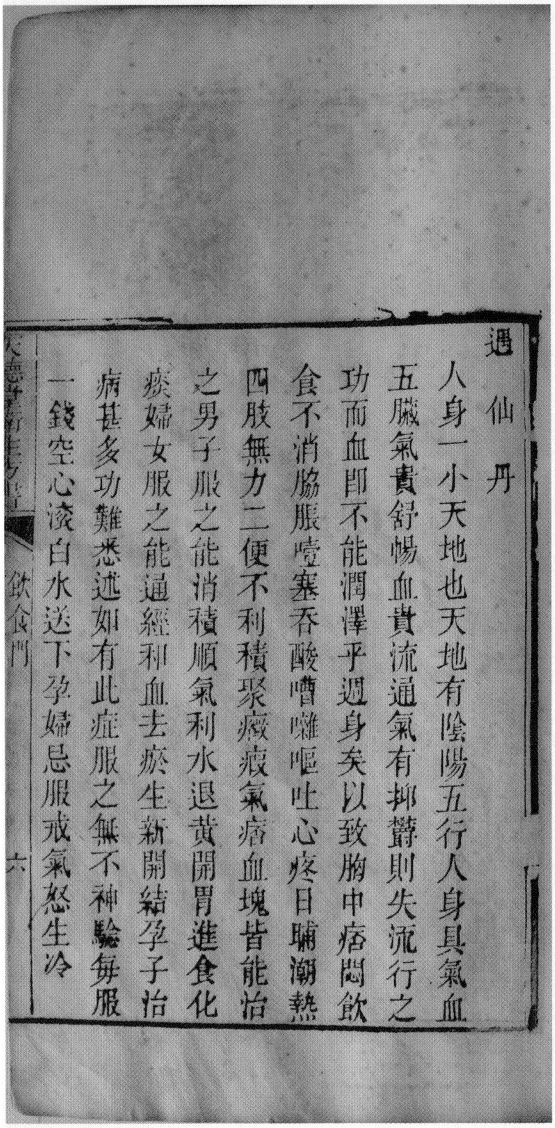

遇仙丹

人身一小天地也天地有陰陽五行人身具氣血五臟氣貴舒暢血貴流通氣有抑鬱則失流行之功而血即不能潤澤乎週身矣以致胸中痞悶飲食不消脇脹噎塞吞酸嘈囃嘔吐心疼日晡潮熱四肢無力二便不利積聚癥瘕氣痞血塊皆能治之男子服之能消積順氣利水退黃開胃進食化痰婦女服之能通經和血去瘀生新開結孕子治病甚多功難悉述如有此症服之無不神驗每服一錢空心滚白水送下孕婦忌服戒氣怒生冷

天德堂衛生方書　飲食門　六

遇仙丹

人身一小天地也，天地有阴阳五行，人身具气血五脏，气贵舒畅，血贵流通。气有抑郁则失流行之功，而血即不能润泽乎周身矣，以致胸中痞闷，饮食不消，胁胀噎塞，吞酸嘈杂，呕吐心疼，日晡潮热，四肢无力，二便不利，积聚癥瘕，气痞血块，皆能治之。男子服之，能消积顺气，利水退黄，开胃进食化痰；妇女服之，能通经和血，去瘀生新，开结孕子。治病甚多，功难悉述，如有此症，服之无不神验。每服一钱，空心，滚白水送下。孕妇忌服，戒气怒、生冷。

每兩價銀壹錢

調中四消丸

此藥消食消酒消氣消痰和脾胃進飲食解酒毒寬中順氣清火化痰甚有功效每服貳錢食遠空心茶清送下孕婦勿服忌油膩堅硬生冷之物

每兩價銀叁分

每两价银一钱。

调中四消丸

此药消食消酒，消气消痰，和脾胃，进饮食，解酒毒，宽中顺气，清火化痰，甚有功效。每服二钱，食远空心，茶清送下。孕妇勿服，忌油腻、坚硬、生冷之物。

每两价银三分。

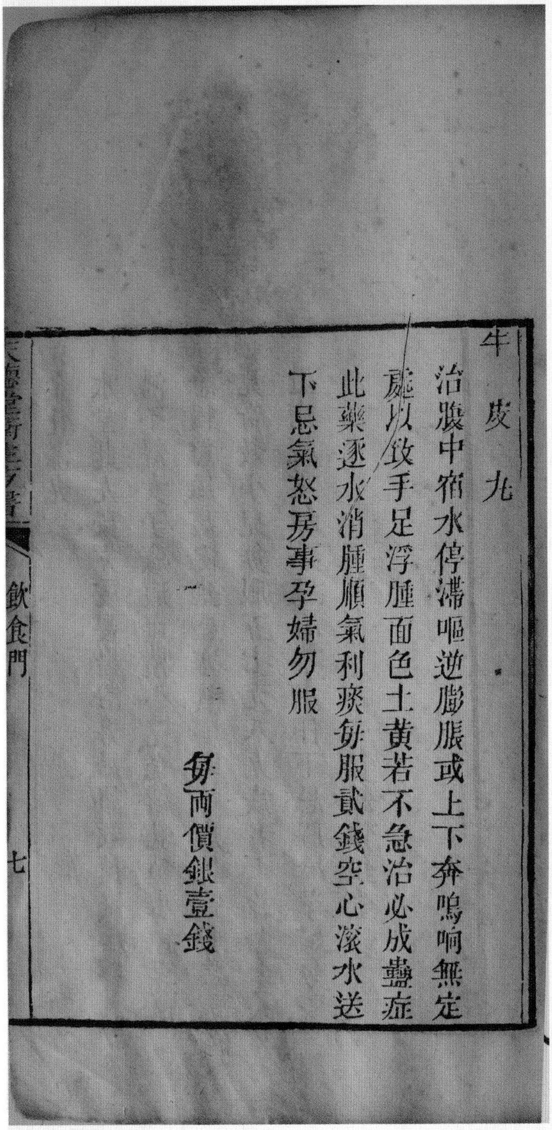

飲食門　七

牛皮丸

治腹中宿水停滯嘔逆膨脹或上下奔鳴响無定處以致手足浮腫面色土黄若不急治必成蠱症此藥逐水消腫順氣利痰每服貳錢空心滚水送下忌氣怒房事孕婦勿服

每兩價銀壹錢

牛皮丸

治腹中宿水停滞，呕逆膨胀，或上下奔鸣，响无定处，以致手足浮肿，面色土黄。若不急治，必成蛊症。此药逐水消肿，顺气利痰。每服二钱，空心，滚水送下。忌气怒、房事，孕妇勿服。

每两价银一钱。

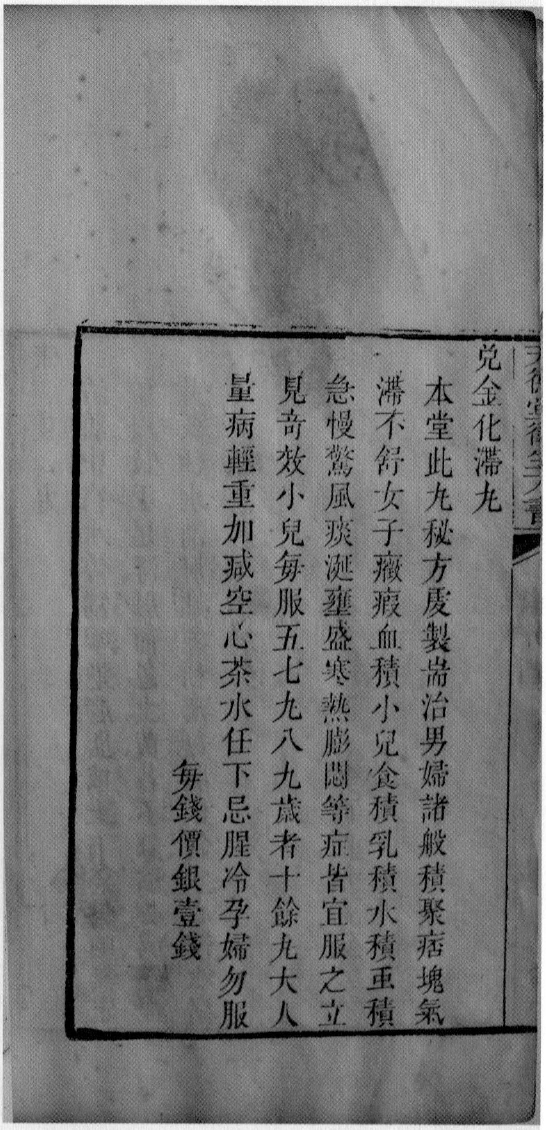

兑金化滞丸
本堂此丸秘方度製耑治男婦諸般積聚痞塊氣滯不舒女子癥瘕血積小兒食積乳積水積虫積急慢驚風痰涎壅盛寒熱膨悶等症皆宜服之立見奇效小兒每服五七九八九歲者十餘丸大人量病輕重加減空心茶水任下忌腥冷孕婦勿服
每錢價銀壹錢

兑金化滞丸

本堂此丸秘方处制，专治男妇诸般积聚痞块，气滞不舒，女子癥瘕血积，小儿食积、乳积、水积、虫积，急慢惊风，痰涎壅盛，寒热膨闷等症，皆宜服之，立见奇效。小儿每服五七丸，八九岁者十余丸，大人量病轻重加减，空心，茶水任下。忌腥冷，孕妇勿服。

每钱价银一钱。

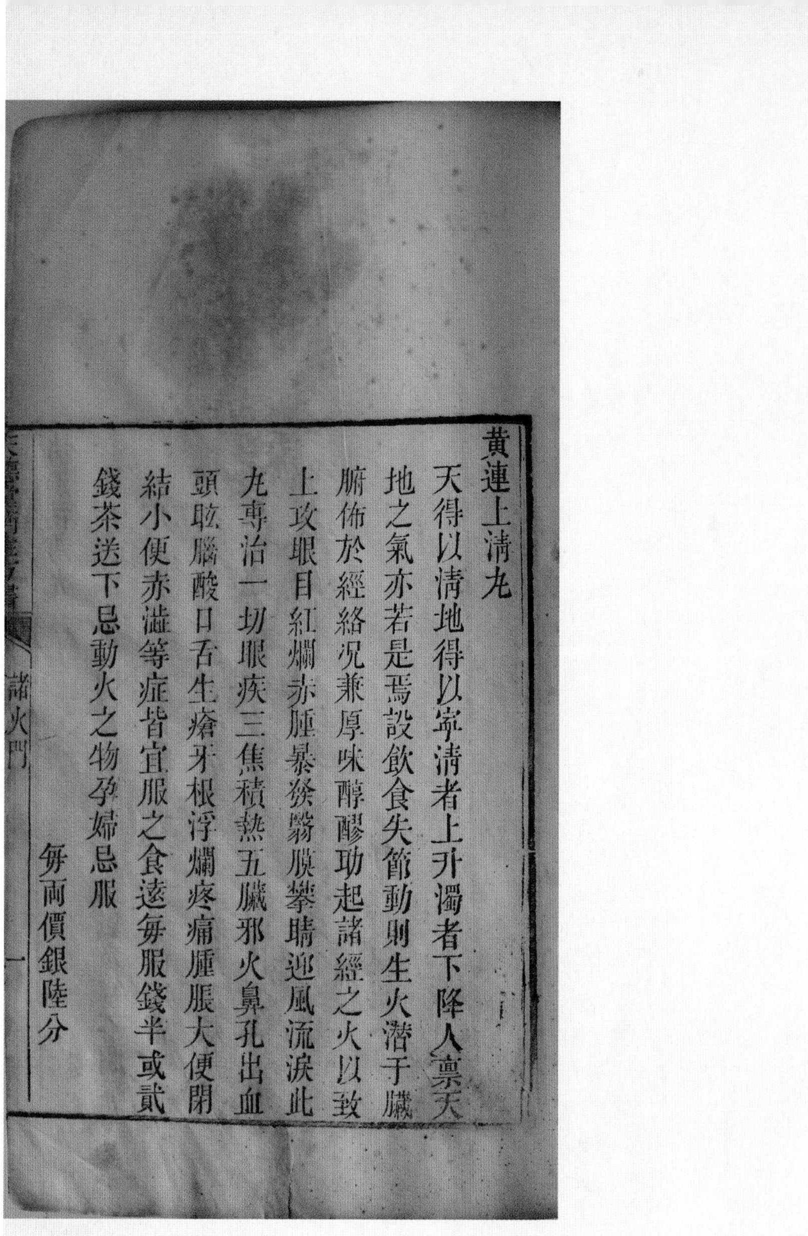

天德堂衛生方書 諸火門 一

黃連上清丸

天得以淸地得以寧淸者上升濁者下降人禀天地之氣亦若是焉設飲食失節動則生火潛于臟腑佈於經絡况兼厚味醇醪功起諸經之火以致上攻眼目紅爛赤腫暴發翳膜攀睛迎風流淚此丸專治一切眼疾三焦積熱五臟邪火鼻孔出血頭眩腦酸口舌生瘡牙根浮爛疼痛腫脹大便閉結小便赤澁等症皆宜服之食遠每服錢半或貳錢茶送下忌動火之物孕婦忌服

每兩價銀陸分

黄连上清丸

天得以清，地得以宁，清者上升，浊者下降，人禀天地之气，亦若是焉。设饮食失节，动则生火，潜于脏腑，布于经络，况兼厚味醇醪助起诸经之火，以致上攻，眼目红烂，赤肿暴发，翳膜攀睛，迎风流泪。此丸专治一切眼疾，三焦积热，五脏邪火，鼻孔出血，头眩脑酸，口舌生疮，牙根浮烂，疼痛肿胀，大便闭结，小便赤涩等症，皆宜服之。食远，每服钱半或二钱，茶送下。忌动火之物，孕妇忌服。

每两价银六分。

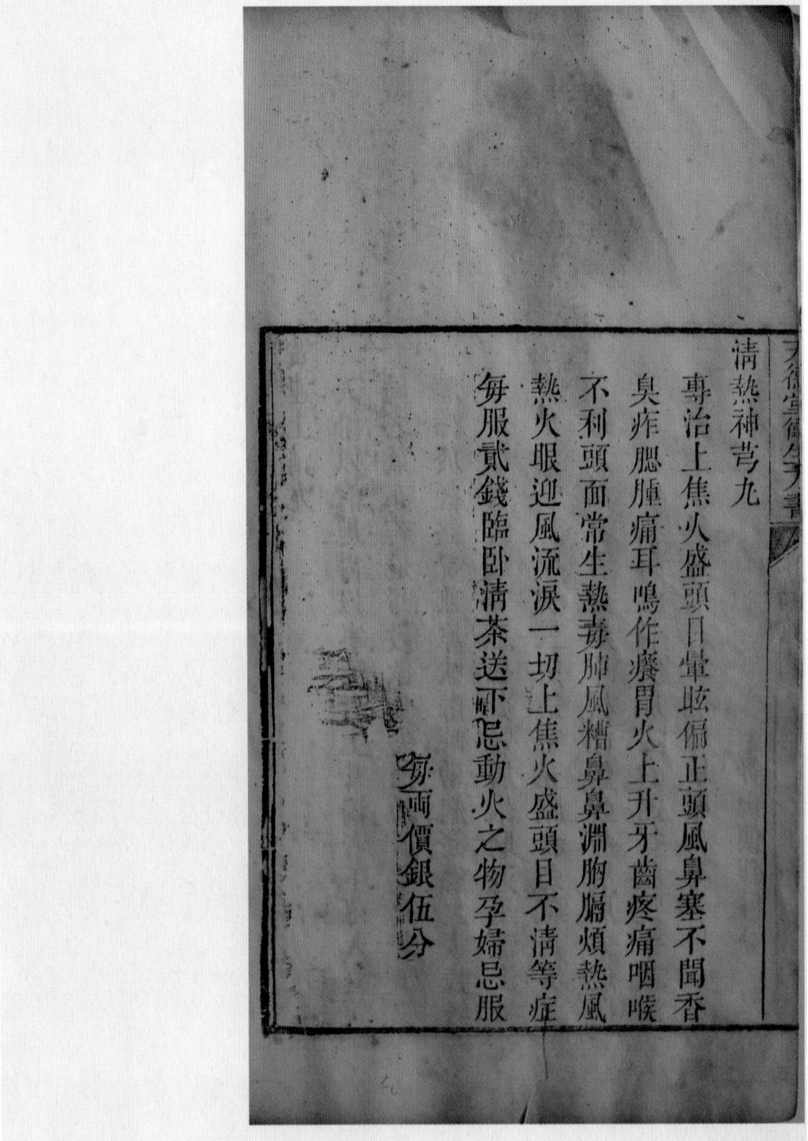
清熱神芎丸
專治上焦火盛頭目暈眩偏正頭風鼻塞不聞香臭痄腮腫痛耳鳴作癢胃火上升牙齒疼痛咽喉不利頭面常生熱毒肺風糟鼻鼻淵胸膈煩熱風熱火眼迎風流淚一切上焦火盛頭目不清等症每服貳錢臨卧清茶送下忌動火之物孕婦忌服
每兩價銀伍分

清热神芎丸

专治上焦火盛，头目晕眩，偏正头风，鼻塞，不闻香臭，痄腮肿痛，耳鸣作痒，胃火上升，牙齿疼痛，咽喉不利，头面常生热毒，肺风糟鼻，鼻渊，胸膈烦热，风热火眼，迎风流泪，一切上焦火盛，头目不清等症。每服二钱，临卧清茶送下。忌动火之物，孕妇忌服。

每两价银五分。

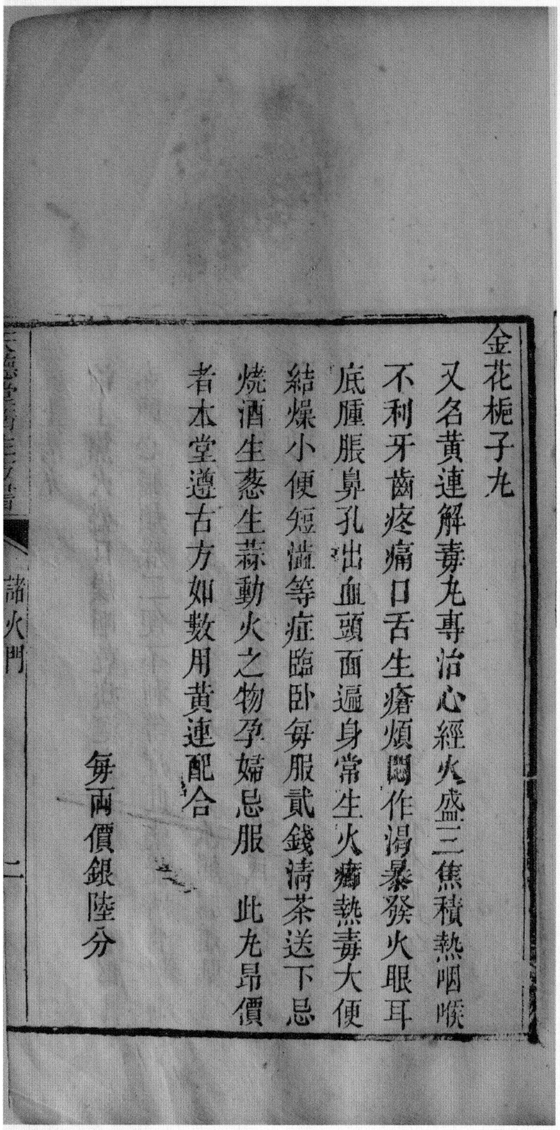
金花梔子丸
又名黃連解毒丸專治心經火盛三焦積熱咽喉不利牙齒疼痛口舌生瘡煩悶作渴暴發火眼耳底腫脹鼻孔出血頭面遍身常生火癤熱毒大便結燥小便短澁等症臨卧每服貳錢清茶送下忌燒酒生葱生蒜動火之物孕婦忌服　此丸昂價者本堂遵古方如數用黃連配合
每兩價銀陸分
諸火門　二

金花栀子丸

又名“黄连解毒丸”，专治心经火盛，三焦积热，咽喉不利，牙齿疼痛，口舌生疮，烦闷作渴，暴发火眼，耳底肿胀，鼻孔出血，头面遍身常生火疖热毒，大便结燥，小便短涩等症。临卧每服二钱，清茶送下。忌烧酒、生葱、生蒜、动火之物，孕妇忌服。此丸昂价者，本堂遵古方如数用黄连配合。

每两价银六分。

加味上清丸

治上焦火盛口燥咽乾痰涎壅塞肺熱喘嗽面目赤腫心膈煩燥二便不利等症此藥能清咽利膈止嗽化痰清熱觧渴舒鬱和氣利水通腸並肺癰肺痿服之立效食遠每服貳錢或茶或水任意送下忌動火之物

每兩價銀陸分

加味上清丸

治上焦火盛，口燥咽干，痰涎壅塞，肺热喘嗽，面目赤肿，心膈烦躁，二便不利等症。此药能清咽利膈，止嗽化痰，清热解渴，舒郁和气，利水通肠，并肺痈肺痿，服之立效。食远，每服二钱，或茶或水任意送下。忌动火之物。

每两价银六分。

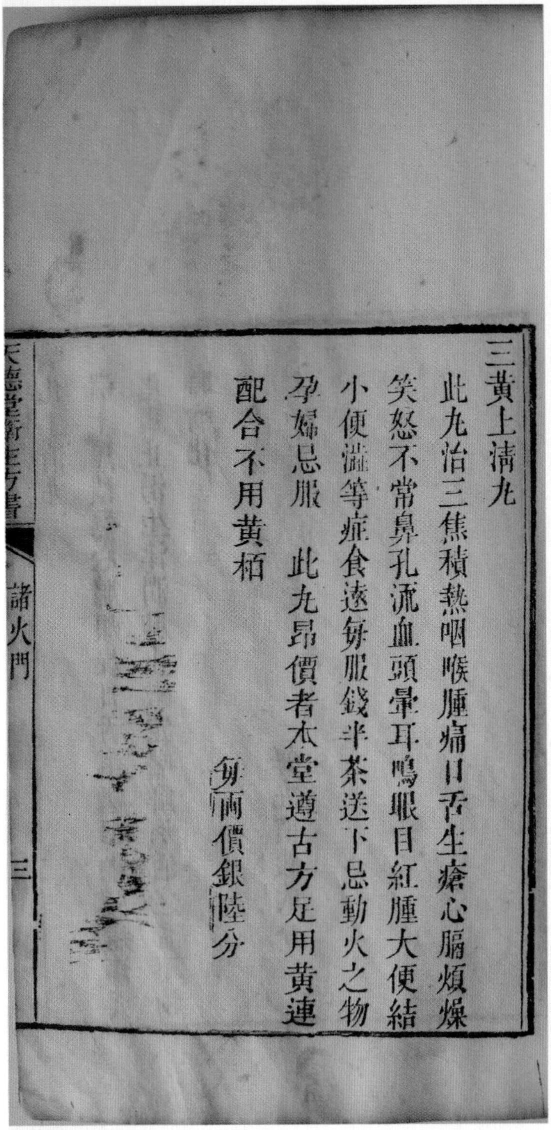
天德堂衛生方書　諸火門　三

三黃上淸丸

此丸治三焦積熱咽喉腫痛口舌生瘡心膈煩燥笑怒不常鼻孔流血頭暈耳鳴眼目紅腫大便結小便澁等症食遠每服钱半茶送下忌動火之物孕婦忌服　此丸昂價者本堂遵古方足用黃連配合不用黃栢

每兩價銀陸分

三黄上清丸

此丸治三焦积热，咽喉肿痛，口舌生疮，心膈烦躁，笑怒不常，鼻孔流血，头晕耳鸣，眼目红肿，大便结，小便涩等症。食远，每服钱半，茶送下。忌动火之物，孕妇忌服。此丸昂价者，本堂遵古方足用黄连配合，不用黄柏。

每两价银六分。

噙化上清丸
治上焦積熱心膈煩燥口舌生瘡咽喉腫痛清火化痰止渴生津潤肺止嗽定喘觧烟酒之毒不拘時噙化
每丸價銀貳分

噙化上清丸

治上焦积热，心膈烦躁，口舌生疮，咽喉肿痛。清火化痰，止渴生津，润肺止嗽定喘，解烟酒之毒。不拘时噙化。

每丸价银二分。

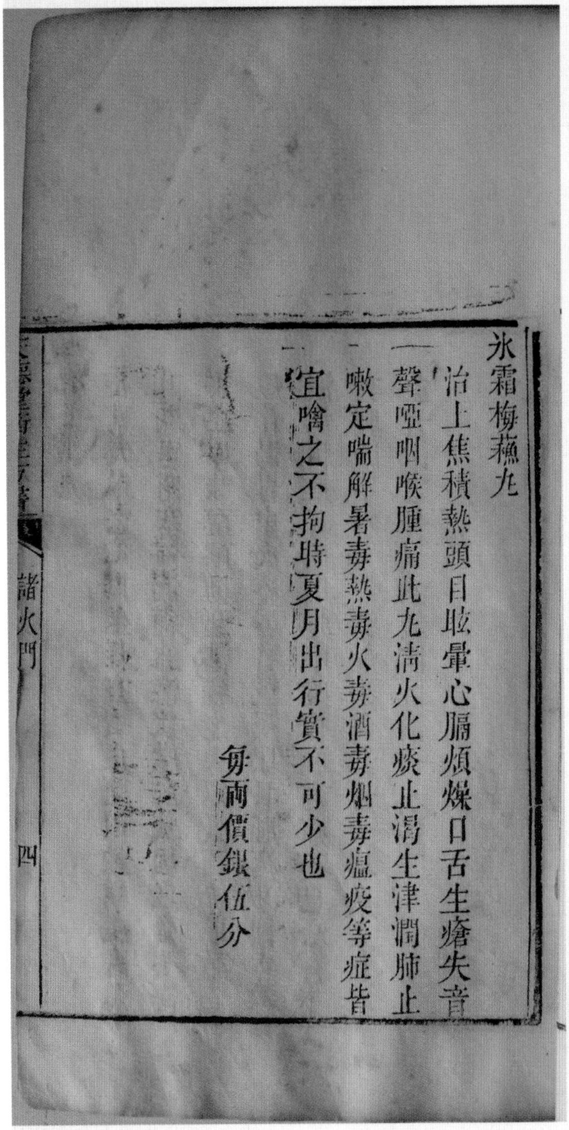

冰霜梅蘓丸

治上焦積熱頭目昡暈心膈煩燥口舌生瘡失音聲啞咽喉腫痛此丸清火化痰止渴生津潤肺止嗽定喘解暑毒熱毒火毒酒毒烟毒瘟疫等症皆宜噙之不拘時夏月出行實不可少也

每兩價銀伍分

諸火門　四

冰霜梅苏丸

治上焦积热，头目眩晕，心膈烦躁，口舌生疮，失音声哑，咽喉肿痛。此丸清火化痰，止渴生津，润肺止嗽定喘，解暑毒、热毒、火毒、酒毒、烟毒、瘟疫等症。皆宜噙之，不拘时。夏月出行，实不可少也。

每两价银五分。

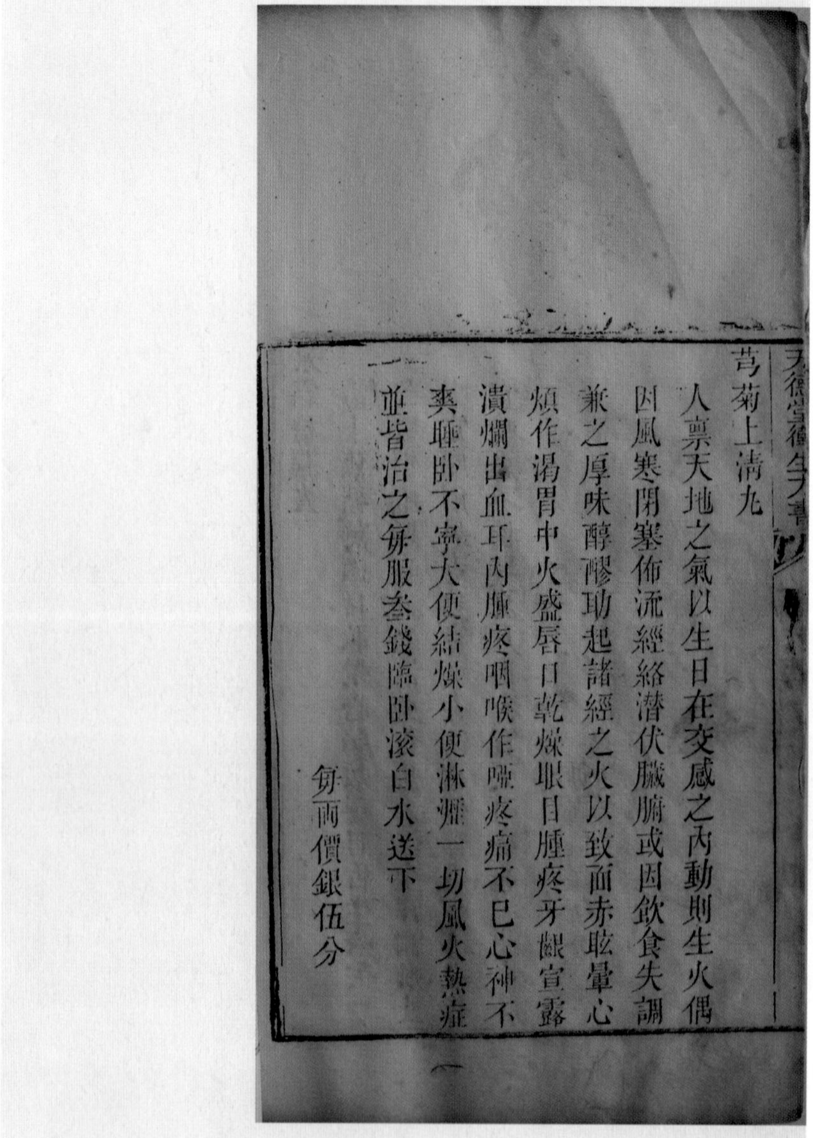
芎菊上清丸

人禀天地之氣以生日在交感之內動則生火偶因風寒閉塞佈流經絡潛伏臟腑或因飲食失調兼之厚味醇醪助起諸經之火以致面赤眩暈心煩作渴胃中火盛唇口乾燥眼目腫疼牙齦宣露潰爛出血耳內腫疼咽喉作啞疼痛不已心神不爽睡卧不寧大便結燥小便淋瀝一切風火熱症並皆治之每服叁錢臨卧滚白水送下

每兩價銀伍分

芎菊上清丸

人禀天地之气以生，日在交感之内，动则生火。偶因风寒闭塞，布流经络，潜伏脏腑，或因饮食失调，兼之厚味醇醪，助起诸经之火，以致面赤眩晕，心烦作渴，胃中火盛，唇口干燥，眼目肿疼，牙龈宣露，溃烂出血，耳内肿疼，咽喉作哑，疼痛不已，心神不爽，睡卧不宁，大便结燥，小便淋沥，一切风火热症并皆治之。每服三钱，临卧滚白水送下。

每两价银五分。

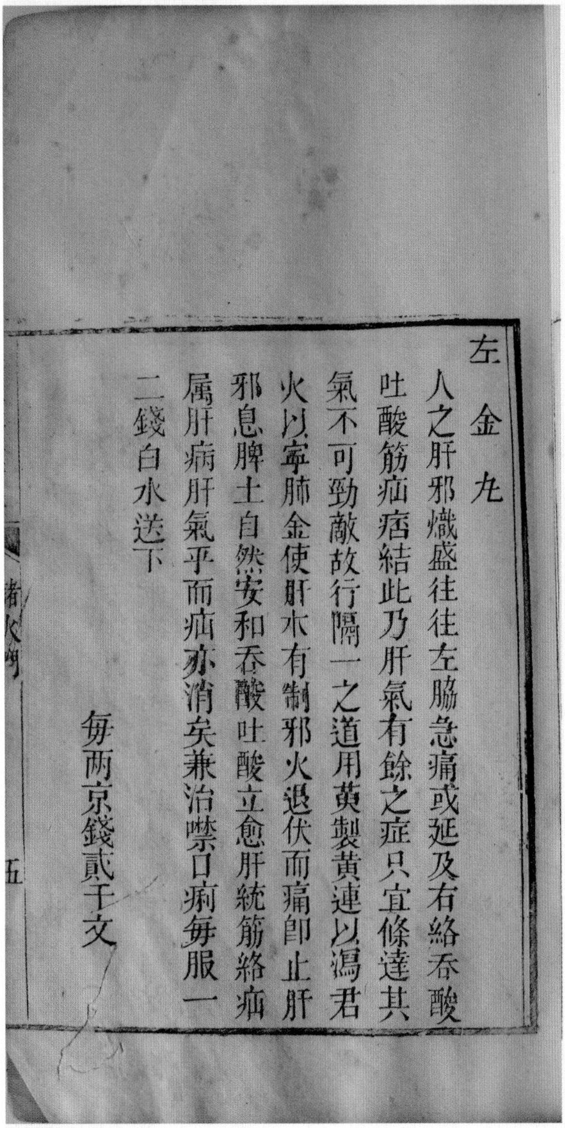
左金丸

人之肝邪熾盛往往左脇急痛或延及右絡吞酸吐酸筋疝痞結此乃肝氣有餘之症只宜條達其氣不可勁敵故行隔一之道用萸製黃連以瀉君火以寧肺金使肝木有制邪火退伏而痛即止肝邪息脾土自然安和吞酸吐酸立愈肝統筋絡疝屬肝病肝氣平而疝亦消矣兼治噤口痢每服一二錢白水送下

每两京錢貳千文

五

左金丸

人之肝邪炽盛，往往左胁急痛或延及右络，吞酸吐酸，筋疝痞结，此乃肝气有余之症。只宜条达其气，不可劲敌，故行隔一之道，用萸制黄连以泻君火，以宁肺金，使肝木有制，邪火退伏而痛即止，肝邪息脾土自然安和，吞酸吐酸立愈。肝统筋络，疝属肝病、肝气平，而疝亦消矣。兼治噤口痢。每服一二钱，白水送下。

每两京钱二千文。

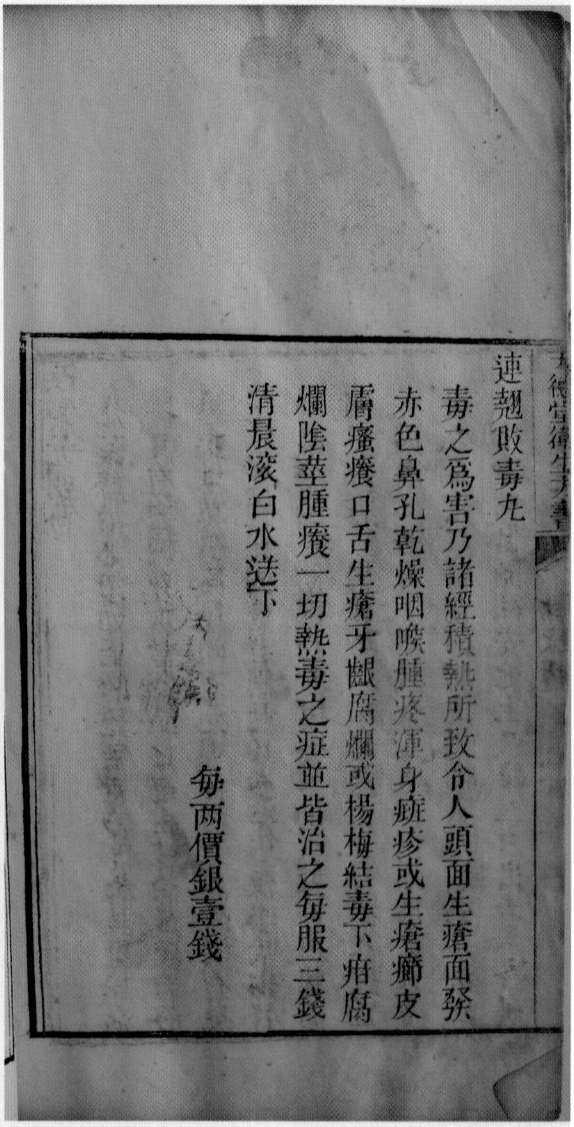
連翹敗毒丸
毒之爲害乃諸經積熱所致令人頭面生瘡面發赤色鼻孔乾燥咽喉腫疼渾身瘢疹或生瘡癬皮膚瘙癢口舌生瘡牙齦腐爛或楊梅結毒下疳腐爛陰莖腫癢一切熱毒之症並皆治之每服三錢清晨滚白水送下
每两價銀壹錢

连翘败毒丸

毒之为害，乃诸经积热所致。令人头面生疮，面发赤色，鼻孔干燥，咽喉肿疼，浑身瘢疹[1]或生疮疖，皮肤瘙痒，口舌生疮，牙龈腐烂，或杨梅结毒，下疳腐烂，阴茎肿痒，一切热毒之症并皆治之。每服三钱，清晨滚白水送下。

每两价银一钱。

1 瘢疹：即班疹。

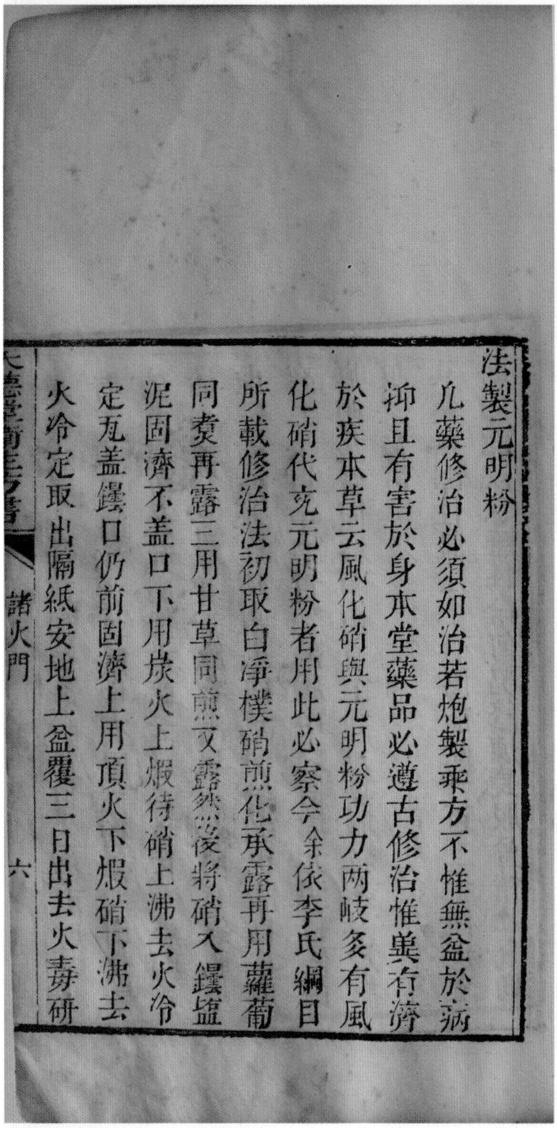
法製元明粉
凡藥修治必須如治若炮製乘方不惟無益於病
抑且有害於身本堂藥品必遵古修治惟異有濟
於疾本草云風化硝與元明粉功力两岐多有風
化硝代充元明粉者用此必察今余依李氏綱目
所載修治法初取白淨樸硝煎化承露再用蘿蔔
同煑再露三用甘草同煎又露然後將硝入罎塩
泥固濟不盖口下用炭火上煆待硝上沸去火冷
定瓦盖罎口仍前固濟上用頂火下煆硝下沸去
火冷定取出隔紙安地上盆覆三日出去火毒研

天德堂衛生方書　諸火門　六

法制元明粉[1]

凡药修治必须如治，若炮制乘方，不惟无益于病，抑且有害于身。本堂药品必遵古修治，惟异有济于疾。本草云：风化硝与元明粉，功力两岐，多有风化硝代充元明粉者，用此必察。今余依李氏纲目所载修治法，初取白净朴硝煎化，承露再用萝卜同煮；再露三，用甘草同煎；又露，然后将硝入坛，盐泥固济不盖口，下用炭火上煅。待硝上沸，去火冷定，瓦盖坛口，仍前固济。上用顶火下煅硝，下沸去火冷定，取出，隔纸安地上，益[2]覆三日出，去火毒。研

1 元明粉：即玄明粉。
2 益：疑为“盆”。

末入生炙二甘草和勻收貯聽用三煎兩煆頗費時工去其鹹寒之性陰中有陽性稍和緩用代樸硝亦善　此元明粉本草云氣味辛甘冷無毒主治心熱煩燥并五臟宿滯癥結甄權明目退膈土虛熱消腫毒大明發明果曰元明粉沉也陰也其用有二去胃中之實熱蕩腸中之宿垢元明粉傳曰唐明皇帝聞終南山道士劉元真服食多壽乃詔而問之元真曰臣按仙經修煉樸硝號元明粉止服此方遂無病長生其藥無澤性溫陰中有陽能除一百二十種疾生餌尚能救急難性命何況修煉長服益精壯氣助

末，入生、炙二甘草，和匀，收贮听用。三煎两煅，颇费时工，去其咸寒之性，阴中有阳，性稍和缓，用代朴硝亦善。此玄明粉，本草云：气味辛甘，冷，无毒。主治心热烦躁，并五脏宿滞，癥结甄权，明目，退膈土虚热，消肿毒。大明发明果曰：玄明粉，沉也阴也，其用有二，去胃中之实热，荡肠中之宿垢；玄明粉传曰：唐明皇帝闻终南山道士刘元真服食多寿，乃诏而问之，元真曰：臣按仙经修炼朴硝，号玄明粉，止服此方，遂无病长生。其药无泽性温，阴中有阳，能除一百二十种疾，生饵尚能救急难性命，何况修炼长服？益精壮气，助

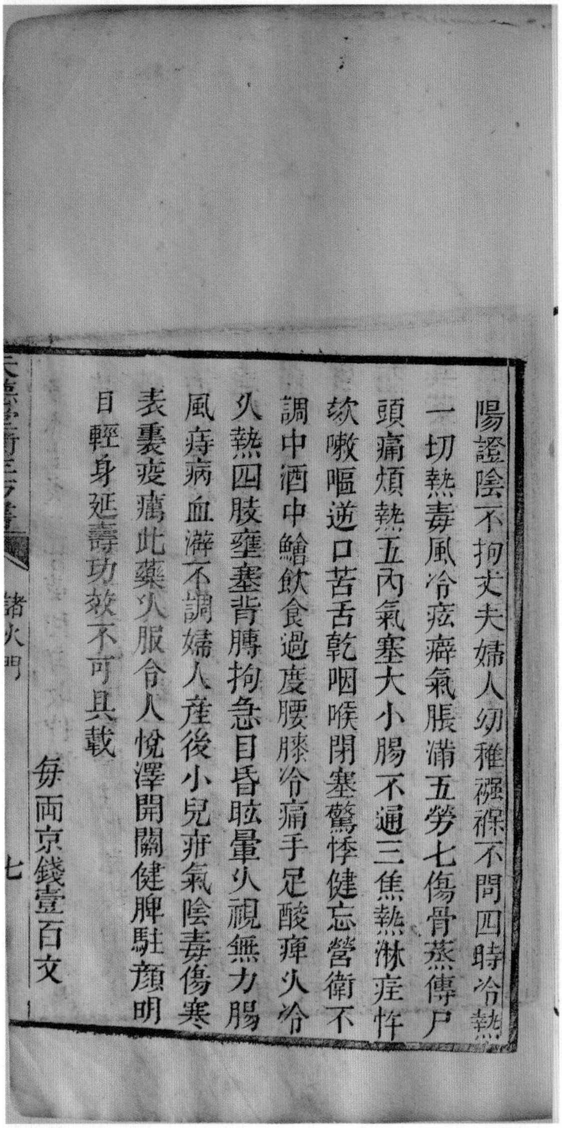
天德堂衛生方書　諸火門　七

陽證陰不拘丈夫婦人幼稚襁褓不問四時冷熱一切熱毒風冷痃癖氣脹滿五勞七傷骨蒸傳尸頭痛煩熱五內氣塞大小腸不通三焦熱淋痓忤欬嗽嘔逆口苦舌乾咽喉閉塞驚悸健忘營衛不調中酒中鱠飲食過度腰膝冷痛手足酸痺久冷久熱四肢壅塞背膊拘急目昏眩暈久視無力腸風痔病血澼不調婦人產後小兒疳氣陰毒傷寒表裏疫癘此藥久服令人悅澤開關健脾駐顏明目輕身延壽功效不可具載

每兩京錢壹百文

阳证阴，不拘丈夫、妇人、幼稚、襁褓，不问四时冷热，一切热毒风冷，痃癖气胀满，五劳七伤，骨蒸传尸，头痛烦热，五内气塞，大小肠不通，三焦热淋，痓忤咳嗽，呕逆口苦舌干，咽喉闭塞，惊悸健忘，营卫不调，中酒中鲙，饮食过度，腰膝冷痛，手足酸痹，久冷久热，四肢壅塞，背膊拘急，目昏眩晕，久视无力，肠风痔病，血澼不调，妇人产后，小儿疳气，阴毒伤寒，表里疫疠。此药久服令人悦泽，开关健脾，驻颜明目，轻身延寿，功效不可具载。

每两京钱一百文。

法製紫雪

古人按症立方皆具卓識其選材也良其合藥也精故其應症也神今則同一方也而用之有效遲有效速有最效有不效非立方之未盡善也或藥之道地不真或工之炮製非法是以投之罔功所謂有真方無真藥也但煎劑形色易識而丸散氣味難辨往往詐僞弊生本堂虔承先緒居藥有年矢志無欺每於丸散尤加意焉即如火症門中紫雪一方內用黃金百兩煎製此物豈易猝辨再如石膏寒水石朴硝硝石四物用者多混軟者爲石

法制紫雪

古人按症立方，皆具卓识，其选材也良，其合药也精，故其应症也神。今则同一方也，而用之有效迟、有效速、有最效、有不效，非立方之未尽善也，或药之道地不真，或工之炮制非法，是以投之罔功，所谓有真方无真药也，但煎剂形色易识，而丸散气味难辨，往往诈伪弊生。本堂虔承先绪居药有年，矢志无欺，每于丸散尤加意焉。即如火症门中“紫雪”一方，内用黄金百两煎制此物，岂易猝辨？再如石膏、寒水石、朴硝、硝石四物，用者多混，软者为石

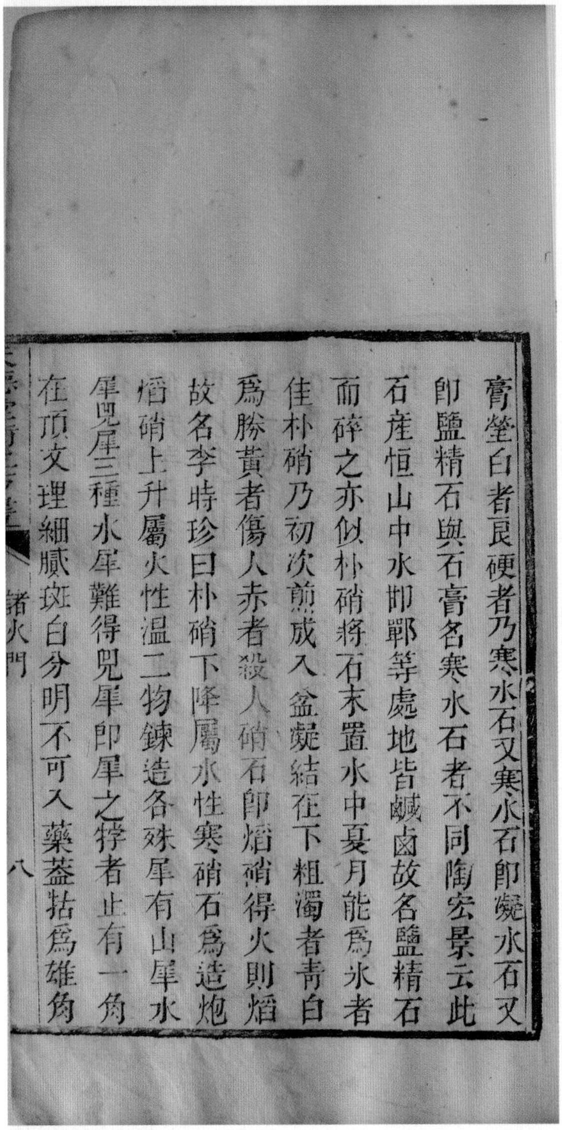
膏瑩白者良硬者乃寒水石又寒水石即凝水石又
即鹽精石與石膏名寒水石者不同陶宏景云此
石產恒山中水邯鄲等處地皆鹹鹵故名鹽精石
而碎之亦似朴硝將石末置水中夏月能爲氷者
佳朴硝乃初次煎成入盆凝結在下粗濁者青白
爲勝黃者傷人赤者殺人硝石即焰硝得火則焰
故名李時珍曰朴硝下降屬水性寒硝石爲造炮
焰硝上升屬火性温二物鍊造各殊犀有山犀水
犀兕犀三種水犀難得兕犀即犀之牸者止有一角
在頂文理細膩斑白分明不可入藥蓋牯爲雄角
諸火門　八

膏，莹白者良；硬者乃寒水石，又寒水石即凝水石，又即盐精石，与石膏名寒水石者不同。陶弘[1]景云：此石产恒山、中水、邯郸等处，地皆咸卤，故名盐精石。而碎之亦似朴硝，将石末置水中，夏月能为水者佳。朴硝乃初次煎成，入盆凝结在下粗浊者，青白为胜，黄者伤人，赤者杀人，硝石即焰硝，得火则焰，故名。李时珍曰：朴硝，下降属水，性寒；硝石为造炮焰硝，上升属火，性温。二物炼造各殊。犀有山犀、水犀、兕[2]犀三种，水犀难得，兕犀即犀之牸[3]者，止有一角在顶，文理细腻，斑白分明，不可入药。盖牯[4]为雄，角

1 弘：原为“宏”，误。
2 兕（sì）：雌性犀牛。
3 牸（zì）：雌性的牲畜。
4 牯（gǔ）：公牛。

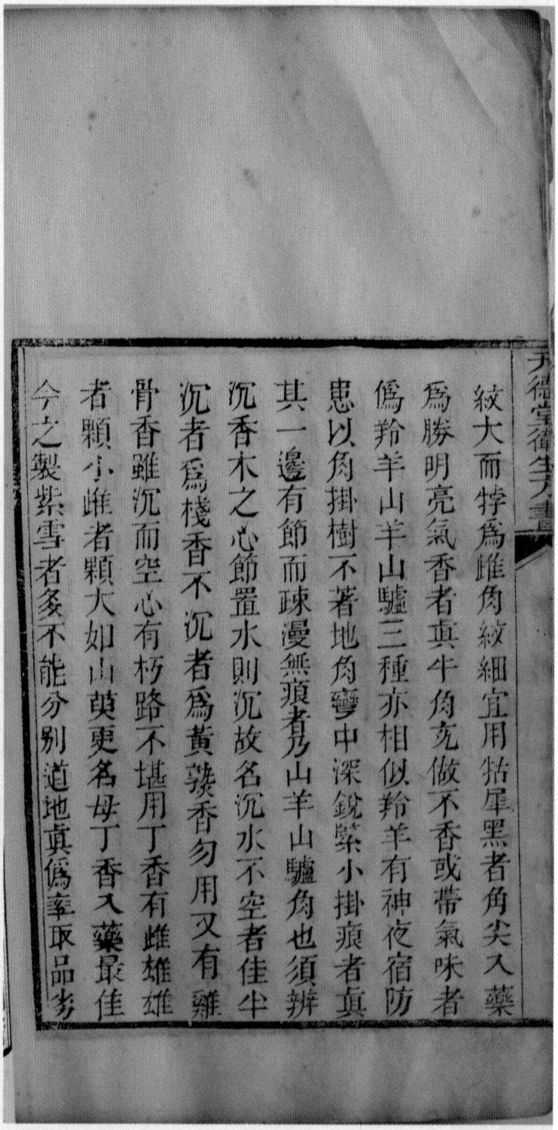
紋大而㸾爲雌角紋細宜用牯犀黑者角尖入藥
爲勝明亮氣香者真牛角充做不香或帶氣味者
僞羚羊山羊山驢三種亦相似羚羊有神夜宿防
患以角掛樹不著地角彎中深鋭緊小掛痕者真
其一邊有節而疎漫無痕者乃山羊山驢角也須辨
沉香木之心節置水則沉故名沉水不空者佳半
沉者爲棧香不沉者爲黃熟香勿用又有雞
骨香雖沉而空心有朽路不堪用丁香有雌雄雄
者顆小雌者顆大如山萸更名母丁香入藥最佳
今之製紫雪者多不能分别道地真僞率取品劣

纹大；而㸾为雌，角纹细，宜用牯犀，黑者角尖入药为胜，明亮气香者真牛角。充做不香或带气味者，伪羚羊、山羊、山驢[1]三种，亦相似。羚羊有神，夜宿防患，以角挂树不著地，角弯中深锐紧小挂痕者真，其一边有节而疏漫无痕者，乃山羊山驢角也，须辨。沉香，木之心节，置水则沉，故名。沉水不空者佳，半沉者为栈香，不沉者为黄熟香，勿用。又有鸡骨香，虽沉而空心，有朽路，不堪用。丁香有雌雄，雄者颗小，雌者颗大如山萸，更名“母丁香”，入药最佳。今之制紫雪者，多不能分别道地真伪，率取品劣

1 驢（xū）：公驴配母骡所生的后代。

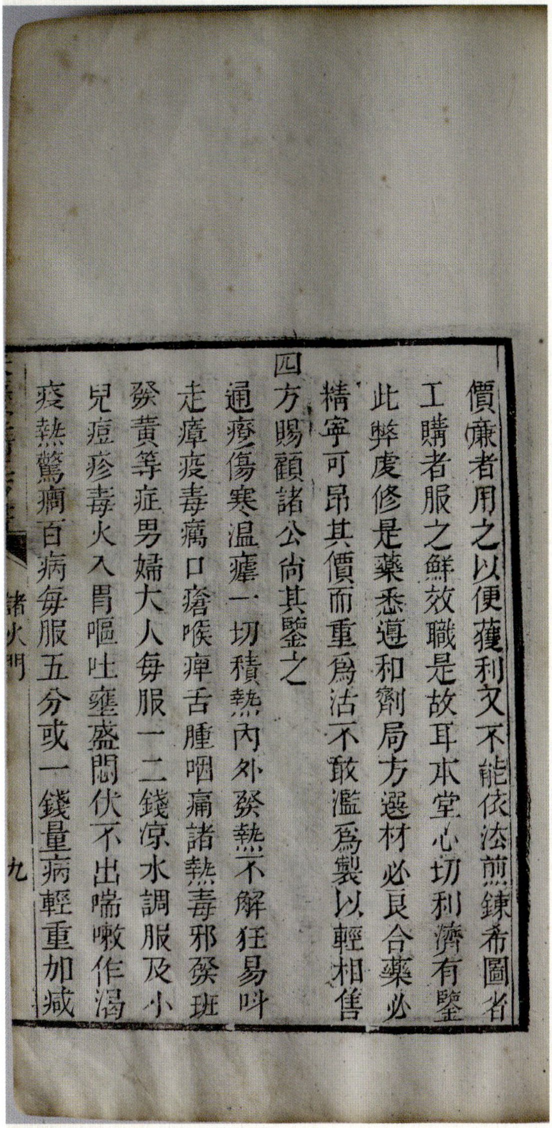
價廉者用之以便獲利又不能依法煎鍊希圖省
工購者服之鮮效職是故耳本堂心切利濟有鑒
此弊虔修是藥悉遵和劑局方選材必良合藥必
精寧可昂其價而重爲沽不敢濫爲製以輕相售
四方賜顧諸公尚其鑒之
通療傷寒温瘧一切積熱內外發熱不解狂易叫
走瘴疫毒癘口瘡喉痺舌腫咽痛諸熱毒邪發班
發黃等症男婦大人每服一二錢凉水調服及小
兒痘疹毒火入胃嘔吐壅盛悶伏不出喘嗽作渴
疫熱驚癇百病每服五分或一錢量病輕重加減
諸火門　九

价廉者用之，以便获利。又不能依法煎炼，希图省工，购者服之鲜效，识是故耳。本堂心切利济，有鉴此弊，虔修是药，悉遵和剂局方，选材必良，合药必精，宁可昂其价而重为沽，不敢滥为制以轻相售。

四方赐顾诸公尚其鉴之。

通疗伤寒温疟一切积热，内外发热，不解狂易叫，走瘴疫毒，疠口疮，喉痹，舌肿咽痛，诸热毒邪，发斑[1]发黄等症。男妇大人每服一二钱，凉水调服；及小儿痘疹，毒火入胃，呕吐壅盛，闷伏不出，喘嗽作渴，疫热惊痫百病，每服五分或一钱，量病轻重加减。

1 斑：原作“班”，误。

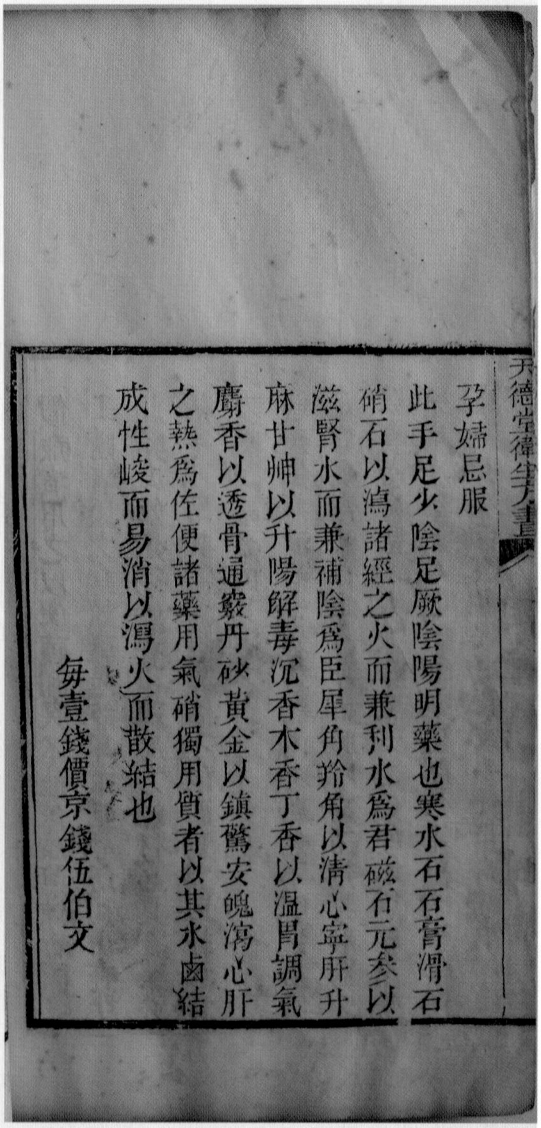
孕婦忌服

此手足少陰足厥陰陽明藥也寒水石石膏滑石硝石以瀉諸經之火而兼利水爲君磁石元參以滋腎水而兼補陰爲臣犀角羚角以清心寧肝升麻甘艸以升陽解毒沉香木香丁香以溫胃調氣麝香以透骨通竅丹砂黃金以鎮驚安魄瀉心肝之熱爲佐便諸藥用氣硝獨用質者以其水鹵結成性峻而易消以瀉火而散結也

每壹錢價京錢伍佰文

孕妇忌服。

此手足少阴、足厥阴、阳明药也。寒水石、石膏、滑石、硝石，以泻诸经之火而兼利水，为君；磁石、玄参以滋肾水而兼补阴，为臣；犀角、羚角以清心宁肝，升麻、甘草以升阳解毒，沉香、木香、丁香以温胃调气，麝香以透骨通窍，丹砂、黄金以镇惊安魄、泻心肝之热为佐；便诸药用气，硝独用质者，以其水卤结成，性峻而易消，以泻火而散结也。

每一钱价京钱五百文。

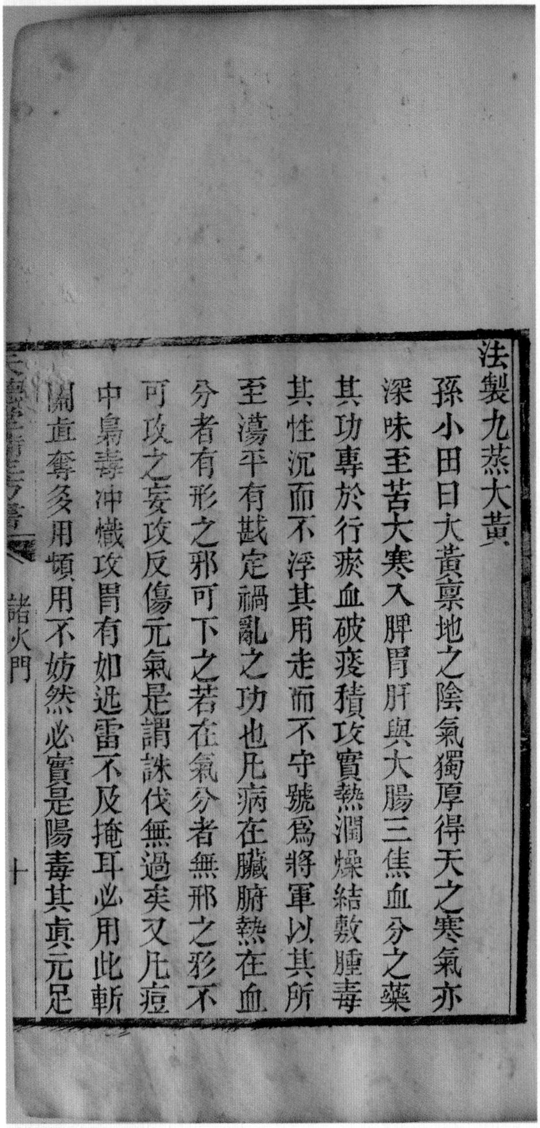
法製九蒸大黃
孫小田曰大黃禀地之陰氣獨厚得天之寒氣亦深味至苦大寒入脾胃肝與大腸三焦血分之藥其功專於行瘀血破痰積攻實熱潤燥結敷腫毒其性沉而不浮其用走而不守號爲將軍以其所至蕩平有戡定禍亂之功也凡病在臟腑熱在血分者有形之邪可下之若在氣分者無邪之形不可攻之妄攻反傷元氣是謂誅伐無過矣又凡痘中梟毒冲熾攻胃有如迅雷不及掩耳必用此斬關直奪多用頻用不妨然必實是陽毒其眞元足

天德堂衛生方書　卷一　諸火門　十

法制九蒸大黄

孙小田曰：大黄禀地之阴，气独厚，得天之寒，气亦深，味至苦大寒，入脾胃、肝与大肠、三焦。血分之药，其功专于行瘀血，破痰积，攻实热，润燥结，敷肿毒。其性沉而不浮，其用走而不守，号为“将军”，以其所至荡平，有戡定祸乱之功也。凡病在脏腑，热在血分者，有形之邪可下之；若在气分者，无形之邪[1]不可攻之，妄攻反伤元气，是谓诛伐无过矣。又凡痘中枭毒冲炽攻胃，有如迅雷不及掩耳，必用此斩关直夺，多用频用不妨，然必实是阳毒，其真元足

1 无形之邪：原作“无邪之形”，据文义改。

以承載者方可用之若胃元虛弱或是陰邪或是毒伏或毒在氣分萬勿輕施致成不出不起不長不灌焦萎等症總宜細心分察其毒熱在氣在血方不致悞

蘇頌曰大黃以蜀川錦文者佳其秦隴來者謂之土番大黃李時珍云今以莊浪出者爲最莊浪即古涇原隴西地　雷斅曰凡使細切以紋如水旋斑緊重者切片蒸之從巳至未晒乾又酒醇酒蒸之從未至亥如此七次晒乾再酒淡蜜水蒸一伏時其大黃必如烏膏樣乃晒乾用之　陳藏器曰

以承载者，方可用之。若胃元虚弱，或是阴邪，或是毒伏，或毒在气分，万勿轻施，致成不出、不起、不长、不灌、焦萎等症，总宜细心分察其毒热在气在血，方不致误。

苏颂曰：大黄以蜀川锦文者为佳，其秦陇来者谓之“土番大黄”。李时珍云：今以庄浪出者为最，庄浪即古泾原陇西地。雷敩曰：凡使细切以纹如水旋斑紧重者，切片蒸之，从巳至未，晒干；又酒醇酒蒸之，从未至亥，如此七次，晒干；再酒淡蜜水蒸一伏时，其大黄必如乌膏样，乃晒干用之。陈藏器曰：

凡用大黃有蒸有生有熟不得一槪用之　劉元素曰大黃味苦氣寒氣味俱厚沉而降陰也用之須酒浸煨熟者寒因熱用也酒浸入太陽經酒洗入陽明經　李杲曰大黃苦峻下走用之於下必生用若邪氣在上非酒不至必用酒浸引上至高之分驅熱而下若用生者則遺至高之邪熱是以愈後或目赤或喉痺或頭腫或膈上熱痰生也

李時珍曰凡病在氣分及胃寒血虛并妊娠產後俱勿輕用其性苦寒能傷元氣耗陰血也黃芩爲之使忌冷水乾漆　欲速生用湯泡便吞欲緩熟

凡用大黄，有蒸、有生、有熟，不得一概用之。刘元素曰：大黄，味苦气寒。气味俱厚沉而降阴也，用之须酒浸。煨熟者，寒因热用也。酒浸，入太阳经；酒洗，入阳明经。李杲曰：大黄苦峻下走，用之于下，必生用。若邪气在上，非酒不至，必用酒浸，引上至高之分驱热而下，若用生者则遗至高之邪热，是以愈后或目赤，或喉痹，或头肿，或膈上热痰生也。李时珍曰：凡病在气分及胃寒血虚，并妊娠产后，俱勿轻用。其性苦寒，能伤元气，耗阴血也，黄芩为之使。忌冷水干漆。欲速，生用，汤泡便吞；欲缓，熟

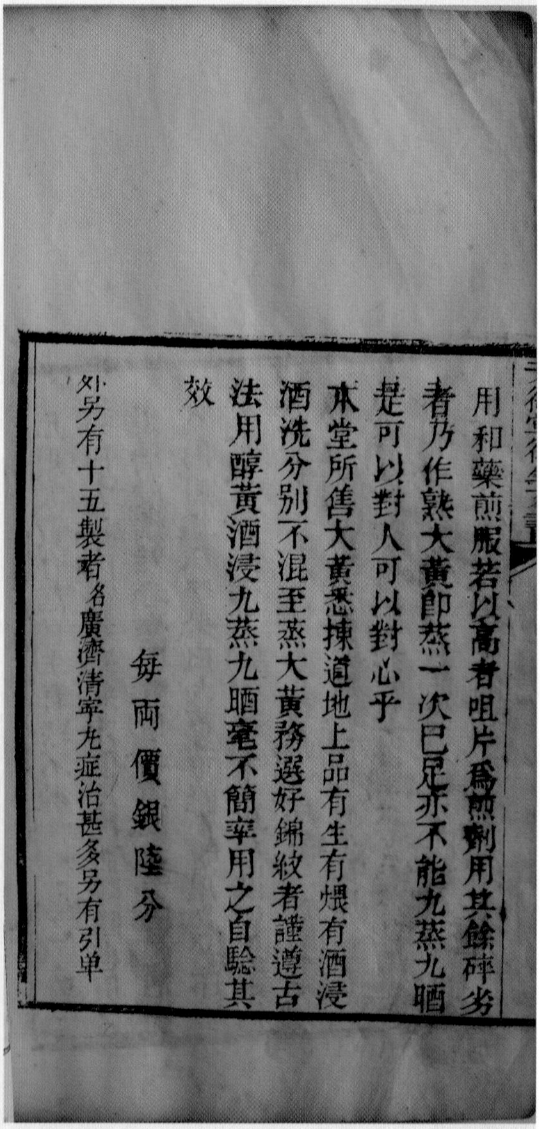

用和藥煎服若以高者咀片爲煎劑用其餘碎劣者乃作熟大黄卽蒸一次巳足亦不能九蒸九晒是可以對人可以對心乎

本堂所售大黄悉揀道地上品有生有煨有酒浸酒洗分別不混至蒸大黄務選好錦紋者謹遵古法用醇黄酒浸九蒸九晒毫不簡率用之自驗其效

每兩價銀陸分

外另有十五製者名廣濟清寧丸症治甚多另有引单

用，和药煎服。若以高者，咀片为煎剂，用其余碎劣者，乃作熟大黄，即蒸一次已足。亦不能九蒸九晒，是可以对人可以对心乎？

本堂所售大黄悉拣道地上品，有生、有煨、有酒浸酒洗，分别不混。至蒸大黄，务选好锦纹者，谨遵古法，用醇黄酒浸，九蒸九晒，毫不简率，用之自验其效。

每两价银六分。

外另有十五制者，名“广济清宁丸”，症治甚多，另有引单。

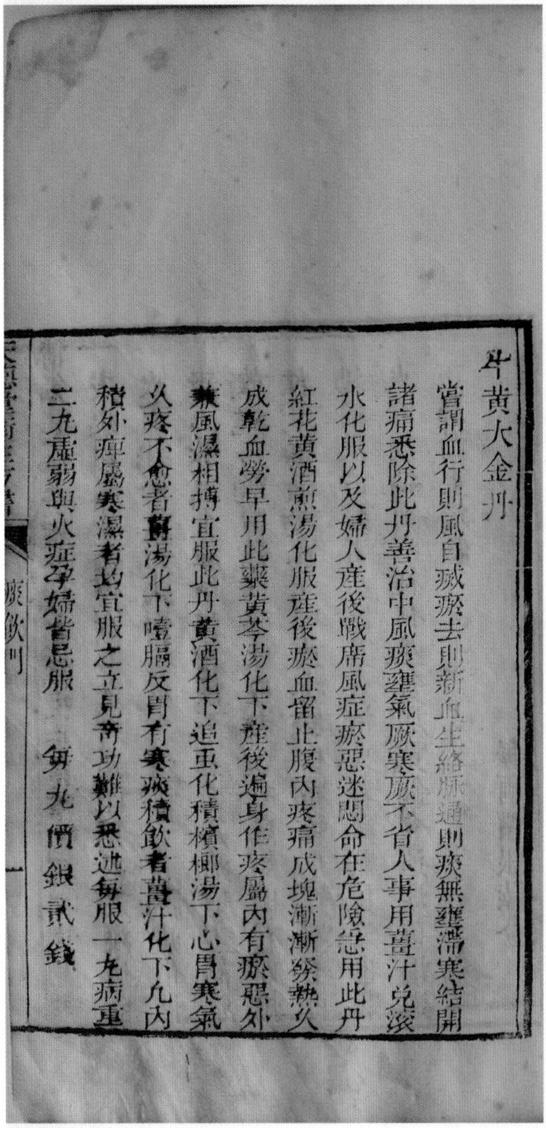
牛黃大金丹
嘗謂血行則風自滅瘀去則新血生絡脈通則痰無壅滯寒結開諸痛悉除此丹善治中風痰壅氣厥寒厥不省人事用薑汁兌滾水化服以及婦人產後戰席風症瘀惡迷悶命在危險急用此丹紅花黃酒煎湯化服產後瘀血留止腹內疼痛成塊漸漸發熱久成乾血勞早用此藥黃芩湯化下產後遍身作疼屬內有瘀惡外兼風濕相搏宜服此丹黃酒化下追虫化積檳榔湯下心胃寒氣久疼不愈者薑湯化下噎膈反胃有寒痰積飲者薑汁化下凡內積外痺屬寒濕者均宜服之立見奇功難以悉述每服一丸病重二丸虛弱與火症孕婦皆忌服　每丸價銀貳錢

牛黄大金丹

尝谓血行则风自灭，瘀去则新血生，络脉通则痰无壅滞，寒结开诸痛悉除。此丹善治中风痰壅，气厥、寒厥，不省人事，用姜汁兑滚水化服。以及妇人产后战席风症，瘀恶迷闷，命在危险，急用此丹，红花黄酒煎汤化服，产后瘀血留止，腹内疼痛成块，渐渐发热，久成干血劳，早用此药，黄芩汤化下；产后遍身作疼，属内有瘀恶，外兼风湿相搏，宜服此丹，黄酒化下；追虫化积，槟榔汤下；心胃寒气，久疼不愈者，姜汤化下；噎膈反胃，有寒痰积饮者，姜汁化下。凡内积外痹属寒湿者，均宜服之，立见奇功，难以悉述。每服一丸，病重二丸。虚弱与火症、孕妇皆忌服。

每丸价银二钱。

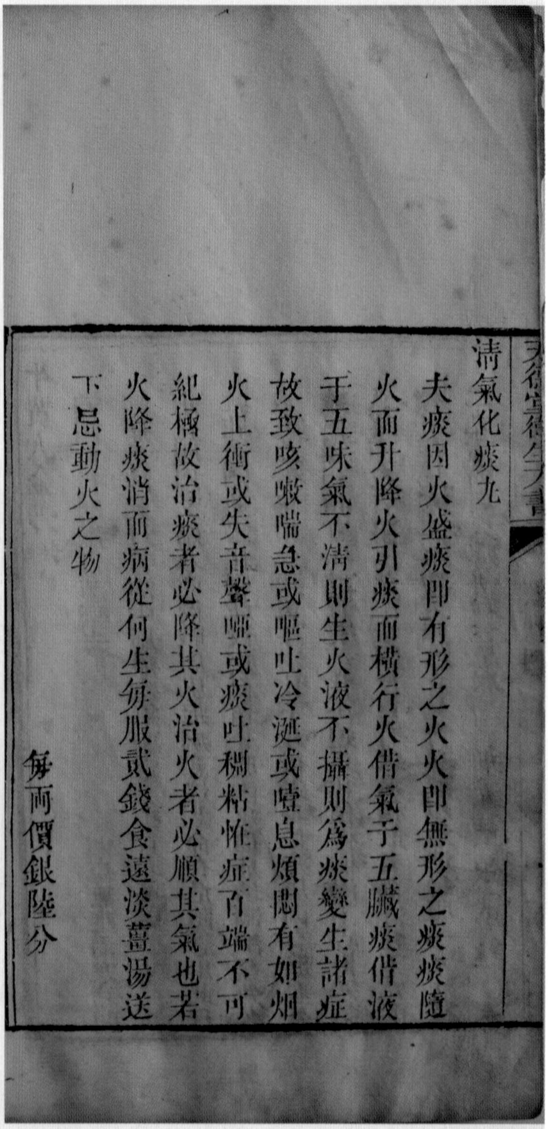
清氣化痰丸
夫痰因火盛痰即有形之火火即無形之痰痰隨火而升降火引痰而橫行火借氣于五臟痰借液于五味氣不清則生火液不攝則爲痰變生諸症故致咳嗽喘急或嘔吐冷涎或噎息煩悶有如烟火上衝或失音聲啞或痰吐稠粘恠症百端不可紀極故治痰者必降其火治火者必順其氣也若火降痰消而病從何生每服貳錢食遠淡薑湯送下忌動火之物
每兩價銀陸分

清气化痰丸

夫痰因火盛，痰即有形之火，火即无形之痰。痰随火而升降，火引痰而横行，火借气于五脏，痰借液于五味，气不清则生火，液不摄则为痰，变生诸症。故致咳嗽喘急，或呕吐冷涎，或噎息烦闷，有如烟火上冲，或失音声哑，或痰吐稠粘，怪症百端不可纪极。故治痰者必降其火，治火者必顺其气也，若火降痰消而病从何生？每服二钱，食远，淡姜汤送下。忌动火之物。

每两价银六分。

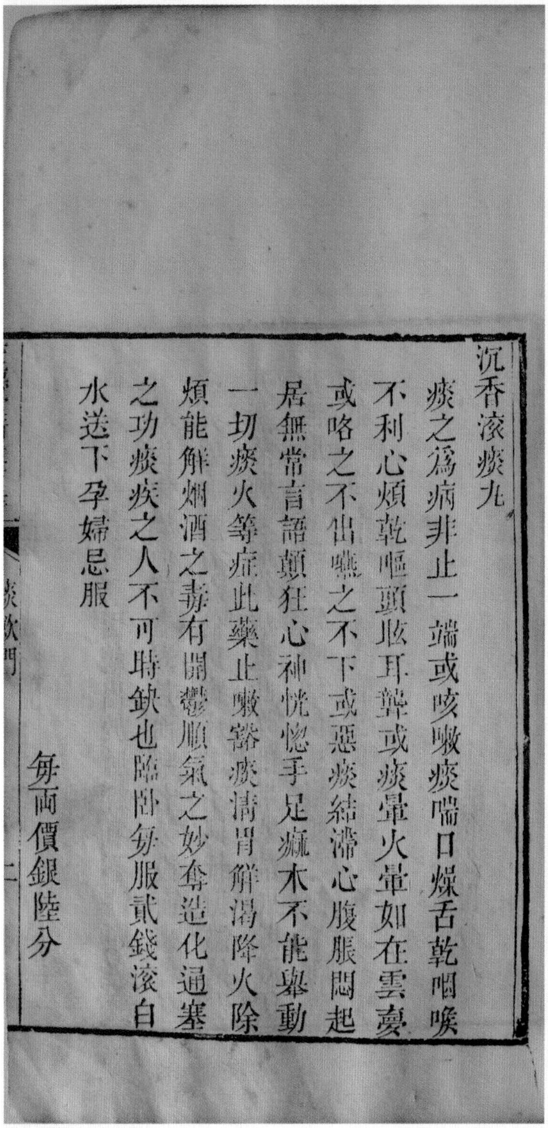

沉香滚痰丸

痰之為病非止一端或咳嗽痰喘口燥舌乾咽喉不利心煩乾嘔頭眩耳聾或痰暈火暈如在雲夢或咯之不出嚥之不下或惡痰結滯心腹脹悶起居無常言語顛狂心神恍惚手足痲木不能舉動一切痰火等症此藥止嗽豁痰清胃觧渴降火除煩能觧烟酒之毒有開鬱順氣之妙奪造化通塞之功痰疾之人不可時缺也臨卧每服貳錢滚白水送下孕婦忌服

每兩價銀陸分

沉香滚痰丸

痰之为病，非止一端，或咳嗽痰喘，口燥舌干，咽喉不利，心烦干呕，头眩耳聋，或痰晕火晕，如在云梦，或咯之不出，咽之不下，或恶痰结滞，心腹胀闷，起居无常，言语颠狂，心神恍惚，手足麻木，不能举动，一切痰火等症。此药止嗽豁痰，清胃解渴，降火除烦，能解烟酒之毒，有开郁顺气之妙，夺造化通塞之功，痰疾之人不可时缺也。临卧每服二钱，滚白水送下。孕妇忌服。

每两价银六分。

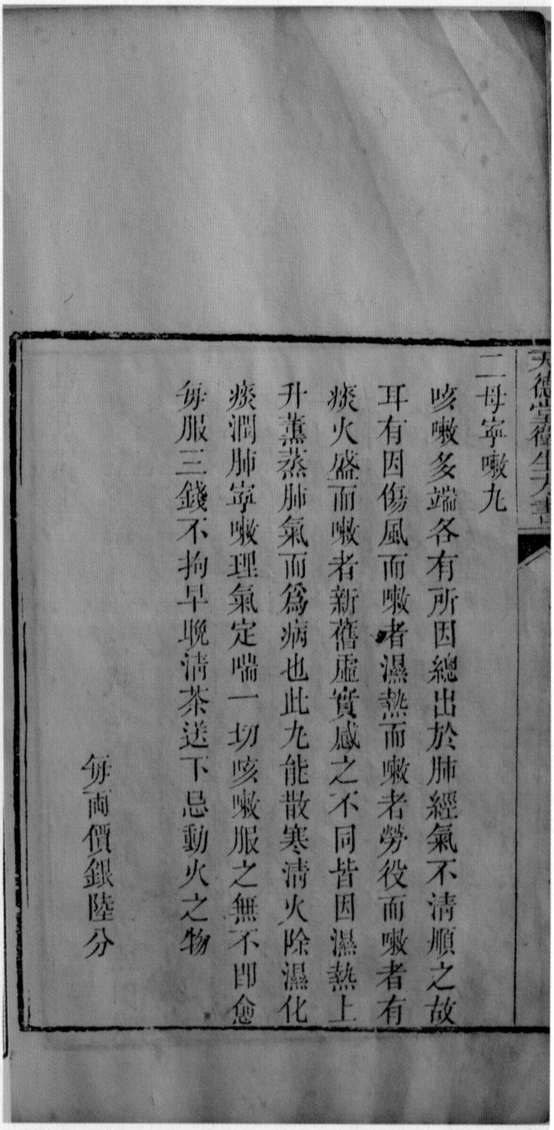

二母寧嗽丸
咳嗽多端各有所因總出於肺經氣不清順之故耳有因傷風而嗽者濕熱而嗽者勞役而嗽者有痰火盛而嗽者新舊虛實感之不同皆因濕熱上升薰蒸肺氣而為病也此丸能散寒清火除濕化痰潤肺寧嗽理氣定喘一切咳嗽服之無不即愈每服三錢不拘早晚清茶送下忌動火之物
每兩價銀陸分

二母宁嗽丸

咳嗽多端，各有所因，总出于肺经气不清顺之故耳。有因伤风而嗽者，湿热而嗽者，劳役而嗽者，有痰火盛而嗽者，新旧虚实，感之不同，皆因湿热上升，熏蒸肺气而为病也。此丸能散寒清火，除湿化痰，润肺宁嗽，理气定喘，一切咳嗽服之无不即愈。每服三钱，不拘早晚，清茶送下。忌动火之物。

每两价银六分。

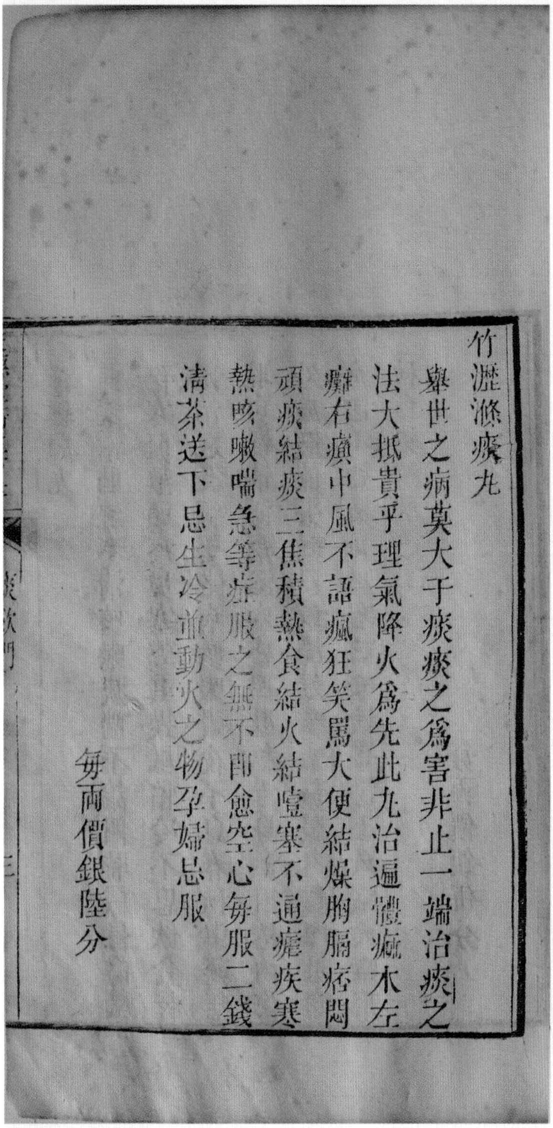
竹瀝滌痰丸

舉世之病莫大于痰痰之爲害非止一端治痰之法大抵貴乎理氣降火爲先此丸治遍體痲木左癱右瘓中風不語瘋狂笑駡大便結燥胸膈痞悶頑痰結痰三焦積熱食結火結噎塞不通瘧疾寒熱咳嗽喘急等症服之無不即愈空心每服二錢清茶送下忌生冷並動火之物孕婦忌服

每兩價銀陸分

竹沥涤痰丸

举世之病，莫大于痰，痰之为害，非止一端。治痰之法，大抵贵乎理气降火为先。此丸治遍体麻木，左瘫右痪，中风不语，疯狂笑骂，大便结燥，胸膈痞闷，顽痰结痰，三焦积热，食结火结，噎塞不通，疟疾寒热，咳嗽喘急等症，服之无不即愈。空心，每服二钱，清茶送下。忌生冷并动火之物，孕妇忌服。

每两价银六分。

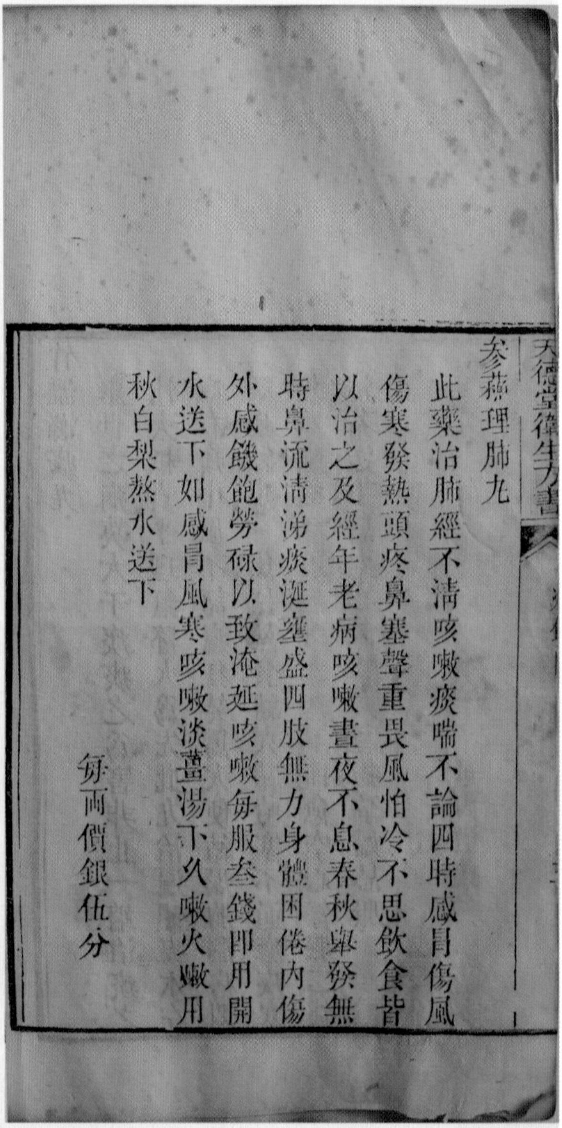
天德堂衛生方書

参蘇理肺丸

此藥治肺經不清咳嗽痰喘不論四時感冒傷風傷寒發熱頭疼鼻塞聲重畏風怕冷不思飲食皆以治之及經年老病咳嗽晝夜不息春秋舉發無時鼻流清涕痰涎壅盛四肢無力身體困倦內傷外感饑飽勞碌以致淹延咳嗽每服叁錢即用開水送下如感冒風寒咳嗽淡薑湯下久嗽火嗽用秋白梨熬水送下

每兩價銀伍分

参苏理肺丸

此药治肺经不清，咳嗽痰喘，不论四时感冒，伤风伤寒，发热头疼，鼻塞声重，畏风怕冷，不思饮食，皆以治之。及经年老病，咳嗽昼夜不息，春秋举发无时，鼻流清涕，痰涎壅盛，四肢无力，身体困倦，内伤外感，饥饱劳碌，以致淹延咳嗽。每服三钱，即用开水送下，如感冒风寒咳嗽，淡姜汤下，久嗽火嗽，用秋白梨熬水送下。

每两价银五分。

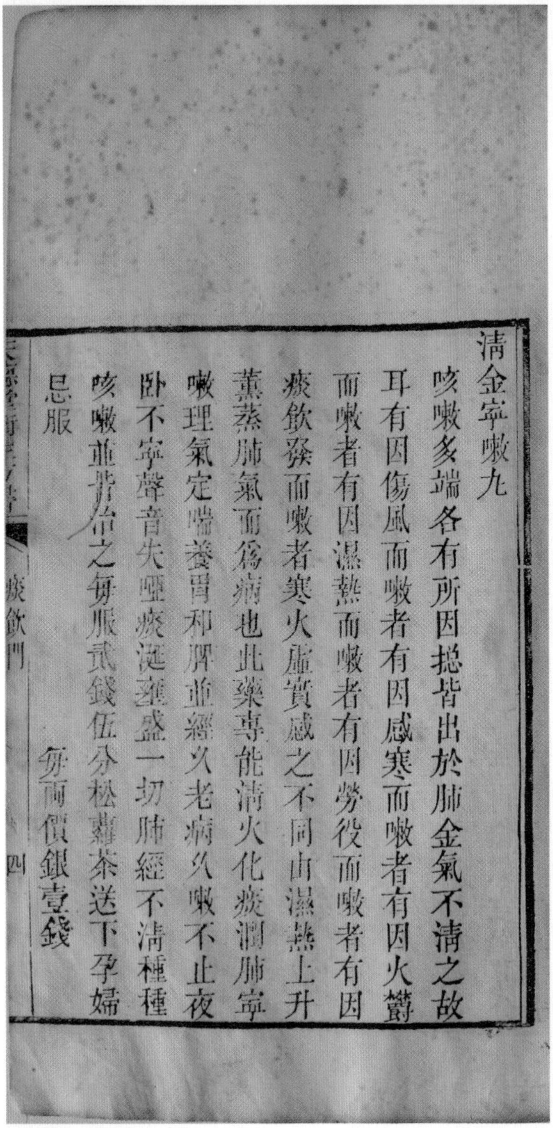
清金寧嗽丸
咳嗽多端各有所因總皆出於肺金氣不清之故耳有因傷風而嗽者有因感寒而嗽者有因火鬱而嗽者有因濕熱而嗽者有因勞役而嗽者有因痰飲發而嗽者寒火虛實感之不同由濕熱上升薰蒸肺氣而爲病也此藥專能清火化痰潤肺寧嗽理氣定喘養胃和脾並經久老病久嗽不止夜卧不寧聲音失啞痰涎壅盛一切肺經不清種種咳嗽並皆治之每服貳錢伍分松蘿茶送下孕婦忌服
每兩價銀壹錢
痰飲門　四

清金宁嗽丸

咳嗽多端，各有所因，总皆出于肺金气不清之故耳。有因伤风而嗽者，有因感寒而嗽者，有因火郁而嗽者，有因湿热而嗽者，有因劳役而嗽者，有因痰饮发而嗽者，寒火虚实，感之不同，由湿热上升，熏蒸肺气而为病也。此药专能清火化痰，润肺宁嗽，理气定喘，养胃和脾。并经久老病，久嗽不止，夜卧不宁，声音失哑，痰涎壅盛，一切肺经不清，种种咳嗽，并皆治之。每服二钱五分，松萝茶送下。孕妇忌服。

每两价银一钱。

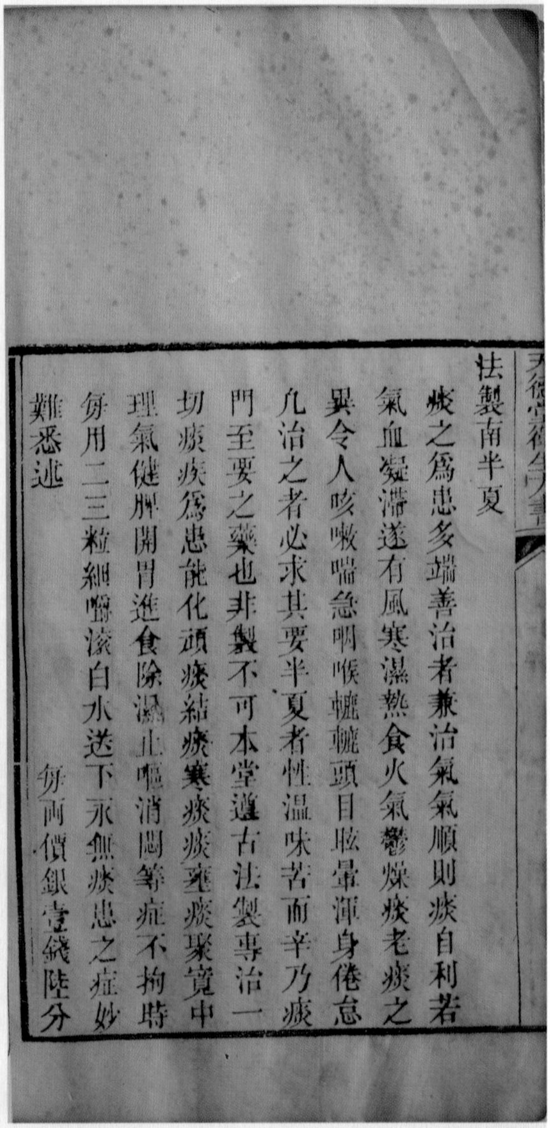
法製南半夏
痰之爲患多端善治者兼治氣氣順則痰自利若
氣血凝滯遂有風寒濕熱食火氣鬱燥痰老痰之
異令人咳嗽喘急咽喉轆轆頭目眩暈渾身倦怠
凡治之者必求其要半夏者性溫味苦而辛乃痰
門至要之藥也非製不可本堂遵古法製專治一
切痰疾爲患能化頑痰結痰寒痰痰壅痰聚寬中
理氣健脾開胃進食除濕止嘔消悶等症不拘時
每用二三粒細嚼滾白水送下永無痰患之症妙
難悉述　每兩價銀壹錢陸分

法制南半夏

痰之为患多端，善治者兼治气，气顺则痰自利。若气血凝滞，遂有风寒湿热，食火气郁，燥痰老痰之异，令人咳嗽喘急，咽喉辘辘，头目眩晕，浑身倦怠。凡治之者，必求其要。半夏者，性温味苦而辛，乃痰门至要之药也，非制不可。本堂遵古法制，专治一切痰疾为患，能化顽痰、结痰、寒痰、痰壅、痰聚，宽中理气，健脾开胃，进食除湿，止呕消闷等症。不拘时，每用二三粒，细嚼，滚白水送下，永无痰患之症，妙难悉述。

每两价银一钱六分。

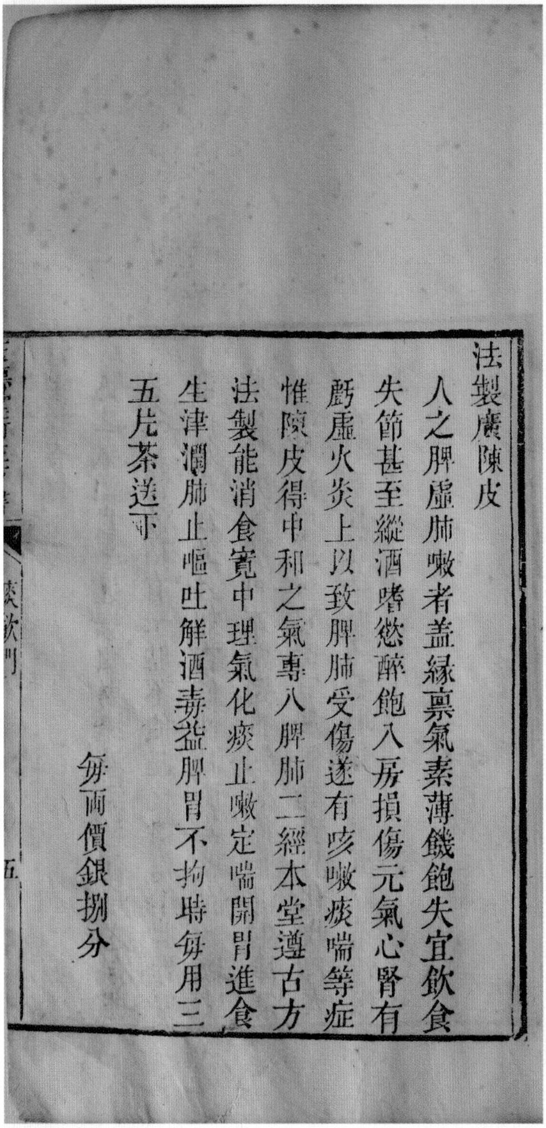

法製廣陳皮

人之脾虛肺嗽者盖緣禀氣素薄饑飽失宜飲食失節甚至縱酒嗜慾醉飽入房損傷元氣心腎有虧虛火炎上以致脾肺受傷遂有咳嗽痰喘等症惟陳皮得中和之氣專入脾肺二經本堂遵古方法製能消食寬中理氣化痰止嗽定喘開胃進食生津潤肺止嘔吐解酒毒益脾胃不拘時每用三五片茶送下

每兩價銀捌分

法制广陈皮

人之脾虚肺嗽者，盖缘禀气素薄，饥饱失宜，饮食失节，甚至纵酒嗜欲，醉饱入房，损伤元气，心肾有亏，虚火炎上，以致脾肺受伤，遂有咳嗽痰喘等症。惟陈皮得中和之气，专入脾肺二经。本堂遵古方法制，能消食宽中，理气化痰，止嗽定喘，开胃进食，生津润肺，止呕吐，解酒毒，益脾胃。不拘时，每用三五片，茶送下。

每两价银八分。

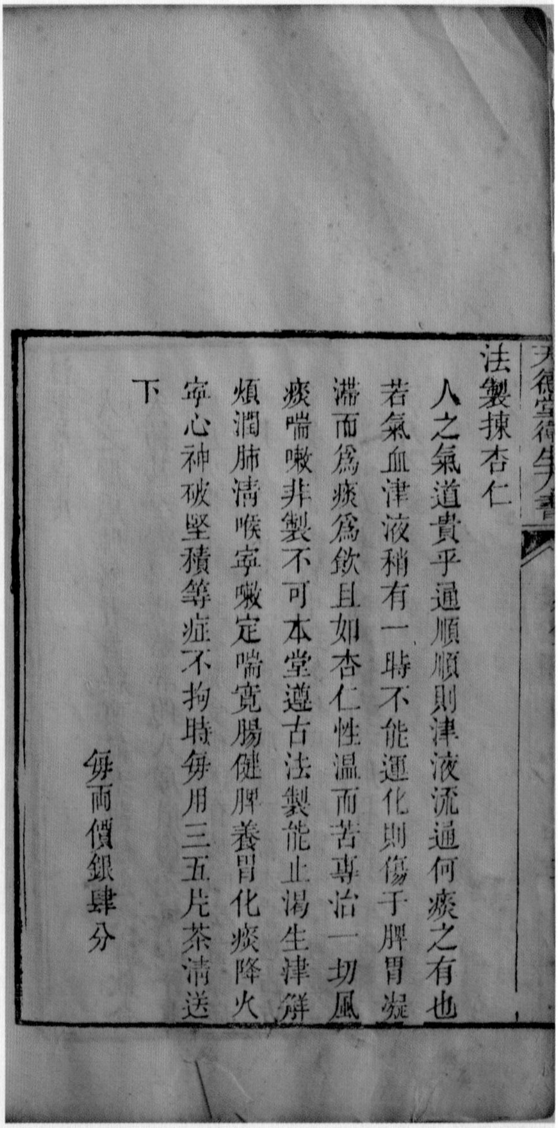
法製揀杏仁
人之氣道貴乎通順順則津液流通何痰之有也若氣血津液稍有一時不能運化則傷于脾胃凝滯而爲痰爲飲且如杏仁性溫而苦專治一切風痰喘嗽非製不可本堂遵古法製能止渴生津觧煩潤肺清喉寧嗽定喘寬腸健脾養胃化痰降火寧心神破堅積等症不拘時每用三五片茶清送下

每兩價銀肆分

法制拣杏仁

人之气道贵乎通顺，顺则津液流通，何痰之有也？若气血津液稍有一时不能运化，则伤于脾胃，凝滞而为痰为饮。且如杏仁，性温而苦，专治一切风痰喘嗽，非制不可。本堂遵古法制，能止渴生津，解烦润肺，清喉宁嗽，定喘宽肠，健脾养胃，化痰降火，宁心神，破坚积等症。不拘时，每用三五片，茶清送下。

每两价银四分。

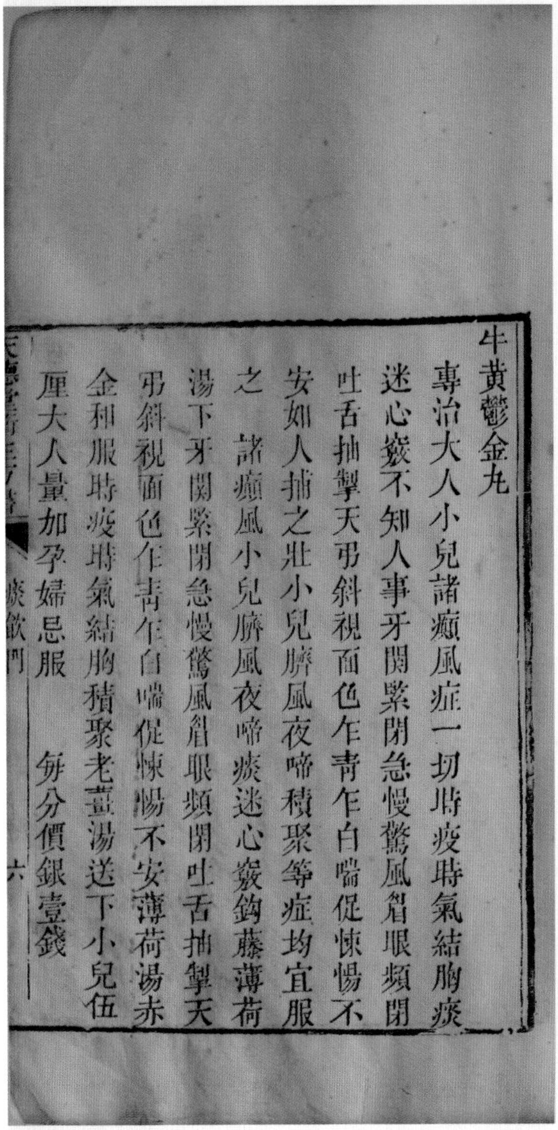

牛黃鬱金丸

專治大人小兒諸癲風症一切時疫時氣結胸痰迷心竅不知人事牙關緊閉急慢驚風眉眼頻閉吐舌抽掣天吊斜視面色乍青乍白喘促悚惕不安如人捕之狀小兒臍風夜啼積聚等症均宜服之　諸癲風小兒臍風夜啼痰迷心竅鈎藤薄荷湯下牙關緊閉急慢驚風眉眼頻閉吐舌抽掣天吊斜視面色乍青乍白喘促悚惕不安薄荷湯赤金和服時疫時氣結胸積聚老薑湯送下小兒伍厘大人量加孕婦忌服

每分價銀壹錢

痰飲門　六

牛黄郁金丸

专治大人小儿诸癫风症。一切时疫时气结胸，痰迷心窍，不知人事，牙关紧闭，急慢惊风，眉眼频闭，吐舌抽掣，天吊斜视，面色乍青乍白，喘促悚惕不安，如人捕之状，小儿脐风夜啼，积聚等症，均宜服之。诸癫风，小儿脐风夜啼，痰迷心窍，钩藤薄荷汤下。牙关紧闭，急慢惊风，眉眼频闭，吐舌抽掣，天吊斜视，面色乍青乍白，喘促悚惕不安，薄荷汤赤金和服。时疫时气结胸积聚，老姜汤送下。小儿五厘，大人量加。孕妇忌服。

每分价银一钱。

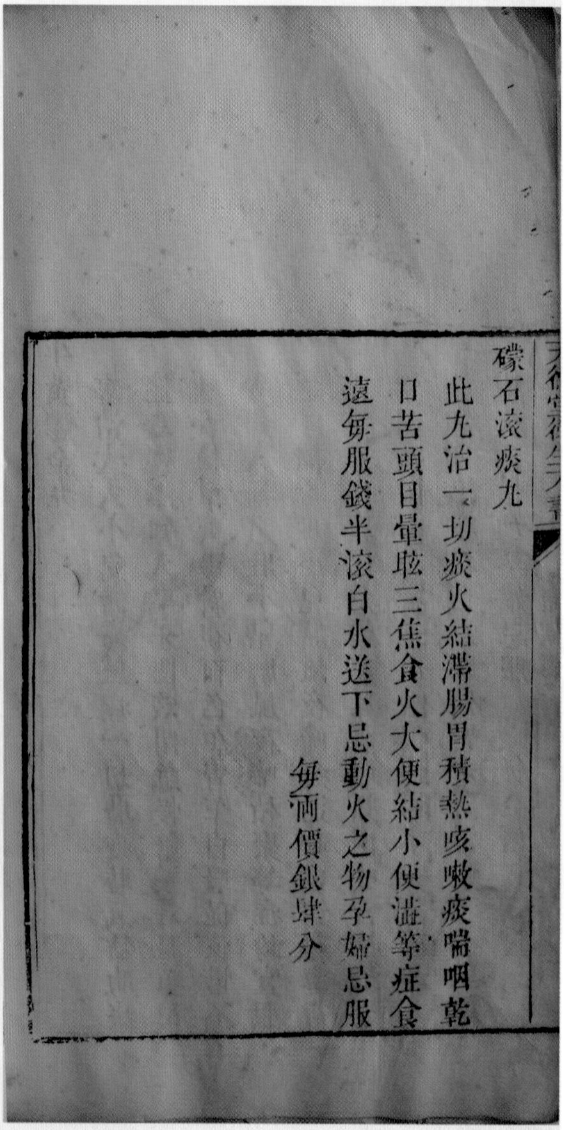

礞石滚痰丸

此丸治一切痰火結滯腸胃積熱咳嗽痰喘咽乾口苦頭目暈眩三焦食火大便結小便澁等症食遠每服錢半滚白水送下忌動火之物孕婦忌服

每兩價銀肆分

礞石滚痰丸

此丸治一切痰火结滞，肠胃积热，咳嗽痰喘，咽干口苦，头目晕眩，三焦食火，大便结，小便涩等症。食远，每服钱半，滚白水送下。忌动火之物，孕妇忌服。

每两价银四分。

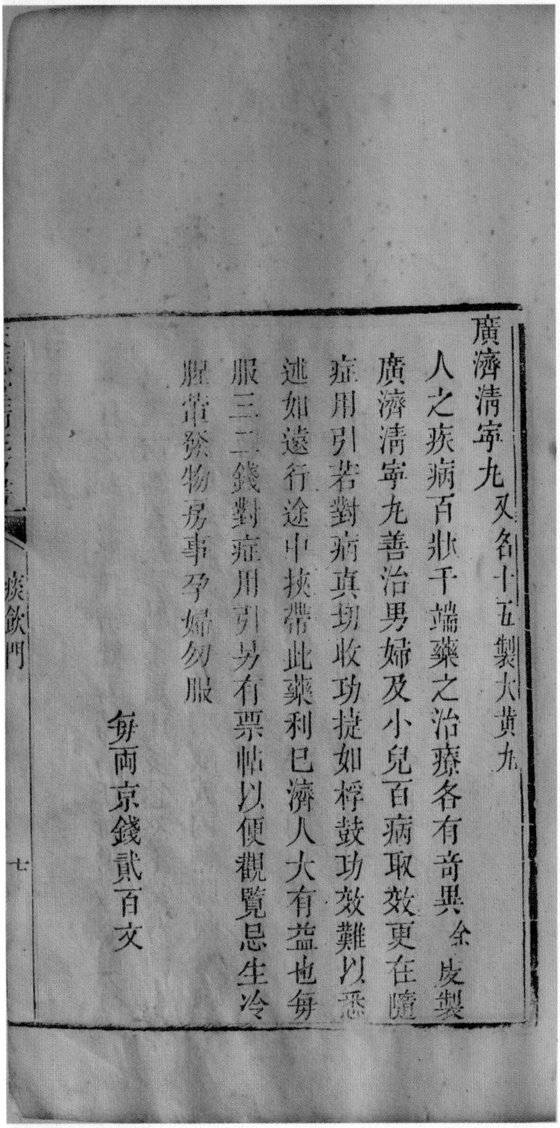

廣濟清寧丸又名十五製大黃丸

人之疾病百狀千端藥之治療各有奇異余虔製廣濟清寧丸善治男婦及小兒百病取效更在隨症用引若對病真切收功捷如桴鼓功效難以悉述如遠行途中挾帶此藥利己濟人大有益也每服三二錢對症用引另有票帖以便觀覽忌生冷腥葷發物房事孕婦勿服

每兩京錢貳百文

痰飲門　七

广济清宁丸又名十五制大黄丸

人之疾病，百状千端，药之治疗，各有奇异。余虔制广济清宁丸，善治男妇及小儿百病，取效更在随症用引，若对病真切，收功捷如桴鼓，功效难以悉述。如远行途中挟带此药，利己济人，大有益也。每服三二钱，对症用引，另有票帖，以便观览。忌生冷、腥荤、发物、房事，孕妇勿服。

每两京钱二百文。

白金丸
瘋狂之症喜怒無常經云陽爲狂而陰爲癲癲多喜笑尙知畏避症屬不足狂多忿怒不受人制症屬有餘肝心二臟因事結鬱釀成內熱膠痰瘀血積漸層生復感憂疑驚恐思慮等情觸之而作癲狂之症此丸專能化宿痰消瘀血調心氣鎮肝邪寧神定智瘋狂自愈每服三錢白水送下忌氣怒
每兩價銀壹錢

白金丸

疯狂之症，喜怒无常。经云：阳为狂，而阴为癫。癫多喜笑，尚知畏避，症属不足；狂多忿怒，不受人制，症属有余。肝心二脏，因事结郁，酿成内热，胶痰瘀血，积渐层生，复感忧疑、惊恐、思虑等情，触之而作癫狂之症。此丸专能化宿痰，消瘀血，调心气，镇肝邪，宁神定智，疯狂自愈。每服三钱，白水送下。忌气怒。

每两价银一钱。

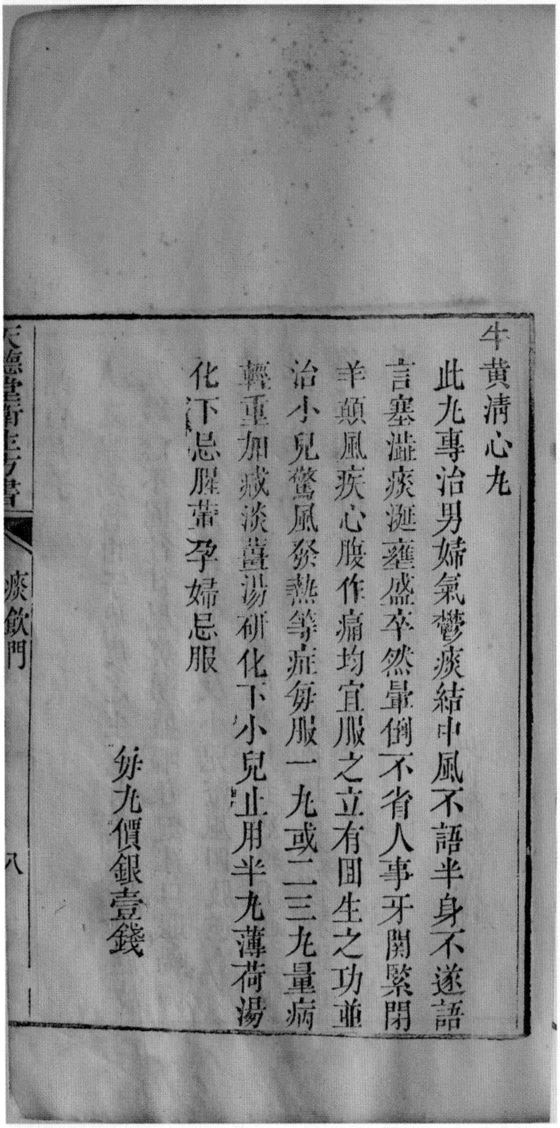

天德堂衛生方書　痰飲門　八

牛黃清心丸

此丸專治男婦氣鬱痰結中風不語半身不遂語言蹇澁痰涎壅盛卒然暈倒不省人事牙關緊閉羊顛風疾心腹作痛均宜服之立有回生之功並治小兒驚風發熱等症每服一丸或二三丸量病輕重加減淡薑湯研化下小兒止用半丸薄荷湯化下忌腥葷孕婦忌服

每丸價銀壹錢

牛黄清心丸

此丸专治男妇气郁痰结，中风不语，半身不遂，语言塞涩，痰涎壅盛，卒然晕倒，不省人事，牙关紧闭，羊癫风疾，心腹作痛，均宜服之，立有回生之功，并治小儿惊风发热等症。每服一丸或二三丸，量病轻重加减，淡姜汤研化下。小儿止用半丸，薄荷汤化下。忌腥荤，孕妇忌服。

每丸价银一钱。

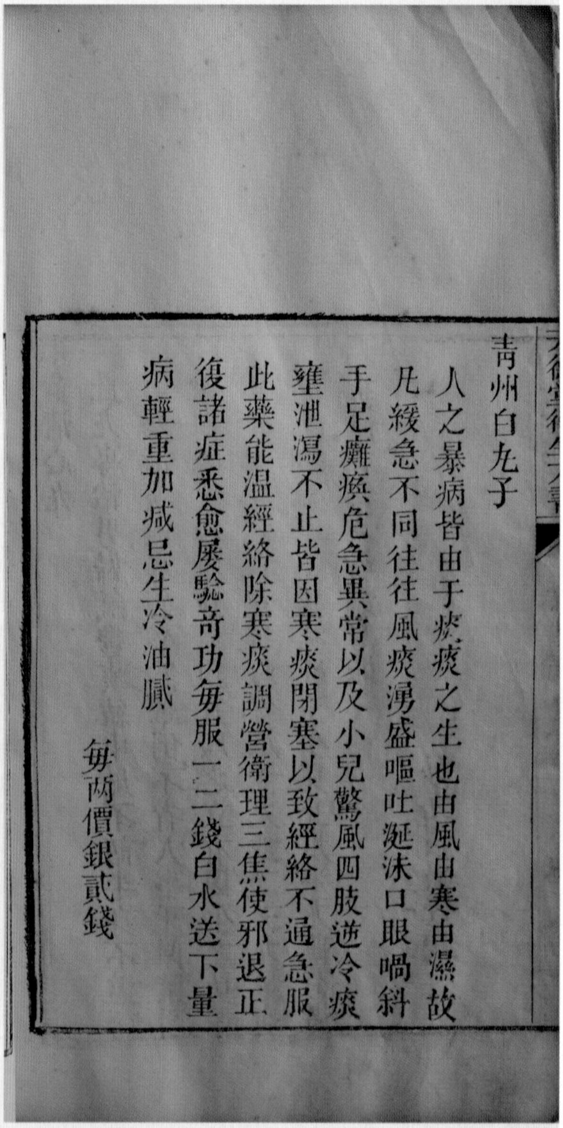
青州白丸子

人之暴病皆由于痰痰之生也由風由寒由濕故凡緩急不同往往風痰湧盛嘔吐涎沫口眼喎斜手足癱瘓危急異常以及小兒驚風四肢逆冷痰壅泄瀉不止皆因寒痰閉塞以致經絡不通急服此藥能溫經絡除寒痰調營衛理三焦使邪退正復諸症悉愈屢驗奇功每服一二錢白水送下量病輕重加減忌生冷油膩

每兩價銀貳錢

青州白丸子

人之暴病，皆由于痰，痰之生也，由风、由寒、由湿。故凡缓急不同，往往风痰涌盛，呕吐涎沫，口眼㖞斜，手足瘫痪，危急异常，以及小儿惊风，四肢逆冷，痰壅泄泻不止，皆因寒痰闭塞，以致经络不通。急服此药，能温经络，除寒痰，调营卫，理三焦，使邪退正复，诸症悉愈，屡验奇功。每服一二钱，白水送下，量病轻重加减。忌生冷、油腻。

每两价银二钱。

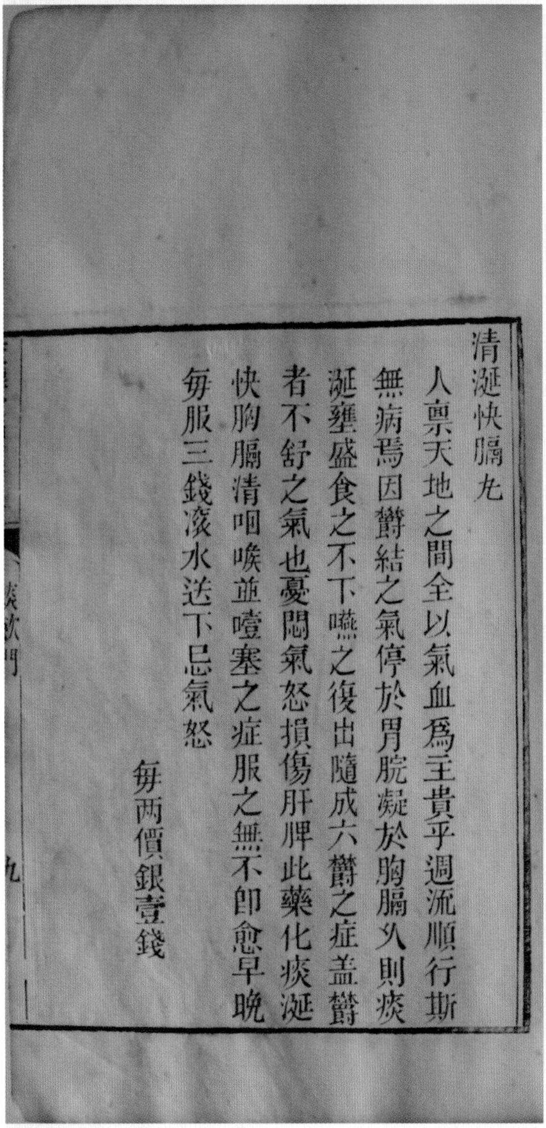

清涎快膈丸

人禀天地之間全以氣血爲主貴乎週流順行斯無病焉因欝結之氣停於胃脘凝於胸膈久則痰涎壅盛食之不下嚥之復出隨成六欝之症盖欝者不舒之氣也憂悶氣怒損傷肝脾此藥化痰涎快胸膈清咽喉並噎塞之症服之無不卽愈早晚毎服三錢滾水送下忌氣怒

毎兩價銀壹錢

痰飲門　九

清涎快膈丸

人禀天地之间，全以气血为主，贵乎周流顺行，斯无病焉。因郁结之气停于胃脘，凝于胸膈，久则痰涎壅盛，食之不下，咽之复出，随成六郁之症。盖郁者，不舒之气也，忧闷气怒，损伤肝脾。此药化痰涎，快胸膈，清咽喉，并噎塞之症。服之，无不即愈。早晚每服三钱，滚水送下。忌气怒。

每两价银一钱。

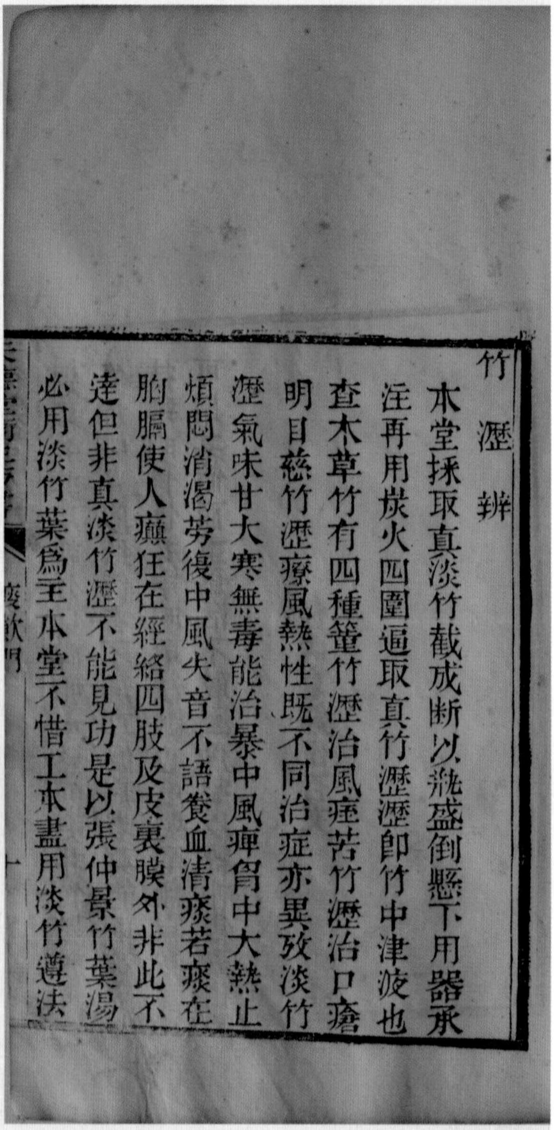

竹瀝辨

本堂採取真淡竹截成斷以瓶盛倒懸下用器承注再用炭火四圍逼取真竹瀝瀝即竹中津液也查本草竹有四種篁竹瀝治風痓苦竹瀝治口瘡明目慈竹瀝療風熱性既不同治症亦異攷淡竹瀝氣味甘大寒無毒能治暴中風痺胷中大熱止煩悶消渴勞復中風失音不語養血清痰若痰在胸膈使人癲狂在經絡四肢及皮裏膜外非此不達但非真淡竹瀝不能見功是以張仲景竹葉湯必用淡竹葉為主本堂不惜工本盡用淡竹遵法

竹沥辨

本堂采取真淡竹，截成断，以瓶盛，倒悬下，用器承注，再用炭火四围，逼取真竹沥。沥，即竹中津液也。查本草：竹有四种，篁[1]竹沥治风痓，苦竹沥治口疮、明目，慈竹沥疗风热。性既不同，治症亦异。考淡竹沥，气味甘，大寒无毒，能治暴中风痹，胸中大热，止烦闷消渴，劳复中风，失音不语，养血清痰。若痰在胸膈使人癫狂，在经络四肢及皮里膜外非此不达，但非真淡竹沥不能见功，是以张仲景竹叶汤必用淡竹叶为主。本堂不惜工本，尽用淡竹遵法

1 篁（dǒng，董）：古书上说的一种竹。

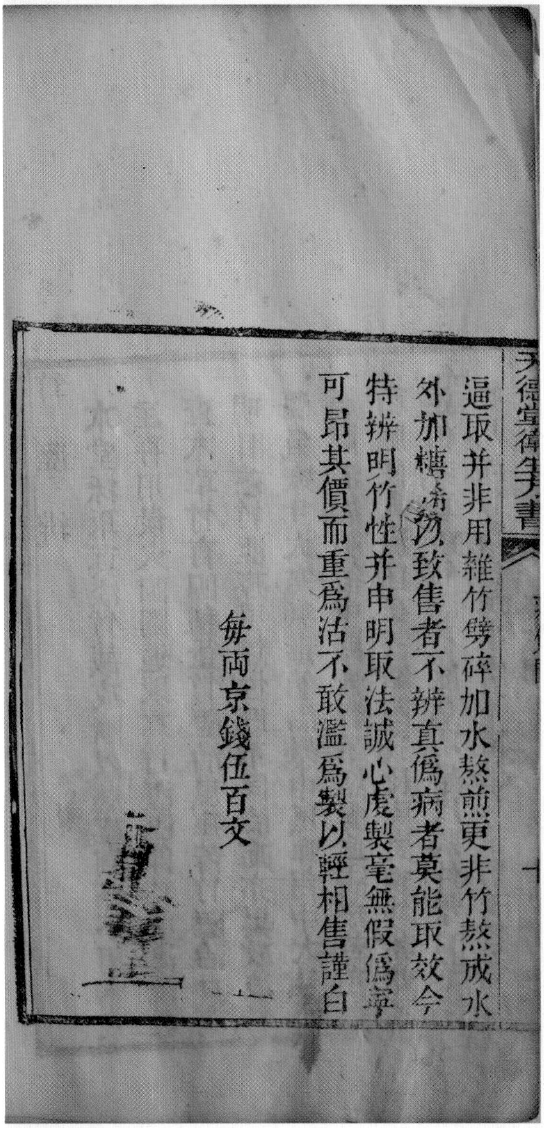
天德堂衛生方書　十

逼取并非用雜竹劈碎加水熬煎更非竹熬成水外加糖稀以致售者不辨真僞病者莫能取效今特辨明竹性并申明取法誠心虔製毫無假僞寧可昂其價而重爲沽不敢濫爲製以輕相售謹白

每兩京錢伍百文

逼取，并非用杂竹劈碎加水熬煎，更非竹熬成水，外加糖稀，以致售者不辨真伪，病者莫能取效。今特辨明竹性，并申明取法，诚心虔制，毫无假伪，宁可昂其价而重为沽，不敢滥为制以轻相售。谨白。

每两京钱五百文。

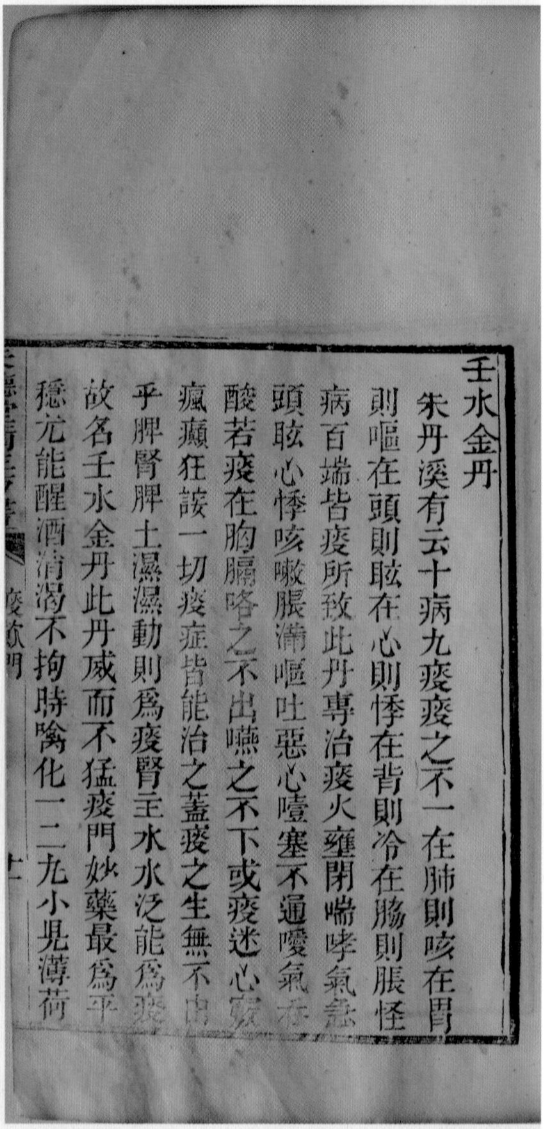
壬水金丹
朱丹溪有云十病九痰痰之不一在肺則咳在胃則嘔在頭則眩在心則悸在背則冷在脇則脹怪病百端皆痰所致此丹專治痰火壅閉喘哮氣急頭眩心悸咳嗽脹滿嘔吐惡心噎塞不通噯氣吞酸若痰在胸膈咯之不出嚥之不下或痰迷心竅瘋癲狂詖一切痰症皆能治之蓋痰之生無不由乎脾腎脾土濕濕動則爲痰腎主水水泛能爲痰故名壬水金丹此丹威而不猛痰門妙藥最爲平穩尤能醒酒消渴不拘時噙化一二丸小兒薄荷

壬水金丹

朱丹溪有云：十病九痰，痰之不一，在肺则咳，在胃则呕，在头则眩，在心则悸，在背则冷，在胁则胀，怪病百端，皆痰所致。此丹专治痰火壅闭，喘哮气急，头眩心悸，咳嗽胀满，呕吐恶心，噎塞不通，嗳气吞酸。若痰在胸膈，咯之不出，咽之不下，或痰迷心窍，疯癫狂妄，一切痰症皆能治之。盖痰之生，无不由乎脾肾。脾土湿，湿动则为痰，肾主水，水泛能为痰，故名“壬水金丹”。此丹威而不猛，痰门妙药，最为平稳，尤能醒酒消渴。不拘时噙化一二丸，小儿薄荷

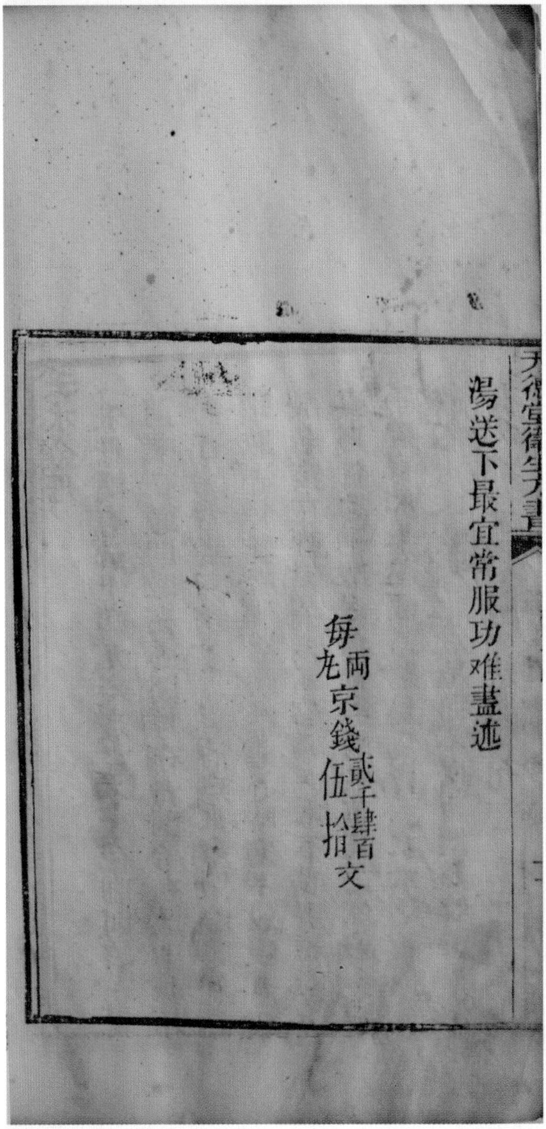
天德堂衛生方書

湯送下最宜常服功难盡述

每兩京錢貳千肆百文

每丸京錢伍拾文

汤送下，最宜常服，功难尽述。

每两（丸）京钱二千四百（五十）文。

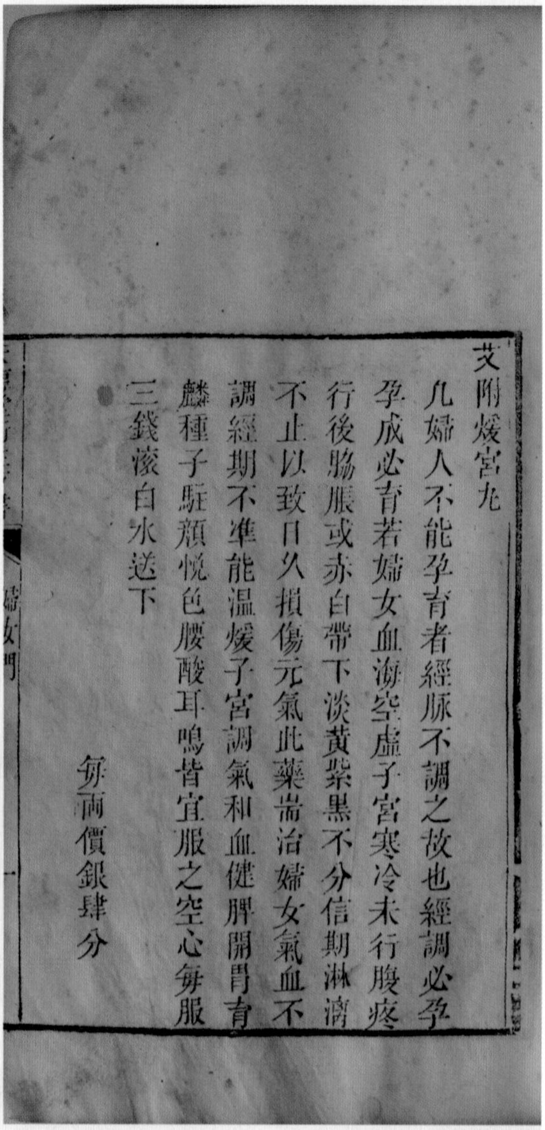
艾附煖宮丸
凡婦人不能孕育者經脉不調之故也經調必孕孕成必育若婦女血海空虛子宮寒冷未行腹疼行後脇脹或赤白帶下淡黃紫黑不分信期淋漓不止以致日久損傷元氣此藥耑治婦女氣血不調經期不準能溫煖子宮調氣和血健脾開胃育麟種子駐顏悅色腰酸耳鳴皆宜服之空心每服三錢滚白水送下
每兩價銀肆分

艾附暖宫丸

凡妇人不能孕育者，经脉不调之故也，经调必孕，孕成必育。若妇女血海空虚，子宫寒冷，未行腹疼，行后胁胀或赤白带下，淡黄紫黑，不分信期，淋漓不止，以致日久损伤元气。此药专治妇女气血不调，经期不准，能温暖子宫，调气和血，健脾开胃，毓麟种子，驻颜悦色，腰酸耳鸣，皆宜服之。空心，每服三钱，滚白水送下。

每两价银四分。

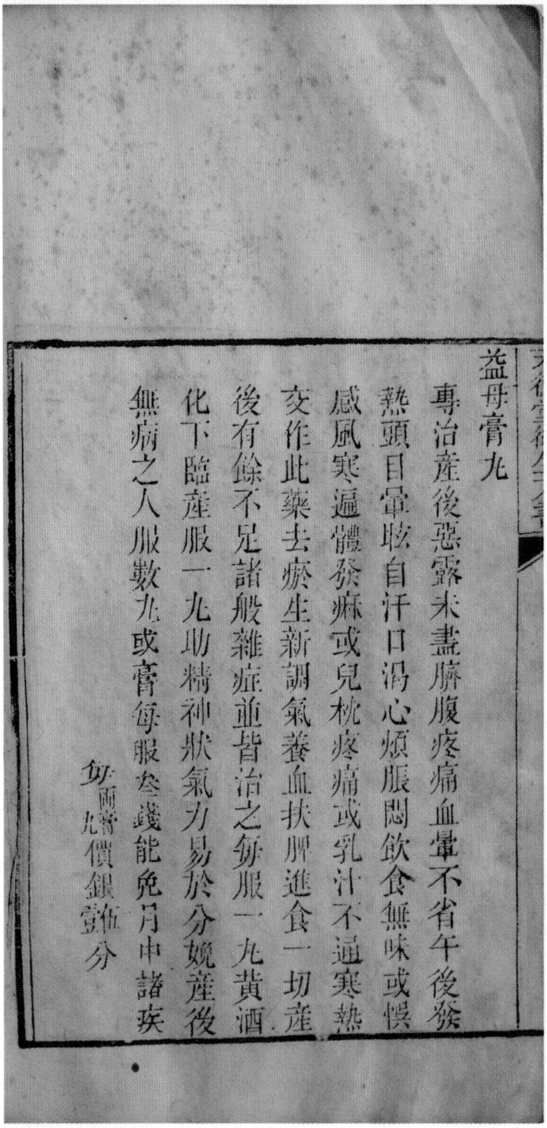
益母膏丸
專治產後惡露未盡臍腹疼痛血暈不省午後發熱頭目暈眩自汗口渴心煩脹悶飲食無味或悞感風寒遍體發麻或兒枕疼痛或乳汁不通寒熱交作此藥去瘀生新調氣養血扶脾進食一切產後有餘不足諸般雜症並皆治之每服一丸黃酒化下臨產服一丸助精神狀氣力易於分娩產後無病之人服數丸或膏每服叁錢能免月中諸疾
每兩膏丸價銀壹伍分

益母膏丸

专治产后恶露未尽，脐腹疼痛，血晕不省，午后发热，头目晕眩，自汗口渴，心烦胀闷，饮食无味，或误感风寒，遍体发麻或儿枕疼痛，或乳汁不通，寒热交作。此药去瘀生新，调气养血，扶脾进食，一切产后有余、不足诸般杂症，并皆治之。每服一丸，黄酒化下，临产服一丸，助精神，壮[1]气力，易于分娩。产后无病之人服数丸或膏，每服三钱，能免月中诸疾。

每两膏（丸）价银五（一）分。

1 壮：原作“状”，据文义改。

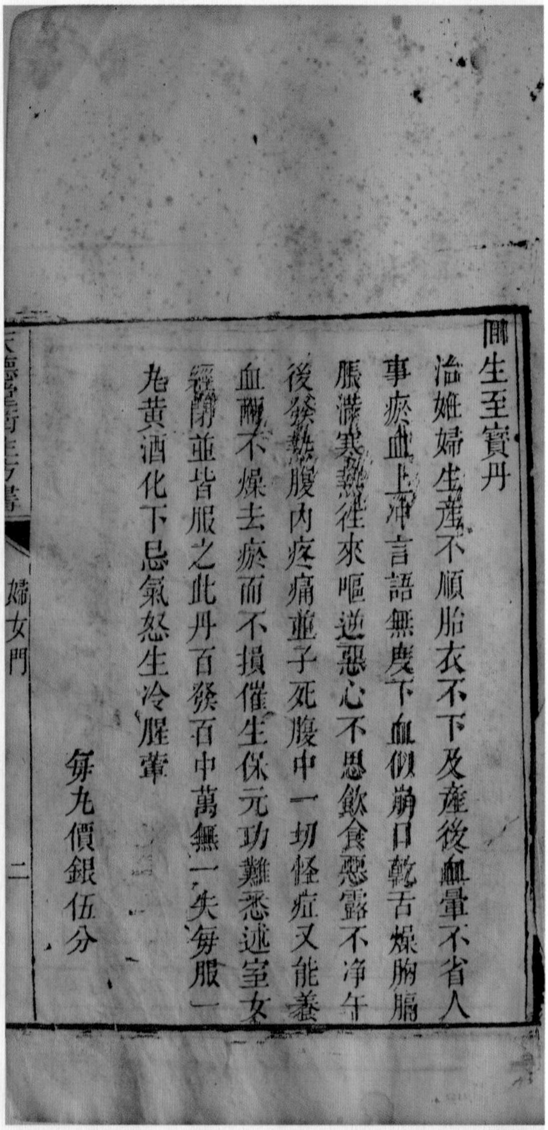

回生至寶丹

治姙婦生產不順胎衣不下及產後血暈不省人事瘀血上沖言語無度下血似崩口乾舌燥胸膈脹滿寒熱往來嘔逆惡心不思飲食惡露不淨午後發熱腹內疼痛並子死腹中一切怪症又能養血而不燥去瘀而不損催生保元功難悉述室女經閉並皆服之此丹百發百中萬無一失每服一丸黃酒化下忌氣怒生冷腥葷

每丸價銀伍分

婦女門　二

回生至宝丹

治妊妇生产不顺，胎衣不下，及产后血晕，不省人事，瘀血上冲，言语无度，下血似崩，口干舌燥，胸膈胀满，寒热往来，呕逆恶心，不思饮食，恶露不净，午后发热，腹内疼痛，并子死腹中，一切怪症。又能养血而不燥，去瘀而不损，催生保元，功难悉述。室女经闭并皆服之，此丹百发百中，万无一失。每服一丸，黄酒化下。忌气怒、生冷、腥荤。

每丸价银五分。

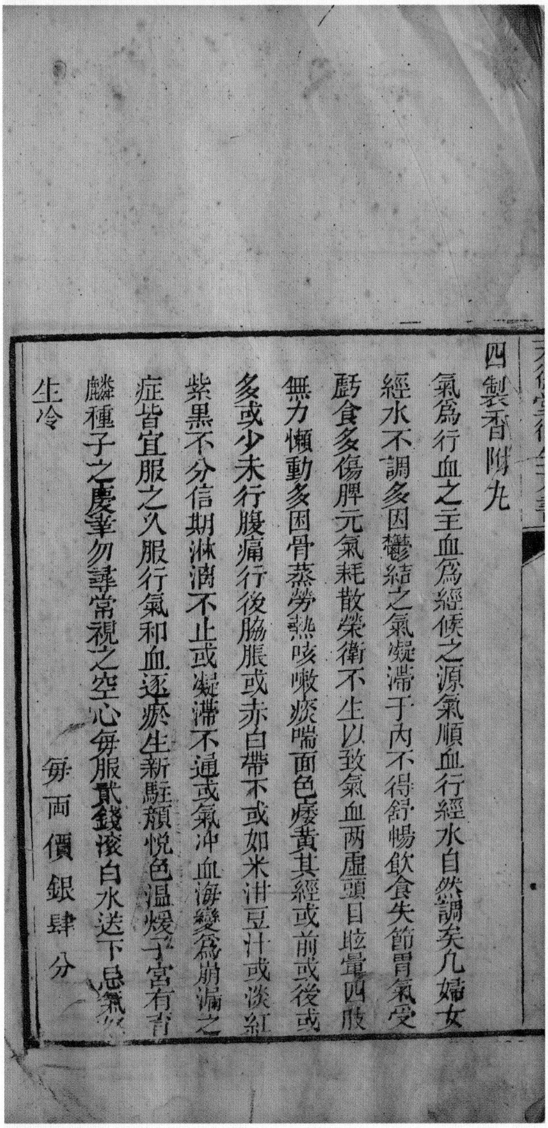

四製香附丸

氣爲行血之主血爲經候之源氣順血行經水自然調矣凡婦女經水不調多因鬱結之氣凝滯于內不得舒暢飲食失節胃氣受虧食多傷脾元氣耗散榮衛不生以致氣血兩虛頭目昡暈四肢無力懶動多困骨蒸勞熱咳嗽痰喘面色痿黄其經或前或後或多或少未行腹痛行後脇脹或赤白帶下或如米泔豆汁或淡紅紫黑不分信期淋漓不止或凝滯不通或氣冲血海變爲崩漏之症皆宜服之久服行氣和血逐瘀生新駐顔悦色温煖子宮有育麟種子之慶幸勿尋常視之空心每服貳錢滚白水送下忌氣怒生冷

每兩價銀肆分

四制香附丸

气为行血之主，血为经候之源，气顺血行，经水自然调矣。凡妇女经水不调，多因郁结之气凝滞于内，不得舒畅。饮食失节，胃气受亏，食多伤脾，元气耗散，荣卫不生，以致气血两虚，头目眩晕，四肢无力，懒动多困，骨蒸劳热，咳嗽痰喘，面色痿黄。其经或前或后，或多或少，未行腹痛，行后胁胀，或赤白带下，或如米泔豆汁，或淡红紫黑，不分信期，淋漓不止，或凝滞不通，或气冲血海变为崩漏之症，皆宜服之。久服行气和血，逐瘀生新，驻颜悦色，温暖子宫，有毓麟种子之庆，幸勿寻常视之。空心，每服二钱，滚白水送下。忌气怒、生冷。

每两价银四分。

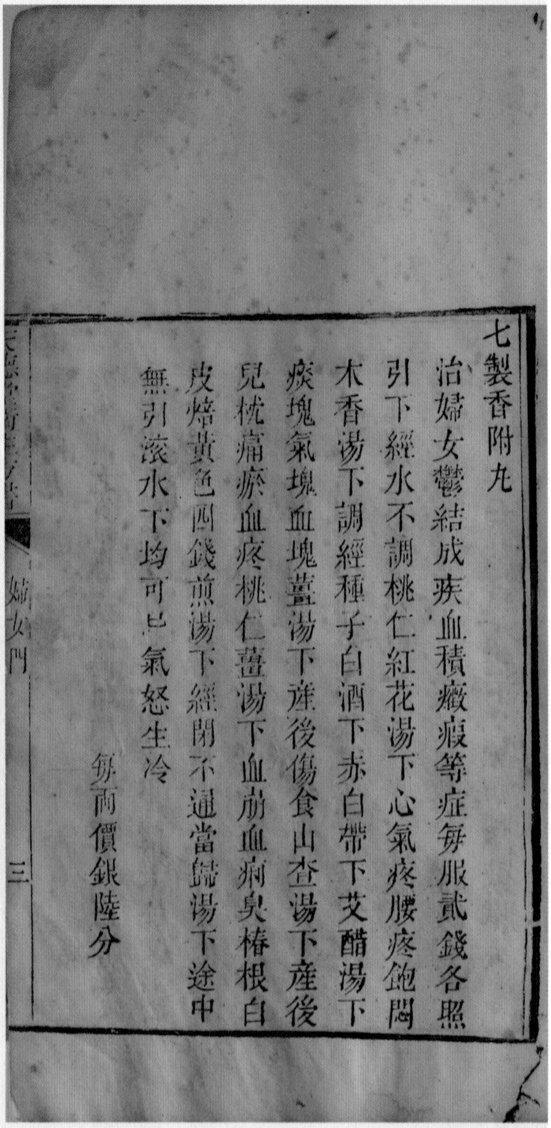
七製香附丸
治婦女鬱結成疾血積癥瘕等症每服貳錢各照
引下經水不調桃仁紅花湯下心氣疼腰疼飽悶
木香湯下調經種子白酒下赤白帶下艾醋湯下
痰塊氣塊血塊薑湯下産後傷食山查湯下産後
兒枕痛瘀血疼桃仁薑湯下血崩血痢臭椿根白
皮焙黃色四錢煎湯下經閉不通當歸湯下途中
無引滚水下均可忌氣怒生冷
每兩價銀陸分
婦女門　三

七制香附丸

治妇女郁结成疾，血积癥瘕等症。每服二钱，各照引下：经水不调，桃仁红花汤下；心气疼，腰疼，饱闷，木香汤下；调经种子，白酒下；赤白带下，艾醋汤下；痰块、气块、血块，姜汤下；产后伤食，山楂汤下；产后儿枕痛、瘀血疼，桃仁姜汤下；血崩、血痢，臭椿根白皮焙黄色，四钱，煎汤下；经闭不通，当归汤下；途中无引，滚水下，均可。忌气怒、生冷。

每两价银六分。

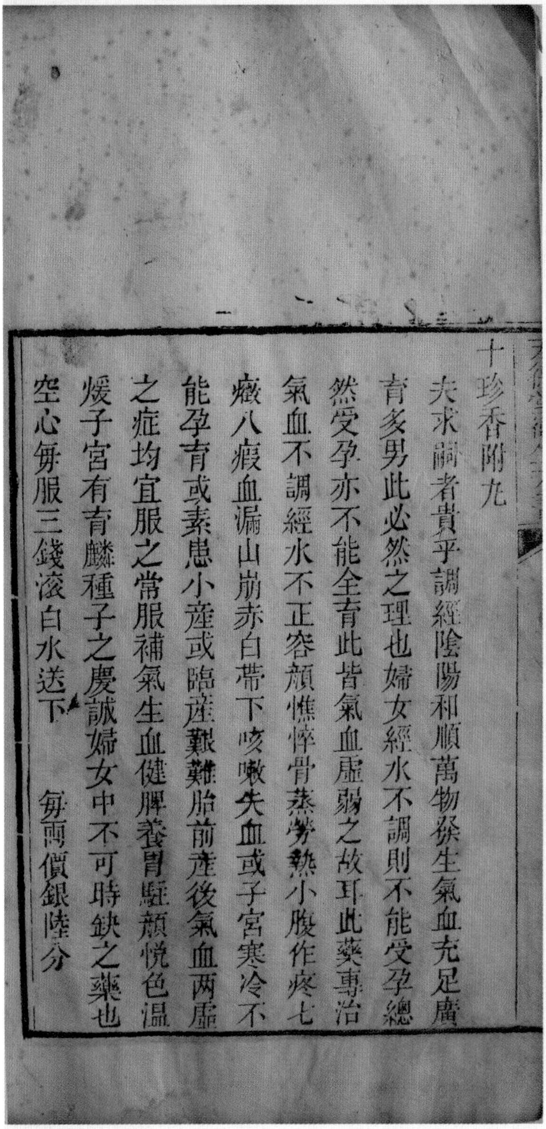
十珍香附丸
夫求嗣者貴乎調經陰陽和順萬物發生氣血充足廣育多男此必然之理也婦女經水不調則不能受孕總然受孕亦不能全育此皆氣血虛弱之故耳此藥專治氣血不調經水不正容顏憔悴骨蒸勞熱小腹作疼七癥八瘕血漏山崩赤白帶下咳嗽失血或子宮寒冷不能孕育或素患小產或臨產艱難胎前產後氣血兩虛之症均宜服之常服補氣生血健脾養胃駐顏悅色溫煖子宮有育麟種子之慶誠婦女中不可時缺之藥也空心每服三錢滾白水送下
每兩價銀陸分

十珍香附丸

夫求嗣者，贵乎调经，阴阳和顺，万物发生，气血充足，广育多男，此必然之理也。妇女经水不调则不能受孕，总然受孕亦不能全育，此皆气血虚弱之故耳。此药专治气血不调，经水不正，容颜憔悴，骨蒸劳热，小腹作疼，七癥八瘕，血漏山崩，赤白带下，咳嗽失血，或子宫寒冷，不能孕育，或素患小产，或临产艰难，胎前产后气血两虚之症，均宜服之。常服补气生血，健脾养胃，驻颜悦色，温暖子宫，有毓麟种子之庆，诚妇女中不可时缺之药也。空心，每服三钱，滚白水送下。

每两价银六分。

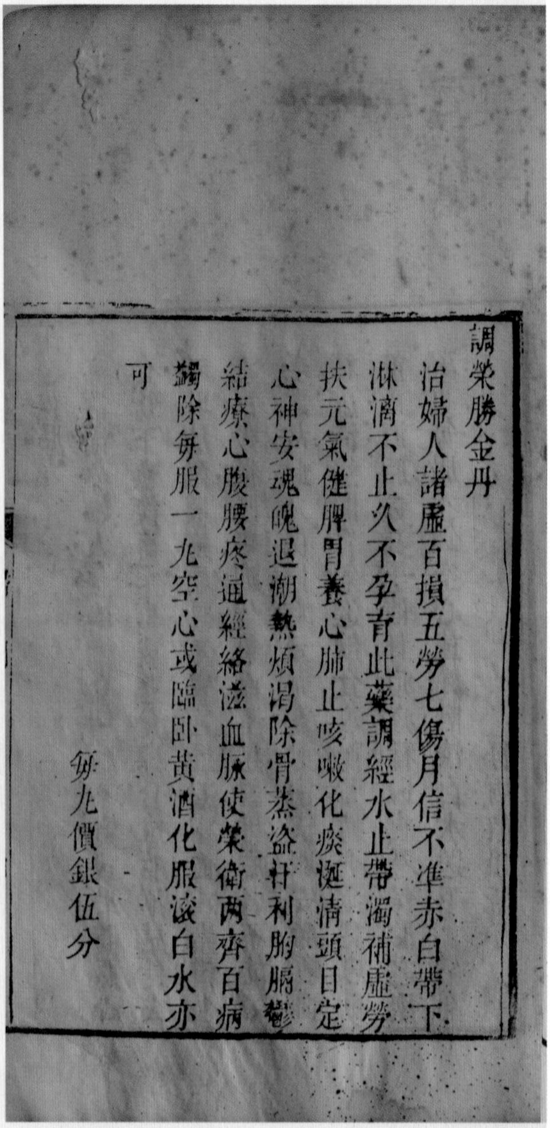

調榮勝金丹

治婦人諸虛百損五勞七傷月信不準赤白帶下淋漓不止久不孕育此藥調經水止帶濁補虛勞扶元氣健脾胃養心肺止咳嗽化痰涎清頭目定心神安魂魄退潮熱煩渴除骨蒸盜汗利胸膈鬱結療心腹腰疼通經絡滋血脉使榮衛兩齊百病蠲除每服一丸空心或臨卧黄酒化服滚白水亦可

每丸價銀伍分

调荣胜金丹

治妇人诸虚百损，五劳七伤，月信不准，赤白带下，淋漓不止，久不孕育。此药调经水，止带浊，补虚劳，扶元气，健脾胃，养心肺，止咳嗽，化痰涎，清头目，定心神，安魂魄，退潮热烦渴，除骨蒸盗汗，利胸膈郁结，疗心腹腰疼，通经络，滋血脉，使荣卫两齐，百病蠲[1]除。每服一丸，空心或临卧，黄酒化服，滚白水亦可。

每丸价银五分。

1 蠲（juān）：免除。

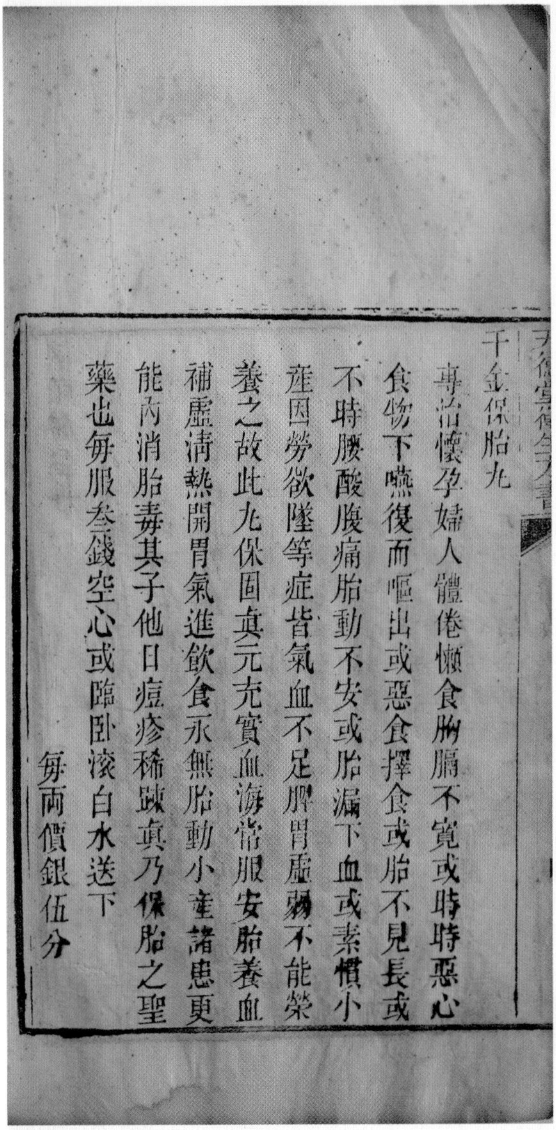
千金保胎丸
專治懷孕婦人體倦懶食胸膈不寬或時時惡心食物下嚥復而嘔出或惡食擇食或胎不見長或不時腰酸腹痛胎動不安或胎漏下血或素慣小產因勞欲墜等症皆氣血不足脾胃虛弱不能榮養之故此丸保固真元充實血海常服安胎養血補虛清熱開胃氣進飲食永無胎動小產諸患更能內消胎毒其子他日痘疹稀疏真乃保胎之聖藥也每服叁錢空心或臨臥滾白水送下
每兩價銀伍分

千金保胎丸

专治怀孕妇人体倦懒食，胸膈不宽，或时时恶心，食物下咽复而呕出，或恶食择食，或胎不见长，或不时腰酸腹痛，胎动不安，或胎漏下血，或素惯小产，因劳欲坠等症，皆气血不足，脾胃虚弱，不能荣养之故。此丸保固真元，充实血海，常服安胎养血，补虚清热，开胃气进饮食，永无胎动小产诸患，更能内消胎毒，其子他日痘疹稀疏，真乃保胎之圣药也。每服三钱，空心或临卧，滚白水送下。

每两价银五分。

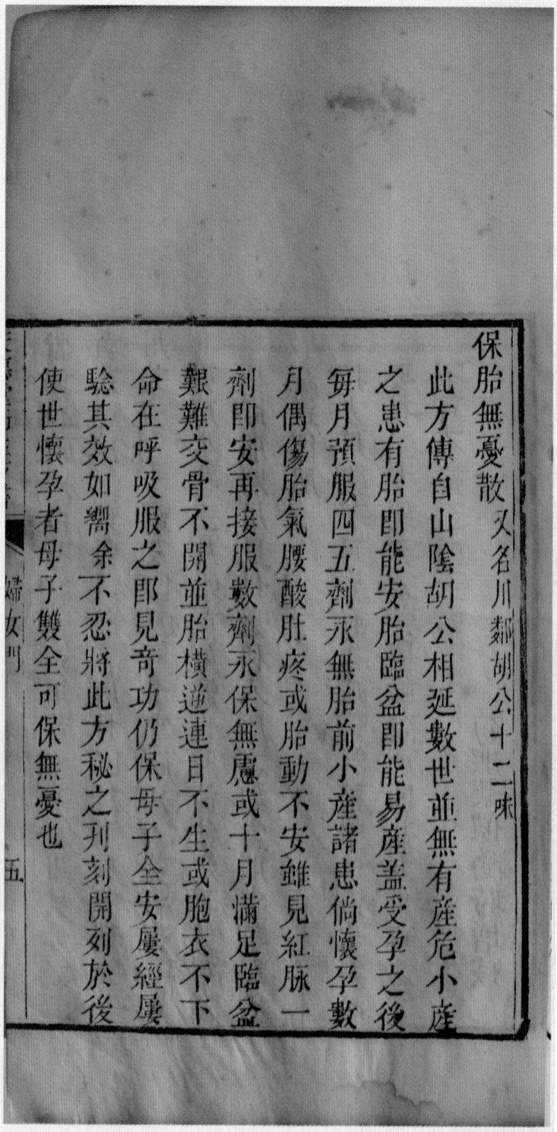
保胎無憂散又名川鄰胡公十二味
此方傳自山陰胡公相延數世並無有產危小產之患有胎即能安胎臨盆即能易產盖受孕之後每月預服四五劑永無胎前小產諸患倘懷孕數月偶傷胎氣腰酸肚疼或胎動不安雖見紅脉一劑即安再接服數劑永保無慮或十月滿足臨盆艱難交骨不開並胎橫逆連日不生或胞衣不下命在呼吸服之即見奇功仍保母子全安屢經屢驗其效如嚮余不忍將此方秘之刋刻開列於後使世懷孕者母子雙全可保無憂也

保胎无忧散又名川邻胡公十二味

此方传自山阴胡公，相延数世，并无有产危、小产之患，有胎即能安胎，临盆即能易产。盖受孕之后，每月预服四五剂，永无胎前小产诸患；倘怀孕数月偶伤胎气，腰酸肚疼，或胎动不安，虽见红脉，一剂即安，再接服数剂，永保无虑；或十月满足，临盆艰难，交骨不开，并胎横逆，连日不生，或胞衣不下，命在呼吸，服之即见奇功，仍保母子全安，屡经屡验，其效如向。余不忍将此方秘之，刊刻开列于后，使世怀孕者，母子双全，可保无忧也。

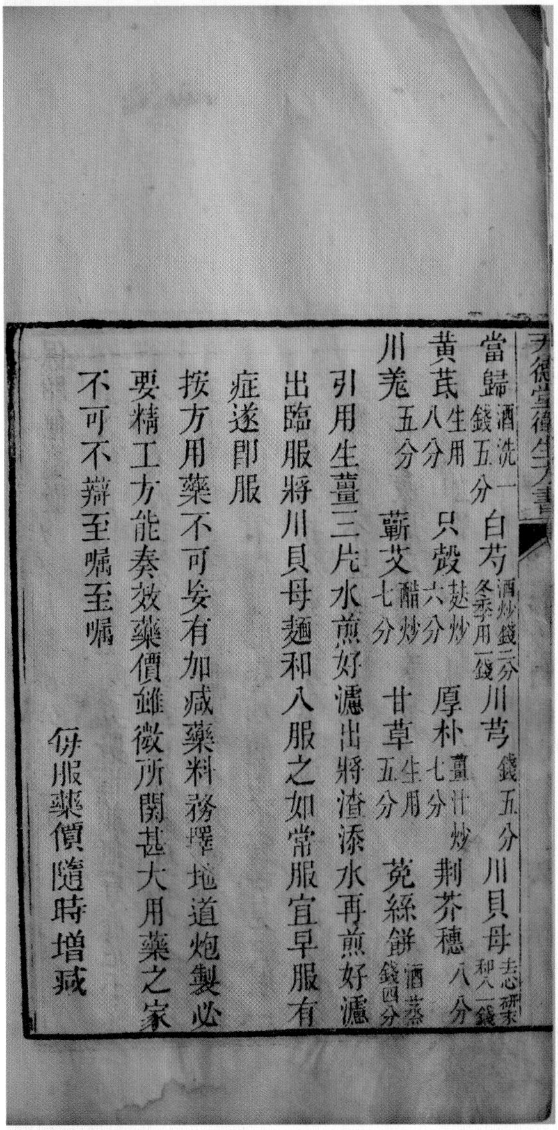
天德堂衛生大書
當歸酒洗一錢五分　白芍酒炒錢二分冬季用一錢　川芎錢五分　川貝母去心研末和入一錢
黃芪生用八分　只殼麸炒六分　厚朴薑汁炒七分　荊芥穗八分
川羌五分　蘄艾醋炒七分　甘草生用五分　菟絲餅酒蒸錢四分
引用生薑三片水煎好濾出將渣添水再煎好濾出臨服將川貝母麵和入服之如常服宜早服有症遂即服
按方用藥不可妄有加減藥料務擇地道炮製必要精工方能奏效藥價雖微所関甚大用藥之家不可不辯至囑至囑
每服藥價隨時增減

当归酒洗，一钱五分　白芍酒炒钱二分，冬季用一钱　川芎钱五分　川贝母去心研末，和入一钱　黄芪生用，八分　枳壳麸炒，六分　厚朴姜汁炒，七分　荆芥穗八分　川羌五分　蕲艾醋炒，七分　甘草生用，五分　菟丝饼酒蒸，钱四分

引用生姜三片，水煎好，滤出，将渣添水再煎好，滤出，临服，将川贝母面和入服之。如常服宜早服，有症遂即服。

按方用药，不可妄有加减，药料务择地道，炮制必要精工，方能奏效，药价虽微，所关甚大，用药之家，不可不辨[1]，至嘱至嘱。

每服药价，随时增减。

1 辨：原作“辩”，形近而误，据文义改。

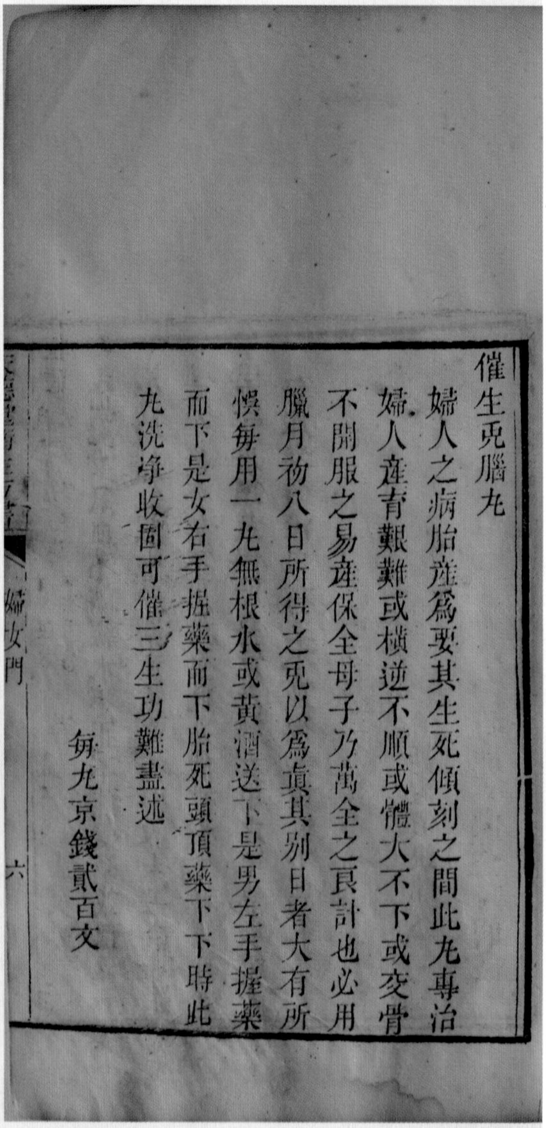

催生兎腦丸
婦人之病胎産爲要其生死傾刻之間此丸專治婦人産育艱難或横逆不順或體大不下或交骨不開服之易産保全母子乃萬全之良計也必用臘月初八日所得之兎以爲眞其别日者大有所悞每用一丸無根水或黄酒送下是男左手握藥而下是女右手握藥而下胎死頭頂藥下下時此丸洗净收固可催三生功難盡述
每丸京錢貳百文

婦女門　六

催生兔脑丸

妇人之病，胎产为要，其生死顷刻之间。此丸专治妇人产育艰难，或横逆不顺，或体大不下，或交骨不开，服之易产，保全母子，乃万全之良剂[1]也。必用腊月初八日所得之兔，以为真，其别日者大有所误。每用一丸，无根水或黄酒送下，是男左手握药而下，是女右手握药而下，胎死头顶药下，下时此丸洗净收固，可催三生，功难尽述。

每丸京钱二百文。

1 剂：原作“计”，音近而误，据文义改。

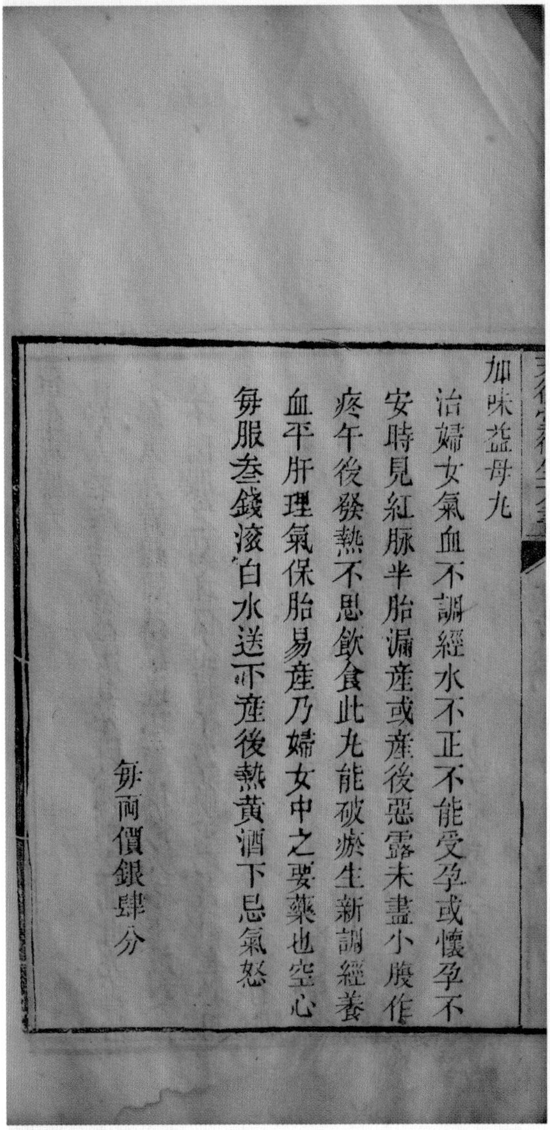

加味益母丸

治婦女氣血不調經水不正不能受孕或懷孕不安時見紅脉半胎漏產或產後惡露未盡小腹作疼午後發熱不思飲食此丸能破瘀生新調經養血平肝理氣保胎易產乃婦女中之要藥也空心每服叁錢滚白水送下產後熱黃酒下忌氣怒

每兩價銀肆分

加味益母丸

治妇女气血不调，经水不正，不能受孕或怀孕不安，时见红脉，半胎漏产，或产后恶露未尽，小腹作疼，午后发热，不思饮食。此丸能破瘀生新，调经养血，平肝理气，保胎易产，乃妇女中之要药也。空心，每服三钱，滚白水送下，产后热黄酒下。忌气怒。

每两价银四分。

佛手開骨散

凡婦人生育乃須臾安危所係豈宜輕忽若生理不順產育艱難皆緣妊婦素日失宜或幼婦頭生及矮小女子交骨不開或非其時努力太過以致橫逆不順連日不生危在旦夕必順胎保全母子爲要此藥開交骨調橫逆束體胎下胞衣助精神壯氣力易於分娩真千金不易之良方也每服五錢用黃酒鍾半滾白水鍾半煎一鍾溫服

每服價銀壹錢

佛手开骨散

凡妇人生育乃须臾安危所系，岂宜轻忽？若生理不顺，产育艰难，皆缘妊妇素日失宜，或幼妇头生，及矮小女子交骨不开，或非其时努力太过，以致横逆不顺，连日不生，危在旦夕，必顺胎保全母子为要。此药开交骨，调横逆，束体胎，下胞衣，助精神，壮气力，易于分娩，真千金不易之良方也。每服五钱，用黄酒盅半，滚白水盅半，煎一盅温服。

每服价银一钱。

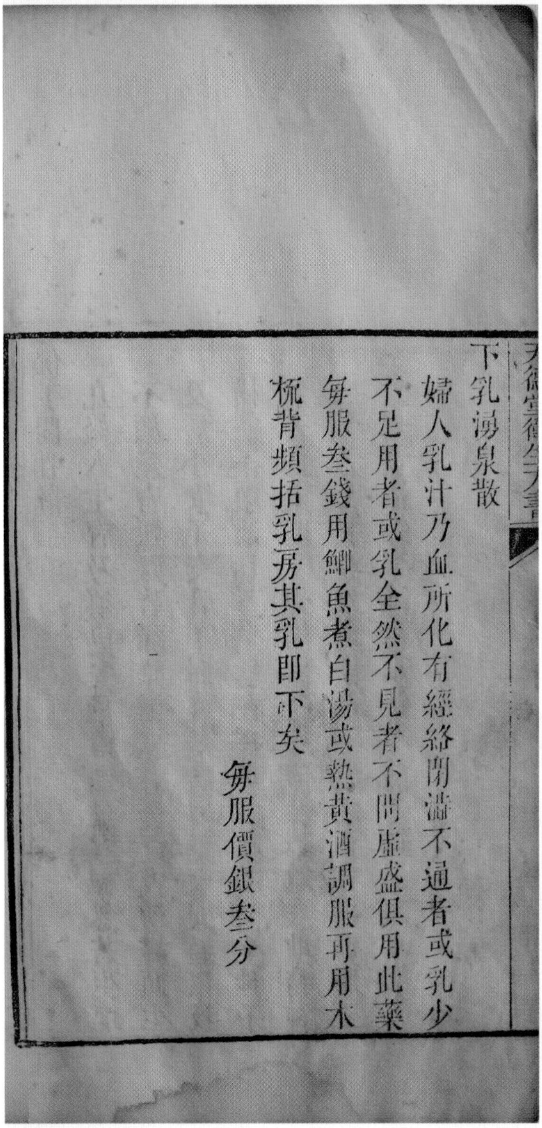
下乳湧泉散
婦人乳汁乃血所化有經絡閉澁不通者或乳少不足用者或乳全然不見者不問虚盛俱用此藥每服叁錢用鯽魚煮白湯或熱黃酒調服再用木梳背頻括乳房其乳即下矣
每服價銀叁分

下乳涌泉散

妇人乳汁乃血所化，有经络闭涩不通者，或乳少不足用者，或乳全然不见者，不问虚盛，俱用此药。每服三钱，用鲫鱼煮白汤，或热黄酒调服，再用木梳背频括乳房，其乳即下矣。

每服价银三分。

烏金丸

此丸能治婦女百病憂思鬱結氣惱勞碌月經不調或前或後骨蒸發熱午後面赤咳嗽嘔吐赤白帶下血積癥瘕久不孕育及產後腹疼惡露不行兒枕作疼經水淋瀝不思飲食胸膈脹滿腰腿酸疼等症悉能治之忌氣怒生冷油膩之物每服一丸病症不同另有引单各照引下如行路不便即黃酒滾白水皆可服之孕婦忌服

每丸價銀伍分

乌金丸

此丸能治妇女百病，忧思郁结，气恼劳碌，月经不调，或前或后，骨蒸发热，午后面赤，咳嗽呕吐，赤白带下，血积癥瘕，久不孕育，及产后腹疼，恶露不行，儿枕作疼，经水淋沥，不思饮食，胸膈胀满，腰腿酸疼等症，悉能治之。忌气怒、生冷、油腻之物。每服一丸，病症不同，另有引单各照引下，如行路不便，即黄酒、滚白水皆可服之。孕妇忌服。

每丸价银五分。

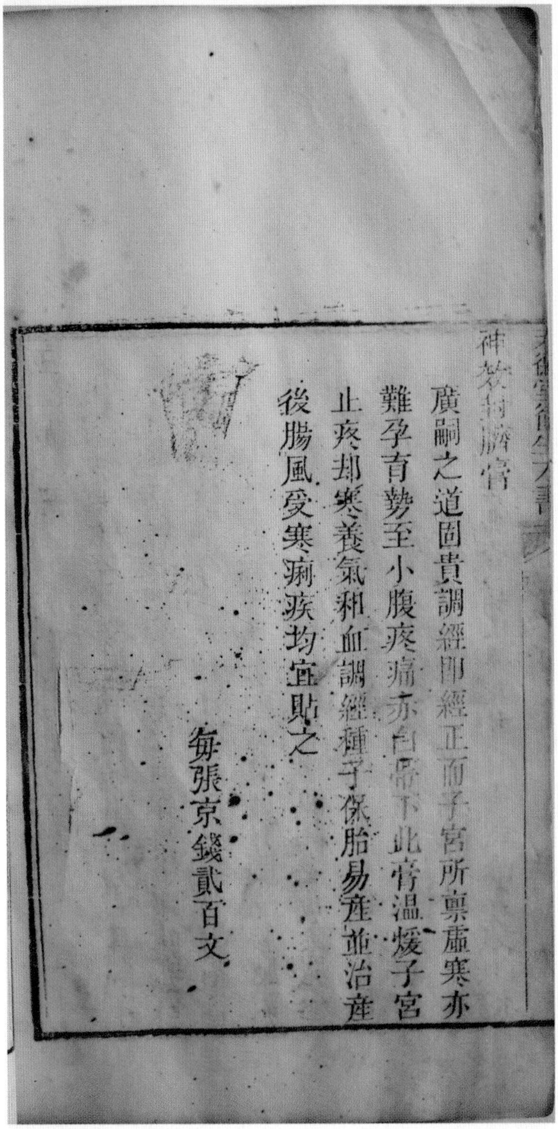
天德堂衛生方書
神效封臍膏
廣嗣之道固貴調經即經正而子宮所禀虛寒亦
難孕育勢至小腹疼痛赤白帶下此膏溫煖子宮
止疼却寒養氣和血調經種子保胎易產並治產
後腸風受寒痢疾均宜貼之
每張京錢貳百文

神效封脐膏

广嗣之道，固贵调经，即经正。而子宫所禀虚寒，亦难孕育，势至小腹疼痛，赤白带下。此膏温暖子宫，止疼却寒，养气和血，调经种子，保胎易产，并治产后肠风，受寒痢疾，均宜贴之。

每张京钱二百文。

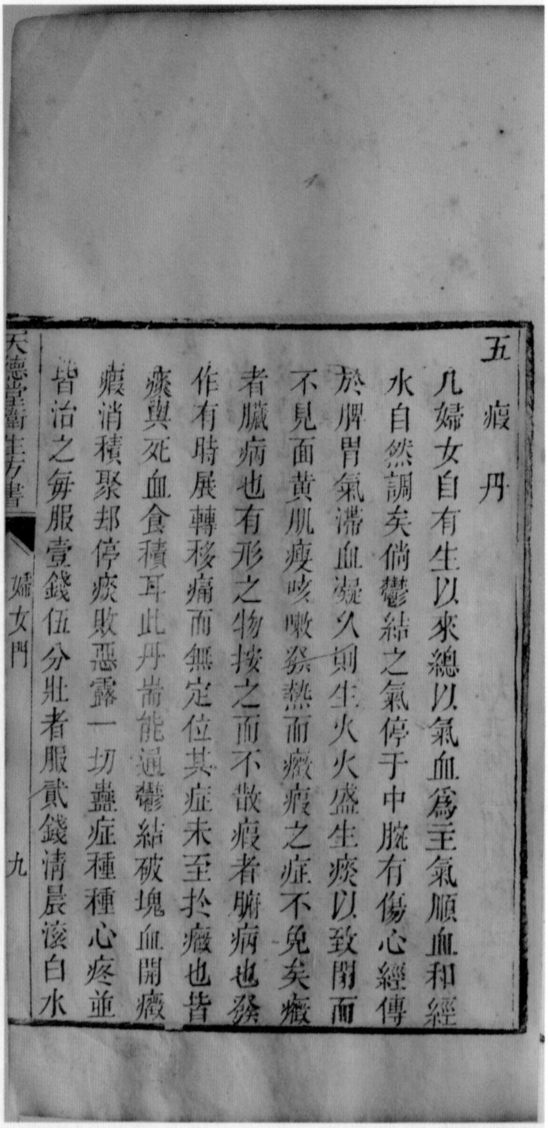
五瘕丹
凡婦女自有生以來總以氣血爲主氣順血和經水自然調矣倘鬱結之氣停于中脘有傷心經傳於脾胃氣滯血凝久則生火火盛生痰以致閉而不見面黃肌瘦咳嗽發熱而癥瘕之症不免矣癥者臟病也有形之物按之而不散瘕者腑病也發作有時展轉移痛而無定位其症未至於癥也皆痰與死血食積耳此丹耑能通鬱結破塊血開癥瘕消積聚却停痰敗惡露一切蠱症種種心疼並皆治之每服壹錢伍分壯者服貳錢清晨滚白水

五瘕丹

凡妇女自有生以来总以气血为主，气顺血和，经水自然调矣。倘郁结之气停于中脘，有伤心经传于脾胃，气滞血凝，久则生火，火盛生痰，以致闭而不见，面黄肌瘦，咳嗽发热，而癥瘕之症不免矣。癥者，脏病也，有形之物按之而不散；瘕者，腑病也，发作有时，展转移痛而无定位，其症未至于癥也，皆痰与死血、食积耳。此丹专能通郁结，破块血，开癥瘕，消积聚，却停痰，败恶露，一切蛊症、种种心疼并皆治之。每服一钱五分，壮者服二钱，清晨滚白水

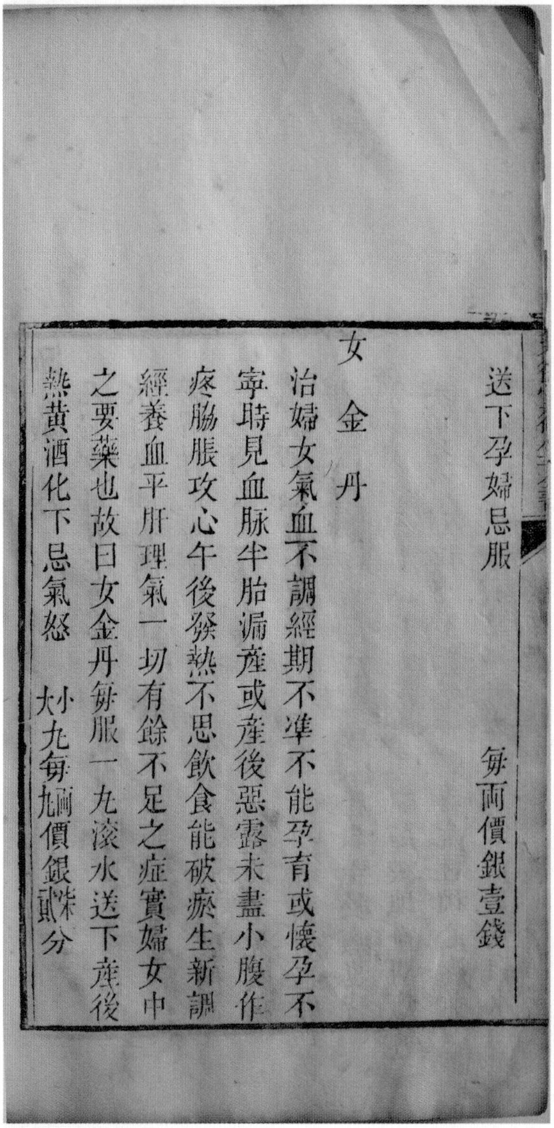
送下孕婦忌服　每兩價銀壹錢

女金丹

治婦女氣血不調經期不準不能孕育或懷孕不寧時見血脉半胎漏產或產後惡露未盡小腹作疼脇脹攻心午後發熱不思飲食能破瘀生新調經養血平肝理氣一切有餘不足之症實婦女中之要藥也故曰女金丹每服一丸滚水送下產後熱黃酒化下忌氣怒　小丸每兩價銀七分　大丸每丸價銀二分

送下。孕妇忌服。

每两价银一钱。

女金丹

治妇女气血不调，经期不准，不能孕育，或怀孕不宁，时见血脉，半胎漏产，或产后恶露未尽，小腹作疼，胁胀攻心，午后发热，不思饮食，能破瘀生新，调经养血，平肝理气，一切有余不足之症，实妇女中之要药也，故曰“女金丹”。每服一丸，滚水送下，产后热黄酒化下。忌气怒。

小（大）丸每两（丸）价银七（二）分。

養血退熱丸

專治婦女經期不正或閉而不見日夕發熱咳嗽吐沫容顏憔悴頭目眩暈四肢無力懶動喜睡等症皆宜服之此丸開鬱理氣通經和血平肝清熱化痰除蒸逐餘生新駐顏悅色功難悉述早晚每服叁錢滚水送下忌氣怒

每兩價銀壹錢

养血退热丸

专治妇女经期不正或闭而不见，日夕发热，咳嗽吐沫，容颜憔悴，头目眩晕，四肢无力，懒动喜睡等症，皆宜服之。此丸开郁理气，通经和血，平肝清热，化痰除蒸，逐余生新，驻颜悦色，功难悉述。早晚每服三钱，滚水送下。忌气怒。

每两价银一钱。

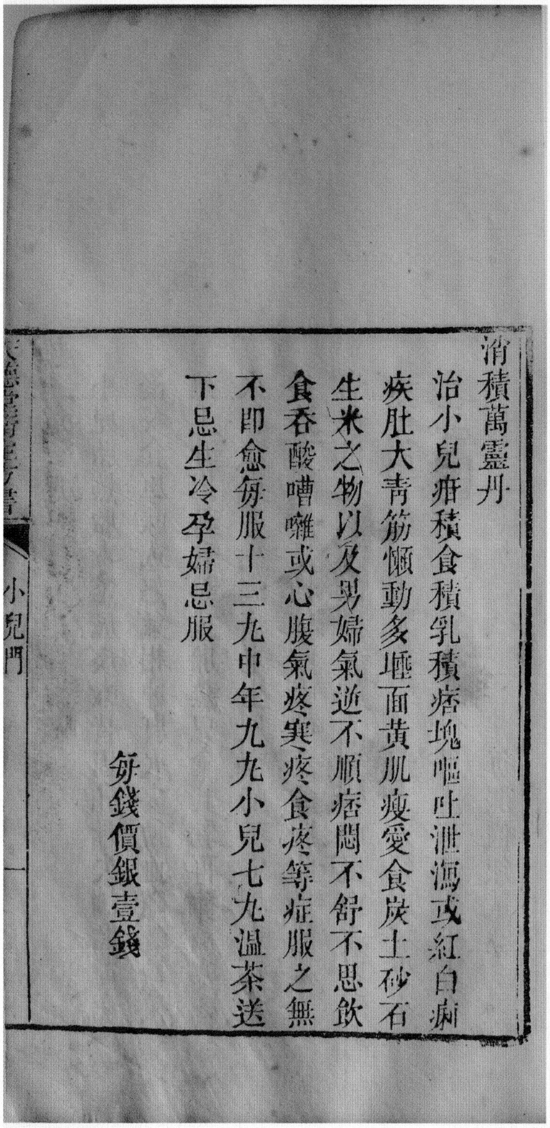

消積萬靈丹

治小兒疳積食積乳積痞塊嘔吐泄瀉或紅白痢疾肚大青筋懶動多睡面黃肌瘦愛食炭土砂石生米之物以及男婦氣逆不順痞悶不舒不思飲食吞酸嘈雜或心腹氣疼寒疼食疼等症服之無不即愈每服十三丸中年九丸小兒七丸温茶送下忌生冷孕婦忌服

每錢價銀壹錢

小兒門

消积万灵丹

治小儿疳积食积，乳积痞块，呕吐泄泻或红白痢疾，肚大青筋，懒动多睡，面黄肌瘦，爱食炭土、砂石、生米之物，以及男妇气逆不顺，痞闷不舒，不思饮食，吞酸嘈杂，或心腹气疼、寒疼、食疼等症，服之无不即愈。每服十三丸，中年九丸，小儿七丸，温茶送下。忌生冷，孕妇忌服。

每钱价银一钱。

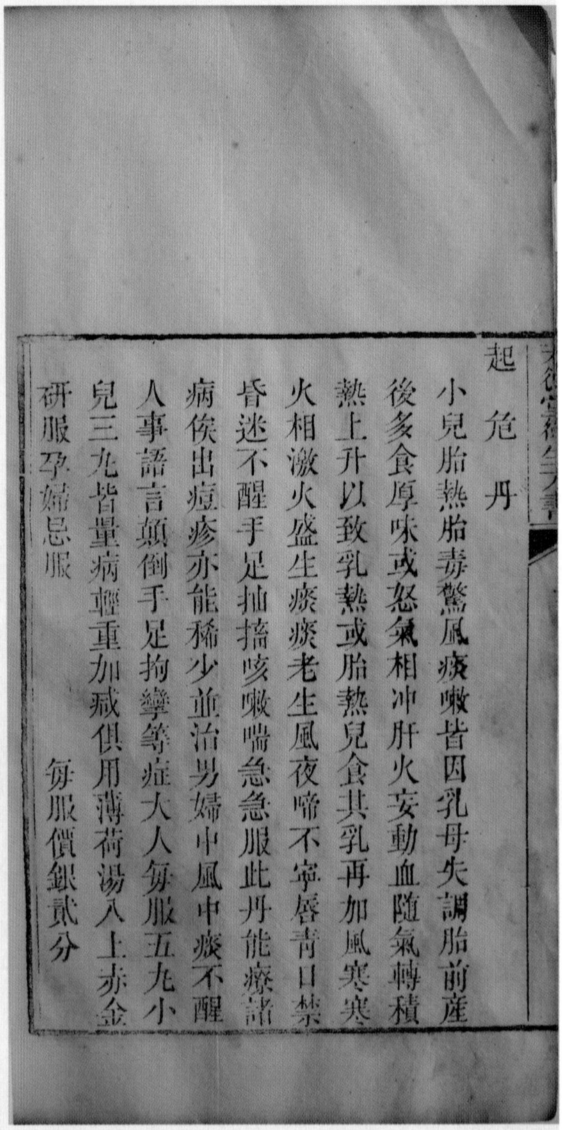

起危丹

小兒胎熱胎毒驚風痰嗽皆因乳母失調胎前産後多食厚味或怒氣相冲肝火妄動血隨氣轉積熱上升以致乳熱或胎熱兒食其乳再加風寒寒火相激火盛生痰痰老生風夜啼不寧唇青口禁昏迷不醒手足抽搐咳嗽喘急急服此丹能療諸病倏出痘疹亦能稀少並治男婦中風中痰不醒人事語言顛倒手足拘攣等症大人每服五丸小兒三丸皆量病輕重加減俱用薄荷湯入上赤金研服孕婦忌服

每服價銀貳分

起危丹

小儿胎热胎毒，惊风痰嗽，皆因乳母失调，胎前产后多食厚味或怒气相冲，肝火妄动，血随气转，积热上升，以致乳热或胎热，儿食其乳再加风寒，寒火相激，火盛生痰，痰老生风，夜啼不宁，唇青口噤[1]，昏迷不醒，手足抽搐，咳嗽喘急，急服此丹，能疗诸病。倏出痘疹，亦能稀少，并治男妇中风中痰，不省人事，语言颠倒，手足拘挛等症。大人每服五丸，小儿三丸，皆量病轻重加减，俱用薄荷汤入上赤金研服。孕妇忌服。

每服价银二分。

1 噤：原作“禁”，形近而误，据文义改。

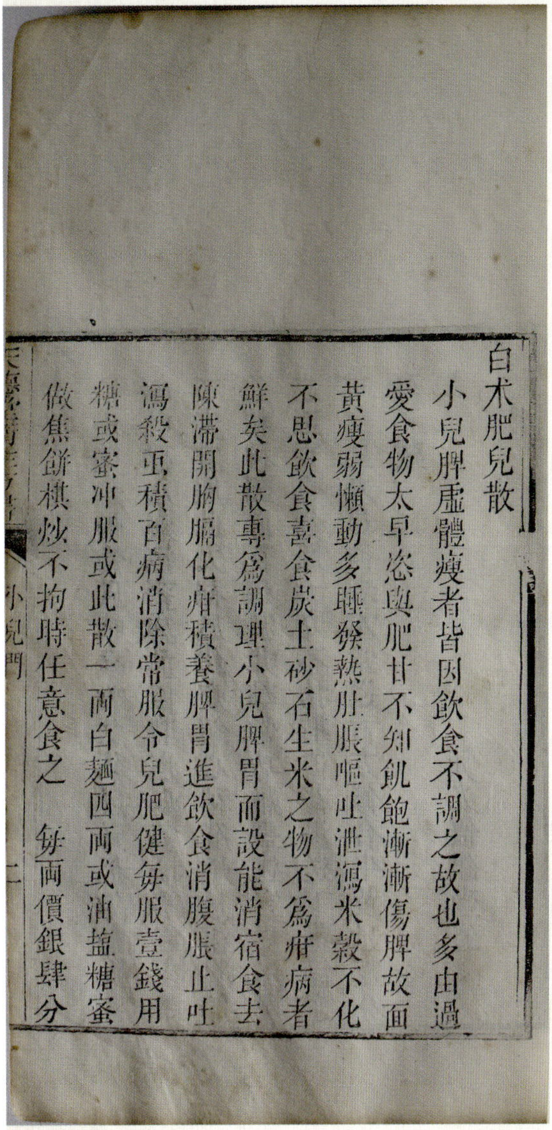

白朮肥兒散

小兒脾虛體瘦者皆因飲食不調之故也多由過愛食物太早恣與肥甘不知飢飽漸漸傷脾故面黃瘦弱懶動多睡發熱肚脹嘔吐泄瀉米穀不化不思飲食喜食炭土砂石生米之物不為疳病者鮮矣此散專為調理小兒脾胃而設能消宿食去陳滯開胸膈化疳積養脾胃進飲食消腹脹止吐瀉殺虫積百病消除常服令兒肥健每服壹錢用糖或蜜冲服或此散一兩白麵四兩或油鹽糖蜜做焦餅棋炒不拘時任意食之　每兩價銀肆分

小兒門　二

白术肥儿散

小儿脾虚体瘦者，皆因饮食不调之故也。多由过爱食物，太早恣与肥甘，不知饥饱，渐渐伤脾，故面黄瘦弱，懒动多睡，发热肚胀，呕吐泄泻，米谷不化，不思饮食，喜食炭土、砂石、生米之物，不为疳病者鲜矣。此散专为调理小儿脾胃而设，能消宿食，去陈滞，开胸膈，化疳积，养脾胃，进饮食，消腹胀，止吐泻，杀虫积，百病消除，常服令儿肥健。每服一钱，用糖或蜜冲服，或此散一两、白面四两，或油、盐、糖、蜜做焦饼棋，炒不拘时，任意食之。

每两价银四分。

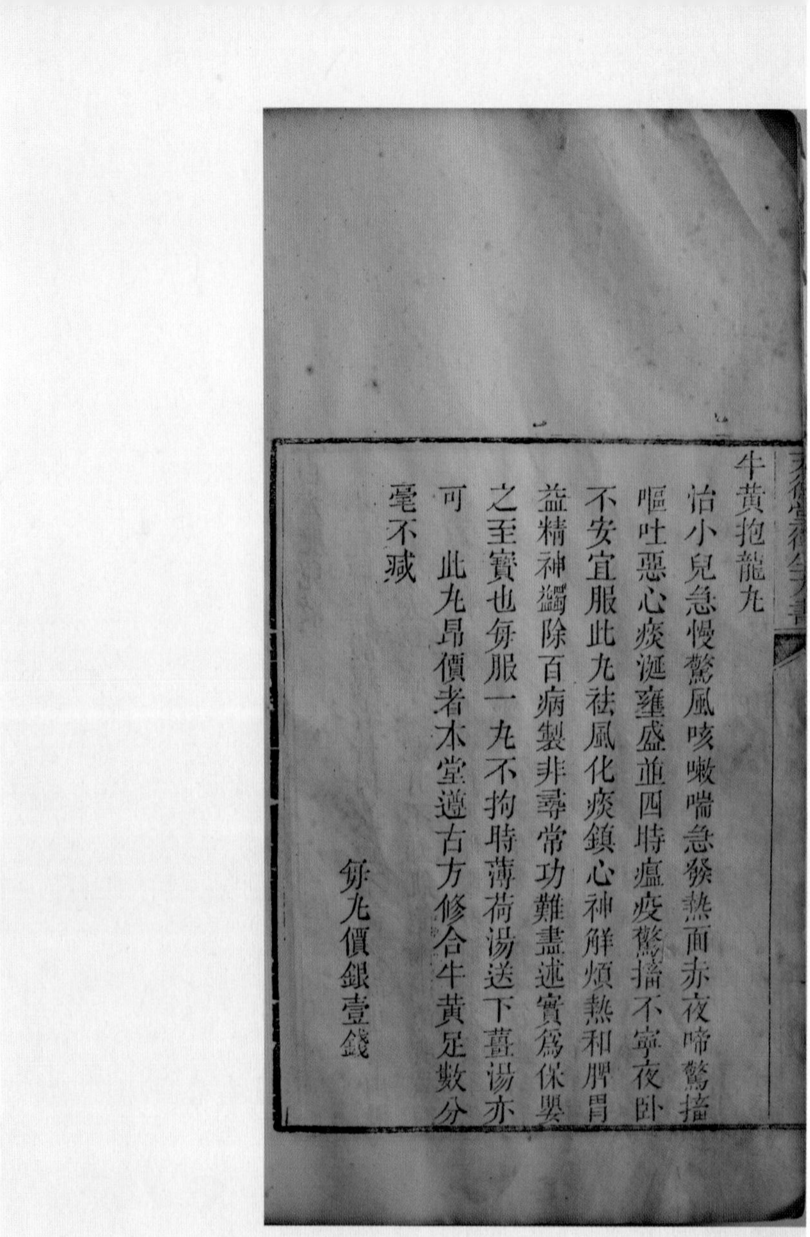
牛黃抱龍丸

治小兒急慢驚風咳嗽喘急發熱面赤夜啼驚搐嘔吐惡心痰涎壅盛並四時瘟疫驚搐不寧夜卧不安宜服此丸祛風化痰鎮心神解煩熱和脾胃益精神蠲除百病製非尋常功難盡述實爲保嬰之至寶也每服一丸不拘時薄荷湯送下薑湯亦可　此丸昂價者本堂遵古方修合牛黃足數分毫不減

每丸價銀壹錢

牛黄抱龙丸

治小儿急慢惊风，咳嗽喘急，发热面赤，夜啼惊搐，呕吐恶心，痰涎壅盛，并四时瘟疫，惊搐不宁，夜卧不安宜服。此丸祛风化痰，镇心神，解烦热，和脾胃，益精神，蠲除百病，制非寻常，功难尽述，实为保婴之至宝也。每服一丸，不拘时，薄荷汤送下，姜汤亦可。此丸昂价者，本堂遵古方修合，牛黄足数，分毫不减。

每丸价银一钱。

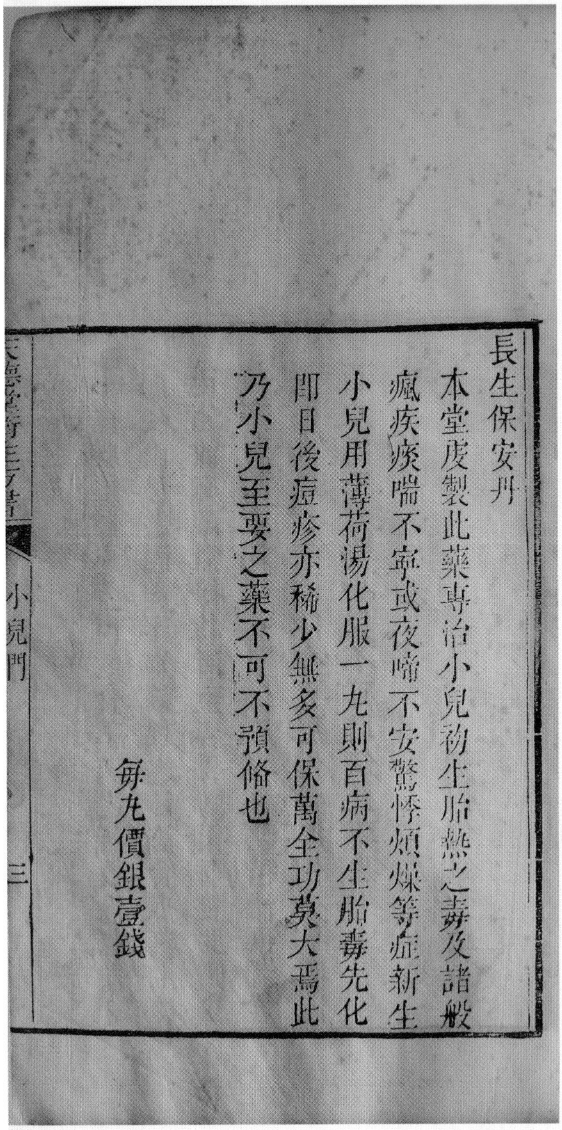
天德堂衛生方書　小兒門　三

長生保安丹

本堂虔製此藥專治小兒初生胎熱之毒及諸般瘋疾痰喘不寧或夜啼不安驚悸煩燥等症新生小兒用薄荷湯化服一丸則百病不生胎毒先化即日後痘疹亦稀少無多可保萬全功莫大焉此乃小兒至要之藥不可不預備也

每丸價銀壹錢

长生保安丹

本堂虔制此药，专治小儿初生胎热之毒，及诸般疯疾，痰喘不宁，或夜啼不安，惊悸烦躁等症。新生小儿用薄荷汤化服一丸，则百病不生，胎毒先化，即日后痘疹亦稀少无多，可保万全，功莫大焉。此乃小儿至要之药，不可不预备也。

每丸价银一钱。

消積肥兒丸

小兒脾虛體瘦皆因飲食不調之所致也脾胃薄弱多由母之過愛不知調理之法恣食瓜菓生冷肉麵油膩酸甜等物漸至脾胃虧損發熱肚脹二便不利諸症蜂起此藥健脾養胃化積消虫清熱止瀉久服百病消除令兒肥健每服伍分早晚滾白水送下凡養小兒不可時缺此藥也

每兩價銀壹錢

消积肥儿丸

小儿脾虚体瘦，皆因饮食不调之所致也。脾胃薄弱，多由母之过爱，不知调理之法，恣食瓜果、生冷、肉面、油腻、酸甜等物，渐至脾胃亏损，发热肚胀，二便不利，诸症蜂起。此药健脾养胃，化积消虫，清热止泻，久服百病消除，令儿肥健。每服五分，早晚滚白水送下。凡养小儿不可时缺此药也。

每两价银一钱。

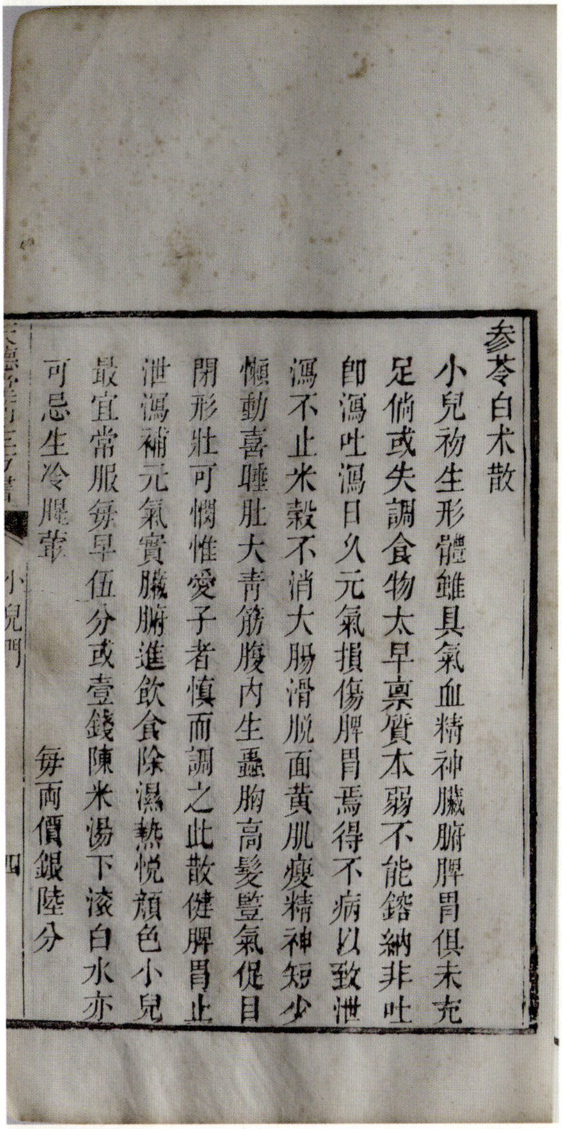

参苓白术散

小兒初生形體雖具氣血精神臟腑脾胃俱未充足倘或失調食物太早禀質本弱不能鎔納非吐即瀉吐瀉日久元氣損傷脾胃焉得不病以致泄瀉不止米穀不消大腸滑脱面黄肌瘦精神短少懶動喜睡肚大青筋腹内生蟲胸高髮豎氣促目閉形狀可憫惟愛子者慎而調之此散健脾胃止泄瀉補元氣實臟腑進飲食除濕熱悦顏色小兒最宜常服每早伍分或壹錢陳米湯下滚白水亦可忌生冷腥葷

每兩價銀陸分

小兒門　四

参苓白术散

小儿初生，形体虽具，气血精神、脏腑脾胃俱未充足，倘或失调，食物太早，禀质本弱，不能容[1]纳，非吐即泻，吐泻日久，元气损伤，脾胃焉得不病？以致泄泻不止，米谷不消，大肠滑脱，面黄肌瘦，精神短少，懒动喜睡，肚大青筋，腹内生虫，胸高发竖，气促目闭，形状可悯，惟爱子者慎而调之。此散健脾胃，止泄泻，补元气，实脏腑，进饮食，除湿热，悦颜色，小儿最宜常服。每早五分或一钱，陈米汤下，滚白水亦可。忌生冷腥荤。

每两价银六分。

1 容：原作“镕”，形近而误，据文义改。

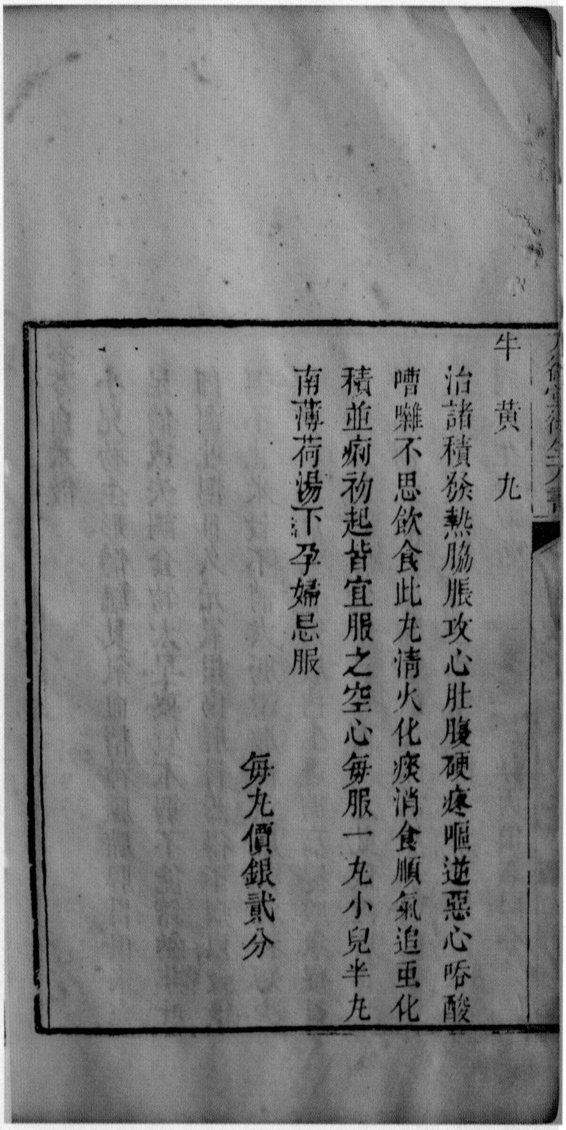

牛黄丸

治諸積發熱脇脹攻心肚腹硬疼嘔逆惡心呑酸嘈雜不思飲食此丸清火化痰消食順氣追虫化積並痢初起皆宜服之空心每服一丸小兒半丸南薄荷湯下孕婦忌服

每丸價銀貳分

牛黄丸

治诸积发热，胁胀攻心，肚腹硬疼，呕逆恶心，吞酸嘈杂，不思饮食。此丸清火化痰，消食顺气，追虫化积，并痢初起，皆宜服之。空心，每服一丸，小儿半丸，南薄荷汤下。孕妇忌服。

每丸价银二分。

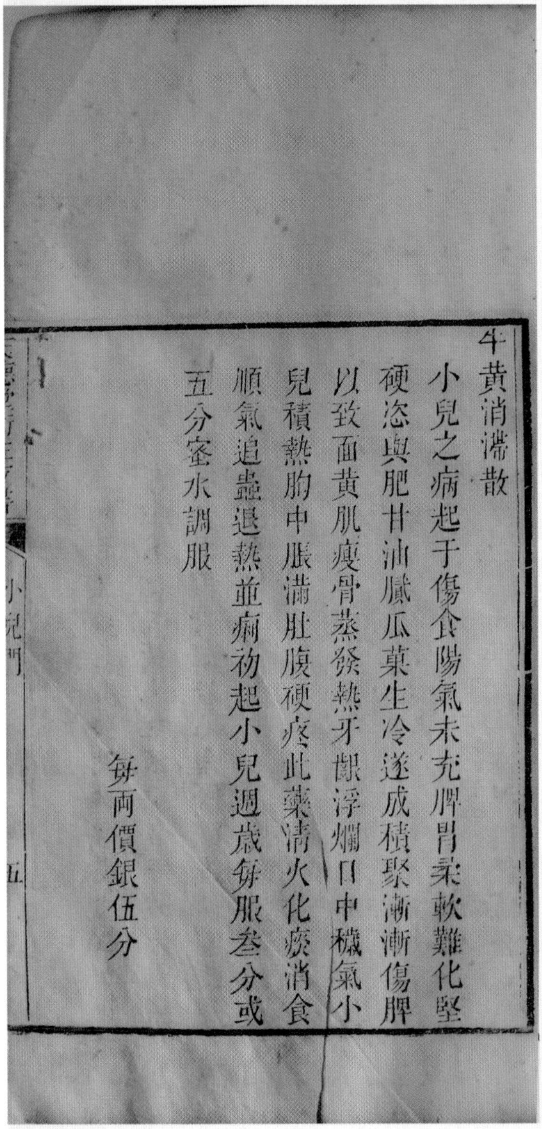
牛黃消滯散

小兒之病起于傷食陽氣未充脾胃柔軟難化堅硬恣與肥甘油膩瓜菓生冷遂成積聚漸漸傷脾以致面黃肌瘦骨蒸發熱牙齦浮爛口中穢氣小兒積熱胸中脹滿肚腹硬疼此藥清火化痰消食順氣追蟲退熱並痢初起小兒週歲每服叁分或五分蜜水調服

每両價銀伍分

小兒門　五

牛黄消滞散

小儿之病起于伤食，阳气未充，脾胃柔软，难化坚硬，恣与肥甘油腻、瓜果生冷，遂成积聚，渐渐伤脾，以致面黄肌瘦，骨蒸发热，牙龈浮烂，口中秽气，小儿积热，胸中胀满，肚腹硬疼。此药清火化痰，消食顺气，追虫退热，并痢初起。小儿周岁，每服三分或五分，蜜水调服。

每两价银五分。

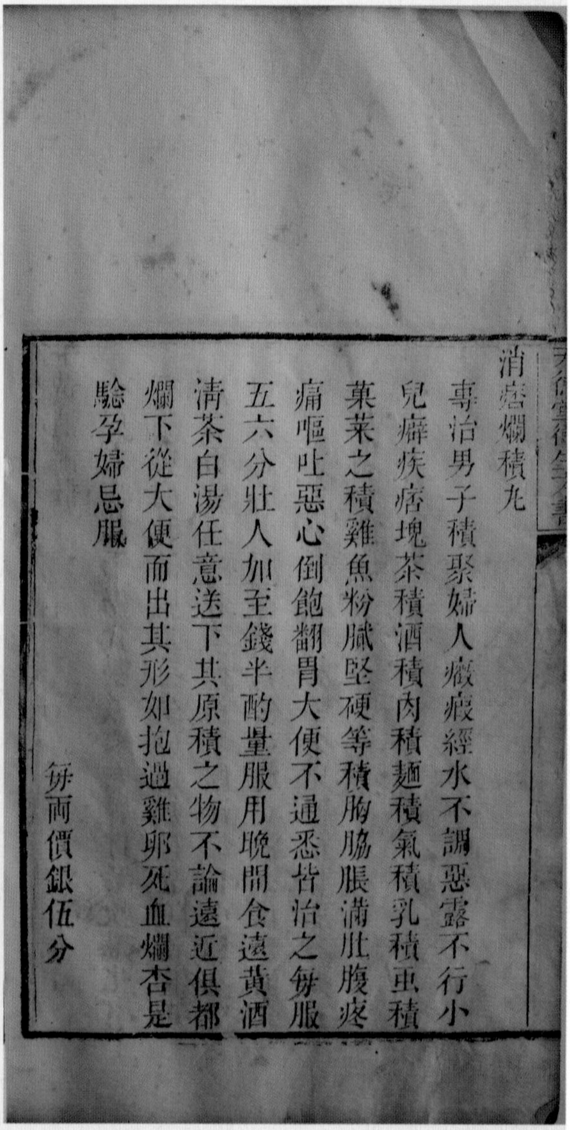

消痞爛積丸

專治男子積聚婦人癥瘕經水不調惡露不行小兒癖疾痞塊茶積酒積肉積麵積氣積乳積虫積菓菜之積雞魚粉膩堅硬等積胸脇脹滿肚腹疼痛嘔吐惡心倒飽翻胃大便不通悉皆治之每服五六分壯人加至錢半酌量服用晚間食遠黃酒清茶白湯任意送下其原積之物不論遠近俱都爛下從大便而出其形如抱過雞卵死血爛杏是驗孕婦忌服

每兩價銀伍分

消痞烂积丸

专治男子积聚，妇人癥瘕，经水不调，恶露不行，小儿癖疾痞块、茶积酒积、肉积面积、气积乳积、虫积果菜之积、鸡鱼粉腻坚硬等积，胸胁胀满，肚腹疼痛，呕吐恶心，倒饱翻胃，大便不通，悉皆治之。每服五六分，壮人加至钱半，酌量服用，晚间食远，黄酒、清茶、白汤任意送下，其原积之物，不论远近俱都烂下，从大便而出，其形如抱，过鸡卵、死血、烂杏是验。孕妇忌服。

每两价银五分。

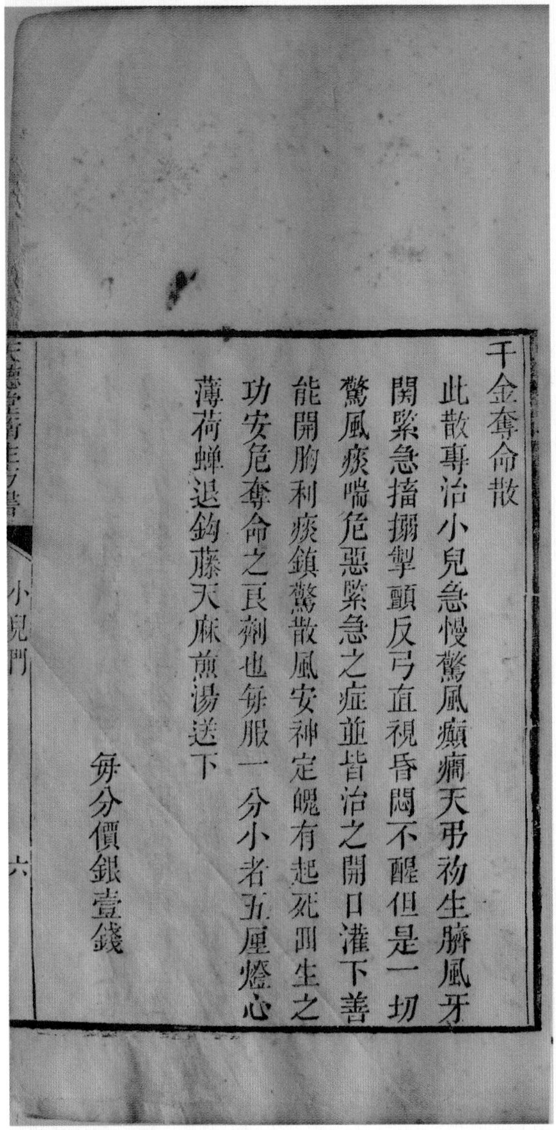

天德堂衛生方書　小兒門　六

千金奪命散

此散專治小兒急慢驚風癲癇天弔初生臍風牙関緊急搐搦掣顫反弓直視昏悶不醒但是一切驚風痰喘危惡緊急之症並皆治之開口灌下善能開胸利痰鎮驚散風安神定魄有起死回生之功安危奪命之良劑也每服一分小者五厘燈心薄荷蟬退鈎藤天麻煎湯送下

每分價銀壹錢

千金夺命散

此散专治小儿急慢惊风，癫痫天吊，初生脐风，牙关紧急，搐搦掣颤，反弓直视，昏闷不醒，但是一切惊风痰喘、危恶紧急之症，并皆治之。开口灌下，善能开胸利痰，镇惊散风，安神定魄，有起死回生之功，安危夺命之良剂也。每服一分，小者五厘，灯心、薄荷、蝉蜕、钩藤、天麻煎汤送下。

每分价银一钱。

神效清痢散

小兒調理之法飲食爲先運化之原脾胃爲貴若或乳食失節食物太早外受暑濕風凉內傷飲食生冷以致脇脹腹疼嘔吐惡心泄瀉不止或紅或白或紅白相兼裏急後重小便不利氣逆不順不思飲食此散能寬中理氣消積熱健脾胃化痰涎實小兒之聖藥也小兒數月服五七分大者服一錢

每兩大制錢壹百文

神效清痢散

小儿调理之法，饮食为先，运化之原，脾胃为贵。若或乳食失节，食物太早，外受暑湿风凉，内伤饮食生冷，以致胁胀腹疼，呕吐恶心，泄泻不止，或红或白，或红白相兼，里急后重，小便不利，气逆不顺，不思饮食。此散能宽中理气，消积热，健脾胃，化痰涎，实小儿之圣药也。小儿数月服五七分，大者服一钱。

每两大制钱一百文。

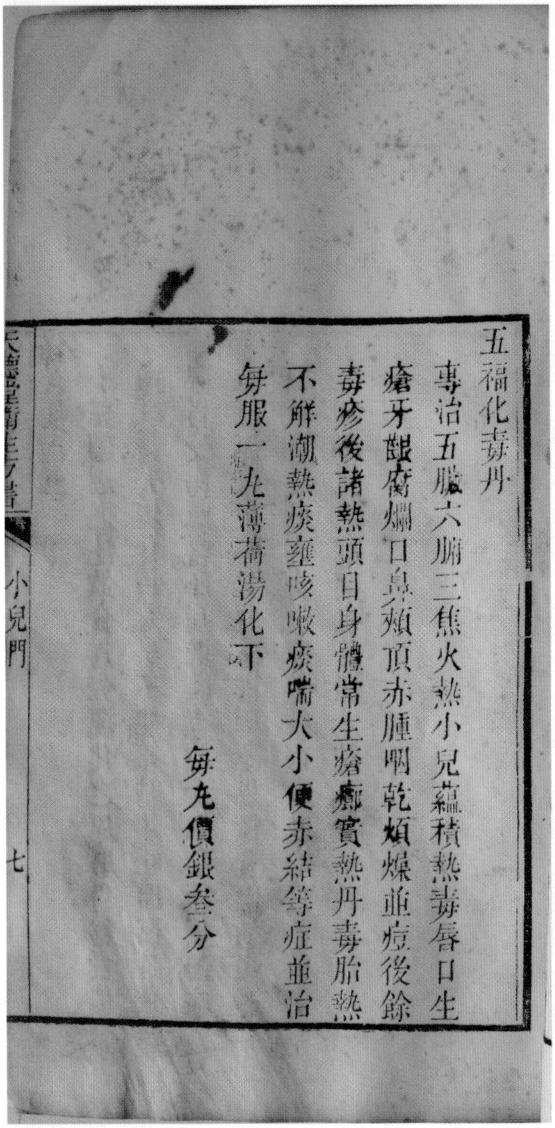
天德堂衛生方書　小兒門　七

五福化毒丹

專治五臟六腑三焦火熱小兒蘊積熱毒唇口生瘡牙齦腐爛口鼻頬頂赤腫咽乾煩燥並痘後餘毒疹後諸熱頭目身體常生瘡痲實熱丹毒胎熱不解潮熱痰壅咳嗽痰喘大小便赤結等症並治

每服一丸薄荷湯化下

每丸價銀叁分

五福化毒丹

专治五脏六腑、三焦火热，小儿蕴积热毒，唇口生疮，牙龈腐烂，口鼻颊顶赤肿，咽干烦躁，并痘后余毒，疹后诸热，头目身体常生疮疖，实热丹毒，胎热不解，潮热痰壅，咳嗽痰喘，大小便赤结等症并治。每服一丸，薄荷汤化下。

每丸价银三分。

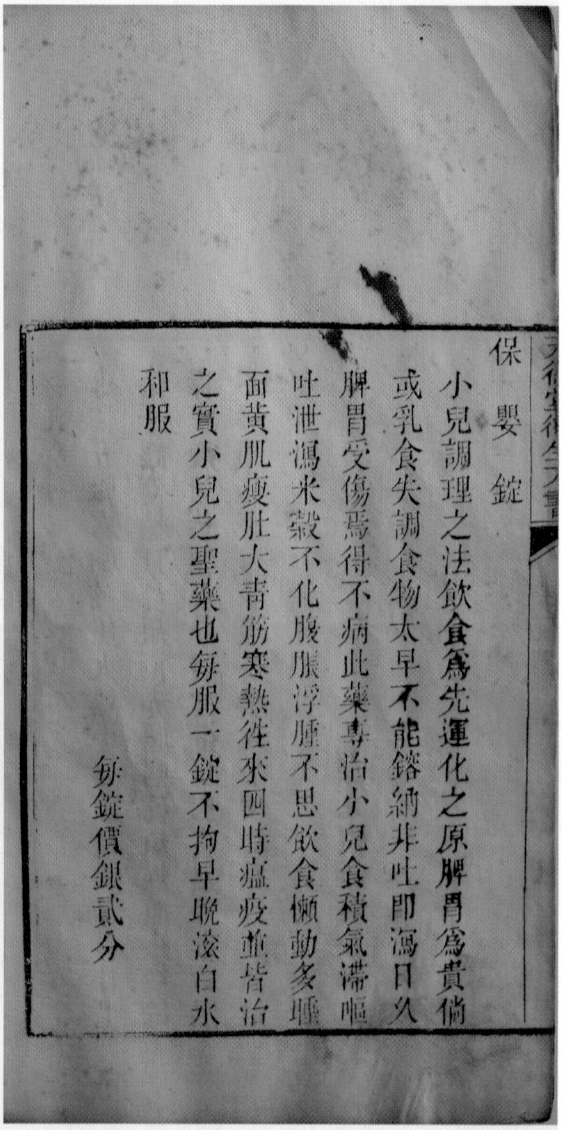

保嬰錠

小兒調理之法飲食爲先運化之原脾胃爲貴倘或乳食失調食物太早不能鎔納非吐即瀉日久脾胃受傷焉得不病此藥專治小兒食積氣滯嘔吐泄瀉米穀不化腹脹浮腫不思飲食懶動多睡面黃肌瘦肚大青筋寒熱往來四時瘟疫並皆治之實小兒之聖藥也每服一錠不拘早晚滚白水和服

每錠價銀貳分

保婴锭

小儿调理之法，饮食为先，运化之原，脾胃为贵。若或乳食失调，食物太早，不能容纳，非吐即泻，日久脾胃受伤，焉得不病？此药专治小儿食积气滞，呕吐泄泻，米谷不化，腹胀浮肿，不思饮食，懒动多睡，面黄肌瘦，肚大青筋，寒热往来，四时瘟疫，并皆治之，实小儿之圣药也。每服一锭，不拘早晚，滚白水和服。

每锭价银二分。

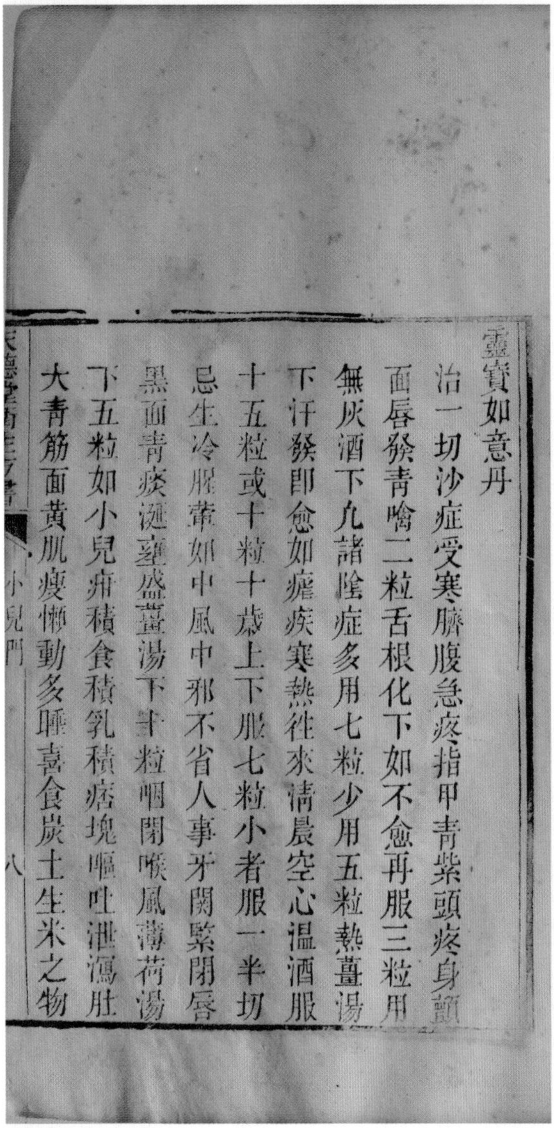

靈寶如意丹

治一切沙症受寒臍腹急疼指甲青紫頭疼身顫面唇發青噙二粒舌根化下如不愈再服三粒用無灰酒下凡諸陰症多用七粒少用五粒熱薑湯下汗發即愈如瘧疾寒熱往來清晨空心溫酒服十五粒或十粒十歲上下服七粒小者服一半切忌生冷腥葷如中風中邪不省人事牙關緊閉唇黑面青痰涎壅盛薑湯下十粒咽閉喉風薄荷湯下五粒如小兒疳積食積乳積痞塊嘔吐泄瀉肚大青筋面黃肌瘦懶動多睡喜食炭土生米之物

天德堂衛生方書　小兒門　八

灵宝如意丹

治一切痧[1]症，受寒脐腹急疼，指甲青紫，头疼身颤，面唇发青，噙二粒舌根化下，如不愈再服三粒，用无灰酒下。凡诸阴症，多用七粒，少用五粒，热姜汤下，汗发即愈。如疟疾，寒热往来，清晨空心，温酒服十五粒或十粒，十岁上下服七粒，小者服一半，切忌生冷腥荤。如中风中邪，不省人事，牙关紧闭，唇黑面青，痰涎壅盛，姜汤下十粒，咽闭喉风，薄荷汤下五粒。如小儿疳积食积，乳积痞块，呕吐泄泻，肚大青筋，面黄肌瘦，懒动多睡，喜食炭土、生米之物，

1 痧：原作“沙”，音近而误，据文义改。

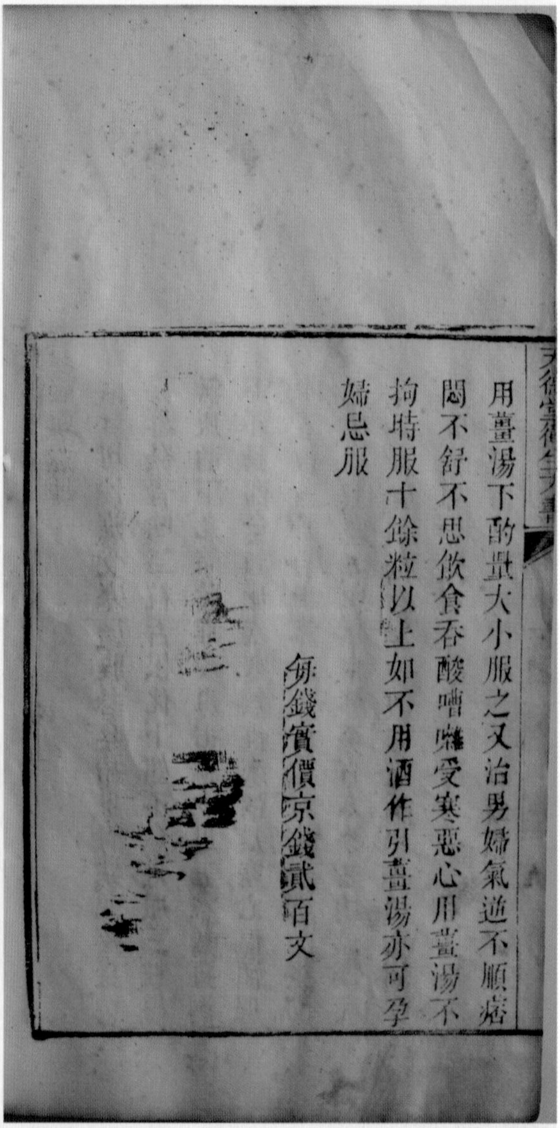
用薑湯下酌量大小服之又治男婦氣逆不順痞
悶不舒不思飲食吞酸嘈雜受寒惡心用薑湯不
拘時服十餘粒以上如不用酒作引薑湯亦可孕
婦忌服
每錢實價京錢貳百文

用姜汤下，酌量大小服之。又治男妇气逆不顺，痞闷不舒，不思饮食，吞酸嘈杂，受寒恶心，用姜汤，不拘时服十余粒以上。如不用酒作引，姜汤亦可。孕妇忌服。

每钱实价京钱二百文。

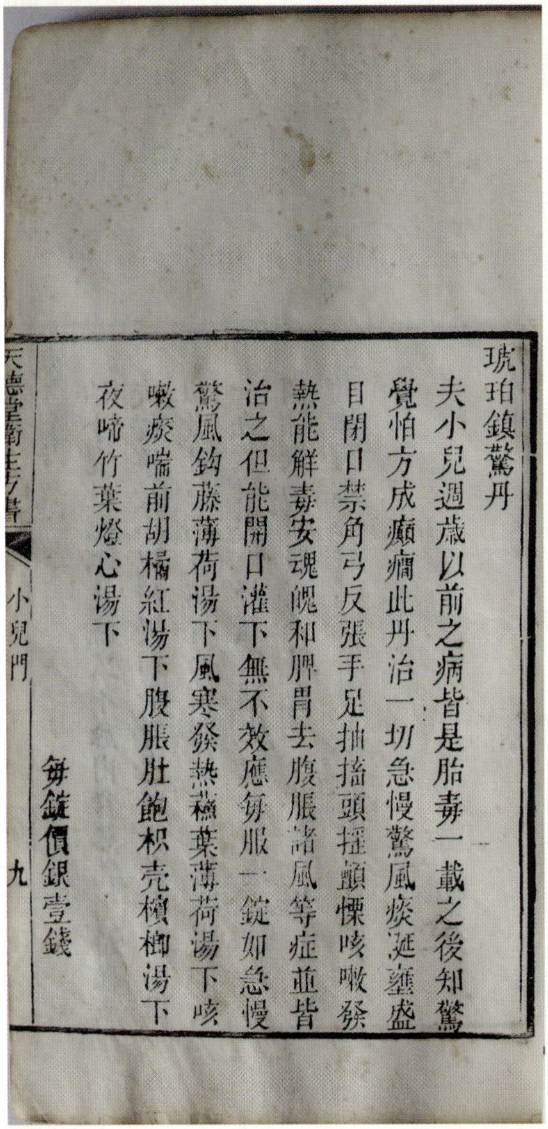

琥珀鎮驚丹

夫小兒週歲以前之病皆是胎毒一載之後知驚覺怕方成癲癇此丹治一切急慢驚風痰涎壅盛目閉口噤角弓反張手足抽搐頭搖顫慄咳嗽發熱能解毒安魂魄和脾胃去腹脹諸風等症並皆治之但能開口灌下無不效應每服一錠如急慢驚風鈎藤薄荷湯下風寒發熱蘇葉薄荷湯下咳嗽痰喘前胡橘紅湯下腹脹肚飽枳殼檳榔湯下夜啼竹葉燈心湯下

每錠價銀壹錢

天德堂衛生方書　小兒門　九

琥珀镇惊丹

夫小儿周岁以前之病，皆是胎毒，一载之后，知惊觉怕方成癫痫。此丹治一切急慢惊风，痰涎壅盛，目闭口噤，角弓反张，手足抽搐，头摇颤栗，咳嗽发热，能解毒，安魂魄，和脾胃，去腹胀，诸风等症，并皆治之，但能开口灌下，无不效应。每服一锭，如急慢惊风，钩藤薄荷汤下；风寒发热，苏叶薄荷汤下；咳嗽痰喘，前胡橘红汤下；腹胀肚饱，枳壳槟榔汤下；夜啼，竹叶灯心汤下。

每锭价银一钱。

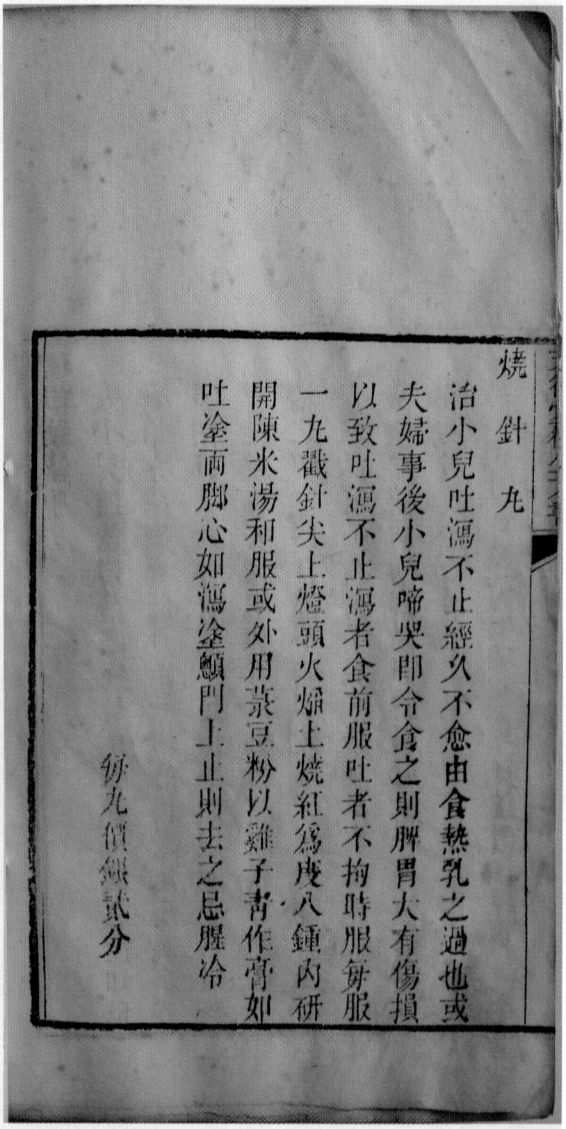

燒針丸

治小兒吐瀉不止經久不愈由食熱乳之過也或夫婦事後小兒啼哭即令食之則脾胃大有傷損以致吐瀉不止瀉者食前服吐者不拘時服每服一丸戳針尖上燈頭火焰上燒紅爲度入鍾內研開陳米湯和服或外用菉豆粉以雞子青作膏如吐塗兩脚心如瀉塗顖門上止則去之忌腥冷

每丸價銀貳分

烧针丸

治小儿吐泻不止，经久不愈，由食热乳之过也。或夫妇事后，小儿啼哭即令食之，则脾胃大有伤损，以致吐泻不止。泻者食前服，吐者不拘时服。每服一丸，戳针尖上，灯头火焰上，烧红为度，入盅内研开，陈米汤和服。或外用绿豆粉，以鸡子青作膏，如吐，涂两脚心；如泻，涂囟门上，止则去之。忌腥冷。

每丸价银二分。

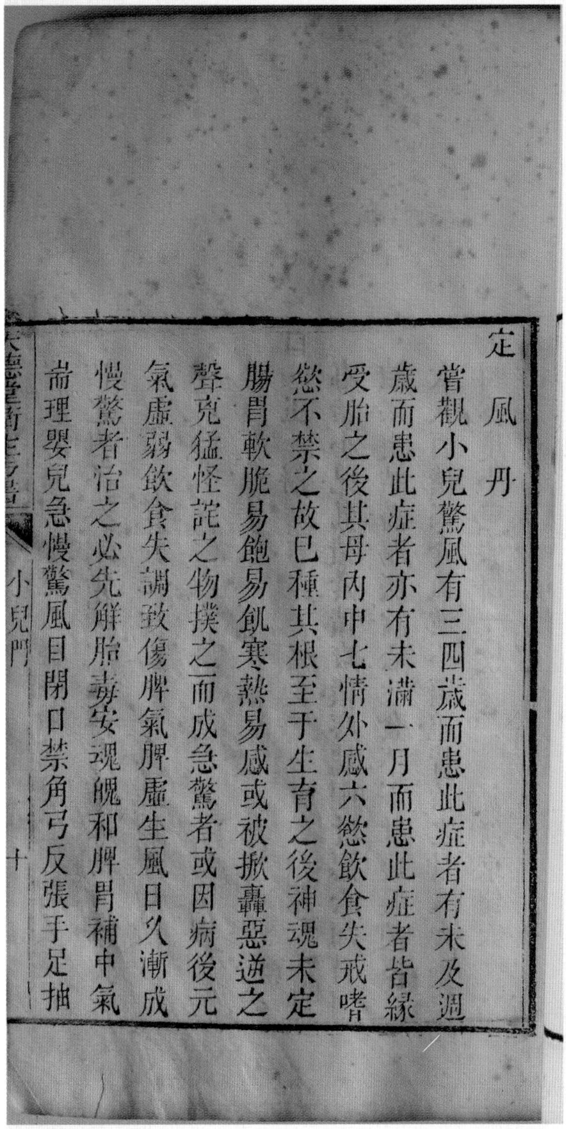

定風丹

甞觀小兒驚風有三四歲而患此症者有未及週歲而患此症者亦有未滿一月而患此症者皆緣受胎之後其母內中七情外感六慾飲食失戒嗜慾不禁之故已種其根至于生育之後神魂未定腸胃軟脆易飽易飢寒熱易感或被掀轟惡逆之聲兇猛怪詫之物撲之而成急驚者或因病後元氣虛弱飲食失調致傷脾氣脾虛生風日久漸成慢驚者治之必先觧胎毒安魂魄和脾胃補中氣耑理嬰兒急慢驚風目閉口禁角弓反張手足抽

天德堂衛生方書 小兒門 十

定风丹

尝观小儿惊风，有三四岁而患此症者，有未及周岁而患此症者，亦有未满一月而患此症者，皆缘受胎之后，其母内中七情、外感六欲，饮食失戒[1]，嗜欲不禁之故，已种其根；至于生育之后，神魂未定，肠胃软脆，易饱易饥，寒热易感，或被掀轰[2]恶逆之声、凶猛怪诧之物扑之，而成急惊者；或因病后元气虚弱，饮食失调，致伤脾气，脾虚生风，日久渐成慢惊者，治之必先解胎毒，安魂魄，和脾胃，补中气。专理婴儿急慢惊风，目闭口噤，角弓反张，手足抽

1 失戒：疑为“失节”。

2 掀轰：形容声音之大。唐·陆龟蒙《关元寺楼看雨》：“海上风雨来，掀轰杂飞电。”

搐頭搖身顫痰涎壅盛咳嗽喘急一切諸風等症治之無不奏效每服一丸薄荷鈎藤湯研爛和服

每服價銀壹錢

白玉餅

專治小兒乳積食積疳積痞塊嘔吐惡心翻胃倒飽寒痰結滯脇脹攻心吐食不下肚腹脹硬以及大人酒積寒食氣逆不順並皆治之量人大小以利爲度小兒服餅一枚

每餅京錢六文

搐，头摇身颤，痰涎壅盛，咳嗽喘急，一切诸风等症，治之无不奏效。每服一丸，薄荷钩藤汤研烂和服。

每服价银一钱。

白玉饼

专治小儿乳积食积，疳积痞块，呕吐恶心，翻胃倒饱，寒痰结滞，胁胀攻心，吐食不下，肚腹胀硬，以及大人酒积寒食，气逆不顺，并皆治之。量人大小，以利为度，小儿服饼一枚。

每饼京钱六文。

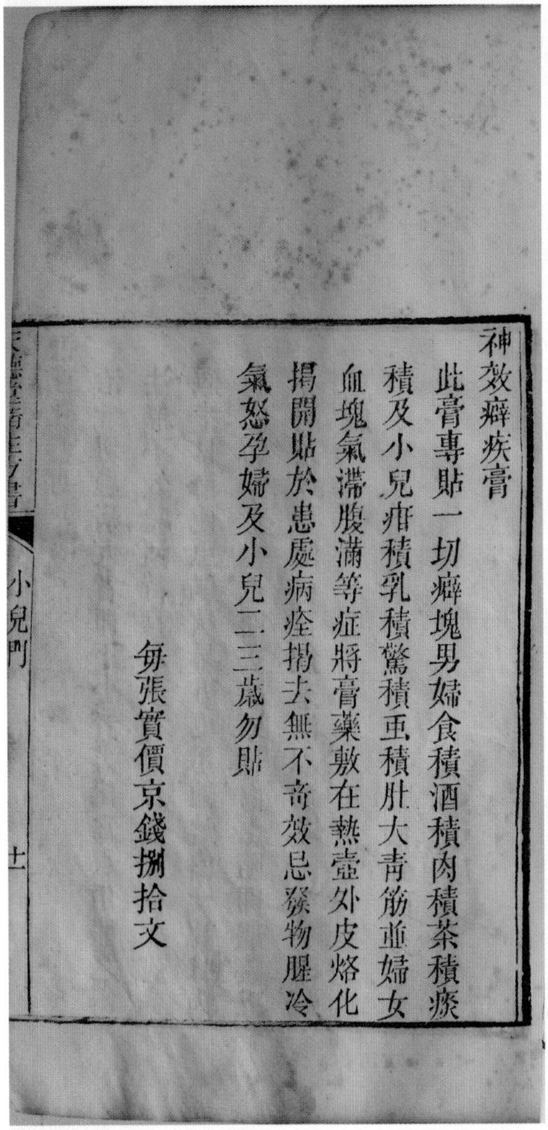
天德堂衛生方書 小兒門 十

神效癖疾膏

此膏專貼一切癖塊男婦食積酒積肉積茶積痰積及小兒疳積乳積驚積虫積肚大青筋並婦女血塊氣滯腹滿等症將膏藥敷在熱壺外皮烙化揭開貼於患處病痊揭去無不奇效忌發物腥冷氣怒孕婦及小兒二三歲勿貼

每張實價京錢捌拾文

神效癖疾膏

此膏专贴一切癖块，男妇食积、酒积、肉积、茶积、痰积，及小儿疳积、乳积、惊积、虫积，肚大青筋，并妇女血块，气滞腹痛等症。将膏药敷在热壶外皮烙化，揭开贴于患处，病痊揭去，无不奇效。忌发物、腥冷、气怒，孕妇及小儿二三岁勿贴。

每张实价京钱八十文。

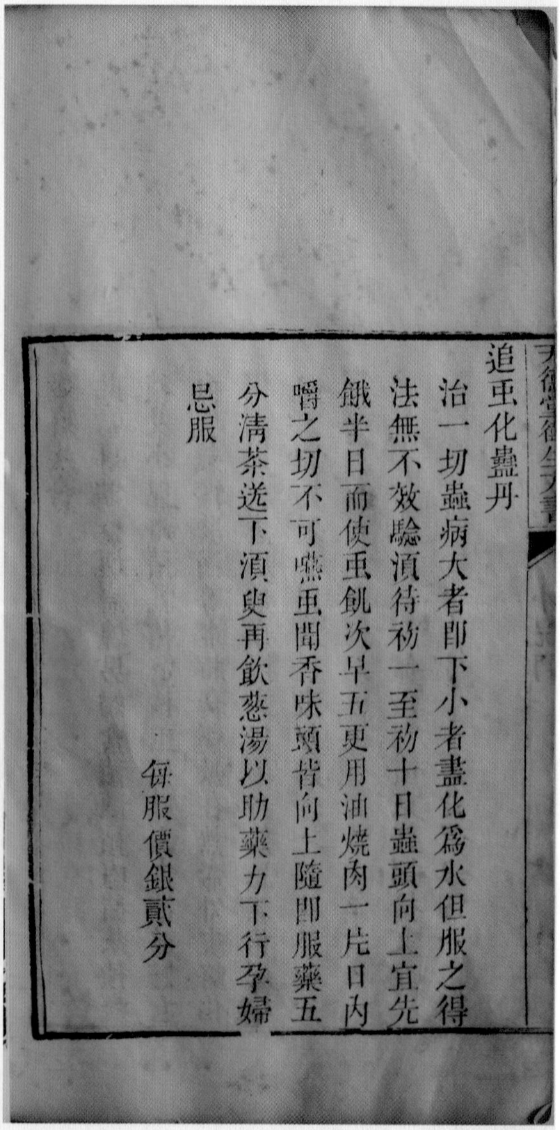

追虫化蠱丹

治一切蟲病大者即下小者盡化爲水但服之得法無不效驗須待初一至初十日蟲頭向上宜先餓半日而使虫飢次早五更用油燒肉一片口內嚼之切不可嚥虫聞香味頭皆向上隨即服藥五分清茶送下須臾再飲葱湯以助藥力下行孕婦忌服

每服價銀貳分

追虫化蛊丹

治一切虫病，大者即下，小者尽化为水，但服之得法，无不效验。须待初一至初十日，虫头向上，宜先饿半日，而使虫饥。次早五更，用油烧肉一片，口内嚼之，切不可咽，虫闻香味，头皆向上，随即服药五分，清茶送下，须臾再饮葱汤，以助药力下行。孕妇忌服。

每服价银二分。

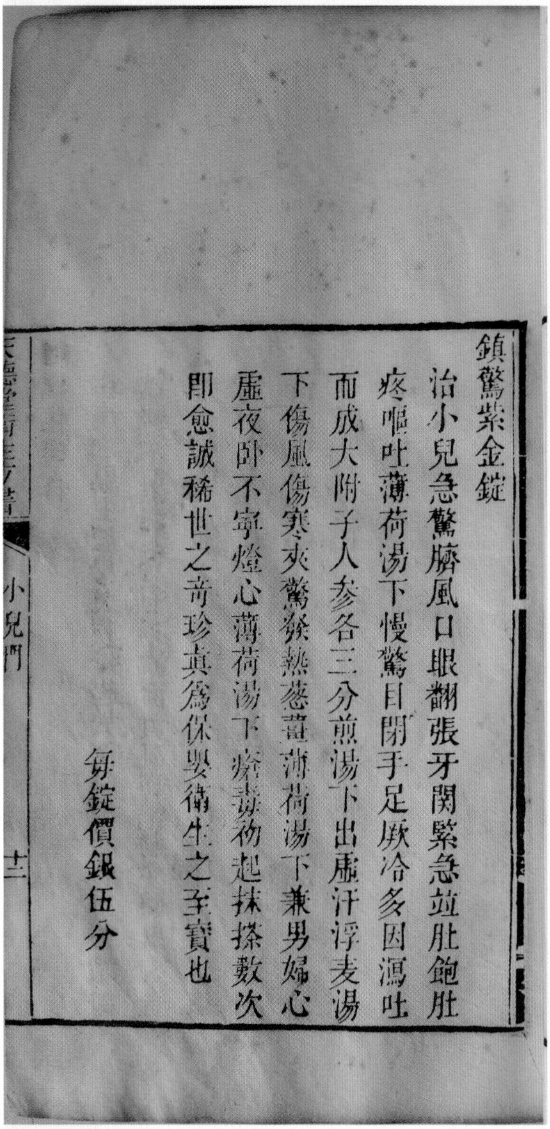
鎮驚紫金錠
治小兒急驚臍風口眼翻張牙閉緊急竝肚飽肚疼嘔吐薄荷湯下慢驚目閉手足厥冷多因瀉吐而成大附子人參各三分煎湯下出虛汗浮麦湯下傷風傷寒夾驚發熱葱薑薄荷湯下兼男婦心虛夜卧不寧燈心薄荷湯下瘡毒初起抹搽數次即愈誠稀世之奇珍真爲保嬰衛生之至寶也
每錠價銀伍分
小兒門

镇惊紫金锭

治小儿急惊脐风，口眼翻张，牙关紧急，并肚饱肚疼，呕吐，薄荷汤下；慢惊目闭，手足厥冷，多因泻吐而成，大附子、人参各三分煎汤下；出虚汗，浮麦汤下；伤风伤寒，夹惊发热，葱姜薄荷汤下；兼男妇心虚，夜卧不宁，灯心薄荷汤下；疮毒初起，抹搽数次即愈。诚稀世之奇珍，真为保婴卫生之至宝也。

每锭价银五分。

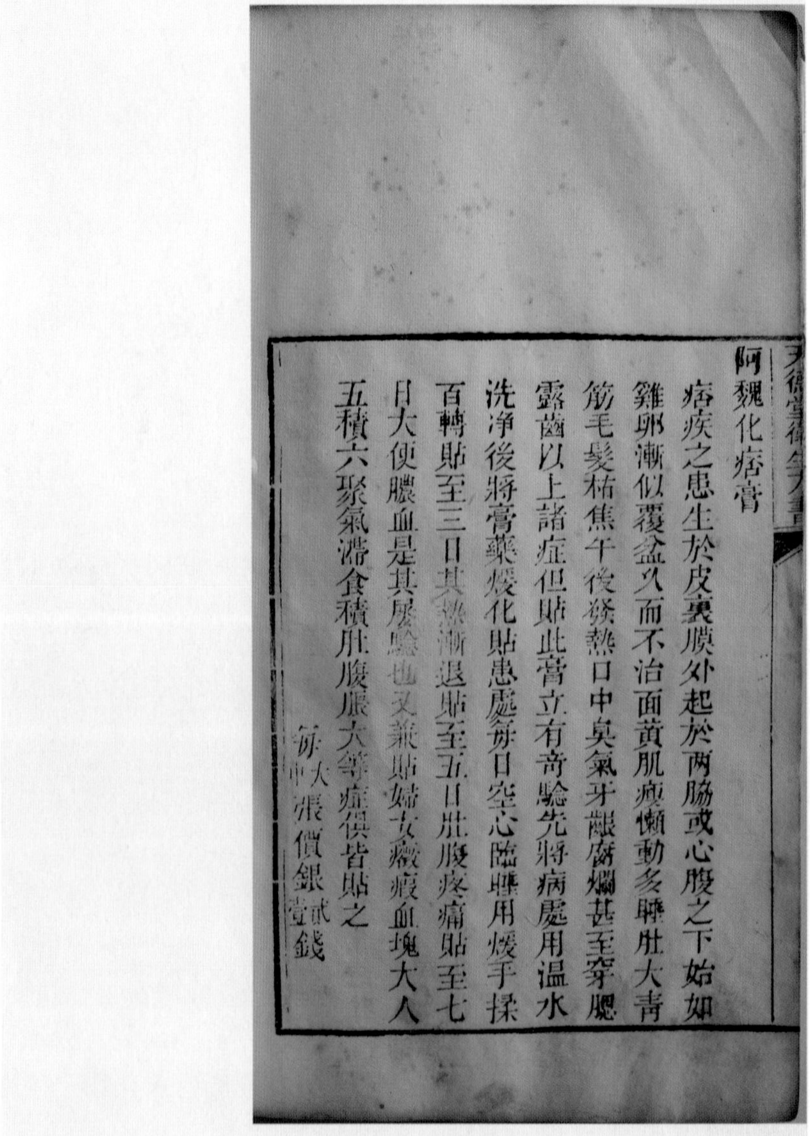
阿魏化痞膏

痞疾之患生於皮裏膜外起於兩脇或心腹之下始如雞卵漸似覆盆久而不治面黃肌瘦懶動多睡肚大青筋毛髮枯焦午後發熱口中臭氣牙齦腐爛甚至穿腮露齒以上諸症但貼此膏立有奇驗先將病處用溫水洗淨後將膏藥煖化貼患處每日空心臨睡用煖手揉百轉貼至三日其熱漸退貼至五日肚腹疼痛貼至七日大便膿血是其屢驗也又兼貼婦女癥瘕血塊大人五積六聚氣滯食積肚腹脹大等症俱皆貼之

每大中張價銀貳壹錢

阿魏化痞膏

痞疾之患生于皮里膜外，起于两胁或心腹之下，始如鸡卵，渐似服覆盆，久而不治，面黄肌瘦，懒动多睡，肚大青筋，毛发枯焦，午后发热，口中臭气，牙龈腐烂，甚至穿腮露齿，以上诸症但贴此膏，立有奇验。先将病处用温水洗净，后将膏药暖化贴患处，每日空心，临睡用暖手揉百转，贴至三日，其热渐退，贴至五日，肚腹疼痛，贴至七日，大便脓血，是其屡验也。又兼贴妇女癥瘕血块，大人五积六聚，气滞食积，肚腹胀大等症，俱皆贴之。

每大（中）张价银二（一）钱。

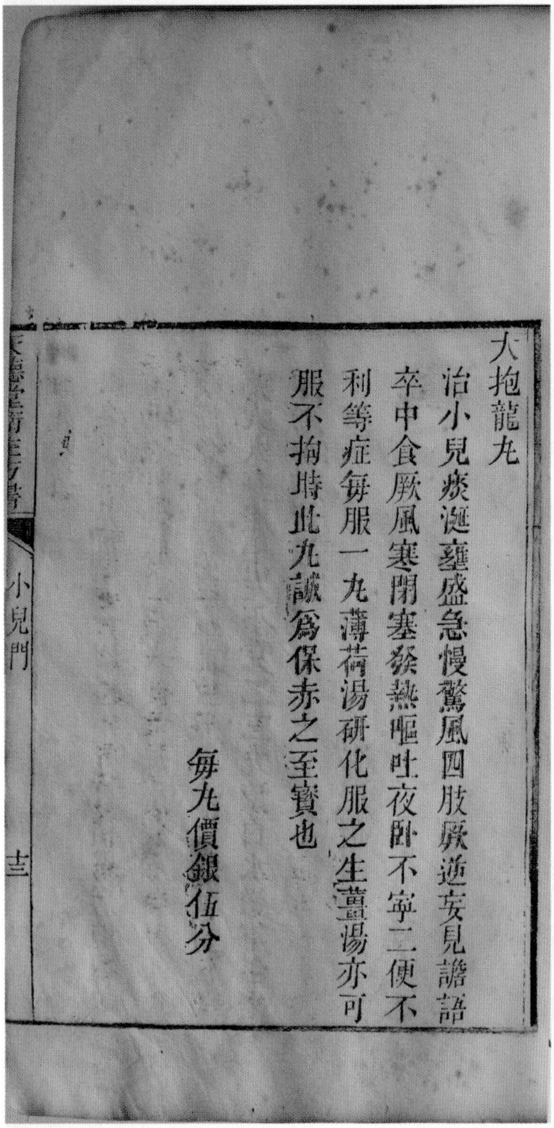

天德堂衛生方書　小兒門

大抱龍丸

治小兒痰涎壅盛急慢驚風四肢厥逆妄見譫語卒中食厥風寒閉塞發熱嘔吐夜卧不寧二便不利等症每服一丸薄荷湯研化服之生薑湯亦可服不拘時此丸誠爲保赤之至寶也

每丸價銀伍分

大抱龙丸

治小儿痰涎壅盛，急慢惊风，四肢厥逆，妄见谵语，卒中食厥，风寒闭塞，发热呕吐，夜卧不宁，二便不利等症。每服一丸，薄荷汤研化服之，生姜汤亦可，服不拘时。此丸诚为保赤之至宝也。

每丸价银五分。

神仙萬億丸

又名小紅丸專治一切遠年近日積聚痞塊瘧痢諸虫心胃肚腹疼痛大便結燥小便赤黃及小兒痰滯急驚風熱之症並宜服之此丸通利行瀉之藥大人每服十丸小兒二三丸滚白水送下年老虛弱孕婦皆忌服

每服價銀壹分

神仙万亿丸

又名“小红丸”，专治一切远年近日积聚痞块，疟痢诸虫，心胃肚腹疼痛，大便结燥，小便赤黄及小儿痰滞，急惊风热之症并宜服之。此丸通利行泻之药，大人每服十丸，小儿二三丸，滚白水送下。年老、虚弱、孕妇皆忌服。

每服价银一分。

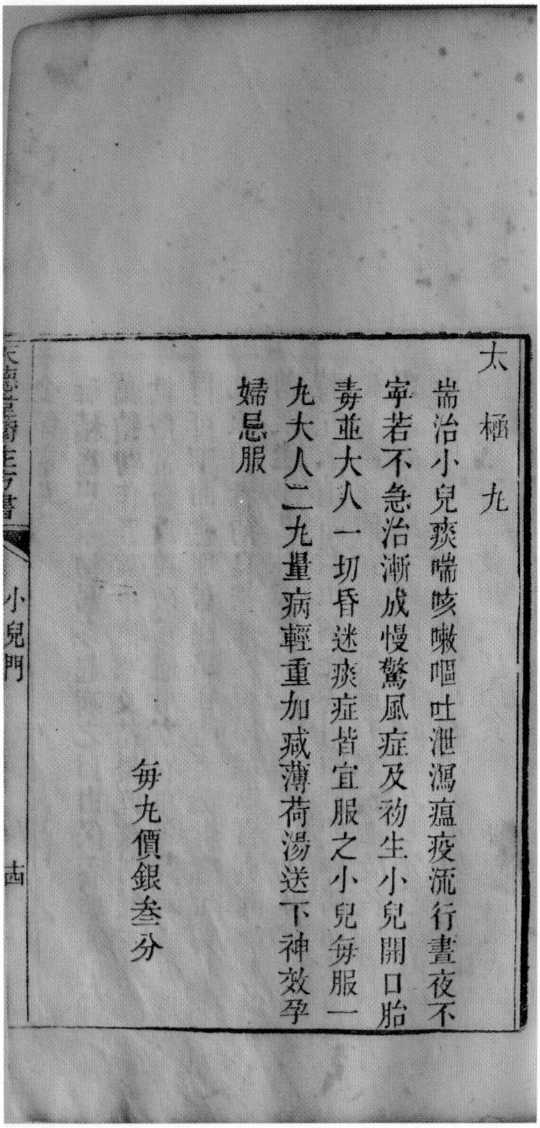

太極丸

耑治小兒痰喘咳嗽嘔吐泄瀉瘟疫流行晝夜不寧若不急治漸成慢驚風症及初生小兒開口胎毒並大人一切昏迷痰症皆宜服之小兒每服一丸大人二丸量病輕重加減薄荷湯送下神效孕婦忌服

每丸價銀叁分

太极丸

专治小儿痰喘咳嗽，呕吐泄泻，瘟疫流行，昼夜不宁，若不急治渐成慢惊风症，及初生小儿开口胎毒，并大人一切昏迷痰症，皆宜服之。小儿每服一丸，大人二丸，量病轻重加减，薄荷汤送下，神效。孕妇忌服。

每丸价银三分。

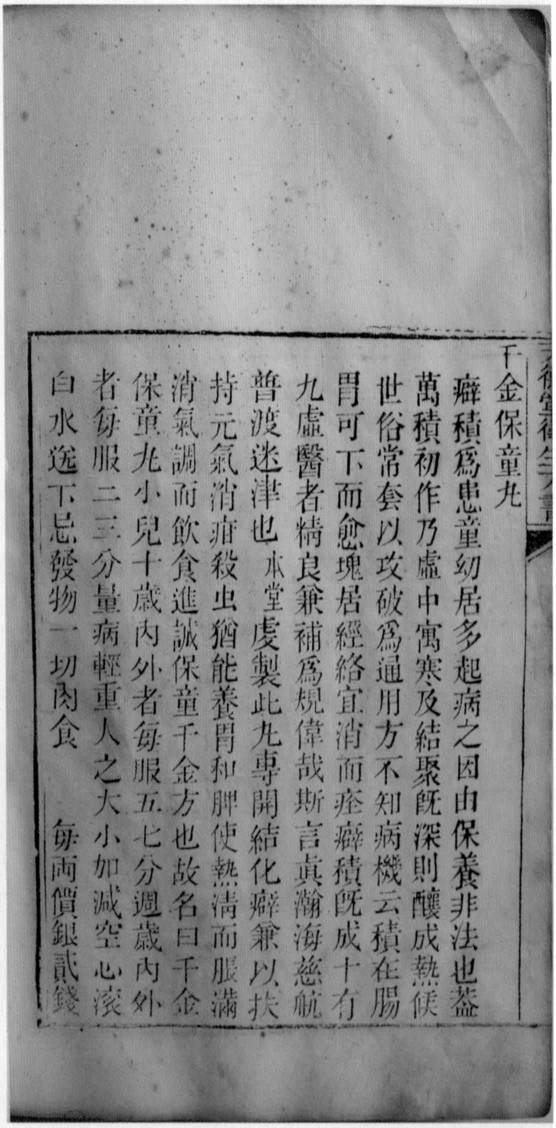

千金保童丸

癖積爲患童幼居多起病之因由保養非法也葢萬積初作乃虛中寓寒及結聚既深則釀成熱候世俗常套以攻破爲通用方不知病機云積在腸胃可下而愈塊居經絡宜消而痊癖積既成十有九虛醫者精良兼補爲規偉哉斯言真瀚海慈航普渡迷津也 本堂虔製此丸專開結化癖兼以扶持元氣消疳殺虫猶能養胃和脾使熱清而脹滿消氣調而飲食進誠保童千金方也故名曰千金保童丸小兒十歲內外者每服五七分週歲內外者每服二三分量病輕重人之大小加減空心滾白水送下忌發物一切肉食

每兩價銀貳錢

千金保童丸

癖积为患，童幼居多，起病之因，由保养非法也。盖万积初作乃虚中寓寒，及结聚既深则酿成热候，世俗常套以攻破为通用方，不知病机云：积在肠胃可下而愈，块居经络宜消而痊。癖积既成，十有九虚，医者精良，兼补为规，伟哉。斯言真瀚海慈航，普渡迷津也。本堂虔制此丸，专开结化癖，兼以扶持元气，消疳杀虫，犹能养胃和脾，使热清而胀满消，气调而饮食进，诚保童千金方也，故名曰“千金保童丸”。小儿十岁内外者，每服五七分；周岁内外者，每服二三分，量病轻重、人之大小加减。空心，滚白水送下。忌发物、一切肉食。

每两价银二钱。

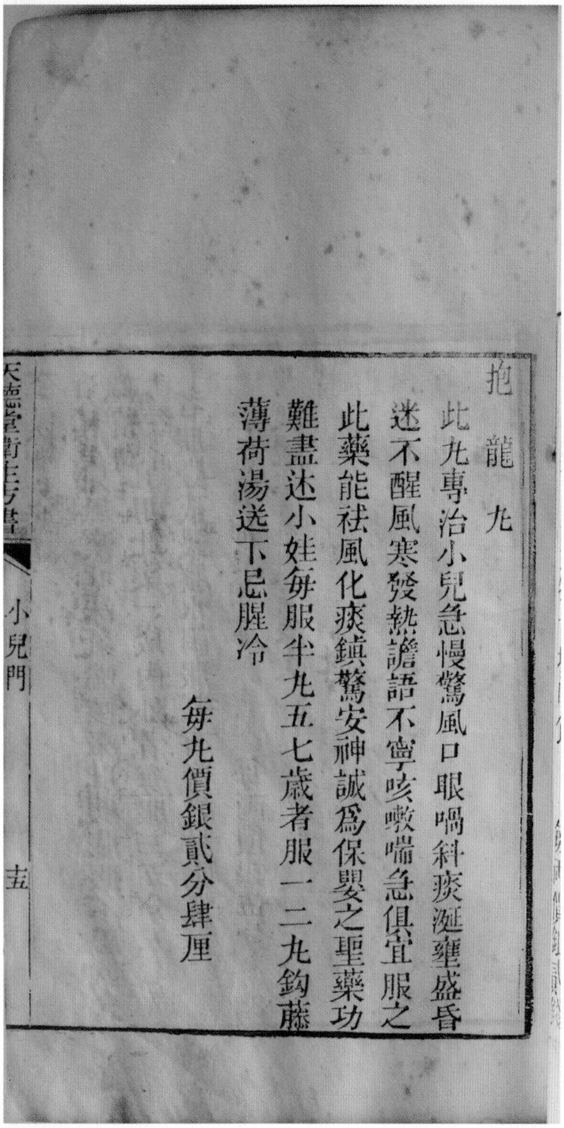
天德堂衛生方書　小兒門　十五

抱龍丸

此丸專治小兒急慢驚風口眼喎斜痰涎壅盛昏迷不醒風寒發熱譫語不寧咳嗽喘急俱宜服之此藥能袪風化痰鎮驚安神誠爲保嬰之聖藥功難盡述小娃每服半丸五七歲者服一二丸鈎藤薄荷湯送下忌腥冷

每丸價銀貳分肆厘

抱龙丸

此丸专治小儿急慢惊风，口眼㖞斜，痰涎壅盛，昏迷不醒，风寒发热，谵语不宁，咳嗽喘急，俱宜服之。此药能袪风化痰，镇惊安神，诚为保婴之圣药，功难尽述。小娃每服半丸，五七岁者服一二丸，钩藤薄荷汤送下。忌腥冷。

每丸价银二分四厘。

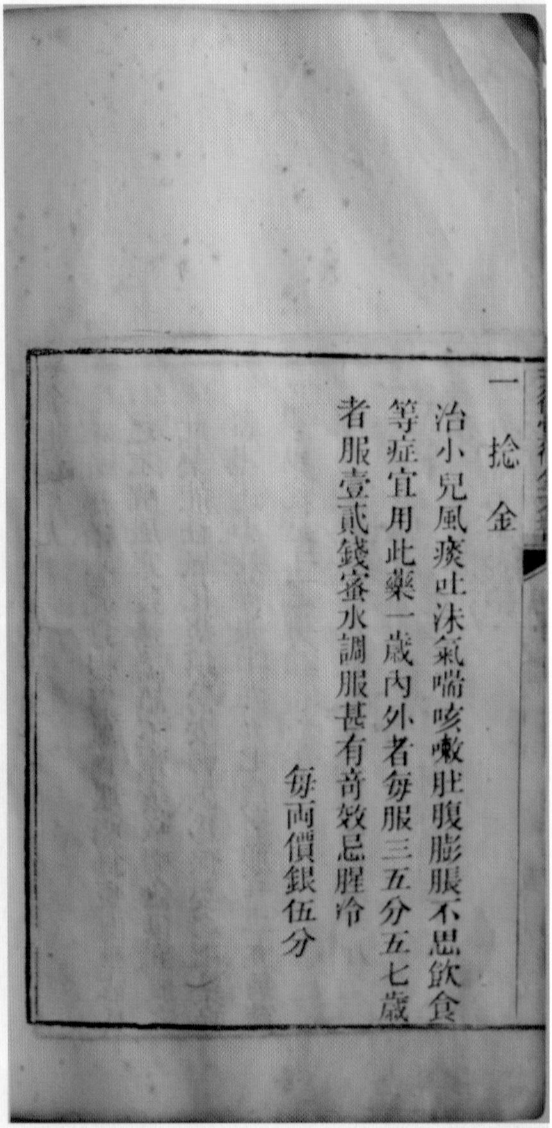

一捻金
治小兒風痰吐沫氣喘咳嗽肚腹膨脹不思飲食等症宜用此藥一歲內外者每服三五分五七歲者服壹貳錢蜜水調服甚有奇效忌腥冷
每两價銀伍分

一捻金

治小儿风痰吐沫，气喘咳嗽，肚腹膨胀，不思饮食等症，宜用此药。一岁内外者，每服三五分；五七岁者，服一二钱，蜜水调服，甚有奇效。忌腥冷。

每两价银五分。

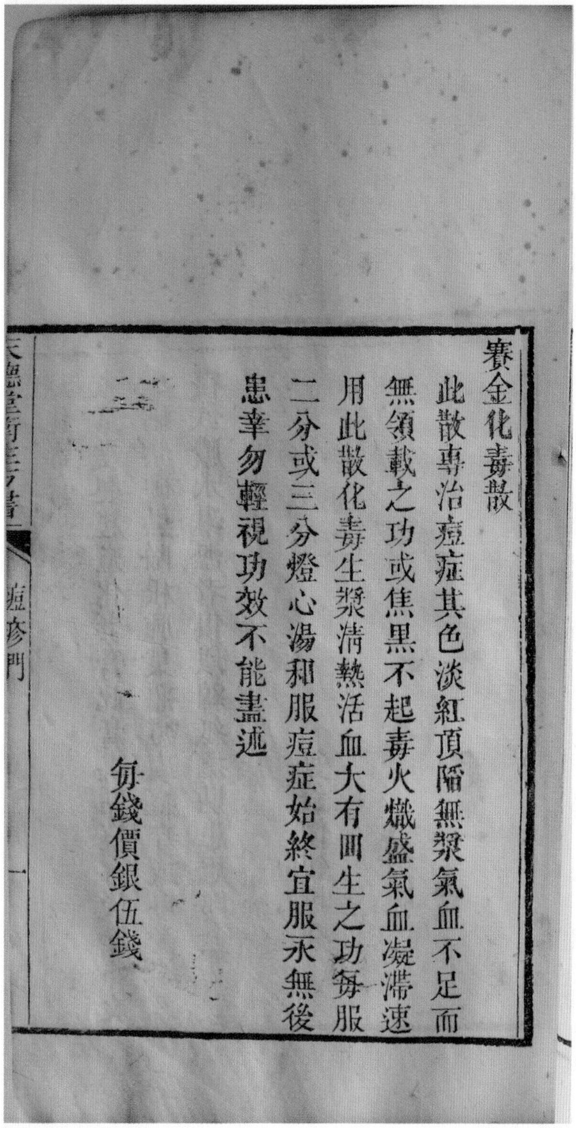

天德堂衛生方書　痘疹門

賽金化毒散

此散專治痘症其色淡紅頂陷無漿氣血不足而無領載之功或焦黑不起毒火熾盛氣血凝滯速用此散化毒生漿清熱活血大有回生之功每服二分或三分燈心湯和服痘症始終宜服永無後患幸勿輕視功效不能盡述

每錢價銀伍錢

赛金化毒散

此散专治痘症，其色淡红、顶陷无浆，气血不足而无领载之功；或焦黑不起，毒火炽盛，气血凝滞，速用此散，化毒生浆，清热活血，大有回生之功。每服二分或三分，灯心汤和服。痘症始终宜服，永无后患，幸勿轻视，功效不能尽述。

每钱价银五钱。

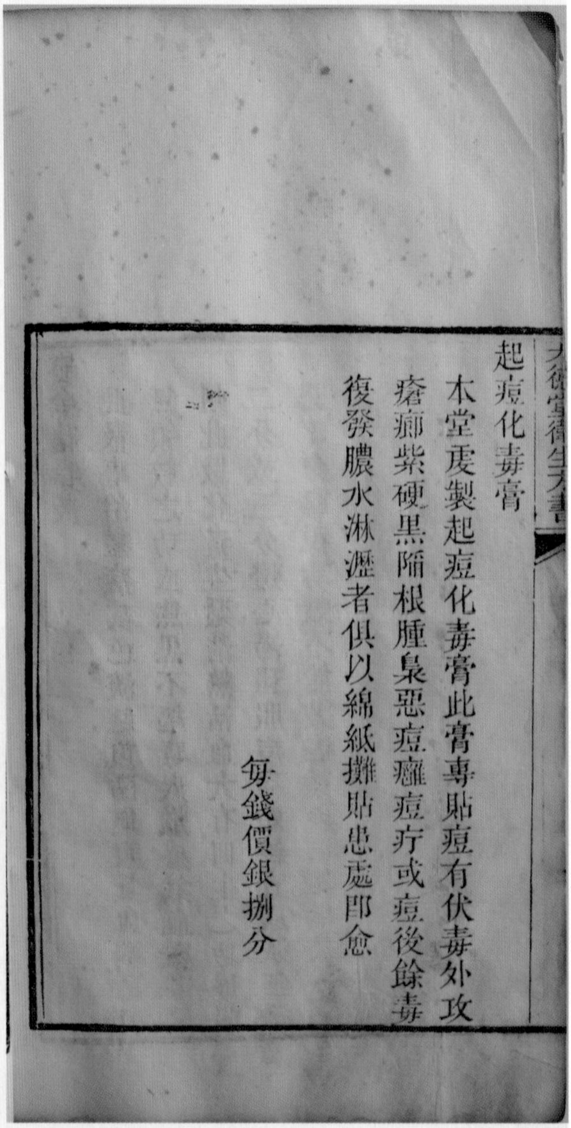

起痘化毒膏
本堂虔製起痘化毒膏此膏專貼痘有伏毒外攻瘡瘀紫硬黑陷根腫梟惡痘癰痘疔或痘後餘毒復發膿水淋瀝者俱以綿紙攤貼患處即愈
每錢價銀捌分

起痘化毒膏

本堂虔制起痘化毒膏，此膏专贴痘有伏毒，外攻疮疖紫硬黑陷，根肿枭恶，痘痈痘疔，或痘后余毒复发，脓水淋沥者，俱以绵纸摊贴患处即愈。

每钱价银八分。

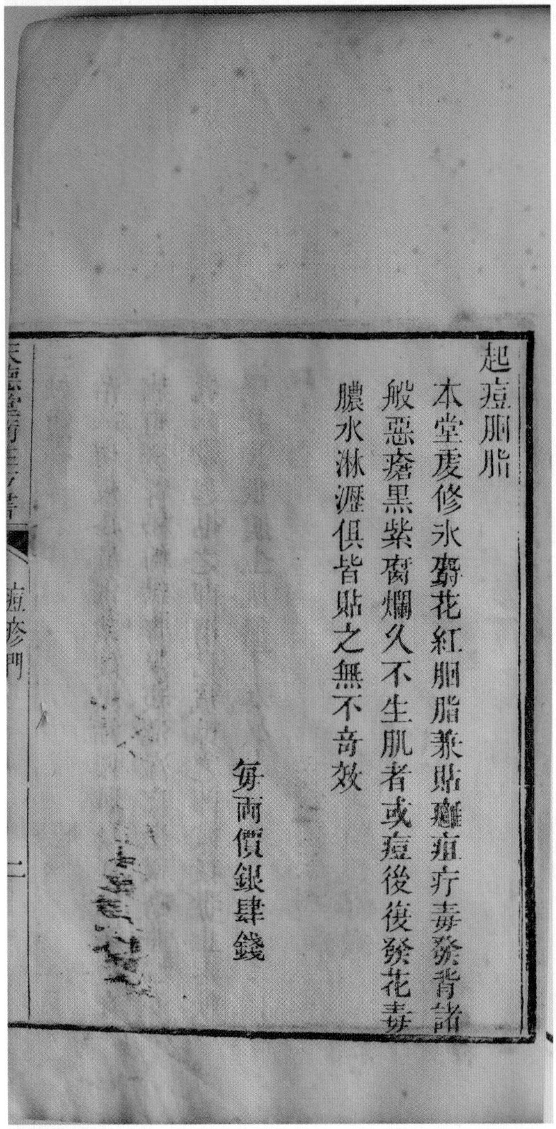

起痘胭脂

本堂虔修氷麝花紅胭脂兼貼癰疽疔毒發背諸般惡瘡黑紫腐爛久不生肌者或痘後復發花毒膿水淋瀝俱皆貼之無不奇效

每两價銀肆錢

天德堂[illegible] 痘疹門 二

起痘胭脂

本堂虔修冰麝花红胭脂，兼贴痈疽、疔毒、发背诸般恶疮，黑紫腐烂，久不生肌者，或痘后复发花毒，脓水淋沥，俱皆贴之，无不奇效。

每两价银四钱。

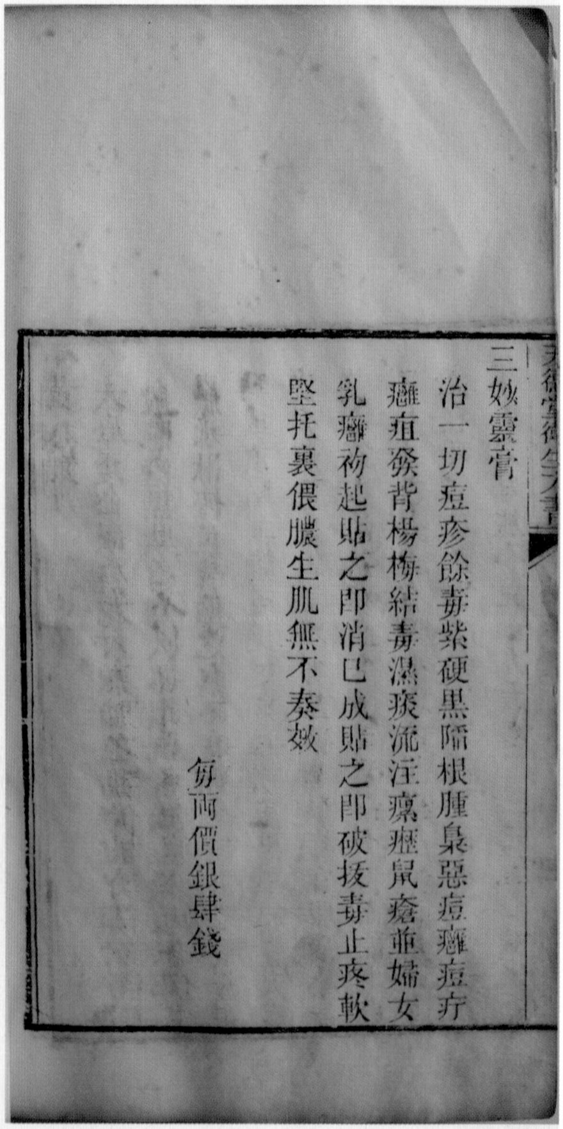

三妙靈膏

治一切痘疹餘毒紫硬黑陷根腫梟惡痘癰痘疔癰疽發背楊梅結毒濕痰流注瘰癧鼠瘡並婦女乳癰初起貼之即消已成貼之即破拔毒止疼軟堅托裏偎膿生肌無不奏效

每兩價銀肆錢

三妙灵膏

治一切痘疹余毒，紫硬黑陷，根肿枭恶，痘痈痘疔，痈疽发背，杨梅结毒，湿痰流注，瘰疬鼠疮，并妇女乳痈。初起贴之即消，已成贴之即破，拔毒止疼，软坚托里，偎脓生肌[1]，无不奏效。

每两价银四钱。

1 偎脓生肌：中医疡科常用的一种治疗法则。

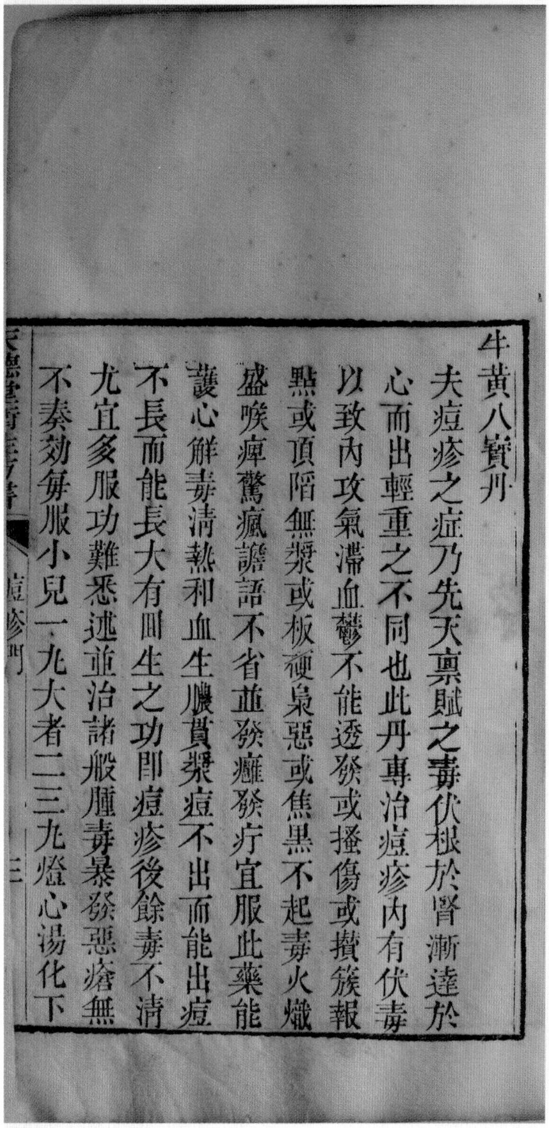

牛黄八寶丹

夫痘疹之症乃先天禀賦之毒伏根於腎漸達於心而出輕重之不同也此丹專治痘疹內有伏毒以致內攻氣滯血鬱不能透發或搔傷或攢簇報點或頂陷無漿或板硬梟惡或焦黑不起毒火熾盛喉痺驚瘋譫語不省並發癰發疔宜服此藥能護心解毒清熱和血生膿貫漿痘不出而能出痘不長而能長大有回生之功即痘疹後餘毒不清尤宜多服功難悉述並治諸般腫毒暴發惡瘡無不奏効每服小兒一丸大者二三丸燈心湯化下

牛黄八宝丹

夫痘疹之症，乃先天禀赋之毒伏根于肾，渐达于心而出，轻重之不同也。此丹专治痘疹，内有伏毒以致内攻，气滞血瘀[1]不能透发，或搔伤，或攒簇报点[2]，或顶陷无浆，或板硬枭恶，或焦黑不起，毒火炽盛，喉痹惊风，谵语不省，并发痈发疔，宜服此药。能护心解毒，清热和血，生脓贯浆，痘不出而能出，痘不长而能长大，有回生之功，即痘疹后余毒不清，尤宜多服，功难悉述。并治诸般肿毒，暴发恶疮，无不奏效。每服小儿一丸，大者二三丸，灯心汤化下。

1 瘀：原作“郁”，音近而误，据文义改。
2 报点：又称“报标”，症状名。麻疹的先兆征象。

天德堂衛生丸書

忌腥葷發物

每丸價銀叁錢

忌腥荤发物。

每丸价银三钱。

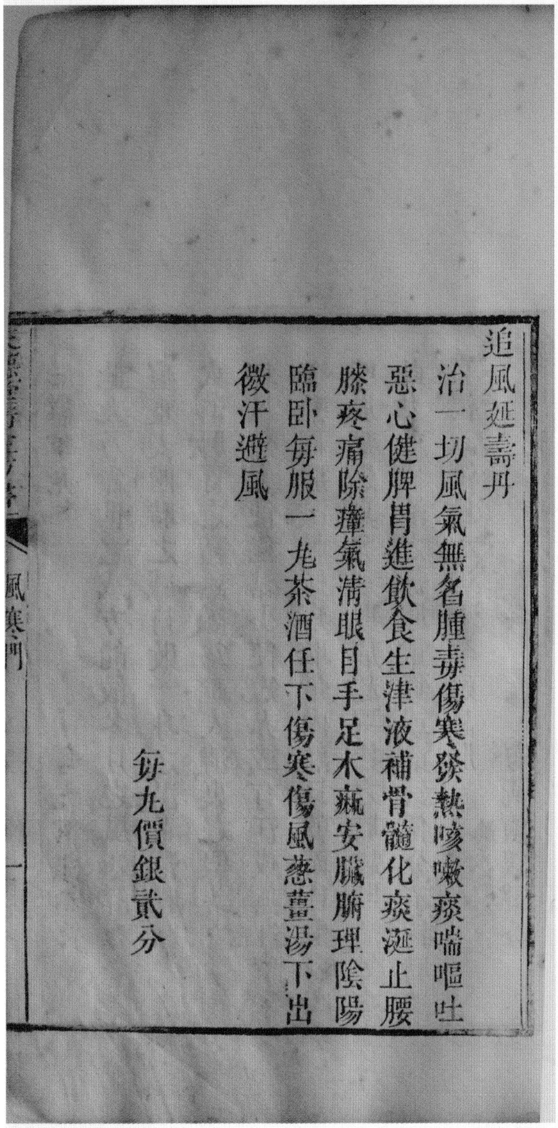

追風延壽丹

治一切風氣無名腫毒傷寒發熱咳嗽痰喘嘔吐惡心健脾胃進飲食生津液補骨髓化痰涎止腰膝疼痛除瘴氣清眼目手足木痲安臟腑理陰陽臨卧每服一丸茶酒任下傷寒傷風葱薑湯下出微汗避風

每丸價銀貳分

追风延寿丹

治一切风气无名肿毒，伤寒发热，咳嗽痰喘，呕吐恶心。健脾胃，进饮食，生津液，补骨髓，化痰涎，止腰膝疼痛，除瘴气，清眼目，手足木麻，安脏腑，理阴阳。临卧，每服一丸，茶酒任下。伤寒伤风，葱姜汤下，出微汗，避风。

每丸价银二分。

防風通聖丸

此丸乃經世之成方能散冬月之風寒解春令之瘟疫表四時之感冒敗一身之濕毒清臟腑之伏火消腸胃之積熱誠爲疏表清裏之聖藥專治一切風熱大便秘結小便短赤或有汗或無汗乍寒乍熱四肢酸軟頭疼眩暈內熱口乾面目生瘡咽喉腫痛遍身發癢肌膚起粟搔之時起時消等症此丸並皆治之每服貳錢或貳錢伍分不拘時淡薑湯或滚白水送下孕婦忌服

每兩價銀肆分

防风通圣丸

此丸乃经世之成方，能散冬月之风寒，解春令之瘟疫，表四时之感冒，败一身之湿毒，清脏腑之伏火，消肠胃之积热，诚为疏表清里之圣药。专治一切风热，大便秘结，小便短赤，或有汗或无汗，乍寒乍热，四肢酸软，头疼眩晕，内热口干，面目生疮，咽喉肿痛，遍身发痒，肌肤起粟，搔之时起时消等症，此丸并皆治之。每服二钱或二钱五分，不拘时，淡姜汤或滚白水送下。孕妇忌服。

每两价银四分。

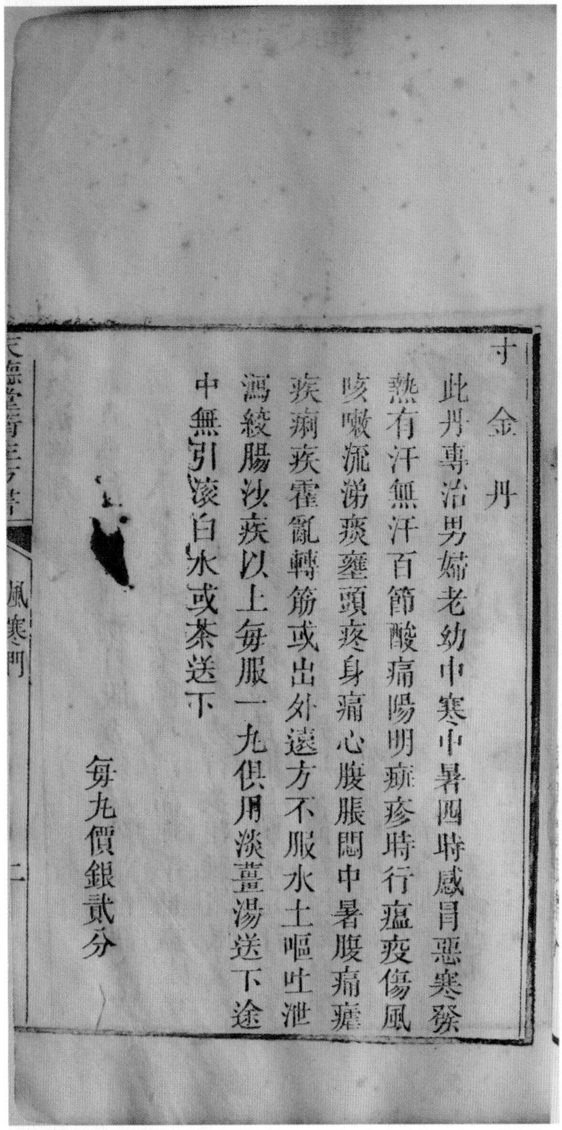

天德堂衛生方書　風寒門　二

寸金丹

此丹專治男婦老幼中寒中暑四時感冒惡寒發熱有汗無汗百節酸痛陽明瘢疹時行瘟疫傷風咳嗽流涕痰壅頭疼身痛心腹脹悶中暑腹痛瘧疾痢疾霍亂轉筋或出外遠方不服水土嘔吐泄瀉絞腸沙疾以上每服一丸俱用淡薑湯送下途中無引滾白水或茶送下

每丸價銀貳分

寸金丹

此丹专治男妇老幼中寒中暑，四时感冒，恶寒发热，有汗无汗，百节酸痛，阳明瘢疹，时行瘟疫，伤风咳嗽，流涕痰壅，头疼身痛，心腹胀闷，中暑腹痛，疟疾痢疾，霍乱转筋，或出外远方不服水土，呕吐泄泻，绞肠痧疾。以上每服一丸，俱用淡姜汤送下。途中无引，滚白水或茶送下。

每丸价银二分。

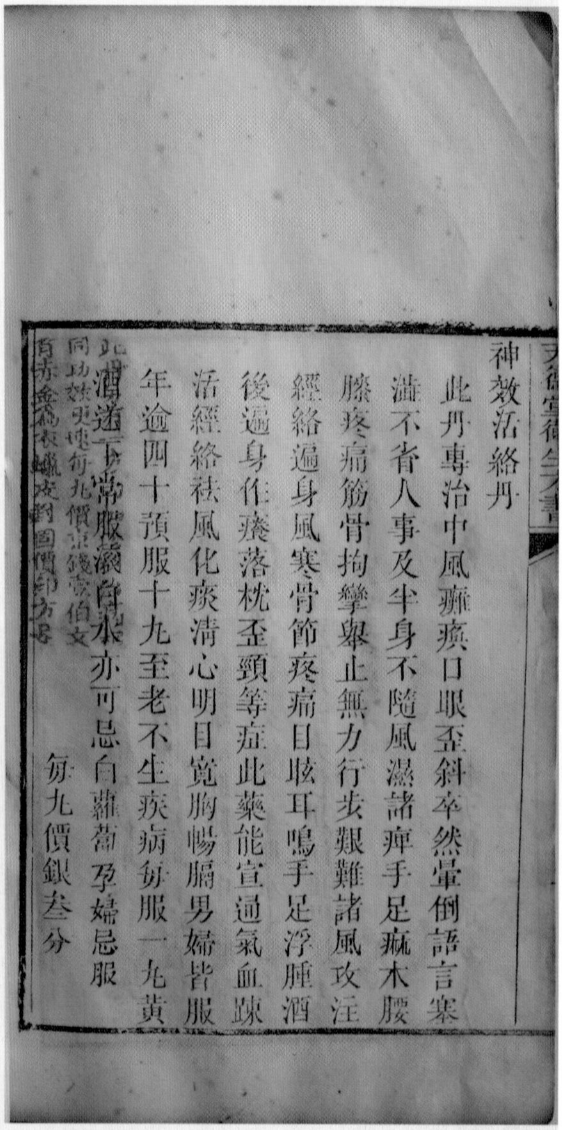
神效活絡丹
此丹專治中風癱瘓口眼歪斜卒然暈倒語言塞
澁不省人事及半身不隨風濕諸痺手足痲木腰
膝疼痛筋骨拘攣舉止無力行步艱難諸風攻注
經絡遍身風寒骨節疼痛目眩耳鳴手足浮腫酒
後遍身作癢落枕歪頸等症此藥能宣通氣血疏
活經絡祛風化痰清心明目寬胸暢膈男婦皆服
年逾四十預服十丸至老不生疾病每服一丸黄
酒遂下常服滾白水亦可忌白蘿蔔孕婦忌服
每丸價銀叁分

神效活络丹

此丹专治中风瘫痪，口眼歪斜，卒然晕倒，语言塞涩，不省人事，及半身不随[1]，风湿诸痹，手足麻木，腰膝疼痛，筋骨拘挛，举止无力，行步艰难，诸风攻注经络，遍身风寒，骨节疼痛，目眩耳鸣，手足浮肿，酒后遍身作痒，落枕歪颈等症。此药能宣通气血，疏活经络，祛风化痰，清心明目，宽胸畅膈，男妇皆服。年逾四十预服十丸，至老不生疾病。每服一丸，黄酒送下，常服，滚白水亦可。忌白萝卜，孕妇忌服。

每丸价银三分。

此丹另有一方内加珍料，治病相同，功效更速。每丸价京钱一百文。有赤金为衣，蜡皮封固，价印方是[2]。

1 随：据文义，此处应为“遂”。

2 此方为另刻章加盖于空白处。

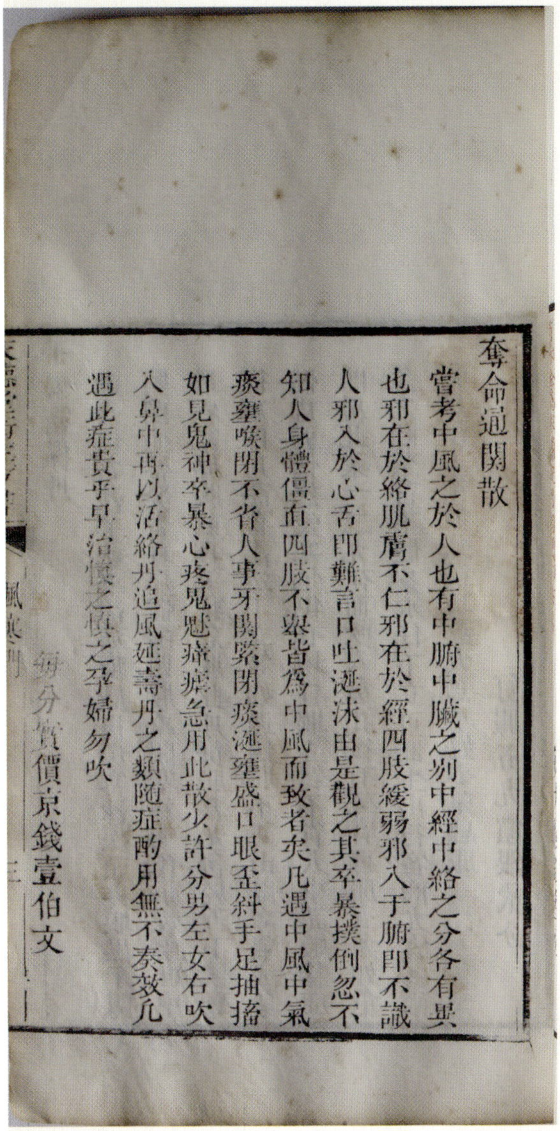

奪命通關散

嘗考中風之於人也有中腑中臟之别中經中絡之分各有異也邪在於絡肌膚不仁邪在於經四肢緩弱邪入于腑即不識人邪入於心舌即難言口吐涎沫由是觀之其卒暴撲倒忽不知人身體僵直四肢不舉皆為中風而致者矣凡遇中風中氣痰壅喉閉不省人事牙關緊閉痰涎壅盛口眼歪斜手足抽搐如見鬼神卒暴心疼鬼魅瘴瘧急用此散少許分男左女右吹入鼻中再以活絡丹追風延壽丹之類隨症酌用無不奏效凡遇此症貴乎早治慎之慎之孕婦勿吹

每分實價京錢壹伯文

夺命通关散

尝考中风之于人也，有中腑中脏之别，中经中络之分，各有异也。邪在于络，肌肤不仁；邪在于经，四肢缓弱；邪入于腑，即不识人；邪入于心，舌即难言，口吐涎沫。由是观之，其卒暴扑倒，忽不知人，身体僵直，四肢不举，皆为中风而致者矣。凡遇中风中气，痰壅喉闭，不省人事，牙关紧闭，痰涎壅盛，口眼歪斜，手足抽搐，如见鬼神，卒暴心疼，鬼魅瘴疟，急用此散少许。分男左女右，吹入鼻中，再以活络丹、追风延寿丹之类，随症酌用，无不奏效。凡遇此症，贵乎早治，慎之慎之。孕妇勿吹。

每分实价京钱一百文。

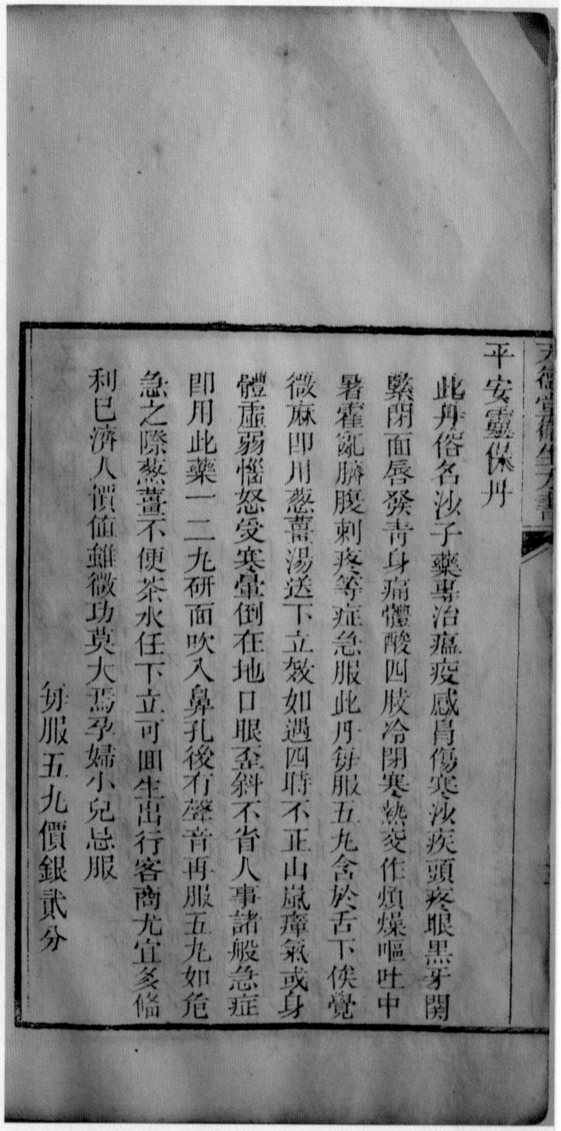
平安靈保丹
此丹俗名沙子藥專治瘟疫感冒傷寒沙疾頭疼眼黑牙關緊閉面唇發青身痛體酸四肢冷閉寒熱交作煩燥嘔吐中暑霍亂臍腹刺疼等症急服此丹每服五丸含於舌下俟覺微麻即用葱薑湯送下立效如遇四時不正山嵐瘴氣或身體虛弱惱怒受寒暈倒在地口眼歪斜不省人事諸般急症即用此藥一二丸研面吹入鼻孔後有聲音再服五丸如危急之際葱薑不便茶水任下立可回生出行客商尤宜多備利己濟人價值雖微功莫大焉孕婦小兒忌服
每服五丸價銀貳分

平安灵保丹

此丹俗名“痧[1]子药”，专治瘟疫感冒，伤寒痧疾。头疼眼黑，牙关紧闭，面唇发青，身痛体酸，四肢冷闭，寒热交作，烦躁呕吐，中暑霍乱，脐腹刺疼等症，急服此丹。每服五丸，含于舌下，俟觉微麻，即用葱姜汤送下，立效。如遇四时不正，山岚瘴气，或身体虚弱，恼怒受寒，晕倒在地，口眼歪斜，不省人事，诸般急症，即用此药一二丸，研面，吹入鼻孔后，有声音再服五丸。如危急之际，葱姜不便，茶水任下，立可回生。出行客商尤宜多备，利己济人，价值虽微，功莫大焉。孕妇、小儿忌服。

每服五丸价银二分。

1 痧：原为“沙”，据文义径改。

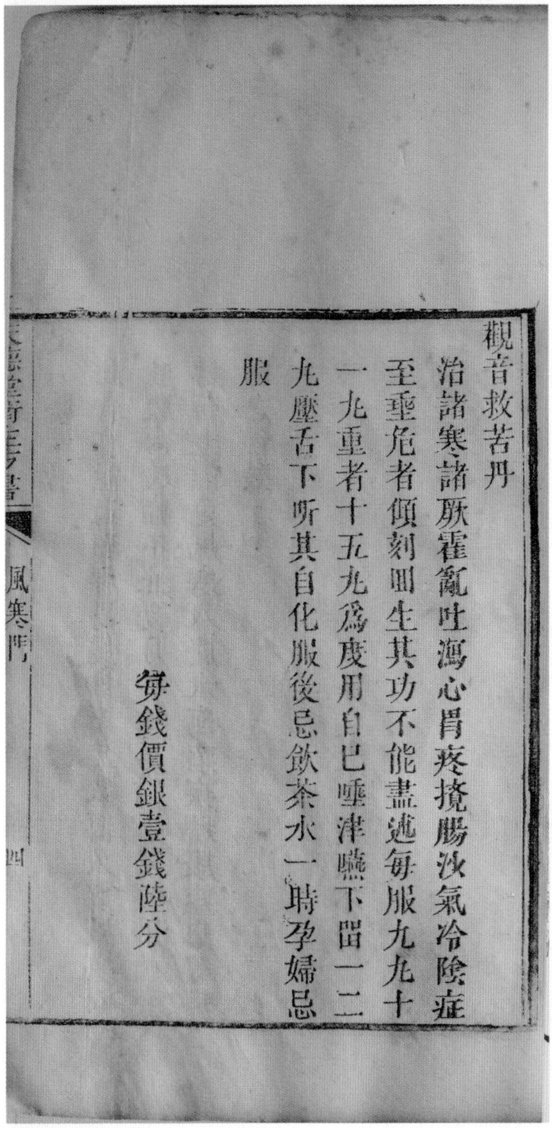
天德堂寄方書 風寒門 四

觀音救苦丹

治諸寒諸厥霍亂吐瀉心胃疼撹腸沙氣冷陰症至垂危者頃刻回生其功不能盡述每服九九十一丸重者十五丸為度用自已唾津嚥下留一二丸壓舌下听其自化服後忌飲茶水一時孕婦忌服

每錢價銀壹錢陸分

观音救苦丹

治诸寒诸厥，霍乱吐泻，心胃疼，搅肠痧[1]，气冷阴症至垂危者，顷刻回生，其功不能尽述。每服九丸、十一丸，重者十五丸为度，用自己唾津咽下，留一二丸压舌下，听其自化，服后忌饮茶水一时。孕妇忌服。

每钱价银一钱六分。

1 搅肠痧：又称“绞肠痧”，霍乱病的俗称。

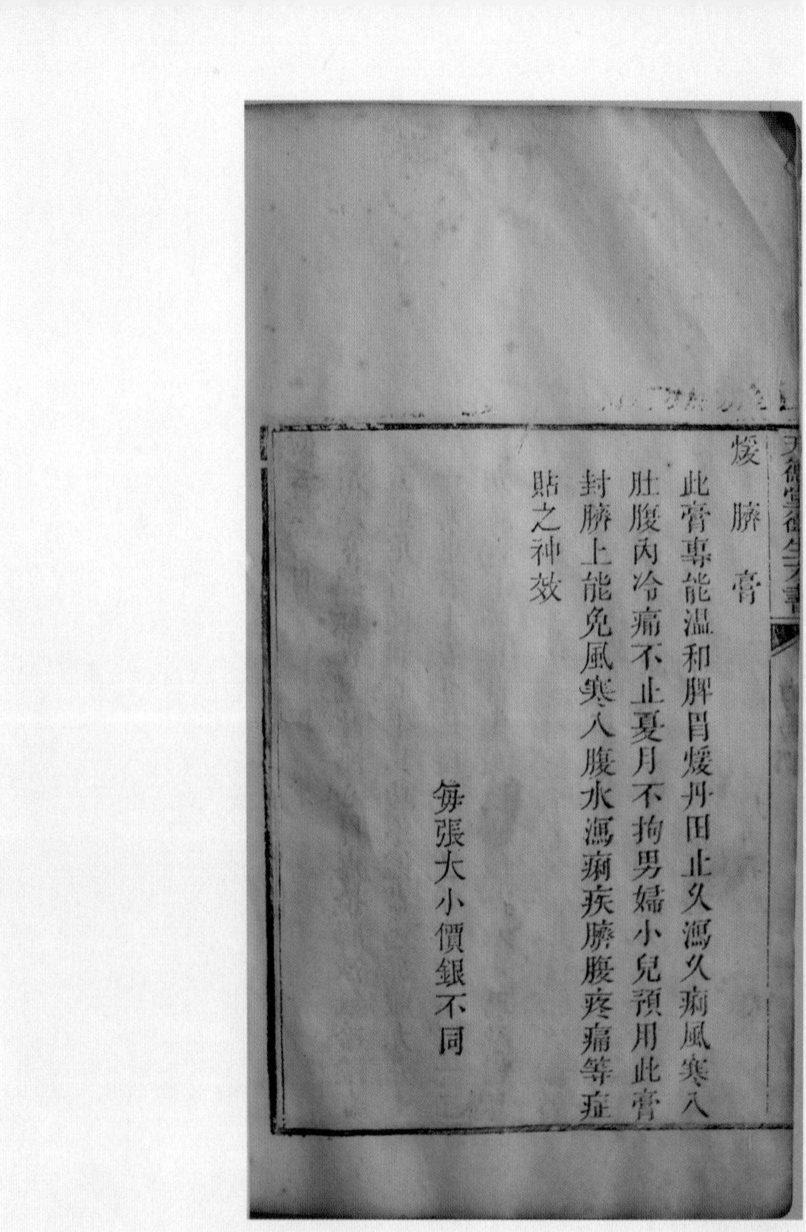

煖臍膏

此膏專能溫和脾胃煖丹田止久瀉久痢風寒入肚腹內冷痛不止夏月不拘男婦小兒預用此膏封臍上能免風寒入腹水瀉痢疾臍腹疼痛等症貼之神效

每張大小價銀不同

暖脐膏

此膏专能温和脾胃，暖丹田，止久泻久痢。风寒入肚腹内，冷痛不止。夏月，不拘男妇小儿，预用此膏封脐上，能免风寒入腹。水泻痢疾，脐腹疼痛等症，贴之神效。

每张大小价银不同。

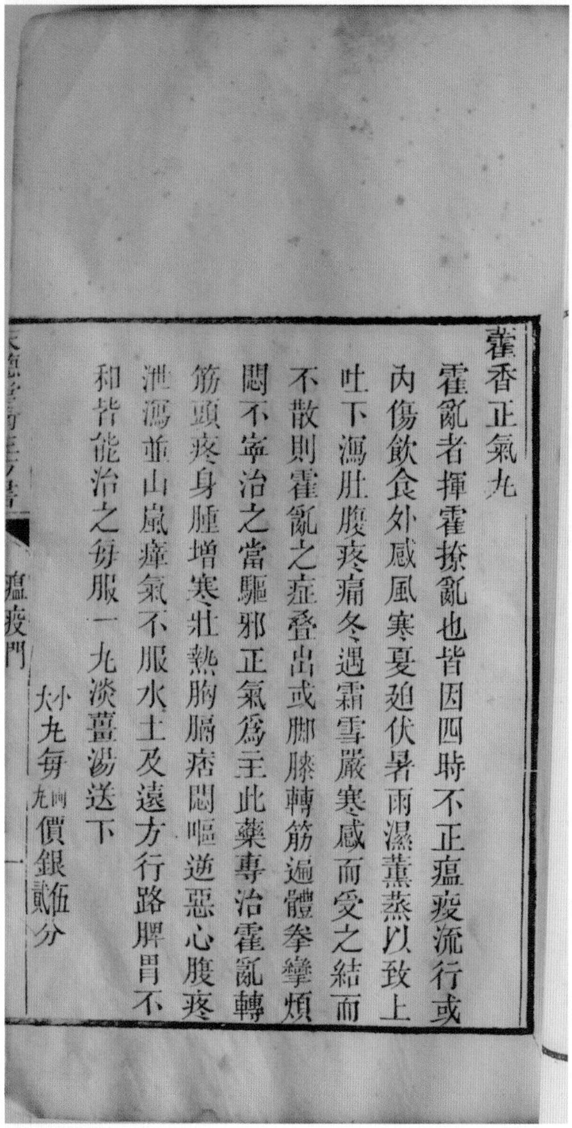
霍香正氣丸

霍亂者揮霍撩亂也皆因四時不正瘟疫流行或內傷飲食外感風寒夏廹伏暑雨濕薰蒸以致上吐下瀉肚腹疼痛冬遇霜雪嚴寒感而受之結而不散則霍亂之症疊出或脚膝轉筋遍體拳攣煩悶不寧治之當驅邪正氣爲主此藥專治霍亂轉筋頭疼身腫增寒壯熱胸膈痞悶嘔逆惡心腹疼泄瀉並山嵐瘴氣不服水土及遠方行路脾胃不和皆能治之每服一丸淡薑湯送下

小大丸每兩丸價銀伍貳分

瘟疫門

藿香正气丸

霍乱者，挥霍撩乱也，皆因四时不正，瘟疫流行，或内伤饮食，外感风寒，夏迫伏暑，雨湿熏蒸，以致上吐下泻，肚腹疼痛，冬遇霜雪严寒，感而受之，结而不散，则霍乱之症叠出。或脚膝转筋，遍体拳挛，烦闷不宁，治之当驱邪正气为主。此药专治霍乱转筋，头疼身肿，憎[1]寒壮热，胸膈痞闷，呕逆恶心，腹疼泄泻，并山岚瘴气，不服水土，及远方行路脾胃不和，皆能治之。每服一丸，淡姜汤送下。

小（大）丸每两（丸）价银五（二）分。

1 憎：原作“增”，形近而误，据文义改。下同。

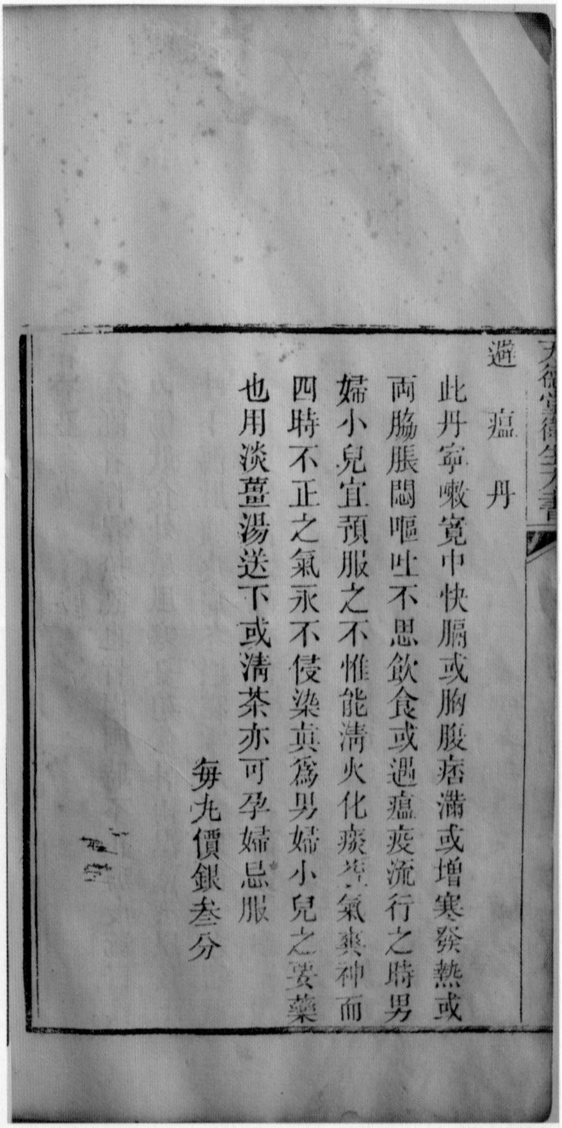

避瘟丹

此丹寧嗽寬中快膈或胸腹痞滿或增寒發熱或兩脇脹悶嘔吐不思飲食或遇瘟疫流行之時男婦小兒宜預服之不惟能清火化痰益氣爽神而四時不正之氣永不侵染真爲男婦小兒之要藥也用淡薑湯送下或清茶亦可孕婦忌服

每丸價銀叁分

避瘟丹

此丹宁嗽宽中快膈。或胸腹痞满，或憎寒发热，或两胁胀闷，呕吐不思饮食，或遇瘟疫流行之时，男妇小儿宜预服之，不惟能清火化痰，益气爽神，而四时不正之气永不侵染，真为男妇小儿之要药也。用淡姜汤送下，或清茶亦可。孕妇忌服。

每丸价银三分。

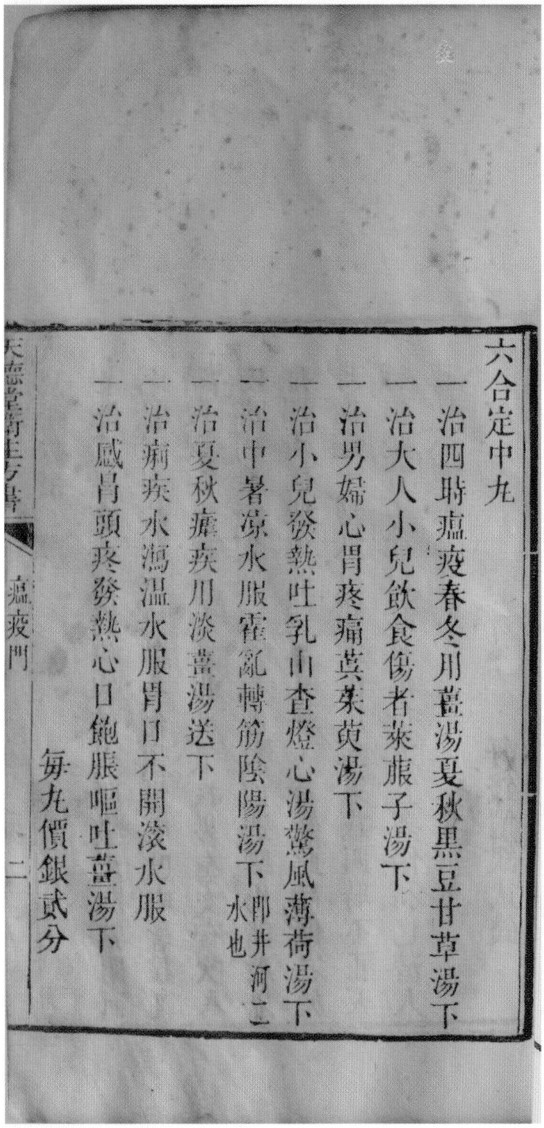
六合定中丸
一治四時瘟疫春冬用薑湯夏秋黑豆甘草湯下
一治大人小兒飲食傷者萊菔子湯下
一治男婦心胃疼痛吳茱萸湯下
一治小兒發熱吐乳山查燈心湯驚風薄荷湯下
一治中暑涼水服霍亂轉筋陰陽湯下即井河二水也
一治夏秋瘧疾用淡薑湯送下
一治痢疾水瀉溫水服胃口不開滾水服
一治感冒頭疼發熱心口飽脹嘔吐薑湯下
每丸價銀貳分
天德堂衛生方書　瘟疫門　二

六合定中丸

治四时瘟疫，春冬用姜汤，夏秋黑豆甘草汤下。

治大人小儿饮食伤者，莱菔子汤下。

治男妇心胃疼痛，吴茱萸汤下。

治小儿发热吐乳，山楂灯心汤；惊风，薄荷汤下。

治中暑，凉水服；霍乱转筋，阴阳汤下即井河二水也。

治夏秋疟疾，用淡姜汤送下。

治痢疾水泻，温水服；胃口不开，滚水服。

治感冒头疼发热，心口饱胀，呕吐，姜汤下。

每丸价银二分。

人馬平安散

此散耑治瘟疫感冐傷寒頭疼眼黑牙関緊閉面唇發青身痛體酸寒熱交作煩燥嘔吐中暑霍亂臍腹刺痛痧疾等症急用此散按男左女右吹入鼻孔內後点大眼角汗出即愈如遇騾馬諸般急症即点兩眼角並吹鼻孔無不奇效此散佩之於身能避一切妖氣邪祟山嵐瘴氣或四時不正天行瘟疫皆不能侵夏日出行尤宜多備利已濟人其功不能悉述

每錢價銀貳錢

人马平安散

此散专治瘟疫，感冒伤寒。头疼眼黑，牙关紧闭，面唇发青，身痛体酸，寒热交作，烦躁呕吐，中暑霍乱，脐腹刺痛，痧疾等症，急用此散。按男左女右吹入鼻孔内，复点大眼角，汗出即愈。如遇骡马诸般急症，即点两眼角并吹鼻孔，无不奇效。此散佩之于身，能避一切妖气邪祟，山岚瘴气，或四时不正，天行瘟疫，皆不能侵。夏日出行尤宜多备，利己济人，其功不能悉述。

每钱价银二钱。

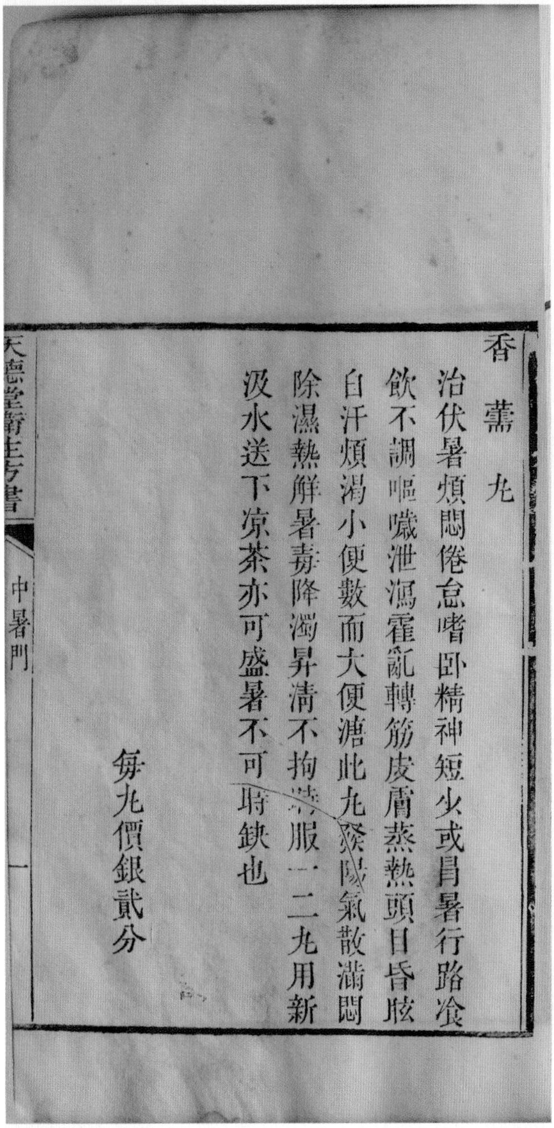
天德堂衛生方書　中暑門　一

香薷丸

治伏暑煩悶倦怠嗜卧精神短少或冒暑行路飡飲不調嘔噦泄瀉霍亂轉筋皮膚蒸熱頭目昏眩自汗煩渴小便數而大便溏此丸發陽氣散滿悶除濕熱解暑毒降濁昇清不拘時服一二丸用新汲水送下凉茶亦可盛暑不可時缺也

每丸價銀貳分

香薷丸

治伏暑烦闷，倦怠嗜卧，精神短少，或冒暑行路，餐饮不调，呕哕泄泻，霍乱转筋，皮肤蒸热，头目昏眩，自汗烦渴，小便数而大便溏。此丸发阳气，散满闷，除湿热，解暑毒，降浊升清。不拘时，服一二丸，用新汲水送下，凉茶亦可，盛暑不可时缺也。

每丸价银二分。

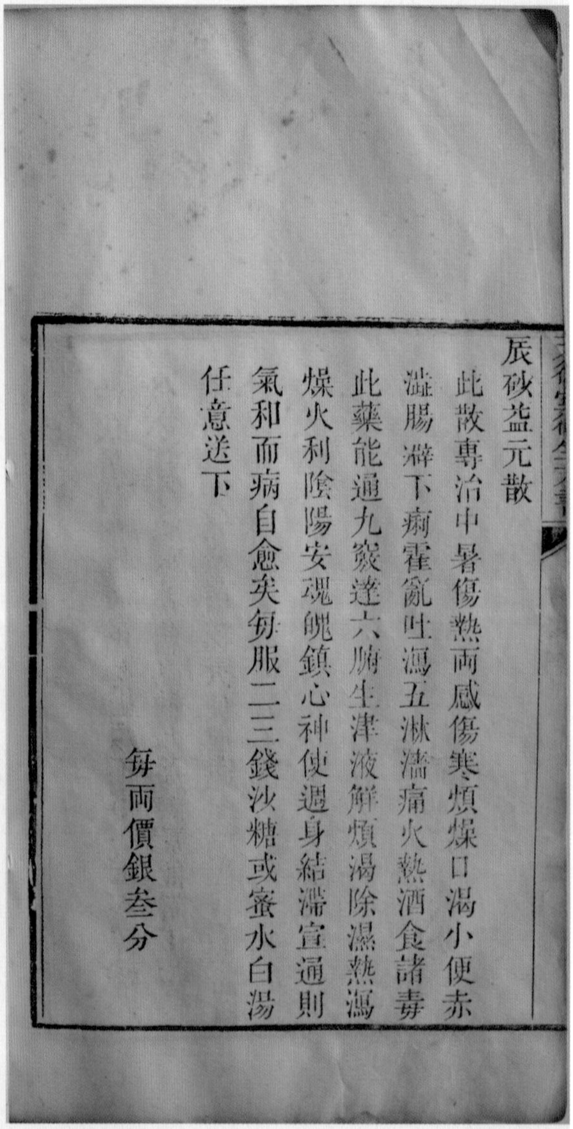
辰砂益元散

此散專治中暑傷熱兩感傷寒煩燥口渴小便赤澁腸澼下痢霍亂吐瀉五淋澁痛火熱酒食諸毒此藥能通九竅達六腑生津液解煩渴除濕熱瀉燥火利陰陽安魂魄鎮心神使週身結滯宣通則氣和而病自愈矣每服二三錢沙糖或蜜水白湯任意送下

每兩價銀叁分

辰砂益元散

此散专治中暑伤热，两感伤寒，烦躁口渴，小便赤涩，肠澼下痢，霍乱吐泻，五淋涩痛，火热酒食诸毒。此药能通九窍，达六腑，生津液，解烦渴，除湿热，泻燥火，利阴阳，安魂魄，镇心神，使周身结滞宣通，则气和而病自愈矣。每服二三钱，砂糖或蜜水、白汤任意送下。

每两价银三分。

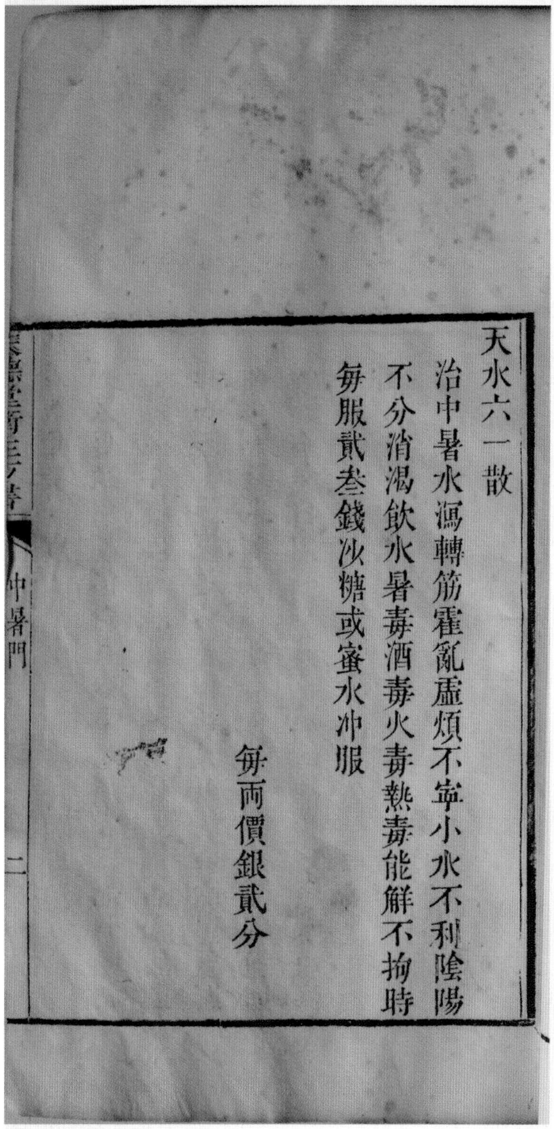
天水六一散
治中暑水瀉轉筋霍亂虛煩不寧小水不利陰陽不分消渴飲水暑毒酒毒火毒熱毒能解不拘時每服貳叁錢沙糖或蜜水冲服
每兩價銀貳分
中暑門　二

天水六一散

治中暑水泻，转筋霍乱，虚烦不宁，小水不利，阴阳不分，消渴饮水，暑毒、酒毒、火毒、热毒能解。不拘时，每服二三钱，砂糖或蜜水冲服。

每两价银二分。

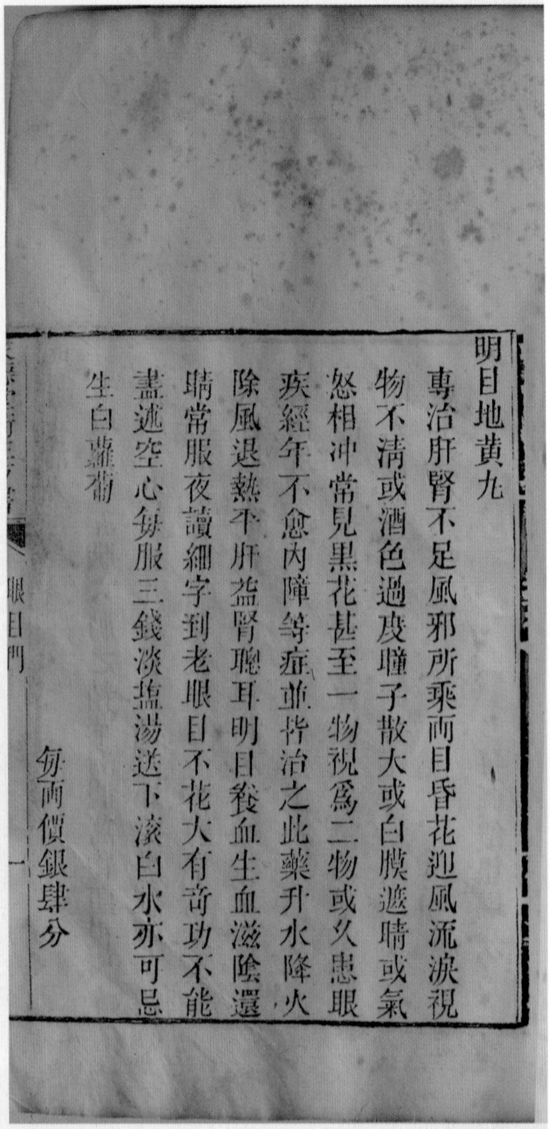

明目地黃丸

專治肝腎不足風邪所乘兩目昏花迎風流淚視物不清或酒色過度瞳子散大或白膜遮睛或氣怒相冲常見黑花甚至一物視爲二物或久患眼疾經年不愈內障等症並皆治之此藥升水降火除風退熱平肝益腎聰耳明目養血生血滋陰還睛常服夜讀細字到老眼目不花大有奇功不能盡述空心每服三錢淡鹽湯送下滾白水亦可忌生白蘿蔔

每兩價銀肆分

眼目門　一

明目地黄丸

专治肝肾不足，风邪所乘，两目昏花，迎风流泪，视物不清，或酒色过度，瞳子散大，或白膜遮睛，或气怒相冲，常见黑花，甚至一物视为二物，或久患眼疾经年不愈，内障等症，并皆治之。此药升水降火，除风退热，平肝益肾，聪耳明目，养血生血，滋阴还睛。常服夜读细字，到老眼目不花，大有奇功，不能尽述。空心，每服三钱，淡盐汤送下，滚白水亦可。忌生白萝卜。

每两价银四分。

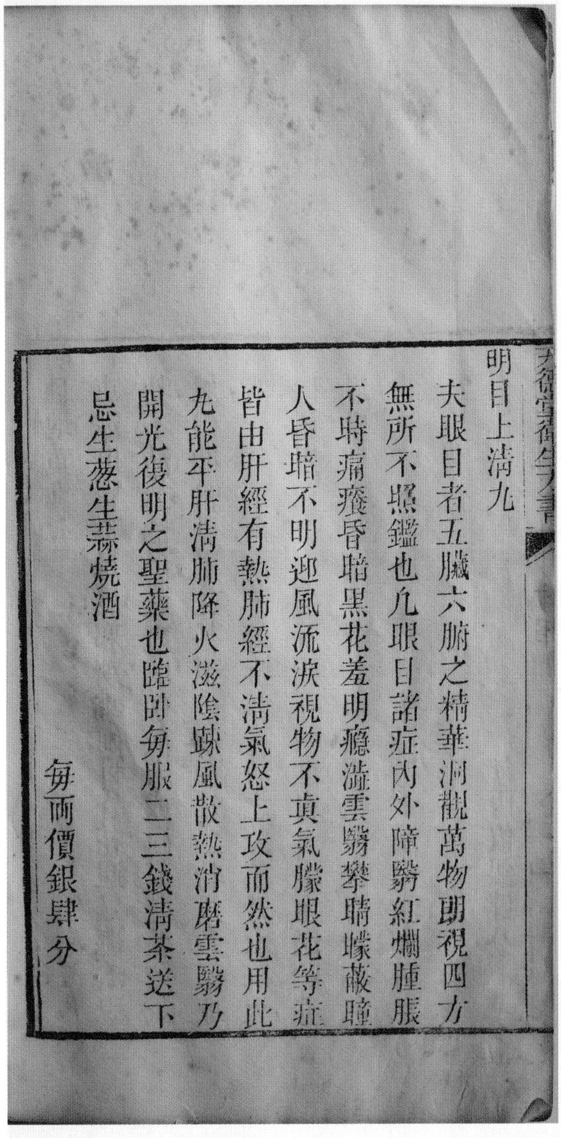

天德堂衛生方書

明目上清丸

夫眼目者五臟六腑之精華洞觀萬物朗視四方無所不照鑑也凡眼目諸症內外障翳紅爛腫脹不時痛癢昏暗黑花羞明癮澁雲翳攀睛矇蔽瞳人昏暗不明迎風流淚視物不真氣朦眼花等症皆由肝經有熱肺經不清氣怒上攻而然也用此丸能平肝清肺降火滋陰疎風散熱消磨雲翳乃開光復明之聖藥也臨卧每服二三錢清茶送下忌生葱生蒜燒酒

每兩價銀肆分

明目上清丸

夫眼目者，五脏六腑之精华，洞观万物，朗视四方，无所不照鉴也。凡眼目诸症，内外障翳，红烂肿胀，不时痛痒，昏暗黑花，羞明瘾涩，云翳攀睛，矇蔽瞳人，昏暗不明，迎风流泪，视物不真，气朦眼花等症，皆由肝经有热，肺经不清，气怒上攻而然也。用此丸能平肝清肺，降火滋阴，疏风散热，消磨云翳，乃开光复明之圣药也。临卧，每服二三钱，清茶送下。忌生葱、生蒜、烧酒。

每两价银四分。

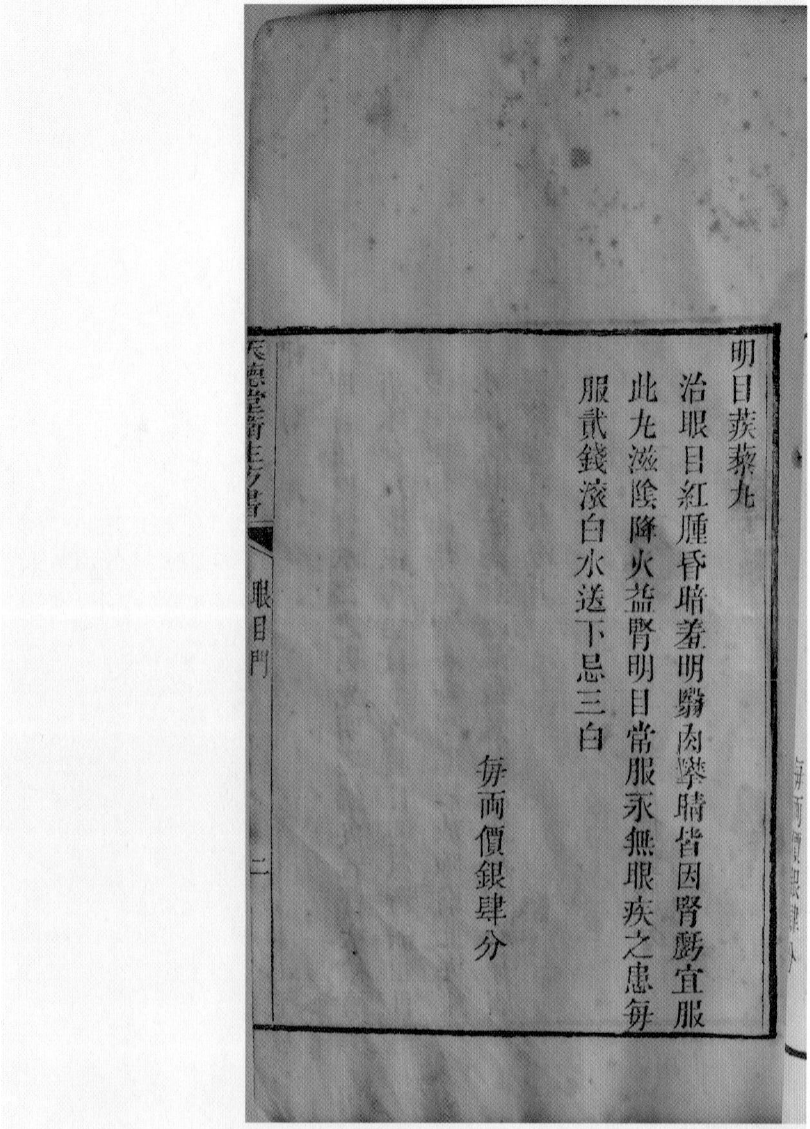

明目蒺藜丸

治眼目紅腫昏暗羞明翳肉攀睛皆因腎虧宜服此丸滋陰降火益腎明目常服永無眼疾之患每服貳錢滚白水送下忌三白

每兩價銀肆分

眼目門　二

明目蒺藜丸

治眼目红肿，昏暗羞明，翳肉攀睛，皆因肾亏，宜服此丸，滋阴降火，益肾明目，常服永无眼疾之患。每服二钱，滚白水送下。忌三白。

每两价银四分。

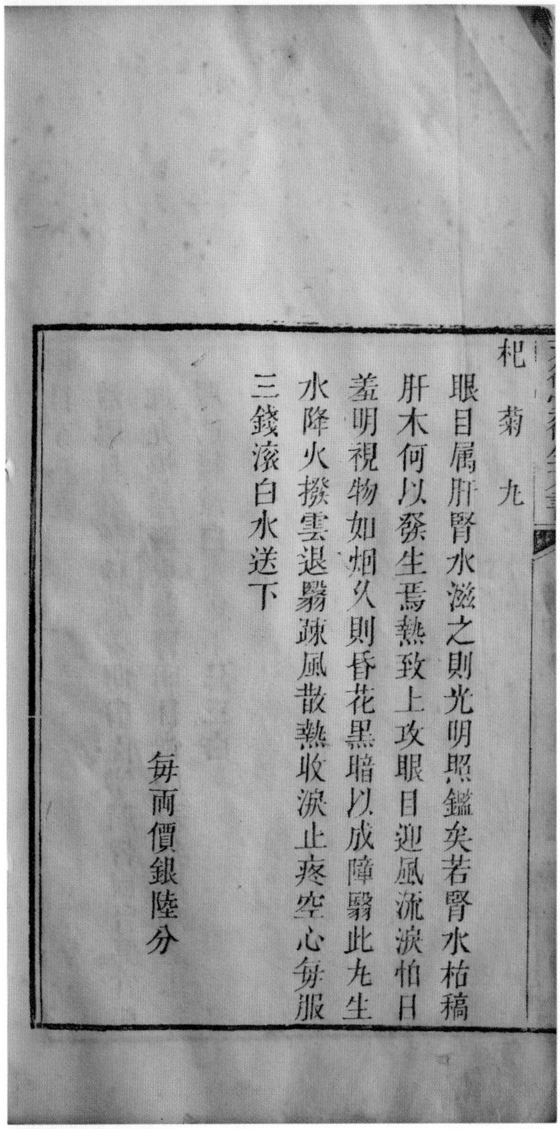
杞菊丸

眼目屬肝腎水滋之則光明照鑑矣若腎水枯槁肝木何以發生焉熱致上攻眼目迎風流淚怕日羞明視物如烟久則昏花黑暗以成障翳此丸生水降火撥雲退翳疎風散熱收淚止疼空心每服三錢滚白水送下

每两價銀陸分

杞菊丸

眼目属肝，肾水滋之，则光明照鉴矣，若肾水枯槁，肝木何以发生焉？热致上攻眼目，迎风流泪，怕日羞明，视物如烟，久则昏花黑暗，以成障翳。此丸生水降火，拨云退翳，疏风散热，收泪止疼。空心，每服三钱，滚白水送下。

每两价银六分。

清凉圓

此圓專洗爛眩風眼努肉攀睛雲翳外障迎風流淚怕日羞明暴發赤腫疼痛難忍不論老少諸般眼疾並皆擦之每用一圓入茶鍾內滾水半鍾將藥圓擦洗水冷爲度閉風片時方見奏效一圓可用三五次每次另換滾水止淚却疼如神忌燒酒發物

每圓價銀伍分

清凉圆

此圆专洗烂眩风眼，胬[1]肉攀睛，云翳外障，迎风流泪，怕日羞明，暴发赤肿，疼痛难忍，不论老少，诸般眼疾并皆擦之。每用一圆，入茶盅内，滚水半盅，将药圆擦洗，水冷为度，避[2]风片时，方见奏效。一圆可用三五次，每次另换滚水，止泪却疼如神。忌烧酒、发物。

每圆价银五分。

1 胬：原作“努”，音近而误，据文义改。下同。

2 避：原作“闭”，音近而误，据文义改。下同。

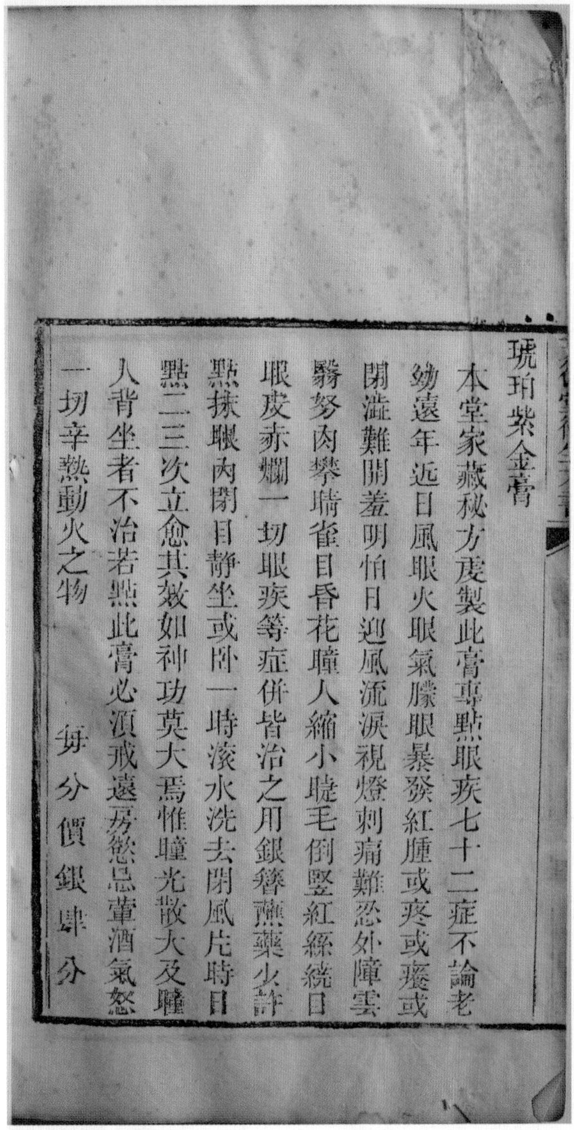

琥珀紫金膏
本堂家藏秘方虔製此膏專點眼疾七十二症不論老幼遠年近日風眼火眼氣朦眼暴發紅腫或疼或癢或閉澁難開羞明怕日迎風流淚視燈刺痛難忍外障雲翳努肉攀睛雀目昏花瞳人縮小睫毛倒竪紅絲繞目眼皮赤爛一切眼疾等症併皆治之用銀簪蘸藥少許點抹眼內閉目靜坐或卧一時滚水洗去避風片時日點二三次立愈其效如神功莫大焉惟瞳光散大及瞳人背坐者不治若點此膏必須戒遠房慾忌葷酒氣怒一切辛熱動火之物
每分價銀肆分

琥珀紫金膏

本堂家藏秘方，虔制此膏，专点眼疾七十二症。不论老幼、远年近日，风眼、火眼、气朦眼，暴发红肿，或疼或痒，或闭涩难开，羞明怕日，迎风流泪，视灯刺痛难忍，外障云翳，胬肉攀睛，雀目昏花，瞳人缩小，睫毛倒竖，红丝绕目，眼皮赤烂，一切眼疾等症，并皆治之。用银簪蘸药少许，点抹眼内，闭目静坐或卧一时，滚水洗去，避风片时，日点二三次，立愈，其效如神，功莫大焉。惟瞳光散大及瞳人背坐者，不治。若点此膏必须戒远房欲，忌荤酒、气怒、一切辛热动火之物。

每分价银四分。

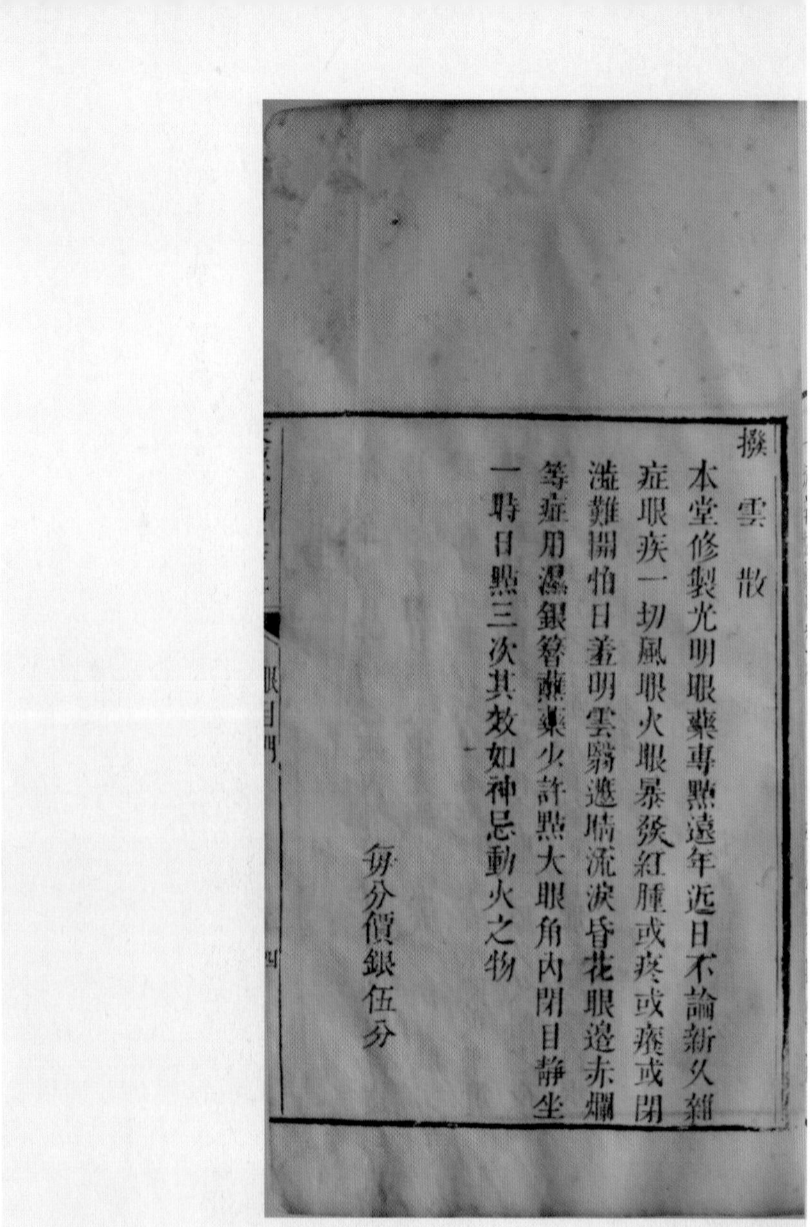
撥雲散

本堂修製光明眼藥專點遠年近日不論新久雜症眼疾一切風眼火眼暴發紅腫或疼或癢或閉澁難開怕日羞明雲翳遮睛流淚昏花眼邊赤爛等症用濕銀簪蘸藥少許點大眼角內閉目靜坐一時日點三次其效如神忌動火之物

每分價銀伍分

拨云散

本堂修制光明眼药，专点远年近日不论新久杂症眼疾，一切风眼火眼，暴发红肿，或疼或痒，或闭涩难开，怕日羞明，云翳遮睛，流泪昏花，眼边赤烂等症。用湿银簪蘸药少许，点大眼角内，闭目静坐一时，日点三次，其效如神。忌动火之物。

每分价银五分。

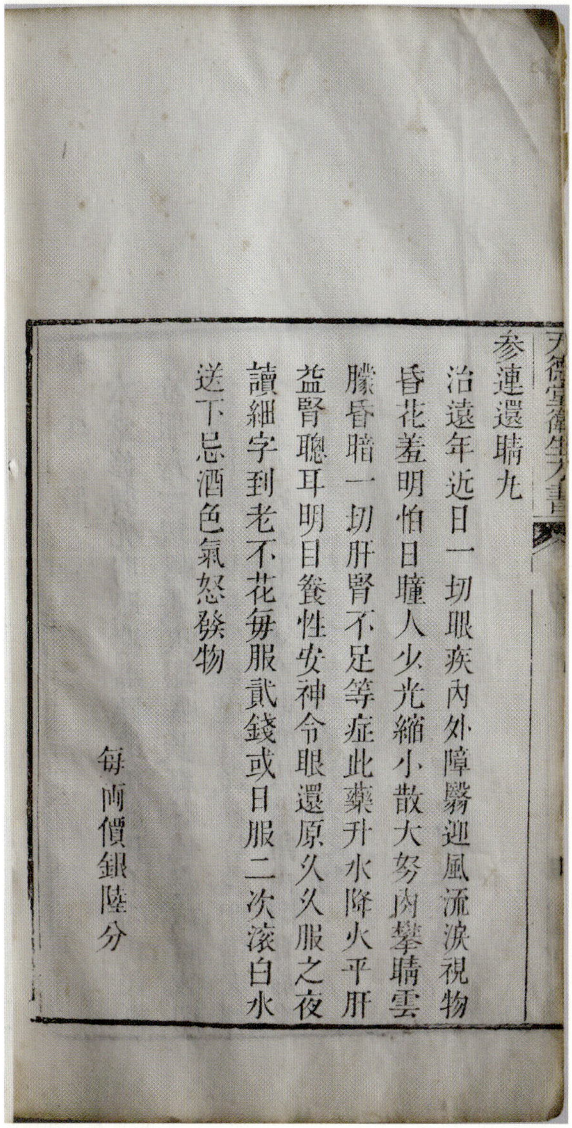

天德堂衛生方書

參連還睛丸

治遠年近日一切眼疾內外障翳迎風流淚視物昏花羞明怕日瞳人少光縮小散大努肉攀睛雲朦昏暗一切肝腎不足等症此藥升水降火平肝益腎聰耳明目養性安神令眼還原久久服之夜讀細字到老不花每服貳錢或日服二次滾白水送下忌酒色氣怒發物

每兩價銀陸分

参连还睛丸

治远年近日一切眼疾，内外障翳，迎风流泪，视物昏花，羞明怕日，瞳人少光，缩小散大，胬肉攀睛，云朦昏暗，一切肝肾不足等症。此药升水降火，平肝益肾，聪耳明目，养性安神，令眼还原，久久服之，夜读细字，到老不花。每服二钱，或日服二次，滚白水送下。忌酒色、气怒、发物。

每两价银六分。

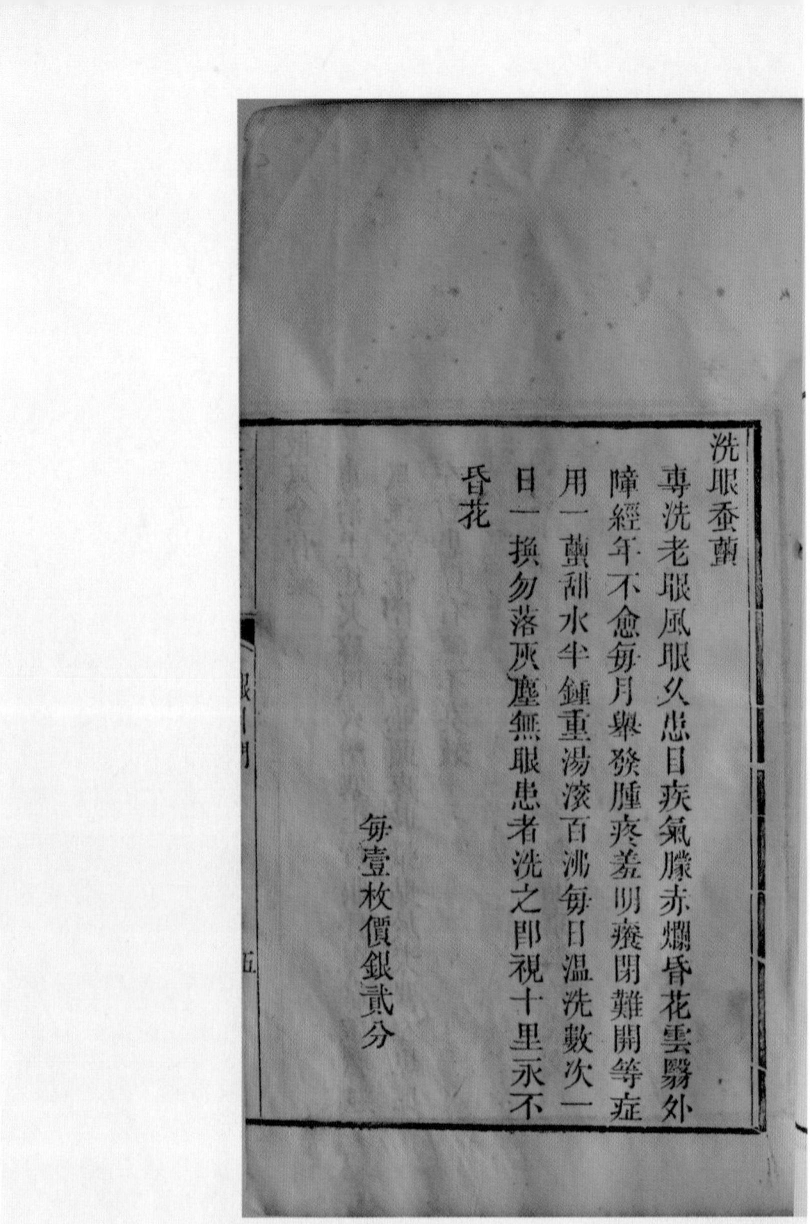

洗眼蠶繭

專洗老眼風眼久患目疾氣朦赤爛昏花雲翳外障經年不愈每月舉發腫疼羞明癢閉難開等症用一繭甜水半鍾重湯滚百沸每日温洗數次一日一换勿落灰塵無眼患者洗之即視十里永不昏花

每壹枚價銀貳分

洗眼蚕茧

专洗老眼风眼久患目疾，气朦赤烂昏花，云翳外障经年不愈，每月举发，肿疼羞明，痒闭难开等症。用一茧，甜水半盅，重汤滚百沸，每日温洗数次，一日一换，勿落灰尘，无眼患者洗之即视十里，永不昏花。

每一枚价银二分。

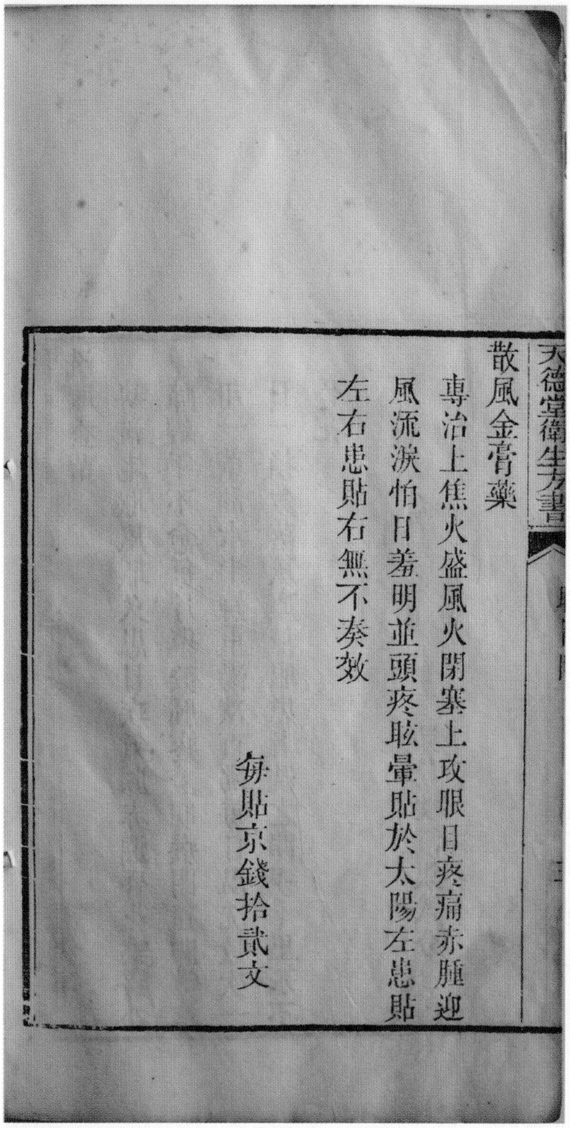

天德堂衛生方書

散風金膏藥

專治上焦火盛風火閉塞上攻眼目疼痛赤腫迎風流淚怕日羞明並頭疼眩暈貼於太陽左患貼左右患貼右無不奏效

每貼京錢拾貳文

散风金膏药

专治上焦火盛，风火闭塞，上攻眼目，疼痛赤肿，迎风流泪，怕日羞明，并头疼眩晕。贴于太阳，左患贴左，右患贴右，无不奏效。

每贴京钱十二文。

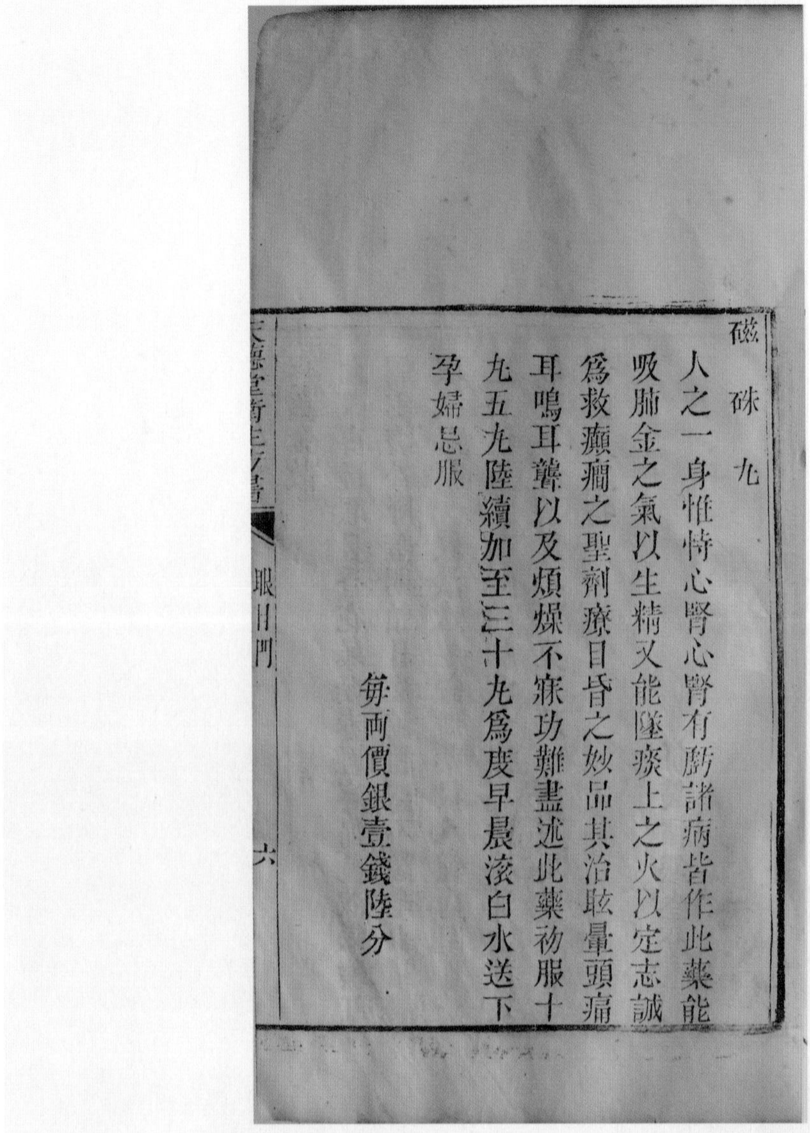

磁硃丸

人之一身惟恃心腎心腎有虧諸病皆作此藥能吸肺金之氣以生精又能墜痰上之火以定志誠爲救癲癇之聖劑療目昏之妙品其治眩暈頭痛耳鳴耳聾以及煩燥不寐功難盡述此藥初服十丸五丸陸續加至三十丸爲度早晨滚白水送下孕婦忌服

每兩價銀壹錢陸分

磁朱丸

人之一身惟恃心肾，心肾有亏，诸病皆作。此药能吸肺金之气以生精，又能坠痰上之火以定志，诚为救癫痫之圣剂，疗目昏之妙品。其治眩晕头痛，耳鸣耳聋以及烦躁不寐，功难尽述。此药初服十丸、五丸，陆续加至三十丸为度，早晨滚白水送下。孕妇忌服。

每两价银一钱六分。

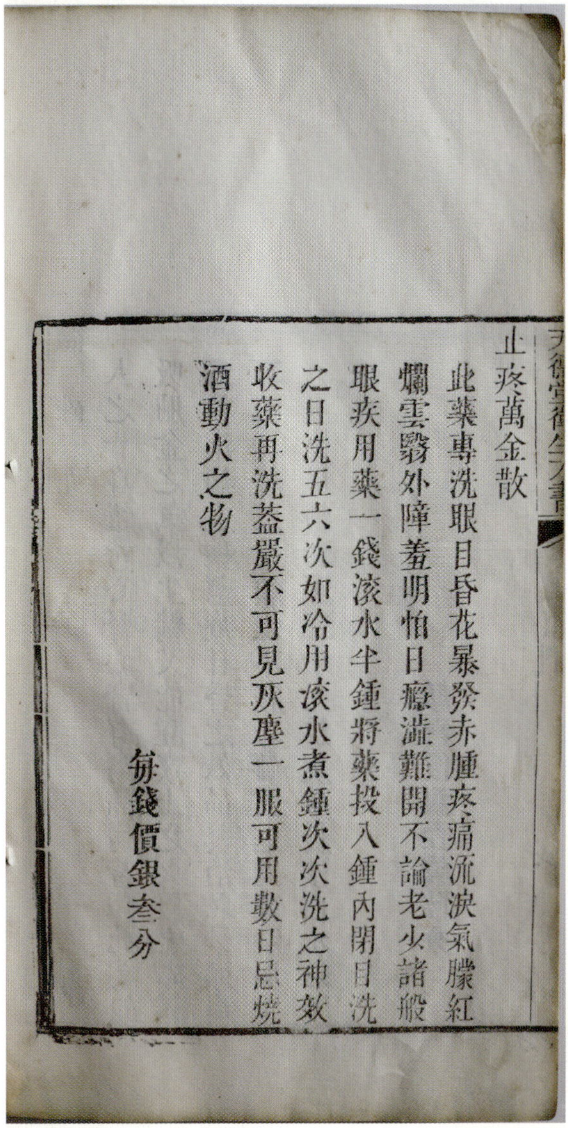

天德堂衛生方書

止疼萬金散

此藥專洗眼目昏花暴發赤腫疼痛流淚氣朦紅爛雲翳外障羞明怕日癮澁難開不論老少諸般眼疾用藥一錢滚水半鍾將藥投入鍾內閉目洗之日洗五六次如冷用滚水煮鍾次次洗之神效收藥再洗蓋嚴不可見灰塵一服可用數日忌燒酒動火之物

每錢價銀叁分

止疼万金散

此药专洗眼目昏花，暴发赤肿，疼痛流泪，气朦红烂，云翳外障，羞明怕日，瘾涩难开。不论老少诸般眼疾，用药一钱，滚水半盅，将药投入盅内，闭目洗之，日洗五六次。如冷，用滚水煮盅，次次洗之，神效。收药再洗，盖严不可见灰尘，一服可用数日。忌烧酒、动火之物。

每钱价银三分。

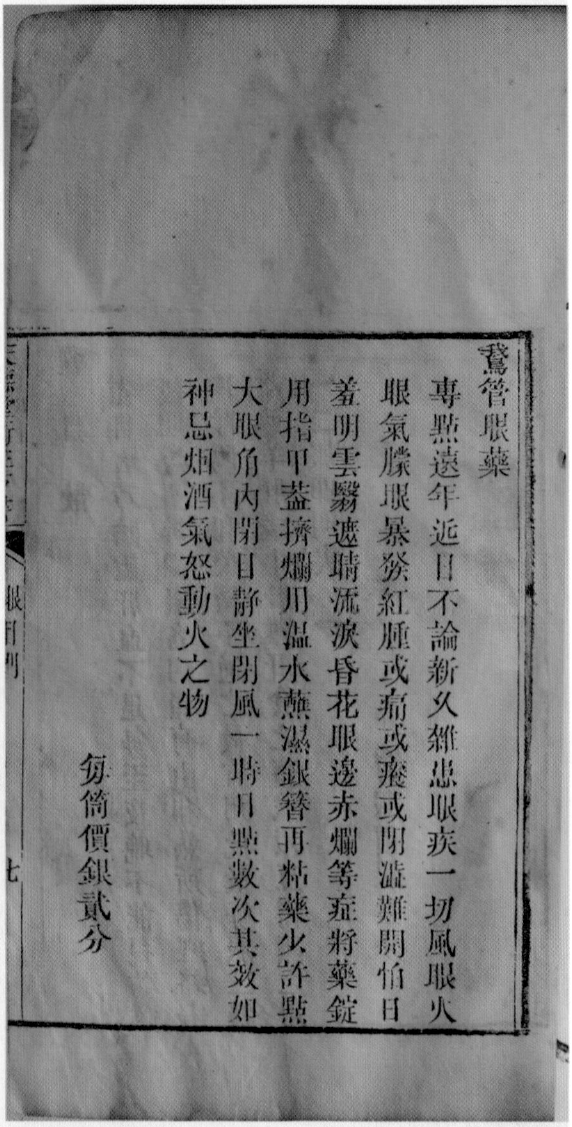

鵞管眼藥

專點遠年近日不論新久雜患眼疾一切風眼火眼氣朦眼暴發紅腫或痛或癢或閉澁難開怕日羞明雲翳遮睛流淚昏花眼邊赤爛等症將藥錠用指甲蓋擠爛用温水蘸濕銀簪再粘藥少許點大眼角内閉目静坐閉風一時日點數次其效如神忌烟酒氣怒動火之物

每筒價銀貳分

眼目門　七

鹅管眼药

专点远年近日不论新久，杂患眼疾，一切风眼、火眼、气朦眼，暴发红肿，或痛或痒，或闭涩难开，怕日羞明，云翳遮睛，流泪昏花，眼边赤烂等症。将药锭用指甲盖挤烂，用温水蘸湿银簪，再粘药少许，点大眼角内，闭目静坐，避风一时，日点数次，其效如神。忌烟酒、气怒、动火之物。

每筒价银二分。

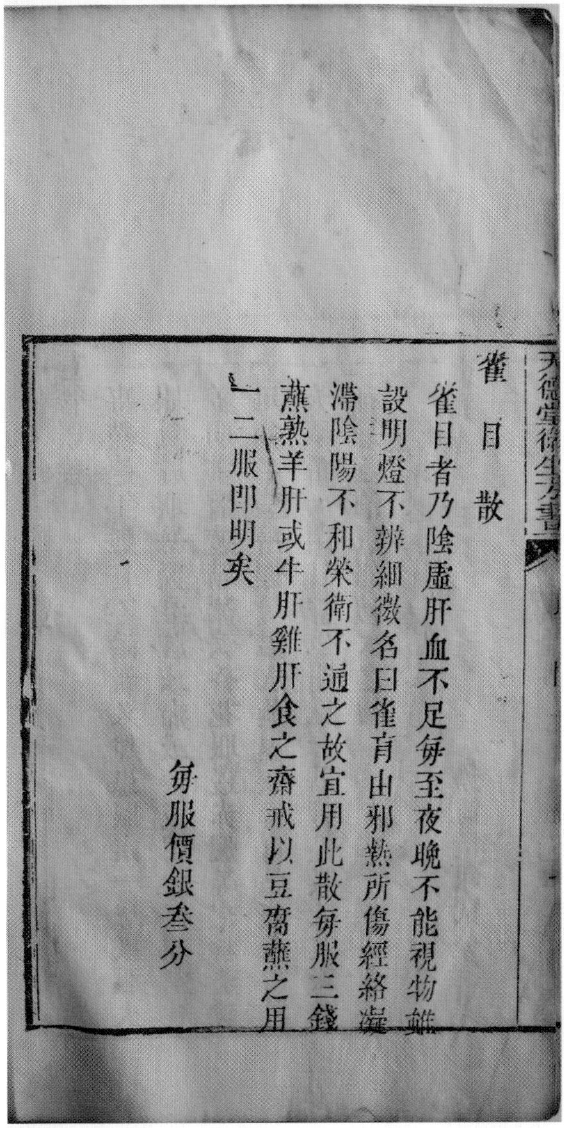

天德堂衛生方書

雀目散

雀目者乃陰虛肝血不足每至夜晚不能視物雖設明燈不辨細微名曰雀盲由邪熱所傷經絡凝滯陰陽不和榮衛不通之故宜用此散每服三錢蘸熟羊肝或牛肝雞肝食之齋戒以豆腐蘸之用一二服即明矣

每服價銀叁分

雀目散

雀目者乃阴虚肝血不足，每至夜晚不能视物，虽设明灯不辨细微，名曰“雀盲”。由邪热所伤，经络凝滞，阴阳不和，荣卫不通之故，宜用此散。每服三钱，蘸熟羊肝或牛肝、鸡肝食之，斋戒以豆腐蘸之，用一二服即明矣。

每服价银三分。

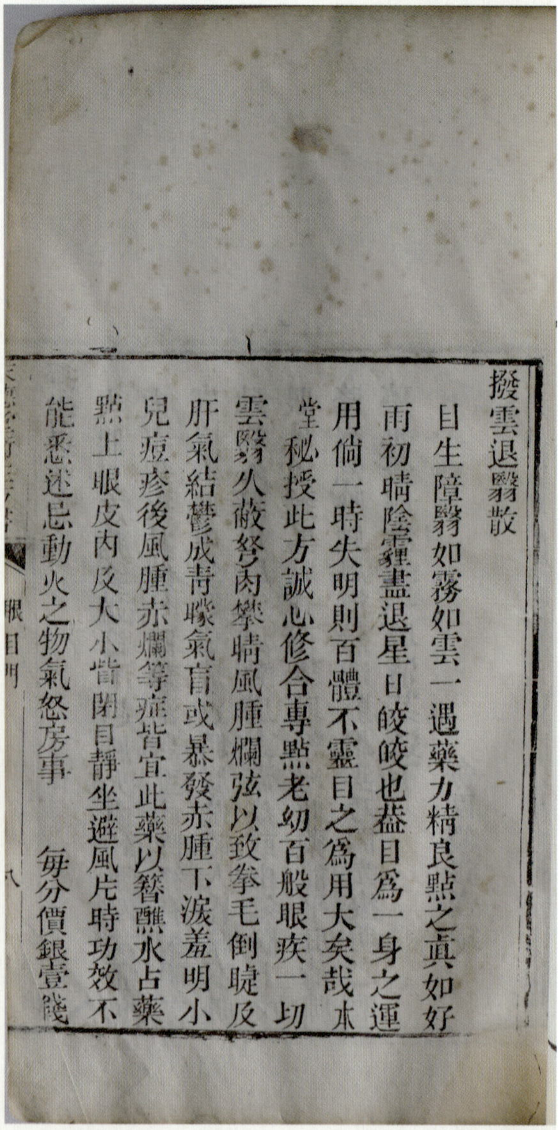

撥雲退翳散

目生障翳如霧如雲一遇藥力精良點之真如好雨初晴陰霾盡退星日皎皎也葢目爲一身之運用倘一時失明則百體不靈目之爲用大矣哉本堂秘授此方誠心修合專點老幼百般眼疾一切雲翳久蔽弩肉攀睛風腫爛弦以致拳毛倒睫及肝氣結鬱成青矇氣盲或暴發赤腫下淚羞明小兒痘疹後風腫赤爛等症皆宜此藥以簪醮水占藥點上眼皮內及大小眥閉目靜坐避風片時功效不能悉述忌動火之物氣怒房事　每分價銀壹錢

拨云退翳散

目生障翳，如雾如云，一遇药力精良点之，真如好雨初晴，阴霾尽退，星日皎皎也。盖目为一身之运用，倘一时失明则百体不灵，目之为用大矣哉。本堂秘授此方，诚心修合，专点老幼百般眼疾，一切云翳久蔽，胬[1]肉攀睛，风肿烂弦以致拳毛倒睫，及肝气结郁成青朦气盲，或暴发赤肿，下泪羞明，小儿痘疹后风肿赤烂等症皆宜。此药以簪蘸水占药，点上眼皮内及大小眦，闭目静坐，避风片时，功效不能悉述。忌动火之物、气怒、房事。

每分价银一钱。

1 胬：原作"弩"，音近而误，据文义改。下同。

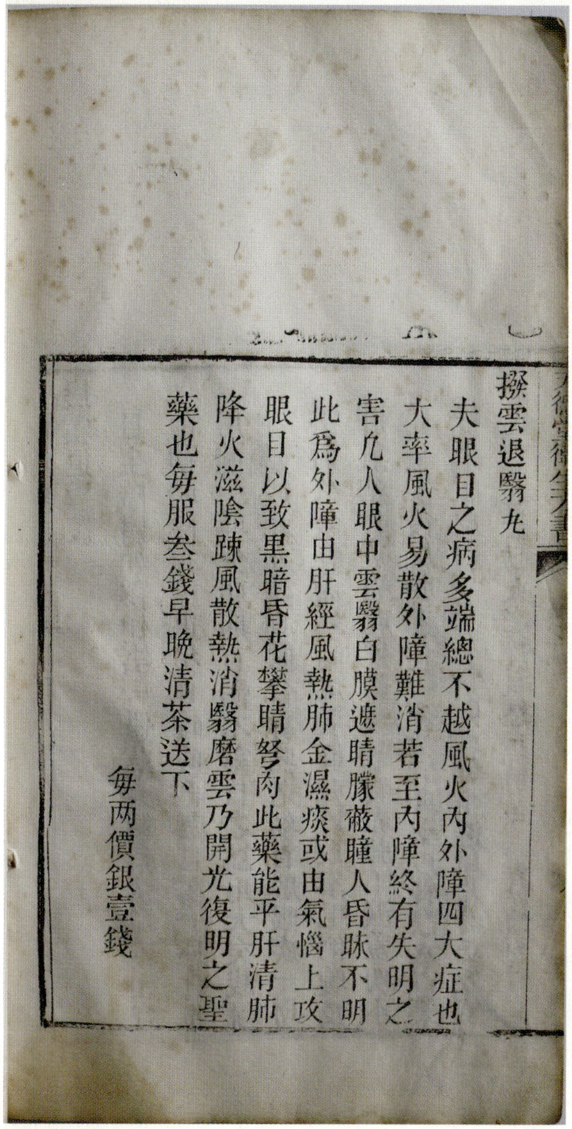
撥雲退翳丸
夫眼目之病多端總不越風火內外障四大症也大率風火易散外障難消若至內障終有失明之害凡人眼中雲翳白膜遮睛朦蔽瞳人昏眛不明此爲外障由肝經風熱肺金濕痰或由氣惱上攻眼目以致黑暗昏花攀睛胬肉此藥能平肝清肺降火滋陰疏風散熱消翳磨雲乃開光復明之聖藥也每服叁錢早晚清茶送下
每两價銀壹錢

拨云退翳丸

夫眼目之病多端，总不越风、火、内、外障四大症也。大率风火易散，外障难消，若至内障，终有失明之害。凡人眼中云翳白膜遮睛，朦蔽瞳人，昏昧不明，此为外障。由肝经风热，肺金湿痰，或由气恼上攻眼目，以致黑暗昏花，攀睛胬肉。此药能平肝清肺，降火滋阴，疏风散热，消翳磨云，乃开光复明之圣药也。每服三钱，早晚清茶送下。

每两价银一钱。

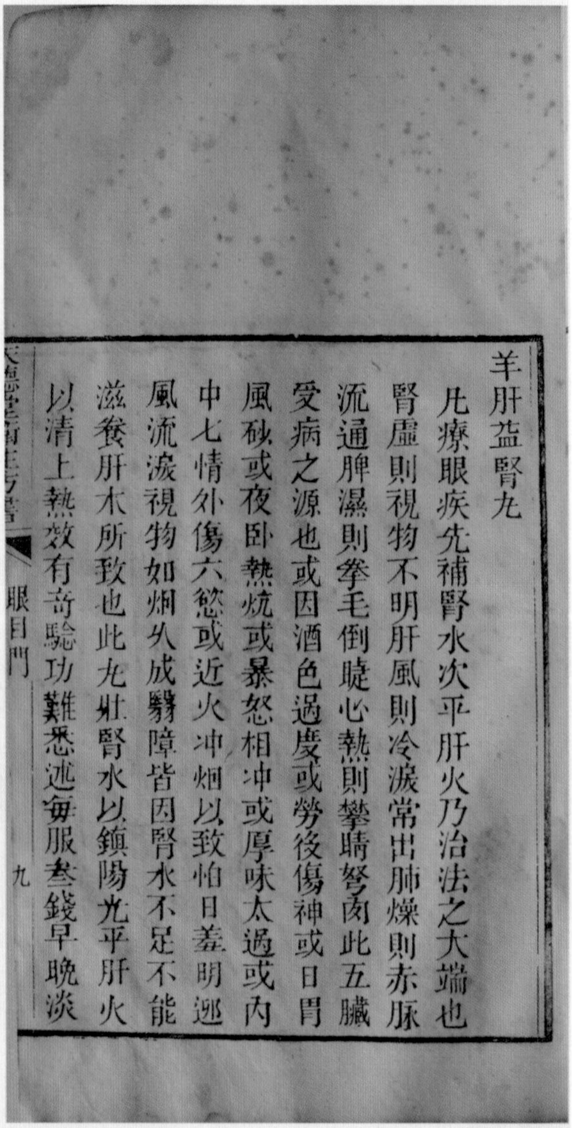

羊肝益腎丸

凡療眼疾先補腎水次平肝火乃治法之大端也腎虛則視物不明肝風則冷淚常出肺燥則赤脉流通脾濕則拳毛倒睫心熱則攀睛胬肉此五臟受病之源也或因酒色過度或勞役傷神或日冒風砂或夜卧熱炕或暴怒相冲或厚味太過或內中七情外傷六慾或近火冲烟以致怕日羞明迎風流淚視物如烟久成翳障皆因腎水不足不能滋養肝木所致也此丸壯腎水以鎮陽光平肝火以清上熱效有奇驗功難悉述每服叁錢早晚淡

眼目門 九

羊肝益肾丸

凡疗眼疾，先补肾水，次平肝火，乃治法之大端也。肾虚则视物不明，肝风则冷泪常出，肺燥则赤脉流通，脾湿则拳毛倒睫，心热则攀睛胬肉，此五脏受病之源也。或因酒色过度，或劳役伤神，或日冒风砂，或夜卧热炕，或暴怒相冲，或厚味太过，或内中七情，外伤六欲，或近火冲烟以致怕日羞明，迎风流泪，视物如烟，久成翳障，皆因肾水不足，不能滋养肝木所致也。此丸壮肾水以镇阳光，平肝火以清上热，效有奇验，功难悉述。每服三钱，早晚淡

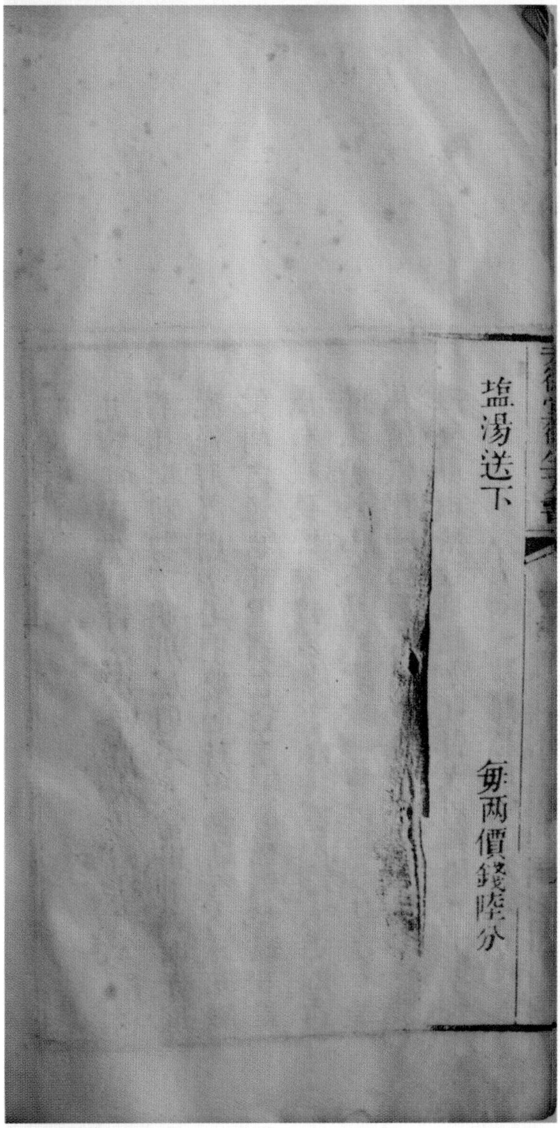
塩湯送下
每兩價錢陸分

盐汤送下。

每两价钱六分。

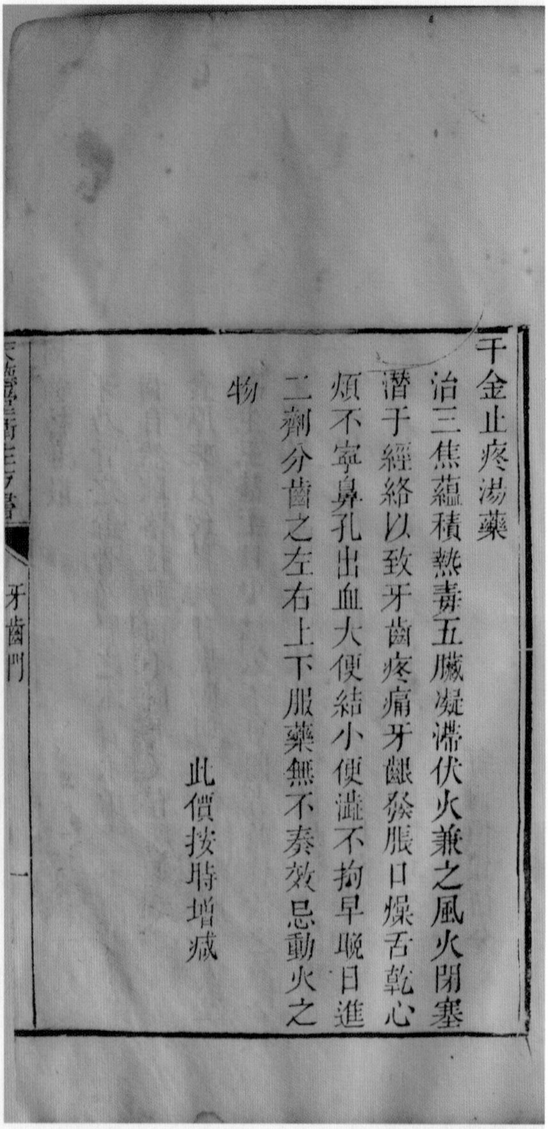

千金止疼湯藥

治三焦蘊積熱毒五臟凝滯伏火兼之風火閉塞潛于經絡以致牙齒疼痛牙齦發脹口燥舌乾心煩不寧鼻孔出血大便結小便澁不拘早晚日進二劑分齒之左右上下服藥無不奏效忌動火之物

此價按時增減

牙齒門

千金止疼汤药

治三焦蕴积热毒，五脏凝滞伏火，兼之风火闭塞潜于经络，以致牙齿疼痛，牙龈发胀，口燥舌干，心烦不宁，鼻孔出血，大便结，小便涩。不拘早晚，日进二剂，分齿之左右上下服药，无不奏效。忌动火之物。

此价按时增减。

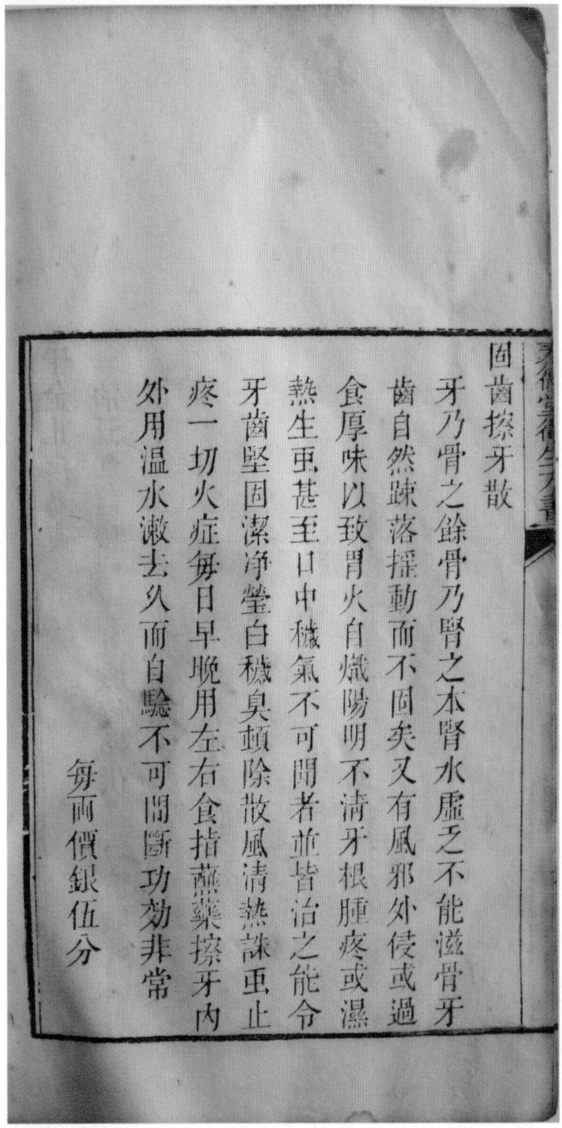

天德堂衛生方書

固齒擦牙散

牙乃骨之餘骨乃腎之本腎水虛乏不能滋骨牙齒自然踈落搖動而不固矣又有風邪外侵或過食厚味以致胃火自熾陽明不清牙根腫疼或濕熱生虫甚至口中穢氣不可聞者並皆治之能令牙齒堅固潔净瑩白穢臭頓除散風清熱誅虫止疼一切火症每日早晚用左右食指蘸藥擦牙內外用温水漱去久而自驗不可間斷功効非常

每兩價銀伍分

固齿擦牙散

牙乃骨之余，骨乃肾之本，肾水虚乏不能滋骨，牙齿自然疏落摇动而不固矣。又有风邪外侵，或过食厚味以致胃火自炽，阳明不清，牙根肿疼，或湿热生虫，甚至口中秽气不可闻者，并皆治之。能令牙齿坚固，洁净莹白，秽臭顿除，散风清热，诛虫止疼，一切火症。每日早晚，用左右食指蘸药擦牙内外，用温水漱去，久而自验，不可间断，功效非常。

每两价银五分。

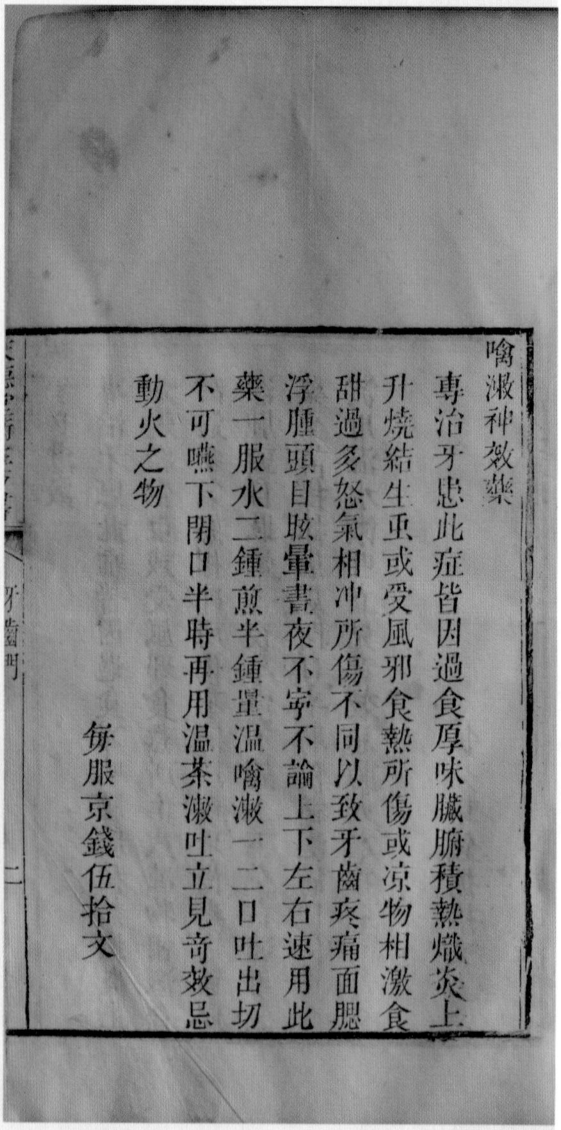

噙漱神效藥

專治牙患此症皆因過食厚味臟腑積熱熾炎上升燒結生虫或受風邪食熱所傷或凉物相激食甜過多怒氣相冲所傷不同以致牙齒疼痛面腮浮腫頭目眩暈晝夜不寧不論上下左右速用此藥一服水二鍾煎半鍾量温噙漱一二口吐出切不可嚥下閉口半時再用温茶漱吐立見奇效忌動火之物

每服京錢伍拾文

噙漱神效药

专治牙患。此症皆因过食厚味，脏腑积热，炽炎上升，烧结生虫，或受风邪，食热所伤，或凉物相激，食甜过多，怒气相冲。所伤不同，以致牙齿疼痛，面腮浮肿，头目眩晕，昼夜不宁。不论上下左右，速用此药一服，水二盅，煎半盅，量温，噙漱一二口吐出，切不可咽下，闭口半时，再用温茶漱吐，立见奇效。忌动火之物。

每服京钱五十文。

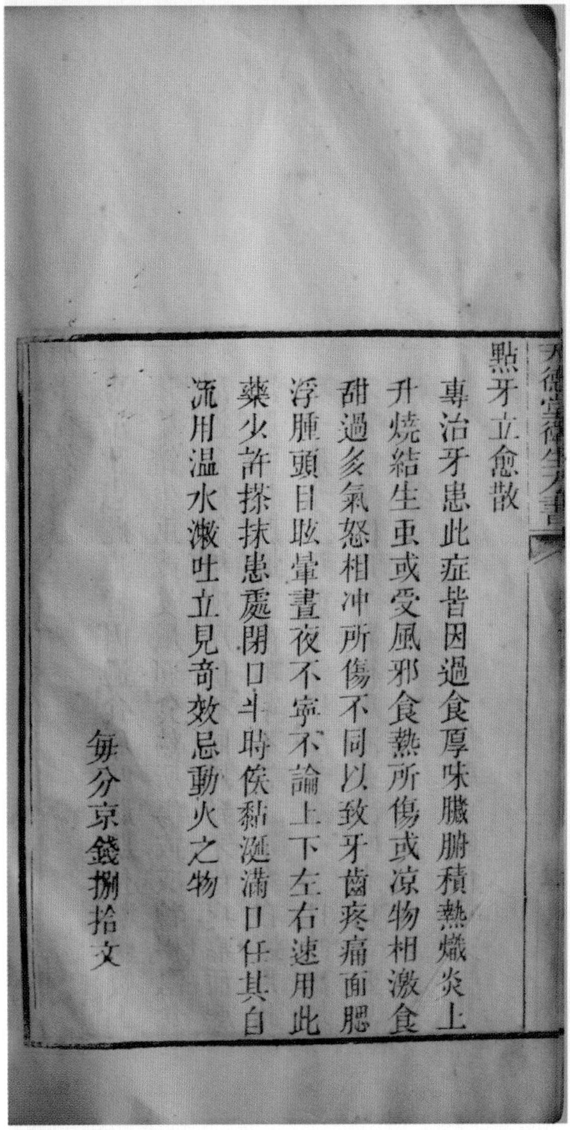

天德堂衛生方書

點牙立愈散

專治牙患此症皆因過食厚味臟腑積熱熾炎上升燒結生虫或受風邪食熱所傷或凉物相激食甜過多氣怒相冲所傷不同以致牙齒疼痛面腮浮腫頭目眩暈晝夜不寧不論上下左右速用此藥少許搽抹患處閉口半時俟黏涎滿口任其自流用温水漱吐立見奇效忌動火之物

每分京錢捌拾文

点牙立愈散

专治牙患。此症皆因过食厚味，脏腑积热，炽炎上升，烧结生虫，或受风邪、食热所伤，或凉物相激，食甜过多，气怒相冲。所伤不同，以致牙齿疼痛，面腮浮肿，头目眩晕，昼夜不宁。不论上下左右，速用此药少许，搽抹患处，闭口半时，俟黏涎满口，任其自流，温水漱吐，立见奇效。忌动火之物。

每分京钱八十文。

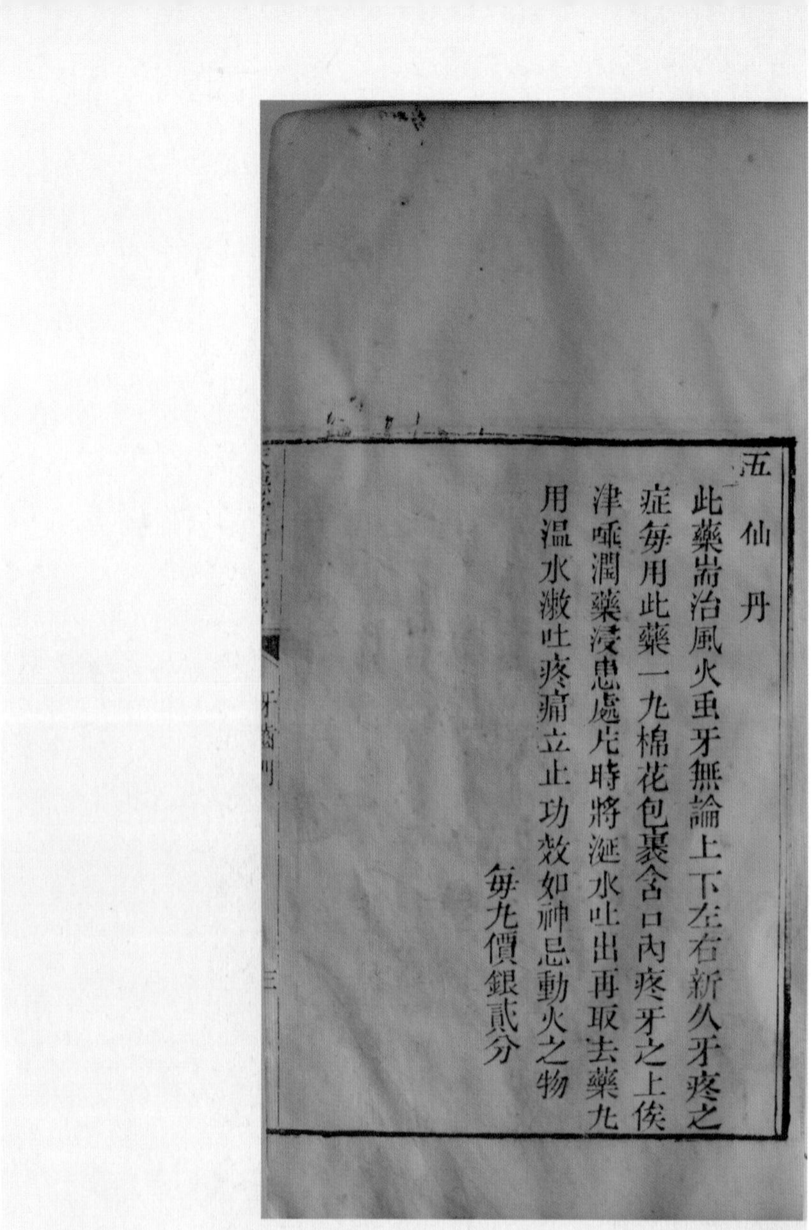
五仙丹

此藥耑治風火虫牙無論上下左右新久牙疼之症每用此藥一丸棉花包裹含口內疼牙之上俟津唾潤藥浸患處片時將涎水吐出再取去藥丸用温水漱吐疼痛立止功效如神忌動火之物

每丸價銀貳分

牙齒門　三

五仙丹

此药专治风火虫牙。无论上下左右、新久牙疼之症，每用此药一丸，棉花包裹，含口内疼牙之上，俟津唾润药，浸患处片时，将涎水吐出，再取去药丸，用温水漱吐，疼痛立止，功效如神。忌动火之物。

每丸价银二分。

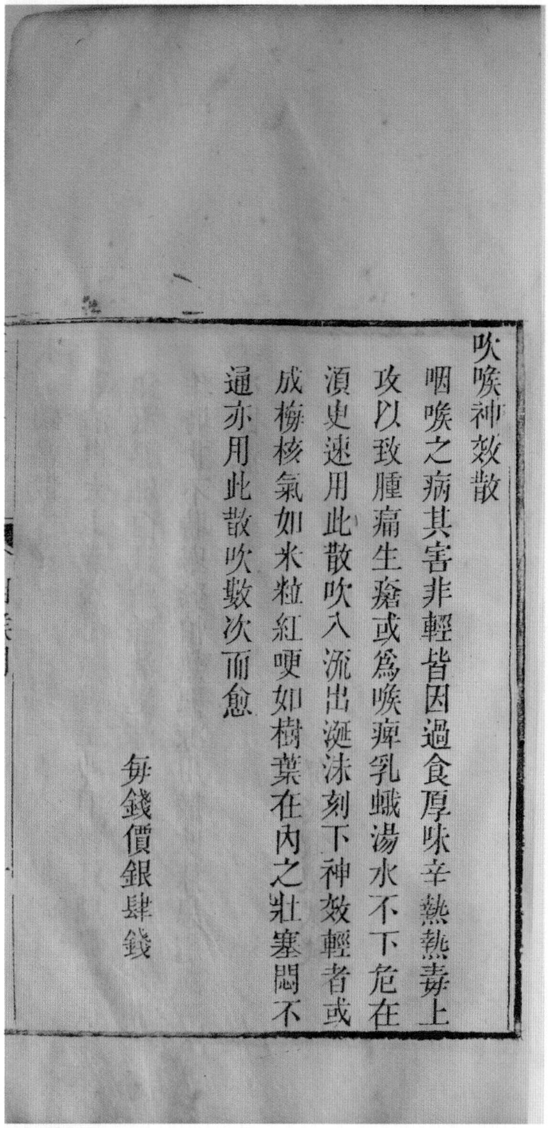
吹喉神效散

咽喉之病其害非輕皆因過食厚味辛熱熱毒上攻以致腫痛生瘡或爲喉痺乳蛾湯水不下危在須臾速用此散吹入流出涎沫刻下神效輕者或成梅核氣如米粒紅哽如樹葉在内之壯塞悶不通亦用此散吹數次而愈

每錢價銀肆錢

吹喉神效散

咽喉之病，其害非轻，皆因过食厚味辛热，热毒上攻，以致肿痛生疮，或为喉痹乳蛾，汤水不下，危在须臾，速用此散吹入，流出涎沫，刻下神效。轻者或成梅核气，如米粒，红哽如树叶在内之状，塞闷不通，亦用此散，吹数次而愈。

每钱价银四钱。

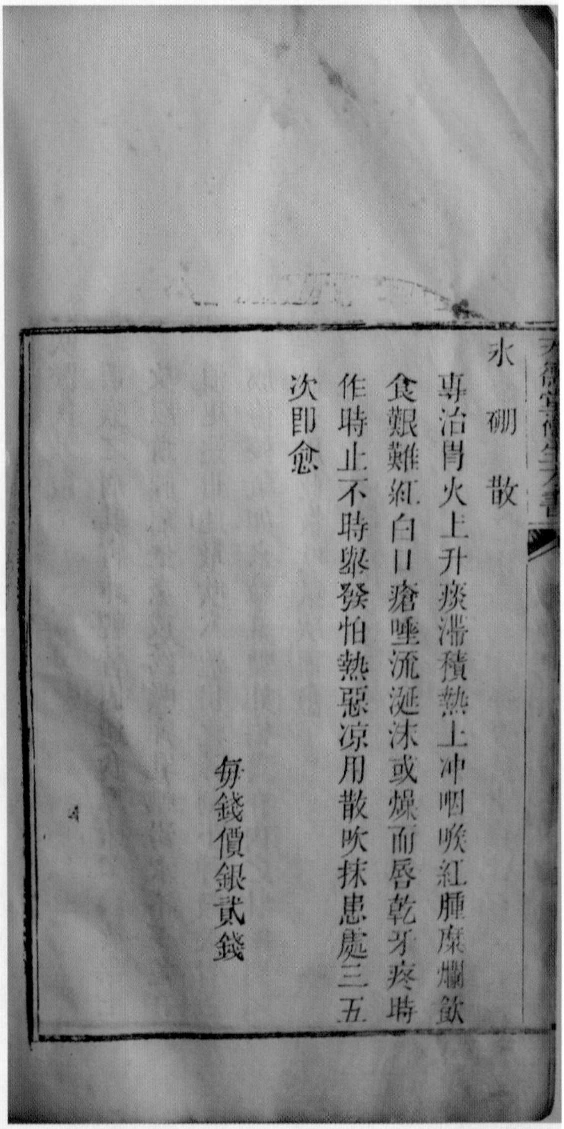
冰硼散

專治胃火上升痰滯積熱上冲咽喉紅腫糜爛飲食艱難紅白口瘡唾流涎沫或燥而唇乾牙疼時作時止不時舉發怕熱惡涼用散吹抹患處三五次即愈

每錢價銀貳錢

冰硼散

专治胃火上升，痰滞积热，上冲咽喉，红肿糜烂，饮食艰难，红白口疮，唾流涎沫，或燥而唇干，牙疼时作时止，不时举发，怕热恶凉。用散吹抹患处，三五次即愈。

每钱价银二钱。

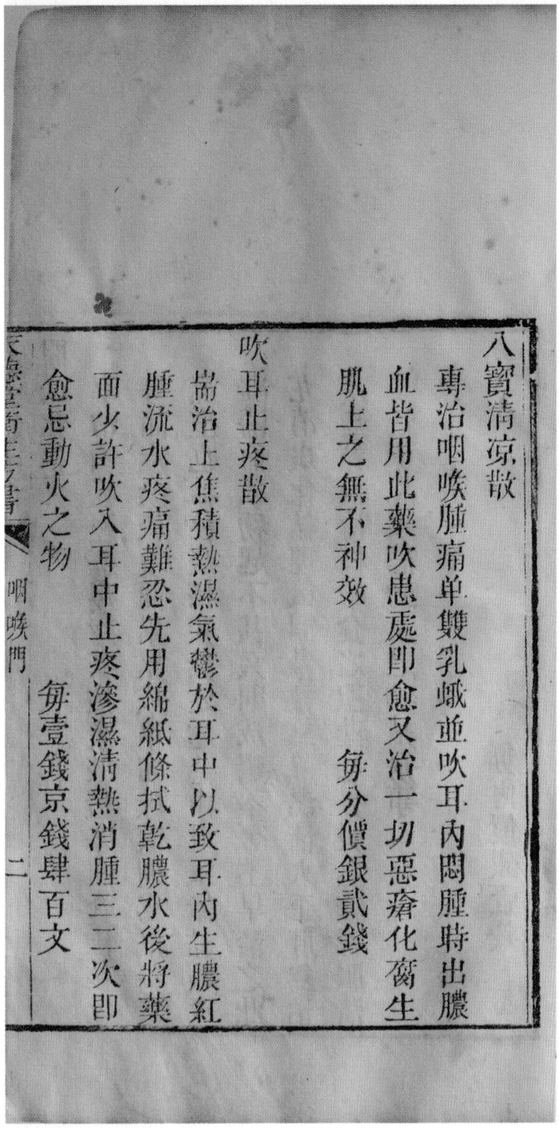

八寶清凉散

專治咽喉腫痛单雙乳蛾並吹耳內悶腫時出膿血皆用此藥吹患處即愈又治一切惡瘡化腐生肌上之無不神效　每分價銀貳錢

吹耳止疼散

專治上焦積熱濕氣鬱於耳中以致耳內生膿紅腫流水疼痛難忍先用綿紙條拭乾膿水後將藥面少許吹入耳中止疼滲濕清熱消腫三二次即愈忌動火之物　每壹錢京錢肆百文

咽喉門　二

八宝清凉散

专治咽喉肿痛，单双乳蛾，并吹耳内。闷肿，时出脓血，皆用此药吹患处即愈。又治一切恶疮，化腐生肌，上之无不神效。

每分价银二钱。

吹耳止疼散

专治上焦积热，湿气郁于耳中，以致耳内生脓，红肿流水，疼痛难忍。先用绵纸条拭干脓水后，将药面少许吹入耳中，止疼渗湿，清热消肿，三二次即愈。忌动火之物。

每一钱京钱四百文。

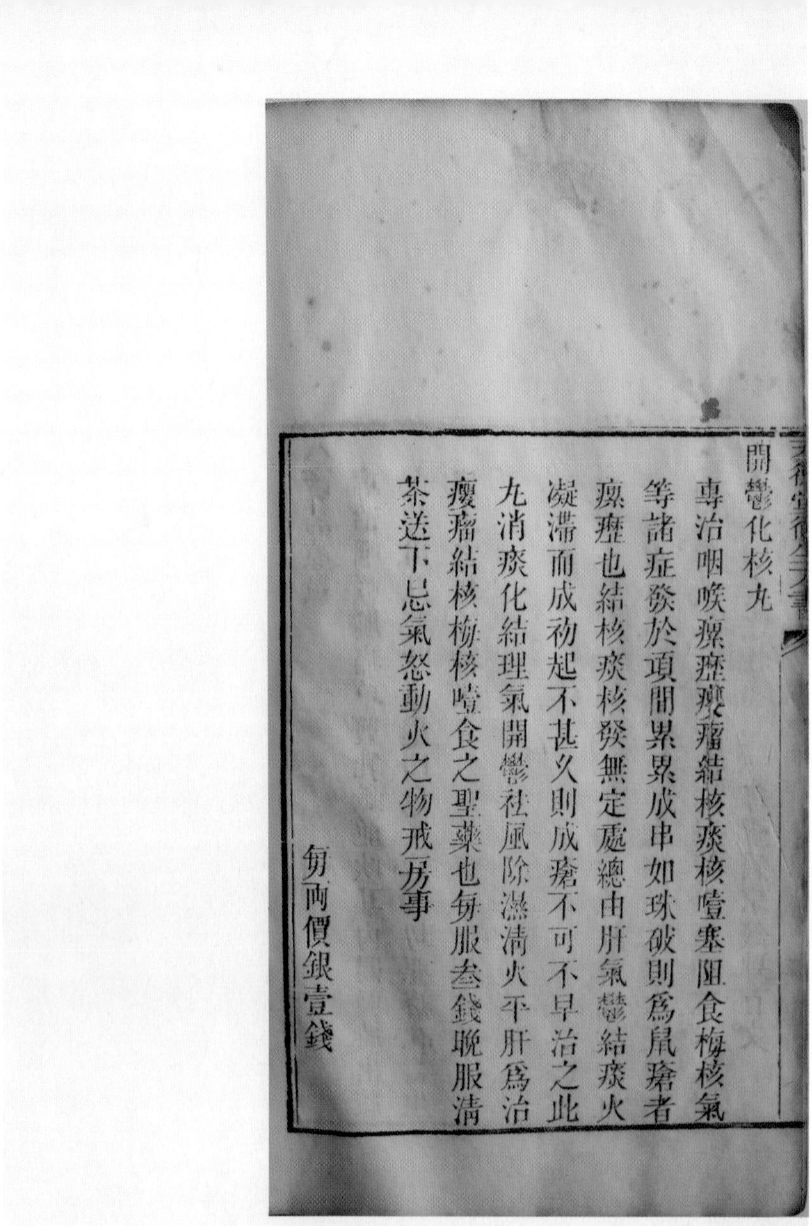

開鬱化核丸

專治咽喉瘰癧癭瘤結核痰核噎塞阻食梅核氣等諸症發於項間累累成串如珠破則爲鼠瘡者瘰癧也結核痰核發無定處總由肝氣鬱結痰火凝滯而成初起不甚久則成瘡不可不早治之此丸消痰化結理氣開鬱袪風除濕清火平肝爲治癭瘤結核梅核噎食之聖藥也每服叁錢晚服清茶送下忌氣怒動火之物戒房事

每兩價銀壹錢

开郁化核丸

专治咽喉瘰疬瘿瘤，结核痰核，噎塞阻食，梅核气等诸症。发于项间，累累成串，如珠破则为鼠疮者，瘰疬也。结核痰核发无定处，总由肝气郁结，痰火凝滞而成，初起不甚，久则成疮，不可不早治之。此丸消痰化结，理气开郁，祛风除湿，清火平肝，为治瘿瘤、结核、梅核、噎食之圣药也。每服三钱，晚服，清茶送下。忌气怒、动火之物，戒房事。

每两价银一钱。

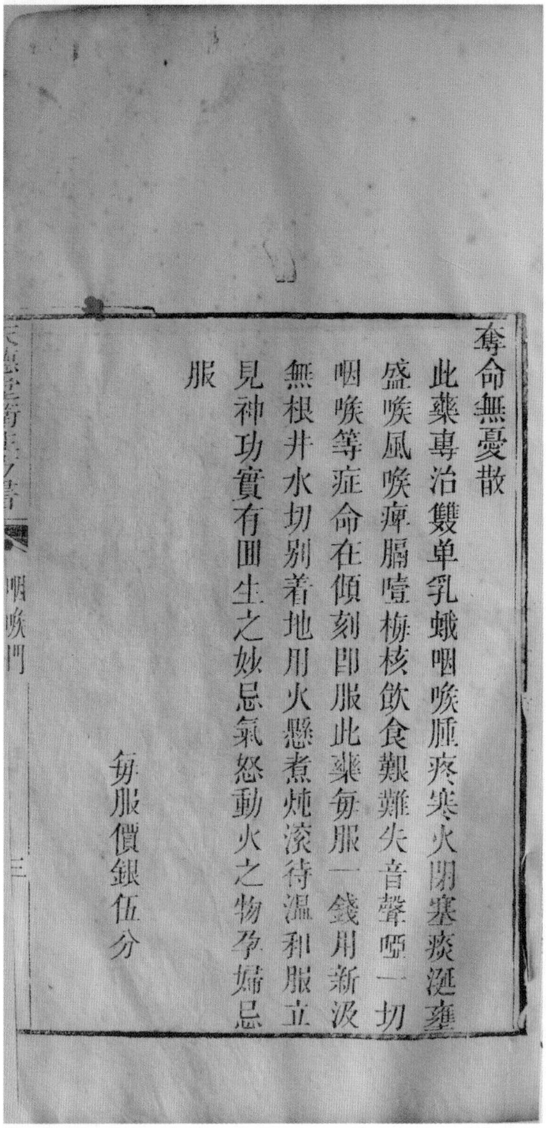

奪命無憂散

此藥專治雙单乳蛾咽喉腫疼寒火閉塞痰涎壅盛喉風喉痺膈噎梅核飲食艱難失音聲啞一切咽喉等症命在傾刻即服此藥每服一錢用新汲無根井水切别着地用火懸煮炖滚待温和服立見神功實有回生之妙忌氣怒動火之物孕婦忌服

每服價銀伍分

咽喉門 三

夺命无忧散

此药专治双单乳蛾，咽喉肿疼，寒火闭塞，痰涎壅盛，喉风喉痹，膈噎梅核，饮食艰难，失音声哑，一切咽喉等症，命在顷刻，即服此药。每服一钱，用新汲无根井水，切别着地，用火悬煮炖滚，待温和服，立见神功，实有回生之妙。忌气怒、动火之物，孕妇忌服。

每服价银五分。

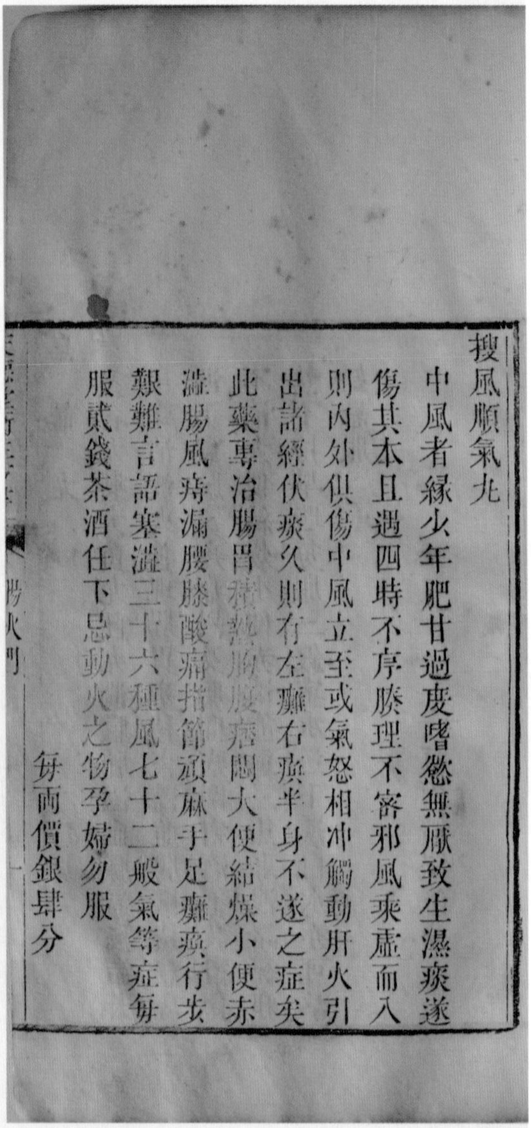
搜風順氣丸
中風者緣少年肥甘過度嗜慾無厭致生濕痰遂傷其本且遇四時不序腠理不密邪風乘虛而入則內外俱傷中風立至或氣怒相冲觸動肝火引出諸經伏痰久則有左癱右瘓半身不遂之症矣此藥專治腸胃積熱胸腹痞悶大便結燥小便赤澁腸風痔漏腰膝酸痛指節頑麻手足癱瘓行步艱難言語蹇澁三十六種風七十二般氣等症每服貳錢茶酒任下忌動火之物孕婦勿服
每兩價銀肆分

搜风顺气丸

中风者，缘少年肥甘过度，嗜欲无厌，致生湿痰，遂伤其本，且遇四时不序，腠理不密，邪风乘虚而入，则内外俱伤，中风立至。或气怒相冲，触动肝火，引出诸经伏痰，久则有左瘫右痪，半身不遂之症矣。此药专治肠胃积热，胸腹痞闷，大便结燥，小便赤涩，肠风痔漏，腰膝酸痛，指节顽麻，手足瘫痪，行步艰难，言语蹇涩，三十六种风，七十二般气等症。每服二钱，茶酒任下。忌动火之物，孕妇勿服。

每两价银四分。

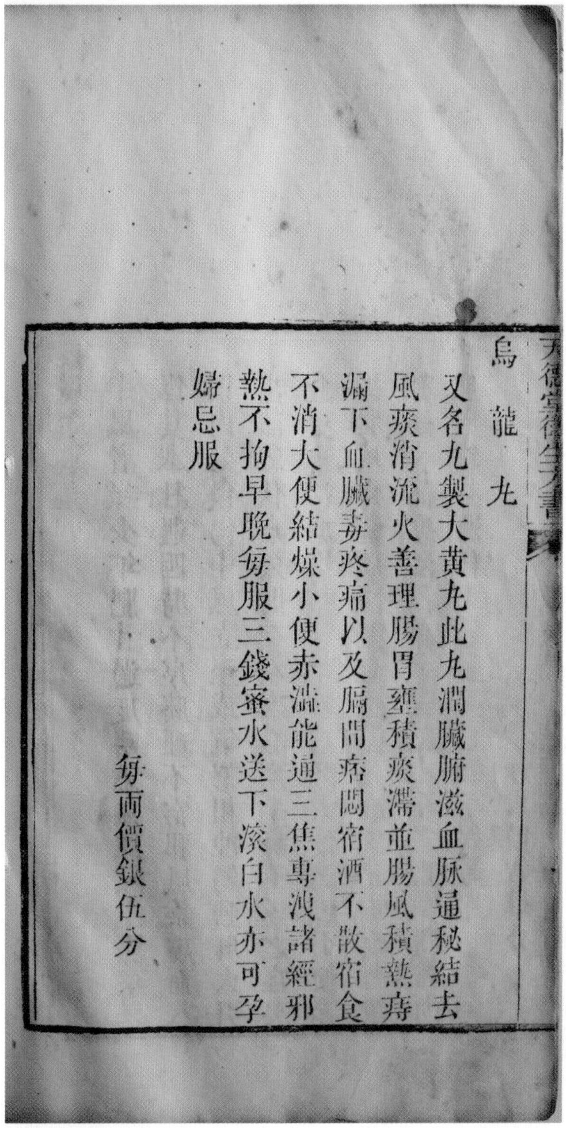
天德堂衛生方書

烏龍丸

又名九製大黄丸此丸潤臟腑滋血脉通秘結去風痰消流火善理腸胃壅積痰滯並腸風積熱痔漏下血臟毒疼痛以及膈間痞悶宿酒不散宿食不消大便結燥小便赤澁能通三焦專瀉諸經邪熱不拘早晚每服三錢蜜水送下滚白水亦可孕婦忌服

每兩價銀伍分

乌龙丸

又名“九制大黄丸”。此丸润脏腑，滋血脉，通秘结，去风痰，消流火，善理肠胃壅积，痰滞，并肠风积热，痔漏下血，脏毒疼痛，以及膈间痞闷，宿酒不散，宿食不消，大便结燥，小便赤涩，能通三焦，专泻诸经邪热。不拘早晚，每服三钱，蜜水送下，滚白水亦可。孕妇忌服。

每两价银五分。

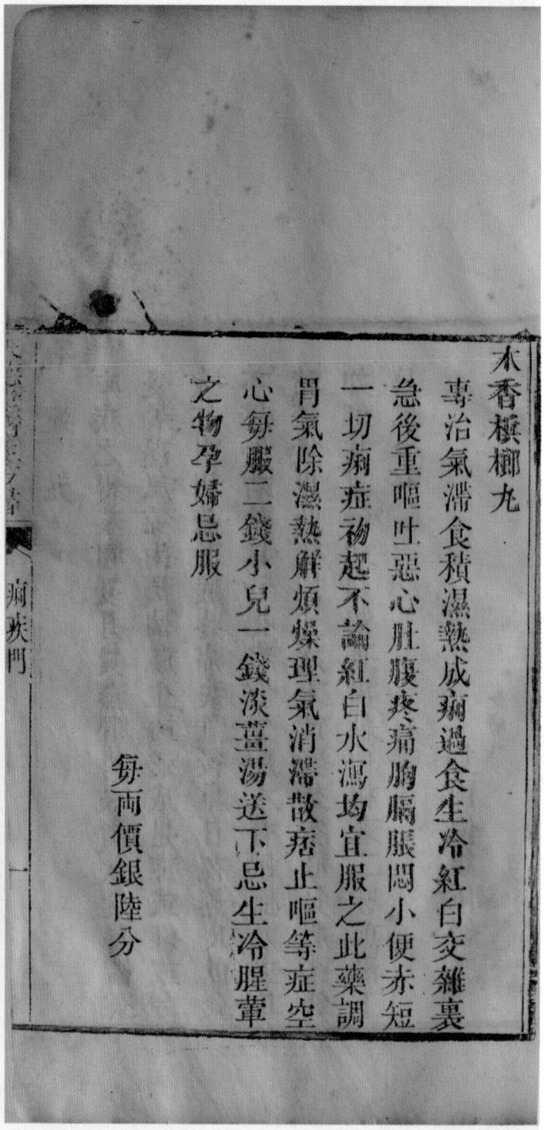
木香檳榔丸

專治氣滯食積濕熱成痢過食生冷紅白交雜裏急後重嘔吐惡心肚腹疼痛胸膈脹悶小便赤短一切痢症初起不論紅白水瀉均宜服之此藥調胃氣除濕熱解煩燥理氣消滯散痞止嘔等症空心每服二錢小兒一錢淡薑湯送下忌生冷腥葷之物孕婦忌服

每兩價銀陸分

痢疾門

木香槟榔丸

专治气滞食积，湿热成痢，过食生冷，红白交杂，里急后重，呕吐恶心，肚腹疼痛，胸膈胀闷，小便赤短，一切痢症初起，不论红白水泻，均宜服之。此药调胃气，除湿热，解烦躁，理气消滞，散痞止呕等症。空心，每服二钱，小儿一钱，淡姜汤送下。忌生冷、腥荤之物，孕妇忌服。

每两价银六分。

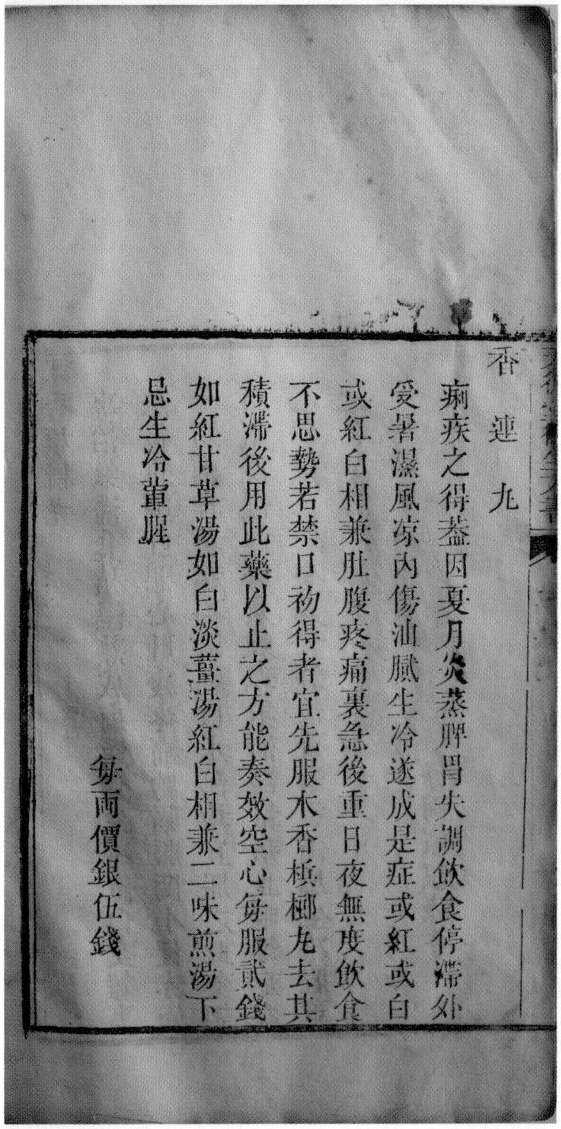

香連丸

痢疾之得葢因夏月炎蒸脾胃失調飲食停滯外受暑濕風凉內傷油膩生冷遂成是症或紅或白或紅白相兼肚腹疼痛裏急後重日夜無度飲食不思勢若禁口初得者宜先服木香檳榔丸去其積滯後用此藥以止之方能奏效空心每服貳錢如紅甘草湯如白淡薑湯紅白相兼二味煎湯下忌生冷葷腥

每兩價銀伍錢

香连丸

痢疾之得，盖因夏月炎蒸，脾胃失调，饮食停滞，外受暑湿风凉，内伤油腻生冷，遂成是症。或红或白，或红白相兼，肚腹疼痛，里急后重，日夜无度，饮食不思，势若禁口，初得者宜先服木香槟榔丸，去其积滞，后用此药以止之，方能奏效。空心，每服二钱，如红，甘草汤；如白，淡姜汤；红白相兼，二味煎汤下。忌生冷荤腥。

每两价银五钱。

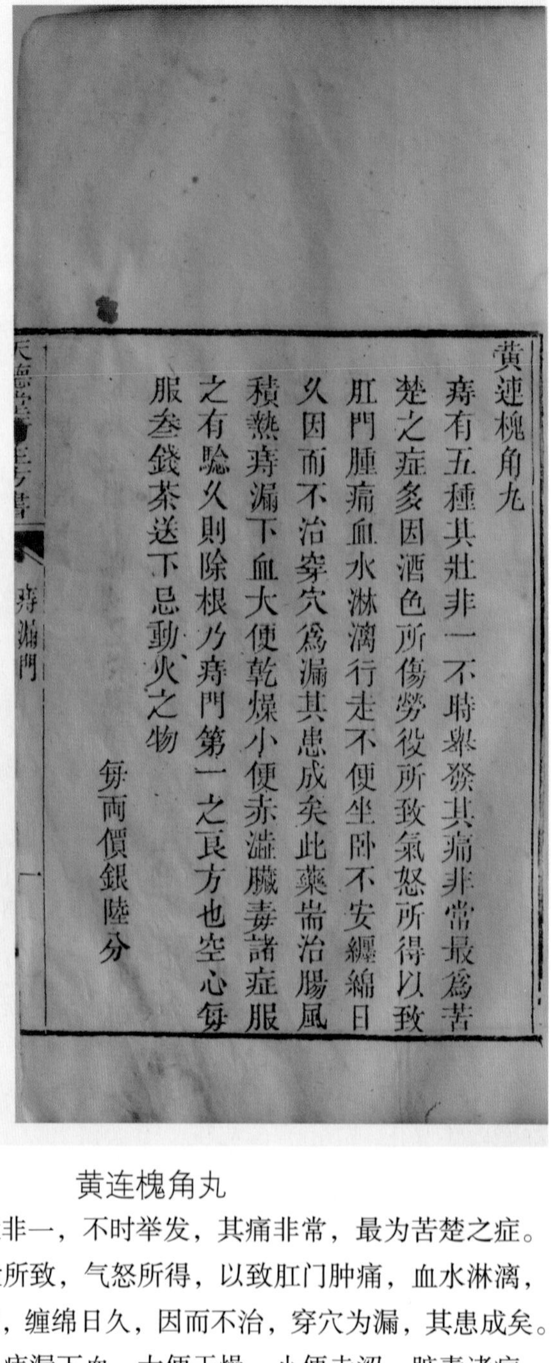
黃連槐角丸
痔有五種其狀非一不時舉發其痛非常最爲苦楚之症多因酒色所傷勞役所致氣怒所得以致肛門腫痛血水淋漓行走不便坐卧不安纏綿日久因而不治穿穴爲漏其患成矣此藥耑治腸風積熱痔漏下血大便乾燥小便赤澁臟毒諸症服之有驗久則除根乃痔門第一之良方也空心每服叁錢茶送下忌動火之物
每兩價銀陸分
痔漏門

黄连槐角丸

痔有五种，其状非一，不时举发，其痛非常，最为苦楚之症。多因酒色所伤，劳役所致，气怒所得，以致肛门肿痛，血水淋漓，行走不便，坐卧不安，缠绵日久，因而不治，穿穴为漏，其患成矣。此药专治肠风积热，痔漏下血，大便干燥，小便赤涩，脏毒诸症，服之有验，久则除根，乃痔门第一之良方也。空心，每服三钱，茶送下。忌动火之物。

每两价银六分。

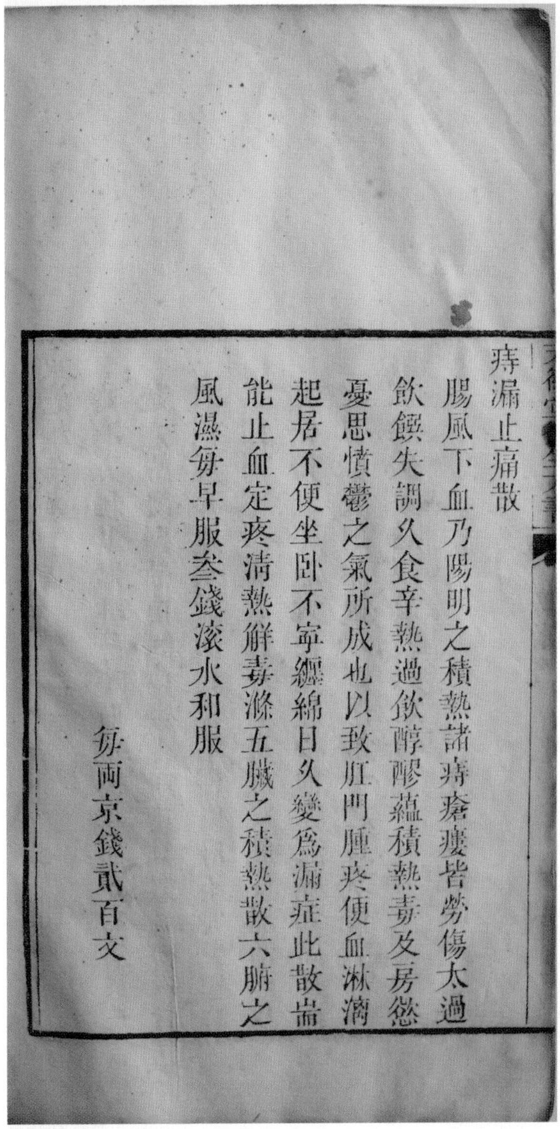
痔漏止痛散
腸風下血乃陽明之積熱諸痔瘡瘻皆勞傷太過飲饌失調久食辛熱過飲醇醪蘊積熱毒及房慾憂思憤鬱之氣所成也以致肛門腫疼便血淋漓起居不便坐卧不寧纏綿日久變爲漏症此散耑能止血定疼清熱解毒滌五臟之積熱散六腑之風濕每早服叁錢滾水和服
每兩京錢貳百文

痔漏止痛散

肠风下血，乃阳明之积热。诸痔疮瘘，皆劳伤太过，饮馔失调，久食辛热，过饮醇醪，蕴积热毒，及房欲、忧思、愤郁之气所成也，以致肛门肿疼，便血淋漓，起居不便，坐卧不宁，缠绵日久，变为漏症。此散专能止血定疼，清热解毒，涤五脏之积热，散六腑之风湿。每早服三钱，滚水和服。

每两京钱二百文。

分清五淋丸

專治小便渾濁淋漓作痛壅塞脹滿舉之則痛按之不倒便出濁物如精如血或如米泔豆汁或膏淋如膿或如砂石米粒粉糊相似隨濁而下痛澀不已或癃閉不通如是等症皆膀胱邪熱之所致也此藥大能疏利下元調暢水道真五淋之要藥也空心每服叁錢燈心湯送下忌燒酒動火之物

每兩價銀伍分

淋症門

分清五淋丸

专治小便浑浊，淋漓作痛，壅塞胀满，举之则痛，按之不倒，便出浊物，如精如血，或如米泔、豆汁，或膏淋如脓，或如砂石、米粒、粉糊相似，随浊而下，痛涩不已，或癃闭不通，如是等症，皆膀胱邪热之所致也。此药大能疏利下元，调畅水道，真五淋之要药也。空心，每服三钱，灯心汤送下。忌烧酒、动火之物。

每两价银五分。

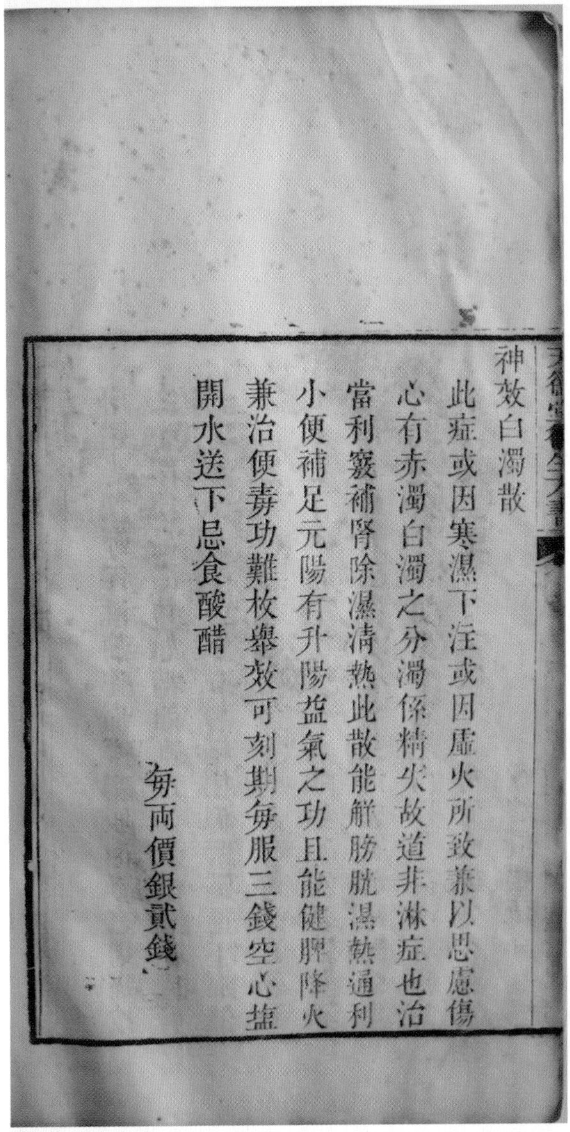

神效白濁散

此症或因寒濕下注或因虛火所致兼以思慮傷心有赤濁白濁之分濁係精失故道非淋症也治當利竅補腎除濕清熱此散能解膀胱濕熱通利小便補足元陽有升陽益氣之功且能健脾降火兼治便毒功難枚舉效可刻期每服三錢空心鹽開水送下忌食酸醋

每两價銀貳錢

神效白浊散

此症或因寒湿下注，或因虚火所致，兼以思虑伤心。有赤浊白浊之分，浊系精失故道，非淋症也。治当利窍补肾，除湿清热。此散能解膀胱湿热，通利小便，补足元阳，有升阳益气之功，且能健脾降火，兼治便毒，功难枚举，效可刻期。每服三钱，空心，盐开水送下。忌食酸醋。

每两价银二钱。

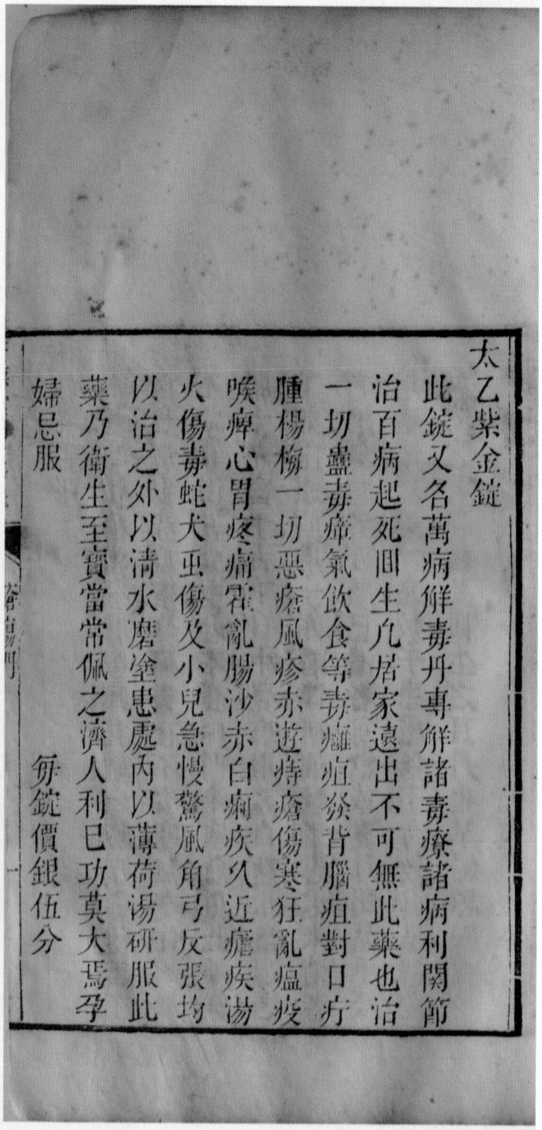
太乙紫金錠

此錠又名萬病觧毒丹專觧諸毒療諸病利關節治百病起死回生凡居家遠出不可無此藥也治一切蠱毒瘴氣飲食等毒癰疽發背腦疽對口疔腫楊梅一切惡瘡風疹赤遊痔瘡傷寒狂亂瘟疫喉痺心胃疼痛霍亂腸沙赤白痢疾久近瘧疾湯火傷毒蛇犬虫傷及小兒急慢驚風角弓反張均以治之外以清水磨塗患處內以薄荷湯研服此藥乃衛生至寶當常佩之濟人利已功莫大焉孕婦忌服

每錠價銀伍分

太乙紫金锭

此锭又名“万病解毒丹”，专解诸毒，疗诸病，利关节，治百病，起死回生，凡居家远出，不可无此药也。治一切蛊毒瘴气，饮食等毒，痈疽发背，脑疽对口，疔肿杨梅，一切恶疮风疹，赤游痔疮，伤寒狂乱，瘟疫喉痹，心胃疼痛，霍乱肠痧，赤白痢疾，久近疟疾，汤火伤毒，蛇犬虫伤，及小儿急慢惊风，角弓反张，均以治之。外以清水磨涂患处，内以薄荷汤研服。此药乃卫生至宝，当常佩之，济人利己，功莫大焉。孕妇忌服。

每锭价银五分。

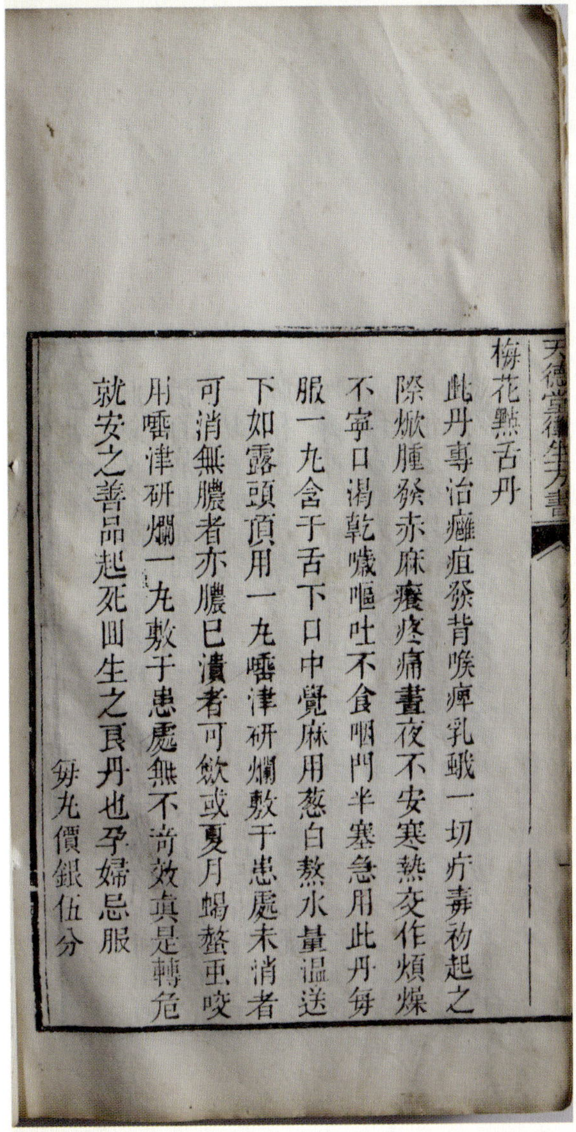

天德堂衛生方書

梅花點舌丹

此丹專治癰疽發背喉痺乳蛾一切疔毒初起之際焮腫發赤麻癢疼痛晝夜不安寒熱交作煩燥不寧口渴乾嘈嘔吐不食咽門半塞急用此丹每服一丸含于舌下口中覺麻用葱白熬水量溫送下如露頭頂用一丸唾津研爛敷于患處未消者可消無膿者亦膿已潰者可歛或夏月蝎螫虫咬用唾津研爛一丸敷于患處無不奇效真是轉危就安之善品起死回生之良丹也孕婦忌服

每丸價銀伍分

梅花点舌丹

此丹专治痈疽发背，喉痹乳蛾。一切疔毒初起之际，焮肿发赤，麻痒疼痛，昼夜不安，寒热交作，烦躁不宁，口渴干嘈，呕吐不食，咽门半塞，急用此丹。每服一丸，含于舌下，口中觉麻，用葱白熬水量温送下。如露头顶用一丸，唾津研烂敷于患处，未消者可消，无脓者亦脓，已溃者可敛。或夏月蝎螫虫咬，用唾津研烂一丸，敷于患处，无不奇效，真是转危就安之善品，起死回生之良丹也。孕妇忌服。

每丸价银五分。

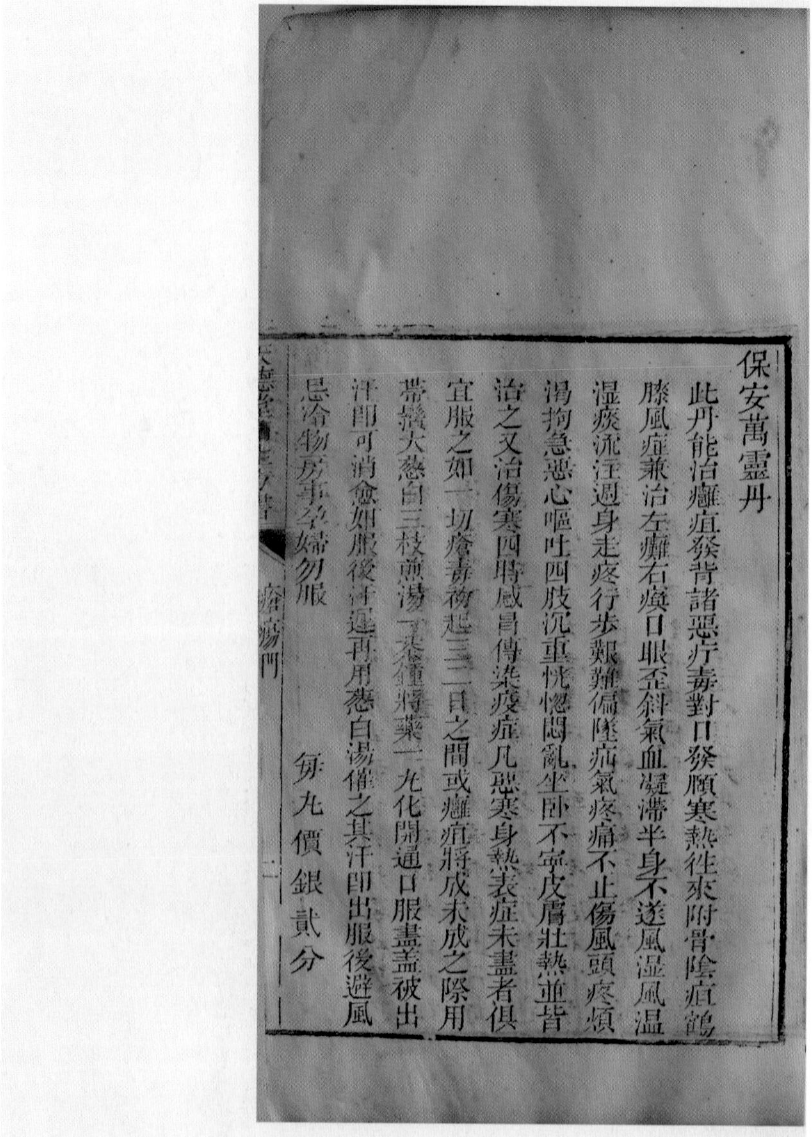
保安萬靈丹
此丹能治癰疽發背諸惡疔毒對口發頤寒熱往來附骨陰疽鶴膝風症兼治左癱右瘓口眼歪斜氣血凝滯半身不遂風濕風溫濕痰流注週身走疼行步艱難偏墜疝氣疼痛不止傷風頭疼煩渴拘急惡心嘔吐四肢沉重恍惚悶亂坐卧不寧皮膚壯熱並皆治之又治傷寒四時感冒傳染疫症凡惡寒身熱表症未盡者俱宜服之如一切瘡毒初起三二日之間或癰疽將成未成之際用帶鬚大葱白三枝煎湯一茶鍾將藥一丸化開通口服盡蓋被出汗即可消愈如服後汗遲再用葱白湯催之其汗即出服後避風忌冷物房事孕婦勿服
每丸價銀貳分

保安万灵丹

此丹能治痈疽发背，诸恶疔毒，对口发颐，寒热往来，附骨阴疽，鹤膝风症，兼治左瘫右痪，口眼歪斜，气血凝滞，半身不遂，风湿风温，湿痰流注，周身走疼，行步艰难，偏坠疝气，疼痛不止，伤风头疼，烦渴拘急，恶心呕吐，四肢沉重，恍惚闷乱，坐卧不宁，皮肤壮热，并皆治之。又治伤寒，四时感冒，传染疫症，凡恶寒身热表症未尽者，俱宜服之。如一切疮毒初起三二日之间，或痈疽将成未成之际，用带须大葱白三枝煎汤一茶盅，将药一丸化开，通口服尽，盖被出汗即可消愈。如服后汗迟，再用葱白汤催之，其汗即出，服后避风。忌冷物、房事，孕妇勿服。

每丸价银二分。

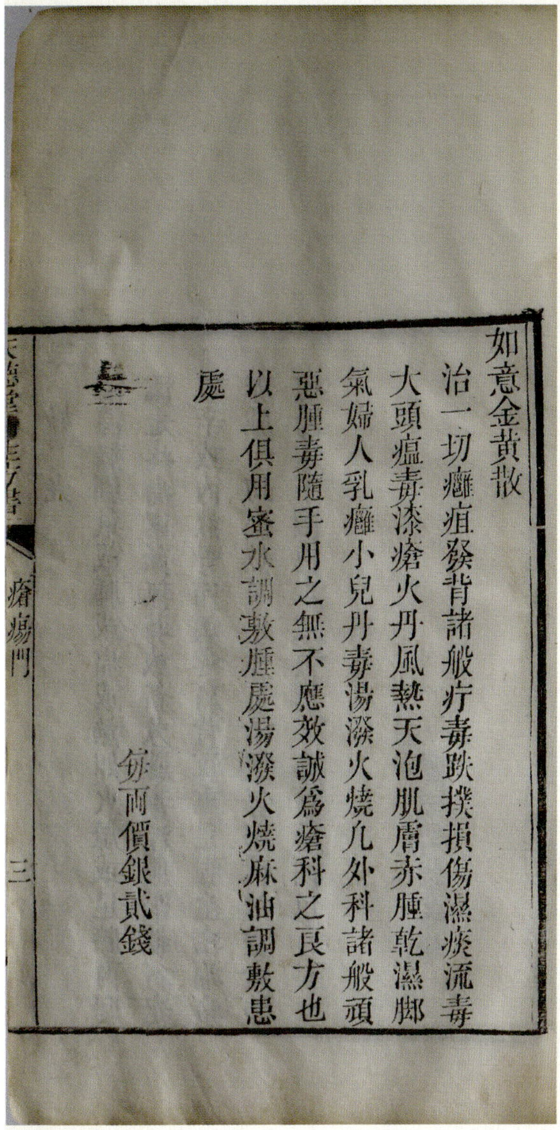

如意金黄散

治一切癰疽發背諸般疔毒跌撲損傷濕痰流毒大頭瘟毒漆瘡火丹風熱天泡肌膚赤腫乾濕脚氣婦人乳癰小兒丹毒湯潑火燒凡外科諸般頑惡腫毒隨手用之無不應效誠爲瘡科之良方也以上俱用蜜水調敷腫處湯潑火燒麻油調敷患處

每兩價銀貳錢

瘡瘍門 三

如意金黄散

治一切痈疽发背，诸般疔毒，跌扑损伤，湿痰流毒，大头瘟毒，漆疮火丹，风热天泡，肌肤赤肿，干湿脚气，妇人乳痈，小儿丹毒，汤泼火烧，凡外科诸般顽恶肿毒，随手用之，无不应效，诚为疮科之良方也。以上俱用蜜水调敷肿处，汤泼火烧，麻油调敷患处。

每两价银二钱。

二妙丸

治濕熱脚氣或腫或痛或熱如火燎或足膝兩腿流走疼痛舉發無時或新久臁毒浮腫酸軟行走艱辛或內熱骨節煩疼肩背沉重足脛生瘡痛癢赤腫一切濕熱等症並皆治之每服貳錢空心淡盐湯送下滚白水或黄酒下亦可忌酒色

每兩價銀肆分

二妙丸

治湿热脚气，或肿或痛，或热如火燎，或足膝两腿流走疼痛，举发无时，或新久臁毒浮肿酸软，行走艰辛，或内热骨节烦疼，肩背沉重，足胫生疮，痛痒赤肿，一切湿热等症，并皆治之。每服二钱，空心，淡盐汤送下，滚白水或黄酒下亦可。忌酒色。

每两价银四分。

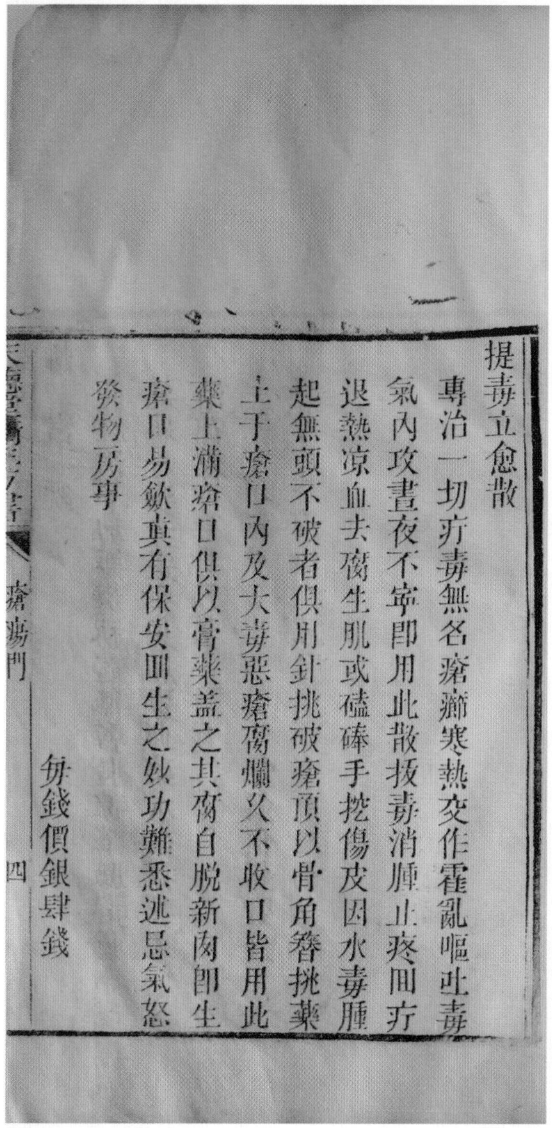

提毒立愈散

專治一切疔毒無名瘡疖寒熱交作霍亂嘔吐毒氣內攻晝夜不寧即用此散拔毒消腫止疼回疔退熱凉血去腐生肌或磕碰手挖傷皮因水毒腫起無頭不破者俱用針挑破瘡頂以骨角簪挑藥上于瘡口內及大毒惡瘡腐爛久不收口皆用此藥上滿瘡口俱以膏藥蓋之其腐自脫新肉即生瘡口易斂真有保安回生之妙功難悉述忌氣怒發物房事

每錢價銀肆錢

提毒立愈散

专治一切疔毒，无名疮疖，寒热交作，霍乱呕吐，毒气内攻，昼夜不宁，即用此散拔毒消肿，止疼回疔，退热凉血，去腐生肌。或磕碰[1]手挖伤皮，因水毒肿起无头不破者，俱用针挑破疮顶，以骨角簪挑药上于疮口内，及大毒恶疮腐烂久不收口，皆用此药上满疮口，俱以膏药盖之，其腐自脱，新肉即生，疮口易敛，真有保安回生之妙，功难悉述。忌气怒、发物、房事。

每钱价银四钱。

1 据上下文，当为“碰”义。

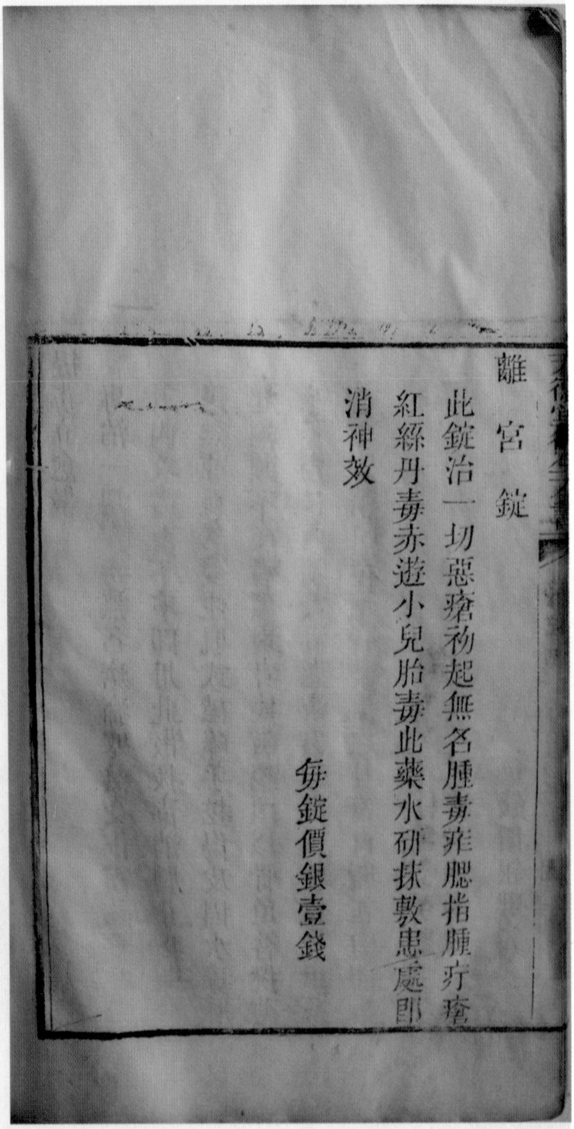
離宮錠
此錠治一切惡瘡初起無名腫毒痄腮指腫疔瘡紅絲丹毒赤遊小兒胎毒此藥水研抹敷患處即消神效
每錠價銀壹錢

离宫锭

此锭治一切恶疮初起，无名肿毒，痄腮指肿，疔疮红丝，丹毒赤游，小儿胎毒。此药水研，抹敷患处即消，神效。

每锭价银一钱。

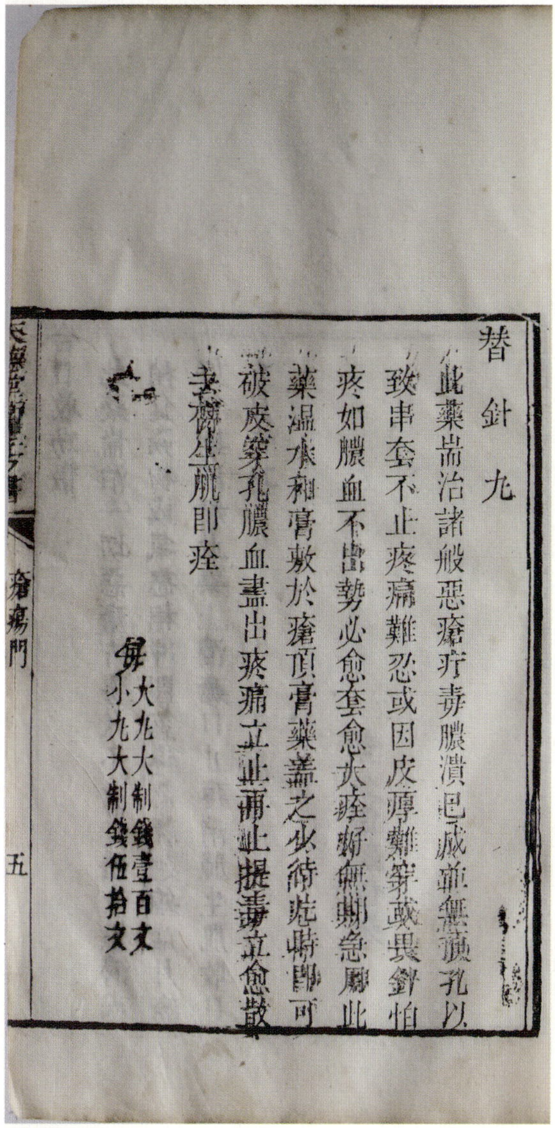
替針丸

此藥専治諸般惡瘡疔毒膿潰已成並無頂孔以致串套不止疼痛難忍或因皮厚難穿或畏針怕疼如膿血不出勢必愈套愈大痊好無期急用此藥温水和膏敷於瘡頂膏藥蓋之少待片時即可破皮穿孔膿血盡出疼痛立止再上提毒立愈散去腐生肌即痊

每大丸大制錢壹百文
小丸大制錢伍拾文

瘡瘍門　五

替针丸

此药专治诸般恶疮疔毒，脓溃已成，并无顶孔，以致串套不止，疼痛难忍，或因皮厚难穿，或畏针怕疼，如脓血不出，势必愈套愈大，痊好无期，急用此药。温水和膏，敷于疮顶，膏药盖之，少待片时，即可破皮穿孔，脓血尽出，疼痛立止，再上提毒立愈散去腐生肌，即痊。

每大丸大制钱一百文（小丸大制钱五十文）。

合口收功散
此藥專治一切惡瘡疔毒久不收口膿水淋漓或
稍食發物或氣怒相沖即忽疼忽腫延綿歲月痊
好無期即將此藥上滿瘡口止疼消腫生肌收口
立見奇功
每分價銀伍分

合口收功散

此药专治一切恶疮疔毒久不收口，脓水淋漓，或稍食发物，或气怒相冲，即忽疼忽肿，延绵岁月，痊好无期。即将此药上满疮口，止疼消肿，生肌收口，立见奇功。

每分价银五分。

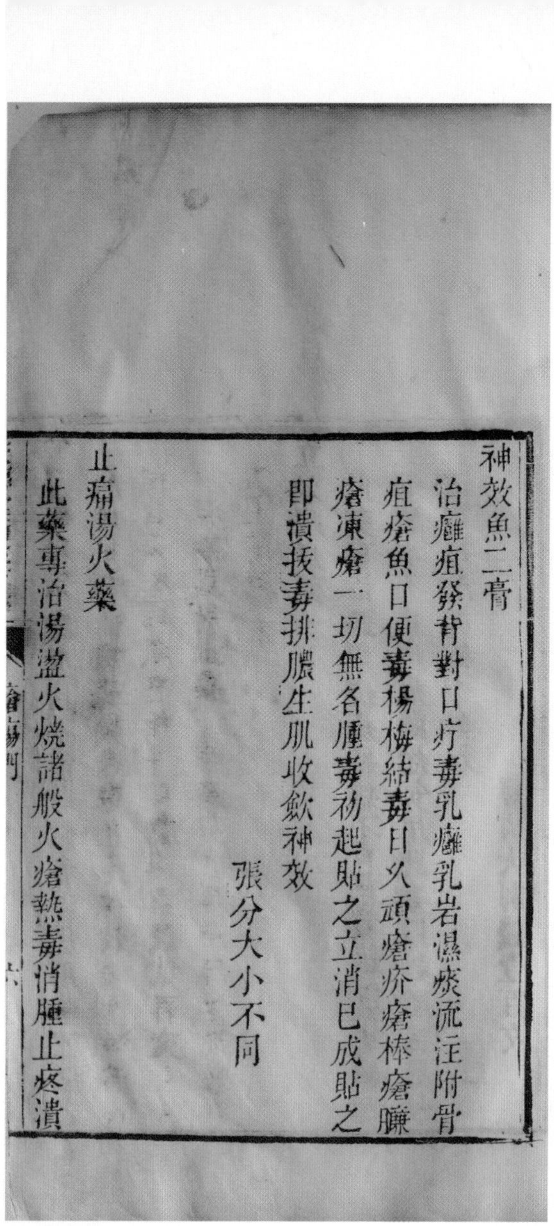
神效魚二膏
治癰疽發背對口疔毒乳癰乳岩濕痰流注附骨
疽瘡魚口便毒楊梅結毒日久頑瘡疥瘡棒瘡臁
瘡凍瘡一切無名腫毒初起貼之立消已成貼之
即潰拔毒排膿生肌收斂神效
張分大小不同
止痛湯火藥
此藥專治湯盪火燒諸般火瘡熱毒消腫止疼潰

神效鱼二膏

治痈疽发背，对口疔毒，乳痈乳岩，湿痰流注，附骨疽疮，鱼口便毒，杨梅结毒，日久顽疮，疥疮棒疮，臁疮冻疮，一切无名肿毒。初起贴之立消，已成贴之即溃，拔毒排脓，生肌收敛，神效。

张分大小不同。

止痛汤火药

此药专治汤烫火烧，诸般火疮热毒。消肿止疼，溃

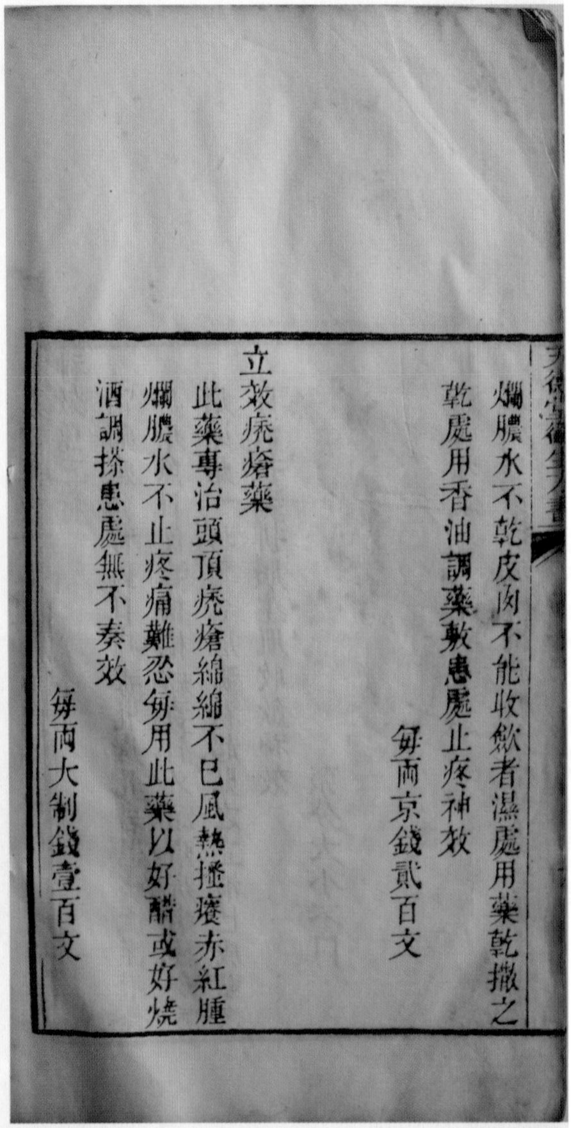

烂脓水不干，皮肉不能收敛者，湿处用药干撒之，干处用香油调药敷患处，止疼神效。

每两京钱二百文。

立效⿸疒尧疮药

此药专治头顶⿸疒尧疮，绵绵不已，风热瘙痒，赤红肿烂，脓水不止，疼痛难忍。每用此药，以好醋或好烧酒调搽患处，无不奏效。

每两大制钱一百文。

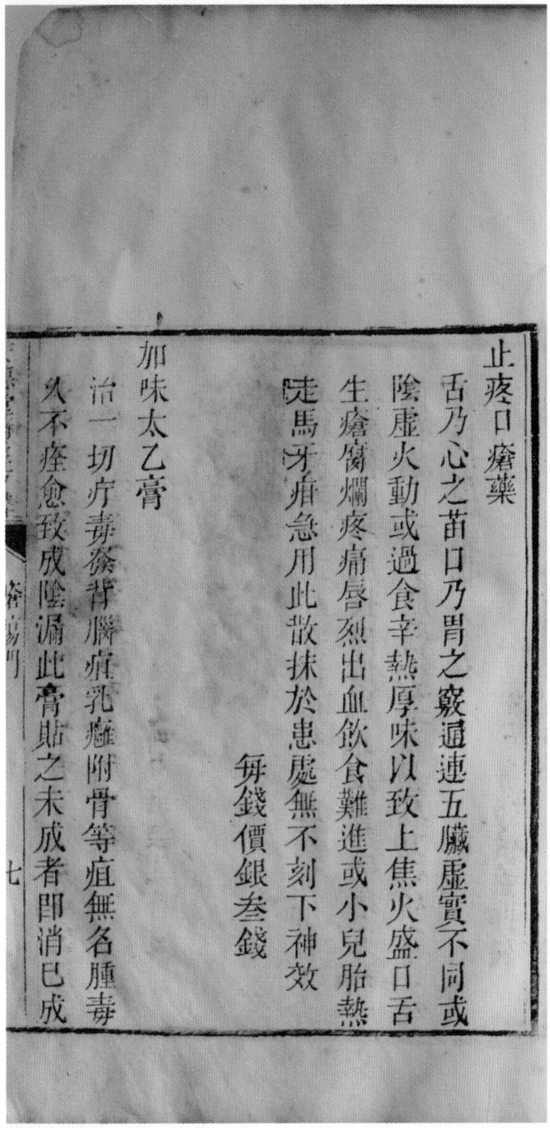

止疼口瘡藥

舌乃心之苗口乃胃之竅通連五臟虛實不同或陰虛火動或過食辛熱厚味以致上焦火盛口舌生瘡腐爛疼痛唇烈出血飲食難進或小兒胎熱走馬牙疳急用此散抹於患處無不刻下神效

每錢價銀叁錢

加味太乙膏

治一切疔毒發背腦疽乳癰附骨等疽無名腫毒久不痊愈致成陰漏此膏貼之未成者即消已成

瘡瘍門　七

止疼口疮药

舌乃心之苗，口乃胃之窍，通连五脏，虚实不同。或阴虚火动，或过食辛热厚味，以致上焦火盛，口舌生疮，腐烂疼痛，唇烈[1]出血，饮食难进，或小儿胎热，走马牙疳，急用此散抹于患处，无不刻下，神效。

每钱价银三钱。

加味太乙膏

治一切疔毒发背，脑疽乳痈，附骨等疽。无名肿毒，久不痊愈，致成阴漏，此膏贴之，未成者即消，已成

1 烈：疑为“裂”。

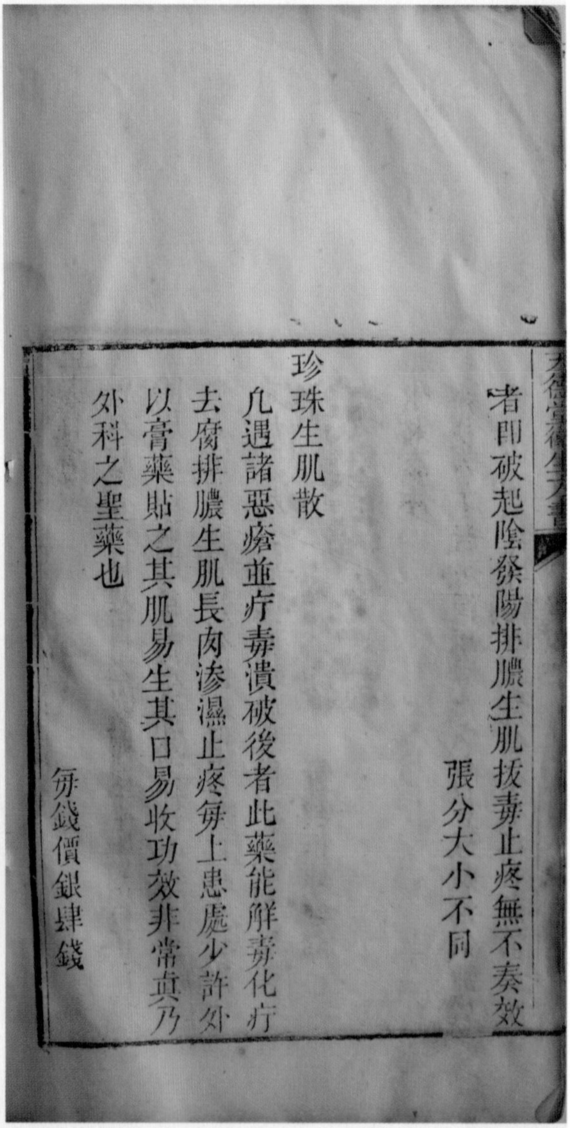

者即破起陰發陽排膿生肌拔毒止疼無不奏效

張分大小不同

珍珠生肌散

凡遇諸惡瘡並疔毒潰破後者此藥能解毒化疔去腐排膿生肌長肉滲濕止疼每上患處少許外以膏藥貼之其肌易生其口易收功效非常真乃外科之聖藥也

每錢價銀肆錢

者即破。起阴发阳，排脓生肌，拔毒止疼，无不奏效。

张分大小不同。

珍珠生肌散

凡遇诸恶疮并疔毒溃破后者，此药能解毒化疔，去腐排脓，生肌长肉，渗湿止疼。每上患处少许，外以膏药贴之，其肌易生，其口易收，功效非常，真乃外科之圣药也。

每钱价银四钱。

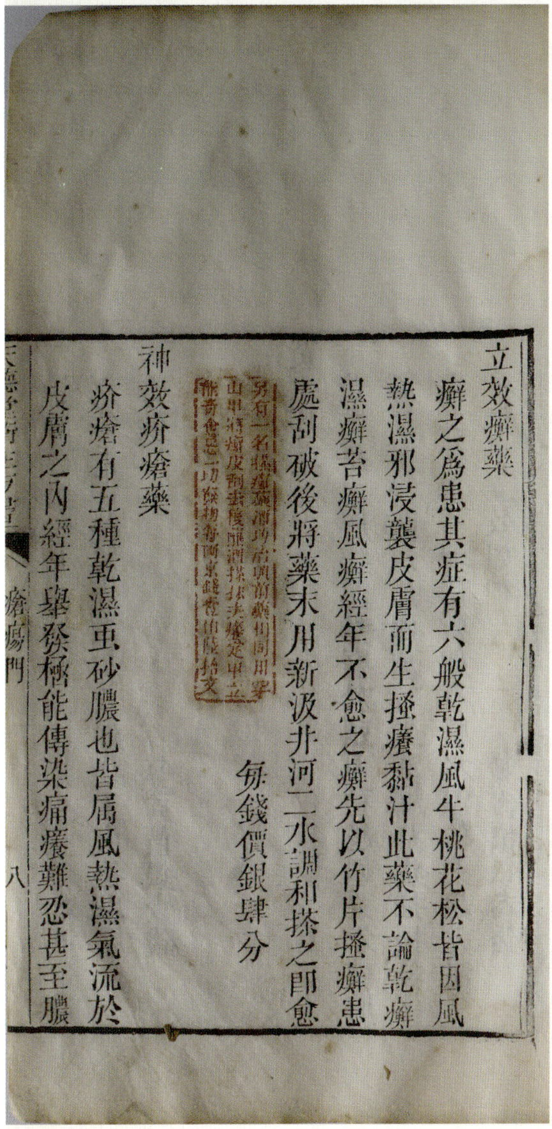
立效癬藥
癬之爲患其症有六般乾濕風牛桃花松皆因風熱濕邪浸襲皮膚而生搔癢黏汁此藥不論乾癬濕癬苔癬風癬經年不愈之癬先以竹片搔癬患處刮破後將藥末用新汲井河二水調和搽之即愈
每錢價銀肆分
另有一名搔癬藥酒功治與前藥相同用穿山甲將癬皮刮去後蘸酒搽抹去癢定甲立能奇愈忌一切發物每兩京錢壹佰陸拾文
神效疥瘡藥
疥瘡有五種乾濕虫砂膿也皆屬風熱濕氣流於皮膚之內經年舉發極能傳染痛癢難忍甚至膿

立效癣药

癣之为患，其症有六般：干、湿、风、牛、桃花、松，皆因风热湿邪浸袭皮肤而生瘙痒黏汁。此药不论干癣、湿癣、苔藓、风癣、经年不愈之癣，先以竹片搔癣患处，刮破后将药末用新汲井河二水调和，搽之即愈。

每钱价银四分。

另有一名“搔癣药酒”，功治与前药相同，用穿山甲将癣皮刮去，后蘸酒搽抹，去痒定甲，立能奇愈。忌一切发物。每两京钱一百六十文[1]。

神效疥疮药

疥疮有五种，干、湿、虫、砂、脓也，皆属风热湿气流于皮肤之内。经年举发，极能传染，痛痒难忍，甚至脓

1 此方为另刻章加盖于空白处。

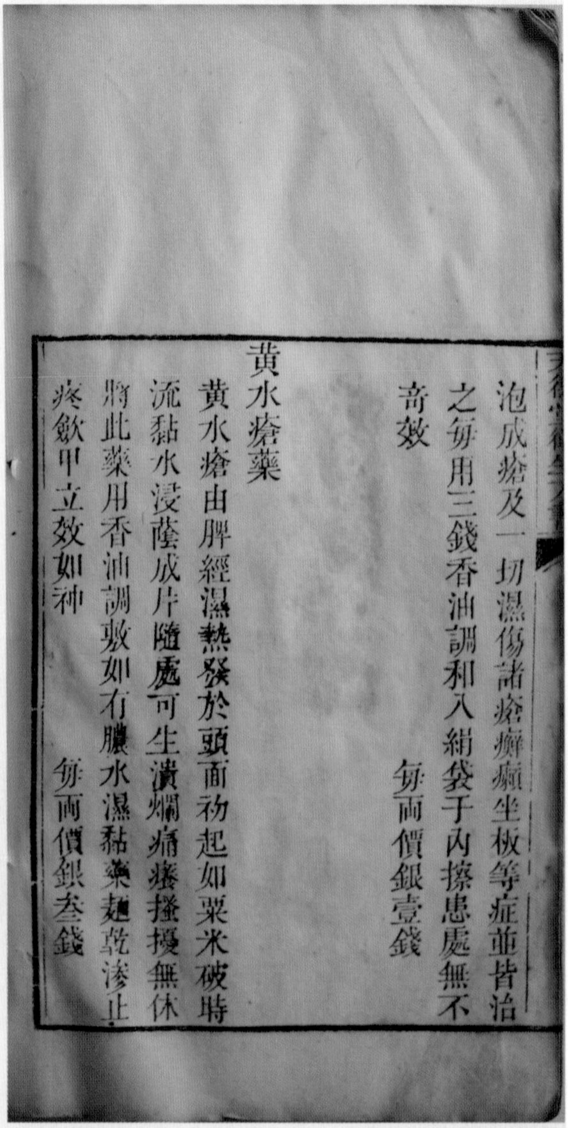

泡成瘡及一切濕傷諸瘡癬癩坐板等症並皆治之每用三錢香油調和入絹袋于內擦患處無不奇效

每両價銀壹錢

黃水瘡藥

黃水瘡由脾經濕熱發於頭面初起如粟米破時流黏水浸蔭成片隨處可生潰爛痛癢搔擾無休將此藥用香油調敷如有膿水濕黏藥麵乾滲止疼斂甲立效如神

每両價銀叁錢

泡成疮，及一切湿伤诸疮、癣癞坐板等症，并皆治之。每用三钱，香油调和，入绢袋于内，擦患处，无不奇效。

每两价银一钱。

黄水疮药

黄水疮，由脾经湿热发于头面，初起如粟米，破时流黏水，浸荫成片，随处可生，溃烂痛痒，搔扰无休。将此药用香油调敷，如有脓水湿黏，药面干糁[1]，止疼敛甲，立效如神。

每两价银三钱。

1 糁：原为“渗”，形近致误，据文义，疑为“糁”。

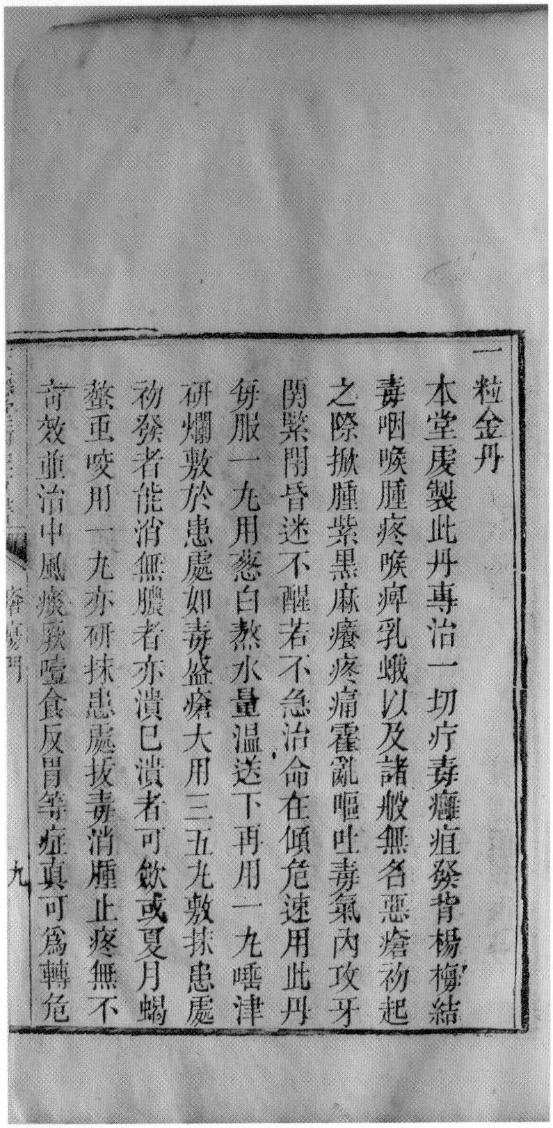

一粒金丹

本堂虔制此丹，专治一切疔毒，痈疽发背，杨梅结毒，咽喉肿疼，喉痹乳蛾，以及诸般无名恶疮。初起之际，掀肿紫黑，麻痒疼痛，霍乱呕吐，毒气内攻，牙关紧闭，昏迷不醒，若不急治，命在倾危，速用此丹。每服一丸，用葱白熬水量温送下，再用一丸唾津研烂敷于患处，如毒盛疮大，用三五丸，敷抹患处。初发者能消，无脓者亦溃，已溃者可敛。或夏月蝎螫虫咬，用一丸亦研抹患处，拔毒消肿止疼，无不奇效。并治中风痰厥，噎食反胃等症，真可为转危

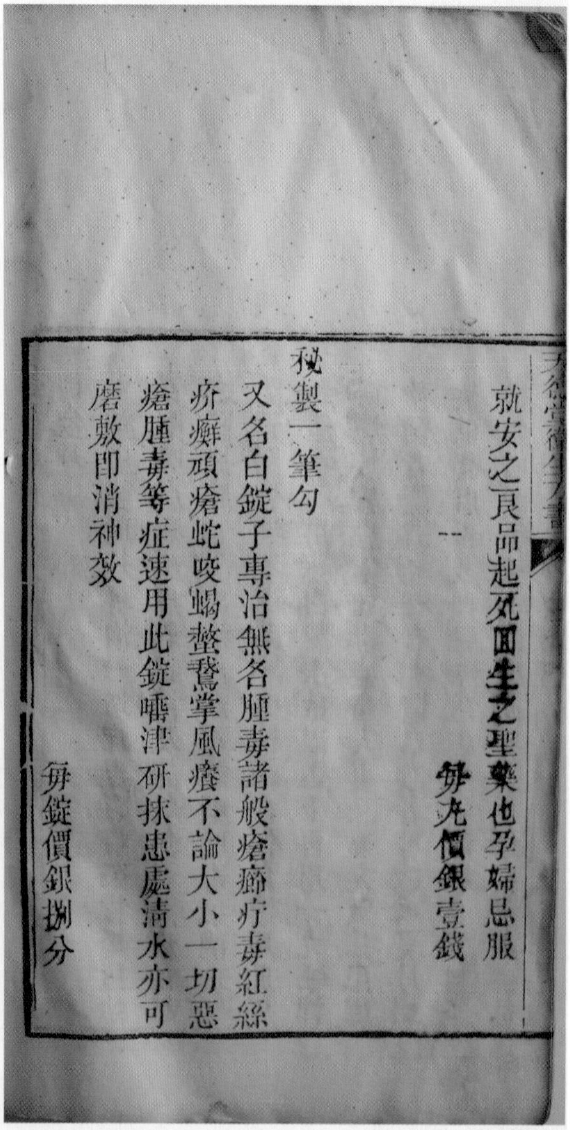
就安之良品起死回生之聖藥也孕婦忌服
每丸價銀壹錢
秘製一筆勾
又名白錠子專治無名腫毒諸般瘡疖疔毒紅絲疥癬頑瘡蛇咬蝎螫鵞掌風癢不論大小一切惡瘡腫毒等症速用此錠唾津研抹患處清水亦可磨敷即消神效
每錠價銀捌分

就安之良品，起死回生之圣药也。孕妇忌服。

每丸价银一钱。

秘制一笔勾

又名“白锭子”。专治无名肿毒，诸般疮疖，疔毒红丝，疥癣顽疮，蛇咬蝎螫，鹅掌风痒。不论大小，一切恶疮肿毒等症，速用此锭。唾津研抹患处，清水亦可，磨敷即消，神效。

每锭价银八分。

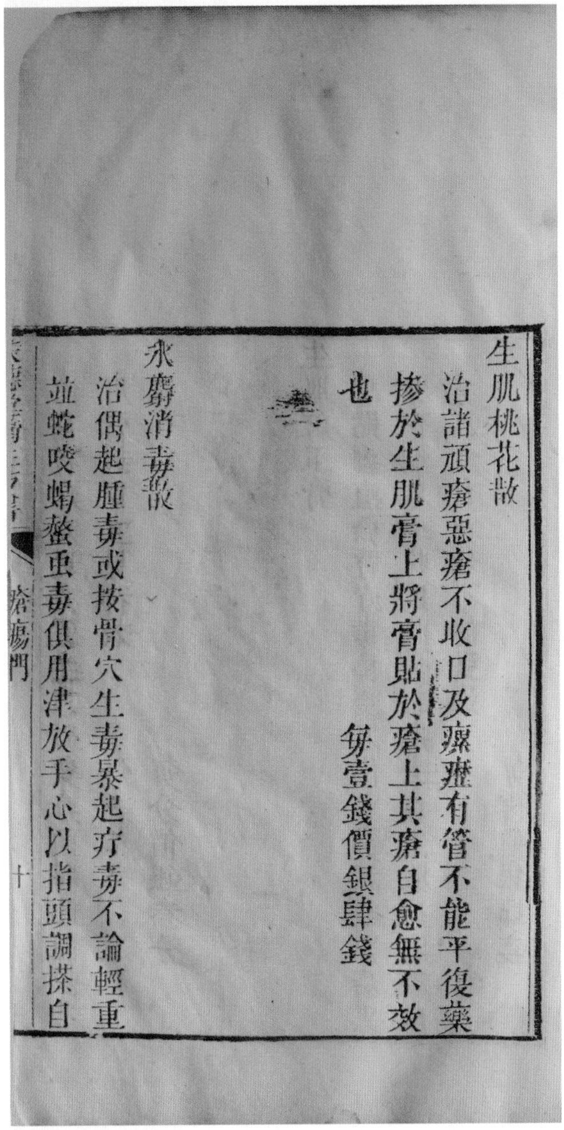

生肌桃花散

治諸頑瘡惡瘡不收口及瘰癧有管不能平復藥摻於生肌膏上將膏貼於瘡上其瘡自愈無不效也

每壹錢價銀肆錢

冰麝消毒散

治偶起腫毒或按骨穴生毒暴起疔毒不論輕重並蛇咬蝎螫虫毒俱用津放手心以指頭調搽自

瘡瘍門　十

生肌桃花散

治诸顽疮恶疮不收口，及瘰疬有管不能平复。药掺于生肌膏上，将膏贴于疮上，其疮自愈，无不效也。

每一钱价银四钱。

冰麝消毒散

治偶起肿毒，或按骨穴生毒，暴起疔毒。不论轻重，并蛇咬蝎螫虫毒，俱用津放手心，以指头调搽自

消甚者疔走更有紅線以針穿疔頭將此散敷之
用膏封口立見神效
每分價銀叁分
生肌紅玉膏
專貼癰疽發背疔毒棒瘡刀傷火毒諸般惡瘡黑
紫腐爛久不收口此膏止疼去毒生肌長肉瘡口
易斂大有奇效不能盡述
每兩價銀肆錢

消。甚者疔走，更有红线，以针穿疔头，将此散敷之，用膏封口，立见神效。

每分价银三分。

生肌红玉膏

专贴痈疽发背，疔毒棒疮，刀伤火毒，诸般恶疮，黑紫腐烂，久不收口。此膏止疼去毒，生肌长肉，疮口易敛，大有奇效，不能尽述。

每两价银四钱。

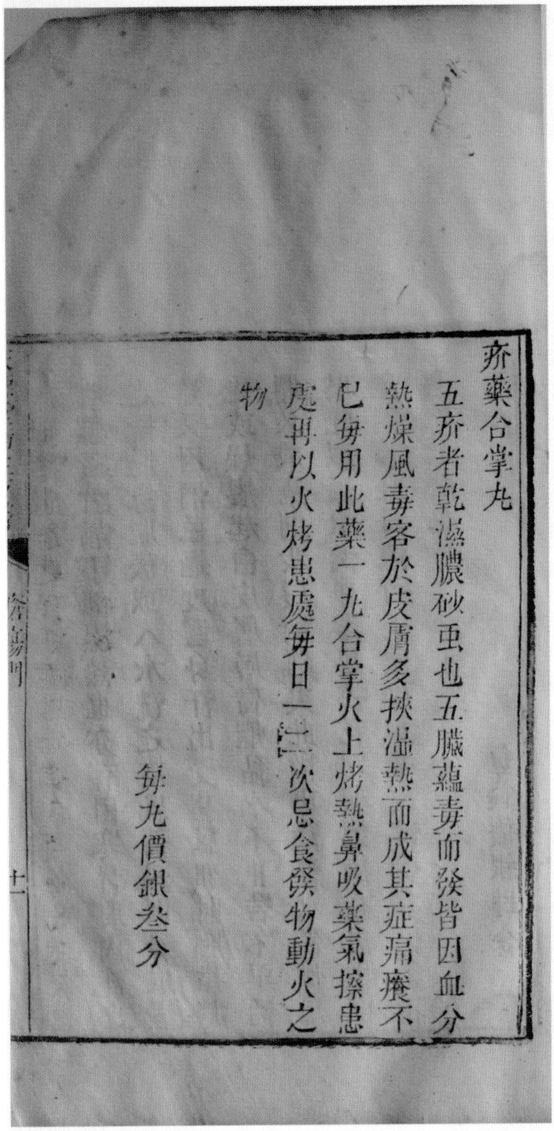
疥藥合掌丸
五疥者乾濕膿砂虫也五臟蘊毒而發皆因血分
熱燥風毒客於皮膚多挾溫熱而成其症痛癢不
已每用此藥一丸合掌火上烤熱鼻吸藥氣擦患
處再以火烤患處每日一二次忌食發物動火之
物
每丸價銀叁分

疥药合掌丸

五疥者，干、湿、脓、砂、虫也。五脏蕴毒而发，皆因血分热燥风毒客于皮肤，多挟湿[1]热而成，其症痛痒不已。每用此药一丸，合掌火上烤热，鼻吸药气擦患处，再以火烤患处，每日一二次。忌食发物、动火之物。

每丸价银三分。

1 湿：原为“温”，形近致误，据文义径改。

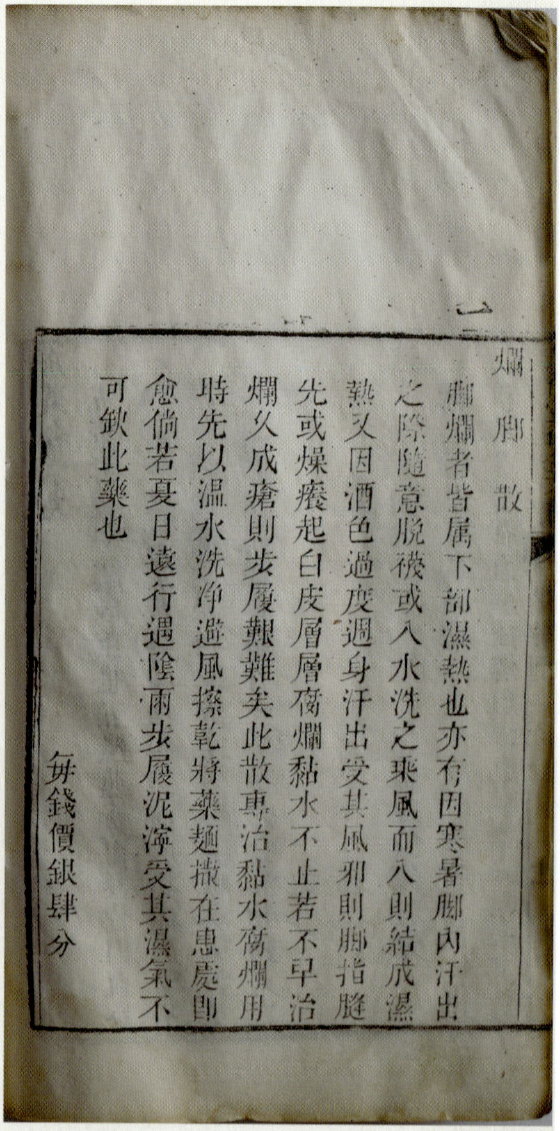
爛腳散
腳爛者皆屬下部濕熱也亦有因寒暑腳內汗出之際隨意脫襪或入水洗之乘風而入則結成濕熱又因酒色過度週身汗出受其風邪則腳指膖先或燥癢起白皮層層腐爛黏水不止若不早治爛久成瘡則步履艱難矣此散專治黏水腐爛用時先以溫水洗淨避風擦乾將藥麵撒在患處即愈倘若夏日遠行遇陰雨步履泥濘受其濕氣不可缺此藥也
每錢價銀肆分

烂脚散

脚烂者，皆属下部湿热也，亦有因寒暑脚内汗出之际，随意脱袜或入水洗之，乘风而入则结成湿热。又因酒色过度，周身汗出，受其风邪则脚指膖[1]，先或燥痒起白皮，层层腐烂，黏水不止，若不早治，烂久成疮，则步履艰难矣。此散专治黏水腐烂，用时先以温水洗净，避风擦干，将药面撒在患处即愈。倘若夏日远行，遇阴雨步履泥泞，受其湿气，不可缺此药也。

每钱价银四分。

1 膖（pāng）：浮肿。

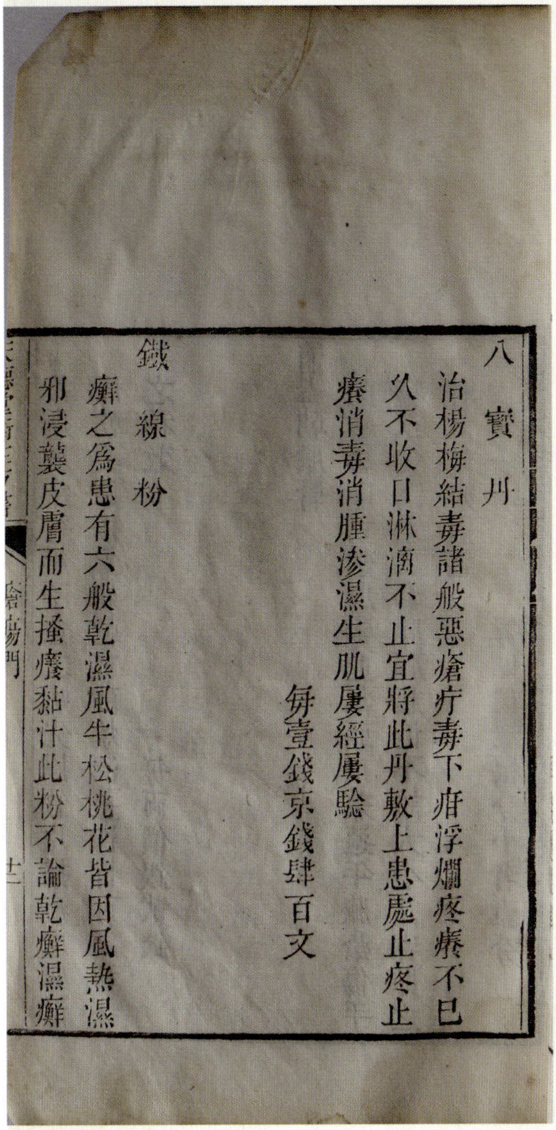

八寶丹
治楊梅結毒諸般惡瘡疔毒下疳浮爛疼癢不已久不收口淋漓不止宜將此丹敷上患處止疼止癢消毒消腫滲濕生肌屢經屢驗
每壹錢京錢肆百文
鐵線粉
癬之爲患有六般乾濕風牛松桃花皆因風熱濕邪浸襲皮膚而生搔癢黏汁此粉不論乾癬濕癬

八宝丹

治杨梅结毒，诸般恶疮疔毒，下疳浮烂，疼痒不已，久不收口，淋漓不止。宜将此丹敷上患处，止疼止痒，消毒消肿，渗湿生肌，屡经屡验。

每一钱京钱四百文。

铁线粉

癣之为患有六般，干、湿、风、牛、松、桃花，皆因风热湿邪浸袭皮肤而生搔痒黏汁。此粉不论干癣、湿癣、

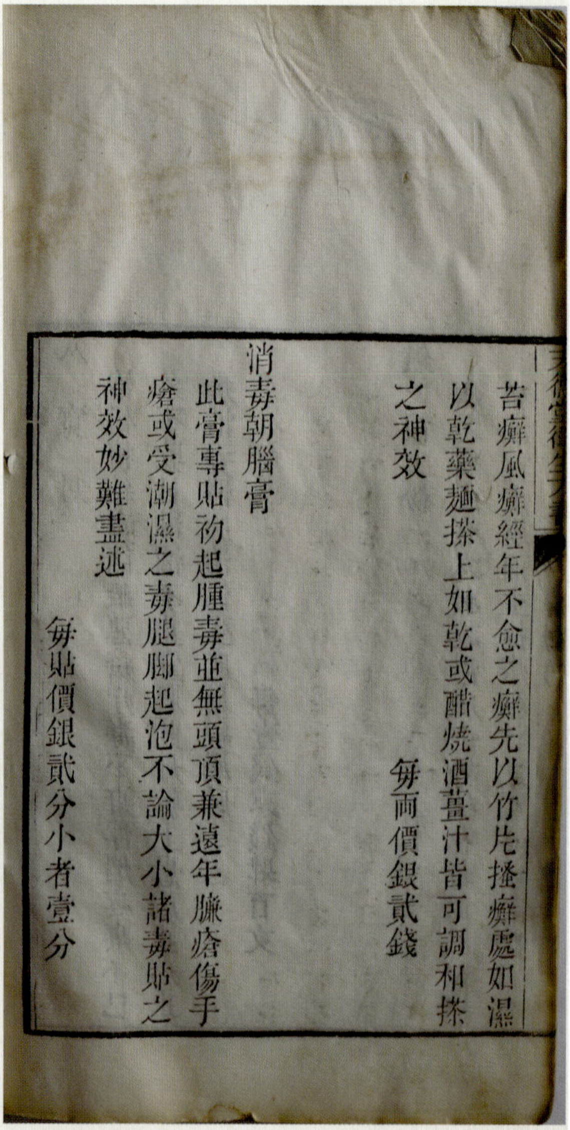

苔癬風癬經年不愈之癬先以竹片搔癬處如濕以乾藥麵搽上如乾或醋燒酒薑汁皆可調和搽之神效

每兩價銀貳錢

消毒朝腦膏

此膏專貼初起腫毒並無頭頂兼遠年臁瘡傷手瘡或受潮濕之毒腿脚起泡不論大小諸毒貼之神效妙難盡述

每貼價銀貳分小者壹分

苔癣、风癣、经年不愈之癣，先以竹片搔癣处，如湿以干药面搽上，如干，或醋、烧酒、姜汁皆可，调和搽之，神效。

每两价银二钱。

消毒朝脑[1]膏

此膏专贴初起肿毒并无头顶，兼远年臁疮，伤手疮，或受潮湿之毒，腿脚起泡。不论大小诸毒，贴之神效，妙难尽述。

每帖价银二分，小者一分。

1 朝脑：樟脑。

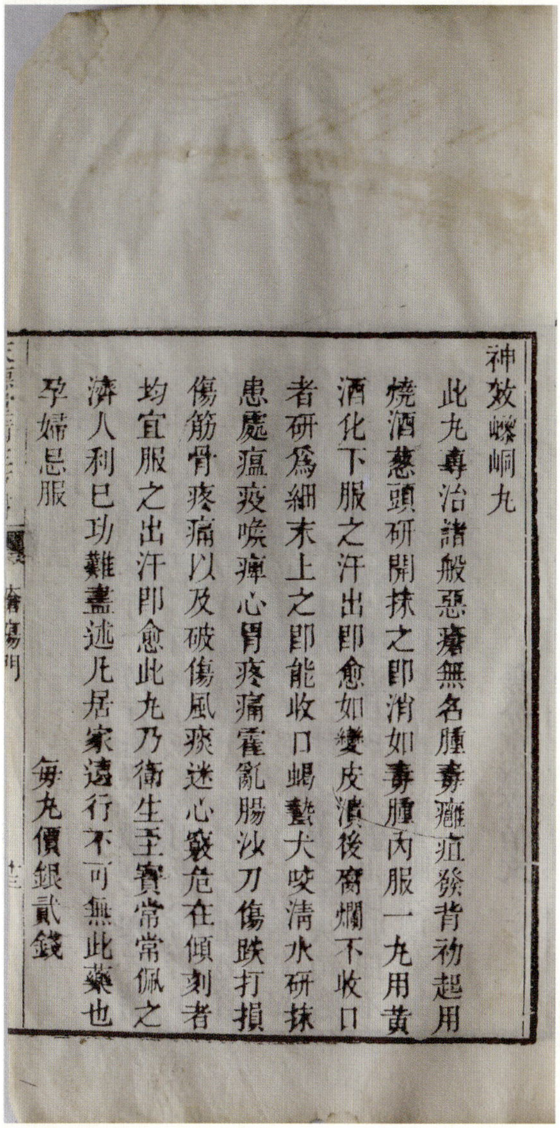
神效𡾰峒丸

此丸專治諸般惡瘡無名腫毒癰疽發背初起用燒酒葱頭研開抹之即消如毒腫內服一丸用黃酒化下服之汗出即愈如變皮潰後腐爛不收口者研為細末上之即能收口蝎螫犬咬清水研抹患處瘟疫喉痹心胃疼痛霍亂腸痧刀傷跌打損傷筋骨疼痛以及破傷風痰迷心竅危在傾刻者均宜服之出汗即愈此丸乃衛生至寶常常佩之濟人利己功難盡述凡居家遠行不可無此藥也

孕婦忌服　　每丸價銀貳錢

神效𡾰峒丸

此丸专治诸般恶疮，无名肿毒，痈疽发背。初起用烧酒、葱头研开，抹之即消，如毒肿内服一丸，用黄酒化下，服之汗出即愈。如变皮溃后腐烂不收口者，研为细末，上之即能收口。蝎螫犬咬，清水研抹患处。瘟疫喉痹，心胃疼痛，霍乱肠痧，刀伤跌打损伤，筋骨疼痛，以及破伤风，痰迷心窍，危在倾刻者，均宜服之，出汗即愈。此丸乃卫生至宝，常常佩之，济人利己，功难尽述，凡居家远行不可无此药也。孕妇忌服。

每丸价银二钱。

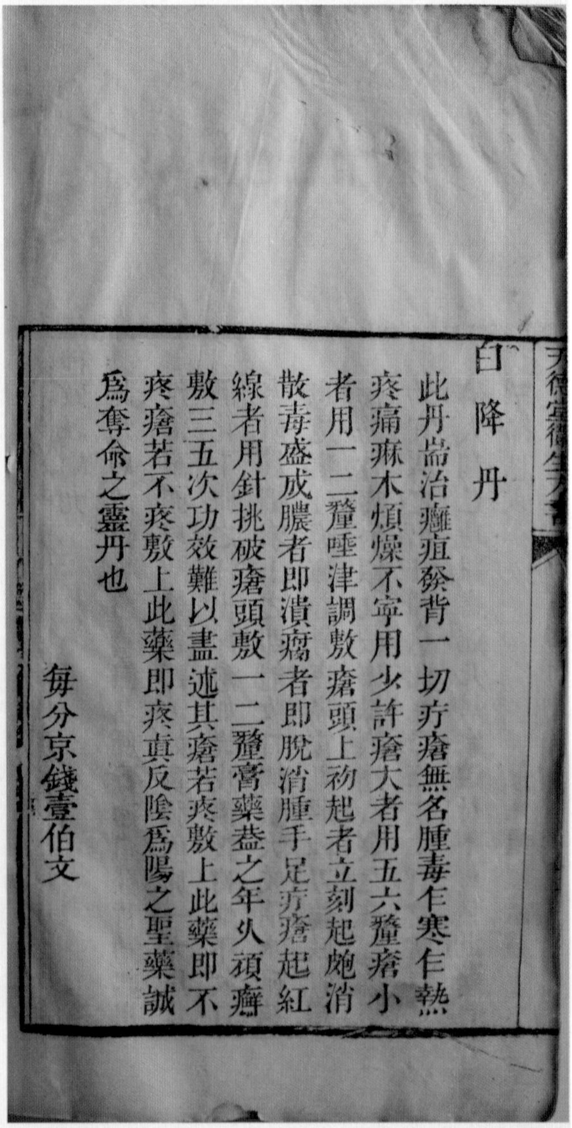

白降丹

此丹耑治癰疽發背一切疔瘡無名腫毒乍寒乍熱疼痛痳木煩燥不寧用少許瘡大者用五六釐瘡小者用一二釐唾津調敷瘡頭上初起者立刻起皰消散毒盛成膿者即潰腐者即脫消腫手足疔瘡起紅線者用針挑破瘡頭敷一二釐膏藥盖之年久頑癬敷三五次功效難以盡述其瘡若疼敷上此藥即不疼瘡若不疼敷上此藥即疼真反陰爲陽之聖藥誠爲奪命之靈丹也

每分京錢壹伯文

白降丹

此丹专治痈疽发背，一切疔疮，无名肿毒。乍寒乍热，疼痛麻木，烦躁不宁，用少许；疮大者，用五六厘；疮小者，用一二厘。唾津调敷疮头上，初起者，立刻起疱消散；毒盛成脓者，即溃；腐者，即脱，消肿；手足疔疮起红线者，用针挑破疮头，敷一二厘，膏药盖之；年久顽癣敷三五次，功效难以尽述。其疮若疼，敷上此药即不疼，疮若不疼，敷上此药即疼，真反阴为阳之圣药，诚为夺命之灵丹也。

每分京钱一百文。

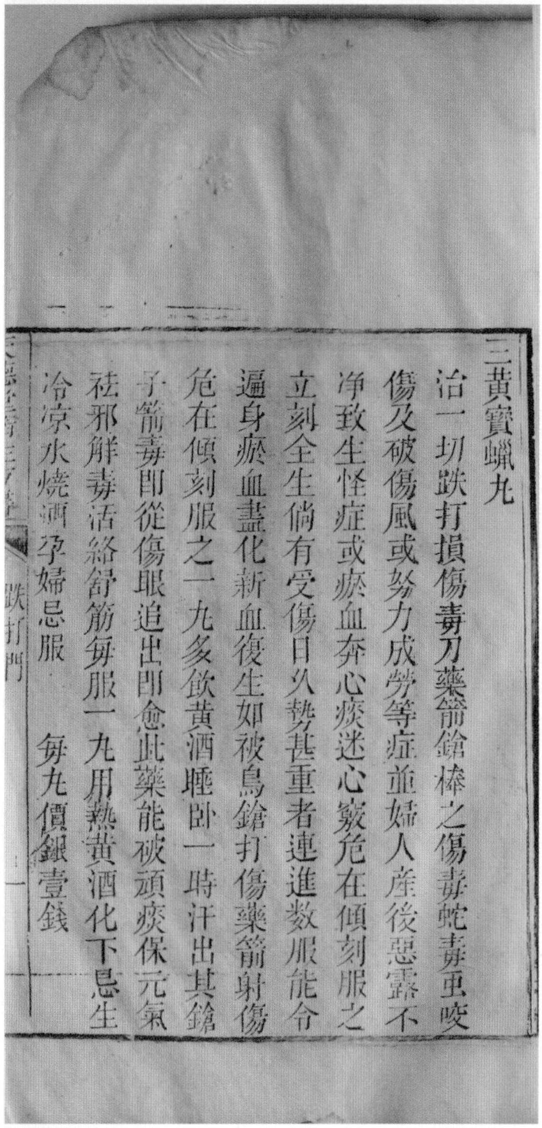

三黃寶蠟丸
治一切跌打損傷毒刀藥箭鎗棒之傷毒蛇毒虫咬
傷及破傷風或努力成勞等症並婦人產後惡露不
淨致生怪症或瘀血奔心痰迷心竅危在傾刻服之
立刻全生倘有受傷日久勢甚重者連進數服能令
遍身瘀血盡化新血復生如被鳥鎗打傷藥箭射傷
危在傾刻服之一丸多飲黃酒睡臥一時汗出其鎗
子箭毒即從傷眼追出即愈此藥能破頑痰保元氣
祛邪解毒活絡舒筋每服一丸用熱黃酒化下忌生
冷涼水燒酒孕婦忌服　　每丸價銀壹錢

跌打門

三黄宝蜡丸

治一切跌打损伤，毒刀药箭枪棒之伤，毒蛇毒虫咬伤及破伤风，或努力成劳等症，并妇人产后恶露不净致生怪症，或瘀血奔心，痰迷心窍，危在倾刻，服之立刻全生。倘有受伤日久，势甚重者，连进数服，能令遍身瘀血尽化，新血复生。如被鸟枪打伤，药箭射伤，危在倾刻，服之一丸，多饮黄酒，睡卧一时，汗出，其枪子箭毒即从伤眼追出，即愈。此药能破顽痰，保元气，祛邪解毒，活络舒筋。每服一丸，用热黄酒化下。忌生冷凉水、烧酒，孕妇忌服。

每丸价银一钱。

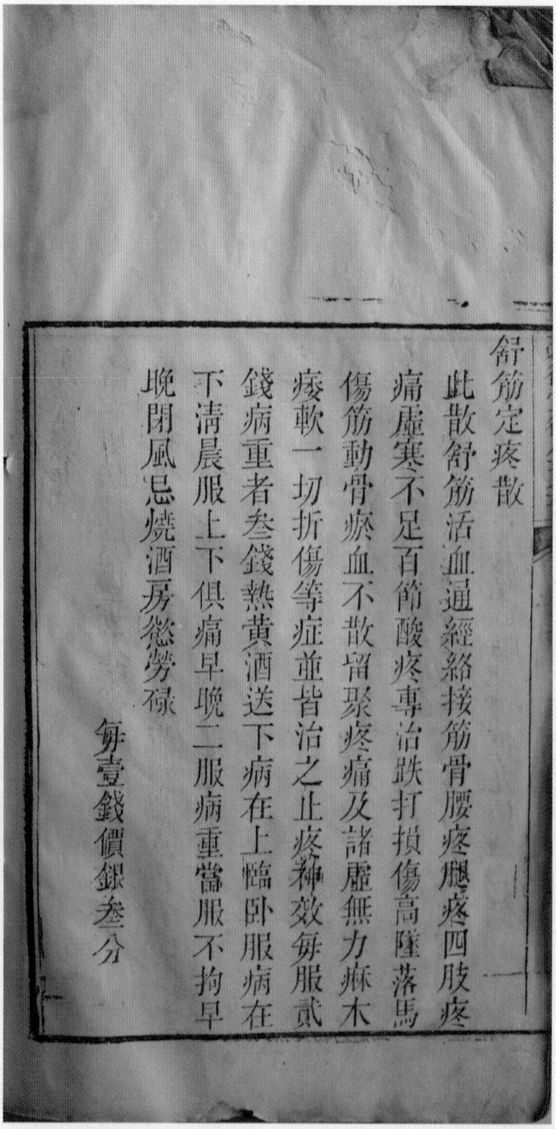
舒筋定疼散
此散舒筋活血通經絡接筋骨腰疼腿疼四肢疼痛虛寒不足百節酸疼專治跌打損傷高墜落馬傷筋動骨瘀血不散留聚疼痛及諸虛無力痲木痿軟一切折傷等症並皆治之止疼神效每服貳錢病重者叁錢熱黃酒送下病在上臨卧服病在下清晨服上下俱痛早晚二服病重當服不拘早晚閉風忌燒酒房慾勞碌
每壹錢價銀叁分

舒筋定疼散

此散舒筋活血，通经络，接筋骨。腰疼腿疼，四肢疼痛，虚寒不足，百节酸疼，专治跌打损伤，高坠落马，伤筋动骨，瘀血不散，留聚疼痛，及诸虚无力，麻木痿软，一切折伤等症，并皆治之，止疼神效。每服二钱，病重者三钱，热黄酒送下。病在上，临卧服；病在下，清晨服；上下俱痛，早晚二服；病重当服，不拘早晚。避风，忌烧酒、房欲、劳碌。

每一钱价银三分。

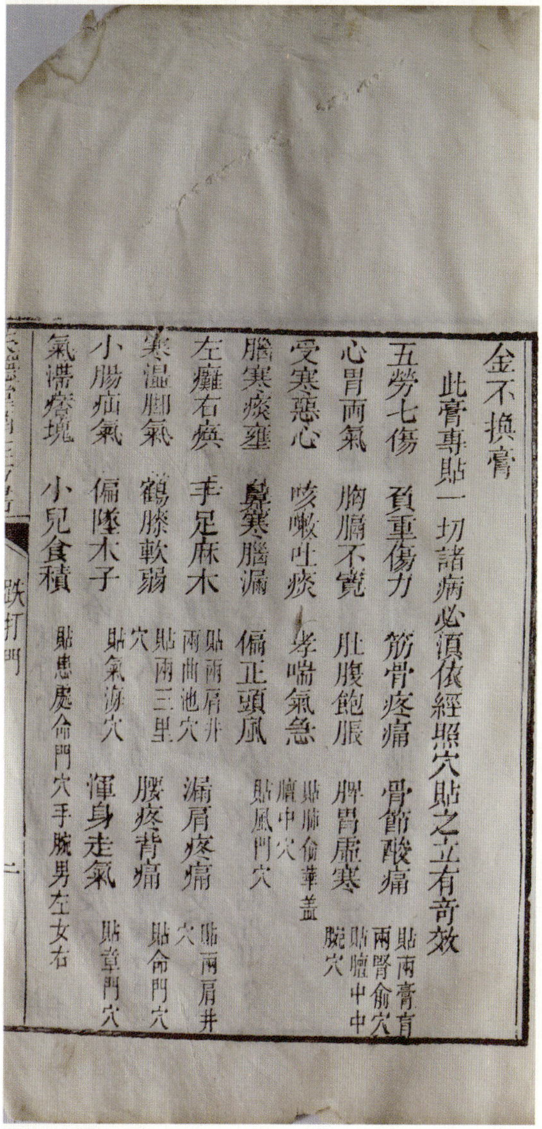

金不換膏
此膏專貼一切諸病必須依經照穴貼之立有奇效
五勞七傷 負重傷力 筋骨疼痛 骨節酸痛 貼兩膏肓兩腎俞穴
心胃兩氣 胸膈不寬 肚腹飽脹 脾胃虛寒 貼膻中中脘穴
受寒惡心 咳嗽吐痰 哮喘氣急 貼肺俞華蓋膻中穴
腦寒痰壅 鼻寒腦漏 偏正頭風 貼風門穴
左癱右瘓 手足麻木 貼兩肩井兩曲池穴 漏肩疼痛 貼兩肩井穴
寒濕脚氣 鶴膝軟弱 貼兩三里穴 腰疼背痛 貼命門穴
小腸疝氣 偏墜木子 貼氣海穴 渾身走氣 貼章門穴
氣滯痞塊 小兒食積 貼患處命門穴手腕男左女右

金不换膏

此膏专贴一切诸病，必须依经照穴贴之，立有奇效。

五劳七伤　负重伤力　筋骨疼痛　骨节酸痛贴两膏肓、两肾俞穴

心胃两气　胸膈不宽　肚腹饱胀　脾胃虚寒贴膻中、中脘穴

受寒恶心　咳嗽吐痰　哮喘气急贴肺俞、华盖、膻中穴

脑寒痰壅　鼻寒脑漏　偏正头风贴风门穴

左瘫右痪　手足麻木贴两肩井、两曲池穴

漏肩疼痛贴两肩井穴

寒湿脚气　鹤膝软弱贴两三里穴

腰疼背痛贴命门穴

小肠疝气　偏坠木子贴气海穴

浑身走气贴章门穴

气滞痞块　小儿食积贴患处命门穴，手腕男左女右

男子遗精　精寒走泄　淋滑不固贴关元穴

并妇人赤白带下子宫久冷　血崩血漏两三阴交穴

疟疾男子贴左天府并间使穴　妇人贴右　痢疾泄泻贴丹田穴

凡跌打损伤并无名肿毒，瘰疬顽癣初起，湿痰及妇人害喉疼痛，不必寻穴，可贴患处即消。妇人久不孕育，贴丹田、女命门穴。

此膏忌怀胎妇人，与火不可贴，忌大发之物。

随膏另有穴图发票，对症按穴贴之，庶不致误。

每贴价银一钱。

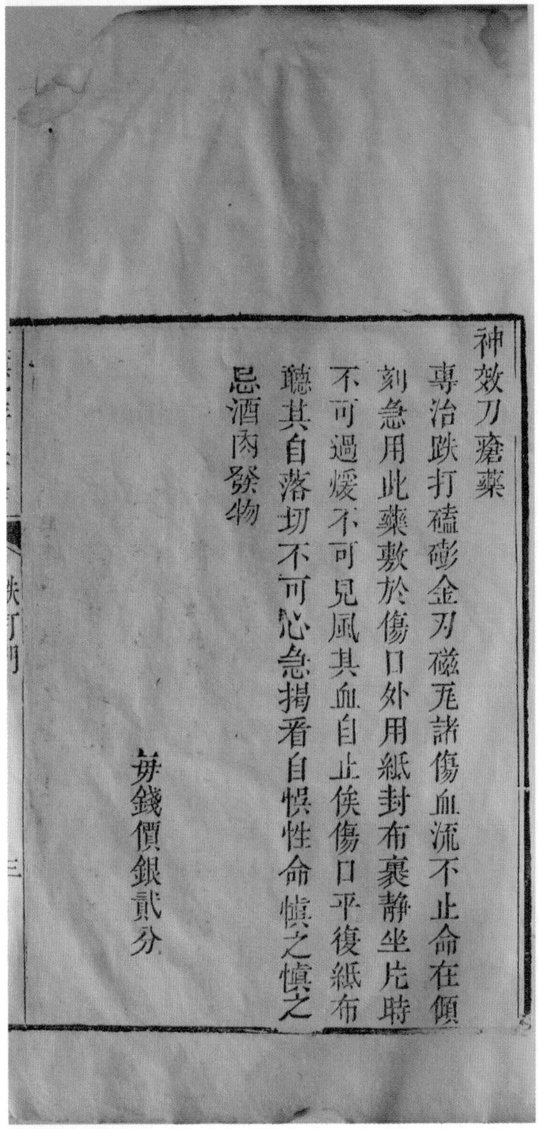

神效刀瘡藥

專治跌打磕碰金刀磁瓦諸傷血流不止命在傾刻急用此藥敷於傷口外用紙封布裹靜坐片時不可過煖不可見風其血自止俟傷口平復紙布聽其自落切不可心急揭看自悞性命慎之慎之

忌酒肉發物

每錢價銀貳分

神效刀疮药

专治跌打磕碰，金刀瓷瓦诸伤。血流不止，命在倾刻，急用此药敷于伤口，外用纸封布裹，静坐片时，不可过暖，不可见风，其血自止。俟伤口平复，纸、布听其自落，切不可心急揭看，自误性命，慎之慎之。忌酒肉、发物。

每钱价银二分。

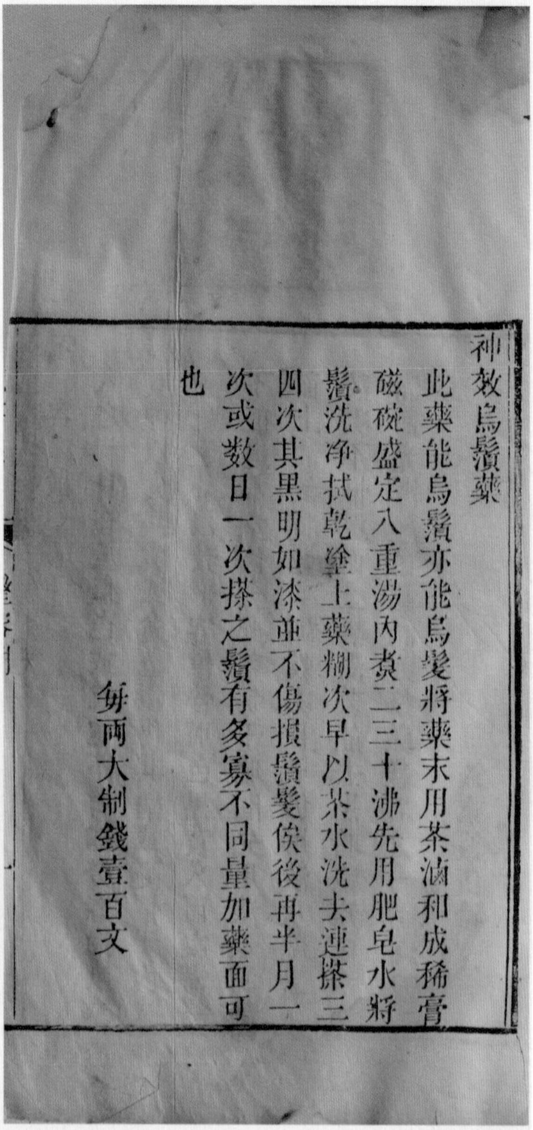

神效烏鬚藥

此藥能烏鬚亦能烏髮將藥末用茶滷和成稀膏磁碗盛定入重湯內煮二三十沸先用肥皂水將鬚洗净拭乾塗上藥糊次早以茶水洗去連搽三四次其黑明如漆並不傷損鬚髮俟後再半月一次或数日一次搽之鬚有多寡不同量加藥面可也

每兩大制錢壹百文

神效乌须药

此药能乌须，亦能乌发。将药末用茶卤和成稀膏，瓷碗盛定，入重汤内煮二三十沸。先用肥皂水将须洗净拭干，涂上药糊，次早以茶水洗去，连搽三四次，其黑明如漆，并不伤损须发，俟后再半月一次，或数日一次搽之。须有多寡，不同量加药面可也。

每两大制钱一百文。

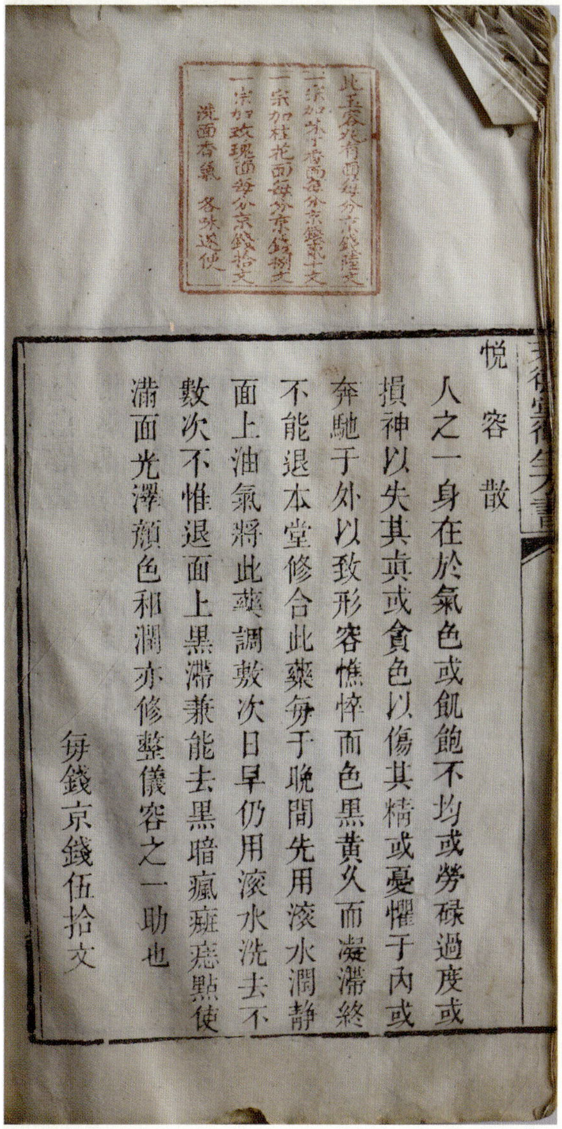

天德堂衛生方書

此玉容丸有面每分京錢陸文
一宗加味丁香面每分京錢貳十文
一宗加桂花面每分京錢捌文
一宗加玫瑰面每分京錢拾文
洗面香氣 各味遂便

悅容散

人之一身在於氣色或飢飽不均或勞碌過度或損神以失其真或貪色以傷其精或憂懼于內或奔馳于外以致形容憔悴而色黑黃久而凝滯終不能退本堂修合此藥每于晚間先用滚水潤靜面上油氣將此藥調敷次日早仍用滚水洗去不數次不惟退面上黑滯兼能去黑暗瘋癍痣點使滿面光澤顏色和潤亦修整儀容之一助也

每錢京錢伍拾文

悦容散

人之一身在于气色。或饥饱不均，或劳碌过度，或损神以失其真，或贪色以伤其精，或忧惧于内，或奔驰于外，以致形容憔悴，而色黑黄，久而凝滞，终不能退。本堂修合此药，每于晚间，先用滚水润静面上油气，将此药调敷，次日早仍用滚水洗去，不数次不惟退面上黑滞，兼能去黑暗疯[1]癍痣点，使满面光泽，颜色和润，亦修整仪容之一助也。

每钱京钱五十文。

此玉容丸有面，每分京钱六文。一宗加味丁香面，每分京钱二十文。一宗加桂花面，每分京钱八文。一宗加玫瑰面，每分京钱十文。洗面香气，各味遂便[2]。

1 疯：疑为“风”。
2 此方为另刻章加盖于空白处。

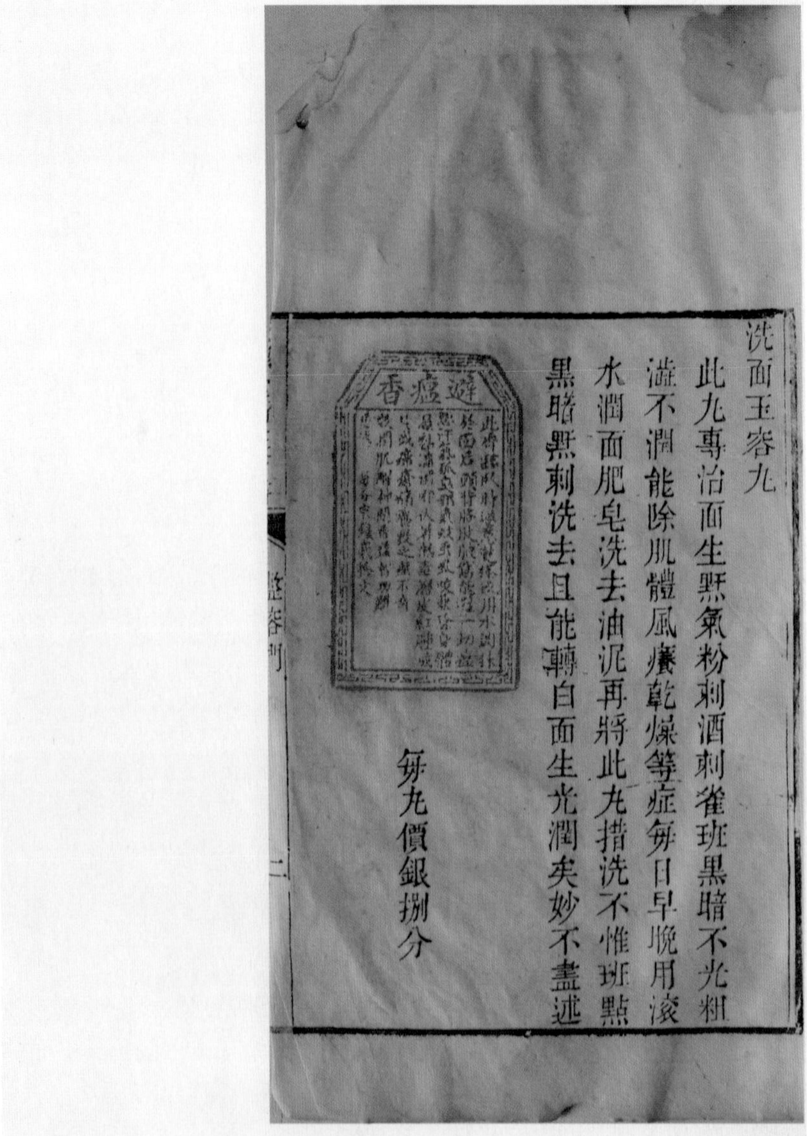
洗面玉容丸

此丸專治面生䵟氣粉刺酒刺雀班黑暗不光粗澁不潤能除肌體風癢乾燥等症每日早晚用滚水潤面肥皂洗去油泥再將此丸措洗不惟班點黑暗䵟刺洗去且能轉白面生光潤矣妙不盡述

避瘟香

每丸價銀捌分

洗面玉容丸

此丸专治面生䵟气粉刺，酒刺雀班[1]，黑暗不光，粗涩不润，能除肌体风痒干燥等症。每日早晚用滚水润面，肥皂洗去油泥，再将此丸措洗，不惟班点、黑暗、䵟刺洗去，且能转白，面生光润矣，妙不尽述。

每丸价银八分。

避瘟香[2]：

此香临卧时遂意干搽，或用水调抹于面后、头背、胳肢腋窝，能避一切瘟恶汗气、狐臭邪气、蚊虫虱咬，兼除身体湿黏涩●邪●，暑热毒潜，皮红肿成片，或痱疮痛痒，敷之无不奇效。润肌醒神，闻香益智，功难悉述。

每分京钱二十文。

1 雀班：当作“雀斑”。
2 此方为另刻章加盖于空白处。

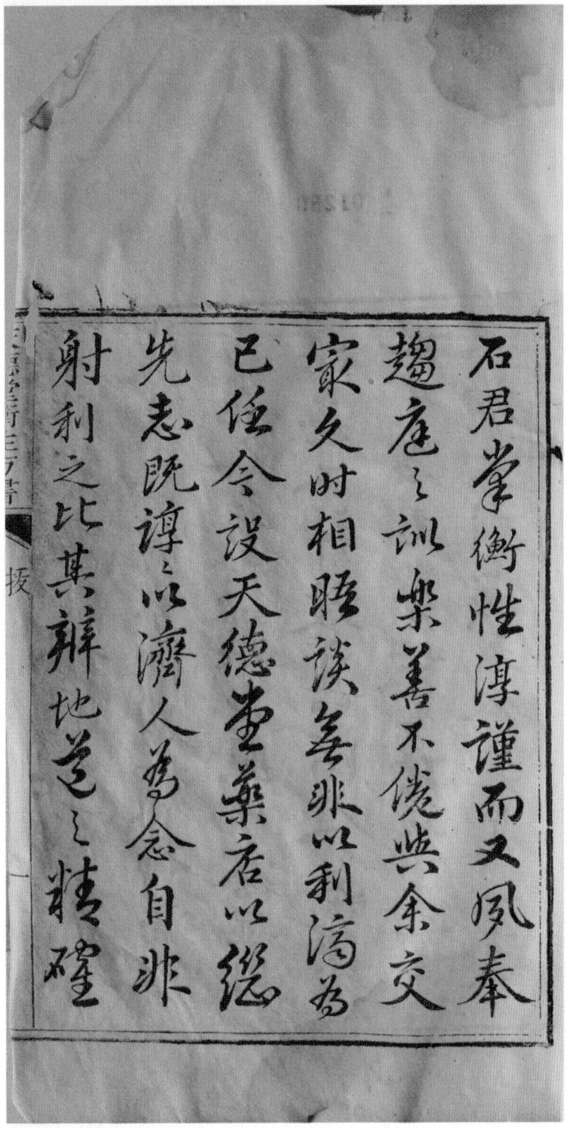
石君掌衡性淳謹而又夙奉
趨庭之訓樂善不倦與余交
最久时相晤談無非以利濟為
己任今設天德堂藥店以繼
先志既諄諄以濟人為念自非
射利之比其辨地道之精確

石君掌衡性淳谨，而又夙奉趋庭之训，乐善不倦，与余交最久，时相晤谈，无非以利济为己任。今设天德堂药店，以继先志，既谆谆以济人为念，自非射利之比。其辨地道之精确，

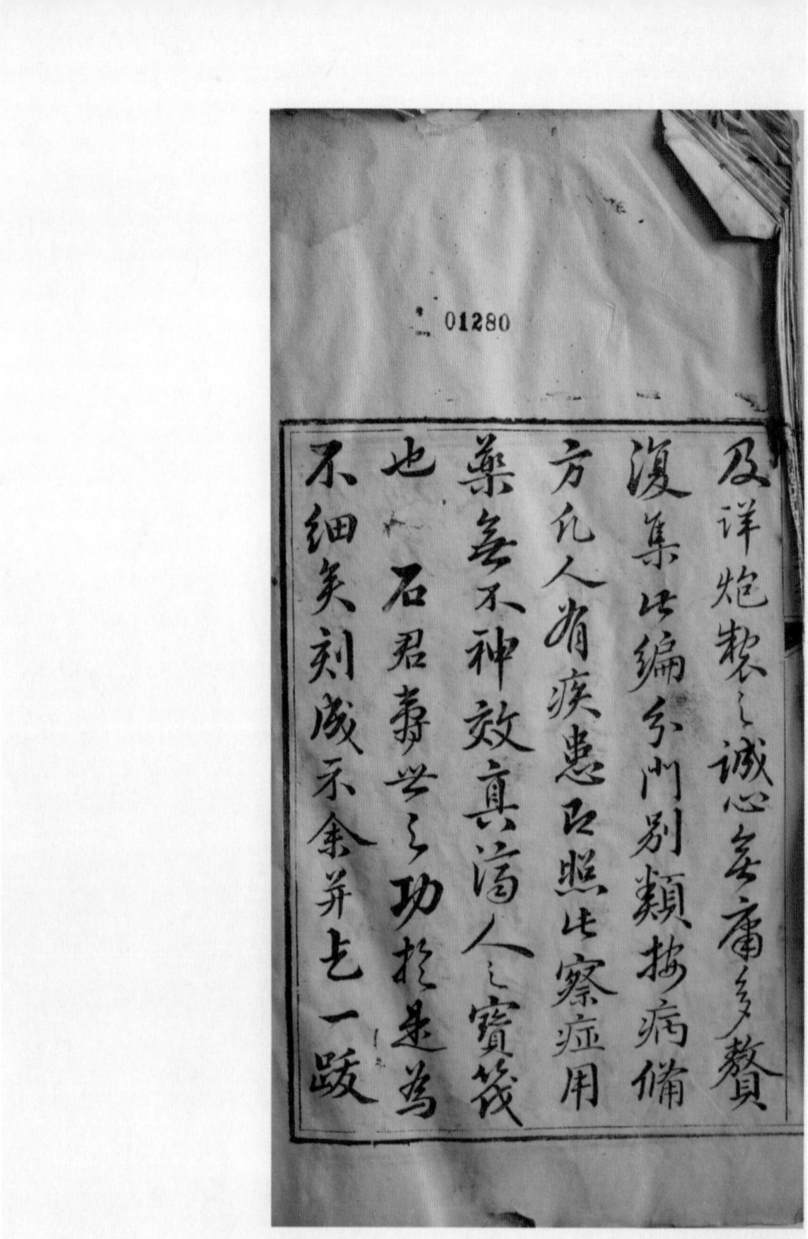

及詳炮製之誠心無庸多贅
復集此編分門別類按病備
方凡人有疾患即照此察症用
藥無不神效真濟人之寶筏
也 石君壽世之功於是為
不細矣刻成示余并乞一跋

及详炮制之诚心，无庸多赘，复集此编，分门别类，按病备方，凡人有疾患，即照此察症用药，无不神效，真济人之宝筏[1]也。

石君寿世之功，于是为不细矣，刻成示余，并乞一跋。

1 宝筏：佛教语，比喻引导众生渡过苦海到达彼岸的佛法。

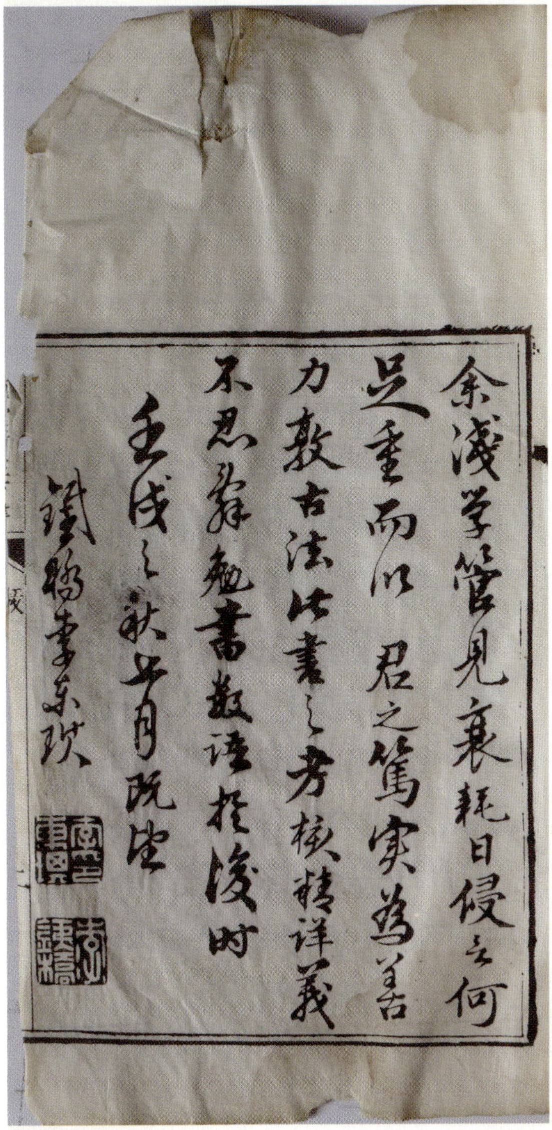

余浅学管见，衰耗日侵，言何是重。而以君之笃实为善，力敦古法，此书之考核精详，义不忍辞，勉书数语于后。

时壬戌年秋七月既望　铁桥李东琪

李东琪印　李铁桥

醫藥一書唐宋而下名家百氏
紛紛各陳其說而分別門戶闡
發義蘊殊少詮釋難以豁觀者
之心目予分試河東售藥於天
德堂得識主人石君掌衡入其
室覘其家法循循有禮并出其
纂輯之書予受而讀之知其用

医药一书，唐宋而下名家百氏纷纷，各陈其说，而分别门户，阐发义蕴，殊少诠释，难以豁观者之心目。予分试河东，售药于天德堂，得识主人石君掌衡。入其室，观其家法，循循有礼。并出其纂辑之书，予受而读之，知其用

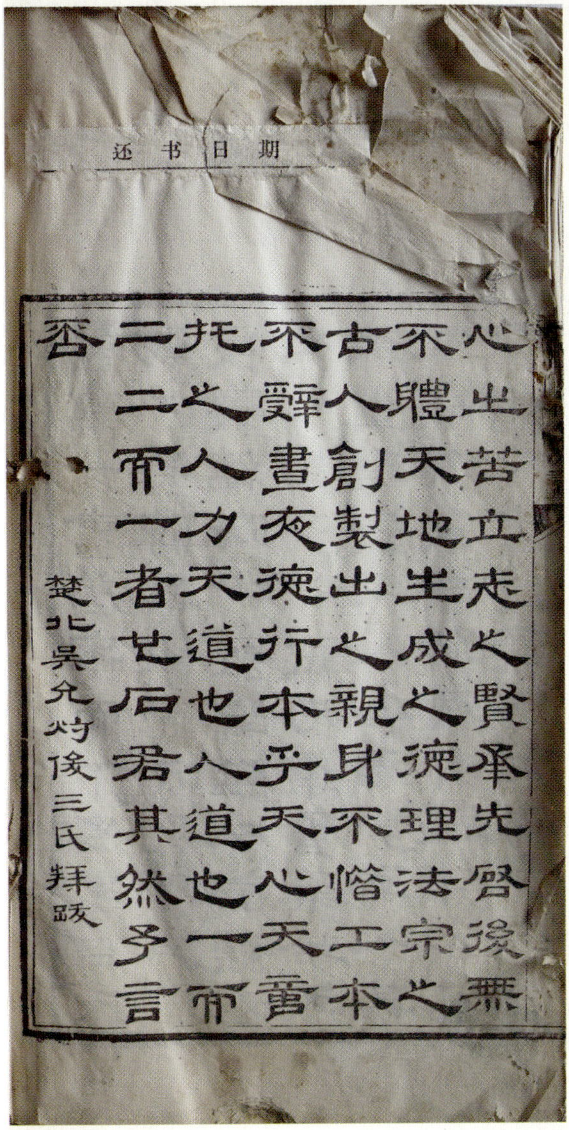
还书日期

心之苦立志之賢承先啓後無不體天地生成之德理法宗之古人創製出之親身不惜工本不辭晝夜德行本乎天心天意托之人力天道也人道也一而二二而一者也石君其然予言否

楚北吳允灼後三氏拜跋

心之苦，立志之贤，承先启后，无不体天地生成之德。理法宗之古人，创制出之亲身，不惜工本，不辞昼夜，德行本乎天心，天意托之人力，天道也，人道也，一而二，二而一者也。石君其然予言否？

楚北吴允灼后三氏拜跋

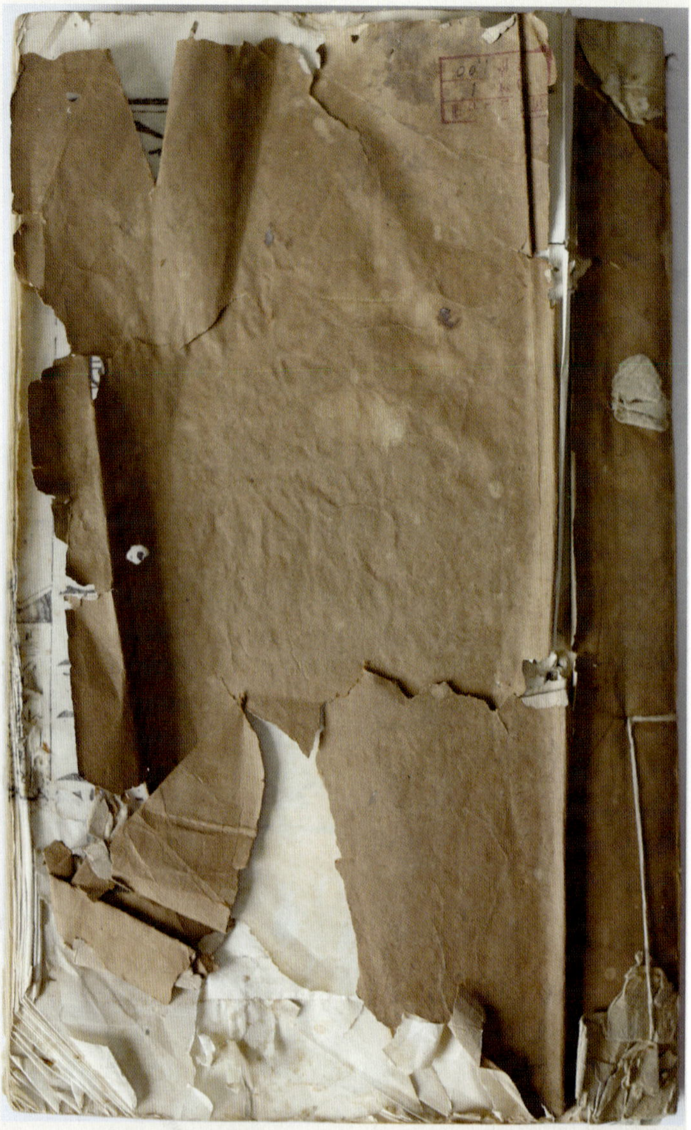

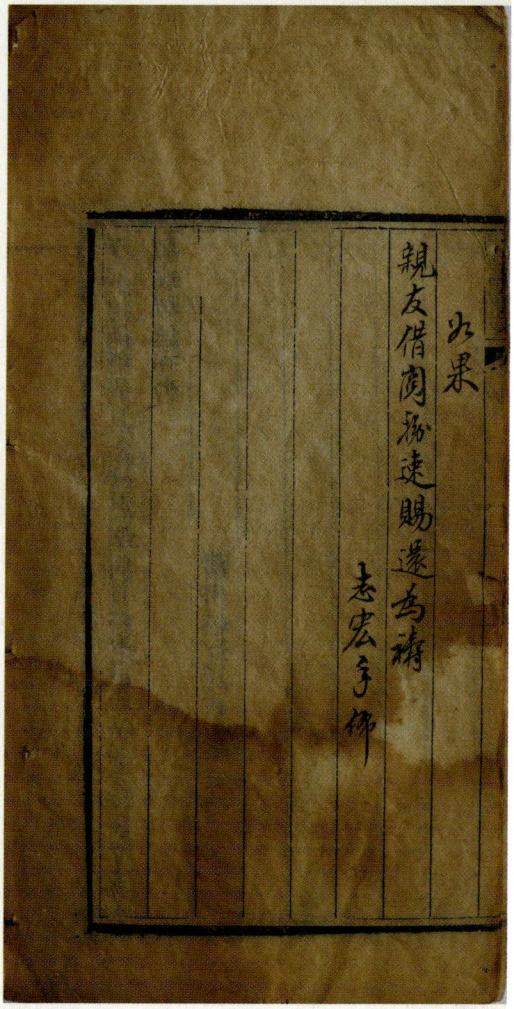

如果

亲友借阅务速赐还为祷。

志宏手佈

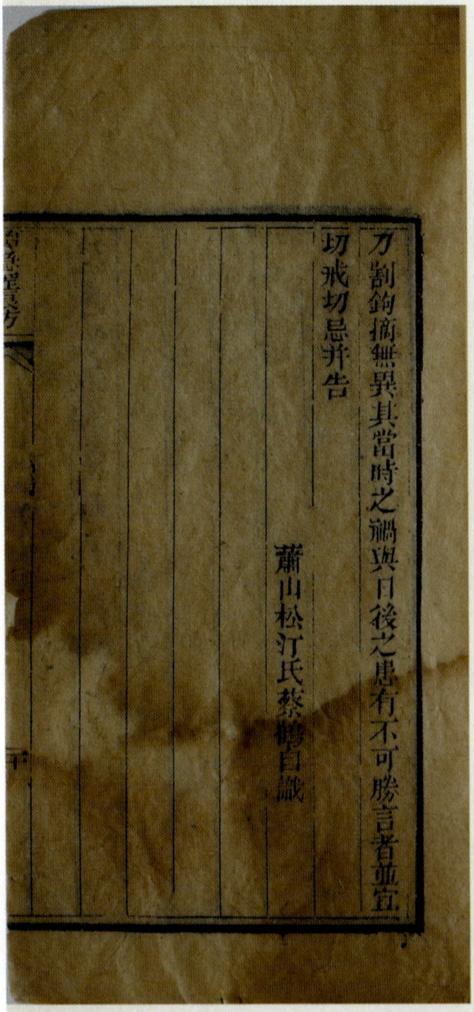
刀割鉤摘無異其當時之禍與日後之患有不可勝言者並宜
切戒切忌并告
蕭山松汀氏蔡鶴自識

刀割钩摘无异。其当时之祸与日后之患有不可胜言者，并宜切戒切忌并告。

萧山松汀氏蔡鹤自识

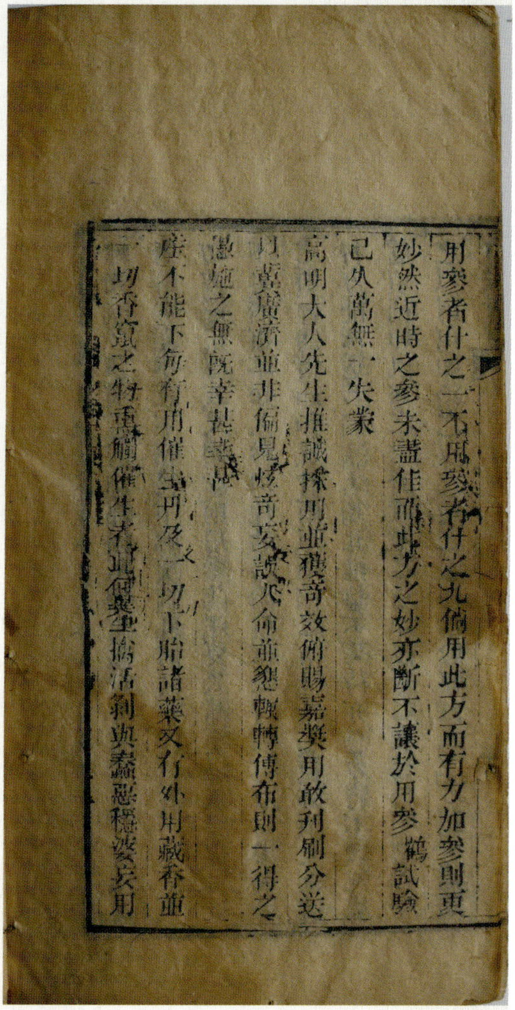

用参者十之一，不用参者十之九，倘用此方，而有力加参，则更妙。然近时之参未尽佳，而此方之妙，亦断不让于用参。鹤试验已久，万无一失蒙。

高明大人先生推诚采用，并获奇效，俯赐嘉奖，用敢刊刷分送以冀广济，并非偏见炫奇，妄误人命，并恳辗转传布，则一得之，愚施之无既[1]，幸甚幸甚。

产不能下，每有用催生丹及一切下胎诸药，又有外用藏香并一切香窜之物熏触催生者，此何异生擒活剥，与蠢恶稳婆妄用

1 无既：无穷。

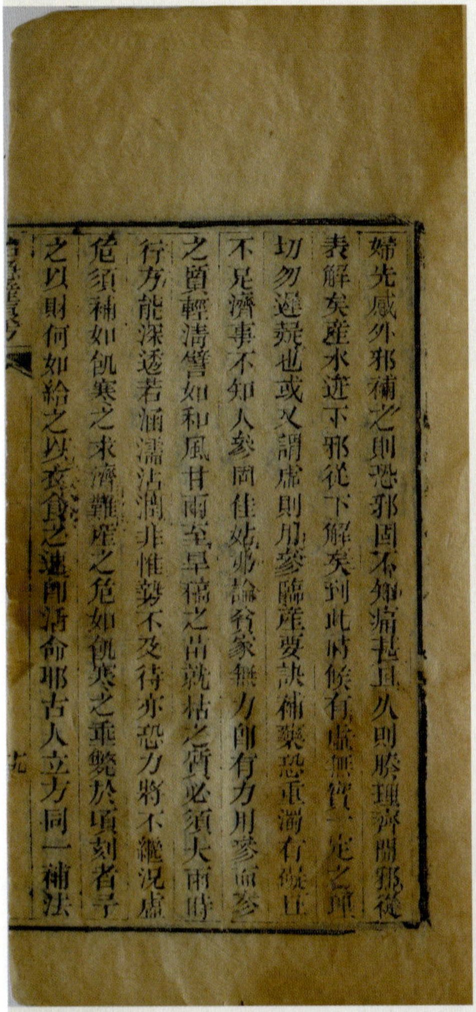
婦先感外邪補之則恐邪固不知痛甚且久則腠理齊開邪從
表解矣産水迸下邪從下解矣到此時候有虛無實一定之理
切勿遲疑也或又謂虛則用參臨産要訣補藥恐重濁有礙且
不足濟事不知人參固佳姑弗論貧家無力即有力用參而參
之質輕清譬如和風甘雨至旱槁之苗就枯之質必須大雨時
行方能深透若涵濡沾潤非惟勢不及待亦恐力將不繼況虛
危須補如飢寒之求濟難産之危如飢寒之垂斃於頃刻者予
之以財何如給之以衣食之速即活命耶古人立方同一補法

妇先感外邪，补之则恐邪固。不知痛甚且久，则腠理齐开，邪从表解矣，产水迸下，邪从下解矣。到此时候，有虚无实，一定之理，切勿迟疑也。或又谓虚则用参，临产要诀，补药恐重浊有碍，且不足济事。不知人参固佳，姑弗论贫家无力，即有力用参，而参之质轻清，譬如和风甘雨至旱槁之苗，就枯之质，必须大雨时行，方能深透，若涵濡沾润，非惟势不及待，亦恐力将不继，况虚危须补，如饥寒之求，济难产之危，如饥寒之垂，毙于顷刻者，予之以财，何如给之以衣食之速，即活命耶。古人立方，同一补法

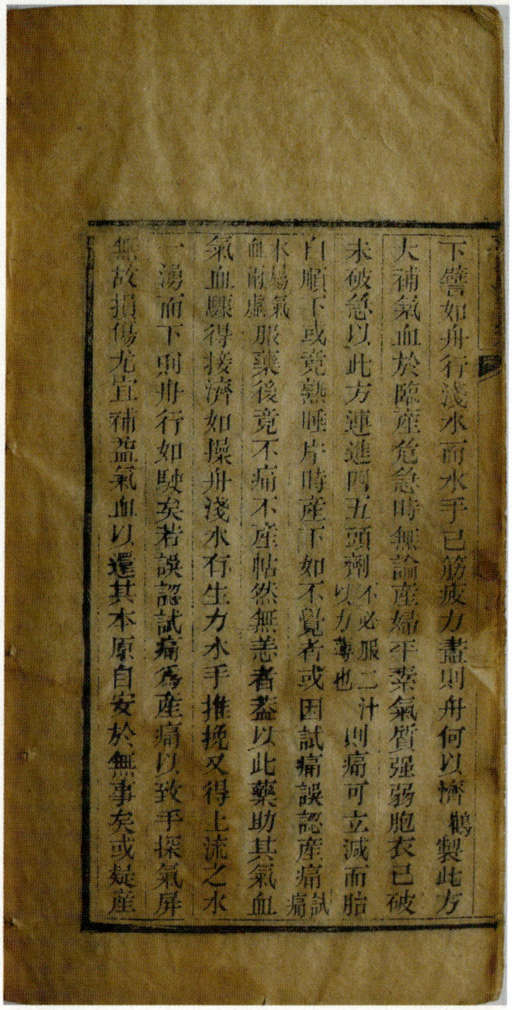

下譬如舟行淺水而水手已筋疲力盡則舟何以濟鶴製此方大補氣血於臨產危急時無論產婦平素氣質強弱胞衣已破未破急以此方連進四五頭劑不必服二汁以力薄也則痛可立減而胎自順下或竟熟睡片時產下如不覺者或因試痛誤認產痛試痛本屬氣血兩虛服藥後竟不痛不產帖然無恙者蓋以此藥助其氣血氣血驟得接濟如操舟淺水有生力水手推挽又得上流之水一湧而下則舟行如駛矣若誤認試痛為產痛以致手探氣屏無故損傷尤宜補益氣血以還其本原自安於無事矣或疑產

下？譬如舟行浅水，而水手已筋疲力尽，则舟何以济？鹤制此方，大补气血于临产危急时，无论产妇平素气质强弱、胞衣已破未破，急以此方连进四五头剂不必服二汁，以力薄也，则痛可立减，而胎自顺下，或竟熟睡片时产下。如不觉者，或因试痛，误认产痛试痛本属气血两虚。服药后竟不痛不产，帖然无恙者，盖以此药助其气血，气血骤得接济，如操舟浅水，有生力水手推挽，又得上流之水一涌而下，则舟行如驶矣。若误认试痛为产痛，以致手探，气屏无故损伤，尤宜补益气血，以还其本原，自安于无事矣。或疑产

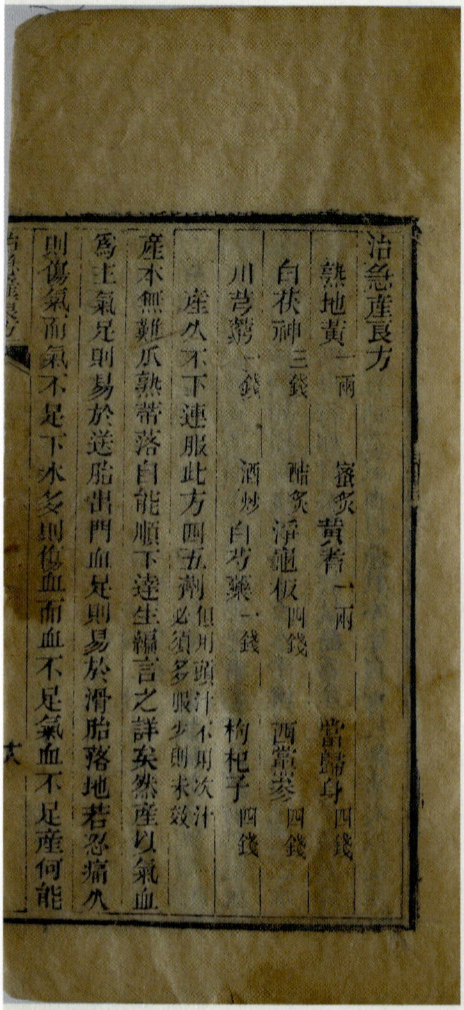
治急產良方
熟地黃一兩蜜炙 黃耆一兩 當歸身四錢
白茯神三錢醋炙 淨龜板四錢 西黨參四錢
川芎藭一錢酒炒 白芍藥一錢 枸杞子四錢
產久不下連服此方四五劑但用頭汁不用次汁必須多服少則未效
產本無難瓜熟蒂落自能順下達生編言之詳矣然產以氣血
爲主氣足則易於送胎出門血足則易於滑胎落地若忍痛久
則傷氣而氣不足下水多則傷血而血不足氣血不足產何能

治急产良方

熟地黄一两（蜜炙），黄芪一两，当归身四钱，白茯神三钱（醋炙），净龟板四钱，西党参四钱，川芎䓖一钱（酒炒），白芍药一钱，枸杞子四钱。

产久不下，连服此方四五剂但用头汁，不用次汁，必须多服，少则未效。

产本无难，瓜熟蒂落，自能顺下。《达生编》言之详矣。然产以气血为主，气足则易于送胎出门，血足则易于滑胎落地。若忍痛久则伤气而气不足，下水多则伤血而血不足，气血不足，产何能

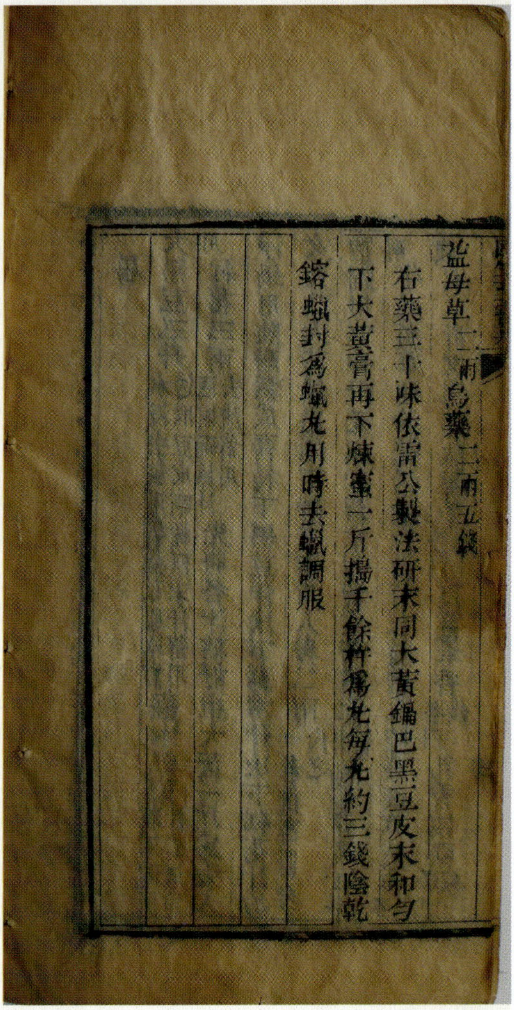
益母草二兩　烏藥二兩五錢
右藥三十味依雷公製法研末同大黄鍋巴黑豆皮末和勻
下大黄膏再下煉蜜一斤搗千餘杵爲丸每丸約三錢陰乾
鎔蠟封爲蠟丸用時去蠟調服

益母草二两，乌药二两五钱。

上药三十味，依雷公制法研末，同大黄锅巴、黑豆皮末和匀，下大黄膏，再下炼蜜一斤，捣千余杵，为丸，每丸约三钱，阴干，镕蜡封为蜡丸，用时去蜡调服。

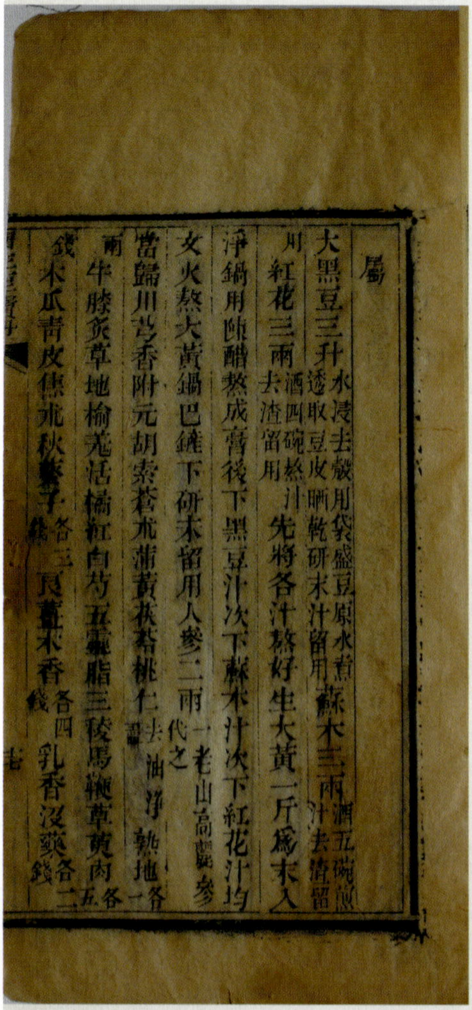
屬
大黑豆三升水浸去殻用袋盛豆原水煮透取豆皮晒乾研末汁留用蘇木三兩酒五碗煎汁去渣留
用紅花三兩酒四碗熬汁去渣留用先將各汁熬好生大黄一斤爲末入
淨鍋用陳醋熬成膏後下黑豆汁次下蘇木汁次下紅花汁均
文火熬大黄鍋巴鏟下研末留用人參二兩一老山高麗參代之
當歸川芎香附元胡索蒼朮蒲黄茯苓桃仁去油淨盡熟地各一
兩牛膝炙草地榆羌活橘紅白芍五靈脂三稜馬鞭草萸肉各五
錢木瓜青皮焦朮秋葵子各三錢良薑木香各四錢乳香沒藥各二錢

嘱。

大黑豆三升（水浸去壳，用袋盛豆，原水煮透，取豆皮晒干，研末，汁留用），苏木三两（酒五碗，煎汁，去渣，留用），红花三两（酒四碗，熬汁，去渣，留用）。先将各汁熬好，生大黄一斤为末，入净锅，用陈醋熬成膏后，下黑豆汁，次下苏木汁，次下红花汁，均文火熬，大黄锅巴铲下，研末留用。人参二两一老山高丽参代之，当归、川芎、香附、延胡索、苍术、蒲黄、茯苓、桃仁去油净尽、熟地各一两，牛膝、炙草、地榆、羌活、橘红、白芍、五灵脂、三棱、马鞭草、萸肉各五钱，木瓜、青皮、焦术、秋葵子各三钱，良姜、木香各四钱，乳香、没药各二钱，

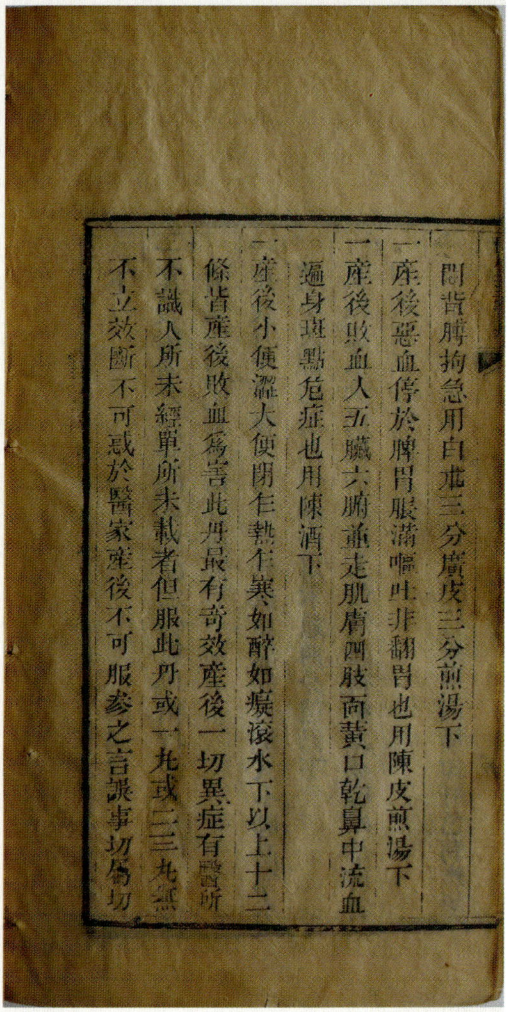

悶背膊拘急用白术三分廣皮三分煎湯下
一産後惡血停於脾胃脹滿嘔吐非翻胃也用陳皮煎湯下
一産後敗血入五臟六腑並走肌膚四肢面黃口乾鼻中流血
遍身斑點危症也用陳酒下
一産後小便澀大便閉乍熱乍寒如醉如癡滾水下以上十二
條皆産後敗血爲害此丹最有奇效産後一切異症有醫所
不識人所未經單所未載者但服此丹或一丸或二三丸無
不立效斷不可惑於醫家産後不可服参之言誤事切囑切

闷，背膊拘急，用白术三分、广皮三分，煎汤下。

产后恶血停于脾胃，胀满呕吐，非翻胃也，用陈皮煎汤下。

产后败血入五脏六腑，并走肌肤四肢，面黄口干，鼻中流血，遍身斑点，危症也。用陈酒下。

产后小便涩，大便闭，乍热乍寒，如醉如痴，滚水下。

以上十二条皆产后败血为害。此丹最有奇效，产后一切异症，有医所不识，人所未经，单所未载者，但服此丹，或一丸，或二三丸，无不立效。断不可惑于医家产后不可服参之言，误事，切嘱切

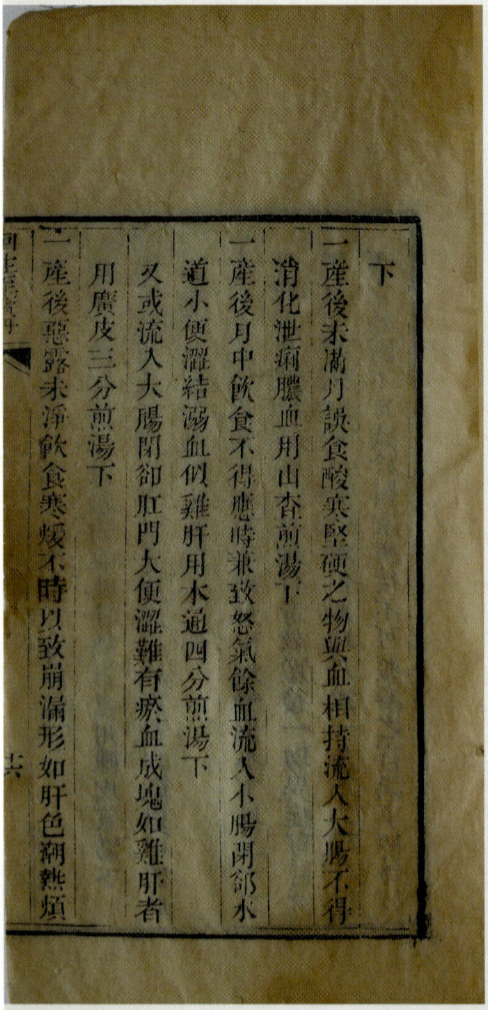
下
一產後未滿月誤食酸寒堅硬之物與血相持流入大腸不得
消化泄痢膿血用山查煎湯下
一產後月中飲食不得應時兼致怒氣餘血流入小腸閉郤水
道小便澀結溺血似雞肝用木通四分煎湯下
又或流入大腸閉郤肛門大便澀難有瘀血成塊如雞肝者
用廣皮三分煎湯下
一產後惡露未淨飲食寒煖不時以致崩漏形如肝色潮熱煩

下。

产后未满月，误食酸寒坚硬之物，与血相持，流入大肠，不得消化，泄痢脓血，用山楂煎汤下。

产后月中，饮食不得应时，兼致怒气，余血流入小肠，闭却[1]水道，小便涩结，溺血似鸡肝，用木通四分，煎汤下。又或流入大肠，闭却肛门，大便涩难，有瘀血成块，如鸡肝者，用广皮三分，煎汤下。

产后恶露未净，饮食寒暖不时，以致崩漏，形如肝色，潮热烦

1 却：原作“郤”，同“隙”，于义不通。与下文“闭郤肛门”对校，当为形近而误，改之。

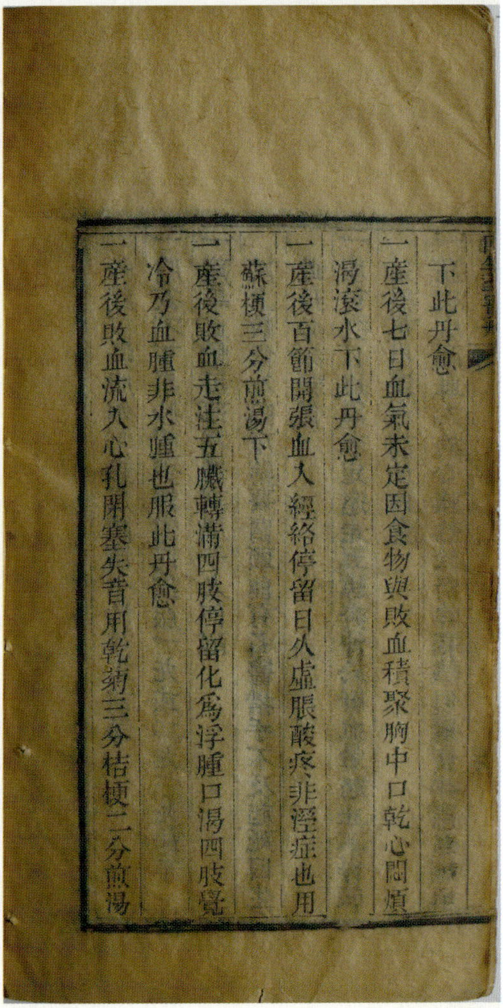

下此丹愈

一產後七日血氣未定因食物與敗血積聚胸中口乾心悶煩

渴滚水下此丹愈

一產後百節開張血入經絡停留日久虛脹酸疼非溼症也用

蘇梗三分煎湯下

一產後敗血走注五臟轉満四肢停留化爲浮腫口渴四肢覺

冷乃血腫非水腫也服此丹愈

一產後敗血流入心孔閉塞失音用乾菊三分桔梗二分煎湯

下此丹，愈。

产后七日，血气未定，因食物与败血积聚胸中，口干心闷，烦渴，滚水下此丹，愈。

产后百节开张，血入经络，停留日久，虚胀酸疼，非湿症也，用苏梗三分，煎汤下。

产后败血走注，五脏转满，四肢停留，化为浮肿，口渴，四肢觉冷，乃血肿，非水肿也，服此丹愈。

产后败血，流入心孔，闭塞失音，用干菊三分、桔梗二分，煎汤

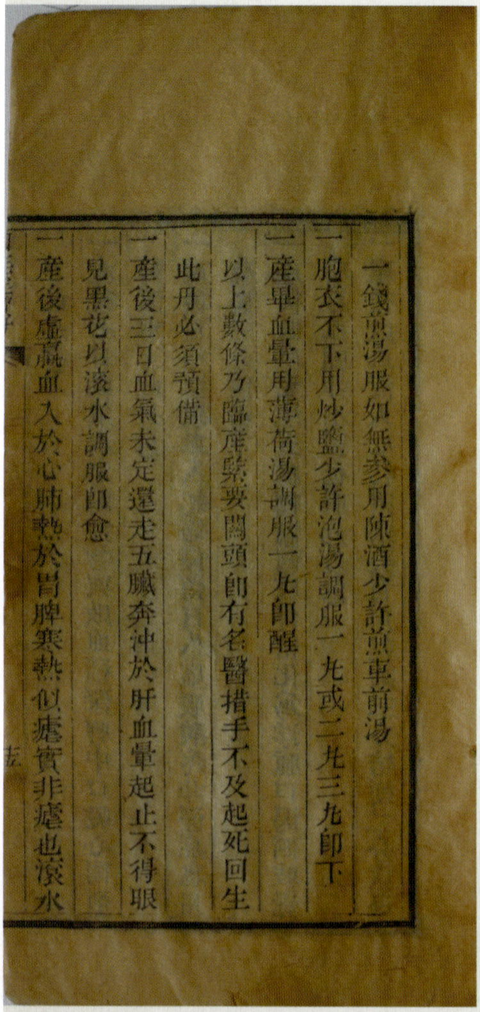

一錢煎湯服如無參用陳酒少許煎車前湯
一胞衣不下用炒鹽少許泡湯調服一丸或二丸三丸即下
一產畢血暈用薄荷湯調服一丸即醒
以上數條乃臨產緊要關頭即有名醫措手不及起死回生
此丹必須預備
一產後三日血氣未定還走五臟奔沖於肝血暈起止不得眼
見黑花以滾水調服即愈
一產後虛羸血入於心肺熱於胃脾寒熱似瘧實非瘧也滾水

一钱，煎汤服。如无参，用陈酒少许，煎车前汤。

胞衣不下，用炒盐少许，泡汤，调服一丸，或二丸、三丸，即下。

产毕血晕，用薄荷汤，调服一丸即醒。

以上数条乃临产紧要关头，即有名医措手不及，起死回生，此丹必须预备。

产后三日血气未定，还走五脏，奔冲于肝，血晕，起止不得，眼见黑花，以滚水调服即愈。

产后虚羸，血入于心肺，热于胃脾，寒热似疟，实非疟也，滚水

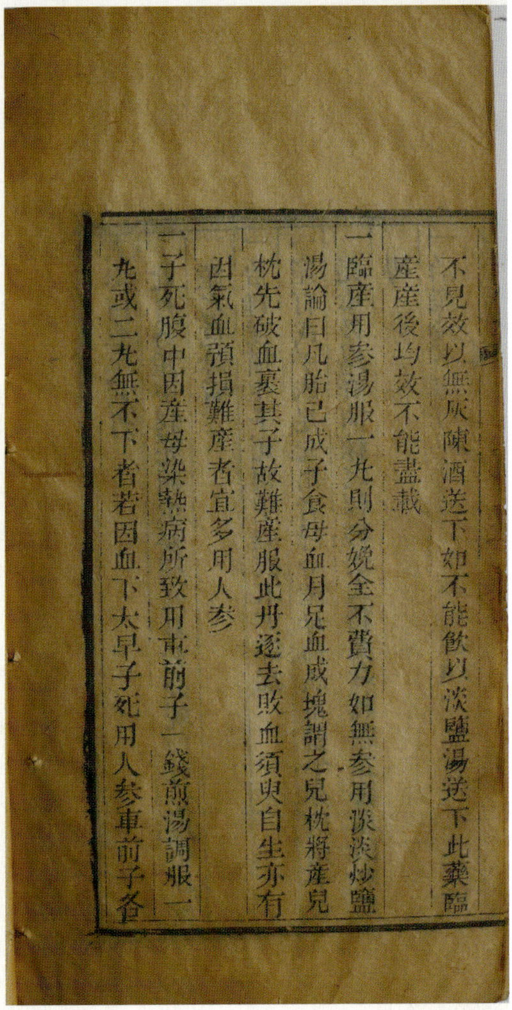
不見效以無灰陳酒送下如不能飲以淡鹽湯送下此藥臨
產產後均效不能盡載
一臨產用參湯服一丸則分娩全不費力如無參用淡淡炒鹽
湯論曰凡胎已成子食母血月足血成塊謂之兒枕將產兒
枕先破血裹其子故難產服此丹逐去敗血須臾自生亦有
因氣血預損難產者宜多用人參
一子死腹中因產母染熱病所致用車前子一錢煎湯調服一
丸或二丸無不下者若因血下太早子死用人參車前子各

不见效。以无灰陈酒送下。如不能饮，以淡盐汤送下。此药临产、产后均效，不能尽载。

临产用参汤服一丸，则分娩全不费力。如无参，用淡淡炒盐汤。论曰：凡胎已成，子食母血，月足血成块，谓之儿枕。将产，儿枕先破，血裹其子，故难产。服此丹逐去败血，须臾自生。亦有因气血预损难产者，宜多用人参。

子死腹中，因产母染热病所致，用车前子一钱煎汤，调服一丸或二丸，无不下者。若因血下太早子死，用人参、车前子各

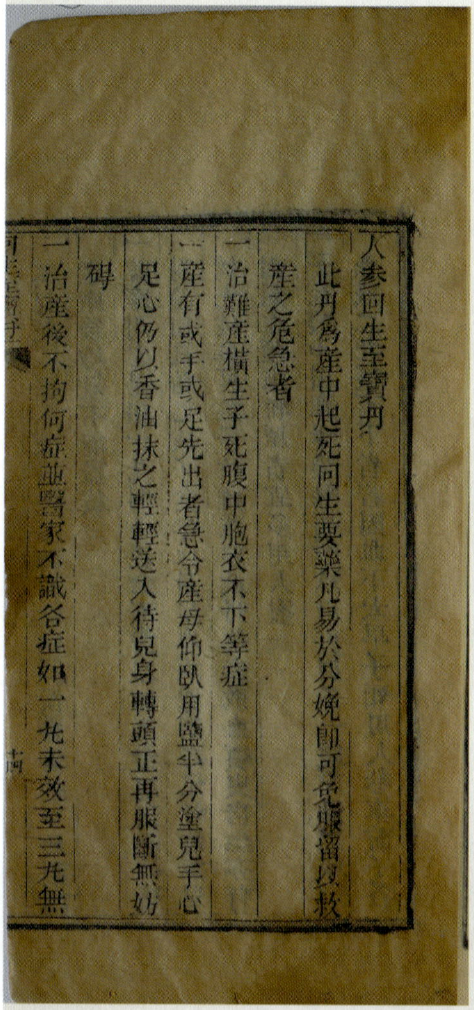

人参回生至宝丹

此丹为产中起死回生要药。凡易于分娩，即可免服，留以救产之危急者。

治难产、横生、子死腹中、胞衣不下等症。

产有或手或足先出者，急令产母仰卧，用盐半分涂儿手心、足心，仍以香油抹之，轻轻送入，待儿身转头正再服，断无妨碍。

治产后不拘何症，并医家不识各症，如一丸未效，至三丸，无

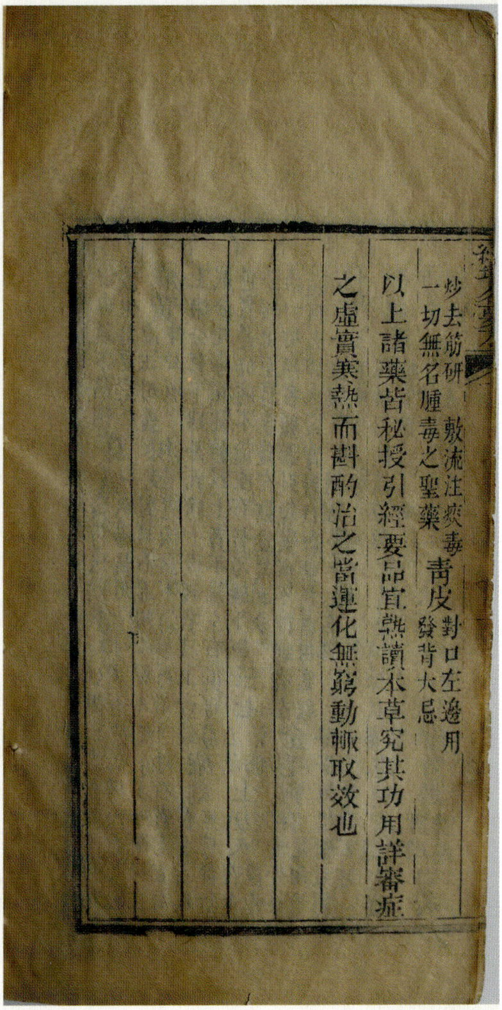
炒去筋研敷流注痰毒一切無名腫毒之聖藥 青皮對口左邊用發背大忌
以上諸藥皆秘授引經要品宜熟讀本草究其功用詳審症
之虛實寒熱而斟酌治之當運化無窮動輙取效也

炒，去筋，研敷，流注痰毒，一切无名肿毒之圣药　青皮对口左边用，发背大忌

以上诸药，皆秘授引经要品，宜熟读本草，究其功用，详审症之虚实寒热，而斟酌治之，当运化无穷，动辄取效也。

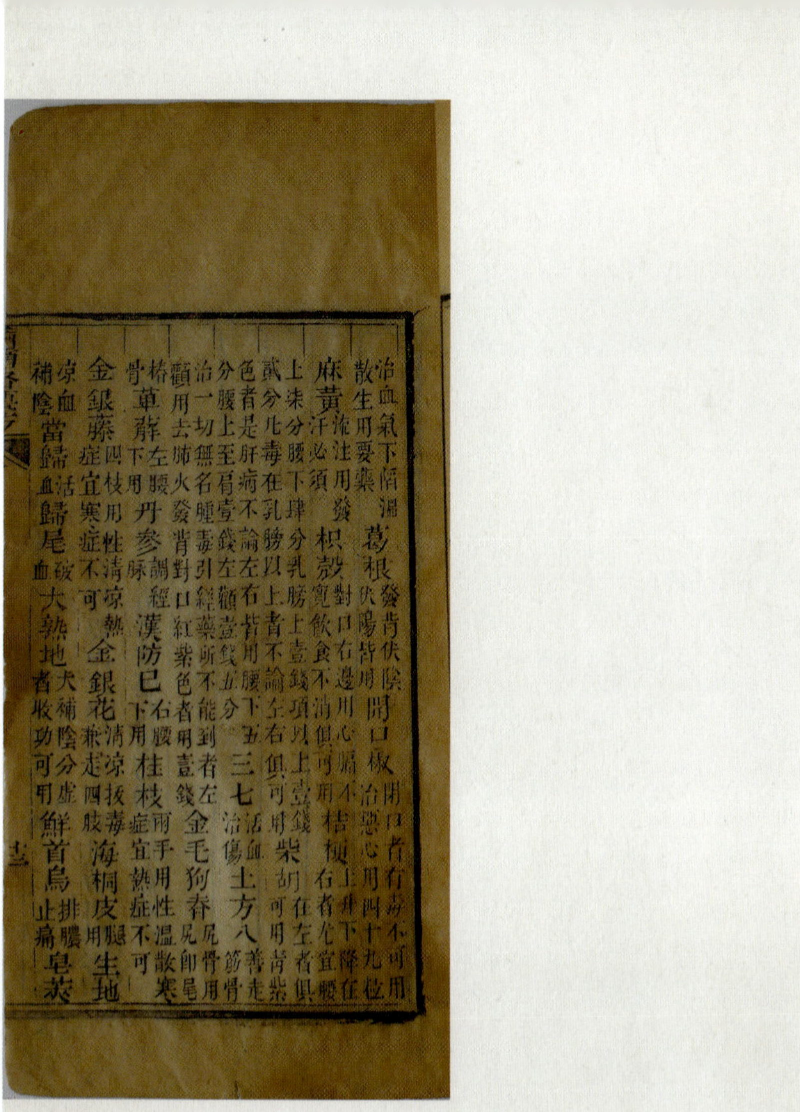

治血气下陷，温散生用，要药　**葛根**发背、伏阴、伏阳皆用　**开口椒**闭口者有毒，不可用，治恶心用四十九粒　**麻黄**流注用，发汗必须　**枳壳**对口右边用，心膈不宽、饮食不消，俱可用　**桔梗**上升下降，在右者尤宜，腰上七分，腰下四分，乳膀上一钱，项以上一钱二分，凡毒在乳膀以上者，不论左右，俱可用　**柴胡**在左者俱可用。青紫色者是肝病，不论左右皆用。腰下五分，腰上至肩一钱，左颧一钱五分　**三七**活血治伤　**土方八**善走筋骨，治一切无名肿毒，引经药所不能到者。左颧用，去肺火。发背、对口红紫色者，用一钱　**金毛狗脊**尻骨用，尻即尾椿骨[1]　**萆薢**左腰下用　**丹参**调经脉　**汉防己**右腰下用　**桂枝**两手用，性温散，寒症宜，热症不可　**金银藤**四肢用，性清凉，热症宜，寒症不可　**金银花**清凉拔毒，兼走四肢　**海桐皮**腿用　**生地**凉血补阴　**当归**活血　**归尾**破血　**大熟地**大补阴分，虚者收功可用　**鲜首乌**排脓止痛　**皂荚**

1 尾椿骨：骨名。即尾骨。《医宗金鉴·正骨心法要旨》："尾骶骨，即尻骨也……其末节名曰尾闾……俗名尾椿。"

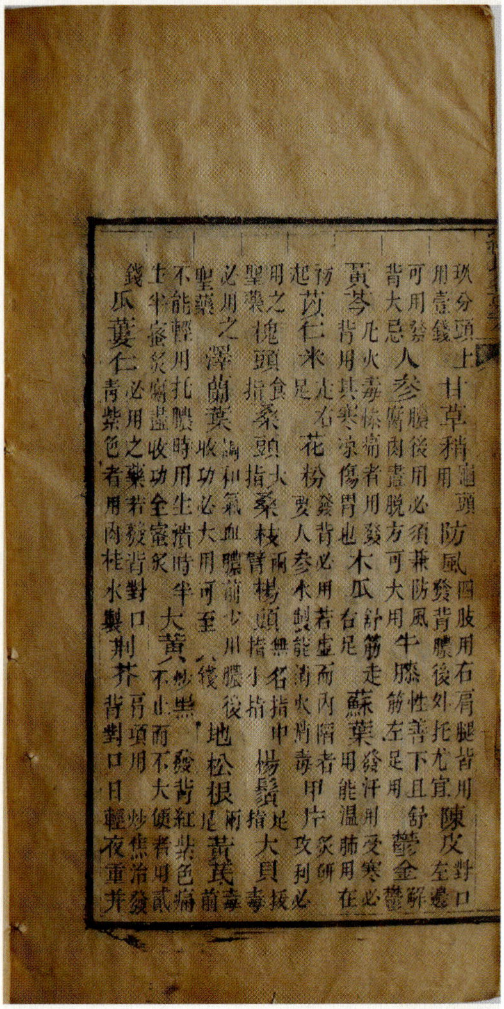

九分，头上用一钱　**甘草梢**龟头用　**防风**四肢用，右肩腿皆用，发背、脓后、外托尤宜　**陈皮**对口左边可用，发背大忌　**人参**脓后用，必须兼防风，腐肉尽脱，方可大用　**牛膝**性善下且舒筋，左足用　**郁金**解郁　**黄芩**凡火毒惨痛者用，发背用，其寒凉伤胃也　**木瓜**舒筋，走右足　**苏叶**发汗用，受寒必用，能温肺，用在初起　**苡仁米**走右足　**花粉**发背必用，若虚而内陷者，要人参水制能消火消毒　**甲片**炙研，攻利必用之圣药　**槐头**食指　**桑头**大指　**桑枝**两臂　**杨头**无名指、中指、小指　**杨须**足指　**大贝**拔毒必用之圣药　**泽兰叶**调和气血，脓前少用，脓后收功必大用，可用至六钱　**地松根**两足　**黄芪**毒前不能轻用，托脓时用生，溃时半生半蜜炙，腐尽收功全蜜炙　**大黄**炒黑，发背红紫色，痛不止而不大便者，用二钱　**瓜蒌仁**必用之药，若发背对口青紫色者，用肉桂水制　**荆芥**肩项用，炒焦，治发背对口，日轻夜重，并

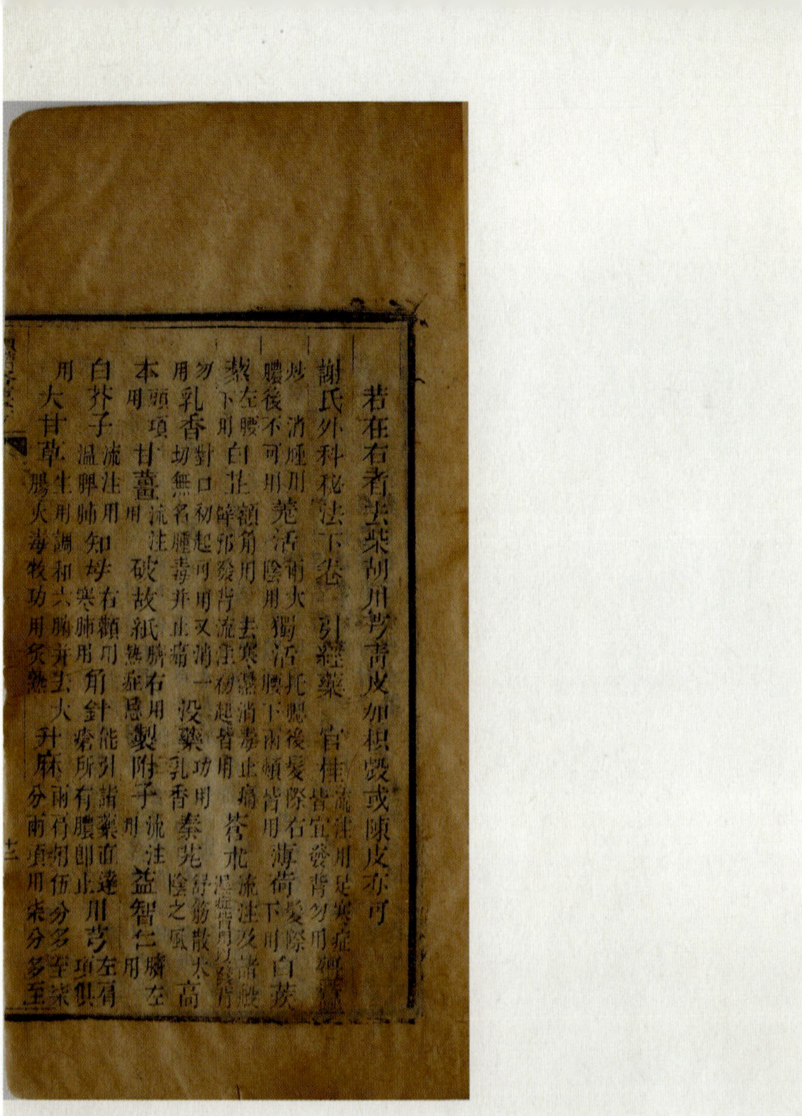

若在右者，去柴胡、川芎、青皮，加枳壳或陈皮亦可。

谢氏外科秘法下卷

引经药　官桂流注用，足[1]寒症皆宜，发背勿用　僵蚕炒，消肿用，脓后不可用　羌活两太阴用[2]　独活托腮、后发际、右腰下、两颊皆用　薄荷发际下用　白蒺藜左腰下用　白芷额角用，去寒湿，消毒止痛，辟邪，发背流注初起皆用　苍术流注及诸般湿症皆用，以发背勿用　乳香对口初起可用，又消一切无名肿毒并止痛　没药功用乳香　秦艽舒筋，散太阴之风　藁本头项用　干姜流注用　补骨脂脐右用，热症忌　制附子流注用　益智仁脐左用　白芥子流注用，温脾肺　知母右颧用，寒肺用　角针能引诸药直达疮所，有脓即止　川芎左肩项俱用　大甘草生用调和六腑，并去大肠火毒，收功用炙熟　升麻两肩用五分多至七分，两项用七分多至

1 足：校本作“是”，义胜。
2 两太阴用：校本作“两太阳用”，于医理胜。

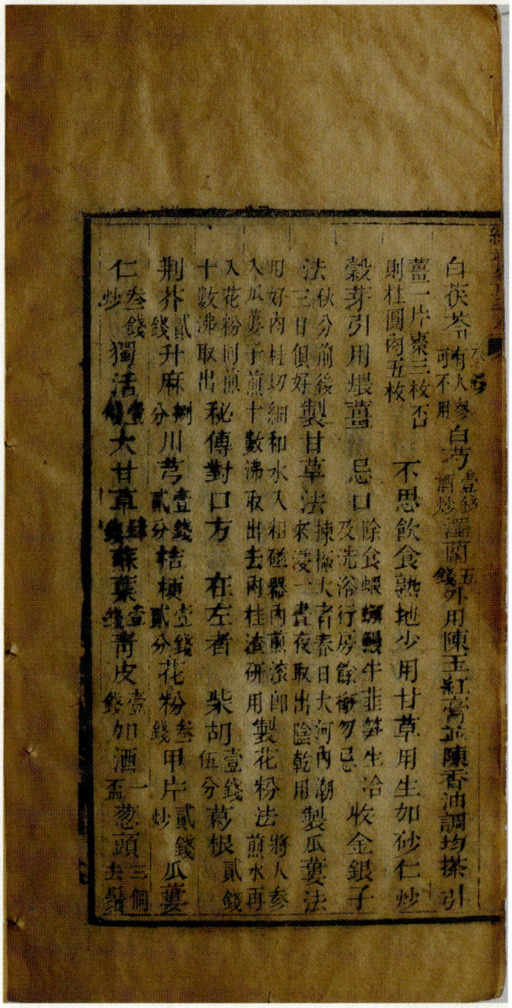

白茯苓三钱（有人参可不用），白芍一钱（酒炒），泽兰五钱。外用陈玉红膏并陈香油调均搽。引姜一片，枣三枚，否则桂圆肉五枚。不思饮食，熟地少用，甘草用生，加砂仁、炒谷芽，引用煨姜。

忌口除食虾、蟹、鳗、牛、韭、笋、生冷及洗浴、行房，余概勿忌。

收金银子法秋分前后三日俱好

制甘草法拣极大者，春日大河内，潮来浸一昼夜，取出阴干用

制花粉法将人参煎水，再入花粉同煎，十数沸取出

秘传对口方　在左者，柴胡一钱五分，葛根二钱，荆芥二钱，升麻八分，川芎一钱二分，桔梗一钱二分，花粉三钱，甲片二钱（炒），瓜蒌仁三钱（炒），独活一钱，大甘草四钱，苏叶一钱，青皮一钱，加酒一杯，葱头三个（去须）。

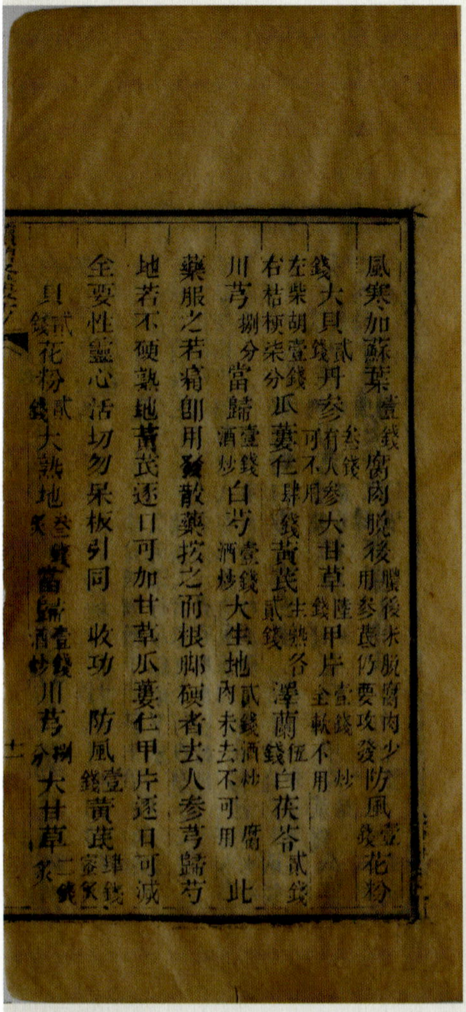

风寒加苏叶一钱。

腐肉脱后脓后未脱腐肉，少用参芪，仍要攻发　防风一钱，花粉□[1]钱，大贝二钱，丹参三钱（有人参可不用），大甘草六钱，甲片一钱（炒，全软不用，左柴胡一钱，右桔梗七分），瓜蒌仁四钱，黄芪生熟各二钱，泽兰五钱，白茯苓二钱，川芎八分，当归一钱（酒炒），白芍一钱（酒炒），大生地二钱（酒炒，腐肉未去不可用）。此药服之，若痛即用发散药，按之而根脚硬者，去人参、芎、归、芍、地；若不硬，熟地、黄芪逐日可加，甘草、瓜蒌仁、甲片逐日可减，全要性灵心活，切勿呆板。引同。

收功　防风一钱，黄芪四钱（蜜炙），□[2]贝二钱，花粉二钱，大熟地三钱（炙），当归一钱（酒炒），川芎八分，大甘草二钱（炙），

1□：原文脱。
2□：原文脱。据上下文，当为“大”。

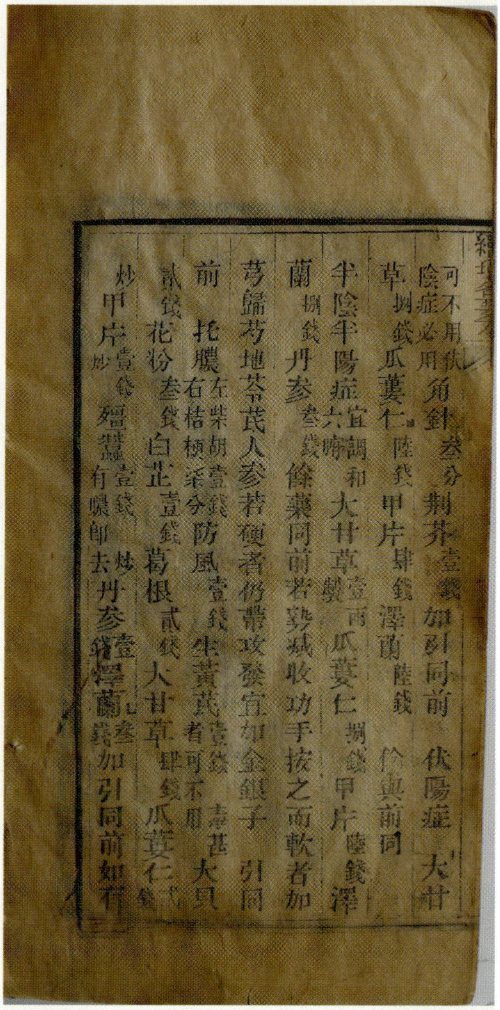
可不用伏陰症必用角針叁分荊芥壹錢加引同前　伏陽症　大甘草捌錢瓜蔞仁陸錢甲片肆錢澤蘭陸錢餘與前同
半陰半陽症宜調和六腑大甘草壹兩製瓜蔞仁捌錢甲片陸錢澤蘭捌錢丹參叁錢餘藥同前若勢減收功手按之而軟者加芎歸芍地苓芪人參若硬者仍帶攻發宜加金銀子引同前　托膿左柴胡壹錢右桔梗柒分防風壹錢生黃芪壹錢毒甚者可不用大貝貳錢花粉叁錢白芷壹錢葛根貳錢大甘草肆錢瓜蔞仁貳錢炒甲片壹錢炒殭蠶壹錢炒有膿即去丹參壹錢澤蘭叁錢加引同前如有

可不用，伏阴症必用），角针三分，荆芥一钱，加引同前。

伏阳症　大甘草八钱，瓜蒌仁六钱，甲片四钱，泽兰六钱，余与前同。

半阴半阳症宜调和六腑　大甘草一两（制），瓜蒌仁八钱，甲片六钱，泽兰八钱，丹参三钱，余药同前。若势减收功，手按之而软者，加芎、归、芍、地、苓、芪、人参，若硬者仍带攻发，宜加金银子。引同前。

托脓左柴胡一钱，右桔梗七分　防风一钱，生黄芪一钱（毒甚者可不用），大贝二钱，花粉三钱，白芷一钱，葛根二钱，大甘草四钱，瓜蒌仁二钱（炒），甲片一钱（炒），僵蚕一钱（炒，有脓即去），丹参一钱，泽兰三钱，加引同前，如有

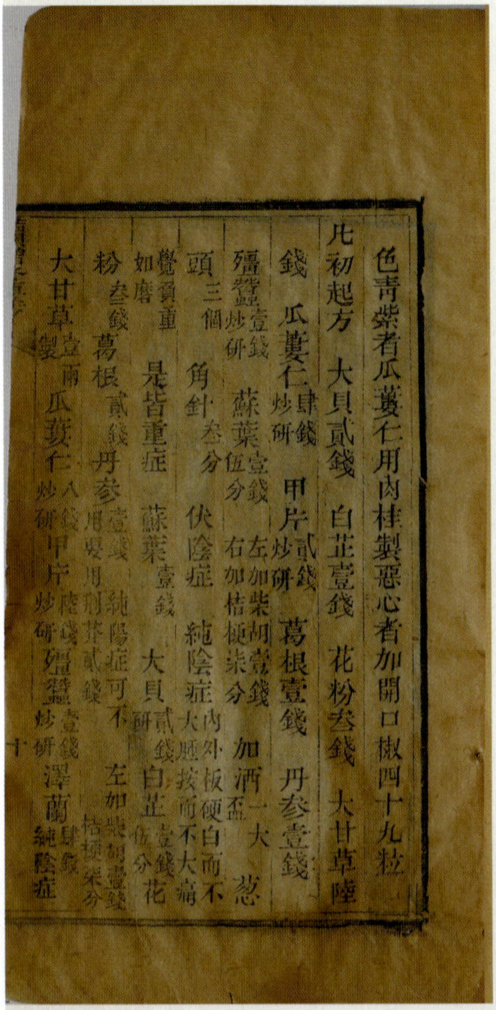

色青紫者瓜蒌仁用肉桂制，恶心者加开口椒四十九粒。

凡初起方　大贝二钱，白芷一钱，花粉三钱，大甘草六钱，瓜蒌仁四钱（炒研），甲片二钱（炒研），葛根一钱，丹参一钱，僵蚕一钱（炒研），苏叶一钱五分，左加柴胡一钱，右加桔梗七分，加酒一大杯，葱头三个，角针三分。

伏阴症、纯阴症内外板硬，白而不大肿，按而不大痛，觉负重如磨，是皆重症。苏叶一钱，大贝二钱（研），白芷一钱五分，花粉三钱，葛根二钱，丹参一钱，（纯阳症[1]可不用，要用荆芥二钱，左加柴胡一钱，右加[2]桔梗七分），大甘草一两（制），瓜蒌仁八钱（炒研），甲片六钱（炒研），僵蚕一钱（炒研），泽兰四钱（纯阴症

1 纯阳症：校本作“纯阴症”，义胜。
2 右加：原缺，于文义不通，据前文“左加柴胡一钱，右加桔梗七分”补之。

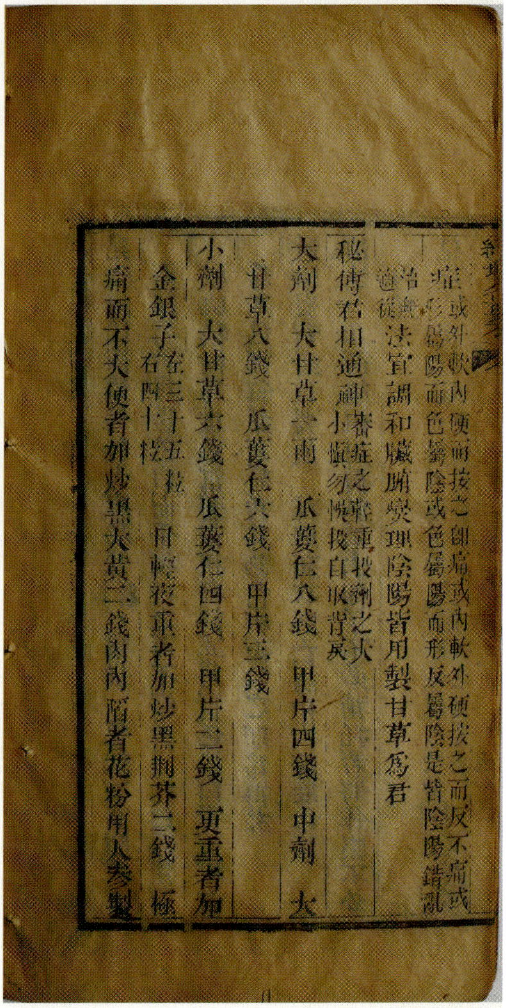

症或外軟內硬而按之卽痛或內軟外硬按之而反不痛或形屬陽而色屬陰或色屬陽而形反屬陰是皆陰陽錯亂治無適從法宜調和臟腑燮理陰陽皆用製甘草爲君

秘傳君相通神審症之輕重投劑之大小愼勿悮投自取背戾

大劑　大甘草一兩　瓜蔞仁八錢　甲片四錢

中劑　大甘草八錢　瓜蔞仁六錢　甲片三錢

小劑　大甘草六錢　瓜蔞仁四錢　甲片二錢

更重者加金銀子左三十五粒右四十粒日輕夜重者加炒黑荆芥二錢極痛而不大便者加炒黑大黃二錢肉內陷者花粉用人参製

症或外软内硬，而按之即痛，或内软外硬，按之而反不痛，或形属阳而色属阴，或色属阳而形反属阴，是皆阴阳错乱，治无适从，法宜调和脏腑，燮理阴阳，皆用制甘草为君。

秘传君相通神审症之轻重，投剂之大小，慎勿误投，自取背戾。

大剂　大甘草一两　瓜蒌仁八钱　甲片四钱

中剂　大甘草八钱　瓜蒌仁六钱　甲片三钱

小剂　大甘草六钱　瓜蒌仁四钱　甲片二钱

更重者加金银子左三十五粒，右四十粒，日轻夜重者加炒黑荆芥二钱，极痛而不大便者加炒黑大黄二钱，肉内陷者，花粉用人参制，

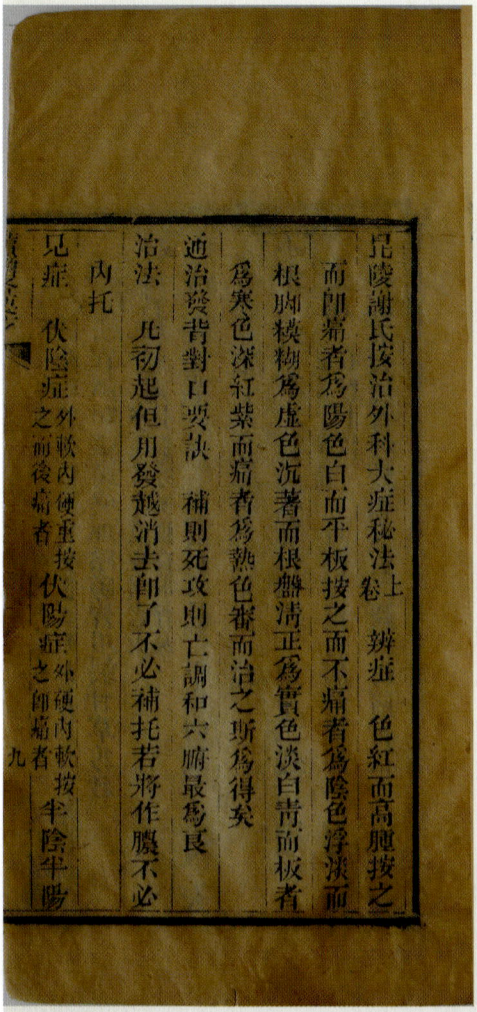
昆陵謝氏按治外科大症秘法上卷　辨症　色紅而高腫按之
而即痛者爲陽色白而平板按之而不痛者爲陰色浮淡而
根脚糢糊爲虚色沉著而根盤清正爲實色淡白青而板者
爲寒色深紅紫而痛者爲熱色審而治之斯爲得矣
通治發背對口要訣　補則死攻則亡調和六腑最爲良
治法　凡初起但用發越消去即了不必補托若將作膿不必
內托
見症　伏陰症外軟內硬重按之而後痛者　伏陽症外硬內軟按之即痛者　半陰半陽
九

昆陵[1]谢氏按治外科大症秘法[2]上卷

辨症　色红而高肿，按之而即痛者为阳；色白而平板，按之而不痛者为阴。色浮淡而根脚模糊为虚，色沉著而根盘清正为实。色淡白青而板者为寒，色深红紫而痛者为热，色审而治之，斯为得矣。

通治发背对口要诀　补则死，攻则亡，调和六腑最为良。

治法　凡初起但用发越，消去即了，不必补托，若将作脓，不必内托。

见症　伏阴症外软内硬，重按之而后痛者，伏阳症外硬内软，按之即痛者，半阴半阳

1 昆陵：又作“毗陵”，地名。现为江苏省常州市。

2 谢氏按治外科大症秘法：此部分内容为清代谢邃乔所著《发背对口治诀论》中“谢氏外科秘法”和“对口方”两部分内容，其孙谢翼于道光二十年刻印成书。

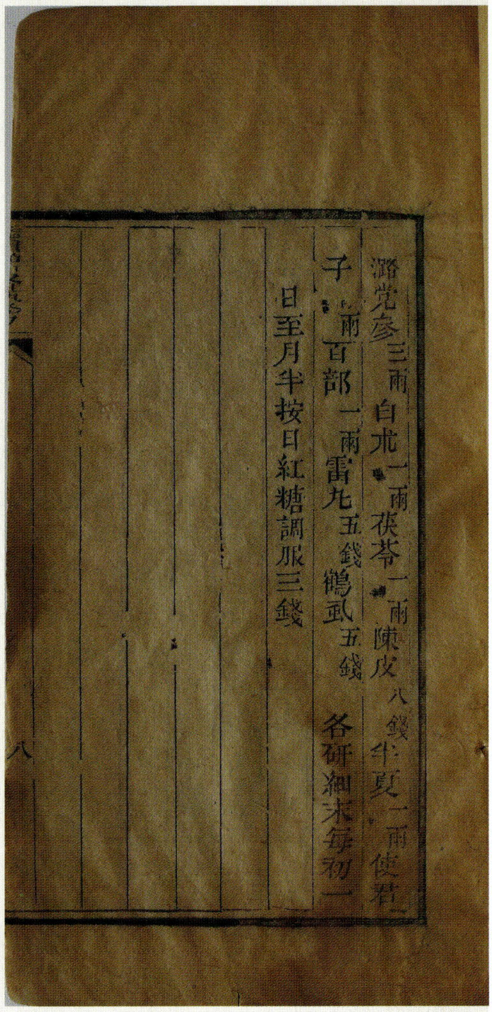

潞党参三兩　白术一兩　茯苓一兩　陳皮八錢　半夏一兩　使君
子□兩　百部一兩　雷丸五錢　鶴虱五錢　各研細末每初一
日至月半按日紅糖調服三錢

潞党参三两，白术一两，茯苓一两，陈皮八钱，半夏一两，使君子□两[1]，百部一两，雷丸五钱，鹤虱五钱，各研细末，每初一日至月半，按日红糖调服三钱。

1 □两：原文漫漶不清。

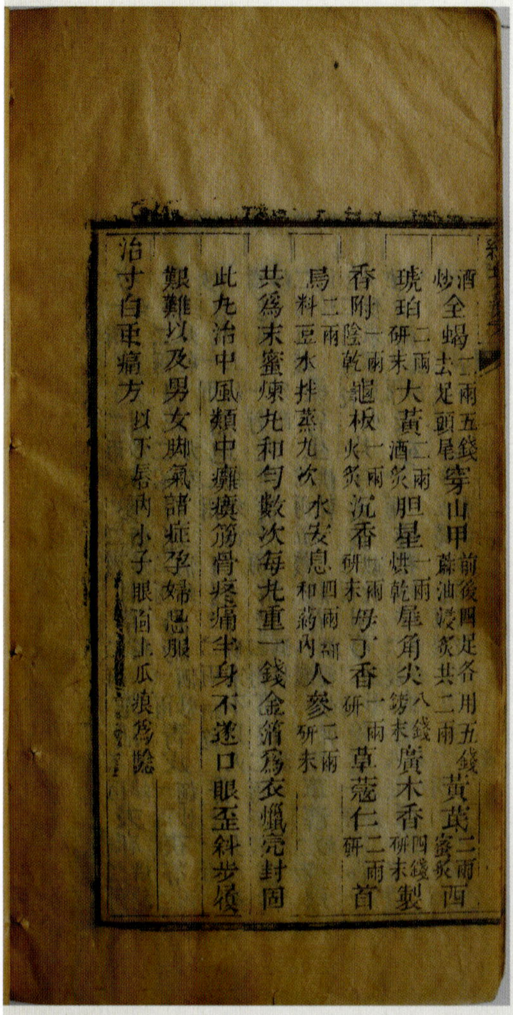

（酒炒），全蝎二两五钱（去足头尾），穿山甲（前后四足各用五钱，麻油浸炙），共二两，黄芪二两（蜜炙），西琥珀二两（研末），大黄二两（酒炙），胆星一两（烘干），犀角尖八钱（镑末），广木香四钱（研末），制香附一两（阴干），龟板一两（火炙），沉香一两（研末），母丁香一两（研），草蔻仁[1]二两（研），首乌二两（料豆水拌蒸九次），水安息四两（研和药内），人参二两（研末）。

共为末，蜜炼丸，和匀数次，每丸重一钱，金箔为衣，蜡壳封固，此丸治中风、类中瘫痪、筋骨疼痛、半身不遂、口眼歪斜、步履艰难以及男女脚气诸症。孕妇忌服。

治寸白虫痛方以下唇内小子眼，面上爪痕为验

1 草蔻仁：即草豆蔻。

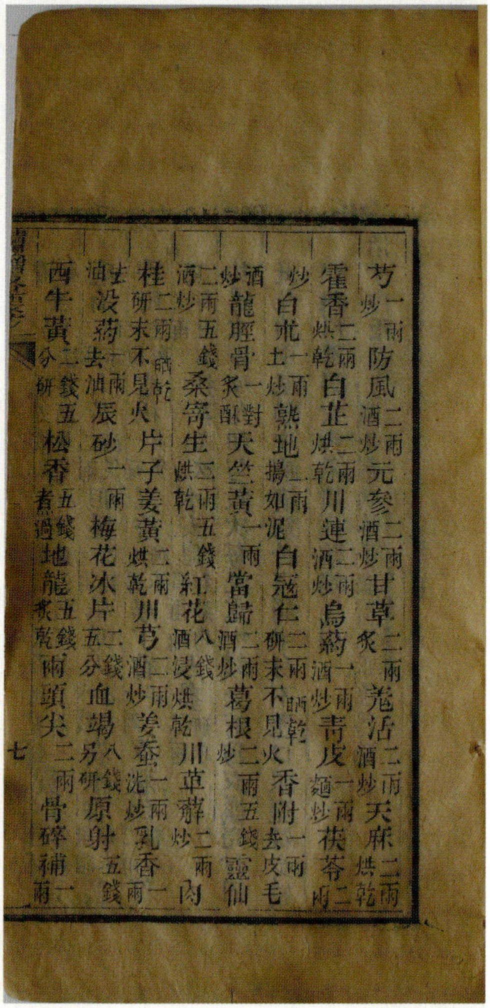

芎一兩(炒)防風二兩(酒炒)元參二兩(酒炒)甘草二兩(炙)羌活二兩(酒炒)天麻二兩(烘乾)
藿香二兩(烘乾)白芷二兩(烘乾)川連二兩(酒炒)烏藥一兩(酒炒)青皮一兩(麵炒)茯苓二兩
(炒)白朮一兩(土炒)熟地二兩(搗如泥)白蔻仁二兩(晒乾研末不見火)香附一兩(去皮毛
酒炒)龍脛骨一對(炙酥)天竺黃一兩 當歸二兩(酒炒)葛根二兩五錢(炒)靈仙
二兩五錢(酒炒)桑寄生二兩五錢(烘乾)紅花八錢(酒浸烘乾)川萆薢二兩(炒)肉
桂二兩(晒乾研末不見火)片子姜黃二兩(烘乾)川芎二兩(酒炒)姜蚕一兩(洗炒)乳香一兩(去
油)沒藥一兩(去油)辰砂一兩 梅花冰片二錢五分 血竭八錢(另研)原射五錢
西牛黃二錢五分(研)松香五錢(煮過)地龍五錢(炙乾)兩頭尖二兩 骨碎補一兩
七

芎一两（炒），防风二两（酒炒），玄参二两（酒炒），甘草二两（炙），羌活二两（酒炒），天麻二两（烘干），藿香二两（烘干），白芷二两（烘干），川连二两（酒炒），乌药一两（酒炒），青皮一两（面炒），茯苓二两（炒），白术一两（土炒），熟地二两（捣如泥），白蔻仁二两（晒干研末，不见火），香附一两（去皮毛，酒炒），龙胫骨一对（炙酥），天竺黄一两，当归二两（酒炒），葛根二两五钱（炒），灵仙二两五钱（酒炒），桑寄生二两五钱（烘干），红花八钱（酒浸烘干），川萆薢二两（炒），肉桂二两（晒干研末，不见火），片子姜黄二两（烘干），川芎二两（酒炒），僵蚕一两（洗炒），乳香一两（去油），没药一两（去油），辰砂一两，梅花冰片二钱五分，血竭八钱（另研），原射五钱，西牛黄二钱五分（研），松香五钱（煮过），地龙五钱（炙干），两头尖二两，骨碎补一两

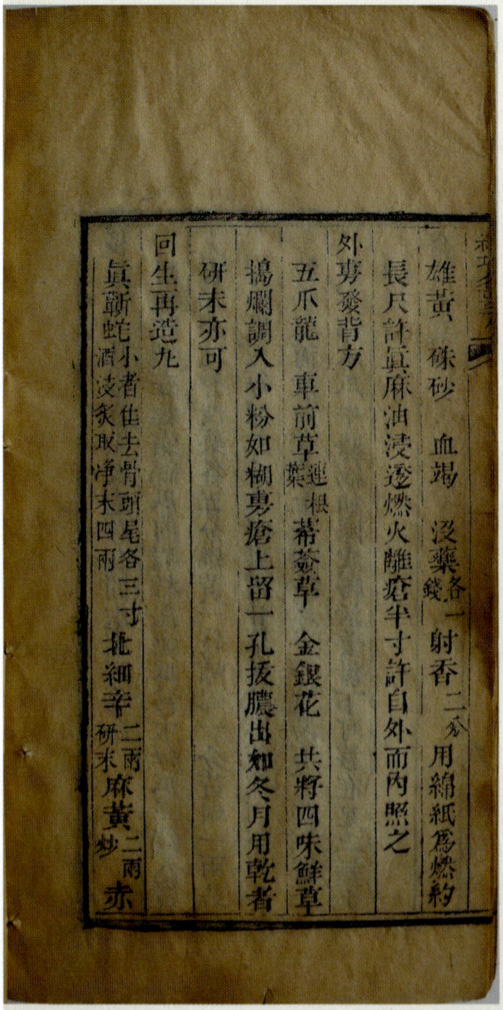

雄黄　硃砂　血竭　没藥各一錢　射香二分　用綿紙爲撚約長尺許眞麻油浸透燃火離瘡半寸許自外而內照之

外敷發背方

五爪龍　車前草連根葉　豨薟草　金銀花　共將四味鮮草搗爛調入小粉如糊敷瘡上留一孔拔膿出如冬月用乾者研末亦可

回生再造丸

眞蘄蛇小者佳去骨頭尾各三寸酒浸炙取淨末四兩　北細辛二兩研末　麻黃二兩炒　赤

雄黄、朱砂、血竭、没药各一钱，麝香二分，用绵纸为燃，约长尺许，真麻油浸透，燃火离疮半寸许，自外而内照之。

外敷发背方

五爪龙、车前草连根叶、豨莶草、金银花，共将四味鲜草捣烂，调入小粉如糊，敷疮上，留一孔，拔脓出，如冬月，用干者研末亦可。

回生再造丸

真蕲蛇（小者佳，去骨，头尾各三寸，酒浸炙，取净末）四两，北细辛二两（研末），麻黄二两（炒），赤

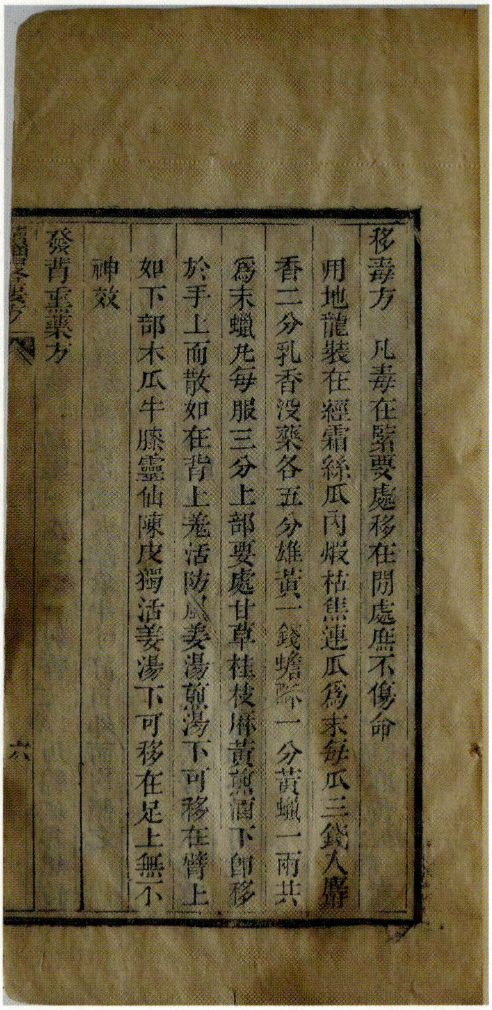

移毒方

凡毒在紧要处，移在闲处，庶不伤命。

用地龙装在经霜丝瓜内，煅枯焦，连瓜为末，每瓜三钱入麝香二分，乳香、没药各五分，雄黄一钱，蟾酥一分，黄蜡一两，共为末，蜡丸每服三分。上部要处，甘草、桂枝、麻黄煎酒下，即移于手上而散。如在背上，羌活、防风、姜汤煎汤下，可移在臂上。如下部，木瓜、牛膝、灵仙、陈皮、独活、姜汤下，可移在足上。无不神效。

发背熏药方

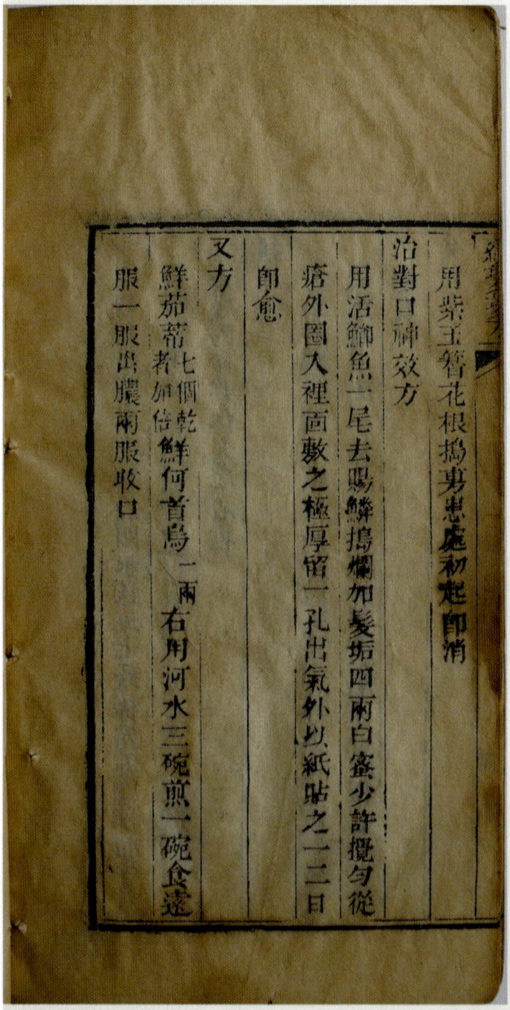

用紫玉簪花根搗敷患處初起即消
治對口神效方
用活鯽魚一尾去賜鱗搗爛加髮垢四兩白蜜少許攪匀從
瘡外圈入裡面敷之極厚留一孔出氣外以紙貼之一二日
即愈
又方
鮮茄蒂七個乾者加倍鮮何首烏一兩右用河水三碗煎一碗食遠
服一服出膿兩服收口

用紫玉簪花根捣敷患处，初起即消。

治对口神效方

用活鲫鱼一尾，去肠[1]、鳞，捣烂，加发垢四两，白蜜少许，搅匀，从疮外圈入里面，敷之极厚，留一孔出气，外以纸贴之一二日即愈。

又方

鲜茄蒂七个（干者加倍），鲜何首乌一两，上用河水三碗煎一碗，食远服，一服出脓，两服收口。

1 肠：原作“赐”，为“肠”之形近字，于文义不通，据改。

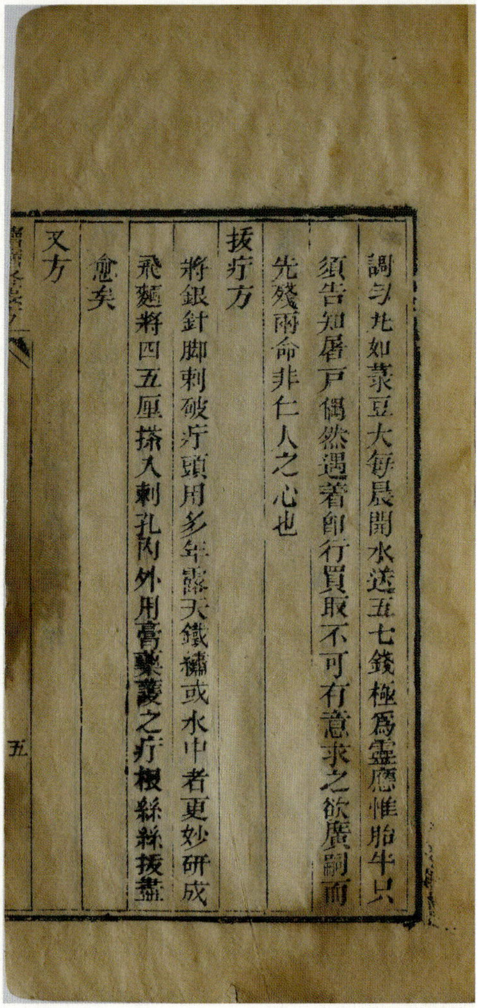
調勻丸如菉豆大每晨開水送五七錢極爲靈應惟胎牛只
須告知屠戶偶然遇着卽行買取不可有意求之欲廣嗣而
先殘兩命非仁人之心也
拔疔方
將銀針脚刺破疔頭用多年露天鐵繡或水中者更妙研成
飛麪將四五厘搽入刺孔內外用膏藥護之疔根絲絲拔盡
愈矣
又方
五

调匀，丸如绿豆大，每晨开水送五七钱，极为灵应。惟胎牛只须告知屠户，偶然遇着即行买取，不可有意求之，欲广嗣而先残两命，非仁人之心也。

拔疔方

将银针脚刺破疔头，用多年露天铁锈[1]，或水中者更妙，研成飞面，将四五厘搽入刺孔内，外用膏药护之，疔根丝丝拔尽，愈矣。

又方

1 锈：原作“绣”，于文义不通，改之。

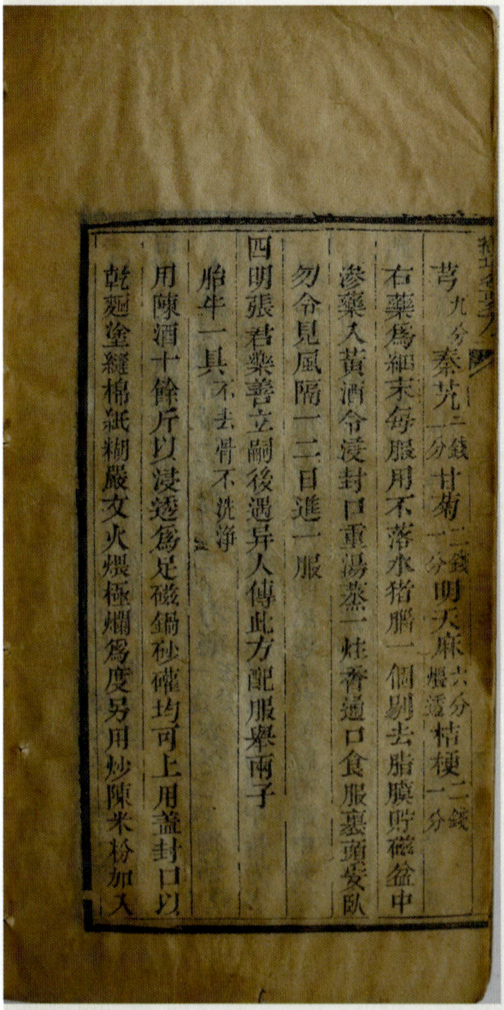

芎九分，秦艽二钱一分，甘菊三钱一分，明天麻六分（煨透），桔梗二钱一分，上药为细末，每服用不落水猪脑一个，剔去脂膜，贮磁盆中，渗药入黄酒令浸，封口，重汤蒸一炷香，通口食服，裹头安卧，勿令见风，隔一二日进一服。

种子方[1]

四明[2]张君乐善立嗣，后遇异人传此方，配服，举两子。

胎牛一具不去骨，不洗净

用陈酒十余斤，以浸透为足，磁锅砂罐均可，上用盖封口，以干面涂缝，棉纸糊严，文火煨极烂为度，另用炒陈米粉加入

1 种子方：原缺，据目录补之。
2 四明：浙江省旧宁波府的别称，以境内有四明山得名。

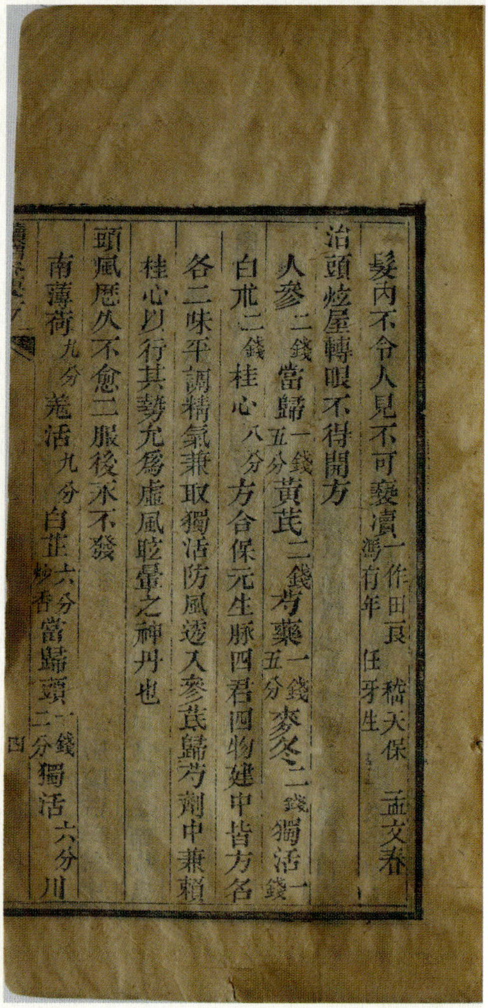

发内，不令人见，不可亵渎一作田良、嵇天保、孟文春、冯有年、任牙生。

头眩[1]

治头眩[2]屋转，眼不得开方

人参二钱，当归一钱五分，黄芪二钱，芍药一钱五分，麦冬二钱，独活一钱，白术二钱，桂心八分，方合保元、生脉、四君、四物、建中，皆方名，各二味。平调精气，兼取独活、防风透入参、芪、归、芍剂中，兼赖桂心以行其势，允为虚风眩晕之神丹也。

头风[3]

头风历久不愈，二服后永不发。

南薄荷九分，羌活九分，白芷六分（炒香），当归头一钱二分，独活六分，川

1 头眩：原无，据目录补。
2 眩：原作“炫”，据正文“虚风眩晕”改之。
3 头风：原无，据目录补。

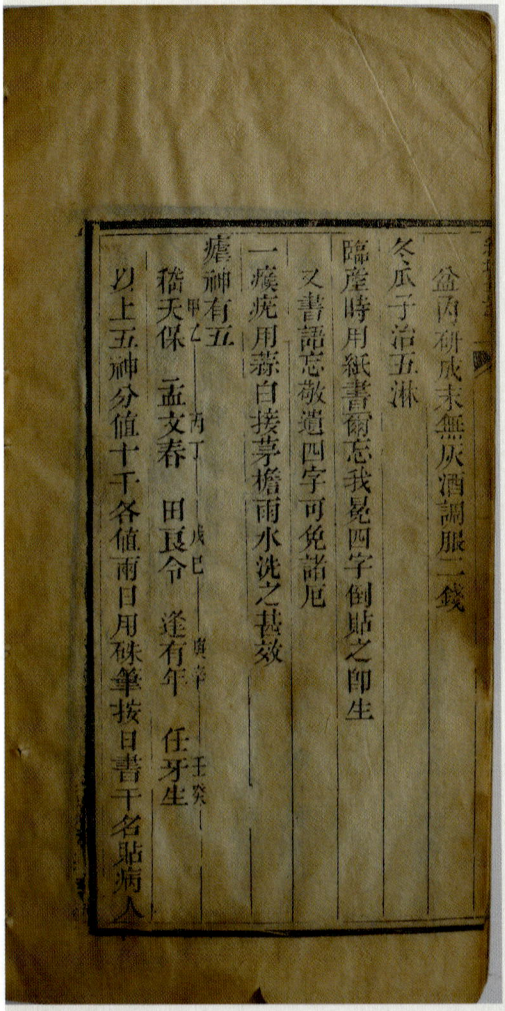
盆內研成末無灰酒調服二錢
冬瓜子治五淋
臨產時用紙書爾忘我毘四字倒貼之即生
又書語忘敬遺四字可免諸厄
一瘊疣用蒜白接茅檐雨水洗之甚效
瘧神有五
嵇天保甲乙　孟文春丙丁　田良令戊巳　逢有年庚辛　任牙生壬癸
以上五神分值十干各值兩日用硃筆按日書干名貼病人

盆内研成末，无灰酒调服二钱。

五淋[1]

冬瓜子治五淋。

临产偈[2]

临产时用纸书“尔忘我冕”四字，倒贴之，即生。

又书“语忘敬遗”四字，可免诸厄。

瘊　疣

用蒜白接茅檐雨水洗之甚效。

疟神有五

嵇天保甲乙　孟文春丙丁　田良令戊己　逢有年庚辛　任牙生壬癸

以上五神分值十干，各值两日，用朱笔按日书干名，贴病人

1 五淋：原缺，据目录补之。

2 临产偈：原缺，据目录补之。

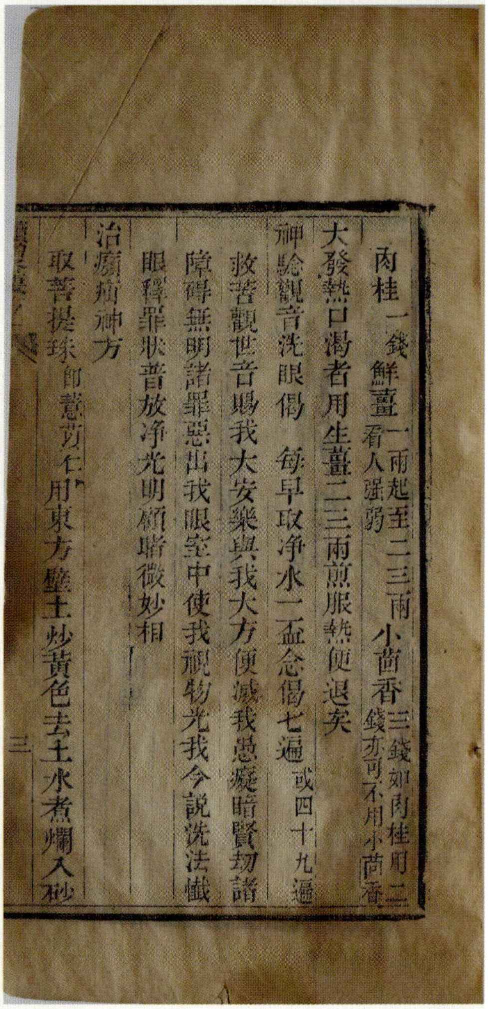

肉桂一钱，鲜姜一两起至二三两，看人强弱，小茴香三钱，如肉桂用二钱，亦可不用小茴香。大发热口渴者，用生姜二三两煎服，热便退矣。

神验观音洗眼偈

每早取净水一杯，念偈七遍或四十九遍。

救苦观世音，赐我大安乐，与我大方便，灭我愚痴暗，贤劫诸障碍，无明诸罪恶，出我眼室中，使我视物光，我今说洗法，忏眼释罪状，普放净光明，愿睹微妙相。

治癞疝神方

取菩提珠即薏苡仁，用东方壁土炒黄色，去土，水煮烂，入砂

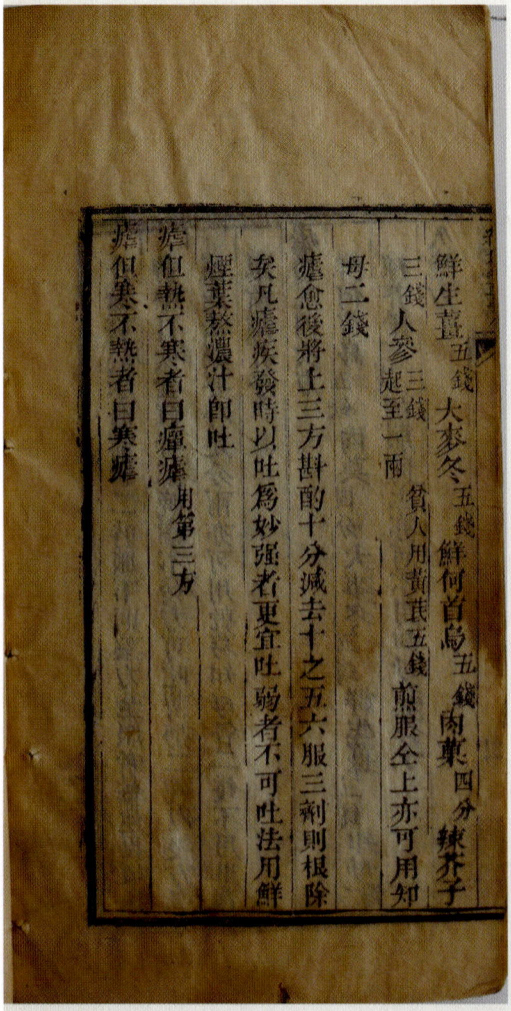

鲜生姜五钱，大麦冬五钱，鲜何首乌五钱，肉果[1]四分，辣芥子三钱，人参三钱，贫人用黄芪五钱起至一两，煎服同上，亦可用知母二钱。

疟愈后将上三方斟酌十分，减去十之五六，服三剂则根除矣。凡疟疾发时以吐为妙，强者更宜吐，弱者不可吐，法用鲜烟叶熬浓汁即吐。

疟但热不寒者，曰瘅疟用第三方。

疟但寒不热者，曰寒疟。

1 肉果：肉豆蔻之别名。

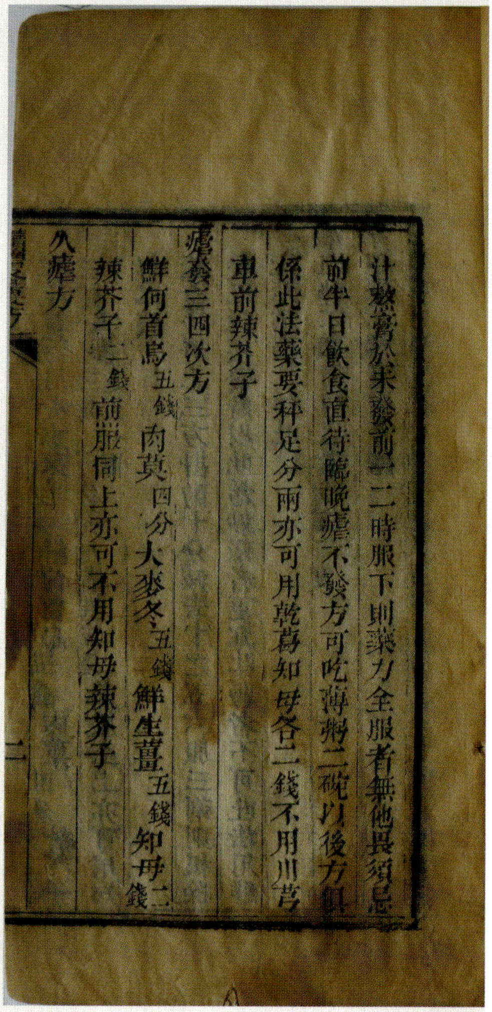
汁熬膏於未發前一二時服下則藥力全服者無他畏須忌
前半日飲食直待臨晚瘧不發方可吃薄粥二碗以後方俱
係此法藥要秤足分兩亦可用乾葛知母各二錢不用川芎
車前辣芥子
瘧發三四次方
鮮何首烏五錢肉莫四分大麥冬五錢鮮生薑五錢知母二錢
辣芥子二錢煎服同上亦可不用知母辣芥子
久瘧方

汁、熬膏，于未发前一二时服下，则药力全。服者无他畏，须忌前半日饮食，直待临晚疟不发，方可吃薄粥二碗，以后方俱系此法。药要秤足分两，亦可用干葛、知母各二钱，不用川芎、车前、辣芥子。

疟发三四次方

鲜何首乌五钱，肉莫[1]四分，大麦冬五钱，鲜生姜五钱，知母二钱，辣芥子二钱，煎服同上，亦可不用知母、辣芥子。

久疟方

1 肉莫：疑为“肉果”。

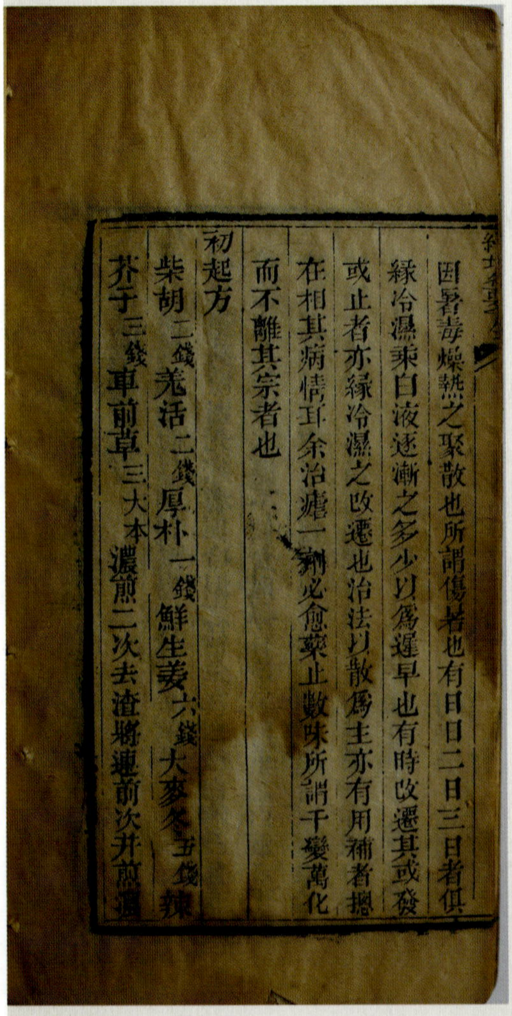

因暑毒燥熱之聚散也所謂傷暑也有日日二日三日者俱
緣冷濕乘白液逐漸之多少以爲遲早也有時改遷其或發
或止者亦緣冷濕之改遷也治法以散爲主亦有用補者總
在相其病情耳余治瘧一劑必愈藥止數味所謂千變萬化
而不離其宗者也
初起方
柴胡二錢 羌活二錢 厚朴一錢 鮮生姜六錢 大麥冬五錢 辣
芥子三錢 車前草三大本 濃煎二次去渣將連前次并煎濃

因暑毒燥热之聚散也，所谓伤暑也，有日日、二日、三日者，俱缘冷湿乘白液，逐渐之多少以为迟早也，有时改迁，其或发或止者，亦缘冷湿之改迁也。治法以散为主，亦有用补者，总在相其病情耳。余治疟一剂必愈，药止数味，所谓千变万化而不离其宗者也。

初起方

柴胡二钱，羌活二钱，厚朴一钱，鲜生姜六钱，大麦冬五钱，辣芥子三钱，车前草三大本[1]，浓煎二次去渣，将连前次并煎浓

1 本：量词。株；棵。《红楼梦》：“一边种几本大芭蕉。”

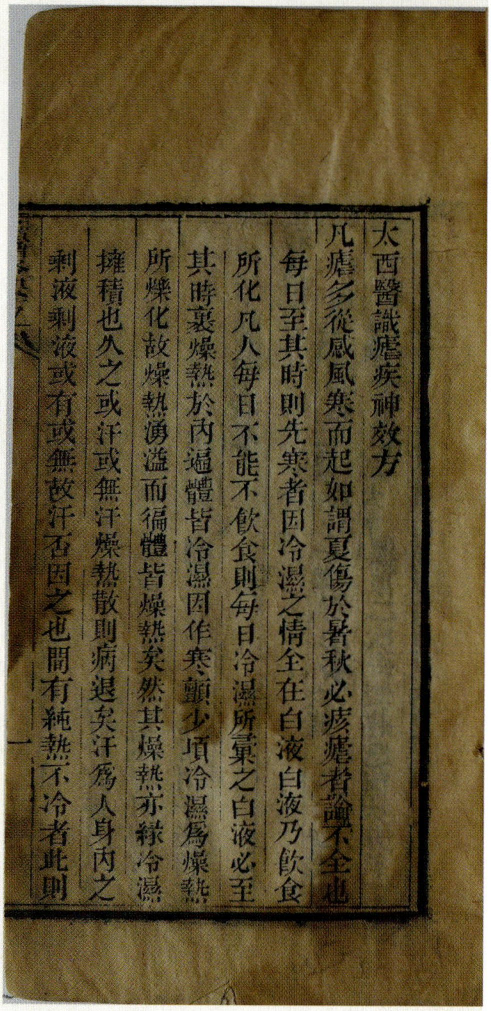

太西醫識瘧疾神效方

凡瘧多從感風寒而起如謂夏傷於暑秋必痎瘧者論不全也每日至其時則先寒者因冷濕之情全在白液白液乃飲食所化凡人每日不能不飲食則每日冷濕所彙之白液必至其時裹燥熱於內遍體皆冷濕因作寒顫少項冷濕為燥熱所爍化故燥熱湧溢而徧體皆燥熱矣然其燥熱亦緣冷濕擁積也久之或汗或無汗燥熱散則病退矣汗為人身内之剩液剩液或有或無故汗否因之也間有純熱不冷者此則

太西医识疟疾神效方

凡疟多从感风寒而起，如谓“夏伤于暑，秋必痎疟”者，论不全也。每日至其时则先寒者，因冷湿之情全在白液。白液乃饮食所化，凡人每日不能不饮食，则每日冷湿所汇之白液必至，其时里燥热于内，遍体皆冷湿，因作寒颤，少顷，冷湿为燥热所烁化，故燥热涌溢而遍体皆燥热矣。然其燥热亦缘冷湿拥积也，久之或汗或无汗，燥热散则病退矣。汗为人身内之剩液，剩液或有或无，故汗否因之也。间有纯热不冷者，此则

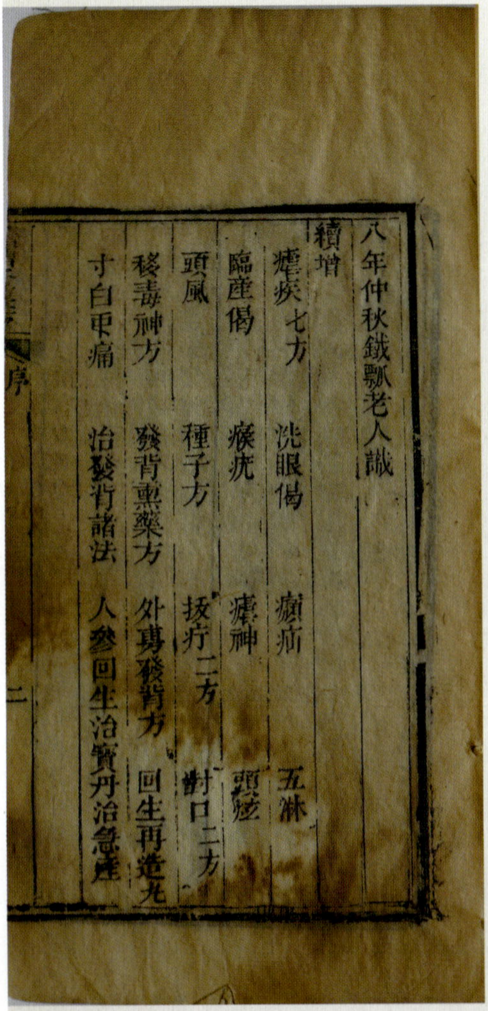

八年仲秋铁瓢老人识

续增

疟疾七方

洗眼偈[1]

癞疝

五淋

临产偈

瘰疬

疟神

头眩[2]

头风

种子方

拔疔二方

对口二方

移毒神方

发背熏药方

外敷发背方

回生再造丸

寸白虫痛

治发背诸法

人参回生至[3]宝丹

治急产[4]

1 偈：即偈陀，梵语“颂”之意，即佛经中的唱词。

2 眩：原作“炫”，据正文改。

3 至：原作“治”，据正文改。

4 治急产：原与“人参回生至宝丹”连接，未分段，现据正文分。

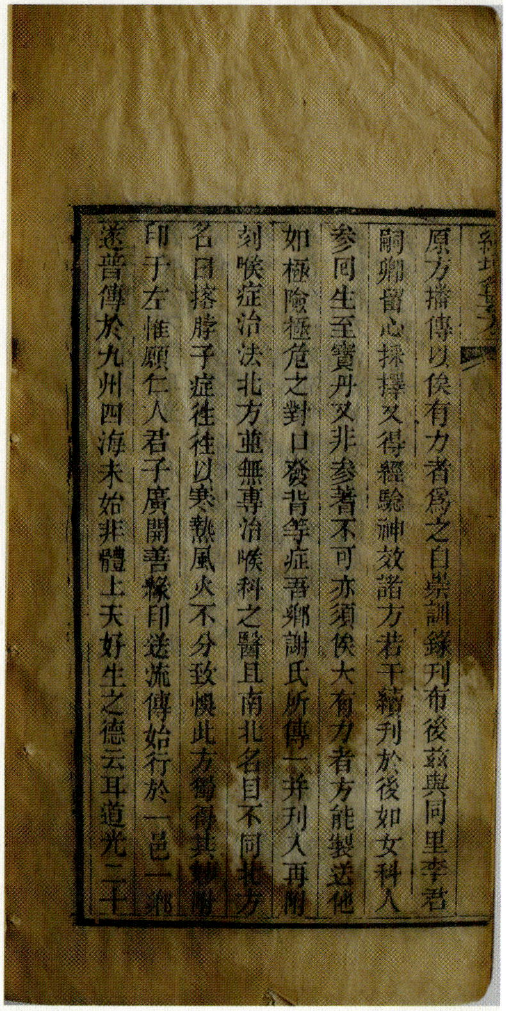

原方播传，以俟有力者为之。自《崇训录》刊布后，兹与同里李君嗣卿留心采择，又得经验神效诸方若干，续刊于后，如“女科人参回生至宝丹”又非参芪不可，亦须俟大有力者，方能制送。他如极险极危之对口发背等症，吾乡谢氏所传，一并刊入。再附刻“喉症治法”，北方并无专治喉科之医，且南北名目不同，北方名曰搭脖子症，往往以寒热风火不分致误，此方独得其妙，附印于下，惟愿仁人君子广开善缘，印送流传，始行于一邑一乡，遂普传九州四海，未始非体上天好生之德云耳。

道光二十

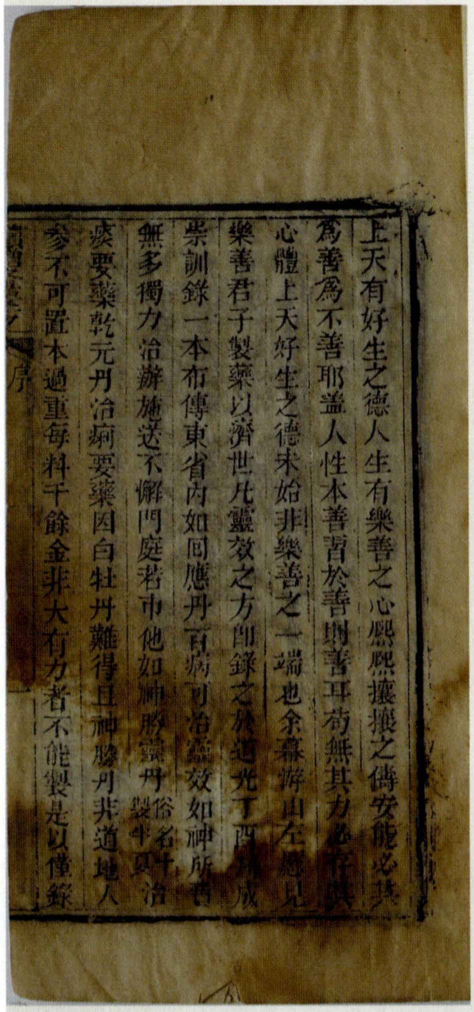
上天有好生之德人生有樂善之心熙熙攘攘之儔安能必其
爲善爲不善耶蓋人性本善習於善則善耳苟無其力必存其
心體上天好生之德未始非樂善之一端也余幕游山左歷見
樂善君子製藥以濟世凡靈效之方即錄之於道光丁酉刊成
崇訓錄一本布傳東省內如回應丹百病可治靈效如神所費
無多獨力治辦施送不懈門庭若市他如神勝靈丹俗名十製半夏治
痰要藥乾元丹治痢要藥因白牡丹難得且神勝丹非道地人
參不可置本過重每料千餘金非大有力者不能製是以僅錄

上天有好生之德，人生有乐善之心，熙熙攘攘之俦[1]，安能必其为善为不善耶？盖人性本善，习于善则善耳。苟无其力，必存其心，体上天好生之德，未始非乐善之一端也。余幕游[2]山左，历见乐善君子制药以济世，凡灵效之方即录之，于道光丁酉刊成《崇训录》一本，布传东省。内如“回应丹”百病可治，灵效如神，所费无多，独力治办，施送不懈，门庭若市。他如“神胜灵丹”俗名十制半夏，治痰要药。“乾元丹”治痢要药。因白牡丹难得，且神胜丹非道地人参不可，置本过重，每料千余金，非大有力者不能制，是以仅录

1 俦（chóu，音“愁”）同类，辈。
2 幕游：旧时称离乡当幕友为“幕游”。

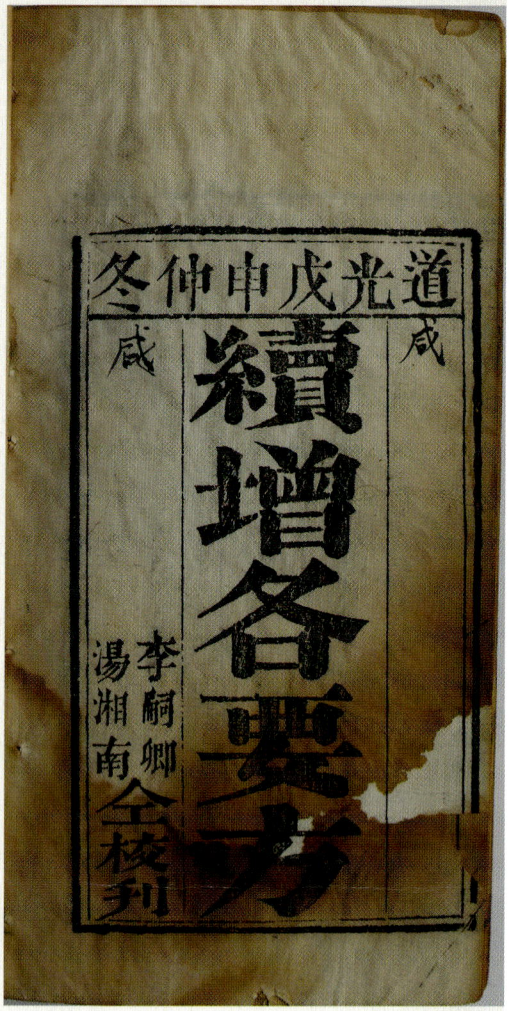

道光戊申仲冬

续增各要方[1]

李嗣卿　汤湘南　同校刊

1 续增各要方：《中国中医古籍总目》载：《续增备要方》（清）铁瓢老人编，清道光二十八年戊申（1848）李嗣卿汤湘南校刻本。

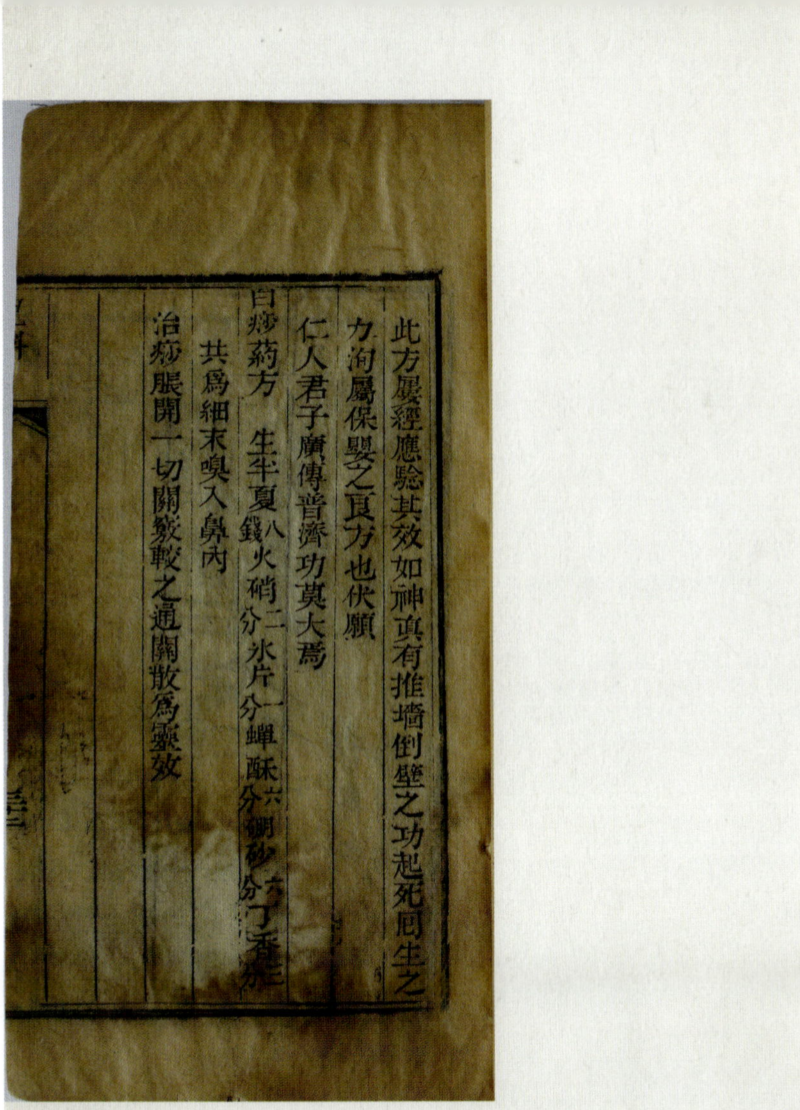

此方屢經應驗其效如神真有推墻倒壁之功起死回生之
力洵屬保嬰之良方也伏願
仁人君子廣傳普濟功莫大焉
白痧药方　生半夏八錢火硝二分冰片一分蟾酥六分硼砂六分丁香三分
共爲細末嗅入鼻内
治痧脹開一切關竅較之通關散爲靈效

此方屡经应验，其效如神，真有推墙倒壁之功，起死回生之力，洵[1]属保婴之良方也，伏愿：

仁人君子广传普济，功莫大焉。

白痧药方　生半夏八钱，火硝二分，冰片一分，蟾酥六分，硼砂六分，丁香三分，共为细末，嗅入鼻内。

治痧胀，开一切关窍，较之通关散为灵效。

1 洵：诚然，确实。

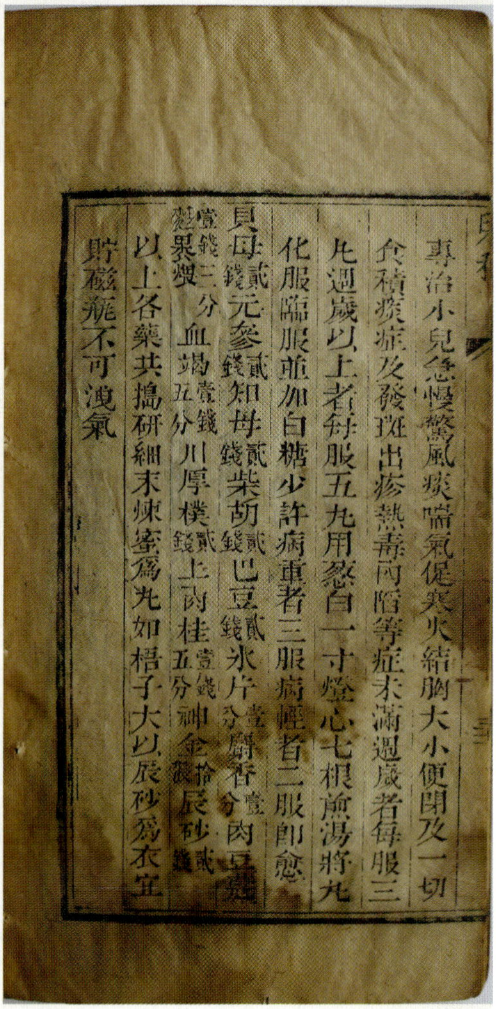
專治小兒急慢驚風痰喘氣促寒火結胸大小便閉及一切食積痰症及發斑出疹熱毒內陷等症未滿週歲者每服三丸週歲以上者每服五丸用葱白一寸燈心七根煎湯將丸化服臨服並加白糖少許病重者三服病輕者二服即愈

貝母貳錢元參貳錢知母貳錢柴胡貳錢巴豆貳錢冰片壹分麝香壹分肉豆蔻壹錢三分麵裹煨血竭壹錢五分川厚樸貳錢上肉桂壹錢五分神金拾張辰砂貳錢

以上各藥共搗研細末煉蜜爲丸如梧子大以辰砂爲衣宜貯磁瓶不可洩氣

专治小儿急慢惊风、痰喘气促、寒火结胸、大小便闭及一切食积痰症，及发斑出疹、热毒内陷等症，未满周岁者，每服三丸，周岁以上者，每服五丸。用葱白一寸，灯心七根，煎汤将丸化服，临服并加白糖少许，病重者三服，病轻者二服即愈。

贝母二钱，玄参二钱，知母二钱，柴胡二钱，巴豆二钱，冰片一分，麝香一分，肉豆蔻一钱三分（面裹煨），血竭一钱五分，川厚朴二钱，上肉桂一钱五分，神金十张，辰砂二钱。

以上各药共捣研细末，炼蜜为丸，如梧子大，以辰砂为衣，宜贮磁瓶，不可泄气。

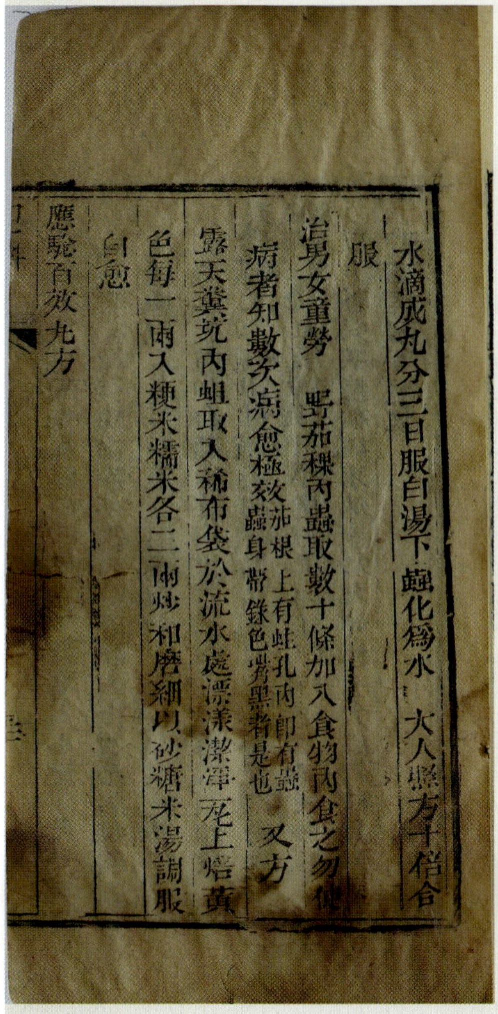
水滴成丸分三日服白湯下蟲化爲水　大人照方十倍合
服
治男女童勞　野茄棵內蟲取數十條加入食物內食之勿使
病者知數次病愈極效茄根上有蛀孔內即有蟲蟲身帶綠色嘴黑者是也　又方
露天糞坑內蛆取入稀布袋於流水處漂漾潔淨瓦上焙黃
色每一兩入粳米糯米各二兩炒和磨細以砂糖米湯調服
自愈
應驗百效丸方

水滴成丸，分三日服，白汤下，虫化为水。大人照方十倍合服。

治男女童痨　野茄棵内虫，取数十条，加入食物内食之，勿使病者知，数次病愈，极效茄根上有蛀孔，内即有虫，虫身带绿色，嘴黑者是也。

又方，露天粪坑内蛆取入稀布袋，于流水处漂漾洁净，瓦上焙黄色，每一两入粳米、糯米各二两，炒和磨细，以砂糖、米汤调服自愈。

应验百效丸方

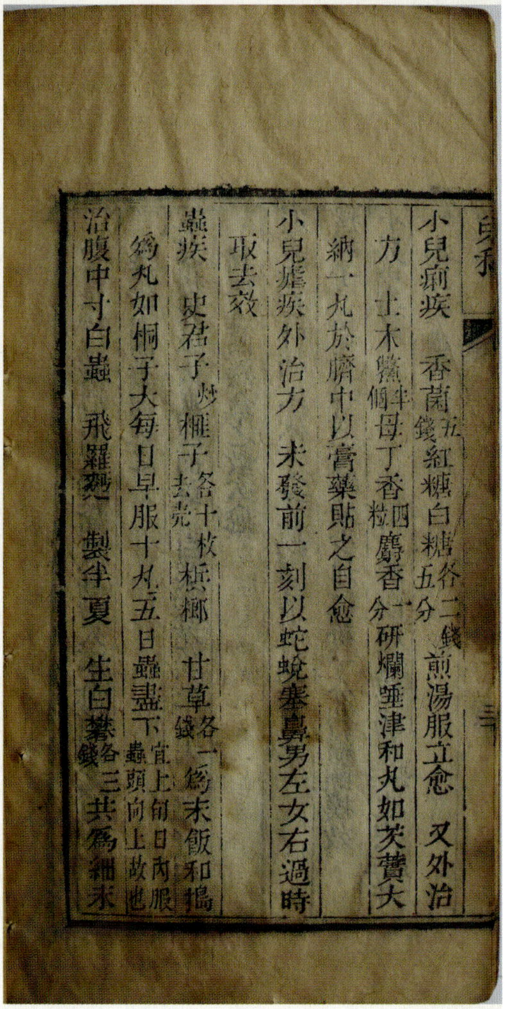

小儿痢疾　香菌[1]五钱，红糖、白糖各二钱五分，煎汤服，立愈。

又外治方　土木鳖半个，母丁香四粒，麝香一分，研烂，唾津和丸如芡实大，纳一丸于脐中，以膏药贴之自愈。

小儿疟疾外治方　未发前一刻以蛇蜕塞鼻，男左女右，过时取去，效。

虫疾　使君子炒、榧子各十枚（去壳），槟榔、甘草各一钱，为末，饭和，捣为丸如桐子大，每日早服十丸，五日虫尽下宜上旬日内服，虫头向上故也。

治腹中寸白虫　飞罗面[2]、制半夏、生白矾各三钱，共为细末，

1 香菌：即香蕈，又名香菇。
2 飞罗面：即小麦面。磨面时飞落下来混有尘土的面。

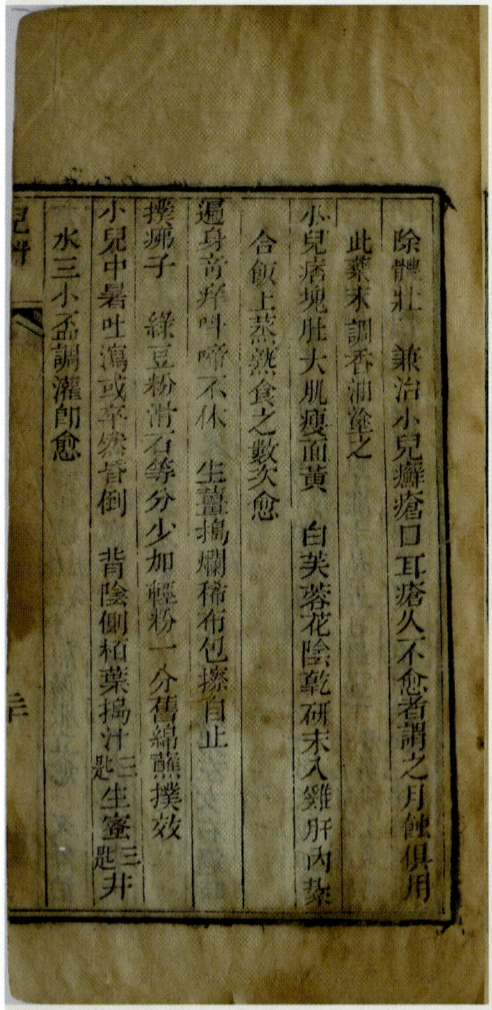

除體壯兼治小兒癬瘡口耳瘡久不愈者謂之月蝕俱用
此藥末調香油塗之
小兒痞塊肚大肌瘦面黃　白芙蓉花陰乾研末入雞肝內紮
合飯上蒸熟食之數次愈
遍身奇痒叫啼不休　生薑搗爛稀布包擦自止
撲痱子　綠豆粉滑石等分少加輕粉一分舊綿蘸撲效
小兒中暑吐瀉或卒然昏倒　背陰側柏葉搗汁三匙生蜜三匙井
水三小盃調灌卽愈

除体壮。兼治小儿癣疮、口耳疮久不愈者，谓之月蚀，俱用此药末调香油涂之。

小儿痞块，肚大肌瘦面黄　白芙蓉花阴干研末，入鸡肝内，扎合。饭上蒸熟，食之，数次愈。

遍身奇痒，叫啼不休　生姜捣烂，稀布包擦，自止。

扑痱子　绿豆粉、滑石等分，少加轻粉一分，旧绵蘸扑，效。

小儿中暑吐泻或卒然昏倒　背阴侧柏叶捣汁三匙，生蜜三匙，井水三小杯，调灌即愈。

芦荟、银柴胡、川黄连、胡黄连、玄参、桔梗、山栀炒黑、石膏、牛蒡子、薄荷、羚羊角各五分、甘草、升麻各三分，淡竹叶十片，水二钟，煎六分，食远服。此方虽穿破腮唇，俱治。

又治五疳八积，腹大黄瘦骨立，头生疮，发生结　大虾蟆一个放瓶中，绵纸封口，七日后，取粪中蛆洗净，不拘多少，入瓶中，俟蟆食完，取蟆去头爪与肝肠，以麻油涂蟆身，瓦上焙枯为末，米汤调服，或用蜜为丸，连服五六个，一月后形容顿改，病

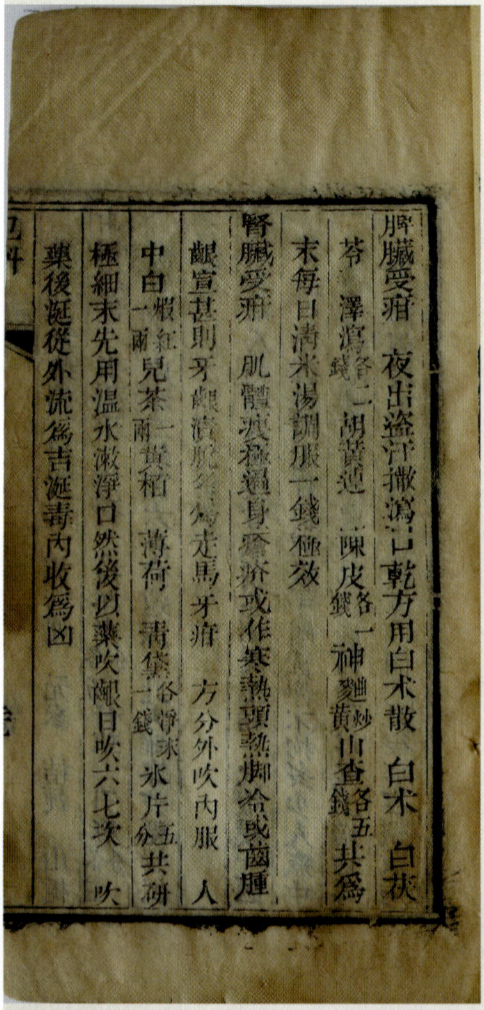

脾臟受疳　夜出盜汗撒瀉口乾方用白术散　白术　白茯
苓　澤瀉各二錢　胡黃連　陳皮各一錢　神麯炒黃　山查各五錢　共爲
末每日清米湯調服一錢極效
腎臟受疳　肌體瘦極遍身瘡疥或作寒熱頭熱脚冷或齒腫
齦宣甚則牙齦潰脫名爲走馬牙疳　方分外吹內服　人
中白煅紅一兩　兒茶一兩　黃柏　薄荷　青黛各淨末一錢　冰片五分　共研
極細末先用溫水漱淨口然後以藥吹齦日吹六七次　吹
藥後涎從外流爲吉涎毒內收爲凶

脾脏受疳　夜出盗汗，撒泻口干，方用白术散。白术、白茯苓、泽泻各二钱，胡黄连、陈皮各一钱，神曲炒黄、山楂各五钱，共为末，每日清米汤调服一钱，极效。

肾脏受疳　肌体瘦极，遍身疮疥，或作寒热，头热脚冷，或齿肿龈宣，甚则牙龈溃脱，名为走马牙疳。方分外吹内服。人中白（煅红）一两，儿茶一两，黄柏、薄荷、青黛（各净末）一钱，冰片五分，共研极细末，先用温水漱净口，然后以药吹龈，日吹六七次。吹药后，涎从外流为吉，涎毒内收为凶。

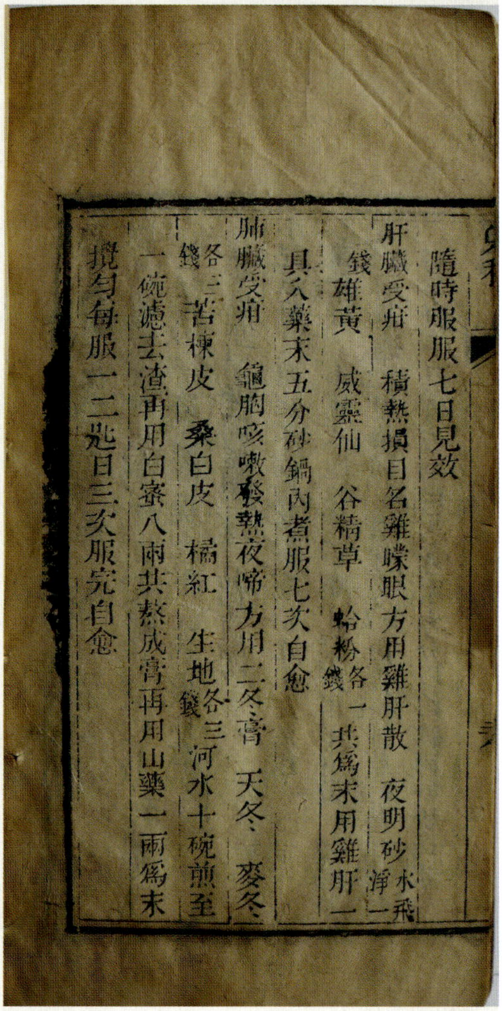

随时服，服七日见效。

肝脏受疳　积热损目，名鸡蒙眼，方用鸡肝散。夜明砂（水飞净）一钱，雄黄、威灵仙、谷精草、蛤粉各一钱，共为末，用鸡肝一具，入药末五分，砂锅内煮，服七次自愈。

肺脏受疳　龟胸咳嗽，发热夜啼，方用二冬膏。天冬、麦冬各三钱，苦楝皮、桑白皮、橘红、生地各三钱，河水十碗煎至一碗，滤去渣，再用白蜜八两，共熬成膏，再用山药一两为末，搅匀，每服一二匙，日三次，服完自愈。

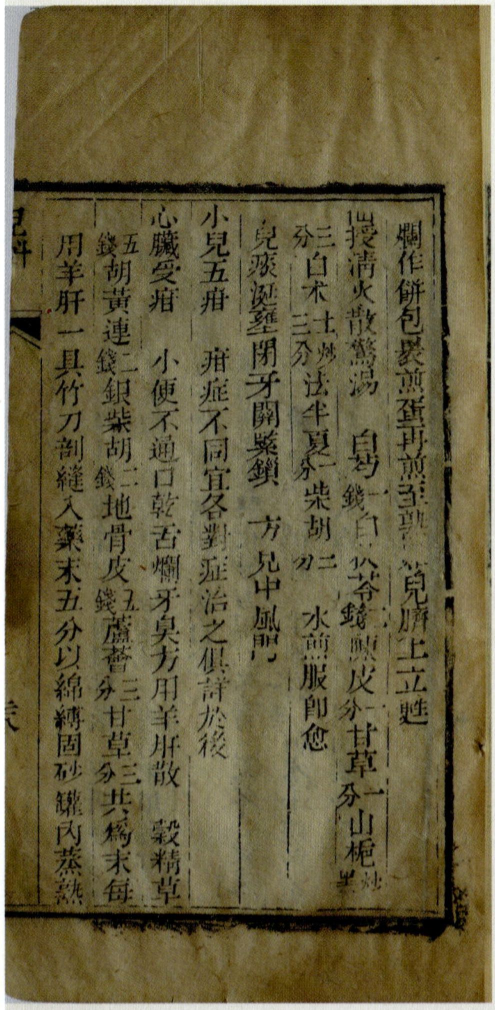
爛作餅包裹煎蛋再煎至熟貼兒臍上立甦
仙授清火散驚湯　白芍一錢白茯苓二錢陳皮一分甘草一分山梔炒黑
三分白术土炒三分法半夏一分柴胡二分　水煎服即愈
小兒痰涎壅閉牙關緊鎖　方見中風門
小兒五疳　疳症不同宜各對症治之俱詳於後
心臟受疳　小便不通口乾舌爛牙臭方用羊肝散　穀精草
五錢胡黃連二錢銀柴胡二錢地骨皮五錢蘆薈三分甘草三分共爲末每
用羊肝一具竹刀剖縫入藥末五分以綿縛固砂罐內蒸熟

烂作饼，包裹煎蛋，再煎至熟，贴儿脐上，立苏。

仙授清火散惊汤　白芍一钱，白茯苓二钱，陈皮一分，甘草一分，山栀（炒黑）三分，白术（土炒）二分，法半夏一分，柴胡二分，水煎服，即愈。

小儿痰涎壅闭，牙关紧锁　方见中风门。

小儿五疳　疳症不同，宜各对症治之，俱详于后。

心脏受疳　小便不通，口干舌烂牙臭，方用羊肝散。谷精草五钱，胡黄连二钱，银柴胡二钱，地骨皮五钱，芦荟三分，甘草三分，共为末，每用羊肝一具，竹刀剖缝，入药末五分，以绵缚固，砂罐内蒸熟，

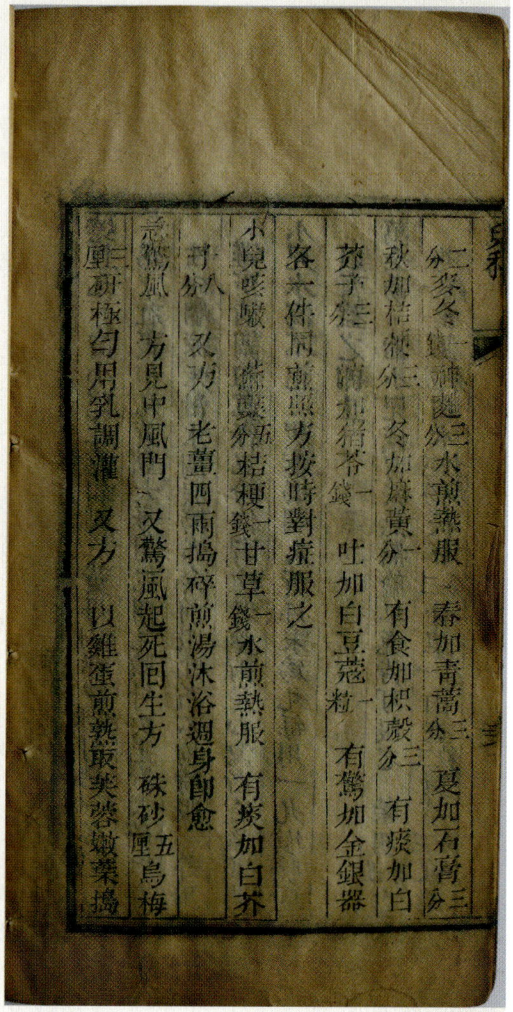

二分，麦冬一钱，神曲三分，水煎热服。春加青蒿三分，夏加石膏三分，秋加桔梗三分，冬加麻黄一分。有食加枳壳三分，有痰加白芥子三分，泻加猪苓一钱，吐加白豆蔻一粒，有惊加金银器各一件同煎，照方按时对症服之。

小儿咳嗽　苏叶五分，桔梗一钱，甘草一钱，水煎热服。有痰加白芥子八分。

又方，老姜四两，捣碎煎汤，沐浴周身即愈。

急惊风　方见中风门。

又惊风起死回生方　朱砂五厘，乌梅三厘，研极匀，用乳调灌。

又方，以鸡蛋煎熟，取芙蓉嫩叶捣

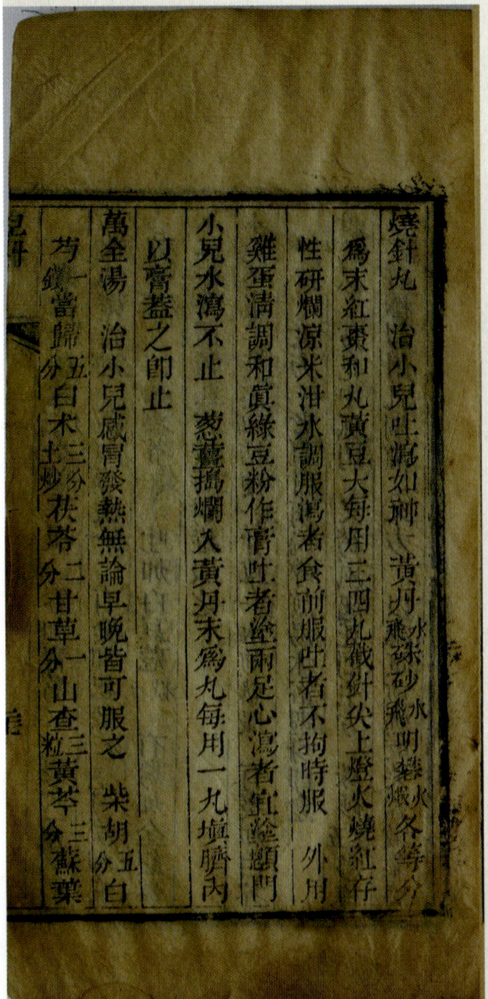
燒針丸　治小兒吐瀉如神　黄丹水飛硃砂水飛明礬火煅各等分爲末紅棗和丸黄豆大每用三四丸戳針尖上燈火燒紅存性研爛凉米泔水調服瀉者食前服吐者不拘時服　外用雞蛋清調和真綠豆粉作膏吐者塗兩足心瀉者宜塗顖門

小兒水瀉不止　葱薑搗爛入黄丹末爲丸每用一丸塡臍內以膏蓋之即止

萬全湯　治小兒感冒發熱無論早晚皆可服之　柴胡五分白芍一錢當歸五分白朮三分土炒茯苓二分甘草一分山查三粒黄芩三分蘇葉

烧针丸　治小儿吐泻如神。黄丹水飞、朱砂水飞、明矾火煅各等分，为末，红枣和丸黄豆大，每用三四丸戳针尖上，灯火烧红存性，研烂，凉米泔水调服。泻者食前服，吐者不拘时服。外用鸡蛋清调和真绿豆粉作膏，吐者涂两足心，泻者宜涂囟门。

小儿水泻不止　葱姜捣烂，入黄丹末为丸，每用一丸填脐内，以膏盖之即止。

万全汤　治小儿感冒发热，无论早晚，皆可服之。柴胡五分，白芍一钱，当归五分，白术三分（土炒），茯苓二分，甘草一分，山楂三粒，黄芩三分，苏叶

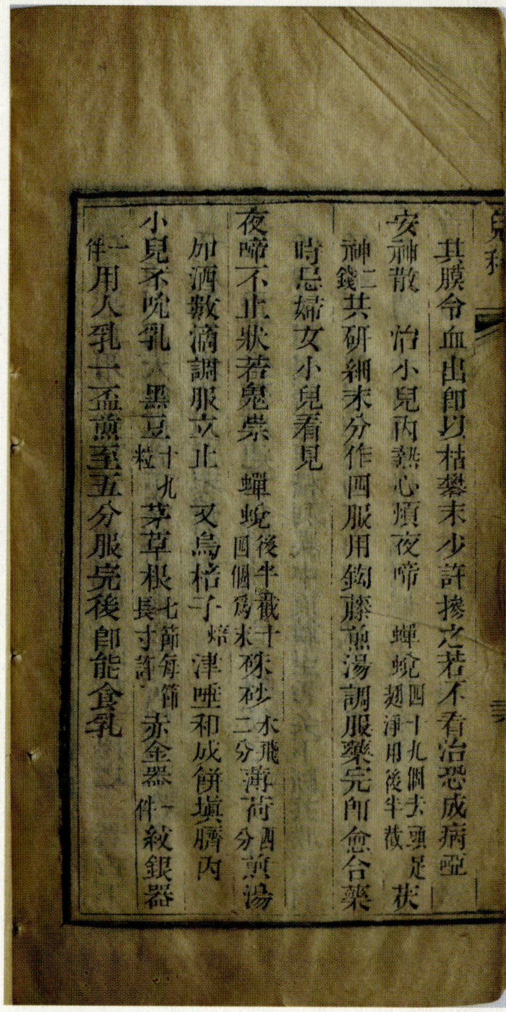
其膜令血出即以枯礬末少許摻之若不看治恐成病啞
安神散　治小兒內熱心煩夜啼　蟬蛻四十九個去頭足翅淨用後半截　茯神二錢共研細末分作四服用鈎藤煎湯調服藥完即愈合藥時忌婦女小兒看見
夜啼不止狀若鬼祟　蟬蛻後半截十四個為末硃砂水飛二分薄荷四分煎湯加酒數滴調服立止　又烏桕子焙　津唾和成餅填臍內
小兒不吮乳　黑豆十九粒　茅草根七節每節長寸許　赤金器一件紋銀器一件用人乳一盃煎至五分服完後即能食乳

其膜，令血出，即以枯矾末少许掺之，若不看治，恐成病哑。

安神散　治小儿内热心烦夜啼。蝉蜕四十九个（去头、足、翅净，用后半截），茯神二钱，共研细末，分作四服，用钩藤煎汤调服，药完即愈，合药时忌妇女、小儿看见。

夜啼不止，状若鬼祟　蝉蜕后半截，十四个，为末，朱砂（水飞）二分，薄荷四分，煎汤，加酒数滴调服，立止。

又，五倍子焙，津唾和成饼，填脐内。

小儿不吮乳　黑豆十九粒，茅草根七节（每节长寸许），赤金器一件，纹银器一件，用人乳一杯，煎至五分，服完后即能食乳。

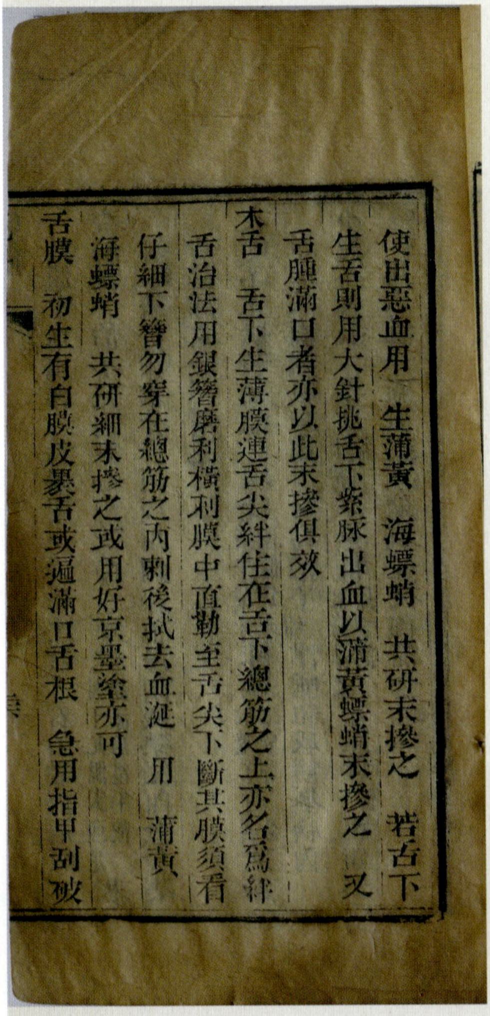
使出惡血用　生蒲黃　海螵蛸　共研末摻之　若舌下
生舌則用大針挑舌下紫脉出血以蒲黃螵蛸末摻之　又
舌腫滿口者亦以此末摻俱效
木舌　舌下生薄膜連舌尖絆住在舌下總筋之上亦名爲絆
舌治法用銀簪磨利横刺膜中直勒至舌尖下斷其膜須看
仔細下簪勿穿在總筋之内刺後拭去血涎　用　蒲黃
海螵蛸　共研細末摻之或用好京墨塗亦可
舌膜　初生有白膜皮裹舌或遍滿口舌根　急用指甲刮破

使出恶血，用生蒲黄、海螵蛸共研末掺之。若舌下生舌，则用大针挑舌下紫脉出血，以蒲黄、螵蛸末掺之。又舌肿满口者，亦以此末掺，俱效。

木舌　舌下生薄膜，连舌尖绊住，在舌下总筋之上，亦名为绊舌。治法：用银簪磨利横刺膜中，直刺至舌尖下断其膜，须看仔细下簪，勿穿在总筋之内，刺后拭去血涎。用蒲黄、海螵蛸共研细末掺之，或用好京墨涂，亦可。

舌膜　初生有白膜皮裹舌或遍满口、舌根，急用指甲刮破

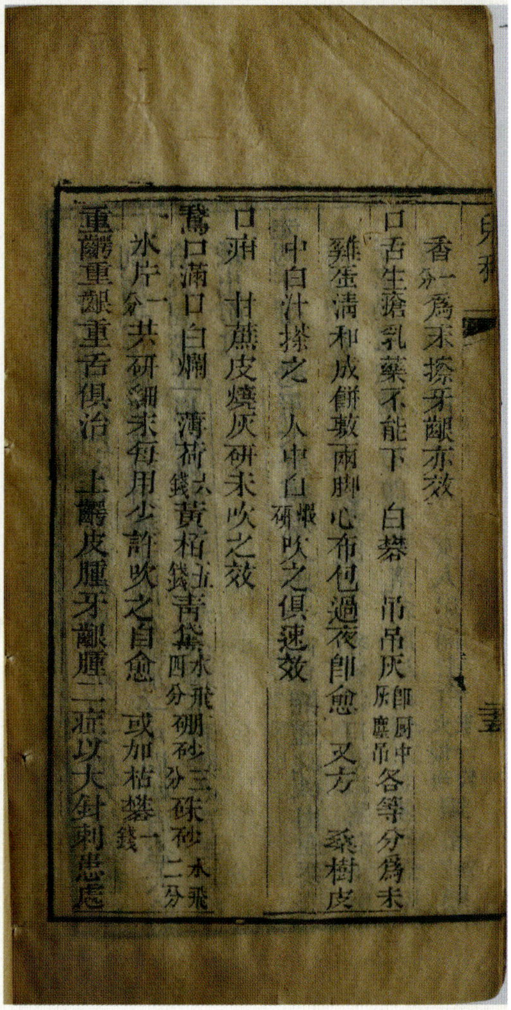

香一分，为末，擦牙龈亦效。

口舌生疮，乳药不能下　白矾、吊吊灰即厨中灰尘吊，各等分，为末，鸡蛋清和成饼，敷两脚心，布包过夜即愈。

又方，桑树皮中白汁搽之，人中白煅，研，吹之，俱速效。

口疳　甘蔗皮烧灰研末，吹之效。

鹅口满口白烂　薄荷六钱，黄柏五钱，青黛（水飞）四分，硼砂三分，朱砂（水飞）二分，冰片一分，共研细末，每用少许，吹之自愈。或加枯矾一钱。

重颚重龈重舌俱治　上颚皮肿、牙龈肿二症，以大针刺患处，

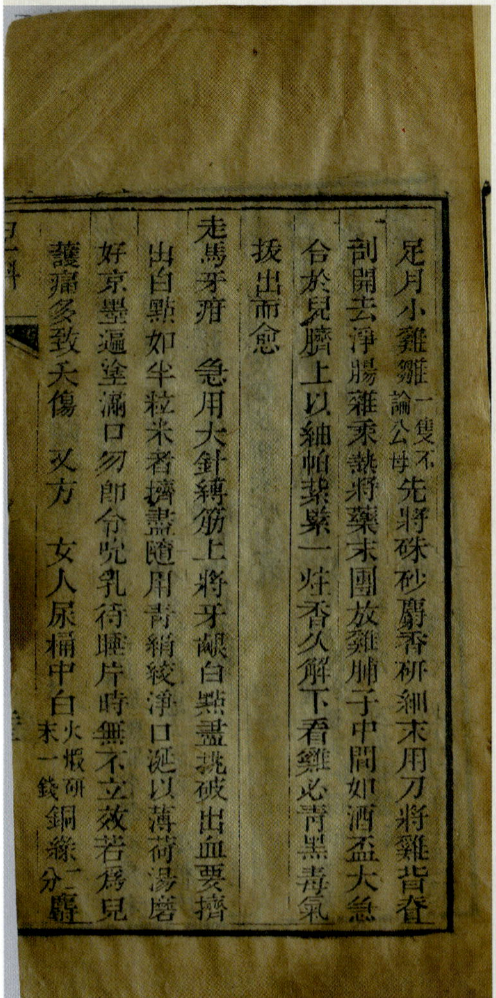

足月小雞雛一隻不論公母先將硃砂麝香研細末用刀將雞背脊剖開去淨腸雜乘熱將藥末團放雞脯子中間如酒盃大急合於兒臍上以細帕紮緊一炷香久解下看雞必青黑毒氣拔出而愈

走馬牙疳　急用大針縛筋上將牙齦白點盡挑破出血要擠出白點如半粒米者擠盡隨用青綃絞淨口涎以薄荷湯磨好京墨遍塗滿口勿即令兒乳待睡片時無不立效若爲兒護痛多致夭傷　又方　女人尿桶中白火煆研末一錢銅綠二分麝

足月小鸡雏一只，不论公母。先将朱砂、麝香研细末，用刀将鸡背脊剖开，去净肠杂，乘热将药末团放鸡脯子中间，如酒杯大，急合于儿脐上，以绸帕扎紧，一炷香久，解下看鸡必青黑，毒气拔出而愈。

走马牙疳　急用大针缚筋上，将牙龈白点尽挑破出血，要挤出白点如半粒米者，挤尽，随用青绢绞净口涎，以薄荷汤磨好京墨，遍涂满口，勿即令吮乳，待睡片时，无不立效。若为儿护痛，多致夭伤。

又方，女人尿桶中白（火煅，研末）一钱，铜绿二分，麝

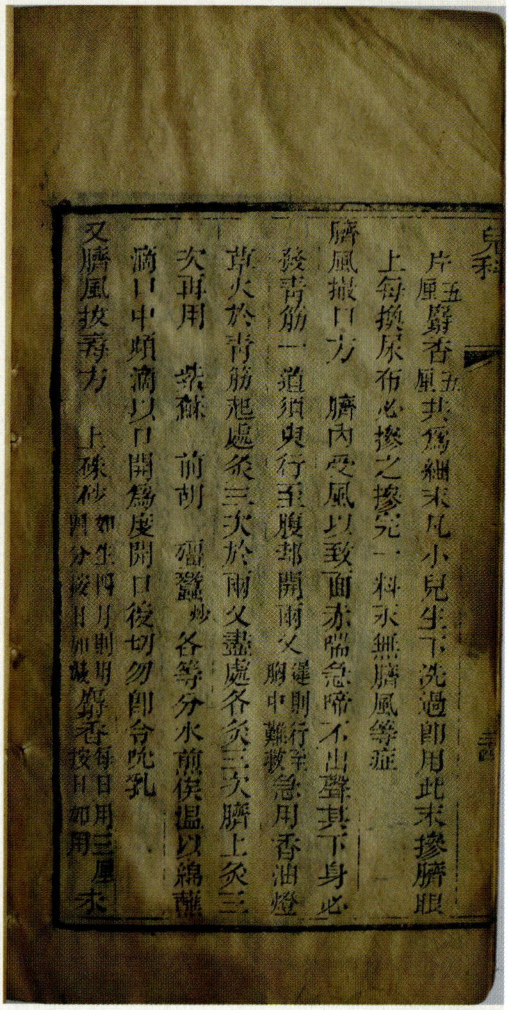

片五厘麝香五厘共爲細末凡小兒生下洗過即用此末摻臍眼
上每換尿布必摻之摻完一料永無臍風等症
臍風撮口方 臍内受風以致面赤喘急啼不出聲其下身必
發青筋一道須臾行至腹部開兩叉遲則行至胸中難救急用香油燈
草火於青筋起處灸三次於兩叉盡處各灸三次臍上灸三
次再用紫蘇 前胡 殭蠶炒各等分水煎俟温以綿蘸
滴口中頻滴以口開爲度開口後切勿即令吮乳
又臍風拔毒方 上硃砂如生四月則用四分按日加減麝香每日用三厘按日加用末

片五厘，麝香五厘，共为细末。凡小儿生下洗过，即用此末掺脐眼上，每换尿布必掺之，掺完一料，永无脐风等症。

脐风撮口[1]方　脐内受风以致面赤喘急，啼不出声，其下身必发青筋一道，须臾行至腹部开两叉迟则行至胸中难救，急用香油灯草火于青筋起处灸三次，于两叉尽处各灸三次，脐上灸三次，再用紫苏、前胡、僵蚕炒，各等分，水煎，俟温，以绵蘸滴口中，频滴以口开为度，开口后切勿即令吮乳。

又脐风拔毒方　上朱砂如生四月则用四分，按日加减，麝香每日用三厘，按日加用，末

1 撮口：病症名。指口唇收缩撮起，不能吮乳。

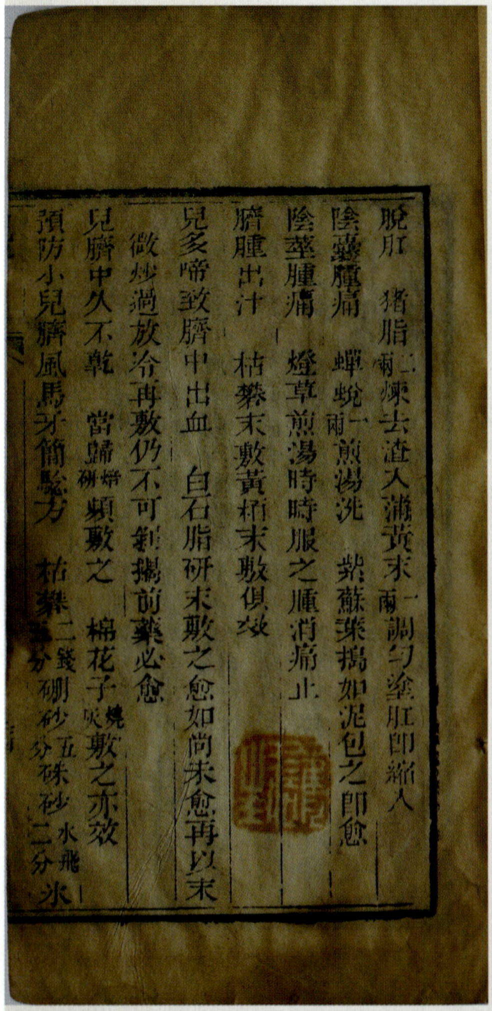

脱肛　猪脂二两，炼去渣，入蒲黄末一两，调匀涂肛即缩入。

阴囊肿痛　蝉蜕一两，煎汤洗，紫苏叶捣如泥，包之即愈。

阴茎肿痛　灯草煎汤，时时服之，肿消痛止。

脐肿出汁　枯矾末敷、黄柏末敷，俱效。

儿多啼，致脐中出血　白石脂研末敷之愈，如尚未愈，再以末微炒过放冷再敷，仍不可剥揭前药，必愈。

儿脐中久不干　当归焙研，频敷之。棉花籽烧灰，敷之亦效。

预防小儿脐风、马牙简验方　枯矾二钱五分，硼砂五分，朱砂（水飞）二分，冰

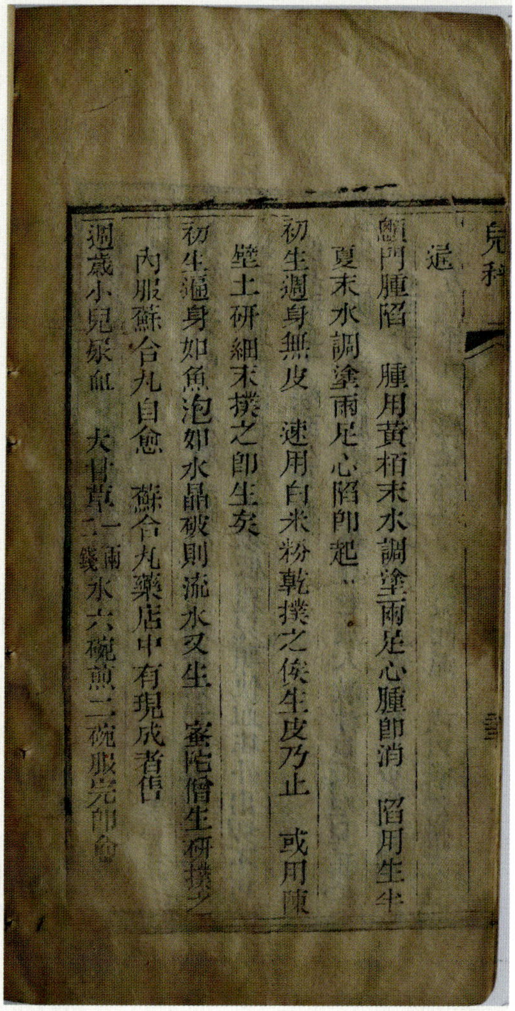
兒科
通
顖門腫陷　腫用黃栢末水調塗兩足心腫卽消　陷用生半
夏末水調塗兩足心陷卽起
初生週身無皮　速用白米粉乾撲之俟生皮乃止　或用陳
壁土研細末撲之卽生矣
初生遍身如魚泡如水晶破則流水又生　密陀僧生研撲之
內服蘇合丸自愈　蘇合丸藥店中有現成者售
週歲小兒尿血　大甘草一兩二錢水六碗煎二碗服完卽愈

通。

囟门肿陷　肿用黄柏末，水调涂两足心，肿即消。陷用生半夏末，水调涂两足心，陷即起。

初生周身无皮　速用白米粉干扑之，俟生皮乃止。或用陈壁土研细末扑之，即生矣。

初生遍身如鱼泡，如水晶，破则流水又生　密陀僧生研，扑之，内服苏合丸自愈。苏合丸，药店中有现成者售。

周岁小儿尿血　大甘草一两二钱，水六碗，煎二碗，服完即愈。

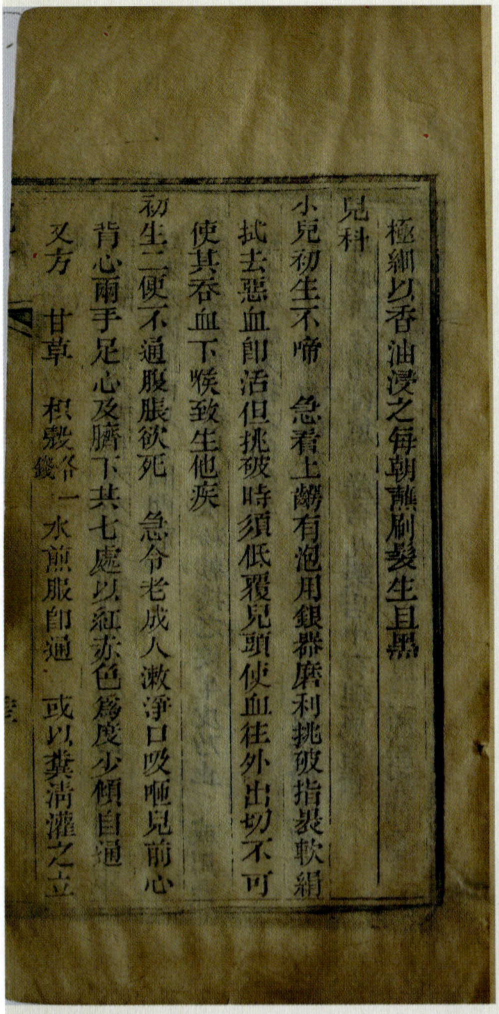
極細以香油浸之每朝蘸刷髮生且黑
兒科
小兒初生不啼　急看上齶有泡用銀器磨利挑破指裹軟絹
拭去惡血即活但挑破時須低覆兒頭使血往外出切不可
使其吞血下喉致生他疾
初生二便不通腹脹欲死　急令老成人漱淨口吸咂兒前心
背心兩手足心及臍下共七處以紅赤色為度少頃自通
又方　甘草　枳殼各一錢　水煎服即通　或以糞清灌之立

极细，以香油浸之，每朝蘸刷，发生且黑。

儿　科

小儿初生不啼　急看上颚有泡，用银器磨利挑破，指裹软绢，拭去恶血即活。但挑破时，须低覆儿头，使血往外出，切不可使其吞血下喉，致生他疾。

初生二便不通，腹胀欲死　急令老成人漱净口，吸咂儿前心、背心、两手足心及脐下共七处，以红赤色为度，少顷自通。

又方，甘草、枳壳各一钱，水煎服即通，或以粪清灌之立

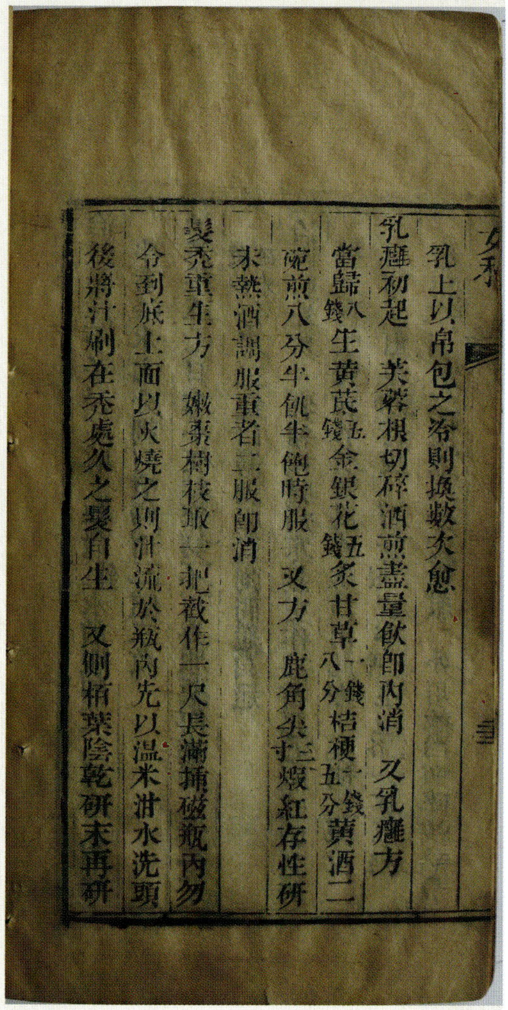

乳上，以帛包之，冷则换，数次愈。

乳痈初起　芙蓉根切碎，酒煎，尽量饮，即内消。

又乳痈方　当归八钱，生黄芪五钱，金银花五钱，炙甘草一钱八分，桔梗一钱五分，黄酒二碗，煎八分，半饥半饱时服。

又方，鹿角尖三寸，煅红存性研末，热酒调服，重者二服即消。

发秃重生方　嫩枣树枝，取一把，截作一尺长，满插磁瓶内，勿令到底，上面以火烧之，则汁流于瓶内。先以温米泔水洗头，后将汁刷在秃处，久之发自生。

又，侧柏叶阴干研末，再研

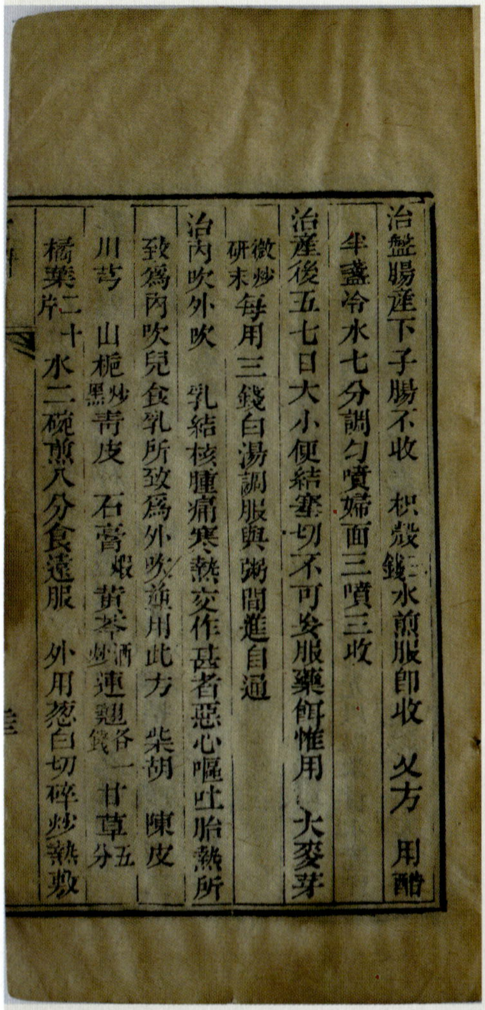
治盤腸產下子腸不收　枳殼三錢水煎服即收　又方　用醋
半盞冷水七分調勻噴婦面三噴三收
治產後五七日大小便結塞切不可妄服藥餌惟用大麥芽
微炒研末每用三錢白湯調服與粥間進自通
治内吹外吹　乳結核腫痛寒熱交作甚者惡心嘔吐胎熱所
致爲内吹兒食乳所致爲外吹並用此方　柴胡　陳皮
川芎　山梔炒黑　青皮　石膏煅　黄芩酒炒　連翹各一錢　甘草五分
橘葉二十片　水二碗煎八分食遠服　外用葱白切碎炒熱敷

治盘肠产下子肠不收　枳壳三钱，水煎服即收。

又方，用醋半盏，冷水七分调匀，喷妇面，三喷三收。

治产后五七日大小便结塞　切不可妄服药饵，惟用大麦芽微炒，研末，每用三钱，白汤调服，与粥间进，自通。

治内吹外吹　乳结核肿痛，寒热交作，甚者恶心呕吐。胎热所致为内吹，儿食乳所致为外吹，并用此方。柴胡、陈皮、川芎、山栀（炒黑）、青皮、石膏（煅）、黄芩（酒炒）、连翘各一钱，甘草五分，橘叶二十片，水二碗，煎八分，食远服。外用，葱白切碎，炒热敷

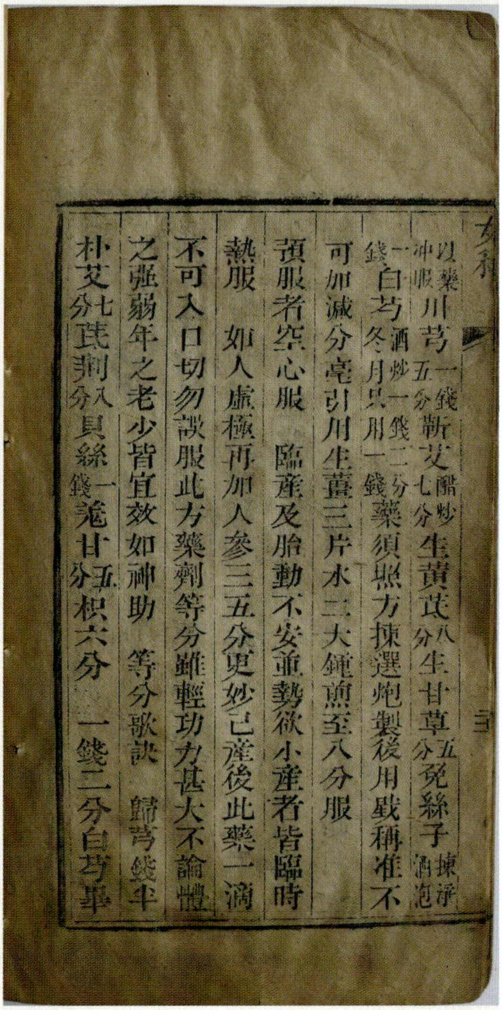

以藥冲服川芎五分一錢靳艾醋炒七分生黃芪八分生甘草五分菟絲子揀淨酒泡一錢白芍酒炒一錢二分冬月只用一錢藥須照方揀選炮製後用戥稱准不可加減分毫引用生薑三片水二大鍾煎至八分服

預服者空心服　臨產及胎動不安並勢欲小產者皆臨時熱服　如人虛極再加人參三五分更妙已產後此藥一滴不可入口切勿誤服此方藥劑等分雖輕功力甚大不論體之強弱年之老少皆宜效如神助　等分歌訣　歸芎錢半朴艾七分芪荆八分貝絲一錢羌甘五分枳六分　一錢二分白芍畢

以药冲服，川芎一钱五分，蕲艾[1]（醋炒）七分，生黄芪八分，生甘草五分，菟丝子（拣净，酒泡）一钱，白芍（酒炒）一钱二分，冬月只用一钱。药须照方拣选炮制后用戥称准，不可加减分毫，引用生姜三片，水二大钟，煎至八分服。

预服者空心服　临产及胎动不安并势预小产者，皆临时热服。如人虚极，再加人参三五分更妙。已产后，此药一滴不可入口，切勿误服。此方药剂等分虽轻，功力甚大，不论体之强弱，年之老少皆宜，效如神助。等分歌诀：归芎钱半，朴艾七分，芪荆八分，贝丝一钱，羌甘五分，枳六分，一钱二分白芍毕。

1 蕲艾：原作“靳艾”，形近而误，据改。蕲，即蕲春，地名，位于湖北省。蕲艾为其特产。

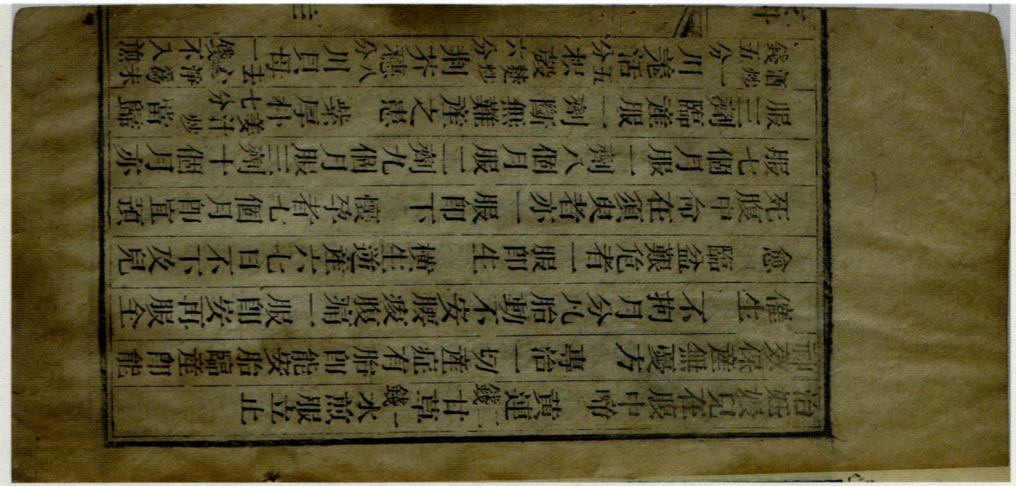

治妊娠儿在腹中啼　黄连二钱，甘草一钱，水煎服，立止。

神效保产无忧方　专治一切产症，有胎即能安胎，临产即能催生。不拘月份，凡胎动不安，腰酸腹痛，一服即安，再服全愈。临盆艰危者，一服即生。横生逆产六七日不下，及儿死腹中，命在须臾者，亦一服即下。怀孕者，七个月即宜预服，七个月服一剂，八个月服二剂，九个月服三剂，十个月亦服三剂，临产服一剂，断无难产之患。紫厚朴（姜汁炒）七分，当归（酒炒）一钱五分，川羌活五分，枳壳（麸炒）六分，荆芥穗八分，川贝母（去心净为末）一钱，不入煎，

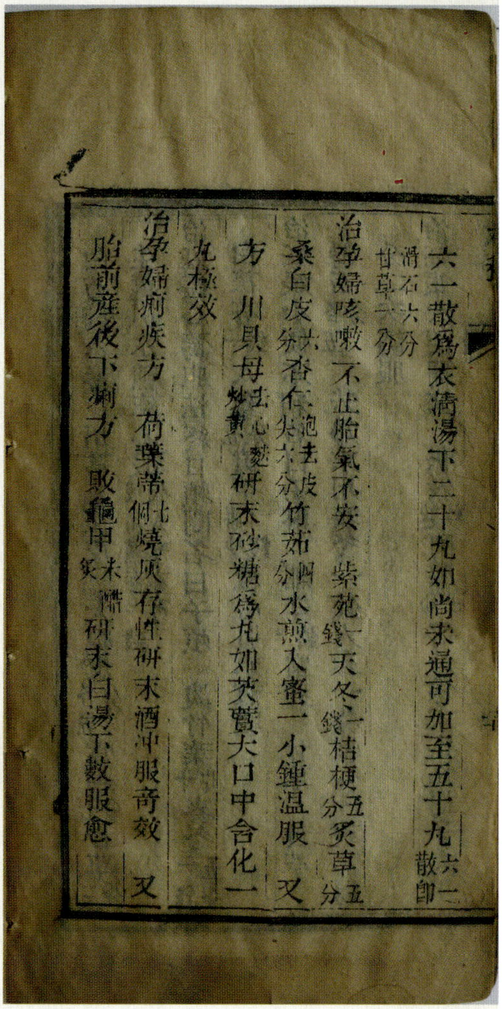
六一散爲衣清湯下二十丸如尚未通可加至五十丸六一散即滑石六分甘草一分
治孕婦咳嗽不止胎氣不安　紫菀一錢天冬一錢桔梗五分炙草五分
桑白皮六分杏仁泡去皮尖六分竹茹四分水煎入蜜一小鍾溫服　又
方　川貝母去心麸炒黄研末砂糖爲丸如芡實大口中含化一
丸極效
治孕婦痢疾方　荷葉蒂七個燒灰存性研末酒沖服奇效　又
胎前産後下痢方　敗龜甲米醋炙研末白湯下數服愈

六一散为衣，清汤下二十丸。如尚未通，可加至五十丸六一散即滑石六分，甘草一分。

治孕妇咳嗽不止，胎气不安　紫菀[1]一钱，天冬一钱，桔梗五分，炙草[2]五分，桑白皮六分，杏仁（泡去皮尖）六分，竹茹四分，水煎，入蜜一小钟，温服。

又方，川贝母去心，麸炒黄，研末，砂糖为丸，如芡实大，口中含化一丸，极效。

治孕妇痢疾方　荷叶蒂七个，烧灰存性研末，酒冲服，奇效。

又胎前产后下痢方　败龟甲米醋炙，研末，白汤下数服，愈。

1 紫菀：原作“紫苑”，紫苑之异名。
2 炙草：即炙甘草。

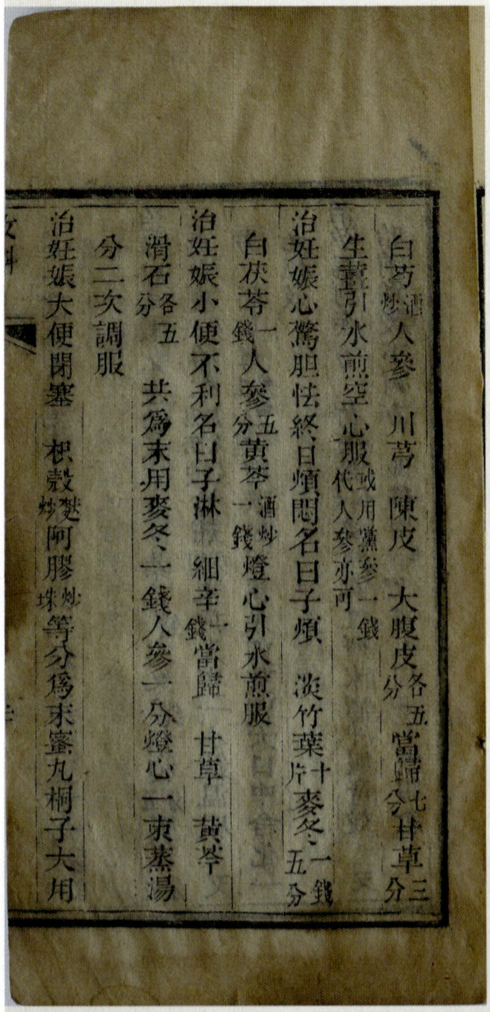

白芍（酒炒）、人参、川芎、陈皮、大腹皮各五分，当归七分，甘草三分，生姜引，水煎空心服或用党参一钱代人参亦可。

治妊娠心惊胆怯，终日烦闷，名曰子烦　淡竹叶十片，麦冬一钱五分，白茯苓一钱，人参五分，黄芩（酒炒）一钱，灯心引，水煎服。

治妊娠小便不利，名曰子淋　细辛一钱，当归、甘草、黄芩、滑石各五分，共为末，用麦冬一钱，人参一分，灯心一束，蒸汤，分二次调服。

治妊娠大便闭塞　枳壳（麸炒）、阿胶（炒珠），等分为末，蜜丸桐子大，用

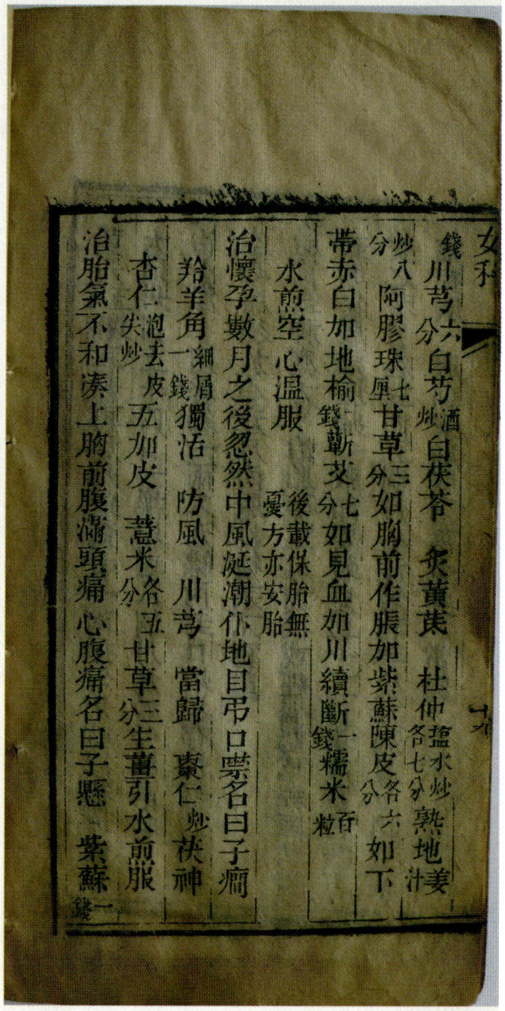

钱，川芎六分，白芍（酒炒）、白茯苓、炙黄芪、杜仲（盐水炒）各七分，熟地（姜汁炒）八分，阿胶珠七厘，甘草三分。如胸前作胀，加紫苏、陈皮各六分，如下带赤白，加地榆一钱，蕲艾七分，如见血，加川续断一钱，糯米百粒。水煎空心温服后载保胎无忧方，亦安胎。

治怀孕数月之后忽然中风，涎潮仆地，目吊口噤，名曰子痫　羚羊角（细屑）一钱，独活、防风、川芎、当归、枣仁（炒）、茯神、杏仁（泡去皮尖，炒）、五加皮、薏米各五分，甘草三分，生姜引，水煎服。

治胎气不和，凑上胸前腹满、头痛、心腹痛，名曰子悬　紫苏一钱，

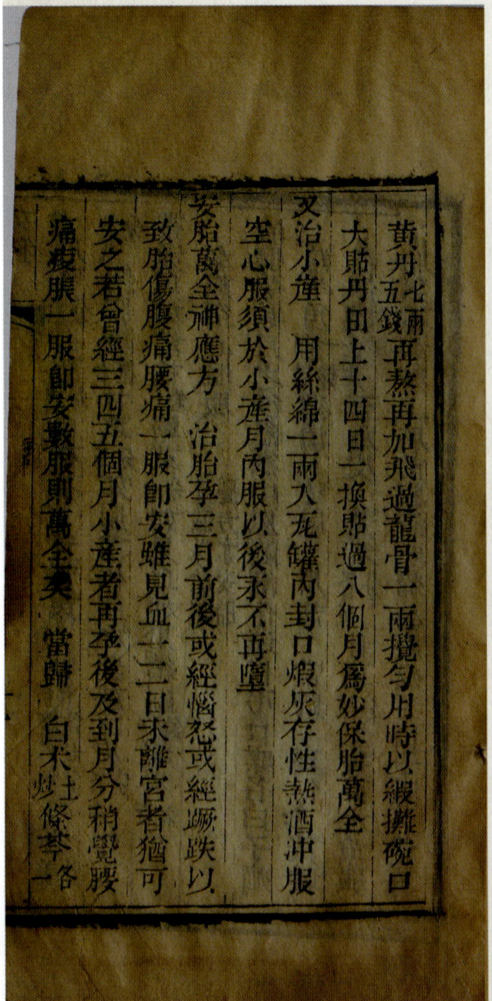
黃丹七兩五錢再熬再加飛過龍骨一兩攪勻用時以緞攤碗口
大貼丹田上十四日一換貼過八個月爲妙保胎萬全
又治小産　用絲綿一兩入瓦罐內封口煅灰存性熱酒沖服
空心服須於小産月內服以後永不再墮
安胎萬全神應方　治胎孕三月前後或經惱怒或經蹶跌以
致胎傷腹痛腰痛一服即安雖見血一二日未離宮者猶可
安之若曾經三四五個月小産者再孕後及到月分稍覺腰
痛痠脹一服即安數服則萬全矣　當歸　白术土炒　條芩各一

黄丹七两五钱，再熬，再加飞过龙骨一两，搅匀，用时以缎摊碗口大，贴丹田上，十四日一换，贴过八个月为妙，保胎万全。

又治小产　用丝绵一两入瓦罐内封口，煅灰存性，热酒冲服，空心服，须于小产月内服，以后永不再堕。

安胎万全神应方　治胎孕三月前后，或经恼怒，或经蹶跌，以致胎伤腹痛腰痛，一服即安。虽见血一二日，未离宫者，犹可安之，若曾经三四五个月小产者，再孕后及到月份稍觉腰痛酸胀，一服即安，数服则万全矣。当归、白术（土炒）、条芩各一

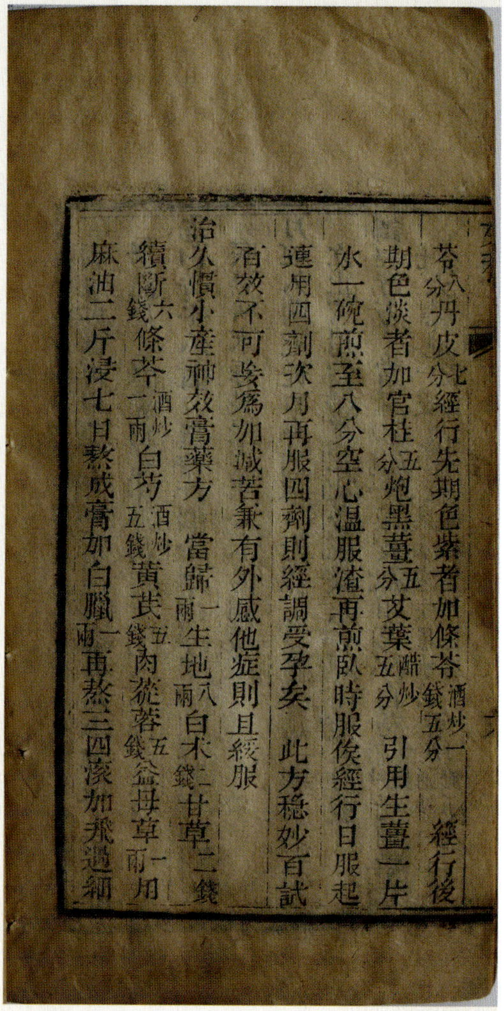
苓八分丹皮七分經行先期色紫者加條苓酒炒一錢五分經行後
期色淡者加官桂五分炮黑薑五分艾葉醋炒五分引用生薑一片
水一碗煎至八分空心温服渣再煎臥時服俟經行日服起
連用四劑次月再服四劑則經調受孕矣此方穩妙百試
百效不可妄為加減若兼有外感他症則且緩服
治久慣小產神效膏藥方 當歸一兩生地八兩白朮二錢甘草二錢
續斷六錢條苓酒炒一兩白芍酒炒五錢黃芪五錢肉蓯蓉五錢益母草一兩用
麻油二斤浸七日熬成膏加白臘一兩再熬三四滚加飛過細

苓八分，丹皮七分。经行先期色紫者，加条芩（酒炒）一钱五分；经行后期色淡者，加官桂五分，炮黑姜五分，艾叶（醋炒）五分，引用生姜一片，水一碗，煎至八分，空心温服，渣再煎，卧时服，俟经行日服起，连用四剂，次月再服四剂，则经调受孕矣。此方稳妙，百试百效，不可妄为加减。若兼有外感他症，则且缓服。

治久惯小产神效膏药方　当归一两，生地八两，白术二钱，甘草二钱，续断六钱，条芩（酒炒）一两，白芍（酒炒）五钱，黄芪五钱，肉苁蓉五钱，益母草一两，用麻油二斤，浸七日，熬成膏，加白蜡一两，再熬三四滚，加飞过细

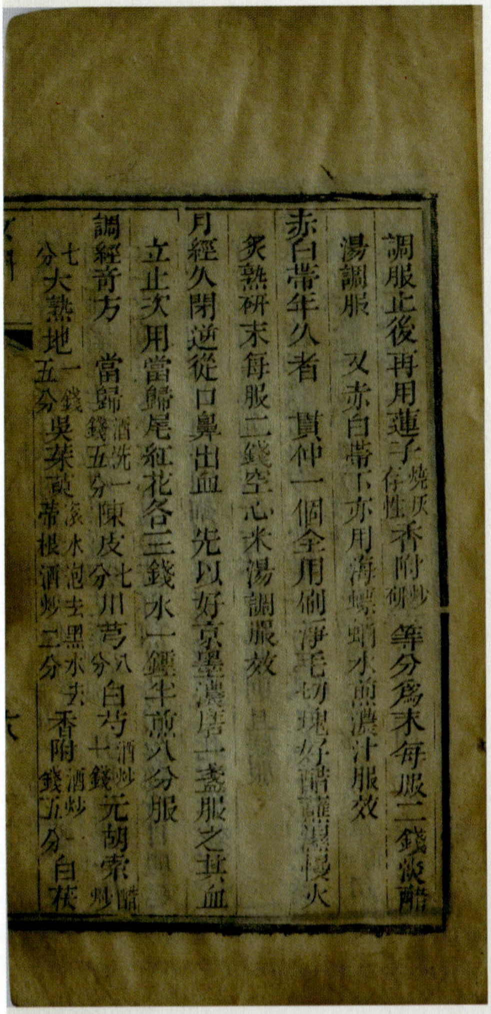
調服止後再用蓮子燒灰存性香附炒研等分爲末每服二錢淡醋
湯調服　又赤白帶下亦用海螵蛸水煎濃汁服效
赤白帶年久者　貫仲一個全用刷淨毛切塊好醋蘸濕慢火
炙熟研末每服二錢空心米湯調服效
月經久閉逆從口鼻出血　先以好京墨濃磨一盞服之其血
立止次用當歸尾紅花各三錢水一鍾半煎八分服
調經奇方　當歸酒洗一錢五分陳皮七分川芎八分白芍酒炒一錢元胡索醋炒
七分大熟地一錢五分吴茱萸滚水泡去黑水去蒂根酒炒二分香附酒炒一錢五分白茯

调服。止后再用莲子（烧灰存性）、香附（炒，研），等分为末，每服二钱，淡醋汤调服。又赤白带下，亦用海螵蛸水煎浓汁服，效。

赤白带年久者　贯众一个，全用，刷净毛，切块，好醋蘸湿，慢火炙熟，研末，每服二钱，空心米汤调服，效。

月经久闭，逆从口鼻出血　先以好京墨浓磨一盏服之，其血立止，次用当归尾、红花各三钱，水一钟半，煎八分服。

调经奇方　当归（酒洗）一钱五分，陈皮七分，川芎八分，白芍（酒炒）一钱，延胡索（醋炒）七分，大熟地一钱五分，吴茱萸（滚水泡，去黑水，去蒂根，酒炒）二分，香附（酒炒）一钱五分，白茯

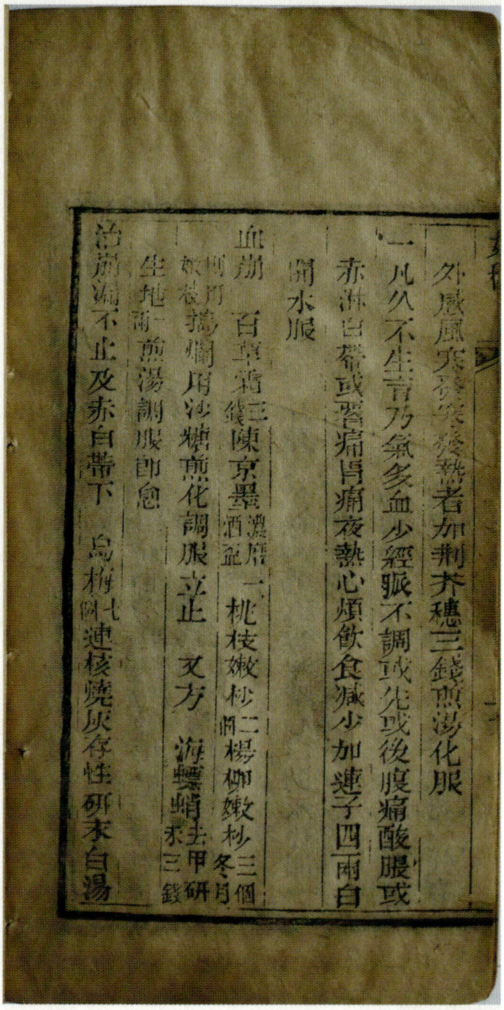

外感風寒發寒發熱者加荆芥穗三錢煎湯化服

一凡久不生育乃氣多血少經脈不調或先或後腹痛酸脹或赤淋白帶或腰痛胃痛夜熱心煩飲食減少加蓮子四兩白開水服

血崩　百草霜三錢陳京墨濃磨一酒盃桃枝嫩杪二個楊柳嫩杪三個冬月則用嫩枝搗爛用沙糖煎化調服立止　又方　海螵蛸去甲研末三錢生地一兩煎湯調服即愈

治崩漏不止及赤白帶下　烏梅七個連核燒灰存性研末白湯

外感风寒、发寒发热者，加荆芥穗三钱，煎汤化服。

凡久不生育，乃气多血少，经脉不调，或先或后，腹痛酸胀，或赤淋白带，或腰痛胃痛，夜热心烦，饮食减少，加莲子四两，白开水服。

血崩　百草霜三钱，陈京墨浓磨一酒杯，桃枝嫩杪[1]二个，杨柳嫩杪三个，冬月则用嫩枝，捣烂，用沙糖煎化调服立止。

又方，海螵蛸（去甲研末）三钱，生地一两，煎汤调服，即愈。

治崩漏不止及赤白带下　乌梅七个，连核烧灰存性，研末，白汤

1 杪：（miǎo，音“秒”）枝枝的细稍。

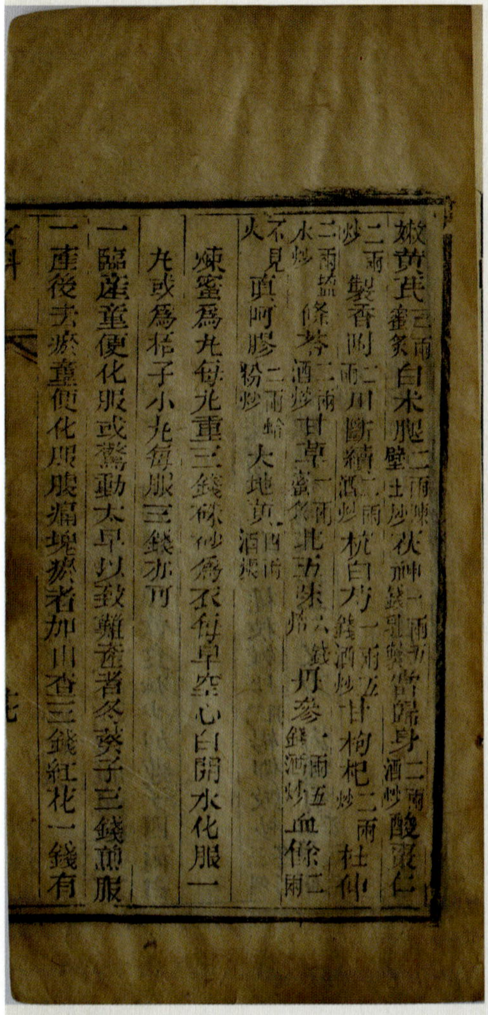

嫩黄芪三两（蜜炙），白术腿二两（陈壁土炒），茯神一两五钱（乳制），当归身二两（酒炒），酸枣仁二两（炒），制香附二两，川续断[1]二两（酒炒），杭白芍一两五钱（酒炒），甘枸杞二两（炒），杜仲二两（盐水炒），条芩[2]二两（酒炒），甘草一两（蜜炙），北五味六钱（焙），丹参一两五钱（酒炒），血余二两（不见火），真阿胶二两（蛤粉炒），大地黄四两（酒煨）。

炼蜜为丸，每丸重三钱，朱砂为衣，每早空心白开水化服一丸，或为梧子小丸，每服三钱亦可。

临产童便化服，或惊动太早以致难产者，冬葵子三钱煎服。

产后去瘀，童便化服，腹痛块瘀者加山楂三钱，红花一钱，有

1川续断：原作"川断续"，据药名乙正。
2芩：原作"苓"形近而误，据文义改。下同。

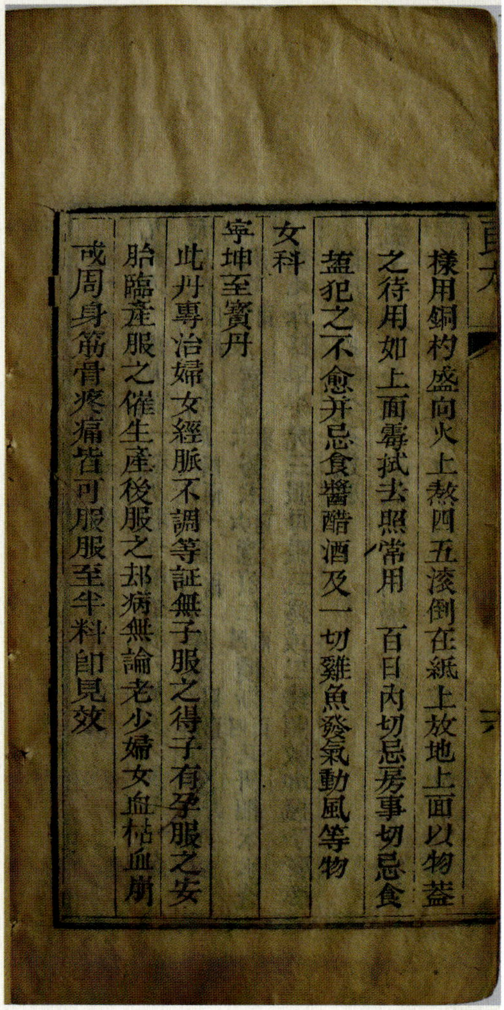

样用铜勺盛，向火上熬四五滚，倒在纸上，放地上，面以物盖之，待用。如上面霉，拭去照常用。百日内切忌房事，切忌食盐，犯之不愈。并忌食酱醋酒及一切鸡鱼发气动风等物。

女 科

宁坤至宝丹　此丹专治妇女经脉不调等证。无子服之得子，有孕服之安胎，临产服之催生，产后服之却病。无论老少妇女，血枯血崩或周身筋骨疼痛皆可服，服至半料即见效。

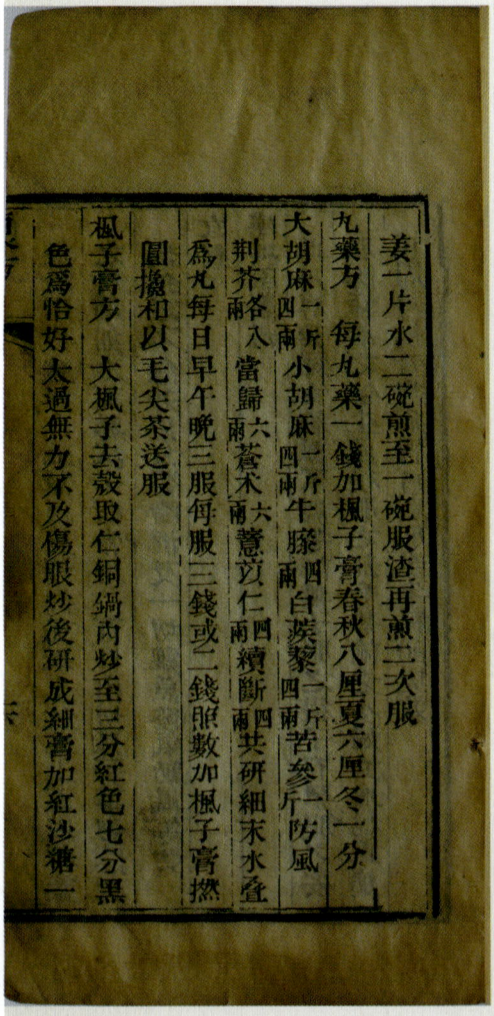
姜一片水二碗煎至一碗服渣再煎二次服
丸藥方　每丸藥一錢加楓子膏春秋八厘夏六厘冬一分
大胡麻一斤四兩小胡麻一斤四兩牛膝四兩白蒺藜一斤四兩苦參一斤防風
荆芥各八兩當歸六兩蒼术六兩薏苡仁四兩續斷四兩共研細末水叠
為丸每日早午晚三服每服三錢或二錢照數加楓子膏撚
圓攙和以毛尖茶送服
楓子膏方　大楓子去殼取仁銅鍋內炒至三分紅色七分黑
色為恰好太過無力不及傷眼炒後研成細膏加紅沙糖一

姜一片，水二碗煎至一碗服，渣再煎二次服。

丸药方　每丸药一钱加枫子膏，春秋八厘，夏六厘，冬一分。

大胡麻一斤四两，小胡麻一斤四两，牛膝四两，白蒺藜一斤四两，苦参一斤，防风、荆芥各八两，当归六两，苍术六两，薏苡仁四两，续断四两，共研细末，水叠为丸，每日早午晚三服，每服三钱或二钱，照数加枫子膏，撚圆，搀和，以毛尖茶送服。

枫子膏方　大枫子去壳取仁，铜锅内炒至三分红色，七分黑色为恰好，太过无力，不及伤眼，炒后研成细膏，加红砂糖，一

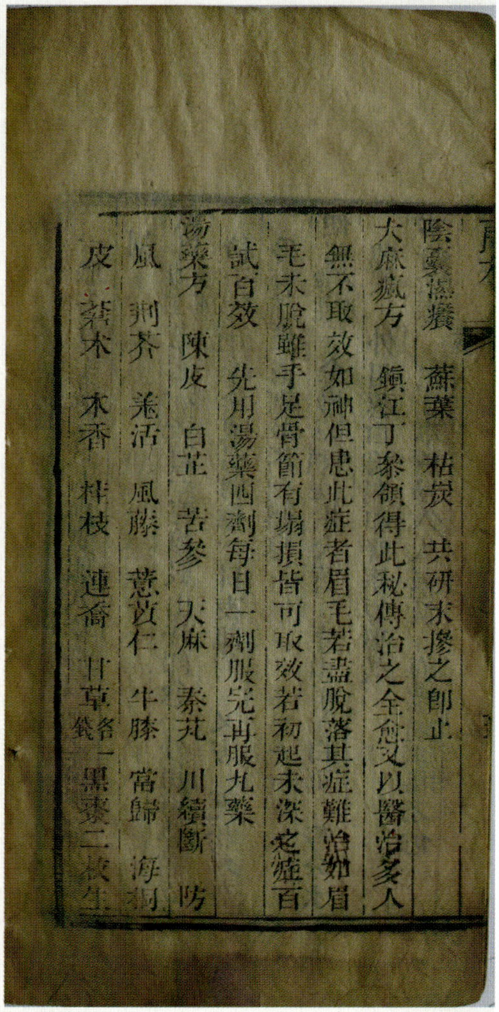

阴囊湿痒　苏叶、枯炭共研末，掺之即止。

大麻风[1]方　镇江丁参领得此秘传，治之全愈，又以医治多人，无不取效如神。但患此症者，眉毛若尽脱落，其症难治。如眉毛未脱，虽手足骨节有塌损，皆可取效。若初起未深之症，百试百效。先用汤药四剂，每日一剂，服完再服丸药。

汤药方　陈皮、白芷、苦参、天麻、秦艽、川续断、防风、荆芥、羌活、风藤、薏苡仁、牛膝、当归、海桐皮、苍术、木香、桂枝、连翘、甘草各一钱，黑枣二枚，生

1 风：原作“瘋”，音近而误，据文义改。

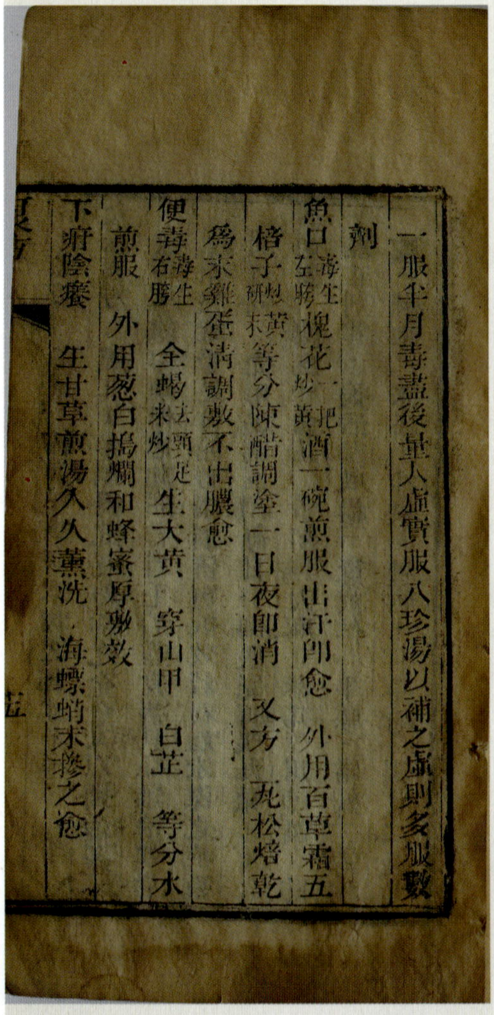

一服半月毒盡後量人虛實服八珍湯以補之虛則多服數
劑
魚口毒生左胯 槐花一把炒黃 酒一碗煎服出汗卽愈 外用百草霜五
棓子炒黃研末 等分陳醋調塗一日夜卽消 又方 瓦松焙乾
爲末雞蛋清調敷不出膿愈
便毒毒生右胯 全蝎去頭足米炒 生大黄 穿山甲 白芷 等分水
煎服 外用葱白搗爛和蜂蜜厚敷效
下疳陰癢 生甘草煎湯久久薰洗 海螵蛸末摻之愈

一服，半月毒尽后量人虚实，服八珍汤以补之，虚则多服数剂。

鱼口毒生左胯　槐花一把，炒黄，酒一碗煎服，出汗即愈。外用百草霜、五倍子炒黄，研末，等分，陈醋调涂，一日夜即消。

又方，瓦松焙干为末，鸡蛋清调敷，不出脓，愈。

便毒毒生右胯　全蝎（去头足，米炒）、生大黄、穿山甲、白芷，等分，水煎服。外用，葱白捣烂，和蜂蜜厚敷，效。

下疳阴痒　生甘草煎汤久久薰洗，海螵蛸末掺之愈。

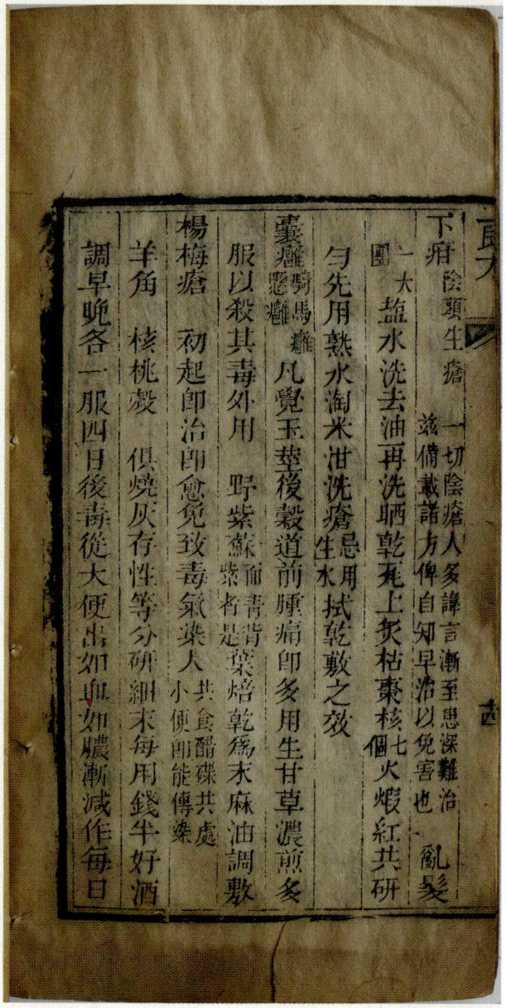

下疳阴头生疮。一切阴疮，人多讳言，渐至患深难治，兹备载诸方，俾自知早治，以免害也　乱发一大团，盐水洗去油，再洗晒干，瓦上炙枯，枣核七个，火煅红，共研匀，先用熟水、淘米泔洗疮忌用生水，拭干，敷之效。

囊痈骑马痈、悬痈　凡觉玉茎后、谷道前肿痛，即多用生甘草浓煎，多服，以杀其毒。外用野紫苏面青背紫者是叶焙干为末，麻油调敷。

杨梅疮　初起即治即愈，免致毒气染人共食醋碟、共处小便，即能传染。

羊角、核桃壳俱烧灰存性，等分研细末，每用钱半，好酒调，早晚各一服，四日后毒从大便出，如血如脓，渐减作每日

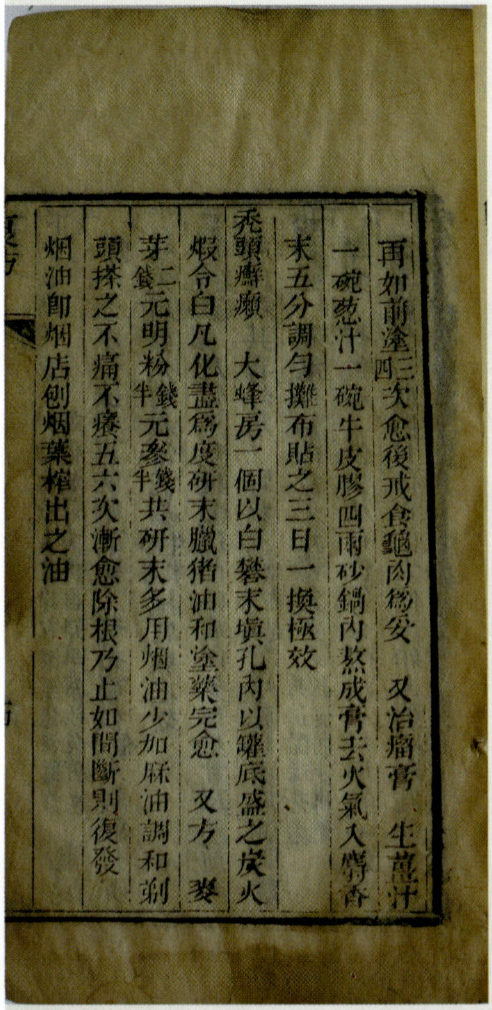
再如前塗三四次愈後戒食龜肉爲安 又治瘤膏 生薑汁一碗葱汁一碗牛皮膠四兩砂鍋內熬成膏去火氣入麝香末五分調勻攤布貼之三日一換極效

禿頭癬癩 大蜂房一個以白礬末塡孔內以罐底盛之炭火煅令白凡化盡爲度研末臘猪油和塗藥完愈 又方 麥芽二錢元明粉錢半元參錢半共研末多用烟油少加麻油調和剃頭搽之不痛不癢五六次漸愈除根乃止如間斷則復發烟油即烟店刨烟葉榨出之油

再如前涂三四次，愈后戒食龟肉为安。

又治瘤膏　生姜汁一碗，葱汁一碗，牛皮胶四两，砂锅内熬成膏，去火气，入麝香末五分，调匀摊布贴之，三日一换，极效。

秃头癣癞　大蜂房一个，以白矾末填孔内，以罐底盛之，炭火煅令白矾化尽为度，研末，腊猪油和，涂药完，愈。

又方，麦芽二钱，玄明粉钱半，玄参钱半，共研末，多用烟油，少加麻油调和，剃头搽之，不痛不痒，五六次渐愈，除根乃止，如间断则复发。烟油即烟店刨烟叶榨出之油。

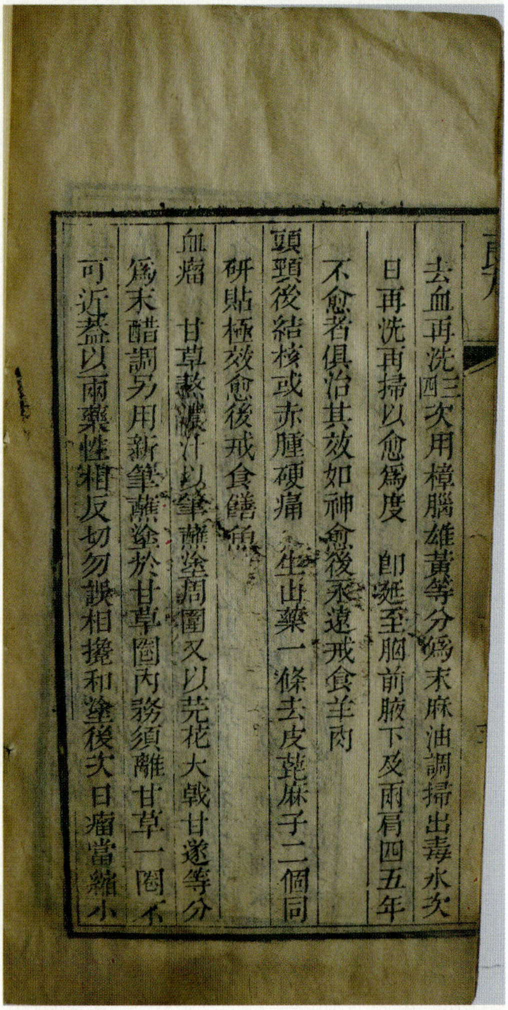

去血再洗三四次用樟腦雄黃等分爲末麻油調掃出毒水次
日再洗再掃以愈爲度　即延至胸前腋下及兩肩四五年
不愈者俱治其效如神愈後永遠戒食羊肉
頭頸後結核或赤腫硬痛　生山藥一條去皮蓖麻子二個同
研貼極效愈後戒食鱔魚
血瘤　甘草熬濃汁以筆蘸塗周圍又以芫花大戟甘遂等分
爲末醋調另用新筆蘸塗於甘草圈内務須離甘草一圈不
可近蓋以兩藥性相反切勿誤相攙和塗後次日瘤當縮小

去血再洗三四次，用樟脑、雄黄等分为末，麻油调，扫出毒水。次日再洗再扫，以愈为度。即延至胸前、腋下及两肩，四五年不愈者俱治，其效如神，愈后永远戒食羊肉。

头颈后结核或赤肿硬痛　生山药一条（去皮），蓖麻子二个，同研贴极效，愈后戒食鳝鱼。

血瘤　甘草熬浓汁，以笔蘸涂周围，又以芫花、大戟、甘遂等分为末，醋调，另用新笔蘸涂于甘草圈内，务须离甘草一圈，不可近，盖以两药性相反，切勿误相搀和。涂后，次日瘤当缩小，

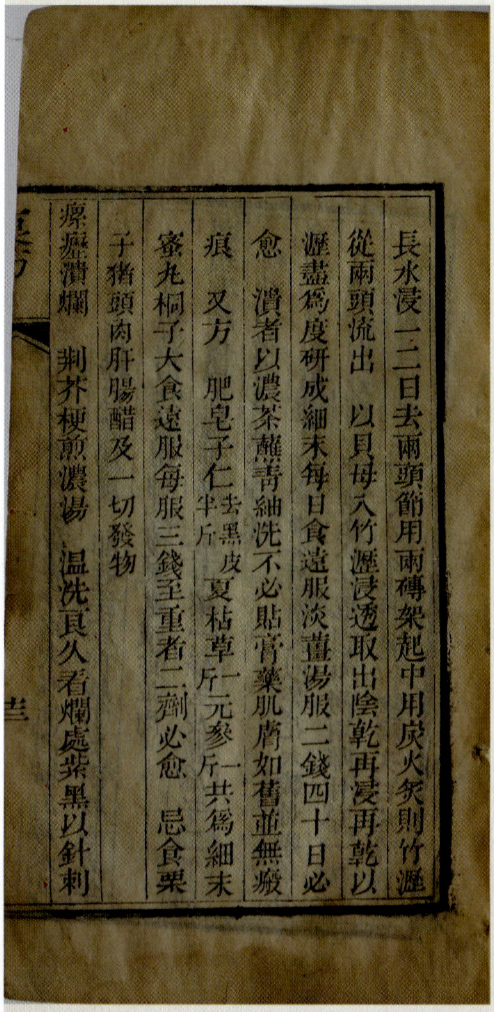

長水浸一二日去兩頭節用兩磚架起中用炭火炙則竹瀝
從兩頭流出　以貝母入竹瀝浸透取出陰乾再浸再乾以
瀝盡爲度研成細末每日食遠服淡薑湯服二錢四十日必
愈　潰者以濃茶蘸青紬洗不必貼膏藥肌膚如舊並無瘢
痕　又方　肥皂子仁去黑皮半斤夏枯草一斤元參一斤共爲細末
蜜丸桐子大食遠服每服三錢至重者二劑必愈　忌食栗
子猪頭肉肝腸醋及一切發物
瘰癧潰爛　荊芥梗煎濃湯　温洗良久看爛處紫黑以針刺

长，水浸一二日，去两头节，用两砖架起，中用炭火炙，则竹沥从两头流出。以贝母入竹沥浸透，取出阴干，再浸再干，以沥尽为度。研成细末，每日食远服，淡姜汤服二钱，四十日必愈。溃者以浓茶蘸，青绸洗，不必贴膏药，肌肤如旧，并无瘢痕。

又方，肥皂子仁（去黑皮）半斤，夏枯草一斤，玄参一斤，共为细末，蜜丸桐子大，食远服，每服三钱，至重者二剂必愈，忌食栗子、猪头、肉、肝、肠、醋及一切发物。

瘰疬溃烂　荆芥梗煎浓汤，温洗良久，看烂处紫黑，以针刺

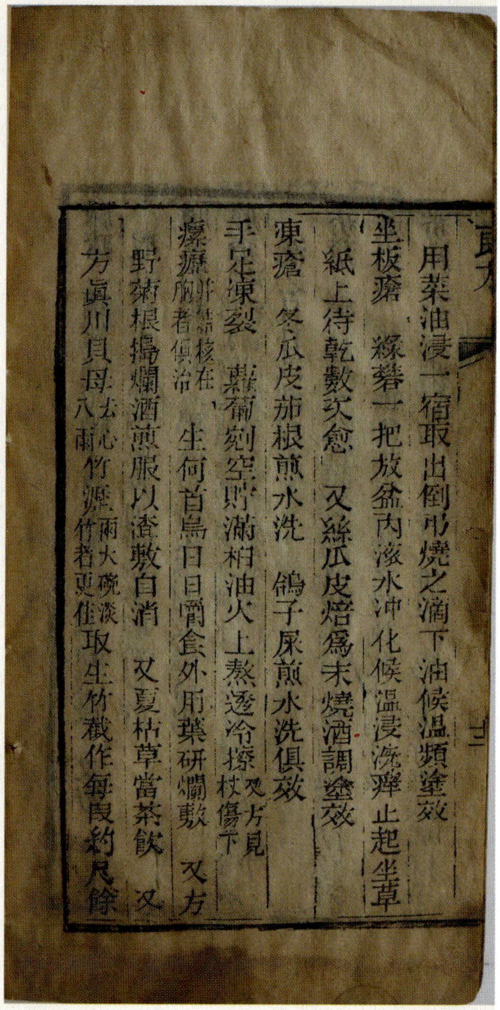
用菜油浸一宿取出倒吊燒之滴下油候温頻塗效
坐板瘡 綠礬一把放盆内滚水冲化候温浸洗痒止起坐草
紙上待乾數次愈 又絲瓜皮焙爲末燒酒調塗效
凍瘡 冬瓜皮茄根煎水洗 鴿子屎煎水洗俱效
手足凍裂 蘿蔔剜空貯滿柏油火上熬透冷擦又方見杖傷下
瘰癧并結核在胸者俱治 生何首烏日日嚼食外用藥研爛敷 又方
野菊根搗爛酒煎服以渣敷自消 又夏枯草當茶飲 又
方眞川貝母去心八兩竹瀝兩大碗淡竹者更佳取生竹截作每段約尺餘

用菜油浸一宿，取出倒吊烧之，滴下油，候温频涂，效。

坐板疮[1] 绿矾一把，放盆内，滚水冲化，候温浸洗，痒止起坐草纸上待干，数次愈。

又，丝瓜皮焙为末，烧酒调涂效。

冻疮 冬瓜皮、茄根煎水洗，鸽子屎煎水洗，俱效。

手足冻裂 萝卜剜空，贮满柏油[2]，火上熬透，冷擦又方见杖伤下。

瘰疬并结核在胸者，俱治 生何首乌日日嚼食，外用，药研烂敷。

又方，野菊根捣烂，酒煎服，以渣敷，自消。

又，夏枯草当茶饮。

又方，真川贝母（去心）八两，竹沥两大碗，淡竹者更佳，取生竹，截作每段约尺余

1 坐板疮：生于臀部的疮疡的统称。

2 柏油：即柏脂，从乌桕籽的中果皮所得的白色脂肪。

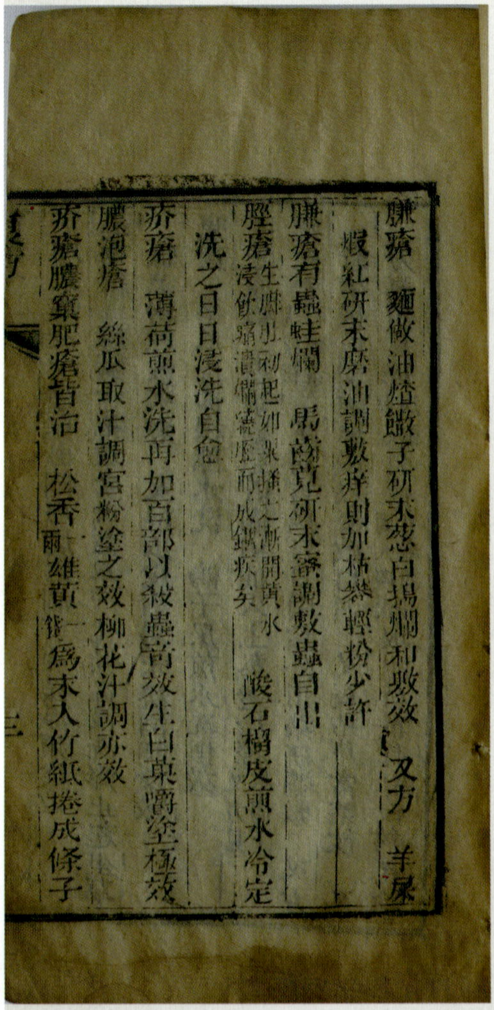

臁疮　面做油炸馓子，研末，葱白捣烂，和敷效。

又方，羊屎煅红研末，磨油调敷，痒则加枯矾、轻粉少许。

臁疮有虫蛙烂　马齿苋研末，蜜调敷，虫自出。

胫疮生脚肚，初起如粟，搔之渐开，黄水浸，饮痛，溃烂绕胫，而成痼疾矣　酸石榴皮煎水，冷定洗之，日日浸洗，自愈。

疥疮　薄荷煎水洗，再加百部以杀虫，奇效。生白果嚼涂，极效。

脓泡疮　丝瓜取汁，调宫粉涂之效，柳花汁调亦效。

疥疮脓窠肥疮皆治　松香一两，雄黄一钱，为末，入竹纸，卷成条子，

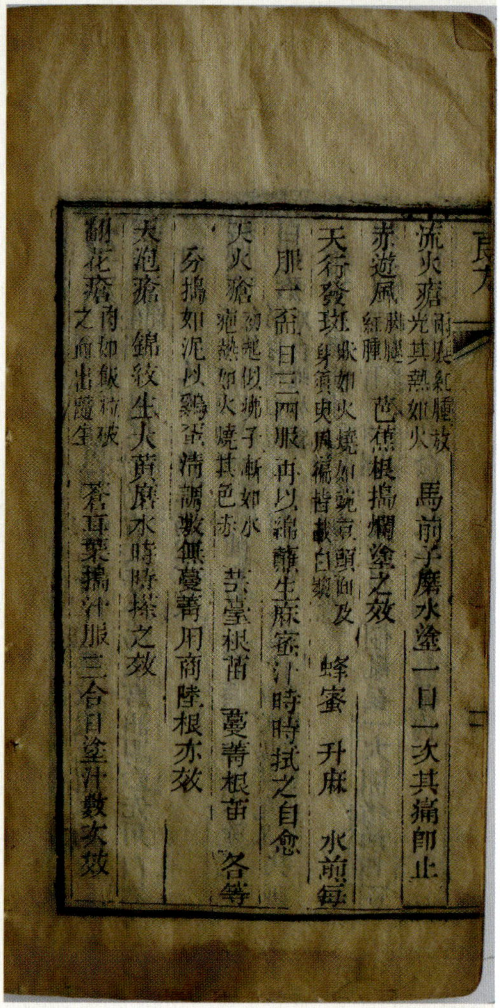

流火疮两腿红肿放光，其热如火　马钱子磨水涂，一日一次，其痛即止。

赤游风脚腿红肿　芭蕉根捣烂涂之效。

天行发斑状如火烧，如豌豆，头面及身，须臾周遍，皆载白浆　蜂蜜、升麻，水煎，每服一杯，日三四服，再以绵蘸升麻[1]蜜汁，时时拭之自愈。

天火疮初起似痱子，渐如水疱，热如火烧，其色赤　芸薹根苗、蔓荆根苗，各等分，捣如泥，以鸡蛋清调敷，无蔓荆，用商陆根亦效。

天泡疮　锦纹生大黄磨水，时时搽之效。

翻花疮肉如饭粒，破之血出，随生　苍耳叶捣汁，服三合，日涂汁数次效。

1 升麻：原作“生麻”，音近而误，据上文改。

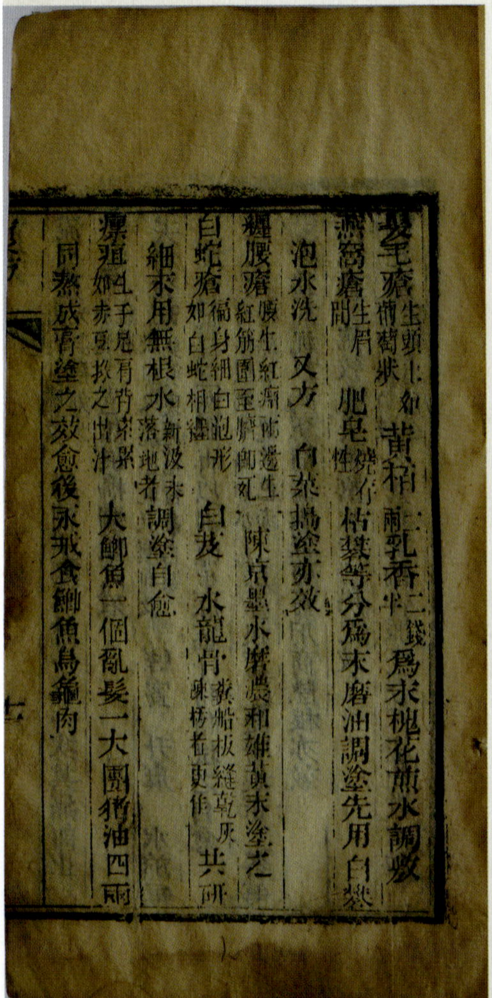

髮毛瘡生頭上如葡萄狀 黃栢二兩乳香二錢半爲末槐花煎水調敷
燕窩瘡生眉間 肥皂燒存性枯礬等分爲末磨油調塗先用白礬
泡水洗 又方 白菜搗塗亦效
纏腰瘡腰生紅瘤兩邊生紅筋圍至臍即死 陳京墨水磨濃和雄黃末塗之
白蛇瘡遍身細白泡形如白蛇相纏 白芨 水龍骨糞船板縫乾灰陳朽者更佳 共研
細末用無根水新汲未落地者調塗自愈
瘰疽生于足肩背累累如赤豆拔之出汁 大鯽魚一個亂髮一大團豬油四兩
同熬成膏塗之效愈後永戒食鯽魚烏龜肉

发毛疮生头上，如葡萄状　黄柏二两，乳香二钱半，为末，槐花煎水调敷。

燕窝疮生眉间　肥皂烧存性、枯矾等分为末，磨油调涂，先用白矾泡水洗。

又方，白菜捣涂亦效。

缠腰疮腰生红瘤，两边生红筋，围至脐即死　陈京墨水磨浓，和雄黄末涂之。

白蛇疮遍身细白泡，形如白蛇相缠　白及、水龙骨粪船板缝干灰，陈朽者更佳，共研细末，用无根水新汲未落地者，调涂自愈。

瘰疽生于足肩背，累累如赤豆，搋之出汁　大鲫鱼一个，乱发一大团，猪油四两，同熬成膏，涂之效。愈后永戒食鲫鱼、乌龟肉。

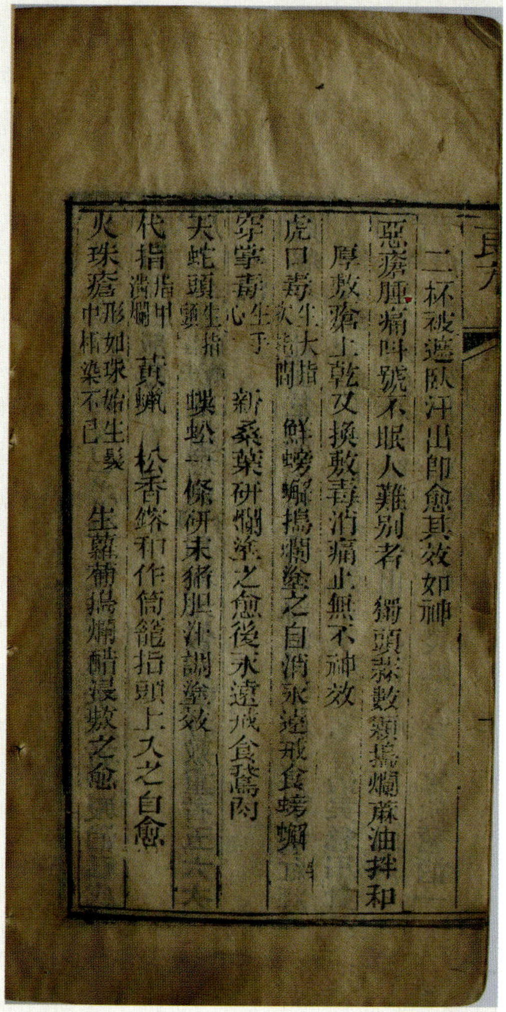
二杯被遮臥汗出即愈其效如神
惡瘡腫痛叫號不眠人難別者　獨頭蒜數顆搗爛麻油拌和
厚敷瘡上乾又換敷毒消痛止無不神效
虎口毒生大指次指間　鮮螃蟹搗爛塗之自消永遠戒食螃蟹
穿掌毒生手心　新桑葉研爛塗之愈後永遠戒食鵞肉
天蛇頭生指頭　蜈蚣一條研末豬胆汁調塗效
代指指甲潰爛　黄蠟松香鎔和作筒籠指頭上入之自愈
火珠瘡形如珠始生髮中相染不已　生蘿蔔搗爛醋浸敷之愈

二杯，被遮卧，汗出即愈，其效如神。

恶疮肿痛，叫号不眠，人难别者　独头蒜数颗捣烂，麻油拌和，厚敷疮上，干又换敷，毒消痛止，无不神效。

虎口毒生大指、次指间　鲜螃蟹捣烂，涂之自消，永远戒食螃蟹。

穿掌毒生手心　新桑叶研烂涂之，愈后永远戒食鹅肉。

天蛇头生指头　蜈蚣一条研末，猪胆汁调涂，效。

代指指甲溃烂　黄蜡、松香镕合作筒，笼指头上，入之自愈。

火珠疮形如珠，始生发中，相染不已　生萝卜捣烂，醋浸，敷之愈。

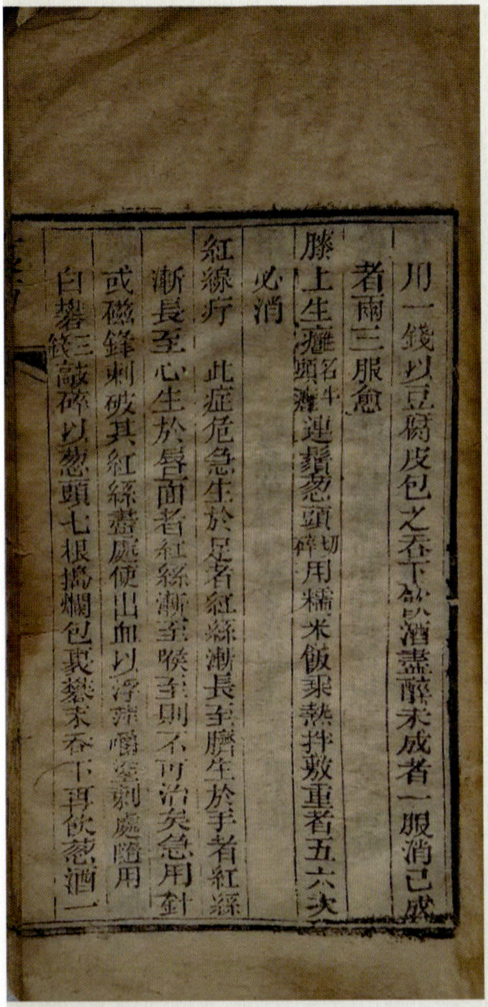

用一錢以豆腐皮包之吞下飲酒盡醉未成者一服消已成
者兩三服愈
膝上生癰名牛頭癰連鬚葱頭切碎用糯米飯乘熱拌敷重者五六次
必消
紅線疔　此症危急生於足者紅絲漸長至臍生於手者紅絲
漸長至心生於唇面者紅絲漸至喉至則不可治矣急用針
或磁鋒刺破其紅絲盡處使出血以浮萍嚼塗刺處隨用
白礬三錢敲碎以葱頭七根搗爛包裹礬末吞下再飲葱酒一

用一钱，以豆腐皮包之吞下，饮酒尽醉。未成者一服消，已成者两三服愈。

膝上生痈名牛头痈

连须葱头切碎，用糯米饭乘热拌敷，重者五六次必消。

红线疔

此症危急，生于足者红丝渐长至脐，生于手者红丝渐长至心，生于唇面者红丝渐至喉，至则不可治矣。急用针或磁锋刺破其红丝尽处，使出血，以浮萍嚼涂刺处，随用。

白矾三钱敲碎，以葱头七根捣烂，包裹矾末吞下，再饮葱酒一

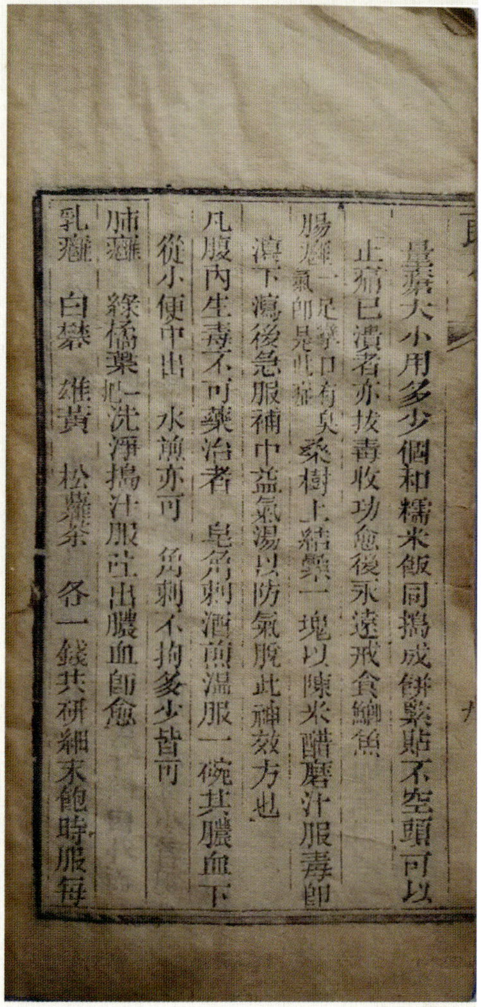
量瘡大小用多少個和糯米飯同搗成餅緊貼不空頭可以
止痛已潰者亦拔毒收功愈後永遠戒食鯽魚
腸癰一足攣口有臭氣即是此症 桑樹上結纍一塊以陳米醋磨汁服毒即
瀉下瀉後急服補中益氣湯以防氣脱此神效方也
凡腹内生毒不可藥治者 皂角刺酒煎温服一碗其膿血下
從小便中出 水煎亦可 角刺不拘多少皆可
肺癰 緑橘葉一把洗淨搗汁服吐出膿血即愈
乳癰 白礬 雄黃 松蘿茶 各一錢共研細末飽時服每

量疮大小用多少个，和糯米饭同捣成饼，紧贴不空头，可以止痛。已溃者，亦拔毒收功。愈后永远戒食鲫鱼。

肠痛一足挛，口有臭气，即是此症

桑树上结累一块，以陈米醋磨汁服，毒即泻下，泻后急服补中益气汤，以防气脱。此神效方也。

凡腹内生毒不可药治者

皂角刺酒煎，温服一碗，其脓血下，从小便中出。水煎亦可。角刺不拘多少皆可。

肺痛

绿橘叶一把，洗净捣汁服，吐出脓血即愈。

乳痛

白矾、雄黄、松萝茶，各一钱共研细末，饱时服。每

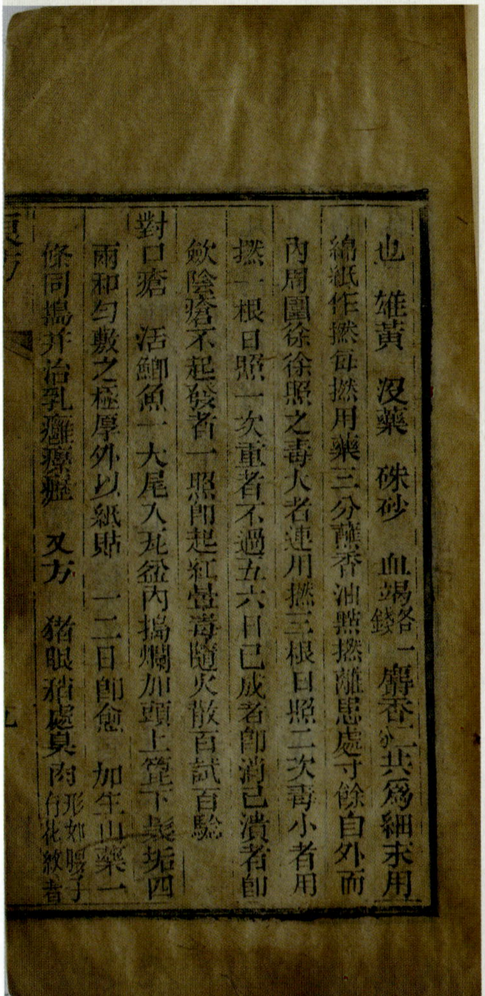
也 雄黃 没藥 硃砂 血竭各一錢 麝香二分 共爲細末用綿紙作撚每撚用藥三分蘸香油點撚離患處寸餘自外而內周圍徐徐照之毒大者連用撚三根日照二次毒小者用撚一根日照一次重者不過五六日已成者即消已潰者即斂陰瘡不起發者一照即起紅暈毒隨火散百試百驗
對口瘡 活鯽魚一大尾入瓦盆內搗爛加頭上篦下髮垢四兩和勻敷之極厚外以紙貼一二日即愈 加生山藥一條同搗并治乳癰瘰癧 又方 猪眼稍處臭肉形如腰子有花紋者

也。雄黄、没药、朱砂、血竭各一钱，麝香二分，共为细末，用绵纸作撚，每撚用药三分，蘸香油点撚，离患处寸余，自外而内周围徐徐照之，毒大者连用撚三根，日照二次，毒小者用撚一根，日照一次，重者不过五六日，已成者即消，已溃者即敛，阴疮不起发者，一照即起红晕，毒随火散，百试百验。

对口疮　活鲫鱼一大尾，入瓦盆内捣烂，加头上篦下发垢四两和匀，敷之极厚，外以纸贴，一二日即愈。加生山药一条同捣，并治乳痈瘰疬。

又方，猪眼梢处臭肉形如腰子，有花纹者，

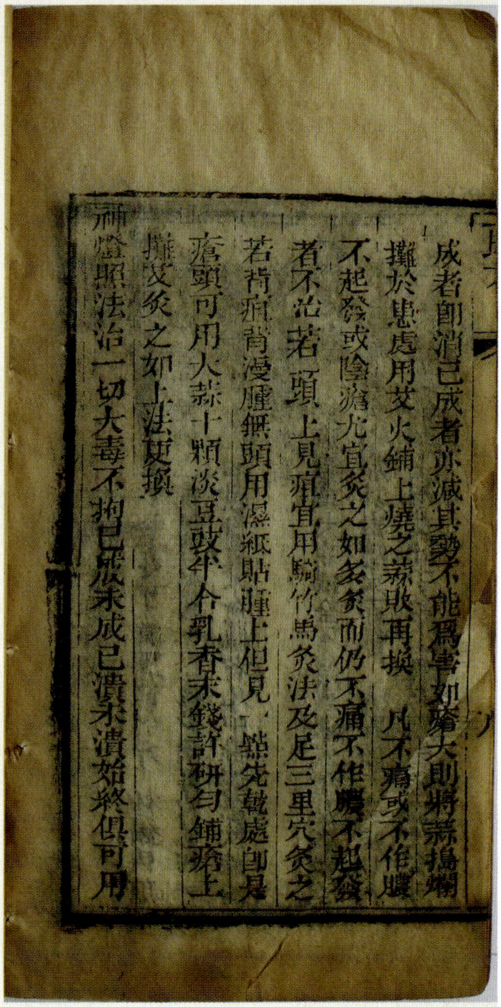

成者即消已成者亦減其勢不能爲害如瘡大則將蒜搗爛
攤於患處用艾火鋪上燒之蒜敗再換　凡不痛或不作膿
不起發或陰瘡尤宜灸之如多灸而仍不痛不作膿不起發
者不治若頭上見疽宜用騎竹馬灸法及足三里穴灸之
若背疽背漫腫無頭用濕紙貼腫上但見一點先乾處即是
瘡頭可用大蒜十顆淡豆豉半合乳香末錢許研勻鋪瘡上
攤艾灸之如上法更換
神燈照法治一切大毒不拘已成未成已潰未潰始終俱可用

成者即消，已成者亦减，其势不能为害。如疮大，则将蒜捣烂摊于患处，用艾火铺上烧之，蒜败再换。凡不痛或不作脓、不起发或阴疮，尤宜灸之。如多灸而仍不痛、不作脓、不起发者，不治。若头上见疽，宜用骑竹马灸法[1]及足三里穴灸之。若背疽、背漫肿无头，用湿纸贴肿上，但见一点先干处即是疮头，可用大蒜十颗，淡豆豉半合，乳香末钱许，研匀铺疮上，摊艾灸之，如上法更换。

神灯照法[2]　治一切大毒，不拘已成未成，已溃未溃，始终俱可用

1 骑竹马灸法：灸法之一。是让病人骑跨于竹杠之上进行施灸的方法。首见于南宋《卫济宝书》。

2 神灯照法：灸法的一种。

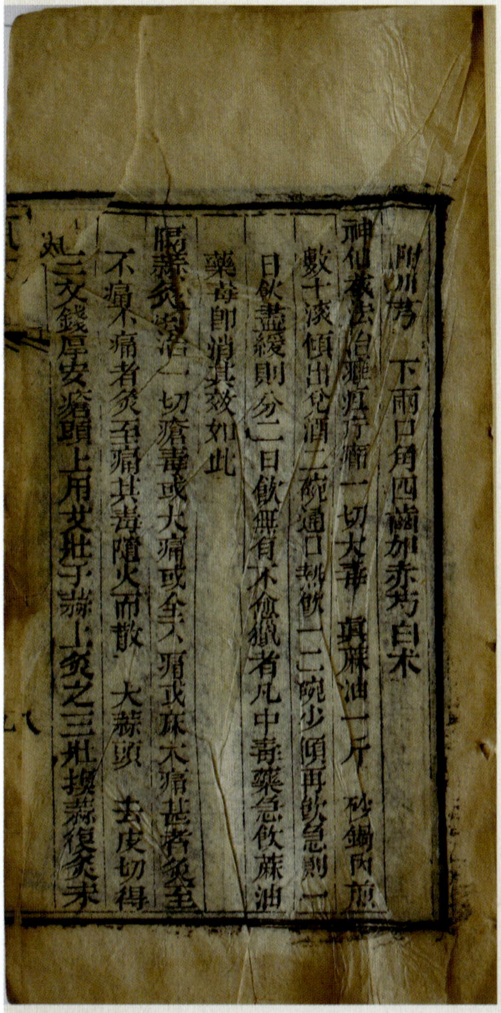
附川芎　下兩口角四齒加赤芍白术
神仙截法治癰疽疔瘡一切大毒　真麻油一斤　砂鍋內煎
數十滾傾出兑酒二碗通口熱飲一二碗少頃再飲急則一
日飲盡緩則分二日飲無有不愈獵者凡中毒藥急飲麻油
藥毒即消其效如此
隔蒜灸法治一切瘡毒或大痛或全不痛或麻木痛甚者灸至
不痛不痛者灸至痛其毒隨火而散　大蒜頭　去皮切得
三文錢厚安瘡頭上用艾壯于蒜上灸之三壯換蒜復灸未

附、川芎；下两口角四齿加赤芍、白术。

痘疔方[1]

神仙截法治痈疽疔疖一切大毒　真麻油一斤，砂锅内煎数十滚，倾出兑酒二碗，通口热饮一二碗，少顷再饮，急则一日饮尽，缓则分二日饮，无有不愈。猎者凡中毒药，急饮麻油，药毒即消，其效如此。

隔蒜灸法　治一切疮毒，或大痛或全不痛，或麻木，痛甚者灸至不痛，不痛者灸至痛，其毒随火而散。大蒜头，去皮切得三文钱厚，安疮头上，用艾壮于蒜上灸之三壮，换蒜复灸，未

1 疽疔方：原缺，据目录补之。

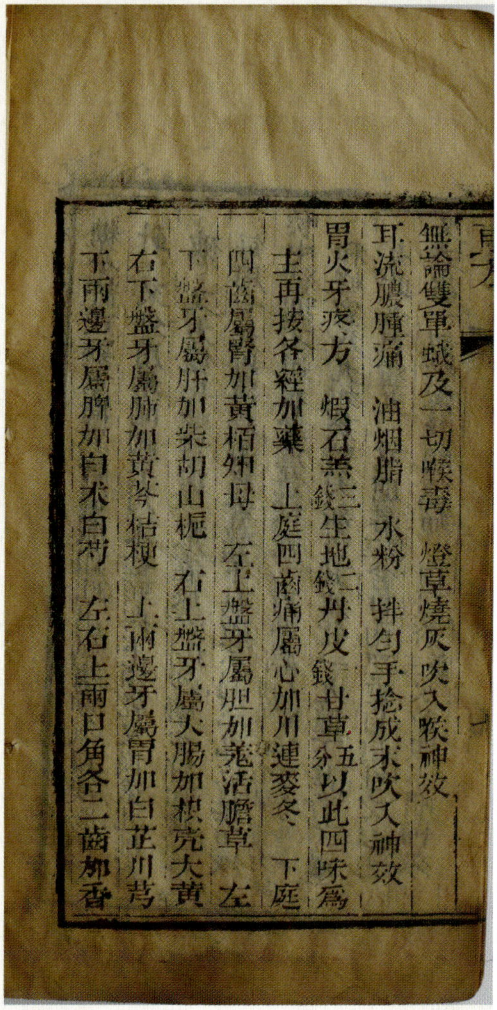

無論雙單蛾及一切喉毒　燈草燒灰吹入喉神效
耳流膿腫痛　油烟脂　水粉　拌匀手捻成末吹入神效
胃火牙疼方　煅石羔三錢生地二錢丹皮一錢甘草五分以此四味爲
主再按各經加藥　上庭四齒痛屬心加川連麥冬　下庭
四齒屬腎加黃栢知母　左上盤牙屬胆加羌活膽草　左
下盤牙屬肝加柴胡山梔　右上盤牙屬大腸加枳殻大黃
右下盤牙屬肺加黄芩桔梗　上兩邊牙屬胃加白芷川芎
下兩邊牙屬脾加白术白芍　左右上兩口角各二齒加香

无论双单蛾及一切喉毒　灯草烧灰吹入喉，神效。

耳流脓肿痛

油烟脂、水粉，拌匀手捻成末，吹入神效。

胃火牙疼方

煅石膏三钱，生地二钱，丹皮一钱，甘草五分，以此四味为主，再按各经加药。上庭四齿痛属心，加川连、麦冬；下庭四齿属肾，加黄柏、知母；左上盘牙属胆，加羌活、胆草；左下盘牙属肝，加柴胡、山栀；右上盘牙属大肠，加枳壳、大黄；右下盘牙属肺，加黄芩、桔梗；上两边牙属胃，加白芷、川芎；下两边牙属脾，加白术、白芍；左右上两口角各二齿加香

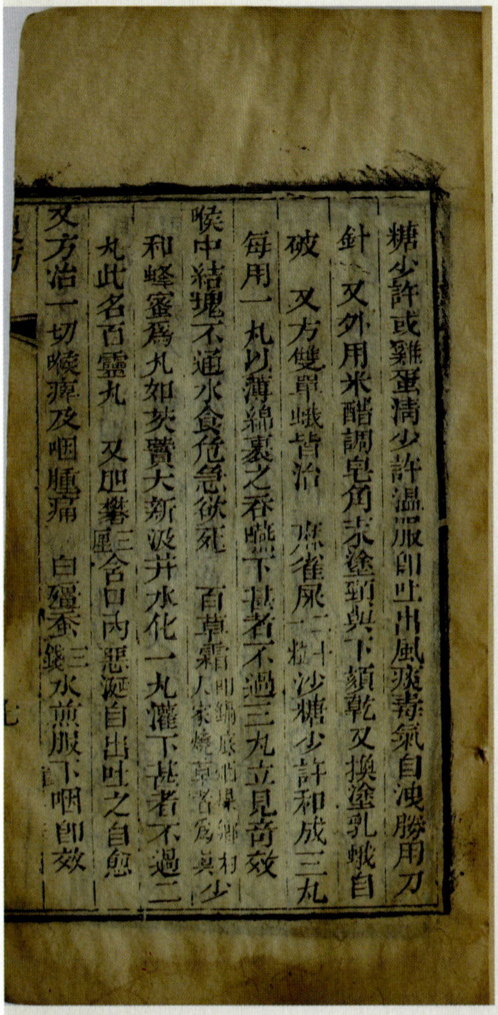

糖少许，或鸡蛋清少许，温服，即吐出风痰，毒气自泄，胜用刀针。

又，外用米醋调皂角末，涂颈与下颏，干又换涂，乳蛾自破。

又方，双单蛾皆治。麻雀屎二十一粒，砂糖少许，和成三丸，每用一丸，以薄绵裹之，吞咽下，甚者不过三丸，立见奇效。

喉中结块，不通水食，危急欲死　百草霜即锅底烟煤，乡村人家烧草者为真，少和蜂蜜，为丸如芡实大，新汲井水化一丸灌下，甚者不过二丸，此名百灵丸。

又，胆矾三厘含口内，恶涎自出，吐之自愈。

又方，治一切喉痹及咽肿痛。白僵蚕三钱，水煎服，下咽即效。

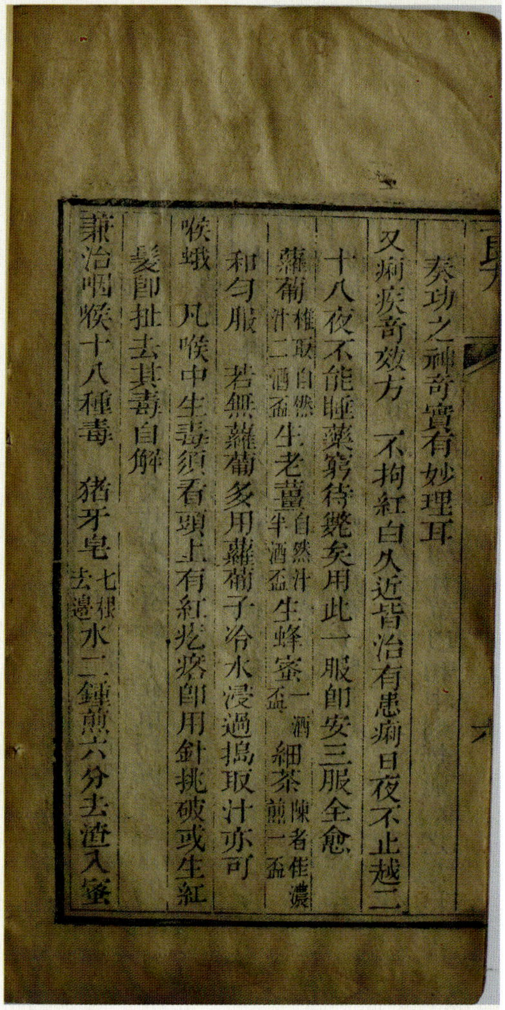
奏功之神奇實有妙理耳
又痢疾奇效方　不拘紅白久近皆治有患痢日夜不止越二
十八夜不能睡藥窮待斃矣用此一服即安三服全愈
蘿蔔椎取自然汁二酒盃生老薑自然汁半酒盃生蜂蜜一酒盃細茶陳者佳濃煎一盃
和勻服　若無蘿蔔多用蘿蔔子冷水浸過搗取汁亦可
喉蛾　凡喉中生毒須看頭上有紅疙瘩即用針挑破或生紅
髮即扯去其毒自解
兼治咽喉十八種毒　猪牙皂七根去邊水二鍾煎六分去渣入蜜

奏功之神奇，实有妙理耳。

又痢疾奇效方　不拘红白久近皆治。有患痢日夜不止，越二十八夜不能睡，药穷待毙矣，用此一服即安，三服全愈。

萝卜椎取自然汁二酒杯，生老姜自然汁，半酒杯，生蜂蜜一酒杯，细茶陈者佳，浓煎一杯，和匀服。若无萝卜，多用萝卜子，冷水浸过，捣取汁亦可。

喉　蛾

凡喉中生毒，须看头上，有红疙瘩即用针挑破，或生红发即扯去，其毒自解。

兼治咽喉十八种毒　猪牙皂七根（去边），水二钟，煎六分，去渣入蜜

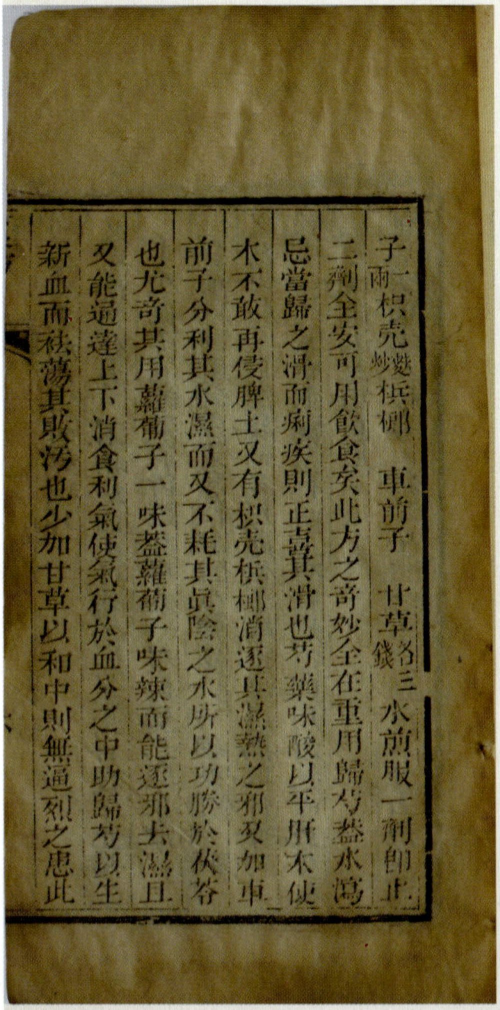

子一兩枳殼麩炒檳榔　車前子　甘草各三錢水煎服一劑即止
二劑全安可用飲食矣此方之奇妙全在重用歸芍盖水瀉
忌當歸之滑而痢疾則正喜其滑也芍藥味酸以平肝木使
木不敢再侵脾土又有枳殼檳榔消逐其濕熱之邪又加車
前子分利其水濕而又不耗其真陰之水所以功勝於茯苓
也尤奇其用蘿蔔子一味蓋蘿蔔子味辣而能逐邪去濕且
又能通達上下消食利氣使氣行於血分之中助歸芍以生
新血而袪蕩其敗污也少加甘草以和中則無過烈之患此

子一两，枳壳（麸炒）、槟榔、车前子、甘草各三钱，水煎服，一剂即止，二剂全安，可用饮食矣。此方之奇妙全在重用归芍，盖水泻忌当归之滑，而痢疾则正喜其滑也；芍药味酸以平肝木，使木不敢再侵脾土，又有枳壳、槟榔消逐其湿热之邪，又加车前子分利其水湿，而又不耗其真阴之水，所以功胜于茯苓也，尤奇其用萝卜子一味，盖萝卜子味辣而能逐邪去湿，且又能通达上下，消食利气，使气行于血分之中，助归芍以生新血而祛荡其败污也，少加甘草以和中，则无逼烈之患，此

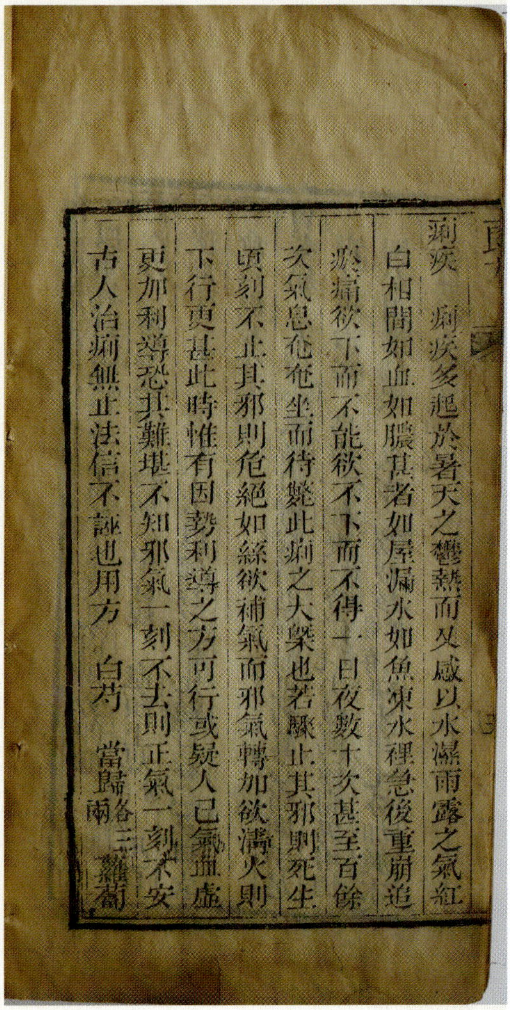

痢　疾

痢疾多起于暑天之郁热，而又感以水湿雨露之气，红白相间，如血如脓，甚者如屋漏水，如鱼冻水，里急后重，崩追瘀痛，欲下而不能，欲不下而不得，一日夜数十次，甚至百余次，气息奄奄，坐而待毙，此痢之大概也。若骤止其邪，则死生顷刻，不止其邪，则危绝如丝，欲补气而邪气转加，欲清火则下行更甚，此时惟有因势利导之方可行，或疑人已气血虚，更加利导，恐其难堪，不知邪气一刻不去，则正气一刻不安。古人治痢无止法，信不诬也。用方：白芍、当归各三两，萝卜

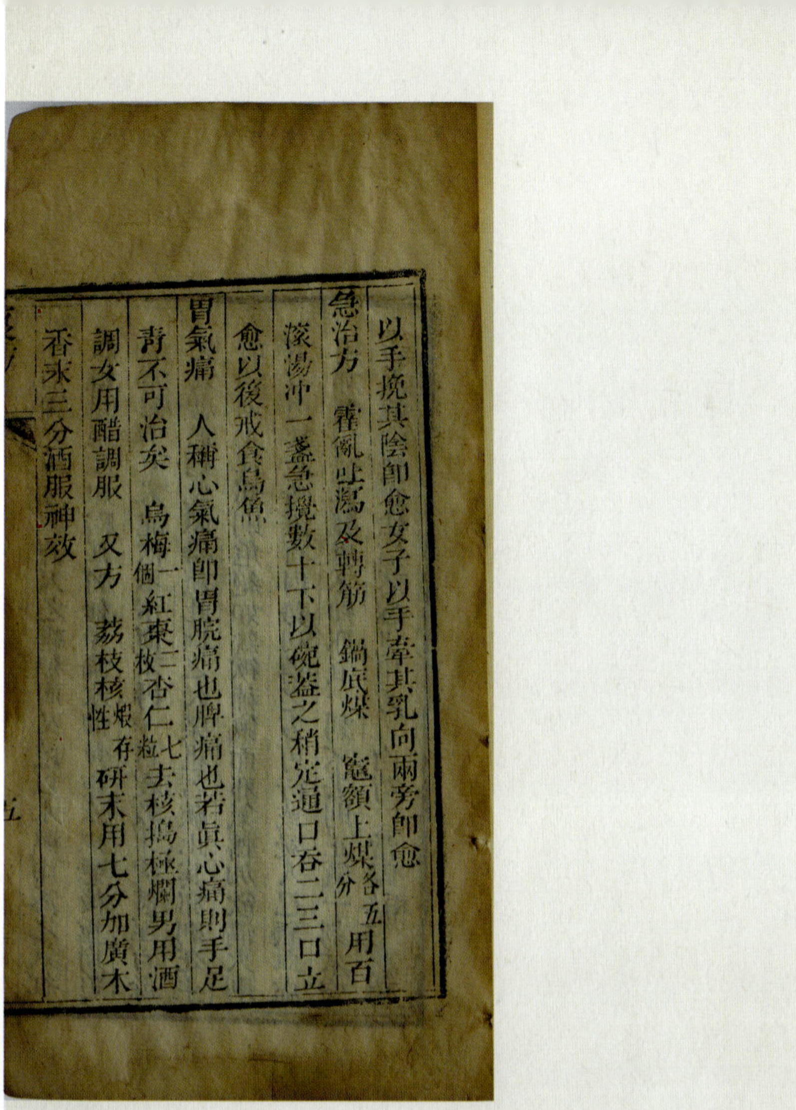
以手挽其陰即愈女子以手牽其乳向兩旁即愈
急治方　霍亂吐瀉及轉筋　鍋底煤　竈額上煤各五分用百
滾湯冲一盞急攪數十下以碗蓋之稍定逼口吞二三口立
愈以後戒食烏魚
胃氣痛　人稱心氣痛即胃脘痛也脾痛也若眞心痛則手足
青不可治矣　烏梅一個紅棗二枚杏仁七粒去核搗極爛男用酒
調女用醋調服　又方　荔枝核煅存性研末用七分加廣木
香末三分酒服神效

以手挽其阴即愈；女子以手牵其乳向两旁即愈。

急治方　霍乱吐泻及转筋。锅底煤、灶额上煤各五分，用百滚汤冲一盏，急搅数十下，以碗盖之，稍定，通口吞二三口立愈，以后戒食乌鱼。

胃气痛

人称心气痛，即胃脘痛也，脾痛也。若真心痛，则手足青，不可治矣。乌梅一个，红枣二枚，杏仁七粒，去核捣极烂，男用酒调，女用醋调服。

又方，荔枝核煅，存性，研末，用七分，加广木香末三分，酒服神效。

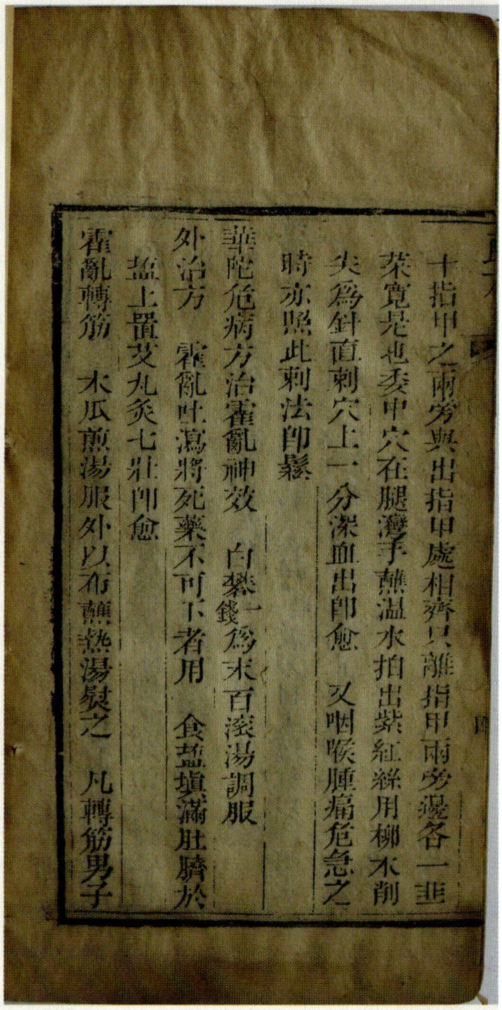

十指甲之兩旁與出指甲處相齊只離指甲兩旁邊各一韭
菜寬是也委中穴在腿灣手蘸温水拍出紫紅絲用柳木削
尖爲針直刺穴上一分深血出即愈　又咽喉腫痛危急之
時亦照此刺法即鬆
華陀危病方治霍亂神效　白礬一錢爲末百滚湯調服
外治方　霍亂吐瀉將死藥不可下者用　食鹽填滿肚臍於
鹽上置艾丸灸七壯即愈
霍亂轉筋　木瓜煎湯服外以布蘸熱湯熨之　凡轉筋男子

大[1]指甲之两旁，与出指甲处相齐，只离指甲两旁边各一韭菜宽是也，委中穴在腿湾。手蘸温水拍出紫红丝，用柳木削尖为针，直刺穴上一分深，血出即愈。又咽喉肿痛危急之时，亦照此刺法即松。

华佗危病方　治霍乱神效。白矾一钱，为末，百滚汤调服。

外治方　霍乱吐泻将死，药不可下者用。食盐填满肚脐，于盐上置艾丸，灸七壮即愈。

霍乱转筋　木瓜煎汤服，外以布蘸热汤熨之。凡转筋，男子

1 大：原作“十”，形近而误，据文义改。

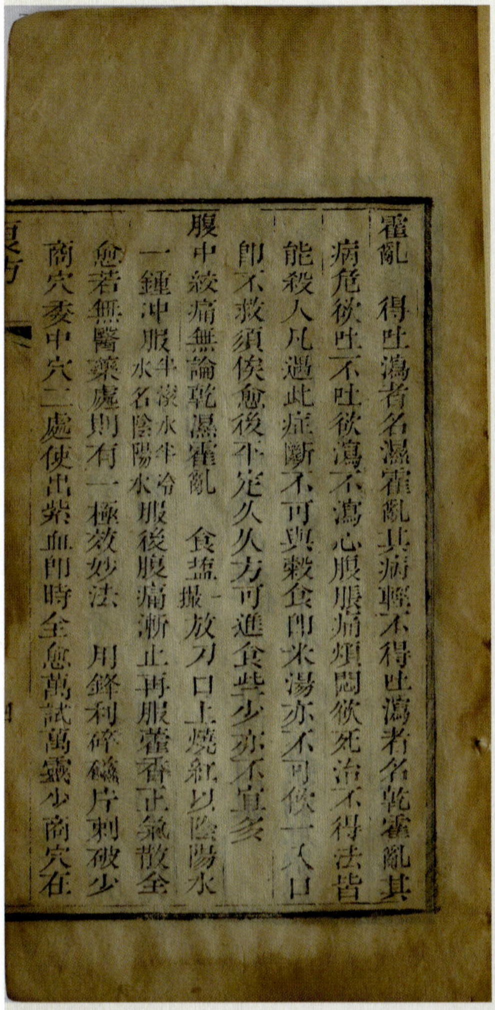
霍亂　得吐瀉者名濕霍亂其病輕不得吐瀉者名乾霍亂其病危欲吐不吐欲瀉不瀉心腹脹痛煩悶欲死治不得法皆能殺人凡遇此症斷不可與穀食即米湯亦不可飲一入口即不救須俟愈後平定久久方可進食些少亦不宜多

腹中絞痛無論乾濕霍亂　食鹽一撮放刀口上燒紅以陰陽水一鍾冲服半滾水半冷水名陰陽水服後腹痛漸止再服藿香正氣散全愈若無醫藥處則有一極效妙法　用鋒利碎磁片刺破少商穴委中穴二處使出紫血即時全愈萬試萬靈少商穴在

霍　乱

得吐泻者，名湿霍乱，其病轻；不得吐泻者，名干霍乱，其病危。欲吐不吐，欲泻不泻，心腹胀痛，烦闷欲死，治不得法，皆能杀人。凡遇此症，断不可与谷食，即米汤亦不可饮，一入口即不救，须俟愈后平定久久，方可进食些少，亦不宜多。

腹中绞痛无论干湿霍乱　食盐一撮，放刀口上烧红，以阴阳水一钟冲服半滚水半冷水名阴阳水，服后腹痛渐止，再服藿香正气散，全愈。若无医药处，则有一极效妙法：用锋利碎磁片刺破少商穴、委中穴二处，使出紫血，即时全愈，万试万灵。少商穴在

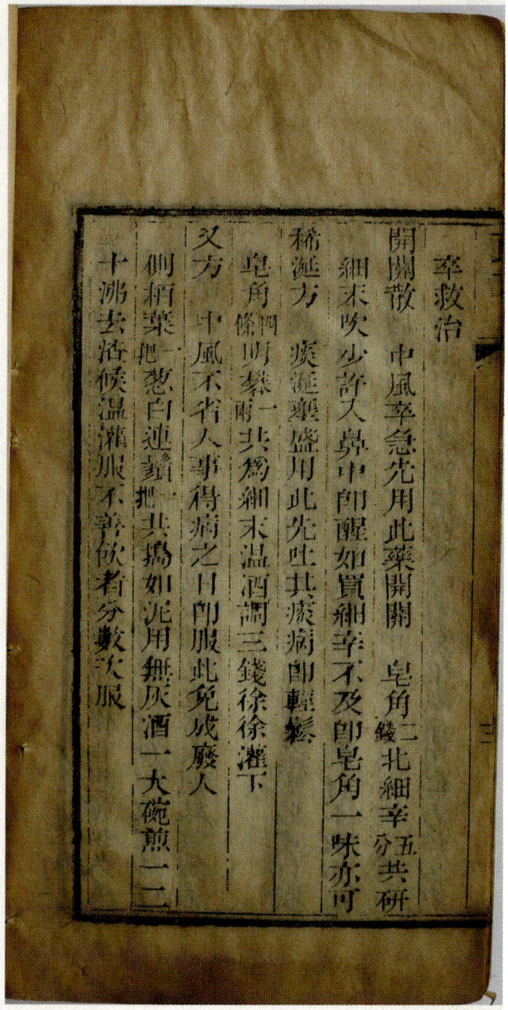
卒救治
開關散　中風卒急先用此藥開關　皂角二錢北細辛五分共研
細末吹少許入鼻中即醒如買細辛不及即皂角一味亦可
稀涎方　痰涎壅盛用此先吐其痰病即輕鬆
皂角四條明礬一兩共爲細末温酒調三錢徐徐灌下
又方　中風不省人事得病之日即服此免成廢人
側栢葉一把葱白連鬚一把共搗如泥用無灰酒一大碗煎一二
十沸去渣候温灌服不善飲者分數次服

卒救治。

开关散　中风卒急先用此药开关。皂角二钱，北细辛五分，共研细末，吹少许入鼻中即醒。如买细辛不及，即皂角一味亦可。

稀涎方　痰涎壅盛，用此先吐其痰，病即轻松。

皂角四条，明矾一两，共为细末，温酒调三钱，徐徐灌下。

又方，中风不省人事，得病之日即服此，免成废人。

侧柏叶一把，葱白连须一把，共捣如泥，用无灰酒一大碗，煎一二十沸，去渣候温，灌服，不善饮者，分数次服。

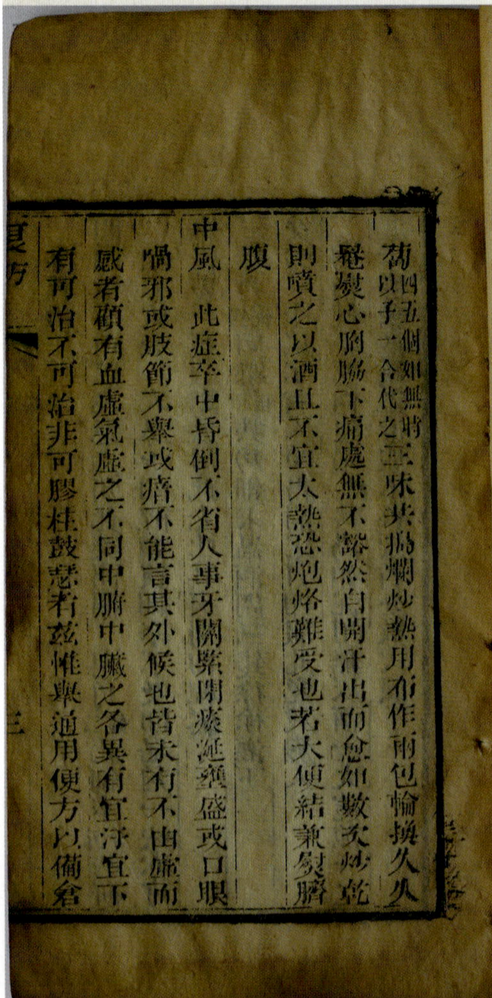

卜四五个，如无时，以子一合代之，三味共捣烂炒热，用布作两包轮换，久久罨[1]熨心胸胁下痛处，无不豁然自开，汗出而愈。如数次炒干，则喷之以酒，且不宜太热，恐炮烙难受也。若大便结兼熨脐腹。

中风

此症卒中昏倒，不省人事，牙关紧闭，痰涎壅盛，或口眼㖞斜，或肢节不举，或喑不能言，其外候也，皆未有不由虚而感者，顾[2]有血虚气虚之不同，中腑中脏之各异，有宜汗宜下，有可治不可治，非可胶柱鼓瑟[3]者，兹惟举通用便方，以备仓

1 罨：（yǎn，音“掩”）覆盖，敷。
2 顾：文言连词，但。
3 胶柱鼓瑟：用胶把柱粘住后奏琴，柱不能移动，就无法调弦。比喻固执拘泥，不知变通。

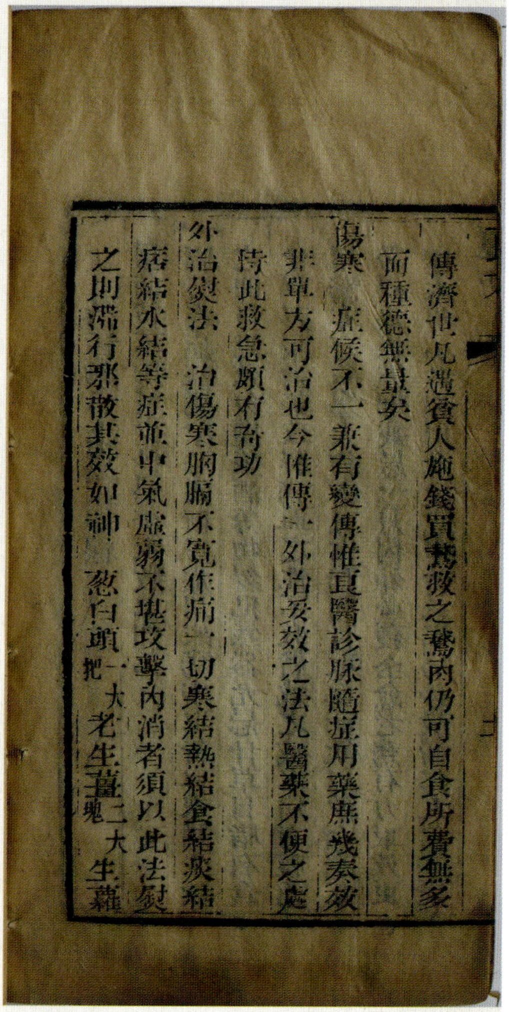
傳濟世凡遇貧人施錢買鵝救之鵝肉仍可自食所費無多
而種德無量矣
傷寒　症候不一兼有變傳惟良醫診脉隨症用藥庶幾奏效
非單方可治也今惟傳一外治妥效之法凡醫藥不便之處
恃此救急頗有奇功
外治熨法　治傷寒胸膈不寬作痛一切寒結熱結食結痰結
痞結水結等症並中氣虛弱不堪攻擊內消者須以此法熨
之則滯行邪散其效如神　葱白頭一大把　老生薑二大塊　生蘿

传济世，凡遇贫人，施钱买鹅救之，鹅肉仍可自食，所费无多而种德无量矣。

伤寒

症候不一，兼有变传，惟良医诊脉，随症用药，庶几奏效，非单方可治也。今惟传一外治妥效之法，凡医药不便之处，恃此救急，颇有奇功。

外治熨法　治伤寒胸膈不宽作痛，一切寒结热结、食结痰结、痞结水结等症，并中气虚弱，不堪攻击内消者，须以此法熨之，则滞行邪散，其效如神。葱白头一大把，老生姜二大块，生萝

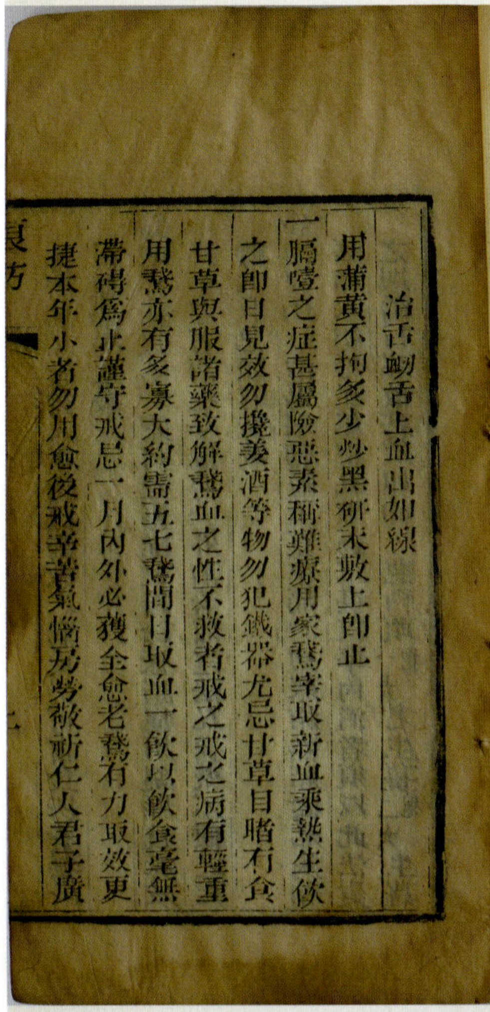

治舌衄舌上血出如線
用蒲黃不拘多少炒黑研末敷上即止
一膈噎之症甚屬險惡素稱難療用家鵞宰取新血乘熱生飲
之即日見效勿攙姜酒等物勿犯鐵器尤忌甘草目睹有食
甘草與服諸藥致解鵞血之性不救者戒之戒之病有輕重
用鵞亦有多寡大約需五七鵞間日取血一飲以飲食毫無
滯碍爲止謹守戒忌一月内外必獲全愈老鵞有力取效更
捷本年小者勿用愈後戒辛苦氣惱房勞敬祈仁人君子廣

治舌衄舌上血出如线

用蒲黄不拘多少，炒黑研末，敷上即止。

膈噎[1]

膈噎之症，甚属险恶，素称难疗。用家鹅宰取新血，乘热生饮之，即日见效，勿搀姜酒等物，勿犯铁器，尤忌甘草，目睹有食甘草与服诸药致解鹅血之性不救者，戒之戒之。病有轻重，用鹅亦有多寡，大约需五七鹅，间日取血，一饮以饮食毫无滞碍为止，谨守戒忌，一月内外必获全愈。老鹅有力，取效更捷，本年小者勿用。愈后戒辛苦气恼房劳。敬祈仁人君子广

1 膈噎：原缺，据目录补之。

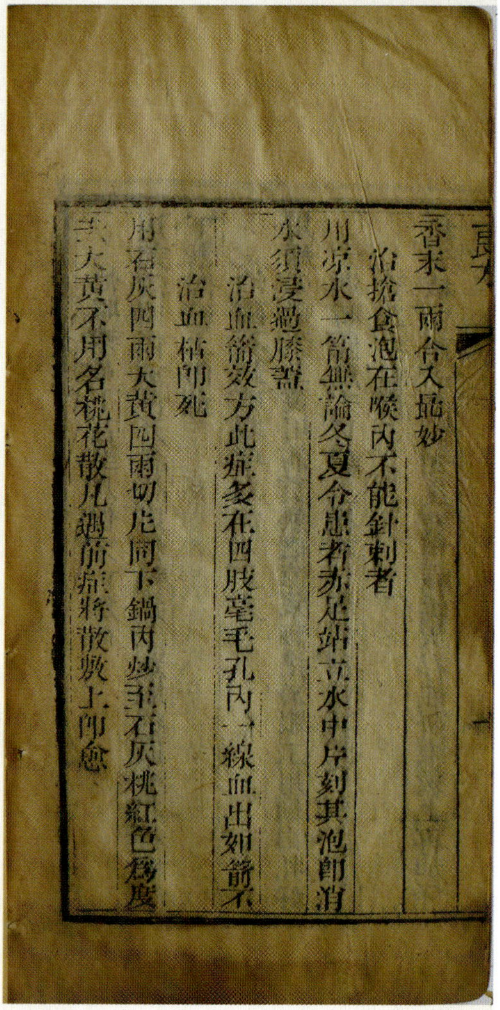

香末一兩合入最妙

治搶食泡在喉內不能針刺者

用涼水一筩無論冬夏令患者赤足站立水中片刻其泡即消

水須浸過膝蓋

治血箭效方此症多在四肢毫毛孔內一線血出如箭不

治血枯即死

用石灰四兩大黃四兩切片同下鍋內炒至石灰桃紅色為度

去大黃不用名桃花散凡遇前症將散敷上即愈

香末一两，合入最妙。

治抢食泡在喉内不能针刺者

用凉水一筒，无论冬夏，令患者赤足站立水中片刻，其泡即消，水须浸过膝盖。

治血箭效方

此症多在四肢毫毛孔内，一线血出如箭，不治，血枯即死。

用石灰四两，大黄四两，切片，同下锅内，炒至石灰桃红色为度，去大黄不用，名桃花散。凡遇前症，将散敷上即愈。

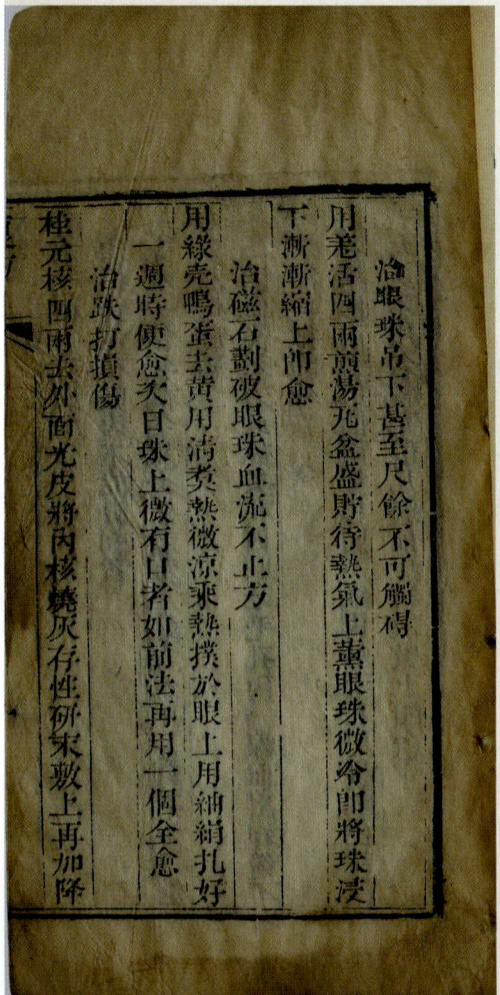

治眼珠吊下甚至尺餘不可觸碍
用羌活四兩煎湯瓦盆盛貯待熱氣上薰眼珠微冷即將珠浸
下漸漸縮上即愈
治磁石劃破眼珠血流不止方
用綠殼鴨蛋去黄用清煮熟微凉乘熱撲於眼上用紬絹扎好
一週時便愈次日珠上微有口者如前法再用一個全愈
治跌打損傷
桂元核四兩去外面光皮將内核燒灰存性研末敷上再加降

治眼珠伤方[1]

治眼珠吊下，甚至尺余，不可触碍。

用羌活四两煎汤，瓦盆盛贮，待热气上薰眼珠，微冷即将珠浸下，渐渐缩上即愈。

治磁石划破眼珠血流不止方

用绿壳鸭蛋去黄用清，煮熟微凉，乘热扑于眼上，用绸绢扎好，一周时便愈。次日珠上微有口者，如前法再用一个，全愈。

治跌打损伤

桂圆核四两，去外面光皮，将内核烧灰存性，研末敷上，再加降

1 治眼珠伤方：原缺，据目录补之。

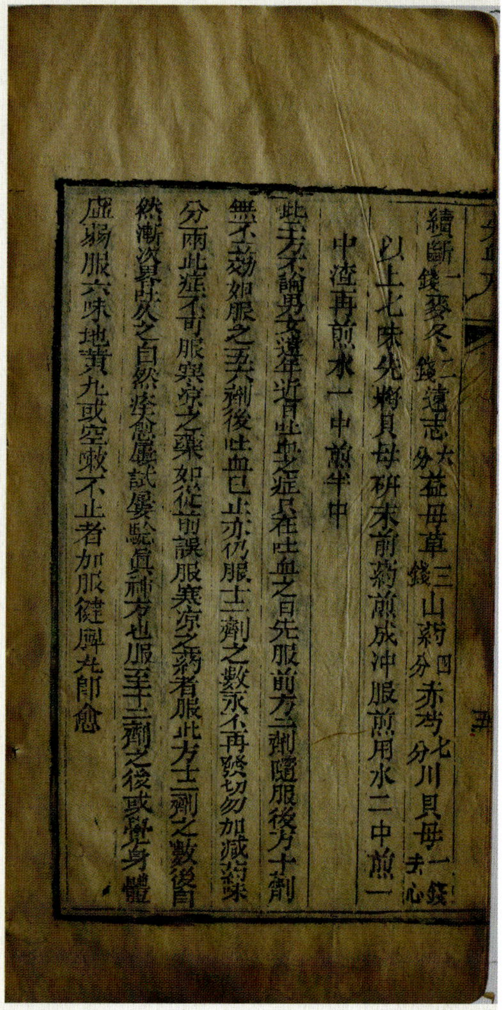

續斷一錢麥冬二錢遠志六分益母草三錢山藥四分赤芍七分川貝母一錢去心

以上七味先將貝母研末前藥煎成沖服煎用水二中煎一中渣再煎水一中煎半中

此二方不論男女遠年近日吐血之症只在吐血之日先服前方二劑隨服後方十劑無不立效如服之五六劑後吐血已止亦仍服十二劑之數永不再發切勿加減藥味分兩此症不可服寒涼之藥如從前誤服寒涼之藥者服此方十二劑之數後自然漸次略吐久之自然痊愈屢試屢驗真神方也服至十二劑之後或覺身體虛弱服六味地黃丸或空嗽不止者加服健脾丸即愈

续断一钱，麦冬二钱，远志六分，益母草三钱，山药四分，赤芍七分，川贝母一钱（去心）。

以上七味，先将贝母研末，前药煎成冲服。煎用水二盅，煎一盅，渣再煎，水一盅，煎半盅。

此二方不论男女，远年近日，吐血之症，只在吐血之日，先服前方二剂，随服后方十剂，无不立效。如服之五六剂后吐血已止，亦仍服十二剂之数，永不再发，切勿加减药味分量。此症不可服寒凉之药，如从前误服寒凉之药者，服此方十二剂之数后，自然渐次略吐，久之自然痊愈，屡试屡验，真神方也。服至十二剂之后，或觉身体虚弱，服六味地黄丸，或空嗽不止者，加服健脾丸即愈。

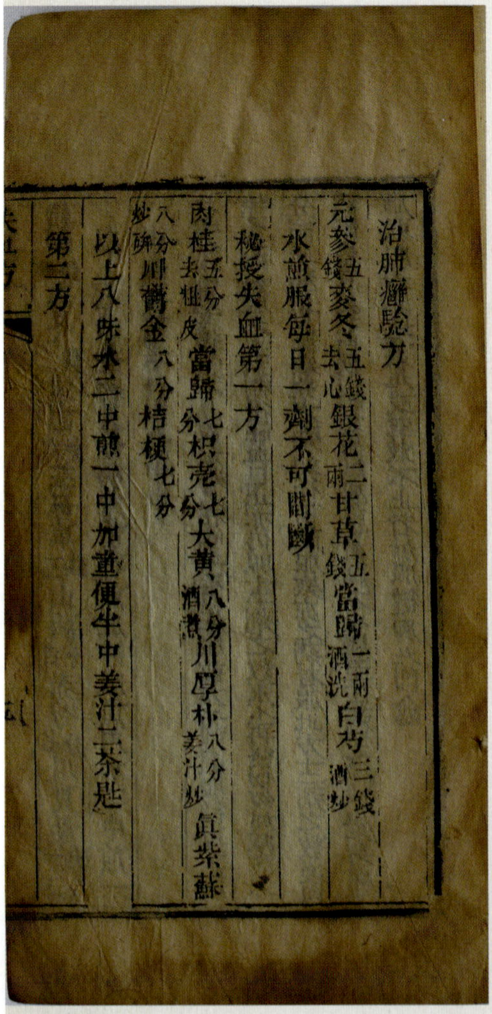
治肺癰驗方

元参五錢麥冬五錢去心銀花二兩甘草五錢當歸一兩酒洗白芍三錢酒炒

水煎服每日一劑不可間斷

秘授失血第一方

肉桂五分去粗皮當歸七分枳殼七分大黄八分酒煮川厚朴八分姜汁炒真紫蘇八分炒研川鬱金八分桔梗七分

以上八味水二中煎一中加童便半中姜汁二茶匙

第二方

治肺痈验方

玄参五钱，麦冬五钱（去心），银花二两，甘草五钱，当归一两（酒洗）白芍三钱（酒炒）。

水煎服，每日一剂，不可间断。

失血方[1]

秘授失血第一方

肉桂五分（去粗皮），当归七分，枳壳七分，大黄八分（酒煮），川厚朴八分（姜汁炒），真紫苏八分（炒研），川郁金八分，桔梗七分。

以上八味，水二盅[2]，煎一盅，加童便半盅，姜汁二茶匙。

第二方

1 失血方：原缺，据目录补之。

2 盅：原作“中”，音近而误，据文义改。下同。

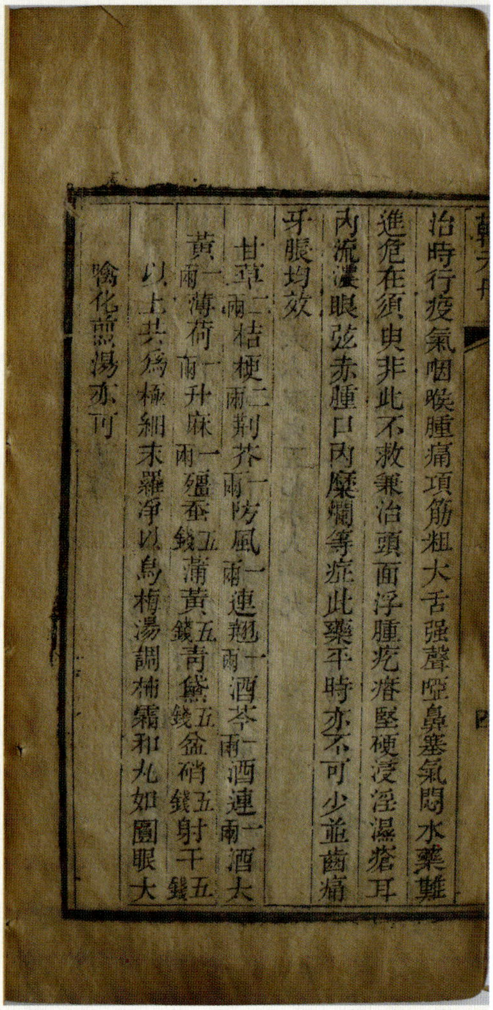
治時行疫氣咽喉腫痛項筋粗大舌强聲啞鼻塞氣悶水藥難進危在須臾非此不救兼治頭面浮腫疙瘩堅硬浸淫濕瘡耳內流濃眼弦赤腫口內糜爛等症此藥平時亦不可少並齒痛牙脹均效

甘草二兩桔梗二兩荊芥一兩防風一兩連翹一兩酒芩一兩酒連一兩酒大黃一兩薄荷一兩升麻一兩殭蚕五錢蒲黃五錢青黛五錢盆硝五錢射干五錢

以上共為極細末羅淨以烏梅湯調柿霜和丸如圓眼大噙化煎湯亦可

治时行疫气，咽喉肿痛，项筋粗大，舌强声哑，鼻塞气闷，水药难进，危在须臾，非此不救。兼治头面浮肿，疙瘩坚硬，浸淫湿疮，耳内流脓[1]，眼弦赤肿，口内糜烂等症。此药平时亦不可少，并齿痛牙胀均效。

甘草二两，桔梗二两，荆芥一两，防风一两，连翘一两，酒芩一两，酒连一两，酒大黄一两，薄荷一两，升麻一两，僵蚕五钱，蒲黄五钱，青黛五钱，盆硝五钱，射干五钱。

以上共为极细末，罗净，以乌梅汤调柿霜，和丸如圆眼大，噙化，煎汤亦可。

1 脓：原作“浓”，误，据文义改。

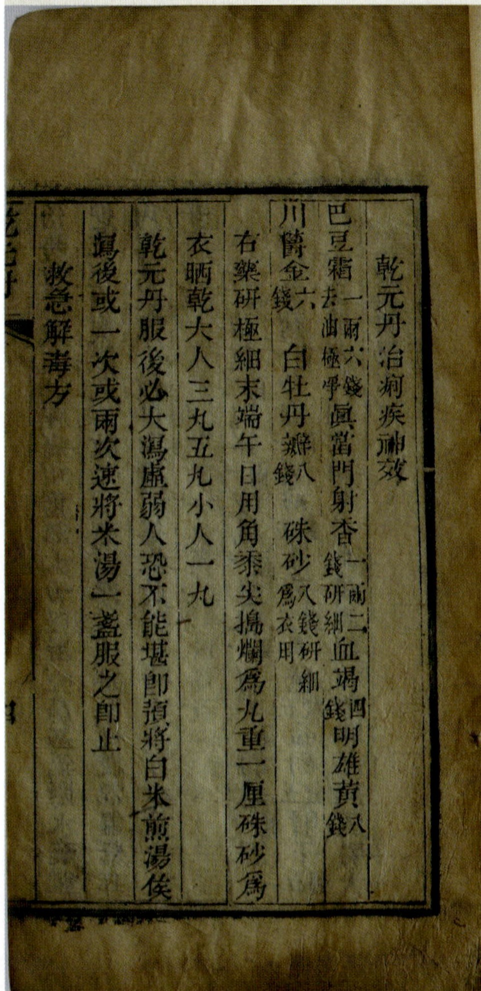
乾元丹治痢疾神效
巴豆霜一兩六錢去油極淨 眞當門射香一兩二錢研細 血竭四錢 明雄黄八錢
川鬱金六錢 白牡丹瓣八錢 硃砂八錢研細爲衣用
右藥研極細末端午日用角黍尖搗爛爲丸重一厘硃砂爲
衣晒乾大人三丸五丸小人一丸
乾元丹服後必大瀉虛弱人恐不能堪即預將白米煎湯候
瀉後或一次或兩次速將米湯一盞服之即止
救急解毒方

乾元丹治痢疾神效

巴豆霜一两六钱（去油，极净），真当门麝香一两二钱（研细），血竭四钱，明雄黄八钱，川郁金六钱，白牡丹瓣八钱，朱砂八钱（研细，为衣用）。

上药研极细末，端午日用角黍尖捣烂，为丸重一厘，朱砂为衣，晒干，大人三丸五丸，小人一丸。

乾元丹服后必大泻，虚弱人恐不能堪，即预将白米煎汤候，泻后或一次或两次，速将米汤一盏服之，即止。

救急解毒方

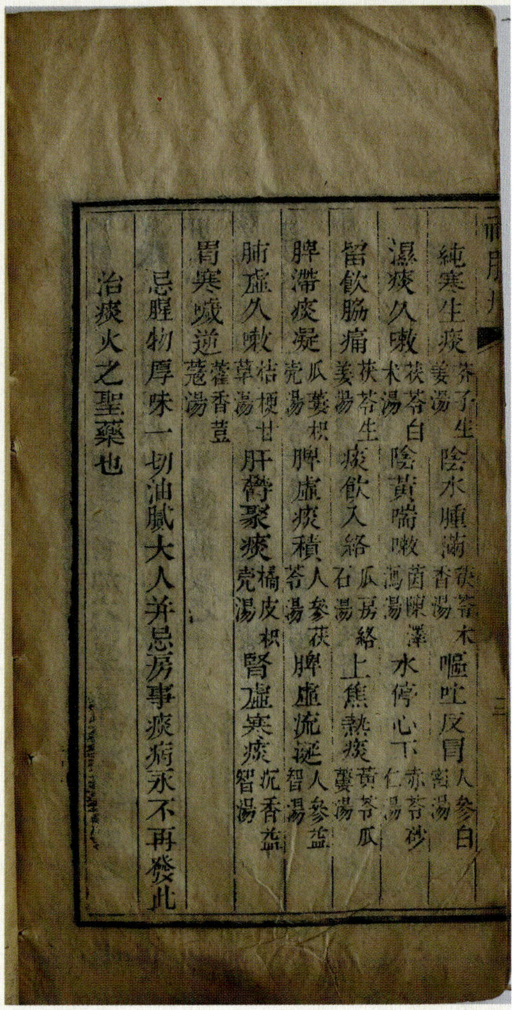

纯寒生痰芥子生姜汤　阴水肿满茯苓木香汤　呕吐反胃人参白蜜汤

湿痰久嗽茯苓白术汤　阴黄喘嗽茵陈泽泻汤　水停心下赤苓砂仁汤

留饮胁痛茯苓生姜汤　痰饮入络瓜房络石汤　上焦热痰黄芩[1]瓜蒌汤

脾滞痰凝瓜蒌枳壳汤　脾虚痰积人参茯苓汤　脾虚流涎人参益智汤

肺虚久嗽桔梗甘草汤　肝郁聚痰橘皮枳壳汤　肾虚寒痰沉香益智汤

胃寒哕逆藿香豆蔻汤

忌腥物厚味，一切油腻，大人并忌房事，痰病永不再发，此治痰火之圣药也。

1 芩：原作“苓”，形近而误，据文义改。

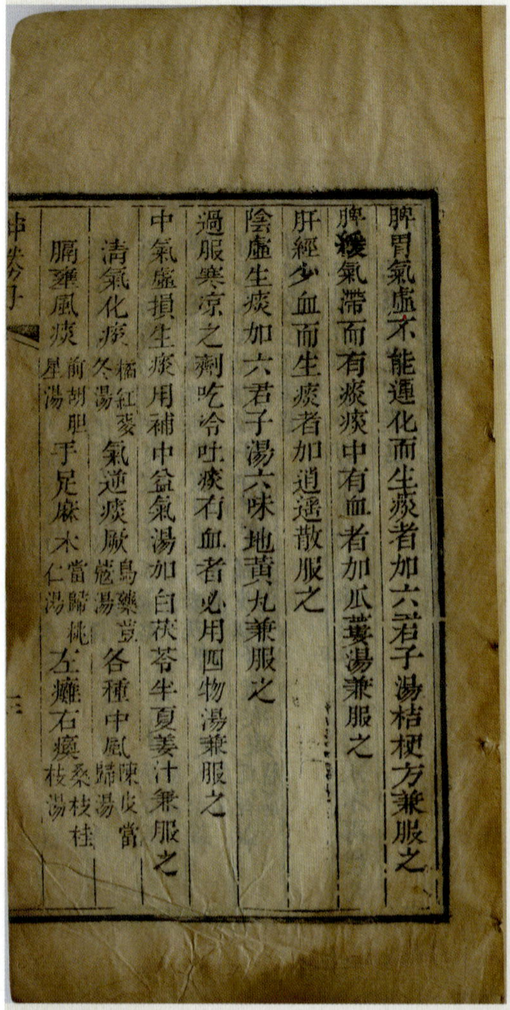

脾胃气虚，不能运化而生痰者，加六君子汤、桔梗方兼服之。

脾缓气滞而有痰，痰中有血者，加瓜蒌汤兼服之。

肝经少血而生痰者，加逍遥散服之。

阴虚生痰，加六君子汤、六味地黄丸兼服之。

过服寒凉之剂，吃冷吐痰有血者，必用四物汤兼服之。

中气虚损生痰，用补中益气汤加白茯苓、半夏、姜汁兼服之。

清气化痰橘红麦冬汤　气逆痰厥乌药豆蔻汤　各种中风陈皮当归汤

膈壅风痰前胡胆星汤　手足麻木当归桃仁汤　左瘫右痪桑枝桂枝汤

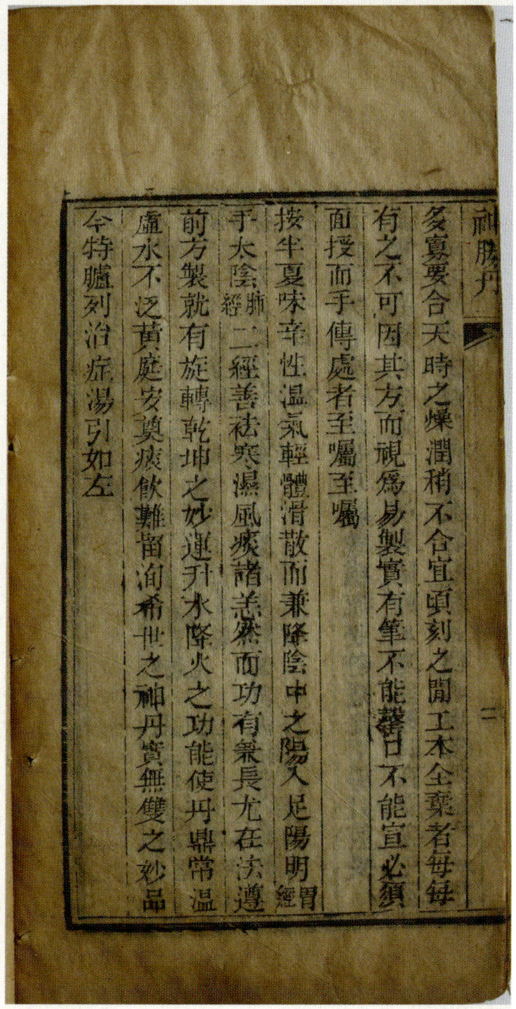

多寡要合天时之燥润，稍不合宜，顷刻之间，工本全弃者，每每有之，不可因其方而视为易制，实有笔不能罄、口不能宣，必须面授而手传处者，至嘱至嘱。

按：半夏味辛性温气轻体滑，散而兼降阴中之阳，入足阳明胃经、手太阴肺经，二经善祛寒湿风痰诸恙，然而功有兼长，尤在法遵前方制就，有旋转乾坤之妙运，升水降火之功能，使丹鼎常温，虚水不泛，黄庭安奠，痰饮难留，洵希世之神丹，实无双之妙品，今特胪列治症汤引如下。

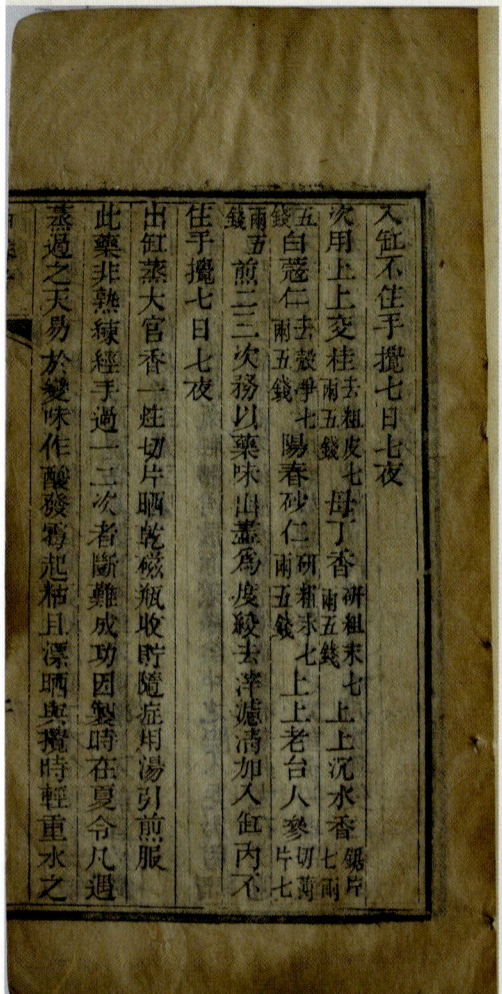
入缸不住手攪七日七夜
次用上上交桂去粗皮七兩五錢母丁香研粗末七兩五錢上上沉水香鋸片七兩五錢白蔻仁去殼淨七兩五錢陽春砂仁研粗末七兩五錢上上老台人參切薄片七兩五錢煎二三次務以藥味出盡為度絞去滓濾清加入缸內不住手攪七日七夜
出缸蒸大官香一炷切片曬乾磁瓶收貯隨症用湯引煎服
此藥非熟練經手過一二次者斷難成功因製時在夏令凡遇蒸遏之天易於變味作酸發霉起粘且漂曬與攪時輕重水之

入缸，不住手搅七日七夜。

次用上上交桂（去粗皮）七两五钱，母丁香（研粗末）七两五钱，上上沉水香（锯片）七两五钱，白蔻仁（去壳净）七两五钱，阳春砂仁（研粗末）七两五钱，上上老台人参（切薄片）七两五钱，煎二三次，务以药味出尽为度，绞去滓，滤清，加入缸内，不住手搅七日七夜。

出缸蒸大官香一炷，切片晒干，磁瓶收贮，随症用汤引煎服。

此药非熟练经手过一二次者，断难成功。因制时在夏令，凡遇蒸遏之天，易于变味作酸、发霉起粘，且漂晒与搅时轻重、水之

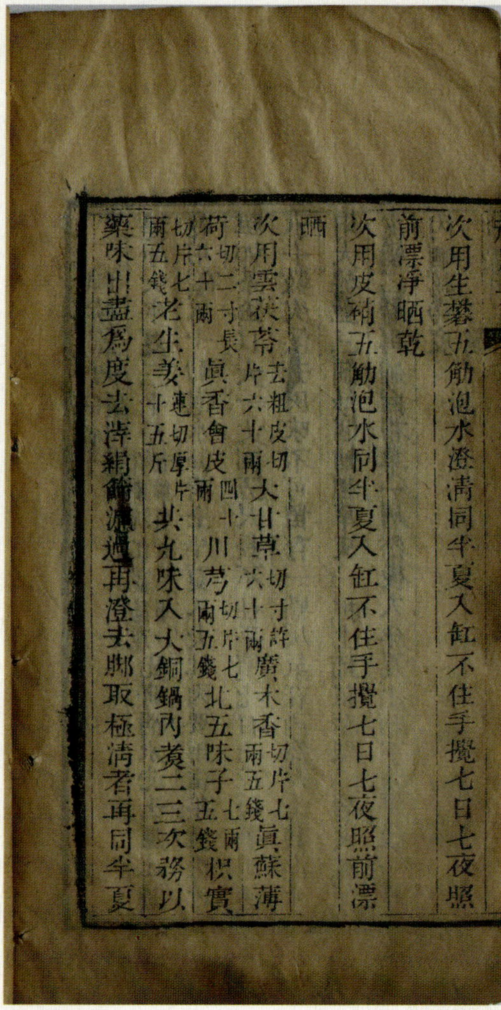

次用生礬五觔泡水澄清同半夏入缸不住手攪七日七夜照前漂淨晒乾

次用皮硝五觔泡水同半夏入缸不住手攪七日七夜照前漂晒

次用雲茯苓去粗皮切片六十兩大甘草切寸許六十兩廣木香切片七兩五錢真蘇薄荷切二寸長六十兩真香會皮四十兩川芎切片七兩五錢北五味子七兩五錢枳實切片七兩五錢老生姜連切厚片十五斤共九味入大銅鍋內煮二三次務以藥味出盡爲度去滓絹篩濾過再澄去脚取極清者再同半夏

次用生矾五斤，泡水澄清，同半夏入缸，不住手搅七日七夜，照前漂净晒干。

次用皮硝五斤泡水，同半夏入缸，不住手搅七日七夜，照前漂晒。

次用云茯苓（去粗皮，切片）六十两，大甘草（切寸许）六十两，广木香（切片）七两五钱，真酥薄荷（切二寸长）六十两，真香会皮四十两，川芎（切片）七两五钱，北五味子七两五钱，枳实（切片）七两五钱，老生姜（连切厚片）十五斤，共九味，入大铜锅内，煮二三次，务以药味出尽为度，去滓绢筛滤过，再澄去脚，取极清者，再同半夏

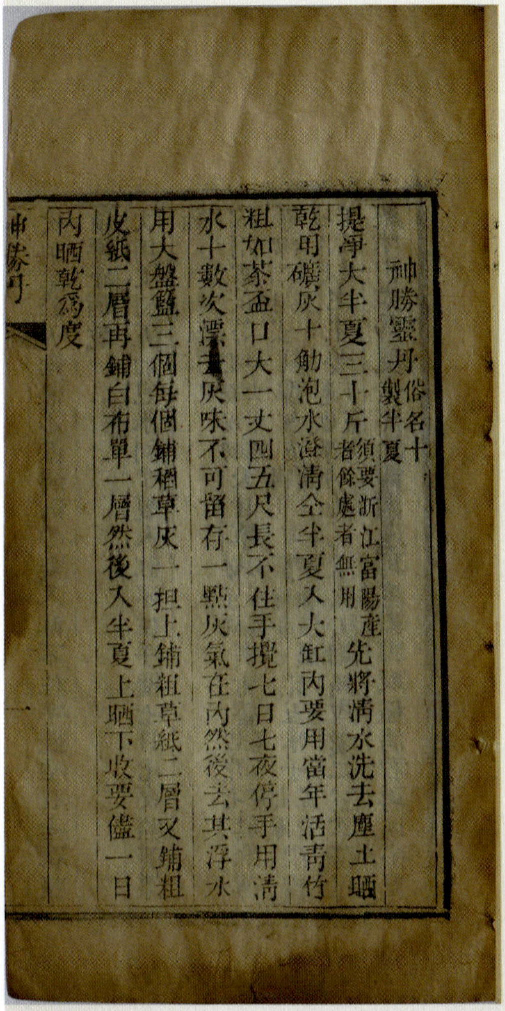
神勝靈丹俗名十製半夏
提淨大半夏三十斤須要浙江富陽產者餘處者無用先將清水洗去塵土晒
乾明礬灰十觔泡水澄清仝半夏入大缸內要用當年活青竹
粗如茶盃口大一丈四五尺長不住手攪七日七夜停手用清
水十數次漂去灰味不可留存一點灰氣在內然後去其浮水
用大盤籃三個每個鋪稻草灰一担上鋪粗草紙二層又鋪粗
皮紙二層再鋪白布單一層然後入半夏上晒下收要儘一日
內晒乾為度

神胜灵丹俗名十制半夏

提净大半夏三十斤须要浙江富阳产者，余处者无用，先将清水洗去尘土，晒干，用矿灰十斤，泡水澄清，同半夏入大缸内，要用当年活青竹，粗如茶杯口大，一丈四五尺长，不住手搅七日七夜，停手，用清水十数次，漂去灰味，不可留存一点灰气在内，然后去其浮水，用大盘篮三个，每个铺稻草灰一担，上铺粗草纸二层，又铺粗皮纸二层，再铺白布单一层，然后入半夏，上晒下收，要尽一日内晒干为度。

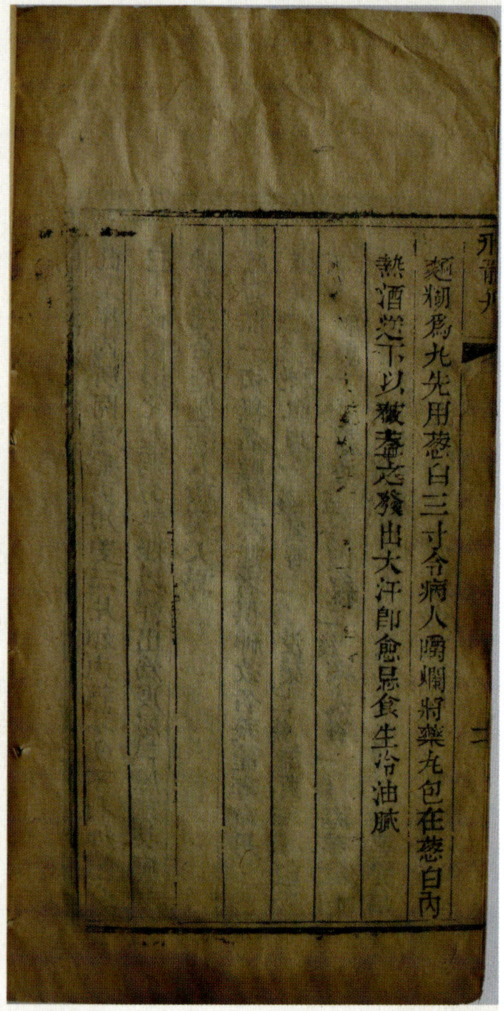

麵糊爲丸先用葱白三寸令病人嚼爛將藥丸包在葱白內
熱酒送下以被蓋之發出大汗即愈忌食生冷油膩

面糊为丸。先用葱白三寸，令病人嚼烂，将药丸包在葱白内，热酒送下，以被盖之，发出大汗即愈，忌食生冷油腻。

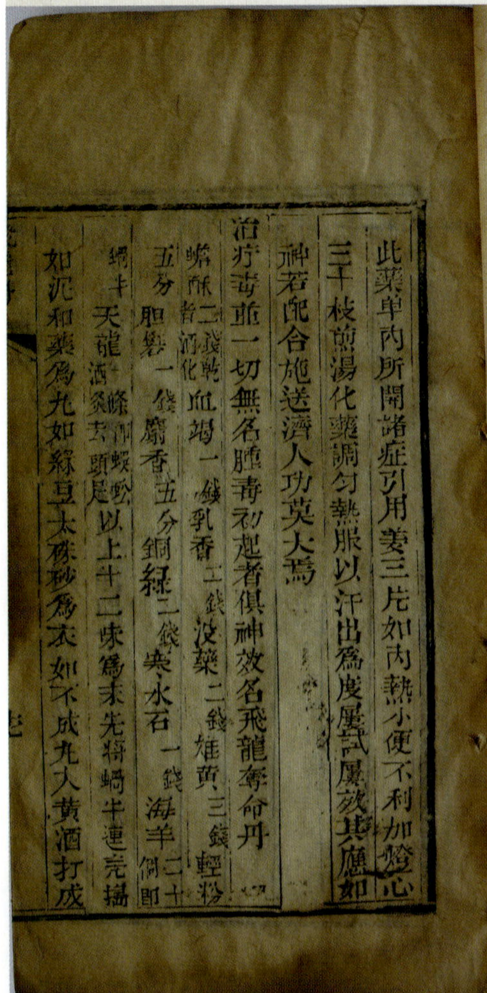
此藥單內所開諸症引用姜三片如內熱小便不利加燈心三十枝煎湯化藥調匀熱服以汗出為度屢試屢效其應如神若配合施送濟人功莫大焉

治疔毒並一切無名腫毒初起者俱神效名飛龍奪命丹

蟾酥二錢乾者酒化 血竭一錢 乳香二錢 沒藥二錢 雄黃三錢 輕粉五分 胆礬一錢 麝香五分 銅綠二錢 寒水石一錢 海羊二十個即蝸牛 天龍一條即蜈蚣酒炙去頭足 以上十二味為末先將蝸牛連殼搗如泥和藥為丸如綠豆大硃砂為衣如不成丸入黃酒打成

此药单内所开诸症引，用姜三片。如内热、小便不利，加灯心三十枝，煎汤化药，调匀热服，以汗出为度，屡试屡效，其应如神。若配合施送济人，功莫大焉。

飞龙丹[1]

治疔毒并一切无名肿毒初起者，俱神效，名飞龙夺命丹。

蟾酥二钱（干者酒化），血竭一钱，乳香二钱，没药二钱，雄黄三钱，轻粉五分，胆矾一钱，麝香五分，铜绿二钱，寒水石一钱，海羊二十个（即蜗牛），天龙一条（即蜈蚣，酒炙，去头足），以上十二味为末，先将蜗牛连壳捣如泥，和药为丸，如绿豆大，朱砂为衣，如不成丸，入黄酒打成

1 飞龙丹：原文无，据目录补。

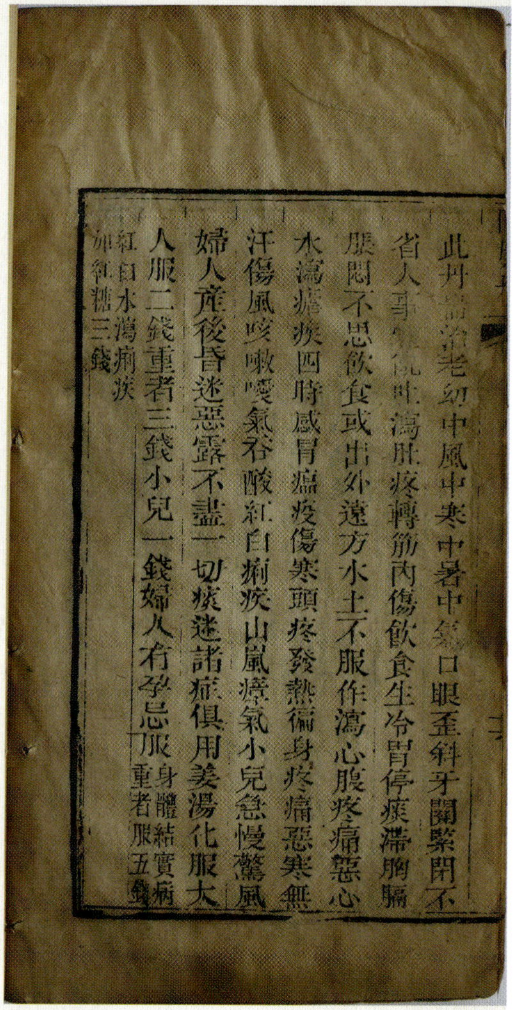

此丹專治老幼中風中寒中暑中氣口眼歪斜牙關緊閉不省人事霍亂吐瀉肚疼轉筋內傷飲食生冷胃停痰滯胸膈脹悶不思飲食或出外遠方水土不服作瀉心腹疼痛惡心水瀉瘧疾四時感冒瘟疫傷寒頭疼發熱徧身疼痛惡寒無汗傷風咳嗽噯氣吞酸紅白痢疾山嵐瘴氣小兒急慢驚風婦人產後昏迷惡露不盡一切痰迷諸症俱用姜湯化服大人服二錢重者三錢小兒一錢婦人有孕忌服身體結實病重者服五錢紅白水瀉痢疾加紅糖三錢

此丹专治老幼中风、中寒、中暑、中气，口眼歪斜，牙关紧闭，不省人事，霍乱吐泻，肚疼转筋，内伤饮食生冷，胃停痰滞，胸膈胀闷，不思饮食，或出外远方，水土不服作泻，心腹疼痛恶心，水泻疟疾，四时感冒，瘟疫伤寒，头疼发热，遍身疼痛，恶寒无汗，伤风咳嗽，嗳气吞酸，红白痢疾，山岚瘴气，小儿急慢惊风，妇人产后昏迷，恶露不尽，一切痰迷诸症，俱用姜汤化服，大人服二钱，重者三钱，小儿一钱，妇人有孕忌服身体结实病重者，服五钱，红白水泻痢疾，加红糖三钱。

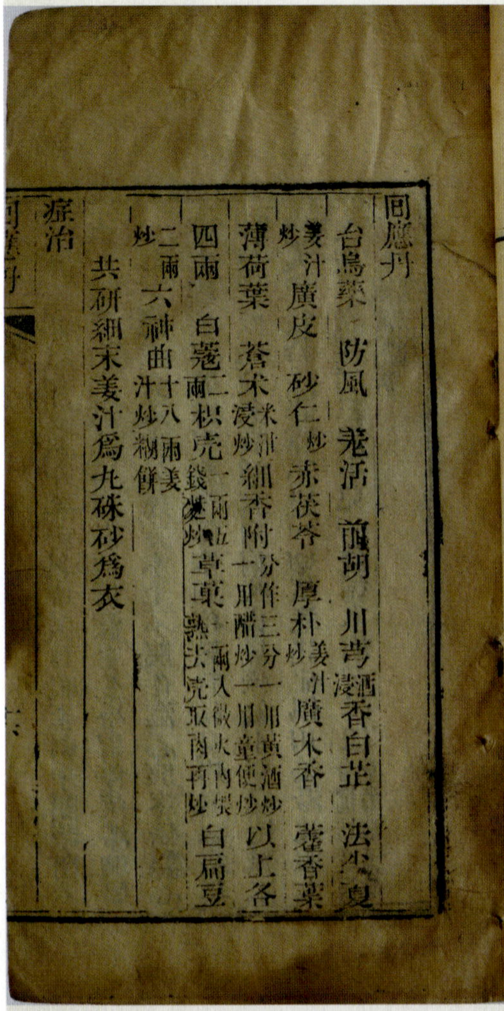
回應丹
台烏藥　防風　羌活　前胡　川芎酒浸　香白芷　法半夏
姜汁炒　廣皮　砂仁炒　赤茯苓　厚朴姜汁炒　廣木香　藿香葉
薄荷葉　蒼术米泔浸炒　細香附分作三分一用黃酒炒一用醋炒一用童便炒　以上各
四兩　白蔻二兩　枳壳一兩五錢麩炒　草菓一兩入微火內煨熟去壳取肉再炒　白扁豆
二兩炒　六神曲十八兩姜汁炒糊餅
共研細末姜汁爲丸硃砂爲衣
症治

回应丹

台乌药、防风、羌活、前胡、川芎（酒浸）、香白芷、法半夏（姜汁炒）、广皮、砂仁（炒）、赤茯苓、厚朴（姜汁炒）、广木香、藿香叶、薄荷叶、苍术（米泔浸，炒）、细香附（分作三分，一用黄酒炒，一用醋炒，一用童便炒），以上各四两，白蔻二两，枳壳一两五钱（麸炒），草果一两（入微火内煨熟，去壳取肉再炒），白扁豆二两（炒），六神曲十八两（姜汁炒，糊饼）。

共研细末，姜汁为丸，朱砂为衣。

症治

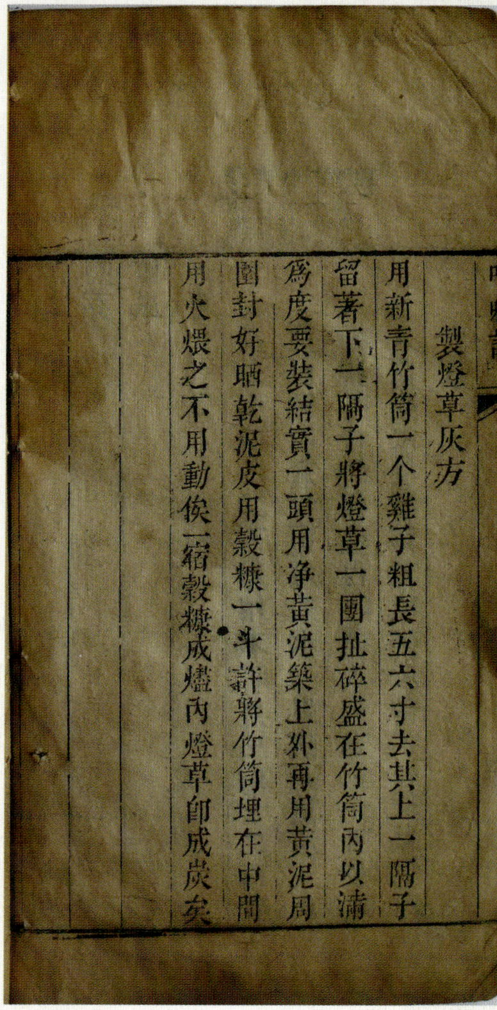
製燈草灰方
用新青竹筒一个雞子粗長五六寸去其上一隔子
留著下一隔子將燈草一團扯碎盛在竹筒內以滿
爲度要裝結實一頭用净黃泥築上外再用黃泥周
圍封好晒乾泥皮用穀糠一斗許將竹筒埋在中間
用火煨之不用動俟一宿穀糠成燼內燈草卽成炭矣

制灯草灰方

用新青竹筒一个，鸡子粗，长五六寸，去其上一隔子，留着下一隔子，将灯草一团，扯碎，盛在竹筒内，以满为度，要装结实，一头用净黄泥筑上，外再用黄泥周围封好，晒干泥皮，用谷糠一斗许，将竹筒埋在中间，用火煨之，不用动，俟一宿，谷糠成烬，内灯草即成炭矣。

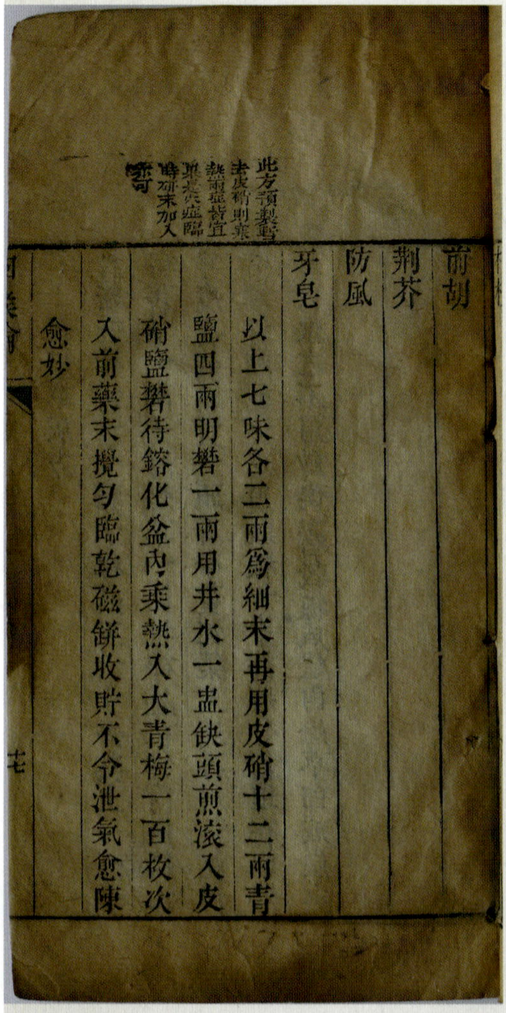

前胡、荆芥、防风、牙皂。

以上七味各二两，为细末，再用皮硝[1]十二两，青盐四两，明矾一两，用井水一盅缺[2]，头煎滚入皮硝、盐、矾，待镕化，盆内乘热入大青梅一百枚，次入前药末，搅匀，临干，磁瓶收贮，不令泄气，愈陈愈妙【批：此方预制暂去皮硝，则寒热两症皆宜，果是火症，临时研末加入亦可】。

1 皮硝：即芒硝。

2 缺：1847年恒益堂刻《咽喉论》作“钵”，义胜。

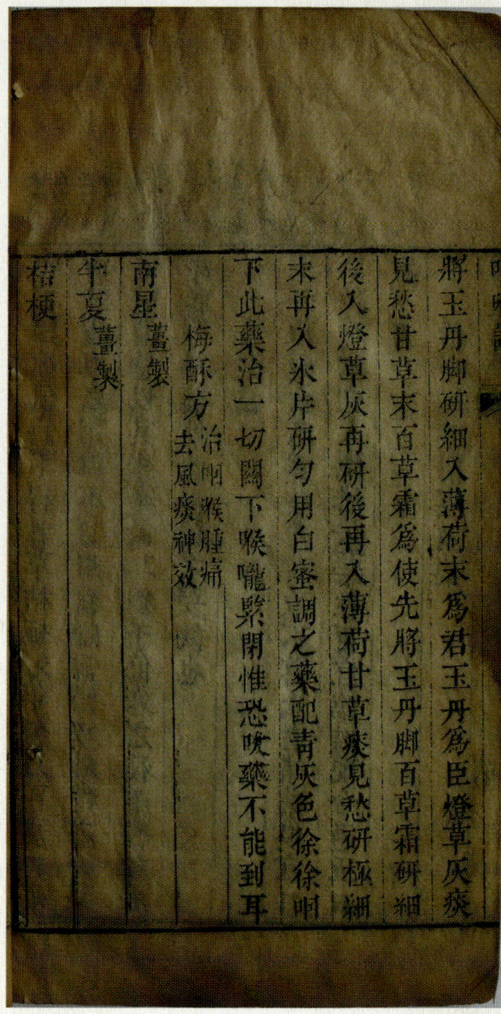

将玉丹脚研细入，薄荷末为君，玉丹为臣，灯草灰、痰见愁、甘草末、百草霜为使，先将玉丹脚、百草霜研细，后入灯草灰再研，后再入薄荷、甘草、痰见愁，研极细末，再入冰片研匀，用白蜜调之，药配青灰色，徐徐咽下。此药治一切关下喉咙紧闭，惟恐吹药不能到耳。

梅酥方[1]

治咽喉肿痛，去风痰神效。

南星（姜制）、半夏（姜制）、桔梗、

1 梅酥方：原目录作“去咽喉肿痛风痰梅苏方梅苏方”。

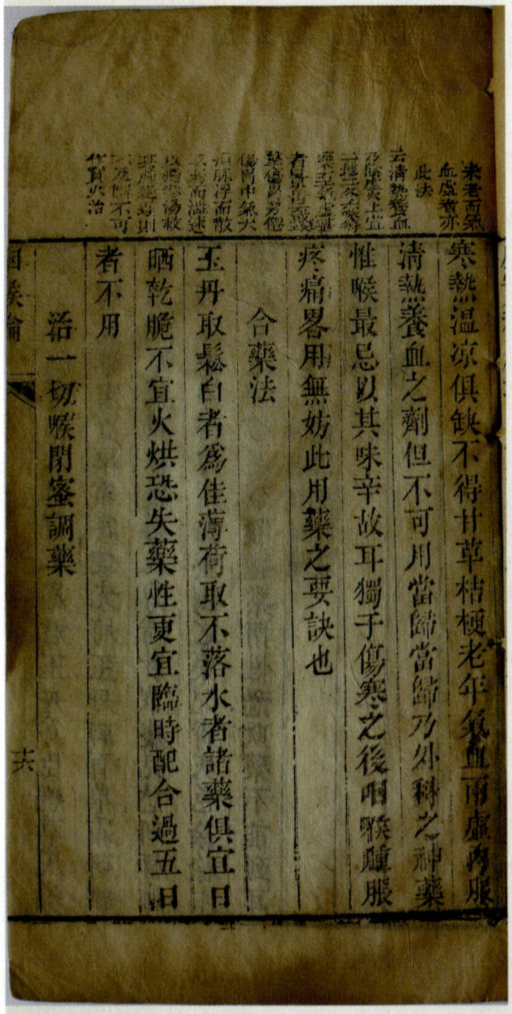

寒热温凉俱缺，不得甘草、桔梗。老年气血两虚【批：未老而气血虚者亦此法】，内服清热养血之剂，但不可用当归。当归乃外科之神药，惟喉最忌，以其味辛故耳。独于伤寒之后，咽喉肿胀疼痛，略用无妨。此用药之要诀也【批：云清热养血，乃阴虚火上，宜二地、二冬、六味等药。至气虚甚者，景岳云或攻击伤胃，劳倦伤胃，中气大损，脉浮而散，或弱而涩，速以独参汤救其垂绝，迟则不及，断不可作实火治】。

合药法

玉丹取松白者为佳，薄荷取不落水者，诸药俱宜日晒干脆，不宜火烘，恐失药性，更宜临时配合，过五日者，不用。

治一切喉闭蜜调药

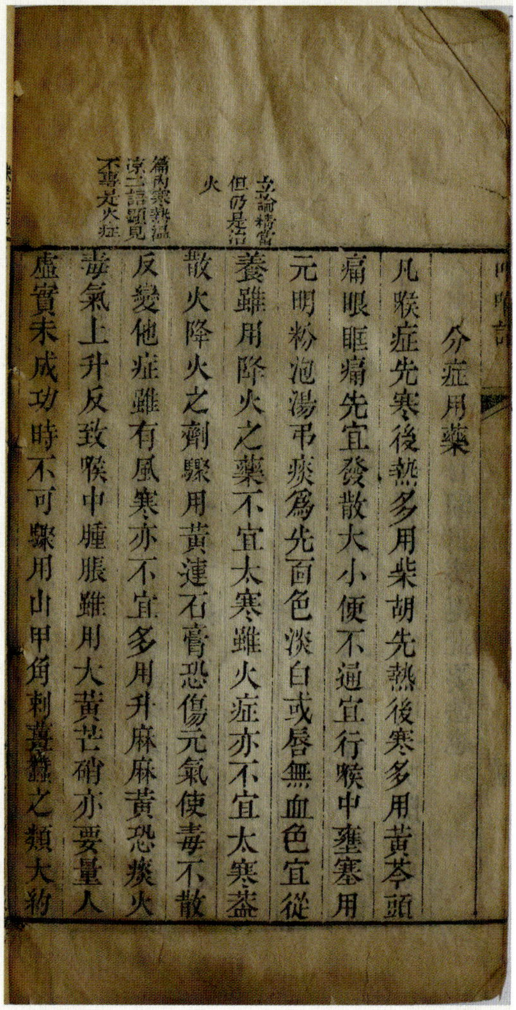

分症用药

凡喉症先寒后热，多用柴胡；先热后寒，多用黄芩。头痛、眼眶痛，先宜发散；大小便不通，宜行喉中壅塞，用玄明粉泡汤吊痰为先。面色淡白，或唇无血色，宜从养。虽用降火之药，不宜太寒，虽火症，亦不宜太寒【批：立论精当，但仍是治火】。盖散火降火之剂，骤用黄连、石膏，恐伤元气，使毒不散，反变他症。虽有风寒【批：篇内寒热温凉二语显见，不专是火症】，亦不宜多用升麻、麻黄，恐痰火毒气上升，反致喉中肿胀。虽用大黄、芒硝，亦要量人虚实。未成功时，不可骤用山甲、角刺、僵蚕之类。大约

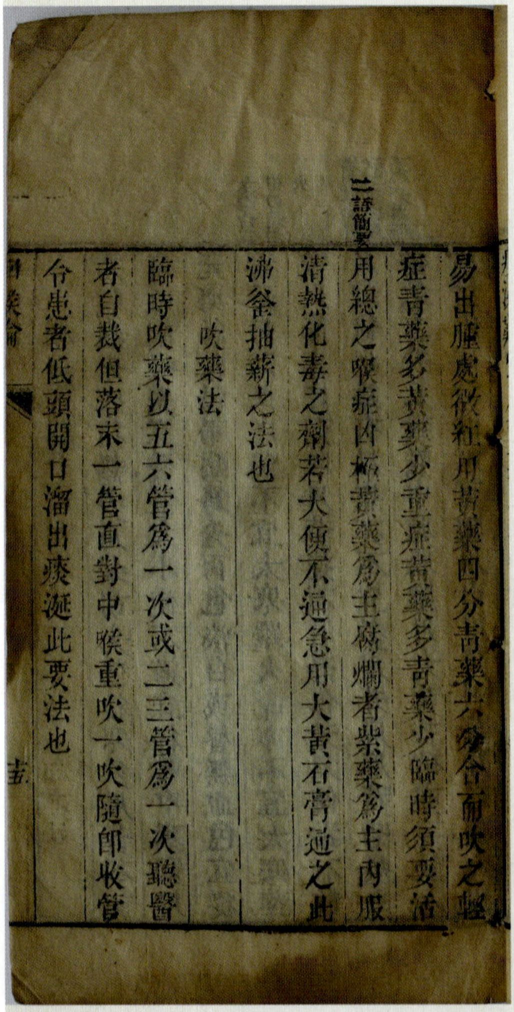

二語簡要

易出腫處微紅用黃藥四分青藥六分合而吹之輕症青藥多黃藥少重症黃藥多青藥少臨時須要活用總之喉症凶極黃藥爲主腐爛者紫藥爲主內服清熱化毒之劑若大便不通急用大黃石膏通之此沸釜抽薪之法也

吹藥法

臨時吹藥以五六管爲一次或二三管爲一次聽醫者自裁但落末一管直對中喉重吹一吹隨即收管令患者低頭開口溜出痰涎此要法也

易出，肿处微红，用黄药四分，青药六分，合而吹之。轻症青药多，黄药少，重症黄药多，青药少，临时须要活用。总之，喉症凶极，黄药为主，腐烂者，紫药为主【批：二语简要】，内服清热化毒之剂，若大便不通，急用大黄、石膏通之，此沸釜抽薪之法也。

吹药法

临时吹药以五六管为一次，或二三管为一次，听医者自裁，但落末一管直对中喉重吹，一吹随即收管，令患者低头开口，溜出痰涎，此要法也。

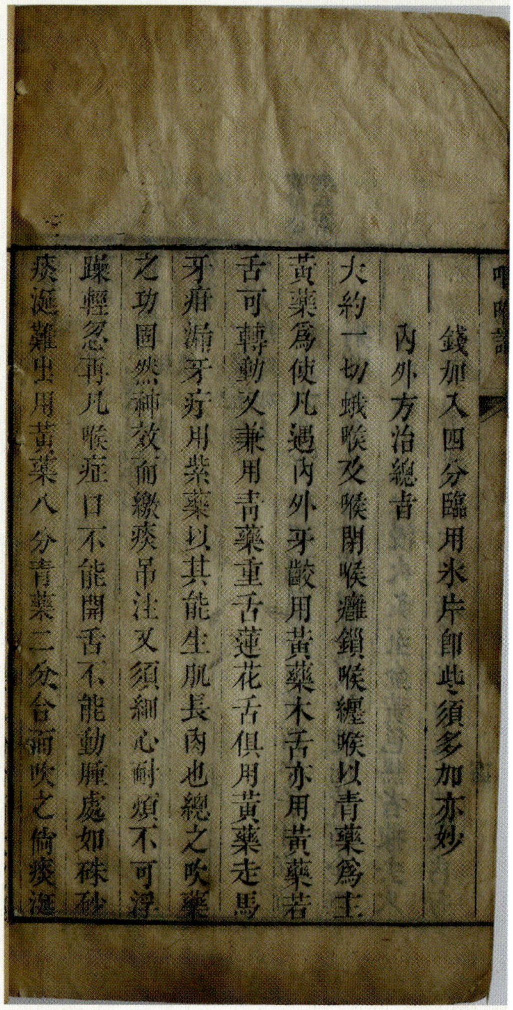
錢加入四分臨用氷片即些須多加亦妙
內外方治總旨
大約一切蛾喉及喉閉喉癰鎖喉纏喉以青藥爲主
黄藥爲使凡遇內外牙齩用黄藥木舌亦用黄藥若
舌可轉動又兼用青藥重舌蓮花舌俱用黄藥走馬
牙疳漏牙疔用紫藥以其能生肌長肉也總之吹藥
之功固然神效而繳痰吊注又須細心耐煩不可浮
躁輕忽再凡喉症口不能開舌不能動腫處如硃砂
痰涎難出用黄藥八分青藥二分合而吹之倘痰涎

钱加入四分，临用冰片即些须，多加亦妙。

内外方治总旨

大约一切蛾喉及喉闭、喉痈、锁喉、缠喉以青药为主，黄药为使，凡遇内外牙咬用黄药，木舌亦用黄药，若舌可转动，又兼用青药，重舌、莲花舌俱用黄药，走马牙疳、漏牙疔用紫药，以其能生肌长肉也。总之，吹药之功固然神效，而缴痰吊注又须细心耐烦，不可浮躁轻忽。再凡喉症口不能开，舌不能动，肿处如朱砂，痰涎难出，用黄药八分，青药二分，合而吹之，倘痰涎

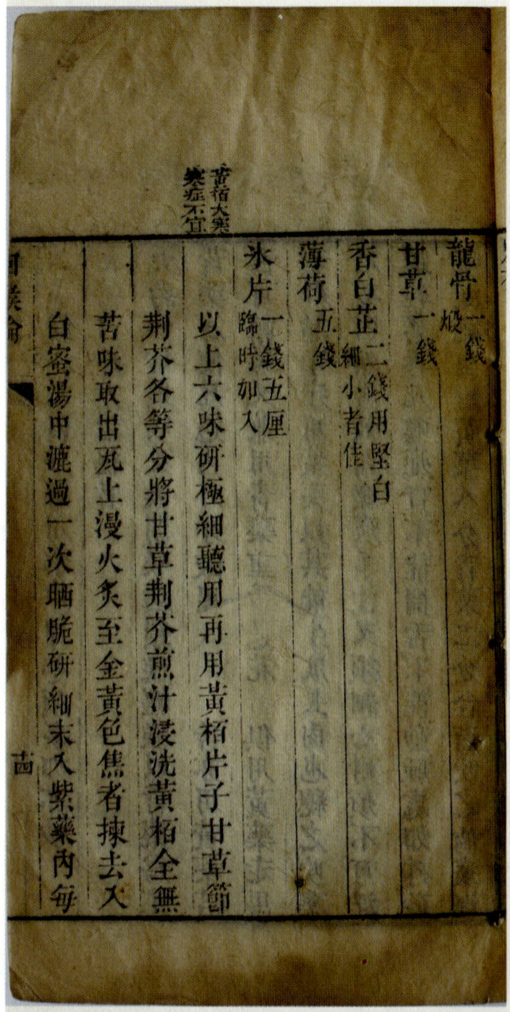
黄栢大寒寒症不宜

龍骨一錢煅
甘草一錢
香白芷二錢用堅白細小者佳
薄荷五錢
冰片一錢五厘臨時加入
以上六味研極細聽用再用黃栢片子甘草節
荆芥各等分將甘草荆芥煎汁浸洗黃栢全無
苦味取出瓦上漫火炙至金黃色焦者揀去入
白蜜湯中漉過一次晒脆研細末入紫藥內每

龙骨一钱（煅），甘草一钱，香白芷二钱（用坚白细小者佳），薄荷五钱，冰片一钱五厘（临时加入）。

以上六味研极细听用。再用黄柏片子【批：黄柏大寒，寒症不宜】、甘草节、荆芥各等分，将甘草、荆芥煎汁，浸洗黄柏全无苦味，取出，瓦上漫火炙至金黄色，焦者拣去，入白蜜汤中，漉过一次，晒脆，研细末，入紫药内，每

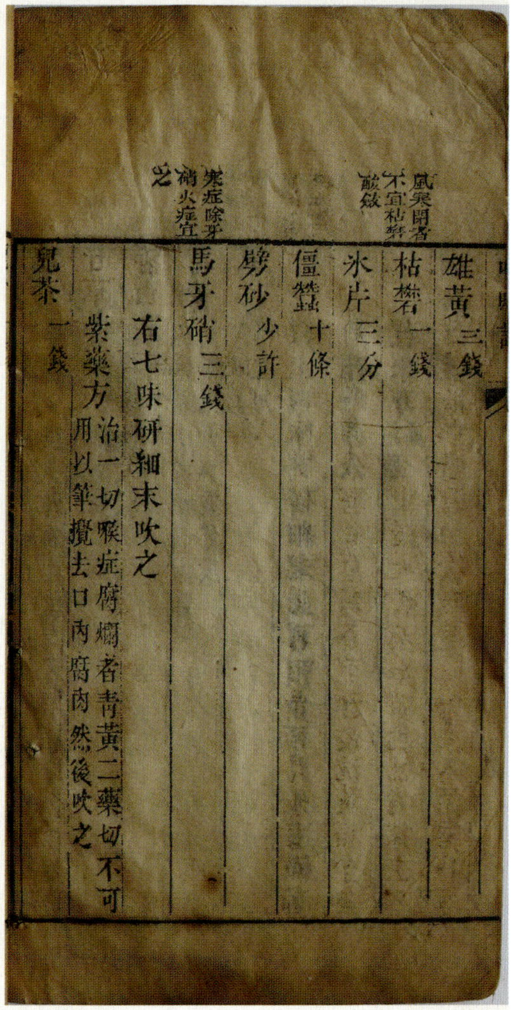

雄黄三钱，枯矾一钱【批：风寒闭者，不宜枯矾酸敛】，冰片三分，僵蚕十条，劈砂[1]少许，马牙硝三钱【批：寒症除牙硝，火症宜之】。

上七味研细末，吹之。

紫药方

治一切喉症腐烂者，青黄二药切不可用，以笔搅去口内腐肉，然后吹之。

儿茶一钱，

1 劈砂：即朱砂。

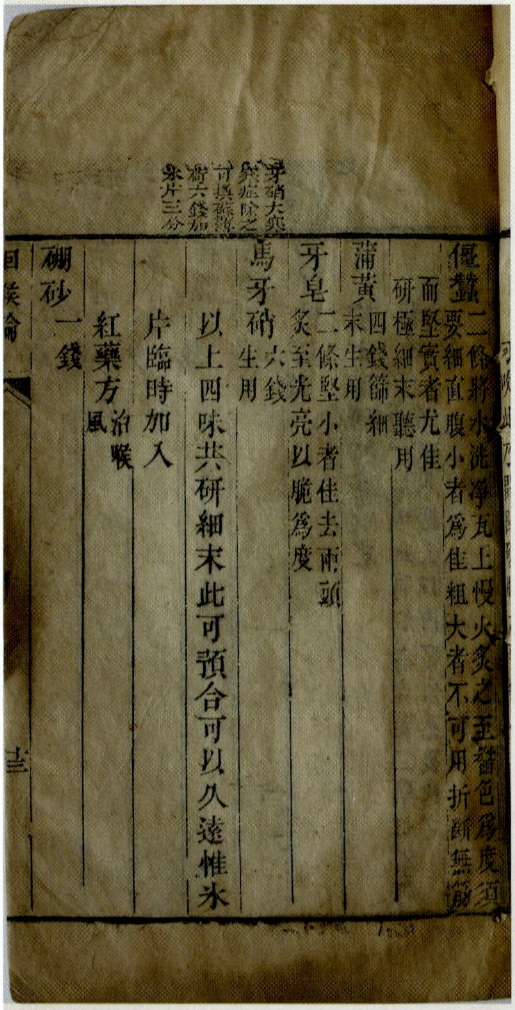

僵蚕二条（将水洗净，瓦上慢火炙之，至酱色为度，须要细直腹小者为佳，粗大者不可用，折断无筋而坚实者，尤佳，研极细末，听用），蒲黄四钱（筛细末，生用），牙皂[1]二条（坚小者佳，去两头，炙至光亮，以脆为度），马牙硝六钱（生用）【批：牙硝大寒，寒症除之，可换苏薄荷六钱，加冰片三分】

以上四味共研细末，此可预合，可以久远，惟冰片临时加入。

红药方治喉风

硼砂一钱

1 牙皂：即皂荚。

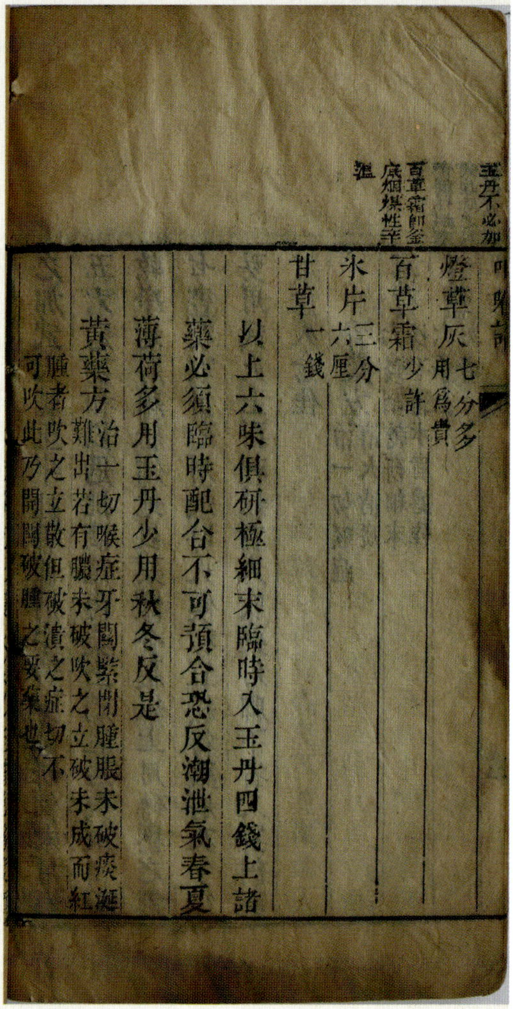

燈草灰七分多用爲貴
百草霜少許
氷片三分六厘
甘草一錢
以上六味俱研極細末臨時入玉丹四錢上諸藥必須臨時配合不可預合恐反潮泄氣春夏薄荷多用玉丹少用秋冬反是
黃藥方治一切喉症牙關緊閉腫脹未破痰涎難出若有膿未破吹之立破未成而紅腫者吹之立散但破潰之症切不可吹此乃開關破腫之要藥也
百草霜即釜底烟煤性辛温

灯草灰七分（多用为贵），百草霜少许【批：百草霜即釜底烟煤，性辛温】，冰片三分六厘，甘草一钱。

以上六味俱研极细末，临时入玉丹四钱。上诸药必须临时配合，不可预合，恐反潮泄气。春夏薄荷多用，玉丹少用，秋冬反是[1]。

黄药方

治一切喉症，牙关紧闭，肿胀未破，痰涎难出。若有脓未破，吹之立破，未成而红肿者，吹之立散，但破溃之症，切不可吹，此乃开关破肿之要药也。

1 反是：与此相反。

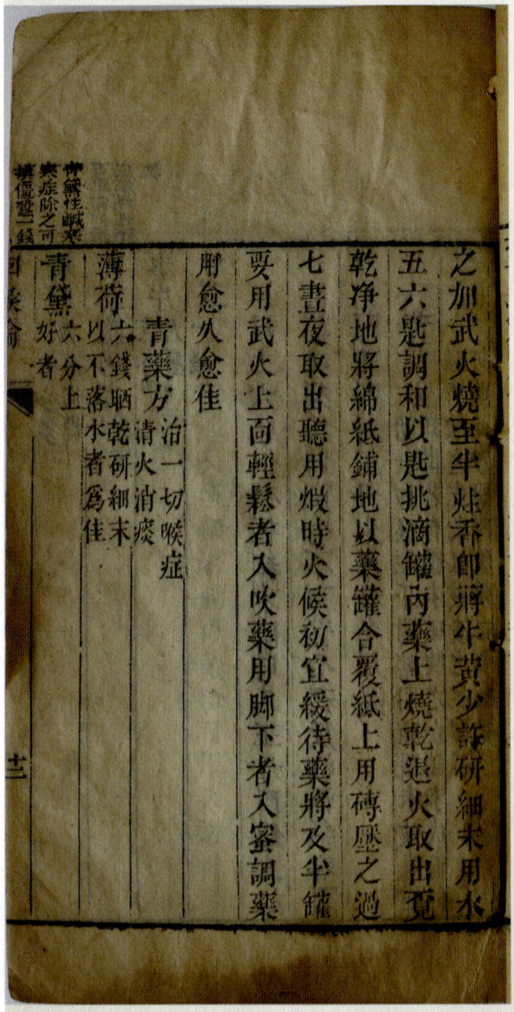

之，加武火烧至半炷香，即将牛黄少许研细末，用水五六匙调和，以匙挑滴罐内药上，烧干退火取出，觅干净地，将绵纸铺地，以药罐合覆纸上，用砖压之，过七昼夜，取出听用。煅时，火候初宜缓，待药将及半罐，要用武火，上面轻松者，入吹药用，脚下者，入蜜调药用，愈久愈佳。

青药方治一切喉症，清火消痰

薄荷六钱（晒干，研细末，以不落水者为佳），青黛六分（上好者）【批：青黛，性咸寒，寒症除之，可换僵蚕一钱，玉丹不必加】，

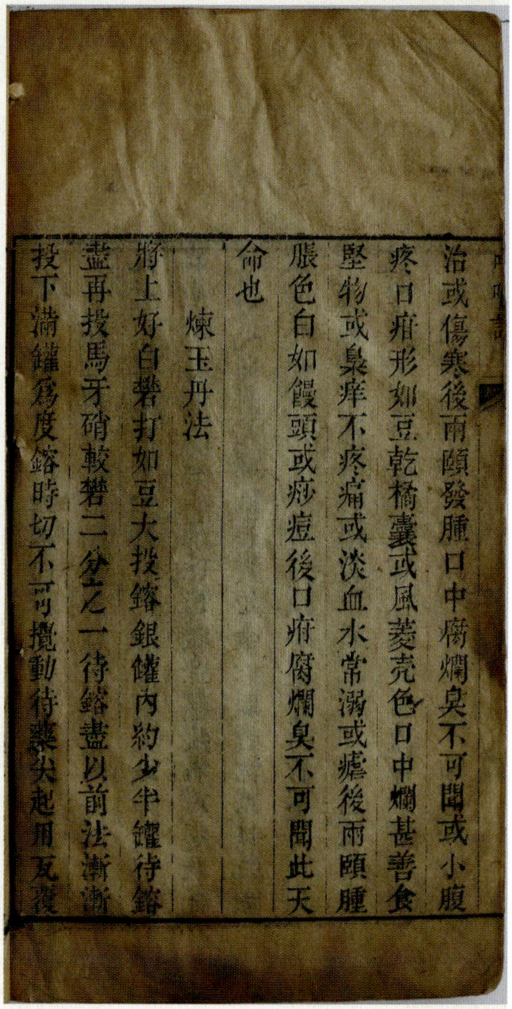
治或傷寒後兩頤發腫口中腐爛臭不可聞或小腹
疼口疳形如豆乾橘囊或風菱殼色口中爛甚善食
堅物或梟痒不疼痛或淡血水常溺或瘧後兩頤腫
脹色白如饅頭或痧痘後口疳腐爛臭不可聞此天
命也
煉玉丹法
將上好白礬打如豆大投鎔銀罐內約少半罐待鎔
盡再投馬牙硝較礬二分之一待鎔盡以前法漸漸
投下滿罐爲度鎔時切不可攪動待藥尖起用瓦覆

治。或伤寒后，两颐[1]发肿，口中腐烂，臭不可闻，或小腹疼，口疳形如豆干橘囊，或风菱壳色，口中烂甚，善食坚物，或枭痒[2]不疼痛，或淡血水常溺，或疟后两颐肿胀，色白如馒头，或痧痘后口疳腐烂，臭不可闻，此天命也。

炼玉丹法

将上好白矾打如豆大，投镕银罐内约少半罐，待镕尽，再投马牙硝[3]，较矾二分之一；待镕尽，以前法渐渐投下，满罐为度。镕时切不可搅动，待药尖起，用瓦覆

1 颐：面颊，腮。
2 枭痒：指痒的程度剧烈。
3 马牙硝：即芒硝。

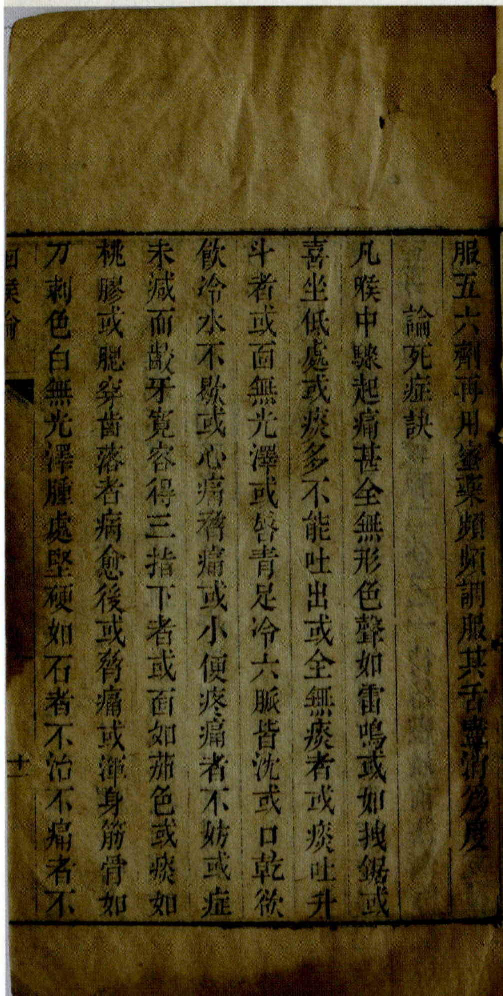
服五六劑再用蜜藥頻頻調服其舌盡消為度
論死症訣
凡喉中驟起痛甚全無形色聲如雷鳴或如拽鋸或喜坐低處或痰多不能吐出或全無痰者或痰吐升斗者或面無光澤或唇青足冷六脈皆沉或口乾欲飲冷水不歇或心痛脅痛或小便疼痛者不妨或症未減而齩牙寬容得三指下者或面如茄色或痰如桃膠或腮穿齒落者病愈後或脅痛或渾身筋骨如刀刺色白無光澤腫處堅硬如石者不治不痛者不

服五六剂，再用蜜药频频调服，其舌尽消为度。

论死症诀

凡喉中骤起痛甚，全无形色，声如雷鸣，或如拽锯，或喜坐低处，或痰多不能吐出，或全无痰者，或痰吐升斗者，或面无光泽，或唇青足冷，六脉皆沉，或口干欲饮冷水不歇，或心痛胁痛，或小便疼痛者，不妨。或症未减，而咬牙宽容得三指下者，或面如茄色，或痰如桃胶，或腮穿齿落者，病愈后，或胁痛，或浑身筋骨如刀刺，色白无光泽，肿处坚硬如石者，不治。不痛者不

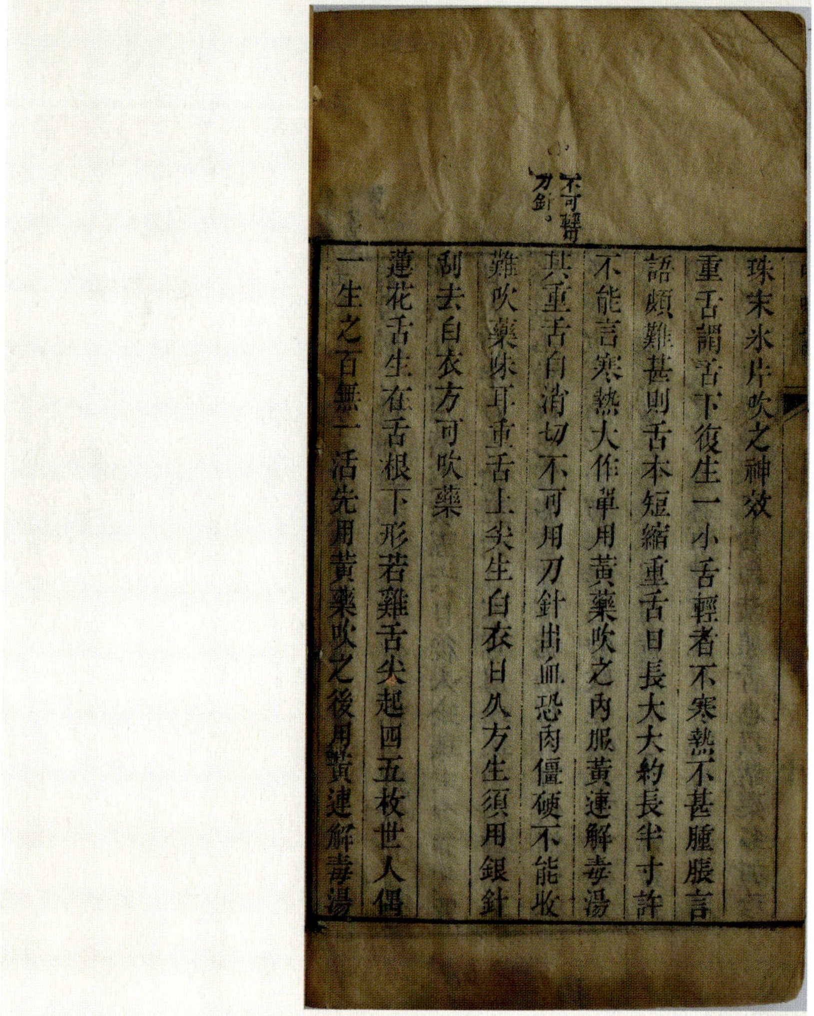
不可輕用刀針。

珠末氷片吹之神效

重舌謂舌下復生一小舌輕者不寒熱不甚腫脹言語頗難甚則舌本短縮重舌日長大大約長半寸許不能言寒熱大作單用黃藥吹之內服黃連解毒湯其重舌自消切不可用刀針出血恐肉僵硬不能收難吹藥味耳重舌上尖生白衣日久方生須用銀針刮去白衣方可吹藥

蓮花舌生在舌根下形若雞舌尖起四五枝世人偶一生之百無一活先用黃藥吹之後用黃連解毒湯

珠末、冰片，吹之神效。

重舌，谓舌下复生一小舌。轻者不寒热，不甚肿胀，言语颇难，甚则舌本短缩。重舌日长大，大约长半寸许，不能言，寒热大作。单用黄药吹之，内服黄连解毒汤，其重舌自消。切不可用刀针出血【批：不可轻用刀针】，恐肉僵硬不能收，难吹药味耳。重舌上尖生白衣，日久方生，须用银针刮去白衣，方可吹药。

莲花舌，生在舌根下，形若鸡舌尖，起四五枝，世人偶一生之，百无一活。先用黄药吹之，后用黄连解毒汤

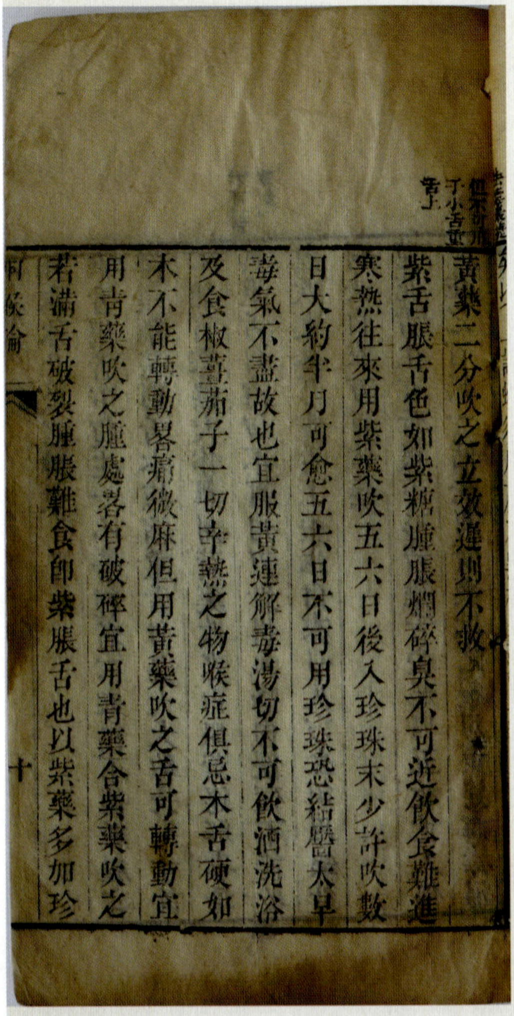

黃藥二分吹之立效遲則不救

紫舌脹舌色如紫糖腫脹爛碎臭不可近飲食難進寒熱往來用紫藥吹五六日後入珍珠末少許吹數日大約半月可愈五六日不可用珍珠恐結靨太早毒氣不盡故也宜服黃連解毒湯切不可飲酒洗浴及食椒薑茄子一切辛熱之物喉症俱忌木舌硬如木不能轉動略痛微麻但用黃藥吹之舌可轉動宜用青藥吹之腫處略有破碎宜用青藥合紫藥吹之若滿舌破裂腫脹難食即紫脹舌也以紫藥多加珍

咽喉論　十

黄药二分，吹之立效，迟则不救。

紫胀舌[1]，舌色如紫糖，肿胀烂碎，臭不可近，饮食难进，寒热往来，用紫药吹五六日后，入珍珠末少许，吹数日，大约半月可愈。五六日不可用珍珠，恐结靥太早，毒气不尽故也。宜服黄连解毒汤。切不可饮酒、洗浴及食椒、姜、茄子，一切辛热之物，喉症俱忌。木舌，硬如木，不能转动，略痛微麻，但用黄药吹之；舌可转动，宜用青药吹之；肿处略有破碎，宜用青药合紫药吹之；若满舌破裂，肿胀难食，即紫胀舌也，以紫药多加珍

1 紫胀舌：原作"紫舌胀"，据1847年恒益堂刻《咽喉论》改。

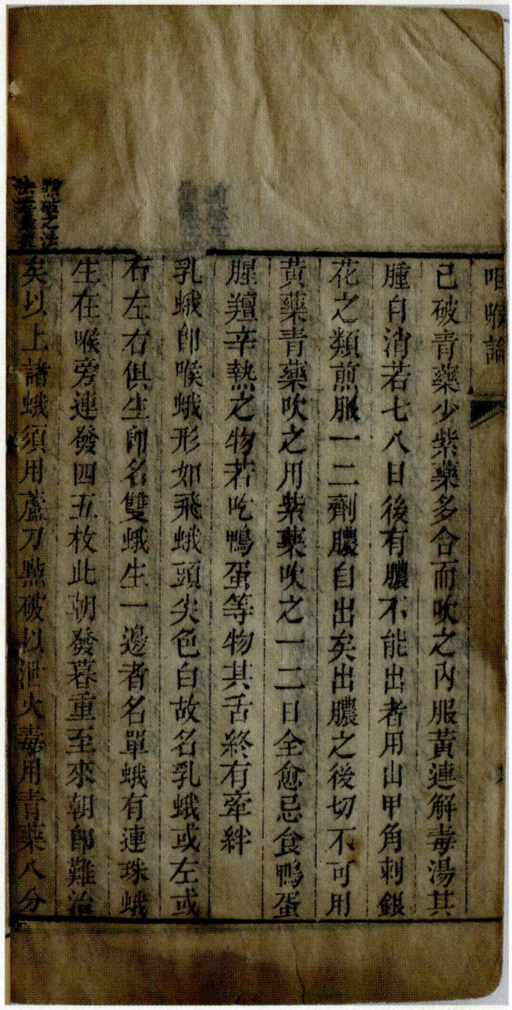
咽喉論

已破青藥少紫藥多合而吹之內服黃連解毒湯其腫自消若七八日後有膿不能出者用山甲角刺銀花之類煎服一二劑膿自出矣出膿之後切不可用黃藥青藥吹之用紫藥吹之一二日全愈忌食鴨蛋腥羶辛熱之物若吃鴨蛋等物其舌終有牵絆

乳蛾卽喉蛾形如飛蛾頭尖色白故名乳蛾或左或右左右俱生卽名雙蛾生一邊者名單蛾有連珠蛾生在喉旁連發四五枚此朝發暮重至來朝卽難治矣以上諸蛾須用蘆刀點破以泄火毒用青藥八分

已破，青药少，紫药多，合而吹之。内服黄连解毒汤，其肿自消。若七八日后，有脓不能出者，用山甲、角刺、银花之类，煎服一二剂，脓自出矣。出脓之后，切不可用黄药、青药吹之，用紫药吹之，一二日全愈。忌食鸭蛋、腥、膻、辛热之物，若吃鸭蛋等物，其舌终有牵绊。

乳蛾，即喉蛾。形如飞蛾，头尖色白，故名。乳蛾，或左或右。左右俱生，即名双蛾；生一边者，名单蛾。有连珠蛾，生在喉旁，连发四五枚，此朝发暮重，至来朝即难治矣。以上诸蛾，须用芦刀点破，以泄火毒【批：点破之法，祛毒最捷，但不可用于小舌、重舌上】，用青药八分，

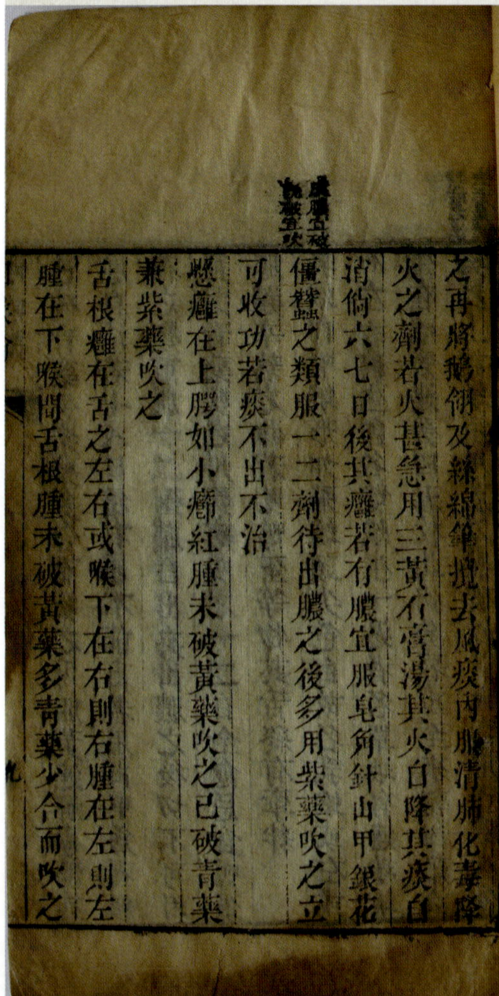

成膿宜破 既破宜吹

之再將鵝翎及絲綿筆攪去風痰內服清肺化毒降火之劑若火甚急用三黃石膏湯其火自降其痰自消倘六七日後其癰若有膿宜服皂角針山甲銀花僵蠶之類服一二劑待出膿之後多用紫藥吹之立可收功若痰不出不治

懸癰在上腭如小瘤紅腫未破黃藥吹之已破青藥兼紫藥吹之

舌根癰在舌之左右或喉下在右則右腫在左則左腫在下喉問舌根腫未破黃藥多青藥少合而吹之

之，再将鹅翎及丝绵笔，搅去风痰，内服清肺化毒降火之剂。若火甚急，用三黄石膏汤，其火自降，其痰自消。倘六七日后，其痈若有脓，宜服皂角针、山甲、银花、僵蚕之类，服一二剂，待出脓之后，多用紫药吹之，立可收功【批：成脓宜破，既破宜吹】。若痰不出，不治。

悬痈，在上颚，如小疖。红肿未破，黄药吹之；已破，青药兼紫药吹之。

舌根痈，在舌之左右或喉下，在右则右肿，在左则左肿，在下喉间舌根肿。未破，黄药多，青药少，合而吹之；

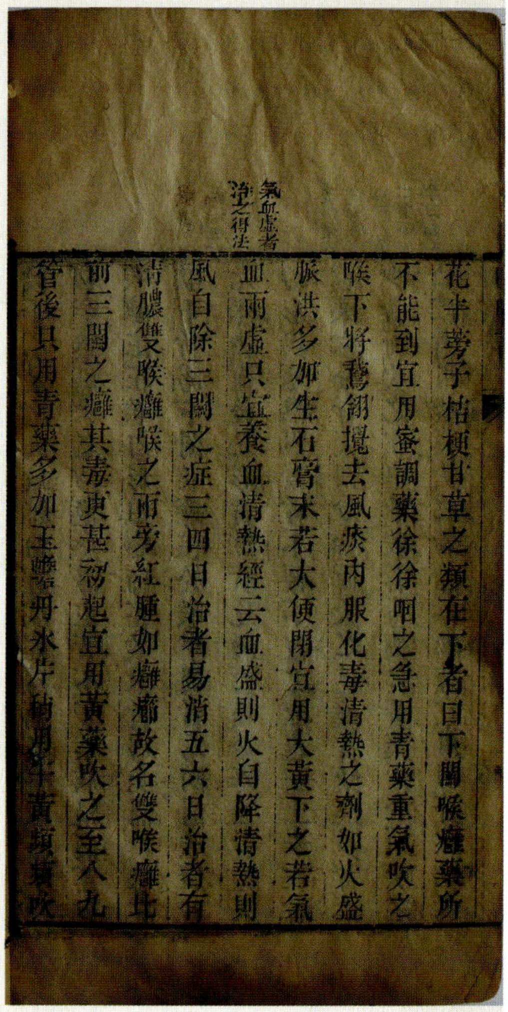
花牛蒡子桔梗甘草之類在下者曰下關喉癰藥所不能到宜用蜜調藥徐徐咽之急用青藥重氣吹之喉下將鵝翎攪去風痰內服化毒清熱之劑如火盛脈洪多加生石膏末若大便閉宜用大黃下之若氣血兩虛只宜養血清熱（氣血虛者治之得法）經云血盛則火自降清熱則風自除三關之症三四日治者易消五六日治者有清膿雙喉癰喉之兩旁紅腫如癰瘤故名雙喉癰比前三關之癰其毒更甚初起宜用黃藥吹之至八九管後只用青藥多加玉蟾丹冰片稍用牛黃頻頻吹

花、牛蒡子、桔梗、甘草之类。在下者，曰下关喉痈，药所不能到，宜用蜜调药，徐徐咽之，急用青药，重气吹之，喉下将鹅翎搅去风痰，内服化毒清热之剂。如火盛脉洪，多加生石膏末，若大便闭，宜用大黄下之，若气血两虚，只宜养血清热【批：气血虚者，治之得法】。经云：血盛则火自降，清热则风自除。三关之症，三四日治者，易消，五六日治者，有清脓。

双喉痈，喉之两旁红肿如痈疖，故名双喉痈，比前三关之痈，其毒更甚。初起宜用黄药吹之，至八九管后，只用青药，多加玉蟾丹、冰片，稍用牛黄，频频吹

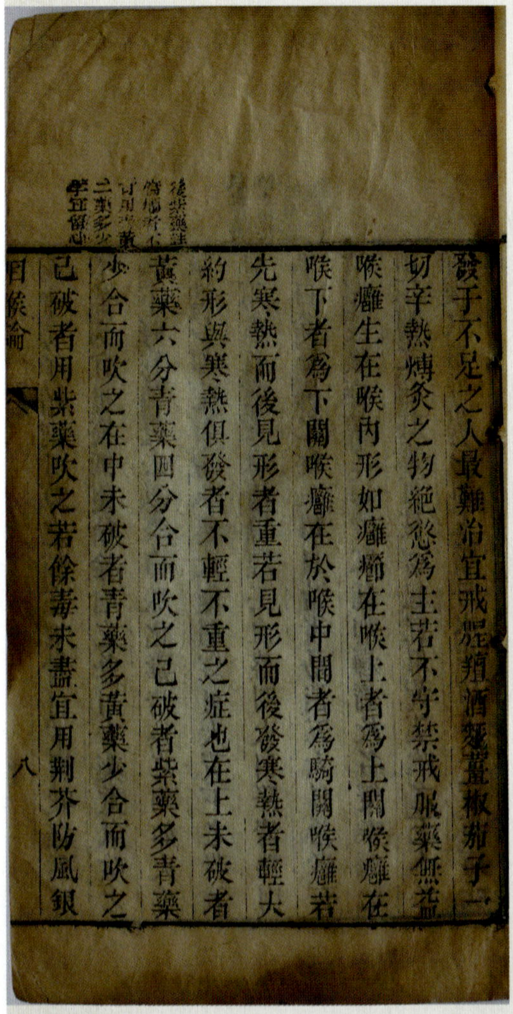
後紫藥注腐爛者不可用青黃二藥多少字宜留心

發于不足之人最難治宜戒腥羶酒麪薑椒茄子一
切辛熱煿炙之物絕慾爲主若不守禁戒服藥無益
喉癰生在喉內形如癰瘤在喉上者爲上關喉癰在
喉下者爲下關喉癰在於喉中間者爲騎關喉癰若
先寒熱而後見形者重若見形而後發寒熱者輕大
約形與寒熱俱發者不輕不重之症也在上未破者
黃藥六分青藥四分合而吹之已破者紫藥多青藥
少合而吹之在中未破者青藥多黃藥少合而吹之
已破者用紫藥吹之若餘毒未盡宜用荆芥防風銀

咽喉論 八

发于不足之人，最难治，宜戒腥、膻、酒、面、姜、椒、茄子，一切辛热煿[1]炙[2]之物，绝欲为主，若不守禁戒，服药无益。

喉痈生在喉内，形如痈疖，在喉上者，为上关喉痈，在喉下者，为下关喉痈，在于喉中间者，为骑关喉痈。若先寒热而后见形者，重；若见形而后发寒热者，轻；大约形与寒热俱发者，不轻不重之症也。在上未破者，黄药六分，青药四分，合而吹之；已破者，紫药多，青药少，合而吹之；在中未破者，青药多，黄药少，合而吹之；已破者，用紫药吹之【批：后紫药注：腐烂者，不可用青黄二药，多少字宜留心】。若余毒未尽，宜用荆芥、防风、银

1 煿：（bó，音“博”）煎炒或烤干的食物。
2 炙：原作“灸”，据文义改。

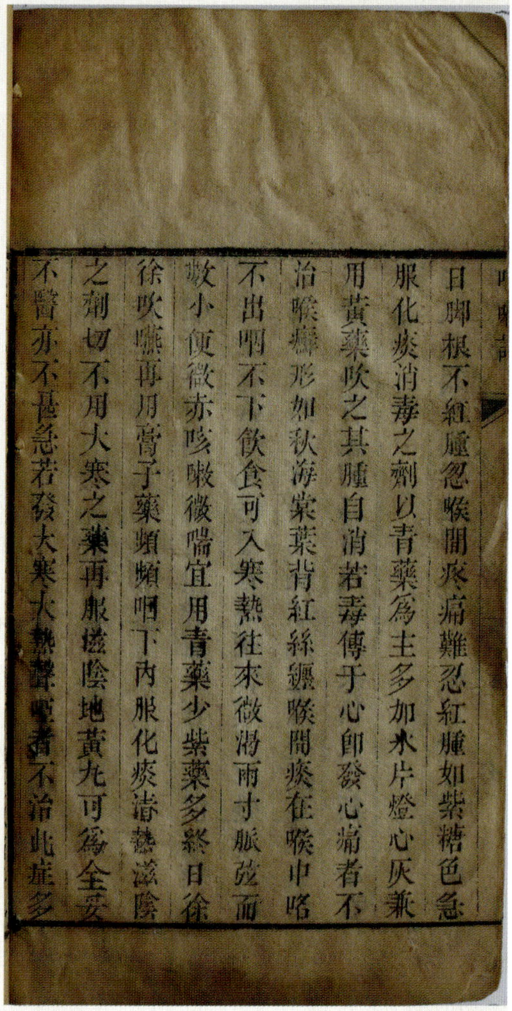

日脚根不红肿，忽喉间疼痛难忍，红肿如紫糖色，急服化痰消毒之剂，以青药为主，多加冰片、灯心灰，兼用黄药吹之，其肿自消。若毒传于心，即发心痛者，不治。喉癣，形如秋海棠叶背，红丝缠喉间，痰在喉中，咯不出，咽不下，饮食可入，寒热往来，微渴，两寸脉弦而数，小便微赤。咳嗽微喘，宜用青药少，紫药多，终日徐徐吹咽，再用膏子药频频咽下，内服化痰清热滋阴之剂，切不用大寒之药，再服滋阴地黄丸，可为全妥，不医亦不甚急。若发大寒大热、声哑者，不治。此症多

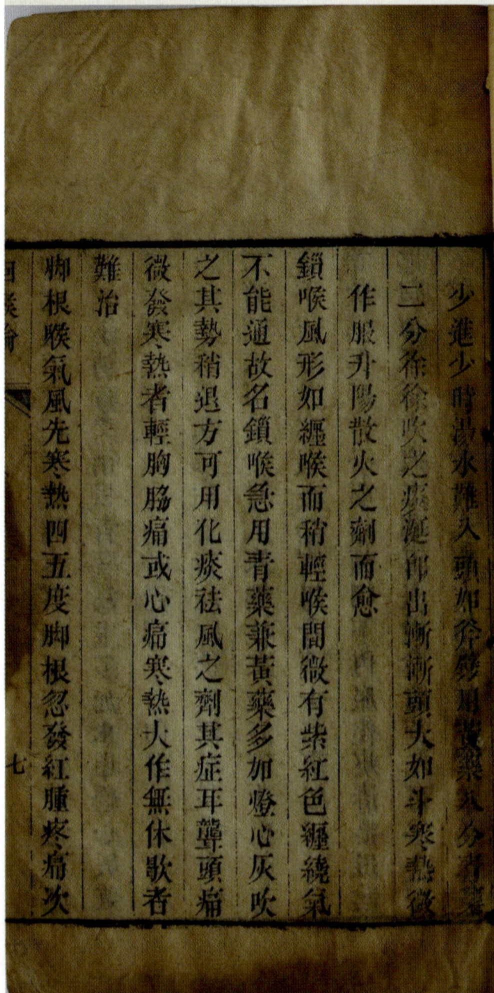
少進少時湯水難入頭如斧劈用黃藥八分青藥
二分徐徐吹之痰涎即出漸漸頭大如斗寒熱微
作服升陽散火之劑而愈
鎖喉風形如纏喉而稍輕喉間微有紫紅色纏繞氣
不能通故名鎖喉急用青藥兼黃藥多加燈心灰吹
之其勢稍退方可用化痰祛風之劑其症耳聾頭痛
微發寒熱者輕胸脇痛或心痛寒熱大作無休歇者
難治
腳根喉氣風先寒熱四五度腳根忽發紅腫疼痛次

少进，少时，汤水难入，头如斧劈，用黄药八分，青药二分，徐徐吹之，痰涎即出，渐渐头大如斗，寒热微作，服升阳散火之剂而愈。

锁喉风，形如缠喉而稍轻，喉间微有紫红色缠绕，气不能通，故名锁喉。急用青药兼黄药，多加灯心灰吹之，其势稍退，方可用化痰祛风之剂。其症耳聋、头痛，微发寒热者，轻；胸胁痛或心痛，寒热大作，无休歇者，难治。

脚根[1]喉气风，先寒热四五度，脚根忽发红肿疼痛，次

1 脚根：同“脚跟”。

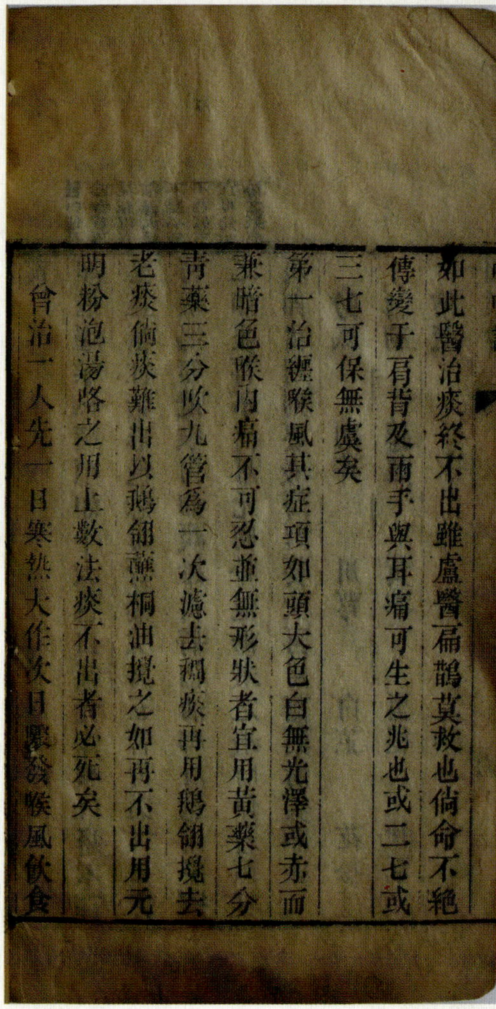

如此醫治痰終不出雖盧醫扁鵲莫救也倘命不絕
傳變于肩背及兩手與耳痛可生之兆也或二七或
三七可保無虞矣
第一治纏喉風其症項如頭大色白無光澤或赤而
兼暗色喉內痛不可忍並無形狀者宜用黄藥七分
青藥三分吹九管為一次濾去稠痰再用鵝翎攪去
老痰倘痰難出以鵝翎蘸桐油攪之如再不出用元
明粉泡湯咯之用上數法痰不出者必死矣
曾治一人先一日寒熱大作次日驟發喉風飲食

如此医治，痰终不出，虽卢医扁鹊莫救也。倘命不绝，传变于肩背及两手与耳痛，可生之兆也。或二七，或三七，可保无虞矣。

第一治缠喉风，其症项如头大，色白无光泽，或赤而兼暗色，喉内痛不可忍，并无形状者，宜用黄药七分，青药三分，吹九管为一次，滤去稠痰，再用鹅翎搅去老痰，倘痰难出，以鹅翎蘸桐油搅之，如再不出，用玄明粉泡汤咯之，用上数法痰不出者，必死矣。

曾治一人，先一日寒热大作，次日骤发喉风，饮食

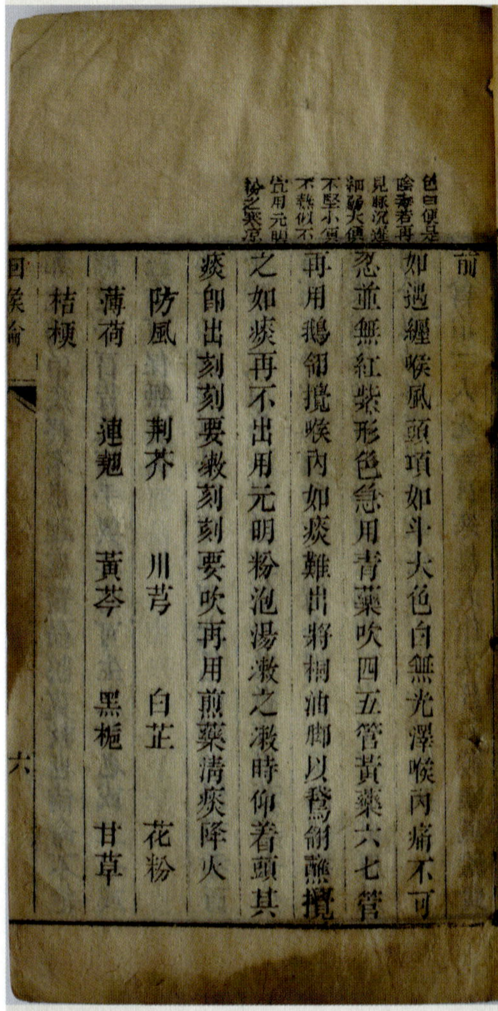

前

如遇纏喉風頭項如斗大色白無光澤喉內痛不可忍並無紅紫形色急用青藥吹四五管黃藥六七管再用鵝翎攪喉內如痰難出將桐油脚以鵝翎蘸攪之如痰再不出用元明粉泡湯漱之漱時仰着頭其痰即出刻刻要漱刻刻要吹再用煎藥清痰降火

防風　荊芥　川芎　白芷　花粉

薄荷　連翹　黃芩　黑梔　甘草

桔梗

色白便是陰毒若再見脉沉遲細弱大便不堅小便不熱似不宜用元明粉之寒凉

喉論　六

前。

如遇缠喉风，头项如斗大，色白无光泽，喉内痛不可忍，并无红紫形色，急用青药吹四五管，黄药六七管，再用鹅翎搅喉内，如痰难出，将桐油脚，以鹅翎蘸搅之，如痰再不出，用玄明粉泡汤漱之，漱时仰着头，其痰即出，刻刻要漱，刻刻要吹，再用煎药，清痰降火。【批：色白便是阴毒，若再见脉沉迟细弱，大便不坚，小便不热，似不宜用玄明粉之寒凉。】

防风、荆芥、川芎、白芷、花粉、薄荷、连翘、黄芩、黑栀、甘草、桔梗。

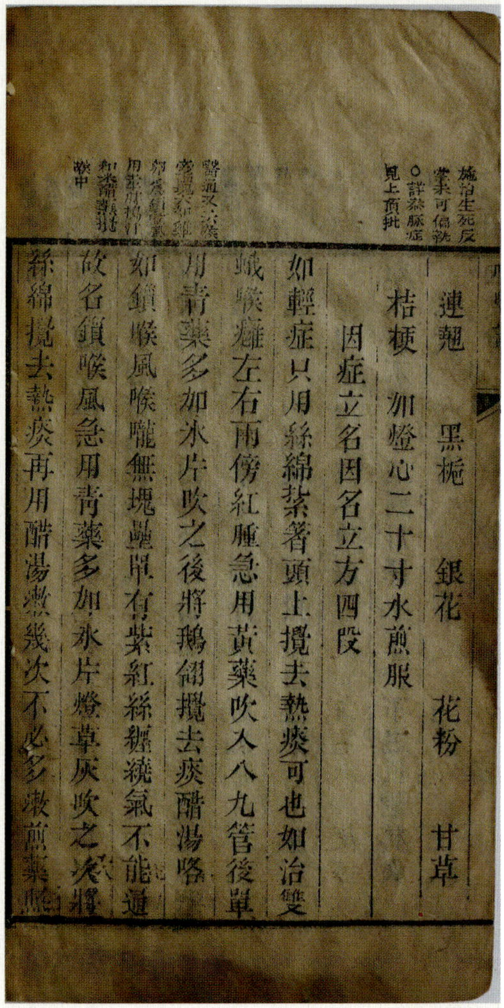

连翘、黑栀、银花、花粉、甘草、桔梗。

加灯心二十寸，水煎服。

因症立名、因名立方十四[1]段

如轻症，只用丝绵扎箸头上，搅去热痰可也。如治双蛾喉痈，左右两傍红肿，急用黄药，吹入八九管后，单用青药，多加冰片吹之，后将鹅翎搅去痰，醋汤咯[2]。【批：《医通[3]》又云：喉旁两块，大如鸡卵，为锁喉风，用土牛膝捣汁，和米醋，蘸搅喉中。】

如锁喉风，喉咙无块垒，单有紫红丝缠绕，气不能通，故名锁喉风。急用青药，多加冰片、灯草灰吹之，次将丝绵搅去热痰，再用醋汤漱几次，不必多漱，煎药照

1 十四：原作“四”，据目录改。

2 咯：（kǎ，音“卡”）用力使东西从食道或气管里出来。

3 医通：即《张氏医通》。《张氏医通·七窍门下·咽喉（哽）》：“又有两块结于喉傍，甚则大如鸡卵，气塞不通，痰鸣不止者，为锁喉风，其证更剧，慎勿砭破，急用土牛膝，……和米醋半盏，鸡翅毛蘸搅喉中。”

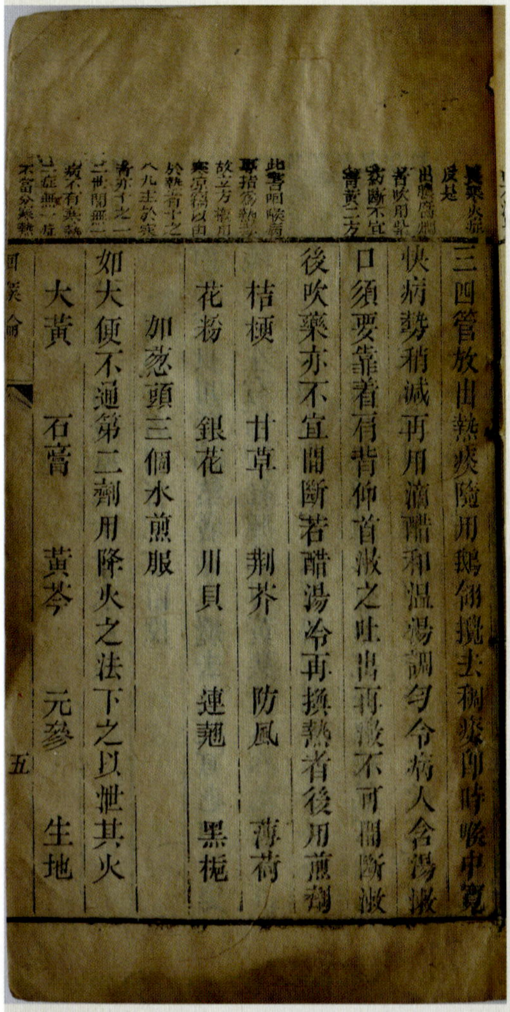

三四管，放出热痰，随用鹅翎搅去稠痰，即时喉中宽快，病势稍减，再用滴醋和温汤调匀，令病人含汤漱口，须要靠着肩背，仰首漱之，吐出再漱，不可间断，漱后吹药亦不宜间断。若醋汤冷，再换热者，后用煎剂。【批：出脓腐烂者，吹用紫药，断不宜青黄二方】【批：此书咽喉病，专指为热毒，故立方概用寒凉，窃以由于热者十之八九，主于寒者亦十之一二，世间无一病不有寒热二症，无一症不当分寒热施治，生死反掌，未可偏执。详参脉症，见上顶批。】

桔梗、甘草、荆芥、防风、薄荷、花粉、银花、川贝、连翘、黑栀。

加葱头三个，水煎服。

如大便不通，第二剂用降火之法下之，以泄其火。

大黄、石膏、黄芩、玄参、生地、

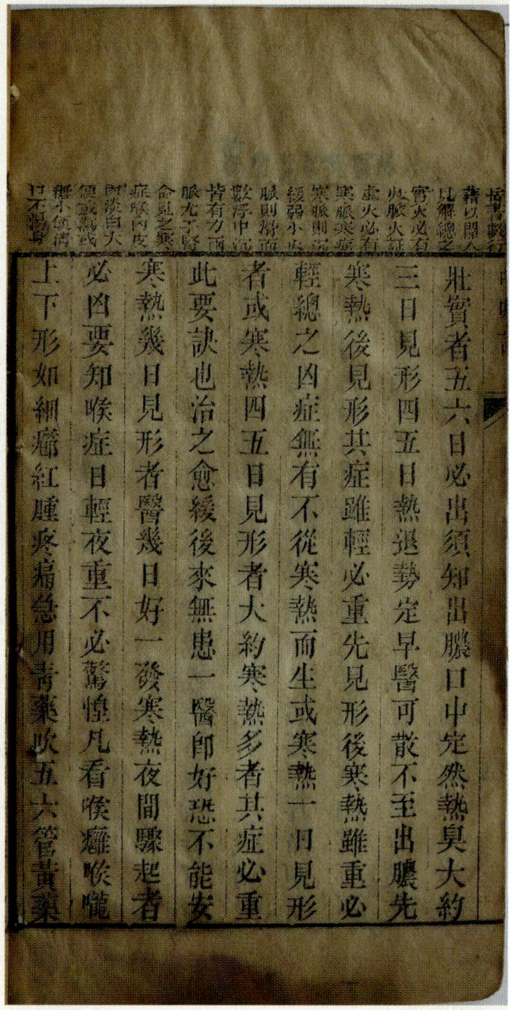
壯實者五六日必出須知出膿口中定然熱臭大約三日見形四五日熱退勢定早醫可散不至出膿先寒熱後見形其症雖輕必重先見形後寒熱雖重必輕總之凶症無有不從寒熱而生或寒熱一日見形者或寒熱四五日見形者大約寒熱多者其症必重此要訣也治之愈緩後來無患一醫即好恐不能安寒熱幾日見形者醫幾日好一發寒熱夜間驟起者必凶要知喉症日輕夜重不必驚惶凡看喉癰喉嚨上下形如細癤紅腫疼痛急用青藥吹五六管黃藥

壮实者，五六日必出。须知出脓口中定然热臭，大约三日见形，四五日热退势定，早医可散，不至出脓。先寒热，后见形，其症虽轻必重；先见形，后寒热，虽重必轻。总之，凶症无有不从寒热而生，或寒热一日见形者，或寒热四五日见形者，大约寒热多者，其症必重，此要诀也。治之愈缓，后来无患；一医即好，恐不能安。寒热几日见形者，医几日好。一发寒热，夜间骤起者，必凶。要知喉症日轻夜重，不必惊惶。凡看喉痈，喉咙上下，形如细疖，红肿疼痛，急用青药吹五六管，黄药

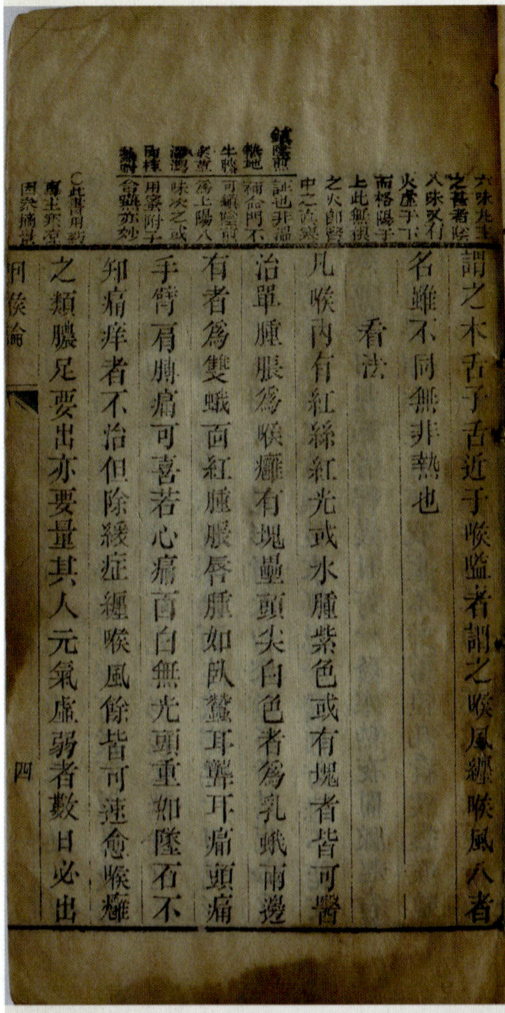
謂之木舌子舌近于喉嗌者謂之喉風纏喉風八者
名雖不同無非熱也
看法
凡喉內有紅絲紅光或水腫紫色或有塊者皆可醫
治單腫脹爲喉癰有塊壘頭尖白色者爲乳蛾兩邊
有者爲雙蛾面紅腫脹唇腫如臥蠶耳聾耳痛頭痛
手臂肩膊痛可喜若心痛面白無光頭重如墜石不
知痛痒者不治但除緩症纏喉風餘皆可速愈喉癰
之類膿足要出亦要量其人元氣虛弱者數日必出
咽喉論　四

谓之木舌、子舌；近于喉嗌者，谓之喉风、缠喉风。八者名虽不同，无非热也。【批：此书用药，专主寒凉，因参摘景岳书数行，借以开人见解。总之，实火必有火脉、火证，虚火必有寒脉、寒症。寒脉则沉缓弱小，火脉则滑而数、浮中沉，皆有力，两脉尤于肾命见之。寒症喉内皮肉淡白，大便或泻或溏，小便清，口不渴，身畏寒，火症反是。】

看　法

凡喉内有红丝、红光，或水肿、紫色，或有块者，皆可医治。单肿胀为喉痈，有块垒、头尖白色者为乳蛾，两边有者为双蛾。面红肿胀，唇肿如卧蚕，耳聋，耳痛，头痛，手臂肩膊痛，可喜；若心痛，面白无光，头重如坠石，不知痛痒者，不治。但除缓症缠喉风，余皆可速愈。喉痈之类，脓足要出，亦要量其人元气。虚弱者，数日必出，

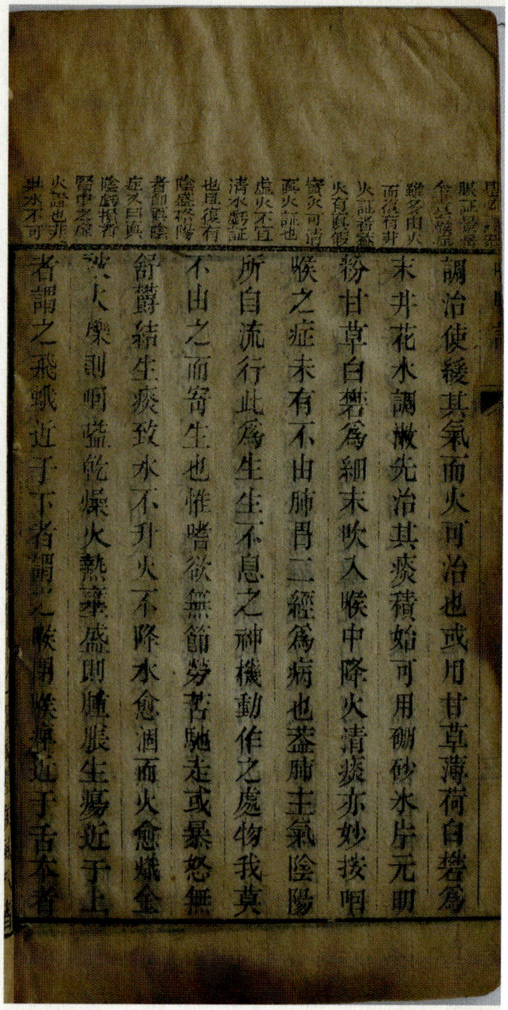
調治使緩其氣而火可治也或用甘草薄荷白礬為
末井花水調漱先治其痰積始可用硼砂冰片元明
粉甘草白礬為細末吹入喉中降火清痰亦妙按咽
喉之症未有不由肺胃二經為病也蓋肺主氣陰陽
所自流行此為生生不息之神機動作之處物我莫
不由之而寄生也惟嗜欲無節勞苦馳走或暴怒無
舒鬱結生痰致水不升火不降水愈涸而火愈熾金
被火爍則咽嗌乾燥火熱壅盛則腫脹生瘍近于上
者謂之飛蛾近于下者謂之喉閉喉痹近于舌本者

调治，使缓其气而火可治也。或用甘草、薄荷、白矾为末，井花水调漱，先治其痰积，始可用硼砂、冰片、玄明粉、甘草、白矾为细末，吹入喉中，降火清痰亦妙【批：《景岳全书》云：喉症虽多由火，而复有非火证者，盖火有真假，实火可清，真火证也；虚火不宜清，水亏证也；且复有阴盛格阳者，即真阴证。又曰：真阴亏损者，肾中之虚火证也，非壮水不可，六味丸主之；甚者阴八味。又有火虚于下，而格阳于上，此无根之火，即肾中之真寒证也，非温补命门不可，镇阴煎为上，阳八味次之，或用蜜附子含咽亦妙。镇阴煎：熟地、牛膝、炙草、泽泻、肉桂、熟附】。按：咽喉之症，未有不由肺胃二经为病也。盖肺主气，阴阳所自流行，此为生生不息之神机，动作之处物我，莫不由之而寄生也。惟嗜欲无节，劳苦驰走，或暴怒无舒，郁结生痰，致水不升，火不降，水愈涸，而火愈炽，金被火烁，则咽嗌干燥，火热壅盛，则肿胀生疡。近于上者，谓之飞蛾；近于下者，谓之喉闭、喉痹；近于舌本者，

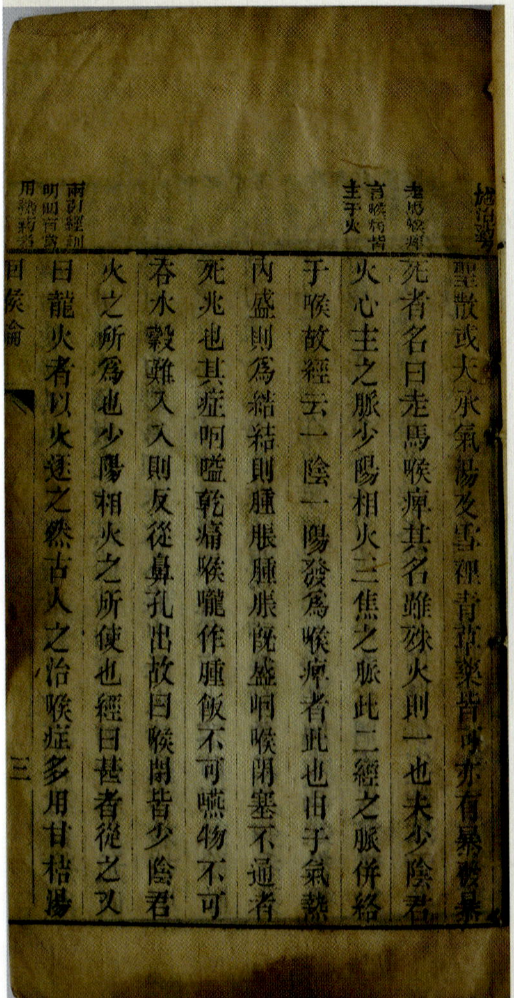

圣散，或大承气汤及雪里青草药，皆可【批：缠喉风施治药方】。亦有暴发暴死者，名曰走马喉痹【批：走马喉痹】。其名虽殊，火则一也。夫少阴君火，心主之脉，少阳相火，三焦之脉，此二经之脉并络于喉【批：言喉病皆主于火】。故经云：一阴一阳，发为喉痹者，此也。由于气热内盛则为结，结则肿胀，肿胀既盛，咽喉闭塞不通者，死兆也。其症咽嗌干痛，喉咙作肿，饭不可咽，物不可吞，水谷难入，入则反从鼻孔出，故曰喉闭，皆少阴君火之所为也，少阳相火之所使也。经曰：甚者从之。又曰：龙火[1]者，以火逐之【批：两引经训，明明有当用热药者，是必详参脉证】。然古人之治喉症，多用甘桔汤

1 龙火：首见于唐代王冰撰《重广补注黄帝内经素问·至真要大论》。其内涵有二，一为“龙火乃病理之火”，一为“龙火乃阴盛格阳、真寒假热”之火。

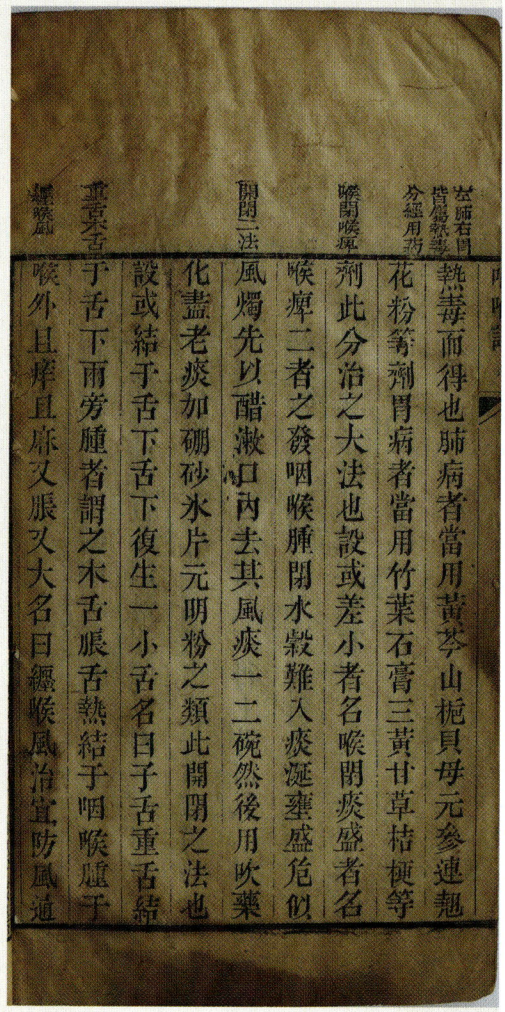

热毒而得也。肺病者，当用黄芩、山栀、贝母、玄参[1]、连翘、花粉等剂；胃病者，当用竹叶、石膏、三黄、甘草、桔梗等剂，此分治之大法也【批：左肺右胃，皆属热毒，分经用药】。设或差小者，名喉闭；痰盛者，名喉痹【批：喉闭喉痹】。二者之发，咽喉肿闭，水谷难入，痰涎壅盛，危似风烛。先以醋漱口内，去其风痰，一二碗，然后用吹药，化尽老痰，加硼砂、冰片、玄明粉[2]之类，此开闭之法也【批：开闭二法】。设或结于舌下，舌下复生一小舌，名曰子舌、重舌；结于舌下两旁肿者，谓之木舌、胀舌【批：重舌木舌】；热结于咽喉，肿于喉外，且痒且麻，又胀又大，名曰缠喉风。治宜防风通

1 玄参：原作“元参”，因避讳而改，现以规范药名改之。下同。

2 玄明粉：原作“元明粉”，因避讳而改，现以规范药名改之。下同。

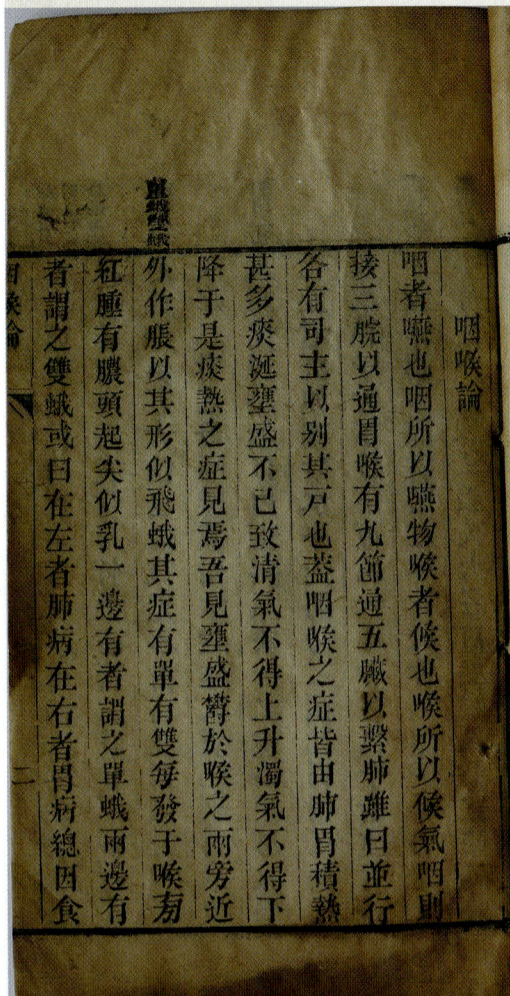
單蛾雙蛾

咽喉論

咽者嚥也咽所以嚥物喉者候也喉所以候氣咽則接三脘以通胃喉有九節通五臟以繫肺雖曰並行各有司主以別其戶也蓋咽喉之症皆由肺胃積熱甚多痰涎壅盛不已致清氣不得上升濁氣不得下降于是痰熱之症見焉吾見壅盛欝於喉之兩旁近外作脹以其形似飛蛾其症有單有雙每發于喉旁紅腫有膿頭起尖似乳一邊有者謂之單蛾兩邊有者謂之雙蛾或曰在左者肺病在右者胃病總因食

咽喉論　二

咽喉论

咽者，嚥[1]也，咽所以咽物；喉者，候也，喉所以候气。咽则接三脘以通胃，喉有九节，通五脏以系肺。虽曰并行，各有司主，以别其户也。盖咽喉之症，皆由肺胃积热甚多，痰涎壅盛不已，致清气不得上升，浊气不得下降，于是痰热之症见焉。吾见壅盛郁于喉之两旁，近外作胀，以其形似飞蛾，其症有单有双，每发于喉旁，红肿有脓，头起尖似乳。一边有者，谓之单蛾；两边有者，谓之双蛾【批：单蛾双蛾】。或曰在左者，肺病；在右者，胃病，总因食

1 嚥：（yàn，音“燕”）吞咽。底本“咽”“嚥”二字混用，以下统一作“咽”。

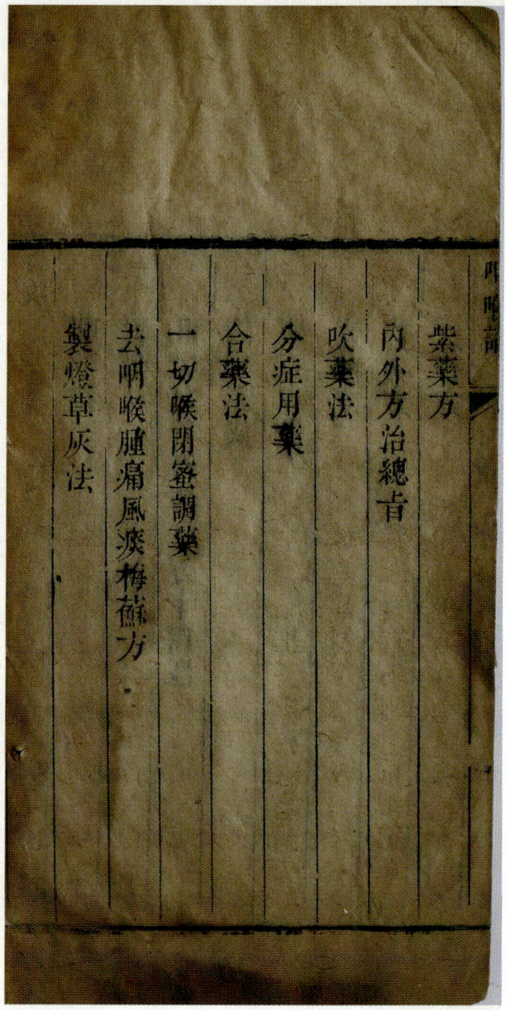
紫藥方
內外方治總旨
吹藥法
分症用藥
合藥法
一切喉閉蜜調藥
去咽喉腫痛風痰梅蘇方
製燈草灰法

紫药方

内外方治总旨

吹药法

分症用药

合药法

一切喉闭蜜调药

去咽喉肿痛风痰梅苏方

制灯草灰法

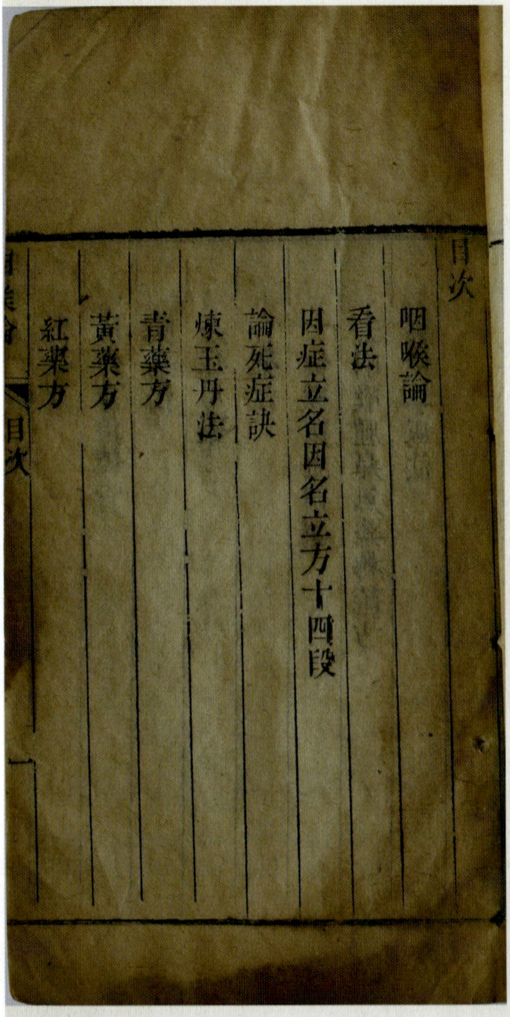

目　次

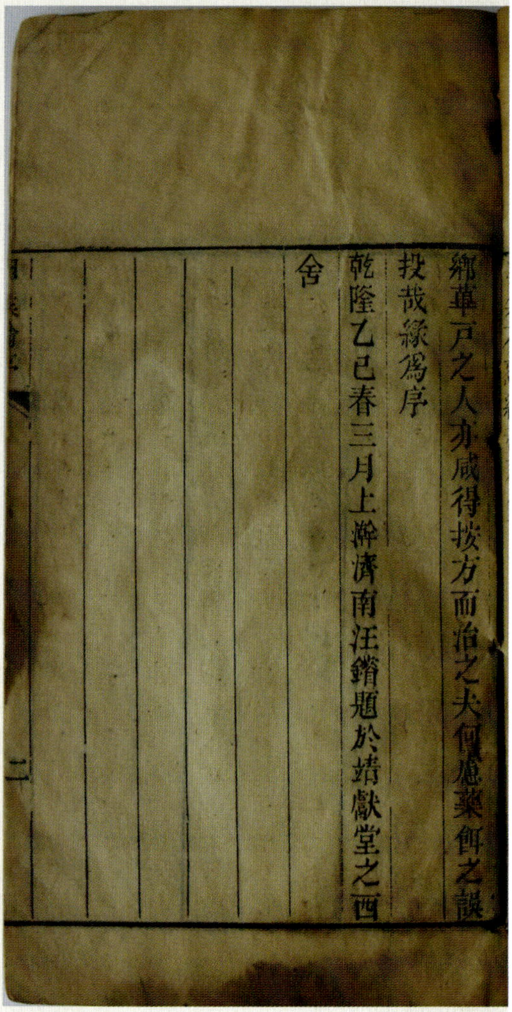
鄉蓽戶之人亦咸得按方而治之夫何慮藥餌之誤
投哉緣爲序
乾隆乙巳春三月上澣濟南汪鐠題於靖獻堂之西
舍

乡荜户之人，亦咸得按方而治之，夫何虑药饵之误投哉？缘为序。

乾隆乙巳春三月上澣[1]济南汪镨题于靖献堂之西舍

1 上澣：上旬。唐、宋官员行旬休，即在官九日，休息一日，休息日多行浣洗。因以"上澣"指农历每月上旬的休息日或泛指上旬。

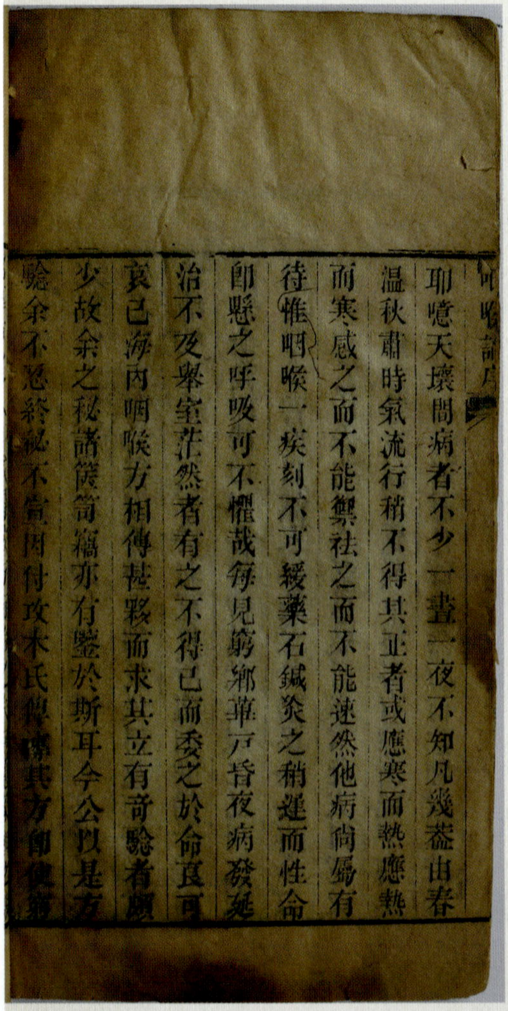

耶？噫！天壤间病者不少，一昼一夜，不知凡几，盖由春温秋肃，时气流行，稍不得其正者，或应寒而热，应热而寒，感之而不能御，祛之而不能速，然他病尚属有待，惟咽喉一疾，刻不可缓，药石针灸之稍迟，而性命即悬之呼吸，可不惧哉？每见穷乡荜户，昏夜病发，延治不及，举室茫然者有之，不得已而委之于命，良可哀已。《海内咽喉方》相传甚伙，而求其立有奇验者颇少，故余之秘诸箧笥，窃亦有鉴于斯耳。今公以是方验，余不忍终秘不宣，因付攻木氏[1]，俾传其方，即使穷

1 攻木氏：指从事木制行业的工匠，出自春秋时期《考工记》。此处指刻工。

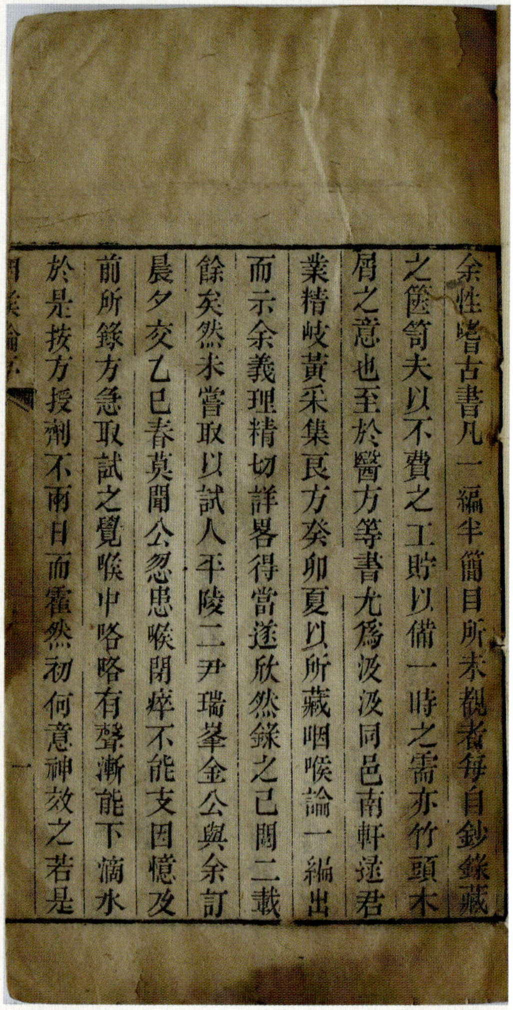
咽喉論序　一

余性嗜古書凡一編半簡目所未覩者每自鈔錄藏之篋笥夫以不費之工貯以備一時之需亦竹頭木屑之意也至於醫方等書尤爲汲汲同邑南軒逯君業精岐黄采集良方癸卯夏以所藏咽喉論一編出而示余義理精切詳畧得當遂欣然錄之已閲二載餘矣然未嘗取以試人平陵二尹瑞峯金公與余訂晨夕交乙巳春莫聞公忽患喉閉瘁不能支因憶及前所錄方急取試之覺喉中咯咯有聲漸能下滴水於是按方授劑不兩日而霍然初何意神效之若是

咽喉各方[1]

咽喉论序[2]

余性嗜古书，凡一编半简，目所未睹者，每自抄录藏之箧笥[3]，夫以不费之工贮，以备一时之需，亦竹头木屑之意也。至于医方等书，尤为汲汲[4]。同邑南轩逯君，业精岐黄，采集良方。癸卯夏，以所藏《咽喉论》一编，出而示余，义理精切，详略得当，遂欣然录之，已阅二载余矣，然未尝取以试人。平陵二尹瑞峰金公与余订晨夕交[5]，乙巳春莫[6]，闻公忽患喉闭，瘁不能支，因忆及前所录方，急取试之，觉喉中咯咯有声，渐能下滴水，于是按方授剂，不两日而霍然[7]。初何意神效之若是

1 咽喉各方：原缺，据目录补之。
2 咽喉论序：原缺，据书口补之。
3 箧笥：（qiè sì，音"窃四"）藏物的竹器，古代主要用于收藏文书或衣物。宋·戴侗《六书故》："今人不言箧笥，而言箱笼。浅者为箱，深者为笼。"
4 汲汲：形容急切的样子，表示急于得到。晋·陶渊明《五柳先生传》："不戚戚于贫贱，不汲汲于富贵。"
5 晨夕交：忘年交。
6 莫：同暮。
7 霍然：突然。此处指身体快速痊愈。

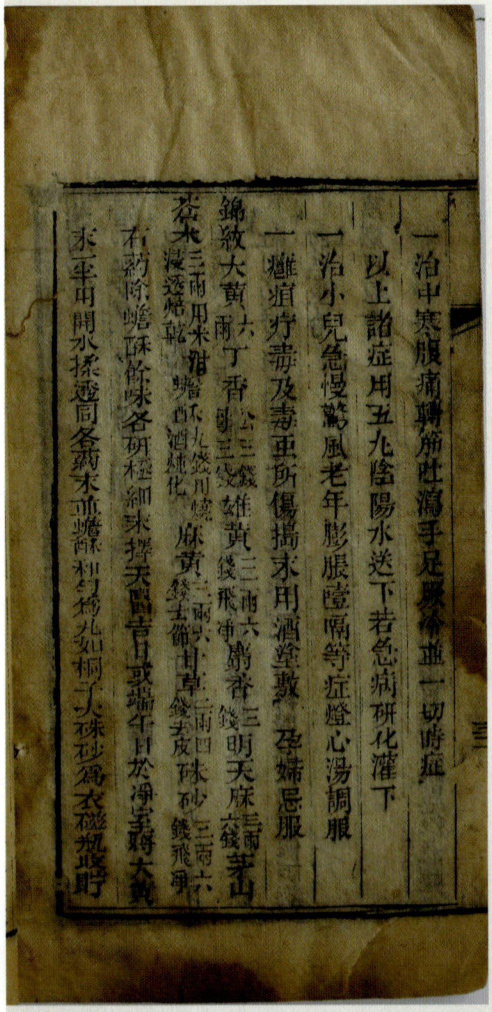

一治中寒腹痛轉筋吐瀉手足厥冷並一切時症

以上諸症用五丸陰陽水送下若急病研化灌下

一治小兒急慢驚風老年膨脹噎嗝等症燈心湯調服

一癰疽疔毒及毒虫所傷搗末用酒塗敷　孕婦忌服

錦紋大黄六兩丁香公三錢母三錢雄黄三兩六錢飛淨麝香三錢明天麻三兩六錢茅山蒼朮三兩用米泔浸透焙乾蟾酥九錢用燒酒炖化麻黄三兩六錢去節甘草二兩四錢去皮硃砂三兩六錢飛淨

右藥除蟾酥餘味各研極細末擇天醫吉日或端午日於淨室將大黄末一半用開水揉透同各藥末並蟾酥和勻為丸如桐子大硃砂為衣磁瓶收貯

治中寒腹痛、转筋吐泻、手足厥冷并一切时症。

以上诸症用五丸，阴阳水送下，若急病，研化灌下。

治小儿急慢惊风、老年膨胀噎嗝等症，灯心汤调服。

痈疽疔毒及毒虫所伤，捣末，用酒涂敷。孕妇忌服。

锦纹大黄六两，丁香公三钱，母三钱，雄黄三两六钱（飞净），麝香三钱，明天麻三两六钱，茅山苍术三两（用米泔浸透，焙干），蟾酥九钱（用烧酒炖化），麻黄三两六钱（去节），甘草二两四钱（去皮），朱砂三两六钱（飞净）。

上药除蟾酥，余味各研极细末，择天医吉日或端午日，于净室将大黄末一半，用开水揉透，同各药末并蟾酥和匀，为丸如桐子大，朱砂为衣，磁瓶收贮。

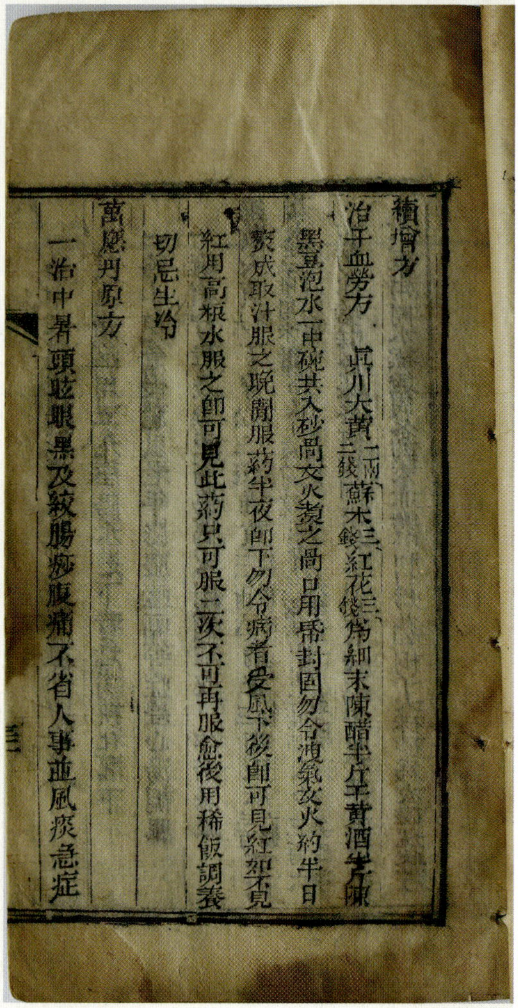

續增方

治干血勞方　真川大黄一兩二錢蘇木三錢紅花三錢共爲細末陳醋半斤干黄酒半斤陳黑豆泡水一中碗共入砂鍋文火煮之鍋口用帋封固勿令洩氣文火約半日熬成取汁服之晚間服藥半夜即下勿令病者受風下後即可見紅如不見紅用高粮水服之即可見此藥只可服二次不可再服愈後用稀飯調養切忌生冷

萬應丹原方

一治中暑頭眩眼黑及絞腸痧腹痛不省人事並風痰急症

续增方

治干血劳方

真川大黄一两二钱，苏木三钱，红花三钱，共为细末。陈醋半斤，干黄酒半斤，陈黑豆泡水一中碗，共入砂锅，文火煮之。锅口用纸封固，勿令泄气。文火约半日熬成，取汁服之。晚间服药，半夜即下，勿令病者受风，下后即可见红。如不见红，用高粮水服之即可见。此药只可服二次，不可再服。愈后用稀饭调养，切忌生冷。

万应丹原方

治中暑头眩眼黑及绞肠痧、腹痛不省人事并风痰急症。

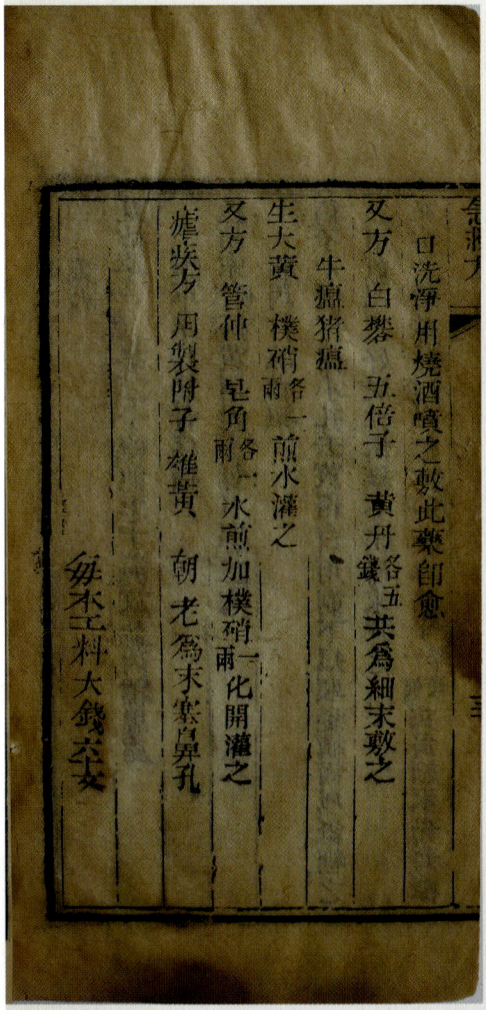
急救方
口洗淨用燒酒噴之敷此藥即愈
又方　白礬　五倍子　黄丹各五錢共爲細末敷之
牛瘟猪瘟
生大黄　樸硝各一兩煎水灌之
又方　管仲　皂角各一兩水煎加樸硝一兩化開灌之
瘧疾方　用製附子　雄黄　朝老爲末塞鼻孔
每本工料大錢六十文

口洗净，用烧酒喷之，敷此药即愈。

又方，白矾、五倍子、黄丹各五钱，共为细末。敷之。

牛瘟猪瘟

生大黄、朴硝各一两，煎水灌之。

又方，贯众、皂角各一两，水煎。加朴硝一两，化开灌之。

疟疾方

用制附子、雄黄、朝老[1]为末，塞鼻孔。

每本工料大钱六十文

1 朝老：疑为“樟脑”。《中华本草》载“樟脑”的异名为“朝脑”。

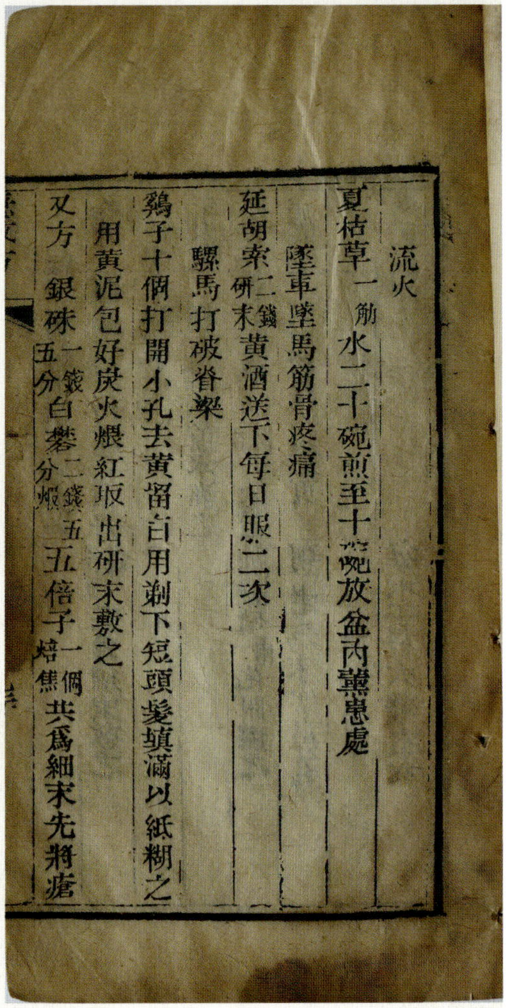

流火

夏枯草一斤 水二十碗煎至十碗放盆內薰患處

墜車墜馬筋骨疼痛

延胡索二錢研末 黃酒送下每日服二次

騾馬打破脊樑

鷄子十個打開小孔去黃留白用剃下短頭髮填滿以紙糊之

用黃泥包好炭火煆紅取出研末敷之

又方 銀硃一錢五分 白礬二錢五分煆 五倍子一個焙焦 共為細末先將瘡

流　火

夏枯草一斤，水二十碗，煎至十碗，放盆内，薰患处。

坠车、坠马筋骨疼痛

延胡索二钱，研末，黄酒送下，每日服二次。

骡马打破脊梁

鸡子十个，打开小孔，去黄留白，用剃下短头发填满，以纸糊之，用黄泥包好，炭火煨红，取出研末敷之。

又方，银朱一钱五分，白矾二钱五分（煅），五倍子一个（焙焦），共为细末。先将疮

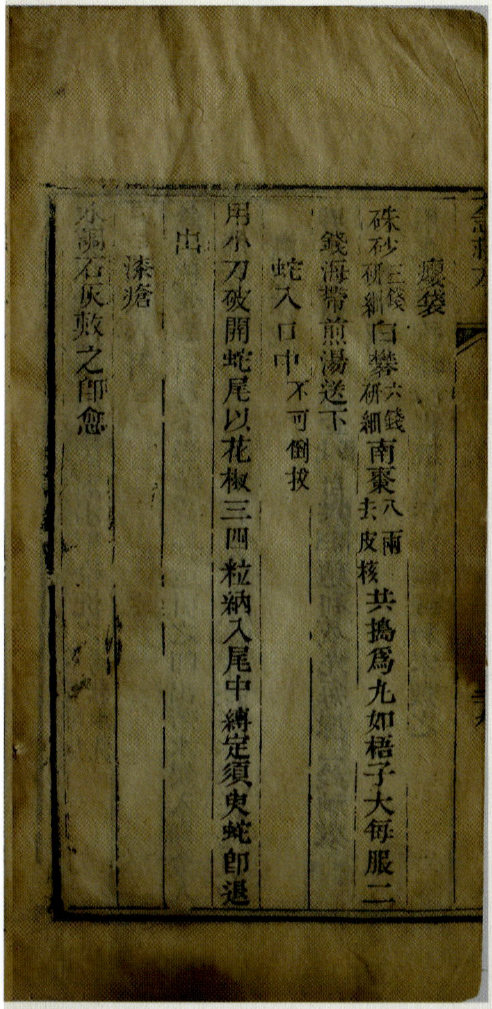
急救方

瘿袋

硃砂三錢研細白礬六錢研細南棗八兩去皮核共搗爲丸如梧子大每服二錢海帶煎湯送下

蛇入口中不可倒拔

用小刀破開蛇尾以花椒三四粒納入尾中縛定須臾蛇卽退出

漆瘡

水調石灰敷之卽愈

瘿　袋

朱砂三钱（研细），白矾六钱（研细），南枣八两（去皮核），共捣，为丸，如梧子大，每服二钱，海带煎汤送下。

蛇入口中不可倒拔

用小刀破开蛇尾，以花椒三四粒，纳入尾中缚定，须臾蛇即退出。

漆　疮

水调石灰，敷之即愈。

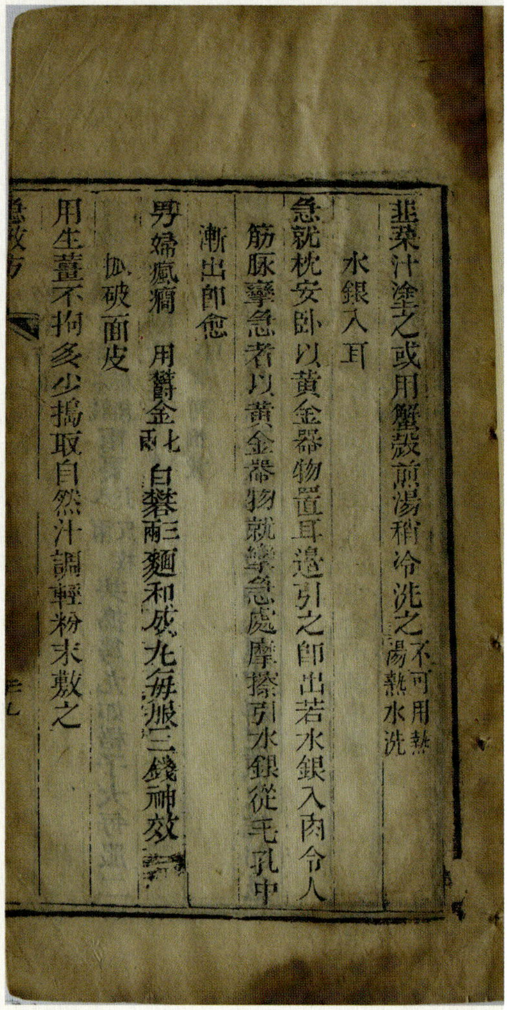

韭菜汁涂之，或用蟹壳煎汤，稍冷洗之不可用热汤、热水洗。

水银入耳

急就枕安卧，以黄金器物置耳边，引之即出。若水银入肉，令人筋脉挛急者，以黄金器物就挛急处摩擦，引水银从毛孔中渐出即愈。

男妇疯痫

用郁金七两，白矾三两，面和成丸。每服三钱，神效。

抓破面皮

用生姜，不拘多少，捣取自然汁，调轻粉末敷之。

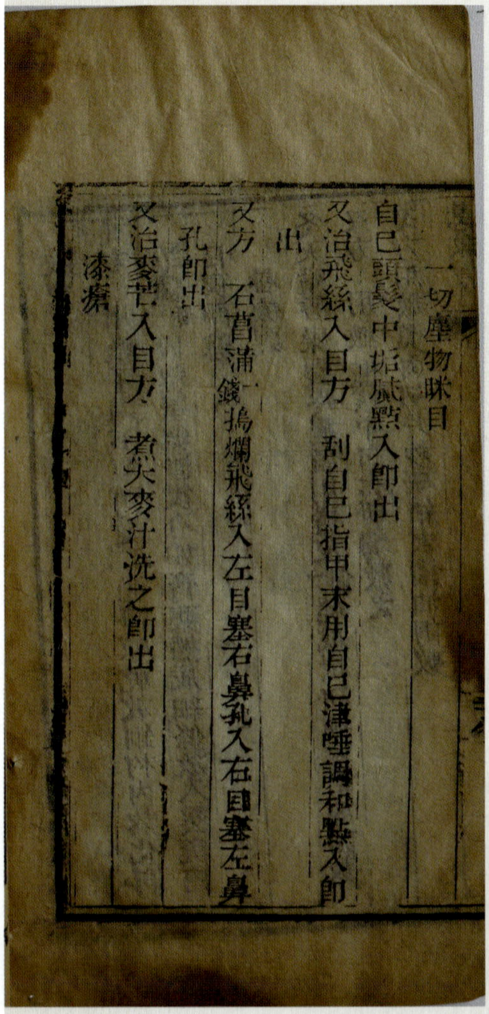
一切塵物眯目
自巳頭髮中垢膩點入即出
又治飛絲入目方　刮自巳指甲末用自巳津唾調和點入即
出
又方　石菖蒲一錢搗爛飛絲入左目塞右鼻孔入右目塞左鼻
孔即出
又治麥芒入目方　煮大麥汁洗之即出
漆瘡

一切尘物眯目

自己头发中垢腻，点入即出。

又治飞丝入目方　刮自己指甲末，用自己津唾调和，点入即出。

又方，石菖蒲一钱捣烂，飞丝入左目，塞右鼻孔，入右目，塞左鼻孔，即出。

又治麦芒入目方　煮大麦汁，洗之即出。

漆　疮

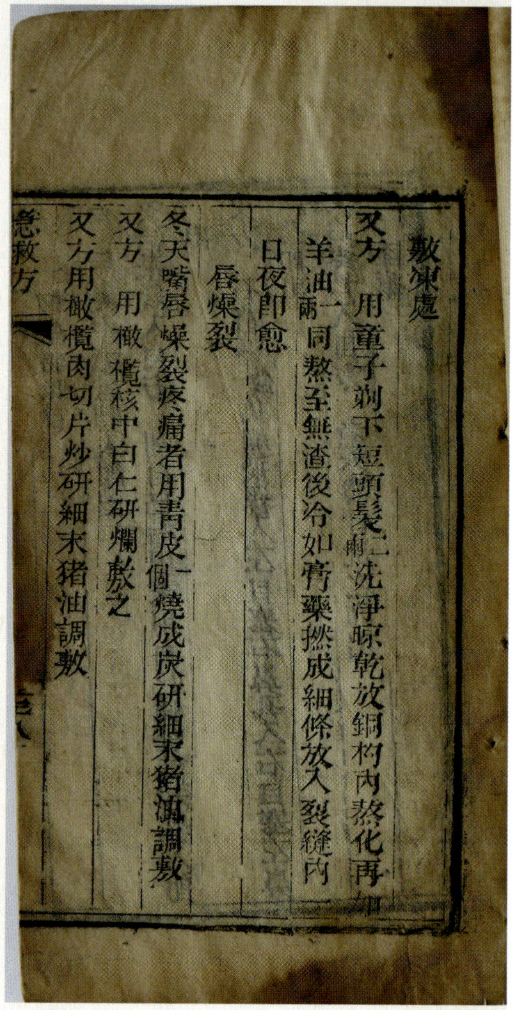

敷冻处。

又方，用童子剃下短头发二两，洗净晾干，放铜勺内熬化，再加羊油一两，同熬至无渣后，冷如膏药，捻成细条，放入裂缝内，日夜即愈。

唇燥裂

冬天嘴唇燥裂疼痛者，用青皮一个，烧成炭，研细末，猪油调敷。

又方，用橄榄核中白仁，研烂敷之。

又方，用橄榄肉切片炒，研细末，猪油调敷。

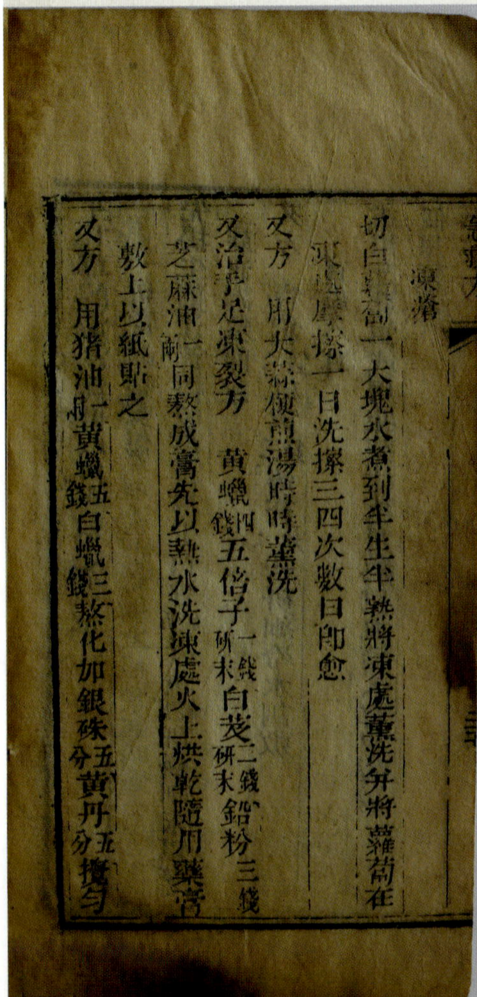

冻 疮

切白萝卜一大块，水煮到半生半熟，将冻处薰洗，并将萝卜在冻处摩擦，一日洗擦三四次，数日即愈。

又方，用大蒜梗煎汤，时时薰洗。

又治手足冻裂方　黄蜡四钱，五倍子一钱（研末），白及二钱（研末），铅粉三钱，芝麻油一两，同熬成膏。先以热水洗冻处，火上烘干，随用药膏敷上，以纸贴之。

又方，用猪油一两，黄蜡五钱，白蜡三钱熬化，加银朱[1]五分，黄丹五分，搅匀，

1 银朱：中药名。是以水银、硫黄和氢氧化钾为原料，经加热升华而制成的硫化汞。

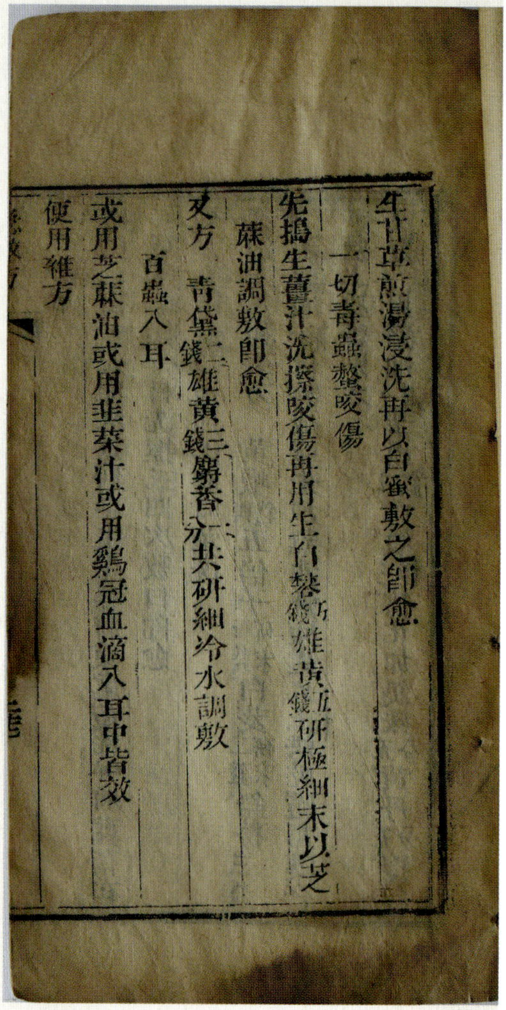

生甘草煎湯浸洗再以白蜜敷之即愈

一切毒蟲螫咬傷

先搗生薑汁洗擦咬傷再用生白礬五錢雄黃五錢研極細末以芝

蔴油調敷即愈

又方　青黛二錢雄黃三錢麝香一分共研細冷水調敷

百蟲入耳

或用芝蔴油或用韭菜汁或用鷄冠血滴入耳中皆效

便用雜方

生甘草煎汤浸洗，再以白蜜敷之，即愈。

一切毒虫螫咬伤

先捣生姜汁，洗擦咬伤，再用生白矾五钱，雄黄五钱，研极细末，以芝麻油调敷，即愈。

又方，青黛二钱，雄黄三钱，麝香一分，共研细，冷水调敷。

百虫入耳

或用芝麻油，或用韭菜汁，或用鸡冠血，滴入耳中，皆效。

便用杂方

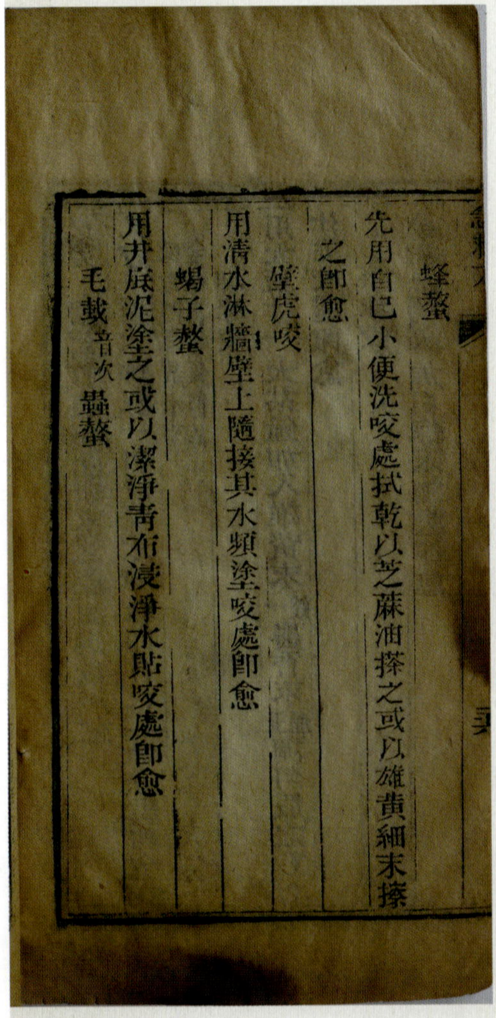
蜂螫
先用自已小便洗咬處拭乾以芝蔴油搽之或以雄黃細末擦之即愈
壁虎咬
用清水淋牆壁上隨接其水頻塗咬處即愈
蝎子螫
用井底泥塗之或以潔淨青布浸淨水貼咬處即愈
毛蛓音次蟲螫

蜂　螫

先用自己小便洗咬处，拭干，以芝麻油搽之，或以雄黄细末擦之，即愈。

壁虎咬

用清水淋墙壁上，随接其水，频涂咬处即愈。

蝎子螫

用井底泥涂之，或以洁净青布浸净水，贴咬处，即愈。

毛蛓[1]音“次”虫螫

1 毛蛓：一种毛虫，刺蛾科黄刺蛾的幼虫。俗称“洋辣子”。

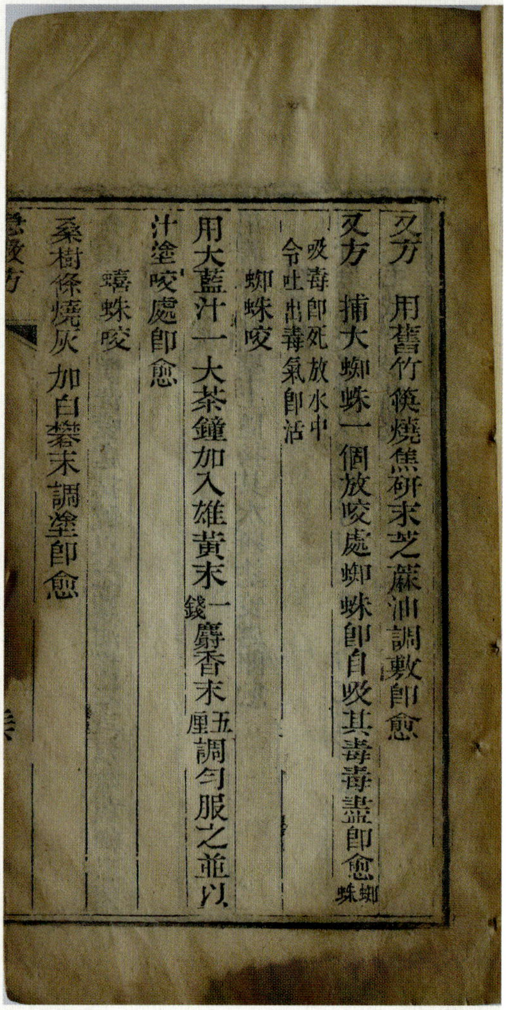

又方，用旧竹筷烧焦研末，芝麻油调敷即愈。

又方，捕大蜘蛛一个，放咬处，蜘蛛即自吸其毒，毒尽即愈蜘蛛吸毒即死，放水中，令吐出毒气即活。

蜘蛛咬

用大蓝汁一大茶钟，加入雄黄末一钱，麝香末五厘，调匀服之，并以汁涂咬处即愈。

蟢蛛[1]咬

桑树条烧灰，加白矾末，调涂即愈。

1 蟢蛛：蜘蛛的一种。身体细长，暗褐色，足很长，多在室内墙壁间结网，其网被认为象八卦，以为是喜庆的预兆，故亦称为“蟢子”。

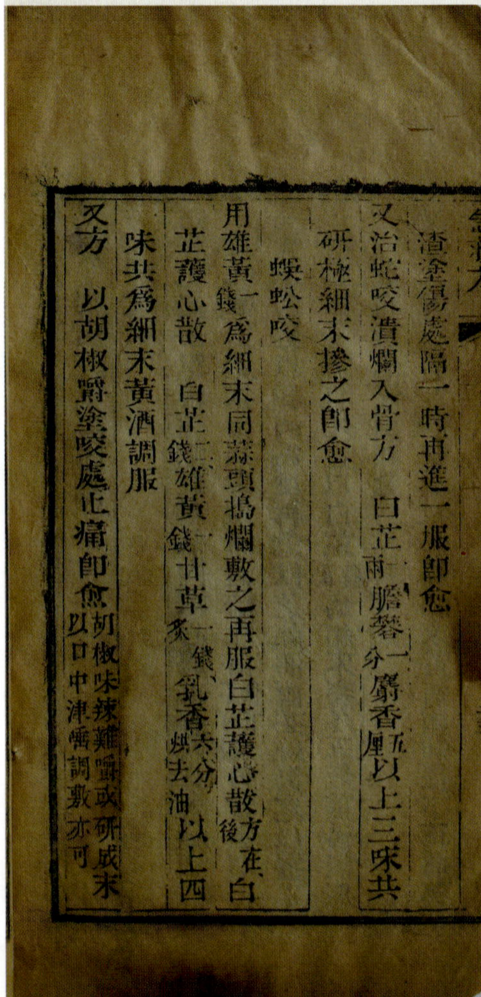

急救方

渣塗傷處隔一時再進一服即愈

又治蛇咬潰爛入骨方　白芷一兩膽礬一分麝香五厘以上三味共研極細末摻之即愈

蜈蚣咬

用雄黃一錢爲細末同蒜頭搗爛敷之再服白芷護心散方在後白芷護心散　白芷二錢雄黃一錢甘草一錢炙乳香六分烘去油以上四味共爲細末黃酒調服

又方　以胡椒嚼塗咬處止痛即愈胡椒味辣難嚼或研成末以口中津唾調敷亦可

渣涂伤处，隔一时再进一服，即愈。

又治蛇咬溃烂入骨方　白芷一两，胆矾一分，麝香五厘，以上三味，共研极细末，掺之即愈。

蜈蚣咬

用雄黄一钱为细末，同蒜头捣烂敷之，再服白芷护心散方在后。

白芷护心散　白芷二钱，雄黄一钱，甘草一钱（炙），乳香六分（烘，去油），以上四味，共为细末，黄酒调服。

又方，以胡椒嚼涂咬处，止痛即愈胡椒味辣难嚼，或研成末，以口中津唾调敷亦可。

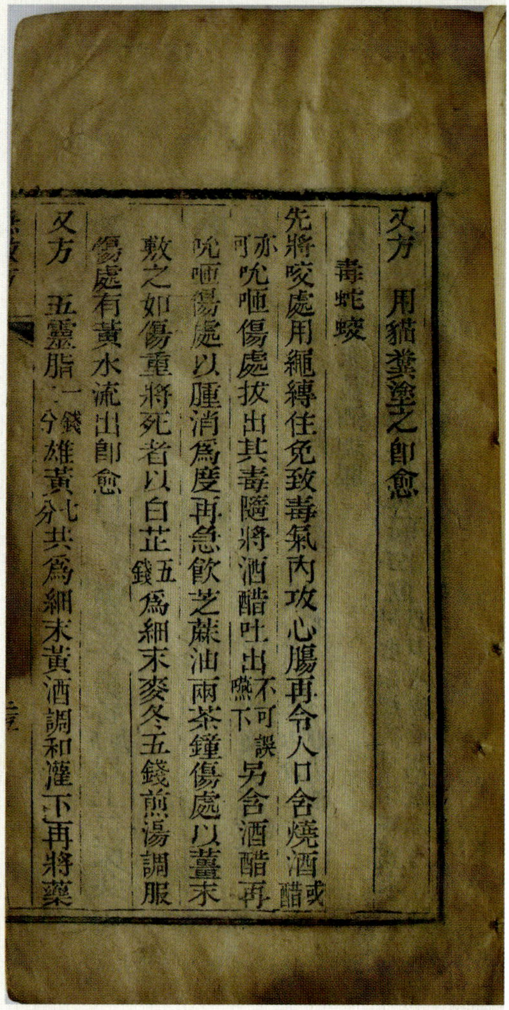
又方 用貓糞塗之卽愈
毒蛇蛟
先將咬處用繩縛住免致毒氣內攻心腸再令人口含燒酒或醋
亦可吮咂傷處拔出其毒隨將酒醋吐出不可誤嚥下另含酒醋再
吮咂傷處以腫消爲度再急飲芝蔴油兩茶鍾傷處以薑末
敷之如傷重將死者以白芷五錢爲細末麥冬五錢煎湯調服
傷處有黃水流出卽愈
又方 五靈脂一錢二分雄黃七分共爲細末黃酒調和灌下再將藥

又方，用猫粪涂之，即愈。

毒蛇咬

先将咬处用绳缚住，免致毒气内攻心肠。再令人口含烧酒或醋亦可，吮咂伤处，拔出其毒，随将酒（醋）吐出不可误咽下。另含酒（醋），再吮咂伤处，以肿消为度，再急饮芝麻油两茶钟，伤处以姜末敷之。如伤重将死者，以白芷五钱为细末，麦冬五钱煎汤调服，伤处有黄水流出即愈。

又方，五灵脂一钱二分，雄黄七分，共为细末，黄酒调和灌下。再将药

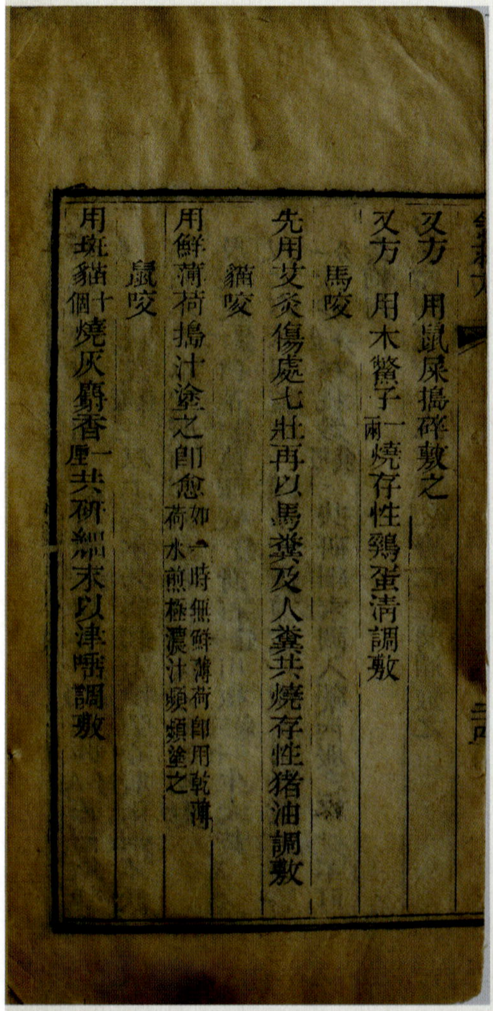
又方 用鼠屎搗碎敷之
又方 用木鼈子一兩燒存性鷄蛋清調敷
馬咬
先用艾灸傷處七壯再以馬糞及人糞共燒存性猪油調敷
貓咬
用鮮薄荷搗汁塗之即愈如一時無鮮薄荷即用乾薄荷水煎極濃汁頻頻塗之
鼠咬
用斑貓十個燒灰麝香一厘共研細末以津唾調敷

又方，用鼠屎捣碎敷之。

又方，用木鳖子一两，烧存性，鸡蛋清调敷。

马　咬

先用艾，灸伤处七壮，再以马粪及人粪共烧存性，猪油调敷。

猫　咬

用鲜薄荷捣汁，涂之即愈如一时无鲜薄荷，即用干薄荷，水煎极浓汁，频频涂之。

鼠　咬

用斑蝥十个，烧灰，麝香一厘，共研细末，以津唾调敷。

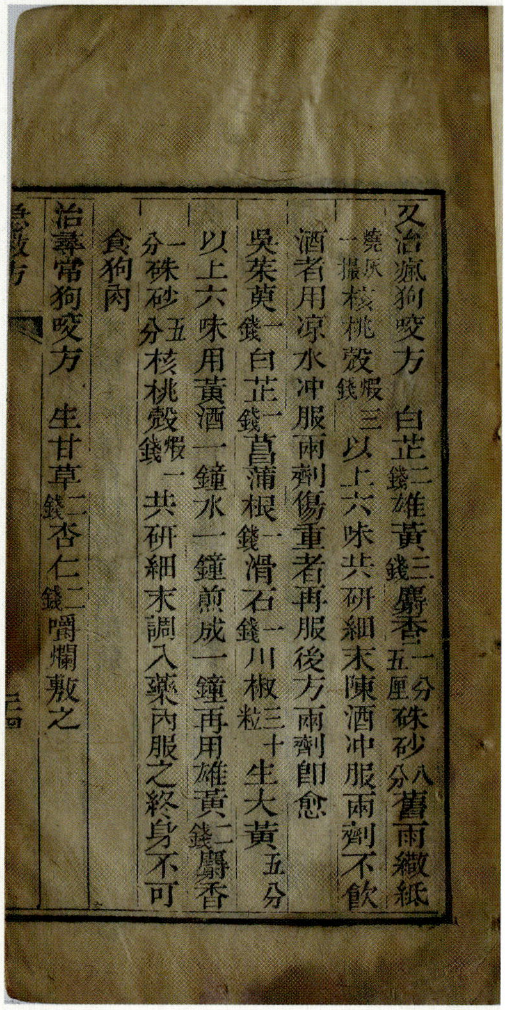

又治瘋狗咬方　白芷二錢雄黃三錢麝香一分五厘硃砂八分舊雨繖紙燒灰一撮核桃殼煅三錢以上六味共研細末陳酒冲服兩劑不飲酒者用涼水冲服兩劑傷重者再服後方兩劑即愈

吳茱萸一錢白芷一錢菖蒲根一錢滑石一錢川椒三十粒生大黃五分以上六味用黃酒一鐘水一鐘煎成一鐘再用雄黃二錢麝香一分硃砂五分核桃殼煅一錢共研細末調入藥內服之終身不可食狗肉

治尋常狗咬方　生甘草二錢杏仁二錢嚼爛敷之

又治疯狗咬方　白芷二钱，雄黄三钱，麝香一分五厘，朱砂八分，旧雨伞纸（烧灰）一撮，核桃壳（煅）三钱，以上六味，共研细末，陈酒冲服两剂，不饮酒者，用凉水冲服两剂，伤重者，再服后方两剂，即愈。

吴茱萸一钱，白芷一钱，菖蒲根一钱，滑石一钱，川椒三十粒，生大黄五分，以上六味，用黄酒一钟，水一钟，煎成一钟。再用雄黄二钱，麝香一分，朱砂五分，核桃壳（煅）一钱，共研细末，调入药内，服之，终身不可食狗肉。

治寻常狗咬方　生甘草二钱，杏仁二钱，嚼烂敷之。

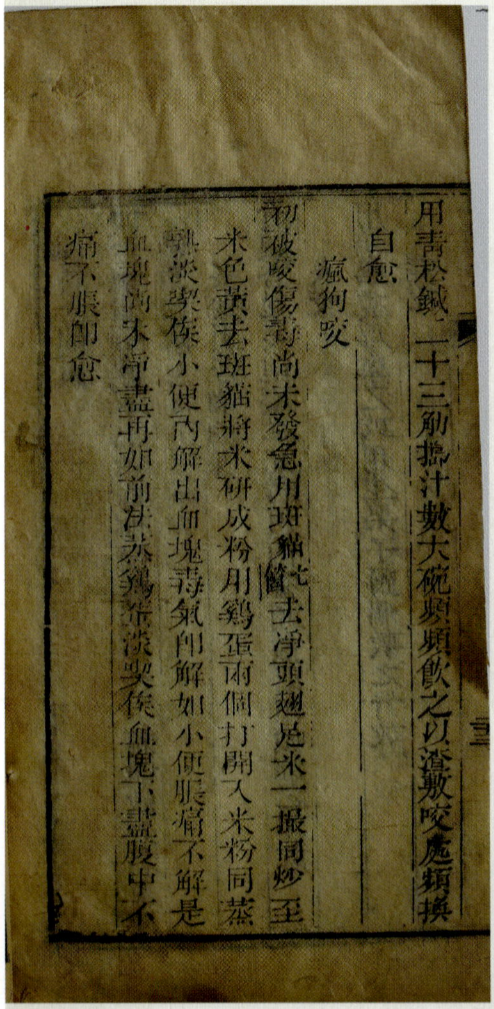

用青松鍼二十三觔擣汁數大碗頻頻飲之以渣敷咬處頻換
自愈
瘋狗咬
初被咬傷毒尚未發急用斑貓七箇去淨頭翅足米一撮同炒至
米色黃去斑貓將米研成粉用鷄蛋兩個打開入米粉同蒸
熟淡喫俟小便內解出血塊毒氣即解如小便脹痛不解是
血塊尚未淨盡再如前法蒸鷄蛋淡喫俟血塊下盡腹中不
痛不脹即愈

用青松针二十三斤，捣汁数大碗，频频饮之，以渣敷咬处，频换，自愈。

疯狗咬

初被咬伤，毒尚未发，急用斑蝥七个，去净头翅足，米一撮，同炒至米色黄，去斑蝥，将米研成粉，用鸡蛋两个，打开入米粉，同蒸熟，淡吃，俟小便内解出血块，毒气即解。如小便胀痛不解，是血块尚未净尽，再如前法蒸鸡蛋，淡吃，俟血块下尽，腹中不痛不胀，即愈。

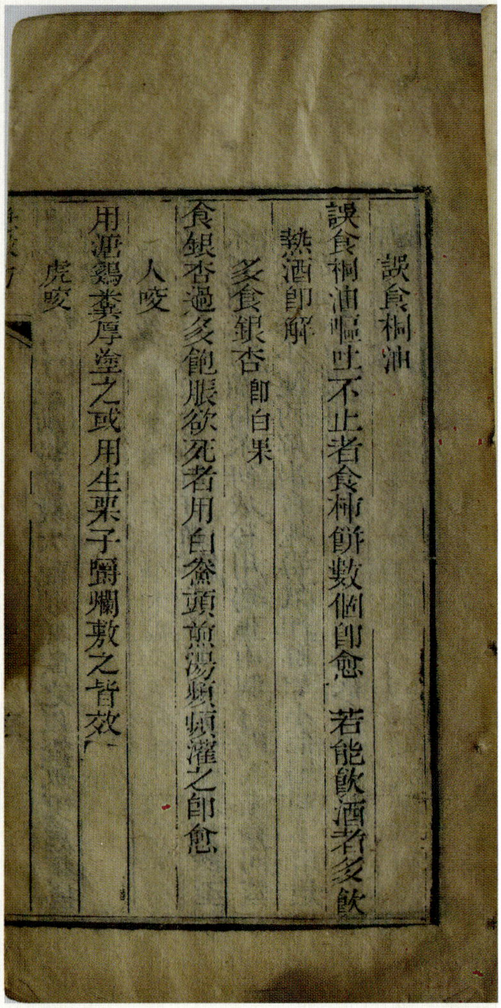
誤食桐油

誤食桐油嘔吐不止者食柿餅數個卽愈 若能飲酒者多飲

熱酒卽解

多食銀杏卽白果

食銀杏過多飽脹欲死者用白鮝頭煎湯頻頻灌之卽愈

人咬

用溏鷄糞厚塗之或用生栗子嚼爛敷之皆效

虎咬

误食桐油[1]

误食桐油，呕吐不止者，食柿饼数个即愈。若能饮酒者，多饮热酒即解。

多食银杏即白果

食银杏过多，饱胀欲死者，用白鲞[2]头煎汤，频频灌之即愈。

人　咬

用溏鸡粪厚涂之，或用生栗子嚼烂敷之，皆效。

虎　咬

1 桐油：油桐果实榨出的油，有毒。

2 白鲞：（xiǎng，音"想"）用大黄鱼加工制成的咸干品。

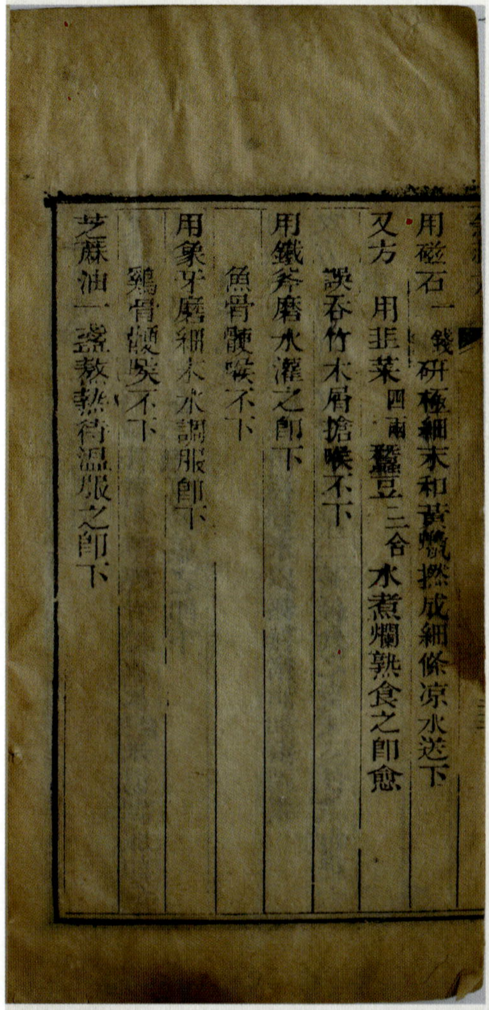
用磁石一錢研極細末和黃蠟撚成細條涼水送下
又方　用韭菜四兩蠶豆三合　水煮爛熟食之即愈
誤吞竹木屑搶喉不下
用鐵斧磨水灌之即下
魚骨鯁喉不下
用象牙磨細末水調服即下
鷄骨鯁喉不下
芝麻油一盞熬熱待溫服之即下

用磁石一钱，研极细末，和黄蜡撚成细条，凉水送下。

又方，用韭菜四两，蚕豆三合，水煮烂熟，食之即愈。

误吞竹木屑抢喉不下

用铁斧磨水，灌之即下。

鱼骨鲠喉不下

用象牙磨细末，水调服即下。

鸡骨鲠喉不下

芝麻油一盏，熬热待温，服之即下。

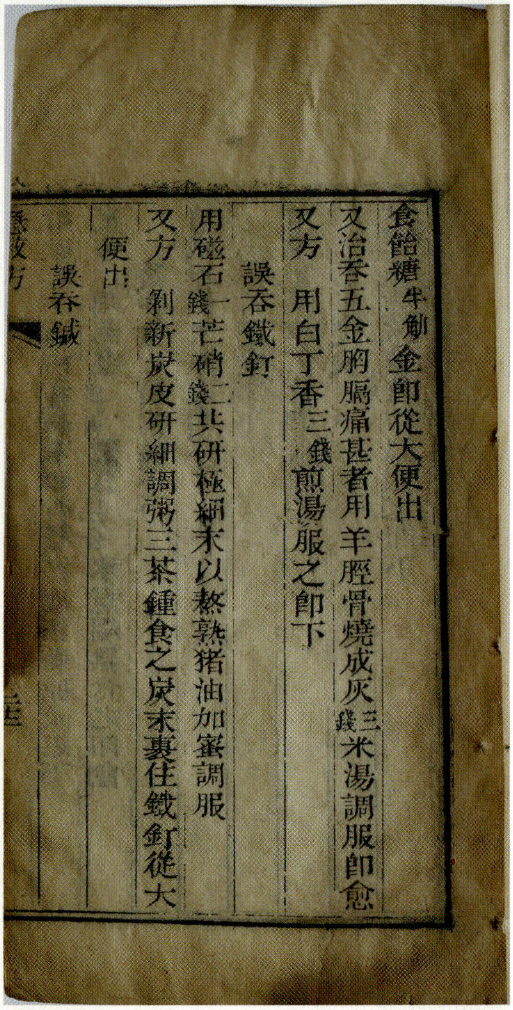
食飴糖半觔金即從大便出
又治吞五金胸膈痛甚者用羊脛骨燒成灰三錢米湯調服即愈
又方　用白丁香三錢煎湯服之即下
誤吞鐵釘
用磁石一錢芒硝二錢共研極細末以熬熟猪油加蜜調服
又方　剥新炭皮研細調粥三茶鍾食之炭末裹住鐵釘從大
便出
誤吞鍼

食饴糖半斤，金即从大便出。

又治吞五金胸膈痛甚者　用羊胫骨烧成灰三钱，米汤调服，即愈。

又方，用白丁香三钱，煎汤服之即下。

误吞铁钉

用磁石一钱，芒硝二钱，共研极细末，以熬熟猪油加蜜调服。

又方，剥新炭皮研细，调粥三茶钟食之。炭末裹住铁钉，从大便出。

误吞针

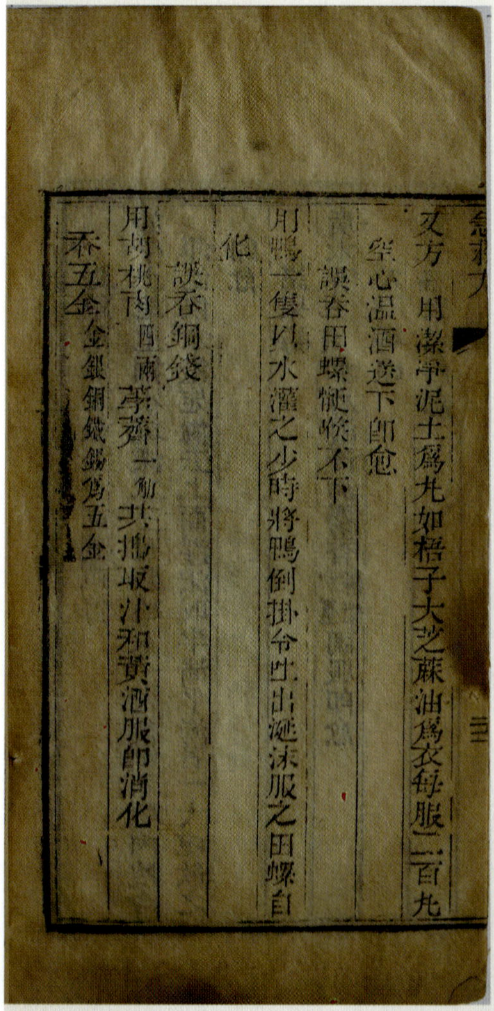

急救方
又方用潔淨泥土爲丸如梧子大芝麻油爲衣每服二百丸
空心温酒送下即愈
誤吞田螺𩈬喉不下
用鴨一隻以水灌之少時將鴨倒掛令吐出涎沫服之田螺自
化
誤吞銅錢
用胡桃肉四兩荸薺一觔共擣取汁和黄酒服即消化
吞五金金銀銅鐵錫爲五金

又方，用洁净泥土为丸，如梧子大，芝麻油为衣，每服二百丸，空心温酒送下即愈。

误吞田螺骾喉不下

用鸭一只，以水灌之，少时将鸭倒挂，令吐出涎沫，服之，田螺自化。

误吞铜钱

用胡桃肉四两，荸荠一斤，共捣取汁，和黄酒服，即消化。

吞五金金银铜铁锡为五金

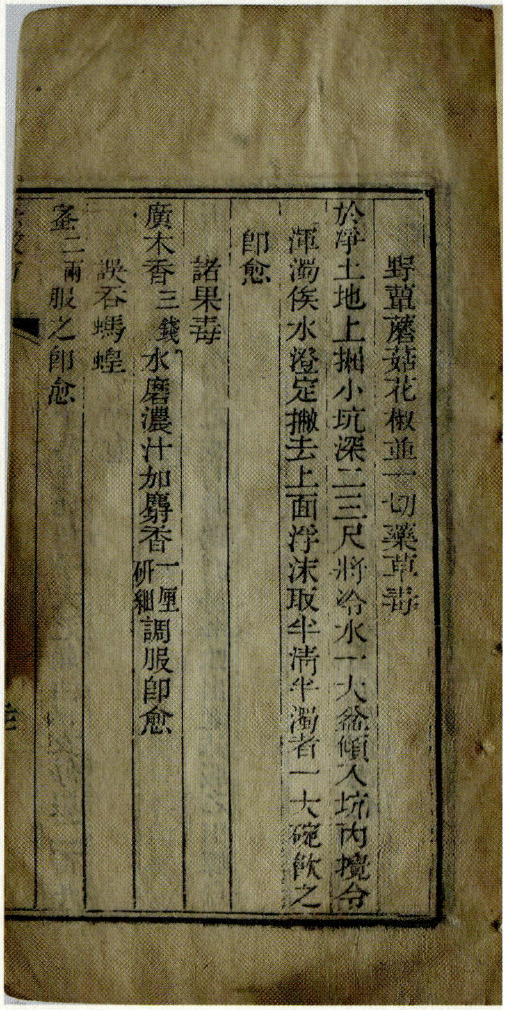
野蕈蘑菇花椒並一切藥草毒
於淨土地上掘小坑深二三尺將冷水一大盆傾入坑內攪令渾濁俟水澄定撇去上面浮沫取半清半濁者一大碗飲之即愈
諸果毒
廣木香三錢水磨濃汁加麝香一厘研細調服即愈
誤吞螞蝗
蜜二兩服之即愈

野蕈、蘑菇、花椒并一切药草毒

于净土地上掘小坑，深二三尺，将冷水一大盆，倾入坑内，搅令浑浊，俟水澄定，撇去上面浮沫，取半清半浊者一大碗，饮之即愈。

诸果毒

广木香三钱，水磨浓汁，加麝香一厘，研细，调服即愈。

误吞蚂蝗[1]

蜜二两，服之即愈。

1 蚂蝗：又作“蚂蟥”，即水蛭。

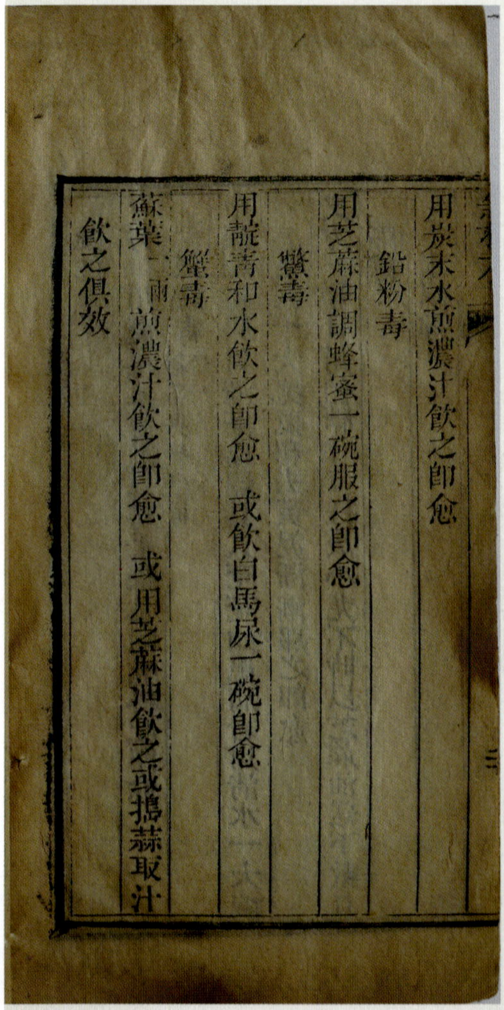

用炭末水煎濃汁飲之卽愈

鉛粉毒

用芝蔴油調蜂蜜一碗服之卽愈

鱉毒

用靛青和水飲之卽愈　或飲白馬尿一碗卽愈

蟹毒

蘇葉一兩煎濃汁飲之卽愈　或用芝蔴油飲之或搗蒜取汁

飲之俱效

用炭末，水煎浓汁，饮之即愈。

铅粉毒

用芝麻油调蜂蜜一碗，服之即愈。

鳖　毒

用靛青和水，饮之即愈。或饮白马尿一碗，即愈。

蟹　毒

苏叶一两，煎浓汁，饮之即愈。或用芝麻油饮之，或捣蒜取汁，饮之俱效。

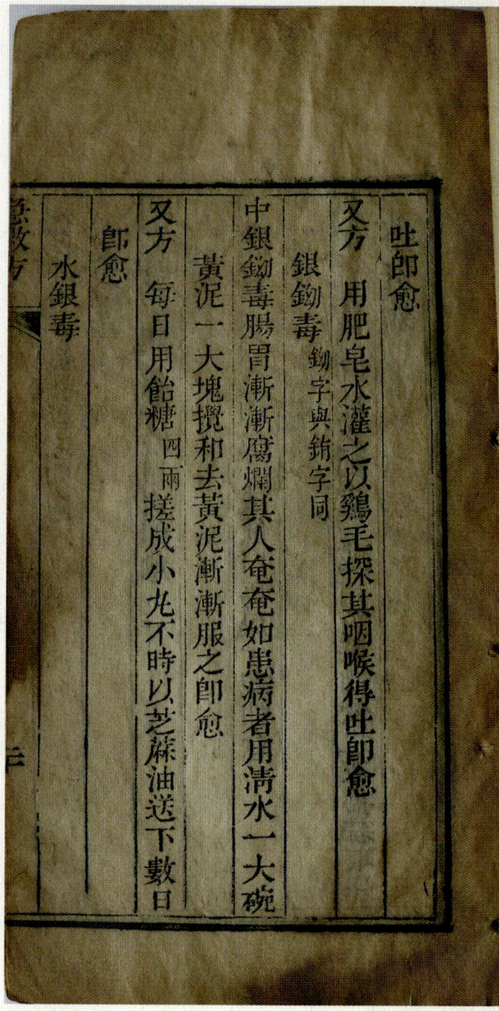
吐即愈
又方用肥皂水灌之以鷄毛探其咽喉得吐即愈
銀鉚毒鉚字與銪字同
中銀鉚毒腸胃漸漸腐爛其人奄奄如患病者用清水一大碗
黃泥一大塊攪和去黃泥漸漸服之即愈
又方每日用飴糖四兩搓成小丸不時以芝蔴油送下數日
即愈
水銀毒

吐即愈。

又方，用肥皂水灌之，以鸡毛探其咽喉，得吐即愈。

银铷毒铷字与铕[1]字同

中银铷毒，肠胃渐渐腐烂，其人奄奄[2]如患病者。用清水一大碗，黄泥一大块，搅和，去黄泥，渐渐服之即愈。

又方，每日用饴糖四两，搓成小丸，不时以芝麻油送下，数日即愈。

水银毒

1 铕：（yǒu，音有）一种金属元素，银白色。
2 奄奄：气息微弱的样子。

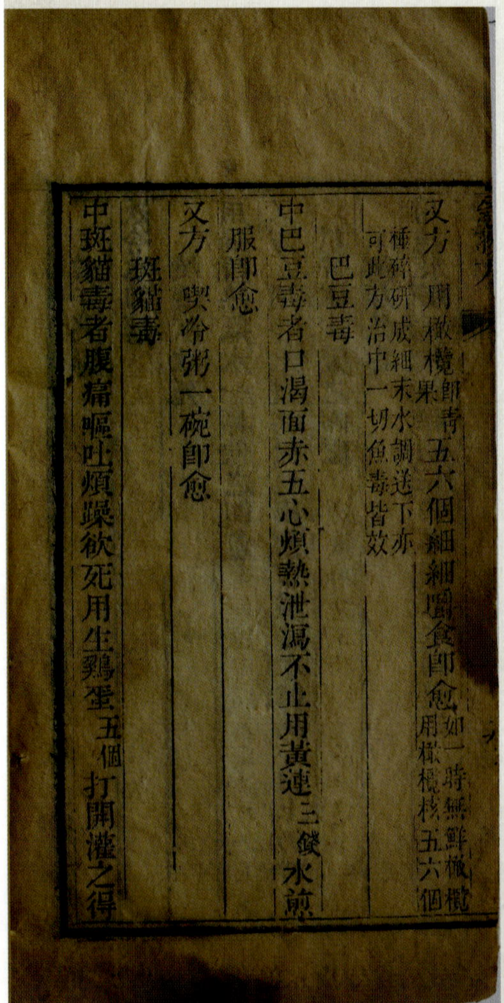

又方，用橄榄即青果五六个，细细嚼食即愈如一时无鲜橄榄，用橄榄核五六个捶碎，研成细末，水调送下亦可，此方治中一切鱼毒，皆效。

巴豆毒

中巴豆毒者，口渴面赤，五心烦热，泄泻不止。用黄连三钱，水煎服即愈。

又方，吃冷粥一碗，即愈。

斑蝥毒

中斑蝥毒者，腹痛呕吐，烦躁欲死。用生鸡蛋五个，打开灌之，得

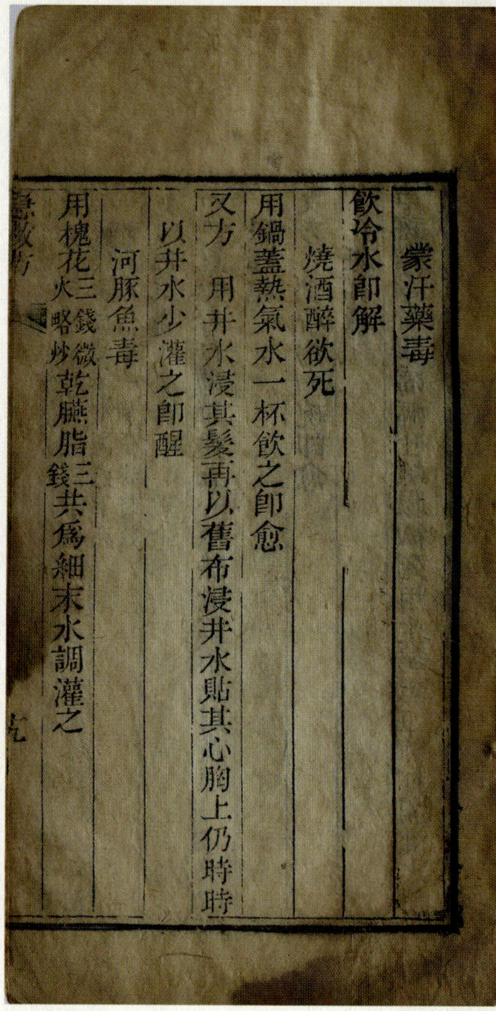

蒙汗药毒

饮冷水即解。

烧酒醉欲死

用锅盖热气水一杯，饮之即愈。

又方，用井水浸其发，再以旧布浸井水，贴其心胸上，仍时时以井水少灌之，即醒。

河豚鱼毒

用槐花三钱（微火略炒），干胭脂三钱，共为细末，水调，灌之。

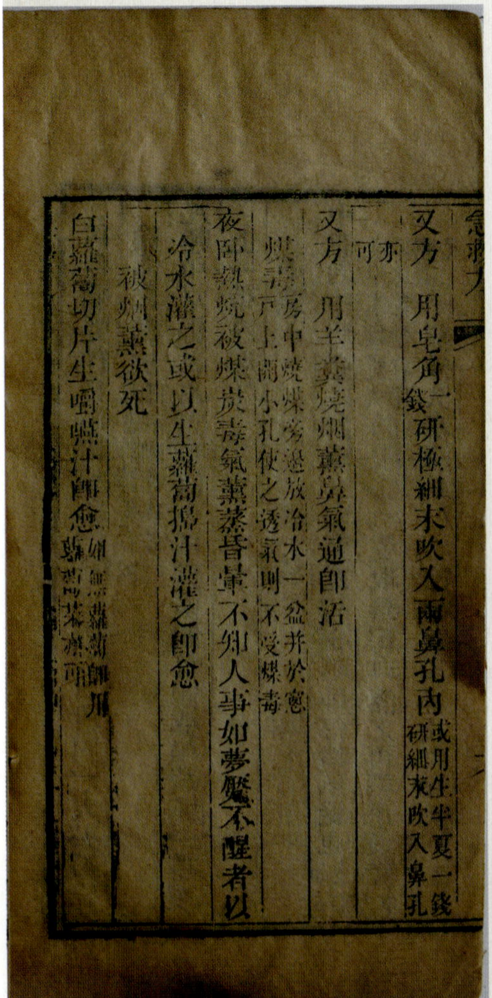

急救方

又方　用皂角一錢研極細末吹入兩鼻孔內或用生半夏一錢研細末吹入鼻孔亦可

又方　用羊糞燒烟薰鼻氣通即活

煤毒房中燒煤旁邊放冷水一盆并於窗戶上開小孔使之透氣則不受煤毒

夜卧熱炕被煤炭毒氣薰蒸昏暈不知人事如夢魘不醒者以冷水灌之或以生蘿蔔搗汁灌之即愈

被烟薰欲死

白蘿蔔切片生嚼嚥汁即愈如無蘿蔔即用蘿蔔葉亦可

又方，用皂角一钱，研极细末，吹入两鼻孔内或用生半夏一钱，研细末，吹入鼻孔，亦可。

又方，用羊粪烧烟薰鼻，气通即活。

煤　毒

房中烧煤，旁边放冷水一盆，并于窗户上开小孔，使之透气，则不受煤毒。

夜卧热炕，被煤炭毒气薰蒸，昏晕不知人事，如梦魇不醒者，以冷水灌之，或以生萝卜捣汁，灌之即愈。

被烟薰欲死

白萝卜切片，生嚼咽汁即愈如无萝卜，即用萝卜叶亦可。

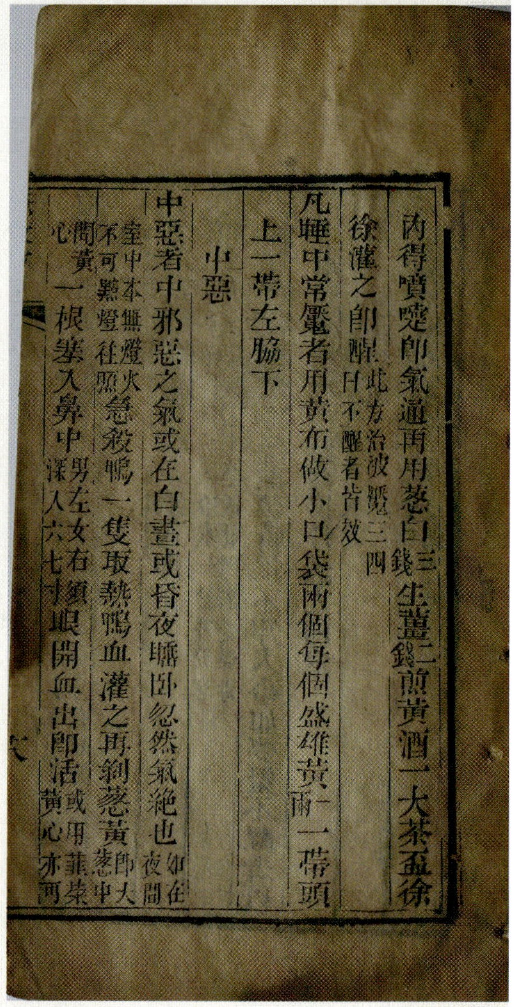

内，得喷嚏即气通。再用葱白三钱，生姜二钱，煎黄酒一大茶杯，徐徐灌之，即醒此方治被魇三四日不醒者，皆效。

凡睡中常魇者，用黄布做小口袋两个，每个盛雄黄一两，一带头上，一带左胁下。

中　恶

中恶者，中邪恶之气，或在白昼，或昏夜睡卧，忽然气绝也如在夜间，室中本无灯火，不可点灯往照。急杀鸭一只，取热鸭血灌之，再剥葱黄即大葱中间黄心一根，塞入鼻中男左女右，须深入六七寸，眼开血出即活或用韭菜黄心亦可。

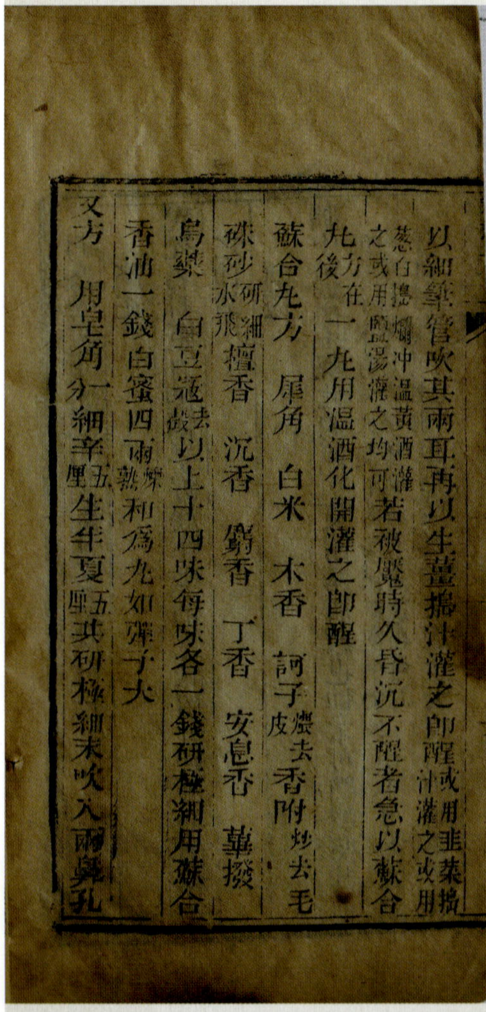
以細筆管吹其兩耳再以生薑搗汁灌之即醒或用韭菜搗汁灌之或用
葱白搗爛冲温黄酒灌之或用鹽湯灌之均可若被魘時久昏沉不醒者急以蘇合
丸方在後一丸用温酒化開灌之即醒
蘇合丸方 犀角 白米 木香 訶子煨去皮 香附炒去毛
硃砂研細水飛 檀香 沉香 麝香 丁香 安息香 蓽撥
烏藥 白豆蔻去殼 以上十四味每味各一錢研極細用蘇合
香油一錢白蜜四兩煉熟和為丸如彈子大
又方 用皂角一分細辛五厘生半夏五厘共研極細末吹入兩鼻孔

以细笔管吹其两耳，再以生姜捣汁灌之，即醒或用韭菜捣汁灌之，或用葱白捣烂，冲温黄酒灌之，或用盐汤灌之，均可。若被魇时久，昏沉不醒者，急以苏合丸方在后一丸，用温酒化开，灌之即醒。

苏合丸方　犀角、白米、木香、诃子（煨，去皮）、香附（炒，去毛）、朱砂（研细，水飞）、檀香、沉香、麝香、丁香、安息香、荜茇、乌药、白豆蔻去壳，以上十四味，每味各一钱，研极细，用苏合香油一钱，白蜜四两炼熟，和为丸，如弹子大。

又方，用皂角一分，细辛五厘，生半夏五厘，共研极细末，吹入两鼻孔

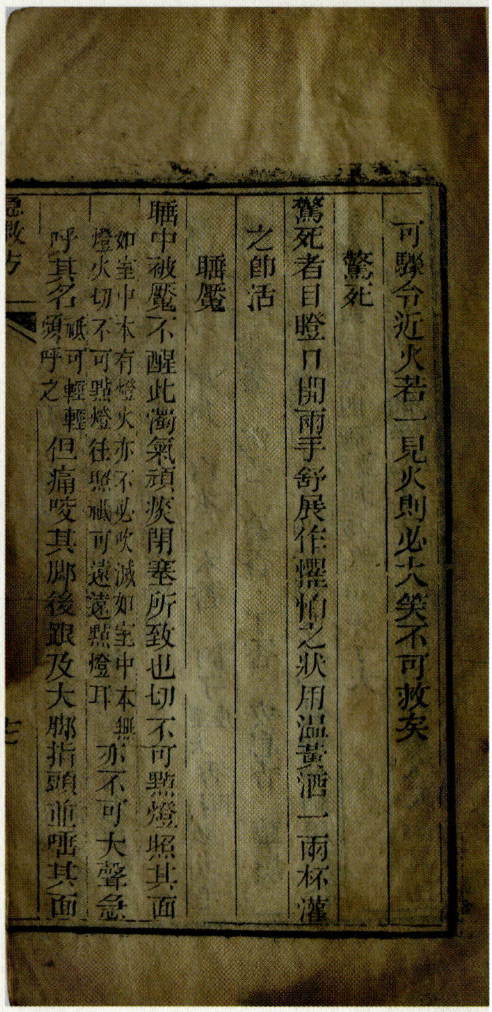
可驟令近火若一見火則必大笑不可救矣

驚死

驚死者目瞪口開兩手舒展作懼怕之狀用溫黃酒一兩杯灌之即活

睡魘

睡中被魘不醒此濁氣頑痰閉塞所致也切不可點燈照其面如室中本有燈火亦不必吹滅如室中本無燈火切不可點燈往照祇可遠遠點燈耳亦不可大聲急呼其名祇可輕輕頻呼之但痛咬其腳後跟及大腳指頭並唾其面

急救方 七

可骤令近火，若一见火，则必大笑，不可救矣。

惊　死

惊死者，目瞪口开，两手舒展，作惧怕之状。用温黄酒一两杯，灌之即活。

睡　魇

睡中被魇不醒，此浊气顽痰闭塞所致也。切不可点灯照其面如室中本有灯火，亦不必吹灭，如室中本无灯火，切不可点灯往照，只可远远点灯耳，亦不可大声急呼其名只可轻轻频呼之，但痛咬其脚后跟及大脚指头，并唾其面，

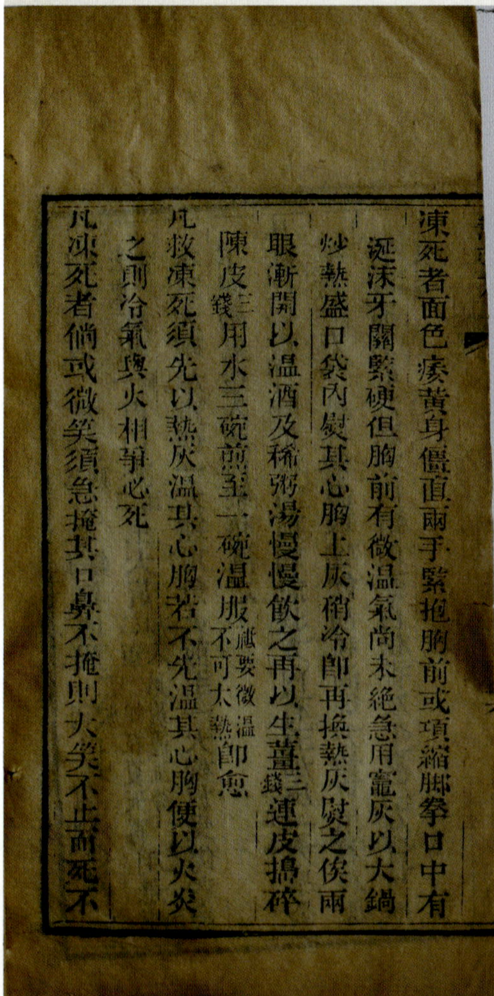

凍死者面色痿黃身僵直兩手緊抱胸前或項縮脚拳口中有
涎沫牙關緊硬但胸前有微溫氣尚未絶急用竈灰以大鍋
炒熱盛口袋内熨其心胸上灰稍冷即再換熱灰熨之俟兩
眼漸開以溫酒及稀粥湯慢慢飲之再以生薑三錢連皮搗碎
陳皮三錢用水三碗煎至一碗溫服只要微溫不可太熱即愈
凡救凍死須先以熱灰溫其心胸若不先溫其心胸便以火炎
之則冷氣與火相爭必死
凡凍死者倘或微笑須急掩其口鼻不掩則大笑不止而死不

冻死者面色痿黄，身僵直，两手紧抱胸前，或项缩脚拳，口中有涎沫，牙关紧硬，但胸前有微温，气尚未绝，急用灶灰以大锅炒热，盛口袋内，熨其心胸上，灰稍冷即再换热灰熨之。俟两眼渐开，以温酒及稀粥汤慢慢饮之。再以生姜三钱（连皮捣碎），陈皮三钱，用水三碗煎至一碗，温服只要微温，不可太热，即愈。

凡救冻死，须先以热灰温其心胸。若不先温其心胸，便以火炎之，则冷气与火相争，必死。

凡冻死者，倘或微笑，须急掩其口鼻，不掩则大笑不止而死。不

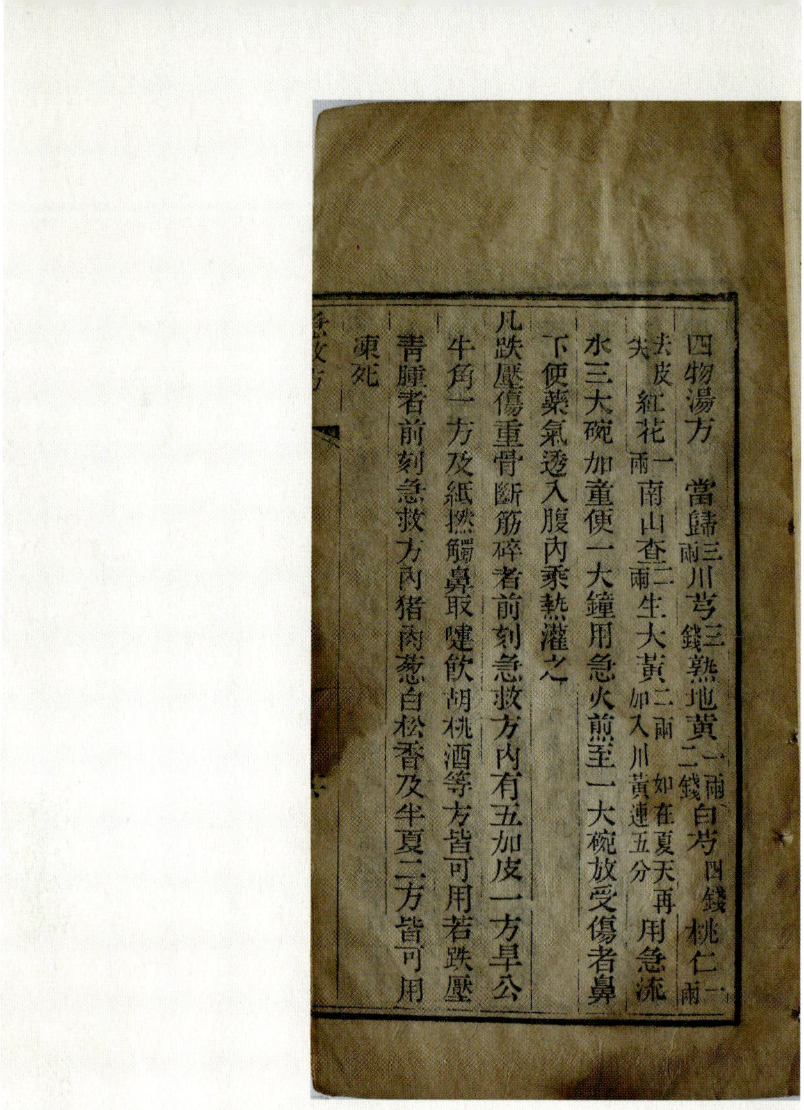

四物湯方　當歸三兩川芎三錢熟地黃一兩二錢白芍四錢桃仁一兩去皮尖紅花一兩南山查二兩生大黃二兩如在夏天再加入川黃連五分用急流水三大碗加童便一大鐘用急火煎至一大碗放受傷者鼻下便藥氣透入腹內乘熱灌之

凡跌壓傷重骨斷筋碎者前刻急救方內有五加皮一方旱公牛角一方及紙撚觸鼻取嚏飲胡桃酒等方皆可用若跌壓青腫者前刻急救方內猪肉葱白松香及半夏二方皆可用

凍死

四物汤方　当归三两，川芎三钱，熟地黄一两二钱，白芍四钱，桃仁一两（去皮尖），红花一两，南山楂二两，生大黄二两，如在夏天，再加入川黄连五分，用急流水三大碗，加童便一大钟，用急火煎至一大碗，放受伤者鼻下，使药气透入腹内，乘热灌之。

凡跌压伤重骨断筋碎者，前刻《急救方》内有五加皮一方，旱公牛角一方及纸捻触鼻取嚏、饮胡桃酒等方，皆可用。若跌压青肿者，前刻《急救方》内猪肉葱白松香及半夏二方，皆可用。

冻　死

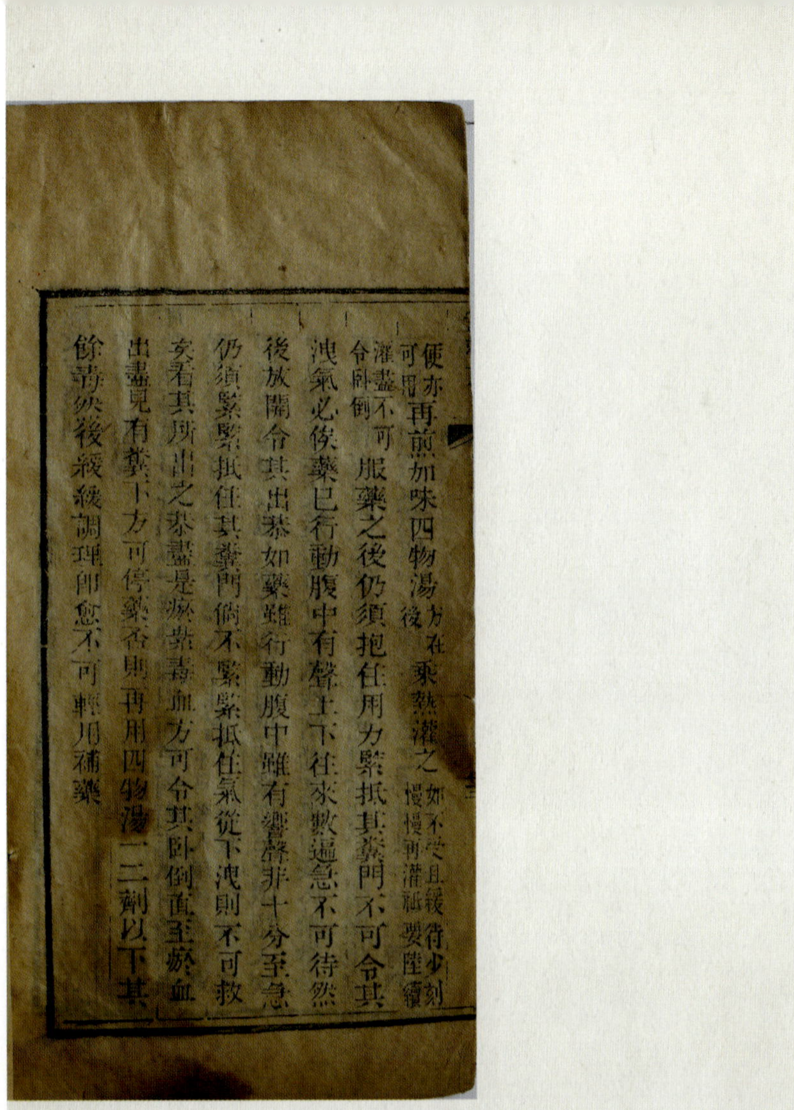
便亦可用再煎加味四物湯方在後乘熱灌之如不受且緩待少刻慢慢再灌祇要陸續灌盡不可令卧倒服藥之後仍須抱住用力緊抵其糞門不可令其洩氣必俟藥已行動腹中有聲上下往來數遍急不可待然後放開令其出恭如藥雖行動腹中雖有響聲非十分至急仍須緊緊抵住其糞門倘不緊緊抵住氣從下洩則不可救矣看其所出之恭盡是瘀紫毒血方可令其卧倒直至瘀血出盡見有糞下方可停藥否則再用四物湯一二劑以下其餘毒然後緩緩調理即愈不可輕用補藥

便亦可用，再煎加味四物汤方在后，乘热灌之如不受，且缓待少刻，慢慢再灌，只要陆续灌尽，不可令卧倒。服药之后仍须抱住，用力紧抵其粪门，不可令其泄气，必俟药已行动，腹中有声，上下往来数遍，急不可待，然后放开，令其出恭。如药虽行动，腹中虽有响声，非十分至急，仍须紧紧抵住其粪门，倘不紧紧抵住，气从下泄，则不可救矣。看其所出之恭，尽是瘀紫毒血，方可令其卧倒，直至瘀血出尽，见有粪下，方可停药。否则再用四物汤 一二剂，以下其余毒，然后缓缓调理即愈，不可轻用补药。

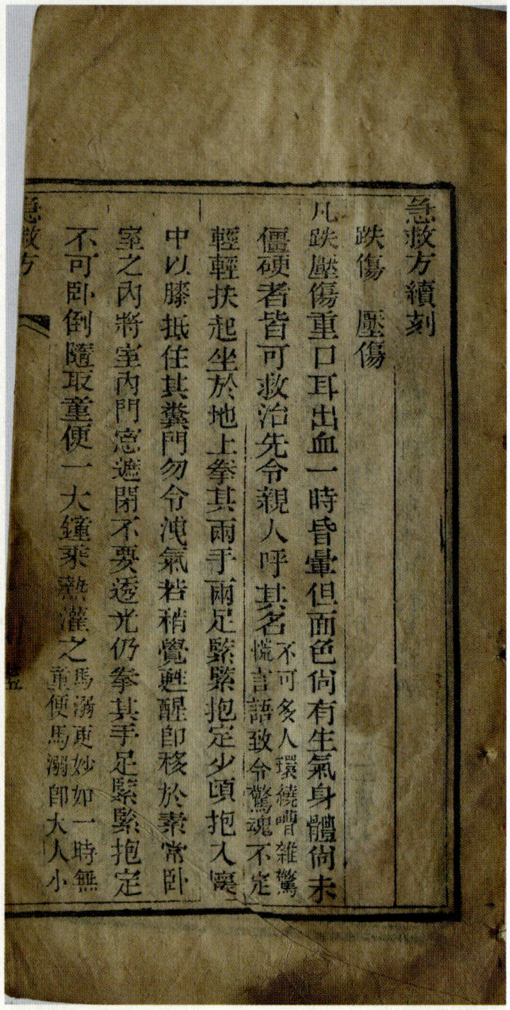

急救方续刻

跌伤、压伤

凡跌压伤重，口耳出血，一时昏晕，但面色尚有生气，身体尚未僵硬者，皆可救治。先令亲人呼其名不可多人环绕，嘈杂惊慌，言语致令惊魂不定，轻轻扶起，坐于地上，拳[1]其两手两足，紧紧抱定，少顷抱入怀中，以膝抵住其粪门，勿令泄气。若稍觉苏醒，即移于素常卧室之内，将室内门窗遮蔽，不要透光，仍拳其手足，紧紧抱定，不可卧倒。随取童便一大钟，乘热灌之马溺更妙，如一时无童便、马溺，即大人小

1 拳：屈曲，卷曲。《颜氏家训·勉学》："手不得拳，膝不得屈。"

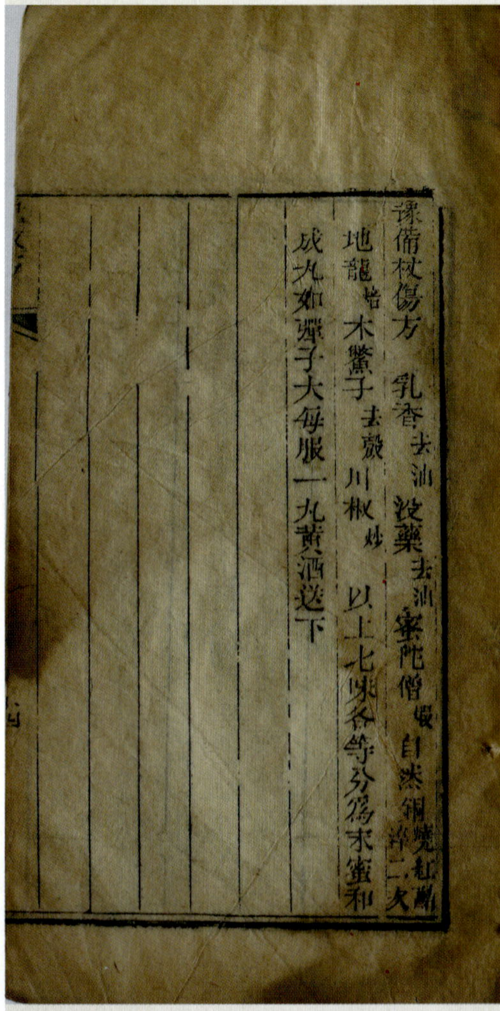

豫備杖傷方　乳香去油　沒藥去油　蜜陀僧煅　自然銅燒紅醋淬二次
地龍焙　木鱉子去殼　川椒炒　以上七味各等分爲末蜜和
成丸如彈子大每服一丸黃酒送下

豫备杖伤方　乳香（去油）、没药（去油）、密陀僧（煅）、自然铜（烧红，醋淬二次）、地龙（焙）、木鳖子（去壳）、川椒（炒）。以上七味各等分，为末，蜜和成丸，如弹子大。每服一丸，黄酒送下。

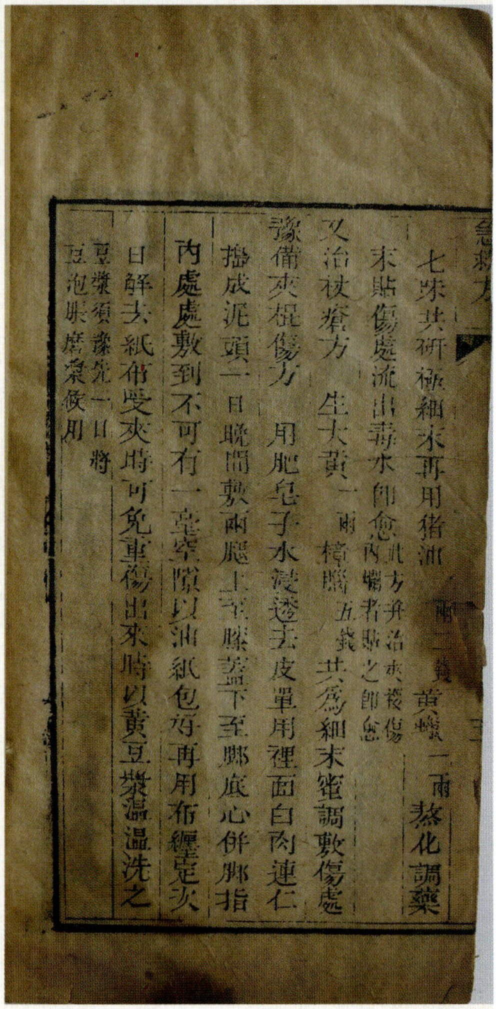
急救方

七味共研極細末再用猪油一兩二錢黄蠟一兩熬化調藥

末貼傷處流出毒水即愈此方并治夾棱傷內爛者貼之即愈

又治杖瘡方 生大黄一兩樟腦五錢共為細末蜜調敷傷處

豫備夾棍傷方 用肥皂子水浸透去皮單用裡面白肉連仁

搗成泥頭一日晚間敷兩腿上至膝蓋下至脚底心併脚指

內處處敷到不可有一毫空隙以油紙包好再用布纏定次

日解去紙布受夾時可免重傷出來時以黄豆漿温温洗之豆漿須豫先一日將豆泡脹磨漿候用

七味共研极细末。再用猪油一两二钱，黄蜡一两，熬化，调药末贴伤处，流出毒水即愈此方并治夹棱伤内烂者，贴之即愈。

又治杖疮方　生大黄一两，樟脑五钱，共为细末，蜜调，敷伤处。

豫[1]备夹棍伤方　用肥皂子[2]，水浸透去皮，单用里面白肉连仁，捣成泥。头一日晚间敷两腿，上至膝盖，下至脚底心，并脚指内，处处敷到，不可有一毫空隙，以油纸包好，再用布缠定，次日解去纸布，受夹时可免重伤。出来时，以黄豆浆温温洗之豆浆须豫先一日将豆泡胀，磨浆候用。

1 豫：预备；事先预备。《玉篇·象部》："豫，逆备也。或作预。"

2 肥皂子：豆科植物肥皂荚的种子。

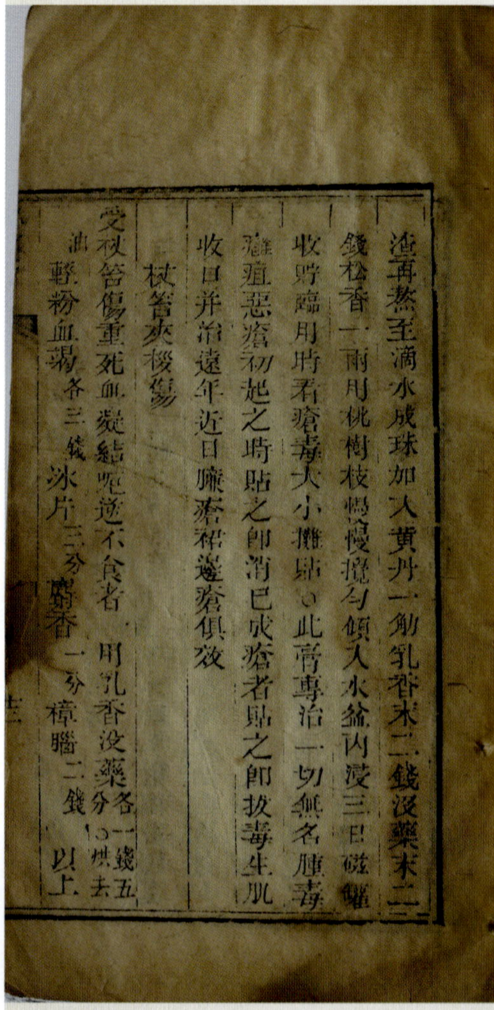
渣再熬至滴水成珠加入黄丹一觔乳香末二錢沒藥末二
錢松香一兩用桃樹枝慢慢攪勻傾入水盆內浸三日磁罐
收貯臨用時看瘡毒大小攤貼。此膏專治一切無名腫毒
癰疽惡瘡初起之時貼之即消已成瘡者貼之即拔毒生肌
收口并治遠年近日臁瘡裙邊瘡俱效
杖笞夾樱傷
受杖笞傷重死血凝結呃逆不食者 用乳香沒藥各一錢五分烘去
油輕粉血竭各三錢冰片三分麝香一分樟腦二錢 以上

渣，再熬至滴水成珠，加入黄丹一斤，乳香末二钱，没药末二钱，松香一两，用桃树枝慢慢搅匀，倾入水盆内，浸三日，磁罐收贮。临用时看疮毒大小，摊贴。此膏专治一切无名肿毒，痈疽恶疮，初起之时，贴之即消；已成疮者，贴之即拔毒，生肌收口，并治远年近日臁疮、裙边疮，俱效。

杖笞夹樱[1]伤

受杖笞伤重，死血凝结，呃逆不食者　用乳香、没药各一钱五分，（烘，去油），轻粉、血竭各三钱，冰片三分，麝香一分，樟脑二钱。以上

1 樱：（zā，音匝）旧时酷刑之一。即用樱子夹受刑人的手指。元·孟汉卿《魔合罗》第四折："比及下樱指，先浸了麻槌，行杖的腕头加气力。"

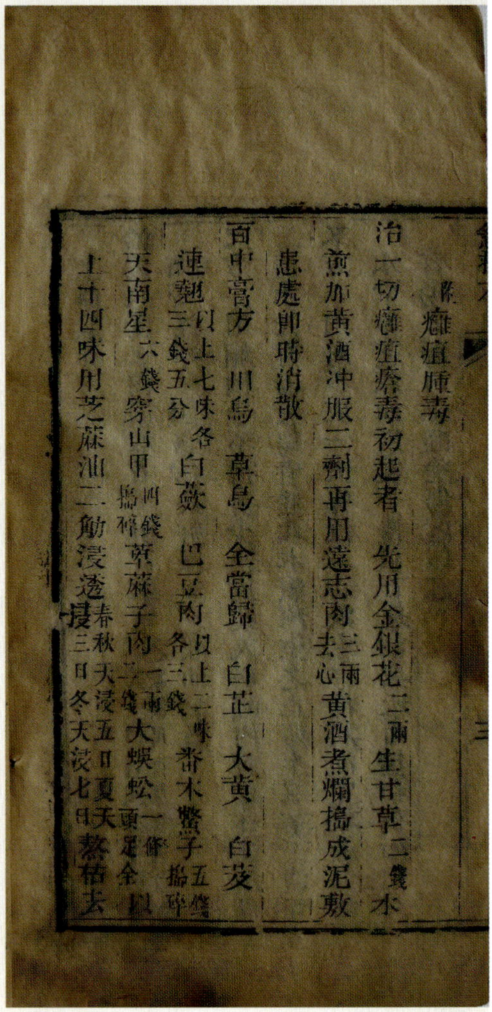

附癰疽腫毒

治一切癰疽瘡毒初起者　先用金銀花二兩生甘草二錢水煎加黃酒冲服二劑再用遠志肉三兩去心黃酒煮爛搗成泥敷患處即時消散

百中膏方　川烏　草烏　全當歸　白芷　大黃　白芨　連翹以上七味各三錢五分白蘞　巴豆肉以上二味各三錢　番木鱉子五錢搗碎天南星六錢穿山甲四錢搗碎蓖麻子肉一兩二錢大蜈蚣一條頭足全以上十四味用芝麻油二觔浸透浸春秋天浸五日夏天三日冬天浸七日熬枯去

附 痈疽肿毒

治一切痈疽疮毒初起者　先用金银花二两，生甘草二钱，水煎，加黄酒冲服二剂，再用远志肉三两（去心），黄酒煮烂，捣成泥，敷患处，即时消散。

百中膏方　川乌、草乌、全当归、白芷、大黄、白及、连翘以上七味各三钱五分，白蔹、巴豆肉以上二味各三钱，番木鳖子五钱（捣碎），天南星六钱，穿山甲四钱（捣碎），蓖麻子肉一两二钱，大蜈蚣一条（头足全），以上十四味，用芝麻油二斤浸透春秋天浸五日，夏天浸三日，冬天浸七日，熬枯去

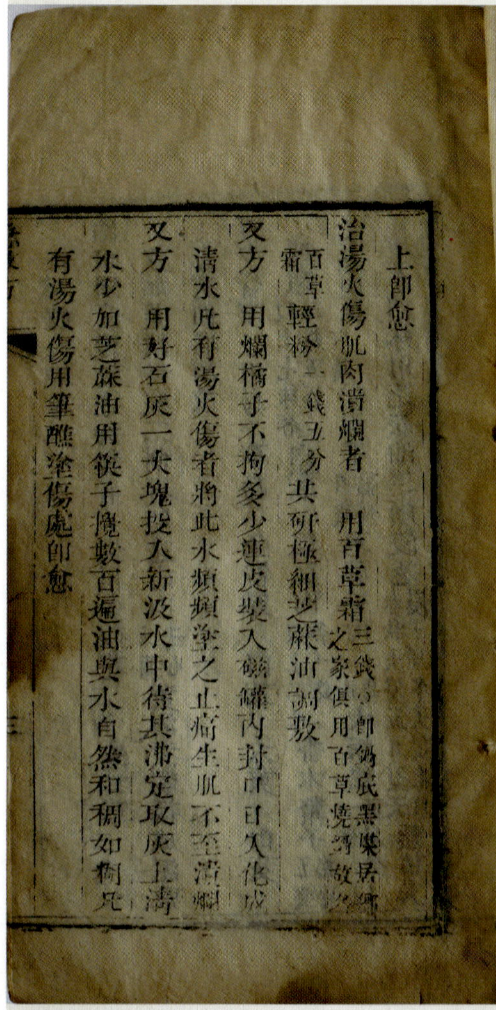

上即愈

治湯火傷肌肉潰爛者　用百草霜三錢○即鍋底黑煤居鄉之家俱用百草燒鍋故名百草霜輕粉一錢五分共研極細芝蔴油調敷

又方　用爛橘子不拘多少連皮裝入磁罐內封口日久化成清水凡有湯火傷者將此水頻頻塗之止痛生肌不至潰爛

又方　用好石灰一大塊投入新汲水中待其沸定取灰上清水少加芝蔴油用筷子攪數百遍油與水自然和稠如糊凡有湯火傷用筆醮塗傷處即愈

上即愈。

治汤火伤肌肉溃烂者　用百草霜三钱（即锅底黑煤，居乡之家，俱用百草烧锅，故名百草霜），轻粉一钱五分，共研极细，芝麻油调敷。

又方，用烂橘子不拘多少，连皮装入磁罐内，封口日久，化成清水。凡有汤火伤者，将此水频频涂之，止痛生肌，不至溃烂。

又方，用好石灰一大块，投入新汲水中，待其沸定，取灰上清水，少加芝麻油，用筷子搅数百遍，油与水自然和稠如糊。凡有汤火伤，用笔蘸涂伤处即愈。

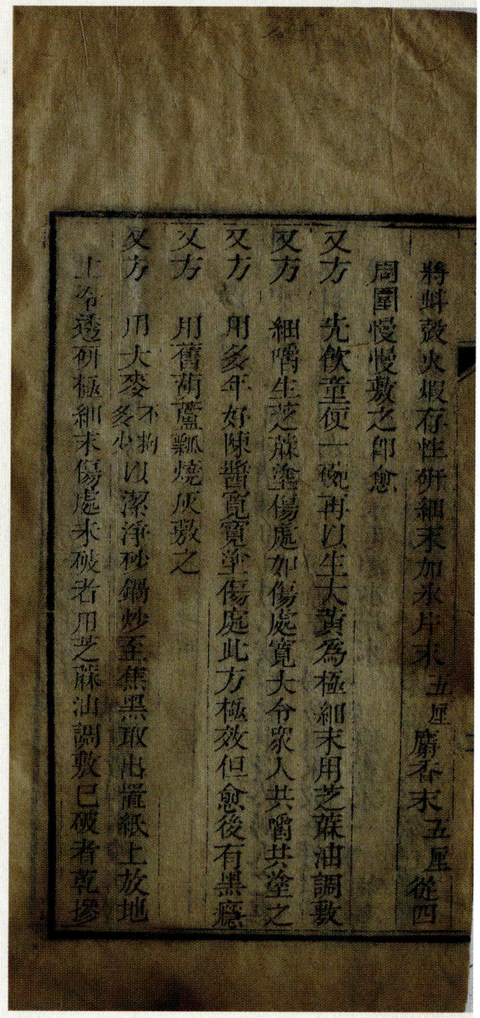

將蚌殼火煅存性研細末加冰片末五厘麝香末五厘從四
周圍慢慢敷之即愈
又方 先飲童便一碗再以生大黄為極細末用芝蔴油調敷
又方 細嚼生芝蔴塗傷處如傷處寬大令衆人共嚼共塗之
又方 用多年好陳醬寬寬塗傷處此方極效但愈後有黑癒
又方 用舊葫蘆瓢燒灰敷之
又方 用大麥不拘多少以潔淨砂鍋炒至焦黑取出置紙上放地
上冷透研極細末傷處未破者用芝蔴油調敷已破者乾摻

将蚌壳火煅存性，研细末，加冰片末五厘，麝香末五厘，从四周围慢慢敷之，即愈。

又方，先饮童便一碗，再以生大黄为极细末，用芝麻油调敷。

又方，细嚼生芝麻涂伤处。如伤处宽大，令众人共嚼共涂之。

又方，用多年好陈酱宽宽涂伤处。此方极效，但愈后有黑瘾。

又方，用旧葫芦瓢烧灰敷之。

又方，用大麦不拘多少，以洁净砂锅炒至焦黑，取出置纸上，放地上冷透，研极细末。伤处未破者，用芝麻油调敷；已破者，干掺

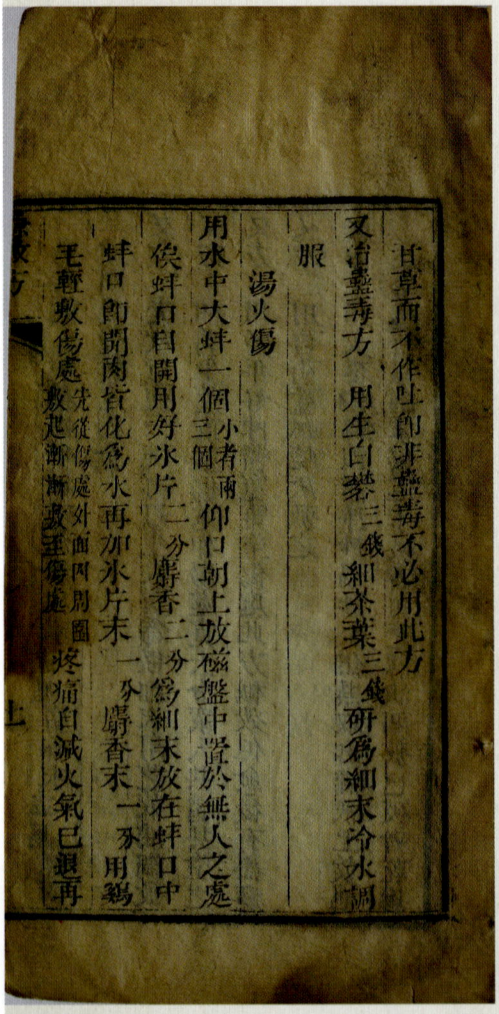
甘草而不作吐即非蠱毒不必用此方
又治蠱毒方　用生白礬三錢細茶葉三錢研爲細末冷水調
服
湯火傷
用水中大蚌一個小者兩三個仰口朝上放磁盤中置於無人之處
俟蚌口自開用好冰片二分麝香二分爲細末放在蚌口中
蚌口即開肉皆化爲水再加冰片末一分麝香末一分用鷄
毛輕敷傷處先從傷處外面四周圍敷起漸漸敷至傷處疼痛自減火氣已退再

甘草而不作吐，即非蛊毒，不必用此方。

又治蛊毒方　用生白矾三钱，细茶叶三钱，研为细末，冷水调服。

汤火伤

用水中大蚌一个小者两三个，仰口朝上放磁盘中，置于无人之处。俟蚌口自开，用好冰片二分，麝香二分，为细末，放在蚌口中，蚌口即开，肉皆化为水。再加冰片末一分，麝香末一分，用鸡毛轻敷伤处先从伤处外面四周围敷起，渐渐敷至伤处，疼痛自减。火气已退，再

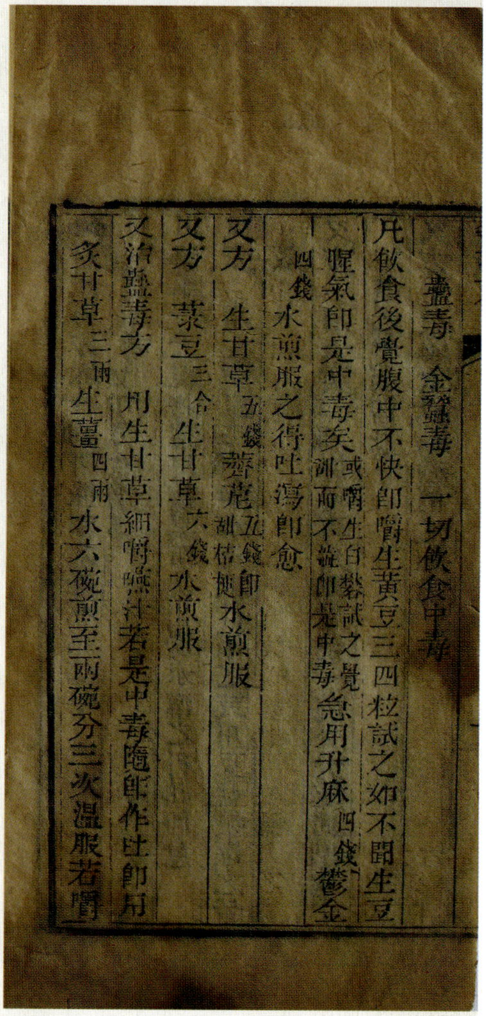
蠱毒 金蠶毒 一切飲食中毒
凡飲食後覺腹中不快卽嚼生黃豆三四粒試之如不聞生豆
腥氣卽是中毒矣或嚼生白礬試之覺甜而不澁卽是中毒急用升麻四錢鬱金
四錢水煎服之得吐瀉卽愈
又方 生甘草五錢 薺苨五錢甜桔梗 卽水煎服
又方 菉豆三合 生甘草六錢 水煎服
又治蠱毒方 用生甘草細嚼嚥汁若是中毒隨卽作吐卽用
炙甘草三兩 生薑四兩 水六碗煎至兩碗分三次溫服若嚼

蛊毒、金蚕毒、一切饮食中毒

凡饮食后觉腹中不快，即嚼生黄豆三四粒试之，如不闻生豆腥气，即是中毒矣或嚼生白矾试之，觉甜而不涩，即是中毒。急用升麻四钱，郁金四钱，水煎服之，得吐泻即愈。

又方，生甘草五钱，荠苨[1]五钱（即甜桔梗），水煎服。

又方，绿豆三合，生甘草六钱，水煎服。

又治蛊毒方　用生甘草细嚼咽汁，若是中毒，随即作吐，即用炙甘草三两，生姜四两，水六碗煎至两碗，分三次温服。若嚼

1 荠苨（qínǐ，音“齐你”）：中药名，桔梗科，沙参属多年生草本植物。《本草纲目》称之为“甜桔梗”。

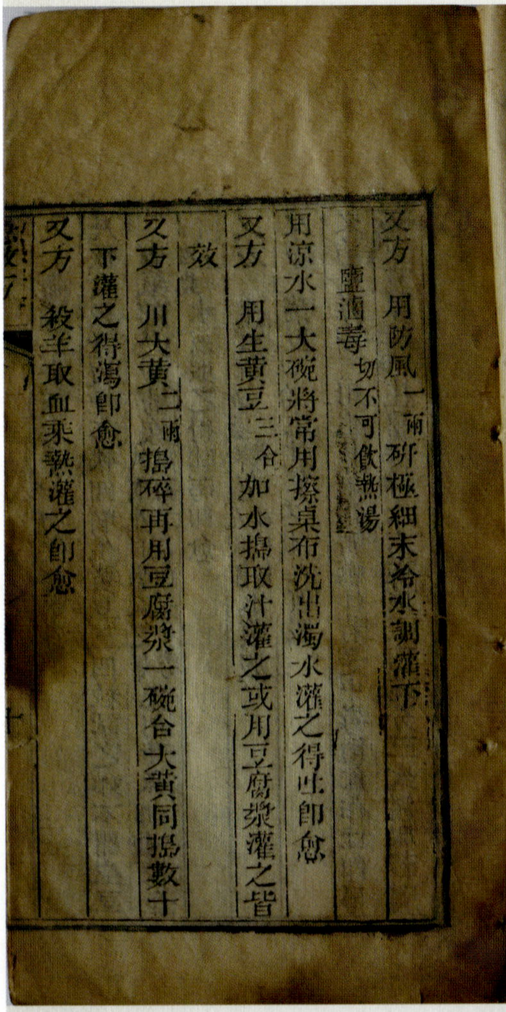

又方　用防風一兩研極細末冷水調灌下

鹽滷毒切不可飲熱湯

用涼水一大碗將常用擦桌布洗出濁水灌之得吐即愈

又方　用生黃豆三合加水搗取汁灌之或用豆腐漿灌之皆效

又方　川大黃二兩搗碎再用豆腐漿一碗合大黃同搗數十下灌之得瀉即愈

又方　殺羊取血乘熱灌之即愈

又方，用防风一两，研极细末，冷水调，灌下。

盐卤毒切不可饮热汤

用凉水一大碗，将常用擦桌布洗出浊水，灌之，得吐即愈。

又方，用生黄豆三合，加水捣，取汁灌之，或用豆腐浆灌之，皆效。

又方，川大黄二两，捣碎，再用豆腐浆一碗，合大黄同捣数十下，灌之，得泻即愈。

又方，杀羊取血，乘热灌之即愈。

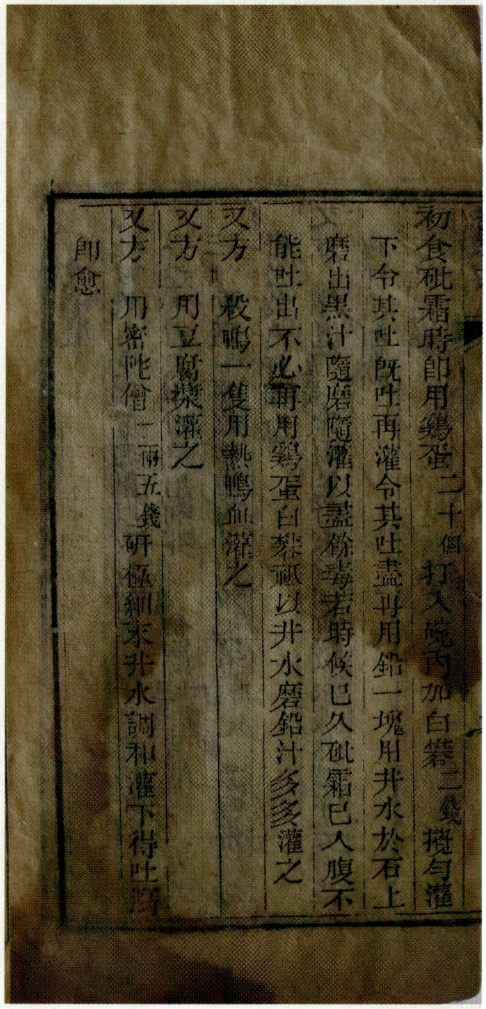
初食砒霜時即用鷄蛋二十個打入碗內加白礬二錢攪勻灌
下令其吐既吐再灌令其吐盡再用鉛一塊用井水於石上
磨出黑汁隨磨隨灌以盡餘毒若時候已久砒霜已入腹不
能吐出不必再用鷄蛋白礬祗以井水磨鉛汁多多灌之
又方　殺鴨一隻用熱鴨血灌之
又方　用豆腐漿灌之
又方　用密陀僧一兩五錢研極細末井水調和灌下得吐瀉
即愈

初食砒霜时，即用鸡蛋二十个，打入碗内，加白矾二钱，搅匀，灌下，令其吐。既吐再灌，令其吐尽。再用铅一块，用井水于石上磨出黑汁，随磨随灌，以尽余毒。若时候已久，砒霜已入腹，不能吐出，不必再用鸡蛋、白矾，只以井水磨铅汁，多多灌之。

又方，杀鸭一只，用热鸭血灌之。

又方，用豆腐浆灌之。

又方，用密陀僧一两五钱，研极细末，井水调和灌下，得吐泻即愈。

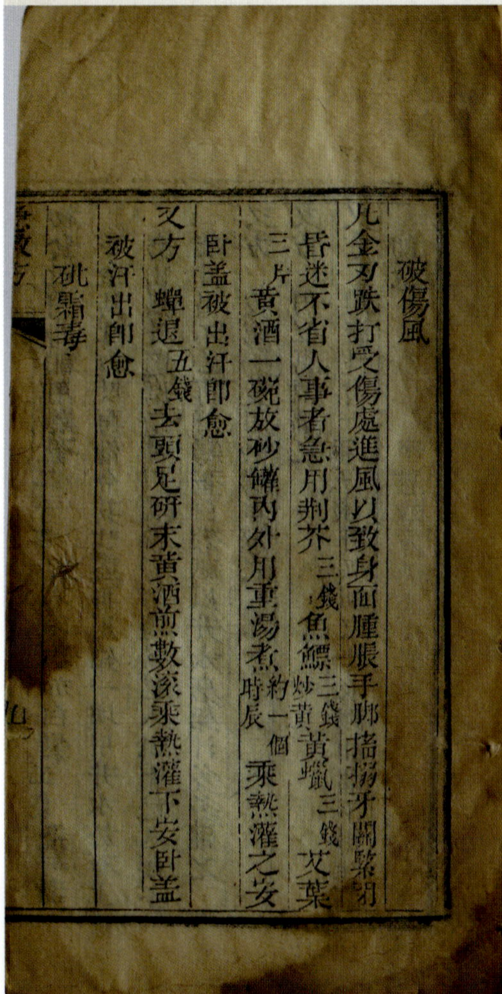

破傷風

凡金刃跌打受傷處進風以致身面腫脹手脚搐搦牙關緊閉

昏迷不省人事者急用荆芥三錢魚鰾炒黄三錢黄蠟三錢艾葉

三片黄酒一碗放砂罐内外用重湯煮約一個時辰乘熱灌之安

卧盖被出汗即愈

又方　蟬退五錢去頭足研末黄酒煎數滚乘熱灌下安卧盖

被汗出即愈

砒霜毒

破伤风

凡金刃跌打受伤处进风，以致身面肿胀，手脚搐搦，牙关紧闭，昏迷不省人事者，急用荆芥三钱，鱼鳔三钱（炒黄），黄蜡三钱，艾叶三片，黄酒一碗，放砂罐内，外用重汤[1]煮约一个时辰，乘热灌之，安卧盖被，出汗即愈。

又方，蝉蜕五钱，去头足，研末，黄酒煎数滚，乘热灌下，安卧盖被，汗出即愈。

砒霜毒

1 重汤：指隔水蒸煮。

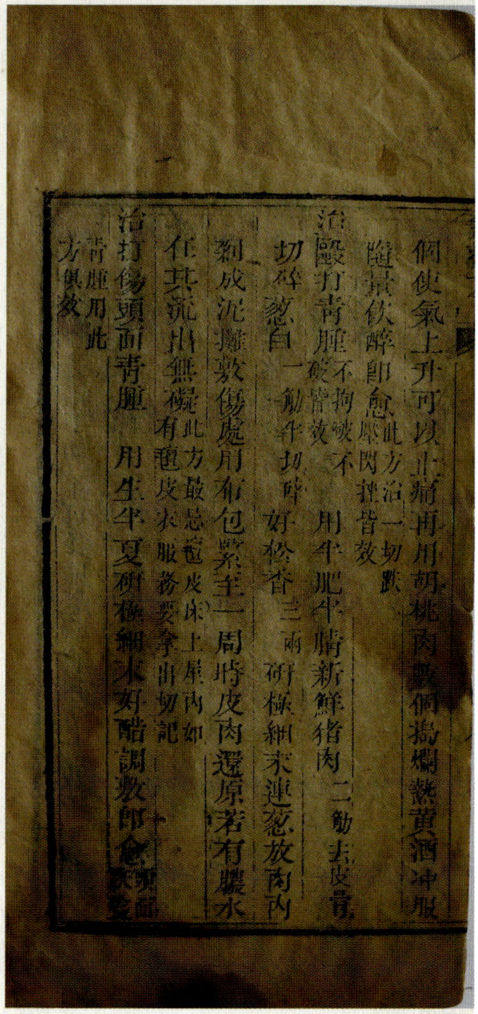

個使氣上升可以止痛再用胡桃肉數個搗爛熱黃酒冲服
隨量飲醉即愈此方治一切跌壓閃挫皆效
治毆打青腫不拘破不破皆效　用半肥半腈新鮮猪肉二觔去皮骨
切碎葱白一觔半切碎好松香三兩研極細末連葱放肉內
剁成泥攤敷傷處用布包緊至一周時皮肉還原若有膿水
任其流出無碍此方最忌氊皮床上屋內如有氊皮衣服務要拿出切記
治打傷頭面青腫　用生半夏研極細末好醋調敷即愈頭面跌磕
青腫用此方俱效

个，使气上升，可以止痛。再用胡桃肉数个捣烂，热黄酒冲服，随量饮醉，即愈此方治一切跌压闪挫，皆效。

治殴打青肿不拘破不破，皆效　用半肥半腈[1]新鲜猪肉二斤（去皮骨，切碎），葱白一斤半（切碎），好松香三两（研极细末），连葱放肉内，剁成泥，摊敷伤处，用布包紧至一周时，皮肉还原。若有脓水，任其流出无碍此方最忌毡皮，床上屋内有毡皮衣服，务要拿出，切记。

治打伤头面青肿　用生半夏研极细末，好醋调敷即愈头面跌磕青肿，用此方俱效。

1 腈：（jīng，音“经”）瘦肉，精肉。《集韵》：肉之粹者。

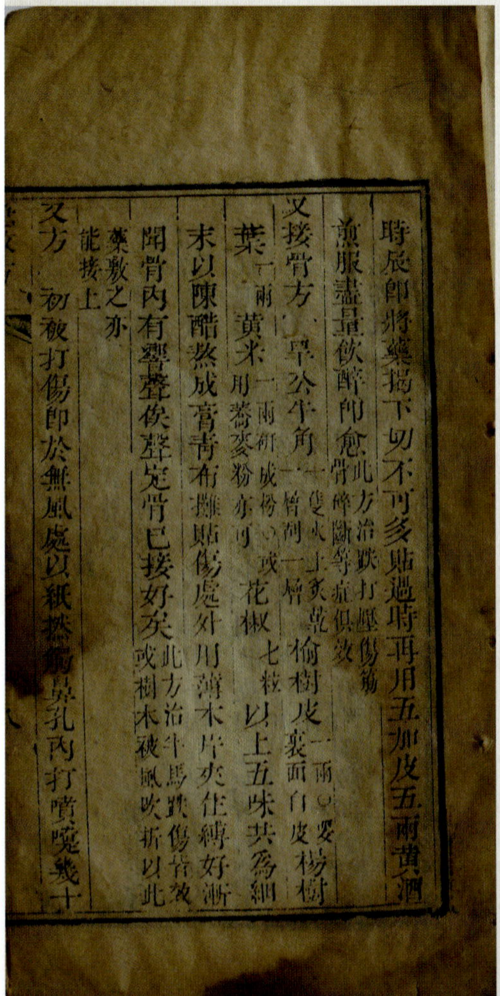
時辰即將藥揭下切不可多貼過時再用五加皮五兩黄酒
煎服盡量飲醉即愈此方治跌打壓傷筋骨碎斷等症俱效
又接骨方　旱公牛角一隻火上炙乾一層刮一層榆樹皮一兩要裏面白皮楊樹
葉一兩黄米一兩研成粉或用蕎麥粉亦可花椒七粒以上五味共為細
末以陳醋熬成膏青布攤貼傷處外用薄木片夾住縛好漸
聞骨內有響聲俟聲定骨已接好矣此方治牛馬跌傷皆效或樹木被風吹折以此
藥敷之亦能接上
又方　初被打傷即於無風處以紙捻觸鼻孔內打噴嚏幾十

时辰即将药揭下，切不可多贴过时。再用五加皮五两，黄酒煎服，尽量饮醉，即愈此方治跌打压伤、筋骨碎断等症，俱效。

又接骨方　旱公牛角一只（火上炙，干一层刮一层），榆树皮一两（要里面白皮），杨树叶一两，黄米一两（研成粉）或用荞麦粉亦可，花椒七粒，以上五味共为细末，以陈醋熬成膏，青布摊贴伤处，外用薄木片夹住缚好，渐闻骨内有响声，俟声定，骨已接好矣此方治牛马跌伤皆效，或树木被风吹折，以此药敷之，亦能接上。

又方，初被打伤，即于无风处以纸捻触鼻孔内，打喷嚏几十

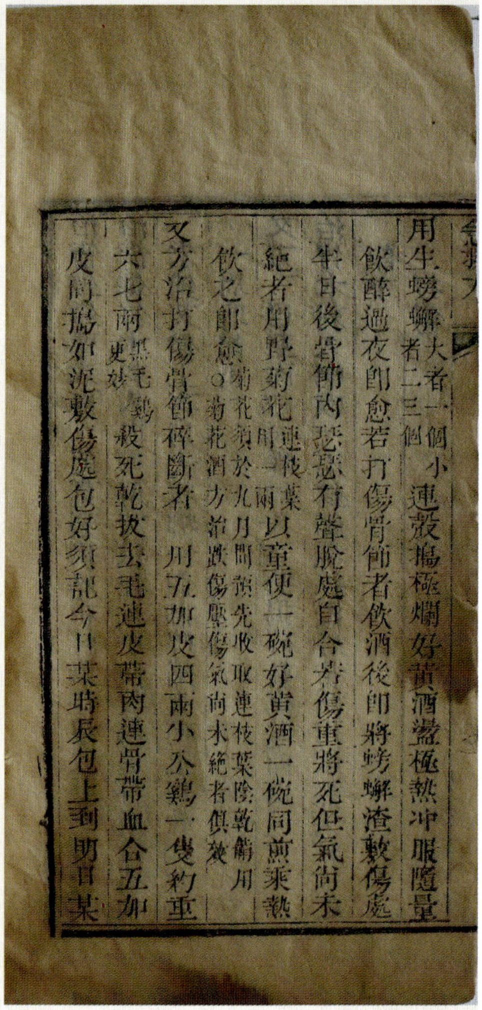

用生螃蟹大者一個小者二三個連殼搗極爛好黃酒盪極熱冲服隨量
飲醉過夜即愈若打傷骨節者飲酒後即將螃蟹渣敷傷處
半日後骨節內瑟瑟有聲脫處自合若傷重將死但氣尚未
絕者用野菊花連枝葉用一兩以童便一碗好黃酒一碗同煎乘熱
飲之即愈○菊花須於九月間預先收取連枝葉陰乾備用菊花酒方治跌傷壓傷氣尚未絕者俱效
又方治打傷骨節碎斷者　用五加皮四兩小公鷄一隻約重
六七兩黑毛鷄更妙殺死乾拔去毛連皮帶肉連骨帶血合五加
皮同搗如泥敷傷處包好須記今日某時辰包上到明日某

用生螃蟹大者一个，小者二三个连壳捣极烂，好黄酒荡[1]极热，冲服随量，饮醉，过夜即愈。若打伤骨节者，饮酒后即将螃蟹渣敷伤处，半日后，骨节内瑟瑟有声，脱处自合。若伤重将死，但气尚未绝者，用野菊花连枝叶，用一两，以童便一碗、好黄酒一碗同煎，乘热饮之即愈菊花须于九月间预先收取，连枝叶阴干备用。菊花酒方治跌伤压伤，气尚未绝者，俱效。

又方治打伤骨节碎断者　用五加皮四两，小公鸡一只，约重六七两黑毛鸡更妙，杀死，干拔去毛，连皮带肉，连骨带血，合五加皮同捣如泥，敷伤处，包好，须记今日某时辰包上，到明日某

1 荡：此处指荡酒，烫酒、温酒之义。元·李直夫《虎头牌》第四折：“快与我杀羊荡酒来，与叔叔暖痛者。”

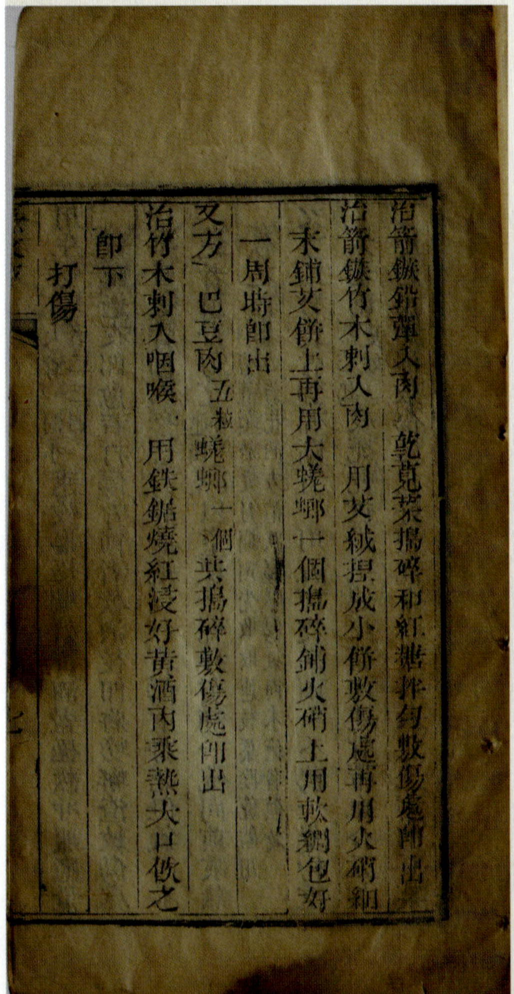

治箭镞铅弹入肉　干苋菜捣碎，和红糖拌匀敷伤处，即出。

治箭镞竹木刺入肉　用艾绒捏成小饼敷伤处，再用火硝细末铺艾饼上，再用大蜣螂一个，捣碎，铺火硝上，用软绸包好，一周时[1]即出。

又方，巴豆肉五粒，蜣螂一个，共捣碎，敷伤处即出。

治竹木刺入咽喉　用铁锯烧红，浸好黄酒内，乘热大口饮之，即下。

打　伤

1 一周时：指一昼夜。

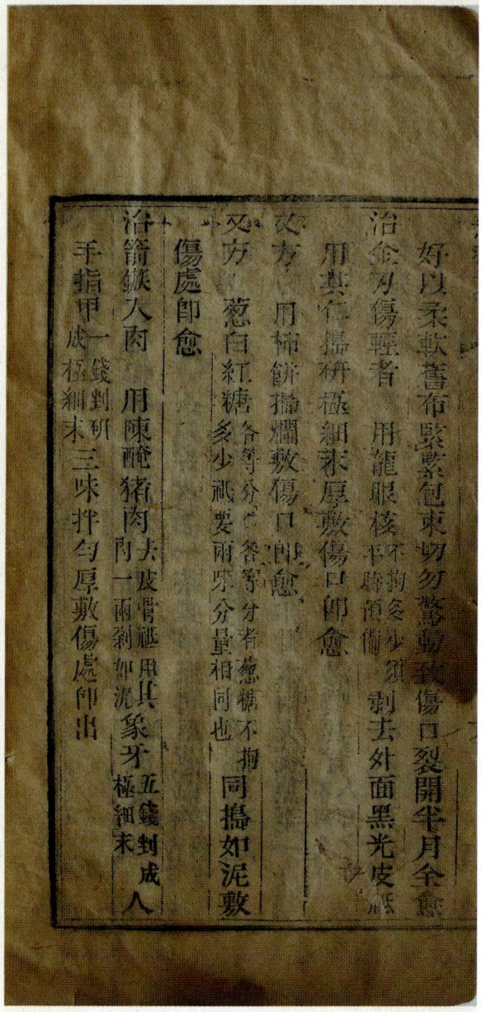

好以柔軟舊布緊緊包束切勿驚動致傷口裂開半月全愈
治金刃傷輕者　用龍眼核不拘多少須平時預備剥去外面黑光皮祗
用其仁搗研極細末厚敷傷口即愈
又方　用柿餅搗爛敷傷口即愈
又方　葱白紅糖各等分各等分者葱糖不拘多少祗要兩味分量相同也同搗如泥敷
傷處即愈
治箭鏃入肉　用陳醃猪肉去皮骨祗用其肉一兩剁如泥象牙五錢剉成極細末人
手指甲一錢剉研成極細末三味拌勻厚敷傷處即出

好，以柔软旧布紧紧包束，切勿惊动致伤口裂开，半月全愈。

治金刃伤轻者　用龙眼核不拘多少，须平时预备，剥去外面黑光皮，只用其仁，捣研极细末，厚敷伤口即愈。

又方，用柿饼捣烂，敷伤口即愈。

又方，葱白、红糖各等分。各等分者，葱糖不拘多少，只要两味分量相同也同捣如泥，敷伤处即愈。

治箭镞[1]入肉　用陈腌猪肉去皮骨，只用其肉，一两（剁如泥），象牙五钱（剉成极细末），人手指甲一钱（剉研成极细末），三味拌匀，厚敷伤处即出。

1 镞（zú，音“族”）：箭头。

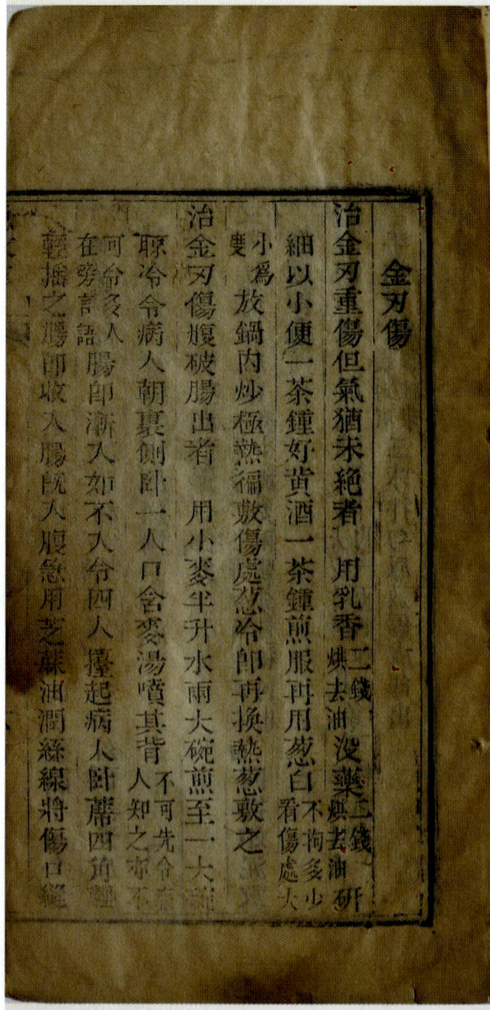
金刃傷

治金刃重傷但氣猶未絕者　用乳香二錢烘去油沒藥二錢烘去油研細以小便一茶鍾好黃酒一茶鍾煎服再用葱白不拘多少看傷處大小爲度放鍋內炒極熱徧敷傷處葱冷即再換熱葱敷之

治金刃傷腹破腸出者　用小麥半升水兩大碗煎至一大碗晾冷令病人朝裏側卧一人口含麥湯噴其背不可先令病人知之亦不可令多人在旁言語腸即漸入如不入令四人擡起病人卧蓆四角輕輕搖之腸即收入腸既入腹急用芝麻油潤絲線將傷口縫

金刃伤

治金刃重伤但气犹未绝者　用乳香二钱（烘，去油），没药二钱（烘，去油），研细，以小便一茶钟、好黄酒一茶钟煎服。再用葱白不拘多少，看伤处大小为度，放锅内炒极热，遍敷伤处，葱冷即再换热葱敷之。

治金刃伤腹破肠出者　用小麦半升，水两大碗，煎至一大碗，晾冷。令病人朝里侧卧，一人口含麦汤喷其背不可先令病人知之，亦不可令多人在旁言语，肠即渐入。如不入，令四人抬起病人卧席四角，轻轻摇之，肠即收入。肠既入腹，急用芝麻油润丝线，将伤口缝

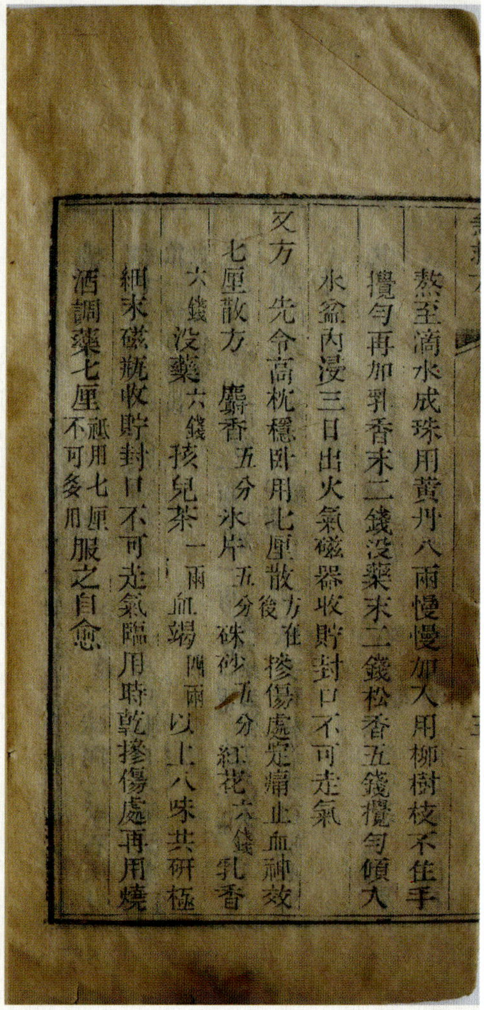

熬至滴水成珠用黃丹八兩慢慢加入用柳樹枝不住手
攪勻再加乳香末二錢沒藥末二錢松香五錢攪勻傾入
水盆內浸三日出火氣磁器收貯封口不可走氣
又方　先令高枕穩卧用七厘散方在後摻傷處定痛止血神效
七厘散方　麝香五分冰片五分硃砂五分紅花六錢乳香
六錢沒藥六錢孩兒茶一兩血竭四兩以上八味共研極
細末磁瓶收貯封口不可走氣臨用時乾摻傷處再用燒
酒調藥七厘祇用七厘不可多用服之自愈

熬至滴水成珠，用黄丹八两，慢慢加入，用柳树枝不住手搅匀，再加乳香末二钱，没药末二钱，松香五钱，搅匀，倾入水盆内，浸三日出火气，磁器收贮，封口，不可走气。

又方，先令高枕稳卧，用七厘散方在后掺伤处，定痛止血神效。

七厘散方　麝香五分，冰片五分，朱砂五分，红花六钱，乳香六钱，没药六钱，孩儿茶一两，血竭四两，以上八味共研极细末，磁瓶收贮，封口，不可走气。临用时，干掺伤处，再用烧酒调药七厘只用七厘，不可多用，服之自愈。

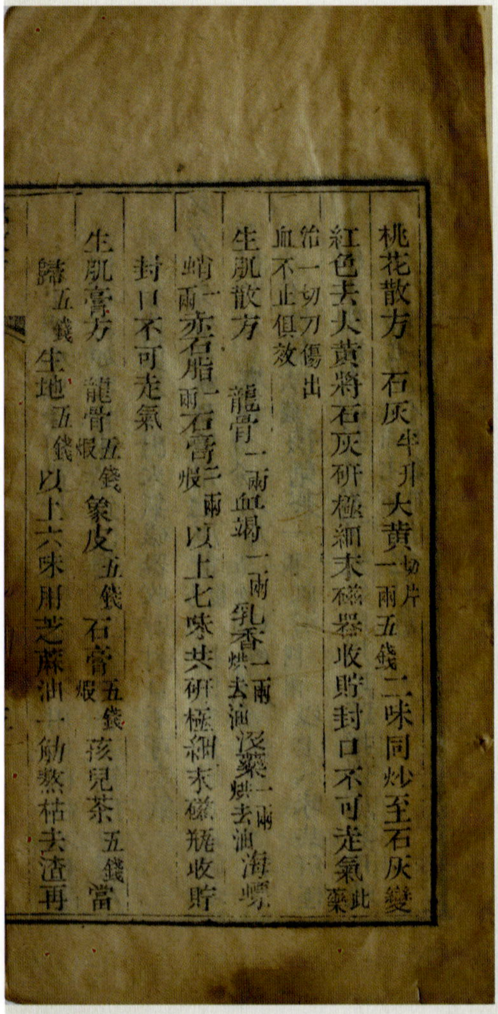

桃花散方　石灰半升　大黃切片一兩五錢二味同炒至石灰變
紅色去大黃將石灰研極細末磁器收貯封口不可走氣此藥
治一切刀傷出血不止俱效
生肌散方　龍骨一兩血竭一兩乳香一兩烘去油沒藥一兩烘去油海螵
蛸一兩赤石脂一兩石膏二兩煅以上七味共研極細末磁瓶收貯
封口不可走氣
生肌膏方　龍骨五錢煅象皮五錢石膏五錢煅孩兒茶五錢當
歸五錢生地五錢以上六味用芝麻油一觔熬枯去渣再

桃花散方　石灰半升，大黄（切片）一两五钱，二味同炒至石灰变红色，去大黄，将石灰研极细末，磁器收贮，封口，不可走气此药治一切刀伤出血不止，俱效。

生肌散方　龙骨一两，血竭一两，乳香一两（烘，去油），没药一两（烘，去油），海螵蛸一两，赤石脂一两，石膏二两（煅），以上七味共研极细末，磁瓶收贮，封口，不可走气。

生肌膏方　龙骨五钱（煅），象皮五钱，石膏五钱（煅），孩儿茶五钱，当归五钱，生地五钱，以上六味，用芝麻油一斤，熬枯去渣，再

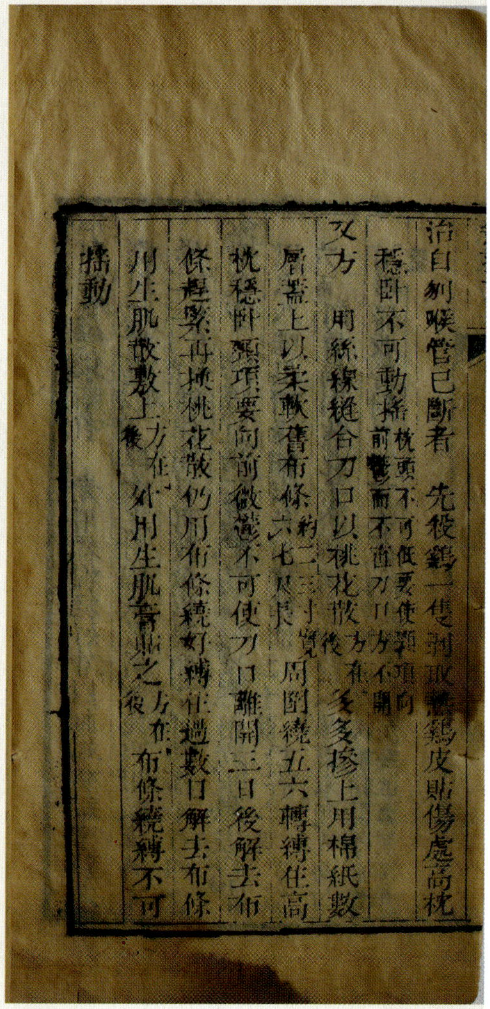

治自刎喉管已斷者　先殺雞一隻剝取熱雞皮貼傷處高枕穩卧不可動搖枕頭不可低要使頸項向前鬱而不直刀口方不開

又方　用絲線縫合刀口以桃花散方在後多多摻上用棉紙數層蓋上以柔軟舊布條約二三寸寬六七尺長周圍繞五六轉縛住高枕穩卧頸項要向前微鬱不可使刀口離開三日後解去布條趕緊再換桃花散仍用布條繞好縛住過數日解去布條用生肌散敷上方在後外用生肌膏貼之方在後布條繞縛不可搖動

治自刎喉管已断者　先杀鸡一只，剥取热鸡皮贴伤处，高枕稳卧不可动摇枕头不可低，要使颈项向前，郁而不直，刀口方不开。

又方，用丝线缝合刀口，以桃花散方在后，多多掺[1]上，用棉纸数层盖上，以柔软旧布条约二三寸宽，六七尺长周围绕五六转缚住，高枕稳卧，颈项要向前微郁，不可使刀口离开，三日后解去布条，赶紧再换桃花散，仍用布条绕好缚住，过数日解去布条，用生肌散敷上方在后，外用生肌膏贴之方在后，布条绕缚，不可摇动。

1 掺：（chān，音“搀”）涂抹，搓。《格物粗谈·服饰》：“墨污白水，大蒜敲碎摩掺，用水洗即白。”

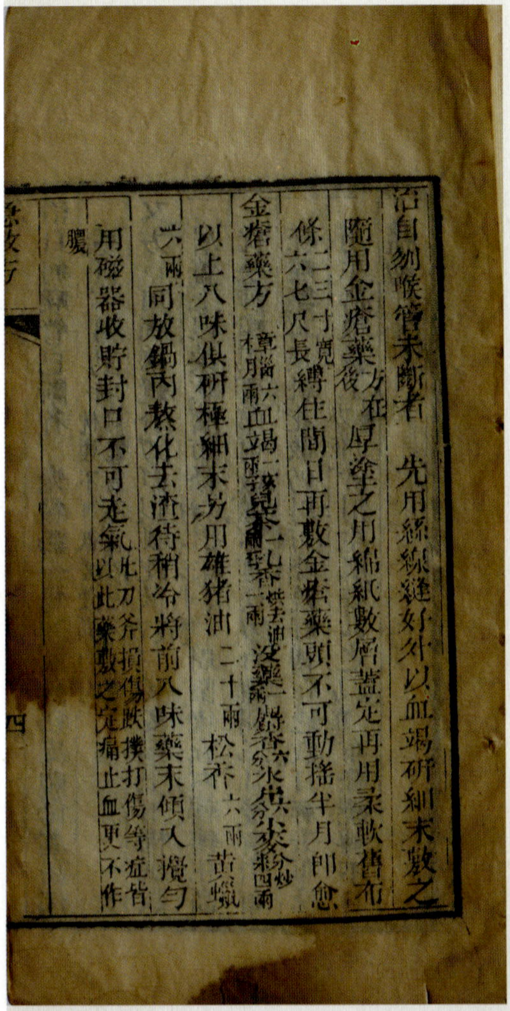
治自刎喉管未斷者 先用絲線縫好外以血竭研細末敷之
隨用金瘡藥方在後厚塗之用綿紙數層蓋定再用柔軟舊布
條二三寸寬六七尺長縛住間日再敷金瘡藥頭不可動搖半月即愈
金瘡藥方 樟腦六兩血竭一兩孩兒茶一兩乳香烘去油一兩没藥一兩麝香六分冰片六分小麥粉炒四兩
以上八味俱研極細末另用雄猪油二十兩松香六兩黃蠟
六兩同放鍋內熬化去渣待稍冷將前八味藥末傾入攪勻
用磁器收貯封口不可走氣凡刀斧損傷跌撲打傷等症皆以此藥敷之定痛止血更不作
膿

治自刎喉管未断者　先用丝线缝好，外以血竭研细末敷之，随用金疮药方在后厚涂之，用绵纸数层盖定，再用柔软旧布条二三寸宽，六七尺长缚住，间日再敷金疮药，头不可动摇，半月即愈。

金疮药方　樟脑六两，血竭一两，孩儿茶一两，乳香（烘，去油）一两，没药一两，麝香六分，冰片六分，小麦粉（炒）四两，以上八味，俱研极细末。另用雄猪油二十两，松香六两，黄蜡六两，同放锅内，熬化去渣，待稍冷，将前八味药末倾入搅匀，用磁器[1]收贮，封口，不可走气凡刀斧损伤、跌扑打伤等症，皆以此药敷之，定痛止血，更不作脓。

1 磁器：指磁州窑所产的瓷制品，泛指瓷制器具。

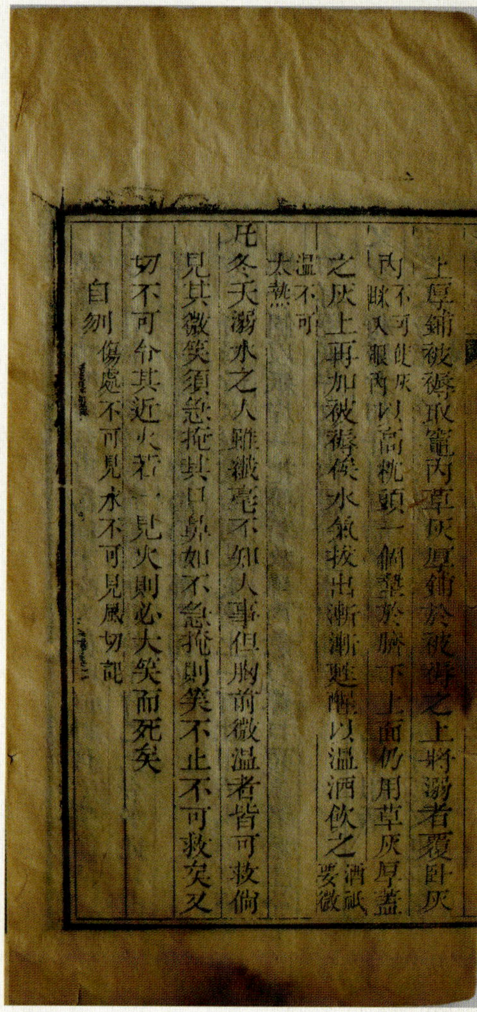
上厚鋪被褥取竈內草灰厚鋪於被褥之上將溺者覆卧灰內不可使灰眯入眼內以高枕頭一個墊於臍下上面仍用草灰厚蓋之灰上再加被褥俟水氣拔出漸漸甦醒以溫酒飲之酒祇要微溫不可太熱

凡冬天溺水之人雖纖毫不知人事但胸前微溫者皆可救倘見其微笑須急掩其口鼻如不急掩則笑不止不可救矣又切不可令其近火若一見火則必大笑而死矣

自刎傷處不可見水不可見風切記

上厚铺被褥，取灶内草灰厚铺于被褥之上，将溺者覆卧灰内不可使灰眯入眼内，以高枕头一个，垫于脐下，上面仍用草灰厚盖之，灰上再加被褥，俟水气拔出，渐渐苏醒，以温酒饮之酒只要微温，不可太热。

凡冬天溺水之人，虽纤毫不知人事，但胸前微温者，皆可救；倘见其微笑，须急掩其口鼻，如不急掩，则笑不止，不可救矣；又切不可令其近火，若一见火，则必大笑而死矣。

自刎伤处不可见水，不可见风，切记

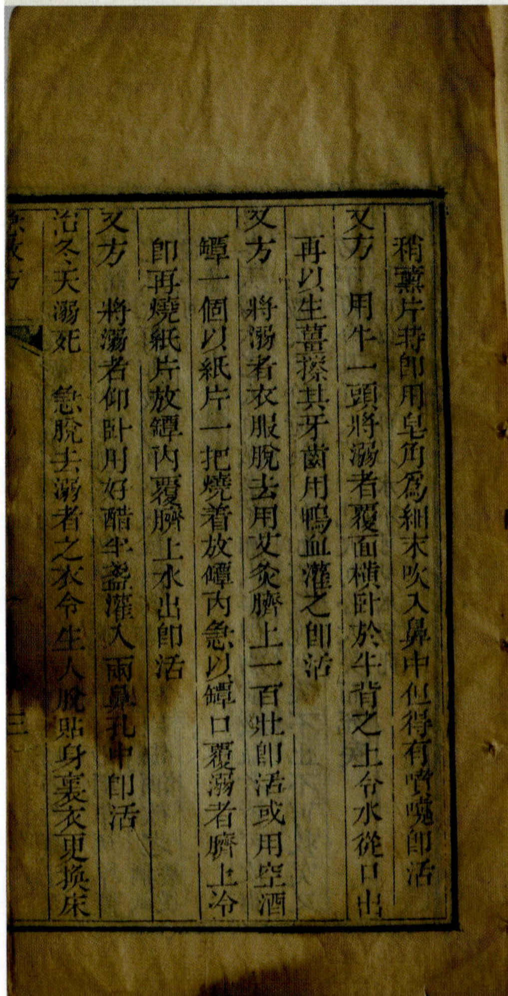

稍薰片時即用皂角爲細末吹入鼻中但得有噴嚏即活
又方　用牛一頭將溺者覆面横卧於牛背之上令水從口出
再以生薑擦其牙齒用鴨血灌之即活
又方　將溺者衣服脱去用艾灸臍上一百壯即活或用空酒
罈一個以紙片一把燒着放罈內急以罈口覆溺者臍上冷
即再燒紙片放罈內覆臍上水出即活
又方　將溺者仰卧用好醋半盞灌入兩鼻孔中即活
治冬天溺死　急脱去溺者之衣令生人脱貼身裏衣更換床

稍薰片时，即用皂角为细末，吹入鼻中，但得有喷嚏即活。

又方，用牛一头，将溺者覆面横卧于牛背之上，令水从口出，再以生姜擦其牙齿，用鸭血灌之即活。

又方，将溺者衣服脱去，用艾灸脐上一百壮即活。或用空酒坛一个，以纸片一把烧着，放坛内，急以坛口覆溺者脐上，冷即再烧纸片放坛内，覆脐上，水出即活。

又方，将溺者仰卧，用好醋半盏，灌入两鼻孔中即活。

治冬天溺死　急脱去溺者之衣，令生人脱贴身里衣更换，床

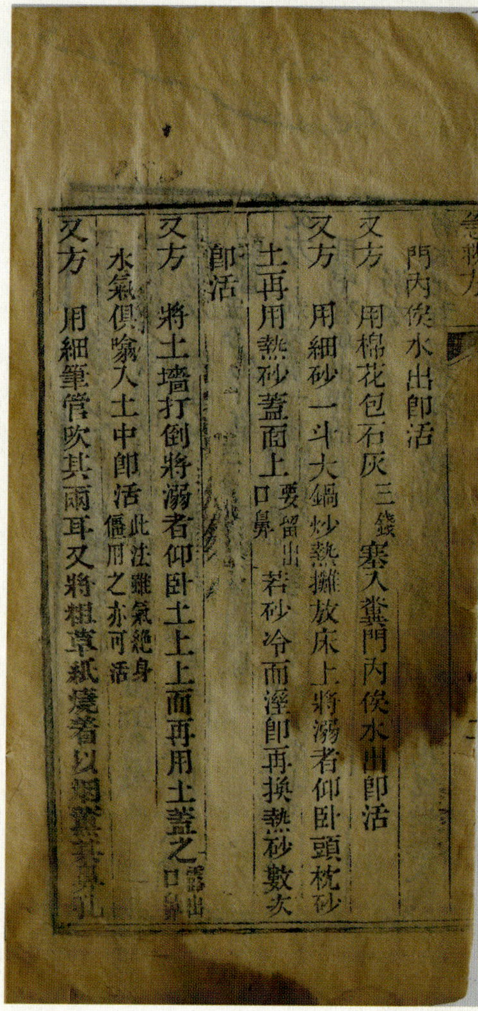

門內俟水出即活
又方　用棉花包石灰三錢塞入糞門內俟水出即活
又方　用細砂一斗大鍋炒熱攤放床上將溺者仰卧頭枕砂
土再用熱砂蓋面上要留出口鼻若砂冷而溼即再換熱砂數次
即活
又方　將土墻打倒將溺者仰卧土上上面再用土蓋之露出口鼻
水氣俱喻入土中即活此法雖氣絕身僵用之亦可活
又方　用細筆管吹其兩耳又將粗草紙燒着以烟薰其鼻孔

门内，俟水出即活。

又方，用棉花包石灰三钱，塞入粪门内，俟水出即活。

又方，用细砂一斗，大锅炒热，摊放床上，将溺者仰卧，头枕砂土，再用热砂盖面上要留出口鼻，若砂冷而湿，即再换热砂，数次即活。

又方，将土墙打倒，将溺者仰卧土上，上面再用土盖之露出口鼻，水气俱吸入土中即活此法虽气绝身僵，用之亦可活。

又方，用细笔管吹其两耳，又将粗草纸烧着，以烟薰其鼻孔，

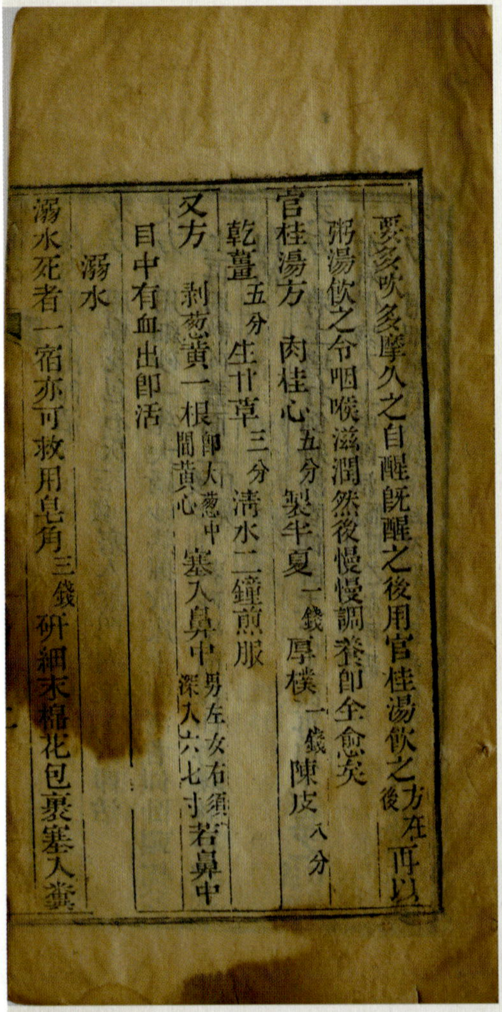
要多吹多摩久之自醒既醒之後用官桂湯飲之方在後再以
粥湯飲之令咽喉滋潤然後慢慢調養即全愈矣
官桂湯方　肉桂心五分製半夏一錢厚樸一錢陳皮八分
乾薑五分生甘草三分清水二鐘煎服
又方　剝葱黄一根即大葱中間黄心塞入鼻中男左女右須深入六七寸若鼻中
目中有血出即活
溺水
溺水死者一宿亦可救用皂角三錢研細末棉花包裹塞入糞

要多吹多摩，久之自醒。既醒之后，用官桂汤饮之方在后，再以粥汤饮之，令咽喉滋润，然后慢慢调养，即全[1]愈矣。

官桂汤方　肉桂心五分，制半夏一钱，厚朴一钱，陈皮八分，干姜五分，生甘草三分，清水二钟[2]，煎服。

又方，剥葱黄一根即大葱中间黄心，塞入鼻中男左女右，须深入六七寸，若鼻中目中有血出即活。

溺　水

溺水死者一宿亦可救　用皂角三钱，研细末，棉花包裹，塞入粪

1 全：病愈。清代朱骏声《说文通训定声·乾部》："全，字亦作痊。"
2 钟：古时盛酒的器皿，现也称盅。

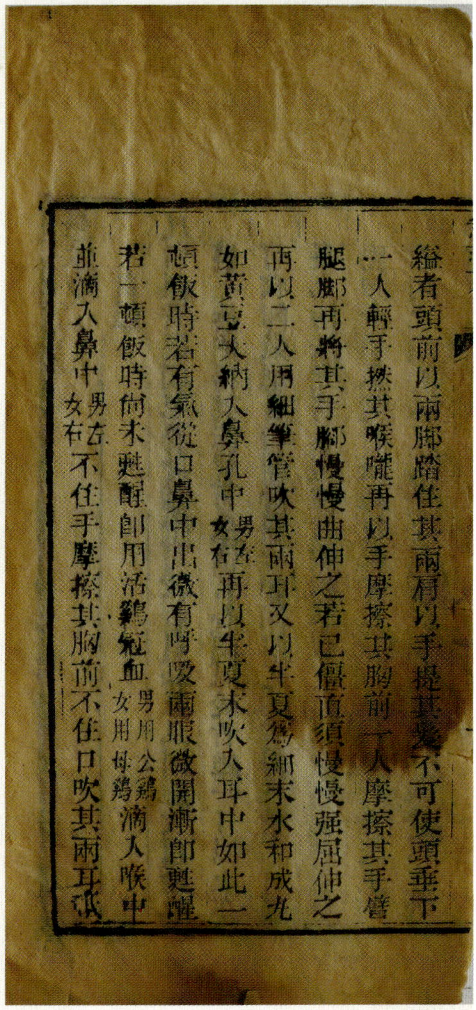

縊者頭前以兩脚踏住其兩肩以手提其髮不可使頭垂下一人輕手撚其喉嚨再以手摩擦其胸前一人摩擦其手臂腿脚再將其手脚慢慢曲伸之若已僵直須慢慢强屈伸之再以二人用細筆管吹其兩耳又以半夏爲細末水和成丸如黄豆大納入鼻孔中男左女右再以半夏末吹入耳中如此一頓飯時若有氣從口鼻中出微有呼吸兩眼微開漸即甦醒若一頓飯時尚未甦醒即用活鷄冠血男用公鷄女用母鷄滴入喉中並滴入鼻中男左女右不住手摩擦其胸前不住口吹其兩耳祗

缢者头前，以两脚踏住其两肩，以手提其发，不可使头垂下；一人轻手捻其喉咙，再以手摩擦其胸前；一人摩擦其手臂腿脚，再将其手脚慢慢曲伸之，若已僵直，须慢慢强屈伸之；再以二人用细笔管吹其两耳。又以半夏为细末，水和成丸，如黄豆大，纳入鼻孔中男左女右，再以半夏末吹入耳中，如此一顿饭时，若有气从口鼻中出，微有呼吸，两眼微开，渐即苏醒；若一顿饭时，尚未苏醒，即用活鸡冠血男用公鸡，女用母鸡滴入喉中，并滴入鼻中男左女右，不住手摩擦其胸前，不住口吹其两耳，只

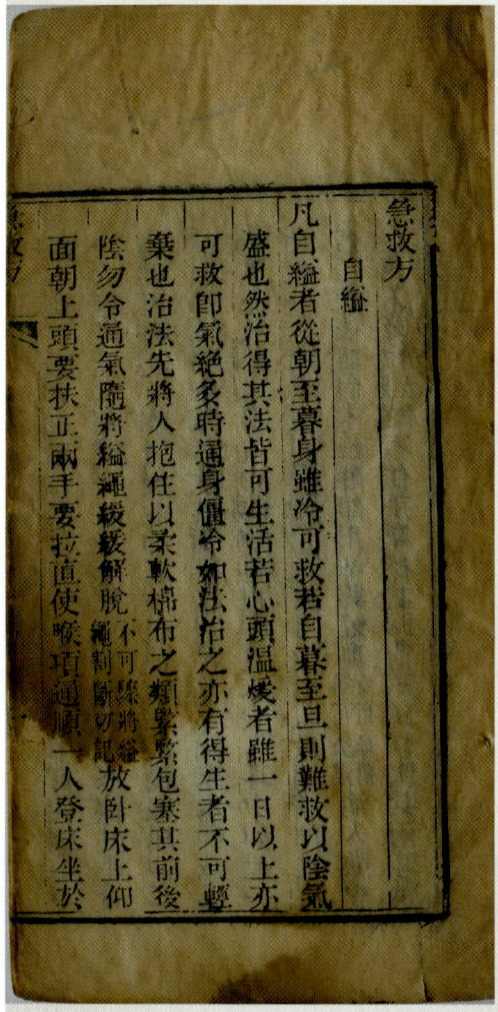

急救方

自縊

凡自縊者從朝至暮身雖冷可救若自暮至旦則難救以陰氣盛也然治得其法皆可生活若心頭溫煖者雖一日以上亦可救即氣絶多時通身僵冷如法治之亦有得生者不可輕棄也治法先將人抱住以柔軟棉布之類緊緊包塞其前後陰勿令通氣隨將縊繩緩緩解脫不可驟將縊繩割斷切記放臥床上仰面朝上頭要扶正兩手要拉直使喉項通順一人登床坐於

急救方

急救方

自　缢

凡自缢者，从朝至暮，身虽冷可救；若自暮至旦则难救，以阴气盛也。然治得其法，皆可生活。若心头温暖者，虽一日以上，亦可救。即气绝多时，通身僵冷，如法治之，亦有得生者，不可轻弃也。治法：先将人抱住，以柔软棉布之类紧紧包塞其前后阴，勿令通气。随将缢绳缓缓解脱不可骤将缢绳割断，切记，放卧床上，仰面朝上，头要扶正，两手要拉直，使喉项通顺。一人登床坐于

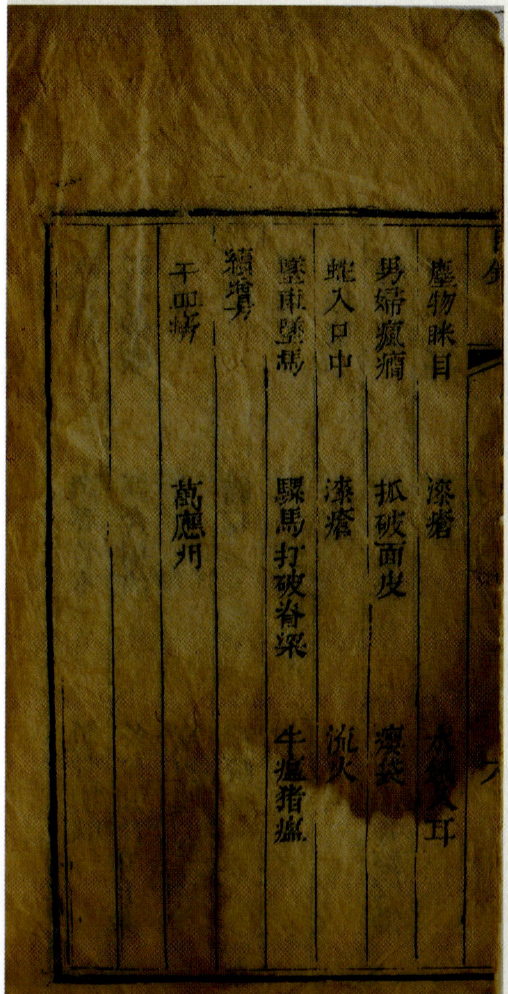

尘物眯目

漆疮

水银入耳

男妇疯痫

抓破面皮

瘿袋

蛇入口中

漆疮

流火

坠车坠马

骒马打破脊梁

牛瘟猪瘟

续增方

治干血劳

万应丹

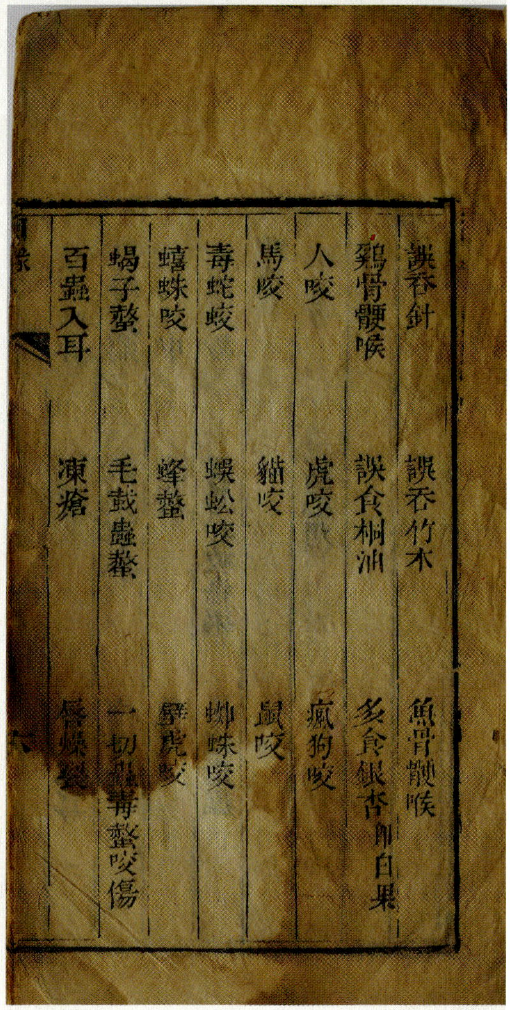

误吞针
误吞竹木
鱼骨骾喉
鸡骨骾喉
误食桐油
多食银杏即白果
人咬
虎咬
疯狗咬
马咬
猫咬
鼠咬
毒蛇咬
蜈蚣咬
蜘蛛咬
蟢蛛咬
蜂螫
壁虎咬
蝎子螫
毛载虫螫
一切虫毒螫咬伤
百虫入耳
冻伤
唇燥裂

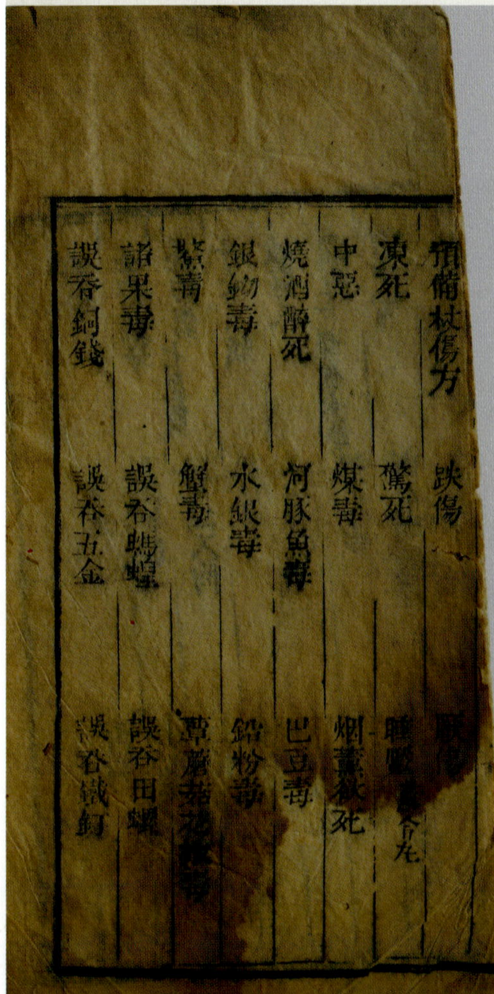
預備杖傷方　跌傷　壓傷
凍死　驚死　睡魘蘇合丸
中惡　煤毒　烟薰欲死
燒酒醉死　河豚魚毒　巴豆毒
銀鈎毒　水銀毒　鉛粉毒
鼇毒　蟹毒　蕈蘑菇花椒毒
諸果毒　誤吞螞蝗　誤吞田螺
誤吞銅錢　誤吞五金　誤吞鐵釘

预备杖伤方
跌伤
压伤
冻死
惊死
睡魇苏合丸
中恶
煤毒
蒙汗药毒[1]
烟熏欲死
烧酒醉死
河豚鱼毒
巴豆毒
斑蝥毒[2]
银鉤毒
水银毒
铅粉毒
鳌毒
蟹毒
蕈蘑菇花椒毒
诸果毒
误吞蚂蟥
误吞田螺
误吞铜钱
误吞五金
误吞铁钉

1 蒙汗药毒：原目录缺，据正文补。
2 斑蝥毒：原目录缺，据正文补。

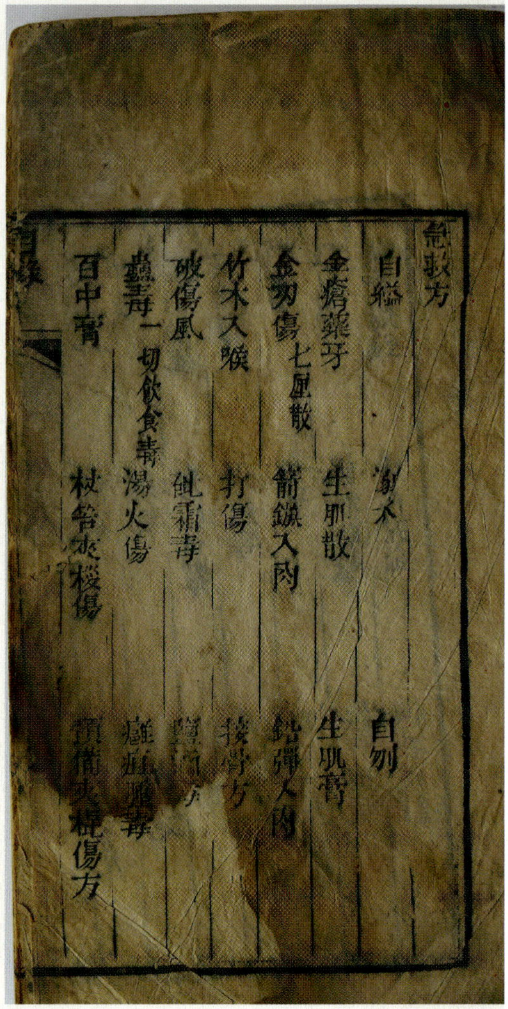

急救方

1 方：原作“牙”，据正文改。

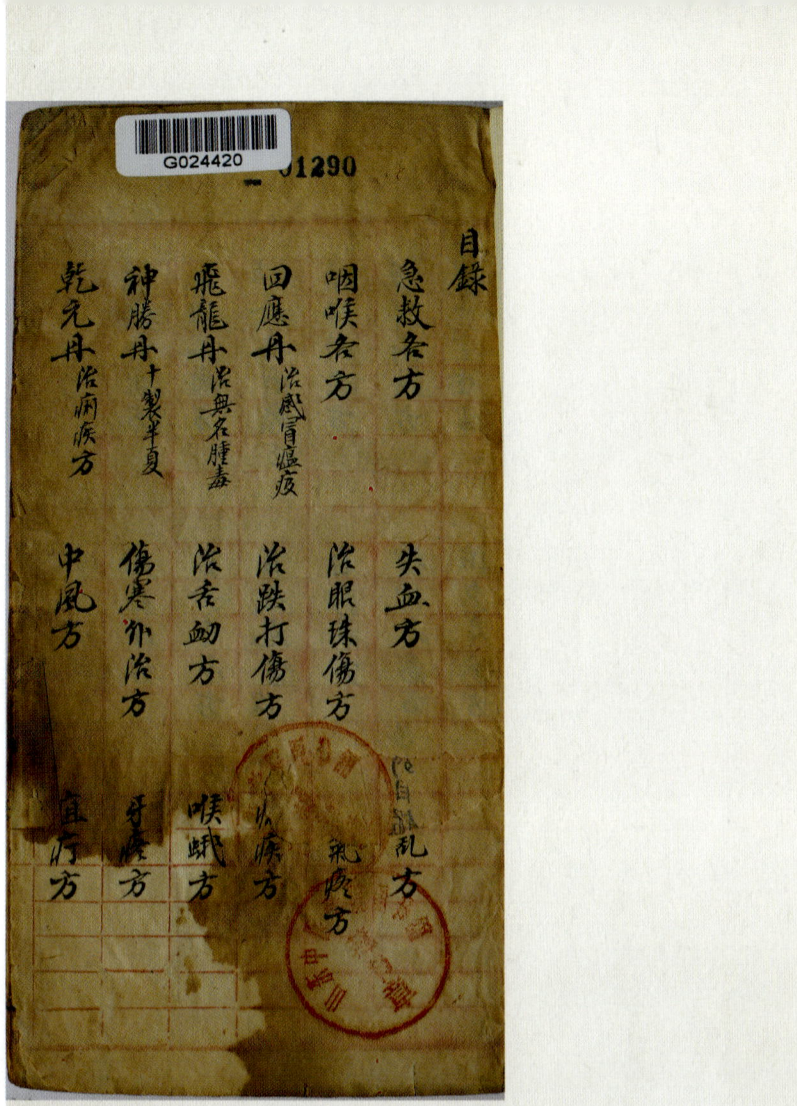

目　录

《急救方》附《续增各要方》简介

《急救方》是清代汤湘南所辑的记载临床急症治疗的方书，成书于道光丁酉年（1837），后附《续增各要方》，成书于道光二十八年（1848），由汤湘南与李嗣卿同校刊。《中国中医古籍总目》载《急救方》为山东中医药大学图书馆藏孤本，实与中国国家图书馆藏《续增各要方》为同一版本的不同装订形式。

汤湘南，号铁瓢老人，生卒年代不详，毗陵（今江苏省常州市）人，乐善好施，广泛搜集灵验药方，涵盖了内、外、妇、儿、咽喉、眼、口齿、皮肤、急救、祝由各科。本书收录内容非常丰富，大部分方药主要来自于民间验方、秘方，用药往往就地取材，平凡廉价，但疗效显验。与一般方书按临床分科，或以脏腑病证或以病因等分类不同，本书站在大众角度对方药进行分类，贴近百姓生活，适合普及。但是受历史条件的限制，书中也存在许多迷信与夸大疗效的描述，应予以摒弃。

一、原书繁体竖排，今改为简体横排。采用现代标点方法，对原书进行句读。

二、凡原书中属于一般笔画之误或显系因写刻致误的错字，予以径改，不出校记。

三、通假字出校说明。异体字、古今字、俗写字，统一以通用简化字律齐，不出校记。例如，『徧』径改为『遍』，『盃』径改为『杯』，『槩』径改为『概』等。

四、原文中药名俗写颇多，例如『菉豆』径改为『绿豆』，『管仲』『贯仲』径改为『贯众』，『珍硃』『真珠』径改为『珍珠』，『破故纸』径改为『补骨脂』，『灯芯』径改为『灯心』等。若药名不影响文义理解，如『灵仙』，则保持原文。文中因避讳的药名，以规范药名律齐，并于首见处出注说明。

五、原书为竖排，且文字顺序为自右至左，与现代书籍排版不同。所以，原书『右』字径改为『上』字，『左』字径改为『下』字，如『右药各一钱』改为『上药各一钱』。

六、原书显系底本误、脱、衍、倒者予以勘正，并出校说明。

七、原书中少数疑难名词术语或生僻字词，酌予简要注释。

八、原书注释小字，根据情况作小一字号处理。

九、原书中眉批依文移至正文后，标注『【批：】』。眉批有跨页者，根据内容调整位置，以确保内容条理清晰为原则。

十、原书因刻版不规范而致字体不统一，如方中药物的剂量和制法、注释性文字作大字，今作小字处理，不出注；原书中方名后的主治病症用双行小字，其内容过长，为方便排版，将主治病症另起一段，并改为大字号，不出注。

十一、原书目录与正文有出入。正文方名确凿者，遵循正文；正文无方名或以主治代方名者，根据目录录入方名，出注说明。目录无方名者，根据正文补充方名，出注说明。

《急救方》附《续增各要方》校注说明

《急救方》是清代汤湘南所辑的记载临床急症治疗的方书，成书于道光丁酉年（1837），现存于山东中医药大学图书馆。后附《续增各要方》，成书于道光二十八年（1848），由汤湘南与李嗣卿同校刊。该书共一册，线装，书页高22厘米，宽12.3厘米；板框高15.8厘米，宽9.3厘米。每半页八行，行二十四字，白口，四周双边，单黑鱼尾。

汤湘南，号铁瓢老人，生卒年代不详，籍贯为毗陵（今江苏省常州市），曾在山东做幕宾。汤氏乐善好施，『体上天好生之德』，广泛搜集灵验药方，涵盖了内、外、妇、儿、咽喉、眼、口齿、皮肤、急救、祝由各科，辑入了清乾隆年间济南医家逯南轩《咽喉论》和清道光年间毗陵医家谢应材《发背对口治诀》的部分内容，于1837、1848年先后刊刻《崇训录》《续增各要方》二书。

《中国中医古籍总目》载《急救方》为孤本，实与中国国家图书馆藏《续增各要方》为同一版本的不同装订形式。中国国家图书馆藏《续增各要方》为《崇训录》与《续增各要方》的合订本。本次整理的《急救方》为《崇训录》中的医方部分与《续增各要方》的合订本。

本次整理以山东中医药大学图书馆所藏《急救方》为底本，以中国国家图书馆藏清道光二十八年（1848）《续增各要方》为校本，以清道光二十七年（1847）恒益堂刻《咽喉论》与上海书店影印本《三三医书》中所收《发背对口治诀论》，以及涉及相关论述的有关中医古籍为他校本。具体处理方法如下。

急救方

附 续增各要方

清·汤湘南 辑

崔利锐 李明 叶蕾 周杰 整理

扫码观看本册视频简介

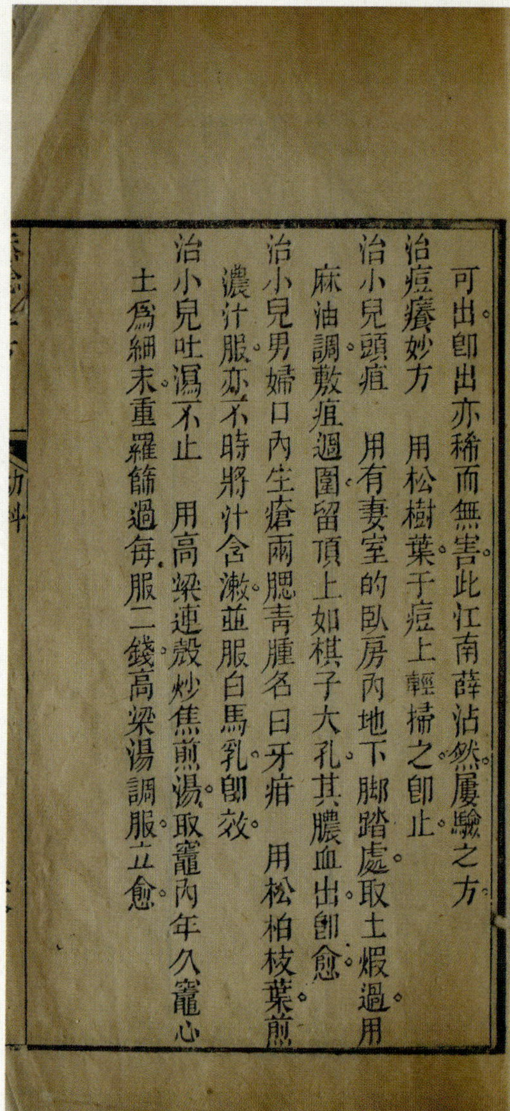

可出卽出亦稀而無害此江南薛沾然屢驗之方
治痘癢妙方　用松樹葉于痘上輕掃之卽止
治小兒頭疽　用有妻室的臥房內地下脚踏處取土煅過用
麻油調敷疽週圍留頂上如棋子大孔其膿血出卽愈
治小兒男婦口內生瘡兩腮青腫名曰牙疳　用松柏枝葉煎
濃汁服亦不時將汁含漱並服白馬乳卽效
治小兒吐瀉不止　用高粱連殼炒焦煎湯取竈內年久竈心
土爲細末重羅篩過每服二錢高粱湯調服立愈

可出，即出亦稀而无害。此江南薛沾然[1]屡验之方。

治痘痒妙方　用松树叶，于痘上轻扫之，即止。

治小儿头疽　用有妻室的卧房内底下脚踏处，取土煅过，用麻油调，敷疽周围，留顶上如棋子大孔，其脓血出，即愈。

治小儿男妇口内生疮，两腮青肿，名曰牙疳　用松柏枝叶，煎浓汁服，亦不时将汁含漱，并服白马乳，即效。

治小儿吐泻不止　用高粱连壳炒焦煎汤，取灶内年久灶心土为细末，重罗筛过，每服二钱，高粱汤调服，立愈。

1 薛沾然：疑误，据清·陈杰辑的《回生集》中，为“薛浩然”。

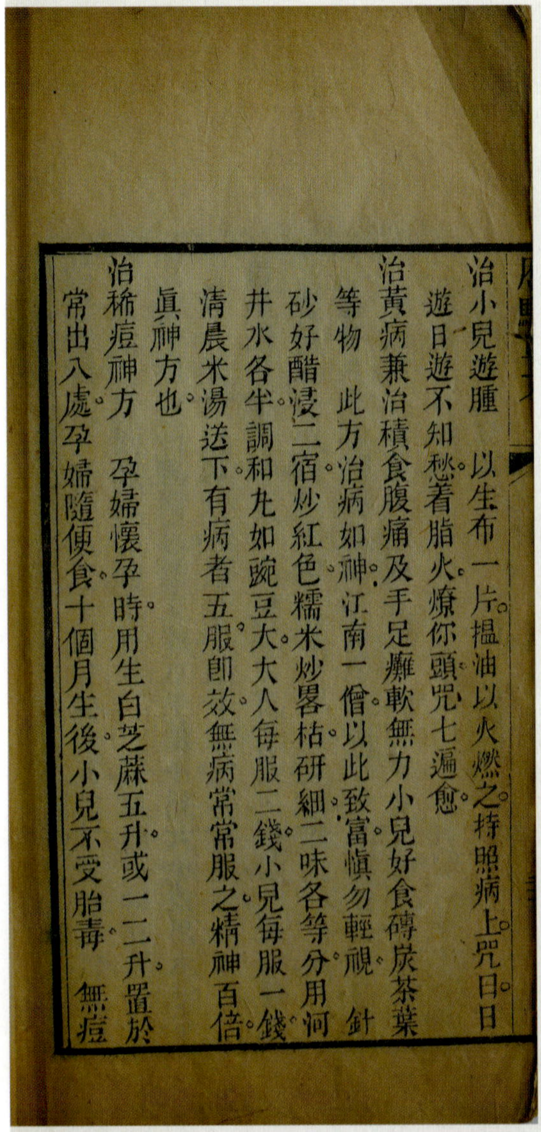

治小兒遊腫　以生布一片。搵油以火燃之。持照病上。咒曰日
遊日遊不知愁。着脂火。燎你頭。咒七遍愈
治黃病兼治積食腹痛及手足癱軟無力小兒好食磚炭茶葉
等物　此方治病如神。江南一僧以此致富。慎勿輕視。針
砂好醋浸二宿。炒紅色。糯米炒畧枯。研細。二味各等分。用河
井水各半。調和丸如豌豆大。大人每服二錢。小兒每服一錢。
清晨米湯送下。有病者五服。即效。無病常常服之。精神百倍。
眞神方也
治稀痘神方　孕婦懷孕時。用生白芝蔴五升。或一二升。置於
常出入處。孕婦隨便食。十個月生後。小兒不受胎毒。無痘

治小儿游肿　以生布一片，搵[1]油以火燃之，持照病上，咒曰：日游日游不知愁，着脂火，燎你头。咒七遍愈。

治黄病，兼治积食腹痛及手足瘫软无力，小儿好食砖炭茶叶等物　此方治病如神。江南一僧以此致富，慎勿轻视。针砂好醋浸二宿，炒红色，糯米炒略枯，研细，二味各等分，用河井水各半，调和丸如豌豆大。大人每服二钱，小儿每服一钱。清晨米汤送下，有病者五服，即效。无病者常常服之，精神百倍，真神方也。

治稀痘神方　孕妇怀孕时，用生白芝麻五升，或一二升，置于常出入处，孕妇随便食，十个月生后，小儿不受胎毒，无痘

1 搵（wèn）：按，浸没。

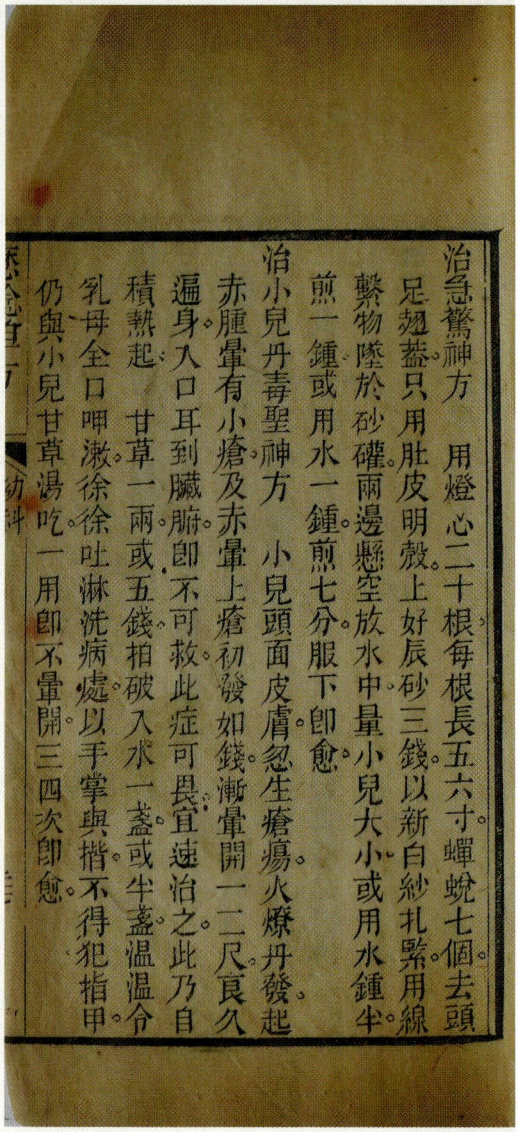

治急驚神方　用燈心二十根每根長五六寸蟬蜕七個去頭足翅蓋只用肚皮明殼上好辰砂三錢以新白紗扎緊用線繫物墜於砂礶兩邊懸空放水中量小兒大小或用水鍾半煎一鍾或用水一鍾煎七分服下即愈

治小兒丹毒聖神方　小兒頭面皮膚忽生瘡瘍火燎丹發起赤腫暈有小瘡及赤暈上瘡初發如錢漸暈開一二尺良久遍身入口耳到臟腑即不可救此症可畏宜速治之此乃自積熱起　甘草一兩或五錢拍破入水一盞或半盞温温令乳母全口呷漱徐徐吐淋洗病處以手掌與揩不得犯指甲仍與小兒甘草湯吃一用即不暈開三四次即愈

治急惊神方　用灯心二十根，每根长五六寸，蝉蜕七个，去头足翅盖，只用肚皮明壳，上好辰砂三钱，以新白纱扎紧，用线系物坠于砂罐，两边悬空放水中。量小儿大小，或用水钟半，煎一钟；或用水一钟，煎七分，服下即愈。

治小儿丹毒圣神方　小儿头面皮肤，忽生疮疡，火燎丹发，起赤肿晕有小疮，及赤晕上疮初发如钱，渐晕开一二尺，良久遍身，入口耳到脏腑，即不可救。此症可畏，宜速治之，此乃自积热起。甘草一两或五钱，拍破入水一盏或半盏，温温令乳母全口呷漱，徐徐吐淋洗病处，以手掌与揩，不得犯指甲。仍与小儿甘草汤吃，一用即不晕开，三四次即愈。

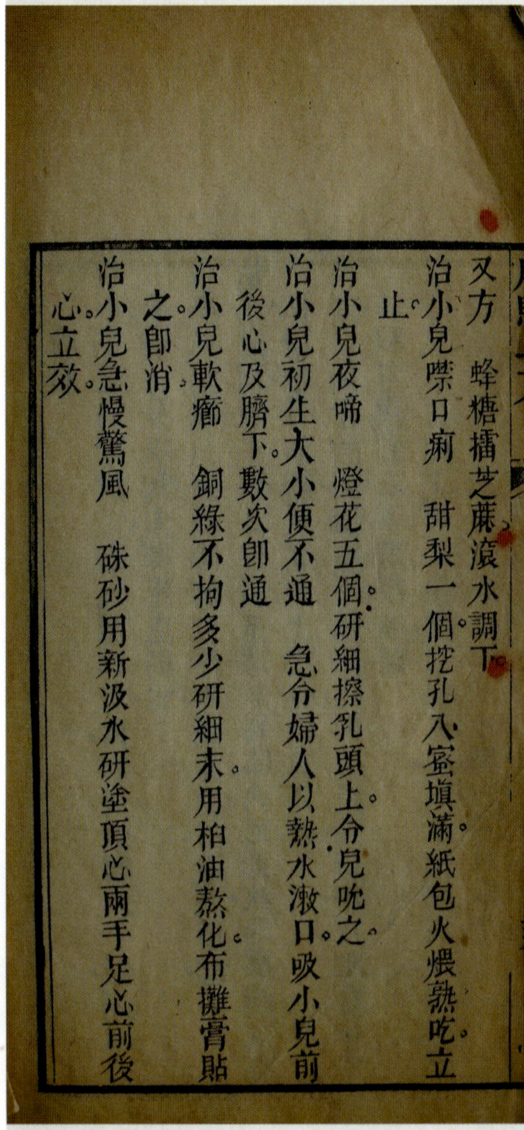

又方　蜂糖擂芝蔴滾水調下。

治小兒噤口痢　甜梨一個挖孔入蜜填滿。紙包火煨熟吃。立止。

治小兒夜啼　燈花五個。研細擦乳頭上。令兒吮之。

治小兒初生大小便不通　急令婦人以熱水漱口。吸小兒前後心及臍下。數次即通。

治小兒軟癤　銅綠不拘多少研細末。用柏油熬化。布攤膏貼之。即消。

治小兒急慢驚風　硃砂用新汲水研塗頂心兩手足心前後心。立效。

又方，蜂糖擂芝麻，滚水调下。

治小儿噤口痢　甜梨一个，挖孔入蜜填满，纸包火煨熟吃，立止。

治小儿夜啼　灯花五个，研细擦乳头上，令儿吮之。

治小儿初生大小便不通　急令妇人以热水漱口，吸小儿前后心及脐下，数次即通。

治小儿软疖　铜绿不拘多少研细末，用柏油熬化，布摊膏贴之，即消。

治小儿急慢惊风　朱砂用新汲水研，涂顶心、两手足心、前后心，立效。

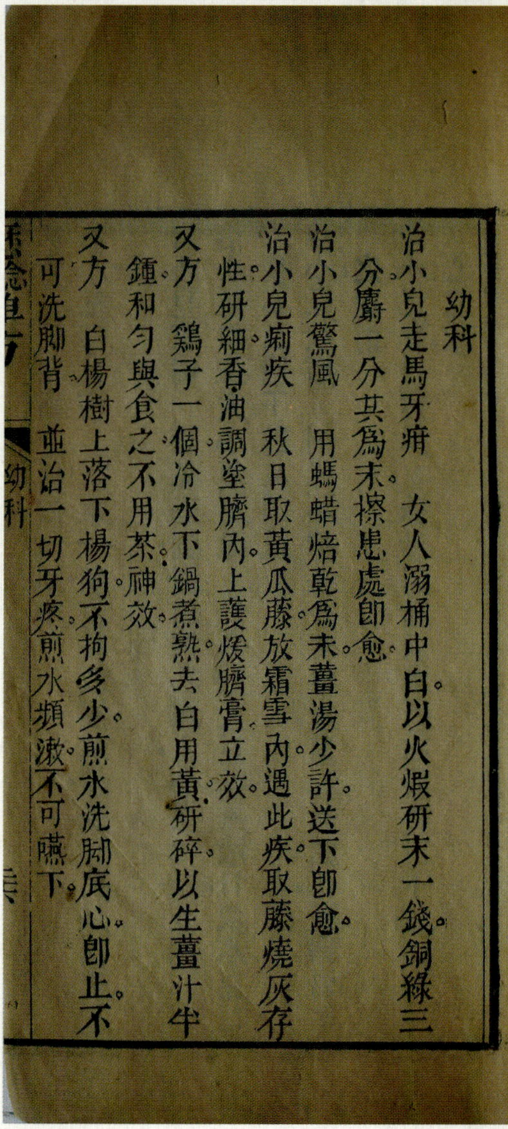

幼科

治小兒走馬牙疳　女人溺桶中白。以火煆研末一錢。銅綠三分。麝一分。共爲末。擦患處卽愈。

治小兒驚風　用螞蜡焙乾爲末。薑湯少許。送下卽愈。

治小兒痢疾　秋日取黃瓜藤。放霜雪內。遇此疾。取藤燒灰存性。研細。香油調塗臍內。上護煖臍膏。立效。

又方　鷄子一個。冷水下鍋煮熟。去白用黃。研碎。以生薑汁半鍾和勻。與食之。不用茶。神效。

又方　白楊樹上落下楊狗。不拘多少。煎水洗脚底心。卽止。不可洗脚背。並治一切牙疼。煎水頻漱。不可嚥下。

幼　科

治小儿走马牙疳　女人溺桶中白，以火煅研末一钱，铜绿三分，麝一分，共为末，擦患处即愈。

治小儿惊风　用蚂蜡[1]焙干为末，姜汤少许，送下即愈。

治小儿痢疾　秋日取黄瓜藤，放霜雪内。遇此疾，取藤烧灰存性，研细，香油调涂脐内，上护暖脐膏，立效。

又方，鸡子一个，冷水下锅煮熟，去白用黄，研碎。以生姜汁半钟和匀，与食之，不用茶，神效。

又方，白杨树上落下杨狗，不拘多少，煎水洗脚底心，即止，不可洗脚背。并治一切牙疼，煎水频漱，不可咽下。

1 蚂蜡：蝗虫。

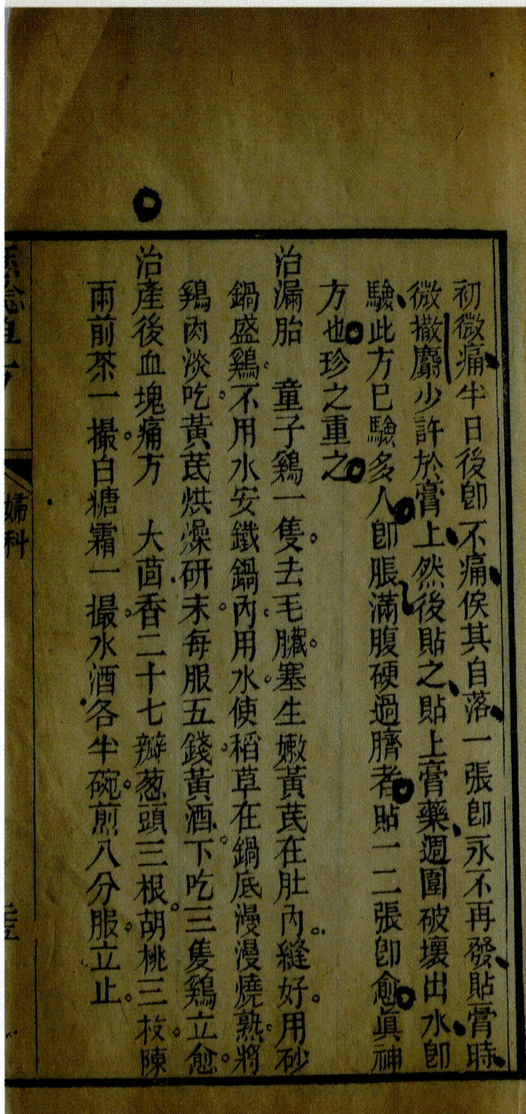
初微痛半日後即不痛俟其自落一張即永不再發貼膏時
微撒麝少許於膏上然後貼之貼上膏藥週圍破壞出水即
驗此方已驗多人即脹滿腹硬過臍者貼一二張即愈真神
方也珍之重之
治漏胎　童子鷄一隻去毛臟塞生嫩黃芪在肚內縫好用砂
鍋盛鷄不用水安鐵鍋內用水使稻草在鍋底漫漫燒熟將
鷄肉淡吃黃芪烘燥研末每服五錢黃酒下吃三隻鷄立愈
治產後血塊痛方　大茴香二十七瓣葱頭三根胡桃三枝陳
雨前茶一撮白糖霜一撮水酒各半碗煎八分服立止

初微痛，半日后即不痛，俟其自落，一张即永不再发。贴膏时，微撒麝少许于膏上，然后贴之。贴上膏药，周围破坏出水，即验，此方已验多人。即胀满腹硬过脐者，贴一二张即愈，真神方也，珍之重之。

治漏胎　童子鸡一只，去毛脏，塞生嫩黄芪在肚内，缝好。用砂锅盛鸡，不用水；安铁锅内，用水。使稻草在锅底漫漫[1]烧熟。将鸡肉淡吃，黄芪烘燥研末，每服五钱，黄酒下，吃三只鸡立愈。

治产后血块痛方　大茴香二十七瓣，葱头三根，胡桃三枝，陈雨前茶一撮，白糖霜一撮，水酒各半碗，煎八分服，立止。

1 漫漫：同“慢慢”。

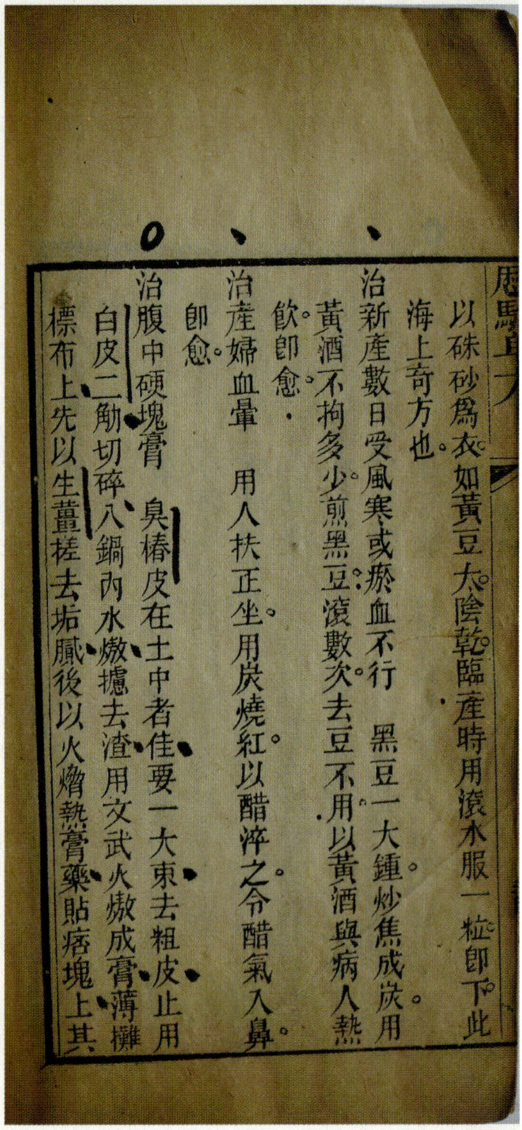

以朱砂为衣，如黄豆大，阴干。临产时用滚水服一粒，即下。此海上奇方也。

治新产数日受风寒或瘀血不行　黑豆一大钟，炒焦成炭，用黄酒不拘多少，煎黑豆，滚数次，去豆不用，以黄酒与病人热饮，即愈。

治产妇血晕　用人扶正坐，用炭烧红，以醋淬之，令醋气入鼻，即愈。

治腹中硬块膏　臭椿皮在土中者佳，要一大束，去粗皮止[1]用白皮二斤，切碎入锅内，水熬滤去渣，用文武火熬成膏，薄摊标布上，先以生姜搓去垢腻，后以火熁[2]热膏药，贴痞块上，其

1 止：疑“只。”
2 熁（xié）：烤。

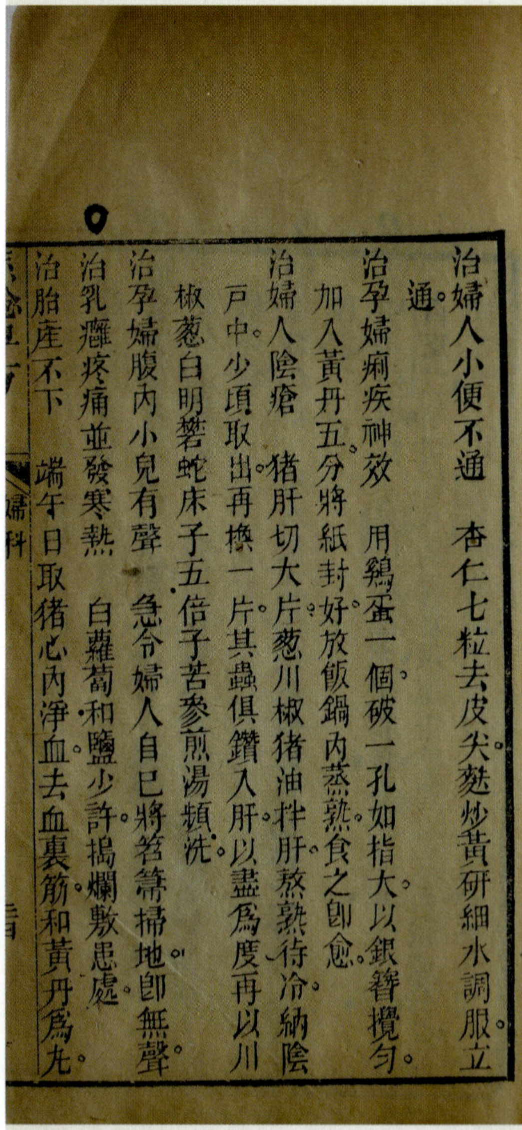
治婦人小便不通　杏仁七粒去皮尖麩炒黃研細水調服立通。
治孕婦痢疾神效　用鷄蛋一個破一孔如指大以銀簪攪勻。加入黃丹五分將紙封好放飯鍋內蒸熟食之卽愈。
治婦人陰瘡　猪肝切大片葱川椒猪油拌肝熬熟待冷納陰戶中少頃取出再換一片其蟲俱鑽入肝以盡爲度再以川椒葱白明礬蛇床子五倍子苦參煎湯頻洗。
治孕婦腹內小兒有聲　急令婦人自已將箬箒掃地卽無聲。
治乳癰疼痛並發寒熱　白蘿蔔和鹽少許搗爛敷患處。
治胎產不下　端午日取猪心內淨血去血裹筋和黃丹爲丸。
婦科

治妇人小便不通　杏仁七粒去皮尖，麸炒黄研细，水调服，立通。

治孕妇痢疾神效　用鸡蛋一个，破一孔如指大，以银簪搅匀，加入黄丹五分，将纸封好，放饭锅内蒸熟，食之即愈。

治妇人阴疮　猪肝切大片，葱、川椒、猪油拌肝，熬熟待冷，纳阴户中，少顷取出，再换一片，其虫俱钻入肝，以尽为度。再以川椒、葱白、明矾、蛇床子、五倍子、苦参煎汤频洗。

治孕妇腹内小儿有声　急令妇人自己将箬帚扫地，即无声。

治乳痈疼痛并发寒热　白萝卜和盐少许，捣烂敷患处。

治胎产不下　端午日取猪心内净血，去血裹筋，和黄丹为丸，

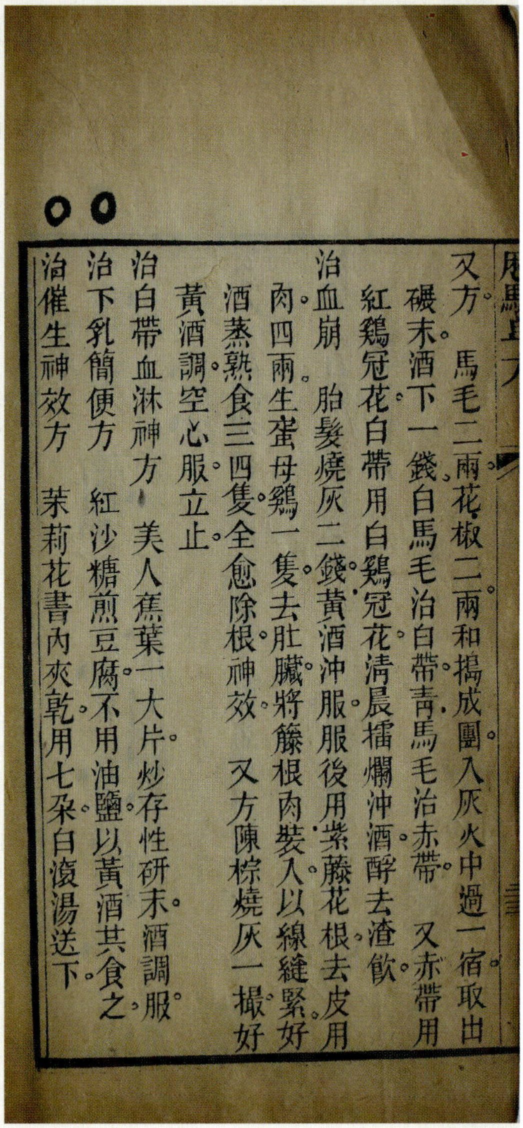
又方。馬毛二兩。花椒二兩。和搗成團。入灰火中過一宿。取出碾末。酒下一錢。白馬毛治白帶。青馬毛治赤帶。又赤帶用紅鷄冠花。白帶用白鷄冠花。清晨擂爛沖酒。酹去渣飲

治血崩　胎髮燒灰二錢。黃酒沖服。服後用紫藤花根。去皮用肉四兩。生蛋母鷄一隻。去肚臟。將籐根肉裝入。以線縫緊。好酒蒸熟。食三四隻。全愈除根。神效。又方。陳棕燒灰一撮。好黃酒調。空心服。立止。

治白帶血淋神方。美人蕉葉一大片。炒存性研末。酒調服。

治下乳簡便方　紅沙糖煎豆腐。不用油鹽。以黃酒共食之。

治催生神效方　茉莉花書內夾乾。用七朵。白滾湯送下。

又方，马毛二两，花椒二两，和捣成团，入灰火中过一宿，取出碾末，酒下一钱。白马毛治白带，青马毛治赤带。又赤带用红鸡冠花，白带用白鸡冠花。清晨擂烂冲酒，浮去渣饮。

治血崩　胎发烧灰二钱，黄酒冲服。服后用紫藤花根，去皮用肉四两，生蛋母鸡一只，去肚脏，将藤根肉装入，以线缝紧，好酒蒸熟，食三四只，全愈除根，神效。又方，陈棕烧灰一撮，好黄酒调，空心服，立止。

治白带血淋神方　美人蕉叶一大片，炒存性研末，酒调服。

治下乳简便方　红砂糖煎豆腐，不用油盐，以黄酒共食之。

治催生神效方　茉莉花书内夹干，用七朵，白滚汤送下。

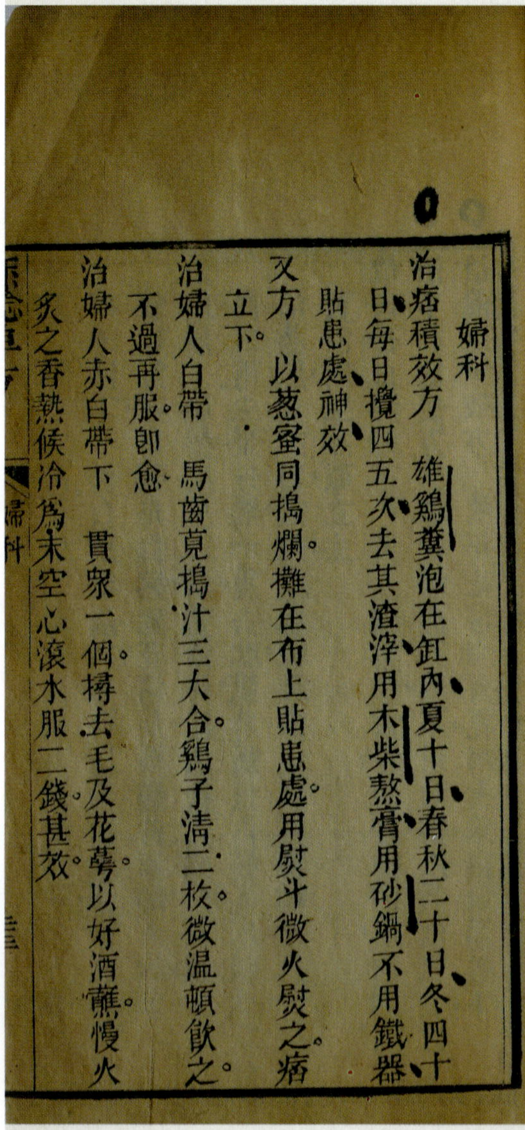

婦科

治痞積效方　雄鷄糞泡在缸內。夏十日。春秋二十日。冬四十日。每日攪四五次。去其渣滓。用木柴熬膏。用砂鍋不用鐵器。貼患處。神效。

又方　以葱蜜同搗爛。攤在布上貼患處。用熨斗微火熨之。痞立下。

治婦人白帶　馬齒莧搗汁三大合。鷄子清二枚。微溫頓飲之。不過再服。卽愈。

治婦人赤白帶下　貫衆一個。㨾去毛及花蕚。以好酒蘸。慢火炙之香熱。候冷爲末。空心滾水服二錢。甚效。

妇　科

治痞积效方　雄鸡粪泡在缸内，夏十日，春秋二十日，冬四十日，每日搅四五次，去其渣滓，用木柴熬膏，用砂锅不用铁器，贴患处，神效。

又方，以葱、蜜同捣烂，摊在布上贴患处，用熨斗微火熨之，痞立下。

治妇人白带　马齿苋捣汁三大合，鸡子清二枚，微温顿饮之，不过再服，即愈。

治妇人赤白带下　贯众一个， 捋去毛及花萼，以好酒蘸，慢火炙之香热，候冷为末，空心滚水服二钱，甚效。

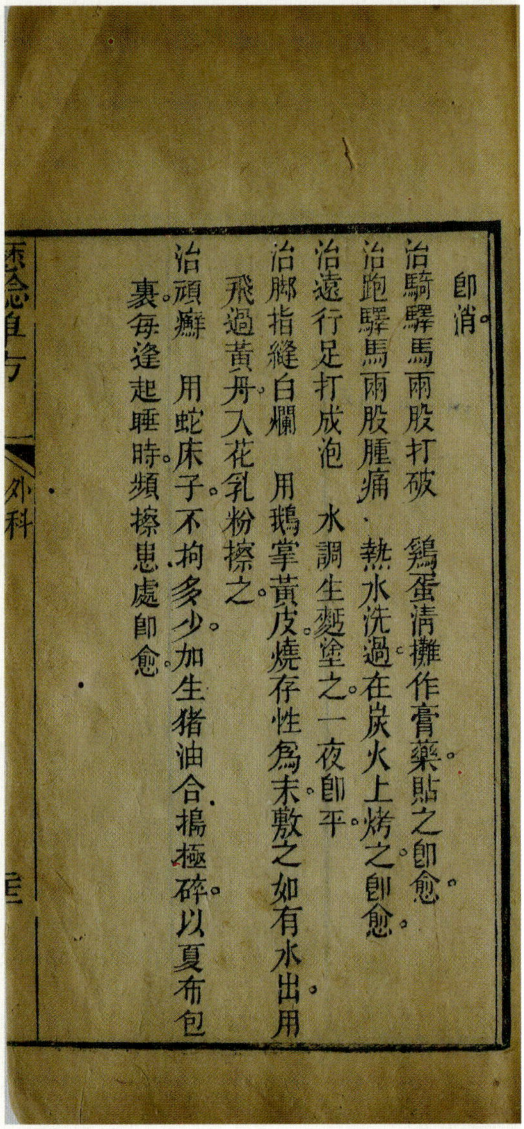
即消。
治騎驛馬兩股打破　鷄蛋清攤作膏藥貼之即愈。
治跑驛馬兩股腫痛、熱水洗過在炭火上烤之即愈。
治遠行足打成泡　水調生麪塗之一夜即平。
治脚指縫白爛　用鵝掌黃皮燒存性爲末敷之如有水出用
飛過黃丹入花乳粉擦之。
治頑癬　用蛇床子不拘多少加生猪油合搗極碎以夏布包
裹每逢起睡時頻擦患處即愈。

即消。

治骑驿马两股打破　鸡蛋清摊作膏药，贴之即愈。

治跑驿马两股肿痛　热水洗过，在炭火上烤之，即愈。

治远行足打成泡　水调生面涂之，一夜即平。

治脚指缝白烂　用鹅掌黄皮，烧存性为末，敷之。如有水出，用飞过黄丹，入花乳粉擦之。

治顽癣　用蛇床子，不拘多少，加生猪油合捣极碎，以夏布包裹，每逢起睡时，频擦患处，即愈。

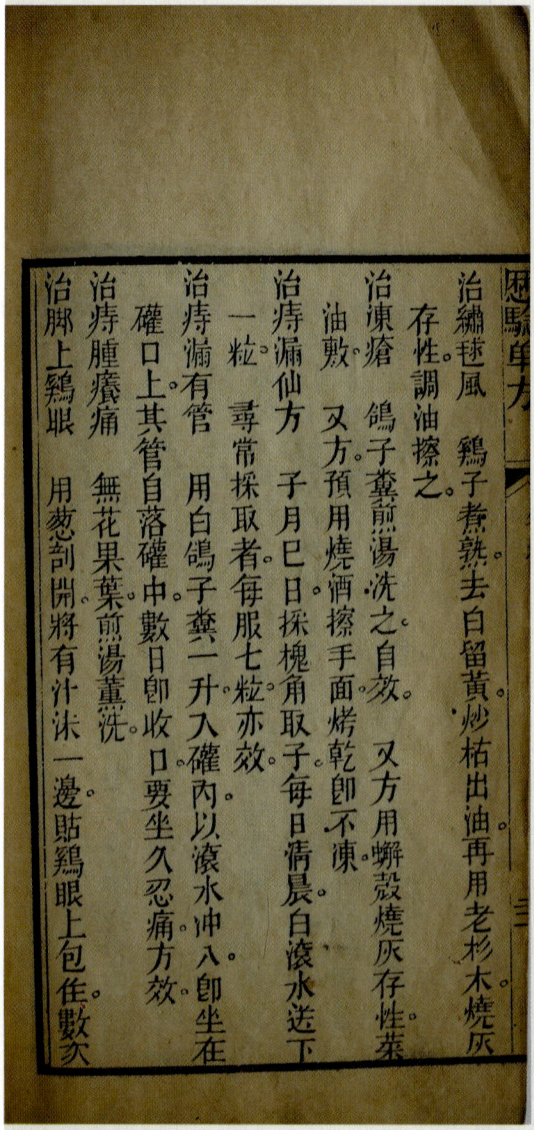

歷驗單方

治繡毬風　鷄子煑熟。去白留黃。炒枯出油。再用老杉木燒灰存性。調油擦之。

治凍瘡　鴿子糞煎湯洗之。自效。又方用蟹殼燒灰存性。菜油敷。又方預用燒酒擦手面。烤乾卽不凍。

治痔漏仙方　子月巳日採槐角取子。每日清晨。白滚水送下一粒。尋常採取者。每服七粒。亦效。

治痔漏有管　用白鴿子糞一升。入罐內。以滚水冲入。卽坐在罐口上。其管自落罐中。數日卽收口。要坐久忍痛方效。

治痔腫癢痛　無花果葉煎湯薰洗。

治脚上鷄眼　用葱剖開。將有汁沫一邊貼鷄眼上包住。數次

治绣球风　鸡子煮熟，去白留黄，炒枯出油，再用老杉木烧灰存性，调油擦之。

治冻疮　鸡子粪煎汤洗之，自效。又方用蟹壳烧灰存性，菜油敷。又方预用烧酒擦手面，烤干即不冻。

治痔漏仙方　子月巳日，采槐角取子，每日清晨，白滚水送下一粒。寻常采取者，每服七粒，亦效。

治痔漏有管　用白鸽子粪一升，入罐内，以滚水冲入，即坐在罐口上，其管自落罐中，数日即收口，要坐久忍痛，方效。

治痔肿痒痛　无花果叶，煎汤熏洗。

治脚上鸡眼　用葱剖开，将有汁沫一边，贴鸡眼上包住，数次

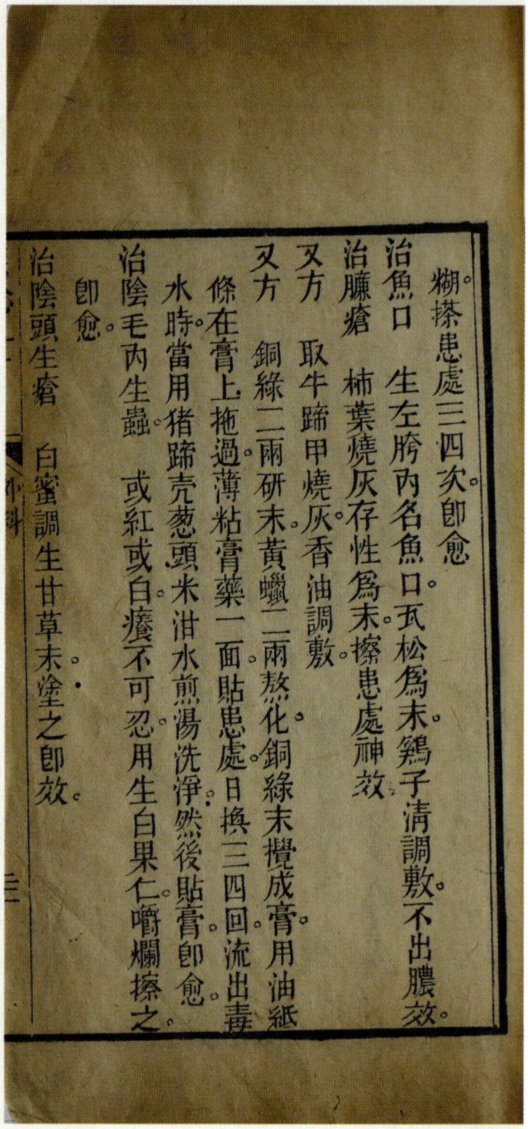
糊。搽患處三四次卽愈。
治魚口　生左胯內名魚口。瓦松爲末。鷄子清調敷。不出膿效。
治臁瘡　柿葉燒灰存性爲末。擦患處神效。
又方　取牛蹄甲燒灰。香油調敷。
又方　銅綠二兩研末。黃蠟二兩熬化。銅綠末攪成膏。用油紙
條在膏上拖過。薄粘膏藥一面。貼患處日換三四回。流出毒
水時。當用猪蹄殼葱頭米泔水煎湯洗淨。然後貼膏卽愈。
治陰毛內生蟲。　或紅或白。癢不可忍。用生白果仁嚼爛擦之。
卽愈。
治陰頭生瘡　白蜜調生甘草末塗之卽效。

糊，搽患处三四次，即愈。

治鱼口　生左胯内名鱼口。瓦松为末，鸡子清调敷，不出脓效。

治臁疮　柿叶烧灰存性为末，擦患处神效。

又方，取牛蹄甲烧灰，香油调敷。

又方，铜绿二两（研末），黄蜡二两（熬化）。铜绿末搅成膏，用油纸条在膏上拖过，薄粘膏药一面，贴患处，日换三四回。流出毒水时，当用猪蹄壳、葱头、米泔水煎汤洗净，然后贴膏，即愈。

治阴毛内生虫　或红或白，痒不可忍。用生白果仁，嚼烂擦之，即愈。

治阴头生疮　白蜜调生甘草末，涂之即效。

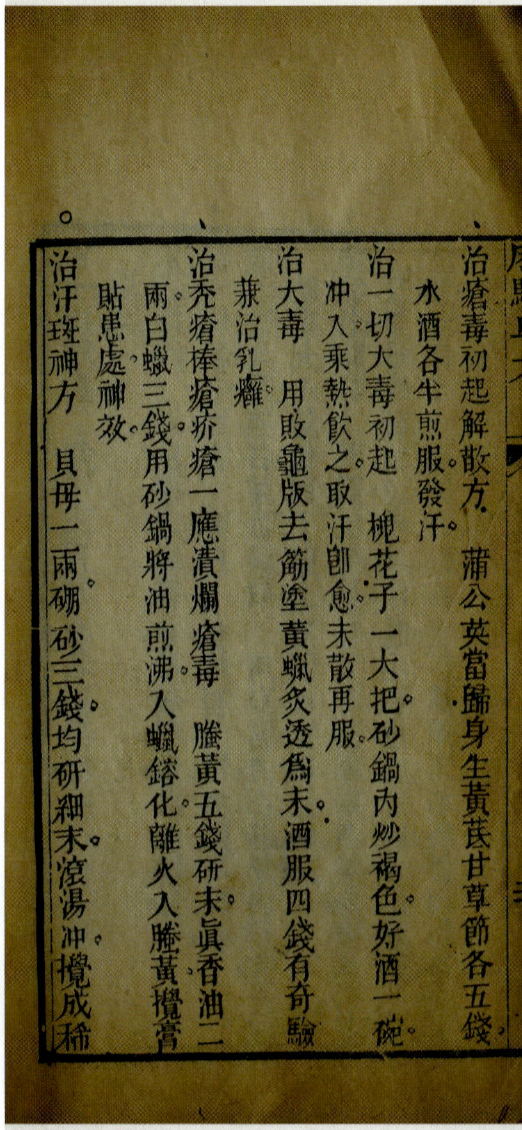

治疮毒初起解散方　蒲公英、当归身、生黄芪、甘草节各五钱，水酒各半煎服，发汗。

治一切大毒初起　槐花子一大把，砂锅内炒褐色，好酒一碗，冲入，乘热饮之。取汗即愈，未散再服。

治大毒　用败龟板去筋，涂黄蜡，炙透为末，酒服四钱，有奇验。兼治乳痈。

治秃疮、棒疮、疥疮一应溃烂疮毒　藤黄五钱（研末），真香油二两，白蜡三钱，用砂锅将油煎沸，入蜡熔化，离火入藤黄，搅膏贴患处，神效。

治汗斑神方　贝母一两，硼砂三钱，均研细末，滚汤冲，搅成稀

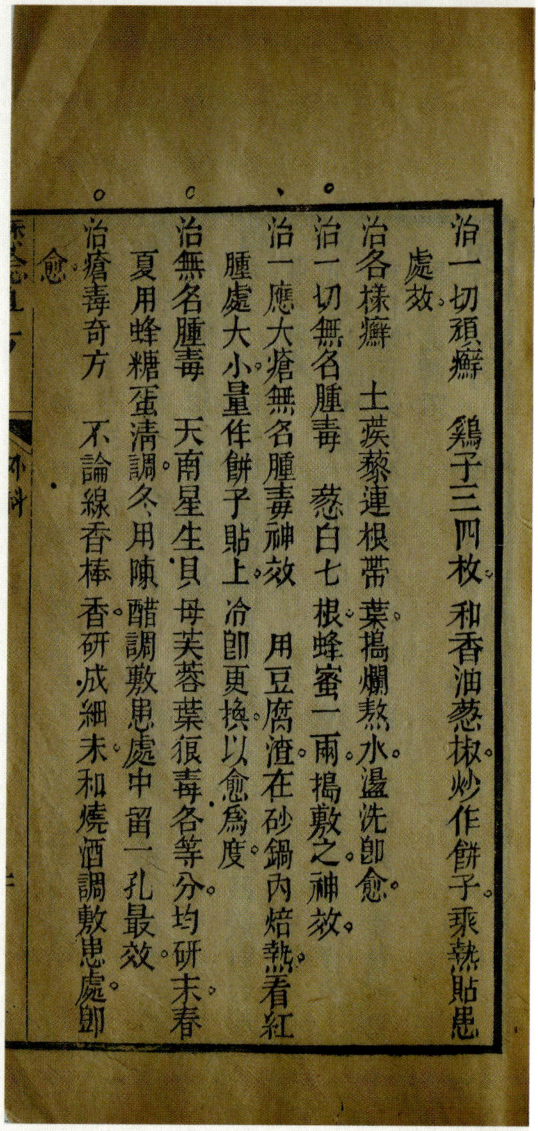
治一切頑癬　鷄子三四枚和香油葱椒炒作餅子乘熱貼患處效
治各樣癬　土蒺藜連根帶葉搗爛熬水盪洗即愈
治一切無名腫毒　葱白七根蜂蜜一兩搗敷之神效
治一應大瘡無名腫毒神效　用豆腐渣在砂鍋內焙熱看紅腫處大小量作餅子貼上冷即更換以愈爲度
治無名腫毒　天南星生貝母芙蓉葉狠毒各等分均研末春夏用蜂糖蛋清調冬用陳醋調敷患處中留一孔最效
治瘡毒奇方　不論線香棒香研成細末和燒酒調敷患處即愈

治一切顽癣　鸡子三四枚，和香油、葱、椒，炒作饼子，乘热贴患处，效。

治各样癣　土蒺藜连根带叶，捣烂熬水，荡洗即愈。

治一切无名肿毒　葱白七根，蜂蜜一两，捣敷之，神效。

治一应大疮、无名肿毒神效　用豆腐渣，在砂锅内焙热，看红肿处大小，量作饼子贴上，冷即更换，以愈为度。

治无名肿毒　天南星、生贝母、芙蓉叶、狼毒各等分，均研末，春夏用蜂糖、蛋清调，冬用陈醋调敷患处，中留一孔，最效。

治疮毒奇方　不论线香、棒香，研成细末，和烧酒调敷患处，即愈。

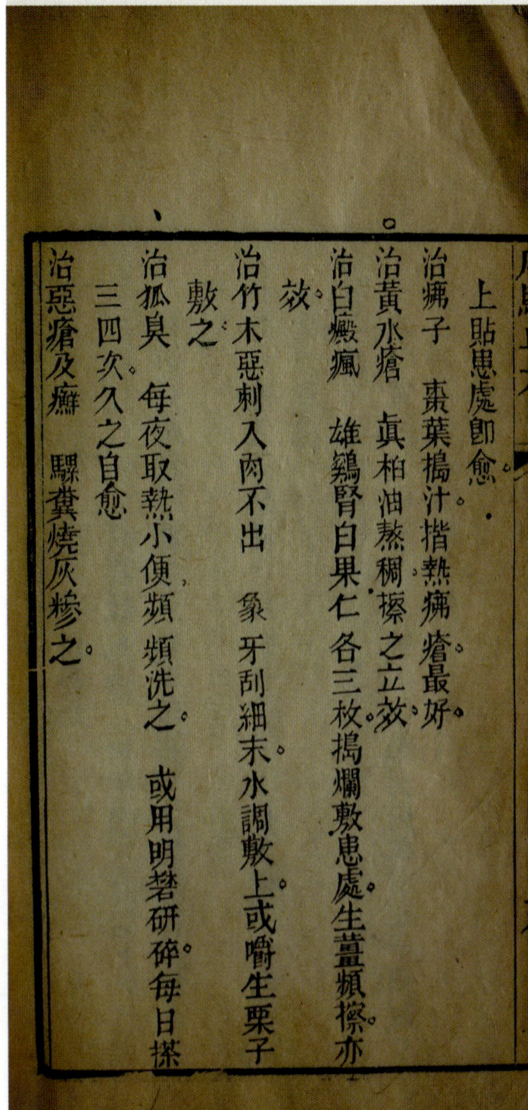
上貼患處卽愈。
治痱子　棗葉搗汁揩熱痱瘡最好。
治黃水瘡　眞柏油熬稠擦之立效。
治白癜瘋　雄鷄腎白果仁各三枚搗爛敷患處。生薑頻擦亦效。
治竹木惡刺入肉不出　象牙刮細末。水調敷上。或嚼生栗子敷之。
治狐臭　每夜取熱小便頻頻洗之。或用明礬研碎。每日搽三四次。久之自愈。
治惡瘡及癬　騾糞燒灰糝之。

上贴患处，即愈。

治痱子　枣叶捣汁，揩热痱疮最好。

治黄水疮　真柏油熬稠，擦之立效。

治白癜风　雄鸡肾、白果仁各三枚，捣烂敷患处。生姜频擦，亦效。

治竹木恶刺入肉不出　象牙刮细末，水调敷上。或嚼生粟子敷之。

治狐臭　每夜取热小便，频频洗之。或用明矾研碎，每日搽三四次，久之自愈。

治恶疮及癣　骡粪烧灰糁之。

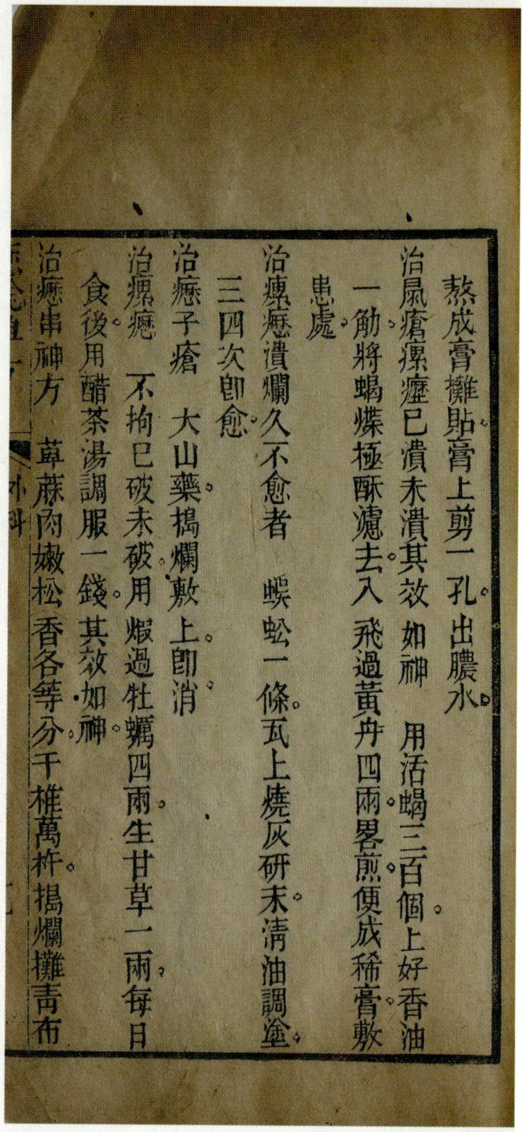
熬成膏攤貼，膏上剪一孔，出膿水。
治鼠瘡瘰癧已潰未潰其效如神　用活蝎三百個，上好香油一觔，將蝎煠極酥濾去，入飛過黃丹四兩，畧煎，便成稀膏，敷患處。
治瘰癧潰爛久不愈者　蜈蚣一條，瓦上燒灰研末，清油調塗，三四次即愈。
治癧子瘡　大山藥，搗爛敷上，即消。
治瘰癧　不拘已破未破，用煆過牡蠣四兩，生甘草一兩，每日食後，用醋茶湯調服一錢，其效如神。
治癧串神方　蓖麻肉、嫩松香各等分，千搥萬杵，搗爛攤青布

熬成膏摊贴，膏上剪一孔，出脓水。

治鼠疮瘰疬，已溃未溃，其效如神　用活蝎三百个，上好香油一斤，将蝎炸极酥滤去，入飞过黄丹四两，略煎，便成稀膏，敷患处。

治瘰疬溃烂久不愈者　蜈蚣一条，瓦上烧灰研末，清油调涂，三四次即愈。

治疬子疮　大山药，捣烂敷上，即消。

治瘰疬　不拘已破未破，用煅过牡蛎四两，生甘草一两，每日食后，用醋茶汤调服一钱，其效如神。

治疬串神方　蓖麻肉、嫩松香各等分，千捶万杵，捣烂摊青布

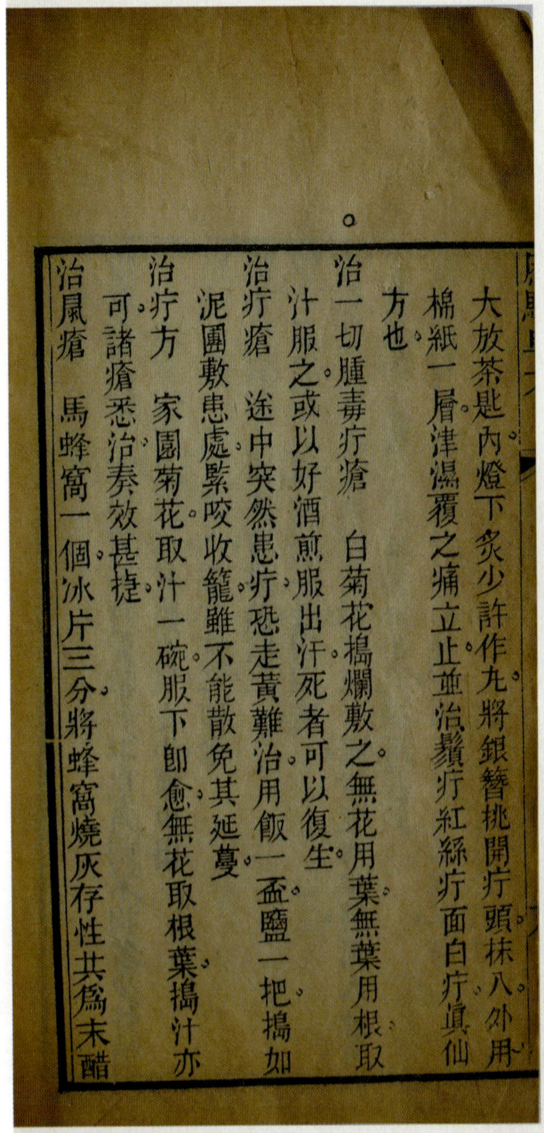

大放茶匙內燈下炙少許作丸將銀簪挑開疔頭抹入外用
棉紙一層津濕覆之痛立止並治鬚疔紅絲疔面白疔眞仙
方也
治一切腫毒疔瘡　白菊花搗爛敷之無花用葉無葉用根取
汁服之或以好酒煎服出汗死者可以復生
治疔瘡　途中突然患疔恐走黃難治用飯一盃鹽一把搗如
泥團敷患處緊咬收籠雖不能散免其延蔓
治疔方　家園菊花取汁一碗服下卽愈無花取根葉搗汁亦
可諸瘡悉治奏效甚捷
治鼠瘡　馬蜂窩一個冰片三分將蜂窩燒灰存性共爲末醋

大，放茶匙内，灯下炙，少许作丸，将银簪挑开疔头，抹入。外用棉纸一层，津湿覆之，痛立止。并治须疔、红丝疔、面白疔，真仙方也。

治一切肿毒疔疮　白菊花捣烂敷之，无花用叶，无叶用根，取汁服之。或以好酒煎服出汗，死者可以复生。

治疔疮　途中突然患疔，恐走黄难治。用饭一杯，盐一把，捣如泥团敷患处，紧咬收笼，虽不能散，免其延蔓。

治疔方　家园菊花，取汁一碗，服下即愈。无花取根叶，捣汁亦可。诸疮悉治，奏效甚捷。

治鼠疮　马蜂窝一个，冰片三分，将蜂窝烧灰存性，共为末，醋

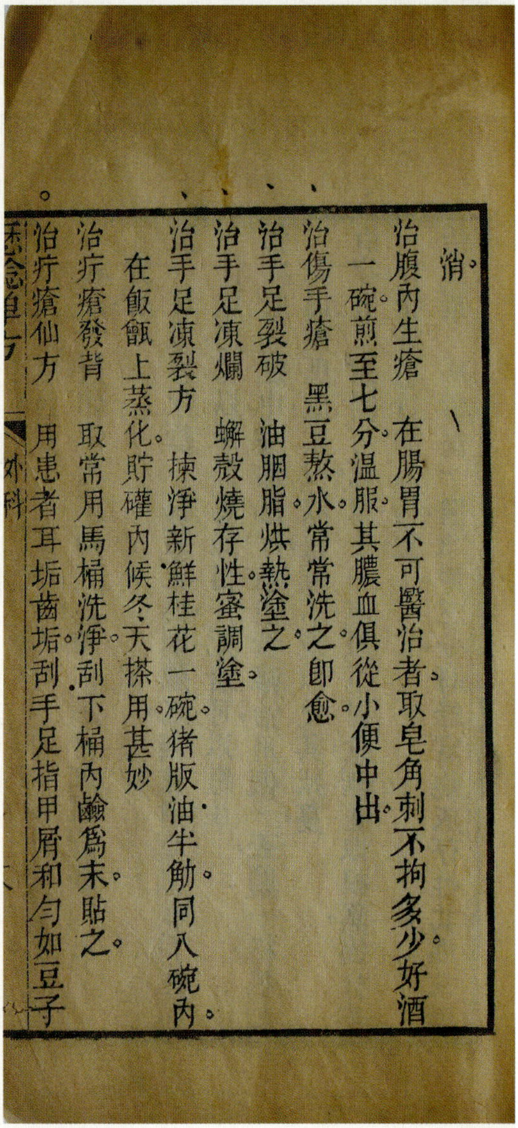
消。
治腹內生瘡　在腸胃不可醫治者。取皂角刺不拘多少。好酒
一碗。煎至七分。温服。其膿血俱從小便中出。
治傷手瘡　黑豆熬水。常常洗之。即愈。
治手足裂破　油胭脂。烘熱塗之。
治手足凍爛　蟹殼燒存性。蜜調塗。
治手足凍裂方　揀淨新鮮桂花一碗。猪版油半觔。同入碗內。
在飯甑上蒸化。貯礶內。候冬天搽用甚妙。
治疔瘡發背　取常用馬桶洗淨。刮下桶內鹼爲末。貼之。
治疔瘡仙方　用患者耳垢齒垢。刮手足指甲屑和勻。如豆子

消。

治腹内生疮　在肠胃不可医治者，取皂角刺不拘多少，好酒一碗，煎至七分，温服。其脓血俱从小便中出。

治伤手疮　黑豆熬水，常常洗之，即愈。

治手足裂破　油胭脂，烘热涂之。

治手足冻烂　蟹壳烧存性，蜜调涂。

治手足冻裂方　拣净新鲜桂花一碗，猪板油半斤，同入碗内，在饭甑上蒸化，贮罐内。候冬天搽用，甚妙。

治疔疮发背　取常用马桶洗净，刮下桶内碱为末，贴之。

治疔疮仙方　用患者耳垢、齿垢，刮手足指甲屑和匀，如豆子

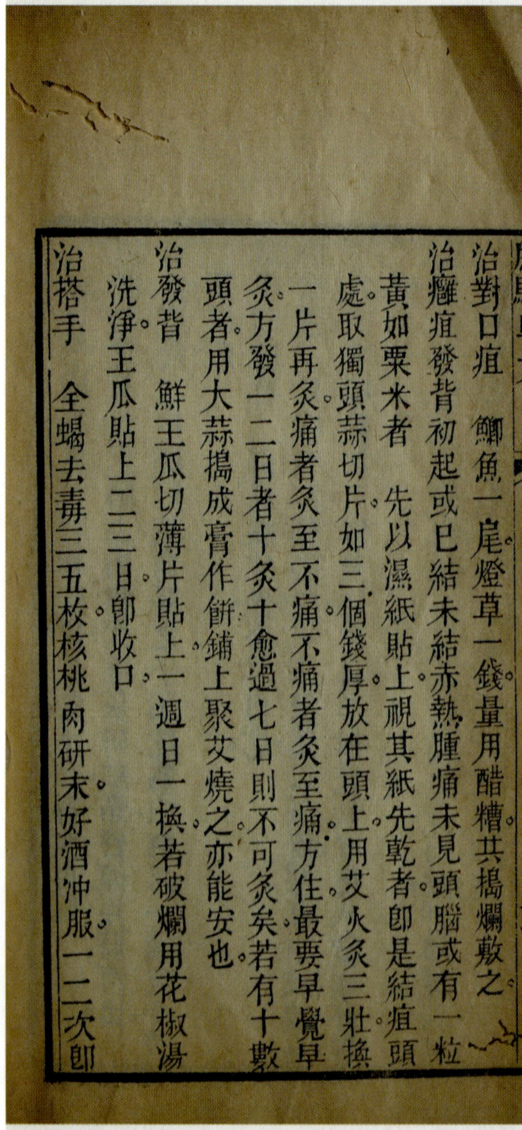

歷驗單方

治對口疽　鯽魚一尾燈草一錢量用醋糟共搗爛敷之
治癰疽發背初起或已結未結赤熱腫痛未見頭腦或有一粒
黃如粟米者　先以濕紙貼上視其紙先乾者即是結疽頭
處取獨頭蒜切片如三個錢厚放在頭上用艾火灸三壯換
一片再灸痛者灸至不痛不痛者灸至痛方住最要早覺早
灸方發一二日者十灸十愈過七日則不可灸矣若有十數
頭者用大蒜搗成膏作餅鋪上聚艾燒之亦能安也
治發背　鮮王瓜切薄片貼上一週日一換若破爛用花椒湯
洗淨王瓜貼上二三日即收口
治搭手　全蝎去毒三五枚核桃肉研末好酒冲服一二次即

治对口疽　鲫鱼一尾，灯草一钱，量用醋糟，共捣烂敷之。

治痈疽发背初起，或已结未结，赤热肿痛，未见头脑，或有一粒黄如粟米者　先以湿纸贴上，视其纸先干者，即是结疽头处。取独头蒜切片，如三个钱厚，放在头上，用艾火灸三壮，换一片再灸，痛者灸至不痛，不痛者灸至痛，方住。最要早觉早灸，方发一二日者十灸十愈，过七日则不可灸矣。若有十数头者，用大蒜捣成膏作饼，铺上聚艾烧之，亦能安也。

治发背　鲜王瓜切薄片贴上一周，日一换。若破烂，用花椒汤洗净，王瓜贴上，二三日即收口。

治搭手　全蝎去毒三五枚，核桃肉研末，好酒冲服，一二次即

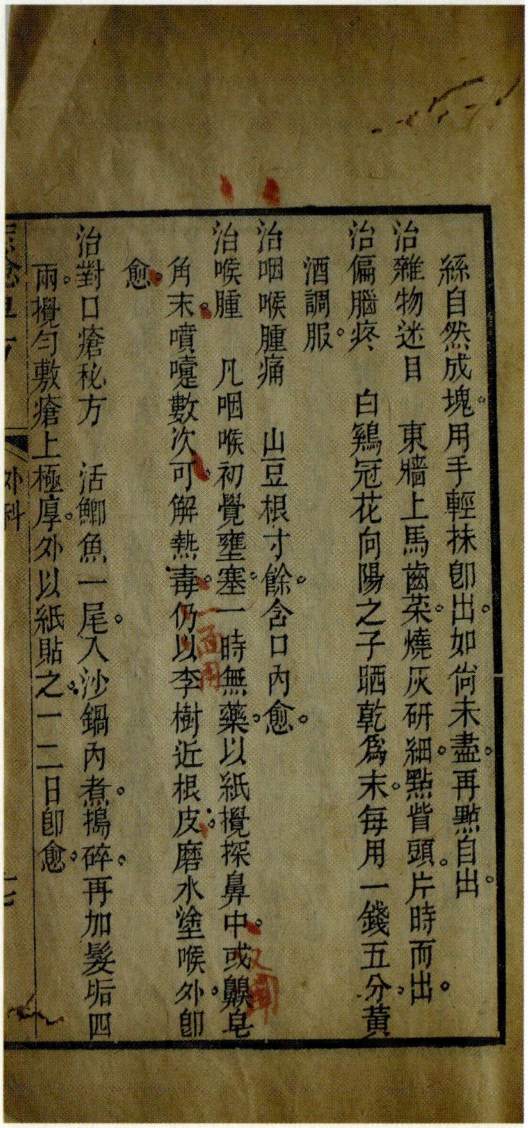
絲自然成塊用手輕抹卽出如尙未盡再點自出
治雜物迷目　東牆上馬齒莧燒灰研細點眥頭片時而出
治偏腦疼　白鷄冠花向陽之子晒乾爲末每用一錢五分黃
酒調服
治咽喉腫痛　山豆根寸餘含口內愈
治喉腫　凡咽喉初覺壅塞一時無藥以紙攪探鼻中或鼽皂
角末噴嚏數次可解熱毒仍以李樹近根皮磨水塗喉外卽
愈
治對口瘡秘方　活鯽魚一尾入沙鍋內煮搗碎再加髮垢四
兩攪勻敷瘡上極厚外以紙貼之一二日卽愈
外科

丝自然成块，用手轻抹即出。如尚未尽，再点自出。

治杂物迷目　东墙上马齿菜，烧灰研细，点眦头，片时而出。

治偏脑疼　白鸡冠花向阳之子，晒干为末。每用一钱五分，黄酒调服。

治咽喉肿痛　山豆根寸余，含口内愈。

治喉肿　凡咽喉初觉壅塞，一时无药，以纸搅探鼻中；或嗅皂角末，喷嚏数次，可解热毒。仍以李树近根皮，磨水涂喉外，即愈。

治对口疮秘方　活鲫鱼一尾，入砂锅内煮，捣碎，再加发垢四两，搅匀敷疮上极厚，外以纸贴之，一二日即愈。

治牙縫出血　以鹽湯常常漱之。仍以鹽研細末擦之。
治牙蟲　韮菜子。以油拌置小瓦片上燒烟。放在水碗内。上以漏升盖之。以蟲牙受漏升口中所出之烟。其蟲如針。俱落水中
治舌腫伸出口外　雄鷄冠血一盞。浸之即縮入。
治風火牙疼　松木節一小片。咬疼牙上。立止。
治舌腫塞喉　用朴硝白礬為末。擦舌立消。
治冬月唇乾出血　桃仁搗爛。猪油調塗。
治唇上生疔毒　大腿灣中紫筋上。銀針刺出血。即愈。
治飛絲入目　京墨磨濃。用新筆蘸墨點眼角内。閉目片時。其

治牙缝出血　以盐汤常常漱之，仍以盐研细末擦之。

治牙虫　韭菜子以油拌，置小瓦片上烧烟，放在水碗内，上以漏升盖之，以虫牙受漏升口中所出之烟，其虫如针，俱落水中。

治舌肿伸出口外　雄鸡冠血一盏，浸之即缩入。

治风火牙疼　松木节一小片，咬疼牙上，立止。

治舌肿塞喉　用朴硝、白矾，为末，擦舌立消。

治冬月唇干出血　桃仁捣烂，猪油调涂。

治唇上生疔毒　大腿弯中紫筋上，银针刺出血，即愈。

治飞丝入目　京墨磨浓，用新笔蘸墨点眼角内，闭目片时，其

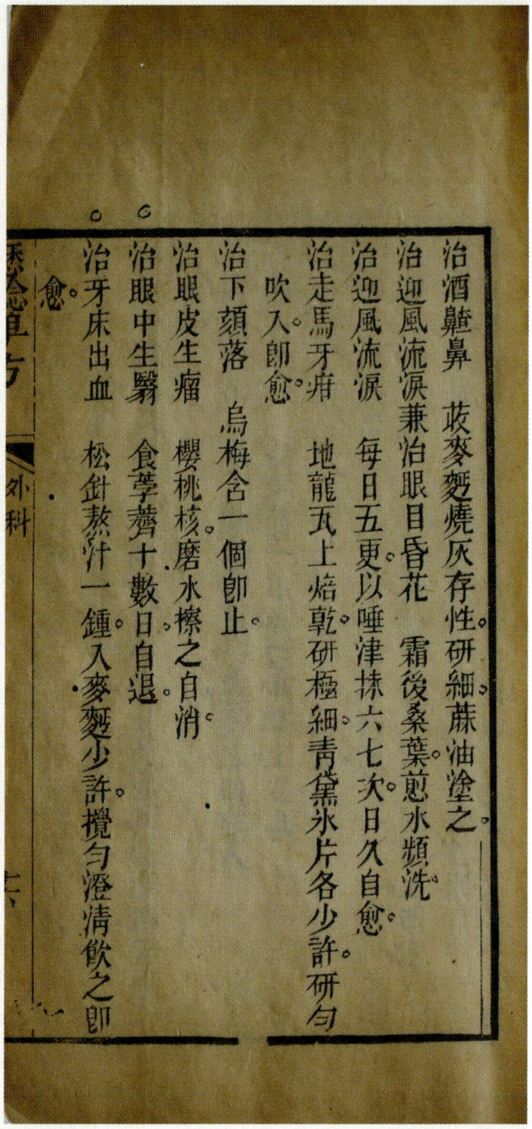
治酒齇鼻　莜麥麪燒灰存性。研細蔴油塗之。
治迎風流淚兼治眼目昏花　霜後桑葉。煎水頻洗。
治迎風流淚　每日五更。以唾津抹六七次日久自愈。
治走馬牙疳　地龍瓦上焙乾。研極細青黛氷片各少許。研勻吹入。即愈。
治下頦落　烏梅含一個即止。
治眼皮生瘤　櫻桃核磨水擦之。自消。
治眼中生翳　食荸薺十數日自退。
治牙床出血　松針熬汁一鍾。入麥麪少許。攪勻澄清飲之即愈。

治酒齇[1]鼻　荞麦面烧灰存性，研细，麻油涂之。

治迎风流泪，兼治眼目昏花　霜后桑叶，煎水频洗。

治迎风流泪　每日五更，以唾津抹六七次，日久自愈。

治走马牙疳　地龙瓦上焙干，研极细，青黛、冰片各少许，研匀吹入，即愈。

治下颏落　乌梅含一个即止。

治眼皮生瘤　樱桃核磨水擦之，自消。

治眼中生翳　食荸荠十数日，自退。

治牙床出血　松针熬汁一钟，入麦面少许，搅匀澄清，饮之即愈。

1 齇（zhā）：鼻子上的小红疱。

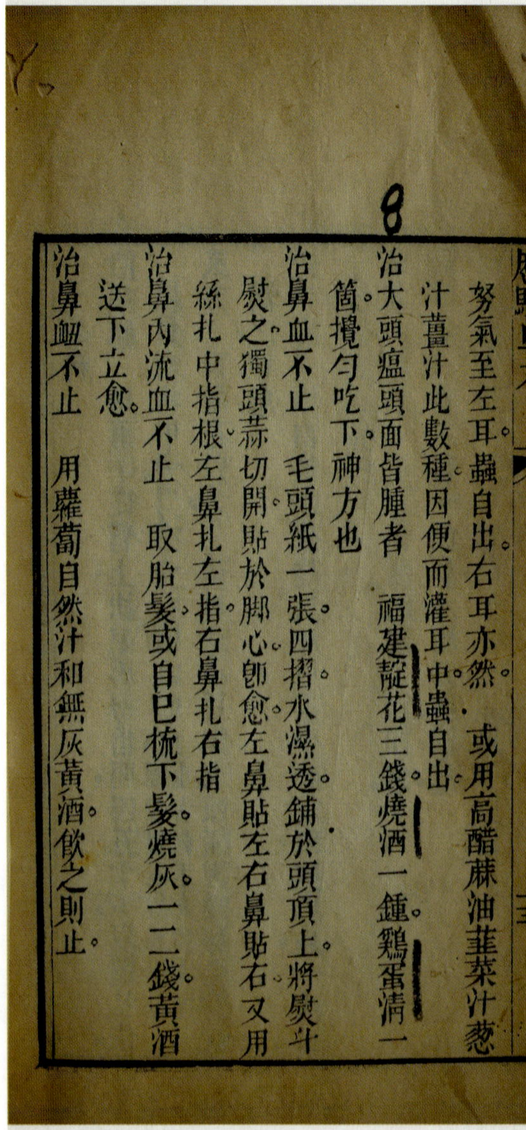
努氣至左耳蟲自出右耳亦然或用高醋蔴油韮菜汁葱
汁薑汁此數種因便而灌耳中蟲自出
治大頭瘟頭面皆腫者　福建靛花三錢燒酒一鍾鷄蛋清一
箇攪勻吃下神方也
治鼻血不止　毛頭紙一張四摺水濕透鋪於頭頂上將熨斗
熨之獨頭蒜切開貼於脚心卽愈左鼻貼左右鼻貼右又用
絲扎中指根左鼻扎左指右鼻扎右指
治鼻內流血不止　取胎髮或自巳梳下髮燒灰一二錢黃酒
送下立愈
治鼻衄不止　用蘿蔔自然汁和無灰黃酒飲之則止

努气至左耳，虫自出，右耳亦然。或用高醋、麻油、韭菜汁、葱汁、姜汁，此数种，因便而灌耳中，虫自出。

治大头瘟头面皆肿者　福建靛花三钱，烧酒一钟，鸡蛋清一个，搅匀吃下，神方也。

治鼻血不止　毛头纸一张，四折，水湿透，铺于头顶上，将熨斗熨之。独头蒜切开，贴于脚心，即愈。左鼻贴左，右鼻贴右。又用丝扎中指根，左鼻扎左指，右鼻扎右指。

治鼻内流血不止　取胎发或自己梳下发，烧灰，一二钱，黄酒送下，立愈。

治鼻衄不止　用萝卜自然汁和无灰黄酒，饮之则止。

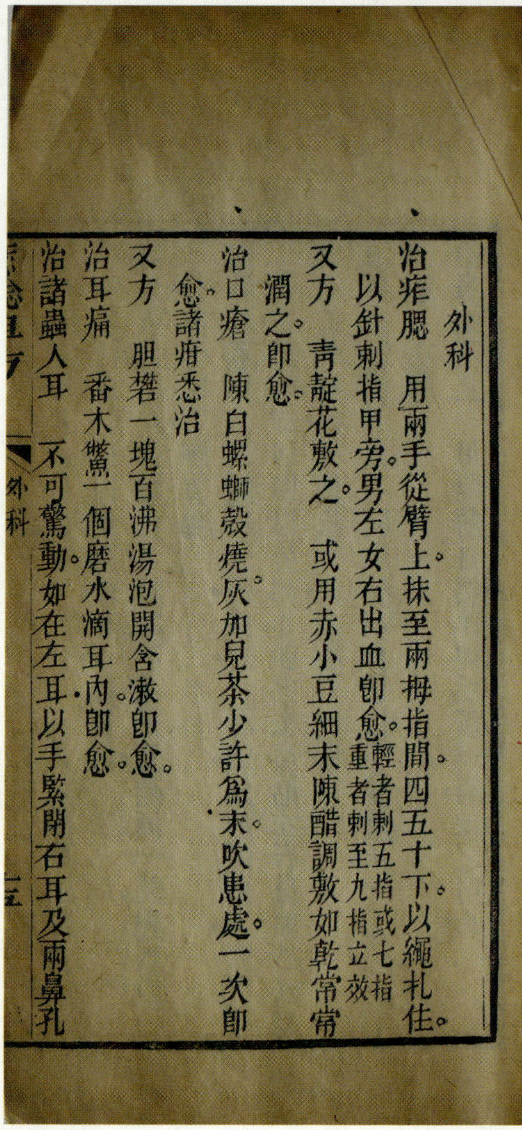

外　科

治痄腮　用两手从臂上，抹至两拇指间四五十下，以绳扎住，以针刺指甲旁，男左女右，出血即愈轻者刺五指或七指，重者刺至九指，立效。

又方，青靛花敷之。或用赤小豆细末，陈醋调敷。如干，常常润之即愈。

治口疮　陈白螺蛳壳烧灰，加儿茶少许，为末，吹患处，一次即愈。诸疳悉治。

又方，胆矾一块，百沸汤泡开，含漱即愈。

治耳痛　番木鳖一个，磨水滴耳内，即愈。

治诸虫入耳　不可惊动，如在左耳，以手紧闭右耳及两鼻孔，

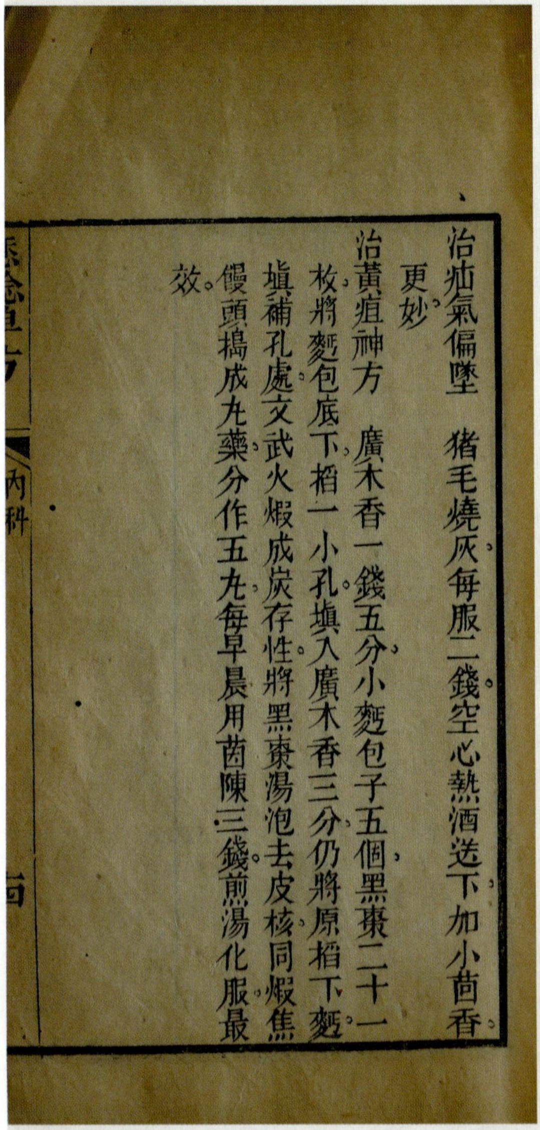
治疝氣偏墜　猪毛燒灰每服二錢空心熱酒送下加小茴香更妙
治黃疸神方　廣木香一錢五分小麪包子五個黑棗二十一枚將麪包底下掏一小孔塡入廣木香三分仍將原掏下麪塡補孔處文武火煅成炭存性將黑棗湯泡去皮核同煅焦饅頭搗成丸藥分作五丸每早晨用茵陳三錢煎湯化服最效

治疝气偏坠　猪毛烧灰，每服二钱，空心热酒送下，加小茴香更妙。

治黄疸神方　广木香一钱五分，小面包子五个，黑枣二十一枚。将面包底下，掏一小孔，填入广木香三分，仍将原掏下面，填补孔处，文武火煅成炭存性，将黑枣汤泡去皮核，同煅焦馒头，捣成丸药，分作五丸，每早晨用茵陈三钱，煎汤化服，最效。

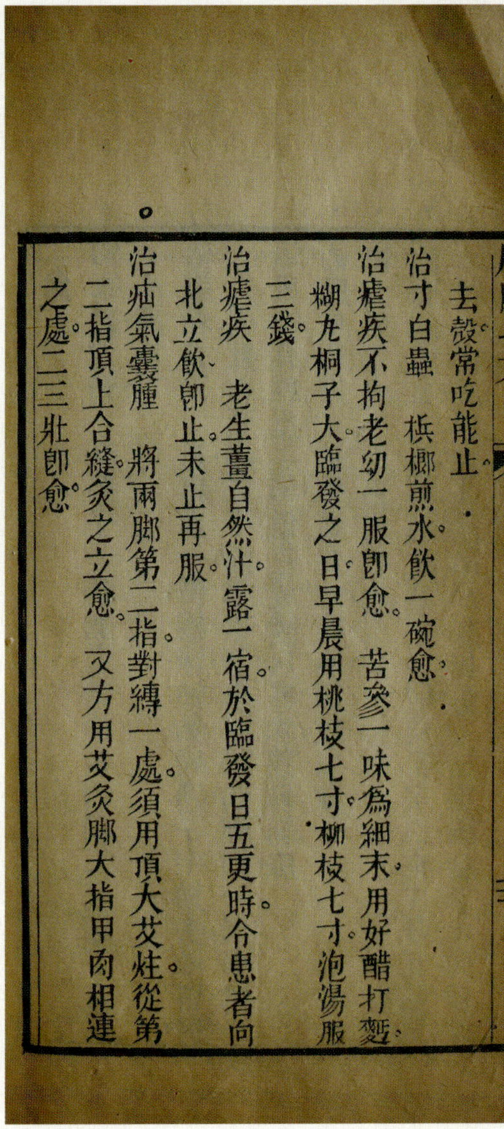

去壳，常吃能止。

治寸白虫　槟榔煎水，饮一碗，愈。

治疟疾，不拘老幼一服即愈　苦参一味为细末，用好醋打面，糊丸桐子大。临发之日，早晨用桃枝七寸，柳枝七寸，泡汤服三钱。

治疟疾　老生姜自然汁，露一宿，于临发日五更时，令患者向北立饮，即止，未止再服。

治疝气囊肿　将两脚第二指，对缚一处，须用顶大艾炷，从第二指顶上合缝，灸之立愈。又方，用艾灸脚大指甲肉相连之处，二三壮即愈。

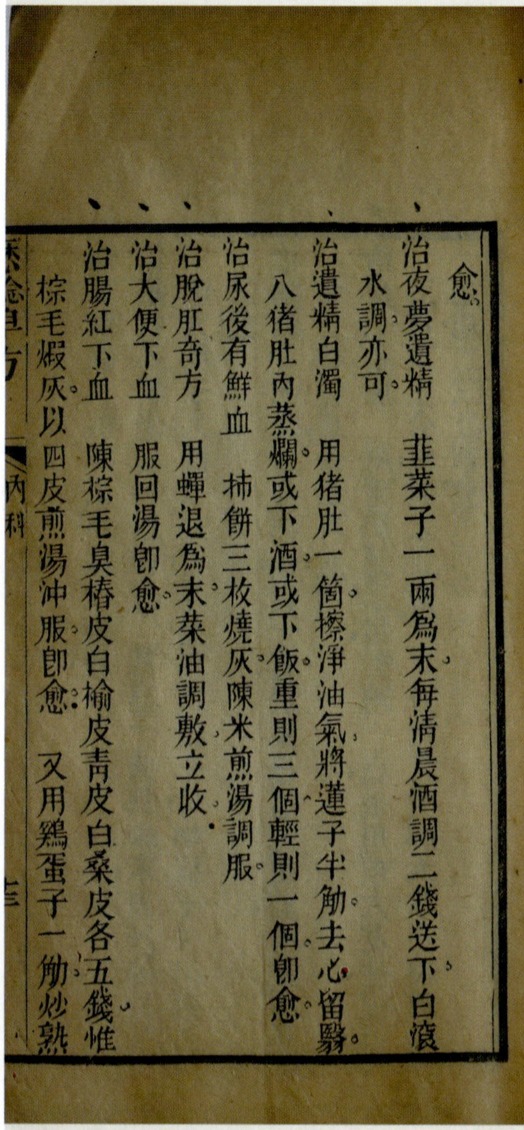

愈。

治夜梦遗精　韭菜子一两，为末，每清晨酒调二钱送下，白滚水调亦可。

治遗精白浊　用猪肚一个，擦净油气，将莲子半斤，去心留翳[1]，入猪肚内蒸烂。或下酒或下饭，重则三个，轻则一个，即愈。

治尿后有鲜血　柿饼三枚烧灰，陈米煎汤调服。

治脱肛奇方　用蝉蜕为末，菜油调敷，立收。

治大便下血　服回汤[2]即愈。

治肠红下血　陈棕毛、臭椿皮、白榆皮、青皮、白桑皮各五钱，惟棕毛煅灰，以四皮煎汤冲服，即愈。又用鸡蛋子一斤，炒熟

1 翳：同“衣”。
2 回汤：当为“回龙汤”。参《验方新编》：“又方三。（大肠）下血不止，服自己小便，名回龙汤，极妙。”

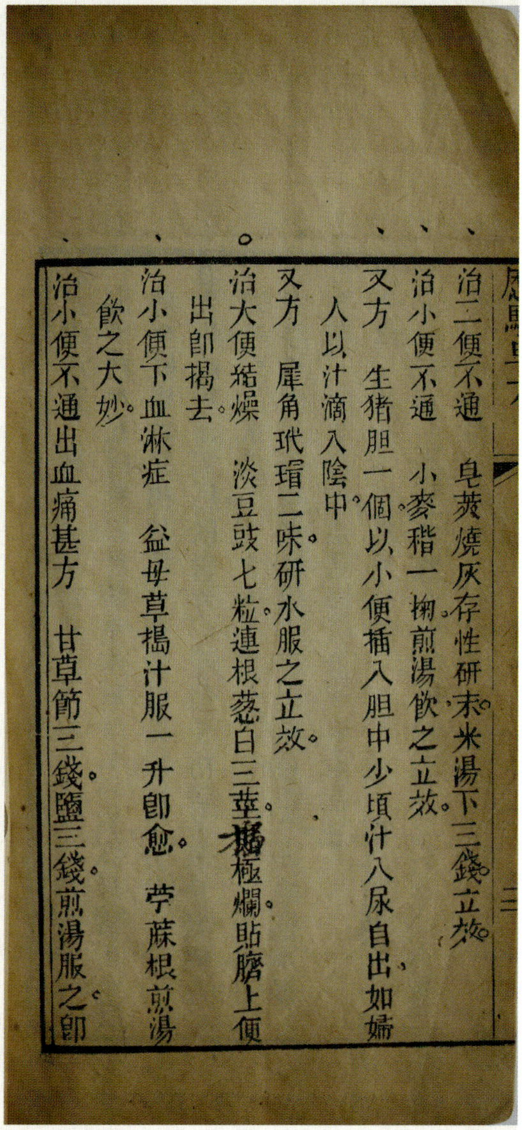

治二便不通　皂莢燒灰存性研末。米湯下三錢。立效。
治小便不通　小麥稭一㧌。煎湯飲之立效。
又方　生猪胆一個。以小便插入胆中。少頃汁入尿自出。如婦人以汁滴入陰中。
又方　犀角玳瑁二味。研水服之立效。
治大便結燥　淡豆豉七粒。連根葱白三莖。搗極爛。貼臍上便出即揭去。
治小便下血淋症　益母草搗汁服一升即愈。苧蔴根煎湯飲之大妙。
治小便不通出血痛甚方　甘草節三錢。鹽三錢。煎湯服之。即

治二便不通　皂荚烧灰存性研末，米汤下三钱，立效。

治小便不通　小麦秸一掬，煎汤饮之，立效。

又方，生猪胆一个，以小便插入胆中，少顷汁入，尿自出。如妇人以汁滴入阴中。

又方，犀角、玳瑁二味，研水服之，立效。

治大便结燥　淡豆豉七粒，连根葱白三茎，捣极烂，贴脐上，便出即揭去。

治小便下血淋症　益母草捣汁，服一升即愈。苎麻根煎汤饮之，大妙。

治小便不通出血痛甚方　甘草节三钱，盐三钱，煎汤服之，即

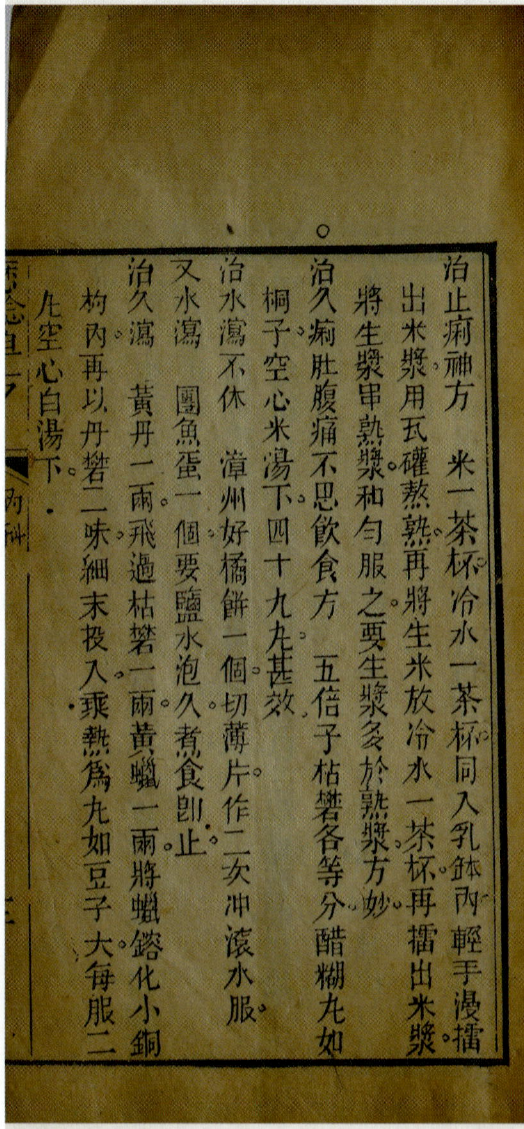

治止痢神方　米一茶杯冷水一茶杯同入乳鉢內輕手漫擂出米漿用瓦罐熬熟再將生米放冷水一茶杯再擂出米漿將生漿串熟漿和勻服之要生漿多於熟漿方妙

治久痢肚腹痛不思飲食方　五倍子枯礬各等分醋糊丸如桐子空心米湯下四十九丸甚效

治水瀉不休　漳州好橘餅一個切薄片作二次冲滾水服

又水瀉　團魚蛋一個要鹽水泡久煮食即止

治久瀉　黃丹一兩飛過枯礬一兩黃蠟一兩將蠟鎔化小銅杓內再以丹礬二味細末投入乘熱為丸如豆子大每服二丸空心白湯下

治止痢神方　米一茶杯，冷水一茶杯，同入乳钵内，轻手漫[1]擂出米浆，用瓦罐熬熟，再将生米放冷水一茶杯，再擂出米浆，将生浆串熟浆，和匀服之，要生浆多于熟浆，方妙。

治久痢肚腹痛、不思饮食方　五倍子、枯矾各等分，醋糊丸如桐子，空心米汤下四十九丸，甚效。

治水泻不休　漳州好橘饼一个，切薄片，作二次冲滚水服。

又水泻[2]　团鱼蛋一个，要盐水泡久，煮食即止。

治久泻　黄丹一两，飞过，枯矾一两，黄蜡一两，将蜡镕[3]化小铜勺内，再以丹、矾二味，细末投入，乘热为丸如豆子大，每服二丸，空心白汤下。

1 漫：同“慢”。
2 又水泻：原目录作“又治水泻”。
3 镕：同“熔”。

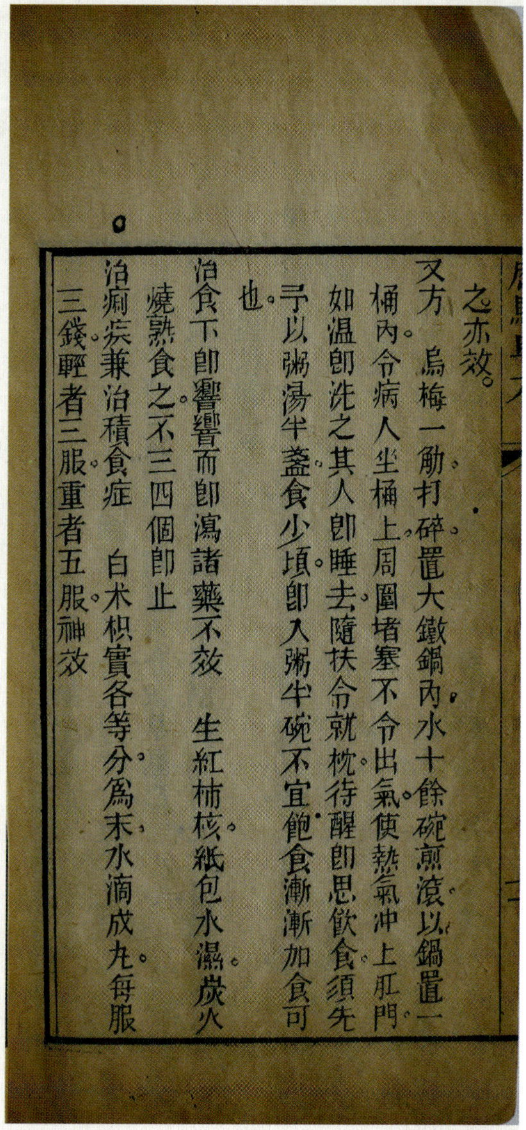

之亦效。

又方烏梅一觔打碎置大鐵鍋內水十餘碗煎滾以鍋置一桶內令病人坐桶上周圍堵塞不令出氣使熱氣冲上肛門如溫即洗之其人即睡去隨扶令就枕待醒即思飲食須先予以粥湯半盞食少頃即入粥半碗不宜飽食漸漸加食可也。

治食下即響響而即瀉諸藥不效　生紅柿核紙包水濕炭火燒熟食之不三四個即止。

治痢疾兼治積食症　白术枳實各等分為末水滴成丸每服三錢輕者三服重者五服神效。

之，亦效。

又方，乌梅一斤，打碎，置大铁锅内，水十余碗煎滚。以锅置一桶内，令病人坐桶上，周围堵塞不令出气，使热气冲上肛门，如温即洗之。其人即睡去，随扶令就枕，待醒即思饮食，须先予以粥汤半盏，食少顷，即入粥半碗，不宜饱食，渐渐加食可也。

治食下即响响而即泻，诸药不效　生红柿核，纸包水湿，炭火烧熟食之，不三四个即止。

治痢疾兼治积食症　白术、枳实各等分，为末，水滴成丸。每服三钱，轻者三服，重者五服，神效。

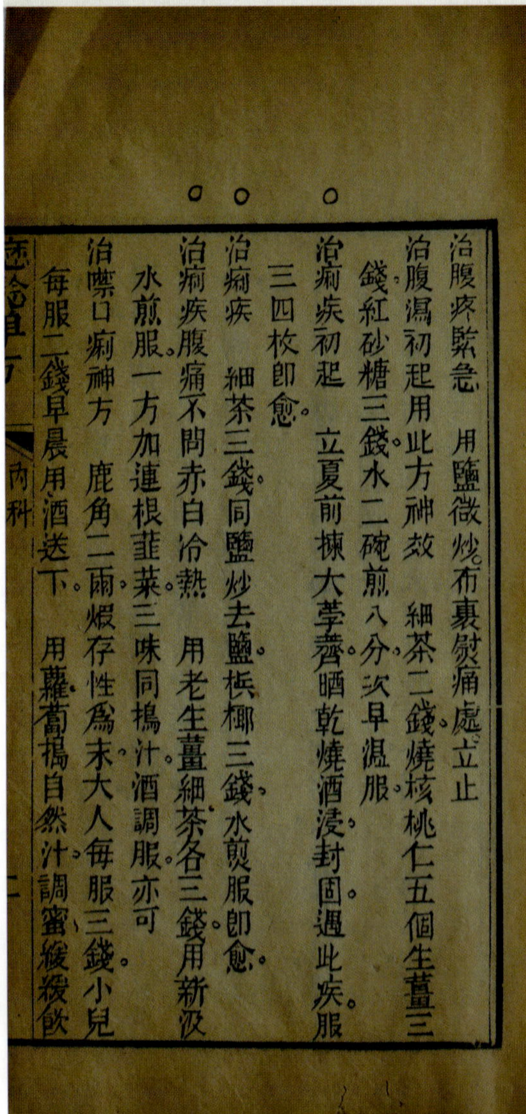
治腹疼緊急　用鹽微炒。布裹熨痛處立止
治腹瀉初起用此方神效　細茶二錢燒核桃仁五個生薑三
錢紅砂糖三錢水二碗煎八分次早溫服
治痢疾初起　立夏前揀大荸薺晒乾燒酒浸。封固。遇此疾。服
三四枚即愈。
治痢疾　細茶三錢同鹽炒去鹽。檳榔三錢。水煎服即愈。
治痢疾腹痛不問赤白冷熱　用老生薑細茶各三錢用新汲
水煎服一方加連根韮菜三味同搗汁酒調服亦可
治噤口痢神方　鹿角二兩煅存性爲末大人每服三錢小兒
每服二錢早晨用酒送下。用蘿蔔搗自然汁調蜜緩緩飲

治腹疼紧急　用盐微炒，布裹熨痛处，立止。

治腹泻初起，用此方神效　细茶二钱，烧核桃仁五个，生姜三钱，红砂糖三钱，水二碗，煎八分，次早温服。

治痢疾初起　立夏前拣大荸荠，晒干烧酒浸，封固。遇此疾，服三四枚即愈。

治痢疾　细茶三钱（同盐炒，去盐），槟榔三钱，水煎服，即愈。

治痢疾腹痛，不问赤白冷热　用老生姜、细茶各三钱，用新汲水煎服。一方加连根韭菜，三味同捣汁，酒调服亦可。

治噤口痢神方　鹿角二两，煅存性为末，大人每服三钱，小儿每服二钱，早晨用酒送下。用萝卜捣自然汁，调蜜缓缓饮

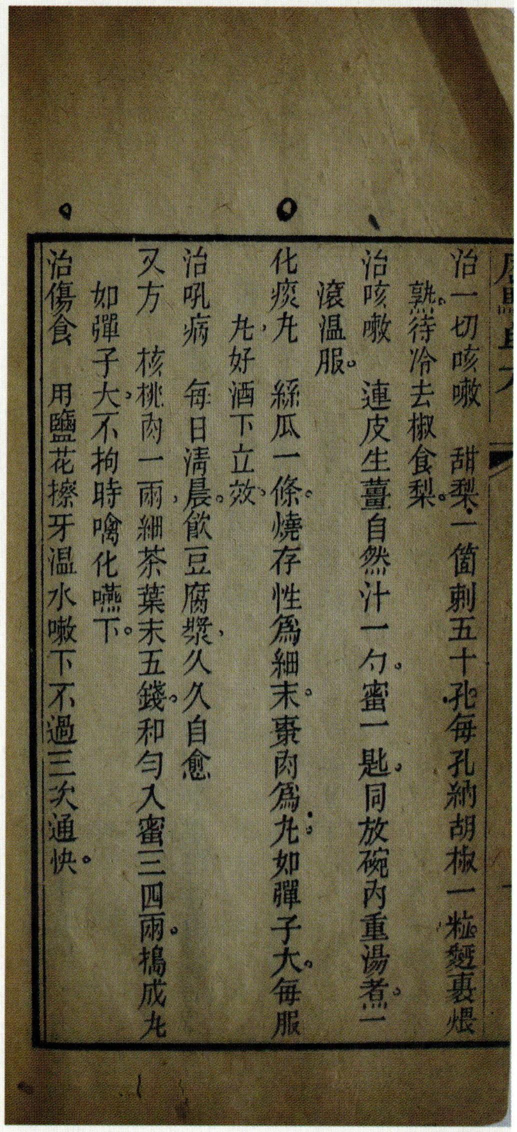

治一切咳嗽　甜梨一箇，刺五十孔，每孔納胡椒一粒，麪裹煨熟，待冷去椒食梨。

治咳嗽　連皮生薑自然汁一勺，蜜一匙，同放碗內重湯煮一滾，温服。

化痰丸　絲瓜一條，燒存性，爲細末，棗肉爲丸，如彈子大，每服丸，好酒下，立效。

治吼病　每日清晨飲豆腐漿，久久自愈。

又方　核桃肉一兩，細茶葉末五錢，和勻，入蜜三四兩，搗成丸，如彈子大，不拘時噙化嚥下。

治傷食　用鹽花擦牙，温水嗽下，不過三次通快。

治一切咳嗽　甜梨一个，刺五十孔，每孔纳胡椒一粒，面裹煨熟，待冷，去椒，食梨。

治咳嗽　连皮生姜自然汁一勺，蜜一匙，同放碗内重汤煮，一滚温服。

化痰丸　丝瓜一条，烧存性为细末，枣肉为丸，如弹子大，每服丸，好酒下，立效。

治吼病　每日清晨，饮豆腐浆，久久自愈。

又方，核桃肉一两，细茶叶末五钱，和匀，入蜜三四两，捣成丸如弹子大，不拘时噙化咽下。

治伤食　用盐花擦牙，温水嗽[1]下，不过三次通快。

1 嗽：疑“漱”。

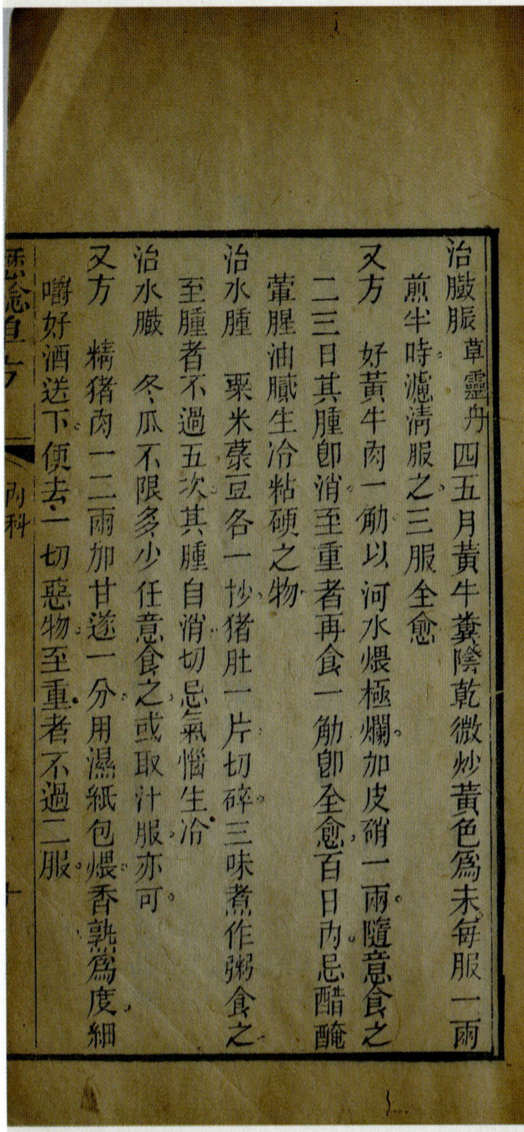

歷驗單方　內科　十

治臌脹草靈丹　四五月黃牛糞陰乾微炒黃色爲末每服一兩煎半時濾清服之三服全愈

又方　好黃牛肉一觔以河水煨極爛加皮硝一兩隨意食之二三日其腫卽消至重者再食一觔卽全愈百日內忌醋醃葷腥油膩生冷粘硬之物

治水腫　粟米菉豆各一抄猪肚一片切碎三味煮作粥食之至腫者不過五次其腫自消切忌氣惱生冷

治水臌　冬瓜不限多少任意食之或取汁服亦可

又方　精猪肉一二兩加甘遂一分用濕紙包煨香熟爲度細嚼好酒送下便去一切惡物至重者不過二服

治臌胀草灵丹　四五月黄牛粪阴干，微炒黄色为末。每服一两，煎半时，滤清服之，三服全愈。

又方，好黄牛肉一斤，以河水煨极烂，加皮硝一两，随意食之，二三日其肿即消，至重者再食一斤即全愈。百日内忌醋、腌、荤腥、油腻、生冷、粘硬之物。

治水肿　粟米、绿豆各一抄，猪肚一片切碎，三味煮作粥食之。至肿者不过五次，其肿自消。切忌气恼、生冷。

治水臌　冬瓜不限多少任意食之，或取汁服亦可。

又方，精猪肉一二两，加甘遂一分，用湿纸包，煨香熟为度。细嚼，好酒送下，便去一切恶物，至重者不过二服。

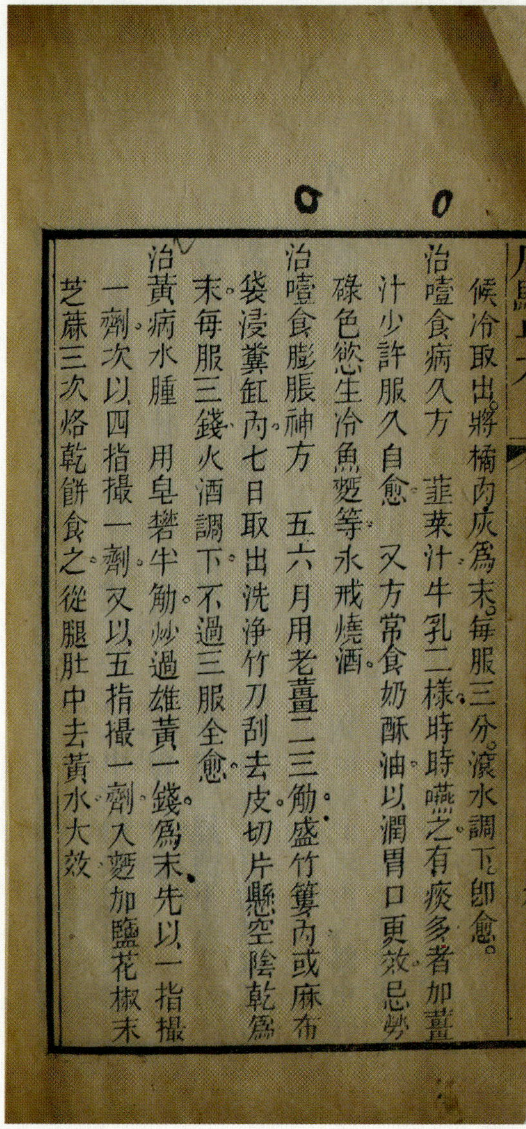

候冷取出。將橘肉灰爲末。每服三分。滾水調下。卽愈。
治噎食病久方　韮菜汁牛乳二樣。時時嚥之。有痰多者加薑
汁少許服久自愈　又方常食奶酥油以潤胃口更效忌勞
碌色慾生冷魚麪等永戒燒酒
治噎食膨脹神方　五六月用老薑二三觔。盛竹簍內或麻布
袋浸糞缸內七日取出洗淨竹刀刮去皮切片懸空陰乾爲
末每服三錢火酒調下不過三服全愈
治黃病水腫　用皂礬半觔。炒過雄黃一錢爲末。先以一指撮
一劑。次以四指撮一劑。又以五指撮一劑入麪加鹽花椒末
芝蔴三次烙乾餅食之。從腿肚中去黃水大效

候冷取出。将橘肉灰为末，每服三分，滚水调下，即愈。

治噎食病久方　韭菜汁、牛乳二样，时时咽之。有痰多者加姜汁少许，服久自愈。

又方，常食奶酥油，以润胃口更效。忌劳碌、色欲、生冷、鱼面等，永戒烧酒。

治噎食膨胀神方　五六月用老姜二三斤，盛竹篓内或麻布袋浸粪缸内，七日取出洗净，竹刀刮去皮切片，悬空阴干为末。每服三钱，火酒调下，不过三服全愈。

治黄病水肿　用皂矾半斤，炒过雄黄一钱，为末。先以一指撮一剂，次以四指撮一剂，又以五指撮一剂。入面加盐、花椒末、芝麻，三次烙干饼食之，从腿肚中去黄水，大效。

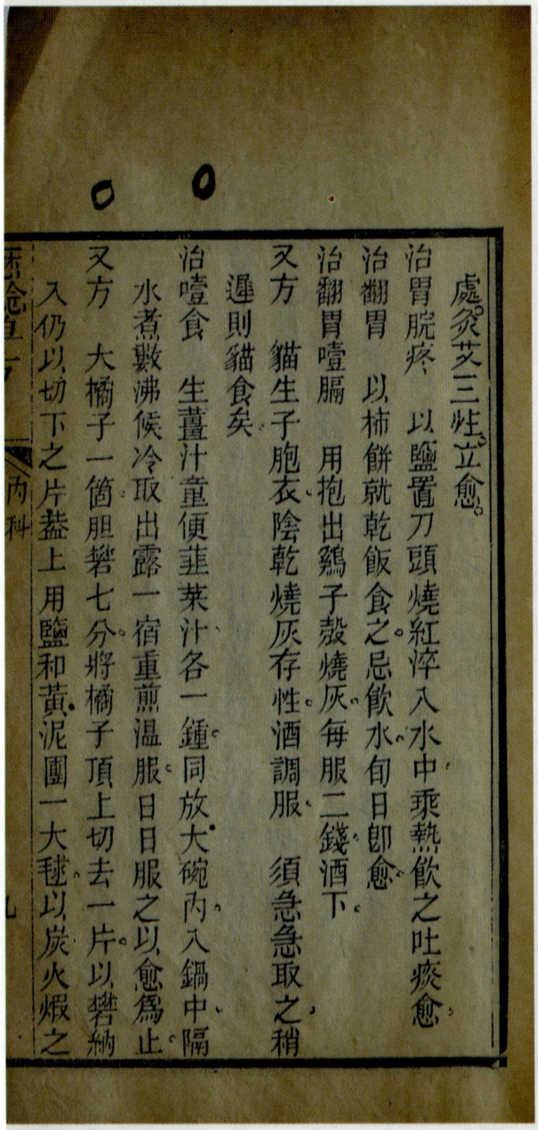

處灸艾三炷立愈

治胃脘疼　以鹽置刀頭燒紅淬入水中乘熱飲之吐痰愈

治翻胃　以柿餅就乾飯食之忌飲水旬日卽愈

治翻胃噎膈　用抱出鷄子殼燒灰每服二錢酒下

又方　貓生子胞衣陰乾燒灰存性酒調服　須急急取之稍遲則貓食矣

治噎食　生薑汁童便韭菜汁各一鍾同放大碗內入鍋中隔水煮數沸候冷取出露一宿重煎温服日日服之以愈爲止

又方　大橘子一箇胆礬七分將橘子頂上切去一片以礬納入仍以切下之片蓋上用鹽和黃泥圓一大毬以炭火煅之

处，灸艾三炷，立愈。

治胃脘疼　以盐置刀头烧红淬入水中，乘热饮之，吐痰，愈。

治翻胃　以柿饼就干饭食之。忌饮水，旬日即愈。

治翻胃噎膈　用抱出鸡子壳烧灰，每服二钱，酒下。

又方，猫生子胞衣，阴干烧灰存性，酒调服。须急急取之，稍迟则猫食矣。

治噎食　生姜汁、童便、韭菜各一钟，同放大碗内，入锅中隔水煮数沸，候冷取出露一宿，重煎温服。日日服之，以愈为止。

又方，大橘子一个，胆矾七分，将橘子顶上切去一片，以矾纳入，仍以切下之片盖上，用盐和黄泥团一大球，以炭火煅之。

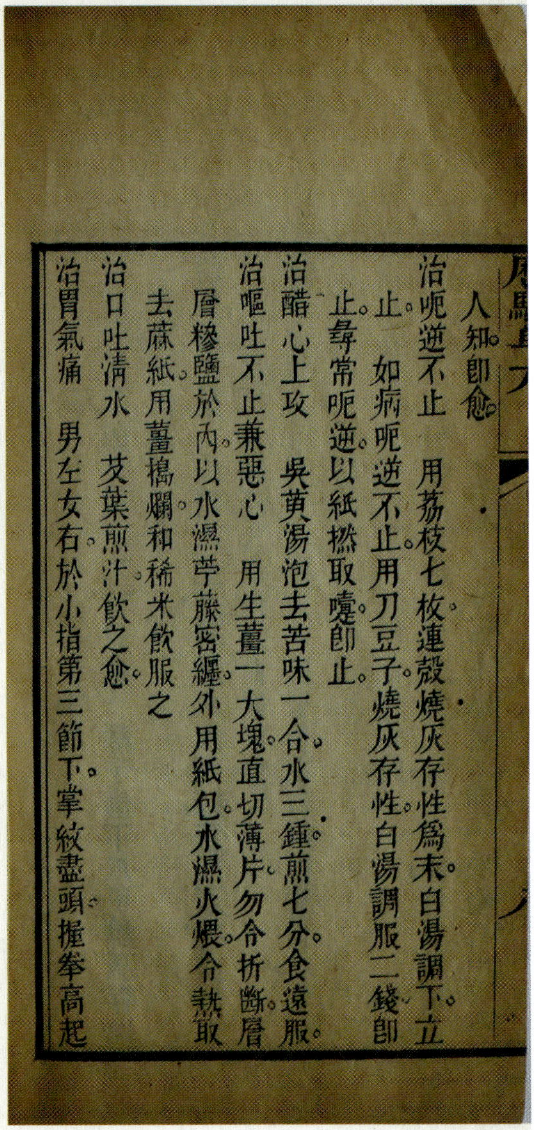
人知卽愈。
治呃逆不止　用荔枝七枚。連殼燒灰存性爲末。白湯調下立
止。如病呃逆不止用刀豆子燒灰存性。白湯調服二錢卽
止。尋常呃逆。以紙撚取嚏卽止。
治醋心上攻　吳萸湯泡去苦味一合。水三鍾。煎七分。食遠服。
治嘔吐不止兼惡心　用生薑一大塊。直切薄片勿令折斷層
層糝鹽於內。以水濕苧藤密纏外用紙包水濕火煨令熱取
去蔴紙。用薑搗爛和稀米飲服之
治口吐清水　艾葉煎汁。飲之愈。
治胃氣痛　男左女右。於小指第三節下。掌紋盡頭握拳高起

人知，即愈。

治呃逆不止　用荔枝七枚，连壳烧灰存性为末，白汤调下，立止。如病呃逆不止，用刀豆子烧灰存性，白汤调服二钱，即止。寻常呃逆，以纸撚取嚏，即止。

治醋心上攻　吴萸汤泡去苦味一合，水三钟，煎七分，食远服。

治呕吐不止兼恶心　用生姜一大块，直切薄片，勿令折断，层层糁[1]盐于内，以水湿苎藤密缠，外用纸包，水湿火煨令热，取去麻纸，用姜捣烂，和稀米饮服之。

治口吐清水　艾叶煎汁，饮之愈。

治胃气痛　男左女右，于小指第三节下，掌纹尽头，握拳高起

1 糁：同“洒”。

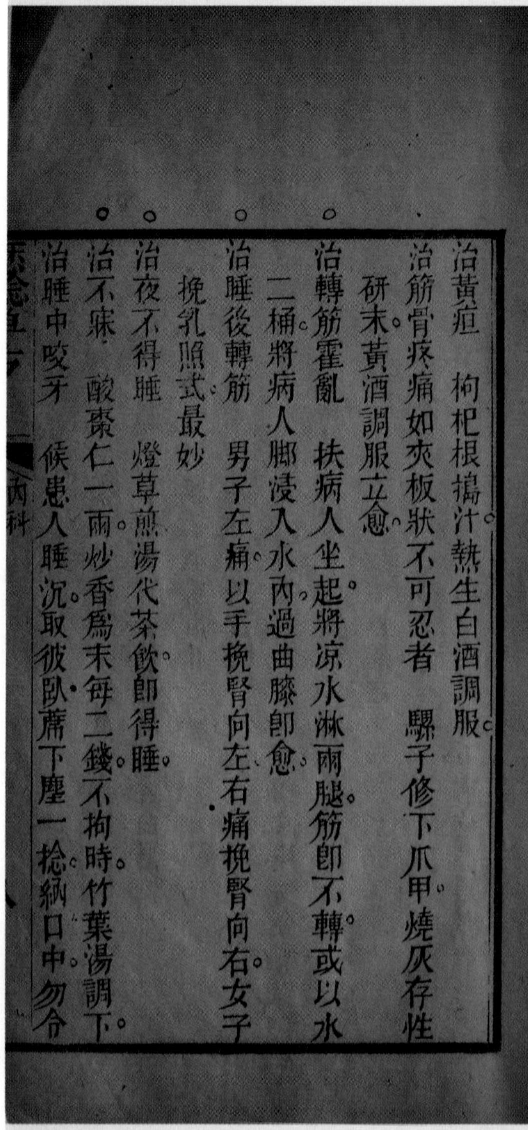
治黃疸　枸杞根搗汁熱生白酒調服
治筋骨疼痛如夾板狀不可忍者　騾子修下爪甲燒灰存性研末黃酒調服立愈
治轉筋霍亂　扶病人坐起將涼水淋兩腿筋卽不轉或以水二桶將病人脚浸入水內過曲膝卽愈
治睡後轉筋　男子左痛以手挽臂向左右痛挽臂向右女子挽乳照式最妙
治夜不得睡　燈草煎湯代茶飲卽得睡
治不寐　酸棗仁一兩炒香爲末每二錢不拘時竹葉湯調下
治睡中咬牙　候患人睡沉取彼臥席下塵一捻納口中勿令

治黄疸　枸杞根捣汁，热生白酒调服。

治筋骨疼痛如夹板状不可忍者　骡子修下爪甲，烧灰存性研末。黄酒调服，立愈。

治转筋霍乱　扶病人坐起，将凉水淋两腿，筋即不转。或以水二桶，将病人脚浸入水内，过曲膝即愈。

治睡后转筋　男子左痛，以手挽肾向左，右痛挽肾向右。女子挽乳照式，最妙。

治夜不得睡　灯草煎汤代茶饮，即得睡。

治不寐　酸枣仁一两，炒香为末，每二钱，不拘时，竹叶汤调下。

治睡中咬牙　候患人睡沉，取彼卧席下尘一捻，纳口中，勿令

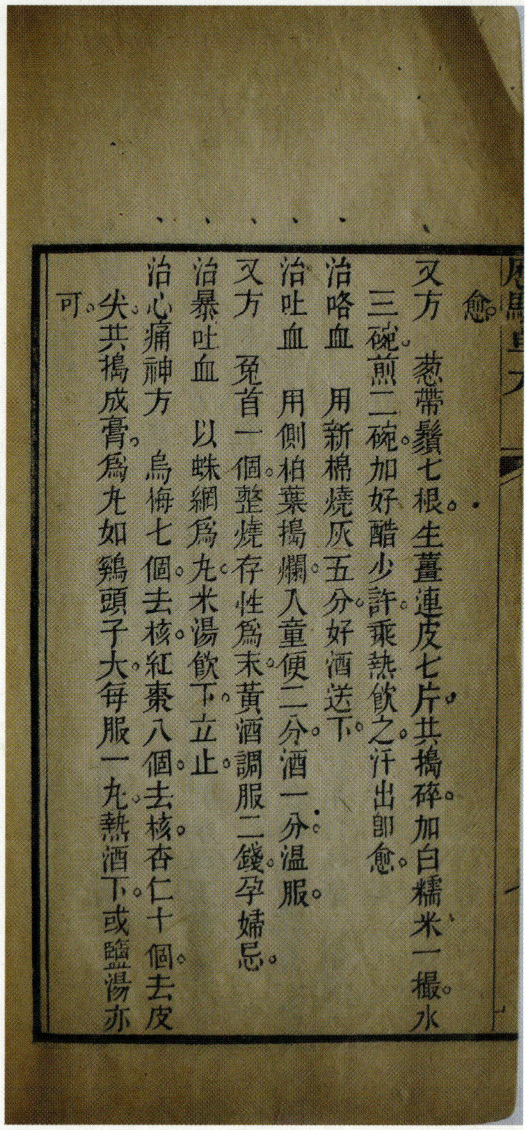
愈。
又方　葱帶鬚七根。生薑連皮七片。共搗碎。加白糯米一撮。水
三碗。煎二碗。加好醋少許。乘熱飲之。汗出即愈。
治咯血　用新棉燒灰。五分好酒送下。
治吐血　用側柏葉搗爛。入童便二分。酒一分。溫服。
又方　兔首一個。整燒存性。為末。黃酒調服二錢。孕婦忌。
治暴吐血　以蛛網為丸。米湯飲下立止。
治心痛神方　烏梅七個。去核。紅棗八個。去核。杏仁十個。去皮
尖。共搗成膏。為丸如鷄頭子大。每服一丸。熱酒下。或鹽湯亦
可。

愈。

又方，葱带须七根，生姜连皮七片，共捣碎，加白糯米一撮，水三碗，煎二碗，加好醋少许，乘热饮之，汗出即愈。

治咯血　用新棉烧灰五分，好酒送下。

治吐血　用侧柏叶捣烂，入童便二分，酒一分，温服。

又方，兔首一个，整烧存性为末，黄酒调服二钱。孕妇忌。

治暴吐血　以蛛网为丸，米汤饮下，立止。

治心痛神方　乌梅七个去核，红枣八个去核，杏仁十个去皮尖，共捣成膏，为丸如鸡头子大。每服一丸，热酒下，或盐汤亦可。

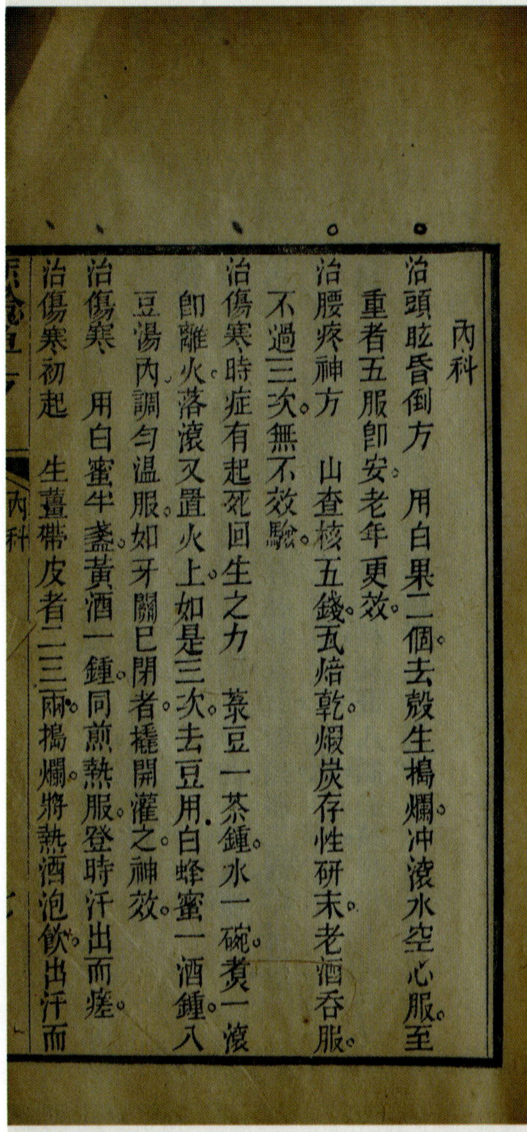

內科

治頭眩昏倒方　用白果二個。去殼生搗爛。冲滾水空心服。至重者五服卽安。老年更效。

治腰疼神方　山查核五錢。瓦焙乾。煅炭存性研末。老酒吞服。不過三次。無不效驗。

治傷寒。時症有起死回生之力　菉豆一茶鍾。水一碗。煑一滾卽離火。落滾又置火上。如是三次。去豆。用白蜂蜜一酒鍾。入豆湯內。調勻温服。如牙關已閉者。橇開灌之。神效。

治傷寒　用白蜜半盞。黃酒一鍾。同煎熱服。登時汗出而瘥。

治傷寒初起　生薑帶皮者二三兩。搗爛。將熱酒泡飲出汗而

内　科

治头眩昏倒方　用白果二个，去壳生捣烂，冲滚水空心服。至重者五服即安，老年更效。

治腰疼[1]神方　山楂核五钱，瓦焙干，煅炭存性研末。老酒吞服，不过三次，无不效验。

治伤寒时症，有起死回生之力　绿豆一茶钟，水一碗，煮一滚即离火，落滚又置火上，如是三次。去豆，用白蜂蜜一酒钟，入豆汤内，调匀温服。如牙关已闭者，撬开灌之，神效。

治伤寒　用白蜜半盏，黄酒一钟，同煎热服，登时汗出而瘥[2]。

治伤寒初起　生姜带皮者二三两，捣烂，将热酒泡饮，出汗而

1 腰疼：原目录作“腰痛”。

2 瘥（chài）：病愈。

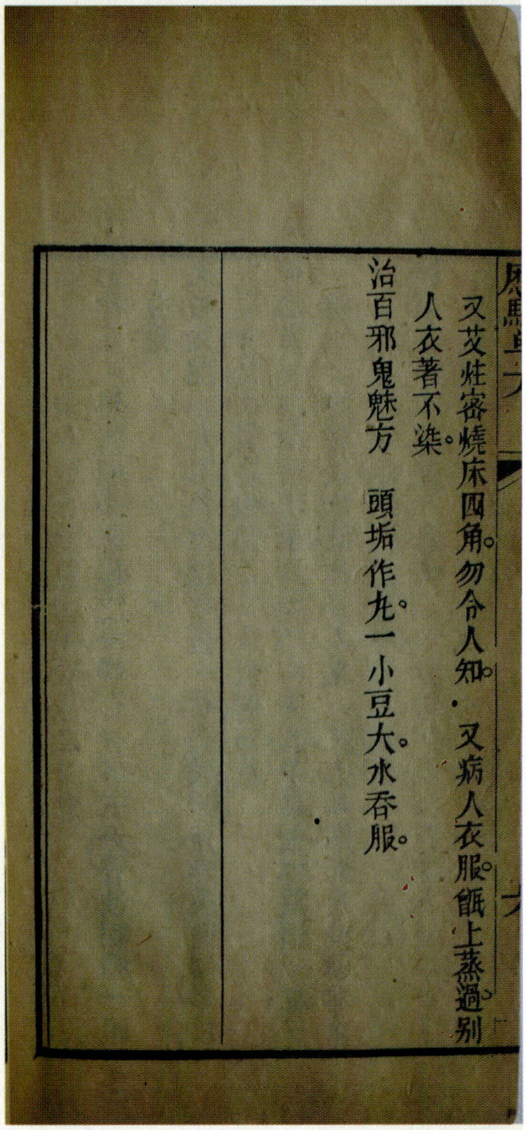
又艾炷密燒床四角。勿令人知。又病人衣服甑上蒸過別人衣著不染。
治百邪鬼魅方　頭垢作丸。一小豆大。水吞服。

又艾炷密烧床四角，勿令人知。又病人衣服，甑[1]上蒸过，别人衣著不染。

治百邪鬼魅方　头垢作丸，一小豆大，水吞服。

1 甑（zèng）：古代蒸饭的一种瓦器。

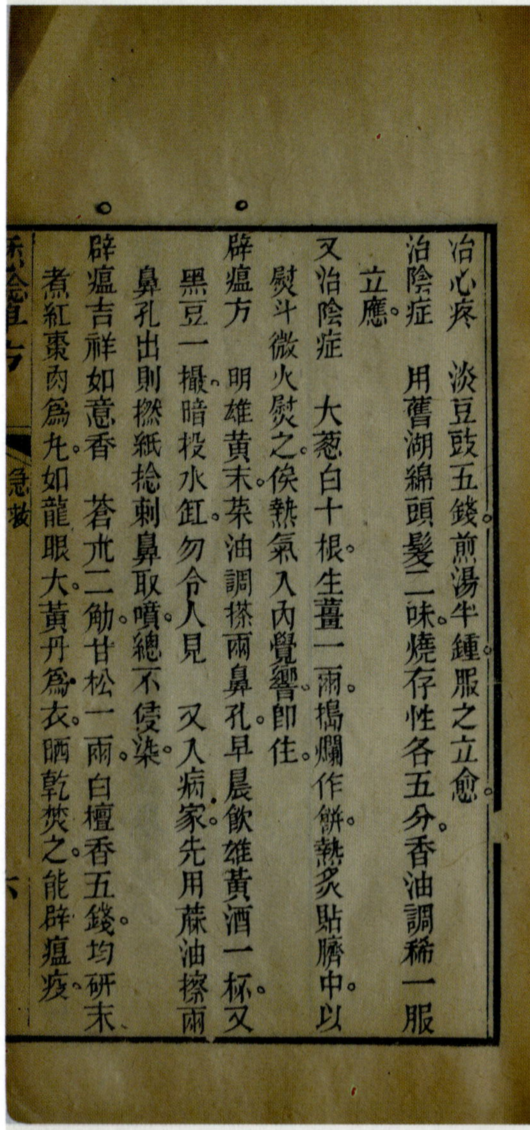

治心疼　淡豆豉五錢。煎湯半鍾。服之立愈。
治陰症　用舊湖綿頭髮二味。燒存性各五分。香油調稀一服
立應。
又治陰症　大葱白十根。生薑一兩。搗爛作餅。熱炙貼臍中。以
熨斗微火熨之。俟熱氣入內覺響。即住。
辟瘟方　明雄黃末。菜油調搽兩鼻孔。早晨飲雄黃酒一杯。又
黑豆一撮。暗投水缸。勿令人見　又入病家。先用蔴油擦兩
鼻孔。出則撚紙捻刺鼻取嚏。總不侵染。
辟瘟吉祥如意香　蒼朮二觔。甘松一兩。白檀香五錢。均研末
煮紅棗肉為丸。如龍眼大。黃丹為衣。晒乾。焚之。能辟瘟疫。

治心疼　淡豆豉五钱，煎汤半钟，服之立愈。

治阴症　用旧湖绵、头发二味，烧存性，各五分，香油调稀，一服立应。

又治阴症　大葱白十根，生姜一两，捣烂作饼，热炙贴脐中，以熨斗微火熨之，俟热气入内觉响，即住。

辟瘟方　明雄黄末，菜油调搽两鼻孔。早晨饮雄黄酒一杯。又黑豆一撮，暗投水缸，勿令人见。又入病家，先用麻油擦两鼻孔，出则撚纸捻刺鼻取喷，总不侵染。

辟瘟吉祥如意香　苍术二斤，甘松一两，白檀香五钱，均研末，煮红枣肉为丸，龙眼大，黄丹为衣，晒干。焚之，能辟瘟疫。

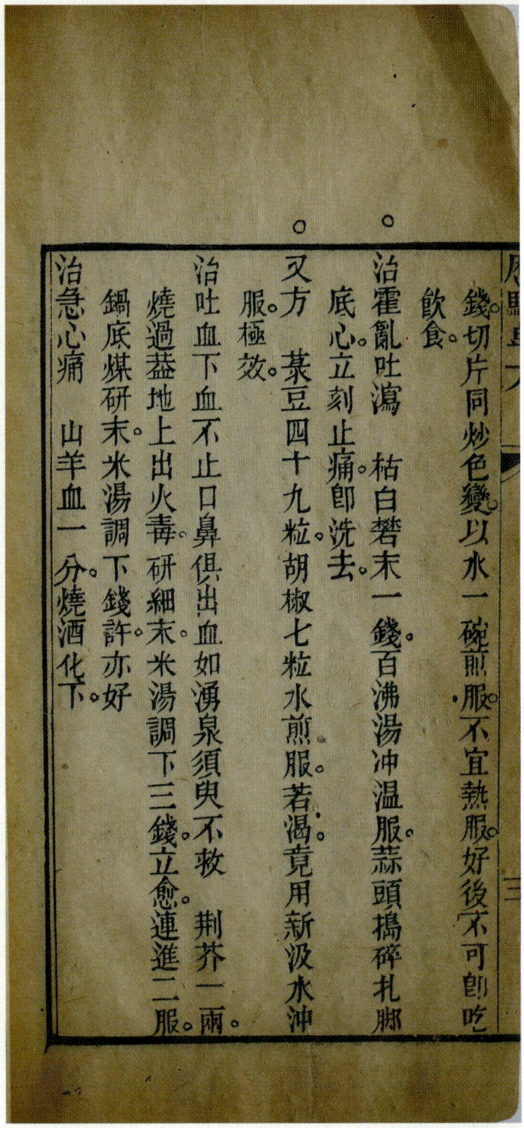
錢。切片同炒色變。以水一碗煎服。不宜熱服。好後不可即吃飲食。
治霍亂吐瀉　枯白礬末一錢。百沸湯冲溫服。蒜頭搗碎扎脚底心。立刻止痛。即洗去。
又方　菉豆四十九粒。胡椒七粒水煎服。若渴。竟用新汲水冲服。極效。
治吐血下血不止口鼻俱出血如湧泉須臾不救　荊芥一兩。燒過蓋地上出火毒。研細末米湯調下三錢立愈。連進二服。鍋底煤研末。米湯調下錢許亦好。
治急心痛　山羊血一分。燒酒化下。

钱，切片同炒色变。以水一碗煎服，不宜热服。好后不可即吃饮食。

治霍乱吐泻　枯白矾末一钱，百沸汤冲，温服。蒜头捣碎扎脚底心，立刻止痛，即洗去。

又方　绿豆四十九粒，胡椒七粒，水煎服。若渴，竟用新汲水冲服，极效。

治吐血，下血不止，口鼻俱出血如涌泉，须臾不救　荆芥一两，烧过盖地上出火毒，研细末，米汤调下三钱，立愈，连进二服。锅底煤研末，米汤调下钱许，亦好。

治急心痛　山羊血一分，烧酒化下。

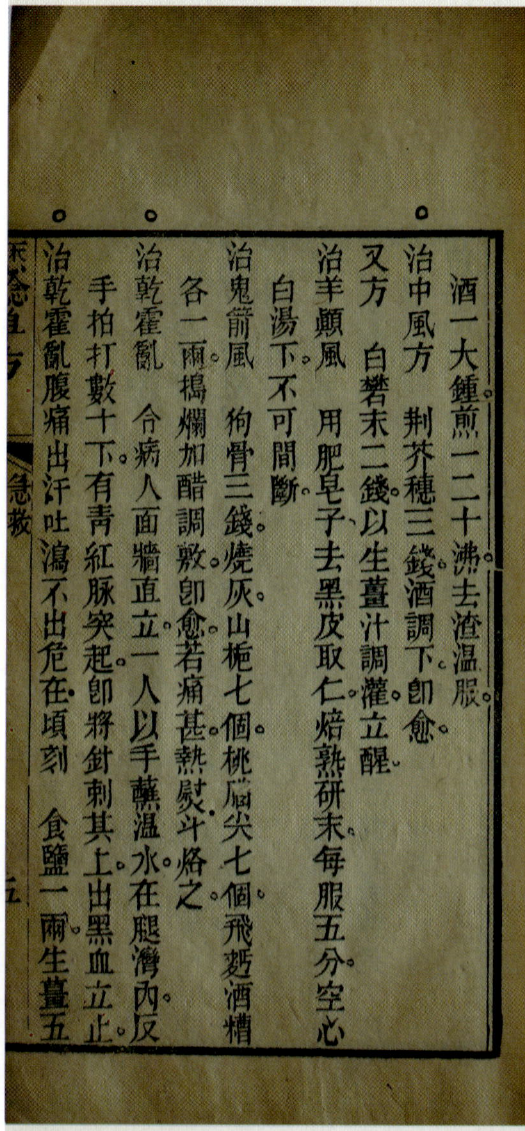
酒一大鍾煎一二十沸去渣温服
治中風方　荆芥穗三錢酒調下即愈
又方　白礬末二錢以生薑汁調灌立醒
治羊顛風　用肥皂子去黑皮取仁焙熟研末每服五分空心
白湯下不可間斷
治鬼箭風　狗骨三錢燒灰山梔七個桃腦尖七個飛麪酒糟
各一兩搗爛加醋調敷即愈若痛甚熱熨斗烙之
治乾霍亂　令病人面牆直立一人以手蘸温水在腿灣內反
手拍打數十下有青紅脉突起即將鍼刺其上出黑血立止
治乾霍亂腹痛出汗吐瀉不出危在頃刻　食鹽一兩生薑五

酒一大钟，煎一二十沸，去渣温服。

治中风方　荆芥穗三钱，酒调下，即愈。

又方　白矾末二钱，以生姜汁调灌，立醒。

治羊癫疯　用肥皂子去黑皮取仁，焙熟研末，每服五分，空心白汤下，不可间断。

治鬼箭风　狗骨三钱（烧灰），山栀七个，桃脑尖七个，飞面、酒糟各一两，捣烂加醋调敷，即愈。若痛甚，热熨斗烙之。

治干霍乱　令病人面墙直立，一人以手蘸温水，在腿湾[1]内反手拍打数十下，有青红脉突起，即将针刺其上，出黑血立止。

治干霍乱，腹痛出汗，吐泻不出，危在顷刻　食盐一两，生姜五

1 湾：同“弯”。

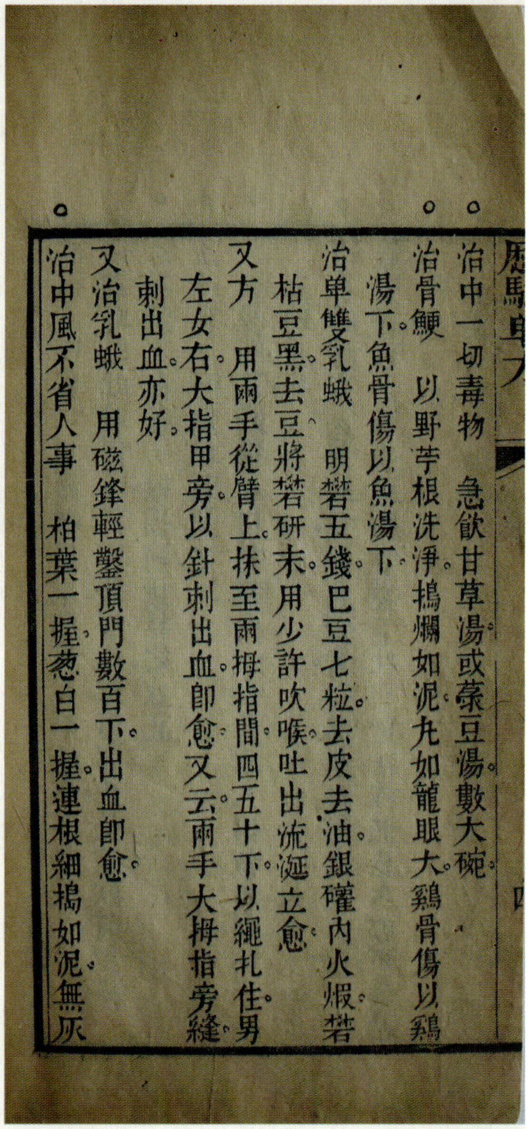

治中一切毒物　急飲甘草湯或菉豆湯數大碗
治骨鯁　以野苧根洗淨搗爛如泥丸如龍眼大鷄骨傷以鷄
湯下魚骨傷以魚湯下
治单雙乳蛾　明礬五錢巴豆七粒去皮去油銀礶內火煆礬
枯豆黑去豆將礬研末用少許吹喉吐出流涎立愈
又方　用兩手從臂上抹至兩拇指間四五十下以繩扎住男
左女右大指甲旁以針刺出血即愈又云兩手大拇指旁縫
刺出血亦好
又治乳蛾　用磁鋒輕鑿頂門數百下出血即愈
治中風不省人事　柏葉一握葱白一握連根細搗如泥無灰

治中一切毒物　急饮甘草汤或绿豆汤数大碗。

治骨鲠　以野苎根洗净，捣烂如泥，丸如龙眼大。鸡骨伤以鸡汤下，鱼骨伤以鱼汤下。

治单双乳蛾　明矾五钱，巴豆七粒，去皮去油，银罐内火煅，矾枯豆黑。去豆，将矾研末，用少许吹喉，吐出流涎立愈。

又方，用两手从臂上抹至两拇指间四五十下，以绳扎住，男左女右。大指甲旁，以针刺出血即愈。又云：两手大拇指旁缝，刺出血亦好。

又治乳蛾　用磁[1]锋轻凿顶门数百下，出血即愈。

治中风不省人事　柏叶一握，葱白一握连根，细捣如泥，无灰

1 磁：同“瓷”。

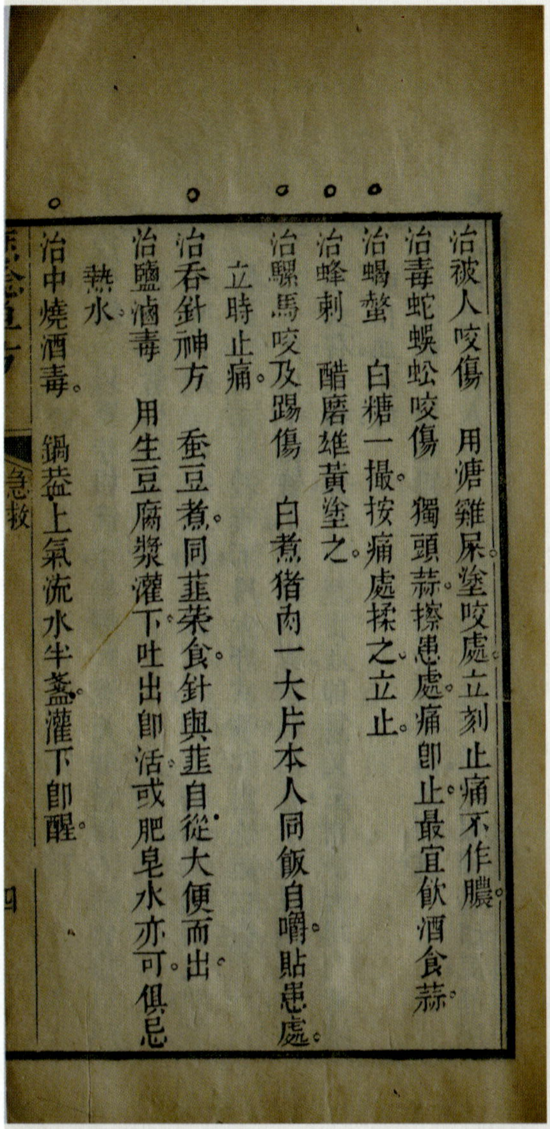
治被人咬傷　用溏雞屎塗咬處。立刻止痛不作膿。
治毒蛇蜈蚣咬傷　獨頭蒜擦患處。痛卽止。最宜飲酒食蒜。
治蝎螫　白糖一撮。按痛處揉之。立止。
治蜂刺　醋磨雄黃塗之。
治騾馬咬及踢傷　白煮猪肉一大片本人同飯自嚼。貼患處。
立時止痛。
治吞針神方　蚕豆煮。同韮菜食。針與韮自從大便而出。
治鹽滷毒　用生豆腐漿灌下。吐出卽活。或肥皂水亦可。俱忌
熱水。
治中燒酒毒。　鍋蓋上氣流水半盞。灌下卽醒。

治被人咬伤　用溏鸡屎涂咬处，立刻止痛，不作脓。

治毒蛇蜈蚣咬伤　独头蒜擦患处，痛即止。最宜饮酒食蒜。

治蝎螫　白糖一撮，按痛处揉之，立止。

治蜂刺　醋磨雄黄涂之。

治骡马咬及踢伤　白煮猪肉一大片，本人同饭自嚼，贴患处，立时止痛。

治吞针神方　蚕豆煮，同韭菜食。针与韭自从大便而出。

治盐卤毒　用生豆腐浆灌下，吐出即活，或肥皂水亦可。俱忌热水。

治中烧酒毒　锅盖上气流水半盏，灌下即醒。

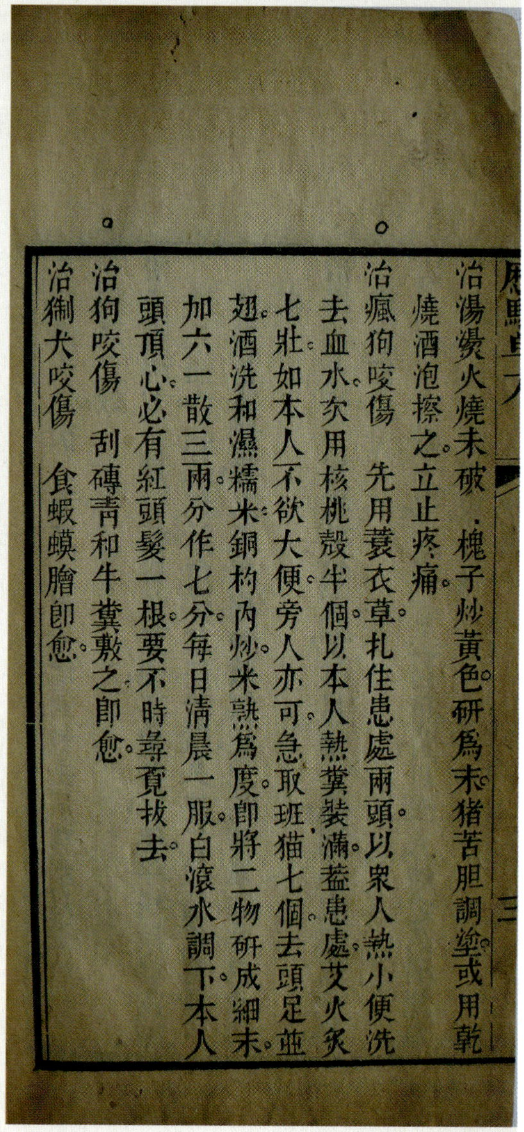

治湯燙火燒未破　槐子炒黃色研爲末猪苦胆調塗或用乾燒酒泡擦之立止疼痛

治瘋狗咬傷　先用蓑衣草扎住患處兩頭以衆人熱小便洗去血水次用核桃殼半個以本人熱糞裝滿葢患處艾火灸七壯如本人不欲大便旁人亦可急取班猫七個去頭足並翅酒洗和濕糯米銅杓內炒米熟爲度即將二物研成細末加六一散三兩分作七分每日清晨一服白滾水調下本人頭頂心必有紅頭髮一根要不時尋覔拔去

治狗咬傷　刮磚青和牛糞敷之即愈

治猘犬咬傷　食蝦蟆膾即愈

治汤烫火烧未破　槐子炒黄色，研为末，猪苦胆调涂。或用干烧酒泡擦之，立止疼痛。

治疯狗咬伤　先用蓑衣草扎住患处两头，以众人热小便洗去血水；次用核桃壳半个，以本人热粪装满盖患处，艾火灸七壮。如本人不欲大便，旁人亦可。急取斑蝥七个，去头足并翅，酒洗，和湿糯米，铜勺内炒，米熟为度。即将二物研成细末，加六一散三两，分作七分。每日清晨一服，白滚水调下。本人头顶心必有红头发一根，要不时寻觅拔去。

治狗咬伤　刮砖青和牛粪敷之，即愈。

治猘犬咬伤　食虾蟆脍即愈。

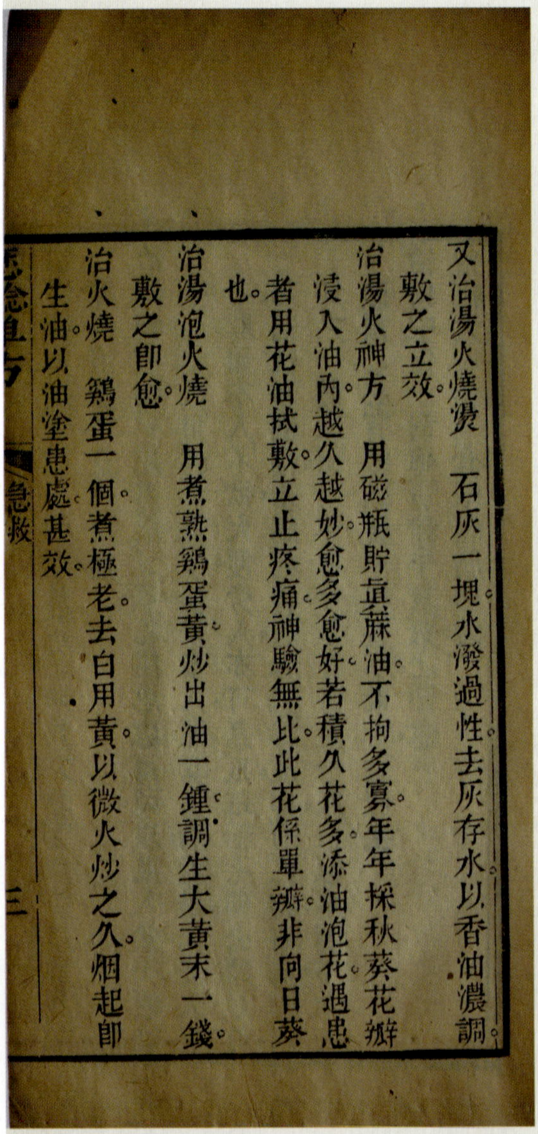
□驗單方　急救　三

又治湯火燒燙　石灰一塊水潑過性去灰存水以香油濃調敷之立效

治湯火神方　用磁瓶貯真蔴油不拘多寡年年採秋葵花瓣浸入油內越久越妙愈多愈好若積久花多添油泡花遇患者用花油拭敷立止疼痛神驗無比此花係單瓣非向日葵也

治湯泡火燒　用煮熟鷄蛋黃炒出油一鍾調生大黃末一錢敷之即愈

治火燒　鷄蛋一個煮極老去白用黃以微火炒之久烟起即生油以油塗患處甚效

又治汤火烧烫　石灰一块，水泼过性，去灰存水。以香油浓调，敷之立效。

治汤火神方　用磁瓶贮真麻油，不拘多寡。年年采秋葵花瓣浸入油内，越久越妙，愈多愈好。若积久花多，添油泡花。遇患者用花油拭敷，立止疼痛，神验无比。此花系单瓣，非向日葵也。

治汤泡火烧　用煮熟鸡蛋黄，炒出油一钟，调生大黄末一钱，敷之即愈。

治火烧　鸡蛋一个，煮极老，去白用黄，以微火炒之久，烟起即生油，以油涂患处，甚效。

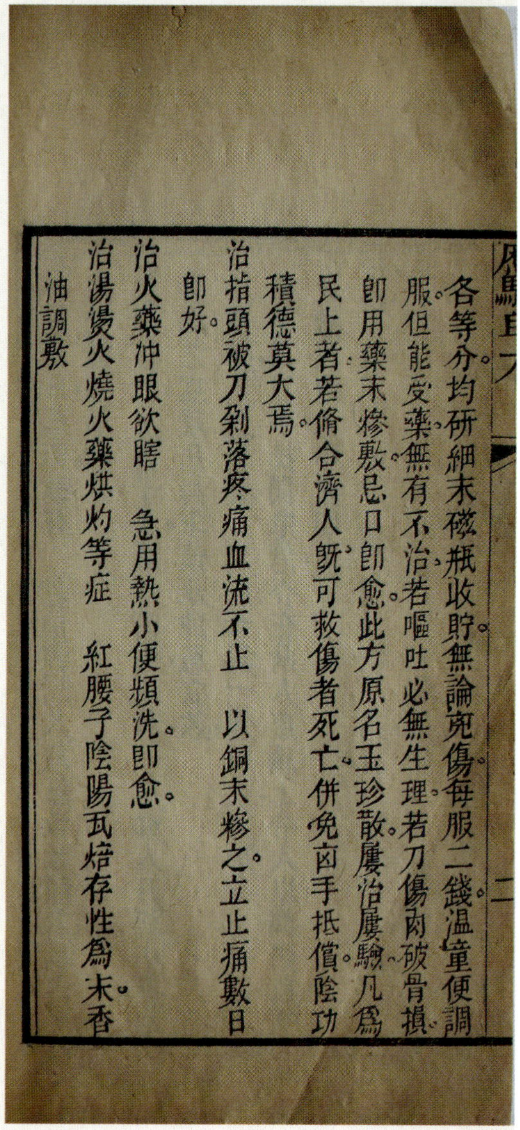
各等分均研細末磁瓶收貯無論兇傷每服二錢温童便調
服但能受藥無有不治若嘔吐必無生理若刀傷肉破骨損
即用藥末糝敷忌口即愈此方原名玉珍散屢治屢驗凡爲
民上者若脩合濟人既可救傷者死亡併免凶手抵償陰功
積德莫大焉
治指頭被刀剁落疼痛血流不止　以銅末糝之立止痛數日
即好
治火藥冲眼欲瞎　急用熱小便頻洗即愈
治湯燙火燒火藥烘灼等症　紅腰子陰陽瓦焙存性爲末香
油調敷

各等分，均研细末，磁瓶收贮。无论凶伤，每服二钱，温童便调服。但能受药，无有不治。若呕吐必无生理；若刀伤肉破骨损，即用药末糁敷。忌口即愈。此方原名玉珍散，屡治屡验。凡为民上者，若修合济人，既可救伤者死亡，并免凶手抵偿，阴功积德莫大焉。

治指头被刀剁落，疼痛血流不止　以铜末糁之，立止痛，数日即好。

治火药冲眼欲瞎　急用热小便频洗，即愈。

治汤烫火烧火药烘灼等症　红腰子，阴阳瓦焙存性为末，香油调敷。

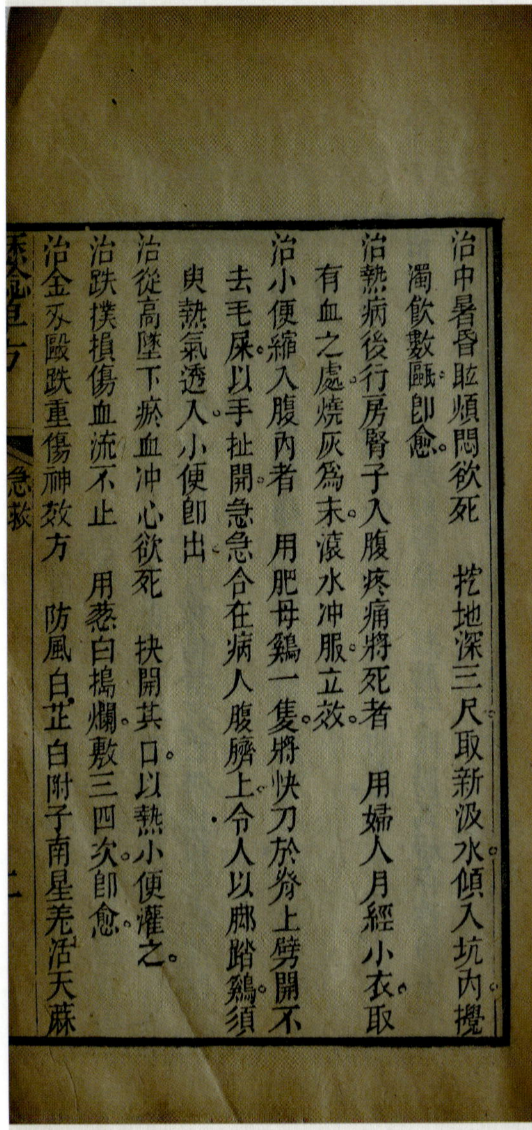
治中暑昏眩煩悶欲死　挖地深三尺取新汲水傾入坑内攪濁飲數甌即愈。

治熱病後行房腎子入腹疼痛將死者　用婦人月經小衣取有血之處燒灰爲末滚水冲服立效。

治小便縮入腹内者　用肥母鷄一隻將快刀於脊上劈開不去毛屎以手扯開急急合在病人腹臍上令人以脚踏鷄須臾熱氣透入小便即出

治從高墜下瘀血冲心欲死　抉開其口以熱小便灌之。

治跌撲損傷血流不止　用葱白搗爛敷三四次即愈

治金刃毆跌重傷神效方　防風白芷白附子南星羌活天麻

治中暑昏眩，烦闷欲死　挖地深三尺，取新汲水，倾入坑内，搅浊，饮数瓯，即愈。

治热病后行房，肾子入腹疼痛将死者　用妇人月经小衣，取有血之处，烧灰为末，滚水冲服，立效。

治小便缩入腹内者　用肥母鸡一只，将快刀于脊上劈开，不去毛屎，以手扯开，急急合在病人腹脐上，令人以脚踏鸡。须臾热气透入，小便即出。

治从高坠下，瘀血冲心欲死　抉开其口，以热小便灌之。

治跌扑损伤，血流不止　用葱白捣烂，敷三四次，即愈。

治金刃殴跌重伤神效方　防风、白芷、白附子、南星、羌活、天麻

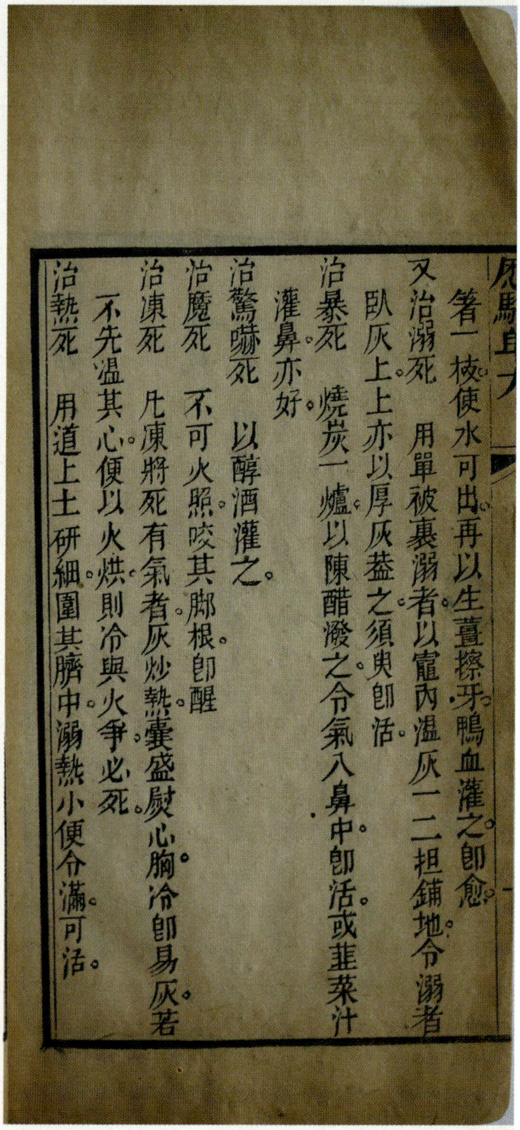

箸一枝使水可出再以生薑擦牙鴨血灌之卽愈
又治溺死 用單被裹溺者以竈內温灰一二担鋪地令溺者
卧灰上上亦以厚灰蓋之須臾卽活
治暴死 燒炭一爐以陳醋潑之令氣入鼻中卽活或韮菜汁
灌鼻亦好
治驚嚇死 以醇酒灌之
治魔死 不可火照咬其脚根卽醒
治凍死 凡凍將死有氣者灰炒熱囊盛熨心胸冷卽易灰若
不先温其心便以火烘則冷與火爭必死
治熱死 用道上土研細圍其臍中溺熱小便令滿可活

箸[1]一枝，使水可出，再以生姜擦牙，鸭血灌之，即愈。

又治溺死　用单被裹溺者，以灶内温灰一二担铺地，令溺者卧灰上，上亦以厚灰盖之，须臾即活。

治暴死　烧灰一炉，以陈醋澄之，令气入鼻中，即活。或韭菜汁灌鼻，亦好。

治惊吓死　以醇酒灌之。

治魔死　不可火照，咬其脚跟，即醒。

治冻死　凡冻将死有气者，灰炒热，囊盛熨心胸，冷即易灰。若不先温其心，便以火烘，则冷与火争，必死。

治热死　用道上土研细，围其脐中，溺热小便令满，可活。

1 箸（zhù）：筷子。

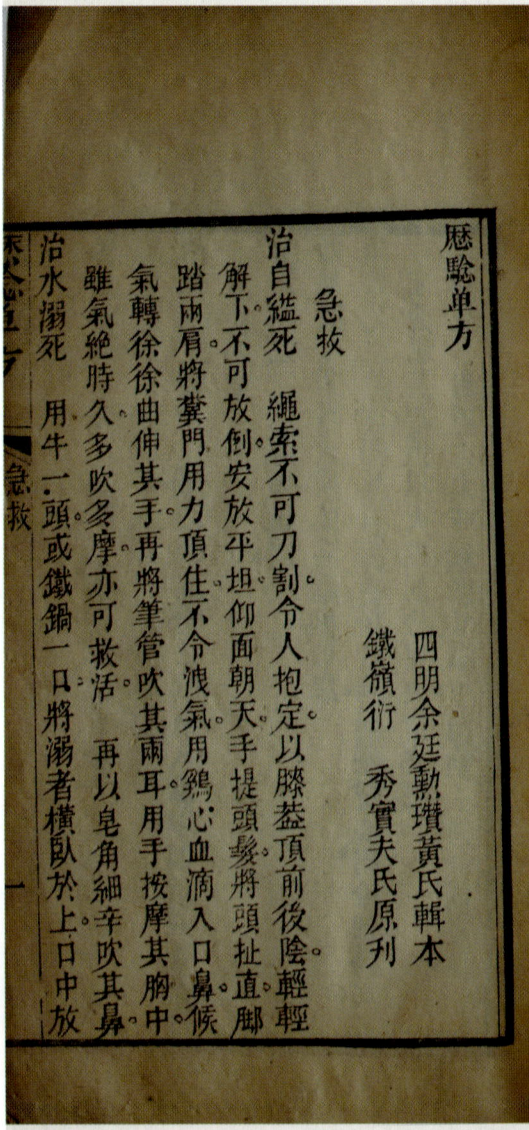
歷驗单方
四明余廷勳瓚黄氏輯本
鐵嶺衍　秀實夫氏原刊
急救
治自縊死　繩索不可刀割。令人抱定。以膝蓋頂前後陰。輕輕
解下。不可放倒安放平坦仰面朝天手提頭髮。將頭扯直。脚
踏兩肩將糞門用力頂住不令洩氣用鷄心血滴入口鼻。候
氣轉徐徐曲伸其手再將筆管吹其兩耳用手按摩其胸中
雖氣絶時久多吹多摩亦可救活　再以皂角細辛吹其鼻
治水溺死　用牛一頭或鐵鍋一口將溺者横臥於上口中放
歷驗单方　急救　一

历验单方

四明余廷勋瓒黄氏辑本

铁岭衍　秀实夫氏原刊

急　救

治自缢死　绳索不可刀割。令人抱定，以膝盖顶前后阴，轻轻解下，不可放倒，安放平坦，仰面朝天，手提头发，将头扯直，脚踏两肩，将粪门用力顶住，不令泄气。用鸡心血滴入口鼻，候气转，徐徐曲伸其手。再将笔管吹其两耳，用手按摩其胸中。虽气绝时久，多吹多摩，亦可救活。再以皂角、细辛吹其鼻。

治水溺死　用牛一头，或铁锅一口，将溺者横卧于上，口中放

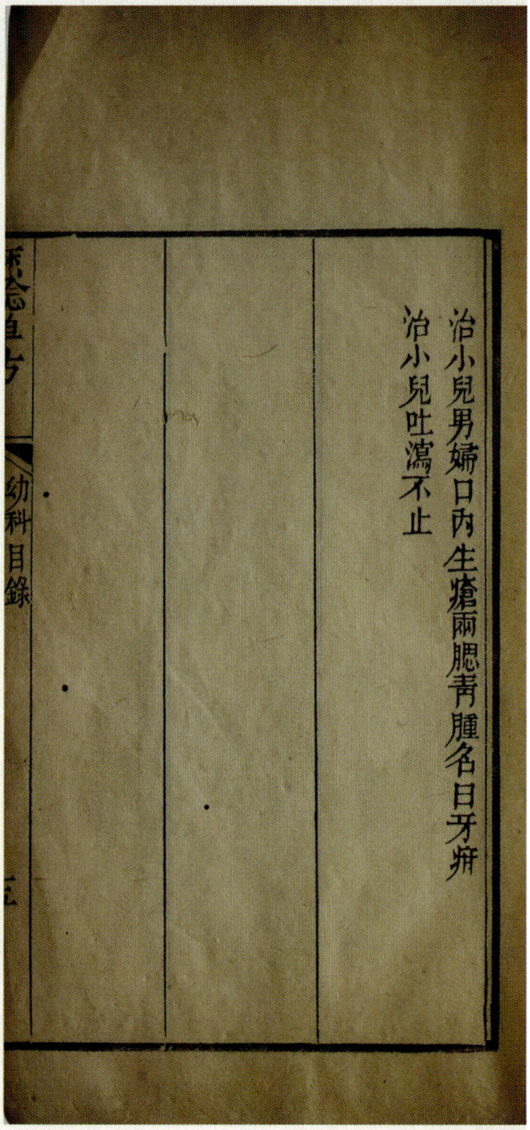
治小兒男婦口內生瘡兩腮青腫名曰牙疳
治小兒吐瀉不止
幼科目錄

治小儿男妇口内生疮两腮青肿名曰牙疳
治小儿吐泻不止

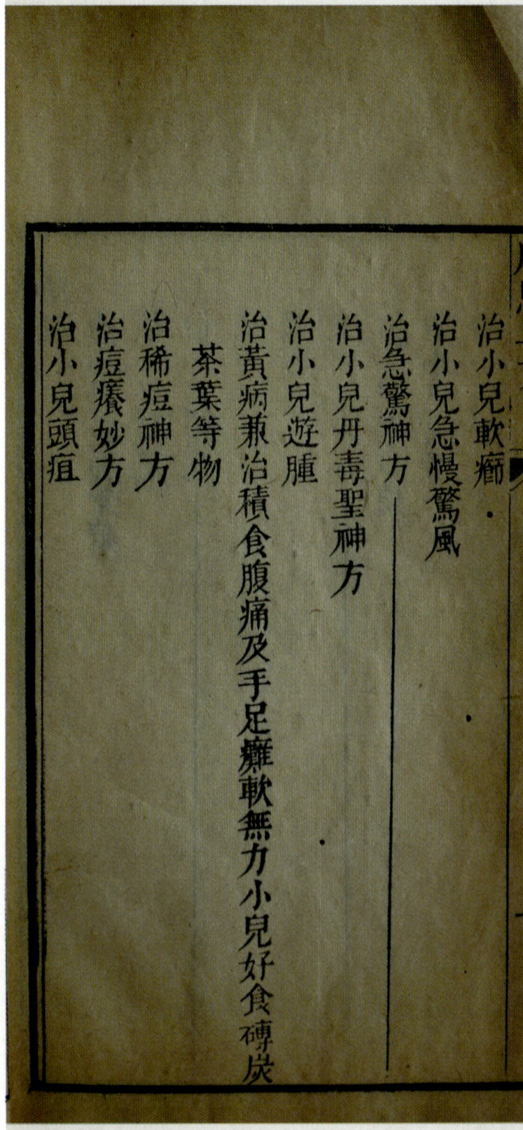

治小兒軟癤
治小兒急慢驚風
治急驚神方
治小兒丹毒聖神方
治小兒遊腫
治黃病兼治積食腹痛及手足癱軟無力小兒好食磚炭茶葉等物
治稀痘神方
治痘癢妙方
治小兒頭疽

治小儿软疖

治小儿急慢惊风

治急惊神方

治小儿丹毒圣神方

治小儿游肿

治黄病兼治积食腹痛及手足瘫软无力小儿好食砖炭茶叶等物

治稀痘神方

治痘痒妙方

治小儿头疽

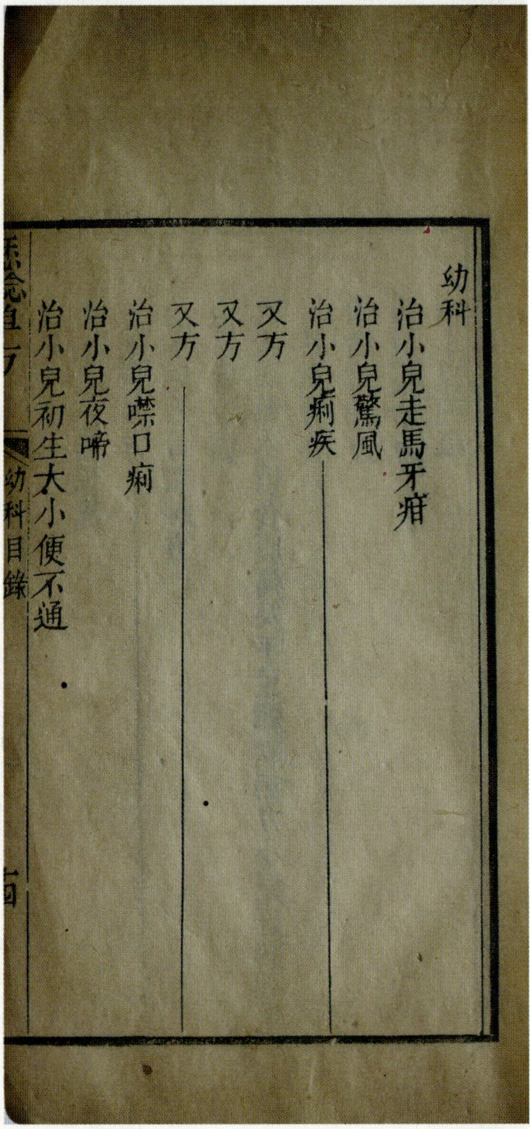

幼科

治小兒走馬牙疳

治小兒驚風

治小兒痢疾

又方

又方

又方

治小兒噤口痢

治小兒夜啼

治小兒初生大小便不通

幼科目錄

幼　科

治小儿走马牙疳

治小儿惊风

治小儿痢疾

又方

又方

又方

治小儿噤口痢

治小儿夜啼

治小儿初生大小便不通

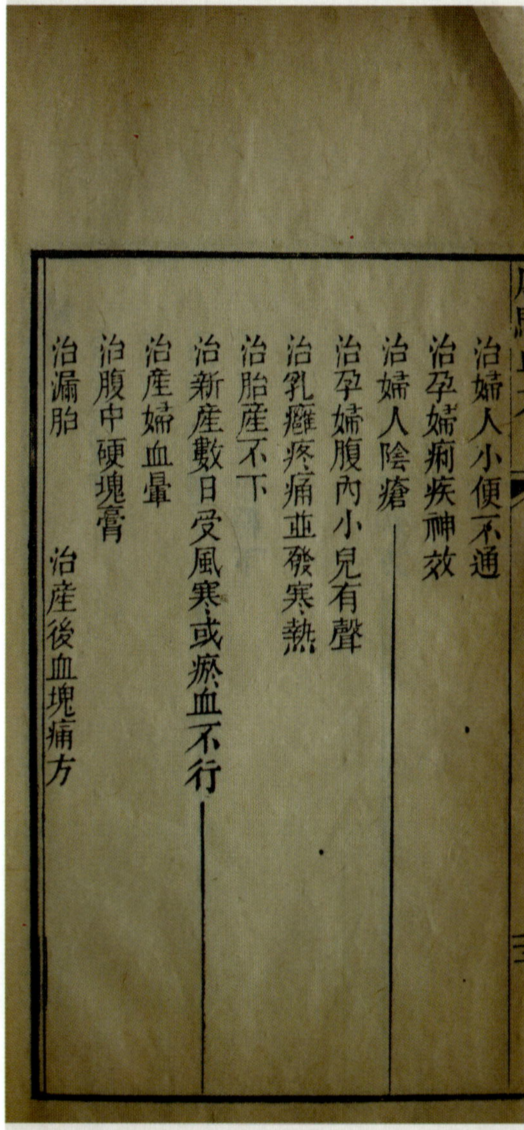
治婦人小便不通
治孕婦痢疾神效
治婦人陰瘡
治孕婦腹內小兒有聲
治乳癰疼痛並發寒熱
治胎產不下
治新產數日受風寒或瘀血不行
治產婦血暈
治腹中硬塊膏
治漏胎
治產後血塊痛方

治妇人小便不通

治孕妇痢疾神效

治妇人阴疮

治孕妇腹内小儿有声

治乳痈疼痛并发寒热

治胎产不下

治新产数日受风寒或瘀血不行

治产妇血晕

治腹中硬块膏

治漏胎

治产后血块痛方

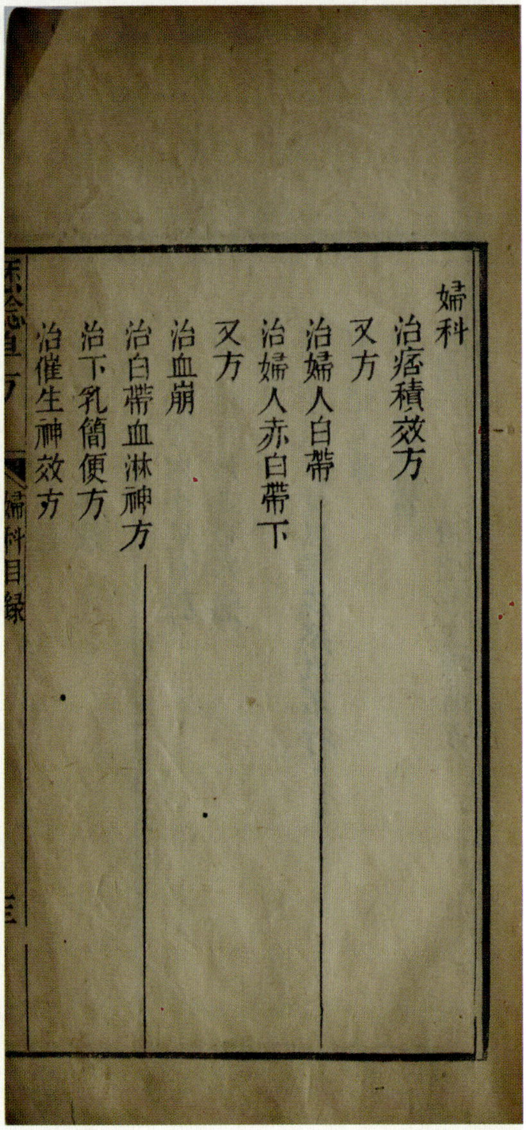
婦科
治痞積效方
又方
治婦人白帶
治婦人赤白帶下
又方
治血崩
治白帶血淋神方
治下乳簡便方
治催生神效方

妇 科

治痞积效方

又方

治妇人白带

治妇人赤白带下

又方

治血崩

治白带血淋神方

治下乳简便方

治催生神效方

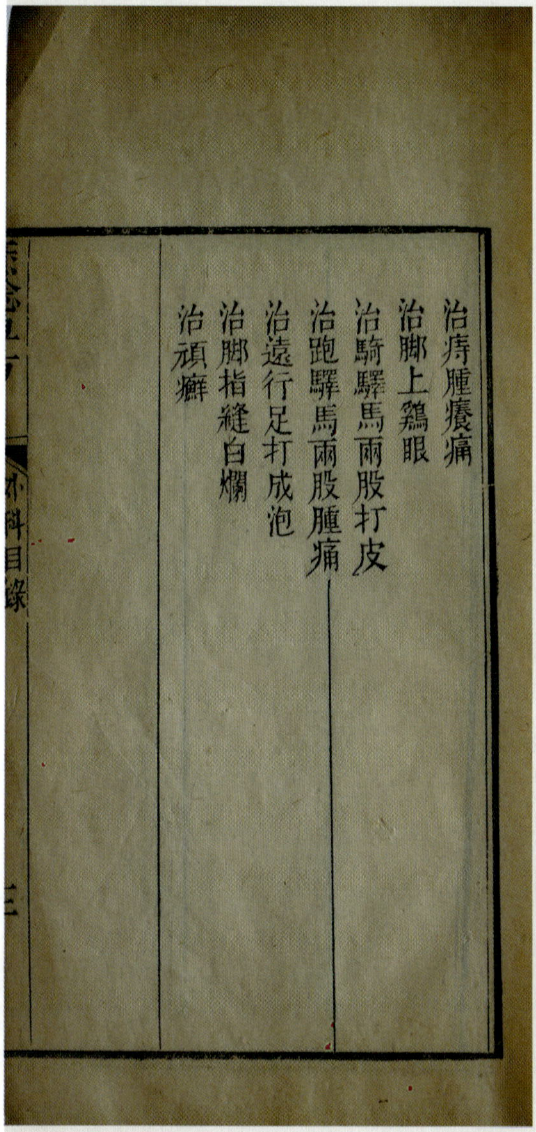

治痔肿痒痛

治脚上鸡眼

治骑驿马两股打破[1]

治跑驿马两股肿痛

治远行足打成泡

治脚指缝白烂

治顽癣

1 破：原作“皮”，据正文改。

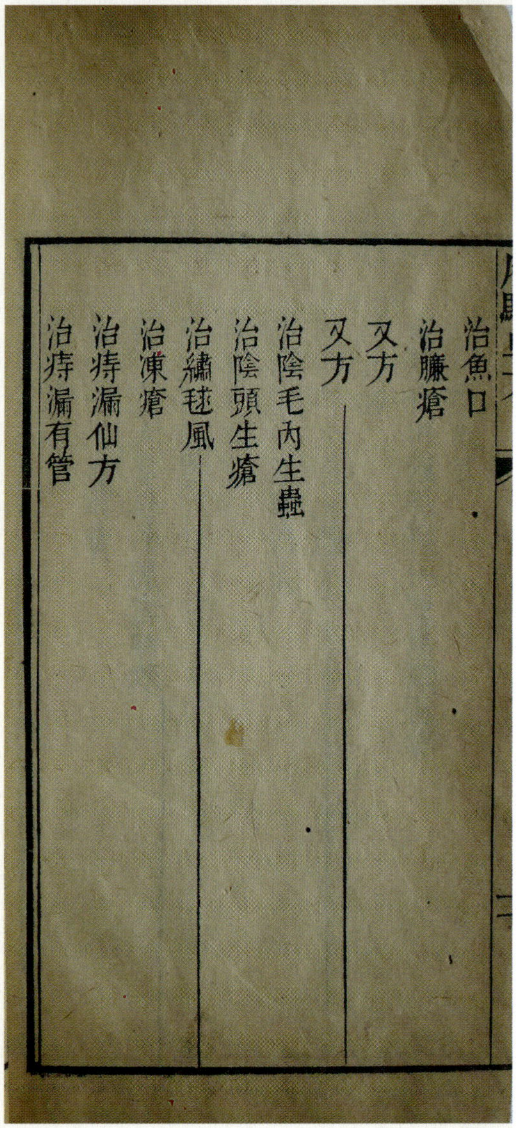
治魚口
治臁瘡
又方
又方
治陰毛內生蟲
治陰頭生瘡
治繡毬風
治凍瘡
治痔漏仙方
治痔漏有管

治鱼口

治臁疮

又方

又方

治阴毛内生虫

治阴头生疮

治绣球风

治冻疮

治痔漏仙方

治痔漏有管

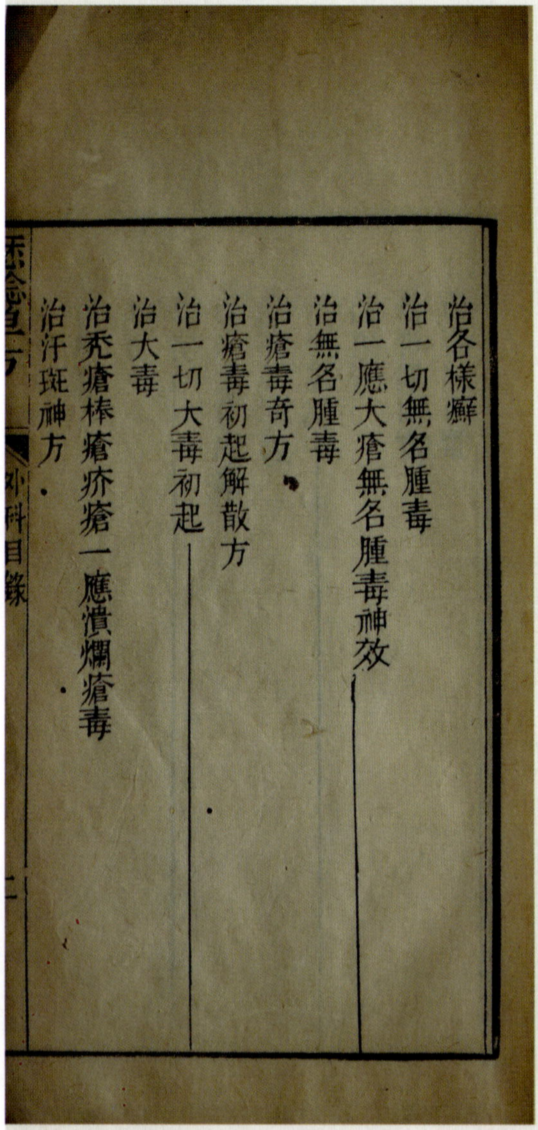

治各样癣

治一切无名肿毒

治一应大疮无名肿毒神效

治无名肿毒

治疮毒奇方

治疮毒初起解散方

治一切大毒初起

治大毒

治秃疮棒疮疥疮一应溃烂疮毒

治汗斑神方

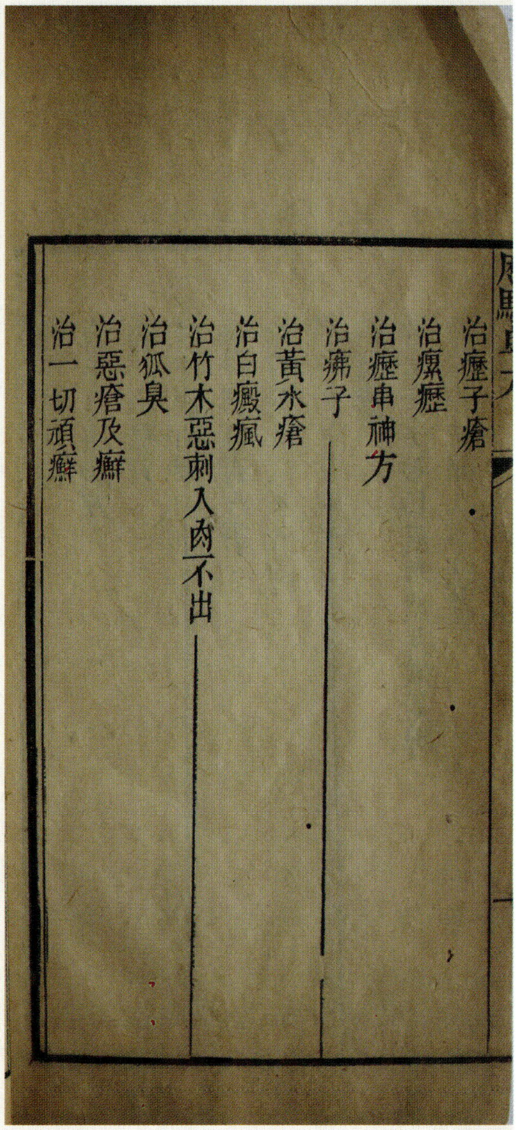
治癧子瘡
治瘰癧
治癧串神方
治痱子
治黃水瘡
治白癜瘋
治竹木惡刺入肉不出
治狐臭
治惡瘡及癬
治一切頑癬

治疬子疮
治瘰疬
治疬串神方
治痱子
治黄水疮
治白癜风
治竹木恶刺入肉不出
治狐臭
治恶疮及癣
治一切顽癣

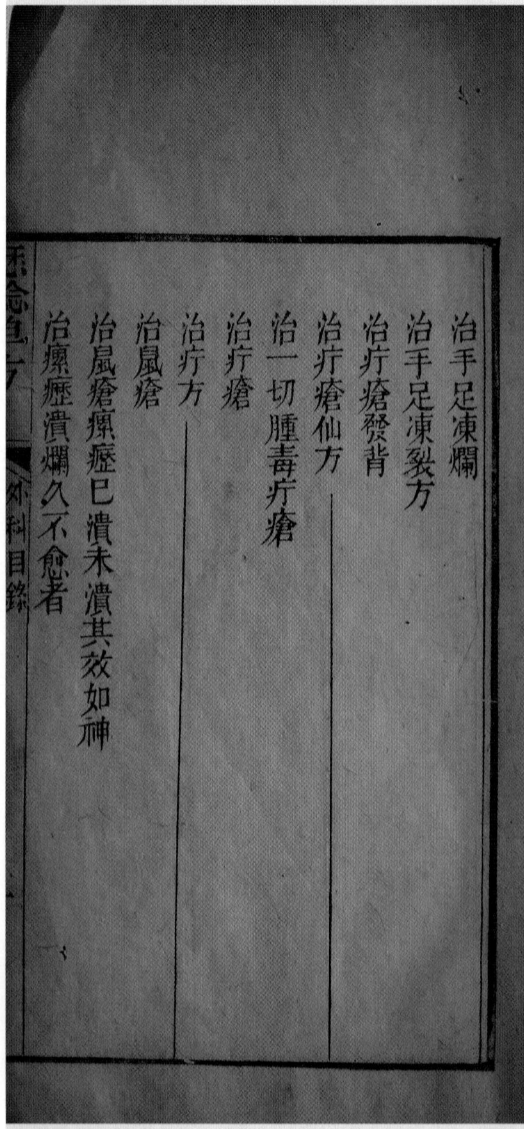

歷驗單方　外科目錄

治手足凍爛
治手足凍裂方
治疔瘡發背
治疔瘡仙方
治一切腫毒疔瘡
治疔瘡
治疔方
治鼠瘡
治鼠瘡瘰癧已潰未潰其效如神
治瘰癧潰爛久不愈者

治手足冻烂
治手足冻裂方
治疔疮发背
治疔疮仙方
治一切肿毒疔疮
治疔疮
治疔方
治鼠疮
治鼠疮瘰疬已溃未溃其效如神
治瘰疬溃烂久不愈者

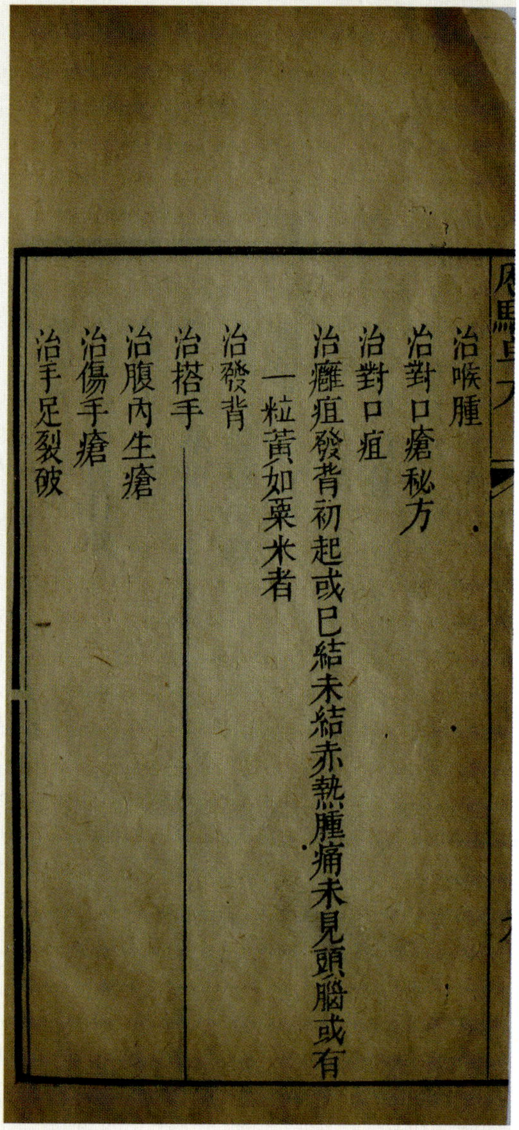

治喉腫
治對口瘡秘方
治對口疽
治癰疽發背初起或已結未結赤熱腫痛未見頭腦或有一粒黃如粟米者
治發背
治搭手
治腹內生瘡
治傷手瘡
治手足裂破

治喉肿

治封口疮秘方

治封口疽

治痈疽发背初起或已结未结赤热肿痛未见头脑或有一粒黄如粟米者

治发背

治搭手

治腹内生疮

治伤手疮

治手足裂破

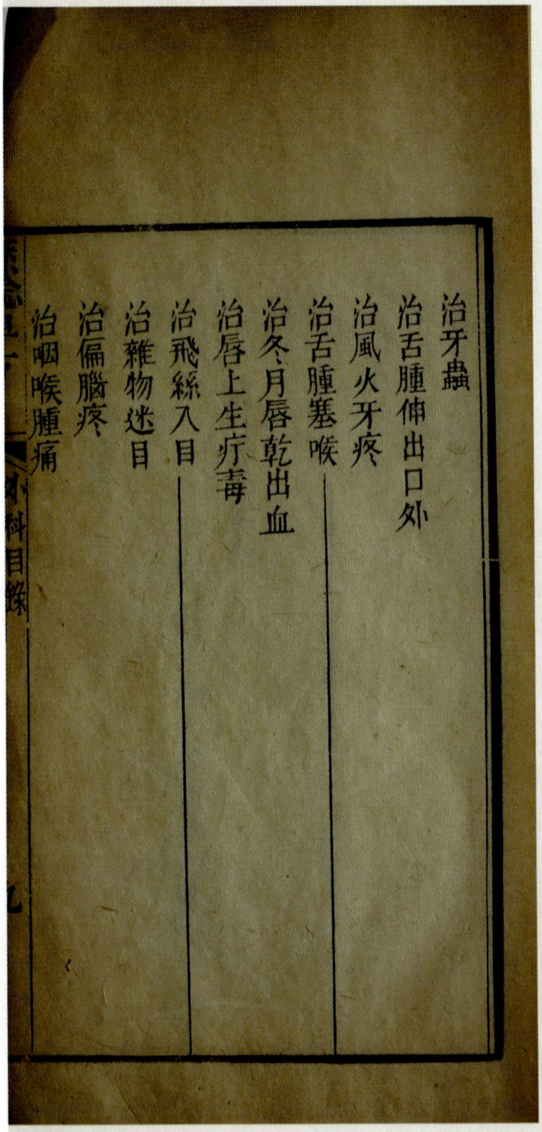
治牙蟲
治舌腫伸出口外
治風火牙疼
治舌腫塞喉
治冬月唇乾出血
治唇上生疔毒
治飛絲入目
治雜物迷目
治偏腦疼
治咽喉腫痛

治牙虫

治舌肿伸出口外

治风火牙疼

治舌肿塞喉

治冬月唇干出血

治唇上生疔毒

治飞丝入目

治杂物迷目

治偏脑疼

治咽喉肿痛

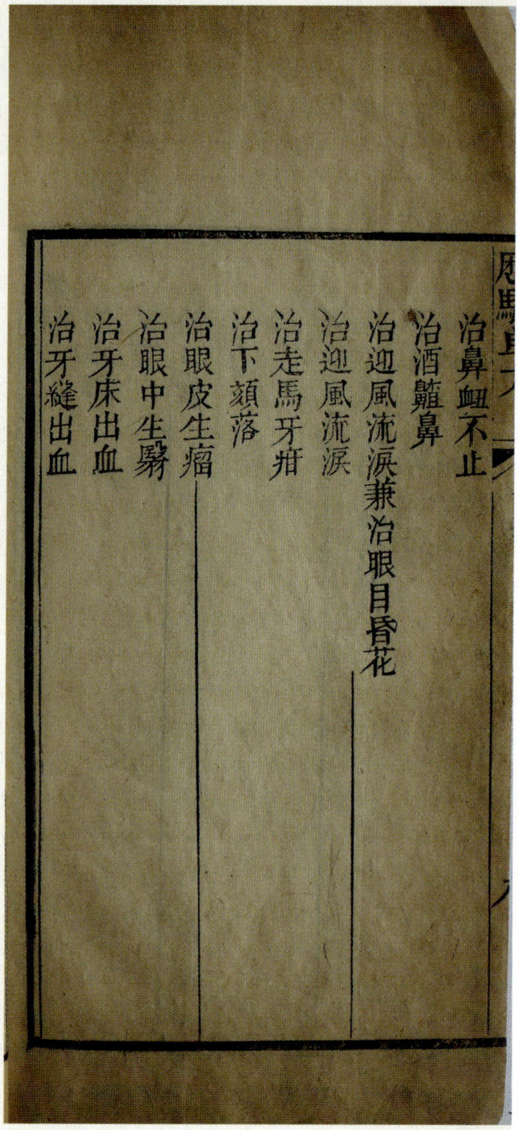
治鼻衄不止
治酒齇鼻
治迎風流淚兼治眼目昏花
治迎風流淚
治走馬牙疳
治下頦落
治眼皮生瘤
治眼中生翳
治牙床出血
治牙縫出血

治鼻衄不止

治酒齇鼻

治迎风流泪兼治眼目昏花

治迎风流泪

治走马牙疳

治下颏落

治眼皮生瘤

治眼中生翳

治牙床出血

治牙缝出血

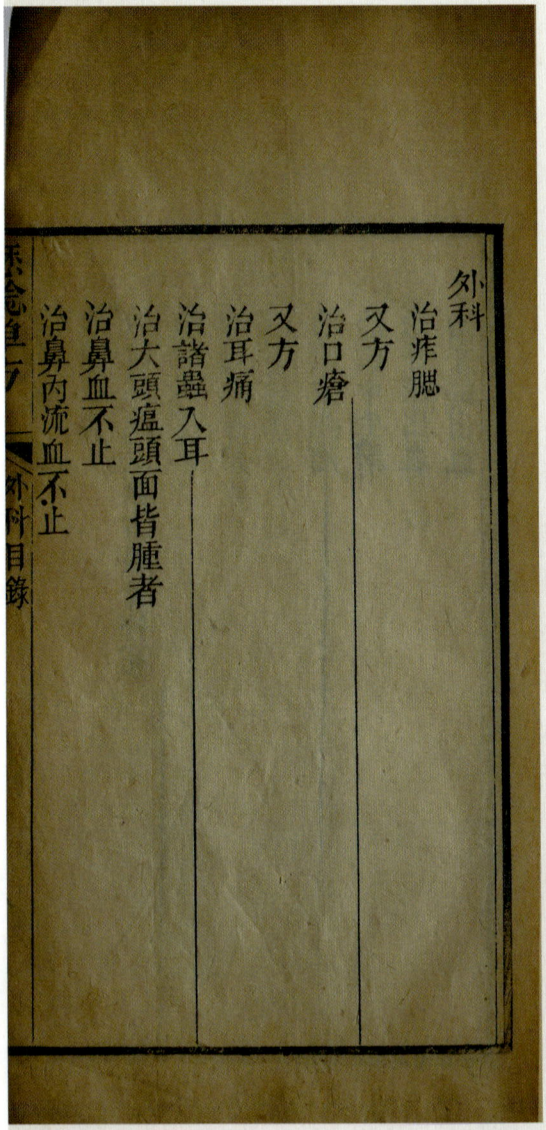
外科
治痄腮
又方
治口瘡
又方
治耳痛
治諸蟲入耳
治大頭瘟頭面皆腫者
治鼻血不止
治鼻内流血不止

外科目錄

外　科

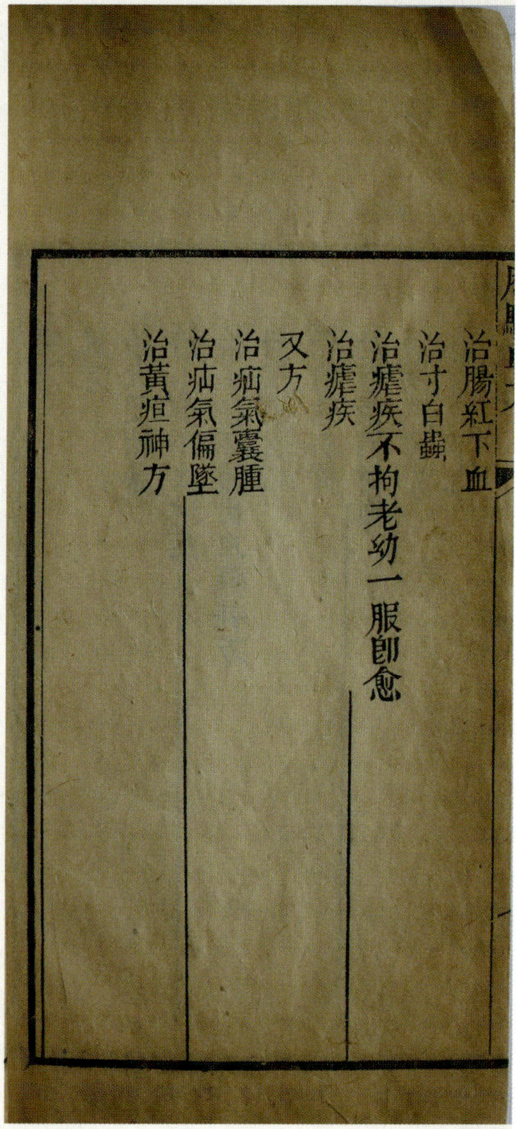
治腸紅下血
治寸白蟲
治瘧疾不拘老幼一服卽愈
治瘧疾
又方
治疝氣囊腫
治疝氣偏墜
治黃疸神方

治肠红下血

治寸白虫

治疟疾不拘老幼一服即愈

治疟疾

治疝气囊肿

又方[1]

治疝气偏坠

治黄疸神方

1 又方：据正文改。此“又方”列“治疝气囊肿”方下。

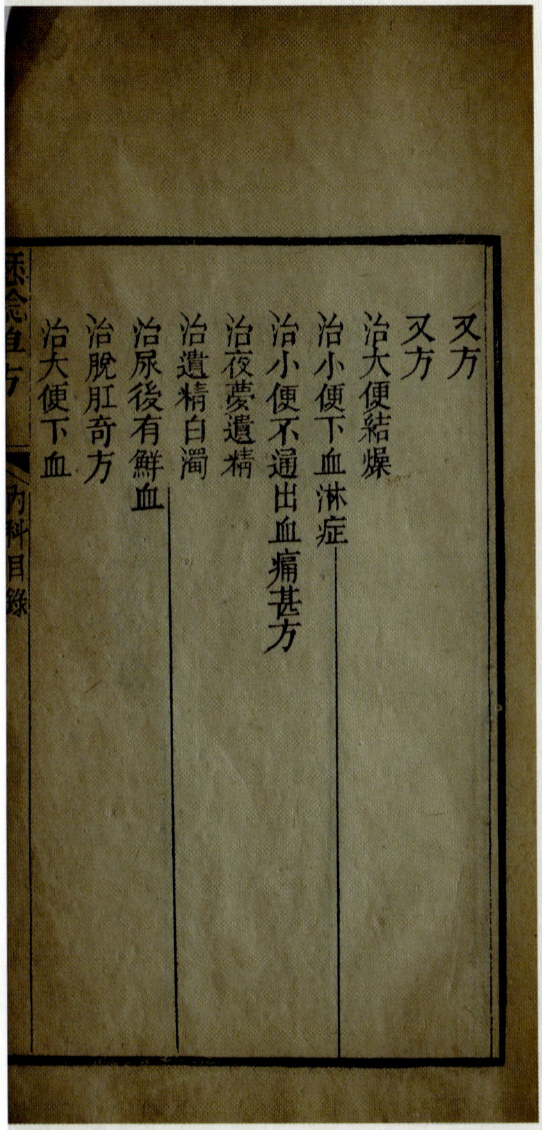
又方
又方
治大便結燥
治小便下血淋症
治小便不通出血痛甚方
治夜夢遺精
治遺精白濁
治尿後有鮮血
治脫肛奇方
治大便下血

又方

又方

治大便结燥

治小便下血淋症

治小便不通出血痛甚方

治夜梦遗精

治遗精白浊

治尿后有鲜血

治脱肛奇方

治大便下血

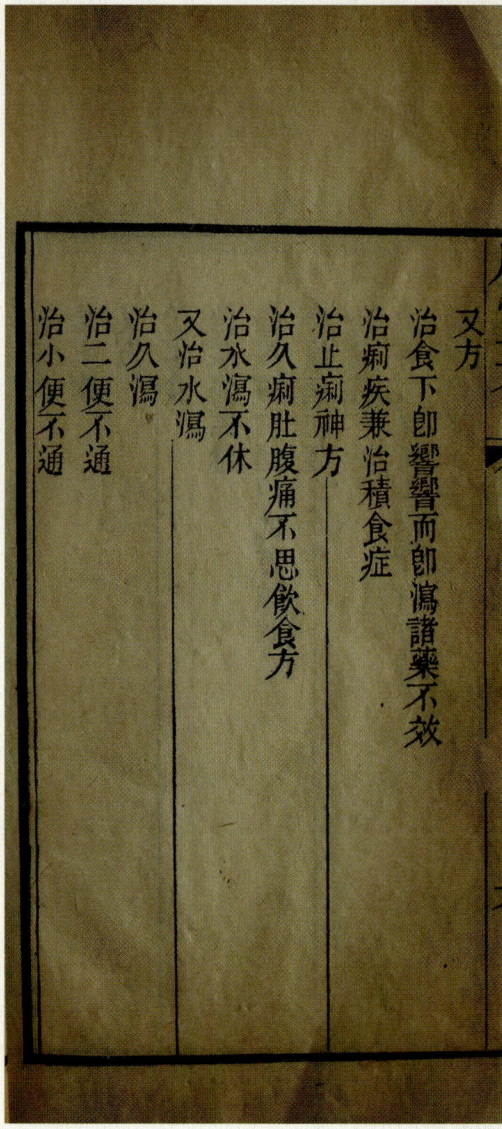
又方
治食下卽響響而卽瀉諸藥不效
治痢疾兼治積食症
治止痢神方
治久痢肚腹痛不思飲食方
治水瀉不休
又治水瀉
治久瀉
治二便不通
治小便不通

又方

治食下即响响而即泻诸药不效

治痢疾兼治积食症

治止痢神方

治久痢肚腹痛不思饮食方

治水泻不休

又治水泻

治久泻

治二便不通

治小便不通

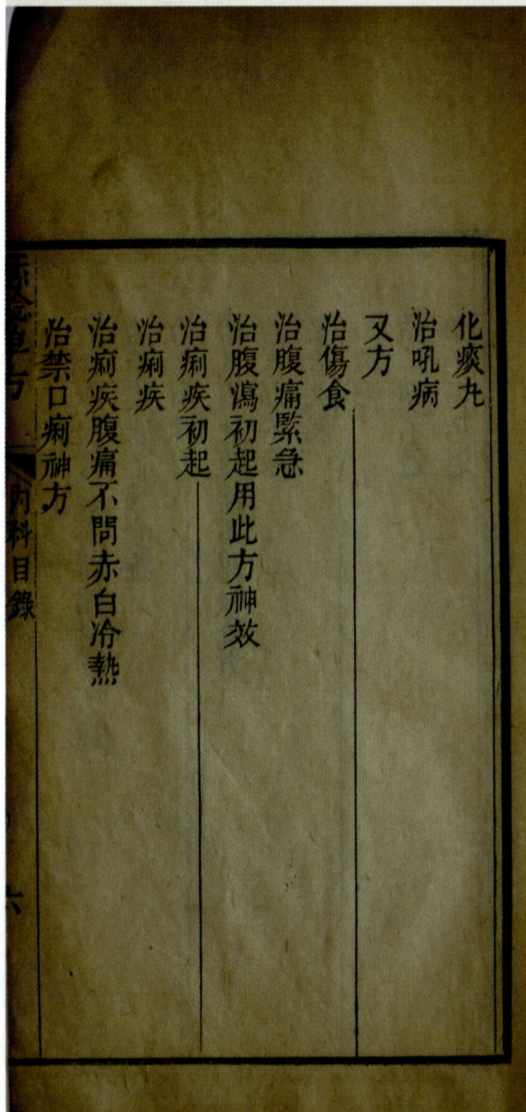
化痰丸
治吼病
又方
治傷食
治腹痛緊急
治腹瀉初起用此方神效
治痢疾初起
治痢疾
治痢疾腹痛不問赤白冷熱
治禁口痢神方
[illegible]方　内科目錄　六

化痰丸

治吼病

又方

治伤食

治腹痛紧急

治腹泻初起用此方神效

治痢疾初起

治痢疾

治痢疾腹痛不问赤白冷热

治噤口痢神方

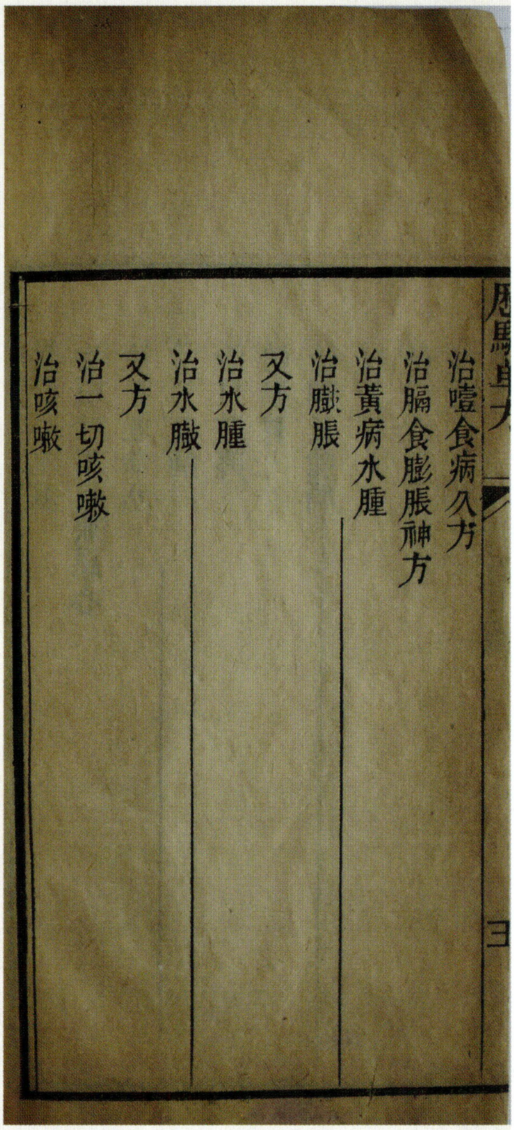
歷驗良方 三

治噎食病久方

治膈食膨脹神方

治黃病水腫

治臌脹

又方

治水腫

治水臌

又方

治一切咳嗽

治咳嗽

治噎食病久方

治膈食膨胀神方

治黄病水肿

治臌胀

又方

治水肿

治水臌

又方

治一切咳嗽

治咳嗽

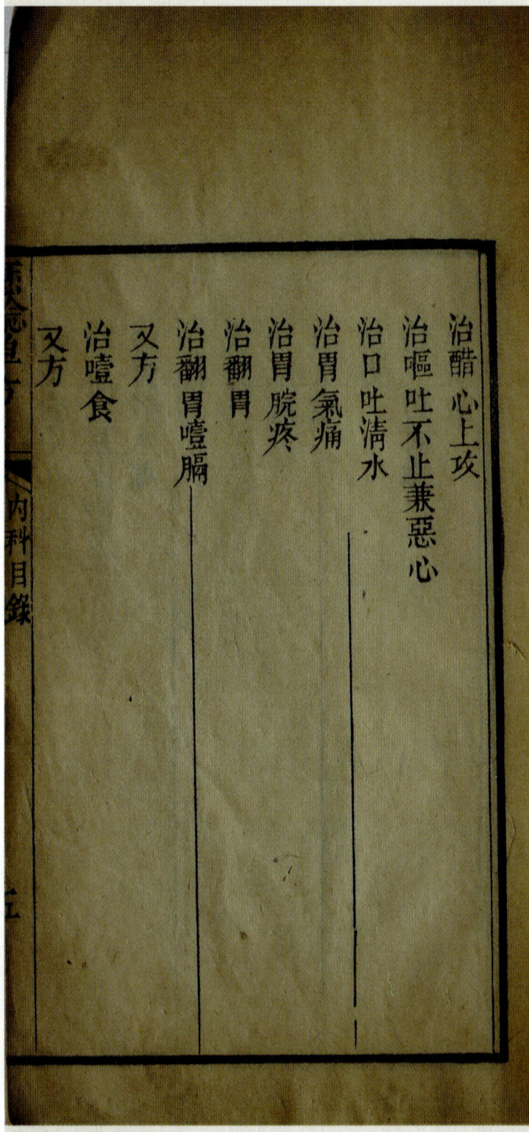
治醋心上攻
治嘔吐不止兼惡心
治口吐清水
治胃氣痛
治胃脘疼
治翻胃
治翻胃噎膈
又方
治噎食
又方
内科目錄
五

治醋心上攻

治呕吐不止兼恶心

治口吐清水

治胃气痛

治胃脘疼

治翻胃

治翻胃噎膈

又方

治噎食

又方

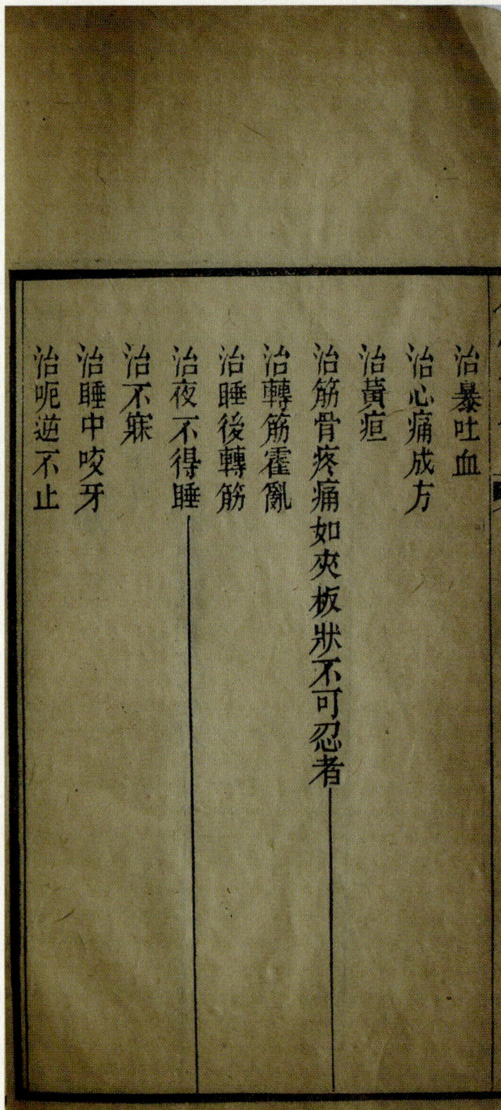

治暴吐血
治心痛成方
治黄疸
治筋骨疼痛如夾板狀不可忍者
治轉筋霍亂
治睡後轉筋
治夜不得睡
治不寐
治睡中咬牙
治呃逆不止

治暴吐血

治心痛成方

治黄疸

治筋骨疼痛如夹板状不可忍者

治转筋霍乱

治睡后转筋

治夜不得睡

治不寐

治睡中咬牙

治呃逆不止

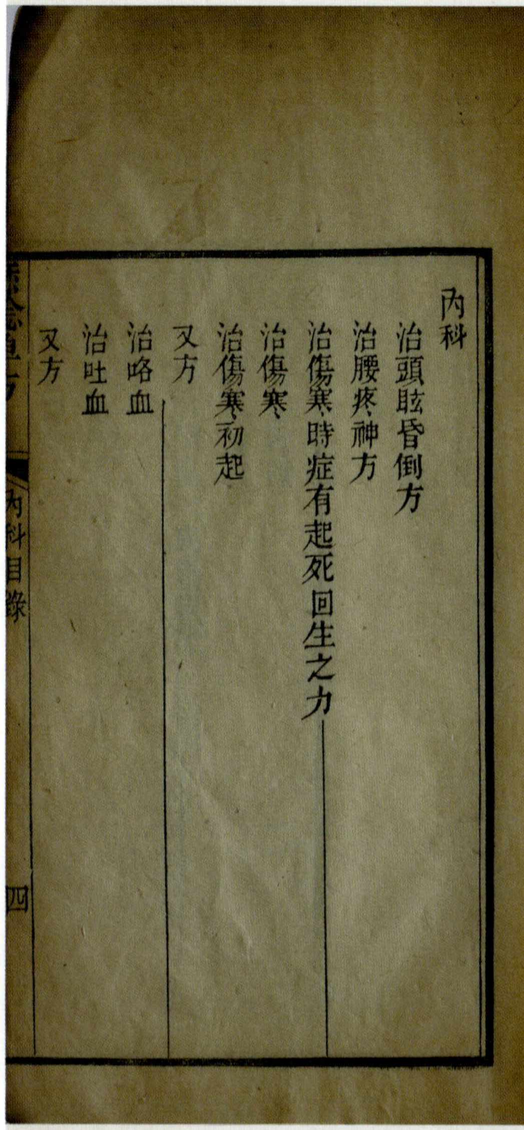

內科

内　科

治急心疼
治心疼
治陰症
又治陰症
辟瘟方
辟瘟吉祥如意香
治百邪鬼魅方

治急心疼

治心疼

治阴症

又治阴症

辟瘟方

辟瘟吉祥如意香

治百邪鬼魅方

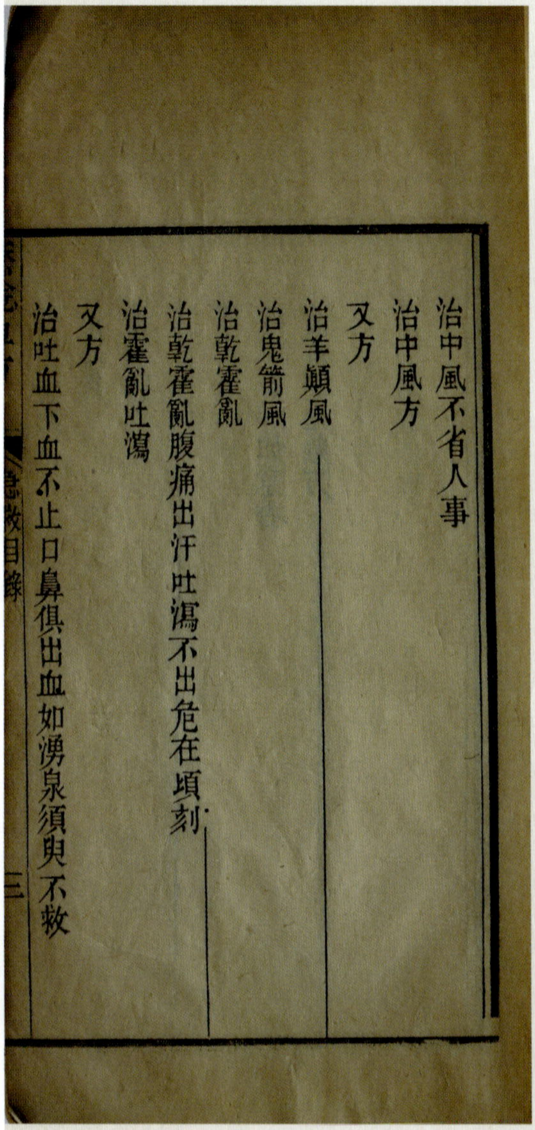
治中風不省人事
治中風方
又方
治羊顛風
治鬼箭風
治乾霍亂
治乾霍亂腹痛出汗吐瀉不出危在頃刻
治霍亂吐瀉
又方
治吐血下血不止口鼻俱出血如湧泉須臾不救
急救目錄　三

治中风不省人事

治中风方

又方

治羊癫风

治鬼箭风

治干霍乱

治干霍乱腹痛出汗吐泻不出危在顷刻

治霍乱吐泻

又方

治吐血下血不止口鼻俱出血如涌泉须臾不救

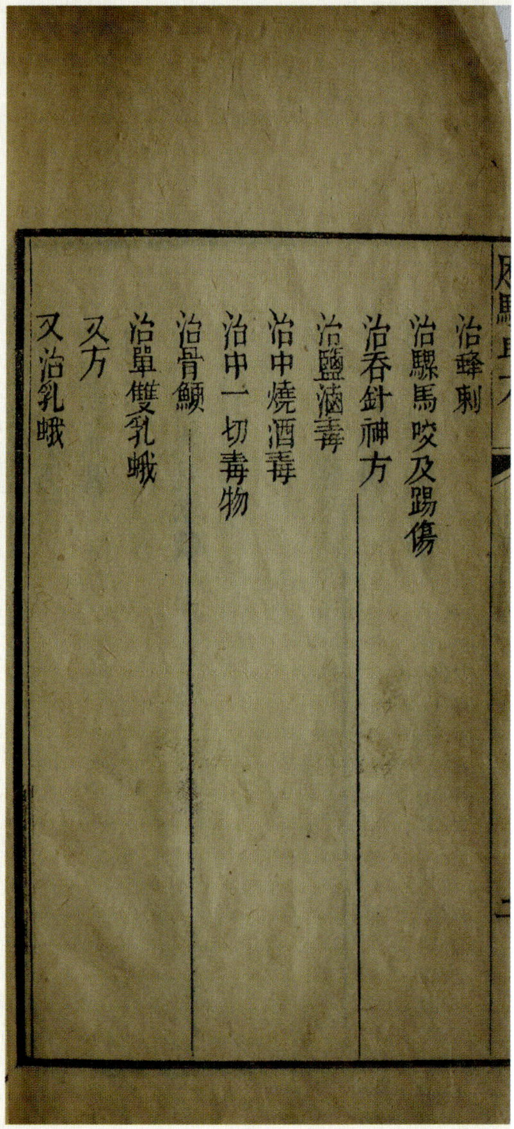
治蜂刺
治騾馬咬及踢傷
治呑針神方
治鹽滷毒
治中燒酒毒
治中一切毒物
治骨鯁
治單雙乳蛾
又方
又治乳蛾

治蜂刺

治骡马咬及踢伤

治吞针神方

治盐卤毒

治中烧酒毒

治中一切毒物

治骨鲠

治单双乳蛾

又方

又治乳蛾

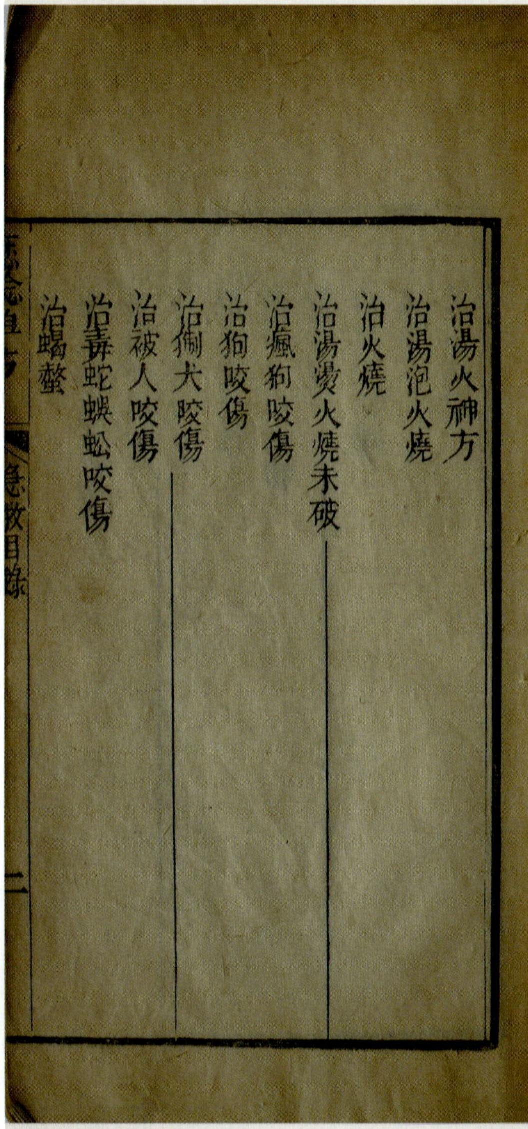
治湯火神方
治湯泡火燒
治火燒
治湯燙火燒未破
治瘋狗咬傷
治狗咬傷
治猘犬咬傷
治被人咬傷
治毒蛇蜈蚣咬傷
治蝎螫

急救目錄　二

治汤火神方

治汤泡火烧

治火烧

治汤烫火烧未破

治疯狗咬伤

治狗咬伤

治猘犬咬伤

治被人咬伤

治毒蛇蜈蚣咬伤

治蝎螫

治中暑昏眩烦闷欲死

治热病后行房肾子入腹疼痛将死者

治小便缩入腹内者

治从高坠下瘀血冲心欲死

治跌扑损伤血流不止

治金刃殴跌重伤神效方

治指头被刀剁落疼痛血流不止

治火药冲眼欲瞎

治汤烫火烧火药烘灼等症

又治汤火烧烫

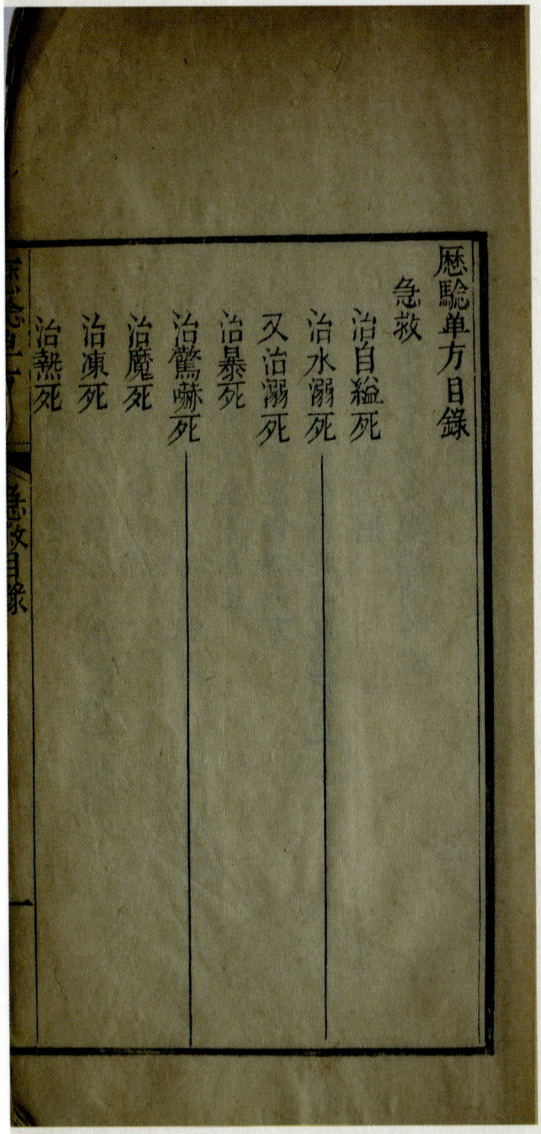

历验单方目录

急 救

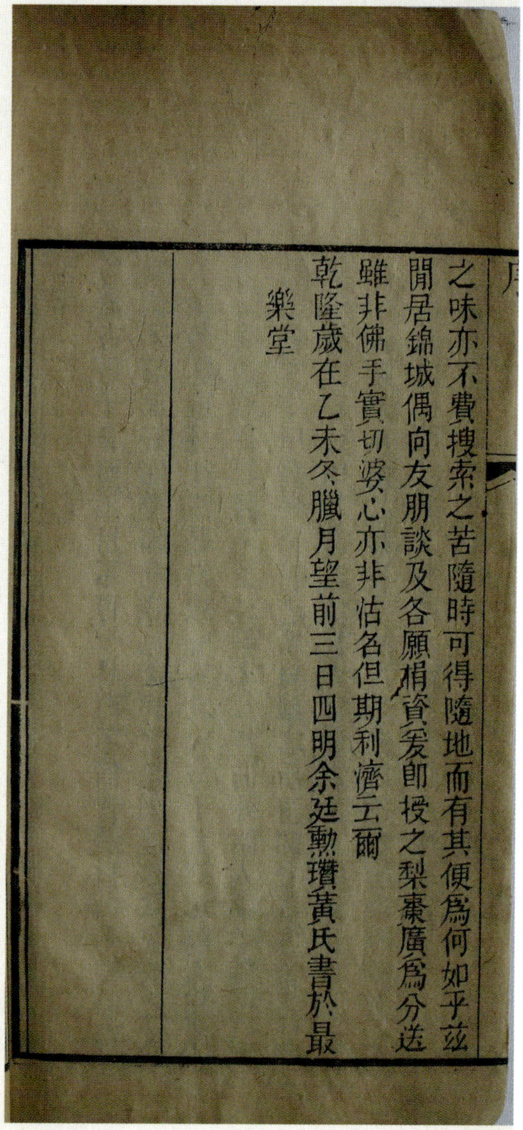

之味亦不費搜索之苦隨時可得隨地而有其便爲何如乎玆
閒居錦城偶向友朋談及各願捐資爰卽授之梨棗廣爲分送
雖非佛手實切婆心亦非沽名但期利濟云爾
乾隆歲在乙未冬臘月望前三日四明余廷勳瓚黃氏書於最
樂堂

之味，亦不费搜索之苦，随时可得，随地而有，其便为何如乎。兹闲居锦城，偶向友朋谈及，各愿捐资，爰即授之梨枣，广为分送，虽非佛手，实切婆心，亦非沽名，但期利济云尔。

乾隆岁在乙未冬腊月望前三日

四明余廷勋瓒黄氏书于最乐堂

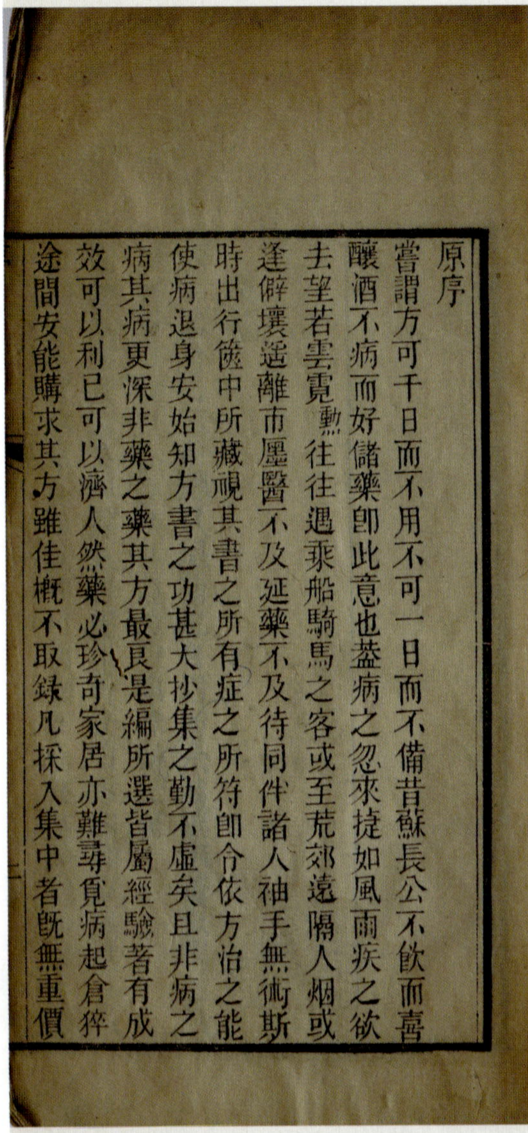

原序

嘗謂方可千日而不用不可一日而不備昔蘇長公不飲而喜
釀酒不病而好儲藥卽此意也葢病之忽來捷如風雨疾之欲
去望若雲霓勳往往遇乘船騎馬之客或至荒郊遠隔人烟或
逢僻壤遥離市廛醫不及延藥不及待同伴諸人袖手無術斯
時出行篋中所藏視其書之所有症之所符卽令依方治之能
使病退身安始知方書之功甚大抄集之勤不虛矣且非病之
病其病更深非藥之藥其方最良是編所選皆屬經驗著有成
效可以利已可以濟人然藥必珍奇家居亦難尋覓病起倉猝
途間安能購求其方雖佳概不取録凡採入集中者既無重價

原　序

尝谓方可千日而不用，不可一日而不备。昔苏长公不饮而喜酿酒，不病而好储药，即此意也。盖病之忽来，捷如风雨；疾之欲去，望若云霓。勋往往遇乘船骑马之客，或至荒郊远隔人烟，或逢僻壤遥离市廛[1]，医不及延，药不及待，同伴诸人袖手无术，斯时出行箧中所藏，视其书之所有症之所符，即令依方治之，能使病退身安，始知方书之功甚大，抄集之勤不虚矣。且非病之病，其病更深，非药之药，其方最良。是编所选皆属经验，著有成效，可以利己，可以济人。然药必珍奇，家居亦难寻觅。病起仓猝，途间安能购求？其方虽佳，概不取录。凡采入集中者，既无重价

1 廛（chán）：古代一户人家所住的房屋。

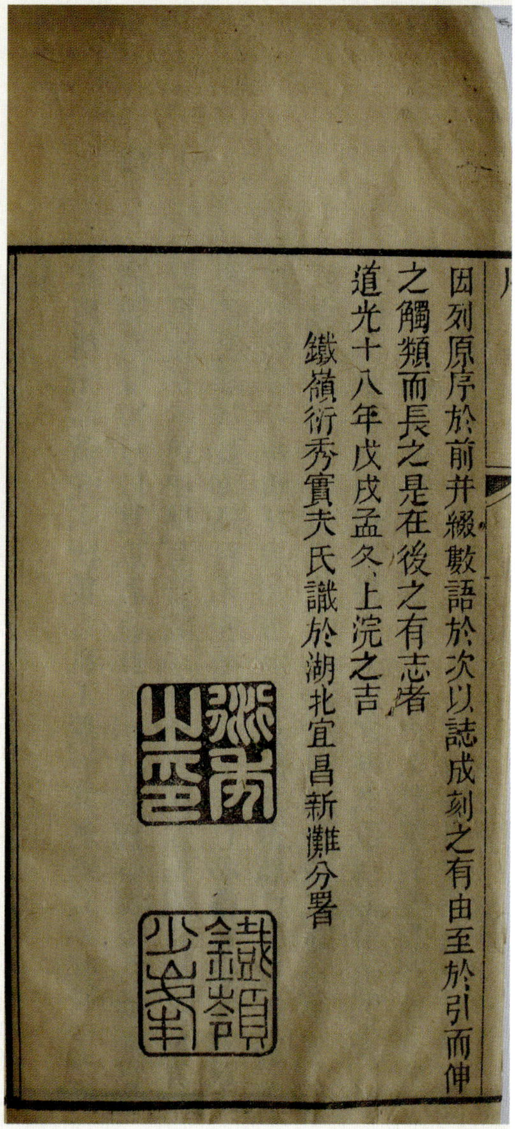
因列原序於前并綴數語於次以誌成刻之有由至於引而伸之觸類而長之是在後之有志者
道光十八年戊戌孟冬上浣之吉
鐵嶺衍秀實夫氏識於湖北宜昌新灘分署

因列原序于前并缀数语于次，以志成刻之有由。至于引而伸之，触类而长之，是在后之有志者。

道光十八年戊戌孟冬上浣之吉

铁岭衍秀实夫氏识于湖北宜昌新滩分署

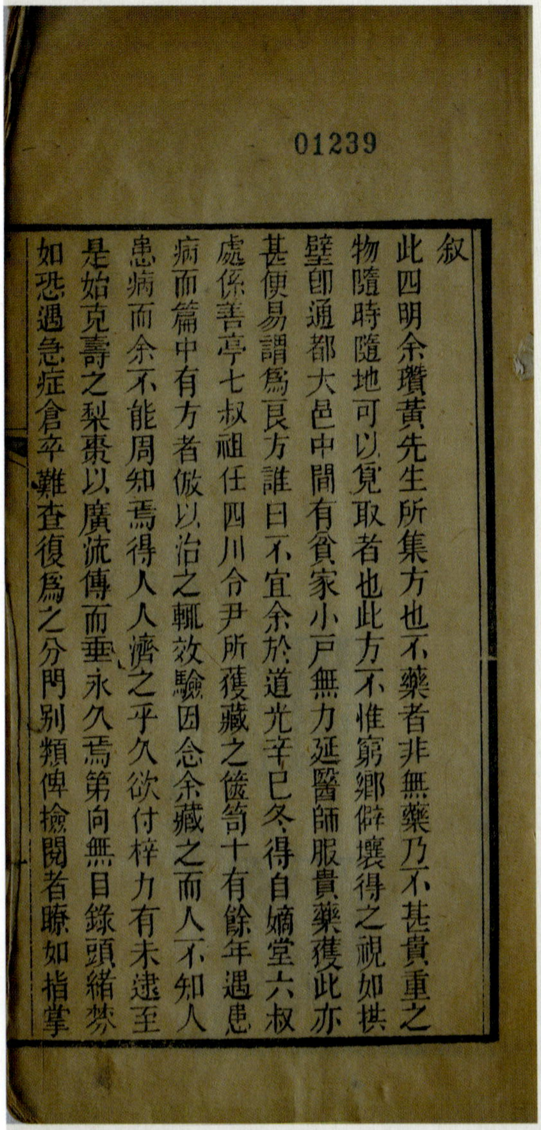

叙
此四明余瓚黃先生所集方也不藥者非無藥乃不甚貴重之
物隨時隨地可以覓取者也此方不惟窮鄉僻壤得之視如拱
璧卽通都大邑中間有貧家小戸無力延醫師服貴藥獲此亦
甚便易謂爲良方誰曰不宜余於道光辛巳冬得自嫡堂六叔
處係善亭七叔祖任四川令尹所獲藏之篋笥十有餘年遇患
病而篇中有方者倣以治之輒效驗因念余藏之而人不知人
患病而余不能周知焉得人人濟之乎久欲付梓力有未逮至
是始克壽之梨棗以廣流傳而垂永久焉第向無目錄頭緒棼
如恐遇急症倉卒難查復爲之分門别類俾檢閲者瞭如指掌

叙

此四明余瓒黄先生所集方也。不药者非无药，乃不甚贵重之物，随时随地可以觅取者也。此方不惟穷乡僻壤，得之视如拱璧。即通都、大邑中间有贫家小户，无力延医师服贵药，获此亦甚便易，谓为良方，谁曰不宜。余于道光辛巳冬得自嫡堂六叔处，系善亭七叔祖任四川令尹所获，藏之箧笥[1]十有余年，遇患病而篇中有方者，仿以治之，辄效验。因念余藏之而人不知，人患病而余不能周知，焉得人人济之乎。久欲付梓，力有未逮，至是始克寿之梨枣[2]，以广流传而垂永久焉。第向无目录，头绪棼如，恐遇急症仓卒难查，复为之分门别类，俾检阅者了如指掌。

1 箧笥（qiè sì）：盛饭或衣物的方形竹器。
2 寿之梨枣：指刊刻成书长期保存。梨枣，古代刻书多用梨木和枣木，因而常用“梨枣”作为书版的代名词。

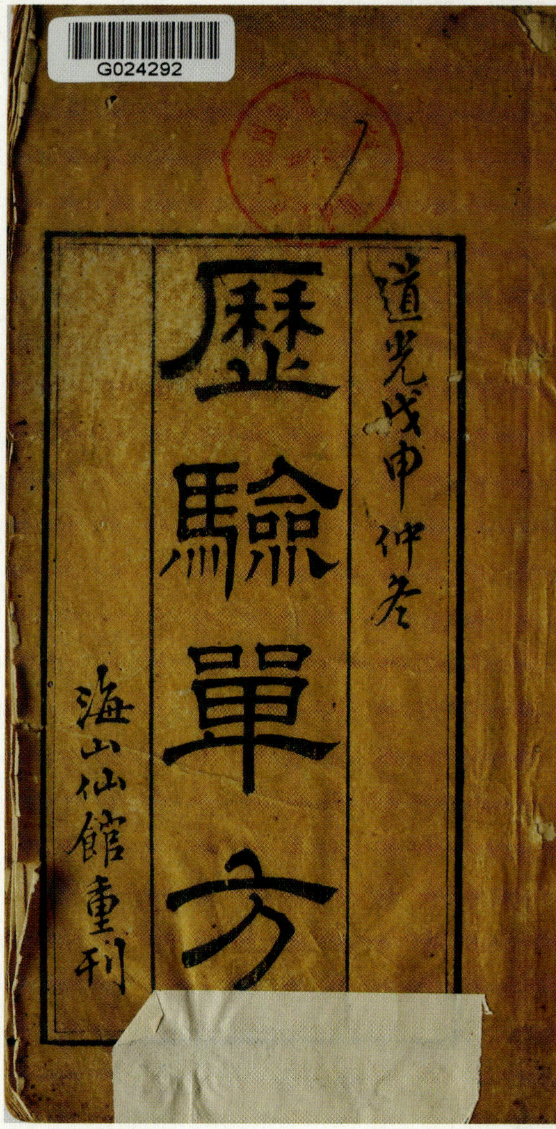

历验单方

道光戊申仲冬

海山仙馆重刊

《历验单方》简介

《历验单方》一卷，为清代余廷勋所辑。此次整理底本据山东中医药大学图书馆所藏，为道光戊申（1848）仲冬海山仙馆重刻本，《中国中医古籍总目》记载其为孤本。据辑者『原序』与重刊者『叙』所载，此书初刊于乾隆四十年乙末（1775），后由铁岭人衍秀刊刻于道光十八年戊戌（1838）。

余廷勋在原序中说明其著书原因，称：『勋往往遇乘船骑马之客，或至荒郊远隔人烟，或逢僻壤远离市廛，医不及延，药不及待，同伴诸人袖手无术，斯时出行箧中所藏，视其书之所有，症之所符，即令依方治之，能使病退身安』。并称辑方『所选皆属经验，著有成效，可以利己，可以济人』。其后闲居锦城时，语及亲朋，得到襄助，『各愿捐资，爰即授之梨枣，广为分送。虽非佛手，实切婆心，亦非沽名，但期利济』。表明本书之初刊有出于利世济人而布散医学善书的性质。

重刊此书者衍秀于道光辛巳年（1821）冬从族亲处得到此书，『藏之箧笥十有余年，遇患病而篇中有方者，仿以治之，辄效验。因念余藏之而人不知，人患病而余不能周知，焉得人人济之乎？久欲付梓，力有未逮，至是始克寿之梨枣，以广流传而垂永久焉。』因其原本无目录，故重刊予以详细罗列目录在前，并在原书自序前加以『叙』言，『以志成刻之有由』。署为『道光十八年戊戌孟冬上浣之吉，衍秀实夫氏识于湖北宜昌新滩分署』。

此书不分卷，仅以急救、内科、外科、妇科、幼科为门类，列举了各门类病症的治病方法及验方、秘方，共辑方二百六十余首。在主治病症之下，列症状和验方，便于应用时随症检索，对症依法应用。余廷勋认为，珍奇的药物居家未必容易得到，若『药必珍奇，家居亦难寻觅。病起仓促，途间安能购求？其方虽佳，概不取录』。选方取药，基于『既无重价之味，亦不费搜索之苦，随时可得，随地而有』的原则。

此书中所辑药方经过辑抄者认真筛选，亦有经过验证明确有效者，故多属经验效方，方便易得易用，临床可信度较高。此书对现代中医工作者和中医药爱好者也具有一定的借鉴与研究价值。

衍秀实夫氏识于湖北宜昌新滩分署』相符合。

本次整理以山东中医药大学图书馆所藏孤本《历验单方》为底本，以涉及特殊方药和病症的有关中医古籍为他校本。具体方法处理如下。

一、原书繁体竖排，今改为简体横排。采用现代标点方法，对原书进行句读。

二、凡底本中属于一般笔画之误或显系因写刻致误的错字，予以径改，不出校记，如『白癫风』误作『白颠风』，『噤口痢』误作『禁口痢』，『败龟板』误作『败龟版』，『猪板油』误作『猪版油』等。

三、通假字出校说明，征引书证说明通假关系。异体字、古今字、俗写字，统一以通用简化字律齐，不出校记，特别是药名俗写如『菉豆』径改为『绿豆』，『萆麻』径改为『蓖麻』，『班猫』径改为『斑蝥』，『蔴油』径改为『麻油』，『丹矾』径改为『胆矾』，『硃砂』径改为『朱砂』等。

四、显系底本误、脱、衍、倒者予以勘正，并出校说明。

五、书中少数疑难名词术语或生僻字，酌予简要注释。

六、原书注释小字，根据情况统一作小一字号处理。

七、原书目录有脱漏或与正文不符者，据正文重编目录于前。

八、原书引用历代笔记，只校义理，不校引文文字是否一致。

另附注：

关于《历验单方》版本考证：据《中医古籍珍本提要》，余瀛鳌，傅景华，中医古籍出版社，1992年8月第1版：第186页，《重刊不药良方》：清道光二十四年甲辰（1844）成都刻本；清同治六年丁卯（1867）京都琉璃厂龙盛阁刻本；清同治八年己巳（1869）明德堂续刻本；清城固赵培桂刻本。经与中国中医科学院求证，《重刊不药良方》与《历验单方》属于同书异名。而清道光戊申（1848）海山仙馆重刊的版本为山东中医药大学图书馆所藏。

《历验单方》校注说明

《历验单方》是清代乾隆年间由四明的余廷勋所辑，道光十八年（1838）铁岭衍秀对该书分门别类，编写目录并刊刻出版，道光戊申（1848）海山仙馆重刊。据《中国中医古籍总目》所载，本书属于孤本，原刊于乾隆乙未（1775），现藏于山东中医药大学图书馆。该书共一册，线装，书页高23.5厘米，宽13.3厘米；板框高16.7厘米，宽10.2厘米。每半页十行，每行二十四字，白口，四周单边，单黑鱼尾。

此书不分卷，仅以急救、内科、外科、妇科、幼科为门类，列举了各门类病症的治病方法及验方、秘方，共辑方二百六十余首。在主治病症之下，列症状和验方，便于应用时随症检索，对症依法应用。

本书编辑者余廷勋，字瓒黄（或有作瓒璜），四明（今浙江宁波）人，约生活于清代乾隆时期，生卒年不详。于乾隆四十年辑成《历验单方》。

重刊此书者衍秀，号实夫，铁岭（今辽宁铁岭）人。关于衍秀的生平能查到的资料显示有两种说法，一说：衍秀，号实夫，但生卒年似与本书所署不相符合，无法取用。衍秀简介附如下：『衍秀（1822—1870），字东之，号『实夫、筱堂、费莫氏』，满洲正白旗人，咸丰二年壬子科二甲进士出身。咸丰年间选翰林院庶吉士、编修、侍读，日讲起居注官，顺天乡试同考官，会试同考官；同治年间任内阁学士兼礼部侍郎、阅卷大臣、仓场侍郎等职。父亲讷尔经额是嘉庆八年翻译进士，官至文渊阁大学士；妻子瓜尔佳氏是文华殿大学士桂良之女；兄长蕴秀是道光辛卯举人。』

另有一段生平记述：『在官渡口古镇老街上，原有一道高达数米的石碑。石碑的大方石上竖刻『要区天成』四个大字，左旁小字清晰可见『咸丰二年首夏/铁岭衍秀』。衍秀于道光二十年（1840）任宜昌府同知（同知在康熙时期是知府的副职，正五品，康熙后实际成为当地政务的实际长官，分掌地方盐、粮、捕盗、江防、海疆、河工、水利等事务）。他于咸丰二年（1852）来峡江视察，出门扇峡后，在官渡口留下『要区天成』四字，是告诫后人这里地势险要，『乃天然形成的战略要地。』这与本书所署『道光十八年戊戌孟冬上浣之吉，

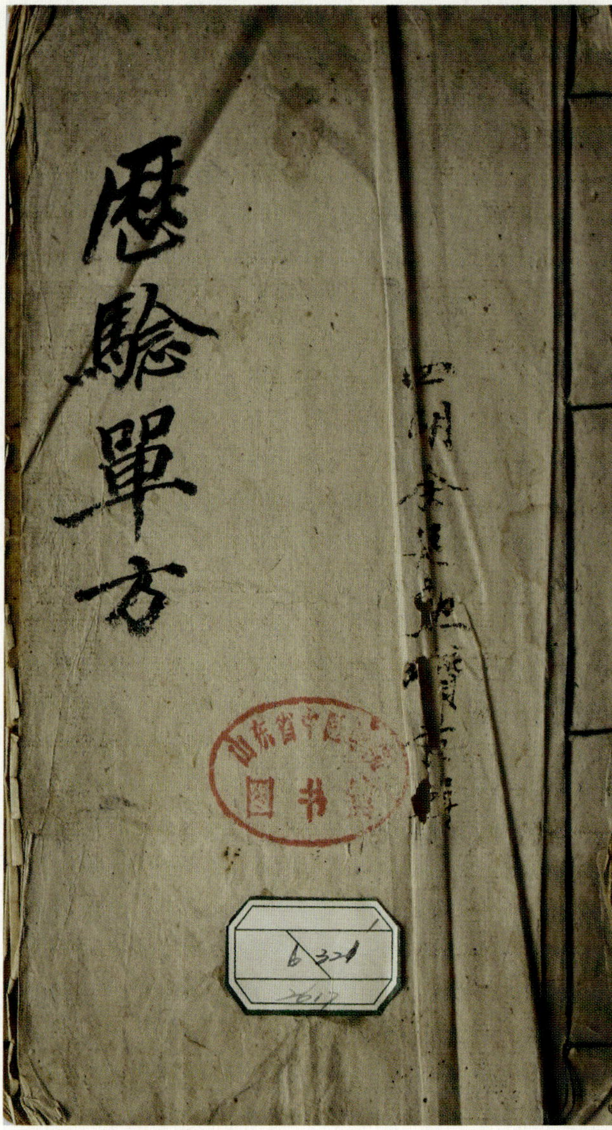

历验单方

历验单方

清·余廷勋 辑
刘春华 孙良红 整理

扫码观看本册视频简介

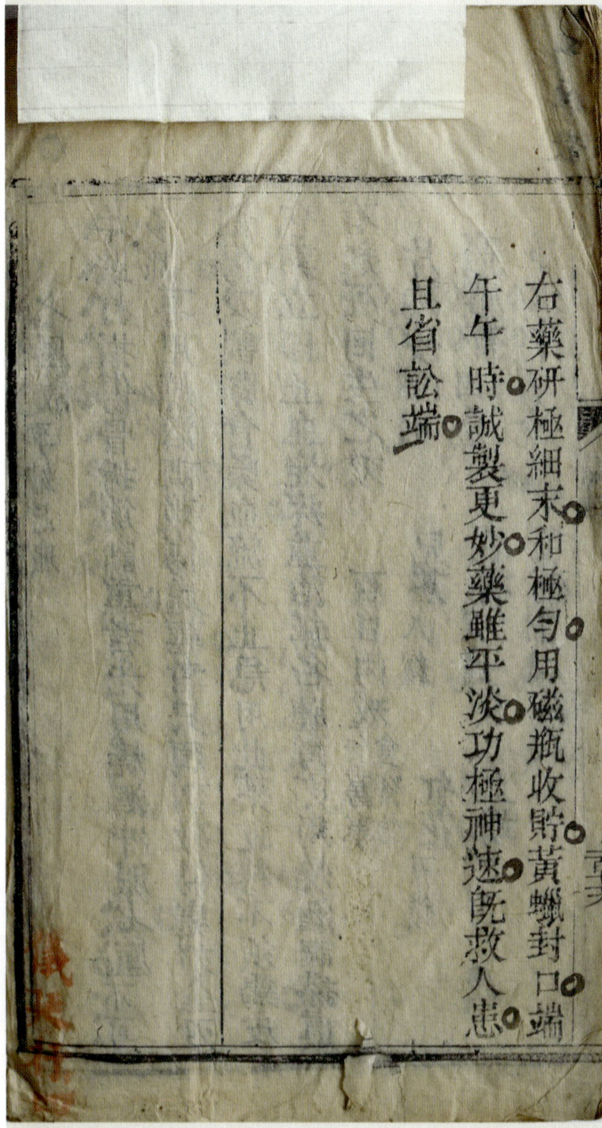
右藥研極細末。和極勻。用磁瓶收貯。黃蠟封口。端午午時。誠製更妙。藥雖平淡。功極神速。既救人患。且省訟端。

上药研极细末，和极匀，用磁瓶收贮，黄蜡封口。端午午时，诚制更妙。药虽平淡，功极神速，既救人患，且省讼端。

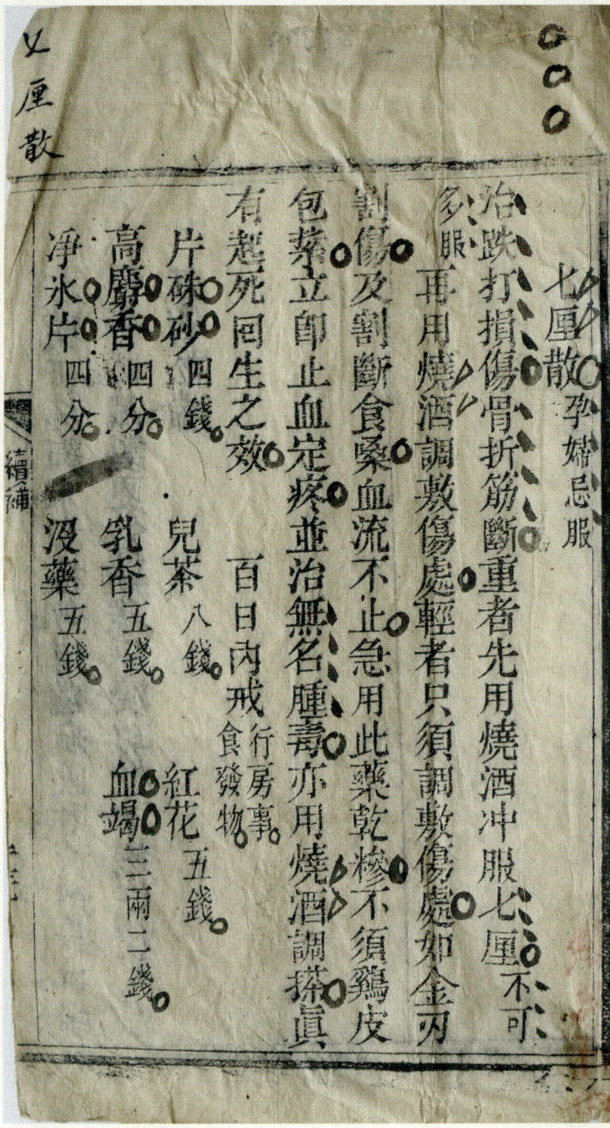
七厘散

七厘散孕婦忌服

治跌打損傷骨折筋斷重者先用燒酒冲服七厘不可多服再用燒酒調敷傷處輕者只須調敷傷處如金刃割傷及割斷食嗓血流不止急用此藥乾糝不須雞皮包紮立即止血定疼並治無名腫毒亦用燒酒調搽真有起死回生之效　百日內戒行房事食發物

片硃砂四錢　兒茶八錢　紅花五錢

高麝香四分　乳香五錢　血竭三兩二錢

淨冰片四分　沒藥五錢

續補

七厘散孕妇忌服

治跌打损伤、骨折筋断，重者先用烧酒冲服七厘不可多服，再用烧酒调敷伤处。轻者只须调敷伤处。如金刃割伤及割断食嗓，血流不止，急用此药干糁，不须鸡皮包扎，立即止血定疼，并治无名肿毒，亦用烧酒调搽，真有起死回生之效。百日内戒行房事，食发物。

片朱砂四钱，儿茶八钱，红花五钱，高麝香四分，乳香五钱，血竭三两二钱，净冰片四分，没药五钱。

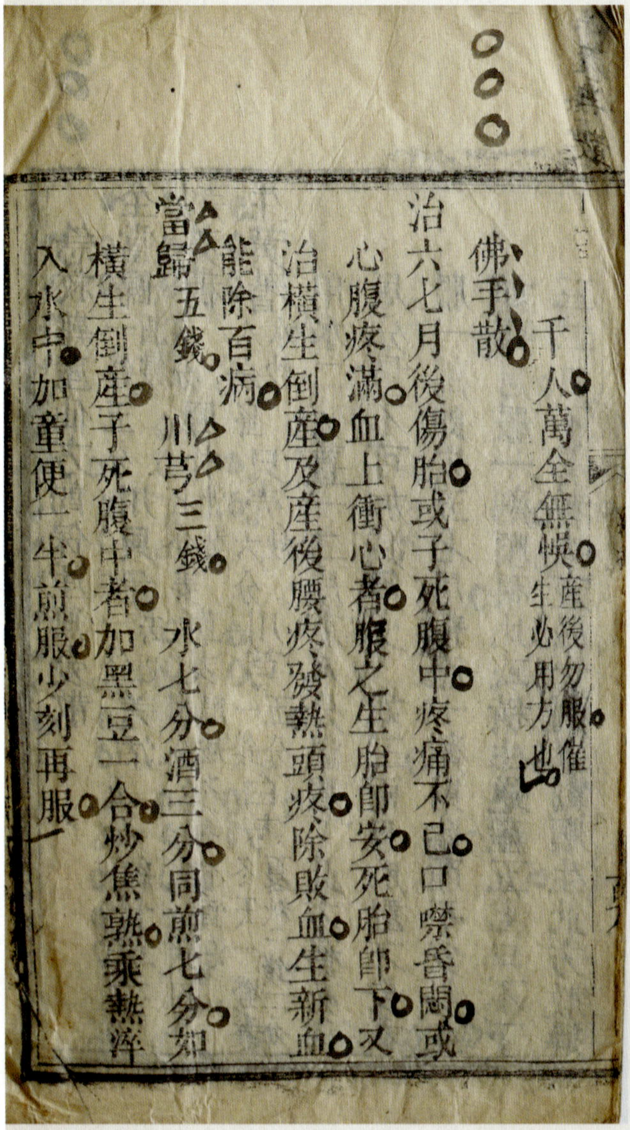
千人萬全無悮產後勿服催生必用方也
佛手散
治六七月後傷胎或子死腹中疼痛不已口噤昏悶或
心腹疼滿血上衝心者服之生胎卽安死胎卽下又
治横生倒産及産後腰疼發熱頭疼除敗血生新血
能除百病
當歸五錢　川芎三錢　水七分酒三分同煎七分如
横生倒産子死腹中者加黑豆一合炒焦熟乘熱淬
入水中加童便一半煎服少刻再服

千人，万全无误。产后勿服，催生必用方也。

佛手散

治六七月后伤胎，或子死腹中，疼痛不已，口噤昏闷，或心腹疼满，血上冲心者，服之生胎即安，死胎即下。又治横生倒产，及产后腰疼发热头疼，除败血，生新血，能除百病。

当归五钱，川芎三钱，水七分，酒三分，同煎七分。如横生倒产，子死腹中者，加黑豆一合，炒焦熟，乘热淬入水中，加童便一半，煎服。少刻再服。

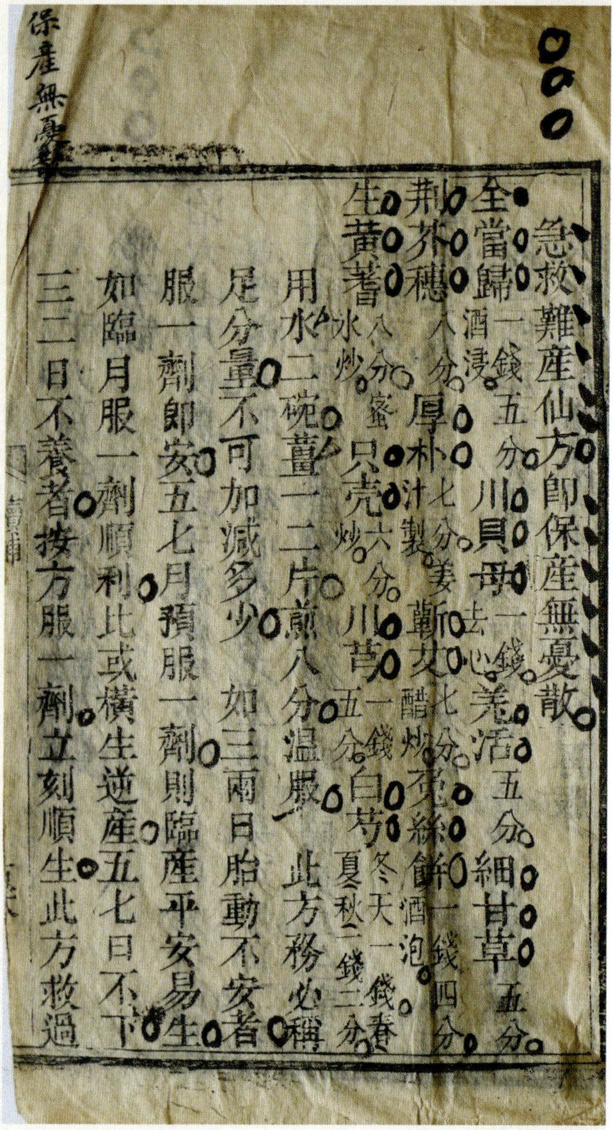

急救难产仙方，即保产无忧散

全当归一钱五分（酒浸），川贝母一钱（去心），羌活五分，细甘草五分，荆芥穗八分，厚朴七分（姜汁制），蕲艾七分（醋炒），菟丝饼一钱四分（酒泡），生黄芪八分（蜜水炒），枳壳六分（炒），川芎一钱五分，白芍冬天一钱，春、夏、秋一钱二分。用水二碗，姜一二片，煎八分，温服。此方务必称足分量，不可加减多少。如三两日胎动不安者，服一剂即安。五七月预服一剂，则临产平安易生。如临月服一剂，顺利。比或横生逆产，五七日不下，三二日不养者，按方服一剂，立刻顺生。此方救过

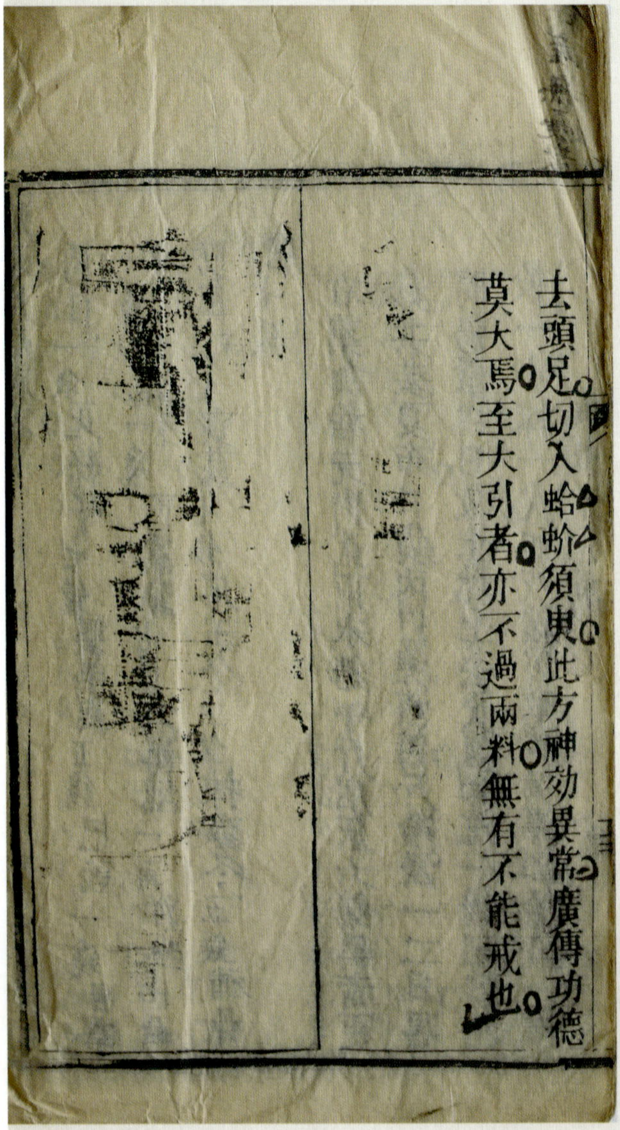

去头足，切入蛤蚧须臾。此方神效异常，广传功德莫大焉。至大引[1]者，亦不过两料，无有不能戒也。

1 引：通"瘾"。

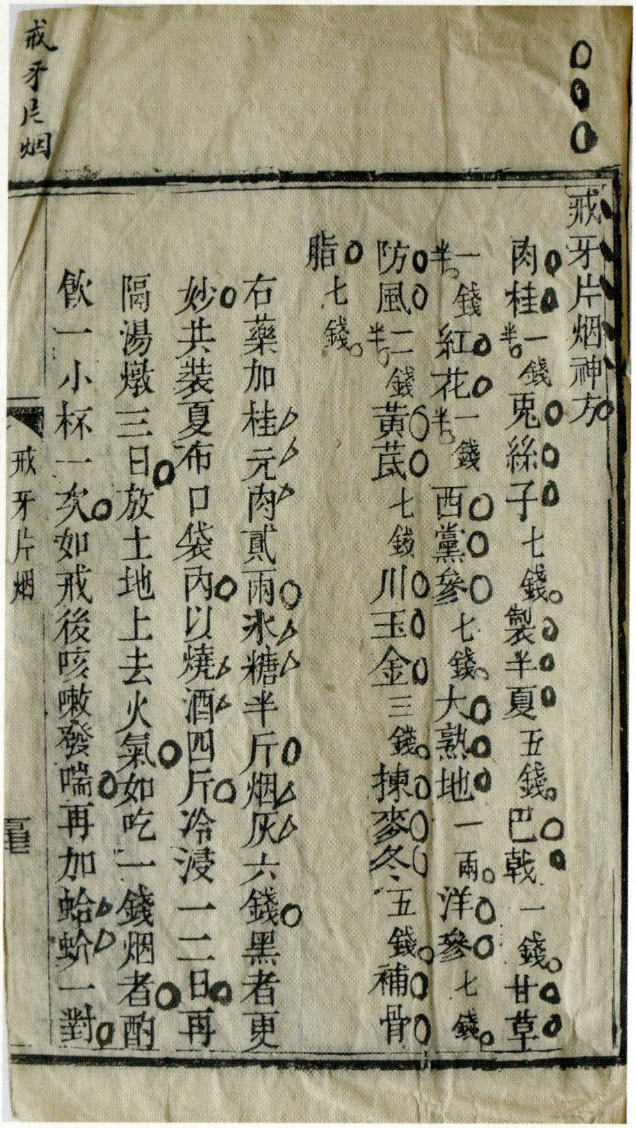

戒鸦片烟神方

肉桂一钱半，菟丝子七钱，制半夏五钱，巴戟一钱，甘草一钱半，红花一钱半，西党参七钱，大熟地一两，洋参七钱，防风二钱半，黄芪七钱，川郁金三钱，拣麦冬五钱，补骨脂七钱。

上药加桂圆肉二两、冰糖半斤、烟灰六钱（黑者更妙），共装夏布口袋内，以烧酒四斤，冷浸一二日，再隔汤炖三日，放土地上去火气。如吃一钱烟者，酌饮一小杯一次。如戒后咳嗽发喘，再加蛤蚧一对，

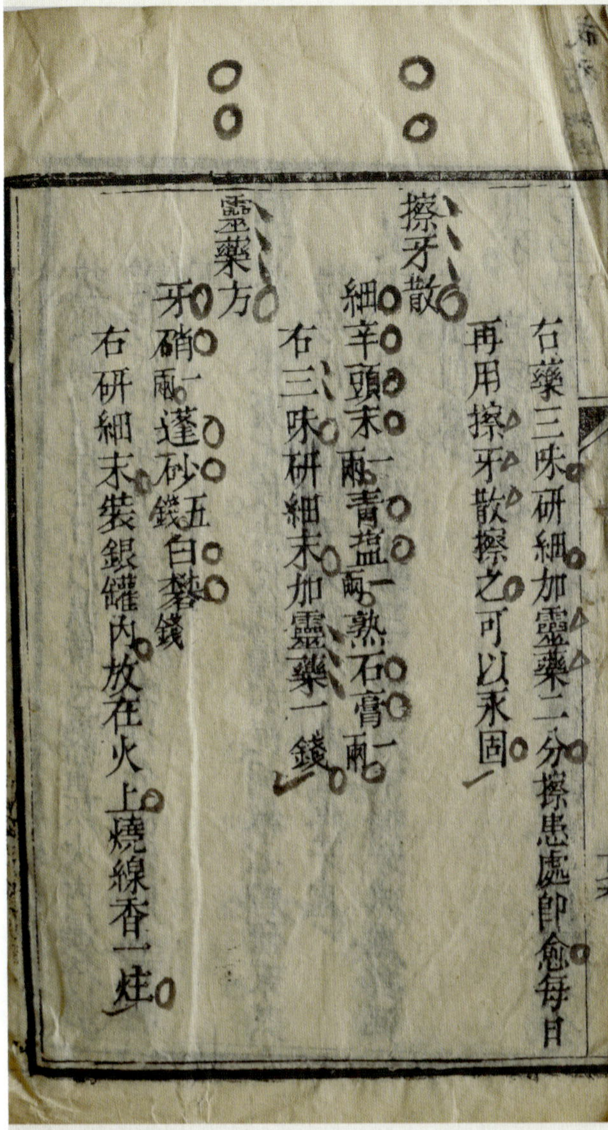

上药三味研细，加灵药二分，擦患处即愈。每日再用擦牙散擦之，可以永固。

擦牙散

细辛头末一两，青盐一两，熟石膏一两。

上三味，研细末，加灵药一钱。

灵药方

牙硝一两，蓬砂五钱，白矾钱。

上研细末，装银罐内，放在火上烧线香一炷。

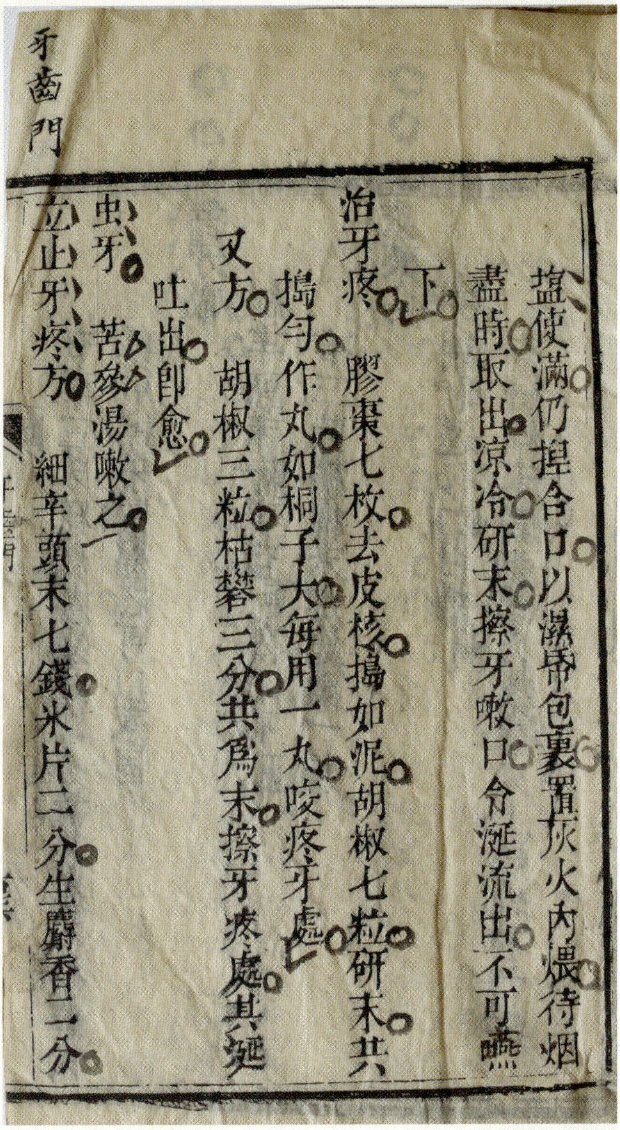
牙齒門

鹽使滿仍捏合口以濕帋包裹置灰火內煨待烟
盡時取出涼冷研末擦牙嗽口令涎流出不可嚥
下
治牙疼　膠棗七枚去皮核搗如泥胡椒七粒研末共
搗勻作丸如桐子大每用一丸咬疼牙處
又方　胡椒三粒枯礬三分共為末擦牙疼處其涎
吐出即愈
虫牙　苦參湯嗽之
立止牙疼方　細辛頭末七錢氷片二分生麝香二分

盐使满。仍捏合口，以湿纸包裹，置炭火内煨。待烟尽时取出，凉冷，研末，擦牙嗽口，令涎流出，不可咽下。

治牙疼　胶枣七枚（去皮核，捣如泥），胡椒七粒（研末），共捣匀作丸如桐子大。每用一丸，咬疼牙处。

又方，胡椒三粒，枯矾三分，共为末，擦牙疼处。其涎吐出，即愈。

虫牙　苦参汤嗽之。

立止牙疼方　细辛头末七钱，冰片二分，生麝香二分。

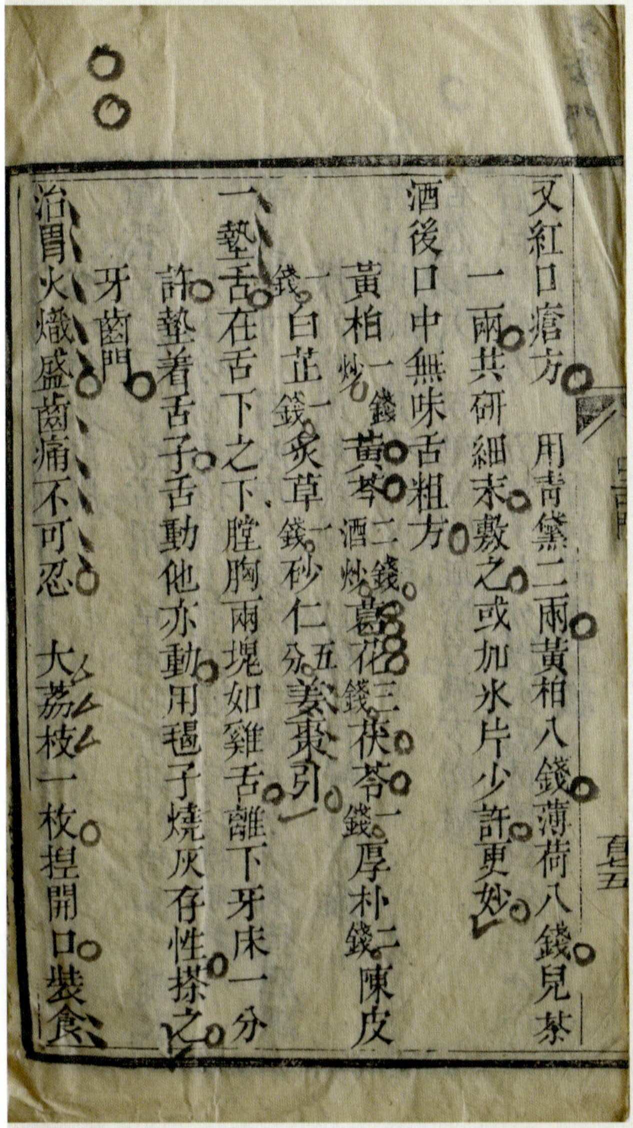

又紅口瘡方　用青黛二兩黃柏八錢薄荷八錢兒茶
一兩共研細末敷之或加冰片少許更妙
酒後口中無味舌粗方
黃柏一錢炒黃芩二錢酒炒葛花三錢茯苓一錢厚朴二錢陳皮
一錢白芷一錢炙草一錢砂仁五分姜棗引
一墊舌在舌下之下膛胸兩塊如雞舌離下牙床一分
許墊着舌子舌動他亦動用毽子燒灰存性搽之
牙齒門
治胃火熾盛齒痛不可忍　大荔枝一枚捏開口裝食

又红口疮方　用青黛二两，黄柏八钱，薄荷八钱，儿茶一两，共研细末，敷之。或加冰片少许，更妙。

酒后口中无味舌粗方

黄柏一钱（炒），黄芩二钱（酒炒），葛花三钱，茯苓一钱，厚朴二钱，陈皮一钱，白芷一钱，炙草一钱，砂仁五分。姜枣引。

垫舌，在舌下之下膛胸两块如鸡舌，离下牙床一分许，垫着舌子，舌动他亦动。用毽子烧灰存性，搽之。

牙齿门

治胃火炽盛，齿痛不可忍　大荔枝一枚，捏开口，装食

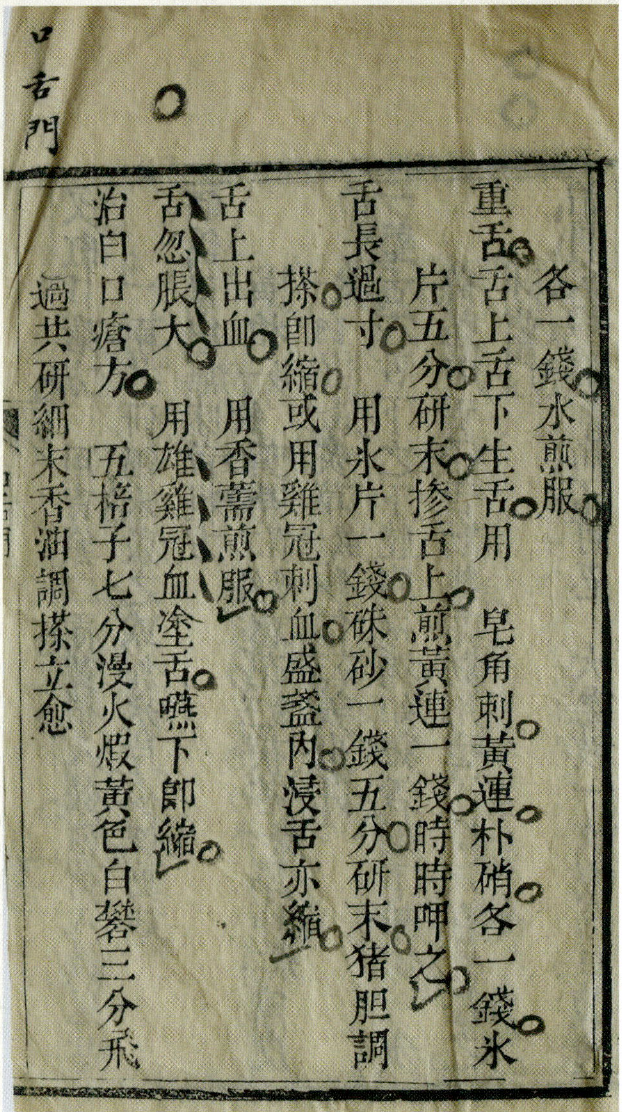
口舌門

各一錢水煎服

重舌舌上舌下生舌用　皂角刺黄連朴硝各一錢氷片五分研末摻舌上煎黄連一錢時時呷之

舌長過寸　用氷片一錢硃砂一錢五分研末猪胆調搽即縮或用雞冠刺血盛盞内浸舌亦縮

舌上出血　用香薷煎服

舌忽脹大　用雄雞冠血塗舌嚥下即縮

治白口瘡方　五棓子七分漫火煆黄色白礬三分飛過共研細末香油調搽立愈

各一钱，水煎服。

重舌，舌上舌下生舌　用皂角刺、黄连、朴硝各一钱，冰片五分，研末，掺舌上。煎黄连一钱，时时呷之。

舌长过寸　用冰片一钱，朱砂一钱五分，研末，猪胆调搽，即缩。或用鸡冠刺血，盛盏内，浸舌，亦缩。

舌上出血　用香薷煎服。

舌忽胀大　用雄鸡冠血涂舌，咽下即缩。

治白口疮方　五倍子七分（漫火煅黄色），白矾三分（飞过）。共研细末，香油调搽，立愈。

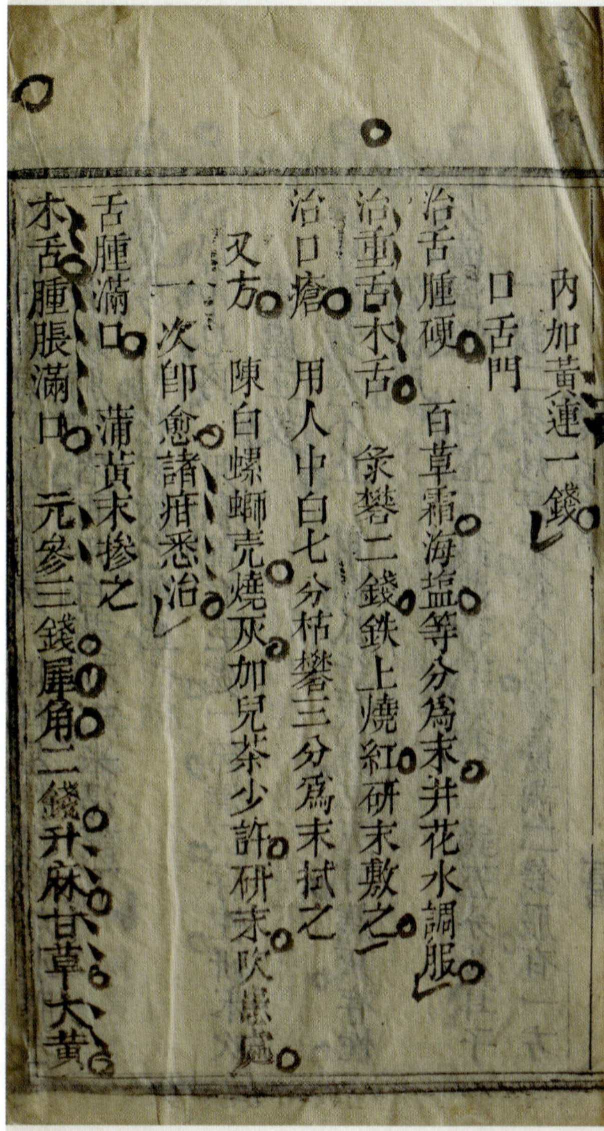

內加黃連一錢

口舌門

治舌腫硬　百草霜海塩等分爲末井花水調服

治重舌木舌　綠礬二錢鉄上燒紅研末敷之

治口瘡　用人中白七分枯礬三分爲末拭之

又方　陳白螺螄壳燒灰加兒茶少許研末吹患處

一次即愈諸疳悉治

舌腫滿口　蒲黃末摻之

木舌腫脹滿口　元参三錢犀角二錢升麻甘草大黃

内加黄连一钱。

口舌门

治舌肿硬　百草霜、海盐等分为末，井花水调服。

治重舌、木舌　绿矾二钱，铁上烧红，研末敷之。

治口疮　用人中白七分、枯矾三分，为末拭之。

又方，陈白螺蛳壳，烧灰，加儿茶少许，研末，吹患处。一次即愈，诸疳悉治。

舌肿满口　蒲黄末掺之。

木舌肿胀满口　元参三钱，犀角二钱，升麻、甘草、大黄

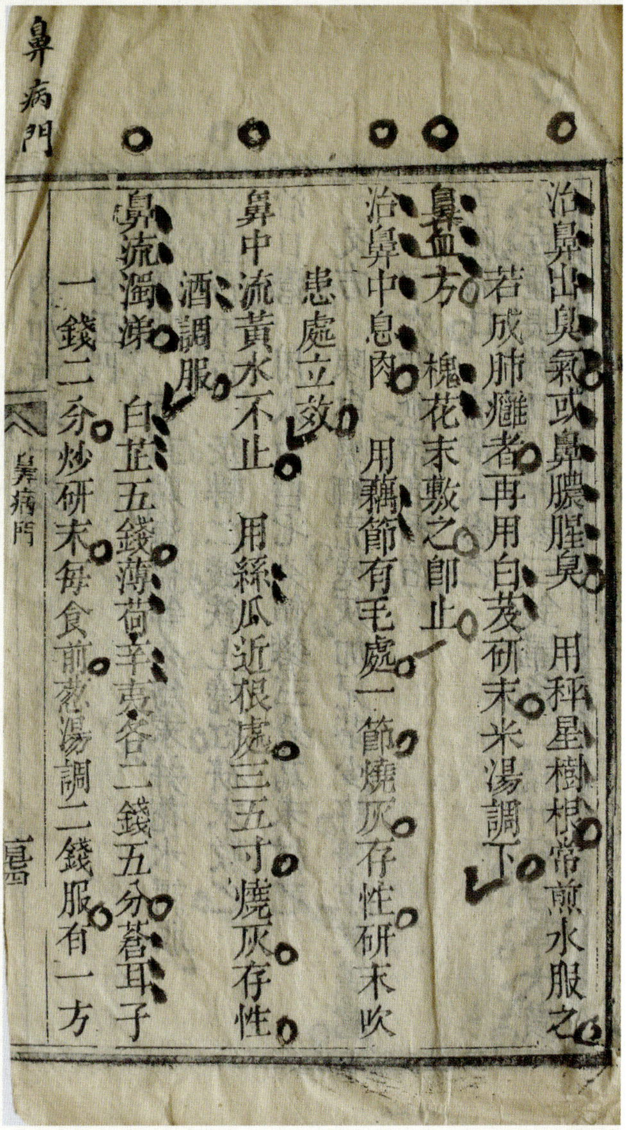

治鼻出臭气，或鼻脓腥臭　用秤星树根，常煎水服之。若成肺痈者，再用白及研末，米汤调下。

鼻血方　槐花末敷之，即止。

治鼻中息肉　用藕节有毛处一节，烧灰存性，研末吹患处，立效。

鼻中流黄水不止　用丝瓜近根处三五寸，烧灰存性，酒调服。

鼻流浊涕　白芷五钱，薄荷、辛夷各二钱五分，苍耳子一钱二分。炒研末，每食前，葱汤调二钱服。有一方，

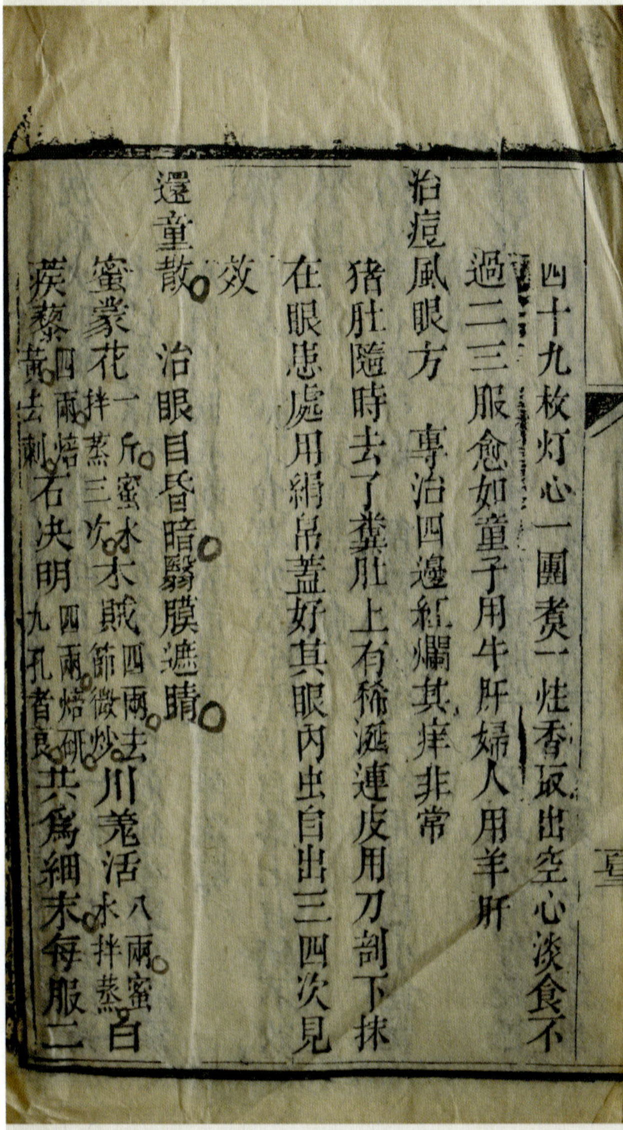

四十九枚灯心一團煑一炷香取出空心淡食不
過二三服愈如童子用牛肝婦人用羊肝
治痘風眼方　專治四邊紅爛其痒非常
猪肚隨時去了糞肚上有稀涎連皮用刀剖下抹
在眼患處用絹帛葢好其眼内虫自出三四次見
效
還童散　治眼目昏暗翳膜遮睛
蜜蒙花一斤蜜水拌蒸三次木賊四兩去節微炒川羌活八兩蜜水拌蒸白
蒺藜四兩焙黃去刺石决明四兩焙研九孔者良共爲細末每服二

四十九枚，灯心一团，煮一炷香取出。空心淡食，不过二三服，愈。如童子，用牛肝；妇人，用羊肝。

治痘风眼方　专治四边红烂，其痒非常。

猪肚随时去了粪，肚上有稀涎，连皮用刀剖下，抹在眼患处，用绢帛盖好，其眼内虫自出。三四次见效。

还童散　治眼目昏暗，翳膜遮睛。

蜜蒙花一斤（蜜水拌蒸三次），木贼四两（去节，微炒），川羌活八两（蜜水拌蒸），白蒺藜四两（焙黄，去刺），石决明四两（焙研，九孔者良）。共为细末，每服二

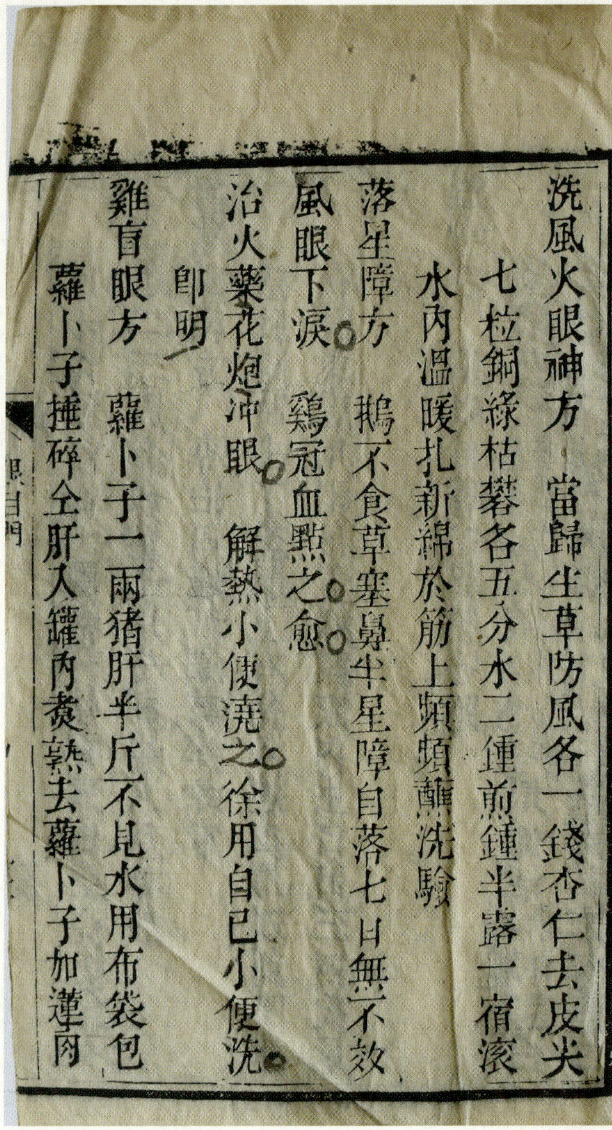
洗風火眼神方　當歸生草防風各一錢杏仁去皮尖
七粒銅緑枯礬各五分水二鍾煎鍾半露一宿滾
水內温暖扎新綿於筋上頻頻蘸洗驗
落星障方　鵝不食草塞鼻半星障自落七日無不效
風眼下淚　鷄冠血點之愈
治火藥花炮沖眼　解熱小便澆之徐用自已小便洗
即明
雞盲眼方　蘿卜子一兩猪肝半斤不見水用布袋包
蘿卜子捶碎仝肝入罐內煮熟去蘿卜子加蓮肉

洗风火眼神方　当归、生草、防风各一钱，杏仁（去皮尖）七粒，铜绿、枯矾各五分。水二钟，煎钟半，露一宿，滚水内温暖，扎新绵于筋上，频频蘸洗，验。

落星障方　鹅不食草塞鼻半，星障自落，七日无不效。

风眼下泪　鹅冠血点之，愈。

治火药、花炮冲眼　解热小便浇之，徐用自己小便洗，即明。

鸡盲眼方　萝卜子一两，猪肝半斤（不见水），用布袋包萝卜子捶碎，仝[1]肝入罐内煮熟。去萝卜子，加莲肉

1 仝：同“同”。

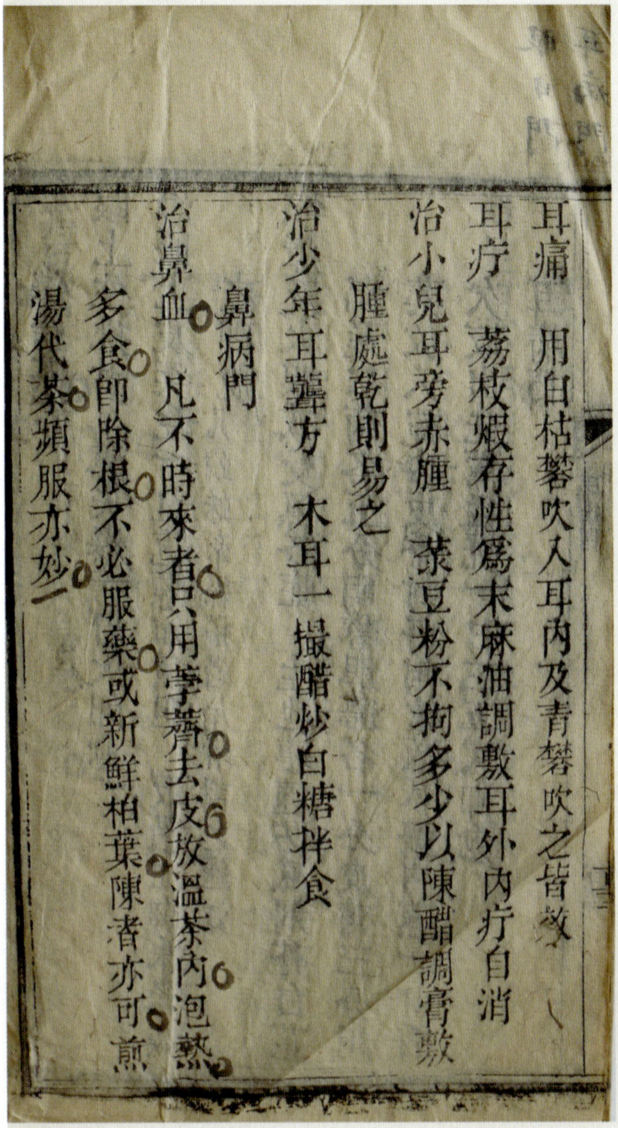
耳痛　用白枯礬吹入耳內及青礬吹之皆效
耳疔　荔枝煅存性爲末麻油調敷耳外內疔自消
治小兒耳旁赤腫　菉豆粉不拘多少以陳醋調膏敷腫處乾則易之
治少年耳聾方　木耳一撮醋炒白糖拌食
鼻病門
治鼻血　凡不時來者只用荸薺去皮放溫茶內泡熱多食即除根不必服藥或新鮮柏葉陳者亦可煎湯代茶頻服亦妙

耳痛　用白枯矾吹入耳内，及青矾吹之，皆效。

耳疔　荔枝煅存性，为末，麻油调敷。耳外内疔自消。

治小儿耳旁赤肿　绿豆粉不拘多少，以陈醋调膏，敷肿处，干则易之。

治少年耳聋方　木耳一撮，醋炒，白糖拌食。

鼻病门

治鼻血　凡不时来者，只用荸荠，去皮，放温茶内泡热。多食即除根，不必服药。或新鲜柏叶，陈者亦可，煎汤代茶，频服亦妙。

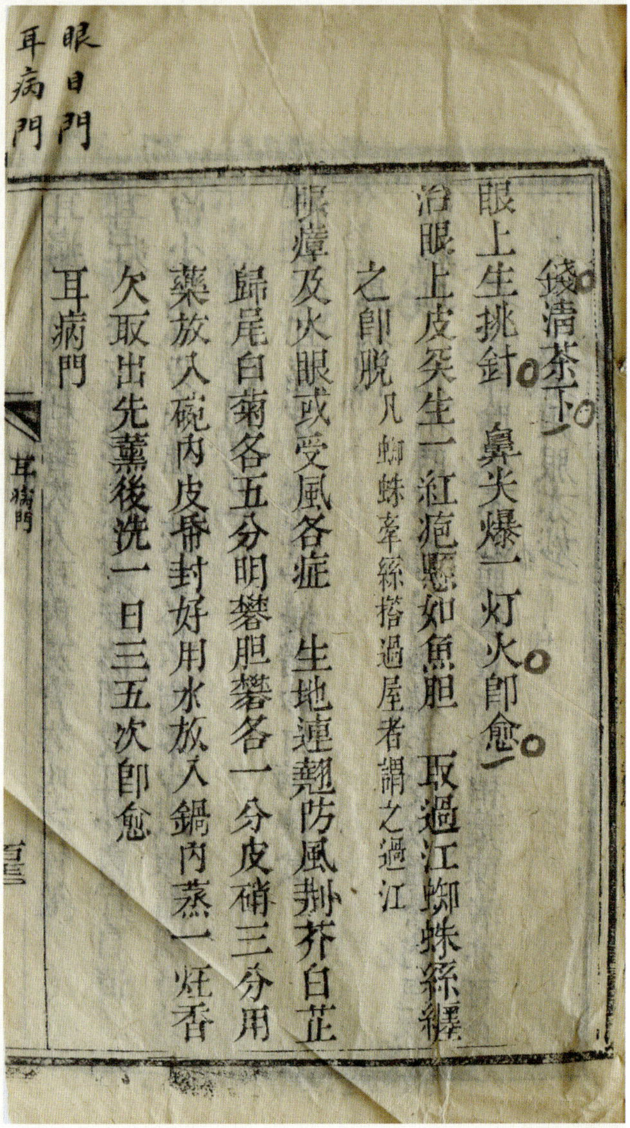

钱，清茶下[1]。

眼上生挑针　鼻尖爆一灯火，即愈。

治眼上皮突出一红疱，悬如鱼胆　取过江蜘蛛丝缠之即脱。凡蜘蛛牵丝搭过屋者，谓之过江。

眼瘴及火眼，或受风各症　生地、连翘、防风、荆芥、白芷、归尾、白菊各五分，明矾、胆矾各一分，皮硝三分。用药放入碗内，皮纸封好，用水放入锅内，蒸一炷香久取出，先薰后洗，一日三五次即愈。

耳病门

1 钱，清茶下：应为五五九页末尾"共为细末，每服二"之下文，故三五四页、三五五页应移至三五一页之后。

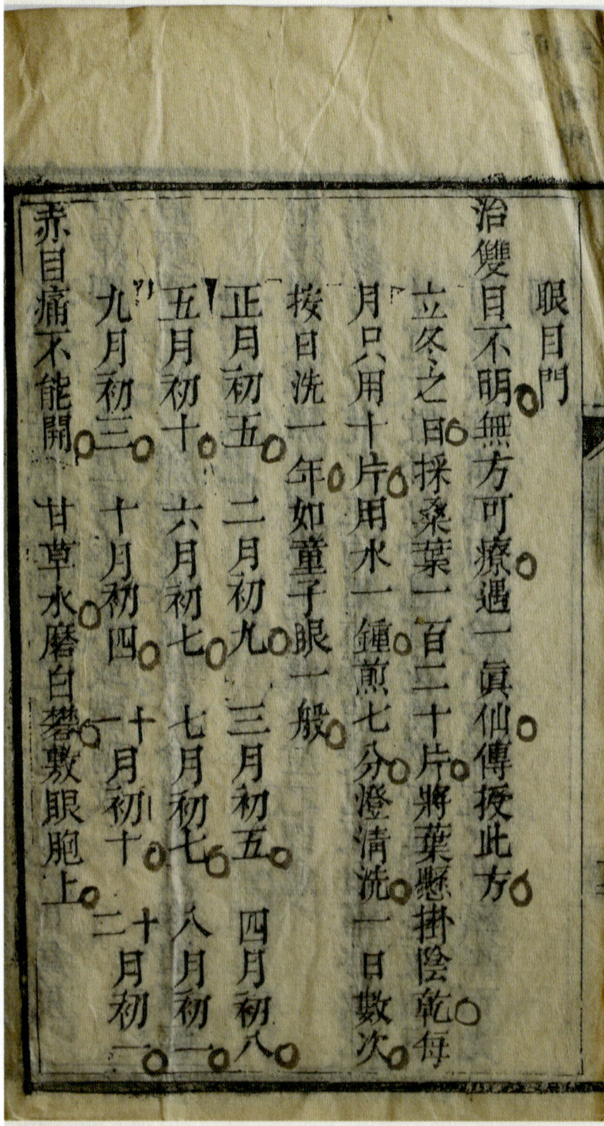
眼目門
治雙目不明無方可療遇一眞仙傳授此方
立冬之日採桑葉一百二十片將葉懸掛陰乾每
月只用十片用水一鍾煎七分澄清洗一日數次
按日洗一年如童子眼一般
正月初五 二月初九 三月初五 四月初八
五月初十 六月初七 七月初七 八月初一
九月初三 十月初四 十一月初十 十二月初一
赤目痛不能開 甘草水磨白礬敷眼胞上

眼目门

治双目不明，无方可疗，遇一真仙，传授此方。

立冬之日，采桑叶一百二十片，将叶悬挂阴干。每月只用十片，用水一钟，煎七分，澄清洗，一日数次。按日洗一年，如童子眼一般。

正月初五　二月初九　三月初五　四月初八　五月初十　六月初七　七月初七　八月初一　九月初三　十月初四　十一月初十　十二月初一

赤目，痛不能开　甘草水，磨白矾，敷眼胞上。

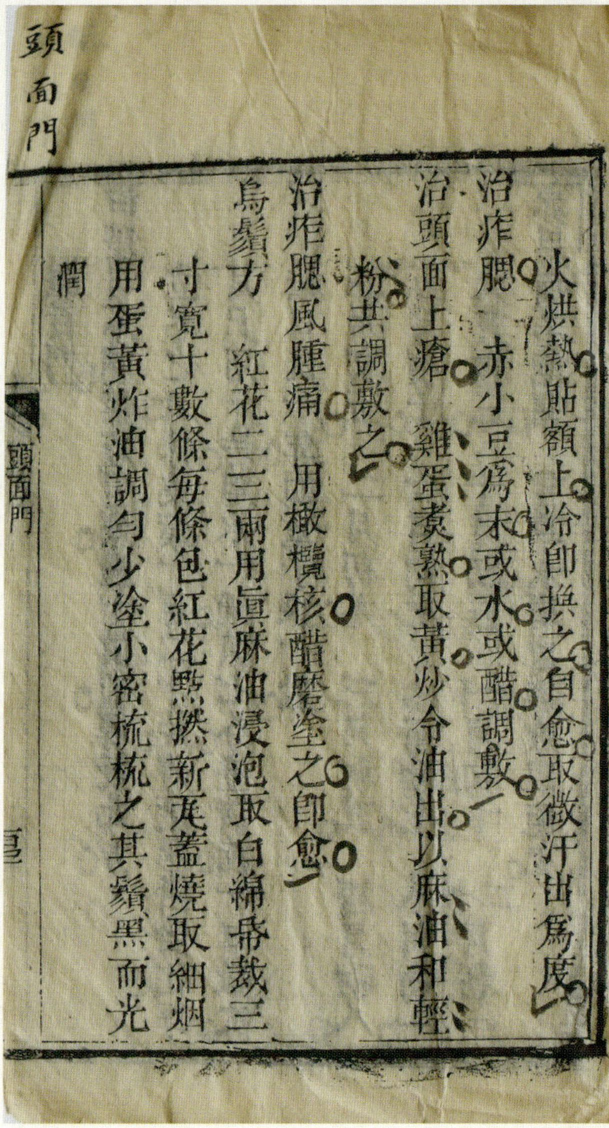
頭面門

火烘熱貼額上冷即換之自愈取微汗出爲度
治痄腮　赤小豆爲末或水或醋調敷
治頭面上瘡　雞蛋煮熟取黄炒令油出以麻油和輕
粉共調敷之
治痄腮風腫痛　用橄欖核醋磨塗之即愈
烏鬚方　紅花二三兩用真麻油浸泡取白綿帋裁三
寸寬十數條每條包紅花點撚新瓦蓋燒取細烟
用蛋黄炸油調匀少塗小密梳梳之其鬚黑而光
潤

頭面門　三

火烘热，贴额上。冷即换之，自愈。取微汗出为度。

治痄腮　赤小豆为末，或水，或醋，调敷。

治头面上疮　鸡蛋煮熟，取黄，炒令油出。以麻油和轻粉，共调敷之。

治痄腮风肿痛　用橄榄核，醋磨，涂之即愈。

乌须方　红花二三两，用真麻油浸泡。取白棉纸，裁三寸宽，十数条。每条包红花点撚，新瓦盖烧，取细烟，用蛋黄炸油调匀，少涂，小密梳梳之。其须黑而光润。

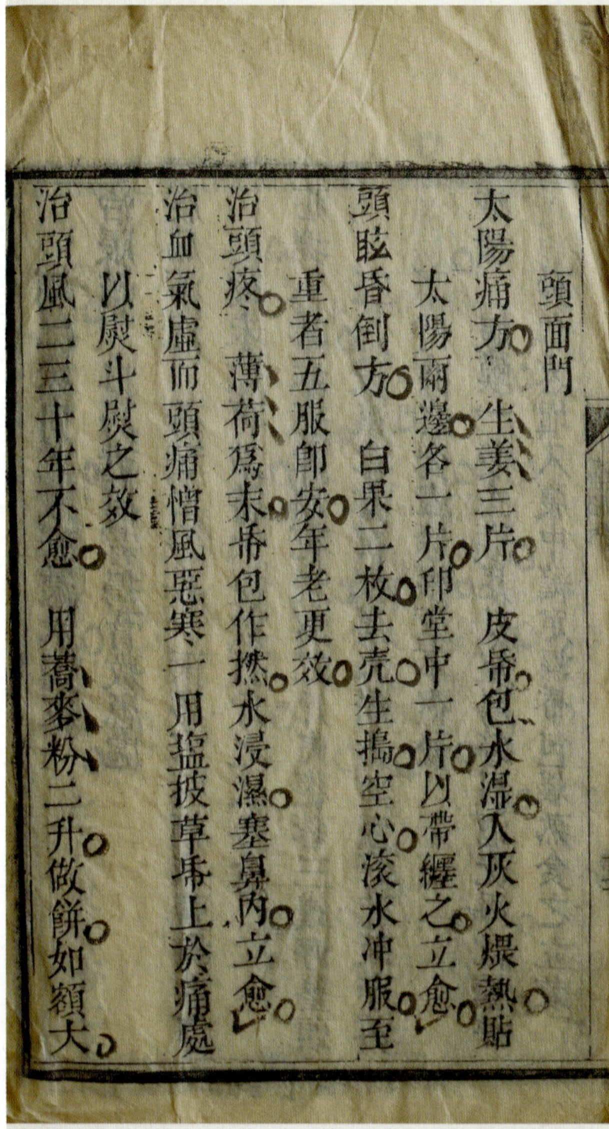
頭面門
太陽痛方　生姜三片　皮帋包水濕入灰火煨熱貼
太陽兩邊各一片印堂中一片以帶纏之立愈
頭眩昏倒方　白果二枚去殼生搗空心滚水冲服至
重者五服即安年老更效
治頭疼　薄荷為末帋包作撚水浸濕塞鼻內立愈
治血氣虛而頭痛憎風惡寒一用鹽披草帋上於痛處
以熨斗熨之效
治頭風二三十年不愈　用蕎麥粉二升做餅如額大

头面门

太阳痛方　生姜三片，皮纸包，水湿，入炭火煨热，贴太阳两边各一片，印堂中一片，以带缠之，立愈。

头眩昏倒方　白果二枚，去壳生捣，空心滚水冲服。至重者，五服即安。年老更效。

治头疼　薄荷为末，纸包作撚，水浸湿，塞鼻内，立愈。

治血气虚而头痛憎风恶寒　一用盐披草纸上，于痛处以熨斗熨之，效。

治头风二三十年不愈　用荞麦粉二升做饼。如额大，

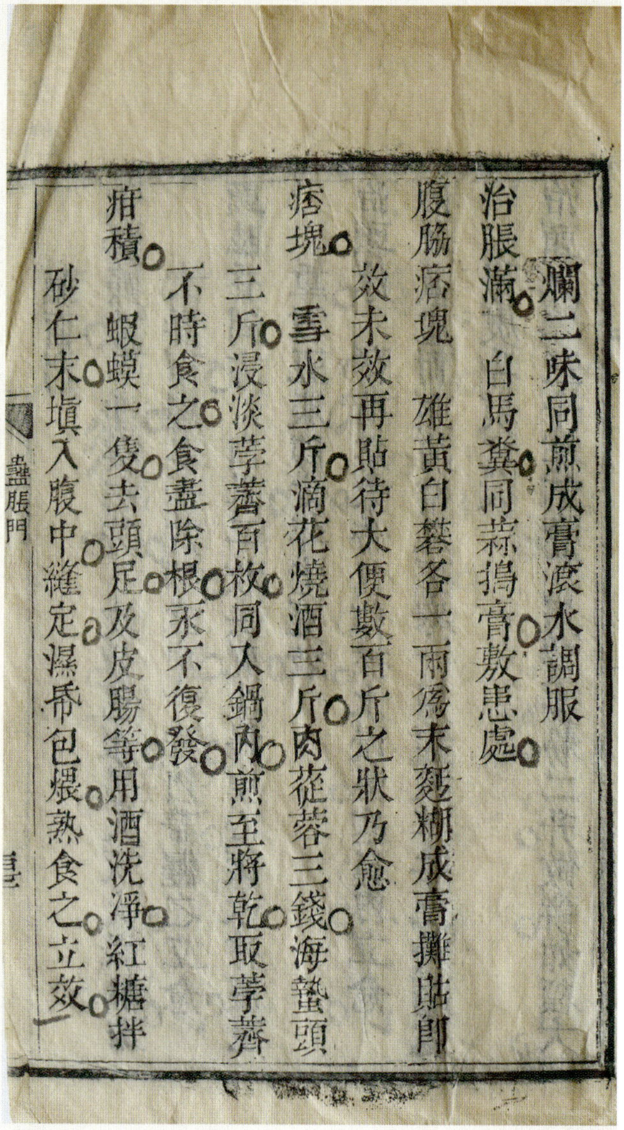
爛二味同煎成膏滚水調服
治脹滿　白馬糞同蒜搗膏敷患處
腹脇痞塊　雄黄白礬各一兩為末麪糊成膏攤貼即
效未效再貼待大便數百斤之狀乃愈
痞塊　雪水三斤滴花燒酒三斤肉蓯蓉三錢海蜇頭
三斤浸淡荸薺百枚同入鍋內煎至將乾取荸薺
不時食之食盡除根永不復發
痞積　蝦蟆一隻去頭足及皮腸等用酒洗淨紅糖拌
砂仁末填入腹中縫定濕帋包煨熟食之立效
蠱脹門

烂，二味同煎成膏，滚水调服。

治胀满　白马粪，同蒜捣膏，敷患处。

腹胁痞块　雄黄、白矾各一两为末，面糊成膏，摊贴即效。未效再贴，待大便数百斤之状乃愈。

痞块　雪水三斤，滴花烧酒三斤，肉苁蓉三钱，海蜇头三斤，浸淡荸荠百枚，同入锅内，煎至将干。取荸荠不时食之，食尽除根，永不复发。

痞积　蛤蟆一只，去头足及皮肠等，用酒洗净。红糖拌砂仁末，填入腹中，缝定，湿纸包煨。熟食之，立效。

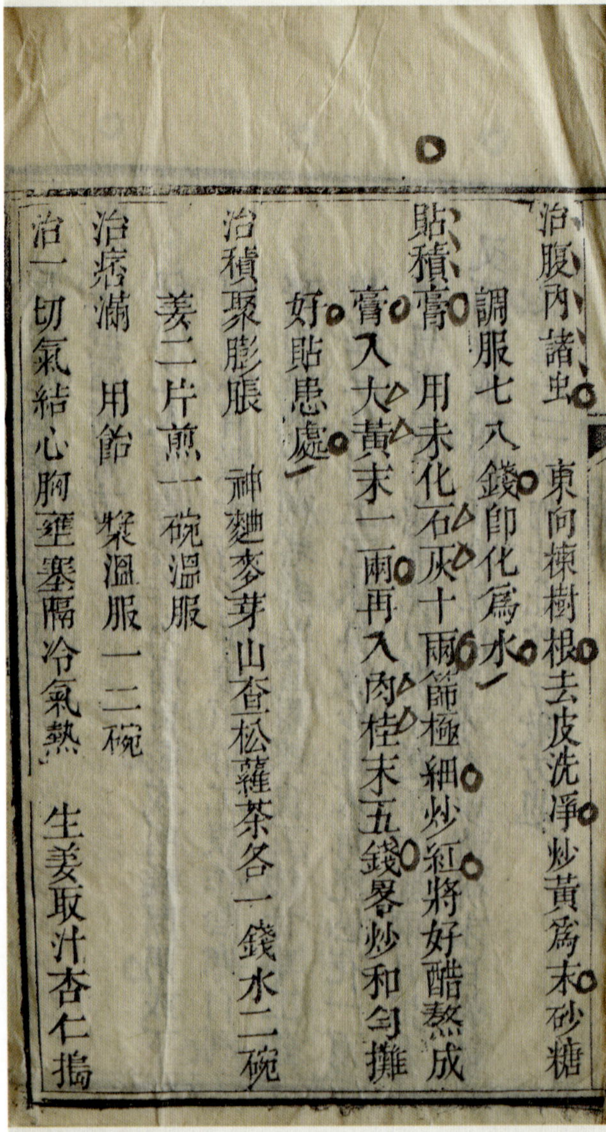
治腹內諸虫　東向楝樹根去皮洗淨炒黃爲末砂糖
調服七八錢即化爲水
貼積膏　用未化石灰十兩篩極細炒紅將好醋熬成
膏入大黃末一兩再入肉桂末五錢畧炒和勻攤
好貼患處
治積聚膨脹　神麯麥芽山查松蘿茶各一錢水二碗
姜二片煎一碗溫服
治痞滿　用飴漿溫服一二碗
治一切氣結心胸壅塞隔冷氣熱　生姜取汁杏仁搗

治腹内诸虫

东向楝树根，去皮洗净，炒黄为末，砂糖调服七八钱，即化为水。

贴积膏　用未化石灰十两，筛极细，炒红，将好醋熬成膏。入大黄末一两，再入肉桂末五钱，略炒，和匀摊好，贴患处。

治积聚膨胀　神曲、麦芽、山楂、松萝茶各一钱，水二碗，姜二片，煎一碗，温服。

治痞满　用饴浆温服一二碗。

治一切气结心胸壅塞，隔冷气热　生姜取汁，杏仁捣

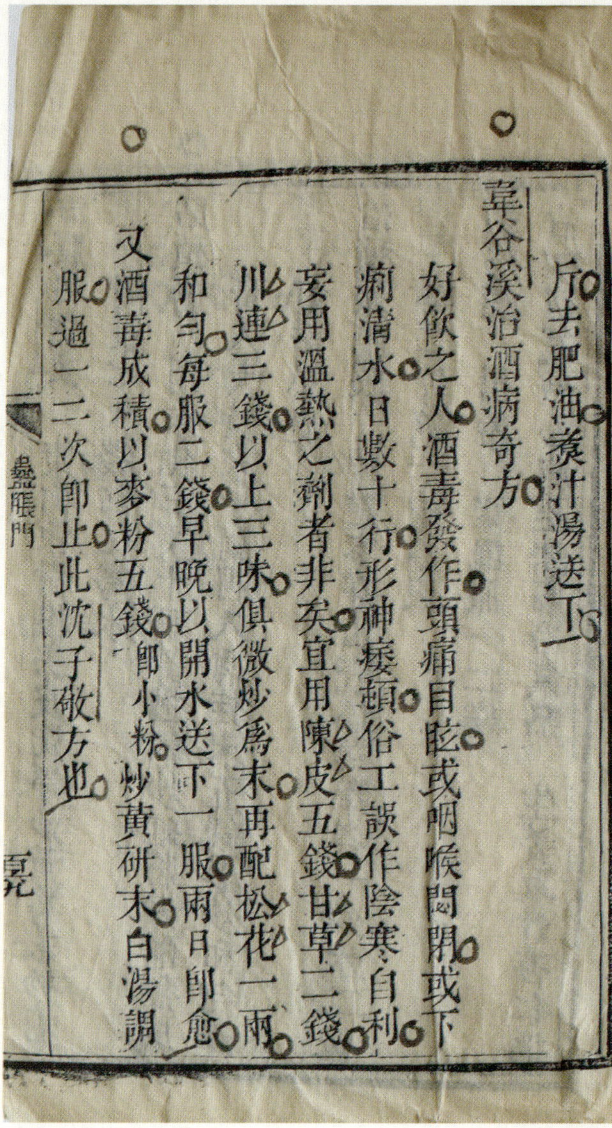

斤去肥油煮汁湯送下
韋谷溪治酒病奇方
好飲之人酒毒發作頭痛目眩或咽喉悶閉或下
痢清水日數十行形神瘦頓俗工誤作陰寒自利
妄用溫熱之劑者非矣宜用陳皮五錢甘草二錢
川連三錢以上三味俱微炒爲末再配松花一兩
和勻每服二錢早晚以開水送下一服兩日即愈
又酒毒成積以麥粉五錢即小粉炒黃研末白湯調
服過一二次即止此沈子敬方也
蠱脹門

斤，去肥油，煮汁汤送下。

韦谷溪治酒病奇方

好饮之人，酒毒发作，头痛目眩，或咽喉闷闭，或下痢清水，日数十行，形神瘦顿，俗工误作阴寒自利，妄用温热之剂者非矣。宜用陈皮五钱，甘草二钱，川连三钱，以上三味，俱微炒为末。再配松花一两和匀，每服二钱，早晚以开水送下一服，两日即愈。

又酒毒成积，以麦粉五钱即小粉炒黄研末，白汤调服，过一二次即止。此沈子敬方也。

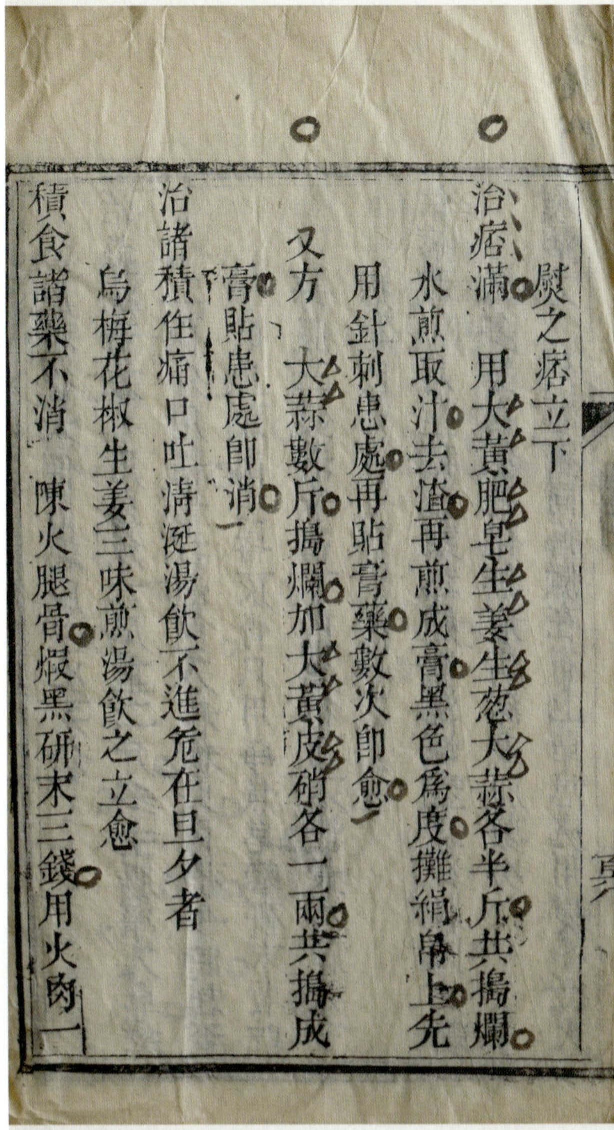
熨之痞立下
治痞滿　用大黄肥皂生姜生葱大蒜各半斤共搗爛
水煎取汁去渣再煎成膏黑色爲度攤絹帛上先
用針刺患處再貼膏藥數次即愈
又方　大蒜數斤搗爛加大黄皮硝各一兩共搗成
膏貼患處即消
治諸積作痛口吐清涎湯飲不進危在旦夕者
烏梅花椒生姜三味煎湯飲之立愈
積食諸藥不消　陳火腿骨煅黑研末三錢用火肉一

熨之，痞立下。

治痞满　用大黄、肥皂、生姜、生葱、大蒜各半斤，共捣烂，水煎取汁，去渣，再煎成膏，黑色为度，摊绢帛上。先用针刺患处，再贴膏药，数次即愈。

又方，大蒜数斤，捣烂，加大黄、皮硝各一两，共捣成膏，贴患处，即消。

治诸积作痛，口吐清涎，汤饮不进，危在旦夕者

乌梅、花椒、生姜三味煎汤，饮之立愈。

积食，诸药不消　陈火腿骨，煅黑研末三钱，用火肉一

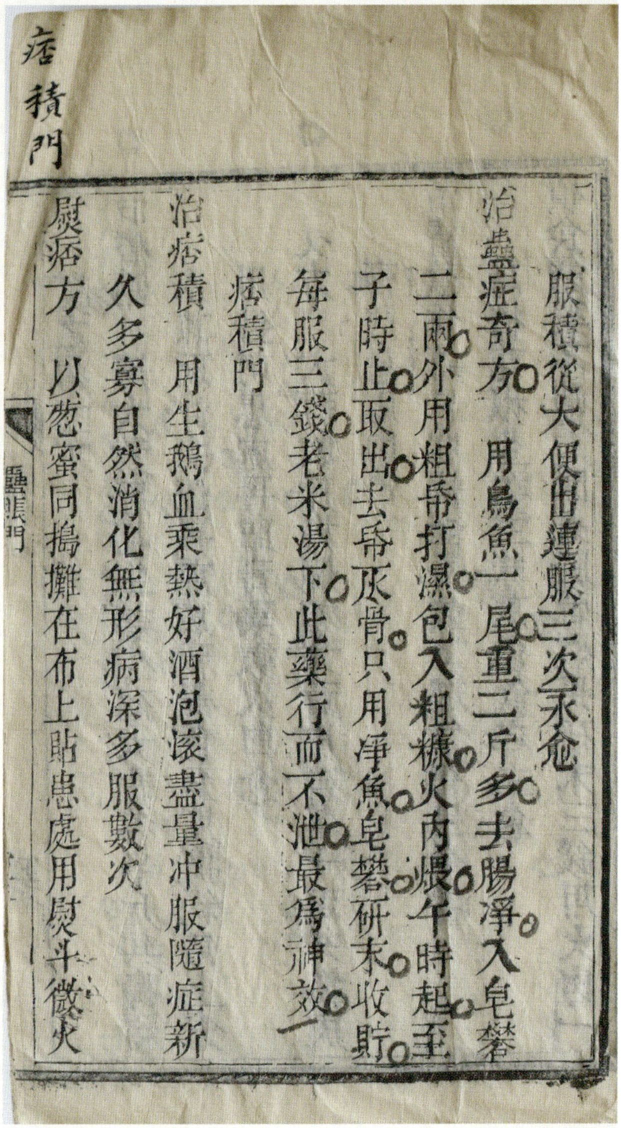

服，积从大便出，连服三次永愈。

治蛊症奇方　用乌鱼一尾，重二斤多，去肠净，入皂矾二两，外用粗纸打湿，包入粗糠。火内煨，午时起，至子时止，取出。去纸灰、骨，只用净鱼、皂矾，研末收贮。每服三钱，老米汤下。此药行而不泄，最为神效。

痞积门

治痞积　用生鹅血乘热好酒泡滚，尽量冲服。随症新久多寡，自然消化无形，病深多服数次。

熨痞方　以葱、蜜同捣，摊在布上，贴患处。用熨斗微火

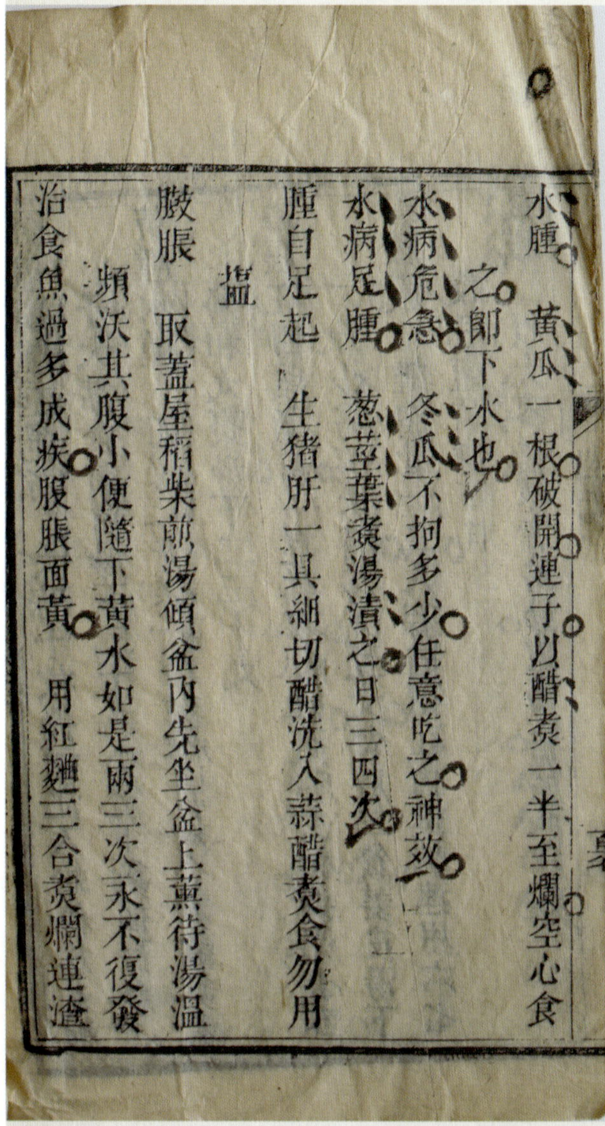
水腫　黃瓜一根破開連子以醋煮一半至爛空心食
之即下水也
水病危急　冬瓜不拘多少任意吃之神效
水病足腫　葱莖葉煮湯漬之日三四次
腫自足起　生猪肝一具細切醋洗入蒜醋煮食勿用
鹽
臌脹　取蓋屋稻柴煎湯傾盆內先坐盆上薰待湯溫
頻沃其腹小便隨下黃水如是兩三次永不復發
治食魚過多成疾腹脹面黃　用紅麴三合煮爛連渣

水肿　黄瓜一根，破开，连子以醋煮一半至烂，空心食之，即下水也。

水病危急　冬瓜不拘多少，任意吃之，神效。

水病足肿　葱茎叶煮汤，渍之，日三四次。

肿自足起　生猪肝一具，细切，醋洗，入蒜醋煮食，勿用盐。

臌胀　取盖屋稻柴煎汤，倾盆内。先坐盆上薰，待汤温，频沃其腹，小便随下黄水。如是两三次，永不复发。

治食鱼过多成疾，腹胀面黄　用红曲三合，煮烂连渣

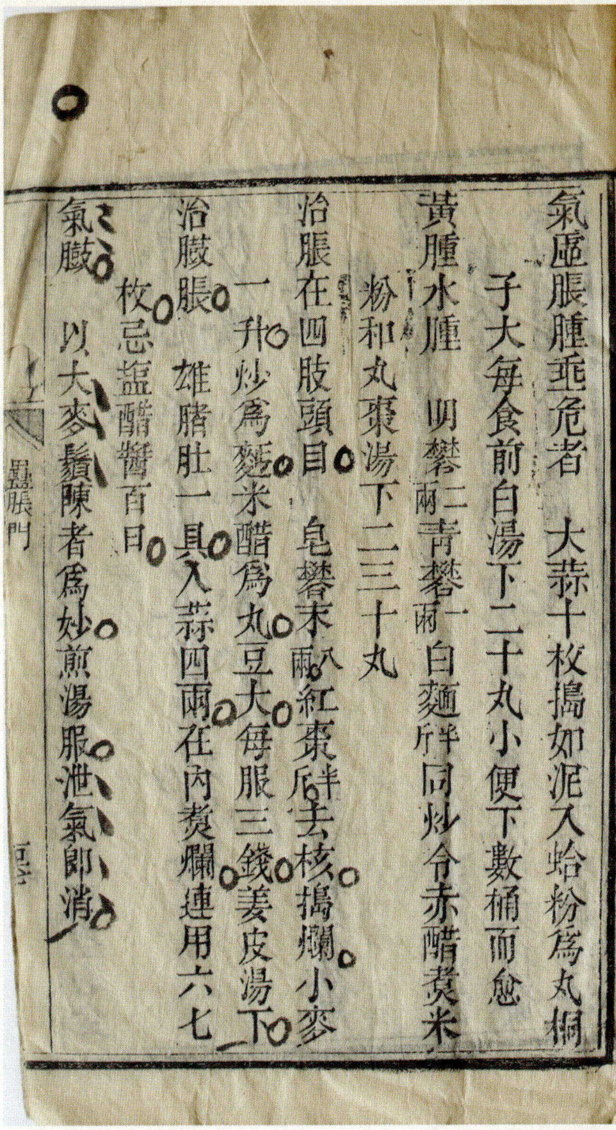

氣虛脹腫垂危者　大蒜十枚搗如泥入蛤粉爲丸桐子大每食前白湯下二十丸小便下數桶而愈
黄腫水腫　明礬二兩青礬一兩白麵半斤同炒令赤醋煮米粉和丸棗湯下二三十丸
治脹在四肢頭目　皂礬末八兩紅棗半斤去核搗爛小麥一升炒爲麵米醋爲丸豆大每服三錢姜皮湯下
治臌脹　雄豬肚一具入蒜四兩在内煮爛連用六七枚忌鹽醋醬百日
氣臌　以大麥鬚陳者爲妙煎湯服泄氣即消
蟲脹門

气虚胀肿垂危者　大蒜十枚，捣如泥，入蛤粉为丸桐子大。每食前白汤下二十丸，小便下数桶而愈。

黄肿水肿　明矾二两，青矾一两，白面半斤，同炒，令赤，醋煮米粉和丸，枣汤下二三十丸。

治胀在四肢头目　皂矾末八两，红枣半斤去核捣烂，小麦一升。炒为面，米醋为丸，豆大。每服三钱，姜皮汤下。

治臌胀　雄猪肚一具，入蒜四两在内煮烂，连用六七枚。忌盐醋酱百日。

气臌　以大麦须，陈者为妙，煎汤服。泄气即消。

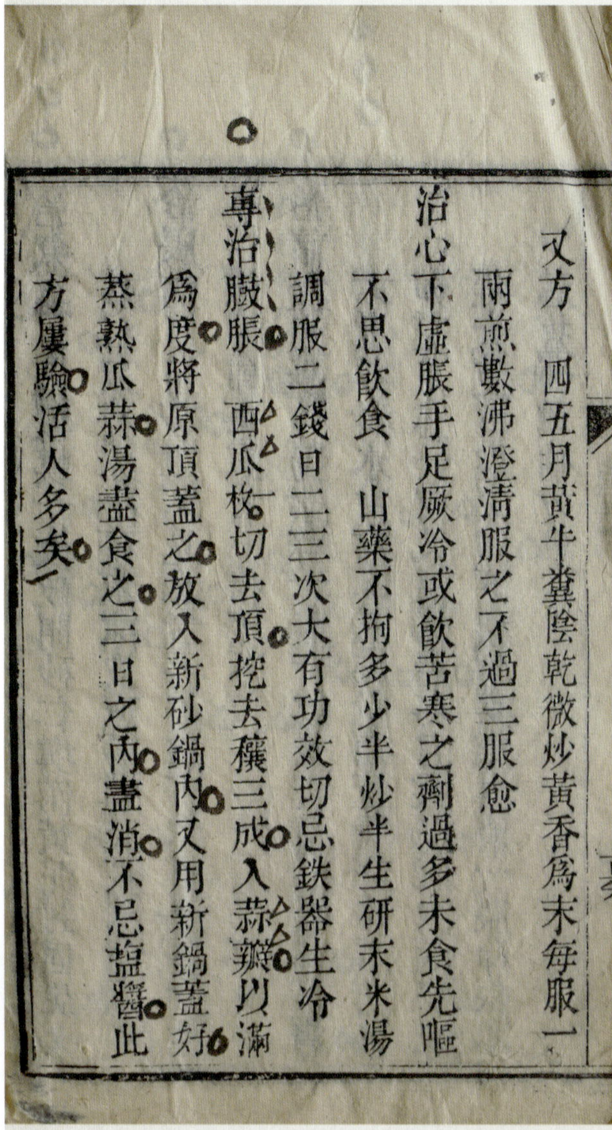
又方　四五月黄牛糞陰乾微炒黃香爲末每服一
兩煎數沸澄清服之不過三服愈
治心下虛脹手足厥冷或飲苦寒之劑過多未食先嘔
不思飲食　山藥不拘多少半炒半生研末米湯
調服二錢日二三次大有功效切忌鉄器生冷
專治臌脹　西瓜一枚切去頂挖去穰三成入蒜瓣以滿
爲度將原頂蓋之放入新砂鍋內又用新鍋蓋好
蒸熟瓜蒜湯盡食之三日之內盡消不忌鹽醬此
方屢驗活人多矣

又方，四五月黄牛粪，阴干，微炒黄香，为末，每服一两，煎数沸，澄清服之，不过三服愈。

治心下虚胀，手足厥冷，或饮苦寒之剂过多，未食先呕，不思饮食　山药不拘多少，半炒半生，研末，米汤调服二钱，日二三次，大有功效。切忌铁器生冷。

专治臌胀　西瓜一枚切去顶，挖去穰三成，入蒜瓣，以满为度。将原顶盖之，放入新砂锅内，又用新锅盖好，蒸熟瓜蒜，汤尽食之。三日之内，尽消。不忌盐酱。此方屡验，活人多矣。

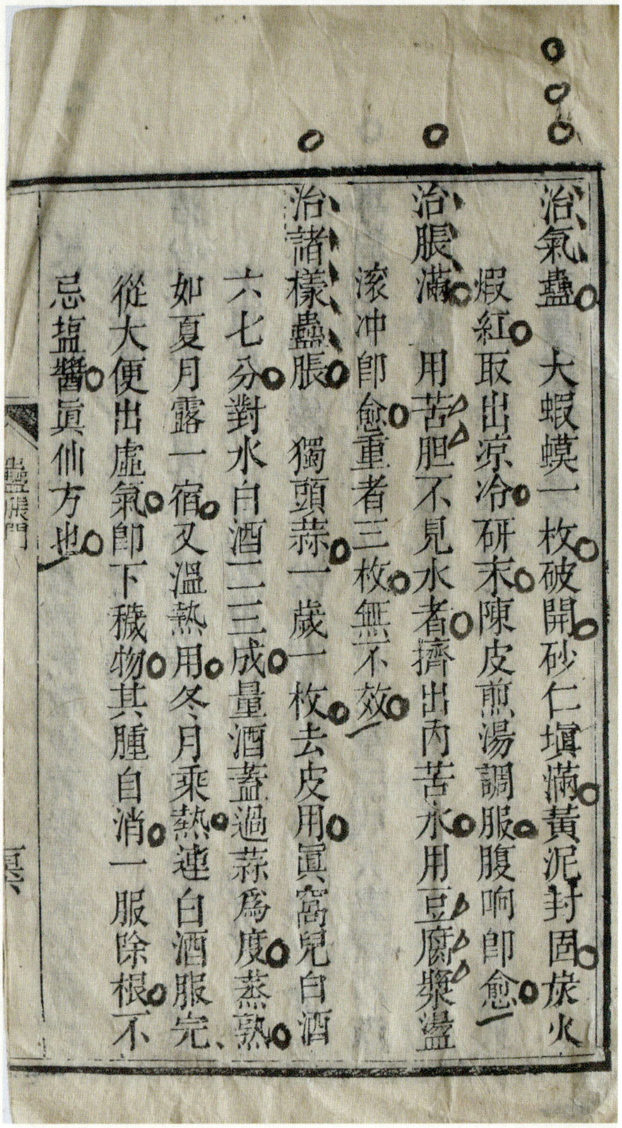

治气蛊　大蛤蟆一枚破开，砂仁填满，黄泥封固，炭火煅红，取出凉冷，研末。陈皮煎汤调服，腹响即愈。

治胀满　用苦胆，不见水者，挤出内苦水。用豆腐浆荡滚冲即愈。重者三枚，无不效。

治诸样蛊胀　独头蒜一岁一枚，去皮。用真窝儿白酒六七分，对水白酒二三成，量酒盖过蒜为度，蒸熟。如夏月，露一宿，又温热用；冬月，乘热连白酒服完。从大便出虚气，即下秽物，其肿自消，一服除根，不忌盐酱，真仙方也。

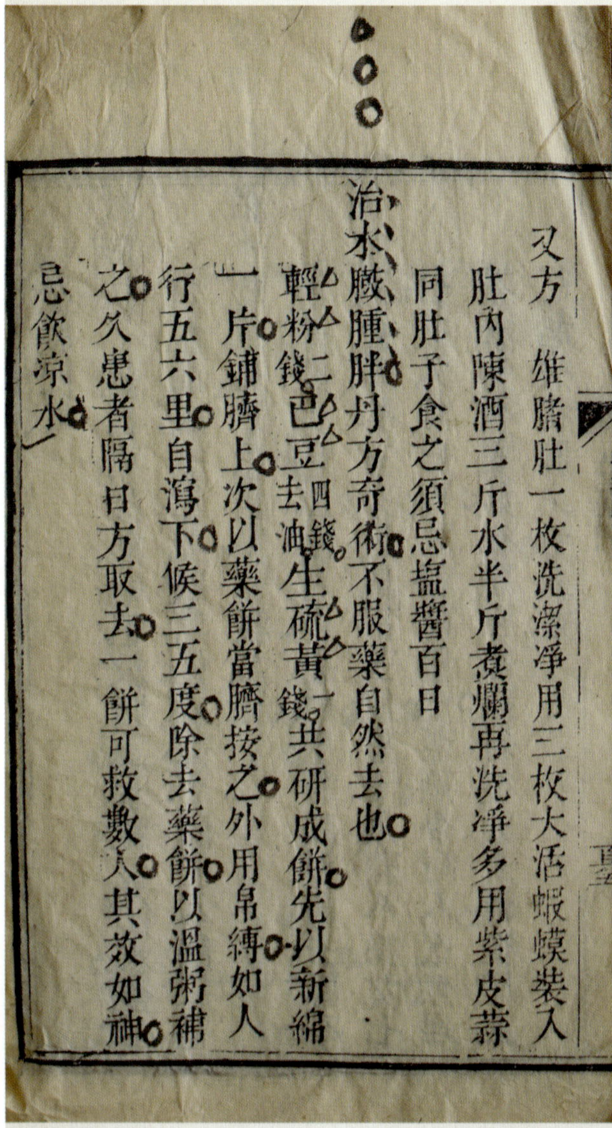

又方　雄豬肚一枚洗潔淨用三枚大活蝦蟆裝入肚內陳酒三斤水半斤煮爛再洗淨多用紫皮蒜同肚子食之須忌鹽醬百日

治水臌腫胖丹方奇術不服藥自然去也

輕粉二錢巴豆四錢去油生硫黃一錢共研成餅先以新綿一片鋪臍上次以藥餅當臍按之外用帛縛如人行五六里自瀉下候三五度除去藥餅以溫粥補之久患者隔日方取去一餅可救數人其效如神忌飲涼水

又方，雄猪肚一枚，洗洁净，用三枚大活蛤蟆装入肚内，陈酒三斤，水半斤，煮烂，再洗净，多用紫皮蒜同肚子食之。须忌盐酱百日。

治水臌肿胖，丹方奇术，不服药自然去也。

轻粉二钱，巴豆四钱去油，生硫黄一钱，共研成饼。先以新绵一片铺脐上，次以药饼，当脐按之。外用帛缚。如人行五六里，自泻下。候三五度，除去药饼，以温粥补之。久患者，隔日方取去。一饼可救数人，其效如神。忌饮凉水。

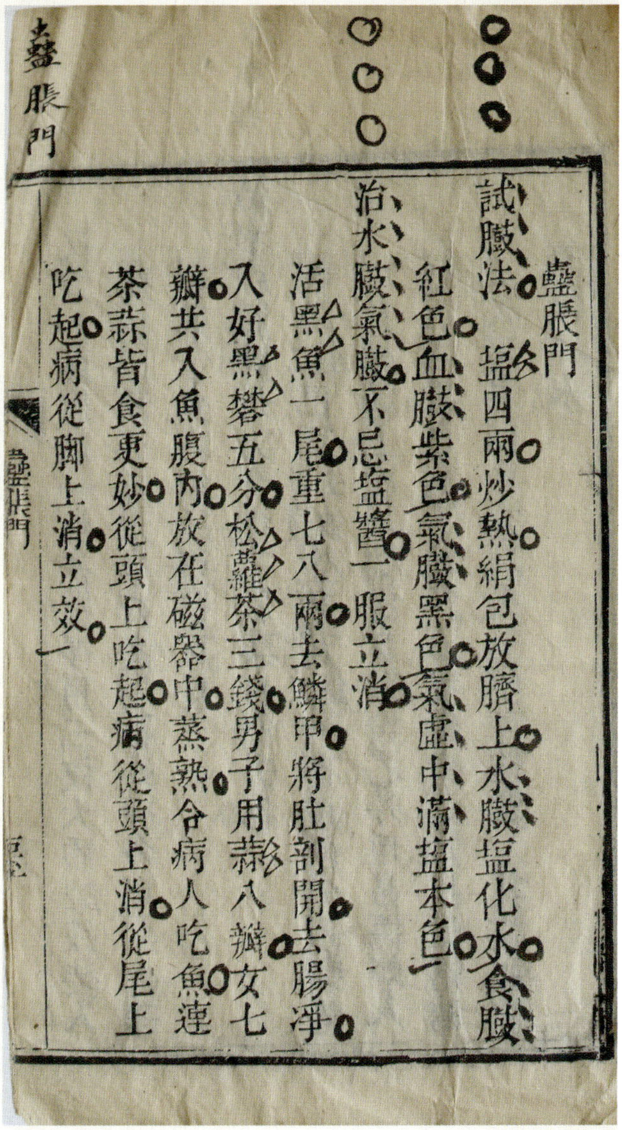
蠱脹門

蠱脹門

試臌法　鹽四兩炒熱絹包放臍上水臌鹽化水食臌紅色血臌紫色氣臌黑色氣虛中滿鹽本色

治水臌氣臌不忌鹽醬一服立消

活黑魚一尾重七八兩去鱗甲將肚剖開去腸淨入好黑礬五分松蘿茶三錢男子用蒜八瓣女七瓣共入魚腹內放在磁器中蒸熟令病人吃魚連茶蒜皆食更妙從頭上吃起病從頭上消從尾上吃起病從脚上消立效

蛊胀门

试臌法　盐四两，炒热，绢包放脐上。水臌，盐化水；食臌，红色；血臌，紫色；气臌，黑色；气虚中满，盐本色。

治水臌、气臌，不忌盐酱，一服立消。

活黑鱼一尾，重七八两，去鳞甲，将肚剖开，去肠净。入好黑矾五分，松萝茶三钱，男子用蒜八瓣，女七瓣，共入鱼腹内，放在磁器中，蒸熟。令病人吃鱼，连茶、蒜皆食更妙。从头上吃起，病从头上消；从尾上吃起，病从脚上消，立效。

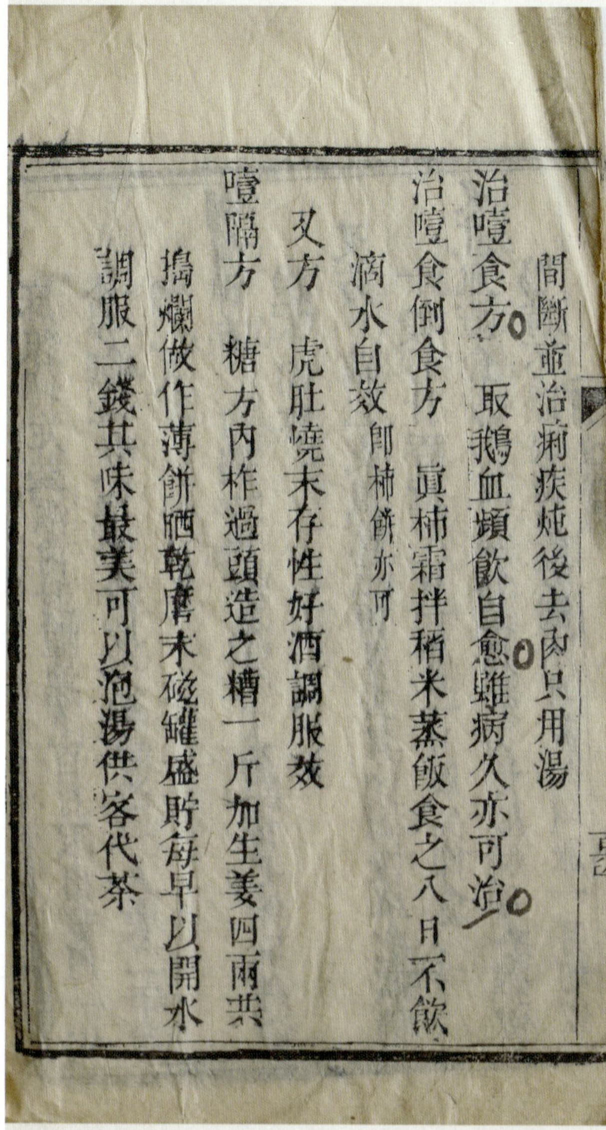
間斷並治痢疾炖後去肉只用湯
治噎食方 取鵝血頻飲自愈雖病久亦可治
治噎食倒食方 眞柿霜拌稻米蒸飯食之八日不飲
滴水自效即柿餅亦可
又方 虎肚燒末存性好酒調服效
噎膈方 糖方內柞過頭造之糟一斤加生姜四兩共
搗爛做作薄餅晒乾磨末磁罐盛貯每早以開水
調服二錢其味最美可以泡湯供客代茶

间断。并治痢疾，炖后去肉，只用汤。

治噎食方　取鹅血频饮，自愈。虽病久，亦可治。

治噎食倒食方　真柿霜拌稻米，蒸饭食之，八日不饮滴水，自效。即柿饼亦可。

又方，虎肚烧末存性，好酒调服，效。

噎膈方　糖方内柞过头造之糟一斤，加生姜四两，共捣烂，做作薄饼，晒干磨末，磁罐盛贮。每早以开水调服二钱，其味最美，可以泡汤供客代茶。

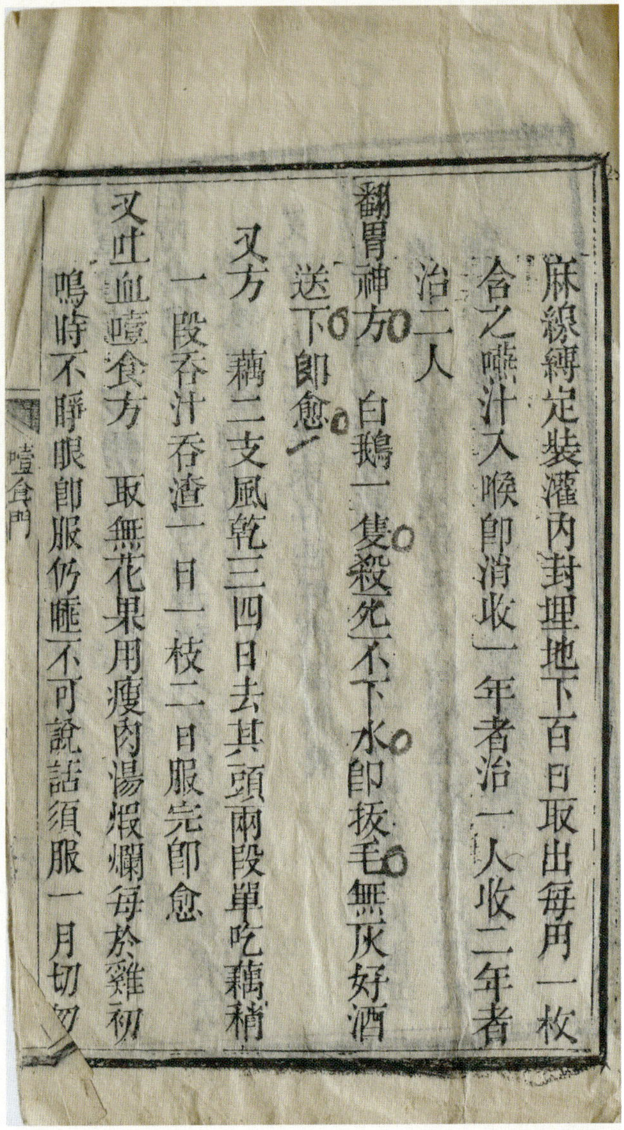
麻線縛定裝灌內封埋地下百日取出每用一枚
含之嚥汁入喉即消收一年者治一人收二年者
治二人
翻胃神方 白鵝一隻殺死不下水即拔毛無灰好酒
送下即愈
又方 藕二支風乾三四日去其頭兩段單吃藕稍
一段吞汁吞渣一日一枝二日服完即愈
又吐血噎食方 取無花果用瘦肉湯煨爛每於雞初
鳴時不睜眼即服仍睡不可說話須服一月切勿
噎食門

麻线缚定，装罐[1]内封埋地下，百日取出，每用一枚含之咽汁，入喉即消。收一年者，治一人；收二年者，治二人。

翻胃神方 白鹅一只，杀死不下水即拔毛，无灰好酒送下，即愈。

又方，藕二枝[2]，风干三四日，去其头两段，单吃藕稍一段，吞汁吞渣，一日一枝，二日服完即愈。

又吐血噎食方 取无花果，用瘦肉汤煨烂。每于鸡初鸣时，不睁眼即服，仍睡，不可说话。须服一月，切勿

1 罐：原文“灌”当为“罐”，予以勘正。
2 枝：据下文改“支”为“枝”。

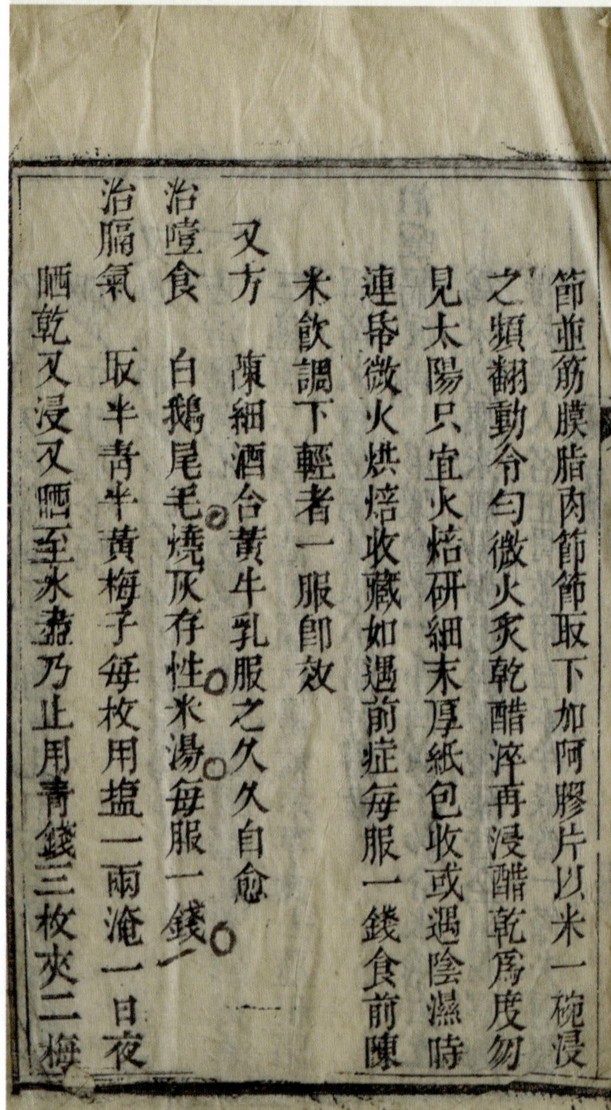
節並筋膜脂肉節節取下加阿膠片以米一碗浸
之頻翻動令勻微火炙乾醋淬再浸醋乾爲度勿
見太陽只宜火焙研細末厚紙包收或遇陰濕時
連帋微火烘焙收藏如遇前症每服一錢食前陳
米飲調下輕者一服即效
又方　陳細酒合黃牛乳服之久久自愈
治噎食　白鵝尾毛燒灰存性米湯每服一錢
治膈氣　取半青半黃梅子每枚用鹽一兩淹一日夜
晒乾又浸又晒至水盡乃止用青錢三枚夾二梅

节，并筋膜脂肉节节取下，加阿胶片，以米一碗浸之，频翻动令匀，微火炙干，醋淬，再浸，醋干为度。勿见太阳，只宜火焙，研细末，厚纸包收。或遇阴湿时，连纸微火烘焙收藏。如遇前症，每服一钱，食前陈米饮调下，轻者一服即效。

又方，陈细酒合黄牛乳服之，久久自愈。

治噎食　白鹅尾毛，烧灰存性，米汤，每服一钱。

治膈气　取半青半黄梅子，每枚用盐一两淹[1]一日，夜晒干，又浸又晒，至水尽乃止。用青钱三枚夹二梅，

1 淹：通“腌”。

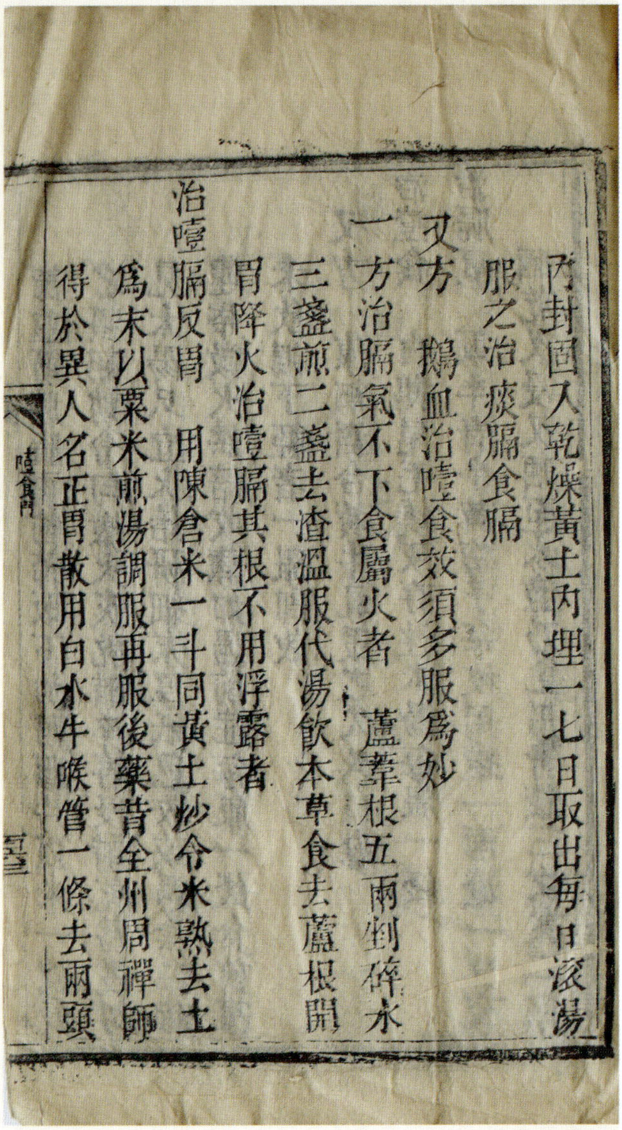
内封固入乾燥黄土内埋一七日取出每日滚湯
服之治痰膈食膈
又方　鵝血治噎食效須多服為妙
一方治膈氣不下食屬火者　蘆葦根五兩剉碎水
三盞煎二盞去渣溫服代湯飲本草食去蘆根開
胃降火治噎膈其根不用浮露者
治噎膈反胃　用陳倉米一斗同黄土炒令米熟去土
為末以粟米煎湯調服再服後藥昔全州周禪師
得於異人名正胃散用白水牛喉管一條去兩頭

内封固，入干燥黄土内埋一七日取出，每日滚汤服之，治痰膈、食膈。

又方，鹅血治噎食效，须多服为妙。

一方，治膈气不下食，属火者。芦苇根五两，剉碎，水三盏，煎二盏，去渣，温服，代汤饮。《本草》食去芦根，开胃降火，治噎膈，其根不用浮露者。

治噎膈反胃　用陈仓米一斗，同黄土炒，令米熟，去土为末。以粟米煎汤调服，再服后药。昔全州周禅师得于异人，名正胃散。用白水牛喉管一条，去两头

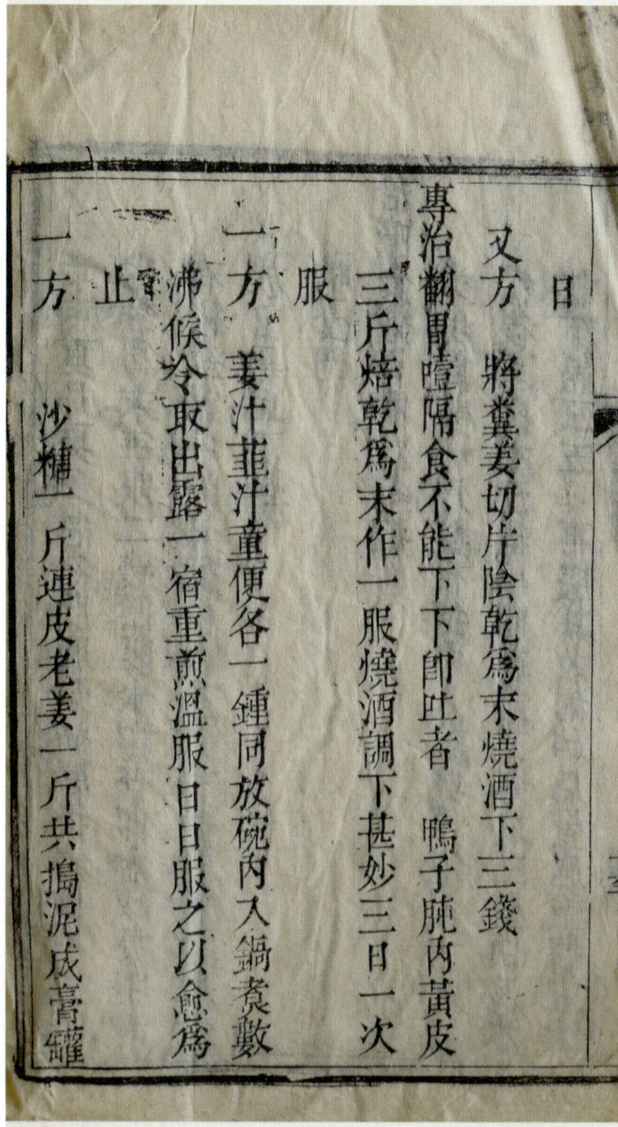

日

又方將糞姜切片陰乾爲末燒酒下三錢

專治翻胃噎膈食不能下下即吐者　鴨子肫內黃皮

三斤焙乾爲末作一服燒酒調下甚妙三日一次

服

一方姜汁韮汁童便各一鍾同放碗內入鍋煮數

沸候冷取出露一宿重煎溫服日日服之以愈爲

止

一方沙糖一斤連皮老姜一斤共搗泥成膏罐

日。

又方，将粪姜切片阴干为末，烧酒下三钱。

专治翻胃，噎膈，食不能下，下即吐者　鸭子肫内黄皮三斤，焙干为末，作一服，烧酒调下，甚妙。三日一次服。

一方，姜汁、韭汁、童便各一钟，同放碗内，入锅煮数沸，候冷取出，露一宿，重煎温服，日日服之，以愈为止。

一方，砂糖一斤，连皮老姜一斤，共捣泥成膏，罐

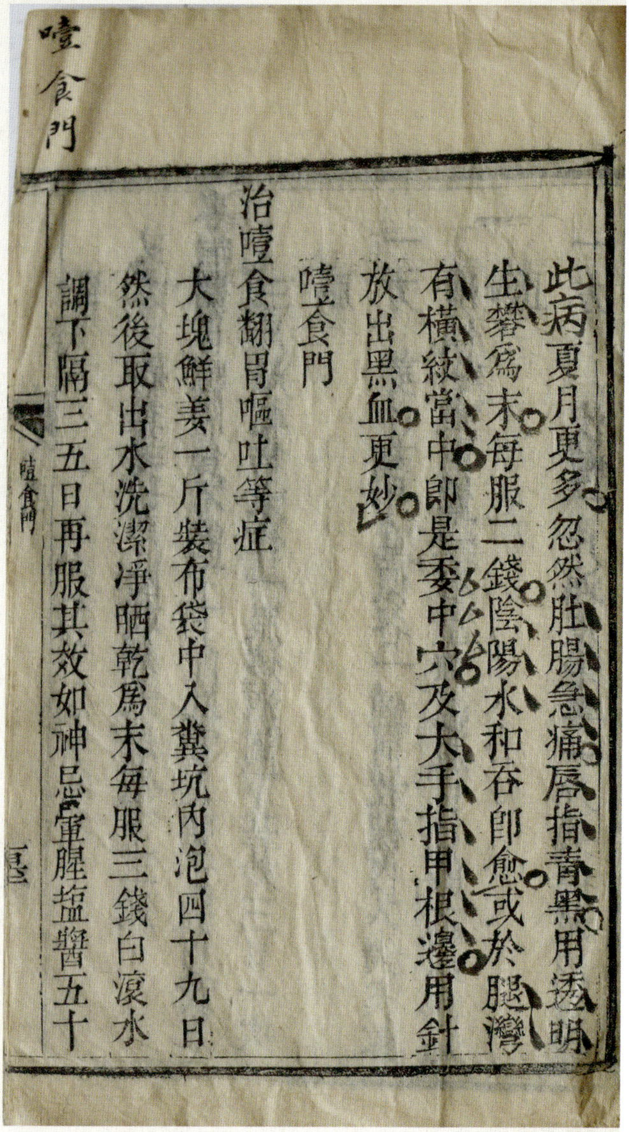
噎食門

此病夏月更多忽然肚腸急痛唇指青黑用透明
生礬爲末每服二錢陰陽水和吞即愈或於腿灣
有橫紋當中即是委中穴及大手指甲根邊用針
放出黑血更妙
噎食門
治噎食翻胃嘔吐等症
大塊鮮姜一斤裝布袋中入糞坑内泡四十九日
然後取出水洗潔淨晒乾爲末每服三錢白滚水
調下隔三五日再服其效如神忌葷腥塩醬五十

此病夏月更多，忽然肚肠急痛，唇指青黑。用透明生矾为末，每服二钱，阴阳水和吞，即愈。或于腿湾有横纹当中，即是委中穴，及大手指甲根边，用针放出黑血，更妙。

噎食门

治噎食翻胃呕吐等症

大块鲜姜一斤，装布袋中，入粪坑内泡四十九日。然后取出，水洗洁净，晒干为末，每服三钱，白滚水调下。隔三五日再服，其效如神。忌荤腥盐酱五十

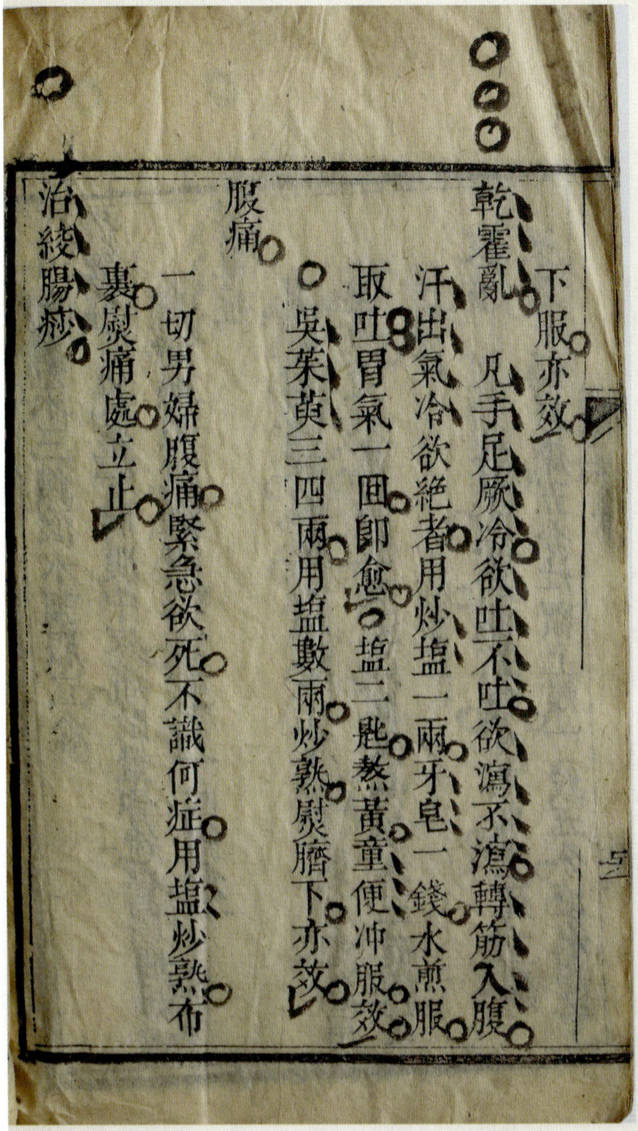

下服亦效
乾霍亂 凡手足厥冷欲吐不吐欲瀉不瀉轉筋入腹
汗出氣冷欲絶者用炒塩一兩牙皂一錢水煎服
取吐胃氣一回即愈塩二匙熬黃童便冲服效
吳茱萸三四兩用塩數兩炒熟熨臍下亦效
腹痛
一切男婦腹痛緊急欲死不識何症用塩炒熟布
裹熨痛處立止
治絞腸痧

下服，亦效。

干霍乱　凡手足厥冷，欲吐不吐，欲泻不泻，转筋入腹，汗出气冷欲绝者，用炒盐一两，牙皂一钱，水煎服。取吐，胃气一回，即愈。盐二匙，熬黄，童便冲服，效。吴茱萸三四两，用盐数两，炒熟，熨脐下，亦效。

腹痛

一切男妇腹痛，紧急欲死，不识何症，用盐炒熟，布裹，熨痛处，立止。

治绞肠痧

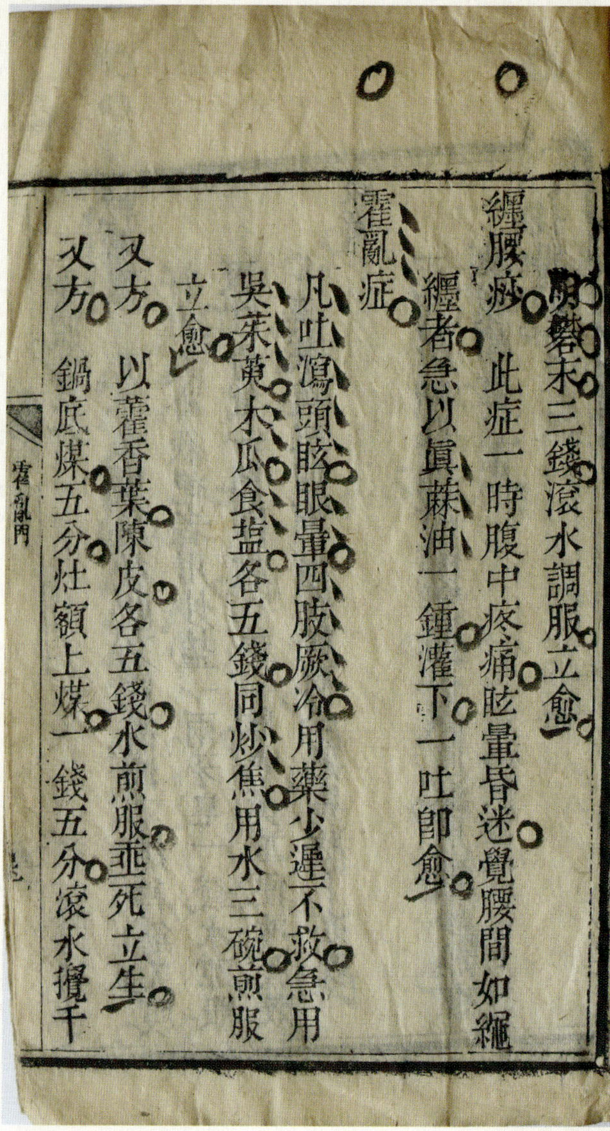

明礬末三錢滾水調服立愈

纏腰痧 此症一時腹中疼痛眩暈昏迷覺腰間如繩纏者急以眞蔴油一鍾灌下一吐即愈

霍亂症

凡吐瀉頭眩眼暈四肢厥冷用藥少遲不救急用吳茱萸木瓜食盐各五錢同炒焦用水三碗煎服立愈

又方以藿香葉陳皮各五錢水煎服垂死立生

又方鍋底煤五分灶額上煤一錢五分滾水攪千

霍亂門

明矾末三钱，滚水调服，立愈。

缠腰痧　此症一时腹中疼痛，眩晕昏迷，觉腰间如绳缠者，急以真麻油一钟，灌下，一吐即愈。

霍乱症

凡吐泻，头眩眼晕，四肢厥冷，用药少迟不救，急用吴茱萸、木瓜、食盐各五钱，同炒焦，用水三碗煎服，立愈。

又方，以藿香叶、陈皮各五钱，水煎服，垂死立生。

又方，锅底煤五分，灶额上煤一钱五分，滚水搅千

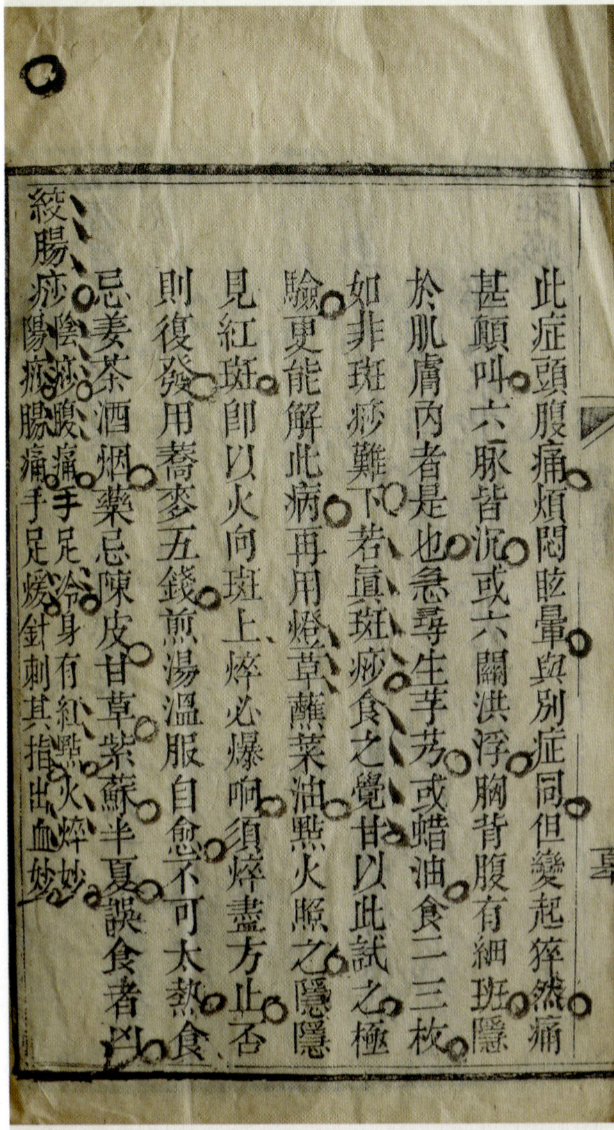
此症頭腹痛煩悶眩暈與别症同但變起猝然痛甚顛叫六脉皆沉或六關洪浮胸背腹有細斑隱於肌膚内者是也急尋生芋艿或蜡油食二三枚如非斑痧難下若真斑痧食之覺甘以此試之極驗更能解此病再用燈草蘸菜油點火照之隱隱見紅斑即以火向斑上焠必爆响須焠盡方止否則復發用蕎麥五錢煎湯温服自愈不可太熱食忌姜茶酒烟藥忌陳皮甘草紫蘇半夏誤食者凶

絞腸痧陰痧腹痛手足冷身有紅點火焠妙陽痧腸痛手足煖針刺其指出血妙

此症头腹痛，烦闷眩晕，与别症同。但变起猝然，痛甚颠叫，六脉皆沉，或六关洪浮，胸背腹有细斑，隐于肌肤内者是也。急寻生芋艿，或蜡油，食二三枚。如非斑痧，难下；若真斑痧，食之觉甘，以此试之极验，更能解此病。再用灯草蘸菜油，点火照之，隐隐见红斑。即以火向斑上，焠必爆响，须焠尽方止，否则复发。用荞麦五钱，煎汤温服自愈，不可太热。食忌姜茶酒烟，药忌陈皮、甘草、紫苏、半夏，误食者凶。

绞肠痧阴痧，腹痛，手足冷，身有红点，火焠妙；阳痧，肠痛，手足暖，针刺其指出血妙。

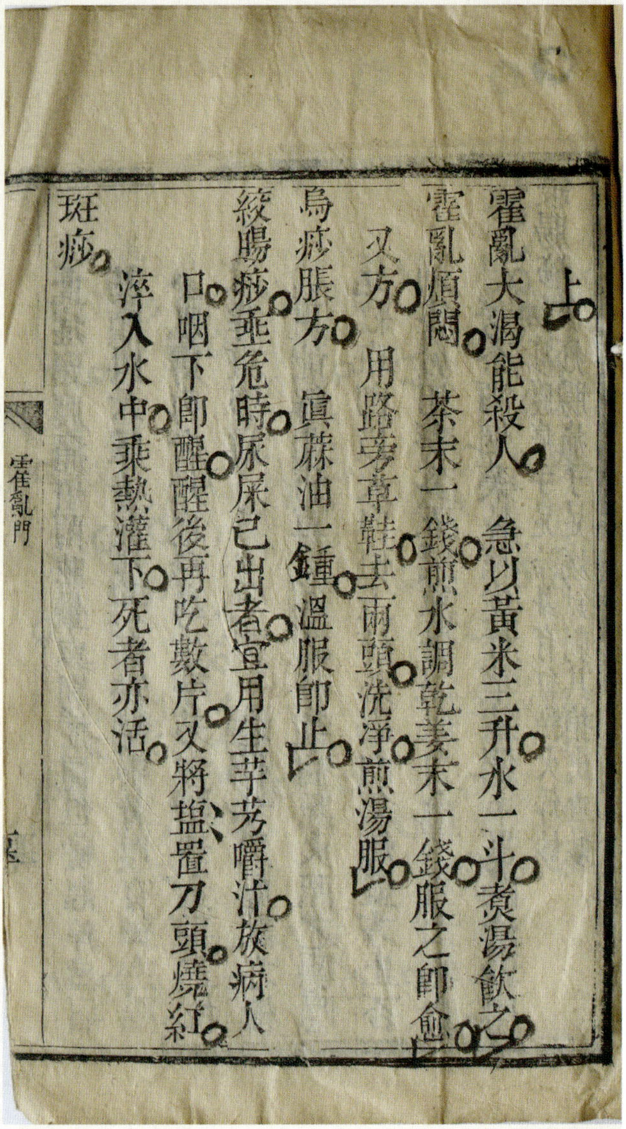

上。

霍乱大渴能杀人　急以黄米三升，水一斗，煮汤饮之。

霍乱烦闷　茶末一钱，煎水调干姜末一钱，服之即愈。

又方，用路旁草鞋，去两头，洗净，煎汤服。

乌痧胀方　真麻油一钟，温服即止。

绞肠痧垂危时，尿屎已出者，宜用生芋艿嚼汁，放病人口，咽下即醒，醒后再吃数片。又将盐置刀头，烧红淬入水中，乘热灌下，死者亦活。

斑痧

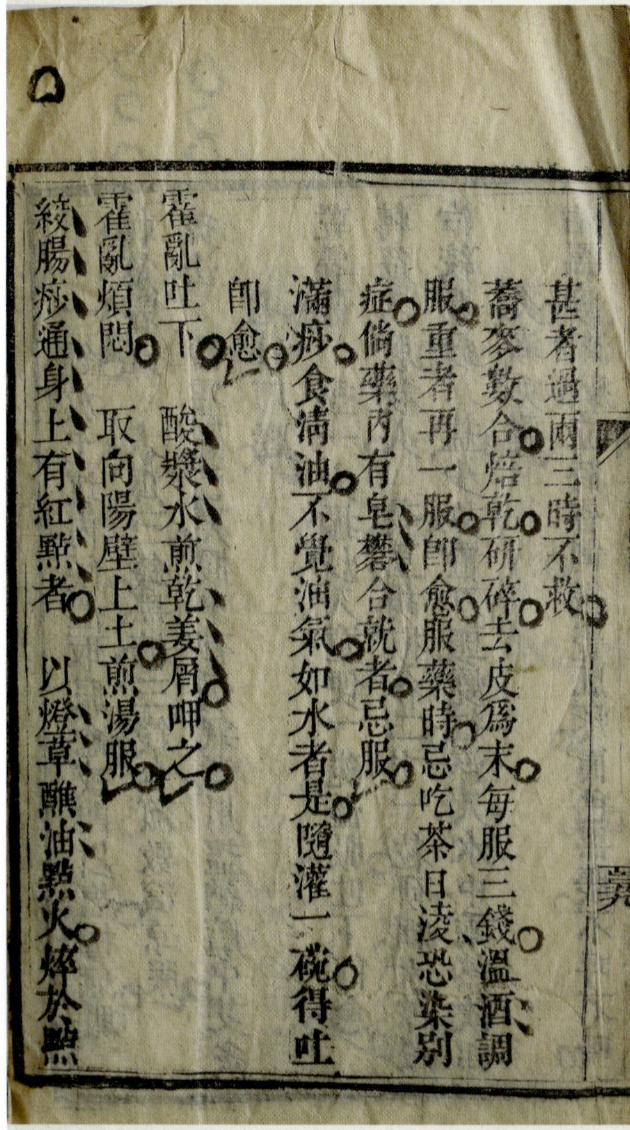

甚者過兩三時不救
蕎麥數合焙乾研碎去皮爲末每服三錢溫酒調
服重者再一服即愈服藥時忌吃茶日淩恐染別
症倘藥內有皂礬合就者忌服
滿痧食清油不覺油氣如水者是隨灌一碗得吐
即愈
霍亂吐下　酸漿水煎乾姜屑呷之
霍亂煩悶　取向陽壁上土煎湯服
絞腸痧通身上有紅點者　以燈草醮油點火焠於點

甚者过两三时不救。

荞麦数合，焙干研碎，去皮为末。每服三钱，温酒调服，重者再一服即愈。服药时，忌吃茶，日凌恐染别症。倘药内有皂矾合就者，忌服。

满痧，食清油，不觉油气，如水者是，随灌一碗，得吐即愈。

霍乱吐下　酸浆水煎干姜屑，呷之。

霍乱烦闷　取向阳壁上土，煎汤服。

绞肠痧通身上有红点者　以灯草蘸油点火，焠于点

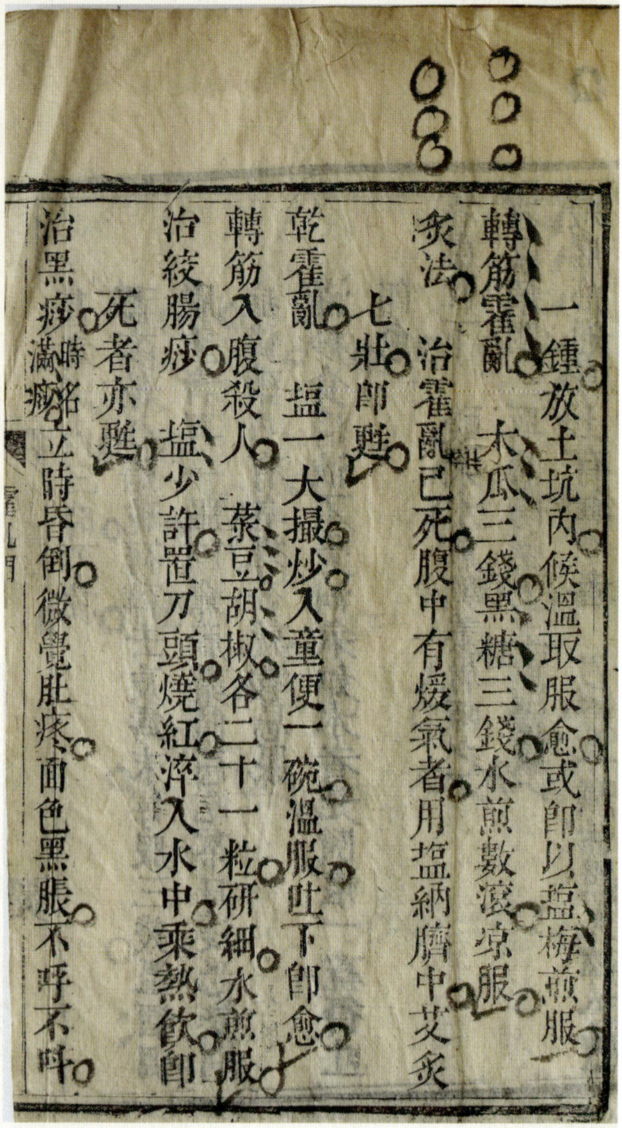

一钟，放土坑内，候温取服愈。或即以盐梅煎服。

转筋霍乱　木瓜三钱，黑糖三钱，水煎数滚，凉服。

灸法　治霍乱已死、腹中有暖气者，用盐纳脐中，艾灸七壮，即苏。

干霍乱　盐一大撮，炒，入童便一碗，温服。吐下，即愈。

转筋入腹杀人　绿豆、胡椒各二十一粒，研细，水煎服。

治绞肠痧　盐少许置刀头，烧红，淬入水中，乘热饮，即死者亦苏。

治黑痧时名满痧，立时昏倒，微觉肚疼，面色黑胀，不呼不叫，

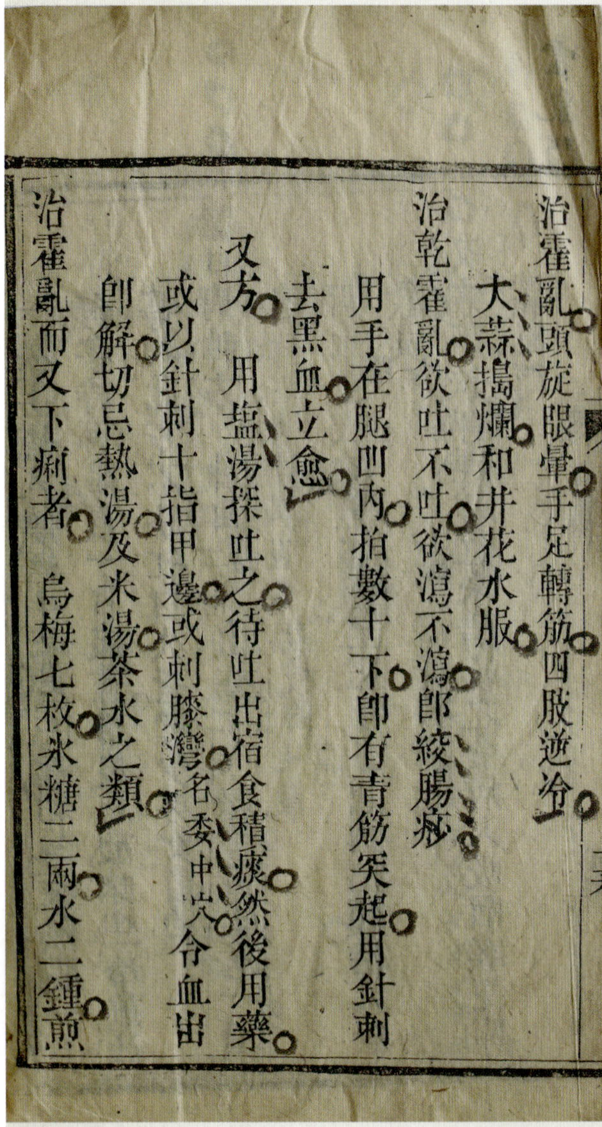
治霍亂頭旋眼暈手足轉筋四肢逆冷
大蒜搗爛和井花水服
治乾霍亂欲吐不吐欲瀉不瀉即絞腸痧
用手在腿凹內拍數十下即有青筋突起用針刺
去黑血立愈
又方　用鹽湯探吐之待吐出宿食積痰然後用藥
或以針刺十指甲邊或刺膝灣名委中穴令血出
即解切忌熱湯及米湯茶水之類
治霍亂而又下痢者　烏梅七枚冰糖二兩水二鍾煎

治霍乱，头旋眼晕，手足转筋，四肢逆冷。

大蒜捣烂，和井花水服。

治干霍乱，欲吐不吐，欲泻不泻，即绞肠痧。

用手在腿凹内，拍数十下，即有青筋突起，用针刺去黑血，立愈。

又方，用盐汤探吐之，待吐出宿食、积痰，然后用药，或以针刺十指甲边，或刺膝湾名委中穴，令血出即解。切忌热汤及米汤、茶水之类。

治霍乱而又下痢者　乌梅七枚，冰糖二两，水二钟，煎

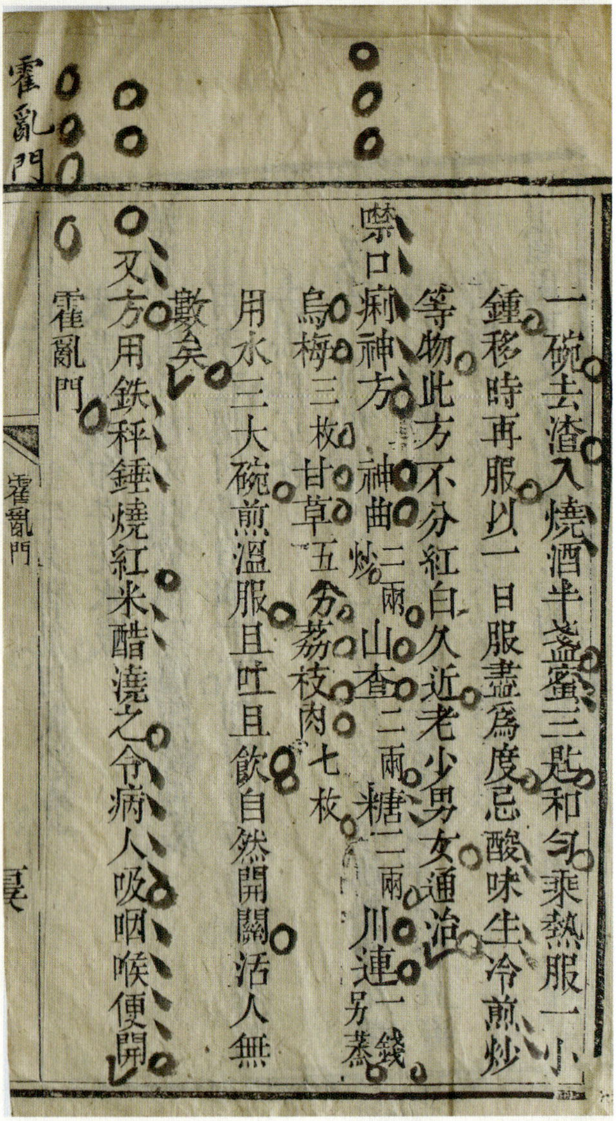

一碗，去渣。入烧酒半盏，蜜三匙，和匀，乘热服一小钟。移时再服，以一日服尽为度，忌酸味、生冷、煎炒等物。此方不分红白久近、老少男女，通治。

噤口痢神方　神曲二两炒，山楂二两，糖二两，川连一钱另蒸，乌梅三枚，甘草五分，荔枝肉七枚。

用水三大碗煎温服，且吐且饮，自然开关，活人无数矣。

又方，用铁秤锤烧红，米醋浇之，令病人吸，咽喉便开。

霍乱门

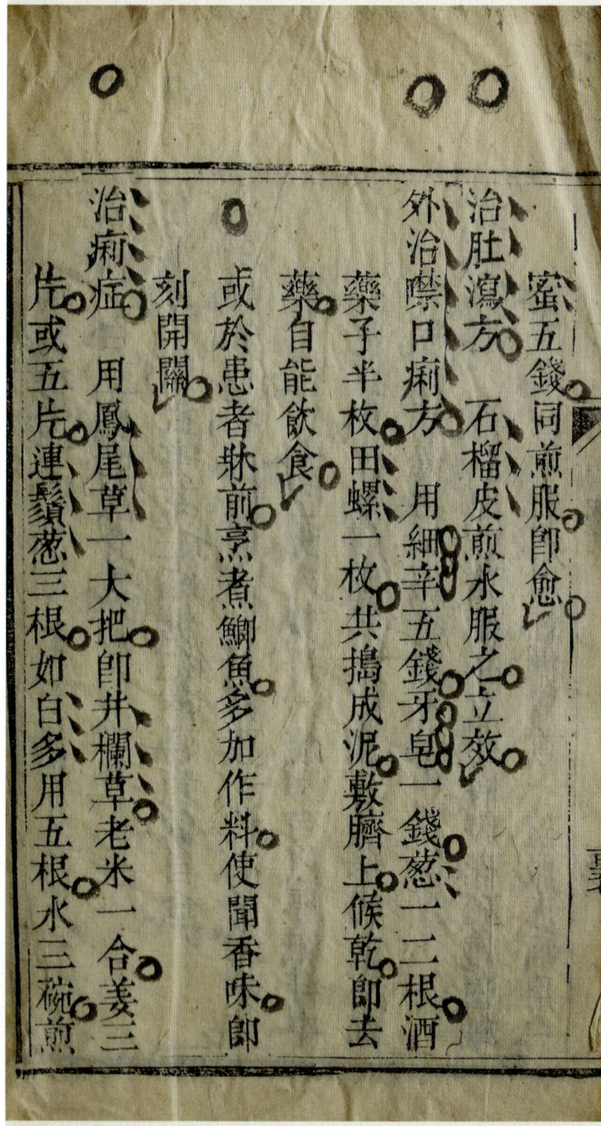
蜜五錢同煎服即愈
治肚瀉方　石榴皮煎水服之立效
外治噤口痢方　用細辛五錢牙皂一錢葱一二根酒
藥子半枚田螺一枚共搗成泥敷臍上候乾即去
藥自能飲食
或於患者牀前烹煮鯽魚多加作料使聞香味即
刻開關
治痢症　用鳳尾草一大把即井欄草老米一合姜三
片或五片連鬚葱三根如白多用五根水三碗煎

蜜五钱，同煎服，即愈。

治肚泻方　石榴皮煎水服之，立效。

外治噤口痢方　用细辛五钱，牙皂一钱，葱一二根，酒药子半枚，田螺一枚，共捣成泥，敷脐上，候干，即去药，自能饮食。

或于患者床前烹煮鲫鱼，多加作料，使闻香味，即刻开关。

治痢症　用凤尾草一大把（即井栏草），老米一合，姜三片或五片，连须葱三根（如白多用五根），水三碗，煎

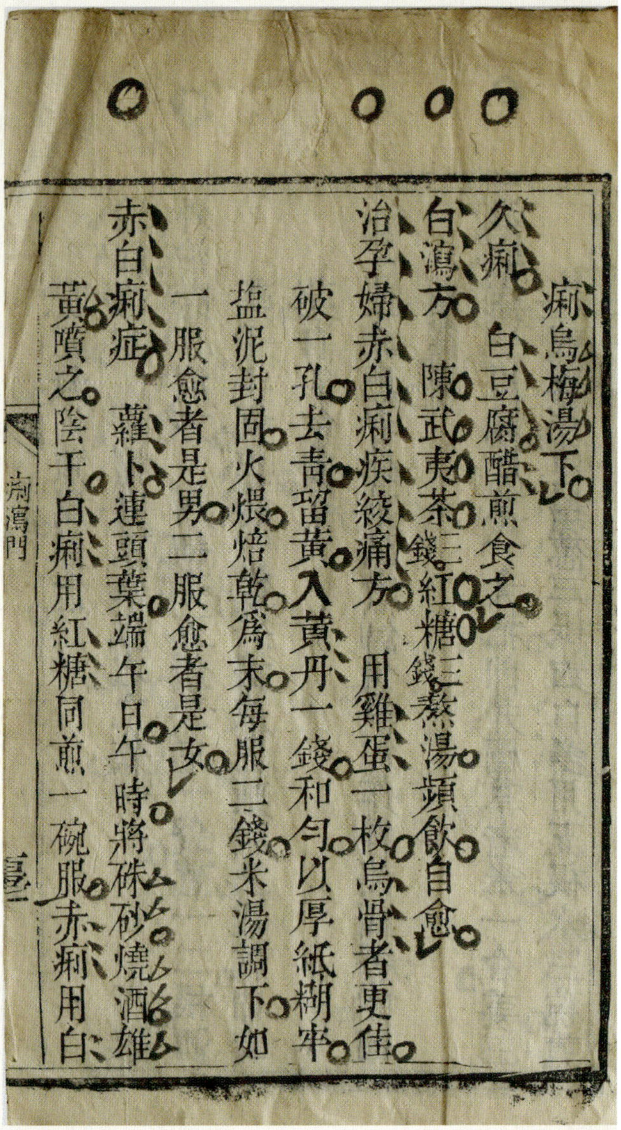

痢，乌梅汤下。

久痢　白豆腐，醋煎食之。

白泻方　陈武夷茶三钱，红糖三钱。熬汤，频饮，自愈。

治孕妇赤白痢疾绞痛方　用鸡蛋一枚，乌骨者更佳，破一孔，去清留黄，入黄丹一钱，和匀，以厚纸糊牢，盐泥封固，火煨焙干为末，每服二钱，米汤调下。如一服愈者是男，二服愈者是女。

赤白痢症　萝卜连头叶，端午日午时，将朱砂、烧酒、雄黄喷之，阴干。白痢，用红糖同煎一碗服。赤痢，用白

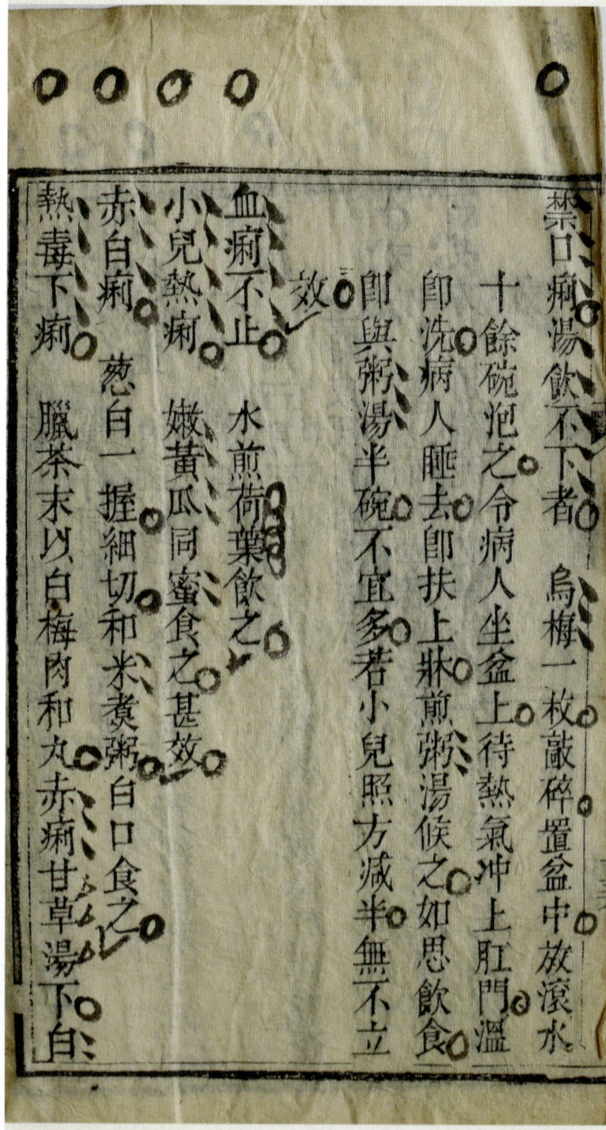
噤口痢湯飲不下者　烏梅一枚敲碎置盆中放滾水
十餘碗泡之令病人坐盆上待熱氣冲上肛門溫
即洗病人睡去即扶上牀煎粥湯候之如思飲食
即與粥湯半碗不宜多若小兒照方減半無不立
效
血痢不止　水煎荷葉飲之
小兒熱痢　嫩黃瓜同蜜食之甚效
赤白痢　葱白一握細切和米煮粥白口食之
熱毒下痢　臘茶末以白梅肉和丸赤痢甘草湯下白

噤口痢汤饮不下者　乌梅一枚，敲碎，置盆中，放滚水十余碗泡之。令病人坐盆上，待热气冲上肛门，温即洗。病人睡去，即扶上床。煎粥汤候之，如思饮食，即与粥汤半碗，不宜多。若小儿，照方减半。无不立效。

血痢不止　水煎荷叶饮之。

小儿热痢　嫩黄瓜同蜜食之，甚效。

赤白痢　葱白一握细切，和米煮粥，白口食之。

热毒下痢　腊茶末以白梅肉和丸。赤痢，甘草汤下；白

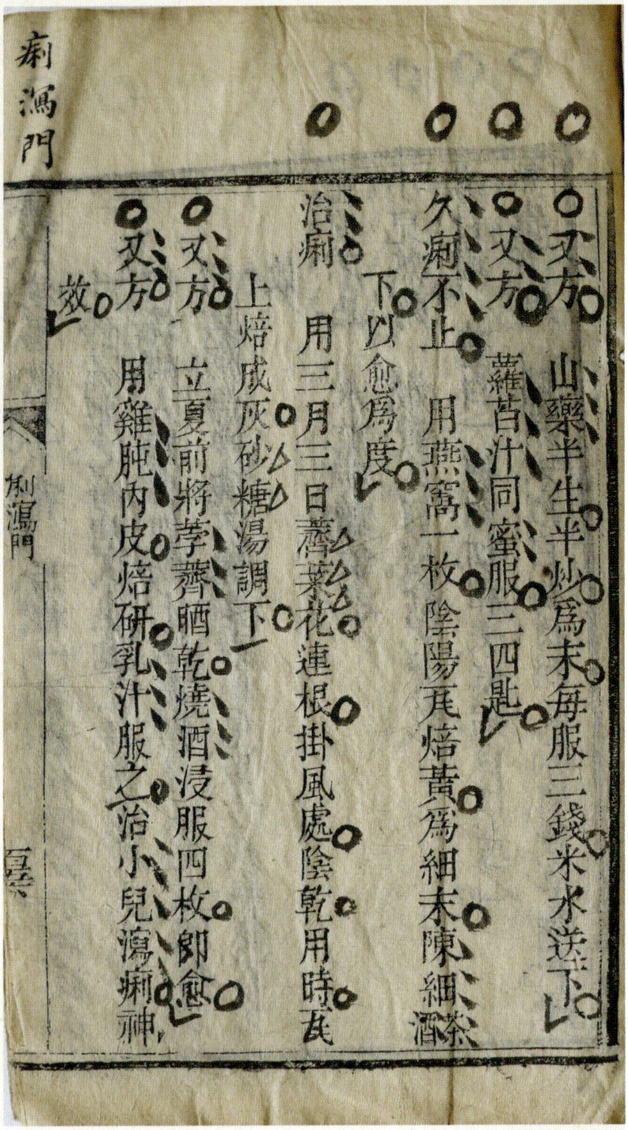
痢瀉門

又方山藥半生半炒爲末每服三錢米水送下
又方蘿蔔汁同蜜服三四匙
久痢不止　用燕窩一枚陰陽瓦焙黄爲細末陳細茶酒下以愈爲度
治痢　用三月三日薺菜花連根掛風處陰乾用時瓦上焙成灰砂糖湯調下
又方立夏前將荸薺晒乾燒酒浸服四枚即愈
又方用雞肫内皮焙研乳汁服之治小兒瀉痢神效

又方，山药半生半炒为末，每服三钱，米水送下。

又方，萝卜汁同蜜服三四匙。

久痢不止　用燕窝一枚，阴阳瓦焙黄，为细末，陈细茶酒下，以愈为度。

治痢　用三月三日荠菜花连根，挂风处阴干，用时瓦上焙成灰，砂糖汤调下。

又方，立夏前将荸荠晒干，烧酒浸服四枚，即愈。

又方，用鸡肫内皮焙研，乳汁服之。治小儿泻痢神效。

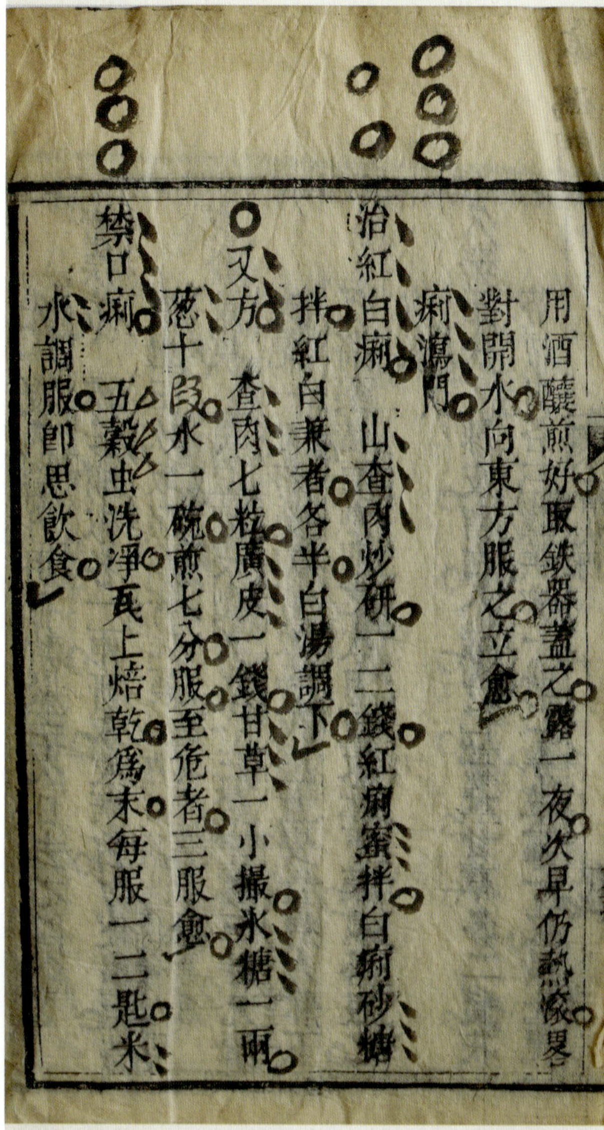
用酒釀煎好取鉄器蓋之露一夜次早仍熱滚畧對開水向東方服之立愈
痢瀉門
治紅白痢　山查肉炒研一二錢紅痢蜜拌白痢砂糖拌紅白兼者各半白湯調下
又方　查肉七粒廣皮一錢甘草一小撮氷糖一兩葱十段水一碗煎七分服至危者三服愈
禁口痢　五穀虫洗淨瓦上焙乾爲末每服一二匙米水調服即思飲食

用酒酿煎好，取铁器盖之，露一夜，次早仍热滚，略对开水，向东方服之，立愈。

痢泻门

治红白痢　山楂肉炒研一二钱，红痢蜜拌，白痢砂糖拌，红白兼者，各半，白汤调下。

又方，楂肉七粒，广皮一钱，甘草一小撮，冰糖一两，葱十段，水一碗，煎七分服。至危者，三服愈。

噤口痢　五谷虫洗净，瓦上焙干，为末，每服一二匙，米水调服，即思饮食。

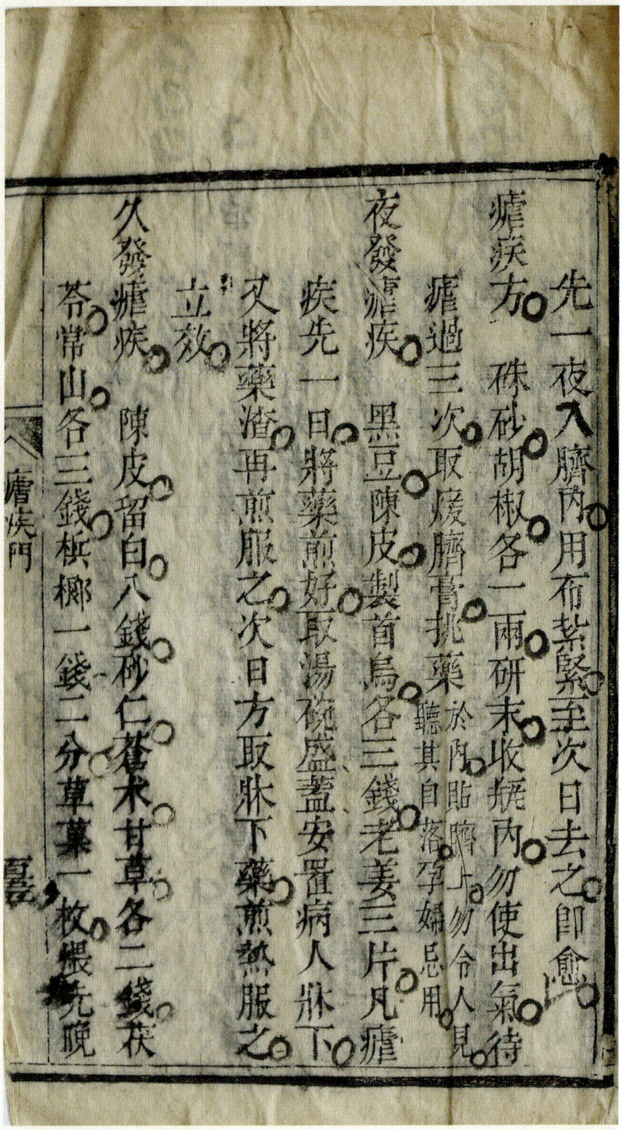

瘧疾門

先一夜入臍內用布紮緊至次日去之即愈

瘧疾方 硃砂胡椒各一兩研末收瓶內勿使出氣待瘧過三次取煖臍膏挑藥於內貼臍上勿令人見聽其自落孕婦忌用

夜發瘧疾 黑豆陳皮製首烏各三錢老姜三片凡瘧疾先一日將藥煎好取湯碗盛蓋安置病人牀下又將藥渣再煎服之次日方取牀下藥煎熱服之立效

久發瘧疾 陳皮留白八錢砂仁蒼朮甘草各二錢茯苓常山各三錢檳榔一錢二分草菓一枚煨先晚

先一夜入脐内，用布扎紧，至次日去之，即愈。

疟疾方　朱砂、胡椒各一两，研末，收瓶内，勿使出气。待疟过三次，取暖脐膏，挑药于内，贴脐上，勿令人见，听其自落。孕妇忌用。

夜发疟疾　黑豆、陈皮、制首乌各三钱，老姜三片。凡疟疾，先一日将药煎好，取汤碗盛盖，安置病人床下。又将药渣，再煎服之。次日方取床下药，煎热服之，立效。

久发疟疾　陈皮（留白）八钱，砂仁、苍术、甘草各二钱，茯苓、常山各三钱，槟榔一钱二分，草果一枚（煨）。先晚

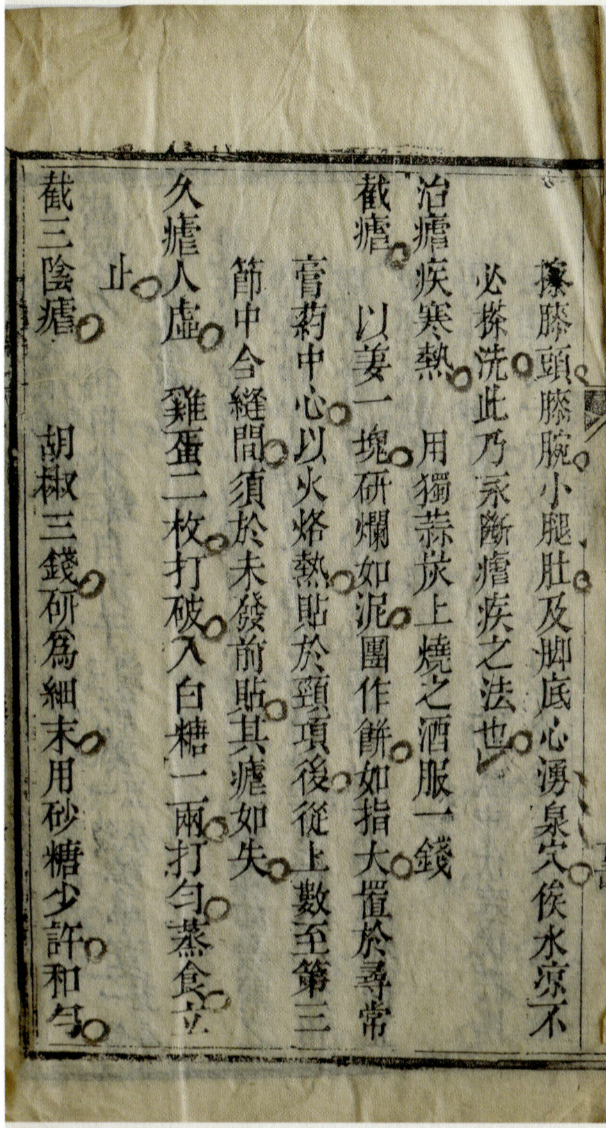

擦膝头、膝腕、小腿肚及脚底心涌泉穴。俟水凉，不必搽洗。此乃永断疟疾之法也。

治疟疾寒热　用独蒜炭上烧之，酒服一钱。

截疟　以姜一块，研烂如泥，团作饼，如指大，置于寻常膏药中心，以火烙热，贴于颈项后，从上数至第三节中合缝间，须于未发前贴，其疟如失。

久疟人虚　鸡蛋二枚，打破，入白糖一两，打匀，蒸食，立止。

截三阴疟　胡椒三钱，研为细末，用砂糖少许，和匀。

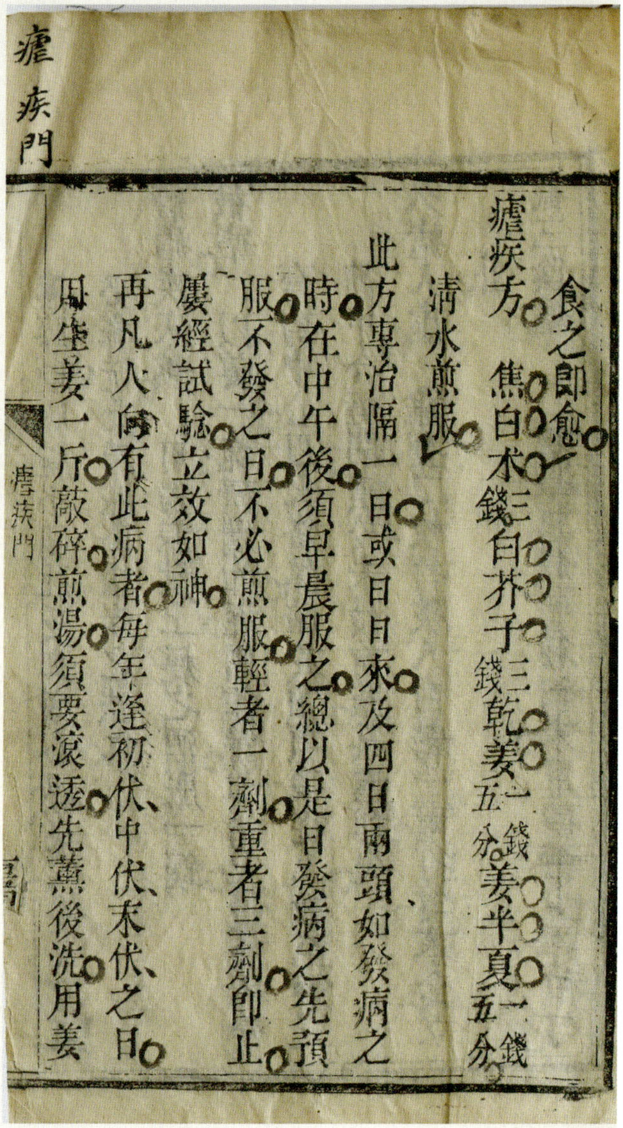

食之即愈。

疟疾方　焦白术三钱，白芥子三钱，干姜一钱五分，姜半夏一钱五分，清水煎服。

此方专治隔一日，或日日来，及四日两头。如发病之时在中午后，须早晨服之。总以是日发病之先预服。不发之日，不必煎服。轻者一剂，重者三剂，即止。屡经试验，立效如神。

再凡人向有此病者，每年逢初伏、中伏、末伏之日，用生姜一斤，敲碎，煎汤，须要滚透。先薰后洗，用姜

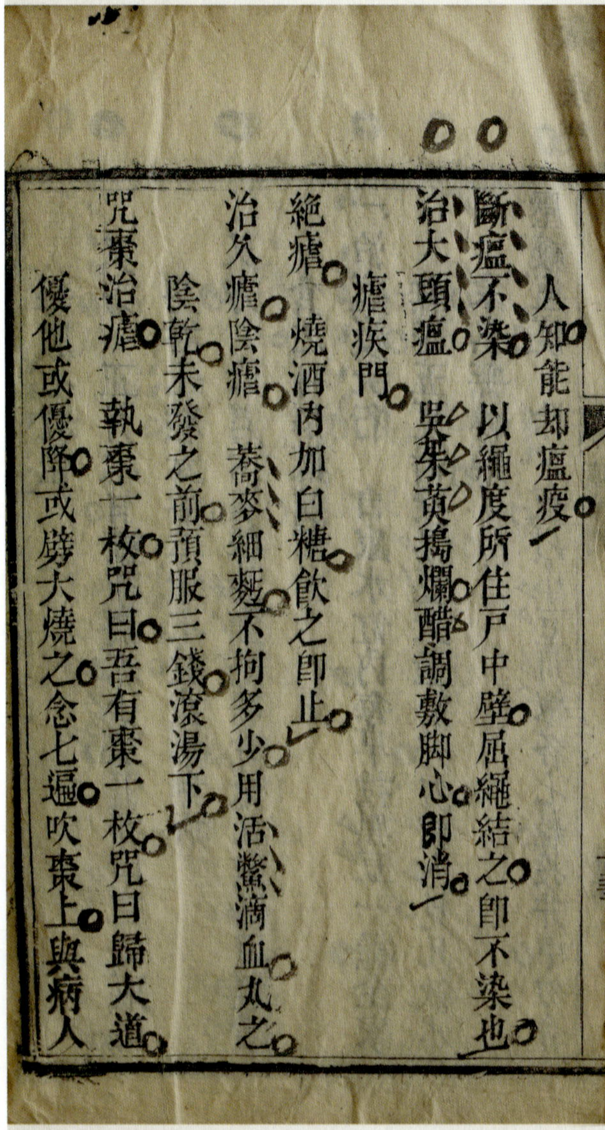

人知能却瘟疫
斷瘟不染 以繩度所住戶中壁屈繩結之即不染也
治大頭瘟 吳茱萸搗爛醋調敷脚心即消
瘧疾門
絕瘧 燒酒內加白糖飲之即止
治久瘧陰瘧 蕎麥細麪不拘多少用活鱉滴血丸之陰乾未發之前預服三錢滚湯下
呪棗治瘧 執棗一枚呪曰吾有棗一枚呪曰歸大道優他或優降或劈大燒之念七遍吹棗上與病人

人知，能却瘟疫。

断瘟不染　以绳度所住户中壁，屈绳结之，即不染也。

治大头瘟　吴茱萸捣烂，醋调敷脚心，即消。

疟疾门

绝疟　烧酒内加白糖，饮之即止。

治久疟阴疟　荞麦细面不拘多少，用活鳖滴血，丸之，阴干。未发之前，预服三钱，滚汤下。

咒枣治疟　执枣一枚，咒曰吾有枣一枚，咒曰归大道，优他或优降，或劈火烧之。念七遍，吹枣上，与病人

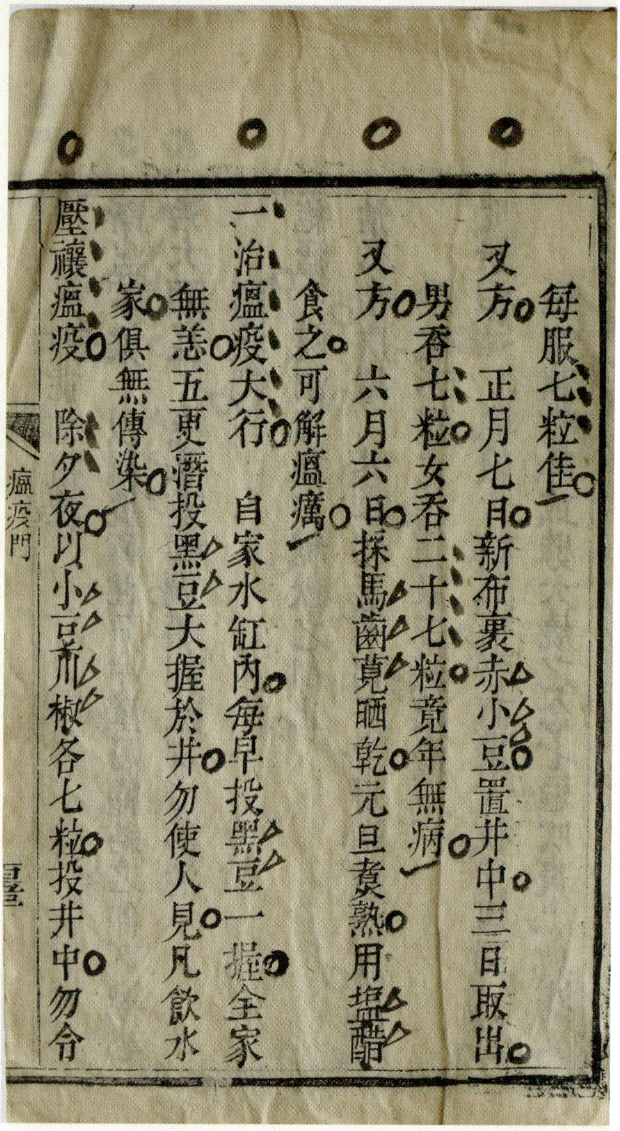

每服七粒佳。

又方，正月七日，新布裹赤小豆，置井中，三日取出。男吞七粒，女吞二十七粒，竟年无病。

又方，六月六日，采马齿苋晒干，元旦煮熟，用盐醋食之，可解瘟疠。

治瘟疫大行　自家水缸内，每早投黑豆一握，全家无恙。五更潜投黑豆大握于井，勿使人见。凡饮水家，俱无传染。

压禳瘟疫　除夕夜，以小豆、川椒各七粒，投井中，勿令

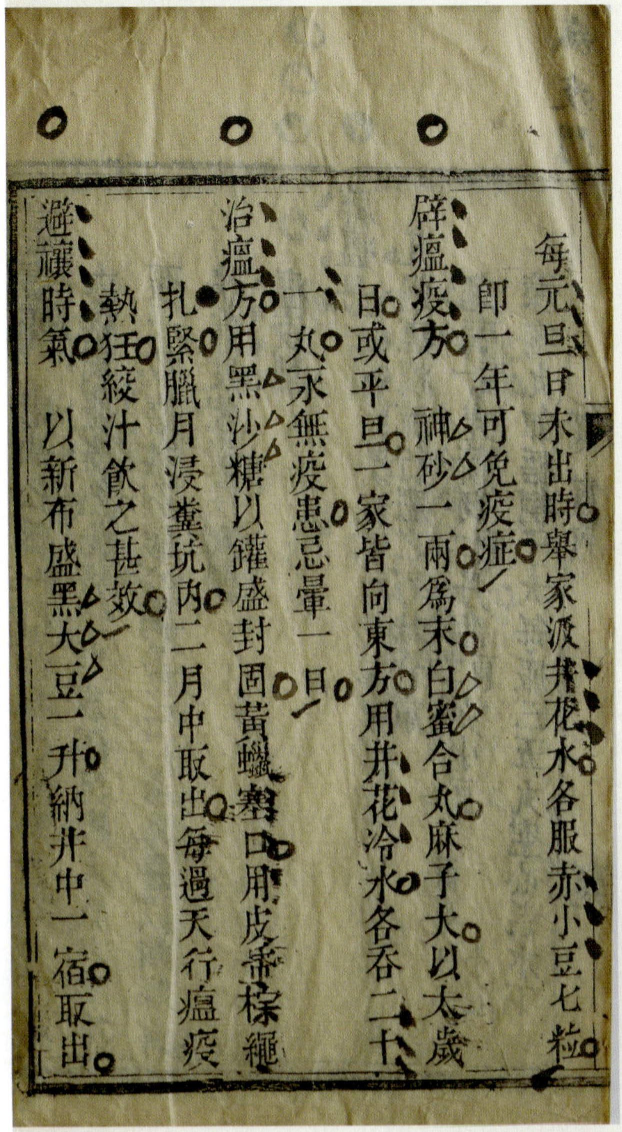

每元旦日未出時舉家汲井花水各服赤小豆七粒
即一年可免疫症
辟瘟疫方神砂一兩爲末白蜜合丸麻子大以太歲
日或平旦一家皆向東方用井花冷水各呑二十
一丸永無疫患忌暈一日
治瘟方用黑沙糖以罐盛封固黃蠟塞口用皮紙棕繩
扎緊臘月浸糞坑內二月中取出每遇天行瘟疫
熱狂絞汁飲之甚效
避禳時氣以新布盛黑大豆一升納井中一宿取出

每元旦，日未出时，举家汲井花水，各服赤小豆七粒，即一年可免疫症。

辟瘟疫方　神砂一两，为末，白蜜合丸麻子大。以太岁日或平旦，一家皆向东方，用井花冷水，各吞二十一丸，永无疫患，忌荤[1]一日。

治瘟方　用黑砂糖，以罐盛封固，黄蜡塞口，用皮纸、棕绳扎紧。腊月浸粪坑内，二月中取出。每遇天行瘟疫热狂，绞汁饮之，甚效。

避禳时气　以新布盛黑大豆一升，纳井中一宿，取出。

1 荤：原文“晕”当为“荤”之误，予以勘正。

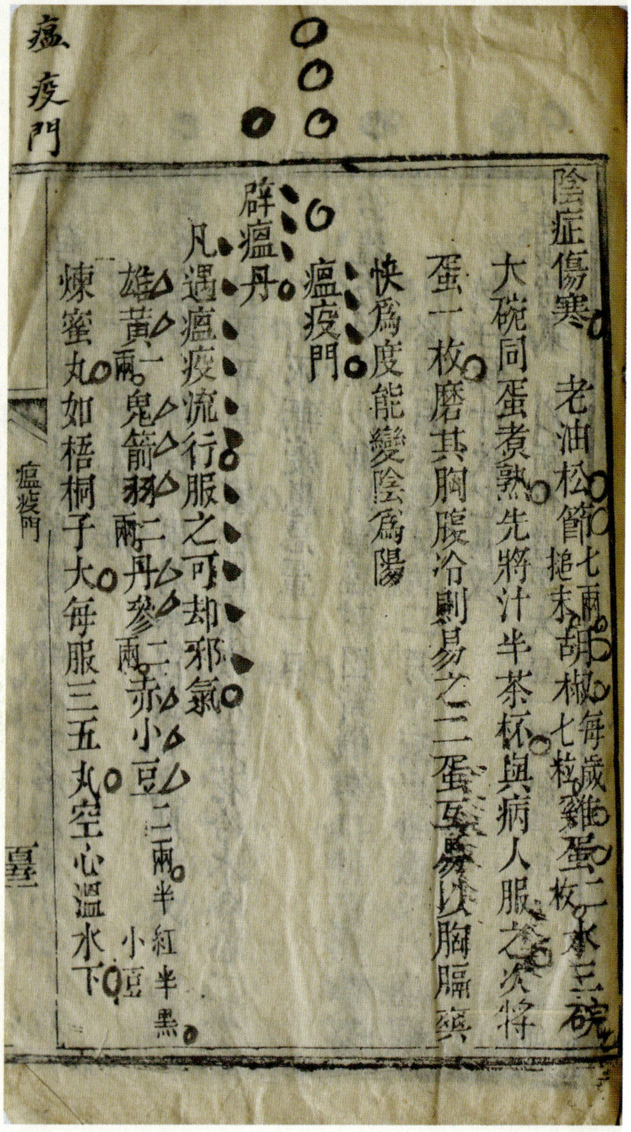

阴症伤寒　老油松节七两，搥末，胡椒每岁七粒，鸡蛋二枚，水三碗，大碗同蛋煮熟，先将汁半茶杯，与病人服之。次将蛋一枚，磨其胸腹，冷则易之，二蛋互易，以胸膈爽快为度，能变阴为阳。

瘟疫门

辟瘟丹

凡遇瘟疫流行，服之可却邪气。

雄黄一两，鬼箭羽二两，丹参二两，赤小豆二两，半红半黑小豆，炼蜜丸，如梧桐子大，每服三五丸，空心温水下。

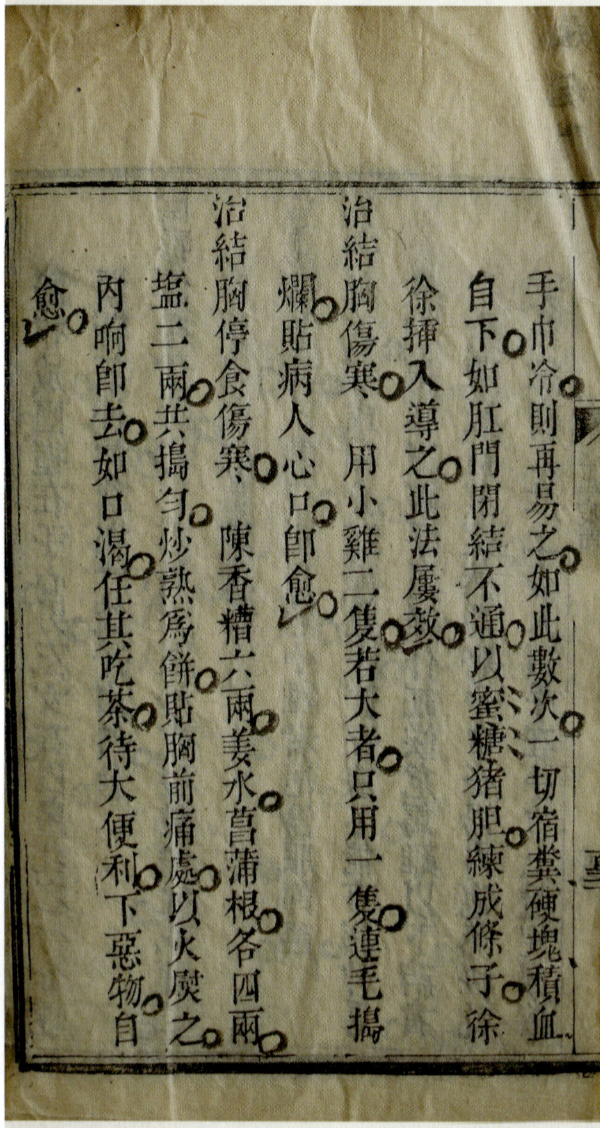

手巾冷則再易之。如此數次。一切宿糞、硬塊、積血
自下。如肛門閉結不通。以蜜糖、猪胆。練成條子。徐
徐捙入導之。此法屢效。
治結胸傷寒。用小雞二隻。若大者。只用一隻。連毛搗
爛。貼病人心口。卽愈。
治結胸停食傷寒。陳香糟六兩。姜水。菖蒲根各四兩。
塩二兩。共搗勻。炒熟爲餅。貼胸前痛處。以火熨之。
內响卽去。如口渴。任其吃茶。待大便利。下惡物。自
愈。

手巾冷则再易之。如此数次，一切宿粪、硬块、积血自下。如肛门闭结不通，以蜜糖、猪胆，练成条子，徐徐插入导之，此法屡效。

治结胸伤寒　用小鸡二只，若大者，只用一只，连毛捣烂，贴病人心口，即愈。

治结胸停食伤寒　陈香糟六两，姜水、菖蒲根各四两，盐二两，共捣匀，炒熟为饼，贴胸前痛处，以火熨之，内响即去。如口渴，任其吃茶，待大便利，下恶物，自愈。

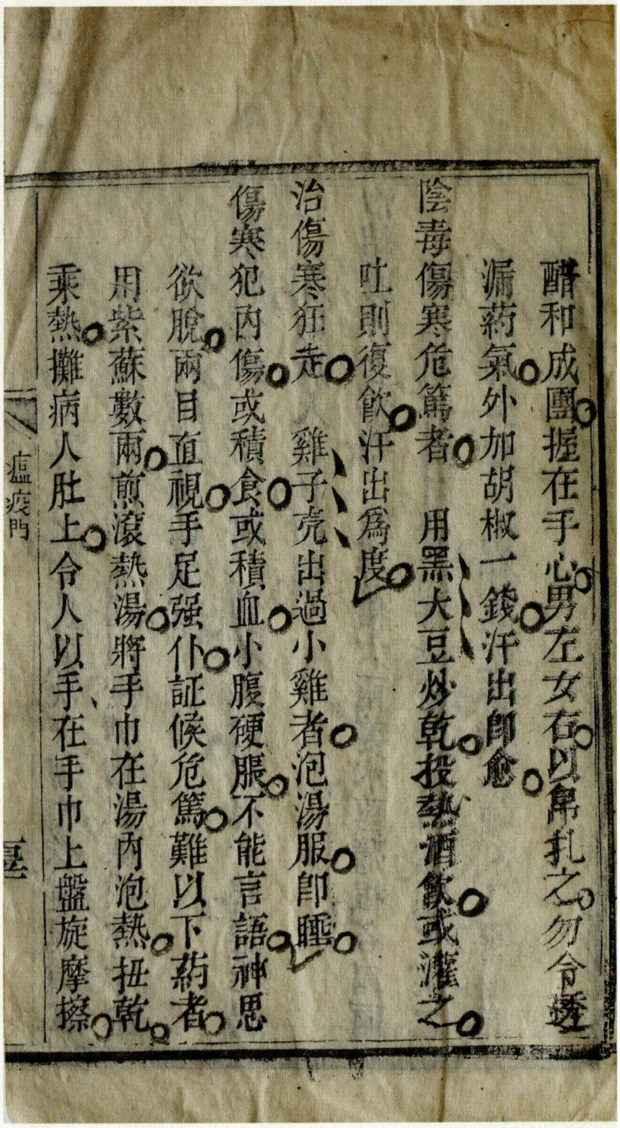

醋和成團握在手心男左女右以帛扎之勿令透
漏葯氣外加胡椒一錢汗出即愈
陰毒傷寒危篤者　用黑大豆炒乾投熱酒飲或灌之
吐則復飲汗出為度
治傷寒狂走　雞子殼出過小雞者泡湯服即睡
傷寒犯內傷或積食或積血小腹硬脹不能言語神思
欲脫兩目直視手足强仆証候危篤難以下葯者
用紫蘇數兩煎滾熱湯將手巾在湯內泡熱扭乾
乘熱攤病人肚上令人以手在手巾上盤旋摩擦

瘟疫門

醋和成团，握在手心，男左女右，以帛扎之，勿令透漏药气。外加胡椒一钱，汗出即愈。

阴毒伤寒危笃者　用黑大豆炒干，投热酒饮，或灌之。吐则复饮，汗出为度。

治伤寒狂走　鸡子壳出过小鸡者，泡汤服，即睡。

伤寒犯内伤，或积食，或积血，小腹硬胀，不能言语，神思欲脱，两目直视，手足强仆，证候危笃，难以下药者。用紫苏数两，煎滚热汤，将手巾在汤内泡热，扭干，乘热摊病人肚上。令人以手在手巾上盘旋摩擦，

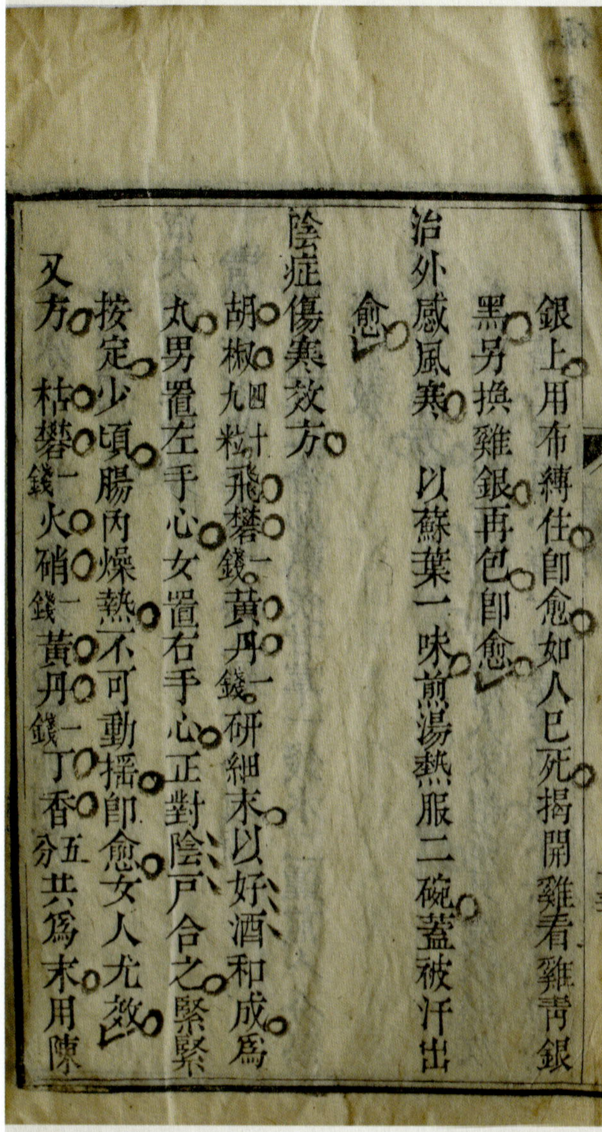
銀上用布縛住即愈如人已死揭開雞看雞青銀
黑另換雞銀再包即愈
治外感風寒　以蘇葉一味煎湯熱服二碗蓋被汗出
愈
陰症傷寒效方
胡椒四十九粒飛礬一錢黃丹一錢研細末以好酒和成爲
丸男置左手心女置右手心正對陰戶合之緊緊
按定少頃腸內燥熱不可動搖即愈女人尤效
又方枯礬一錢火硝一錢黃丹一錢丁香五分共爲末用陳

银上，用布缚住，即愈。如人已死，揭开鸡，看鸡青银黑，另换鸡、银，再包，即愈。

治外感风寒　以苏叶一味，煎汤热服二碗，盖被汗出，愈。

阴症伤寒效方

胡椒四十九粒，飞矾一钱，黄丹一钱，研细末，以好酒和成为丸。男置左手心，女置右手心。正对阴户合之，紧紧按定。少顷，肠内燥热，不可动摇，即愈。女人尤效。

又方，枯矾一钱，火硝一钱，黄丹一钱，丁香五分，共为末，用陈

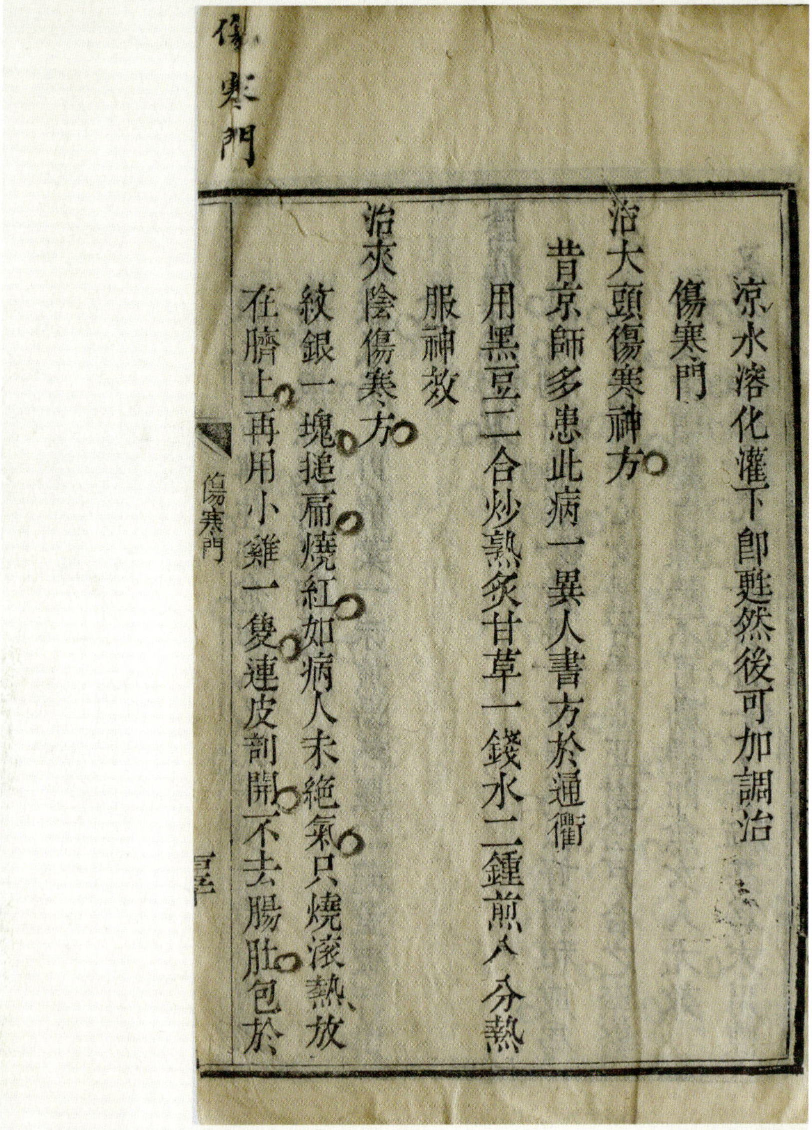
傷寒門

涼水溶化灌下即甦然後可加調治

傷寒門

治大頭傷寒神方

昔京師多患此病一異人書方於通衢

用黑豆二合炒熟炙甘草一錢水二鍾煎八分熱

服神效

治夾陰傷寒方

紋銀一塊搥扁燒紅如病人未絕氣只燒滾熱放

在臍上再用小雞一隻連皮剖開不去腸肚包於

傷寒門

凉水溶化灌下，即苏。然后可加调治。

伤寒门

治大头伤寒神方

昔京师多患此病，一异人书方于通衢[1]。

用黑豆二合炒熟，炙甘草一钱，水二钟，煎八分，热服，神效。

治夹阴伤寒方

纹银一块，搥扁，烧红。如病人未绝气，只烧滚热放在脐上，再用小鸡一只，连皮剖开，不去肠肚，包于

1 通衢（qú）：四通八达的道路。

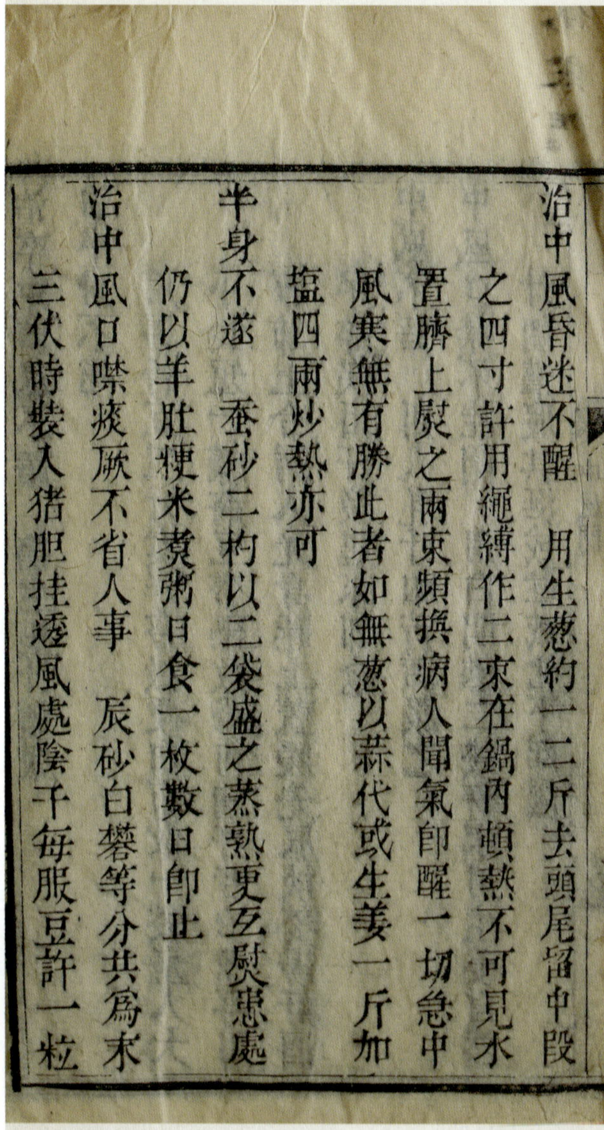
治中風昏迷不醒　用生葱約一二斤去頭尾留中段
之四寸許用繩縛作二束在鍋內頓熱不可見水
置臍上熨之兩束頻換病人聞氣即醒一切急中
風寒無有勝此者如無葱以蒜代或生姜一斤加
塩四兩炒熱亦可
半身不遂　蚕砂二杓以二袋盛之蒸熟更互熨患處
仍以羊肚粳米煮粥日食一枚數日即止
治中風口噤痰厥不省人事　辰砂白礬等分共爲末
三伏時裝入猪胆挂透風處陰干每服豆許一粒

治中风昏迷不醒　用生葱约一二斤，去头尾，留中段之四寸许，用绳缚作二束，在锅内顿热，不可见水，置脐上熨之。两束频换，病人闻气即醒。一切急中风寒，无有胜此者。如无葱，以蒜代，或生姜一斤加盐四两炒热亦可。

半身不遂　蚕沙二勺，以二袋盛之，蒸熟更互熨患处。仍以羊肚、粳米煮粥，日食一枚，数日即止。

治中风口噤、痰厥、不省人事　辰砂、白矾等分，共为末。三伏时，装入猪胆，挂透风处阴干。每服豆许一粒，

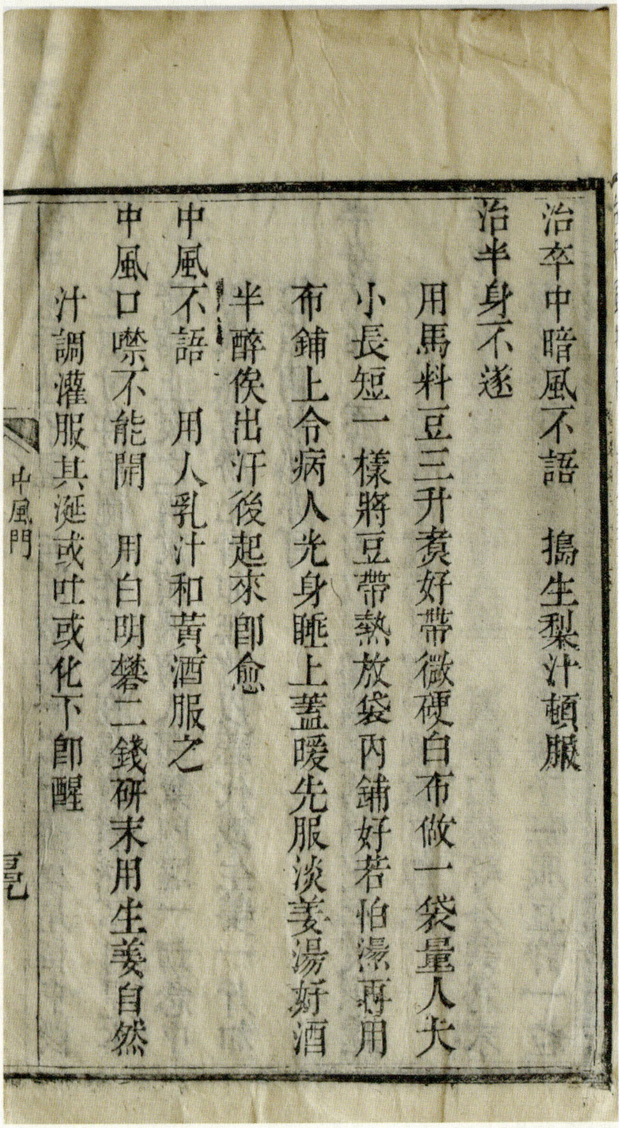

治卒中暗風不語　搗生梨汁頓服
治半身不遂
用馬料豆三升煮好帶微硬白布做一袋量人大
小長短一樣將豆帶熱放袋內鋪好若怕濕再用
布鋪上令病人光身睡上蓋暖先服淡姜湯好酒
半醉俟出汗後起來即愈
中風不語　用人乳汁和黃酒服之
中風口噤不能開　用白明礬二錢研末用生姜自然
汁調灌服其涎或吐或化下即醒
中風門

治卒中暗风不语　捣生梨汁，顿服。

治半身不遂　用马料豆三升煮好带微硬，白布做一袋，量人大小长短一样，将豆带热放袋内铺好，若怕湿，再用布铺上，令病人光身睡上盖暖。先服淡姜汤，好酒半醉，俟出汗后，起来即愈。

中风不语　用人乳汁和黄酒服之。

中风口噤不能开　用白明矾二钱研末，用生姜自然汁调，灌服，其涎或吐或化下，即醒。

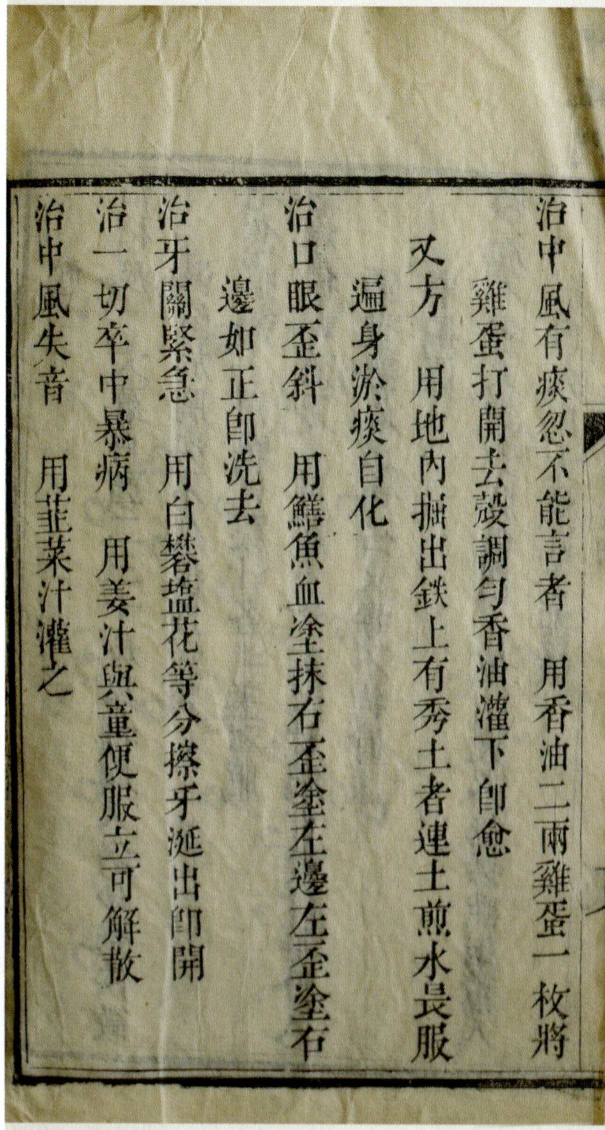

治中風有痰忽不能言者　用香油二兩雞蛋一枚將
雞蛋打開去殼調匀香油灌下即愈
又方　用地內掘出鉄上有秀土者連土煎水長服
遍身淤痰自化
治口眼歪斜　用鱔魚血塗抹右歪塗左邊左歪塗右
邊如正即洗去
治牙關緊急　用白礬塩花等分擦牙涎出即開
治一切卒中暴病　用姜汁與童便服立可解散
治中風失音　用韮菜汁灌之

治中风有痰，忽不能言者　用香油二两，鸡蛋一枚，将鸡蛋打开去壳，调匀香油灌下即愈。

又方，用地内掘出铁上有锈土者，连土煎水，长服，遍身瘀痰自化。

治口眼歪斜　用鳝鱼血涂抹，右歪涂左边，左歪涂右边，如正即洗去。

治牙关紧急　用白矾、盐花等分擦牙，涎出即开。

治一切卒中暴病　用姜汁与童便服，立可解散。

治中风失音　用韭菜汁灌之。

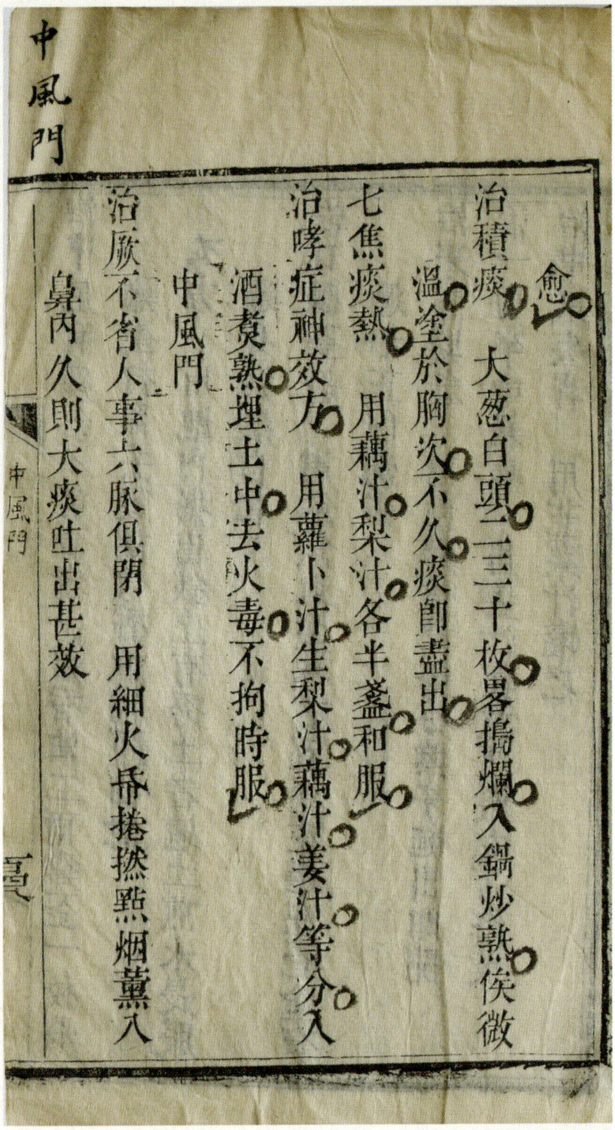
中風門

愈

治積痰　大葱白頭二三十枚畧搗爛入鍋炒熟俟微溫塗於胸次不久痰即盡出

七焦痰熱　用藕汁梨汁各半盞和服

治哮症神效方　用蘿卜汁生梨汁藕汁姜汁等分入酒煑熟埋土中去火毒不拘時服

中風門

治厥不省人事六脉俱閉　用細火帋捲撚點烟薰入鼻內久則大痰吐出甚效

愈。

治积痰　大葱白头二三十枚，略捣烂，入锅炒熟。俟微温，涂于胸次。不久，痰即尽出。

七焦痰热　用藕汁、梨汁各半盏，和服。

治哮症神效方　用萝卜汁、生梨汁、藕汁、姜汁等分，入酒煮熟，埋土中，去火毒，不拘时服。

中风门

治厥不省人事，六脉俱闭　用细火纸卷撚点烟薰入鼻内，久则大痰吐出，甚效。

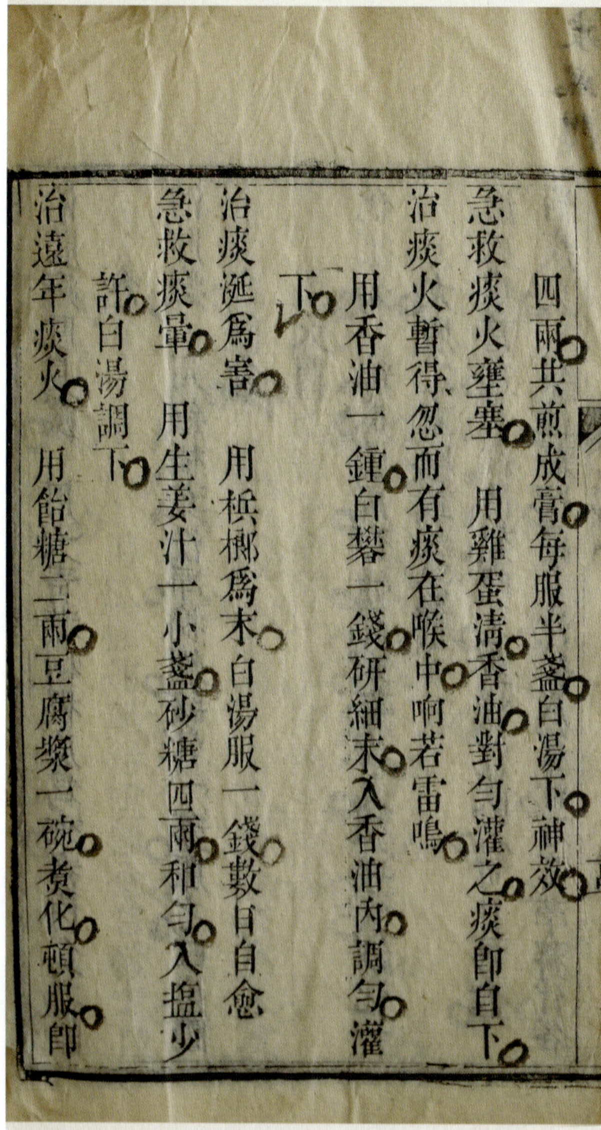
四兩共煎成膏每服半盞白湯下神效
急救痰火壅塞　用雞蛋清香油對勻灌之痰卽自下
治痰火暫得忽而有痰在喉中响若雷鳴
用香油一鍾白礬一錢研細末入香油內調勻灌
下
治痰涎爲害　用梹榔爲末白湯服一錢數日自愈
急救痰暈　用生姜汁一小盞砂糖四兩和勻入鹽少
許白湯調下
治遠年痰火　用飴糖二兩豆腐漿一碗煮化頓服卽

四两，共煎成膏。每服半盏，白汤下，神效。

急救痰火壅塞　用鸡蛋清、香油，对匀灌之，痰即自下。

治痰火暂得，忽而有痰在喉中，响若雷鸣

用香油一钟，白矾一钱研细末，入香油内，调匀，灌下。

治痰涎为害　用槟榔为末，白汤服一钱，数日自愈。

急救痰晕　用生姜汁一小盏、砂糖四两，和匀，入盐少许，白汤调下。

治远年痰火　用饴糖二两，豆腐浆一碗，煮化，顿服，即

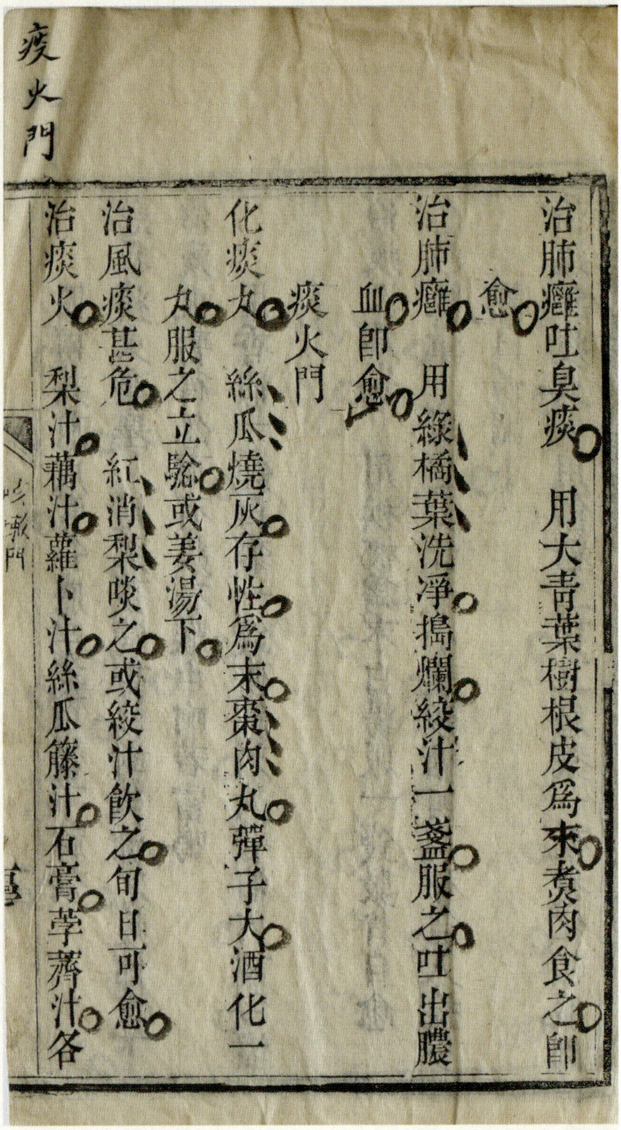

治肺痈吐臭痰　用大青叶树根皮为末，煮肉食之即愈。

治肺痈　用绿橘叶洗净，捣烂，绞汁一盏，服之，吐出脓血即愈。

痰火门

化痰丸　丝瓜烧灰存性为末，枣肉丸弹子大，酒化一丸，服之立验，或姜汤下。

治风痰甚危　红消梨啖之，或绞汁饮之，旬日可愈。

治痰火　梨汁、藕汁、萝卜汁、丝瓜藤汁、石膏、荸荠汁各

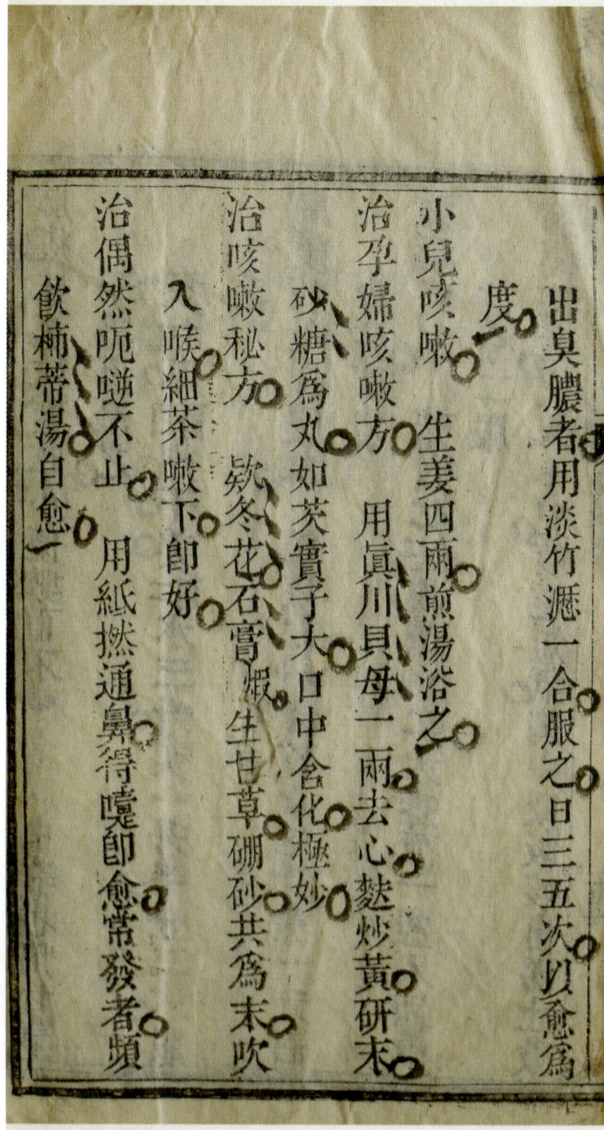
出臭膿者用淡竹瀝一合服之日三五次以愈爲度
小兒咳嗽　生姜四兩煎湯浴之
治孕婦咳嗽方　用眞川貝母一兩去心麩炒黃研末砂糖爲丸如芡實子大口中含化極妙
治咳嗽秘方　欵冬花石膏煆生甘草硼砂共爲末吹入喉細茶嗽下即好
治偶然呃噎不止　用紙撚通鼻得嚏即愈常發者頻飲柿蒂湯自愈

出臭脓者，用淡竹沥一合，服之，日三五次，以愈为度。

小儿咳嗽　生姜四两，煎汤浴之。

治孕妇咳嗽方　用真川贝母一两，去心，麸炒黄，研末，砂糖为丸，如芡实子大，口中含化，极妙。

治咳嗽秘方　款冬花、石膏煅、生甘草、硼砂，共为末，吹入喉，细茶嗽下，即好。

治偶然呃逆不止　用纸撚通鼻，得嚏即愈。常发者，频饮柿蒂汤，自愈。

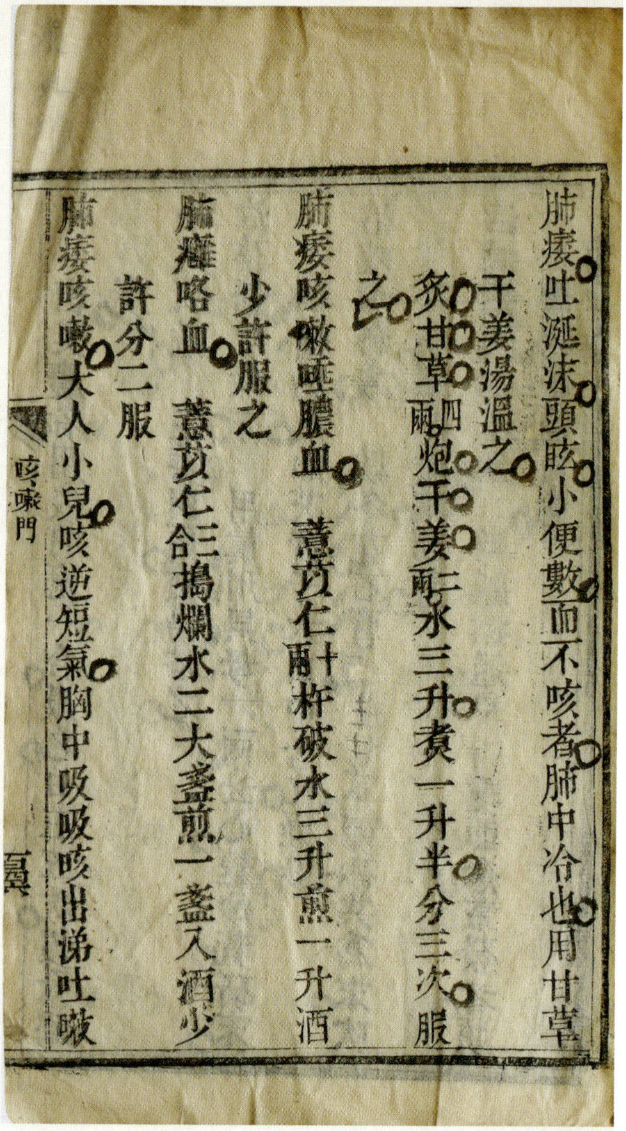

咳嗽門

肺痿吐涎沫頭眩小便數而不咳者肺中冷也用甘草干姜湯溫之

炙甘草四兩炮干姜二兩水三升煮一升半分三次服之

肺痿咳嗽唾膿血　薏苡仁十兩杵破水三升煎一升酒少許服之

肺癰咯血　薏苡仁三合搗爛水二大盞煎一盞入酒少許分二服

肺痿咳嗽大人小兒咳逆短氣胸中吸吸咳出涕吐嗽

肺痿吐涎沫、头眩、小便数而不咳者，肺中冷也，用甘草干姜汤温之。

炙甘草四两，炮干姜二两，水三升，煮一升半，分三次服之。

肺痿咳嗽，唾脓血　薏苡仁十两杵破，水三升，煎一升，酒少许服之。

肺痈咯血　薏苡仁三合捣烂，水二大盏，煎一盏，入酒少许，分二服。

肺痿咳嗽，大人小儿咳逆短气、胸中吸吸、咳出涕吐、嗽

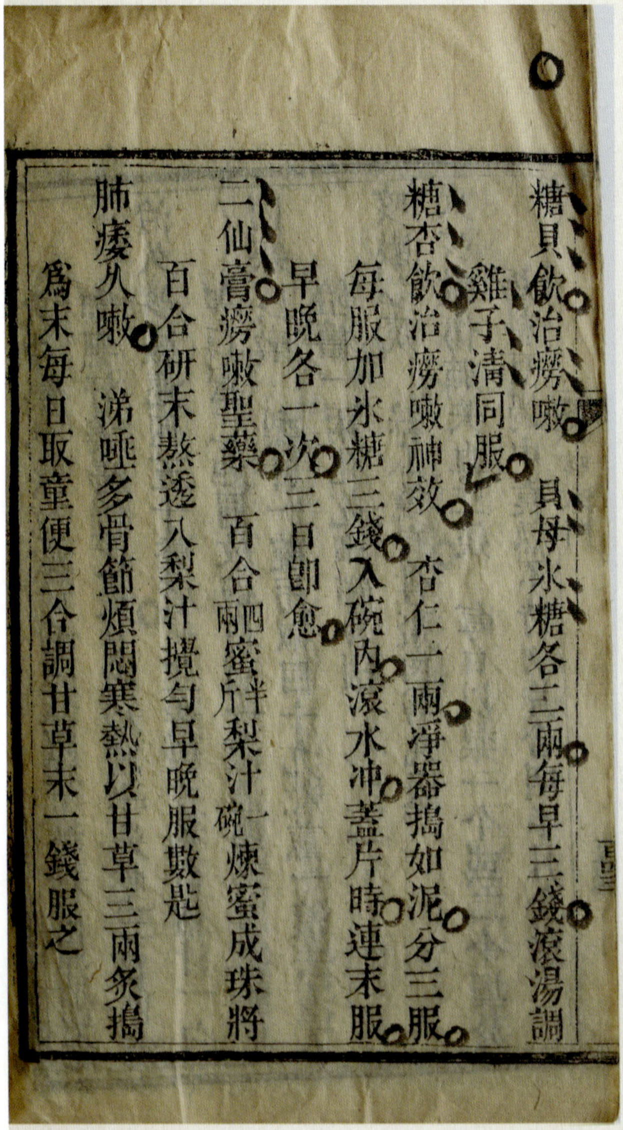

糖贝饮治痨嗽　贝母、冰糖各二两，每日三钱，滚汤调鸡子清同服。

糖杏饮治痨嗽神效　杏仁一两，净器捣如泥，分三服。每服加冰糖三钱，入碗内，滚水冲。盖片时，连末服，早晚各一次，三日即愈。

二仙膏痨嗽圣药　百合四两，蜜半斤，梨汁一碗，炼蜜成珠，将百合研末熬透，入梨汁搅匀，早晚服数匙。

肺痿久嗽　涕唾多，骨节烦闷，寒热。以甘草三两炙捣为末，每日取童便三合，调甘草末一钱，服之。

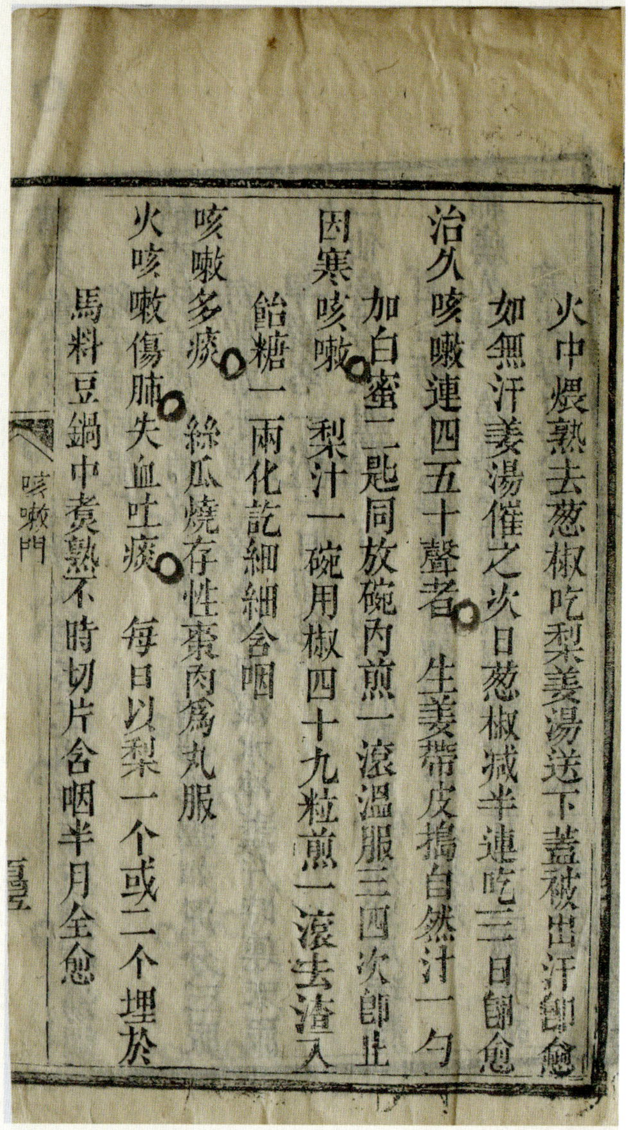
火中煨熟去葱椒吃梨姜湯送下蓋被出汗即愈
如無汗姜湯催之次日葱椒減半連吃三日即愈
治久咳嗽連四五十聲者　生姜帶皮搗自然汁一勺
加白蜜二匙同放碗內煎一滾溫服三四次即止
因寒咳嗽　梨汁一碗用椒四十九粒煎一滾去渣入
飴糖一兩化訖細細含咽
咳嗽多痰　絲瓜燒存性棗肉為丸服
火咳嗽傷肺失血吐痰　每日以梨一个或二个埋於
馬料豆鍋中煮熟不時切片含咽半月全愈

火中煨熟，去葱椒，吃梨，姜汤送下，盖被出汗即愈。如无汗，姜汤催之。次日，葱椒减半。连吃三日，即愈。

治久咳嗽连四五十声者　生姜带皮捣自然汁一勺，加白蜜二匙，同放碗内煎一滚，温服，三四次即止。

因寒咳嗽　梨汁一碗，用椒四十九粒，煎一滚，去渣，入饴糖一两化讫，细细含咽。

咳嗽多痰　丝瓜烧存性，枣肉为丸服。

火咳嗽伤肺，失血吐痰　每日以梨一个或二个，埋于马料豆锅中煮熟，不时切片含咽，半月全愈。

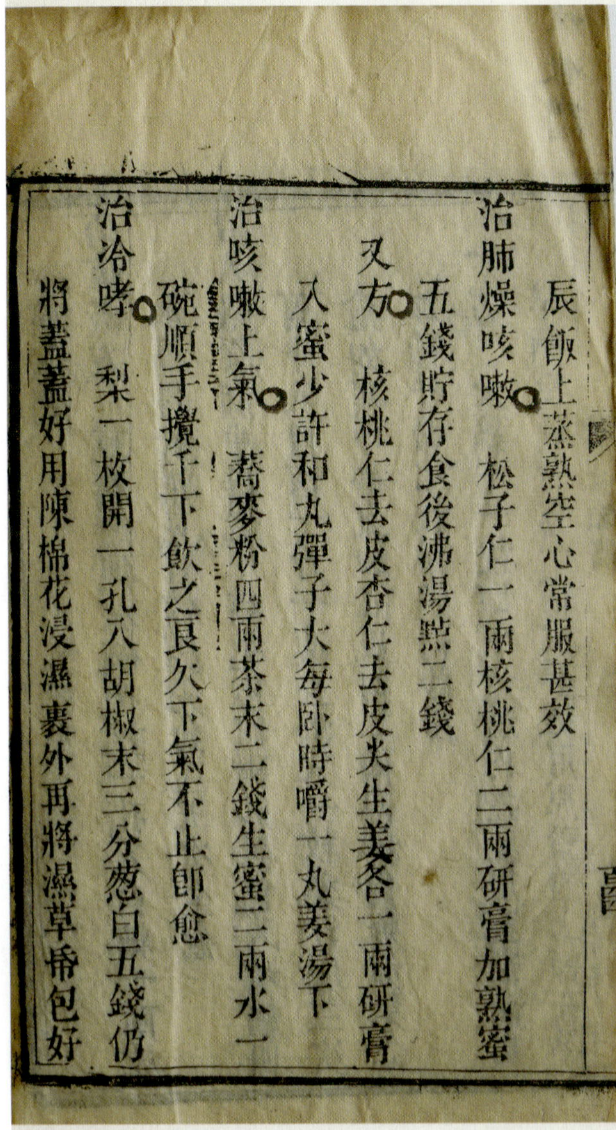
辰飯上蒸熟空心常服甚效
治肺燥咳嗽　松子仁一兩核桃仁二兩研膏加熟蜜
五錢貯存食後沸湯點二錢
又方　核桃仁去皮杏仁去皮尖生姜各一兩研膏
入蜜少許和丸彈子大每卧時嚼一丸姜湯下
治咳嗽上氣　蕎麥粉四兩茶末二錢生蜜二兩水一
碗順手攪千下飲之良久下氣不止卽愈
治冷哮　梨一枚開一孔入胡椒末三分葱白五錢仍
將蓋蓋好用陳棉花浸濕裹外再將濕草帋包好

辰饭上蒸熟，空心常服，甚效。

治肺燥咳嗽　松子仁一两、核桃仁二两，研膏，加熟蜜五钱贮存，食后沸汤点二钱。

又方，核桃仁去皮、杏仁去皮尖、生姜各一两，研膏入蜜少许，和丸弹子大。每卧时嚼一丸，姜汤下。

治咳嗽上气　荞麦粉四两，茶末二钱，生蜜二两，水一碗，顺手搅千下，饮之，良久下气不止即愈。

治冷哮　梨一枚，开一孔，入胡椒末三分，葱白五钱，仍将盖盖好。用陈棉花浸湿里外，再将湿草纸包好。

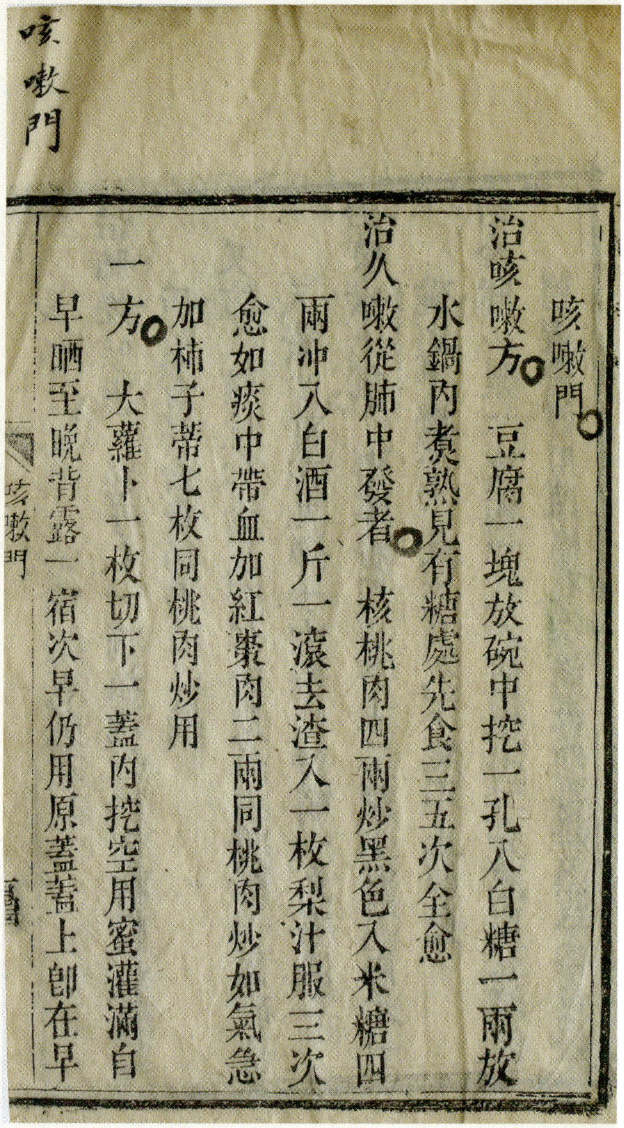
咳嗽門

咳嗽門

治咳嗽方　豆腐一塊放碗中挖一孔入白糖一兩放水鍋內煑熟見有糖處先食三五次全愈

治久嗽從肺中發者　核桃肉四兩炒黑色入米糖四兩冲入白酒一斤一滾去渣入一枚梨汁服三次愈如痰中帶血加紅棗肉二兩同桃肉炒如氣急加柿子蒂七枚同桃肉炒用

一方　大蘿卜一枚切下一蓋內挖空用蜜灌滿自早晒至晚背露一宿次早仍用原蓋蓋上卽在早

咳嗽門

咳嗽门

治咳嗽方　豆腐一块，放碗中，挖一孔入白糖一两，放水锅内煮熟，见有糖处先食，三五次全愈。

治久嗽从肺中发者　核桃肉四两炒黑色，入米糖四两，冲入白酒一斤，一滚去渣，入一枚梨，汁服三次愈。如痰中带血，加红枣肉二两，同桃肉炒。如气急，加柿子蒂七枚，同桃肉炒用。

一方，大萝卜一枚，切下一盖，内挖空，用蜜灌满。自早晒至晚背露一宿，次早仍用原盖盖上，即在早

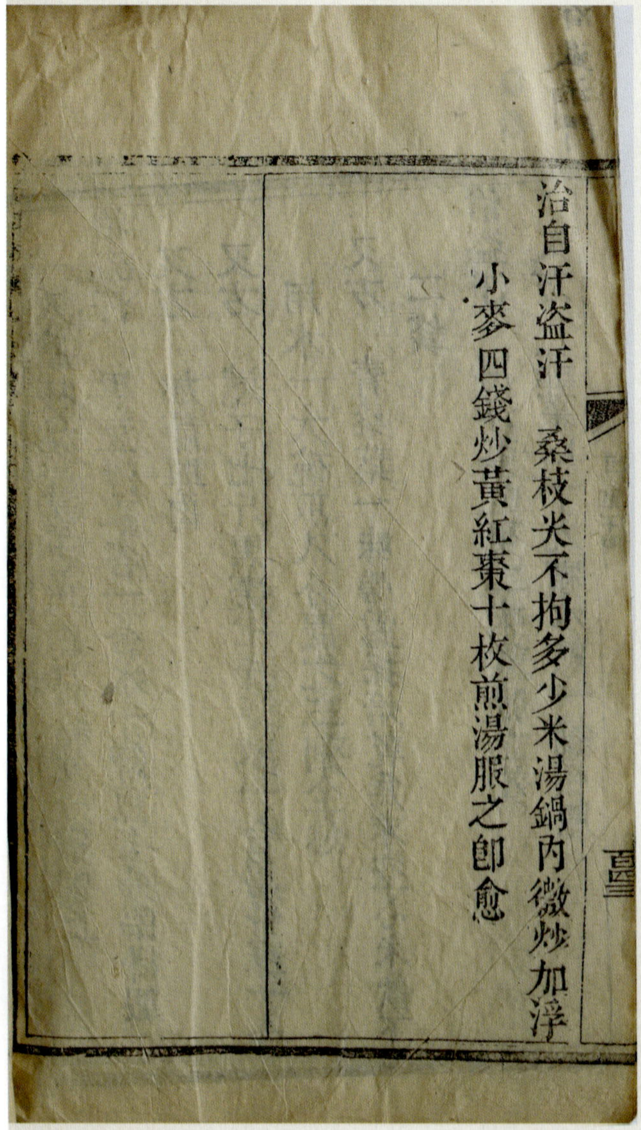

治自汗盗汗　桑枝尖不拘多少米湯鍋內微炒加浮小麥四錢炒黃紅棗十枚煎湯服之卽愈

治自汗、盗汗　桑枝尖不拘多少，米汤锅内微炒，加浮小麦四钱炒黄，红枣十枚，煎汤服之即愈。

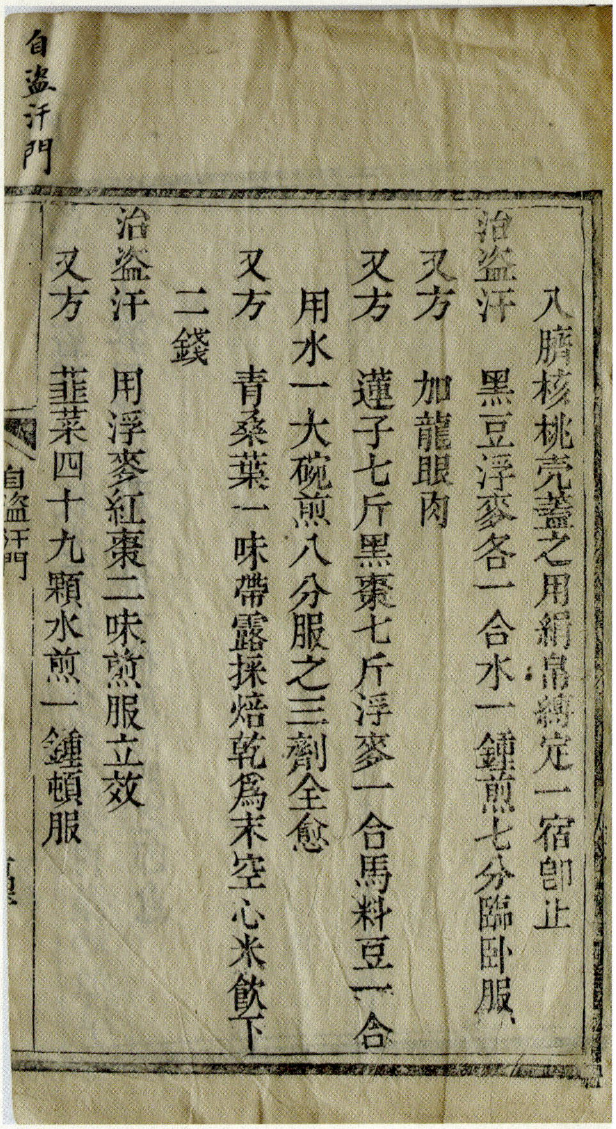

自盜汗門

入臍核桃殼蓋之用綃帛縛定一宿卽止

治盜汗　黑豆浮麥各一合水一鍾煎七分臨臥服

又方　加龍眼肉

又方　蓮子七斤黑棗七斤浮麥一合馬料豆一合用水一大碗煎八分服之三劑全愈

又方　青桑葉一味帶露採焙乾爲末空心米飲下二錢

治盜汗　用浮麥紅棗二味煎服立效

又方　韭菜四十九顆水煎一鍾頓服

入脐，核桃壳盖之，用绢帛缚定，一宿即止。

治盗汗　黑豆、浮麦各一合，水一钟，煎七分，临卧服。

又方，加龙眼肉。

又方，莲子七斤，黑枣七斤，浮麦一合，马料豆一合，用水一大碗，煎八分，服之，三剂全愈。

又方，青桑叶一味，带露采，焙干为末，空心米饮下二钱。

治盗汗　用浮麦、红枣二味，煎服立效。

又方，韭菜四十九颗，水煎一钟，顿服。

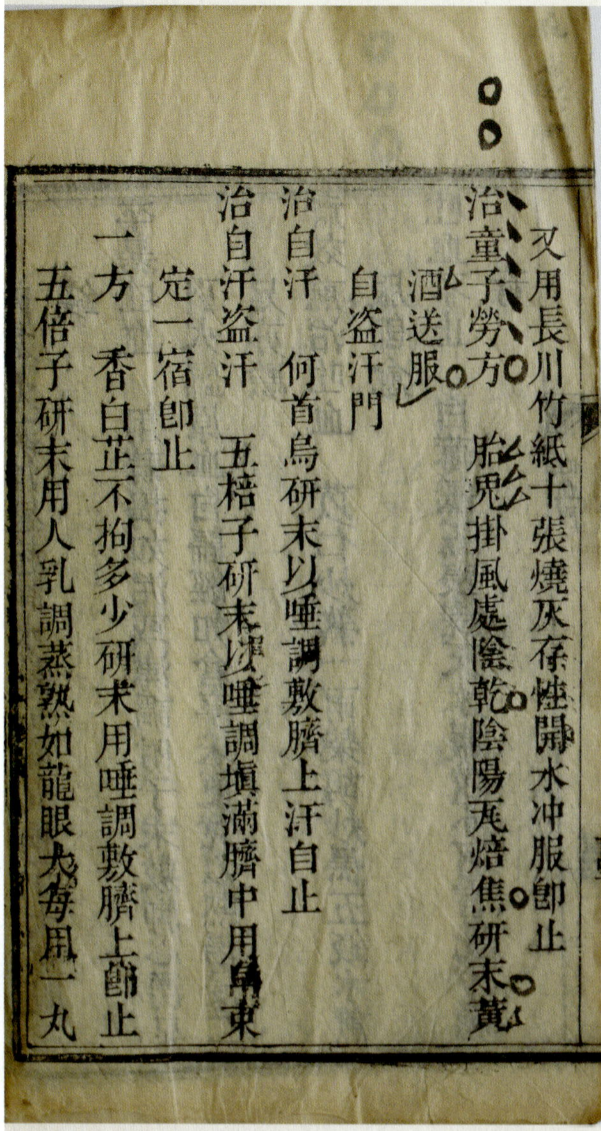

又用長川竹紙十張燒灰存性開水冲服卽止

治童子勞方　胎兎掛風處陰乾陰陽瓦焙焦研末黄酒送服

自盜汗門

治自汗　何首烏研末以唾調敷臍上汗自止

治自汗盜汗　五棓子研末以唾調填滿臍中用帛束定一宿卽止

一方　香白芷不拘多少研末用唾調敷臍上卽止

五倍子研末用人乳調蒸熟如龍眼大每用一丸

又用长川竹纸十张，烧灰存性，开水冲服，即止。

治童子劳方　胎兔挂风处阴干，阴阳瓦焙焦，研末，黄酒送服。

自盗汗门

治自汗　何首乌研末，以唾调敷脐上，汗自止。

治自汗、盗汗　五倍子研末，以唾调填满脐中，用帛束定，一宿即止。

一方，香白芷不拘多少，研末，用唾调敷脐上即止。五倍子研末，用人乳调蒸熟如龙眼大。每用一丸

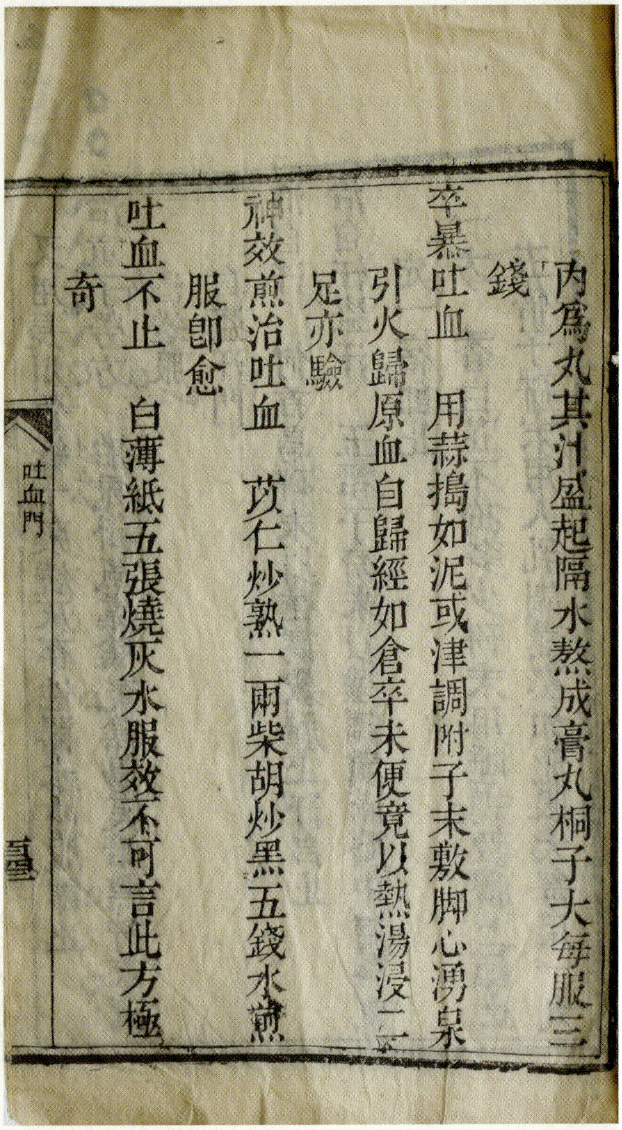

内为丸。其汁盛起，隔水熬成膏，丸桐子大，每服三钱。

卒暴吐血　用蒜捣如泥，或津调附子末，敷脚心涌泉。引火归原，血自归经。如仓卒未便，竟以热汤浸二足亦验。

神效煎治吐血　苡仁（炒熟）一两，柴胡（炒黑）五钱，水煎服即愈。

吐血不止　白薄纸五张，烧灰水服，效不可言，此方极奇。

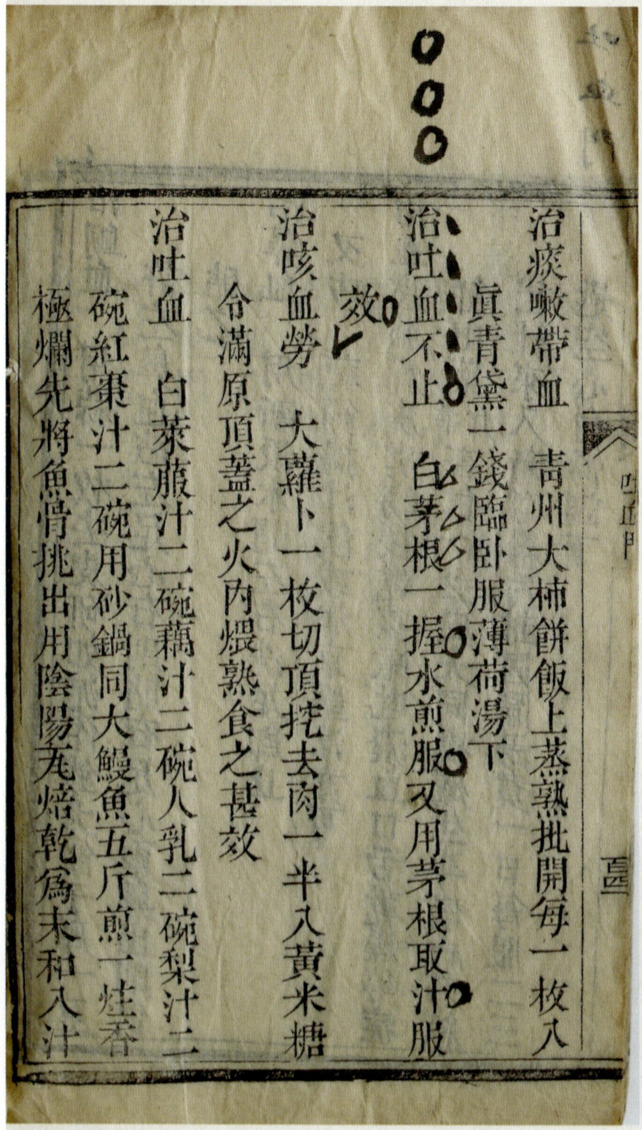

治痰嗽带血　青州大柿饼饭上蒸熟批开，每一枚入真青黛一钱，临卧服薄荷汤下。

治吐血不止　白茅根一握，水煎服。又用茅根取汁，服效。

治咳血劳　大萝卜一枚，切顶挖去肉一半，入黄米糖，令满原顶，盖之，火内煨熟，食之甚效。

治吐血　白莱菔汁二碗，藕汁二碗，人乳二碗，梨汁二碗，红枣汁二碗，用砂锅同大鳗鱼五斤，煎一炷香，极烂，先将鱼骨挑出，用阴阳瓦焙干为末，和入汁

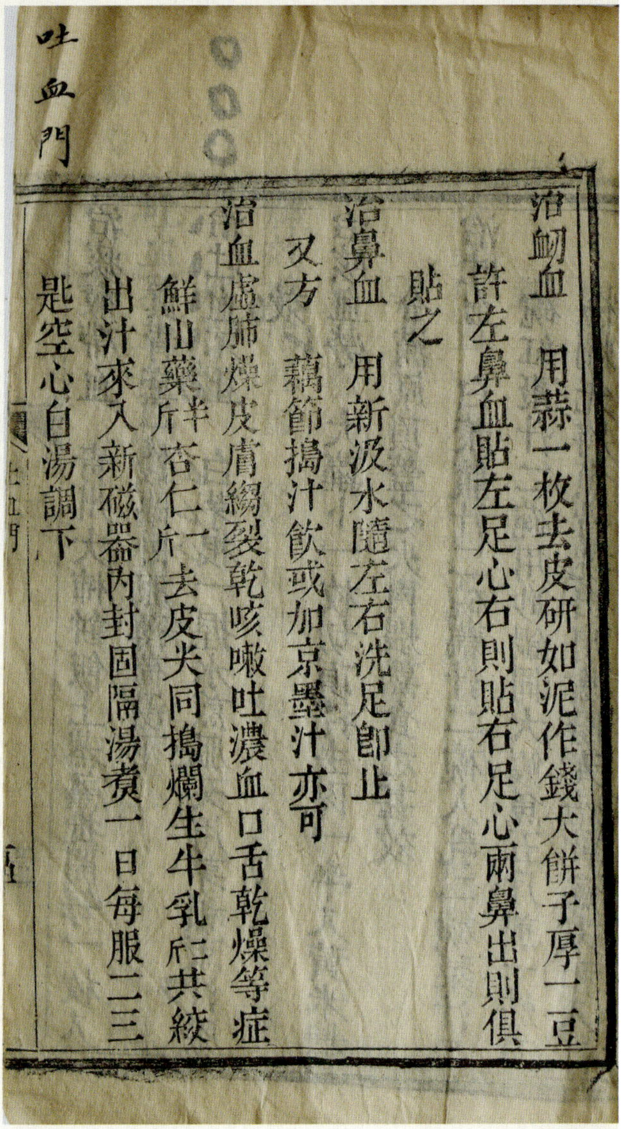

吐血門

治衄血　用蒜一枚去皮研如泥作錢大餅子厚一豆
許左鼻血貼左足心右則貼右足心兩鼻出則俱
貼之
治鼻血　用新汲水隨左右洗足即止
又方　藕節搗汁飲或加京墨汁亦可
治血虛肺燥皮膚皴裂乾咳嗽吐濃血口舌乾燥等症
鮮山藥半斤杏仁一斤去皮尖同搗爛生牛乳二斤共絞
出汁來入新磁器内封固隔湯煮一日每服二三
匙空心白湯調下

治衄血　用蒜一枚，去皮研如泥，作钱大饼子厚一豆许，左鼻血贴左足心，右则贴右足心，两鼻出则俱贴之。

治鼻血　用新汲水随左右洗足即止。

又方，藕节捣汁饮，或加京墨汁亦可。

治血虚肺燥、皮肤皴裂、干咳嗽、吐浓血、口舌干燥等症

鲜山药半斤，杏仁一斤去皮尖，同捣烂，生牛乳二斤，共绞出汁来，入新磁器内封固，隔汤煮一日，每服二三匙，空心白汤调下。

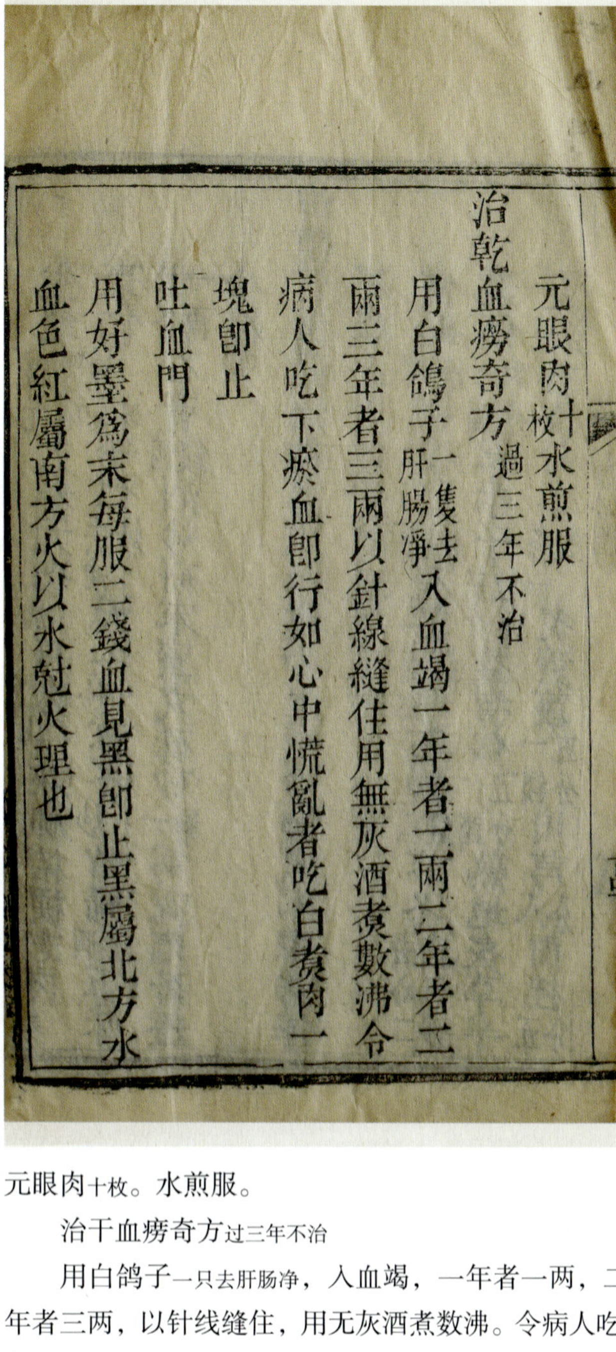

元眼肉十枚水煎服

治乾血癆奇方過三年不治

用白鴿子一隻去肝腸淨入血竭一年者一兩二年者二

兩三年者三兩以針線縫住用無灰酒煮數沸令

病人吃下瘀血即行如心中慌亂者吃白煮肉一

塊即止

吐血門

用好墨爲末每服二錢血見黑即止黑屬北方水

血色紅屬南方火以水尅火理也

元眼肉十枚。水煎服。

治干血痨奇方过三年不治

用白鸽子一只去肝肠净，入血竭，一年者一两，二年者二两，三年者三两，以针线缝住，用无灰酒煮数沸。令病人吃下，瘀血即行。如心中慌乱者，吃白煮肉一块即止。

吐血门

用好墨为末，每服二钱，血见黑即止。黑属北方水，血色红属南方火，以水克火理也。

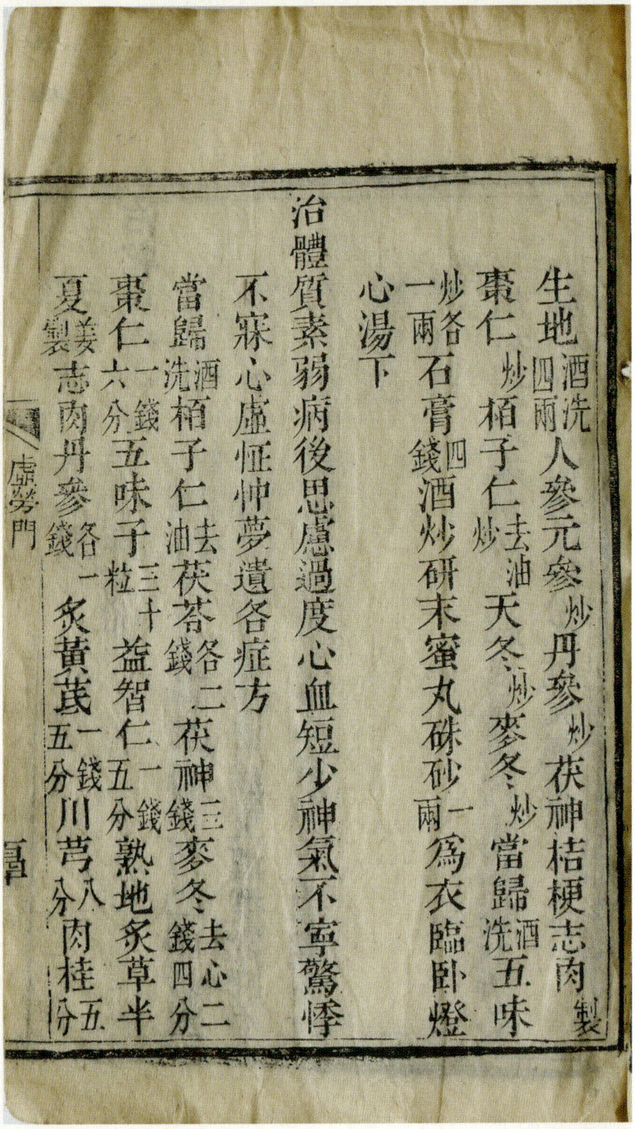

虚勞門

生地酒洗四兩人參元參炒丹參炒茯神桔梗志肉製
棗仁炒栢子仁去油炒天冬炒麥冬炒當歸酒洗五味
炒各一兩石膏四錢酒炒研末蜜丸硃砂一兩爲衣臨卧燈
心湯下
治體質素弱病後思慮過度心血短少神氣不寧驚悸
不寐心虚怔忡夢遺各症方
當歸酒洗栢子仁去油茯苓各二錢茯神三錢麥冬去心二錢四分
棗仁一錢六分五味子三十粒益智仁一錢五分熟地炙草半
夏姜製志肉丹參各一錢炙黃芪一錢五分川芎八分肉桂五分

生地（酒洗）四两，人参、元参（炒），丹参（炒），茯神、桔梗、志肉（制），枣仁（炒），柏子仁（去油炒），天冬（炒），麦冬（炒），当归（酒洗），五味（炒）各一两，石膏四钱，酒炒研末，蜜丸。朱砂一两为衣，临卧灯心汤下。

治体质素弱，病后思虑过度，心血短少，神气不宁，惊悸不寐，心虚怔忡，梦遗各症方

当归（酒洗）、柏子仁（去油）、茯苓各二钱，茯神三钱，麦冬（去心）二钱四分，枣仁一钱六分，五味子三十粒，益智仁一钱五分，熟地、炙草、半夏（姜制）、志肉、丹参各一钱，炙黄芪一钱五分，川芎八分，肉桂五分。

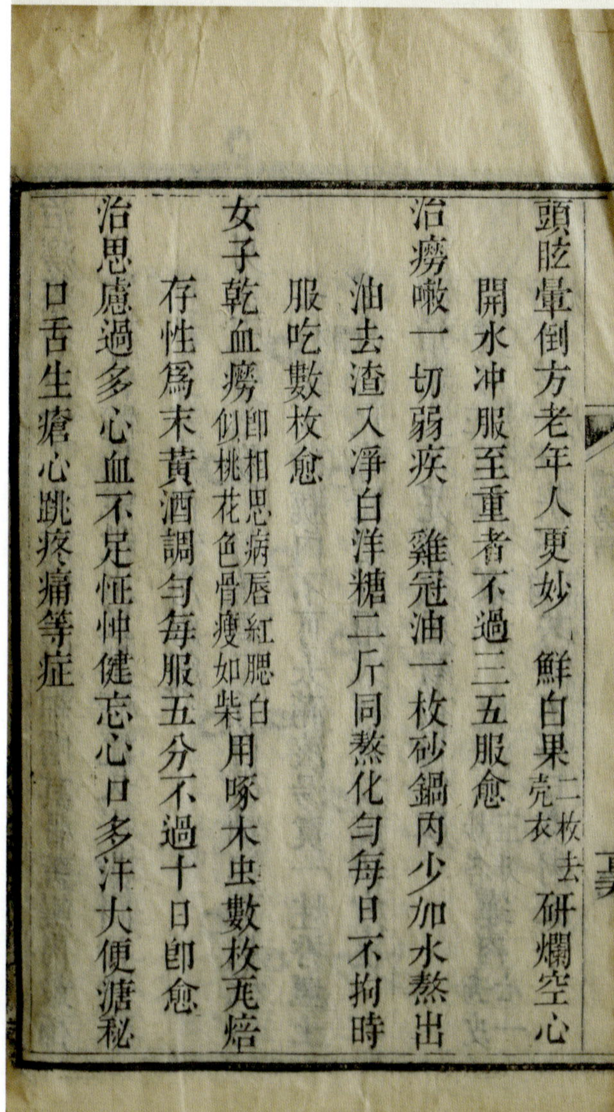

头眩晕倒方，老年人更妙　鲜白果二枚（去壳衣）研烂，空心开水冲服。至重者，不过三五服愈。

治痨嗽一切弱疾　鸡冠油一枚，砂锅内少加水，熬出油，去渣，入净白洋糖二斤，同熬化匀。每日不拘时，服吃数枚愈。

女子干血痨即相思病，唇红腮白，似桃花色，骨瘦如柴　用啄木虫数枚，瓦焙存性为末，黄酒调匀。每服五分，不过十日即愈。

治思虑过多，心血不足，怔忡健忘，心口多汗，大便溏秘，口舌生疮，心跳疼痛等症

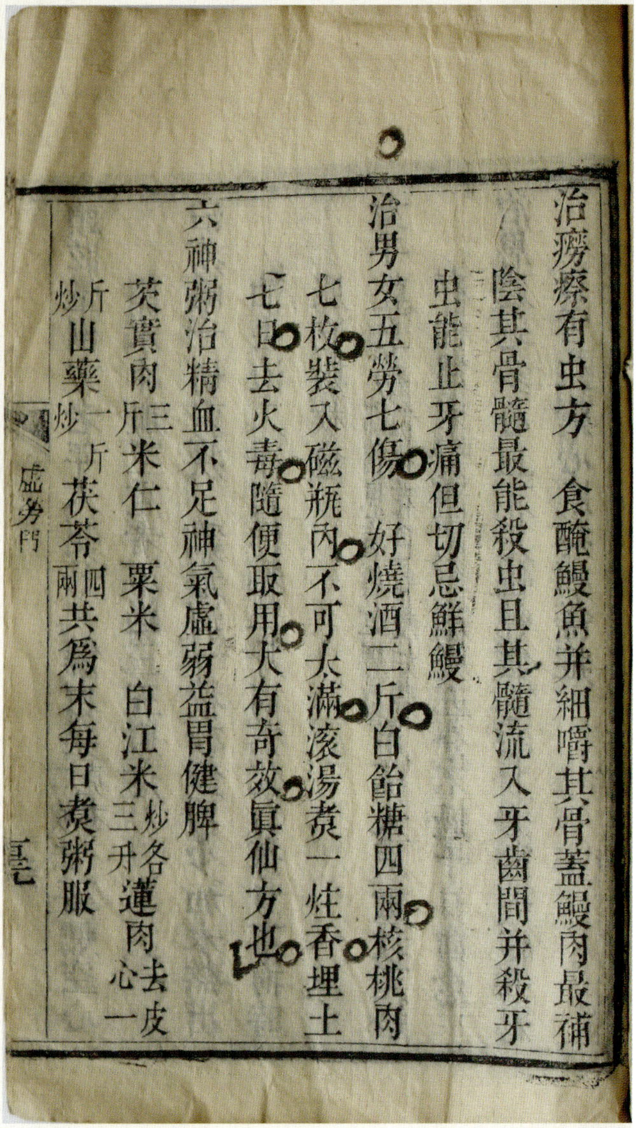

治痨瘵有虫方　食腌鳗鱼，并细嚼其骨。盖鳗肉最补阴，其骨髓最能杀虫，且其髓流入牙齿间并杀牙虫，能止牙痛，但切忌鲜鳗。

治男女五劳七伤　好烧酒二斤，白饴糖四两，核桃肉七枚，装入磁瓶内，不可太满，滚汤煮一炷香。埋土七日，去火毒。随便取用，大有奇效，真仙方也。

六神粥　治精血不足、神气虚弱，益胃健脾。

芡实肉三斤，米仁、粟米、白江米（炒）各三升，莲肉（去皮心）一斤（炒），山药一斤（炒），茯苓四两，共为末，每日煮粥服。

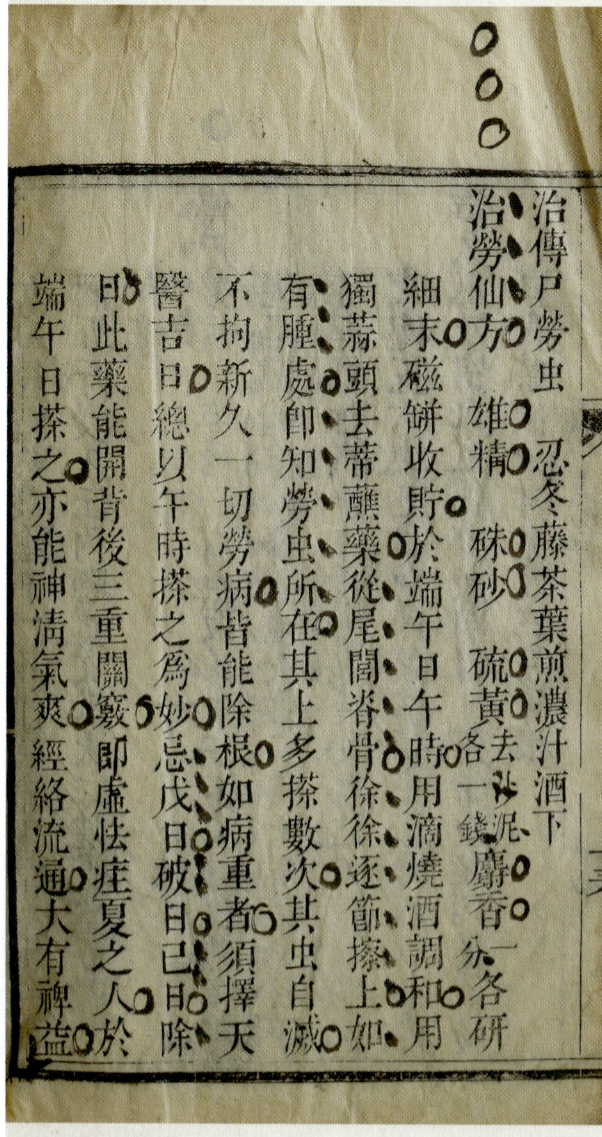

治传尸劳虫　忍冬藤茶叶煎浓汁酒下。

治劳仙方　雄精、朱砂、硫黄（去沙泥）各一钱，麝香一分，各研细末，磁瓶收贮。于端午日午时，用滴烧酒调和，用独蒜头去蒂蘸药，从尾闾脊骨徐徐逐节擦上。如有肿处，即知劳虫所在。其上多搽数次，其虫自灭。不拘新久一切劳病，皆能除根。如病重者，须择天医吉日，总以午时搽之为妙。忌戊日、破日、巳日、除日。此药能开背后三重关窍，即虚怯疰夏之人，于端午日搽之，亦能神清气爽，经络流通，大有裨益。

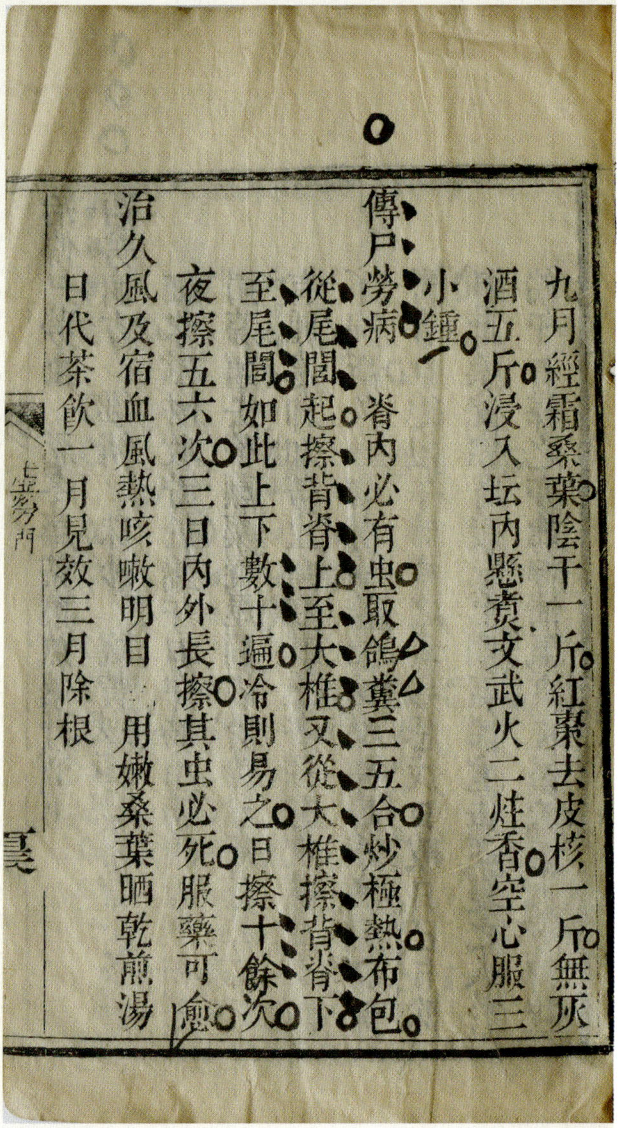

九月經霜桑葉陰干一斤紅棗去皮核一斤無灰酒五斤浸入坛内懸煑文武火二炷香空心服三小鍾

傳尸勞病　脊内必有虫取鴿糞三五合炒極熱布包從尾閭起擦背脊上至大椎又從大椎擦背脊下至尾閭如此上下數十遍冷則易之日擦十餘次夜擦五六次三日内外長擦其虫必死服藥可愈

治久風及宿血風熱咳嗽明目　用嫩桑葉晒乾煎湯日代茶飲一月見效三月除根

九月经霜桑叶阴干一斤，红枣去皮核一斤，无灰酒五斤，浸入坛内悬煮文武火二炷香。空心服三小钟。

传尸劳病　脊内必有虫。取鸽粪三五合，炒极热，布包。从尾闾起，擦背脊上，至大椎。又从大椎擦背脊下，至尾闾。如此上下数十遍，冷则易之，日擦十余次，夜擦五六次。三日内外长擦，其虫必死。服药可愈。

治久风及宿血风热咳嗽明目　用嫩桑叶晒干煎汤，日代茶饮，一月见效，三月除根。

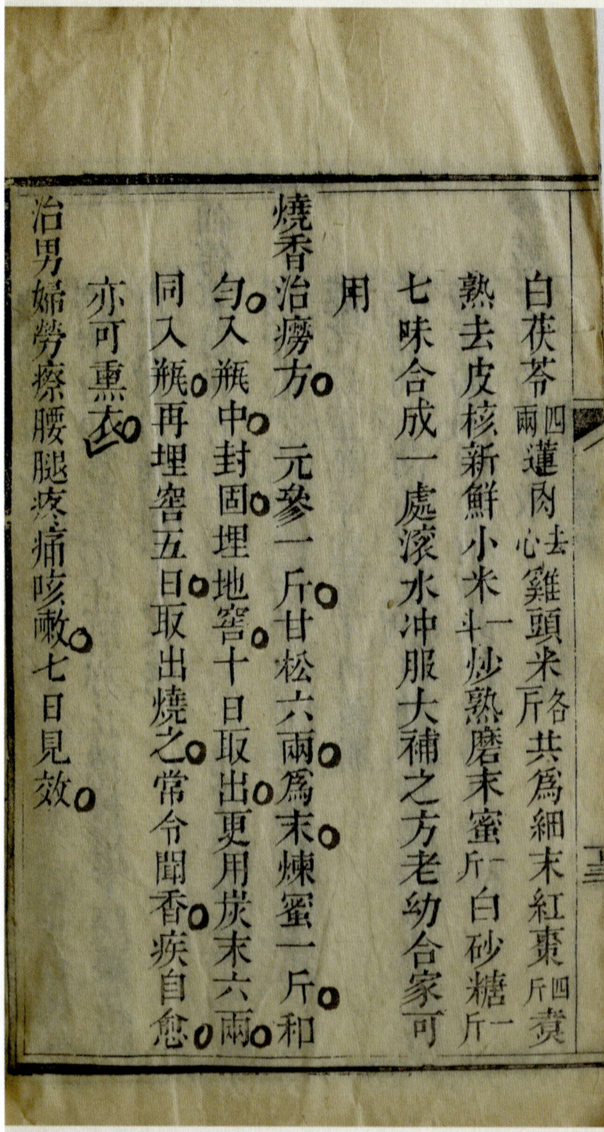
白茯苓四兩蓮肉去心雞頭米各斤共爲細末紅棗四斤煮熟去皮核新鮮小米一斗炒熟磨末蜜一斤白砂糖一斤七味合成一處滾水冲服大補之方老幼合家可用

燒香治癆方。元參一斤。甘松六兩。爲末。煉蜜一斤。和勻。入瓶中。封固。埋地窖。十日取出。更用炭末六兩。同入瓶。再埋窖五日。取出燒之。常令聞香。疾自愈。亦可熏衣。

治男婦勞瘵腰腿疼痛咳嗽。七日見效。

白茯苓四两，莲肉去心，鸡头米，各一斤，共为细末。红枣四斤（煮熟去皮核），新鲜小米一斗（炒熟磨末），蜜一斤，白砂糖一斤，七味合成一处，滚水冲服。大补之方，老幼合家可用。

烧香治痨方　元参一斤，甘松六两，为末。炼蜜一斤，和匀入瓶中封固，埋地窖。十日取出，更用炭末六两，同入瓶，再埋窖五日，取出烧之。常令闻香，疾自愈。亦可熏衣。

治男妇劳瘵、腰腿疼痛、咳嗽，七日见效。

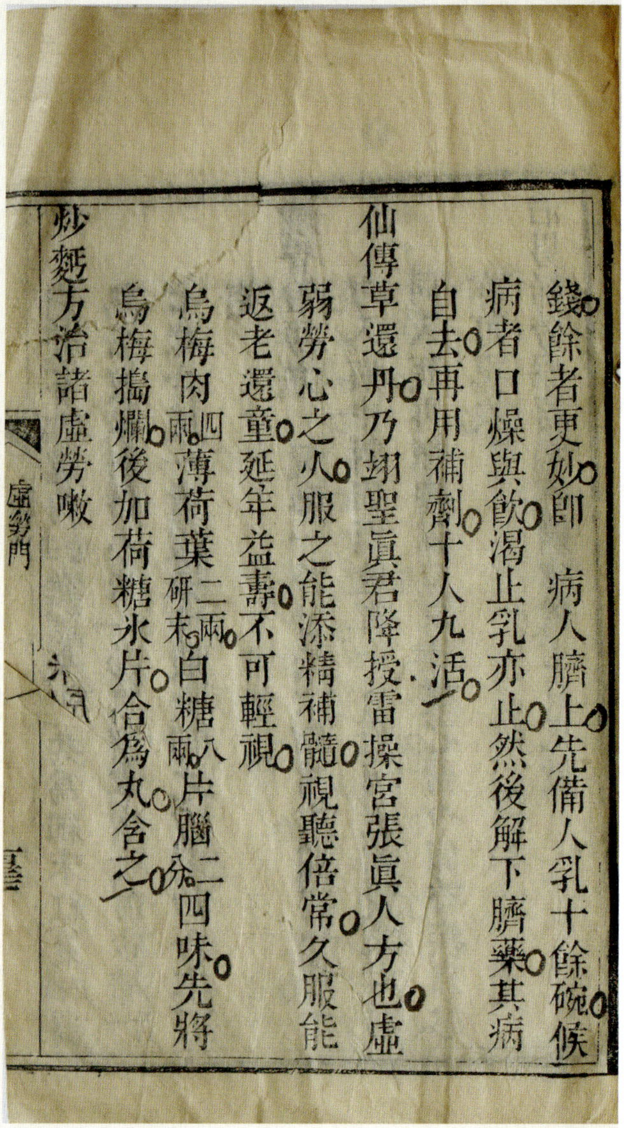
錢。餘者更妙。即　病人臍上。先備人乳十餘碗。候病者口燥與飲。渴止乳亦止。然後解下臍藥。其病自去。再用補劑。十人九活。
仙傳草還丹。乃翊聖真君降授雷操宮張真人方也。虛弱勞心之人。服之能添精補髓。視聽倍常。久服能返老還童。延年益壽。不可輕視。
烏梅肉四兩。薄荷葉二兩研末。白糖八兩。片腦二分。四味。先將烏梅搗爛。後加荷糖氷片。合為丸。含之。
炒麪方治諸虛勞嗽

钱，余者更妙。即病人脐上。先备人乳十余碗，候病者口燥与饮，渴止乳亦止。然后解下脐药，其病自去。再用补剂，十人九活。

仙传草还丹　乃翊圣真君降授雷操宫张真人方也。虚弱劳心之人，服之能添精补髓，视听倍常。久服能返老还童，延年益寿，不可轻视。

乌梅肉四两，薄荷叶二两（研末），白糖八两，片脑二分四味，先将乌梅捣烂，后加荷、糖、冰片，合为丸，含之。

炒面方治诸虚劳嗽

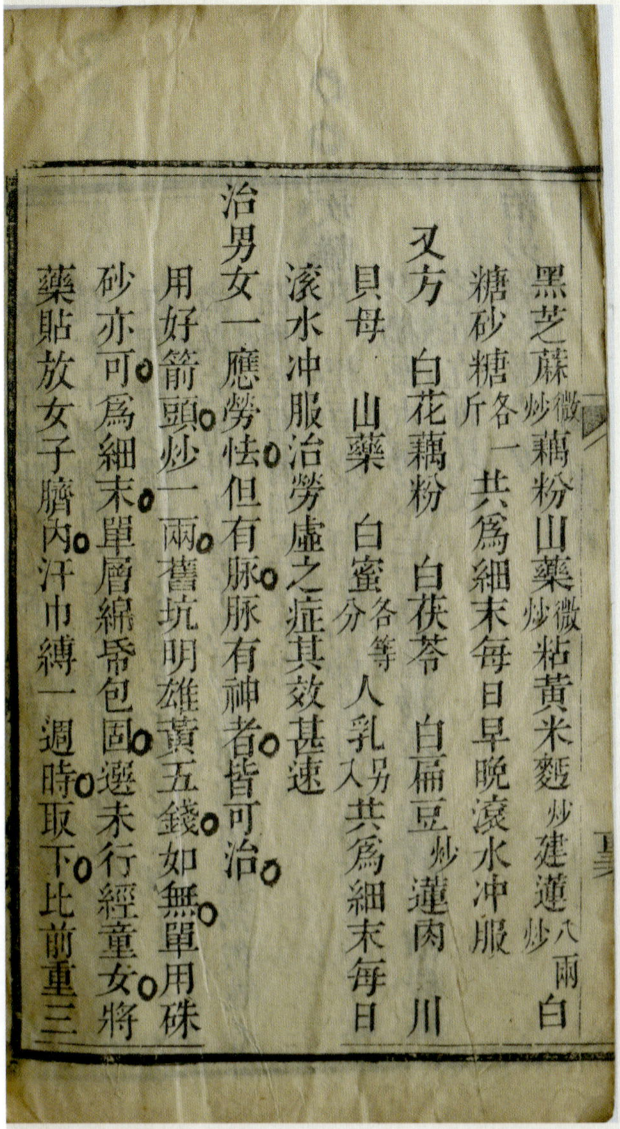

黑芝蔴微炒藕粉山藥微炒粘黃米麪炒建蓮炒八兩白
糖砂糖各一斤共爲細末每日早晚滾水冲服
又方 白花藕粉 白茯苓 白扁豆炒 蓮肉 川
貝母 山藥 白蜜各等分 人乳另入共爲細末每日
滾水冲服治勞虛之症其效甚速
治男女一應勞怯。但有脉。脉有神者。皆可治。
用好箭頭炒一兩。舊坑明雄黃五錢。如無。單用硃
砂亦可。爲細末。單層綿帋包固。選未行經童女。將
藥貼放女子臍內。汗巾縛一週時。取下。比前重三

黑芝麻微炒，藕粉、山药微炒，粘黄米面炒，建莲八两（炒），白糖、砂糖各一斤，共为细末。每日早晚滚水冲服。

又方，白花藕粉、白茯苓、白扁豆（炒）、莲肉、川贝母、山药、白蜜各等分，人乳另入，共为细末。每日滚水冲服，治劳虚之症，其效甚速。

治男女一应劳怯，但有脉，脉有神者，皆可治。

用好箭头炒一两，旧坑明雄黄五钱，如无，单用朱砂亦可。为细末，单层绵纸包固，选未行经童女，将药贴放女子脐内，汗巾缚一周时取下。比前重三

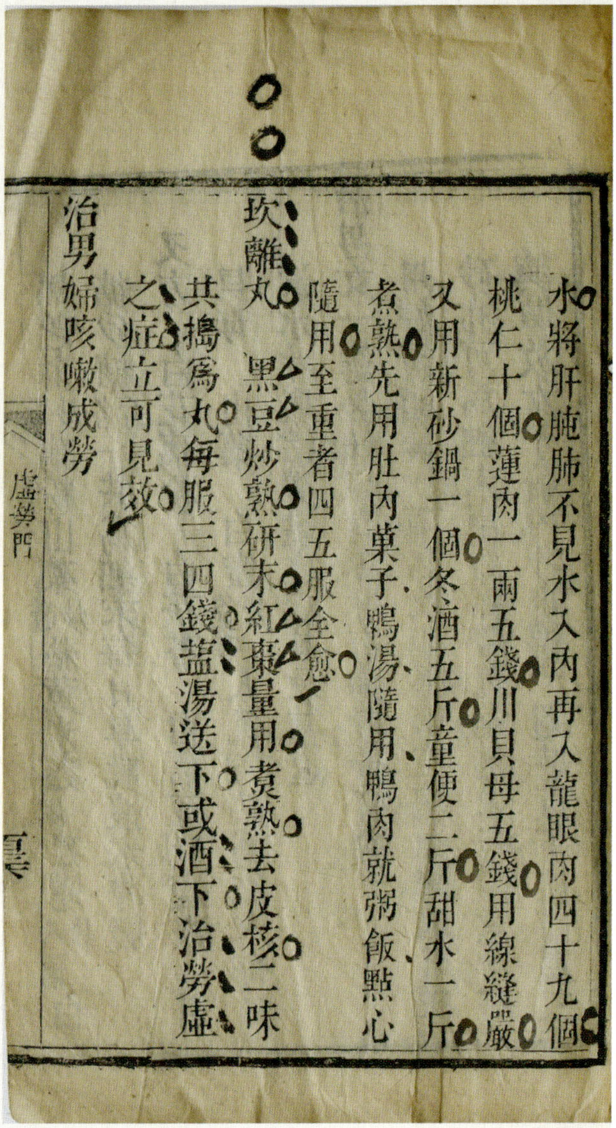

水。将肝肫肺不见水入内，再入龙眼肉四十九个，桃仁十个，莲肉一两五钱，川贝母五钱，用线缝严。又用新砂锅一个，冬酒五斤，童便二斤，甜水一斤，煮熟。先用肚内果子，鸭汤随用，鸭肉就粥饭点心随用。至重者四五服全愈。

坎离丸　黑豆炒熟研末，红枣量用，煮熟，去皮核。二味共捣为丸。每服三四钱，盐汤送下，或酒下。治劳虚之症，立可见效。

治男妇咳嗽成劳

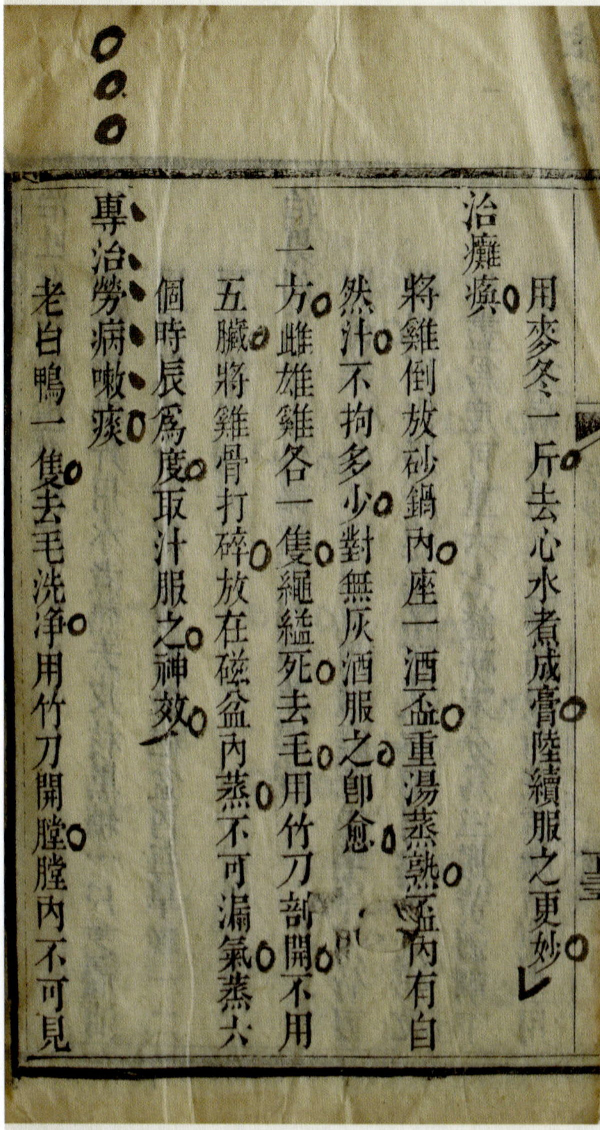

用麥冬一斤去心水煮成膏陸續服之更妙
治癱瘓
將雞倒放砂鍋內座一酒盃重湯蒸熟盃內有自
然汁不拘多少對無灰酒服之即愈
一方雌雄雞各一隻繩縊死去毛用竹刀剖開不用
五臟將雞骨打碎放在磁盆內蒸不可漏氣蒸六
個時辰爲度取汁服之神效
專治勞病嗽痰
老白鴨一隻去毛洗淨用竹刀開膛膛內不可見

用麦冬一斤，去心水煮成膏，陆续服之更妙。

治瘫痪

将鸡倒放砂锅内，座一酒杯，重汤蒸熟，杯内有自然汁，不拘多少，对无灰酒服之，即愈。

一方，雌雄鸡各一只，绳缢死，去毛，用竹刀剖开，不用五脏，将鸡骨打碎，放在磁盆内蒸，不可漏气，蒸六个时辰为度。取汁服之，神效。

专治劳[1]病嗽痰

老白鸭一只，去毛洗净，用竹刀开膛，膛内不可见

1 劳：通“痨”，下同。

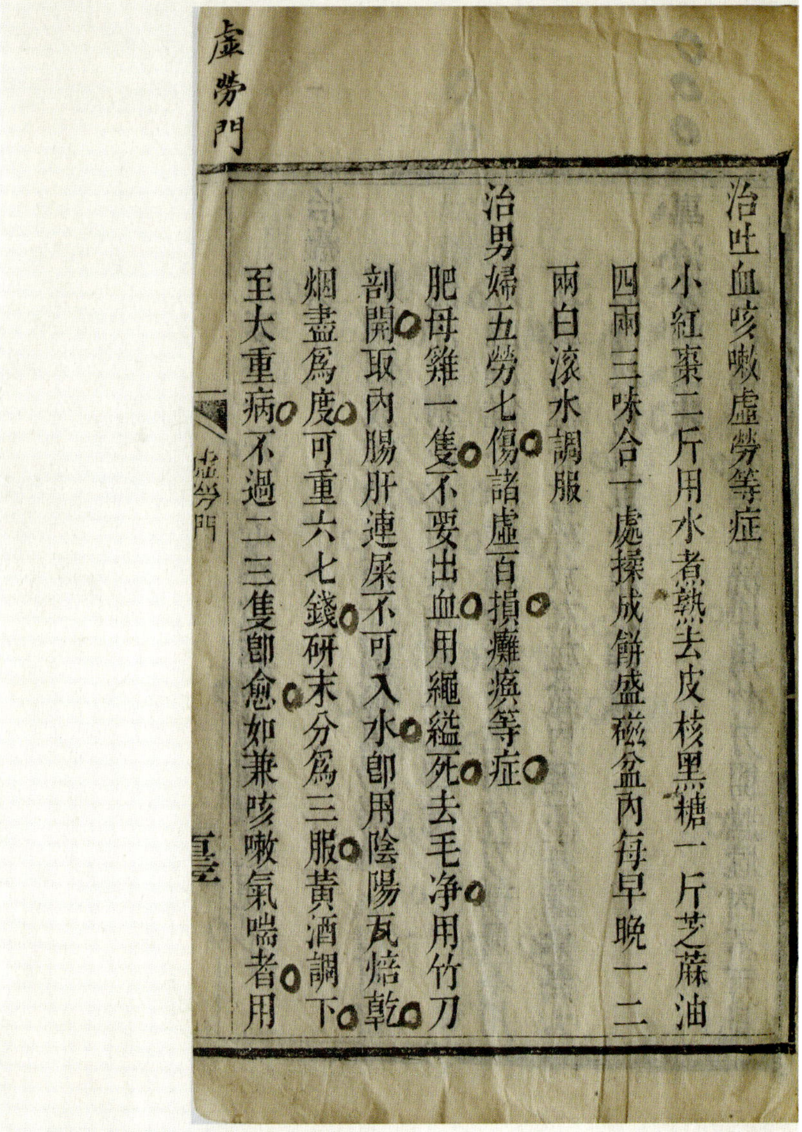
虛勞門

治吐血咳嗽虛勞等症

小紅棗二斤用水煮熟去皮核黑糖一斤芝蔴油四兩三味合一處揉成餅盛磁盆內每早晚一二兩白滚水調服

治男婦五勞七傷○諸虛百損○癱瘓等症○

肥母雞一隻○不要出血○用繩縊死○去毛净○用竹刀剖開○取內腸肝連屎不可入水○即用陰陽瓦焙乾○烟盡爲度○可重六七錢○研末分爲三服○黃酒調下○至大重病○不過二三隻卽愈○如兼咳嗽氣喘者○用

虛勞門

治吐血咳嗽虚劳等症

小红枣二斤，用水煮熟，去皮核，黑糖一斤，芝麻油四两，三味合一处，揉成饼，盛磁盆内。每早晚一二两，白滚水调服。

治男妇五劳七伤、诸虚百损、瘫痪等症

肥母鸡一只，不要出血，用绳缢死，去毛净，用竹刀剖开，取内肠肝连屎，不可入水。即用阴阳瓦焙干，烟尽为度，可重六七钱。研末分为三服，黄酒调下。至大重病，不过二三只即愈。如兼咳嗽气喘者，用

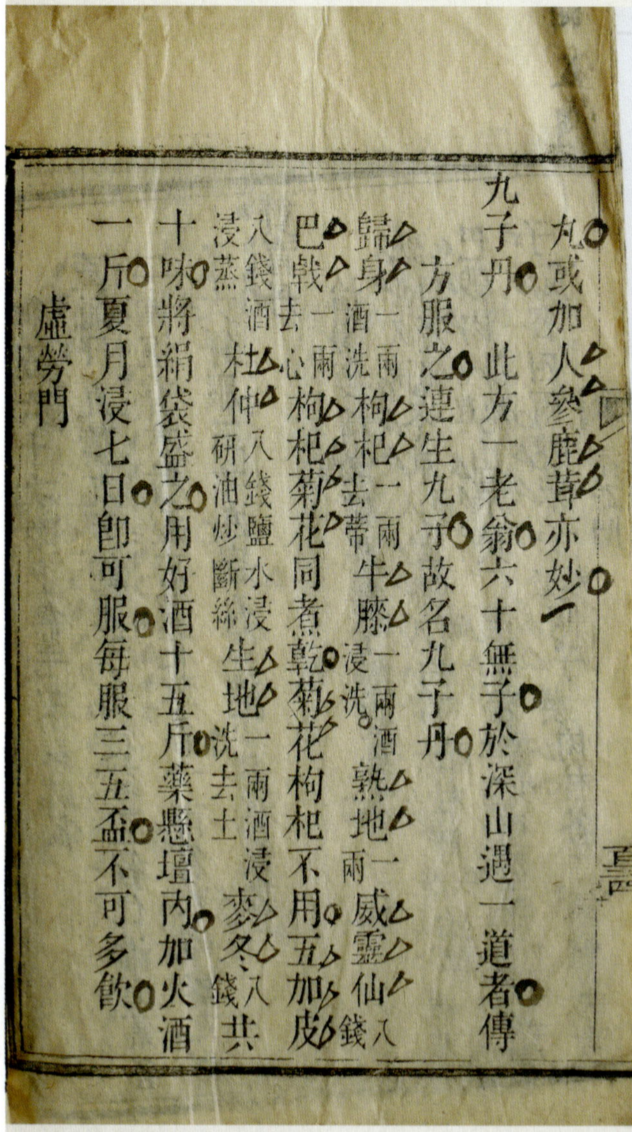

丸或加人參鹿茸亦妙

九子丹　此方一老翁六十無子於深山遇一道者傳方服之連生九子故名九子丹

歸身一兩酒洗　枸杞一兩去蒂　牛膝一兩酒浸洗　熟地一兩　威靈仙八錢　巴戟一兩去心枸杞菊花同煮乾菊花枸杞不用　五加皮八錢酒浸蒸　杜仲八錢鹽水浸研油炒斷絲　生地一兩酒洗去土　麥冬八錢　共十味將絹袋盛之用好酒十五斤藥懸壇內加火酒一斤夏月浸七日即可服每服三五盃不可多飲

虛勞門

丸，或加人参、鹿茸亦妙。

九子丹　此方一老翁六十无子，于深山遇一道者，传方服之，连生九子，故名九子丹。

归身一两（酒洗），枸杞一两（去蒂），牛膝一两（酒浸洗），熟地一两，威灵仙八钱，巴戟一两（去心，枸杞、菊花同煮干，菊花、枸杞不用），五加皮八钱（酒浸蒸），杜仲八钱（盐水浸研，油炒断丝），生地一两（酒浸洗去土），麦冬八钱，共十味。将绢袋盛之，用好酒十五斤，药悬坛内，加火酒一斤，夏月浸七日，即可服。每服三五杯，不可多饮。

虚劳门

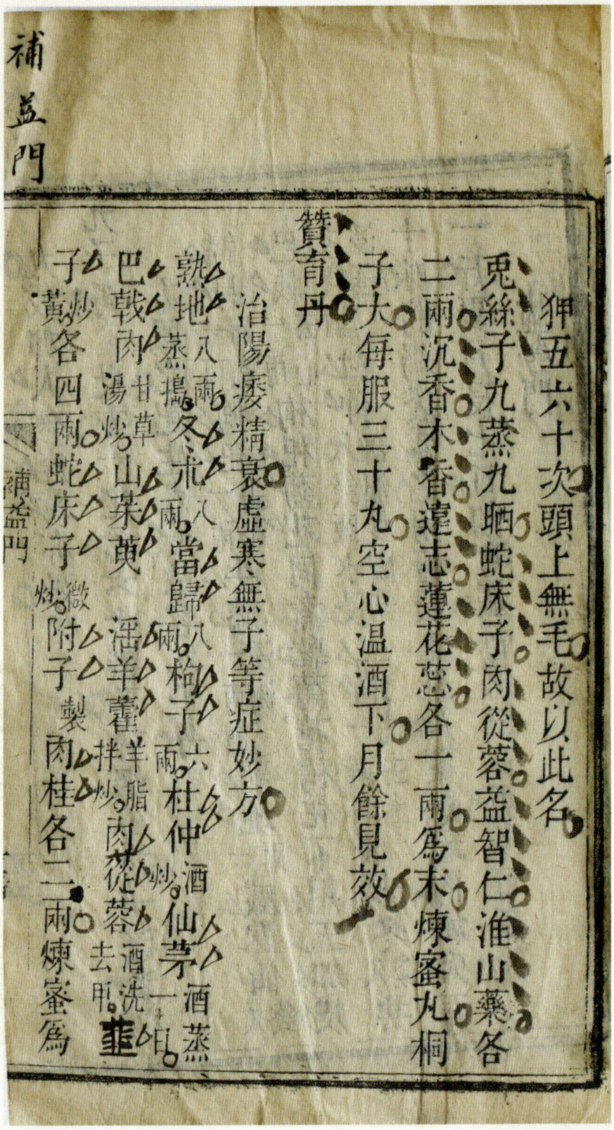

狎五六十次，头上无毛，故以此名。

菟丝子（九蒸九晒）、蛇床子、肉苁蓉、益智仁、淮山药各二两，沉香、木香、远志、莲花蕊各一两，为末，炼蜜丸桐子大。每服三十丸，空心温酒下，月余见效。

赞育丹

治阳痿精衰、虚寒无子等症妙方。

熟地八两（蒸捣），冬术八两，当归八两，枸子六两，杜仲（酒炒）、仙茅（酒蒸一日）、巴戟肉（甘草汤炒）、山茱萸、淫羊藿（羊脂拌炒）、肉苁蓉（酒洗去甲）、韭子（炒黄）各四两，蛇床子（微炒）、附子（制）、肉桂各二两，炼蜜为

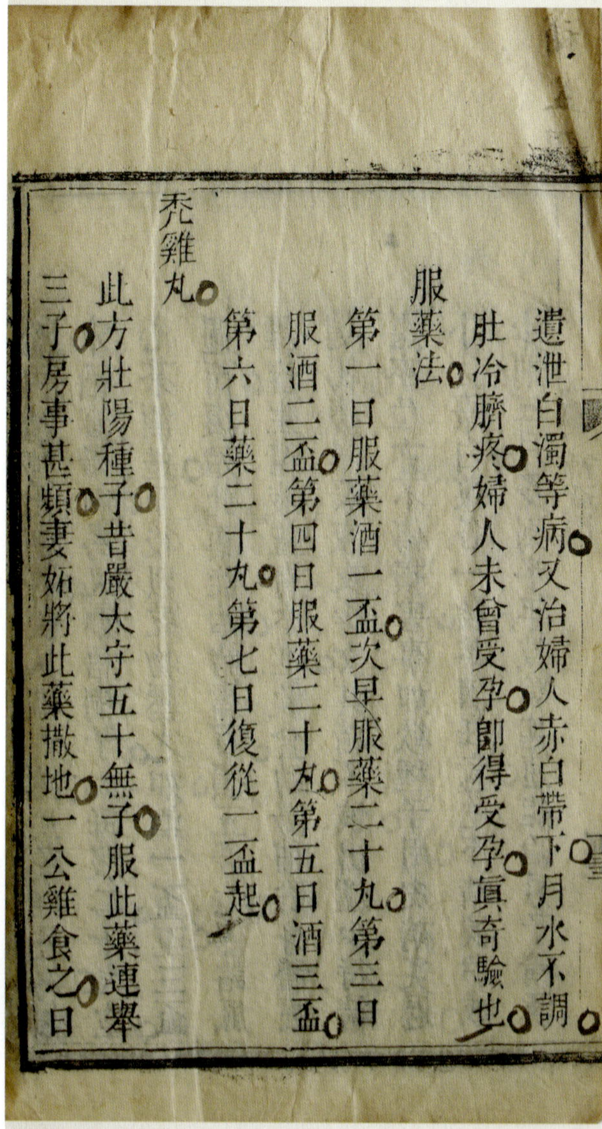
遺泄白濁等病。又治婦人赤白帶下。月水不調。
肚冷臍疼。婦人未曾受孕。卽得受孕。眞奇驗也。
服藥法。
第一日服藥酒一盃。次早服藥二十丸。第三日
服酒二盃。第四日服藥二十丸。第五日酒三盃。
第六日藥二十丸。第七日復從一盃起。
禿雞丸。
此方壯陽種子。昔嚴太守五十無子。服此藥連舉
三子。房事甚頻。妻妬。將此藥撒地。一公雞食之。日

遗泄、白浊等病，又治妇人赤白带下、月水不调、肚冷脐疼。妇人未曾受孕，即得受孕。真奇验也。

服药法

第一日服药酒一杯，次早服药二十丸，第三日服酒二杯，第四日服药二十丸，第五日酒三杯，第六日药二十丸，第七日复从一杯起。

秃鸡丸

此方壮阳种子。昔严太守五十无子，服此药连举三子，房事甚频。妻妒，将此药撒地，一公鸡食之，日

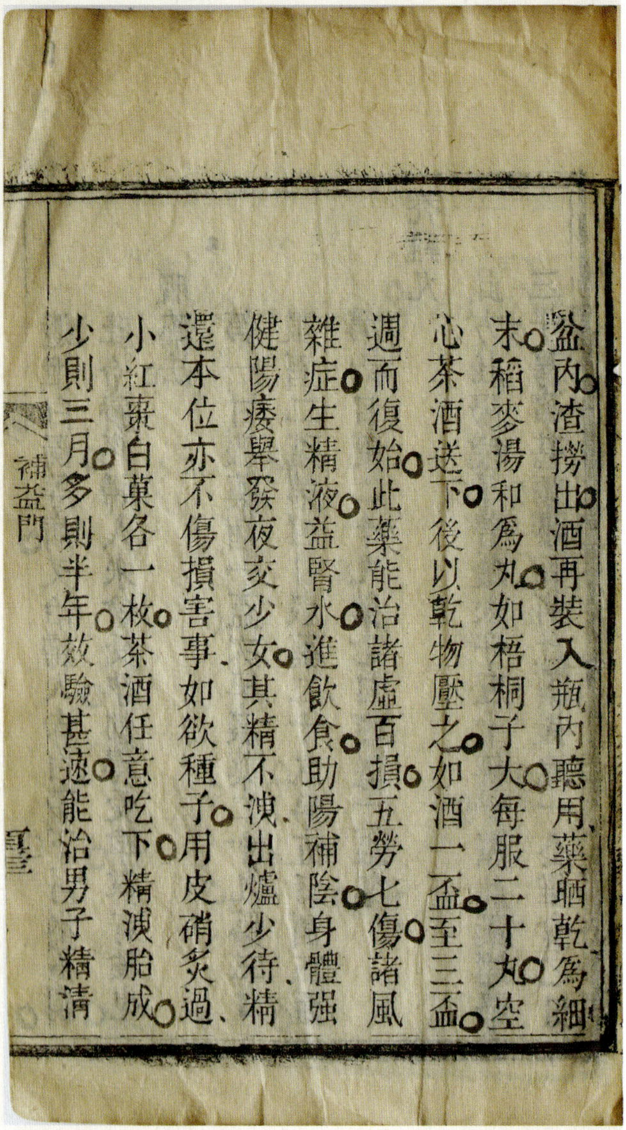
補益門

盆內渣撈出酒再裝入瓶內聽用藥晒乾爲細
末稻麥湯和爲丸如梧桐子大每服二十丸空
心茶酒送下後以乾物壓之如酒一盃至三盃
週而復始此藥能治諸虛百損五勞七傷諸風
雜症生精液益腎水進飲食助陽補陰身體强
健陽痿舉發夜交少女其精不洩出爐少待精
還本位亦不傷損害事如欲種子用皮硝炙過
小紅棗白菓各一枚茶酒任意吃下精洩胎成
少則三月多則半年效驗甚速能治男子精清

盆内，渣捞出，酒再装入瓶内听用。药晒干为细末，稻麦汤和为丸如梧桐子大，每服二十丸，空心茶酒送下。后以干物压之，如酒一杯至三杯，周而复始。此药能治诸虚百损、五劳七伤、诸风杂症，生精液，益肾水，进饮食，助阳补阴。身体强健阳痿举发夜交少女，其精不泄出炉少待精还本位，亦不伤损害事如欲种子。用皮硝（炙过），小红枣、白果各一枚，茶酒任意吃下。精泄胎成，少则三月，多则半年，效验甚速。能治男子精清、

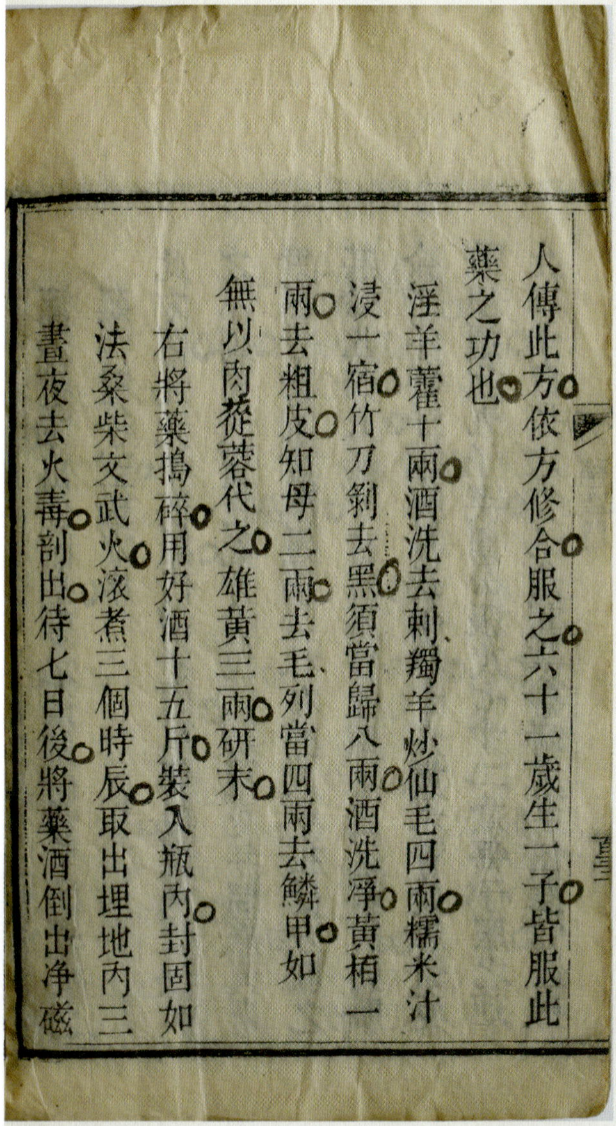
人傳此方依方修合服之六十一歲生一子皆服此
藥之功也
淫羊藿十兩酒洗去刺羯羊炒仙毛四兩糯米汁
浸一宿竹刀剃去黑須當歸八兩酒洗淨黃栢一
兩去粗皮知母二兩去毛列當四兩去鱗甲如
無以肉蓯蓉代之雄黃三兩研末
右將藥搗碎用好酒十五斤裝入瓶內封固如
法桑柴文武火滚煮三個時辰取出埋地內三
晝夜去火毒剖出待七日後將藥酒倒出淨磁

人传此方。依方修合，服之，六十一岁生一子，皆服此药之功也。

淫羊藿十两（酒洗去刺，羯羊炒），仙茅四两（糯米汁浸一宿，竹刀剥去黑须），当归八两（酒洗净），黄柏一两（去粗皮），知母二两（去毛），列当四两（去鳞甲，如无，以肉苁蓉代之），雄黄三两（研末）。

上将药捣碎，用好酒十五斤，装入瓶内，封固如法，桑柴文武火滚煮三个时辰。取出埋地内三昼夜去火毒，剖出。待七日后，将药酒倒出净磁

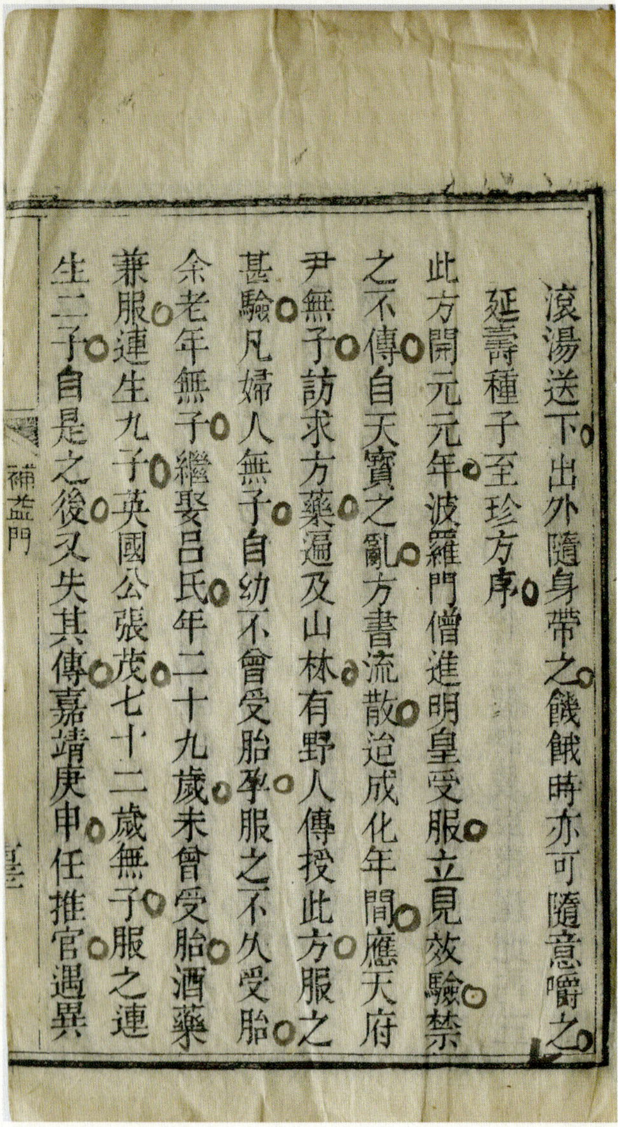
滾湯送下○出外隨身帶之○饑餓時亦可隨意嚼之○
延壽種子至珍方序○
此方開元元年○波羅門僧進明皇受服○立見效驗○禁之不傳○自天寶之亂○方書流散○迨成化年間○應天府尹無子○訪求方藥○遍及山林○有野人傳授此方○服之甚驗○凡婦人無子○自幼不曾受胎孕○服之不久受胎○余老年無子○繼娶呂氏○年二十九歲○未曾受胎○酒藥兼服○連生九子○英國公張茂○七十二歲無子○服之連生二子○自是之後○又失其傳○嘉靖庚申○任推官遇異
補益門

滚汤送下，出外随身带之，饥饿时亦可随意嚼之。

延寿种子至珍方序

此方开元元年，波罗门僧进明皇受服，立见效验，禁之不传。自天宝之乱，方书流散。迨成化年间，应天府尹无子，访求方药，遍及山林，有野人传授此方，服之甚验。凡妇人无子，自幼不曾受胎孕，服之不久受胎。余老年无子，继娶吕氏，年二十九岁，未曾受胎。酒药兼服，连生九子。英国公张茂，七十二岁无子，服之连生二子。自是之后，又失其传。嘉靖庚申，任推官遇异

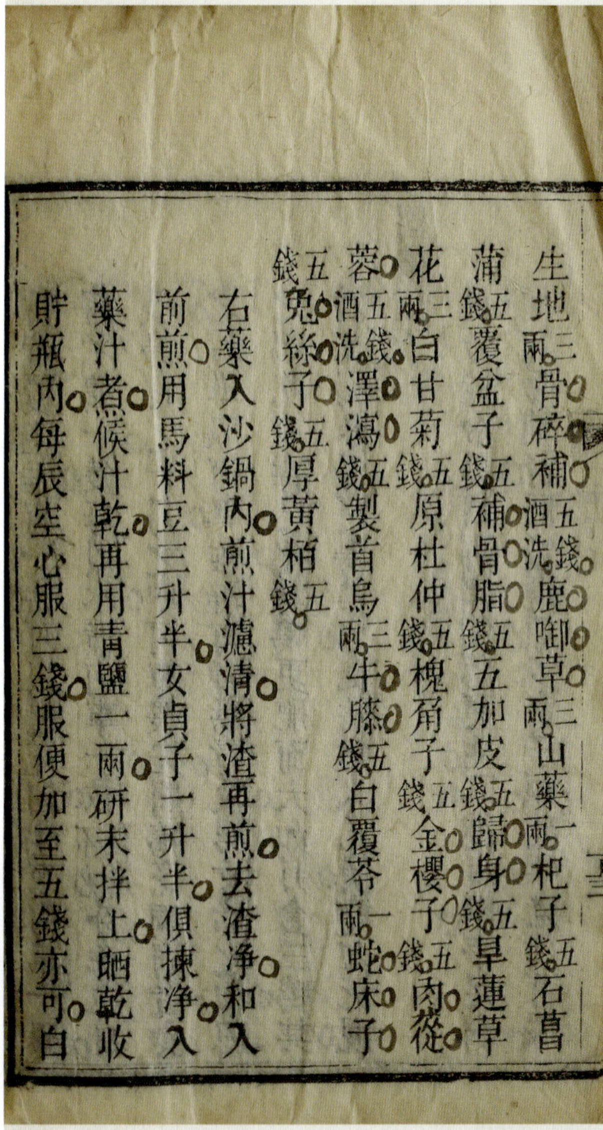
生地三兩骨碎補五錢酒洗鹿啣草三兩山藥一兩杞子五錢石菖
蒲五錢覆盆子五錢補骨脂五錢五加皮五錢歸身五錢旱蓮草
花三兩白甘菊五錢原杜仲五錢槐角子五錢金櫻子五錢肉蓯
蓉酒洗五錢澤瀉五錢製首烏三兩牛膝五錢白茯苓一兩蛇床子
五錢兎絲子五錢厚黃柏五錢
右藥入沙鍋內煎汁濾清將渣再煎去渣淨和入
前煎用馬料豆三升半女貞子一升半俱揀淨入
藥汁煮候汁乾再用青鹽一兩研末拌上晒乾收
貯瓶內每辰空心服三錢服便加至五錢亦可白

生地三两，骨碎补五钱（酒洗），鹿衔草三两，山药一两，杞子五钱，石菖蒲五钱，覆盆子五钱，补骨脂五钱，五加皮五钱，归身五钱，旱莲草花三两，白甘菊五钱，原杜仲五钱，槐角子五钱，金樱子五钱，肉苁蓉五钱（酒洗），泽泻五钱，制首乌三两，牛膝五钱，白茯苓一两，蛇床子五钱，菟丝子五钱，厚黄柏五钱。

上药入沙锅内，煎汁滤清，将渣再煎，去渣净，和入前煎，用马料豆三升半，女贞子一升半，俱拣净，入药汁煮。候汁干，再用青盐一两，研末拌上，晒干收贮瓶内。每辰空心服三钱，服便加至五钱亦可。白

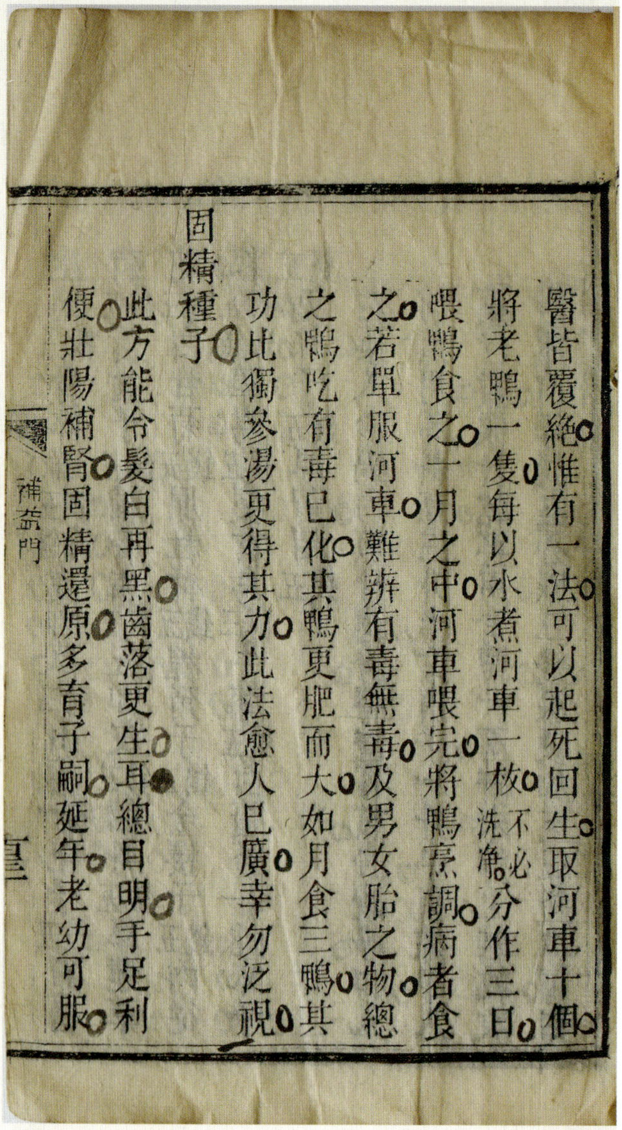
醫皆覆絶。惟有一法。可以起死回生。取河車十個。
將老鴨一隻。每以水煮河車一枚不必洗净。分作三日。
喂鴨食之。一月之中。河車喂完。將鴨烹調。病者食
之。若單服河車。難辨有毒無毒及男女胎之物。總
之。鴨吃有毒已化。其鴨更肥而大。如月食三鴨。其
功比獨參湯更得其力。此法愈人已廣。幸勿泛視。
固精種子。
此方能令髮白再黑。齒落更生。耳總目明。手足利
便。壯陽補腎。固精還原。多育子嗣。延年。老幼可服。
補益門

医皆覆绝。惟有一法，可以起死回生。取河车十个，将老鸭一只，每以水煮河车一枚不必洗净，分作三日，喂鸭食之。一月之中，河车喂完，将鸭烹调，病者食之。若单服河车，难辨有毒无毒，及男女胎之物。总之，鸭吃有毒已化，其鸭更肥而大。如月食三鸭，其功比独参汤更得其力。此法愈人已广，幸勿泛视。

固精种子

此方能令发白再黑，齿落更生，耳聪目明，手足利便，壮阳补肾，固精还原，多育子嗣，延年，老幼可服。

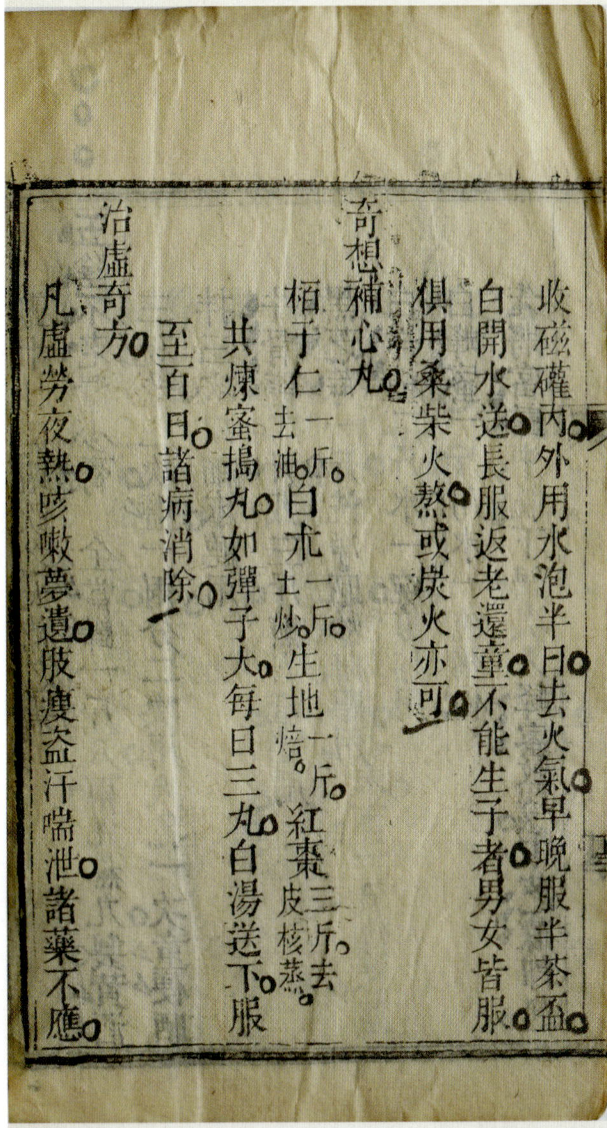

收磁礶內外用水泡半日去火氣早晚服半茶盃
白開水送長服返老還童不能生子者男女皆服
俱用桑柴火熬或炭火亦可
奇想補心丸
栢子仁一斤（去油）白朮一斤（土炒）生地一斤（焙）紅棗三斤（去皮核蒸）
共煉蜜搗丸如彈子大每日三丸白湯送下服
至百日諸病消除
治虛奇方
凡虛勞夜熱咳嗽夢遺肢瘦盜汗喘泄諸藥不應

收磁罐内，外用水泡半日，去火气。早晚服半茶杯，白开水送。长服返老还童。不能生子者，男女皆服。俱用桑柴火熬，或炭火亦可。

奇想补心丸

柏子仁一斤（去油），白术一斤（土炒），生地一斤（焙），红枣三斤（去皮核蒸），共炼蜜捣丸如弹子大，每日三丸，白汤送下，服至百日，诸病消除。

治虚奇方

凡虚劳夜热，咳嗽梦遗，肢瘦盗汗喘泄，诸药不应，

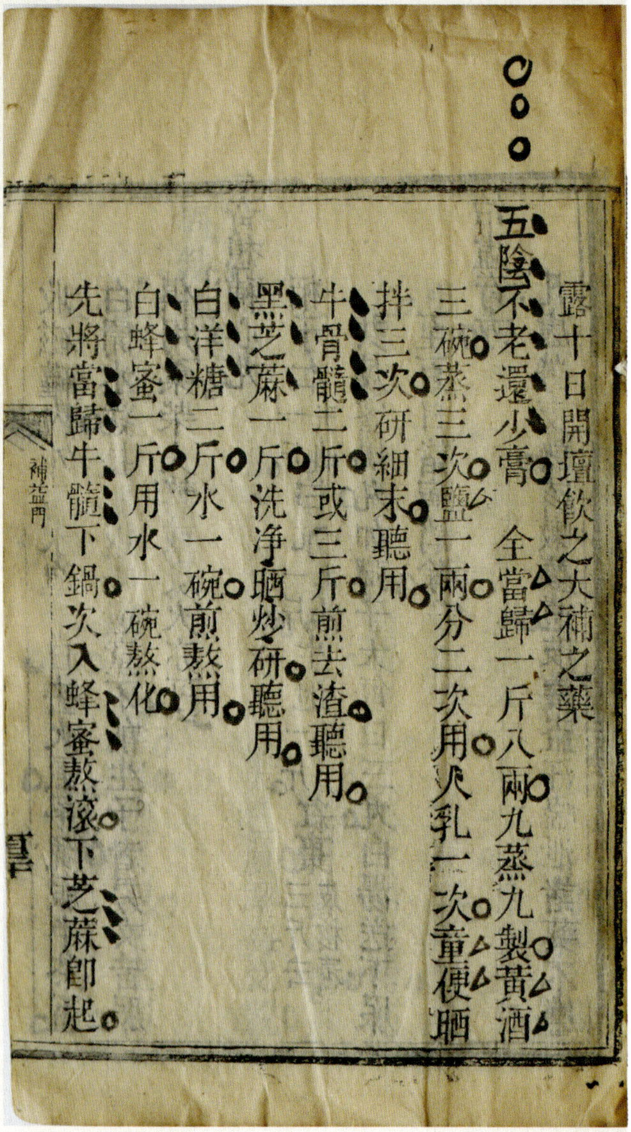
露十日開壇飲之大補之藥

五陰不老還少膏　全當歸一斤八兩九蒸九製黃酒三碗蒸三次鹽一兩分二次用人乳一次童便晒拌三次研細末聽用

牛骨髓二斤或三斤煎去渣聽用

黑芝蔴一斤洗淨晒炒研聽用

白洋糖二斤水一碗煎熬用

白蜂蜜一斤用水一碗熬化

先將當歸牛髓下鍋次入蜂蜜熬滾下芝蔴即起

補益門

露，十日开坛饮之，大补之药。

五阴不老还少膏　全当归一斤八两，九蒸九制，黄酒三碗，蒸三次，盐一两，分二次用，人乳一次，童便，晒拌三次，研细末，听用。

牛骨髓二斤或三斤，煎去渣，听用。

黑芝麻一斤，洗净，晒炒研，听用。

白洋糖二斤，水一碗，煎熬用。

白蜂蜜一斤，用水一碗熬化。

先将当归、牛髓下锅，次入蜂蜜，熬滚，下芝麻即起。

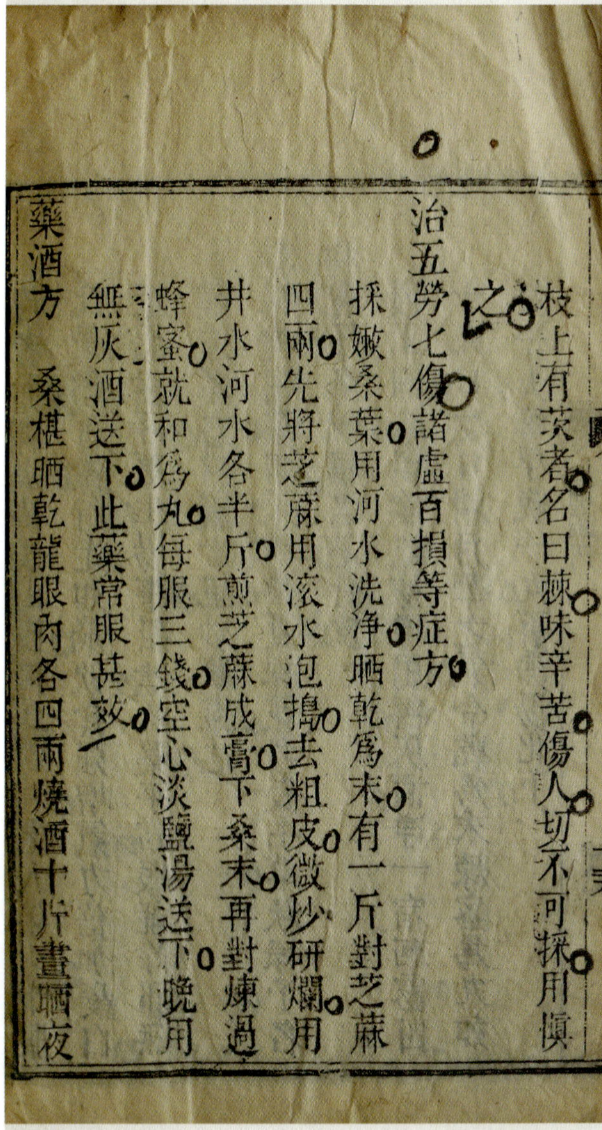

枝上有茨者，名曰棘，味辛苦，伤人，切不可采，用慎之。

治五劳七伤诸虚百损等症方

采嫩桑叶，用河水洗净，晒干为末。有一斤对芝麻四两。先将芝麻用滚水泡捣，去粗皮，微炒研烂，用井水、河水各半斤，煎芝麻成膏。下桑末，再对炼过蜂蜜，就和为丸。每服三钱，空心淡盐汤送下。晚用无灰酒送下。此药常服甚效。

药酒方　桑椹（晒干）、龙眼肉各四两，烧酒十斤，昼晒夜

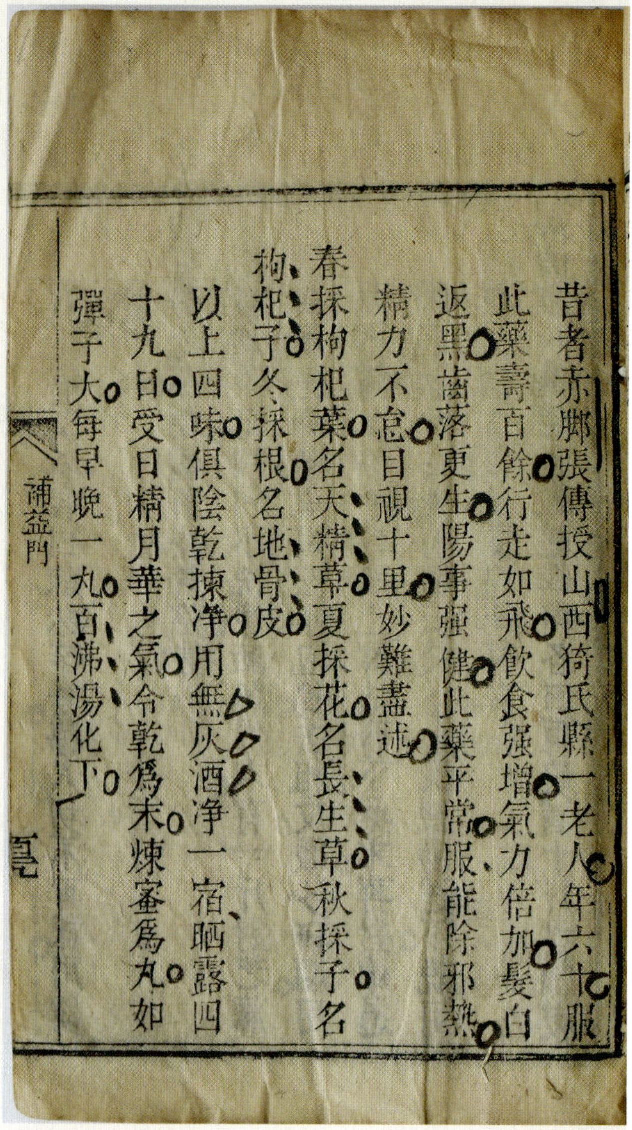

昔者赤脚張傳授山西猗氏縣一老人年六十服此藥壽百餘行走如飛飲食強增氣力倍加髮白返黑齒落更生陽事强健此藥平常服能除邪熱精力不怠目視十里妙難盡述

春採枸杞葉名天精草夏採花名長生草秋採子名枸杞子冬採根名地骨皮

以上四味俱陰乾揀淨用無灰酒浄一宿晒露四十九日受日精月華之氣令乾為末煉蜜為丸如彈子大每早晚一丸百沸湯化下

補益門

昔者赤脚张，传授山西猗氏县一老人，年六十，服此药寿百余，行走如飞，饮食强增，气力倍加，发白返黑，齿落更生，阳事强健。此药平，常服能除邪热，精力不怠，目视十里，妙难尽述。

春采枸杞叶，名天精草；夏采花，名长生草；秋采子，名枸杞子；冬采根，名地骨皮。

以上四味，俱阴干拣净，用无灰酒净一宿，晒露四十九日，受日精月华之气。令干为末，炼蜜为丸如弹子大。每早晚一丸，百沸汤化下。

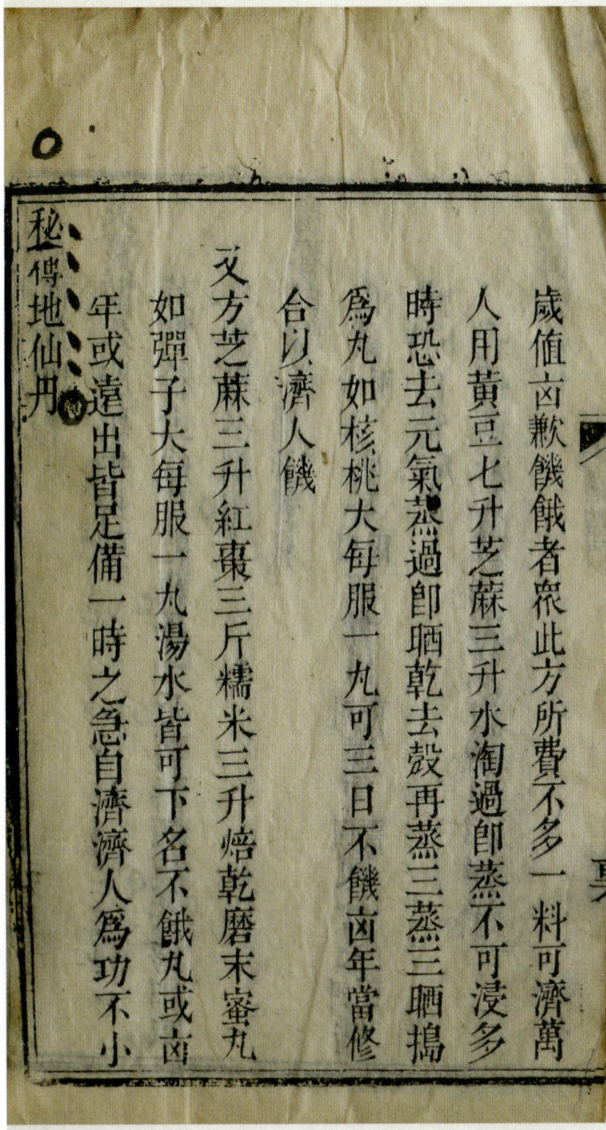

歲值凶歉饑餓者衆此方所費不多一料可濟萬
人用黄豆七升芝蔴三升水淘過即蒸不可浸多
時恐去元氣蒸過即晒乾去殼再蒸三蒸三晒搗
爲丸如核桃大每服一丸可三日不饑凶年當修
合以濟人饑
又方芝蔴三升紅棗三斤糯米三升焙乾磨末蜜丸
如彈子大每服一丸湯水皆可下名不餓丸或凶
年或遠出皆足備一時之急自濟濟人爲功不小
秘傳地仙丹

岁值凶歉，饥饿者众，此方所费不多一料，可济万人。用黄豆七升，芝麻三升，水淘过即蒸，不可浸多时，恐去元气。蒸过即晒干，去壳再蒸，三蒸三晒，捣为丸如核桃大。每服一丸，可三日不饥，凶年当修合以济人饥。

又方，芝麻三升，红枣三斤，糯米三升，焙干磨末，蜜丸如弹子大。每服一丸，汤水皆可下，名：不饥丸。或凶年，或远出，皆足备一时之急。自济、济人为功不小。

秘传地仙丹

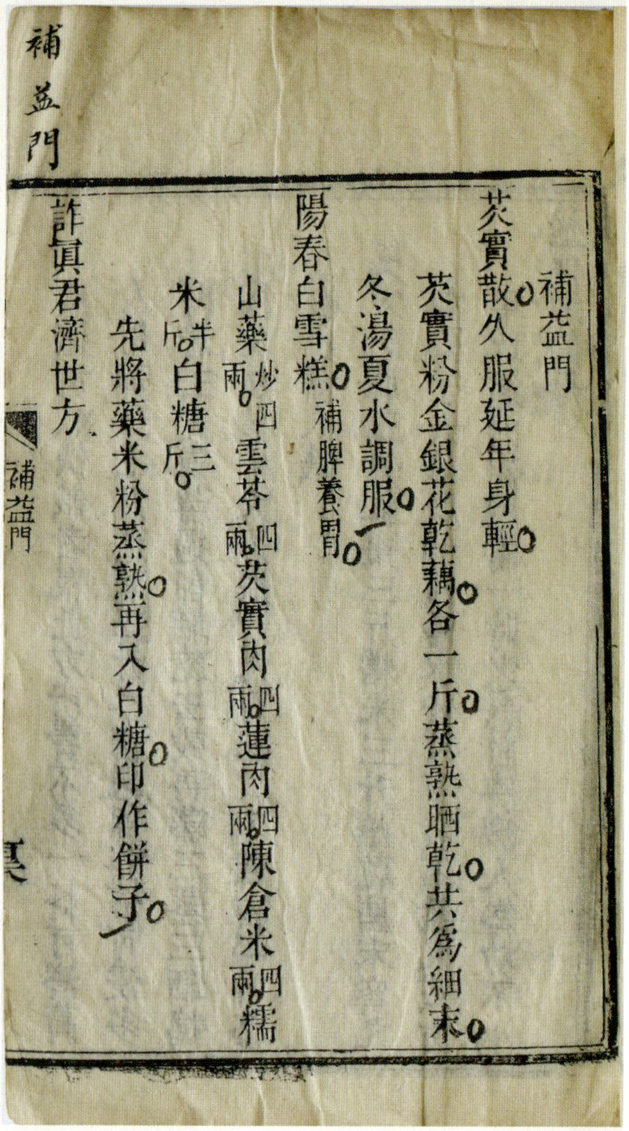

补益门

荧实散久服，延年身轻。

荧实粉、金银花、干藕各一斤，蒸熟晒干，共为细末，冬汤夏水调服。

阳春白雪糕补脾养胃

山药（炒）四两，云苓四两，芡实肉四两，莲肉四两，陈仓米四两，糯米半斤，白糖三斤。

先将药米粉蒸熟，再入白糖，印作饼子。

许真君济世方

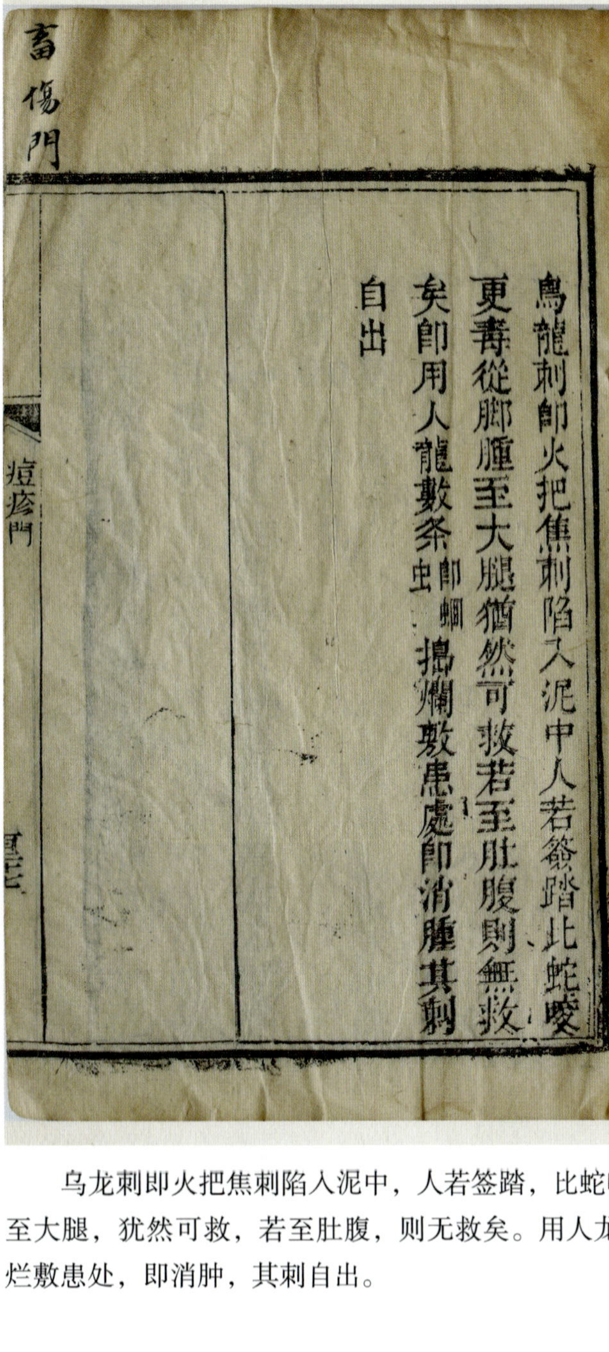

烏龍刺即火把焦刺陷入泥中人若簽踏比蛇咬更毒從脚腫至大腿猶然可救若至肚腹則無救矣即用人龍數条即蛔虫搗爛敷患處即消腫其刺自出

乌龙刺即火把焦刺陷入泥中，人若签踏，比蛇咬更毒，从脚肿至大腿，犹然可救，若至肚腹，则无救矣。用人龙数条即蛔虫，捣烂敷患处，即消肿，其刺自出。

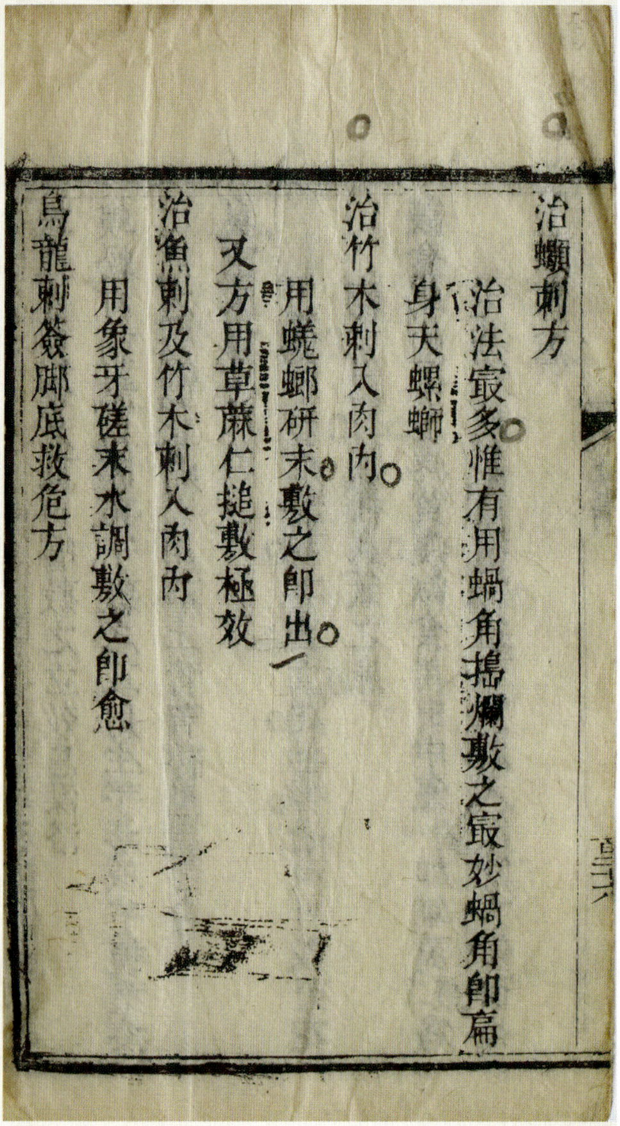

治蠍刺方
治法最多惟有用蝸角搗爛敷之最妙蝸角即扁身天螺螄
治竹木刺入肉內
用蟯螂研末敷之即出
又方用草蔴仁搥敷極效
治魚刺及竹木刺入肉內
用象牙磋末水調敷之即愈
烏龍刺簽脚底救危方

治蝎刺方

治法最多，惟有用蜗角捣烂敷之最妙。蜗角即扁身天螺蛳。

治竹木刺入肉内

用蛲螂研末，敷之即出。

又方，用草麻仁搥敷极效。

治鱼刺及竹木刺入肉内

用象牙磋末，水调敷之即愈。

乌龙刺签脚底救危方

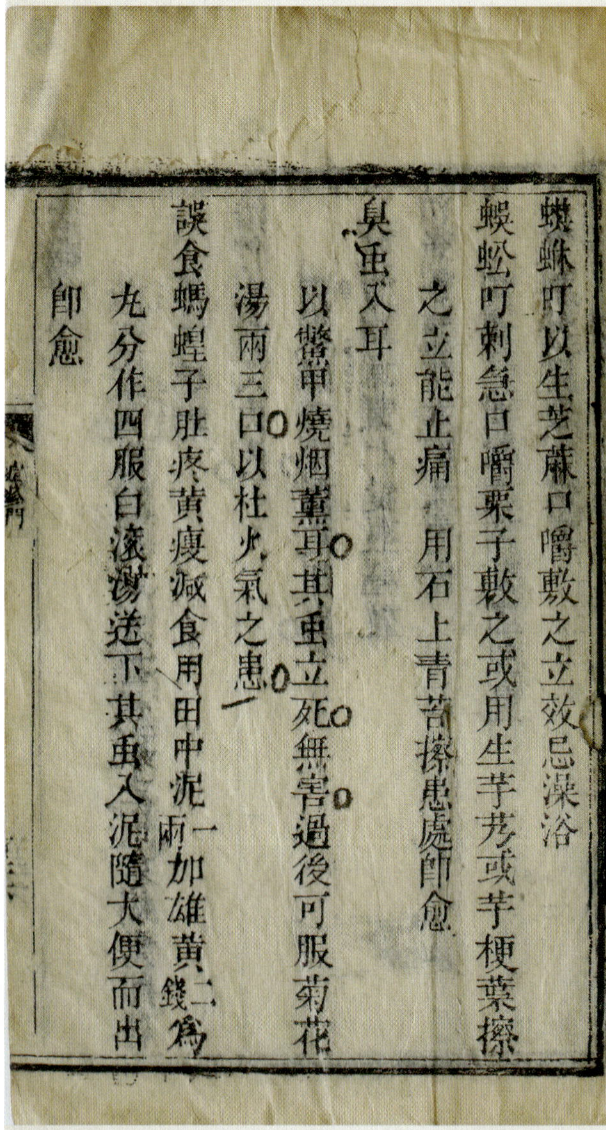

蛟蛛叮，以生芝麻口嚼敷之，立效。忌澡浴。

蜈蚣叮刺，急口嚼栗子，敷之。或用生芋艿，或芋梗叶擦之，立能止痛。用石上青苔擦患处，即愈。

臭虫入耳

以鳖甲烧烟薰耳，其虫立死，无害，过后可服菊花汤两三口，以杜火气之患。

误食蚂蝗子，肚疼黄瘦减食，用田中泥一两，加雄黄二钱，为丸，分作四服，白滚汤送下。其虫入泥，随大便而出，即愈。

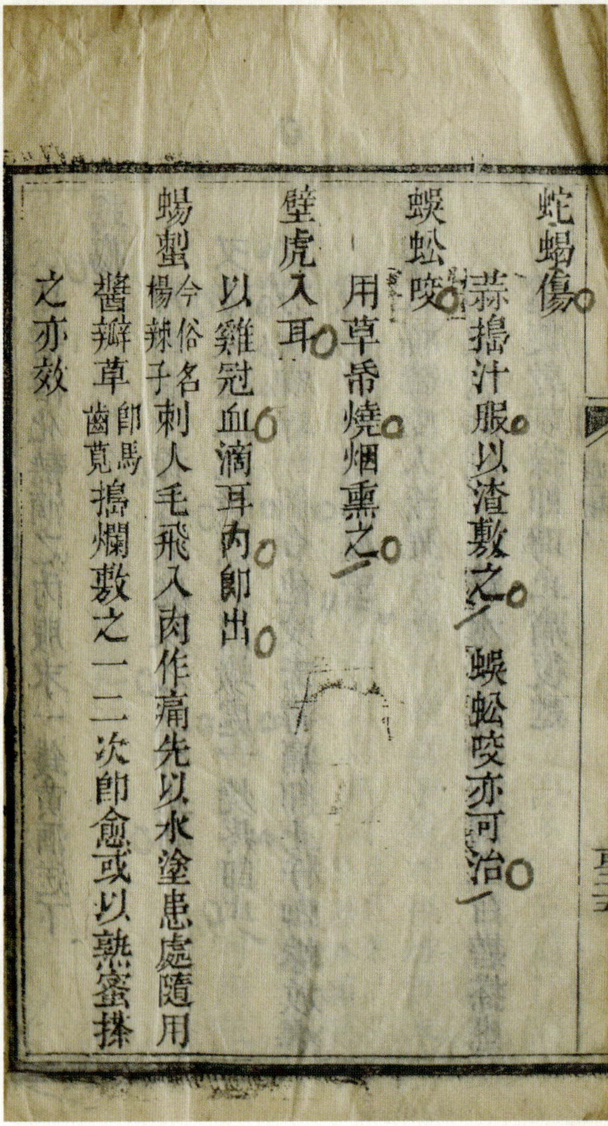

蛇蝎伤

蒜捣汁服，以渣敷之。蜈蚣咬亦可治。

蜈蚣咬

用草纸烧烟熏之。

壁虎入耳

以鸡冠血滴耳内，即出。

蝪蜸今俗名杨辣子刺人，毛飞入肉，作痛。先以水涂患处，随用酱瓣草即马齿苋捣烂敷之，一二次即愈。或以熟蜜搽之，亦效。

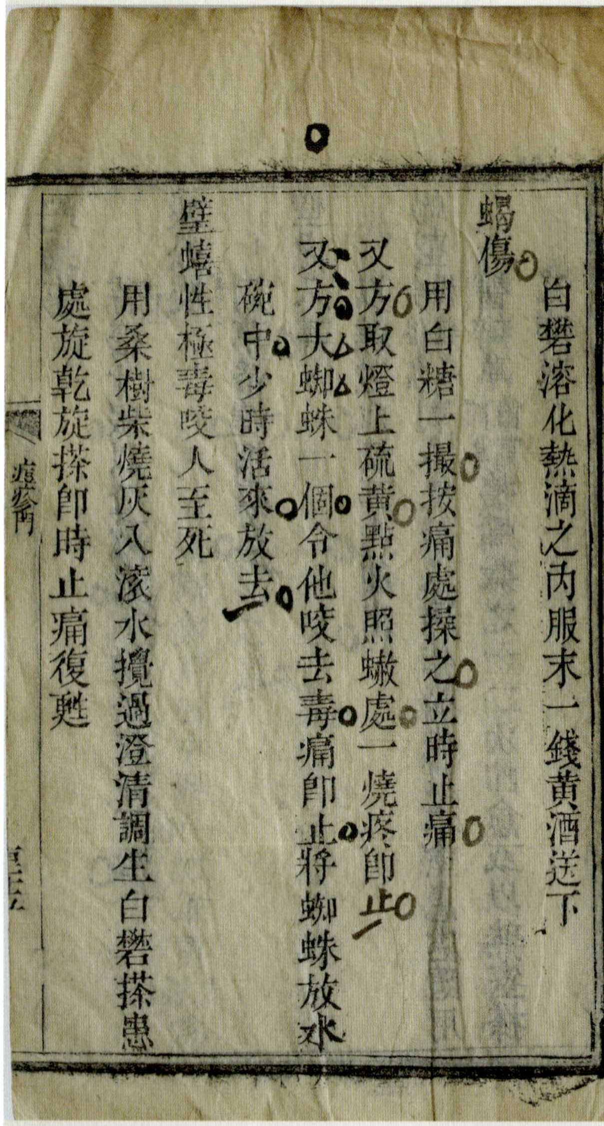

白礬溶化熱滴之內服末一錢黃酒送下

蝎傷

用白糖一撮按痛處揉之立時止痛

又方取燈上硫黃點火照螫處一燒疼即止

又方大蜘蛛一個令他咬去毒痛即止將蜘蛛放水碗中少時活來放去

壁蟢性極毒咬人至死

用桑樹柴燒灰入滚水攪過澄清調生白礬搽患處旋乾旋搽即時止痛復甦

白矾溶化热滴之，内服末一钱，黄酒送下。

蝎伤

用白糖一撮，按痛处揉之，立时止痛。

又方，取灯上硫黄，点火照螫处，一烧疼即止。

又方，大蜘蛛一个，令他咬去毒，痛即止。将蜘蛛放水碗中，少时活来，放去。

壁蟢性极毒，咬人至死。

用桑树柴烧灰，入滚水搅过澄清，调生白矾搽患处，旋干旋搽，即时止痛复苏。

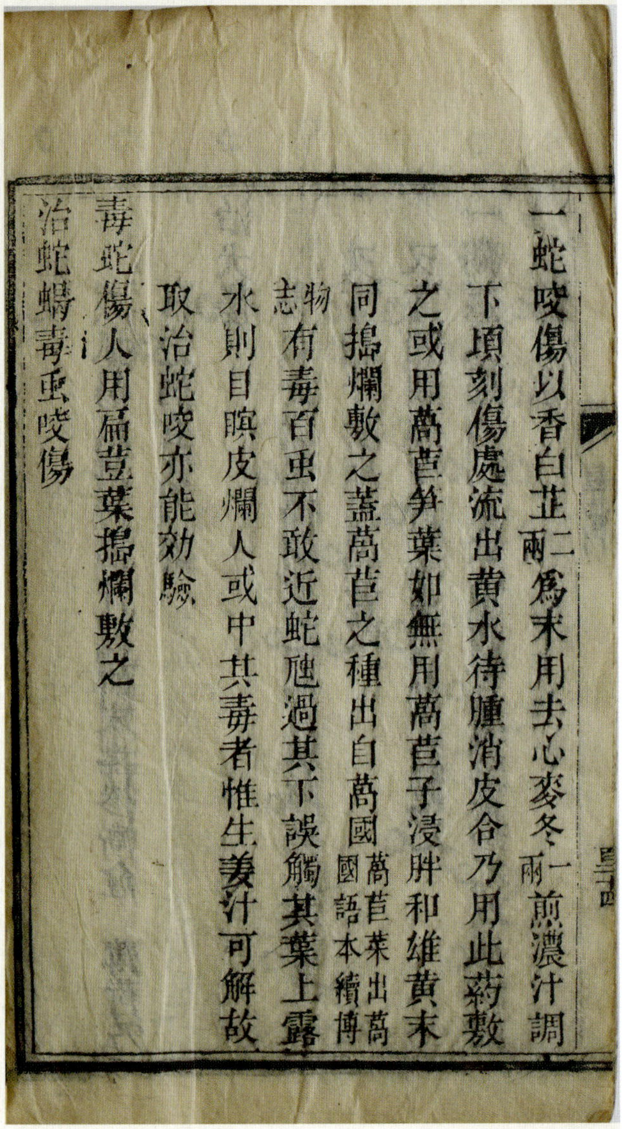

一蛇咬傷以香白芷二兩爲末用去心麥冬一兩煎濃汁調下頃刻傷處流出黄水待腫消皮合乃用此葯敷之或用萵苣笋葉如無用萵苣子浸胖和雄黄末同搗爛敷之蓋萵苣之種出自萵國萵苣葉出萵國語本續博物志有毒百虫不敢近蛇虺過其下誤觸其葉上露水則目瞑皮爛人或中其毒者惟生姜汁可解故取治蛇咬亦能効驗

毒蛇傷人用扁荳葉搗爛敷之

治蛇蝎毒虫咬傷

一蛇咬伤，以香白芷二两为末，用去心麦冬一两煎浓汁调下。顷刻伤处流出黄水，待肿消皮合，乃用此药敷之。或用萵苣笋叶，如无，用萵苣子浸胖，和雄黄末，同捣烂敷之。盖萵苣之种出自萵国萵苣菜出萵国，语本《续博物志》，有毒，百虫不敢近，蛇虺过其下，误触其叶上露水则目瞑、皮烂。人或中其毒者，惟生姜汁可解，故取治蛇咬，亦能效验。

毒蛇伤人，用扁豆叶捣烂敷之。

治蛇蝎毒虫咬伤

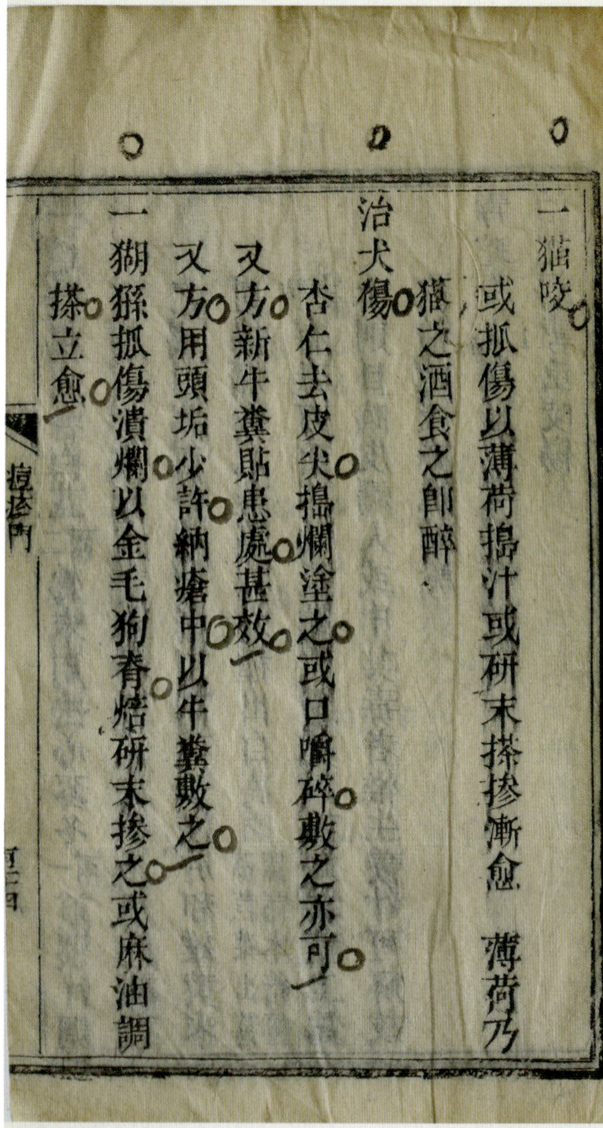

一猫咬

或抓伤，以薄荷捣汁或研末，搽掺渐愈。薄荷乃猫之酒，食之即醉。

治犬伤

杏仁去皮尖，捣烂涂之。或口嚼碎，敷之亦可。

又方，新牛粪贴患处，甚效。

又方，用头垢少许，纳疮中，以牛粪敷之。

一猢狲抓伤溃烂，以金毛狗脊，焙研末掺之。或麻油调搽，立愈。

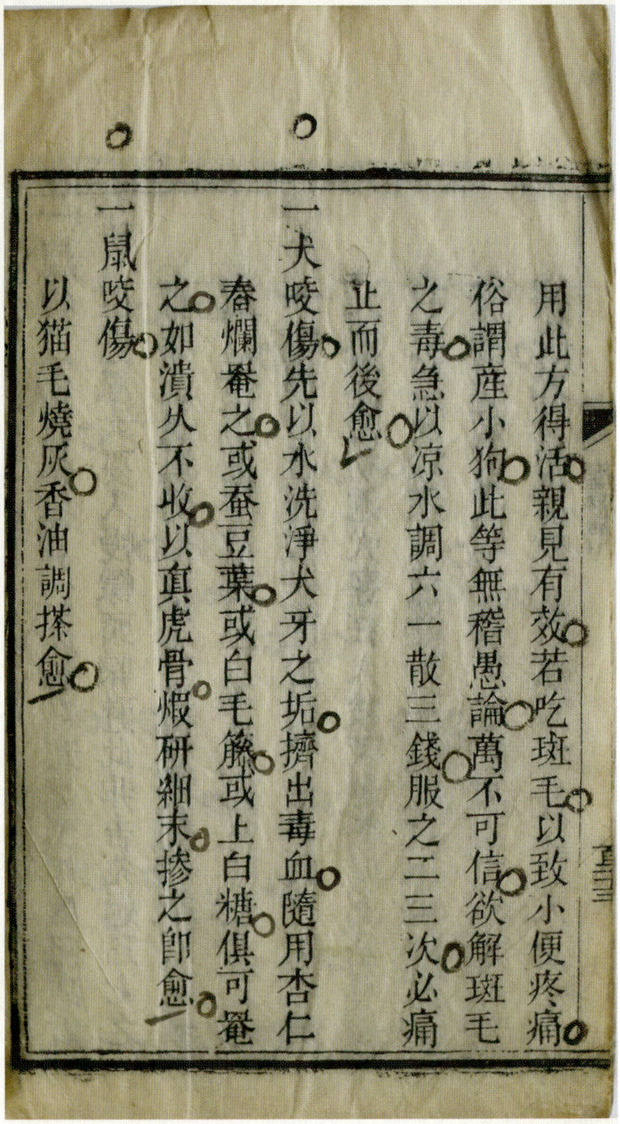

用此方得活親見有效若吃斑毛以致小便疼痛俗謂産小狗此等無稽愚論萬不可信欲解斑毛之毒急以凉水調六一散三錢服之二三次必痛止而後愈

一犬咬傷先以水洗淨犬牙之垢擠出毒血隨用杏仁舂爛罨之或蚕豆葉或白毛𦶜或上白糖俱可罨之如潰久不收以真虎骨煅研細末掺之即愈

一鼠咬傷

以猫毛燒灰香油調搽愈

用此方得活，亲见有效。若吃斑蝥，以致小便疼痛，俗谓产小狗，此等无稽愚论，万不可信。欲解斑蝥之毒，急以凉水调六一散三钱，服之二三次，必痛止而后愈。

一犬咬伤，先以水洗净犬牙之垢，挤出毒血，随用杏仁舂烂罨[1]之，或蚕豆叶，或白毛藤，或上白糖，俱可罨之。如溃久不收，以真虎骨，煅研细末，掺之即愈。

一鼠咬伤

以猫毛烧灰，香油调搽，愈。

1 罨（yǎn）：覆盖，掩盖。

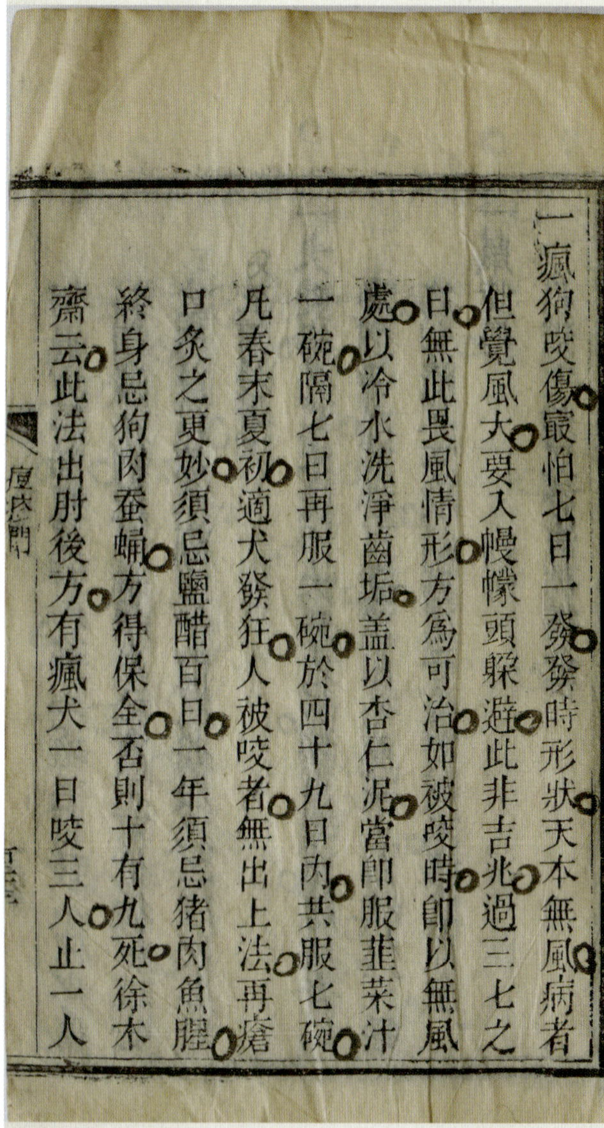

痘疹門

一瘋狗咬傷最怕七日一發發時形狀天本無風病者
但覺風大要人幔幪頭躲避此非吉兆過三七之
日無此畏風情形方爲可治如被咬時即以無風
處以冷水洗淨齒垢蓋以杏仁泥當即服韮菜汁
一碗隔七日再服一碗於四十九日內共服七碗
凡春末夏初適犬發狂人被咬者無出上法再瘡
口灸之更妙須忌鹽醋百日一年須忌猪肉魚腥
終身忌狗肉蚕蛹方得保全否則十有九死徐木
齋云此法出肘後方有瘋犬一日咬三人止一人

一疯狗咬伤，最怕七日一发。发时形状，天本无风，病者但觉风大，要人幔蒙头躲避，此非吉兆。过三七之日，无此畏风情形，方为可治。如被咬时，即以无风处，以冷水洗净齿垢，盖以杏仁泥，当即服韭菜汁一碗。隔七日再服一碗。于四十九日内，共服七碗。凡春末夏初，适犬发狂，人被咬者，无出上法。再疮口灸之更妙。须忌盐醋百日，一年须忌猪肉鱼腥，终身忌狗肉、蚕蛹，方得保全，否则十有九死。徐木斋云：此法出《肘后方》。有疯犬一日咬三人，止一人

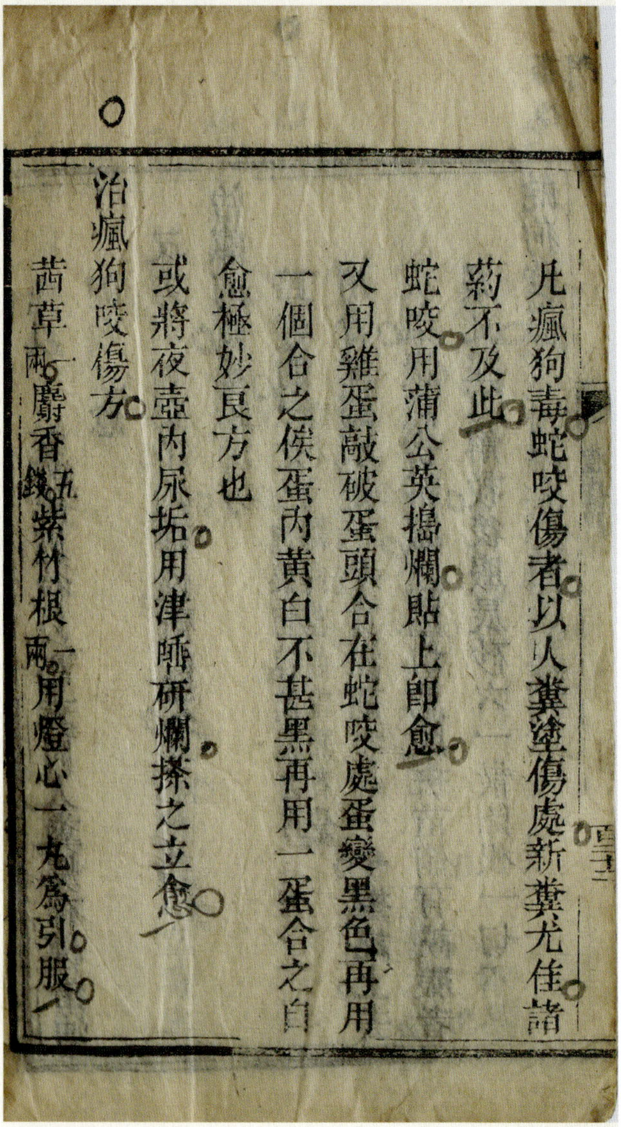
凡瘋狗毒蛇咬傷者以人糞塗傷處新糞尤佳諸藥不及此
蛇咬用蒲公英搗爛貼上即愈
又用雞蛋敲破蛋頭合在蛇咬處蛋變黑色再用一個合之俟蛋內黃白不甚黑再用一蛋合之自愈極妙良方也
或將夜壺內尿垢用津唾研爛搽之立愈
治瘋狗咬傷方
茜草一兩麝香五錢紫竹根一兩用燈心一丸爲引服

凡疯狗毒蛇咬伤者，以人粪涂伤处，新粪尤佳，诸药不及此。

蛇咬，用蒲公英捣烂，贴上即愈。

又用鸡蛋，敲破蛋头合在蛇咬处。蛋变黑色，再用一个合之。俟蛋内黄白不甚黑，再用一蛋合之，自愈。极妙良方也。

或将夜壶内尿垢，用津唾研烂，搽之立愈。

治疯狗咬伤方

茜草一两，麝香五钱，紫竹根一两，用灯心一丸为引，服。

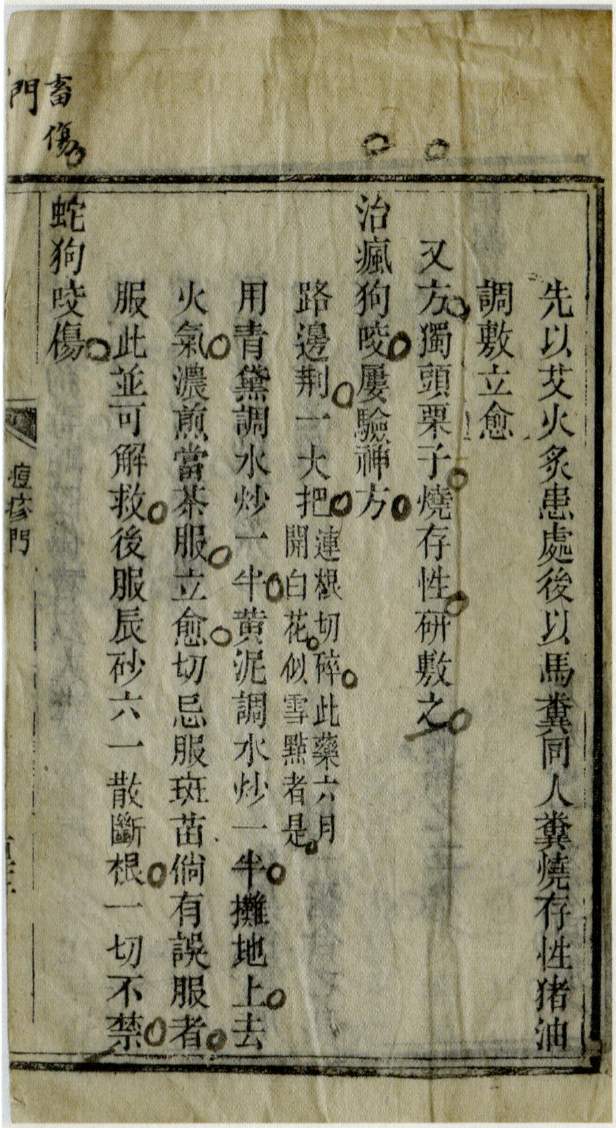
畜傷門

先以艾火炙患處後以馬糞同人糞燒存性猪油調敷立愈

又方獨頭栗子燒存性研敷之

治瘋狗咬屢驗神方

路邊荆一大把連根切碎此藥六月開白花似雪點者是用青黛調水炒一半黄泥調水炒一半攤地上去火氣濃煎當茶服立愈切忌服斑茁倘有誤服者服此並可解救後服辰砂六一散斷根一切不禁

蛇狗咬傷

痘疹門

先以艾火灸患处，后以马粪同人粪，烧存性，猪油调敷，立愈。

又方，独头栗子，烧存性，研敷之。

治疯狗咬屡验神方

路边荆一大把连根切碎，此药六月开白花，似雪点者是。用青黛调水炒一半，黄泥调水炒一半，摊地上，去火气，浓煎当茶服，立愈。切忌服斑茁。倘有误服者，服此并可解救，后服辰砂六一散断根。一切不禁。

蛇狗咬伤

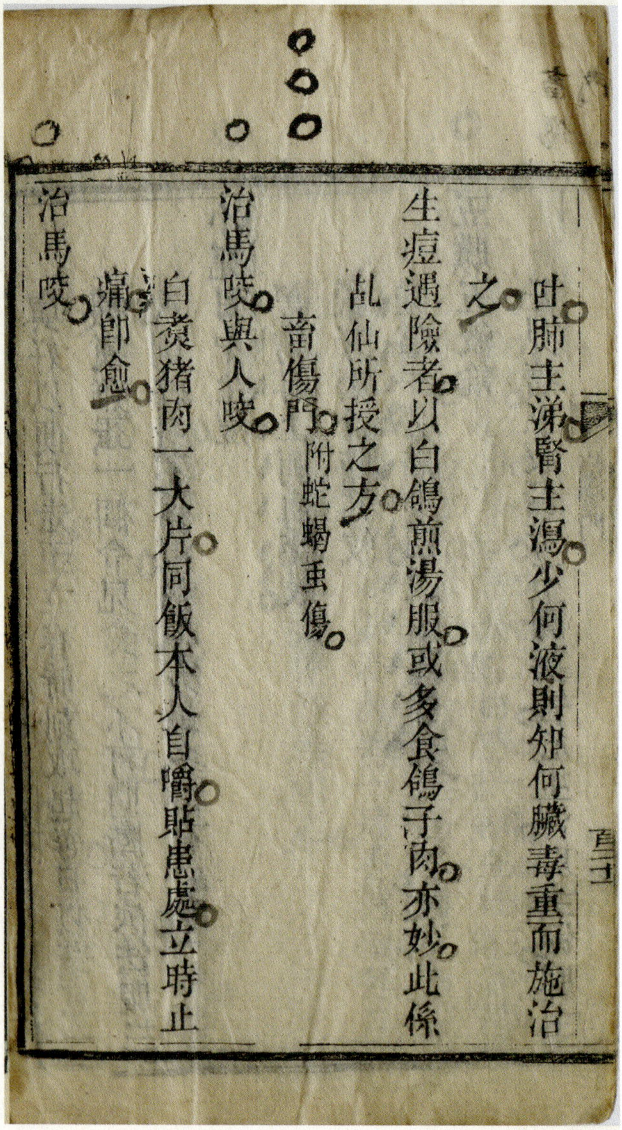
吐肺主涕腎主瀉少何液則知何臟毒重而施治
之
生痘遇險者以白鴿煎湯服或多食鴿子肉亦妙此係
乱仙所授之方
畜傷門附蛇蝎虫傷
治馬咬與人咬
白煮猪肉一大片同飯本人自嚼貼患處立時止
痛即愈
治馬咬

吐，肺主涕，肾主泻。少何液则知何脏毒重而施治之。

生痘遇险者，以白鸽煎汤服。或多食鸽子肉，亦妙。此系乱仙所授之方。

畜伤门附蛇蝎虫伤

治马咬与人咬

白煮猪肉一大片，同饭本人自嚼，贴患处，立时止痛即愈。

治马咬

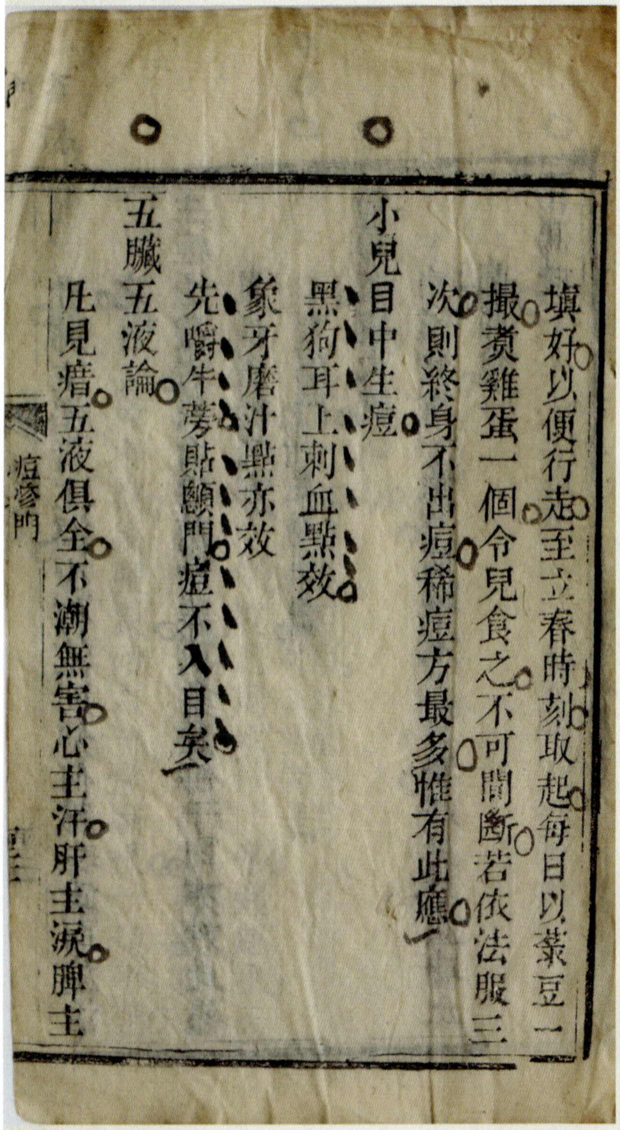

填好，以便行走。至立春时刻，取起。每日以绿豆一撮，煮鸡蛋一个，令儿食之，不可间断。若依法服三次，则终身不出痘。稀痘方最多，惟有此应。

小儿目中生痘

黑狗耳上刺血点效。

象牙磨汁点亦效。

先嚼牛蒡贴囟门，痘不入目矣。

五脏五液论

凡见瘖，五液俱全，不潮无害。心主汗，肝主泪，脾主

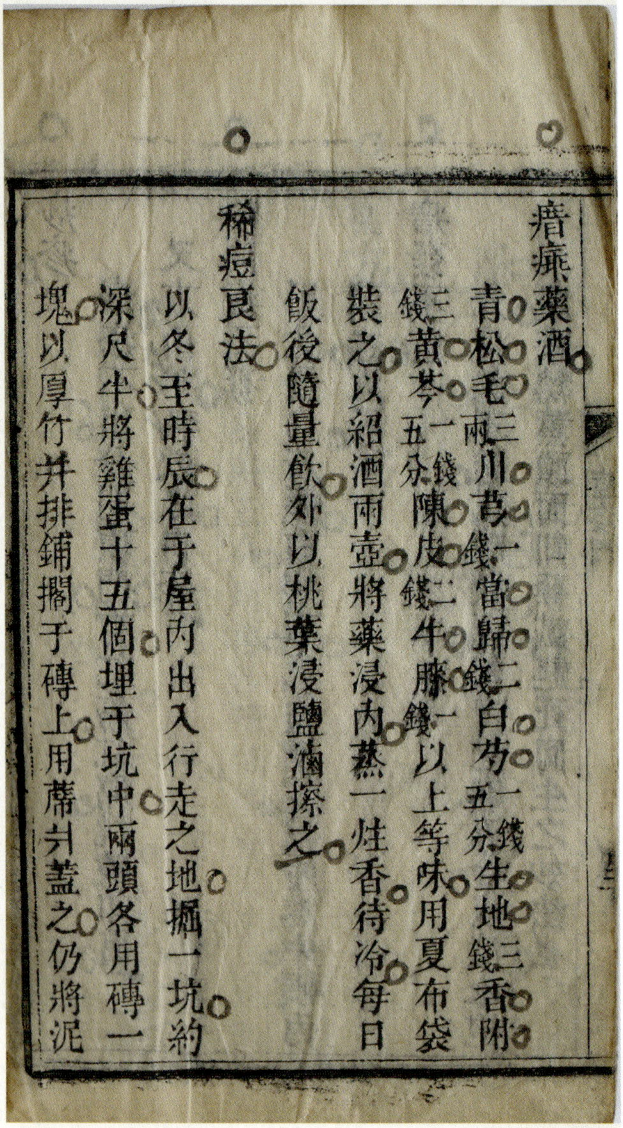

瘖瘊藥酒

青松毛三兩川芎一錢當歸二錢白芍一錢五分生地三錢香附三錢黃芩一錢五分陳皮二錢牛膝一錢以上等味用夏布袋裝之以紹酒兩壺將藥浸內蒸一炷香待冷每日飯後隨量飲外以桃葉浸鹽滷擦之

稀痘良法

以冬至時辰在于屋內出入行走之地掘一坑約深尺半將雞蛋十五個埋于坑中兩頭各用磚一塊以厚竹并排鋪擱于磚上用蓆爿蓋之仍將泥

瘖瘊药酒

青松毛三两，川芎一钱，当归二钱，白芍一钱五分，生地三钱，香附三钱，黄芩一钱五分，陈皮二钱，牛膝一钱。以上等味。用夏布袋装之，以绍酒两壶，将药浸内，蒸一炷香，待冷，每日饭后随量饮。外以桃叶浸盐卤擦之。

稀痘良法

以冬至时辰，在于屋内出入行走之地，掘一坑，约深尺半。将鸡蛋十五个，埋于坑中，两头各用砖一块，以厚竹并排铺搁于砖上，用席爿[1]盖之。仍将泥

1 席爿（pán）：凉席，席子，草席。

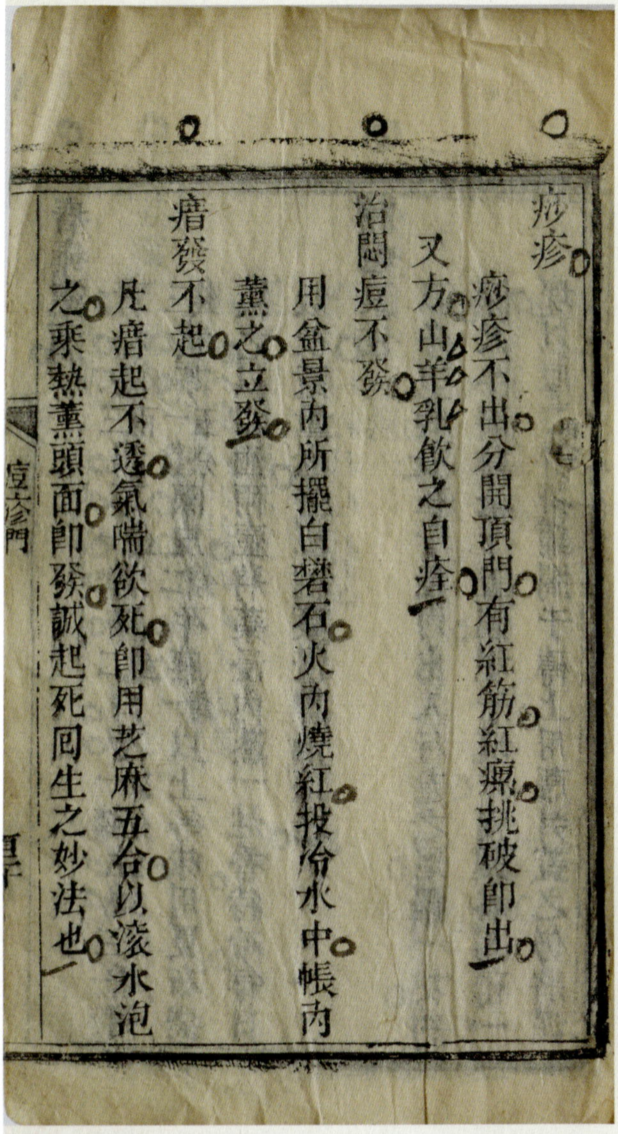

痧疹

痧疹不出分開頂門有紅筋紅瘭挑破卽出

又方山羊乳飲之自痊

治悶痘不發

用盆景內所擺白礬石火內燒紅投冷水中帳內

薰之立發

瘄發不起

凡瘄起不透氣喘欲死卽用芝麻五合以滚水泡

之乘熱薰頭面卽發誠起死回生之妙法也

痘疹門

痧疹

痧疹不出，分开顶门，有红筋、红瘭，挑破即出。

又方，山羊乳，饮之，自痊。

治闷痘不发

用盆景内所摆白矾石，火内烧红，投冷水中，帐内薰之，立发。

瘄[1]发不起

凡瘄起不透，气喘欲死，即用芝麻五合，以滚水泡之，乘热薰头面，即发。诚起死回生之妙法也。

1 瘄（cù）：疹子。

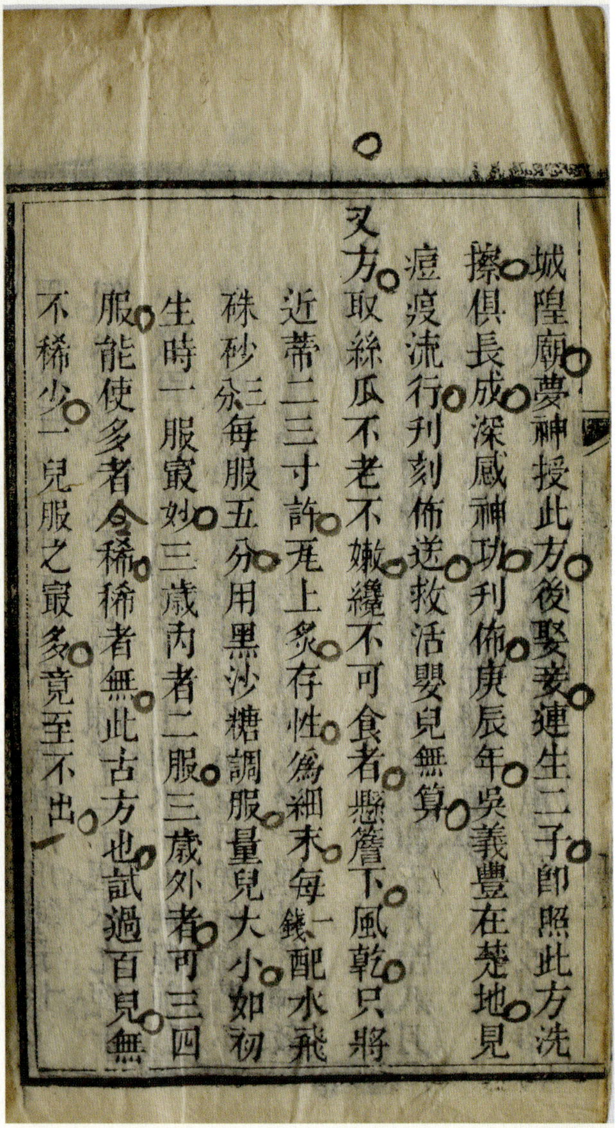

城隍廟夢神授此方後娶妾連生二子即照此方洗擦俱長成深感神功刊佈庚辰年吳義豐在楚地見痘疫流行刊刻佈送救活嬰兒無算

又方取絲瓜不老不嫩纔不可食者懸簷下風乾只將近蒂二三寸許瓦上炙存性為細末每一錢配水飛硃砂三分每服五分用黑沙糖調服量兒大小如初生時一服最妙三歲內者二服三歲外者可三四服能使多者令稀稀者無此古方也試過百兒無不稀少一兒服之最多竟至不出

城隍庙，梦神授此方。后娶妾，连生二子，即照此方洗擦，俱长成。深感神功，刊布。庚辰年，吴义丰在楚地，见痘疫流行，刊刻布送，救活婴儿无算。

又方，取丝瓜，不老不嫩，才不可食者，悬檐下，风干。只将近蒂二三寸许，瓦上炙，存性，为细末。每一钱，配水飞朱砂三分，每服五分，用黑砂糖调服。量儿大小，如初生时，一服最妙，三岁内者二服，三岁外者可三四服。能使多者令稀，稀者无。此古方也，试过百儿，无不稀少。一儿服之最多，竟至不出。

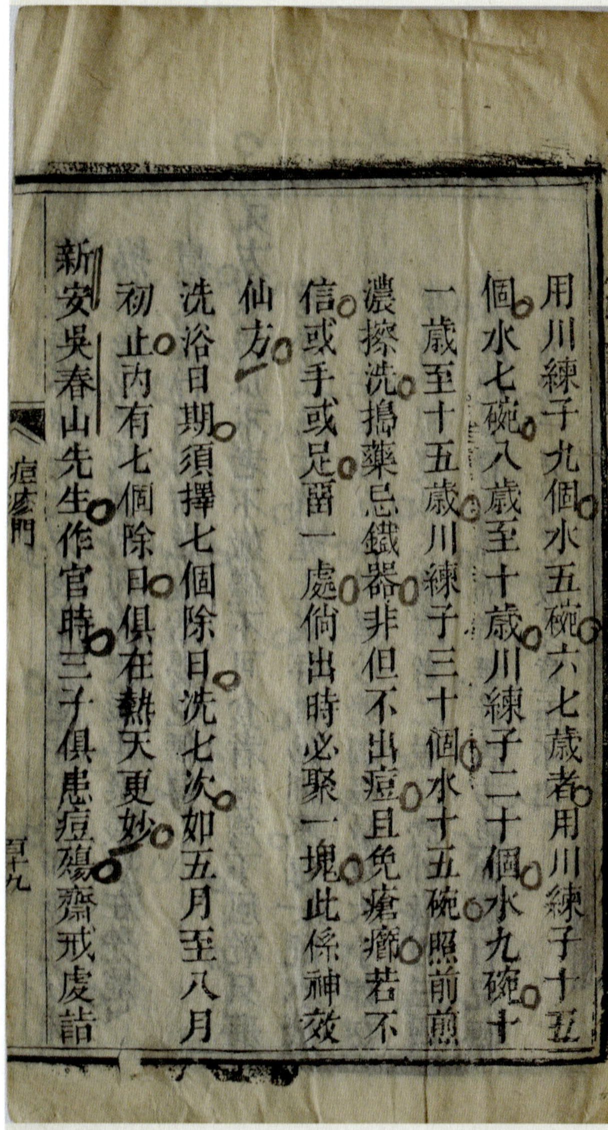
用川楝子九個水五碗六七歲者用川楝子十五
個水七碗八歲至十歲川楝子二十個水九碗十
一歲至十五歲川楝子三十個水十五碗照前煎
濃擦洗搗藥忌鐵器非但不出痘且免瘡瘢若不
信或手或足留一處倘出時必聚一塊此係神效
仙方
洗浴日期須擇七個除日洗七次如五月至八月
初止內有七個除日俱在熱天更妙
新安吴春山先生作官時三子俱患痘殤齋戒虔詰

用川楝子九个，水五碗；六七岁者，用川楝子十五个，水七碗；八岁至十岁，川楝子二十个，水九碗；十一岁至十五岁，川楝子三十个，水十五碗。照前煎浓擦洗。捣药忌铁器。非但不出痘，且免疮疖。若不信，或手或足，留一处，倘出时必聚一块，此系神效仙方。

洗浴日期，须择七个除日，洗七次。如五月至八月初止，内有七个除日，俱在热天更妙。

新安吴春山先生作官时，三子俱患痘殇。斋戒虔诣

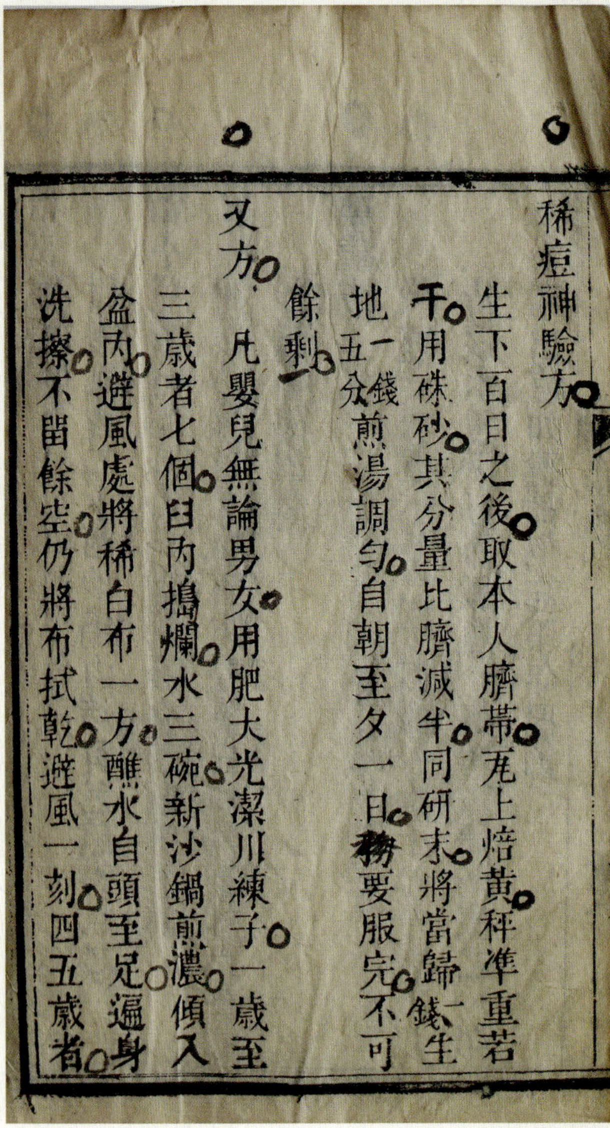
稀痘神驗方
生下百日之後取本人臍帶瓦上焙黃秤準重若
干用硃砂其分量比臍減半同研末將當歸一錢生
地一錢五分煎湯調勻自朝至夕一日務要服完不可
餘剩
又方凡嬰兒無論男女用肥大光潔川楝子一歲至
三歲者七個臼內搗爛水三碗新沙鍋煎濃傾入
盆內避風處將稀白布一方醮水自頭至足遍身
洗擦不留餘空仍將布拭乾避風一刻四五歲者

稀痘神验方

生下百日之后，取本人脐带，瓦上焙黄，秤准重若干。用朱砂，其分量比脐减半，同研末。将当归一钱，生地一钱五分，煎汤调匀，自朝至夕一日，务要服完，不可余剩。

又方，凡婴儿无论男女，用肥大光洁川楝子，一岁至三岁者七个，臼内捣烂，水三碗，新沙锅煎浓，倾入盆内。避风处，将稀白布一方，蘸水自头至足遍身洗擦，不留余空。仍将布拭干，避风一刻。四五岁者，

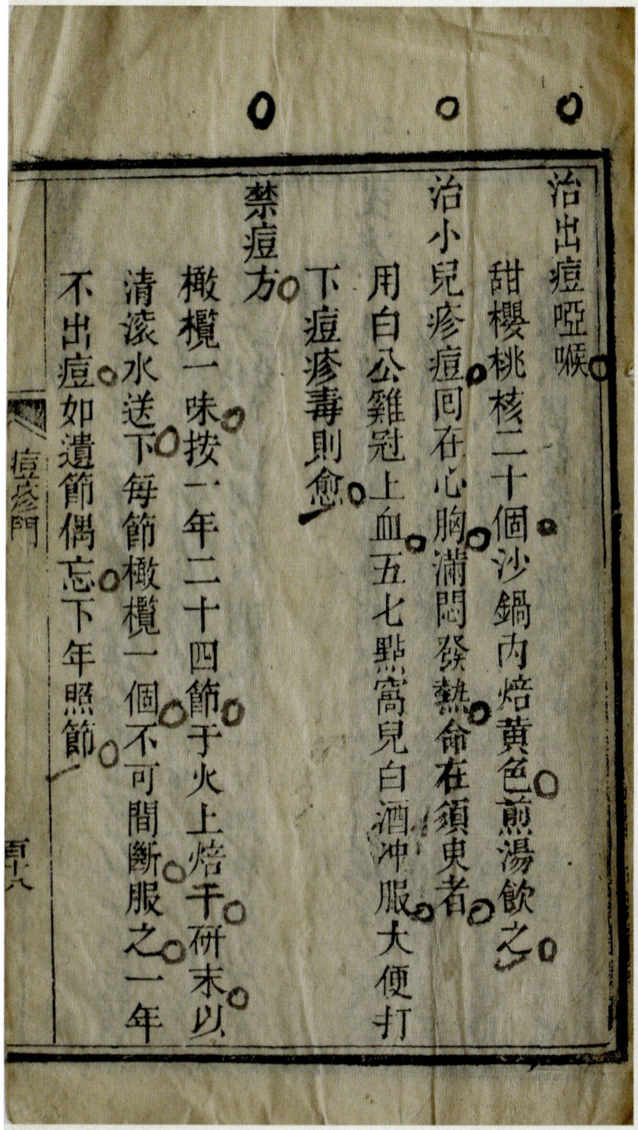

治出痘啞喉
甜櫻桃核二十個沙鍋內焙黃色煎湯飲之
治小兒疹痘回在心胸滿悶發熱命在須臾者
用白公雞冠上血五七點窩兒白酒冲服大便打
下痘疹毒則愈
禁痘方
橄欖一味按一年二十四節于火上焙干研末以
清滚水送下每節橄欖一個不可間斷服之一年
不出痘如遺節偶忘下年照節
痘疹門

治出痘哑喉

甜樱桃核二十个，沙锅内焙黄色，煎汤饮之。

治小儿疹痘，回在心胸，满闷发热，命在须臾者。

用白公鸡冠上血五七点，窝儿白酒冲服，大便打下痘疹毒则愈。

禁痘方

橄榄一味，按一年二十四节，于火上焙干，研末，以清滚水送下。每节橄榄一个，不可间断。服之，一年不出痘。如遗节偶忘，下年照节。

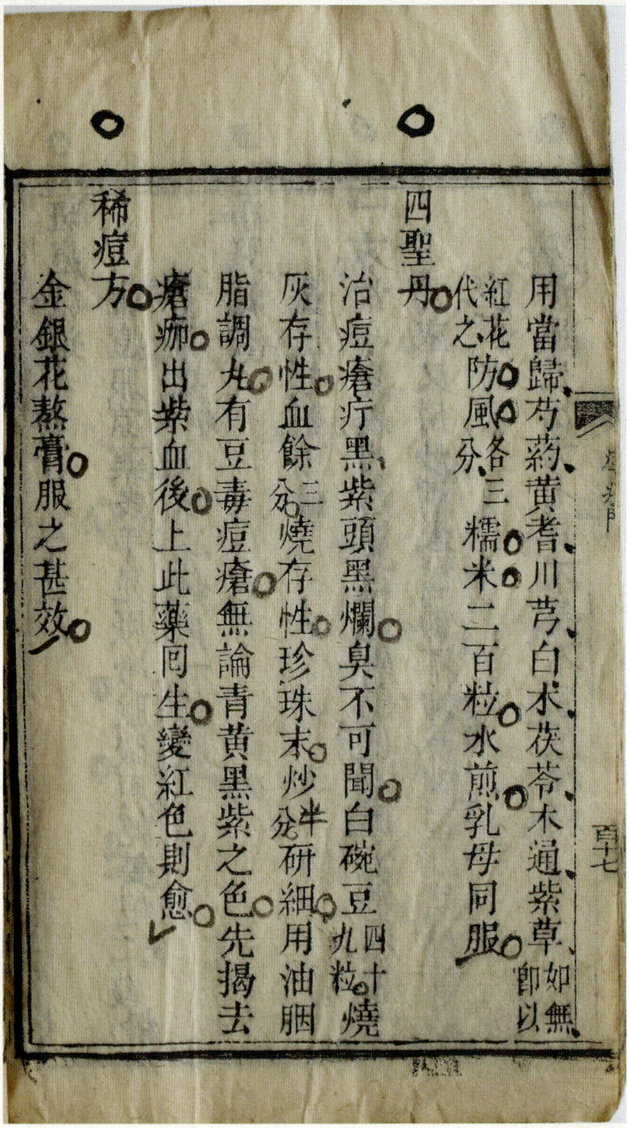
用當歸、芍藥、黃耆、川芎、白术、茯苓、木通、紫草如無即以紅花代之、防風各三分、糯米二百粒、水煎、乳母同服。
四聖丹
治痘瘡疔黑紫頭黑爛臭不可聞。白碗豆四十九粒燒灰存性、血餘三分燒存性、珍珠末炒半分、研細、用油胭脂調丸。有豆毒痘瘡、無論青黃黑紫之色、先揭去瘡痂、出紫血後、上此藥回生、變紅色則愈。
稀痘方
金銀花熬膏、服之甚效。

用当归、芍药、黄芪、川芎、白术、茯苓、木通、紫草如无即以红花代之、防风各三分，糯米二百粒，水煎，乳母同服。

四圣丹

治痘疮疔黑紫，头黑烂臭不可闻。白豌豆四十九粒，烧灰存性，血余三分，烧存性，珍珠末（炒）半分。研细，用油胭脂调丸。有痘毒痘疮，无论青黄黑紫之色，先揭去疮痂，出紫血后，上此药回生，变红色则愈。

稀痘方

金银花熬膏，服之甚效。

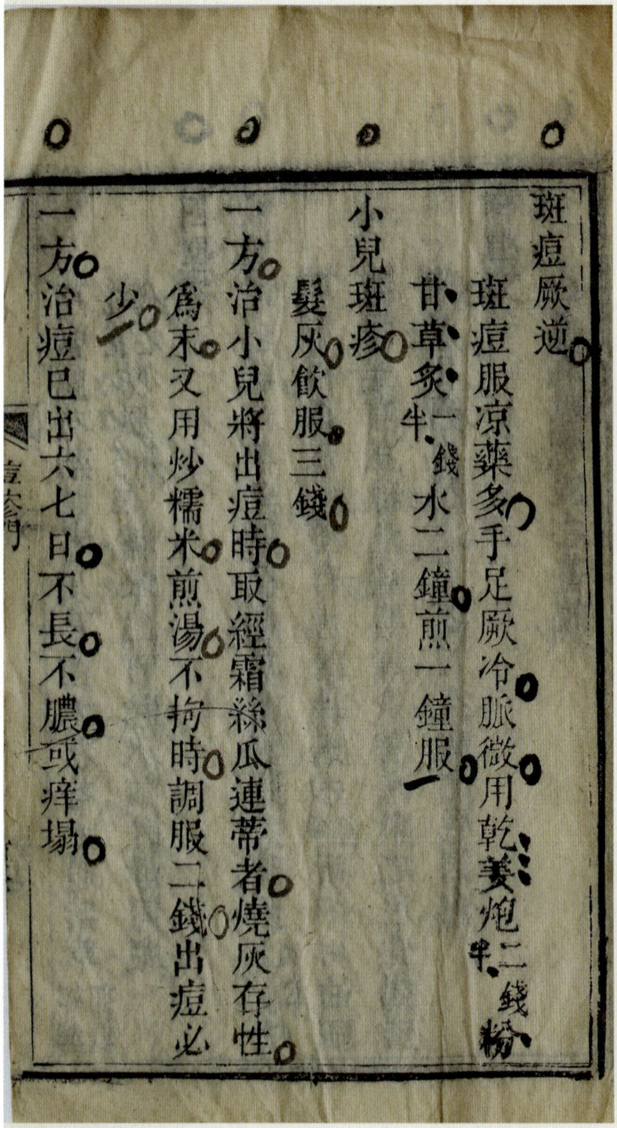
斑痘厥逆
斑痘服涼藥多手足厥冷脈微用乾姜炮半二錢粉
甘草炙半一錢水二鐘煎一鐘服
小兒斑疹
髮灰飲服三錢
一方治小兒將出痘時取經霜絲瓜連蒂者燒灰存性
爲末又用炒糯米煎湯不拘時調服二錢出痘必
少
一方治痘已出六七日不長不膿或痒塌

斑痘厥逆

斑痘服凉药多，手足厥冷，脉微。用干姜（炮）二钱半，粉甘草（炙）一钱半，水二钟，煎一钟服。

小儿斑疹

发灰饮服三钱。

一方，治小儿将出痘时。取经霜丝瓜连蒂者，烧灰存性，为末。又用炒糯米，煎汤，不拘时，调服二钱，出痘必少。

一方，治痘已出六七日，不长不脓，或痒塌。

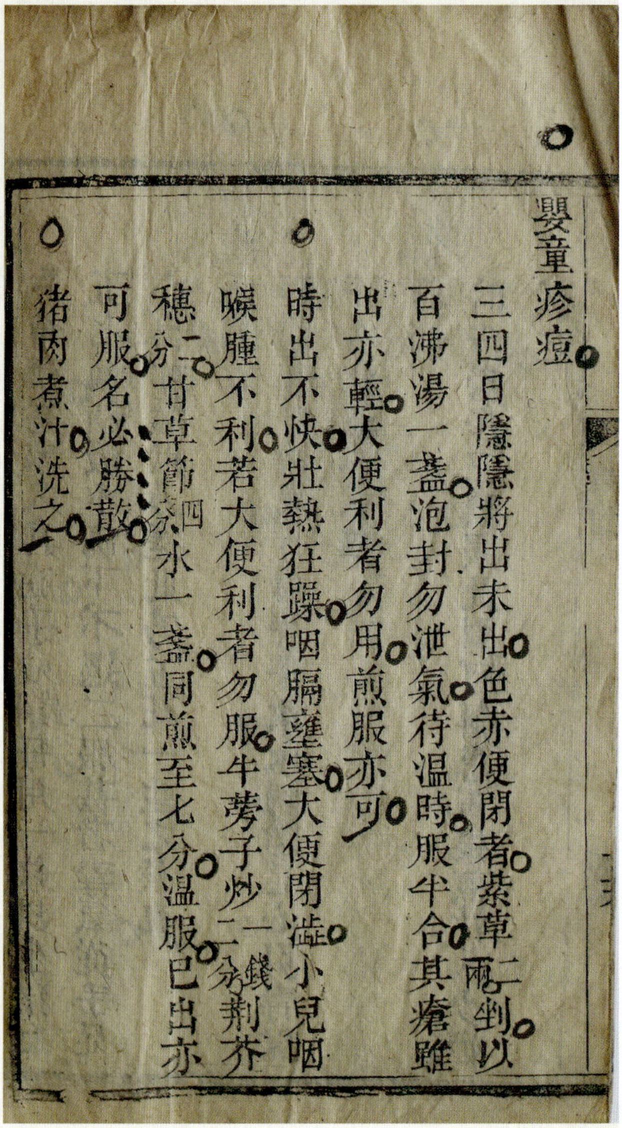

婴童疹痘

三四日隐隐将出未出，色赤便闭者　紫草二两（剉），以百沸汤一盏泡封，勿泄气。待温时，服半合，其疮虽出亦轻。大便利者，勿用。煎服亦可。

时出不快，壮热狂躁，咽膈壅塞，大便闭涩。小儿咽喉肿，不利。若大便利者，勿服。牛蒡子（炒）一钱二分，荆芥穗二分，甘草节四分，水一盏，同煎至七分，温服。已出亦可服，名：必胜散。

猪肉煮汁，洗之。

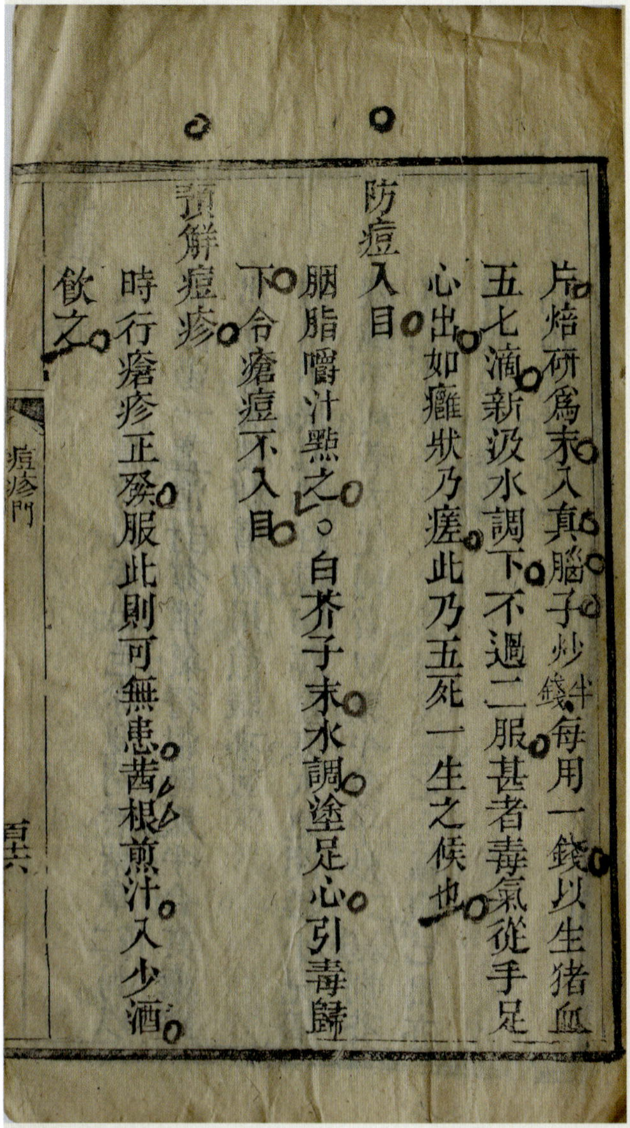

片焙研為末入真腦子炒半錢每用一錢以生猪血
五七滴新汲水調下不過二服甚者毒氣從手足
心出如癰狀乃瘥此乃五死一生之候也
防痘入目
胭脂嚼汁點之白芥子末水調塗足心引毒歸
下令瘡痘不入目
預解痘疹
時行瘡疹正發服此則可無患茜根煎汁入少酒
飲之

痘疹門

片，焙研为末，入真脑子炒半钱。每用一钱，以生猪血五七滴，新汲水调下。不过二服，甚者毒气从手足心出，如痈状乃瘥。此乃五死一生之候也。

防痘入目

胭脂嚼汁点之。白芥子末，水调涂足心，引毒归下，令疮痘不入目。

预解痘疹

时行疮疹正发，服此则可无患。茜根煎汁，入少酒，饮之。

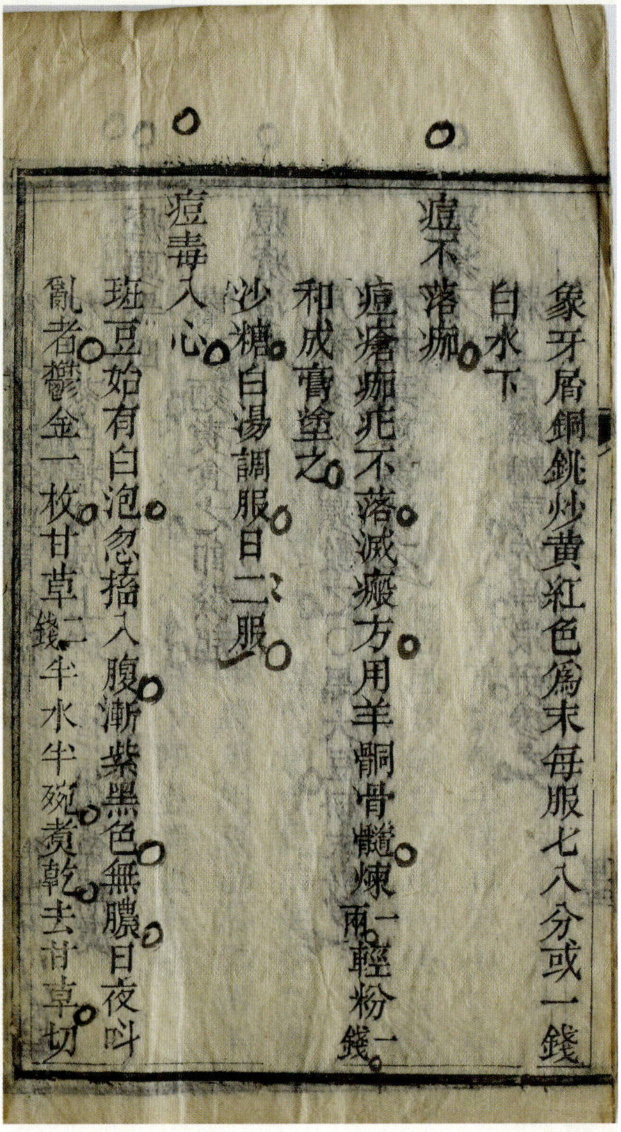
象牙屑銅銚炒黃紅色爲末每服七八分或一錢
白水下
痘不落痂
痘瘡痂疕不落滅瘢方用羊髑骨髓煉一兩輕粉一錢
和成膏塗之
沙糖白湯調服日二服
痘毒入心
斑豆始有白泡忽搐入腹漸紫黑色無膿日夜叫
亂者鬱金一枚甘草二錢半水半碗煮乾去甘草切

象牙屑，铜铫炒黄红色为末，每服七八分或一钱，白水下。

痘不落痂

痘疮痂疕不落，灭瘢方　用羊髑骨髓炼，一两，轻粉一钱，和成膏，涂之。

砂糖，白汤调服，日二服。

痘毒入心

斑豆始有白泡，忽搐入腹，渐紫黑色，无脓，日夜叫乱者　郁金一枚，甘草二钱半，水半碗，煮干，去甘草，切

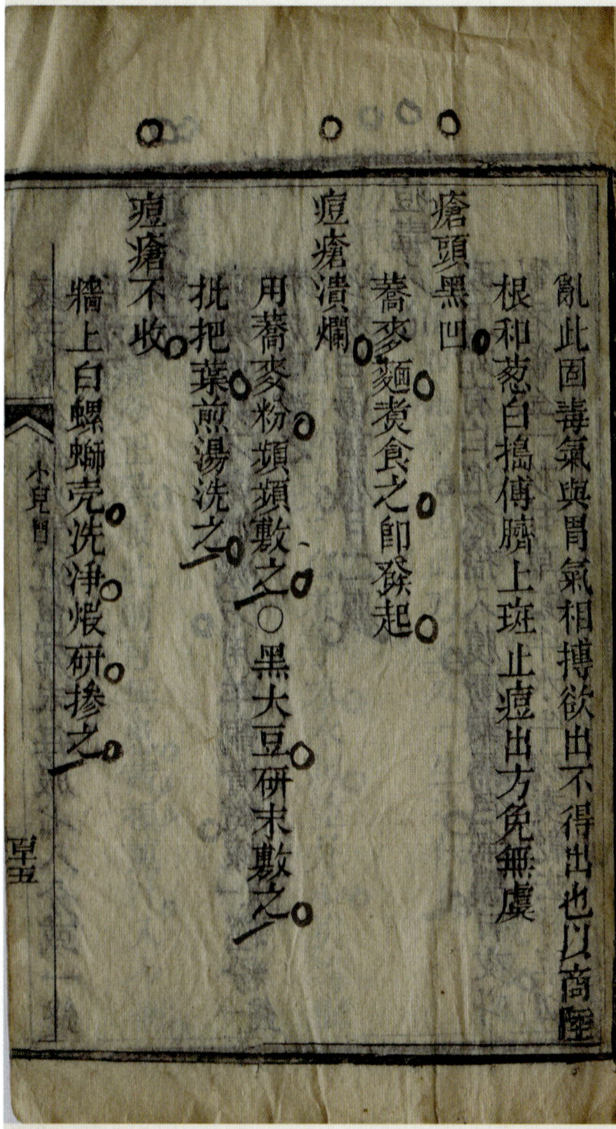

乱，此固毒气与胃气相搏，欲出不得出也。以商陆根和葱白，捣傅脐上，斑止痘出，方免无虞。

疮头黑凹

荞麦面煮食之，即发起。

痘疮溃烂

用荞麦粉频频敷之。黑大豆研末敷之。

枇杷叶煎汤洗之。

痘疮不收

墙上白螺蛳壳，洗净，煅研，掺之。

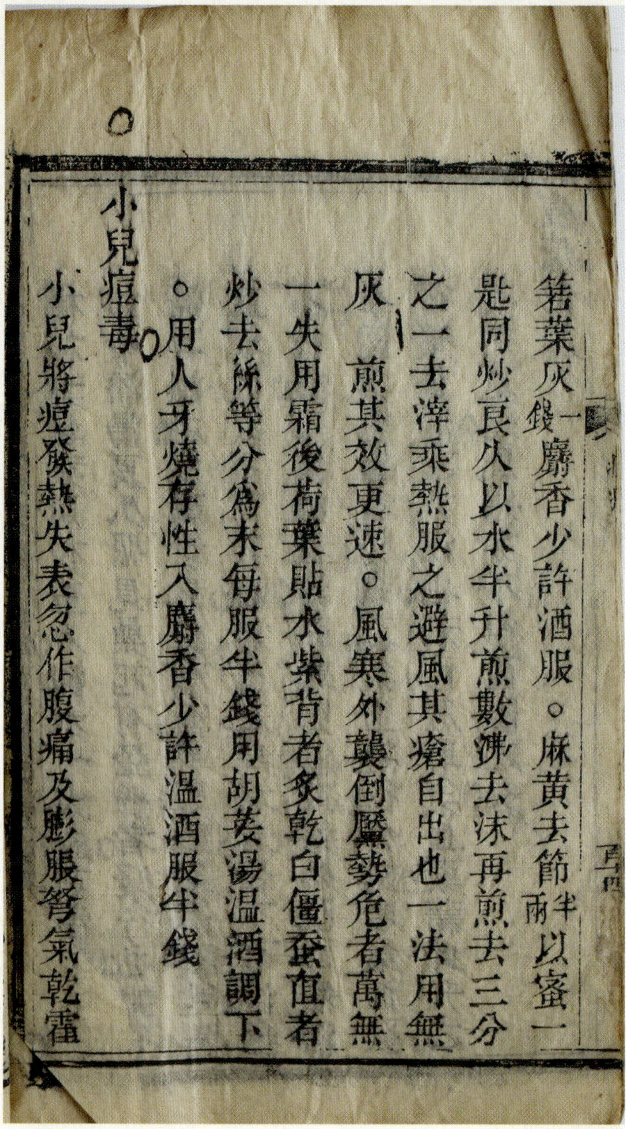

箬叶灰一钱，麝香少许，酒服。麻黄（去节）半两，以蜜一匙，同炒良久，以水半升煎数沸，去沫，再煎去三分之一。去滓，乘热服之。避风，其疮自出也。一法，用无灰酒[1]煎，其效更速。风寒外袭倒靥势危者，万无一失。用霜后荷叶（贴水，紫背者）炙干，白姜蚕（直者）炒去丝，等分为末。每服半钱，用胡荽汤、温酒调下。用人牙烧存性，入麝香少许，温酒服半钱。

小儿痘毒

小儿将痘，发热失表，忽作腹痛，及膨胀努气，干霍

1 酒：原文脱去"酒"字，据《本草衍义》补入。

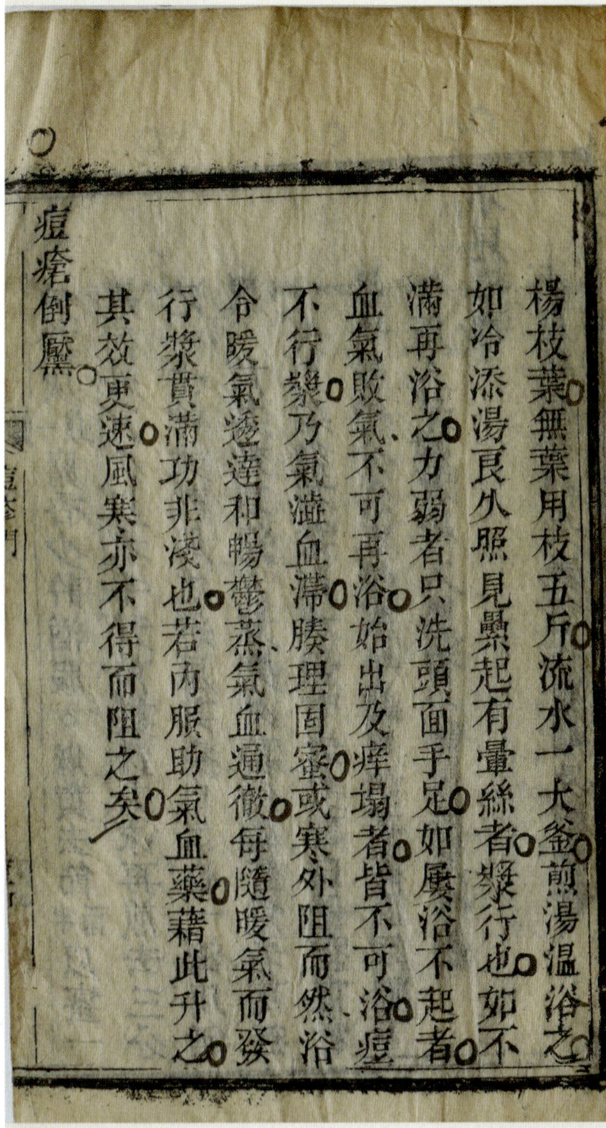
楊枝葉無葉用枝五斤流水一大釜煎湯溫浴之
如冷添湯良久照見纍起有暈絲者漿行也如不
滿再浴之力弱者只洗頭面手足如屢浴不起者
血氣敗氣不可再浴始出及痒塌者皆不可浴痘
不行漿乃氣澁血滯腠理固蜜或寒外阻而然浴
令暖氣透達和暢鬱蒸氣血通徹每隨暖氣而發
行漿貫滿功非淺也若內服助氣血藥藉此升之
其效更速風寒亦不得而阻之矣
痘瘡倒靨

杨枝叶（无叶用枝）五斤，流水一大釜，煎汤温浴之，如冷添汤。良久，照见累起有晕丝者，浆行也。如不满，再浴之。力弱者，只洗头面手足。如屡浴不起者，血气败气[1]，不可再浴。始出及痒塌者，皆不可浴。痘不行浆，乃气涩血滞，腠理固蜜[2]，或寒外阻而然。浴令暖气透达，和畅郁蒸，气血通彻，每随暖气而发，行浆贯满，功非浅也。若内服助气血药，借此升之，其效更速，风寒亦不得而阻之矣。

痘疮倒靥

1 气：衍文。
2 蜜：通“密”。

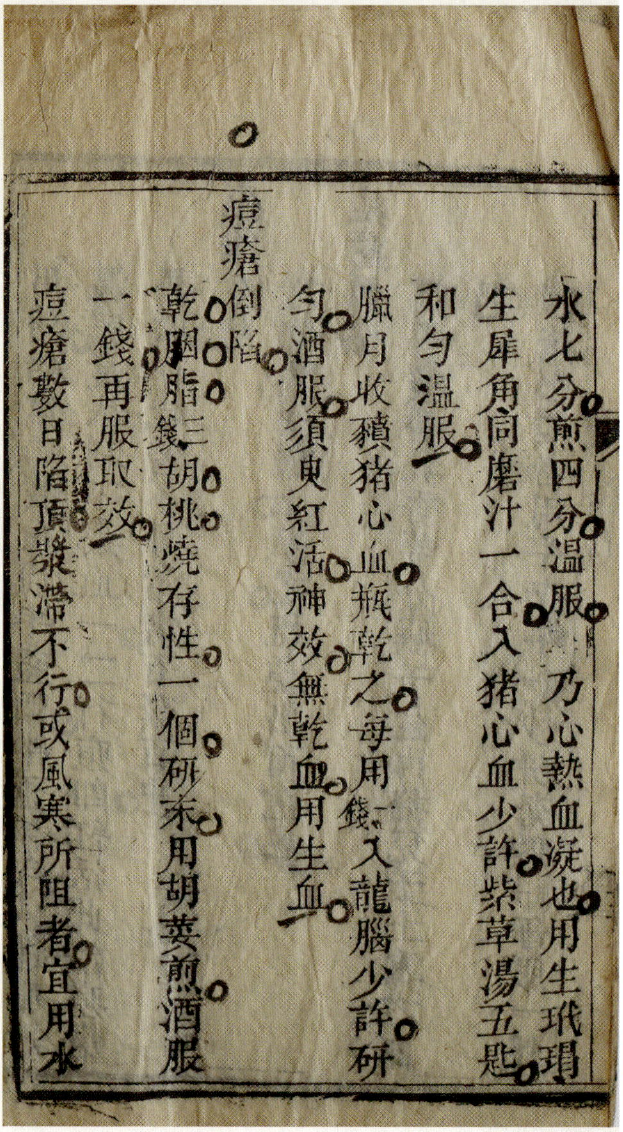

水七分煎四分温服乃心熱血凝也用生玳瑁
生犀角同磨汁一合入猪心血少許紫草湯五匙
和匀温服
臘月收積猪心血瓶乾之每用一錢入龍腦少許研
匀酒服須臾紅活神效無乾血用生血
痘瘡倒陷
乾胭脂三錢胡桃燒存性一個研末用胡荽煎酒服
一錢再服取效
痘瘡數日陷頂漿滯不行或風寒所阻者宜用水

水七分，煎四分，温服。乃心热血凝也。用生玳瑁、生犀角同磨汁一合，入猪心血少许，紫草汤五匙，和匀温服。

腊月收獖猪心血，瓶干之。每用一钱，入龙脑少许，研匀，酒服，须臾红活，神效。无干血，用生血。

痘疮倒陷

干胭脂三钱，胡桃（烧存性）一个，研末。用胡荽煎酒服一钱，再服取效。

痘疮数日陷顶，浆滞不行，或风寒所阻者，宜用水

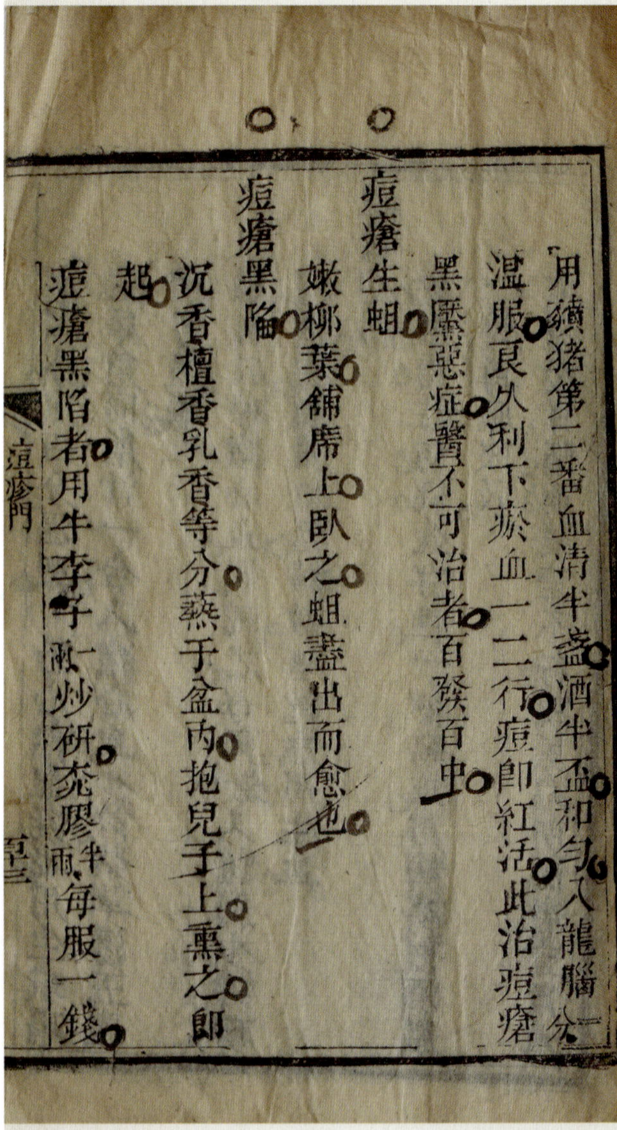

用獖猪第二番血清半盏酒半盃和匀入龍腦一分溫服良久利下瘀血一二行痘即紅活此治痘瘡黑靨惡症醫不可治者百發百中

痘瘡生蛆

嫩柳葉鋪席上卧之蛆盡出而愈也

痘瘡黑陷

沉香檀香乳香等分爇于盆內抱兒子上熏之即起

痘瘡黑陷者用牛李子一兩炒研桃膠半兩每服一錢

痘瘡門

用獖猪第二番血清半盏，酒半杯，和匀，入龙脑一分，温服，良久利下瘀血一二行，痘即红活。此治痘疮黑黡恶症，医不可治者，百发百中。

痘疮生蛆

嫩柳叶铺席上，卧之，蛆尽出而愈也。

痘疮黑陷

沉香、檀香、乳香等分，爇[1]于盆内，抱儿子上熏之，即起。

痘疮黑陷者，用牛李子一两（炒研），桃胶半两，每服一钱，

1 爇（ruò）：点燃。

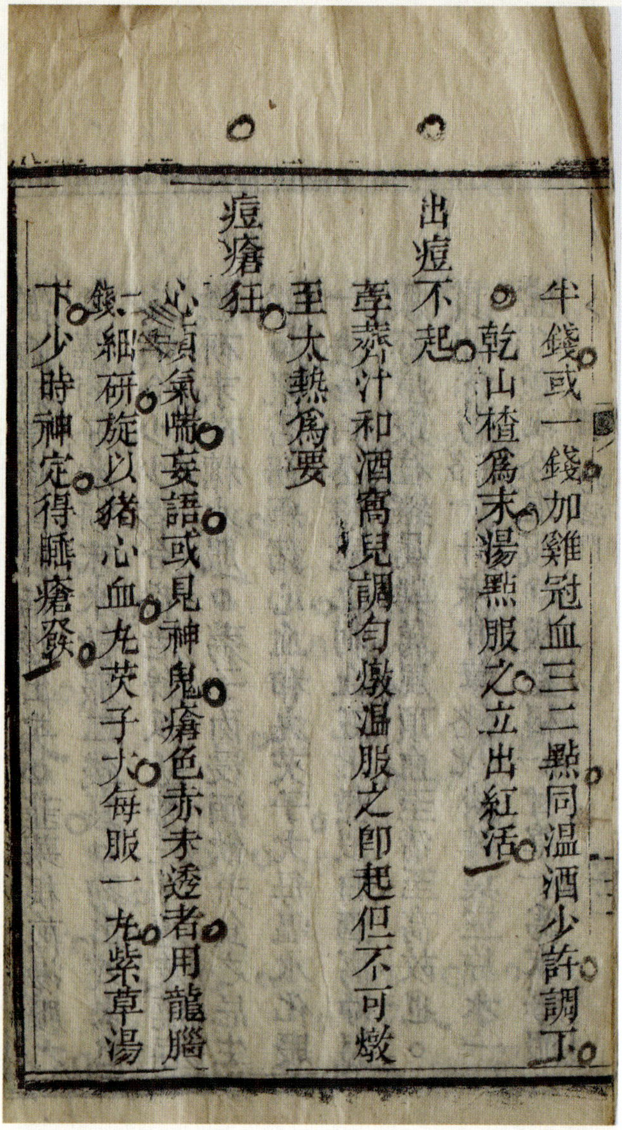

半錢或一錢加雞冠血三二點同温酒少許調下
乾山楂爲末湯點服之立出紅活
出痘不起
荸荠汁和酒窩兒調勻燉温服之即起但不可燉
至太熱爲要
痘瘡狂
心煩氣喘妄語或見神鬼瘡色赤未透者用龍腦
一錢細研旋以猪心血丸芡子大每服一丸紫草湯
下少時神定得睡瘡發

半钱，或一钱，加鸡冠血三二点，同温酒少许，调下。干山楂为末，汤点服之，立出红活。

出痘不起

荸荠汁，和酒窝儿调匀，炖温服之即起，但不可炖至太热为要。

痘疮狂

心烦气喘，妄语，或见神鬼，疮色赤未透者，用龙脑一钱细研，旋以猪心血丸芡子大，每服一丸，紫草汤下。少时神定，得睡，疮发。

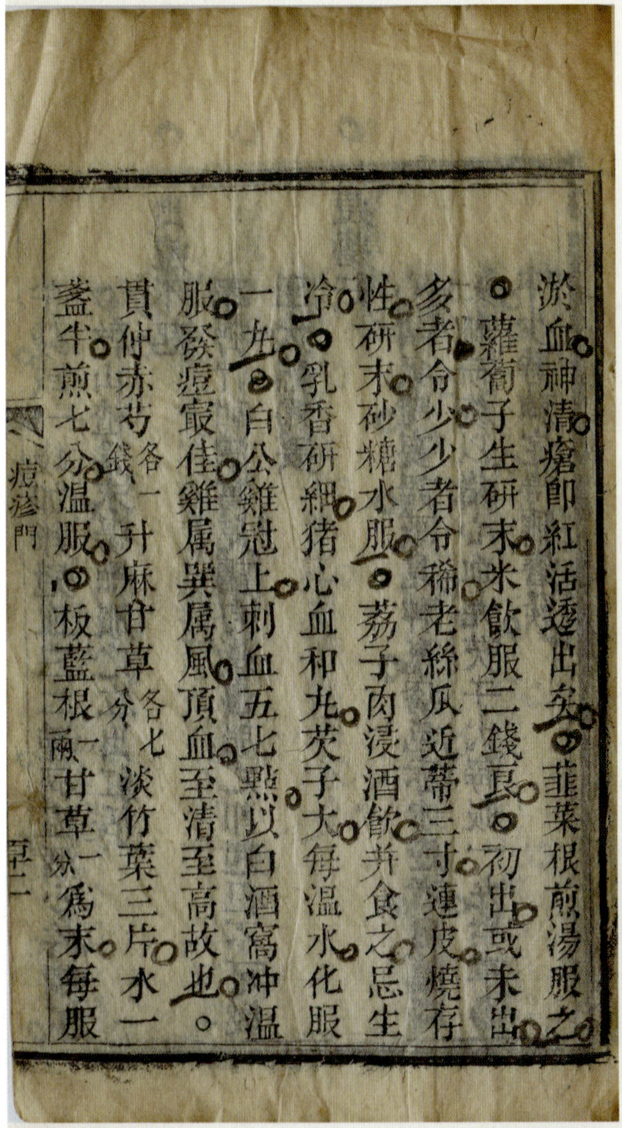

淤血，神清，疮即红活透出矣。韭菜根煎汤服之。萝卜子生研末，米饮服二钱，良。初出，或未出，多者令少，少者令稀。老丝瓜近蒂三寸，连皮烧存性，研末，砂糖水服。荔子肉浸酒饮，并食之。忌生冷。乳香研细，猪心血和丸芡子大，每温水化服一丸。白公鸡冠上刺血五七点，以白酒窝冲温服，发痘最佳。鸡属巽属风，顶血，至清至高故也。

贯仲、赤芍各一钱，升麻、甘草各七分，淡竹叶三片，水一盏半，煎七分，温服。板蓝根一两，甘草一分，为末。每服

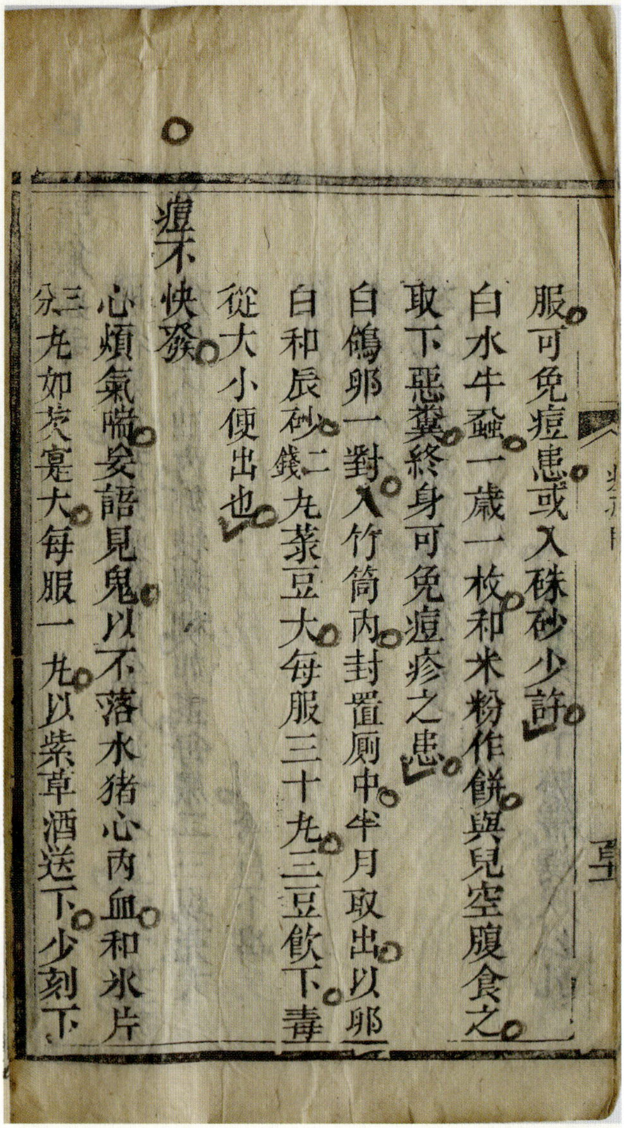

服，可免痘患，或入朱砂少许。

白水牛虱一岁一枚，和米粉作饼，与儿空腹食之。取下恶粪，终身可免痘疹之患。

白鸽卵一对，入竹筒内，封置厕中。半月取出，以卵白和辰砂二钱，丸绿豆大，每服三十丸，三豆饮下，毒从大小便出也。

痘不快发

心烦气喘，妄语见鬼，以不落水猪心内血，和冰片三分，丸如芡实大。每服一丸，以紫草酒送下。少刻下

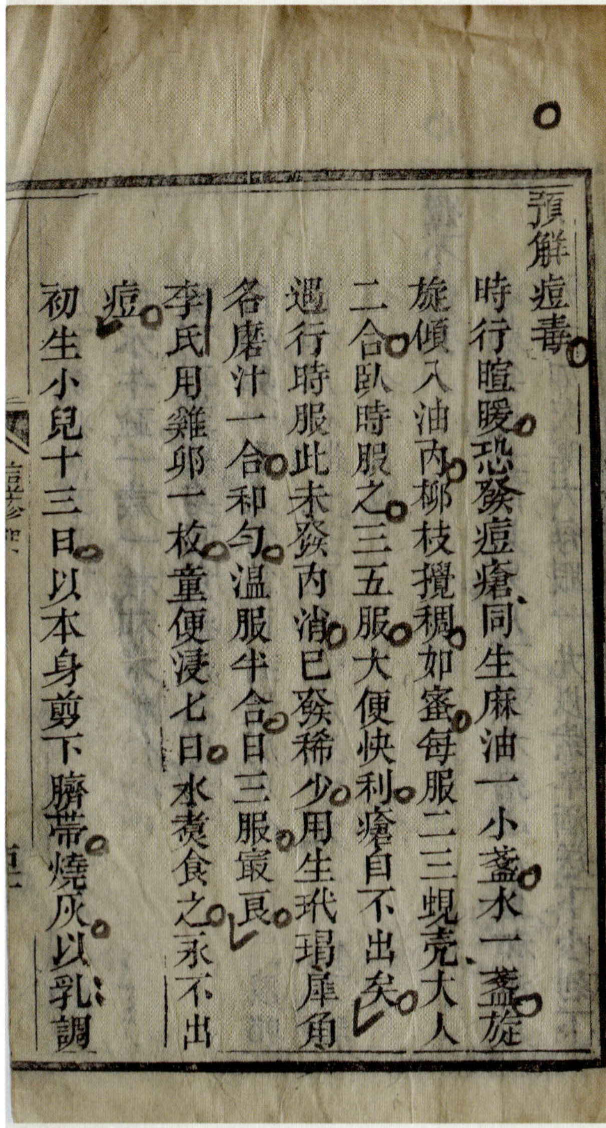

预解痘毒

时行暄暖，恐发痘疮。同生麻油一小盏，水一盏，旋旋倾入油内，柳枝搅稠如蜜。每服二三蚬壳，大人二合，卧时服之。三五服，大便快利，疮自不出矣。

遇行时服此，未发内消，已发稀少。用生玳瑁、犀角，各磨汁一合，和匀，温服半合。日三服，最良。

李氏用鸡卵一枚，童便浸七日，水煮食之，永不出痘。

初生小儿十三日，以本身剪下脐带烧灰，以乳调

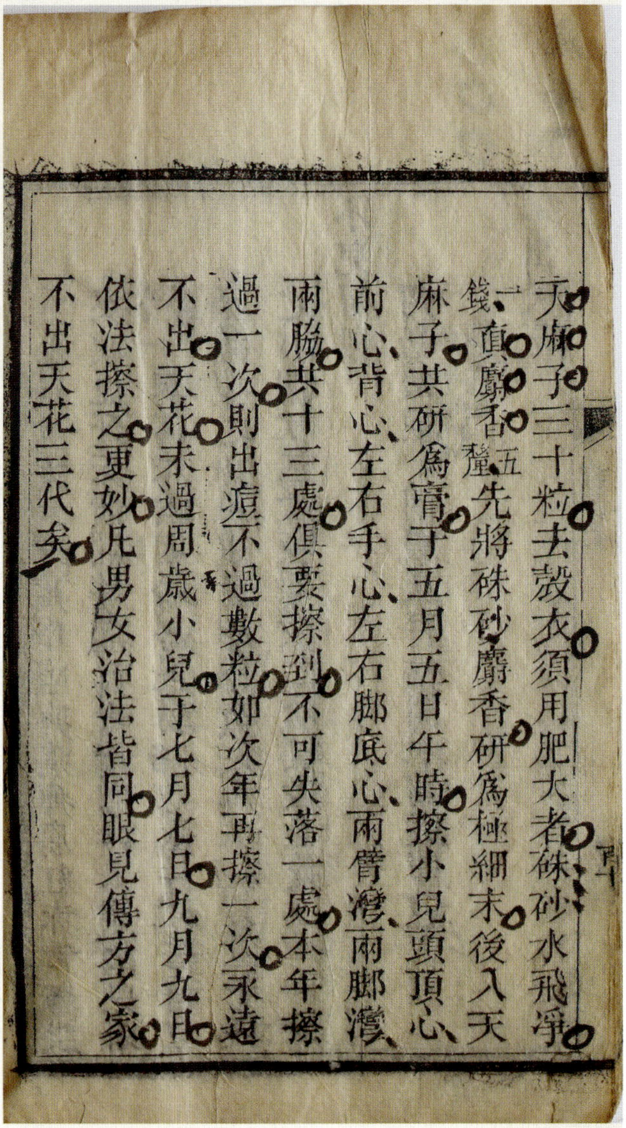
天麻子三十粒去殼衣須用肥大者硃砂水飛淨
一錢真麝香五釐先將硃砂麝香研爲極細末後入天
麻子共研爲膏于五月五日午時擦小兒頭頂心
前心背心左右手心左右脚底心兩臂灣兩脚灣
兩脇共十三處俱要擦到不可失落一處本年擦
過一次則出痘不過數粒如次年再擦一次永遠
不出天花未過周歲小兒于七月七日九月九日
依法擦之更妙凡男女治法皆同眼見傳方之家
不出天花三代矣

天麻子三十粒（去壳衣，须用肥大者），朱砂（水飞净）一钱，真麝香五厘。先将朱砂、麝香研为极细末，后入天麻子，共研为膏。于五月五日午时，擦小儿头顶心、前心、背心、左右手心、左右脚底心、两臂湾、两脚湾、两胁，共十三处，俱要擦到，不可失落一处。本年擦过一次，则出痘不过数粒。如次年再擦一次，永远不出。天花，未过周岁小儿，于七月七日、九月九日，依法擦之，更妙。凡男女治法皆同。眼见传方之家，不出天花三代矣。

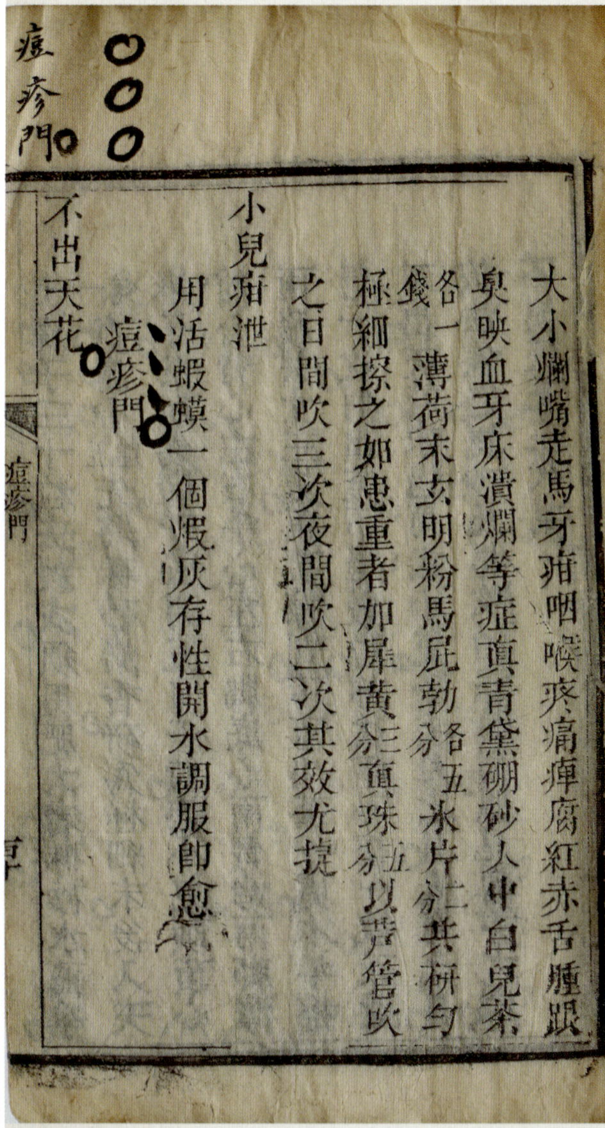

大小烂嘴，走马牙疳，咽喉疼痛，痹腐红赤，舌肿跟臭映血，牙床溃烂等症。真青黛、硼砂、人中白、儿茶各一钱，薄荷末、玄明粉、马屁勃各五分，冰片二分，共研匀极细，擦之。如患重者，加犀黄三分、珍珠五分，以芦管吹之，日间吹三次，夜间吹二次，其效尤捷。

小儿疳泄

用活蛤蟆一个，煅灰存性，开水调服即愈。

痘疹门

不出天花

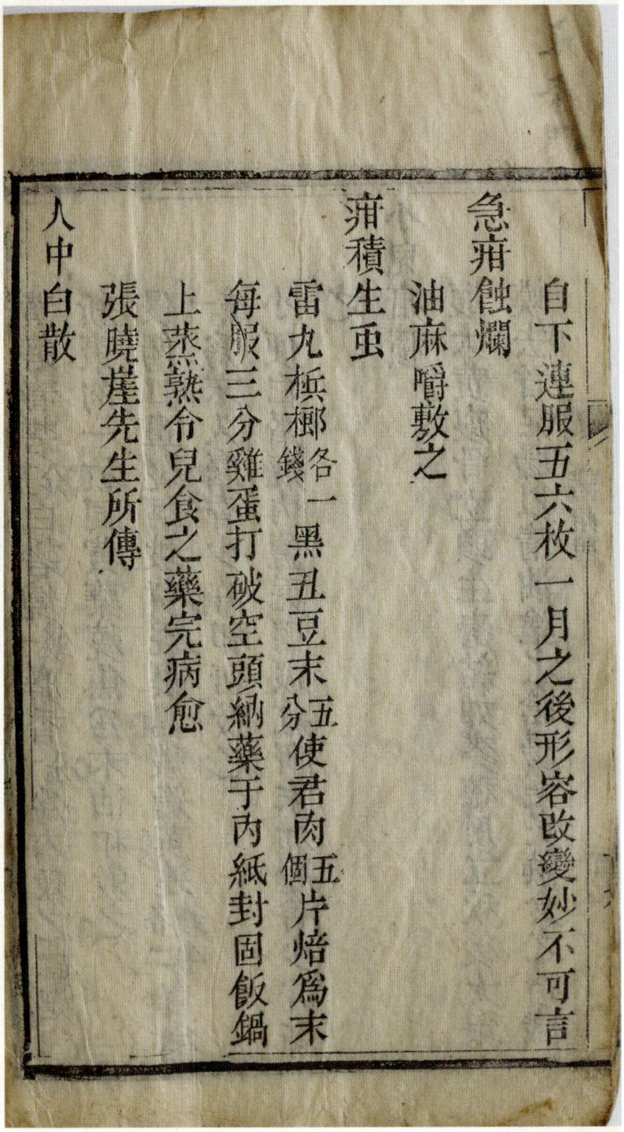

自下連服五六枚一月之後形容改變妙不可言

急疳蝕爛

油麻嚼敷之

疳積生虫

雷丸檳榔各一錢黑丑豆末五分使君肉五個片焙爲末

每服三分雞蛋打破空頭納藥于內紙封固飯鍋

上蒸熟令兒食之藥完病愈

張曉崖先生所傳

人中白散

自下。连服五六枚，一月之后形容改变，妙不可言。

急疳蚀烂

油麻嚼敷之。

疳积生虫

雷丸、槟榔各一钱，黑丑豆末五分，使君肉五个，片焙为末。每服三分。鸡蛋打破空头，纳药于内，纸封固，饭锅上蒸熟，令儿食之，药完病愈。

张晓崖先生所传。

人中白散

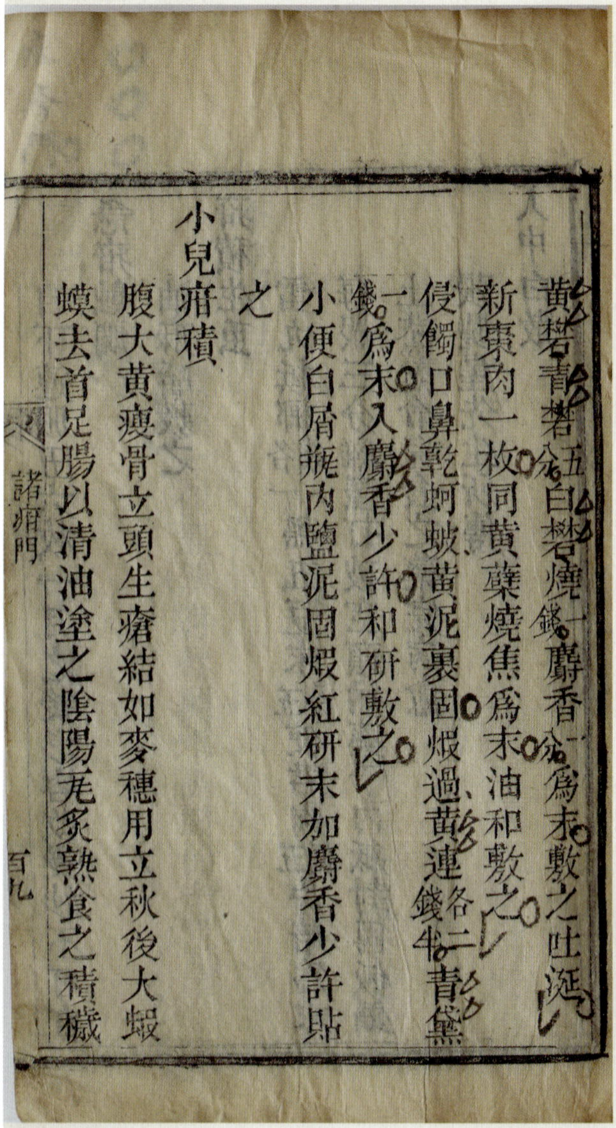

黄矾、青矾五分，白矾烧一钱，麝香一分，为末。敷之，吐涎。

新枣肉一枚，同黄柏烧焦为末，油和敷之。

侵蚀口鼻　干蚵蚾（黄泥裹固，煅过），黄连各二钱半，青黛一钱，为末。入麝香少许，和研敷之。

小便白屑，瓶内盐泥固，煅红，研末，加麝香少许，贴之。

小儿疳积

腹大黄瘦骨立，头生疮结如麦穗。用立秋后大蛤蟆，去首足肠，以清油涂之。阴阳瓦炙熟，食之。积秽

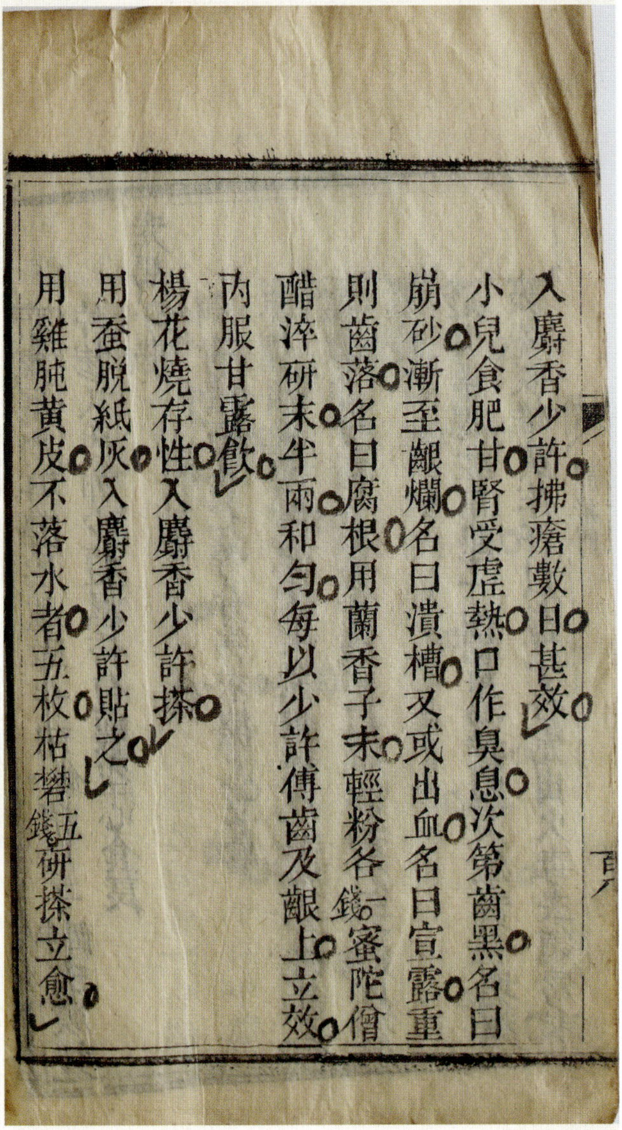

入麝香少許。拂瘡數日。甚效。
小兒食肥甘。腎受虛熱。口作臭息。次第齒黑。名曰崩砂。漸至齦爛。名曰潰槽。又或出血。名曰宣露。重則齒落。名曰腐根。用蘭香子末。輕粉各一錢。蜜陀僧醋淬研末。半兩。和勻。每以少許傅齒及齦上。立效。內服甘露飲。
楊花燒存性。入麝香少許。搽。
用蠶脫紙灰。入麝香少許。貼之。
用雞肫黃皮。不落水者。五枚。枯礬五錢。研搽立愈。

入麝香少许，拂疮数日，甚效。

小儿食肥甘，肾受虚热，口作臭息，次第齿黑，名曰崩砂。渐至龈烂，名曰溃槽。又或出血，名曰宣露。重则齿落，名曰：腐根。用兰香子末、轻粉各一钱，密陀僧（醋淬研末）半两，和匀，每以少许敷齿及龈上，立效。内服甘露饮。

杨花烧存性，入麝香少许，搽。

用蚕脱纸灰，入麝香少许，贴之。

用鸡肫黄皮（不落水者）五枚，枯矾五钱，研搽立愈。

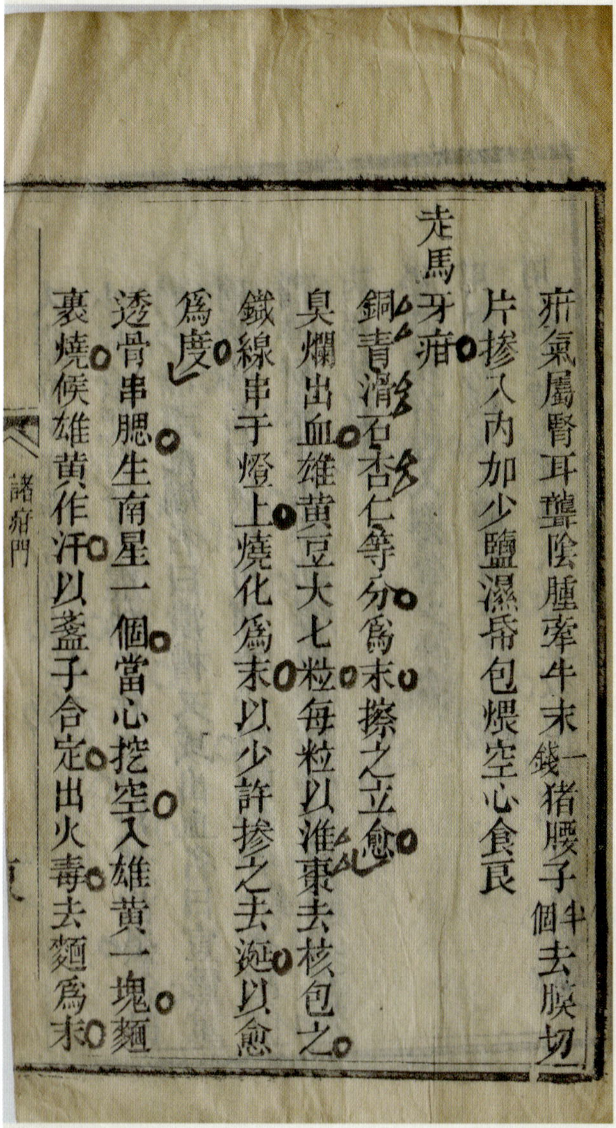

疳气属肾，耳聋阴肿　牵牛末一钱，猪腰子半个，去膜切片，掺入内，加少盐，湿纸包煨，空心食良。

走马牙疳

铜青、滑石、杏仁等分为末，擦之立愈。

臭烂出血　雄黄豆大七粒，每粒以淮枣去核包之，铁线串于灯上，烧化为末。以少许掺之去涎，以愈为度。

透骨串腮　生南星一个，当心挖空，入雄黄一块，面裹烧。候雄黄作汗，以盏子合定，出火毒，去面为末。

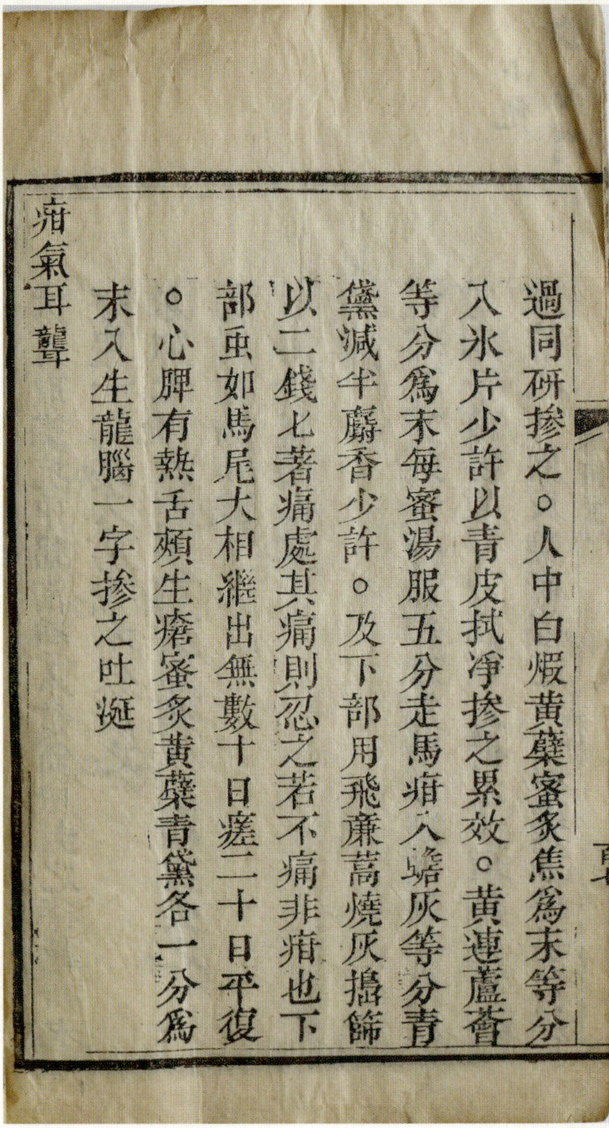
過同研摻之。人中白煆黃蘗蜜炙焦爲末等分入氷片少許以青皮拭淨摻之累效。黃連蘆薈等分爲末每蜜湯服五分走馬疳入蟾灰等分青黛減半麝香少許。及下部用飛廉蒿燒灰搗篩以二錢匕著痛處其痛則忍之若不痛非疳也下部虫如馬尾大相繼出無數十日瘥二十日平復。心脾有熱舌頰生瘡蜜炙黃蘗青黛各一分爲末入生龍腦一字摻之吐涎

疳氣耳聾

过，同研掺之。人中白煅、黄柏蜜炙焦为末等分，入冰片少许，以青皮拭净，掺之累效。黄连、芦荟等分为末，每蜜汤服五分。走马疳，入蟾灰等分，青黛减半，麝香少许。

及下部用飞廉蒿烧灰捣筛，以二钱七著痛处，其痛则忍之。若不痛，非疳也。下部虫如马尾大，相继出无数，十日瘥，二十日平复。心脾有热，舌颊生疮，蜜炙黄柏、青黛各一分为末，入生龙脑一字掺之吐涎。

疳气耳聋

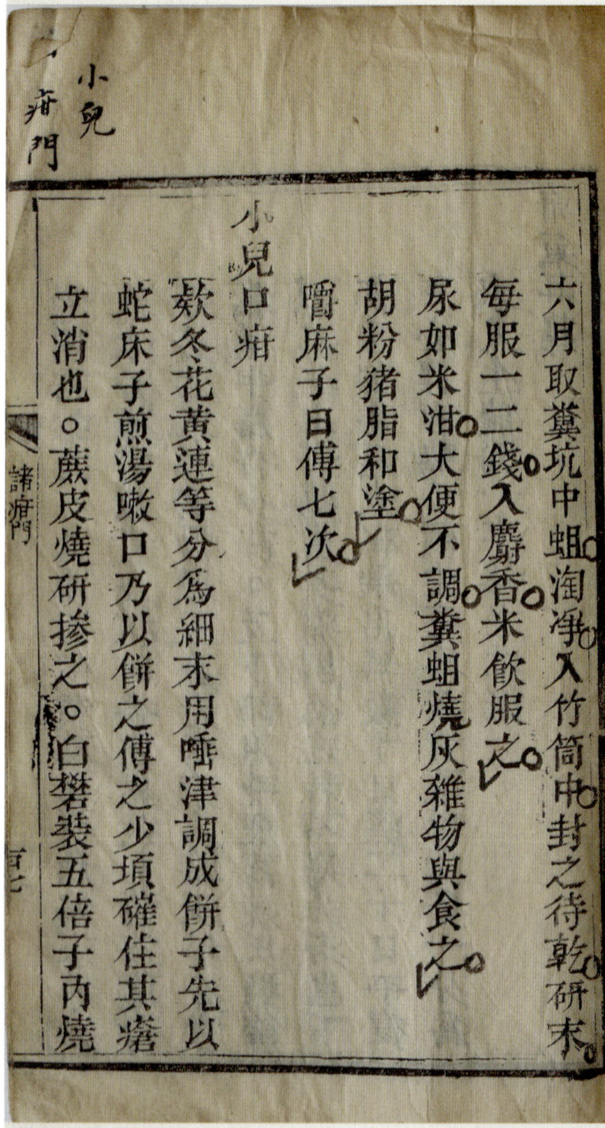

六月取糞坑中蛆淘淨入竹筒中封之待乾研末每服一二錢入麝香米飲服之
尿如米泔大便不調糞蛆燒灰雜物與食之
胡粉猪脂和塗
嚼麻子日傅七次
小兒口瘡
款冬花黄連等分爲細末用唾津調成餅子先以蛇床子煎湯嗽口乃以餅之傅之少頃確住其瘡立消也蔗皮燒研摻之白礬裝五倍子內燒

六月取粪坑中蛆，淘净，入竹筒中，封之待干，研末。每服一二钱，入麝香，米饮服之。

尿如米泔，大便不调，粪蛆烧灰，杂物与食之。

胡粉、猪脂和涂。

嚼麻子日敷七次。

小儿口疮

款冬花、黄连等分为细末，用唾津调成饼子。先以蛇床子煎汤嗽口，乃以饼之敷之。少顷确住，其疮立消也。蔗皮烧研掺之。白矾装五倍子内烧

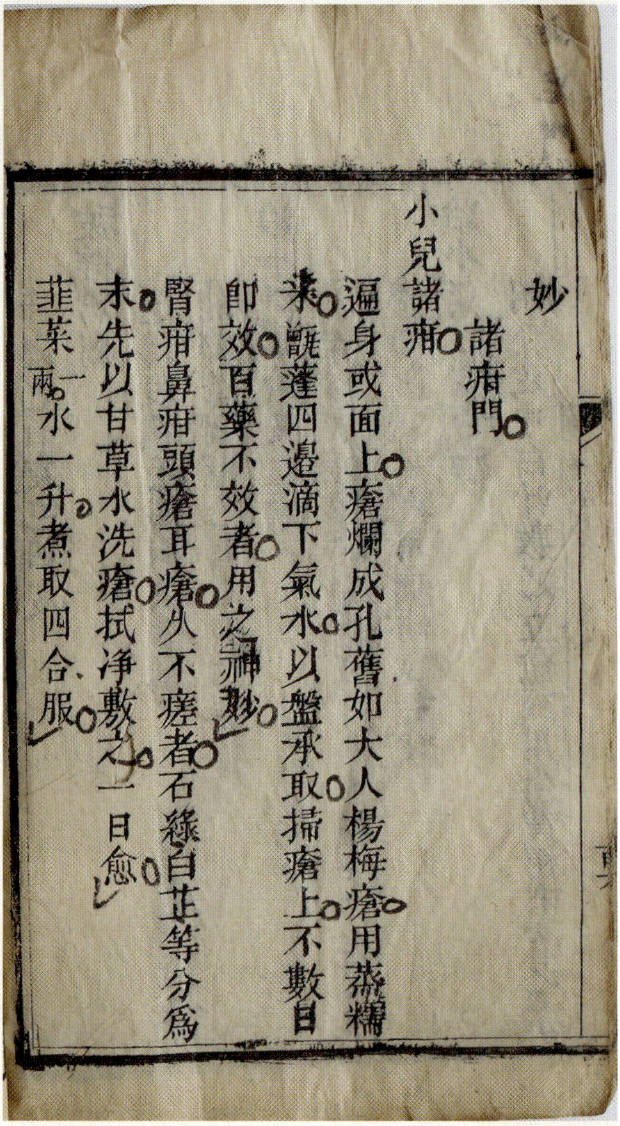

妙。

诸疳门

小儿诸疳

遍身或面上，疮烂成孔，旧如大人杨梅疮。用蒸糯米甑蓬四边滴下气水，以盘承取，扫疮上，不数日即效。百药不效者，用之神妙。

肾疳、鼻疳、头疮、耳疮，久不瘥者，石绿、白芷等分为末。先以甘草水洗疮，拭净敷之，一日愈。

韭菜一两，水一升，煮取四合服。

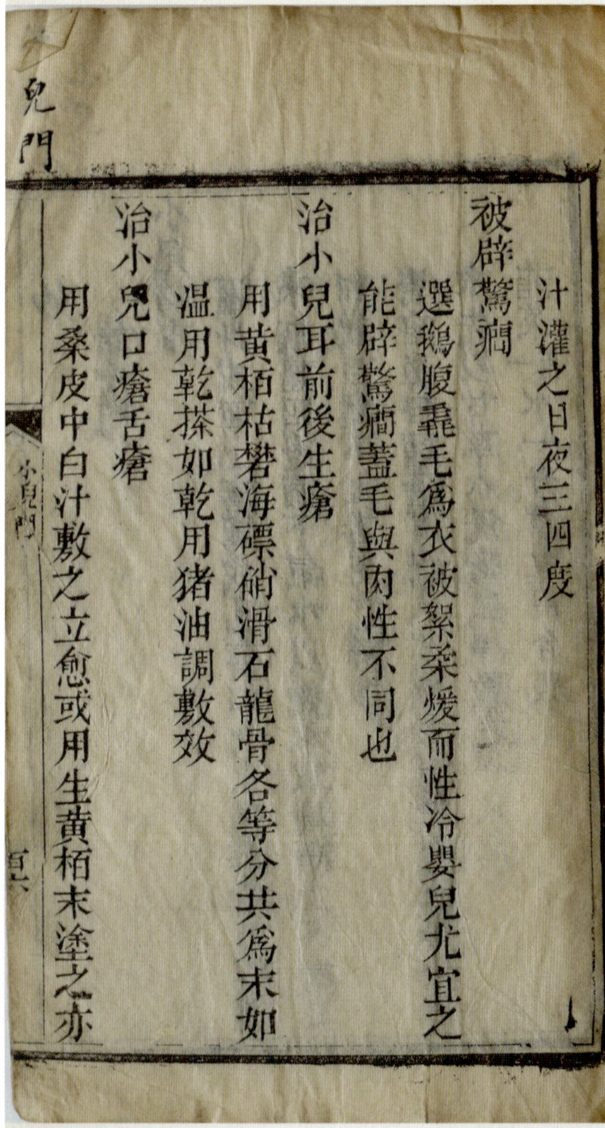

汁灌之，日夜三四度。

被辟惊痫

选鹅腹毳[1]毛为衣被絮，柔暖而性冷，婴儿尤宜之，能辟惊痫。盖毛与肉，性不同也。

治小儿耳前后生疮

用黄柏、枯矾、海螵蛸、滑石、龙骨各等分，共为末。如湿用，干搽；如干用，猪油调敷，效。

治小儿口疮、舌疮

用桑皮中白汁，敷之立愈。或用生黄柏末涂之，亦

1 毳（cuì）：鸟兽的细毛。

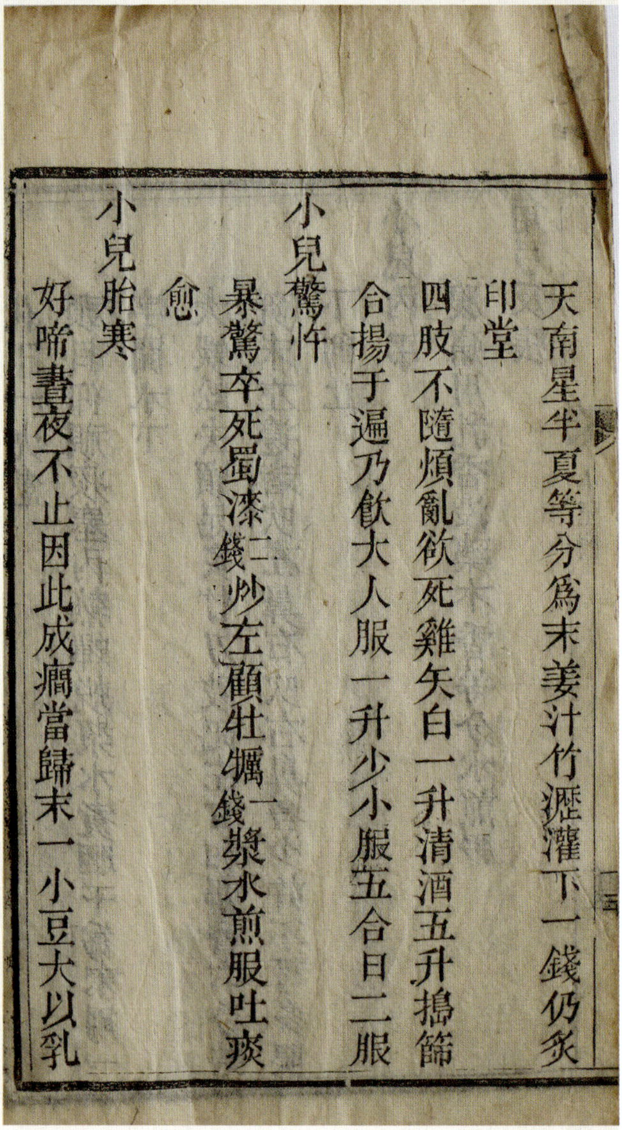
天南星半夏等分爲末姜汁竹瀝灌下一錢仍灸印堂
四肢不隨煩亂欲死雞矢白一升清酒五升搗篩合揚于遍乃飲大人服一升少小服五合日二服
小兒驚忤
暴驚卒死蜀漆二錢炒左顧牡蠣一錢漿水煎服吐痰愈
小兒胎寒
好啼晝夜不止因此成癇當歸末一小豆大以乳

天南星、半夏等分为末，姜汁、竹沥灌下一钱，仍灸印堂。

四肢不随，烦乱欲死　鸡矢白一升，清酒五升，捣筛合扬千遍，乃饮。大人服一升，少小服五合，日二服。

小儿惊忤

暴惊卒死，蜀漆二钱，炒，左顾牡蛎一钱，浆水煎服，吐痰愈。

小儿胎寒

好啼，昼夜不止，因此成痫。当归末一小豆大，以乳

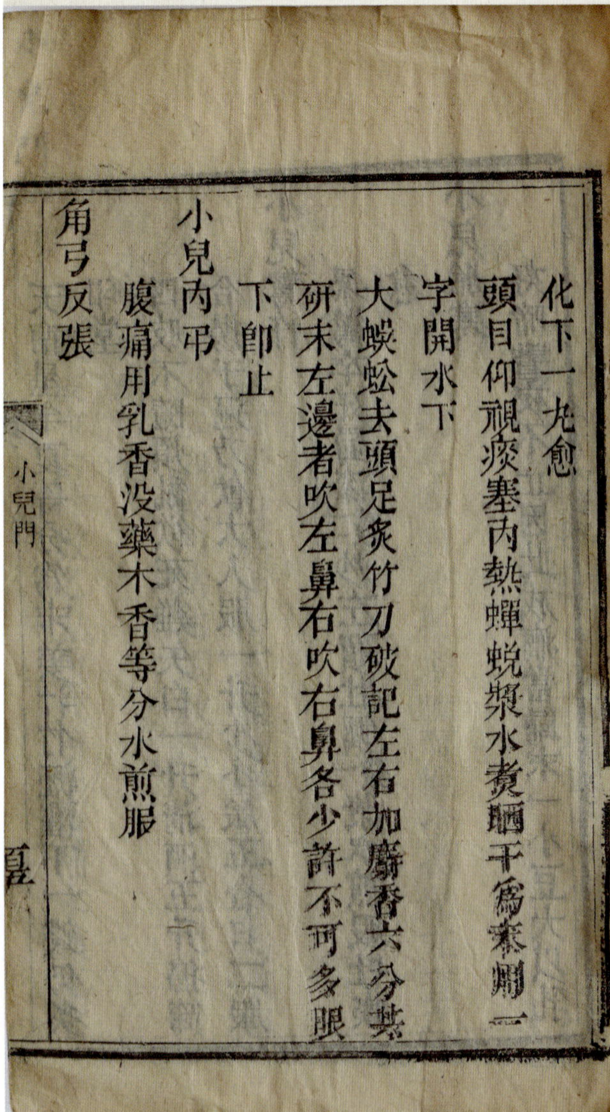
化下一丸愈
頭目仰視痰塞內熱蟬蛻漿水煮晒干為末用一
字開水下
大蜈蚣去頭足炙竹刀破記左右加麝香六分共
研末左邊者吹左鼻右吹右鼻各少許不可多服
下即止
小兒內弔
腹痛用乳香沒藥木香等分水煎服
角弓反張
小兒門

化下一丸，愈。

头目仰视，痰塞内热　蝉蜕浆水煮，晒干为末，用一字，开水下。

大蜈蚣去头足，炙，竹刀破，记左右，加麝香六分，共研末。左边者，吹左鼻；右，吹右鼻。各少许，不可多，眼下即止。

小儿内吊

腹痛，用乳香、没药、木香等分，水煎服。

角弓反张

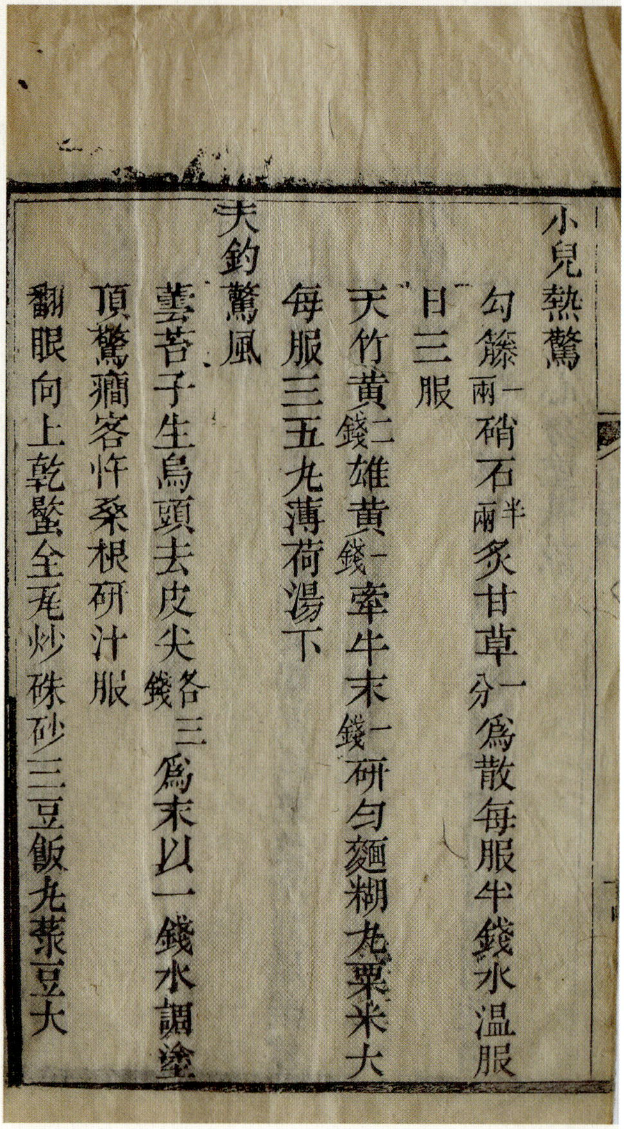

小兒熱驚
勾籐一兩硝石半兩炙甘草一分為散每服半錢水温服
日三服
天竹黃二錢雄黃一錢牽牛末一錢研勻麵糊丸粟米大
每服三五丸薄荷湯下
天鈞驚風
蕓苔子生烏頭去皮尖各三錢為末以一錢水調塗
頂驚癇客忤桑根研汁服
翻眼向上乾蠍全瓦炒硃砂三豆飯丸菉豆大

小儿热惊

钩藤一两，硝石半两，炙甘草一分，为散。每服半钱，水温服，日三服。

天竹黄二钱，雄黄一钱，牵牛末一钱，研匀，面糊丸粟米大。每服三五丸，薄荷汤下。

天钩惊风

芸薹子、生乌头（去皮、尖）各三钱，为末，以一钱水调涂顶。惊痫客忤，桑根研汁服。

翻眼向上　干蝎（全）（瓦炒）、朱砂（三豆）[1]，饭丸绿豆大，

1 三豆：据《本草纲目》，当为“三粒绿豆大”，特此说明。

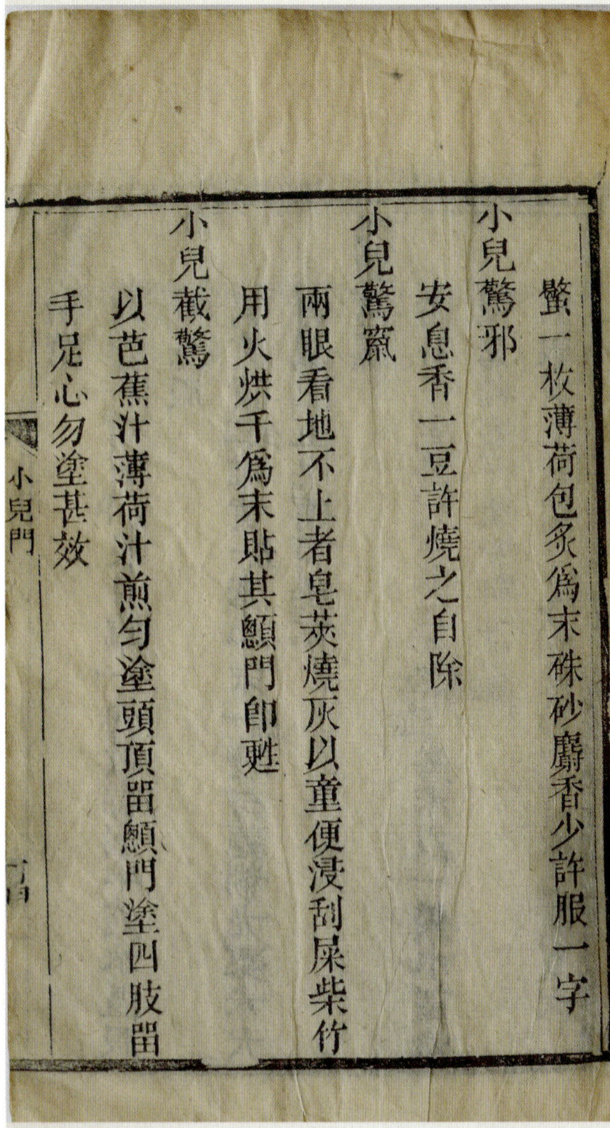

蠍一枚薄荷包炙爲末硃砂麝香少許服一字

小兒驚邪

安息香一豆許燒之自除

小兒驚竄

兩眼看地不上者皂莢燒灰以童便浸刮屎柴竹用火烘干爲末貼其顖門卽甦

小兒截驚

以芭蕉汁薄荷汁煎匀塗頭頂留顖門塗四肢留手足心勿塗甚效

小兒門

蝎一枚，薄荷包，炙为末，朱砂、麝香少许，服一字。

小儿惊邪

安息香一豆许，烧之自除。

小儿惊窜

两眼看地不上者，皂荚烧灰，以童便浸刮屎柴竹，用火烘干，为末，贴其囟门，即苏。

小儿截惊

以芭蕉汁、薄荷汁，煎匀，涂头顶留囟门，涂四肢留手足心勿涂，甚效。

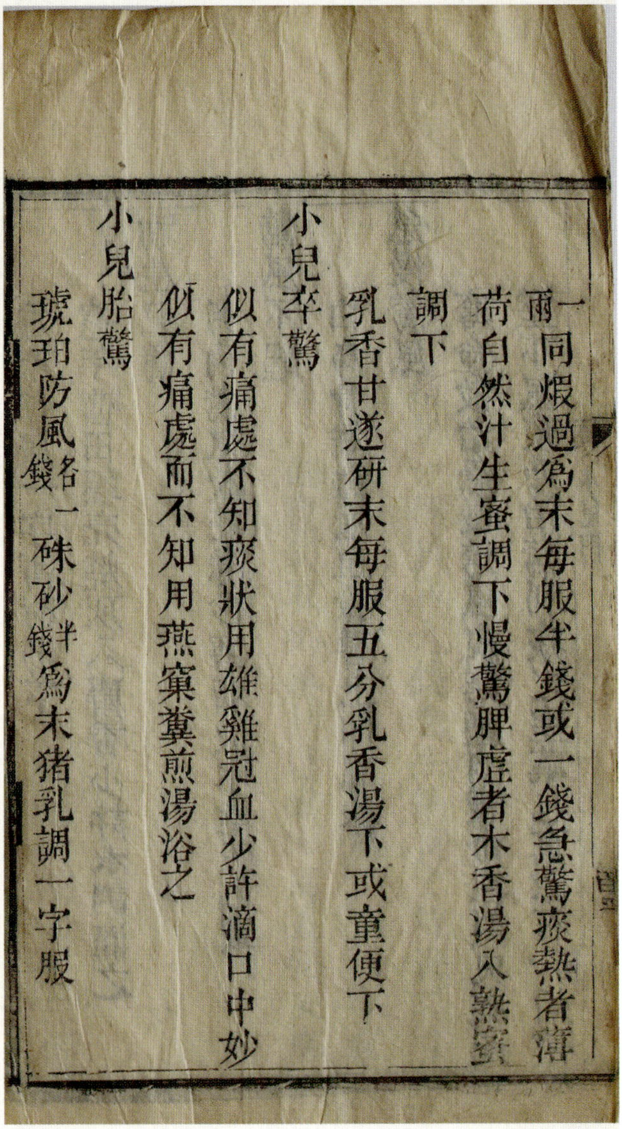
一兩同煅過爲末每服半錢或一錢急驚痰熱者薄
荷自然汁生蜜調下慢驚脾虛者木香湯入熟蜜
調下
乳香甘遂研末每服五分乳香湯下或童便下
小兒卒驚
似有痛處不知痰狀用雄雞冠血少許滴口中妙
似有痛處而不知用燕窠糞煎湯浴之
小兒胎驚
琥珀防風各一錢硃砂半錢爲末猪乳調一字服

一两，同煅过，为末，每服半钱或一钱。急惊痰热者，薄荷自然汁，生蜜调下。慢惊脾虚者，木香汤入熟蜜调下。

乳香、甘遂研末，每服五分，乳香汤下或童便下。

小儿卒惊

似有痛处，不知痰状。用雄鸡冠血少许，滴口中，妙。

似有痛处，而不知。用燕窠粪煎汤，浴之。

小儿胎惊

琥珀、防风各一钱，朱砂半钱，为末，猪乳调一字服。

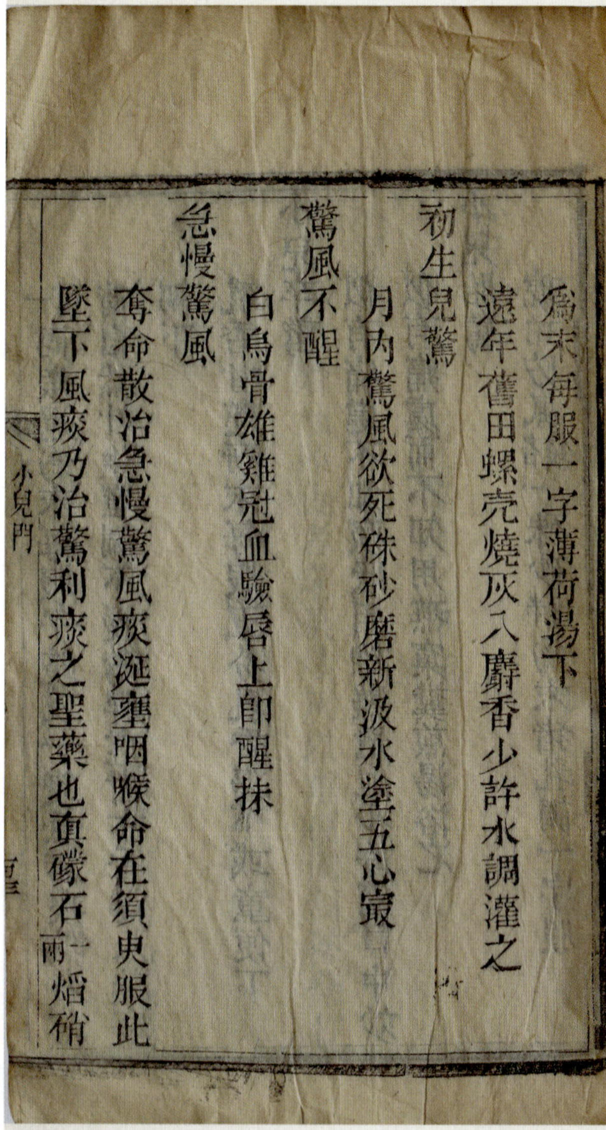
為末每服一字薄荷湯下
遠年舊田螺壳燒灰入麝香少許水調灌之
初生兒驚
月内驚風欲死硃砂磨新汲水塗五心最
驚風不醒
白烏骨雄雞冠血驗唇上即醒抹
急慢驚風
奪命散治急慢驚風痰涎壅咽喉命在須臾服此
墜下風痰乃治驚利痰之聖藥也真礞石一兩焰硝
小兒門　三

为末，每服一字，薄荷汤下。

远年旧田螺壳烧灰，入麝香少许，水调灌之。

初生儿惊

月内惊风欲死，朱砂磨新汲水涂五心。最[1]

惊风不醒

白乌骨雄鸡冠血，验唇上，即醒，抹。

急慢惊风

夺命散，治急慢惊风。痰涎壅咽喉，命在须臾，服此坠下风痰，乃治惊利痰之圣药也。真礞石一两，焰硝

1 最：衍文。

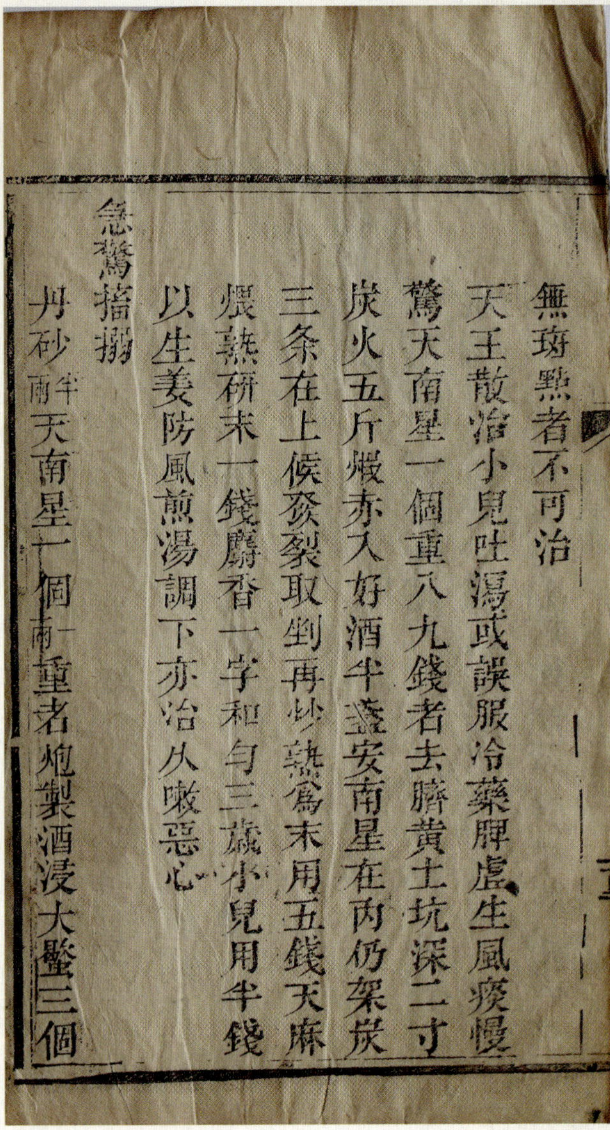

无斑点者，不可治。

天王散治小儿吐泻，或误服冷药，脾虚生风痰慢惊。天南星一个，重八九钱者，去脐。黄土坑深二寸，炭火五斤煅赤，入好酒半盏，安南星在内，仍架炭三条在上。候发裂，取剉，再炒熟为末，用五钱。天麻煨熟研末一钱，麝香一字，和匀。三岁小儿用半钱，以生姜、防风煎汤调下，亦治久嗽恶心。

急惊搐搦

丹砂半两，天南星一个一两重者，炮制，酒浸大蝎三个，

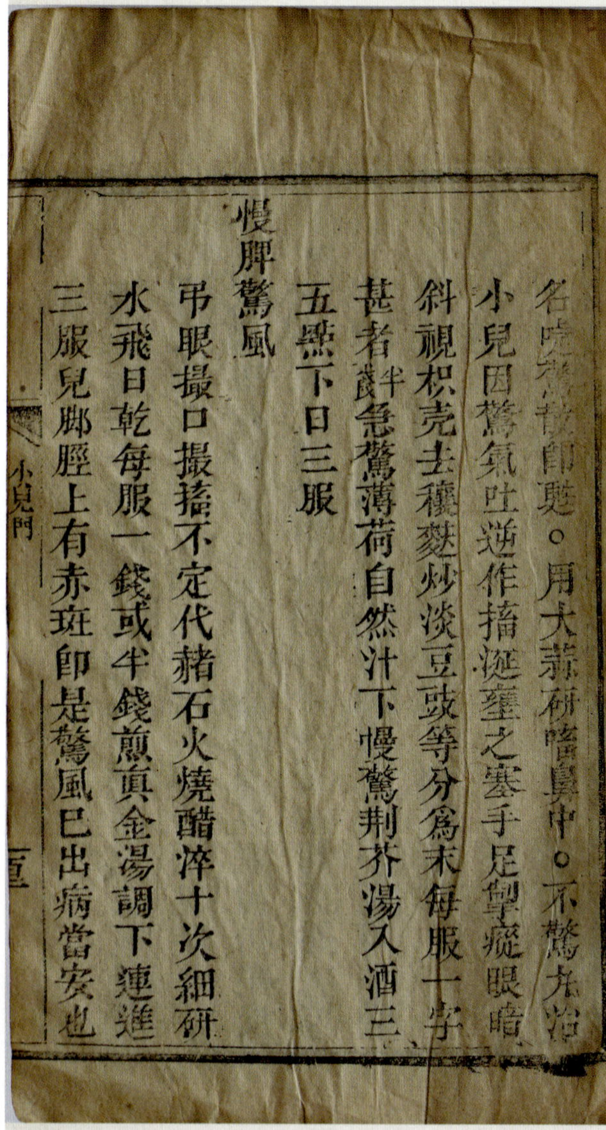
名嚏驚散卽甦。用大蒜研嗅鼻中。不驚丸治
小兒因驚氣吐逆作搐涎壅之塞手足掣瘲眼睛
斜視枳殼去穰麸炒淡豆豉等分爲末每服一字
甚者半錢急驚薄荷自然汁下慢驚荆芥湯入酒三
五點下日三服
慢脾驚風
弔眼撮口撮搐不定代赭石火燒醋淬十次細研
水飛日乾每服一錢或半錢煎真金湯調下連進
三服兒脚脛上有赤斑卽是驚風巳出病當安也
小兒門

名嚏惊散，即苏。用大蒜研，嗅鼻中。不惊丸，治小儿因惊气吐逆作搐，涎壅之塞，手足掣疭，眼睛斜视。枳壳去穰麸炒、淡豆豉等分为末，每服一字，甚者半钱。急惊，薄荷自然汁下；慢惊，荆芥汤入酒三五点下，日三服。

慢脾惊风

吊眼撮口，撮搐不定。代赭石，火烧醋淬十次，细研，水飞，日干。每服一钱，或半钱，煎真金汤调下，连进三服。儿脚胫上有赤斑，即是惊风已出，病当安也。

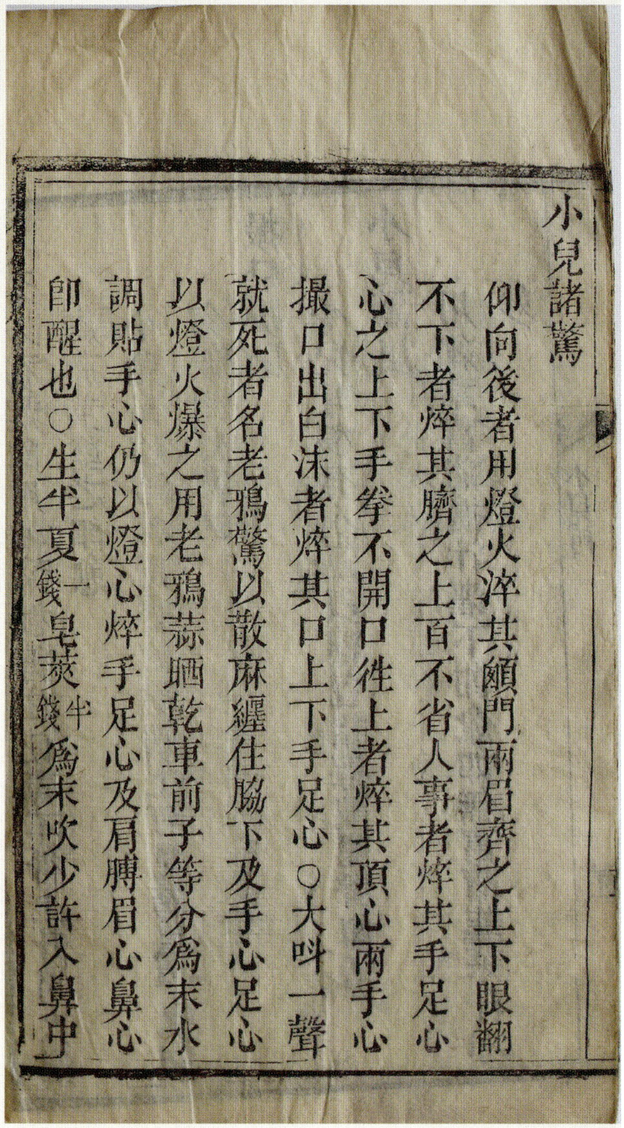

小兒諸驚
仰向後者用燈火淬其顖門兩眉齊之上下眼翻不下者焠其臍之上百不省人事者焠其手足心心之上下手拳不開口往上者焠其頂心兩手心撮口出白沫者焠其口上下手足心○大叫一聲就死者名老鴉驚以散麻纏住脇下及手心足心以燈火爆之用老鴉蒜晒乾車前子等分爲末水調貼手心仍以燈心焠手足心及肩膊眉心鼻心即醒也○生半夏一錢皂莢半錢爲末吹少許入鼻中

小儿诸惊

仰向后者，用灯火淬其囟门、两眉齐之上下。眼翻不下者，焠[1]其脐之上百。不省人事者，焠其手足心、心之上下。手拳不开，口往上者，焠其顶心、两手心。撮口出白沫者，焠其口上下、手足心。大叫一声就死者，名老鸦惊，以散麻缠住胁下及手心、足心，以灯火爆之。用老鸦蒜晒干、车前子等分为末，水调贴手心，仍以灯心焠手足心及肩膊、眉心、鼻心，即醒也。生半夏一钱，皂荚半钱，为末，吹少许入鼻中，

1 焠（cuì）：同“淬”。

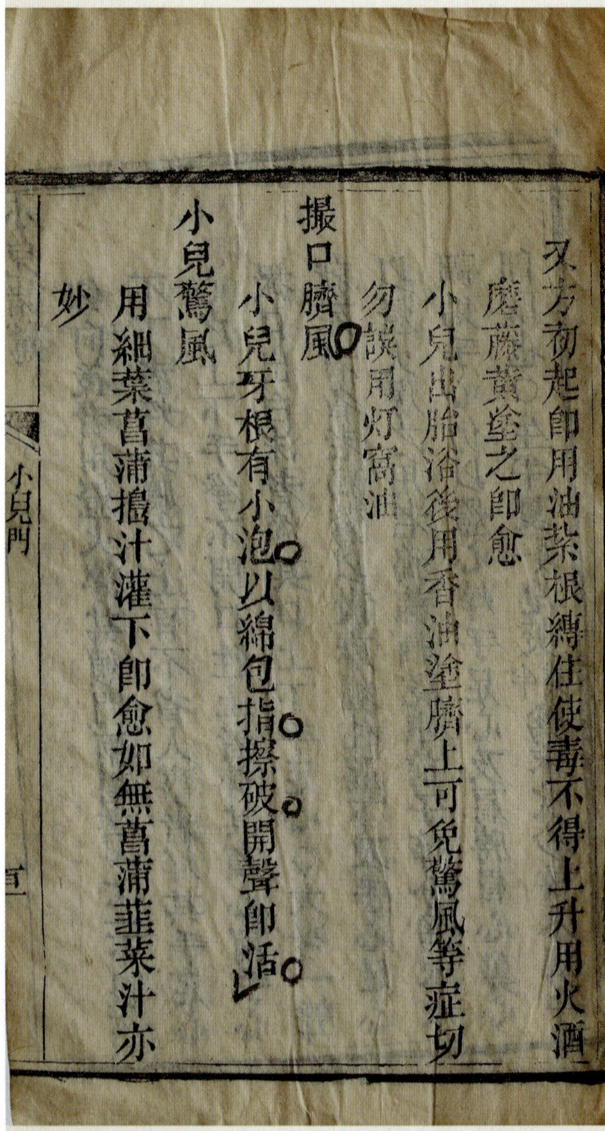

又方初起即用油紮根縛住使毒不得上升用火酒磨藤黃塗之即愈

小兒出胎浴後用香油塗臍上可免驚風等症切勿誤用灯窩油

撮口臍風

小兒牙根有小泡以綿包指擦破開聲即活

小兒驚風

用細葉菖蒲搗汁灌下即愈如無菖蒲韭菜汁亦妙

又方，初起即用油扎根缚住，使毒不得上升，用火酒磨藤黄，涂之即愈。

小儿出胎浴后，用香油涂脐上，可免惊风等症，切勿误用灯窝油。

撮口脐风

小儿牙根有小泡，以绵包指，擦破。开声即活。

小儿惊风

用细叶菖蒲捣汁，灌下即愈。如无菖蒲，韭菜汁亦妙。

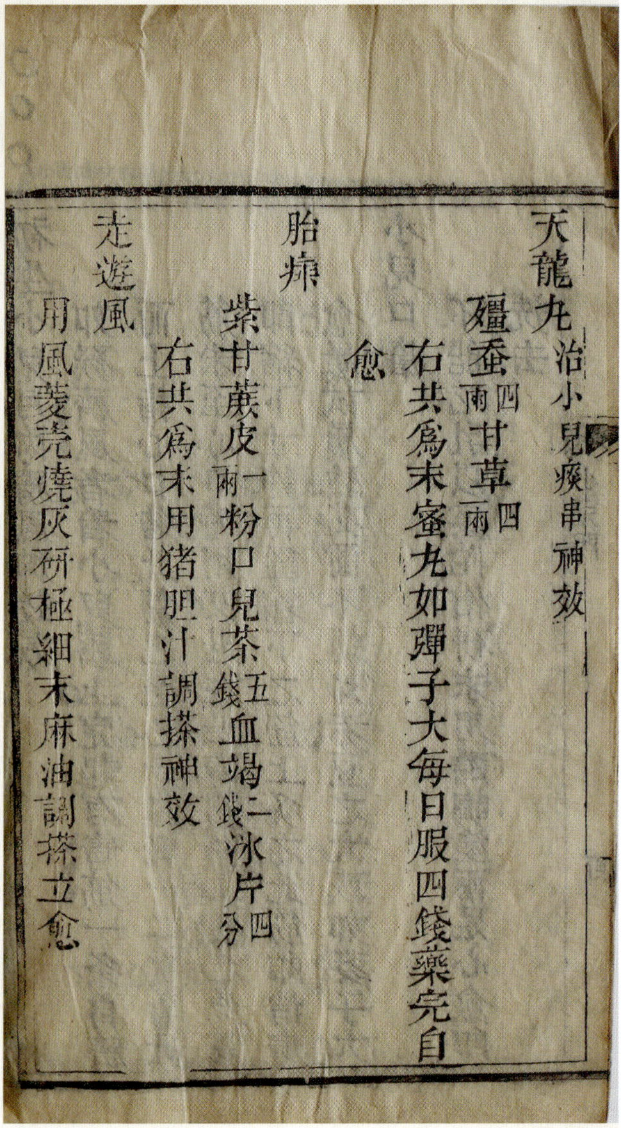

天龍丸治小兒瘰串神效

殭蚕四兩甘草四兩

右共為末蜜丸如彈子大每日服四錢藥完自愈

胎痱

紫甘蔗皮一兩粉口兒茶五錢血竭二錢冰片四分

右共為末用猪胆汁調搽神效

走遊風

用風菱壳燒灰研極細末麻油調搽立愈

治小儿瘰串，神效。

天龙丸

僵蚕四两，甘草四两。

上共为末，蜜丸如弹子大，每日服四钱，药完自愈。

胎痱

紫甘蔗皮一两，粉口儿茶五钱，血竭二钱，冰片四分。

上共为末，用猪胆汁调搽，神效。

走游风

用风菱壳烧灰，研极细末，麻油调搽，立愈。

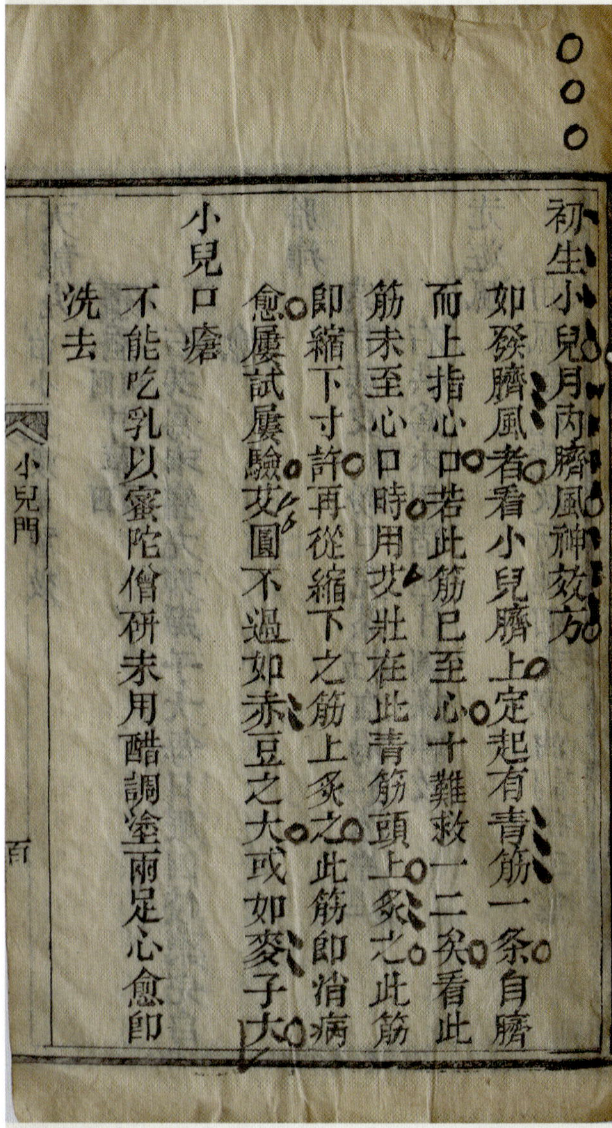
初生小兒月內臍風神效方
如發臍風者看小兒臍上定起有青筋一条自臍
而上指心口若此筋已至心十難救一二矣看此
筋未至心口時用艾壯在此青筋頭上灸之此筋
即縮下寸許再從縮下之筋上灸之此筋即消病
愈屢試屢驗艾圓不過如赤豆之大或如麥子大
小兒口瘡
不能吃乳以蜜陀僧研末用醋調塗兩足心愈即
洗去
小兒門　百

初生小儿月内脐风神效方

如发脐风者，看小儿脐上，定起有青筋一条，自脐而上指心口。若此筋已至心，十难救一二矣。看此筋未至心口时，用艾壮在此青筋头上灸之，此筋即缩下寸许，再从缩下之筋上灸之，此筋即消，病愈。屡试屡验。艾团不过如赤豆之大，或如麦子大。

小儿口疮

不能吃乳　以密陀僧研末，用醋调涂两足心，愈即洗去。

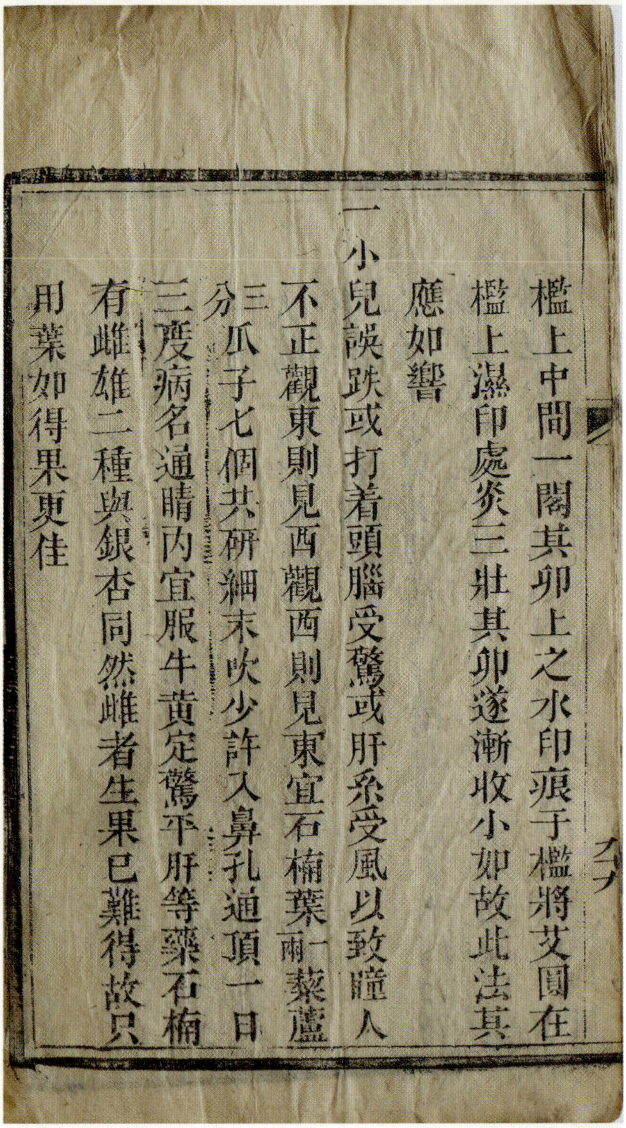

檻上中間一閣其卵上之水印痕于檻將艾圓在
檻上濕印處炎三壯其卵遂漸收小如故此法其
應如響
一小兒誤跌或打着頭腦受驚或肝系受風以致瞳人
不正觀東則見西觀西則見東宜石楠葉一兩藜蘆
三分瓜子七個共研細末吹少許入鼻孔通頂一日
三度病名通睛內宜服牛黄定驚平肝等藥石楠
有雌雄二種與銀杏同然雌者生果已難得故只
用葉如得果更佳

槛上中间一阁[1]。其卵上之水，印痕于槛，将艾团在槛上湿印处炎三壮，其卵遂渐收小如故。此法其应如响。

一小儿误跌，或打着头脑受惊，或肝系受风，以致瞳人不正，观东则见西，观西则见东。宜石楠叶一两，藜芦三分，瓜子七个，共研细末，吹少许入鼻孔，通顶，一日三度，病名通睛，内宜服牛黄定惊平肝等药。石楠有雌雄二种，与银杏同。然雌者，生果已难得，故只用叶。如得果，更佳。

1 阁：古同“搁”。

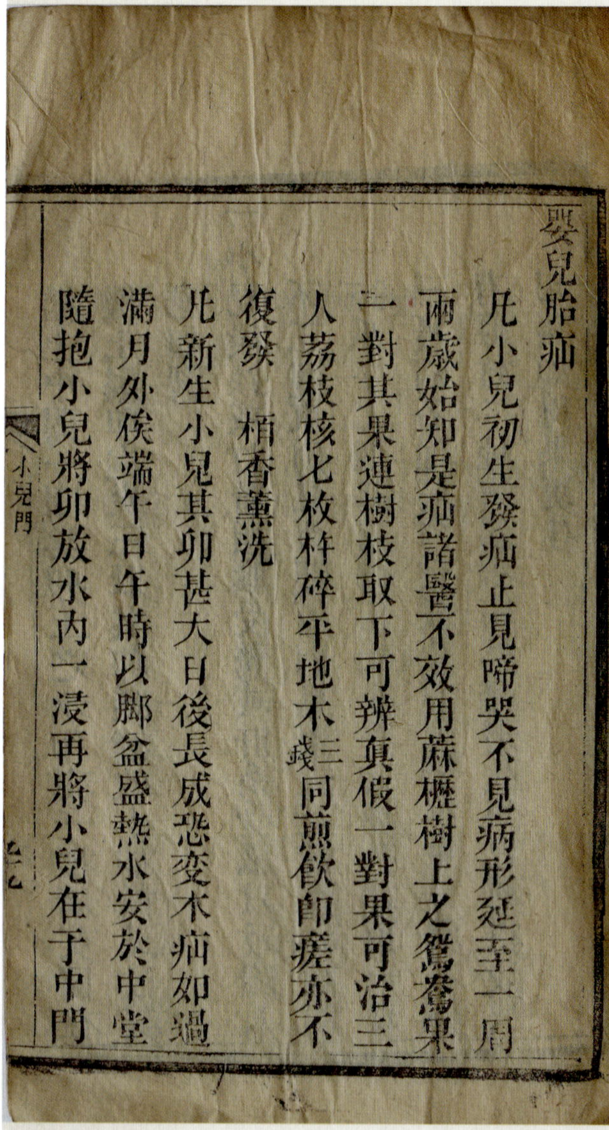

嬰兒胎疝
凡小兒初生發疝止見啼哭不見病形延至一周
兩歲始知是疝諸醫不效用蔴櫪樹上之鴛鴦果
一對其果連樹枝取下可辨真假一對果可治三
人荔枝核七枚杵碎平地木三錢同煎飲即瘥亦不
復發　栢香薰洗
凡新生小兒其卵甚大日後長成恐变木疝如過
滿月外俟端午日午時以脚盆盛熱水安於中堂
隨抱小兒將卵放水內一浸再將小兒在于中門

小兒門

婴儿胎疝

凡小儿初生发疝，止见啼哭，不见病形。延至一周两岁，始知是疝，诸医不效。用麻枥树上之鸳鸯果一对，其果连树枝取下，可辨真假，一对果可治三人。荔枝核七枚杵碎，平地木三钱，同煎饮，即瘥，亦不复发。柏香熏洗。

凡新生小儿其卵甚大，日后长成，恐变木疝。如过满月外，俟端午日午时，以脚盆盛热水，安于中堂。随抱小儿，将卵放水内一浸，再将小儿在于中门

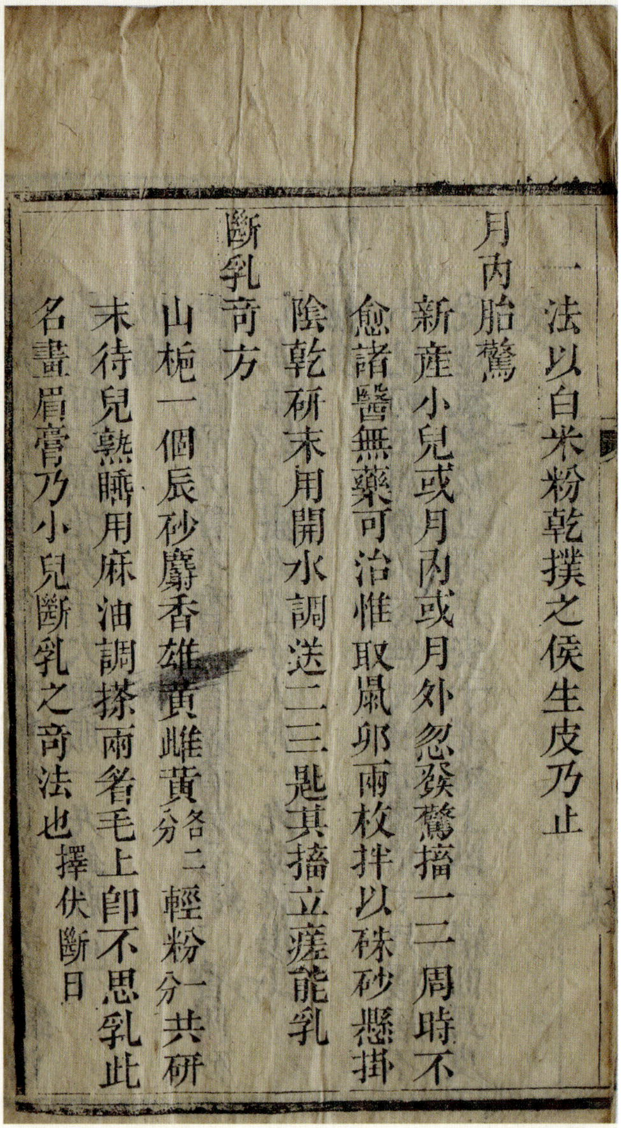

一法以白米粉乾撲之候生皮乃止
月內胎驚
新產小兒或月內或月外忽發驚搐一二周時不
愈諸醫無藥可治惟取鼠卵兩枚拌以硃砂懸掛
陰乾研末用開水調送二三匙其搐立瘥能乳
斷乳奇方
山梔一個辰砂麝香雄黃雌黃各二分輕粉一分共研
末待兒熟睡用麻油調搽兩眉毛上卽不思乳此
名畫眉膏乃小兒斷乳之奇法也擇伏斷日

一法，以白米粉干扑之，候生皮乃止。

月内胎惊

新生小儿，或月内，或月外，忽发惊搐，一二周时不愈，诸医无药可治。惟取鼠卵两枚，拌以朱砂，悬挂阴干，研末，用开水调送二三匙。其搐立瘥，能乳。

断乳奇方

山栀一个，辰砂、麝香、雄黄、雌黄各二分，轻粉一分，共研末。待儿熟睡，用麻油调搽两眉毛上，即不思乳。此名画眉膏。乃小儿断乳之奇法也择伏断日。

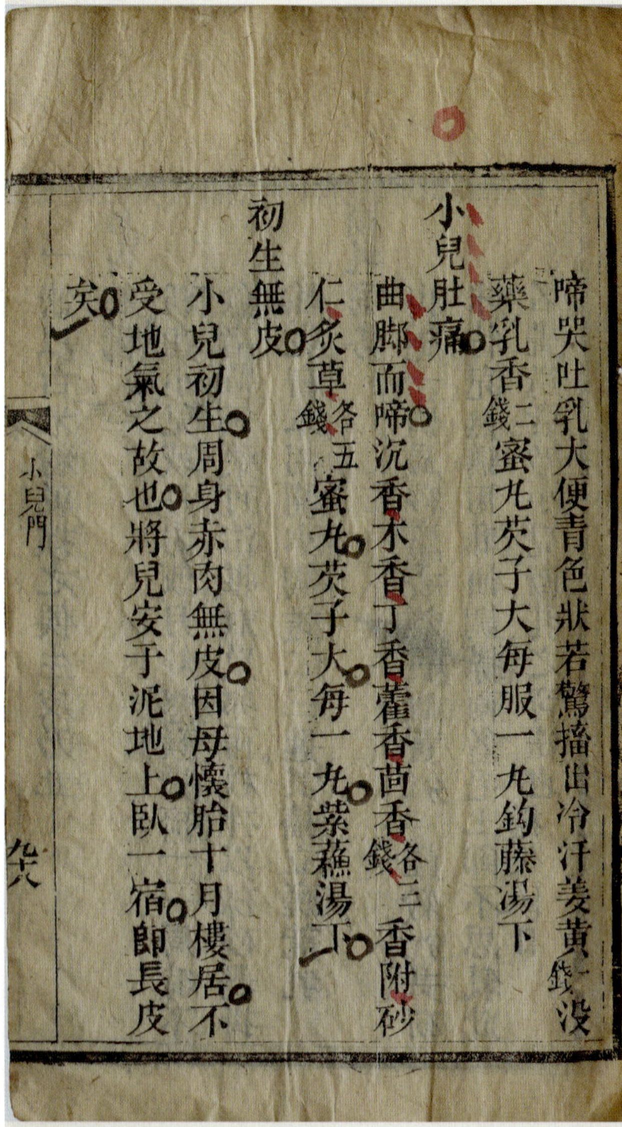

啼哭吐乳大便青色狀若驚搐出冷汗姜黃一錢沒藥乳香二錢蜜丸芡子大每服一丸鈎藤湯下

小兒肚痛

曲脚而啼沉香木香丁香藿香茴香各三錢香附砂仁炙草各五錢蜜丸芡子大每一丸紫蘇湯下

初生無皮

小兒初生周身赤肉無皮因母懷胎十月樓居不受地氣之故也將兒安于泥地上臥一宿即長皮矣

小兒門　六

啼哭吐乳，大便青色，状若惊搐，出冷汗。姜黄一钱，没药、乳香二钱，蜜丸芡子大，每服一丸，钩藤汤下。

小儿肚痛

曲脚而啼　沉香、木香、丁香、藿香、茴香各三钱，香附、砂仁、炙草各五钱，蜜丸芡子大，每一丸，紫苏汤下。

初生无皮

小儿初生，周身赤肉无皮。因母怀胎十月，楼居，不受地气之故也。将儿安于泥地上，卧一宿，即长皮矣。

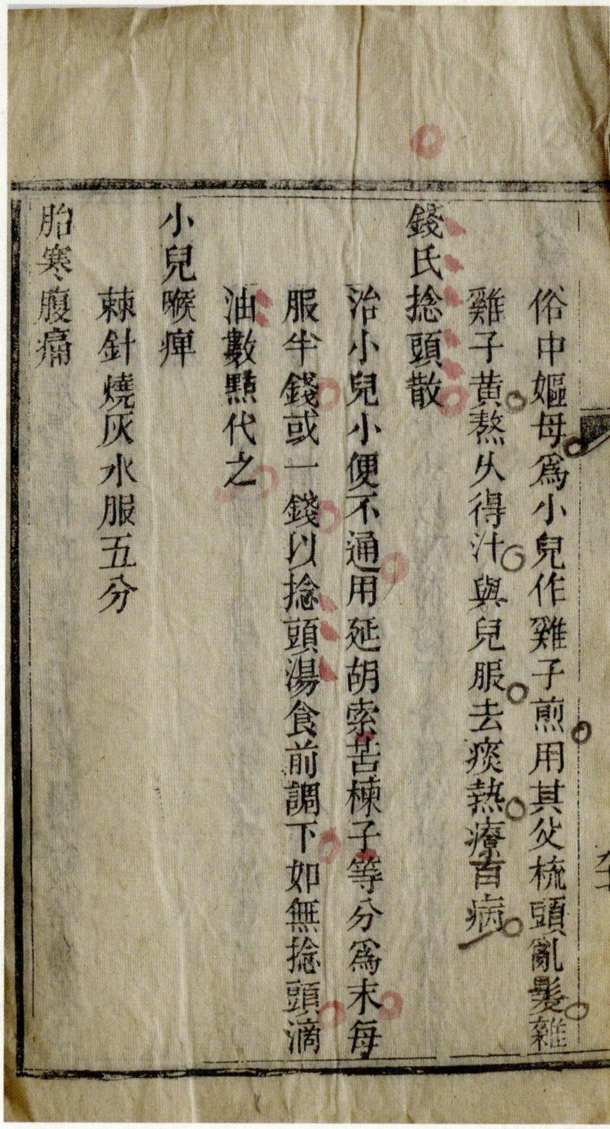

俗中嫗母爲小兒作雞子煎用其父梳頭亂髪雜
雞子黄熬久得汁與兒服去痰熱療百病
錢氏捻頭散
治小兒小便不通用延胡索苦楝子等分爲末每
服半錢或一錢以捻頭湯食前調下如無捻頭滴
油數點代之
小兒喉痺
棘針燒灰水服五分
胎寒腹痛

俗中妪母，为小儿作鸡子煎。用其父梳头乱发，杂鸡子黄，熬久得汁，与儿服。去痰热，疗百病。

钱氏捻头散

治小儿小便不通，用延胡索、苦楝子等分为末，每服半钱或一钱，以捻头汤食前调下。如无捻头，滴油数点代之。

小儿喉痹

棘针烧灰，水服五分。

胎寒腹痛

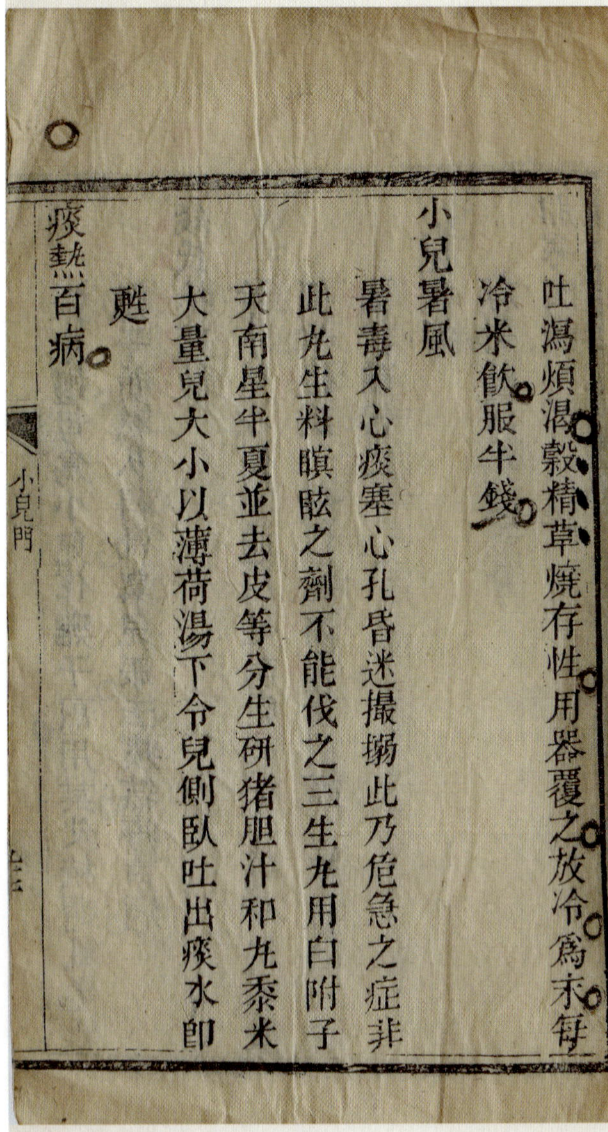
吐瀉煩渴穀精草燒存性用器覆之放冷爲末每
冷米飲服半钱
小兒暑風
暑毒入心痰塞心孔昏迷搐搦此乃危急之症非
此丸生料瞑眩之劑不能伐之三生丸用白附子
天南星半夏並去皮等分生研猪胆汁和丸黍米
大量兒大小以薄荷湯下令兒側臥吐出痰水即
甦
痰熱百病
小兒門

吐泻烦渴，谷精草烧存性，用器覆之，放冷，为末。每冷米饮，服半钱。

小儿暑风

暑毒入心，痰塞心孔，昏迷搐搦，此乃危急之症，非此丸生料瞑眩之剂不能伐之。三生丸，用白附子、天南星、半夏并去皮，等分生研，猪胆汁和丸黍米大。量儿大小，以薄荷汤下。令儿侧卧，吐出痰水，即苏。

痰热百病

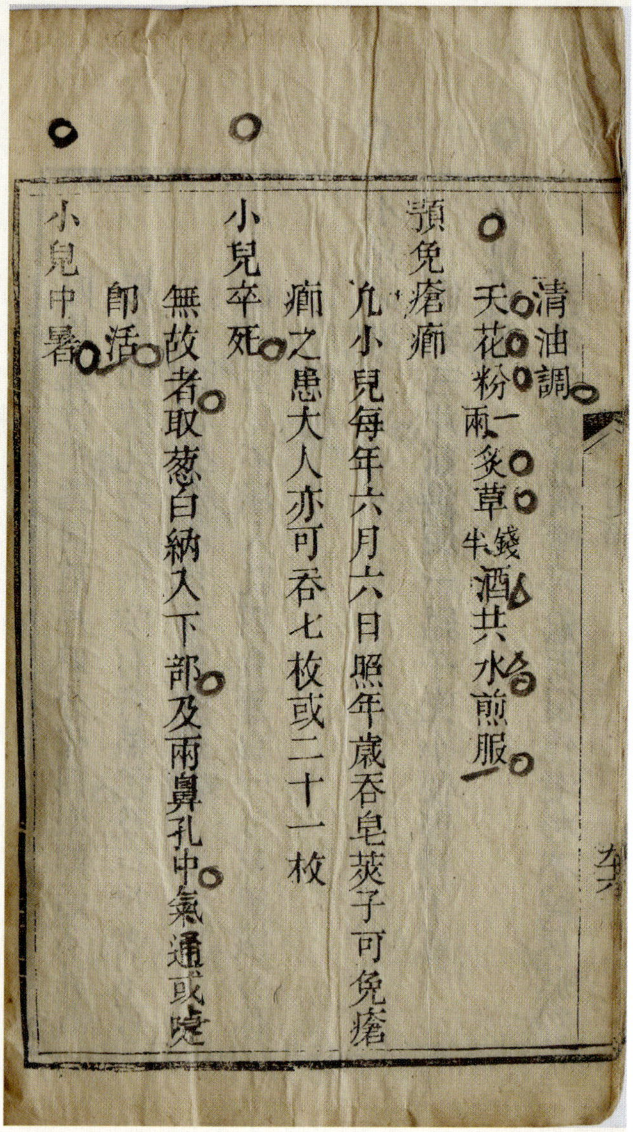

清油调。

天花粉一两，炙草钱半，酒共水煎服。

预免疮疖

凡小儿每年六月六日，照年岁吞皂荚子，可免疮疖之患。大人亦可吞七枚，或二十一枚。

小儿卒死

无故者，取葱白纳入下部及两鼻孔中，气通或嚏即活。

小儿中暑

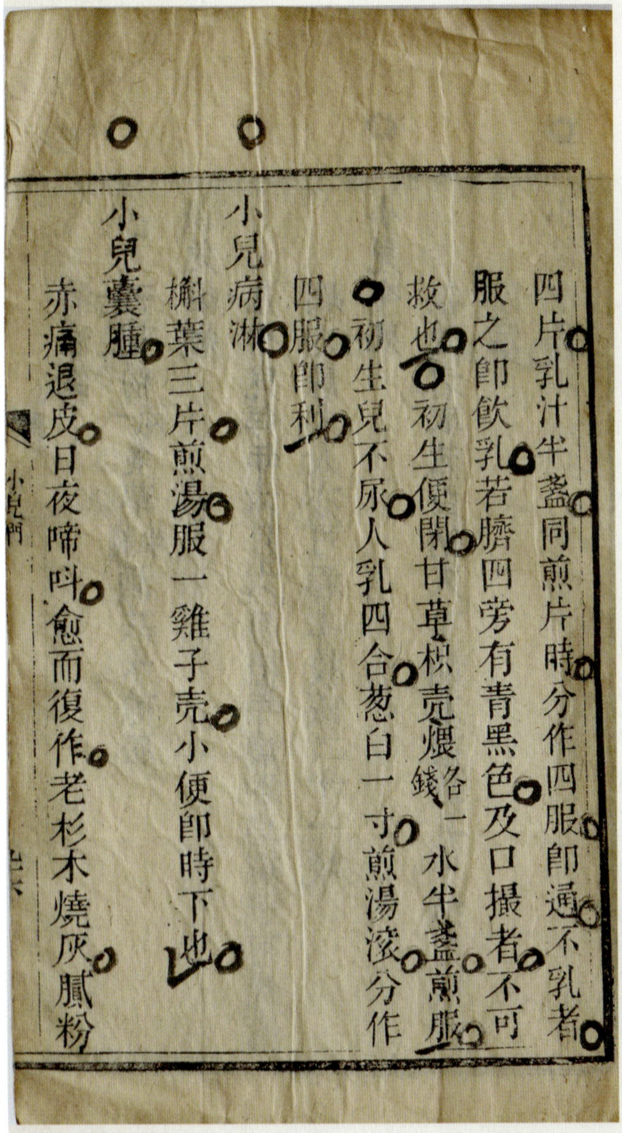

四片乳汁半盞同煎片時分作四服即通不乳者
服之即飲乳若臍四旁有青黑色及口撮者不可
救也初生便閉甘草枳殼煨各一錢水半盞煎服
初生兒不尿人乳四合葱白一寸煎湯滚分作
四服即利
小兒病淋
槲葉三片煎湯服一雞子殼小便即時下也
小兒囊腫
赤痛退皮日夜啼叫愈而復作老杉木燒灰膩粉

小兒門

四片，乳汁半盏，同煎片时。分作四服，即通。不乳者，服之即饮乳。若脐四旁有青黑色，及口撮者，不可救也。初生便闭，甘草、枳壳煨，各一钱，水半盏，煎服。初生儿不尿，人乳四合，葱白一寸，煎汤滚，分作四服，即利。

小儿病淋

槲叶三片，煎汤，服一鸡子壳，小便即时下也。

小儿囊肿

赤痛退皮，日夜啼叫，愈而复作。老杉木烧灰，腻粉

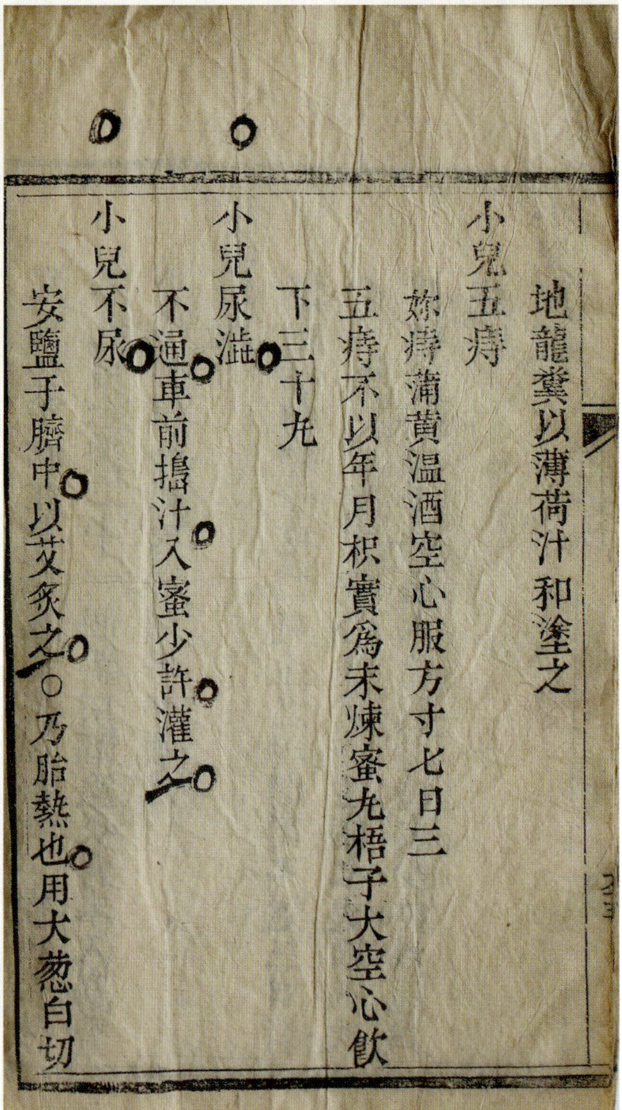
地龍糞以薄荷汁和塗之
小兒五痔
嬭痔蒲黃温酒空心服方寸匕日三
五痔不以年月枳實爲末煉蜜丸梧子大空心飲
下三十丸
小兒尿澁
不通車前擣汁入蜜少許灌之
小兒不尿
安鹽于臍中以艾灸之乃胎熱也用大葱白切

地龙粪，以薄荷汁和，涂之。

小儿五痔

奶痔　蒲黄，温酒空心服方寸匕，日三。

五痔，不以年月。枳实为末，炼蜜丸梧子大，空心饮下三十丸。

小儿尿涩

不通　车前捣汁，入蜜少许，灌之。

小儿不尿

安盐于脐中，以艾灸之。乃胎热也。用大葱白，切

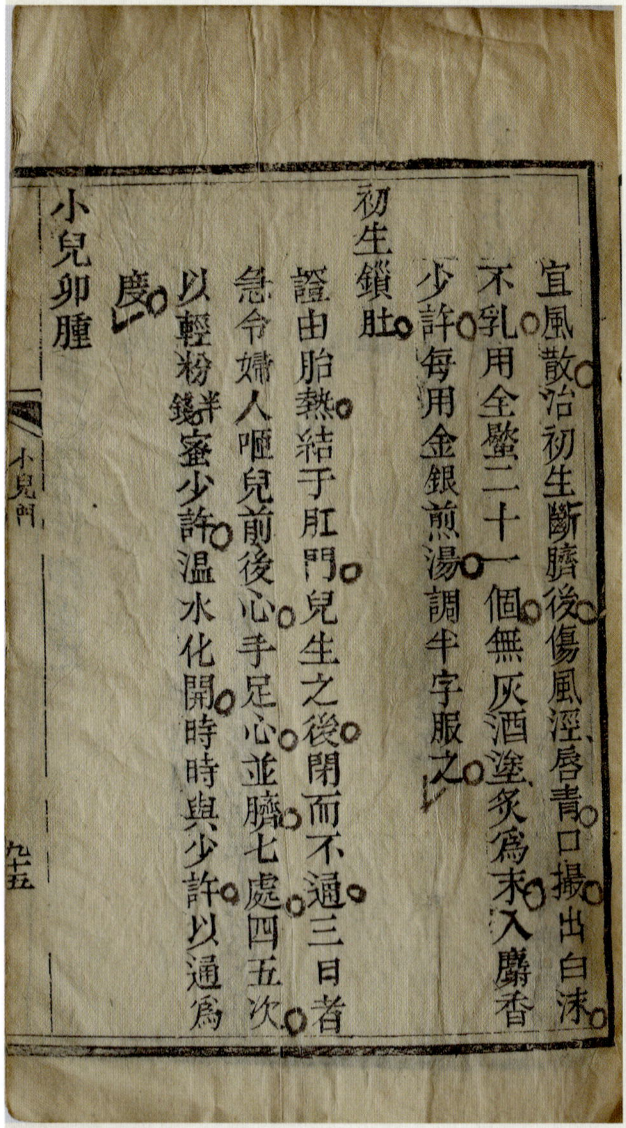

宜風散治初生斷臍後傷風溼、唇青口撮出白沫不乳用全蠍二十一個無灰酒塗炙爲末入麝香少許每用金銀煎湯調半字服之

初生鎖肚

證由胎熱結于肛門兒生之後閉而不通三日者急令婦人咂兒前後心手足心並臍七處四五次以輕粉半錢蜜少許溫水化開時時與少許以通爲度

小兒卵腫

宜风散　治初生断脐后，伤风湿，唇青、口撮、出白沫，不乳。用全蝎二十一个，无灰酒涂炙为末，入麝香少许。每用金银煎汤，调半字服之。

初生锁肚

证由胎热，结于肛门。儿生之后，闭而不通三日者，急令妇人咂儿前后心、手足心并脐七处，四五次。以轻粉半钱，蜜少许，温水化开，时时与少许，以通为度。

小儿卵肿

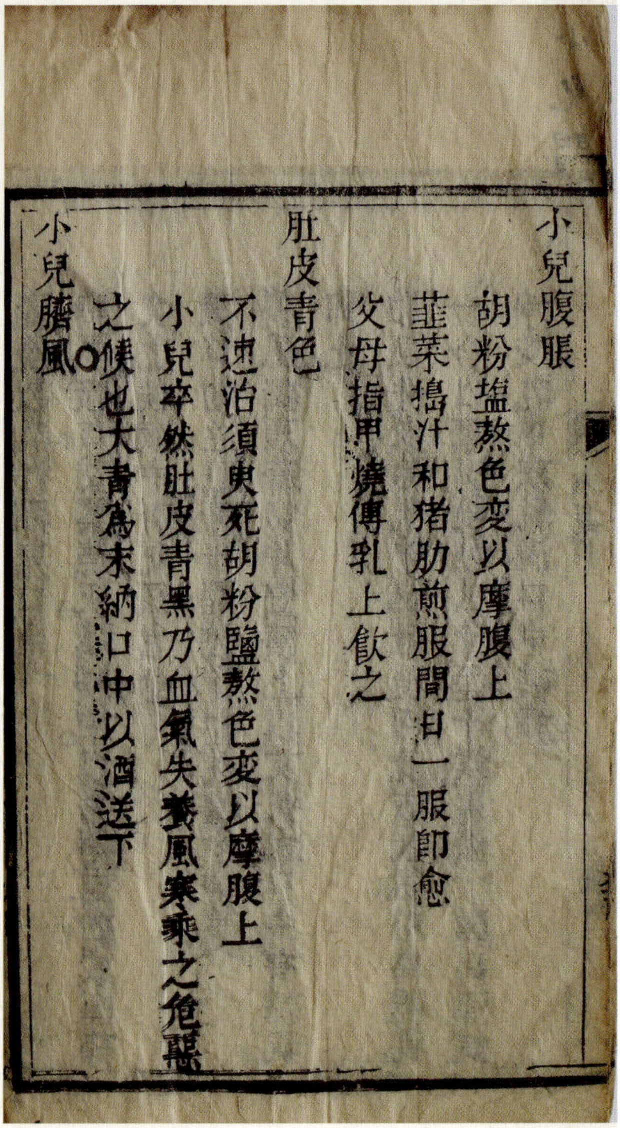
小兒腹脹
胡粉塩熬色变以摩腹上
韮菜搗汁和猪肋煎服間日一服即愈
父母指甲燒傅乳上飲之
肚皮青色
不速治須臾死胡粉鹽熬色变以摩腹上
小兒卒然肚皮青黑乃血氣失養風寒乘之危惡
之候也大青為末納口中以酒送下
小兒臍風○

小儿腹胀

胡粉盐熬色变，以摩腹上。

韭菜捣汁，和猪肋煎服，间日一服，即愈。

父母指甲烧敷乳上，饮之。

肚皮青色

不速治，须臾死。胡粉盐熬色变，以摩腹上。

小儿卒然肚皮青黑，乃血气失养，风寒乘之，危恶之候也。大青为末，纳口中，以酒送下。

小儿脐风

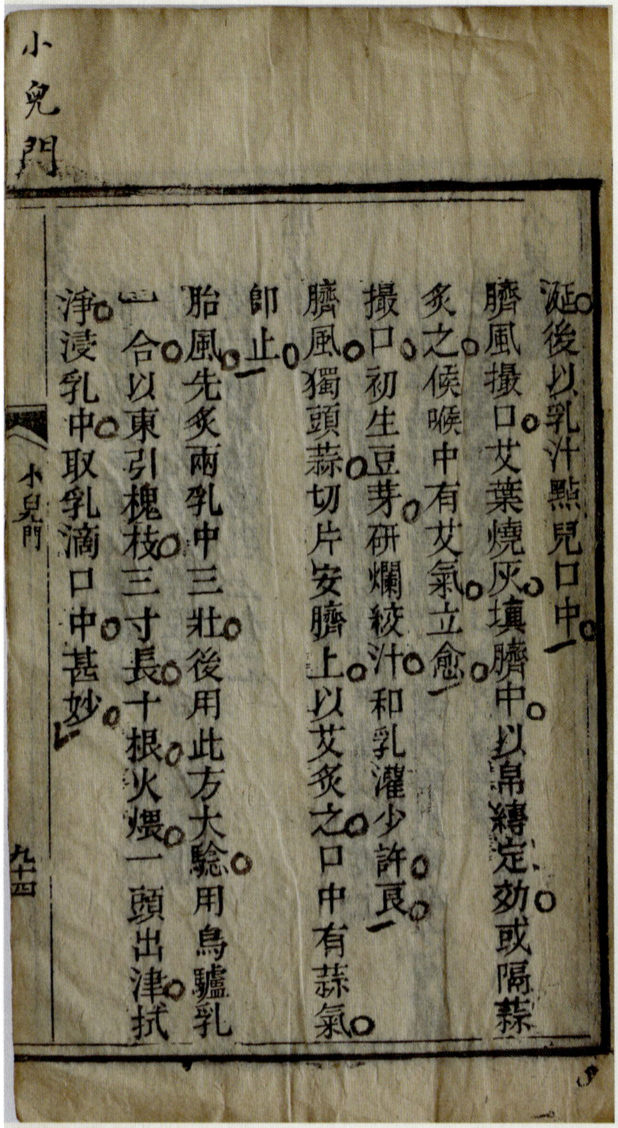
小兒門

涎。後以乳汁點兒口中。
臍風撮口。艾葉燒灰。填臍中。以帛縛定。効。或隔蒜
灸之。候喉中有艾氣。立愈。
撮口。初生豆芽。研爛絞汁。和乳灌少許。良。
臍風。獨頭蒜切片安臍上。以艾灸之。口中有蒜氣。
即止。
胎風。先灸兩乳中三壯。後用此方大驗。用烏驢乳
一合。以東引槐枝三寸長十根。火煨。一頭出津。拭
淨。浸乳中。取乳滴口中。甚妙。

小兒門　九十四

涎。后以乳汁点儿口中。

脐风撮口，艾叶烧灰，填脐中，以帛缚定，效。或隔蒜灸之，候喉中有艾气，立愈。

撮口，初生豆芽，研烂绞汁，和乳灌少许，良。

脐风，独头蒜切片安脐上，以艾灸之，口中有蒜气，即止。

胎风，先灸两乳中三壮，后用此方大验。用乌驴乳一合，以东引槐枝三寸长十根，火煨，一头出津，拭净，浸乳中。取乳滴口中，甚妙。

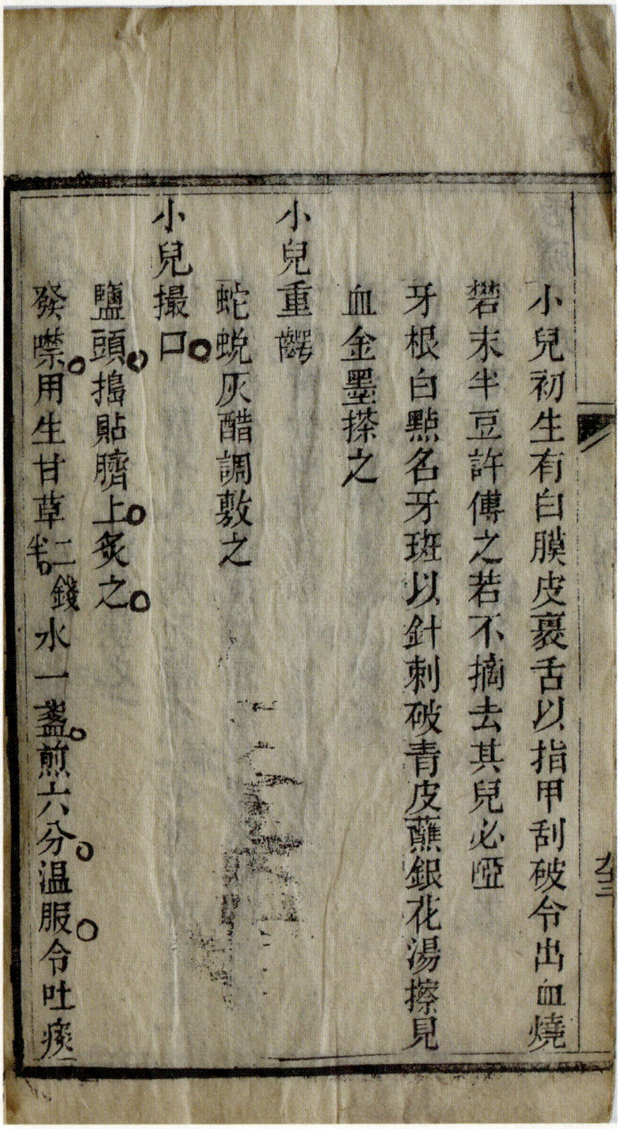

小兒初生有白膜皮裹舌以指甲刮破令出血燒礬末半豆許傅之若不摘去其兒必啞
牙根白點名牙斑以針刺破青皮蘸銀花湯擦見血金墨搽之
小兒重齶
蛇蛻灰醋調敷之
小兒撮口
鹽豉搗貼臍上灸之
發噤用生甘草半二錢水一盞煎六分温服令吐痰

小儿初生，有白膜皮裹舌，以指甲刮破，令出血，烧矾末半豆许敷之。若不摘去，其儿必哑。

牙根白点，名牙斑。以针刺破，青皮蘸银花汤擦见血，金墨搽之。

小儿重腭

蛇蜕灰，醋调敷之。

小儿撮口

盐豉捣贴脐上，灸之。

发噤，用生甘草二钱半，水一盏，煎六分，温服，令吐痰

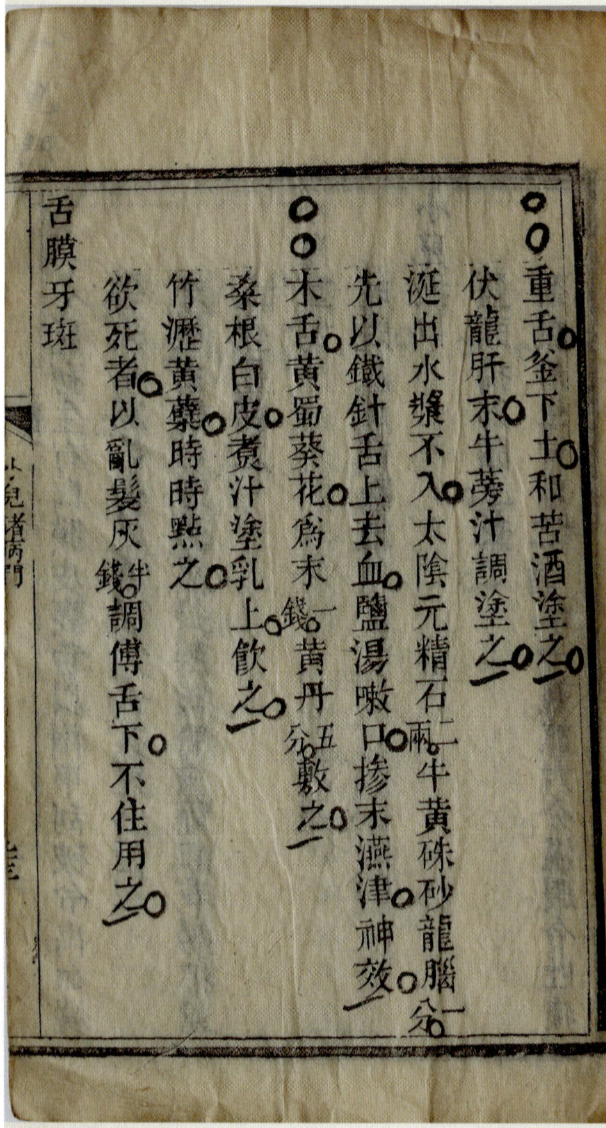
重舌釜下土和苦酒塗之
伏龍肝末牛蒡汁調塗之
涎出水漿不入太陰元精石二兩牛黃硃砂龍腦一分
先以鐵針舌上去血鹽湯嗽口摻末嚥津神效
木舌黃蜀葵花為末一錢黃丹五分敷之
桑根白皮煮汁塗乳上飲之
竹瀝黃蘗時時點之
欲死者以亂髮灰半錢調傅舌下不住用之
舌膜牙斑

重舌，釜下土，和苦酒涂之。

伏龙肝末，牛蒡汁调涂之。

涎出，水浆不入。太阴元精石二两，牛黄、朱砂、龙脑一分，先以铁针，舌上去血，盐汤嗽口，掺末咽津，神效。

木舌，黄蜀葵花为末一钱，黄丹五分，敷之。

桑根白皮，煮汁涂乳上，饮之。

竹沥、黄柏，时时点之。

欲死者，以乱发灰半钱，调敷舌下，不住用之。

舌膜牙斑

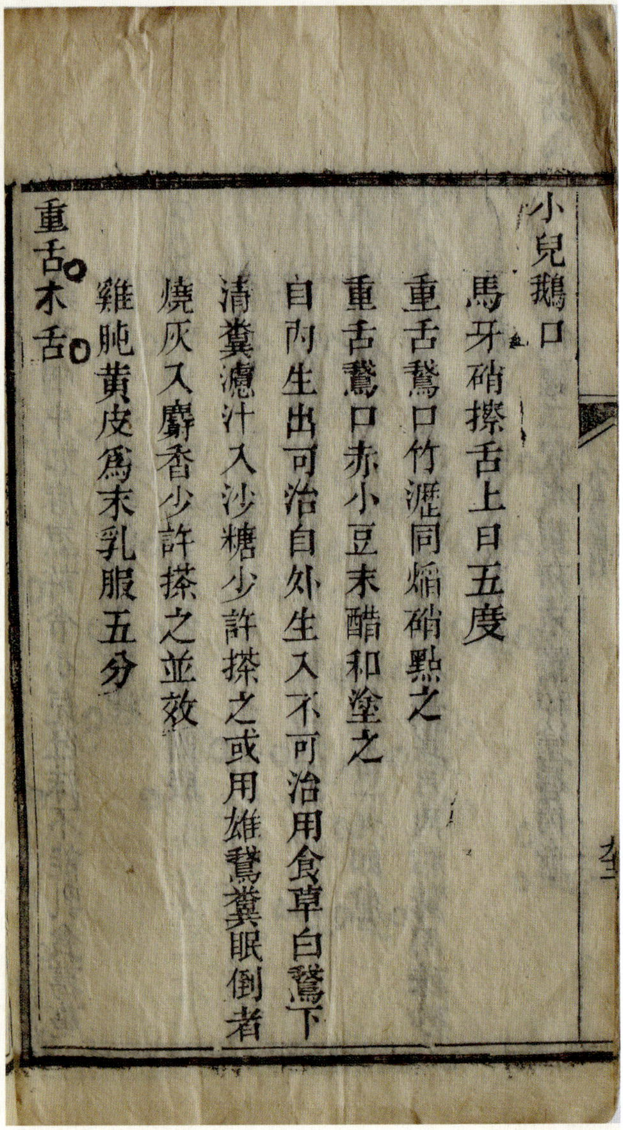

小兒鵝口

馬牙硝擦舌上日五度

重舌鵞口竹瀝同焰硝點之

重舌鵞口赤小豆末醋和塗之

自內生出可治自外生入不可治用食草白鵞下清糞濾汁入沙糖少許搽之或用雄鵞糞眠倒者燒灰入麝香少許搽之並效

重舌木舌

雞肫黄皮爲末乳服五分

小儿鹅口

马牙硝，擦舌上，日五度。

重舌、鹅口，竹沥同焰硝点之。

重舌、鹅口，赤小豆末，醋和涂之。

自内生出，可治；自外生入，不可治。用食草白鹅下清粪，滤汁入砂糖少许，搽之。或用雄鹅粪眠倒者烧灰，入麝香少许，搽之并效。

鸡肫黄皮为末，乳服五分。

重舌、木舌

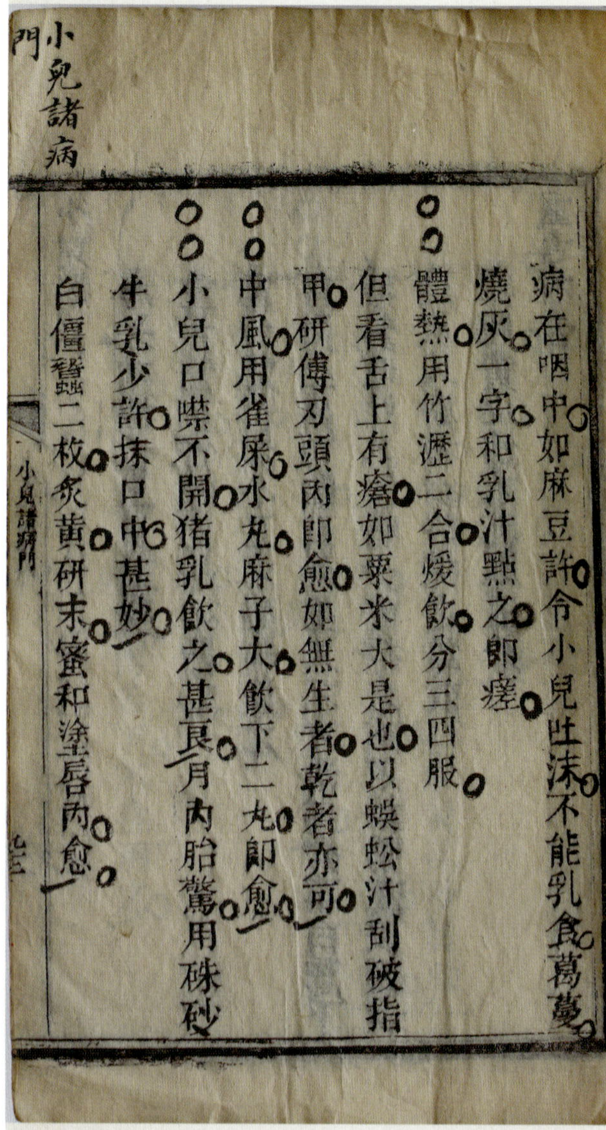
小兒諸病門

病在咽中如麻豆許令小兒吐沫不能乳食葛蔓燒灰一字和乳汁點之即瘥

體熱用竹瀝二合煖飲分三四服

但看舌上有瘡如粟米大是也以蜈蚣汁刮破指甲研傅刃頭內即愈如無生者乾者亦可

中風用雀屎水丸麻子大飲下二丸即愈

小兒口噤不開猪乳飲之甚良月內胎驚用硃砂牛乳少許抹口中甚妙

白僵蠶二枚炙黃研末蜜和塗唇內愈

病在咽中，如麻豆许，令小儿吐沫，不能乳食。葛蔓烧灰，一字，和乳汁点之，即瘥。

体热，用竹沥二合，暖饮，分三四服。

但看舌上有疮，如粟米大是也。以蜈蚣汁，刮破指甲，研敷两[1]头内即愈。如无生者，干者亦可。

中风，用雀屎，水丸麻子大，饮下二丸，即愈。

小儿口噤不开，猪乳饮之，甚良。月内胎惊，用朱砂、牛乳少许，抹口中，甚妙。

白姜蚕二枚，炙黄，研末，蜜和涂唇内，愈。

1 两：原文"刃"当为"两"，径改之。

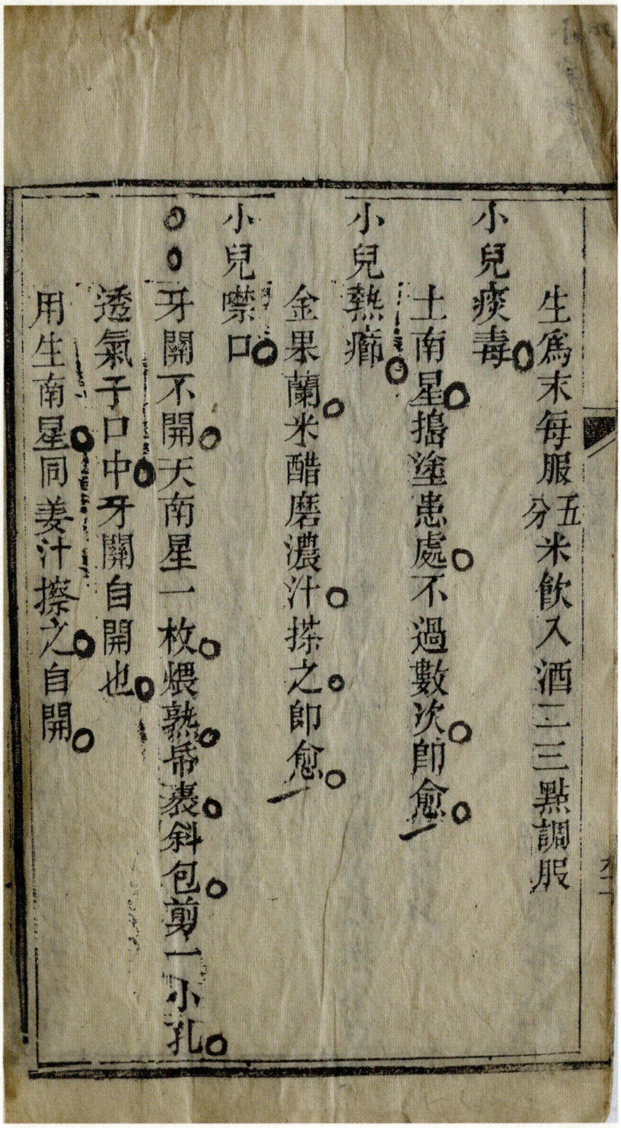

生为末，每服五分，米饮入酒二三点调服。

小儿痰毒

土南星捣涂患处，不过数次即愈。

小儿热疖

金果兰米醋磨浓汁，搽之即愈。

小儿噤口

牙关不开，天南星一枚，煨热，纸裹，斜包，剪一小孔，透气于口中，牙关自开也。

用生南星，同姜汁擦之，自开。

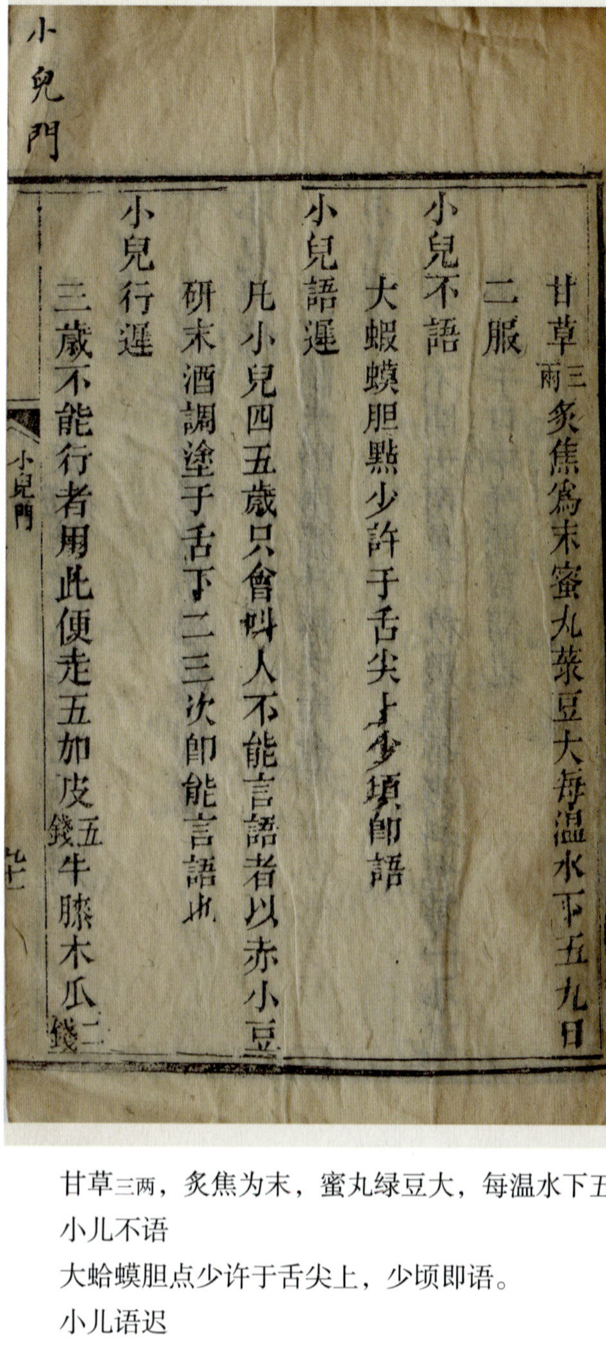

小兒門

甘草三兩炙焦爲末蜜丸菉豆大每溫水下五丸日
二服
小兒不語
大蝦蟆胆點少許于舌尖上少頃郎語
小兒語遲
凡小兒四五歲只會呌人不能言語者以赤小豆
研末酒調塗于舌下二三次郎能言語也
小兒行遲
三歲不能行者用此便走五加皮五錢牛膝木瓜二錢

小兒門

甘草三两，炙焦为末，蜜丸绿豆大，每温水下五丸，日二服。

小儿不语

大蛤蟆胆点少许于舌尖上，少顷即语。

小儿语迟

凡小儿四五岁，只会叫人，不能言语者，以赤小豆研末，酒调，涂于舌下，二三次即能言语也。

小儿行迟

三岁不能行者，用此便走。五加皮五钱，牛膝、木瓜二钱，

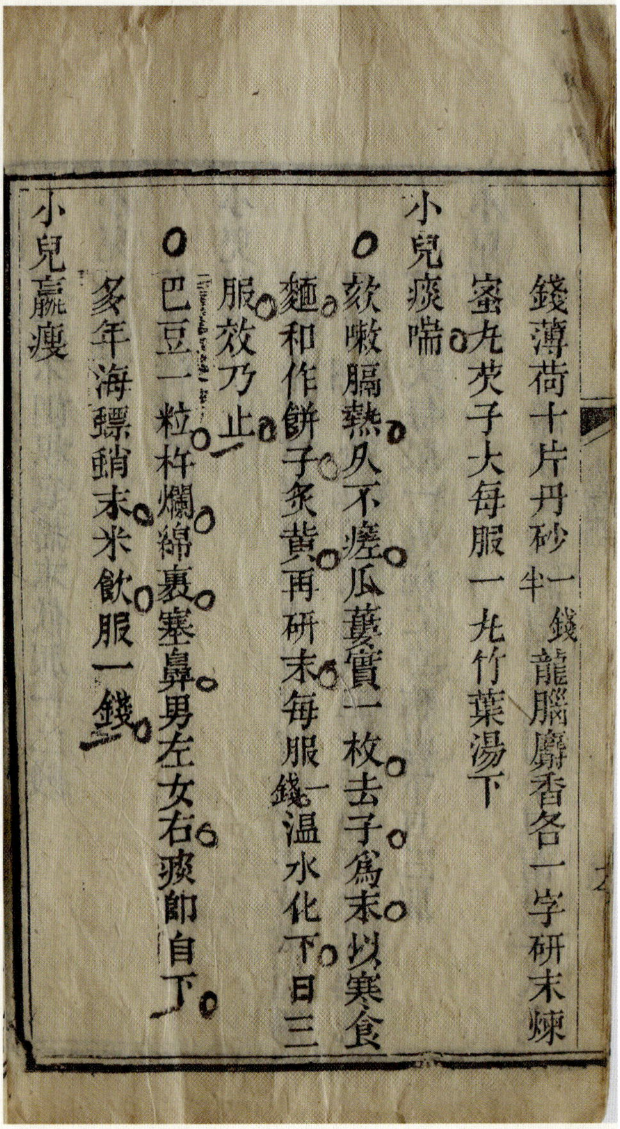
錢薄荷十片丹砂一錢半龍腦麝香各一字研末煉
蜜丸芡子大每服一丸竹葉湯下
小兒痰喘
欬嗽膈熱久不瘥瓜蔞實一枚去子爲末以寒食
麵和作餅子炙黄再研末每服一錢温水化下日三
服效乃止
巴豆一粒杵爛綿裹塞鼻男左女右痰即自下
多年海螵蛸末米飲服一錢
小兒羸瘦

钱薄荷十片，丹砂一钱半，龙脑、麝香各一字，研末，炼蜜丸芡子大。每服一丸，竹叶汤下。

小儿痰喘

咳嗽，膈热，久不瘥。瓜蒌实一枚，去子，为末。以寒食面，和作饼子。炙黄，再研末。每服一钱，温水化下，日三服，效乃止。

巴豆一粒，杵烂，绵裹，塞鼻，男左女右，痰即自下。

多年海螵蛸末，米饮服一钱。

小儿羸瘦

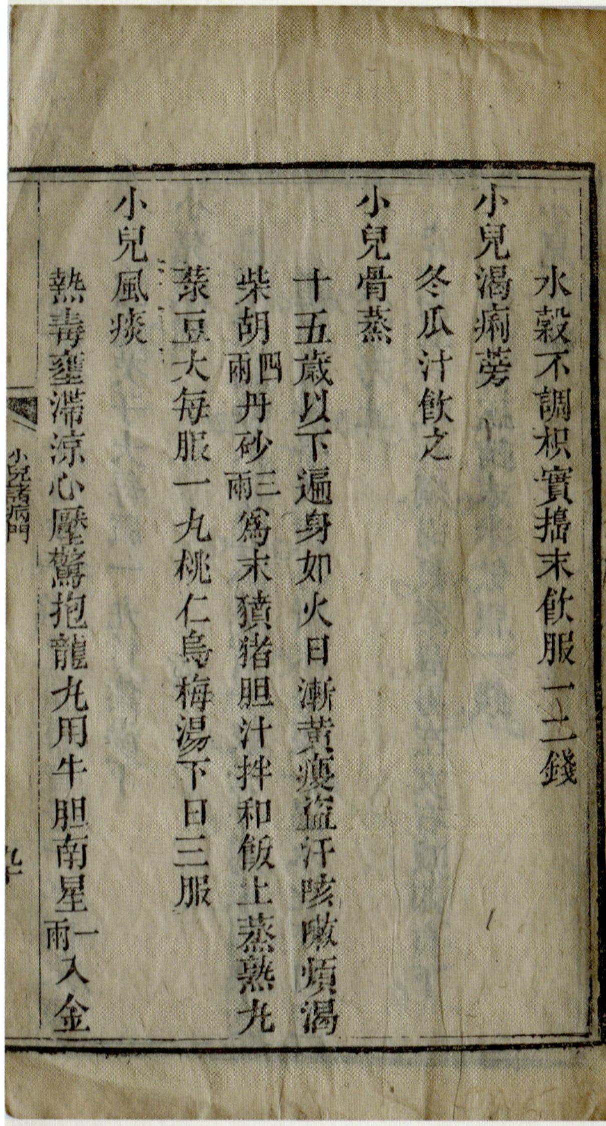
水穀不調枳實搗末飲服一二錢
小兒渴痢蒡
冬瓜汁飲之
小兒骨蒸
十五歲以下遍身如火日漸黃瘦盜汗咳嗽煩渴
柴胡四兩丹砂三兩爲末豮猪胆汁拌和飯上蒸熟丸
菉豆大每服一丸桃仁烏梅湯下日三服
小兒風痰
熱毒壅滯涼心壓驚抱龍丸用牛胆南星一兩入金
小兒諸病門

水谷不调，枳实捣末，饮服一二钱。

小儿渴痢蒡

冬瓜汁饮之。

小儿骨蒸

十五岁以下遍身如火，日渐黄瘦，盗汗、咳嗽、烦渴。柴胡四两，丹砂三两为末，豮[1]猪胆汁拌和，饭上蒸熟，丸绿豆大。每服一丸，桃仁乌梅汤下，日三服。

小儿风痰

热毒壅滞，凉心压惊。抱龙丸，用牛胆南星一两，入金

1 豮（fén）：公猪。

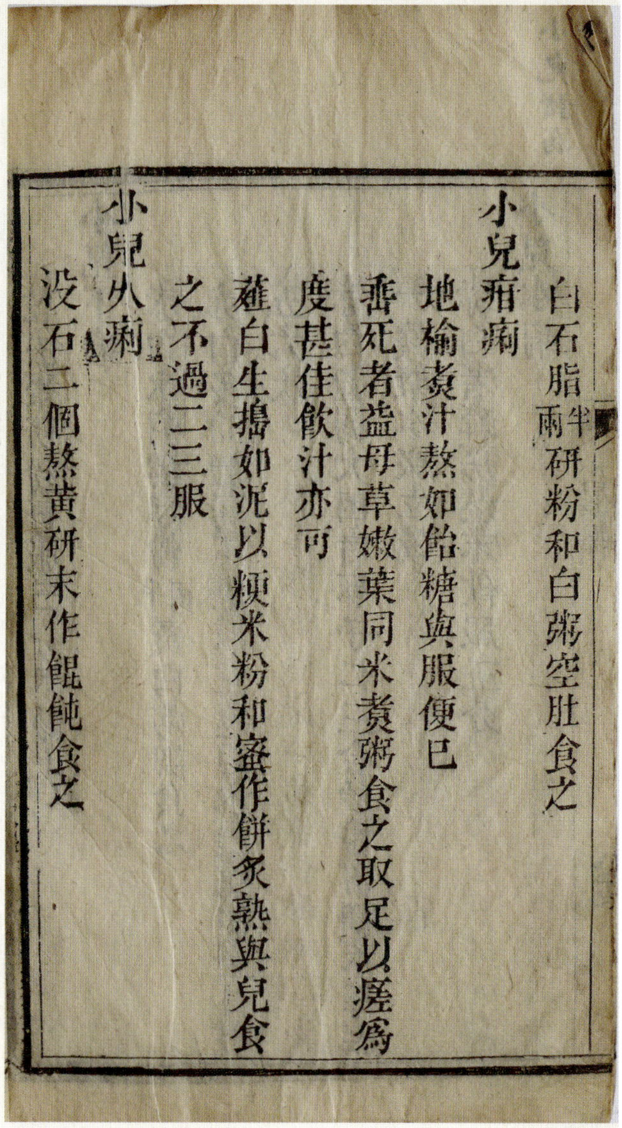

白石脂半两研粉，和白粥，空肚食之。

小儿疳痢

地榆煮汁，熬如饴糖，与服便已。

垂死者　益母草嫩叶，同米煮粥食之，取足，以瘥为度，甚佳。饮汁亦可。

薤白生捣如泥，以粳米粉和蜜作饼，炙熟与儿食之，不过二三服。

小儿久痢

没石二个熬黄研末，作馄饨食之。

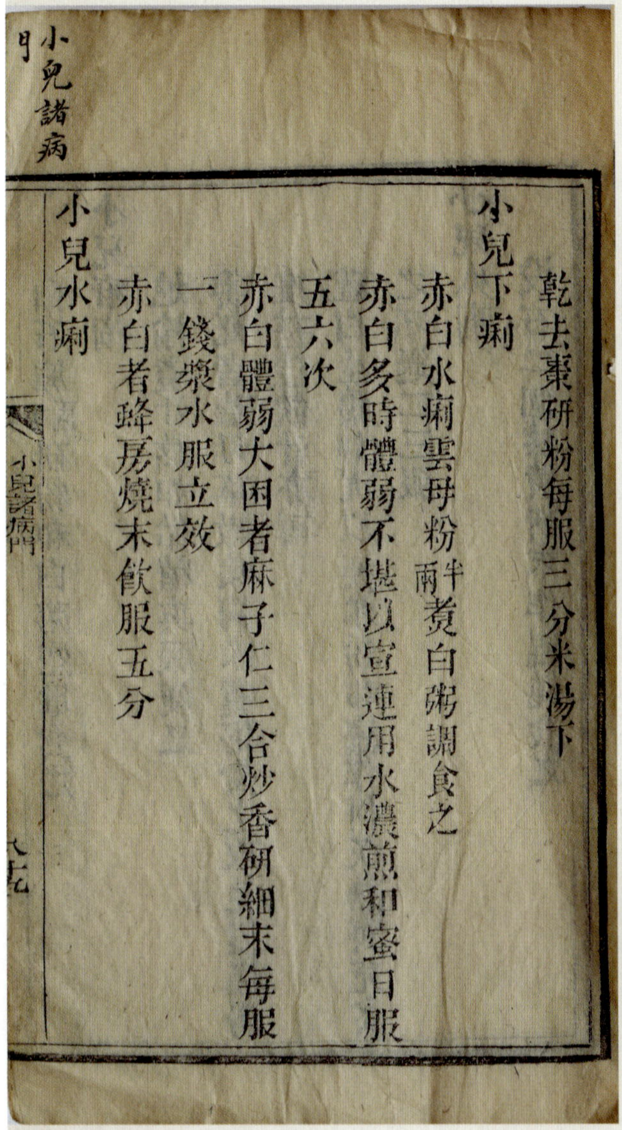
小兒諸病

乾去棗研粉每服三分米湯下
小兒下痢
赤白水痢雲母粉半兩煮白粥調食之
赤白多時體弱不堪以宣連用水濃煎和蜜日服
五六次
赤白體弱大困者麻子仁三合炒香研細末每服
一錢漿水服立效
赤白者蜂房燒末飲服五分
小兒水痢

小兒諸病門

干，去枣研粉。每服三分，米汤下。

小儿下痢

赤白水痢　云母粉半两，煮白粥调食之。

赤白多时，体弱不堪。以宣连用水浓煎，和蜜，日服五六次。

赤白，体弱大困者，麻子仁三合，炒香研细末，每服一钱，浆水服，立效。

赤白者，蜂房烧末，饮服五分。

小儿水痢

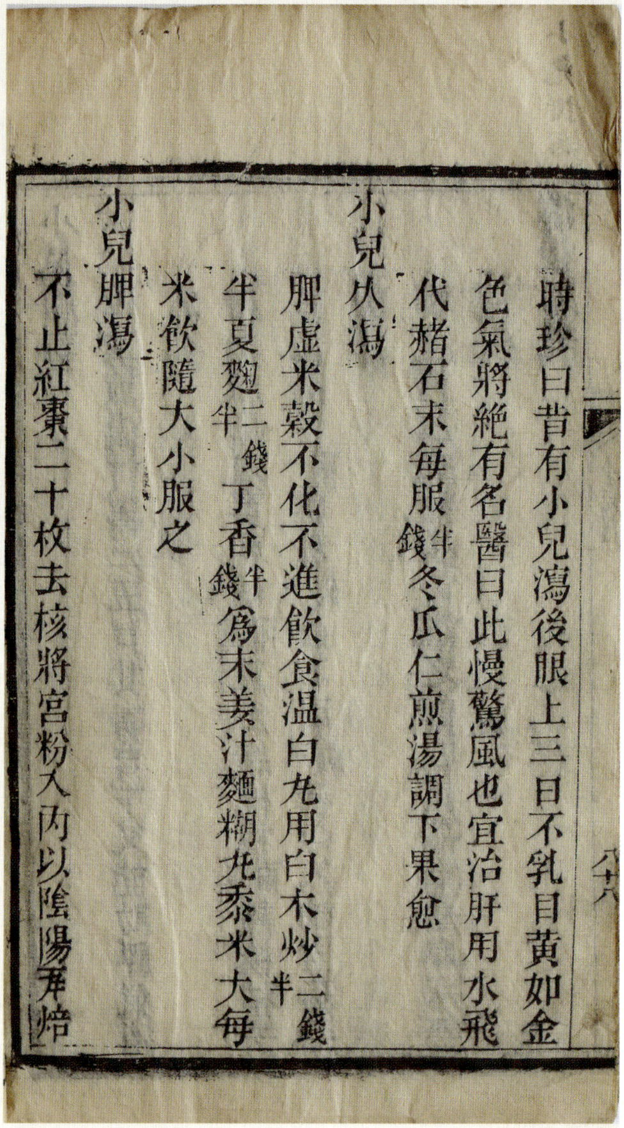

時珍曰昔有小兒瀉後眼上三日不乳目黃如金
色氣將絕有名醫曰此慢驚風也宜治肝用水飛
代赭石末每服半錢冬瓜仁煎湯調下果愈
小兒久瀉
脾虛米穀不化不進飲食温白丸用白朮炒二錢半
半夏麴二錢半丁香半錢爲末姜汁麵糊丸黍米大每
米飲隨大小服之
小兒脾瀉
不止紅棗二十枚去核將宫粉入內以陰陽瓦焙

时珍曰：昔有小儿泻后眼上，三日不乳，目黄如金色，气将绝。有名医曰：此慢惊风也，宜治肝。用水飞代赭石末，每服半钱，冬瓜仁煎汤调下，果愈。

小儿久泻

脾虚，米谷不化，不进饮食。温白丸：用白术炒二钱半，半夏曲二钱半，丁香半钱，为末，姜汁面糊丸黍米大，每米饮随大小服之。

小儿脾泻

不止　红枣二十枚，去核，将宫粉入内，以阴阳瓦焙

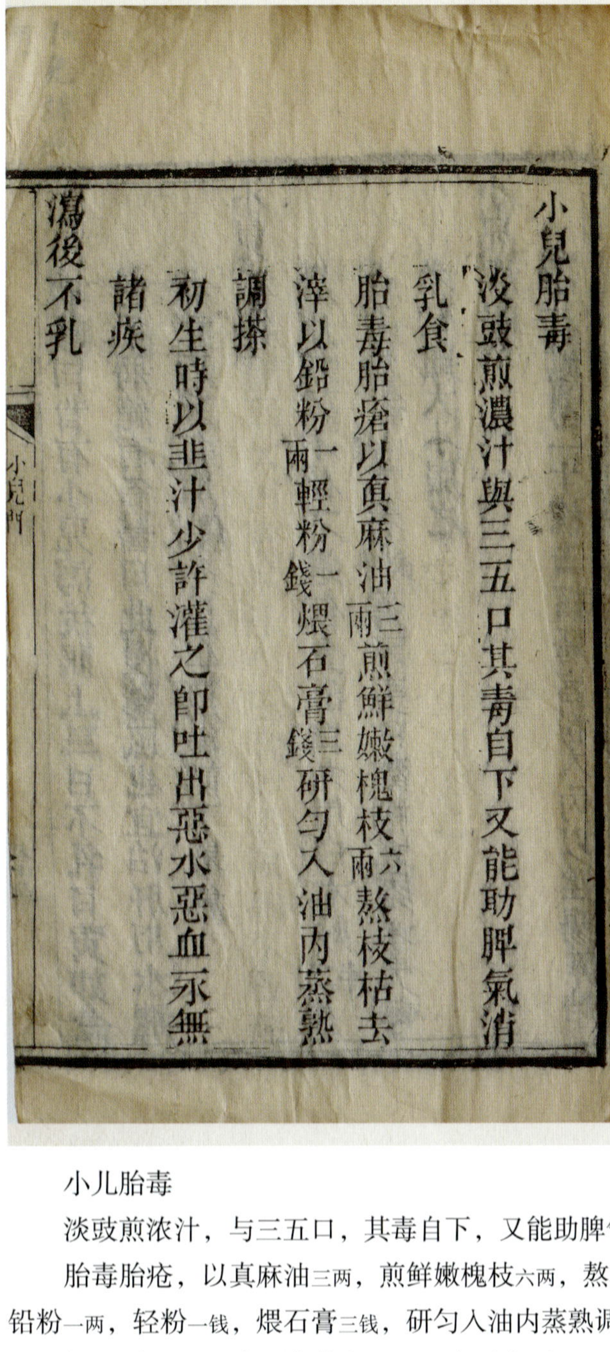
小兒胎毒
淡豉煎濃汁與三五口其毒自下又能助脾氣消
乳食
胎毒胎瘡以真麻油三兩煎鮮嫩槐枝六兩熬枝枯去
滓以鉛粉一兩輕粉一錢煨石膏三錢研勻入油內蒸熟
調搽
初生時以韭汁少許灌之即吐出惡水惡血永無
諸疾
瀉後不乳
小兒門

小儿胎毒

淡豉煎浓汁，与三五口，其毒自下，又能助脾气，消乳食。

胎毒胎疮，以真麻油三两，煎鲜嫩槐枝六两，熬枝枯，去滓。以铅粉一两，轻粉一钱，煨石膏三钱，研匀入油内蒸熟调搽。

初生时，以韭汁少许灌之，即吐出恶水恶血，永无诸疾。

泻后不乳

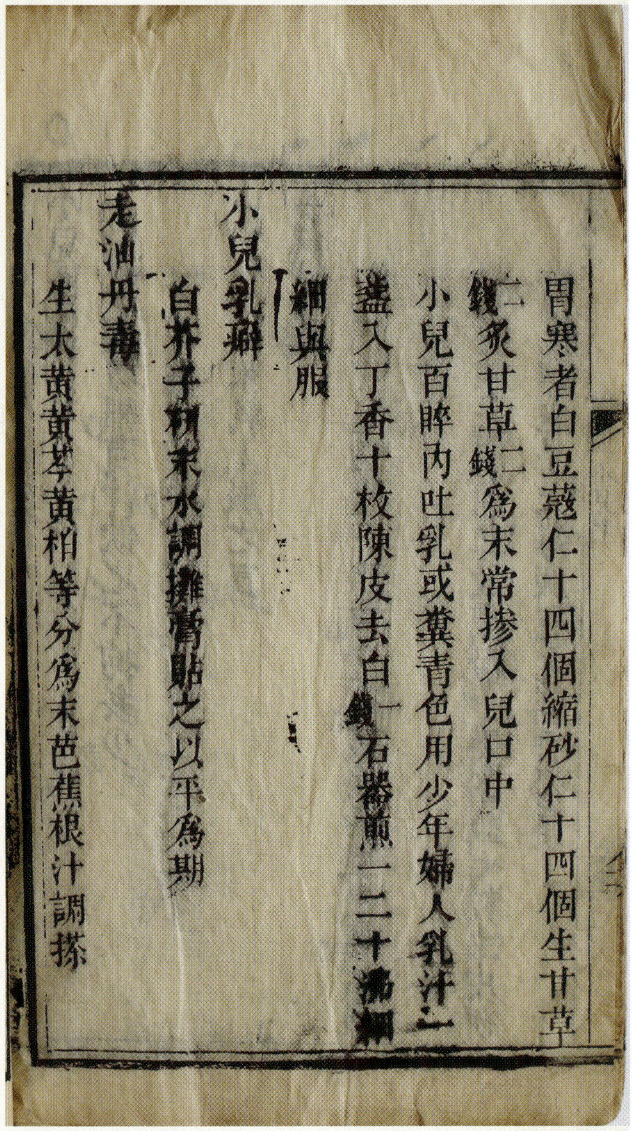

胃寒者白豆蔻仁十四個縮砂仁十四個生甘草二錢炙甘草二錢爲末常摻入兒口中

小兒百晬内吐乳或糞青色用少年婦人乳汁一盞入丁香十枚陳皮去白一錢石器煎一二十沸細細與服

小兒乳癖

白芥子研末水調攤膏貼之以平爲期

走油丹毒

生太黄黄芩黄柏等分爲末芭蕉根汁調搽

胃寒者，白豆蔻仁十四个，缩砂仁十四个，生甘草二钱，炙甘草二钱为末，常掺入儿口中。

小儿百晬[1]内吐乳，或粪青色，用少年妇人乳汁一盏，入丁香十枚，陈皮去白一钱，石器煎一二十沸，细细与服。

小儿乳癖

白芥子研末水调，摊膏贴之，以平为期。

走油丹毒

生大黄、黄芩、黄柏等分为末，芭蕉根汁调搽。

1 晬（zuì）：古代称婴儿满一百天或一周岁。

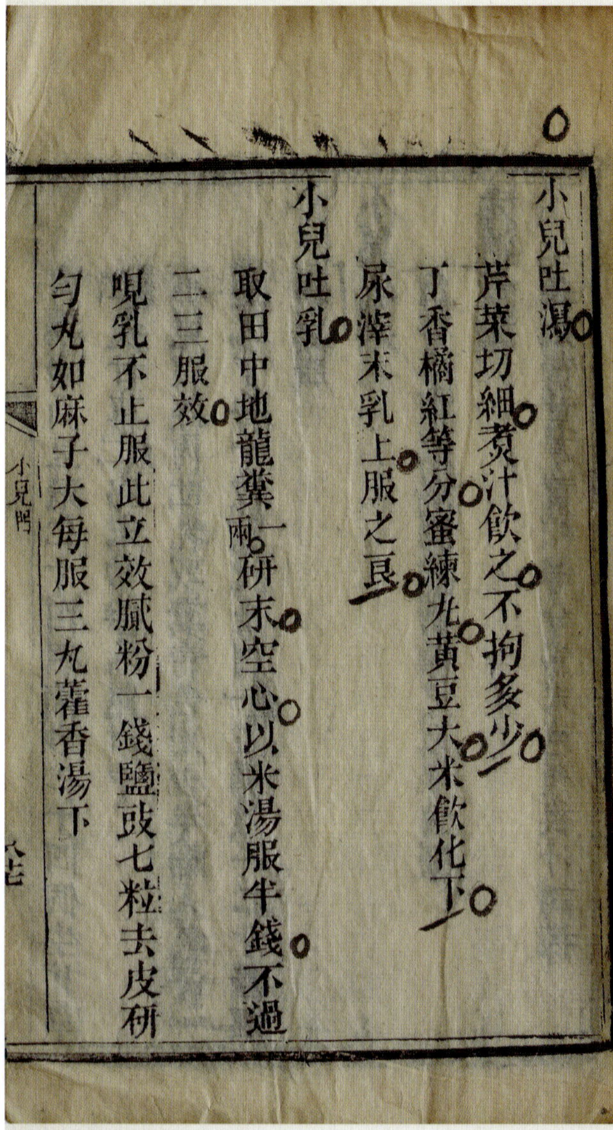

小儿吐泻

芹菜切细，煮汁饮之，不拘多少。

丁香、橘红等分，蜜炼丸黄豆大，米饮化下。

尿滓末乳上。服之良。

小儿吐乳

取田中地龙粪一两研末，空心，以米汤服半钱，不过二三服，效。

哯[1]乳不止，服此立效。腻粉一钱，盐豉七粒，去皮研匀，丸如麻子大，每服三丸，藿香汤下。

1 哯（xiàn）：不作呕而吐，亦泛指呕吐。

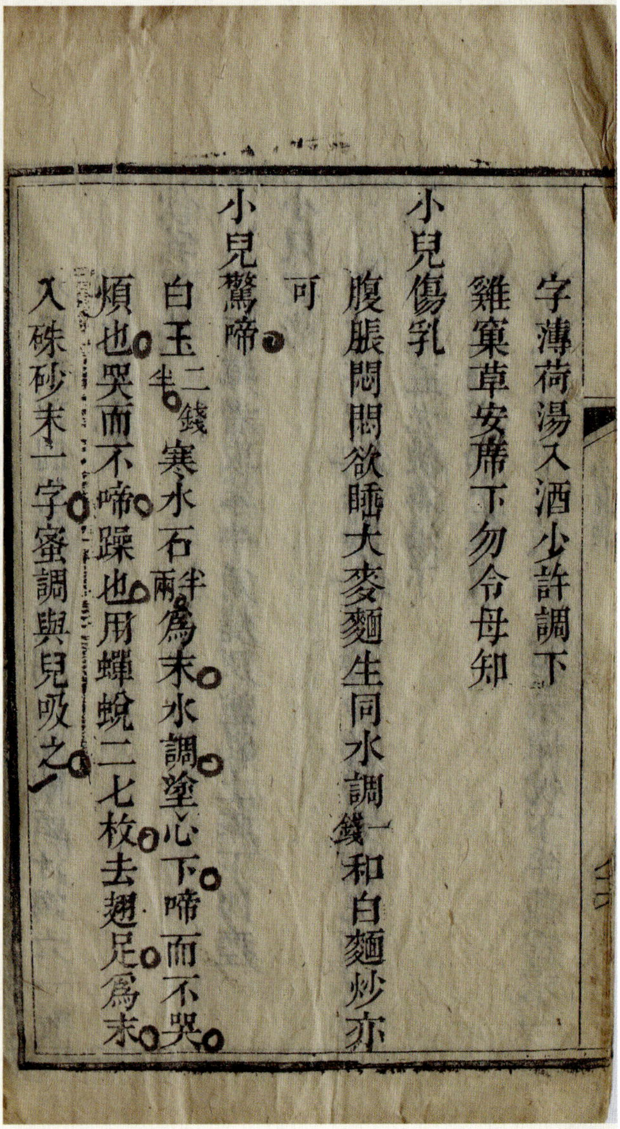

字薄荷湯入酒少許調下
雞窠草安席下勿令母知
小兒傷乳
腹脹悶悶欲睡大麥麵生同水調一錢和白麵炒亦
可
小兒驚啼
白玉二錢半寒水石半兩為末水調塗心下啼而不哭
煩也哭而不啼躁也用蟬蛻二七枚去翅足為末
入硃砂末一字蜜調與兒吸之

字，薄荷汤入酒少许，调下。

鸡窠草安席下，勿令母知。

小儿伤乳

腹胀，闷闷欲睡，大麦面生同水调一钱，和白面炒亦可。

小儿惊啼

白玉二钱半，寒水石半两，为末，水调，涂心下。啼而不哭，烦也；哭而不啼，躁也。用蝉蜕二七枚，去翅足，为末，入朱砂末一字，蜜调，与儿吸之。

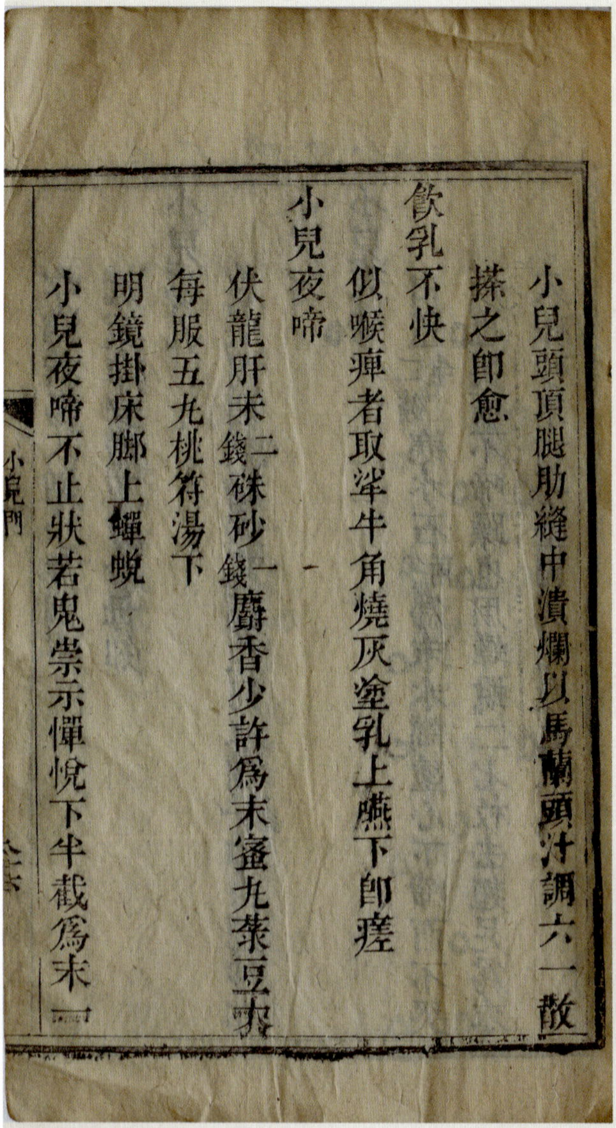
小兒頭頂腿肋縫中潰爛以馬蘭頭汁調六一散
搽之卽愈
飲乳不快
似喉痺者取牸牛角燒灰塗乳上嚥下卽瘥
小兒夜啼
伏龍肝末二錢硃砂一錢麝香少許爲末蜜丸菉豆大
每服五丸桃符湯下
明鏡掛床脚上蟬蛻
小兒夜啼不止狀若鬼祟示憚悅下半截爲末一
小兒門

小儿头顶腿肋缝中溃烂，以马兰头汁调六一散，搽之即愈。

饮乳不快

似喉痹者，取牸[1]牛角烧灰，涂乳上，咽下即瘥。

小儿夜啼

伏龙肝末二钱，朱砂一钱，麝香少许，为末，蜜丸绿豆大。每服五丸，桃符汤下。

明镜挂床脚上。蝉蜕[2]。

小儿夜啼不止，状若鬼祟，用蝉蜕[3]下半截为末，一

1 牸（shā）：母牛。
2 蝉蜕：疑为衍文。
3 用蝉蜕：原文“示惮悦”为“用蝉蜕”之误，予以勘正。

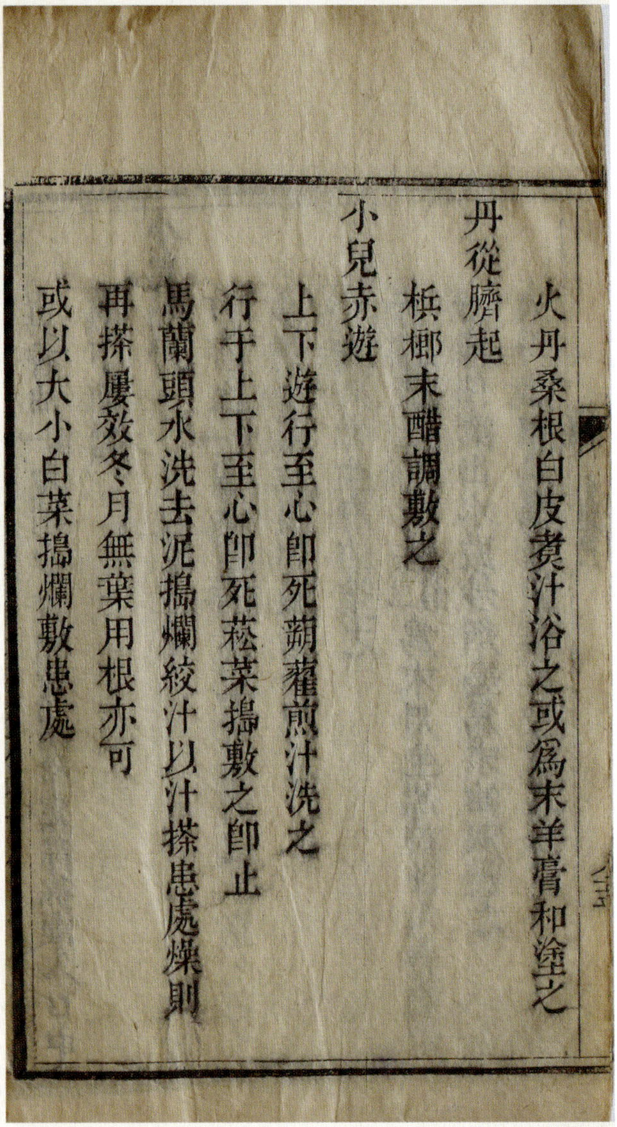
火丹桑根白皮煑汁浴之或爲末羊膏和塗之
丹從臍起
檳榔末醋調敷之
小兒赤遊
上下遊行至心即死蒴藋煎汁洗之
行于上下至心即死菘菜搗敷之即止
馬蘭頭水洗去泥搗爛絞汁以汁搽患處燥則
再搽屢效冬月無葉用根亦可
或以大小白菜搗爛敷患處

火丹，桑根白皮煮汁浴之；或为末，羊膏和，涂之。

丹从脐起

槟榔末，醋调敷之。

小儿赤游

上下游行，至心即死。蒴藋煎汁洗之。

行于上，下至心即死。菘菜捣敷之即止。

马兰头水洗去泥，捣烂绞汁，以汁搽患处，燥则再搽，屡效。冬月无叶，用根亦可。

或以大小白菜捣烂，敷患处。

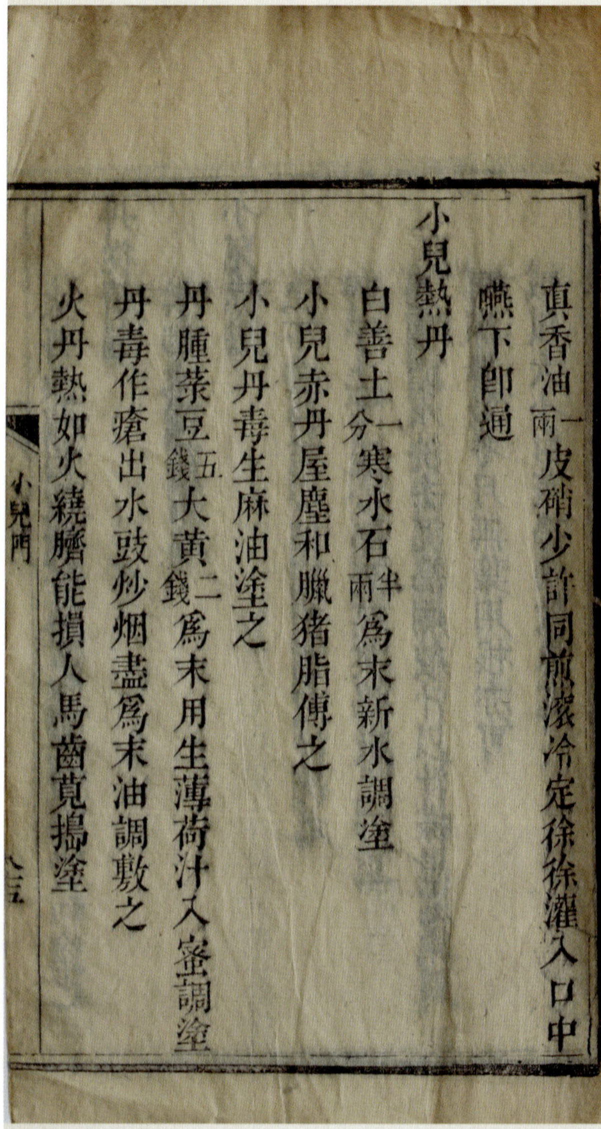

真香油一兩皮硝少許同煎滚冷定徐徐灌入口中
嚥下即通
小兒熱丹
白善土一分寒水石半兩爲末新水調塗
小兒赤丹屋塵和臘猪脂傅之
小兒丹毒生麻油塗之
丹腫菉豆五錢大黃二錢爲末用生薄荷汁入蜜調塗
丹毒作瘡出水豉炒烟盡爲末油調敷之
火丹熱如火繞臍能損人馬齒莧擣塗
小兒門

真香油一两，皮硝少许，同煎滚，冷定，徐徐灌入口中，咽下即通。

小儿热丹

白善土一分，寒水石半两，为末，新水调涂。

小儿赤丹，屋尘和腊猪脂，敷之。

小儿丹毒，生麻油涂之。

丹肿，绿豆五钱，大黄二钱，为末，用生薄荷汁入蜜，调涂。

丹毒作疮出水，豉炒烟尽为末，油调敷之。

火丹热如火，绕脐能损人，马齿苋捣涂。

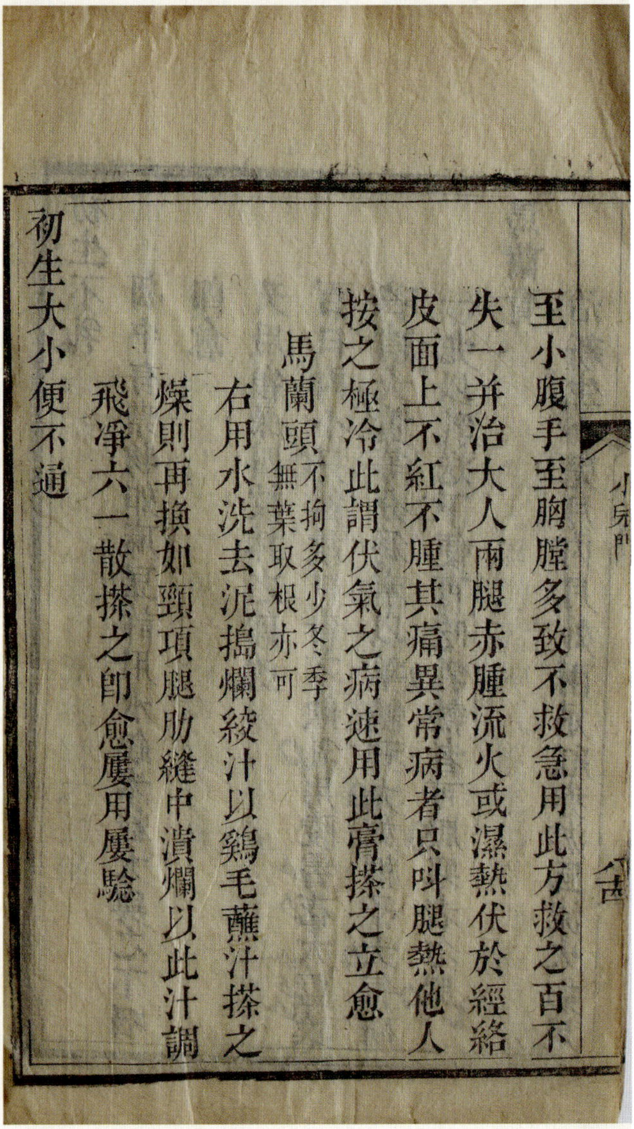

至小腹手至胸膛多致不救急用此方救之百不
失一并治大人兩腿赤腫流火或濕熱伏於經絡
皮面上不紅不腫其痛異常病者只叫腿熱他人
按之極冷此謂伏氣之病速用此膏搽之立愈
馬蘭頭不拘多少冬季無葉取根亦可
右用水洗去泥搗爛絞汁以鷄毛蘸汁搽之
燥則再換如頸項腿肋縫中潰爛以此汁調
飛淨六一散搽之卽愈屢用屢驗
初生大小便不通

至小腹，手至胸膛，多致不救。急用此方救之，百不失一。并治大人两腿赤肿流火，或湿热伏于经络，皮面上不红不肿，其痛异常，病者只叫腿热，他人按之极冷，此谓伏气之病。速用此膏搽之，立愈。

马兰头不拘多少，冬季无叶，取根亦可

上用水洗去泥，捣烂绞汁，以鸡毛蘸汁搽之，燥则再换。如颈项腿肋缝中溃烂，以此汁调飞净六一散，搽之即愈，屡用屡验。

初生大小便不通

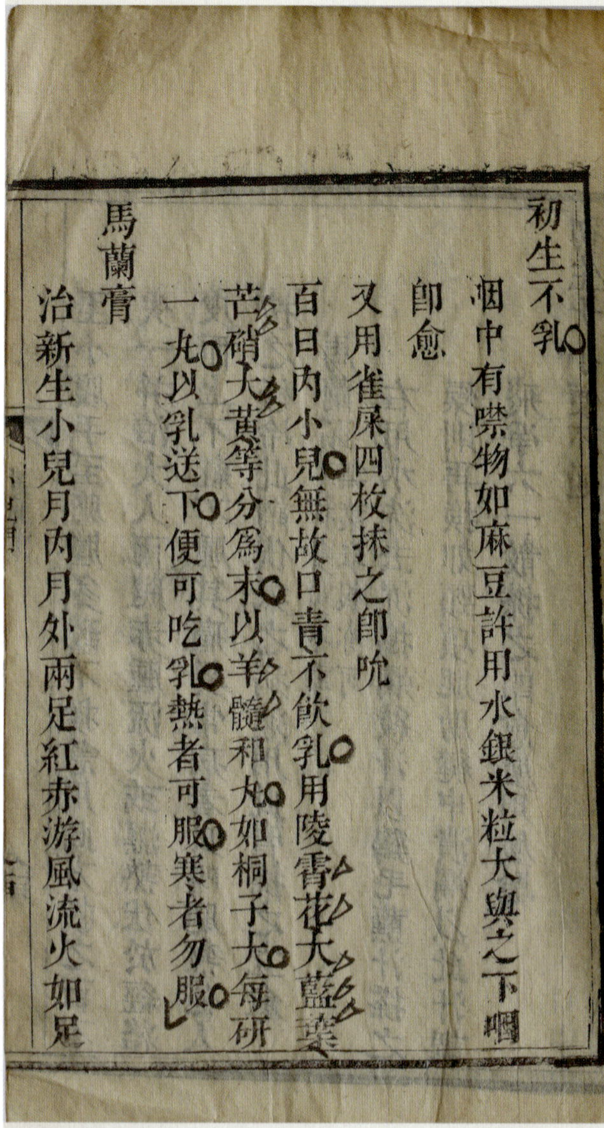

初生不乳
咽中有噤物如麻豆許用水銀米粒大與之下咽即愈
又用雀屎四枚抹之即吮
百日内小兒無故口青不飲乳用陵霄花大藍葉芒硝大黄等分爲末以羊髓和丸如桐子大每研一丸以乳送下便可吃乳熱者可服寒者勿服
馬蘭膏
治新生小兒月内月外兩足紅赤游風流火如足

初生不乳

咽中有噤物如麻豆许，用水银米粒大，与之，下咽即愈。

又用雀屎四枚，抹之即吮。

百日内小儿，无故口青不饮乳，用凌霄花、大蓝叶、芒硝、大黄等分为末，以羊髓和丸如桐子大，每研一丸，以乳送下，便可吃乳。热者可服，寒者勿服。

马兰膏

治新生小儿月内月外，两足红赤，游风流火，如足

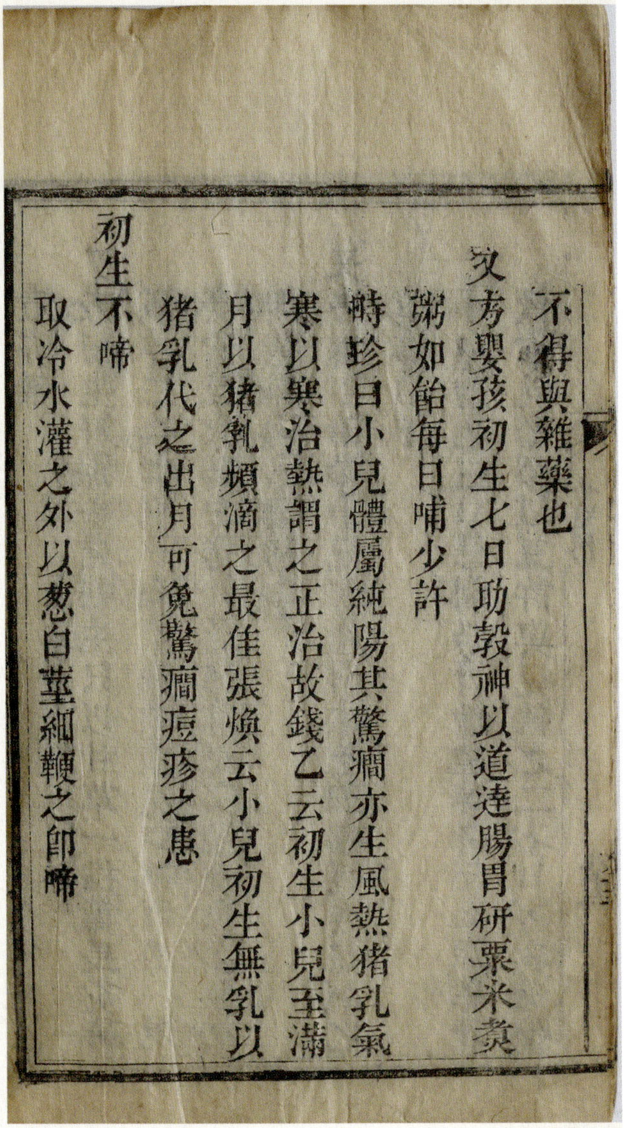
不得與雜藥也
又方嬰孩初生七日助穀神以道達腸胃研粟米煮粥如飴每日哺少許
時珍曰小兒體屬純陽其驚癇亦生風熱猪乳氣寒以寒治熱謂之正治故錢乙云初生小兒至滿月以猪乳頻滴之最佳張煥云小兒初生無乳以猪乳代之出月可免驚癇痘疹之患
初生不啼
取冷水灌之外以葱白莖細鞭之卽啼

不得与杂药也。

又方，婴孩初生七日，助谷神以道达肠胃，研粟米煮粥如饴，每日哺少许。

时珍曰：小儿体属纯阳，其惊痫亦生风热。猪乳气寒，以寒治热，谓之正治。故钱乙云：初生小儿至满月，以猪乳频滴之，最佳。张焕云：小儿初生无乳，以猪乳代之，出月可免惊痫、痘疹之患。

初生不啼

取冷水灌之，外以葱白茎细鞭之，即啼。

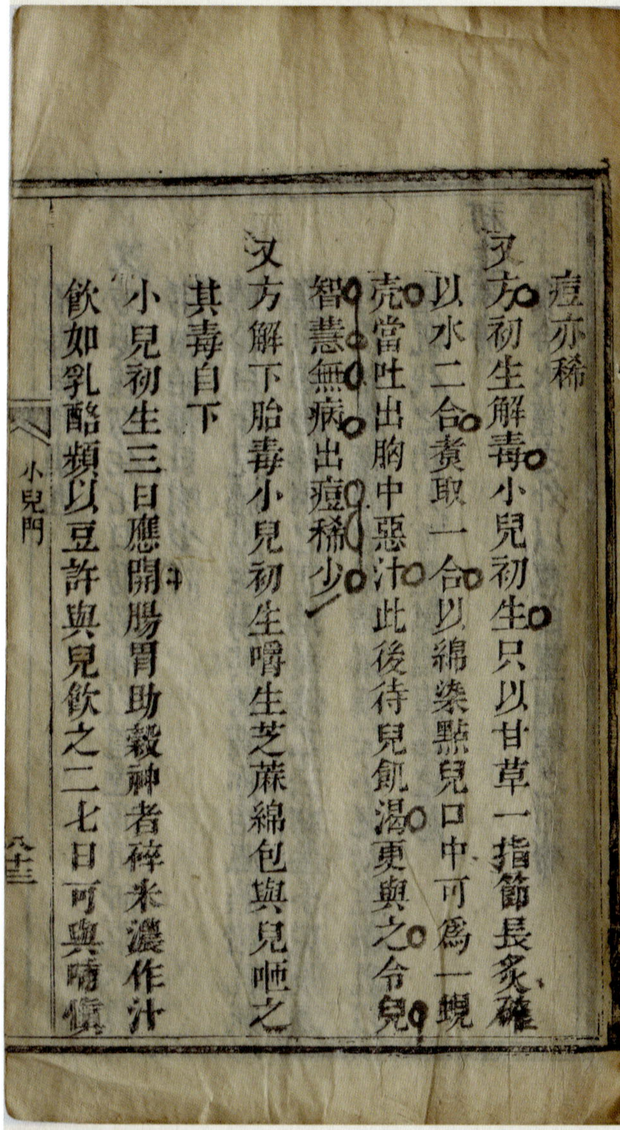
痘亦稀
又方初生解毒小兒初生只以甘草一指節長炙碎
以水二合煑取一合以綿染點兒口中可爲一蜆
殻當吐出胸中惡汁此後待兒飢渴更與之令兒
智慧無病出痘稀少
又方解下胎毒小兒初生嚼生芝蔴綿包與兒咂之
其毒自下
小兒初生三日應開腸胃助穀神者碎米濃作汁
飲如乳酪頻以豆許與兒飲之二七日可與哺愼
小兒門

痘亦稀。

又方，初生解毒。小儿初生，只以甘草一指节长炙碎，以水二合，煮取一合，以绵染点儿口中。可为一蚬壳，当吐出胸中恶汁。此后待儿饥渴，更与之。令儿智慧无病，出痘稀少。

又方，解下胎毒。小儿初生，嚼生芝麻，绵包与儿咂之，其毒自下。

小儿初生三日，应开肠胃助谷神者，碎米浓作汁饮如乳酪，频以豆许与儿饮之，二七日可与哺。慎

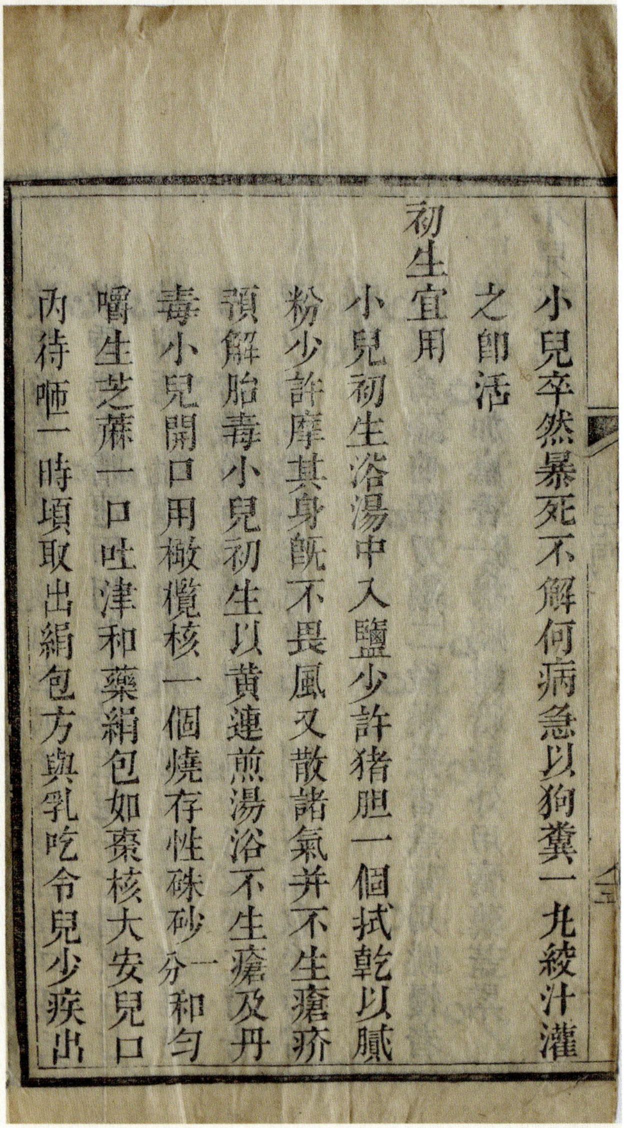

小兒卒然暴死不解何病急以狗糞一丸絞汁灌之即活

初生宜用

小兒初生浴湯中入鹽少許猪胆一個拭乾以膩粉少許摩其身既不畏風又散諸氣并不生瘡疥預解胎毒小兒初生以黄連煎湯浴不生瘡及丹毒小兒開口用橄欖核一個燒存性硃砂一分和勻嚼生芝蔴一口吐津和藥絹包如棗核大安兒口內待咂一時頃取出絹包方與乳吃令兒少疾出

小儿卒然暴死，不解何病。急以狗粪一丸，绞汁灌之，即活。

初生宜用

小儿初生，浴汤中入盐少许，猪胆一个，拭干，以腻粉少许，摩其身。既不畏风，又散诸气，并不生疮疥。预解胎毒，小儿初生以黄连煎汤浴，不生疮及丹毒。小儿开口，用橄榄核一个，烧存性，朱砂一分，和匀；嚼生芝麻一口，吐津和药，绢包如枣核大，安儿口内，待咂一时顷，取出绢包，方与乳吃。令儿少疾，出

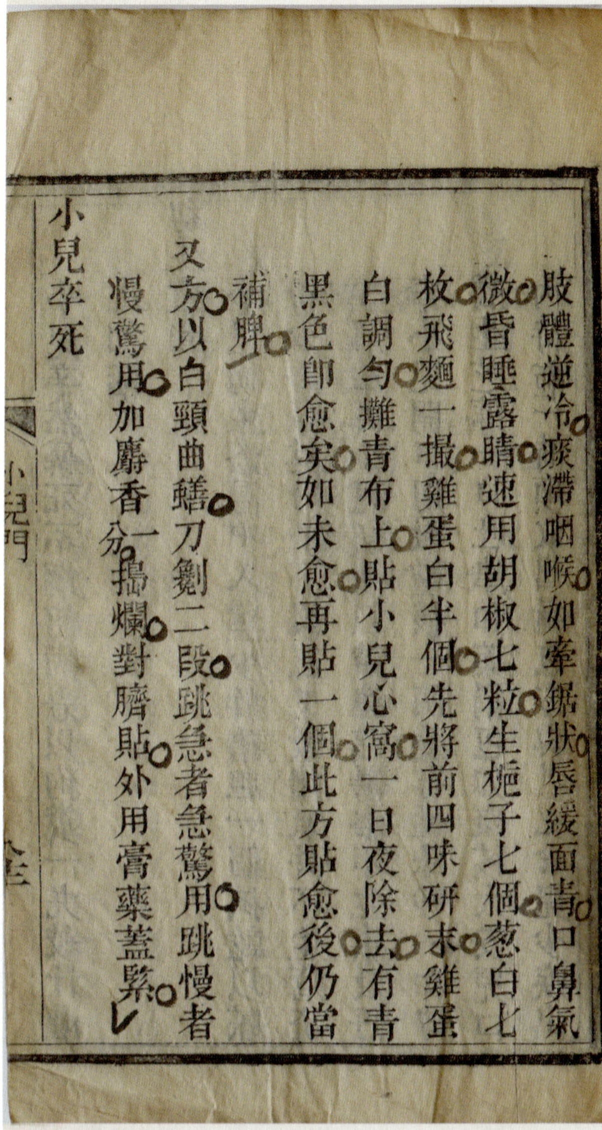

肢體逆冷痰滯咽喉如牽鋸狀唇緩面青口鼻氣
微昏睡露睛速用胡椒七粒生梔子七個葱白七
枚飛麵一撮雞蛋白半個先將前四味研末雞蛋
白調勻攤青布上貼小兒心窩一日夜除去有青
黑色即愈矣如未愈再貼一個此方貼愈後仍當
補脾
又方以白頸曲蟮刀劖二段跳急者急驚用跳慢者
慢驚用加麝香一分搗爛對臍貼外用膏藥蓋緊
小兒卒死

肢体逆冷，痰滞咽喉，如牵锯状，唇缓面青，口鼻气微，昏睡露睛。速用胡椒七粒，生栀子七个，葱白七枚，飞面一撮，鸡蛋白半个。先将前四味研末，鸡蛋白调匀，摊青布上，贴小儿心窝。一日夜除去，有青黑色即愈矣。如未愈，再贴一个。此方贴愈后，仍当补脾。

又方，以白颈曲蟮，刀劖[1]二段。跳急者，急惊用；跳慢者，慢惊用。加麝香一分捣烂，对脐贴，外用膏药盖紧。

小儿卒死

1 劖（chán）：剜；割。

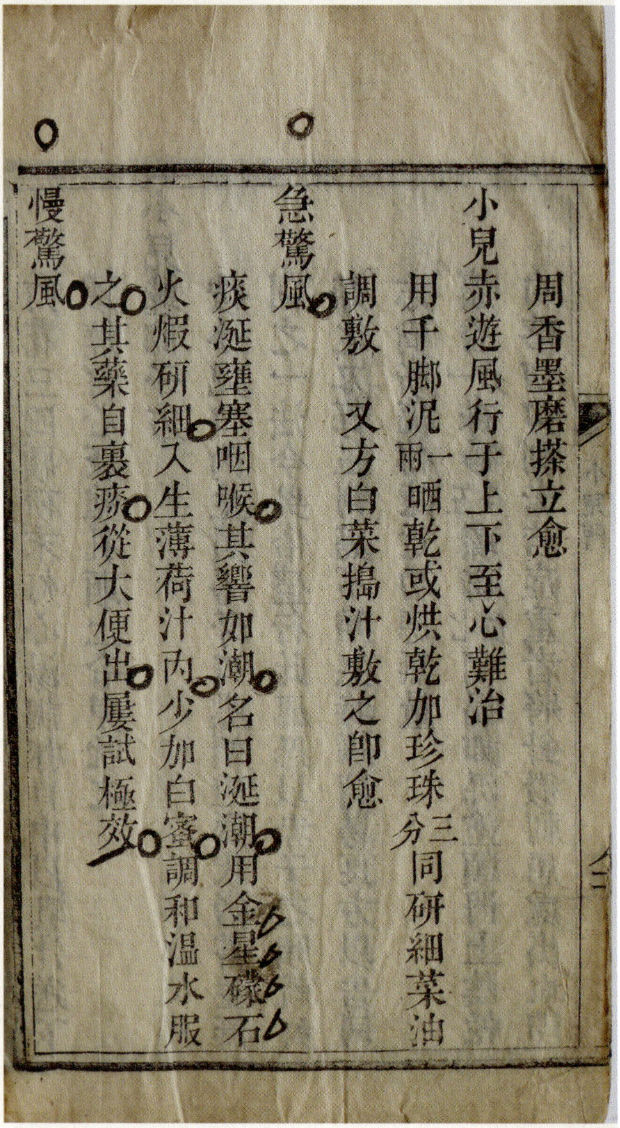
周香墨磨搽立愈
小兒赤遊風行于上下至心難治
用千脚泥一兩晒乾或烘乾加珍珠三分同研細菜油
調敷　又方白菜搗汁敷之卽愈
急驚風
痰涎壅塞咽喉其響如潮名曰涎潮用金星礞石
火煆研細入生薄荷汁內少加白蜜調和溫水服
之其藥自裏痰從大便出屢試極效
慢驚風

用[1]香墨磨搽，立愈。

小儿赤游风，行于上下至心，难治。

用千脚泥一两，晒干或烘干，加珍珠三分，同研细，菜油调敷。又方，白菜捣汁敷之即愈。

急惊风

痰涎壅塞咽喉，其响如潮，名曰涎潮。用金星礞石火煅研细，入生薄荷汁内，少加白蜜调和，温水服之。其药自裏痰从大便出，屡试极效。

慢惊风

1 用：原文“周”字，当为“用”，据文意改。

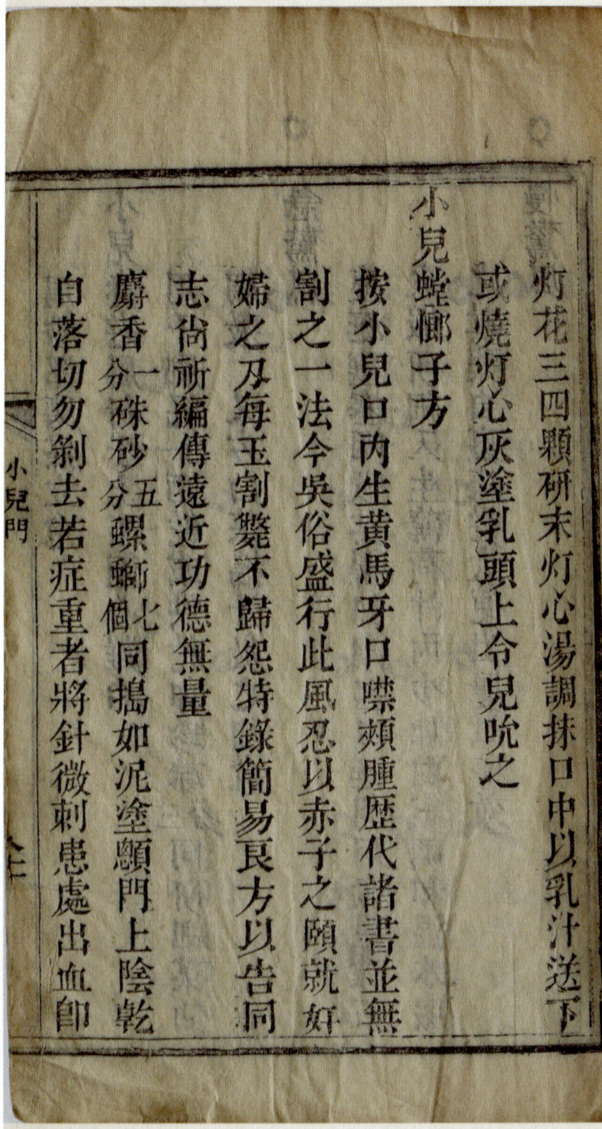

灯花三四顆研末灯心湯調抹口中以乳汁送下
或燒灯心灰塗乳頭上令兒吮之
小兒螳螂子方
按小兒口內生黃馬牙口噤頰腫歷代諸書並無
割之一法今吳俗盛行此風忍以赤子之頤就好
婦之刄每至割斃不歸怨特錄簡易良方以告同
志尚祈編傳遠近功德無量
麝香一分硃砂五分螺螄七個同搗如泥塗顖門上陰乾
自落切勿剝去若症重者將針微刺患處出血即

小兒門

灯花三四颗研末，灯心汤调抹口中，以乳汁送下。或烧灯心灰涂乳头上，令儿吮之。

小儿螳螂子方

按小儿口内生黄马，牙口噤，颊肿，历代诸书并无割之一法，今吴俗盛行此风，忍以赤子之颐，就好妇之刃，每至割毙，不归怨。特录简易良方，以告同志，尚祈编传远近，功德无量。

麝香一分，朱砂五分，螺蛳七个，同捣如泥。涂囟门上，阴干自落，切勿剥去。若症重者，将针微刺患处，出血即

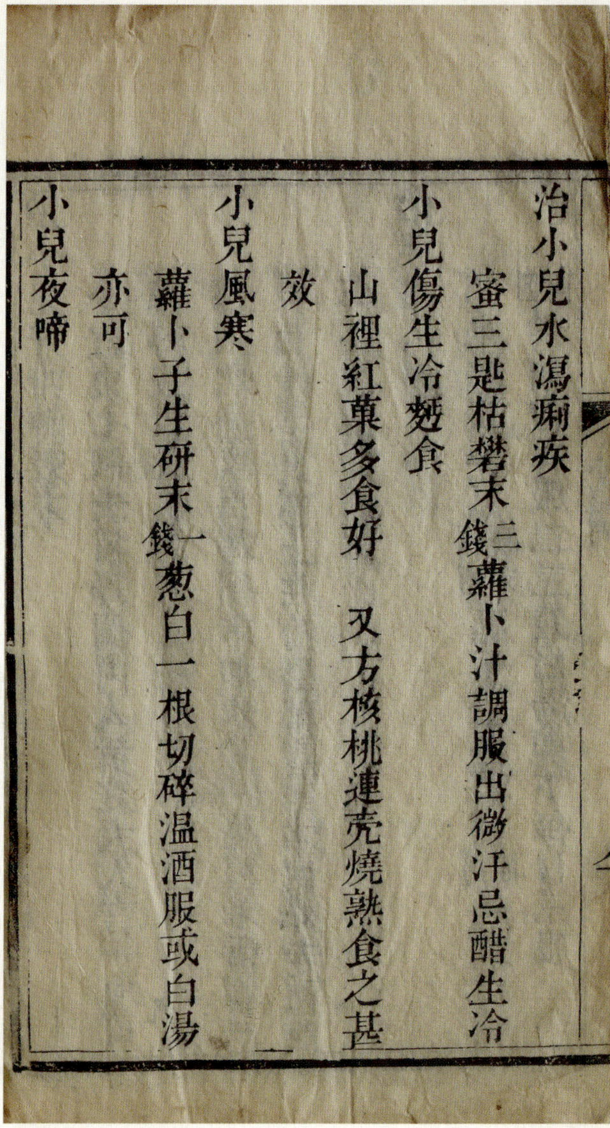
治小兒水瀉痢疾
蜜三匙枯礬末三錢蘿卜汁調服出微汗忌醋生冷
小兒傷生冷麪食
山裡紅菓多食好　又方核桃連殼燒熟食之甚
效
小兒風寒
蘿卜子生研末一錢葱白一根切碎温酒服或白湯
亦可
小兒夜啼

治小儿水泻痢疾

蜜三匙，枯矾末三钱，萝卜汁调服，出微汗，忌醋、生冷。

小儿伤生冷面食

山里红果多食好。

又方，核桃连壳烧熟食之，甚效。

小儿风寒

萝卜子生研末一钱，葱白一根，切碎，温酒服，或白汤亦可。

小儿夜啼

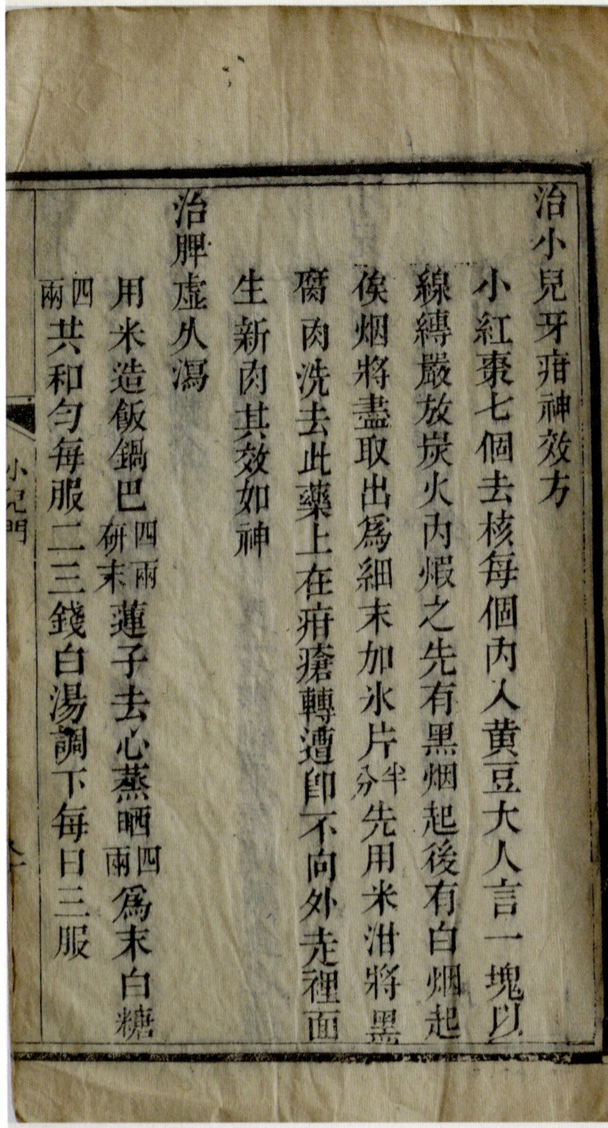
治小兒牙疳神效方
小紅棗七個去核每個内入黄豆大人言一塊以線縛嚴放炭火内煆之先有黑烟起後有白烟起俟烟將盡取出爲細末加氷片半分先用米泔將黑腐肉洗去此藥上在疳瘡轉遭即不向外走裡面生新肉其效如神
治脾虚久瀉
用米造飯鍋巴四兩研末蓮子去心蒸晒四兩爲末白糖四兩共和匀每服二三錢白湯調下每日三服

治小儿牙疳神效方

小红枣七个去核，每个内入黄豆大人言一块，以线缚严，放炭火内煅之，先有黑烟起，后有白烟起。俟烟将尽，取出为细末，加冰片半分。先用米泔将黑腐肉洗去，此药上在疳疮，转遭即不向外走，里面生新肉，其效如神。

治脾虚久泻

用米造饭锅巴四两研末，莲子去心蒸晒四两为末，白糖四两，共和匀，每服二三钱，白汤调下，每日三服。

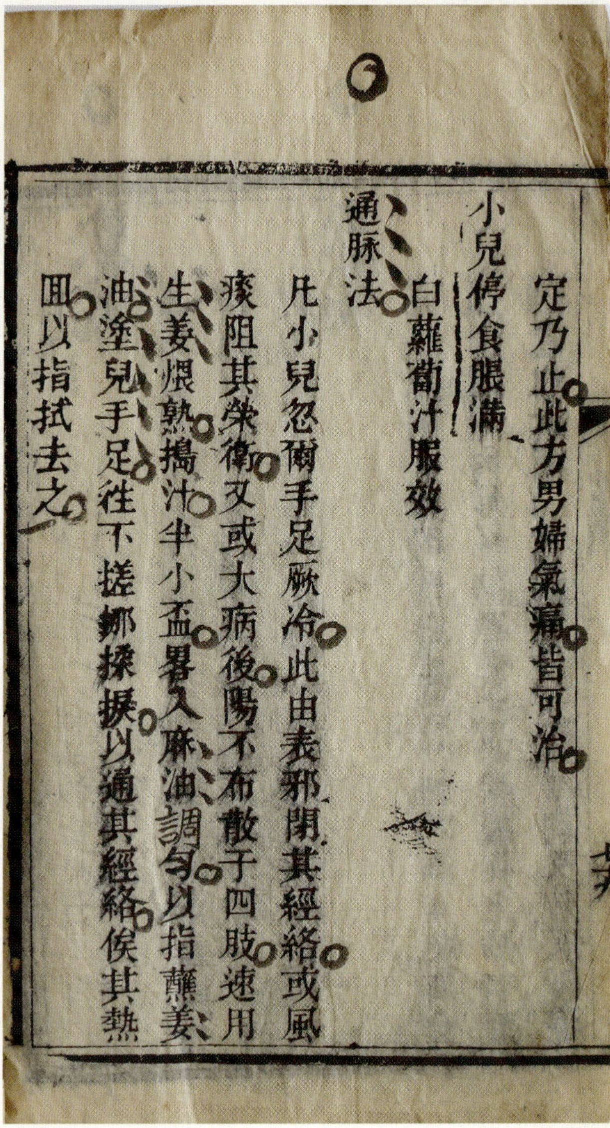

定乃止。此方男、妇气痛，皆可治。

小儿停食胀满

白萝卜汁服，效。

通脉法

凡小儿忽尔手足厥冷，此由表邪闭其经络，或风痰阻其荣卫。又或大病后，阳不布散于四肢，速用生姜煨热，捣汁半小杯，略入麻油调匀，以指蘸姜油涂儿手足，往下搓挪揉捩[1]，以通其经络。俟其热回，以指拭去之。

1 捩（liè）：扭转的意思。

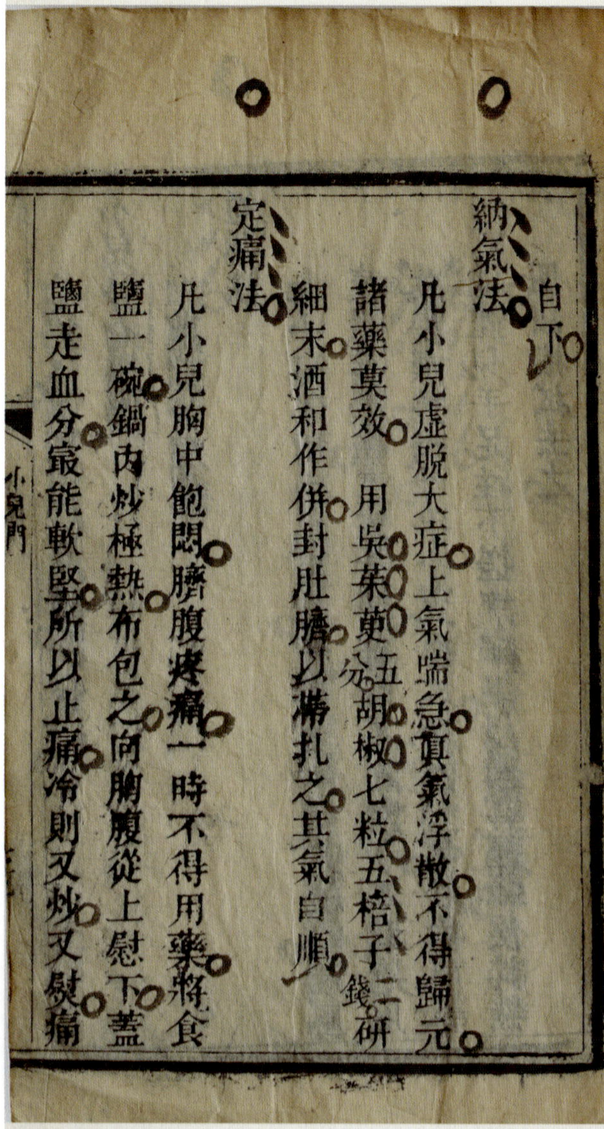
自下。
納氣法
凡小兒虛脫大症上氣喘急真氣浮散不得歸元諸藥莫效用吳茱萸五分胡椒七粒五棓子二錢研細末酒和作餅封肚臍以帶扎之其氣自順
定痛法
凡小兒胸中飽悶臍腹疼痛一時不得用藥將食鹽一碗鍋內炒極熱布包之向胸腹從上慰下蓋鹽走血分最能軟堅所以止痛冷則又炒又熨痛

自下。

纳气法

凡小儿虚脱大症，上气喘急，真气浮散，不得归元，诸药莫效。用吴茱萸五分，胡椒七粒，五倍子二钱，研细末，酒和作饼，对肚脐，以带扎之，其气自顺。

定痛法

凡小儿胸中饱闷，脐腹疼痛，一时不得用药，将食盐一碗，锅内炒极热，布包之，向胸腹从上熨[1]下。盖盐走血分，最能软坚，所以止痛。冷则又炒，又熨。痛

1 熨：原文"慰"为"熨"之误，予以勘正。

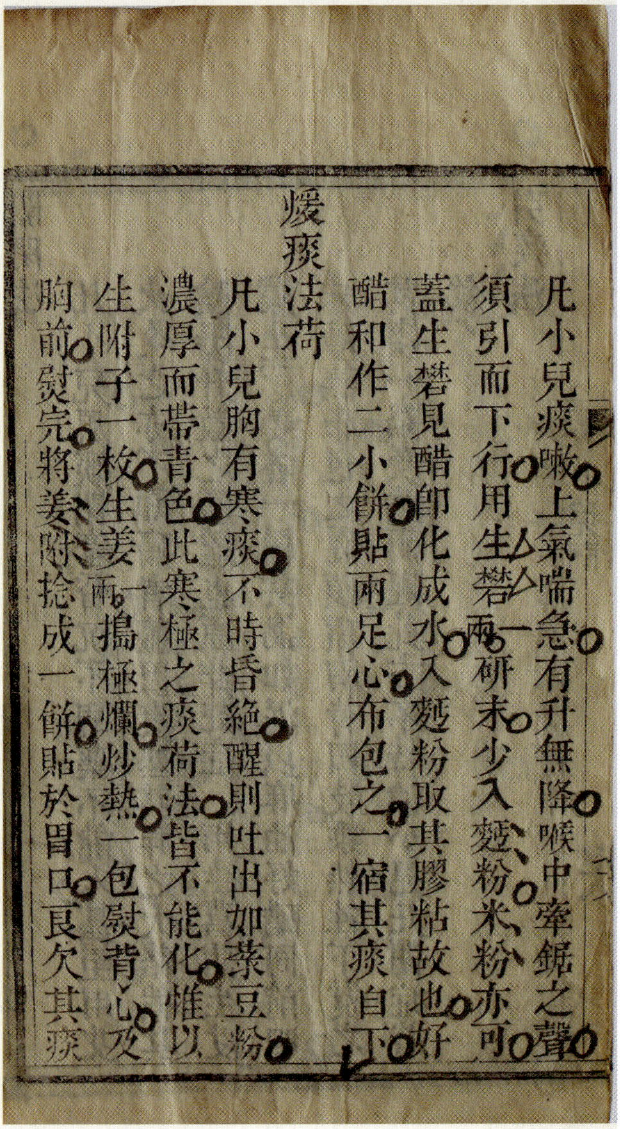

凡小儿痰嗽，上气喘急，有升无降，喉中牵锯之声，须引而下行。用生矾一两研末，少入面粉，米粉亦可。盖生矾见醋即化成水，入面粉，取其胶粘故也。好醋和作二小饼，贴两足心，布包之，一宿其痰自下。

暖痰法荷[1]

凡小儿胸有寒痰，不时昏绝。醒则吐出如绿豆粉，浓厚而带青色。此寒极之痰，荷[2]法皆不能化。惟以生附子一枚，生姜一两，捣极烂，炒热一包，熨背心及胸前。熨完将姜、附捻成一饼，贴于胃口。良久其痰

1 荷：疑为衍文。
2 荷：据文义当为“前”字。

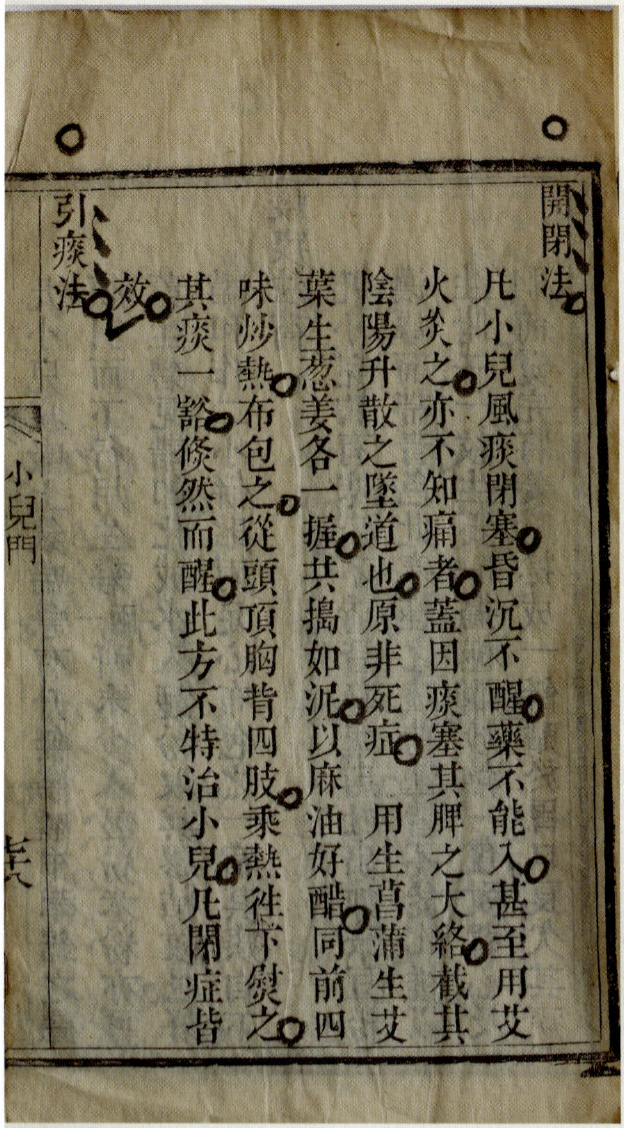

開閉法

凡小兒風痰閉塞昏沉不醒藥不能入甚至用艾火灸之亦不知痛者蓋因痰塞其脾之大絡截其陰陽升散之墜道也原非死症　用生菖蒲生艾葉生葱姜各一握共搗如泥以麻油好醋同前四味炒熱布包之從頭頂胸背四肢乘熱往下熨之其痰一豁倏然而醒此方不特治小兒凡閉症皆

引痰法　效

小兒門

开闭法

凡小儿风痰闭塞，昏沉不醒，药不能入，甚至用艾火灸之，亦不知痛者。盖因痰塞其脾之大络，截其阴阳升散之坠道也。原非死症。用生菖蒲、生艾叶、生葱、姜各一握，共捣如泥。以麻油、好醋，同前四味炒热，布包之。从头顶、胸背、四肢，乘热往下熨之，其痰一豁倏然而醒。此方不特治小儿，凡闭症皆效。

引痰法

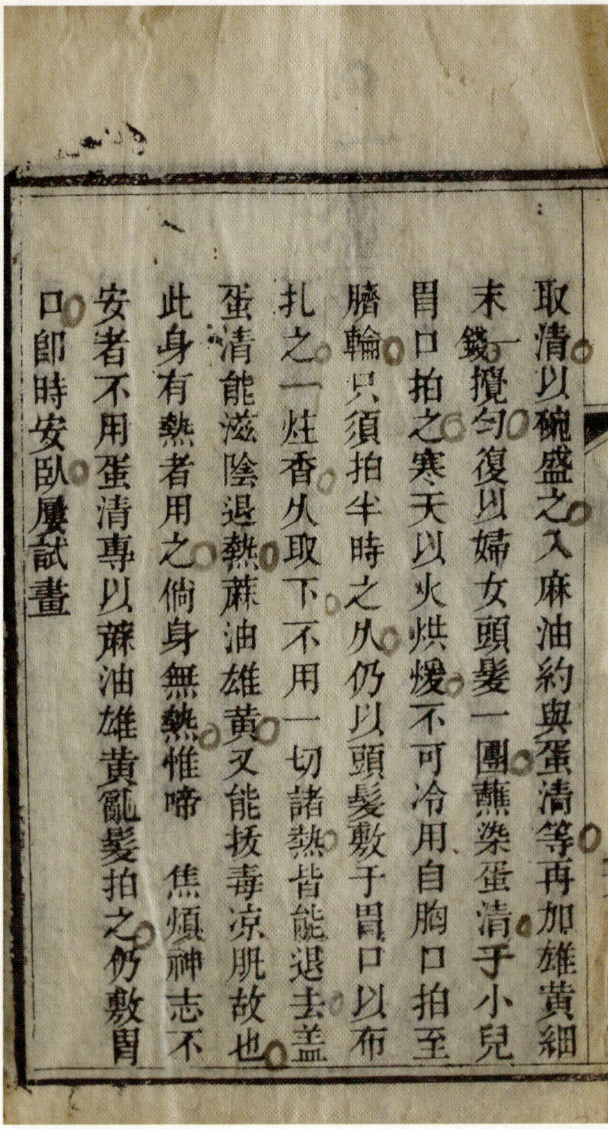

取清以碗盛之入麻油約與蛋清等再加雄黃細
末一錢攪勻復以婦女頭髮一團蘸染蛋清于小兒
胃口拍之寒天以火烘煖不可冷用自胸口拍至
臍輪只須拍半時之久仍以頭髮敷于胃口以布
扎之一炷香久取下不用一切諸熱皆能退去盖
蛋清能滋陰退熱蔴油雄黃又能拔毒涼肌故也
此身有熱者用之倘身無熱惟啼　焦煩神志不
安者不用蛋清專以蔴油雄黃亂髮拍之仍敷胃
口即時安臥屢試畫

取清。以碗盛之，入麻油约与蛋清等。再加雄黄细末一钱搅匀，复以妇女头发一团，蘸染蛋清于小儿胃口拍之。寒天以火烘暖，不可冷用。自胸口拍至脐轮，只须拍半时之久。仍以头发敷于胃口，以布扎之，一炷香久，取下。不用一切诸热，皆能退去。盖蛋清能滋阴退热，麻油、雄黄又能拔毒凉肌，故也。此身有热者用之；倘身无热，惟啼哭[1]焦烦神志不安者，不用蛋清，专以麻油、雄黄、乱发拍之，仍敷胃口，即时安卧。屡试画[2]。

1 哭：此处脱去“哭”字，据《验方新编》补入。
2 屡试画：据《验方新编》“屡试画”当为“屡试屡验”之误。

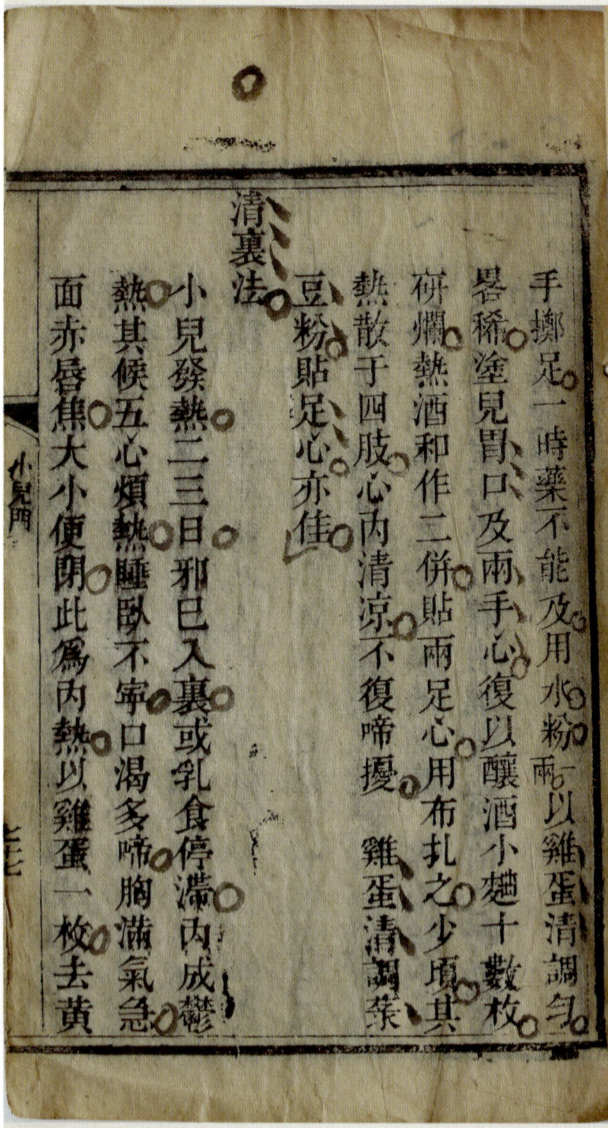

手擲足一時藥不能及用水粉一兩以雞蛋清調勻畧稀塗兒胃口及兩手心復以釀酒小麯十數枚研爛熱酒和作二餅貼兩足心用布扎之少頃其熱散于四肢心內清涼不復啼擾　雞蛋清調菉豆粉貼足心亦佳

清裏法

小兒發熱二三日邪巳入裏或乳食停滯內成鬱熱其候五心煩熱睡臥不寧口渴多啼胸滿氣急面赤唇焦大小便閉此爲內熱以雞蛋一枚去黄

小兒門

手踯[1]足，一时药不能及。用水粉一两，以鸡蛋清调匀，略稀，涂儿胃口及两手心。复以酿酒小曲十数枚，研烂，热酒和作二饼，贴两足心，用布扎之。少顷，其热散于四肢。心内清凉，不复啼扰。鸡蛋清调绿豆粉，贴足心，亦佳。

清里法

小儿发热二三日，邪已入里。或乳食停滞，内成郁热。其候五心烦热，睡卧不宁，口渴多啼，胸满气急，面赤唇焦，大小便闭，此为内热。以鸡蛋一枚，去黄

1 踯：原文"掷"当为"踯"，径改之。

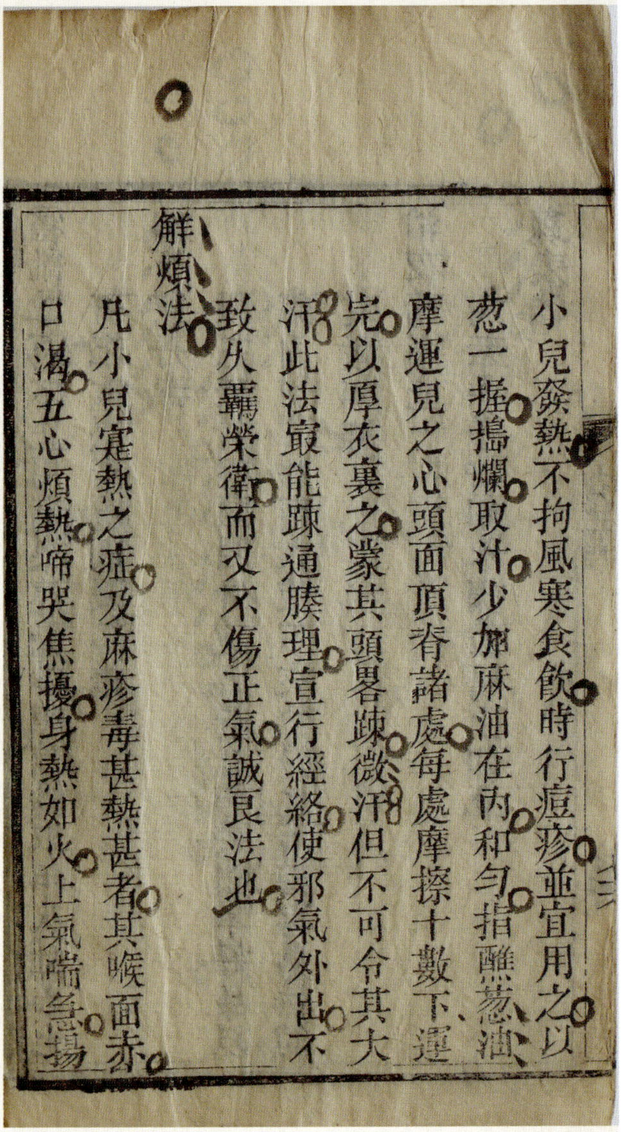

小兒發熱不拘風寒食飲時行痘疹並宜用之以
葱一握搗爛取汁少加麻油在内和匀指蘸葱油
摩運兒之心頭面頂脊諸處每處摩擦十數下運
完以厚衣裹之蒙其頭畧疎微汗但不可令其大
汗此法最能疎通腠理宣行經絡使邪氣外出不
致久羈榮衛而又不傷正氣誠良法也
解煩法
凡小兒實熱之症及麻疹毒甚熱甚者其喉面赤
口渴五心煩熱啼哭焦擾身熱如火上氣喘急揚

小儿发热，不拘风寒食饮，时行痘疹，并宜用之。以葱一握捣烂取汁，少加麻油在内，和匀。指蘸葱油，摩运儿之心头面顶脊诸处，每处摩擦十数下。运完，以厚衣裹之。蒙其头，略疏微汗，但不可令其大汗。此法最能疏通腠理，宣行经络，使邪气外出，不致久羁荣卫，而又不伤正气，诚良法也。

解烦法

凡小儿实热之症，及麻疹毒甚热甚者，其喉面赤口渴，五心烦热，啼哭焦扰，身热如火，上气喘急，扬

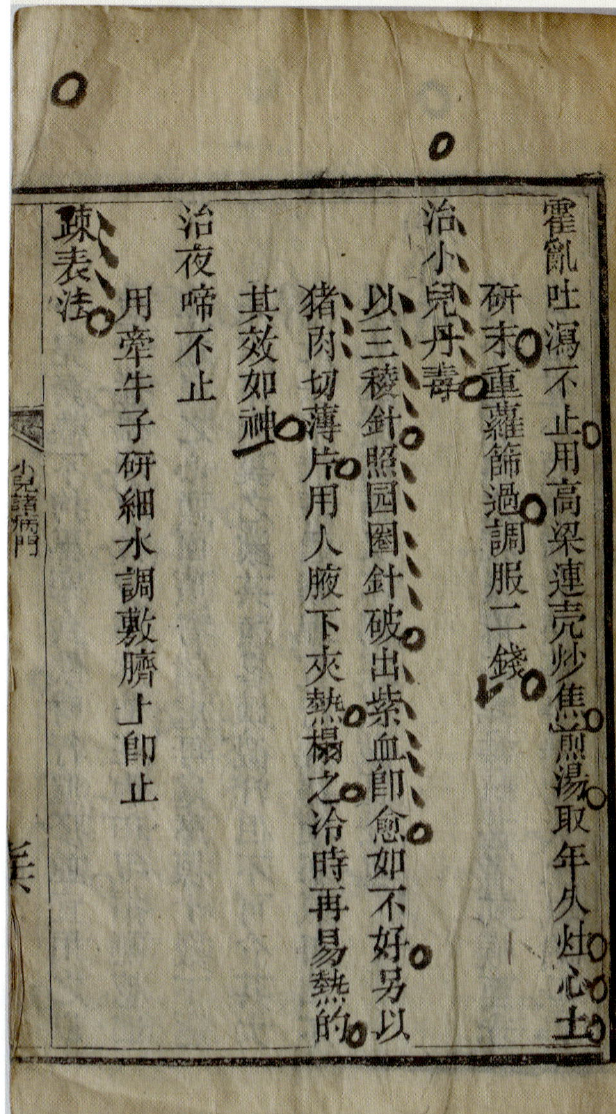

霍亂吐瀉不止用高粱連殻炒焦煎湯取年久灶心土
研末重羅篩過調服二錢
治小兒丹毒
以三稜針照圓圈針破出紫血即愈如不好另以
猪肉切薄片用人腋下夾熱榻之冷時再易熱的
其效如神
治夜啼不止
用牽牛子研細水調敷臍上即止
疏表法
小兒諸病門

霍乱吐泻不止　用高粱连壳炒焦，煎汤。取年久灶心土研末，重箩筛过，调服二钱。

治小儿丹毒

以三棱针照圆圈针破，出紫血即愈。如不好，另以猪肉切薄片，用人腋下夹热，榻之，冷时再易热的。其效如神。

治夜啼不止

用牵牛子研细，水调敷脐上，即止。

疏表法

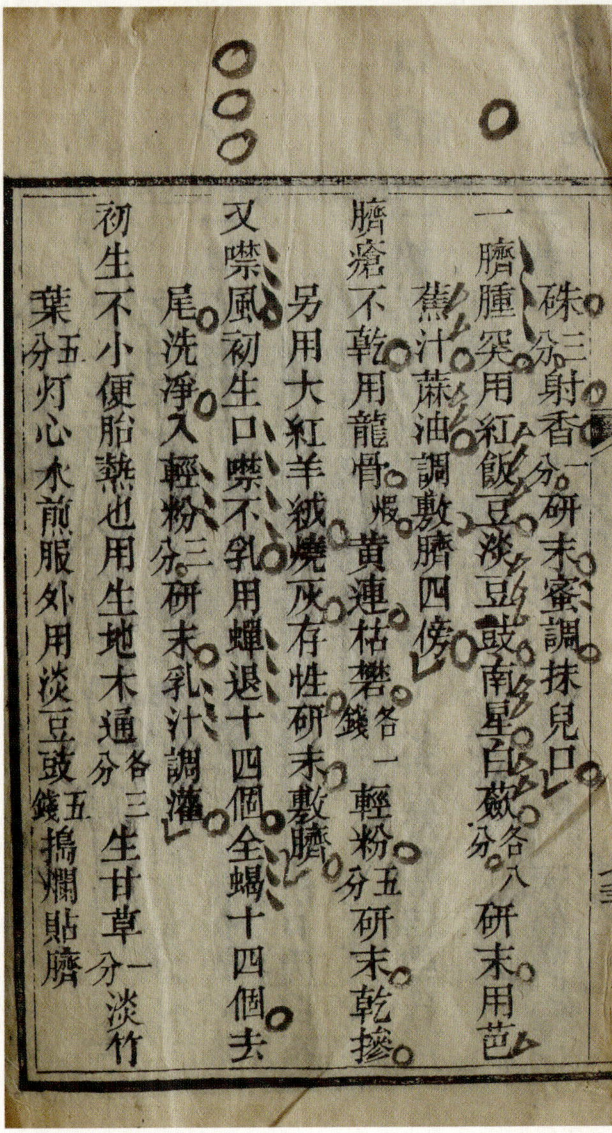

珠三分，麝香一分，研末，蜜调，抹儿口。

脐肿突出，用红饭豆、淡豆豉、南星、白蔹各八分，研末。用芭蕉汁、麻油调敷脐四傍。

脐疮不干，用龙骨煅、黄连、枯矾各一钱，轻粉五分，研末，干掺。另用大红羊绒烧灰存性，研末，敷脐。

又噤风，初生口噤不乳，用蝉退十四个，全蝎十四个，去尾洗净，入轻粉三分，研末，乳汁调灌。

初生不小便，胎热也。用生地、木通各三分，生甘草一分，淡竹叶五分，灯心，水煎服。外用淡豆豉五钱，捣烂贴脐。

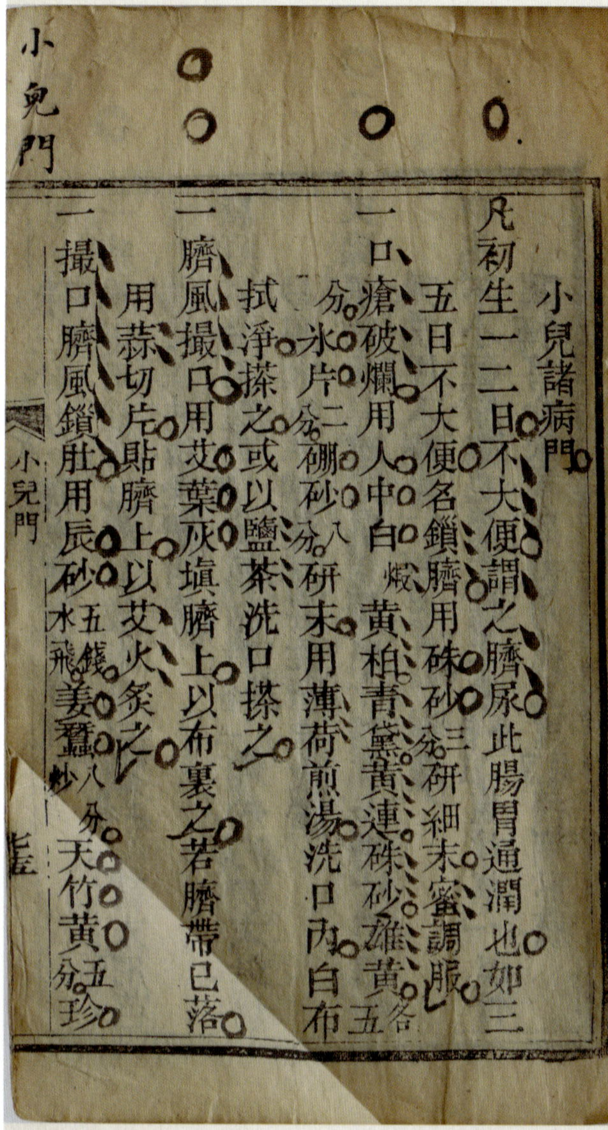
小兒門

小兒諸病門

凡初生一二日不大便謂之臍尿此腸胃通潤也如三五日不大便名鎖臍用硃砂三分研細末蜜調服

一口瘡破爛用人中白煅黃柏青黛黃連硃砂雄黃各五分冰片二分硼砂八分研末用薄荷煎湯洗口內白布拭淨搽之或以鹽茶洗口搽之

一臍風撮口用艾葉灰填臍上以布裹之若臍帶已落用蒜切片貼臍上以艾火灸之

一撮口臍風鎖肚用辰砂五錢水飛姜蠶八分炒天竹黃五分珍

小兒門

小儿诸病门

凡初生一二日，不大便谓之脐尿，此肠胃通润也。如三五日不大便，名锁脐。用朱砂三分研细末，蜜调服。

口疮破烂，用人中白煅、黄柏、青黛、黄连、朱砂、雄黄各五分，冰片二分，硼砂八分，研末。用薄荷煎汤，洗口内。白布拭净，搽之。或以盐茶洗口，搽之。

脐风撮口，用艾叶灰填脐上，以布裹之。若脐带已落，用蒜切片，贴脐上，以艾火灸之。

撮口脐风锁肚，用辰砂五钱水飞，姜蚕八分炒，天竹黄五分，珍

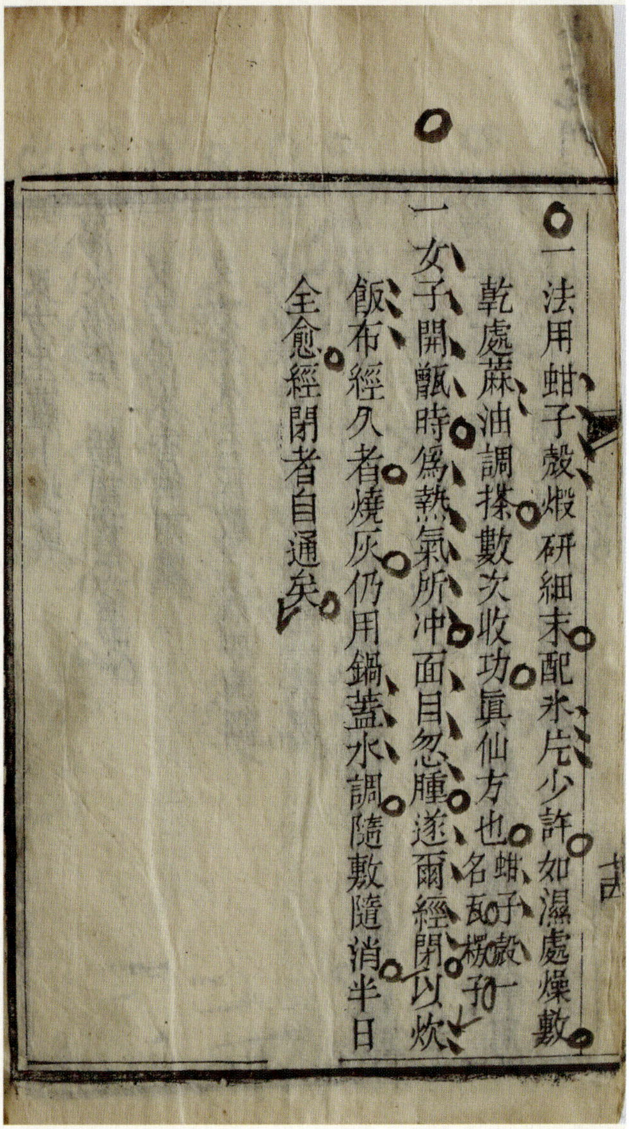

一法，用蚶子壳煅研细末，配冰片少许。如湿处，燥敷；干处，麻油调搽。数次收功，真仙方也。蚶子壳一名瓦楞子。

一女子开甑[1]时，为热气所冲，面目忽肿，遂尔经闭。以炊饭布经久者烧灰，仍用锅盖水调，随敷随消，半日全愈。经闭者自通矣。

1 甑（zèng）：古代炊具，底部有许多小孔，放在鬲（lì）上蒸食物。

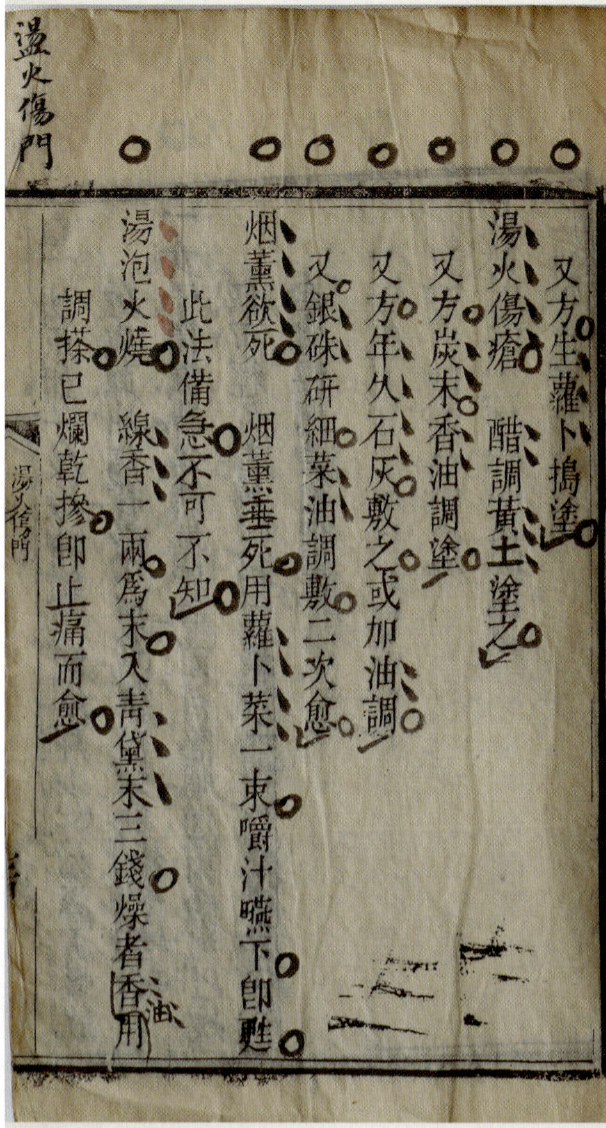

又方，生萝卜捣涂。

汤火伤疮　醋调黄土涂之。

又方，炭末、香油调涂。

又方，年久石灰敷之，或加油调。

又，银硃研细，菜油调敷，二次愈。

烟薰欲死　烟薰垂死，用萝卜菜一束，嚼汁咽下，即苏。此法备急，不可不知。

汤泡火烧　线香一两为末，入青黛末三钱。燥者用香油调搽。已烂干掺，即止痛而愈。

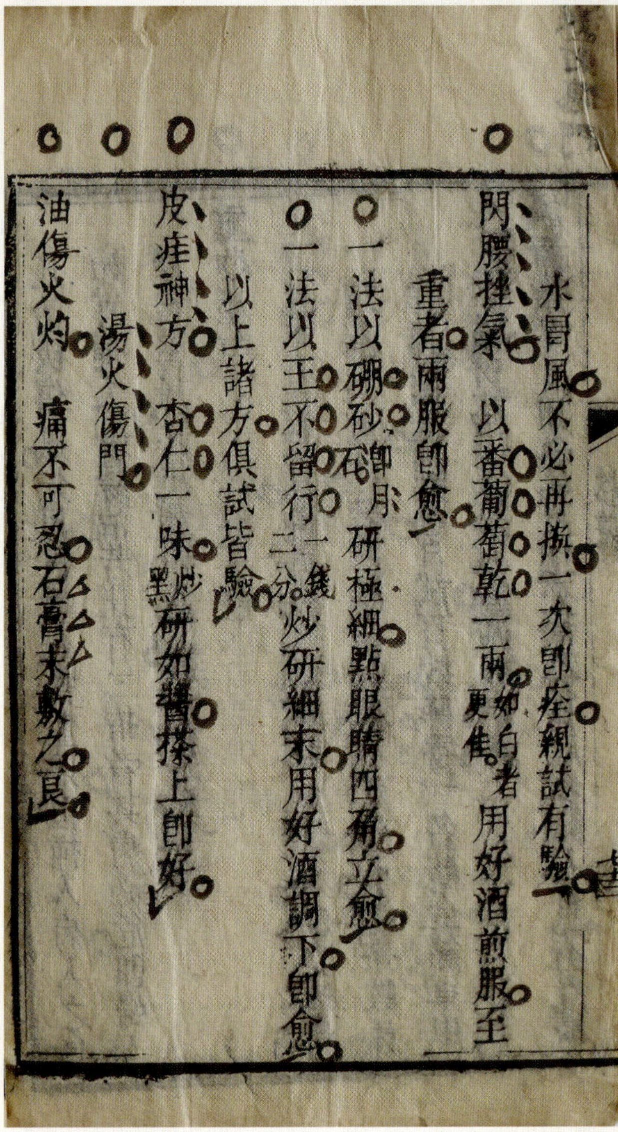

水冒风。不必再换，一次即痊，亲试有验。

闪腰挫气　以番葡萄干一两如白者更佳，用好酒煎服。至重者，两服即愈。

一法，以硼砂即月石研极细，点眼睛四角，立愈。

一法，以王不留行一钱二分炒研细末，用好酒调下，即愈。

以上诸方，俱试皆验。

皮痒神方　杏仁一味炒黑研如酱，搽上即好。

汤火伤门

油伤火灼　痛不可忍，石膏末敷之，良。

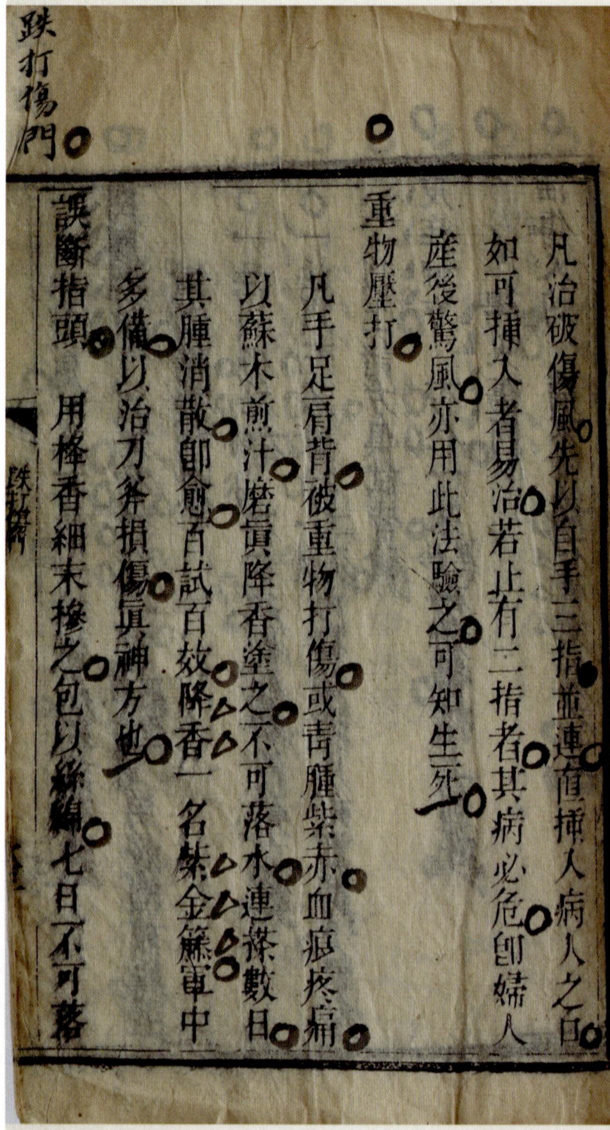

凡治破伤风，先以自手三指并连，直插入病人之口。如可插入者，易治。若止有二指者，其病必危。即妇人产后惊风，亦用此法验之，可知生死。

重物压打

凡手足肩背被重物打伤，或青肿紫赤，血痕疼痛，以苏木煎汁，磨真降香涂之。不可落水，连搽数日，其肿消散即愈，百试百效。降香一名紫金藤，军中多备，以治刀斧损伤，真神方也。

误断指头　用降香细末掺之，包以丝绵，七日不可落

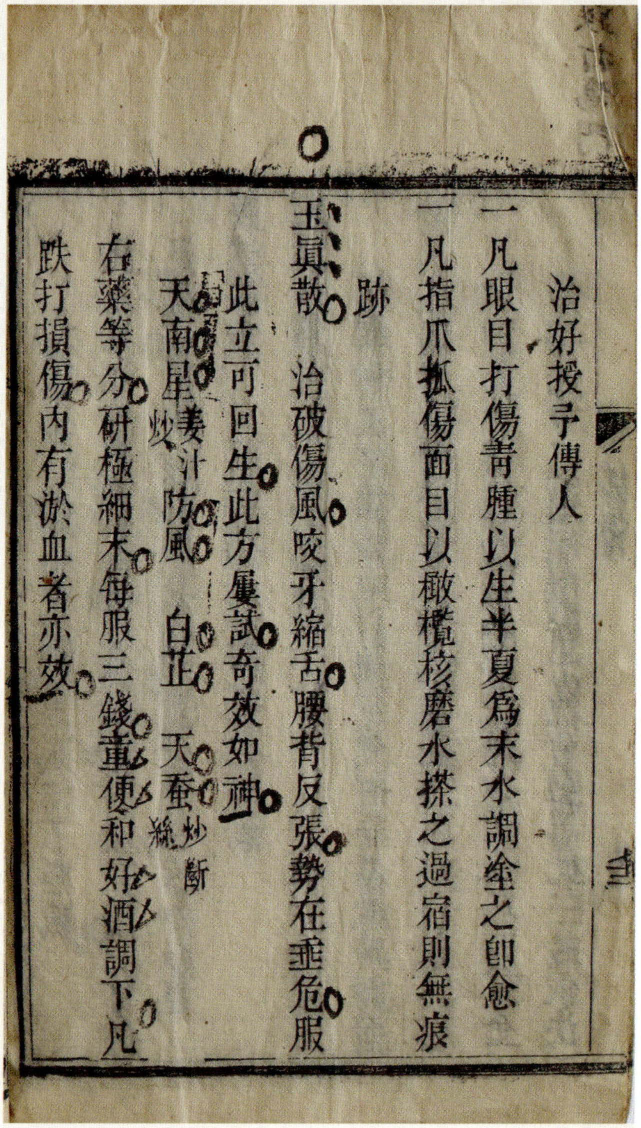

治好授予傳人

一凡眼目打傷青腫以生半夏爲末水調塗之卽愈

一凡指爪抓傷面目以橄欖核磨水搽之過宿則無痕跡

玉真散　治破傷風咬牙縮舌腰背反張勢在垂危服此立可回生此方屢試奇效如神

天南星姜汁炒　防風　白芷　天蚕炒断絲

右藥等分研極細末每服三錢童便和好酒調下凡跌打損傷內有瘀血者亦效

治好，授予传人。

凡眼目打伤青肿，以生半夏为末，水调涂之即愈。

凡指爪抓伤面目，以橄榄核磨水搽之，过宿则无痕迹。

玉真散　治破伤风，咬牙缩舌，腰背反张，势在垂危，服此立可回生。此方屡试奇效如神。

天南星姜汁炒　防风　白芷　天蚕炒断丝。

上药等分，研极细末，每服三钱，童便和好酒调下。凡跌打损伤，内有瘀血者，亦效。

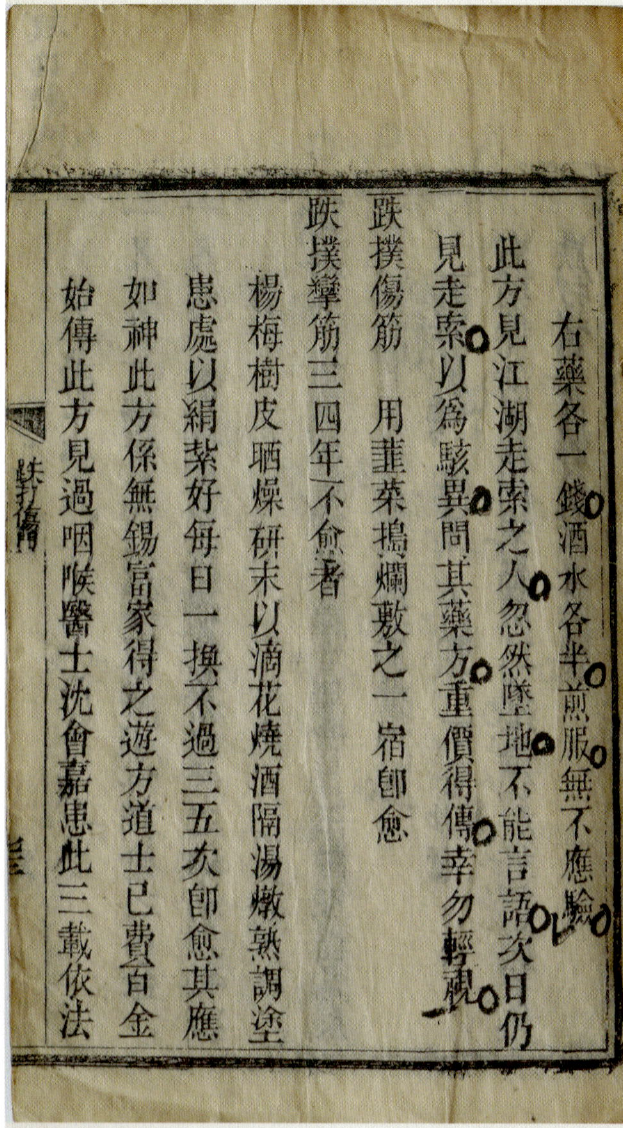

右藥各一錢酒水各半煎服無不應驗

此方見江湖走索之人忽然墜地不能言語次日仍見走索以爲駭異問其藥方重價得傳幸勿輕視

跌撲傷筋　用韮菜搗爛敷之一宿卽愈

跌撲攣筋三四年不愈者

楊梅樹皮晒燥研末以滴花燒酒隔湯燉熟調塗患處以絹紮好每日一換不過三五次卽愈其應如神此方係無錫富家得之遊方道士已費百金始傳此方見過咽喉醫士沈會嘉患此三載依法

上药各一钱，酒水各半，煎服，无不应验。

此方见江湖走索之人，忽然坠地，不能言语。次日仍见走索，以为骇异。问其药方，重价得传，幸勿轻视。

跌扑伤筋　用韭菜捣烂敷之，一宿即愈。

跌扑挛筋三四年不愈者

杨梅树皮晒燥研末，以滴花烧酒隔汤炖熟，调涂患处。以绢扎好，每日一换，不过三五次即愈，其应如神。此方系无锡富家得之游方道士，已费百金，始传此方。见过咽喉医士沈会嘉患此三载，依法

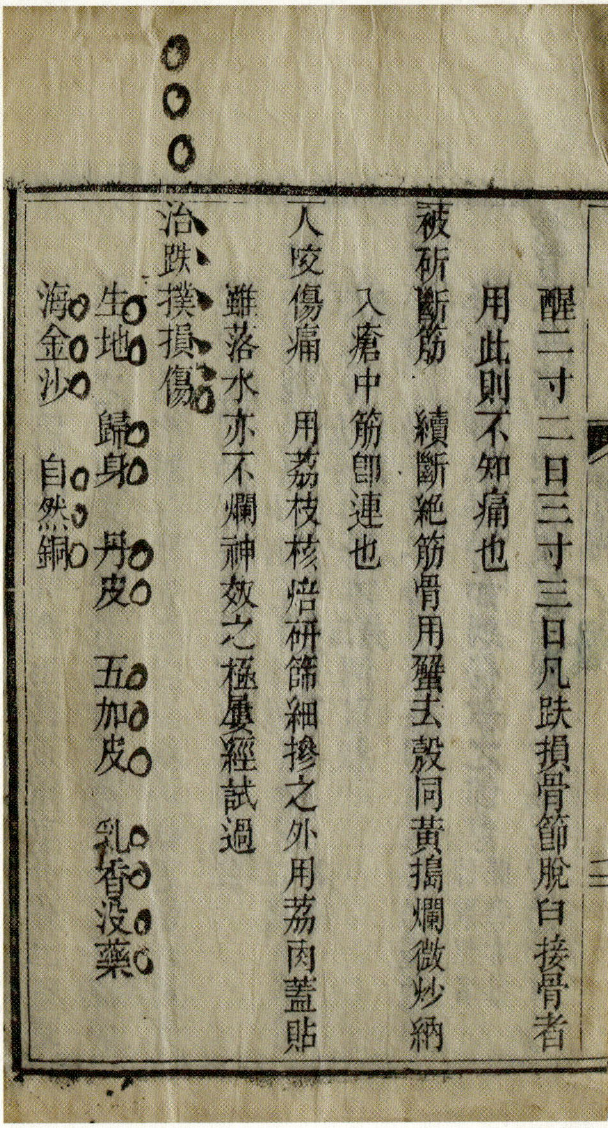
醒二寸二日三寸三日凡跌損骨節脫臼接骨者
用此則不知痛也
被斫斷筋　續斷絕筋骨用蟹去殼同黃搗爛微炒納
入瘡中筋即連也
人咬傷痛　用荔枝核焙研篩細摻之外用荔肉蓋貼
雖落水亦不爛神效之極屢經試過
治跌撲損傷
生地　歸身　丹皮　五加皮　乳香　沒藥
海金沙　自然銅

醒，二寸二日，三寸三日。凡跌损骨节脱臼接骨者，用此则不知痛也。

被斫断筋　续断绝筋骨，用蟹去壳同黄捣烂，微炒，纳入疮中，筋即连也。

人咬伤痛　用荔枝核焙研筛细掺之，外用荔肉盖贴，虽落水，亦不烂。神效之极，屡经试过。

治跌扑损伤

生地　归身　丹皮　五加皮　乳香　没药　海金沙　自然铜。

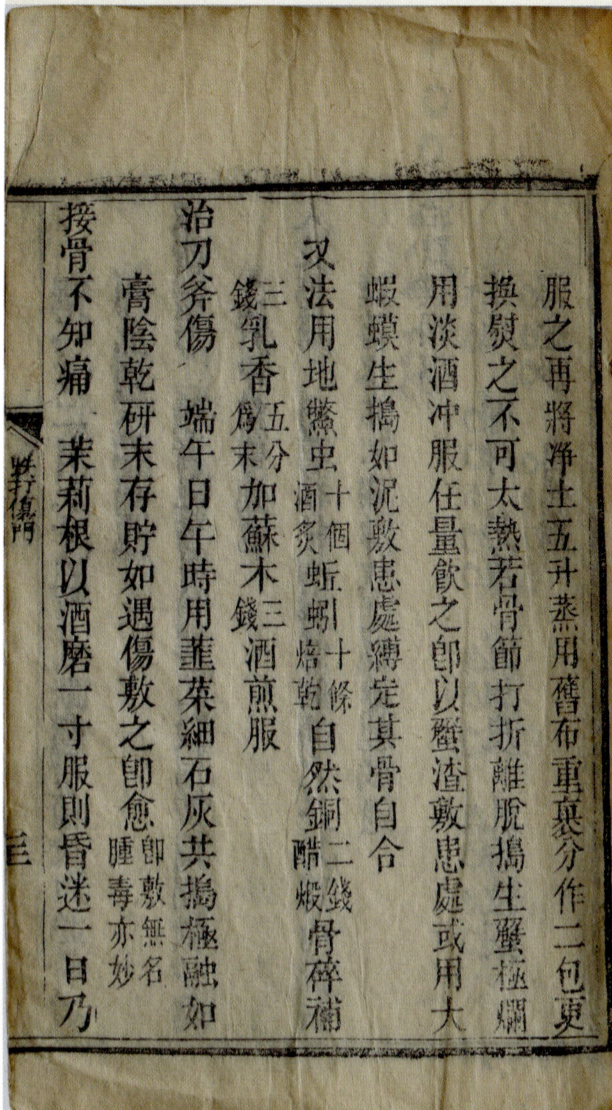
跌打傷門

服之再將淨土五升蒸用舊布重裹分作二包更
換熨之不可太熱若骨節打折離脫搗生蟹極爛
用淡酒冲服任量飲之卽以蟹渣敷患處或用大
蝦蟆生搗如泥敷患處縛定其骨自合
又法用地鱉虫十個酒炙蚯蚓十條焙乾自然銅二錢醋煅骨碎補
三錢乳香五分爲末加蘇木三錢酒煎服
治刀斧傷　端午日午時用韮菜細石灰共搗極融如
膏陰乾研末存貯如遇傷敷之卽愈卽敷無名腫毒亦妙
接骨不知痛　茉莉根以酒磨一寸服則昏迷一日乃

三

服之。再将净土五升蒸，用旧布重裹，分作二包，更换熨之，不可太热。若骨节打折离脱，捣生蟹极烂，用淡酒冲服，任量饮之，即以蟹渣敷患处。或用大蛤蟆生捣如泥，敷患处，缚定，其骨自合。

又法，用地鳖虫十个酒炙，蚯蚓十条焙干，自然铜二钱醋煅，骨碎补三钱，乳香五分为末，加苏木三钱，酒煎服。

治刀斧伤　端午日午时，用韭菜、细石灰，共捣极融如膏，阴干研末存贮，如遇伤敷之即愈即敷无名肿毒亦妙。

接骨不知痛　茉莉根以酒磨一寸服，则昏迷一日乃

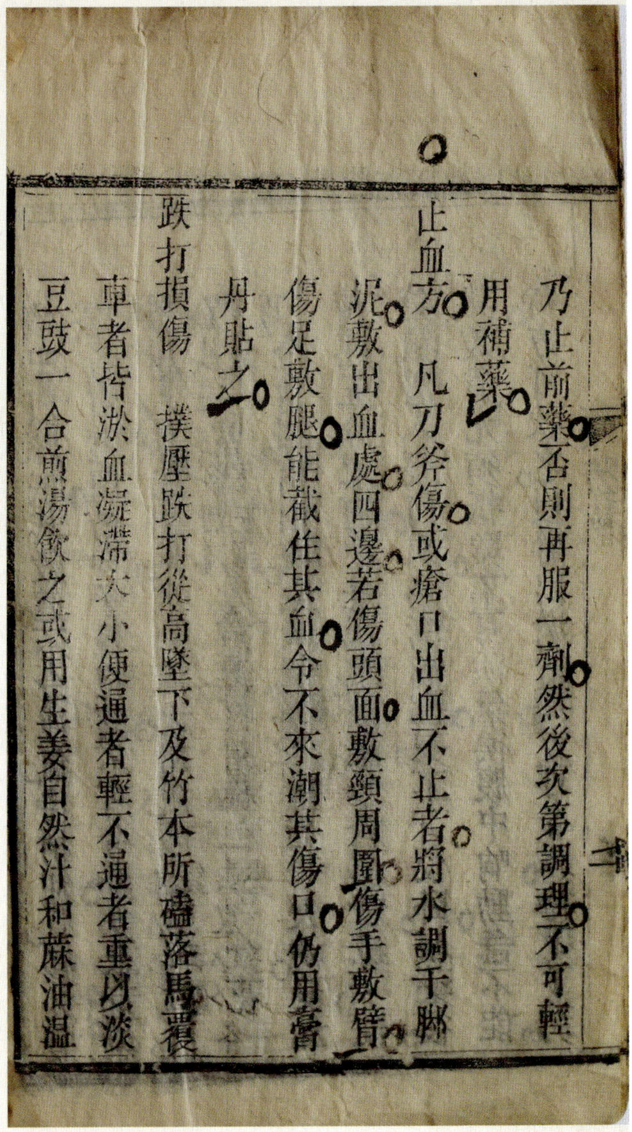
乃止前藥否則再服一劑然後次第調理不可輕
用補藥
止血方　凡刀斧傷或瘡口出血不止者將水調千脚
泥敷出血處四邊若傷頭面敷頸周圍傷手敷臂
傷足敷腿能截住其血令不來潮其傷口仍用膏
丹貼之
跌打損傷　撲壓跌打從高墜下及竹本所磕落馬覆
車者皆淤血凝滯大小便通者輕不通者重以淡
豆豉一合煎湯飲之或用生姜自然汁和蔴油温

乃止前药。否则再服一剂。然后次第调理，不可轻用补药。

止血方　凡刀斧伤或疮口出血不止者，将水调千脚泥，敷出血处四边。若伤头面，敷颈周围。伤手敷臂，伤足敷腿。能截住其血，令不来潮其伤口。仍用膏丹贴之。

跌打损伤　扑压跌打，从高坠下及竹木所磕，落马覆车者，皆瘀血凝滞。大小便通者，轻；不通者，重。以淡豆豉一合，煎汤饮之。或用生姜自然汁和麻油，温

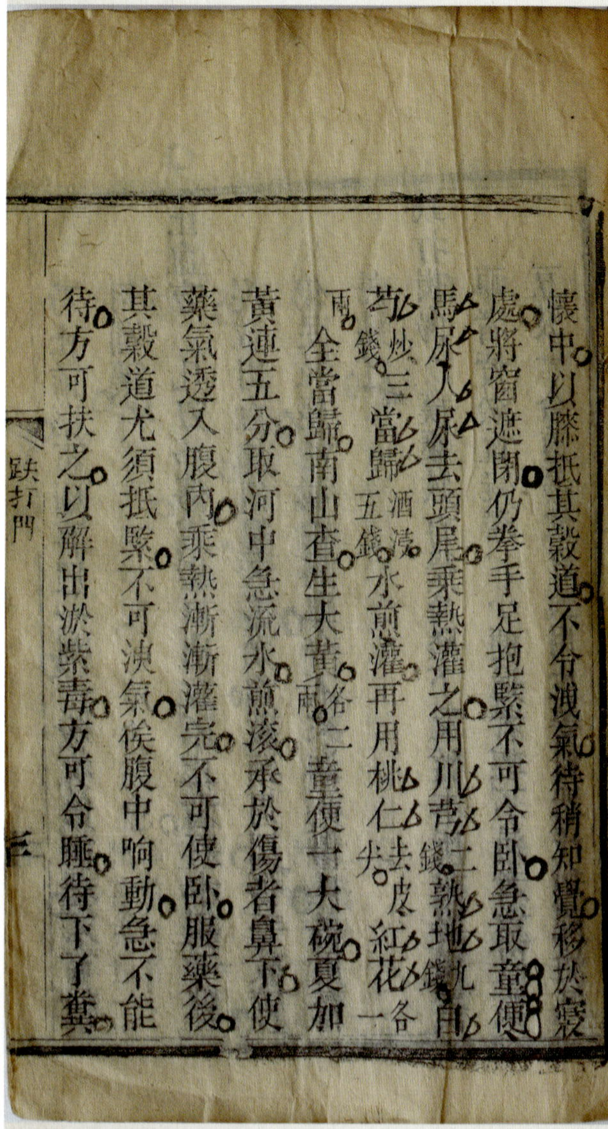

怀中，以膝抵其谷道，不令泄气。待稍知觉，移于寝处，将窗遮闭。仍拳手足抱紧，不可令卧。急取童便、马尿、人尿，去头尾，乘热灌之。用川芎二钱，熟地九钱，白芍炒三钱，当归酒浸五钱，水煎，灌。再用桃仁去皮尖、红花各一两，全当归、南山楂、生大黄各二两，童便一大碗，夏加黄连五分。取河中急流水，煎滚，承于伤者鼻下，使药气透入腹内，乘热渐渐灌完。不可使卧，服药后，其谷道尤须抵紧，不可泄气。俟腹中响动，急不能待，方可扶之，以解出淤紫毒，方可令睡。待下了粪，

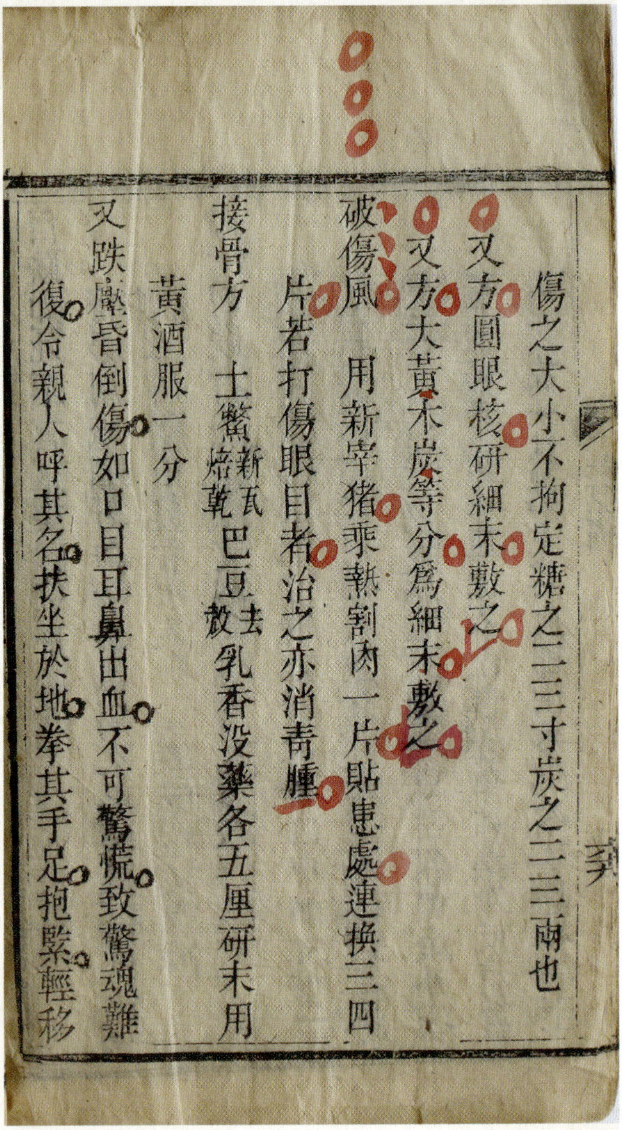

伤之大小，不拘定糖之二三寸，炭之二三两也[1]。

又方，圆眼核，研细末，敷之。

又方，大黄、木炭等分，为细末，敷之。

破伤风　用新宰猪，乘热割肉一片，贴患处。连换三四片。若打伤眼目者，治之亦消青肿。

接骨方　土鳖新瓦焙干，巴豆去壳，乳香、没药各五厘，研末，用黄酒服一分。

又跌压昏倒伤　如口目耳鼻出血，不可惊慌，致惊魂难复。令亲人呼其名，扶坐于地，拳其手足，抱紧，轻移

1 糖之二三寸，炭之二三两也：据上文应改为"炭之二三寸，糖之二三两"。

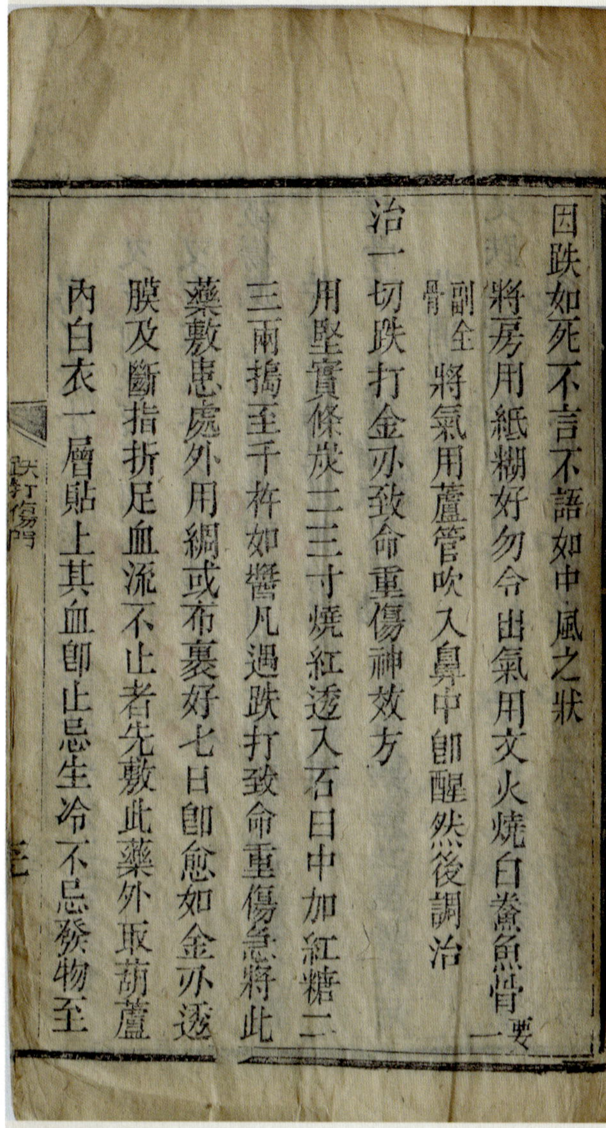

因跌如死不言不語如中風之狀

將房用紙糊好勿令出氣用文火燒白鯗魚骨要一副全骨將氣用蘆管吹入鼻中卽醒然後調治

治一切跌打金刃致命重傷神效方

用堅實條炭二三寸燒紅透入石臼中加紅糖二三兩搗至千杵如醬凡遇跌打致命重傷急將此藥敷患處外用綢或布裹好七日卽愈如金刃透膜及斷指折足血流不止者先敷此藥外取葫蘆內白衣一層貼上其血卽止忌生冷不忌發物至

跌打傷門

因跌如死不言不语，如中风之状

将房用纸糊好，勿令出气。用文火烧白鲞[1]鱼骨要一副全骨，将气用芦管吹入鼻中即醒，然后调治。

治一切跌打金刃致命重伤神效方

用坚实条炭二三寸烧红透，入石臼中，加红糖二三两，捣至千杵，如酱。凡遇跌打致命重伤，急将此药敷患处，外用绸或布裹好，七日即愈。如金刃透膜及断指折足血流不止者，先敷此药，外取葫芦内白衣一层贴上，其血即止。忌生冷，不忌发物。至

1 鲞（xiǎng）：剖开后晾干的鱼。

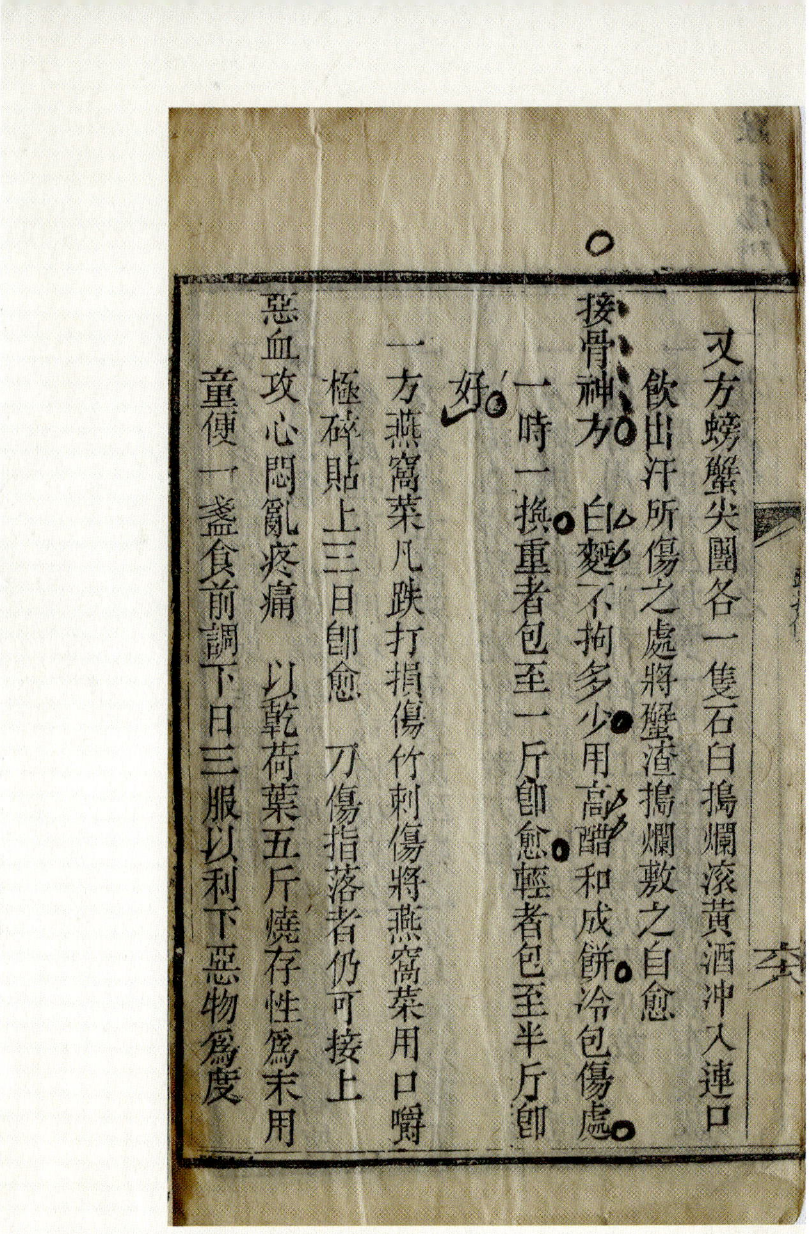
又方螃蟹尖團各一隻石臼搗爛滚黄酒冲入連口
飲出汗所傷之處將蟹渣搗爛敷之自愈
接骨神方　白麪不拘多少用高醋和成餅冷包傷處
一時一換重者包至一斤卽愈輕者包至半斤卽
好
一方燕窩菜凡跌打損傷竹刺傷將燕窩菜用口嚼
極碎貼上三日卽愈　刀傷指落者仍可接上
惡血攻心悶亂疼痛　以乾荷葉五斤燒存性爲末用
童便一盞食前調下日三服以利下惡物爲度

又方，螃蟹尖、团各一只，石臼捣烂，滚黄酒冲入，连口饮出汗。所伤之处，将蟹渣捣烂敷之，自愈。

接骨神方　白面不拘多少，用高醋和成饼，冷包伤处，一时一换。重者，包至一斤即愈。轻者，包至半斤即好。

一方，燕窝菜。凡跌打损伤、竹刺伤，将燕窝菜用口嚼极碎贴上，三日即愈。刀伤，指落者仍可接上。

恶血攻心，闷乱疼痛　以干荷叶五斤，烧存性，为末，用童便一盏，食前调下，日三服，以利下恶物为度。

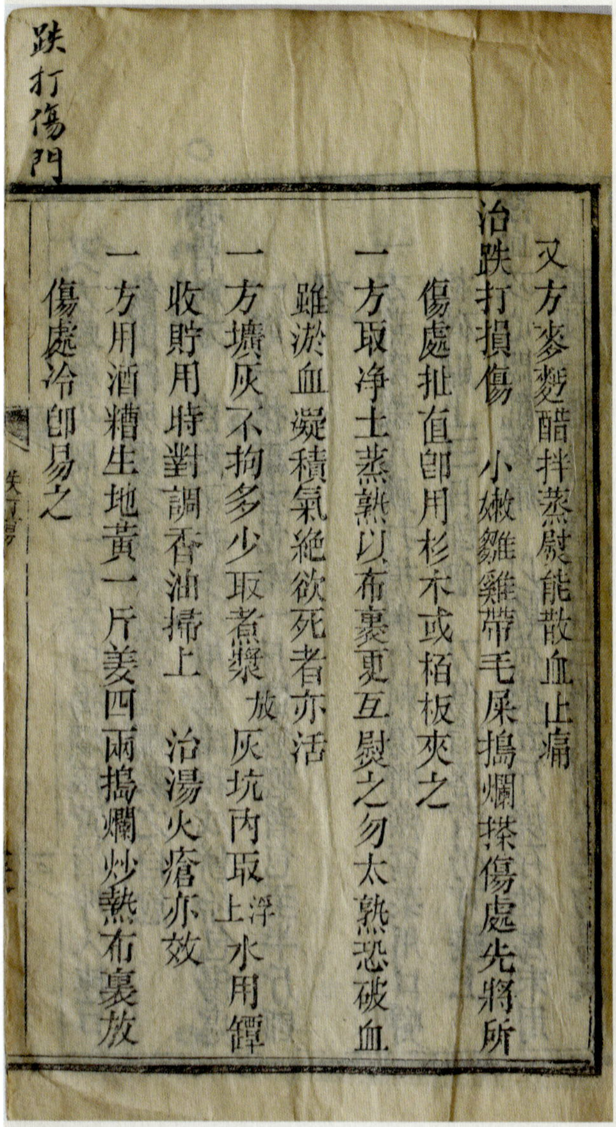
跌打傷門

又方麥麪醋拌蒸熨能散血止痛

治跌打損傷　小嫩雛雞帶毛屎搗爛搽傷處先將所傷處扯直即用杉木或栢板夾之

一方取净土蒸熱以布裹更互熨之勿太熱恐破血雖淤血凝積氣絶欲死者亦活

一方壙灰不拘多少取煮漿放灰坑内取上浮水用罈收貯用時對調香油掃上　治湯火瘡亦效

一方用酒糟生地黄一斤姜四兩搗爛炒熱布裹放傷處冷即易之

又方，麦面醋拌蒸熨，能散血止痛。

治跌打损伤　小嫩雏鸡带毛屎捣烂，搽伤处。先将所伤处扯直，即用杉木或柏板夹之。

一方，取净土蒸熟以布裹，更互熨之。勿太热[1]，恐破血。虽瘀血凝积、气绝欲死者，亦活。

一方，圹灰不拘多少，取煮浆，放灰坑内，取浮上水，用坛收贮。用时对调香油扫上。治汤火疮亦效。

一方，用酒糟生地黄一斤，姜四两，捣烂炒热，布裹放伤处，冷即易之。

1 热：原文“熱”当为“热”，径改之。

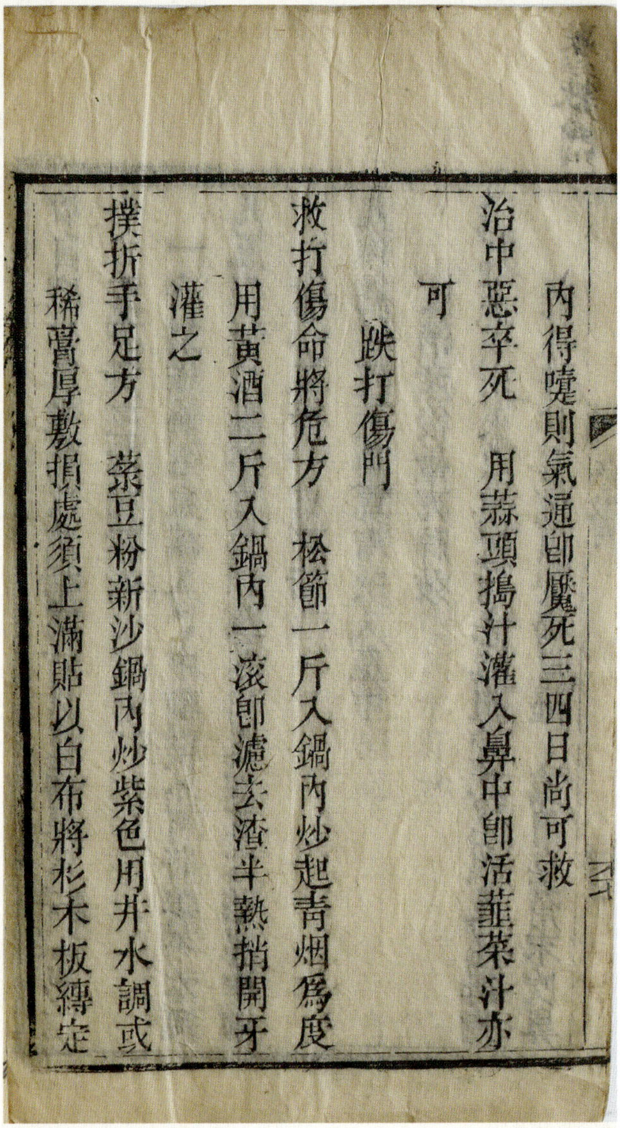
內得噎則氣通卽壓死三四日尚可救
治中惡卒死　用蒜頭搗汁灌入鼻中卽活韮菜汁亦
可
跌打傷門
救打傷命將危方　松節一斤入鍋內炒起青烟爲度
用黃酒二斤入鍋內一滚卽濾去渣半熱捎開牙
灌之
撲折手足方　菉豆粉新沙鍋內炒紫色用井水調或
稀膏厚敷損處須上滿貼以白布將杉木板縛定

内，得噎则气通。即压死三四日，尚可救。

治中恶卒死　用蒜头捣汁灌入鼻中即活。韭菜汁亦可。

跌打伤门

救打伤命将危方　松节一斤，入锅内炒起青烟为度。用黄酒二斤，入锅内一滚即滤去渣，半热，捎开牙灌之。

扑折手足方　绿豆粉新砂锅内炒紫色，用井水调或稀膏，厚敷损处，须上满贴，以白布将杉木板缚定。

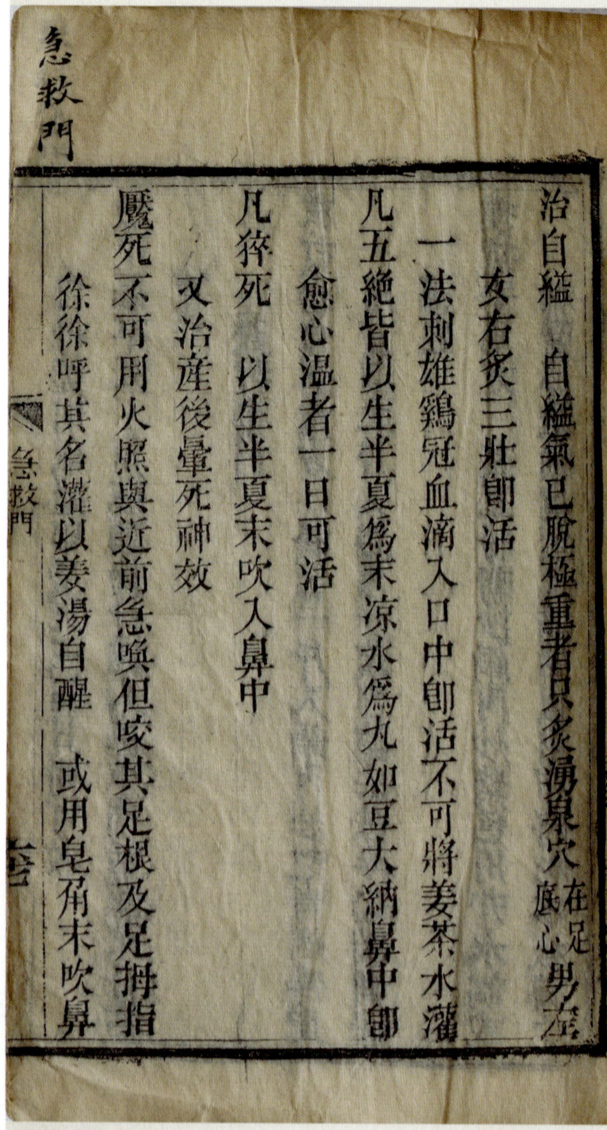
急救門
治自縊　自縊氣已脫極重者只炙湧泉穴在足底心男左
女右炙三壯卽活
一法刺雄鷄冠血滴入口中卽活不可將姜茶水灌
凡五絶皆以生半夏爲末凉水爲丸如豆大納鼻中卽
愈心温者一日可活
凡猝死　以生半夏末吹入鼻中
又治産後暈死神效
魘死不可用火照與近前急喚但咬其足根及足拇指
徐徐呼其名灌以姜湯自醒　或用皂角末吹鼻

治自缢　自缢气已脱，极重者，只灸涌泉穴在足底心，男左女右，灸三壮即活。

一法，刺雄鸡冠血滴入口中即活。不可将姜、茶水灌。

凡五绝　皆以生半夏为末，凉水为丸如豆大，纳鼻中即愈。心温者，一日可活。

凡猝死　以生半夏末，吹入鼻中。又治产后晕死神效。

压死　不可用火照与近前，急唤但咬其足跟及足拇指，徐徐呼其名，灌以姜汤，自醒。或用皂角末吹鼻

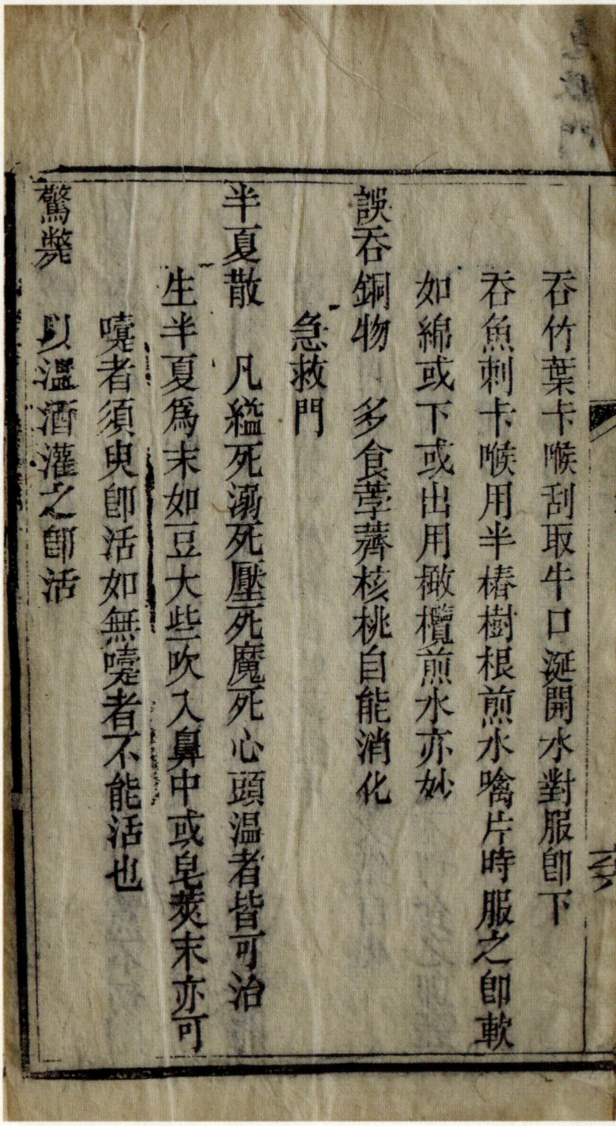
吞竹葉卡喉刮取牛口涎開水對服卽下
吞魚刺卡喉用半椿樹根煎水噙片時服之卽軟
如綿或下或出用橄欖煎水亦妙
誤吞銅物　多食荸薺核桃自能消化
急救門
半夏散　凡縊死溺死壓死魘死心頭温者皆可治
生半夏爲末如豆大些吹入鼻中或皂莢末亦可
嚏者須臾卽活如無嚏者不能活也
驚毙　以温酒灌之卽活

吞竹叶卡喉，刮取牛口涎，开水对服即下。

吞鱼刺卡喉，用半椿树根煎水，噙片时服之，即软如绵，或下或出。用橄榄煎水亦妙。

误吞铜物　多食荸荠、核桃，自能消化。

急救门

半夏散　凡缢死、溺死、压死、魔死，心头温者，皆可治。生半夏为末，如豆大些，吹入鼻中。或皂荚末亦可。嚏者，须臾即活；如无嚏者，不能活也。

惊毙　以温酒灌之，即活。

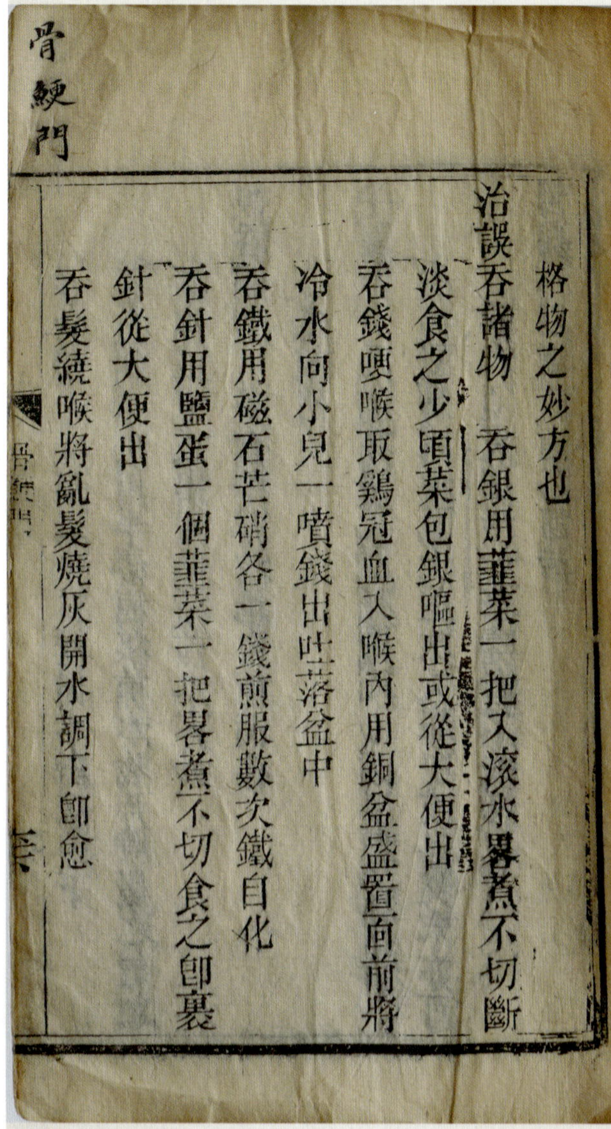
骨鯁門

格物之妙方也

治誤吞諸物　吞銀用韮菜一把入滾水畧煮不切斷淡食之少頃菜包銀嘔出或從大便出

吞錢哽喉取鷄冠血入喉內用銅盆盛置面前將冷水向小兒一噴錢出吐落盆中

吞鐵用磁石芒硝各一錢煎服數次鐵自化

吞針用鹽蛋一個韮菜一把畧煮不切食之卽裹針從大便出

吞髮繞喉將亂髮燒灰開水調下卽愈

骨鯁門

格物之妙方也。

治误吞诸物　吞银，用韭菜一把，入滚水略煮，不切断，淡食之。少顷，菜包银呕出，或从大便出。

吞钱哽喉，取鸡冠血入喉内。用铜盆盛置面前，将冷水向小儿一喷，钱出吐落盆中。

吞铁，用磁石、芒硝各一钱，煎服数次，铁自化。

吞针，用盐蛋一个，韭菜一把，略煮不切食之，即裹针从大便出。

吞发绕喉，将乱发烧灰，开水调下，即愈。

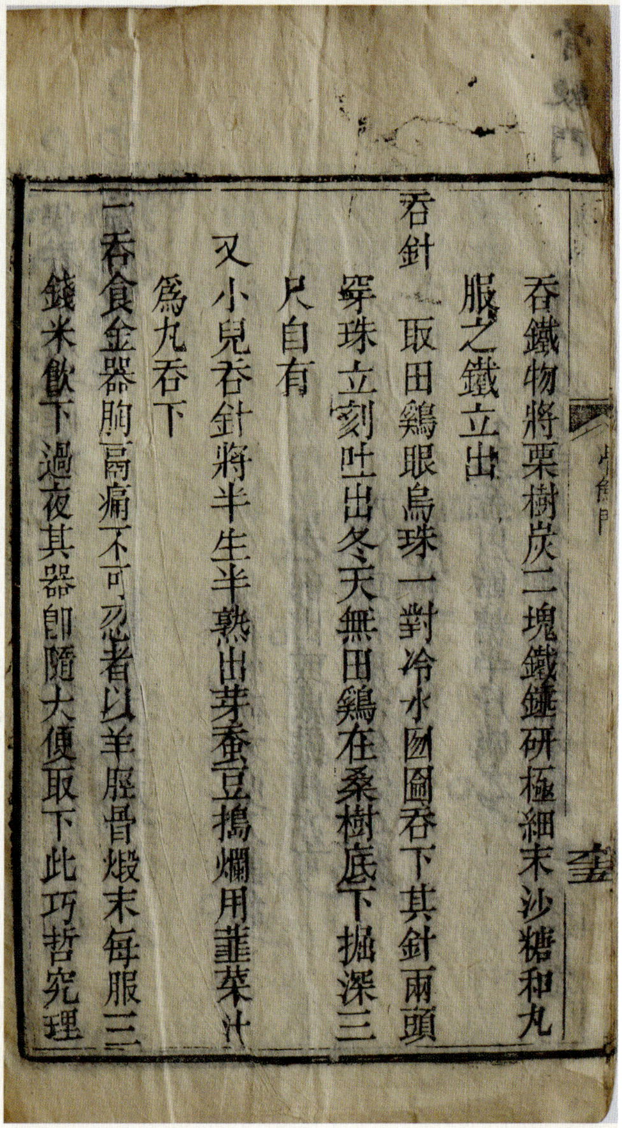

吞鐵物將栗樹炭二塊鐵鎚研極細末沙糖和丸
服之鐵立出
吞針　取田鷄眼烏珠一對冷水囫圇吞下其針兩頭
穿珠立刻吐出冬天無田鷄在桑樹底下掘深三
尺自有
又小兒吞針將半生半熟出芽蚕豆搗爛用韭菜汁
爲丸吞下
一吞食金器胸膈痛不可忍者以羊脛骨煅末每服三
錢米飲下過夜其器卽隨大便取下此巧哲究理

吞铁物　将栗树炭二块，铁锤研极细末，砂糖和丸，服之铁立出。

吞针　取田鸡眼乌珠一对，冷水囫囵吞下。其针两头穿珠，立刻吐出。冬天无田鸡，在桑树底下，掘深三尺，自有。

又，小儿吞针，将半生半熟出芽蚕豆捣烂，用韭菜汁为丸，吞下。

一吞食金器，胸膈痛不可忍者，以羊胫骨煅末，每服三钱，米饮下。过夜，其器即随大便取下。此巧哲究理

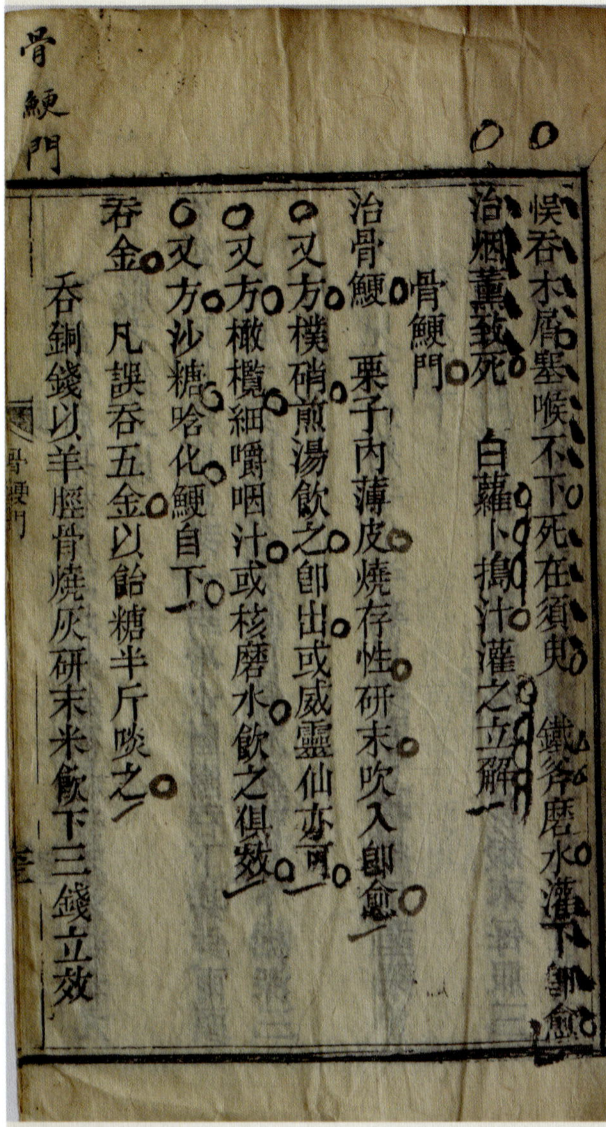
骨鯁門
誤吞木屑塞喉不下死在須臾　鐵斧磨水灌下即愈
治烟薰致死　白蘿卜搗汁灌之立解
骨鯁門
治骨鯁　栗子肉薄皮燒存性研末吹入即愈
又方樸硝煎湯飲之即出或威靈仙亦可
又方橄欖細嚼咽汁或核磨水飲之俱效
又方沙糖哈化鯁自下
吞金　凡誤吞五金以飴糖半斤啖之
吞銅錢以羊脛骨燒灰研末米飲下三錢立效

误吞木屑，塞喉不下，死在须臾　铁斧磨水，灌下即愈。

治烟薰致死　白萝卜捣汁，灌之立解。

骨鲠门

治骨鲠　栗子肉薄皮，烧存性，研末，吹入即愈。

又方，朴硝煎汤饮之，即出。或威灵仙亦可。

又方，橄榄细嚼咽汁，或核磨水，饮之俱效。

又方，砂糖含化，鲠自下。

吞金　凡误吞五金，以饴糖半斤啖之。

吞铜钱　以羊胫骨，烧灰研末，米饮下三钱，立效。

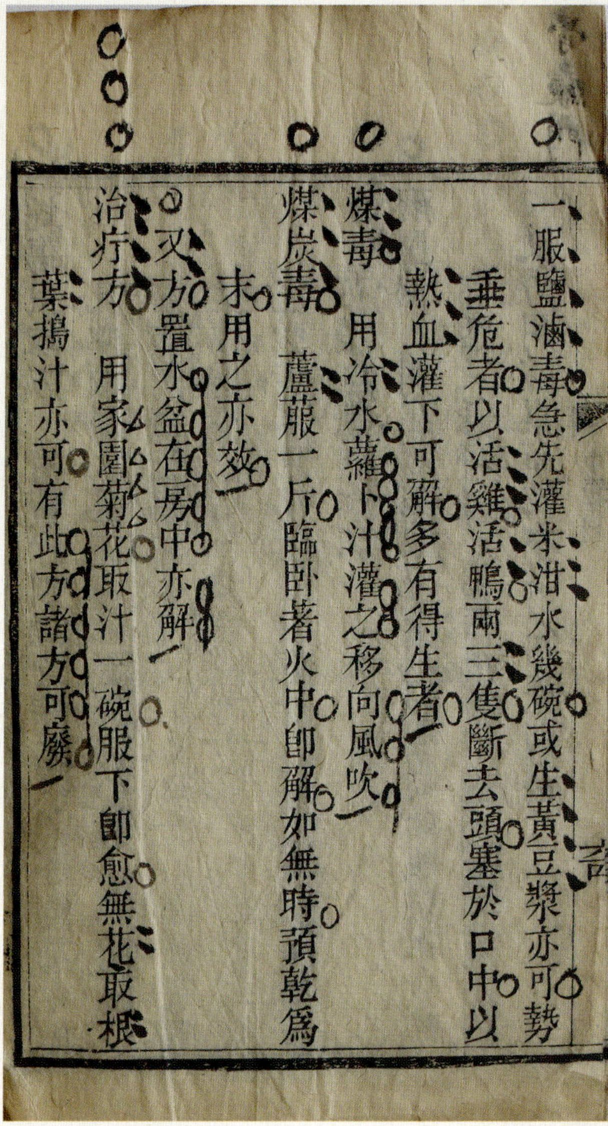
一服鹽滷毒，急先灌米泔水幾碗，或生黄豆漿亦可。勢垂危者，以活雞、活鴨兩三隻，斷去頭，塞於口中，以熱血灌下可解，多有得生者。
煤毒　用冷水蘿卜汁灌之，移向風吹。
煤炭毒　蘆菔一斤，臨卧著火中，即解。如無時，預乾爲末，用之亦效。
又方，置水盆在房中亦解。
治疔方　用家園菊花取汁一碗，服下即愈。無花，取根、葉搗汁亦可。有此方，諸方可廢。

一服盐卤毒，急先灌米泔水几碗，或生黄豆浆亦可。势垂危者，以活鸡、活鸭两三只，断去头，塞于口中，以热血灌下可解，多有得生者。

煤毒　用冷水萝卜汁灌之，移向风吹。

煤炭毒　芦菔一斤，临卧著火中，即解。如无时，预干为末，用之亦效。

又方，置水盆在房中亦解。

治疔方　用家园菊花取汁一碗，服下即愈。无花，取根、叶捣汁亦可。有此方，诸方可废。

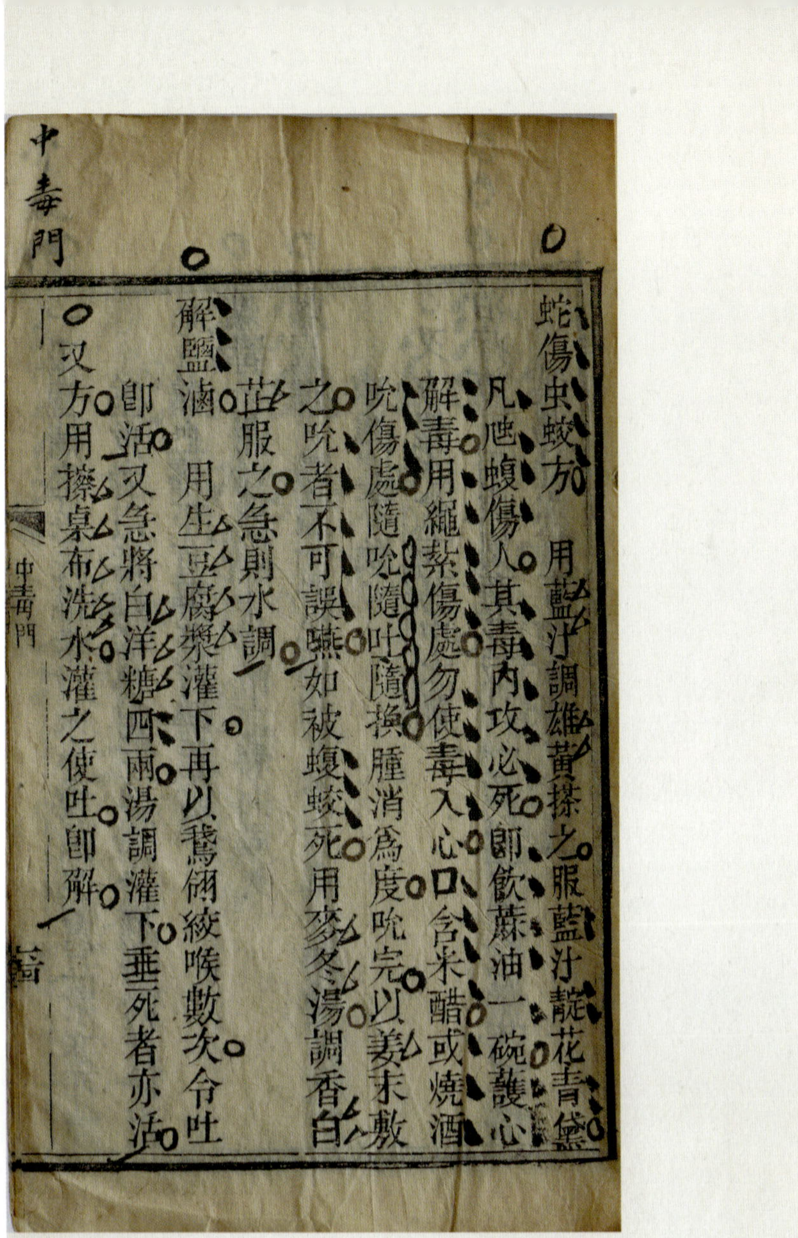

蛇伤虫咬方　用蓝汁调雄黄搽之。服蓝汁靛花青黛。凡虺蝮伤人，其毒内攻必死。即饮麻油一碗，护心解毒。用绳扎伤处，勿使毒入心。口含米醋或烧酒，吮伤处。随吮随吐，随换，肿消为度。吮完，以姜末敷之。吮者不可误咽。如被蝮蛟死，用麦冬汤调香白芷，服之。急则水调。

解盐卤　用生豆腐浆灌下，再以鹅翎绞喉数次，令吐即活。又急将白洋糖四两，汤调灌下，垂死者亦活。

又方，用擦桌布洗水，灌之使吐，即解。

手中指蛇头疔　用小泥鳅一条，捣烂敷上，即愈。

对口疔　用白菊花四两，甘草四钱，水煎服，即时消散。此仙方也，渣再煎服。

急救疔疮方　活螳螂二个，捣烂涂之，神效。或将白矾研细，冲入河水，连饮数觥，令吐毒出，则疮自消。

治蝎螫　用白矾、生半夏各三钱，研末，醋调涂，止痛。

治蛊毒、金蚕毒　以生黑豆食，不知腥，乃中毒也。用石榴皮根煎浓汤，饮之。或以白矾、芽茶末冲冷水服。

火丹　生马齿苋捣汁涂之。

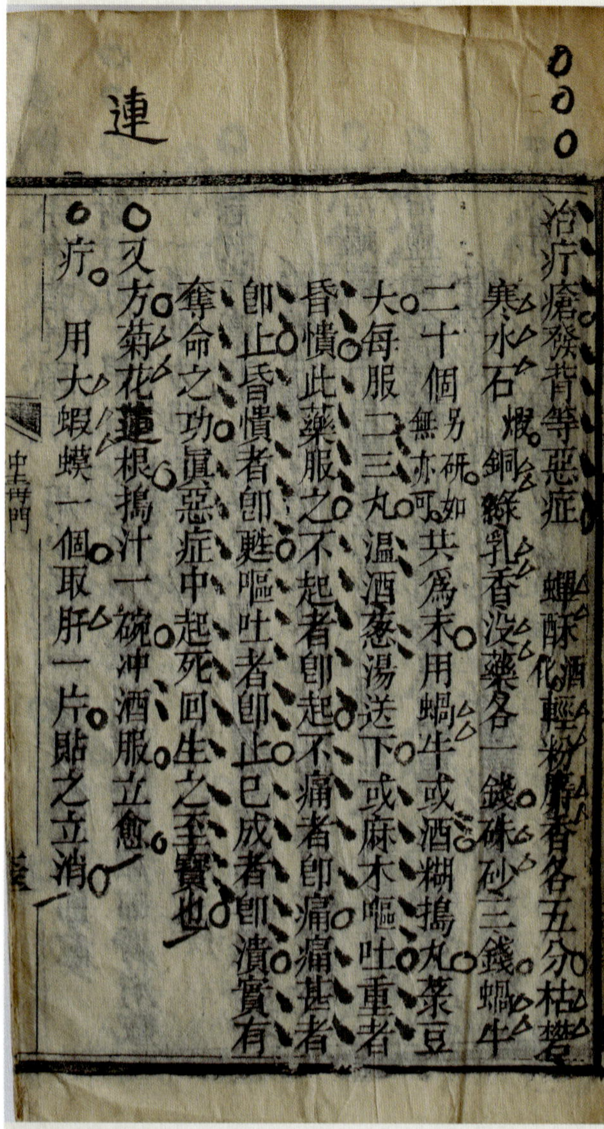
連

治疔瘡發背等惡症　蟾酥酒化輕粉麝香各五分枯礬寒水石煅銅綠乳香沒藥各一錢硃砂三錢蝸牛二十個另研如無亦可共為末用蝸牛或酒糊搗丸菉豆大每服二三丸溫酒葱湯送下或麻木嘔吐重者昏憒此藥服之不起者卽起不痛者卽痛痛甚者卽止昏憒者卽甦嘔吐者卽止已成者卽潰實有奪命之功眞惡症中起死回生之至寶也

又方菊花連根搗汁一碗冲酒服立愈

疔用大蝦蟆一個取肝一片貼之立消

治疔疮、发背等恶症　蟾酥酒化、轻粉、麝香各五分，枯矾、寒水石煅、铜绿、乳香、没药各一钱，朱砂三钱，蜗牛二十个另研，如无亦可，共为末，用蜗牛或酒糊捣丸绿豆大，每服二三丸，温酒、葱汤送下。或麻木呕吐，重者昏愦，此药服之，不起者即起，不痛者即痛，痛甚者即止，昏愦者即苏，呕吐者即止，已成者即溃。实有夺命之功，真恶症中起死回生之至宝也。

又方，菊花连根捣汁一碗，冲酒服，立愈。

疔　用大蛤蟆一个，取肝一片，贴之立消。

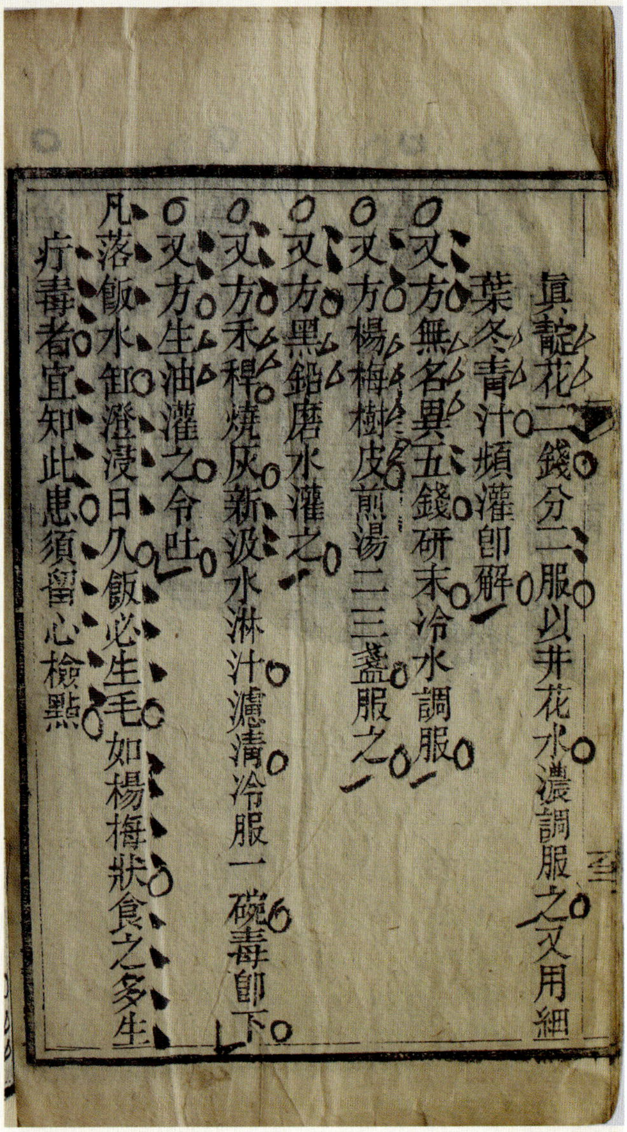

真靛花二钱，分二服，以井花水浓调服之。又用细叶冬青汁，频灌即解。

又方，无名异五钱，研末，冷水调服。

又方，杨梅树皮煎汤二三盏，服之。

又方，黑铅磨水灌之。

又方，禾杆烧灰，新汲水淋汁滤清，冷服一碗，毒即下。

又方，生油灌之，令吐。

凡落饭水缸，澄浸日久，饭必生毛，如杨梅状，食之多生疔毒者，宜知此患，须留心检点。

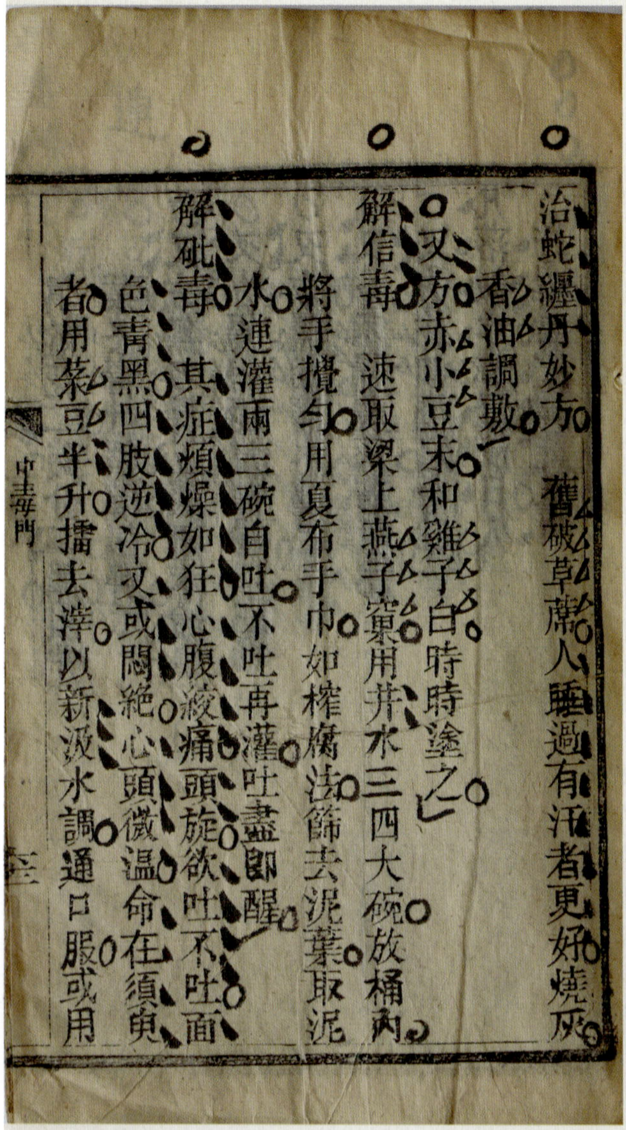
治蛇纏丹妙方 舊破草蓆人睡過有汗者更好燒灰
香油調敷
又方赤小豆末和雞子白時時塗之
解信毒 速取梁上燕子窠用井水三四大碗放桶內
將手攪勻用夏布手巾如榨腐法篩去泥葉取泥
水連灌兩三碗自吐不吐再灌吐盡即醒
解砒毒 其症煩燥如狂心腹絞痛頭旋欲吐不吐面
色青黑四肢逆冷又或悶絕心頭微溫命在須臾
者用菉豆半升擂去滓以新汲水調通口服或用
中毒門

治蛇缠丹妙方 旧破草席（人睡过，有汗者更好），烧灰，香油调敷。

又方，赤小豆末，和鸡子白，时时涂之。

解信毒 速取梁上燕子窠，用井水三四大碗，放桶内，将手搅匀。用夏布手巾，如榨腐法，筛去泥叶。取泥水连灌两三碗，自吐。不吐再灌，吐尽即醒。

解砒毒 其症烦躁如狂，心腹绞痛，头旋，欲吐不吐，面色青黑，四肢逆冷；又或闷绝，心头微温，命在须臾者。用绿豆半升，擂去滓，以新汲水调，通口服。或用

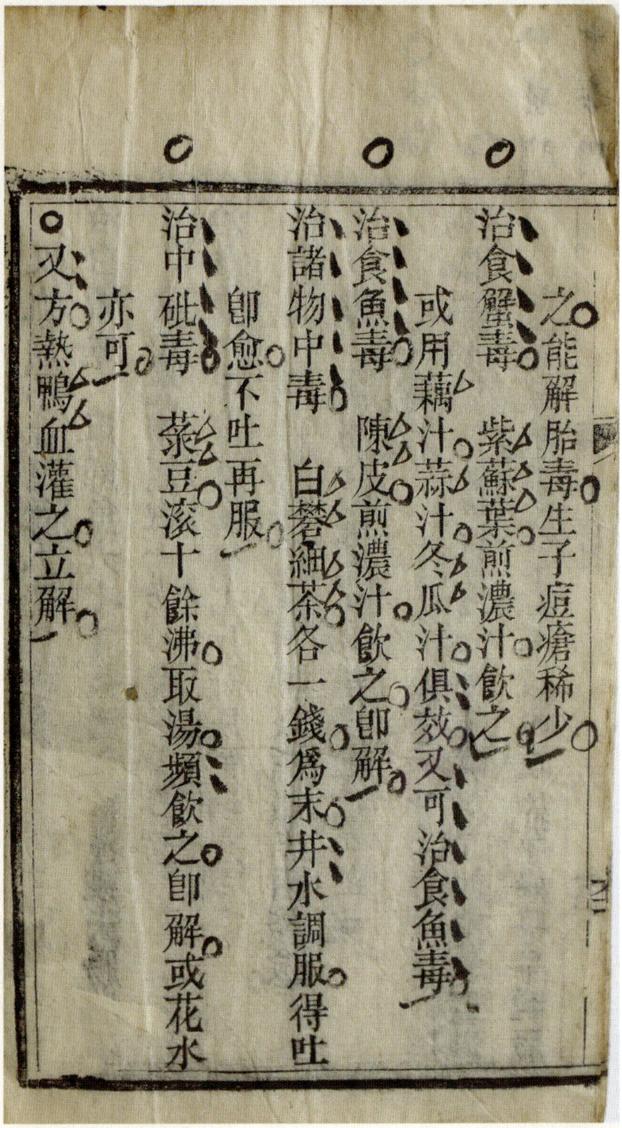
之能解胎毒生子痘瘡稀少
治食蟹毒 紫蘇葉煎濃汁飲之
或用藕汁蒜汁冬瓜汁俱效又可治食魚毒
治食魚毒 陳皮煎濃汁飲之卽解
治諸物中毒 白礬細茶各一錢爲末井水調服得吐
卽愈不吐再服
治中砒毒 菉豆滚十餘沸取湯頻飲之卽解或花水
亦可
又方熱鴨血灌之立解

之，能解胎毒，生子痘疮稀少。

治食蟹毒　紫苏叶煎浓汁，饮之。

或用藕汁、蒜汁、冬瓜汁，俱效。又可治食鱼毒。

治食鱼毒　陈皮煎浓汁，饮之，即解。

治诸物中毒　白矾、细茶各一钱，为末，井水调服，得吐即愈，不吐再服。

治中砒毒　绿豆，滚十余沸，取汤，频饮之，即解。或花水亦可。

又方，热鸭血灌之，立解。

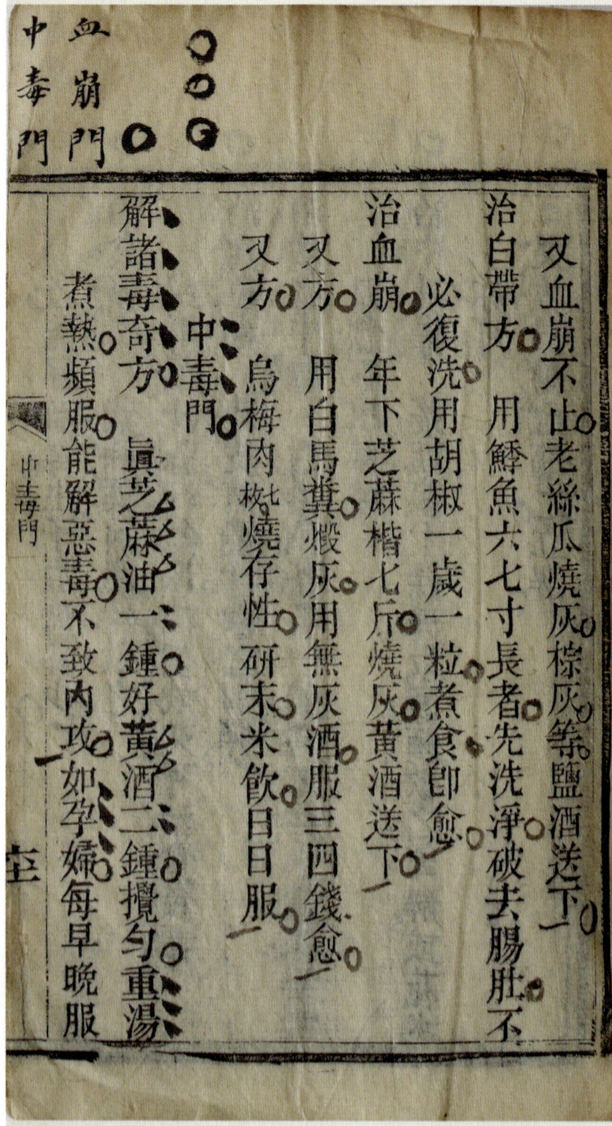
血崩門　中毒門

又血崩不止老絲瓜燒灰棕灰等鹽酒送下
治白帶方　用鰣魚六七寸長者先洗淨破去腸肚不
必復洗用胡椒一歲一粒煮食卽愈
治血崩　年下芝蔴楷七斤燒灰黃酒送下
又方　用白馬糞煆灰用無灰酒服三四錢愈
又方　烏梅肉柒枚燒存性研末米飲日日服
中毒門
解諸毒奇方　眞芝蔴油一鍾好黃酒二鍾攪勻重湯
煮熱頻服能解惡毒不致內攻如孕婦每早晚服

中毒門

又血崩不止，老丝瓜烧灰、棕灰等，盐酒送下。

治白带方　用鲥鱼六七寸长者，先洗净，破去肠肚，不必复洗。用胡椒一岁一粒，煮食，即愈。

治血崩　年下芝麻秸[1]七斤，烧灰，黄酒送下。

又方，用白马粪煅灰，用无灰酒服三四钱愈。

又方，乌梅肉七枚，烧存性，研末，米饮，日日服。

中毒门

解诸毒奇方　真芝麻油一钟，好黄酒二钟，搅匀，重汤煮热，频服，能解恶毒，不致内攻。如孕妇，每早晚服

1 秸：原文“楷”为“稭”字之误，“稭”即“秸”的异体字。

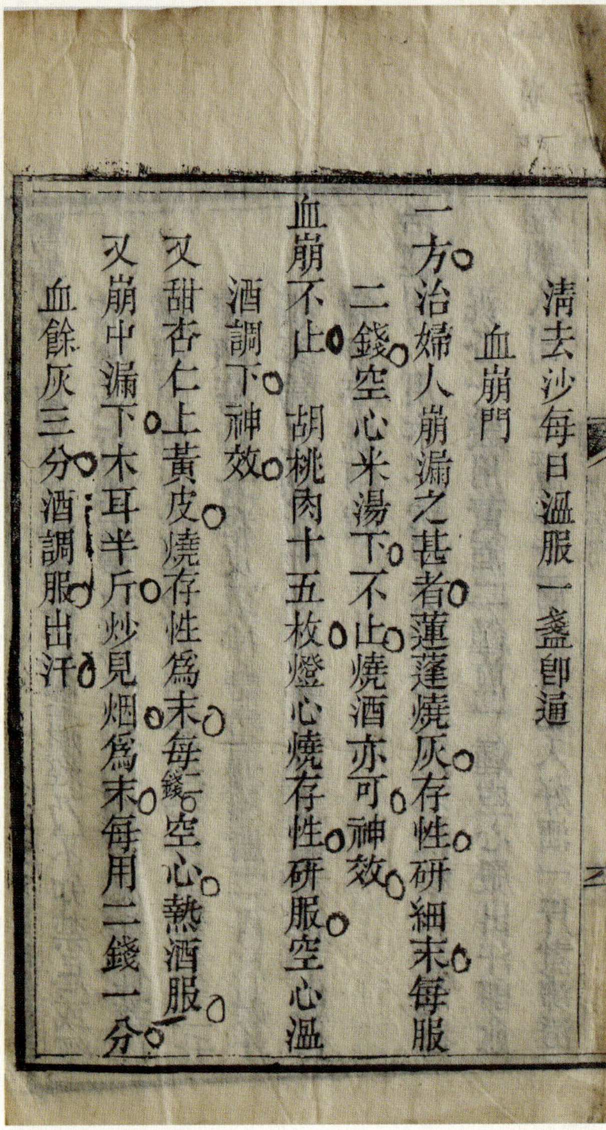
清去沙每日溫服一盞卽通
血崩門
一方治婦人崩漏之甚者蓮蓬燒灰存性研細末每服
二錢空心米湯下不止燒酒亦可神效
血崩不止胡桃肉十五枚燈心燒存性研服空心溫
酒調下神效
又甜杏仁上黃皮燒存性爲末每二錢空心熱酒服
又崩中漏下木耳半斤炒見烟爲末每用二錢一分
血餘灰三分酒調服出汗

清，去沙，每日温服一盏，即通。

血崩门

一方，治妇人崩漏之甚者。莲蓬烧灰存性，研细末，每服二钱，空心米汤下。不止，烧酒亦可，神效。

血崩不止　胡桃肉十五枚，灯心烧存性，研服，空心温酒调下，神效。

又甜杏仁上黄皮，烧存性为末，每二钱，空心热酒服。

又崩中漏下　木耳半斤，炒见烟，为末。每用二钱一分，血余[1]灰三分，酒调服，出汗。

1 血余：中医上称头发为血余，可入药。

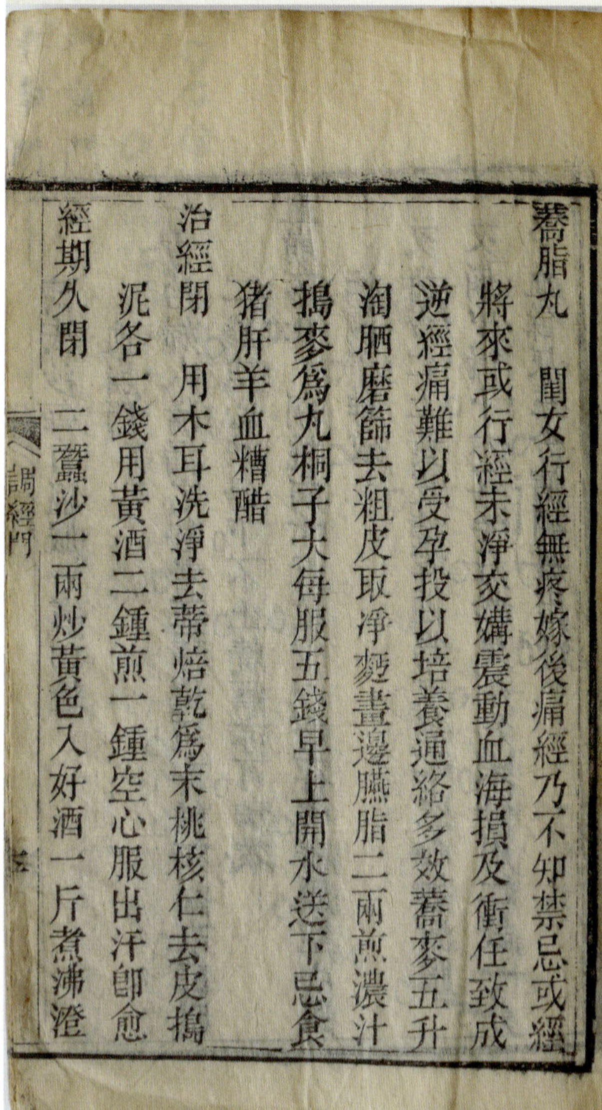

蕎脂丸　聞女行經無疼嫁後痛經乃不知禁忌或經將來或行經未淨交媾震動血海損及衝任致成逆經痛難以受孕投以培養通絡多效蕎麥五升淘晒磨篩去粗皮取淨麪畫邊臙脂二兩煎濃汁搗麥爲丸桐子大每服五錢早上開水送下忌食猪肝羊血糟醋

治經閉　用木耳洗淨去蒂焙乾爲末桃核仁去皮搗泥各一錢用黃酒二鍾煎一鍾空心服出汗卽愈

經期久閉　二蠶沙一兩炒黃色入好酒一斤煮沸澄

調經門

荞脂丸　闺女行经无疼，嫁后痛经，乃不知禁忌，或经将来，或行经未净，交媾震动血海，损及冲任，致成逆经痛，难以受孕。投以培养通络多效。荞麦五升（淘、晒、磨，筛去粗皮，取净面），画边胭脂二两，煎浓汁，捣麦为丸桐子大。每服五钱，早上开水送下，忌食猪肝、羊血、糟醋。

治经闭　用木耳（洗净去蒂，焙干为末），核桃仁（去皮捣泥）各一钱，用黄酒二钟，煎一钟，空心服，出汗即愈。

经期久闭　二蚕沙一两，炒黄色，入好酒一斤，煮沸，澄

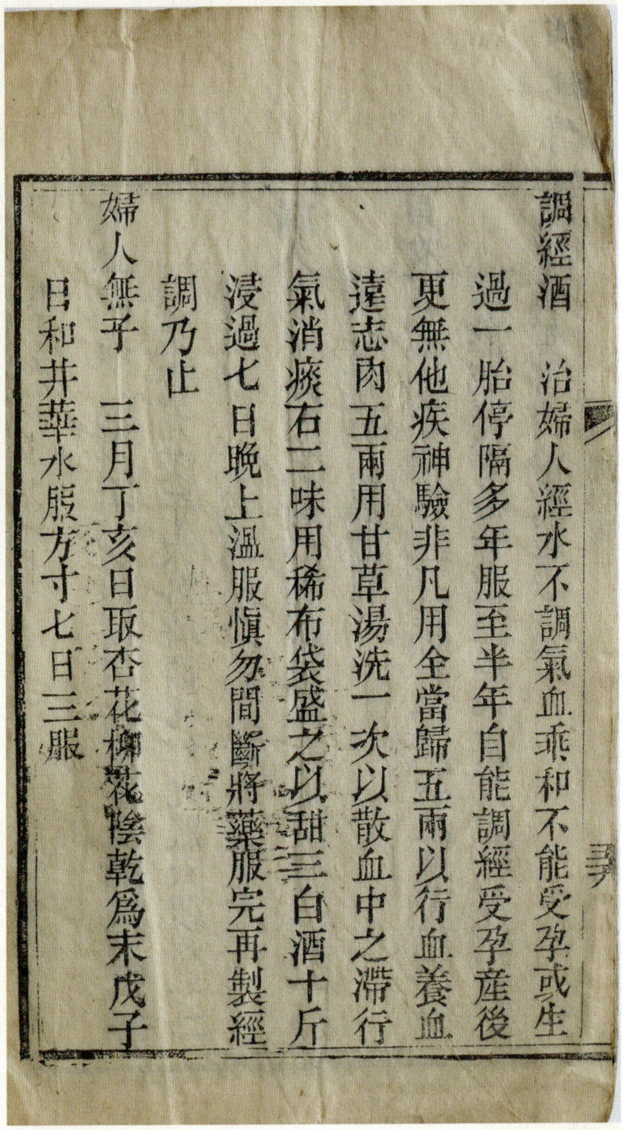

調經酒　治婦人經水不調氣血乖和不能受孕或生
過一胎停隔多年服至半年自能調經受孕産後
更無他疾神驗非凡用全當歸五兩以行血養血
遠志肉五兩用甘草湯洗一次以散血中之滯行
氣消痰右二味用稀布袋盛之以甜三白酒十斤
浸過七日晚上溫服慎勿間斷將藥服完再製經
調乃止
婦人無子　三月丁亥日取杏花柳花陰乾爲末戊子
日和井華水服方寸匕日三服

调经酒　治妇人经水不调，气血乖和，不能受孕，或生过一胎，停隔多年。服至半年，自能调经受孕，产后更无他疾，神验非凡。用全当归五两（以行血养血），远志肉五两（用甘草汤洗一次，以散血中之滞，行气消痰）。上二位用稀布袋盛之，以甜三白酒十斤浸过七日，晚上温服，慎勿间断，将药服完再制，经调乃止。

妇人无子　三月丁亥日，取杏花、柳花阴干为末。戊子日和井华水服方寸匕，日三服。

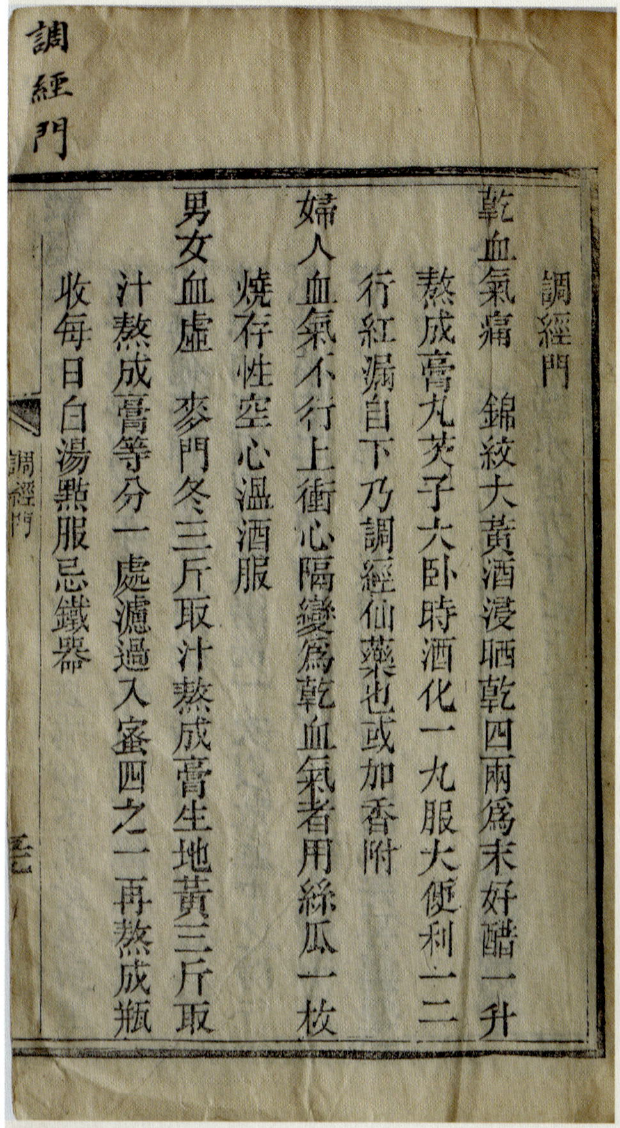

调经门

干血气痛　锦纹大黄酒浸晒干四两为末，好醋一升，熬成膏，丸芡子大。卧时酒化一丸服，大便利一二行，红漏自下，乃调经仙药也，或加香附。

妇人血气不行，上冲心膈，变为干血气者，用丝瓜一枚，烧存性，空心温酒服。

男女血虚　麦门冬三斤取汁熬成膏，生地黄三斤取汁熬成膏，等分。一处滤过，入蜜四之一再熬成，瓶收。每日白汤点服，忌铁器。

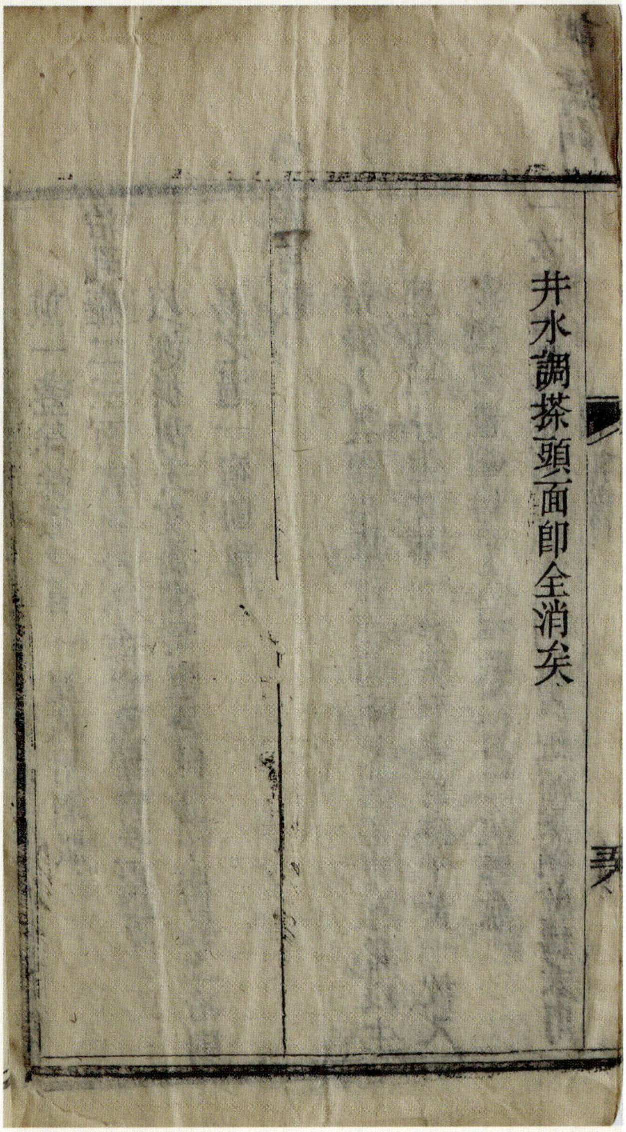
井水調搽頭面即全消矣

井水调搽头面，即全消矣。

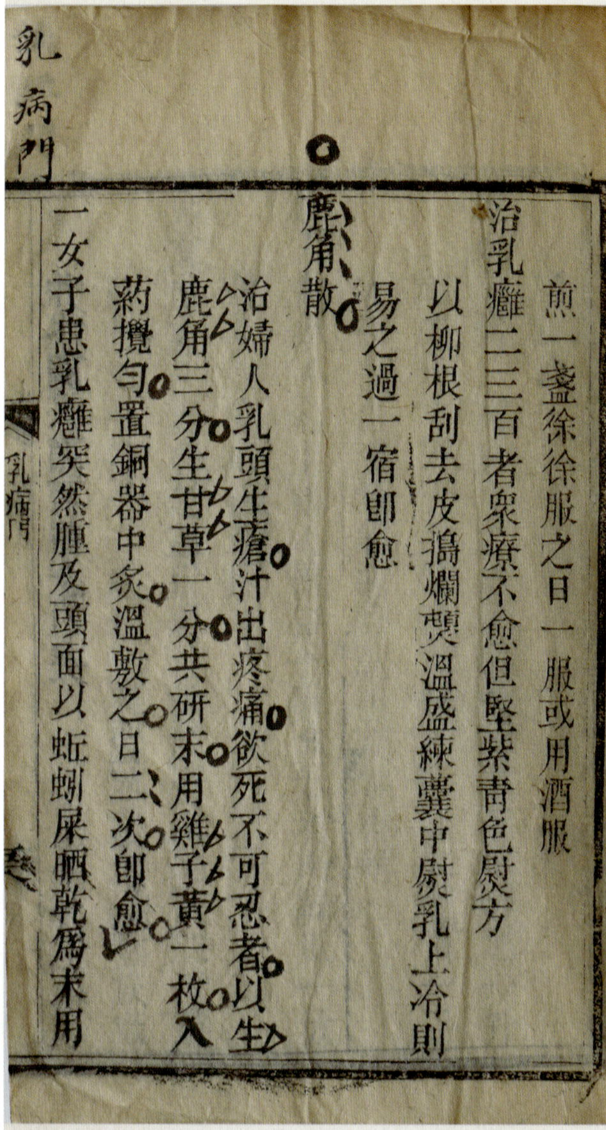
乳病門

煎一盞徐徐服之日一服或用酒服

治乳癰二三百者衆療不愈但堅紫青色熨方

以柳根刮去皮擣爛熨溫盛練囊中熨乳上冷則易之過一宿卽愈

鹿角散

治婦人乳頭生瘡汁出疼痛欲死不可忍者以生鹿角三分生甘草一分共研末用雞子黃一枚入葯攪勻置銅器中炙溫敷之日二次卽愈

一女子患乳癰突然腫及頭面以蚯蚓屎晒乾爲末用

乳病門

煎一盏，徐徐服之，日一服，或用酒服。

治乳痈（二三百者，众疗不愈，但坚紫青色）熨方

以柳根刮去皮，捣烂炖温，盛练囊中，熨乳上，冷则易之，过一宿即愈。

鹿角散

治妇人乳头生疮汁出，疼痛欲死不可忍者。以生鹿角三分，生甘草一分，共研末，用鸡子黄一枚，入药搅匀，置铜器中炙，温敷之，日二次即愈。

一女子患乳痈，突然肿及头面，以蚯蚓屎晒干为末，用

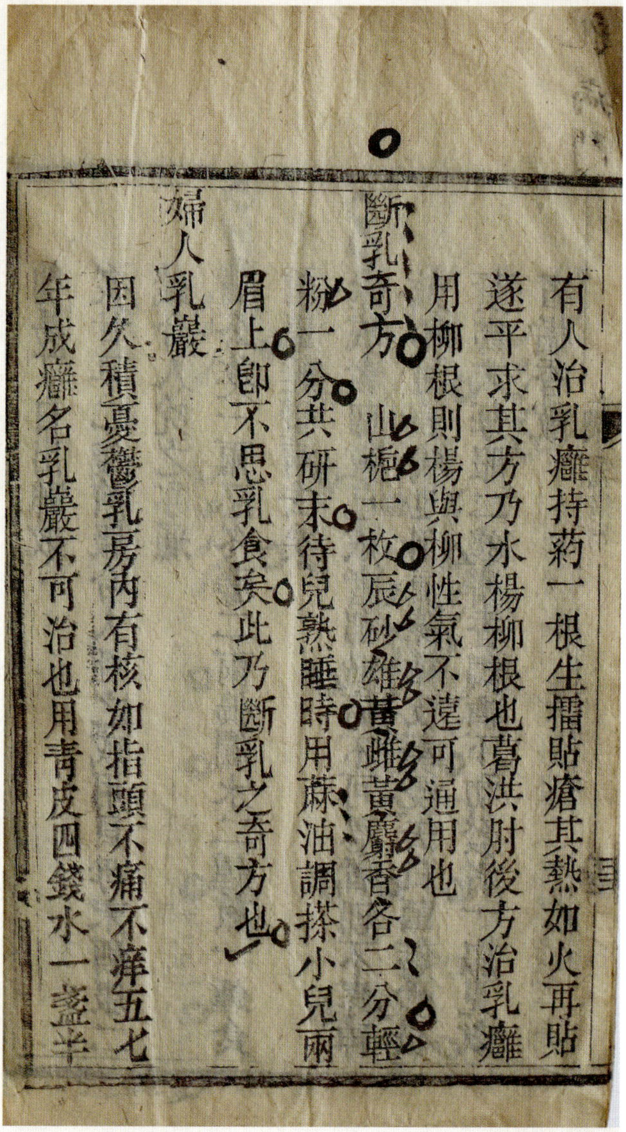
有人治乳癰持藥一根生擂貼瘡其熱如火再貼
遂平求其方乃水楊柳根也葛洪肘後方治乳癰
用柳根則楊與柳性氣不遠可通用也
斷乳奇方　山梔一枚辰砂雄黃雌黃麝香各二分輕
粉一分共研末待兒熟睡時用麻油調搽小兒兩
眉上即不思乳食矣此乃斷乳之奇方也
婦人乳巖
因久積憂鬱乳房内有核如指頭不痛不痒五七
年成癰名乳巖不可治也用青皮四錢水一盞半

有人治乳痈，持药一根生擂，贴疮，其热如火，再贴遂平。求其方，乃水杨柳根也。葛洪《肘后方》治乳痈用柳根，则杨与柳性气不远，可通用也。

断乳奇方　山栀一枚，辰砂、雄黄、雌黄、麝香各二分，轻粉一分，共研末。待儿熟睡时，用麻油调搽小儿两眉上，即不思乳食矣。此乃断乳之奇方也。

妇人乳岩

因久积忧郁，乳房内有核如指头，不痛不痒，五七年成痈，名乳岩，不可治也。用青皮四钱，水一盏半，

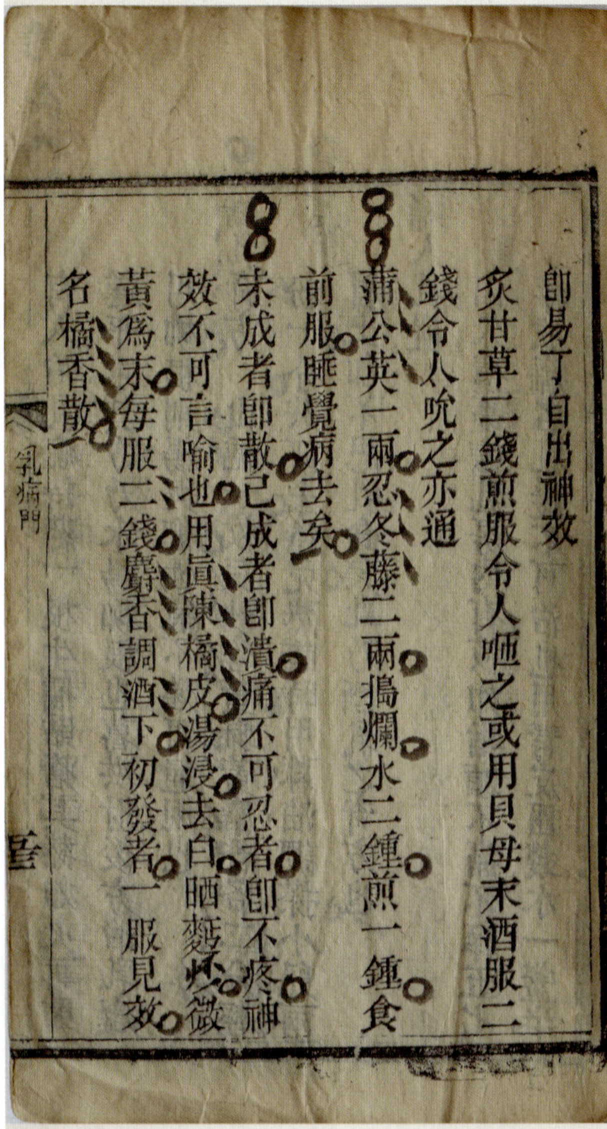
即易丁自出神效
炙甘草二錢煎服令人咂之或用貝母末酒服二
錢令人吮之亦通
蒲公英一兩忍冬藤二兩搗爛水二鍾煎一鍾食
前服睡覺病去矣
未成者即散已成者即潰痛不可忍者即不疼神
效不可言喻也用眞陳橘皮湯浸去白晒麪炒微
黃爲末每服二錢麝香調酒下初發者一服見效
名橘香散
乳病門

即易，丁自出，神效。

炙甘草二钱，煎服，令人咂之。或用贝母末，酒服二钱，令人吮之，亦通。

蒲公英一两，忍冬藤二两，捣烂，水二钟，煎一钟，食前服，睡觉病去矣。

未成者即散，已成者即溃，痛不可忍者即不疼，神效不可言喻也。用真陈橘皮，汤浸去白，晒，面炒微黄，为末，每服二钱，麝香调酒下。初发者，一服见效，名橘香散。

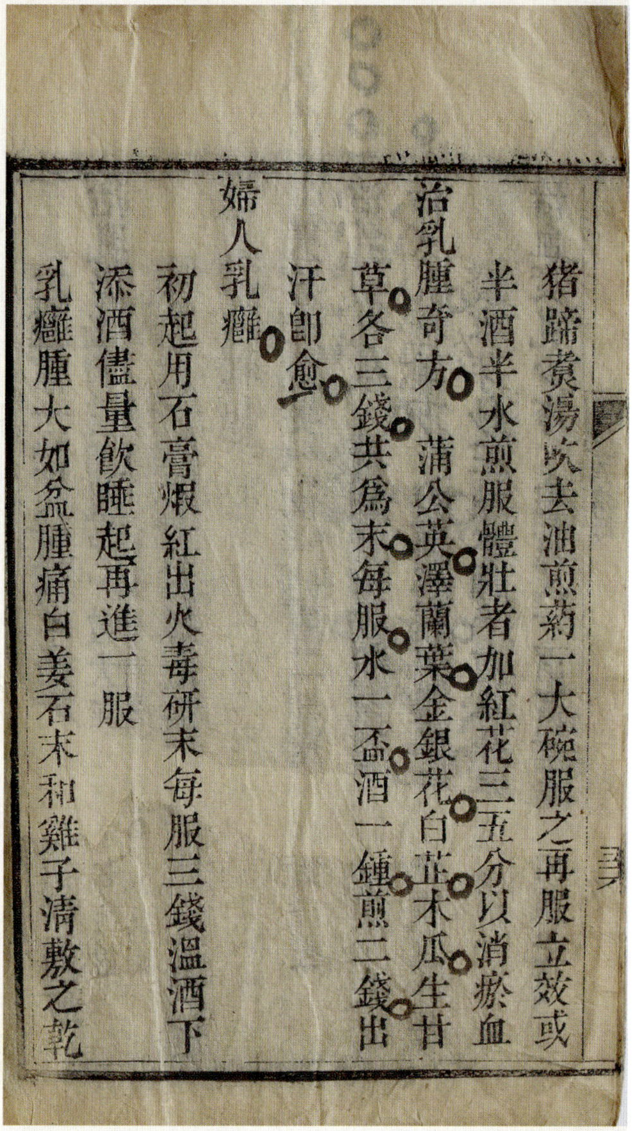

猪蹄煮湯吹去油煎藥一大碗服之再服立效或
半酒半水煎服體壯者加紅花三五分以消瘀血
治乳腫奇方　蒲公英澤蘭葉金銀花白芷木瓜生甘
草各三錢共爲末每服水一盃酒一鍾煎二錢出
汗即愈
婦人乳癰
初起用石膏煅紅出火毒研末每服三錢溫酒下
添酒儘量飲睡起再進一服
乳癰腫大如盆腫痛白姜石末和雞子清敷之乾

猪蹄煮汤，吹去油，煎药一大碗服之，再服立效。或半酒半水煎服，体壮者加红花三五分以消瘀血。

治乳肿奇方　蒲公英、泽兰叶、金银花、白芷、木瓜、生甘草各三钱，共为末。每服，水一杯，酒一钟，煎二钱，出汗即愈。

妇人乳痈

初起用石膏，煅红出火毒，研末，每服三钱，温酒下。添酒尽量饮，睡起再进一服。

乳痈肿大如盆，肿痛。白姜石末和鸡子清敷之，干

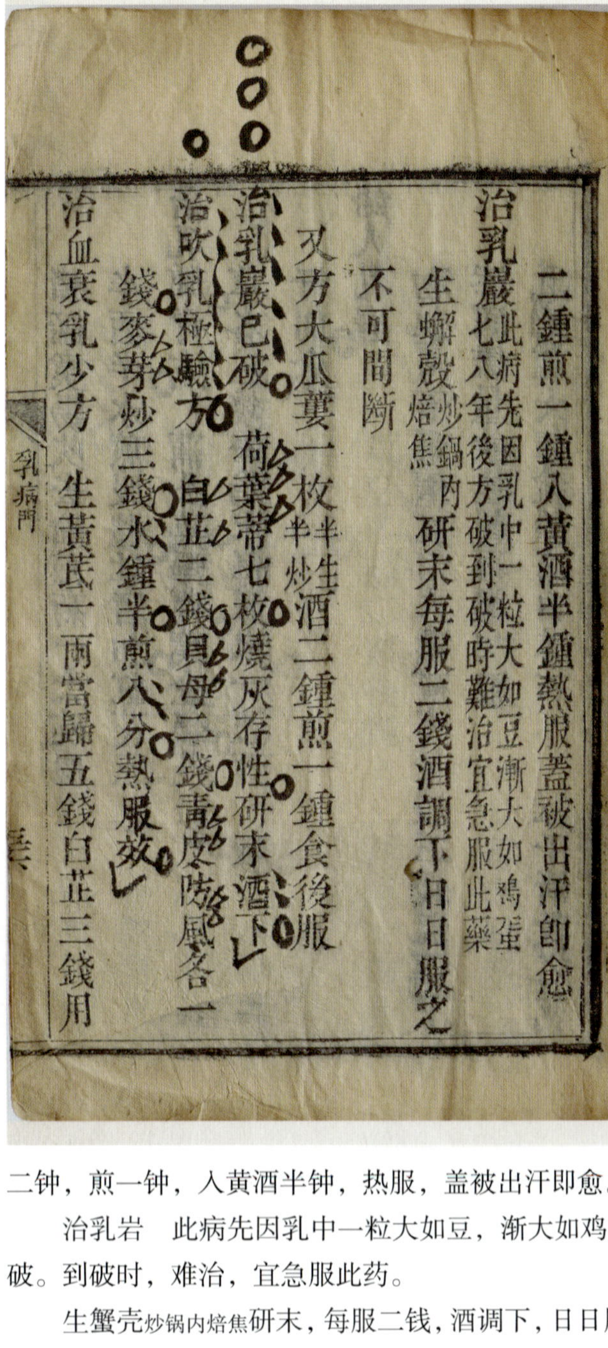

二钟，煎一钟，入黄酒半钟，热服，盖被出汗即愈。

治乳岩　此病先因乳中一粒大如豆，渐大如鸡蛋，七八年后方破。到破时，难治，宜急服此药。

生蟹壳炒锅内焙焦研末，每服二钱，酒调下，日日服之，不可间断。

又方，大瓜蒌一枚半生半炒，酒二钟，煎一钟，食后服。

治乳岩已破　荷叶蒂七枚，烧灰存性，研末，酒下。

治吹乳极验方　白芷二钱，贝母二钱，青皮、防风各一钱，麦芽炒三钱，水钟半，煎八分，热服，效。

治血衰乳少方　生黄芪一两，当归五钱，白芷三钱。用

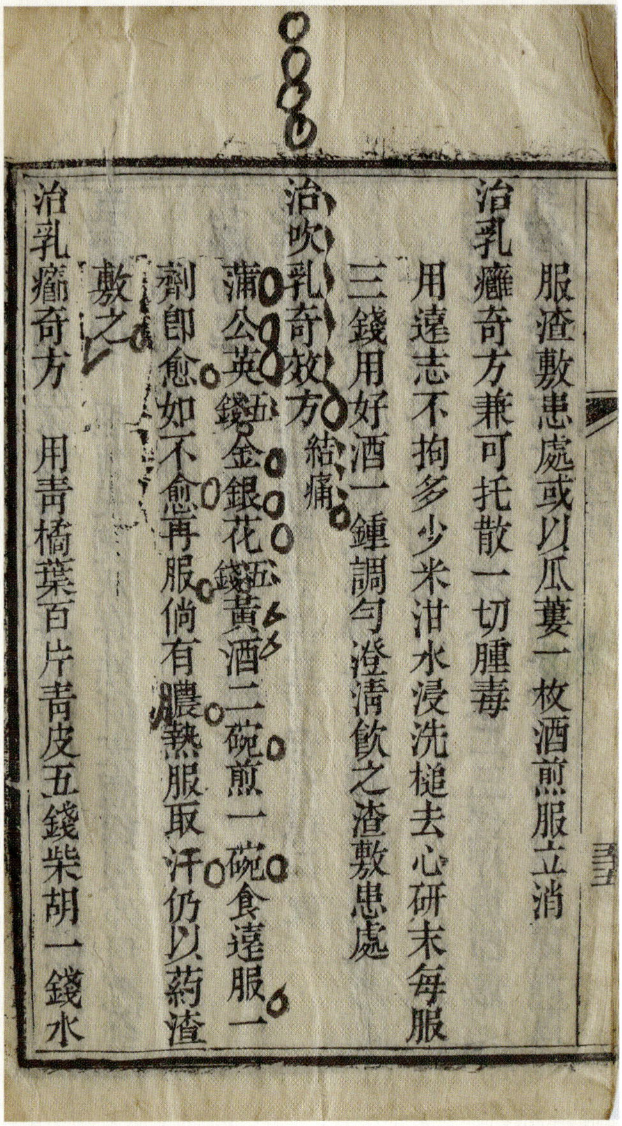

服渣敷患處或以瓜蔞一枚酒煎服立消
治乳癰奇方兼可托散一切腫毒
用遠志不拘多少米泔水浸洗槌去心研末每服
三錢用好酒一鍾調匀澄清飲之渣敷患處
治吹乳奇效方結痛
蒲公英五錢金銀花五錢黃酒二碗煎一碗食遠服一
劑即愈如不愈再服倘有膿熱服取汗仍以葯渣
敷之
治乳癤奇方 用青橘葉百片青皮五錢柴胡一錢水

服，渣敷患处。或以瓜蒌一枚，酒煎服，立消。

治乳痈奇方兼可托散一切肿毒

用远志不拘多少，米泔水浸洗，槌去心，研末，每服三钱，用好酒一钟调匀，澄清饮之，渣敷患处。

治吹乳奇效方结痛

蒲公英五钱，金银花五钱，黄酒二碗，煎一碗，食远服，一剂即愈。如不愈，再服。倘有脓，热服取汗，仍以药渣敷之。

治乳疖奇方

用青橘叶百片，青皮五钱，柴胡一钱，水

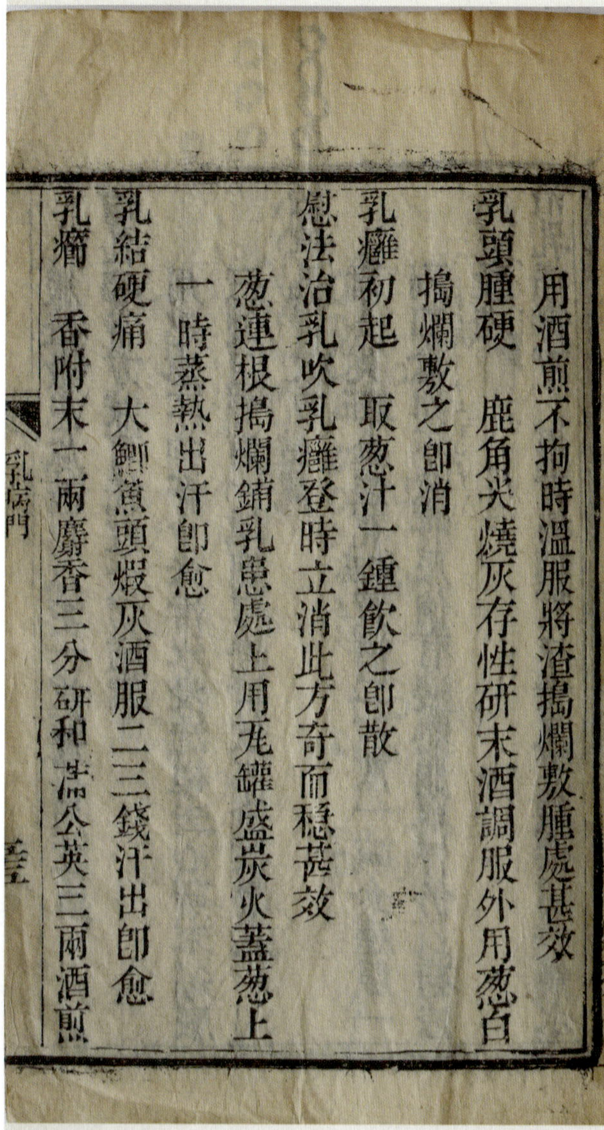

用酒煎不拘時溫服將渣搗爛敷腫處甚效
乳頭腫硬　鹿角尖燒灰存性研末酒調服外用葱白
搗爛敷之卽消
乳癰初起　取葱汁一鍾飲之卽散
熨法治乳吹乳癰登時立消此方奇而穩甚效
葱連根搗爛鋪乳患處上用瓦罐盛炭火蓋葱上
一時蒸熱出汗卽愈
乳結硬痛　大鯽魚頭煅灰酒服二三錢汗出卽愈
乳痟　香附末一兩麝香三分研和蒲公英三兩酒煎
乳病門

用酒煎，不拘时，温服。将渣捣烂敷肿处，甚效。

乳头肿硬　鹿角尖烧灰存性研末，酒调服。外用葱白捣烂敷之，即消。

乳痈初起　取葱汁一钟饮之，即散。

熨法治乳吹、乳痈，登时立消。此方奇而稳，甚效。

葱连根捣烂，铺乳患处。上用瓦罐盛炭火，盖葱上，一时蒸热出汗即愈。

乳结硬痛　大鲫鱼头煅灰，酒服二三钱，汗出即愈。

乳疖　香附末一两，麝香三分，研，和蒲公英三两酒煎

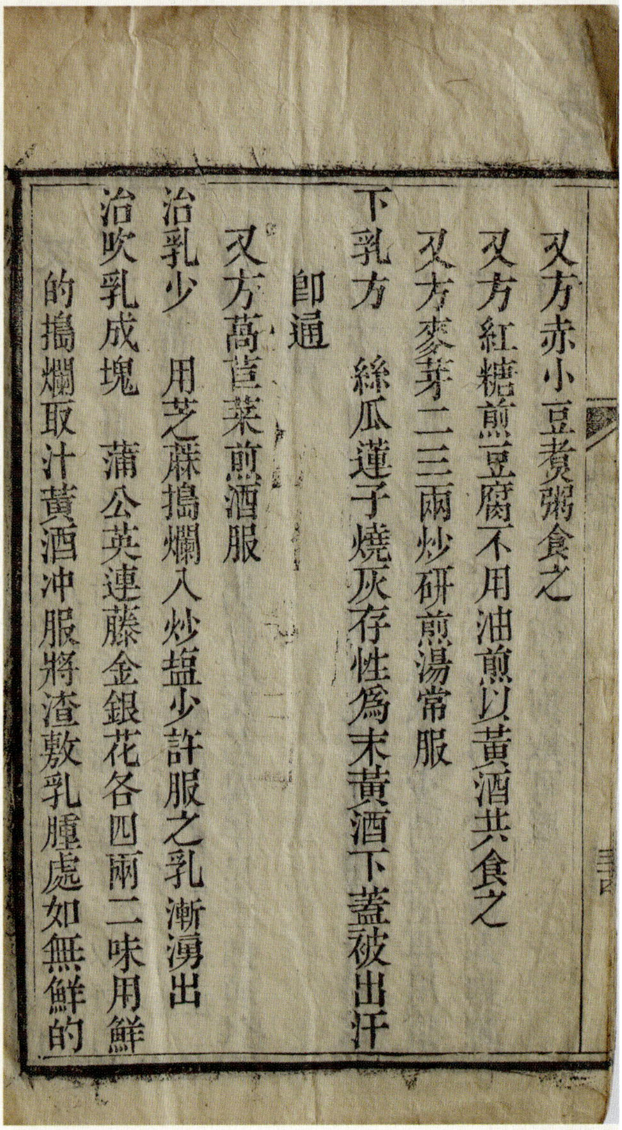

又方赤小豆煮粥食之
又方紅糖煎豆腐不用油煎以黄酒共食之
又方麥芽二三兩炒研煎湯常服
下乳方　絲瓜蓮子燒灰存性爲末黄酒下蓋被出汗
即通
又方萵苣菜煎酒服
治乳少　用芝蔴搗爛入炒塩少許服之乳漸湧出
治吹乳成塊　蒲公英連藤金銀花各四兩二味用鮮
的搗爛取汁黄酒冲服將渣敷乳腫處如無鮮的

又方，赤小豆煮粥食之。

又方，红糖煎豆腐，不用油煎，以黄酒共食之。

又方，麦芽二三两炒研煎汤，常服。

下乳方　丝瓜、莲子烧灰存性为末，黄酒下，盖被出汗即通。

又方，莴苣菜煎酒服。

治乳少　用芝麻捣烂，入炒盐少许服之，乳渐涌出。

治吹乳成块　蒲公英、连藤金银花各四两，二味用鲜的捣烂取汁，黄酒冲服。将渣敷乳肿处。如无鲜的，

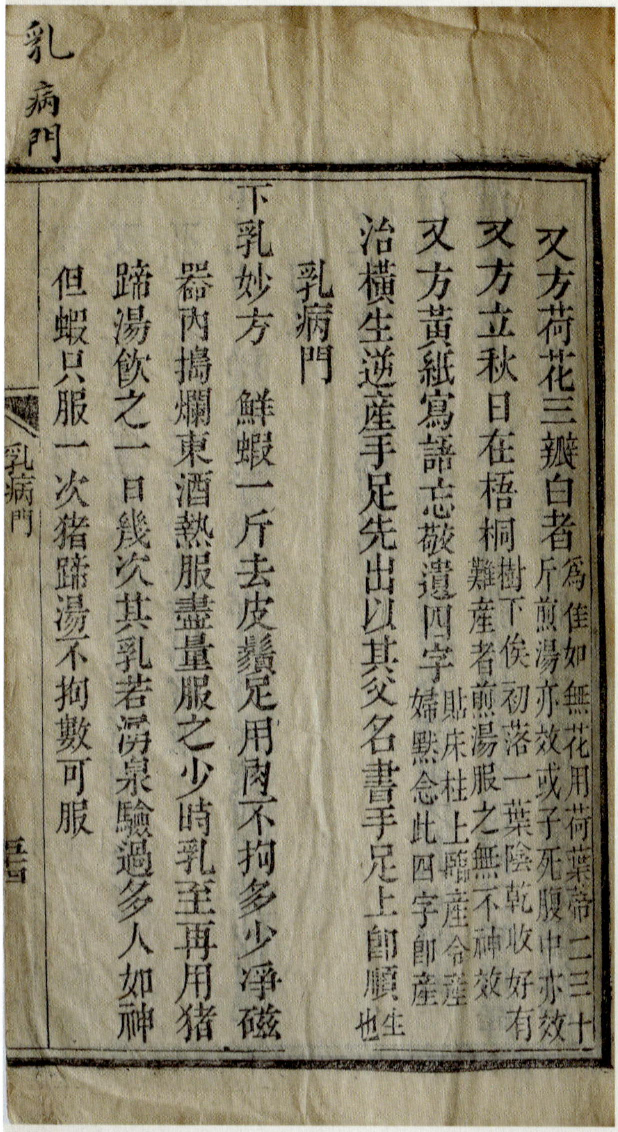

乳病門

又方荷花三瓣白者爲佳如無花用荷葉蒂二三十斤煎湯亦效或子死腹中亦效

又方立秋日在梧桐樹下俟初落一葉陰乾收好有難產者煎湯服之無不神效

又方黃紙寫語忘敬遺四字貼床柱上臨產令產婦默念此四字即產

治橫生逆產手足先出以其父名書手足上即順生也

乳病門

下乳妙方　鮮蝦一斤去皮鬚足用肉不拘多少淨磁器內搗爛東酒熱服盡量服之少時乳至再用猪蹄湯飲之一日幾次其乳若湧泉驗過多人如神但蝦只服一次猪蹄湯不拘數可服

乳病門

又方，荷花三瓣，白者为佳。如无花，用荷叶蒂二三十斤煎汤，亦效。或子死腹中亦效。

又方，立秋日，在梧桐树下俟初落一叶，阴干收好。有难产者，煎汤服之，无不神效。

又方，黄纸写“语忘敬遗”四字，贴床柱上，临产令产妇默念此四字，即产。

治横生逆产手足先出，以其父名书手足上，即顺生也。

乳病门

下乳妙方　鲜虾一斤去皮须足，用肉不拘多少，净磁器内捣烂，东酒热服，尽量服之。少时乳至，再用猪蹄汤饮之，一日几次，其乳若涌泉。验过多人，如神。但虾只服一次，猪蹄汤不拘数可服。

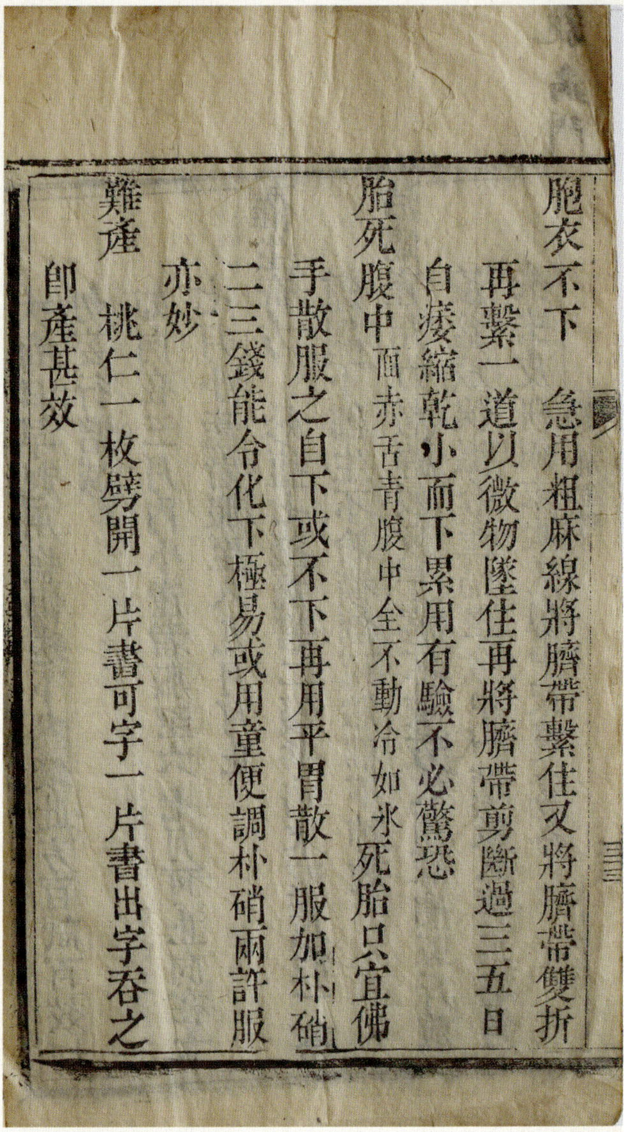
胞衣不下　急用粗麻線將臍帶繫住又將臍帶雙折
再繫一道以微物墜住再將臍帶剪斷過三五日
自痿縮乾小而下累用有驗不必驚恐
胎死腹中面赤舌青腹中全不動冷如冰死胎只宜佛
手散服之自下或不下再用平胃散一服加朴硝
二三錢能令化下極易或用童便調朴硝兩許服
亦妙
難產　桃仁一枚劈開一片書可字一片書出字吞之
即產甚效

胞衣不下　急用粗麻线将脐带系住，又将脐带双折，再系一道，以微物坠住，再将脐带剪断，过三五日自痿缩干小而下。累用有验，不必惊恐。

胎死腹中面赤舌青，腹中全不动冷如冰　死胎只宜佛手散，服之自下。或不下，再用平胃散一服，加朴硝二三钱，能令化下极易，或用童便调朴硝两许服亦妙。

难产　桃仁一枚劈开，一片书“可”字，一片书“出”字，吞之即产，甚效。

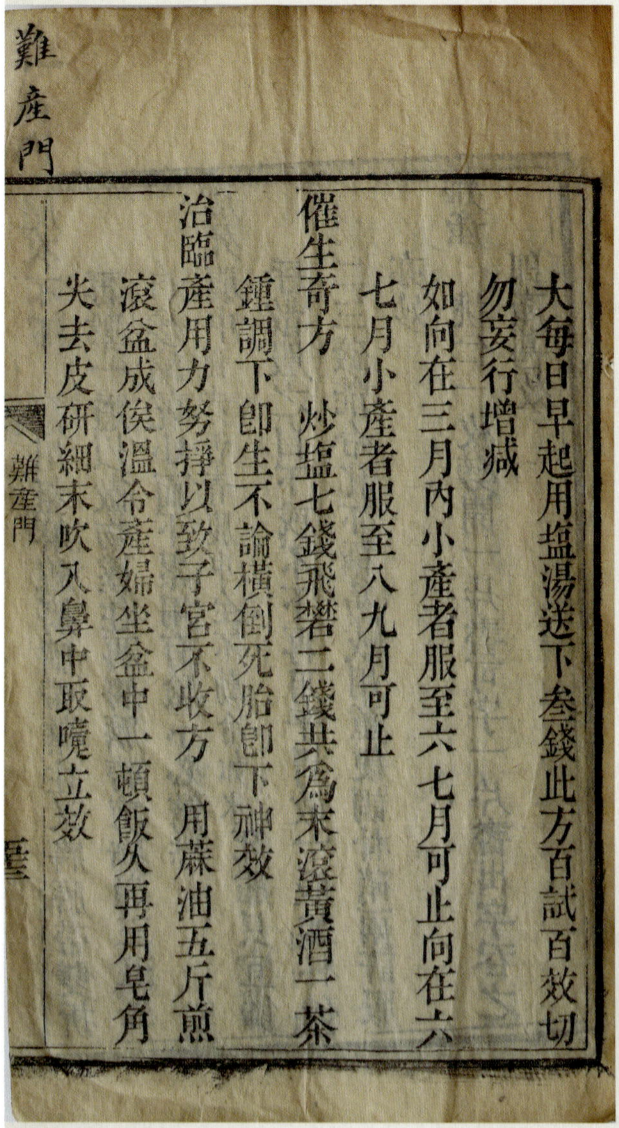

難產門

大每日早起用盐湯送下叁錢此方百試百效切勿妄行增減

如向在三月內小產者服至六七月可止向在六七月小產者服至八九月可止

催生奇方　炒塩七錢飛礬二錢共為末滾黃酒一茶鍾調下即生不論橫倒死胎即下神效

治臨產用力努掙以致子宮不收方　用蔴油五斤煎滾盆成俟溫令產婦坐盆中一頓飯久再用皂角尖去皮研細末吹入鼻中取嚏立效

難產門

大，每日早起用盐汤送下三钱。此方百试百效，切勿妄行增减。

如向在三月内小产者，服至六七月，可止。向在六七月小产者，服至八九月，可止。

催生奇方　炒盐七钱，飞矾二钱共为末，滚黄酒一茶钟，调下即生。不论横倒死胎，即下，神效。

治临产用力努挣以致子宫不收方　用麻油五斤煎滚，盆盛，俟温，令产妇坐盆中。一顿饭久，再用皂角尖去皮研细末，吹入鼻中，取嚏，立效。

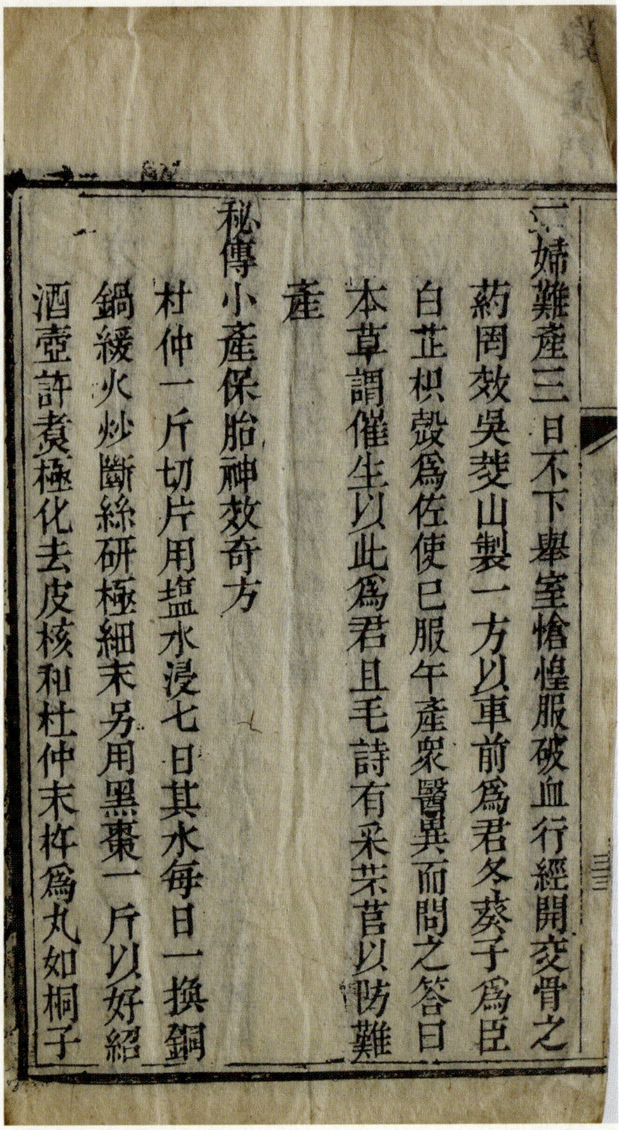

一婦難產三日不下舉室愴惶服破血行經開交骨之藥罔效吳茭山製一方以車前爲君冬葵子爲臣白芷枳殼爲佐使巳服午產衆醫異而問之答曰本草謂催生以此爲君且毛詩有采芣苢以防難產

秘傳小產保胎神效奇方

杜仲一斤切片用塩水浸七日其水每日一換銅鍋緩火炒斷絲研極細末另用黑棗一斤以好紹酒壺許煮極化去皮核和杜仲末杵爲丸如桐子

一妇难产，三日不下，举室怆惶，服破血行经开交骨之药，罔效。吴茭山制一方，以车前为君，冬葵子为臣，白芷、枳壳为佐、使，已服，午产。众医异而问之，答曰：本草谓催生以此为君，且毛诗有采芣苢以防难产。

秘传小产保胎神效奇方

杜仲一斤，切片，用盐水浸七日，其水每日一换，铜锅缓火炒断丝，研极细末。另用黑枣一斤，以好绍酒壶许煮极化，去皮核，和杜仲末杵为丸如桐子

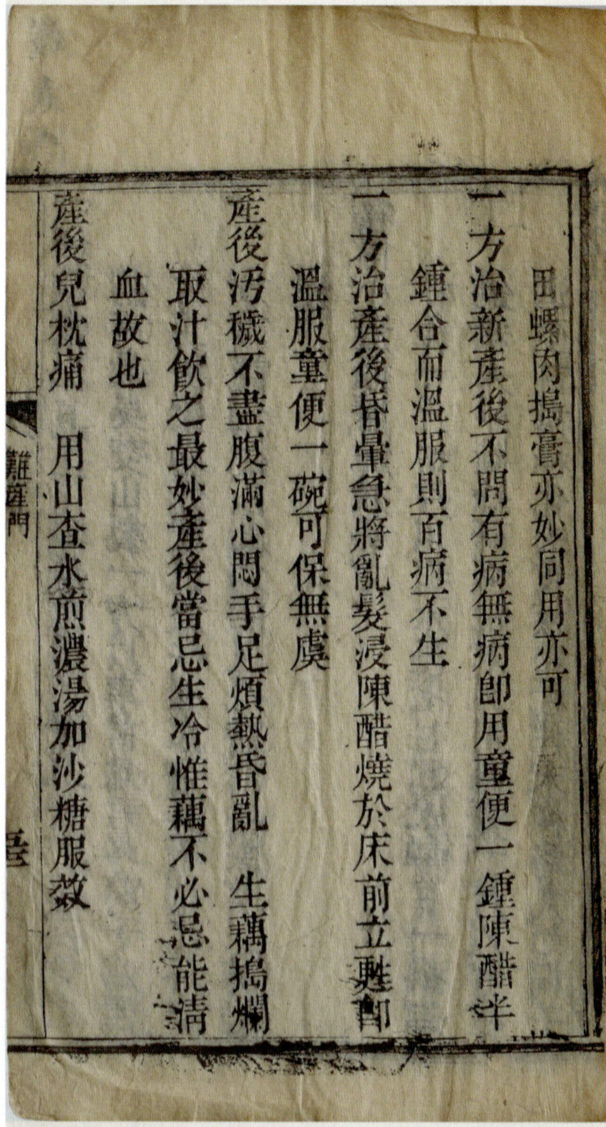

田螺肉搗膏亦妙同用亦可

一方治新產後不問有病無病卽用童便一鍾陳醋半鍾合而溫服則百病不生

一方治產後昏暈急將亂髮浸陳醋燒於床前立甦卽溫服童便一碗可保無虞

產後汚穢不盡腹滿心悶手足煩熱昏亂　生藕搗爛取汁飲之最妙產後當忌生冷惟藕不必忌能清血故也

產後兒枕痛　用山查水煎濃湯加沙糖服效

田螺肉捣膏亦妙，同用亦可。

一方，治新产后不问有病无病，即用童便一钟，陈醋半钟，合而温服，则百病不生。

一方，治产后昏晕，急将乱发浸陈醋，烧于床前，立苏。即温服童便一碗，可保无虞。

产后污秽不尽，腹满心闷，手足烦热，昏乱　生藕捣烂，取汁饮之，最妙。产后当忌生冷，惟藕不必忌，能清血，故也。

产后儿枕痛　用山楂水煎浓汤，加砂糖服，效。

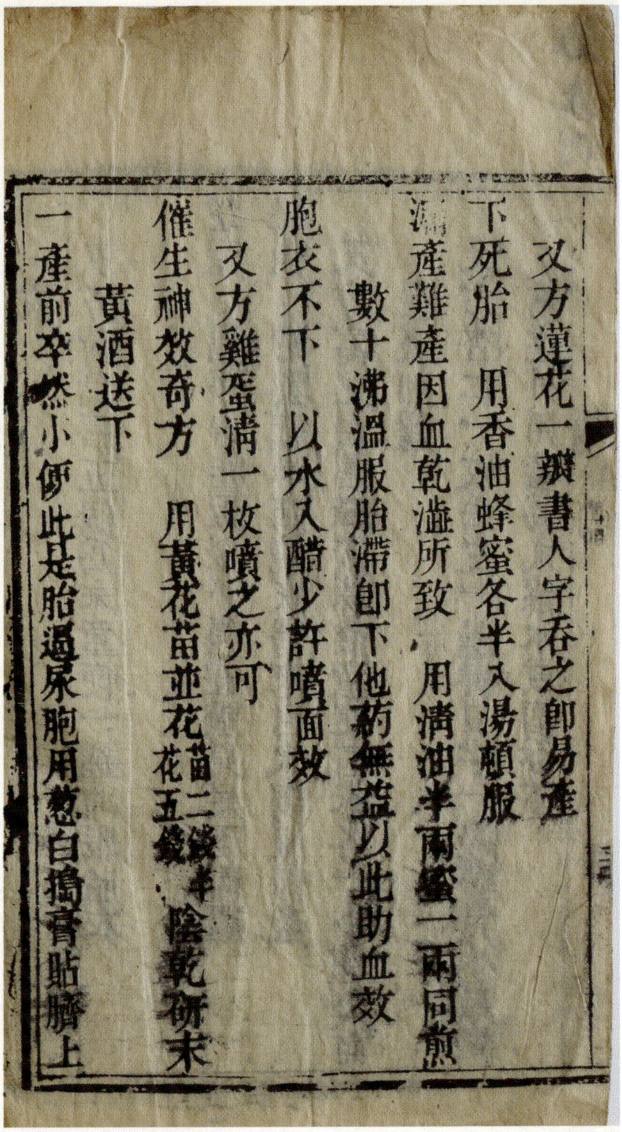

又方蓮花一瓣書人字吞之即易產
下死胎　用香油蜂蜜各半入湯頓服
漏產難產因血乾澁所致　用清油半兩蜜一兩同煎
數十沸溫服胎滯即下他药無益以此助血效
胞衣不下　以水入醋少許噴面效
又方雞蛋清一枚噴之亦可
催生神效奇方　用黃花苗並花苗二錢半花五錢陰乾研末
黃酒送下
一產前卒然小便此是胎逼尿胞用葱白搗膏貼臍上

又方，莲花一瓣，书“人”字，吞之，即易产。

下死胎　用香油、蜂蜜各半，入汤顿服。

漏产难产因血干涩所致　用清油半两，蜜一两，同煎数十沸，温服。胎滞即下，他药无益，以此助血效。

胞衣不下　以水入醋少许，喷面，效。

又方，鸡蛋清一枚，喷之，亦可。

催生神效奇方　用黄花苗并花苗二钱半，花五钱，阴干研末，黄酒送下。

产前卒然小便，此是胎逼尿胞，用葱白捣膏贴脐上。

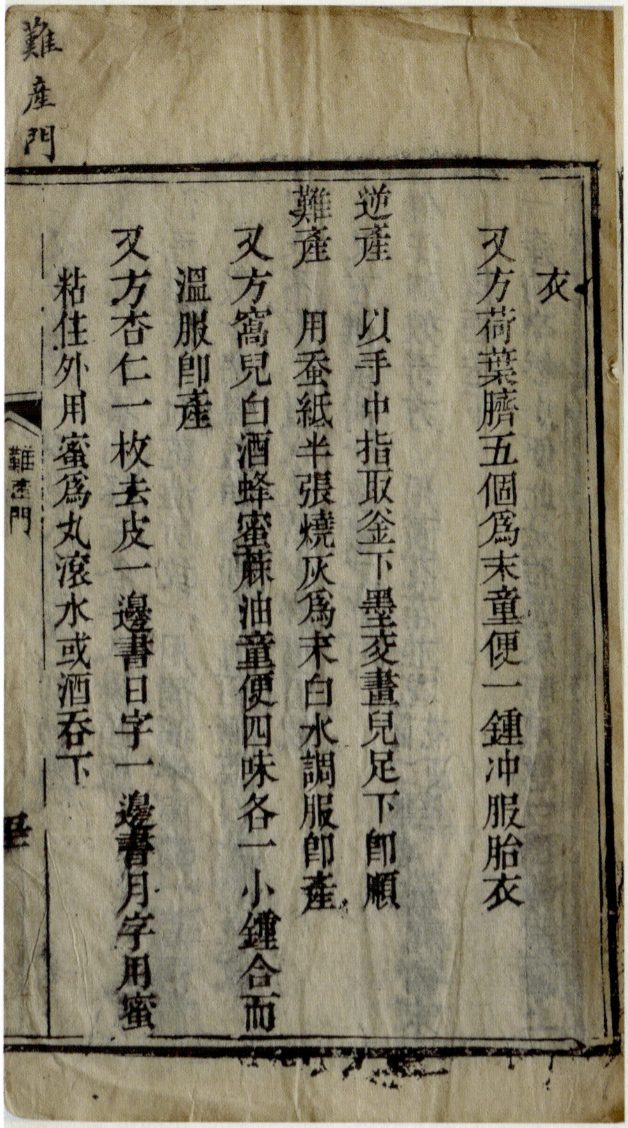
難產門

衣

又方荷葉臍五個爲末童便一鍾冲服胎衣

逆產　以手中指取釜下墨交畫兒足下卽順

難產　用蚕紙半張燒灰爲末白水調服卽產

又方窩兒白酒蜂蜜麻油童便四味各一小鍾合而溫服卽產

又方杏仁一枚去皮一邊書日字一邊書月字用蜜粘住外用蜜爲丸滚水或酒吞下

難產門

衣。

又方，荷叶脐五个为末，童便一钟，冲服胎衣。

逆产　以手中指取釜下墨，交画儿足下，即顺。

难产　用蚕纸半张，烧灰为末，白水调服，即产。

又方，窝儿白酒、蜂蜜、麻油、童便四味，各一小钟，合而温服，即产。

又方，杏仁一枚，去皮，一边书“日”字，一边书“月”字，用蜜粘住。外用蜜为丸，滚水或酒吞下。

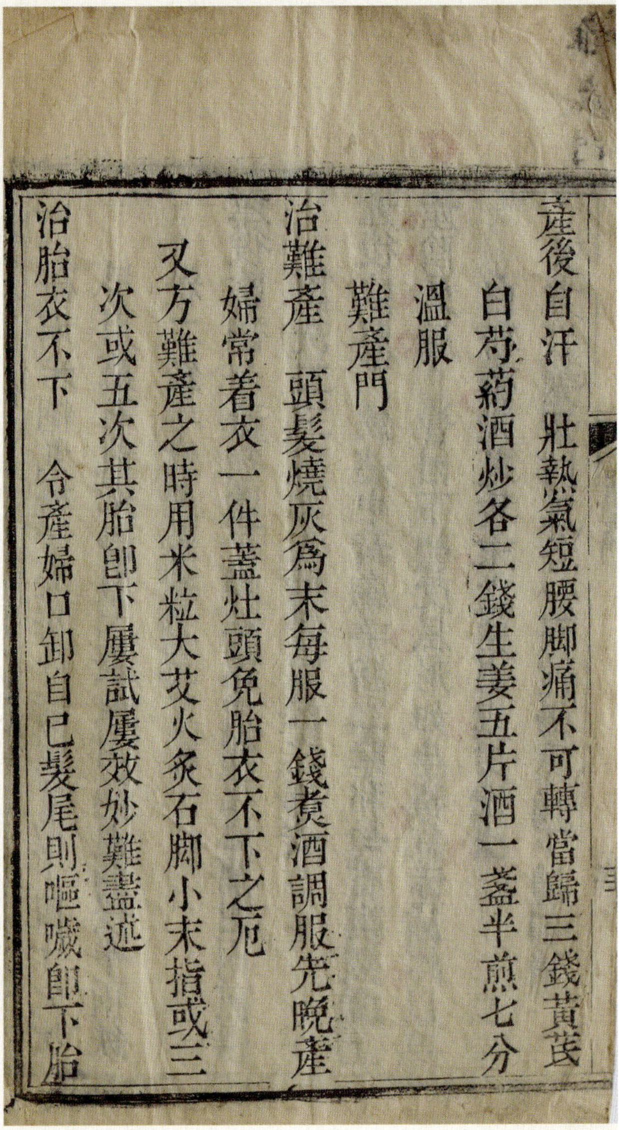

產後自汗　壯熱氣短腰脚痛不可轉當歸三錢黃芪
白芍葯酒炒各二錢生姜五片酒一盞半煎七分
溫服
難產門
治難產　頭髮燒灰爲末每服一錢煮酒調服先晚產
婦常着衣一件蓋灶頭免胎衣不下之厄
又方難產之時用米粒大艾火灸右脚小末指或三
次或五次其胎卽下屢試屢效妙難盡述
治胎衣不下　令產婦口卸自已髮尾則嘔噦卽下胎

产后自汗　壮热，气短，腰脚痛不可转。当归三钱，黄芪、白芍药酒炒各二钱，生姜五片，酒一盏半，煎七分，温服。

难产门

治难产　头发烧灰为末，每服一钱，煮酒调服。先脱产妇常着衣一件，盖灶头，免胎衣不下之厄。

又方，难产之时，用米粒大艾火，灸右脚小末指，或三次，或五次，其胎即下，屡试屡效，妙难尽述。

治胎衣不下　令产妇衔[1]自己发尾，则呕哕即下胎

1 衔：原文“口卸”，当为“啣”，即“衔”字。

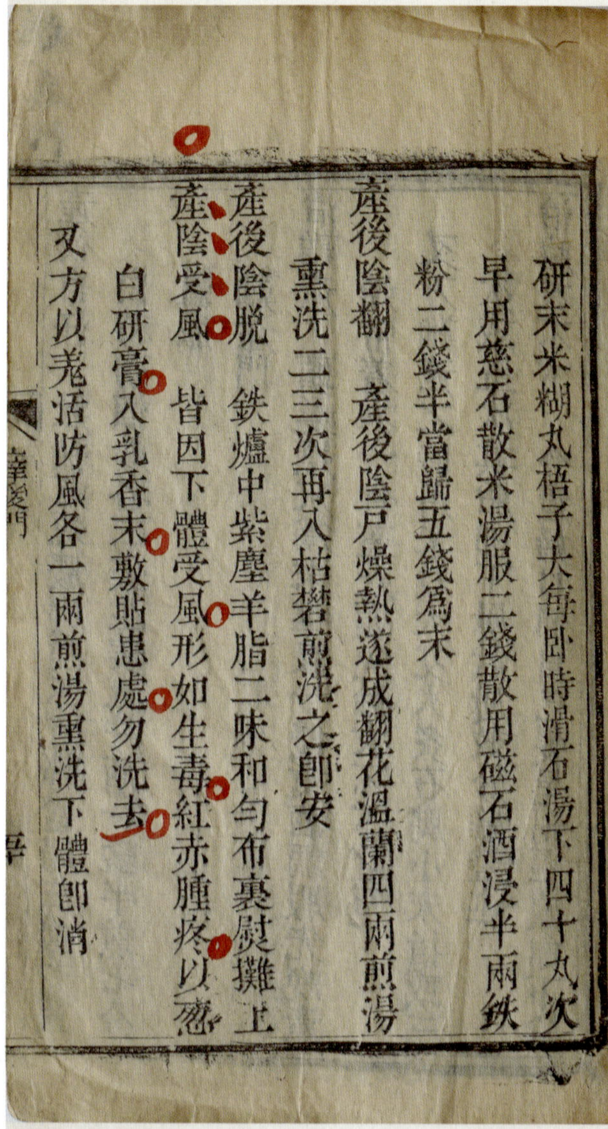

研末米糊丸梧子大每卧時滑石湯下四十丸次
早用慈石散米湯服二錢散用磁石酒浸半兩鉄
粉二錢半當歸五錢爲末
產後陰翻　產後陰戶燥熱遂成翻花澤蘭四兩煎湯
熏洗二三次再入枯礬煎洗之即安
產後陰脫　鉄爐中紫塵羊脂二味和勻布裹熨攤上
產陰受風　皆因下體受風形如生毒紅赤腫疼以葱
白研膏入乳香末敷貼患處勿洗去
又方以羌活防風各一兩煎湯熏洗下體即消

研末，米糊丸梧子大。每卧时，滑石汤下四十丸。次早用慈石散，米汤服二钱。散用慈石酒浸半两，铁粉二钱半，当归五钱，为末。

产后阴翻　产后阴户燥热，遂成翻花。泽兰四两，煎汤熏洗二三次，再入枯矾煎洗之，即安。

产后阴脱　铁炉中紫尘、羊脂二味和匀，布裹熨摊上。

产阴受风　皆因下体受风，形如生毒，红赤肿疼。以葱白研膏，入乳香末，敷贴患处，勿洗去。

又方，以羌活、防风各一两，煎汤熏洗下体，即消。

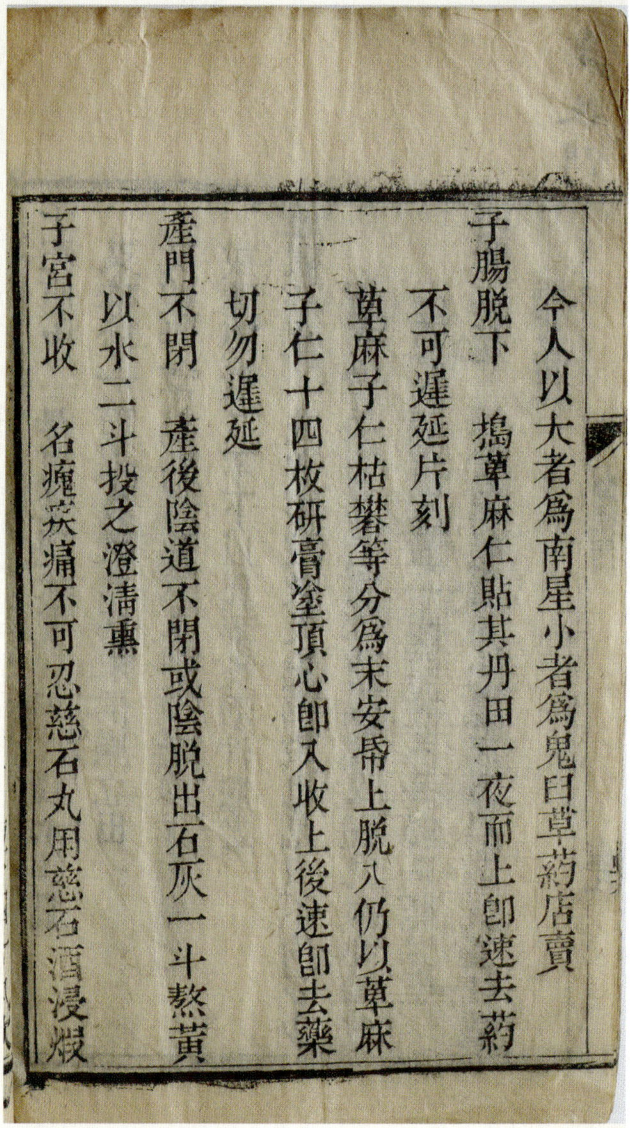

今人以大者爲南星小者爲鬼臼草藥店賣

子腸脱下　搗萆麻仁貼其丹田一夜而上即速去葯不可遲延片刻

萆麻子仁枯礬等分爲末安帋上脱入仍以萆麻子仁十四枚研膏塗頂心即入收上後速即去藥切勿遲延

產門不閉　產後陰道不閉或陰脱出石灰一斗熬黄以水二斗投之澄清熏

子宫不收　名瘣疾痛不可忍慈石丸用慈石酒浸煅

今人以大者为南星，小者为鬼臼，草药店卖。

子肠脱下　捣蓖麻仁贴其丹田，一夜而上，即速去药，不可迟延片刻。

蓖麻子仁、枯矾等分为末，安纸上脱入。仍以蓖麻子仁十四枚，研膏，涂顶心，即入。收上后，速即去药，切勿迟延。

产门不闭　产后阴道不闭，或阴脱出，石灰一斗熬黄，以水二斗投之，澄清熏。

子宫不收　名瘣疾，痛不可忍。慈石丸，用慈石酒浸，煅

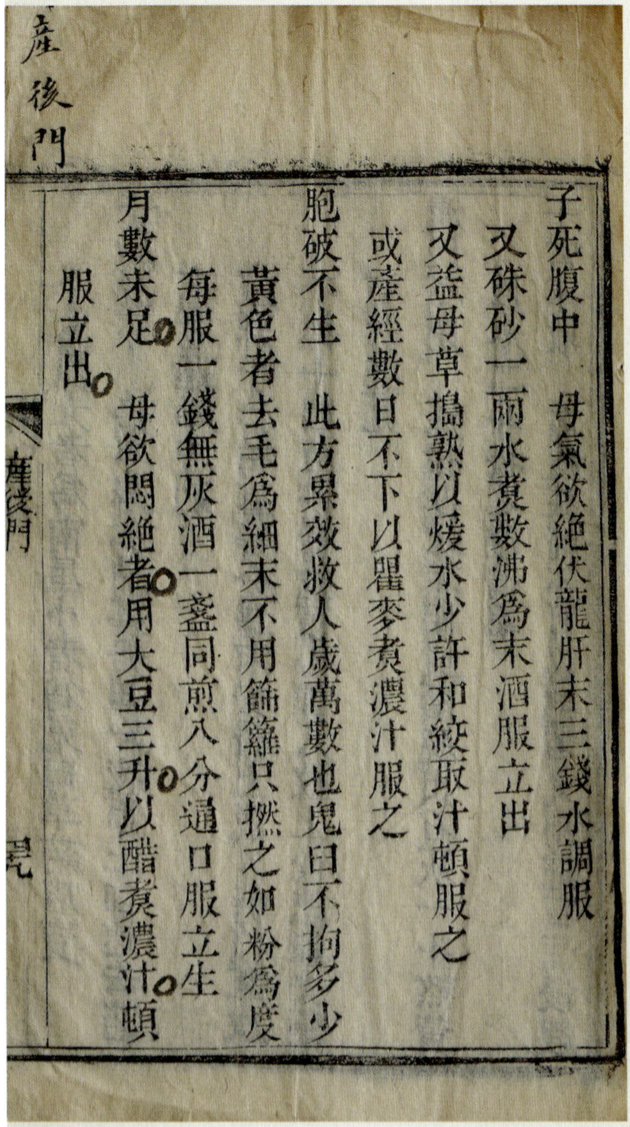

產後門

子死腹中　母氣欲絶伏龍肝末三錢水調服
又硃砂一兩水煑數沸爲末酒服立出
又益母草搗熟以煖水少許和絞取汁頓服之
或產經數日不下以瞿麥煑濃汁服之
胞破不生　此方累效救人歲萬數也鬼臼不拘多少
黃色者去毛爲細末不用篩籮只撚之如粉爲度
每服一錢無灰酒一盞同煎八分通口服立生
月數未足　母欲悶絶者用大豆三升以醋煑濃汁頓
服立出

子死腹中　母气欲绝，伏龙肝末三钱，水调服。

又朱砂一两，水煮数沸，为末，酒服，立出。

又益母草捣熟，以暖水少许和绞取汁，顿服之。

或产经数日不下，以瞿麦煮浓汁服之。

胞破不生　此方累效，救人岁万数也。鬼臼不拘多少，黄色者去毛为细末，不用筛箩，只撚之如粉为度。每服一钱，无灰酒一盏，同煎八分，通口服，立生。

月数未足　母欲闷绝者，用大豆三升，以醋煮浓汁，顿服，立出。

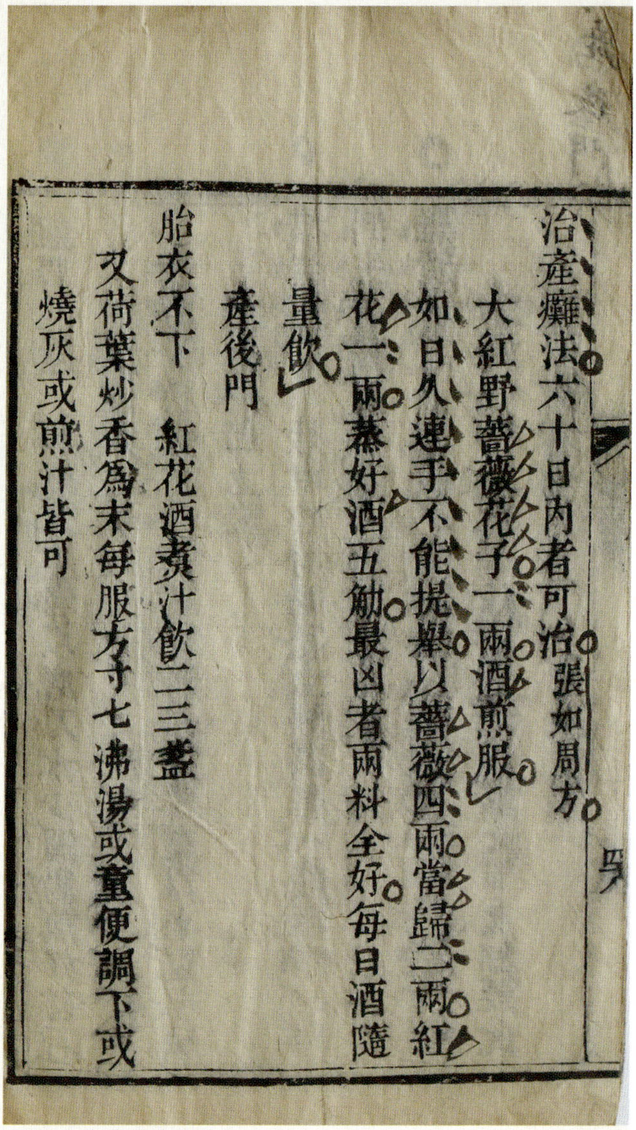
治產癱法六十日內者可治張如周方
大紅野薔薇花子一兩酒煎服
如日久連手不能提舉以薔薇四兩當歸二兩紅
花一兩蒸好酒五觔最凶者兩料全好每日酒隨
量飲
產後門
胎衣不下　紅花酒煮汁飲二三盞
又荷葉炒香爲末每服方寸七沸湯或童便調下或
燒灰或煎汁皆可

治产瘫法　六十日内者，可治。张如周方。

大红野蔷薇花子一两，酒煎服。

如日久，连手不能提举，以蔷薇四两，当归二两，红花一两，蒸好酒五斤，最凶者两料全好。每日酒随量饮。

产后门

胎衣不下　红花酒煮汁，饮二三盏。

又荷叶炒香为末，每服方寸匕，沸汤或童便调下。或烧灰，或煎汁，皆可。

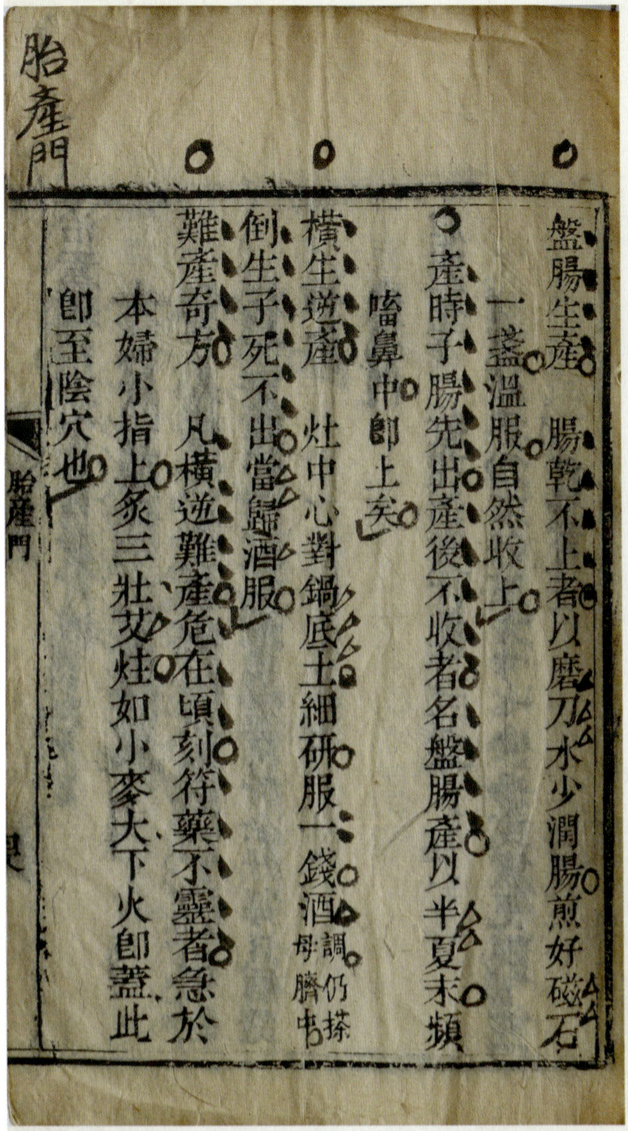

盘肠生产　肠干不上者，以磨刀水少润肠，煎好磁石一盏，温服。自然收上。

产时子肠先出，产后不收者，名盘肠产。以半夏末频嗅鼻中，即上矣。

横生逆产　灶中心对锅底土，细研，服一钱，酒调，仍搽母脐中。

倒生子死不出，当归酒服。

难产奇方　凡横逆难产，危在顷刻，符药不灵者，急于本妇小指上，灸三壮艾，炷如小麦大，下火即盖此即至阴穴也。

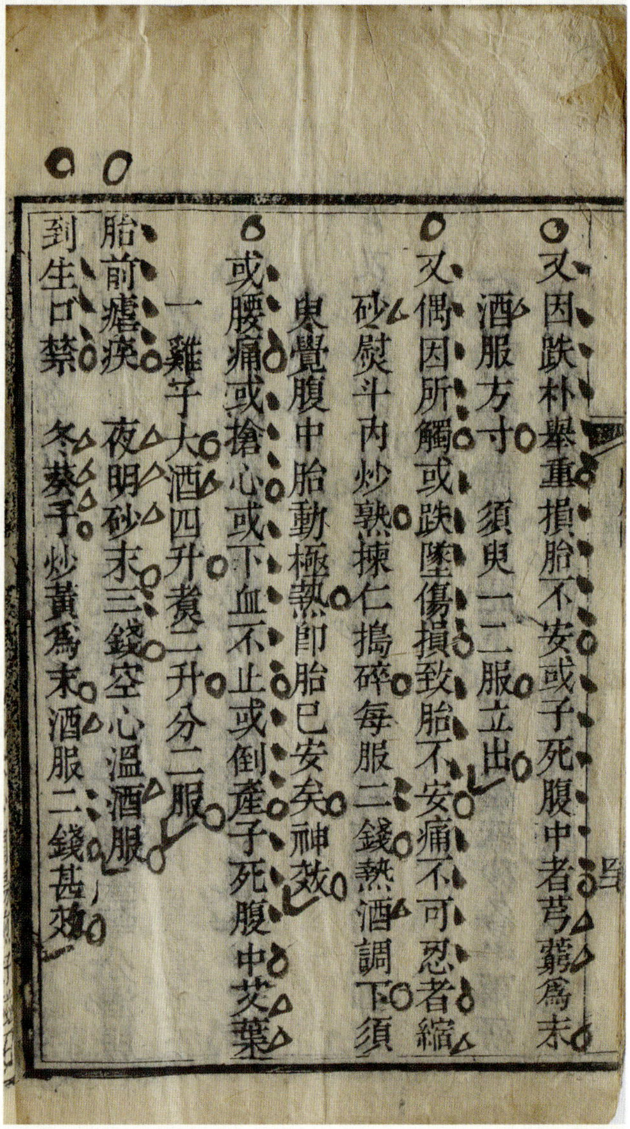

又因跌扑举重，损胎不安，或子死腹中者。芎䓖为末，酒服方寸，须臾一二服，立出。

又偶因所触，或跌坠伤损，致胎不安，痛不可忍者，缩砂熨斗内炒熟，拣仁捣碎，每服二钱，热酒调下。须臾觉腹中胎动极热，即胎已安矣。神效。

或腰痛，或抢心，或下血不止，或倒产子死腹中，艾叶一鸡子大，酒四升，煮二升，分二服。

胎前疟疾　夜明砂末三钱，空心温酒服。

到生口禁　冬葵子炒黄为末，酒服二钱，甚效。

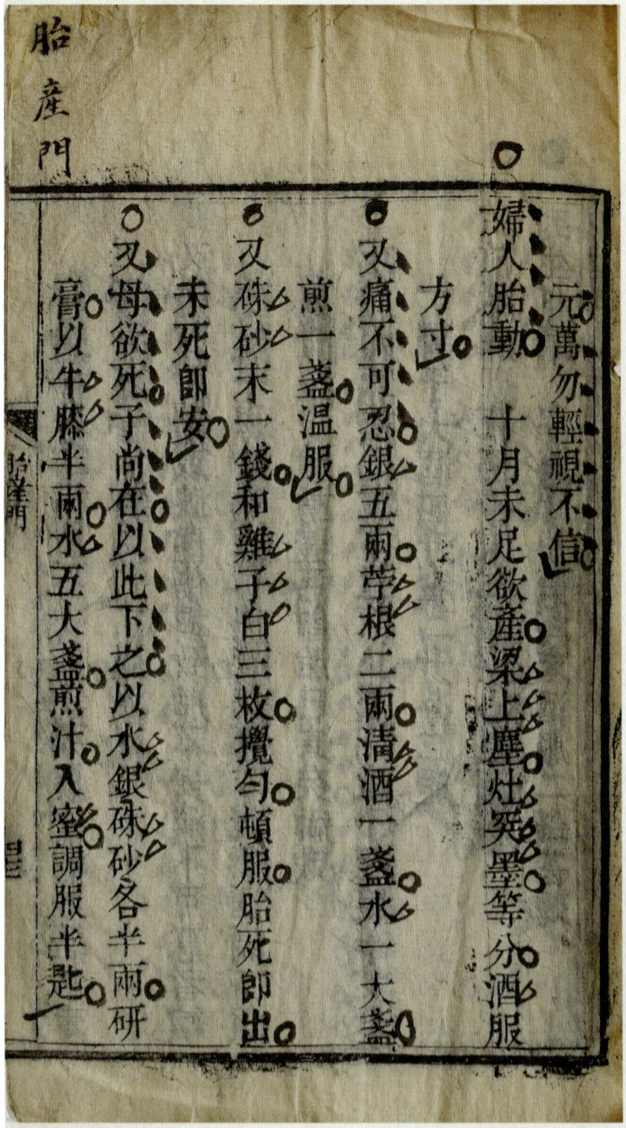
胎產門

元萬勿輕視不信

婦人胎動 十月未足欲產梁上塵灶突墨等分酒服方寸

又痛不可忍銀五兩苧根二兩清酒一盞水一大盞煎一盞溫服

又硃砂末一錢和雞子白三枚攪勻頓服胎死卽出未死卽安

又母欲死子尚在以此下之以水銀硃砂各半兩研膏以牛膝半兩水五大盞煎汁入蜜調服半匙

元，万勿轻视不信。

妇人胎动　十月未足，欲产，梁上尘、灶突墨等分，酒服方寸。

又痛不可忍，银五两，苎根二两，清酒一盏，水一大盏，煎一盏，温服。

又朱砂末一钱，和鸡子白三枚，搅匀，顿服。胎死即出，未死即安。

又母欲死，子尚在，以此下之。以水银、朱砂各半两，研膏，以牛膝半两，水五大盏，煎汁，入蜜，调服半匙。

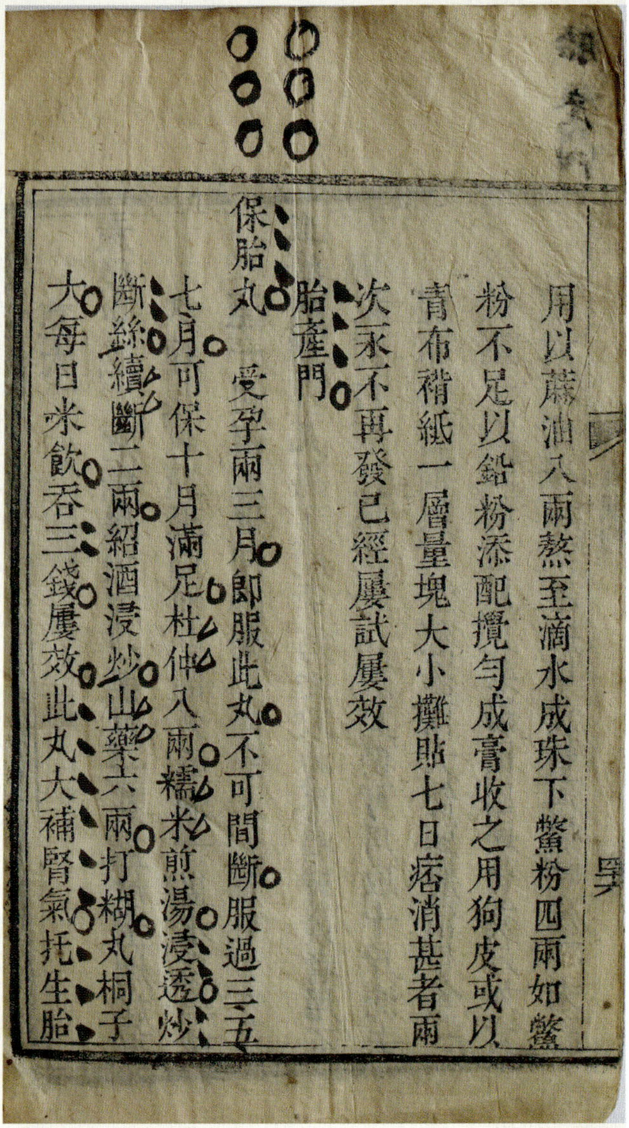
用以蔴油八兩熬至滴水成珠下鱉粉四兩如鱉粉不足以鉛粉添配攪勻成膏收之用狗皮或以青布褙紙一層量塊大小攤貼七日痞消甚者兩次永不再發已經屢試屢效

胎產門

保胎丸　受孕兩三月即服此丸不可間斷服過三五七月可保十月滿足杜仲八兩糯米煎湯浸透炒斷絲續斷二兩紹酒浸炒山藥六兩打糊丸桐子大每日米飲吞三錢屢效此丸大補腎氣托生胎

用以麻油八两熬至滴水成珠，下鳖粉四两，如鳖粉不足，以铅粉添配，搅匀成膏收之。用狗皮或以青布褙纸一层，量块大小，摊贴七日，痞消。甚者两次，永不再发，已经屡试屡效。

胎产门

保胎丸　受孕两三月，即服此丸，不可间断。服过三五七月，可保十月满足。杜仲八两，糯米煎汤，浸透，炒断丝，续断二两，绍酒浸炒，山药六两，打糊，丸桐子大，每日米饮，吞三钱，屡效。此丸大补肾气，托生胎

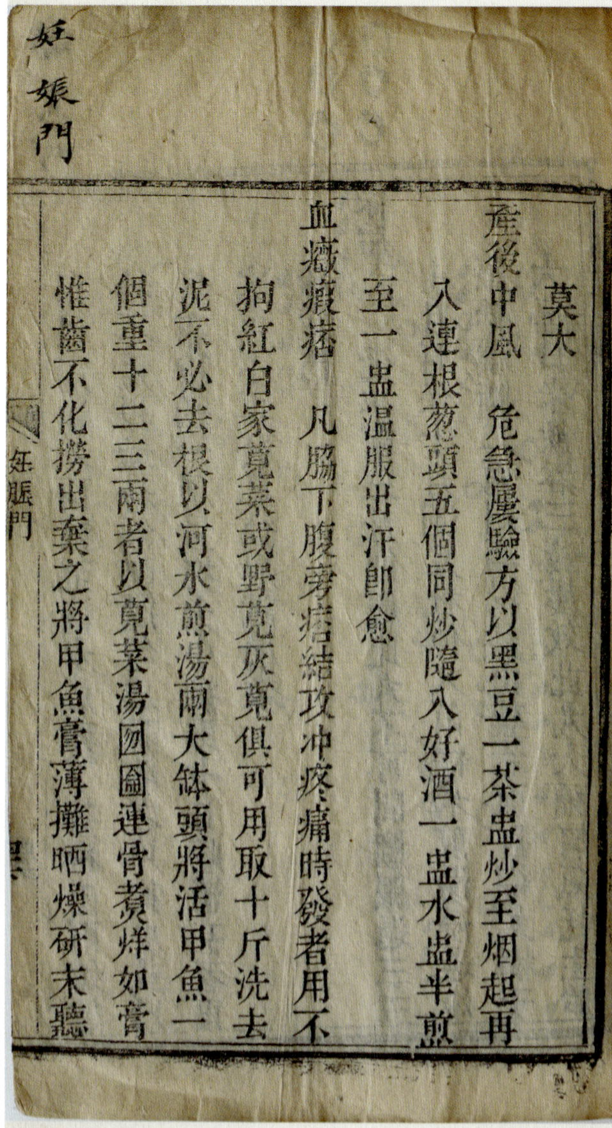

妊娠門

莫大
產後中風　危急屢驗方以黑豆一茶盅炒至烟起再
入連根葱頭五個同炒隨入好酒一盅水盅半煎
至一盅温服出汗卽愈
血癥瘕痞　凡脇下腹旁痞結攻冲疼痛時發者用不
拘紅白家莧菜或野莧灰莧俱可用取十斤洗去
泥不必去根以河水煎湯兩大鉢頭將活甲魚一
個重十二三兩者以莧菜湯囫圇連骨煮烊如膏
惟齒不化撈出棄之將甲魚膏薄攤晒燥研末聽

妊娠門

莫大。

产后中风　危急屡验，方以黑豆一茶盅，炒至烟起，再入连根葱头五个同炒，随入好酒一盅，水盅半，煎至一盅，温服，出汗即愈。

血癥瘕痞　凡胁下腹旁，痞结攻冲疼痛时发者，用不拘红白家苋菜或野苋、灰苋俱可，用取十斤，洗去泥，不必去根，以河水煎汤两大钵头。将活甲鱼一个，重十二三两者，以苋菜汤囫囵连骨煮烊如膏，惟齿不化，捞出弃之。将甲鱼膏薄摊晒燥研末，听

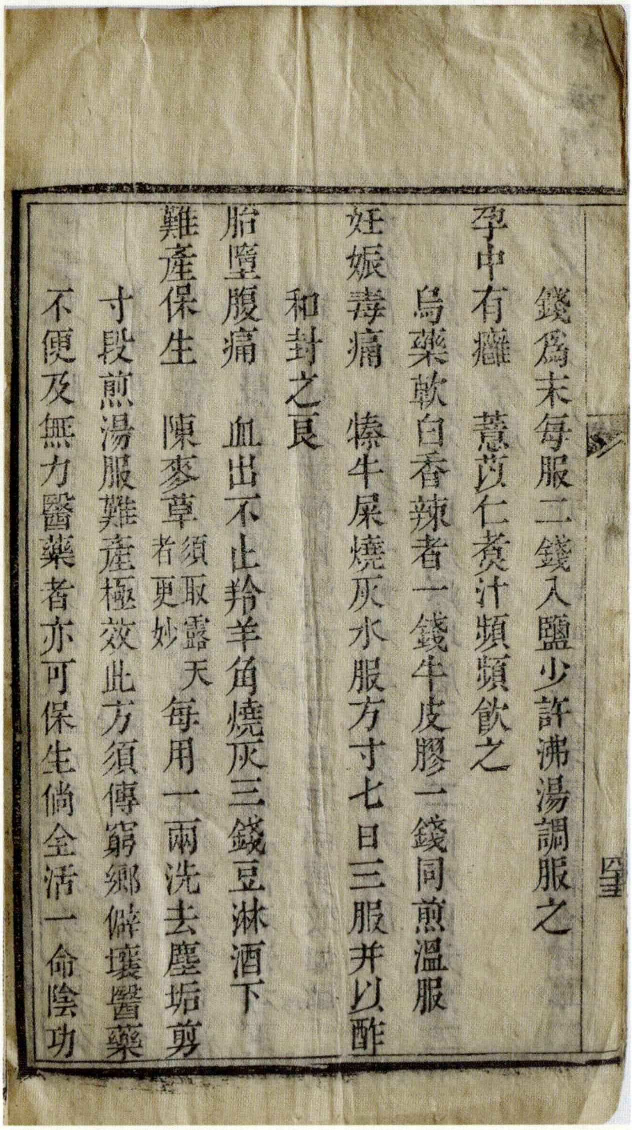
錢爲末每服二錢入鹽少許沸湯調服之
孕中有癰　薏苡仁煑汁頻頻飲之
烏藥軟白香辣者一錢牛皮膠一錢同煎溫服
妊娠毒痛　㹀牛屎燒灰水服方寸匕日三服并以酢
和封之良
胎墮腹痛　血出不止羚羊角燒灰三錢豆淋酒下
難產保生　陳麥草須取露天者更妙每用一兩洗去塵垢剪
寸段煎湯服難產極效此方須傳窮鄉僻壤醫藥
不便及無力醫藥者亦可保生倘全活一命陰功

钱，为末，每服二钱，入盐少许，沸汤调服之。

孕中有痈　薏苡仁煮汁，频频饮之。

乌药软白香辣者一钱，牛皮胶一钱，同煎，温服。

妊娠毒痛　㹀牛屎烧灰，水服方寸匕，日三服，并以酢和封之良。

胎堕腹痛　血出不止，羚羊角烧灰三钱，豆淋酒下。

难产保生　陈麦草须取露天者更妙每用一两，洗去尘垢，剪寸段，煎汤服，难产极效。此方须传穷乡僻壤医药不便及无力医药者，亦可保生。倘全活一命，阴功

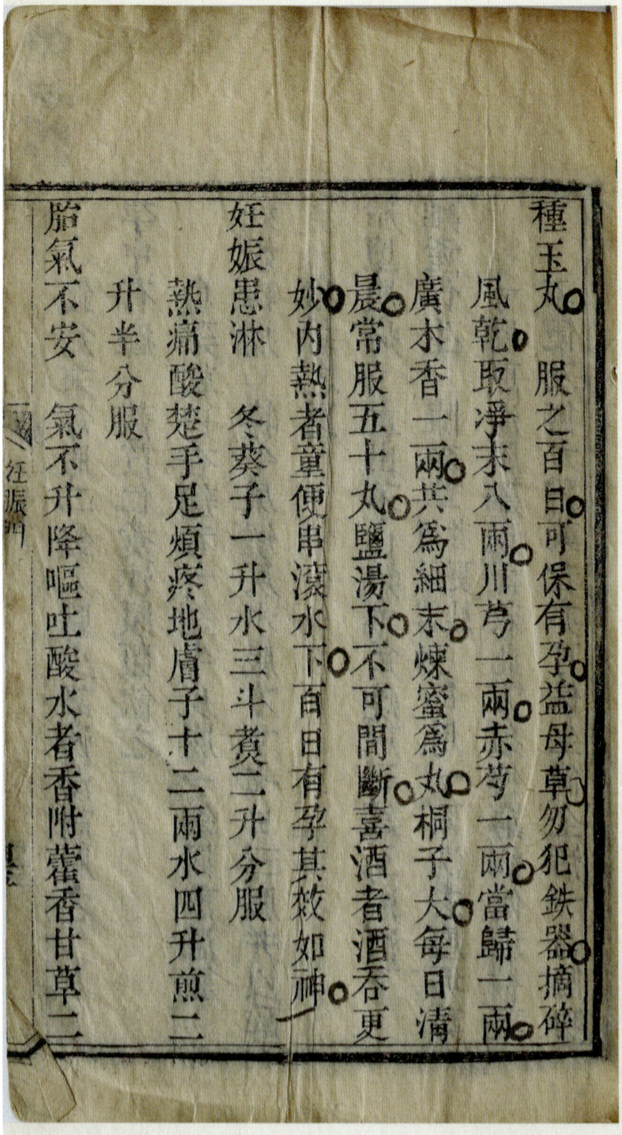
種玉丸　服之百日可保有孕益母草勿犯鉄器摘碎
風乾取淨末八兩川芎一兩赤芍一兩當歸一兩
廣木香一兩共爲細末煉蜜爲丸桐子大每日清
晨常服五十丸鹽湯下不可間斷喜酒者酒吞更
妙內熱者童便串滚水下百日有孕其效如神
妊娠患淋　冬葵子一升水三斗煮二升分服
熱痛酸楚手足煩疼地膚子十二兩水四升煎二
升半分服
胎氣不安　氣不升降嘔吐酸水者香附藿香甘草二

种玉丸　服之百日，可保有孕。益母草，勿犯铁器，摘碎风干，取净末八两，川芎一两，赤芍一两，当归一两，广木香一两，共为细末，炼蜜为丸桐子大。每日清晨常服五十丸，盐汤下，不可间断。喜酒者，酒吞更妙；内热者，童便串滚水下。百日有孕，其效如神。

妊娠患淋　冬葵子一升，水三斗，煮二升，分服。

热痛酸楚手足烦疼　地肤子十二两，水四升，煎二升半，分服。

胎气不安　气不升降、呕吐酸水者，香附、藿香、甘草二

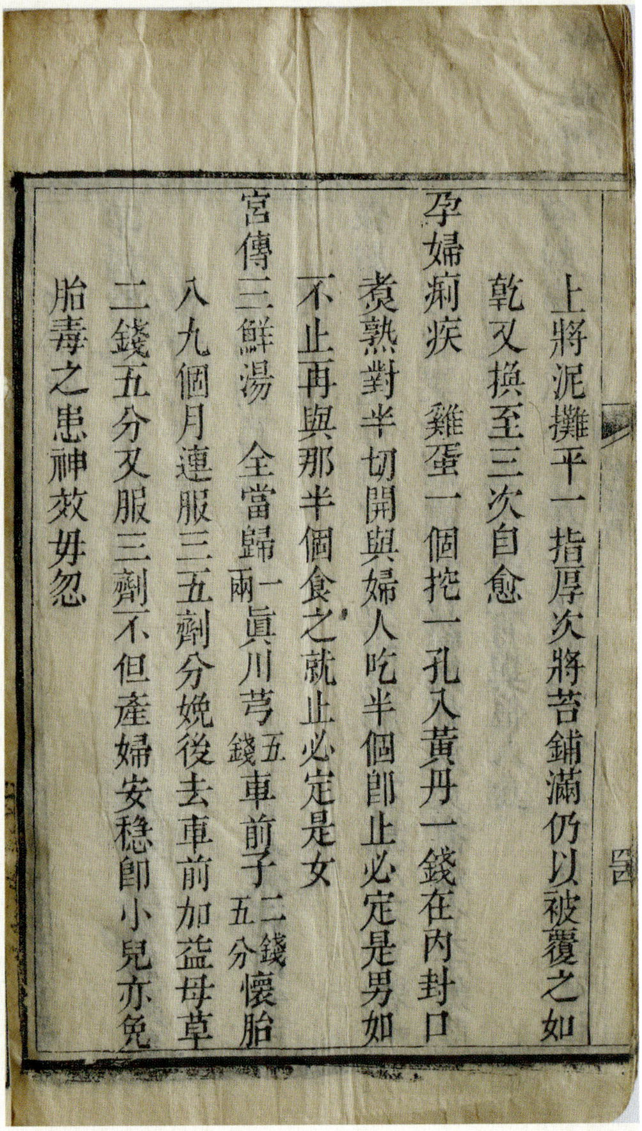

上將泥攤平一指厚次將苔鋪滿仍以被覆之如
乾又換至三次自愈
孕婦痢疾　雞蛋一個挖一孔入黄丹一錢在内封口
煮熟對半切開與婦人吃半個即止必定是男如
不止再與那半個食之就止必定是女
宫傳三鮮湯　全當歸一兩眞川芎五錢車前子二錢五分懷胎
八九個月連服三五劑分娩後去車前加益母草
二錢五分又服三劑不但産婦安穩即小兒亦免
胎毒之患神效毋忽

上，将泥摊平一指厚；次将苔铺满，仍以被覆之。如干，又换，至三次自愈。

孕妇痢疾　鸡蛋一个，挖一孔入黄丹一钱在内，封口，煮熟，对半切开。与妇人吃半个，即止，必定是男。如不止，再与那半个食之，就止，必定是女。

宫传三鲜汤　全当归一两，真川芎五钱，车前子二钱五分。怀胎八九个月，连服三五剂。分娩后，去车前，加益母草二钱五分，又服三剂，不但产妇安稳，即小儿亦免胎毒之患，神效毋忽。

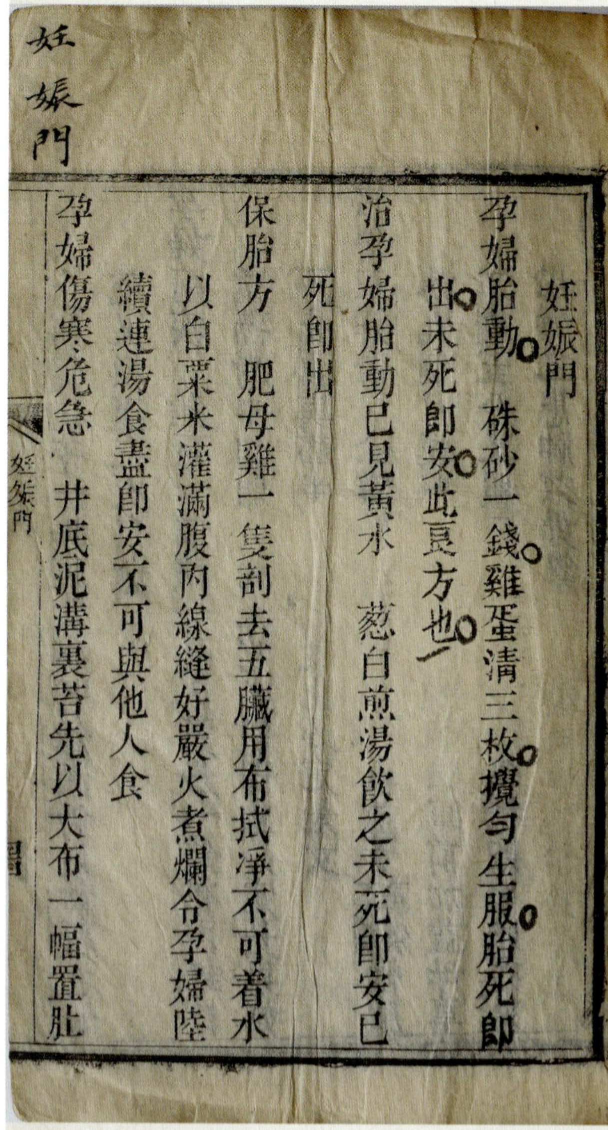

妊娠门

孕妇胎动　朱砂一钱，鸡蛋清三枚，搅匀生服。胎死即出，未死即安，此良方也。

治孕妇胎动已见黄水　葱白煎汤饮之，未死即安，已死即出。

保胎方　肥母鸡一只，剖去五脏，用布拭净，不可着水，以白粟米灌满腹内，线缝好，严火煮烂。令孕妇陆续连汤食尽，即安，不可与他人食。

孕妇伤寒危急　井底泥、沟里苔，先以大布一幅置肚

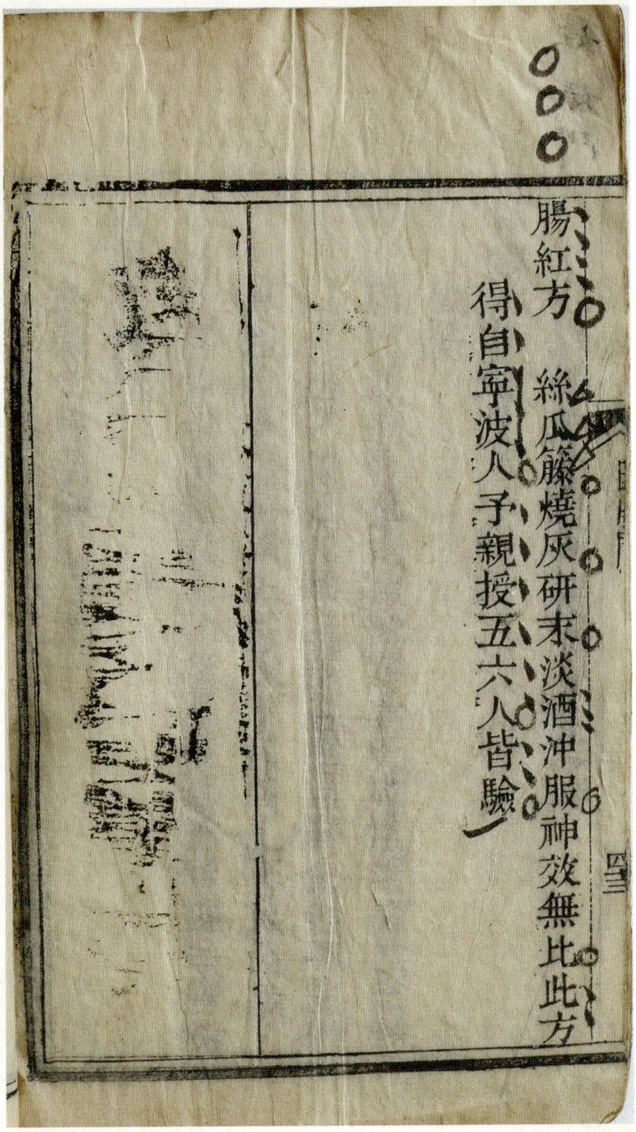

腸紅方　絲瓜籐燒灰研末淡酒沖服神效無比此方得自寧波人予親授五六人皆驗

肠红方　丝瓜藤烧灰研末，淡酒冲服，神效无比。此方得自宁波人，予亲授五六人，皆验。

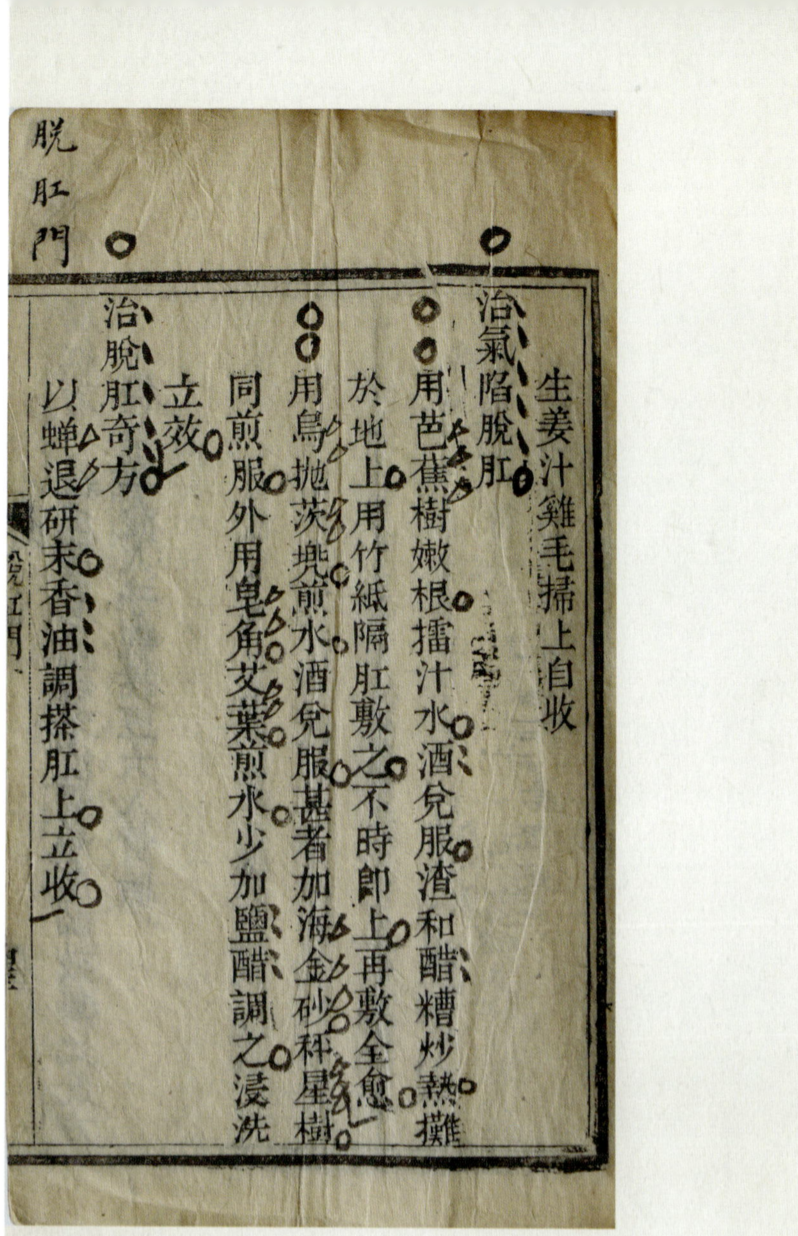
脱肛門

生姜汁雞毛掃上自收

治氣陷脱肛

用芭蕉樹嫩根擂汁水酒兌服渣和醋糟炒熱攤於地上用竹紙隔肛敷之不時即上再敷全愈

用烏抛茨兜煎水酒兌服甚者加海金砂秤星樹同煎服外用皂角艾葉煎水少加鹽醋調之浸洗立效

治脱肛奇方

以蟬退研末香油調搽肛上立收

生姜汁鸡毛扫上，自收。

治气陷脱肛

用芭蕉树嫩根，擂汁水，酒兑服；渣，和醋糟炒热，摊于地上，用竹纸隔肛敷之，不时即上，再敷全愈。

用乌抛茨兜煎水，酒兑服。甚者，加海金沙、秤星树，同煎服。外用皂角、艾叶煎水，少加盐醋调之，浸洗，立效。

治脱肛奇方

以蝉蜕研末，香油调搽肛上，立收。

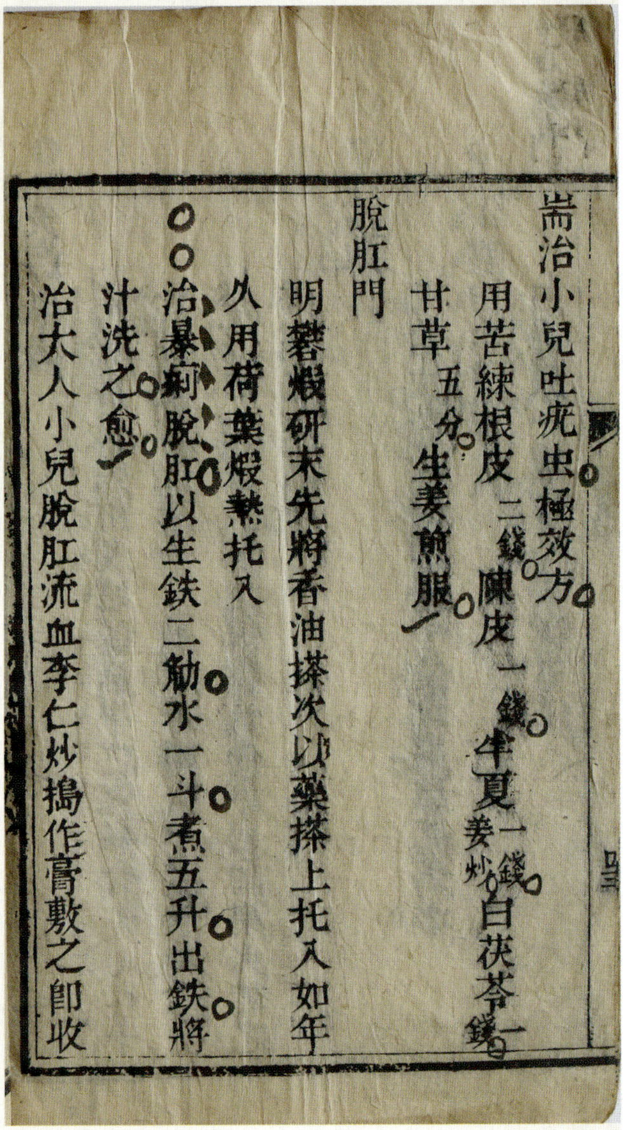

专治小儿吐疣虫极效方

用苦楝根皮二钱，陈皮一钱，半夏一钱，姜炒，白茯苓一钱，甘草五分，生姜煎服。

脱肛门

明矾煅研末，先将香油搽，次以药搽，上托入，如年久，用荷叶煅热托入。

治暴痢脱肛　以生铁二斤，水一斗，煮五升。出铁，将汁洗之，愈。

治大人小儿脱肛流血　李仁炒捣作膏，敷之即收。

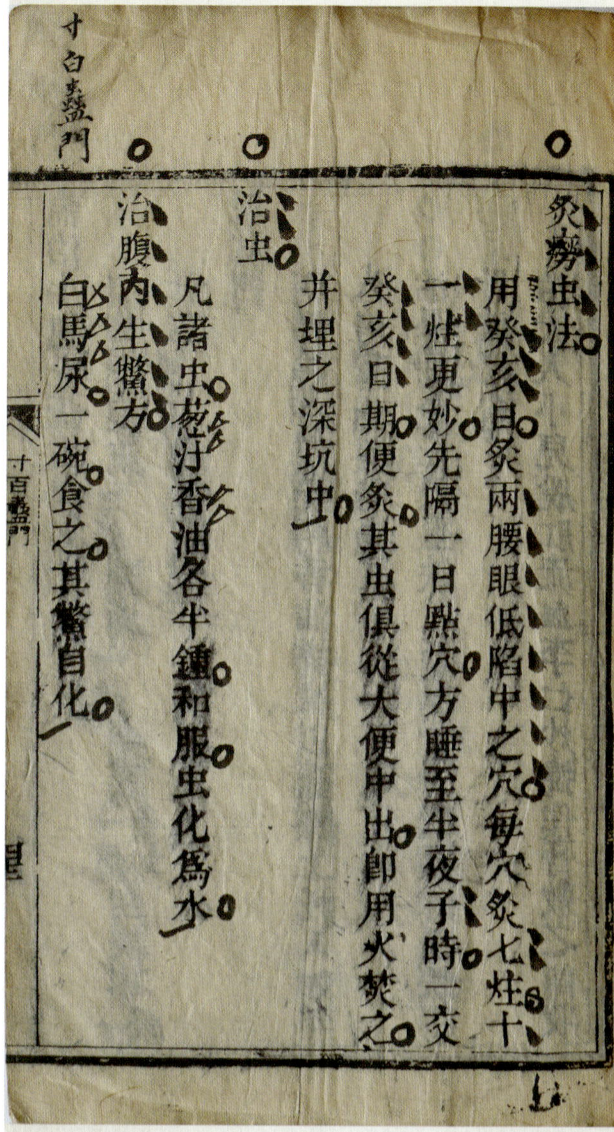
寸白虫蛊門

灸癆虫法

用癸亥日灸兩腰眼低陷中之穴每穴灸七炷十一炷更妙先隔一日點穴方睡至半夜子時一交癸亥日期便灸其虫俱從大便中出即用火焚之并埋之深坑中

治虫

凡諸虫葱汁香油各半鍾和服虫化爲水

治腹內生鱉方

白馬尿一碗食之其鱉自化

灸痨虫法

用癸亥日灸两腰眼低陷中之穴。每穴灸七炷，十一炷更妙。先隔一日点穴，方睡至半夜子时，一交癸亥日期，便灸。其虫俱从大便中出，即用火焚之，并埋之深坑中。

治虫

凡诸虫，葱汁、香油各半钟，和服，虫化为水。

治腹内生鳖方

白马尿一碗，食之，其鳖自化。

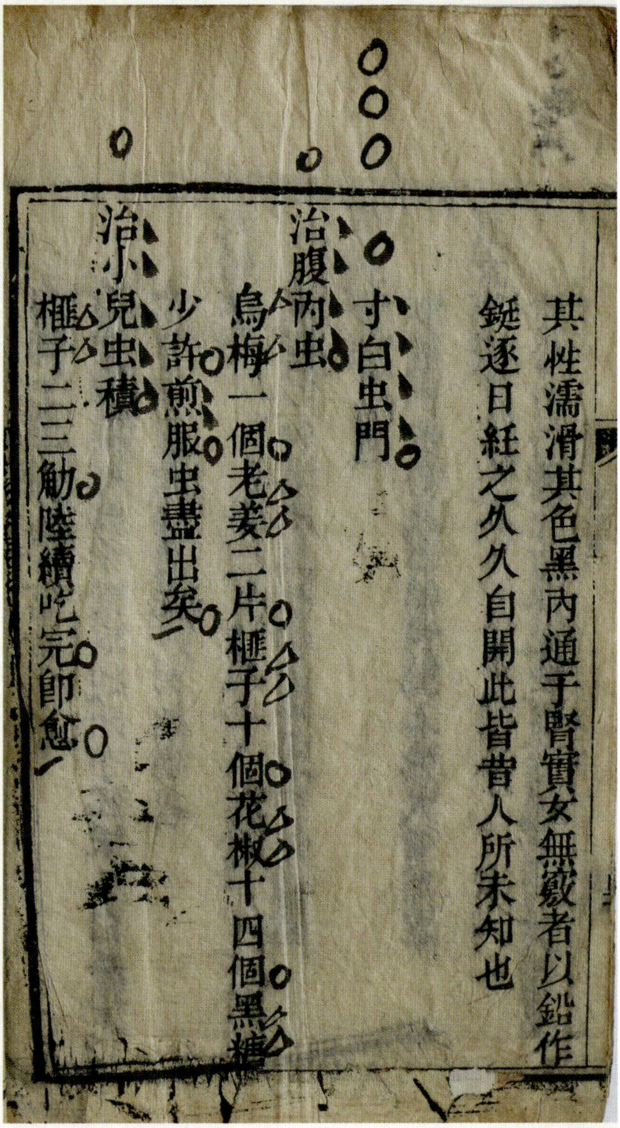

其性濡滑其色黑內通于腎實女無竅者以鉛作鋌逐日紝之久久自開此皆昔人所未知也

寸白虫門

治腹內虫

烏梅一個老姜二片榧子十個花椒十四個黑糖少許煎服虫盡出矣

治小兒虫積

榧子二三觔陸續吃完即愈

其性濡滑，其色黑，内通于肾。实女无窍者，以铅作铤，逐日纴之，久久自开。此皆昔人所未知也。

寸白虫门

治腹内虫

乌梅一个，老姜二片，榧子十个，花椒十四个，黑糖少许，煎服，虫尽出矣。

治小儿虫积

榧子二三斤，陆续吃完，即愈。

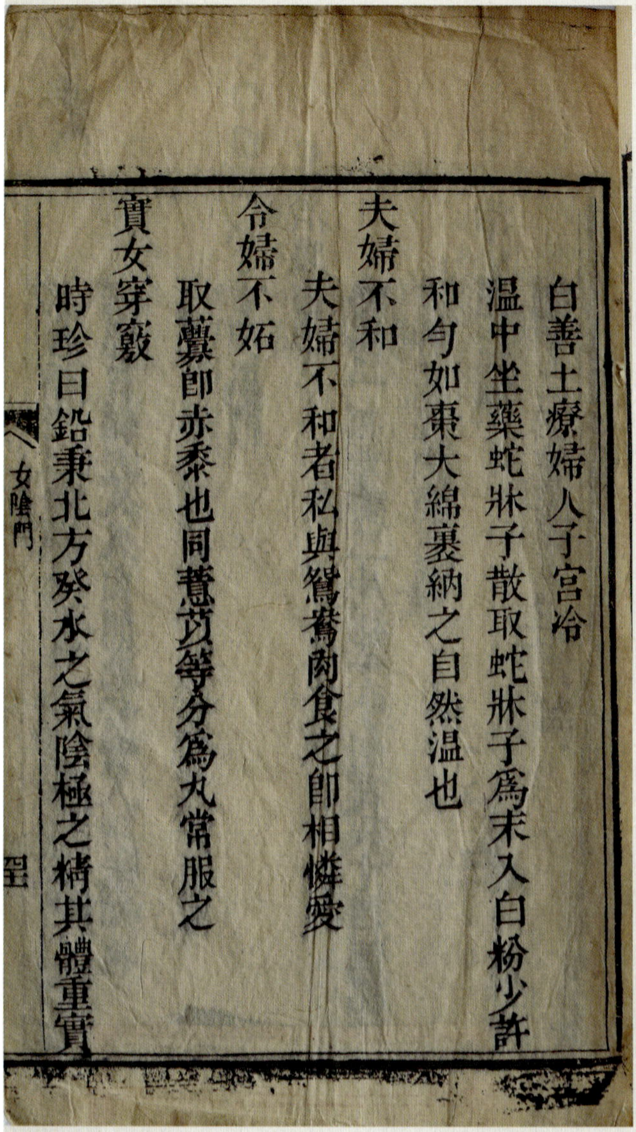
白善土療婦人子宮冷
溫中坐藥蛇牀子散取蛇牀子爲末入白粉少許
和勻如棗大綿裹納之自然溫也
夫婦不和
夫婦不和者私與鴛鴦肉食之卽相憐愛
令婦不妬
取虋卽赤黍也同薏苡等分爲丸常服之
實女穿竅
時珍曰鉛秉北方癸水之氣陰極之精其體重實
女陰門

白善土疗妇人子宫冷。

温中坐药，蛇床子散，取蛇床子为末，入白粉少许，和匀，如枣大，绵裹纳之，自然温也。

夫妇不和

夫妇不和者，私与鸳鸯肉食之，即相怜爱。

令妇不妒

取虋[1]（即赤黍也）同薏苡等分，为丸，常服之。

实女穿窍

时珍曰：铅秉北方癸水之气，阴极之精，其体重实，

1 虋（mén）：即“赤粱粟”，粟的一种。

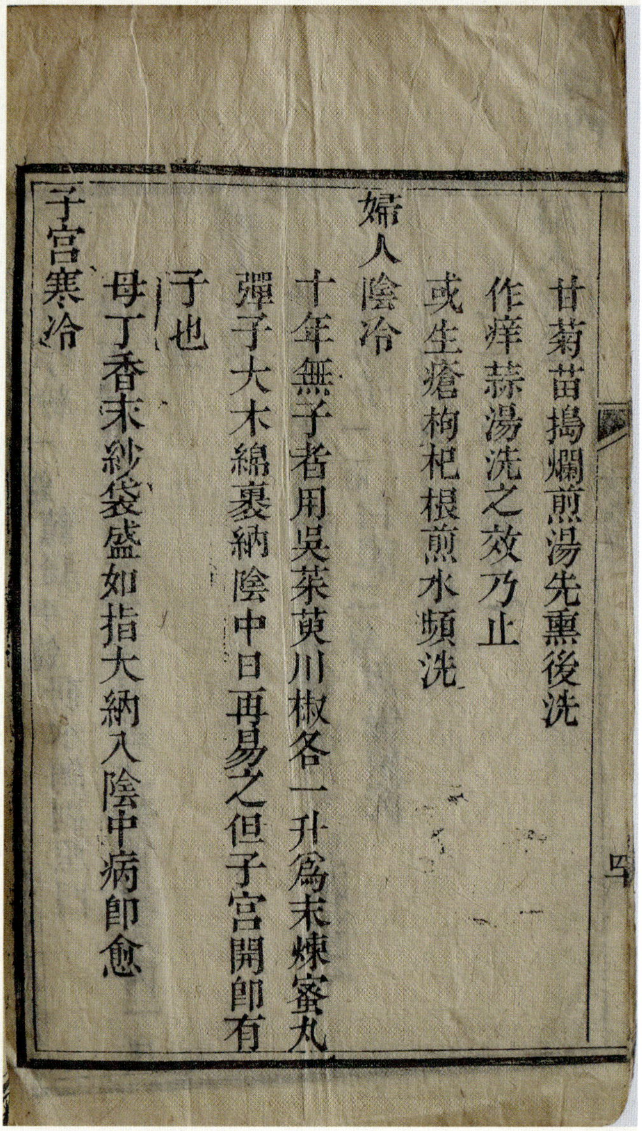

甘菊苗搗爛煎湯先熏後洗
作痒蒜湯洗之效乃止
或生瘡构杞根煎水頻洗
婦人陰冷
十年無子者用吴茱萸川椒各一升爲末煉蜜丸彈子大木綿裹納陰中日再易之但子宫開即有子也
母丁香末紗袋盛如指大納入陰中病即愈
子宫寒冷

甘菊苗捣烂煎汤，先熏后洗。

作痒，蒜汤洗之，效乃止。

或生疮，枸杞根煎水频洗。

妇人阴冷

十年无子者，用吴茱萸、川椒各一升，为末，炼蜜丸弹子大，木绵裹，纳阴中，日再易之。但子宫开，即有子也。

母丁香末纱袋盛，如指大，纳入阴中，病即愈。

子宫寒冷

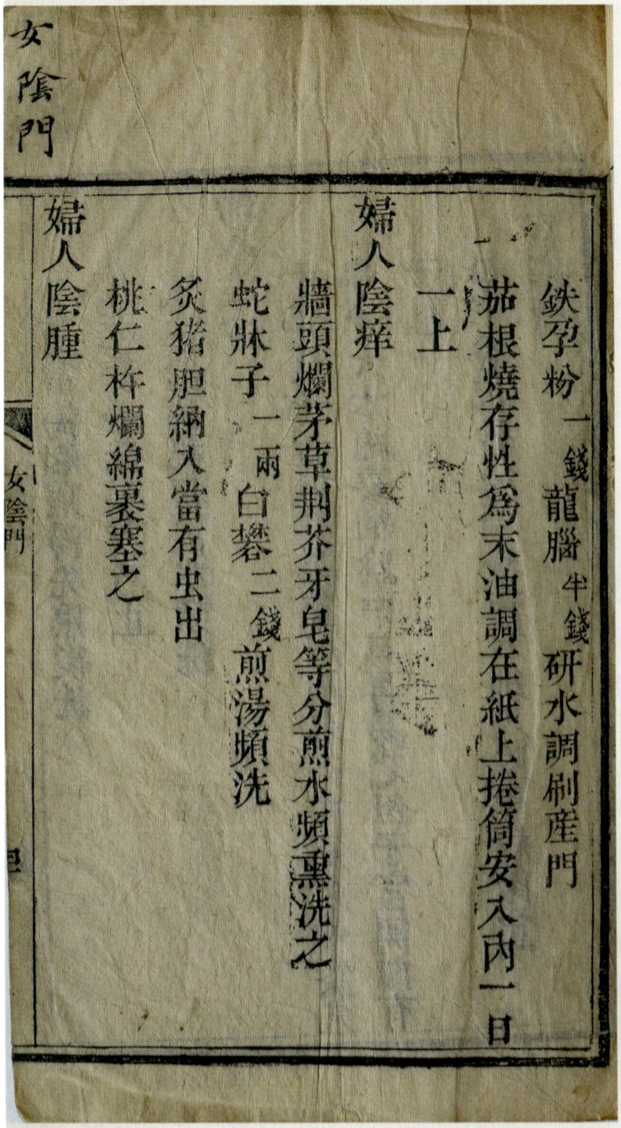
女陰門

鉄孕粉一錢龍腦半錢研水調刷産門
茄根燒存性爲末油調在紙上捲筒安入內一日
一上
婦人陰痒
牆頭爛茅草荊芥牙皂等分煎水頻熏洗之
蛇牀子一兩白礬二錢煎湯頻洗
炙豬胆納入當有虫出
桃仁杵爛綿裹塞之
婦人陰腫

女陰門

铁孕粉一钱，龙脑半钱，研，水调刷产门。

茄根烧存性，为末，油调在纸上，卷筒安入内，一日一上。

妇人阴痒

墙头烂茅草、荆芥、牙皂等分，煎水，频熏洗之。

蛇床子一两，白矾二钱，煎汤频洗。

炙猪胆纳入，当有虫出。

桃仁杵烂，绵裹塞之。

妇人阴肿

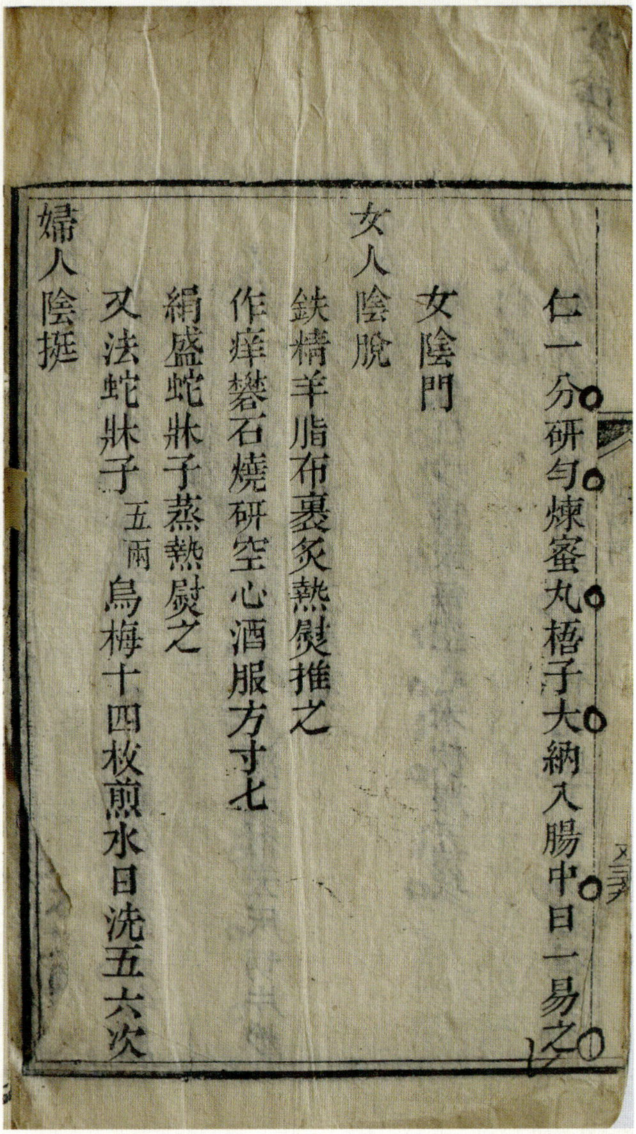
仁一分研匀煉蜜丸梧子大納入腸中日一易之

女陰門

女人陰脫

鐵精羊脂布裹炙熱熨推之

作痒礬石燒研空心酒服方寸匕

絹盛蛇牀子蒸熱熨之

又法蛇牀子五兩烏梅十四枚煎水日洗五六次

婦人陰挺

仁一分，研匀，炼蜜丸梧子大，纳入肠中，日一易之。

女阴门

女人阴脱

铁精、羊脂，布裹炙热，熨推之。

作痒，矾石烧研，空心酒服方寸匕。

绢盛蛇床子，蒸热熨之。

又法，蛇床子五两，乌梅十四枚，煎水，日洗五六次。

妇人阴挺

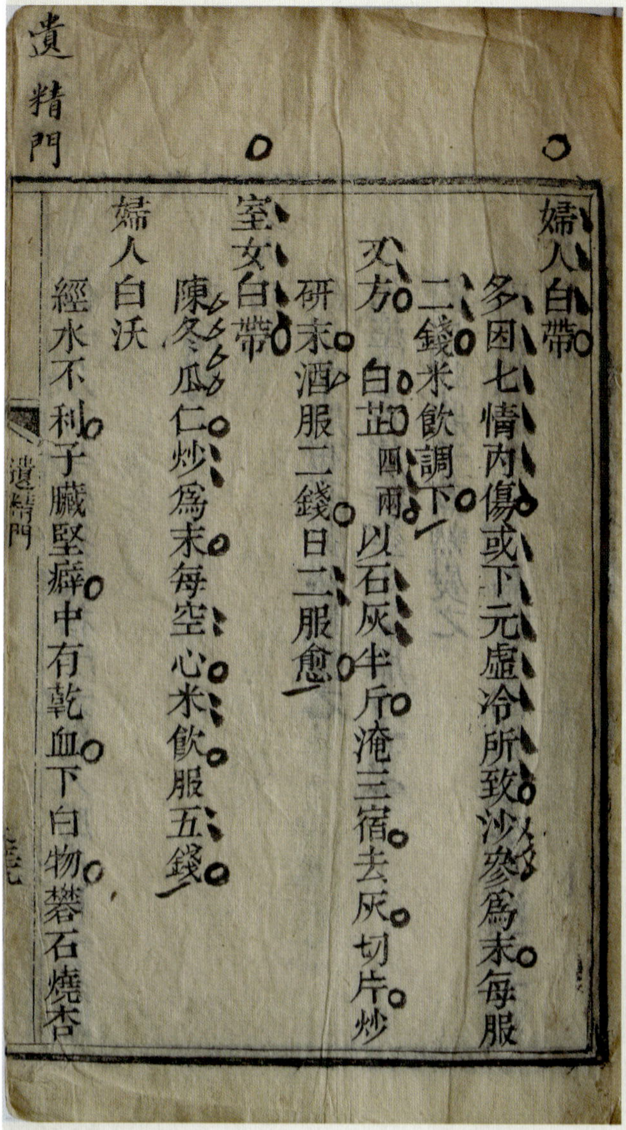

妇人白带

多因七情内伤，或下元虚冷所致。沙参为末，每服二钱，米饮调下。

又方，白芷四两，以石灰半斤，淹三宿，去灰，切片，炒研末，酒服二钱，日二服愈。

室女白带

陈冬瓜仁炒为末，每空心米饮服五钱。

妇人白沃

经水不利，子脏坚癖，中有干血，下白物。矾石烧杏

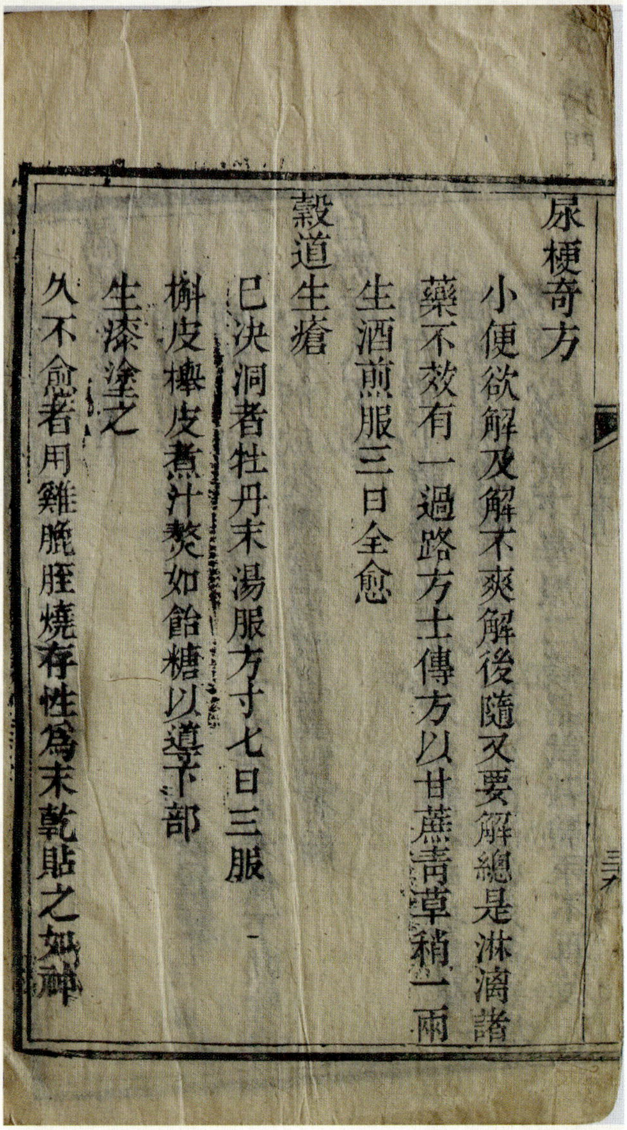
尿梗奇方
小便欲解及解不爽解後隨又要解總是淋漓諸藥不效有一過路方士傳方以甘蔗青草稍一兩生酒煎服三日全愈
穀道生瘡
已决洞者牡丹末湯服方寸七日三服
槲皮櫸皮煮汁熬如飴糖以導下部
生漆塗之
久不愈者用雞膍胵燒存性爲末乾貼之如神

尿梗奇方

小便欲解及解下不爽，解后随又要解，总是淋漓，诸药不效。有一过路方士传方，甘蔗青草梢一两，生酒煎服，三日全愈。

谷道生疮

已决洞者，牡丹末汤服方寸，七日三服。

槲皮、榉皮煮汁熬如饴糖，以导下部。

生漆涂之。

久不愈者，用鸡膍胵烧存性为末，干贴之，如神。

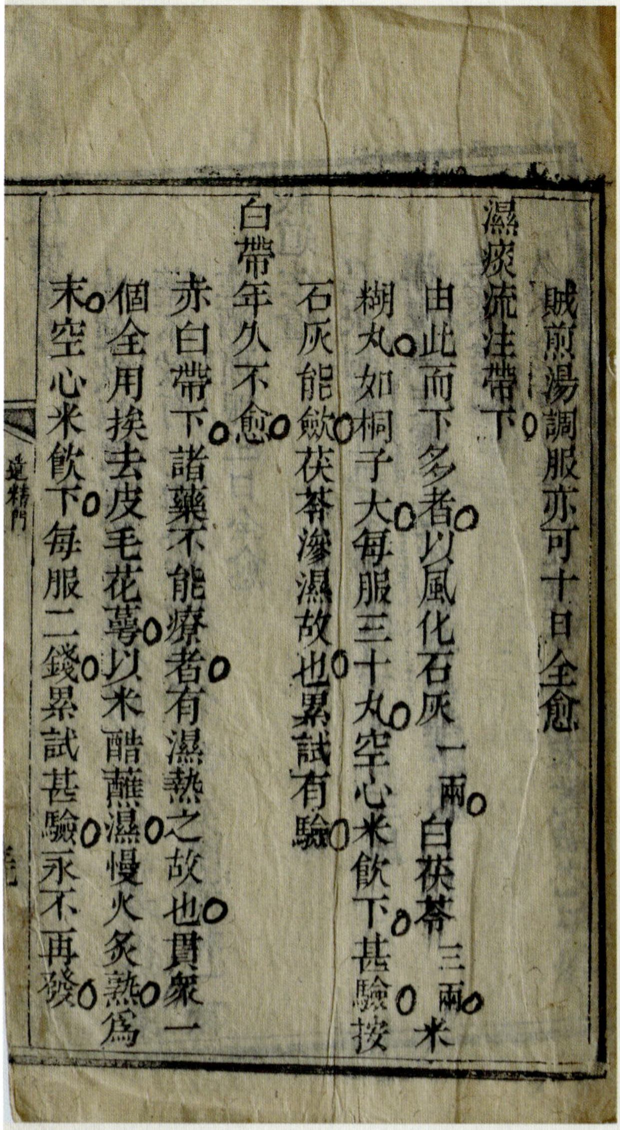
賊煎湯調服亦可十日全愈
濕痰流注帶下
由此而下多者以風化石灰一兩白茯苓三兩米
糊丸如桐子大每服三十丸空心米飲下甚驗按
石灰能斂茯苓滲濕故也累試有驗
白帶年久不愈
赤白帶下諸藥不能療者有濕熱之故也貫衆一
個全用挨去皮毛花蕚以米醋蘸濕慢火炙熟爲
末空心米飲下每服二錢累試甚驗永不再發

贼煎汤调服，亦可十日全愈。

湿痰流注带下

由此而下多者，以风化石灰一两，白茯苓三两，米糊丸如桐子大，每服三十丸，空心米饮下，甚验。按：石灰能敛，茯苓渗湿，故也。累试有验。

白带年久不愈

赤白带下，诸药不能疗者，有湿热之故也。贯众一个全用，挨去皮毛花萼，以米醋蘸湿，慢火炙熟，为末，空心米饮下。每服二钱，累试甚验，永不再发。

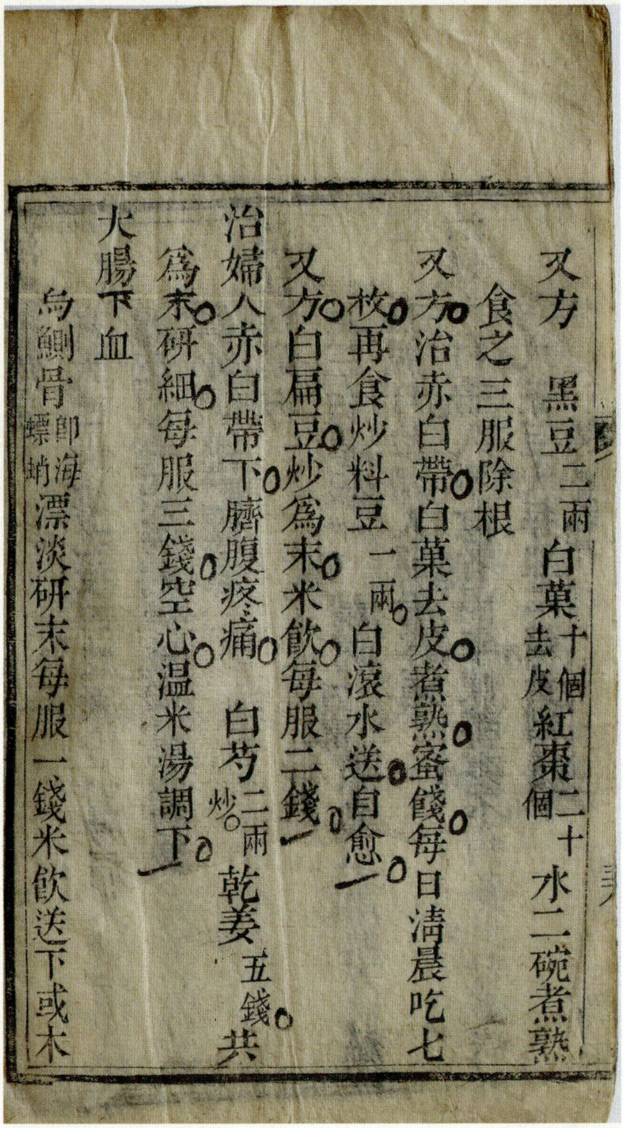
又方　黑豆二兩　白菓十個去皮　紅棗二十個　水二碗煮熟
食之三服除根
又方治赤白帶白菓去皮煮熟蜜餞每日清晨吃七
枚再食炒料豆一兩白滾水送自愈
又方白扁豆炒爲末米飲每服二錢
治婦人赤白帶下臍腹疼痛　白芍二兩炒　乾姜五錢　共
爲末研細每服三錢空心温米湯調下
大腸下血
烏鰂骨即海螵蛸漂淡研末每服一錢米飲送下或木

又方，黑豆二两，白果十个去皮，红枣二十个，水二碗，煮熟食之，三服除根。

又方，治赤白带。白果去皮，煮熟，蜜饯，每日清晨吃七枚，再食炒料豆一两，白滚水送，自愈。

又方，白扁豆炒为末，米饮，每服二钱。

治妇人赤白带下，脐腹疼痛　白芍二两炒，干姜五钱。共为末，研细，每服三钱，空心，温米汤调下。

大肠下血

乌贼骨即海螵蛸漂淡研末，每服一钱，米饮送下。或木

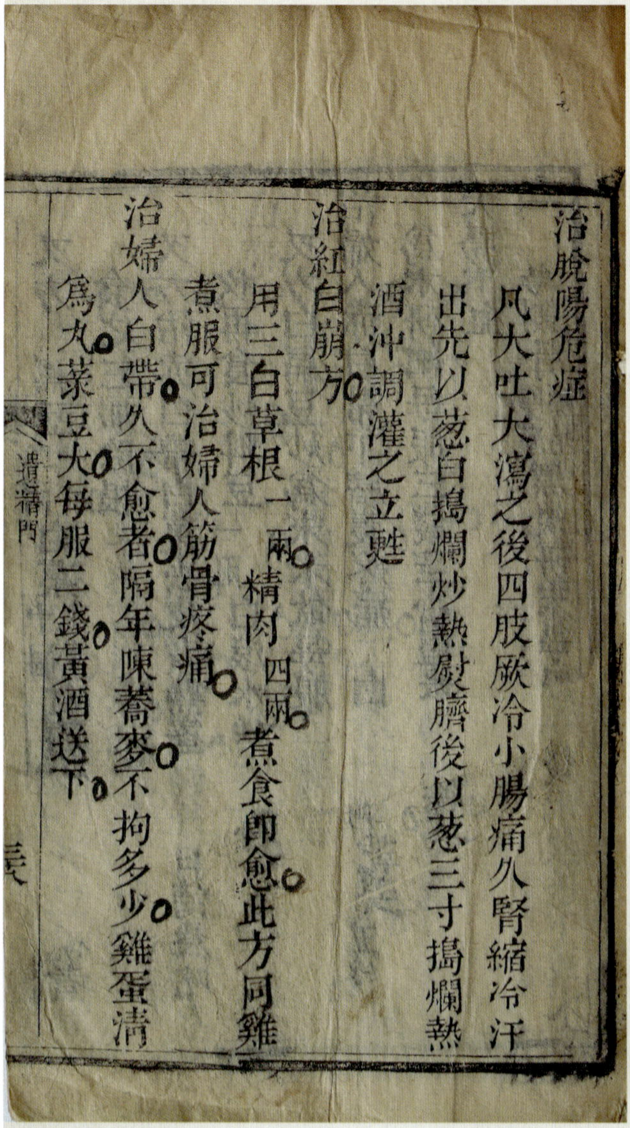

治脫陽危症
凡大吐大瀉之後四肢厥冷小腸痛久腎縮冷汗
出先以葱白搗爛炒熱熨臍後以葱三寸搗爛熱
酒沖調灌之立甦
治紅白崩方
用三白草根一兩。精肉四兩。煮食即愈。此方同雞
煮服可治婦人筋骨疼痛。
治婦人白帶久不愈者。隔年陳蕎麥。不拘多少。雞蛋清
爲丸。菉豆大。每服二錢。黃酒送下。
遺精門

治脱阳危症

凡大吐大泻之后，四肢厥冷，小肠痛久，肾缩，冷汗出，先以葱白捣烂炒热熨脐，后以葱三寸捣烂，热酒冲调，灌之立苏。

治红白崩方

用三白草根一两，精肉四两，煮食即愈。此方同鸡煮服，可治妇人筋骨疼痛。

治妇人白带久不愈者　隔年陈荞麦，不拘多少，鸡蛋清为丸，绿豆大，每服二钱，黄酒送下。

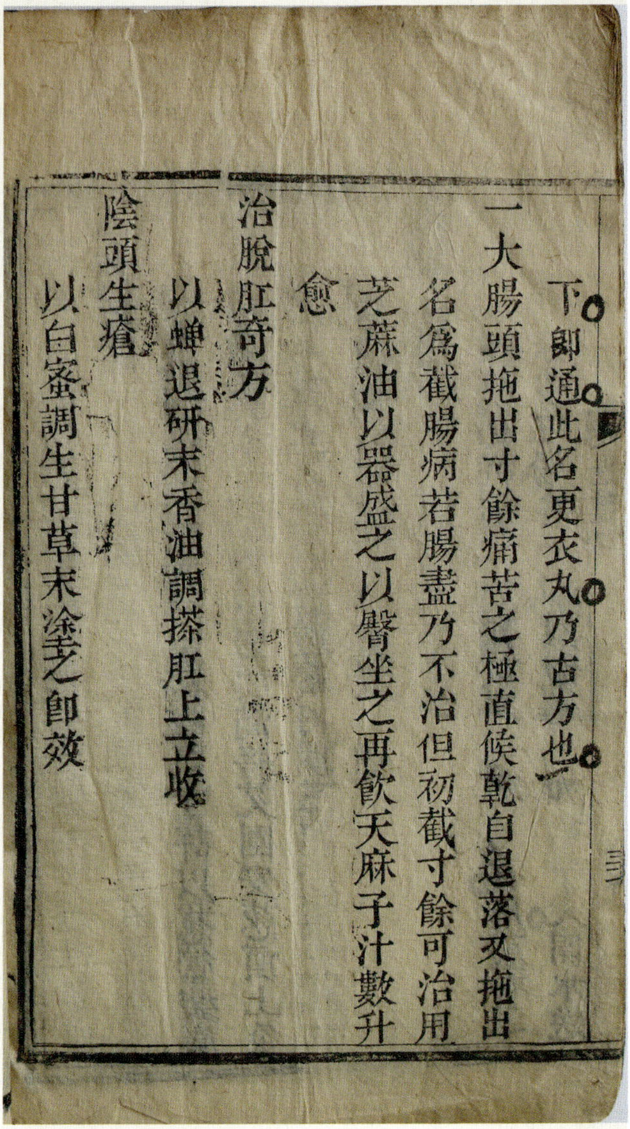
下即通此名更衣丸乃古方也
一大腸頭拖出寸餘痛苦之極直候乾自退落又拖出
名爲截腸病若腸盡乃不治但初截寸餘可治用
芝蔴油以器盛之以臀坐之再飲天麻子汁數升
愈
治脫肛奇方
以蟬退研末香油調搽肛上立收
陰頭生瘡
以白蜜調生甘草末塗之即效

下，即通。此名“更衣丸”，乃古方也。

一大肠头拖出寸余，痛苦之极，直候干自退落，又拖出，名为“截肠病”。若肠尽，乃不治，但初截寸余可治。用芝麻油，以器盛之，以臀坐之，再饮天麻子汁数升，愈。

治脱肛奇方

以蝉退研末，香油调搽肛上，立收。

阴头生疮

以白蜜调生甘草末，涂之即效。

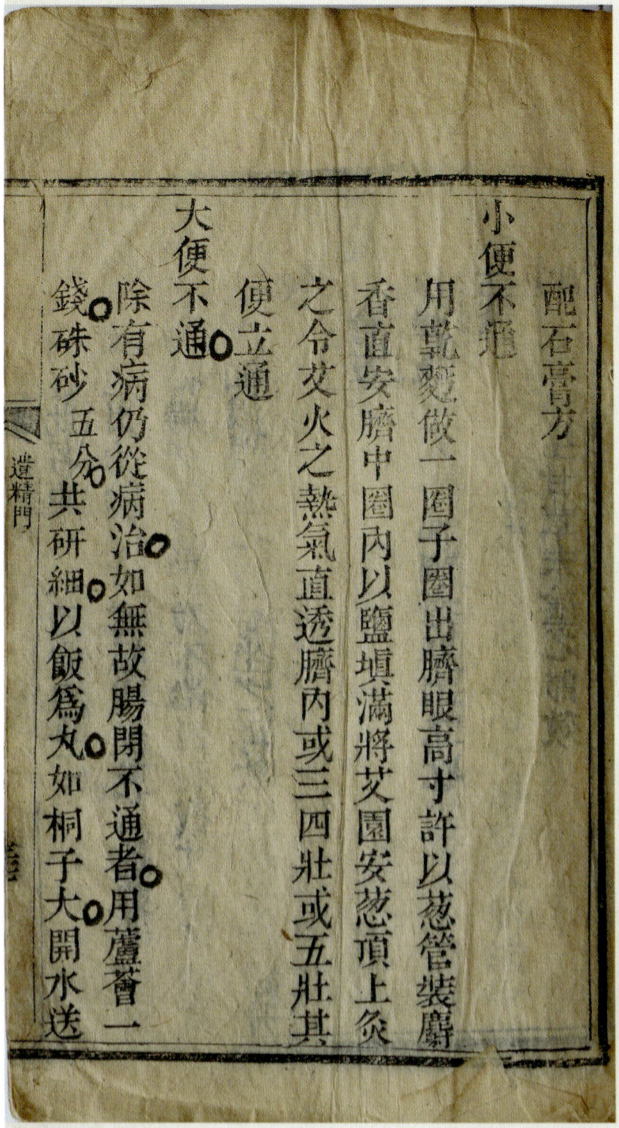
配石膏方
小便不通
用乾麪做一圈子圈出臍眼高寸許以葱管裝麝
香直安臍中圈內以鹽填滿將艾團安葱頂上灸
之令艾火之熱氣直透臍內或三四壯或五壯其
便立通
大便不通
除有病仍從病治如無故腸閉不通者用蘆薈一
錢硃砂五分共研細以飯爲丸如桐子大開水送
遺精門

配石膏方。

小便不通

用干面作一圈子，圈出脐眼高寸许，以葱管装麝香直安脐中，圈内以盐填满，将艾园安葱顶上灸之。令艾火之热气直透脐内，或三四壮，或五壮，其便立通。

大便不通

除有病仍从病治。如无故肠闭不通者，用芦荟一钱，朱砂五分，共研细，以饭为丸，如桐子大，开水送

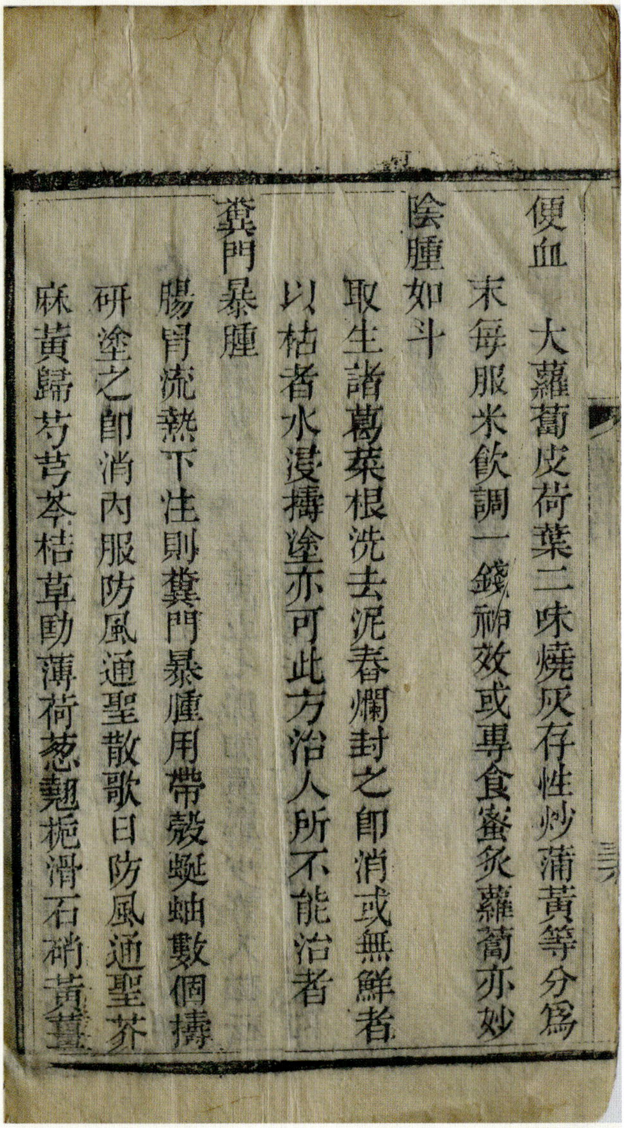
便血　大蘿蔔皮荷葉二味燒灰存性炒蒲黃等分爲
末每服米飲調一錢神效或專食蜜炙蘿蔔亦妙
陰腫如斗
取生諸葛菜根洗去泥舂爛封之即消或無鮮者
以枯者水浸擣塗亦可此方治人所不能治者
糞門暴腫
腸胃流熱下注則糞門暴腫用帶殼蜒蚰數個擣
研塗之即消內服防風通聖散歌曰防風通聖芥
麻黃歸芍芎芩桔草劻薄荷葱翹梔滑石硝黃薑

便血

大萝卜皮、荷叶二味烧灰存性，炒蒲黄等分为末。每服米饮调一钱，神效。或专食蜜炙萝卜，亦妙。

阴肿如斗

取生诸葛菜根，洗去泥，舂烂封之，即消。或无鲜者，以枯者水浸捣涂，亦可。此方治人所不能治者。

粪门暴肿

肠胃流热下注则粪门暴肿，用带壳蜒蚰数个，捣研涂之，即消。内服防风通圣散，歌曰：防风通圣芥麻黄，归芍芎芩桔草劻，薄荷葱翘栀滑石，硝黄姜

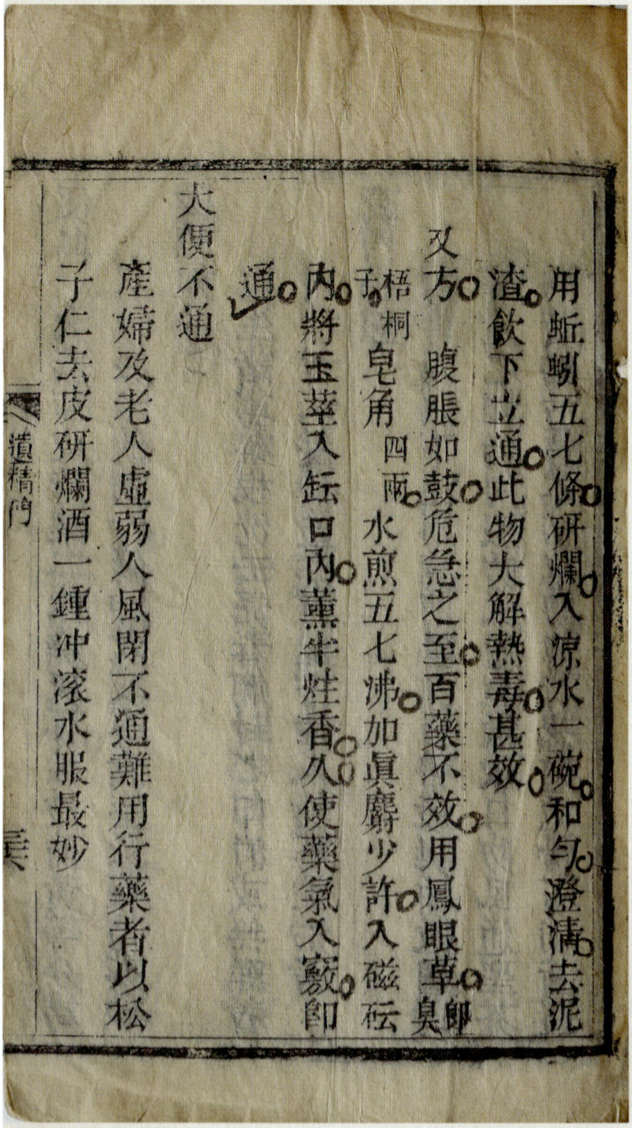

用蚯蚓五七條研爛入涼水一碗和勻澄清去泥渣飲下立通此物大解熱毒甚效

又方腹脹如鼓危急之至百藥不效用鳳眼草即臭梧桐子皂角四兩水煎五七沸加真麝少許入磁罈內將玉莖入罈口內薰半炷香久使藥氣入竅即通

大便不通

產婦及老人虛弱人風閉不通難用行藥者以松子仁去皮研爛酒一鍾冲滚水服最妙

遺精門

用蚯蚓五七条，研烂，入凉水一碗，和匀，澄清，去泥渣，饮下立通。此物大解热毒，甚效。

又方，腹胀如鼓，危急之至，百药不效。用凤眼草即臭梧桐子，皂角四两，水煎五七沸，加真麝少许，入磁坛内，将玉茎入坛口内，熏[1]半炷香久，使药气入窍，即通。

大便不通

产妇及老人虚弱人，风闭不通，难用行药者，以松子仁去皮研烂，酒一钟，冲滚水服最妙。

1 熏：同“薰”。

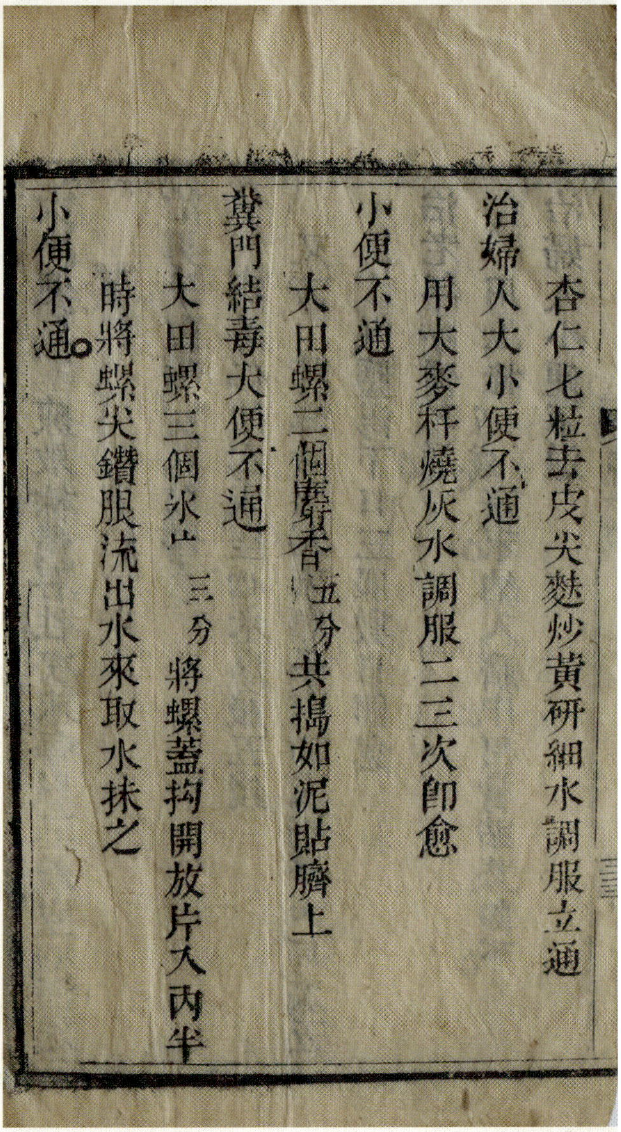

杏仁七粒去皮尖，麸炒黄，研细，水调服，立通。

治妇人大小便不通

用大麦杆烧灰，水调服，二三次即愈。

小便不通

大田螺二个，麝香五分，共捣如泥，贴脐上。

粪门结毒大便不通

大田螺三个，冰片三分，将螺盖拘开，放片入内，半时将螺尖钻眼流出水来，取水抹之。

小便不通

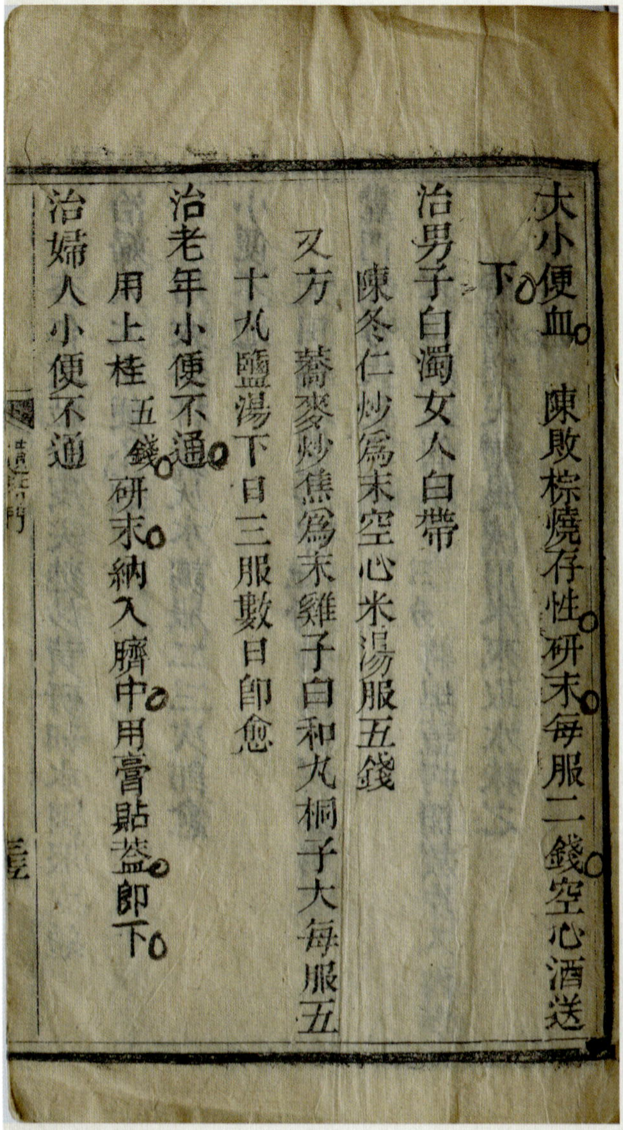

大小便血。陳敗棕燒存性。研末。每服二錢。空心酒送下。

治男子白濁女人白帶

陳冬仁炒爲末空心米湯服五錢

又方　蕎麥炒焦爲末雞子白和丸桐子大每服五十丸鹽湯下日三服數日即愈

治老年小便不通

用上桂五錢。研末。納入臍中。用膏貼蓋。即下。

治婦人小便不通

大小便血　陈败棕烧灰存性，研末，每服二钱，空心酒送下。

治男子白浊、女人白带

陈冬仁炒为末，空心，米汤服五钱。

又方，荞麦炒焦为末，鸡子白和丸桐子大，每服五十丸，盐汤下，日三服，数日即愈。

治老年小便不通

用上桂五钱研末，纳入脐中，用膏贴盖，即下。

治妇人小便不通

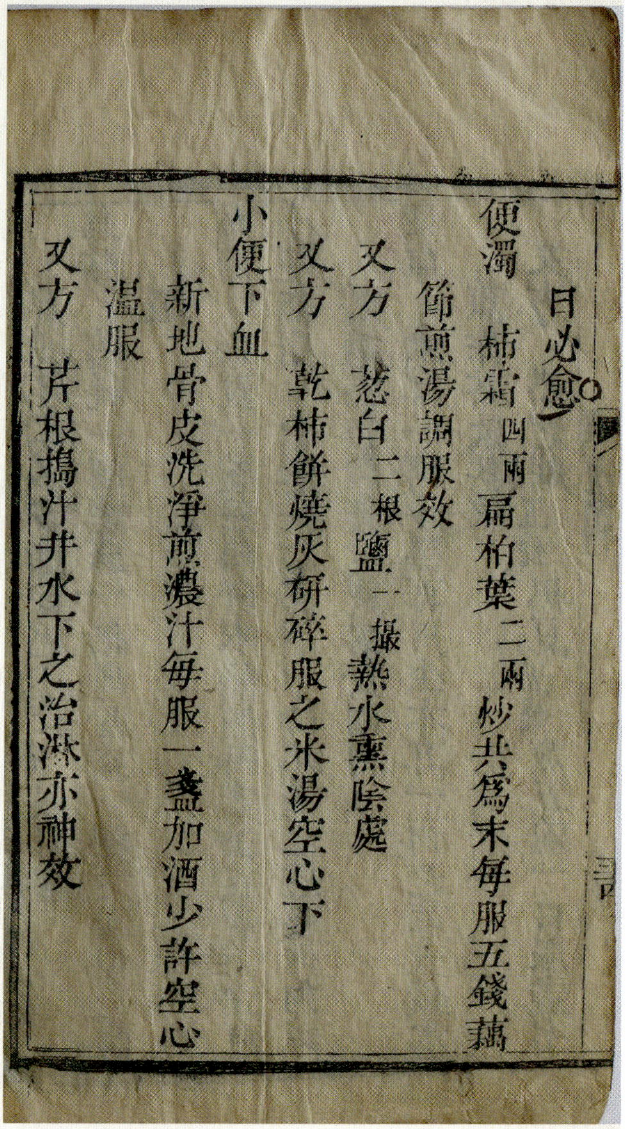
日必愈○
便濁　柿霜四兩　扁柏葉二兩　炒共爲末每服五錢藕
節煎湯調服效
又方　葱白二根　鹽一撮　熱水熏陰處
又方　乾柿餅燒灰研碎服之米湯空心下
小便下血
新地骨皮洗淨煎濃汁每服一盞加酒少許空心
溫服
又方　芹根搗汁井水下之治淋亦神效

日必愈。

便浊　柿霜四两，扁柏叶二两，炒共为末，每服五钱，藕节煎汤调服，效。

又方，葱白二根，盐一撮，热水熏阴处。

又方，干柿饼烧灰，研碎服之，米汤空心下。

小便下血

新地骨皮洗净，煎浓汁，每服一盏，加酒少许，空心温服。

又方，芹根捣汁，井水下之，治淋亦神效。

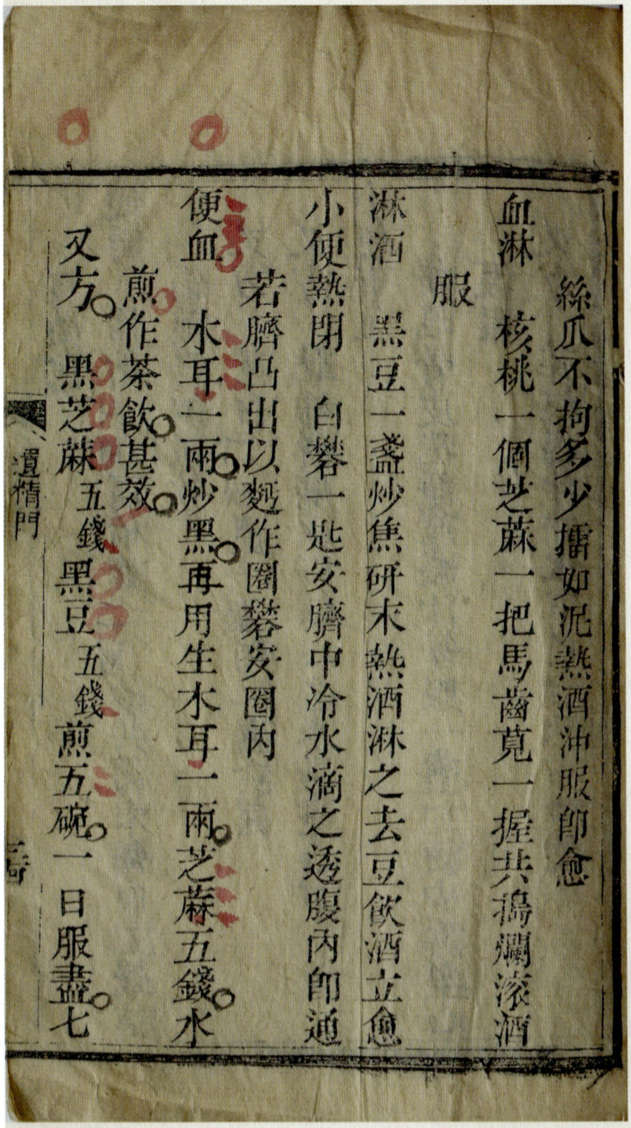
絲瓜不拘多少擂如泥熱酒沖服卽愈
血淋　核桃一個芝蔴一把馬齒莧一握共搗爛滾酒
服
淋酒　黑豆一盞炒焦研末熱酒淋之去豆飲酒立愈
小便熱閉　白礬一匙安臍中冷水滴之透腹內卽通
若臍凸出以麪作圈礬安圈內
便血　木耳一兩炒黑再用生木耳一兩芝蔴五錢水
煎作茶飲甚效
又方　黑芝蔴五錢黑豆五錢煎五碗一日服盡七
遺精門

丝瓜不拘多少，擂如泥，热酒冲服，即愈。

血淋　核桃一个，芝麻一把，马齿苋一握，共捣烂，滚酒服。

淋洒　黑豆一盏，炒焦研末，热酒淋之，去豆饮酒，立愈。

小便热闭　白矾一匙，安脐中，冷水滴之，透腹内即通。若脐凸出，以面作圈，矾安圈内。

便血　木耳一两，炒黑，再用生木耳一两，芝麻五钱，水煎，作茶饮，甚效。

又方，黑芝麻五钱，黑豆五钱，煎五碗，一日服尽。七

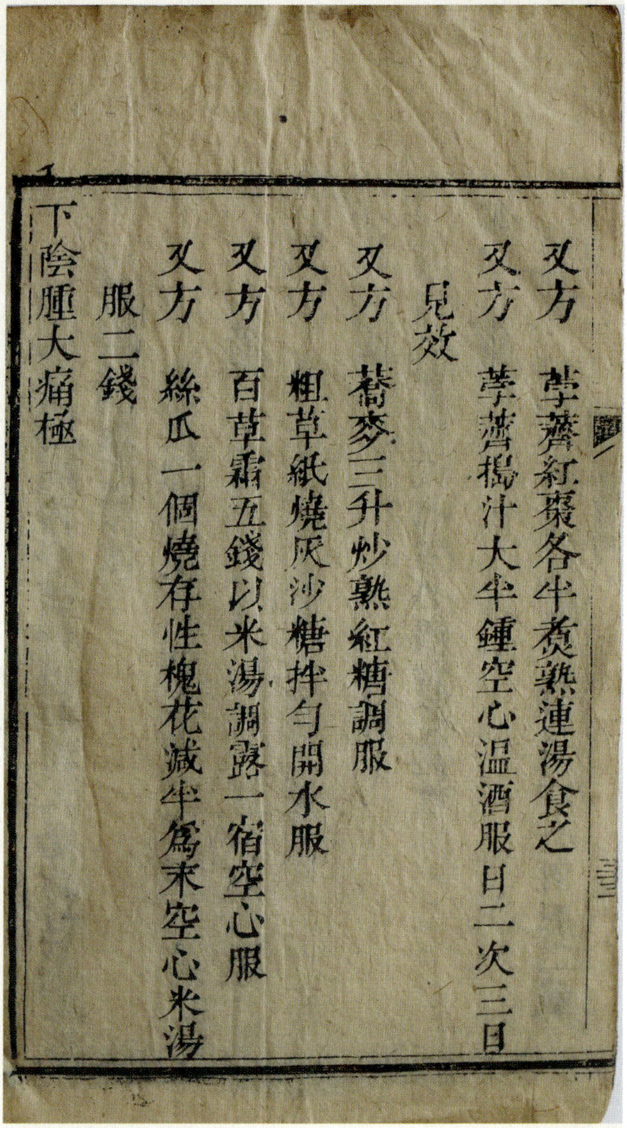
又方　荸薺紅棗各半煮熟連湯食之
又方　荸薺搗汁大半鍾空心温酒服日二次三日見效
又方　蕎麥三升炒熟紅糖調服
又方　粗草紙燒灰沙糖拌勻開水服
又方　百草霜五錢以米湯調露一宿空心服
又方　絲瓜一個燒存性槐花減半爲末空心米湯服二錢
下陰腫大痛極

又方，荸荠、红枣各半，煮熟连汤食之。

又方，荸荠捣汁大半钟，空心温酒服，日二次，三日见效。

又方，荞麦三升，炒熟，红糖调服。

又方，粗草纸烧灰，砂糖拌匀，开水服。

又方，百草霜五钱，以米汤调，露一宿，空心服。

又方，丝瓜一个，烧存性，槐花减半，为末，空心米汤服二钱。

下阴肿大痛极

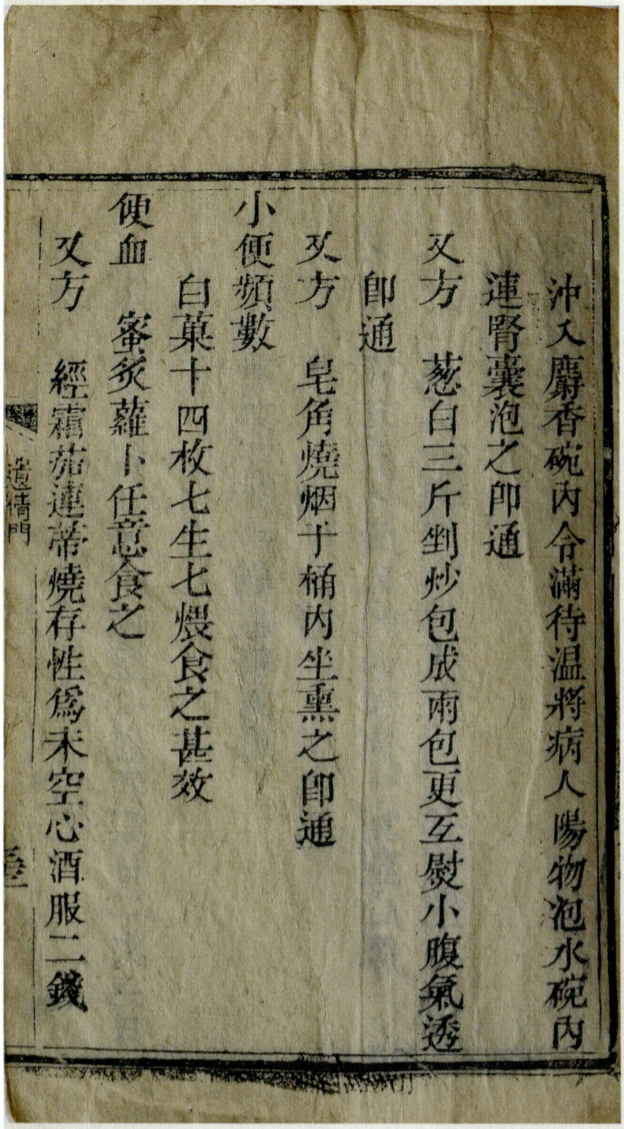

冲入麝香碗内，令满，待温将病人阳物泡水碗内，连肾囊泡之，即通。

又方，葱白三斤，剉[1]炒，包成两包，更互熨小腹，气透即通。

又方，皂角烧烟于桶内，坐熏之，即通。

小便频数

白果十四枚，七生七煨，食之甚效。

便血　蜜炙萝卜，任意食之。

又方，经霜茄连蒂，烧存性，为末，空心酒服二钱。

1 剉：古同"锉"。

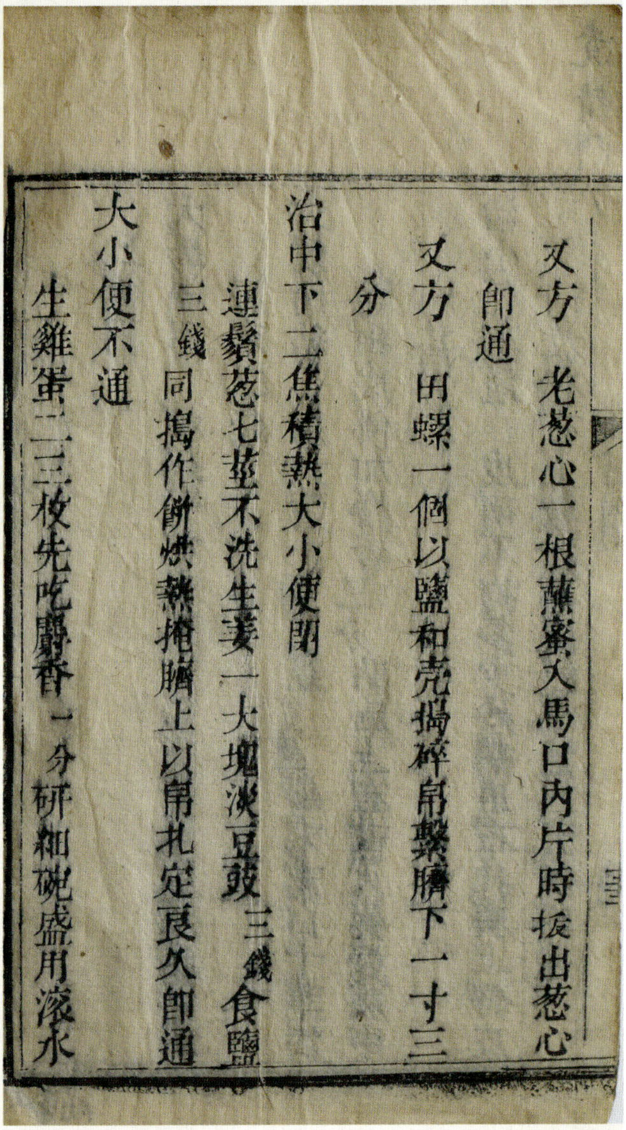
又方 老葱心一根蘸蜜入馬口内片時拔出葱心即通
又方 田螺一個以鹽和殼搗碎帛繫臍下一寸三分
治中下二焦積熱大小便閉
連鬚葱七莖不洗生姜一大塊淡豆豉三錢食鹽三錢同搗作餅烘熱掩臍上以帛扎定良久即通
大小便不通
生雞蛋二三枚先吃麝香一分研細碗盛用滾水

又方，老葱心一根，蘸蜜，入马口内片时，拔出葱心，即通。

又方，田螺一个，以盐和壳捣碎，帛系脐下一寸三分。

治中下二焦积热，大小便闭

连须葱七茎，不洗，生姜一大块，淡豆豉三钱，食盐三钱，同捣作饼，烘热掩脐上，以帛扎定，良久即通。

大小便不通

生鸡蛋二三枚，先吃，麝香一分研细，碗盛，用滚水

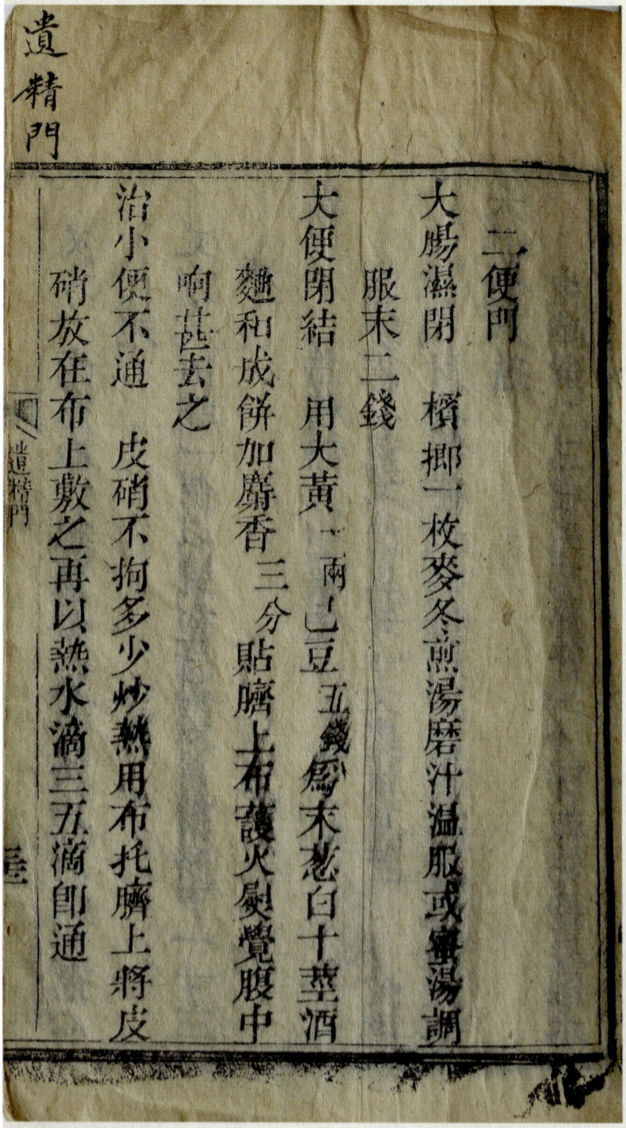

遺精門

二便門

大腸濕閉 檳榔一枚麥冬煎湯磨汁温服或蜜湯調服末二錢

大便閉結 用大黄一兩巴豆五錢爲末葱白十莖酒麯和成餅加麝香三分貼臍上布護火熨覺腹中响甚去之

治小便不通 皮硝不拘多少炒熱用布托臍上將皮硝放在布上敷之再以熱水滴三五滴即通

遺精門

二便门

大肠湿闭　槟榔一枚，麦冬煎汤磨汁温服，或蜜汤调服末二钱。

大便闭结　用大黄一两，巴豆五钱，为末，葱白十茎，酒曲和成饼，加麝香三分，贴脐上，布护火熨，觉腹中响甚，去之。

治小便不通　皮硝不拘多少，炒热，用布托脐上，将皮硝放在布上敷之，再以热水滴三五滴，即通。

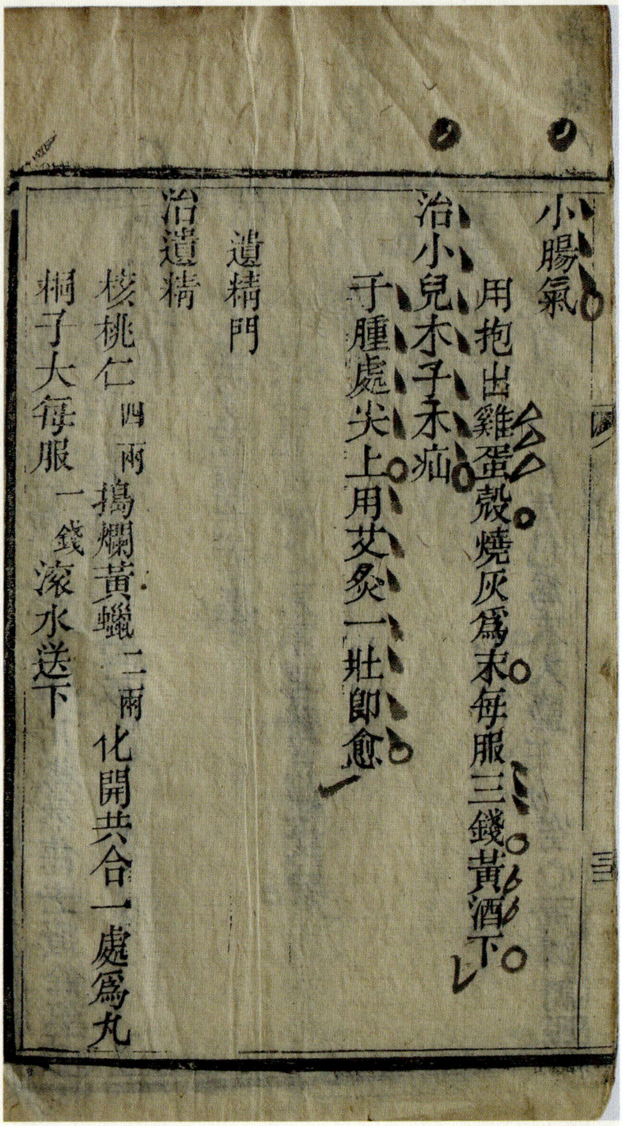

小腸氣

用抱出雞蛋殼燒灰爲末每服三錢黄酒下

治小兒木子水疝

于腫處尖上用艾灸一壯即愈

遺精門

治遺精

核桃仁四兩搗爛黄蠟二兩化開共合一處爲丸桐子大每服一錢滚水送下

小肠气

用抱出鸡蛋壳烧灰为末，每服三钱，黄酒下。

治小儿木子水疝

于肿处尖上，用艾灸一壮，即愈。

遗精门

治遗精

核桃仁四两捣烂，黄蜡二两化开，共合一处，为丸桐子大，每服一钱，滚水送下。

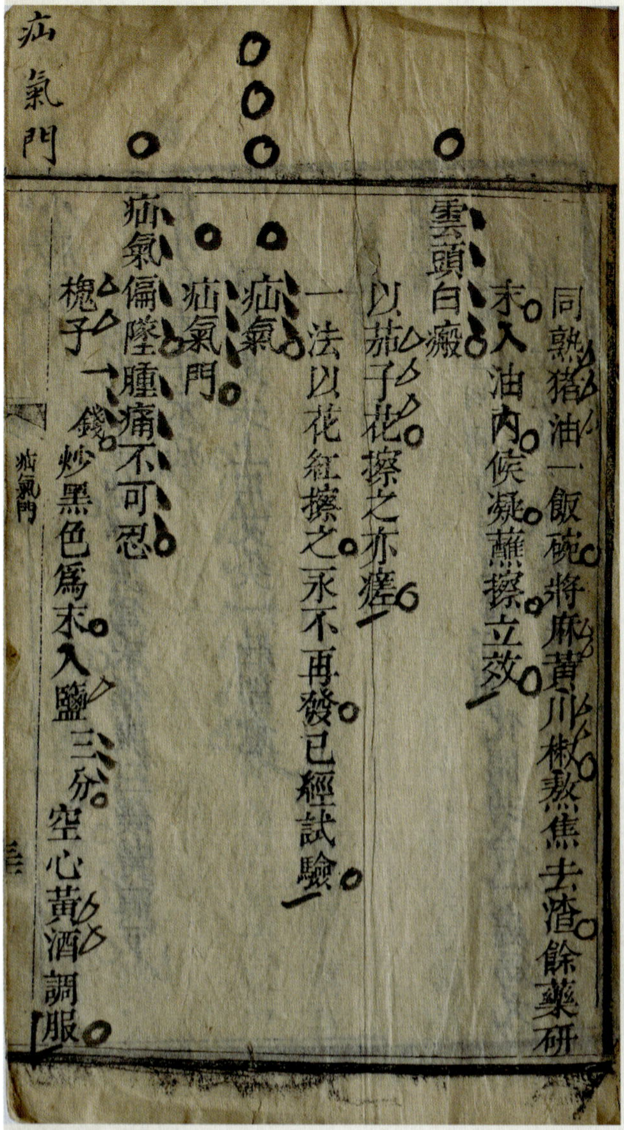
疝氣門

同熟猪油一飯碗將麻黃川椒熬焦去渣餘藥研末入油內候凝蘸擦立效

雲頭白癜

以茄子花擦之亦瘥

一法以花紅擦之永不再發已經試驗

疝氣

疝氣門

疝氣偏墜腫痛不可忍

槐子一錢炒黑色爲末入鹽三分空心黃酒調服

同熟猪油一饭碗，将麻黄、川椒熬焦去渣，余药研末，入油内，候凝，蘸擦，立效。

云头白癜

以茄子花擦之，亦瘥。

一法，以花红擦之，永不再发，已经试验。

疝气

疝气门

疝气偏坠，肿痛不可忍

槐子一钱炒黑色为末，入盐三分，空心，黄酒调服。

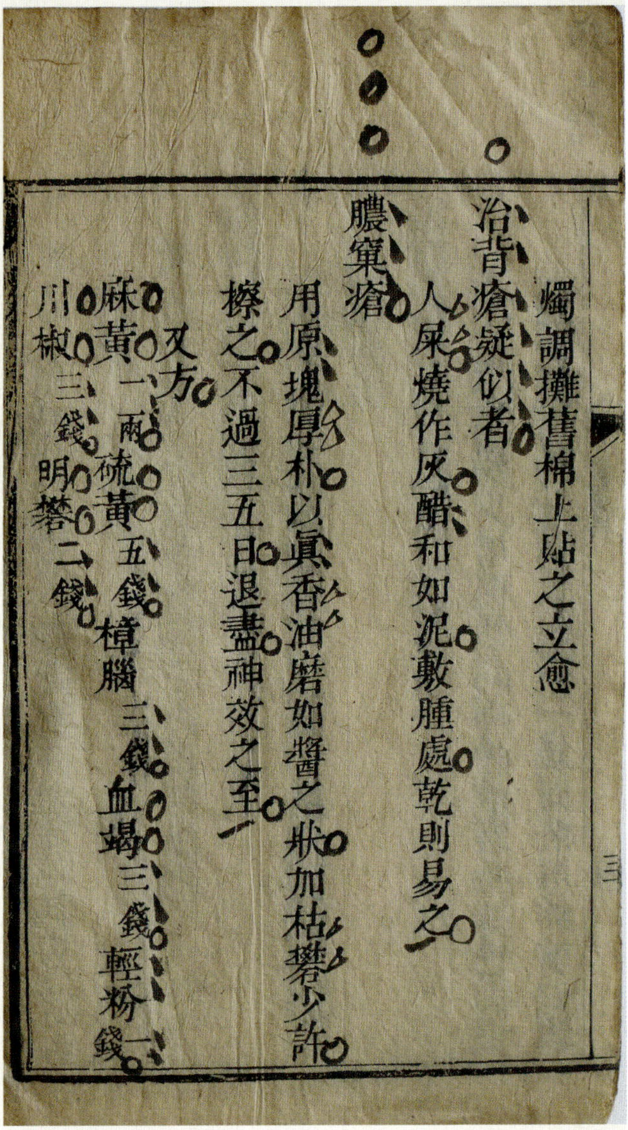

烛调摊旧棉上，贴之立愈。

治背疮疑似者

人屎烧作灰，醋和如泥，敷肿处。干则易之。

脓窠疮

用原块厚朴，以真香油磨如酱之状，加枯矾少许，擦之。不过三五日，退尽，神效之至。

又方，麻黄一两，硫黄五钱，樟脑三钱，血竭三钱，轻粉一钱，川椒三钱，明矾二钱。

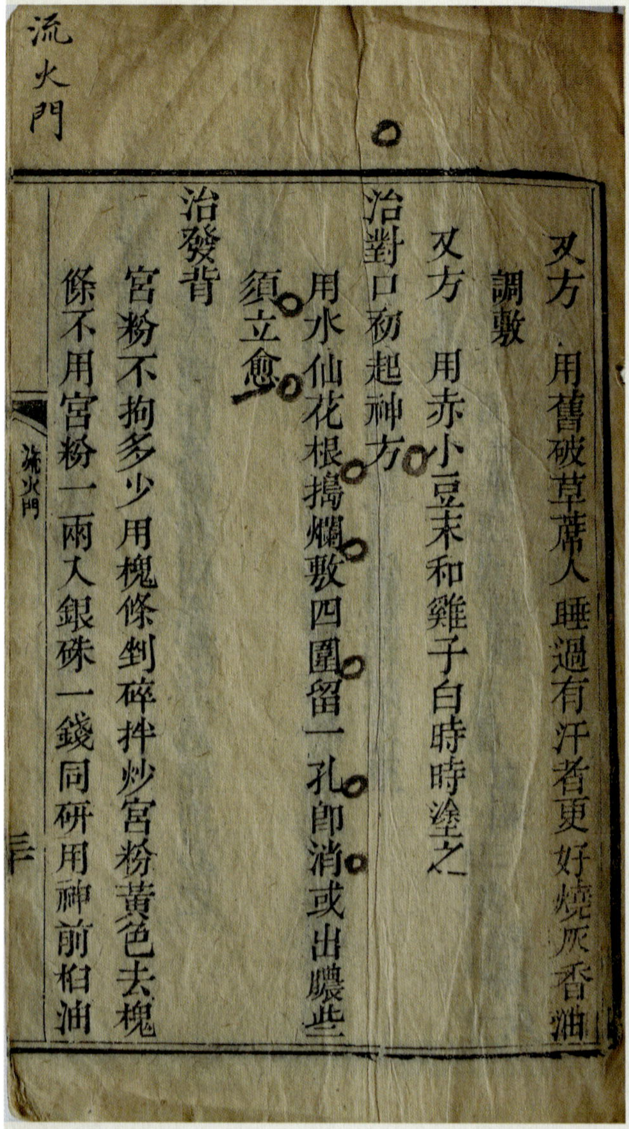
流火門
又方 用舊破草蓆人睡過有汗者更好燒灰香油
調敷
又方 用赤小豆末和雞子白時時塗之
治對口初起神方
用水仙花根搗爛敷四圍留一孔即消或出膿些
須立愈
治發背
宮粉不拘多少用槐條剉碎拌炒宮粉黃色去槐
條不用宮粉一兩入銀硃一錢同研用神前柏油
流火門

又方，用旧破草席，人睡过有汗者更好，烧灰，香油调敷。

又方，用赤小豆末和鸡子白，时时涂之。

治对口初起神方

用水仙花根，捣烂，敷四围，留一孔，即消。或出脓些须，立愈。

治发背

宫粉不拘多少，用槐条剉碎，拌炒宫粉黄色，去槐条不用，宫粉一两入银朱一钱同研，用神前柏油

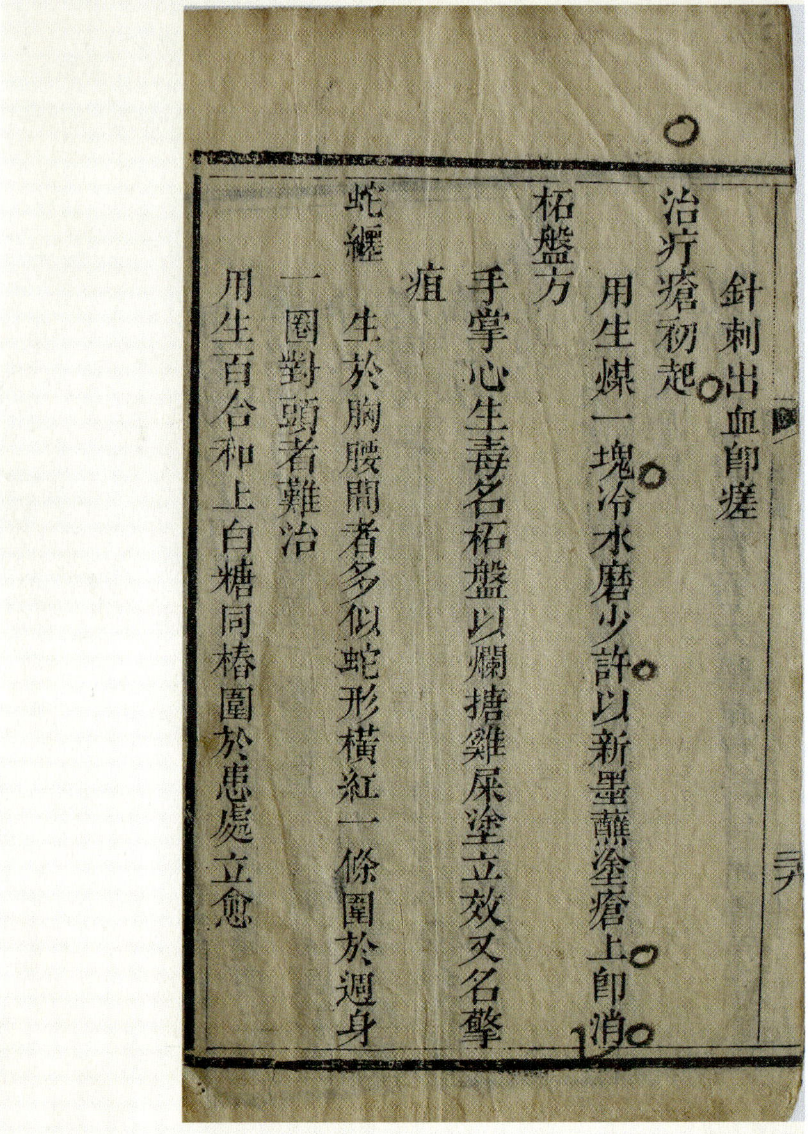

針刺出血即瘥

治疔瘡初起

用生煤一塊冷水磨少許以新墨蘸塗瘡上即消

柘盤方

手掌心生毒名柘盤以爛搪雞屎塗立效又名擎

疽

蛇纏　生於胸腰間者多似蛇形横紅一條圍於週身

一圈對頭者難治

用生百合和上白糖同椿圍於患處立愈

针刺出血，即瘥。

治疔疮初起

用生煤一块，冷水磨少许，以新墨蘸涂疮上，即消。

柘盘方

手掌心生毒，名柘盘。以烂搪鸡屎涂，立效。又名“擎疽”。

蛇缠　生于胸腰间者，多似蛇形，横红一条，围于周身一圈，对头者难治。

用生百合和上白糖同椿，围于患处，立愈。

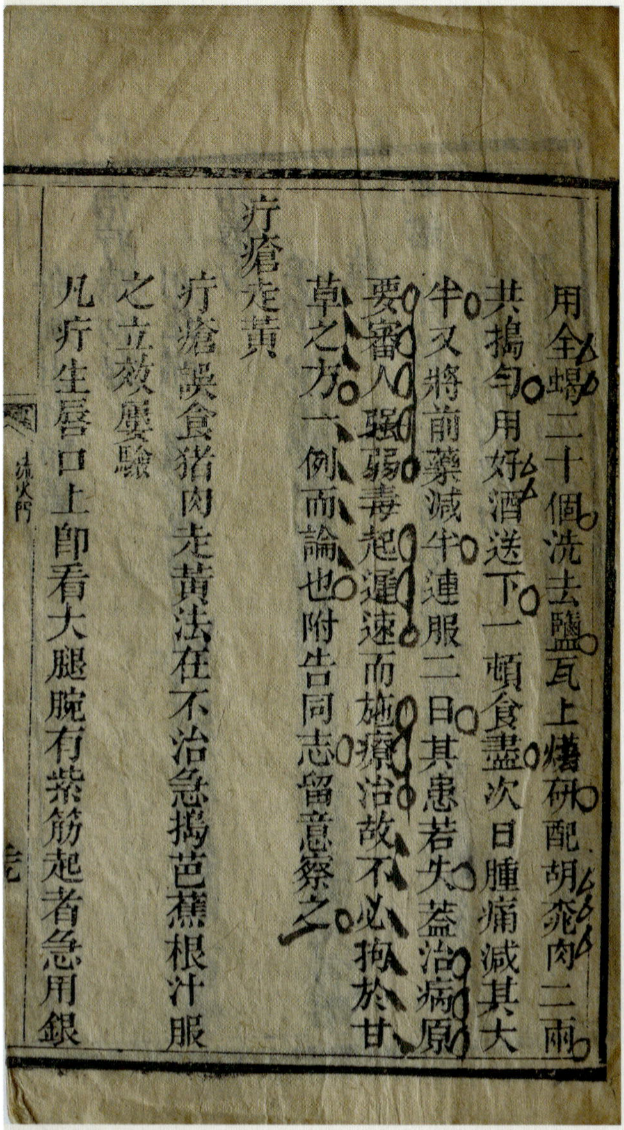

用全蝎二十个，洗去盐，瓦上焙研，配胡桃肉二两，共捣匀。用好酒送下，一顿食尽。次日肿痛减其大半，又将前药减半，连服二日，其患若失。盖治病原要，审人强弱，毒起迟速，而施疗治。故不必拘于甘草之方，一例而论也。附告同志，留意察之。

疔疮走黄

疔疮误食猪肉走黄，法在不治，急捣芭蕉根汁，服之立效，屡验。

凡疔生唇口上，即看大腿腕有紫筋起者，急用银

十余日，赤肿如桃李。成脓即破，破则难愈。延久成弱症，初起急治。用大粉甘草四两截寸段许，以急流水一大碗，文武火慢慢蘸水炙之，水尽为度，劈开中心，有水润为止。如无，再蘸水炙，炙透，槌碎，每服一两。用无灰酒二碗，煎至一碗，温服。次日再服，服完消尽。如消未尽，再服一料，无不愈者，极有效验。

予曾治一人，年力少壮，忽患悬痈。初起如莲子一颗，三日之内，逐大如梅李，赤痛非凡，难以行走。随

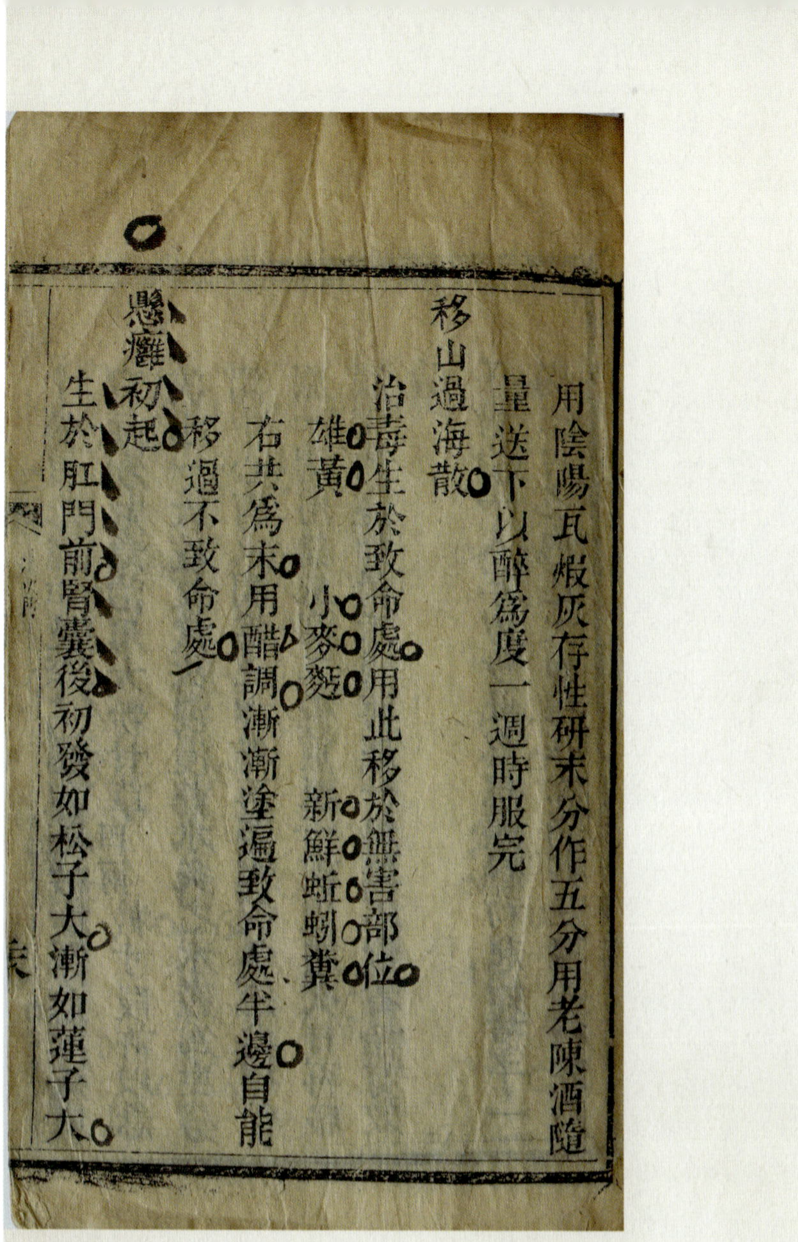

用阴阳瓦煅灰存性，研末，分作五分，用老陈酒随量送下，以醉为度，一周时服完。

移山过海散

治毒生于致命处，用此移于无害部位。

雄黄、小麦面、新鲜蚯蚓粪。

上共为末，用醋调，渐渐涂遍致命处半边，自能移过不致命处。

悬痈初起

生于肛门前，肾囊后。初发如松子大，渐如莲子大。

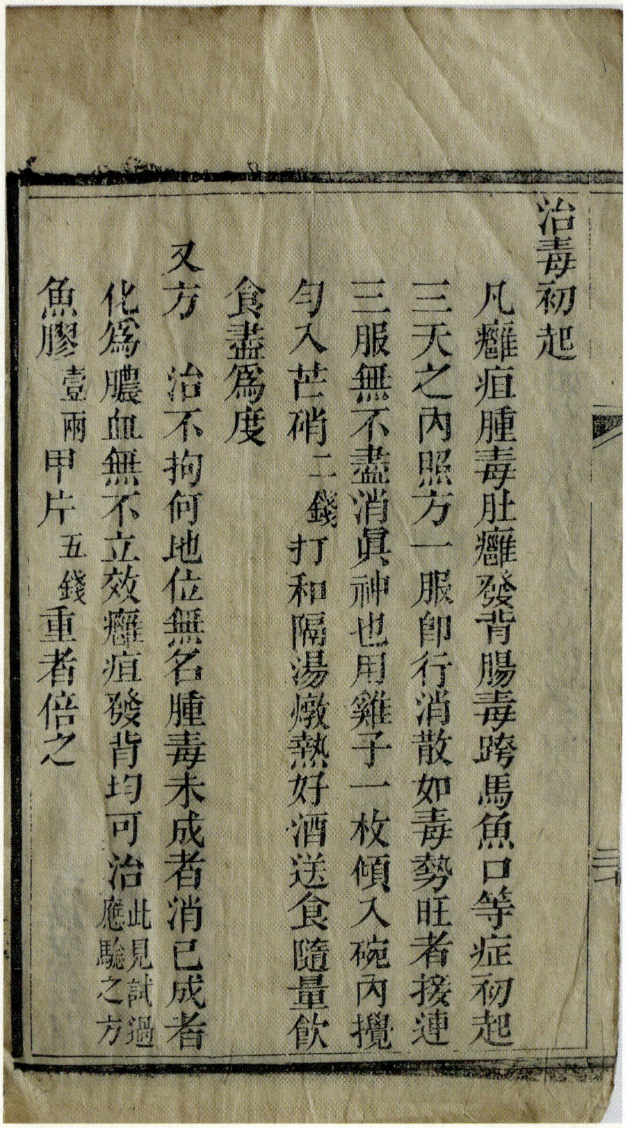

治毒初起

凡痈疽、肿毒、肚痈、发背、肠毒、跨马、鱼口等症，初起三天之内，照方一服，即行消散，如毒势旺者，接连三服，无不尽消，真神也。用鸡子一枚，倾入碗内，搅匀，入芒硝二钱打和，隔汤炖热，好酒送食，随量饮，食尽为度。

又方，治不拘何地位无名肿毒，未成者消，已成者化为脓血，无不立效。痈疽、发背均可治此见试过应验之方。鱼胶一两，甲片五钱，重者倍之。

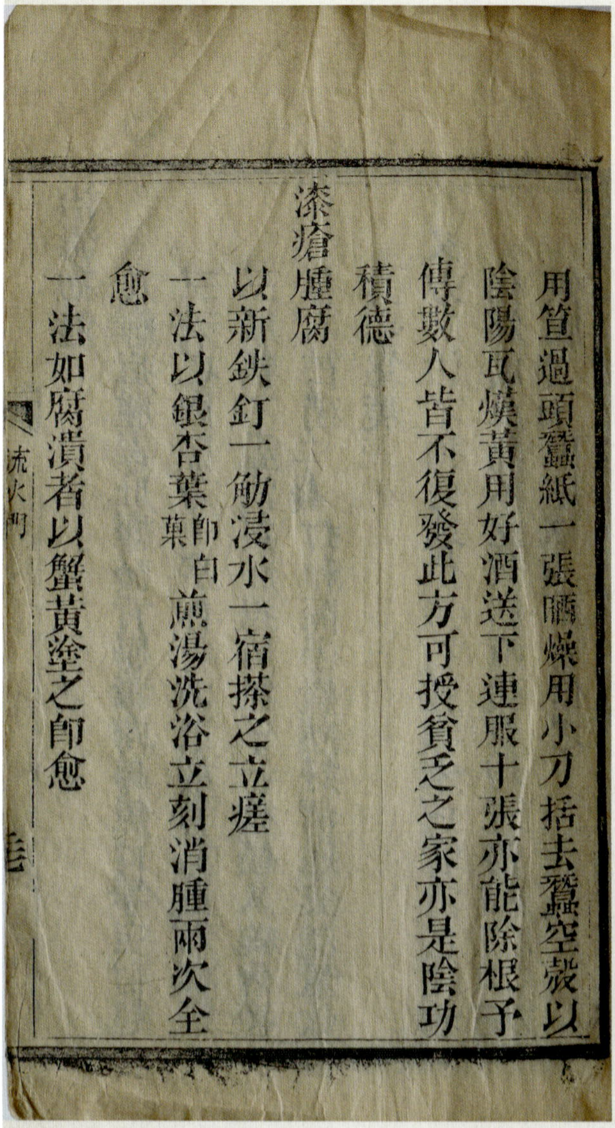

用筥過頭蠶紙一張曬燥用小刀括去蠶空殼以陰陽瓦熯黃用好酒送下連服十張亦能除根予傳數人皆不復發此方可授貧乏之家亦是陰功積德

漆瘡腫腐

以新鉄釘一觔浸水一宿搽之立瘥

一法以銀杏葉即白菓煎湯洗浴立刻消腫兩次全愈

一法如腐潰者以蟹黃塗之卽愈

流火門

用筥过头蚕纸一张，晒燥，用小刀刮去蚕空壳，以阴阳瓦炆黄，用好酒送下，连服十张，亦能除根。予传数人，皆不复发。此方可授贫乏之家，亦是阴功积德。

漆疮肿腐

以新铁钉一斤，浸水一宿，搽之，立瘥。

一法，以银杏叶即白果煎汤洗浴，立刻消肿，两次全愈。

一法，如腐溃者，以蟹黄涂之，即愈。

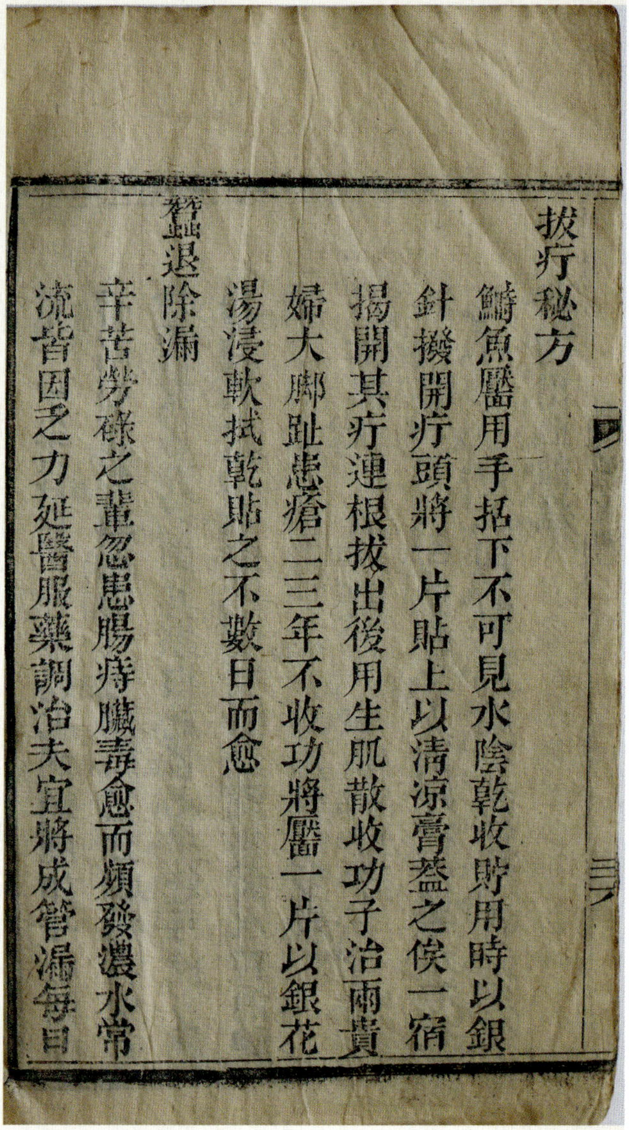
拔疔秘方
鰣魚鱗用手括下不可見水陰乾收貯用時以銀
針撥開疔頭將一片貼上以清涼膏葢之俟一宿
揭開其疔連根拔出後用生肌散收功予治兩貴
婦大脚趾患瘡二三年不收功將鱗一片以銀花
湯浸軟拭乾貼之不數日而愈
蠶退除漏
辛苦勞碌之輩忽患腸痔臟毒愈而頻發濃水常
流皆因乏力延醫服藥調治夫宜將成管漏每日

拔疔秘方

鲥鱼鳞用手刮下，不可见水，阴干收贮。用时以银针拨开疔头，将一片贴上，以清凉膏盖之。俟一宿揭开，其疔连根拔出，后用生肌散收功。予治两贵妇大脚趾患疮，二三年不收功，将鳞一片，以银花汤浸软拭干，贴之，不数日而愈。

蚕退除漏

辛苦劳碌之辈，忽患肠痔脏毒，愈而频发，脓[1]水常流，皆因乏力延医服药调治。夫宜将成管漏，每日

1 脓：原文“浓”当为“脓”，径改。

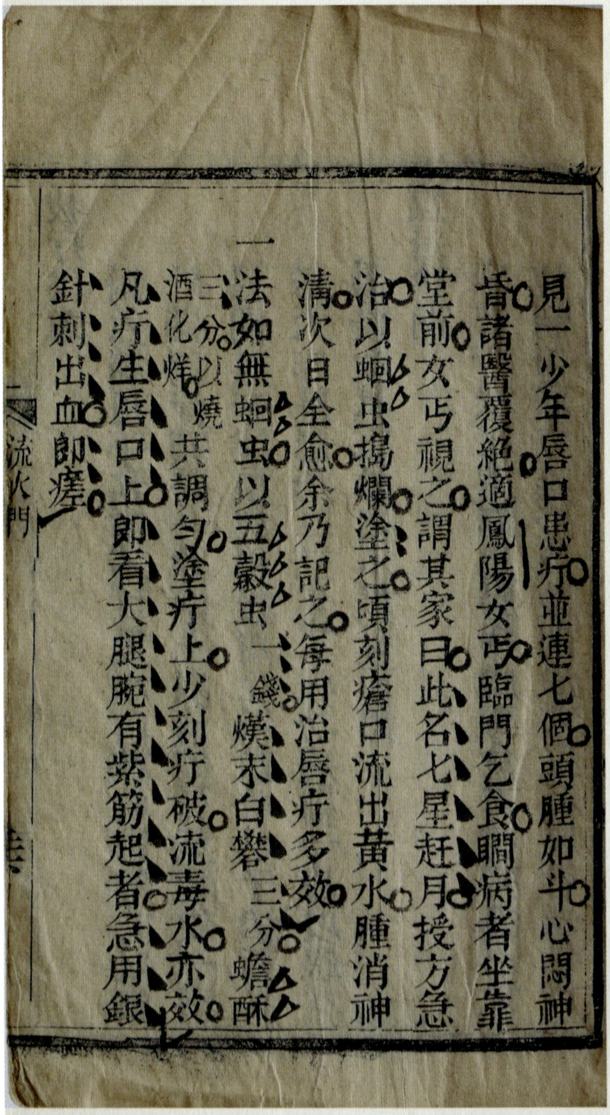

见一少年唇口患疔，并连七个，头肿如斗，心闷神昏，诸医覆绝。适凤阳女丐，临门乞食，瞯[1]病者坐靠堂前，女丐视之，谓其家曰：此名“七星赶月”。授方急治，以蛔虫捣烂涂之，顷刻疮口流出黄水，肿消神清，次日全愈。余乃记之，每用治唇疔，多效。

一法，如无蛔虫，以五谷虫一钱，煐末，白矾三分，蟾酥三分，以烧酒化烊，共调匀，涂疔上。少刻疔破，流毒水，亦效。凡疔生唇口上，即看大腿腕有紫筋起者，急用银针刺出血，即瘥。

1 瞯（jiàn）：窥视，偷看。

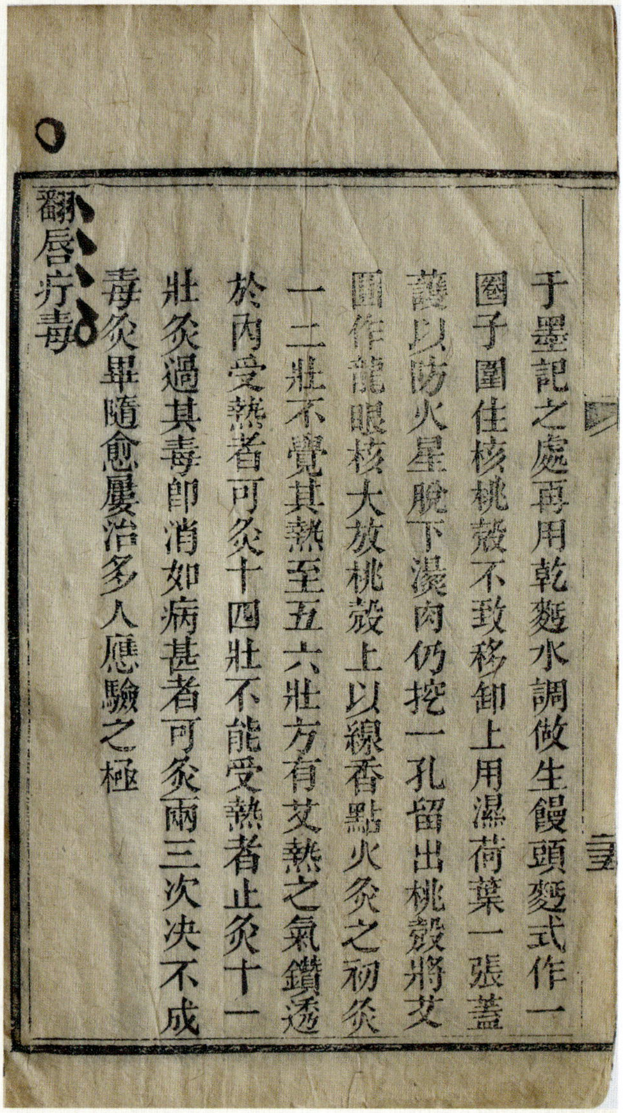

于墨記之處再用乾麪水調做生饅頭麪式作一
圈子圍住核桃殼不致移卸上用濕荷葉一張蓋
護以防火星脫下燙肉仍挖一孔留出桃殼將艾
團作龍眼核大放桃殼上以線香點火灸之初灸
一二壯不覺其熱至五六壯方有艾熱之氣鑽透
於內受熱者可灸十四壯不能受熱者止灸十一
壯灸過其毒即消如病甚者可灸兩三次决不成
毒灸畢隨愈屢治多人應驗之極

翻唇疔毒

于墨记之处，再用干面水调做生馒头面式，作一圈子围住，核桃壳不致移卸，上用湿荷叶一张盖护，以防火星脱下烫肉，仍挖一孔，留出桃壳，将艾团作龙眼核大，放桃壳上，以线香点火灸之，初灸一二壮不觉其热，至五六壮方有艾热之气钻透于内。受热者可灸十四壮，不能受热者止灸十一壮。灸过，其毒即消，如病甚者可灸两三次，决不成毒，灸毕随愈，屡治多人，应验之极。

翻唇疔毒

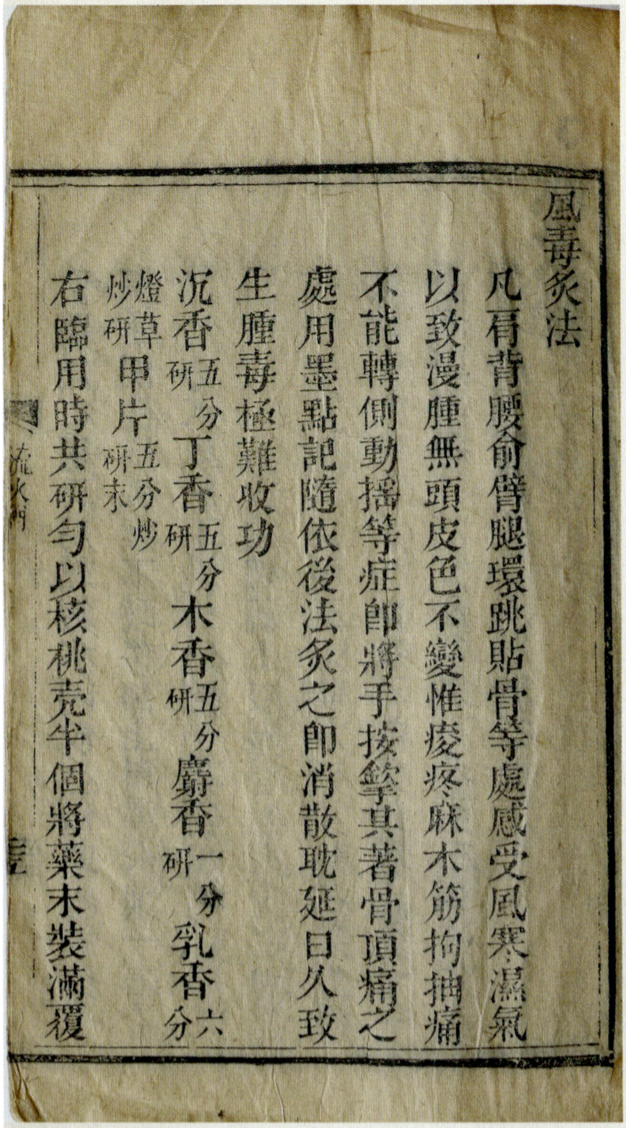
風毒灸法
凡肩背腰俞臂腿環跳貼骨等處感受風寒濕氣以致漫腫無頭皮色不變惟痠疼麻木筋拘抽痛不能轉側動搖等症即將手按撳其著骨頂痛之處用墨點記隨依後法灸之即消散耽延日久致生腫毒極難收功
沉香五分研 丁香五分研 木香五分研 麝香一分研 乳香六分燈草炒研 甲片五分炒研末
右臨用時共研勻以核桃殼半個將藥末裝滿覆

1 揿（qìn）：用手按压。

风毒灸法

凡肩背、腰俞、臂、腿、环跳、贴骨等处，感受风寒湿气，以致漫肿无头，皮色不变，惟酸疼麻木，筋拘抽痛，不能转侧动摇等症。即将手按揿[1]其著骨顶痛之处，用墨点记，随依后法灸之即消散。耽延日久，致生肿毒，极难收功。

沉香五分，研，丁香五分，研，木香五分，研，麝香一分，研，乳香六分，灯草炒研，甲片五分，炒，研末。

上临用时共研匀，以核桃壳半个，将药末装满，覆

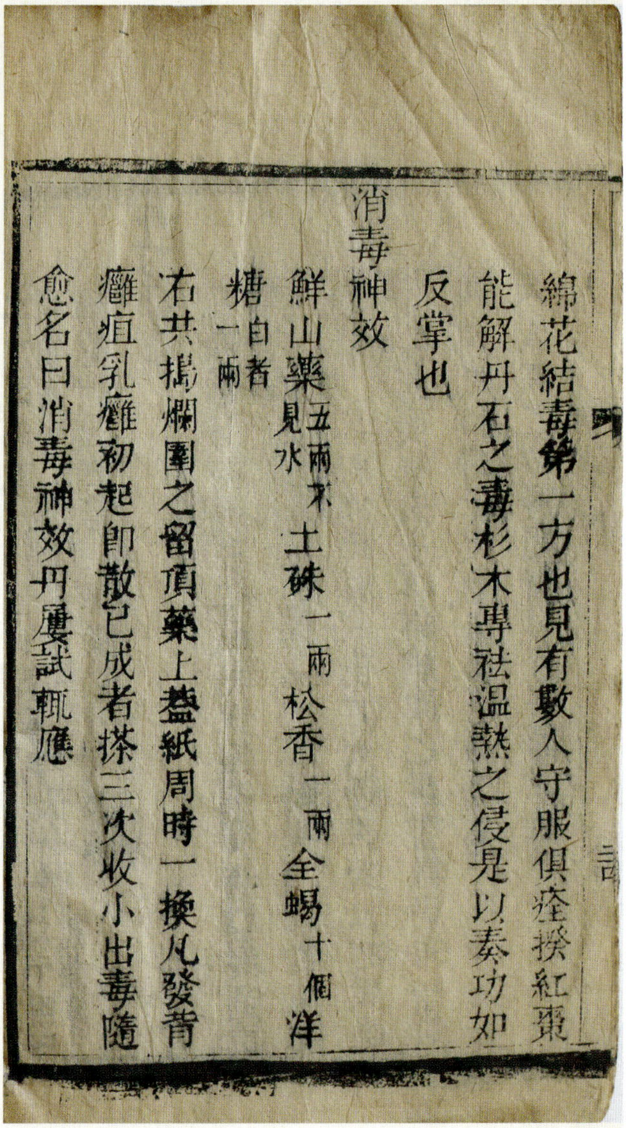

绵花结毒第一方也。见有数人守服，俱痊，揆[1]红枣能解丹石之毒，杉木专祛温热之侵，是以奏功如反掌也。

消毒神效

鲜山药五两，不见水，土硃一两，松香一两，全蝎十个，洋糖白者一两。

上共捣烂，围之留顶，药上盖纸，周时一换。凡发背、痈疽、乳痈，初起即散，已成者，搽三次收小出毒，随愈，名曰"消毒神效丹"，屡试辄应。

1 揆（kuí）：度，揣测。

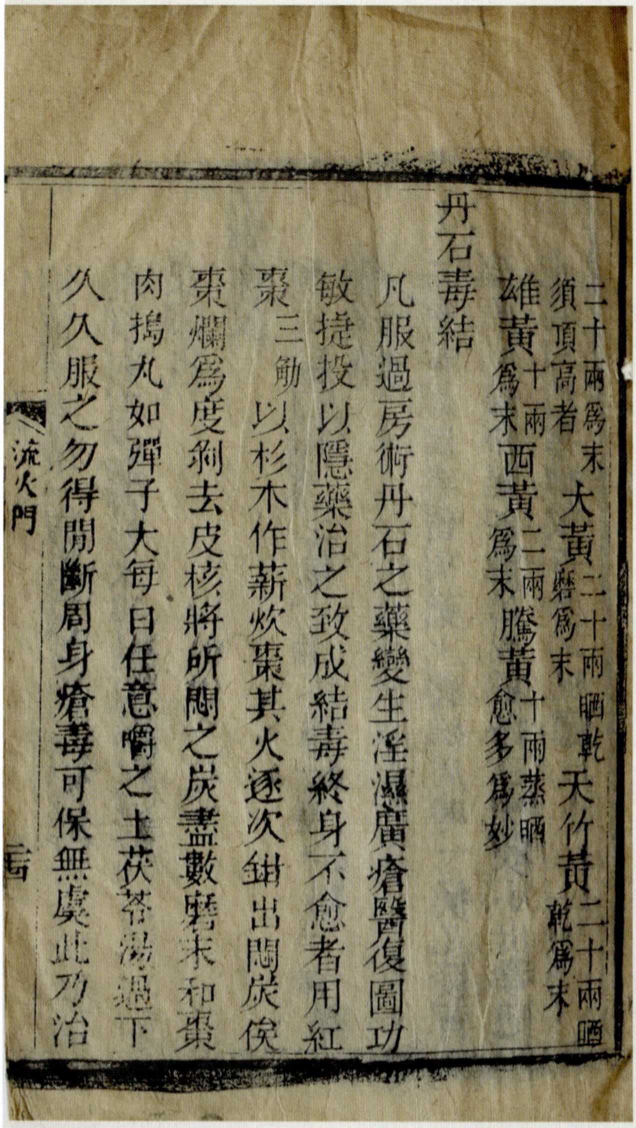
流火門

二十兩爲末須頂高者　大黃二十兩晒乾磨爲末　天竹黃二十兩晒乾爲末
雄黃十兩爲末　西黃二兩爲末　籐黃十兩蒸晒愈多爲妙

丹石毒結

凡服過房術丹石之藥變生淫濕廣瘡醫復圖功敏捷投以隱藥治之致成結毒終身不愈者用紅棗三觔以杉木作薪炊棗其火逐次鉗出悶炭俟棗爛爲度剥去皮核將所悶之炭盡數磨末和棗肉搗丸如彈子大每日任意嚼之土茯苓湯過下久久服之勿得閒斷周身瘡毒可保無虞此乃治

二十两，为末，须顶高者，大黄二十两，晒干，磨为末，天竺黄二十两，晒干为末，雄黄十两，为末，西黄二两，为末，藤黄十两，蒸晒，愈多为妙。

丹石毒结　凡服过房术丹石之药，变生淫湿广疮，医复图功敏捷，投以隐药治之，致成结毒，终身不愈者，用红枣三斤，以杉木作薪炊枣，其火逐次钳出，闷炭，俟枣烂为度，剥去皮核，将所闷之炭尽数磨末，和枣肉捣丸如弹子大。每日任意嚼之，土茯苓汤过下，久久服之，勿得间断，周身疮毒可保无虞。此乃治

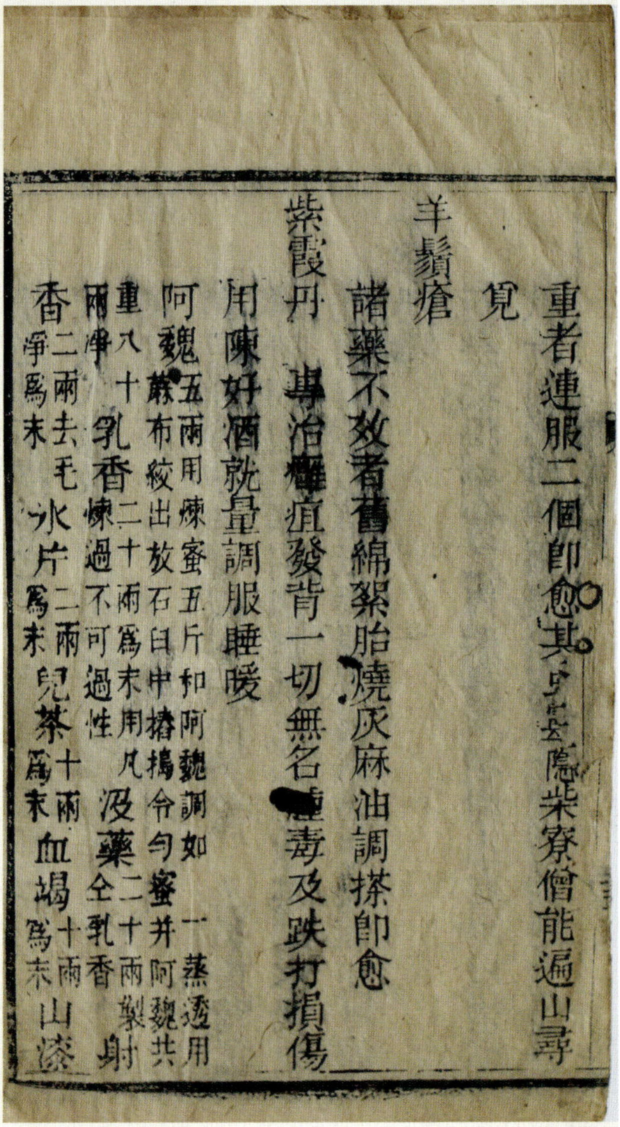

重者連服二個即愈。其蟲靈隱柴寮僧能遍山尋覓

羊鬚瘡

諸藥不效者舊綿絮胎燒灰麻油調搽即愈

紫霞丹 專治癰疽發背一切無名腫毒及跌打損傷用陳好酒就量調服睡暖

阿魏五兩用煉蜜五斤和阿魏調如一蒸透用麻布絞出放石臼中搗搗令勻蜜并阿魏共重八十兩淨 乳香二十兩為末用凡煉過不可過性 沒藥二十兩製仝乳香 麝香二兩去毛淨為末 冰片二兩為末 兒茶十兩為末 血竭十兩為末 山漆

重者，连服二个，即愈。其虫灵隐，柴寮僧能遍山寻觅。

羊须疮

诸药不效者，旧绵絮胎烧灰，麻油调搽，即愈。

紫霞丹　专治痈疽发背，一切无名肿毒及跌打损伤，用陈好酒就量调服，睡暖。

阿魏五两，用炼蜜五斤，和阿魏调如，一蒸透，用麻布绞出，放石臼中捨捣令匀，蜜并阿魏共重八十两净，乳香二十两，为末，用凡炼过不可过性，没药二十两，制同乳香，麝香二两，去毛净，为末，冰片二两，为末，儿茶十两，为末，血竭十两，为末，山漆

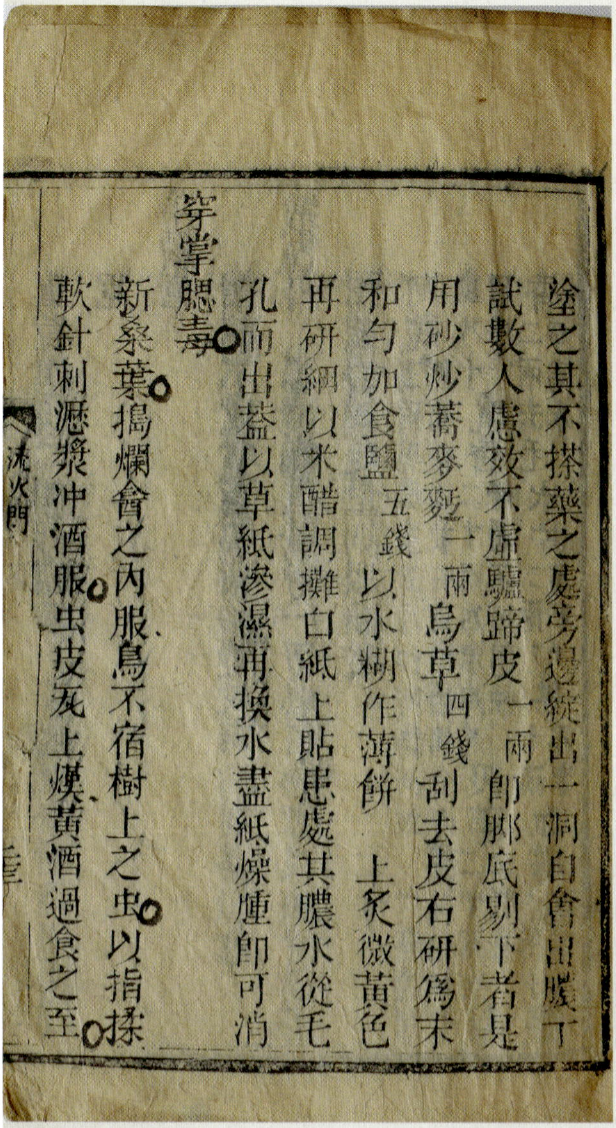
塗之其不搽藥之處旁邊綻出一洞自會出膿予
試數人屢效不虛驢蹄皮一兩即腳底剔下者是
用砂炒蕎麥麪一兩烏草四錢刮去皮右研爲末
和勻加食鹽五錢以水糊作薄餅上炙微黄色
再研細以米醋調攤白紙上貼患處其膿水從毛
孔而出蓋以草紙滲濕再換水盡紙燥腫即可消
穿掌腮毒
新桑葉搗爛㑹之內服鳥不宿樹上之虫以指揉
軟針刺瀝漿冲酒服虫皮瓦上煤黄酒過食之至
流火門

涂之，其不搽药之处，旁边绽出一洞，自会出脓。予试数人，屡效不虚。驴蹄皮一两。即脚底剔下者是，用砂炒，荞麦面一两，乌草四钱刮去皮。上研为末，和匀加食盐五钱，以水糊作薄饼，上炙微黄色，再研细以米醋调，摊白纸上，贴患处。其脓水从毛孔而出，盖以草纸，渗湿再换，水尽纸燥，肿即可消。

穿掌腮毒

新桑叶捣烂盦之，内服鸟不宿树上之虫，以指揉，软针刺，沥浆冲酒服。虫皮瓦上煤，黄酒过食之。至

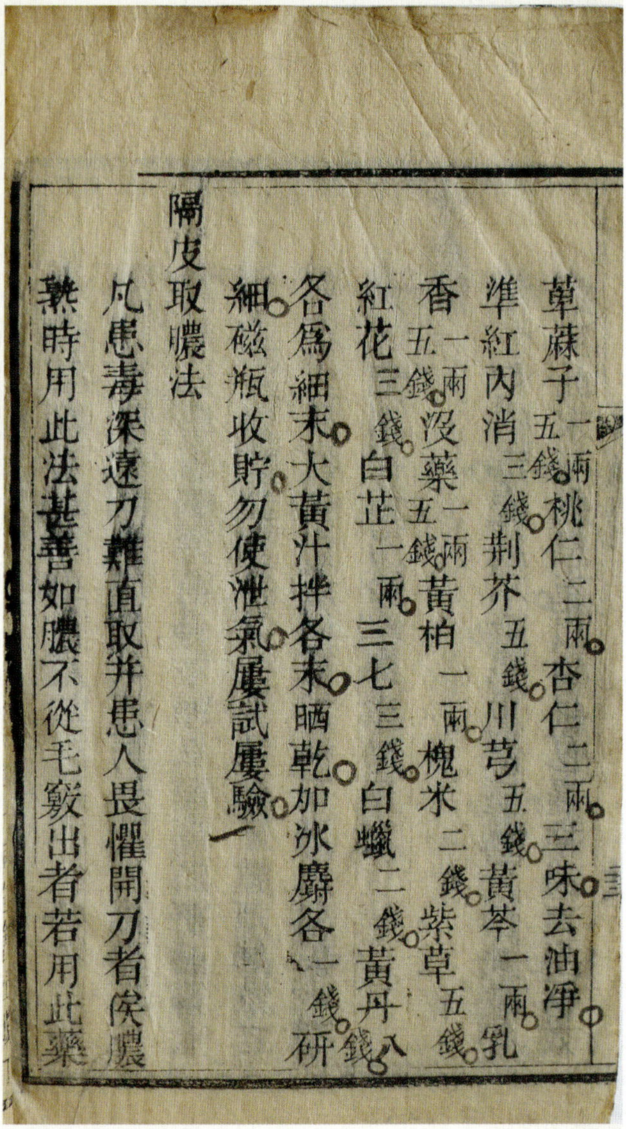

蓖麻子一兩五錢桃仁二兩杏仁二兩三味去油淨
準紅內消三錢荊芥五錢川芎五錢黃芩一兩乳
香一兩五錢沒藥一兩五錢黃柏一兩槐米二錢紫草五錢
紅花三錢白芷一兩三七三錢白蠟二錢黃丹八錢
各爲細末大黃汁拌各末晒乾加冰麝各一錢研
細磁瓶收貯勿使泄氣屢試屢驗
隔皮取膿法
凡患毒深遠刀難直取并患人畏懼開刀者俟膿
熟時用此法甚善如膿不從毛竅出者若用此藥

蓖麻子一两五钱，桃仁二两，杏仁二两（三味去油净），准红内消三钱，荆芥五钱，川芎五钱，黄芩一两，乳香一两五钱，没药一两五钱，黄柏一两，槐米二钱，紫草五钱，红花三钱，白芷一两，三七三钱，白蜡二钱，黄丹八钱。各为细末，大黄汁拌各末，晒干，加冰、麝各一钱，研细，磁瓶收贮，勿使泄气，屡试屡验。

隔皮取脓法

凡患毒深远，刀难直取，并患人畏惧开刀者，俟脓熟时用此法甚善。如脓不从毛窍出者，若用此药

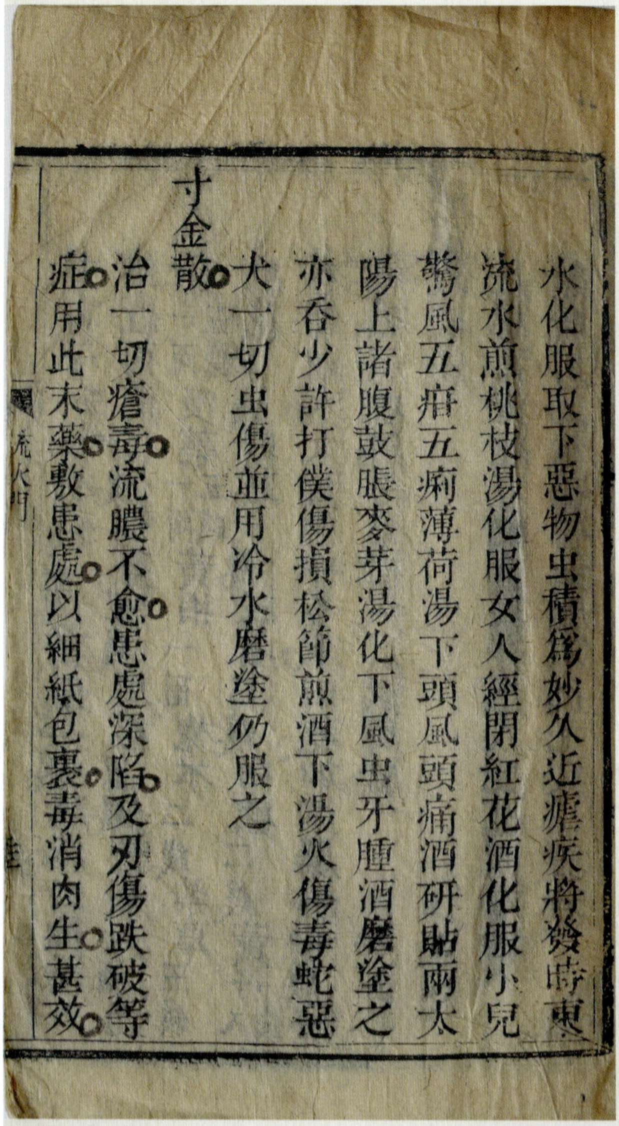
水化服取下惡物虫積爲妙久近瘧疾將發時東
流水煎桃枝湯化服女人經閉紅花酒化服小兒
驚風五疳五痫薄荷湯下頭風頭痛酒研貼兩太
陽上諸腹鼓脹麥芽湯化下風虫牙腫酒磨塗之
亦吞少許打僕傷損松節煎酒下湯火傷毒蛇惡
犬一切虫傷並用冷水磨塗仍服之
寸金散
治一切瘡毒流膿不愈患處深陷及刃傷跌破等
症用此末藥敷患處以細紙包裹毒消肉生甚效

水化服，取下恶物虫积为妙。久近疟疾，将发时东流水煎桃枝汤化服。女人经闭，红花酒化服。小儿惊风，五疳五痫，薄荷汤下。头风头痛，酒研贴两太阳上。诸腹鼓胀，麦芽汤化下。风虫牙肿，酒磨涂之，亦吞少许。打仆伤损，松节煎酒下。汤火伤，毒蛇、恶犬一切虫伤，并用冷水磨涂，仍服之。

寸金散

治一切疮毒，流脓不愈，患处深陷，及刃伤、跌破等症，用此末药，敷患处，以细纸包裹，毒消肉生，甚效。

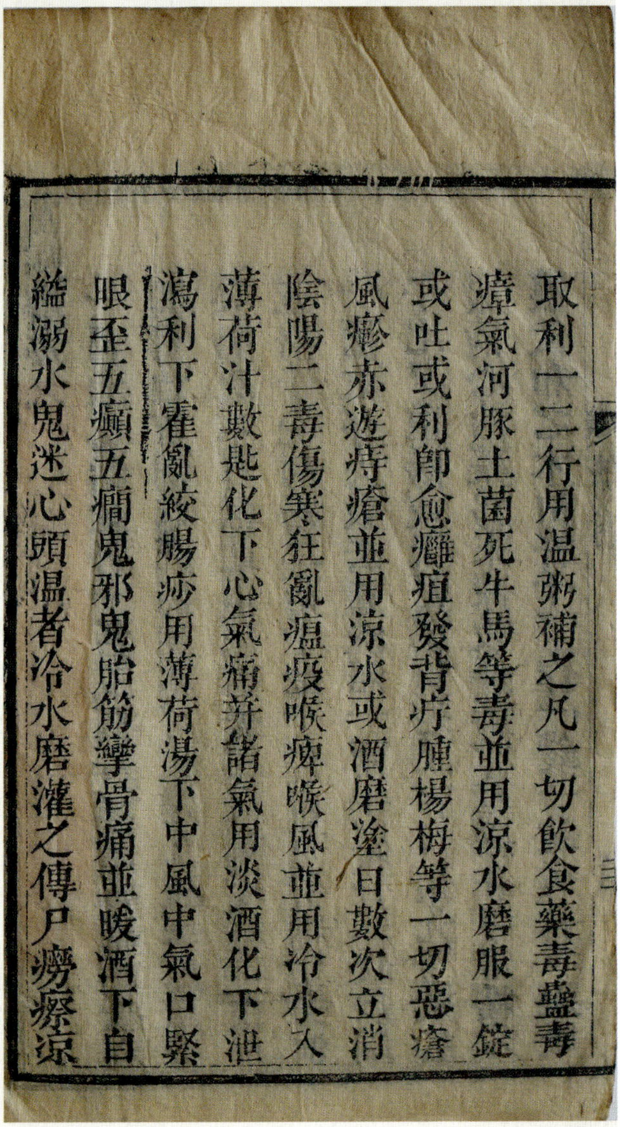

取利一二行用温粥補之凡一切飲食藥毒蠱毒瘴氣河豚土菌死牛馬等毒並用涼水磨服一錠或吐或利即愈癰疽發背疔腫楊梅等一切惡瘡風瘮赤遊痔瘡並用涼水或酒磨塗日數次立消陰陽二毒傷寒狂亂瘟疫喉痹喉風並用冷水入薄荷汁數匙化下心氣痛幷諸氣用淡酒化下泄瀉利下霍亂絞腸痧用薄荷湯下中風中氣口緊眼歪五癲五癇鬼邪鬼胎筋攣骨痛並暖酒下自縊溺水鬼迷心頭温者冷水磨灌之傳尸癆瘵涼

取利一二行，用温粥补之。凡一切饮食药毒，蛊毒瘴气，河豚、土菌、死牛马等毒，并用凉水磨服一锭，或吐或利即愈。痈疽发背、疔肿杨梅等一切恶疮，风疹赤游，痔疮，并用凉水或酒磨涂，日数次立消。阴阳二毒伤寒，狂乱瘟疫，喉痹喉风，并用冷水入薄荷汁数匙化下。心气痛并诸气，用淡酒化下。泄泻利下，霍乱绞肠痧，用薄荷汤下。中风中气，口紧眼歪，五癫五痫，鬼邪鬼胎，筋挛骨痛，并暖酒下。自缢、溺水、鬼迷，心头温者，冷水磨灌之，传尸痨瘵，凉

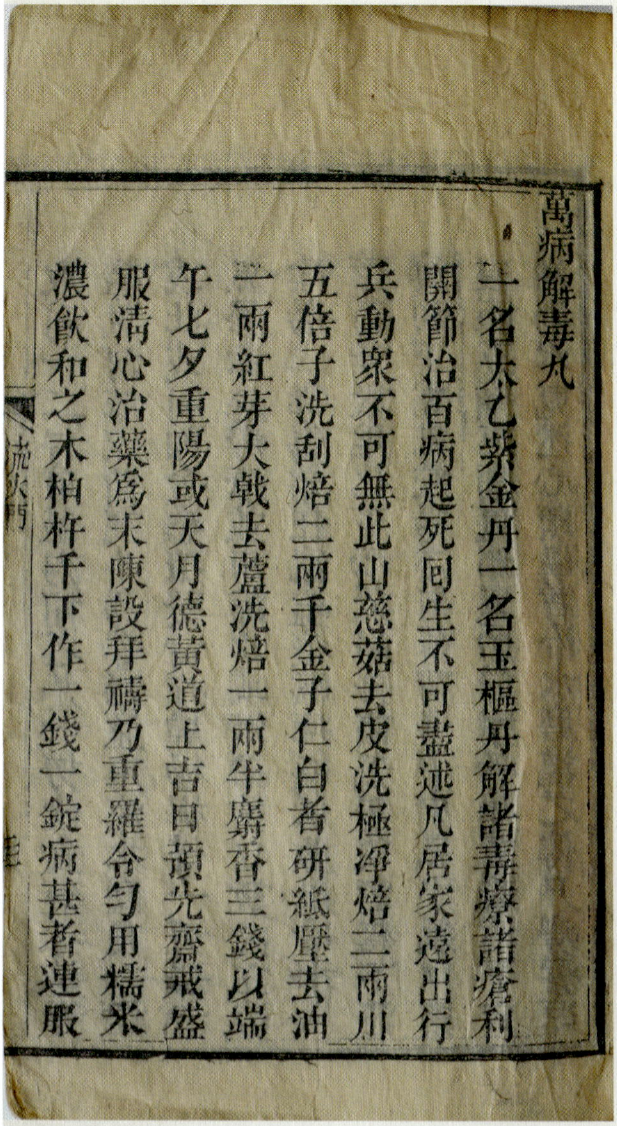

萬病解毒丸
一名太乙紫金丹一名玉樞丹解諸毒療諸瘡利
關節治百病起死回生不可盡述凡居家遠出行
兵動衆不可無此山慈菇去皮洗極淨焙二兩川
五倍子洗刮焙二兩千金子仁白者研紙壓去油
一兩紅芽大戟去蘆洗焙一兩半麝香三錢以端
午七夕重陽或天月德黃道上吉日預先齋戒盛
服清心治藥爲末陳設拜禱乃重羅令勻用糯米
濃飲和之木柏杵千下作一錢一錠病甚者連服

万病解毒丸

一名“太乙紫金丹”，一名“玉枢丹”，解诸毒，疗诸疮，利关节，治百病，起死回生，不可尽述。凡居家远出，行兵动众，不可无此。山慈菇去皮洗极净，焙，二两，川五倍子洗刮，焙，二两，千金子仁白者，研，纸压去油，一两，红芽大戟去芦洗，焙，一两半，麝香三钱。以端午、七夕、重阳或天月德、黄道上吉日，预先斋戒盛服，清心治药，为末，陈设拜祷，乃重罗令匀，用糯米浓饮和之，木柏杵千下，作一钱一锭。病甚者连服，

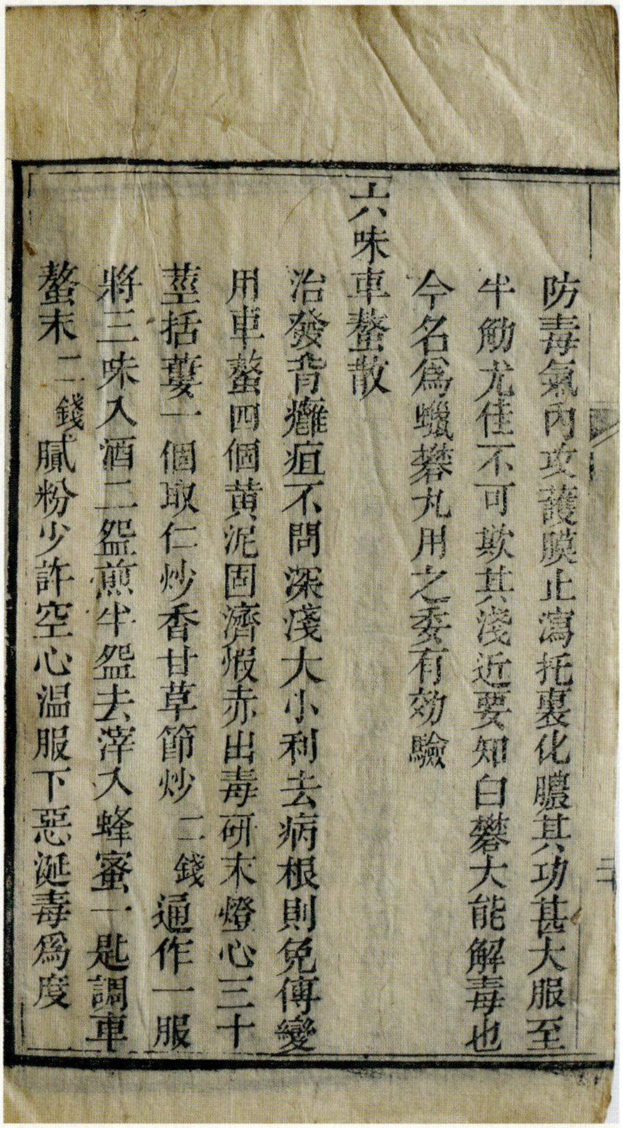
防毒氣内攻護膜止瀉托裹化膿其功甚大服至
半觔尤佳不可欺其淺近要知白礬大能解毒也
今名爲蠟礬丸用之委有效驗
六味車螯散
治發背癰疽不問深淺大小利去病根則免傳變
用車螯四個黄泥固濟煅赤出毒研末燈心三十
莖括蔞一個取仁炒香甘草節炒二錢通作一服
將三味入酒二盌煎半盌去滓入蜂蜜一匙調車
螯末二錢膩粉少許空心温服下惡涎毒爲度

防毒气内攻，护膜止泻，托里化脓，其功甚大，服至半斤尤佳，不可欺其浅近，要知白矾大能解毒也，今名为“蜡矾丸”，用之委有效验。

六味车螯散

治发背痈疽，不问深浅大小，利去病根，则免传变。用车螯四个，黄泥固济，煅赤出毒，研末，灯心三十茎，瓜蒌一个，取仁炒香，甘草节炒，二钱，通作一服。将三味入酒二碗，煎半碗，去滓入蜂蜜一匙，调车螯末二钱，腻粉少许，空心温服，下恶涎毒为度。

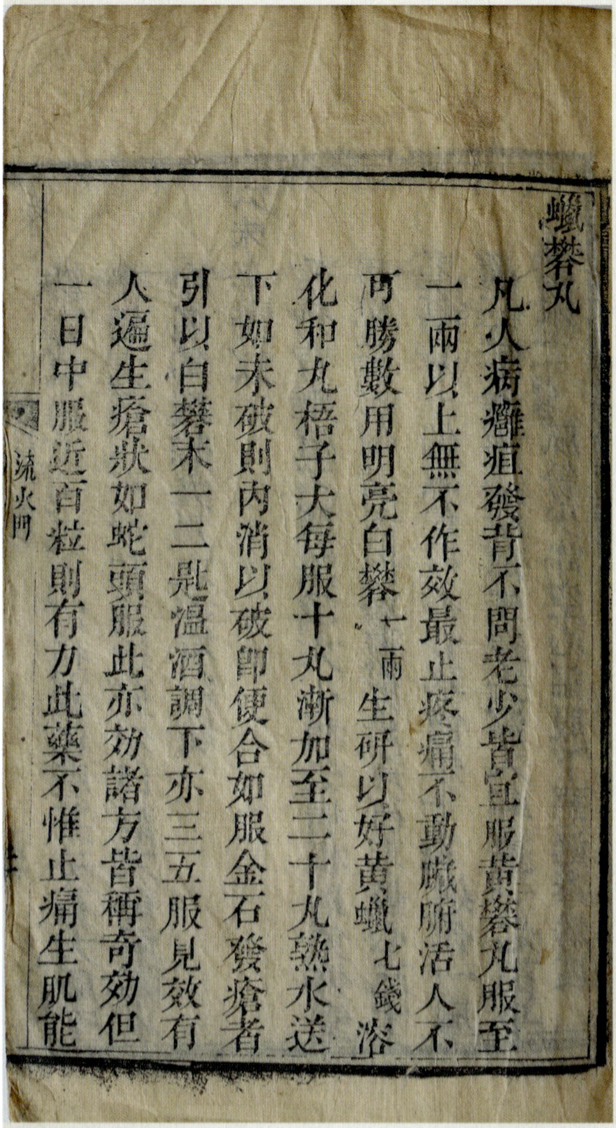

蠟礬丸

凡人病癰疽發背不問老少皆宜服黃礬丸服至一兩以上無不作效最止疼痛不動臟腑活人不可勝數用明亮白礬一兩生研以好黃蠟七錢溶化和丸梧子大每服十丸漸加至二十丸熟水送下如未破則內消以破即便合如服金石發瘡者引以白礬末一二匙溫酒調下亦三五服見效有人遍生瘡狀如蛇頭服此亦效諸方皆稱奇效但一日中服近百粒則有力此藥不惟止痛生肌能

蜡矾丸

凡人病痈疽发背，不问老少，皆宜服黄矾丸，服至一两以上，无不作效，最止疼痛，不动脏腑，活人不可胜数。用明亮白矾一两生研，以好黄蜡七钱溶化，和丸梧子大，每服十丸，渐加至二十丸，熟水送下。如未破则内消，以破即便合。如服金石发疮者，引以白矾末一二匙，温酒调下，亦三五服见效。有人遍生疮，状如蛇头，服此亦效。诸方皆称奇效，但一日中服近百粒则有力。此药不惟止痛生肌，能

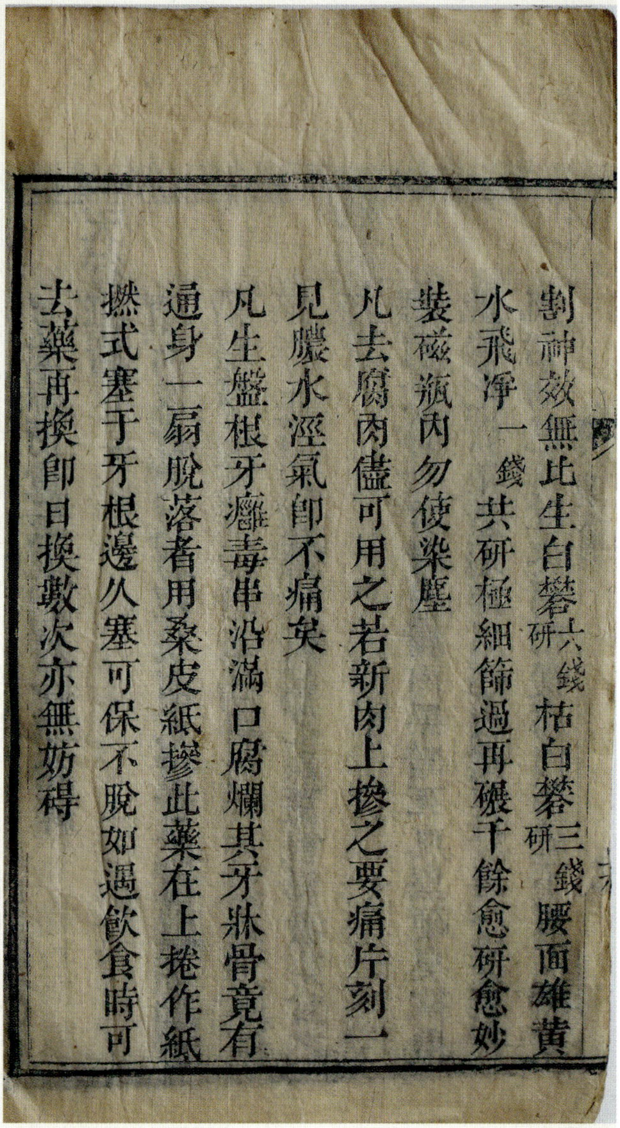
割神效無比生白礬研六錢 枯白礬研三錢 腰面雄黃
水飛淨一錢 共研極細篩過再碾千餘愈研愈妙
裝磁瓶内勿使染塵
凡去腐肉儘可用之若新肉上摻之要痛片刻一
見膿水溼氣即不痛矣
凡生盤根牙癰毒串沿滿口腐爛其牙牀骨竟有
通身一扇脫落者用桑皮紙摻此藥在上捲作紙
撚式塞于牙根邊久塞可保不脫如遇飲食時可
去藥再換即日換數次亦無妨碍

割，神效无比。生白矾六钱研，枯白矾三钱研，腰面雄黄水飞净一钱，共研极细，筛过再碾千余，愈研愈妙。装磁[1]瓶内，勿使染尘。

凡去腐肉尽可用之，若新肉上掺之，要痛片刻，一见脓水湿气即不痛矣。

凡生盘根牙，痈毒串沿，满口腐烂，其牙床骨竟有通身一扇脱落者，用桑皮纸掺此药在上，卷作纸撚式，塞于牙根边，久塞可保不脱。如遇饮食时，可去药再换，即日换数次，亦无妨碍。

1 磁：同“瓷”。下同。

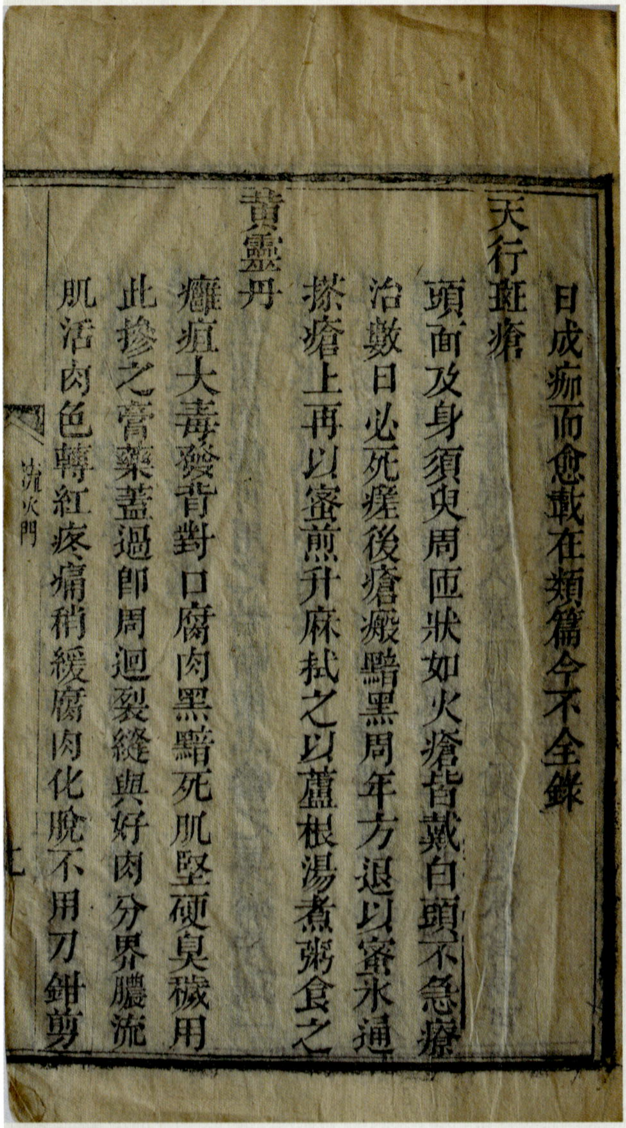
日成痂而愈載在類篇今不全錄
天行斑瘡
頭面及身須臾周匝狀如火瘡皆戴白頭不急療
治數日必死瘥後瘡瘢黯黑周年方退以蜜水通
搽瘡上再以蜜煎升麻拭之以蘆根湯煮粥食之
黃靈丹
癰疽大毒發背對口腐肉黑黯死肌堅硬臭穢用
此摻之膏藥蓋過即周迴裂縫與好肉分界膿流
肌活肉色轉紅疼痛稍緩腐肉化脫不用刀鉗剪
流火門

日成痂而愈。载在类篇，今不全录。

天行斑疮

头面及身须臾周匝，状如火疮，皆戴白头，不急疗治，数日必死。瘥后，疮瘢黯黑，周年方退。以蜜水通搽疮上，再以蜜煎升麻拭之，以芦根汤煮粥食之。

黄灵丹

痈疽、大毒、发背、对口，腐肉黑黯，死肌坚硬臭秽，用此掺之，膏药盖过，即周回裂缝与好肉分界，脓流肌活，肉色转红，疼痛稍缓，腐肉化脱，不用刀钳剪

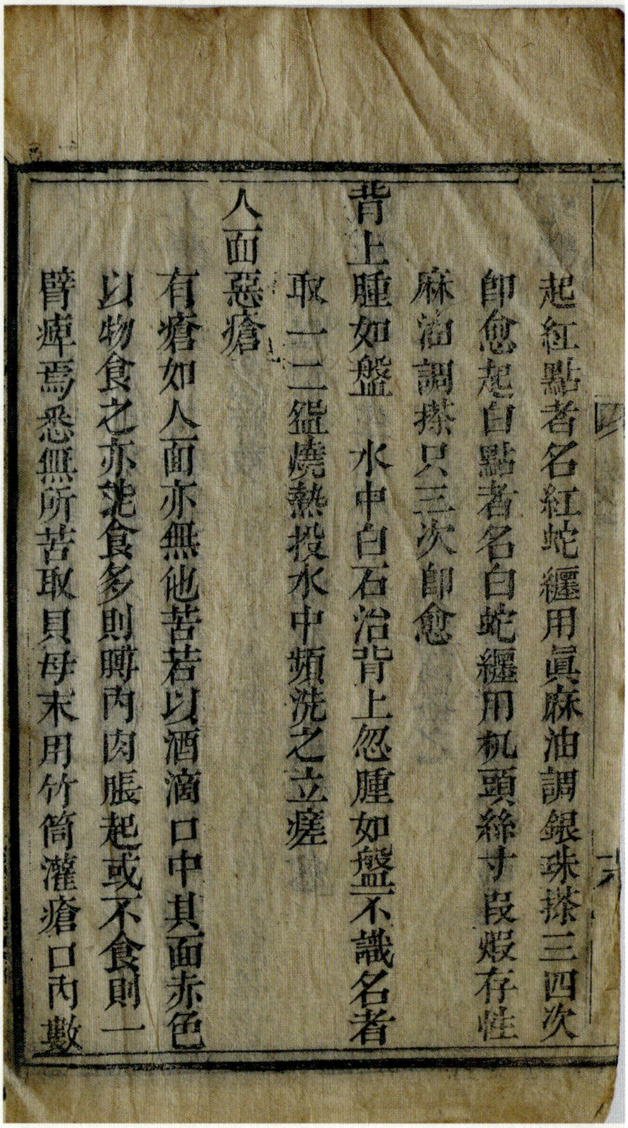

起紅點者名紅蛇纏用眞麻油調銀珠搽三四次即愈起白點者名白蛇纏用机頭絲寸段煅存性麻油調搽只三次即愈

背上腫如盤　水中白石治背上忽腫如盤不識名者取一二椀燒熱投水中頻洗之立瘥

人面惡瘡

有瘡如人面亦無他苦若以酒滴口中其面赤色以物食之亦能食多則膊內肉脹起或不食則一臂痺焉悉無所苦取貝母末用竹筒灌瘡口內數

起红点者，名“红蛇缠”，用真麻油调银珠，搽三四次即愈。起白点者，名“白蛇缠”，用机头丝寸段，煅寸性，麻油调搽，只三次即愈。

背上肿如盘　水中白石治背上忽肿如盘，不识名者，取一二碗，烧热投水中，频洗之，立瘥。

人面恶疮　有疮如人面，亦无他苦，若以酒滴口中，其面赤色，以物食之，亦能食，多则膊内肉胀起，或不食则一臂痹焉。悉无所苦，取贝母末，用竹筒灌疮口内，数

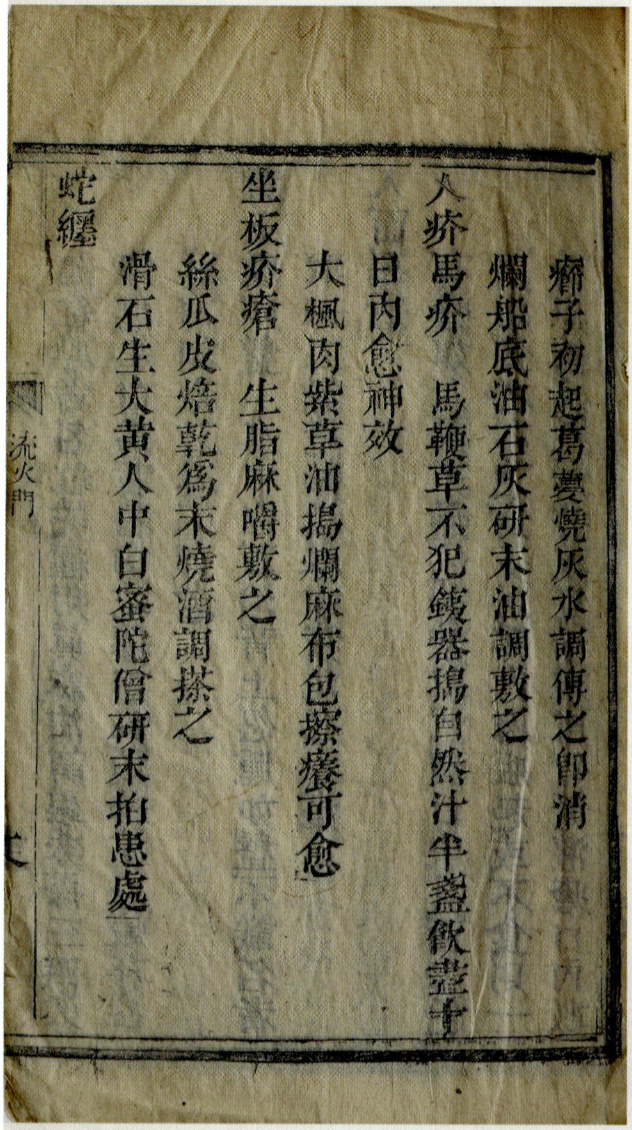

癤子初起　葛蔓燒灰水調傅之即消
爛船底油石灰研末油調敷之
人疥馬疥　馬鞭草不犯鐵器搗自然汁半盞飲盡十
日內愈神效
大楓肉紫草油搗爛麻布包擦癢可愈
坐板疥瘡　生脂麻嚼敷之
絲瓜皮焙乾爲末燒酒調搽之
滑石生大黃人中白密陀僧研末拍患處
蛇纏

流火門

疖子初起　葛蔓烧灰，水调敷之，即消。

烂船底油石灰研末，油调敷之。

人疥、马疥　马鞭草不犯铁器，捣自然汁半盏，饮尽，十日内愈，神效。

大枫肉、紫草油捣烂，麻布包，擦痒，可愈。

坐板疥疮　生芝麻嚼敷之。

丝瓜皮焙干为末，烧酒调搽之。

滑石、生大黄、人中白、密陀僧研末，拍患处。

蛇缠

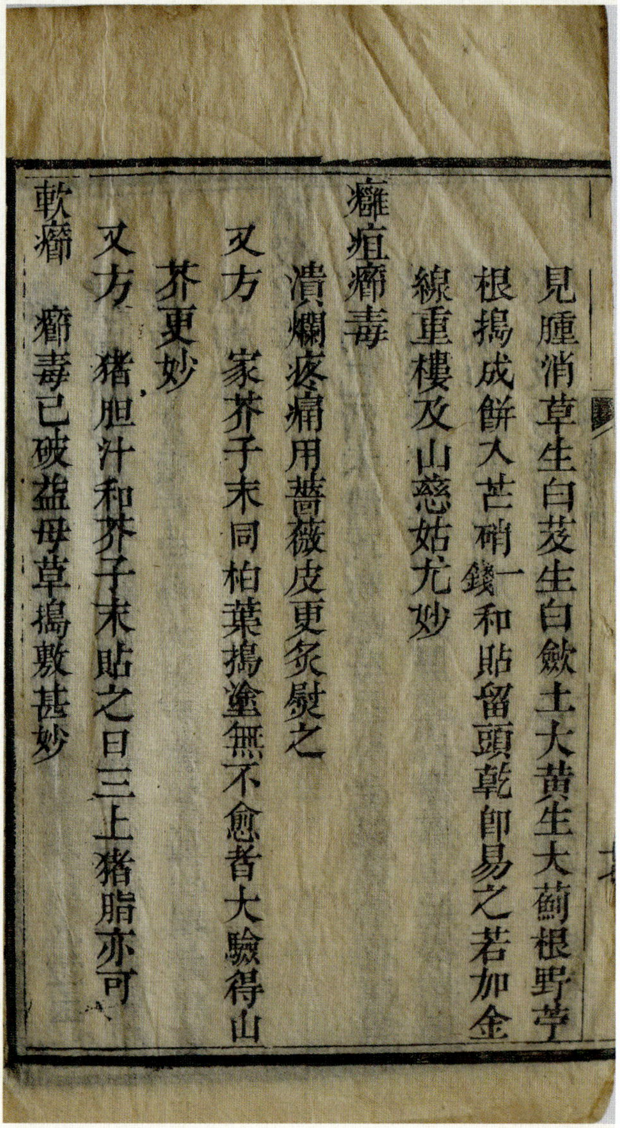

見腫消草生白芨生白斂土大黄生大薊根野苧
根搗成餅入芒硝一錢和貼留頭乾即易之若加金
線重樓及山慈姑尤妙
癰疽癤毒
潰爛疼痛用薔薇皮更灸熨之
又方　家芥子末同柏葉搗塗無不愈者大驗得山
芥更妙
又方　猪胆汁和芥子末貼之日三上猪脂亦可
軟癤　癤毒已破益母草搗敷甚妙

见肿消草、生白及、生白蔹、土大黄、生大蓟根、野苎根捣成饼，入芒硝一钱，和贴留头，干即易之。若加金线重楼及山慈菇，尤妙。

痈疽疖毒

溃烂疼痛，用蔷薇皮更炙熨之。

又方，家芥子末同柏叶捣涂，无不愈者，大验，得山芥更妙。

又方，猪胆汁和芥子末贴之，日三上，猪脂亦可。

软疖　疖毒已破，益母草捣敷，甚妙。

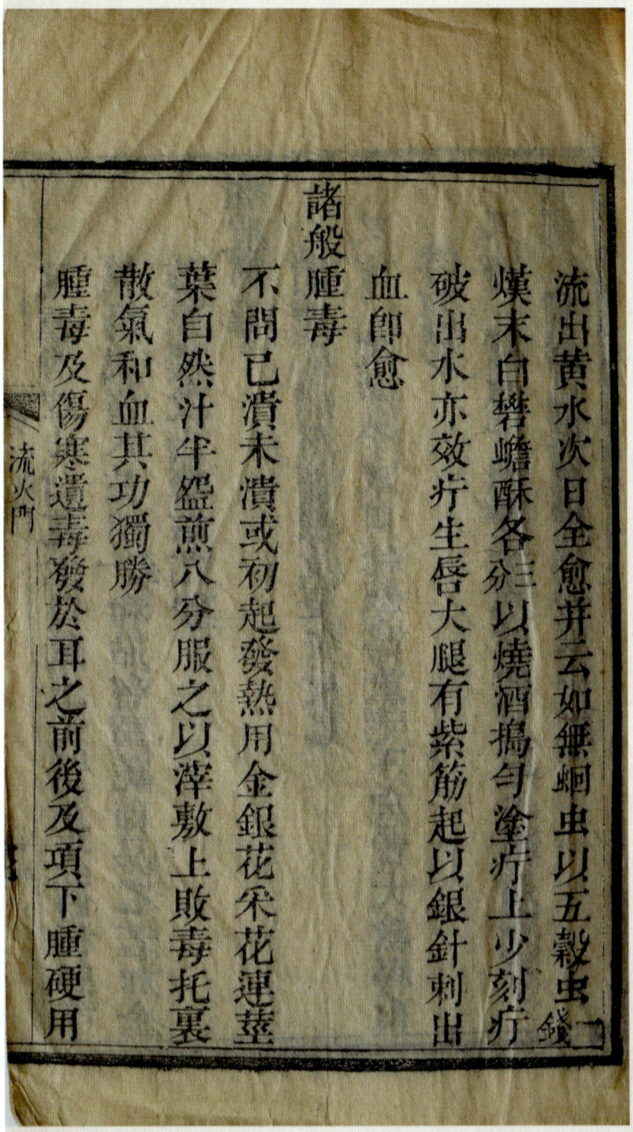

流出黃水次日全愈并云如無蛔虫以五穀虫一錢
熯末白礬蟾酥各三分以燒酒搗勻塗疔上少刻疔
破出水亦效疔生唇大腿有紫筋起以銀針刺出
血即愈
諸般腫毒
不問已潰未潰或初起發熱用金銀花采花連莖
葉自然汁半盌煎八分服之以滓敷上敗毒托裏
散氣和血其功獨勝
腫毒及傷寒遺毒發於耳之前後及項下腫硬用
流火門

流出黄水，次日全愈。并云，如无蛔虫，以五谷虫一钱熯[1]末，白矾、蟾酥各三分，以烧酒捣匀，涂疔上，少刻疔破出水，亦效。疔生唇，大腿有紫筋起，以银针刺出血即愈。

诸般肿毒

不问已溃未溃，或初起发热，用金银花（采花连茎叶）自然汁半碗，煎八分服之，以滓敷上，败毒托里，散气和血，其功独胜。肿毒及伤寒遗毒，发于耳之前后及项下肿硬，用

1 熯（hàn）：烧，烘烤。

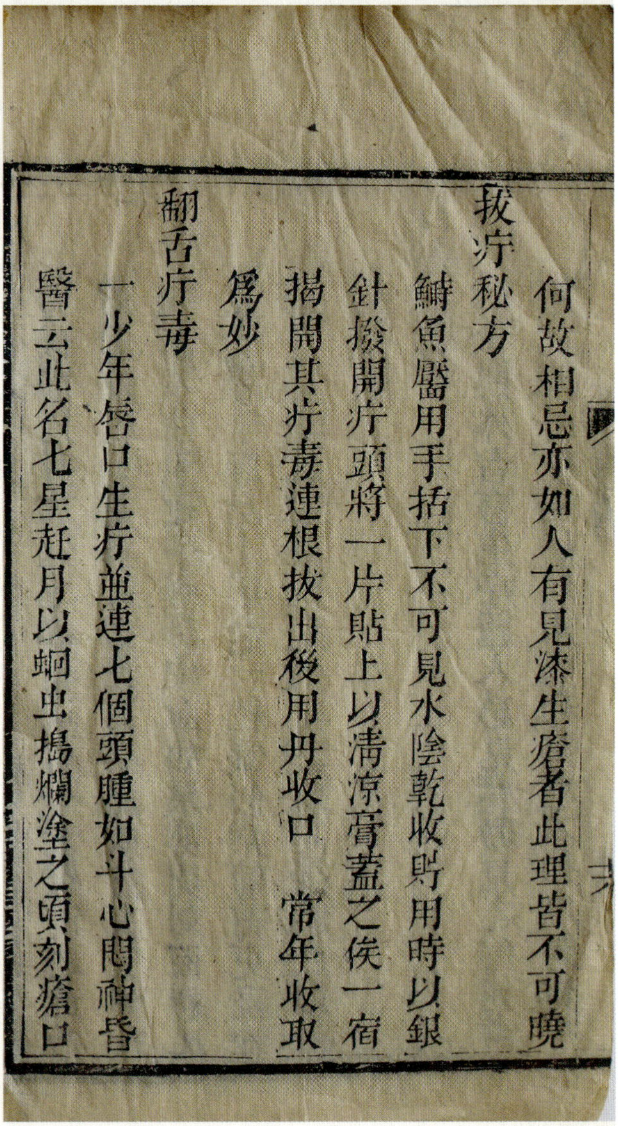

何故相忌亦如人有見漆生瘡者此理皆不可曉
拔疔秘方
鰣魚靨用手括下不可見水陰乾收貯用時以銀
針撥開疔頭將一片貼上以淸涼膏蓋之俟一宿
揭開其疔毒連根拔出後用丹收口　常年收取
爲妙
翻舌疔毒
一少年唇口生疔並連七個頭腫如斗心悶神昏
醫云此名七星赶月以蛔虫搗爛塗之頃刻瘡口

何故相忌，亦如人有见漆生疮者，此理皆不可晓。

拔疔秘方

鲥鱼靥用手刮下，不可见水，阴干收贮，用时以银针拨开疔头，将一片贴上，以清凉膏盖之。俟一宿揭开，其疔毒连根拔出，后用丹收口。常年收取为妙。

翻舌疔毒

一少年唇口生疔，并连七个，头肿如斗，心闷神昏，医云此名“七星赶月”。以蛔虫捣烂涂之，顷刻疮口

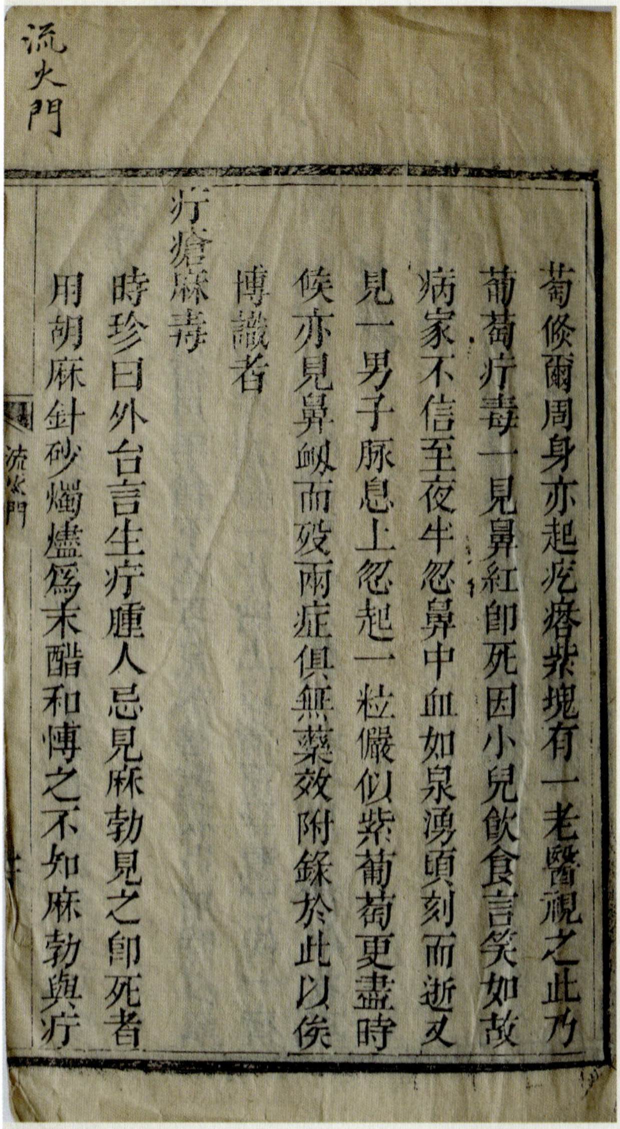

萄，倏尔周身亦起疙瘩紫块。有一老医视之，此乃葡萄疔毒，一见鼻红即死。因小儿饮食言笑如故，病家不信，至夜半忽鼻中血如泉涌，顷刻而逝。又见一男子脉息，上忽起一粒俨似紫葡萄，更尽时候亦见鼻衄而殁。两症俱无药效，附录于此，以俟博识者。

疔疮麻毒

时珍曰：《外台》言生疔肿人，忌见麻勃，见之即死者，用胡麻、针砂、烛烬为末，醋和傅[1]之，不知麻勃与疔

1 傅：原文“博”当为“傅”，据下文改。

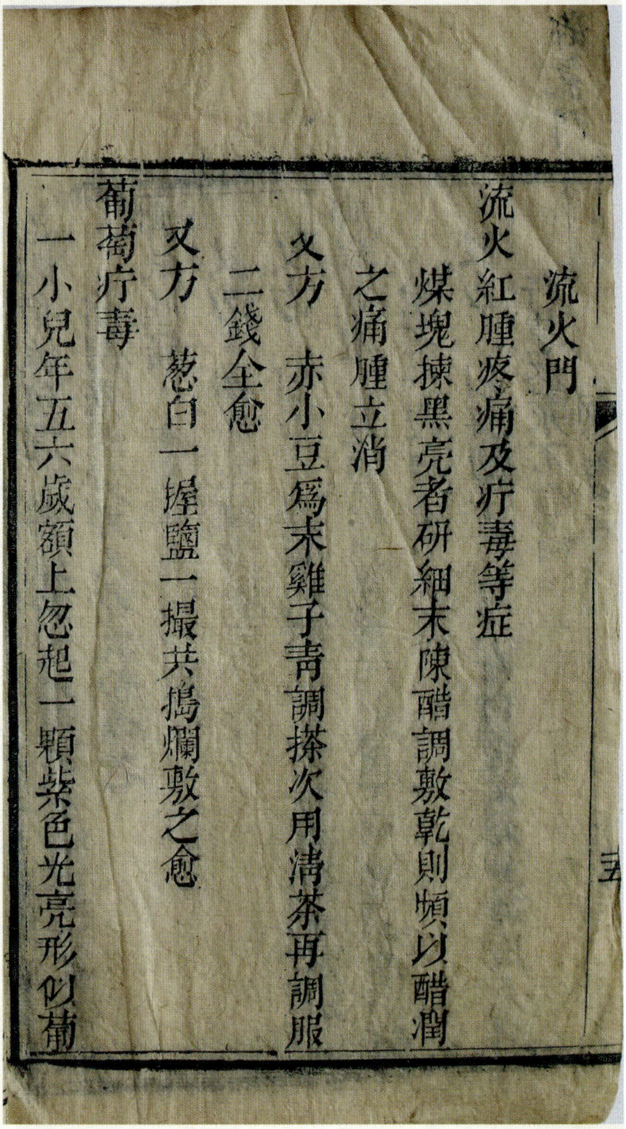

流火门

流火红肿疼痛及疔毒等症

煤块拣黑亮者研细末，陈醋调敷，干则频以醋润之，痛肿立消。

又方，赤小豆为末，鸡子清调搽，次用清茶再调服，二钱全愈。

又方，葱白一握，盐一撮，共捣烂，敷之愈。

葡萄疔毒

一小儿年五六岁，额上忽起一颗紫色光亮形似葡

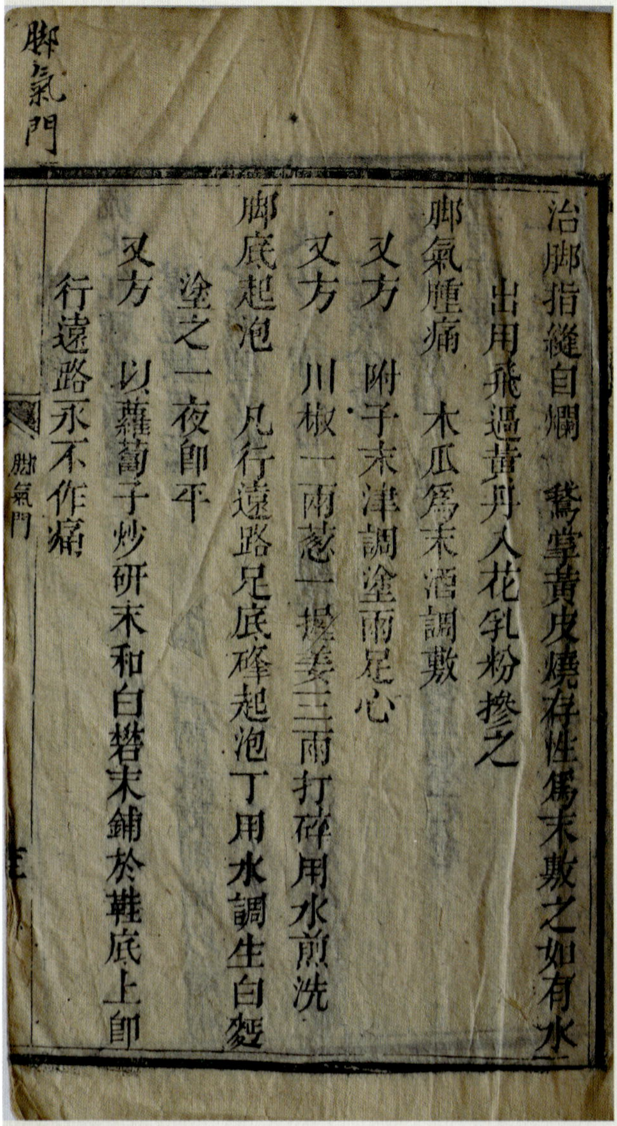
脚氣門

治脚指縫自爛　鵞掌黃皮燒存性爲末敷之如有水
出用飛過黃丹入花乳粉摻之
脚氣腫痛　木瓜爲末酒調敷
又方　附子末津調塗兩足心
又方　川椒一兩葱一握姜三兩打碎用水煎洗
脚底起泡　凡行遠路足底硶起泡丁用水調生白麪
塗之一夜即平
又方　以蘿蔔子炒研末和白礬末鋪於鞋底上即
行遠路永不作痛

脚氣門

治脚趾缝自烂　鹅掌黄皮烧存性，为末，敷之如有水出，用飞过黄丹入花乳粉掺之。

脚气肿痛　木瓜为末，酒调敷。

又方，附子末津调，涂两足心。

又方，川椒一两，葱一握，姜三两，打碎，用水煎洗。

脚底起疱　凡行远路，足底缝起疱疔，用水调生白面涂之，一夜即平。

又方，以萝卜子炒研末，和白矾末，铺于鞋底上，即行远路，永不作痛。

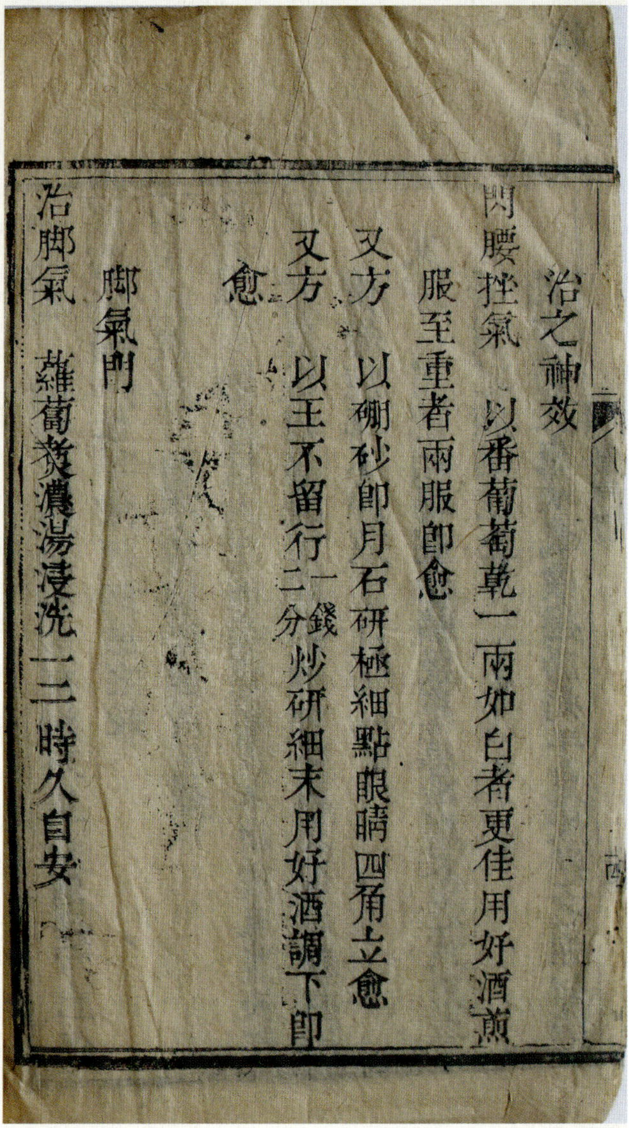

治之神效

閃腰挫氣　以番葡萄乾一兩如白者更佳用好酒煎

服至重者兩服即愈

又方　以硼砂即月石研極細點眼睛四角立愈

又方　以王不留行一錢二分炒研細末用好酒調下即

愈

脚氣門

治脚氣　蘿蔔煮濃湯浸洗一二時久自安

治之，神效。

闪腰挫气　以番葡萄干一两，如白者更佳，用好酒煎服。至重者，两服即愈。

又方，以硼砂即月石，研极细，点眼睛四角，立愈。

又方，以王不留行一钱二分，炒，研细末，用好酒调下，即愈。

脚气门

治脚气　萝卜煮浓汤，浸洗一二时久，自安。

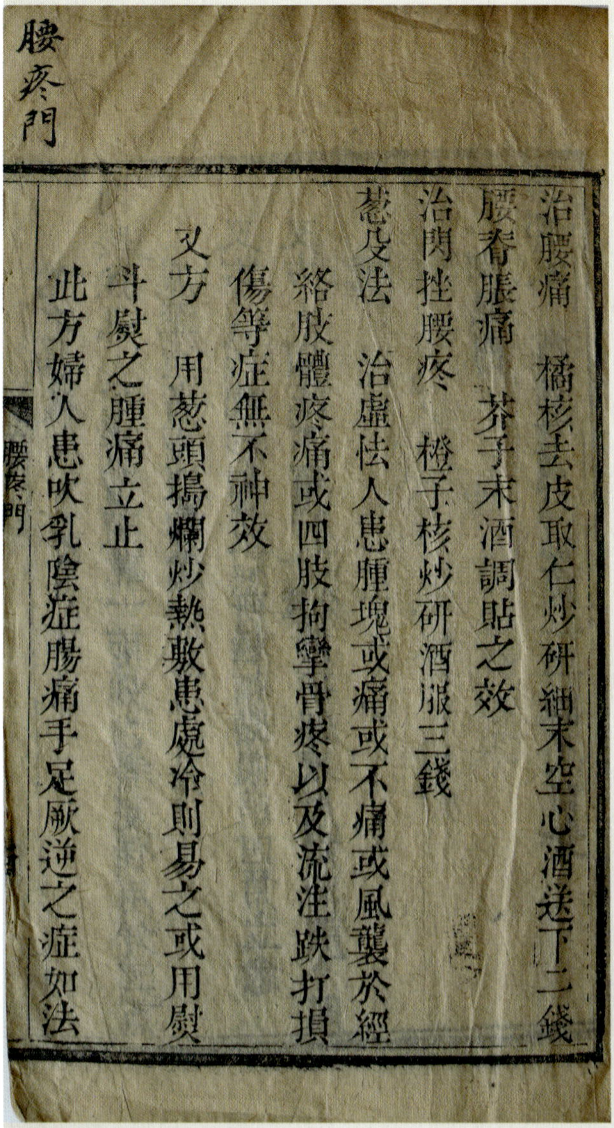

腰疼門

治腰痛　橘核去皮取仁炒研細末空心酒送下二錢

腰脊脹痛　芥子末酒調貼之效

治閃挫腰疼　橙子核炒研酒服三錢

葱熨法　治虛怯人患腫塊或痛或不痛或風襲於經絡肢體疼痛或四肢拘攣骨疼以及流注跌打損傷等症無不神效

又方　用葱頭搗爛炒熱敷患處冷則易之或用熨斗熨之腫痛立止

此方婦人患吹乳陰症腸痛手足厥逆之症如法

治腰痛　橘核去皮取仁炒，研细末，空心酒送下二钱。

腰脊胀痛　芥子末酒调贴之，效。

治闪挫腰疼　橙子核炒，研，酒服三钱。

葱熨法　治虚怯人患肿块，或痛或不痛，或风袭于经络，肢体疼痛，或四肢拘挛骨疼，以及流注、跌打损伤等症，无不神效。

又方，用葱头捣烂炒热，敷患处，冷则易之，或用熨斗熨之，肿痛立止。

此方妇人患吹乳，阴症肠痛、手足厥逆之症，如法

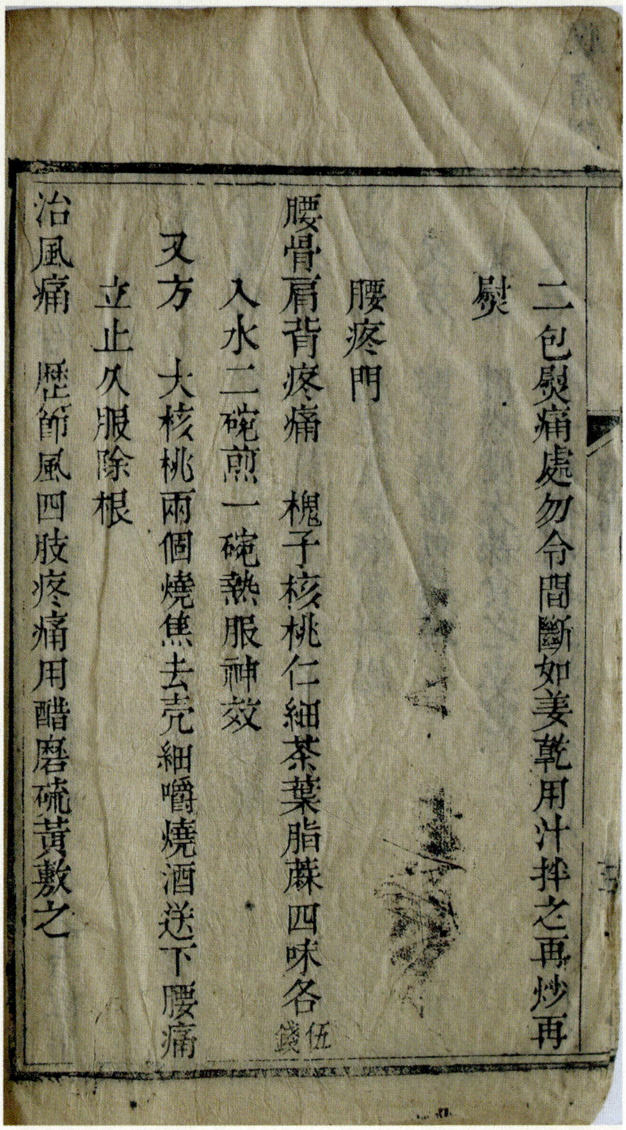
二包熨痛處勿令間斷如姜乾用汁拌之再炒再熨

腰疼門

腰骨肩背疼痛　槐子核桃仁細茶葉脂蔴四味各伍錢入水二碗煎一碗熱服神效

又方　大核桃兩個燒焦去壳細嚼燒酒送下腰痛立止久服除根

治風痛　歷節風四肢疼痛用醋磨硫黃敷之

二包，熨痛处，勿令间断。如姜干，用汁拌之，再炒再熨。

腰疼门

腰骨肩背疼痛　槐子、核桃仁、细茶叶、芝麻四味各五钱，入水二碗，煎一碗，热服，神效。

又方，大核桃两个，烧焦去壳，细嚼，烧酒送下，腰痛立止，久服除根。

治风痛　历节风四肢疼痛，用醋磨硫黄，敷之。

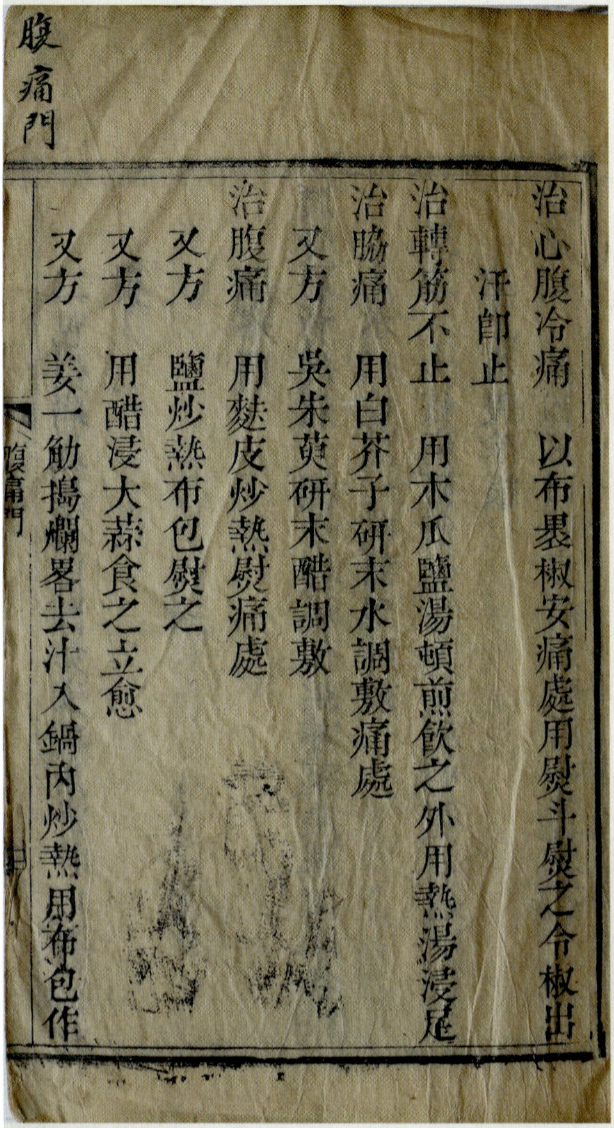
腹痛門

治心腹冷痛　以布裹椒安痛處用熨斗熨之令椒出汗即止
治轉筋不止　用木瓜鹽湯頓煎飲之外用熱湯浸足
治脇痛　用白芥子研末水調敷痛處
又方　吳茱萸研末醋調敷
治腹痛　用麩皮炒熱熨痛處
又方　鹽炒熱布包熨之
又方　用醋浸大蒜食之立愈
又方　姜一觔搗爛略去汁入鍋內炒熱用布包作

治心腹冷痛　以布裹椒安痛处，用熨斗熨之，令椒出汗即止。

治转筋不止　用木瓜盐汤顿煎饮之，外用热汤浸足。

治胁痛　用白芥子研末，水调，敷痛处。

又方，吴茱萸研末，醋调敷。

治腹痛　用麸皮炒热，熨痛处。

又方，盐炒热，布包熨之。

又方，用醋浸大蒜，食之立愈。

又方，姜一斤，捣烂，略去汁，入锅内炒热，用布包作

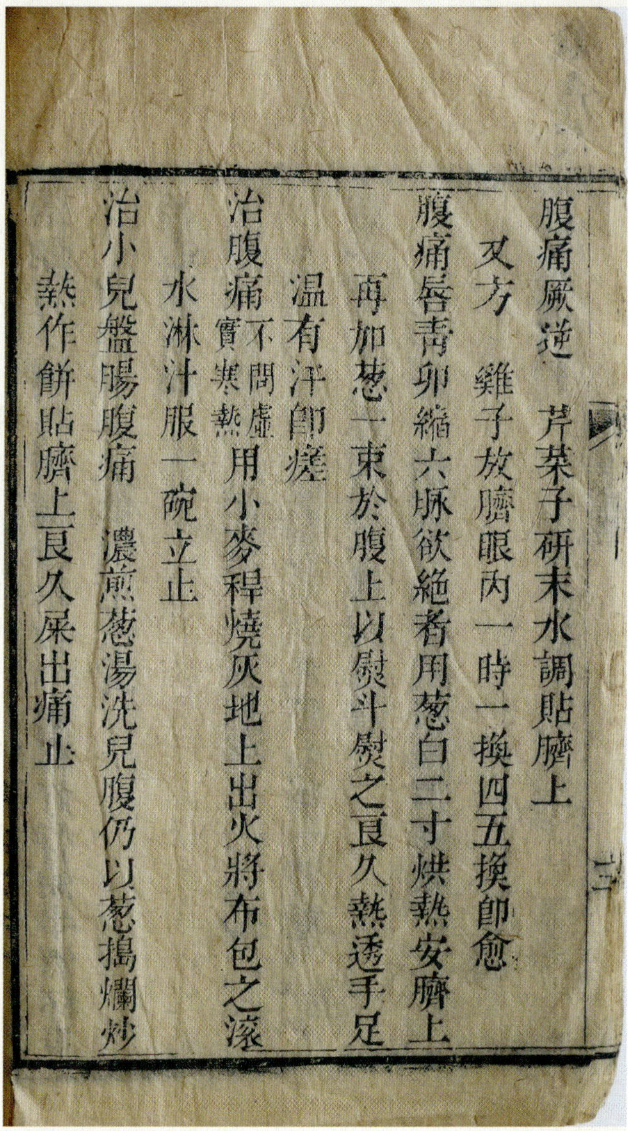
腹痛厥逆　芹菜子研末水調貼臍上
又方　雞子放臍眼內一時一換四五換即愈
腹痛唇青卵縮六脉欲絶者用葱白二寸烘熱安臍上
再加葱一束於腹上以熨斗熨之良久熱透手足
温有汗即瘥
治腹痛不問虛實寒熱用小麥稈燒灰地上出火將布包之滚
水淋汁服一碗立止
治小兒盤腸腹痛　濃煎葱湯洗兒腹仍以葱搗爛炒
熱作餅貼臍上良久屎出痛止

腹痛厥逆　芹菜子研末，水调，贴脐上。

又方，鸡子放脐眼内，一时一换，四五换即愈。

腹痛唇青卵缩，六脉欲绝者　用葱白二寸，烘热，安脐上。再加葱一束于腹上，以熨斗熨之，良久热透，手足温，有汗即瘥。

治腹痛不问虚实寒热　用小麦秆烧灰，地上出火，将布包之，滚水淋汁，服一碗立止。

治小儿盘肠腹痛　浓煎葱汤洗儿腹，仍以葱捣烂炒热作饼贴脐上，良久屎出，痛止。

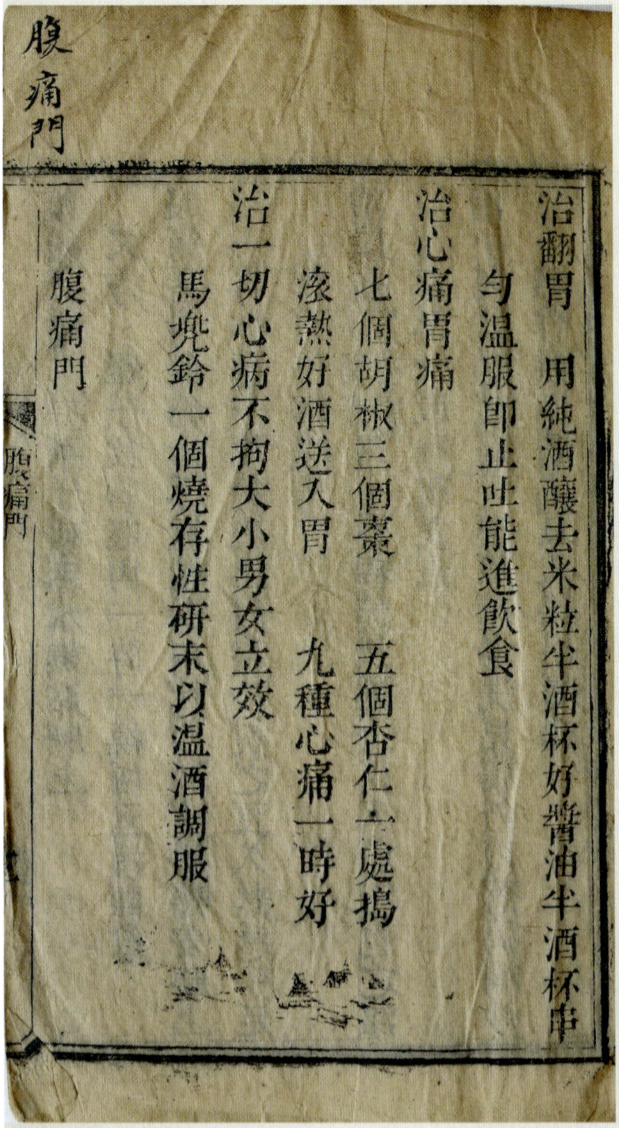
腹痛門

治翻胃　用純酒釀去米粒半酒杯好醬油半酒杯串勻温服即止吐能進飲食

治心痛胃痛

七個胡椒三個棗　五個杏仁一處搗

滾熱好酒送入胃　九種心痛一時好

治一切心病不拘大小男女立效

馬兜鈴一個燒存性研末以温酒調服

腹痛門

治翻胃　用纯酒（酿，去米粒）半酒杯，好酱油半酒杯，串匀温服，即止吐，能进饮食。

治心痛胃痛

七个胡椒三个枣，五个杏仁一处捣。滚热好酒送入胃，九种心痛一时好。

治一切心病，不拘大小男女，立效

马兜铃一个，烧存性，研末，以温酒调服。

腹痛门

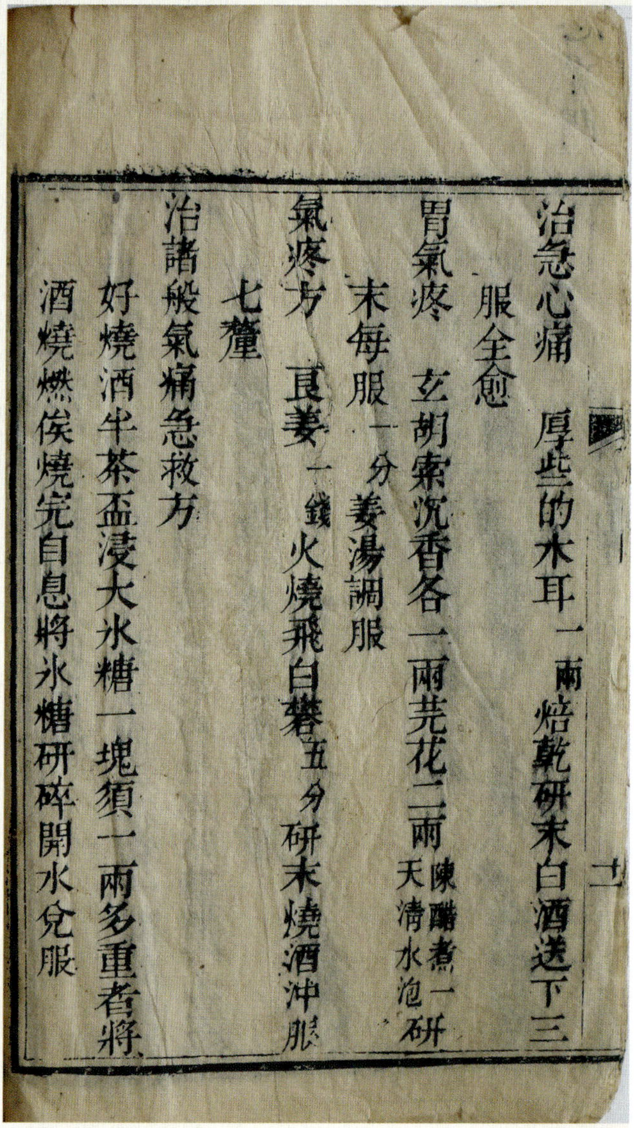

治急心痛　厚些的木耳一两，焙干研末，白酒送下，三服全愈。

胃气疼　玄胡索、沉香各一两，芫花二两陈醋煮一天，清水泡，研末，每服一分，姜汤调服。

气疼方　良姜一钱，火烧飞白矾五分，研末，烧酒冲服七厘。

治诸般气痛急救方

好烧酒半茶杯，浸大冰糖一块，须一两多重者。将酒烧燃，俟烧完自熄，将冰糖研碎，开水兑服。

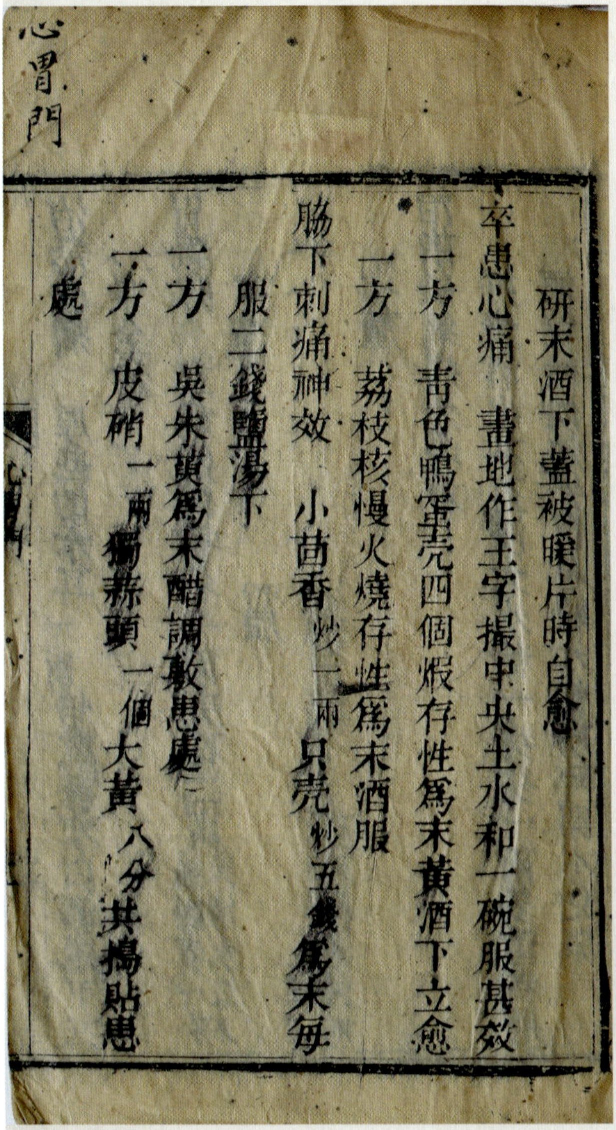

研末，酒下，盖被暖，片时自愈。

卒患心痛　画地作王字，撮中央土，水和一碗，服甚效。

一方，青色鸭蛋壳四个，煅存性，为末，黄酒下，立效。

一方，荔枝核慢火烧存性，为末，酒服。

胁下刺痛神效　小茴香炒一两，枳壳炒五钱，为末，每服二钱，盐汤下。

一方，吴茱萸为末，醋调，敷患处。

一方，皮硝一两，独蒜头一个，大黄八分，共捣，贴患处。

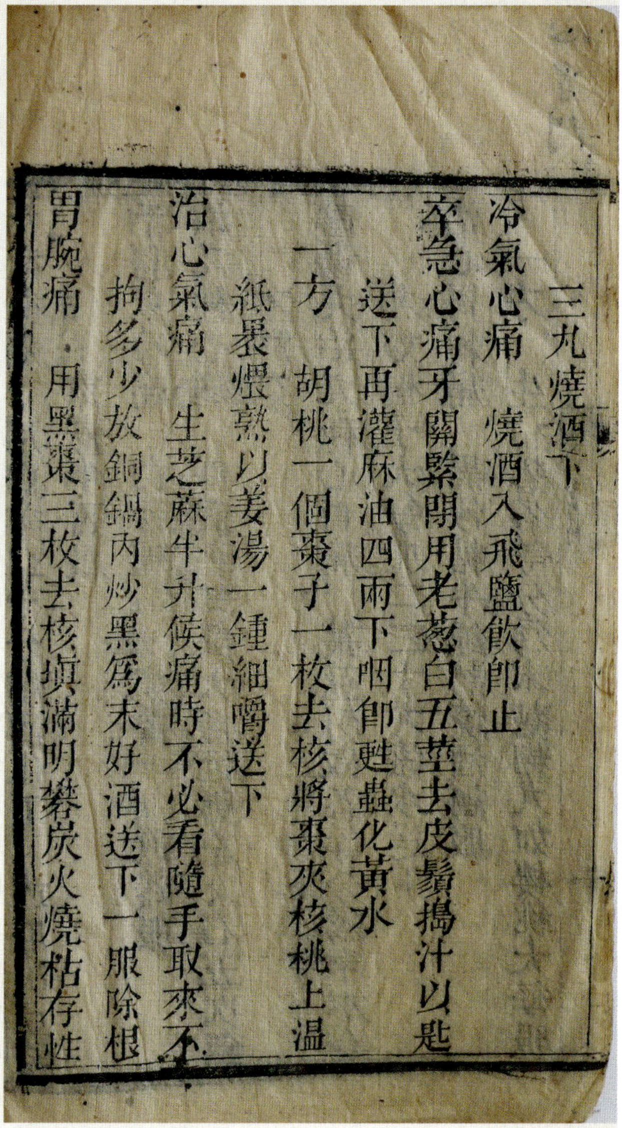

三丸燒酒下
冷氣心痛　燒酒入飛鹽飲即止
卒急心痛牙關緊閉用老葱白五莖去皮鬚搗汁以匙
送下再灌麻油四兩下咽即甦蟲化黃水
一方　胡桃一個棗子一枚去核將棗夾核桃上温
紙裹煨熟以姜湯一鍾細嚼送下
治心氣痛　生芝麻半升候痛時不必看隨手取來不
拘多少放銅鍋內炒黑爲末好酒送下一服除根
胃脘痛　用黑棗三枚去核填滿明礬炭火燒枯存性

三丸，烧酒下。

冷气心痛　烧酒入飞盐，饮即止。

卒急心痛，牙关紧闭　用老葱白五茎，去皮须，捣汁，以匙送下，再灌麻油四两，下咽即苏。虫化黄水。

一方，胡桃一个，枣子一枚去核，将枣夹核桃上，温[1]纸裹煨熟，以姜汤一钟，细嚼送下。

治心气痛　生芝麻半升，候痛时不必看，随手取来，不拘多少，放铜锅内炒黑为末，好酒送下，一服除根。

胃脘痛　用黑枣三枚去核，填满明矾，炭火烧枯存性，

1 温：疑为“湿”。

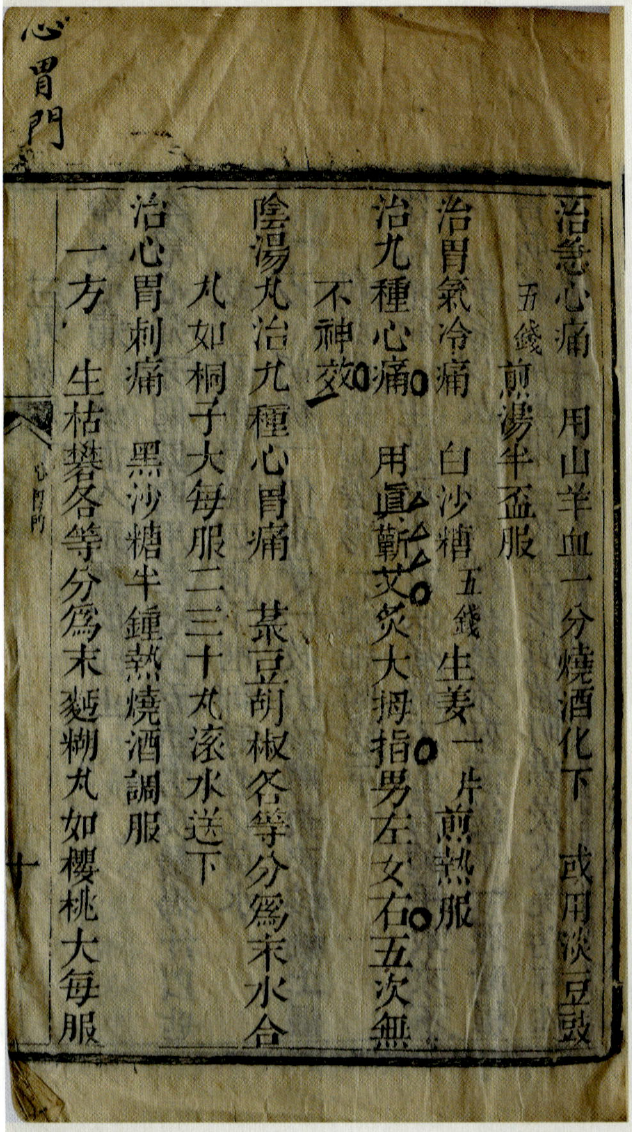
心胃門
治急心痛　用山羊血一分燒酒化下　或用淡豆豉五錢煎湯半盃服
治胃氣冷痛　白沙糖五錢生姜一片煎熱服
治九種心痛　用眞蘄艾灸大拇指男左女右五次無不神效
陰湯丸治九種心胃痛　菉豆胡椒各等分爲末水合丸如桐子大每服二三十丸滚水送下
治心胃刺痛　黑沙糖半鍾熱燒酒調服
一方生枯礬各等分爲末麪糊丸如櫻桃大每服

治急心痛　用山羊血一分，烧酒化下。或用淡豆豉五钱，煎汤半杯服。

治胃气冷痛　白砂糖五钱，生姜一片，煎热服。

治九种心痛　用真蕲艾灸大拇指，男左女右，五次，无不神效。

阴汤丸治九种心胃痛　绿豆、胡椒各等分，为末，水合丸如桐子大，每服二三十丸，滚水送下。

治心胃刺痛　黑砂糖半钟，热烧酒调服。

一方，生枯矾各等分为，为末，面糊丸如樱桃大，每服

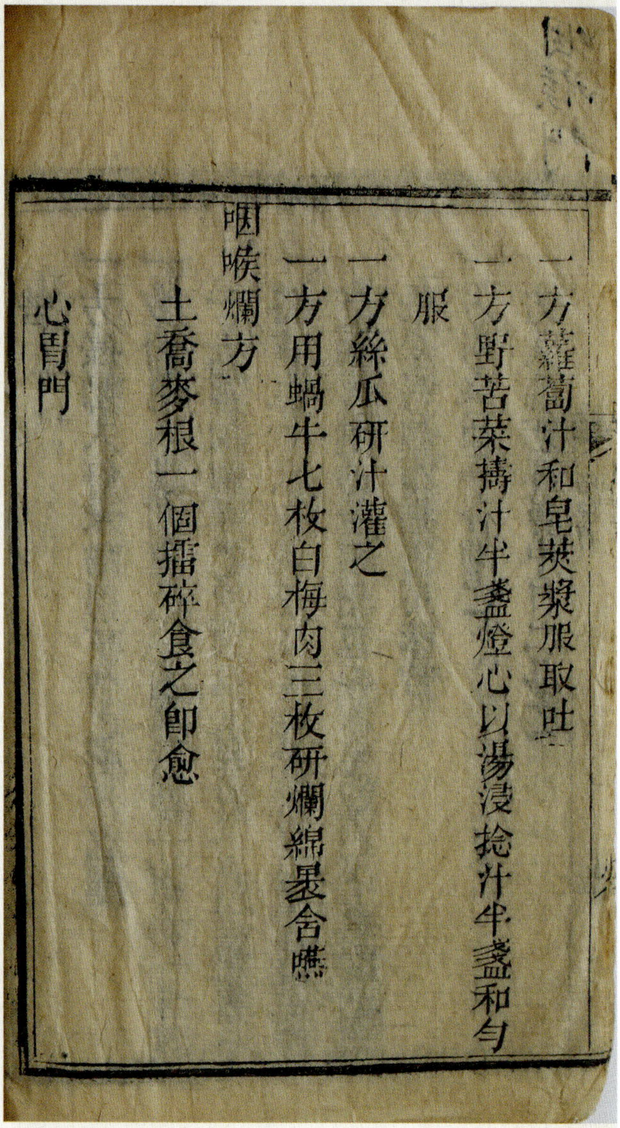
一方蘿蔔汁和皂莢漿服取吐
一方野苦菜擣汁半盞燈心以湯浸捻汁半盞和勻
服
一方絲瓜研汁灌之
一方用蝸牛七枚白梅肉三枚研爛綿裹含嚥
咽喉爛方
土蕎麥根一個擂碎食之卽愈
心胃門

一方，萝卜汁和皂荚浆服，取吐。

一方，野苦菜捣汁半盏，灯心以汤浸，捻汁半盏，和匀服。

一方，丝瓜研汁，灌之。

一方，用蜗牛七枚，白梅肉三枚，研烂，绵裹含咽。

咽喉烂方

土荞麦根一个，擂碎，食之即愈。

心胃门

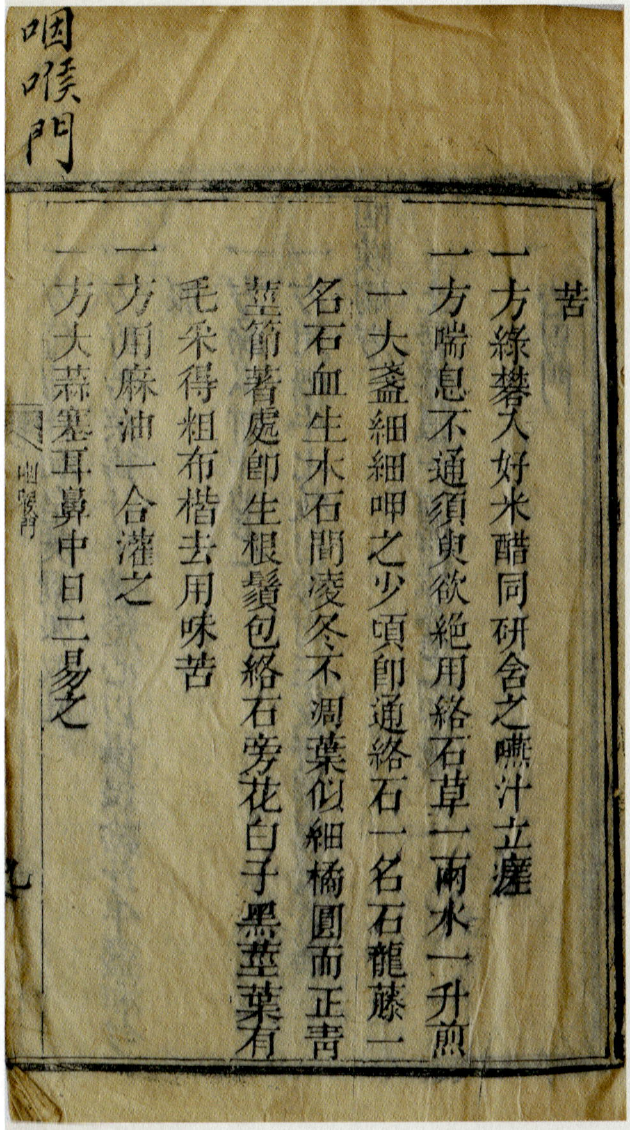
咽喉門

苦
一方綠礬入好米醋同研含之嚥汁立瘥
一方喘息不通須臾欲絶用絡石草一兩水一升煎
一大盞細細呷之少頃卽通絡石一名石龍藤一
名石血生木石間凌冬不凋葉似細橘圓而正青
莖節著處卽生根鬚包絡石旁花白子黑莖葉有
毛采得粗布揩去用味苦
一方用麻油一合灌之
一方大蒜塞耳鼻中日二易之
咽喉門

苦。

一方，绿矾，入好米醋同研，含之咽汁，立瘥。

一方，喘息不通，须臾欲绝，用络石草一两，水一升，煎一大盏，细细呷之，少顷即通。络石，一名石龙藤，一名石血，生木石间，凌冬不凋，叶似细橘，圆而正青，茎节着处即生根须，包络石旁，花白子黑，茎叶有毛，采得粗布揩去用，味苦。

一方，用麻油一合，灌之。

一方，大蒜塞耳鼻中，日二易之。

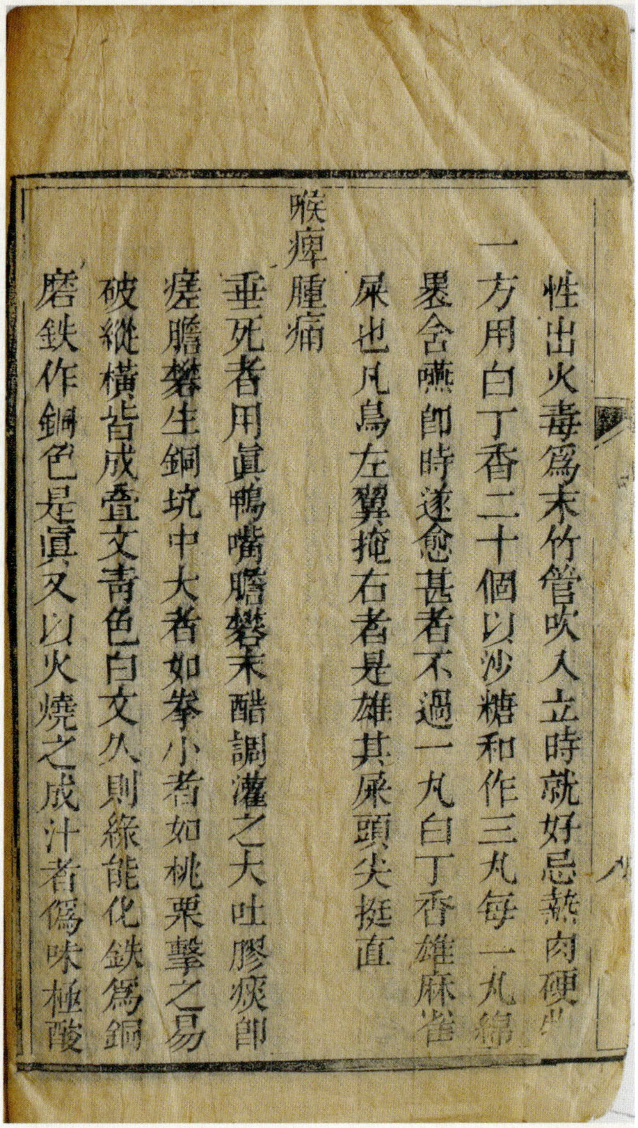

性出火毒爲末竹管吹入立時就好忌熱肉硬物
一方用白丁香二十個以沙糖和作三丸每一丸綿
裹含嚥即時遂愈甚者不過一丸白丁香雄麻雀
屎也凡鳥左翼掩右者是雄其屎頭尖挺直
喉痹腫痛
垂死者用眞鴨嘴膽礬末醋調灌之大吐膠痰即
瘥膽礬生銅坑中大者如拳小者如桃栗擊之易
破縱横皆成疊文青色白文久則綠能化鉄爲銅
磨鉄作銅色是眞又以火燒之成汁者僞味極酸

性，出火毒，为末，竹管吹入，立时就好。忌热肉硬物。

一方，用白丁香二十个，以砂糖和作三丸，每一丸绵裹含咽，即时遂愈，甚者不过一丸。白丁香，雄麻雀屎也，凡鸟左翼掩右者是雄，其屎头尖挺直。

喉痹肿痛

垂死者，用真鸭嘴、胆矾末，醋调灌之，大吐胶痰即瘥。胆矾，生铜坑中大者如拳，小者如桃栗，击之易破，纵横皆成叠文，青色白文，久则绿，能化铁为铜，磨铁作铜色是真，又以火烧之成汁者伪，味极酸

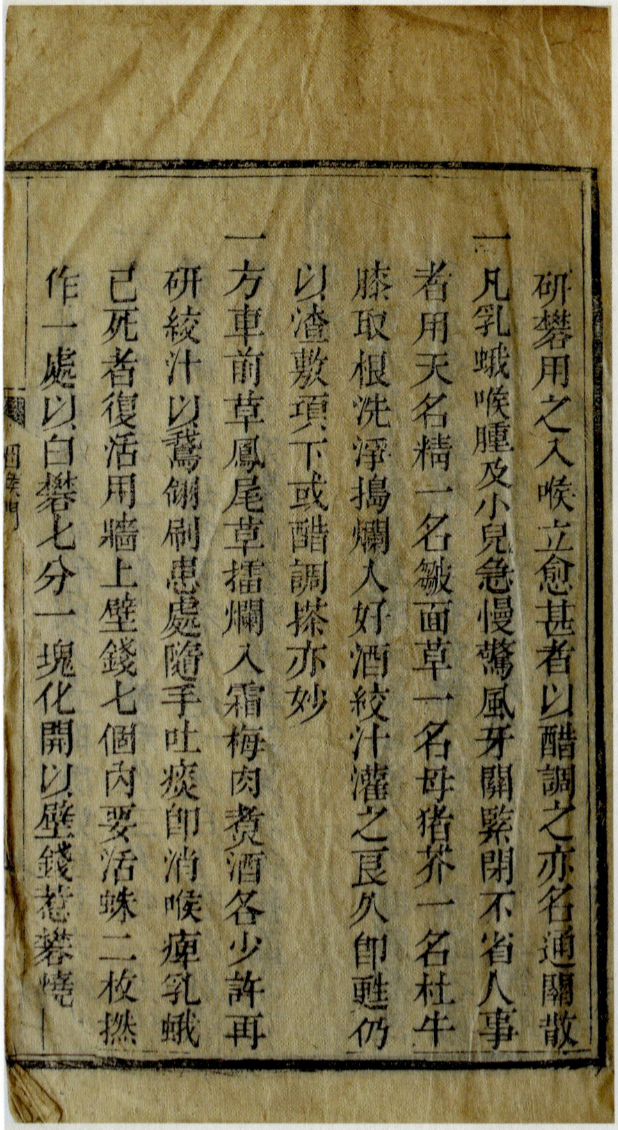
研礬用之入喉立愈甚者以醋調之亦名通關散
一凡乳蛾喉腫及小兒急慢驚風牙關緊閉不省人事
者用天名精一名皺面草一名母猪芥一名杜牛
膝取根洗淨搗爛入好酒絞汁灌之良久即甦仍
以渣敷項下或醋調搽亦妙
一方車前草鳳尾草擂爛入霜梅肉煮酒各少許再
研絞汁以鵞翎刷患處隨手吐痰即消喉痺乳蛾
已死者復活用牆上壁錢七個內要活蛛二枚撚
作一處以白礬七分一塊化開以壁錢惹礬燒

研矾用之，入喉立愈。甚者以醋调之，亦名通关散。

凡乳蛾喉肿，及小儿急慢惊风，牙关紧闭，不省人事者，用天名精（一名皱面草，一名母猪芥，一名杜牛膝）取根洗净，捣烂入好酒，绞汁灌之，良久即苏，仍以渣敷项下，或醋调搽亦妙。

一方，车前草、凤尾草擂烂，入霜梅肉、煮酒各少许，再研绞汁以鹅翎刷患处，随手吐痰即消。喉痹乳蛾，已死者复活，用墙上壁钱七个，内要活蛛二枚，撚作一处，以白矾七分一块化开，以壁钱惹矾烧存

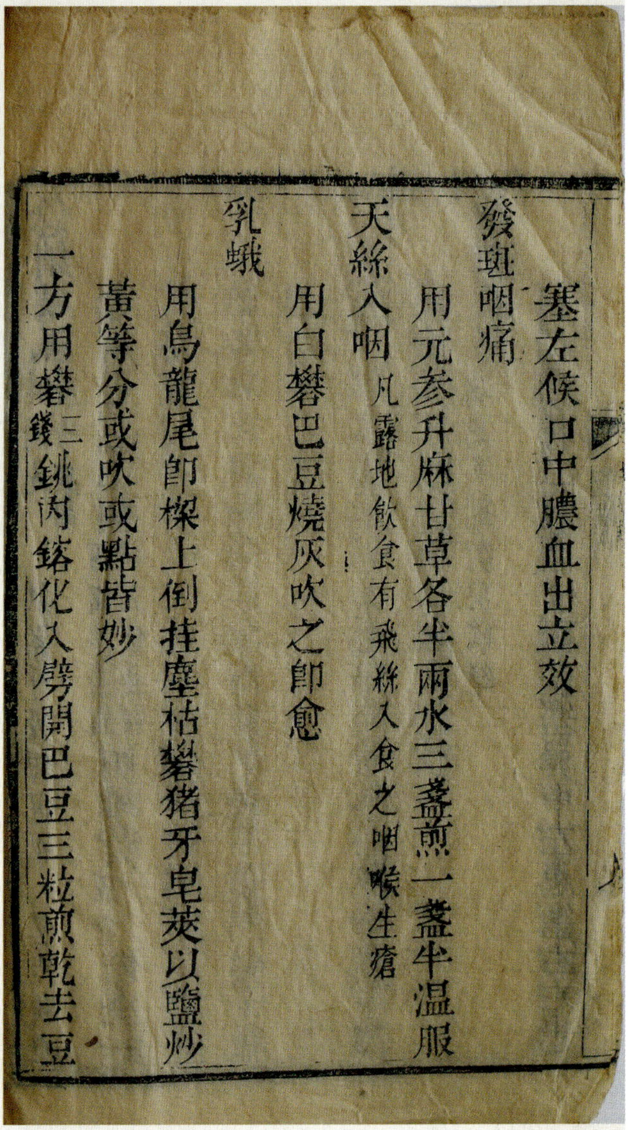
塞左候口中膿血出立效
發斑咽痛
用元参升麻甘草各半兩水三盞煎一盞半溫服
天絲入咽凡露地飲食有飛絲入食之咽喉生瘡
用白礬巴豆燒灰吹之即愈
乳蛾
用烏龍尾即樑上倒挂塵枯礬猪牙皂莢以鹽炒
黄等分或吹或點皆妙
一方用礬三錢銚內鎔化入劈開巴豆三粒煎乾去豆

塞左，候口中脓血出，立效。

发斑咽痛

用元参、升麻、甘草各半两，水三盏，煎一盏半，温服。

天丝入咽凡露地饮食，有飞丝入，食之，咽喉生疮

用白矾、巴豆烧灰，吹之即愈。

乳蛾

用乌龙尾（即梁上倒挂尘）、枯矾、猪牙皂荚，以盐炒黄等分，或吹或点皆妙。

一方，用矾三钱，铫内镕化，入劈开巴豆三粒，煎干去豆，

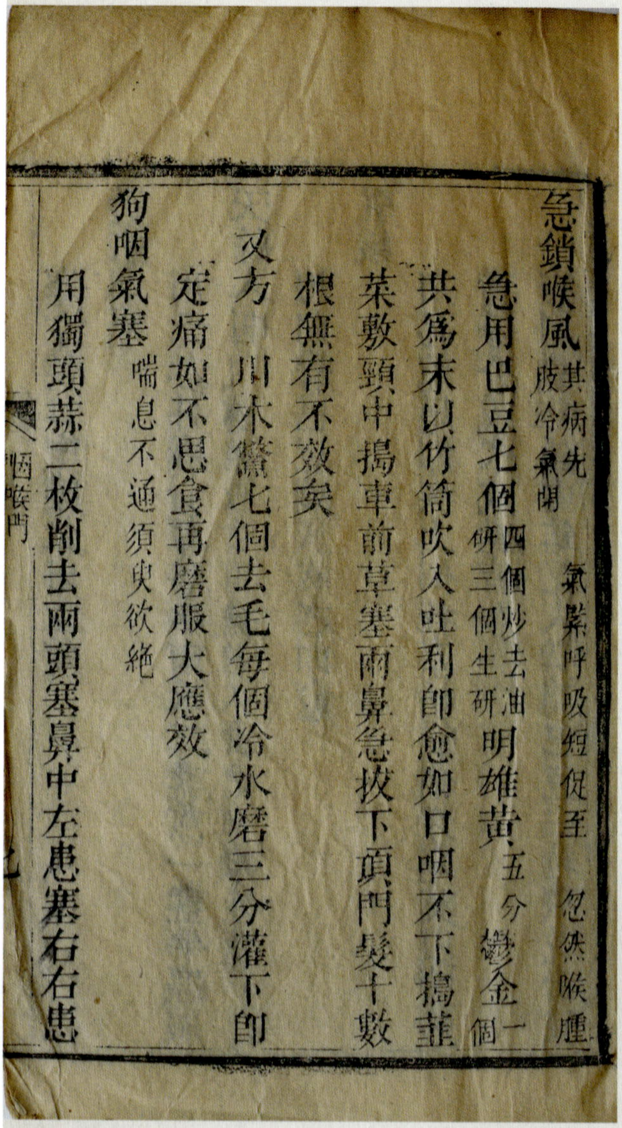

急鎖喉風其病先氣緊呼吸短促至忽然喉腫肢冷氣閉
急用巴豆七個四個炒去油研三個生研明雄黃五分鬱金一個
共為末以竹筒吹入吐利即愈如口咽不下搗韭
菜敷頸中搗車前草塞兩鼻急拔下頂門髮十數
根無有不效矣
又方 川木鱉七個去毛每個冷水磨三分灌下即
定痛如不思食再磨服大應效
狗咽氣塞喘息不通須臾欲絶
用獨頭蒜二枚削去兩頭塞鼻中左患塞右右患

急锁喉风其病先气紧呼吸短促至，忽然喉肿肢冷气闭

急用巴豆七个，四个炒去油研，三个生研，明雄黄五分，郁金一个，共为末，以竹筒吹入，吐利即愈。如口咽不下，捣韭菜敷颈中，捣车前草塞两鼻，急拔下项门发十数根，无有不效矣。

又方，川木鳖七个去毛，每个冷水磨三分灌下，即定痛。如不思食，再磨服，大应效。

狗咽气塞喘息不通，须臾欲绝

用独头蒜二枚，削去两头，塞鼻中，左患塞右，右患

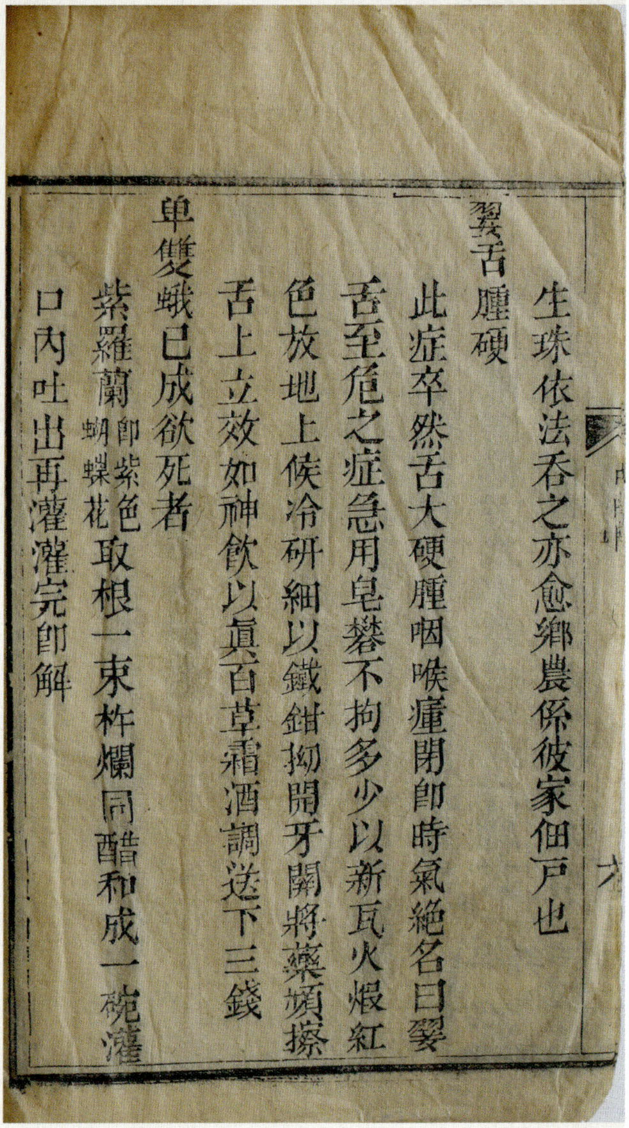

生珠依法吞之亦愈鄉農係彼家佃戶也

翣舌腫硬

此症卒然舌大硬腫咽喉瘇閉即時氣絕名曰翣舌至危之症急用皂礬不拘多少以新瓦火煆紅色放地上候冷研細以鐵鉗拗開牙關將藥頻擦舌上立效如神飲以真百草霜酒調送下三錢

單雙蛾已成欲死者

紫羅蘭即紫色蝴蝶花取根一束杵爛同醋和成一碗灌口內吐出再灌灌完即解

生珠，依法吞之，亦愈。乡农系彼家佃户也。

翣舌肿硬

此症卒然舌大硬肿，咽喉瘇[1]闭，即时气绝，名曰翣舌，至危之症。急用皂矾，不拘多少，以新瓦火煅红色，放地上候冷研细，以铁钳拗开牙关，将药频擦舌上，立效如神，饮以真百草霜，酒调送下三钱。

单双蛾已成欲死者

紫罗兰即紫色蝴蝶花取根一束杵烂，同醋和成一碗，灌口内，吐出再灌，灌完即解。

1 瘇（zhǒng）：浮肿。

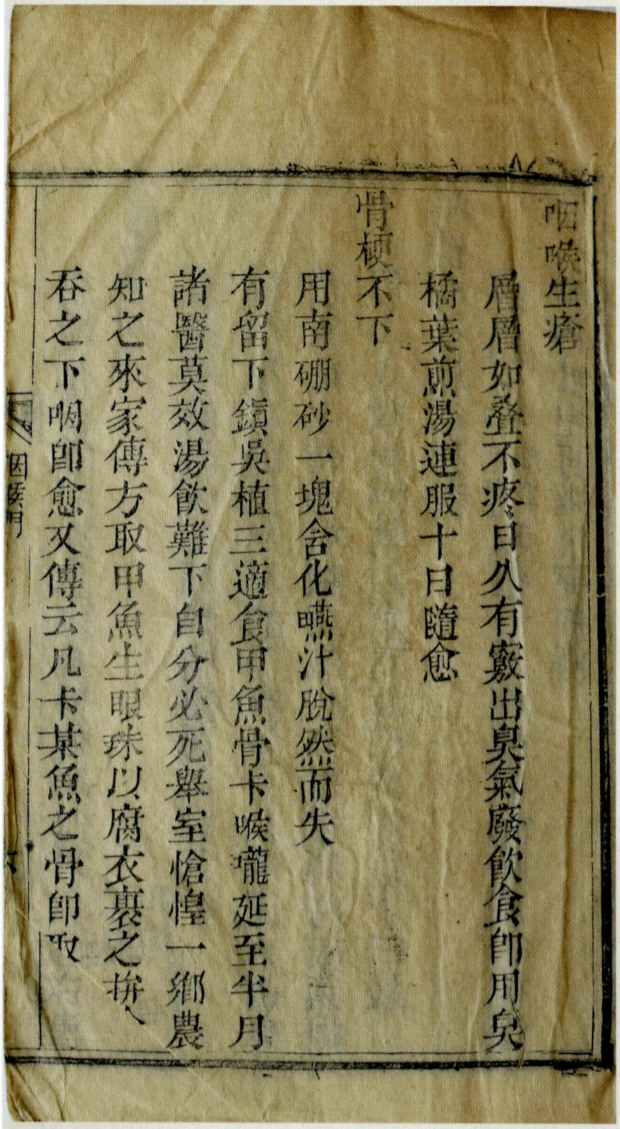

咽喉生瘡
層層如叠不疼日久有竅出臭氣廢飲食即用臭
橘葉煎湯連服十日隨愈
骨梗不下
用南硼砂一塊含化嚥汁脫然而失
有留下鎮吳植三適食甲魚骨卡喉嚨延至半月
諸醫莫效湯飲難下自分必死舉室愴惶一鄉農
知之來家傳方取甲魚生眼珠以腐衣裹之拼入
吞之下咽即愈又傳云凡卡某魚之骨即取
咽喉門

咽喉生疮

层层如叠，不疼，日久有窍，出臭气，废饮食，即用臭橘叶煎汤，连服十日，随愈。

骨梗不下

用南硼砂一块，含化咽汁，脱然而失。有留下镇吴植三，适食甲鱼骨卡喉咙，延至半月，诸医莫效，汤饮难下，自分必死，举世怆惶[1]。一乡农知之，来家传方，取甲鱼生眼珠以腐衣裹之拼入，吞之下咽即愈。又传云，凡卡某鱼之骨即取某鱼

1 怆惶（chuàng huáng）：慌乱而不知所措的样子。

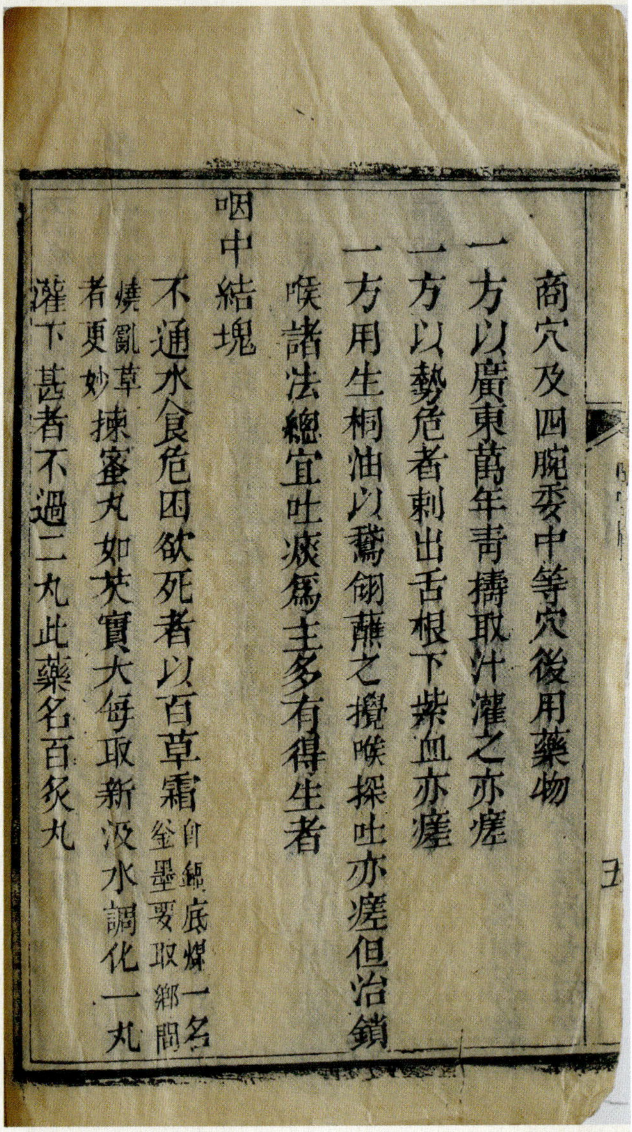

商穴及四腕、委中等穴，后用药物。

一方，以广东万年青捣取汁灌之，亦瘥[1]。

一方，以势危者刺出舌根下紫血，亦瘥。

一方，用生桐油以鹅翎蘸之搅喉探吐，亦瘥。但治锁喉诸法，总宜吐痰为主，多有得生者。

咽中结块

不通水食，危困欲死者，以百草霜自锅底煤，一名釜墨，要取乡间烧乱草者更妙拣蜜丸如芡实大，每取新汲水调化一丸灌下，甚者不过二丸，此药名百炙丸。

1 瘥（chài）：指病愈。

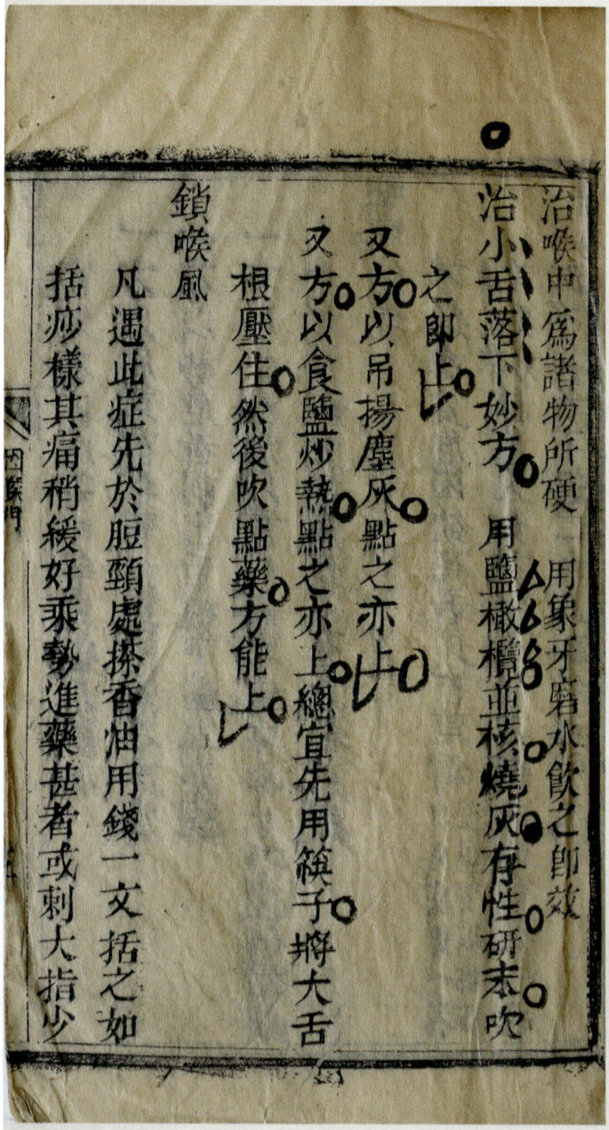

治喉中爲諸物所硬　用象牙磨水飲之即效

治小舌落下妙方　用鹽橄欖並核燒灰存性研末吹之即上

又方以吊揚塵灰點之亦上

又方以食鹽炒熱點之亦上總宜先用筷子將大舌根壓住然後吹點藥方能上

鎖喉風

凡遇此症先於脰頸處搽香油用錢一文括之如括痧樣其痛稍緩好乘勢進藥甚者或刺大指少

治喉中为诸物所硬　用象牙磨水饮之，即效。

治小舌落下妙方　用盐橄榄并核烧灰存性，研末吹之，即上。

又方，以吊扬尘灰点之，亦上。

又方，以食盐炒热点之，亦上。总宜先用筷子，将大舌根压住，然后吹点药，方能上。

锁喉风

凡遇此症，先于脰[1]颈处搽香油，用钱一文刮[2]之，如刮痧样，其痛稍缓，好乘势进药，甚者或刺大指少

1 脰（dòu）：脖子、颈。
2 刮：原文“括”，当为“刮”，据文意改，下同。

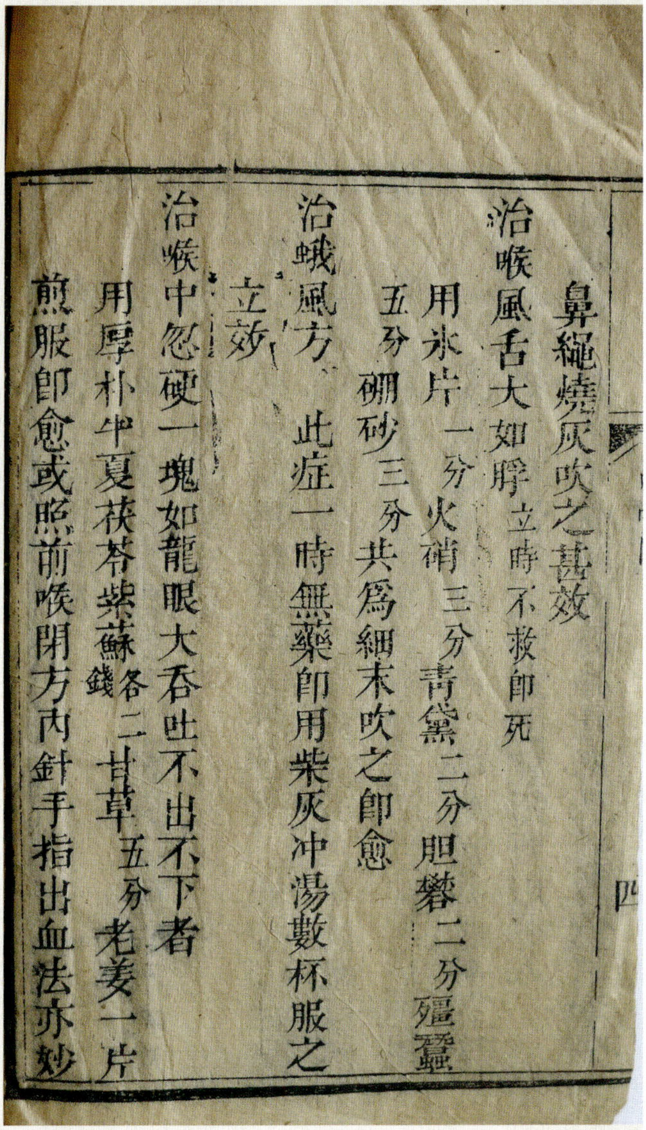
四
鼻繩燒灰吹之甚效
治喉風舌大如脬立時不救即死
用氷片一分火硝三分青黛二分胆礬二分殭蠶
五分硼砂三分共爲細末吹之即愈
治蛾風方 此症一時無藥即用柴灰冲湯數杯服之
立效
治喉中忽硬一塊如龍眼大吞吐不出不下者
用厚朴半夏茯苓紫蘇各二錢甘草五分老姜一片
煎服即愈或照前喉閉方内針手指出血法亦妙

鼻绳烧灰吹之，甚效。

治喉风舌大如脬立时不救即死

用冰片一分，火硝三分，青黛二分，胆矾二分，僵蚕五分，硼砂三分，共为细末，吹之即愈。

治蛾风方　此症一时无药，即用柴灰冲汤数杯服之，立效。

治喉中忽硬[1]一块如龙眼大，吞吐不出不下者

用厚朴、半夏、茯苓、紫苏各二钱，甘草五分，老姜一片，煎服即愈。或照前喉闭方内针手指出血法，亦妙。

1 硬：同“哽”，下同。

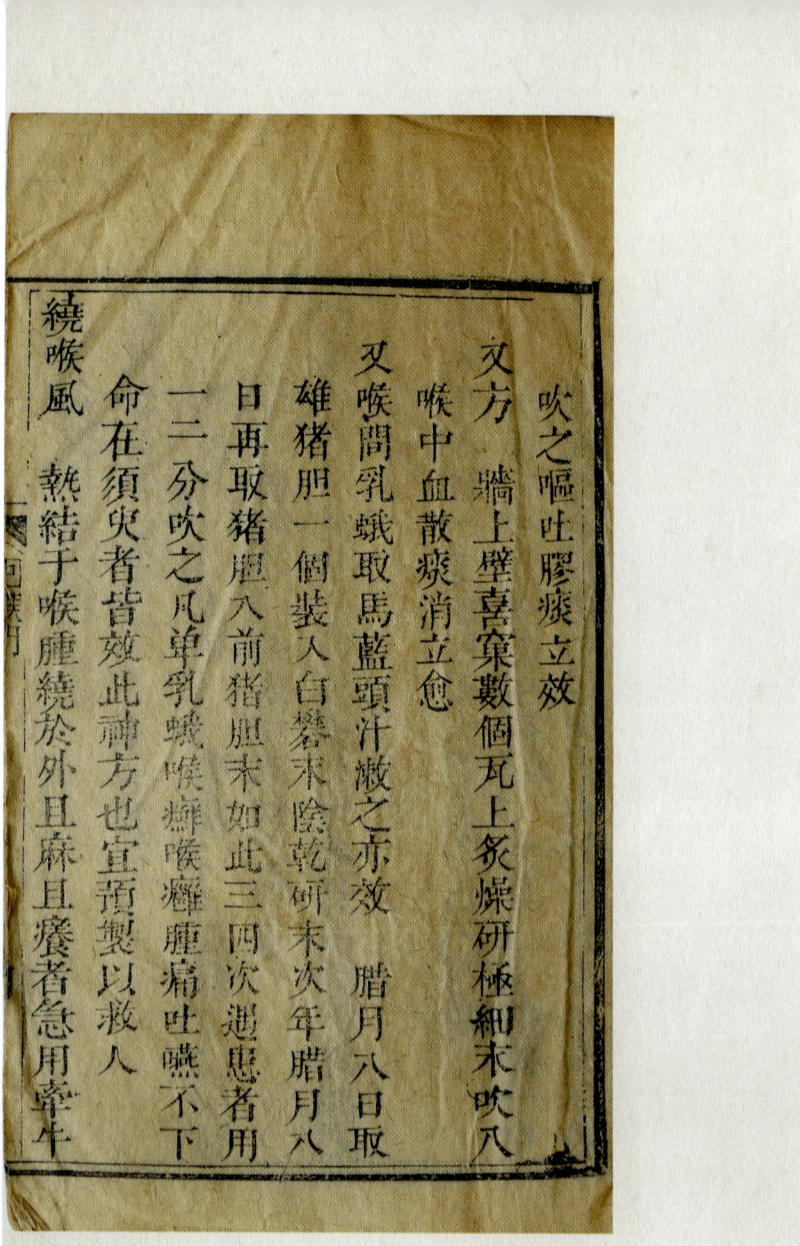

吹之嘔吐膠痰立效
又方　墻上壁喜窠數個瓦上炙燥研極細末吹入
喉中血散痰消立愈
又喉間乳蛾取馬藍頭汁漱之亦效　臘月八日取
雄猪胆一個裝入白礬末陰乾研末次年臘月八
日再取猪胆入前猪胆末如此三四次遇患者用
一二分吹之凡单乳蛾喉癬喉癰腫痛吐嚥不下
命在須臾者皆效此神方也宜預製以救人
繞喉風　熱結于喉腫繞於外且麻且癢者急用牽牛

吹之，呕吐胶痰，立效。

又方，墙上壁喜窠数个，瓦上炙燥，研极细末，吹入喉中，血散痰消，立愈。

又喉间乳蛾，取马蓝头汁漱之，亦效。腊月八日，取雄猪胆一个，装入白矾末，阴干研末。次年腊月八日，再取猪胆入前猪胆末，如此三四次。遇患者，用一二分吹之。凡单乳蛾、喉癣、喉痈肿痛，吐咽不下，命在须臾者，皆效。此神方也，宜预制以救人。

绕喉风　热结于喉，肿绕于外，且麻且痒者，急用牵牛

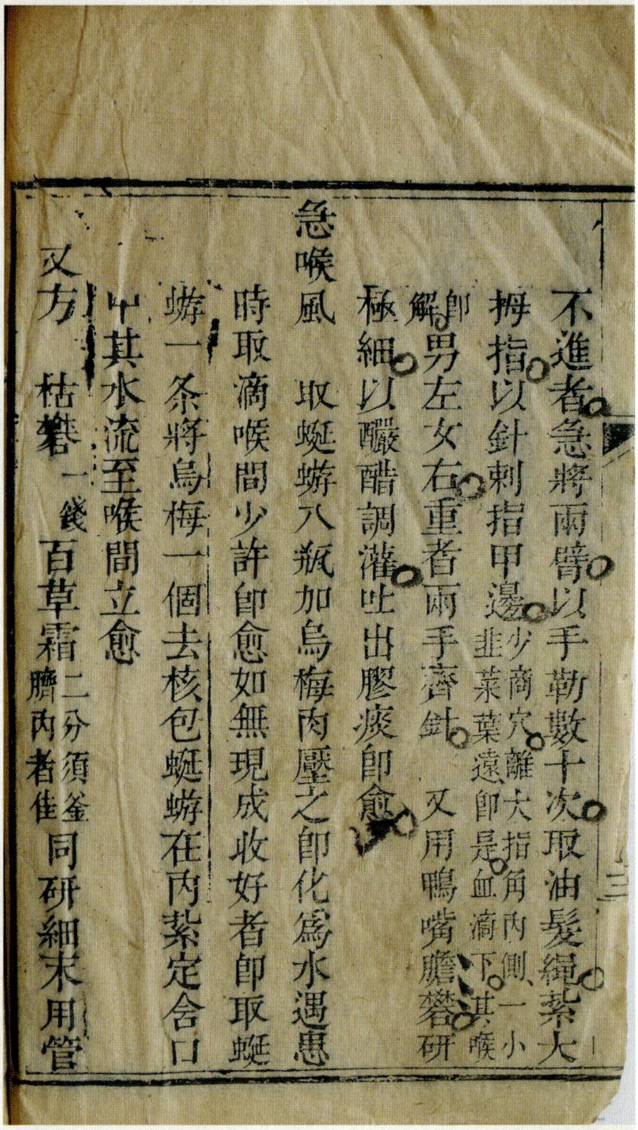

不進者急將兩臂以手勒數十次取油髮繩紥大拇指以針刺指甲邊少商穴離大指角內側一小韭菜葉遠即是血滴下其喉即解男左女右重者兩手齊針 又用鴨嘴膽礬研極細以釅醋調灌吐出膠痰即愈

急喉風 取蜒蝣八瓶加烏梅肉壓之即化為水遇患時取滴喉間少許即愈如無現成收好者即取蜒蝣一条將烏梅一個去核包蜒蝣在內紥定含口中其水流至喉間立愈

又方 枯礬一錢 百草霜二分須釜臍內者佳 同研細末用管

不进者，急将两臂以手勒数十次，取油发绳扎大拇指，以针刺指甲边少商穴，离大指角内侧一小韭菜叶远即是，血滴下，其喉即解，男左女右，重者两手齐针。又用鸭嘴、胆矾，研极细，以酽[1]醋调灌，吐出胶痰即愈。

急喉风　取蜒蝣八瓶，加乌梅肉压之，即化为水。遇患时，取滴喉间少许，即愈。如无现成收好者，即取蜒蝣一条，将乌梅一个去核，包蜒蝣在内，扎定含口中，其水流至喉间，立愈。

又方，枯矾一钱，百草霜二分，须釜脐内者佳，同研细末，用管

1 酽（yàn）：指（汁液）颜色浓，味道厚。

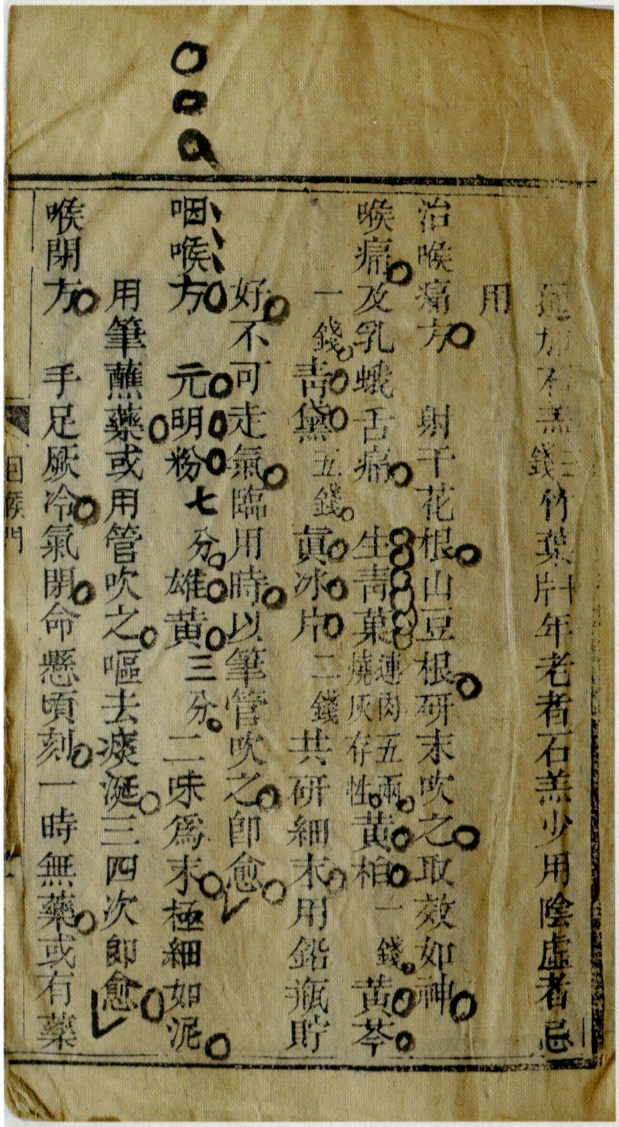
咽喉門

通加石膏三錢竹葉十片年老者石膏少用陰虛者忌
用
治喉痛方射干花根山豆根研末吹之取效如神
喉痛及乳蛾舌痛生青菓連肉五兩燒灰存性黃柏一錢黃芩
一錢青黛五錢眞冰片二錢共研細末用鉛瓶貯
好不可走氣臨用時以筆管吹之卽愈
咽喉方元明粉七分雄黃三分二味爲末極細如泥
用筆蘸藥或用管吹之嘔去痰涎三四次卽愈
喉閉方手足厥冷氣閉命懸頃刻一時無藥或有藥

通，加石膏三钱，竹叶十片。年老者，石膏少用；阴虚者，忌用。

治喉痛方　射干花根、山豆根，研末吹之，取效如神。

喉痛及乳蛾舌痛　生青果连肉五两，烧灰存性，黄柏一钱，黄芩一钱，青黛五钱，真冰片二钱。共研细末，用铅瓶贮好，不可走气。临用时，以笔管吹之，即愈。

咽喉方　元明粉七分，雄黄三分，二味为末，极细如泥。用笔蘸药，或用管吹之，呕去痰涎，三四次即愈。

喉闭方　手足厥冷，气闭，命悬顷刻，一时无药，或有药

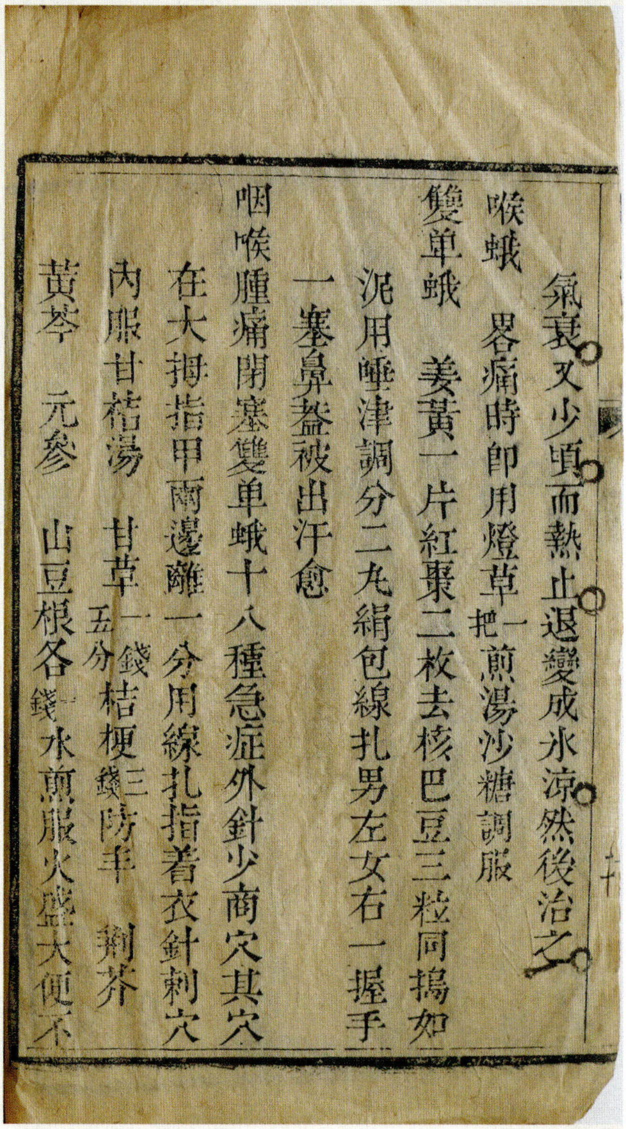

氣衰又少頃而熱止退變成氷涼然後治之
喉蛾　略痛時即用燈草一把煎湯沙糖調服
雙单蛾　姜黄一片紅棗二枚去核巴豆三粒同搗如泥用唾津調分二丸絹包線扎男左女右一握手一塞鼻盖被出汗愈
咽喉腫痛閉塞雙单蛾十八種急症外針少商穴其穴在大拇指甲兩邊離一分用線扎指着衣針刺穴內服甘桔湯　甘草一錢五分桔梗三錢防风　荆芥黄芩　元参　山豆根各一錢水煎服火盛大便不

气衰，又少倾，而热止，退变成冰凉，然后治之。

喉蛾　略痛时即用灯草一把煎汤，砂糖调服。

双单蛾　姜黄一片，红枣二枚，去核，巴豆三粒，同捣如泥，用唾津调分二丸，绢包线扎，男左女右，一握手，一塞鼻，盖被出汗，愈。

咽喉肿痛闭塞，双单蛾十八种急症　外针少商穴，其穴在大拇指甲两边，离一分用线扎指，着衣针刺穴。内服甘桔汤：甘草一钱五分，桔梗三钱，防风、荆芥、黄芩、元参、山豆根各一钱，水煎服。火盛，大便不

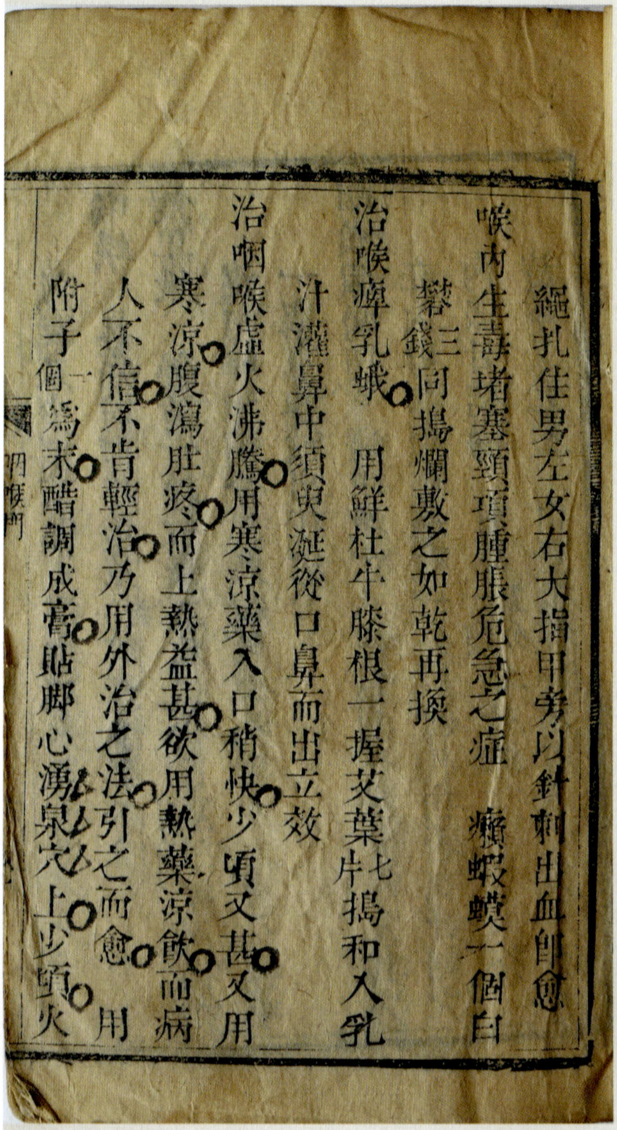

繩扎住男左女右大指甲旁以針刺出血即愈
喉内生毒堵塞頸項腫脹危急之症　癩蝦蟆一個白礬三錢同搗爛敷之如乾再換
治喉痺乳蛾　用鮮杜牛膝根一握艾葉七片搗和入乳汁灌鼻中須臾涎從口鼻而出立效
治咽喉虛火沸騰用寒涼藥入口稍快少頃又甚又用寒涼腹瀉肚疼而上熱益甚欲用熱藥涼飲而病人不信不肯輕治乃用外治之法引之而愈　用附子一個爲末醋調成膏貼脚心湧泉穴上少頃火
咽喉門

绳扎住男左女右大指甲旁，以针刺出血，即愈。

喉内生毒，堵塞颈项，肿胀危急之症　癞蛤蟆一个，白矾三钱，同捣烂，敷之，如干再换。

治喉痹乳蛾　用鲜杜牛膝根一握，艾叶七片，捣，和入乳汁，灌鼻中，须臾涎从口鼻而出，立效。

治咽喉虚火沸腾　用寒凉药入口稍快，少倾又甚。又用寒凉，腹泻肚疼，而上热益甚。欲用热药凉饮，而病人不信，不肯轻治。乃用外治之法，引之而愈。用附子一个为末，醋调成膏，贴脚心涌泉穴上。少倾，火

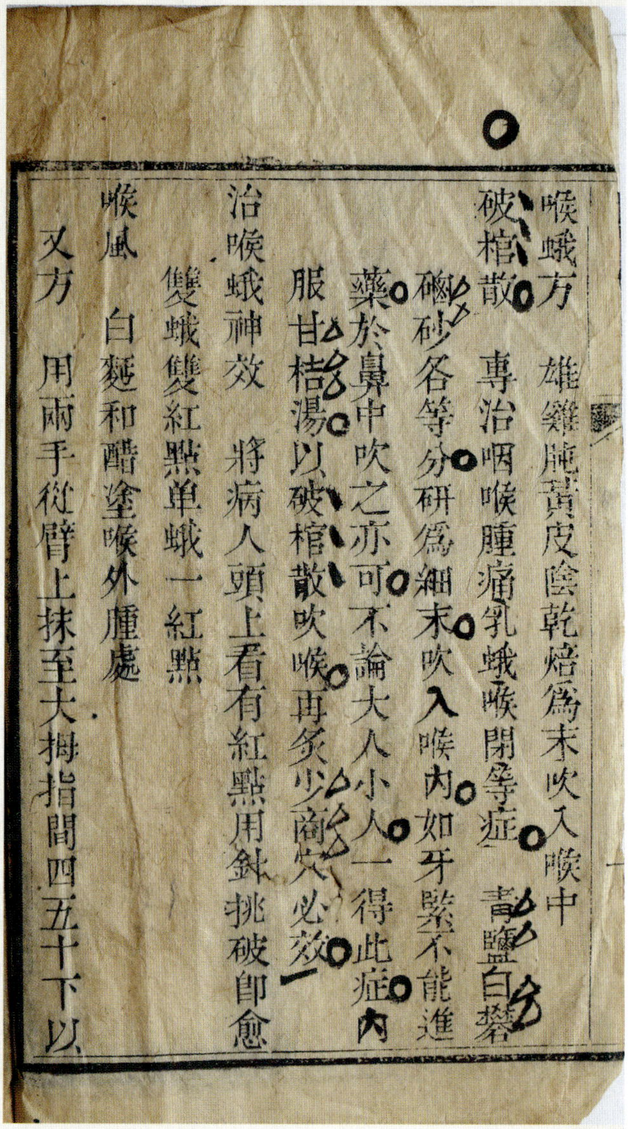
喉蛾方　雄雞肫黃皮陰乾焙爲末吹入喉中
破棺散　專治咽喉腫痛乳蛾喉閉等症　青鹽白礬硇砂各等分研爲細末吹入喉内如牙緊不能進藥於鼻中吹之亦可不論大人小人一得此症内服甘桔湯以破棺散吹喉再灸少商穴必效
治喉蛾神效　將病人頭上看有紅點用針挑破即愈雙蛾雙紅點单蛾一紅點
喉風　白麪和醋塗喉外腫處
又方　用兩手從臂上抹至大拇指間四五十下以

喉蛾方　雄鸡肫黄皮，阴干，焙为末，吹入喉中。

破棺散　专治咽喉肿痛、乳蛾、喉闭等症。青盐、白矾、硇砂各等分，研为细末，吹入喉内。如牙紧不能进药，于鼻中吹之亦可。不论大人、小人，一得此症，内服甘桔汤，以破棺散吹喉，再灸少商穴，必效。

治喉蛾神效　将病人头上看有红点，用针挑破，即愈。双蛾双红点，单蛾一红点。

喉风　白面和醋，涂喉外肿处。

又方，用两手从臂上抹至大拇指间四五十下，以

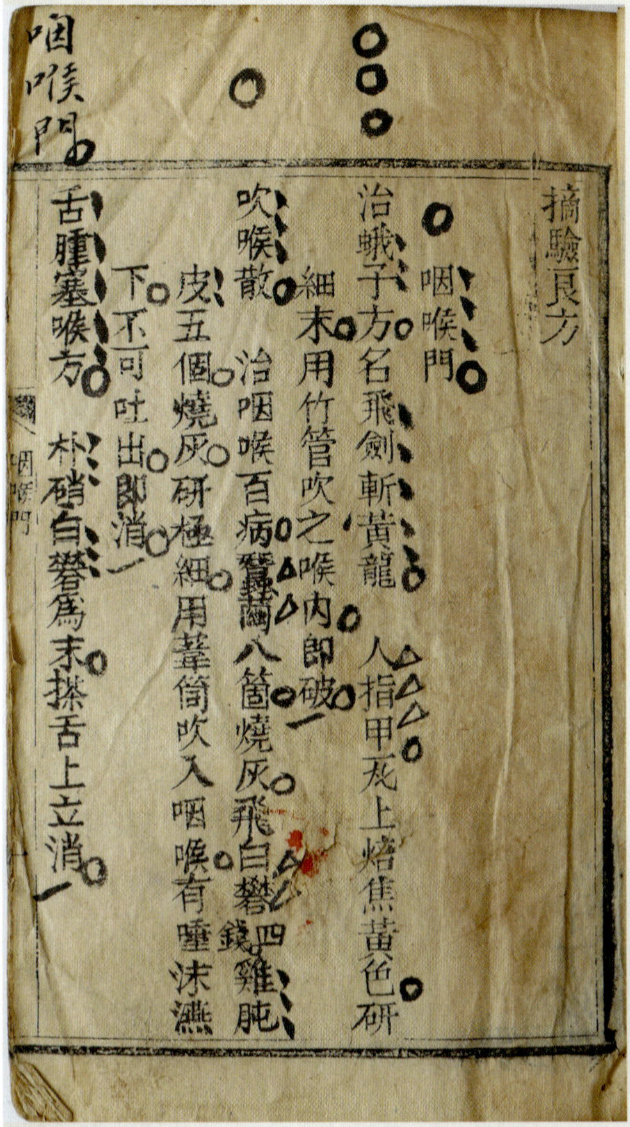

摘验良方

咽喉门

治蛾子方，名飞剑斩黄龙　人指甲瓦上焙焦黄色，研细末。用竹管吹之喉内，即破。

吹喉散　治咽喉百病。蚕茧八个，烧灰，飞白矾四钱，鸡肫皮五个，烧灰，研极细，用笔筒吹入咽喉，有唾沫咽下，不可吐出，即消。

舌肿塞喉方　朴硝、白矾为末，搽[1]舌上，立消。

1 搽（chá）：涂抹。

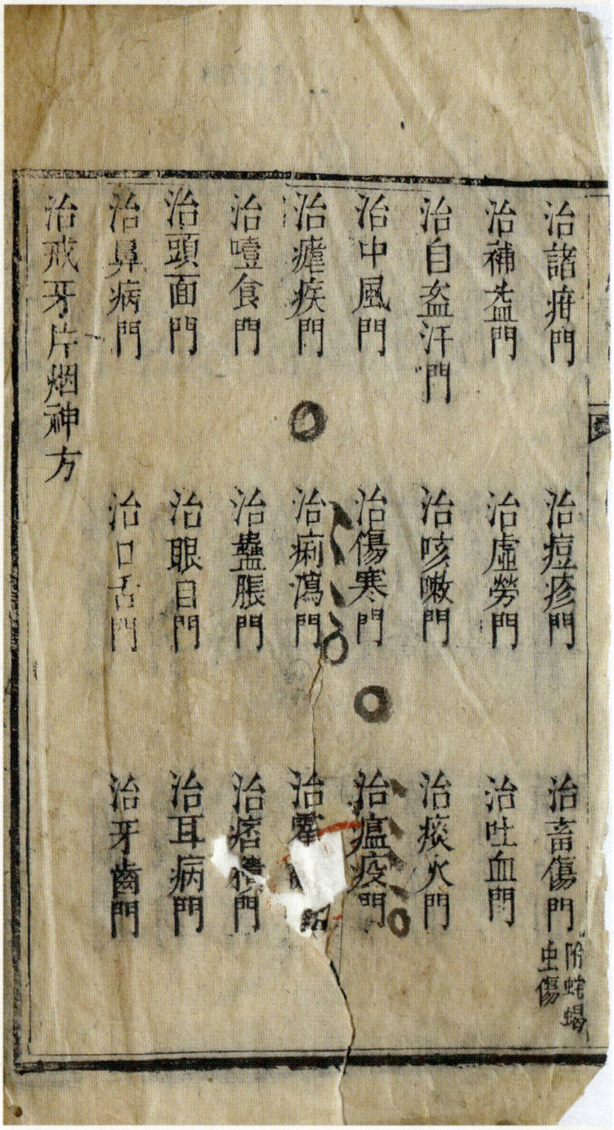

治诸疳门

治痘疹门

治畜伤门附蛇蝎虫伤

治补益门

治虚劳门

治吐血门

治自盗汗门

治咳嗽门

治痰火门

治中风门

治伤寒门

治瘟疫门

治疟疾门

治痢泻门

治霍乱门

治噎食门

治蛊胀门

治痞积门

治头面门

治眼目门

治耳病门

治鼻病门

治口舌门

治牙齿门

治戒鸦片烟神方

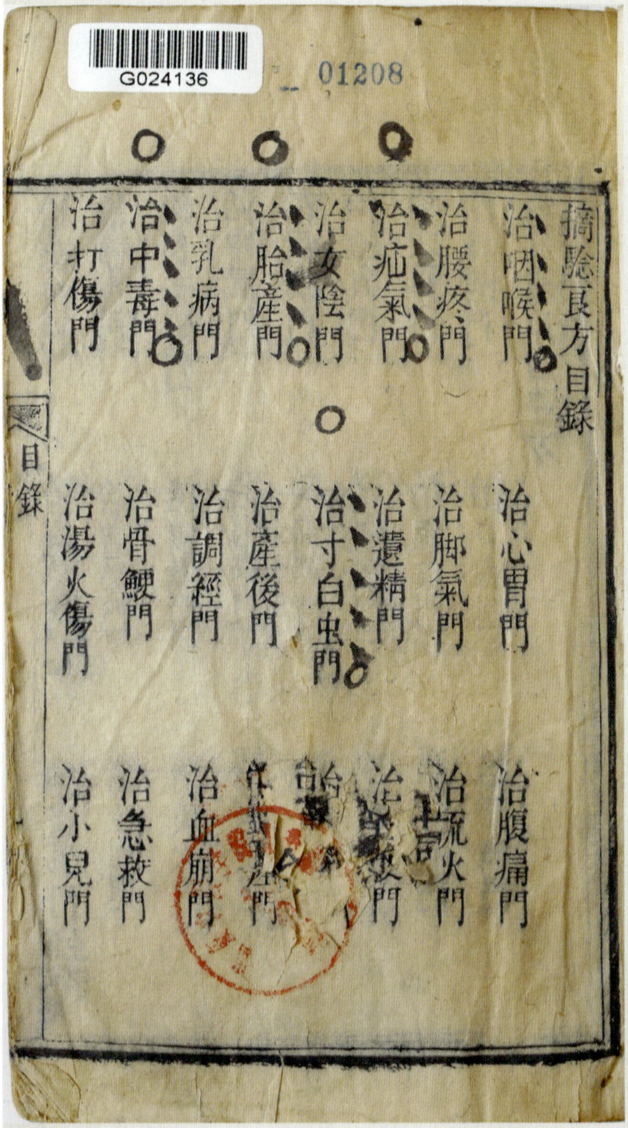

摘验良方目录

《摘验良方》简介

《摘验良方》是清代道光壬辰（1832）年间刊行的集验方。本书作者佚名，牌记镌刻『道光壬辰镌』，为清代中期木刻本，整体品佳。据《中国中医古籍总目》记载，本书属于孤本，现藏于山东中医药大学图书馆。

全书以病统方，其目录共著录四十九个门，门下条列病症和验方。正文部分，在『治寸白虫门』之后，『治妊娠门』的前面，其实还有『脱肛门』，书前目录并未著录，在此特作说明，以供读者查阅。

作者博采众书，广泛辑录前人验方，并网罗搜集民间秘方，汇之成册。同时，作者不拘泥于前人之方，结合自身的行医经验，提醒广大读者在行医实践中要『审人强弱，毒起迟速，而施疗治。故不必拘于甘草之方，一例而论也。附告同志，留意察之』。体现出一种辩证精神和积极地学术探究精神，以达到作者济世救民之志。

作者不仅仅摘录前人验方，而且还注重传方，『予传数人，皆不复发。此方可授贫乏之家，亦是阴功积德』『此方须传穷乡僻壤医药不便及无力医药者，亦可保生』，更能说明作者高尚的医德和和悲天悯人的医者情怀。

在『痘疹门』中，作者不但记录『稀痘神验方』的来源和『刊布』之人：『新安吴春山先生』；而且，详细记录了再次刊刻的时间、地点和原因：『庚辰年，吴义丰在楚地，见痘疫流行，刊刻布送』。这些验方当为作者采自民间，为以后的临床研究提供了详细的资料和宝贵的实践经验，展现出作者严谨、客观的实事求是精神，也体现了此书较高的实用价值和版本价值。

径改为『蛤蟆』，『白芨』径改为『白及』，『黄檗』径改为『黄柏』等。

四、因线装古籍字体为竖排，且文字顺序为自右至左，与现代书籍排版不同。所以，原书『右』径改为『上』，如『右药各一钱』径改为『上药各一钱』。

五、显系底本误、脱、衍、倒者予以勘正，并出校说明。

六、书中少数疑难名词术语或生僻字词，酌予简要注释。

七、原书注释小字，根据情况作小一字号处理。

八、原书目录有脱漏或与正文不符者，据正文重编目录于前。

九、原书存在装订之误，第354和355页内容，应上接351页『眼目门』，下启352页『耳病门』，系明显装订之误，予以说明。

十、底本中提示符『一』皆删。

《摘验良方》校注说明

本书以病统方，分为『治咽喉门』『治腰疼门』『治疝气门』『治女阴门』『治胎产门』『治乳病门』『治中毒门』『治打伤门』『治心胃门』『治脚气门』『治遗精门』『治寸白虫门』『治产后门』『治瘟疫门』『治霍乱门』『治痞积门』『治牙齿门』等，门下条列病症和验方。该书共一册，线装，书页高 22.4 厘米，宽 14.3 厘米；板框高 17.6 厘米，宽 12.1 厘米。每半页九行，每行二十一字，白口，四周双边，单黑鱼尾。

本次整理以山东中医药大学图书馆所藏孤本《摘验良方》为底本，以涉及特殊方药的有关中医古籍为他校本。具体处理方法如下。

一、原书繁体竖排，今改为简体横排。采用现代标点方法，对原书进行句读。

二、凡底本中属于一般笔画之误或显系因写刻致误的错字，予以径改，不出校记。例如，『予』误作『丁』『子』，『灸』误作『炎』，『脱』误作『晚』，『至』误作『玉』，『熨』误作『慰』，『盐豉』误作『盐頭』等。

三、通假字出校说明。异体字、古今字、俗写字，统一以通用简化字律齐，不出校记。例如，『菓』径改为『果』，『盃』径改为『杯』，『觔』径改为『斤』等。

特别是药名俗写，书中颇多，例如『菉豆』径改为『绿豆』，『山查』径改为『山楂』，『珍硃』『真珠』径改为『珍珠』，『蝦蟆』

摘验良方

清·佚名 撰
杨龙 周黎 孙良红 整理

扫码观看本册视频简介

目录

齊魯珍存醫籍滙刊

卷二

马传江◎主编

国家古籍整理出版专项经费资助项目

山东科学技术出版社
·济南·

齊魯珍存醫籍滙刊

马传江◎主编

国家古籍整理出版专项经费资助项目

卷四

山东科学技术出版社
·济南·

叶真人传世内外各科秘本

清·孙奇逢　辑
马传江　张涛　整理

扫码观看本册视频简介

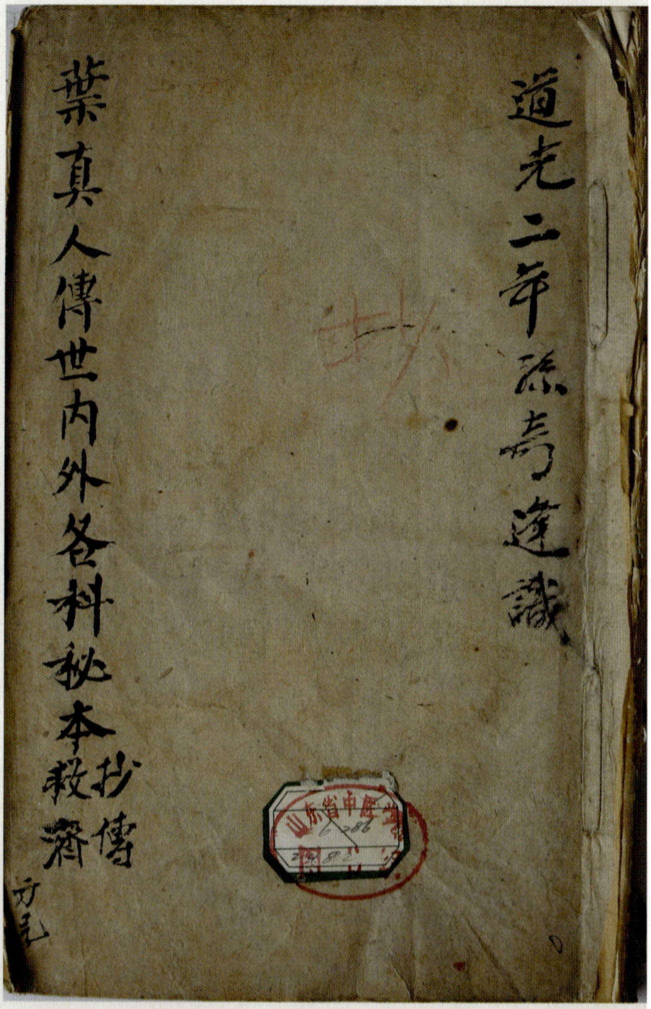

叶真人传世内外各科秘本抄传救济

道光二年孙奇逢识

《叶真人传世内外各科秘本》校注说明

《叶真人传世内外各科秘本》是清代道光年间孙奇逢手抄集验方。据《中国中医古籍总目》记载，本书属于孤本，现藏于山东中医药大学图书馆。该抄本一册，线装，书页高 25.9 厘米，宽 16.9 厘米。

本书主要抄录唐天师叶真人慈传救世通灵内外各症万应十宝金丹的方药组成、炮制服法、主治和加减应用，其次辑选唐代孙思邈《千金方》中救急验方主要是辑录宋人郭思篡集之《千金宝要》，以及清代嘉庆年间成书的《普济应验良方》杂病验方摘抄；再次是抄录道光十年刊布的必良斋主人《麻痘秘传》，主要抄录了其中的《痘疹心法歌诀》，最后一部分所占篇幅最大。

本书作者为孙奇逢，限于资料生平不详。本抄本封面署『道光二年孙奇逢识』，此孙奇逢从生卒年月看，绝非明末清初著名理学家孙奇逢，清初三大儒之一的孙奇逢卒于康熙十四年。从摘录内容看，《麻痘秘传》成书于道光十年，抄本末有黄恒题识『道光二十年』，明系后翻刻本；则抄毕时间应当更晚。且前后抄写字体不一，则抄写或非出自一人之手。其抄写所自的具体版本有待进一步考证。本书的主要价值在于刊布了秘传的叶真人万应十宝金丹，组方严密，炮制精良，主治范围广，临床疗效经过广泛验证，详细介绍了各种适应证和加减服用方法，确实是值得推广和常备的应急验方成药，具有极高的研究开发价值。辑录的孙思邈急症救急验方，大多是针对老百姓日常经常遇到的急性病症，充分体现了验方简便廉验的特色。

本次整理以山东中医药大学图书馆所藏孤本《叶真人传世内外各科秘本》为底本，以《麻痘秘传》《备急千金要方》《千金翼方》

以及涉及特殊方药的有关中医古籍为他校本。具体处理方法如下。

一、原书繁体竖排，今改为简体横排。为适应横排版的需要，原书『右』改为『上』，『左』改为『下』。采用现代标点方法，对原书进行句读。

二、凡底本中属于一般笔画之误或显系因写刻致误的错字，予以径改，不出校记，如，『夹脊穴』误作『夹瘠穴』，『胃脘痛』误作『胃腕痛』，『膈』误作『隔』，『灸』误作『炙』等。

三、通假字出校说明，征引书证说明通假关系。异体字、古今字、俗写字，统一以通用简化字律齐，不出校记，特别是药名俗写如『硃砂』径改为『朱砂』，『萝葡』径改为『萝卜』，『班猫』径改为『斑蝥』，『萆麻』径改为『蓖麻』，『只壳』径改为『枳壳』，『半下』径改为『半夏』，『五棓子』径改为『五倍子』，『蜜陀僧』径改为『密陀僧』，『牛旁子』径改为『牛蒡子』，『蝉退』径改为『蝉蜕』，『法下』径改为『法夏』，『酒枝』径改为『酒栀』，『石羔』径改为『石膏』，『肉叩』径改为『肉蔻』，『茨菇』径改为『慈菇』等。

四、原文有两处系作者抄写重复者，予以删除。

五、显系底本误、脱、衍、倒者予以勘正，并出校说明。

六、书中少数疑难名词术语或生僻字词，酌予简要注释。

七、原书注释小字，统一作小一字号处理。

八、原书引用文字只校义理，不校引文与原作是否一致。

九、遇有间隔符『〇』，一般回行另起。然如回行另起阻断文义，则不遵此例。

《叶真人传世内外各科秘本》简介

《叶真人传世内外各科秘本》是清代道光年间孙奇逢手抄孤本集验方。

据《中国中医古籍总目》记载，本书属于孤本，现藏于山东中医药大学图书馆。此书主要抄录唐天师叶真人慈传救世通灵内外各症万应十宝金丹的方药组成、炮制服法、主治和加减应用；其次辑选唐代孙思邈《备急千金要方》中救急验方，主要是辑录《千金宝要》、以及《普济应验良方》《杂病验方》等；再次是抄录道光十年必良斋主人刊布的《麻痘秘传》，主要抄录了其中的《痘疹心法歌诀》，最后一部分所占篇幅最大。

本书的主要价值在于刊布了秘传的叶真人万应十宝金丹，组方严密，炮制精良，主治范围广，临床疗效经过广泛验证，详细介绍了各种适应证和加减服用方法，确实是值得推广和常备的应急验方成药，具有极大的开发研究价值。辑录的孙思邈急救验方，大多针对日常经常遇到的急症，充分体现了中医验方简便廉验的特色。

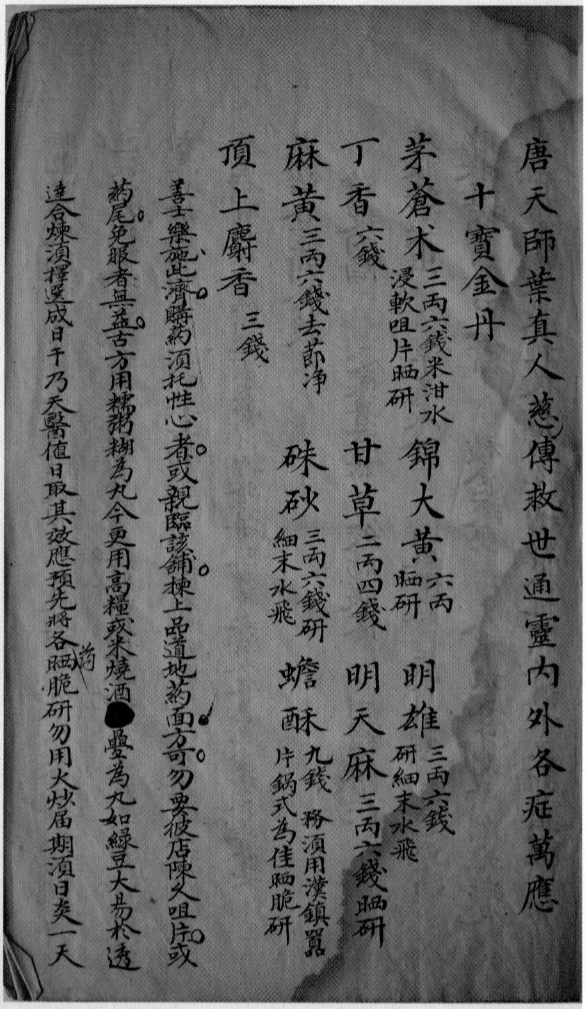
唐天師葉真人慈傳救世通靈内外各症萬應
十寶金丹
茅蒼术三両六錢米泔水浸軟咀片晒研　錦大黄六両晒研　明雄三両六錢研細末水飛
丁香六錢　甘草二両四錢　明天麻三両六錢晒研
麻黄三両六錢去節淨　硃砂三両六錢研細末水飛　蟾酥九錢務須用漢鎮嚣片鍋式為佳晒脆研
頂上麝香三錢
善士樂施此濟購藥須托性心者或親臨該鋪揀上品道地藥面方可勿要彼店陳久咀片或藥尾免服者無益古方用糯粥糊為丸今更用高粱或米燒酒●疊為丸如綠豆大易於透達合煉須擇選成日干乃天醫值日取其效應預先將各藥晒脆研勿用火炒届期須日炎一天

唐天师叶真人[1]慈传救世

通灵内外各症万应十宝金丹

茅苍术三两六钱，米泔水浸软咀片晒研　锦大黄六两，晒研　明雄三两六钱，研细末水飞　丁香六钱　甘草二两四钱　明天麻三两六钱，晒研　麻黄三两六钱，去节，净　朱砂三两六钱，研细末，水飞　蟾酥九钱，务须用汉镇嚣片锅式为佳，晒脆研　顶上麝香三钱

善士乐施此济，购药须托性心者，或亲临该铺，拣上品道地药面方可，勿要彼店陈久咀片或药尾，免服者无益。古方用糯粥糊为丸，今更用高粱[2]或米烧酒叠为丸，如绿豆大，易于透达。合炼须择选成日[3]干乃天医值日，取其效应。预先将各药晒脆研，勿用火炒。届期须日炎一天，

1 叶真人：唐代道教宗师叶法善（616—722），字道元，括苍（今浙江松阳）人，历高宗、武则天、中宗、睿宗、玄宗五朝崇遇隆盛，受封“元真护国天师”，主张道法自然，反对炼丹。在民间有广泛影响，本方殆托名者。

2 粱：原作“粮”，据文义改。

3 成日：成日是月支的三合日，又称天医及天喜，取义三合能令万物死而复生、损而复益，十二神中的吉神。

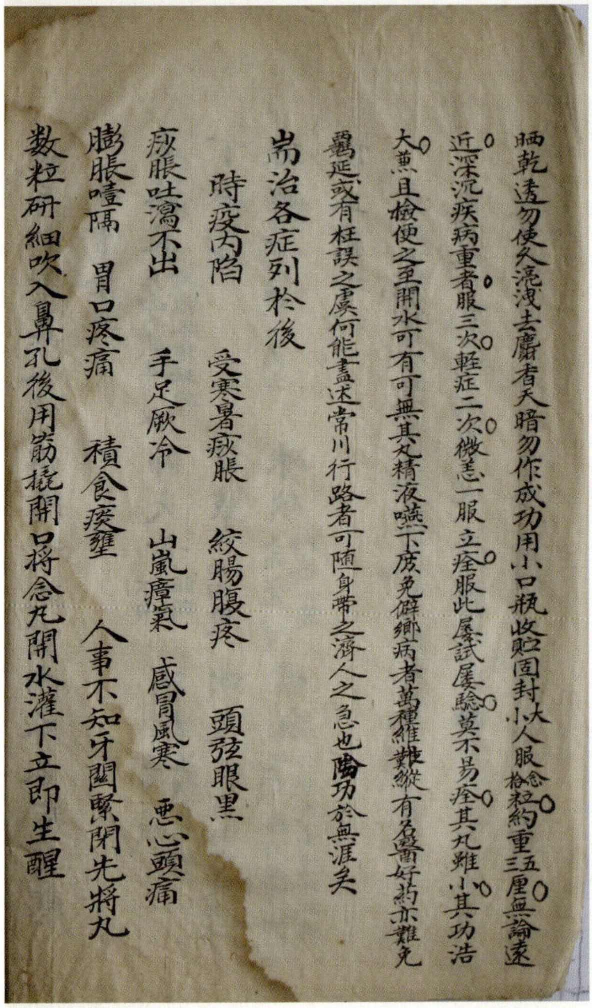

晒干透，勿使久滰[1]泄去麝香，天暗勿作。成功用小口瓶收贮固封。大（小）人服念[2]（十）粒，约重五（三）厘，无论远近，深沉疾病，重者服三次，轻症二次，微恙一服立痊。服此屡试屡验，莫不易痊。其丸虽小，其功浩大，兼且检便之至，开水可有可无，其丸精液咽下，庶免僻乡病者万种维难，纵有名医好药，亦难免羁延，或有枉误之虞，何能尽述。常川行路者可随身带之，济人之急也，阴功于无涯矣。

专治各症列于后：

时疫内陷、受寒暑痧胀、绞肠腹疼、头眩眼黑、痧胀吐泻不出、手足厥冷、山岚瘴气、感冒风寒、恶心头痛、膨胀噎隔、胃口疼痛、积食痰壅、人事不知牙关紧闭，先将丸数粒研细吹入鼻孔，后用箸撬开口，将念丸开水灌下，立即生醒。

1 滰：音“亮”。一义大水；一通“亮”。据文义或为晾晒之“晾”。
2 念：“廿”的大写，下同。

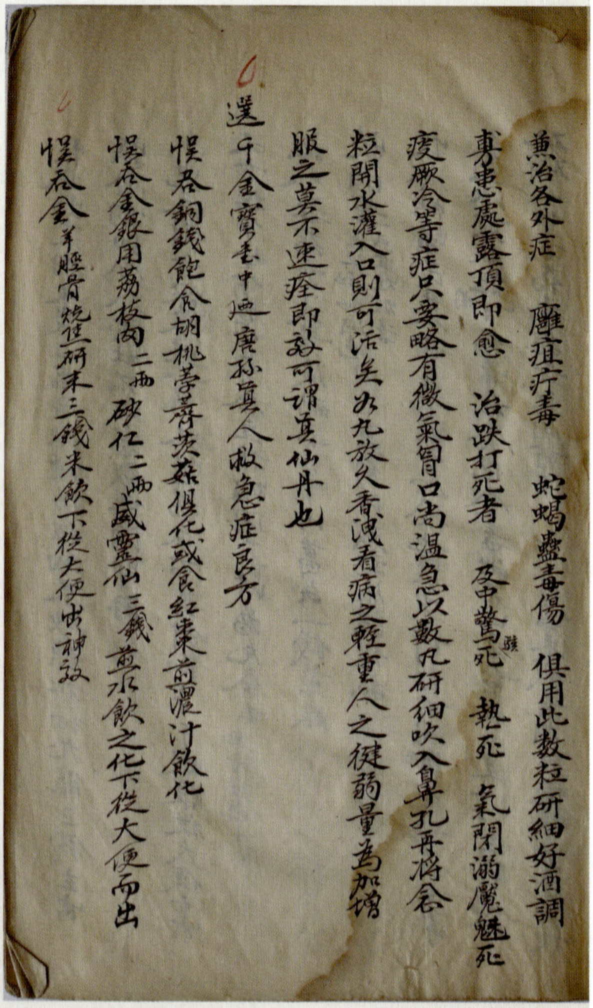

兼治各外症　痈疽疔毒、蛇蝎蛊毒伤，俱用此数粒研细，好酒调敷患处，露顶即愈；治跌打死者，及中惊骇死、热死、气闭溺、魇魅死、痰厥冷等症，只要略有微气，胸口尚温，急以数丸研细吹入鼻孔，再将念粒开水灌入口，则可活矣。如丸放久香泄，看病之轻重、人之健弱，量为加增，服之莫不速痊即效，可谓真仙丹也。

选《千金宝书》[1]中，乃唐孙真人救急症良方

误吞铜钱，饱食胡桃、荸荠、慈菇俱化，或食红枣煎浓汁饮化。

误吞金银，用荔枝肉二两，砂仁二两，威灵仙三钱，煎水饮之，化下从大便而出。

误吞金，羊胫骨烧焦研末三钱，米饮下，从大便出，神效。

1《千金宝书》：当指《千金宝要》，宋宣和年间郭思据孙思邈《备急千金要方》纂集成书。

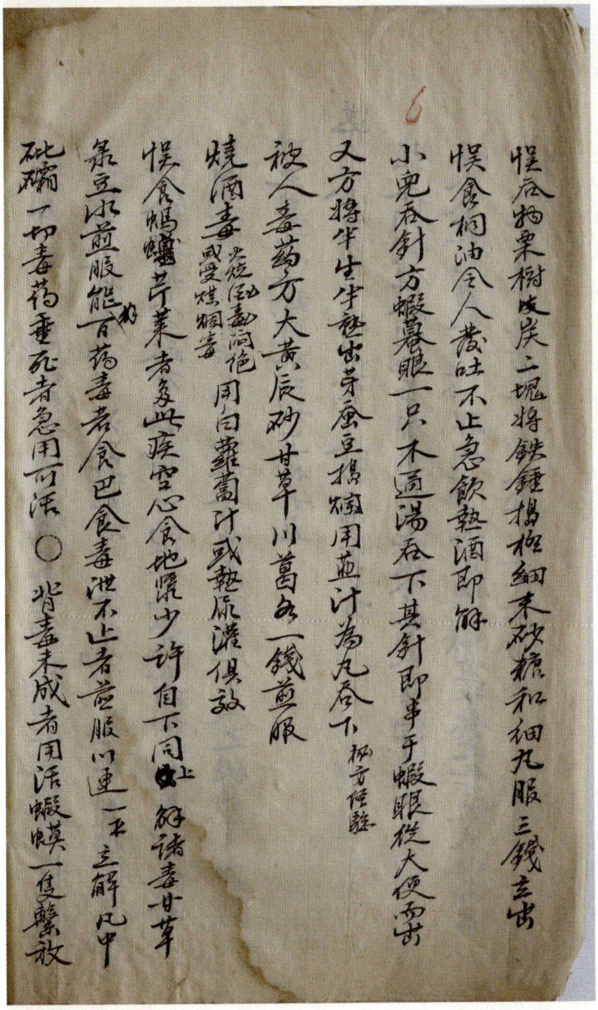

误吞物栗树皮炭二块将铁锤捣极细末砂糖和细丸服三钱立出
误食桐油令人发吐不止急饮热酒即解
小儿吞针方虾蟆眼一只木通汤吞下其针即串于虾眼从大便而出
又方将半生半熟出芽蚕豆捣烂用韭汁为丸吞下 秘方经验
被人毒药方大黄辰砂甘草川葛各一钱煎服
烧酒毒 火烧酒毒闷绝或受煤烟毒 用白萝卜汁或热尿灌俱效
误食蚂蟥芹菜者多此疾空心食地浆少许自下同上
解诸毒甘草绿豆水煎服能解百药毒若食巴食毒泄不止者煎服川连一钱立解凡中
砒霜一切毒药垂死者急用可活 ○ 背毒未成者用活虾蟆一只系放

误吞物，栗树皮炭二块，将铁锤捣极细末，砂糖和细丸，服三钱，立出。

误食桐油，令人发吐不止，急饮热酒即解。

小儿吞针方：虾蟆眼一只，木通汤吞下，其针即串于虾眼，从大便而出。

又方，将半生半熟出芽蚕豆捣烂，用韭汁为丸吞下。秘方经验

被人毒药方：大黄、辰砂、甘草、川葛各一钱，煎服。

烧酒毒火烧酒毒闷绝或受煤烟毒，用白萝卜汁或热尿灌，俱效。

误食蚂蝗[1]芹菜者多此疾，空心食地浆少许，自下。同上[2]。

解诸毒，甘草、绿豆水煎服，能解百药毒。若食巴食毒泄不止者，煎服川连一钱，立解。凡中砒霜一切毒药垂死者，急用可活。

背毒未成者，用活虾蟆一只，系放

1 蚂蟥：原抄本有改写，一作蚁，一作蝗，书写先后不可辨，清初医家钱峻《经验丹方汇编·解诸毒》作“蝗”。

2 同上：《经验丹方汇编·解诸毒》指同烧酒毒同一出处《愿体集》。

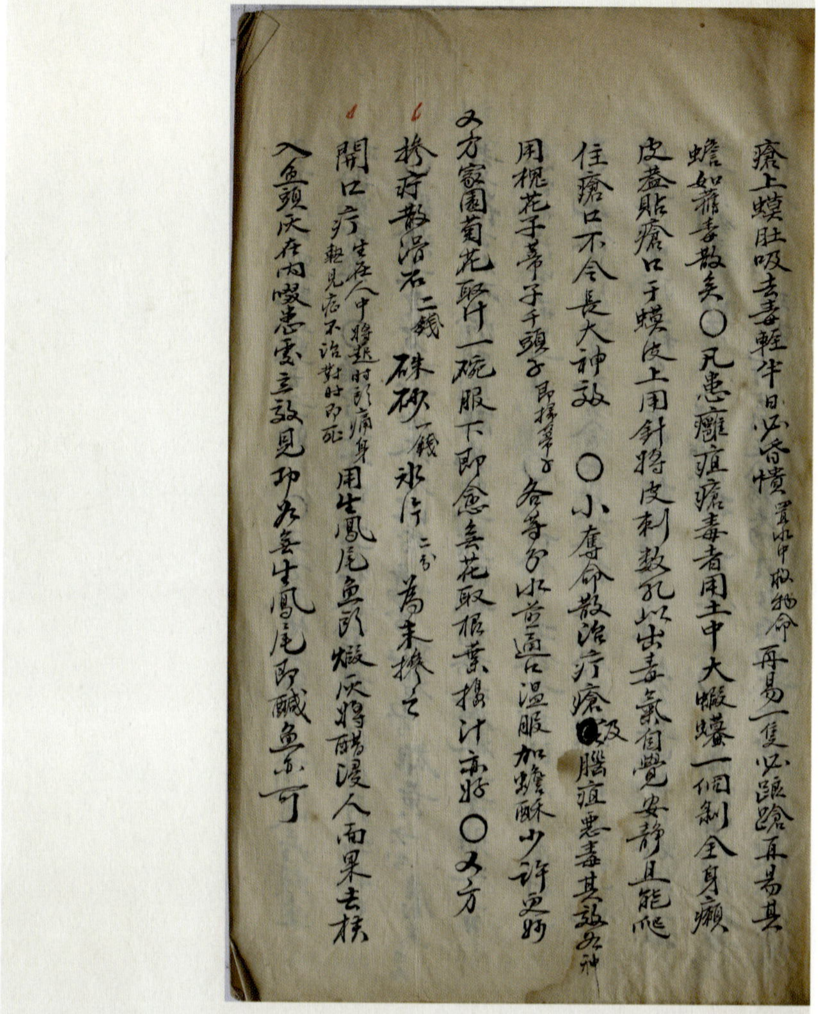

瘡上蟆肚吸去毒輕半日必昏憒置水中救物命再易一隻必跟蹌再易其
蟾如舊毒散矣○凡患癰疽瘡毒者用土中大蝦蟆一個剝全身癩
皮蓋貼瘡口于蟆皮上用針將皮刺數孔以出毒氣自覺安靜且能爬
住瘡口不令長大神效　○小奪命散治疔瘡及腦疽惡毒其效如神
用槐花子蒂子千頭子即掃箒子各等分水煎通口溫服加蟾酥少許更妙
又方家園菊花取汁一碗服下即愈無花取根葉搗汁亦好○又方
掺疔散滑石二錢硃砂一錢冰片二分為末摻之
開口疔生在人中將起时頭痛身熱見症不治對时即死用生鳳尾魚頭煅灰將醋浸人面果去核
入魚頭灰在內嗳患處立效見功如無生鳳尾即鹹魚亦可

疮上，蟆肚吸去毒轻，半日必昏愦置水中救物命，再易一只，必踉跄再易其蟾如旧，毒散矣。

凡患痈疽疮毒者，用土中大虾蟆一个，剥全身癞皮盖贴疮口，于蟆皮上用针将皮刺数孔，以出毒气，自觉安静，且能爬住疮口不令长大，神效。

小夺命散[1]　治疔疮及脑疽恶毒，其效如神。用槐花子、蒂子、千头子即扫帚子各等分，水煎通口温服，加蟾酥少许更妙。

又方，家园菊花取汁一碗，服下即愈。无花取根叶捣汁亦好。

又方，掺疔散：滑石二钱，朱砂一钱，冰片二分为末，掺之。

开口疔生在人中，将起时头痛身热，见症不治对时即死，用生凤尾鱼头煅灰，将醋浸人面果去核，入鱼头灰在内，嗳患处，立效见功。如无生凤尾，即咸鱼亦可。

1 小夺命散：《万病回春》卷八：千头子、槐花子、地丁。

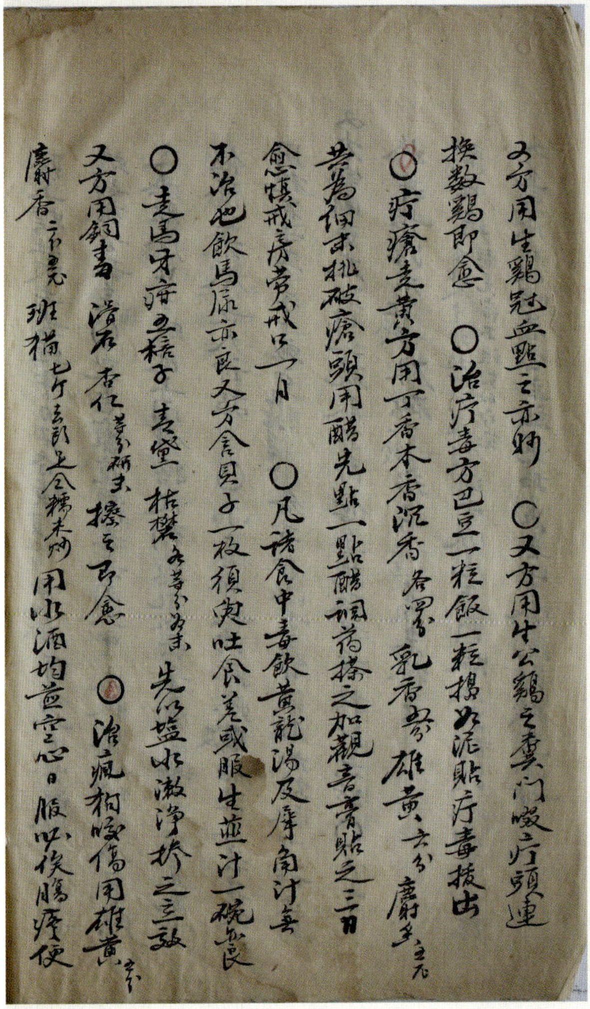

又方，用生鸡冠血点之，亦妙。

又方，用生公鸡之粪门啜疔头，连换数鸡即愈。

治疔毒方　巴豆一粒，饭一粒，捣如泥，贴疔毒拔出。

疔疮走黄方　用丁香、木香、沉香各四分，乳香五分，雄黄六分，麝香五厘，共为细末。挑破疮头，用醋先点一点，醋调药搽之，加观音膏贴之，三日愈。慎戒房劳，戒口一月。

凡诸食中毒，饮黄龙汤及犀角汁，无不治也。饮马尿亦良。又方，含贝子一枚，须臾吐食差[1]。或服生韭汁一碗，亦良。

走马牙疳，五倍子、青黛、枯矾各等分为末，先以盐水漱净，掺之立效。又方，用铜青、滑石、杏仁等分研末，擦之即愈。

治疯狗咬伤，用雄黄五分，麝香二分五厘，斑蝥七个去头足同糯米炒，用水酒均煎，空心日服，必俟肠疼便

1 差：通“瘥”，余同。

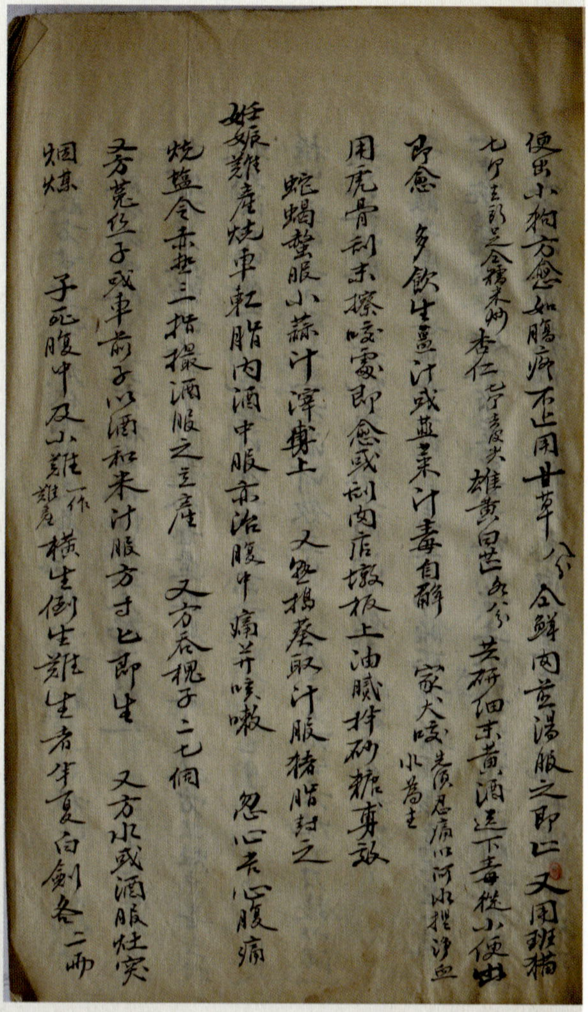

便出小狗方愈。如肠疼不止，用甘草八分同鲜肉煎汤服之即止。又用斑蝥七个去头足同糯米炒，杏仁七个去皮尖，雄黄、白芷各八分，共研细末，黄酒送下，毒从小便出即愈。多饮生姜汁或韭菜汁，毒自解。家犬咬先须忍痛以河水捏净血水为至[1]，用虎骨刮末擦咬处即愈。或刮肉店墩板上油腻拌砂糖敷，效。

蛇蝎螫，服小蒜汁，滓敷上。又，熟捣葵取汁服，猪脂封之。

妊娠难产，烧车釭脂，内酒中服，亦治腹中痛并咳嗽。忽心苦心腹痛，烧盐令赤热，三指撮，酒服之，立产。又方，吞槐子二七个。又方，菟丝子或车前子，以酒和米汁服方寸匕即生。又方，水或酒服灶突烟煤。子死腹中及小难一作难产、横生、倒生难生者，半夏、白蔹[2]各二两，

1 为至：《疡医大全》无此二字。“至”或似可识作“主”。本条与《经验丹方汇编》所载同。

2 白蔹：原作“白剑”，据《备急千金要方》改。

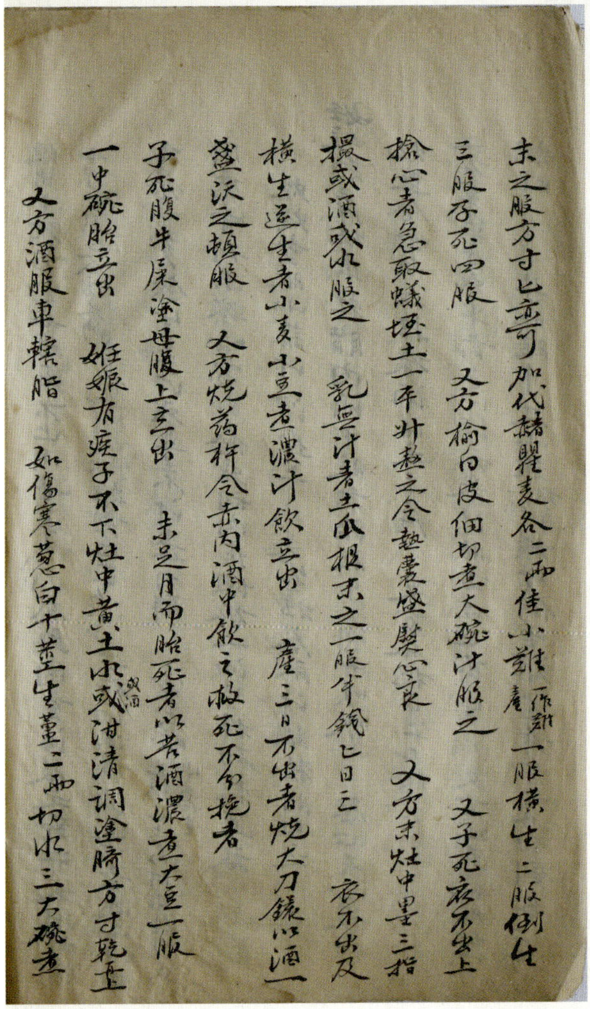

末之，服方寸匕，亦可加代赭、瞿麦各二两，佳。小难一作难产一服，横生二服，倒生三服，子死四服。又方，榆白皮细切煮大碗汁服之。又，子死衣不出上抢心者，急取蚁垤[1]土一平升[2]，熬之令热，囊盛熨心，良。又方，末灶中墨[3]三指撮，或酒或水服之。乳无汁者，土瓜根末之，一服半钱匕，日三。衣不出及横生逆生者，小麦、小豆煮浓汁，饮立出。产三日不出者，烧大刀环，以酒一盏沃之，顿服。又方，烧药杵令赤，内酒中，饮之救死不分娩者。

子死腹，牛屎涂母腹上，立出。未足月而胎死者，以苦酒浓煮大豆，一服一中碗，胎立出。妊娠有疾子不下，灶中黄土水或酒或泔清调涂脐方寸，干再上。又方，酒服车釭脂。如伤寒，葱白十茎、生姜二两，切，水三大碗煮

1 垤：读若“迭”。《说文解字》：“螲封也。”指蚂蚁做窝堆起的土。
2 一平升：《千金宝要》作“三升”。《千金宝要·千金须知》：“一升者，取平升为正。”
3 灶中墨：即百草霜，又名灶突墨、锅底黑等。

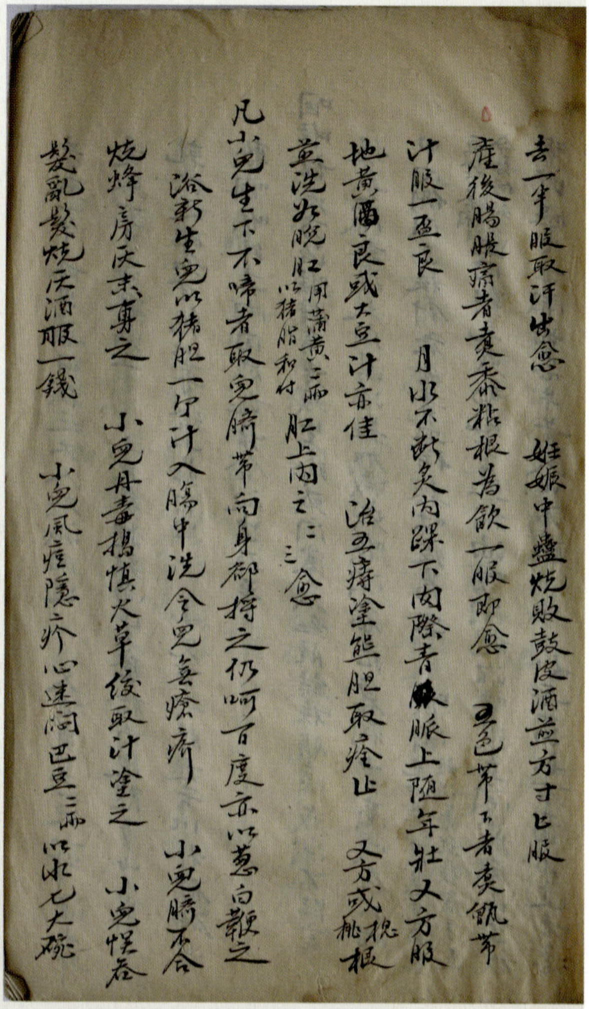
去一半服取汗出愈　妊娠中蛊烧败鼓皮酒煎方寸匕服
產後腸脹痛者煑黍粘根為飲一服即愈　五色帶下者煑甑帶
汁服一盃良　月水不断灸内踝下肉際青脈上隨年壯又方服
地黃酒良或大豆汁亦佳　治五痔塗熊胆取瘥止　又方或槐桃根
煎洗如脱肛用蒲黃二两以猪脂和付肛上内之二三愈
凡小兒生下不啼者取兒臍帶向身却捋之仍呵百度亦以葱白鞭之
浴新生兒以猪胆一个汁入腸中洗令兒無瘡疥　小兒臍不合
烧烽房灰末傅之　小兒丹毒搗慎火草绞取汁塗之　小兒悞吞
髮亂髮烧灰酒服一錢　小兒風痉隱疹心迷悶巴豆二两以水七大碗

去一半，服取汗出愈。妊娠中蛊，烧败鼓皮，酒煎方寸匕服。

产后肠胀痛者，煮黍粘根为饮，一服即愈。五色带下者，煮甑带汁，服一杯，良。月水不断，灸内踝下肉际青脉上，随年壮。又方，服地黄酒[1]良，或大豆汁[2]亦佳。治五痔，涂熊胆，取瘥止。又方，或槐、桃根煎洗，如脱肛，用蒲黄二两以猪脂和敷[3]肛上，内之，二三愈。

凡小儿生下不啼者，取儿脐带向身却捋之，仍呵百度，亦以葱白鞭之。浴新生儿，以猪胆一个汁入汤[4]中洗，令儿无疮疥。小儿脐不合，烧蜂[5]房灰末敷之。小儿丹毒，捣慎火草绞取汁涂之。小儿误吞发，乱发烧灰，酒服一钱。小儿风痘[6]隐疹，心迷闷，巴豆二两以水七大碗

1 地黄酒：《千金宝要》作地黄酒。
2 大豆汁：《千金宝要》作“大豆酒”。
3 敷：原作“付”，据义改。
4 汤：原作“肠”，据义改。
5 蜂：原作“烽”，据义改。
6 痘：《备急千金要方》卷二十二作“搔”。

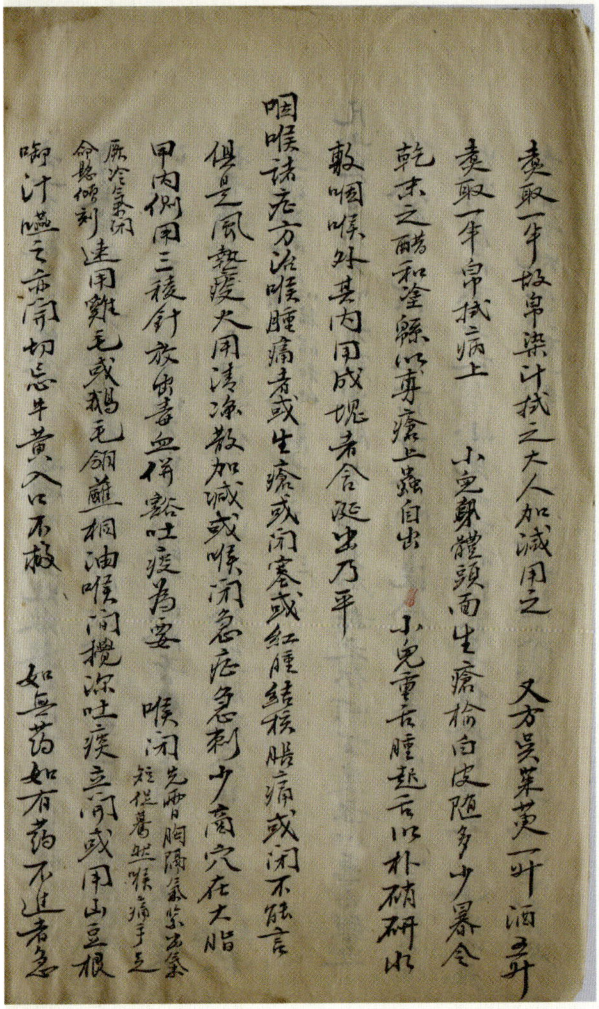

煮取一半，故帛染汁拭之。大人加减用之。又方，吴茱萸一升，酒五升，煮取一半，帛拭病上。小儿身体头面生疮，榆白皮随多少，暴[1]令干末之，醋和涂绵以敷疮上，虫自出。小儿重舌肿起舌下[2]，以朴硝研水敷咽喉外，其内用成块者含，涎出乃平。

咽喉诸症方，治喉肿痛者，或生疮，或闭塞，或红肿结核胀痛，或闭不能言，俱是风热痰火，用清凉散加减。或喉闭急症，急刺少商穴，在大指[3]甲内侧，用三棱针放出毒血，并豁吐痰为要。

喉闭先两日胸膈气紧出气短促，蓦然喉痛，手足厥冷气闭，命悬顷刻，速用鸡毛或鹅毛翎蘸桐油喉间搅深，吐痰立开。或用山豆根啣汁咽之，亦开。切忌牛黄，入口不救。如无药，如有药不进者，急

1 暴：通“曝”。

2 下：原无，据《千金宝要》补。

3 指：原作“脂”，据义改。

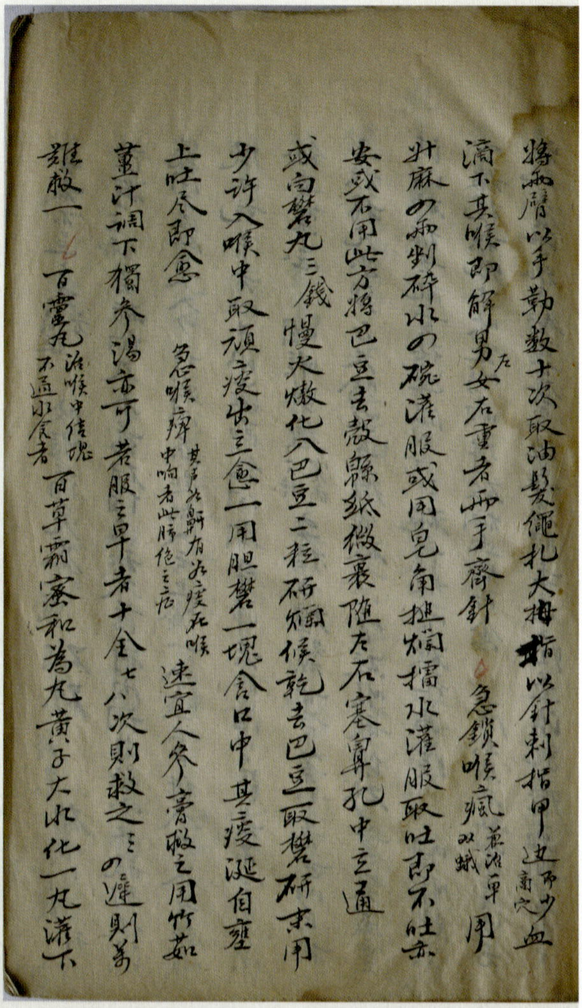

将两臂以手勒数十次，取油发绳扎大拇指，以针刺指甲边即少商穴，血滴下，其喉即解，男左女右。重者两手齐针。

急锁喉风[1]兼治单双蛾，用升麻四两锉碎，水四碗灌服，或用皂角搥烂擂水灌服取吐，即不吐亦安。或不用此方，将巴豆去壳，绵纸微裹随左右塞鼻孔中，立通。或白矾丸三钱，慢火炖化，入巴豆二粒，研烂，候干，去巴豆，取矾研末，用少许入喉中，取顽痰出立愈。一用胆矾一块含口中，其痰涎自壅上，吐尽即愈。

急喉痹其声如鼾，有如痰在喉中响者，此肺绝之症，速宜人参膏救之，用竹茹、姜汁调下，独参汤亦可。若服之早者十全七八，次则救之三四，迟则万难救一。

百灵丸治喉中结块不通水食者，百草霜蜜和为丸黄子大，水化一丸灌下，

1 风：原作“疯”，据下文改。

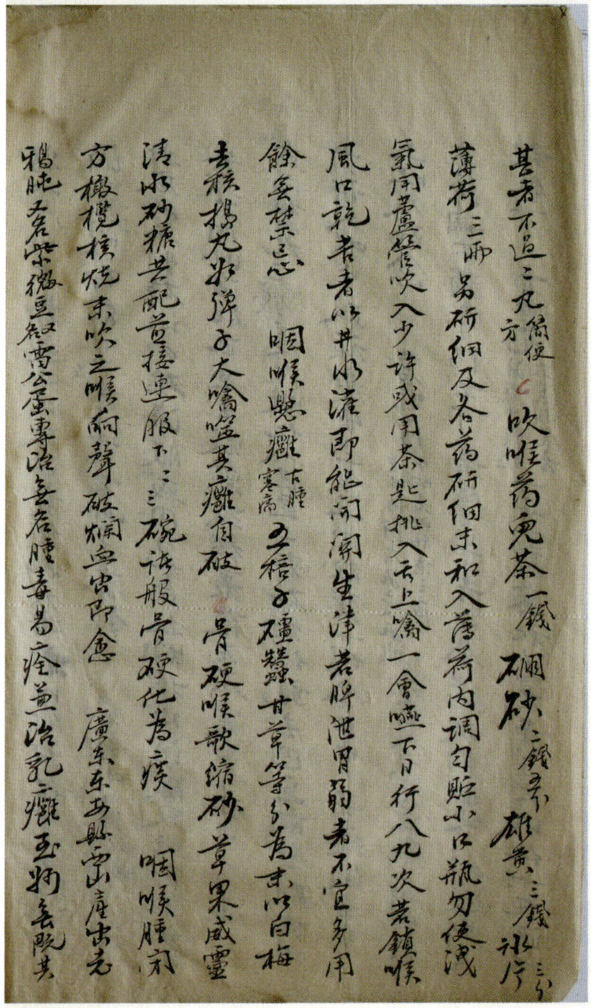

甚者不过二丸《简便方》。

吹喉药　儿茶一钱，硼砂二钱五分，雄黄三钱，冰片三分，薄荷三两另研细，及各药研细末和入薄荷内调匀，贮小口瓶勿使泄气，用芦管吹入少许，或用茶匙挑入舌上，噙一会咽下，日行八九次。若锁喉风口干苦者，以井水灌即能开关生津。若脾泄胃弱者，不宜多用。余无禁忌。

咽喉悬痈舌肿塞满，五倍子、僵蚕、甘草等分为末，以白梅去核捣丸如弹子大，噙噬，其痈自破。

骨鲠[1]喉歌：缩砂草果威灵仙[2]，清水砂糖共配煎，接连服下二三碗，诸般骨鲠化为痰。

咽喉肿闭方　橄榄核烧末吹之，喉响声破，烂血出即愈。

广东东安县西山产出老鸦肫，又名紫微豆，又名雷公蛋，专治无名肿毒，易痊，兼治乳痈至妙无既[3]。其

1 鲠：原作“硬”，据《千金方》改，下同。

2 仙：原脱，据清·钱峻《经验丹方汇编·咽喉诸证》补。

3 无既：无穷，无尽。

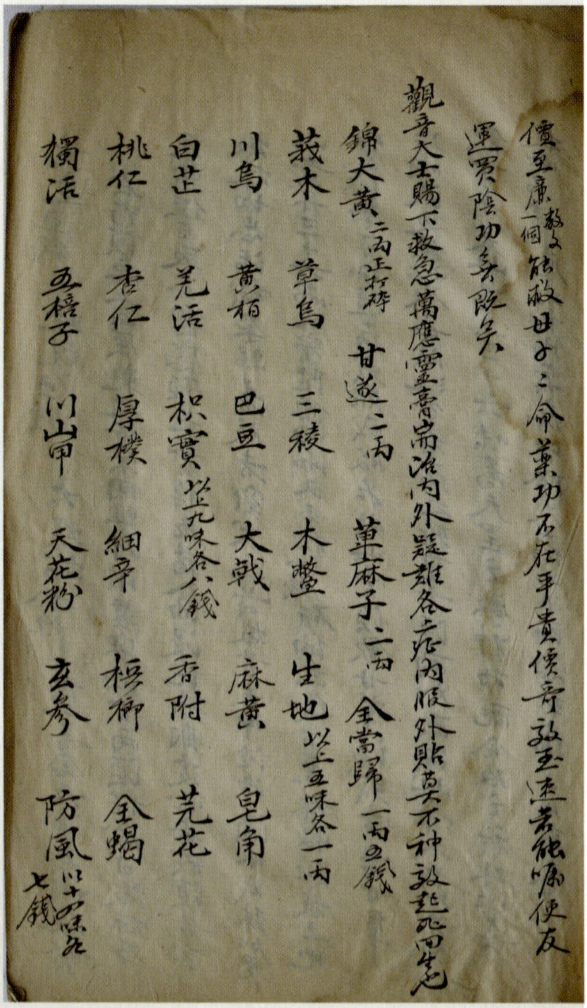

价至廉数文一个，能救母子二命，药功不在乎贵价，奇效至速，若能嘱使友运买，阴功无既矣。

观音大士赐下救急万应灵膏[1]，专治内外
疑难各症，内服外贴，莫不神效，起死回生也

锦大黄二两整[2]打碎　甘遂二两　蓖麻子二两　全当归一两五钱　莪术　草乌　三棱　木鳖　生地以上五味各一两　川乌　黄柏　巴豆　大戟　麻黄　皂角　白芷　羌活　枳实以上九味各八钱　香附　芫花　桃仁　杏仁　厚朴　细辛　槟榔　全蝎　独活　五倍子　川山甲　天花粉　玄参　防风以上[3]十四味各七钱，

1 万应灵膏：出自《普济应验良方》卷十。原名“观音技苦感应灵膏”。

2 整：原作“正”，据义改。

3 上：原脱，据上下文补。

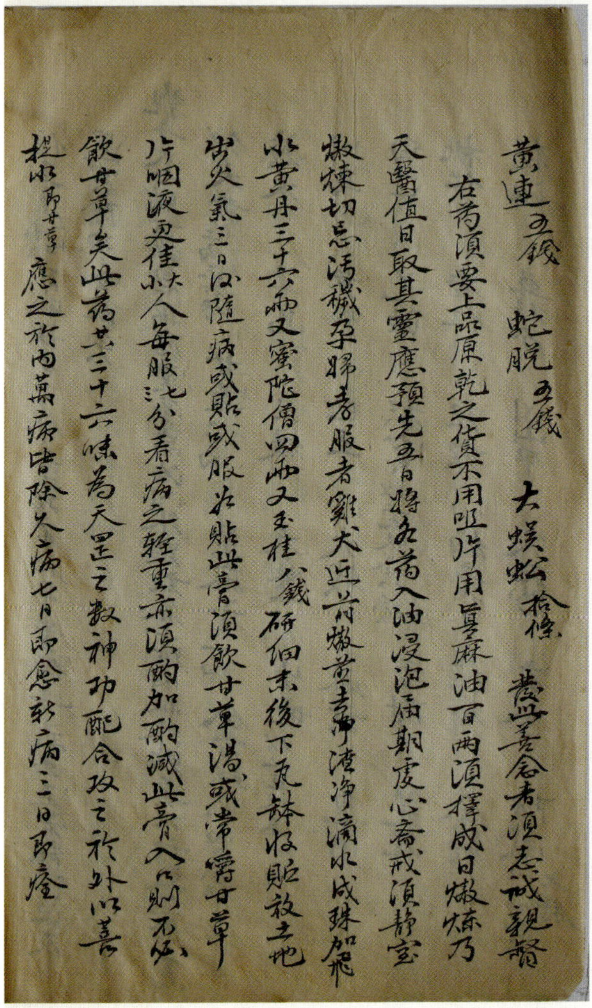

黄连五钱　蛇脱[1]五钱　大蜈蚣十条

发此善念者须志诚亲督。上药须要上品原干之货，不用咀片，用真麻油百两，须择成日熬炼，乃天医值日，取其灵应。预先五日，将各药入油浸泡，届期虔心斋戒，须静室熬炼，切忌污秽、孕妇、孝服者、鸡犬近前。熬煎去渣净，滴水成珠，加飞水黄丹三十六两，又密陀僧四两，又玉桂八钱，研细末后下。瓦钵收贮，放土地出火气，三日后随病或贴或服。如贴此膏，须饮甘草汤，或常嚼甘草片咽液更佳。大（小）人每服七（三）分，看病之轻重亦须酌加酌减。此膏入口则不必饮甘草矣。此药共三十六味，为天罡之数，神功配合攻之于外，以菩提水即甘草应之于内，万病皆除，久病七日即愈，新病三日即痊。

1 蛇脱：当为蛇蜕。

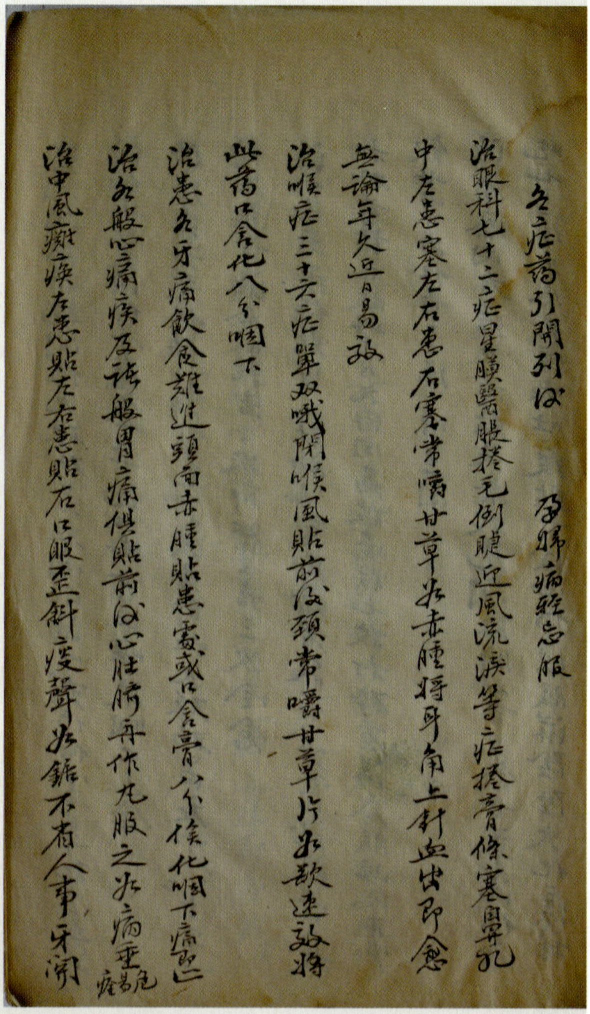

各症药引开列后（孕妇病轻忌服）：

治眼科七十二症，星膜翳障[1]、捲毛倒睫、迎风流泪等症，捲膏条塞鼻孔中，左患塞左，右患右塞，常嚼甘草。如赤肿，将耳角上针血出即愈。无论年久近日易效。

治喉症三十六症，单双蛾[2]、闭喉风，贴前后颈，常嚼甘草片。如欲速效，将此药口含化八分咽下。

治患各[3]牙痛，饮食难进、头面赤肿，贴患处，或口含膏八分，俟化咽下，痛即止。

治各般心痛疾及诸般胃痛，俱贴前后心、肚脐，再作丸服之。如病垂危易痊。

治中风瘫痪，左患贴左，右患贴右。口眼歪斜、痰声如锯、不省人事、牙关

1 翳障：原作“医胀”，误，径改。

2 蛾：原作“哦”，据义改。

3 各：据上下文此处疑脱“般”字。

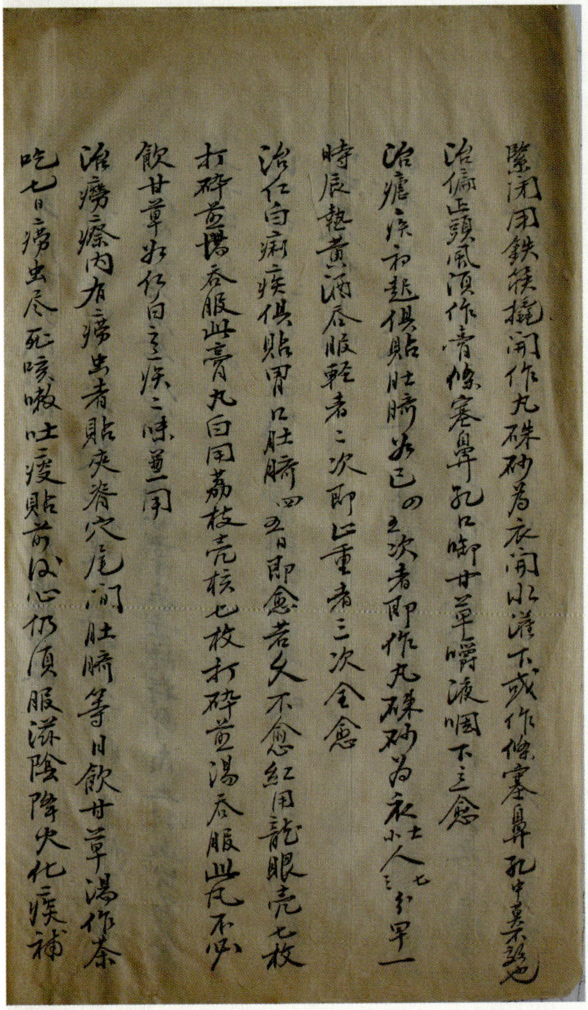
緊閉用鉄筷撬開作丸硃砂為衣開水灌下或作條塞鼻孔中莫不效也
治偏正頭風須作膏條塞鼻孔口啣甘草嚼液咽下立愈
治瘧疾初起俱貼肚臍如已四五次者即作丸硃砂為衣大小人七三分早一
時辰熱黃酒吞服輕者二次即止重者三次全愈
治紅白痢疾俱貼胃口肚臍四五日即愈若久不愈紅用龍眼殼七枚
打碎煎湯吞服此膏丸白用荔枝殼核七枚打碎煎湯吞服此丸不必
飲甘草如紅白之疾二味兼用
治癆瘵內有癆虫者貼夾脊穴尾閭肚臍等日飲甘草湯作茶
吃七日癆虫盡死咳嗽吐痰貼前後心仍須服滋陰降火化痰補

紧闭，用铁筷撬开，作丸朱砂为衣，开水灌下，或作条塞鼻孔中，莫不效也。

治偏正头风，须作膏条塞鼻孔，口衔甘草，嚼液咽下，立愈。

治疟疾初起，俱贴肚脐。如已四五次者，即作丸朱砂为衣，大（小）人七（三）分，早一时辰热黄酒吞服。轻者二次即止，重者三次全愈。

治红白痢疾，俱贴胃口肚脐，四五日即愈。若久不愈，红用龙眼壳七枚打碎煎汤，吞服此膏丸，白用荔枝壳核七枚打碎煎汤，吞服此丸，不必饮甘草。如红白之疾，二味兼用。

治痨瘵内有痨虫者，贴夹脊穴尾间肚脐等，日饮甘草汤作茶吃，七日痨虫尽死。咳嗽吐痰，贴前后心，仍须服滋阴降火化痰补

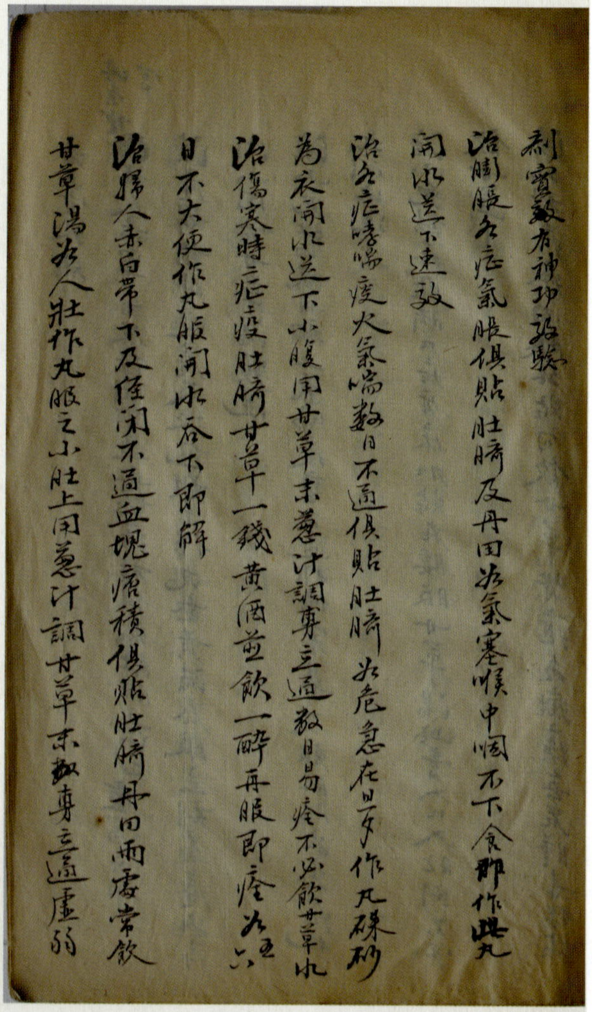

劑實有神功效驗
治膨脹各症氣脹俱貼肚臍及丹田如氣塞喉中咽不下食即作此丸
開水送下速效
治各症哮喘痰火氣喘數日不通俱貼肚臍如危急在旦夕作丸硃砂
為衣開水送下小腹用甘草末葱汁調敷立通數日易痊不必飲甘草水
治傷寒時症疫肚臍甘草一錢黃酒煎飲一醉再服即痊如五六
日不大便作丸服開水吞下即解
治婦人赤白帶下及經閉不通血塊痞積俱貼肚臍丹田兩處常飲
甘草湯如人壯作丸服之小肚上用葱汁調甘草末敷立通虛弱

剂，实有神功效验。

治膨胀各症，气胀，俱贴肚脐及丹田。如气塞喉中咽不下食，即作此丸开水送下，速效。

治各症哮喘，痰火气喘数日不通，俱贴肚脐。如危急在旦夕[1]，作丸朱砂为衣开水送下，小腹用甘草末葱汁调敷，立通，数日易痊，不必饮甘草水。

治伤寒时症疫，贴[2]肚脐。甘草一钱，黄酒煎饮一醉，再服即痊。如五六日不大便，作丸服，开水吞下即解。

治妇人赤白带下及经闭不通、血块痞积，俱贴肚脐、丹田两处，常饮甘草汤。如人壮，作丸服之，小肚上用葱汁调甘草末敷，立通。虚弱

1 如危急在旦夕：原文有缺，《普济应验良方》卷十："大小便闭，俱贴肚脐，饮甘草汤。如数日不通，危在旦夕，作丸开水服。一方用甘草末调葱汁，敷于小肚上，立下，忌饮甘草汤"。

2 贴：原无，疑脱，据上下文补。

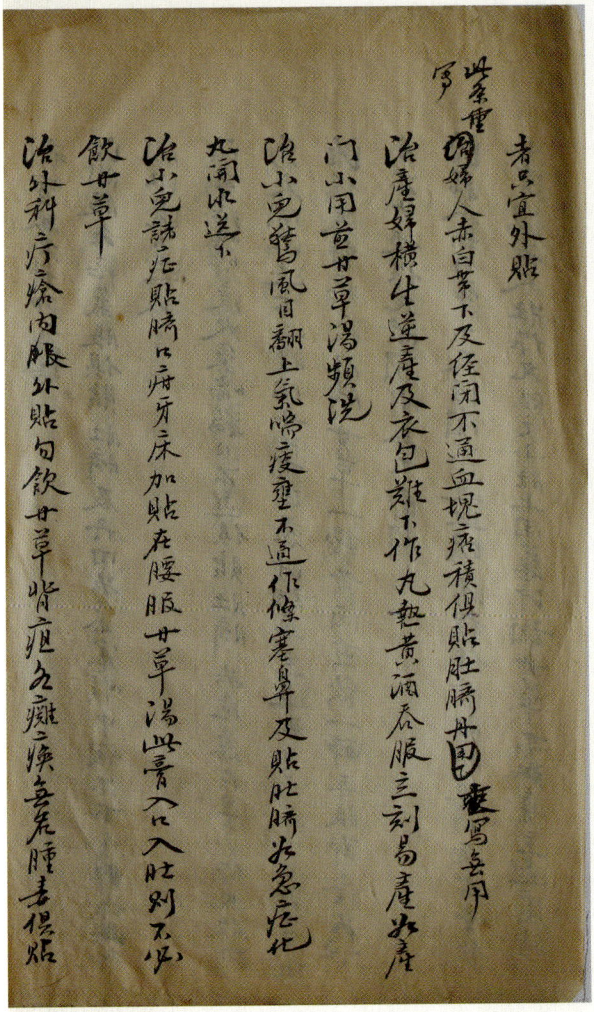

者只宜外贴。

治产妇横生逆产及衣包[1]难下，作丸热黄酒吞服，立刻易产。如产门小，用煎甘草汤频洗。

治小儿惊风，目翻上、气喘、痰壅不通，作条塞鼻，及贴肚脐。如急症，化丸开水送下。

治小儿诸症[2]，贴脐。口疳贴[3]牙床，加贴在腰，服甘草汤。此膏入口入肚，则不必饮甘草。

治外科疔疮，内服外贴，勿饮甘草。背疽、各瘫痪、无名肿毒，俱贴

1 衣包：《普济应验良方》作“胞衣”。
2 症：《普济应验良方》卷十作“疳”。
3 贴：原无，据《普济应验良方》补。

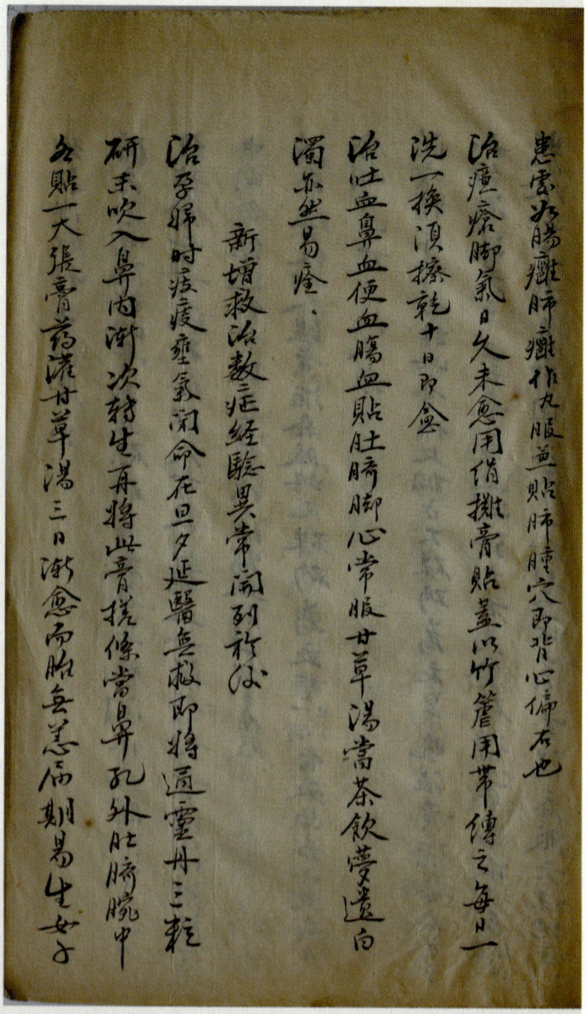

患处。如肠痈、肺痈，作丸服，兼贴肺俞[1]穴，即背心偏右也。

治臁[2]疮脚气日久未愈，用绢摊膏贴，盖以竹篁[3]，用带缚之，每日一洗一换，须擦干，十日即愈。

治吐血、鼻血、便血、肠血，贴肚脐、脚心，常服甘草汤当茶饮。梦遗、白浊亦然，易痊。

新增救治数症，经验异常，开列于后：

治孕妇时痰痰壅气闭，命在旦夕，延医无救，即将通灵丹三粒研末吹入鼻内，渐次转生，再将此膏搓条，当鼻孔外、肚脐、腕中各贴一大张膏药，灌甘草汤，三日渐愈，而胎无恙，届期易生，女子[4]

1 俞：原作“肿”，据义当为“腧”之误。古人“背俞”“背腧”常混用。
2 臁：原作“濂”，据《普济应验良方卷十》改。
3 竹篁：《普济应验良方》作“竹纸”。
4 女子：指产妇和胎儿。

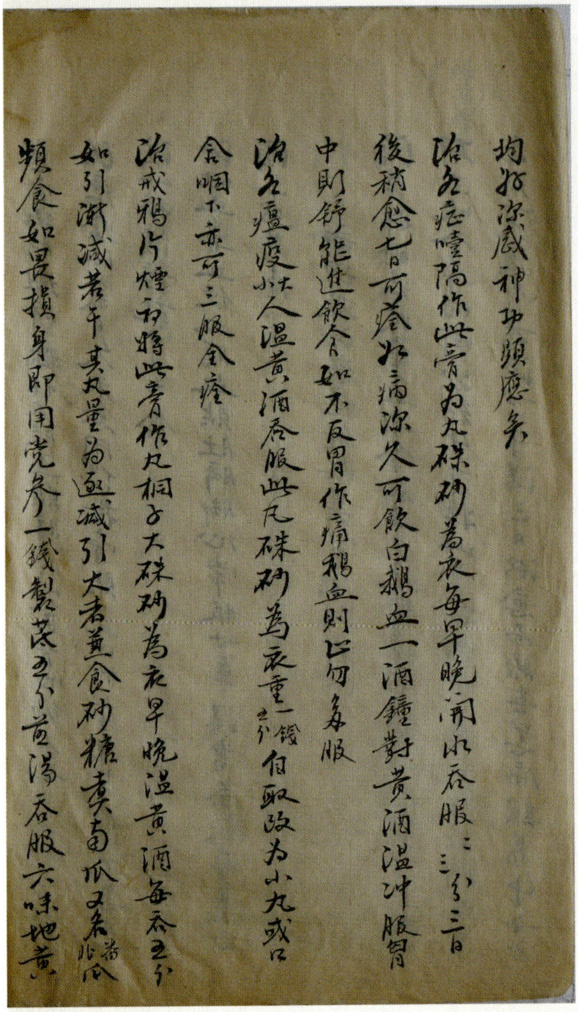

均好，深感神功显应矣。

治各症噎隔，作此膏为丸，朱砂为衣，每早晚开水吞服二三分，三日后稍愈，七日可痊。如病深久，可饮白鹅血一酒钟，对[1]黄酒温冲服，胸中则舒，能进饮食。如不反胃作痛，鹅血则止，勿多服。

治各瘟疫，大（小）人温黄酒吞服此丸，朱砂为衣，重一钱（五分）。自取改为小丸，或口含咽下亦可，三服全痊。

治戒鸦片烟，初将此膏作丸桐子大，朱砂为衣，早晚温黄酒每吞五分，如瘾[2]渐减若干，其丸量为逐减，瘾大者兼食砂糖煮南瓜，又名番北瓜，频食。如畏损身，即用党参一钱、制芪五分煎汤，吞服六味地黄

1 对：当作“兑”。
2 瘾：原作“引”，下同。

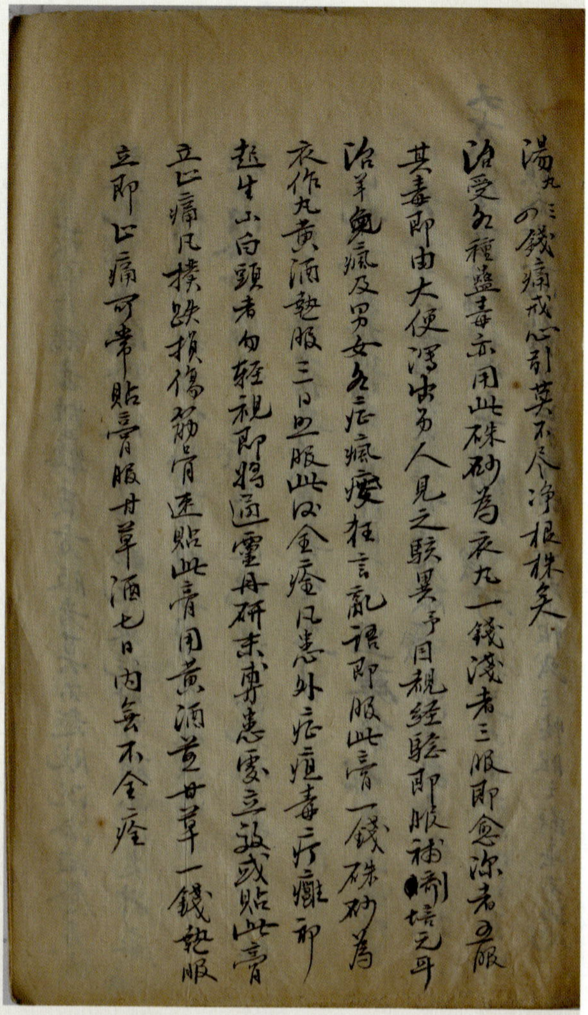

湯丸三四錢痛戒心引莫不尽净根株矣
治受各種蠱毒亦用此硃砂為衣丸一錢淺者三服即愈深者五服
其毒即由大便瀉出令人見之駭異予目覩經驗即服補劑培元耳
治羊角瘋及男女各症瘋痰狂言亂語即服此膏一錢硃砂為
衣作丸黃酒熱服三日照服此後全痊凡患外症疽毒疔癰初
起生小白頭者勿輕視即將通靈丹研末敷患處立效或貼此膏
立止痛凡撲跌損傷筋骨速貼此膏用黃酒煎甘草一錢熱服
立即止痛可常貼膏服甘草酒七日內無不全痊

汤（丸）三四钱，痛戒心瘾，莫不尽净根株矣。

治受各种蛊毒，亦用此朱砂为衣，丸一钱，浅者三服即愈，深者五服其毒即由大便泻出，令人见之骇异，予目视经验，即服补剂培元耳。

治羊角疯及男女各症疯痰、狂言乱语，即服此膏一钱，朱砂为衣作丸，黄酒热服，三日照服，此后全痊。凡患外症疽毒疔痈，初起生小白头者勿轻视，即将通灵丹研末敷患处，立效。或贴此膏，立止痛。凡扑跌损伤筋骨，速贴此膏，用黄酒煎甘草一钱热服，立即止痛。可常贴膏，服甘草酒，七日内无不全痊。

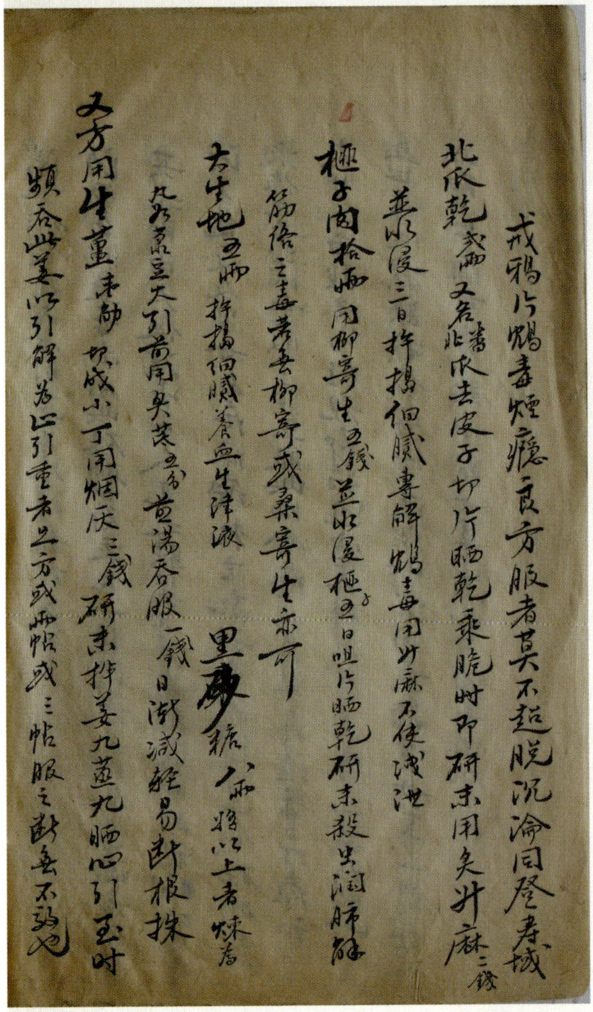

戒鸦片鸩毒烟瘾良方，服者莫不超脱沉沦，同登寿域

北瓜干二两，又名番北瓜，去皮子，切片晒干，乘脆时即研末，用炙升麻二钱并水浸三日，杵捣细腻，专解鸩毒。用升麻不使泄泻[1]。

榧子肉十两，用柳寄生五钱，并水浸榧子五日，咀片晒干研末，杀虫，润肺，解筋络之毒。若无柳寄生[2]，或桑寄生亦可。

大生地五两，杵捣细腻，养血生津液。黑砂糖八两，将以上者炼为丸如绿豆大，瘾前用炙芪五分煎汤，吞服一钱，日渐减轻，易断根株。

又方，用生姜一斤，切成小丁，用烟灰三钱研末，拌姜九蒸九晒。心瘾至时频吞此姜，以瘾解为止。瘾重者日一方，或两帖，或三帖，服之断无不效也。

1 泄泻：原作"泻泄"。
2 生：原脱。

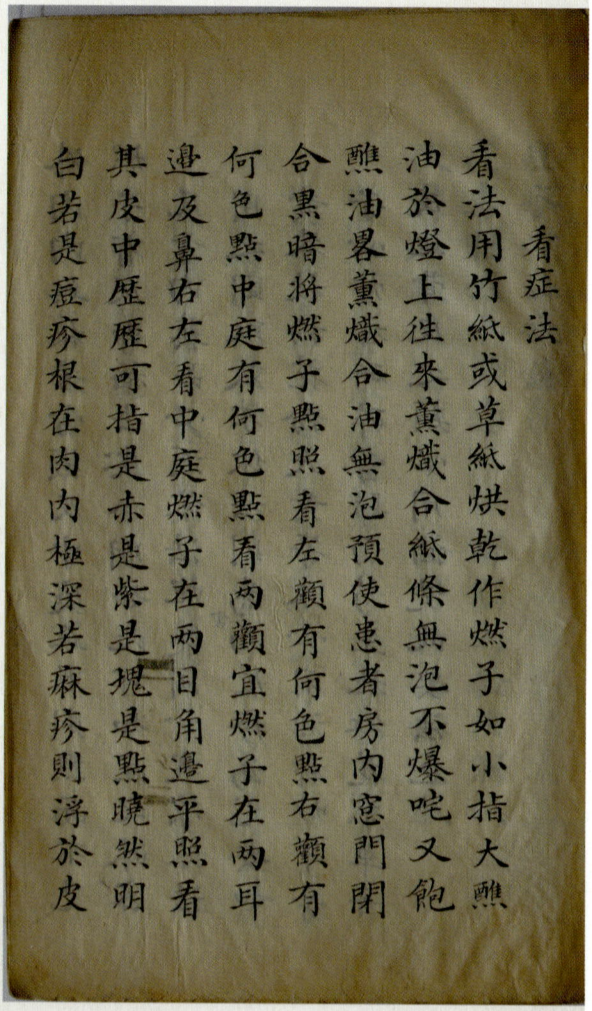

看症法

看法用竹紙或草紙烘乾作燃子如小指大醮油於燈上往來薰熾合紙條無泡不爆咤又飽醮油畧薰熾合油無泡預使患者房內窓門閉合黑暗將燃子點照看左顴有何色點右顴有何色點中庭有何色點看兩顴宜燃子在兩耳邊及鼻右左看中庭燃子在兩目角邊平照看其皮中歷歷可指是赤是紫是塊是點曉然明白若是痘疹根在肉內極深若麻疹則浮於皮

看痘[1]法

看法用竹纸或草纸烘干，作燃子如小指大，蘸油于灯上往来薰炽，合纸条无泡、不爆咤，又饱蘸油略薰炽，合油无泡。预使患者房内窗门闭合黑暗，将燃子点照，看左颧有何色点，右颧有何色点，中庭有何色点，看两颧宜燃子在两耳边及鼻右左，看中庭燃子在两目角边平照。看其皮中历历可指，是赤是紫，是块是点，晓然明白。若是痘疹，根在肉内极深，若麻疹则浮于皮

1 痘：原作“症”，据正文改。

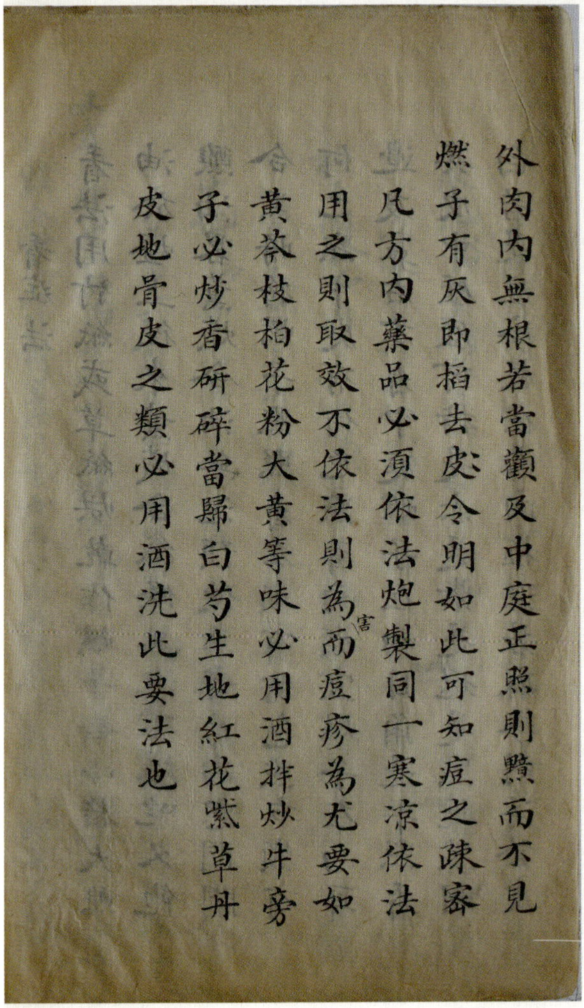
外肉内無根若當顴及中庭正照則黯而不見
燃子有灰即掐去皮令明如此可知痘之疎密
凡方內藥品必須依法炮製同一寒涼依法
用之則取效不依法則為害而痘疹為尤要如
黄芩枝柏花粉大黄等味必用酒拌炒牛蒡
子必炒香研碎當歸白芍生地紅花紫草丹
皮地骨皮之類必用酒洗此要法也

外肉内无根。若当颧及中庭正照，则黯而不见。燃子有灰即掐去皮令明。如此可知痘之疏密。

凡方内药品必须依法炮制，同一寒凉依法用之则取效，不依法则为害，而痘疹为尤要。如黄芩、枝柏、花粉、大黄等味，必用酒拌炒，牛蒡子必炒香研碎，当归、白芍、生地、红花、紫草、丹皮、地骨皮之类，必用酒洗，此要法也。

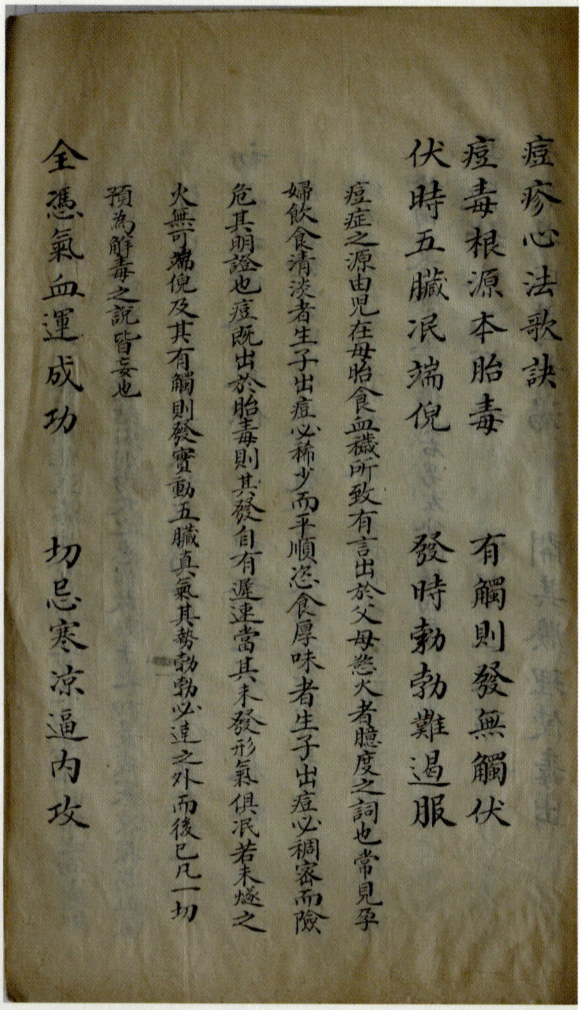

痘疹心法歌訣

痘毒根源本胎毒　有觸則發無觸伏

伏時五臟泯端倪　發時勃勃難遏服

痘症之源由兒在母胎食血穢所致有言出於父母慾火者臆度之詞也常見孕婦飲食清淡者生子出痘必稀少而平順恣食厚味者生子出痘必稠密而險危其明證也痘既出於胎毒則其發自有遲速當其未發形氣俱泯若未燧之火無可端倪及其有觸則發實動五臟真氣其勢勃勃必達之外而後已凡一切預為解毒之說皆妄也

全憑氣血運成功　切忌寒涼逼內攻

痘疹心法歌诀

痘毒根源本胎毒，有触则发无触伏。

伏时五脏泯端倪，发时勃勃难遏服。

痘症之源，由儿在母胎食血秽所致，有言出于父母欲火者，臆度之词也。常见孕妇饮食清淡者，生子出痘必稀少而平顺，恣食厚味者生子出痘必稠密而险危，其明证也。痘既出于胎毒，则其发自有迟速，当其未发，形气俱泯若未燧之火，无可端倪。及其有触则发，实动五脏真气，其势勃勃，必达之外而后已。凡一切预为解毒之说，皆妄也。

全凭气血运成功，切忌寒凉逼内攻。

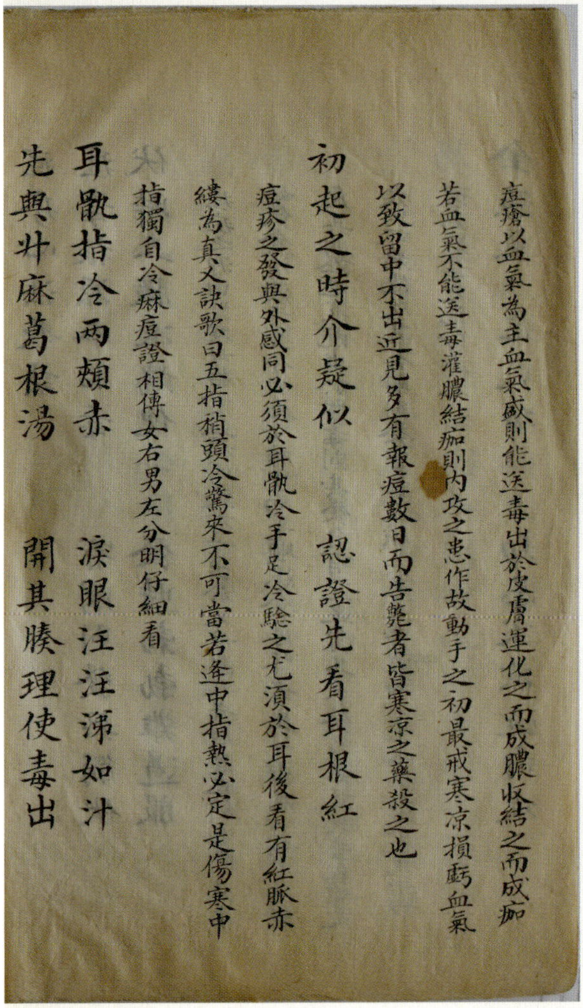

痘瘡以血氣為主血氣盛則能送毒出於皮膚運化之而成膿收結之而成痂若血氣不能送毒灌膿結痂則內攻之患作故動手之初最戒寒凉損虧血氣以致留中不出近見多有報痘數日而告斃者皆寒凉之藥殺之也

初起之時介疑似　認證先看耳根紅

痘疹之發與外感同必須於耳骩冷手足冷驗之尤須於耳後看有紅脉赤縷為真又訣歌曰五指梢頭冷驚來不可當若逢中指熱必定是傷寒中指獨自冷麻痘證相傳女右男左分明仔細看

耳骩指冷兩頰赤　淚眼汪汪涕如汁

先與升麻葛根湯　開其腠理使毒出

痘疮以血气为主，血气盛则能送毒出于皮肤，运化之而成脓，收结之而成痂。若血气不能送毒灌脓结痂，则内攻之患作。故动手之初，最戒寒凉损亏血气，以致留中不出。近见多有报痘数日而告毙者，皆寒凉之药杀之也。

初起之时介疑似，认证先看耳根红。

痘疹之发与外感同，必须于耳骩[1]冷、手足冷验之，尤须于耳后看有红脉赤缕为真。又诀歌曰：五指稍头冷，惊来不可当，若逢中指热，必定是伤寒，中指独自冷，麻痘证相传。女右男左，分明仔细看。

耳骩指冷两颊赤，泪眼汪汪涕如汁。

先与升麻葛根汤，开其腠理使毒出。

1 耳骩：指耳郭。骩，读若“委”，骨端弯曲。

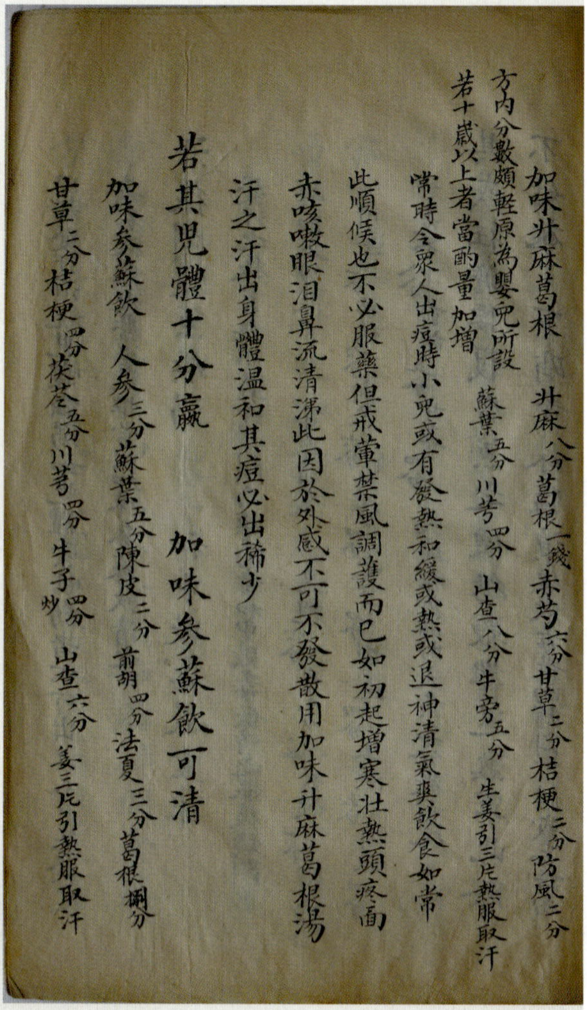
加味升麻葛根　升麻八分　葛根一錢　赤芍六分　甘草二分　桔梗二分　防風二分
方内分數頗輕原為嬰兒所設　蘇葉五分　川芎四分　山查八分　牛蒡五分　生姜引三片熱服取汗
若十歲以上者當酌量加增
常時令衆人出痘時小兒或有發熱和緩或熱或退神清氣爽飲食如常
此順候也不必服藥但戒葷禁風調護而已如初起增寒壯熱頭疼面
赤咳嗽眼泪鼻流清涕此因於外感不可不發散用加味升麻葛根湯
汗之汗出身體温和其痘必出稀少
若其兒體十分羸　加味參蘇飲可清
加味參蘇飲　人參三分　蘇葉五分　陳皮二分　前胡四分　法夏三分　葛根八分
甘草二分　桔梗四分　茯苓五分　川芎四分　牛子四分炒　山查六分　姜三片引熱服取汗

加味升麻葛根　升麻八分，葛根一钱，赤芍六分，甘草二分，桔梗二分，防风二分，苏叶五分，川芎四分，山楂八分，牛蒡五分，生姜引三片，热服取汗。

方内分数颇轻，原为婴儿所设，若十岁以上者，当酌量加增。

常时令众人出痘时，小儿或有发热和缓，或热或退，神清气爽，饮食如常，此顺候也，不必服药，但戒荤禁风调护而已。如初起憎[1]寒壮热，头疼面赤，咳嗽眼泪，鼻流清涕，此因于外感，不可不发散，用加味升麻葛根汤汗之。汗出身体温和，其痘必出稀少。

若其儿体十分羸[2]，加味参苏饮可清。

加味参苏饮　人参三分，苏叶五分，陈皮二分，前胡四分，法夏三分，葛根八分，甘草二分，桔梗四分，茯苓五分，川芎四分，牛子四分炒，山楂六分，姜三片引，热服取汗。

1 憎：原作“增”，据义改。

2 羸：原作“羸”，据义改。

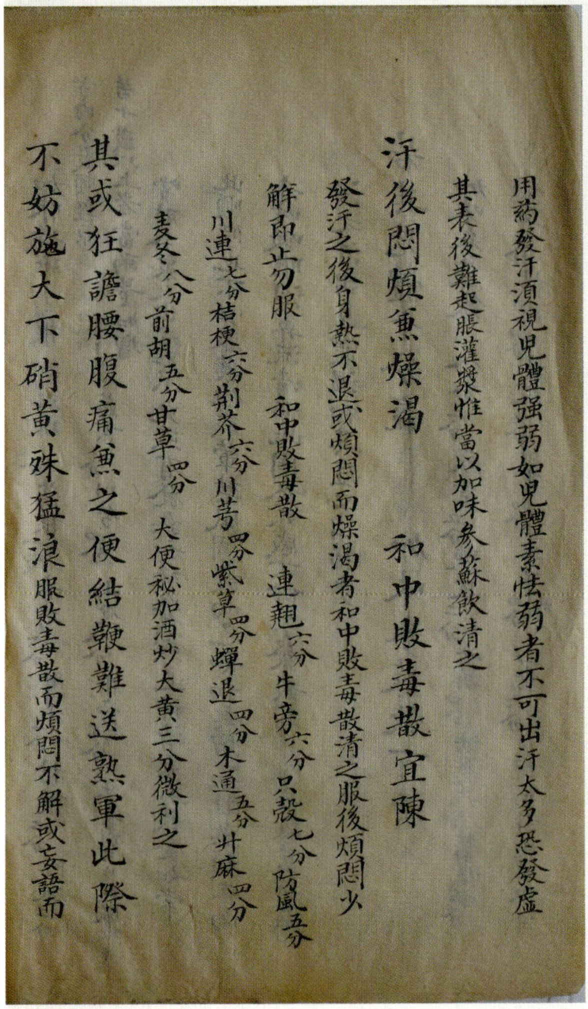

用藥發汗須視兒體强弱如兒體素怯弱者不可出汗太多恐發虛
其表後難起脹灌漿惟當以加味參蘇飲清之
汗後悶煩兼燥渴　和中敗毒散宜陳
發汗之後身熱不退或煩悶而燥渴者和中敗毒散清之服後煩悶少
解即止勿服　和中敗毒散　連翹六分 牛蒡六分 只殼七分 防風五分
川連七分 桔梗六分 荊芥六分 川芎四分 紫草四分 蟬退四分 木通五分 升麻四分
麥冬八分 前胡五分 甘草四分 大便秘加酒炒大黃三分微利之
其或狂譫腰腹痛兼之便結鞕難送熟軍此際
不妨施大下硝黃殊猛浪服敗毒散而煩悶不解或妄語而

用药发汗须视儿体强弱，如儿体素怯弱者，不可出汗太多，恐发虚其表，后难起胀灌浆，惟当以加味参苏饮清之。

汗后闷烦兼燥渴，和中败毒散宜陈。

发汗之后身热不退，或烦闷而燥渴者，和中败毒散清之，服后烦闷少解，即止勿服。

和中败毒散　连翘六分，牛蒡六分，枳壳七分，防风五分，川连七分，桔梗六分，荆芥六分，川芎四分，紫草四分，蝉蜕四分，木通五分，升麻四分，麦冬八分，前胡五分，甘草四分，大便秘加酒炒大黄三分，微利之。

其或狂谵腰腹痛，兼之便结鞕[1]难送。

熟军此际不妨施，大下硝黄殊孟浪

服败毒散而烦闷不解，或妄语而

1 鞕：原作“鞭”，据义改。

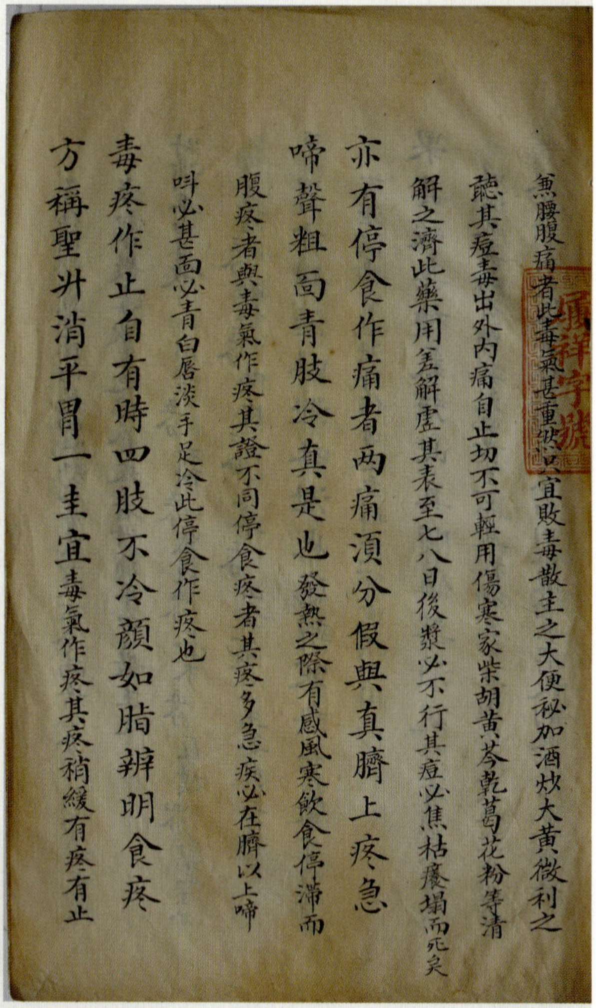
兼腰腹痛者此毒氣甚重然只宜敗毒散主之大便秘加酒炒大黄微利之
聽其痘毒出外内痛自止切不可輕用傷寒家柴胡黄芩乾葛花粉等清
解之濟此藥用差解虚其表至七八日後漿必不行其痘必焦枯癢塌而死矣
亦有停食作痛者兩痛須分假與真臍上疼急
啼聲粗面青肢冷真是也發熱之際有感風寒飲食停滯而
腹疼者與毒氣作疼其證不同停食疼者其疼多急疾必在臍以上啼
叫必甚面必青白唇淡手足冷此停食作疼也
毒疼作止自有時四肢不冷顔如脂辨明食疼
方稱聖廾消平胃一圭宜毒氣作疼其疼稍緩有疼有止

兼腰腹痛者，此毒气甚重，然只宜败毒散主之。大便秘加酒炒大黄微利之，听其痘毒出外，内痛自止，切不可轻用伤寒家柴胡、黄芩、干葛、花粉等清解之剂[1]。此药用差，解虚其表，至七八日后，浆必不行，其痘必焦枯痒塌而死矣。

亦有停食作痛者，两痛须分假与真。

脐上疼急啼声粗，面青肢冷真是也。

发热之际，有感风寒、饮食停滞而腹疼者，与毒气作疼其证不同。停食疼者，其疼多急，疾必在脐以上，啼叫必甚，面必青白，唇淡，手足冷，此停食作疼也。

毒疼作止自有时，四肢不冷颜如脂。

辨明食疼方称圣，升消平胃一圭宜。

毒气作疼，其疼稍缓，有疼有止，

1 剂：原作“济”，据义改。

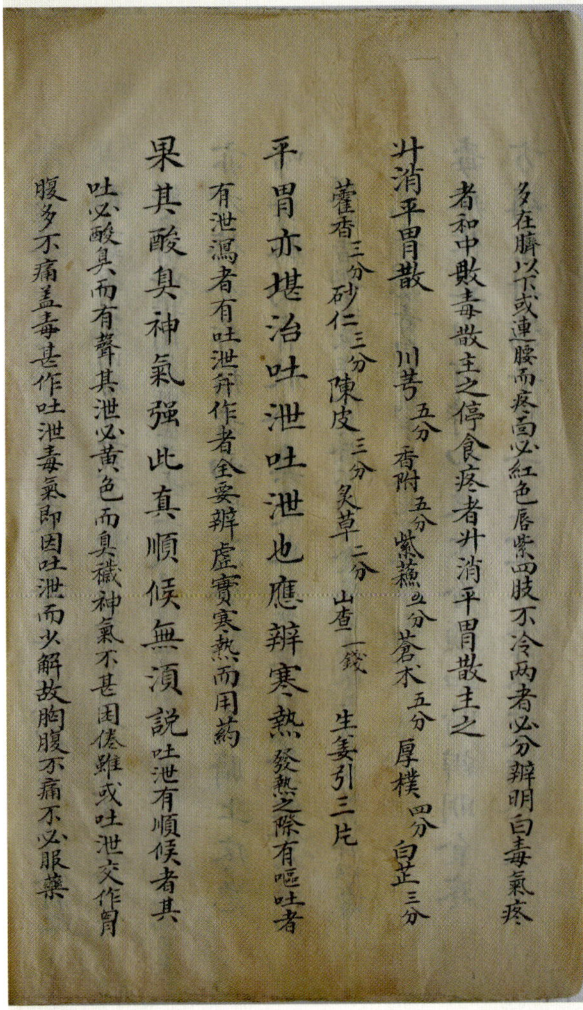
多在臍以下或連腰而疼面必紅色唇紫四肢不冷兩者必分辨明白毒氣疼
者和中敗毒散主之停食疼者升消平胃散主之
升消平胃散　川芎五分　香附五分　紫蘇五分　蒼朮五分　厚樸四分　白芷三分
藿香三分　砂仁三分　陳皮三分　炙草二分　山查一錢　生姜引三片
平胃亦堪治吐泄吐泄也應辨寒熱　發熱之際有嘔吐者
有泄瀉者有吐泄并作者全要辨虛實寒熱而用葯
果其酸臭神氣強此真順候無須說　吐泄有順候者其
吐必酸臭而有聲其泄必黃色而臭穢神氣不甚困倦雖或吐泄交作胸
腹多不痛蓋毒甚作吐泄毒氣即因吐泄而少解故胸腹不痛不必服藥

多在脐以下，或连腰而疼，面必红色，唇紫，四肢不冷，两者必分辨明白。毒气疼者，和中败毒散主之，停食疼者，升消平胃散主之。

升消平胃散　川芎五分，香附五分，紫苏五分，苍术五分，厚朴四分，白芷三分，藿香三分，砂仁三分，陈皮三分，炙草二分，山楂一钱，生姜引三片。

平胃亦堪治吐泄，吐泄也应辨寒热。

发热之际，有呕吐者，有泄泻者，有吐泄并作者，全要辨虚实寒热而用药。

果其酸臭神气强，此真顺候无须说。

吐泄有顺候者，其吐必酸臭而有声，其泄必黄色而臭秽，神气不甚困倦，虽或吐泄交作，胸腹多不痛，盖毒甚作吐泄，毒气即因吐泄而少解，故胸腹不痛，不必服药。

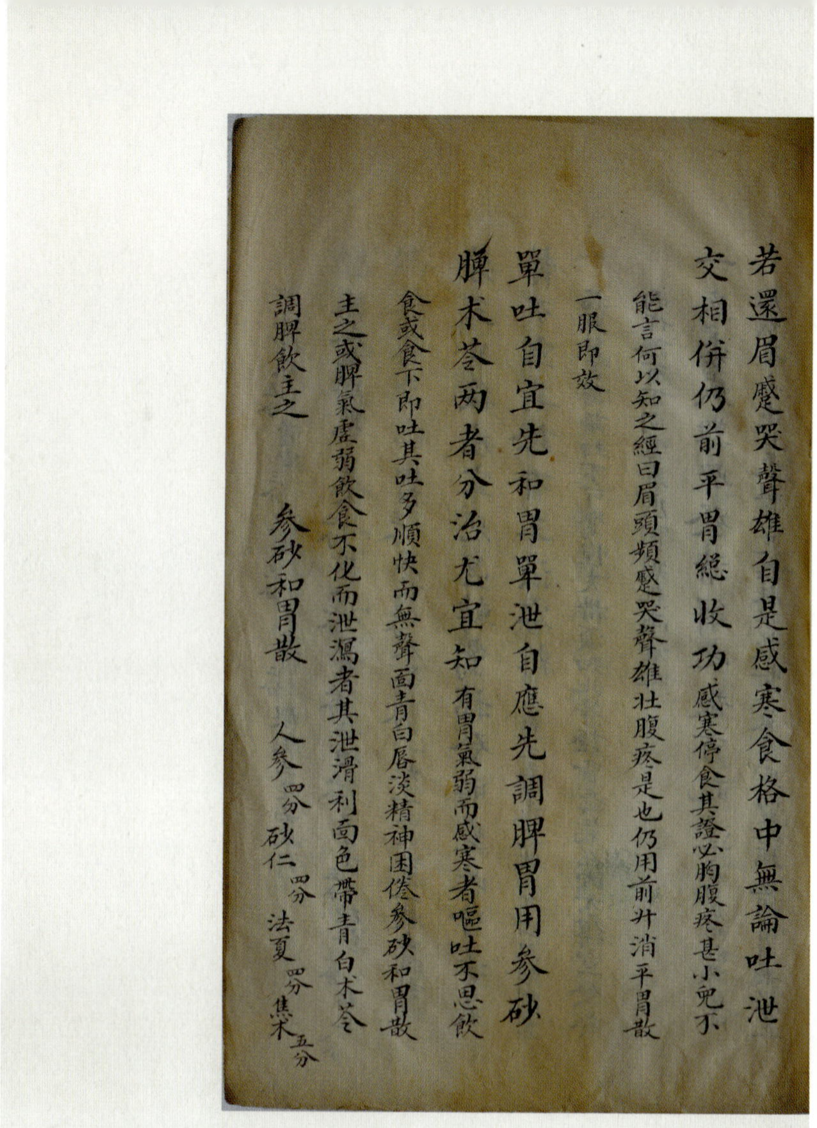

若還眉蹙哭聲雄自是感寒食格中無論吐泄
交相併仍前平胃總收功 感寒停食其證必胸腹疼甚小兒不能言何以知之經曰眉頭頻蹙哭聲雄壯腹疼是也仍用前升消平胃散一服即效
單吐自宜先和胃單泄自應先調脾胃用參砂
脾术苓兩者分治尤宜知 有胃氣弱而感寒者嘔吐不思飲食或食下即吐其吐多順快而無聲面青白唇淡精神困倦參砂和胃散主之或脾氣虛弱飲食不化而泄瀉者其泄滑利面色帶青白术苓調脾飲主之 參砂和胃散 人參四分 砂仁四分 法夏四分 焦术五分

若还眉蹙哭声雄，自是感寒食格中。

无论吐泄交相并，仍前平胃总收功。

感寒停食，其证必胸腹疼甚，小儿不能言，何以知之？经曰：眉头频蹙，哭声雄壮，腹疼是也。仍用前升消平胃散，一服即效。

单吐自宜先和胃，单泄自应先调脾。

胃用参砂脾术苓，两者分治尤宜知。

有胃气弱而感寒者，呕吐不思饮食，或食下即吐，其吐多顺快而无声，面青白，唇淡，精神困倦，参砂和胃散主之。或脾气虚弱，饮食不化而泄泻者，其泄滑利，面色带青白，术苓调脾饮主之。

参砂和胃散　人参四分，砂仁四分，法夏四分，焦术五分，

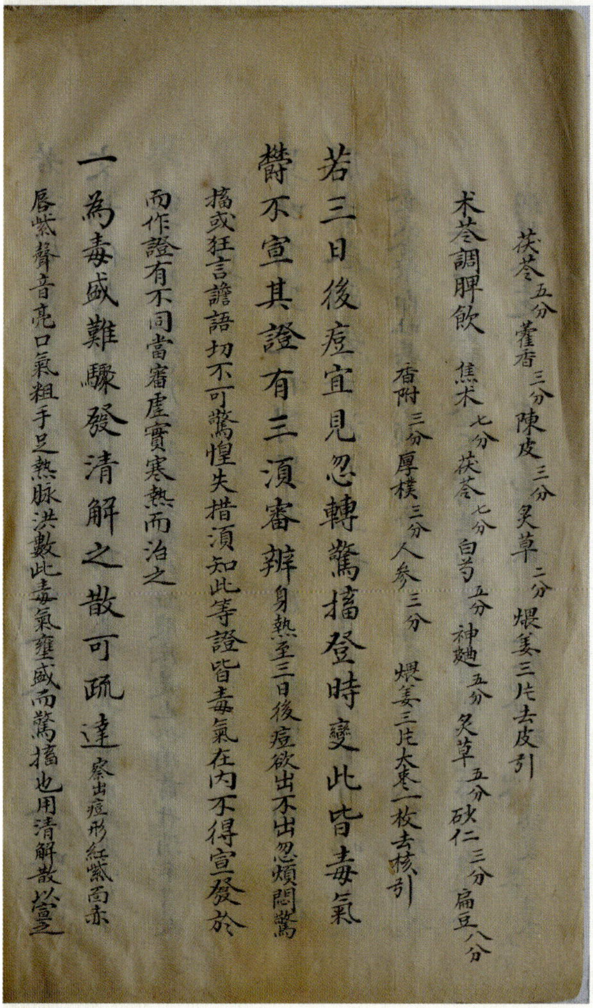
茯苓五分 藿香三分 陳皮三分 炙草二分 煨姜三片去皮引
术苓調脾飲 焦术七分 茯苓七分 白芍五分 神麯五分 炙草五分 砂仁三分 扁豆八分
香附三分 厚樸三分 人參三分 煨姜三片大棗一枚去核引
若三日後痘宜見忽轉驚搐登時變此皆毒氣
欝不宣其證有三須審辨 身熱至三日後痘欲出不出忽煩悶驚
搐或狂言譫語切不可驚惶失措須知此等證皆毒氣在內不得宣發於
而作證有不同當審虛實寒熱而治之
一為毒盛難驟發清解之散可疏達 察出痘形紅紫面赤
唇紫聲音亮口氣粗手足熱脉洪數此毒氣壅盛而驚搐也用清解散以宣之

茯苓五分，藿香三分，陈皮三分，炙草二分，煨姜三片去皮引。

术苓调脾饮　焦术七分，茯苓七分，白芍五分，神曲五分，炙草五分，砂仁三分，扁豆八分，香附三分，厚朴三分，人参三分，煨姜三片，大枣一枚去核引。

若三日后痘宜见，忽转惊搐登时变。

此皆毒气郁不宣，其证有三须审辨。

身热至三日后痘欲出不出，忽烦闷惊搐，或狂言谵语，切不可惊惶失措，须知此等证皆毒气在内不得宣发于外[1]而作，证有不同，当审虚实寒热而治之。

一为毒盛难骤发，清解之散可疏达。

察出痘形红紫，面赤，唇紫，声音亮，口气粗，手足热，脉洪数，此毒气壅盛而惊搐也。用清解散以宣之。

1 外：原脱，据《麻痘秘传》补。

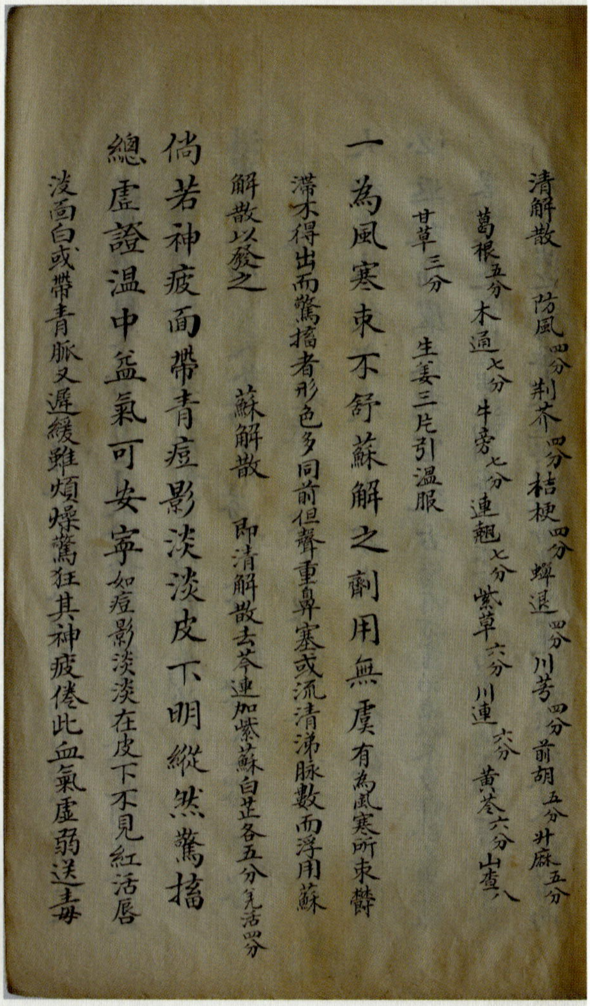

清解散　防風四分 荊芥四分 桔梗四分 蟬退四分 川芎四分 前胡五分 升麻五分
葛根五分 木通七分 牛蒡七分 連翹七分 紫草六分 川連六分 黄芩六分 山查八
甘草三分　生姜三片引温服
一為風寒束不舒蘇解之劑用無虞 有為風寒所束欝
滯不得出而驚搐者形色多同前但聲重鼻塞或流清涕脉數而浮用蘇
解散以發之　蘇解散　即清解散去芩連加紫蘇白芷各五分羌活四分
倘若神疲面帶青痘影淡淡皮下明縱然驚搐
總虛證温中益氣可安寧 如痘影淡淡在皮下不見紅活唇
淡面白或帶青脉又遲緩雖煩燥驚狂其神疲倦此血氣虛弱送毒

清解散　防风四分，荆芥四分，桔梗四分，蝉蜕四分，川芎四分，前胡五分，升麻五分，葛根五分，木通七分，牛蒡七分，连翘七分，紫草六分，川连六分，黄芩六分，山楂八分[1]，甘草三分，生姜三片引，温服。

一为风寒束不舒，苏解之剂用无虞。

有为风寒所束，郁滞不得出而惊搐者，形色多同前，但声重鼻塞，或流清涕，脉数而浮，用苏解散以发之。

苏解散　即清解散去芩、连，加紫苏、白芷各五分、羌活四分。

倘若神疲面带青，痘影淡淡皮下明。

纵然惊搐总虚证，温中益气可安宁。

如痘影淡淡在皮下，不见红活，唇淡，面白或带青，脉又迟缓，虽烦躁惊狂，其神疲倦，此血气虚弱，送毒

1 分：原脱，据义补。

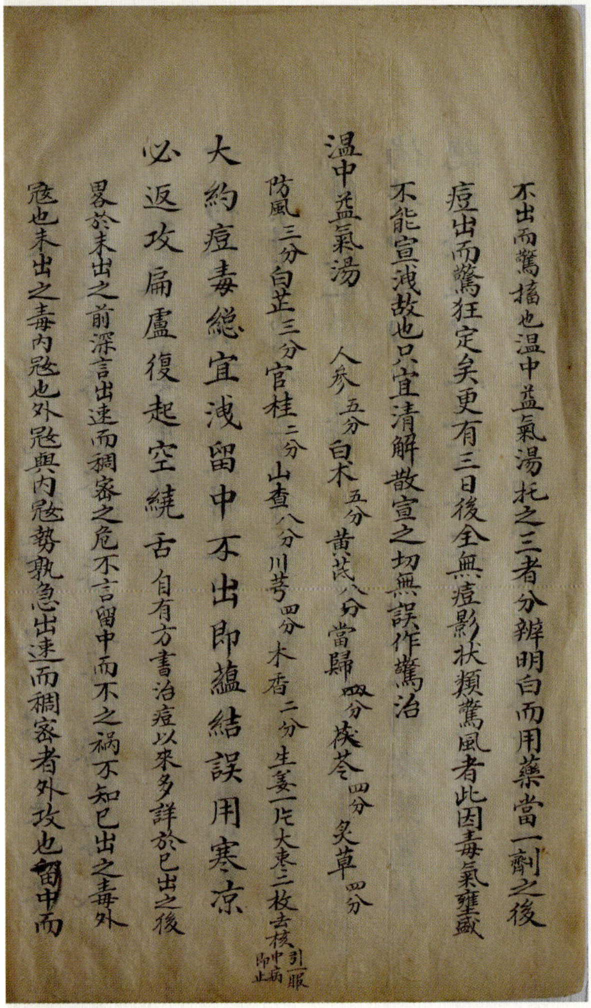
不出而驚搐也溫中益氣湯托之三者分辨明白而用藥當一劑之後
痘出而驚狂定矣更有三日後全無痘影狀類驚風者此因毒氣壅盛
不能宣洩故也只宜清解散宣之切無誤作驚治
溫中益氣湯　人參五分 白朮五分 黃芪八分 當歸四分 茯苓四分 炙草四分
防風三分 白芷三分 官桂二分 山查八分 川芎四分 木香二分 生姜一片 大棗二枚去核 引一服中病即止
大約痘毒總宜洩留中不出即蘊結誤用寒凉
必返攻扁盧復起空繞舌 自有方書治痘以來多詳於已出之後
畧於未出之前深言出速而稠密之危不言留中而不之禍不知已出之毒外
寇也未出之毒內寇也外寇與內寇勢孰急出速而稠密者外攻也留中而

不出而惊搐也，温中益气汤托之。三者分辨明白而用药，当一剂之后痘出而惊狂定矣。更有三日后全无痘影，状类惊风者，此因毒气壅盛，不能宣泄故也，只宜清解散宣之，切无误作惊治。

温中益气汤　人参五分，白术五分，黄芪八分，当归四分，茯苓四分，炙草四分，防风三分，白芷三分，官桂二分，山楂八分，川芎四分，木香二分，生姜一片，大枣二枚去核引，一服中病即止。

大约痘毒总宜泄，留中不出即蕴结。

误用寒凉必返攻，扁卢复起空饶舌。

自有方书治痘以来，多详于已出之后，略于未出之前，深言出速而稠密之危，不言留中而不出[1]之祸，不知已出之毒外寇也，未出之毒内寇也。外寇与内寇势孰急？出速而稠密者外攻也，留中而

1 出：原无，疑脱，据文义补。

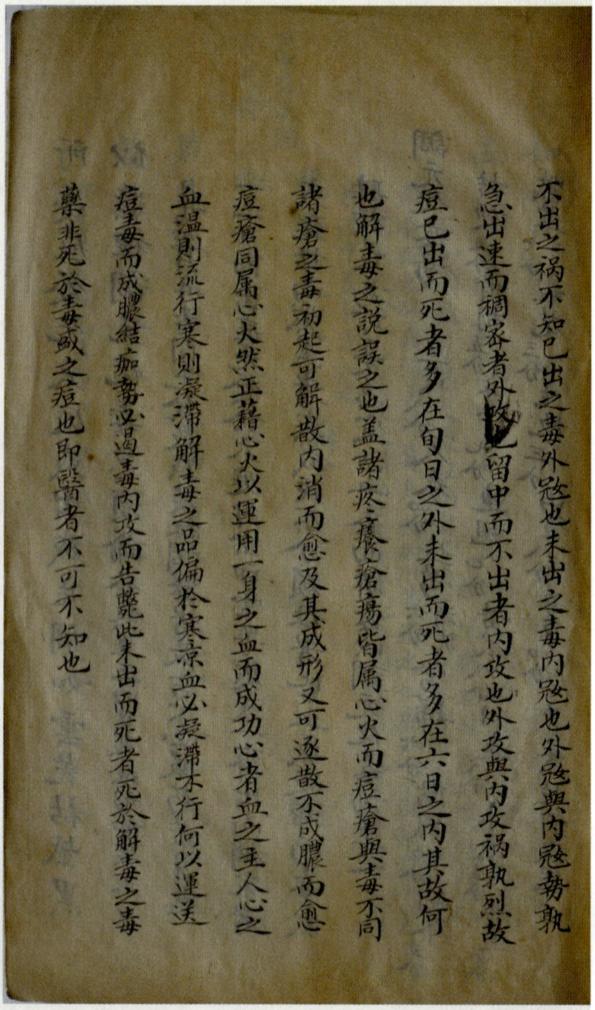

不出之禍不知已出之毒外陷也未出之毒内陷也外陷與内陷勢孰急出速而稠密者外攻也留中而不出者内攻也外攻與内攻禍孰烈故痘已出而死者多在旬日之外未出而死者多在六日之内其故何也解毒之説誤之也蓋諸疼癢瘡瘍皆屬心火而痘瘡與毒不同諸瘡之毒初起可解散内消而愈及其成形又可逐散不成膿而愈痘瘡同屬心火然正藉心火以運用一身之血而成功心者血之主人心之血温則流行寒則凝滯解毒之品偏於寒涼血必凝滯不行何以運送痘毒而成膿結痂勢必逼毒内攻而告斃此未出而死者死於解毒之毒藥非死於毒盛之痘也即醫者不可不知也

不出者内攻也，外攻与内攻祸孰烈？故痘已出而死者多在旬日之外，未出而死者多在六日之内，其故何也？解毒之说误之也。盖诸疼痒疮疡皆属心火，而痘疮与毒不同，诸疮之毒初起，可解散内消而愈，及其成形，又可逐散不成脓而愈。痘疮同属心火，然正借心火以运用一身之血而成功。心者，血之主人，心之血温则流行，寒则凝滞。解毒之品，偏于寒凉，血必凝滞不行，何以运送痘毒而成脓结痂，势必逼毒内攻而告毙。此未出而死者，死于解毒之毒药，非死于毒盛之痘也。即医者不可不知也。

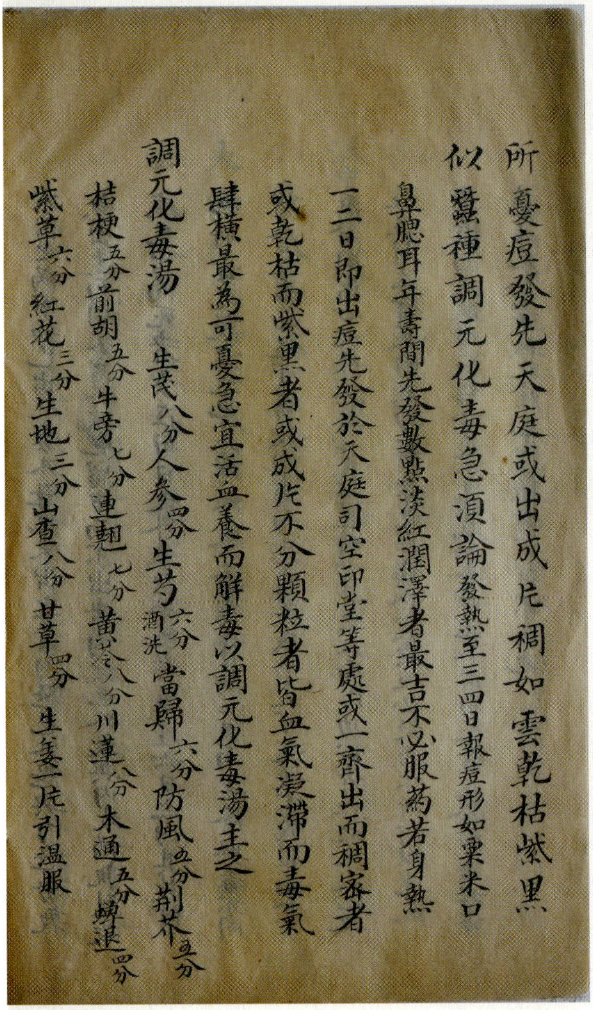
所憂痘發先天庭或出成片稠如雲乾枯紫黑
似蠶種調元化毒急須論發熱至三四日報痘形如粟米口
鼻腮耳年壽間先發數點淡紅潤澤者最吉不必服葯若身熱
一二日即出痘先發於天庭司空印堂等處或一齊出而稠密者
或乾枯而紫黑者或成片不分顆粒者皆血氣凝滯而毒氣
肆橫最為可憂急宜活血養而解毒以調元化毒湯主之
調元化毒湯　生芪八分　人参四分　生芍六分酒洗　當歸六分　防風五分　荊芥五分
桔梗五分　前胡五分　牛旁七分　連翹七分　黄芩八分　川連八分　木通五分　蟬退四分
紫草六分　紅花三分　生地三分　山查八分　甘草四分　生姜一片引温服

所忧痘发先天庭，或出成片稠如云。

干枯紫黑似蚕种，调元化毒急须论。

发热至三四日，报痘形如粟米，口、鼻、腮、耳、年寿[1]间先发数点淡红润泽者，最吉，不必服药。若身热一二日即出痘，先发于天庭、司空[2]、印堂等处，或一齐出而稠密者，或干枯而紫黑者，或成片不分颗粒者，皆血气凝滞而毒气肆横，最为可忧，急宜活血，养而解毒，以调元化毒汤主之。

调元化毒汤　生芪八分，人参四分，生芍六分酒洗，当归六分，防风五分，荆芥五分，桔梗五分，前胡五分，牛蒡七分，连翘七分，黄芩八分，川连八分，木通五分，蝉蜕四分，紫草六分，红花三分，生地三分，山楂八分，甘草四分，生姜一片引，温服。

1 年寿：指人中部位，相术中人中又称“寿堂”，提示人寿长短。
2 司空：相术上指天庭与印堂之间的部位。

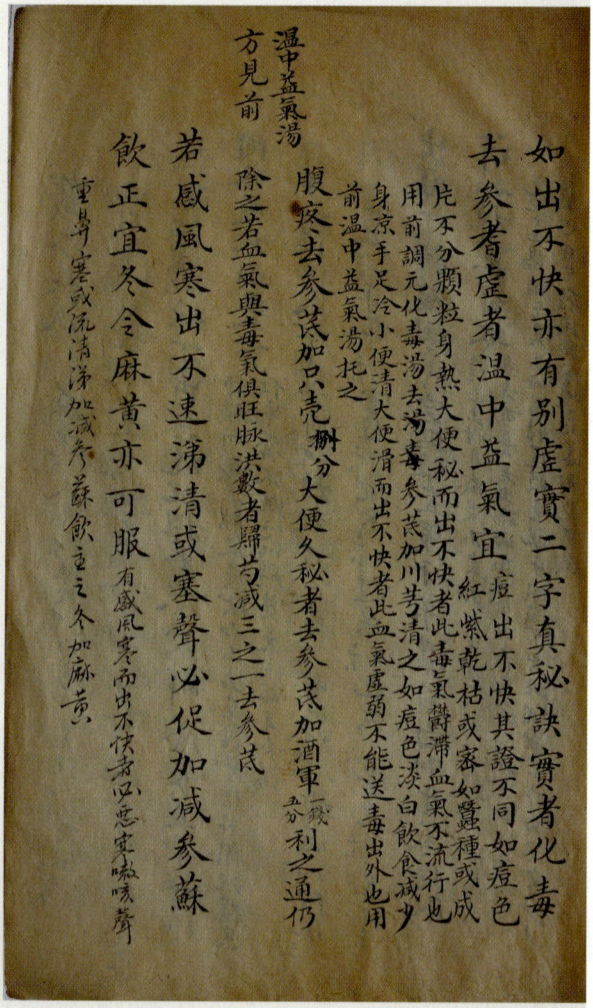

如出不快亦有别，虚实二字真秘诀。

实者化毒去参芪，虚者温中益气宜。

痘出不快，其证不同，如痘色红紫干枯，或密如蚕种，或成片不分颗粒，身热大便秘，而出不快者，此毒气郁滞，血气不流行也。用前调元化毒汤去参芪加川芎清之。如痘色淡白，饮食减少，身凉手足冷，小便清，大便滑，而出不快者，此血气虚弱不能送毒出外也。用前温中益气汤托之。

温中益气汤方见前，腹疼去参芪加枳壳八分，大便久秘者去参芪加酒军一钱五分利之，通仍除之。若血气与毒气俱旺，脉洪数者，归芍减三之一，去参芪。

若感风寒出不速，涕清或塞声必促。

加减参苏饮正宜，冬令麻黄亦可服。

有感风寒而出不快者，必恶寒咳嗽，声重鼻塞，或流清涕，加减参苏饮主之，冬加麻黄。

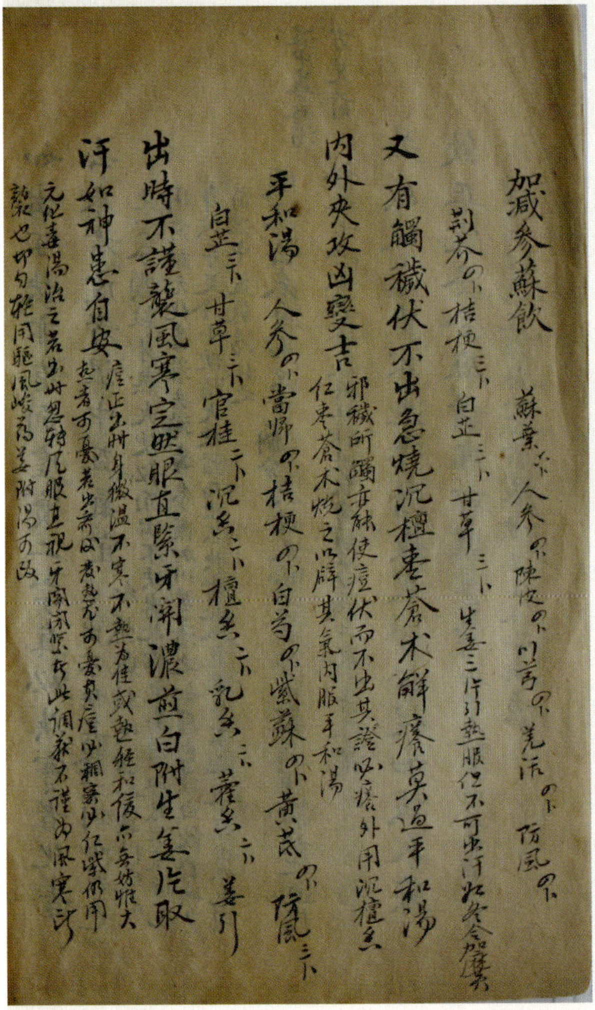

加减参苏饮　苏叶六钱，人参四钱，陈皮四钱，川芎四钱，羌活四钱，防风四钱，荆芥四钱，桔梗三钱，白芷三钱，甘草三钱，生姜三片引，热服，但不可出汗，如冬令加麻黄。

又有触秽伏不出，急烧沉檀枣苍术。

解痒莫过平和汤，内外夹攻凶变吉。

邪秽所触，亦能使痘伏而不出，其证必痒。外用沉檀香、红枣、苍术烧之以辟其气，内服平和汤。

平和汤　人参四钱，当归四钱，桔梗四钱，白芍四钱，紫苏四钱，黄芪四钱，防风三钱，白芷三钱，甘草三钱，官桂二钱，沉香二钱，檀香二钱，乳香二钱，藿香二钱，姜引。

出时不谨袭风寒，定然眼直紧牙关。

浓煎白附生姜片，取汗如神患自安。

痘正出时，身微温不寒不热为佳，或热轻和缓亦无妨。惟大热者可忧，若出齐后发热尤可忧，其痘必稠密必红紫，仍用调[1]元化毒汤治之。若出时忽转风眼直视、牙关闭紧者，此调护不谨，为风寒所袭也，切勿轻用驱风峻药，姜附汤可改。

1 调：原脱，据文义补。

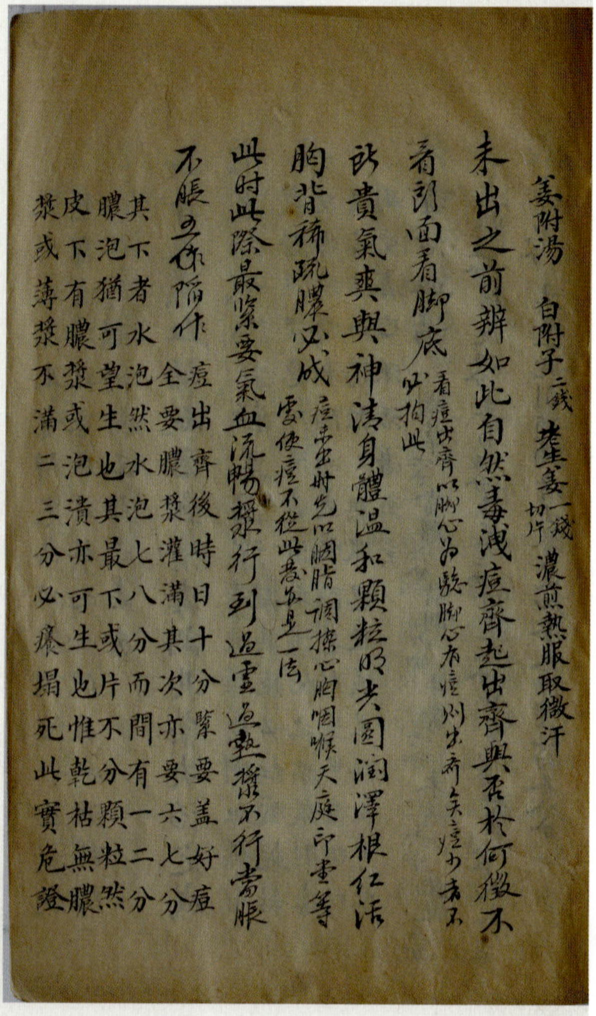

姜附汤　白附子二钱，老生姜一钱切片，浓煎热服，取微汗。

未出之前辨如此，自然毒泄痘齐起。

出齐与否于何征，不看头面看脚底。

看痘出齐，以脚心为验，脚心有痘则出齐矣，痘少者不必拘此。

所贵气爽与神清，身体温和颗粒明。

尖圆润泽根红活，胸背稀疏脓必成。

痘未出时，先以胭脂调擦心胸、咽喉、天庭、印堂等处，使痘不从此发，亦是一法。

此时此际最紧要，气血流畅浆行到。

过虚过热浆不行，当胀不胀五陷作。

痘出齐后时日十分紧要，盖好痘全要脓浆灌满，其次亦要六七分，其下者水泡，然水泡七八分而间有一二分脓泡犹可望生也。其最下或片不分颗粒，然皮下有脓浆或泡溃亦可生也。惟干枯无脓浆或薄浆不满二三分，必痒塌死，此实危证。

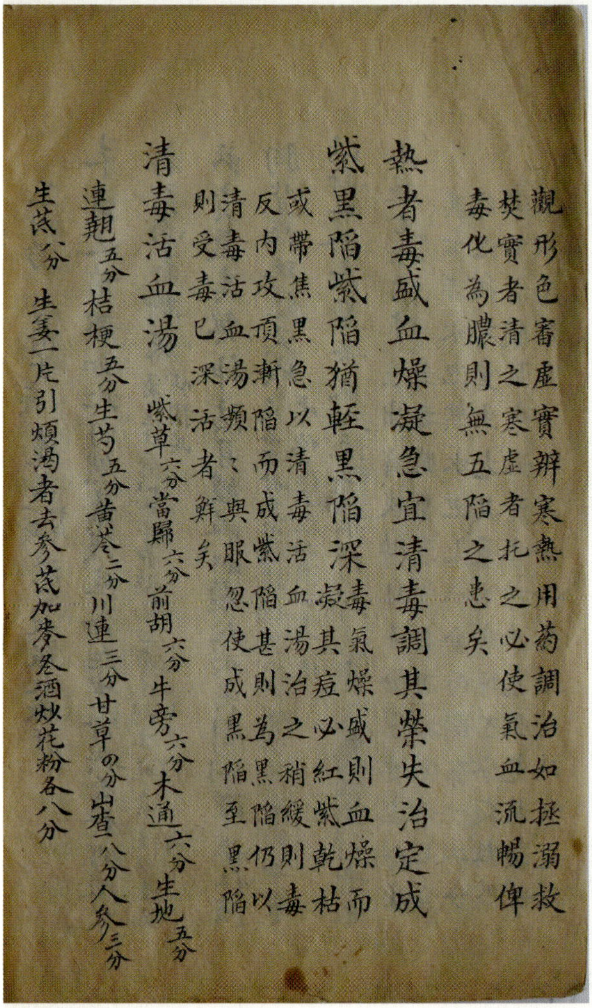

觀形色審虛實辨寒熱用藥調治如拯溺救
焚實者清之寒虛者托之必使氣血流暢俾
毒化為膿則無五陷之患矣
熱者毒盛血燥凝急宜清毒調其榮失治定成
紫黑陷紫陷猶輕黑陷深毒氣燥盛則血燥而
凝其痘必紅紫乾枯
或帶焦黑急以清毒活血湯治之稍緩則毒
反內攻頂漸陷而成紫陷甚則為黑陷仍以
清毒活血湯頻頻與服忽使成黑陷至黑陷
則受毒已深活者鮮矣
清毒活血湯　紫草六分當歸六分前胡六分牛蒡六分木通六分生地五分
連翹五分桔梗五分生芍五分黄苓二分川連三分甘草四分山查八分人參三分
生芪八分　生姜一片引煩渴者去參芪加麥冬酒炒花粉各八分

观形色，审虚实，辨寒热，用药调治，如拯溺救焚。实者清之，寒虚者托之，必使气血流畅，俾毒化为脓，则无五陷之患矣。

热者毒盛血燥凝，急宜清毒调其荣。

失治定成紫黑陷，紫陷犹轻黑陷深。

毒气燥盛，则血燥而凝，其痘必红紫干枯，或带焦黑，急以清毒活血汤治之。稍缓则毒反内攻，顶渐陷而成紫陷，甚则为黑陷，仍以清毒活血汤频频与服，勿[1]使成黑陷。至黑陷，则受毒已深，活者鲜矣。

清毒活血汤　紫草六分，当归六分，前胡六分，牛蒡六分，木通六分，生地五分，连翘五分，桔梗五分，生芍五分，黄芩二分，川连三分，甘草四分，山楂八分，人参三分，生芪八分，生姜一片引，烦渴者去参芪，加麦冬酒炒[2]、花粉各八分。

1 勿：原作“忽”，误，据文义改。
2 酒炒：《得配本草》载麦冬酒制。酒制麦冬可引药上行助清肺胃之热。天花粉亦有酒制，多用于疮疡排脓。

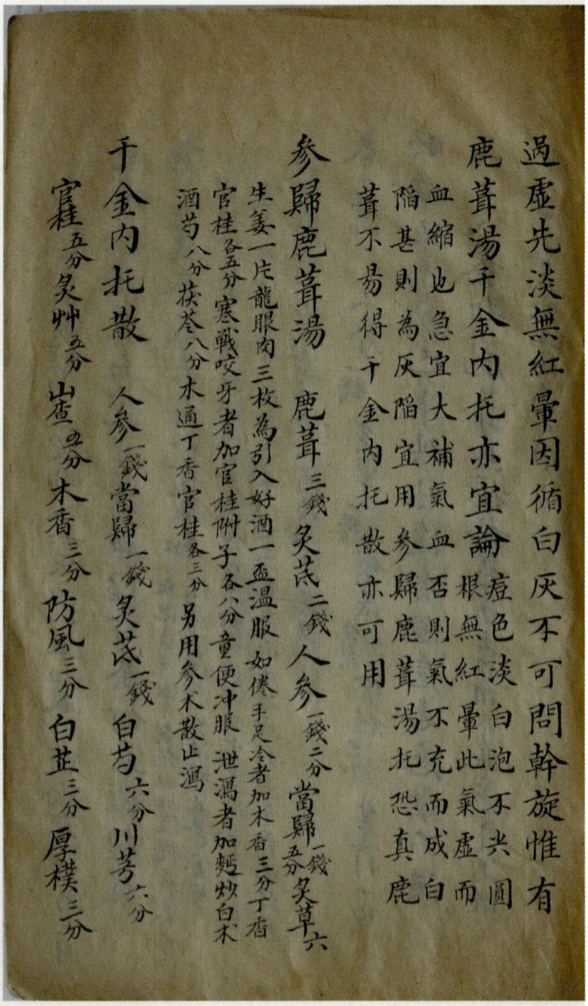

过虚先淡无红晕，因循白灰不可问。

斡旋惟有鹿茸汤，千金内托亦宜论。

痘色淡白，泡不尖圆，根无红晕，此气虚而血缩也。急宜大补气血，否则气不充而成白陷，甚则为灰陷。宜用参归鹿茸汤托，恐真鹿茸不易得，千金内托散亦可用。

参归鹿茸汤[1]　鹿茸三钱，炙芪二钱，人参一钱二分，当归一钱五分，炙草六分[2]，生姜一片，龙眼肉三枚为引，入好酒一杯，温服。如倦、手足冷者，加木香三分，丁香、官桂各五分。寒战咬牙者，加官桂、附子各八分，童便冲服。泄泻者，加面炒白术[4]、酒芍各[3]八分，茯苓八分，木通、丁香、官桂各三分，另用参术散止泻。

千金内托散　人参一钱，当归一钱，炙芪一钱，白芍六分，川芎六分，官桂五分，炙草五分，山楂五分，木香三分，防风三分，白芷三分，厚朴三分，

1 参归鹿茸汤：《痘疹传心录》卷十九的用量是"鹿茸三钱（酒涂炙，稍可用，酥炙更好），嫩绵黄芪五钱（蜜炙），甘草六分（炙），人参三钱（去芦），当归身一钱（酒洗）。"

2 分：原无，据上下文义补。

3 各：原无，据上下文义补。

4 面炒白术：白术之炮制，麸炒白术之规格较常见。

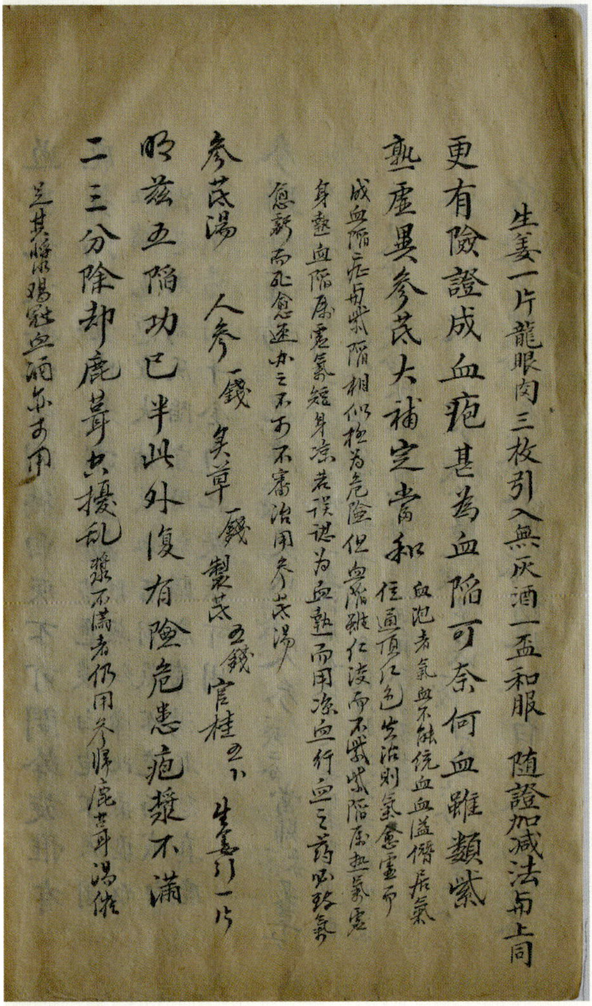

生姜一片，龙眼肉三枚引，入无灰酒一杯和服。随证加减，法与上同。

更有险证成血疱，甚为血陷可奈何。

血虽类紫熟虚异，参芪大补定当和。

血疱[1]者，气[2]不能统血，血溢僭居气位，通顶红色，失治则气愈虚而成血陷症，与紫陷相似，极为危险。但血陷虽红淡而不紫，紫陷属热、气虚身热，血陷属虚、气短身凉。若误认为血热而用凉血行血之药，必致气愈亏而死愈速，办之不可不审。治用参芪汤。

参芪汤　人参一钱，炙草一钱，制芪五钱，官桂五分，生姜引一片。

明兹五陷功已半，此外复有险危患。

疱浆不满二三分，除却鹿茸空扰乱。

浆不满者，仍用参归鹿茸汤催足其浆，鸡冠血酒亦可用。

1 疱：原作“泡”，据前后文改。
2 气：原文后有“血”字，当为衍文。

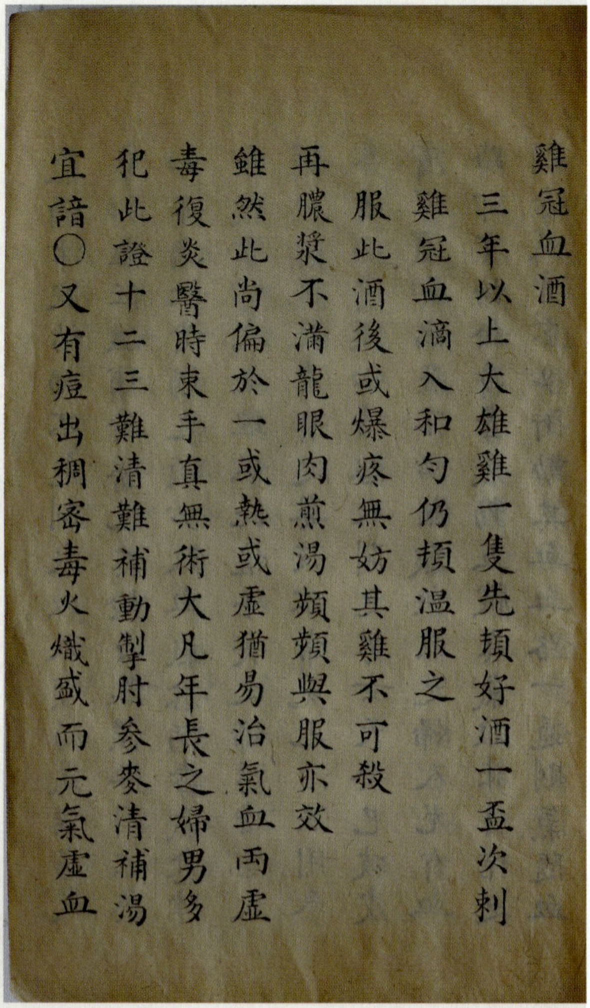
雞冠血酒
三年以上大雄雞一隻先頓好酒一盃次刺
雞冠血滴入和勻仍頓溫服之
服此酒後或爆疼無妨其雞不可殺
再膿漿不滿龍眼肉煎湯頻頻與服亦效
雖然此尚偏於一或熱或虛猶易治氣血兩虛
毒復炎醫時束手真無術大凡年長之婦男多
犯此證十二三難清難補動掣肘參麥清補湯
宜諳○又有痘出稠密毒火熾盛而元氣虛血

鸡冠血酒　三年以上大雄鸡一只，先炖[1]好酒一杯，次刺鸡冠血滴入和匀，仍炖，温服之。

服此酒后或爆疼，无妨。其鸡不可杀。

再脓浆不满，龙眼肉煎汤，频频与服，亦效。

虽然此尚偏于一，或热或虚犹易治。

气血两虚毒复炎，医时束手真无术。

大凡年长之妇男，多犯此证十二三。

难清难补动掣肘，参麦清补汤宜谙。

又有痘出稠密，毒火炽盛，而元气虚、血

1 炖：原作“顿”，误。据《痘诊活幼至宝》改。

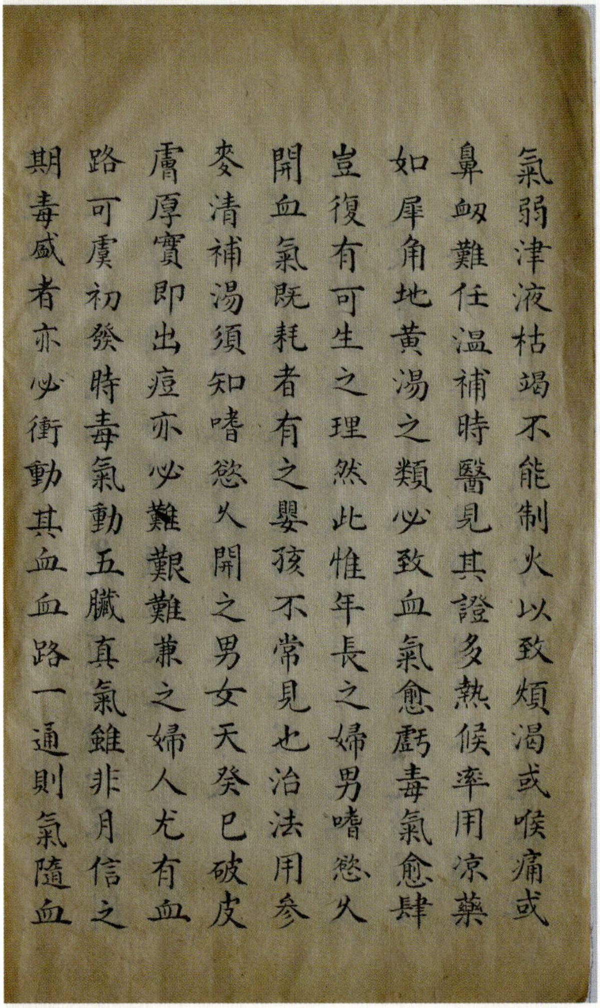
氣弱津液枯竭不能制火以致煩渴或喉痛或
鼻衄難任温補時醫見其證多熱候率用凉藥
如犀角地黄湯之類必致血氣愈虧毒氣愈肆
豈復有可生之理然此惟年長之婦男嗜慾久
開血氣既耗者有之嬰孩不常見也治法用參
麥清補湯須知嗜慾久開之男女天癸已破皮
膚厚實即出痘亦必艱難兼之婦人尤有血
路可虞初發時毒氣動五臟真氣雖非月信之
期毒盛者亦必衝動其血血路一通則氣隨血

气弱，津液枯竭不能制火，以致烦渴，或喉痛，或鼻衄，难任温补。时医见其证多热候，率用凉药如犀角地黄汤之类，必致血气愈亏、毒气愈肆，岂复有可生之理。然此惟年长之妇男，嗜欲久开、血气既耗者有之，婴孩不常见也，治法用参麦清补汤。须知嗜欲久开之男女，天癸已破，皮肤厚实，即出痘亦必艰难。兼之妇人尤有血路可虞，初发时毒气动五脏真气，虽非月信之期，毒盛者亦必冲动其血，血路一通则气随血

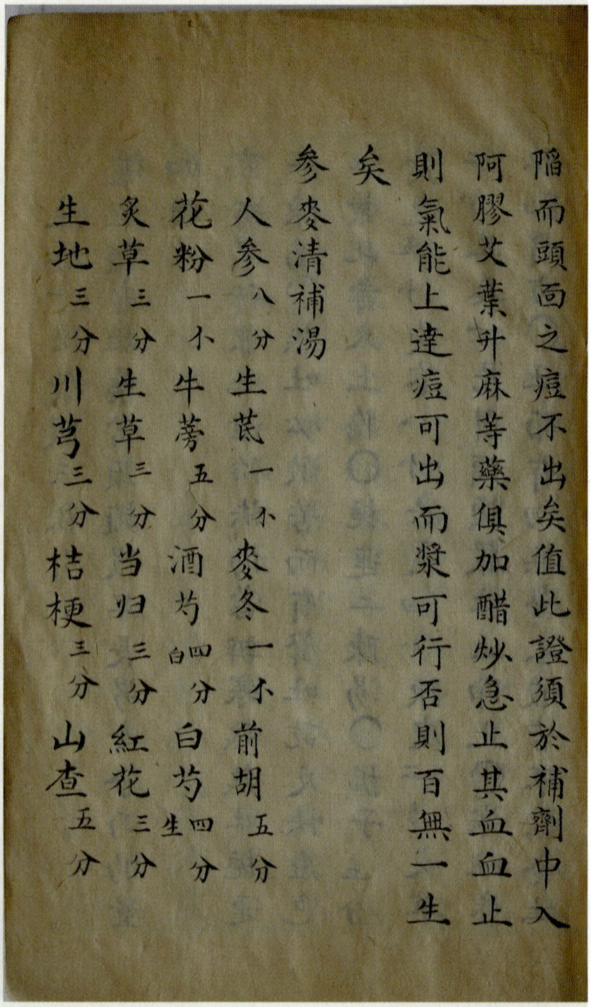

陷，而头面之痘不出矣。值此证，须于补剂中入阿胶、艾叶、升麻等药，俱加醋炒，急止其血，血止则气能上达，痘可出而浆可行，否则百无一生矣。

参麦清补汤　人参八分，生芪一钱，麦冬一钱，前胡五分，花粉一钱，牛蒡五分，酒芍四分白，白芍四分生，炙草三分，生草三分，当归三分，红花三分，生地三分，川芎三分，桔梗三分，山楂五分，

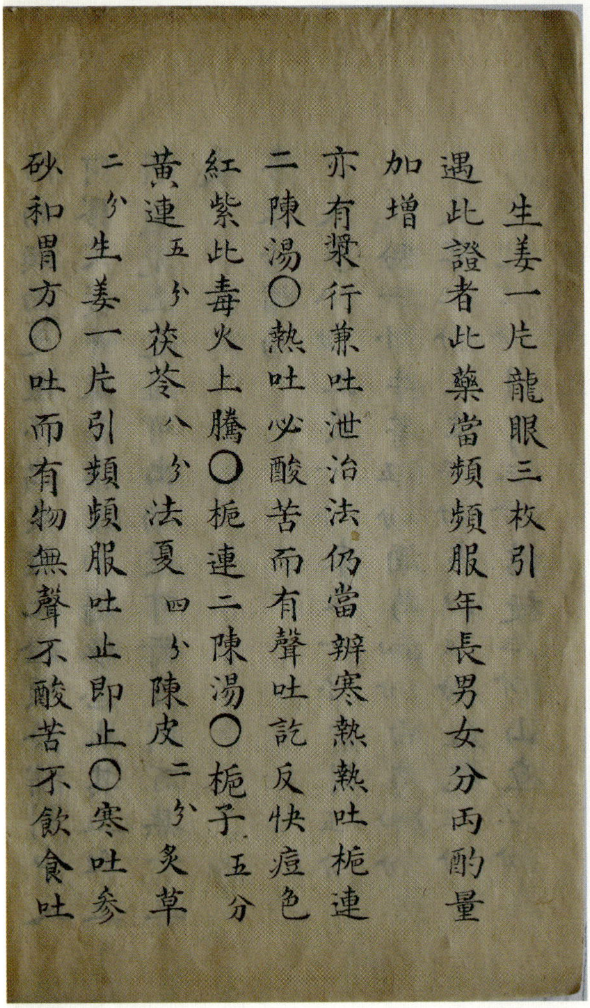
生姜一片龍眼三枚引
遇此證者此藥當頻頻服年長男女分丙酌量
加增
亦有漿行兼吐泄治法仍當辨寒熱熱吐梔連
二陳湯○熱吐必酸苦而有聲吐訖反快痘色
紅紫此毒火上騰○梔連二陳湯○梔子五分
黃連五分茯苓八分法夏四分陳皮二分炙草
二分生姜一片引頻頻服吐止即止○寒吐參
砂和胃方○吐而有物無聲不酸苦不飲食吐

生姜一片，龙眼三枚引。

遇此证者，此药当频频服，年长男女分两酌量加增。

亦有浆行兼吐泄，治法仍当辨寒热。

热吐栀连二陈汤，

热吐必酸苦而有声，吐讫反快，痘色红紫，此毒火上腾。

栀连二陈汤　栀子五分，黄连五分，茯苓八分，法夏四分，陈皮二分，炙草二分，生姜一片引，频频服，吐止即止。

寒吐参砂和胃方。

吐而有物无声，不酸苦，不饮食，吐

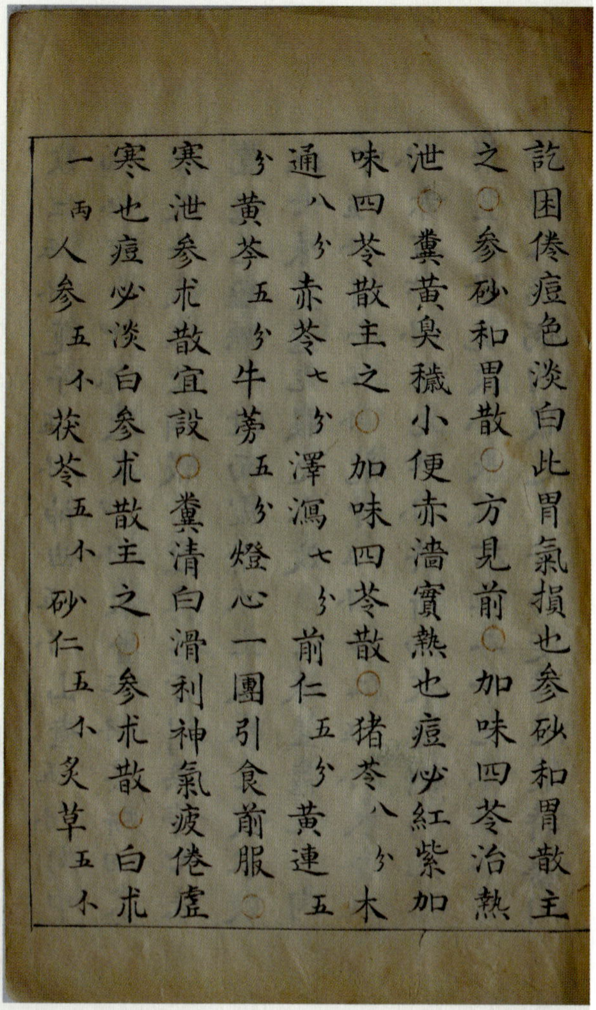
訖困倦痘色淡白此胃氣損也參砂和胃散主之○參砂和胃散○方見前○加味四苓治熱泄○糞黃臭穢小便赤濇實熱也痘必紅紫加味四苓散主之○加味四苓散○猪苓八分木通八分赤苓七分澤瀉七分前仁五分黃連五分黃芩五分牛蒡五分燈心一團引食前服○寒泄參朮散宜設○糞清白滑利神氣疲倦虛寒也痘必淡白參朮散主之○參朮散○白朮一兩人參五錢茯苓五錢砂仁五錢炙草五錢

讫困倦，痘色淡白，此胃气损也，参砂和胃散主之。

参砂和胃散　方见前。

加味四苓治热泄，

粪黄臭秽，小便赤涩，实热也。痘必红紫，加味四苓散主之。

加味四苓散：猪苓八分，木通八分，赤苓七分，泽泻七分，前仁[1]五分，黄连五分，黄芩五分，牛蒡五分，灯心一团引，食前服。

寒泄参术散宜设。

粪清白滑利，神气疲倦，虚寒也。痘必淡白，参术散主之。

参术散　白术一两，人参五钱，茯苓五钱，砂仁五钱，炙草五钱，

1 前仁：即车前子。

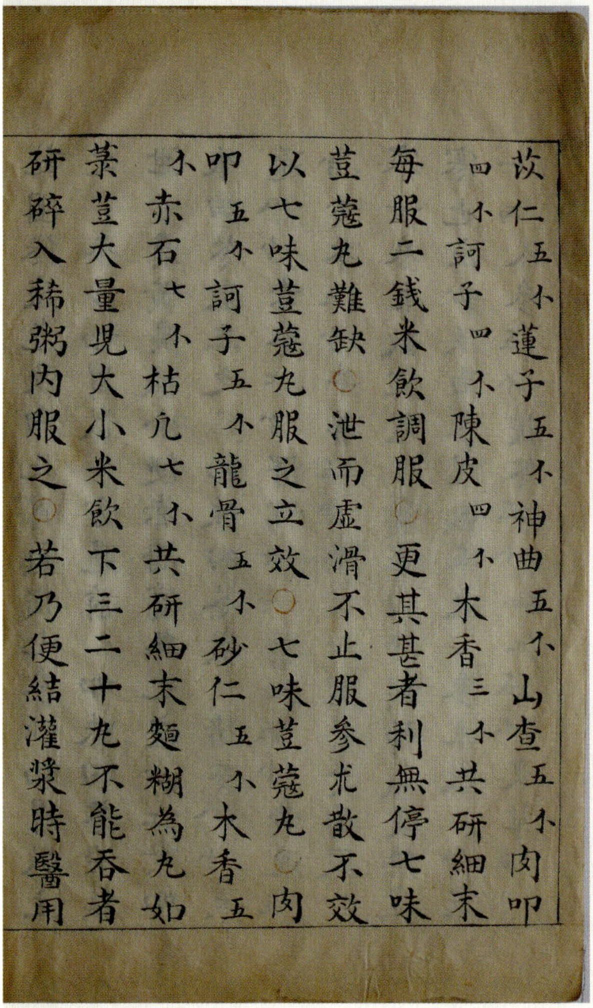

苡仁五钱，莲子五钱，神曲五钱，山楂五钱，肉蔻四钱，诃子四钱，陈皮四钱，木香三钱。共研细末，每服二钱，米饮调服。

更其甚者利无停，七味豆蔻丸难缺。

泄而虚滑不止，服参术散不效，以七味豆蔻丸服之立效。

七味豆蔻丸　肉蔻五钱，诃子五钱，龙骨五钱，砂仁五钱，木香五钱，赤石七钱，枯矾七钱。共研细末，面糊为丸，如绿豆大，量儿大小，米饮下三二十丸，不能吞者研碎入稀粥内服之。

若乃便结灌浆时，医用

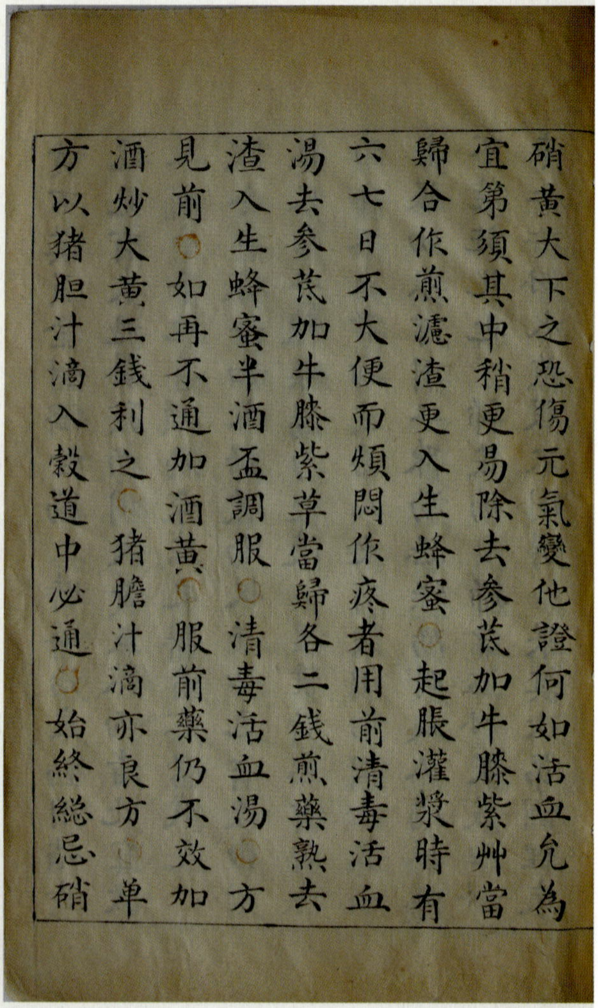

硝黃大下之恐傷元氣變他證何如活血允為宜第須其中稍更易除去參芪加牛膝紫艸當歸合作煎濾渣更入生蜂蜜○起脹灌漿時有六七日不大便而煩悶作疼者用前清毒活血湯去參芪加牛膝紫草當歸各二錢煎藥熟去渣入生蜂蜜半酒盃調服○清毒活血湯○方見前○如再不通加酒黃○服前藥仍不效加酒炒大黃三錢利之○猪膽汁滴亦良方○單方以猪胆汁滴入穀道中必通○始終総忌硝

硝黄大下之。

恐伤元气变他证，何如活血允为宜。

第须其中稍更易，除去参芪加牛膝。

紫草当归合作煎，滤渣更入生蜂蜜。

起胀灌浆时，有六七日不大便，而烦闷作疼者，用前清毒活血汤去参芪，加牛膝、紫草、当归各二钱，煎药熟去渣，入生蜂蜜半酒杯调服。

清毒活血汤　方见前。

如再不通加酒黄，

服前药仍不效，加酒炒大黄三钱利之。

猪胆汁滴亦良方。

单方以猪胆汁滴入谷道中，必通。

始终总忌硝

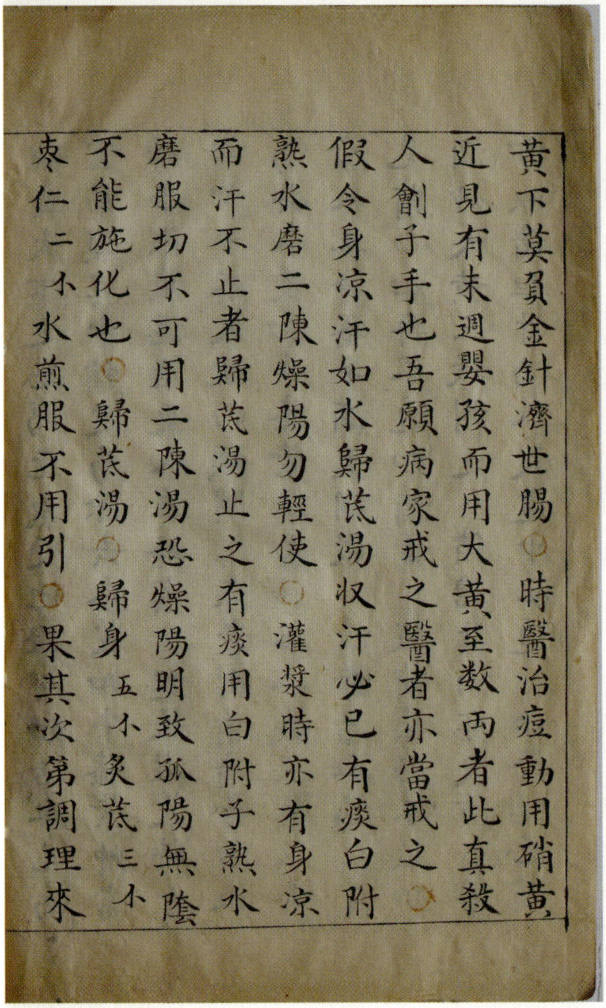

黃下莫負金針濟世腸○時醫治痘動用硝黃
近見有未週嬰孩而用大黃至数兩者此真殺
人劊子手也吾願病家戒之醫者亦當戒之○
假令身凉汗如水歸芪湯収汗必已有痰白附
熟水磨二陳燥陽勿輕使○灌漿時亦有身凉
而汗不止者歸芪湯止之有痰用白附子熟水
磨服切不可用二陳湯恐燥陽明致孤陽無陰
不能施化也○歸芪湯○歸身五卜炙芪三卜
枣仁二卜水煎服不用引○果其次第調理來

黄下，莫负金针济世肠。

时医治痘，动用硝黄。近见有未周婴孩而用大黄至数两者，此真杀人刽子手也。吾愿病家戒之，医者亦当戒之。

假令身凉汗如水，归芪汤收汗必已。

有痰白附熟水磨，二陈燥阳勿轻使。

灌浆时亦有身凉而汗不止者，归芪汤止之。有痰用白附子熟水磨服，切不可用二陈汤，恐燥阳明，致孤阳无阴不能施化也。

归芪汤　归身五钱，炙芪三钱，枣仁二钱。水煎服，不用引。

果其次第调理来，

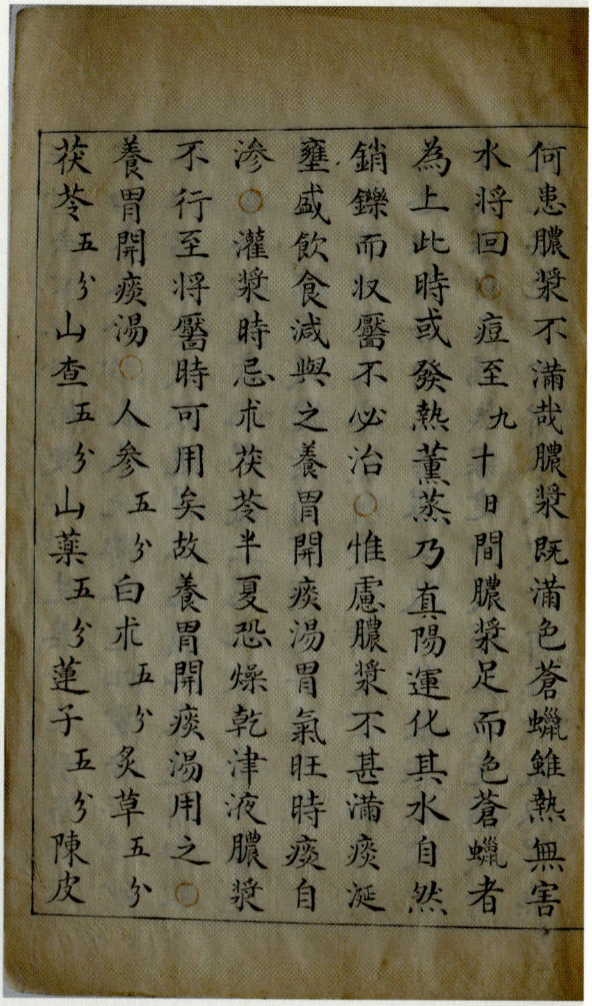
何患膿漿不滿哉膿漿既滿色蒼蠟雖熱無害
水將回○痘至九十日間膿漿足而色蒼蠟者
為上此時或發熱薰蒸乃真陽運化其水自然
銷鑠而收靨不必治○惟慮膿漿不甚滿痰涎
壅盛飲食減與之養胃開痰湯胃氣旺時痰自
滲○灌漿時忌朮茯苓半夏恐燥乾津液膿漿
不行至將靨時可用矣故養胃開痰湯用之○
養胃開痰湯○人參五分白朮五分炙草五分
茯苓五分山查五分山藥五分蓮子五分陳皮

何患脓浆不满哉。

脓浆既满色苍蜡，虽热无害水将回。

痘至九、十日间，脓浆足而色苍蜡者为上，此时或发热熏蒸，乃真阳运化其水，自然销铄而收靥，不必治。

惟虑脓浆不甚满，痰涎壅盛饮食减。

与之养胃开痰汤，胃气旺时痰自渗。

灌浆时忌术、茯苓、半夏，恐燥干津液，脓浆不行，至将靥时可用矣。故养胃开痰汤用之。

养胃开痰汤　人参五分，白术五分，炙草五分，茯苓五分，山楂五分，山药五分，莲子五分，陈皮

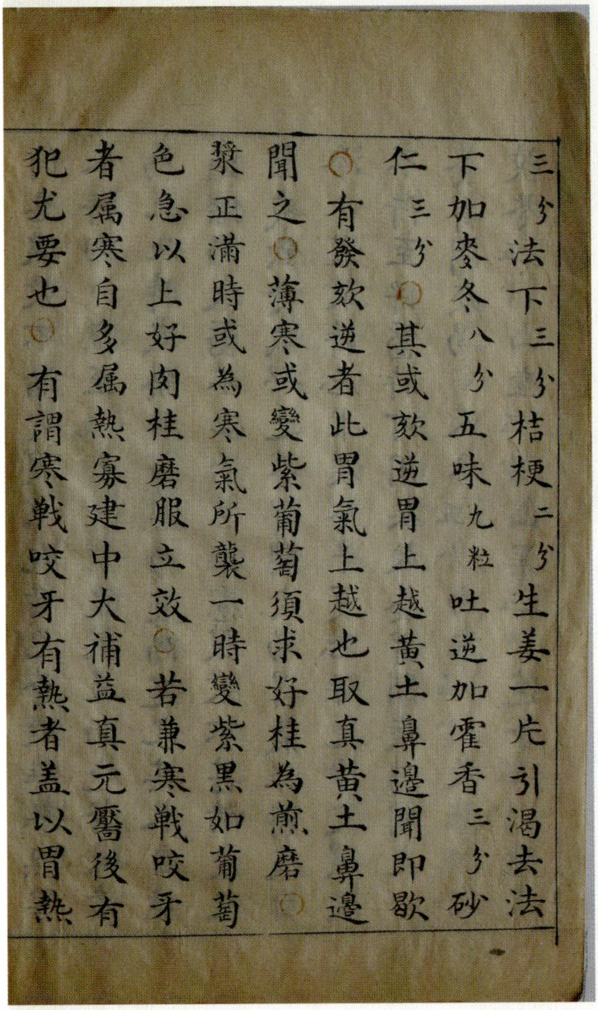
三分法下三分桔梗二分生姜一片引渴去法
下加麥冬八分五味九粒吐逆加霍香三分砂
仁三分○其或欬逆胃上越黄土鼻邊聞即歇
○有發欬逆者此胃氣上越也取真黄土鼻邊
聞之○薄寒或變紫葡萄須求好桂為煎磨○
漿正滿時或為寒氣所襲一時變紫黑如葡萄
色急以上好肉桂磨服立效○若兼寒戰咬牙
者屬寒自多屬熱寡建中大補益真元醫後有
犯尤要也○有謂寒戰咬牙有熱者盖以胃熱

三分，法夏三分，桔梗二分，生姜一片引。渴去法夏，加麦冬八分，五味九粒；吐逆加藿香三分，砂仁三分。

其或咳逆胃上越，黄土鼻边闻即歇。

有发咳逆者，此胃气上越也，取真黄土鼻边闻之。

薄寒或变紫葡萄，须求好桂为煎磨。

浆正满时，或为寒气所袭，一时变紫黑如葡萄色，急以上好肉桂磨服，立效。

若兼寒战咬牙者，属寒自多属热寡。

建中大补益真元，靥后有犯尤要也。

有谓寒战咬牙有热者，盖以胃热

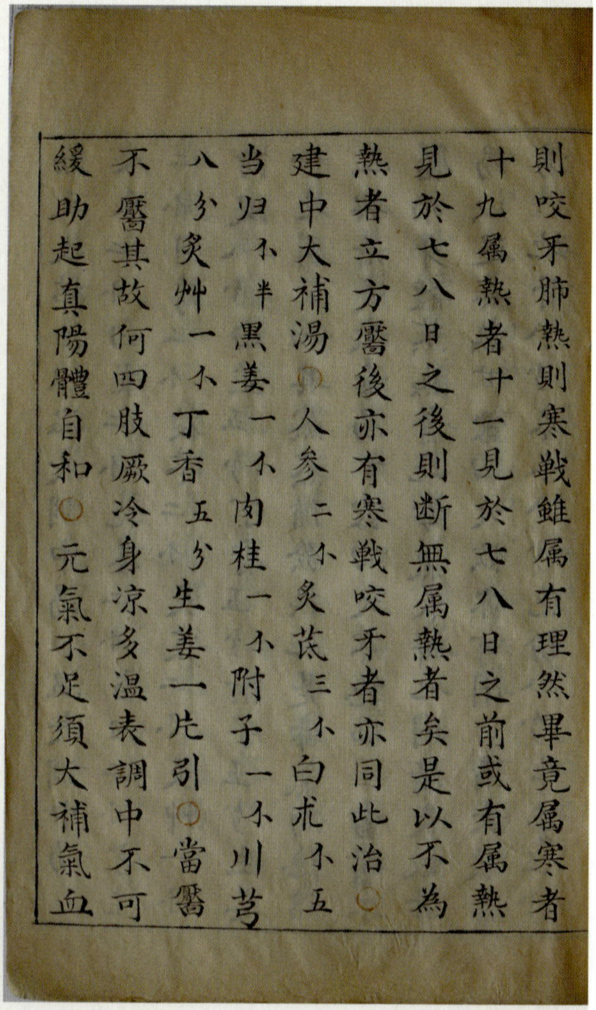
則咬牙肺熱則寒戰雖屬有理然畢竟屬寒者
十九屬熱者十一見於七八日之前或有屬熱
見於七八日之後則斷無屬熱者矣是以不為
熱者立方靨後亦有寒戰咬牙者亦同此治○
建中大補湯○人參二卜炙芪三卜白术卜五
当归卜半黑姜一卜肉桂一卜附子一卜川芎
八分炙艸一卜丁香五分生姜一片引○當靨
不靨其故何四肢厥冷身凉多温表調中不可
緩助起真陽體自和○元氣不足須大補氣血

则咬牙，肺热则寒战。虽属有理，然毕竟属寒者十九，属热者十一，见于七八日之前或有属热，见于七八日之后则断无属热者矣，是以不为热者立方。靥后亦有寒战咬牙者，亦同此治。

建中大补汤　人参二钱，炙芪三钱，白术钱五，当归钱半，黑姜一钱，肉桂一钱，附子一钱，川芎八分，炙草一钱，丁香五分，生姜一片引。

当靥不靥其故何，四肢厥冷身凉多。

温表调中不可缓，助起真阳体自和。

元气不足，须大补气血

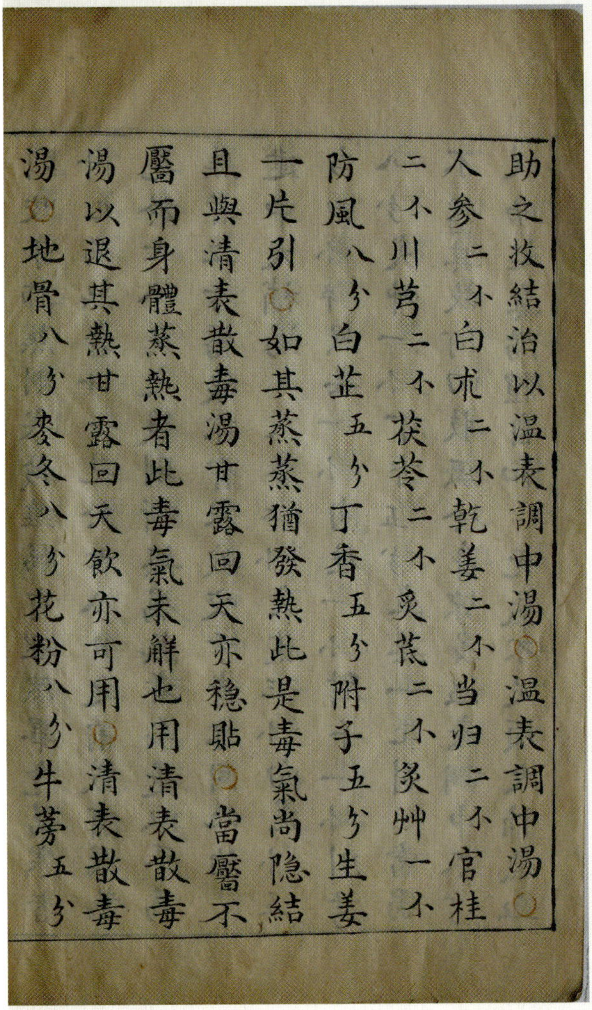

助之收结，治以温表调中汤。

温表调中汤　人参二钱，白术二钱，干姜二钱，当归二钱，官桂二钱，川芎二钱，茯苓二钱，炙芪二钱，炙草一钱，防风八分，白芷五分，丁香五分，附子五分，生姜一片引。

如其蒸蒸犹发热，此是毒气尚隐结。

且与清表散毒汤，甘露回天亦稳贴。

当靥不靥而身体蒸热者，此毒气未解也，用清表散毒汤以退其热。甘露回天饮亦可用。

清表散毒汤　地骨八分，麦冬八分，花粉八分，牛蒡五分，

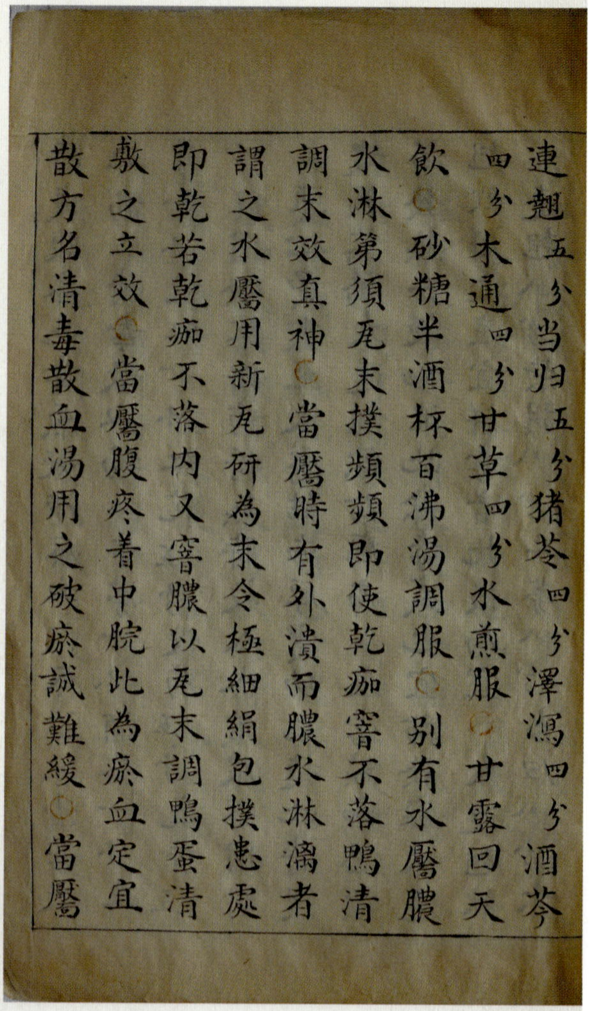

連翹五分当归五分猪苓四分澤瀉四分酒芩四分木通四分甘草四分水煎服○甘露回天飲○砂糖半酒杯百沸湯調服○别有水靨膿水淋第須瓦末撲頻頻即使乾痂窨不落鴨清調末效真神○當靨時有外潰而膿水淋漓者謂之水靨用新瓦研為末令極細絹包撲患處即乾若乾痂不落內又窨膿以瓦末調鴨蛋清敷之立效○當靨腹疼着中脘此為瘀血定宜散方名清毒散血湯用之破瘀誠難緩○當靨

连翘五分，当归五分，猪苓四分，泽泻四分，酒芩四分，木通四分，甘草四分，水煎服。

甘露回天饮　砂糖半酒杯，百沸汤调服。

别有水靥脓水淋，第须瓦末扑频频。

即使干痂窨不落，鸭清调末效真神。

当靥时有外溃而脓水淋漓者，谓之水靥，用新瓦研为末令极细，绢包扑患处即干。若干痂不落，内又窨脓，以瓦末调鸭蛋清敷之，立效。

当靥腹疼着中脘，此为瘀血定宜散。

方名清毒散血汤，用之破瘀诚难缓。

当靥

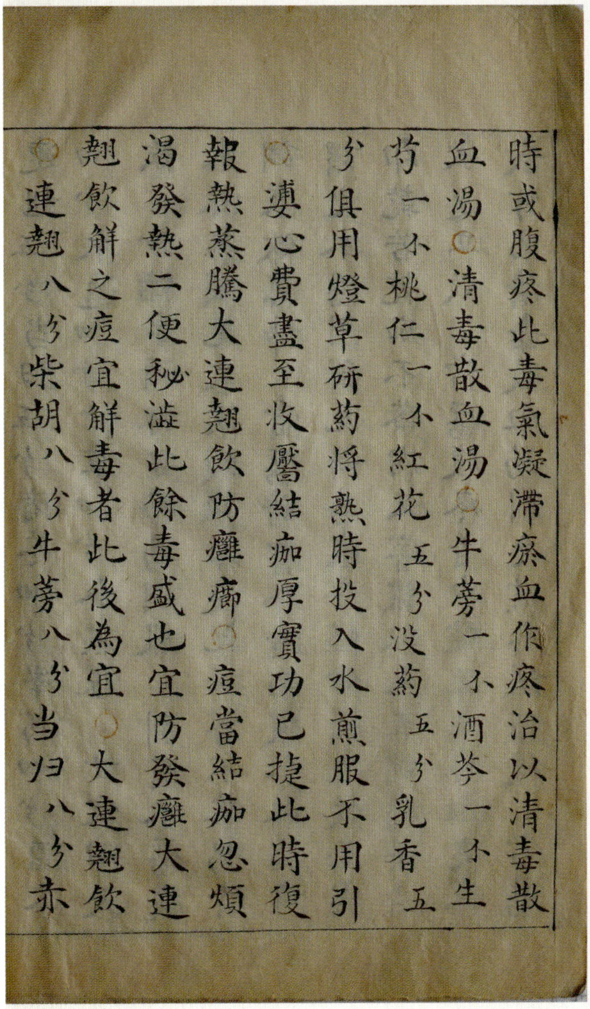

時或腹疼此毒氣凝滯瘀血作疼治以清毒散
血湯○清毒散血湯○牛蒡一卜酒芩一卜生
芍一卜桃仁一卜紅花五分沒葯五分乳香五
分俱用燈草研葯将熟時投入水煎服不用引
○婆心費盡至收靨結痂厚實功已捷此時復
報熱蒸騰大連翹飲防癰癤○痘當結痂忽煩
渴發熱二便秘澁此餘毒盛也宜防發癰大連
翹飲解之痘宜解毒者此後為宜○大連翹飲
○連翹八分柴胡八分牛蒡八分当归八分赤

时或腹疼，此毒气凝滞，瘀血作疼，治以清毒散血汤。

清毒散血汤　牛蒡一钱，酒芩一钱，生芍一钱，桃仁一钱，红花五分，没药五分，乳香五分，俱用灯草研，药将熟时投入水煎服，不用引。

婆心费尽至收靥，结痂厚实功已捷。

此时复报热蒸腾，大连翘饮防痈疖。

痘当结痂，忽烦渴发热，二便秘涩，此余毒盛也，宜防发痈，大连翘饮解之。痘宜解毒者，此后为宜。

大连翘饮　连翘八分，柴胡八分，牛蒡八分，当归八分，赤

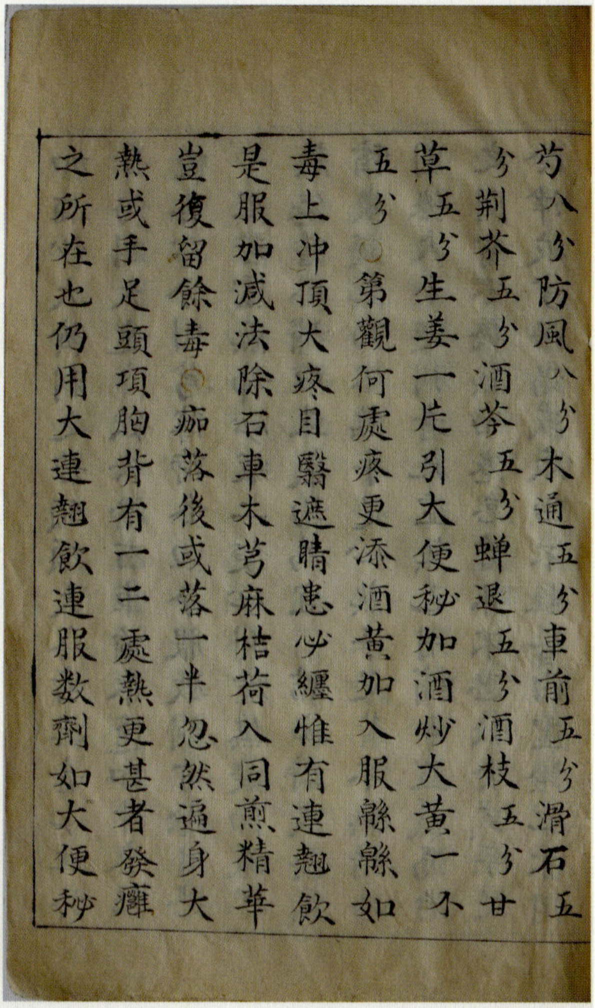

芎八分防風八分木通五分車前五分滑石五
分荆芥五分酒芩五分蝉退五分酒枝五分甘
草五分生姜一片引大便秘加酒炒大黄一不
五分〇第觀何處疼更添酒黄加入服緜緜如
毒上冲頂大疼目翳遮睛患必纒惟有連翹飲
是服加減法除石車木芎麻桔荷入同煎精華
豈復留餘毒〇痂落後或落一半忽然遍身大
熱或手足頭項胸背有一二處熱更甚者發癰
之所在也仍用大連翹飲連服数劑如大便秘

芍八分，防风八分，木通五分，车前五分，滑石五分，荆芥五分，酒芩五分，蝉蜕五分，酒栀五分，甘草五分，生姜一片引。大便秘，加酒炒大黄一钱五分。

第观何处疼更添，酒黄加入服绵绵。

如毒上冲顶大疼，目翳遮睛患必缠。

惟有连翘饮是服，加减法除石车木。

芎麻桔荷入同煎，精华岂复留余毒。

痂落后，或落一半，忽然遍身大热，或手足头项胸背有一二处热更甚者，发痈之所在也，仍用大连翘饮连服数剂。如大便秘，

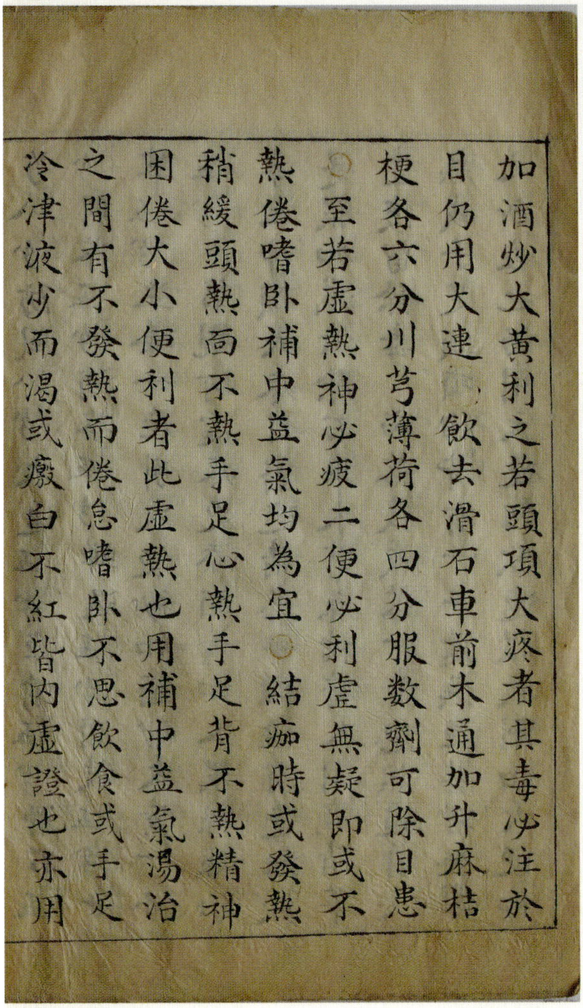

加酒炒大黃利之若頭項大疼者其毒必注於目仍用大連　飲去滑石車前木通加升麻桔梗各六分川芎薄荷各四分服数劑可除目患○至若虛熱神必疲二便必利虛無疑即或不熱倦嗜卧補中益氣均為宜○結痂時或發熱稍緩頭熱而不熱手足心熱手足背不熱精神困倦大小便利者此虛熱也用補中益氣湯治之間有不發熱而倦怠嗜卧不思飲食或手足冷津液少而渴或癥白不紅皆内虛證也亦用

加酒炒大黄利之。若头项大疼者，其毒必注于目，仍用大连翘[1]饮，去滑石、车前、木通，加升麻、桔梗各六分，川芎、薄荷各四分，服数剂可除目患。

至若虚热神必疲，二便必利虚无疑。

即或不热倦嗜卧，补中益气均为宜。

结痂时或发热稍缓，头热面不热，手足心热手足背不热，精神困倦，大小便利者，此虚热也，用补中益气汤治之。间有不发热而倦怠嗜卧、不思饮食，或手足冷、津液少而渴，或瘢白不红，皆内虚证也。亦用

1 翘：原缺，据义补。

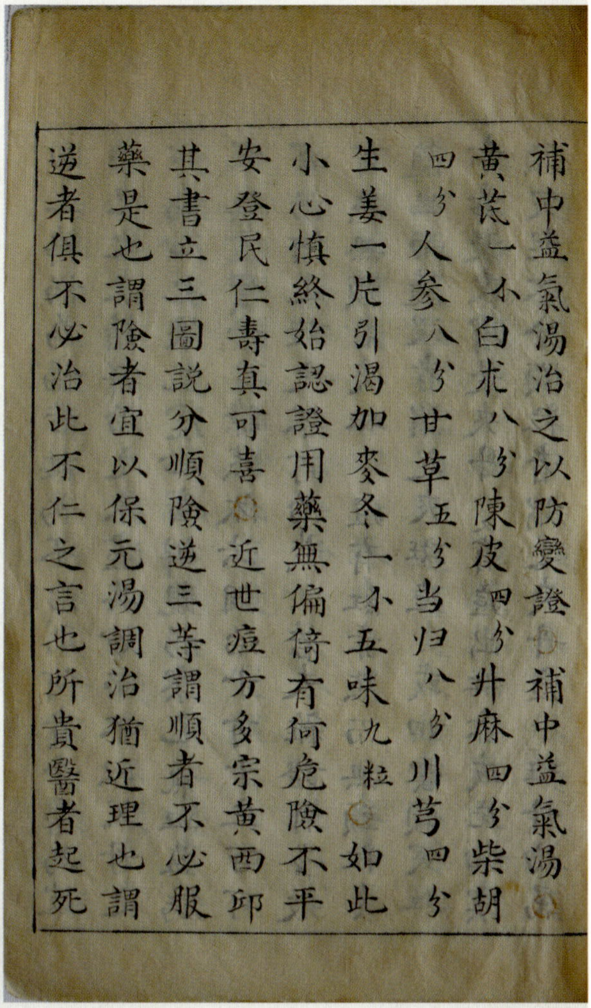
補中益氣湯治之以防變證○補中益氣湯
黃芪一錢白术八分陳皮四分升麻四分柴胡
四分人參八分甘草五分当归八分川芎四分
生姜一片引渴加麥冬一錢五味九粒○如此
小心慎終始認證用藥無偏倚有何危險不平
安登民仁壽真可喜○近世痘方多宗黃西邱
其書立三圖說分順險逆三等謂順者不必服
藥是也謂險者宜以保元湯調治猶近理也謂
逆者俱不必治此不仁之言也所貴醫者起死

补中益气汤治之，以防变证。

补中益气汤　黄芪一钱，白术八分，陈皮四分，升麻四分，柴胡四分，人参八分，甘草五分，当归八分，川芎四分，生姜一片引。渴，加麦冬一钱，五味九粒。

如此小心慎终始，认证用药无偏倚。

有何危险不平安，登民仁寿真可喜。

近世痘方多宗黄西邱[1]，其书立三图说，分顺险逆三等，谓顺者不必服药，是也。谓险者宜以保元汤调治，犹近理也。谓逆者俱不必治，此不仁之言也。所贵医者起死

1 黄西邱：此段评述与《殇医大全·论痘疮根源》所载大致相同。关于黄西邱治痘评述，见于明·聂向恒《医术方旨》，故黄西邱（亦有作黄西丘）当为明代医家。

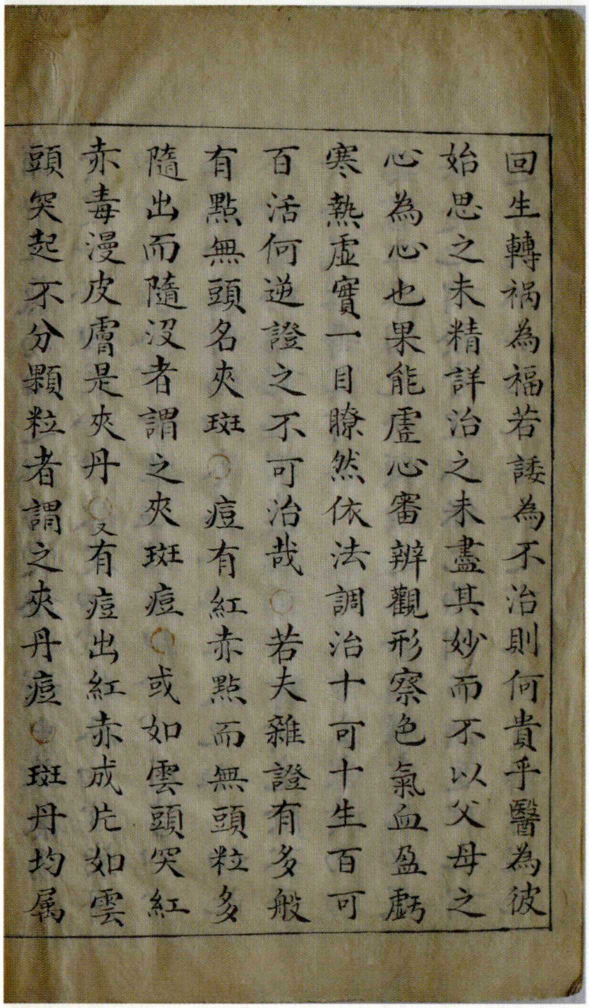
回生轉禍為福若諉為不治則何貴乎醫為彼
始思之未精詳治之未盡其妙而不以父母之
心為心也果能虗心審辨觀形察色氣血盈虧
寒熱虛實一目瞭然依法調治十可十生百可
百活何逆證之不可治哉○若夫雜證有多般
有點無頭名夾斑○痘有紅赤點而無頭粒多
隨出而隨沒者謂之夾斑痘○或如雲頭突紅
赤毒漫皮膚是夾丹○又有痘出紅赤成片如雲
頭突起不分顆粒者謂之夾丹痘○斑丹均屬

回生，转祸为福，若诿为不治，则何贵乎医为。彼始思之未精详，治之未尽其妙，而不以父母之心为心也。果能虚心审辨，观形察色，气血盈亏、寒热虚实一目了然，依法调治，十可十生，百可百活，何逆证之不可治哉。

若夫杂证有多般，有点无头名夹斑。

痘有红赤点而无头，粒多随出而随没者，谓之夹斑痘。

或如云头突红赤，毒漫皮肤是夹丹。

又有痘出红赤成片如云头突起，不分颗粒者，谓之夹丹痘。

斑丹均属

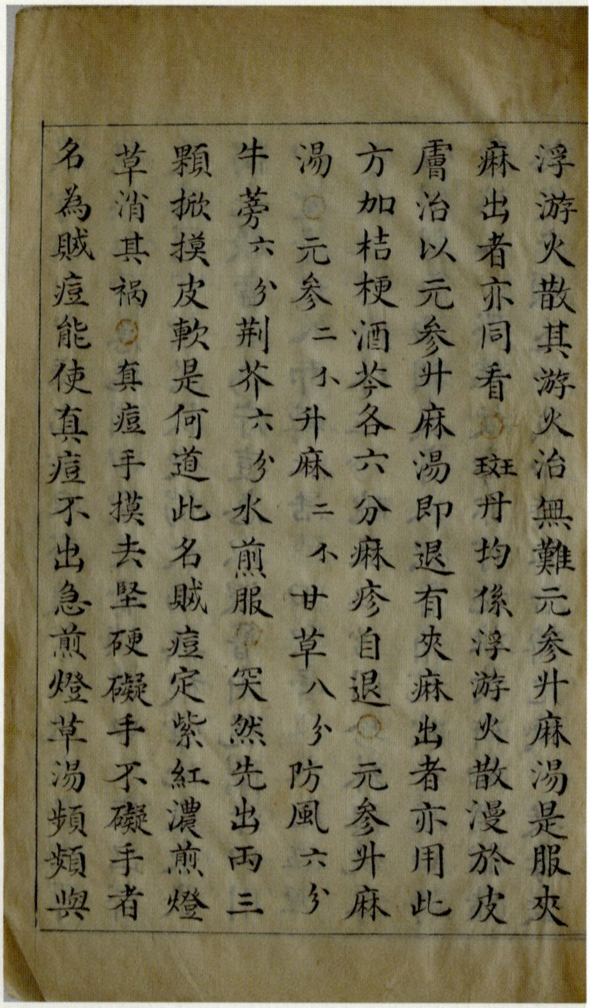
浮游火散其游火治無難元参升麻湯是服夾
麻出者亦同看○斑丹均係浮游火散漫於皮
膚治以元参升麻湯即退有夾麻出者亦用此
方加桔梗酒芩各六分麻疹自退○元参升麻
湯○元参二钱升麻二钱甘草八分防風六分
牛蒡六分荆芥六分水煎服○突然先出兩三
顆掀摸皮軟是何道此名賊痘定紫紅濃煎燈
草消其禍○真痘手摸去堅硬礙手不礙手者
名為賊痘能使真痘不出急煎燈草湯頻頻與

浮游火，散其游火治无难。

元参升麻汤是服，夹麻出者亦同看。

斑、丹均系浮游火散漫于皮肤，治以元参升麻汤即退。有夹麻出者，亦用此方，加桔梗、酒芩各六分，麻疹自退。

元参升麻汤　元参二钱，升麻二钱，甘草八分，防风六分，牛蒡六分，荆芥六分，水煎服。

突然先出两三颗，掀摸皮软是何道。

此名贼痘定紫红，浓煎灯草消其祸。

真痘手摸去坚硬碍手，不碍手者名为贼痘，能使真痘不出。急煎灯草汤频频与

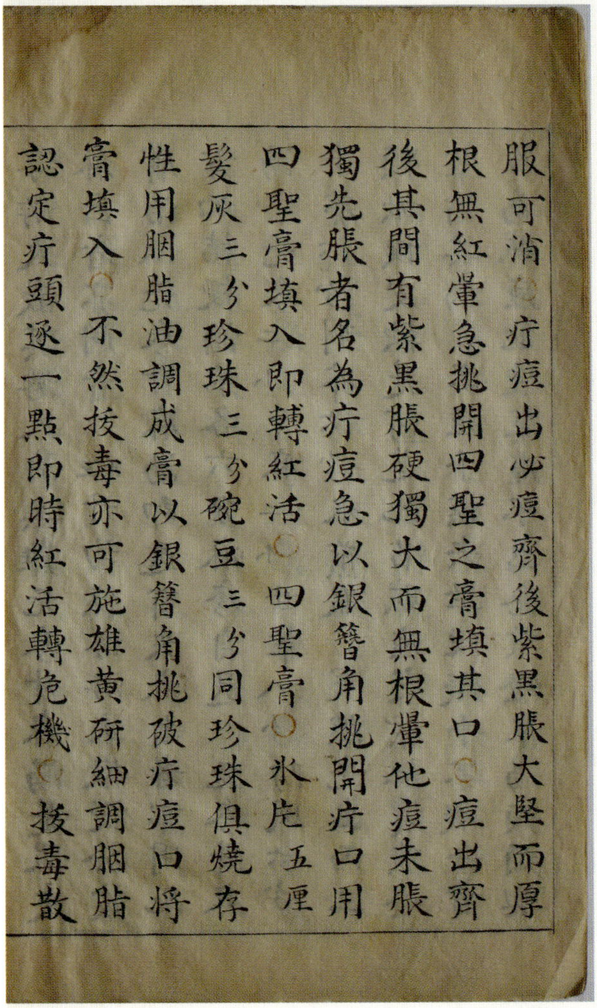
服可消○疔痘出必痘齊後紫黑脹大堅而厚
根無紅暈急挑開四聖之膏填其口○痘出齊
後其間有紫黑脹硬獨大而無根暈他痘未脹
獨先脹者名為疔痘急以銀簪角挑開疔口用
四聖膏填入即轉紅活○四聖膏○氷片五厘
髮灰三分珍珠三分碗豆三分同珍珠俱燒存
性用胭脂油調成膏以銀簪角挑破疔痘口將
膏填入○不然拔毒亦可施雄黃研細調胭脂
認定疔頭逐一點即時紅活轉危機○拔毒散

服可消。

疔痘出必痘齐后，紫黑胀大坚而厚。

根无红晕急挑开，四圣之膏填其口。

痘出齐后，其间有紫黑胀硬、独大而无根晕，他痘未胀独先胀者，名为疔痘。急以银簪角挑开疔口，用四圣膏填入，即转红活。

四圣膏　冰片五厘，发灰三分，珍珠三分，豌[1]豆三分，同珍珠俱烧存性，用胭脂油调成膏，以银簪角挑破疔痘口，将膏填入。

不然拔毒亦可施，雄黄研细调胭脂。

认定疔头逐一点，即时红活转危机。

拔毒散

1 豌：原作“碗”，误。

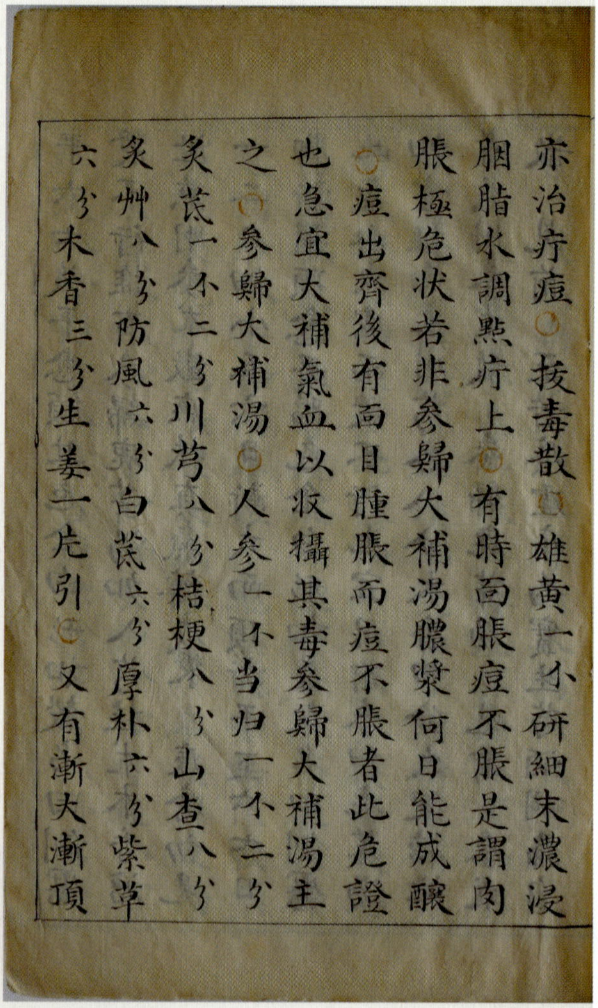
亦治疔痘○拔毒散○雄黄一卜研細末濃浸
胭脂水調點疔上○有時面脹痘不脹是謂肉
脹極危狀若非參歸大補湯膿漿何日能成釀
○痘出齊後有面目腫脹而痘不脹者此危證
也急宜大補氣血以收攝其毒參歸大補湯主
之○參歸大補湯○人參一卜当归一卜二分
炙芪一卜二分川芎八分桔梗八分山查八分
炙艸八分防風六分白芪六分厚朴六分紫草
六分木香三分生姜一片引○又有漸大漸頂

亦治疔痘。

拔毒散：雄黄一钱研细末，浓浸胭脂水，调点疔上。

有时面胀痘不胀，是谓肉胀极危状。

若非参归大补汤，脓浆何日能成酿。

痘出齐后，有面目肿胀而痘不胀者，此危证也，急宜大补气血，以收摄其毒，参归大补汤主之。

参归大补汤　人参一钱，当归一钱二分，炙芪一钱二分，川芎八分，桔梗八分，山楂八分，炙草八分，防风六分，白芷[1]六分，厚朴六分，紫草六分，木香三分，生姜一片引。

又有渐大渐顶

1 芷：原作“芪”，据《活幼心法》卷五改。

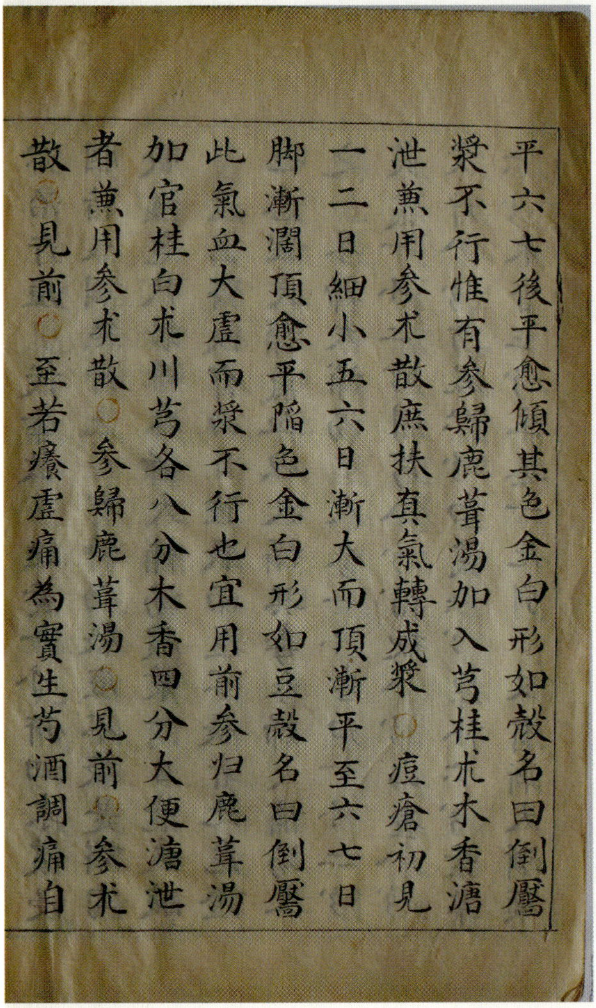
平六七後平愈傾其色金白形如殼名曰倒靨
漿不行惟有參歸鹿茸湯加入芎桂朮木香溏
泄兼用參朮散庶扶真氣轉成漿○痘瘡初見
一二日細小五六日漸大而頂漸平至六七日
脚漸濶頂愈平陷色金白形如豆殼名曰倒靨
此氣血大虛而漿不行也宜用前參归鹿茸湯
加官桂白朮川芎各八分木香四分大便溏泄
者兼用參朮散○參歸鹿茸湯○見前○參朮
散○見前○至若癢虛痛為實生芎酒調痛自

平，六七日[1]后平愈倾。

其色金白形如壳，名曰倒靥浆不行。

惟有参归鹿茸汤，加入芎桂术木香。

溏泄兼用参术散，庶扶真气转成浆。

痘疮初见，一二日细小，五六日渐大而顶渐平，至六七日脚渐阔，顶愈平陷，色金白，形如豆壳，名曰倒靥，此气血大虚而浆不行也。宜用前参归鹿茸汤，加官桂、白术、川芎各八分，木香四分。大便溏泄者，兼用参术散。

参归鹿茸汤　见前。

参术散　见前。

至若痒虚痛为实，生芎酒调痛自

1 日：原无，疑脱，据文义补。

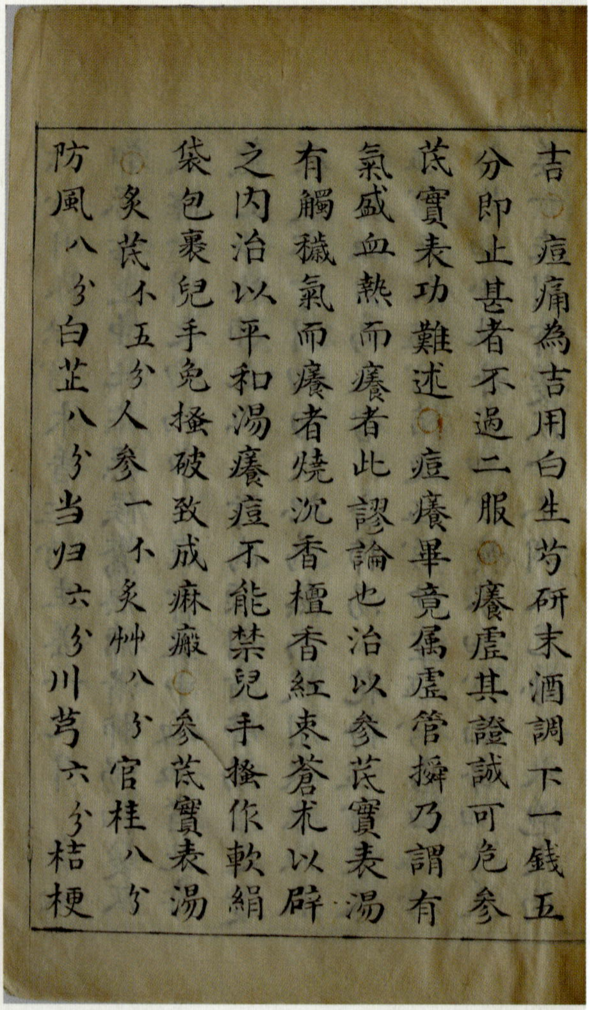
吉○痘痛為吉用白生芍研末酒調下一钱五
分即止甚者不過二服○癢虛其證誠可危参
芪實表功難述○痘癢畢竟属虛管撵乃謂有
氣盛血熱而癢者此謬論也治以参芪實表湯
有觸穢氣而癢者焼沉香檀香紅枣蒼术以辟
之内治以平和湯癢痘不能禁兒手搔作軟絹
袋包裹兒手免搔破致成麻瘢○参芪實表湯
○炙芪一钱五分人参一钱炙草八分官桂八分
防風八分白芷八分当归六分川芎六分桔梗

吉。

痘痛为吉，用白生芍研末，酒调下一钱五分即止，甚者不过二服。

痒虚其证诚可危，参芪实表功难述。

痘痒毕竟属虚，管橓[1]乃谓有气盛血热而痒者，此谬论也。治以参芪实表汤。有触秽气而痒者，烧沉香、檀香、红枣、苍术以辟之。内治以平和汤。痒痘不能禁儿手搔，作软绢袋包裹儿手，免搔破致成麻瘢。

参芪实表汤　炙芪一钱五分，人参一钱，炙草八分，官桂八分，防风八分，白芷八分，当归六分，川芎六分，桔梗

1 管橓：明代医家，著有《保赤全书》二卷，刊于1585年。原文有误。

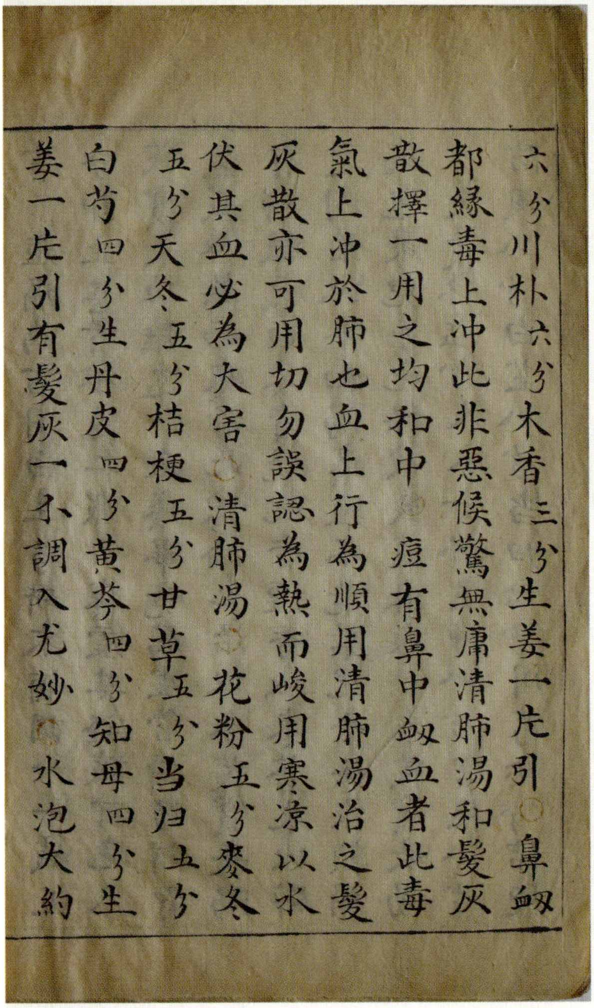

六分川朴六分木香三分生姜一片引○鼻衄
都緣毒上沖此非惡候驚無庸清肺湯和髮灰
散擇一用之均和中○痘有鼻中衄血者此毒
氣上沖於肺也血上行為順用清肺湯治之髮
灰散亦可用切勿誤認為熱而峻用寒涼以水
伏其血必為大害○清肺湯　花粉五分麥冬
五分天冬五分桔梗五分甘草五分当归五分
白芍四分生丹皮四分黄芩四分知母四分生
姜一片引有髮灰一錢調入尤妙○水泡大約

六分，川朴六分，木香三分，生姜一片引。

鼻衄都缘毒上冲，此非恶候惊无庸。

清肺汤和发灰散，择一用之均和中。

痘有鼻中衄血者，此毒气上冲于肺也。血上行为顺，用清肺汤治之。发灰散亦可用，切勿误认为热而峻用寒凉，以水伏其血必为大害。

清肺汤　花粉五分，麦冬五分，天冬五分，桔梗五分，甘草五分，当归五分，白芍四分，生丹皮四分，黄芩四分，知母四分，生姜一片引。有发灰一钱调入，尤妙。

水泡大约

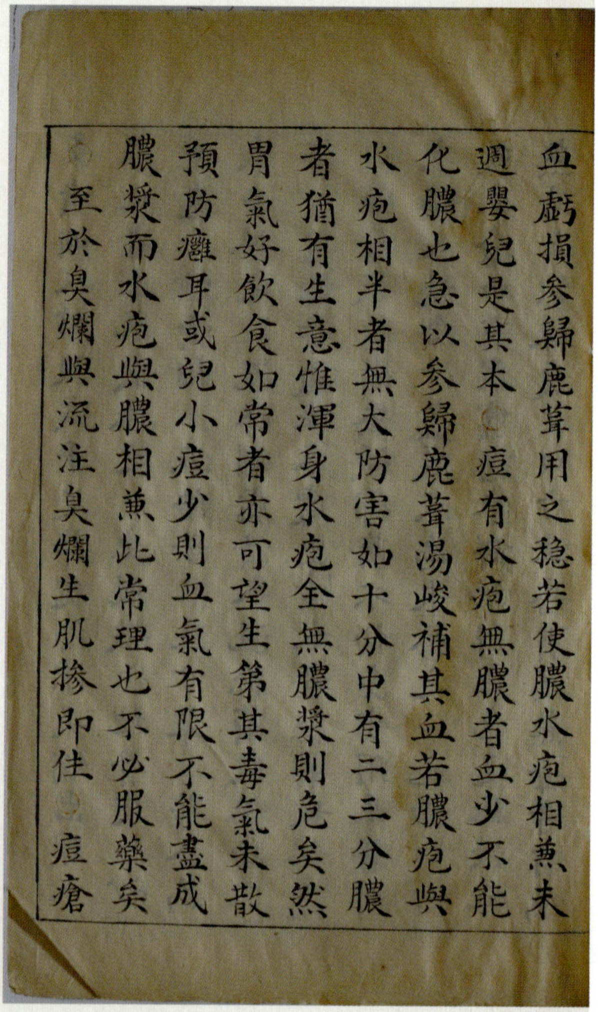

血虧損參歸鹿茸用之稳若使膿水疱相兼未週嬰兒是其本○痘有水疱無膿者血少不能化膿也急以參歸鹿茸湯峻補其血若膿疱與水疱相半者無大防害如十分中有二三分膿者猶有生意惟渾身水疱全無膿漿則危矣然胃氣好飲食如常者亦可望生第其毒氣未散預防癰耳或兒小痘少則血氣有限不能盡成膿漿而水疱與膿相兼此常理也不必服藥矣○至於臭爛與流注臭爛生肌摻即住○痘瘡

血亏损，参归鹿茸用之稳。

若使脓水疱相兼，未周婴孩是其本。

痘有水疱无脓者，血少不能化脓也，急以参归鹿茸汤峻补其血。若脓疱与水疱相半者，无大妨害。如十分中有二三分脓者，犹有生意。惟浑身水疱全无脓浆，则危矣。然胃气好、饮食如常者，亦可望生。第其毒气未散，预防痈耳。或儿小痘少，则血气有限，不能尽成脓浆，而水疱与脓相兼，此常理也，不必服药矣。

至于臭烂与流注，臭烂生肌掺即住。

痘疮

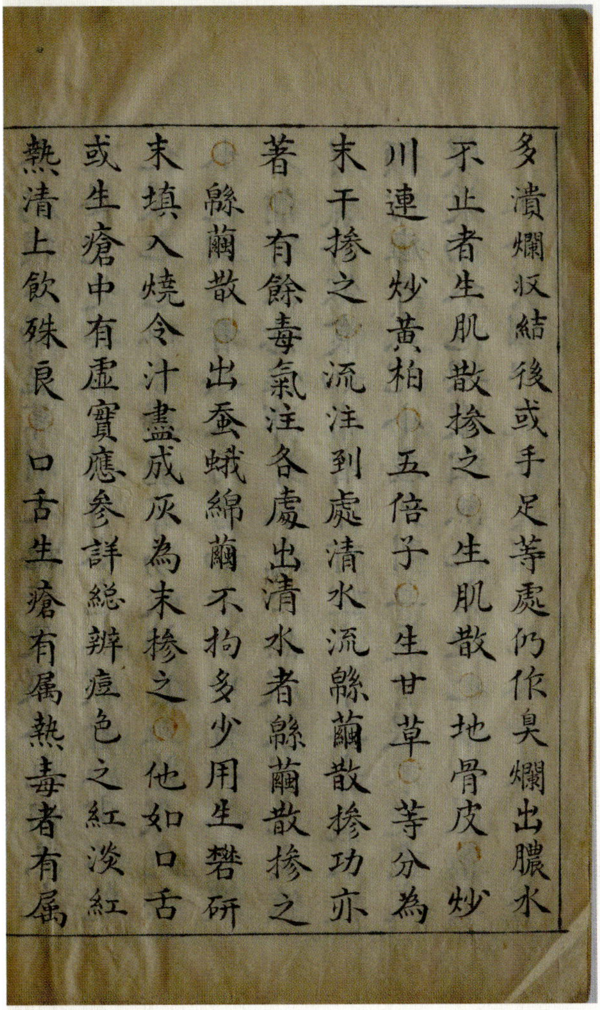
多潰爛収結後或手足等處仍作臭爛出膿水
不止者生肌散摻之○生肌散○地骨皮○炒
川連○炒黄柏○五倍子○生甘草○等分為
末干摻之○流注到處清水流緜繭散摻功亦
著○有餘毒氣注各處出清水者緜繭散摻之
○緜繭散○出蚕蛾綿繭不拘多少用生礬研
末填入燒令汁盡成灰為末摻之○他如口舌
或生瘡中有虛實應參詳總辨痘色之紅淡紅
熱清上飲殊良○口舌生瘡有屬熱毒者有屬

多溃烂，收结后或手足等处仍作臭烂，出脓水不止者，生肌散掺之。

生肌散　地骨皮、炒川连、炒黄柏、五倍子、生甘草等分为末，干掺之。

流注到处清水流，绵茧散掺功亦著。

有余毒气注各处，出清水者，绵茧散掺之。

绵茧散　出蚕蛾绵茧不拘多少，用生矾研末填入，烧令汁尽成灰，为末，掺之。

他如口舌或生疮，中有虚实应参详。

总辨痘色之红淡，红热清上饮殊良。

口舌生疮有属热毒者，有属

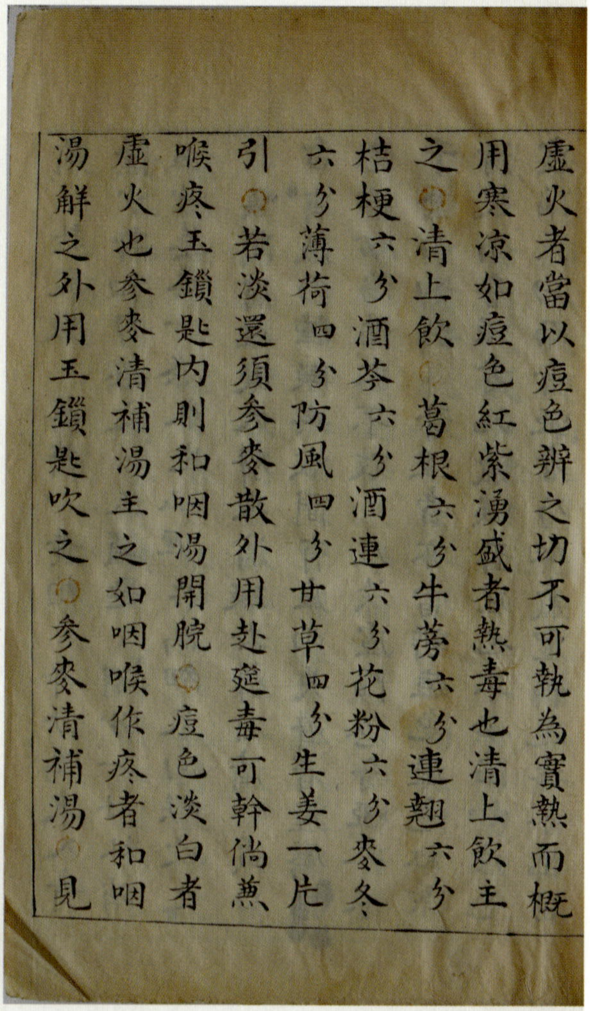
虛火者當以痘色辨之切不可執為實熱而概
用寒涼如痘色紅紫湧盛者熱毒也清上飲主
之○清上飲○葛根六分牛蒡六分連翹六分
桔梗六分酒芩六分酒連六分花粉六分麥冬
六分薄荷四分防風四分甘草四分生姜一片
引○若淡還須參麥散外用赴筵毒可幹倘兼
喉疼玉鎖匙內則和咽湯開脘○痘色淡白者
虛火也參麥清補湯主之如咽喉作疼者和咽
湯解之外用玉鎖匙吹之○參麥清補湯○見

虚火者，当以痘色辨之，切不可执为实热而概用寒凉。如痘色红紫涌盛者，热毒也，清上饮主之。

清上饮　葛根六分，牛蒡六分，连翘六分，桔梗六分，酒芩六分，酒连六分，花粉六分，麦冬六分，薄荷四分，防风四分，甘草四分，生姜一片引。

若淡还须参麦散，外用赴筵毒可干。

倘兼喉疼玉锁匙，内则和咽汤开脘。

痘色淡白者，虚火也，参麦清补汤主之。如咽喉作疼者，和咽汤解之。外用玉锁匙吹之。

参麦清补汤　见

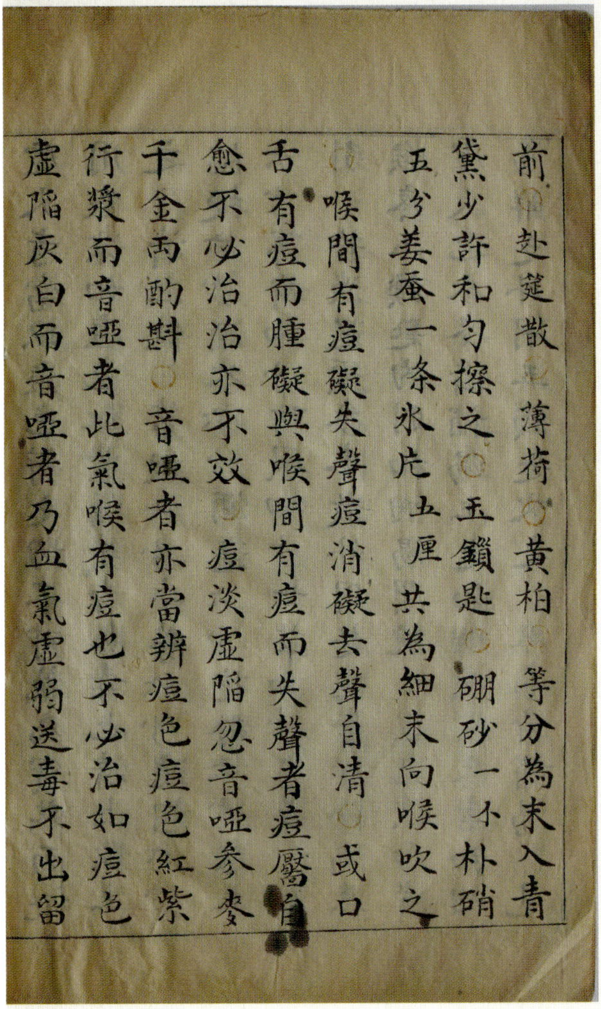

前赴筵散薄荷黄柏等分為末入青
黛少許和匀擦之玉鎖匙硼砂一錢朴硝
五分姜蚕一条氷片五厘共為細末向喉吹之
喉間有痘礙失聲痘消礙去聲自清或口
舌有痘而腫礙與喉間有痘而失聲者痘靨自
愈不必治治亦不效痘淡虚陷忽音啞参麦
千金兩斟酌音啞者亦當辨痘色痘色紅紫
行漿而音啞者此氣喉有痘也不必治如痘色
虚陷灰白而音啞者乃血氣虚弱送毒不出留

前。

赴筵散　薄荷、黄柏等分为末，入青黛少许和匀，擦之。

玉锁匙　硼砂一钱，朴硝五分，僵蚕一条，冰片五厘，共为细末，向喉吹之。

喉间有痘碍失声，痘消碍去声自清。

或口舌有痘而肿，碍与[1]喉间，有痘而失声者，痘靥自愈，不必治，治亦不效。

痘淡虚陷忽音哑，参麦千金两斟酌。

音哑者，亦当辨痘色。痘色红紫行浆而音哑者，此气喉有痘也，不必治。如痘色虚陷灰白而音哑者，乃血气虚弱送毒不出，留

1 与：据文义当为“于”。

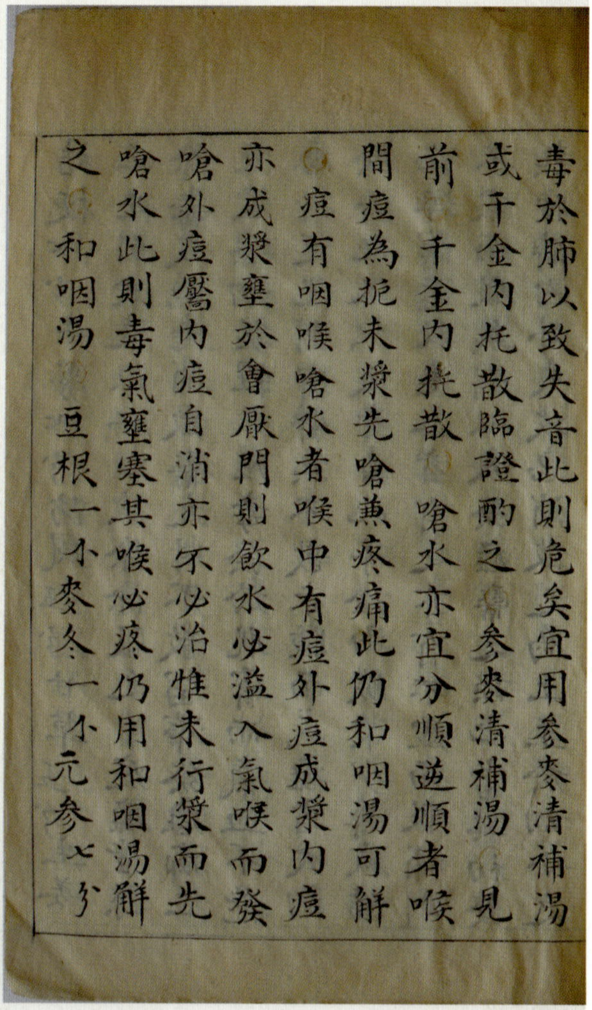

毒於肺以致失音此則危矣宜用參麥清補湯
或千金內托散臨證酌之　參麥清補湯　見
前　千金內托散　嗆水亦宜分順逆順者喉
間痘為扼未漿先嗆兼疼痛此仍和咽湯可解
痘有咽喉嗆水者喉中有痘外痘成漿內痘
亦成漿壅於會厭門則飲水必溢入氣喉而發
嗆外痘靨內痘自消亦不必治惟未行漿而先
嗆水此則毒氣壅塞其喉必疼仍用和咽湯解
之　和咽湯　豆根一卜麥冬一卜元參七分

毒于肺以致失音，此则危矣。宜用参麦清补汤或千金内托散，临证酌之。

参麦清补汤　见前。

千金内托散。

呛水亦宜分顺逆，顺者喉间痘为扼。

未浆先呛兼疼痛，此仍和咽汤可解。

痘有咽喉呛水者，喉中有痘，外痘成浆，内痘亦成浆，壅于会厌门，则饮水必溢入气喉而发呛。外痘靥，内痘自消，亦不必治。惟未行浆而先呛水，此则毒气壅塞其喉，必疼，仍用和咽汤解之。

和咽汤　豆根一钱，麦冬一钱，元参七分，

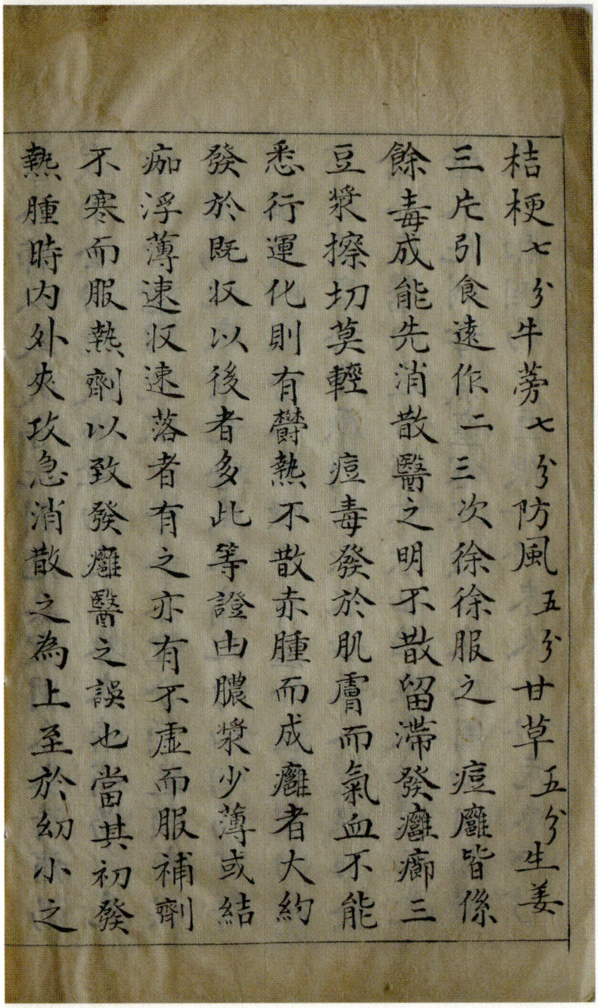

桔梗七分牛蒡七分防風五分甘草五分生姜三片引食遠作二三次徐徐服之

痘癰皆係餘毒成能先消散醫之明

不散留滯發癰癤三豆漿擦切莫輕

痘毒發於肌膚而氣血不能悉行運化則有欝熱不散赤腫而成癰者大約發於既収以後者多此等證由膿漿少薄或結痂浮薄速収速落者有之亦有不虛而服補劑不寒而服熱劑以致發癰醫之誤也當其初發熱腫時内外夾攻急消散之為上至於幼小之

桔梗七分，牛蒡七分，防风五分，甘草五分，生姜三片引，食远作二三次，徐徐服之。

痘痈皆系余毒成，能先消散医之明。

不散留滞发痈疖，三豆浆擦切莫轻。

痘毒发于肌肤，而气血不能悉行运化，则有郁热不散，赤肿而成痈者，大约发于既收以后者多。此等证由脓浆少薄，或结痂浮薄，速收速落者有之，亦有不虚而服补剂，不寒而服热剂，以致发痈，医之误也。当其初发热肿时，内外夹攻，急消散之为上，至于幼小之

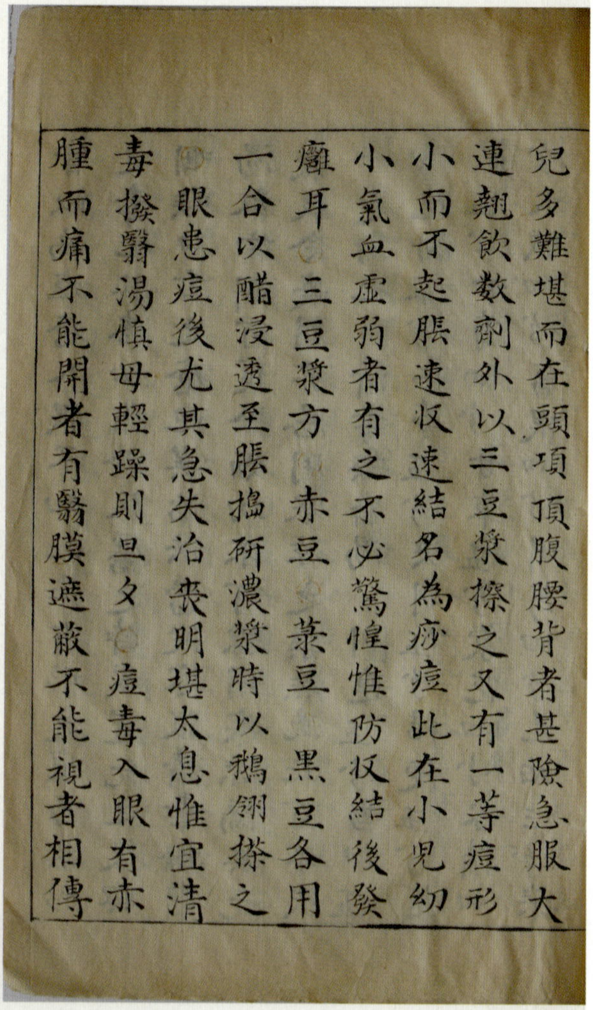
兒多難堪而在頭項頂腹腰背者甚險急服大
連翹飲数劑外以三豆漿擦之又有一等痘形
小而不起脹速收速結名為痧痘此在小兒幼
小氣血虛弱者有之不必驚惶惟防收結後發
癰耳○三豆漿方　赤豆　菉豆　黑豆各用
一合以醋浸透至脹搗研濃漿時以鵝翎搽之
○眼患痘後尤其急失治喪明堪太息惟宜清
毒撥翳湯慎毋輕躁則旦夕○痘毒入眼有赤
腫而痛不能開者有翳膜遮蔽不能視者相傳

儿，多难堪。而在头项顶腹腰背者甚险，急服大连翘饮数剂，外以三豆浆擦之。又有一等痘形小而不起胀，速收速结，名为痧痘，此在小儿幼小、气血虚弱者有之，不必惊惶，惟防收结后发痈耳。

三豆浆方　赤豆、绿豆、黑豆，各用一合，以醋浸透至胀，捣研浓浆，时以鹅翎搽之。

眼患痘后尤其急，失治丧明堪太息。

惟宜清毒拨翳汤，慎毋轻躁则旦夕。

痘毒入眼有赤肿而痛不能开者，有翳膜遮蔽不能视者，相传

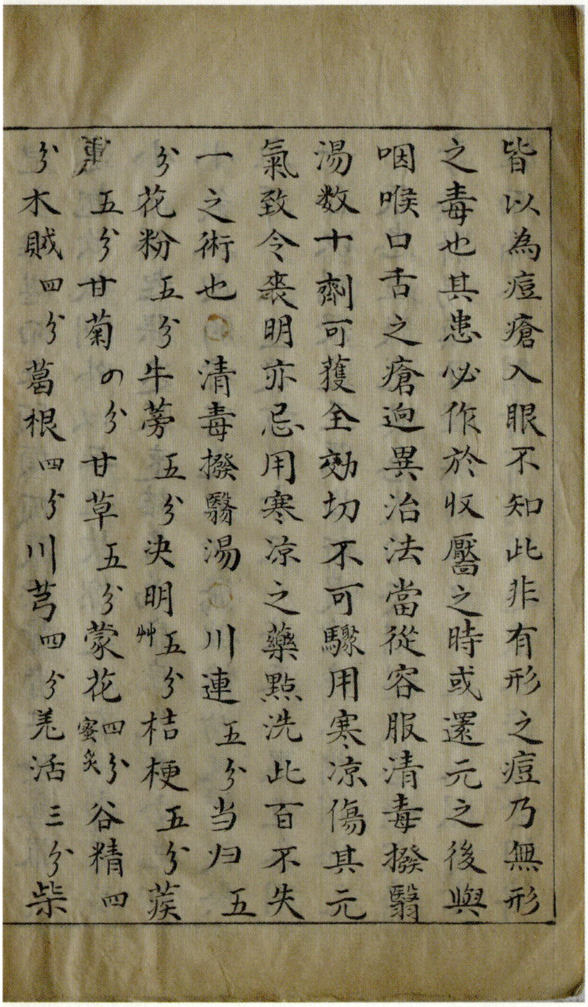

皆以為痘瘡入眼不知此非有形之痘乃無形之毒也其患必作於收靨之時或還元之後與咽喉口舌之瘡迴異治法當從容服清毒撥翳湯数十劑可獲全効切不可驟用寒涼傷其元氣致令喪明亦忌用寒涼之藥點洗此百不失一之術也 清毒撥翳湯 川連五分当归五分花粉五分牛蒡五分決明艸五分桔梗五分蒺[illegible]五分甘菊四分甘草五分蒙花四分蜜炙谷精四分木賊四分葛根四分川芎四分羌活三分柴

皆以为痘疮入眼，不知此非有形之痘，乃无形之毒也。其患必作于收靥之时，或还元之后，与咽喉口舌之疮迥异，治法当从容服清毒拨翳汤，数十剂可获全效，切不可骤用寒凉伤其元气，致令丧明，亦忌用寒凉之药点洗。此百不失一之术也。

清毒拨翳汤　川连五分，当归五分，花粉五分，牛蒡五分，决明五分草[1]，桔梗五分，蒺藜[2]五分，甘菊四分，甘草五分，蒙花四分蜜炙，谷精四分，木贼四分，葛根四分，川芎四分，羌活三分，柴

1 草：标指草决明。
2 藜：原缺，据文义补。

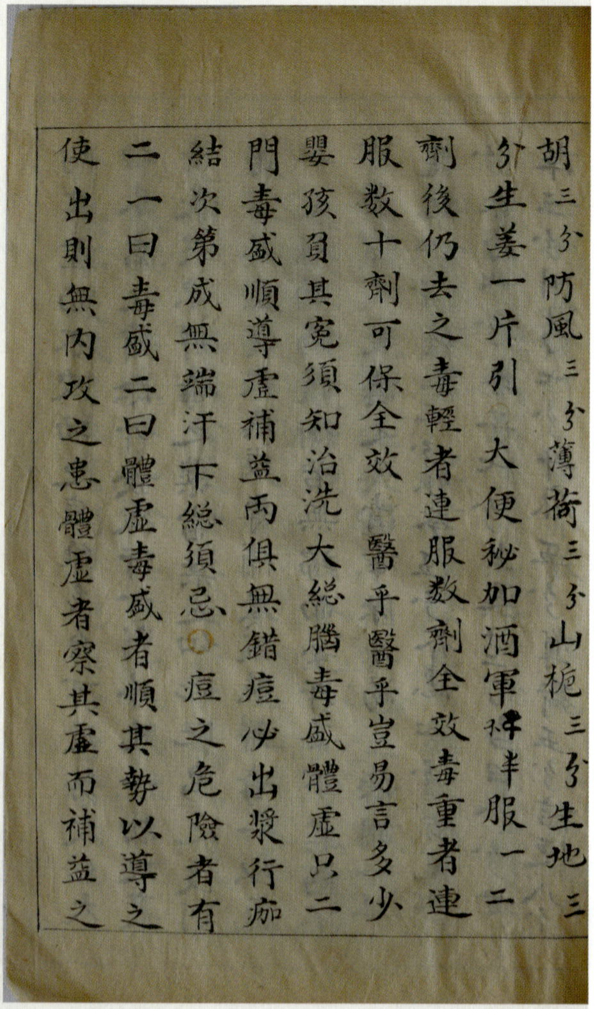
胡三分防風三分薄荷三分山梔三分生地三
分生姜一片引大便秘加酒軍钱半服一二
劑後仍去之毒輕者連服数劑全效毒重者連
服数十劑可保全效 醫乎醫乎豈易言多少
嬰孩負其寃須知治洗大総腦毒盛體虛只二
門毒盛順導虛補益兩俱無錯痘必出漿行痂
結次第成無端汗下総須忌 痘之危險者有
二一曰毒盛二曰體虛毒盛者順其勢以導之
使出則無内攻之患體虛者察其虛而補益之

胡三分，防风三分，薄荷三分，山栀三分，生地三分，生姜一片引。大便秘，加酒军钱半，服一二剂后仍去之。毒轻者连服数剂全效，毒重者连服数十剂，可保全效。

医乎医乎岂易言，多少婴孩负其冤。

须知治洗大总脑，毒盛体虚只二门。

毒盛顺导虚补益，两俱无错痘必出。

浆行痂结次第成，无端汗下总须忌。

痘之危险者有二，一曰毒盛，二曰体虚。毒盛者，顺其势以导之使出，则无内攻之患。体虚者，察其虚而补益之

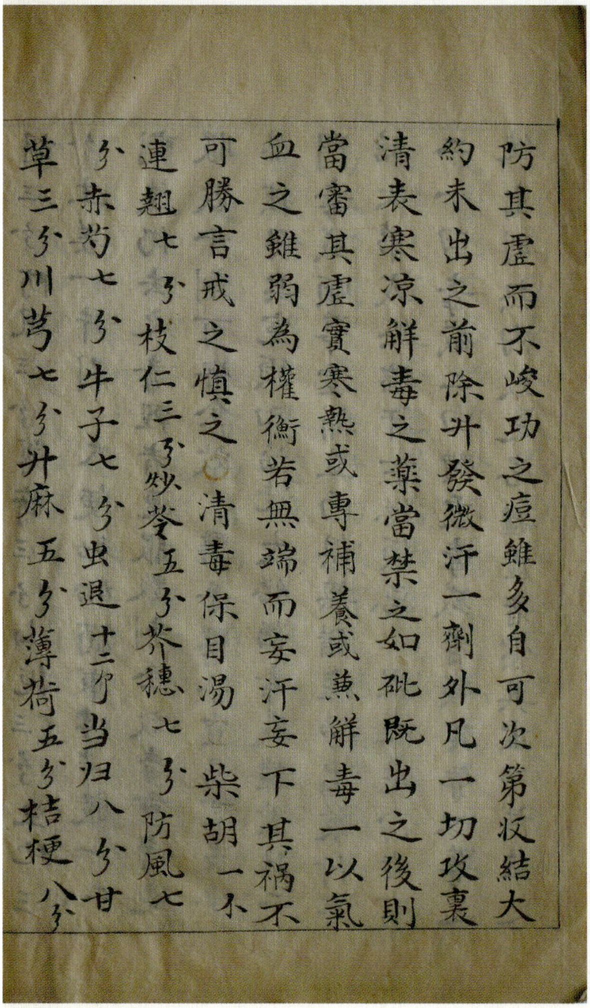

防其虛而不峻功之痘雖多自可次第收結大約未出之前除升發微汗一劑外凡一切攻裏清表寒涼解毒之藥當禁之如砒既出之後則當審其虛實寒熱或專補養或兼解毒一以氣血之雖弱為權衡若無端而妄汗妄下其禍不可勝言戒之慎之 清毒保目湯 柴胡一个連翹七分枝仁三分炒苓五分芥穗七分防風七分赤芍七分牛子七分虫退十二个当归八分甘草三分川芎七分升麻五分薄荷五分桔梗八分

防其虚，而不峻攻[1]之，痘虽多自可次第收结。大约未出之前，除升发微汗一剂外，凡一切攻里清表、寒凉解毒之药，当禁之如砒。既出之后，则当审其虚实寒热，或专补养，或兼解毒，一以气血之虽弱为权衡，若无端而妄汗妄下，其祸不可胜言。戒之慎之。

清毒保目汤　柴胡一钱，连翘七分，栀仁三分，炒芩[2]五分，芥穗七分，防风七分，赤芍七分，牛子七分，虫蜕十二个，当归八分，甘草三分，川芎七分，升麻五分，薄荷五分，桔梗八分，

1 攻：原作“功”，误，据文义改。
2 芩：原作“苓”，据《痘疹传心录》卷十九改。

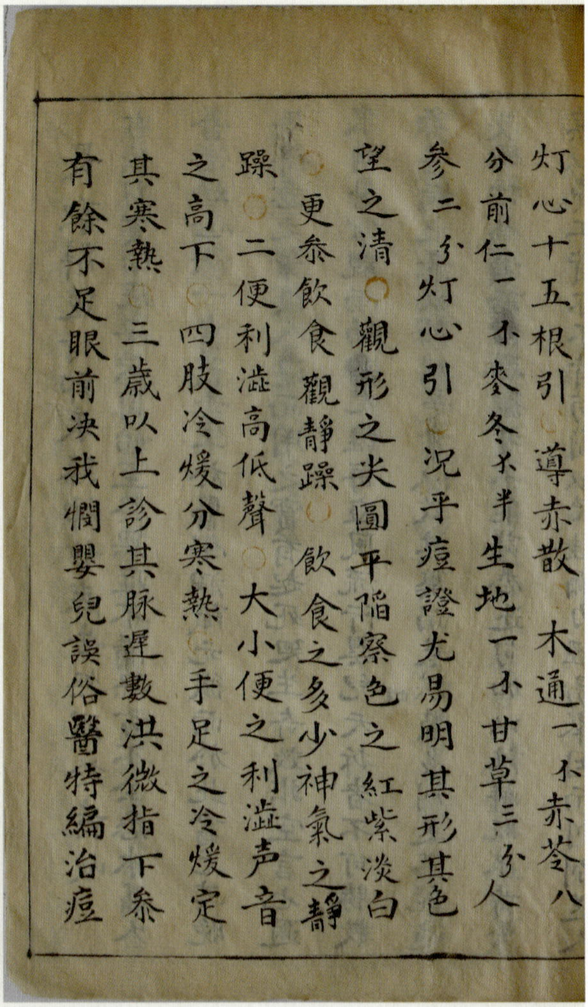
灯心十五根引　導赤散　木通一钱赤苓八
分前仁一钱麥冬钱半生地一钱甘草三分人
参二分灯心引　況乎痘證尤易明其形其色
望之清　觀形之尖圓平陷察色之紅紫淡白
更參飲食觀靜躁　飲食之多少神氣之靜
躁　二便利澁高低聲　大小便之利澁声音
之高下　四肢冷煖分寒熱　手足之冷煖定
其寒熱　三歲以上診其脉遲數洪微指下參
有餘不足眼前决我憫嬰兒誤俗醫特編治痘

灯心十五根引。

导赤散　木通一钱，赤苓八分，前仁一钱，麦冬钱半，生地一钱，甘草三分，人参二分，灯心引。

况乎痘证尤易明，其形其色望之清。

观形之尖圆平陷，察色之红紫淡白。

更参饮食观静躁，

饮食之多少，神气之静躁。

二便利涩高低声。

大小便之利涩，声音之高下。

四肢冷暖分寒热，

手足之冷暖，定其寒热。

三岁以上诊其脉。

迟数洪微指下参，有余不足眼前决。

我悯婴儿误俗医，特编治痘

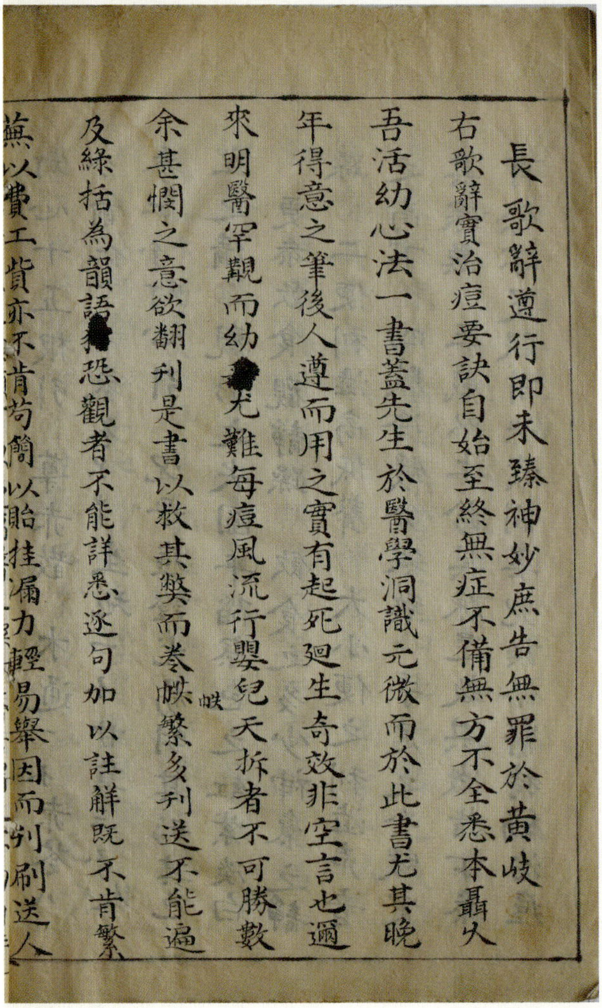

长歌辞。

遵行即未臻神妙，庶告无罪于黄岐。

上歌辞实治痘要诀，自始至终无症不备，无方不全，悉本聂久吾[1]《活幼心法》一书。盖先生于医学洞识元微，而于此书尤其晚年得意之笔，后人遵而用之，实有起死回生奇效，非空言也。迩来明医罕觏，而幼科尤难。每痘风流行，婴儿夭折[2]者不可胜数，余甚悯之，意欲翻刊是书，以救其弊。而卷帙繁多，刊送不能遍及，缘括为韵语，犹恐观者不能详悉，逐句加以注解，既不肯繁芜以费工赀，亦不肯苟简以贻挂漏，力轻易举，因而刊刷送人。

1 聂久吾：即明代医家聂尚恒，见前注。
2 折：原作“拆”，误，据文义改。

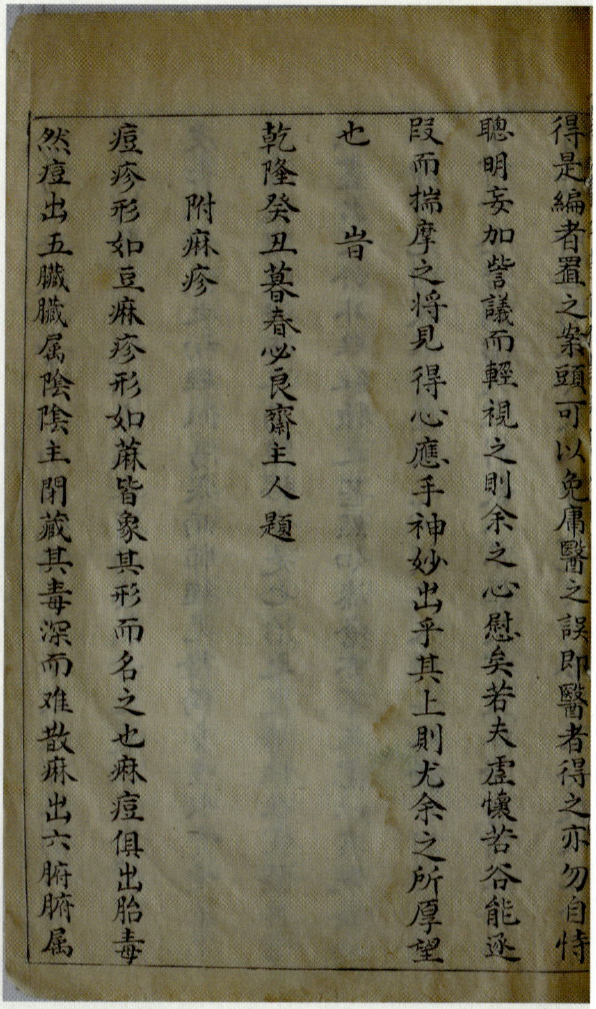

得是編者置之案頭可以免庸醫之誤即醫者得之亦勿自恃
聰明妄加訾議而輕視之則余之心慰矣若夫虛懷若谷能逐
段而揣摩之將見得心應手神妙出乎其上則尤余之所厚望
也 旹
乾隆癸丑暮春必良齋主人題
附麻疹
痘疹形如豆麻疹形如蔴皆象其形而名之也麻痘俱出胎毒
然痘出五臟臟屬陰陰主閉藏其毒深而难散麻出六腑腑屬

得是编者置之案头，可以免庸医之误。即医者得之，亦勿自恃聪明，妄加訾议而轻视之。则余之心慰矣。若夫虚怀若谷，能逐段而揣摩之，将见得心应手，神妙出乎其上，则尤余之所厚望也。

时乾隆癸丑[1]暮春必良斋主人题

附麻疹

痘疹形如豆，麻疹形如麻，皆象其形而名之也。麻痘俱出胎毒，然痘出五脏，脏属阴，阴主闭藏，其毒深而难散。麻出六腑，腑属

1 乾隆癸丑：必良斋主人自题“乾隆癸丑”为乾隆五十八年（1793），现存《痘疹心法歌决》版本为清道光十年（1830）刻本。故抄写所自、抄写是否出自一人之手皆待进一步考证。

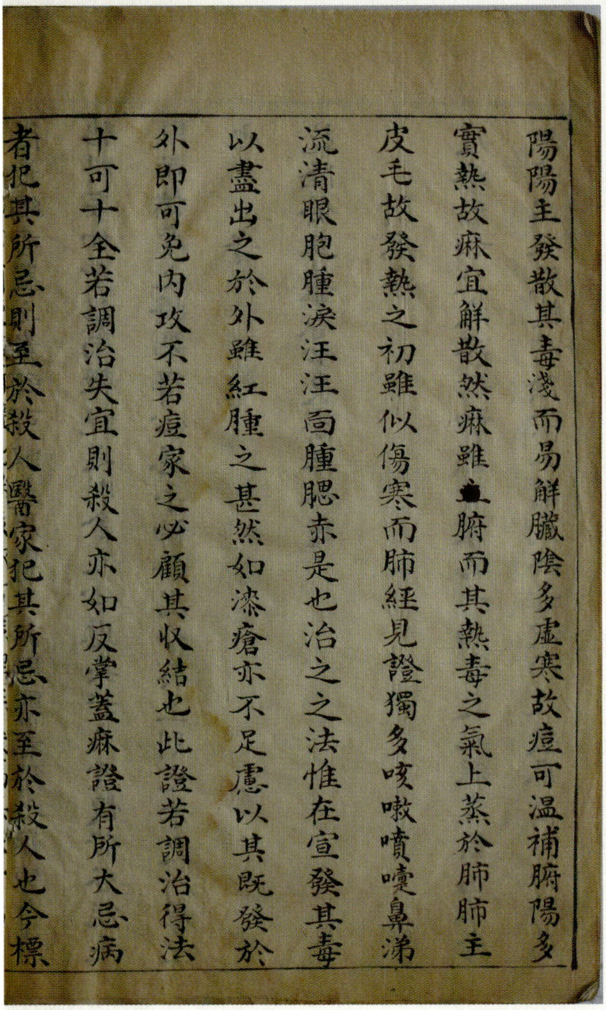
陽陽主發散其毒淺而易解臟陰多虚寒故痘可温補腑陽多實熱故麻宜解散然麻雖主腑而其熱毒之氣上蒸於肺肺主皮毛故發熱之初雖似傷寒而肺經見證獨多咳嗽噴嚏鼻涕流清眼胞腫淚汪汪面腫腮赤是也治之之法惟在宣發其毒以盡出之於外雖紅腫之甚然如漆瘡亦不足慮以其既發於外即可免内攻不若痘家之必顧其收結也此證若調治得法十可十全若調治失宜則殺人亦如反掌蓋麻證有所大忌病者犯其所忌則至於殺人醫家犯其所忌亦至於殺人也今標

阳，阳主发散，其毒浅而易解。脏阴多虚寒，故痘可温补。腑阳多实热，故麻宜解散。然麻虽主腑，而其热毒之气上蒸于肺，肺主皮毛，故发热之初，虽似伤寒，而肺经见证独多，咳嗽、喷嚏、鼻涕流清、眼胞肿、泪汪汪、面肿腮赤是也。治之之法，惟在宣发其毒，以尽出之于外。虽红肿之甚，然如漆疮亦不足虑，以其既发于外，即可免内攻，不若痘家之必顾其收结也。此证若调治得法，十可十全。若调治失宜，则杀人亦如反掌。盖麻证有所大忌，病者犯其所忌则至于杀人，医家犯其所忌亦至于杀人也。今标

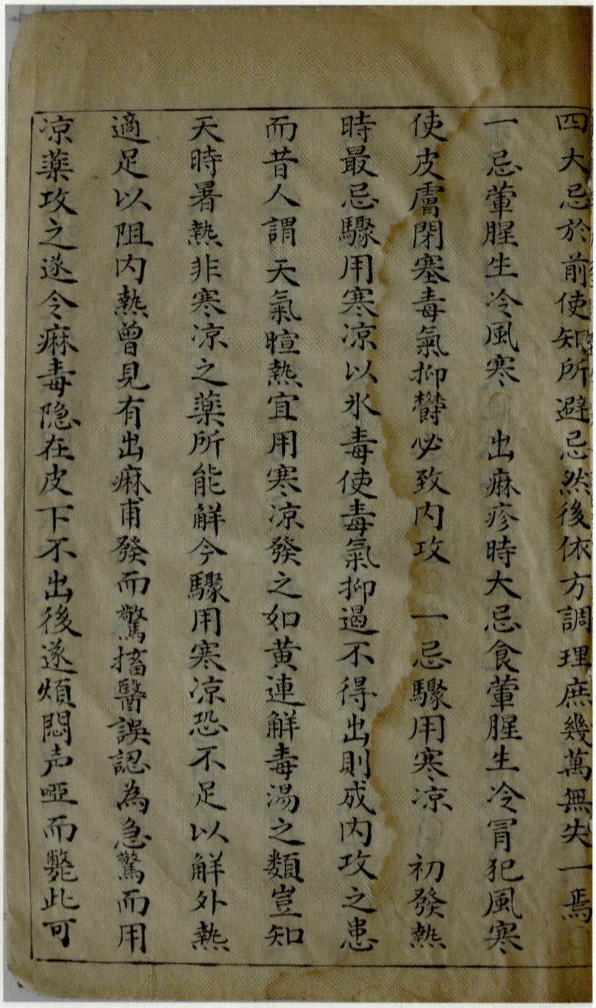
四大忌於前使知所避忌然後依方調理庶幾萬無失一焉
一忌葷腥生冷風寒　出麻疹時大忌食葷腥生冷冒犯風寒
使皮膚閉塞毒氣抑欝必致内攻　一忌驟用寒凉　初發熱
時最忌驟用寒凉以氷毒使毒氣抑遏不得出則成内攻之患
而昔人謂天氣暄熱宜用寒凉發之如黄連解毒湯之類豈知
天時暑熱非寒凉之藥所能解今驟用寒凉恐不足以解外熱
適足以阻内熱曾見有出麻甫發而驚搐醫誤認為急驚而用
凉藥攻之遂令麻毒隐在皮下不出後遂煩悶声啞而斃此可

四大忌于前，使知所避忌，然后依方调理，庶几万无一失焉。

一忌荤腥生冷风寒。出麻疹时大忌食荤腥生冷、冒犯风寒，使皮肤闭塞，毒气抑郁，必致内攻。

一忌骤用寒凉。初发热时最忌骤用寒凉以冰毒，使毒气抑遏不得出，则成内攻之患。而昔人谓天气暄热宜用寒凉发之，如黄连解毒汤之类。岂知天时暑热非寒凉之药所能解，今骤用寒凉，恐不足以解外热，适足以阻内热。曾见有出麻甫发而惊搐，医误认为急惊而用凉药攻之，遂令麻毒隐在皮下不出，后遂烦闷声哑而毙。此可

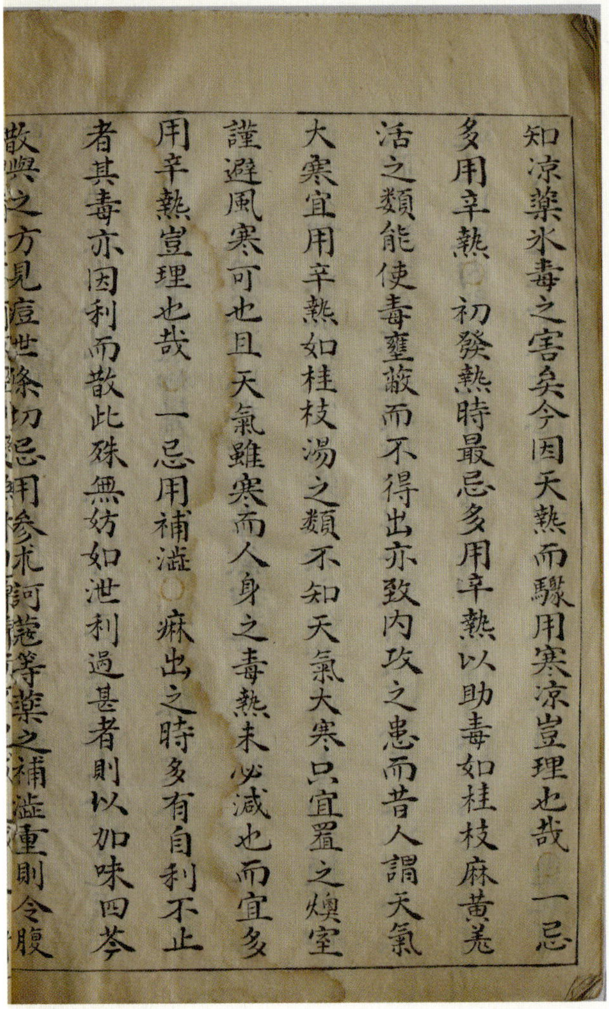

知凉药冰毒之害矣。今因天热而骤用寒凉，岂理也哉。

一忌多用辛热。初发热时最忌多用辛热以助毒，如桂枝、麻黄、羌活之类，能使毒壅蔽而不得出，亦致内攻之患。而昔人谓天气大寒宜用辛热，如桂枝汤之类，不知天气大寒只宜置之燠室，谨避风寒可也。且天气虽寒，而人身之毒热未必减也，而宜多用辛热，岂理也哉。

一忌用补涩。麻出之时多有自利不止者，其毒亦因利而散，此殊无妨。如泄利过甚者，则以加味四苓[1]散与之，方见痘泄条，切忌用参、术、诃、蔻等药之补涩，重则令腹

1 苓：原作“芩”，据文义改。

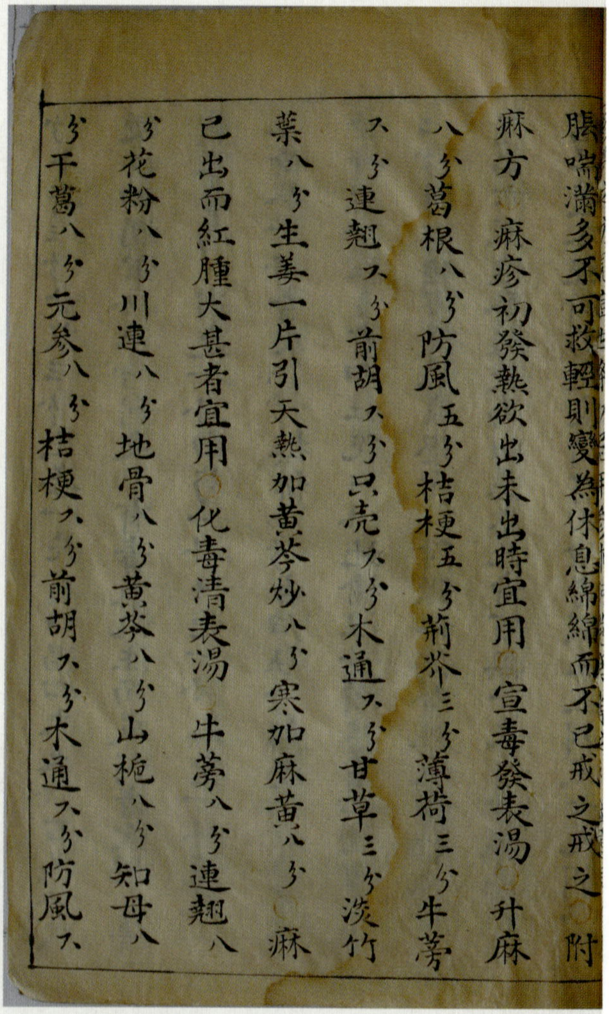

脹喘滿多不可救輕則變為休息綿綿而不已戒之戒之○附
麻方○麻疹初發熱欲出未出時宜用○宣毒發表湯○升麻
八分葛根八分防風五分桔梗五分荊芥三分薄荷三分牛蒡
四分連翹四分前胡四分只壳四分木通四分甘草三分淡竹
葉八分生姜一片引天熱加黃芩炒八分寒加麻黃八分○麻
已出而紅腫大甚者宜用○化毒清表湯○牛蒡八分連翹八
分花粉八分川連八分地骨八分黃芩八分山梔八分知母八
分干葛八分元参八分桔梗四分前胡四分木通四分防風四

胀喘满，多不可救，轻则变为休息[1]绵绵而不已。戒之戒之。

附麻方

麻疹初发热欲出未出时，宜用宣毒发表汤。

升麻八分，葛根八分，防风五分，桔梗五分，荆芥三分，薄荷三分，牛蒡四分，连翘四分，前胡四分，枳壳四分，木通四分，甘草三分，淡竹叶八分，生姜一片引。天热加黄芩炒八分，寒加麻黄八分。

麻已出而红肿大甚者，宜用化毒清表汤。

牛蒡八分，连翘八分，花粉八分，川连八分，地骨八分，黄芩八分，山栀八分，知母八分，干葛八分，元参八分，桔梗四分，前胡四分，木通四分，防风四

1 休息：即休息痢。

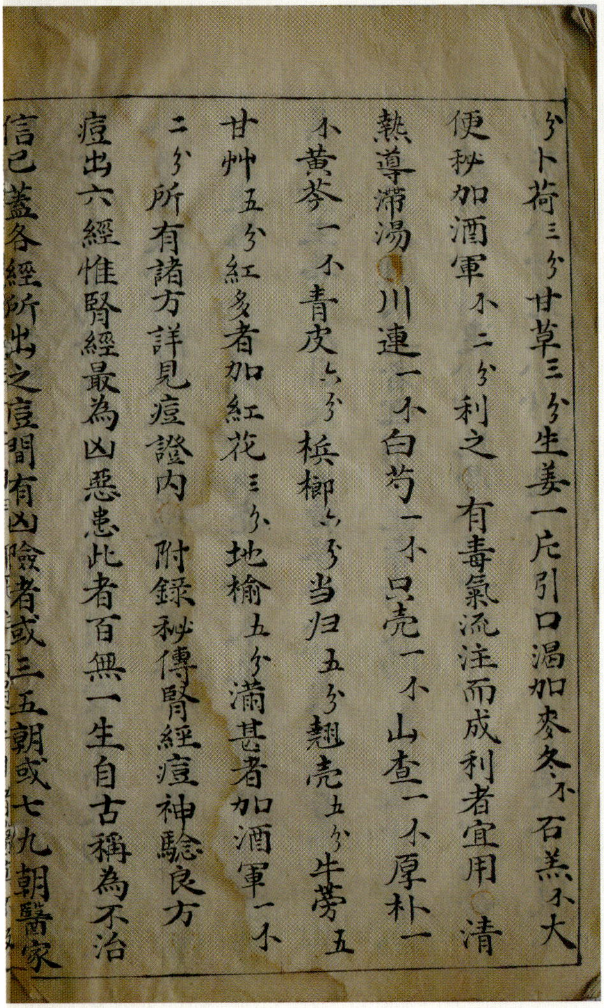
分卜荷三分甘草三分生姜一片引口渴加麥冬一钱石羔一钱大
便秘加酒軍一钱二分利之　有毒氣流注而成利者宜用　清
熱導滯湯　川連一钱白芍一钱只壳一钱山查一钱厚朴一
钱黄芩一钱青皮六分梹榔六分当归五分翹壳五分牛蒡五
甘艸五分紅多者加紅花三分地榆五分滿甚者加酒軍一钱
二分所有諸方詳見痘證內　附錄秘傳腎經痘神驗良方
痘出六經惟腎經最為凶惡患此者百無一生自古稱為不治
信已蓋各經所出之痘間有凶險者或三五朝或七九朝醫家

分，薄荷三分，甘草三分，生姜一片引。口渴，加麦冬一钱，石膏一钱；大便，秘加酒军一钱二分，利之。

有毒气流注而成利者，宜用清热导滞汤。

川连一钱，白芍一钱，枳壳一钱，山楂一钱，厚朴一钱，黄芩一钱，青皮六分，槟榔六分，当归五分，翘壳五分，牛蒡五分[1]，甘草五分。红多者，加红花三分，地榆五分；满甚者，加酒军一钱二分。

所有诸方详见痘证内。

附录：秘传肾经痘神验良方

痘出六经，惟肾经最为凶恶，此者百无一生，自古称为不治。信已[2]。盖各经所出之痘，间有凶险者，或三五朝，或七九朝，医家

1 分：原脱剂量，据《中国医学大成》补。
2 已：通“矣”。

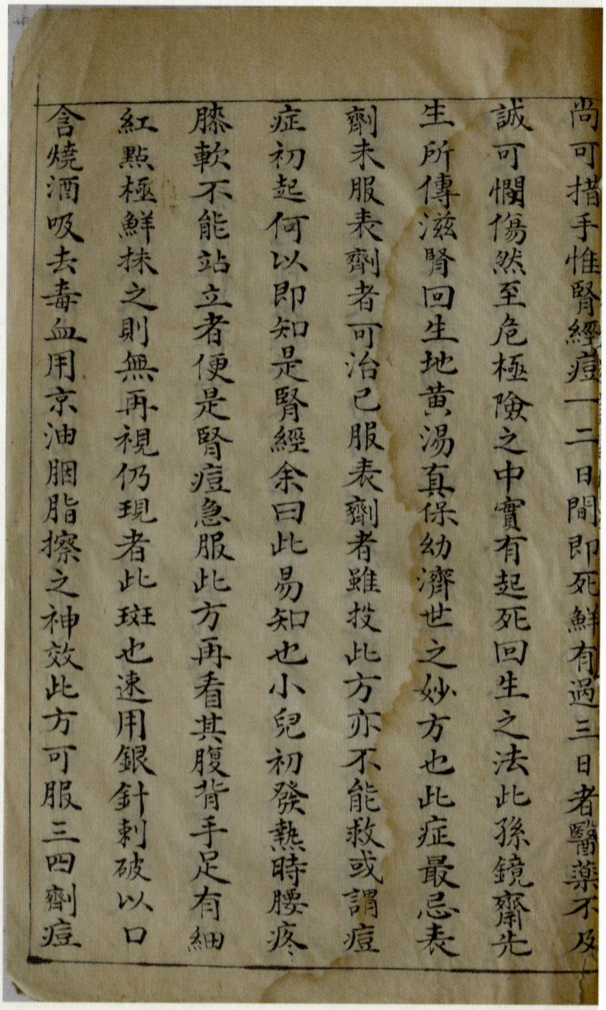

尚可措手惟腎經痘一二日間即死鮮有過三日者醫藥不及
誠可憫傷然至危極險之中實有起死回生之法此孫鏡齋先
生所傳滋腎回生地黃湯真保幼濟世之妙方也此症最忌表
劑未服表劑者可治已服表劑者雖投此方亦不能救或謂痘
症初起何以即知是腎經余曰此易知也小兒初發熱時腰疼
膝軟不能站立者便是腎痘急服此方再看其腹背手足有細
紅點極鮮抹之則無再視仍現者此斑也速用銀針刺破以口
含燒酒吸去毒血用京油胭脂擦之神效此方可服三四劑痘

尚可措手。惟肾经痘，一二日间即死，鲜有过三日者，医药不及，诚可悯伤。然至危极险之中，实有起死回生之法，此孙镜斋先生所传滋肾回生地黄汤，真保幼济世之妙方也。此症最忌表剂，未服表剂者可治，已服表剂者虽投此方亦不能救。或谓痘症初起何以即知是肾经？余曰：此易知也。小儿初发热时腰疼膝软、不能站立者便是肾痘，急服此方。再看其腹背手足有细红点极鲜，抹之则无，再视仍现者，此斑也。速用银针刺破，以口含烧酒吸去毒血，用京油胭脂擦之，神效。此方可服三四剂，痘

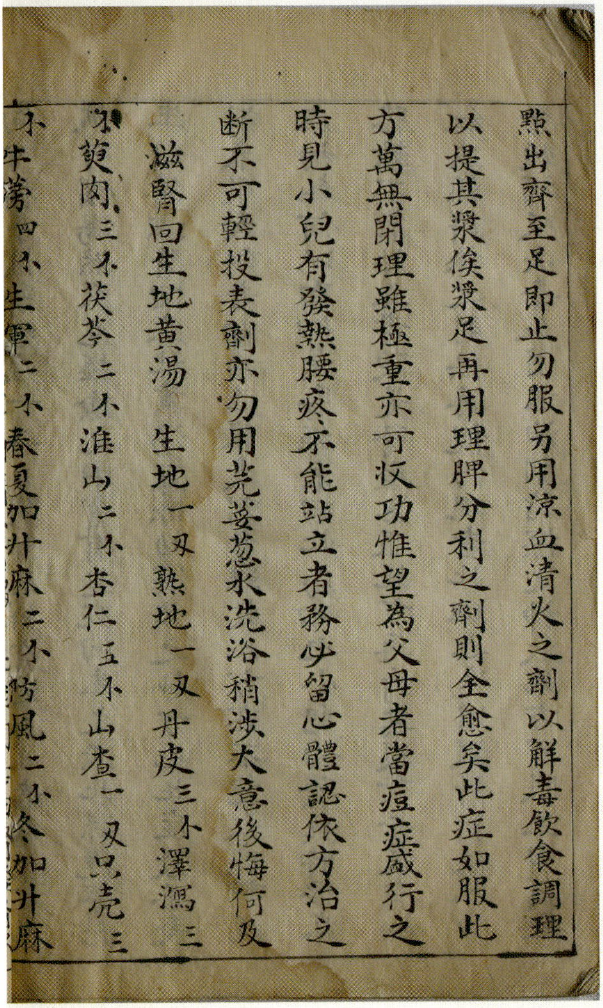

点出齐至足即止勿服。另用凉血清火之剂以解毒，饮食调理以提其浆，俟浆足再用理脾分利之剂，则全愈矣。此症如服此方，万无闭理，虽极重亦可收功。惟望为父母者当痘症盛行之时，见小儿有发热腰疼不能站立者，务必留心体认，依方治之，断不可轻投表剂，亦勿用芫荽葱水洗浴，稍涉大意，后悔何及。

滋肾回生地黄汤

生地一两，熟地一两，丹皮三钱，泽泻三钱，萸肉三钱，茯苓二钱，淮山二钱，杏仁五钱，山楂一两，枳壳三钱，牛蒡四钱，生军二钱。春夏，加升麻二钱，防风二钱；冬加升麻

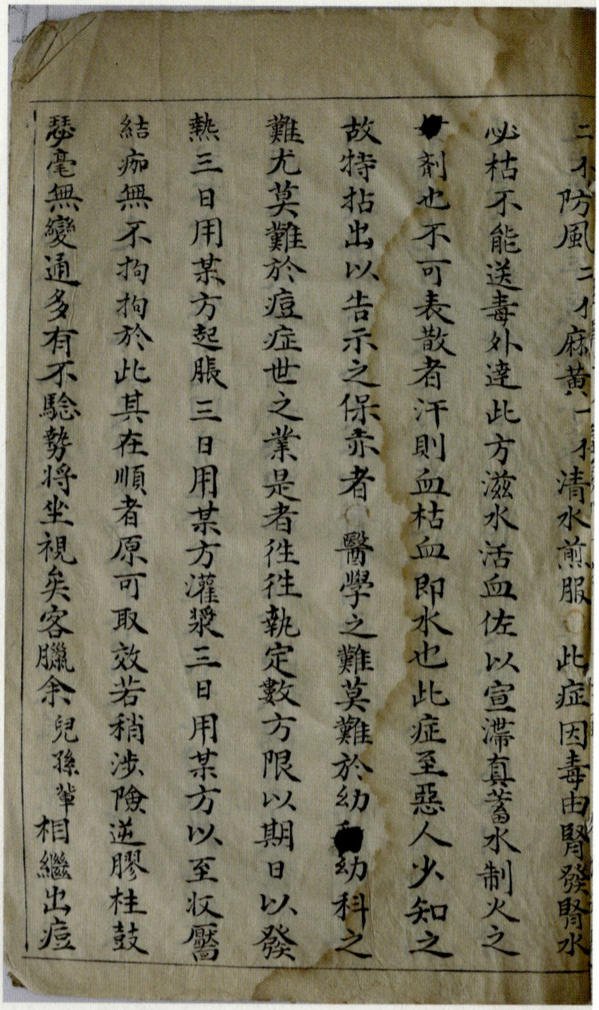
二錢防風二錢麻黃一錢清水煎服〇此症因毒由腎發腎水
必枯不能送毒外達此方滋水活血佐以宣滯真蓄水制火之
妙剂也不可表散者汗則血枯血即水也此症至惡人少知之
故特拈出以告示之保赤者〇醫學之難莫難於幼科幼科之
難尤莫難於痘症世之業是者往往執定數方限以期日以發
熱三日用某方起脹三日用某方灌漿三日用某方以至收靨
結痂無不拘拘於此其在順者原可取效若稍涉險逆膠柱鼓
瑟毫無變通多有不驗勢將坐視矣客臘余兒孫輩相繼出痘

二钱，防风二钱，麻黄一钱。清水煎服。

此症因毒由肾发，肾水必枯不能送毒外达，此方滋水活血，佐以宣滞，真蓄水制火之妙剂也。不可表散者，汗则血枯，血即水也。此症至恶，人少知之，故特拈出以告示之保赤者。

医学之难，莫难于幼科，幼科之难，尤莫难于痘症。世之业是者，往往执定数方，限以期日，以发热三日用某方，起胀三日用某方，灌浆三日用某方，以至收靥结痂无不拘拘于此，其在顺者原可取效，若稍涉险逆，胶柱鼓瑟，毫无变通，多有不验，势将坐视矣。客腊[1]余儿孙辈相继出痘，

1 客腊：即去年腊月，客，过去的。

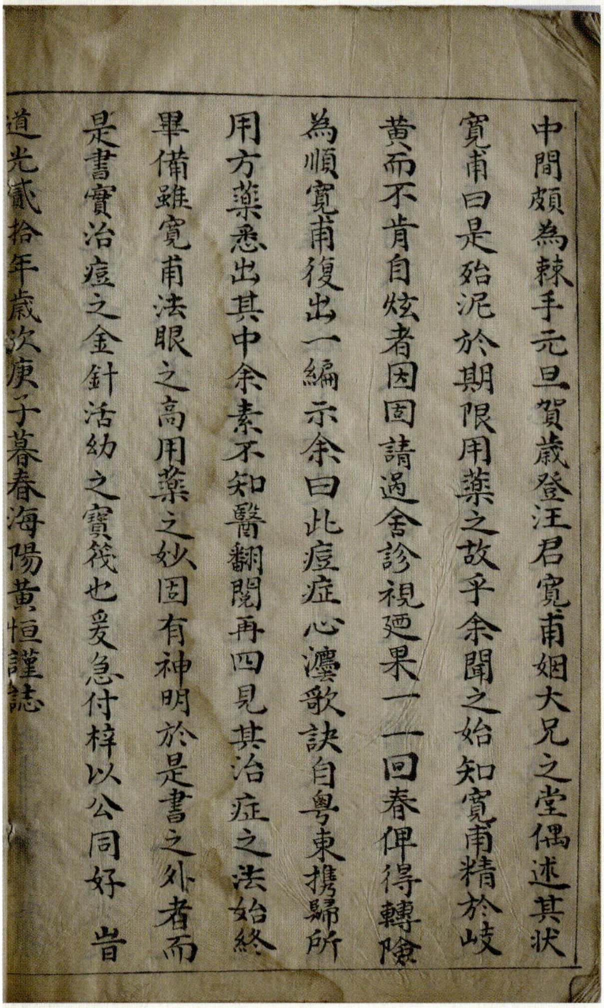

中間頗為棘手元旦賀歲登汪君寬甫姻大兄之堂偶述其狀
寬甫曰是殆泥於期限用藥之故乎余聞之始知寬甫精於岐
黃而不肯自炫者因固請過舍診視廼果一一回春俾得轉險
為順寬甫復出一編示余曰此痘症心灋歌訣自粵東携歸所
用方藥悉出其中余素不知醫翻閱再四見其治症之法始終
畢備雖寬甫法眼之高用藥之妙固有神明於是書之外者而
是書實治痘之金針活幼之寶筏也爰急付梓以公同好　旹
道光貳拾年歲次庚子暮春海陽黃恒謹誌

中间颇为棘手。元旦贺岁，登汪君宽甫姻大兄之堂，偶述其状。宽甫曰：是殆泥于期限用药之故乎？余闻之，始知宽甫精于岐黄而不肯自炫者，因固请过舍诊视，乃果一一回春。俾得转险为顺，宽甫复出一编示余曰：此《痘症心法歌诀》，自粤东携归，所用方药悉出其中。余素不知医，翻阅再四，见其治症之法，始终毕备，虽宽甫法眼之高，用药之妙，固有神明于是书之外者。而是书实治痘之金针，活幼之宝筏也。爰急付梓以公同好。

时道光二十年[1]岁次庚子暮春海阳黄恒谨志

1 道光二十年：此署款时间，提示本册后段为黄恒所抄写。

本草择方辑要

清·佚　名　辑
刘春华　曹振瑜　贾世强　整理

扫码观看本册视频简介

《本草择方辑要》校注说明

《本草择方辑要》是清末手抄验方，抄者不详。据《中国中医古籍总目》所载，本书属于孤本，现藏于山东中医药大学图书馆。该书共一册，书页高 17.9 厘米，宽 13.1 厘米。

本次整理以山东中医药大学图书馆所藏孤本《本草择方辑要》为底本，以馆藏清同治十一年（1873）刻本《本草纲目》为他校本。具体处理方法如下。

一、原书繁体竖排，今改为简体横排。采用现代标点方法，对原书进行句读。

二、凡底本中属于一般笔画之误或显系因写刻致误的错字，予以径改，不出校记，如『灸』误作『炙』，『白癜风』误作『白颠风』，『百草霜』误作『百叶霜』等。

三、通假字出校说明，征引书证说明通假关系。异体字、古今字、俗写字，统一以通用简化字律齐，不出校记，特别是药名俗写如『硃砂』径改为『朱砂』，『肉豆叩』径改为『肉豆蔻』，『太阴玄晶石』径改为『太阴玄精石』，『牛夕』径改为『牛膝』，『萆麻』径改为『蓖麻』，『蔴油』径改为『麻油』，『姜蚕』径改为『僵蚕』，『牡力』径改为『牡蛎』，『乌枚肉』径改为『乌梅肉』，『仙灵皮』径改为『仙灵脾』，『白微』径改为『白薇』，『力芦』径改为『藜芦』，『射香』径改为『麝香』等。

四、显系底本误、脱、衍、倒者予以勘正，并出校说明。

五、书中少数疑难名词术语或生僻字词，酌予简要注释。

六、原书注释小字，根据情况，统一作小一字号处理。

七、原书引用文字只校义理，不校引文与原作是否一致。

《本草择方辑要》简介

《本草择方辑要》是清末抄本，抄者不详。

据《中国中医古籍总目》，本书属于孤本，现藏于山东中医药大学图书馆。此书主要辑选了明代李时珍《本草纲目》中的部分中药的药性、主治和加减应用，另少部分的民间验方，共353味中药，691种病症，涵盖了内科、外科、妇科、儿科、眼科、皮肤科、五官科。

该书对每一味中药都详细介绍了其异名、药性和各种适应证及服用方法，如『射干』，异名『乌扇、凤翼、扁竹根、仙人掌』，药性『根苦、平、有毒』，主治『喉痹不通。射干一钱，黄芩、甘草、桔梗各五分，煎服。』所辑选的中药项目下的主治病症，少则一种病症，多则二十多种，如『附子』这味中药，在其项下列出22种主治病症，包括内科、外科、妇科、儿科和五官科，实用范围广。另外该书对于所辑选的中药大多是老百姓在日常生活中能够容易得到，在遇到疾病时能立即找到，而并非名贵的药品。像『蒲公英』『白瓷器』『滑石』『芍药』等，还有一部分是日常生活中经常用到的食品和调味品，如『小麦』『稻』『绿豆』『饴糖』『醋』『酒』等，其中在『酒』的项目下列出了可以治疗的七种疾病。

本书的主要价值在于辑选了一些值得推广和常备的应急验方，大多是日常经常遇到的病症，充分体现了中医验方简便廉验的特色，具有极大的开发研究价值。

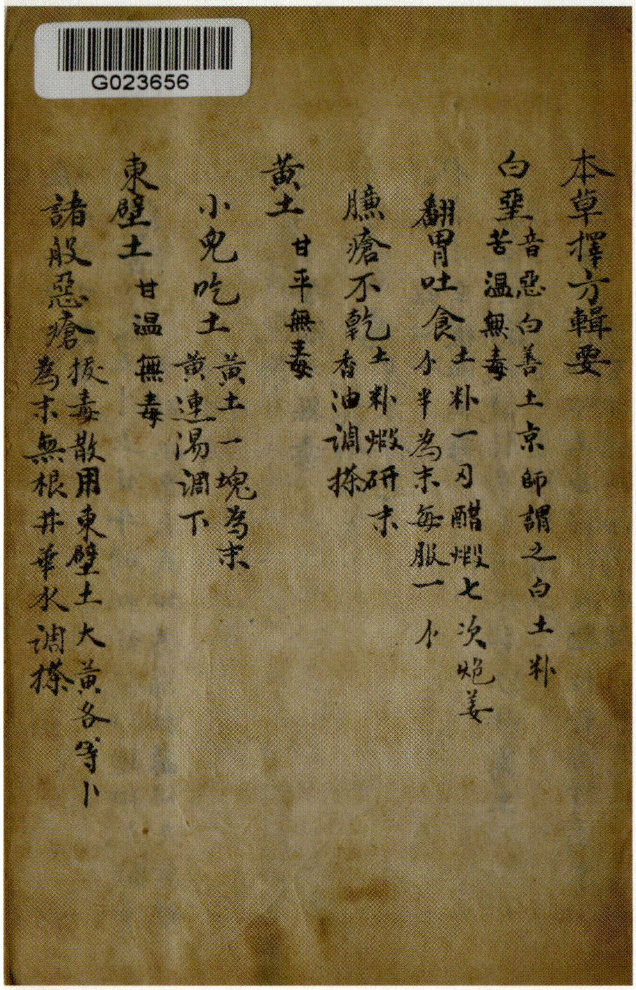

本草择方辑要

白垩音恶　白善土，京师谓之白土粉

苦，温，无毒。

翻胃吐食　土粉一两，醋煅七次，炮姜钱半，为末，每服一钱。

臁疮不干　土粉（煅），研末，香油调搽。

黄土

甘，平，无毒。

小儿吃土　黄土一块为末，黄连汤调下。

东壁土

甘，温，无毒。

诸般恶疮　拔毒散：用东壁土、大黄各等分，为末，无根井华水调搽。

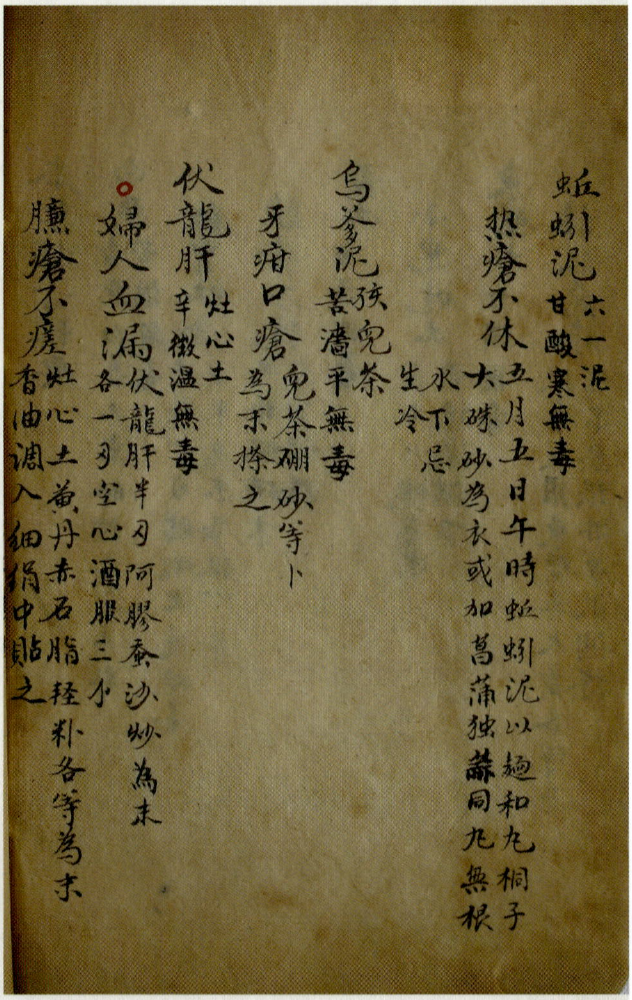
蚯蚓泥 六一泥
甘酸寒無毒
熱瘡不休 五月五日午時蚯蚓泥以麵和丸桐子大硃砂為衣或加菖蒲獨蒜同丸無根水下忌生冷
烏爹泥 孩兒茶
苦濇平無毒
牙疳口瘡 兒茶硼砂等分為末搽之
伏龍肝 灶心土
辛微温無毒
婦人血漏 伏龍肝半兩阿膠蚕沙炒為末各一兩空心酒服三錢
臁瘡不瘥 灶心土黄丹赤石脂軽粉各等為末香油調入細絹中貼之

蚯蚓泥六一泥

甘、酸，寒，无毒。

热疮不休　五月五日午时，蚯蚓泥以面和丸，桐子大，朱砂为衣；或加菖蒲、独蒜同丸，无根水下。忌生、冷。

乌爹泥孩儿茶

苦、涩，平，无毒。

牙疳口疮　儿茶、硼砂等分，为末，搽之。

伏龙肝灶心土

辛，微温，无毒。

妇人血漏　伏龙肝半两，阿胶、蚕沙炒为末，各一两，空心酒服三钱。

臁疮不瘥[1]　灶心土、黄丹、赤石脂、轻粉各等[2]，为末，香油调入，细绢中贴之。

1 瘥（chài）：久病初愈。

2 各等：据《本草纲目·土部》，应为“各等分”。

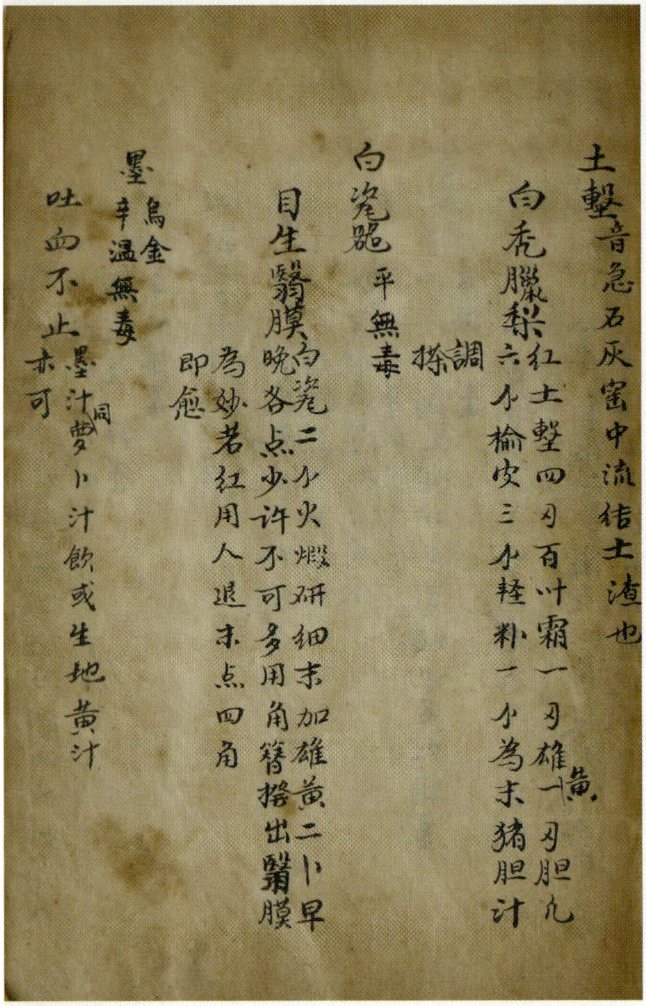

土墼音急石灰窑中流结土渣也

白秃臘梨 红土墼四两百草霜一两雄黄一两胆矾六钱榆皮三钱轻粉一钱为末猪胆汁调搽

白瓷器 平無毒

目生翳膜 白瓷二钱火煅研细末加雄黄二分早晚各点少许不可多用角簪搭出翳膜为妙若红用人退末点四角即愈

墨烏金 辛温無毒

吐血不止 墨汁同萝卜汁飲或生地黄汁亦可

土墼音急，石灰窑中流结土渣也

白秃腊梨　红土墼四两，百草霜一两，雄黄一两，胆矾六钱，榆皮三钱，轻粉一钱，为末，猪胆汁调搽。

白瓷器

平，无毒。

目生翳膜　白瓷二钱，火煅，研细末，加雄黄二分，早晚各点少许，不可多用，角簪拨出翳膜为妙。若红，用人退[1]末点四角即愈。

墨乌金

辛，温，无毒。

吐血不止　墨汁同萝卜汁饮，或生地黄汁亦可。

1 人退：头发。

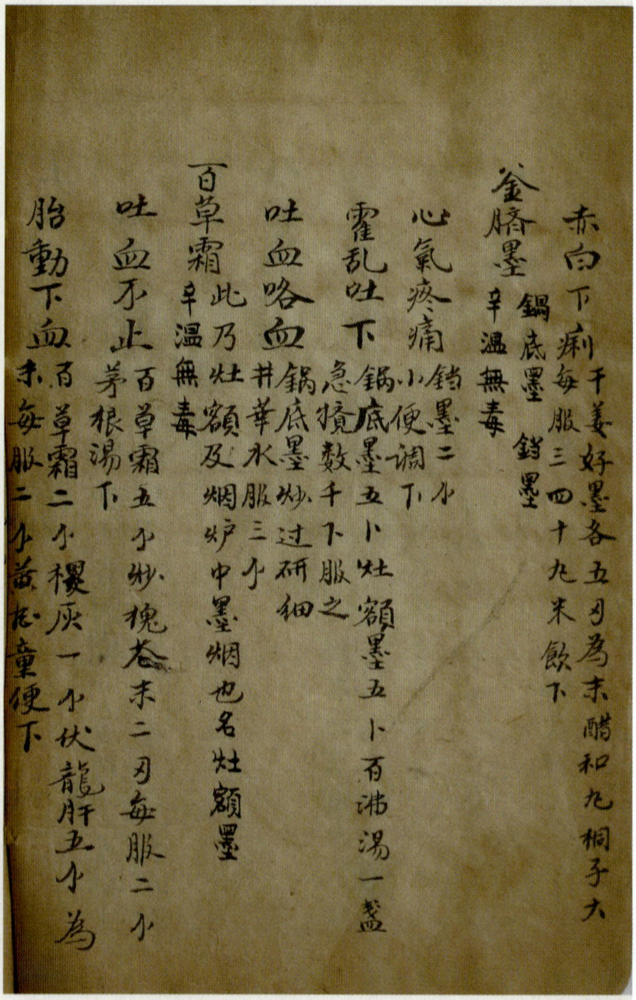
赤白下痢　干姜好墨各五两為末醋和丸桐子大每服三四十丸米飲下
釜臍墨　鍋底墨　銷墨
辛溫無毒
心氣疼痛　銷墨二錢小便調下
霍乱吐下　鍋底墨五分灶額墨五分百沸湯一盞急攪數千下服之
吐血咯血　鍋底墨炒过研细井華水服三錢
百草霜　此乃灶額及烟炉中墨烟也名灶額墨
辛溫無毒
吐血不止　百草霜五錢炒槐花末二两每服二錢茅根湯下
胎動下血　百草霜二錢棕灰一錢伏龍肝五錢為末每服二錢黃酒童便下

赤白下痢　干姜、好墨各五两，为末，醋和丸桐子大，每服三四十丸，米饮下。

釜脐墨锅底墨、销墨

辛，温，无毒。

心气疼痛　销墨二钱，小便调下。

霍乱吐下　锅底墨五分，灶额墨五分，百沸汤一盏，急搅数千下，服之。

吐血咯血　锅底墨炒过研细，井华水服三钱。

百草霜此乃灶额及烟炉中墨烟也，名灶额墨

辛，温，无毒。

吐血不止　百草霜五钱，炒槐花末二两，每服二钱，茅根汤下。

胎动下血　百草霜二钱，棕灰一钱，伏龙肝五钱，为末，每服二钱，黄酒、童便下。

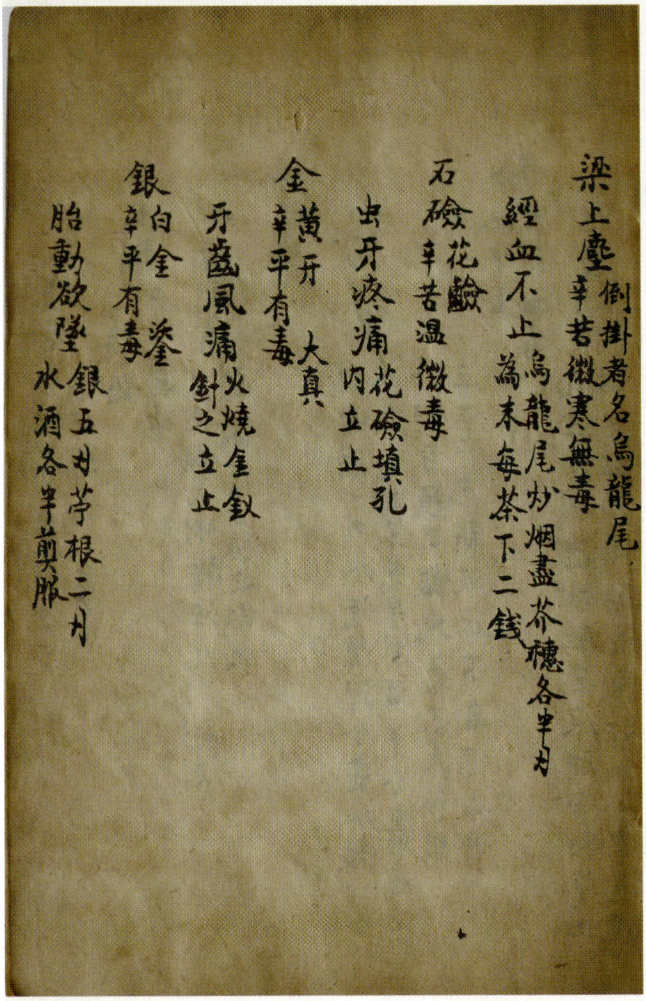

梁上塵倒掛者名烏龍尾
辛苦微寒無毒
經血不止烏龍尾炒烟盡芥穗各半両為末每茶下二錢
石硷花鹼
辛苦温微毒
虫牙疼痛花硷填孔内立止
金黄牙 大真
辛平有毒
牙齒風痛火燒金釵針之立止
銀白金 鋈
辛平有毒
胎動欲墜銀五両苧根二両水酒各半煎服

梁上尘倒挂者，名乌龙尾

辛、苦，微寒，无毒。

经血不止　乌龙尾炒烟尽、芥穗各半两，为末，每茶下二钱。

石硷花碱

辛、苦，温，微毒。

虫牙疼痛　花碱填孔内，立止。

金黄牙　大真[1]

辛，平，有毒。

牙齿风痛　火烧金钗针之，立止。

银白金　鋈

辛，平，有毒。

胎动欲坠　银五两，苎根二两，水酒各半，煎服。

1 大真：据《本草纲目·金石部》，应为“太真”。

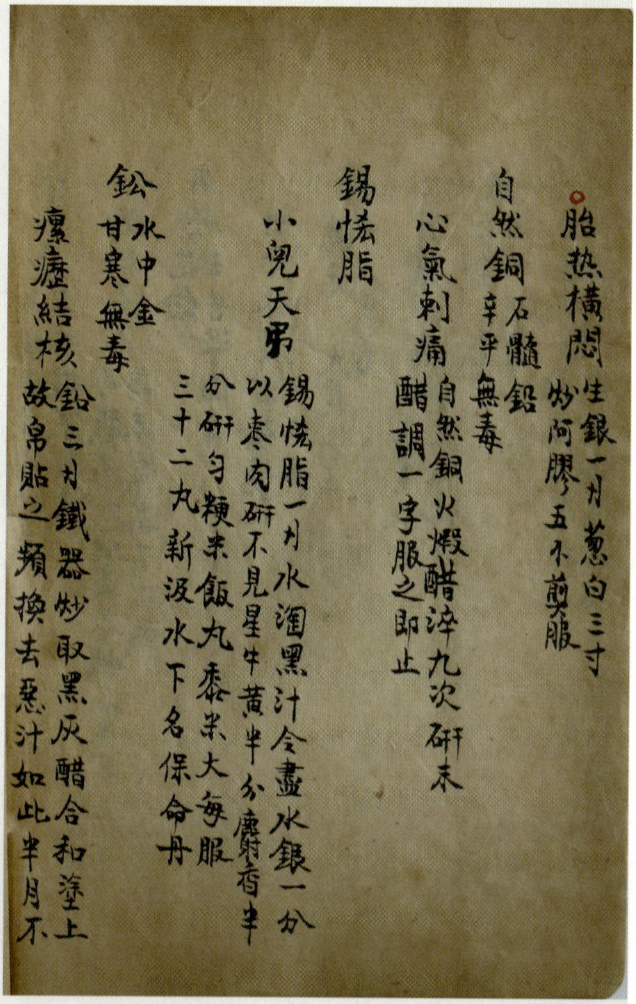
胎熱橫悶 生銀一兩葱白三寸 炒阿膠五錢煎服
自然銅 石髓鉛
辛平無毒
心氣刺痛 自然銅火煅醋淬九次研末 醋調一字服之即止
錫悋脂
小兒天吊 錫悋脂一兩水淘黑汁令盡水銀一分 以枣肉研不見星牛黄半分麝香半 分研匀粳米飯丸黍米大每服 三十二丸新汲水下名保命丹
鉛 水中金
甘寒無毒
瘰癧結核 鉛三兩鐵器炒取黑灰醋合和塗上 故帛貼之頻換去惡汁如此半月不

胎热横闷　生银一两，葱白三寸，炒阿胶五钱，煎服。

自然铜石髓铅

辛，平，无毒。

心气刺痛　自然铜火煅，醋淬九次，研末，醋调，一字[1]服之，即止。

锡吝脂

小儿天吊　锡吝脂一两，水淘黑汁令尽，水银一分，以枣肉研不见星，牛黄半分，麝香半分，研匀，粳米饭丸，黍米大。每服三十二丸，新汲水下，名保命丹。

铅水中金

甘，寒，无毒。

瘰疬结核　铅三两，铁器炒，取黑灰，醋合和涂上，故帛贴之，频换去恶汁，如此半月不

1 一字：古代用铜钱量取药末，占铜钱上一个字的容量。

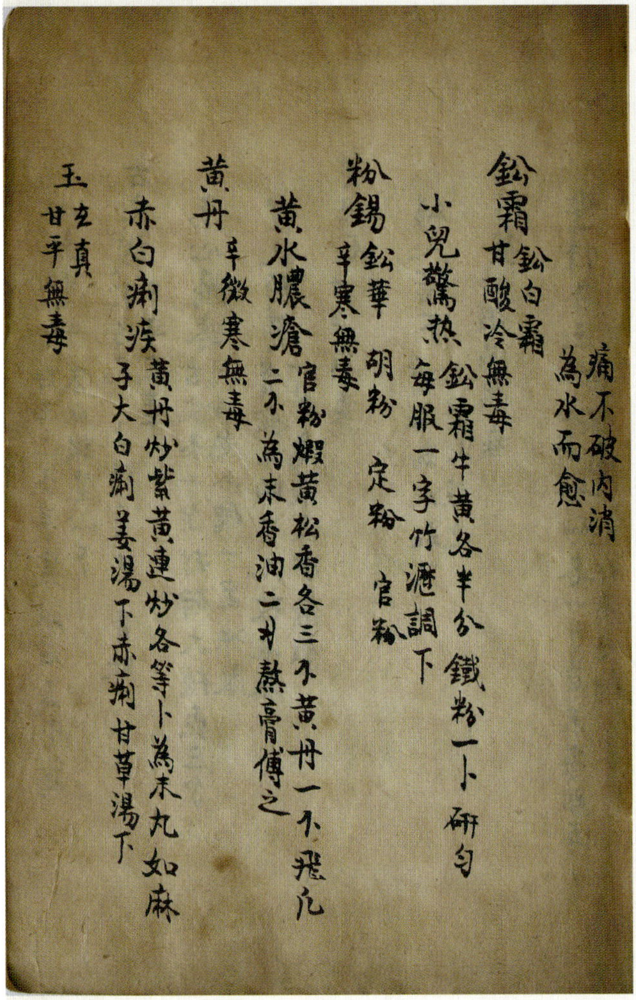
痛不破内消
為水而愈
鉛霜鉛白霜
甘酸冷無毒
小兒驚熱 鉛霜牛黃各半分鐵粉一卜 研匀
每服一字竹瀝調下
粉錫 鉛華 胡粉 定粉 官粉
辛寒無毒
黃水膿瘡 官粉煆黃松香各三卜黃丹一卜飛凡
二卜為末香油二两熬膏傅之
黃丹
辛微寒無毒
赤白痢疾 黃丹炒紫黃連炒各等卜為末丸如麻
子大白痢姜湯下赤痢甘草湯下
玉 玄真
甘平無毒

痛不破，内消为水而愈。

铅霜铅白霜

甘、酸，冷，无毒。

小儿惊热　铅霜、牛黄各半分，铁粉一分，研匀。每服一字，竹沥调下。

粉锡铅华　胡粉　定粉　官粉

辛，寒，无毒。

黄水脓疮　官粉（煅黄）、松香各三钱，黄丹一钱，飞矾二钱，为末，香油二两，熬膏敷之。

黄丹

辛，微寒，无毒。

赤白痢疾　黄丹（炒紫）、黄连（炒）各等分，为末，丸如麻子大。白痢，姜汤下；赤痢，甘草汤下。

玉玄真

甘，平，无毒。

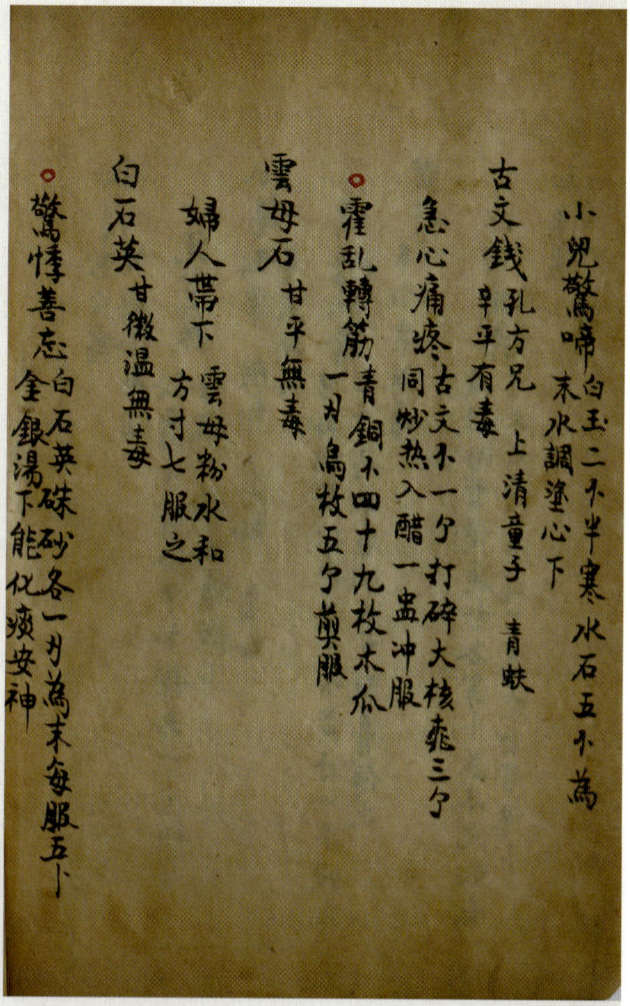
小兒驚啼 白玉二錢半寒水石五錢為末水調塗心下
古文錢 孔方兄 上清童子 青蚨
辛平有毒
急心痛疼 古文錢一个打碎大核棗三个同炒热入醋一盅冲服
○霍乱轉筋 青銅錢四十九枚木瓜一兩烏梅五个煎服
雲母石 甘平無毒
婦人帶下 雲母粉水和方寸七服之
白石英 甘微温無毒
○驚悸善忘 白石英硃砂各一兩為末每服五分金銀湯下能化痰安神

小儿惊啼　白玉二钱半，寒水石五钱，为末，水调涂心下。

古文钱孔方兄　上清童子　青蚨

辛，平，有毒。

急心痛疼　古文钱一个打碎，大核枣三个，同炒热，入醋一盅冲服。

霍乱转筋　青铜钱四十九枚，木瓜一两，乌梅五个，煎服。

云母石

甘，平，无毒。

妇人带下　云母粉水和，方寸匕服之。

白石英

甘，微温，无毒。

惊悸善忘　白石英、朱砂各一两，为末，每服五分，金银汤下，能化痰安神。

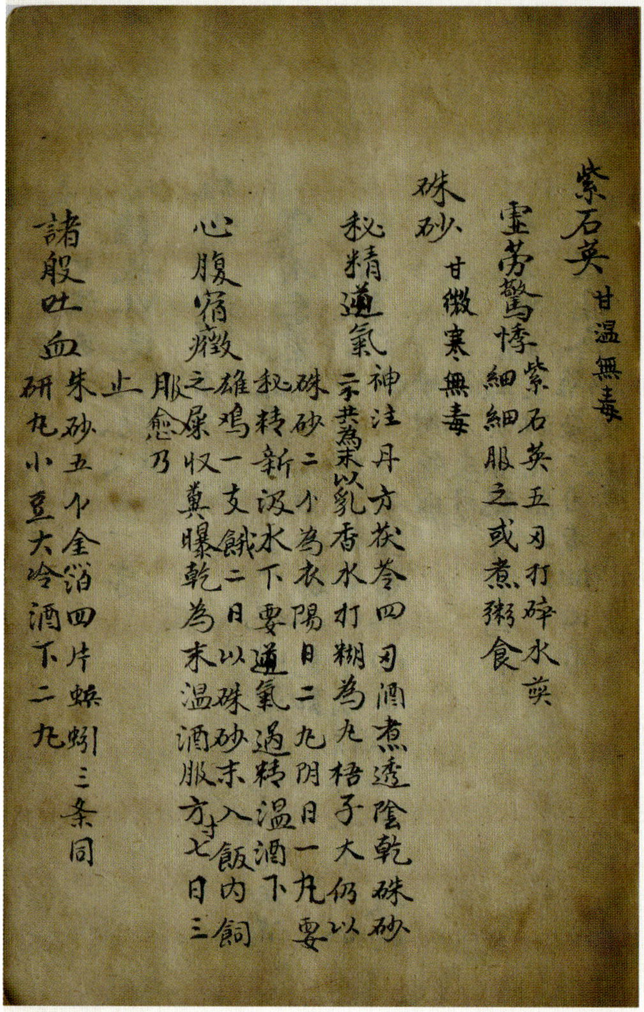

紫石英 甘温無毒
虚勞驚悸 紫石英五两打碎水煎細細服之或煮粥食
硃砂 甘微寒無毒
秘精逆氣 神注丹方茯苓四两酒煮透陰乾硃砂二錢共為末以乳香水打糊為丸梧子大仍以硃砂二錢為衣陽日二丸陰日一丸要秘精新汲水下要逆氣過精温酒下
心腹宿癥 雄鷄一隻餓二日以硃砂末入飯内飼之屎收糞曝乾為末温酒服方寸匕日三服愈乃止
諸般吐血 朱砂五錢金箔四片蚯蚓三条同研丸小豆大冷酒下二丸

紫石英

甘，温，无毒。

虚劳惊悸　紫石英五两，打碎水煎，细细服之或煮粥食。

朱砂

甘，微寒，无毒。

秘精逆气　神注丹方：茯苓四两，酒煮透，阴干，朱砂二钱，共为末，以乳香水打糊为丸，梧子大。仍以朱砂二钱为衣，阳日二丸，阴日一丸。要秘精，新汲水下；要逆气过精，温酒下。

心腹宿症　雄鸡一只，饿二日，以朱砂末入饭内饲之。屎收，粪曝干为末，温酒服方寸匕，日三服愈，乃止。

诸般吐血　朱砂五钱，金箔四片，蚯蚓三条，同研，丸小豆大，冷酒下二丸。

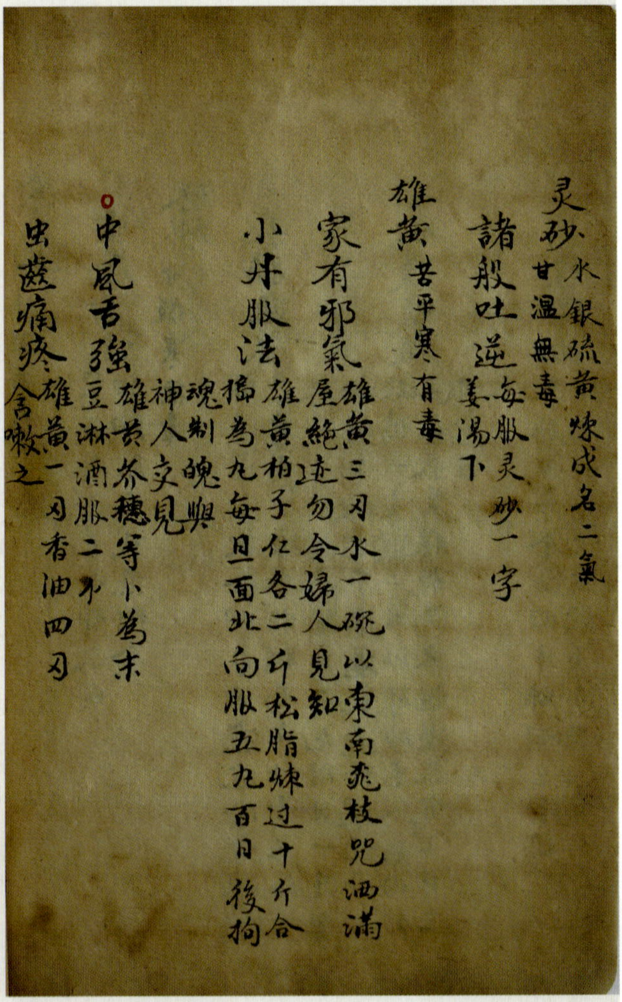

灵砂水银硫黄炼成名二氣
甘温無毒
諸般吐逆每服灵砂一字姜湯下
雄黄苦平寒有毒
家有邪氣雄黄三刃水一碗以東南桃枝咒洒满屋絕迹勿令婦人見知
小丹服法雄黄柏子仁各二斤松脂煉过十斤合搗為丸每旦面北向服五丸百日後拘魂制魄與神人交見
中風舌強雄黄芥穗等分為末豆淋酒服二錢
虫齒痛疼雄黄一刃香油四刃含漱之

灵砂水银硫黄炼成　名二气

甘，温，无毒。

诸般吐逆　每服灵砂一字，姜汤下。

雄黄

苦，平、寒，有毒。

家有邪气　雄黄三两，水一碗，以东南桃枝咒洒满屋，绝迹，勿令妇人见知。

小丹服法　雄黄、柏子仁各二斤，松脂（炼过）十斤，合捣为丸，每旦面北向服五丸，百日后，拘魂制魄，与神人交见。

中风舌强　雄黄、芥穗等分，为末，豆淋酒服二钱。

虫齿痛疼　雄黄一两，香油四两，含漱之。

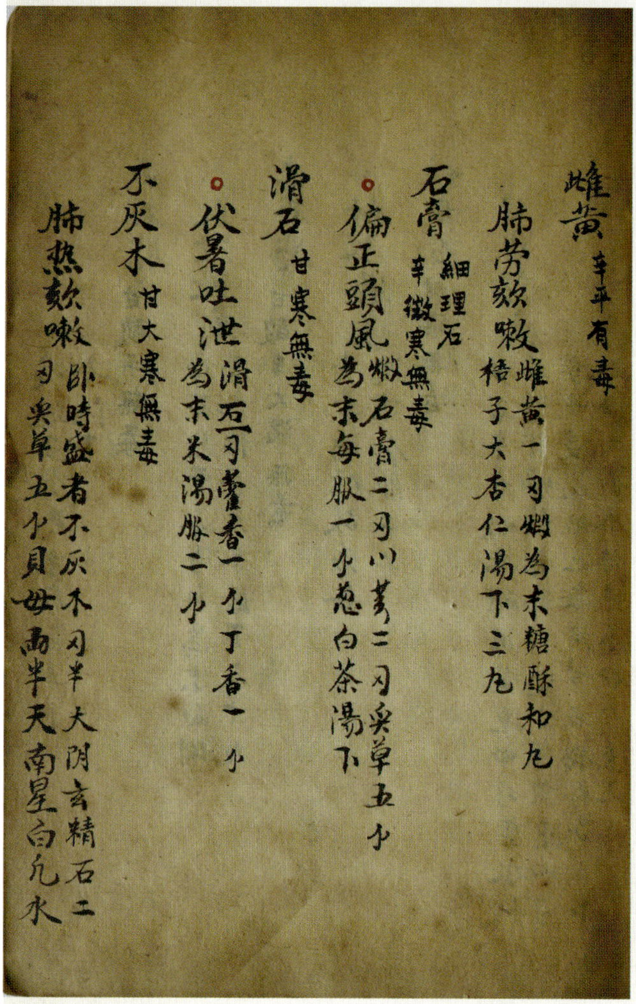
雄黃 辛平有毒
肺劳欬嗽雄黃一两煅為末糖酥和丸梧子大杏仁湯下三丸
石膏 細理石 辛微寒無毒
偏正頭風煅石膏二两川芎二两炙草五钱為末每服一钱葱白茶湯下
滑石 甘寒無毒
伏暑吐泄滑石一两藿香一钱丁香一钱為末米湯服二钱
不灰木 甘大寒無毒
肺熱欬嗽卧時盛者不灰木两半大陰玄精石二两炙草五钱貝母两半天南星白礬水

雌黄

辛，平，有毒。

肺痨咳嗽　雌黄一两，煅为末，糖酥和丸，梧子大，杏仁汤下三丸。

石膏细理石

辛，微寒，无毒。

偏正头风　煅石膏二两，川芎二两，炙草五钱，为末，每服一钱，葱白茶汤下。

滑石

甘，寒，无毒。

伏暑吐泄　滑石一两，藿香一钱，丁香一钱，为末，米汤服二钱。

不灰木

甘，大寒，无毒。

肺热咳嗽　卧时盛者，不灰木两半，大阴玄晶石[1]二两，炙草五钱，贝母两半，天南星（白矾水

1 大阴玄晶石：据《本草纲目·石部》，应为“太阴玄精石”。

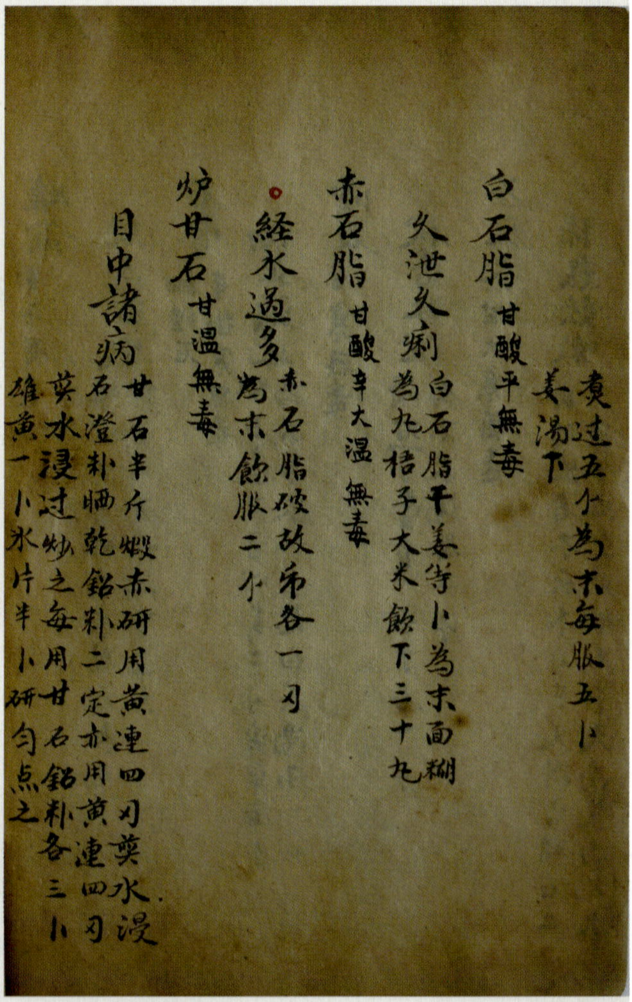

煮过）五钱，为末，每服五分，姜汤下。

白石脂

甘、酸，平，无毒。

久泄久痢　白石脂、干姜等分，为末，面糊为丸，梧子大，米饮下三十丸。

赤石脂

甘、酸、辛，大温，无毒。

经水过多　赤石脂、破故纸各一两，为末，饮服二钱。

炉甘石

甘，温，无毒。

目中诸病　甘石半斤，煅赤，研；用黄连四两，煎水浸石，澄粉晒干，铅粉二定。亦用黄连四两，煎水浸过炒之，每用甘石、铅粉各三分，雄黄一分，冰片半分，研匀点之。

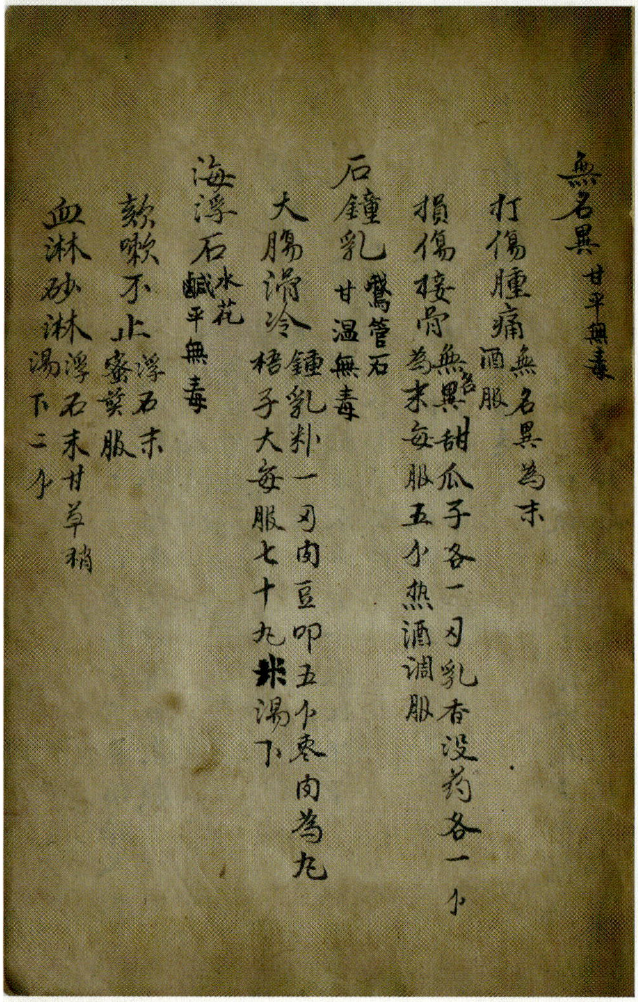
無名異 甘平無毒
打傷腫痛 無名異為末 酒服
損傷接骨 無名異甜瓜子各一刃乳香没药各一卜
為末每服五卜熱酒调服
石鍾乳 鵞管石 甘温無毒
大腸滑冷 鍾乳粉一刃肉豆叩五卜棗肉為丸
梧子大每服七十丸米湯下
海浮石 水花 鹹平無毒
欬嗽不止 浮石末 蜜煎服
血淋砂淋 浮石末甘草梢湯下二卜

无名异

甘，平，无毒。

打伤肿痛　无名异为末，酒服。

损伤接骨　无名异、甜瓜子各一两，乳香、没药各一钱，为末，每服五钱，热酒调服。

石钟乳鹅管石

甘，温，无毒。

大肠滑冷　钟乳粉一两，肉豆蔻五钱，枣肉为丸，梧子大，每服七十丸，米汤下。

海浮石水花

咸，平，无毒。

咳嗽不止　浮石末，蜜煎服。

血淋砂淋　浮石末，甘草梢汤下二钱。

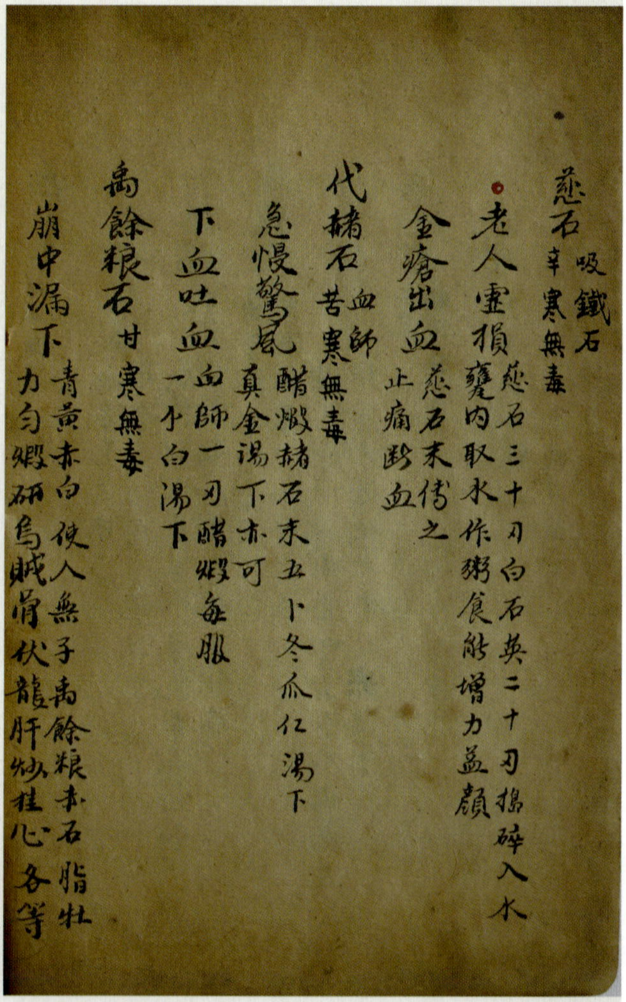

慈石吸铁石

辛，寒，无毒。

老人虚损　慈石三十两，白石英二十两，捣碎入水瓮内，取水作粥，食能增力益颜。

金疮出血　慈石末敷之，止痛断血。

代赭石血师

苦，寒，无毒。

急慢惊风　醋煅赭石末五分，冬瓜仁汤下，真金汤下亦可。

下血吐血　血师一两，醋煅，每服一钱，白汤下。

禹余粮石

甘，寒，无毒。

崩中漏下　青黄赤白，使人无子。禹余粮、赤石脂、牡蛎，匀煅，研，乌贼骨、伏龙肝（炒）、桂心各等

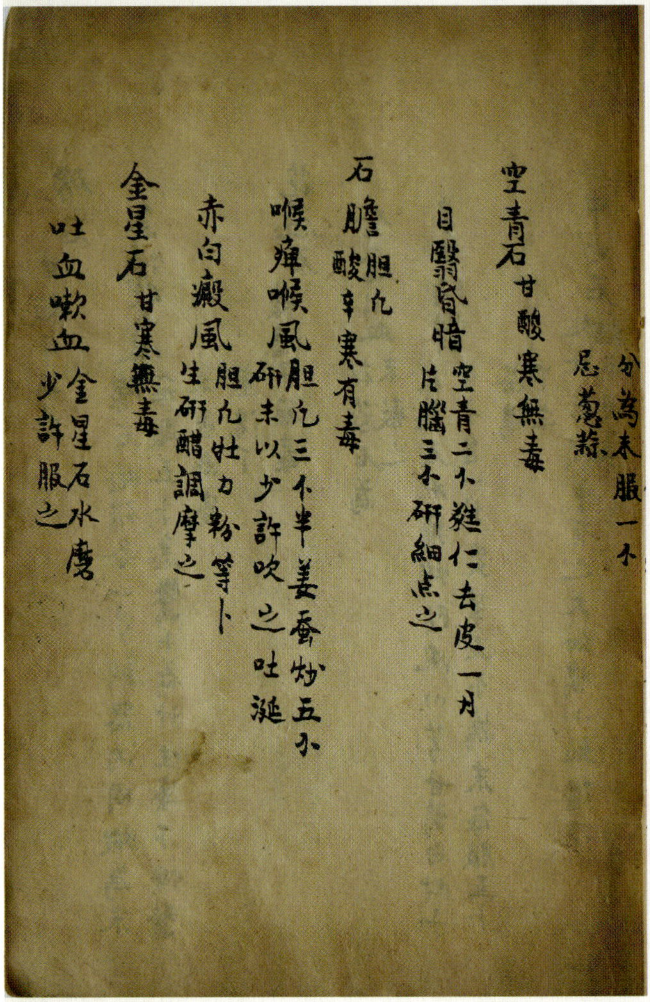
分為末服一卜 忌葱蒜
空青石 甘酸寒無毒
目翳昏暗 空青二卜 蕤仁去皮一月 片腦三卜 研細点之
石膽 胆凡 酸辛寒有毒
喉痺喉風 胆凡三卜半 姜蚕炒五卜 研末以少許吹之吐涎
赤白癜風 胆凡牡力粉等卜 生研醋調摩之
金星石 甘寒無毒
吐血嗽血 金星石水磨 少許服之

分。为末，服一钱。忌葱、蒜。

空青石

甘、酸，寒，无毒。

目翳昏暗　空青二钱，蕤仁（去皮）一两，片脑三钱，研细点之。

石胆胆矾

酸、辛，寒，有毒。

喉痹喉风　胆矾三钱半，僵蚕（炒）五钱，研末，以少许吹之，吐涎。

赤白癜风　胆矾、牡蛎粉等分，生研，醋调摩[1]之。

金星石

甘，寒，无毒。

吐血嗽血　金星石水磨，少许服之。

1 摩：同“抹”。

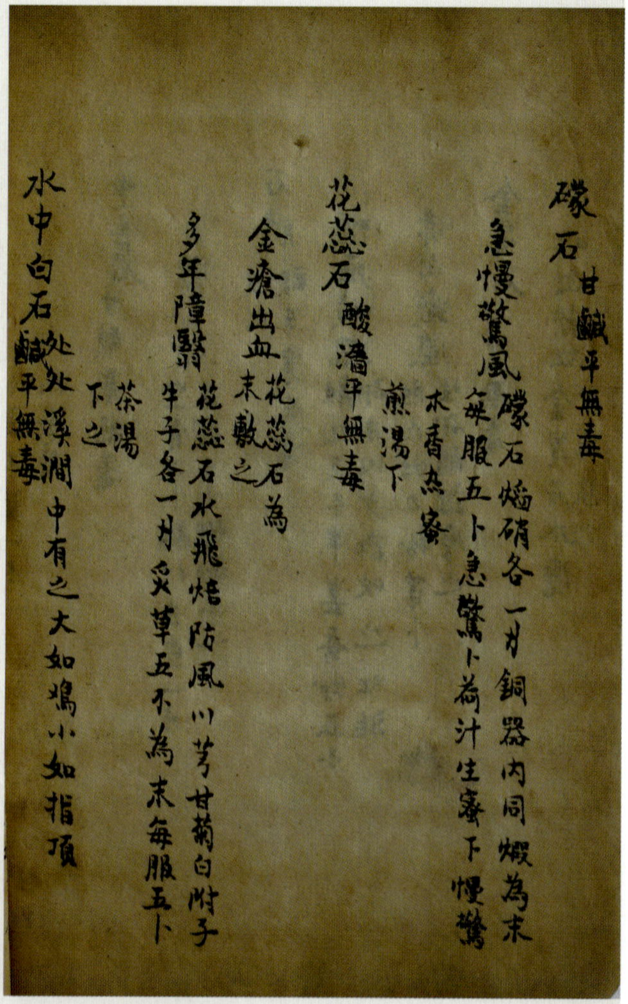
礞石 甘鹹平無毒
急慢驚風礞石焰硝各一両銅器内同煅為末
每服五卜急驚卜荷汁生蜜下慢驚
木香熟蜜
煎湯下
花蕊石 酸濇平無毒
金瘡出血花蕊石為
末敷之
多年障翳 花蕊石水飛焙防風川芎甘菊白附子
牛子各一両炙草五卜為末每服五卜
茶湯
下之
水中白石处处溪澗中有之大如鷄小如指頂
鹹平無毒

礞石

甘、咸，平，无毒。

急慢惊风　礞石、焰硝各一两，铜器内同煅为末，每服五分。急惊，薄荷汁、生蜜下；慢惊，木香、熟蜜煎汤下。

花蕊石

酸、涩，平，无毒。

金疮出血　花蕊石为末，敷之。

多年障翳　花蕊石（水飞，焙）、防风、川芎、甘菊、白附子、牛子各一两，炙草五钱，为末，每服五分，茶汤下之。

水中白石处处溪涧中有之，大如鸡小如指顶

咸，平，无毒。

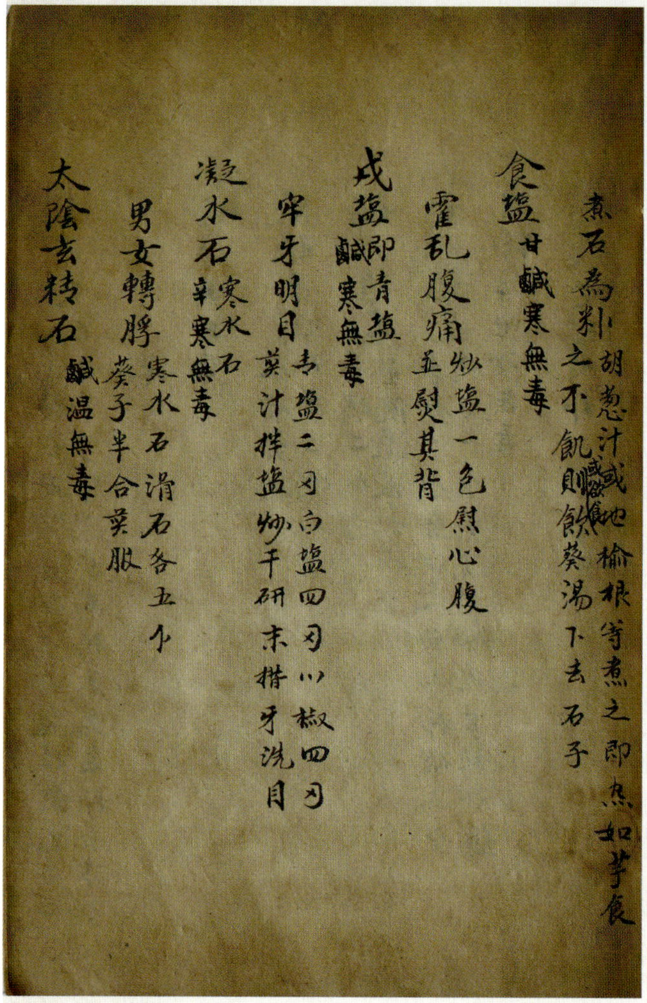
煮石爲粉 胡葱汁或地榆根等煮之即熟如芋食之不飢或欲食則飲葵湯下去石子
食鹽甘鹹寒無毒
霍乱腹痛 炒鹽一包熨心腹並熨其背
戎鹽即青鹽 鹹寒無毒
牢牙明目 青鹽二兩白鹽四兩川椒四兩煎汁拌鹽炒干研末揩牙洗目
凝水石寒水石 辛寒無毒
男女轉脬 寒水石滑石各五錢葵子半合煎服
太陰玄精石 鹹温無毒

煮石为粉　胡葱汁或地榆根等煮之，即熟如芋，食之不饥；或欲食，则饮葵汤下，去石子。

食盐

甘、咸，寒，无毒。

霍乱腹痛　炒盐一包，熨心腹并熨其背。

戎盐即青盐

咸，寒，无毒。

牢牙明目　青盐二两，白盐四两，川椒四两，煎汁拌盐炒干，研末揩牙洗目。

凝水石寒水石

辛，寒，无毒。

男女转脬[1]　寒水石、滑石各五钱，葵子半合，煎服。

太阴玄精石

咸，温，无毒。

1 脬（pāo）：膀胱。

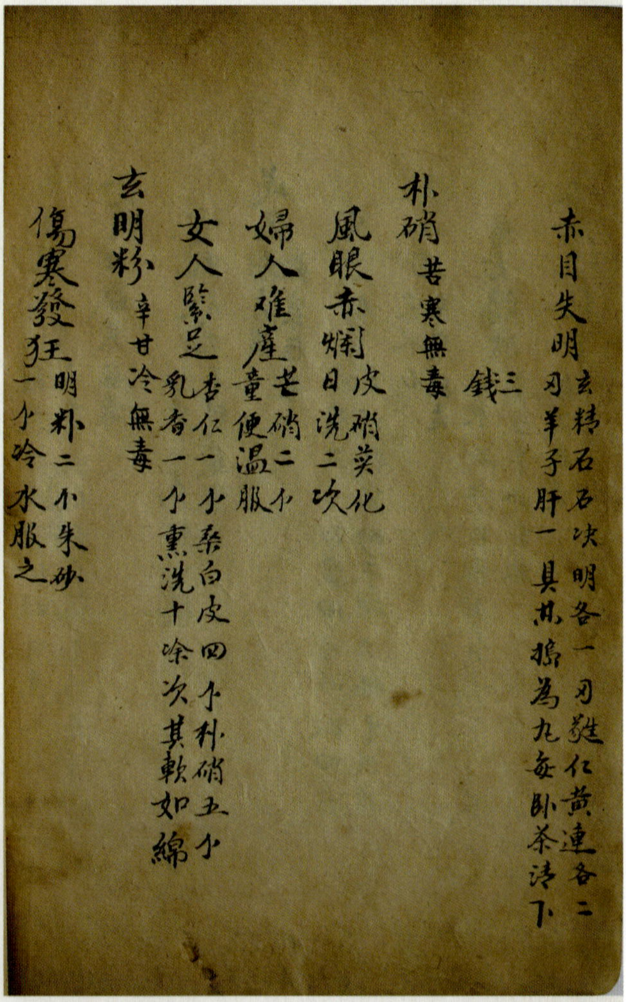

赤目失明　玄精石　石决明各一两　蕤仁　黄連各二两　羊子肝一具　共搗為丸　每卧茶清下三钱
朴硝　苦寒無毒
風眼赤爛　皮硝煎化　日洗二次
婦人难產　芒硝二钱　童便温服
女人緊足　杏仁一钱　桑白皮四钱　朴硝五钱　乳香一钱　熏洗十余次　其軟如綿
玄明粉　辛甘冷無毒
傷寒發狂　明粉二钱　朱砂一钱　冷水服之

赤目失明　玄精石、石决明各一两，蕤仁、黄连各二两，羊子肝一具，共捣为丸，每卧茶清下三钱。

朴硝

苦，寒，无毒。

风眼赤烂　皮硝煎化，日洗二次。

妇人难产　芒硝二钱，童便温服。

女人紧足　杏仁一钱，桑白皮四钱，朴硝五钱，乳香一钱。熏洗十余次，其软如绵。

玄明粉

辛、甘，冷，无毒。

伤寒发狂　明粉二钱，朱砂一钱，冷水服之。

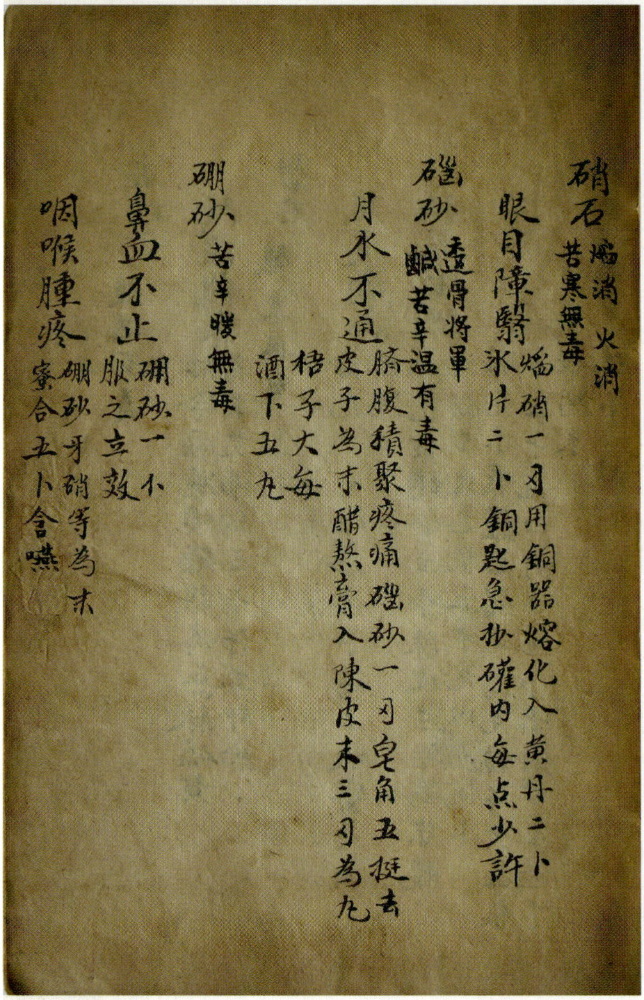
硝石 焰消 火消
苦寒無毒
眼目障翳 焰硝一两用銅器熔化入黄丹二分冰片二分銅匙急抄罐内每点少許
硇砂 透骨将軍
鹹苦辛温有毒
月水不通 臍腹積聚疼痛硇砂一两皂角五挺去皮子為末醋熬膏入陳皮末三两為丸梧子大每酒下五丸
硼砂 苦辛暖無毒
鼻血不止 硼砂一錢服之立效
咽喉腫疼 硼砂牙硝等為末蜜合五分含嚥

硝石焰硝　火硝

苦，寒，无毒。

眼目障翳　焰硝一两，用铜器熔化，入黄丹二分，冰片二分。铜匙急抄罐内，每点少许。

硇砂透骨将军

咸、苦、辛，温，有毒。

月水不通　脐腹积聚疼痛，硇砂一两，皂角五挺（去皮、子），为末，醋熬膏，入陈皮末三两，为丸梧子大，每酒下五丸。

硼砂

苦、辛，暖，无毒。

鼻血不止　硼砂一钱，服之立效。

咽喉肿疼　硼砂、牙硝等为末，蜜合五分，含咽。

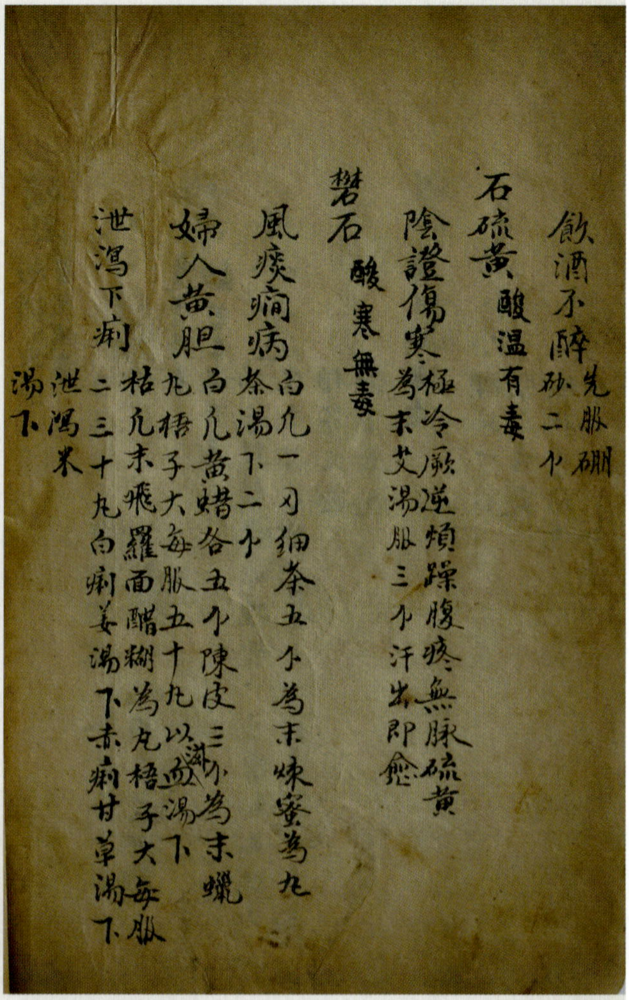

飲酒不醉先服硼砂二卜

石硫黃 酸溫有毒

陰證傷寒極冷厥逆煩躁腹疼無脉硫黃為末艾湯服三卜汗出即愈

礬石 酸寒無毒

風痰癇病白凡一刃細茶五卜為末煉蜜為丸茶湯下二卜

婦人黃胆白凡黃蜡各五卜陳皮三卜為末蠟丸梧子大每服五十丸以滋血湯下

泄瀉下痢枯凡末飛羅面醋糊為丸梧子大每服二三十丸白痢姜湯下赤痢甘草湯下泄瀉米湯下

饮酒不醉　先服硼砂二钱。

石硫黄

酸，温，有毒。

阴证伤寒　极冷、厥逆、烦躁、腹疼、无脉。硫黄为末，艾汤服三钱，汗出即愈。

矾石

酸，寒，无毒。

风痰痫病　白矾一两，细茶五钱，为末，炼蜜为丸，茶汤下二钱。

妇人黄疸　白矾、黄蜡各五钱，陈皮三钱，为末，蜡丸梧子大，每服五十丸，以滋血汤下。

泄泻下痢　枯矾末、飞罗面，醋糊为丸梧子大，每服二三十丸。白痢，姜汤下；赤痢，甘草汤下；泄泻，米汤下。

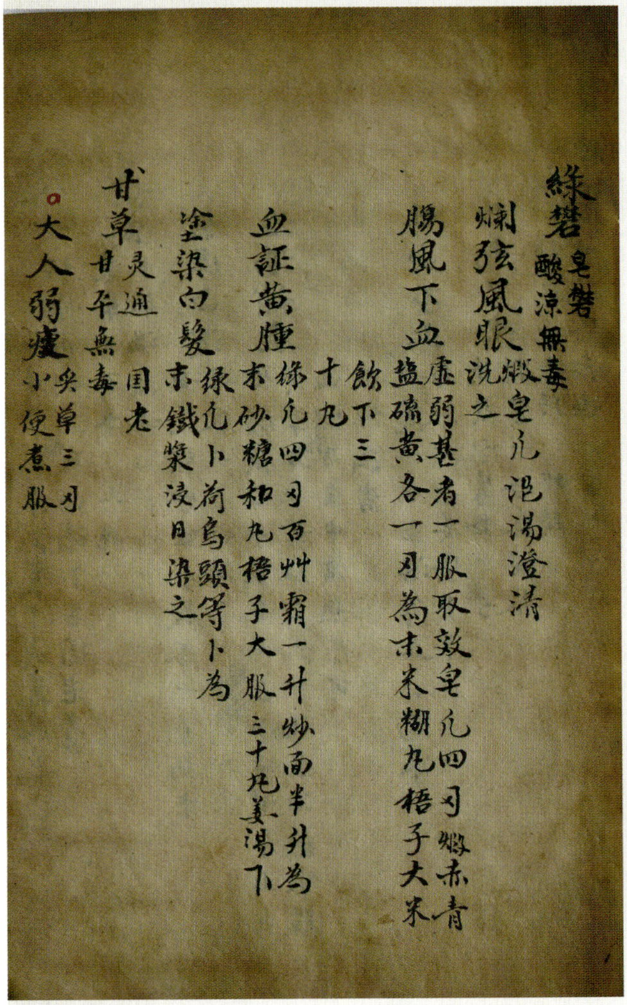

綠礬皂礬
酸涼無毒
爛弦風眼煅皂礬泡湯澄清洗之
腸風下血虛弱甚者一服取效皂礬四兩煅赤青鹽硫黃各一兩為末米糊丸梧子大米飲下三十丸
血証黃腫綠礬四兩百草霜一升炒面半升為末砂糖和丸梧子大服三十丸姜湯下
塗染白髮綠礬薄荷烏頭等分為末鐵漿浸日染之
甘草灵通　国老
甘平無毒
大人弱瘦炙草三兩小便煮服

绿矾皂矾

酸，凉，无毒。

烂弦风眼　煅皂矾，泡汤澄清洗之。

肠风下血　虚弱甚者，一服取效。皂矾四两，煅赤，青盐、硫黄各一两，为末，米糊丸梧子大，米饮下三十丸。

血证黄肿　绿矾四两，百草霜一升，炒面半升，为末，砂糖和丸，梧子大，服三十丸，姜汤下。

涂染白发　绿矾、薄荷、乌头等分，为末，铁浆浸，日染之。

甘草灵通　国老

甘，平，无毒。

大人弱瘦　炙草三两，小便煮服。

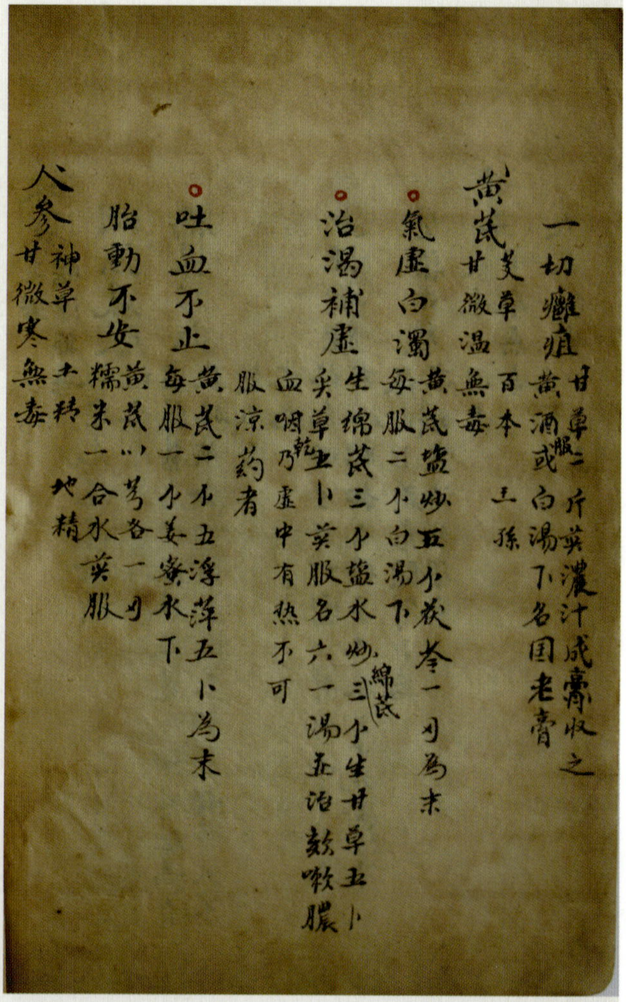

一切癰疽 甘草二斤煎濃汁成膏收之
黄酒服或白湯下名国老膏
黄芪 芰草 百本 王孫
甘微温無毒
氣虛白濁 黄芪鹽炒五分茯苓一両為末
每服二分白湯下
治渴補虛 生綿芪三分鹽水炒綿芪三分生甘草五分
炙草五分煎服名六一湯並治欬嗽膿
血咽乾乃虛中有熱不可
服涼药者
吐血不止 黄芪二分五浮萍五分為末
每服一分姜蜜水下
胎動不安 黄芪川芎各一両
糯米一合水煎服
人参 神草 土精 地精
甘微寒無毒

一切痈疽　甘草二斤，煎浓汁成膏收之，黄酒服或白汤下，名国老膏。

黄芪芰草　百本　王孙

甘，微温，无毒。

气虚白浊　黄芪（盐炒）五钱，茯苓一两，为末，每服二钱，白汤下。

治渴补虚　生绵芪三钱，盐水炒绵芪三钱，生甘草五分，炙草五分，煎服，名六一汤。并治咳嗽、脓血、咽干，乃虚中有热不可服凉药者。

吐血不止　黄芪二钱五，浮萍五分，为末，每服一钱，姜蜜水下。

胎动不安　黄芪、川芎各一两，糯米一合，水煎服。

人参神草　土精　地精

甘，微寒，无毒。

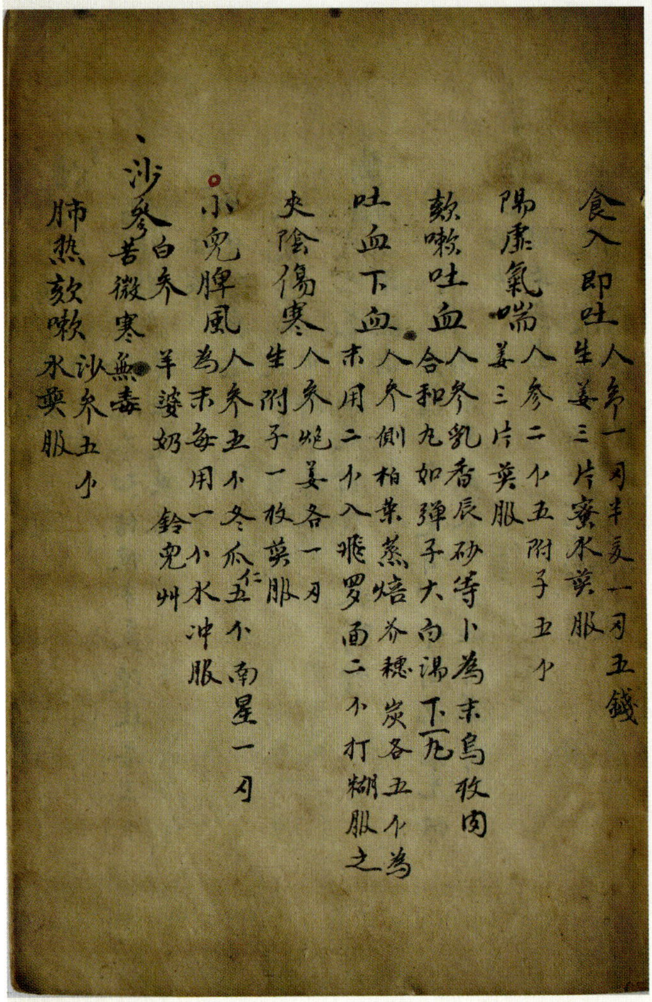
食入即吐人参一两半夏一两五錢生姜三片蜜水煎服
陽虚氣喘人参二钱五附子五钱姜三片煎服
欬嗽吐血人参乳香辰砂等分為末烏梅肉合和丸如彈子大白湯下一丸
吐血下血人参側柏葉蒸焙芥穗炭各五钱為末用二钱入飛罗面二钱打糊服之
夹陰傷寒人参炮姜各一两生附子一枚煎服
小兒脾風人参五钱冬瓜仁五钱南星一两為末每用一钱水冲服
沙参白参羊婆奶鈴兒草
苦微寒無毒
肺热欬嗽沙参五钱水煎服

食入即吐　人参一两，半夏一两五钱，生姜三片，蜜水煎服。

阳虚气喘　人参二钱五，附子五钱，姜三片，煎服。

咳嗽吐血　人参、乳香、辰砂等分，为末，乌梅肉合和丸，如弹子大，白汤下一丸。

吐血下血　人参、侧柏叶（蒸、焙）、芥穗（炭）各五钱，为末，用二钱入飞罗面，二钱打糊，服之。

夹阴伤寒　人参、炮姜各一两，生附子一枚，煎服。

小儿脾风　人参五钱，冬瓜仁五钱，南星一两，为末，每用一钱，水冲服。

沙参白参　羊婆奶　铃儿草

苦，微寒，无毒。

肺热咳嗽　沙参五钱，水煎服。

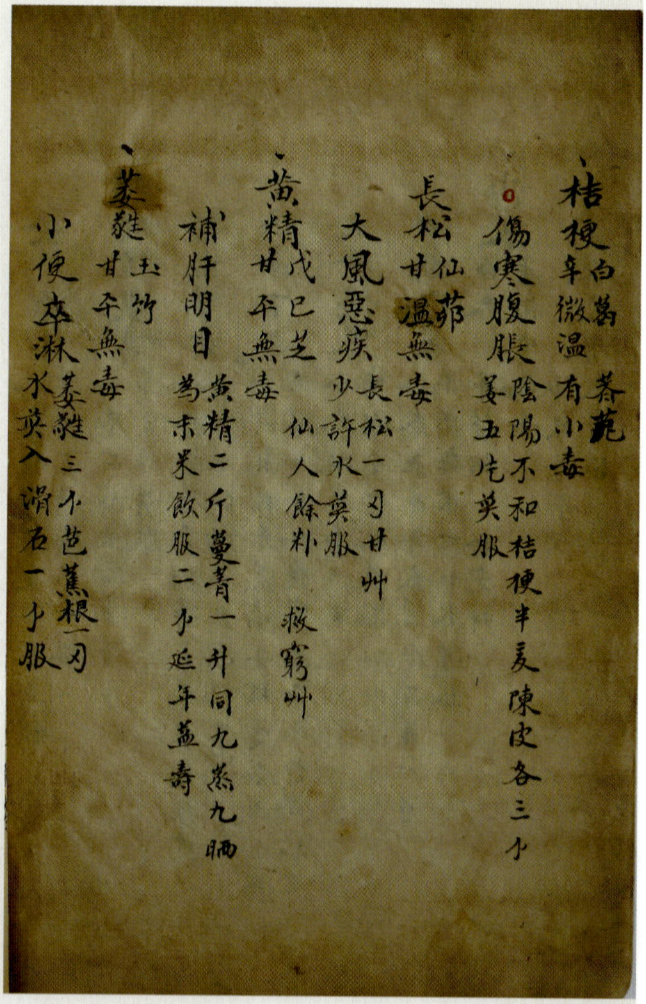

桔梗白葛[1] 荠苨

辛，微温，有小毒。

伤寒腹胀　阴阳不和，桔梗、半夏、陈皮各三钱，姜五片。煎服。

长松仙茆

甘，温，无毒。

大风恶疾　长松一两，甘草少许，水煎服。

黄精戊已芝　仙人余粉[2]　救穷草

甘，平，无毒。

补肝明目　黄精二斤，蔓菁一升，同九蒸九晒，为末，米饮服二钱，延年益寿。

葳蕤玉竹

甘，平，无毒。

小便卒淋　葳蕤三钱，芭蕉根一两，水煎，入滑石一钱服。

1 白葛：据《本草纲目·草部》，应为"白药"。
2 仙人余粉：据《本草纲目·草部》，应为"仙人余粮"。

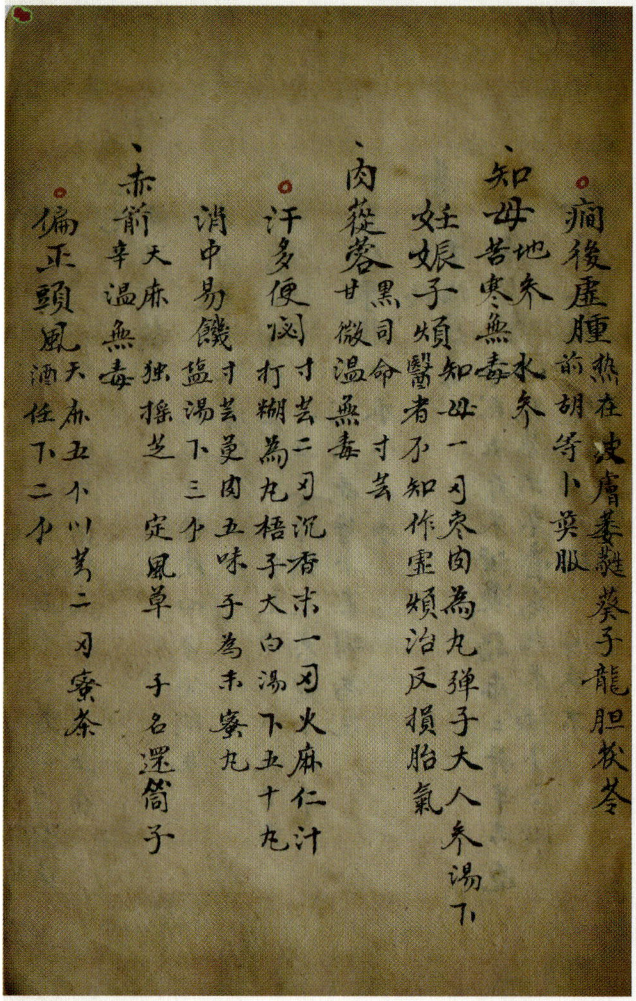

痫后虚肿　热在皮肤，葳蕤、葵子、龙胆、茯苓、前胡等分，煎服。

知母地参　水参

苦，寒，无毒。

妊娠子烦　知母一两，枣肉为丸，弹子大，人参汤下。医者不知，作虚烦治，反损胎气。

肉苁蓉黑司命　寸芸

甘，微温，无毒。

汗多便秘　寸芸二两，沉香末一两，火麻仁汁打糊为丸，梧子大，白汤下五十丸。

消中易饥　寸芸、萸肉、五味子，为末，蜜丸，盐汤下三钱。

赤箭大麻　独摇芝　定风草　（子名）还筒子

辛，温，无毒。

偏正头风　天麻五钱，川芎二两，蜜、茶、酒任下二钱。

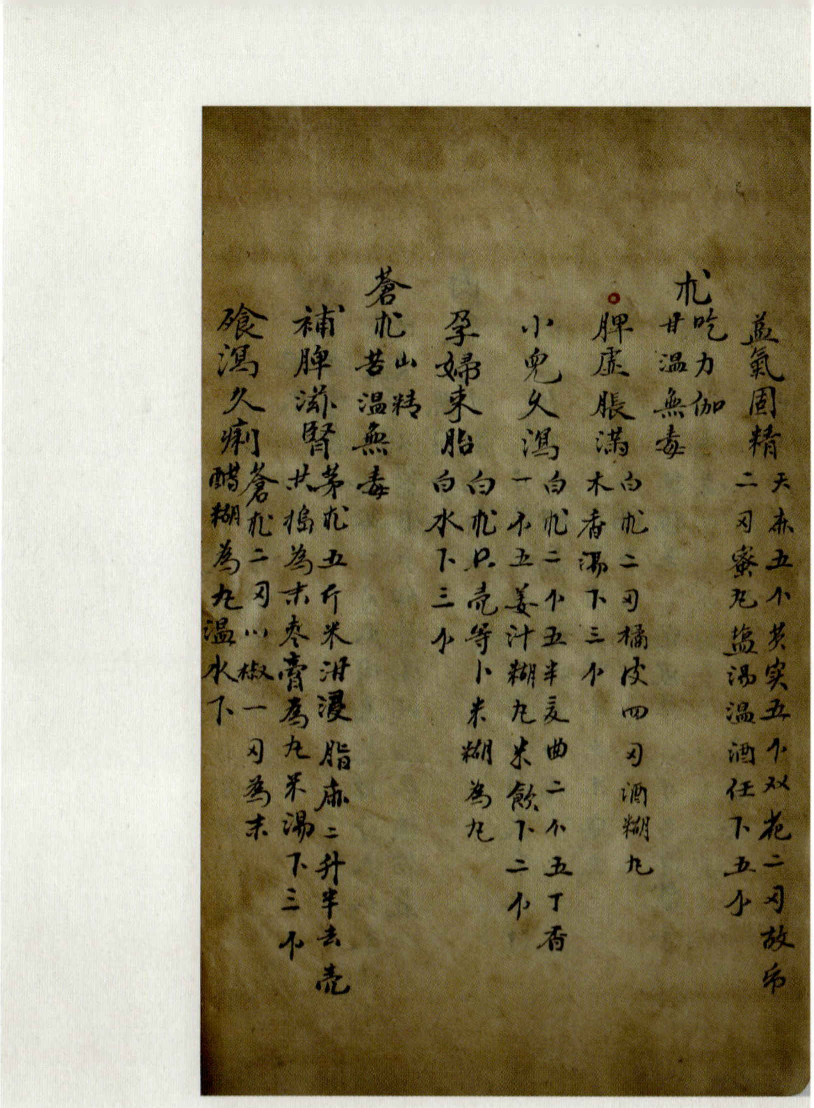

益气固精　天麻五钱，芡实五钱，双花二两，故纸二两，蜜丸，盐汤、温酒任下五钱。

术吃力伽

甘，温，无毒。

脾虚胀满　白术二两，橘皮四两，酒糊丸，木香汤下三钱。

小儿久泻　白术二钱五，半夏曲二钱五，丁香一钱五，姜汁糊丸，米饮下二钱。

孕妇束胎　白术、枳壳等分，米糊为丸，白水下三钱。

苍术山精

苦，温，无毒。

补脾滋肾　茅术五斤，米泔浸，脂麻二升半，去壳，共捣为末，枣膏为丸，米汤下三钱。

飧[1]泄久痢　苍术二两，川椒一两，为末，醋糊为丸，温水下。

1 飧（sūn）：晚饭，亦泛指熟食，饭食。

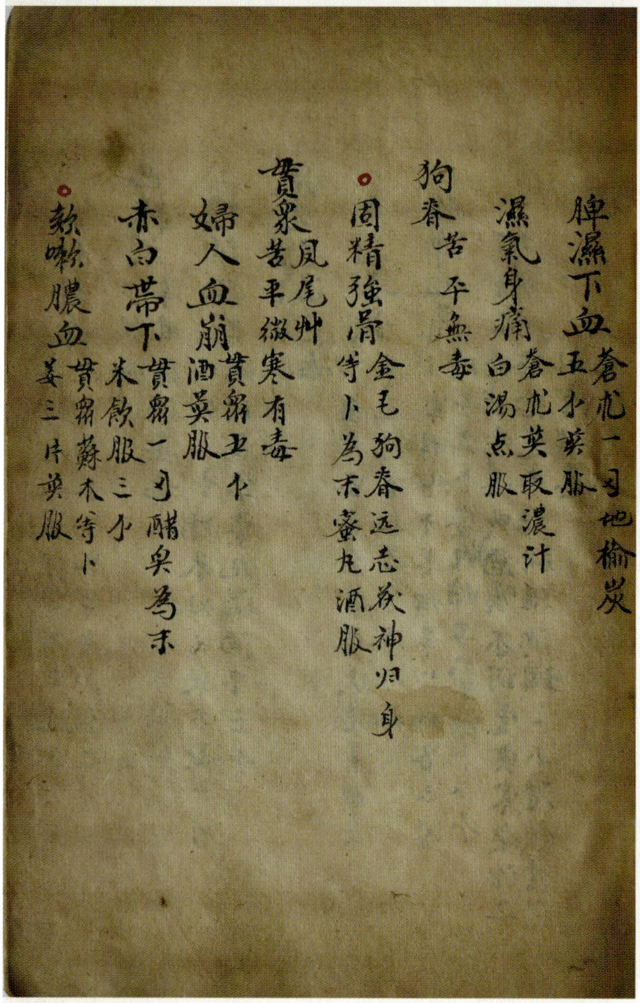

脾湿下血　苍术一两，地榆（炭）五钱，煎服。

湿气身痛　苍术，煎取浓汁，白汤点服。

狗脊

苦，平，无毒。

固精强骨　金毛狗脊、远志、茯神、归身等分，为末，蜜丸，酒服。

贯众凤尾草

苦，平、微寒，有毒。

妇人血崩　贯众五钱，酒煎服。

赤白带下　贯众一两，醋炙为末，米饮服三钱。

咳嗽脓血　贯众、苏木等分，姜三片，煎服。

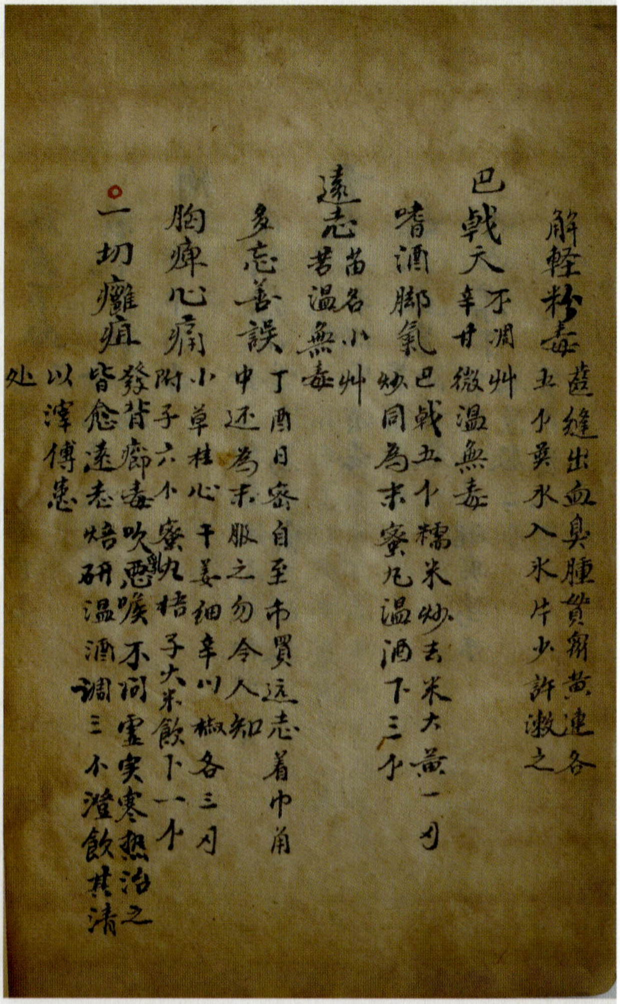

解轻粉毒　齿缝出血，臭肿。贯众、黄连各五钱，煎水入冰片少许，漱之。

巴戟天不凋草

辛、甘，微温，无毒。

嗜酒脚气　巴戟五钱，糯米炒，去米，大黄一两，炒。同为末，蜜丸，温酒下三钱。

远志（苗名）小草

苦，温，无毒。

多忘善误　丁酉日密自至市买远志着巾角中还，为末服之，勿令人知。

胸痹心痛　小草、桂心、干姜、细辛、川椒各三两，附子六钱，蜜丸梧子大，米饮下一钱。

一切痈疽　发背、疖毒、吹乳、恶喉，不问虚实寒热治之皆愈。远志（焙，研），温酒调三钱，澄饮其清，以滓敷患处。

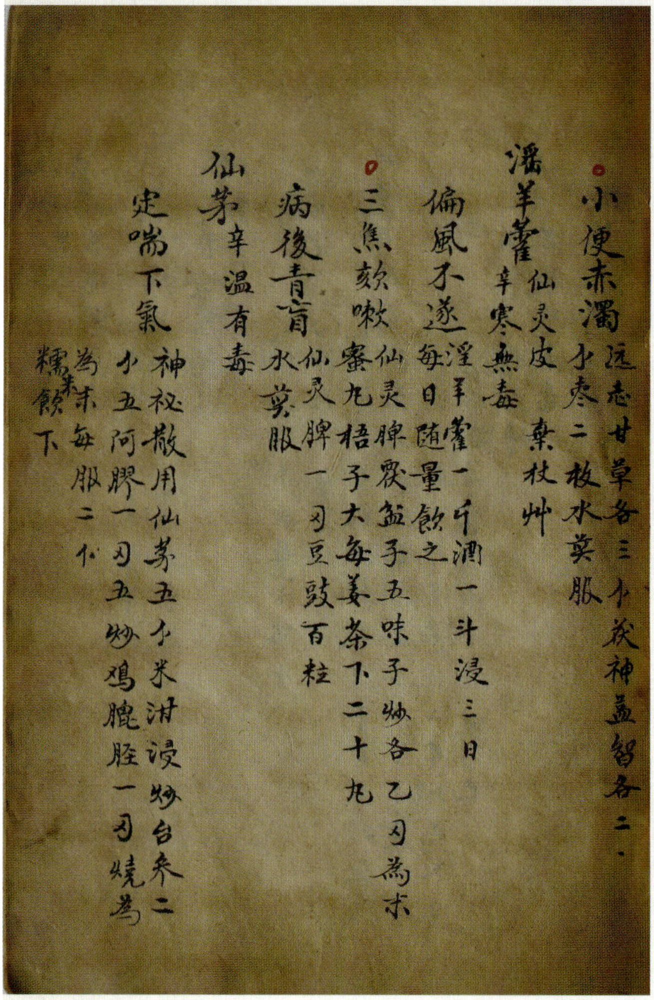
小便赤濁　遠志甘草各三钱茯神益智各二
钱枣二枚水煎服
淫羊藿　仙灵皮　棄杖草
辛寒無毒
偏風不遂　淫羊藿一斤酒一斗浸三日
每日随量飲之
三焦咳嗽　仙灵脾覆盆子五味子炒各乙两為末
蜜丸梧子大每姜茶下二十丸
病後青盲　仙灵脾一两豆豉百粒
水煎服
仙茅　辛温有毒
定喘下氣　神秘散用仙茅五钱米泔浸炒台参二
钱五阿膠一两五炒鸡膍胵一两燒為
為末每服二钱
糯米飲下

小便赤浊　远志、甘草各三钱，茯神、益智各二钱，枣二枚，水煎服。

淫羊藿仙灵脾　弃杖草

辛，寒，无毒。

偏风不遂　淫羊藿一斤，酒一斗，浸三日。每日随量饮之。

三焦咳嗽　仙灵脾、覆盆子、五味子（炒）各一两，为末，蜜丸梧子大，每姜茶下二十丸。

病后青盲　仙灵脾一两，豆豉百粒，水煎服。

仙茅

辛，温，有毒。

定喘下气　神秘散：用仙茅五钱，米泔浸，炒台参二钱五，阿胶一两五，炒鸡膍胵[1]一两。烧为为[2]末，每服二钱，糯米饮下。

1 膍胵（pízhì）：反刍兽或鸟类的胃。
2 为：衍文。

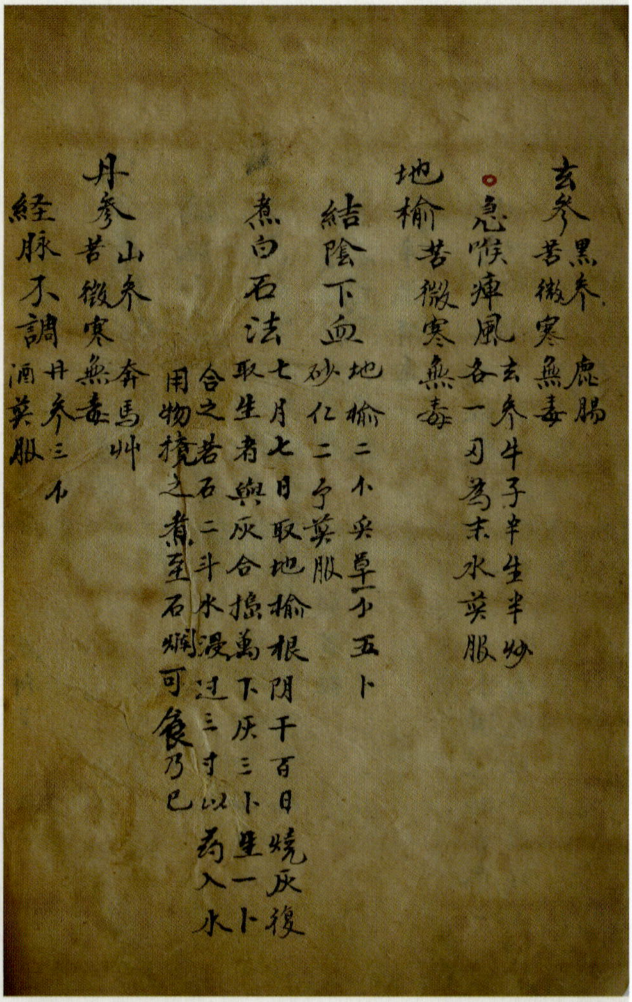

玄參黑參 鹿腸
苦微寒無毒
急喉痺風 玄參牛子半生半炒各一兩為末水煎服
地榆 苦微寒無毒
結陰下血 地榆二錢炙草一錢五分砂仁二个煎服
煮白石法 七月七日取地榆根陰干百日燒灰復取生者與灰合搗萬下灰三分生一分合之若石二斗水浸過三寸以药入水用物攪之煮至石爛可食乃已
丹參山參 奔馬草 苦微寒無毒
經脉不調 丹參三錢酒煎服

玄参黑参　鹿肠

苦，微寒，无毒。

急喉痹风　玄参、牛子（半生半炒）各一两，为末，水煎服。

地榆

苦，微寒，无毒。

结阴下血　地榆二钱，炙草一钱五分，砂仁二个，煎服。

煮白石法　七月七日取地榆根阴干百日，烧灰复取生者与灰合捣万下，灰三分，生一分，合之若石，二斗水浸过三寸，以药入水，用物搅之，煮至石烂可食乃已。

丹参山参　奔马草

苦，微寒，无毒。

经脉不调　丹参三钱，酒煎服。

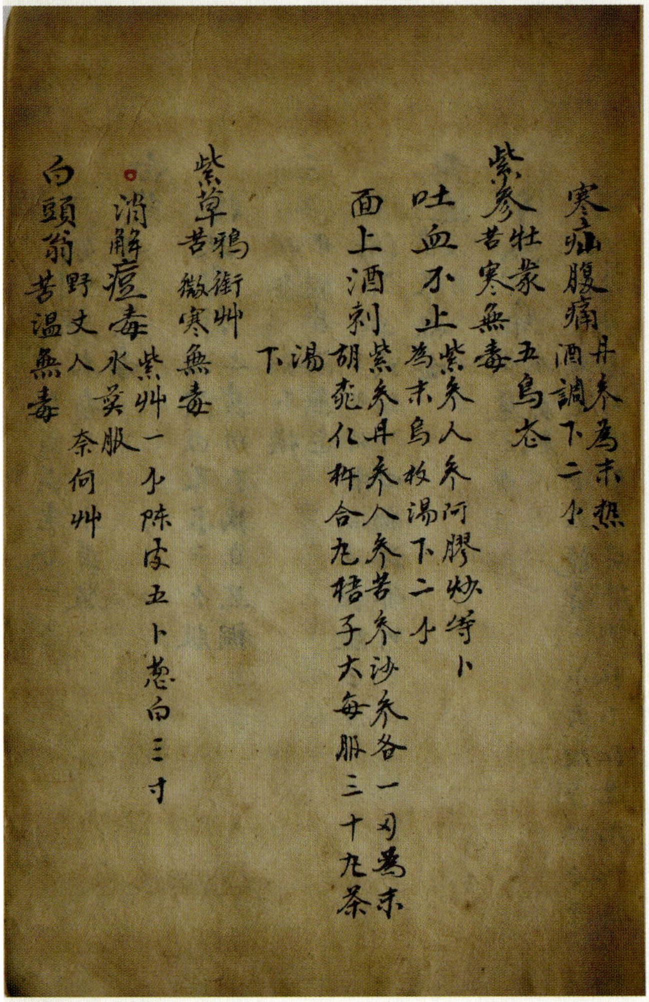

寒疝腹痛　丹参为末，热酒调下二钱。

紫参牡蒙　五鸟花

苦，寒，无毒。

吐血不止　紫参、人参、阿胶（炒）等分，为末，乌梅汤下二钱。

面上酒刺　紫参、丹参、人参、苦参、沙参各一两，为末，胡桃仁杵合丸，梧子大，每服三十丸，茶汤下。

紫草鸦衔草

苦，微寒，无毒。

消解痘毒　紫草一钱，陈皮五分，葱白三寸，水煎服。

白头翁野丈人　奈何草

苦，温，无毒。

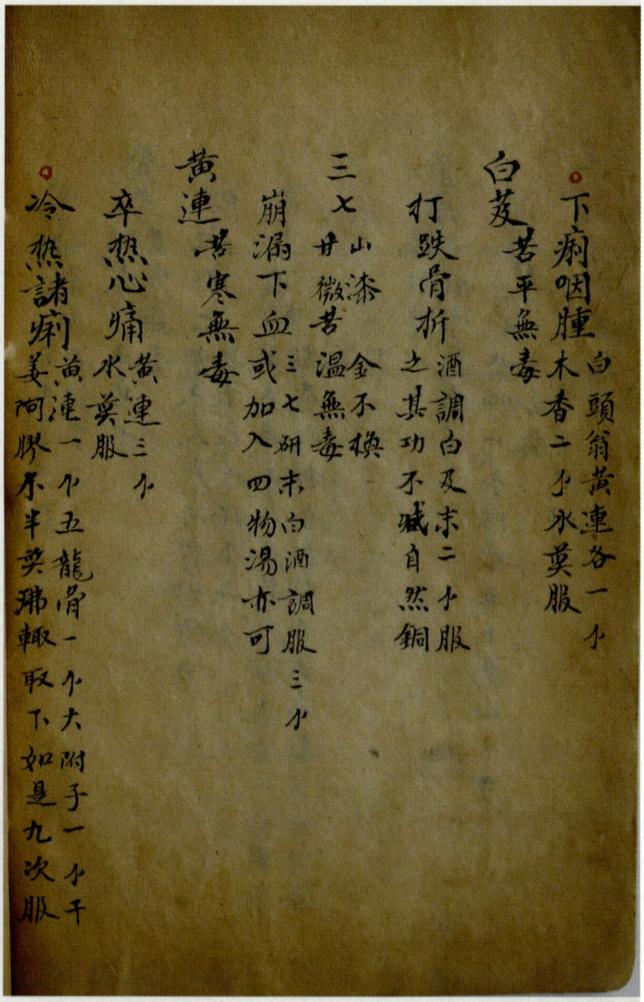

下痢咽腫白頭翁黃連各一钱木香二钱水煎服

白芨苦平無毒

打跌骨折酒調白及末二钱服之其功不減自然銅

三七山漆 金不換 甘微苦溫無毒

崩漏下血三七研末白酒調服三钱或加入四物湯亦可

黃連苦寒無毒

卒熱心痛黃連三钱水煎服

冷熱諸痢黃連一钱五龍骨一钱大附子一钱干姜阿膠钱半煎沸輒取下如是九次服

下痢咽肿　白头翁、黄连各一钱，木香二钱，水煎服。

白及

苦，平，无毒。

打跌骨折　酒调白及末二钱，服之，其功不减自然铜。

三七山漆　金不换

甘、微苦，温，无毒。

崩漏下血　三七研末，白酒调服三钱，或加入四物汤亦可。

黄连

苦，寒，无毒。

卒热心痛　黄连三钱，水煎服。

冷热诸痢　黄连一钱五，龙骨一钱，大附子一钱，干姜、阿胶钱半。煎沸辄取下，如是九次，服

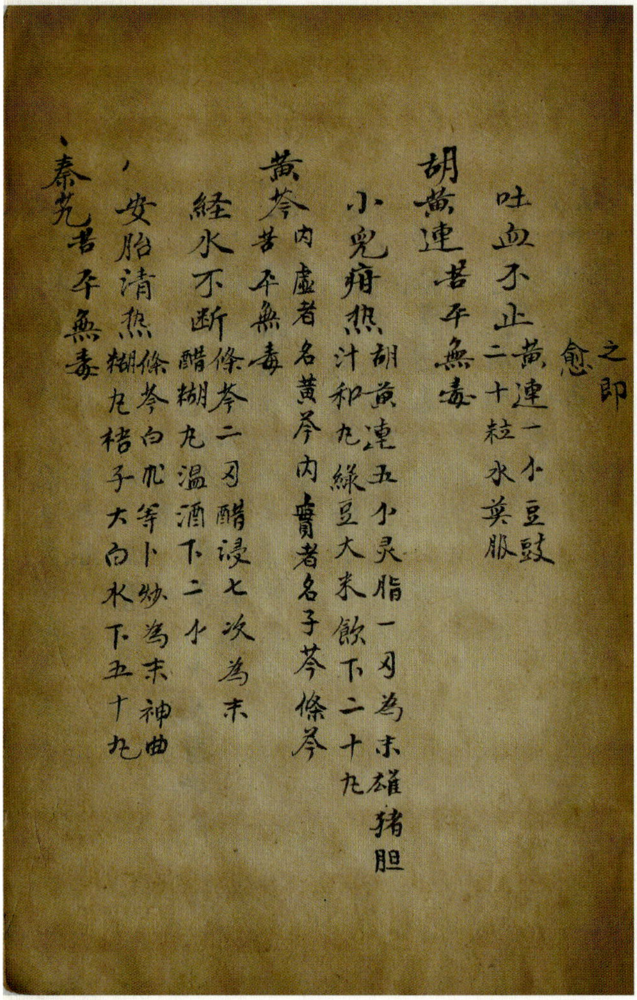
之即愈
吐血不止　黄連一个　豆豉二十粒　水煎服
胡黄連苦平無毒
小兒疳熱　胡黄連五个　灵脂一刃　為末　雄猪胆汁和丸　綠豆大　米飲下二十丸
黄芩内虚者名黄芩内實者名子芩條芩苦平無毒
經水不斷　條芩二刃　醋浸七次　為末　醋糊丸　温酒下二个
安胎清熱　條芩白朮等分卜炒為末　神曲糊丸　梧子大　白水下五十丸
秦艽苦平無毒

之即愈。

吐血不止　黄连一钱，豆豉二十粒，水煎服。

胡黄连

苦，平，无毒。

小儿疳热　胡黄连五钱，灵脂一两，为末，雄猪胆汁和丸，绿豆大，米饮下二十丸。

黄芩内虚者名黄芩，内实者名子芩、条芩

苦，平，无毒。

经水不断　条芩二两，醋浸七次，为末，醋糊丸，温酒下二钱。

安胎清热　条芩、白术等分，炒为末，神曲糊丸，梧子大，白水下五十丸。

秦艽

苦，平，无毒。

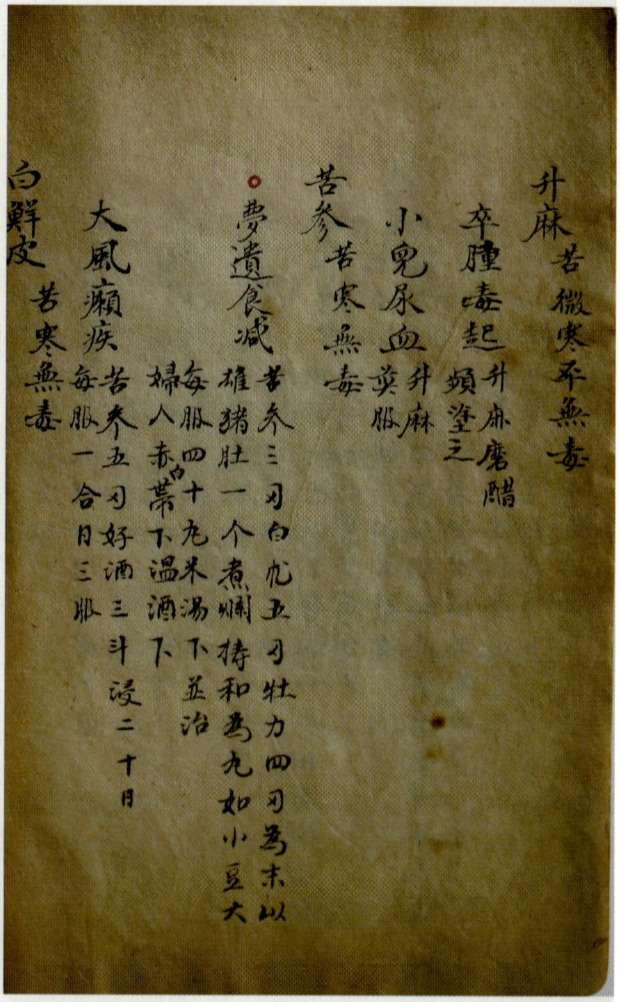

升麻

苦，微寒、平，无毒。

卒肿毒起　升麻磨醋频涂之。

小儿尿血　升麻煎服。

苦参

苦，寒，无毒。

梦遗食减　苦参三两，白术五两，牡蛎四两，为末，以雄猪肚一个煮烂，捣和为丸，如小豆大。每服四十丸，米汤下。并治妇人赤白带下，温酒下。

大风癞疾　苦参五两，好酒三斗，浸二十日。每服一合，日三服。

白鲜皮

苦，寒，无毒。

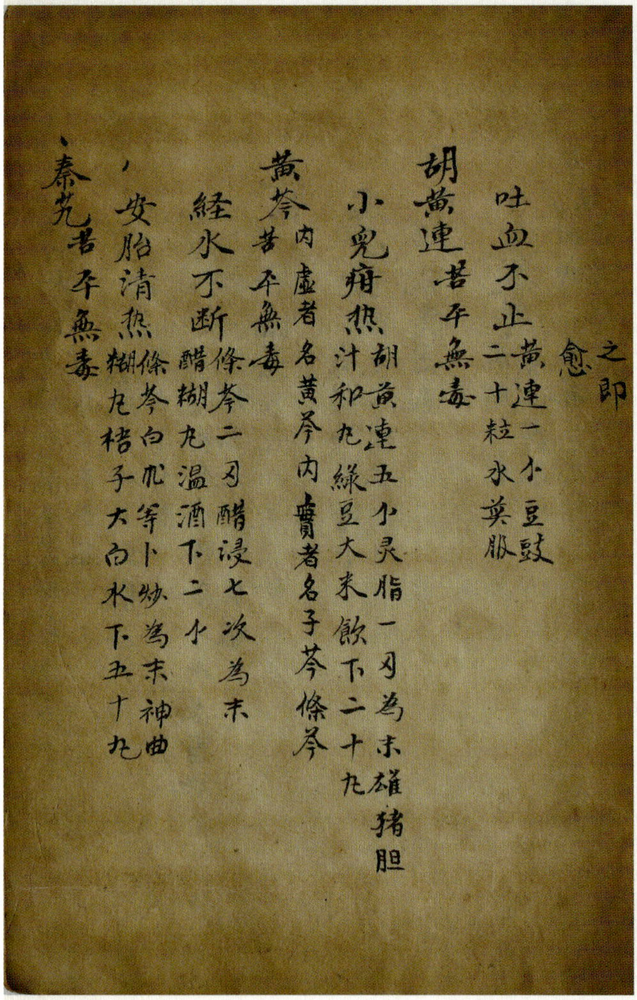
之即愈
吐血不止黄連一錢豆豉二十粒水煎服
胡黄連苦平無毒
小兒疳熱胡黄連五錢灵脂一兩為末雄猪胆汁和丸綠豆大米飲下二十丸
黄芩內虚者名黄芩內實者名子芩條芩苦平無毒
經水不斷條芩二兩醋浸七次為末醋糊丸温酒下二錢
安胎清熱條芩白朮等分炒為末神曲糊丸梧子大白水下五十丸
秦艽苦平無毒

之即愈。

吐血不止　黄连一钱，豆豉二十粒，水煎服。

胡黄连

苦，平，无毒。

小儿疳热　胡黄连五钱，灵脂一两，为末，雄猪胆汁和丸，绿豆大，米饮下二十丸。

黄芩内虚者名黄芩，内实者名子芩、条芩

苦，平，无毒。

经水不断　条芩二两，醋浸七次，为末，醋糊丸，温酒下二钱。

安胎清热　条芩、白术等分，炒为末，神曲糊丸，梧子大，白水下五十丸。

秦艽

苦，平，无毒。

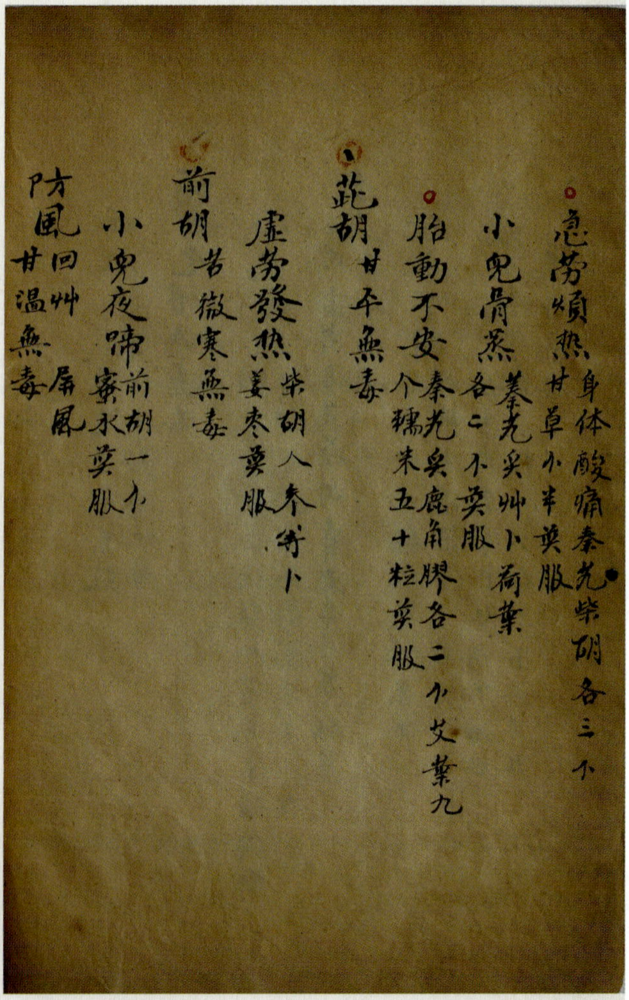

急勞煩熱身体酸痛秦艽柴胡各三卜
甘草卜半煎服
小兒骨蒸秦艽炙艸卜荷葉
各二卜煎服
胎動不安秦艽炙鹿角膠各二卜艾葉九
个糯米五十粒煎服
茈胡甘平無毒
虚勞發熱柴胡人參等卜
姜枣煎服
前胡苦微寒無毒
小兒夜啼前胡一卜
蜜水煎服
防風回艸屏風
甘溫無毒

急劳烦热　身体酸痛，秦艽、柴胡各三钱，甘草钱半，煎服。

小儿骨蒸　秦艽、炙草、薄荷叶各二钱，煎服。

胎动不安　秦艽、炙鹿角胶各二钱，艾叶九个，糯米五十粒，煎服。

柴胡

甘，平，无毒。

虚劳发热　柴胡、人参等分，姜枣煎服。

前胡

苦，微寒，无毒。

小儿夜啼　前胡一钱，蜜水煎服。

防风回草　屏风

甘，温，无毒。

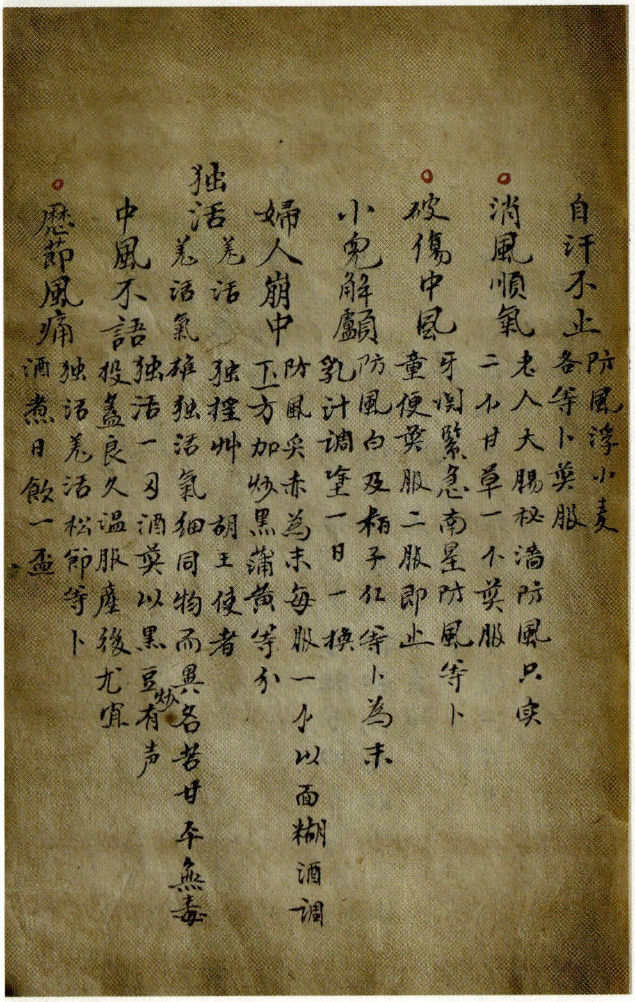

自汗不止　防风、浮小麦各等分，煎服。

消风顺气　老人大肠秘涩，防风、枳实二钱，甘草一钱，煎服。

破伤中风　牙关紧急，南星、防风等分，童便煎服，二服即止。

小儿解颅　防风、白及、柏子仁等分，为末，乳汁调涂，一日一换。

妇人崩中　防风（炙赤）为末，每服一钱，以面糊酒调下。一方加炒黑蒲黄等分。

独活羌活　独摇草　胡王使者

羌活气雄，独活气细，同物而异名

苦、甘，平，无毒。

中风不语　独活一两，酒煎，以黑豆炒有声，投盖良久。温服，产后尤宜。

历节风痛　独活、羌活、松节等分，酒煮，日饮一杯。

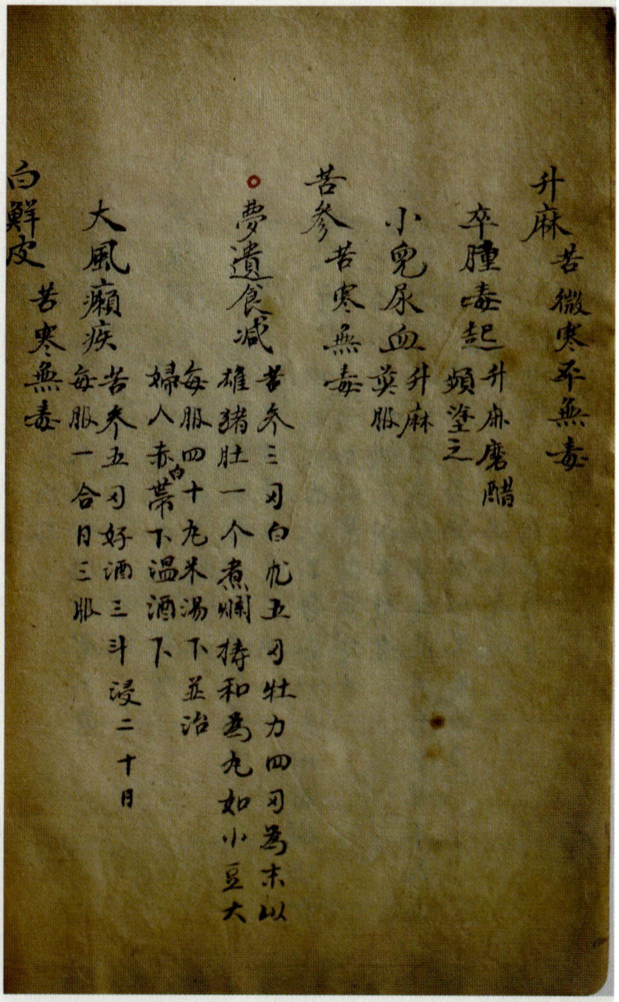

升麻 苦微寒平無毒
卒腫毒起 升麻磨醋頻塗之
小兒尿血 升麻煎服
苦參 苦寒無毒
夢遺食減 苦參三兩白朮五兩牡力四兩為末以雄豬肚一個煮爛搗和為丸如小豆大每服四十丸米湯下並治婦人赤白帶下溫酒下
大風癩疾 苦參五兩好酒三斗浸二十日每服一合日三服
白鮮皮 苦寒無毒

升麻

苦，微寒、平，无毒。

卒肿毒起　升麻磨醋频涂之。

小儿尿血　升麻煎服。

苦参

苦，寒，无毒。

梦遗食减　苦参三两，白术五两，牡蛎四两，为末，以雄猪肚一个煮烂，捣和为丸，如小豆大。每服四十丸，米汤下。并治妇人赤白带下，温酒下。

大风癞疾　苦参五两，好酒三斗，浸二十日。每服一合，日三服。

白鲜皮

苦，寒，无毒。

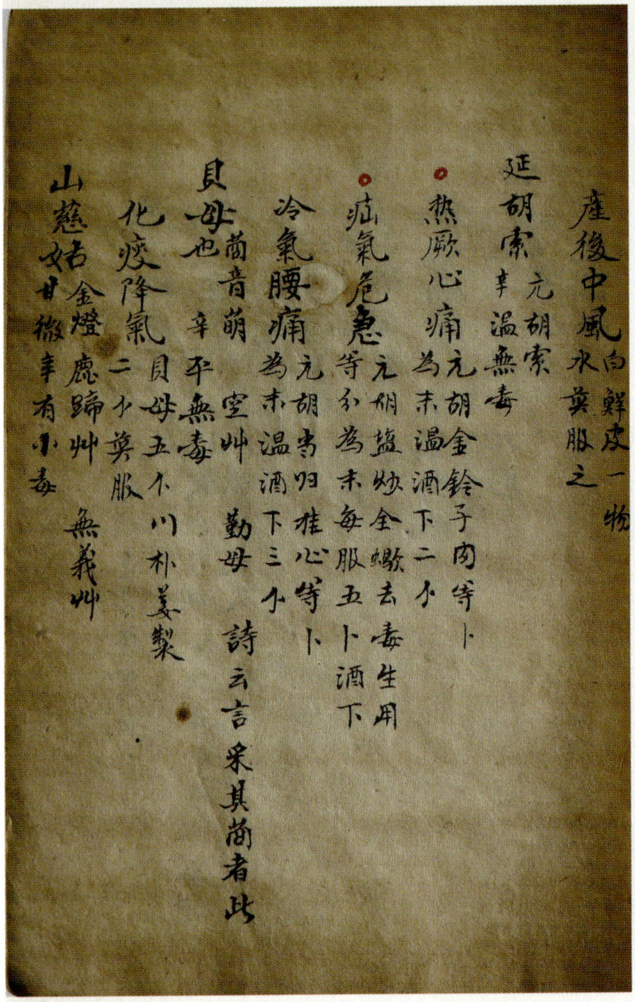

產後中風白鮮皮一物水煎服之
延胡索元胡索
辛温無毒
熱厥心痛元胡金鈴子肉等卜为末温酒下二卜
疝氣危急元胡鹽炒全蝎去毒生用等分为末每服五卜酒下
冷氣腰痛元胡当归桂心等卜为末温酒下三卜
貝母莔音萌 空艸 勤母 詩云言采其莔者此也
辛平無毒
化痰降氣貝母五卜川朴姜製二卜煎服
山慈姑金燈 鹿蹄艸 無義艸
甘微辛有小毒

产后中风　白鲜皮一物，水煎服之。

延胡索元胡索

辛，温，无毒。

热厥心痛　元胡、金铃子肉等分，为末，温酒下二钱。

疝气危急　元胡（盐炒）、全蝎（去毒，生用）等分，为末，每服五分，酒下。

冷气腰痛　元胡、当归、桂心等分，为末，温酒下三钱。

贝母莔音萌　空草　勤母　诗云言采其莔者此也

辛，平，无毒。

化痰降气　贝母五钱，川朴（姜制）二钱，煎服。

山慈菇金灯　鹿蹄草　无义草

甘，微辛，有小毒。

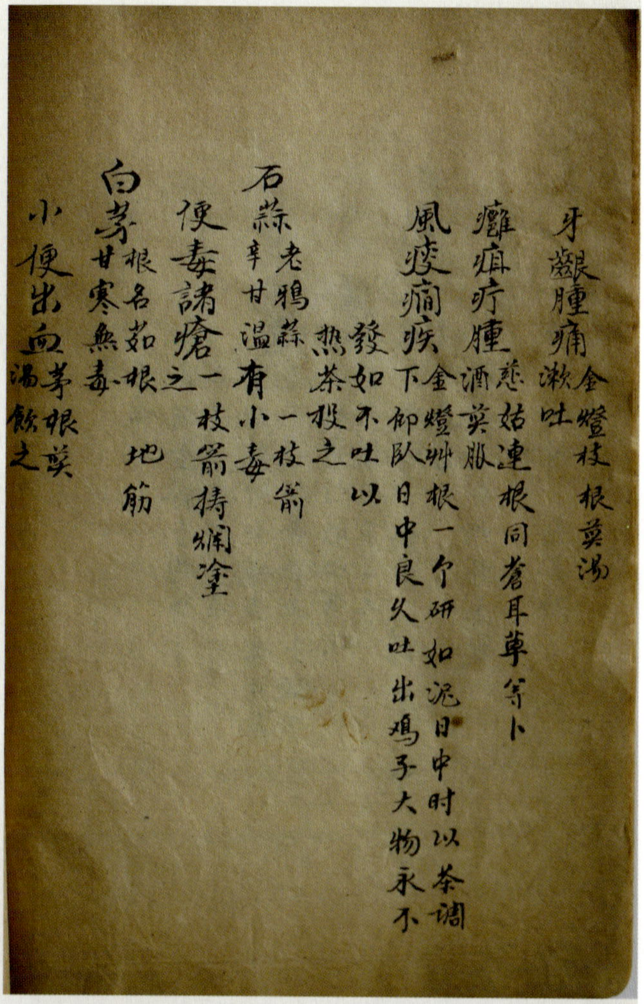

牙龈肿痛　金灯枝根煎汤，漱吐。

痈疽疔肿　慈菇连根同苍耳草等分，酒煎服。

风痰痫疾　金灯草根一个，研如泥，日中时以茶调下，仰卧日中，良久吐出鸡子大物，永不发；如不吐以热茶投之。

石蒜老鸦蒜　一枝箭

辛、甘，温，有小毒。

便毒诸疮　一枝箭捣烂涂之。

白茅（根名）茹根　地筋

甘，寒，无毒。

小便出血　茅根煎汤饮之。

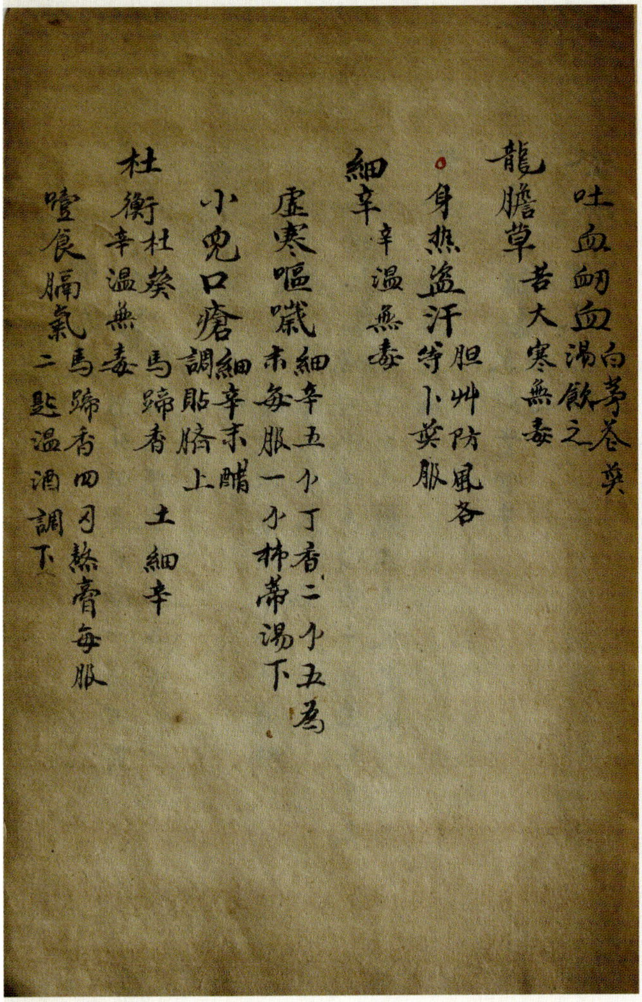

吐血衄血　白茅花煎汤饮之。

龙胆草

苦，大寒，无毒。

身热盗汗　胆草、防风各等分，煎服。

细辛

辛，温，无毒。

虚寒呕哕　细辛五钱、丁香二钱五，为末，每服一钱，柿蒂汤下。

小儿口疮　细辛末醋调，贴脐上。

杜衡杜葵　马蹄香　土细辛

辛，温，无毒。

噎食嗝气　马蹄香四两，熬膏，每服二匙，温酒调下。

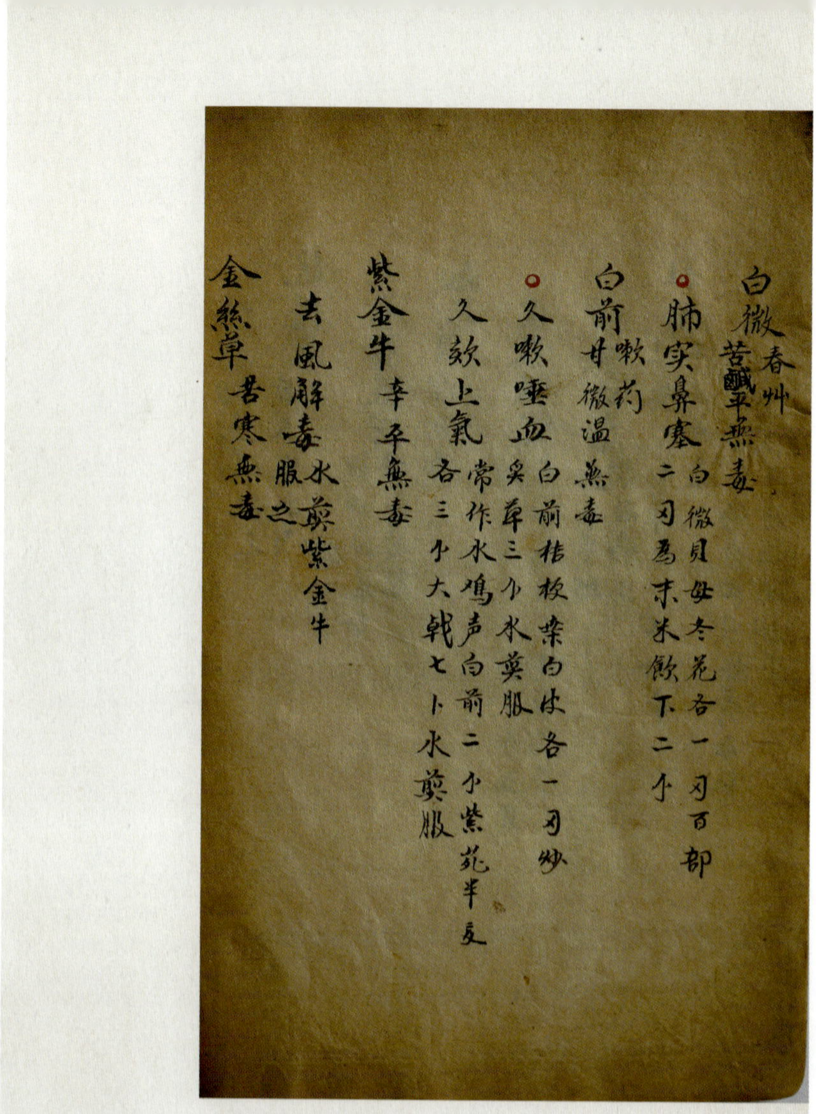

白薇春草

苦、咸，平，无毒。

肺实鼻塞　白薇、贝母、冬花各一两，百部二两，为末，米饮下二钱。

白前嗽药

甘，微温，无毒。

久嗽唾血　白前、桔梗、桑白皮各一两，炒；炙草三钱，水煎服。

久咳上气　常作水鸡声，白前二钱，紫菀、半夏各三钱，大戟七分，水煎服。

紫金牛

辛，平，无毒。

去风解毒　水煎紫金牛服之。

金丝草

苦，寒，无毒。

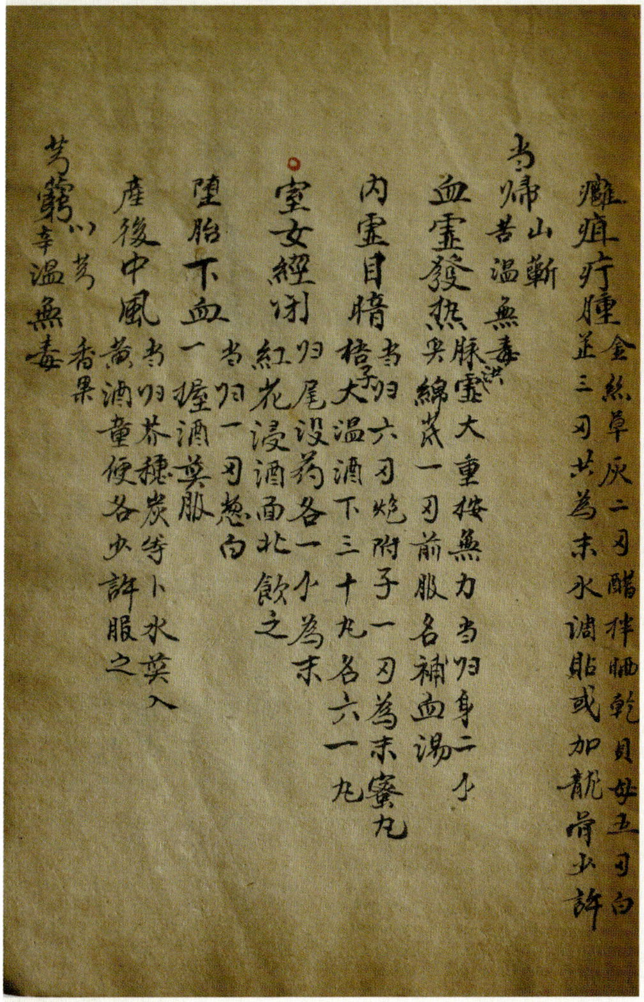
癰疽疔腫　金絲草灰二兩，醋拌晒乾，貝母五兩，白芷三兩，共為末，水調貼或加龍骨少許。
當歸　山蘄
苦，溫，無毒。
血虛發熱　脈洪虛大，重按無力。當歸身二錢，炙綿芪一兩，煎服，名補血湯。
內虛目暗　當歸六兩，炮附子一兩，為末，蜜丸梧子大，溫酒下三十丸，名六一丸。
室女經閉　歸尾、沒藥各一錢，為末，紅花浸酒，面北飲之。
墮胎下血　當歸一兩，葱白一握，酒煎服。
產後中風　當歸、芥穗炭等分，水煎，入黃酒、童便各少許，服之。
芎藭　川芎　香果
辛，溫，無毒。

痈疽疔肿　金丝草灰二两，醋拌晒干，贝母五两，白芷三两，共为末，水调贴或加龙骨少许。

当归山蕲

苦，温，无毒。

血虚发热　脉洪虚大，重按无力。当归身二钱，炙绵芪一两，煎服，名补血汤。

内虚目暗　当归六两，炮附子一两，为末，蜜丸梧子大，温酒下三十丸，名六一丸。

室女经闭　归尾、没药各一钱，为末，红花浸酒，面北饮之。

堕胎下血　当归一两，葱白一握，酒煎服。

产后中风　当归、芥穗（炭）等分。水煎，入黄酒、童便各少许，服之。

芎䓖川芎　香果

辛，温，无毒。

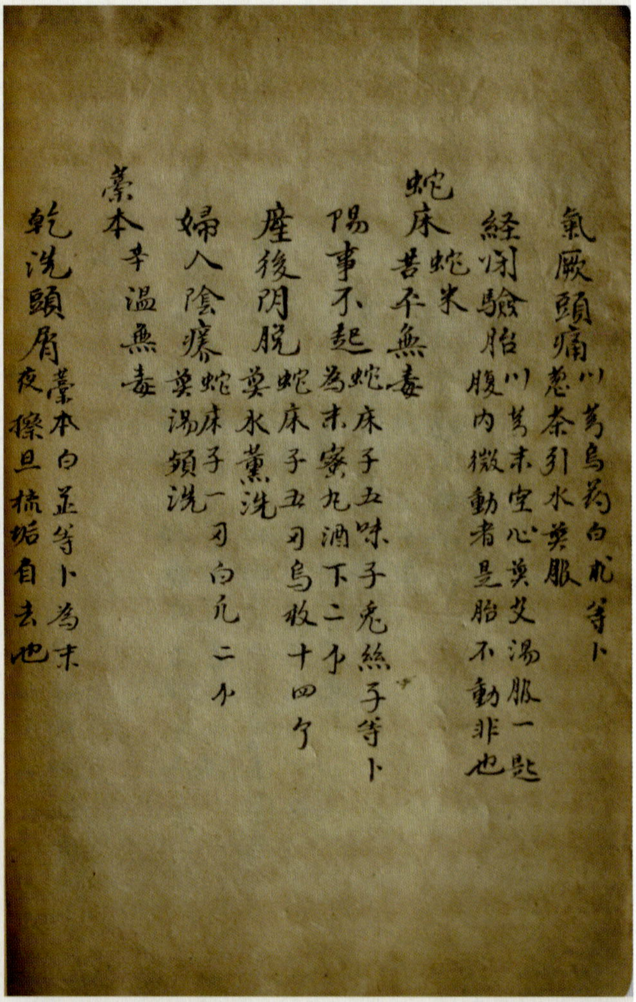

气厥头痛　川芎、乌药、白术等分，葱茶引，水煎服。

经闭验胎　川芎末，空心煎艾汤，服一匙。腹内微动者是胎，不动非也。

蛇床蛇米

苦，平，无毒。

阳事不起　蛇床子、五味子、菟丝子等分，为末，蜜丸，酒下二钱。

产后阴脱　蛇床子五两，乌梅十四个，煎水熏洗。

妇人阴痒　蛇床子一两，白矾二钱，煎汤频洗。

藁本

辛，温，无毒。

干洗头屑　藁本、白芷等分，为末，夜擦旦梳，垢自去也。

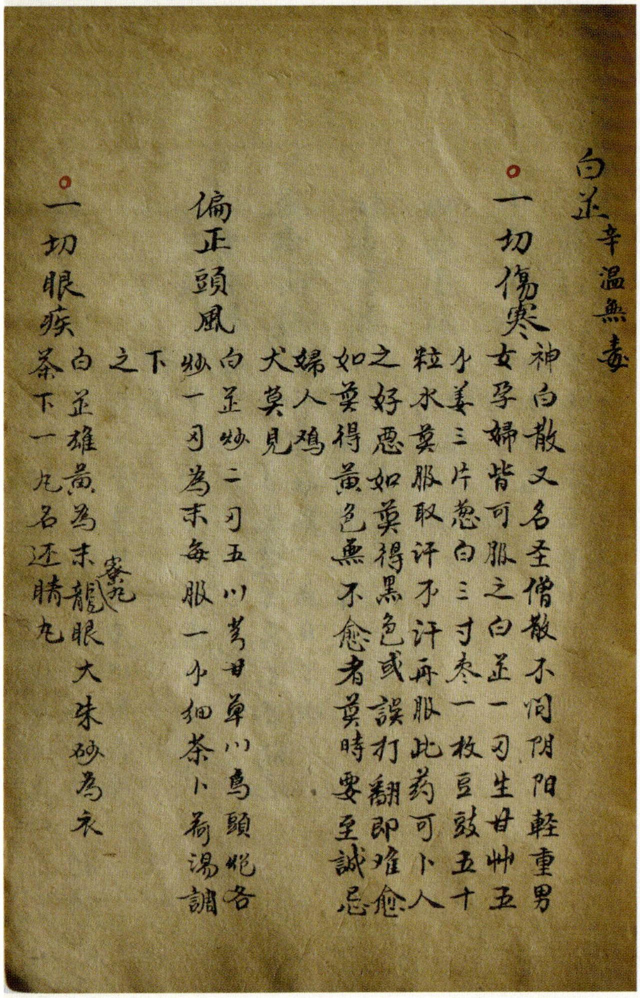

白芷辛温無毒

一切傷寒 神白散又名圣僧散不問陰阳輕重男女孕婦皆可服之白芷一两生甘艸五钱姜三片葱白三寸枣一枚豆豉五十粒水煎服取汗不汗再服此药可卜人之好恶如煎得黑色或誤打翻即难愈如煎得黄色無不愈者煎時要至誠忌婦人鸡犬莫見

偏正頭風 白芷炒二两五川芎甘草川烏頭炮各炒一两為末每服一钱细茶薄荷湯調之下

一切眼疾 白芷雄黄為末蜜丸龍眼大朱砂為衣茶下一丸名还睛丸

白芷

辛，温，无毒。

一切伤寒　神白散又名圣僧散，不问阴阳轻重，男女孕妇皆可服之。白芷一两，生甘草五钱，姜三片，葱白三寸，枣一枚，豆豉五十粒。水煎服，取汗，不汗再服此药。可分人之好恶，如煎得黑色或误打翻即难愈。如煎得黄色无不愈者，煎时要至诚，忌妇人、鸡犬，莫见。

偏正头风　白芷（炒）二两五，川芎、甘草、川乌头（炮）各炒一两，为末，每服一钱，细茶薄荷汤调下之。

一切眼疾　白芷、雄黄为末，蜜丸龙眼大，朱砂为衣，茶下一丸。名还睛丸。

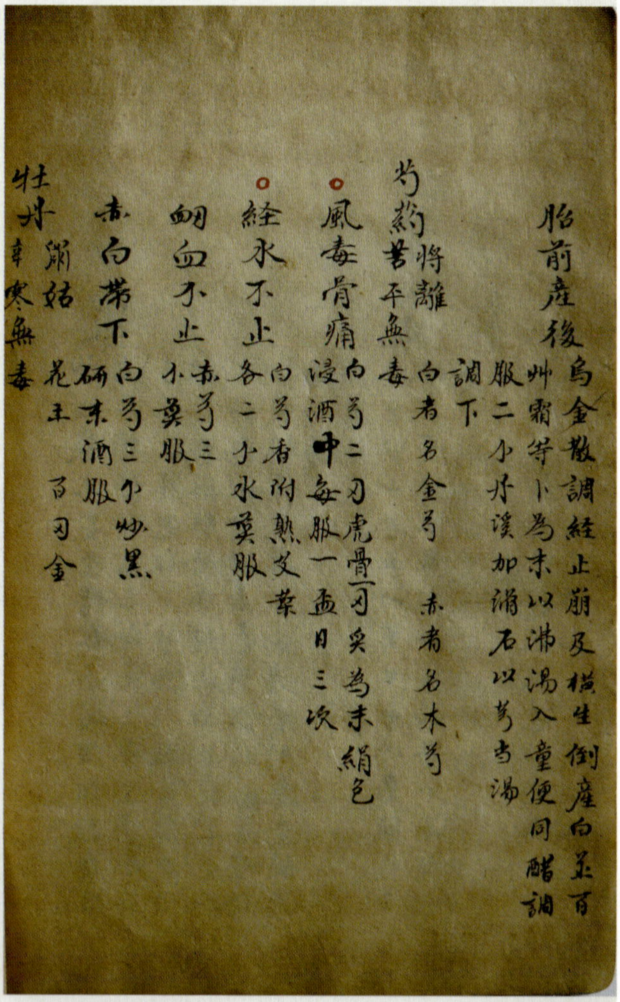

胎前產後　烏金散調經止崩及橫生倒產白芷百草霜等分為末以沸湯入童便同醋調服二錢　丹溪加滑石以芎當湯調下

芍藥將離　白者名金芍　赤者名木芍

苦平無毒

風毒骨痛　白芍二兩虎骨一兩炙為末絹包浸酒中每服一盃日三次

經水不止　白芍香附熟艾葉各二錢水煎服

衄血不止　赤芍三錢煎服

赤白帶下　白芍三錢炒黑研末酒服

牡丹鼠姑　花王　百兩金

辛寒無毒

胎前产后　乌金散调经止崩及横生倒产。白芷、百草霜等分，为末，以沸汤入童便同醋调服二钱。丹溪：加滑石、以芎当汤[1]调下。

芍药将离　白者名金芍，赤者名木芍

苦，平，无毒。

风毒骨痛　白芍二两，虎骨一两，炙为末，绢包浸酒中。每服一杯，日三次。

经水不止　白芍、香附、熟艾叶各二钱，水煎服。

衄血不止　赤芍三钱煎服。

赤白带下　白芍三钱，炒黑研末，酒服。

牡丹鼠姑　花王　百两金

辛，寒，无毒。

1 芎当汤：据《古今图书集成·白芷部》，应为“芎归汤”。

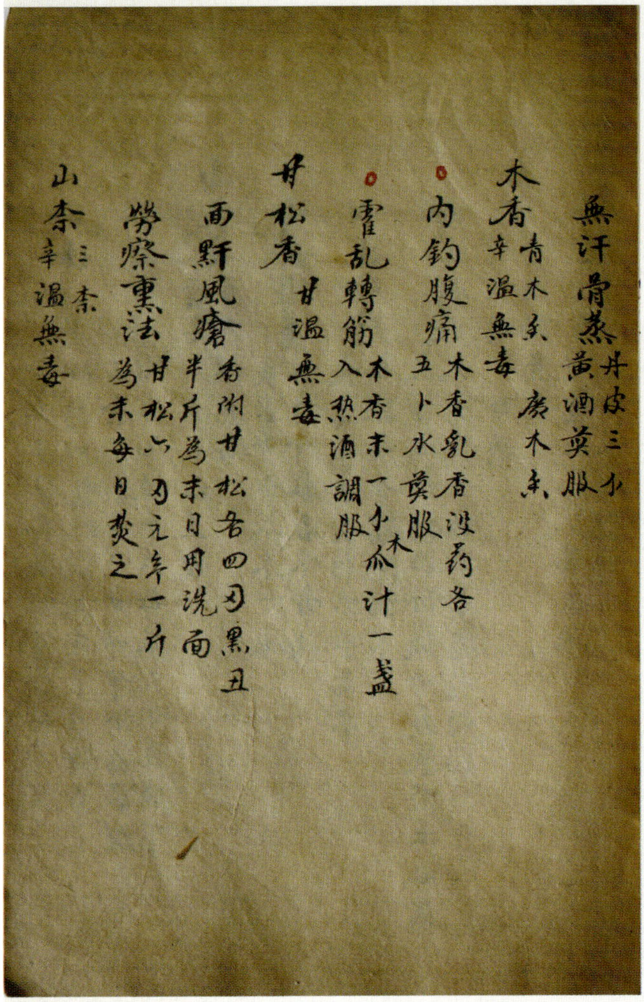

无汗骨蒸　丹皮三钱，黄酒煎服。

木香青木香　广木香

辛，温，无毒。

内钓腹痛　木香、乳香、没药各五分，水煎服。

霍乱转筋　木香末一钱，木瓜汁一盏，入热酒，调服。

甘松香

甘，温，无毒。

面皯[1]风疮　香附、甘松各四两，黑丑半斤，为末，日用洗面。

劳瘵[2]熏法　甘松六两，元参一斤，为末，每日焚之。

山柰三柰

辛，温，无毒。

1 皯（gǎn）：皮肤黧黑枯槁。

2 瘵（zhài）：病名。多指痨病。

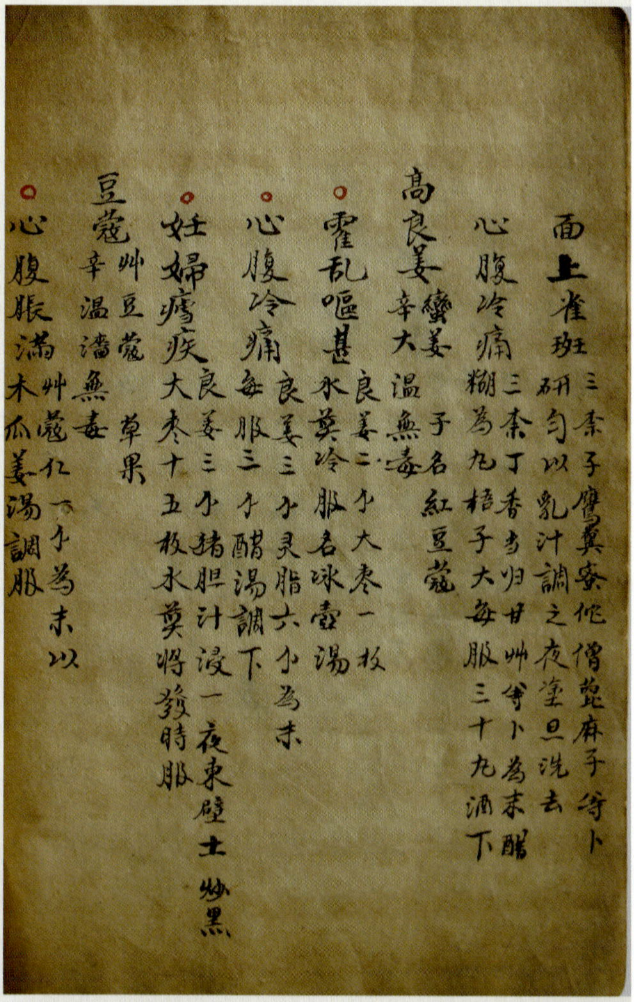
面上雀斑 三柰子 鷹糞 密陀僧 蓖麻子 等分
研勻以乳汁調之夜塗旦洗去
心腹冷痛 三柰 丁香 當歸 甘草 等分 為末 醋
糊為丸梧子大每服三十丸酒下
高良姜 蠻姜 子名紅豆蔻
辛大溫無毒
霍亂嘔甚 良姜二錢 大棗一枚
水煎冷服名冰壺湯
心腹冷痛 良姜三錢 靈脂六錢 為末
每服三錢醋湯調下
妊婦瘧疾 良姜三錢 豬膽汁浸一夜 東壁土炒黑
大棗十五枚水煎將發時服
豆蔻 草豆蔻 草果
辛溫澀無毒
心腹脹滿 草蔻仁一錢 為末 以
木瓜姜湯調服

面上雀斑　三柰子、鹰粪、密陀僧、蓖麻子等分，研匀，以乳汁调之，夜涂旦洗去。

心腹冷痛　山柰、丁香、当归、甘草等分，为末，醋糊为丸梧子大，每服三十丸，酒下。

高良姜蛮姜　（子名）红豆蔻

辛，大温，无毒。

霍乱呕甚　良姜二钱，大枣一枚，水煎冷服。名冰壶汤。

心腹冷痛　良姜三钱，灵脂六钱，为末，每服三钱，醋汤调下。

妊妇疟疾　良姜三钱，猪胆汁浸一夜，东壁土炒黑，大枣十五枚，水煎，将发时服。

豆蔻草豆蔻　草果

辛，温，涩，无毒。

心腹胀满　草蔻仁一钱，为末，以木瓜姜汤调服。

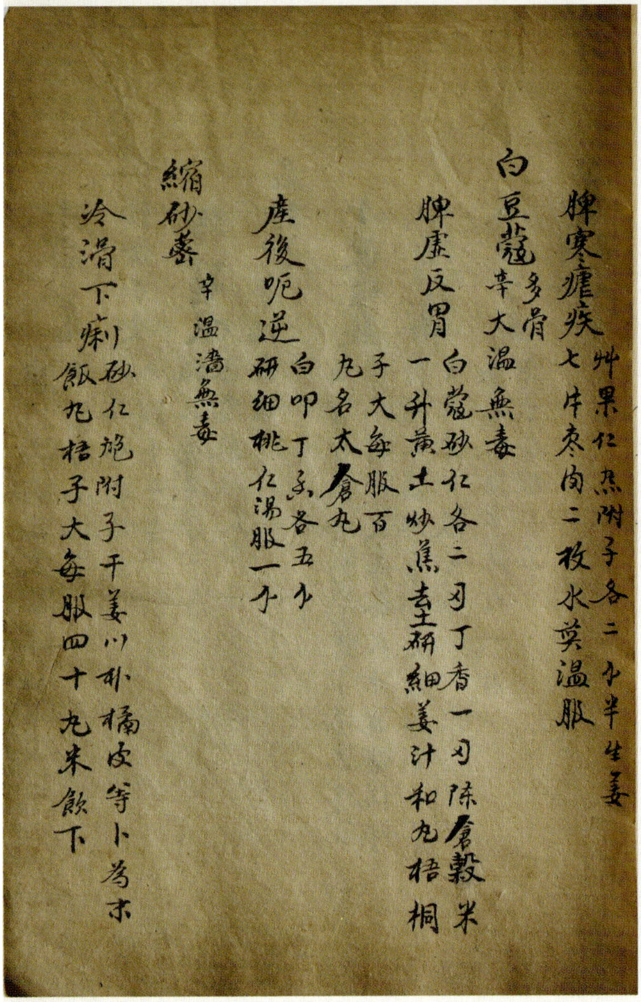

脾寒瘧疾　艸果仁、炁附子各二錢半，生姜七片，棗肉二枚，水煎溫服
白豆蔻多骨
辛，大溫，無毒
脾虛反胃　白蔻、砂仁各二両，丁香一両，陳倉穀米一升，黃土炒焦去土，研細，姜汁和丸，梧桐子大，每服百丸，名太倉丸
產後呃逆　白叩、丁香各五錢，研細，桃仁湯服一錢
縮砂蔤
辛，溫，澀，無毒
冷滑下痢　砂仁、炮附子、干姜、川朴、橘皮等分，為末，飯丸梧子大，每服四十九，米飲下

脾寒疟疾　草果仁、熟附子各二钱半，生姜七片，枣肉二枚，水煎，温服。

白豆蔻多骨

辛，大温，无毒。

脾虚反胃　白蔻、砂仁各二两，丁香一两，陈仓谷米一升，黄土炒焦去土，研细。姜汁和丸，梧桐子大，每服百丸，名太仓丸。

产后呃逆　白蔻、丁香各五钱，研细，桃仁汤服一钱。

缩砂蜜

辛，温，涩，无毒。

冷滑下痢　砂仁、炮附子、干姜、川朴、橘皮等分，为末，饭丸梧子大，每服四十丸，米饮下。

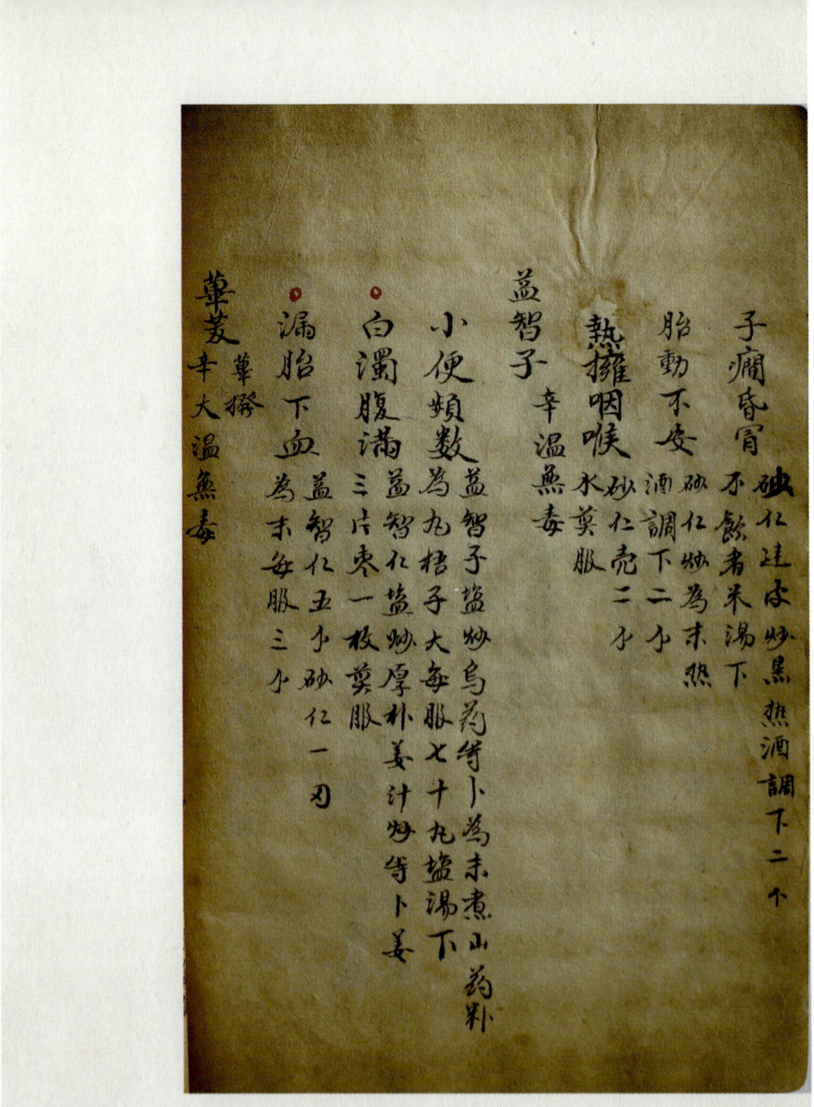

子痫昏冒 砂仁連皮炒黑熱酒調下二个
不飲者米湯下
胎動不安 砂仁炒為末熱
酒調下二个
熱擁咽喉 砂仁殼二个
水煎服
益智子 辛溫無毒
小便頻數 益智子鹽炒烏藥等卜為末煮山藥粉
為丸梧子大每服七十丸鹽湯下
白濁腹满 益智仁鹽炒厚朴姜汁炒等卜姜
三片棗一枚煎服
漏胎下血 益智仁五个砂仁一刃
為末每服三个
蓽茇 蓽撥
辛大溫無毒

子痫昏冒　砂仁（连皮炒黑），热酒调下二钱。不饮者，米汤下。

胎动不安　砂仁炒为末，热酒调下二钱。

热壅咽喉　砂仁壳二钱，水煎服。

益智子

辛，温，无毒。

小便频数　益智子（盐炒）、乌药等分，为末，煮山药粉为丸，梧子大，每服七十丸，盐汤下。

白浊腹痛　益智仁（盐炒）、厚朴（姜汁炒）等分，姜三片，枣一枚，煎服。

漏胎下血　益智仁五钱，砂仁一两，为末，每服三钱。

荜茇荜拨

辛，大温，无毒。

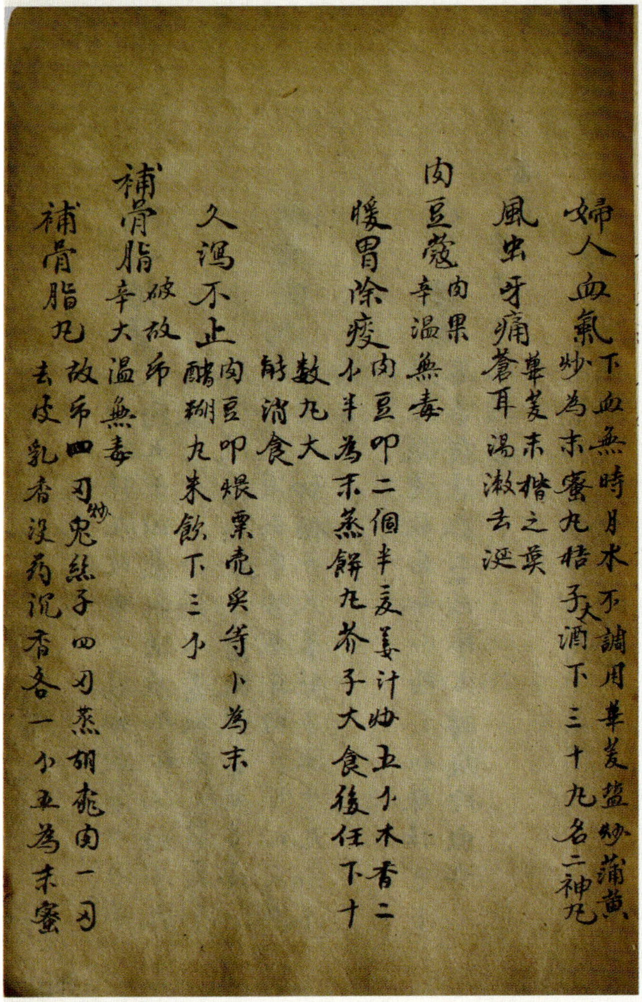
婦人血氣下血無時月水不調用蓽茇鹽炒蒲黄炒為末蜜丸梧子大酒下三十丸名二神丸
風虫牙痛蓽茇末揩之煎蒼耳湯漱去涎
肉豆蔻肉果
辛溫無毒
暖胃除痰肉豆叩二個半夏姜汁炒五钱木香二钱半為末蒸餅丸芥子大食後任下十數丸大能消食
久瀉不止肉豆叩煨粟壳炙等分為末醋糊丸米飲下三钱
補骨脂破故紙
辛大溫無毒
補骨脂丸故紙四两炒兔絲子四两蒸胡桃肉一两去皮乳香没药沉香各一钱五為末蜜

妇人血气　下血无时，月水不调。用荜茇（盐炒）、蒲黄（炒），为末，蜜丸梧子大，酒下三十丸。名二神丸。

风虫牙痛　荜茇末揩之，煎苍耳汤漱去涎。

肉豆蔻肉果

辛，温，无毒。

暖胃除痰　肉豆蔻二个，半夏（姜汁炒）五钱，木香二钱半，为末，蒸饼丸芥子大，食后任下十数丸，大能消食。

久泻不止　肉豆蔻（煨），粟壳（炙）等分，为末，醋糊丸，米饮下三钱。

补骨脂破故纸

辛，大温，无毒。

补骨脂丸　故纸四两，炒菟丝子四两，蒸胡桃肉一两，去皮乳香、没药、沉香各一钱五，为末，蜜

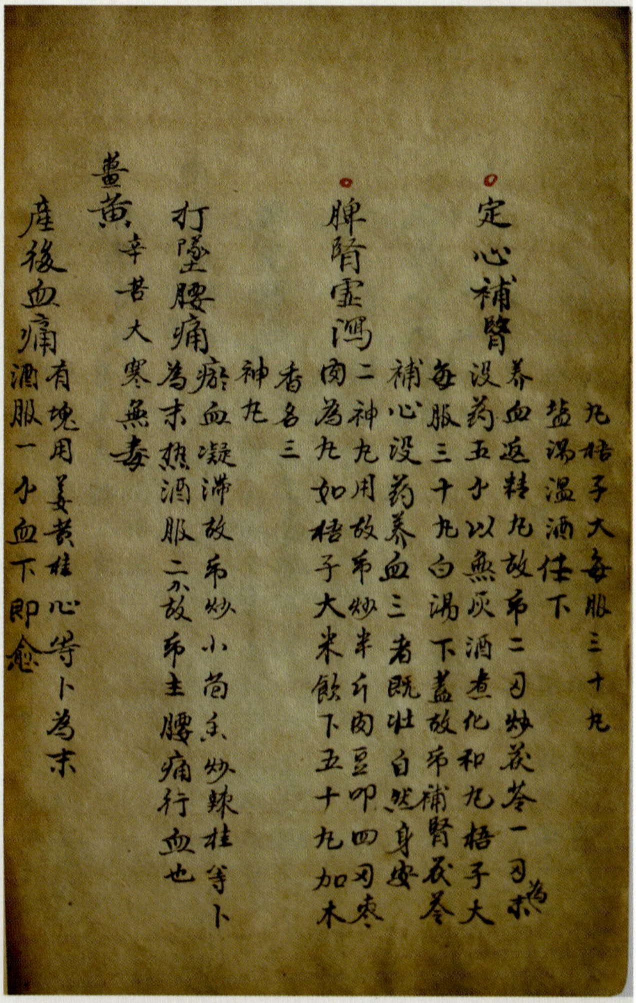

丸梧子大每服三十丸
鹽湯溫酒任下
定心補腎 養血返精丸故帋二兩炒茯苓一兩為末
沒藥五錢以無灰酒煮化和丸梧子大
每服三十丸白湯下蓋故帋補腎茯苓
補心沒藥養血三者既壯自然身安
脾腎虛瀉 二神丸用故帋炒半斤肉豆蔻四兩棗
肉為丸如梧子大米飲下五十丸加木
香名三
神丸
打墜腰痛 瘀血凝滯故帋炒小茴香炒辣桂等分
為末熱酒服二錢故帋主腰痛行血也
薑黃 辛苦大寒無毒
產後血痛 有塊用薑黃桂心等分為末
酒服一錢血下即愈

丸梧子大，每服三十丸，盐汤、温酒任下。

定心补肾　养血返精丸：故纸二两，炒茯苓一两，为末，没药五钱，以无灰酒煮化，和丸梧子大，每服三十丸，白汤下。盖故纸补肾，茯苓补心，没药养血，三者既壮，自然身安。

脾肾虚泻　二神丸：用故纸（炒）半斤，肉豆蔻四两，枣肉为丸，如梧子大，米饮下五十丸。加木香，名三神丸。

打坠腰痛　瘀血凝滞，故纸（炒）、小茴香（炒）、辣桂等分，为末，热酒服二钱。故纸主腰痛行血也。

姜黄

辛、苦，大寒，无毒。

产后血痛　有块，用姜黄、桂心等分，为末，酒服一钱，血下即愈。

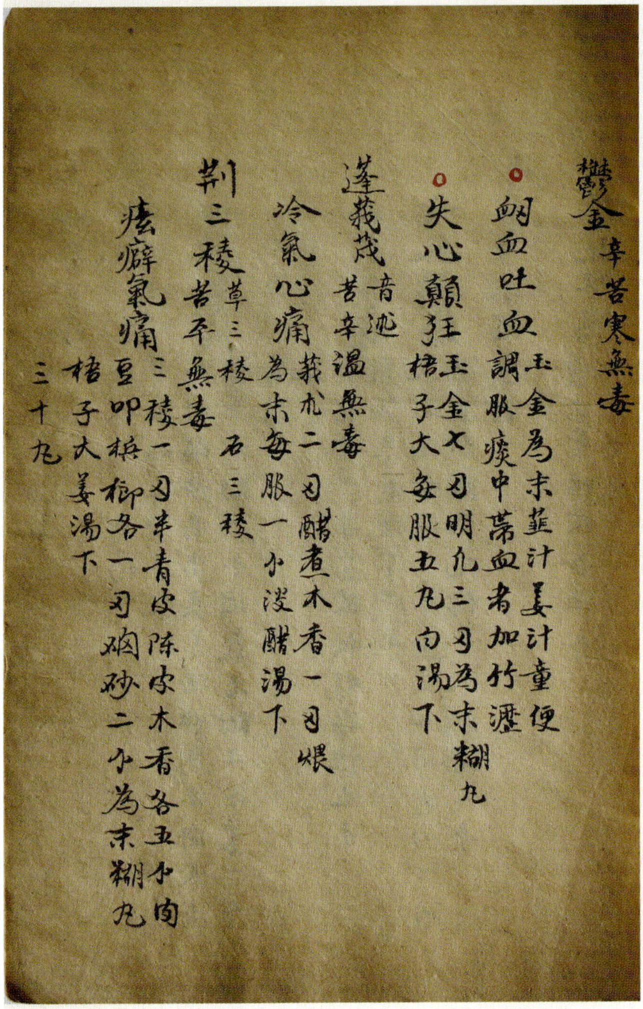

郁金

辛、苦，寒，无毒。

衄血吐血　郁金为末，韭汁、姜汁、童便调服。痰中带血者加竹沥。

失心癫狂　郁金七两，明矾三两，为末，糊丸梧子大，每服五丸，白汤下。

蓬莪茂音述

苦、辛，温，无毒。

冷气心痛　莪术二两，醋煮，木香一两，煨，为末，每服一钱，淡醋汤下。

荆三棱草三棱　石三棱

苦，平，无毒。

痃癖气痛　三棱一两半，青皮、陈皮、木香各五钱，肉豆蔻、槟榔各一两，硇砂二钱，为末，糊丸梧子大，姜汤下三十丸。

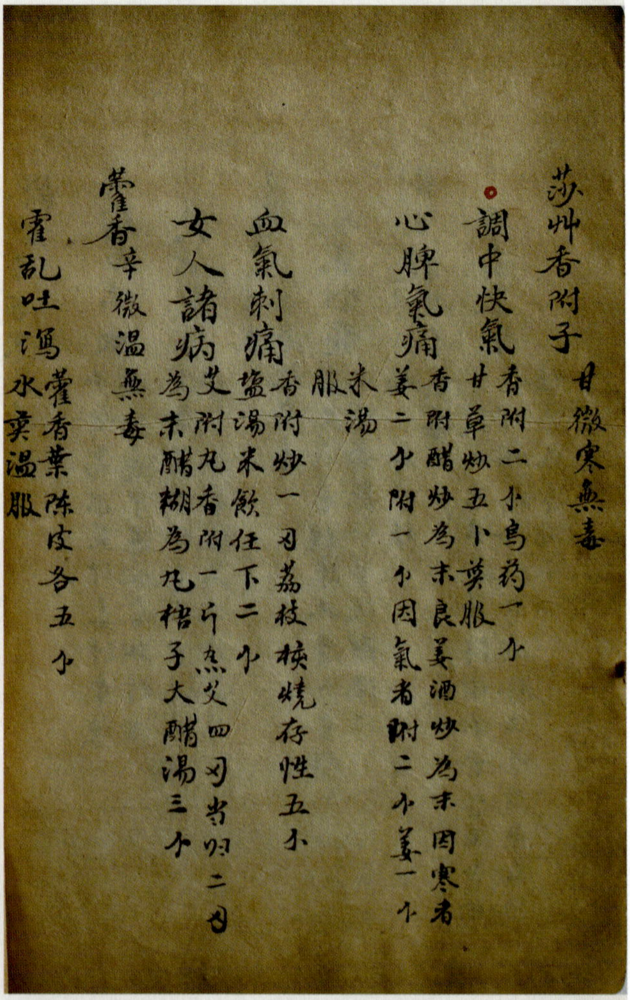

莎艸香附子 甘微寒無毒
調中快氣 香附二个烏药一个甘草炒五卜煎服
心脾氣痛 香附醋炒為末良姜酒炒為末因寒者姜二个附一个因氣者附二个姜一个米湯服
血氣刺痛 香附炒一刃荔枝核燒存性五卜鹽湯米飲任下二个
女人諸病 艾附丸香附一斤熟艾四刃当归二刃為末醋糊為丸梧子大醋湯三个
藿香 辛微温無毒
霍乱吐瀉 藿香葉陈皮各五个水煎温服

莎草香附子

甘，微寒，无毒。

调中快气　香附二钱，乌药一钱，甘草（炒）五分，煎服。

心脾气痛　香附（醋炒）为末，良姜（酒炒）为末。因寒者，姜二钱，附一钱；因气者，附二钱，姜一钱。米汤服。

血气刺痛　香附（炒）一两，荔枝核（烧存性）五钱，盐汤、米饮任下二钱。

女人诸病　艾附丸：香附一斤，熟艾四两，当归二两，为末，醋糊为丸，梧子大，醋汤[1]三钱。

藿香

辛，微温，无毒。

霍乱吐泻　藿香叶、陈皮各五钱，水煎温服。

1 醋汤：据《本草纲目·草部》，"汤"下脱漏"下"。

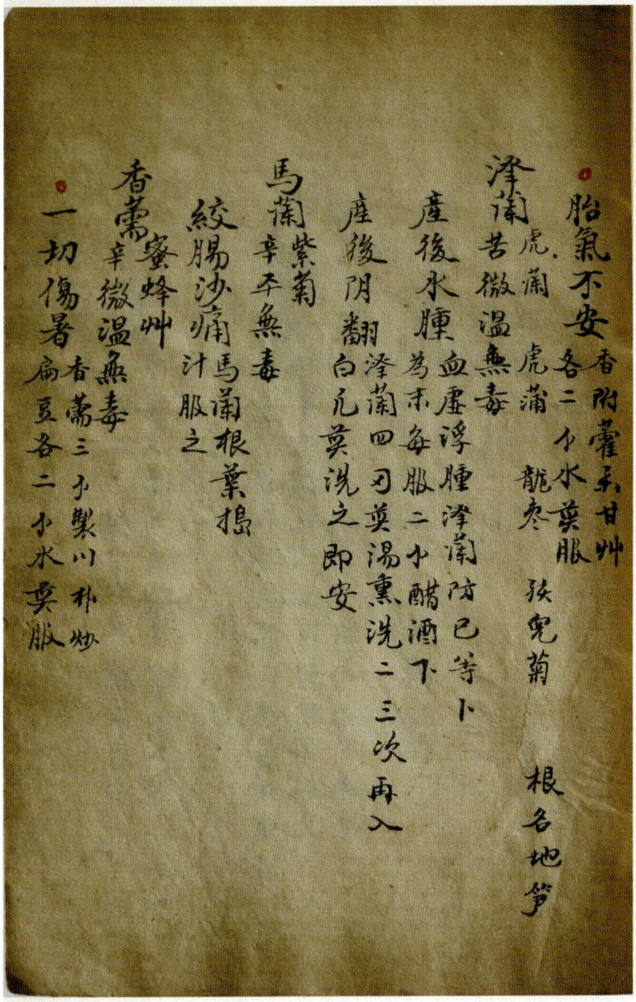

胎气不安　香附、藿香、甘草各二钱，水煎服。

泽兰虎兰　虎蒲　龙枣　孩儿菊　（根名）地笋

苦，微温，无毒。

产后水肿　血虚浮肿，泽兰、防己等分，为末，每服二钱，醋酒下。

产后阴翻　泽兰四两，煎汤熏洗二三次，再入白矾煎，洗之即安。

马兰紫菊

辛，平，无毒。

绞肠沙痛　马兰根、叶捣汁服之。

香薷蜜蜂草

辛，微温，无毒。

一切伤者　香薷三钱，制川朴、炒扁豆各二钱，水煎服。

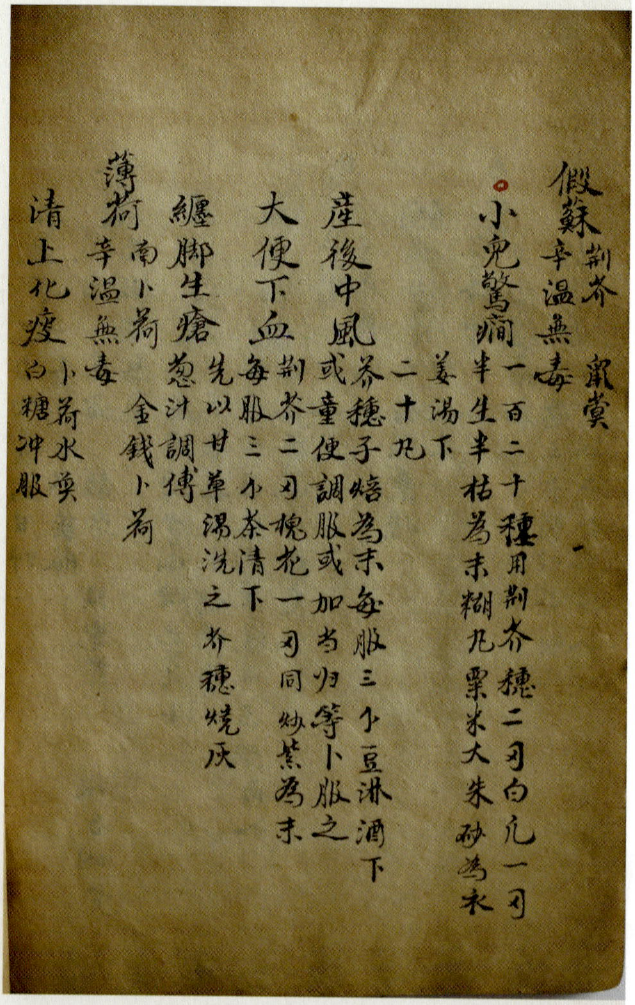

假蘇荆芥　鼠蓂
辛溫無毒
小兒驚癇一百二十種用荆芥穗二两白凡一两半生半枯為末糊丸粟米大朱砂為衣
姜湯下二十丸
產後中風芥穗子焙為末每服三錢豆淋酒下
或童便調服或加当归等分服之
大便下血荆芥二两槐花一两同炒紫為末每服三錢茶清下
纏脚生瘡先以甘草湯洗之芥穗燒灰葱汁調傅
薄荷南薄荷　金錢薄荷
辛溫無毒
清上化痰薄荷水煎白糖冲服

假苏荆芥　鼠蓂

辛，温，无毒。

小儿惊痫一百二十种用荆芥穗二两，白矾一两，半生半枯，为末，糊丸粟米大。朱砂为衣，姜汤下二十丸。

产后中风　芥穗子（焙）为末，每服三钱，豆淋酒下；或童便调服或加当归等分服之。

大便下血　荆芥二两，槐花一两，同炒紫为末，每服三钱，茶清下。

缠脚生疮　先以甘草汤洗之，芥穗烧灰，葱汁调敷。

薄荷南薄荷　金钱薄荷

辛，温，无毒。

清上化痰　薄荷水煎，白糖冲服。

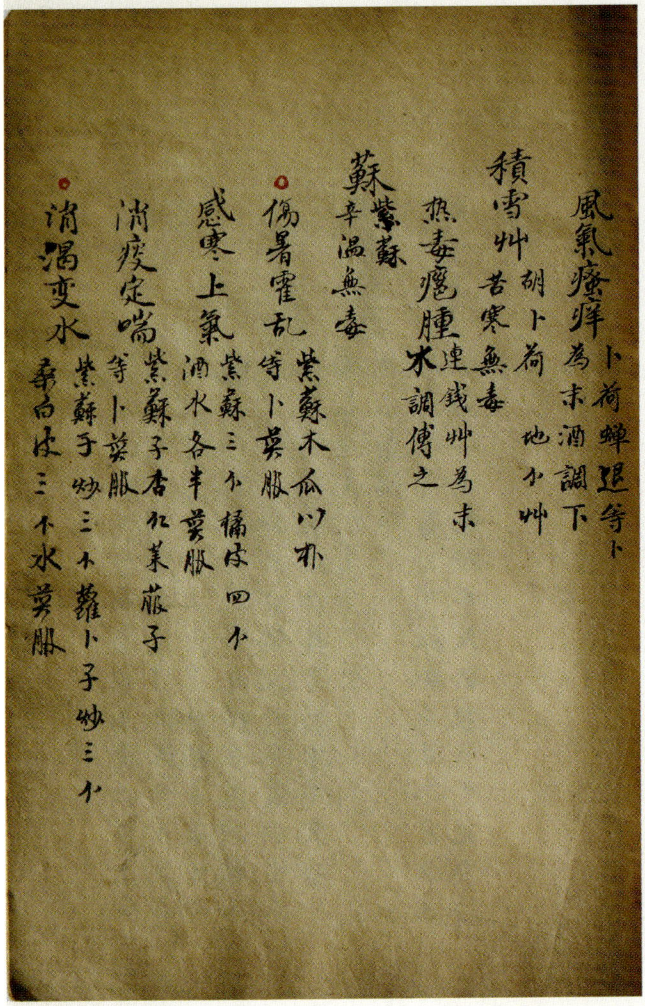
風氣瘙癢卜荷蟬退等卜為末酒調下
積雪艸胡卜荷　地个艸
苦寒無毒
热毒癰腫連钱艸為末水調傅之
蘇紫蘇
辛溫無毒
傷暑霍乱紫蘇木瓜川朴等卜煎服
感寒上氣紫蘇三个橘皮四个酒水各半煎服
消痰定喘紫蘇子杏仁萊菔子等卜煎服
消渴变水紫蘇子炒三个蘿卜子炒三个桑白皮三个水煎服

风气瘙痒　薄荷、蝉蜕等分，为末，酒调下。

积雪草胡薄荷　地钱草

苦，寒，无毒。

热毒痈肿　连钱草为末，水调敷之。

苏紫苏

辛，温，无毒。

伤暑霍乱　紫苏、木瓜、川朴等分，煎服。

感寒上气　紫苏三钱，橘皮四钱，酒水各半煎服。

消痰定喘　紫苏子、杏仁、莱菔子等分，煎服。

消渴变水　紫苏子（炒）三钱，萝卜子（炒）三钱，桑白皮三钱，水煎服。

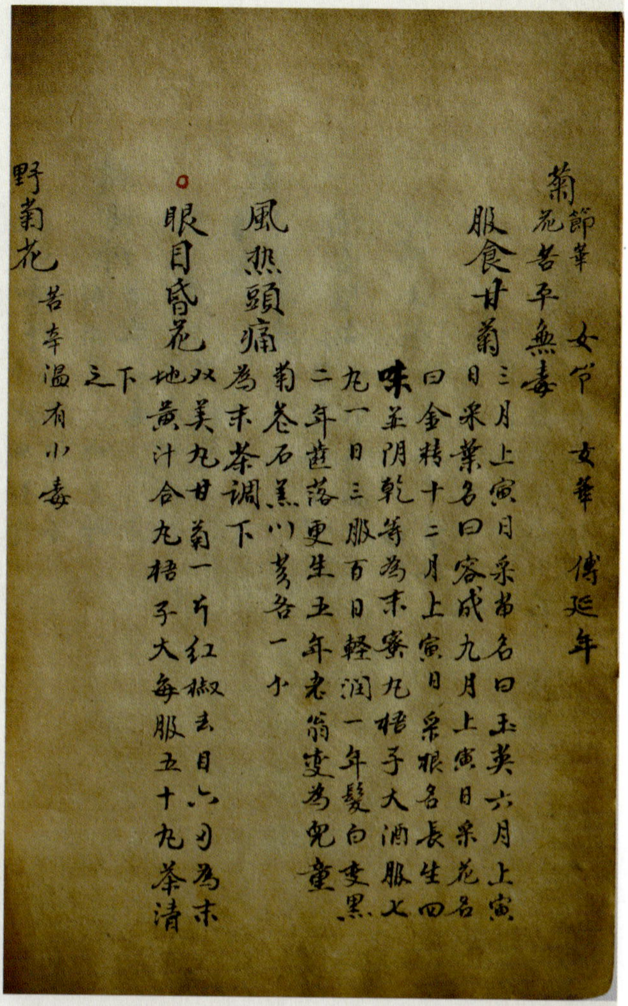

菊節華 女节 女華 傅延年
花苦平無毒
服食甘菊 三月上寅日采苗名曰玉英六月上寅日采葉名曰容成九月上寅日采花名曰金精十二月上寅日采根名長生四味並陰乾等為末蜜丸梧子大酒服七丸一日三服百日輕潤一年髮白變黑二年齒落更生五年老翁變為兒童
風熱頭痛 菊花石羔川芎各一分為末茶調下
眼目昏花 双美丸甘菊一斤紅椒去目六兩為末地黄汁合丸梧子大每服五十丸茶清下之
野菊花 苦辛温有小毒

菊节华　女节　女华　傅延年

（花）苦，平，无毒。

服食甘菊　三月上寅日采苗，名曰玉英；六月上寅日采叶，名曰容成；九月上寅日采花，名曰金精；十二月上寅日采根，名长生。四味并阴干，等[1]为末，蜜丸梧子大，酒服七丸，一日三服。百日轻润，一年发白变黑，二年齿落更生，五年老翁变为儿童。

风热头痛　菊花、石膏、川芎各一钱，为末，茶调下。

眼目昏花　双美丸：甘菊一斤，红椒（去目）六两，为末，地黄汁合丸，梧子大，每服五十丸，茶清下之。

野菊花

苦、辛，温，有小毒。

1 等：据《本草纲目·草部》，“等”下脱漏“分”。

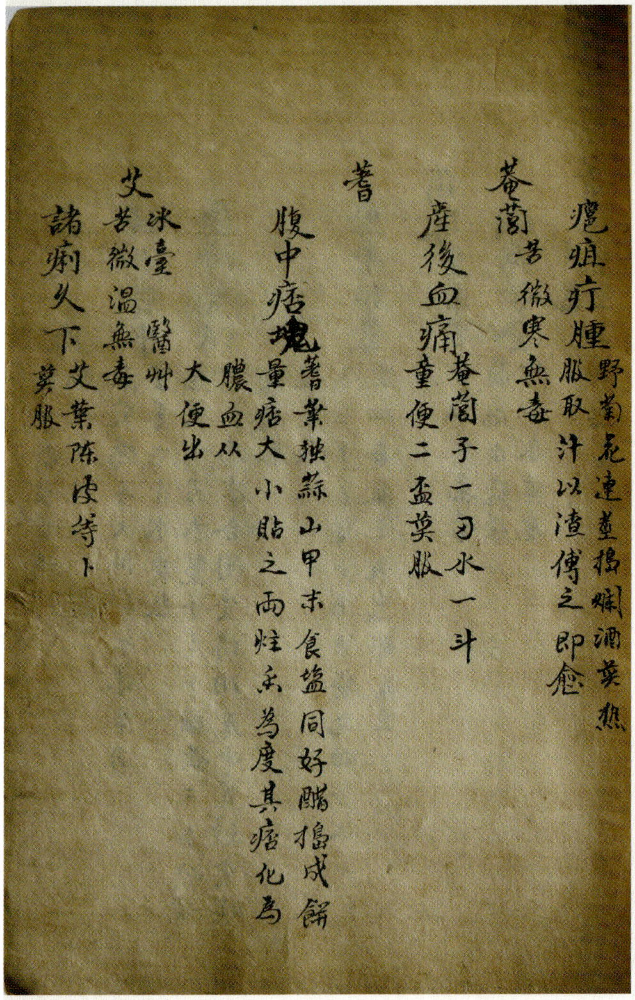

痈疽疔肿　野菊花连茎捣烂，酒煎热服。取汁以渣敷之，即愈。

菴蕳

苦，微寒，无毒。

产后血痛　菴蕳子一两，水一斗，童便二杯，煎服。

蓍

腹中痞块　蓍叶、独蒜、山甲末、食盐，同好醋捣成饼。量痞大小贴之，两炷香为度，其痞化为脓血，从大便出。

艾冰壶　医草

苦，微温，无毒。

诸痢久下　艾叶、陈皮等分，煎服。

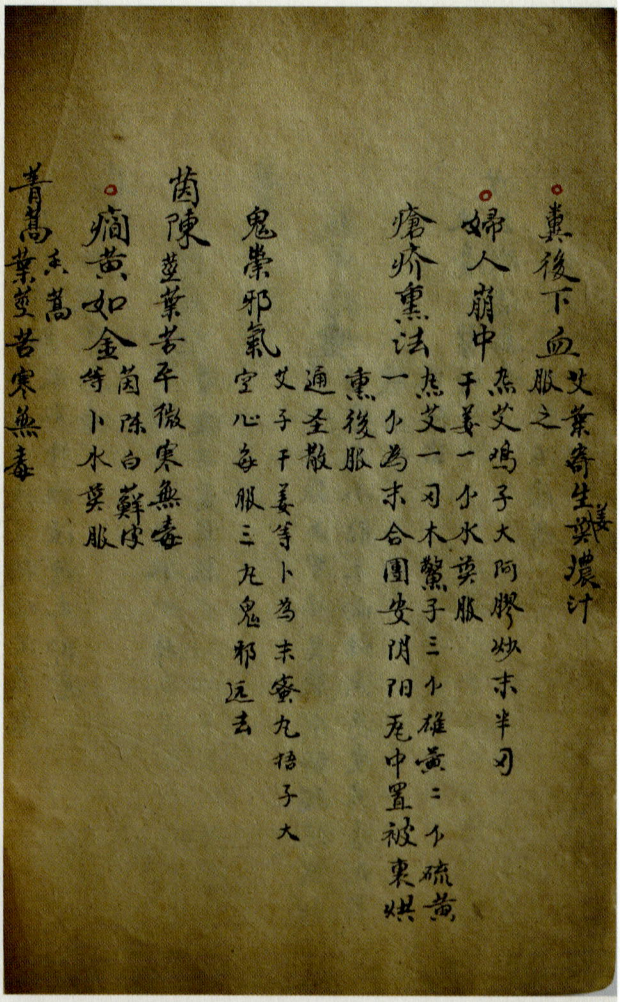

糞後下血 艾葉寄生姜煎濃汁服之
婦人崩中 熟艾鷄子大阿膠炒末半兩 干姜一錢水煎服
瘡疥熏法 熟艾一兩木鱉子三錢雄黄二錢硫黄一錢為末合團安陰陽瓦中置被裏烘熏後服通聖散
鬼祟邪氣 艾子干姜等分為末蜜丸梧子大空心每服三丸鬼邪遠去
茵陳 莖葉苦平微寒無毒
痫黄如金 茵陳白蘚皮等分水煎服
青蒿香蒿 葉莖苦寒無毒

粪后下血　艾叶、寄生、姜，煎浓汁服之。

妇人崩中　熟艾（鸡子大）、阿胶（炒末）半两，干姜一钱，水煎服。

疮疥熏法　熟艾一两，木鳖子三钱，雄黄二钱，硫黄一钱，为末，合团安阴阳瓦中，置被里烘熏后，服通圣散。

鬼祟邪气　艾子、干姜等分，为末，蜜丸梧子大，空心每服三丸，鬼邪远去。

茵陈

（茎叶）苦，平、微寒，无毒。

痫黄如金　茵陈、白鲜皮等分，水煎服。

青蒿香蒿

（叶茎）苦，寒，无毒。

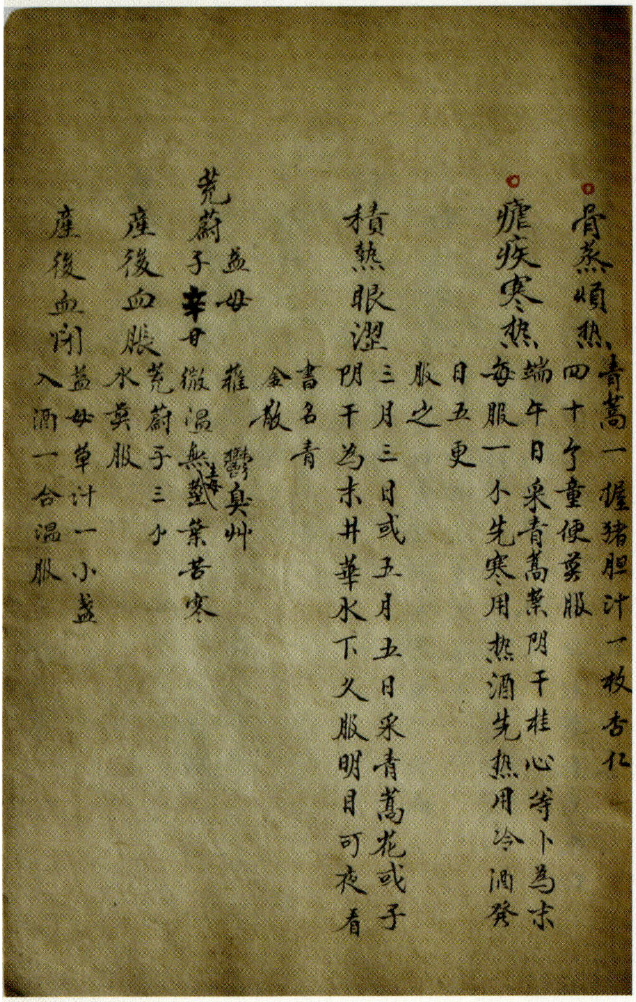

骨蒸烦热　青蒿一握，猪胆汁一枚，杏仁四十个，童便煎服。

疟疾寒热　端午日采青蒿叶（阴干），桂心等分，为末，每服一钱，先寒用热酒；先热用冷酒，发日五更服之。

积热眼涩　三月三日或五月五日，采青蒿花或子阴干，为末，井华水下。久服明目，可夜看书。名青金散。

茺蔚益母　萑　郁臭草

（子）辛、甘，温，无毒；（茎叶）苦，寒。

产后血胀　茺蔚子三钱，水煎服。

产后血闭　益母草汁一小盏，入酒一合，温服。

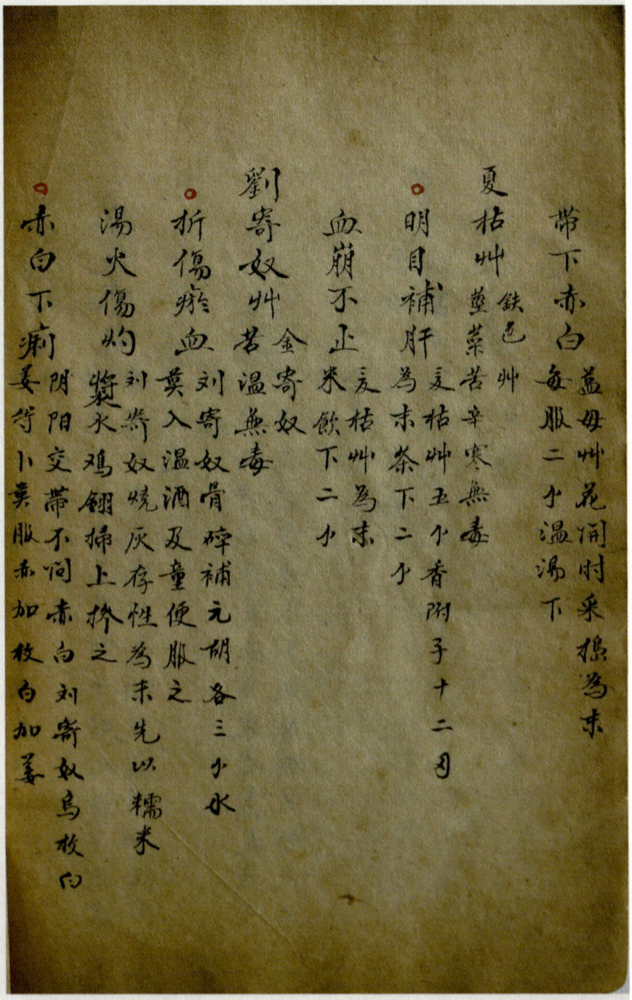

带下赤白　益母草花开时采，捣为末，每服二钱，温汤下。

夏枯草铁色草

（茎叶）苦，辛寒，无毒。

明目补肝　夏枯草五钱，香附子十二两，为末，茶下二钱。

血崩不止　夏枯草为末，米饮下二钱。

刘寄奴草金寄奴

苦，温，无毒。

折伤瘀血　刘寄奴、骨碎补、元胡各三钱，水煎。入温酒及童便服之。

汤火伤灼　刘寄奴烧灰存性为末，先以糯米浆水鸡翎扫上，掺之。

赤白下痢　阴阳交带不问赤白，刘寄奴、乌梅、白姜等分，煎服。赤加梅，白加姜。

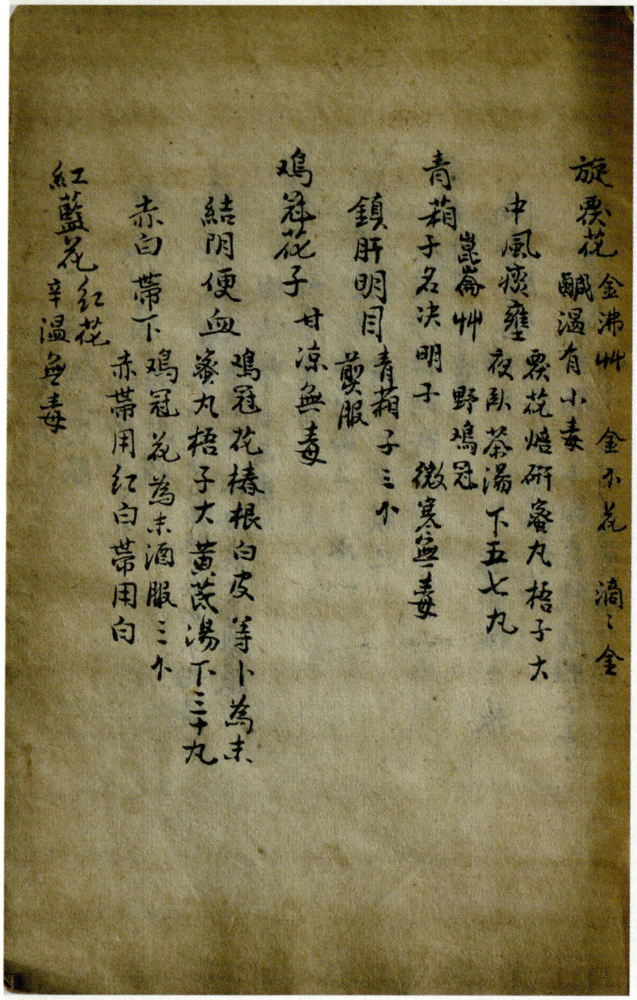

旋覆花金沸草　金钱花　滴滴金

咸，温，有小毒。

中风痰壅　覆花（焙研），蜜丸梧子大，夜卧茶汤下五七丸。

青葙昆仑草　野鸡冠　（子名）决明子

微寒，无毒。

镇肝明目　青葙子三钱，煎服。

鸡冠花子

甘，凉，无毒。

结阴便血　鸡冠花、椿根白皮等分，为末，蜜丸梧子大，黄芪汤下三十丸。

赤白带下　鸡冠花为末，酒服三钱。赤带用红，白带用白。

红蓝花红花

辛，温，无毒。

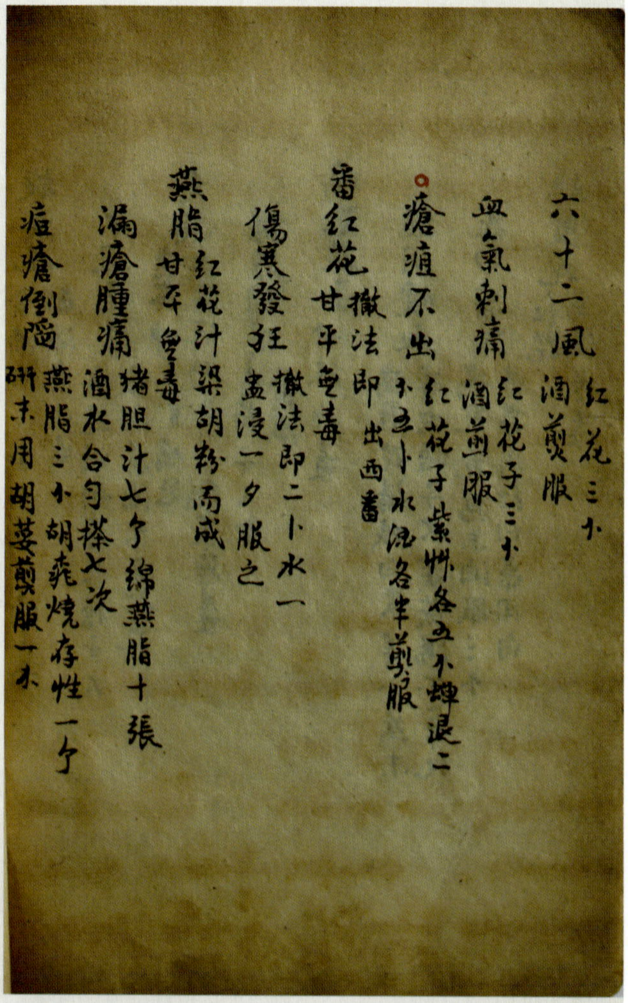

六十二风　红花三钱，酒煎服。

血气刺痛　红花子三钱，酒煎服。

疮疽不出　红花子、紫草各五钱，蝉蜕二钱五分，水酒各半，煎服。

番红花撒法即　出西番

甘，平，无毒。

伤寒发狂　撒法即二分，水一盅，浸一夕，服之。

燕脂红花汁染胡粉而成

甘，平，无毒。

漏疮肿痛　猪胆汁七个，绵燕脂十张，酒水合匀，搽七次。

痘疮倒陷　燕脂三钱，胡桃（烧存性）一个，研末，用胡荽煎服一钱。

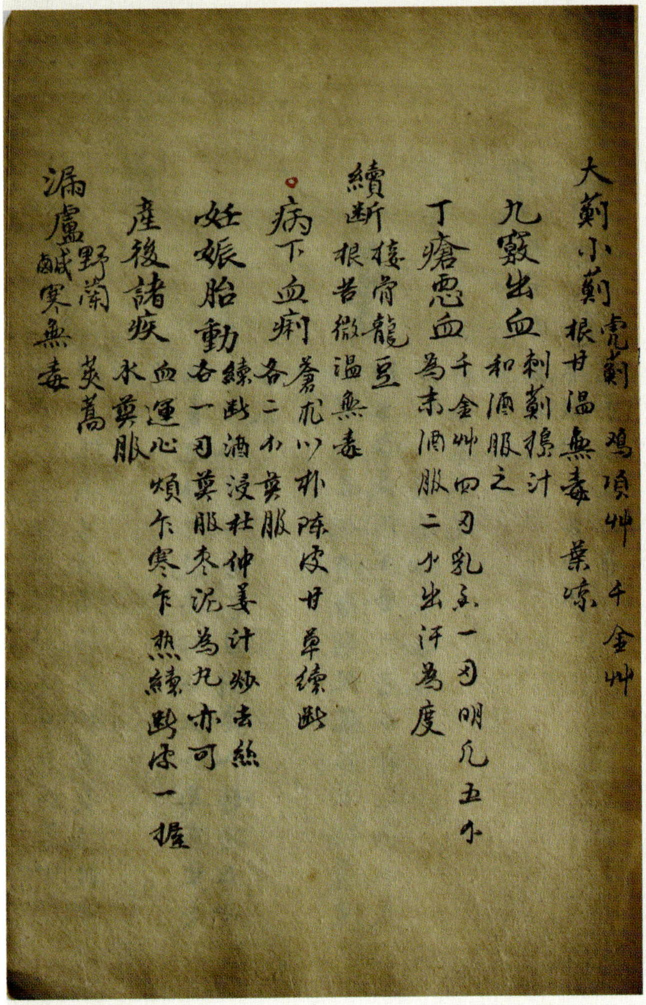
大薊小薊 虎薊 鷄項艸 千金艸
根甘溫無毒 葉涼
九竅出血 刺薊搗汁 和酒服之
丁瘡惡血 千金艸四兩 乳香一兩 明礬五錢 為末 酒服二錢 出汗為度
續斷 接骨龍豆
根苦微溫無毒
病下血痢 蒼朮川朴陳皮甘草續斷各二錢 煎服
妊娠胎動 續斷酒浸 杜仲姜汁炒去絲 各一兩 煎服 棗泥為丸亦可
產後諸疾 血運心煩乍寒乍熱 續斷皮一握 水煎服
漏蘆 野蘭 莢蒿
鹹寒無毒

大蓟、小蓟虎蓟　鸡项草　千金草

（根）甘，温，无毒；（叶）凉。

九窍出血　刺蓟捣汁，和酒服之。

疔疮恶血　千金草四两，乳香一两，明矾五钱，为末，酒服二钱，出汗为度。

续断接骨龙豆

（根）苦，微温，无毒。

病下血痢　苍术、川朴、陈皮、甘草、续断各二钱，煎服。

妊娠胎动　续断（酒浸）、杜仲（姜汁炒，去丝）各一两，煎服。枣泥为丸亦可。

产后诸疾　血运心烦，乍寒乍热，续断皮一握，水煎服。

漏芦野兰　荚蒿

咸，寒，无毒。

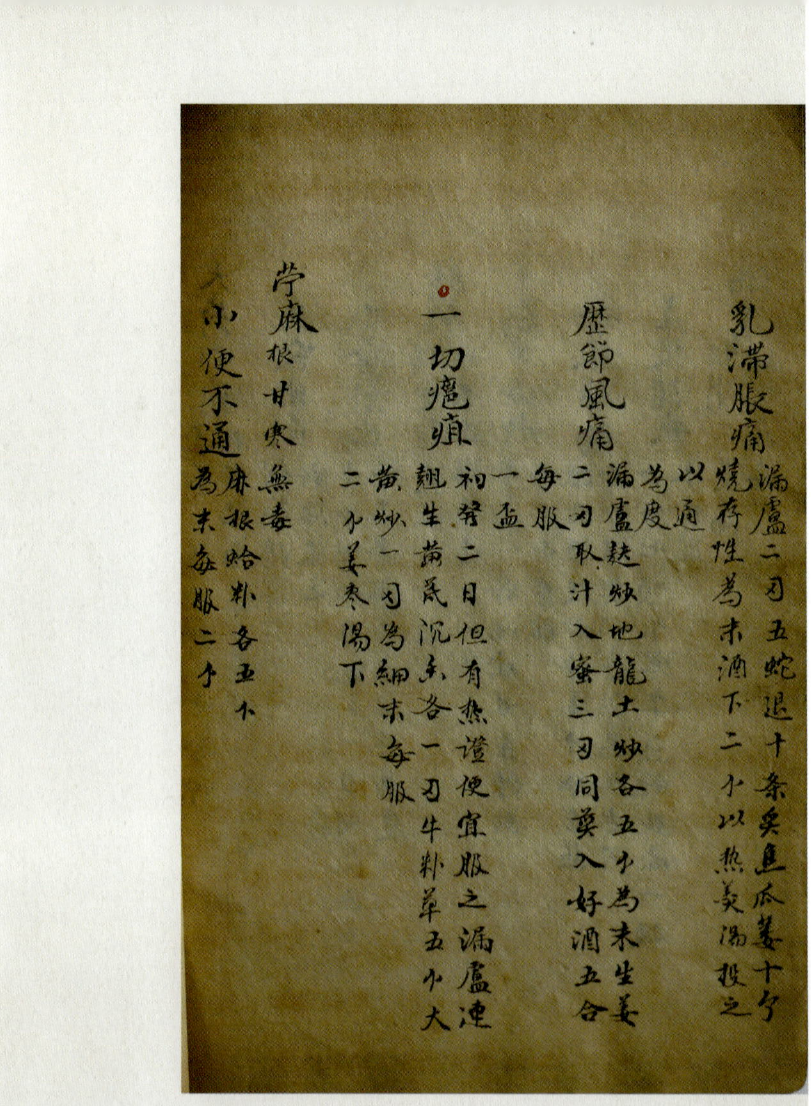

乳滞胀痛　漏芦二两五，蛇蜕十条，炙焦，瓜蒌十个，烧存性，为末，酒下二钱，以热羹汤投之，以通为度。

历节风痛　漏芦（麸炒）、地龙（土炒）各五钱，为末，生姜二两取汁，入蜜三两，同煎。入好酒五合，每服一杯。

一切痈疽　初发二日，但有热证，便宜服之。漏芦、连翘、生黄芪、沉香各一两半，粉草五钱，大黄（炒）一两，为细末。每服二钱，姜枣汤下。

苎麻

（根）甘，寒，无毒。

小便不通　麻根、蛤粉各五钱，为末，每服二钱。

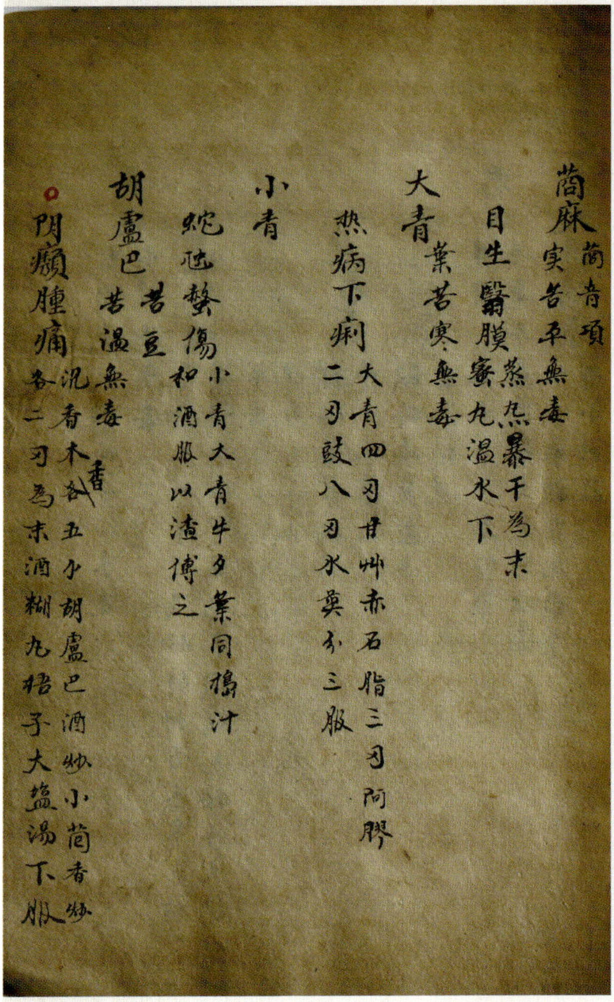

茼麻 茼音項
実苦平無毒
目生翳膜 蒸熟暴干為末
蜜丸溫水下
大青
葉苦寒無毒
熱病下痢 大青四兩甘草赤石脂三兩阿膠
二兩豉八兩水煎分三服
小青
蛇虺螫傷 小青大青牛夕葉同搗汁
和酒服以渣傅之
胡盧巴 苦豆
苦溫無毒
陰癩腫痛 沉香木香各五分胡盧巴酒炒小茴香炒
各二兩為末酒糊丸梧子大鹽湯下服

茼麻茼音项

（实）苦，平，无毒。

目生翳膜　蒸熟[1]，暴干为末，蜜丸，温水下。

大青

（叶）苦，寒，无毒。

热病下痢　大青四两，甘草、赤石脂三两，阿胶二两，豉八两，水煎，分三服。

小青

蛇虫蜇伤　小青、大青、牛膝叶同捣汁，和酒服，以渣敷之。

胡芦巴苦豆

苦，温，无毒。

阴癞肿痛　沉香、木香各五钱，胡芦巴（酒炒）、小茴香（炒）各二两，为末，酒糊丸梧子大，盐汤下，服

1 蒸熟：据《本草纲目·草部》，应为“茼麻子装袋中蒸熟”。

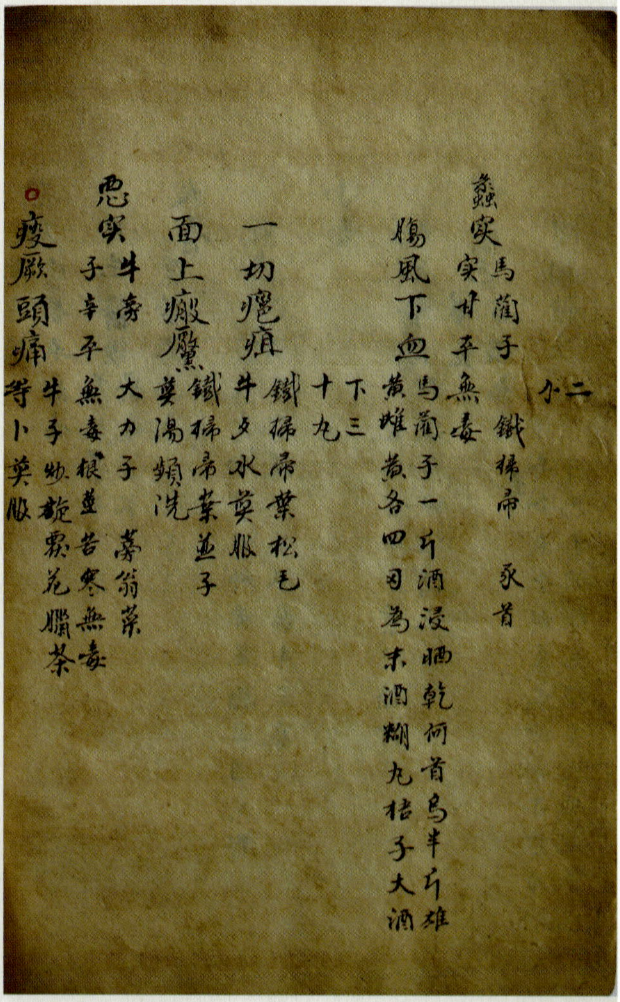

蠡實馬蘭子 鐵掃帚 豕首
實甘平無毒
腸風下血 馬蘭子一斤酒浸晒乾何首烏半斤雄黃雌黃各四兩為末酒糊丸梧子大酒下三十丸
一切癰疽 鐵掃帚葉松毛牛夕水煎服
面上瘢黶 鐵掃帚葉並子煎湯頻洗
惡實牛蒡 大力子 蒡翁菜
子辛平無毒根莖苦寒無毒
痰厥頭痛 牛子炒旋覆花臘茶等分煎服

二钱。

蠡实马蔺子　铁扫帚　豕首

（实）甘，平，无毒。

肠风下血　马蔺子一斤，酒浸晒干，何首乌半斤，雄黄、雌黄各四两，为末，酒糊丸梧子大，酒下三十丸。

一切痈疽　铁扫帚叶、松毛、牛膝，水煎服。

面上瘢黡　铁扫帚叶并子，煎汤频洗。

恶实牛蒡　大力子　蒡翁菜

（子）辛，平，无毒；（根茎）苦，寒，无毒。

痰厥头痛　牛子（炒）、旋覆花、蜡茶等分，煎服。

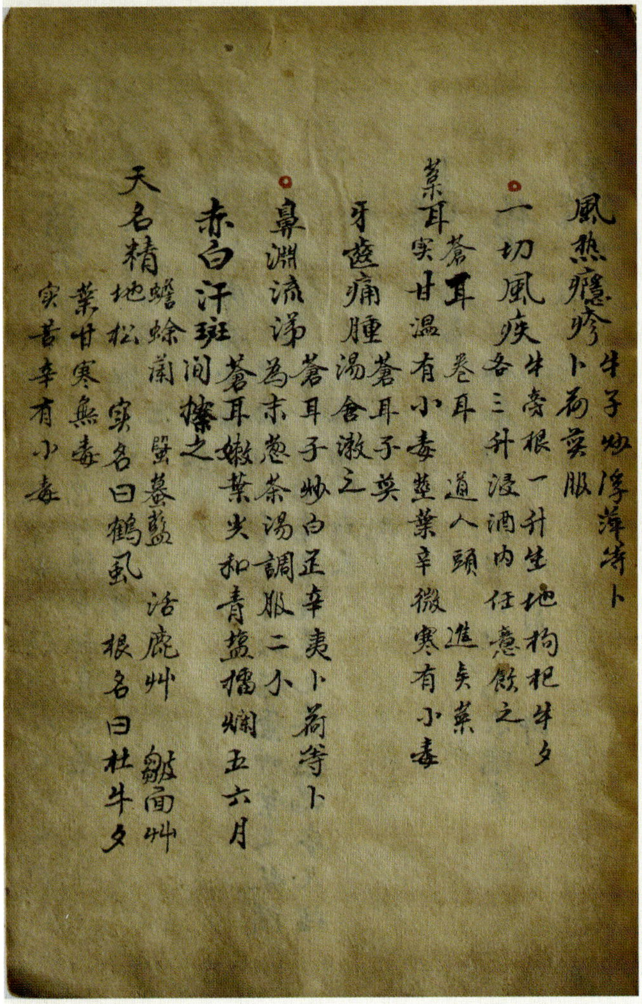

风热瘾疹　牛子（炒）、浮萍等分，薄荷煎服。

一切风疾　牛蒡根一升，生地、枸杞、牛膝各三升，浸酒内，任意饮之。

葈耳苍耳　卷耳　道人头　进贤菜

（实）甘，温，有小毒；（茎叶）辛，微寒，有小毒。

牙齿痛肿　苍耳子煎汤，含漱之。

鼻渊流涕　苍耳子（炒）、白芷、辛夷、薄荷等分，为末，葱茶汤调服二钱。

赤白汗斑　苍耳嫩叶尖和青盐擂烂，五六月间擦之。

天名精蟾蜍兰　蛤蟆蓝　活鹿草　皱面草　地松

（实名）曰鹤虱，（根名）曰杜牛膝

（叶）甘，寒，无毒；（实）苦，辛，有小毒。

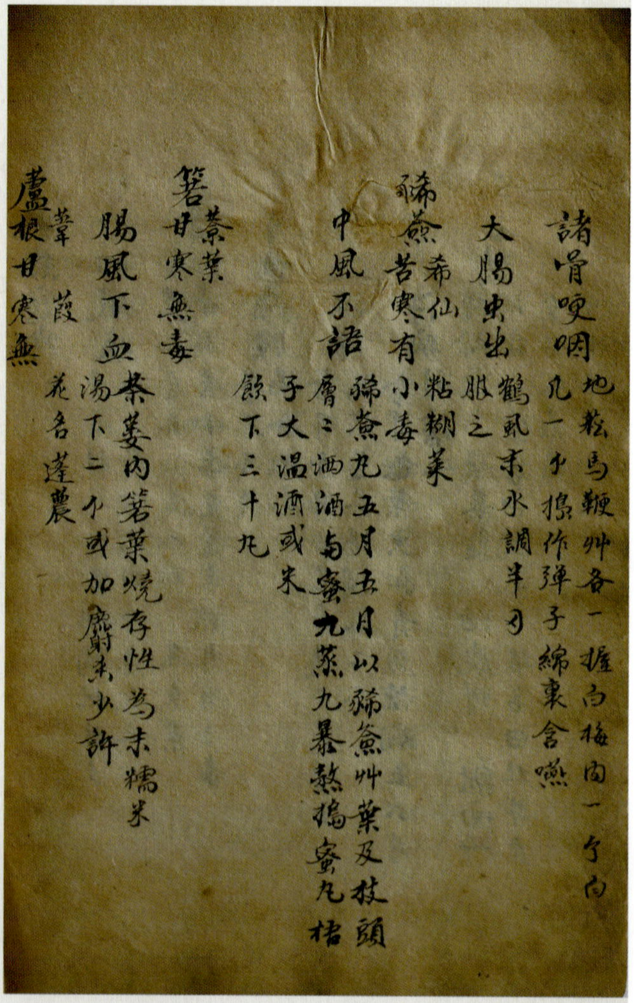

諸骨哽咽　地松馬鞭艸各一握白梅肉一个白
凡一小搗作彈子綿裹含嚥
大腸虫出　鶴虱末水調半兩
服之
豨薟　希仙　粘糊菜
苦寒有小毒
中風不語　豨薟丸五月五日以豨薟艸葉及枝頭
層層洒酒與蜜九蒸九暴熬搗蜜丸梧
子大溫酒或米
飲下三十丸
箬　蒻葉
甘寒無毒
腸風下血　茶蔞內箬葉燒存性為末糯米
湯下二錢或加麝香少許
蘆　葦　葭　花名蓬農
根甘寒無

诸骨哽咽　地松、马鞭草各一握，白梅肉一个，白矾一钱，捣作弹子，绵裹含咽。

大肠虫出　鹤虱末水调半两，服之。

豨莶希仙　粘糊菜

苦，寒，有小毒。

中风不语　豨莶丸：五月五日以豨莶草叶及枝头，层层洒酒与蜜，九蒸九暴，熬捣，蜜丸梧子大，温酒或米饮下三十丸。

箬箬叶

甘，寒，无毒。

肠风下血　茶蒌内箬叶，烧存性为末，糯米汤下二钱或加麝香少许。

芦苇　葭　（花名）蓬农

（根）甘，寒，无[1]。

1 无：据《本草纲目草部》，"无"下脱漏"毒"。

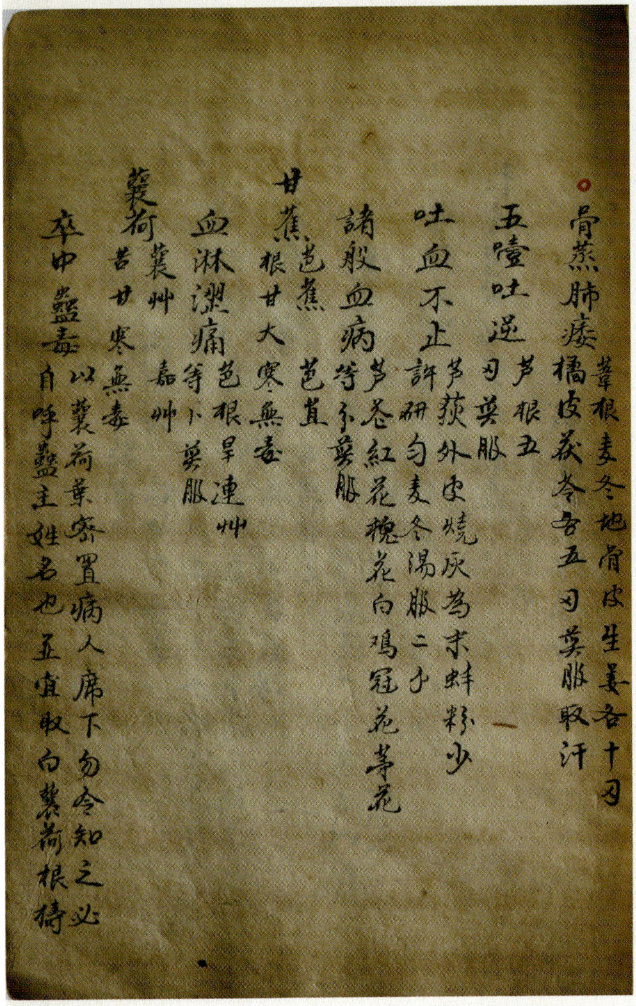

骨蒸肺痿葦根麥冬地骨皮生姜各十兩橘皮茯苓各五兩煎服取汗
五噎吐逆蘆根五兩煎服
吐血不止蘆荻外皮燒灰為末蚌粉少許研勻麥冬湯服二錢
諸般血病蘆花紅花槐花白鷄冠花茅花等分煎服
甘蕉芭蕉芭苴
根甘大寒無毒
血淋澀痛芭根旱蓮草等分煎服
蘘荷蘘草嘉草
苦甘寒無毒
卒中蠱毒以蘘荷葉密置病人席下勿令知之必自呼蠱主姓名也並宜取白蘘荷根搗

骨蒸肺痿　苇根、麦冬、地骨皮、生姜各十两，橘皮、茯苓各五两，煎服取汗。

五噎吐逆　芦根五两，煎服。

吐血不止　芦荻外皮烧灰为末，蚌粉少许，研匀，麦冬汤服二钱。

诸般血病　芦花、红花、槐花、白鸡冠花、茅花等分，煎服。

甘蕉芭蕉　芭苴

（根）甘，大寒，无毒。

血淋涩痛　芭根、旱莲草等分，煎服。

蘘荷蘘草　嘉草

苦、甘，寒，无毒。

卒中蛊毒　以蘘荷叶密置病人席下，勿令知之，必自呼蛊主姓名也。并宜取白蘘荷根捣

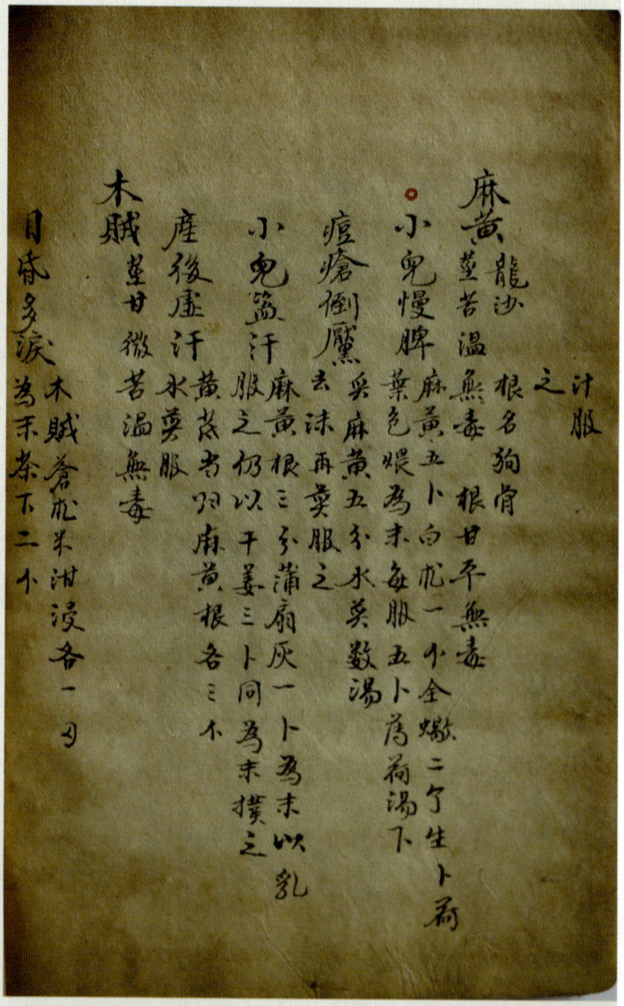
汁服之
麻黃龍沙 根名狗骨
莖苦溫無毒 根甘平無毒
小兒慢脾 麻黃五分白朮一錢全蠍二个生薄荷葉包煨為末每服五錢薄荷湯下
痘瘡倒靨 炙麻黃五分水煎數湯去沫再煎服之
小兒盜汗 麻黃根三分蒲扇灰一分為末以乳服之仍以干姜三分同為末撲之
產後虛汗 黃芪當歸麻黃根各三錢水煎服
木賊 莖甘微苦溫無毒
目昏多淚 木賊蒼朮米泔浸各一兩為末茶下二錢

汁服之。

麻黄龙沙　（根名）狗骨

（茎）苦，温，无毒；（根）甘，平，无毒。

小儿慢脾　麻黄五分，白术一钱，全蝎二个，生薄荷叶（包煨），为末，每服五钱，薄荷汤下。

痘疮倒靨　炙麻黄五分，水煎数汤，去沫再煎，服之。

小儿盗汗　麻黄根三分，蒲扇灰一分，为末，以乳服之，仍以干姜三分同为末扑之。

产后虚汗　黄芪、当归、麻黄根各三钱，水煎服。

木贼

（茎）甘、微苦，温，无毒。

目昏多泪　木贼、苍术（米泔浸）各一两，为末，茶下二钱。

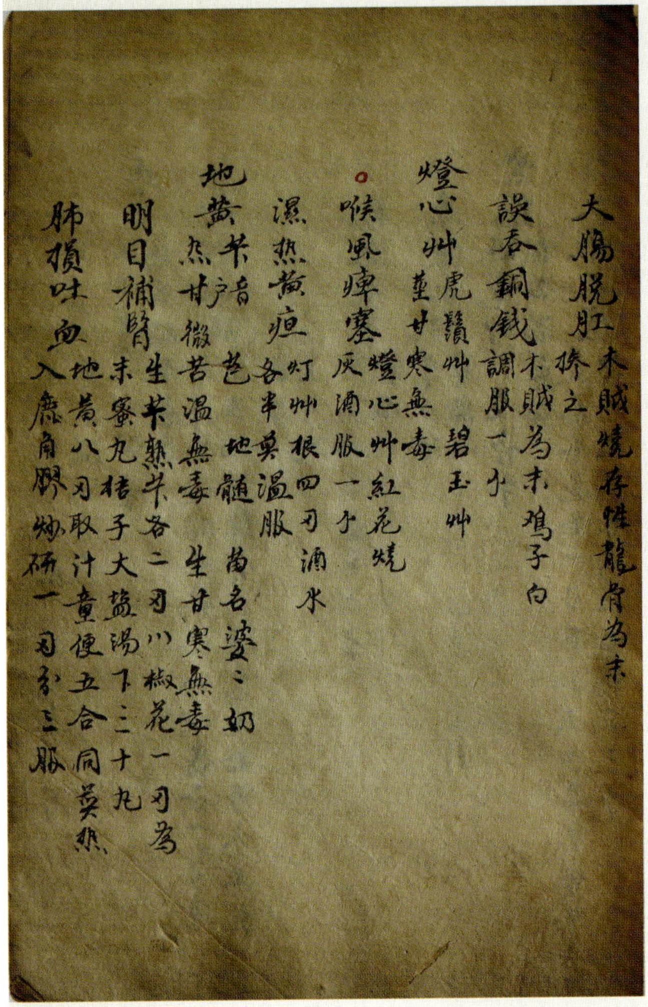
大腸脱肛 木賊燒存性龍骨為末
摻之
誤吞銅錢 木賊為末鸡子白
調服一个
燈心艸 虎鬚艸 碧玉艸
莖甘寒無毒
○喉風痺塞 燈心艸紅花燒
灰酒服一个
濕熱黄疸 灯艸根四刄酒水
各半煎温服
地黄 芐音户 芑 地髓 苗名婆婆奶
熟甘微苦温無毒 生甘寒無毒
明目補腎 生芐熟芐各二刄川椒花一刄為
末蜜丸梧子大鹽湯下三十丸
肺損吐血 地黄八刄取汁童便五合同煎熱
入鹿角膠炒研一刄分三服

大肠脱肛　木贼（烧存性）、龙骨，为末，掺之。

误吞铜钱　木贼为末，鸡子白调服一钱。

灯心草虎须草　碧玉草

（茎）甘，寒，无毒。

喉风痹塞　灯心草、红花烧灰，酒服一钱。

湿热黄疸　灯草根四两，酒水各半，煎温服。

地黄芐（音户）　芑　地髓　（苗名）婆婆奶

（熟）甘、微苦，温，无毒；（生）甘，寒，无毒。

明目补肾　生地、熟地各二两，川椒花一两，为末，蜜丸梧子大，盐汤下三十丸。

肺损吐血　地黄八两，取汁，童便五合，同煎热，入鹿角胶（炒、研）一两，分三服。

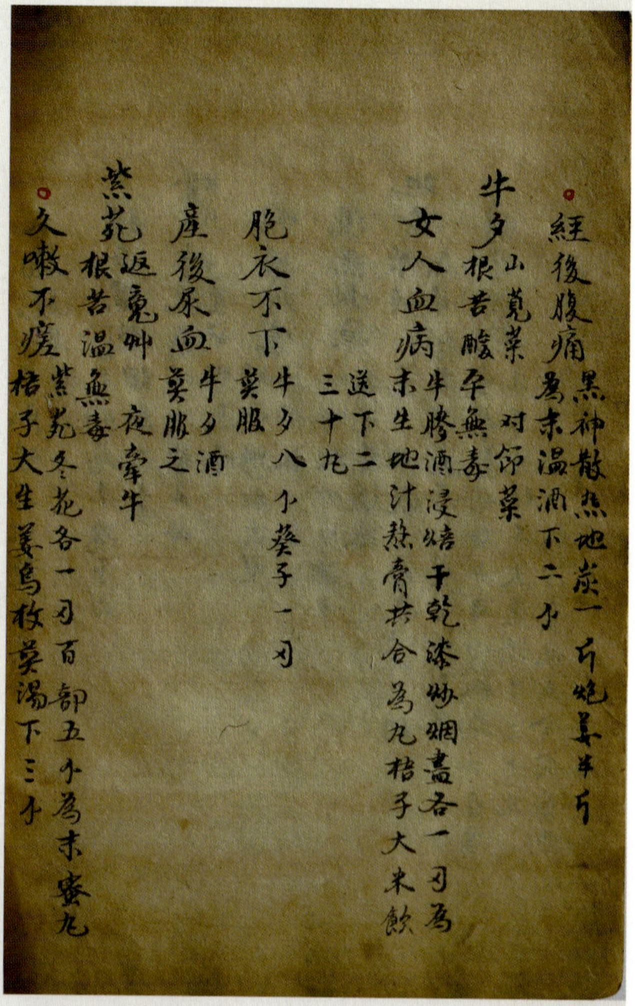

经后腹痛　黑神散：熟地（炭）一斤，炮姜半斤，为末，温酒下二钱。

牛膝山苋菜　对节菜

（根）苦、酸，平，无毒。

女人血病　牛膝（酒浸，焙干）、干漆（炒烟尽）各一两，为末，生地汁熬膏，共合为丸，梧子大，米饮送下二三十丸。

胞衣不下　牛膝八钱，葵子一两，煎服。

产后尿血　牛膝酒煎服之。

紫菀返魂草　夜牵牛

（根）苦，温，无毒。

久嗽不瘥　紫菀、冬花各一两，百部五钱，为末，蜜丸梧子大，生姜、乌梅煎汤下三钱。

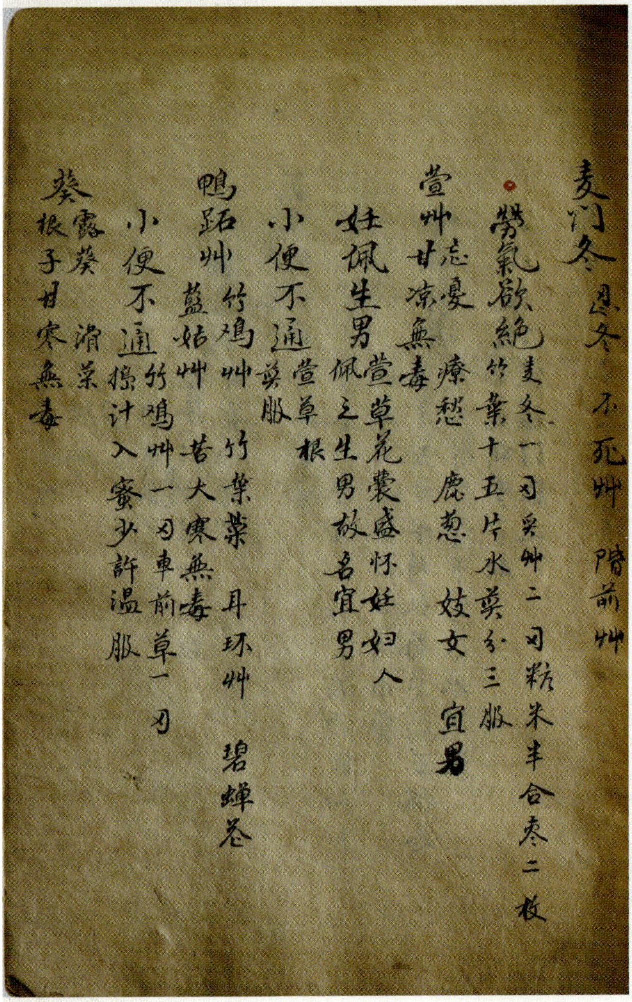

麦门冬忍冬　不死草　阶前草

劳气欲绝　麦冬一两，炙草二两，糠米半合，枣二枚，竹叶十五片。水煎，分三服。

萱草忘忧　疗愁　鹿葱　妓女　宜男

甘，凉，无毒。

妊佩生男　萱草花，囊盛，怀妊妇人佩之生男，故名宜男。

小便不通　萱草根煎服。

鸭跖草竹鸡草　竹叶菜　耳环草　碧蝉花　蓝菇草

苦，大寒，无毒。

小便不通　竹鸡草一两，车前草一两，捣汁入蜜少许，温服。

葵露葵　滑菜

（根子）甘，寒，无毒。

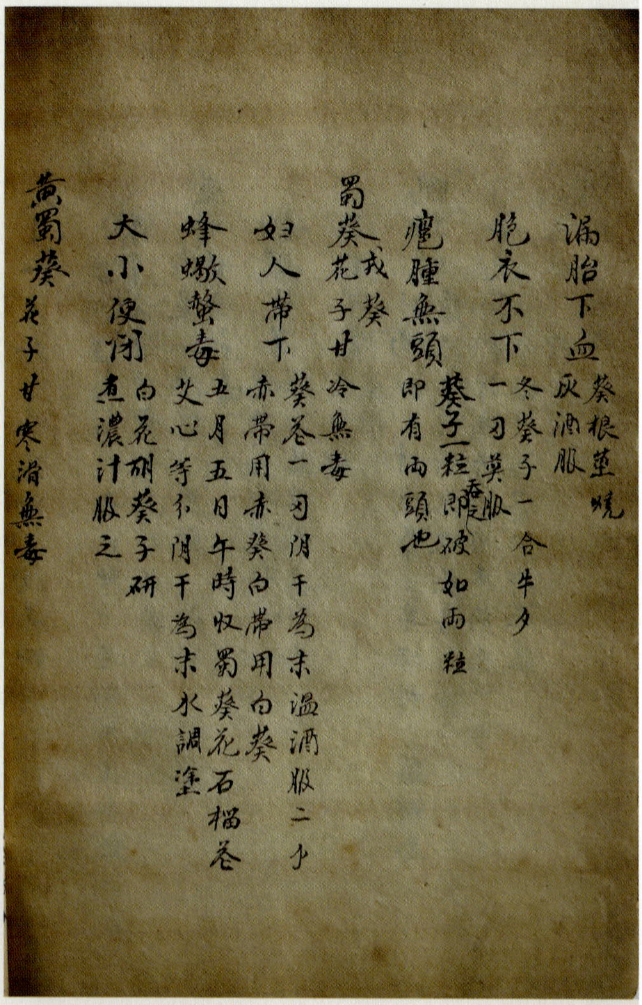

漏胎下血　葵根茎烧灰，酒服。

胞衣不下　冬葵子一合，牛膝一两，煎服。

痈肿无头　葵子一粒，吞之即破。如两粒即有两头也。

蜀葵戎葵

（花子）甘，冷，无毒。

妇人带下　葵花一两，阴干为末，温酒服二钱。赤带用赤葵；白带用白葵。

蜂蝎螫毒　五月五日午时，收蜀葵花、石榴花、艾心等分，阴干为末，水调涂。

大小便闭　白花、胡葵子研，煮浓汁服之。

黄蜀葵

（花子）甘，寒，滑，无毒。

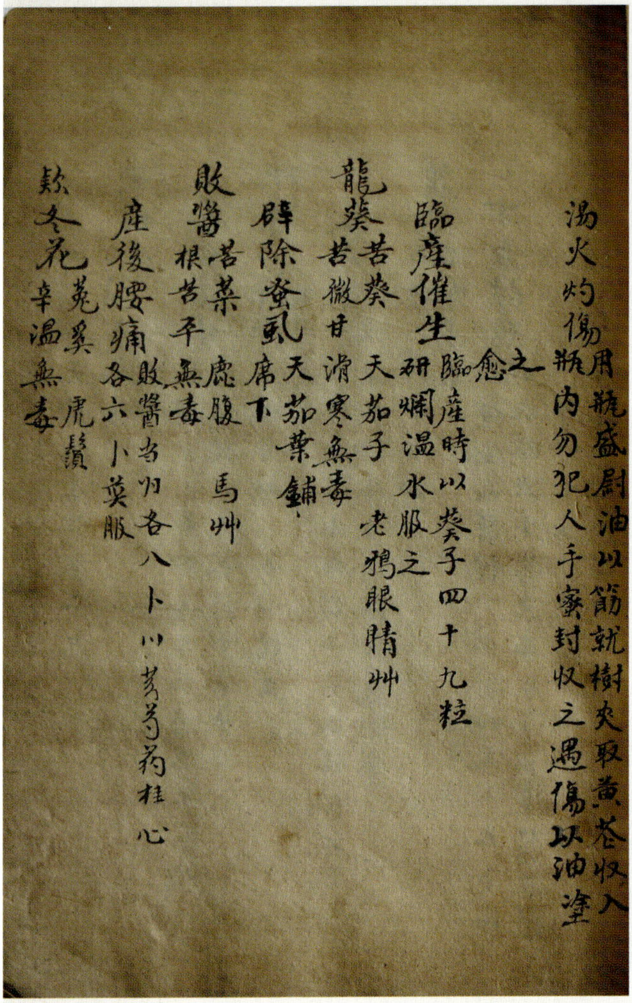

汤火灼傷 用瓶盛尉油以筯就樹夾取黄花收入瓶内勿犯人手密封收之遇傷以油塗之愈
臨產催生 臨產時以葵子四十九粒研爛溫水服之
龍葵 苦葵 天茄子 老鴉眼睛艸
苦微甘滑寒無毒
辟除蚤虱 天茄葉鋪席下
敗醬 苦菜 鹿腹 馬艸
根苦平無毒
產後腰痛 敗醬当归各八卜以芎䓖芍药桂心各六卜煎服
款冬花 菟奚 虎鬚
辛溫無毒

汤火灼伤　用瓶盛尉油[1]，以箸就树夹取黄花，收入瓶内，勿犯人手，密封收之。遇伤，以油涂之，愈。

临产催生　临产时，以葵子四十九粒，研烂，温水服之。

龙葵苦葵　天茄子　老鸦眼睛草

苦、微甘，滑，寒，无毒。

辟除蚤虱　天茄叶铺席下。

败酱苦菜　鹿腹[2]　马草

（根）苦，平，无毒。

产后腰痛　败酱、当归各八分，川芎、芍药、桂心各六分，煎服。

款冬花菟奚　虎须

辛，温，无毒。

1 尉油：据《本草纲目·草部》，应为“麻油”。
2 鹿腹：据《本草纲目·草部》，应为“鹿肠”。

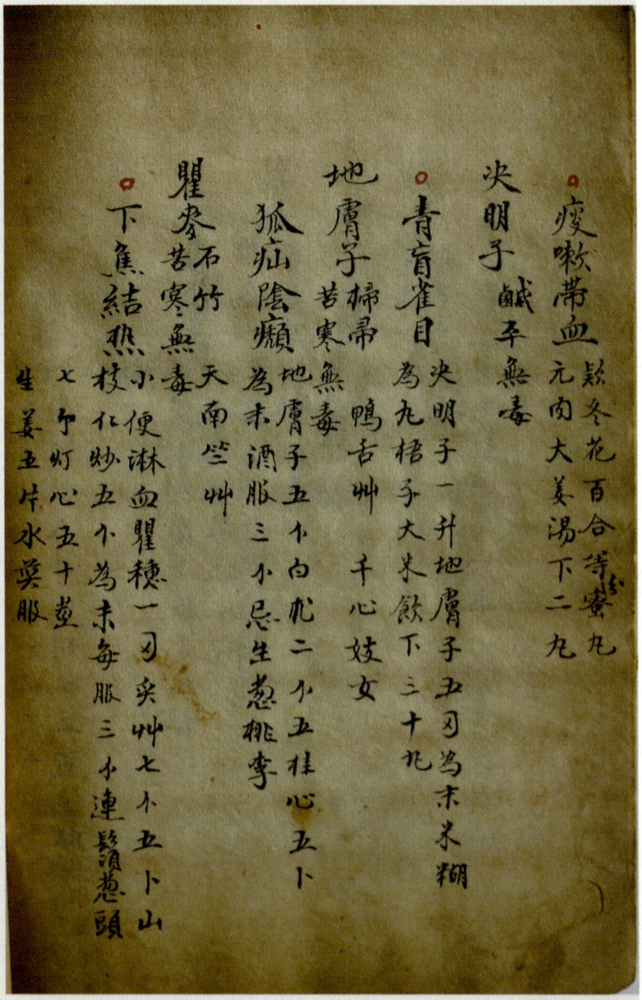

痰嗽带血　款冬花、百合等分，蜜丸元肉大，姜汤下二丸。

决明子

咸，平，无毒。

青盲雀目　决明子一升，地肤子五两，为末，米糊为丸梧子大，米饮下三十丸。

地肤子扫帚　鸭舌草　千心妓女

苦，寒，无毒。

狐疝阴癞　地肤子五钱，白术二钱五，桂心五分，为末，酒服三钱。忌生葱、桃李。

瞿麦石竹　天南竺草

苦，寒，无毒。

下焦结热　小便淋血，瞿穗一两，炙草七钱五分，山栀仁（炒）五钱，为末，每服三钱，连须葱头七个，灯心五十茎，生姜五片，水煎服。

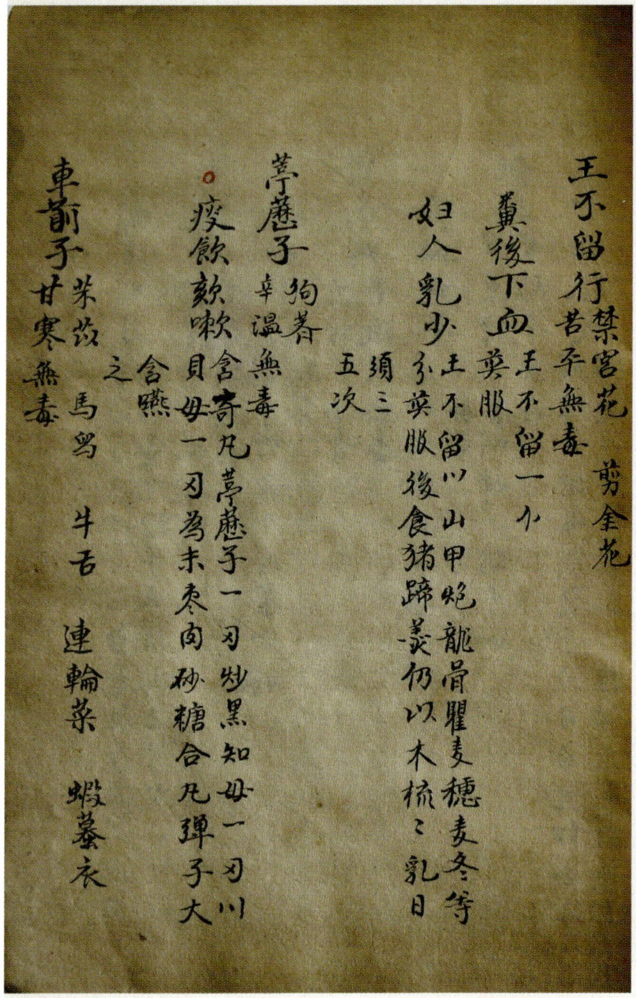
王不留行 禁宮花 剪金花
苦平無毒
糞後下血 王不留一个 煎服
婦人乳少 王不留 川山甲炮 龍骨 瞿麦穗 麦冬等分煎服後食猪蹄羹仍以木梳梳乳日須三五次
葶藶子 狗脊
辛溫無毒
痰飲欬嗽 含奇丸 葶藶子一兩 炒黑 知母一兩 川貝母一兩為末 棗肉 砂糖合丸 彈子大 含嚥之
車前子 芣苡 馬舄 牛舌 連輪菜 蝦蟇衣
甘寒無毒

王不留行禁宫花　剪金花

苦，平，无毒。

粪后下血　王不留一钱，煎服。

妇人乳少　王不留、川山甲（炮）、龙骨、瞿麦穗、麦冬等分，煎服后食猪蹄羹，仍以木梳梳乳，日须三五次。

葶苈子狗脊

辛，温，无毒。

痰饮咳嗽　含奇丸：葶苈子一两，炒黑，知母一两，川贝母一两，为末，枣肉、砂糖合丸，弹子大，含咽之。

车前子芣苡　马舄　牛舌　车轮菜　虾蟆衣

甘，寒，无毒。

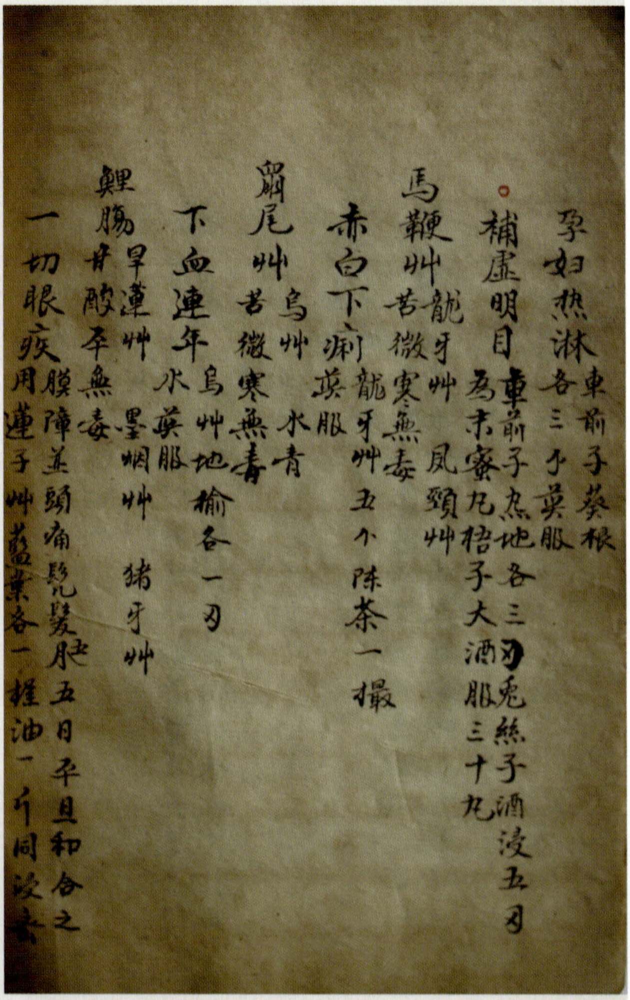

孕妇热淋 車前子葵根各三钱煎服
補虚明目 車前子熟地各三两兎絲子酒浸五两為末蜜丸梧子大酒服三十丸
馬鞭艸龍牙艸 鳳頸艸
苦微寒無毒
赤白下痢 龍牙艸五錢 陈茶一撮 煎服
鼠尾艸烏艸 水青
苦微寒無毒
下血連年 烏艸地榆各一两 水煎服
鱧腸旱蓮艸 墨烟艸 猪牙艸
甘酸平無毒
一切眼疾 膜障并頭痛髡髮 五月五日平旦和合之 用蓮子艸藍葉各一握油一斤同浸密

孕妇热淋　车前子、葵根各三钱，煎服。

补虚明目　车前子、熟地各三两，菟丝子（酒浸）五两，为末，蜜丸梧子大，酒服三十丸。

马鞭草龙牙草　凤颈草

苦，微寒，无毒。

赤白下痢　龙牙草五钱，陈茶一撮，煎服。

鼠尾草乌草　水青

苦，微寒，无毒。

下血连年　乌草、地榆各一两，水煎服。

鳢肠旱莲草　墨烟草　猪牙草

甘、酸，平，无毒。

一切眼疾　膜障并头痛髡[1]发，五月五日平旦，和合之。用莲子草、蓝叶各一握，油一斤，同浸，密

1 髡（kūn）：剃发。

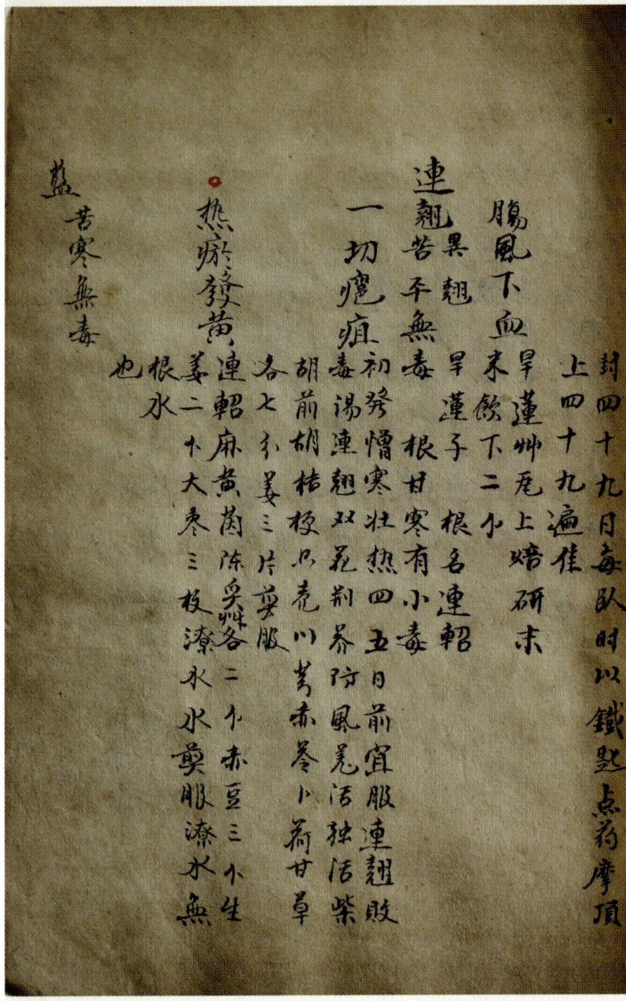
封四十九日每臥时以鐵匙点药摩顶
上四十九遍佳
腸風下血 旱蓮艸瓦上焙研末
米飲下二小
連翹異翹 旱蓮子 根名連軺
苦平無毒 根甘寒有小毒
一切癰疽初發憎寒壯热四五日前宜服連翹敗
毒湯連翹双花荊芥防風羌活独活紫
胡前胡桔梗枳壳川芎赤苓小荷甘草
各七分姜三片煎服
熱瘀發黃連軺麻黄茵陈炙草各二小赤豆三小生
姜二小大枣三枚潦水水煎服潦水無
根水也
藍 苦寒無毒

封四十九日。每卧时，以铁匙点药摩顶上，四十九遍佳。

肠风下血　旱莲草（瓦上焙），研末，米饮下二钱。

连翘异翘　旱莲子　（根名）连轺

苦，平，无毒；（根）甘，寒，有小毒。

一切痈疽　初发，憎寒壮热，四五日前宜服连翘败毒汤。连翘、双花、荆芥、防风、羌活、独活、紫胡、前胡、桔梗、枳壳、川芎、赤苓、薄荷、甘草各七分，姜三片，煎服。

热瘀发黄　连轺、麻黄、茵陈、炙草各二钱，赤豆三钱，生姜二钱，大枣三枚，潦水水[1]煎服。潦水，无根水也。

蓝

苦，寒，无毒。

1 水：衍文。

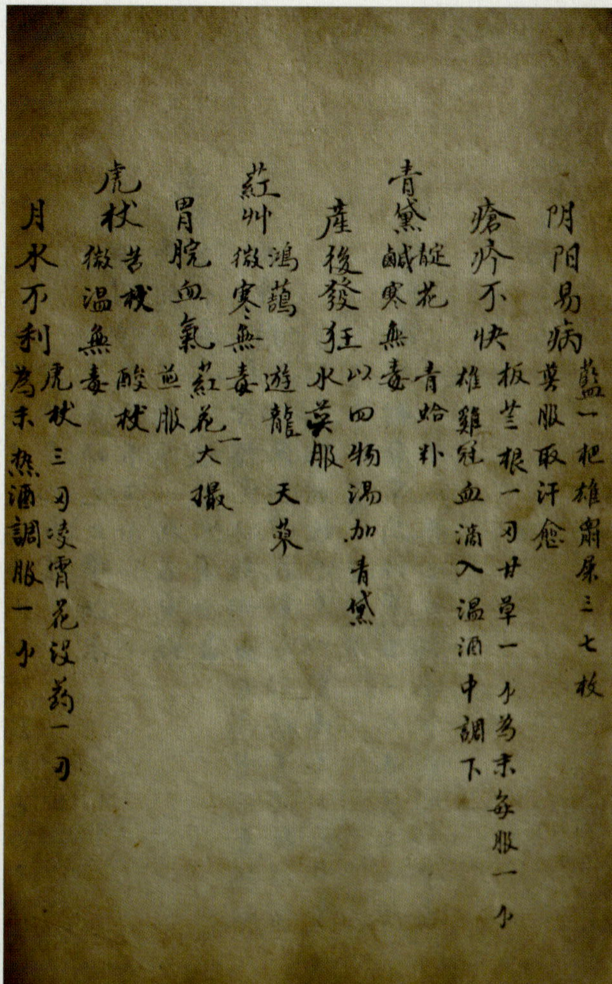
陰陽易病 藍一把雄鼠屎三七枚
煎服取汗愈
瘡疥不快 板藍根一刄甘草一钱為末每服一钱
雄雞冠血滴入温酒中調下
青黛 靛花 青蛤粉
鹹寒無毒
產後發狂 以四物湯加青黛
水煎服
葒草 鴻鷁 遊龍 天蓼
微寒無毒
胃脘血氣 葒花一大撮
煎服
虎杖 苦杖 酸杖
微温無毒
月水不利 虎杖三刄凌霄花没药一刄
為末熱酒調服一钱

阴阳易病　蓝一把，雄鼠屎三七枚[1]，煎服，取汗愈。

疮疥不快　板蓝根一两，甘草一钱，为末，每服一钱，雄鸡冠血滴入温酒中调下。

青黛靛花　青蛤粉

咸，寒，无毒。

产后发狂　以四物汤加青黛，水煎服。

荭草鸿　游龙　天蓼

微寒，无毒。

胃脘血气　荭花一大撮，煎服。

虎杖苦杖　酸杖

微温，无毒。

月水不利　虎杖三两，凌霄花、没药[2]一两，为末，热酒调服一钱。

1 雄鼠屎三七枚：据《本草纲目·草部》应为“雄鼠屎三十枚”。

2 药：据《本草纲目·草部》，“药”下脱漏“各”。

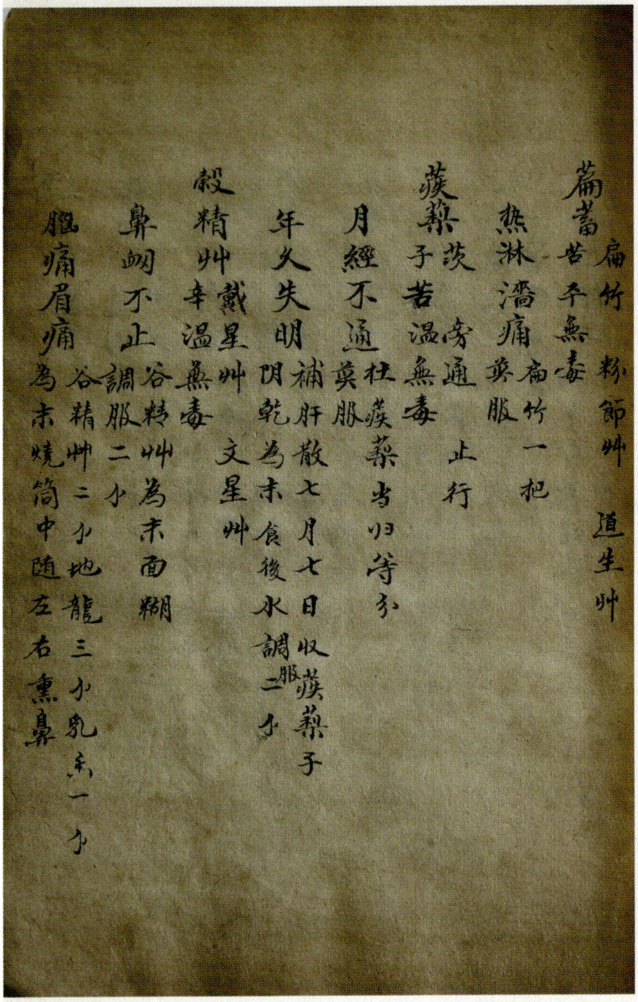

萹蓄扁竹　粉節艸　道生艸
苦平無毒
熱淋澀痛　扁竹一把煎服
蒺藜子茨　旁通　止行
苦溫無毒
月經不通　杜蒺藜当归等分煎服
年久失明　補肝散七月七日收蒺藜子陰乾為末食後水調服二分
穀精艸戴星艸　文星艸
辛溫無毒
鼻衄不止　谷精艸為末面糊調服二分
腦痛眉痛　谷精艸二分地龍三分乳香一分為末燒筒中隨左右熏鼻

萹蓄扁竹　粉节草　道生草

苦，平，无毒。

热淋涩痛　扁竹一把，煎服。

蒺藜茨　旁通　止行

（子）苦，温，无毒。

月经不通　杜蒺藜、当归等分，煎服。

年久失明　补肝散：七月七日收蒺藜子，阴干为末，食后水调服二钱。

谷精草戴星草　文星草

辛，温，无毒。

鼻衄不止　谷精草为末，面糊调服二钱。

脑痛眉痛　谷精草二钱，地龙三钱，乳香一钱，为末，烧筒中随左右熏鼻。

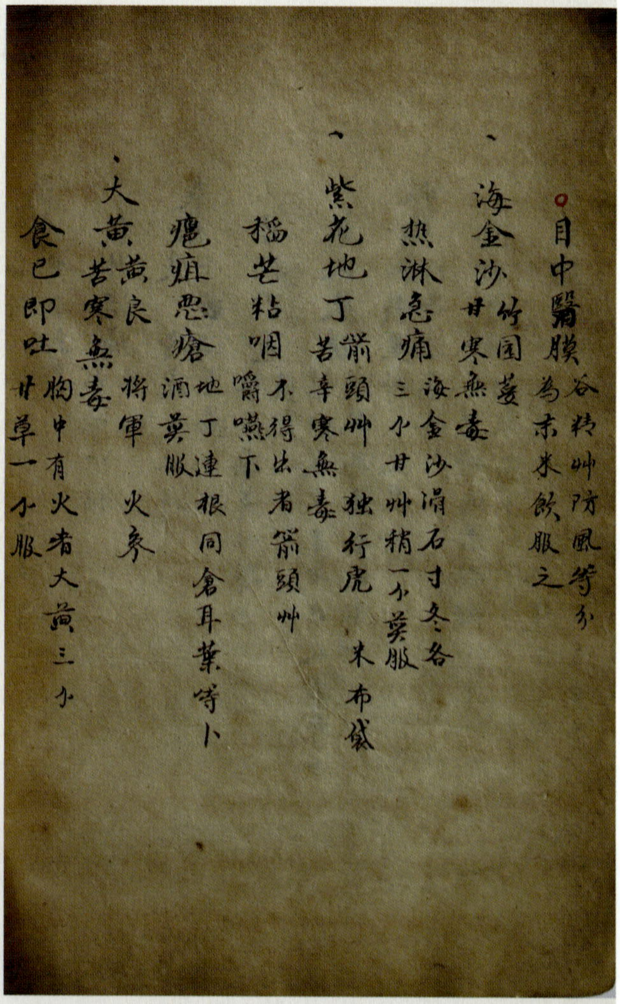

目中翳膜 谷精草防風等分 为末米飲服之

海金沙 竹園荽

甘寒無毒

熱淋急痛 海金沙滑石寸冬各三分 甘草稍一分 煎服

紫花地丁 箭頭草 独行虎 米布袋

苦辛寒無毒

稻芒粘咽 不得出者 箭頭草嚼嚥下

癰疽惡瘡 地丁連根同倉耳葉等分 酒煎服

大黃 黄良 將軍 火參

苦寒無毒

食已即吐 胸中有火者 大黃三分 甘草一分 服

目中翳膜　谷精草、防风等分，为末，米饮服之。

海金沙竹园荽

甘，寒，无毒。

热淋急痛　海金沙、滑石、寸冬各三钱，甘草稍一钱，煎服。

紫花地丁箭头草　独行虎　米布袋

苦、辛，寒，无毒。

稻芒粘咽　不得出者，箭头草嚼咽下。

痈疽恶疮　地丁连根同苍耳叶等分，酒煎服。

大黄黄良　将军　火参

苦，寒，无毒。

食已即吐　胸中有火者，大黄三钱，甘草一钱，服。

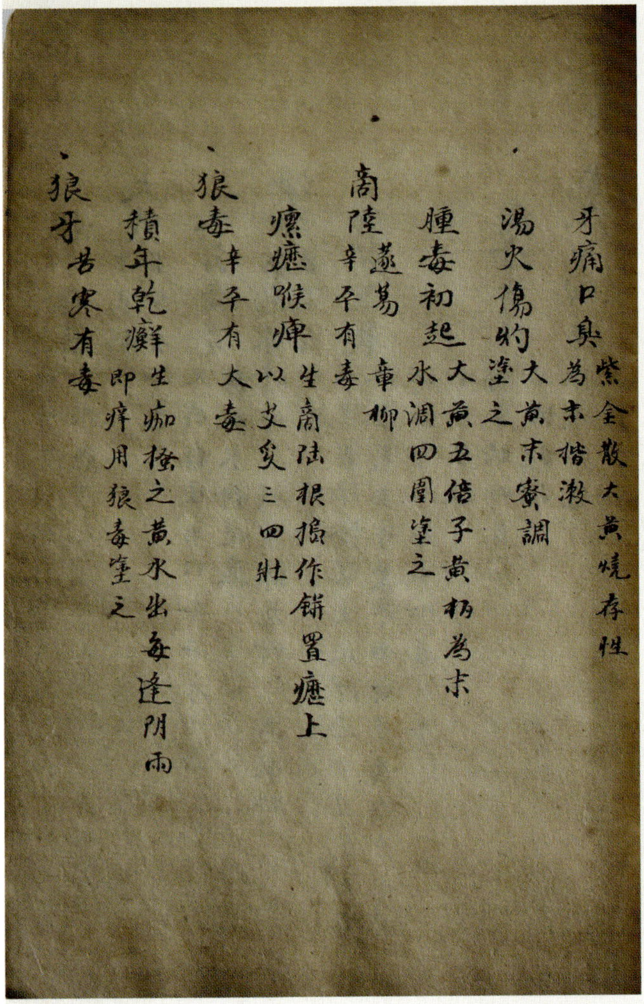
牙痛口臭 紫金散大黃燒存性為末揩漱
湯火傷灼 大黃末蜜調塗之
腫毒初起 大黃五倍子黃柏為末水調四圍塗之
商陸 遂葛 章柳 辛平有毒
瘰癧喉痺 生商陸根搗作餅置癧上以艾灸三四壯
狼毒 辛平有大毒
積年乾癬 生痂搔之黃水出每逢陰雨即痒用狼毒塗之
狼牙 苦寒有毒

牙痛口臭　紫金散：大黄烧存性为末，揩漱。

汤火伤灼　大黄末蜜调，涂之。

肿毒初起　大黄、五倍子、黄柏，为末，水调，四周涂之。

商陆遂葛　章柳

辛，平，有毒。

瘰疬喉痹　生商陆根捣作饼，置疬上以艾灸三四壮。

狼毒

辛，平，有大毒。

积年干癣　生痂搔之，黄水出，每逢阴雨即痒，用狼毒涂之。

狼牙

苦，寒，有毒。

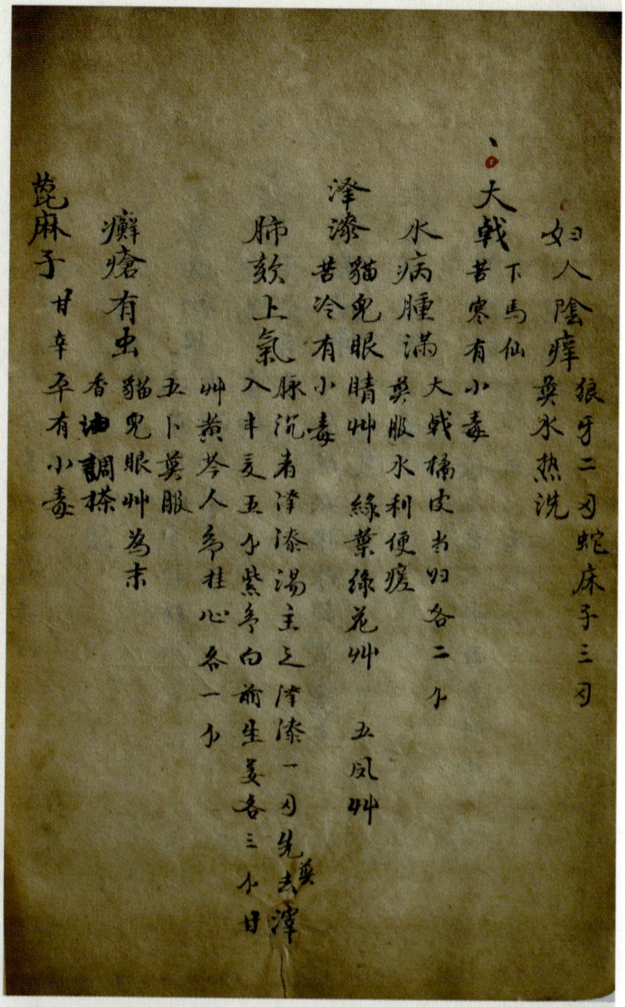
妇人陰痒 狼牙二两 蛇床子三两 煎水热洗
大戟下馬仙 苦寒有小毒
水病腫满 大戟 橘皮 当归各二钱 煎服水利便瘥
泽漆猫兒眼睛草 緑葉緑花草 五凤草
苦冷有小毒
肺欬上氣 脉沉者泽漆湯主之 泽漆一两先煎去滓 入半夏五钱 紫参 白前 生姜各三钱 甘草 黄芩 人参 桂心各一钱五分 煎服
癬瘡有虫 猫兒眼草為末 香油調搽
蓖麻子 甘辛平有小毒

妇人阴痒　狼牙二两，蛇床子三两，煎水热洗。

大戟下马仙

苦，寒，有小毒。

水病肿满　大戟、橘皮、当归各二钱，煎服，水利便瘥。

泽漆猫儿眼睛草　绿叶绿花草　五凤草

苦，冷，有小毒。

肺咳上气　脉沉者，泽漆汤主之。泽漆一两，先煎去滓；入半夏五钱，紫参、白前、生姜各三钱，甘草、黄芩、人参、桂心各一钱五分，煎服。

癣疮有虫　猫儿眼草为末，香油调搽。

蓖麻子

甘、辛，平，有小毒。

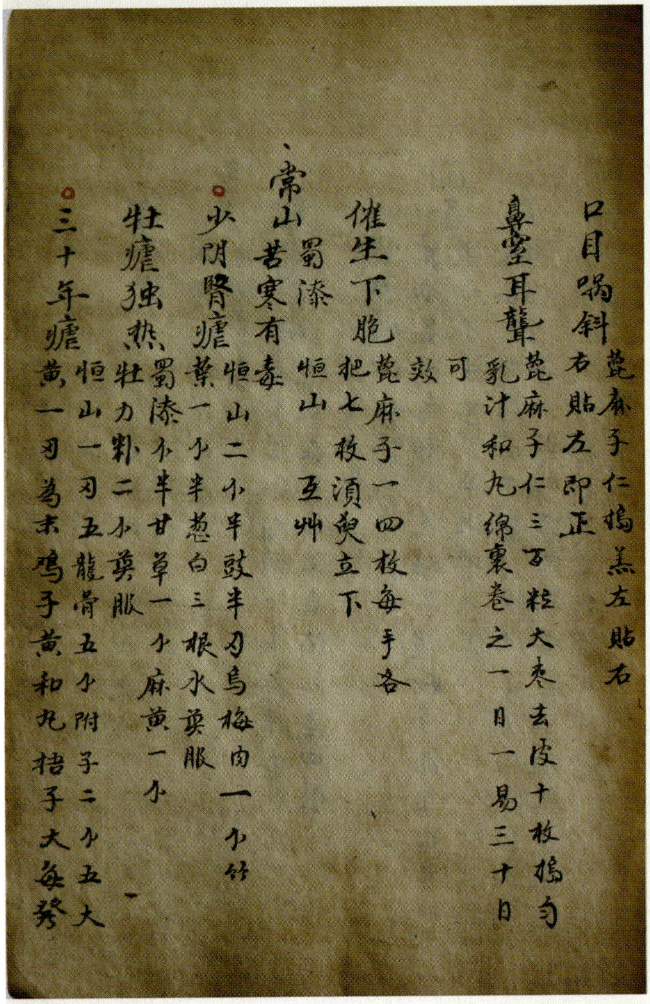

口目喎斜 萞麻子仁搗羔左貼右右貼左即正
鼻窒耳聾 萞麻子仁三百粒大枣去皮十枚搗勻乳汁和丸綿裹卷之一日一易三十日可效
催生下胞 萞麻子一四枚每手各把七枚須臾立下
常山 蜀漆 恒山 互艸
苦寒有毒
少陰腎瘧 恒山二小半豉半刃烏梅肉一小竹葉一小半葱白三根水煎服
牡瘧獨熱 蜀漆小半甘草一小麻黄一小牡力粉二小煎服
三十年瘧 恒山一刃五龍骨五小附子二小五大黄一刃為末鷄子黄和丸梧子大每發

口目㖞斜　蓖麻子仁捣膏，左贴右，右贴左，即正。

鼻窒耳聋　蓖麻子仁三百粒，大枣（去皮）十枚，捣匀，乳汁和丸，绵裹卷之，一日一易，三十日可效。

催生下胞　蓖麻子一四枚，每手各把七枚，须臾立下。

常山蜀漆　恒山　互草

苦，寒，有毒。

少阴肾疟　恒山二钱半，豉半两，乌梅肉一钱，竹叶一钱半，葱白三根，水煎服。

牡疟独热　蜀漆钱半，甘草一钱，麻黄一钱，牡蛎粉二钱，煎服。

三十年疟　恒山一两五，龙骨五钱，附子二钱五，大黄一两，为末，鸡子黄和丸，梧子大，每发

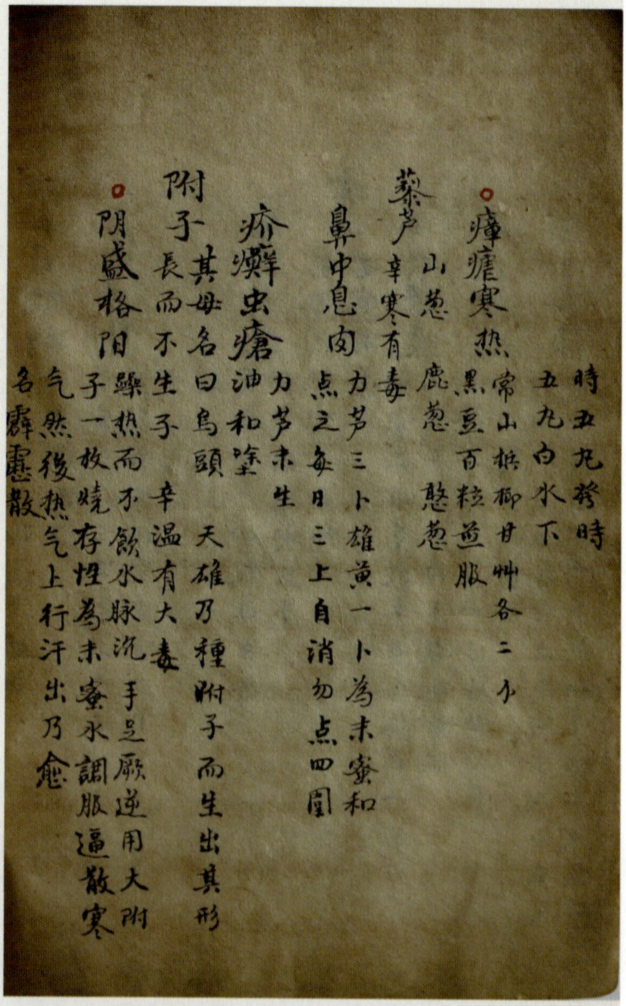

時五丸發時
五丸白水下
瘴瘧寒熱　常山梹榔甘艸各二卜
黑豆百粒煎服
藜芦　山葱　鹿葱　憨葱
辛寒有毒
鼻中息肉　力芦三卜雄黄一卜為末蜜和
点之每日三上自消勿点四圍
疥癬虫瘡　力芦末生油和塗
附子　其母名曰烏頭　天雄乃種附子而生出其形
長而不生子　辛温有大毒
陰盛格陽　躁熱而不飲水脉沉手足厥逆用大附
子一枚燒存性為末蜜水調服逼散寒
氣然後熱氣上行汗出乃愈
名霹靂散

时五丸，发时五丸[1]，白水下。

瘴疟寒热　常山、槟榔、甘草各三钱，黑豆百粒，煎服。

藜芦山葱　鹿葱　憨葱

辛，寒，有毒。

鼻中息肉　藜芦三分，雄黄一分，为末，蜜和点之，每日三上自消，勿点四围。

疥癣虫疮　藜芦末，生油和，涂。

附子其母名曰乌头，天雄乃种附子而生出，其形长而不生子

辛，温，有大毒。

阴盛格阳　躁热而不饮水，脉沉。手足厥逆，用大附子一枚，烧存性为末。蜜水调服，逼散寒气，然后热气上行，汗出乃愈。名霹雳散。

1 每发时五丸，发时五丸：据《本草纲目·草部》，应为"未发时五丸，将发时五丸"。

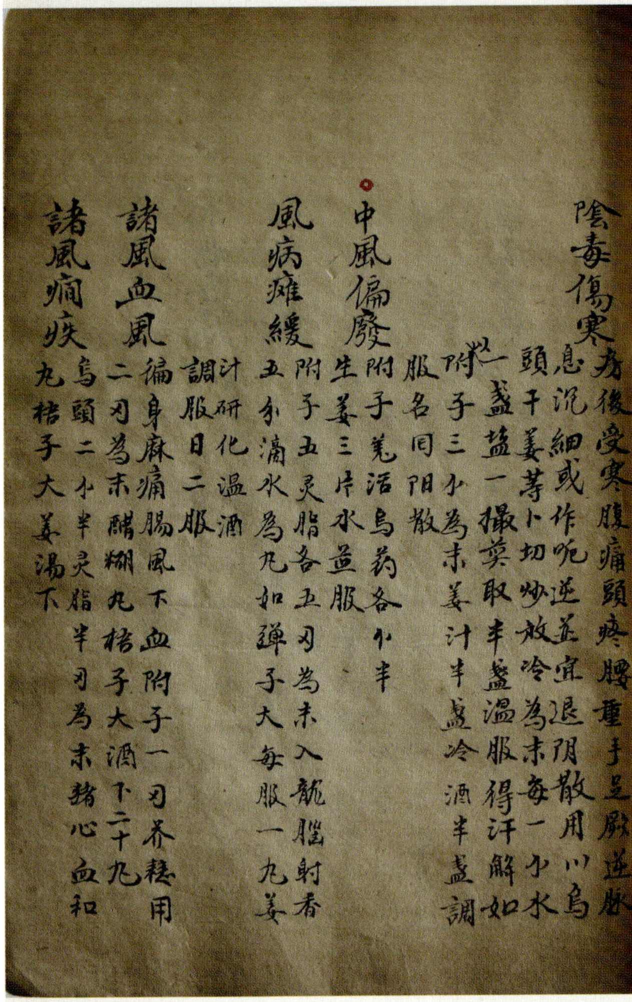

陰毒傷寒房後受寒腹痛頭疼腰重手足厥逆脈
息沉細或作呃逆並宜退陰散用川烏
頭干姜等卜切炒放冷為末每一卜水
一盞塩一撮煎取半盞溫服得汗解如
附子三卜為末姜汁半盞冷酒半盞調
服名回阳散
中風偏廢附子羌活烏药各卜半
生姜三片水煎服
風病癱緩附子五灵脂各五刃為末入龍腦射香
五卜滴水為丸如彈子大每服一丸姜
汁研化溫酒
調服日二服
諸風血風徧身麻痛腸風下血附子一刃芥穗用
二刃為末醋糊丸梧子大酒下二十丸
諸風痼疾烏頭二卜半灵脂半刃為末豬心血和
丸梧子大姜湯下

阴毒伤寒　房后受寒，腹痛头疼腰重，手足厥逆，脉息沉细，或作呃逆，并宜退阴散。用川乌头、干姜等分，切炒，放冷，为末。每一钱，水一盏，盐一撮，煎取半盏，温服，得汗解。如以附子三钱，为末，姜汁半盏，冷酒半盏，调服。名回阳散。

中风偏废　附子、羌活、乌药各钱半，生姜三片，水煎服。

风病瘫缓　附子、五灵脂各五两，为末，入龙脑、麝香五钱，滴水为丸，如弹子大，每服一丸，姜汁研化，温酒调服，日二服。

诸风血风　遍身麻痛，肠风下血。附子一两，芥穗用二两，为末，醋糊丸梧子大，酒下二十丸。

诸风痫疾　乌头二钱半，灵脂半两，为末，猪心血和丸，梧子大，姜汤下。

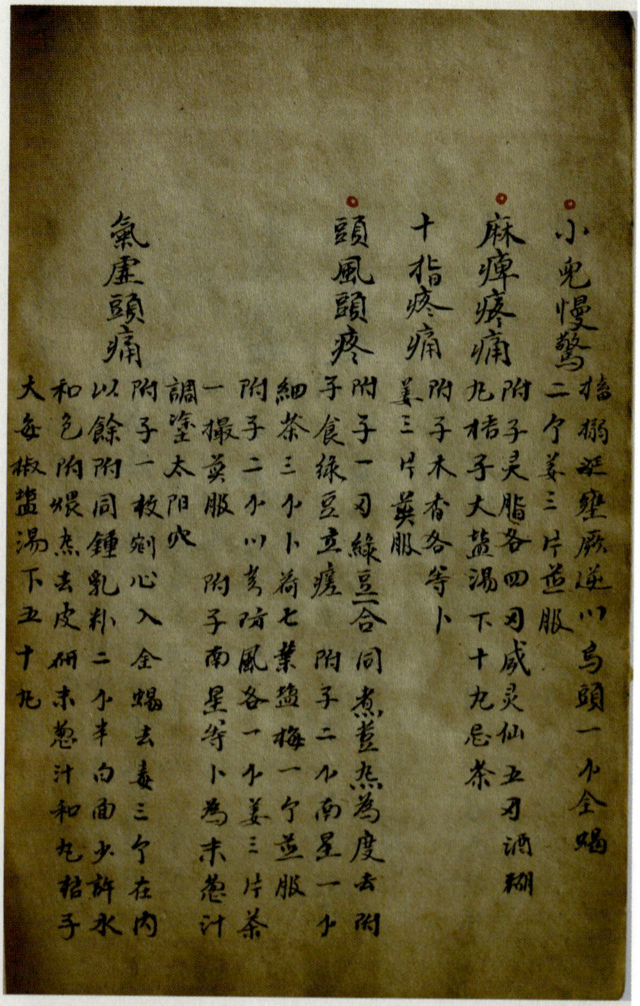

小兒慢驚 搐搦涎壅厥逆川烏頭一錢全蝎二个姜三片煎服

麻痺疼痛 附子灵脂各四兩威灵仙五兩酒糊丸梧子大盐湯下十丸忌茶

十指疼痛 附子木香各等分姜三片煎服

頭風頭疼 附子一兩綠豆一合同煮豆熟為度去附子食綠豆立瘥 附子二錢南星一錢細茶三錢薄荷七葉盐梅一个煎服 附子二錢川芎防風各一錢姜三片茶一撮煎服 附子南星等分為末葱汁調塗太阳穴

氣虛頭痛 附子一枚剜心入全蝎去毒三个在内以餘附同鍾乳粉二錢半白面少許水和包附煨熟去皮研末葱汁和丸梧子大每椒盐湯下五十丸

小儿慢惊　搐搦，涎壅厥逆。川乌头一钱，全蝎二个，姜三片，煎服。

麻痹疼痛　附子、灵脂各四两，威灵仙五两，酒糊丸梧子大，盐汤下十丸。忌茶。

十指疼痛　附子、木香各等分，姜三片，煎服。

头风头疼　附子一两，绿豆一合，同煮，豆熟为度。去附子食绿豆，立瘥。　附子二钱，南星一钱，细茶三钱，薄荷七叶，盐梅一个，煎服。　附子二钱，川芎、防风各一钱，姜三片，茶一撮，煎服。　附子、南星等分，为末。葱汁调涂太阳穴。

气虚头痛　附子一枚，剜心，入全蝎（去毒）三个在内，以余附同钟乳粉二钱半，白面少许，水和，包附煨熟，去皮研末，葱汁和丸，梧子大，每椒盐汤下五十丸。

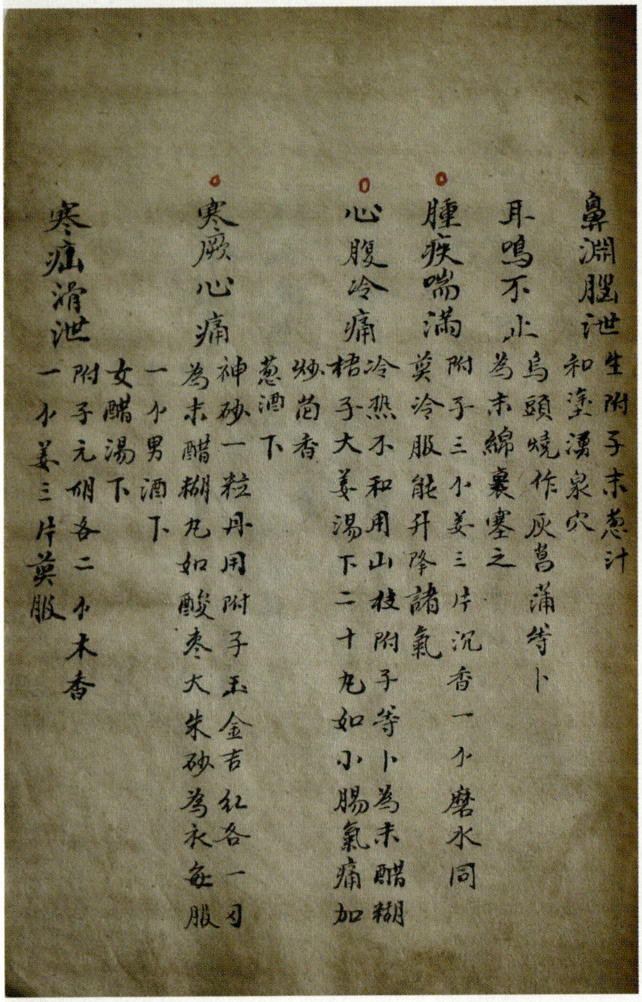
鼻淵腦泄 生附子末葱汁和塗湧泉穴
耳鳴不止 烏頭燒作灰菖蒲等卜為末綿裹塞之
腫疾喘滿 附子三㐅姜三片沉香一㐅磨水同煎冷服能升降諸氣
心腹冷痛 冷熱不和用山梔附子等卜為末醋糊梧子大姜湯下二十丸如小腸氣痛加炒茴香葱酒下
寒厥心痛 神砂一粒丹用附子玉金吉紅各一兩為末醋糊丸如酸棗大朱砂為衣每服一㐅男酒下女醋湯下
寒疝滑泄 附子元胡各二㐅木香一㐅姜三片煎服

鼻渊脑泄　生附子末，葱汁和，涂涌泉穴。

耳鸣不止　乌头烧作灰，菖蒲等分，为末，绵裹塞之。

肿疾喘满　附子三钱，姜三片，沉香一钱，磨水同煎。冷服能升降诸气。

心腹冷痛　冷热不和，用山栀、附子等分，为末，醋糊[1]梧子大，姜汤下二十丸。如小肠气痛加炒茴香，葱酒下。

寒厥心痛　神砂一粒丹：用附子、郁金、橘红各一两，为末，醋糊丸如酸枣大，朱砂为衣，每服一钱。男，酒下；女，醋汤下。

寒疝滑泄　附子、元胡各二钱，木香一钱，姜三片，煎服。

1 醋糊：根据《本草纲目·草部》记载，“糊”下脱漏“丸”。

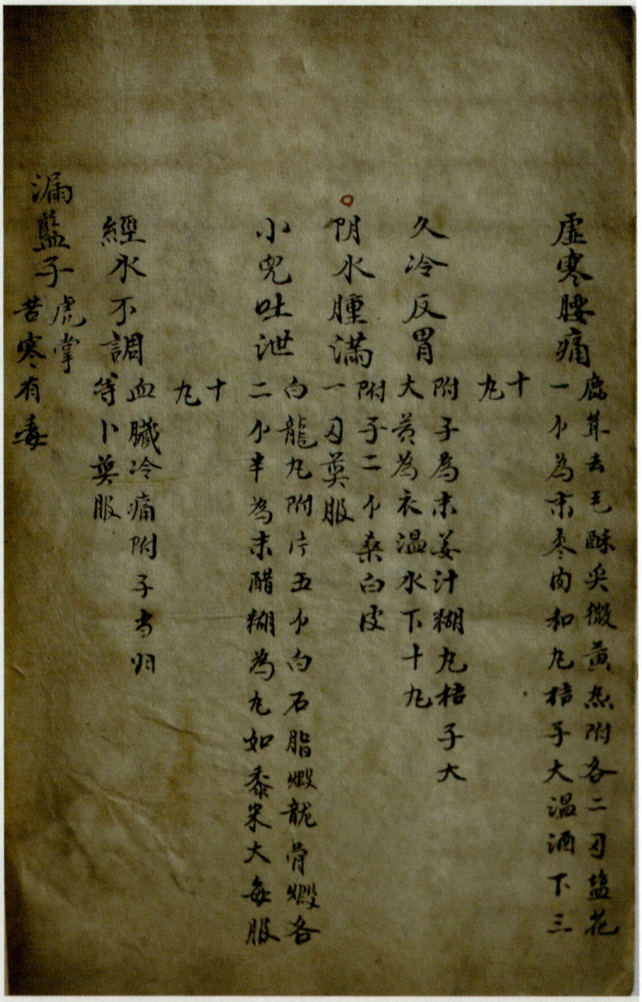
虛寒腰痛　鹿茸去毛酥炙微黃熟附各二兩鹽花一錢為末棗肉和丸梧子大溫酒下三十丸
久冷反胃　附子為末姜汁糊丸梧子大大黃為衣溫水下十丸
陰水腫滿　附子二錢桑白皮一兩煎服
小兒吐泄　白龍丸附片五錢白石脂煅龍骨煅各二錢半為末醋糊為丸如黍米大每服十丸
經水不調　血臟冷痛附子當归等分煎服
漏籃子虎掌　苦寒有毒

虚寒腰痛　鹿茸（去毛，酥炙微黄）、熟附各二两，盐花一钱，为末，枣肉和丸，梧子大，温酒下三十丸。

久冷反胃　附子为末，姜汁糊丸，梧子大，大黄为衣，温水下十丸。

阴水肿满　附子二钱，桑白皮一两，煎服。

小儿吐泄　白龙丸：附片五钱，白石脂（煅）、龙骨（煅）各二钱半，为末，醋糊为丸，如黍米大，每服十丸。

经水不调　血脏冷痛，附子、当归等分，煎服。

漏篮子虎掌

苦，寒，有毒。

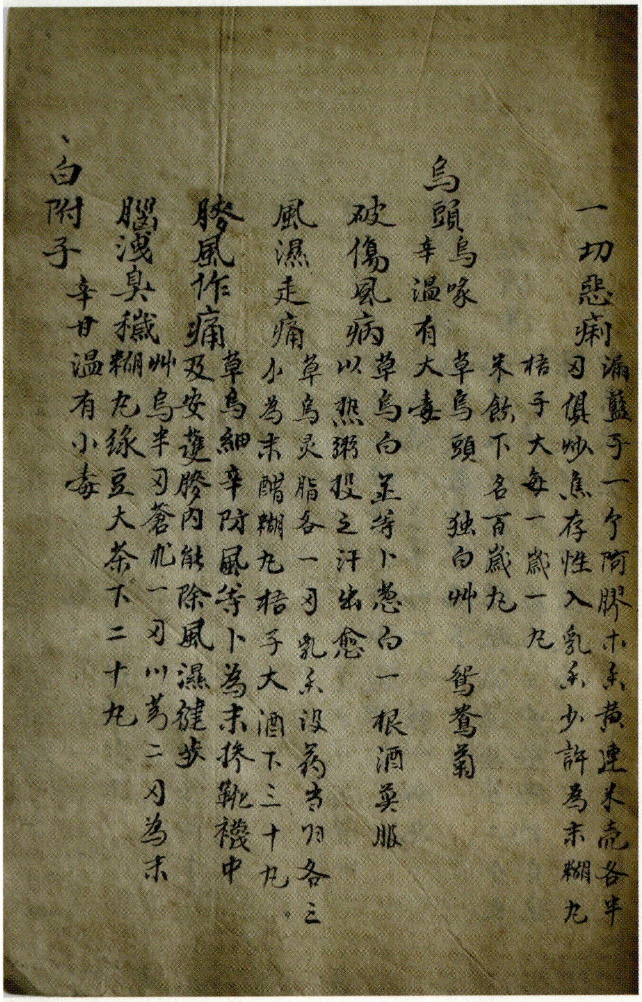
一切惡痢　漏藍子一个，阿膠、木香、黄連、米殼各半两，俱炒焦存性，入乳香少許，為末，糊丸梧子大，每一歲一丸，米飲下。名百歲丸。
烏頭　烏喙　草烏頭　獨白草　鴛鴦菊
辛，温，有大毒。
破傷風病　草烏、白芷等分，葱白一根，酒煎服。以熱粥投之，汗出愈。
風濕走痛　草烏、靈脂各一两，乳香、没藥、當归各三錢，為末，醋糊丸梧子大，酒下三十丸。
膝風作痛　草烏、細辛、防風等分，為末，摻靴襪中及安護膝内，能除風濕健步。
腦洩臭穢　草烏半两，蒼术一两，川芎二两，為末，糊丸綠豆大，茶下二十丸。
白附子　辛，甘，温，有小毒。

一切恶痢　漏篮子一个，阿胶、木香、黄连、米壳各半两，俱炒焦存性，入乳香少许，为末，糊丸梧子大，每一岁一丸，米饮下。名百岁丸。

乌头乌喙　草乌头　独白草　鸳鸯菊

辛，温，有大毒。

破伤风病　草乌、白芷等分，葱白一根，酒煎服。以热粥投之，汗出愈。

风湿走通　草乌、灵脂各一两，乳香、没药、当归各三钱，为末，醋糊丸梧子大，酒下三十丸。

膝风作痛　草乌、细辛、防风等分，为末，掺靴袜中及安护膝内，能除风湿健步。

脑泄臭秽　草乌半两，苍术一两，川芎二两，为末，糊丸绿豆大，茶下二十丸。

白附子

辛、甘，温，有小毒。

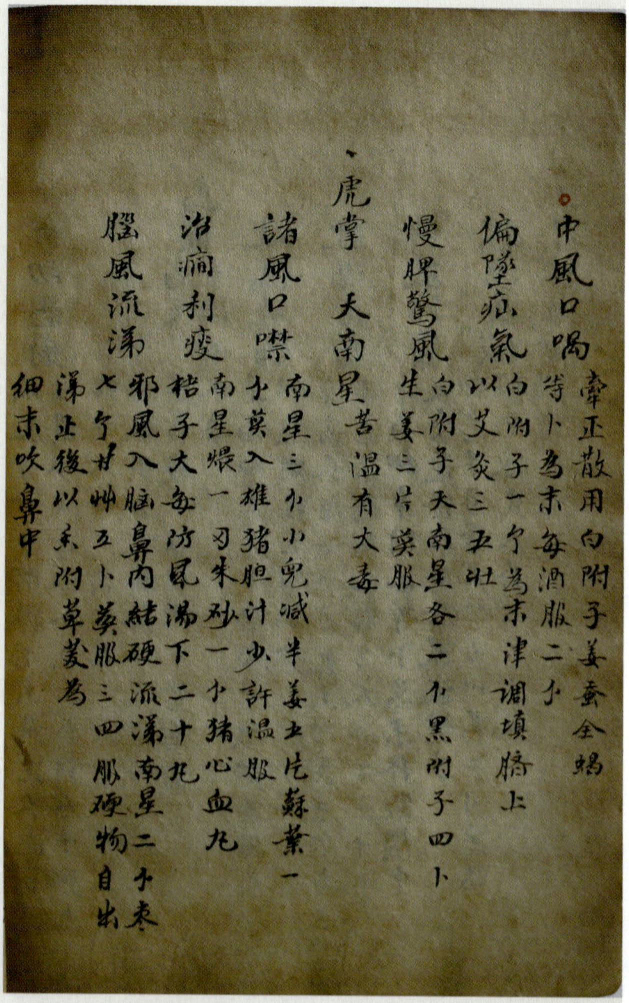

中風口喎 牽正散用白附子姜蚕全蝎等卜為末每酒服二卜
偏墜疝氣 白附子一个為末津调填臍上以艾灸三五壮
慢脾驚風 白附子天南星各二卜黑附子四卜生姜三片煎服
虎掌 天南星 苦温有大毒
諸風口噤 南星三卜小兒减半姜五片蘇葉一卜煎入雄猪胆汁少許温服
治癇利痰 南星煨一㒳朱砂一卜猪心血丸梧子大每防風湯下二十丸
腦風流涕 邪風入脳鼻内結硬流涕南星二卜枣七个甘草五卜煎服三四服硬物自出涕止後以香附草茇為細末吹鼻中

中风口㖞　牵正散：用白附子、僵蚕、全蝎等分，为末，每酒服二钱。

偏坠疝气　白附子一个，为末，津调填脐上，以艾灸三五壮。

慢脾惊风　白附子、天南星各二钱，黑附子四分，生姜三片，煎服。

虎掌天南星

苦，温，有大毒。

诸风口噤　南星三钱，小儿减半，姜五片，苏叶一钱，煎入雄猪胆汁少许，温服。

治痫利痰　南星（煨）一两，朱砂一钱，猪心血丸，梧子大，每防风汤下二十丸。

脑风流涕　邪风入脑，鼻内结硬流涕。南星二钱，枣七个，甘草五分，煎服三四服，硬物自出。涕止后，以香附、荜茇为细末吹鼻中。

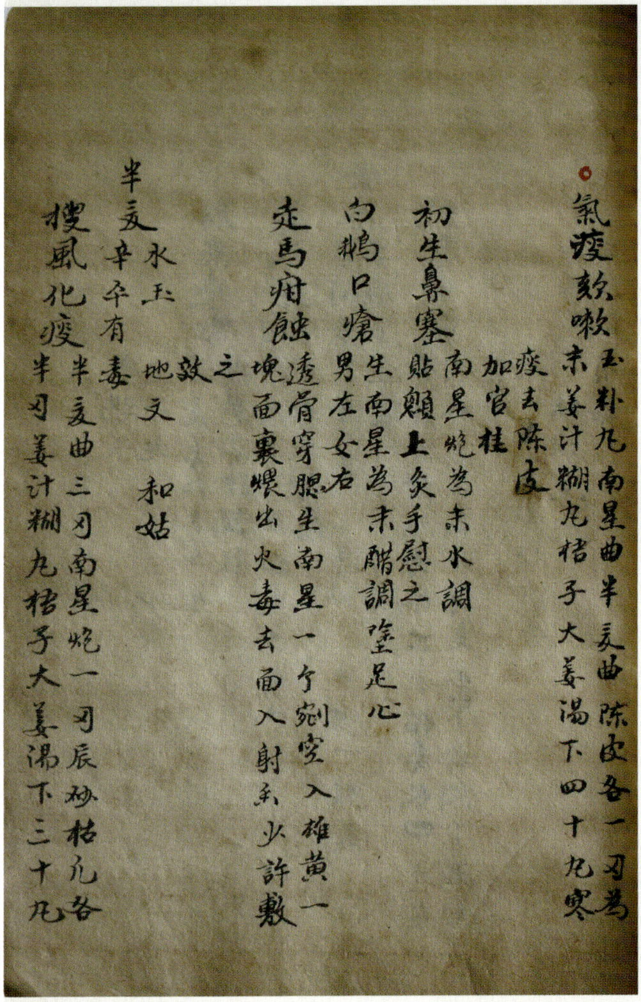
氣痰欬嗽　玉粉丸南星曲半夏曲陈皮各一两為末姜汁糊丸梧子大姜湯下四十丸寒痰去陈皮加官桂
初生鼻塞　南星炮為末水調貼顖上灸手慰之
白鵝口瘡　生南星為末醋調塗足心男左女右
走馬疳蝕　透骨穿腮生南星一个剜空入雄黄一塊面裹煨出火毒去面入射香少許敷之效
半夏　水玉　地文　和姑
辛平有毒
搜風化痰　半夏曲三两南星炮一两辰砂枯凡各半两姜汁糊丸梧子大姜湯下三十丸

气痰咳嗽　玉粉丸：南星曲、半夏曲、陈皮各一两，为末，姜汁糊丸，梧子大，姜汤下四十丸。寒痰，去陈皮加官桂。

初生鼻塞　南星（炮）为末，水调，贴颅上，灸手慰之。

白鹅口疮　生南星为末，醋调涂足心。男左女右。

走马疳蚀　透骨穿腮，生南星一个，剜空入雄黄一块，面裹煨，出火毒去面，入麝香少许。敷之，效。

半夏水玉　地文　和姑

辛，平，有毒。

搜风化痰　半夏曲三两，南星（炮）一两，辰砂、枯矾各半两，姜汁糊丸，梧子大，姜汤下三十丸。

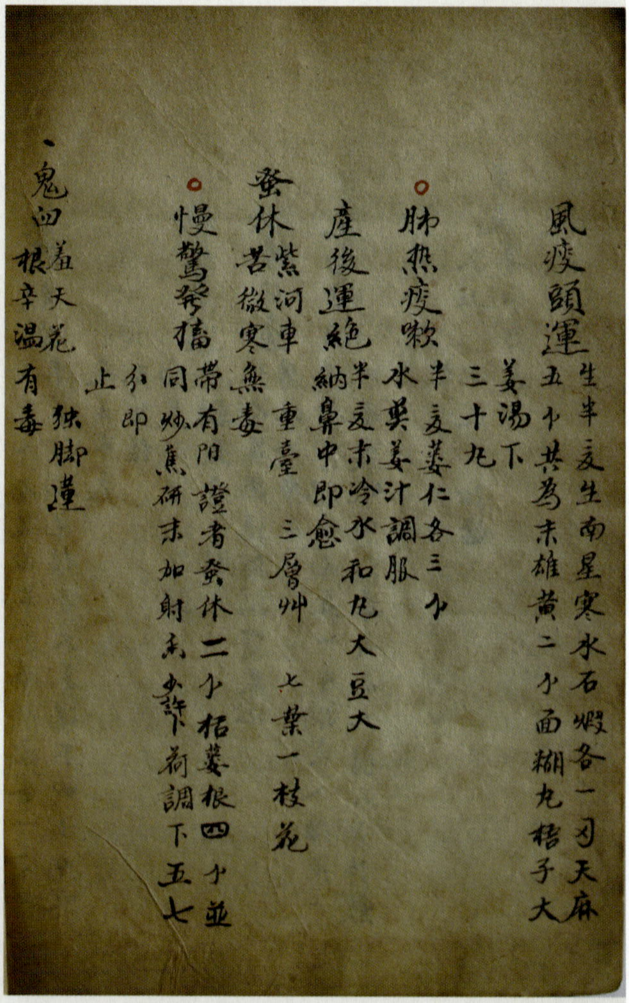

风痰头晕　生半夏、生南星、寒水石（煅）各一两，天麻五钱，共为末，雄黄二钱，面糊丸梧子大，姜汤下三十丸。

肺热痰嗽　半夏、蒌仁各三钱，水煎，姜汁调服。

产后晕绝　半夏末，冷水和丸，大豆大，纳鼻中，即愈。

蚤休紫河车　重台　三层草　七叶一枝花

苦，微寒，无毒。

慢惊发搐　带有阳证者，蚤休二钱，栝蒌根四钱，并同炒焦研末，加麝香少许，薄荷调下五七分即止。

鬼臼羞天花　独角莲

（根）辛，温，有毒。

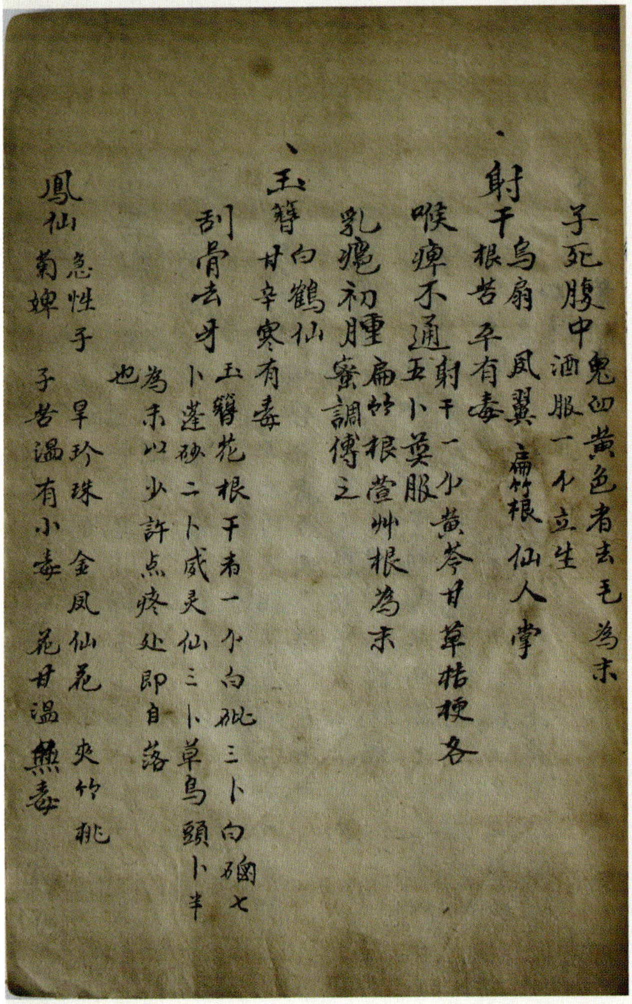

子死腹中　鬼臼，黄色者去毛，为末，酒服一钱，立生。

射干乌扇　凤翼　扁竹根　仙人掌

（根）苦，平，有毒。

喉痹不通　射干一钱，黄芩、甘草、桔梗各五分，煎服。

乳痈初肿　扁竹根、萱草根，为末，蜜调敷之。

玉簪白鹤仙

甘、辛，寒，有毒。

刮骨去牙　玉簪花根（干者）一钱，白砒三分，白硇七分，蓬砂二分，威灵仙三分，草乌头分半，为末，以少许点疼处，即自落也。

凤仙急性子　旱珍珠　金凤仙花　夹竹桃　菊婢

（子）苦，温，有小毒；（花）甘，温，无毒。

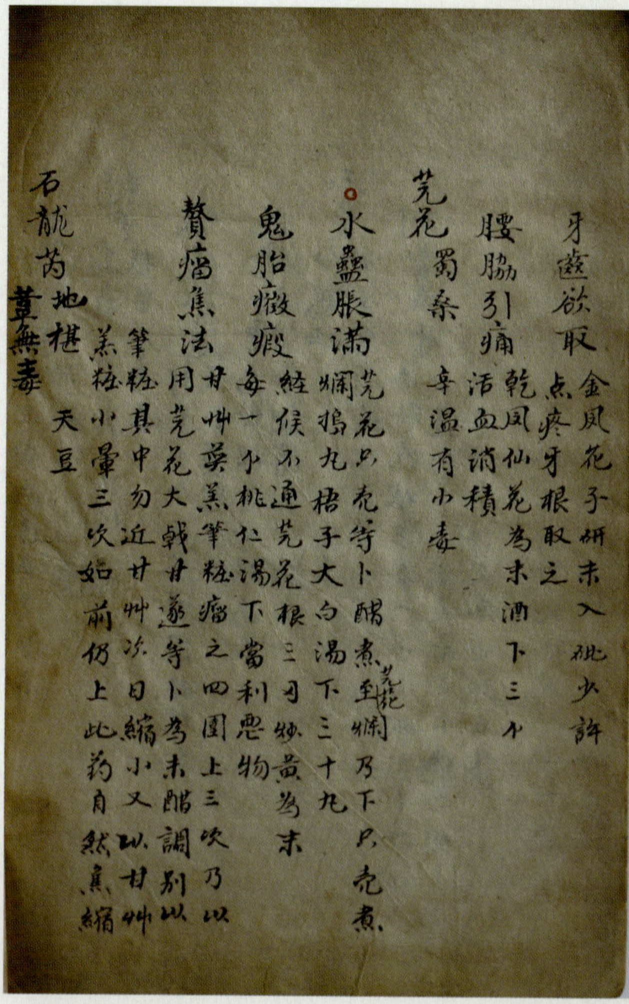

牙齿欲取　金凤花子研末，入砒少许，点疼牙根取之。

腰胁引痛　干凤仙花，为末，酒下三钱，活血消积。

芫花蜀桑

辛，温，有小毒。

水蛊胀满　芫花、枳壳等分，醋煮芫花至烂，乃下枳壳煮烂，捣丸梧子大，白汤下三十丸。

鬼胎癥瘕　经候不通，芫花根三两，炒黄为末。每一钱，桃仁汤下，当利恶物。

赘瘤焦法　甘草煎膏，笔妆瘤之四围，上三次。乃以用芫花、大戟、甘遂等分，为末，醋调。别以笔妆其中，勿近甘草，次日缩小。又以甘草膏妆小晕三次如前，仍上此药，自然焦缩。

石龙芮地椹　天豆

苦，平，无毒。

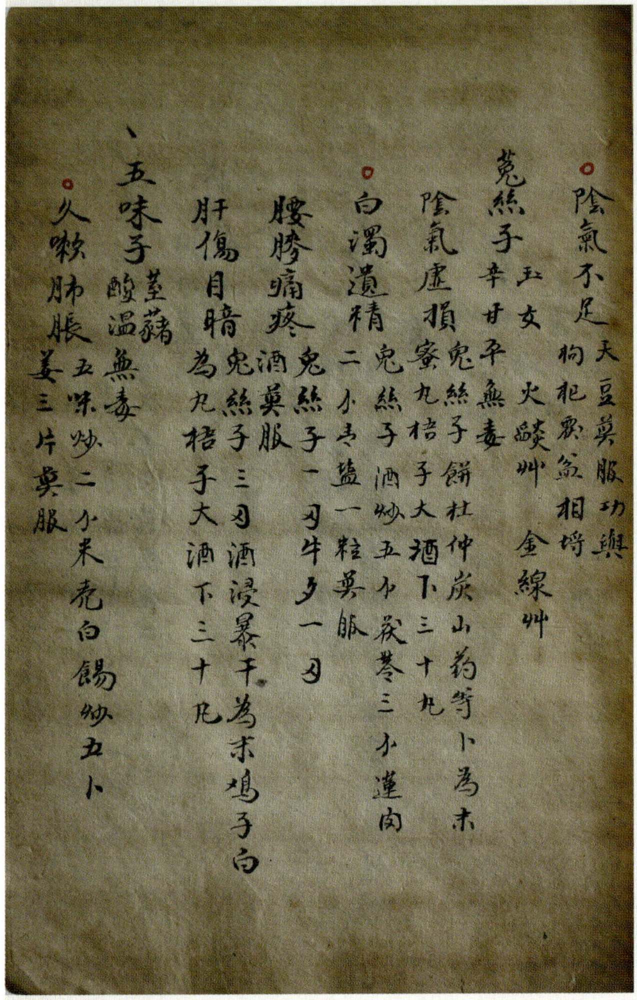

阴气不足　天豆煎服，功与枸杞、覆盆相埒。

菟丝子玉女　火焰草　金线草

辛、甘，平，无毒。

阴气虚损　菟丝子（饼）、杜仲（炭）、山药等分，为末，蜜丸梧子大，酒下三十丸。

白浊遗精　菟丝子（酒炒）五钱，茯苓三钱，莲肉二钱，青盐一粒，煎服。

腰膝痛疼　菟丝子一两，牛膝一两，酒煎服。

肝伤目暗　菟丝子三两，酒浸暴干，为末，鸡子白为丸，梧子大，酒下三十丸。

五味子茎藸

酸，温，无毒。

久嗽肺胀　五味（炒）二钱，米壳（白饧炒）五分，姜三片，煎服。

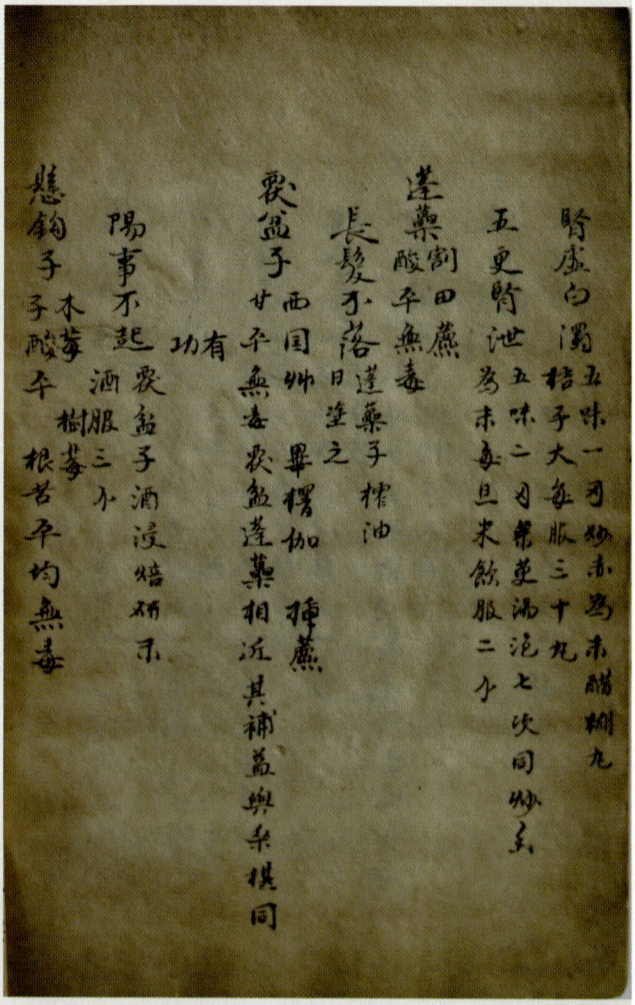

腎虛白濁 五味一两炒赤為末醋糊丸梧子大每服三十丸
五更腎泄 五味二两茱萸湯泡七次同炒香為末每旦米飲服二钱
蓬虆 割田藨 酸平無毒
長髮不落 蓬虆子榨油日塗之
覆盆子 西国草 畢楞伽 插藨 甘平無毒 覆盆蓬虆相近其補益與桑椹同有功
陽事不起 覆盆子酒浸焙研末酒服三錢
懸鈎子 木莓 樹莓 子酸平 根苦平均無毒

肾虚白浊　五味一两，炒赤为末，醋糊丸梧子大，每服三十丸。

五更肾泄　五味二两，茱萸汤泡七次[1]，同炒香为末，每旦米饮服二钱。

蓬蘽[2] 割田藨

酸，平，无毒。

长发不落　蓬蘽子榨油，日涂之。

覆盆子西国草　毕楞伽　插藨[3]

甘，平，无毒。

覆盆、蓬蘽相近，其补益与桑椹同有功。

阳事不起　覆盆子，酒浸，焙研末，酒服三钱。

悬钩子木莓　树莓

（子）酸，平；（根）苦，平，均无毒。

1 茱萸汤泡七次：据《本草纲目·草部》，应为“茱萸（汤泡七次）五钱”。

2 蓬蘽（lěi）：据《本草纲目·草部》，释名割田藨（biāo），与覆盆同类。

3 插藨：根据《本草纲目·草部》记载，“插”下脱漏“田”。

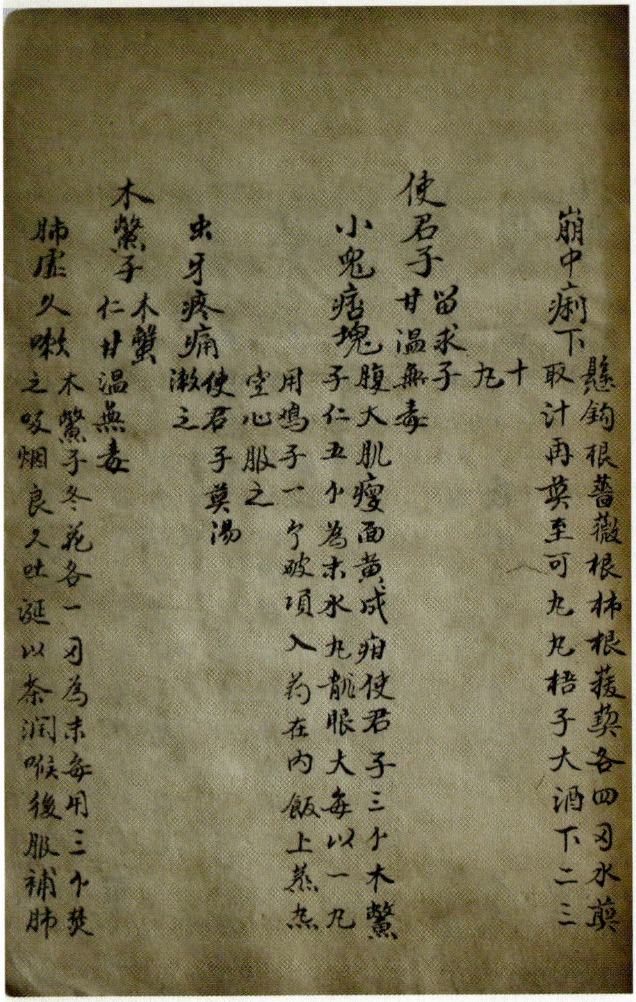
崩中痢下 懸鉤根薔薇根柿根菝葜各四刃水煎取汁再煎至可丸丸梧子大酒下二三十丸

使君子 留求子 甘溫無毒
小兒痞塊 腹大肌瘦面黃成疳使君子三个木鱉子仁五个為末水丸龍眼大每以一丸用鷄子一个破項入药在內飯上蒸熟空心服之
虫牙疼痛 使君子煎湯漱之

木鱉子 木蟹 仁甘溫無毒
肺虛久嗽 木鱉子冬花各一刃為末每用三个焚之吸烟良久吐涎以茶潤喉後服補肺

崩中痢下　悬钩根、蔷薇根、柿根、菝葜各四两，水煎取汁，再煎至可丸，丸梧子大，酒下二三十丸。

使君子留求子

甘，温，无毒。

小儿痞块　腹大肌瘦，面黄成疳。使君子三钱，木鳖子仁五钱，为末，水丸龙眼大，每以一丸，用鸡子一个破顶，入药在内，饭上蒸熟。空心服之。

虫牙疼痛　使君子煎汤漱之。

木鳖子木蟹

（仁）甘，温，无毒。

肺虚久嗽　木鳖子、冬花各一两，为末，每用三钱，焚之吸烟。良久吐涎，以茶润喉，后服补肺

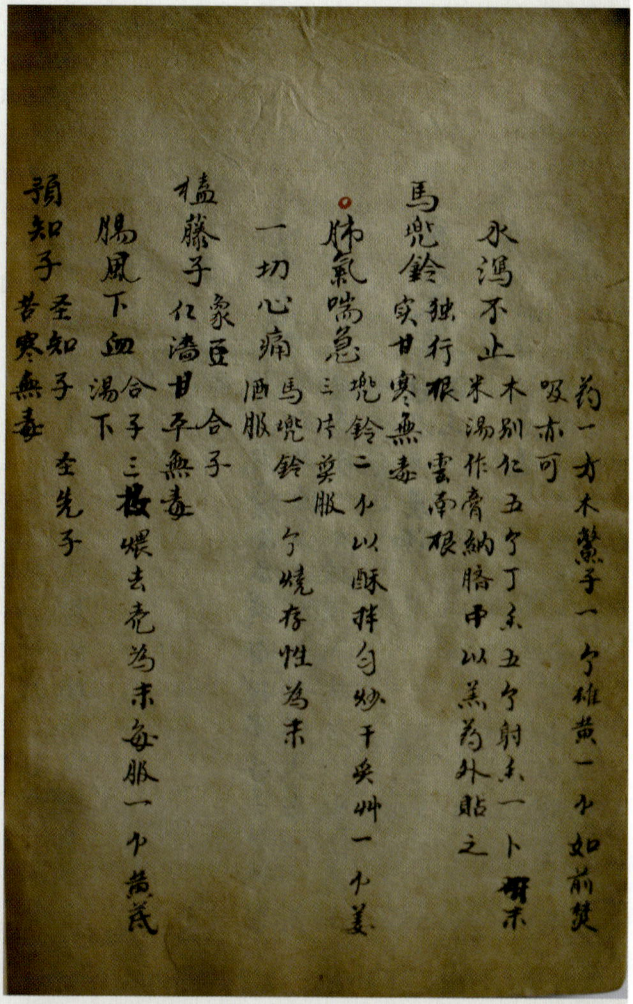

药。一方：木鳖子一个，雄黄一钱，如前焚吸亦可。

水泻不止　木鳖仁五个，丁香五个，麝香一分，研末，米汤作膏，纳脐中，以膏药外贴之。

马兜铃独行根　云南根

（实）甘，寒，无毒。

肺气喘急　兜铃二钱，以酥拌匀，炒干，炙草一钱，姜三片，煎服。

一切心痛　马兜铃一个，烧存性为末，酒服。

榼藤子象豆　合子

（仁）涩、甘，平，无毒。

肠风下血　合子三枚，煨，去壳为末，每服一个，黄芪汤下。

预知子圣知子　圣先子

苦，寒，无毒。

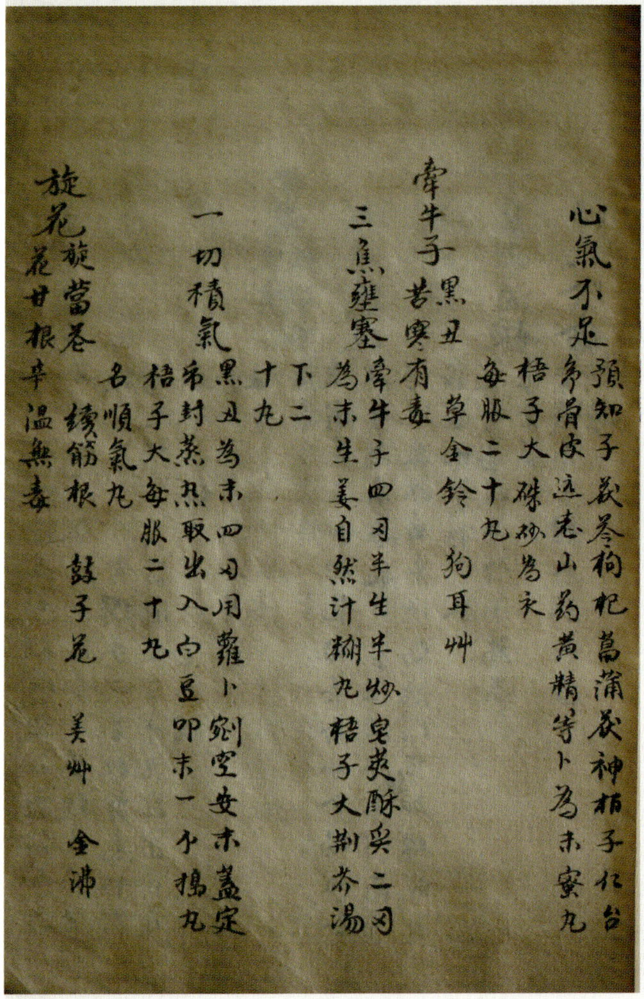

心气不足　预知子、茯苓、枸杞、菖蒲、茯神、柏子仁、台参、骨皮、远志、山药、黄精等分，为末，蜜丸梧子大，朱砂为衣，每服二十丸。

牵牛子黑丑　草金铃　狗儿草

苦，寒，有毒。

三焦壅塞　牵牛子四两，半生半炒，皂荚（酥炙）二两，为末，生姜自然汁，糊丸梧子大，荆芥汤下二十丸。

一切积气　黑丑（为末）四两，用萝卜剜空安末，盖定纸封。蒸熟取出，入白豆蔻末一钱，捣丸梧子大，每服二十丸。名顺气丸。

旋花旋葍花　续筋根　鼓子花　美草　金沸

（花）甘；（根）辛，温，无毒。

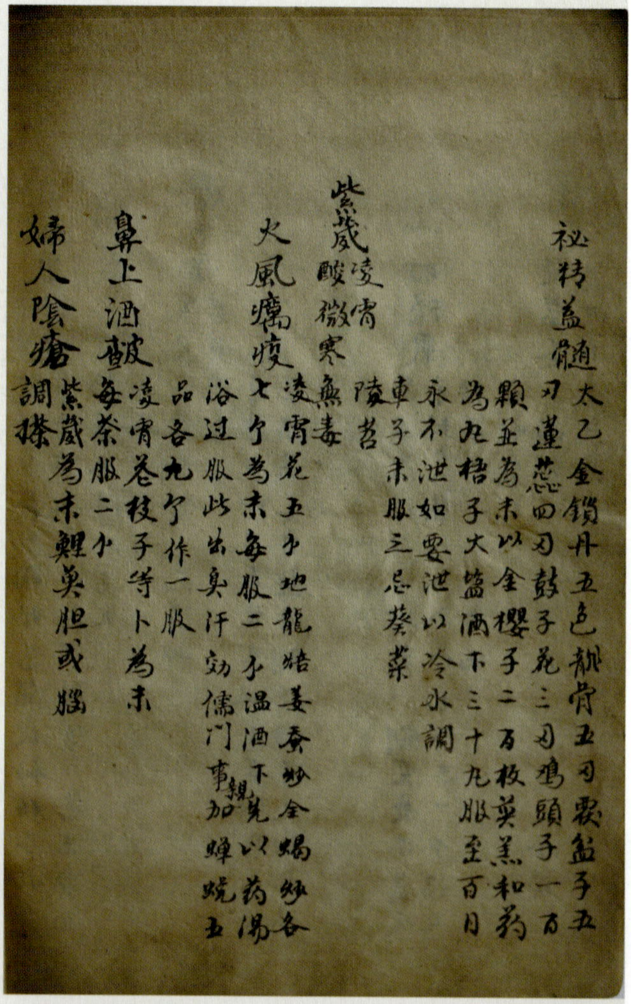

秘精益髓 太乙金锁丹 五色龍骨五两 覆盆子五两 蓮蕊四两 鼓子花三两 鸡頭子一百颗 並為末以金櫻子二百枚煎膏和药為丸梧子大鹽酒下三十丸服至百日永不泄如要泄以冷水調車子末服之忌葵菜

紫葳 凌霄 陵苕 酸 微寒 無毒

火風癧瘦 凌霄花五錢地龍焙姜蚕炒全蝎炒各七个為末每服二錢温酒下先以药湯浴过服此出臭汗効儒门事親加蟬蜕五品各九个作一服

鼻上酒皶 凌霄花梔子等分為末每茶服二錢

婦人陰瘡 紫葳為末鯉魚胆或腦調搽

秘精益髓　太乙金锁丹：五色龙骨五两，覆盆子五两，莲蕊四两，鼓子花三两，鸡头子一百颗，并为末。以金樱子二百枚煎膏，和药为丸，梧子大，盐酒下三十丸。服至百日，永不泄。如要泄以冷水调车子末服之。忌葵菜。

紫葳凌霄　陵苕

酸，微寒，无毒。

火风疬疫　凌霄花五钱、地龙（焙）、僵蚕（炒）、全蝎（炒）各七个，为末，每服二钱，温酒下。先以药汤浴过，服此，出臭汗效。《儒门事亲》：加蝉蜕、五品各九个，作一服。

鼻上酒皶　凌霄花、栀子等分，为末，每茶服二钱。

妇人阴疮　紫葳为末，鲤鱼胆或脑调搽。

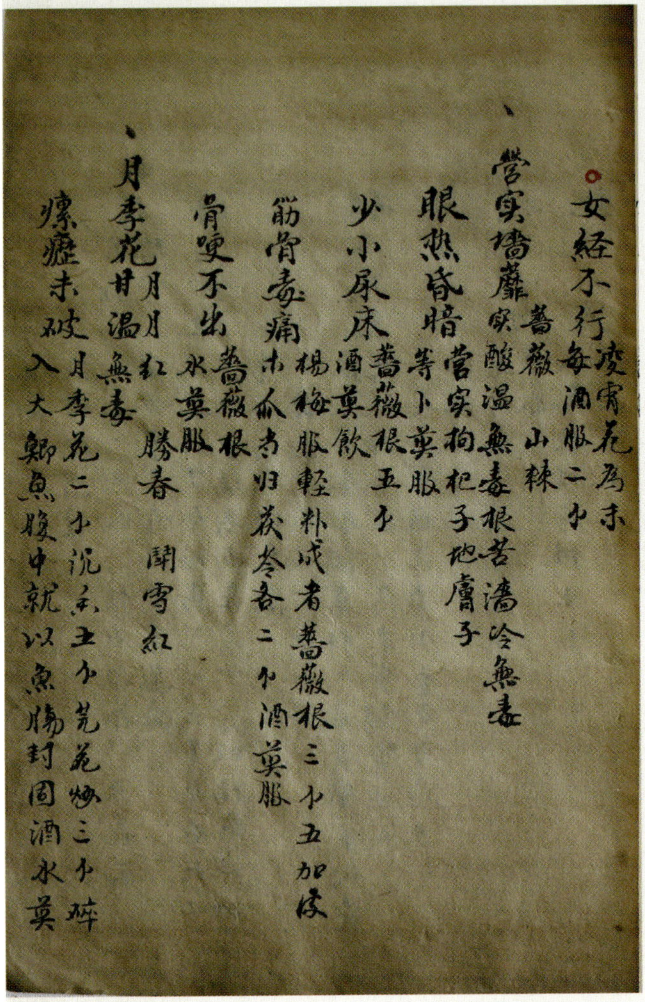

女經不行凌霄花為末每酒服二錢
營實墻蘼 薔薇 山棘
實酸溫無毒根苦濇冷無毒
眼熱昏暗營實枸杞子地膚子等分煎服
少小尿床薔薇根五錢酒煎飲
筋骨毒痛楊梅服輕粉成者薔薇根三錢五加皮
木瓜當归茯苓各二錢酒煎服
骨哽不出薔薇根水煎服
月季花 月月紅 勝春 鬪雪紅
甘溫無毒
瘰癧未破月季花二錢沉香五錢芫花炒三錢碎
入大鯽魚腹中就以魚腸封固酒水煎

女经不行　凌霄花为末，每酒服二钱。

营实墙蘼蔷薇　山棘

（实）酸，温，无毒；（根）苦、涩，冷，无毒。

眼热昏暗　营实、枸杞子、地肤子等分，煎服。

少小尿床　蔷薇根五钱，酒煎饮。

筋骨毒痛　杨梅[1]，服轻粉成者，蔷薇根三钱，五加皮、木瓜、当归、茯苓各二钱，酒煎服。

骨哽不出　蔷薇根，水煎服。

月季花月月红　胜春　斗雪红

甘，温，无毒。

瘰疬赤破　月季花二钱，沉香五钱，芫花（炒）三钱，碎入大鲫鱼腹中，就以鱼肠封固，酒水煎

1 杨梅：疑“梅”下脱漏“疮”。

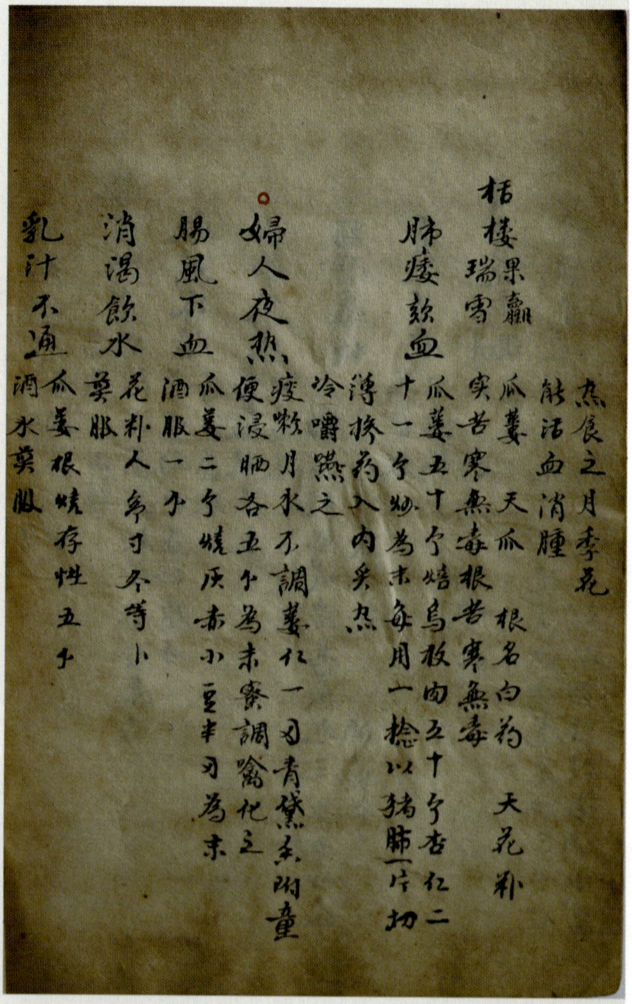

熟食之，月季花能活血消肿。

栝楼果蠃　瓜蒌　天瓜　（根名）白药　天花粉　瑞雪

（实）苦，寒，无毒；（根）苦，寒，无毒。

肺痿咳血　瓜蒌五十个，焙，乌梅肉五十个，杏仁二十一个，炒为末，每用一捻，以猪肺一片切薄，掺药入内炙熟，冷嚼咽之。

妇人夜热　痰嗽，月水不调。蒌仁一两，青黛、香附（童便浸晒）各五钱，为末，蜜调，噙化之。

肠风下血　瓜蒌二个，烧灰，赤小豆半两，为末，酒服一钱。

消渴饮水　花粉、人参、寸冬等分，煎服。

乳汁不通　瓜蒌根（烧存性）五钱，酒水煎服。

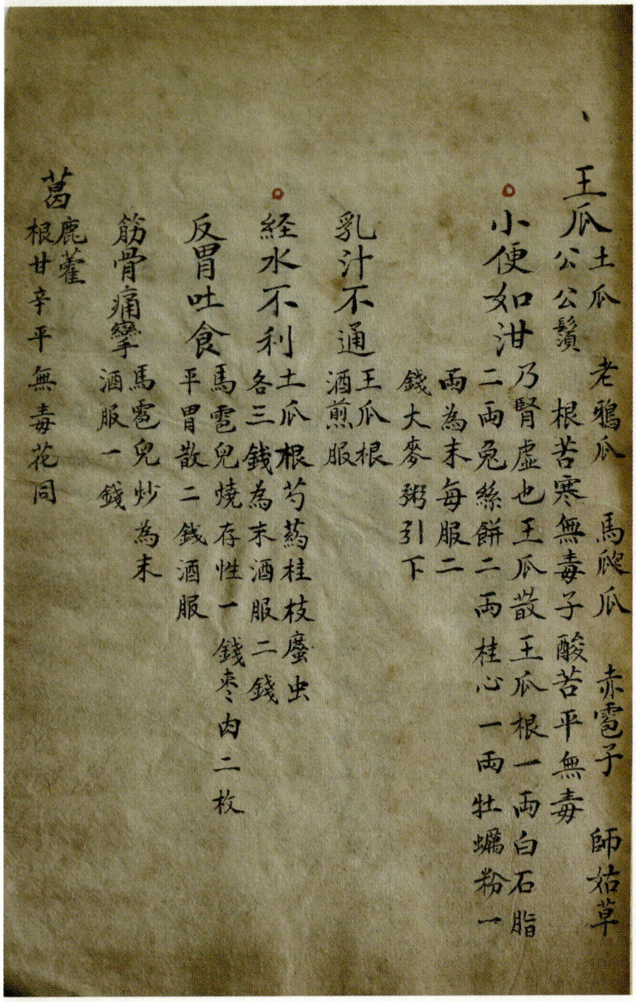

王瓜土瓜　老鴉瓜　馬爬瓜　赤雹子　師姑草
公公鬚　根苦寒無毒子酸苦平無毒
小便如泔乃腎虛也王瓜散王瓜根一兩白石脂
二兩兎絲餅二兩桂心一兩牡蠣粉一
兩為末每服二
錢大麥粥引下
乳汁不通王瓜根酒煎服
經水不利土瓜根芍藥桂枝䗪虫各三錢為末酒服二錢
反胃吐食馬雹兒燒存性一錢棗肉二枚
平胃散二錢酒服
筋骨痛攣馬雹兒炒為末酒服一錢
葛鹿藿
根甘辛平無毒花同

王瓜土瓜　老鸦瓜　马爬瓜　赤雹子　师姑草　公公须

（根）苦，寒，无毒；（子）酸、苦，平，无毒。

小便如泔　乃肾虚也，王瓜散。王瓜根一两，白石脂二两，菟丝饼二两，桂心一两，牡蛎粉一两，为末，每服二钱，大麦粥引下。

乳汁不通　王瓜根，酒煎服。

经水不利　土瓜根、芍药、桂枝、䗪虫各三钱，为末，酒服二钱。

反胃吐食　马雹儿（烧存性）一钱，枣肉二枚，平胃散二钱，酒服。

筋骨痛挛　马雹儿炒为末，酒服一钱。

葛鹿藿

（根）甘、辛，平，无毒；花同。

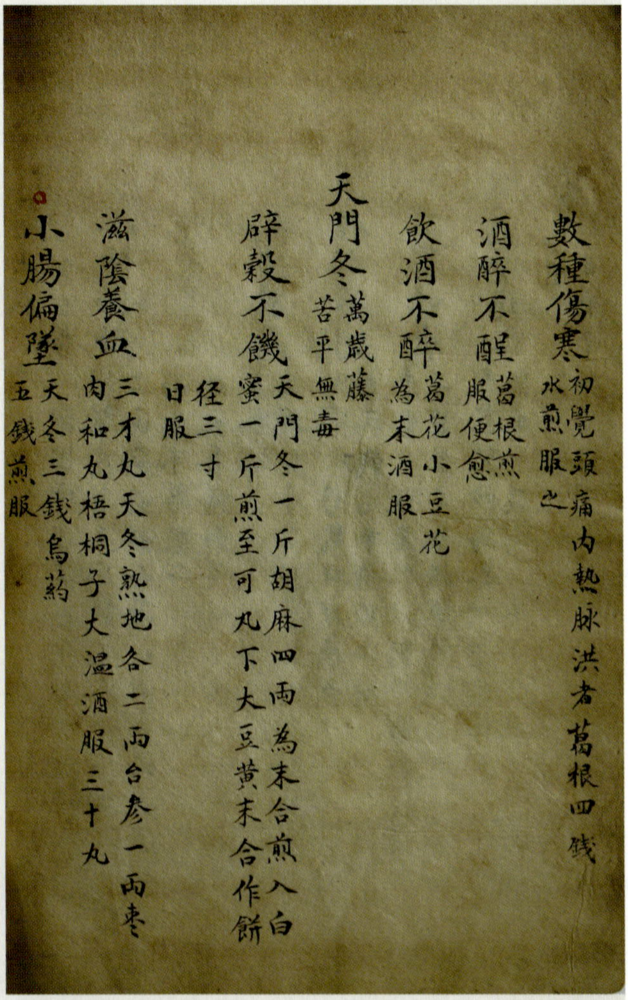

數種傷寒初覺頭痛內熱脉洪者葛根四錢水煎服之
酒醉不醒葛根煎服便愈
飲酒不醉葛花小豆花為末酒服
天門冬萬歲藤苦平無毒
辟穀不饑天門冬一斤胡麻四兩為末合煎入白蜜一斤煎至可丸下大豆黃末合作餅徑三寸日服
滋陰養血三才丸天冬熟地各二兩台參一兩棗肉和丸梧桐子大温酒服三十丸
小腸偏墜天冬三錢烏葯五錢煎服

数种伤寒　初觉头痛、内热、脉洪者，葛根四钱，水煎服之。

酒醉不醒　葛根煎服，便愈。

饮酒不醉　葛花、小豆花，为末，酒服。

天门冬万岁藤

苦，平，无毒。

辟谷不饥　天门冬一斤，胡麻四两，为末，合煎。入白蜜一斤，煎至可丸，下大豆黄末合作饼，径三寸，日服。

滋阴益血　三才丸：天冬、熟地各二两，台参一两，枣肉和丸，梧桐子大，温酒服三十丸。

小肠偏坠　天冬三钱，乌药五钱，煎服。

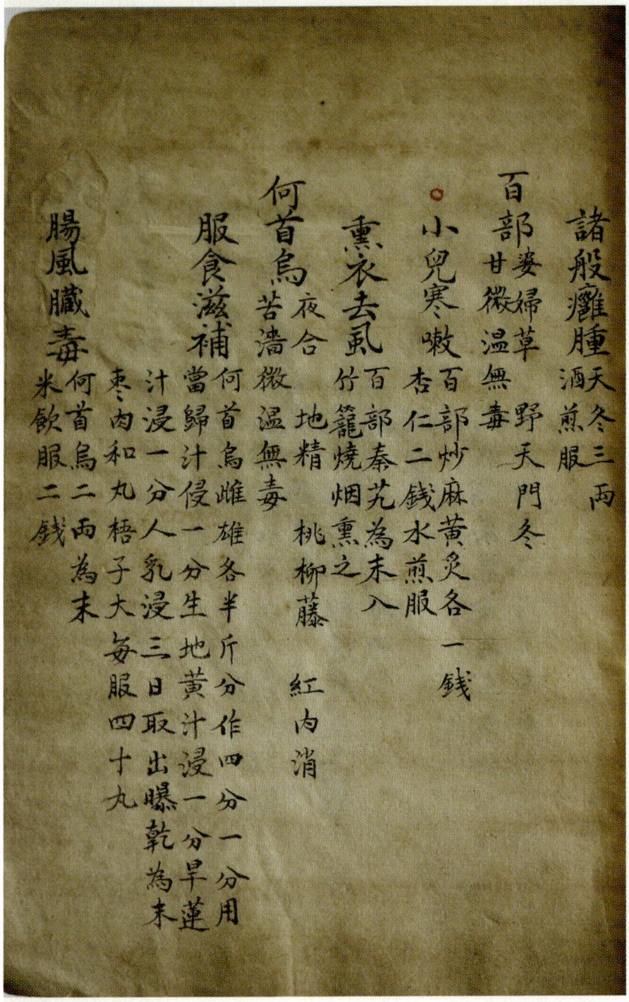
諸般癰腫　天冬三兩　酒煎服
百部 婆婦草　野天門冬
甘微溫無毒
小兒寒嗽　百部炒麻黄炙各一錢杏仁二錢水煎服
熏衣去虱　百部秦艽為末入竹籠燒烟熏之
何首烏 夜合　地精　桃柳藤　紅內消
苦濇微溫無毒
服食滋補　何首烏雌雄各半斤分作四分一分用當歸汁侵一分生地黄汁浸一分旱蓮汁浸一分人乳浸三日取出曝乾為末棗肉和丸梧子大每服四十丸
腸風臟毒　何首烏二兩為末米飲服二錢

诸般痈肿　天冬三两，酒煎服。

百部婆妇草　野天门冬

甘，微温，无毒。

小儿寒嗽　百部（炒）、麻黄（炙）各一钱，杏仁二钱，水煎服。

熏衣去虱　百部、秦艽，为末，入竹笼烧烟熏之。

何首乌夜合　地精　桃柳藤　红内消

苦、涩，微温，无毒。

服食滋补　何首乌雌雄各半斤，分作四分。一分用当归汁侵[1]；一分生地黄汁浸；一分旱莲汁浸；一分人乳浸。三日取出，曝干为末，枣肉和丸，梧子大，每服四十丸。

肠风脏毒　何首乌二两，为末，米饮服二钱。

1 侵：据文义为“浸”。

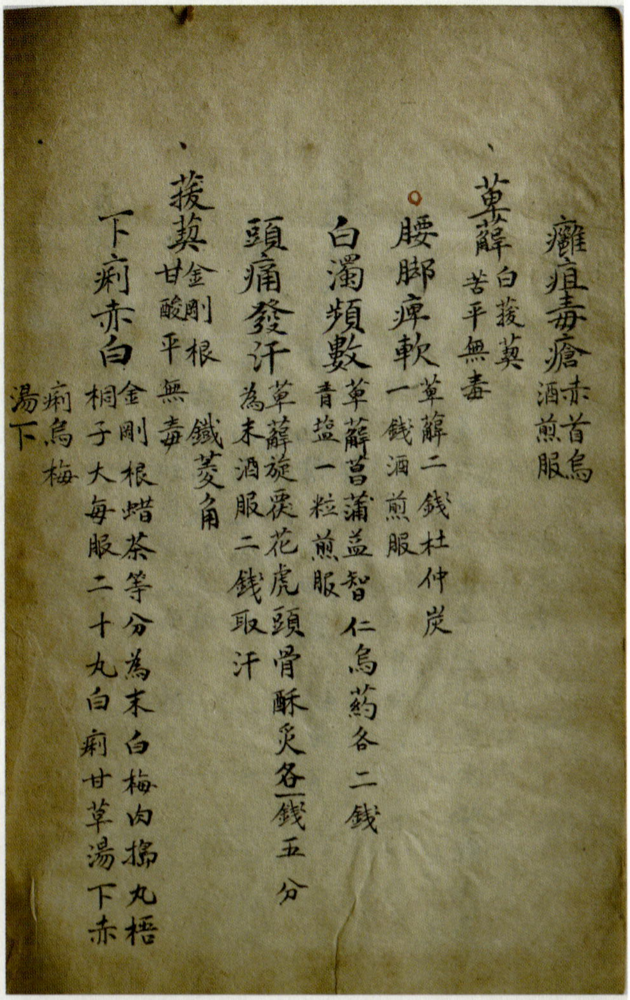

癰疽毒瘡赤首烏酒煎服

萆薢白菝葜苦平無毒

腰脚痺軟萆薢二錢杜仲炭一錢酒煎服

白濁頻數萆薢菖蒲益智仁烏药各二錢青盐一粒煎服

頭痛發汗萆薢旋覆花虎頭骨酥炙各一錢五分為末酒服二錢取汗

菝葜金剛根鐵菱角甘酸平無毒

下痢赤白金剛根蜡茶等分為末白梅肉搗丸梧桐子大每服二十丸白痢甘草湯下赤痢烏梅湯下

痈疽毒疮　赤首乌，酒煎服。

萆薢白菝葜

苦，平，无毒。

腰脚痹软　萆薢二钱，杜仲（炭）一钱，酒煎服。

白浊频数　萆薢、菖蒲、益智仁、乌药各二钱，青盐一粒，煎服。

头痛发汗　萆薢、旋覆花、虎头骨（酥炙）各一钱五分，为末，酒服二钱取汗。

菝葜金刚根　铁菱角

甘、酸，平，无毒。

下痢赤白　金刚根、蜡茶等分，为末，白梅肉捣丸，梧桐子大，每服二十丸。白痢，甘草汤下；赤痢，乌梅汤下。

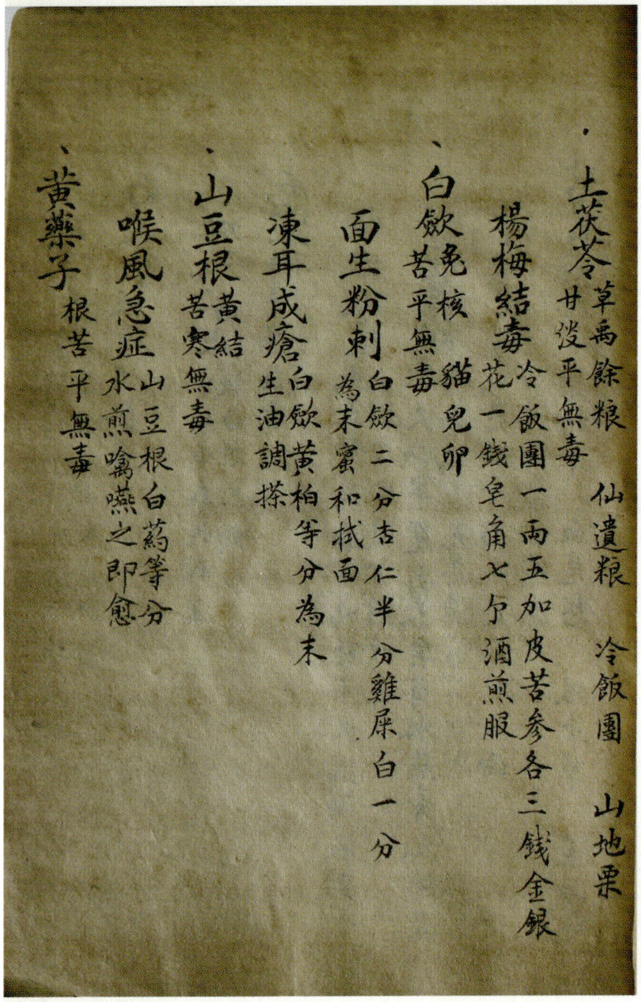
土茯苓草禹餘粮　仙遺粮　冷飯團　山地栗
甘淡平無毒
楊梅結毒冷飯團一两五加皮苦参各三钱金銀
花一钱皂角七个酒煎服
白歛兔核　猫兒卵
苦平無毒
面生粉刺白歛二分杏仁半分雞屎白一分
為末蜜和拭面
凍耳成瘡白歛黄柏等分為末
生油調搽
山豆根黄結
苦寒無毒
喉風急症山豆根白葯等分
水煎噙嚥之即愈
黄藥子
根苦平無毒

土茯苓草禹余粮　仙遗粮　冷饭团　山地粟

甘、淡，平，无毒。

杨梅结毒　冷饭团一两，五加皮、苦参各三钱，金银花一钱，皂角七个，酒煎服。

白蔹兔核　猫儿卵

苦，平，无毒。

面生粉刺　白蔹二分，杏仁半分，鸡屎白一分，为末，蜜和拭面。

冻耳成疮　白蔹、黄柏等分，为末，生油调搽。

山豆根黄结

苦，寒，无毒。

喉风急症　山豆根、白药等分，水煎。噙咽之，即愈。

黄叶子

（根）苦，平，无毒。

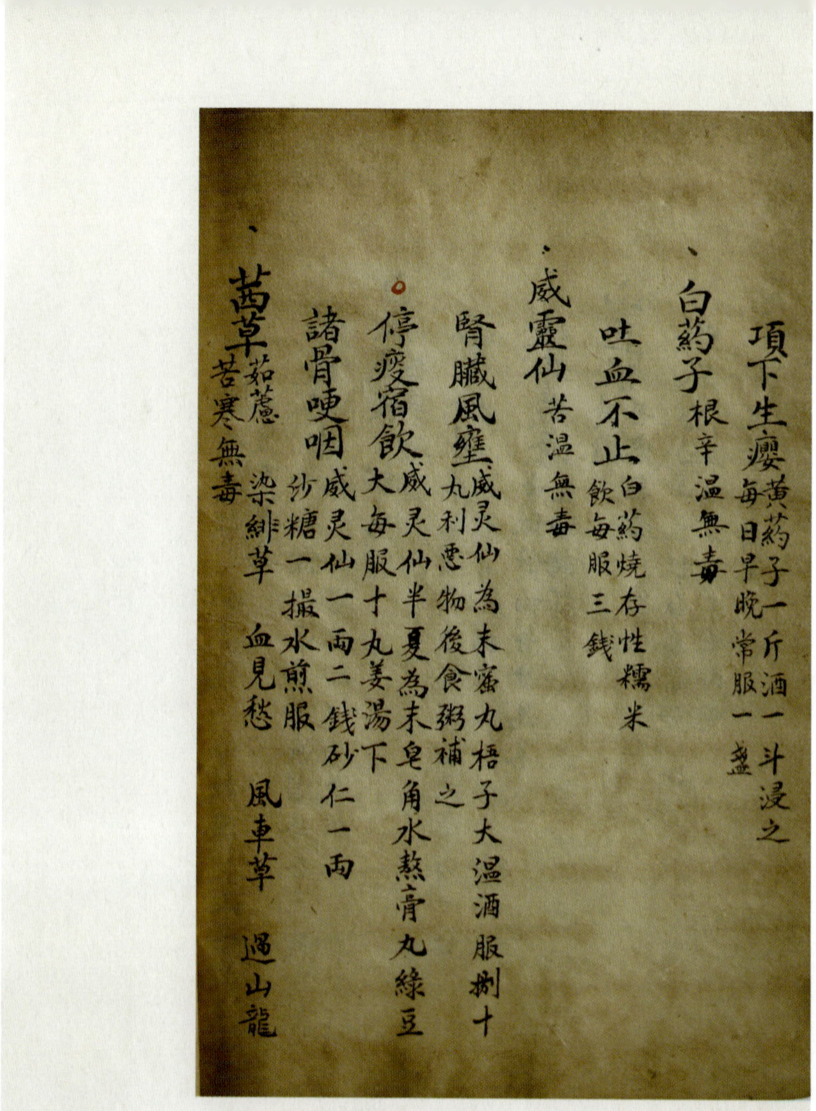
項下生癭 黄藥子一斤酒一斗浸之每日早晚常服一盞
白藥子 根辛温無毒
吐血不止 白藥燒存性糯米飲每服三錢
威靈仙 苦温無毒
腎臟風壅 威灵仙為末蜜丸梧子大温酒服捌十丸利惡物後食粥補之
停痰宿飲 威灵仙半夏為末皂角水熬膏丸綠豆大每服十丸姜湯下
諸骨哽咽 威灵仙一兩二錢砂仁一兩沙糖一撮水煎服
茜草 茹藘 苦寒無毒 染緋草 血見愁 風車草 過山龍

项下生瘿　黄药子一斤，酒一斗，浸之。每日早晚常服一盏。

白药子

（根）辛，温，无毒。

吐血不止　白药烧存性，糯米饮，每服三钱。

威灵仙

苦，温，无毒。

肾脏风壅　威灵仙，为末，蜜丸梧子大，温酒服八十丸。利恶物后食粥补之。

停痰宿饮　威灵仙、半夏，为末，皂角水熬膏，丸绿豆大，每服十丸，姜汤下。

诸骨哽咽　威灵仙一两二钱，砂仁一两，砂糖一撮，水煎服。

茜草茹芦　染绯草　血见愁　风车草　过山龙

苦，寒，无毒。

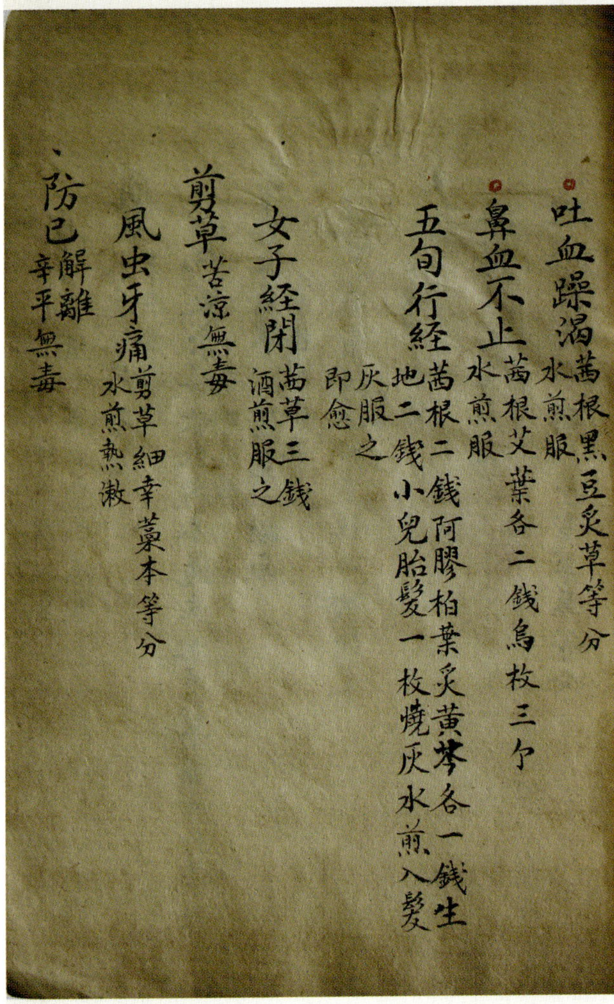

吐血躁渴茜根黑豆炙草等分水煎服
鼻血不止茜根艾葉各二錢烏枚三个水煎服
五旬行經茜根二錢阿膠柏葉炙黄芩各一錢生地二錢小兒胎髮一枚燒灰水煎入髮灰服之即愈
女子經閉茜草三錢酒煎服之
剪草苦涼無毒
風虫牙痛剪草細辛藁本等分水煎熱漱
防已解離辛平無毒

吐血燥渴　茜根、黑豆、炙草等分，水煎服。

鼻血不止　茜根、艾叶各二钱，乌梅三个，水煎服。

五旬行经　茜根二钱，阿胶、柏叶、炙黄芩各一钱，生地二钱，小儿胎发一枚烧灰，水煎入发灰，服之即愈。

女子经闭　茜草三钱，酒煎服之。

剪草

苦，凉，无毒。

风虫牙痛　剪草、细辛、藁本等分，水煎热漱。

防己解离

辛，平，无毒。

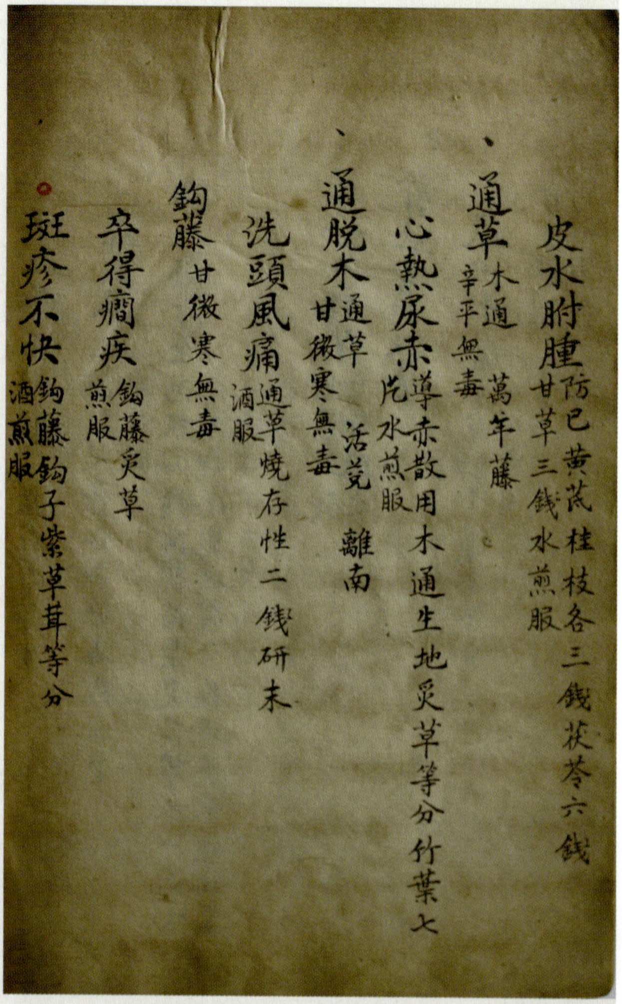

皮水胕腫防已黄芪桂枝各三錢茯苓六錢甘草三錢水煎服
、通草木通 萬年藤 辛平無毒
心熱尿赤導赤散用木通生地炙草等分竹葉七片水煎服
、通脱木通草 活莌 離南 甘微寒無毒
洗頭風痛通草燒存性二錢研末酒服
鈎藤甘微寒無毒
卒得癎疾鈎藤炙草煎服
斑疹不快鈎藤鈎子紫草茸等分酒煎服

皮水胕肿　防己、黄芪、桂枝各三钱，茯苓六钱，甘草三钱，水煎服。

通草木通　万年藤

辛，平，无毒。

心热尿赤　导赤散：用木通、生地、炙草等分，竹叶七片，水煎服。

通脱木通草　活莌　离南

甘，微寒，无毒。

洗头风痛　通草（烧存性）二钱，研末，酒服。

钩藤

甘，微寒，无毒。

卒得痫疾　钩藤、炙草，煎服。

斑疹不快　钩藤、钩子、紫草茸等分，酒煎服。

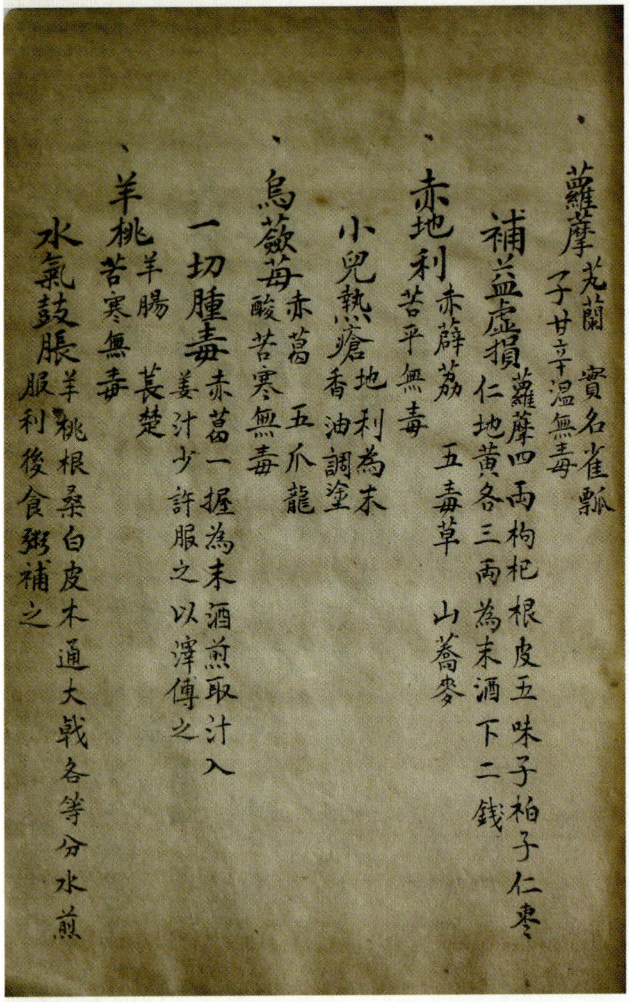

蘿藦芄蘭 實名雀瓢
子甘辛温無毒
補益虚損蘿藦四兩枸杞根皮五味子柏子仁棗
仁地黄各三兩為末酒下二錢
赤地利赤薜荔 五毒草 山蕎麥
苦平無毒
小兒熱瘡地利為末
香油調塗
烏蘞苺赤葛 五爪龍
酸苦寒無毒
一切腫毒赤葛一握為末酒煎取汁入
姜汁少許服之以滓傅之
羊桃羊腸 萇楚
苦寒無毒
水氣鼓脹羊桃根桑白皮木通大戟各等分水煎
服利後食粥補之

萝藦芄兰　（实名）雀瓢

（子）甘、辛，温，无毒。

补益虚损　萝藦四两，枸杞根皮、五味子、柏子仁、枣仁、地黄各三两，为末，酒下二钱。

赤地利赤薜荔　五毒草　山荞麦

苦，平，无毒。

小儿热疮　地利为末，香油调涂。

乌蔹莓赤葛　五爪龙

酸、苦，寒，无毒。

一切肿毒　赤葛一握，为末，酒煎。取汁入姜汁少许，服之；以滓敷之。

羊桃羊肠　苌楚

苦，寒，无毒。

水气鼓胀　羊桃根、桑白皮、木通、大戟各等分，水煎服。利后食粥补之。

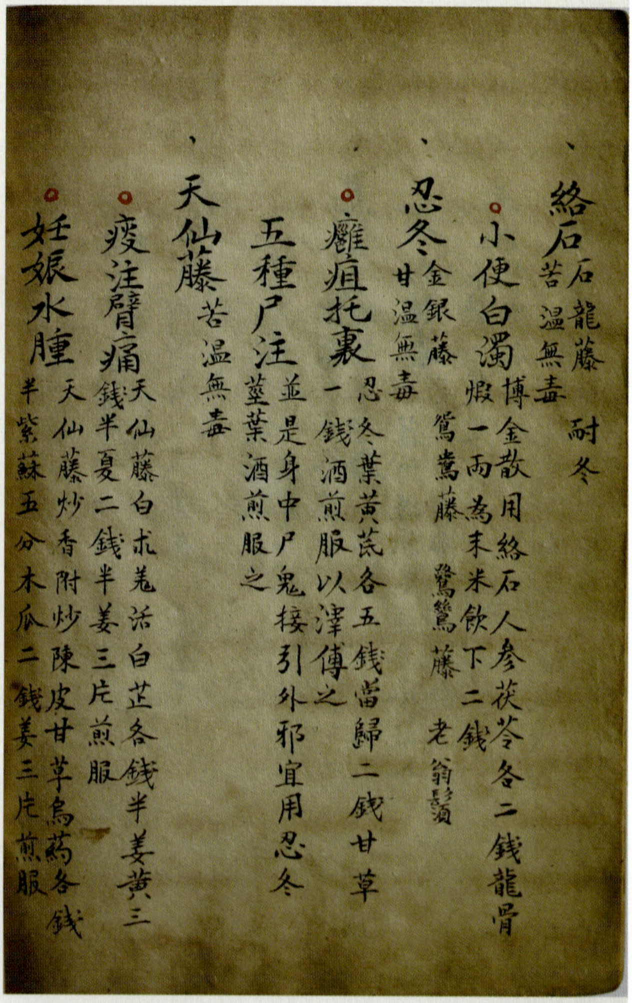
絡石石龍藤 耐冬 苦溫無毒
小便白濁 博金散用絡石人參茯苓各二錢龍骨煅一兩為末米飲下二錢
忍冬金銀藤 鴛鴦藤 鷺鷥藤 老翁鬚 甘溫無毒
癰疽托裹 忍冬葉黄芪各五錢當歸二錢甘草一錢酒煎服以滓傅之
五種尸注 並是身中尸鬼接引外邪宜用忍冬莖葉酒煎服之
天仙藤 苦溫無毒
痰注臂痛 天仙藤白朮羌活白芷各錢半姜黄三錢半夏二錢半姜三片煎服
妊娠水腫 天仙藤炒香附炒陳皮甘草烏藥各錢半紫蘇五分木瓜二錢姜三片煎服

络石石龙藤　耐冬

苦，温，无毒。

小便白浊　博金散：用络石、人参、茯苓各二钱，龙骨（煅）一两，为末，米饮下二钱。

忍冬金银藤　鸳鸯藤　鹭鸶藤　老翁须

甘，温，无毒。

痈疽托裹　忍冬叶、黄芪各五钱，当归二钱，甘草一钱，酒煎服，以滓敷之。

五种尸注　并是身中尸鬼接引外邪，宜用忍冬茎叶，煎酒服之。

天仙藤

苦，温，无毒。

痰注臂痛　天仙藤、白术、羌活、白芷各钱半，姜黄三钱，半夏二钱半，姜三片，煎服。

妊娠水肿　天仙藤（炒）、香附（炒）、陈皮、甘草、乌药各钱半，紫苏五分，木瓜二钱，姜三片，煎服。

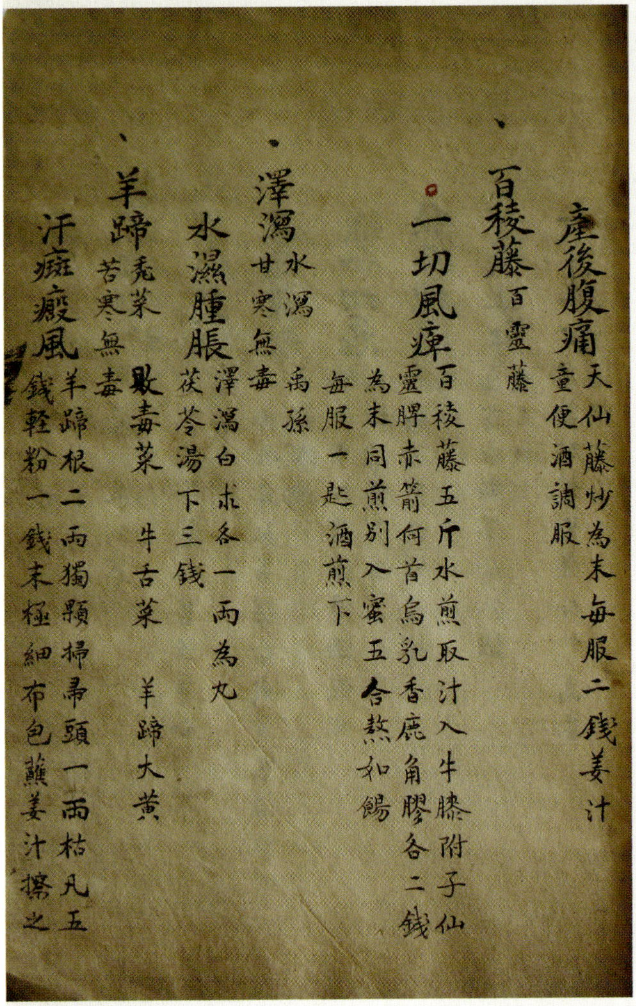
產後腹痛天仙藤炒為末每服二钱姜汁童便酒調服
百稜藤百靈藤
一切風痺百稜藤五斤水煎取汁入牛膝附子仙靈脾赤箭何首烏乳香鹿角膠各二钱為末同煎別入蜜五合熬如餳每服一匙酒煎下
澤瀉水瀉禹孫甘寒無毒
水濕腫脹澤瀉白朮各一兩為丸茯苓湯下三钱
羊蹄禿菜敗毒菜牛舌菜羊蹄大黄苦寒無毒
汗斑癜風羊蹄根二兩獨顆掃帚頭一兩枯凡五钱輕粉一钱末極細布包蘸姜汁擦之

产后腹痛　天仙藤，炒为末。每服二钱，姜汁、童便、酒调服。

百棱藤百灵藤

一切风痹　百棱藤五斤，水煎取汁，入牛膝、附子、仙灵脾、赤箭、何首乌、乳香、鹿角胶各二钱，为末同煎，别入蜜五合，熬如饧[1]。每服一匙，酒煎下[2]。

泽泻水泻　禹孙

甘，寒，无毒。

水湿肿胀　泽泻、白术各一两，为丸，茯苓汤下三钱。

羊蹄秃菜　败毒菜　牛舌菜　羊蹄大黄

苦，寒，无毒。

汗癍癜风　羊蹄根二两，独颗扫帚头一两，枯矾五钱，轻粉一钱，末极细，布包，蘸姜汁擦之。

1 饧（xíng）：糖稀。
2 酒煎下：据《本草纲目·草部》，应为“温酒下”。

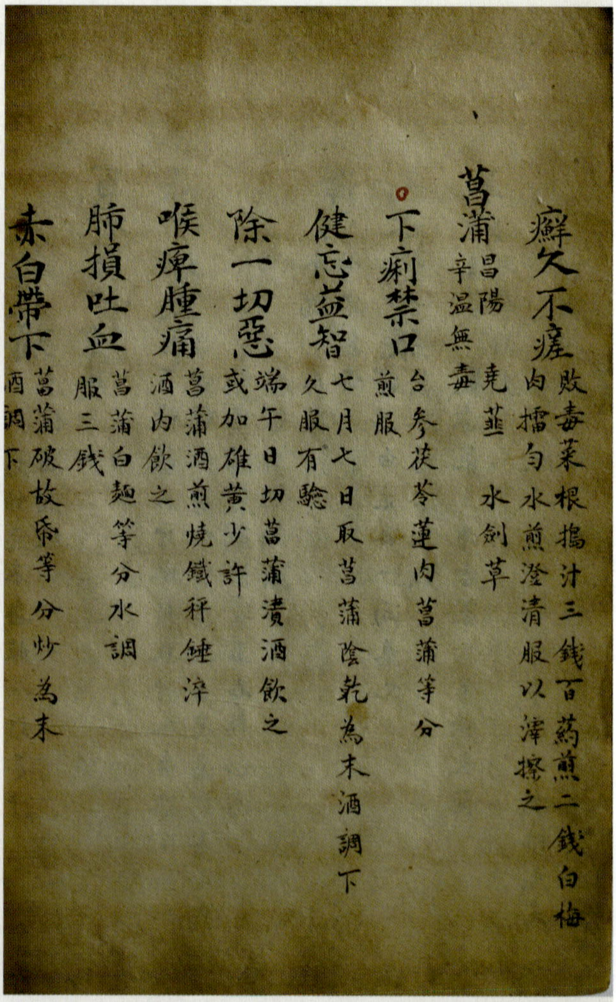

癬久不瘥 敗毒菜根擣汁三錢百葯煎二錢白梅肉擂勻水煎澄清服以滓擦之

菖蒲 昌陽 辛溫無毒 尭韭 水劍草

下痢禁口 台參茯苓蓮肉菖蒲等分煎服

健忘益智 七月七日取菖蒲陰乾為末酒調下久服有驗

除一切惡 端午日切菖蒲漬酒飲之或加雄黃少許

喉痺腫痛 菖蒲酒煎燒鐵秤錘淬酒內飲之

肺損吐血 菖蒲白麵等分水調服三錢

赤白帶下 菖蒲破故帋等分炒為末酒調下

癣久不瘥　败毒菜根（捣汁）三钱，百药（煎）二钱，白梅肉（擂匀）。水煎，澄清服，以滓擦之。

菖蒲昌阳　尧韭　水剑草

辛，温，无毒。

下痢禁口　台参、茯苓、莲肉、菖蒲等分，煎服。

健忘益智　七月七日取菖蒲，阴干为末。酒调下，久服有验。

除一切恶　端午日切菖蒲，渍酒饮之或加雄黄少许。

喉痹肿痛　菖蒲酒煎，烧铁秤锤淬酒内，饮之。

肺损吐血　菖蒲、白面等分，水调服三钱。

赤白带下　菖蒲、破故纸等分，炒为末，酒调下。

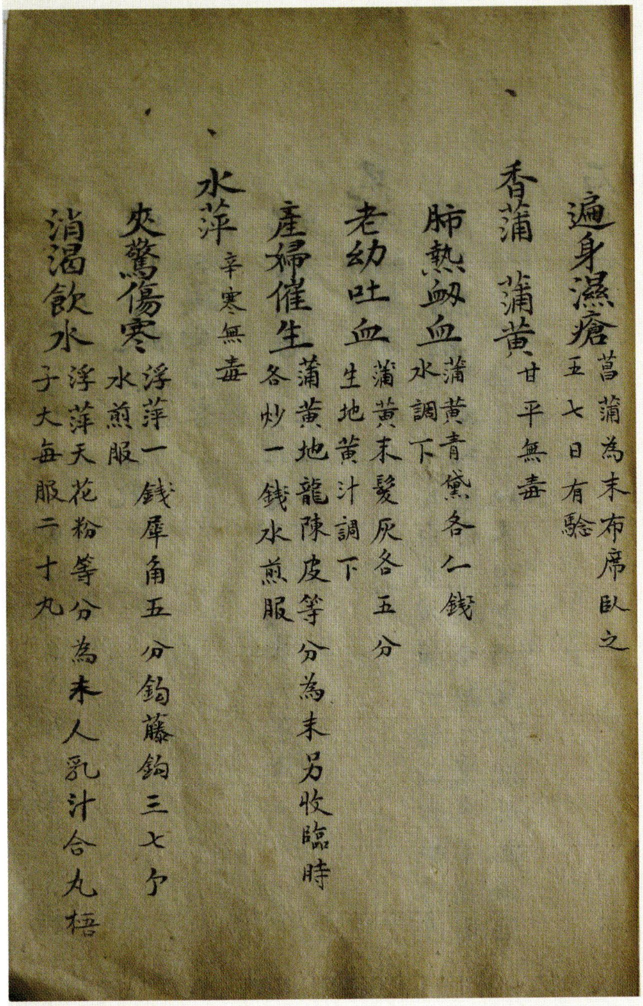
遍身濕瘡 菖蒲為末布席臥之五七日有驗
香蒲 蒲黃 甘平無毒
肺熱衄血 蒲黃青黛各一錢水調下
老幼吐血 蒲黃末髮灰各五分生地黃汁調下
產婦催生 蒲黃地龍陳皮等分為末另收臨時各炒一錢水煎服
水萍 辛寒無毒
夾驚傷寒 浮萍一錢犀角五分鈎藤鈎三七个水煎服
消渴飲水 浮萍天花粉等分為末人乳汁合丸梧子大每服二十丸

遍身湿疮　菖蒲为末，布席卧之。五七日有验。

香蒲　蒲黄

甘，平，无毒。

肺热衄血　蒲黄、青黛各一钱，水调下。

老幼吐血　蒲黄末、发灰各五分，生地黄汁调下。

产妇催生　蒲黄、地龙、陈皮等分，为末，另收。临时各炒一钱，水煎服。

水萍

辛，寒，无毒。

夹惊伤寒　浮萍一钱，犀角五分，钩藤钩三七个，水煎服。

消渴饮水　浮萍、天花粉等分，为末，人乳汁合丸，梧子大，每服二十丸。

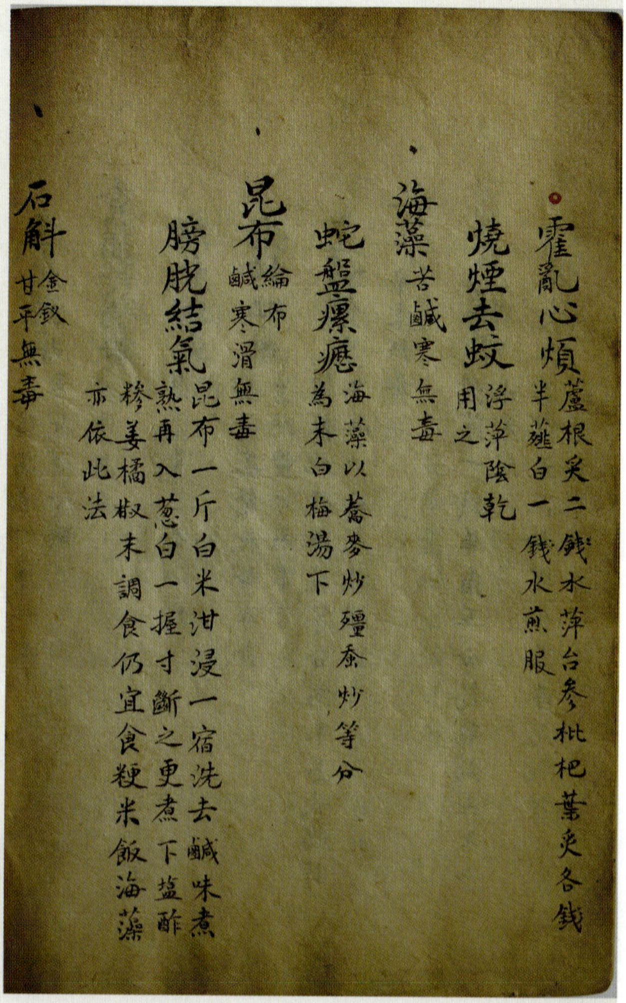

霍亂心煩 蘆根炙二錢水萍台參枇杷葉炙各錢半薤白一錢水煎服
燒煙去蚊 浮萍陰乾用之
海藻 苦鹹寒無毒
蛇盤瘰癧 海藻以蕎麥炒殭蚕炒等分為末白梅湯下
昆布綸布 鹹寒滑無毒
膀胱結氣 昆布一斤白米泔浸一宿洗去鹹味煮熟再入葱白一握寸斷之更煮下塩酢糁姜橘椒末調食仍宜食粳米飯海藻亦依此法
石斛金釵 甘平無毒

霍乱心烦　芦根（炙）二钱，水萍、台参、枇杷叶（炙）各钱半，薤白一钱，水煎服。

烧烟去蚊　浮萍阴干用之。

海藻

苦、咸，寒，无毒。

蛇盘瘰疬　海藻（以荞麦炒），僵蚕（炒）等分，为末，白梅汤下。

昆布纶布

咸，寒，滑，无毒。

膀胱结气　昆布一斤，白米泔浸一宿，洗去咸味煮熟，再入葱白一握，寸断之，更煮，下盐酢糁姜橘椒末调食。仍宜食粳米饭，海藻亦依此法。

石斛金钗

甘，平，无毒。

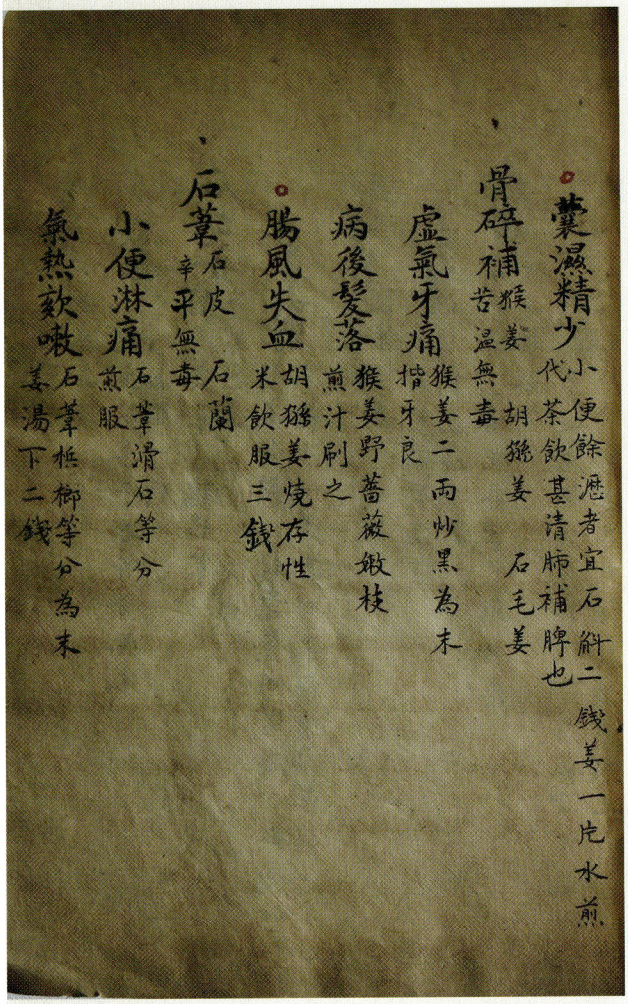

囊濕精少小便餘瀝者宜石斛二錢姜一片水煎代茶飲甚清肺補脾也
骨碎補猴姜苦溫無毒胡猻姜石毛姜
虛氣牙痛猴姜二兩炒黑為末揩牙良
病後髮落猴姜野薔薇嫩枝煎汁刷之
腸風失血胡猻姜燒存性米飲服三錢
石葦石皮辛平無毒石蘭
小便淋痛石葦滑石等分煎服
氣熱欬嗽石葦梹榔等分為末姜湯下二錢

囊湿精少　小便余沥者，宜石斛二钱，姜一片，水煎代茶饮。甚清肺补脾也。

骨碎补猴姜　猢狲姜　石毛姜

苦，温，无毒。

虚气牙痛　猴姜二两，炒黑为末，揩牙良。

病后发落　猴姜、野蔷薇嫩枝，煎汁刷之。

肠风失血　猢狲姜烧存性，米饮服三钱。

石韦石皮　石兰

辛，平，无毒。

小便淋痛　石韦、滑石等分，煎服。

气热咳嗽　石韦、槟榔等分，为末，姜汤下二钱。

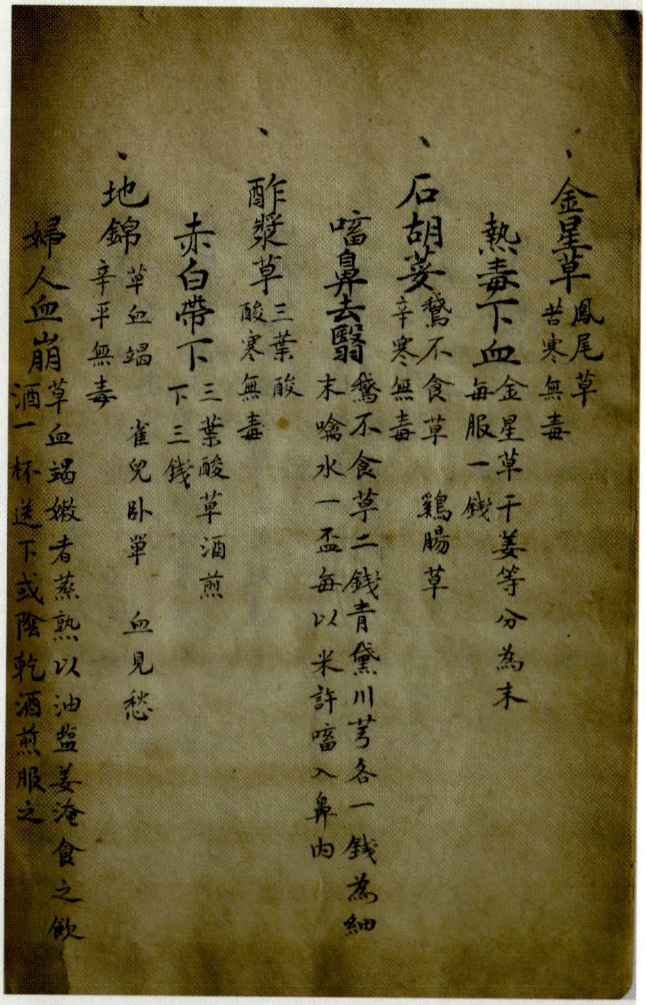

金星草 鳳尾草
苦寒無毒
熱毒下血 金星草干姜等分為末
每服一錢
石胡荽 鵞不食草 鷄腸草
辛寒無毒
嗇鼻去翳 鵞不食草二錢青黛川芎各一錢為細
末噙水一盃每以米許嗇入鼻内
酢漿草 三葉酸
酸寒無毒
赤白帶下 三葉酸草酒煎
下三錢
地錦 草血竭 雀兒卧草 血見愁
辛平無毒
婦人血崩 草血竭嫩者蒸熟以油塩姜淹食之飲
酒一杯送下或陰乾酒煎服之

金星草凤尾草

苦，寒，无毒。

热毒下血　金星草、干姜等分，为末，每服一钱。

石胡荽鹅不食草　鸡肠草

辛，寒，无毒。

嗃鼻去翳　鹅不食草二钱，青黛、川芎各一钱，为细末，噙水一杯，每以米许嗅鼻内。

酢浆草三叶酸

酸，寒，无毒。

赤白带下　三叶酸草，酒煎下三钱。

地锦草血竭　雀儿卧草　血见愁

辛，平，无毒。

妇人血崩　草血竭嫩者蒸熟，以油、盐、姜淹食之，饮酒一杯送下。或阴干，酒煎服之。

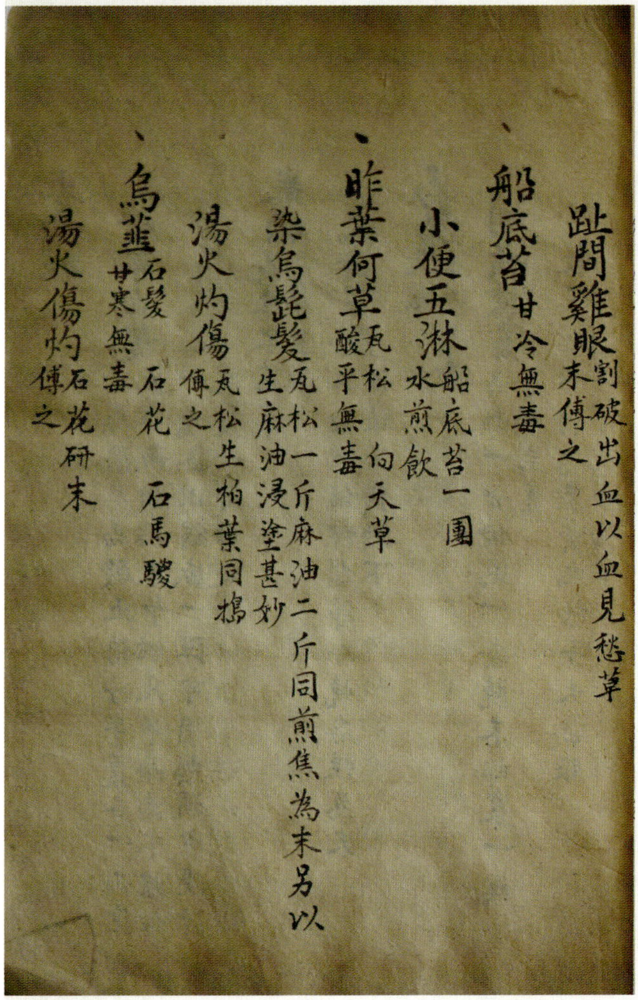

趾間雞眼割破出血以血見愁草末傅之

船底苔甘冷無毒

小便五淋船底苔一團水煎飲

昨葉何草瓦松　向天草

酸平無毒

染烏髭髮瓦松一斤麻油二斤同煎焦為末另以生麻油浸塗甚妙

湯火灼傷瓦松生柏葉同搗傅之

烏韮石髮　石花　石馬騣

甘寒無毒

湯火傷灼石花研末傅之

趾间鸡眼　割破出血，以血见愁草末敷之。

船底苔

甘，冷，无毒。

小便五淋　船底苔一团，水煎服。

昨叶何草瓦松　向天草

酸，平，无毒。

染乌髭发　瓦松一斤，麻油二斤，同煎焦为末。另以生麻油浸涂，甚妙。

汤火灼伤　瓦松、生柏叶，同捣敷之。

乌韭石发　石花　石马騌

甘，寒，无毒。

汤火伤灼　石花研末敷之。

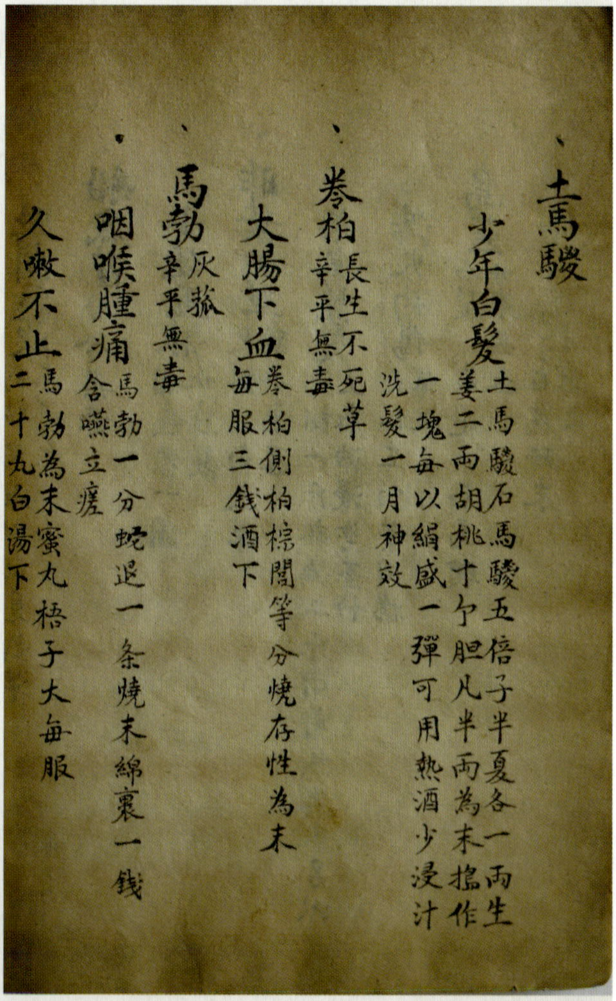

一、土馬騣
少年白髮　土馬騣石馬騣五倍子半夏各一兩生
姜二兩胡桃十个胆凡半兩為末搗作
一塊每以絹盛一彈可用熱酒少浸汁
洗髮一月神效
一、巻柏長生不死草
辛平無毒
大腸下血　巻柏側柏棕櫚等分燒存性為末
每服三錢酒下
一、馬勃灰菰
辛平無毒
咽喉腫痛　馬勃一分蛇退一条燒末綿裹一钱
含嚥立瘥
久嗽不止　馬勃為末蜜丸梧子大每服
二十丸白湯下

土马骔

少年白发　土马骔、石马骔、五倍子、半夏各一两，生姜二两，胡桃十个，胆矾半两，为末，捣作一块。每以绢盛一弹[1]，可用热酒少[2]，浸汁洗发，一月神效。

卷柏长生不死草

辛，平，无毒。

大肠下血　卷柏、侧柏、棕榈等分，烧存性为末。每服三钱，酒下。

马勃灰菇

辛，平，无毒。

咽喉肿痛　马勃一分，蛇蜕一条，烧末。绵裹一钱，含咽立瘥。

久嗽不止　马勃为末，蜜丸梧子大，每服二十丸，白汤下。

1 弹：“弹”下脱漏“子”。
2 少：“少”下脱漏“许”。

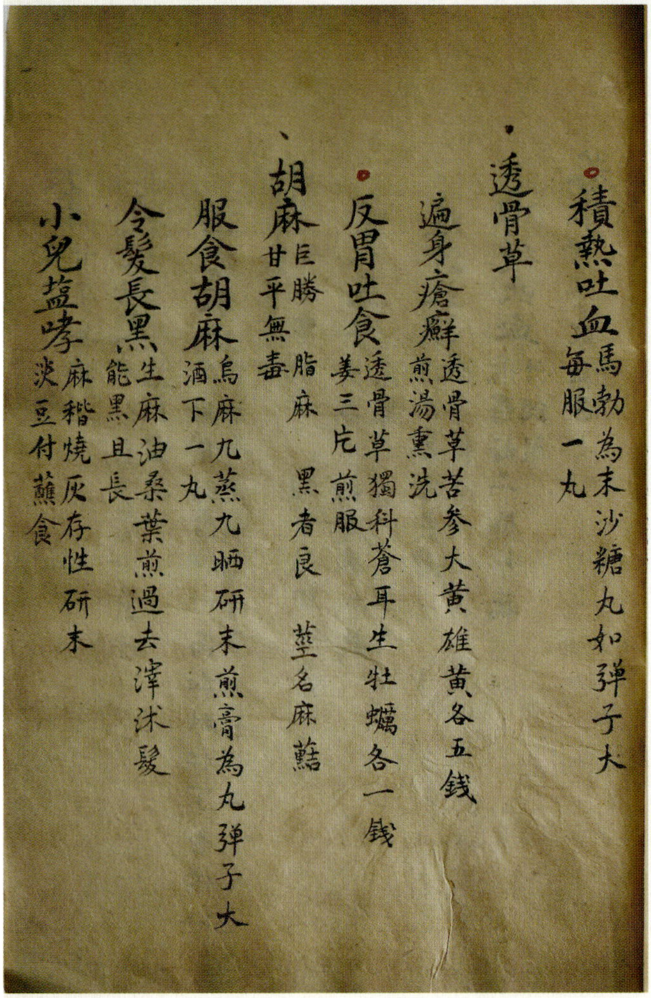

積熱吐血馬勃為末沙糖丸如弹子大每服一丸
透骨草
遍身瘡癬透骨草苦参大黄雄黄各五钱煎湯熏洗
反胃吐食透骨草獨科蒼耳生牡蠣各一錢姜三片煎服
胡麻巨勝　脂麻　黑者良　莖名麻藍　甘平無毒
服食胡麻烏麻九蒸九晒研末煎膏為丸弹子大酒下一丸
令髮長黑生麻油桑葉煎過去滓沐髮能黑且長
小兒盐哮麻稭燒灰存性研末淡豆付蘸食

积热吐血　马勃为末，砂糖丸如弹子大，每服一丸。

透骨草

遍身疮癣　透骨草、苦参、大黄、雄黄各五钱，煎汤熏洗。

反胃吐食　透骨草、独科苍耳、生牡蛎各一钱，姜三片，煎服。

胡麻巨胜　脂麻　黑者良　（茎名）麻秸

甘，平，无毒。

服食胡麻　乌麻九蒸九晒，研末，煎膏为丸，弹子大，酒下一丸。

令发长黑　生麻油、桑叶，煎过去滓，沐发能黑且长。

小儿盐哮　麻秸，烧灰存性研末，淡豆腐蘸食。

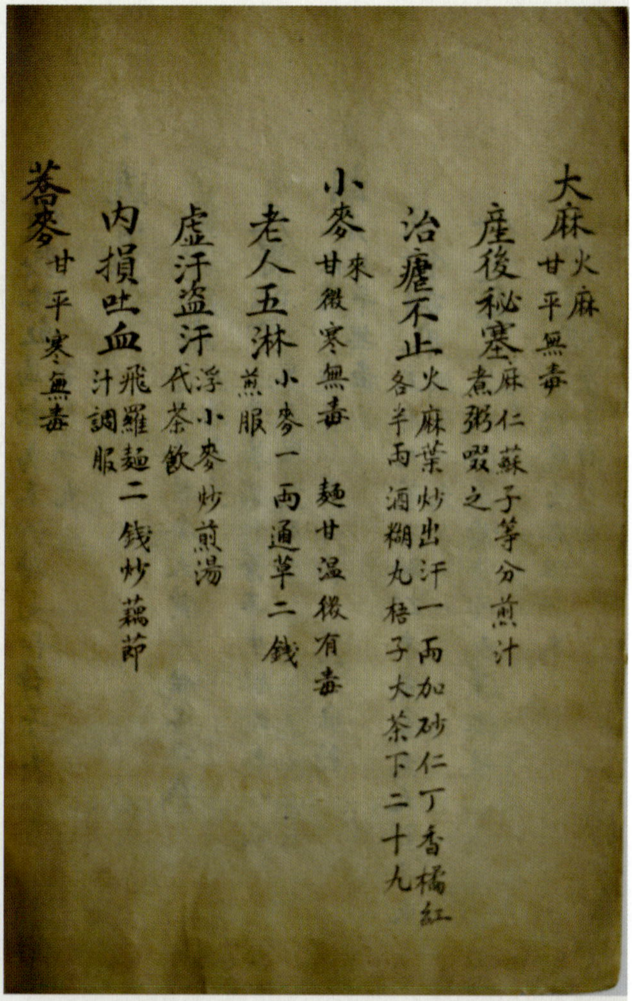
大麻火麻
甘平無毒
產後秘塞麻仁蘇子等分煎汁煮粥啜之
治瘧不止火麻葉炒出汗一両加砂仁丁香橘紅各半両酒糊丸梧子大茶下二十丸
小麥来
甘微寒無毒 麵甘温微有毒
老人五淋小麥一両通草二錢煎服
虛汗盜汗浮小麥炒煎湯代茶飲
內損吐血飛羅麵二錢炒藕節汁調服
蕎麥甘平寒無毒

大麻火麻

甘，平，无毒。

产后秘塞　麻仁、苏子等分，煎汁，煮粥啜之。

治疟不止　火麻叶（炒出汗）一两，加砂仁、丁香、橘红各半两，酒糊丸，梧子大，茶下二十丸。

小麦来

甘，微寒，无毒；（面）甘，温，微有毒。

老人五淋　小麦一两，通草二钱，煎服。

虚汗盗汗　浮小麦（炒），煎汤，代茶饮。

内损吐血　飞罗面二钱，炒，藕节汁调服。

荞麦

甘，平，寒，无毒。

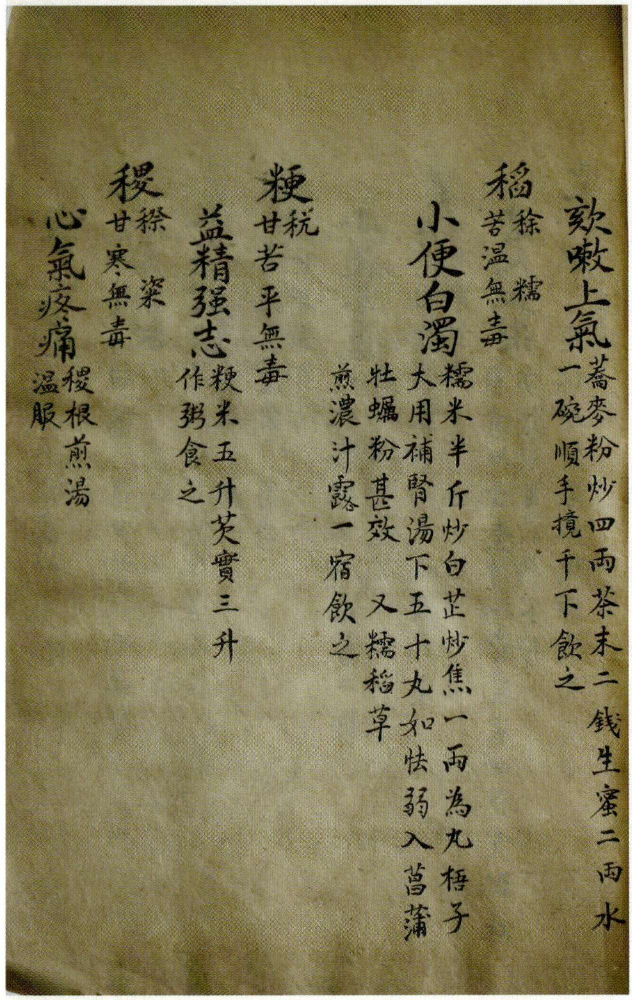

欬嗽上氣 蕎麥粉炒四兩茶末二錢生蜜二兩水一碗順手攪千下飲之

稻 稌 糯

苦溫無毒

小便白濁 糯米半斤炒白芷炒焦一兩為丸梧子大用補腎湯下五十丸如怯弱入菖蒲牡蠣粉甚效 又糯稻草煎濃汁露一宿飲之

粳 秔

甘苦平無毒

益精强志 粳米五升芡實三升作粥食之

稷 穄 粢

甘寒無毒

心氣疼痛 稷根煎湯溫服

咳嗽上气　荞麦粉（炒）四两，茶末二钱，生蜜二两，水一碗，顺手搅千下饮之。

稻稌　糯

苦，温，无毒。

小便白浊　糯米半斤，炒，白芷（炒焦）一两，为丸梧子大，用补肾汤下五十丸。如怯弱，入菖蒲、牡蛎粉，甚效。又糯稻草煎浓汁，露一宿饮之。

粳秔

甘、苦，平，无毒。

益精强志　粳米五升，芡实三升，作粥食之。

稷穄　粢

甘，寒，无毒。

心气疼痛　稷根煎汤，温服。

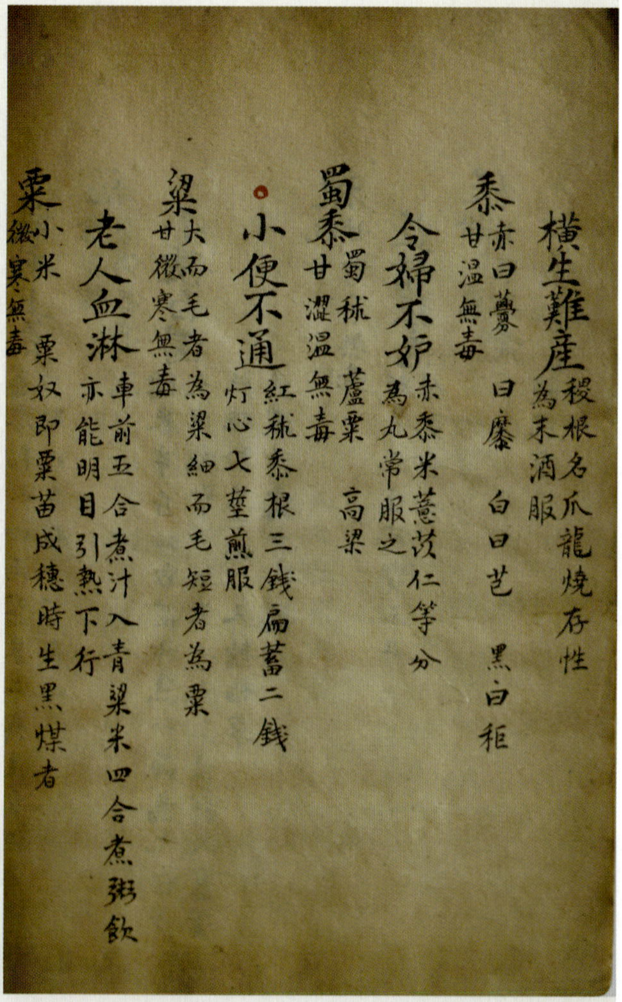

横生难产　稷根名爪龙，烧存性为末，酒服。

黍赤曰虋　曰穈　白曰芑　黑曰秬

甘，温，无毒。

令妇不妒　赤黍米、薏苡仁等分，为丸，常服之。

蜀黍蜀秫　芦粟　高粱

甘，涩，温，无毒。

小便不通　红秫黍根三钱，萹蓄二钱，灯心七茎，煎服。

粱大而毛者为粱　细而毛短者为粟

甘，微寒，无毒。

老人血淋　车前五合，煮汁，入青粱米四合，煮粥饮。亦能明目，引热下行。

粟小米　粟奴，即粟苗成穗时生黑煤者

微寒，无毒。

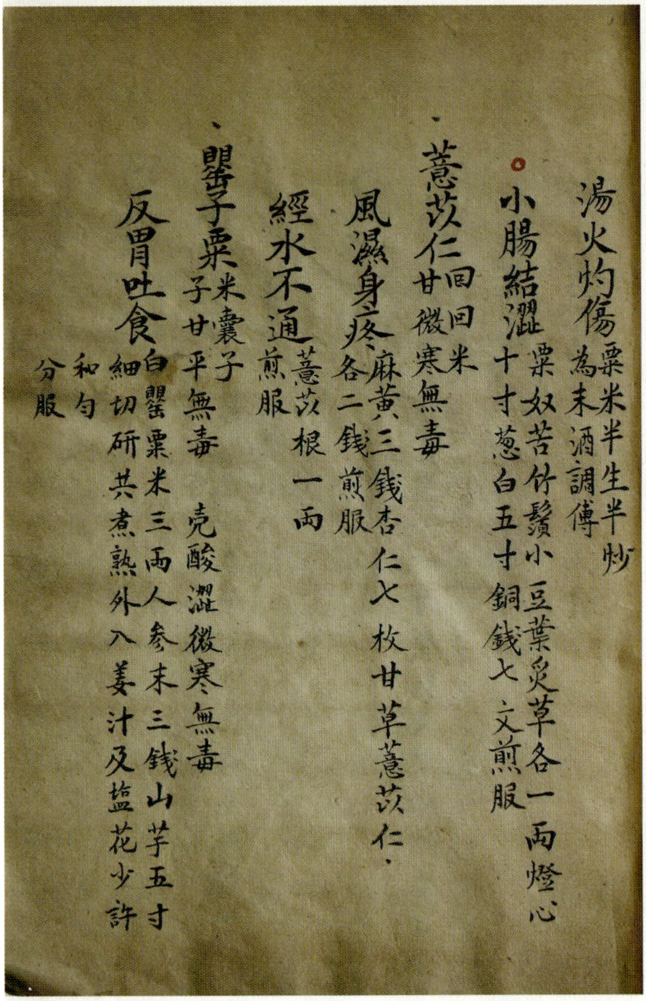
湯火灼傷　粟米半生半炒為末酒調傅
小腸結澀　粟奴苦竹鬚小豆葉炙草各一兩燈心十寸葱白五寸銅錢七文煎服
薏苡仁回回米　甘微寒無毒
風濕身疼　麻黄三錢杏仁七枚甘草薏苡仁各二錢煎服
經水不通　薏苡根一兩煎服
罌子粟米囊子　子甘平無毒　殼酸澀微寒無毒
反胃吐食　白罌粟米三兩人參末三錢山芋五寸細切研共煮熟外入姜汁及盐花少許和匀分服

汤火灼伤　粟米半生半炒，为末，酒调敷。

小肠结涩　粟奴、苦竹须、小豆叶、炙草各一两，灯心十寸，葱白五寸，铜钱七文，煎服。

薏苡仁回回米

甘，微寒，无毒。

风湿身疼　麻黄三钱，杏仁七枚，甘草、薏苡仁各二钱，煎服。

经水不通　薏苡根一两，煎服。

罂子粟米囊子

（子）甘，平，无毒；（壳）酸，涩，微寒，无毒。

反胃吐食　白罂粟米三两，人参末三钱，山芋五寸，细切研，共煮熟，外入姜汁及盐花少许，和匀分服。

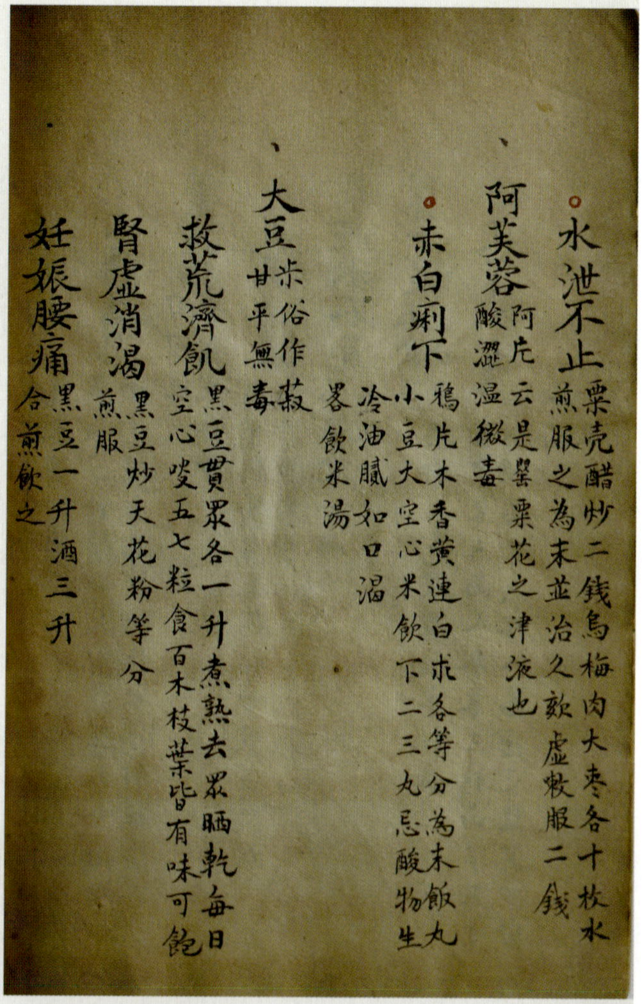
水泄不止 粟殼醋炒二錢烏梅肉大棗各十枚水煎服之為末並治久欬虛嗽服二錢
阿芙蓉 阿片 云是罌粟花之津液也 酸澀溫微毒
赤白痢下 鴉片木香黃連白朮各等分為末飯丸小豆大空心米飲下二三丸忌酸物生冷油膩如口渴畧飲米湯
大豆 尗 俗作菽 甘平無毒
救荒濟飢 黑豆貫眾各一升煮熟去眾晒乾每日空心啖五七粒食百木枝葉皆有味可飽
腎虛消渴 黑豆炒天花粉等分煎服
妊娠腰痛 黑豆一升酒三升合煎飲之

水泄不止　粟壳（醋炒）二钱，乌梅肉、大枣各十枚，水煎服之。为末，并治久咳，虚嗽，服二钱。

阿芙蓉阿片　云是罂粟花之津液也

酸，涩，温，微毒。

赤白痢下　鸦片、木香、黄连、白术各等分，为末，饭丸小豆大，空心米饮下二三丸。忌酸物、生冷油腻。如口渴略饮米汤。

大豆尗　俗作菽

甘，平，无毒。

救荒济饥　黑豆、贯众各一升，煮熟去众，晒干。每日空心啖五七粒，食百木枝叶皆有味，可饱。

肾虚消渴　黑豆（炒）、天花粉等分，煎服。

妊娠腰痛　黑豆一升，酒三升，合煎饮之。

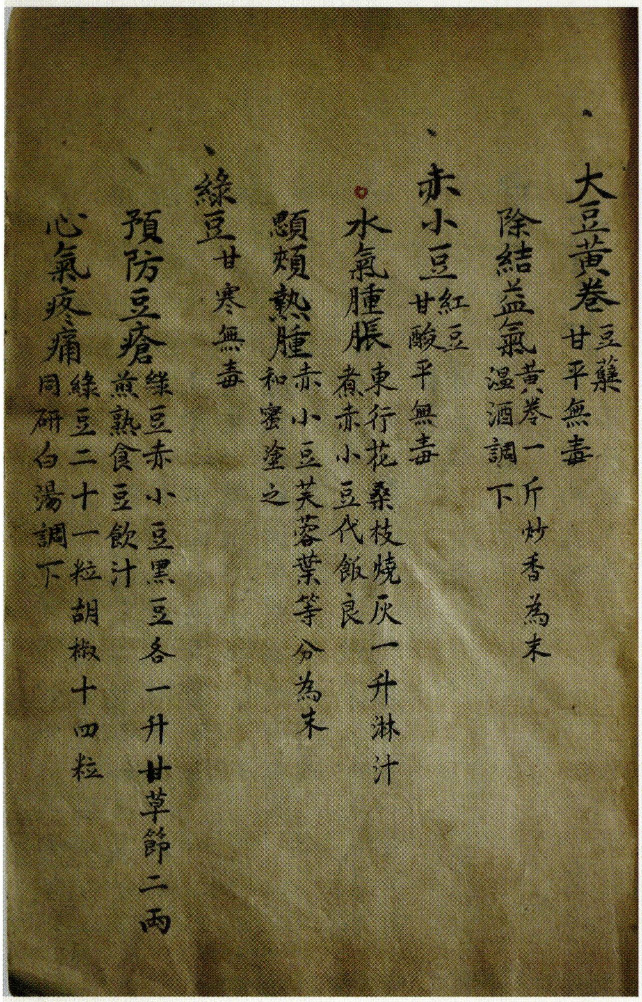

大豆黄卷 豆蘖 甘平無毒
除結益氣 黄卷一斤炒香為末 温酒調下
赤小豆 紅豆 甘酸平無毒
水氣腫脹 東行花桑枝燒灰一升淋汁 煮赤小豆代飯良
顋頰熱腫 赤小豆芙蓉葉等分為末 和蜜塗之
綠豆 甘寒無毒
預防豆瘡 綠豆赤小豆黑豆各一升甘草節二兩 煎熟食豆飲汁
心氣疼痛 綠豆二十一粒胡椒十四粒 同研白湯調下

大豆黄卷豆蘖

甘，平，无毒。

除结益气　黄卷一斤，炒香为末，温酒调下。

赤小豆红豆

甘、酸，平，无毒。

水气肿胀　东行花桑枝（烧灰）一升，淋汁，煮赤小豆代饭，良。

腮颊热肿　赤小豆、芙蓉叶等分，为末，和蜜涂之。

绿豆

甘，寒，无毒。

预防痘疮　绿豆、赤小豆、黑豆各一升，甘草节二两，煎熟，食豆饮汁。

心气疼痛　绿豆二十一粒，胡椒十四粒，同研，白汤调下。

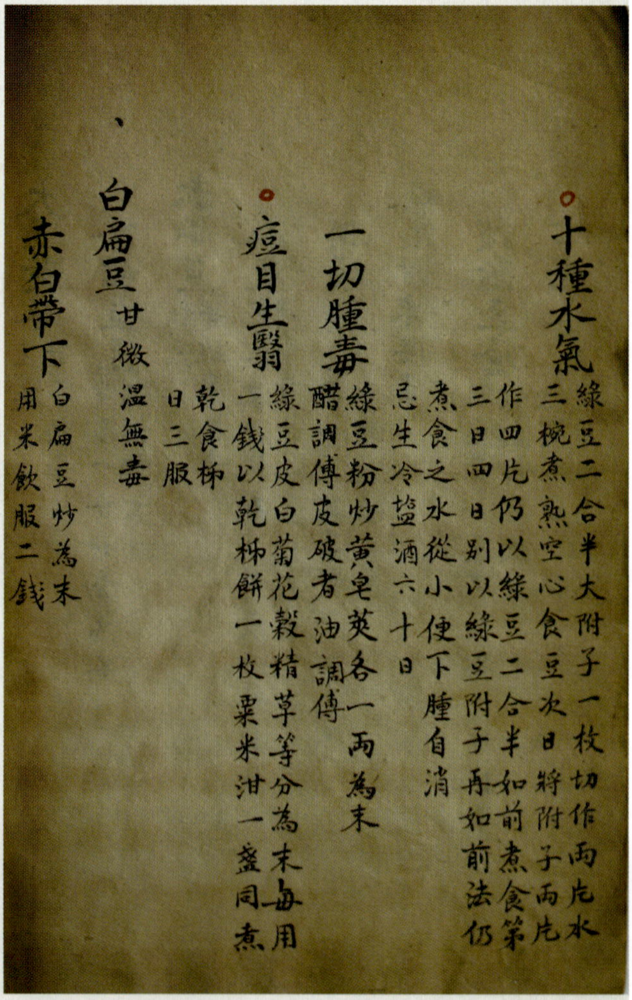
十種水氣 綠豆二合半大附子一枚切作兩片水三椀煮熟空心食豆次日將附子兩片作四片仍以綠豆二合半如前煮食第三日四日別以綠豆附子再如前法仍煮食之水從小便下腫自消忌生冷鹽酒六十日

一切腫毒 綠豆粉炒黃皂莢各一兩為末醋調傅皮破者油調傅

痘目生翳 綠豆皮白菊花穀精草等分為末每用一錢以乾柿餅一枚粟米泔一盞同煮乾食柿日三服

白扁豆 甘微温無毒

赤白帶下 白扁豆炒為末用米飲服二錢

十种水气　绿豆二合半，大附子一枚，切作两片，水三碗煮熟，空心食豆。次日将附子两片作四片，仍以绿豆二合半，如前煮食。第三日四日，别以绿豆、附子，再如前法仍煮食之。水从小便下，肿自消。忌生、冷、盐、酒六十日。

一切肿毒　绿豆粉（炒黄）、皂荚各一两，为末，醋调敷。皮破者，油调敷。

痘目生翳　绿豆皮、白菊花、谷精草等分，为末，每用一钱，以干柿饼一枚，粟米泔一盏，同煮干。食柿，日三服。

白扁豆

甘，微温，无毒。

赤白带下　白扁豆炒为末，用米饮服二钱。

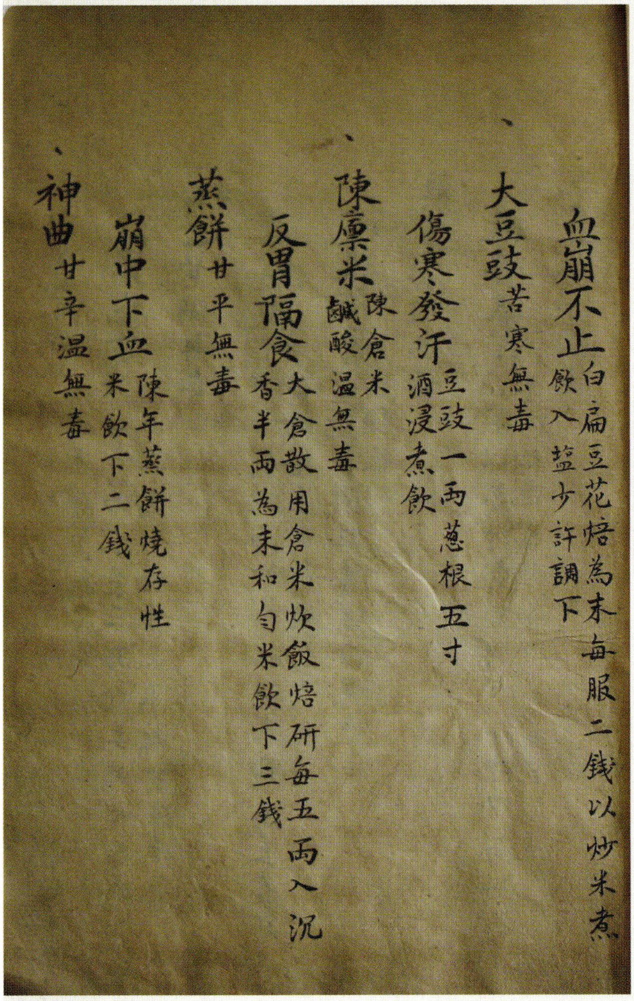

血崩不止白扁豆花焙為末每服二錢以炒米煮飲入盐少許調下
大豆豉苦寒無毒
傷寒發汗豆豉一兩葱根五寸酒浸煮飲
陳廩米陳倉米鹹酸温無毒
反胃隔食大倉散用倉米炊飯焙研每五兩入沉香半兩為末和匀米飲下三錢
蒸餅甘平無毒
崩中下血陳年蒸餅燒存性米飲下二錢
神曲甘辛温無毒

血崩不止　白扁豆花，焙为末，每服二钱，以炒米煮饮，入盐少许，调下。

大豆豉

苦，寒，无毒。

伤寒发汗　豆豉一两，葱根五寸，酒浸，煮饮。

陈廪米陈仓米

咸、酸，温，无毒。

反胃隔食　大仓散：用仓米炊饭焙研，每五两入沉香半两，为末和匀，米饮下三钱。

蒸饼

甘，平，无毒。

崩中下血　陈年蒸饼，烧存性，米饮下二钱。

神曲

甘、辛，温，无毒。

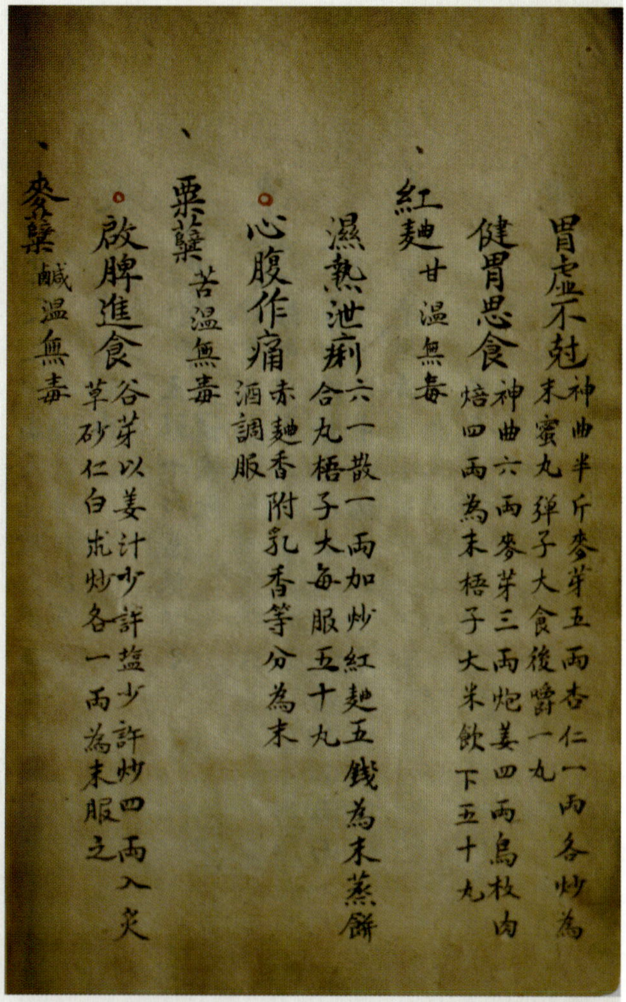

胃虚不克　神曲半斤，麦芽五两，杏仁一两，各炒为末，蜜丸弹子大，食后嚼一丸。

健胃思食　神曲六两，麦芽三两，炮姜四两，乌梅肉（焙）四两。为末，梧子大[1]。米饮下五十丸。

红曲

甘，温，无毒。

湿热泄痢　六一散一两，加炒红曲五钱，为末，蒸饼合丸，梧子大，每服五十丸。

心腹作痛　赤曲、香附、乳香等分，为末，酒调服。

粟蘖

苦，温，无毒。

启脾进食　谷芽（以姜汁少许、盐少许炒）四两，入炙草、砂仁、白术（炒）各一两，为末，服之。

麦蘖

咸，温，无毒。

1 梧子大：据《本草纲目·谷部》，“梧”前脱漏“蜜丸”。

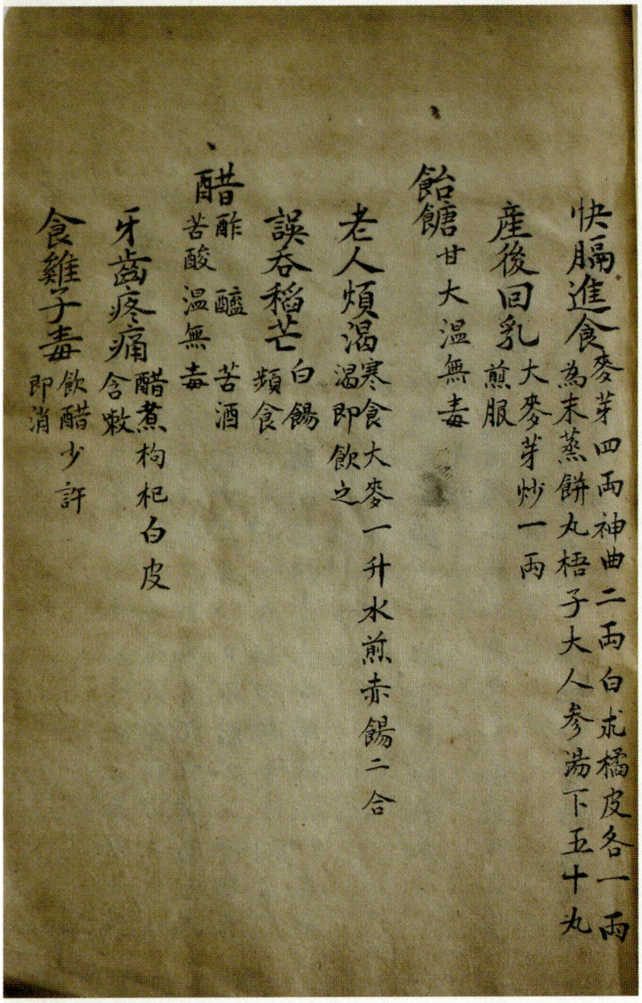

快膈進食麥芽四兩神曲二兩白朮橘皮各一兩為末蒸餅丸梧子大人參湯下五十丸
產後回乳大麥芽炒一兩煎服
飴餹甘大温無毒
老人煩渴寒食大麥一升水煎赤餳二合渴即飲之
誤吞稻芒白餳頻食
醋酢　醯　苦酒
苦酸温無毒
牙齒疼痛醋煮枸杞白皮含漱
食雞子毒飲醋少許即消

快膈进食　麦芽四两，神曲二两，白术、橘皮各一两，为末，蒸饼丸，梧子大，人参汤下五十丸。

产后回乳　大麦芽（炒）一两，煎服。

饴糖

甘，大温，无毒。

老人烦渴　寒食大麦一升，水煎，赤饧二合，渴即饮之。

误吞稻芒　白饧频食。

醋酢　醯　苦酒

苦、酸，温，无毒。

牙齿疼痛　醋煮枸杞、白皮，含漱。

食鸡子毒　饮醋少许即消。

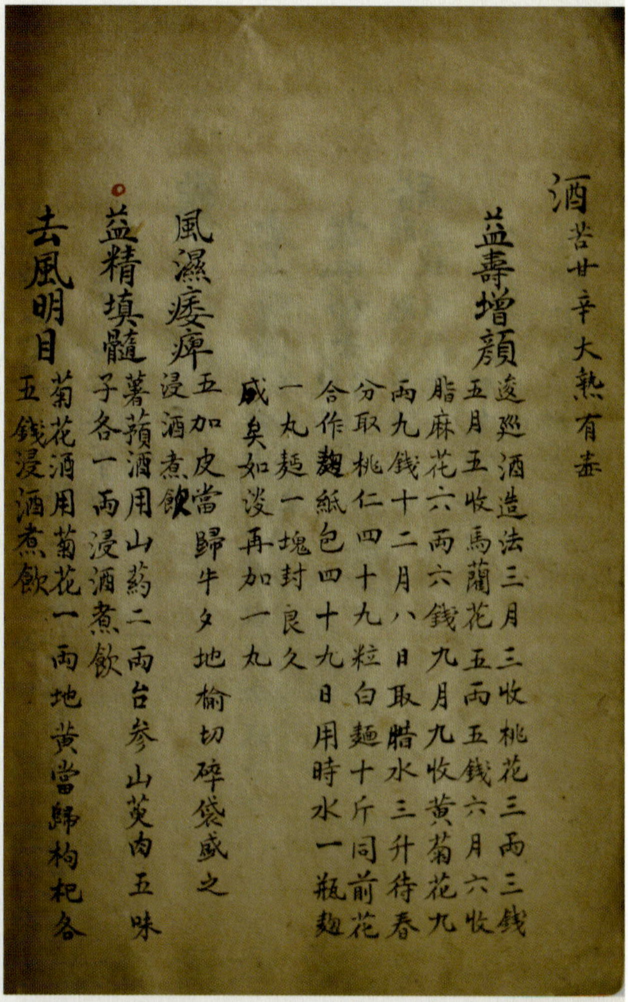

酒 苦甘辛大熱有毒

益壽增顏 逡巡酒造法三月三收桃花三兩三錢五月五收馬蘭花五兩五錢六月六收脂麻花六兩六錢九月九收黃菊花九兩九錢十二月八日取臘水三升待春分取桃仁四十九粒白麵十斤同前花合作麴紙包四十九日用時水一瓶麴一丸麪一塊封良久成矣如淡再加一丸

風濕痿痺 五加皮當歸牛夕地榆切碎袋盛之浸酒煮飲

益精填髓 薯蕷酒用山葯二兩台参山萸肉五味子各一兩浸酒煮飲

去風明目 菊花酒用菊花一兩地黃當歸枸杞各五錢浸酒煮飲

酒

苦、甘、辛，大热，有毒。

益寿增颜　逡巡酒造法：三月三收桃花三两三钱，五月五收马蔺花五两五钱，六月六收脂麻花六两六钱，九月九收黄菊花九两九钱。十二月八日取腊水三升，待春分，取桃仁四十九粒，白面十斤，同前花合作曲，纸包四十九日，用时，水一瓶，曲一丸，面一块，封良久成矣。如淡，再加一丸。

风湿痿痹　五加皮、当归、牛膝、地榆，切碎，袋盛之，浸酒煮饮。

益精填髓　薯蓣酒：用山药二两，台参、山萸肉、五味子各一两，浸酒煮饮。

去风明目　菊花酒：用菊花一两、地黄、当归、枸杞各五钱，浸酒煮饮。

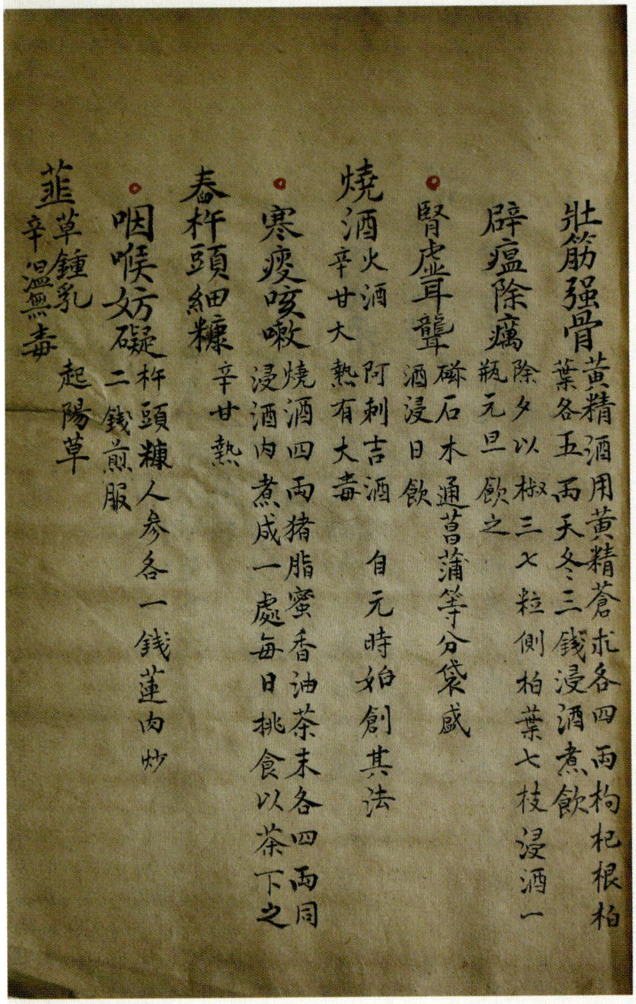

壯筋强骨黄精酒用黄精蒼朮各四两枸杞根柏葉各五两天冬三钱浸酒煮飲
辟瘟除癘除夕以椒三七粒側柏葉七枝浸酒一瓶元旦飲之
腎虚耳聾磁石木通菖蒲等分袋盛酒浸日飲
燒酒火酒 阿剌吉酒 自元時始創其法
辛甘大熱有大毒
寒痰咳嗽燒酒四两猪脂蜜香油茶末各四两同浸酒内煮成一處每日挑食以茶下之
舂杵頭細糠 辛甘熱
咽喉妨礙杵頭糠人參各一钱蓮肉炒二钱煎服
韭草鍾乳 起陽草
辛溫無毒

壮筋强骨　黄精酒：用黄精、苍术各四两，枸杞根、柏叶各五两，天冬三钱，浸酒煮饮。

辟瘟除疠　除夕以椒三七粒，侧柏叶七枝，浸酒一瓶，元旦饮之。

肾虚耳聋　磁石、木通、菖蒲等分，袋盛酒浸，日饮。

烧酒火酒　阿剌吉酒　自元时始创其法

辛、甘，大热，有大毒。

寒痰咳嗽　烧酒四两，猪脂、蜜、香油、茶末各四两，同浸酒内，煮成一处。每日挑食，以茶下之。

舂杵头细糠

辛、甘，热。

咽喉妨碍　杵头糠、人参各一钱，莲肉（炒）二钱，煎服。

韭草钟乳　起阳草

辛，温，无毒。

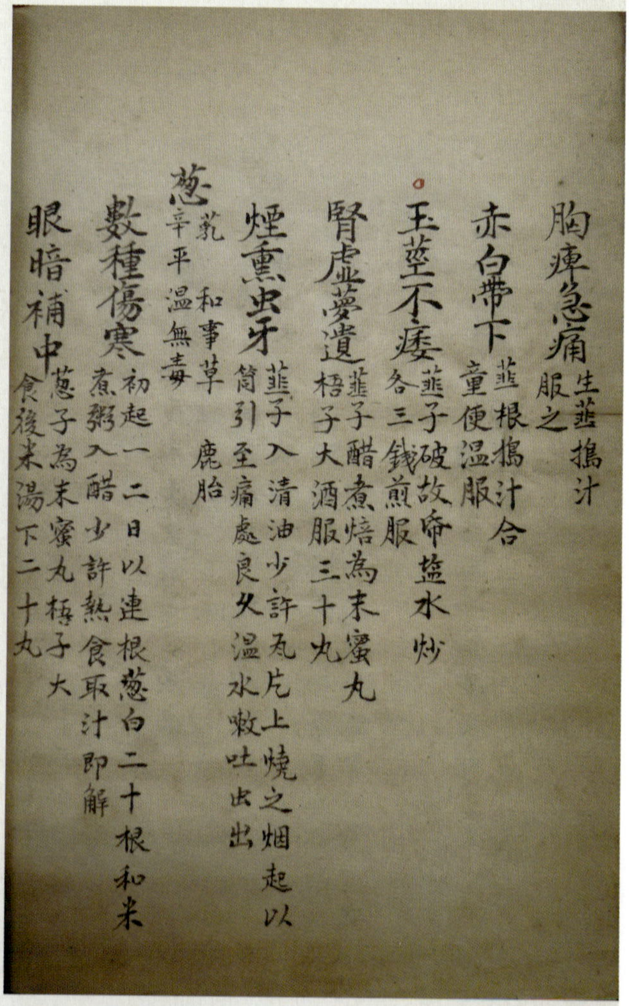
胸痹急痛 生韭搗汁服之
赤白帶下 韭根搗汁合童便溫服
玉莖不痿 韭子破故帋鹽水炒各三錢煎服
腎虛夢遺 韭子醋煮焙為末蜜丸梧子大酒服三十丸
煙熏虫牙 韭子入清油少許瓦片上燒之烟起以筒引至痛處良久溫水漱吐出虫
葱 芤 和事草 鹿胎
辛平溫無毒
數種傷寒 初起一二日以連根葱白二十根和米煮粥入醋少許熱食取汁即解
眼暗補中 葱子為末蜜丸梧子大食後米湯下二十丸

胸痹急痛　生韭捣汁，服之。

赤白带下　韭根捣汁合童便，温服。

玉茎不痿　韭子、破故纸（盐水炒）各三钱，煎服。

肾虚梦遗　韭子（醋煮），焙为末，蜜丸梧子大，酒服三十丸。

烟熏虫牙　韭子入清油少许，瓦片上烧之烟起，以筒引至痛处，良久，温水漱吐，虫出。

葱芤　和事草　鹿胎

辛，平，温，无毒。

数种伤寒　初起一二日，以连根葱白二十根和米煮粥，入醋少许，热食取汁，即解。

眼暗补中　葱子为末，蜜丸梧子大，食后米汤下二十丸。

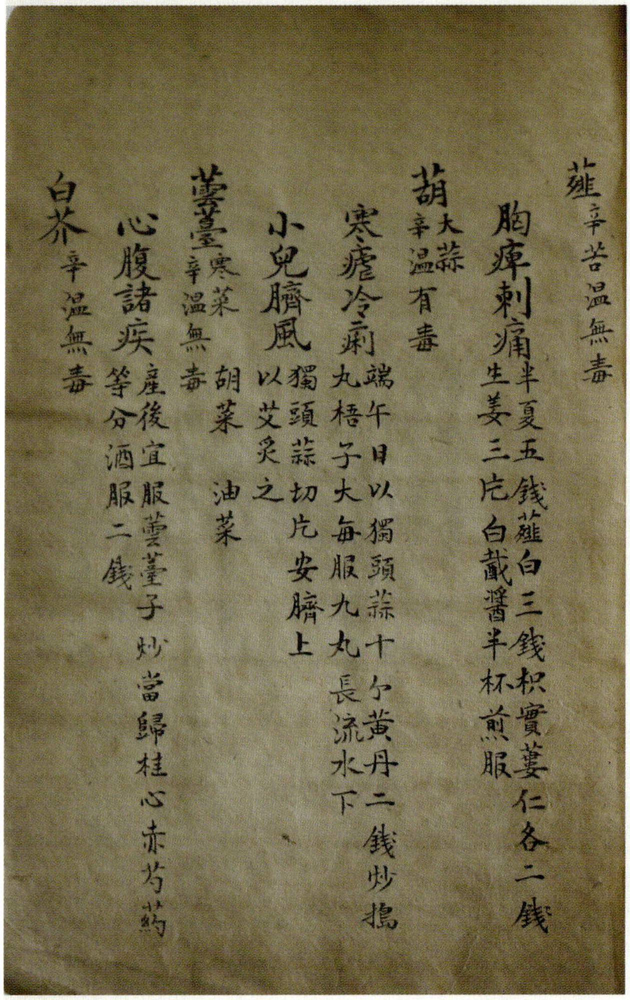

薤辛苦温無毒
胸痺刺痛半夏五錢薤白三錢枳實蔞仁各二錢
生姜三片白截醬半杯煎服
葫大蒜辛温有毒
寒瘧冷痢端午日以獨頭蒜十个黄丹二錢炒搗
丸梧子大每服九丸長流水下
小兒臍風獨頭蒜切片安臍上
以艾灸之
蕓薹寒菜辛温無毒　胡菜　油菜
心腹諸疾産後宜服蕓薹子炒當歸桂心赤芍藥
等分酒服二錢
白芥辛温無毒

薤

辛、苦，温，无毒。

胸痹刺痛　半夏五钱，薤白三钱，枳实、蒌仁各二钱，生姜三片，白截[1]浆半杯煎服。

葫大蒜

辛，温，有毒。

寒疟冷痢　端午日以独头蒜十个，黄丹二钱，炒，捣丸梧子大。每服九丸，长流水下。

小儿脐风　独头蒜切片，安脐上，以艾灸之。

芸薹寒菜　胡菜　油菜

辛，温，无毒。

心腹诸疾　产后宜服。芸薹子（炒）、当归、桂心、赤芍药等分，酒服二钱。

白芥

辛，温，无毒。

1 截（zài）：又称“酢”，即“醋”。

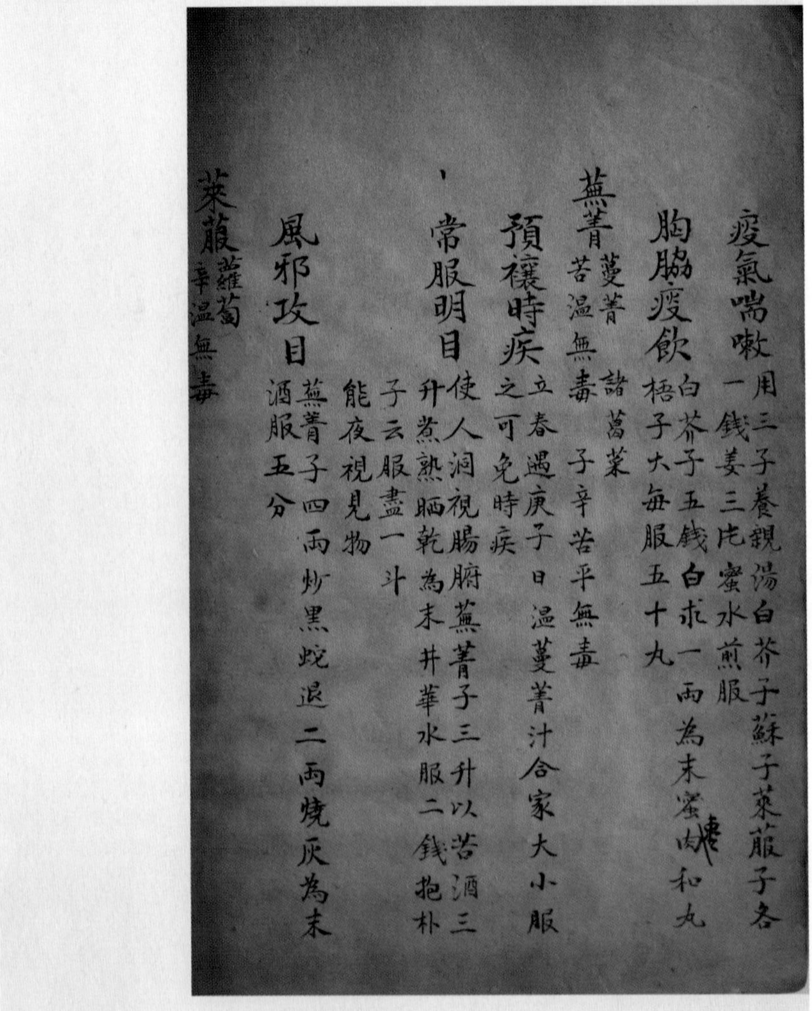
痰氣喘嗽 用三子養親湯白芥子蘇子萊菔子各一錢姜三片蜜水煎服
胸脇痰飲 白芥子五錢白朮一兩為末蜜棗肉和丸梧子大每服五十丸
蕪菁 蔓菁 諸葛菜 苦溫無毒 子辛苦平無毒
預禳時疾 立春遇庚子日溫蔓菁汁合家大小服之可免時疾
常服明目 使人洞視腸腑蕪菁子三升以苦酒三升煮熟晒乾為末井華水服二錢抱朴子云服盡一斗能夜視見物
風邪攻目 蕪菁子四兩炒黑蛇退二兩燒灰為末酒服五分
萊菔 蘿蔔 辛溫無毒

痰气喘嗽　用三子养亲汤：白芥子、苏子、莱菔子各一钱，姜三片，蜜水煎服。

胸胁痰饮　白芥子五钱，白术一两，为末，蜜枣肉和丸，梧子大，每服五十丸。

芜菁蔓菁　诸葛菜

苦，温，无毒；（子）辛、苦，平，无毒。

预禳[1]时疾　立春遇庚子日，温蔓菁汁，合家大小服之，可免时疾。

常服明目　使人洞视肠腑。芜菁子三升，以苦酒三升煮熟，晒干为末，井华水服二钱。抱朴子云：服尽一斗能夜视见物。

风邪攻目　芜菁子四两，炒黑，蛇退二两，烧灰为末，酒服五分。

莱菔萝卜

辛，温，无毒。

1 禳（ráng）：祈祷消除灾殃。

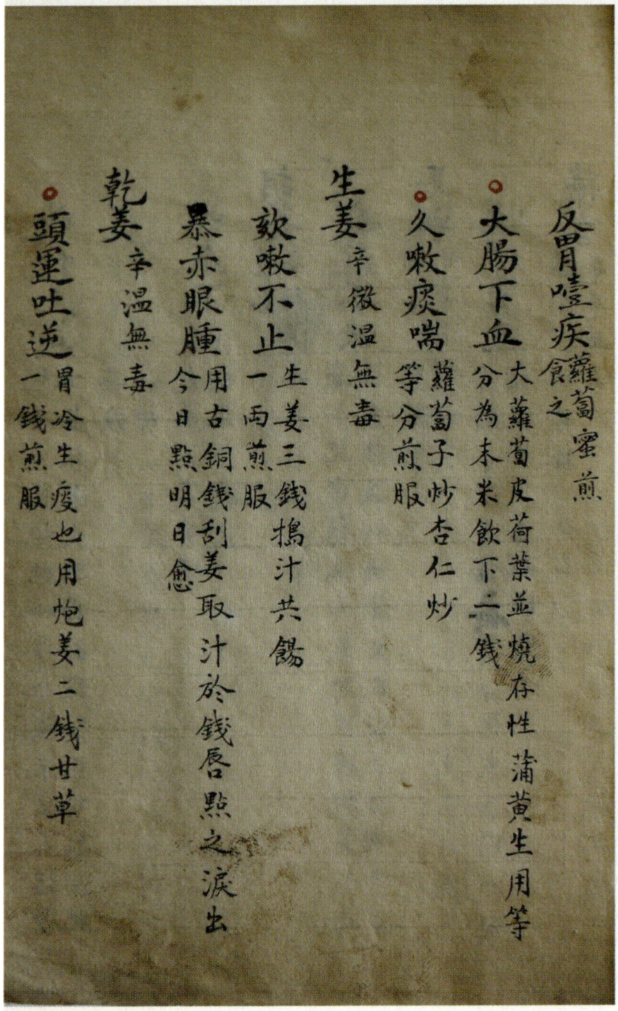

反胃噎疾 蘿蔔蜜煎食之
大腸下血 大蘿蔔皮荷葉並燒存性蒲黃生用等分為末米飲下一錢
久嗽痰喘 蘿蔔子炒杏仁炒等分煎服
生姜 辛微温無毒
欬嗽不止 生姜三錢搗汁共餳一两煎服
暴赤眼腫 用古銅錢刮姜取汁於錢唇點之淚出今日點明日愈
乾姜 辛温無毒
頭運吐逆 胃冷生痰也用炮姜二錢甘草一錢煎服

反胃噎疾　萝卜蜜煎，食之。

大肠下血　大萝卜皮、荷叶，并烧存性，蒲黄（生用）等分，为末，米饮下一钱。

久嗽痰喘　萝卜子（炒）、杏仁（炒）等分，煎服。

生姜

辛，微温，无毒。

咳嗽不止　生姜三钱捣汁，共饧一两，煎服。

暴赤眼肿　用古铜钱刮姜取汁，于钱唇点之，泪出。今日点，明日愈。

干姜

辛，温，无毒。

头晕吐逆　胃冷生痰也，用炮姜二钱，甘草一钱，煎服。

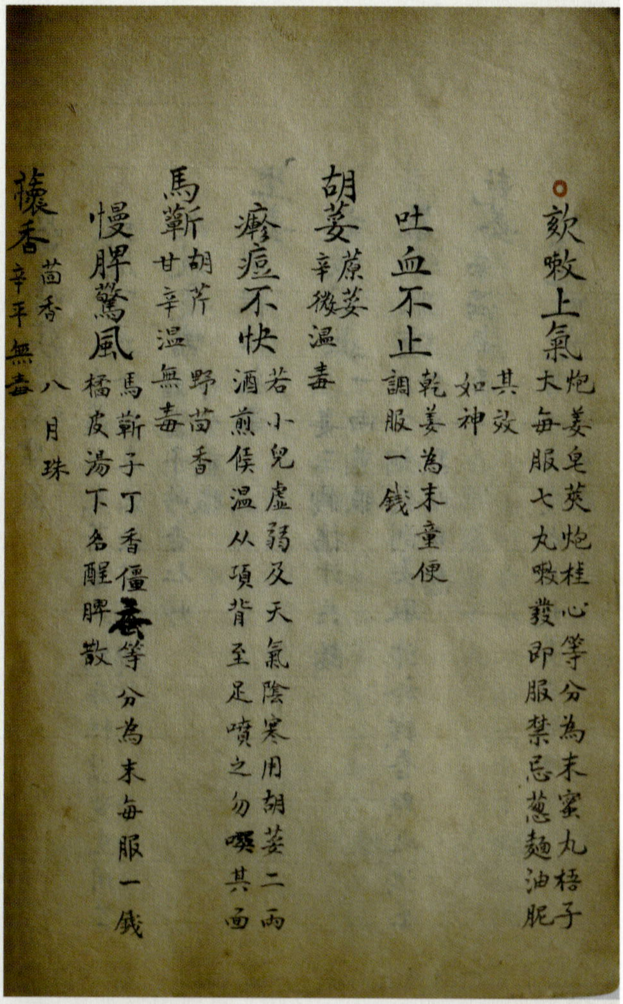
欬嗽上氣　炮姜皂莢炮桂心等分為末蜜丸梧子大每服七丸嗽發即服禁忌葱麺油膩其效如神
吐血不止　乾姜為末童便調服一钱
胡荽原荽　辛微温毒
瘮痘不快　若小兒虛弱及天氣陰寒用胡荽二两酒煎候温从項背至足噴之勿噀其面
馬蘄胡芹　野茴香　甘辛温無毒
慢脾驚風　馬蘄子丁香僵蚕等分為末每服一钱橘皮湯下名醒脾散
懷香茴香　八月珠　辛平無毒

咳嗽上气　炮姜、皂荚、炮桂心等分，为末，蜜丸梧子大，每服七丸，嗽发即服。禁忌葱、面、油腻，其效如神。

吐血不止　干姜为末，童便调服一钱。

胡荽芫荽

辛，微温，毒[1]。

疹痘不快　若小儿虚弱及天气阴寒，用胡荽二两，酒煎候温，从项背至足喷之，勿噀其面。

马蕲胡芹　野茴香

甘、辛，温，无毒。

慢脾惊风　马蕲子、丁香、僵蚕等分，为末，每服一钱，橘皮汤下。名醒脾散。

怀香茴香　八月珠

辛，平，无毒。

1 辛、微温、毒：据《本草纲目·草部》，（根叶）辛、温、微毒；（子）辛，酸，无毒。

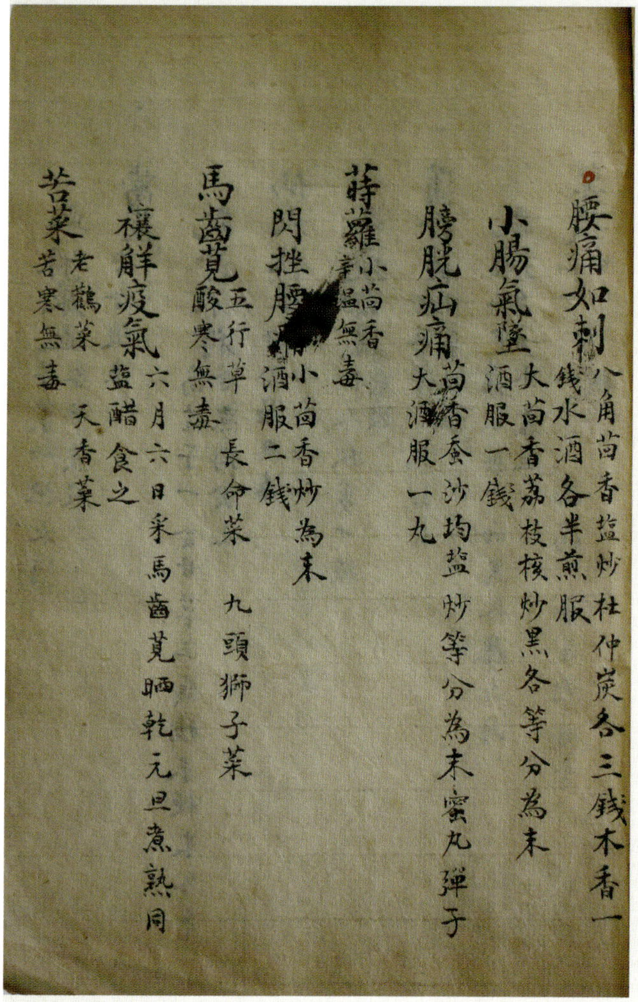

腰痛如刺八角茴香盐炒杜仲炭各三钱木香一钱水酒各半煎服
小腸氣墜大茴香荔枝核炒黑各等分為末酒服一钱
膀胱疝痛茴香蚕沙均盐炒等分為末蜜丸弹子大酒服一丸
蒔蘿小茴香
辛温無毒
閃挫腰痛小茴香炒為末酒服二钱
馬齒莧五行草　長命菜　九頭獅子菜
酸寒無毒
禳鲜疫氣六月六日采馬齒莧晒乾元旦煮熟同盐醋食之
苦菜老鸛菜　天香菜
苦寒無毒

腰痛如刺　八角茴香（盐炒）、杜仲（炭）各三钱，木香一钱，水酒各半，煎服。

小肠气坠　大茴香、荔枝核（炒黑）各等分，为末，酒服一钱。

膀胱疝痛　茴香、蚕沙，均盐炒，等分，为末，蜜丸弹子大，酒服一丸。

莳萝小茴香

辛，温，无毒。

闪挫腰痛　小茴香炒为末，酒服二钱。

马齿苋五行草　长命菜　九头狮子菜

酸，寒，无毒。

禳解疫气　六月六日采马齿苋，晒干。元旦煮熟，同盐、醋食之。

苦菜老鹳菜　天香菜

苦，寒，无毒。

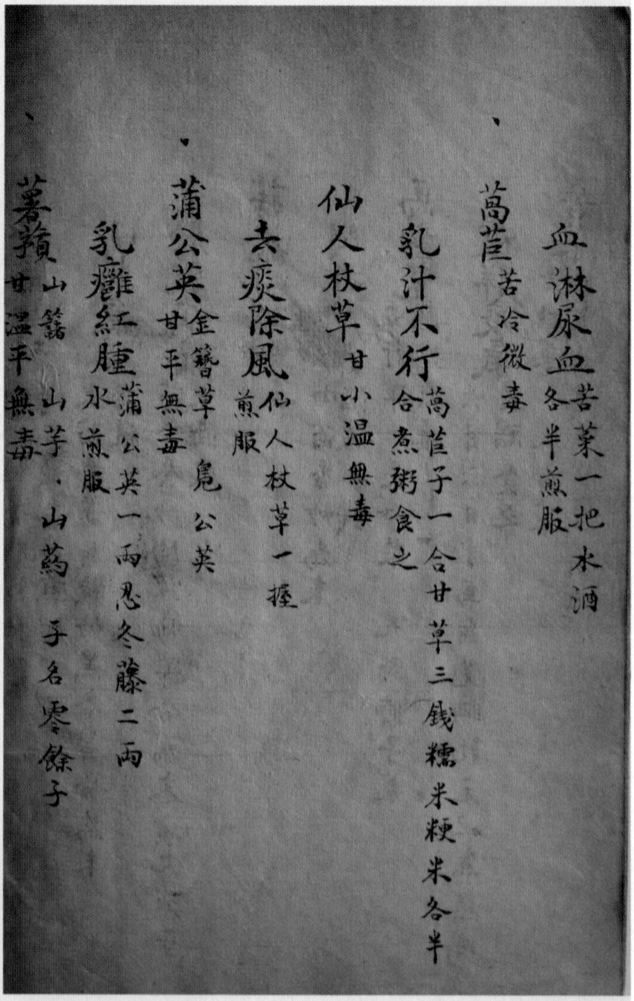

血淋尿血苦菜一把水酒各半煎服
萵苣苦冷微毒
乳汁不行萵苣子一合甘草三錢糯米粳米各半合煮粥食之
仙人杖草甘小温無毒
去痰除風仙人杖草一握煎服
蒲公英金簪草 鳧公英
甘平無毒
乳癰紅腫蒲公英一両忍冬藤二両水煎服
薯蕷山藷 山芋 山葯 子名零餘子
甘温平無毒

血淋尿血　苦菜一把，水酒各半，煎服。

莴苣

苦，冷，微毒。

乳汁不行　莴苣子一合，甘草三钱，糯米、粳米各半合，煮粥食之。

仙人杖草

甘，小温，无毒。

去痰除风　仙人杖草一握，煎服。

蒲公英金簪草　凫公英

甘，平，无毒。

乳痈红肿　蒲公英一两，忍冬藤二两，水煎服。

薯蓣山藷　山芋　山药　（子名）零余子

甘，温，平，无毒。

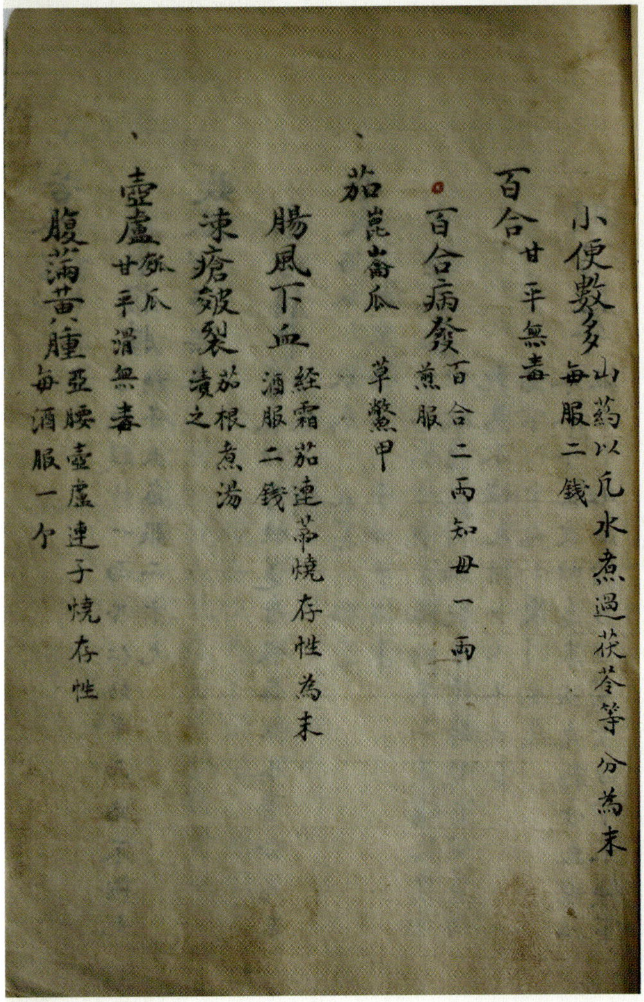

小便數多山藥以凡水煮過茯苓等分為末
每服二錢
百合甘平無毒
百合病發百合二兩知母一兩
煎服
茄崑崙瓜　草鱉甲
腸風下血經霜茄連蒂燒存性為末
酒服二錢
凍瘡皴裂茄根煮湯
漬之
壺盧瓠瓜
甘平滑無毒
腹滿黃腫亞腰壺盧連子燒存性
每酒服一个

小便数多　山药（以矾水煮过）、茯苓等分，为末，每服二钱。

百合

甘，平，无毒。

百合病发　百合二两，知母一两，煎服。

茄昆仑瓜　草鳖甲

肠风下血　经霜茄连蒂，烧存性为末，酒服二钱。

冻疮皲裂　茄根煮汤，渍之。

壶卢瓠瓜

甘，平，滑，无毒。

腹满黄肿　亚腰壶卢连子烧存性，每酒服一钱。

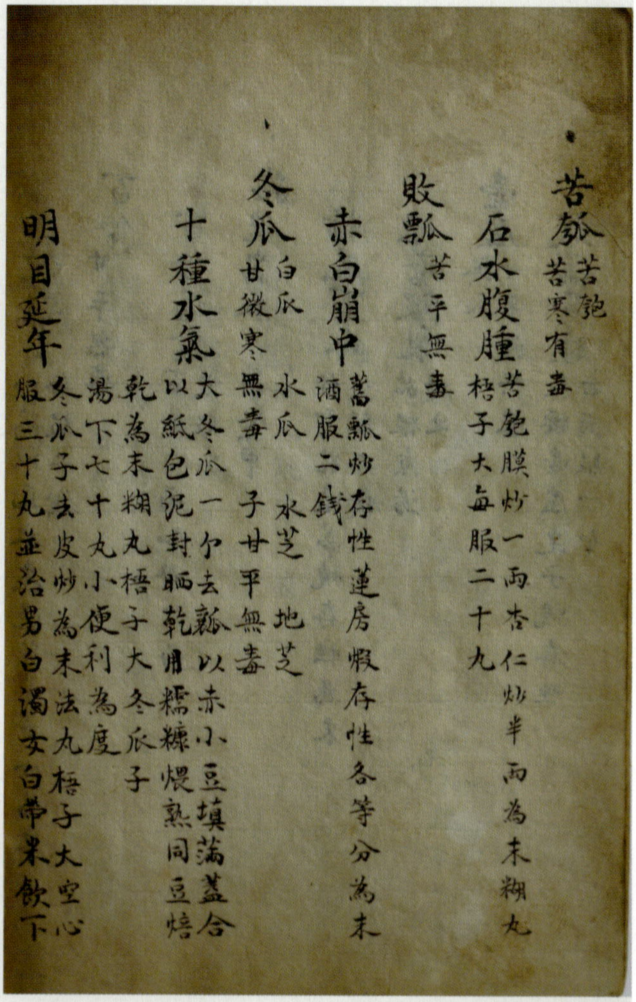

苦瓠 苦匏 苦寒有毒
石水腹腫 苦匏膜炒一兩杏仁炒半兩為末糊丸梧子大每服二十丸
敗瓢 苦平無毒
赤白崩中 舊瓢炒存性蓮房煅存性各等分為末酒服二錢
冬瓜 白瓜 水瓜 水芝 地芝 甘微寒無毒 子甘平無毒
十種水氣 大冬瓜一个去瓤以赤小豆填滿蓋合以紙包泥封晒乾用糯糠煨熟同豆焙乾為末糊丸梧子大冬瓜子湯下七十丸小便利為度
明目延年 冬瓜子去皮炒為末法丸梧子大空心服三十丸並治男白濁女白帶米飲下

苦瓠苦匏

苦，寒，有毒。

石水腹肿　苦瓠膜（炒）一两，杏仁（炒）半两，为末，糊丸梧子大，每服二十丸。

败瓢

苦，平，无毒。

赤白崩中　旧瓢（炒、存性），莲房（煅、存性）各等分，为末，酒服二钱。

冬瓜白瓜　水瓜　水芝　地芝

甘，微寒，无毒；（子）甘，平，无毒。

十种水气　大冬瓜一个，去瓤，以赤小豆填满，盖合。以纸包，泥封，晒干。用糯糠煨熟，同豆焙干为末，糊丸梧子大，冬瓜子汤下七十丸。小便利为度。

明目延年　冬瓜子去皮，炒为末，法丸[1]梧子大，空心服三十丸。并治男白浊、女白带。米饮下。

1 法丸：疑“冷丸”。

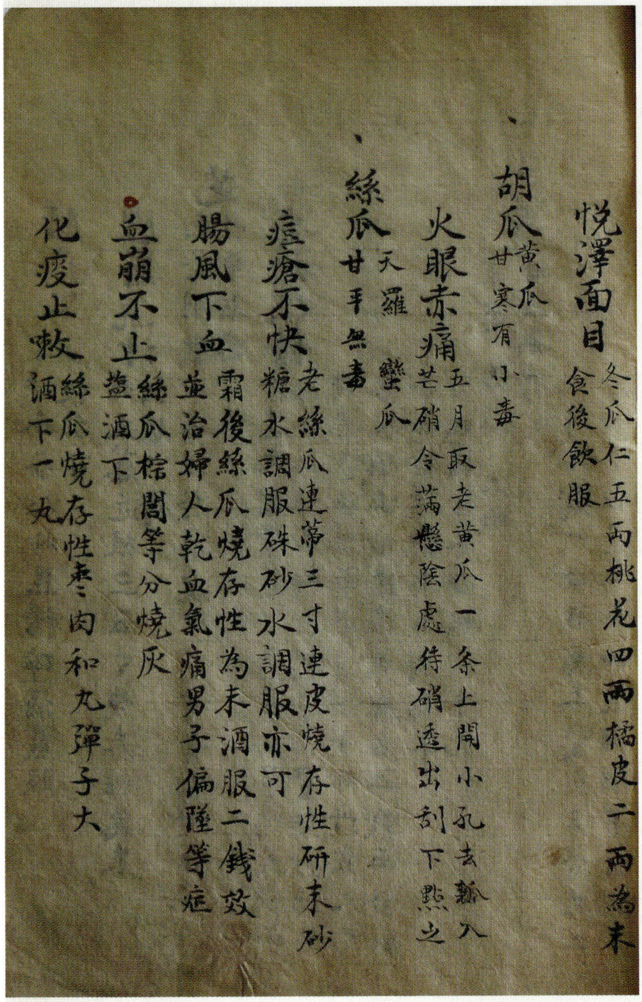

悅澤面目 冬瓜仁五兩桃花四兩橘皮二兩為末食後飲服

胡瓜黃瓜 甘寒有小毒

火眼赤痛 五月取老黃瓜一条上開小孔去瓤入芒硝令滿懸陰處待硝透出刮下點之

絲瓜天羅 蠻瓜 甘平無毒

痘瘡不快 老絲瓜連蒂三寸連皮燒存性研末砂糖水調服硃砂水調服亦可

腸風下血 霜後絲瓜燒存性為末酒服二錢效 并治婦人乾血氣痛男子偏墜等症

血崩不止 絲瓜棕櫚等分燒灰 鹽酒下

化痰止嗽 絲瓜燒存性棗肉和丸彈子大 酒下一丸

悦泽面目　冬瓜仁五两，桃花四两，橘皮二两，为末，食后饮服。

胡瓜黄瓜

甘，寒，有小毒。

火眼赤痛　五月取老黄瓜一条，上开小孔去瓤，入芒硝令满，悬阴处待硝透出，刮下点之。

丝瓜天罗　蛮瓜

甘，平，无毒。

痘疮不快　老丝瓜连蒂三寸，连皮烧存性，研末，砂糖水调服，朱砂水调服亦可。

肠风下血　霜后丝瓜烧存性为末，酒服二钱，效。并治妇人干血气痛，男子偏坠等症。

血崩不止　丝瓜、棕榈等分，烧灰，盐酒下。

化痰止嗽　丝瓜烧存性，枣肉和丸，弹子大，酒下一丸。

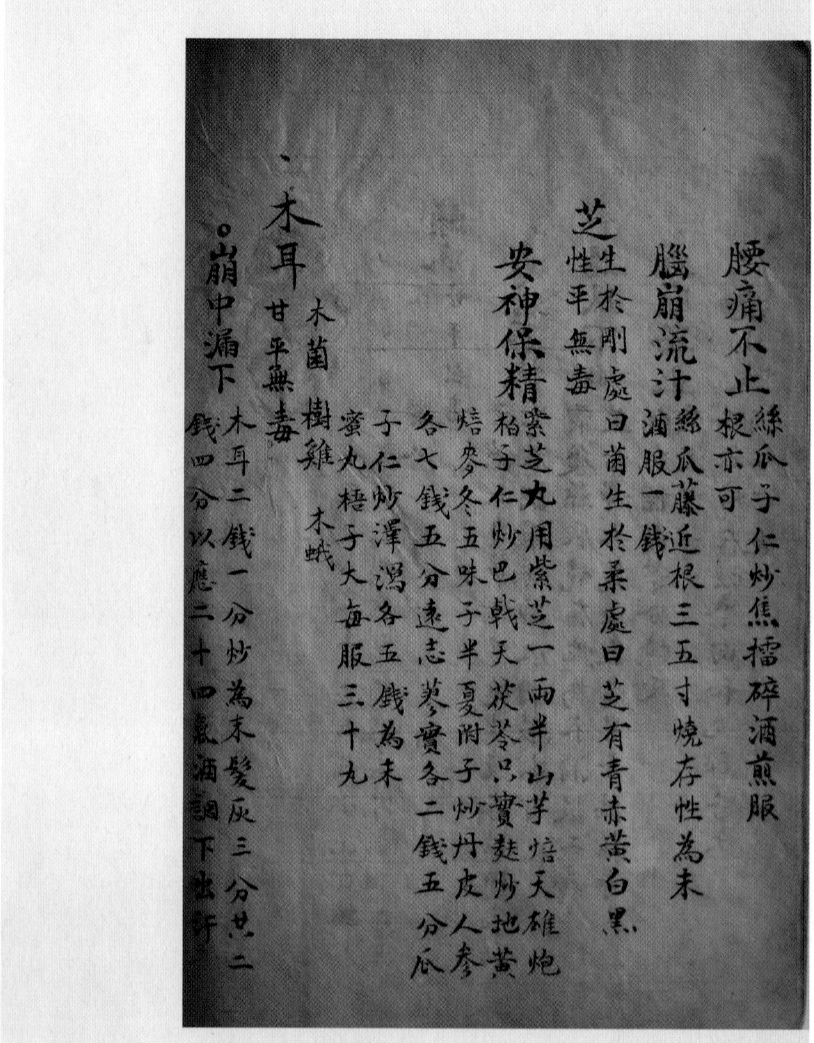

腰痛不止　丝瓜子仁炒焦、擂碎，酒煎服。根亦可。

脑崩流汁　丝瓜藤近根三五寸，烧存性为末，酒服一钱。

芝生于刚处曰菌，生于柔处曰芝，有青、赤、黄、白、黑

性平，无毒。

安神保精　紫芝丸：用紫芝一两半，山芋（焙）、天雄（炮）、柏子仁（炒）、巴戟天、茯苓、枳实（麸炒）、地黄（焙）、麦冬、五味子、半夏、附子（炒）、丹皮、人参各七钱五分，远志、蓼实各二钱五分，瓜子仁（炒）、泽泻各五钱。为末，蜜丸梧子大，每服三十丸。

木耳木菌　树鸡　木蛾

甘，平，无毒。

崩中漏下　木耳二钱一分，炒为末，发灰三分，共二钱四分，以应二十四气，酒调下出汗。

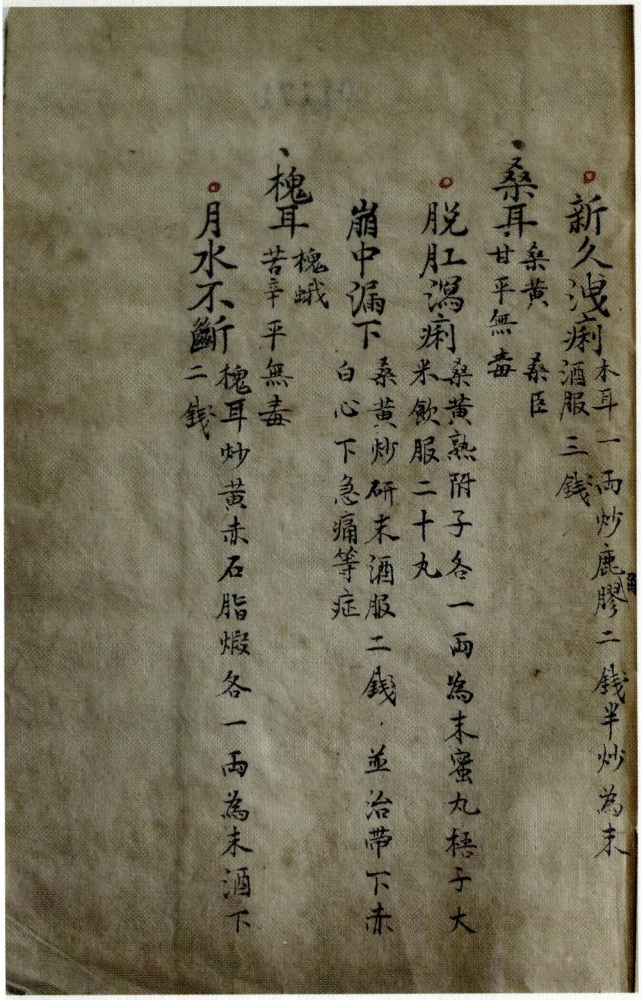

新久洩痢　木耳一两炒鹿膠二钱半炒為末酒服三钱

桑耳桑黄　桑臣

甘平無毒

脱肛瀉痢　桑黄熟附子各一两為末蜜丸梧子大米飲服二十丸

崩中漏下　桑黄炒研末酒服二錢　並治帶下赤白心下急痛等症

槐耳槐蛾

苦辛平無毒

月水不斷　槐耳炒黄赤石脂煅各一两為末酒下二钱

新久泄痢　木耳一两（炒），鹿角胶二钱半，炒为末，酒服二钱。

桑耳桑黄　桑臣

甘，平，无毒。

脱肛泻痢　桑黄、熟附子各一两，为末，蜜丸梧子大，米饮服二十粒。

崩中漏下　桑黄，炒研末，酒服二钱。并治带下赤白、心下急痛等症。

槐耳槐蛾

苦、辛，平，无毒。

月水不断　槐耳（炒黄）、赤石脂（煅）各一两，为末，酒下二钱。

济世寿人

清·佚名 辑
翟文敏 赵玉峰 整理

扫码观看本册视频简介

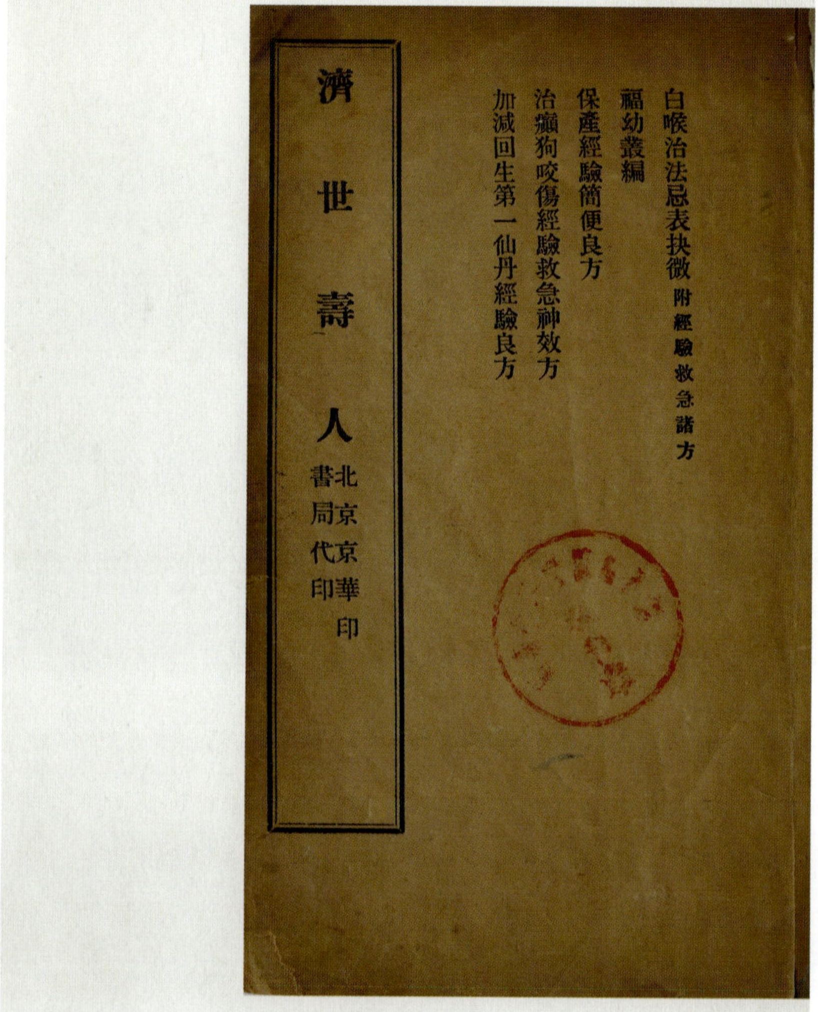

济世寿人

北京京华印书局代印

白喉治法忌表抉微附经验救急诸方

福幼丛编

保产经验简便良方

治癫狗咬伤经验救急神效方

加减回生第一仙丹经验良方

《济世寿人》校注说明

《济世寿人》是北京京华印书局铅印本，作者不详，出版时间不详。据《中国中医古籍总目》所载，本书属于孤本，现藏于山东中医药大学图书馆。该书共一册，线装，书页高19.5厘米，宽12.6厘米；板框高15.0厘米，宽10.6厘米。每半页十一行，每行三十字，白口，四周双边，单黑鱼尾。

本书系《白喉治法忌表抉微》《福幼丛编》《保产经验简便良方》《治癫狗咬伤经验救急神效方》《加减回生第一仙丹经验良方》的合订本。《福幼丛编》《保产经验简便良方》在正文中合称《新刊福幼丛编》。《白喉治法忌表抉微》为清代耐修子撰，因托名洞主仙师所授，故又名《洞主仙师白喉治法忌表抉微》。辑书者在书前附有彭桂航白喉治验，书后附作者搜集的各经验救急诸方。《新刊福幼丛编》为清代岳钟峻所辑，书中以小儿慢惊为主线，辑清代庄一夔所著《福幼编》《遂生编》，《福幼编》中的治验选取了原书的部分案例，《遂生编》择要摘选，并在书后附萧山蔡氏《保产经验简便良方》。《治癫狗咬伤经验救急神效方》作者不详，约成书于清代晚期。本书记载了清道光二十六年（1846）湖南醴陵人所传治狂犬咬伤经验方，系用大剂人参败毒散加生地榆一两、紫竹根一大握而成。《加减回生第一仙丹经验良方》统治跌打金创和意外事故之重危急症。是方原系清代道光年间彭竹楼家传，后又经其他医生加减，而流传于世。

本次整理以山东中医药大学图书馆所藏孤本《济世寿人》为底本，以《白喉治法忌表抉微》《福幼编》《遂生编》及涉及方药的有关中医古籍为他校本。具体处理方法如下。

一、原书繁体竖排，今改为简体横排。采用现代标点方法，对原书进行句读。

二、凡底本中属于一般笔画之误或显系因写刻致误的错字，予以径改，不出校记，如『芩』误作『苓』，『芪』误作『茋』等。

三、通假字出校说明，征引书证说明通假关系。异体字、古今字、俗写字，统一以通用简化字律齐，不出校记，特别是药名俗写如『殭蚕』径改为『僵蚕』，『山查』径改为『山楂』，『石羔』径改为『石膏』，『蝉退』径改为『蝉蜕』，『硼沙』径改为『硼砂』，『勾藤』径改为『钩藤』等。

四、显系底本误、脱、衍、倒者予以勘正，并出校说明。

五、书中少数疑难名词术语或生僻字词，酌予简要注释。

六、文中方药涉因书写习惯作『右』者，统一改为『上』。

七、原书注释小字，根据情况统一作小一字号处理。

八、原书将白喉正将、猛将、次将顺序颠倒为白喉次将、正将、猛将，保留原书，在此说明。

九、原书中眉批依文移至正文后，标注『【批：】』。眉批有跨页者，根据内容调整位置，以确保内容条理清晰为原则。

十、文中提示符『一』皆删。

《济世寿人》简介

《济世寿人》是北京京华印书局铅印本，作者不详，出版时间不详。据《中国中医古籍总目》所载，本书属于孤本，现藏于山东中医药大学图书馆。本书系《白喉治法忌表抉微》《福幼丛编》《保产经验简便良方》《治癫狗咬伤经验救急神效方》《加减回生第一仙丹经验良方》的合订本。

本书涉及儿科、产科、外科，主要以急救为主。本书的重要价值在于书中载有很多实际案例，所载方药大多临床可信度较高，对中医工作者和中医爱好者具有较高的借鉴、研究价值。

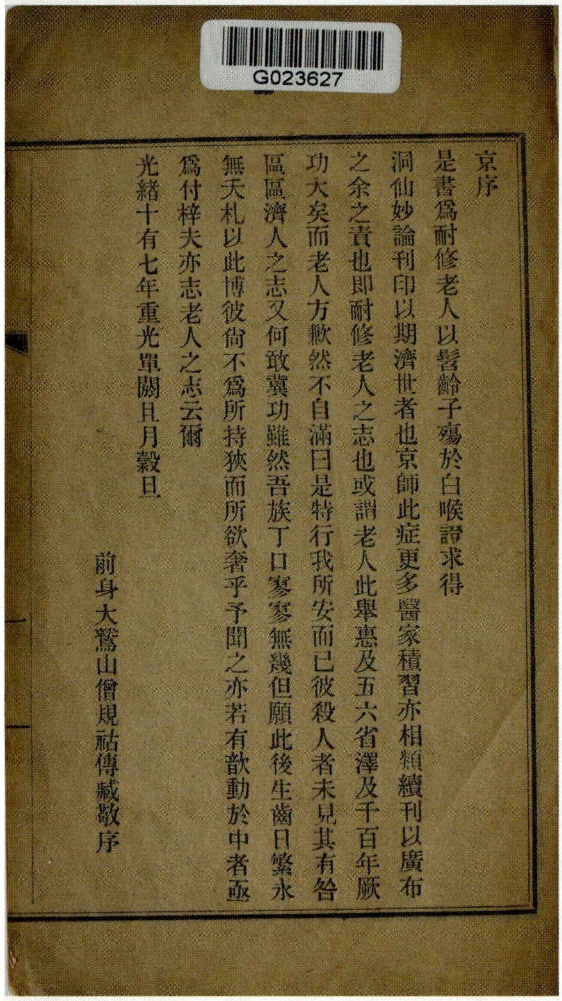

京序
是書爲耐修老人以髫齡子殤於白喉證求得洞仙妙論刊印以期濟世者也京師此症更多醫家積習亦相類續刊以廣布之余之責也即耐修老人之志也或謂老人此舉惠及五六省澤及千百年厥功大矣而老人方歉然不自滿曰是特行我所安而已彼殺人者未見其有咎區區濟人之志又何致冀功雖然吾族丁口寥寥無幾但願此後生齒日繁永無夭札以此博彼尚不爲所持狹而所欲奢乎予聞之亦若有歆動於中者亟爲付梓夫亦志老人之志云爾
光緒十有七年重光單閼且月穀旦
前身大鷲山僧規祜傳藏敬序

京　序

是书为耐修老人[1]以髫龄子殇于白喉证，求得洞仙妙论刊印，以期济世者也。京师此症更多，医家积习亦相类，续刊以广布之，余之责也，即耐修老人之志也。或谓老人此举，惠及五六省，泽及千百年，厥功大矣，而老人方歉然不自满，曰：是特行我所安而已，彼杀人者未见其有咎，区区济人之志，又何敢冀功。虽然吾族丁口寥寥无几，但愿此后生齿日繁，永无夭札[2]。以此博彼，尚不为所持狭而所欲奢乎。予闻之，亦若有歆动于中者，亟为付梓，夫亦志老人之志云尔。

光绪十有七年重光单阏[3]且月[4]谷旦[5]

前身大鹫山僧规祜传臧敬序

1 耐修老人：即耐修子，清代人，生平不详。
2 夭札：遭疫病而早死。
3 重光单阏：指辛卯年，光绪十七年是辛卯年。
4 且月：农历六月的别称。《尔雅·释天》："六月为且。"
5 谷旦：晴朗美好的日子。

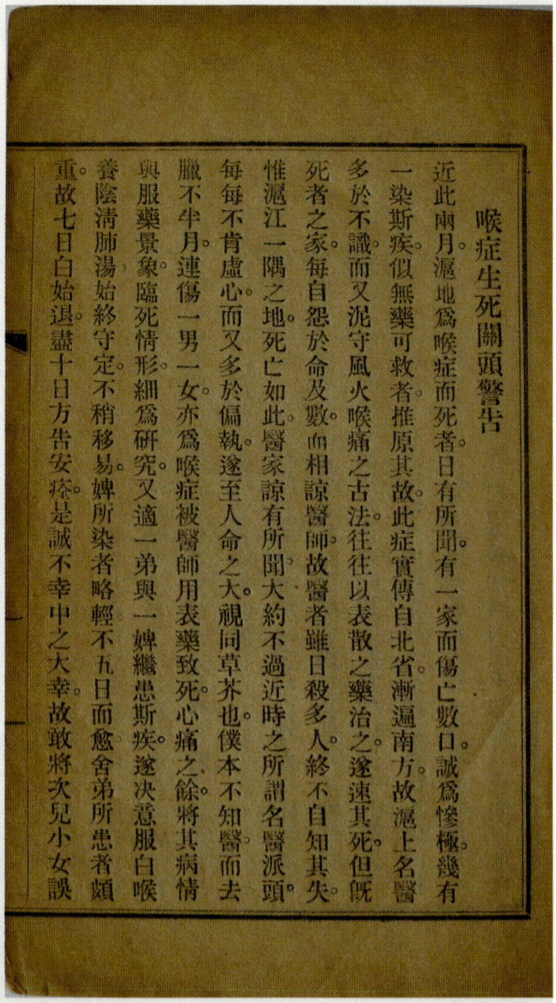

喉症生死關頭警告

近此兩月。滬地爲喉症而死者。日有所聞。有一家而傷亡數口。誠爲慘極。幾有一染斯疾。假無藥可救者。推原其故。此症實傳自北省。漸遍南方。故滬上名醫多於不識。而又泥守風火喉痛之古法。往往以表散之藥治之。遂速其死。但既死者之家。每自怨於命及數。而相諒醫師。故醫者雖日殺多人。終不自知其失。惟滬江一隅之地。死亡如此。醫家諒有所聞。大約不過近時之所謂名醫派頭。每每不肯虛心。而又多於偏執。遂至人命之大。視同草芥也。僕本不知醫。而去臘不半月。連傷一男一女。亦爲喉症被醫師用表藥致死。心痛之餘。將其病情與服藥景象。臨死情形。細爲研究。又適一弟與一婢繼患斯疾。遂決意服白喉養陰清肺湯。始終守定。不稍移易。婢所染者略輕。不五日而愈。舍弟所患者頗重。故七日白始退。盡十日方告安痊。是誠不幸中之大幸。故敢將次兒小女誤

喉症生死关头警告

近此两月，沪地为喉症而死者，日有所闻。有一家而伤亡数口，诚为惨极，几有一染斯疾，似无药可救者。推原其故，此症实传自北省，渐遍南方，故沪上名医多于不识，而又泥守风火喉痛之古法，往往以表散之药治之，遂速其死。但既死者之家，每自怨于命及数，而相谅医师，故医者虽日杀多人，终不自知其失。惟沪江一隅之地，死亡如此。医家谅有所闻，大约不过近时之所谓名医派头，每每不肯虚心，而又多于偏执，遂至人命之大，视同草芥也。仆本不知医，而去腊不半月，连伤一男一女，亦为喉症被医师用表药致死，心痛之余，将其病情与服药景象，临死情形，细为研究。又适一弟与一婢继患斯疾，遂决意服白喉养阴清肺汤，始终守定，不稍移易。婢所染者略轻，不五日而愈。舍弟所患者颇重，故七日白始退，尽十日方告安痊，是诚不幸中之大幸。故敢将次儿小女误

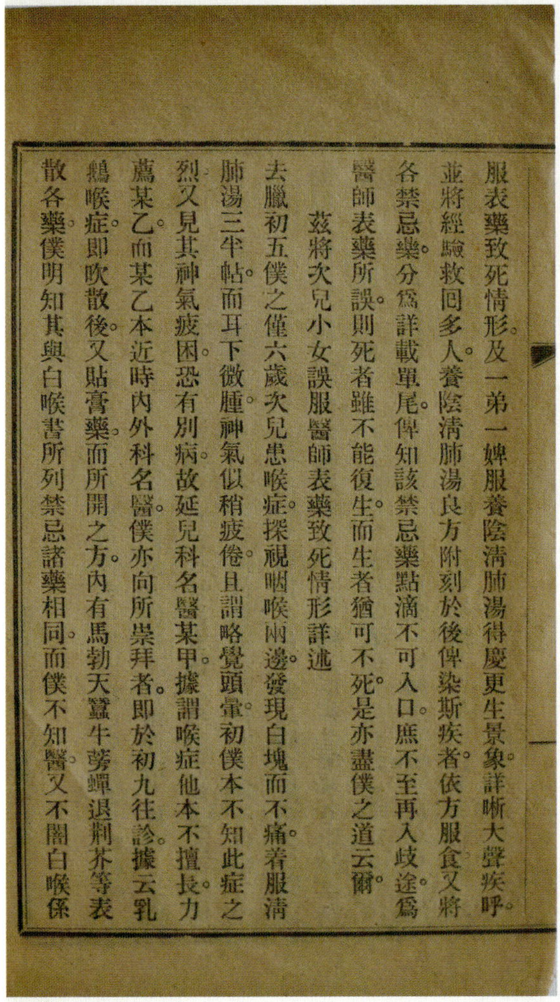
服表藥致死情形。及一弟一婢服養陰清肺湯得慶更生景象。詳晰大聲疾呼。並將經驗救回多人。養陰清肺湯良方附刻於後。俾染斯疾者。依方服食。又將各禁忌藥。分爲詳載單尾。俾知該禁忌藥點滴不可入口。庶不至再入歧途。爲醫師表藥所誤。則死者雖不能復生。而生者猶可不死。是亦盡僕之道云爾。

茲將次兒小女誤服醫師表藥致死情形詳述

去臘初五僕之僅六歲次兒患喉症。探視咽喉兩邊。發現白塊而不痛。着服清肺湯三半帖。而耳下微腫。神氣似稍疲倦。且謂略覺頭暈。初僕本不知此症之烈。又見其神氣疲困。恐有別病。故延兒科名醫某甲。據謂喉症他本不擅長。力薦某乙。而某乙本近時內外科名醫。僕亦向所崇拜者。即於初九往診。據云乳鵝喉症。即吹散後。又貼膏藥。而所開之方。內有馬勃天蠶牛蒡蟬退荊芥等表散各藥。僕明知其與白喉書所列禁忌諸藥相同。而僕不知醫。又不闇白喉係

服表药致死情形，及一弟一婢服养阴清肺汤得庆更生景象，详晰大声疾呼，并将经验救回多人。养阴清肺汤良方附刻于后，俾染斯疾者，依方服食。又将各禁忌药，分为详载单尾，俾知该禁忌药点滴不可入口，庶不至再入歧途，为医师表药所误，则死者虽不能复生，而生者犹可不死，是亦尽仆之道云尔。

兹将次儿小女误服医师表药致死情形详述

去腊初五，仆之仅六岁次儿患喉症，探视咽喉两边，发现白块而不痛，着服清肺汤三半帖，而耳下微肿，神气似稍疲倦，且谓略觉头晕。初仆本不知此症之烈，又见其神气疲困，恐有别病，故延儿科名医某甲，据谓喉症他本不擅长，力荐某乙，而某乙本近时内外科名医，仆亦向所崇拜者。即于初九往诊，据云乳鹅喉症，即吹散后，又贴膏药，而所开之方，内有马勃、天蚕、牛蒡、蝉蜕、荆芥等表散各药，仆明知其与白喉书所列禁忌诸药相同，而仆不知医，又不谙[1]白喉系

1 谙：熟悉，精通。原作“暗”，据文义改。

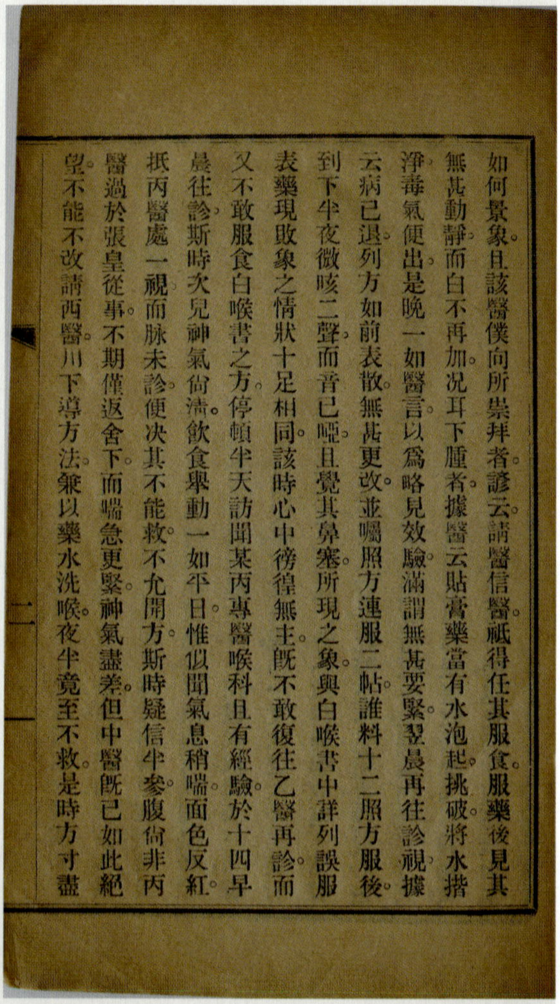

如何景象。且該醫僕向所崇拜者。諺云。請醫信醫。祇得任其服食。服藥後見其無甚動靜。而白不再加。况耳下腫者。據醫云貼膏藥當有水泡起。挑破。將水揩淨。毒氣便出。是晚一如醫言。以爲略見效驗。滿謂無甚要緊。翌晨再往診視。據云病已退。列方如前表散。無甚更改。並囑照方連服二帖。誰料十二照方服後。到下半夜微咳二聲。而音已啞。且覺其鼻塞。所現之象。與白喉書中詳列誤服表藥現敗象之情狀十足相同。該時心中徬徨無主。既不敢復往乙醫再診。而又不敢服食白喉書之方。停頓半天訪聞某丙專醫喉科且有經驗。於十四早晨往診。斯時次兒神氣尙淸。飲食舉動一如平日。惟似聞氣息稍喘。面色反紅。抵丙醫處一視。而脉未診。便決其不能救。不允開方。斯時疑信半參。腹尙非丙醫過於張皇從事。不期僅返舍下。而喘急更緊。神氣盡差。但中醫既已如此絕望。不能不改請西醫。川下導方法。兼以藥水洗喉。夜半竟至不救。是時方寸盡

如何景象，且该医仆向所崇拜者，谚云：请医信医，只得任其服食。服药后见其无甚动静，而白不再加，况耳下肿者。据医云贴膏药当有水泡起，挑破，将水揩净，毒气便出。是晚一如医言，以为略见效验，满谓无甚要紧，翌晨再往诊视，据云病已退，列方如前表散，无甚更改，并嘱照方连服二帖。谁料十二照方服后，到下半夜微咳二声，而音已哑，且觉其鼻塞，所现之象，与白喉书中详列误服表药现败象之情状十足相同。该时心中彷徨无主，既不敢复往乙医再诊，而又不敢服食白喉书之方，停顿半天访闻某丙专医喉科且有经验，于十四早晨往诊。斯时次儿神气尚清，饮食举动一如平日，惟似闻气息稍喘，面色反红，抵丙医处一视，而脉未诊，便决其不能救，不允开方。斯时疑信半参，腹尚非丙医过于张皇从事，不期仅返舍下，而喘急更紧，神气尽差。但中医既已如此绝望，不能不改请西医，用下导方法，兼以药水洗喉，夜半竟至不救，是时方寸尽

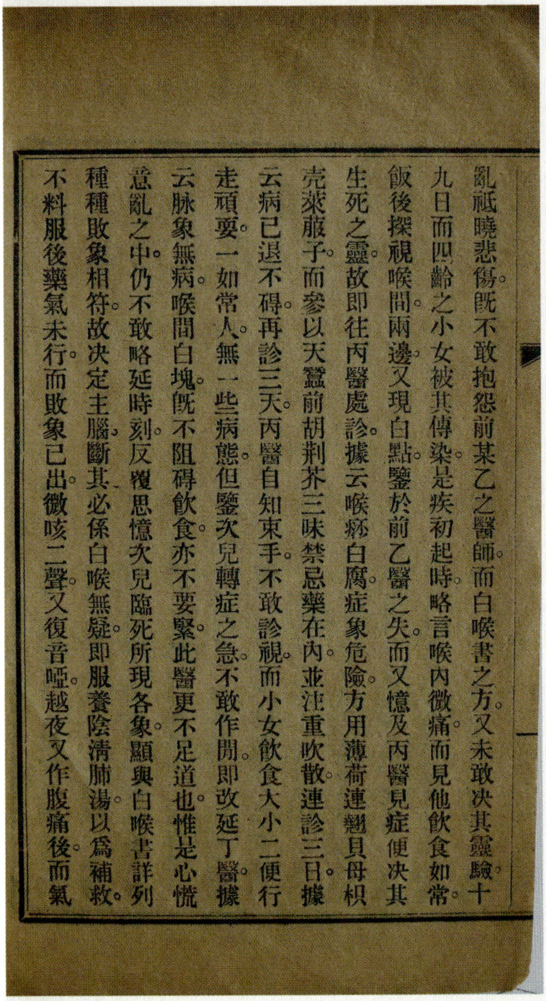

亂祗曉悲傷。既不敢抱怨前某乙之醫師。而白喉書之方。又未敢決其靈驗。十九日而四齡之小女被其傳染。是疾初起時。略言喉內微痛。而見他飲食如常。飯後探視喉間。兩邊又現白點。鑒於前乙醫之失。而又憶及丙醫見症便決其生死之靈。故即往丙醫處診。據云喉痧白腐。症象危險。方用薄荷連翹貝母枳殼萊菔子。而參以天蠶前胡荆芥三味禁忌藥在內。並注重吹散。連診三日。據云病已退不碍。再診三天。丙醫自知束手。不敢診視。而小女飲食大小二便行走頑耍。一如常人。無一些病態。但鑒次兒轉症之急。不敢作閒。即改延丁醫。據云脈象無病。喉間白塊。既不阻碍飲食。亦不要緊。此醫更不足道也。惟是心慌意亂之中。仍不敢略延時刻。反覆思憶次兒臨死所現各象。顯與白喉書詳列種種敗象相符。故決定主腦。斷其必係白喉無疑。即服養陰清肺湯。以爲補救。不料服後藥氣未行。而敗象已出。微咳二聲。又復音啞。越夜又作腹痛。後而氣

乱，只晓悲伤。既不敢抱怨前某乙之医师，而白喉书之方，又未敢决其灵验。十九日而四龄之小女被其传染，是疾初起时，略言喉内微痛，而见他饮食如常，饭后探视喉间，两边又现白点，鉴于前乙医之失，而又忆及丙医见症便决其生死之灵，故即往丙医处诊。据云喉痧白腐，症象危险，方用薄荷、连翘、贝母、枳壳、莱菔子，而参以天蚕、前胡、荆芥三味禁忌药在内，并注重吹散，连诊三日，据云病已退不碍，再诊三天，丙医自知束手，不敢诊视，而小女饮食、大小二便、行走顽耍，一如常人，无一些病态。但鉴次儿转症之急，不敢作闲，即改延丁医。据云脉象无病，喉间白块，既不阻碍饮食，亦不要紧，此医更不足道也。惟是心慌意乱之中，仍不敢略延时刻，反覆思忆次儿临死所现各象，显与白喉书详列种种败象相符，故决定主脑，断其必系白喉无疑，即服养阴清肺汤，以为补救。不料服后药气未行，而败象已出，微咳二声，又复音哑，越夜又作腹痛后，而气

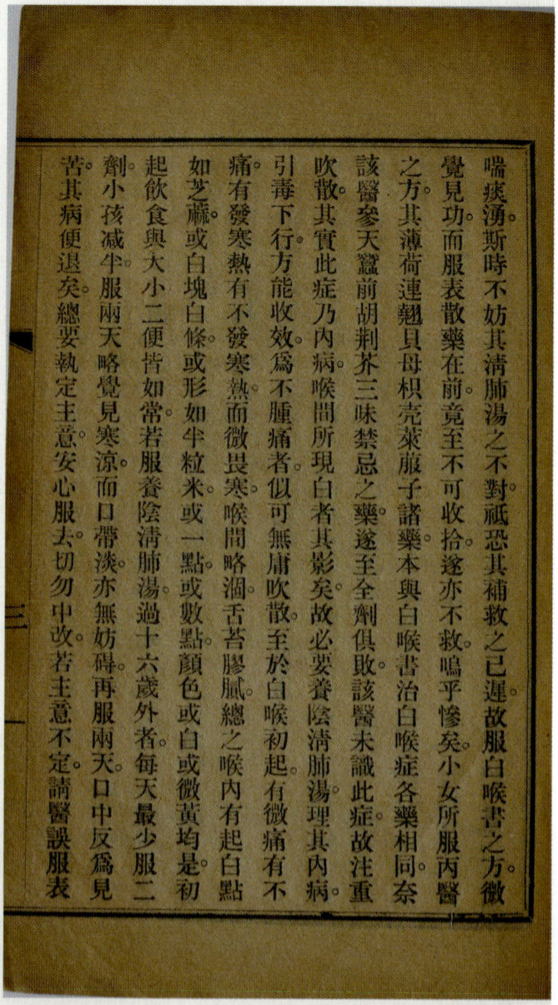
喘痰湧。斯時不妨其清肺湯之不對。祇恐其補救之已遲。故服白喉書之方。微覺見功而服表散藥在前。竟至不可收拾。遂亦不救。嗚乎慘矣。小女所服丙醫之方其薄荷連翹貝母枳壳萊菔子諸藥本與白喉書治白喉症各藥相同。奈該醫參天蠶前胡荆芥三味禁忌之藥。遂至全劑俱敗。該醫未識此症。故注重吹散。其實此症乃內病。喉間所現白者其影矣。故必要養陰清肺湯。理其內病。引毒下行。方能收效。爲不腫痛者。似可無庸吹散。至於白喉初起。有微痛有不痛。有發寒熱有不發寒熱而微畏寒。喉間略涸。舌苔膠膩。總之喉內有起白點如芝蔴。或白塊白條。或形如半粒米。或一點。或數點。顏色或白或微黃均是。初起飲食與大小二便皆如常若服養陰清肺湯過十六歲外者。每天最少服二劑。小孩減半服兩天略覺見寒凉。而口帶淡。亦無妨碍。再服兩天。口中反爲見苦。其病便退矣。總要執定主意安心服去切勿中改。若主意不定。請醫誤服表

喘痰涌，斯时不妨其清肺汤之不对，只恐其补救之已迟，故服白喉书之方。微觉见功，而服表散药在前，竟至不可收拾，遂亦不救，呜乎惨矣。小女所服丙医之方，其薄荷、连翘、贝母、枳壳、莱菔子诸药，本与白喉书治白喉症各药相同，奈该医参天蚕、前胡、荆芥三味禁忌之药，遂至全剂俱败。该医未识此症，故注重吹散，其实此症乃内病，喉间所现白者其影矣，故必要养阴清肺汤，理其内病，引毒下行，方能收效。为不肿痛者，似可无庸吹散，至于白喉初起，有微痛有不痛，有发寒热有不发寒热，而微畏寒，喉间略涸，舌苔胶腻，总之喉内有起白点如芝麻，或白块白条，或形如半粒米，或一点，或数点，颜色或白或微黄均是。初起饮食与大小二便皆如常，若服养阴清肺汤，过十六岁外者，每天最少服二剂，小孩减半，服两天略觉见寒凉，而口带淡，亦无妨碍。再服两天，口中反为见苦，其病便退矣。总要执定主意，安心服去，切勿中改，若主意不定，请医误服表

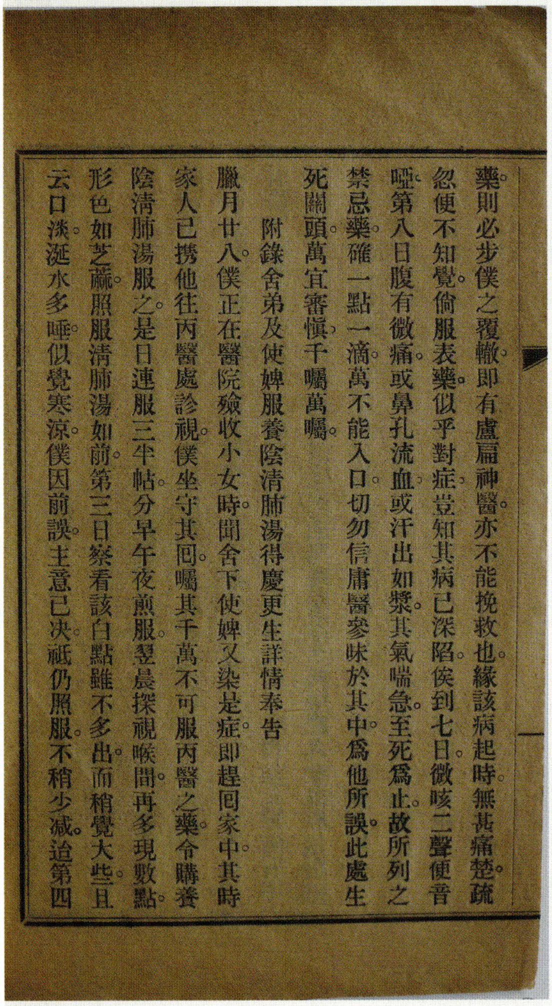
藥。則必步僕之覆轍。即有盧扁神醫。亦不能挽救也。緣該病起時。無甚痛楚。疏忽便不知覺。倘服表藥。似乎對症。豈知其病已深陷。俟到七日。微咳二聲便音啞。第八日腹有微痛。或鼻孔流血。或汗出如漿。其氣喘急。至死爲止。故所列之禁忌藥。確一點一滴。萬不能入口。切勿信庸醫參味於其中。爲他所誤。此處生死關頭。萬宜審慎。千囑萬囑。

附錄舍弟及使婢服養陰清肺湯得慶更生詳情奉告

臘月廿八。僕正在醫院殮收小女時。聞舍下使婢又染是症。即趕回家中。其時家人已携他往丙醫處診視。僕坐守其回。囑其千萬不可服丙醫之藥。令購養陰清肺湯服之。是日連服三半帖。分早午夜煎服。翌晨探視喉間。再多現數點。形色如芝蔴。照服清肺湯如前。第三日察看該白點雖不多出。而稍覺大些。且云口淡。涎水多唾。似覺寒涼。僕因前誤。主意已決。祇仍照服。不稍少減。迨第四

药，则必步仆之覆辙。即有卢扁神医，亦不能挽救也。缘该病起时，无甚痛楚，疏忽便不知觉，倘服表药，似乎对症，岂知其病已深陷。俟到七日，微咳二声便音哑，第八日腹有微痛，或鼻孔流血，或汗出如浆，其气喘急，至死为止。故所列之禁忌药，确一点一滴，万不能入口，切勿信庸医参味于其中，为他所误，此处生死关头，万宜审慎，千嘱万嘱。

附录：舍弟及使婢服养阴清肺汤得庆更生详情奉告

腊月廿八，仆正在医院殓收小女时，闻舍下使婢又染是症，即赶回家中，其时家人已携他往丙医处诊视，仆坐守其回，嘱其千万不可服丙医之药，令购养阴清肺汤服之，是日连服三半帖，分早午夜煎服。翌晨探视喉间，再多现数点，形色如芝麻，照服清肺汤如前。第三日察看该白点虽不多出，而稍觉大些，且云口淡，涎水多唾，似觉寒凉，仆因前误，主意已决，只仍照服，不稍少减。迨第四

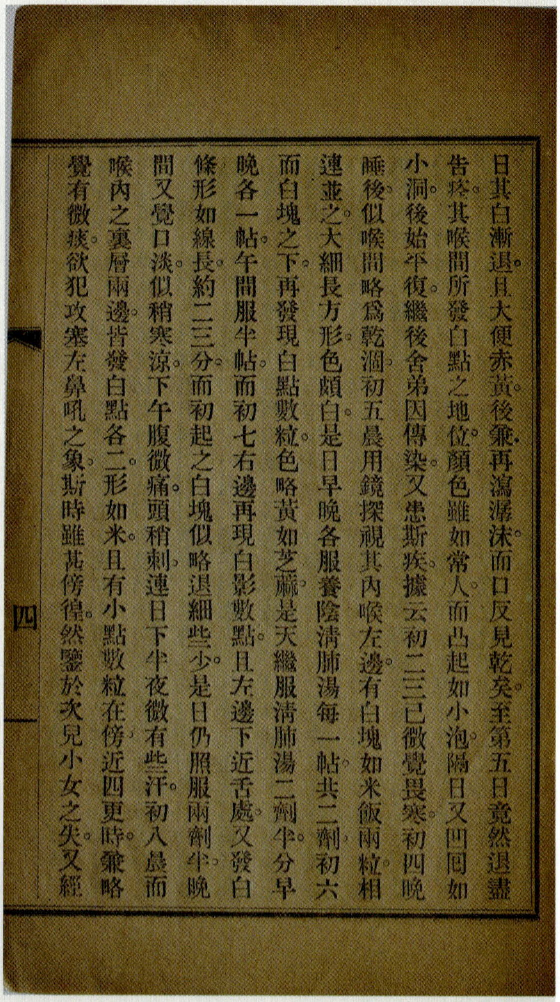

日其白漸退。且大便赤黃。後兼再瀉潺沫。而口反見乾矣。至第五日竟然退盡告痊。其喉間所發白點之地位。顏色雖如常人。而凸起如小泡。隔日又凹回如小洞。後始平復。繼後舍弟因傳染。又患斯疾。據云初二三已微覺畏寒。初四晚睡後。似喉間略爲乾涸。初五晨用鏡探視其內喉左邊。有白塊如米飯兩粒。相連並之。大細長方形。色頗白。是日早晚各服養陰清肺湯每一帖。共二劑。初六而白塊之下。再發現白點數粒。色略黃如芝蔴。是天繼服清肺湯二劑半。分早晚各一帖。午間服半帖。而初七右邊再現白影數點。且左邊下近舌處。又發白條形如線長。約二三分。而初起之白塊似略退細些少。是日仍照服兩劑半。晚間又覺口淡。似稍寒涼。下午腹微痛。頭稍刺。連日下半夜微有些汗。初八晨而喉內之裏層兩邊。皆發白點各二。形如米。且有小點數粒在傍。近四更時。兼略覺有微痰。欲犯攻塞左鼻吼之象。斯時雖甚彷徨。然鑒於次兒小女之失。又經

日其白渐退，且大便赤黄，后兼再泻潺沫，而口反见干矣。至第五日竟然退尽告痊，其喉间所发白点之地位，颜色虽如常人，而凸起如小泡，隔日又凹回如小洞，后始平复。继后舍弟因传染，又患斯疾。据云初二三已微觉畏寒，初四晚睡后，似喉间略为干涸，初五晨用镜探视其内喉左边，有白块如米饭两粒，相连并之，大细长方形，色颇白。是日早晚各服养阴清肺汤每一帖，共二剂。初六而白块之下，再发现白点数粒，色略黄如芝麻，是天继服清肺汤二剂半，分早晚各一帖，午间服半帖。而初七右边再现白影数点，且左边下近舌处，又发白条形如线长，约二三分，而初起之白块似略退细些少，是日仍照服两剂半。晚间又觉口淡，似稍寒凉，下午腹微痛，头稍刺，连日下半夜微有些汗。初八晨而喉内之里层两边，皆发白点各二，形如米，且有小点数粒在傍，近四更时，兼略觉有微痰，欲犯攻塞左鼻吼之象。斯时虽甚彷徨，然鉴于次儿小女之失，又经

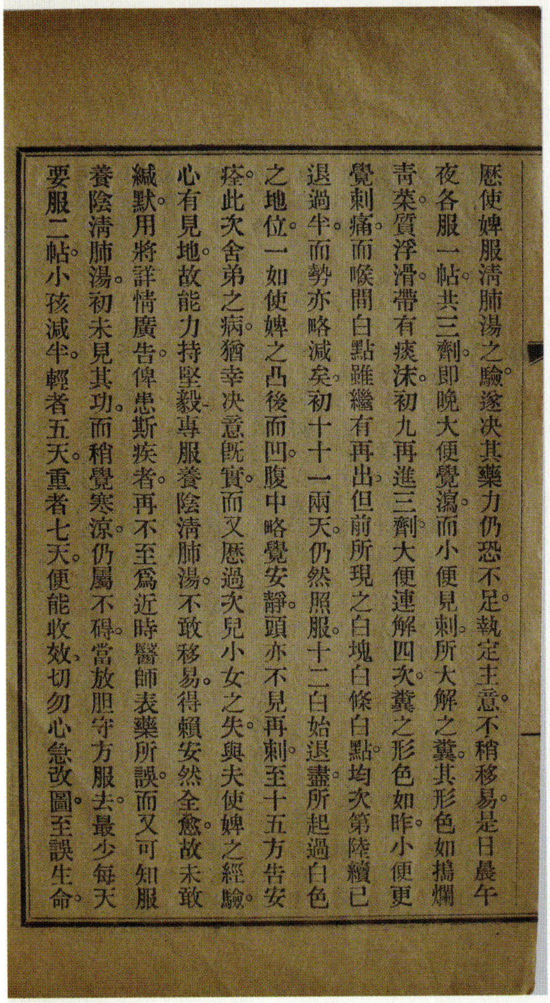

歷使婢服清肺湯之驗。遂決其藥力仍恐不足。執定主意。不稍移易。是日晨午夜各服一帖。共三劑。即晚大便覺瀉。而小便見刺。所大解之糞。其形色如搗爛青菜。質浮滑。帶有痰沫。初九再進三劑。大便連解四次。糞之形色如昨。小便更覺刺痛。而喉間白點雖繼有再出。但前所現之白塊白條白點。均次第陸續已退過半。而勢亦略減矣。初十十一兩天。仍然照服。十二白始退盡。所起過白色之地位。一如使婢之凸後而凹。腹中略覺安靜。頭亦不見再刺。至十五方告安痊。此次舍弟之病。猶幸决意既實。而又歷過次兒小女之失。與夫使婢之經驗。心有見地。故能力持堅毅。專服養陰清肺湯。不敢移易。得賴安然全愈。故未敢緘默。用將詳情廣告。俾患斯疾者。再不至爲近時醫師表藥所誤。而又可知服養陰清肺湯。初未見其功。而稍覺寒涼。仍屬不碍。當放胆守方服去。最少每天要服二帖。小孩減半。輕者五天。重者七天。便能收效。切勿心急改圖。至誤生命。

历使婢服清肺汤之验，遂决其药力仍恐不足，执定主意，不稍移易，是日晨午夜各服一帖，共三剂。即晚大便觉泻，而小便见刺，所大解之粪，其形色如捣烂青菜，质浮滑，带有痰沫。初九再进三剂，大便连解四次，粪之形色如昨，小便更觉刺痛，而喉间白点虽继有再出，但前所现之白块白条白点，均次第陆续已退过半，而势亦略减矣。初十、十一两天，仍然照服，十二白始退尽，所起过白色之地位，一如使婢之凸后而凹，腹中略觉安静，头亦不见再刺，至十五方告安痊。此次舍弟之病，犹幸决意既实，而又历过次儿小女之失，与夫使婢之经验，心有见地，故能力持坚毅，专服养阴清肺汤，不敢移易，得赖安然全愈。故未敢缄默，用将详情广告，俾患斯疾者，再不至为近时医师表药所误，而又可知服养阴清肺汤，初未见其功，而稍觉寒凉，仍属不碍，当放胆守方服去，最少每天要服二帖，小孩减半，轻者五天，重者七天，便能收效，切勿心急改图，至误生命。

嗣是廿余天已来，凡诸亲友患斯疾，即以养阴清肺汤相告，皆获安痊，间有守方不定，而延医服表药者均不救，故不能不要大声急呼。急将此情印送，仍祈阅后广为传述，以备布告之不及为幸。

养阴清肺汤良方此乃治白喉圣药经验良方

大生地一两　麦冬六钱，去心　白芍四钱，炒　薄荷二钱五分　元参八钱　丹皮四钱　贝母四钱，去心　生甘草二钱

如喉间肿甚者，加煅石膏四钱；大便燥结，数日不通者，加青宁丸二钱；元明粉二钱；胸下胀闷者，加神曲二钱，焦楂二钱；小便短赤者，加大木通一钱，知母二钱，泽泻二钱；燥渴，加天冬三钱，马兜铃三钱；面赤身热或舌苔黄者，加银花四钱，连翘二钱。

如喉间有白点起，无论其发寒热或畏寒，痛与不痛否，均须即服养阴清肺汤。重者每日服三帖，轻者两帖，小孩减半，始终守定，不可移易。有白点起便是白

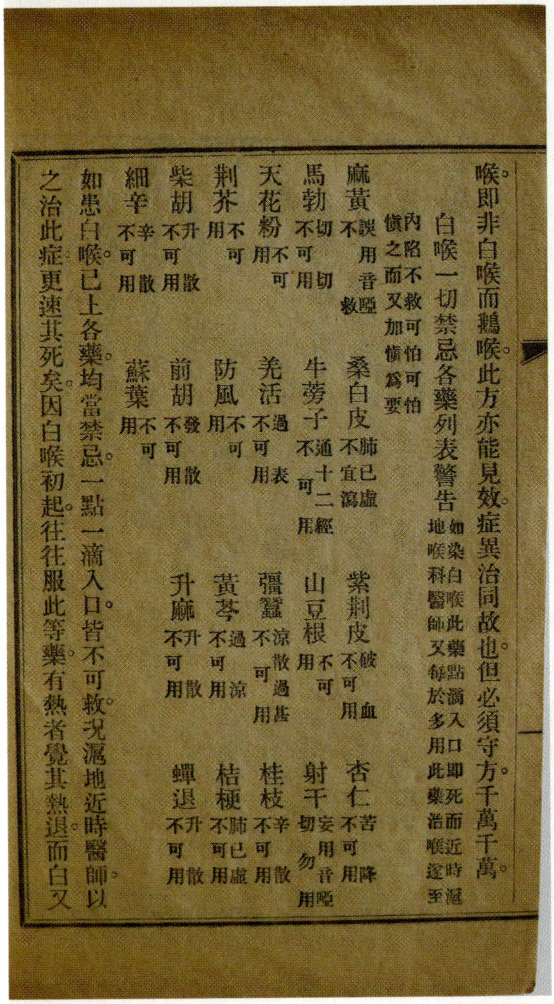

喉。即非白喉而鵝喉。此方亦能見效。症異治同故也。但必須守方。千萬千萬。

白喉一切禁忌各藥列表警告如染白喉此藥點滴入口即死而近時滬地喉科醫師又每於多用此藥治喉遂至內陷不救可怕可怕慎之而又加慎爲要

麻黃誤用音啞不救　桑白皮肺已虛不宜瀉　紫荊皮破血不可用　杏仁苦降不可用

馬勃切切不可用　牛蒡子通十二經不可用　山豆根不可用　射干妄用音啞切勿用

天花粉不可用　羌活過表不可用　殭蠶涼散過甚不可用　桂枝辛散不可用

荊芥不可用　防風不可用　黃芩過涼不可用　桔梗肺已虛不可用

柴胡升散不可用　前胡發散不可用　升麻升散不可用　蟬退升散不可用

細辛辛散不可用　蘇葉不可用

如患白喉。已上各藥均當禁忌。一點一滴入口。皆不可救。況滬地近時醫師。以之治此症。更速其死矣。因白喉初起。往往服此等藥。有熱者覺其熱退。而白又

喉，即非白喉而鹅喉，此方亦能见效，症异治同故也。但必须守方，千万千万。

白喉一切禁忌各药列表警告如染白喉，此药点滴入口即死，而近时沪地喉科医师又每于多用此药治喉，遂至内陷不救，可怕可怕，慎之而又加慎为要。

麻黄误用音哑，不救　桑白皮肺已虚，不宜泻　紫荆皮破血，不可用　杏仁苦降，不可用　马勃切切不可用　牛蒡子通十二经，不可用　山豆根不可用　射干妄用音哑，切勿用　天花粉不可用　羌活过表，不可用　僵蚕凉散过甚，不可用　桂枝辛散，不可用　荆芥不可用　防风不可用　黄芩过凉，不可用　桔梗肺已虚，不可用　柴胡升散，不可用　前胡发散，不可用　升麻升散，不可用　蝉蜕升散，不可用　细辛辛散，不可用　苏叶不可用

如患白喉，已上各药均当禁忌，一点一滴入口，皆不可救，况沪地近时医师，以之治此症，更速其死矣。因白喉初起，往往服此等药，有热者觉其热退，而白又

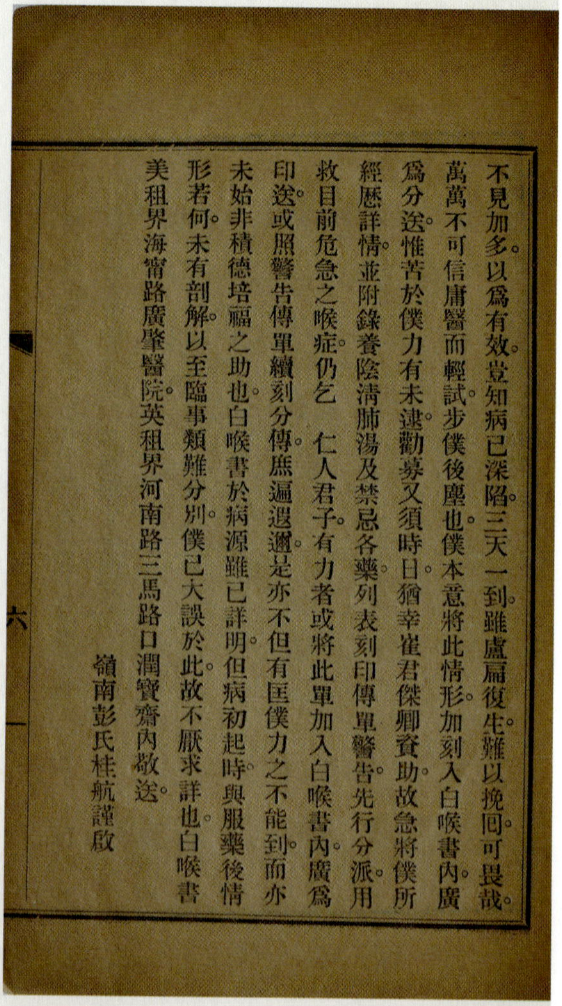
不見加多。以爲有效。豈知病已深陷。三天一到。雖盧扁復生。難以挽回。可畏哉。萬萬不可信庸醫而輕試。步僕後塵也。僕本意將此情形。加刻入白喉書內。廣爲分送。惟苦於僕力有未逮。勸募又須時日。猶幸崔君傑卿資助。故急將僕所經歷詳情。並附錄養陰清肺湯及禁忌各藥。列表刻印傳單警告。先行分派。用救目前危急之喉症。仍乞　仁人君子。有力者或將此單加入白喉書內。廣爲印送。或照警告傳單續刻分傳。庶遍遐邇。是亦不但有匡僕力之不能到。而亦未始非積德培福之助也。白喉書於病源雖已詳明。但病初起時。與服藥後情形若何。未有剖解。以至臨事類難分別。僕已大誤於此。故不厭求詳也。白喉書美租界海甯路廣肇醫院。英租界河南路三馬路口潤寶齋內敬送。

嶺南彭氏桂航謹啟

不见加多，以为有效，岂知病已深陷。三天一到，虽卢扁复生，难以挽回，可畏哉。万万不可信庸医而轻试，步仆后尘也。仆本意将此情形，加刻入白喉书内，广为分送，惟苦于仆力有未逮，劝募又须时日，犹幸崔君杰卿资助，故急将仆所经历详情，并附录养阴清肺汤及禁忌各药，列表刻印传单警告，先行分派，用救目前危急之喉症。仍乞仁人君子，有力者或将此单加入白喉书内，广为印送，或照警告传单续刻分传，庶遍遐迩，是亦不但有匡仆力之不能到，而亦未始非积德培福之助也。白喉书于病源虽已详明，但病初起时与服药后情形若何，未有剖解，以至临事类难分别。仆已大误于此，故不厌求详也。白喉书美租界海宁路广肇医院，英租界河南路三马路口润宝斋内敬送。

岭南彭氏桂航谨启

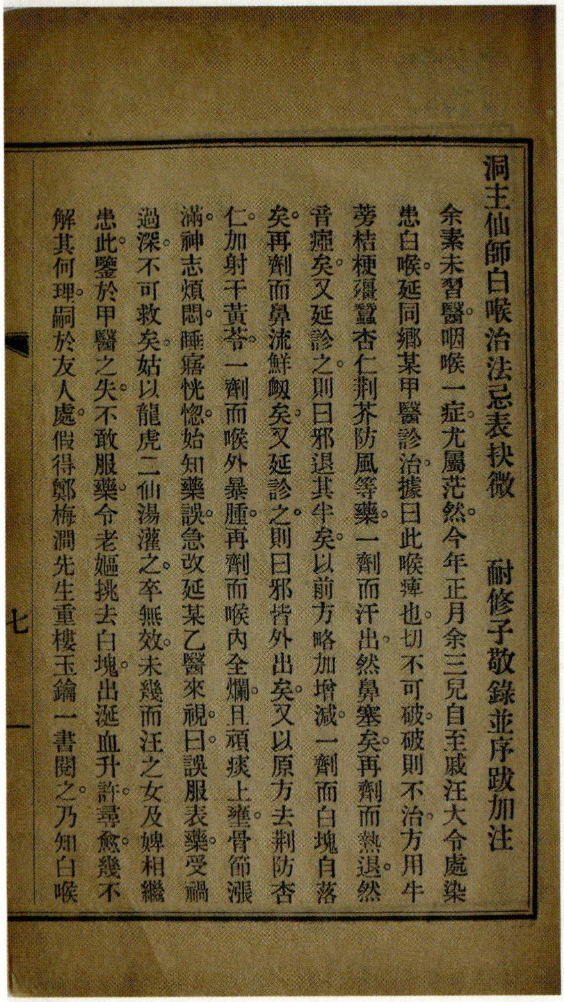
洞主仙師白喉治法忌表抉微　耐修子敬錄並序跋加注
余素未習醫。咽喉一症。尤屬茫然。今年正月余三兒自至戚汪大令處染
患白喉。延同鄉某甲醫診治。據曰此喉痺也。切不可破。破則不治。方用牛
蒡桔梗殭蠶杏仁荆芥防風等藥。一劑而汗出。然鼻塞矣。再劑而熱退。然
音瘂矣。又延診之。則曰邪退其半矣。以前方略加增減。一劑而白塊自落
矣。再劑而鼻流鮮衄矣。又延診之。則曰邪皆外出矣。又以原方去荆防杏
仁。加射干黃芩。一劑而喉外暴腫。再劑而喉內全爛。且頑痰上壅。骨節漲
滿。神志煩悶。睡寤恍惚。始知藥誤。急改延某乙醫來視。曰誤服表藥。受禍
過深。不可救矣。姑以龍虎二仙湯灌之。卒無效。未幾而汪之女及婢相繼
患此。鑒於甲醫之失。不敢服藥。令老嫗挑去白塊。出涎血升許。尋愈。幾不
解其何理。嗣於友人處。假得鄭梅澗先生重樓玉鑰一書閱之。乃知白喉

洞主仙师白喉治法忌表抉微

耐修子敬录并序跋加注

余素未习医，咽喉一症，尤属茫然。今年正月，余三儿自至戚汪大令处染患白喉，延同乡某甲医诊治，据曰此喉痹也，切不可破，破则不治。方用牛蒡、桔梗、僵蚕、杏仁、荆芥、防风等药，一剂而汗出，然鼻塞矣。再剂而热退，然音哑矣。又延诊之，则曰邪退其半矣，以前方略加增减，一剂而白块自落矣，再剂而鼻流鲜衄矣。又延诊之，则曰邪皆外出矣，又以原方去荆、防、杏仁，加射干、黄芩，一剂而喉外暴肿，再剂而喉内全烂，且顽痰上壅，骨节涨满，神志烦闷，睡寤恍惚。始知药误，急改延某乙医来视，曰：误服表药，受祸过深，不可救矣。姑以龙虎二仙汤灌之，卒无效。未几而汪之女及婢相继患此，鉴于甲医之失，不敢服药，令老妪挑去白块，出涎血升许，寻愈，几不解其何理。嗣于友人处，假得郑梅涧先生《重楼玉钥》一书阅之，乃知白喉

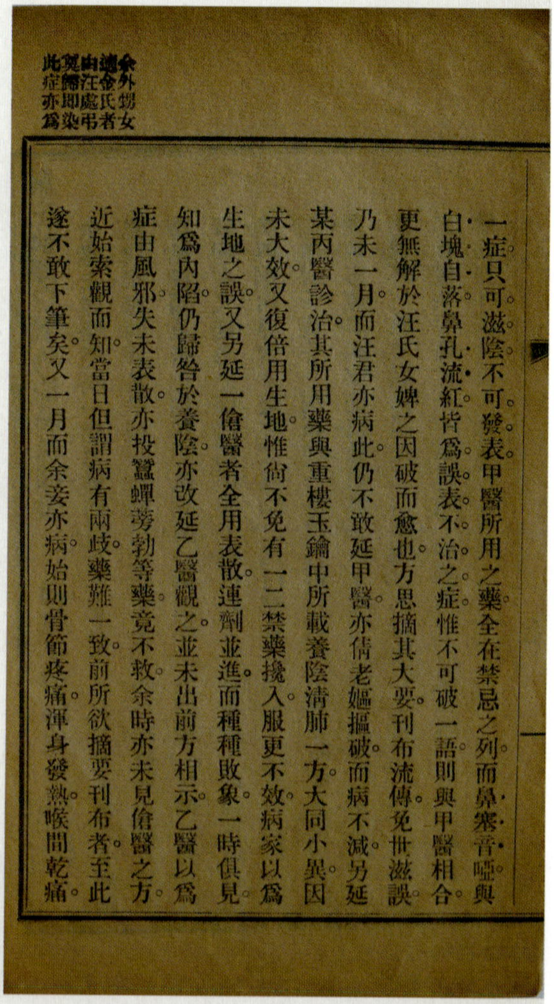

余外甥女適金氏者由汪處弔奠歸即染此症亦爲

一症只可滋陰不可發表甲醫所用之藥全在禁忌之列而鼻塞音啞與白塊自落鼻孔流紅皆爲誤表不治之症惟不可破一語則與甲醫相合更無解於汪氏女婢之因破而愈也方思摘其大要刊布流傳免世滋誤乃未一月而汪君亦病此仍不敢延甲醫亦倩老嫗摳破而病不減另延某丙醫診治其所用藥與重樓玉鑰中所載養陰清肺一方大同小異因未大效又復倍用生地惟尚不免有一二禁藥攙入服更不效病家以爲生地之誤又另延一傖醫者全用表散連劑並進而種種敗象一時俱見知爲內陷仍歸咎於養陰亦改延乙醫觀之並未出前方相示乙醫以爲症由風邪失未表散亦投蠶蟬蒡勃等藥竟不救余時亦未見傖醫之方近始索觀而知當日但謂病有兩歧藥難一致前所欲摘要刊布者至此遂不敢下筆矣又一月而余妾亦病始則骨節疼痛渾身發熱喉間乾痛

一症，只可滋阴，不可发表。甲医所用之药，全在禁忌之列，而鼻塞音哑与白块自落，鼻孔流红，皆为误表不治之症，惟不可破一语，则与甲医相合。更无解于汪氏女婢之因破而愈也。方思摘其大要，刊布流传，免世滋误。乃未一月，而汪君亦病此，仍不敢延甲医，亦请[1]老妪抠破，而病不减。另延某丙医诊治，其所用药与《重楼玉钥》中所载养阴清肺一方，大同小异。因未大效，又复倍用生地，惟尚不免有一二禁药搀入，服更不效。病家以为生地之误，又另延一伧医者全用表散，连剂并进，而种种败象，一时俱见，知为内陷，仍归咎于养阴。亦改延乙医观之，并未出前方相示，乙医以为症由风邪，失未表散，亦投蚕、蝉、蒡、勃等药，竟不救。余时亦未见伧医之方，近始索观而知，当日但谓病有两歧，药难一致，前所欲摘要刊布者，至此遂不敢下笔矣。【批：余外甥女适金氏者由汪处吊奠归即染此症亦为甲医以表散药致毙】又一月而余妾亦病，始则骨节疼痛，浑身发热，喉间干痛，

1 请：原作“倩”，疑误，据文义改。

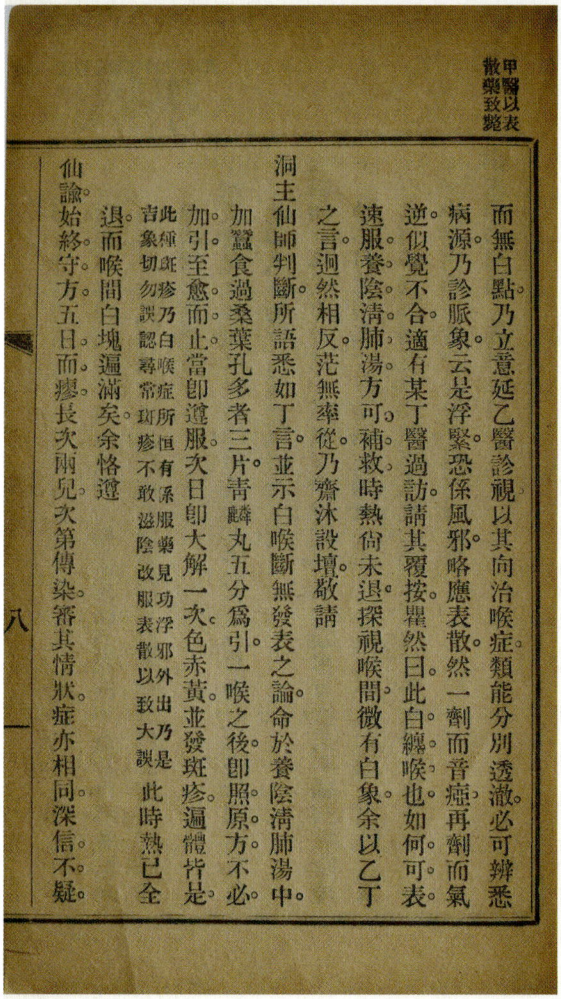
甲醫以表散藥致斃

而無白點。乃立意延乙醫診視。以其向治喉症。類能分別透澈。必可辨悉病源。乃診脈象。云是浮緊。恐係風邪。略應表散。然一劑而音瘂。再劑而氣逆。似覺不合。適有某丁醫過訪。請其覆按。瞿然曰。此白纏喉也。如何可表。速服養陰清肺湯方可補救。時熱尙未退。探視喉間。微有白象。余以乙丁之言。迥然相反。茫無率從。乃齋沐設壇。敬請

洞主仙師判斷。所語悉如丁言。並示白喉斷無發表之論。命於養陰清肺湯中。加蠶食過桑葉孔多者三片。靑麟丸五分爲引。一喉之後。即照原方。不必加引。至愈而止。當即遵服。次日即大解一次。色赤黃。並發斑疹。遍體皆是。此種斑疹乃白喉症所恒有係服藥見功浮邪外出乃是吉象切勿誤認尋常斑疹不敢滋陰改服表散以致大誤 此時熱已全退。而喉間白塊遍滿矣。余恪遵

仙諭。始終守方。五日而瘳。長次兩兒。次第傳染。審其情狀。症亦相同。深信。不疑。

而无白点，乃立意延乙医诊视，以其向治喉症，类能分别透澈，必可辨悉病源。乃诊脉象，云是浮紧，恐系风邪，略应表散，然一剂而音哑，再剂而气逆，似觉不合。适有某丁医过访，请其覆按，瞿然曰：此白缠喉也，如何可表，速服养阴清肺汤方可补救。时热尚未退，探视喉间，微有白象，余以乙、丁之言，迥然相反，茫无率从，乃斋沐设坛敬请洞主仙师判断，所语悉如丁言，并示白喉断无发表之论，命于养阴清肺汤中，加蚕食过桑叶孔多者三片，青麟丸五分为引，一剂[1]之后，即照原方，不必加引，至愈而止，当即遵服。次日即大解一次，色赤黄，并发斑疹，遍体皆是此种斑疹乃白喉症所恒有，系服药见功，浮邪外出，乃是吉象，切勿误认寻常斑疹，不敢滋阴，改服表散，以致大误。此时热已全退，而喉间白块遍满矣，余恪遵仙谕，始终守方，五日而瘳。长、次两儿，次第传染，审其情状，症亦相同，深信不疑，

1 剂：原作"喉"，疑误，据文义改。

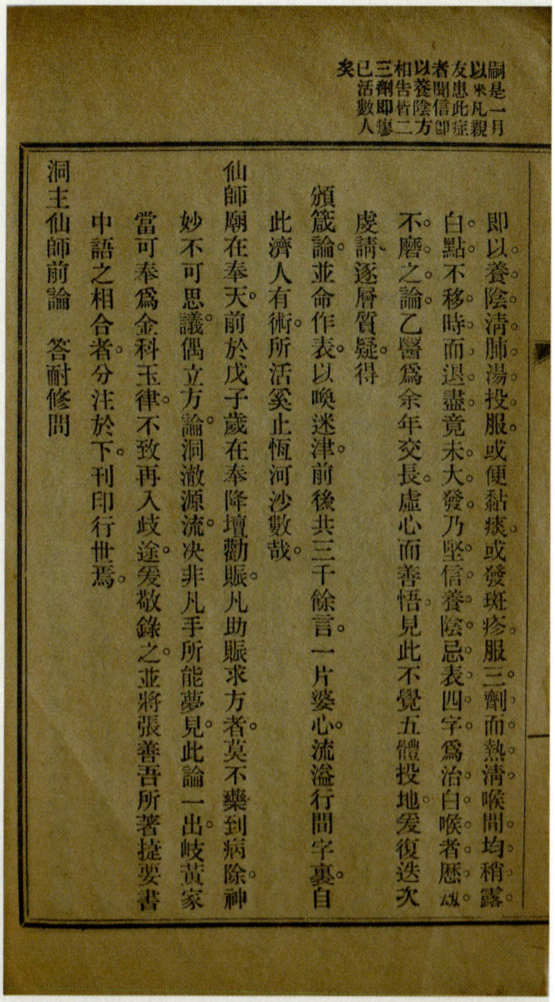

嗣是一月以來凡親友患此症者聞信卽以養陰方相告皆二三劑卽瘳已活數人矣

即以養陰清肺湯投服或便黏痰或發斑疹服三劑而熱清喉間均稍露白點不移時而退盡竟未大發乃堅信養陰忌表四字爲治白喉者歷劫不磨之論乙醫爲余年交長虛心而善悟見此不覺五體投地爰復迭次虔請逐層質疑得

頒箴論並命作表以喚迷津前後共三千餘言一片婆心流溢行間字裏自此濟人有術所活奚止恒河沙數哉

仙師廟在奉天前於戊子歲在奉降壇勸賑凡助賑求方者莫不藥到病除神妙不可思議偶立方論洞澈源流决非凡手所能夢見此論一出岐黃家當可奉爲金科玉律不致再入歧途爰敬錄之並將張善吾所著捷要書中語之相合者分注於下刊印行世焉

洞主仙師前論　答耐修問

即以养阴清肺汤投服，或便黏痰，或发斑疹，服三剂而热清，喉间均稍露白点，不移时而退尽，竟未大发，乃坚信养阴忌表四字为治白喉者历劫不磨之论。【批：嗣是一月以来，凡亲友患此症者，闻信即以养阴方相告，皆二三剂即瘳，已活数人矣。】乙医为余年交长，虚心而善悟，见此不觉五体投地，爰复迭次虔请，逐层质疑，得颁箴论，并命作表，以唤迷津，前后共三千余言，一片婆心，流溢行间字里，自此济人有术，所活奚止恒河沙数哉。

仙师庙在奉天，前于戊子岁在奉降坛劝赈，凡助赈求方者，莫不药到病除，神妙不可思议。偶立方论，洞澈源流，决非凡手所能梦见。此论一出，岐黄家当可奉为金科玉律，不致再入歧途，爰敬录之，并将张善吾所著《捷要》书中语之相合者，分注于下，刊印行世焉。

洞主仙师前论　答耐修问

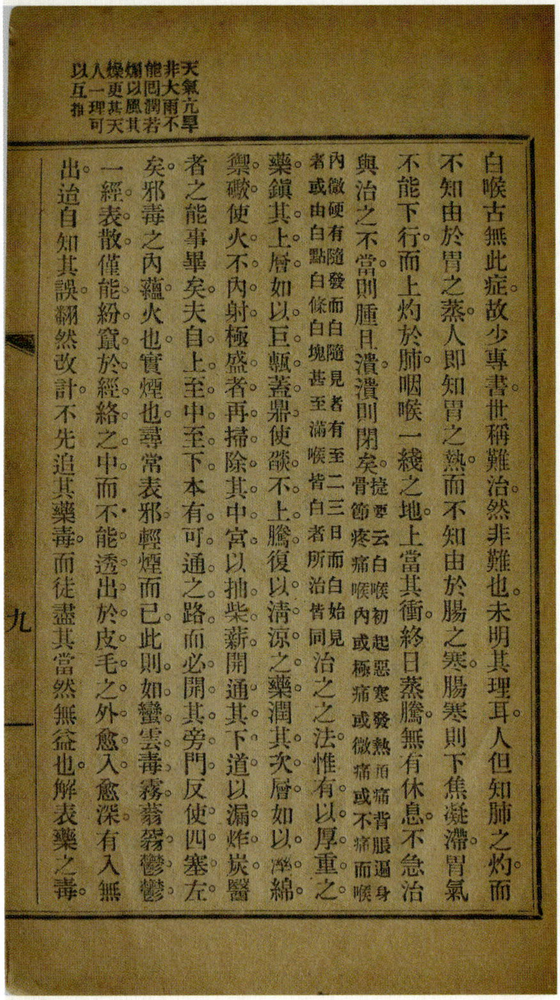

天氣亢旱非大雨不能回潤若煽以風其燥更甚天人一理可以互推

白喉古無此症。故少專書。世稱難治。然非難也。未明其理耳。人但知肺之灼而不知由於胃之蒸。人即知胃之熱。而不知由於腸之寒。腸寒則下焦凝滯。胃氣不能下行。而上灼於肺。咽喉一綫之地。上當其衝。終日蒸騰。無有休息。不急治與治之不當。則腫且潰。潰則閉矣。捷要云白喉初起惡寒發熱頭痛背脹遍身骨節疼痛喉內或極痛或微痛或不痛而喉內微硬有隨發而白隨見者有至二三日而白始見者或由白點白條白塊甚至滿喉皆白者所治皆同治之之法。惟有以厚重之藥。鎮其上層。如以巨甎蓋鼎。使燄不上騰。復以清涼之藥。潤其次層。如以溼綿禦礮。使火不內射。極盛者再掃除。其中宮。以抽柴薪。開通其下道。以漏炸炭。醫者之能事畢矣。夫自上至中至下。本有可通之路。而必開其旁門。反使四塞。左矣。邪毒之內蘊。火也。實煙也。尋常表邪。輕煙而已。此則如蠻雲毒霧。蓊蓊鬱鬱。一經表散。僅能紛竄於經絡之中。而不能透出於皮毛之外。愈入愈深。有入無出。迨自知其誤。翻然改計。不先追其藥毒。而徒盡其當然無益也。解表藥之毒。

白喉古无此症，故少专书，世称难治，然非难也，未明其理耳。人但知肺之灼，而不知由于胃之蒸；人即知胃之热，而不知由于肠之寒；肠寒则下焦凝滞，胃气不能下行，而上灼于肺，咽喉一线之地，上当其冲，终日蒸腾，无有休息，不急治与治之不当，则肿且溃，溃则闭矣。《捷要》云：白喉初起，恶寒发热，头痛，背胀，遍身骨节疼痛，喉内或极痛，或微痛，或不痛，而喉内微硬，有随发而白随见者，有至二三日而白始见者，或由白点、白条、白块甚至满喉皆白者，所治皆同。治之之法，惟有以厚重之药，镇其上层，如以巨砖盖鼎，使焰不上腾，复以清凉之药，润其次层，如以湿绵御炮，使火不内射，极盛者再扫除其中宫，以抽柴薪，开通其下道，以漏炸炭，医者之能事毕矣。夫自上至中至下，本有可通之路，而必开其旁门，反使四塞，左矣。邪毒之内蕴，火也，实烟也；寻常表邪，轻烟而已；此则如蛮云毒雾，蓊蓊郁郁，一经表散，仅能纷窜于经络之中，而不能透出于皮毛之外，愈入愈深，有入无出，迨自知其误，翻然改计，不先追其药毒，而徒尽其当然无益也。【批：天气亢旱，非大雨不能回润，若煽以风，其燥更甚，天人一理，可以互推。】解表药之毒，

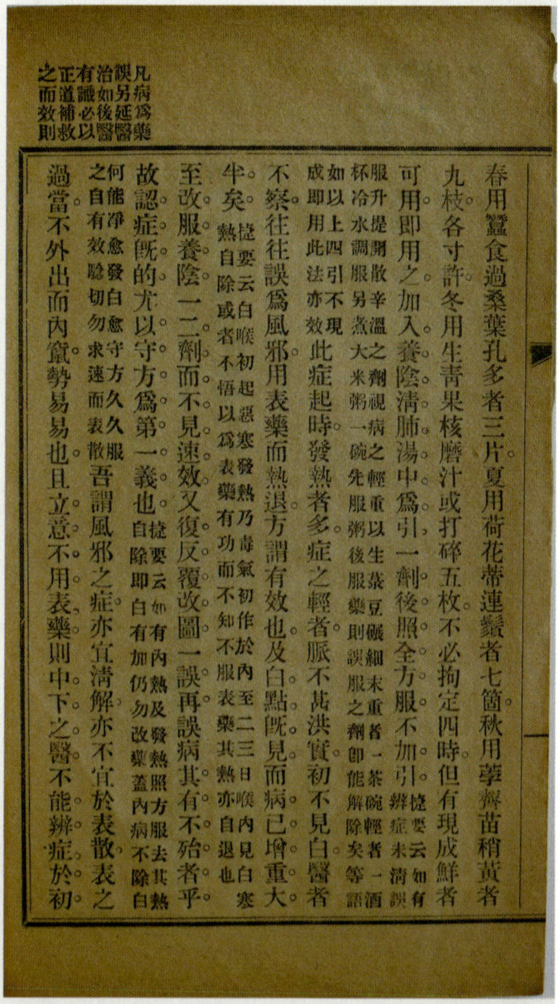
凡病爲藥誤另延醫治如後醫有識必以正道補救之而效則

春用蠶食過桑葉孔多者三片夏用荷花蒂連鬚者七箇秋用荸薺苗稍黃者九枝各寸許冬用生青果核磨汁或打碎五枚不必拘定四時但有現成鮮者可用即用之加入養陰清肺湯中爲引一劑後照全方服不加引捷要云如有辨症未清誤服升提開散辛溫之劑視病之輕重以生菉豆碾細末重者一茶碗輕者一酒杯冷水調服另煮大米粥一碗先服粥後服藥則誤服之劑即能解除矣等語如以上四引不現成即用此法亦效此症起時發熱者多症之輕者脈不甚洪實初不見白醫者不察往往誤爲風邪用表藥而熱退方謂有效也及白點既見而病已增重大半矣捷要云白喉初起惡寒發熱乃毒氣初作於內至二三日喉內見白寒熱自除或者不悟以爲表藥有功而不知不服表藥其熱亦自退也至改服養陰一二劑而不見速效又復反覆改圖一誤再誤病其有不殆者乎故認症既的尤以守方爲第一義也捷要云如有內熱及發熱照方服去其熱自除即白有加仍勿改藥蓋內病不除白何能淨愈發白愈守方久久服之自有效驗切勿求速而表散吾謂風邪之症亦宜清解亦不宜於表散表之過當不外出而內竄勢易易也且立意不用表藥則中下之醫不能辨症於初

春用蚕食过桑叶孔多者三片，夏用荷花蒂连须者七个，秋用荸荠苗稍黄者九枝，各寸许，冬用生青果核磨汁或打碎五枚，不必拘定四时，但有现成鲜者可用即用之，加入养阴清肺汤中为引，一剂后照全方服不加引。《捷要》云：如有辨症未清，误服升提开散辛温之剂，视病之轻重，以生绿豆碾细末，重者一茶碗，轻者一酒杯，冷水调服，另煮大米粥一碗，先服粥后服药，则误服之剂即能解除矣等语，如以上四引不现成，即用此法亦效。此症起时，发热者多，症之轻者，脉不甚洪实，初不见白，医者不察，往往误为风邪，用表药而热退，方谓有效也，及白点既见而病已增重大半矣。《捷要》云：白喉初起，恶寒发热，乃毒气初作于内，至二三日喉内见白，寒热自除，或者不悟以为表药有功，而不知不服表药其热亦自退也。至改服养阴一二剂，而不见速效，又复反覆改图，一误再误，病其有不殆者乎。故认症既的，尤以守方为第一义也。《捷要》云：如有内热及发热，照方服去，其热自除，即白有加仍勿改药，盖内病不除，白何能净。愈发白愈守方，久久服之，自有效验，切勿求速而表散。【批：凡病为药误另延医治，如后医有识，必以正道补救之而效，则前医犹引为功，救而不效则反被前医归咎，或前医未误误于后医，则后医更不任过，孰得孰失，往往混淆，可叹也。余初亦疑为滋阴所误，及读仙论向汪处索方阅之，果有伧医表散二方，在丙之后乙之前，且黄芩亦伧所命投也。】吾谓风邪之症，亦宜清解，亦不宜于表散，表之过当，不外出而内窜，势易易也。且立意不用表药，则中下之医，不能辨症于初

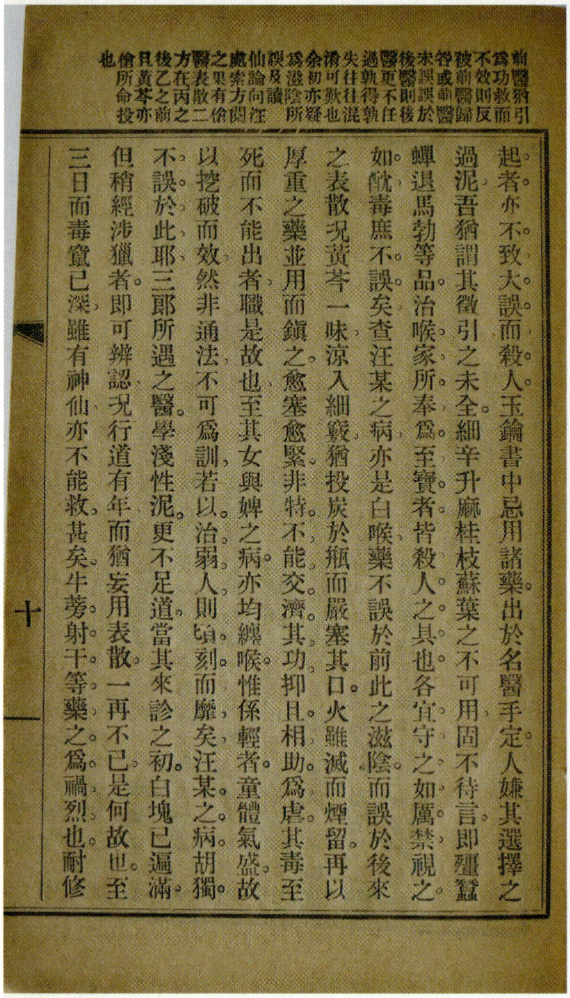

前醫猶引爲功救而不效則反被前醫歸咎醫誤於末或前後後誤醫任醫醫則孰過更不混失孰得也消往往疑余可歎所爲初亦誤滋陰注仙及讀閱處論向僉之索方二醫果有之方表散前後在丙亦且乙之投僉黃芩也所命

起者亦不致大誤而殺人玉鑰書中忌用諸藥出於名醫手定人嫌其選擇之過泥吾猶謂其徵引之未全細辛升麻桂枝蘇葉之不可用固不待言即殭蠶蟬退馬勃等品治喉家所奉爲至寶者皆殺人之具也各宜守之如厲禁視之如酖毒庶不誤矣查汪某之病亦是白喉藥不誤於前此之滋陰而誤於後來之表散况黃芩一味涼入細竅猶投炭於瓶而嚴塞其口火雖滅而煙留再以厚重之藥並用而鎮之愈塞愈緊非特不能交濟其功抑且相助爲虐其毒至死而不能出者職是故也至其女與婢之病亦均纏喉惟係輕者童體氣盛故以挖破而效然非通法不可爲訓若以治弱人則頃刻而靡矣汪某之病胡獨不誤於此耶三郎所遇之醫學淺性泥更不足道當其來診之初白塊已遍滿但稍經涉獵者即可辨認况行道有年而猶妄用表散一再不已是何故也至三日而毒竄已深雖有神仙亦不能救甚矣牛蒡射干等藥之爲禍烈也耐修

十

起者，亦不致大误而杀人。《玉钥》书中忌用诸药，出于名医手定，人嫌其选择之过泥，吾犹谓其征引之未全。细辛、升麻、桂枝、苏叶之不可用，固不待言，即僵蚕、蝉蜕、马勃等品，治喉家所奉为至宝者，皆杀人之具也，各宜守之如厉禁，视之如酖毒，庶不误矣。查汪某之病，亦是白喉，药不误于前此之滋阴，而误于后来之表散。况黄芩一味，凉入细窍，犹投炭于瓶而严塞其口，火虽灭而烟留，再以厚重之药并用而镇之，愈塞愈紧，非特不能交济其功，抑且相助为虐，其毒至死而不能出者，职是故也。至其女与婢之病，亦均缠喉，惟系轻者，童体气盛，故以挖破而效。然非通法不可为训，若以治弱人，则顷刻而靡矣。汪某之病，胡独不误于此耶。三郎所遇之医，学浅性泥，更不足道，当其来诊之初，白块已遍满，但稍经涉猎者，即可辨认，况行道有年而犹妄用表散，一再不已，是何故也，至三日而毒窜已深，虽有神仙亦不能救，甚矣。牛蒡、射干等药之为祸烈也。耐修

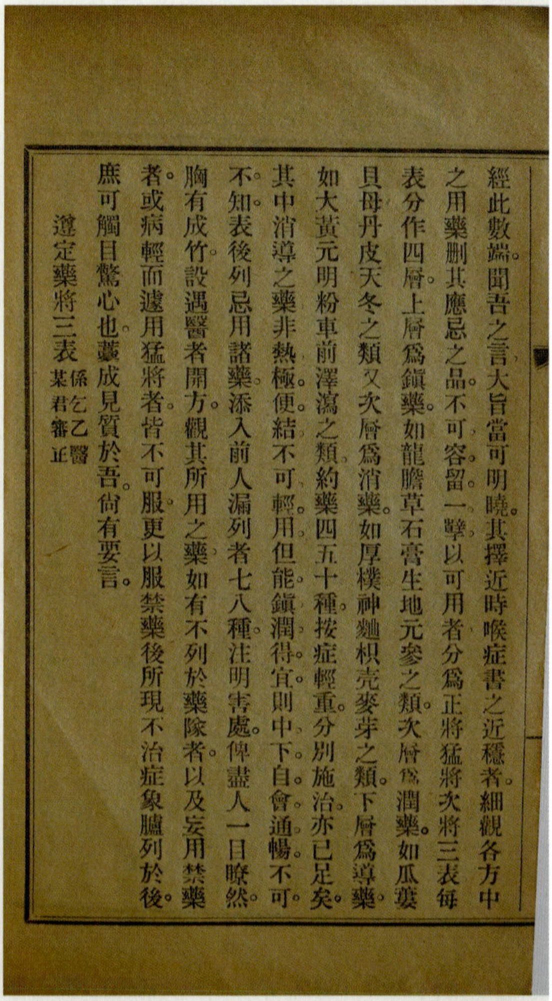

經此數端。聞吾之言大旨當可明曉。其擇近時喉症書之近穩者。細觀各方中之用藥刪其應忌之品。不可容留一孽。以可用者分爲正將猛將次將三表每表分作四層。上層爲鎭藥。如龍膽草石膏生地元參之類。次層爲潤藥。如瓜蔞貝母丹皮天冬之類。又次層爲消藥。如厚樸神麯枳殼麥芽之類。下層爲導藥。如大黃元明粉車前澤瀉之類。約藥四五十種。按症輕重。分別施治。亦已足矣。其中消導之藥非熱極便結不可輕用。但能鎭潤得宜。則中下自會通暢。不可不知。表後列忌用諸藥。添入前人漏列者七八種。注明害處。俾盡人一目瞭然。胸有成竹。設遇醫者開方。觀其所用之藥。如有不列於藥隊者。以及妄用禁藥者。或病輕而遽用猛將者。皆不可服。更以服禁藥後所現不治症象臚列於後。庶可觸目驚心也。藁成見質於吾。尙有要言。

遵定藥將三表 係乞乙醫某君審正

经此数端，闻吾之言，大旨当可明晓。其择近时喉症书之近稳者，细观各方中之用药，删其应忌之品，不可容留一孽。以可用者分为正将、猛将、次将三表，每表分作四层。上层为镇药，如龙胆草、石膏、生地、元参之类。次层为润药，如瓜蒌、贝母、丹皮、天冬之类。又次层为消药，如厚朴、神曲、枳壳、麦芽之类。下层为导药，如大黄、元明粉、车前、泽泻之类。约药四五十种，按症轻重，分别施治，亦已足矣。其中消导之药非热极便结不可轻用，但能镇润得宜，则中下自会通畅，不可不知。表后列忌用诸药，添入前人漏列者七八种，注明害处，俾尽人一目了然，胸有成竹。设遇医者开方，观其所用之药，如有不列于药队者，以及妄用禁药者，或病轻而遽用猛将者，皆不可服。更以服禁药后所现不治症象胪列于后，庶可触目惊心也。稿成见质于吾，尚有要言。

遵定药将三表系乞乙医某君审正

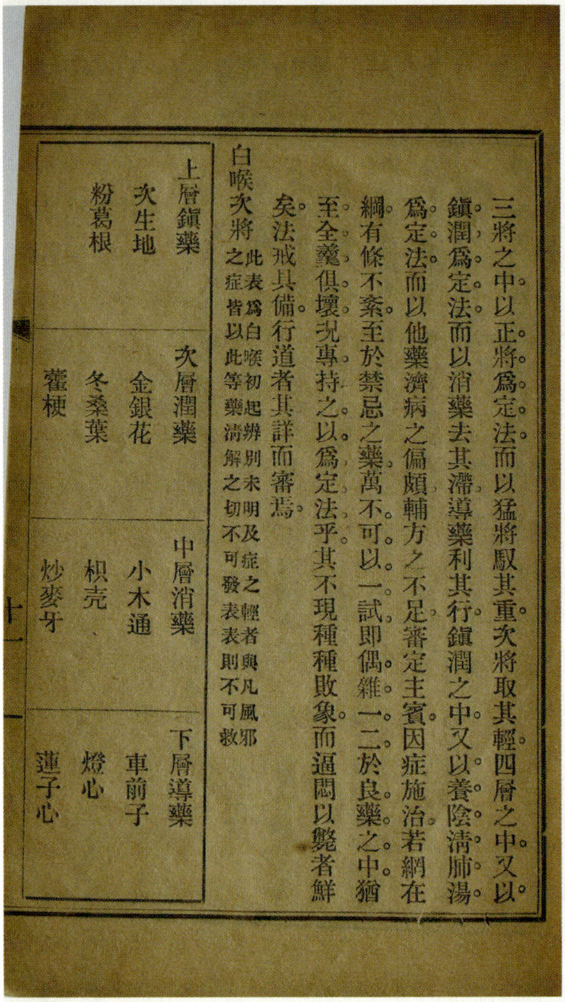

三將之中以正將爲定法而以猛將馭其重次將取其輕四層之中又以鎭潤爲定法而以消藥去其滯導藥利其行鎭潤之中又以養陰清肺湯爲定法而以他藥濟病之偏頗輔方之不足審定主賓因症施治若網在綱有條不紊至於禁忌之藥萬不可以一試即偶雜一二於良藥之中猶至全甕俱壞況專持之以爲定法乎其不現種種敗象而逼悶以斃者鮮矣法戒具備行道者其詳而審焉

白喉次將 此表爲白喉初起辨別未明及症之輕者與凡風邪之症皆以此等藥清解之切不可發表表則不可救

上層鎭藥	次層潤藥	中層消藥	下層導藥
次生地 粉葛根	金銀花 冬桑葉 藿梗	小木通 枳壳 炒麥芽	車前子 燈心 蓮子心

三将之中，以正将为定法，而以猛将驭其重，次将取其轻。四层之中，又以镇润为定法，而以消药去其滞，导药利其行。镇润之中，又以养阴清肺汤为定法，而以他药济病之偏颇，辅方之不足。审定主宾，因症施治，若网在纲，有条不紊。至于禁忌之药，万不可以一试，即偶杂一二于良药之中，犹至全羹俱坏，况专持之以为定法乎。其不现种种败象，而逼闷以毙者鲜矣。法戒具备，行道者其详而审焉。

白喉次将[1]

此表为白喉初起，辨别未明及症之轻者，与凡风邪之症，皆以此等药清解之，切不可发表，表则不可救。

上层镇药	次层润药	中层消药	下层导药
次生地 粉葛根	金银花 冬桑叶 藿　梗 枇杷叶 紫　菀 柿　霜	小木通 枳　壳 炒麦芽 竹　叶	车前子 灯　心 莲子心

1 白喉次将：据文义，此段应在“白喉猛将”后。

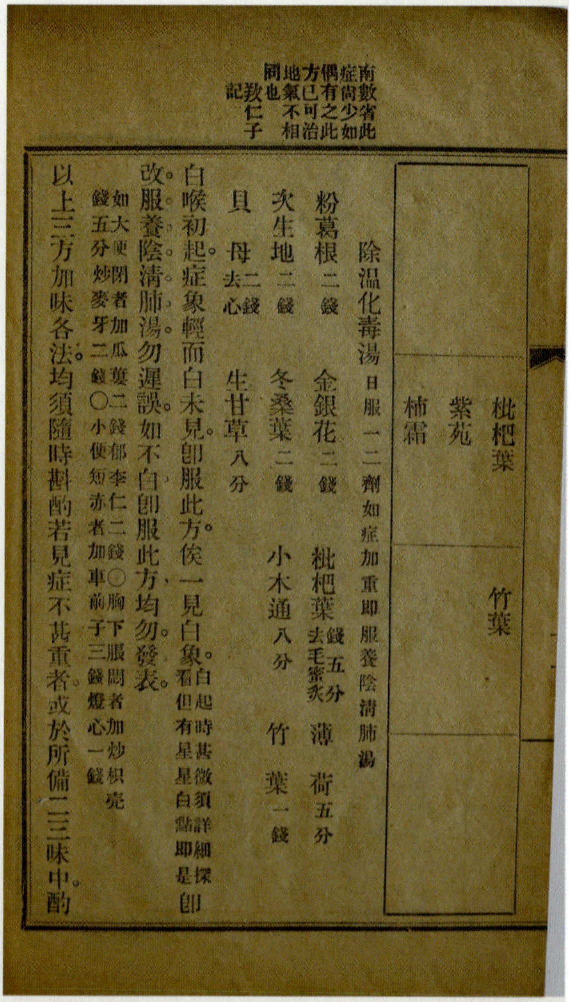

南數省此症尚少如偶有之此方已可治此地氣不相同也敦仁子記

枇杷葉　紫苑　柿霜　竹葉

除温化毒湯日服一二劑如症加重即服養陰清肺湯

粉葛根二錢　金銀花二錢　枇杷葉錢五分去毛蜜炙　薄荷五分

次生地二錢　冬桑葉二錢　小木通八分　竹葉一錢

貝母二錢去心　生甘草八分

白喉初起。症象輕而白未見。卽服此方。俟一見白象。白起時甚微須詳細探看但有星星白點即是卽改服養陰清肺湯。勿遲誤。如不白。卽服此方。均勿發表。

如大便閉者加瓜蔞二錢〇郁李仁二錢〇胸下脹悶者加炒枳殼錢五分炒麥芽二錢〇小便短赤者加車前子三錢燈心一錢

以上三方加味各法。均須隨時斟酌。若見症不甚重者。或於所備二三味中。酌

除瘟[1]化毒汤日服一二剂，如症加重即服养阴清肺汤

【批：南数省此症尚少，如偶有之，此方已可治，地气不相同也。敦仁子记】

粉葛根二钱　金银花二钱　枇杷叶钱五分，去毛，蜜炙　薄荷五分　次生地二钱　冬桑叶二钱　小木通八分　竹叶一钱　贝母二钱，去心　生甘草八分

白喉初起，症象轻而白未见，即服此方，俟一见白象白起时甚微须详细探看，但有星星白点即是，即改服养阴清肺汤，勿迟误，如不白，即服此方，均勿发表。

如大便闭者，加瓜蒌二钱，郁李仁二钱；胸下胀闷者，加炒枳壳钱五分，炒麦芽二钱；小便短赤者，加车前子三钱，灯心一钱。

以上三方加味各法，均须随时斟酌，若见症不甚重者，或于所备二三味中，酌

1 瘟：原作“温”，据《白喉治法忌表抉微》改。

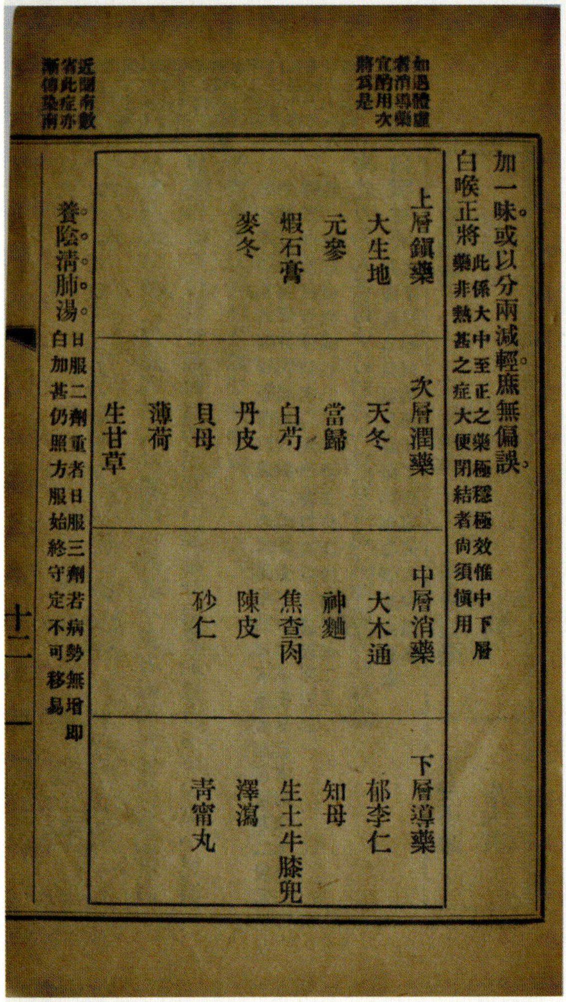
如遇體虛者消導藥宜酌用次將爲是

近聞有數省此症亦漸傳染[illegible]

加一味。或以分兩減輕。庶無偏誤。

白喉正將 此係大中至正之藥極穩極效惟中下層藥非熱甚之症大便閉結者尚須慎用

上層鎮藥	次層潤藥	中層消藥	下層導藥
大生地 元參 煅石膏 麥冬	天冬 當歸 白芍 丹皮 貝母 薄荷 生甘草	大木通 神麯 焦查肉 陳皮 砂仁	郁李仁 知母 生土牛膝兜 澤瀉 青甯丸

養陰清肺湯。日服二劑重者日服三劑若病勢無增即白加甚仍照方服始終守定不可移易

十二

加一味，或以分两减轻，庶无偏误。

白喉正将

此系大中至正之药，极稳极效，惟中下层药非热甚之症，大便闭结者，尚须慎用。

【批：如遇体虚者，消导药宜酌用次将为是。】

上层镇药	次层润药	中层消药	下层导药
大生地 元　参 煅石膏 麦　冬	天　冬 当　归 白　芍 丹　皮 贝　母 薄　荷 生甘草	大木通 神　曲 焦楂肉 陈　皮 砂　仁	郁李仁 知　母 生土牛膝兜 泽　泻 青宁丸

养阴清肺汤日服二剂，重者日服三剂，若病势无增，即白加甚，仍照方服，始终守定，不可移易。

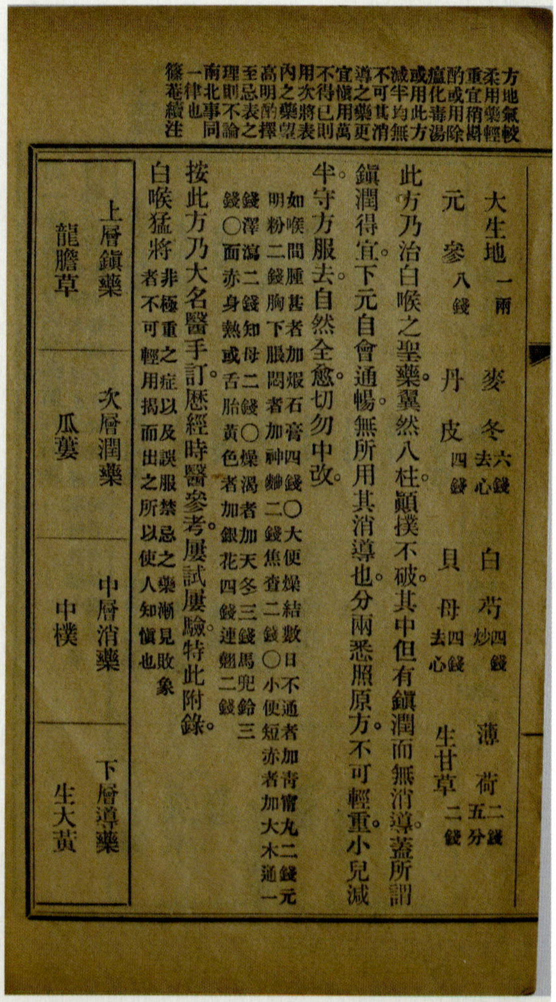

方地氣較柔用藥輕重宜稍斟酌或用除瘟化毒湯或用此方減半均無不可其消導之藥更宜慎用萬不得已則用次將表內之藥望高明酌擇至忌表之理則不論南北事同一律也筱庵續注

大生地一兩　麥冬六錢去心　白芍四錢炒　薄荷二錢五分

元參八錢　丹皮四錢　貝母四錢去心　生甘草二錢

此方乃治白喉之聖藥。翼然八柱。顛撲不破。其中但有鎮潤而無消導。蓋所謂鎮潤得宜。下元自會通暢。無所用其消導也。分兩悉照原方。不可輕重。小兒減半。守方服去。自然全愈。切勿中改。

如喉間腫甚者加煆石膏四錢○大便燥結數日不通者加青甯丸二錢元明粉二錢○胸下脹悶者加神麯二錢焦查二錢○小便短赤者加大木通一錢澤瀉二錢知母二錢○燥渴者加天冬三錢馬兜鈴三錢○面赤身熱或舌胎黃色者加銀花四錢連翹二錢

按此方乃大名醫手訂。歷經時醫參考。屢試屢驗。特此附錄。

白喉猛將　非極重之症以及誤服禁忌之藥漸見敗象者不可輕用揭而出之所以使人知慎也

上層鎮藥	次層潤藥	中層消藥	下層導藥
龍膽草	瓜蔞	中樸	生大黃

大生地一两　麦冬六钱，去心　白芍四钱，炒　薄荷二钱五分　元参八钱　丹皮四钱　贝母四钱，去心　生甘草二钱

此方乃治白喉之圣药，翼然八柱，颠扑不破。其中但有镇润而无消导，盖所谓镇润得宜，下元自会通畅，无所用其消导也。分两悉照原方，不可轻重，小儿减半。守方服去，自然全愈，切勿中改。

如喉间肿甚者，加煅石膏四钱；大便燥结数日不通者，加青宁丸二钱，元明粉二钱；胸下胀闷者，加神曲二钱，焦楂二钱；小便短赤者，加大木通一钱，泽泻二钱，知母二钱；燥渴者，加天冬三钱，马兜铃三钱；面赤身热或舌苔[1]黄色者，加银花四钱，连翘二钱。

【批：近闻南数省此症亦渐传染，南方地气较柔，用药轻重宜稍斟酌，或用除瘟化毒汤，或用此方减半均无不可，其消导之药更宜慎用，万不得已则用次将表内之药，望高明酌择，至忌表之理，则不论南北事同一律也。筱庵续注】

按：此方乃大名医手订，历经时医参考，屡试屡验，特此附录。

白喉猛将

非极重之症，以及误服禁忌之药，渐见败象者不可轻用，揭而出之，所以使人知慎也。

上层镇药	次层润药	中层消药	下层导药
龙胆草	瓜　蒌	中　朴	生大黄

1 苔：原作“胎”，据文义改。

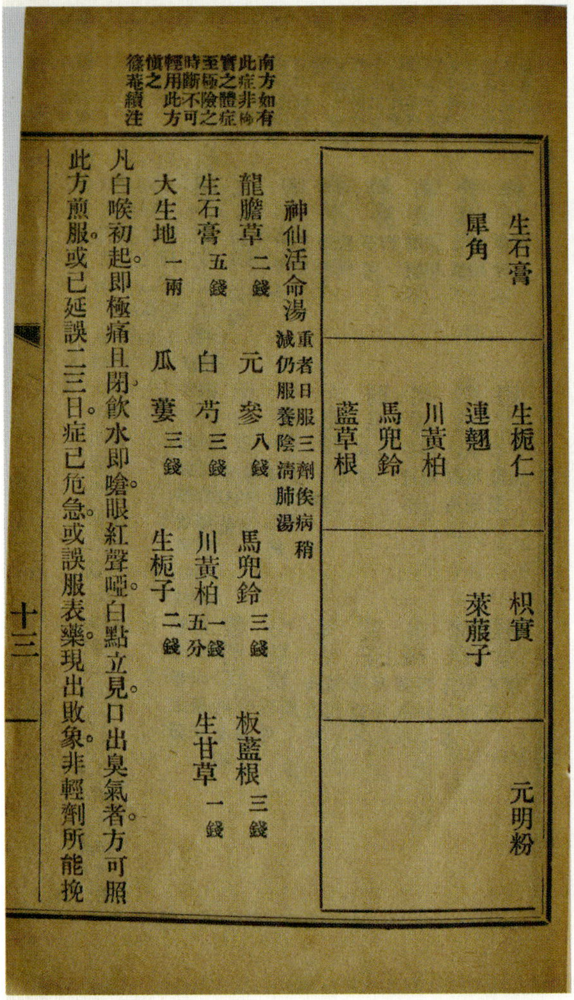

南方如有此症非極實之體症至極險之時斷不可輕用此方慎之 筱菴續注

生石膏 犀角	生梔仁 連翹 川黃柏 馬兜鈴 藍草根	枳實 萊菔子	元明粉

神仙活命湯重者日服三劑俟病稍減仍服養陰清肺湯

龍膽草二錢 元參八錢 馬兜鈴三錢 板藍根三錢

生石膏五錢 白芍三錢 川黃柏一錢五分 生甘草一錢

大生地一兩 瓜蔞三錢 生梔子二錢

凡白喉初起。即極痛且閉。飲水即嗆。眼紅聲啞。白點立見。口出臭氣者。方可照此方煎服。或已延誤二三日。症已危急。或誤服表藥。現出敗象。非輕劑所能挽

十三

生石膏 犀　角	生栀仁 连　翘 川黄柏 马兜铃 蓝草根	枳　实 莱菔子	元明粉

神仙活命汤重者日服三剂，俟病稍减，仍服养阴清肺汤

【批：南方如有此症，非极实之体症，至极险之时，断不可轻用此方，慎之。筱庵续注】

龙胆草二钱　元参八钱　马兜铃三钱　板蓝根三钱　生石膏五钱　白芍三钱　川黄柏一钱五分　生甘草一钱　大生地一两　瓜蒌三钱　生栀子二钱

凡白喉初起，即极痛且闭，饮水即呛，眼红声哑，白点立见，口出臭气者，方可照此方煎服，或已延误二三日，症已危急，或误服表药，现出败象，非轻剂所能挽

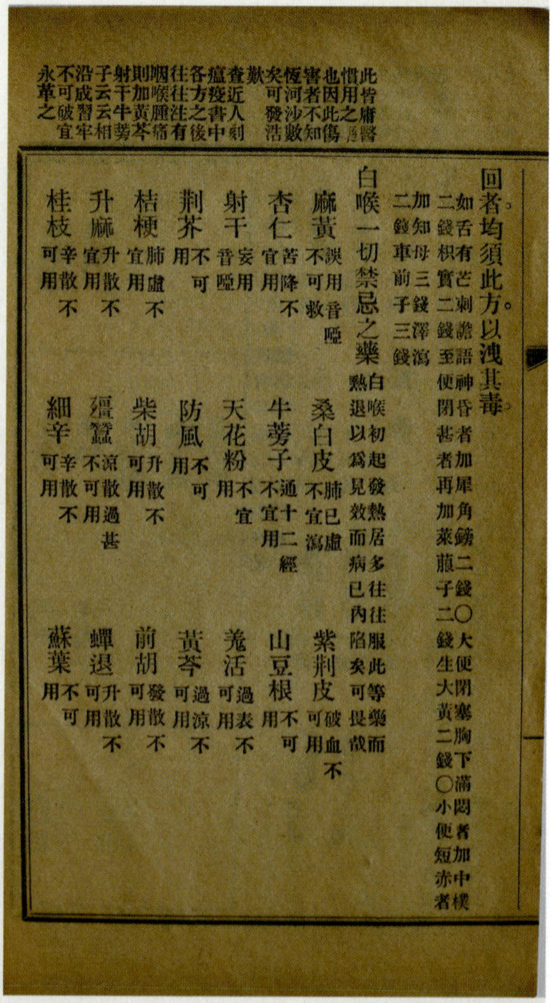
此皆庸醫慣用之藥也因此傷害者不知恆河沙數矣可發浩歎
查近人刻瘟疫書中各方之後往往注有咽喉腫痛則加黃芩射干牛蒡子云云相沿成習牢不可破宜永革之

回者。均須此方。以洩其毒。

如舌有芒刺譫語神昏者加犀角鎊二錢○大便閉塞胸下滿悶者加中樸二錢枳實二錢至便閉甚者再加萊菔子二錢生大黃二錢○小便短赤者加知母三錢澤瀉二錢車前子三錢

白喉一切禁忌之藥

白喉初起發熱居多往往服此等藥而熱退以為見效而病已內陷矣可畏哉

麻黃誤用音啞不可救　杏仁苦降不宜用　射干妄用音啞　荊芥不可用　桔梗肺虛不宜用　升麻升散不宜用　桂枝辛散不可用

桑白皮肺已虛不宜瀉　牛蒡子通十二經不宜用　天花粉不宜用　防風不可用　柴胡升散不可用　殭蠶涼散過甚不可用　細辛辛散不可用

紫荊皮破血不可用　山豆根不可用　羌活過表不可用　黃芩過涼不可用　前胡發散不可用　蟬退升散不可用　蘇葉不可用

回者，均须此方，以泄其毒。

如舌有芒刺，谵语神昏者，加犀角镑二钱；大便闭塞，胸下满闷者，加中朴二钱，枳实二钱，至便闭甚者，再加莱菔子二钱，生大黄二钱；小便短赤者，加知母三钱，泽泻二钱，车前子三钱。

白喉一切禁忌之药

白喉初起，发热居多，往往服此等药而热退，以为见效，而病已内陷矣，可畏哉。【批：此皆庸医惯用之药也，因此伤害者不知恒河沙数矣，可发浩叹。】

麻黄误用音哑，不可救　桑白皮肺已虚，不宜泻　紫荆皮破血，不可用　杏仁苦降，不宜用　牛蒡子通十二经，不宜用　山豆根不可用　射干妄用音哑　天花粉不宜用　羌活过表，不可用　荆芥不可用　防风不可用　黄芩过凉，不可用　桔梗肺虚，不宜用　柴胡升散，不可用　前胡发散，不可用　升麻升散，不宜用　僵蚕凉散过甚，不可用　蝉蜕升散，不可用　桂枝辛散，不可用　细辛辛散，不可用　苏叶不可用

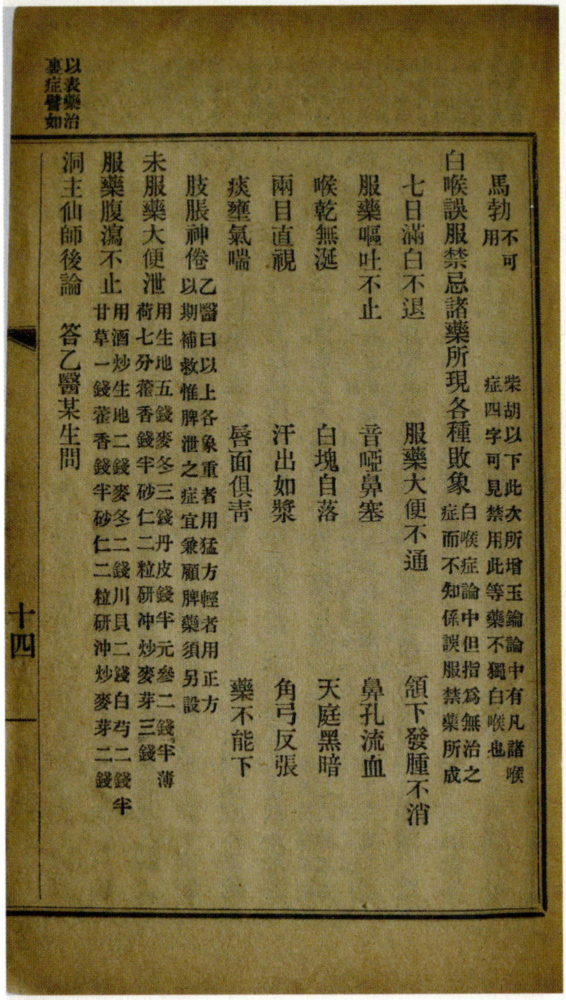

马勃不可用

柴胡以下，此次所增。《玉钥》论中，有“凡诸喉症”四字，可见禁用此等药，不独白喉也。

【批：查近人刻瘟疫书中，各方之后往往注有咽喉肿痛则加黄芩、射干、牛蒡子云云，相沿成习，牢不可破，宜永革之。】

白喉误服禁忌诸药所现各种败象

《白喉症论》中，但指为无治之症，而不知系误服禁药所成。

七日满白不退　服药大便不通　颔下发肿不消　服药呕吐不止　音哑鼻塞　鼻孔流血　喉干无涎　白块自落　天庭黑暗　两目直视　汗出如浆　角弓反张　痰壅气喘　唇面俱青　药不能下　肢胀神倦

乙医曰：以上各象，重者用猛方，轻者用正方，以期补救，惟脾泄之症，宜兼顾脾药，须另设。

未服药大便泄，用生地五钱，麦冬三钱，丹皮钱半，元参二钱半，薄荷七分，藿香钱半，砂仁二粒研冲，炒麦芽三钱。

服药腹泻不止，用酒炒生地二钱，麦冬二钱，川贝二钱，白芍二钱半，甘草一钱，藿香钱半，砂仁二粒研冲，炒麦芽二钱。

洞主仙师后论　答乙医某生问

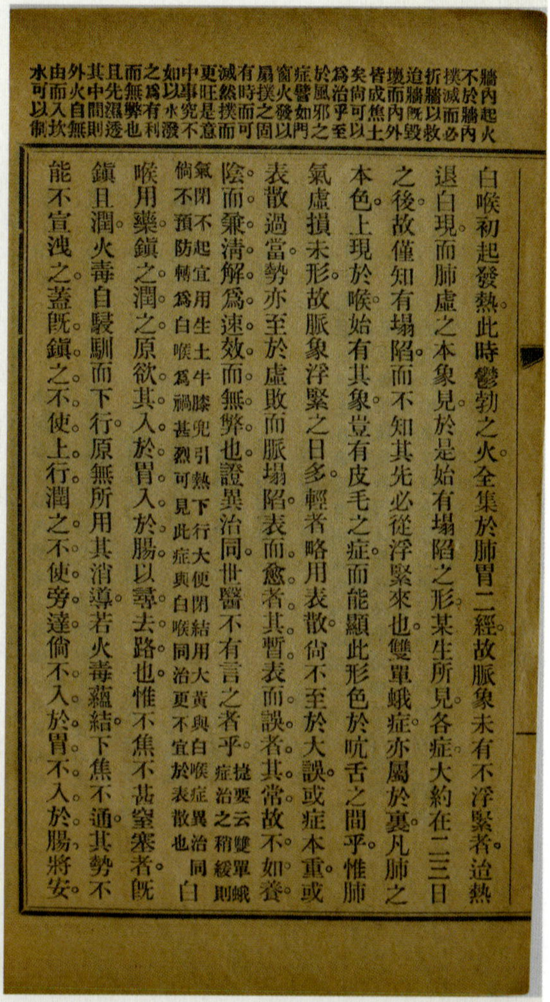

牆內起火不於牆內撲滅而必折牆以救迨牆既毀壞而內外皆成焦土矣尚可以爲治乎至於風邪之症譬如門窗火發以扇撲之固有時而可滅然撲而更旺是意中事究不如以水潑之爲有利而無弊也且先濕透其中間則外火自無由而入坎水可以制

白喉初起發熱。此時鬱勃之火。全集於肺胃二經。故脈象未有不浮緊者。迨熱退白現。而肺虛之本象見。於是始有塌陷之形。某生所見各症。大約在二三日之後。故僅知有塌陷而不知其先必從浮緊來也。雙單蛾症。亦屬於裏。凡肺之本色。上現於喉。始有其象。豈有皮毛之症。而能顯此形色於吭舌之間乎。惟肺氣虛損未形。故脈象浮緊之日多。輕者略用表散。尚不至於大誤。或症本重。或表散過當。勢亦至於虛敗而脈塌陷。表而愈者其暫。表而誤者其常。故不如養陰而兼清解。爲速效而無弊也。證異治同。世醫不有言之者乎。捷要云雙單蛾症治之稍緩則氣閉不起宜用生土牛膝兜引熱下行大便閉結用大黃與白喉症異治同倘不預防轉爲白喉爲禍甚烈可見此症與白喉同治更不宜於表散也白喉用藥。鎮之潤之。原欲其入於胃入於腸。以尋去路也。惟不焦不甚窒塞者。既鎮且潤。火毒自駸馴而下行。原無所用其消導。若火毒蘊結。下焦不通。其勢不能不宣洩之。蓋既鎮之。不使上行。潤之。不使旁達。倘不入於胃。不入於腸。將安

白喉初起发热，此时郁勃之火，全集于肺胃二经，故脉象未有不浮紧者，迨热退白现，而肺虚之本象见，于是始有塌陷之形。某生所见各症，大约在二三日之后，故仅知有塌陷，而不知其先必从浮紧来也。双单蛾症，亦属于里。凡肺之本色，上现于喉，始有其象，岂有皮毛之症，而能显此形色于吭舌之间乎。惟肺气虚损未形，故脉象浮紧之日多，轻者略用表散，尚不至于大误，或症本重，或表散过当，势亦至于虚败而脉塌陷。表而愈者其暂，表而误者其常，故不如养阴而兼清解，为速效而无弊也。证异治同，世医不有言之者乎。《捷要》云：双单蛾症，治之稍缓则气闭不起，宜用生土牛膝兜引热下行，大便闭结用大黄，与白喉症异治同，倘不预防转为白喉，为祸甚烈，可见此症与白喉同治，更不宜于表散也。【批：以表药治里症，譬如墙内起火，不于墙内扑灭而必折[1]墙以救，迨墙既毁坏而内外皆成焦土矣，尚可以为治乎。至于风邪之症，譬如门窗火发以扇扑之，固有时而可灭，然扑而更旺是意中事，究不如以水泼之为有利而无弊也，且先湿透其中间，则外火自无由而入，坎水可以制离火，巽木反以生离火，易理具在，可共明也。】白喉用药，镇之、润之，原欲其入于胃入于肠，以寻去路也，惟不[2]焦不甚窒塞者，既镇且润，火毒自骎驯而下行，原无所用其消导。若火毒蕴结，下焦不通，其势不能不宣泄之。盖既镇之不使上行，润之不使旁达，倘不入于胃，不入于肠，将安

1 折：据文义，疑为“拆”。
2 不：据文义，疑为“下”。

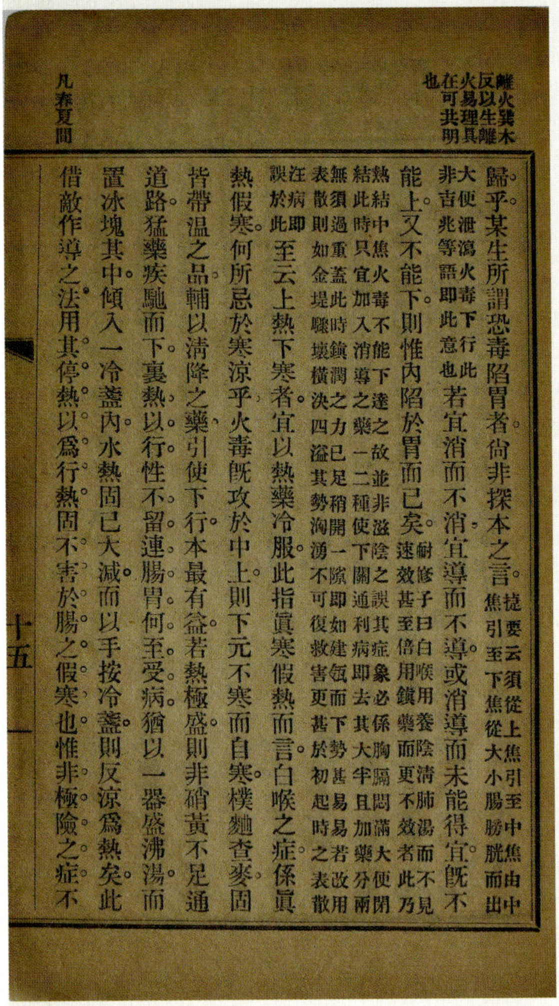

離火巽木反以生離火易理其在可共明也

凡春夏間

十五

歸乎。某生所謂恐毒陷胃者。尚非探本之言。捷要云須從上焦引至中焦由中焦引至下焦從大小腸膀胱而出大便泄瀉火毒下行此非吉兆等語即此意也若宜消而不消。宜導而不導。或消導而未能得宜。既不能上。又不能下。則惟內陷於胃而已矣。耐修子曰白喉用養陰清肺湯而不見速效甚至倍用鎮藥而更不效者此乃熱結中焦火毒不能下達之故並非滋陰之誤其症象必係胸膈悶滿大便閉結此時只宜加入消導之藥一二種使下關通利病即去其大半且加藥分兩無須過重蓋此時鎮潤之力已足稍開一隙即如建瓴而下勢甚易易若改用表散則如金堤驟壞橫決四溢其勢洶湧不可復救害更甚於初起時之表散汪病即誤於此至云上熱下寒者。宜以熱藥冷服。此指眞寒假熱而言。白喉之症。係眞熱假寒。何所忌於寒涼乎。火毒既攻於中上。則下元不寒而自寒。樸麯查麥。固皆帶溫之品。輔以清降之藥。引使下行。本最有益。若熱極盛。則非硝黃不足通道路。猛藥疾馳而下。裏熱以行。性不留連腸胃。何至受病。猶以一器盛沸湯而置冰塊其中。傾入一冷盞內。水熱固已大減。而以手按冷盞。則反涼爲熱矣。此借敵作導之法。用其停熱以爲行熱。固不害於腸之假寒也。惟非極險之症。不

归乎。某生所谓恐毒陷胃者，尚非探本之言。《捷要》云：须从上焦引至中焦，由中焦引至下焦，从大小肠膀胱而出，大便泄泻，火毒下行，此非吉兆等语，即此意也。若宜消而不消，宜导而不导，或消导而未能得宜，既不能上，又不能下，则惟内陷于胃而已矣。耐修子曰：白喉用养阴清肺汤而不见速效，甚至倍用镇药而更不效者，此乃热结中焦，火毒不能下达之故，并非滋阴之误。其症象必系胸膈闷满，大便闭结，此时只宜加入消导之药一二种，使下关通利，病即去其大半，且加药分两无须过重，盖此时镇润之力已足，稍开一隙即如建瓴而下，势甚易易。若改用表散，则如金堤骤坏，横决四溢，其势汹涌，不可复救，害更甚于初起时之表散，汪病即误于此。至云上热下寒者，宜以热药冷服，此指真寒假热而言。白喉之症，系真热假寒，何所忌于寒凉乎。火毒既攻于中上，则下元不寒而自寒，朴、曲、楂、麦，固皆带温之品，辅以清降之药，引使下行，本最有益。若热极盛，则非硝、黄不足通道路。猛药疾驰而下，里热以行，性不留连肠胃，何至受病。犹以一器盛沸汤，而置冰块其中，倾入一冷盏内，水热固已大减，而以手按冷盏，则反凉为热矣。此借敌作导之法，用其停热以为行热，固不害于肠之假寒也。惟非极险之症，不

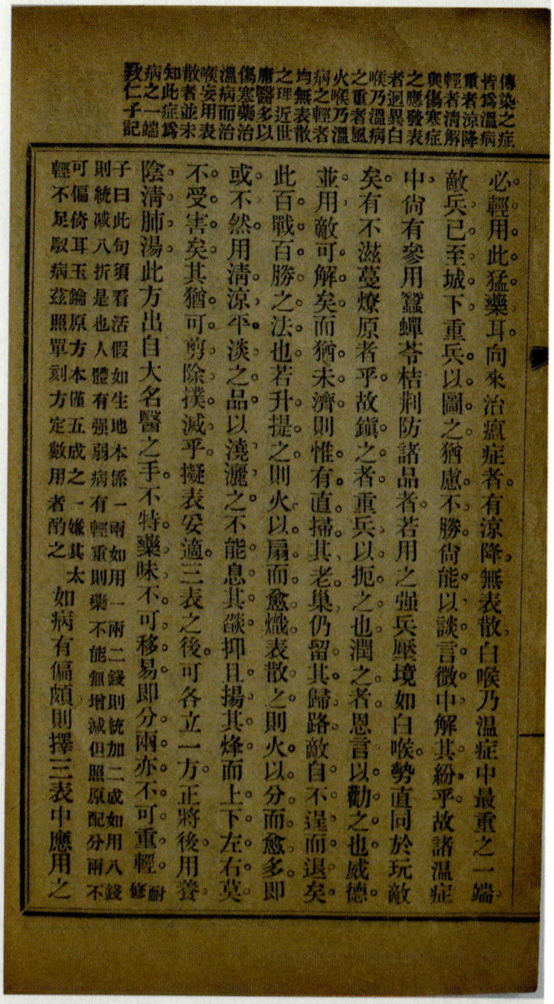

傳染之症皆為温病重者涼降輕者清解與傷寒症之應發表者迥異白喉乃温病之重者風火喉乃温病之輕者均無表散之理近世庸醫多以傷寒藥治温病而治喉妄用表散者並未知此症為病之一端致仁子記

必輕用此猛藥耳向來治瘟症者有涼降無表散白喉乃温症中最重之一端敵兵已至城下重兵以圖之猶慮不勝倘能以談言微中解其紛乎故諸温症中倘有參用蠶蟬苓桔荆防諸品者若用之强兵壓境如白喉勢直同於玩敵矣有不滋蔓燎原者乎故鎭之者重兵以扼之也潤之者恩言以勸之也威德並用敵可解矣而猶未濟則惟有直掃其老巢仍留其歸路敵自不逞而退矣此百戰百勝之法也若升提之則火以扇而愈熾表散之則火以分而愈多即或不然用清涼平淡之品以澆灑之不能息其燄抑且揚其烽而上下左右莫不受害矣其猶可剪除撲滅乎擬表妥適三表之後可各立一方正將後用養陰清肺湯此方出自大名醫之手不特藥味不可移易即分兩亦不可重輕耐修子曰此句須看活假如生地本係一兩如用一兩二錢則統加二成如用八錢則統減八折是也人體有强弱病有輕重則藥不能無增減但照原配分兩不可偏倚耳玉鑰原方本僅五成之一嫌其太輕不足馭病茲照單刻方定數用者酌之如病有偏頗則擇三表中應用之

必轻用此猛药耳。向来治瘟症者，有凉降无表散，白喉乃温症中最重之一端，敌兵已至城下，重兵以图之，犹虑不胜，尚能以谈言微中解其纷乎。故诸温症中，尚有参用蚕、蝉、苓、桔、荆、防诸品者，若用之强兵压境如白喉，势直同于玩敌矣，有不滋蔓燎原者乎。故镇之者，重兵以扼之也。润之者，恩言以劝之也。威德并用，敌可解矣。而犹未济，则惟有直扫其老巢，仍留其归路，敌自不逞而退矣。此百战百胜之法也。若升提之，则火以扇而愈炽；表散之，则火以分而愈多。即或不然，用清凉平淡之品以浇洒之，不能息其焰，抑且扬其烽，而上下左右莫不受害矣，其犹可剪除扑灭乎。【批：凡春夏间传染之症皆为温病，重者凉降，轻者清解，与伤寒症之应发表者迥异。白喉乃温病之重者，风火喉乃温病之轻者，均无表散之理。近世庸医多以伤寒药治温病，而治喉妄用表散者，并未知此症为病之一端。致仁子记】拟表妥适，三表之后，可各立一方，正将后，用养阴清肺汤。此方出自大名医之手，不特药味不可移易，即分两亦不可重轻。耐修子曰：此句须看活，假如生地本系一两，如用一两二钱则统加二成；如用八钱则统减八折是也。人体有强弱，病有轻重，则药不能无增减，但照原配分两，不可偏倚耳。《玉钥》原方本仅五成之一，嫌其太轻不足驭病，兹照单刻方定数，用者酌之。【批：名医手定之方，神仙尚无以易，人可勿自恃偏见也。】如病有偏颇，则择三表中应用之

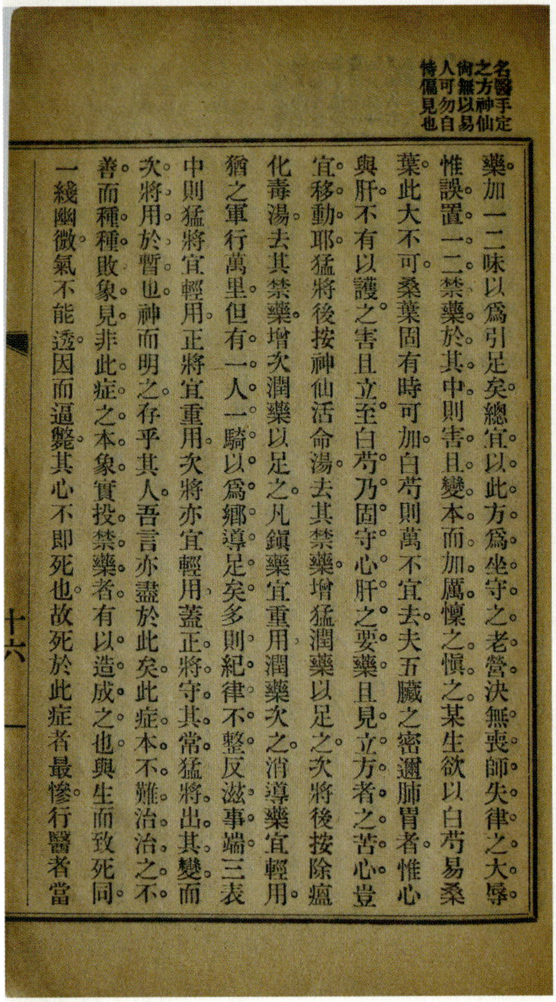

名醫手定之方神仙術無以易人可勿自恃偏見也

藥加一二味以爲引足矣總宜以此方爲坐守之老營決無喪師失律之大辱惟誤置一二禁藥於其中則害且變本而加厲懍之愼之某生欲以白芍易桑葉此大不可桑葉固有時可加白芍則萬不宜去夫五臟之密邇肺胃者惟心與肝不有以護之害且立至白芍乃固守心肝之要藥且見立方者之苦心豈宜移動耶猛將後按神仙活命湯去其禁藥增猛潤藥以足之次將後按除瘟化毒湯去其禁藥增次潤藥以足之凡鎮藥宜重用潤藥次之消導藥宜輕用猶之軍行萬里但有一人一騎以爲鄉導足矣多則紀律不整反滋事端三表中則猛將宜輕用正將宜重用次將亦宜輕用蓋正將守其常猛將出其變而次將用於暫也神而明之存乎其人吾言亦盡於此矣此症本不難治治之不善而種種敗象見非此症之本象實投禁藥者有以造成之也與生而致死同一綫幽微氣不能透因而逼斃其心不即死也故死於此症者最慘行醫者當

药，加一二味以为引足矣。总宜以此方为坐守之老营，决无丧师失律之大辱，惟误置一二禁药于其中，则害且变本而加厉，懔之慎之。某生欲以白芍易桑叶，此大不可。桑叶固有时可加，白芍则万不宜去。夫五脏之密迩肺胃者，惟心与肝，不有以护之，害且立至，白芍乃固守心肝之要药，且见立方者之苦心，岂宜移动耶。猛将后按神仙活命汤，去其禁药，增猛润药以足之。次将后按除瘟化毒汤，去其禁药，增次润药以足之。凡镇药宜重用，润药次之，消导药宜轻用，犹之军行万里，但有一人一骑以为乡导足矣，多则纪律不整，反滋事端。三表中则猛将宜轻用，正将宜重用，次将亦宜轻用。盖正将守其常，猛将出其变，而次将用于暂也。神而明之，存乎其人，吾言亦尽于此矣。此症本不难治，治之不善而种种败象见，非此症之本象，实投禁药者，有以造成之也。与生而致死同，一线幽微，气不能透，因而逼毙，其心不即死也。故死于此症者最惨，行医者当

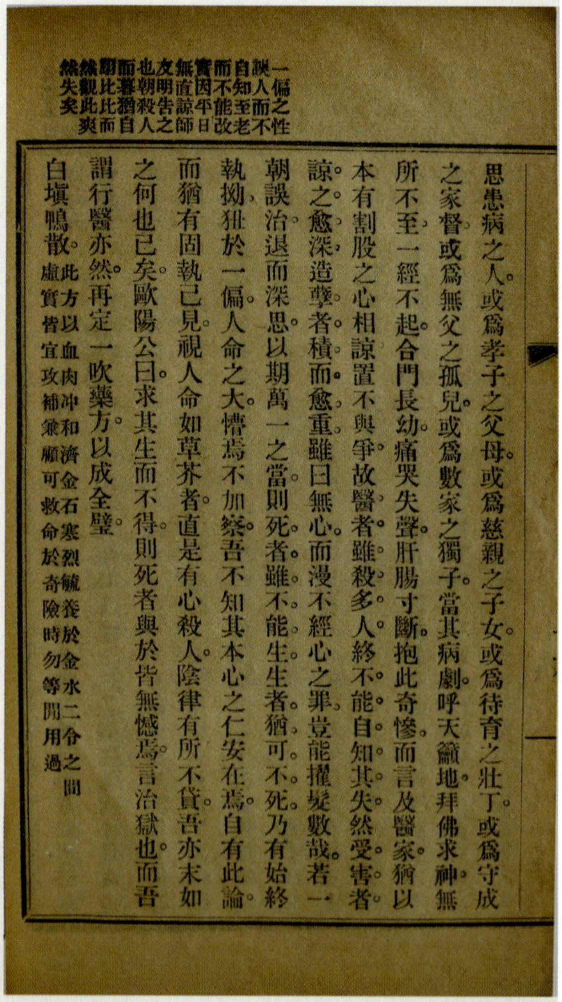

一偏之性誤人而不自知至老而不能改實因平日無直諒師友明告之也朝殺人而暮猶自詡比比而然觀此爽然失矣

思患病之人。或爲孝子之父母。或爲慈親之子女。或爲待育之壯丁。或爲守成之家督。或爲無父之孤兒。或爲數家之獨子。當其病劇。呼天籲地。拜佛求神。無所不至。一經不起。合門長幼。痛哭失聲。肝腸寸斷。抱此奇慘。而言及醫家。猶以本有割股之心相諒置不與爭。故醫者雖殺多人終不能自知其失。然受害者諒之愈深。造孽者積而愈重。雖曰無心。而漫不經心之罪。豈能擢髮數哉。若一朝誤治。退而深思。以期萬一之當。則死者雖不能生。生者猶可不死。乃有始終執拗。狃於一偏。人命之大。懵焉不加察。吾不知其本心之仁安在焉。自有此論。而猶有固執己見。視人命如草芥者。直是有心殺人。陰律有所不貸。吾亦末如之何也已矣。歐陽公曰。求其生而不得則死者與於皆無憾焉。言治獄也。而吾謂行醫亦然。再定一吹藥方。以成全璧。

白塡鴨散。此方以血肉冲和濟金石寒烈毓養於金水二令之間虛實皆宜攻補兼顧可救命於奇險時勿等閒用過

思患病之人，或为孝子之父母，或为慈亲之子女，或为待育之壮丁，或为守成之家督，或为无父之孤儿，或为数家之独子，当其病剧，呼天吁地，拜佛求神，无所不至，一经不起，合门长幼，痛哭失声，肝肠寸断，抱此奇惨，而言及医家，犹以本有割股之心相谅置不与争。故医者虽杀多人终不能自知其失，然受害者谅之愈深，造孽者积而愈重，虽曰无心，而漫不经心之罪，岂能擢发数哉。若一朝误治，退而深思，以期万一之当，则死者虽不能生，生者犹可不死。乃有始终执拗，狃于一偏，人命之大，懵焉不加察，吾不知其本心之仁安在焉。自有此论，而犹有固执己见，视人命如草芥者，直是有心杀人，阴律有所不贷，吾亦末如之何也已矣。欧阳公曰：求其生而不得，则死者与于[1]皆无憾焉。言治狱也，而吾谓行医亦然。【批：一偏之性误人而不自知，至老而不能改，实因平日无直谅师友明告之也，朝杀人而暮犹自诩，比比而然，观此爽然失矣。】再定一吹药方，以成全璧。

白填鸭散此方以血肉冲和，济金石寒烈，毓养于金水二令之间，虚实皆宜，攻补兼顾，可救命于奇险时，勿等闲用过

1 于：据文义，疑为“予”。

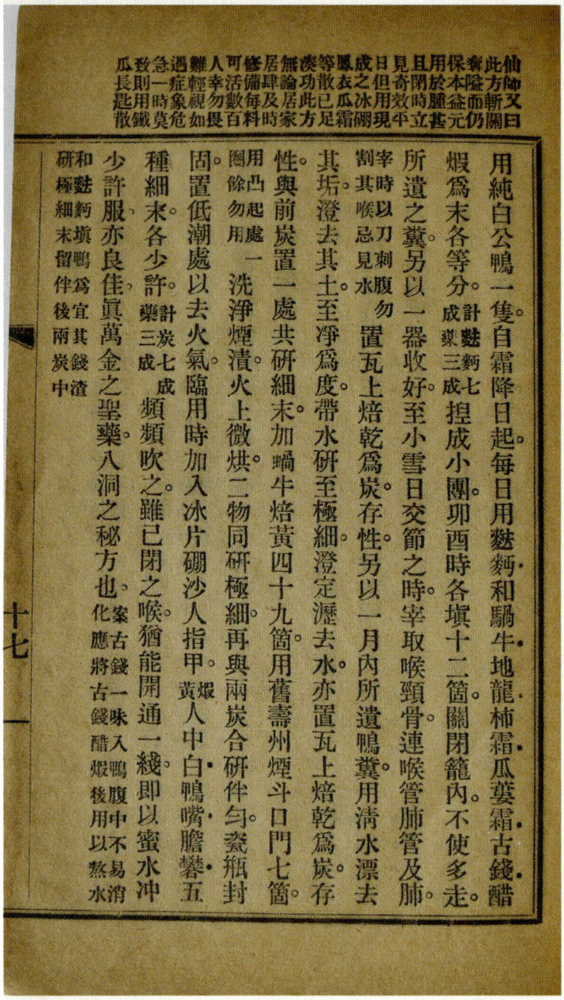
仙師又曰此方斬關奪隘而仍保本益元用於腫甚且閉時立見奇效平日但用現成之冰硼鳳衣瓜霜等散已足湊功此方無論居家居肆及時修備每料可活數百人幸勿畏難輕視如遇症象危急一時莫致則用鐵瓜長匙散

用純白公鴨一隻。自霜降日起。每日用麩麪和蝸牛·地龍·柿霜·瓜蔞霜·古錢·醋煅爲末各等分。計麩麪七成藥三成捏成小團。卯酉時各塡十二箇。關閉籠內。不使多走。所遺之糞。另以一器收好至小雪日交節之時。宰取喉頸骨。連喉管肺管及肺宰時以刀刺腹勿割其喉忌見水置瓦上焙乾爲炭存性。另以一月內所遺鴨糞。用清水漂去其垢。澄去其土至淨爲度。帶水研至極細。澄定瀝去水。亦置瓦上焙乾爲炭存性。與前炭置一處共研細末加蝸牛焙黃四十九箇。用舊壽州煙斗口門七箇用凸起處一圈餘勿用洗淨煙漬。火上微烘。二物同研極細。再與兩炭合研伴勻。甆瓶封固。置低潮處以去火氣。臨用時加入冰片硼沙人指甲煅黃人中白·鴨嘴·膽礬·五種細末各少許。計炭七成藥三成頻頻吹之。雖已閉之喉。猶能開通一綫。即以蜜水冲少許服亦良佳。眞萬金之聖藥。八洞之秘方也。案古錢一味入鴨腹中不易消化應將古錢醋煅後用以熬水和麩麪塡鴨爲宜其錢渣研極細末留伴後兩炭中

十七

【批：仙师又曰：此方斩关夺隘，而仍保本益元，用于肿甚且闭时，立见奇效，平日但用现成之冰硼、凤衣、瓜霜等散已足凑功，此方无论居家居肆，及时修备，每料可活数百人，幸勿畏难轻视，如遇症象危急，一时莫致则用铁瓜长匙散。】

用纯白公鸭一只，自霜降日起，每日用麸面和蜗[1]牛、地龙、柿霜、瓜蒌霜、古钱醋煅为末，各等分计麸面七成药三成，捏成小团，卯酉时各填十二个，关闭笼内，不使多走。所遗之粪，另以一器收好。至小雪日交节之时，宰取喉颈骨，连喉管肺管及肺宰时以刀刺腹，勿割其喉，忌见水，置瓦上焙干为炭存性。另以一月内所遗鸭粪，用清水漂去其垢，澄去其土，至净为度，带水研至极细，澄定，沥去水，亦置瓦上焙干为炭存性。与前炭置一处共研细末，加蜗牛焙黄四十九个，用旧寿州烟斗口门七个用凸起处一圈，余勿用，洗净烟渍，火上微烘，二物同研极细，再与两炭合研拌[2]匀，瓷瓶封固，置低潮处以去火气。临用时加入冰片、硼砂、人指甲煅黄、人中白、鸭嘴胆矾五种细末，各少许计炭七成药三成，频频吹之。虽已闭之喉，犹能开通一线。即以蜜水冲少许服亦良佳。真万金之圣药，八洞之秘方也。案：古钱一味入鸭腹中不易消化，应将古钱醋煅后用以熬水，和麸面填鸭为宜，其钱渣研极细末，留拌后两炭中。

1 蜗：原作“蜗”，据文义改。
2 拌：原作“伴”，据文义改，下同。

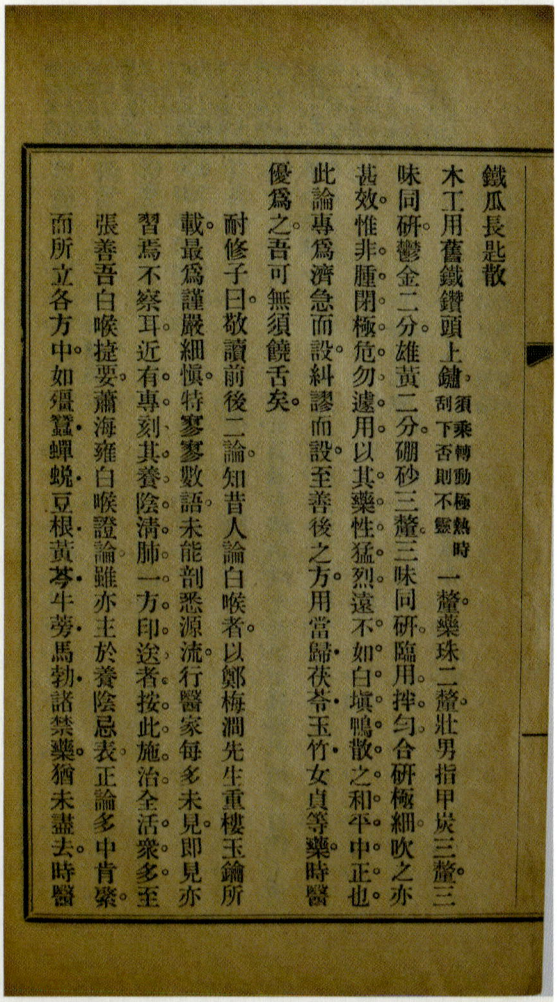
鐵爪長匙散
木工用舊鐵鑽頭上鏽須乘轉動極熱時刮下否則不靈一釐藥珠二釐壯男指甲炭三釐三
味同研鬱金二分雄黃二分硼砂三釐三味同研臨用拌勻合研極細吹之亦
甚效惟非腫閉極危勿遽用以其藥性猛烈遠不如白塡鴨散之和平中正也
此論專爲濟急而設糾謬而設至善後之方用當歸•茯苓•玉竹女貞等藥時醫
優爲之吾可無須饒舌矣
耐修子曰敬讀前後二論知昔人論白喉者以鄭梅澗先生重樓玉鑰所
載最爲謹嚴細愼特寥寥數語未能剖悉源流行醫家每多未見即見亦
習焉不察耳近有專刻其養陰淸肺一方印送者按此施治全活衆多至
張善吾白喉提要蕭海雍白喉證論雖亦主於養陰忌表正論多中肯綮
而所立各方中如殭蠶•蟬蛻•豆根•黃芩•牛蒡•馬勃•諸禁藥猶未盡去時醫

铁爪[1]长匙散

木工用旧铁钻头上锈须乘转动极热时刮下，否则不灵一厘，药珠二厘，壮男指甲炭三厘，三味同研。郁金二分，雄黄二分，硼砂三厘，三味同研。临用拌匀，合研极细，吹之亦甚效。惟非肿闭极危勿遽用，以其药性猛烈，远不如白填鸭散之和平中正也。此论专为济急而设，纠谬而设，至善后之方，用当归、茯苓、玉竹、女贞等药，时医优为之，吾可无须饶舌矣。

耐修子曰：敬读前后二论，知昔人论白喉者，以郑梅涧先生《重楼玉钥》所载，最为谨严细慎，特寥寥数语，未能剖悉源流。行医家每多未见，即见亦习焉不察耳。近有专刻其养阴清肺一方印送者，按此施治，全活众多。至张善吾《白喉捷要》、萧海雍《白喉证论》，虽亦主于养阴忌表，正论多中肯綮，而所立各方中，如僵蚕、蝉蜕、豆根、黄芩、牛蒡、马勃诸禁药，犹未尽去，时医

1 铁爪长匙散：原作“铁瓜长匙散”，据《经验各种秘方辑要》改。

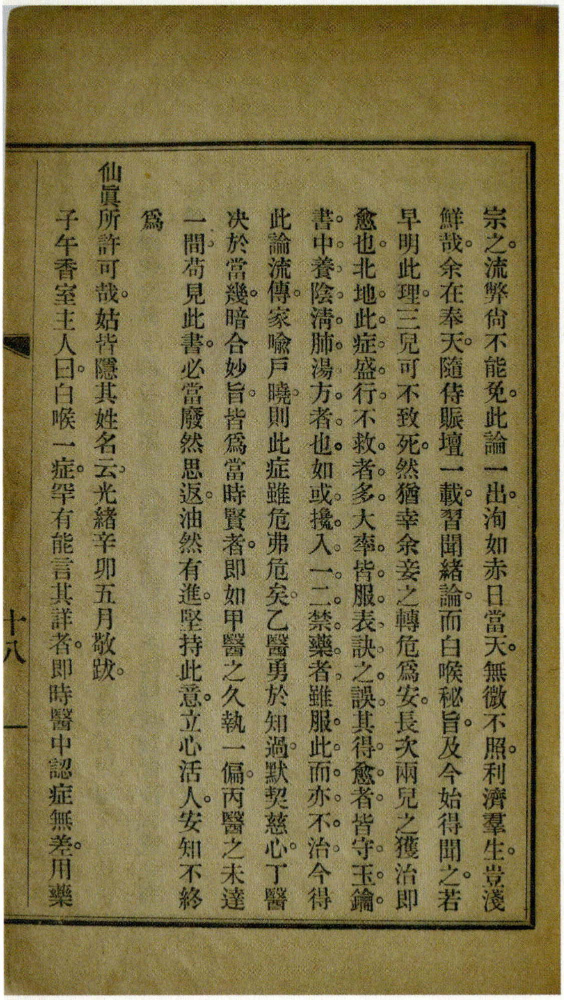
宗之。流弊尚不能免。此論一出。洵如赤日當天。無微不照。利濟羣生。豈淺
鮮哉。余在奉天隨侍賑壇一載。習聞緒論。而白喉秘旨。及今始得聞之。若
早明此理。三兒可不致死。然猶幸余妾之轉危爲安。長次兩兒之獲治即
愈也。北地此症盛行。不救者。多大率。皆服表訣之誤。其得愈者。皆守玉鑰。
書中養陰清肺湯方者也。如或攙入一二禁藥者。雖服此而亦不治。今得
此論流傳。家喻戶曉。則此症雖危弗危矣。乙醫勇於知過。默契慈心。丁醫
決於當幾。暗合妙旨。皆爲當時賢者。即如甲醫之久執一偏。丙醫之未達
一間。苟見此書。必當廢然思返。油然有進。堅持此意。立心活人。安知不終
爲
仙眞所許可哉。姑皆隱其姓名云。光緒辛卯五月敬跋。
子午香室主人曰。白喉一症。罕有能言其詳者。即時醫中認症無差。用藥
十八

宗之，流弊尚不能免。此论一出，洵如赤日当天，无微不照，利济群生，岂浅鲜哉。余在奉天，随侍赈坛一载，习闻绪论，而白喉秘旨，及今始得闻之，若早明此理，三儿可不致死。然犹幸余妾之转危为安，长次两儿之获治即愈也。北地此症盛行，不救者多，大率皆服表诀之误，其得愈者皆守《玉钥》书中养阴清肺汤方者也。如或搀入一二禁药者，虽服此而亦不治，今得此论流传，家喻户晓，则此症虽危弗危矣。乙医勇于知过，默契慈心，丁医决于当几，暗合妙旨，皆为当时贤者。即如甲医之久执一偏，丙医之未达一间，苟见此书，必当废然思返，油然有进。坚持此意，立心活人，安知不终为仙真所许可哉。姑皆隐其姓名云。

光绪辛卯五月敬跋

子午香室主人曰：白喉一症，罕有能言其详者，即时医中认症无差，用药

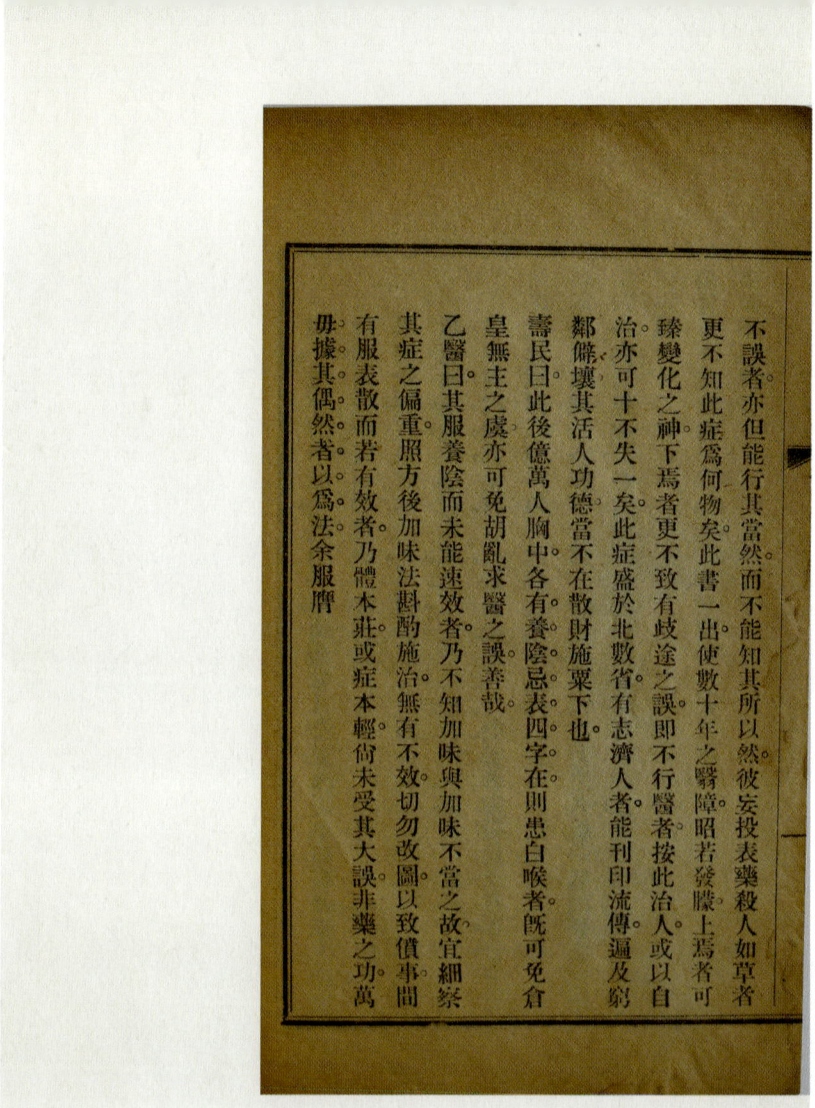

不誤者。亦但能行其當然。而不能知其所以然。彼妄投表藥殺人如草者更不知此症爲何物矣。此書一出。使數十年之翳障。昭若發矇。上焉者可臻變化之神。下焉者更不致有歧途之誤。即不行醫者。按此治人。或以自治。亦可十不失一矣。此症盛於北數省。有志濟人者。能刊印流傳。遍及窮鄉僻壤。其活人功德。當不在散財施粟下也。

壽民曰。此後億萬人胸中。各有養陰忌表四字在。則患白喉者。既可免倉皇無主之虞。亦可免胡亂求醫之誤。善哉。

乙醫曰。其服養陰而未能速效者。乃不知加味與加味不當之故。宜細察其症之偏重。照方後加味法斟酌施治。無有不效。切勿改圖。以致僨事。間有服表散而若有效者。乃體本莊或症本輕。尚未受其大誤。非藥之功。萬毋據其偶然者。以爲法。余服膺

不误者，亦但能行其当然，而不能知其所以然，彼妄投表药杀人如草者，更不知此症为何物矣。此书一出，使数十年之翳障，昭若发矇，上焉者可臻变化之神，下焉者更不致有歧途之误，即不行医者，按此治人，或以自治，亦可十不失一矣。此症盛于北数省，有志济人者，能刊印流传，遍及穷邻僻壤，其活人功德，当不在散财施粟下也。

寿民曰：此后亿万人胸中，各有“养阴忌表”四字在，则患白喉者，既可免仓皇无主之虞，亦可免胡乱求医之误，善哉。

乙医曰：其服养阴而未能速效者，乃不知加味与加味不当之故，宜细察其症之偏重，照方后加味法斟酌施治，无有不效，切勿改图，以致偾事。间有服表散而若有效者，乃体本壮[1]或症本轻，尚未受其大误，非药之功，万毋据其偶然者以为法，余服膺

1 壮：原作“庄”，据文义改。

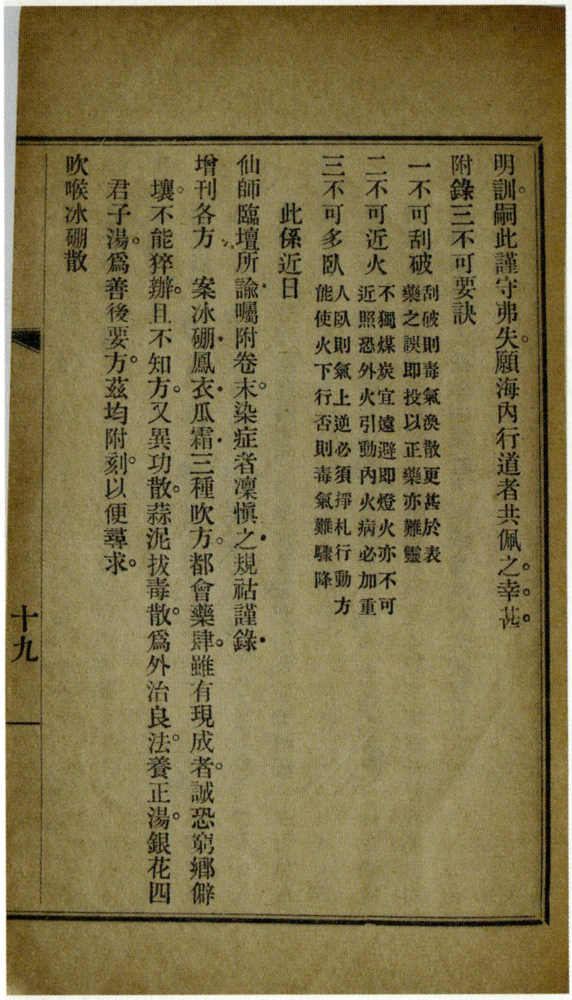

明訓。嗣此謹守弗失。願海內行道者共佩之。幸甚。

附錄三不可要訣

一不可刮破刮破則毒氣渙散更甚於表藥之誤即投以正藥亦難靈

二不可近火不獨煤炭宜遠避即燈火亦不可近照恐外火引動內火病必加重

三不可多臥人臥則氣上逆必須掙扎行動方能使火下行否則毒氣難驟降

此係近日

仙師臨壇所諭。囑附卷末。染症者凜愼之。規祜謹錄。

增刊各方。案冰硼。鳳衣。瓜霜。三種吹方。都會藥肆。雖有現成者。誠恐窮鄉僻壤。不能猝辦。且不知方。又異功散。蒜泥拔毒散。爲外治良法。養正湯。銀花四君子湯。爲善後要方。茲均附刻。以便尋求。

吹喉冰硼散

十九

明训，嗣此谨守弗失，愿海内行道者共佩之，幸甚。

附录　三不可要诀

一不可刮破。刮破则毒气涣散，更甚于表药之误，即投以正药亦难灵。

二不可近火。不独煤炭宜远避，即灯火亦不可近照，恐外火引动内火，病必加重。

三不可多卧。人卧则气上逆，必须挣扎[1]行动方能使火下行，否则毒气难骤降。

此系近日仙师临坛所谕，嘱附卷末，染症者凛慎之，规祜谨录。

增刊各方

案：冰硼、凤衣、瓜霜三种吹方，都会药肆，虽有现成者，诚恐穷乡僻壤，不能猝办，且不知方，又异功散、蒜泥拔毒散为外治良法，养正汤、银花四君子汤为善后要方，兹均附刻，以便寻求。

吹喉冰硼散

1 扎：原作“札”，据文义改。

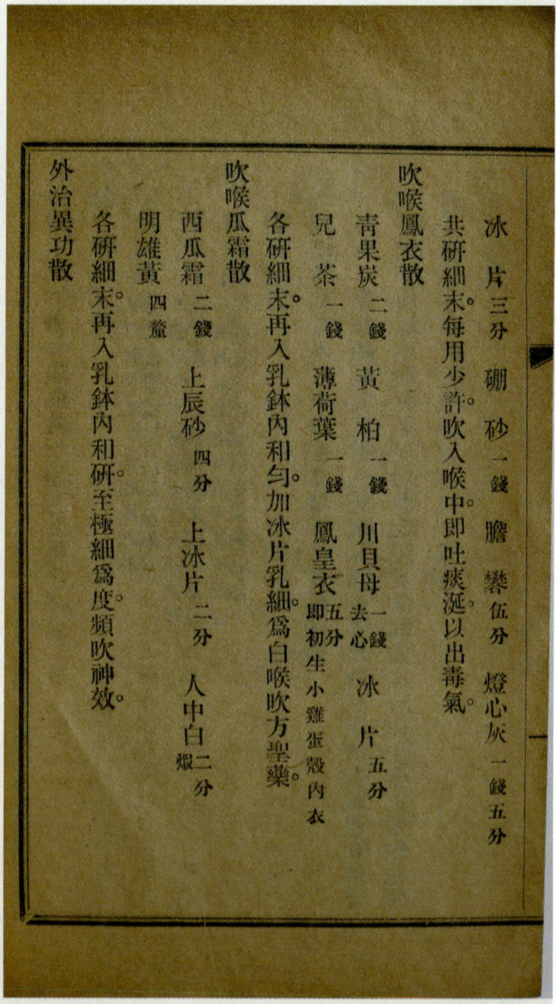

冰片三分 硼砂一錢 膽礬伍分 燈心灰一錢五分

共研細末每用少許吹入喉中即吐痰涎以出毒氣。

吹喉鳳衣散

青果炭二錢 黃柏一錢 川貝母一錢去心 冰片五分

兒茶一錢 薄荷葉一錢 鳳皇衣五分即初生小雞蛋殼內衣

各研細末再入乳鉢內和勻。加冰片乳細爲白喉吹方聖藥。

吹喉瓜霜散

西瓜霜二錢 上辰砂四分 上冰片二分 人中白二分煅

明雄黃四釐

各研細末再入乳鉢內和研至極細爲度頻吹神效。

外治異功散

冰片三分 硼砂一钱 胆矾五分 灯心灰一钱五分

共研细末，每用少许，吹入喉中，即吐痰涎，以出毒气。

吹喉凤衣散

青果炭二钱 黄柏一钱 川贝母一钱，去心 冰片五分 儿茶一钱 薄荷叶一钱 凤皇[1]衣五分，即初生小鸡蛋壳内衣

各研细末，再入乳钵内和匀，加冰片乳细，为白喉吹方圣药。

吹喉瓜霜散

西瓜霜二钱 上辰砂四分 上冰片二分 人中白二分，煅 明雄黄四厘

各研细末，再入乳钵内和研，至极细为度，频吹神效。

外治异功散

1 皇：据文义，当作“凰”。

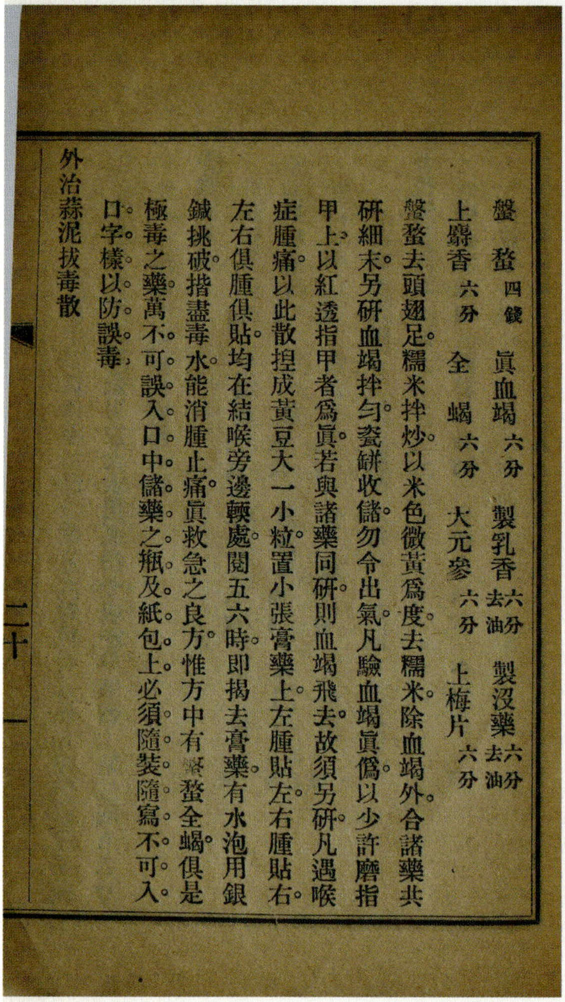

盤　蝥四錢　眞血竭六分　製乳香六分去油　製沒藥六分去油
上麝香六分　全　蝎六分　大元參六分　上梅片六分
盤蝥去頭翅足。糯米拌炒。以米色微黃爲度。去糯米。除血竭外。合諸藥共研細末另研血竭拌勻。瓷缾收儲勿令出氣。凡驗血竭眞僞。以少許磨指甲上。以紅透指甲者爲眞。若與諸藥同研。則血竭飛去。故須另研。凡遇喉症腫痛。以此散揑成黃豆大一小粒。置小張膏藥上。左腫貼左。右腫貼右。左右俱腫俱貼。均在結喉旁邊軟處。閱五六時。即揭去膏藥。有水泡用銀鍼挑破揩盡毒水。能消腫止痛。眞救急之良方。惟方中有盤蝥全蝎。俱是極毒之藥。萬不可誤入口中。儲藥之瓶及紙包上。必須隨裝隨寫。不可入口字樣。以防誤毒。
外治蒜泥拔毒散

二十一

盤蝥[1]四钱　真血竭六分　制乳香六分，去油　制没药六分，去油　上麝香六分　全蝎六分　大元参六分　上梅片六分

盤蝥去头翅足，糯米拌炒，以米色微黄为度，去糯米。除血竭外，合诸药共研细末，另研血竭拌匀，瓷瓶收储，勿令出气。凡验血竭真伪，以少许磨指甲上，以红透指甲者为真。若与诸药同研，则血竭飞去，故须另研。凡遇喉症肿痛，以此散捏成黄豆大一小粒，置小张膏药上，左肿贴左，右肿贴右，左右俱肿俱贴，均在结喉旁边软处，阅[2]五六时，即揭去膏药，有水泡用银针挑破，揩尽毒水，能消肿止痛，真救急之良方。惟方中有盤蝥、全蝎，俱是极毒之药，万不可误入口中，储药之瓶及纸包上必须随装随写“不可入口”字样，以防误毒。

外治蒜泥拔毒散

1 盤蝥：即斑蝥。
2 阅：据文义，疑为“约”，下同。

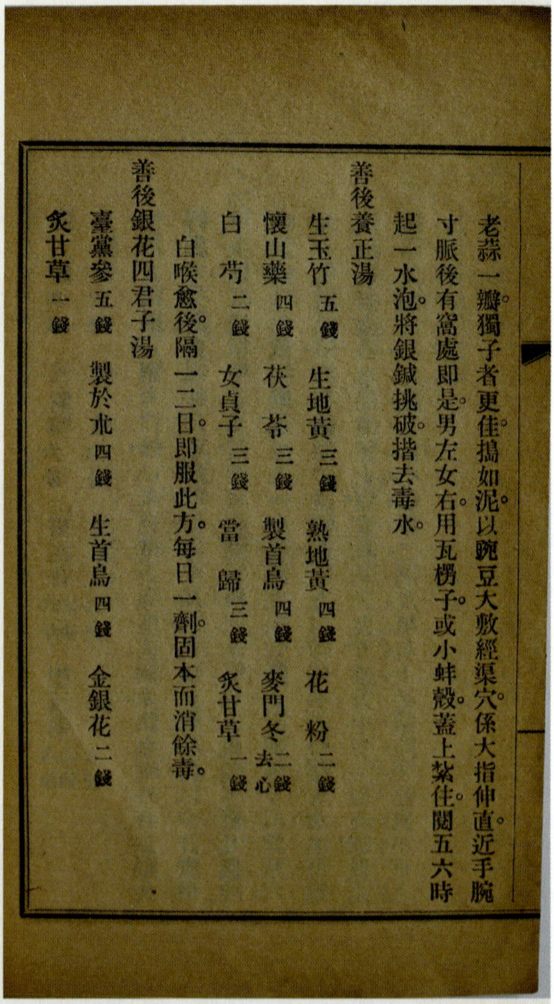

老蒜一瓣。獨子者更佳。搗如泥。以豌豆大敷經渠穴。係大指伸直。近手腕寸脈後有窩處即是。男左女右。用瓦楞子或小蚌殼蓋上紮住。閱五六時起一水泡。將銀鍼挑破。揩去毒水。

善後養正湯

生玉竹五錢　生地黃三錢　熟地黃四錢　花粉二錢

懷山藥四錢　茯苓三錢　製首烏四錢　麥門冬二錢去心

白芍二錢　女貞子三錢　當歸三錢　炙甘草一錢

白喉愈後。隔一二日即服此方。每日一劑。固本而消餘毒。

善後銀花四君子湯

臺黨參五錢　製於朮四錢　生首烏四錢　金銀花二錢

炙甘草一錢

老蒜一瓣，独子者更佳，捣如泥，以豌豆大敷经渠穴，系大指伸直，近手腕寸脉后有窝处即是。男左女右，用瓦楞子或小蚌壳盖上扎住，阅五六时起一水泡，将银针挑破，揩去毒水。

善后养正汤

生玉竹五钱　生地黄三钱　熟地黄四钱　花粉二钱　怀山药四钱　茯苓三钱　制首乌四钱　麦门冬二钱，去心　白芍二钱　女贞子三钱　当归三钱　炙甘草一钱

白喉愈后，隔一二日即服此方，每日一剂，固本而消余毒。

善后银花四君子汤

台党参五钱　制于术四钱　生首乌四钱　金银花二钱　炙甘草一钱

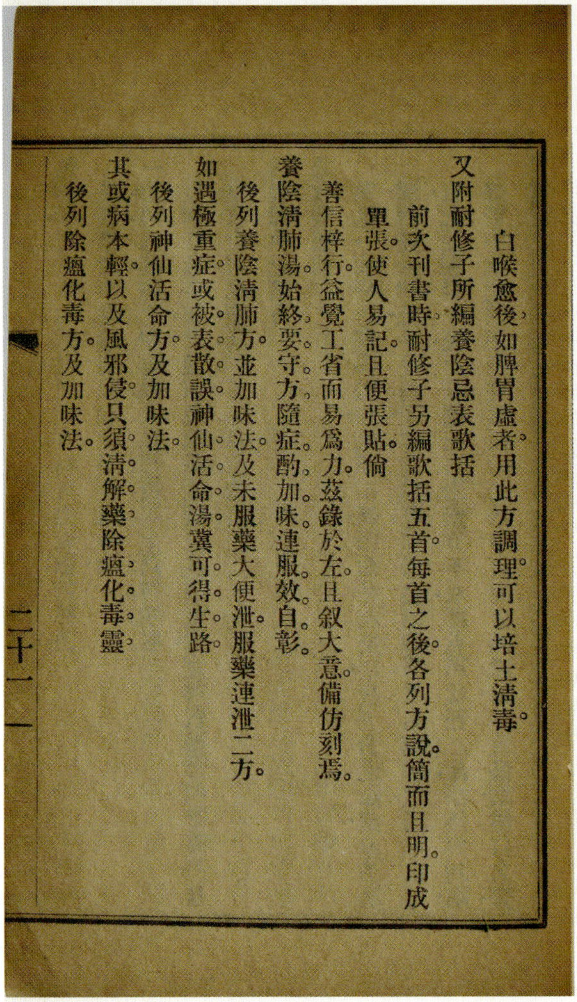
白喉愈後。如脾胃虛者。用此方調理。可以培土清毒。
又附耐修子所編養陰忌表歌括
前次刊書時。耐修子另編歌括五首。每首之後。各列方說。簡而且明。印成
單張。使人易記。且便張貼。倘
善信梓行。益覺工省而易爲力。茲錄於左。且叙大意。備仿刻焉。
養陰清肺湯。始終要守方。隨症酌加味。連服效自彰。
後列養陰清肺方並加味法。及未服藥大便泄。服藥連泄二方。
如遇極重症。或被表散誤。神仙活命湯。冀可得生路。
後列神仙活命方及加味法。
其或病本輕。以及風邪侵。只須清解藥。除瘟化毒靈。
後列除瘟化毒方及加味法。
二十一

白喉愈后，如脾胃虚者，用此方调理，可以培土清毒。

又附耐修子所编养阴忌表歌括

前次刊书时，耐修子另编歌括五首，每首之后，各列方说，简而且明，印成单张，使人易记，且便张贴，倘善信梓行，益觉工省而易为力，兹录于左，且叙大意，备仿刻焉。

养阴清肺汤，始终要守方，随症酌加味，连服效自彰。后列养阴清肺方并加味法，及未服药大便泄，服药连泄二方。

如遇极重症或被表散误，神仙活命汤冀可得生路。后列神仙活命方及加味法。

其或病本轻，以及风邪侵，只须清解药除瘟化毒灵。后列除瘟化毒方及加味法。

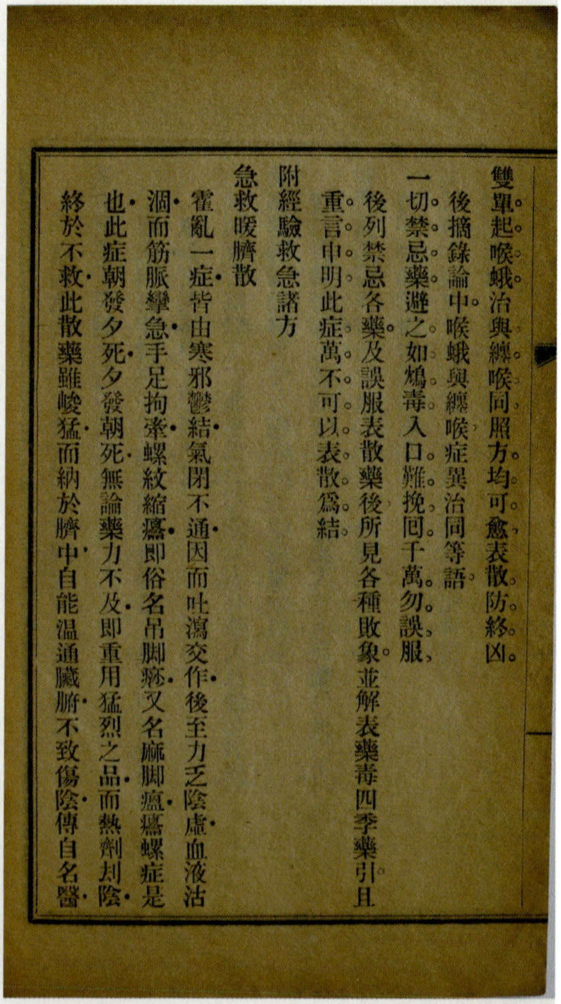

雙單起喉蛾治與纏喉同照方均可愈表散防終凶
後摘錄論中喉蛾與纏喉症異治同等語
一切禁忌藥避之如鴆毒入口難挽回千萬勿誤服
後列禁忌各藥及誤服表散藥後所見各種敗象並解表藥毒四季藥引且
重言申明此症萬不可以表散爲結
附經驗救急諸方
急救暖臍散
霍亂一症皆由寒邪鬱結氣閉不通因而吐瀉交作後至力乏陰虛血液沽
涸而筋脈攣急手足拘牽螺紋縮癟即俗名吊脚痧又名痲脚瘟癟螺症是
也此症朝發夕死夕發朝死無論藥力不及即重用猛烈之品而熱劑刦陰
終於不救此散藥雖峻猛而納於臍中自能溫通臟腑不致傷陰傳自名醫

双单起喉蛾，治与缠喉同，照方均可愈，表散防终凶。后摘录论中喉蛾与缠喉，症异治同等语。

一切禁忌药避之如鸩毒，入口难挽回，千万勿误服。后列禁忌各药，及误服表散药后所见各种败象，并解表药毒四季药引，且重言申明此症万不可以表散为结。

附经验救急诸方

急救暖脐散

霍乱一症，皆由寒邪郁结，气闭不通，因而吐泻交作，后至力乏阴虚，血液枯[1]涸，而筋脉挛急，手足拘牵，螺纹缩瘪，即俗名吊脚痧，又名麻脚瘟，瘪螺症是也。此症朝发夕死，夕发朝死，无论药力不及，即重用猛烈之品，而热剂劫阴，终于不救。此散药虽峻猛，而纳于脐中，自能温通脏腑，不致伤阴，传自名医，

1 枯：原作“沽”，据文义改。

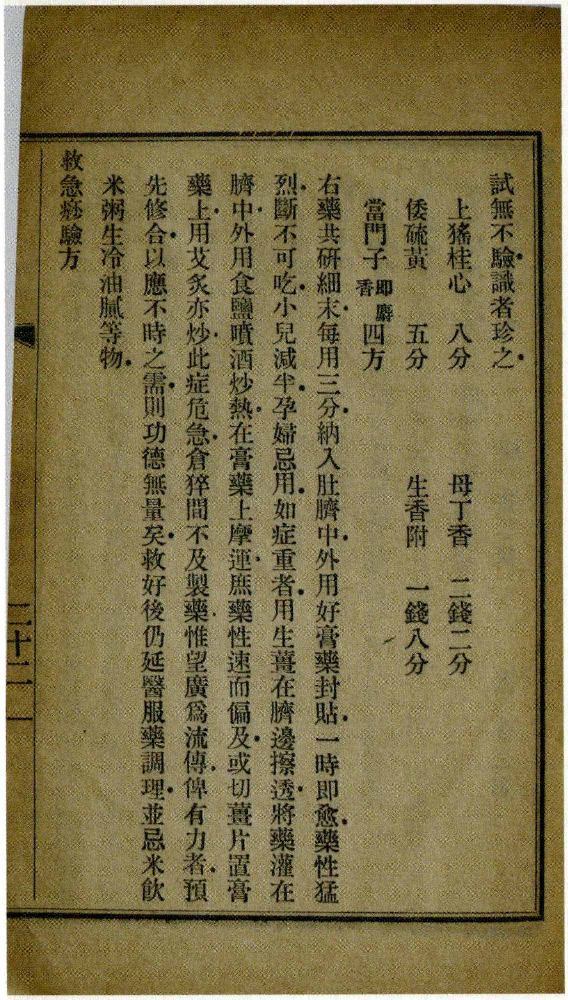
試無不驗。識者珍之。
上猺桂心　八分　母丁香　二錢二分
倭硫黃　五分　生香附　一錢八分
當門子即麝香　四方
右藥共研細末。每用三分。納入肚臍中。外用好膏藥封貼。一時即愈。藥性猛烈。斷不可吃。小兒減半。孕婦忌用。如症重者。用生薑在臍邊擦透。將藥灌在臍中。外用食鹽噴酒炒熱。在膏藥上摩運。庶藥性速而偏及。或切薑片置膏藥上。用艾灸亦炒。此症危急。倉猝間不及製藥。惟望廣爲流傳。俾有力者。預先修合。以應不時之需。則功德無量矣。救好後仍延醫服藥調理。並忌米飲米粥生冷油膩等物。
救急痧驗方

试无不验，识者珍之。

上猺桂心八分　母丁香二钱二分　倭硫黄五分　生香附一钱八分　当门子即麝香四方[1]

上药共研细末，每用三分，纳入肚脐中，外用好膏药封贴，一时即愈。药性猛烈，断不可吃，小儿减半，孕妇忌用。如症重者，用生姜在脐边擦透，将药灌在脐中，外用食盐喷酒炒热，在膏药上摩运。庶药性速而偏及，或切姜片置膏药上，用艾灸亦妙[2]。此症危急，仓猝间不及制药，惟望广为流传，俾有力者，预先修合，以应不时之需，则功德无量矣。救好后仍延医服药调理，并忌米饮、米粥、生冷、油腻等物。

救急痧验方

1 方：据文义，疑为“分”。
2 妙：原作“炒”，据文义改。

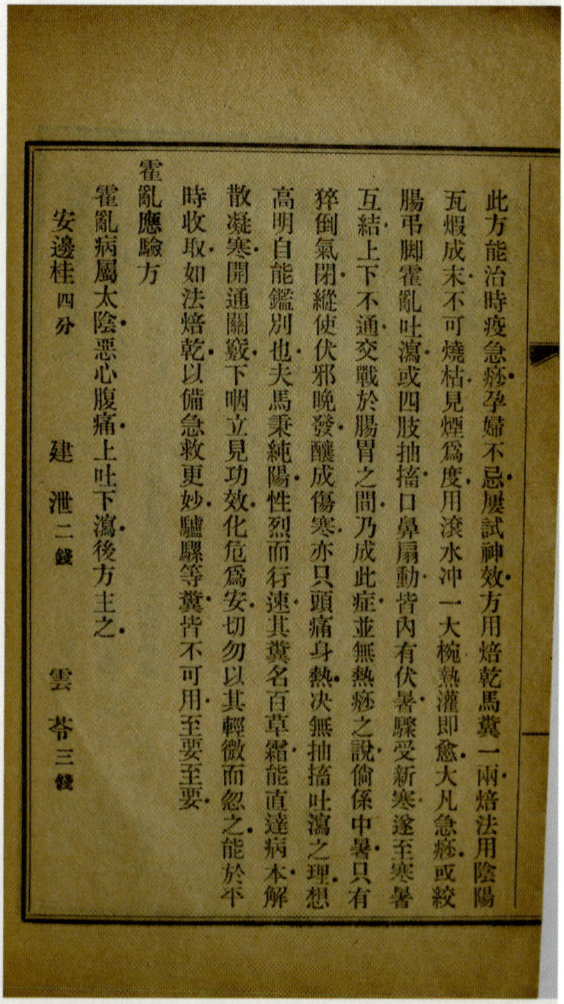
此方能治時疫急痧・孕婦不忌・屢試神效・方用焙乾馬糞一兩・焙法用陰陽瓦煅成末不可燒枯見煙爲度・用滾水冲一大椀熱灌即愈・大凡急痧・或絞腸弔脚霍亂吐瀉或四肢抽搐口鼻扇動・皆內有伏暑・驟受新寒・遂至寒暑互結・上下不通交戰於腸胃之間・乃成此症・並無熱痧之說・倘係中暑・只有猝倒氣閉・縱使伏邪晚發・釀成傷寒・亦只頭痛身熱・決無抽搐吐瀉之理・想高明自能鑑別也・夫馬秉純陽・性烈而行速・其糞名百草霜・能直達病本・解散凝寒・開通關竅・下咽立見功效・化危爲安・切勿以其輕微而忽之・能於平時收取・如法焙乾・以備急救更妙・驢騾等糞・皆不可用・至要至要・

霍亂應驗方

霍亂病屬太陰・惡心腹痛・上吐下瀉・後方主之・

安邊桂四分　建　泄二錢　雲　苓三錢

此方能治时疫急痧，孕妇不忌，屡试神效。方用焙干马粪一两，焙法用阴阳瓦煅成末，不可烧枯，见烟为度，用滚水冲一大碗，热灌即愈。大凡急痧或绞肠吊脚霍乱吐泻，或四肢抽搐，口鼻扇动，皆内有伏暑，骤受新寒，遂至寒暑互结，上下不通，交战于肠胃之间，乃成此症，并无热痧之说。倘系中暑，只有猝倒气闭，纵使伏邪晚发，酿成伤寒，亦只头痛身热，决无抽搐吐泻之理，想高明自能鉴别也。夫马秉纯阳，性烈而行速，其粪名百草霜，能直达病本，解散凝寒，开通关窍，下咽立见功效，化危为安，切勿以其轻微而忽之。能于平时收取，如法焙干，以备急救更妙。驴骡等粪，皆不可用，至要至要。

霍乱应验方

霍乱病属太阴，恶心腹痛，上吐下泻，后方主之。

安边桂四分　建泄二钱　云苓三钱

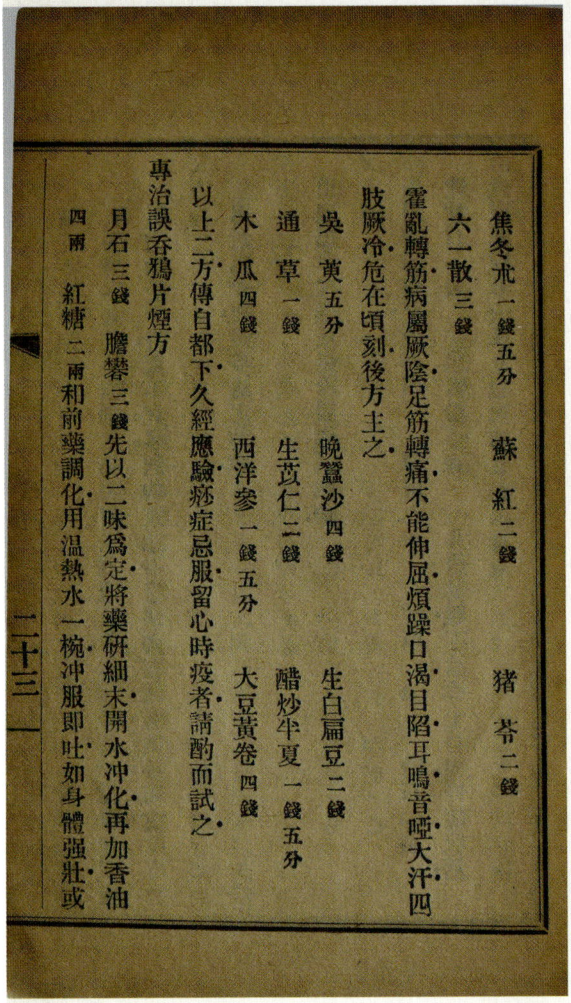
焦冬朮一錢五分　蘇　紅二錢　猪　苓二錢

六一散三錢

霍亂轉筋・病屬厥陰・足筋轉痛・不能伸屈・煩躁口渴・目陷耳鳴・音啞大汗・四肢厥冷・危在頃刻・後方主之・

吳　萸五分　晚蠶沙四錢　生白扁豆二錢

通　草一錢　生苡仁二錢　醋炒半夏一錢五分

木　瓜四錢　西洋参一錢五分　大豆黃卷四錢

以上二方傳自都下・久經應驗・痧症忌服・留心時疫者・請酌而試之・

專治誤吞鴉片煙方

月石三錢　膽礬三錢先以二味爲定・將藥研細末・開水冲化・再加香油四兩　紅糖二兩和前藥調化・用温熱水一椀冲服即吐・如身體强壯・或

二十三

焦冬术一钱五分　苏红二钱　猪苓二钱　六一散三钱

霍乱转筋，病属厥阴，足筋转痛，不能伸屈，烦躁口渴，目陷耳鸣，音哑大汗，四肢厥冷，危在顷刻，后方主之。

吴萸五分　晚蚕沙四钱　生白扁豆二钱　通草一钱　生苡仁二钱　醋炒半夏一钱五分　木瓜四钱　西洋参一钱五分　大豆黄卷四钱

以上二方，传自都下，久经应验，痧症忌服。留心时疫者，请酌而试之。

专治误吞鸦片烟方

月石三钱，胆矾三钱，先以二味为定，将药研细末，开水冲化，再加香油四两，红糖二两，和前药调化，用温热水一碗，冲服即吐，如身体强壮，或

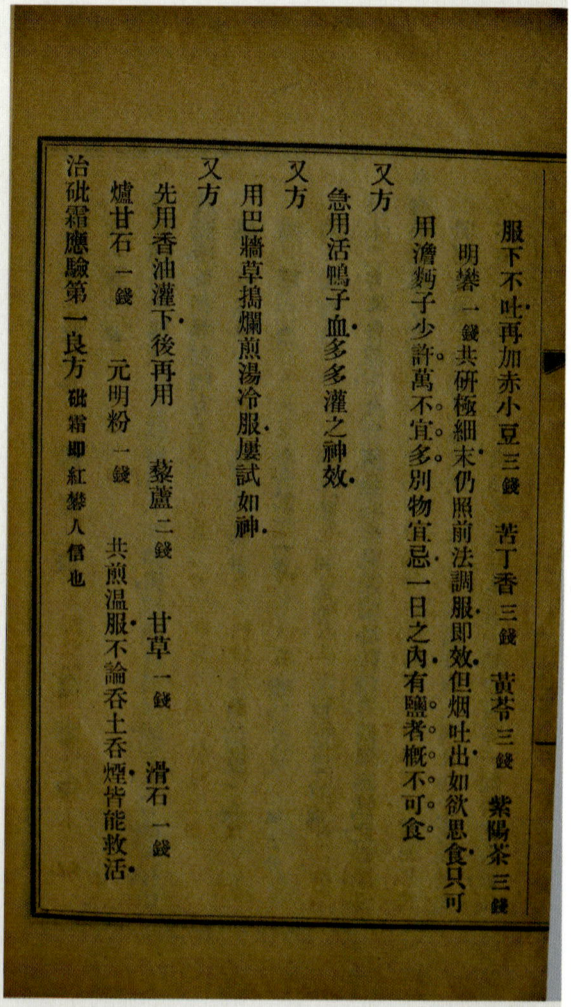

服下不吐再加赤小豆三錢　苦丁香三錢　黃芩三錢　紫陽茶三錢
明礬一錢共研極細末仍照前法調服即效但烟吐出如欲思食只可
用澹麪子少許萬不宜多別物宜忌一日之內有鹽者概不可食
又方
急用活鴨子血多多灌之神效
又方
用巴牆草搗爛煎湯冷服屢試如神
又方
先用香油灌下後再用　藜蘆二錢　甘草一錢　滑石一錢
爐甘石一錢　元明粉一錢　共煎温服不論吞土吞煙皆能救活
治砒霜應驗第一良方砒霜即紅礬人信也

服下不吐，再加赤小豆三钱，苦丁香三钱，黄芩三钱，紫阳茶三钱，明矾一钱，共研极细末，仍照前法调服，即效。但烟吐出，如欲思食，只可用淡面子少许，万不宜多，别物宜忌，一日之内，有盐者概不可食。

又方

急用活鸭子血，多多灌之，神效。

又方

用巴墙草捣烂，煎汤冷服，屡试如神。

又方

先用香油灌下后，再用藜芦二钱，甘草一钱，滑石一钱，炉甘石一钱，元明粉一钱，共煎温服，不论吞土吞烟，皆能救活。

治砒霜应验第一良方砒霜即红矾，人信也

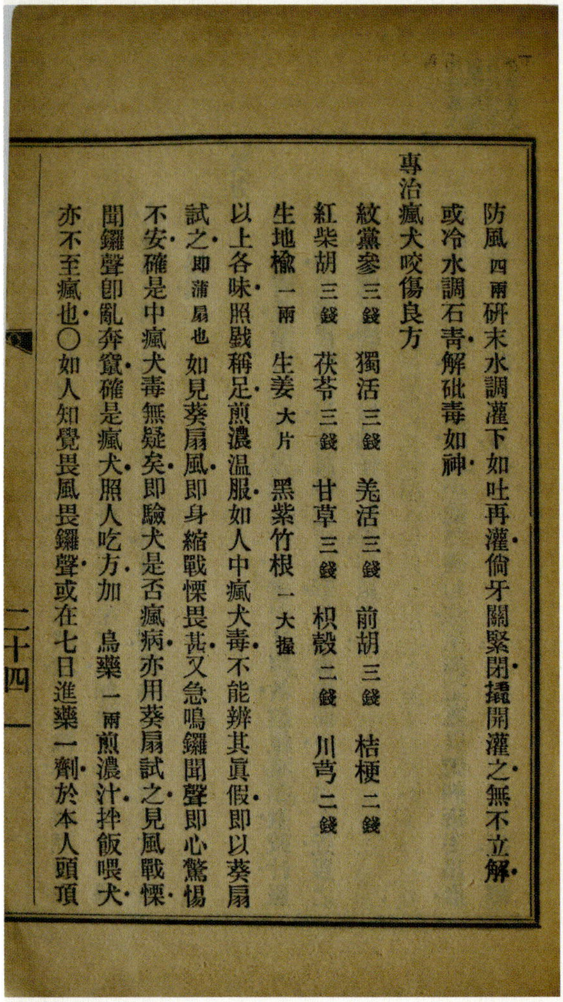
防風四兩研末水調灌下如吐再灌·倘牙關緊閉撬開灌之·無不立解·

或冷水調石靑解砒毒如神·

專治瘋犬咬傷良方

紋黨參三錢 獨活三錢 羌活三錢 前胡三錢 桔梗二錢

紅柴胡三錢 茯苓三錢 甘草三錢 枳殼二錢 川芎二錢

生地榆一兩 生姜大片 黑紫竹根一大握

以上各味·照戥稱足·煎濃溫服·如人中瘋犬毒·不能辨其眞假·即以葵扇試之即蒲扇也如見葵扇風·即身縮戰慄畏甚·又急鳴鑼聞聲即心驚惕不安·確是中瘋犬毒無疑矣·即驗犬是否瘋病·亦用葵扇試之·見風戰慄·聞鑼聲即亂奔竄·確是瘋犬·照人吃方·加 烏藥一兩煎濃汁拌飯喂犬·亦不至瘋也○如人知覺畏風畏鑼聲·或在七日進藥一劑·於本人頭頂

二十四

防风四两研末，水调灌下，如吐再灌，倘牙关紧闭，撬开灌之，无不立解。或冷水调石青，解砒毒如神。

专治疯犬咬伤良方

纹党参三钱　独活三钱　羌活三钱　前胡三钱　桔梗二钱　红柴胡三钱　茯苓三钱　甘草三钱　枳壳二钱　川芎二钱　生地榆一两　生姜大片　黑紫竹根一大握

以上各味，照戥称足，煎浓温服，如人中疯犬毒，不能辨其真假，即以葵扇试之即蒲扇也，如见葵扇风，即身缩战栗畏甚。又急鸣锣，闻声即心惊惕不安，确是中疯犬毒无疑矣。即验犬是否疯病，亦用葵扇试之，见风战栗，闻锣声即乱奔窜，确是疯犬。照人吃方加乌药一两煎浓汁，拌饭喂犬，亦不至疯也。如人知觉畏风畏锣声，或在七日进药一剂，于本人头顶

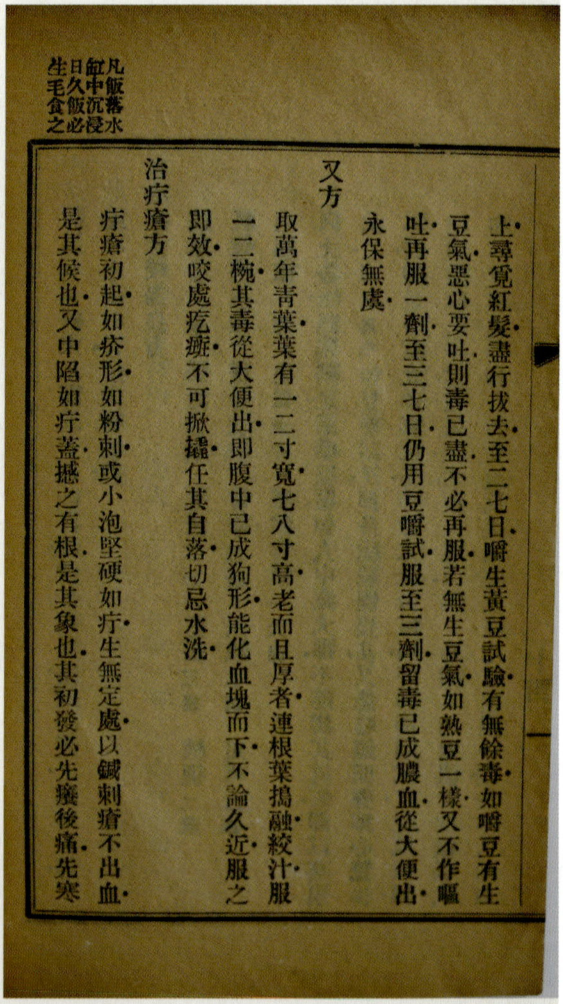

凡飯落水缸中沉浸日久飯必生毛食之必生

上尋覓紅髪·盡行拔去·至二七日·嚼生黃豆試驗·有無餘毒·如嚼豆有生豆氣·惡心要吐·則毒已盡·不必再服·若無生豆氣·如熟豆一樣·又不作嘔吐·再服一劑·至三七日·仍用豆嚼試·服至三劑·留毒已成膿血·從大便出·永保無虞·

又方

取萬年青葉·葉有一二寸寬·七八寸高·老而且厚者·連根葉搗融·絞汁·服一二椀·其毒從大便出·即腹中已成狗形·能化血塊而下·不論久近·服之即效·咬處疙瘩·不可掀撬·任其自落·切忌水洗·

治疔瘡方

疔瘡初起·如疥形·如粉刺·或小泡堅硬如疔·生無定處·以鍼刺瘡不出血·是其候也·又中陷如疔蓋·撼之有根·是其象也·其初發必先癢後痛·先寒

上寻觅红发，尽行拔去，至二七日，嚼生黄豆试验有无余毒，如嚼豆有生豆气，恶心要吐，则毒已尽，不必再服。若无生豆气，如熟豆一样，又不作呕吐，再服一剂，至三七日，仍用豆嚼试，服至三剂，留毒已成脓血，从大便出，永保无虞。

又方

取万年青叶，叶有一二寸宽，七八寸高，老而且厚者，连根叶捣融绞汁，服一二碗，其毒从大便出。即腹中已成狗形，能化血块而下，不论久近，服之即效。咬处疙瘩，不可掀撬，任其自落，切忌水洗。

治疔疮方

【批：凡饭落水缸中沉浸日久，饭必生毛，食之多生疔疮，居家者宜留心检点。】

疔疮初起，如疥行，如粉刺，或小泡坚硬如疔，生无定处，以针刺疮不出血，是其候也。又中陷如疔盖，撼之有根，是其象也。其初发必先痒后痛，先寒

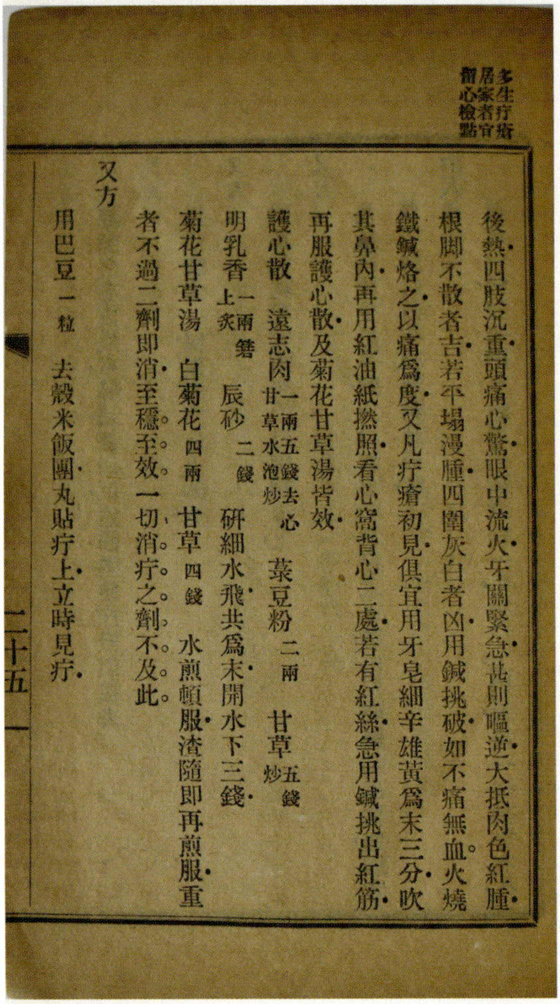
多生疔瘡
居家者宜
留心檢點

後熱·四肢沉重·頭痛心驚·眼中流火·牙關緊急·甚則嘔逆·大抵肉色紅腫·根腳不散者吉若平塌漫腫四圍灰白者凶用鍼挑破·如不痛無血。火燒鐵鍼烙之以痛爲度·又凡疔瘡初見俱宜用牙皂細辛雄黃爲末三分·吹其鼻內再用紅油紙撚照看心窩背心二處·若有紅絲·急用鍼挑出紅筋·再服護心散·及菊花甘草湯皆效·

護心散　遠志肉一兩五錢去心甘草水泡炒　菉豆粉二兩　甘草五錢炒　明乳香一兩箬上炙　辰砂二錢　研細水飛·共爲末·開水下三錢·

菊花甘草湯　白菊花四兩　甘草四錢　水煎頓服·渣隨即再煎服·重者不過二劑即消·至穩至效。一切消。疔。之。劑。不。及。此。

又方

用巴豆一粒　去殼米飯團丸貼疔上·立時見疔·

二十五

后热，四肢沉重，头痛心惊，眼中流火，牙关紧急，甚则呕逆，大抵肉色红肿，根脚不散者吉，若平塌漫肿，四围灰白者凶。用针挑破，如不痛无血，火烧铁针烙之，以痛为度。又凡疔疮初见，俱宜用牙皂、细辛、雄黄为末三分，吹其鼻内，再用红油纸捻照，看心窝背心二处，若有红丝，急用针挑出红筋，再服护心散及菊花甘草汤皆效。

护心散

远志肉一两五钱，去心，甘草水泡，炒　绿豆粉二两　甘草五钱，炒　明乳香一两，矾上炙　辰砂二钱

研细，水飞，共为末，开水下三钱。

菊花甘草汤

白菊花四两　甘草四钱

水煎顿服，渣随即再煎服。重者不过二剂即消，至稳至效，一切消疔之剂不及此。

又方

用巴豆一粒，去壳米饭团丸贴疔上，立时见疔。

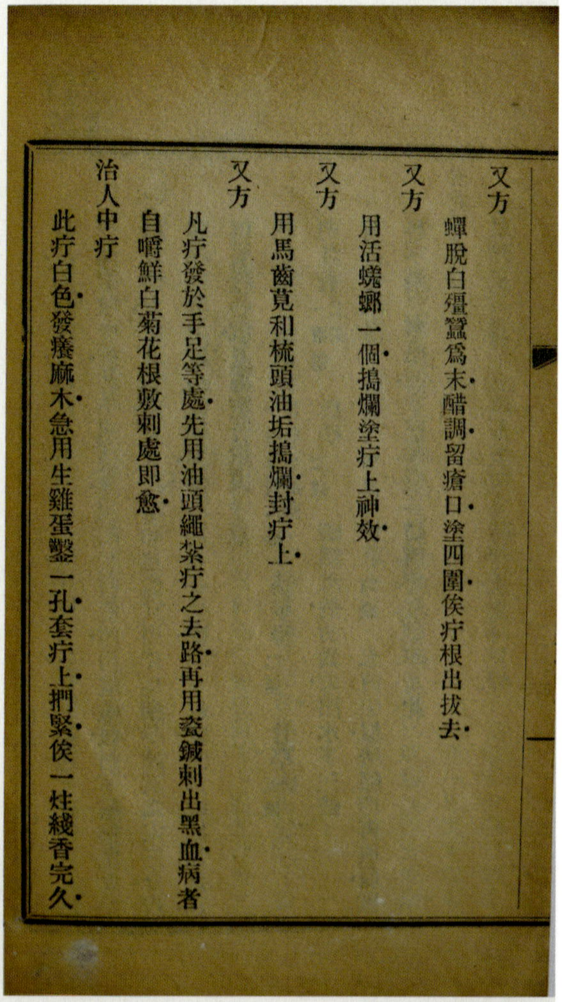

又方

蟬脫白殭蠶爲末·醋調·留瘡口·塗四圍·俟疔根出拔去·

又方

用活蟯螂一個·搗爛塗疔上神效·

又方

用馬齒莧和梳頭油垢搗爛·封疔上·

又方

凡疔發於手足等處·先用油頭繩紮疔之去路·再用甆鍼刺出黑血·病者自嚼鮮白菊花根敷刺處即愈·

治人中疔

此疔白色·發癢麻木·急用生雞蛋鑿一孔·套疔上·捫緊·俟一炷綫香完久·

又方

蝉蜕、白僵蚕为末，醋调，留疮口，涂四围，俟疔根出拔去。

又方

用活蛲螂一个，捣烂涂疔上，神效。

又方

用马齿苋和梳头油垢捣烂，封疔上。

又方

凡疔发于手足等处，先用油头绳扎疔之去路，再用瓷针刺出黑血，病者自嚼鲜白菊花根敷刺处即愈。

治人中疔

此疔白色，发痒麻木，急用生鸡蛋凿一孔，套疔上，扪紧，俟一炷线香完久，

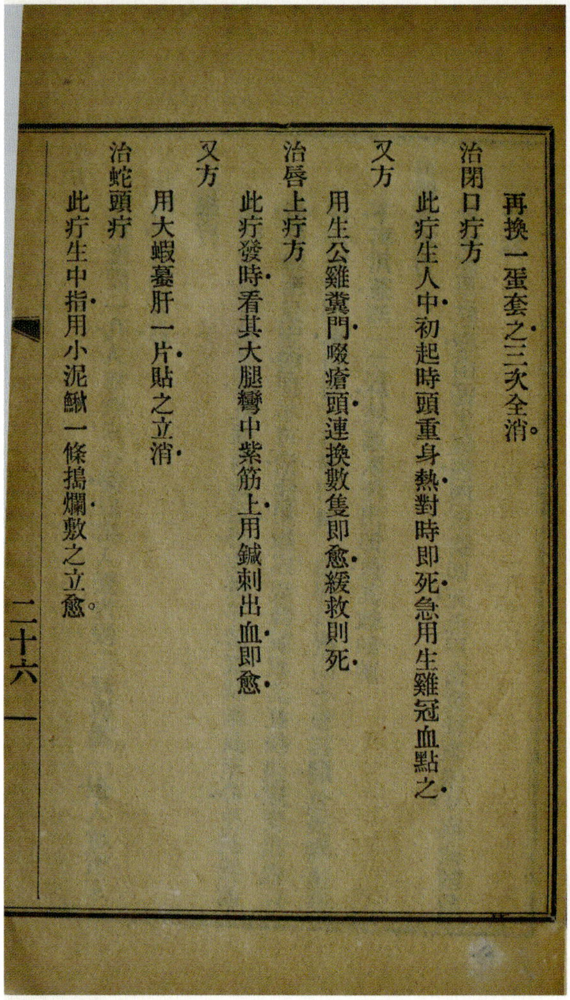

再換一蛋套之·三次全消。

治閉口疔方

此疔生人中·初起時頭重身熱·對時即死·急用生雞冠血點之·

又方

用生公雞糞門啜瘡頭·連換數隻即愈·緩救則死·

治唇上疔方

此疔發時·看其大腿彎中紫筋上·用鍼刺出血·即愈·

又方

用大蝦蟇肝一片·貼之立消·

治蛇頭疔

此疔生中指·用小泥鰍一條搗爛·敷之立愈。

二十六

再换一蛋套之，三次全消。

治闭口疔方

此疔生人中，初起时头重身热，对时即死，急用生鸡冠血点之。

又方

用生公鸡粪门啜疮头，连换数只即愈，缓救则死。

治唇上疔方

此疔发时，看其大腿弯中紫筋上，用针刺出血，即愈。

又方

用大虾蟆肝一片，贴之立消。

治蛇头疔

此疔生中指，用小泥鳅一条捣烂，敷之立愈。

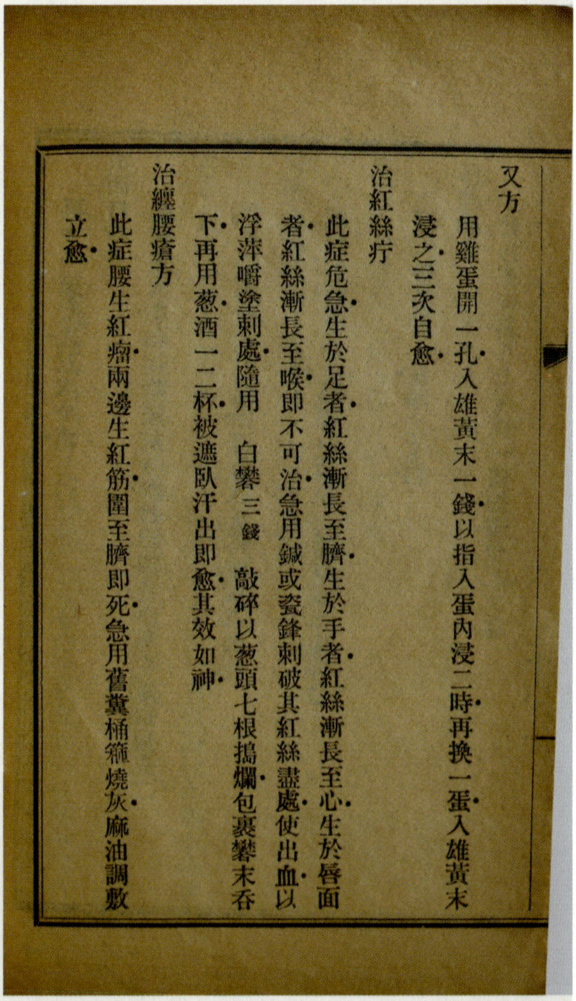
又方

用雞蛋開一孔・入雄黃末一錢・以指入蛋內浸二時・再換一蛋・入雄黃末浸之・三次自愈・

治紅絲疔

此症危急・生於足者・紅絲漸長至臍・生於手者・紅絲漸長至心・生於唇面者・紅絲漸長至喉・即不可治・急用鍼或瓷鋒刺破其紅絲盡處・使出血・以浮萍嚼塗刺處・隨用白礬三錢敲碎・以葱頭七根搗爛・包裹礬末吞下・再用葱酒一二杯・被遮臥・汗出即愈・其效如神・

治纏腰瘡方

此症腰生紅瘤・兩邊生紅筋・圍至臍即死・急用舊糞桶箍燒灰・麻油調敷・立愈・

又方

用鸡蛋开一孔，入雄黄末一钱，以指入蛋内浸二时，再换一蛋入雄黄末浸之，三次自愈。

治红丝疔

此症危急，生于足者，红丝渐长至脐，生于手者，红丝渐长至心，生于唇面者，红丝渐长至喉，即不可治。急用针或瓷锋刺破其红丝尽处，使出血。以浮萍嚼涂刺处，随用白矾三钱敲碎，以葱头七根捣烂，包裹矾末吞下，再用葱酒一二杯，被遮卧，汗出即愈，其效如神。

治缠腰疮方

此症腰生红瘤，两边生红筋，围至脐即死，急用旧粪桶箍烧灰，麻油调敷，立愈。

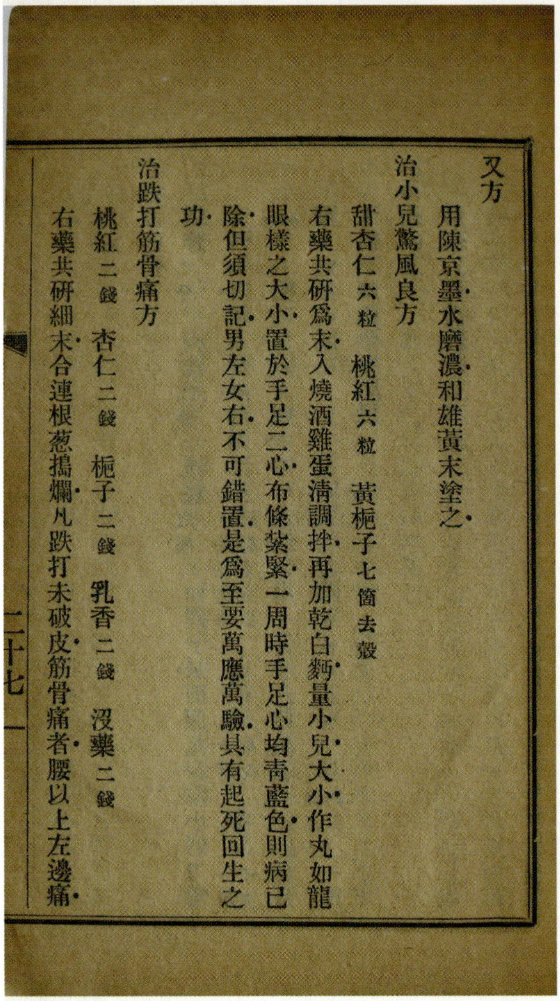
又方
用陳京墨·水磨濃·和雄黃末塗之·
治小兒驚風良方
甜杏仁六粒　桃紅六粒　黃梔子七箇去殼
右藥共研爲末·入燒酒雞蛋清調拌·再加乾白麪·量小兒大小·作丸如龍眼樣之大小·置於手足二心·布條紮緊一周時·手足心均青藍色·則病已除·但須切記男左女右·不可錯置·是爲至要·萬應萬驗·具有起死回生之功·
治跌打筋骨痛方
桃紅二錢　杏仁二錢　梔子二錢　乳香二錢　沒藥二錢
右藥共研細末·合連根葱搗爛·凡跌打未破皮·筋骨痛者·腰以上左邊痛·
二十七

又方

用陈京墨，水磨浓，和雄黄末涂之。

治小儿惊风良方

甜杏仁六粒　桃红[1]六粒　黄栀子七个，去壳

上药共研为末，入烧酒、鸡蛋清调拌，再加干白面，量小儿大小，作丸如龙眼样之大小，置于手足二心，布条扎紧一周时，手足心均青蓝色，则病已除。但须切记男左女右，不可错置，是为至要，万应万验，具有起死回生之功。

治跌打筋骨痛方

桃红二钱　杏仁二钱　栀子二钱　乳香二钱　没药二钱

上药共研细末，合连根葱捣烂。凡跌打未破皮，筋骨痛者，腰以上左边痛

1 桃红：《外治寿世方》《验方新编》治小儿惊风良方，桃红作桃仁。

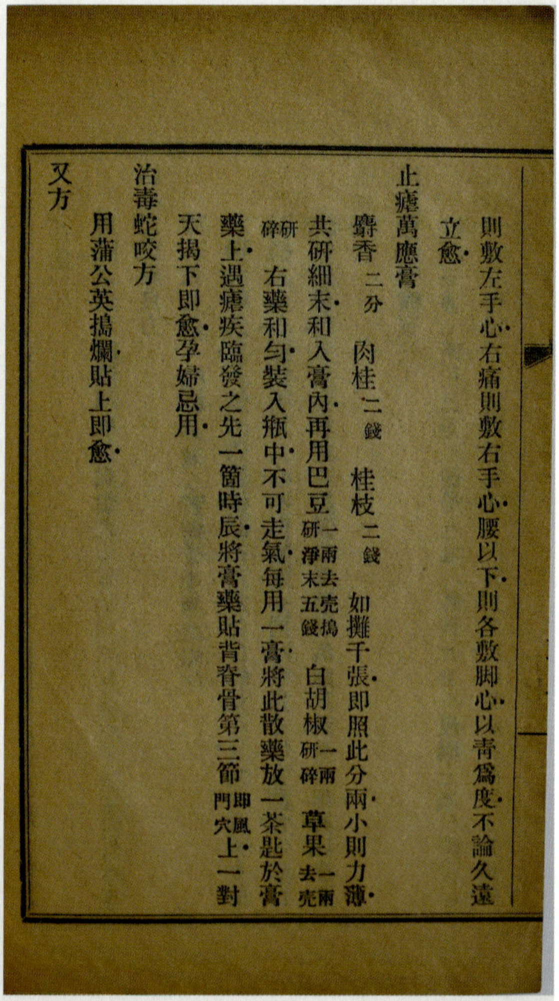

則敷左手心·右痛則敷右手心·腰以下·則各敷脚心·以青爲度·不論久遠
立愈·
止瘧萬應膏
麝香二分　肉桂二錢　桂枝二錢　如攤千張·即照此分兩·小則力薄·
共研細末·和入膏内·再用巴豆一兩去殼搗研淨末五錢　白胡椒一兩研碎　草果一兩去殼
研碎　右藥和勻·裝入瓶中不可走氣·每用一膏·將此散藥放一茶匙於膏
藥上·遇瘧疾臨發之先一箇時辰·將膏藥貼背脊骨第三節即風門穴上一對
天揭下即愈·孕婦忌用·
治毒蛇咬方
用蒲公英搗爛·貼上即愈·
又方

则敷左手心，右痛则敷右手心，腰以下则各敷脚心，以青为度，不论久远立愈。

止疟万应膏

麝香二分　肉桂二钱　桂枝二钱

如摊千张，即照此分两，小则力薄，共研细末，和入膏内。再用巴豆一两（去壳，捣研净末五钱），白胡椒一两（研碎），草果一两（去壳研碎），上药和匀，装入瓶中，不可走气。每用一膏，将此散药放一茶匙于膏药上。遇疟疾临发之先一个时辰，将膏药贴背脊骨第三节即风门穴上一对天揭下即愈。孕妇忌用。

治毒蛇咬方

用蒲公英捣烂，贴上即愈。

又方

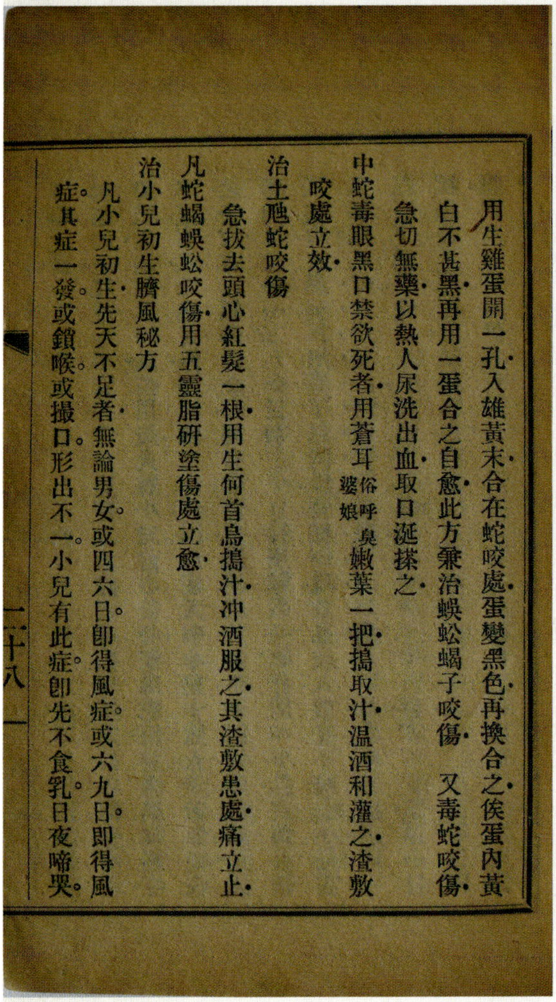

用生雞蛋開一孔。入雄黃末。合在蛇咬處。蛋變黑色。再換合之。俟蛋內黃白不甚黑。再用一蛋合之自愈。此方兼治蜈蚣蝎子咬傷。　又毒蛇咬傷。急切無藥。以熱人尿洗出血。取口涎搽之。

中蛇毒眼黑口禁欲死者。用蒼耳俗呼臭婆娘嫩葉一把。搗取汁。溫酒和灌之。渣敷咬處立效。

治土虺蛇咬傷

急拔去頭心紅髮一根。用生何首烏搗汁。冲酒服之。其渣敷患處。痛立止。

凡蛇蝎蜈蚣咬傷。用五靈脂研塗傷處立愈。

治小兒初生臍風秘方

凡小兒初生先天不足者。無論男女。或四六日即得風症。或六九日即得風症。其症一發。或鎖喉。或撮口。形出不一。小兒有此症。卽先不食乳。日夜啼哭。

二十八

用生鸡蛋开一孔，入雄黄末，合在蛇咬处，蛋变黑色，再换合之，俟蛋内黄白不甚黑，再用一蛋合之，自愈。此方兼治蜈蚣、蝎子咬伤。又毒蛇咬伤，急切无药，以热人尿洗出血，取口涎搽之。

中蛇毒眼黑口禁欲死者，用苍耳俗呼臭婆娘嫩叶一把，捣取汁，温酒和灌之，渣敷咬处立效。

治土虺蛇咬伤

急拔去头心红发一根，用生何首乌捣汁，冲酒服之，其渣敷患处，痛立止。

凡蛇、蝎、蜈蚣咬伤，用五灵脂研涂伤处立愈。

治小儿初生脐风秘方

凡小儿初生，先天不足者，无论男女，或四六日即得风症，或六九日即得风症，其症一发，或锁喉或撮口，形出不一，小儿有此症，即先不食乳，日夜啼哭，

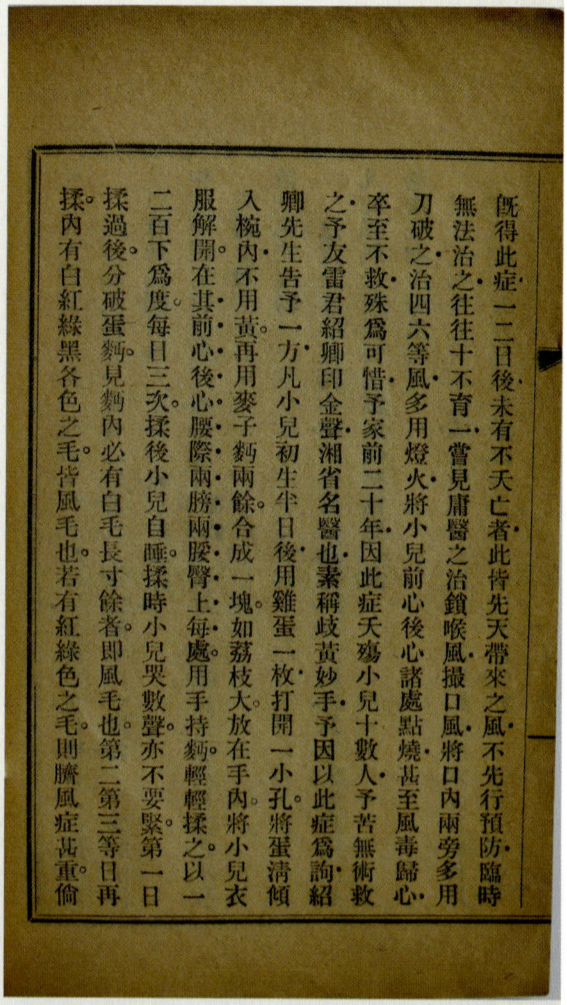

既得此症·一二日後未有不夭亡者·此皆先天帶來之風·不先行預防·臨時無法治之·往往十不育一·嘗見庸醫之治鎖喉風·撮口風·將口內兩旁多用刀破之·治四六等風·多用燈火將小兒前心後心諸處點燒·甚至風毒歸心·卒至不救·殊爲可惜·予家前二十年·因此症夭殤小兒十數人·予苦無術救之·予友雷君紹卿印金聲·湘省名醫也·素稱歧黃妙手·予因以此症爲詢·紹卿先生告予一方·凡小兒初生半日後·用雞蛋一枚·打開一小孔·將蛋清傾入椀內·不用黃。再用麥子麪兩餘。合成一塊。如荔枝大。放在手內。將小兒衣服解開。在其前心·後心·腰際·兩膀·兩腰臀·上·每處用手持麪。輕輕揉之。以一二百下爲度。每日三次。揉後小兒自睡。揉時小兒哭數聲。亦不要緊。第一日揉過後。分破蛋麪。見麪內必有白毛長寸餘者。即風毛也。第二第三等日再揉。內有白紅綠黑各色之毛。皆風毛也。若有紅綠色之毛。則臍風症甚重。倘

既得此症，一二日后未有不夭亡者。此皆先天带来之风，不先行预防，临时无法治之，往往十不育一。尝见庸医之治锁喉风、撮口风，将口内两旁多用刀破；治四六等风，多用灯火将小儿前心后心诸处点烧，甚至风毒归心，卒至不救，殊为可惜。予家前二十年，因此症夭殇小儿十数人，予苦无术救之。予友雷君绍卿印金声，湘省名医也，素称岐[1]黄妙手，予因以此症为询，绍卿先生告予一方。凡小儿初生半日后，用鸡蛋一枚，打开一小孔，将蛋清倾入碗内，不用黄，再用麦子面两余，合成一块如荔枝大，放在手内，将小儿衣服解开，在其前心、后心、腰际、两膀、两腰臀上每处用手持面轻轻揉之，以一二百下为度，每日三次，揉后小儿自睡，揉时小儿哭数声，亦不要紧。第一日揉过后，分破蛋面，见面内必有白毛长寸余者，即风毛也。第二第三等日再揉，内有白、红、绿、黑各色之毛，皆风毛也。若有红、绿色之毛，则脐风症甚重。倘

1 岐：原作“歧”，据文义改。

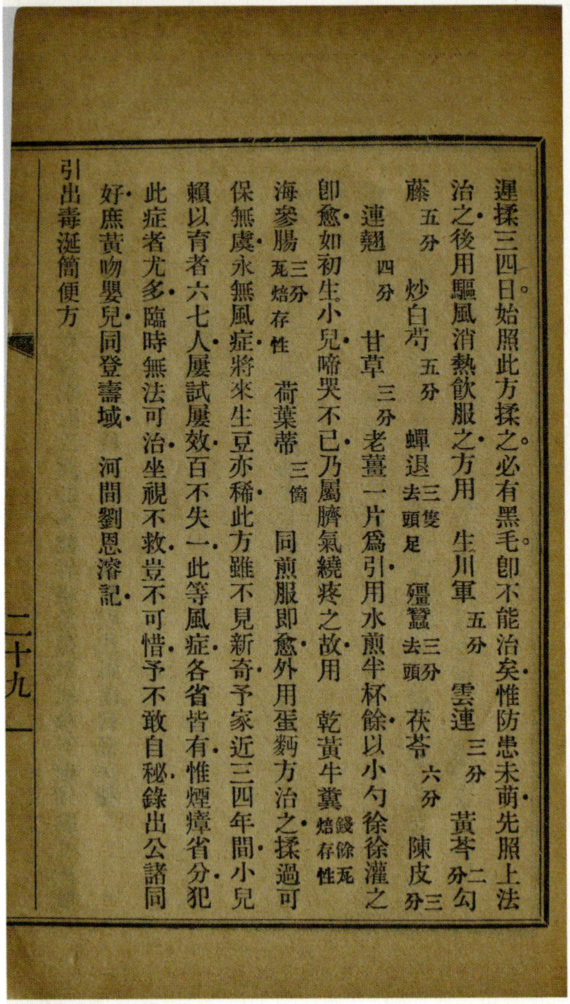

遲揉三四日。始照此方揉之。必有黑毛。卽不能治矣。惟防患未萌。先照上法治之。後用驅風消熱飲服之。方用生川軍五分 雲連三分 黃芩二分 勾藤五分 炒白芍五分 蟬退三隻(去頭足) 殭蠶三分(去頭) 茯苓六分 陳皮三分 連翹四分 甘草三分 老薑一片爲引。用水煎半杯餘。以小勺徐徐灌之卽愈。如初生小兒啼哭不已。乃屬臍氣繞疼之故。用乾黃牛糞錢餘(瓦焙存性) 海參腸三分(瓦焙存性) 荷葉蒂三個 同煎服卽愈。外用蛋麵方治之。揉過可保無虞。永無風症。將來生豆亦稀。此方雖不見新奇。予家近三四年間。小兒賴以育者六七人。屢試屢效。百不失一。此等風症。各省皆有。惟煙瘴省分。犯此症者尤多。臨時無法可治。坐視不救。豈不可惜。予不敢自秘。錄出公諸同好。庶黃吻嬰兒同登壽域。 河間劉恩濬記。

引出毒涎簡便方

二十九

迟揉三四日，始照此方揉之，必有黑毛，即不能治矣。惟防患未萌，先照上法治之，后用驱风消热饮服之。方用生川军五分，云连三分，黄芩二分，钩藤五分，炒白芍五分，蝉蜕三只（去头足），僵蚕三分（去头），茯苓六分，陈皮三分，连翘四分，甘草三分，老姜一片为引，用水煎半杯余，以小勺徐徐灌之即愈。如初生小儿啼哭不已，乃属脐气绕疼之故，用干黄牛粪钱余（瓦焙存性），海参肠三分（瓦焙存性），荷叶蒂三个，同煎服即愈。外用蛋面方治之，揉过可保无虞，永无风症，将来生豆亦稀。此方虽不见新奇，予家近三四年间，小儿赖以育者六七人，屡试屡效，百不失一。此等风症，各省皆有，惟烟瘴省分，犯此症者尤多，临时无法可治，坐视不救，岂不可惜。予不敢自秘，录出公诸同好，庶黄吻婴儿，同登寿域。河间刘恩濬记。

引出毒涎简便方

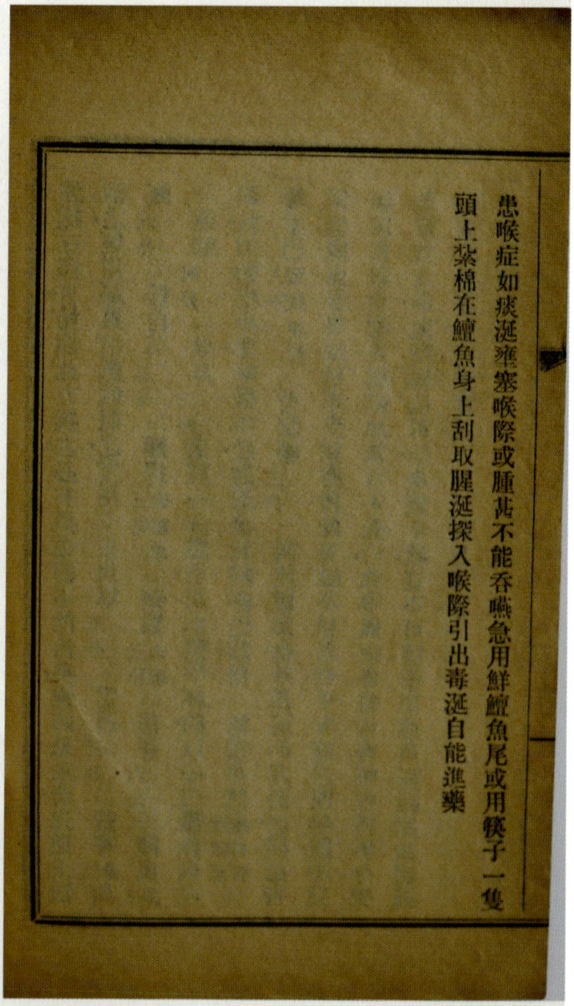
患喉症如痰涎壅塞喉際或腫甚不能吞嚥急用鮮鱣魚尾或用筷子一隻頭上紮棉在鱣魚身上刮取腥涎探入喉際引出毒涎自能進藥

患喉症，如痰涎壅塞喉际，或肿甚不能吞咽，急用鲜鳣鱼尾，或用筷子一只头上扎棉，在鳣鱼身上刮取腥涎，探入喉际，引出毒涎，自能进药。

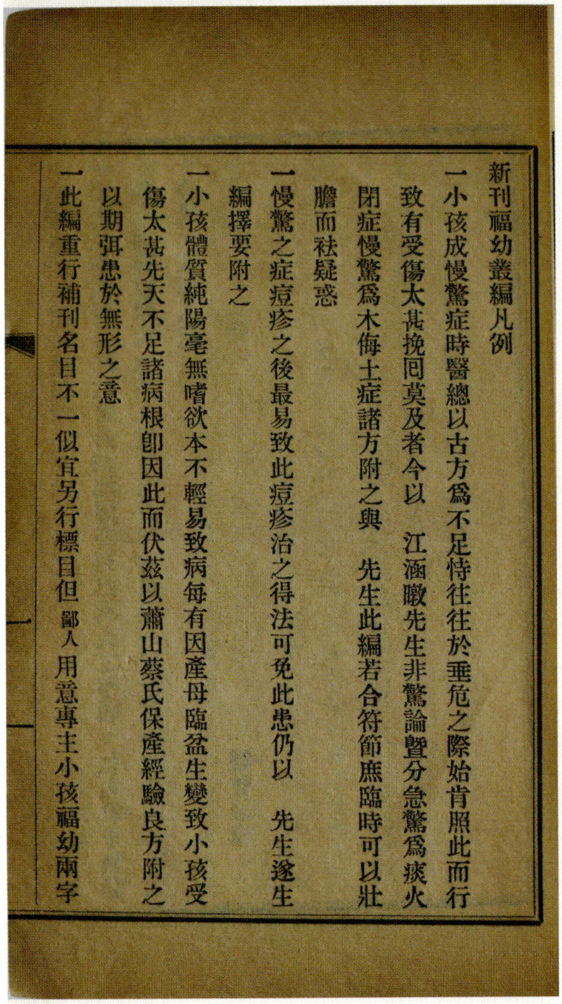

新刊福幼叢編凡例

一小孩成慢驚症時醫總以古方爲不足恃往往於垂危之際始肯照此而行致有受傷太甚挽囘莫及者今以　江涵暾先生非驚論暨分急驚爲痰火閉症慢驚爲木侮土症諸方附之與　先生此編若合符節庶臨時可以壯膽而祛疑惑

一慢驚之症痘疹之後最易致此痘疹治之得法可免此患仍以　先生遂生編擇要附之

一小孩體質純陽毫無嗜欲本不輕易致病每有因產母臨盆生變致小孩受傷太甚先天不足諸病根卽因此而伏茲以蕭山蔡氏保產經驗良方附之以期弭患於無形之意

一此編重行補刊名目不一似宜另行標目但鄙人用意專主小孩福幼兩字

新刊福幼丛编凡例

小孩成慢惊症，时医总以古方为不足恃，往往于垂危之际始肯照此而行，致有受伤太甚挽回莫及者，今以江涵暾先生《非惊论》，暨分急惊为痰火闭症，慢惊为木侮土症，诸方附之，与先生此编若合符节，庶临时可以壮胆而祛疑惑。

慢惊之症，痘疹之后最易致此，痘疹治之得法可免此患，仍以先生《遂生编》择要附之。

小孩体质纯阳，毫无嗜欲，本不轻易致病，每有因产母临盆生变致小孩受伤太甚，先天不足诸病根即因此而伏，兹以萧山蔡氏《保产经验良方》附之，以期弭患于无形之意。

此编重行补刊名目不一，似宜另行标目，但鄙人用意专主小孩，福幼两字

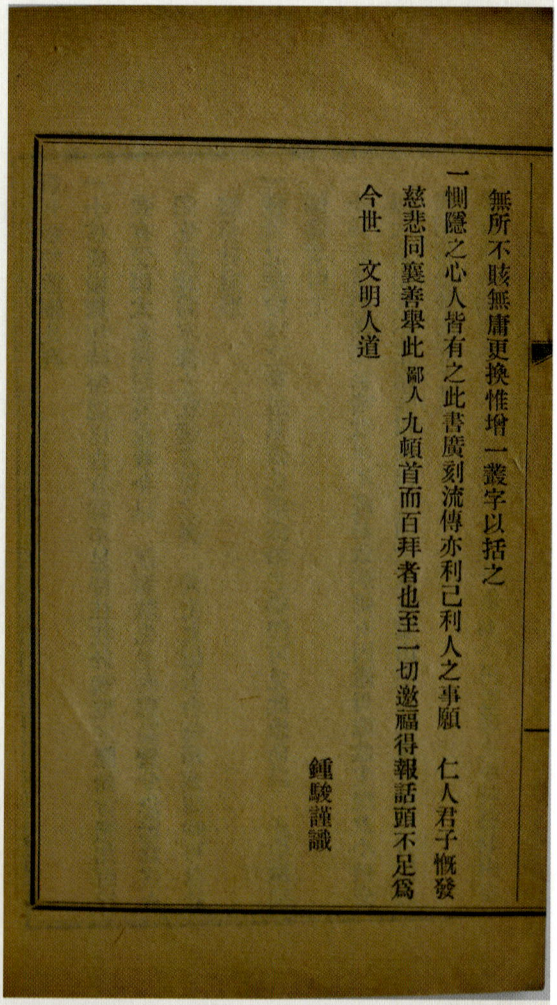

無所不賅無庸更換惟增一叢字以括之
一惻隱之心人皆有之此書廣刻流傳亦利己利人之事願　仁人君子慨發
慈悲同襄善舉此鄙人九頓首而百拜者也至一切邀福得報話頭不足爲
今世　文明人道

鍾駿謹識

无所不赅，无庸更换，惟增一丛字以括之。

恻隐之心人皆有之，此书广刻流传亦利己利人之事，愿仁人君子慨发慈悲，同襄善举，此鄙人九顿首而百拜者也，至一切邀福得报话头不足为今世文明人道。

钟骏[1]谨识

1 钟骏：即岳钟峻。《中国中医古籍总目》：《福幼丛编》系清代岳钟峻编。骏，通“峻”。

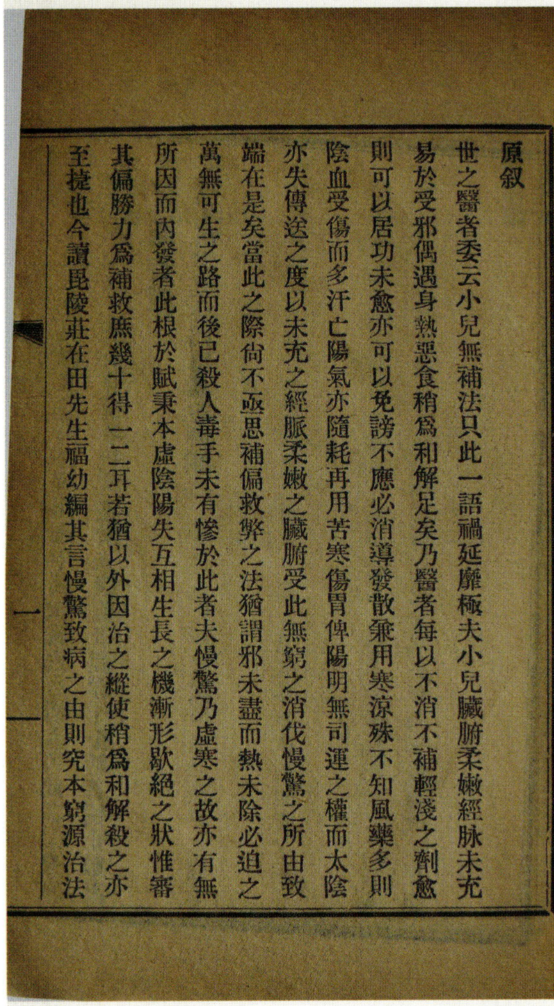

原叙

世之醫者委云小兒無補法只此一語禍延靡極夫小兒臟腑柔嫩經脉未充易於受邪偶遇身熱惡食稍爲和解足矣乃醫者每以不消不補輕淺之劑愈則可以居功未愈亦可以免謗不應必消導發散兼用寒凉殊不知風藥多則陰血受傷而多汗亡陽氣亦隨耗再用苦寒傷胃俾陽明無司運之權而太陰亦失傳送之度以未充之經脈柔嫩之臟腑受此無窮之消伐慢驚之所由致端在是矣當此之際尚不亟思補偏救弊之法猶謂邪未盡而熱未除必迫之萬無可生之路而後已殺人毒手未有慘於此者夫慢驚乃虚寒之故亦有無所因而内發者此根於賦秉本虚陰陽失互相生長之機漸形歇絶之狀惟審其偏勝力爲補救庶幾十得一二耳若猶以外因治之縱使稍爲和解殺之亦至捷也今讀毘陵莊在田先生福幼編其言慢驚致病之由則究本窮源治法

原　叙

世之医者委云“小儿无补法”，只此一语，祸延靡极。夫小儿脏腑柔嫩，经脉未充，易于受邪，偶遇身热恶食，稍为和解足矣。乃医者每以不消不补轻浅之剂，愈则可以居功，未愈亦可以免谤。不应，必消导发散，兼用寒凉，殊不知风药多则阴血受伤，而多汗亡阳，气亦随耗，再用苦寒伤胃，俾阳明无司运之权，而太阴亦失传送之度，以未充之经脉柔嫩之脏腑，受此无穷之消伐，慢惊之所由致，端在是矣。当此之际，尚不亟思补偏救弊之法，犹谓邪未尽而热未除，必迫之万无可生之路而后已，杀人毒手未有惨于此者。夫慢惊乃虚寒之故，亦有无所因而内发者。此根于赋秉本虚，阴阳失互相生长之机，渐形歇绝之状，惟审其偏胜，力为补救，庶几十得一二耳。若犹以外因治之，纵使稍为和解，杀之亦至捷也。今读毗陵庄在田先生[1]《福幼编》，其言慢惊致病之由，则究本穷源，治法

1 在田先生：即清代医家庄一夔，字在田，会稽毗陵（今江苏常州）人，著有《福幼编》《遂生编》。

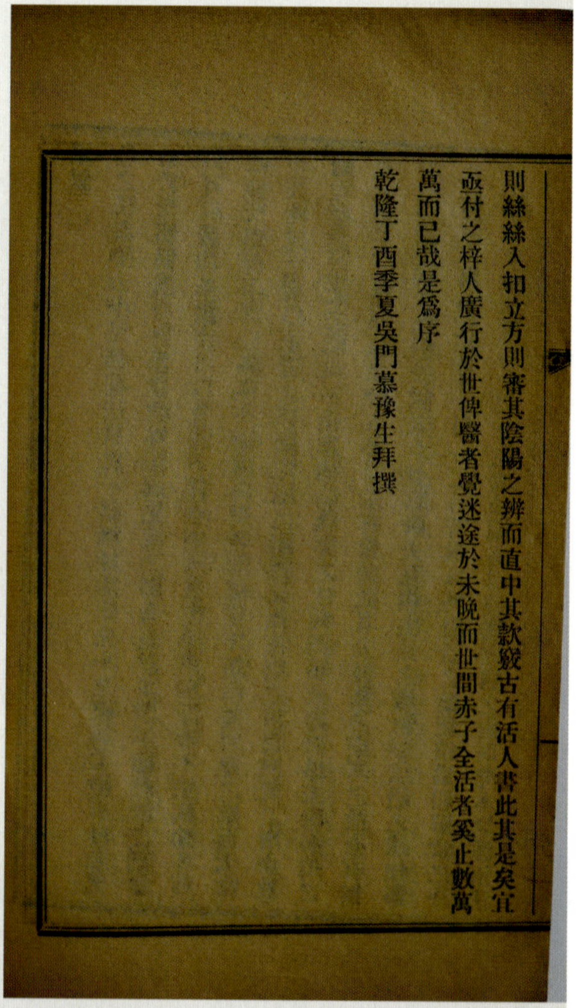

則絲絲入扣立方則審其陰陽之辨而直中其款竅古有活人書此其是矣宜
亟付之梓人廣行於世俾醫者覺迷途於未晚而世間赤子全活者奚止數萬
萬而已哉是爲序
乾隆丁酉季夏吳門慕豫生拜撰

则丝丝入扣，立方则审其阴阳之辨，而直中其款窍，古有《活人书》，此其是矣。宜亟付之梓人，广行于世，俾医者觉迷途于未晚，而世间赤子，全活者奚止数万万而已哉，是为序。

乾隆丁酉季夏吴门慕豫生拜撰

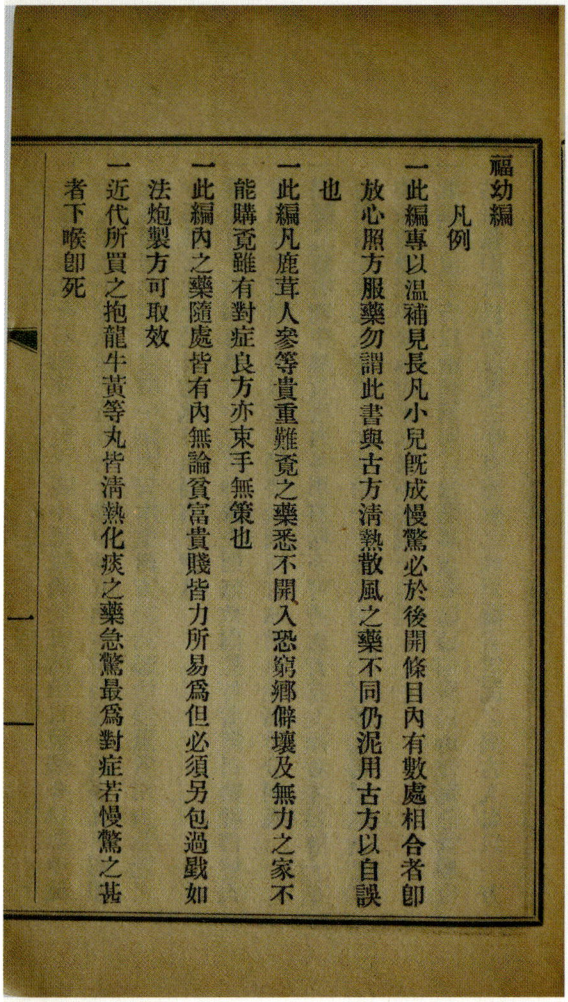
福幼編

凡例

一此編專以温補見長凡小兒既成慢驚必於後開條目內有數處相合者即放心照方服藥勿謂此書與古方清熱散風之藥不同仍泥用古方以自誤也

一此編凡鹿茸人參等貴重難覔之藥悉不開入恐窮鄉僻壤及無力之家不能購覔雖有對症良方亦束手無策也

一此編內之藥隨處皆有內無論貧富貴賤皆力所易爲但必須另包過戥如法炮製方可取效

一近代所買之抱龍牛黄等丸皆清熱化痰之藥急驚最爲對症若慢驚之甚者下喉即死

福幼编

凡　例

此编专以温补见长，凡小儿既成慢惊，必于后开条目内有数处相合者，即放心照方服药，勿谓此书与古方清热散风之药不同，仍泥用古方以自误也。

此编凡鹿茸、人参等贵重难觅之药悉不开入，恐穷乡僻壤及无力之家不能购觅，虽有对症良方，亦束手无策也。

此编内之药随处皆有，内无论贫富贵贱皆力所易为，但必须另包过戥，如法炮制，方可取效。

近代所买之抱龙、牛黄等丸，皆清热化痰之药，急惊最为对症。若慢惊之甚者，下喉即死。

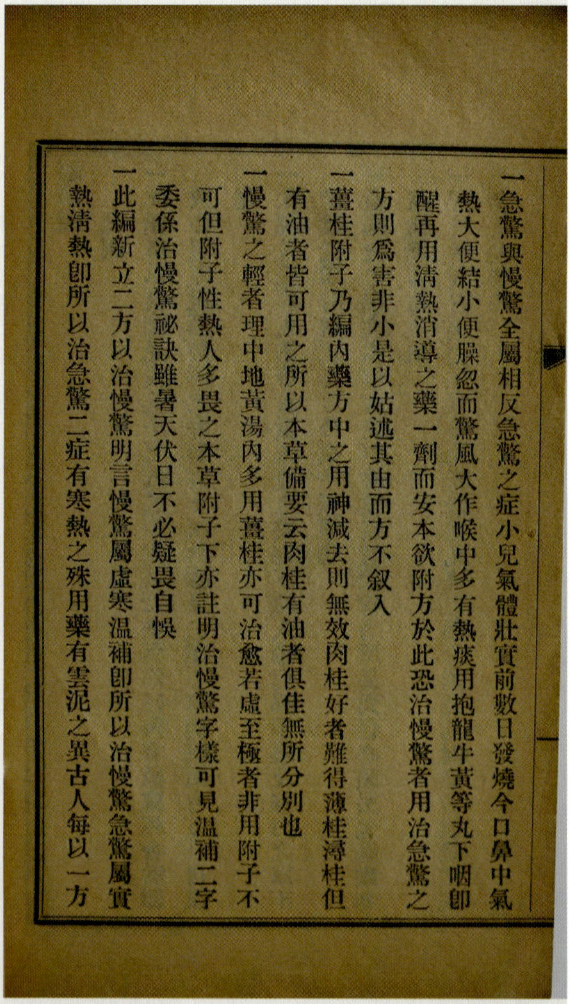

一急驚與慢驚全屬相反急驚之症小兒氣體壯實前數日發燒今口鼻中氣熱大便結小便朦忽而驚風大作喉中多有熱痰用抱龍牛黃等丸下咽卽醒再用清熱消導之藥一劑而安本欲附方於此恐治慢驚者用治急驚之方則爲害非小是以姑述其由而方不敘入

一薑桂附子乃編內藥方中之用神減去則無效肉桂好者難得薄桂潯桂但有油者皆可用之所以本草備要云肉桂有油者俱佳無所分別也

一慢驚之輕者理中地黃湯內多用薑桂亦可治愈若虛至極者非用附子不可但附子性熱人多畏之本草附子下亦註明治慢驚字樣可見溫補二字委係治慢驚祕訣雖暑天伏日不必疑畏自悞

一此編新立二方以治慢驚明言慢驚屬虛寒溫補卽所以治慢驚急驚屬實熱清熱卽所以治急驚二症有寒熱之殊用藥有雲泥之異古人每以一方

急惊与慢惊全属相反。急惊之症，小儿气体壮实，前数日发烧，今口鼻中气热，大便结，小便朦，忽而惊风大作，喉中多有热痰，用抱龙、牛黄等丸，下咽即醒，再用清热消导之药，一剂而安。本欲附方于此，恐治慢惊者，用治急惊之方，则为害非小。是以姑述其由，而方不叙入。

姜、桂、附子乃编内药方中之用神，减去则无效。肉桂好者难得，薄桂、浔桂，但有油者皆可用之。所以《本草备要》云：肉桂有油者俱佳，无所分别也。

慢惊之轻者，理中地黄汤内多用姜、桂，亦可治愈。若虚[1]至极者非用附子不可，但附子性热，人多畏之，《本草》附子下亦注明“治慢惊”字样。可见温补二字，委系治慢惊秘诀，虽暑天伏日不必疑畏自误。

此编新立二方以治慢惊，明言慢惊属虚寒，温补即所以治慢惊。急惊属实热，清热即所以治急惊。二症有寒热之殊，用药有云泥之异。古人每以一方

1 虚：虚字后疑脱“寒”字。

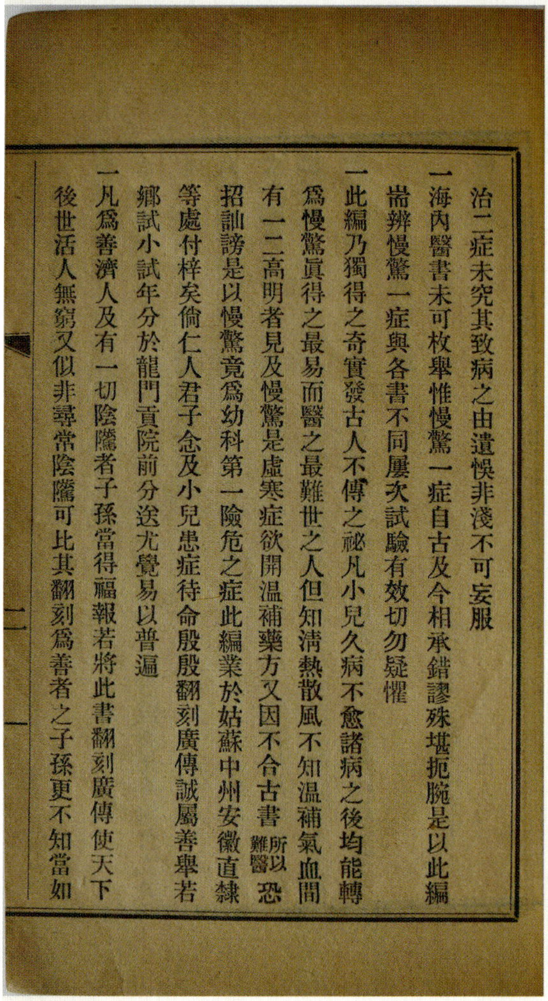

治二症未究其致病之由遺悞非淺不可妄服
一海內醫書未可枚舉惟慢驚一症自古及今相承錯謬殊堪扼腕是以此編
耑辨慢驚一症與各書不同屢次試驗有效切勿疑懼
一此編乃獨得之奇實發古人不傳之祕凡小兒久病不愈諸病之後均能轉
爲慢驚眞得之最易而醫之最難世之人但知清熱散風不知溫補氣血間
有一二高明者見及慢驚是虛寒症欲開溫補藥方又因不合古書所以難醫恐
招訕謗是以慢驚竟爲幼科第一險危之症此編業於姑蘇中州安徽直隸
等處付梓矣倘仁人君子念及小兒患症待命殷殷翻刻廣傳誠屬善舉若
鄉試小試年分於龍門貢院前分送尤覺易以普遍
一凡爲善濟人及有一切陰騭者子孫當得福報若將此書翻刻廣傳使天下
後世活人無窮又似非尋常陰騭可比其翻刻爲善者之子孫更不知當如

治二症，未究其致病之由，遗误非浅，不可妄服。

海内医书未可枚举，惟慢惊一症，自古及今相承错谬，殊堪扼腕，是以此编专辨慢惊一症，与各书不同，屡次试验有效，切勿疑惧。

此编乃独得之奇，实发古人不传之秘。凡小儿久病不愈、诸病之后，均能转为慢惊，真得之最易，而医之最难。世之人但知清热散风，不知温补气血，间有一二高明者，见及慢惊是虚寒症，欲开温补药方，又因不合古书所以难医，恐招讪谤，是以慢惊竟为幼科第一险危之症。此编业于姑苏、中州、安徽、直隶等处付梓矣，倘仁人君子，念及小儿患症，待命殷殷，翻刻广传，诚属善举。若乡试、小试年份于龙门贡院前分送，尤觉易以普遍。

凡为善济人，及有一切阴骘者，子孙当得福报。若将此书翻刻广传，使天下后世活人无穷，又似非寻常阴骘可比。其翻刻为善者之子孙，更不知当如

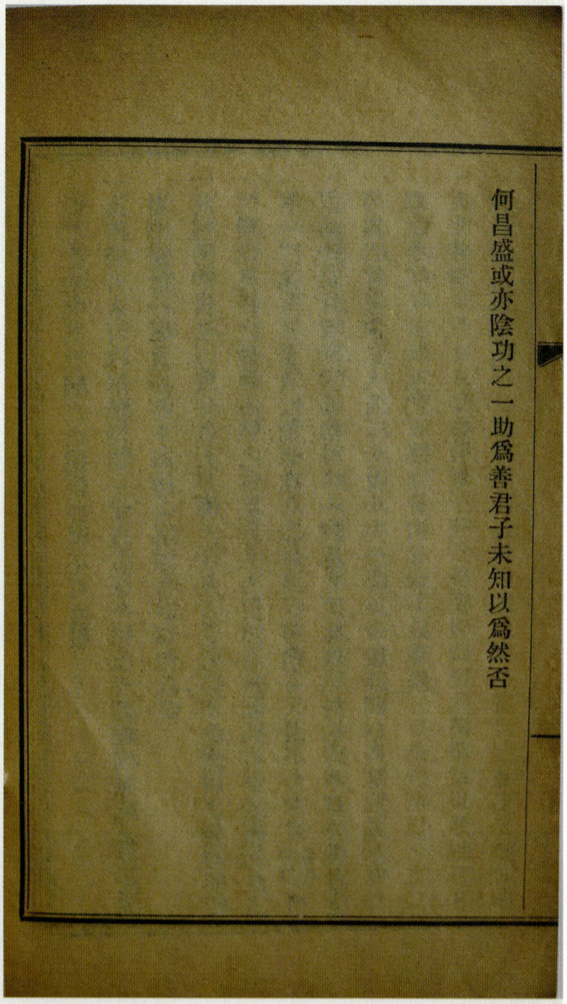
何昌盛或亦陰功之一助爲善君子未知以爲然否

何昌盛，或亦阴功之一助。为善君子，未知以为然否。

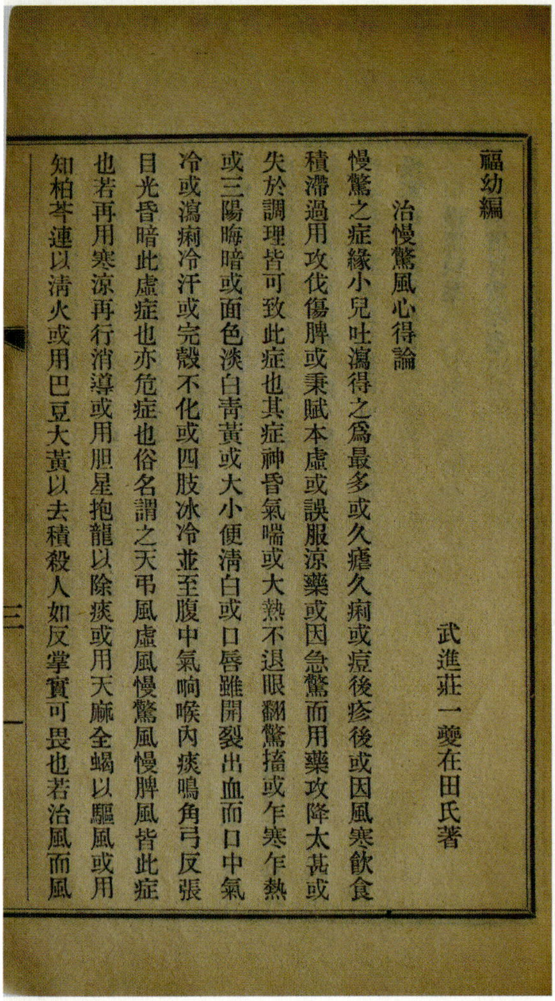

福幼編

治慢驚風心得論

武進莊一夔在田氏著

慢驚之症緣小兒吐瀉得之爲最多或久瘧久痢或痘後疹後或因風寒飲食積滯過用攻伐傷脾或秉賦本虛或誤服涼藥或因急驚而用藥攻降太甚或失於調理皆可致此症也其症神昏氣喘或大熱不退眼翻驚搐或乍寒乍熱或三陽晦暗或面色淡白青黃或大小便清白或口唇雖開裂出血而口中氣冷或瀉痢冷汗或完穀不化或四肢冰冷並至腹中氣响喉內痰鳴角弓反張目光昏暗此虛症也亦危症也俗名謂之天弔風虛風慢驚風慢脾風皆此症也若再用寒涼再行消導或用胆星抱龍以除痰或用天麻全蝎以驅風或用知柏芩連以清火或用巴豆大黃以去積殺人如反掌實可畏也若治風而風

福幼编

武进庄一夔在田氏著

治慢惊风心得论

慢惊之症，缘小儿吐泻，得之为最多。或久疟久痢，或痘后疹后，或因风寒饮食积滞，过用攻伐伤脾，或秉赋本虚，或误服凉药，或因急惊而用药攻降太甚，或失于调理，皆可致此症也。其症神昏气喘，或大热不退，眼翻惊搐，或乍寒乍热，或三阳晦暗，或面色淡白青黄，或大小便清白，或口唇虽开裂出血，而口中气冷，或泻痢冷汗，或完谷不化，或四肢冰冷，并至腹中气响，喉内痰鸣，角弓反张，目光昏暗，此虚症也，亦危症也。俗名谓之天吊风、虚风、慢惊风、慢脾风，皆此症也，若再用寒凉，再行消导，或用胆星、抱龙以除痰，或用天麻、全蝎以驱风，或用知、柏、芩、连以清火，或用巴豆、大黄以去积，杀人如反掌，实可畏也。若治风而风

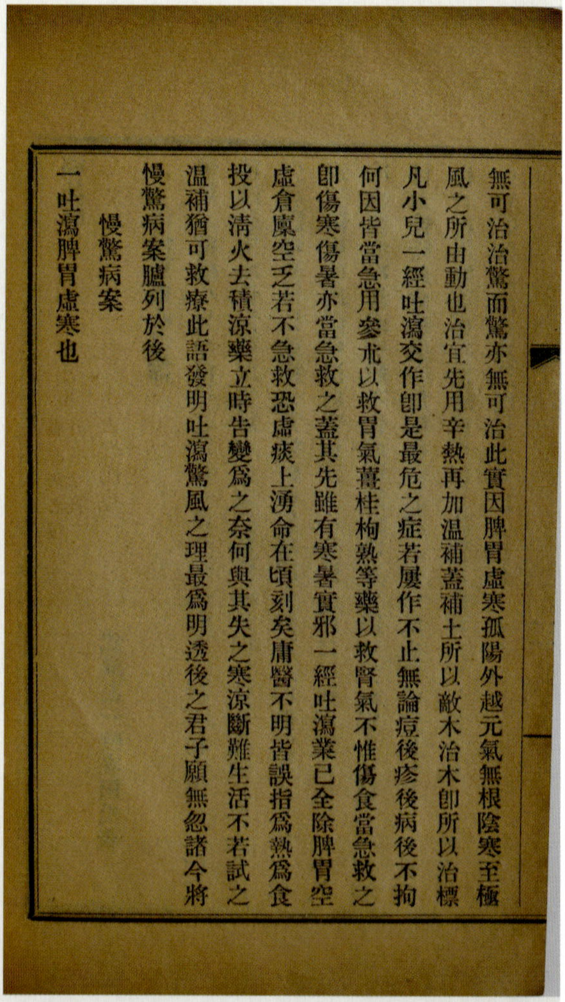

無可治治驚而驚亦無可治此實因脾胃虛寒孤陽外越元氣無根陰寒至極風之所由動也治宜先用辛熱再加溫補蓋補土所以敵木治木卽所以治標凡小兒一經吐瀉交作卽是最危之症若屢作不止無論痘後疹後病後不拘何因皆當急用參朮以救胃氣薑桂枸熟等藥以救腎氣不惟傷食當急救之卽傷寒傷暑亦當急救之蓋其先雖有寒暑實邪一經吐瀉業已全除脾胃空虛倉廩空乏若不急救恐虛痰上湧命在頃刻矣庸醫不明皆誤指爲熱爲食投以清火去積涼藥立時告變爲之奈何與其失之寒涼斷難生活不若試之溫補猶可救療此語發明吐瀉驚風之理最爲明透後之君子願無忽諸今將慢驚病案臚列於後

慢驚病案

一吐瀉脾胃虛寒也

无可治，治惊而惊亦无可治，此实因脾胃虚寒，孤阳外越，元气无根，阴寒至极，风之所由动也。治宜先用辛热，再加温补，盖补土所以敌木，治木即所以治标。凡小儿一经吐泻交作，即是最危之症，若屡作不止，无论痘后、疹后、病后，不拘何因，皆当急用参、术以救胃气，姜、桂、枸、熟等药以救肾气，不惟伤食当急救之，即伤寒伤暑亦当急救之。盖其先虽有寒暑实邪，一经吐泻，业已全除，脾胃空虚，仓廪空乏，若不急救，恐虚痰上涌，命在顷刻矣。庸医不明，皆误指为热为食，投以清火去积凉药，立时告变，为之奈何。与其失之寒凉，断难生活，不若试之温补，犹可救疗。此语发明吐泻惊风之理，最为明透，后之君子愿无忽诸。今将慢惊病案，胪列[1]于后。

慢惊病案

吐泻，脾胃虚寒也。

1 胪列：罗列，列举。

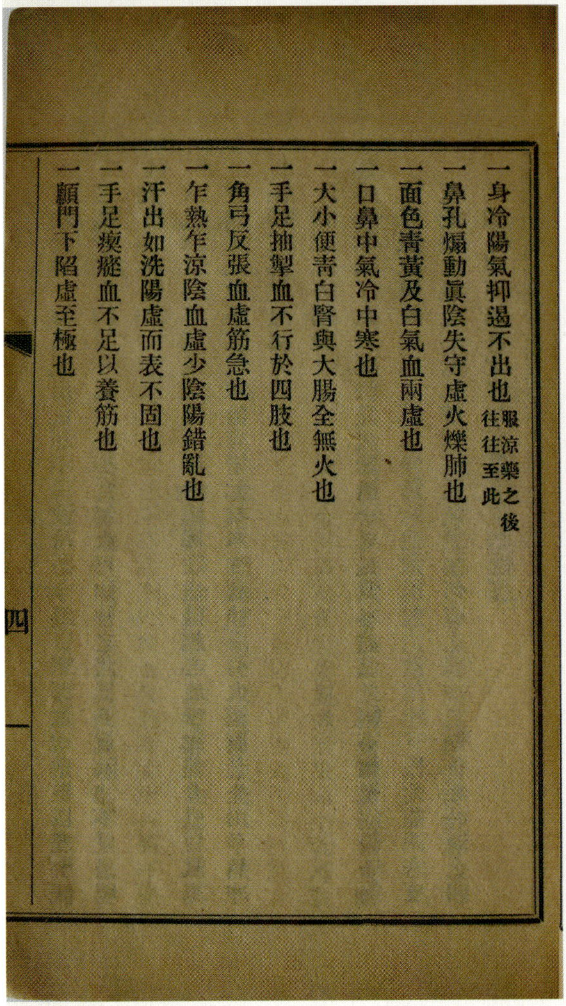
一身冷陽氣抑遏不出也服涼藥之後往往至此
一鼻孔煽動眞陰失守虛火爍肺也
一面色青黃及白氣血兩虛也
一口鼻中氣冷中寒也
一大小便青白腎與大腸全無火也
一手足抽掣血不行於四肢也
一角弓反張血虛筋急也
一乍熱乍涼陰血虛少陰陽錯亂也
一汗出如洗陽虛而表不固也
一手足瘈瘲血不足以養筋也
一顖門下陷虛至極也
四

身冷，阳气抑遏不出也服凉药之后往往至此。

鼻孔煽动，真阴失守，虚火烁肺也。

面色青黄及白，气血两虚也。

口鼻中气冷，中寒也。

大小便青白，肾与大肠全无火也。

昏睡露睛，神气不足也。[1]

手足抽掣，血不行于四肢也。

角弓反张，血虚筋急也。

乍热乍凉，阴血虚少，阴阳错乱也。

汗出如洗，阳虚而表不固也。

手足瘛疭，血不足以养筋也。

囟门下陷，虚至极也。

1 昏睡露睛，神气不足也：原书无，据庄一夔《福幼编》补。

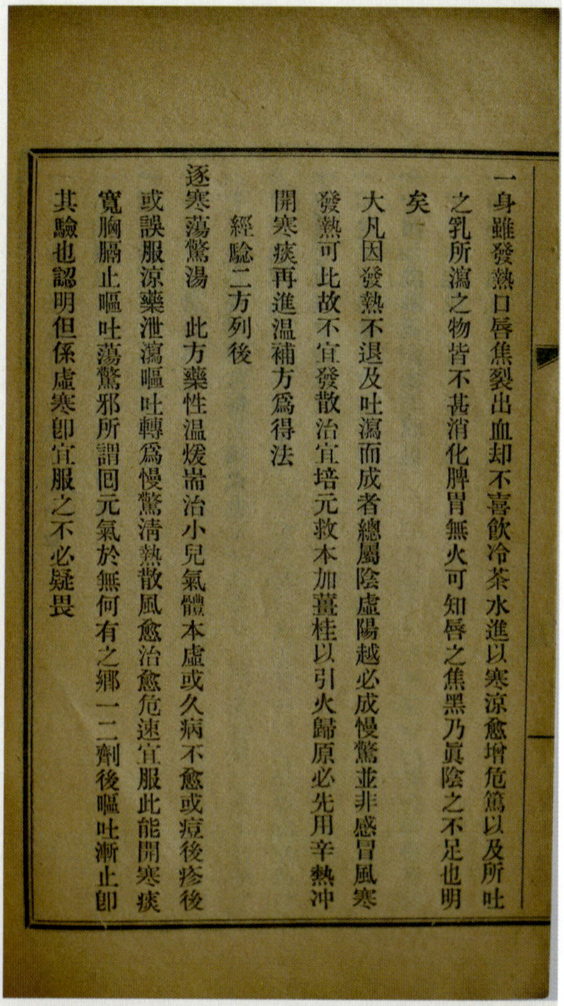

一身雖發熱口唇焦裂出血却不喜飲冷茶水進以寒涼愈增危篤以及所吐之乳所瀉之物皆不甚消化脾胃無火可知唇之焦黑乃眞陰之不足也明矣

大凡因發熱不退及吐瀉而成者總屬陰虛陽越必成慢驚並非感冒風寒發熱可比故不宜發散治宜培元救本加薑桂以引火歸原必先用辛熱冲開寒痰再進溫補方爲得法

經驗二方列後

逐寒蕩驚湯　此方藥性溫煖耑治小兒氣體本虛或久病不愈或痘後疹後或誤服涼藥泄瀉嘔吐轉爲慢驚清熱散風愈治愈危速宜服此能開寒痰寬胸膈止嘔吐蕩驚邪所謂回元氣於無何有之鄉一二劑後嘔吐漸止卽其驗也認明但係虛寒卽宜服之不必疑畏

身虽发热，口唇焦烈出血，却不喜饮冷茶水，进以寒凉，愈增危笃。以及所吐之乳，所泻之物，皆不甚消化，脾胃无火可知。唇之焦黑，乃真阴之不足也。明矣。

大凡因发热不退，及吐泻而成者，总属阴虚阳越，必成慢惊。并非感冒风寒发热可比，故不宜发散。治宜培元救本，加姜、桂以引火归原，必先用辛热冲开寒痰，再进温补方为得法。

经验二方列后

逐寒荡惊汤

此方药性温暖，专治小儿气体本虚，或久病不愈，或痘后疹后，或误服凉药，泄泻呕吐，转为慢惊。清热散风，愈治愈危，速宜服此，能开寒痰，宽胸膈，止呕吐，荡惊邪，所谓回元气于无何有之乡。一二剂后，呕吐渐止，即其验也。认明但系虚寒即宜服之，不必疑畏。

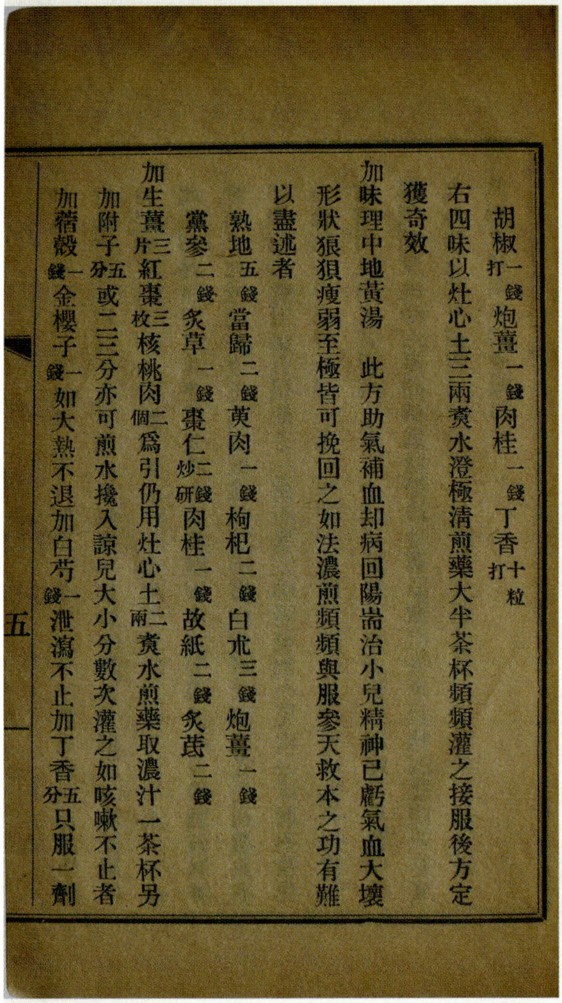
胡椒打一錢 炮薑一錢 肉桂一錢 丁香十粒打

右四味以灶心土三兩煑水澄極清煎藥大半茶杯頻頻灌之接服後方定獲奇效

加味理中地黃湯 此方助氣補血却病回陽耑治小兒精神已虧氣血大壞形狀狼狽瘦弱至極皆可挽回之如法濃煎頻頻與服參天救本之功有難以盡述者

熟地五錢 當歸二錢 萸肉一錢 枸杞二錢 白朮三錢 炮薑一錢 黨參二錢 炙草一錢 棗仁二錢炒研 肉桂一錢 故紙二錢 炙芪二錢

加生薑三片 紅棗三枚 核桃肉二個爲引仍用灶心土二兩煑水煎藥取濃汁一茶杯另加附子五分或二三分亦可煎水攙入諒兒大小分數次灌之如咳嗽不止者加蓿殼一錢金櫻子一錢如大熱不退加白芍一錢泄瀉不止加丁香五分只服一劑

五

胡椒一钱，打　炮姜一钱　肉桂一钱　丁香十粒，打

上四味，以灶心土三两煮水，澄极清，煎药大半茶杯，频频灌之，接服后方，定获奇效。

加味理中地黄汤

此方助气补血，却病回阳，专治小儿精神已亏，气血大坏，形状狼狈，瘦弱至极，皆可挽回之。如法浓煎，频频与服，参天救本之功，有难以尽述者。

熟地五钱　当归二钱　萸肉一钱　枸杞二钱　白术三钱　炮姜一钱　党参二钱　炙草一钱　枣仁二钱，炒研　肉桂一钱　故纸二钱　炙芪二钱

加生姜三片，红枣三枚，核桃肉二个为引，仍用灶心土二两煮水煎药，取浓汁一茶杯，另加附子五分或二三分亦可[1]，煎水搀入。谅儿大小，分数次灌之。如咳嗽不止者加蓿壳一钱，金樱子一钱，如大热不退加白芍一钱，泄泻不止加丁香五分，只服一剂，

1 或二三分亦可：原系正文，据文义改为小注。

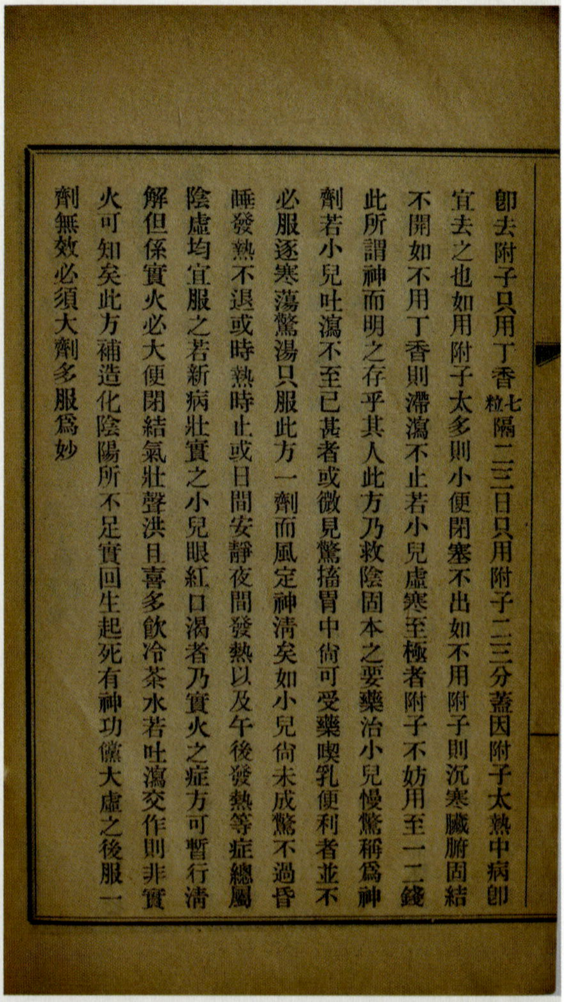
卽去附子只用丁香七粒隔二三日只用附子二三分蓋因附子太熱中病卽宜去之也如用附子太多則小便閉塞不出如不用附子則沉寒臟腑固結不開如不用丁香則滯瀉不止若小兒虛寒至極者附子不妨用至一二錢此所謂神而明之存乎其人此方乃救陰固本之要藥治小兒慢驚稱爲神劑若小兒吐瀉不至已甚者或微見驚搐胃中尙可受藥喫乳便利者並不必服逐寒蕩驚湯只服此方一劑而風定神清矣如小兒尙未成驚不過昏睡發熱不退或時熱時止或日間安靜夜間發熱以及午後發熱等症總屬陰虛均宜服之若新病壯實之小兒眼紅口渴者乃實火之症方可暫行清解但係實火必大便閉結氣壯聲洪且喜多飲冷茶水若吐瀉交作則非實火可知矣此方補造化陰陽所不足實回生起死有神功儻大虛之後服一劑無效必須大劑多服爲妙

即去附子，只用丁香七粒，隔二三日，只用附子二三分。盖因附子太热，中病即宜去之也。如用附子太多，则小便闭塞不出，如不用附子，则沉寒脏腑，固结不开。如不用丁香，则滞泻不止。若小儿虚寒至极者，附子不妨用至一二钱，此所谓神而明之，存乎其人。此方乃救阴固本之要药，治小儿慢惊称为神剂。若小儿吐泻不至已甚者，或微见惊搐，胃中尚可受药，吃乳便利者，并不必服逐寒荡惊汤，只服此方一剂而风定神清矣。如小儿尚未成惊，不过昏睡，发热不退，或时热时止，或日间安静，夜间发热，以及午后发热等症，总属阴虚，均宜服之。若新病壮实之小儿，眼红口渴者，乃实火之症，方可暂行清解，但系实火必大便闭结，气壮声洪，且喜多饮冷茶水。若吐泻交作，则非实火，可知矣。此方补造化阴阳所不足，实回生起死有神功。倘大虚之后，服一剂无效，必须大剂多服为妙。

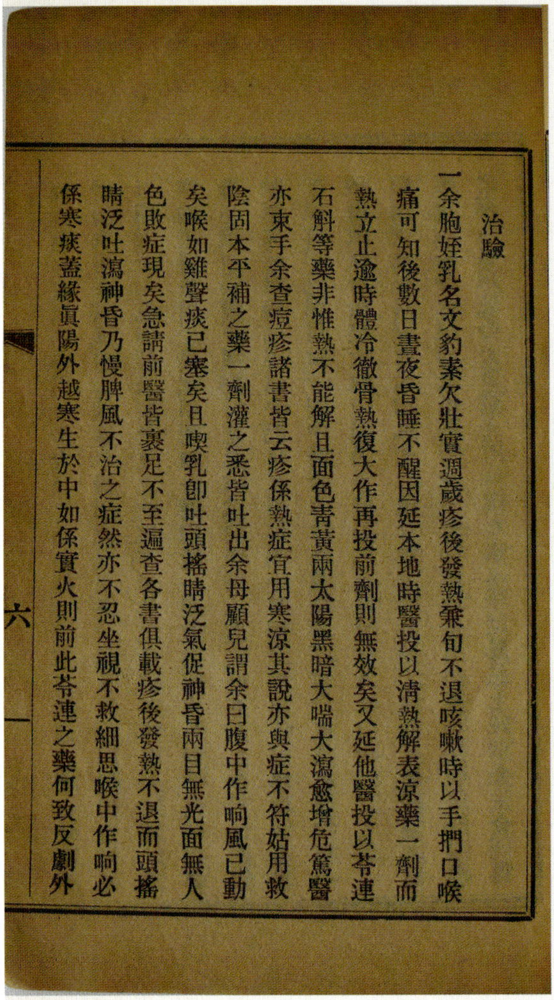
治驗
一余胞姪乳名文豹素欠壯實週歲疹後發熱兼旬不退咳嗽時以手捫口喉痛可知後數日晝夜昏睡不醒因延本地時醫投以清熱解表涼藥一劑而熱立止逾時體冷徹骨熱復大作再投前劑則無效矣又延他醫投以芩連石斛等藥非惟熱不能解且面色青黃兩太陽黑暗大喘大瀉愈增危篤醫亦束手余查痘疹諸書皆云疹係熱症宜用寒涼其說亦與症不符姑用救陰固本平補之藥一劑灌之悉皆吐出余母顧兒謂余曰腹中作响風已動矣喉如雞聲痰已塞矣且喫乳卽吐頭搖睛泛氣促神昏兩目無光面無人色敗症現矣急請前醫皆裹足不至遍查各書俱載疹後發熱不退而頭搖睛泛吐瀉神昏乃慢脾風不治之症然亦不忍坐視不救細思喉中作响必係寒痰蓋緣眞陽外越寒生於中如係實火則前此芩連之藥何致反劇外
六

治　验

余胞侄乳名文豹，素欠壮实，周岁疹后发热兼旬不退，咳嗽时以手扪口，喉痛可知，后数日昼夜昏睡不醒，因延本地时医，投以清热解表凉药，一剂而热立止。逾时体冷彻骨，热复大作，再投前剂，则无效矣。又延他医，投以芩、连、石斛等药，非惟热不能解，且面色青黄，两太阳黑暗，大喘大泻，愈增危笃，医亦束手。余查痘疹诸书皆云：疹系热症，宜用寒凉。其说亦与症不符，姑用救阴固本平补之药，一剂灌之，悉皆吐出。余母顾儿谓余曰：腹中作响，风已动矣，喉如鸡声，痰已塞矣。且吃乳即吐，头摇睛泛，气促神昏，两目无光，面无人色，败症现矣。急请前医，皆裹足不至。遍查各书，俱载疹后发热不退，而头摇睛泛，吐泻神昏，乃慢脾风不治之症。然亦不忍坐视不救，细思喉中作响必系寒痰，盖缘真阳外越，寒生于中，如系实火，则前此芩、连之药何致反剧。外

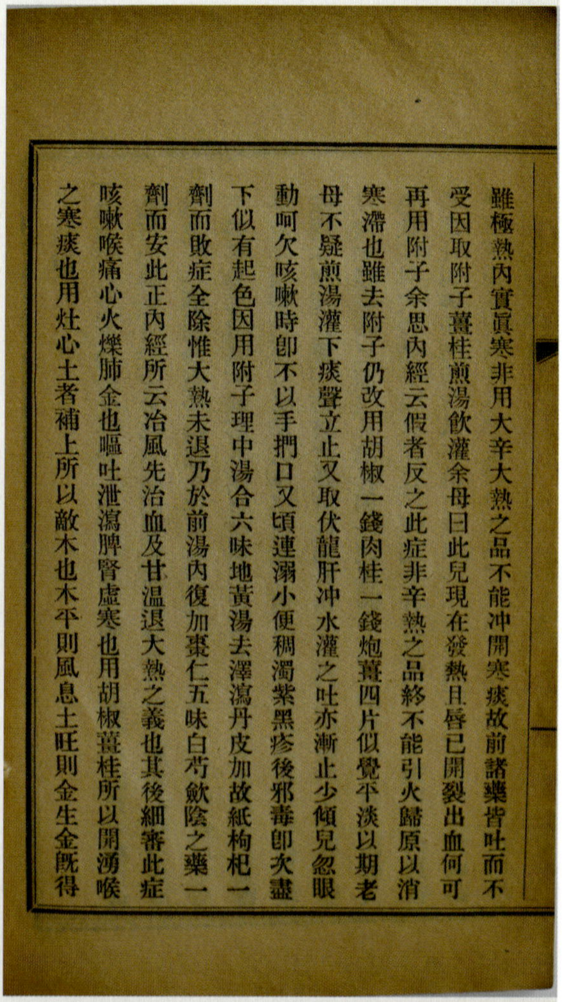

雖極熱內實眞寒非用大辛大熱之品不能冲開寒痰故前諸藥皆吐而不受因取附子薑桂煎湯飲灌余母曰此兒現在發熱且唇已開裂出血何可再用附子余思內經云假者反之此症非辛熱之品終不能引火歸原以消寒滯也雖去附子仍改用胡椒一錢肉桂一錢炮薑四片似覺平淡以期老母不疑煎湯灌下痰聲立止又取伏龍肝冲水灌之吐亦漸止少傾兒忽眼動呵欠咳嗽時卽不以手捫口又頃連溺小便稠濁紫黑疹後邪毒卽次盡下似有起色因用附子理中湯合六味地黃湯去澤瀉丹皮加故紙枸杞一劑而敗症全除惟大熱未退乃於前湯內復加棗仁五味白芍斂陰之藥一劑而安此正內經所云治風先治血及甘溫退大熱之義也其後細審此症咳嗽喉痛心火爍肺金也嘔吐泄瀉脾腎虛寒也用胡椒薑桂所以開涌喉之寒痰也用灶心土者補上所以敵木也木平則風息土旺則金生金既得

虽极热，内实真寒，非用大辛大热之品不能冲开寒痰，故前诸药皆吐而不受，因取附子、姜、桂煎汤饮灌。余母曰：此儿现在发热，且唇已开裂出血，何可再用附子？余思《内经》云：假者反之。此症非辛热之品，终不能引火归原，以消寒滞也。虽去附子，仍改用胡椒一钱，肉桂一钱，炮姜四片，似觉平淡，以期老母不疑。煎汤灌下，痰声立止。又取伏龙肝冲水灌之，吐亦渐止。少倾，儿忽眼动，呵欠咳嗽时即不以手扪口。又顷，连溺小便稠浊紫黑，疹后邪毒即次尽下，似有起色，因用附子理中汤合六味地黄汤去泽泻、丹皮，加故纸、枸杞，一剂而败症全除。惟大热未退，乃于前汤内复加枣仁、五味、白芍敛阴之药，一剂而安。此正《内经》所云："治风先治血"及"甘温退大热"之义也。其后细审此症，咳嗽喉痛心火烁肺金也，呕吐泄泻脾肾虚寒也，用胡椒、姜、桂所以开涌喉之寒痰也，用灶心土者补土[1]所以敌木也。木平则风息，土旺则金生，金既得

1 土：原作"上"，据文义改。

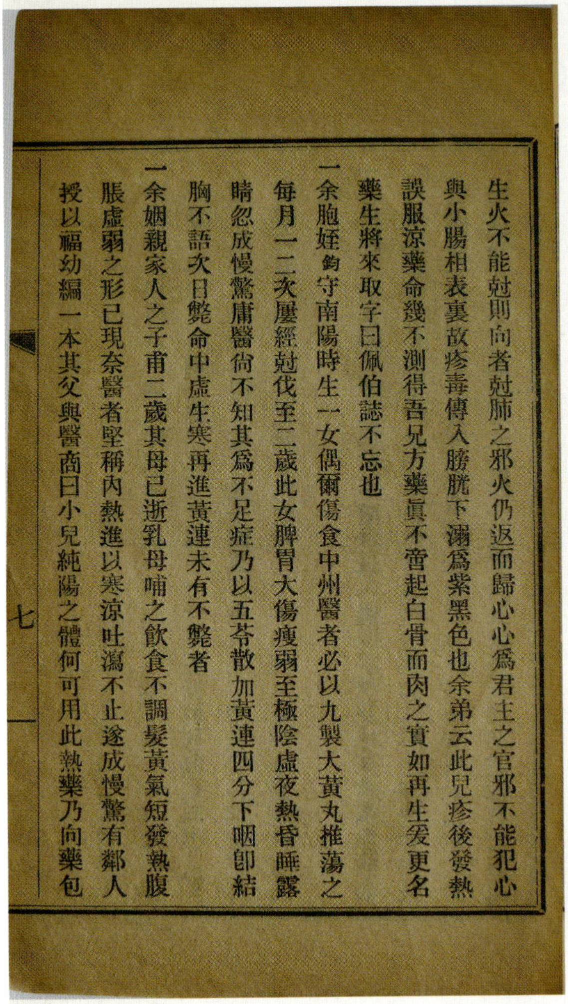
生火不能尅則向者尅肺之邪火仍返而歸心心爲君主之官邪不能犯心與小腸相表裏故疹毒傳入膀胱下溺爲紫黑色也余弟云此兒疹後發熱誤服涼藥命幾不測得吾兄方藥眞不啻起白骨而肉之實如再生爰更名藥生將來取字曰佩伯誌不忘也

一余胞姪鈞守南陽時生一女偶爾傷食中州醫者必以九製大黃丸推蕩之每月一二次屢經尅伐至二歲此女脾胃大傷瘦弱至極陰虛夜熱昏睡露睛忽成慢驚庸醫尙不知其爲不足症乃以五苓散加黃連四分下咽卽結胸不語次日斃命中虛生寒再進黃連未有不斃者

一余姻親家人之子甫二歲其母已逝乳母哺之飲食不調髮黃氣短發熱腹脹虛弱之形已現奈醫者堅稱內熱進以寒涼吐瀉不止遂成慢驚有鄰人授以福幼編一本其父與醫商曰小兒純陽之體何可用此熱藥乃向藥包

七

生，火不能克，则向者克肺之邪火仍返而归心。心为君主之官，邪不能犯，心与小肠相表里，故疹毒传入膀胱，下溺为紫黑色也。余弟云：此儿疹后发热，误服凉药，命几不测，得吾兄方药，真不啻起白骨而肉之，实如再生。爰更名药生，将来取字曰佩伯，志不忘也。

余胞侄钧守南阳时生一女，偶尔伤食，中州医者必以九制大黄丸推荡之，每月一二次，屡经克伐，至二岁此女脾胃大伤，瘦弱至极，阴虚夜热，昏睡露睛，忽成慢惊。庸医尚不知其为不足症，乃以五苓散加黄连四分，下咽即结胸不语，次日毙命。中虚生寒，再进黄连，未有不毙者。

余姻亲家人之子甫二岁，其母已逝，乳母哺之，饮食不调，发黄气短，发热腹胀，虚弱之形已现，奈医者坚称内热，进以寒凉，吐泻不止，遂成慢惊。有邻人授以《福幼编》一本，其父与医商，曰：小儿纯阳之体，何可用此热药？乃向药包

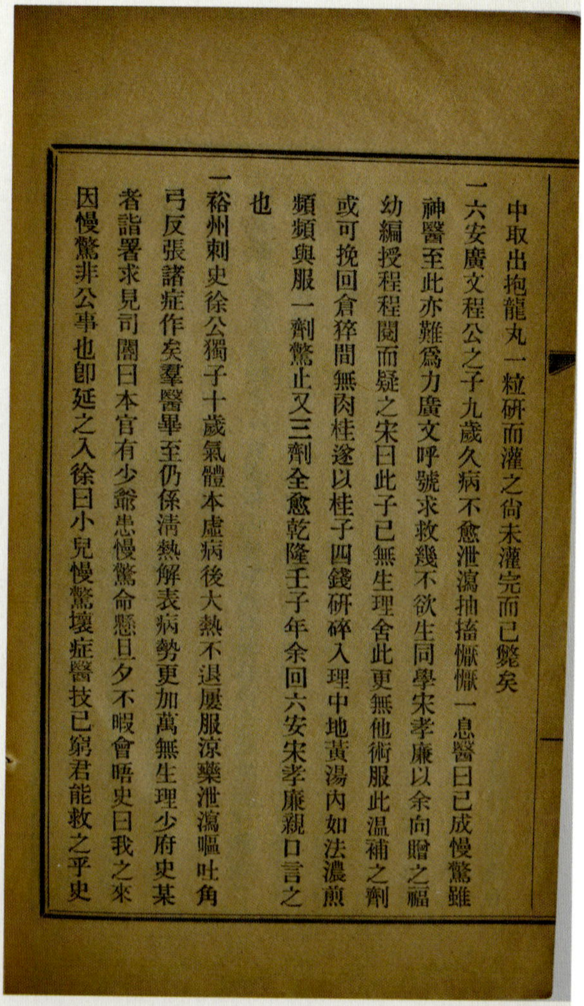

中取出抱龍丸一粒研而灌之尚未灌完而已甦矣
一六安廣文程公之子九歲久病不愈泄瀉抽搐懨懨一息醫曰已成慢驚雖
神醫至此亦難爲力廣文呼號求救幾不欲生同學宋孝廉以余向贈之福
幼編授程程閱而疑之宋曰此子已無生理舍此更無他術服此温補之劑
或可挽回倉猝間無肉桂遂以桂子四錢研碎入理中地黄湯内如法濃煎
頻頻與服一劑驚止又三劑全愈乾隆壬子年余回六安宋孝廉親口言之
也
一裕州刺史徐公獨子十歲氣體本虛病後大熱不退屢服涼藥泄瀉嘔吐角
弓反張諸症作矣羣醫畢至仍係清熱解表病勢更加萬無生理少府史某
者詣署求見司閽曰本官有少爺患慢驚命懸旦夕不暇會晤史曰我之來
因慢驚非公事也即延之入徐曰小兒慢驚壞症醫技已窮君能救之乎史

中取出抱龙丸一粒，研而灌之，尚未灌完而已甦矣。

六安广文程公之子九岁，久病不愈，泄泻抽搐，恹恹一息。医曰已成慢惊，虽神医至此亦难为力。广文呼号求救，几不欲生。同学宋孝廉以余向赠之《福幼编》授程，程阅而疑之，宋曰：此子已无生理，舍此更无他术，服此温补之剂或可挽回。仓猝间无肉桂遂以桂子四钱，研碎入理中地黄汤内，如法浓煎，频频与服，一剂惊止，又三剂全愈。乾隆壬子年，余回六安，宋孝廉亲口言之也。

裕州刺史徐公独子十岁，气体本虚，病后大热不退，屡服凉药，泄泻呕吐，角弓反张，诸症作矣。群医毕至，仍系清热解表，病势更加，万无生理。少府史某者诣署求见，司阍曰：本官有少爷患慢惊，命悬旦夕，不暇会晤。史曰：我之来，因慢惊，非公事也。即延之入。徐曰：小儿慢惊坏症，医技已穷，君能救之乎？史

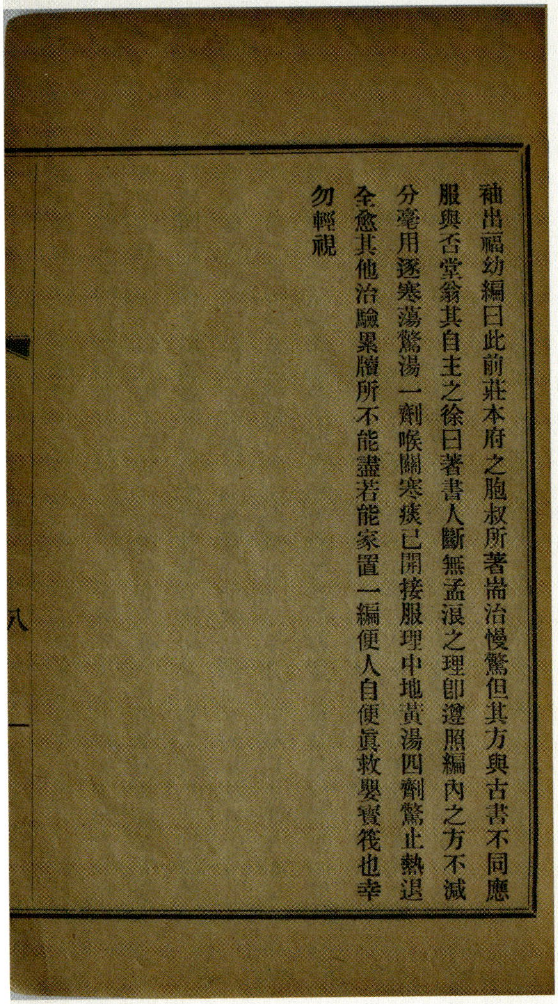

袖出福幼編曰此前莊本府之胞叔所著㨿治慢驚但其方與古書不同應服與否堂翁其自主之徐曰著書人斷無孟浪之理卽遵照編內之方不減分毫用逐寒蕩驚湯一劑喉關寒痰已開接服理中地黃湯四劑驚止熱退全愈其他治驗累牘所不能盡若能家置一編便人自便眞救嬰寶筏也幸勿輕視

袖出《福幼编》曰：此前庄本府之胞叔所著，专治慢惊，但其方与古书不同，应服与否，堂翁其自主之。徐曰：著书人断无孟浪之理。即遵照编内之方，不减分毫，用逐寒荡惊汤一剂，喉关寒痰已开，接服理中地黄汤四剂，惊止热退，全愈。其他治验累牍所不能尽，若能家置一编，便人自便，真救婴宝筏也，幸勿轻视。

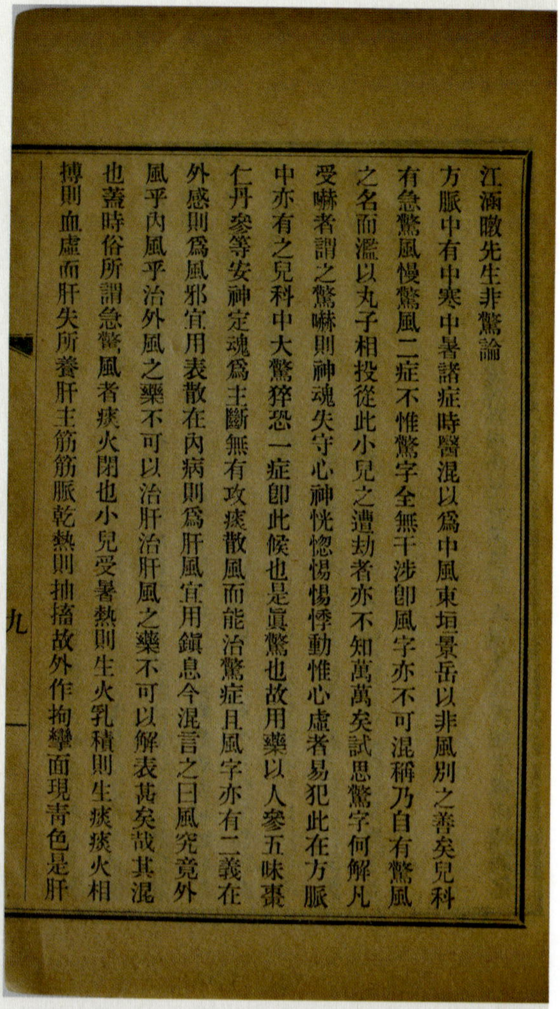

江涵暾先生非驚論

方脈中有中寒中暑諸症時醫混以爲中風東垣景岳以非風別之善矣兒科有急驚風慢驚風二症不惟驚字全無干涉卽風字亦不可混稱乃自有驚風之名而濫以丸子相投從此小兒之遭劫者亦不知萬萬矣試思驚字何解凡受嚇者謂之驚嚇則神魂失守心神恍惚惕惕悸動惟心虛者易犯此在方脈中亦有之兒科中大驚猝恐一症卽此候也是眞驚也故用藥以人參五味棗仁丹參等安神定魂爲主斷無有攻痰散風而能治驚症且風字亦有二義在外感則爲風邪宜用表散在內病則爲肝風宜用鎭息今混言之曰風究竟外風乎內風乎治外風之藥不可以治肝治肝風之藥不可以解表甚矣哉其混也蓋時俗所謂急驚風者痰火閉也小兒受暑熱則生火乳積則生痰痰火相摶則血虛而肝失所養肝主筋筋脈乾熱則抽搐故外作拘攣面現青色是肝

江涵暾[1]先生非惊论

方脉中有中寒、中暑诸症，时医混以为中风，东垣、景岳以非风别之，善矣。儿科有急惊风、慢惊风二症，不惟惊字全无干涉，即风字亦不可混称。乃自有惊风之名，而滥以丸子相投，从此小儿之遭劫者，亦不知万万矣。试思惊字何解？凡受吓者谓之惊，吓则神魂失守，心神恍惚，惕惕悸动，惟心虚者易犯，此在方脉中亦有之。儿科中大惊猝恐一症即此候也，是真惊也。故用药以人参、五味、枣仁、丹参等安神定魂为主，断无有攻痰散风而能治惊症。且风字亦有二义。在外感则为风邪，宜用表散；在内病则为肝风，宜用镇息。今混言之曰风，究竟外风乎内风乎？治外风之药不可以治肝，治肝风之药不可以解表，甚矣哉，其混也。盖时俗所谓急惊风者，痰火闭也。小儿受暑热则生火，乳积则生痰，痰火相搏，则血虚而肝失所养。肝主筋，筋脉干热则抽搐，故外作拘挛，面现青色，是肝

1 江涵暾：清代人，名秋，字涵暾，号笔花，浙江归安人。著有《笔花医镜》，又名《卫生便览》。

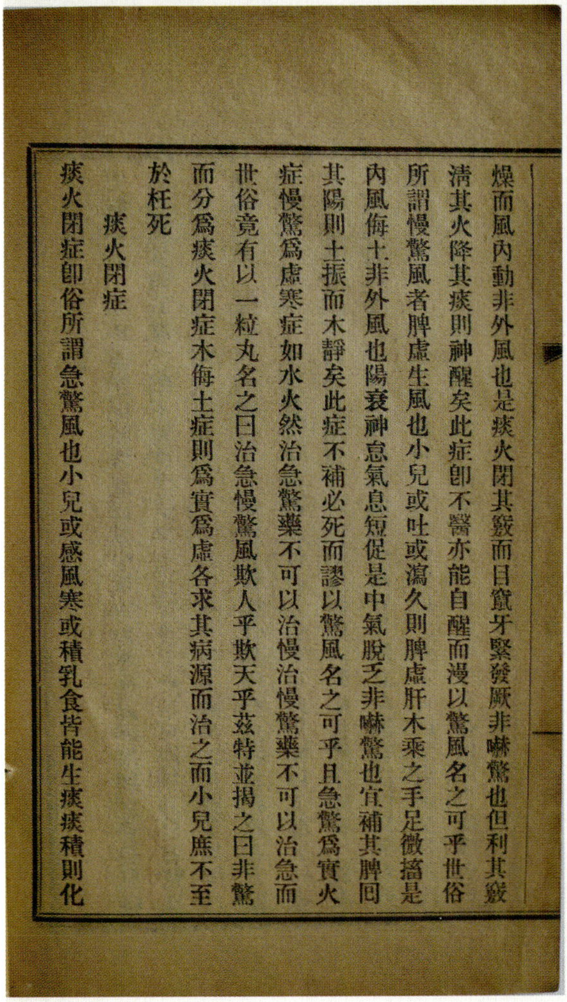

燥而風內動非外風也是痰火閉其竅而目竄牙緊發厥非嚇驚也但利其竅
清其火降其痰則神醒矣此症卽不醫亦能自醒而漫以驚風名之可乎世俗
所謂慢驚風者脾虛生風也小兒或吐或瀉久則脾虛肝木乘之手足微搐是
內風侮土非外風也陽衰神怠氣息短促是中氣脫乏非嚇驚也宜補其脾回
其陽則土振而木靜矣此症不補必死而謬以驚風名之可乎且急驚爲實火
症慢驚爲虛寒症如水火然治急驚藥不可以治慢治慢驚藥不可以治急而
世俗竟有以一粒丸名之曰治急慢驚風欺人乎欺天乎茲特並揭之曰非驚
而分爲痰火閉症木侮土症則爲實爲虛各求其病源而治之而小兒庶不至
於枉死

痰火閉症

痰火閉症卽俗所謂急驚風也小兒或感風寒或積乳食皆能生痰痰積則化

燥而风内动，非外风也，是痰火闭其窍而目窜牙紧发厥，非吓惊也。但利其窍，清其火，降其痰，则神醒矣。此症即不医亦能自醒，而漫以惊风名之可乎？世俗所谓慢惊风者，脾虚生风也。小儿或吐或泻，久则脾虚，肝木乘之，手足微搐，是内风侮土，非外风也。阳衰神怠，气息短促，是中气脱乏，非吓惊也。宜补其脾，回其阳，则土振而木静矣。此症不补必死，而谬以惊风名之可乎？且急惊为实火症，慢惊为虚寒症，如水火然。治急惊药不可以治慢，治慢惊药不可以治急，而世俗竟有以一粒丸名之曰治急慢惊风，欺人乎欺天乎？兹特并揭之曰非惊，而分为痰火闭症，木侮土症，则为实为虚，各求其病源而治之，而小儿庶不至于枉死。

痰火闭症

痰火闭症，即俗所谓急惊风也。小儿或感风寒，或积乳食，皆能生痰，痰积则化

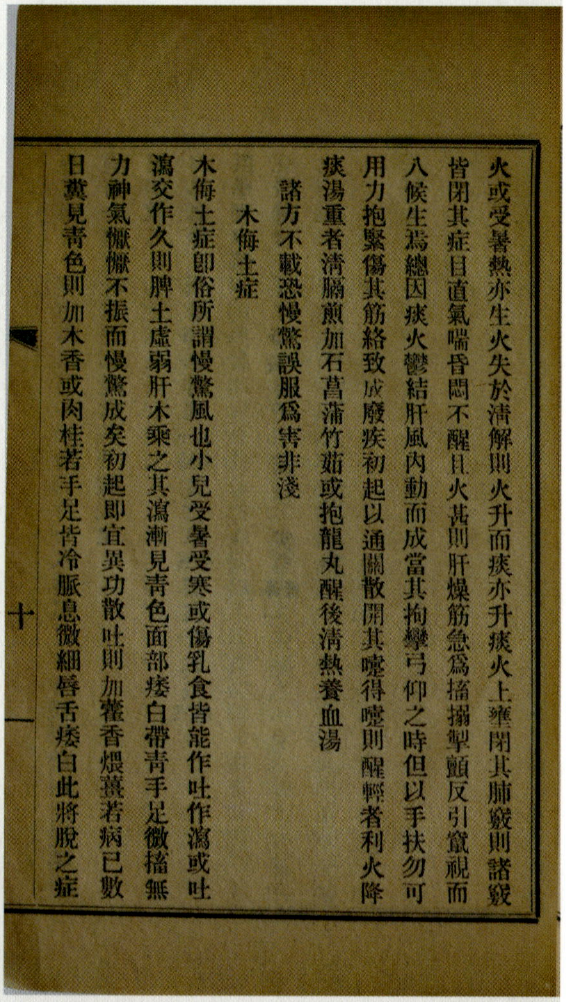

火或受暑熱亦生火失於清解則火升而痰亦升痰火上壅閉其肺竅則諸竅皆閉其症目直氣喘昏悶不醒且火甚則肝燥筋急爲搐搦掣顫反引竄視而八候生焉總因痰火鬱結肝風內動而成當其拘攣弓仰之時但以手扶勿可用力抱緊傷其筋絡致成廢疾初起以通關散開其嚏得嚏則醒輕者利火降痰湯重者清膈煎加石菖蒲竹茹或抱龍丸醒後清熱養血湯

諸方不載恐慢驚誤服爲害非淺

木侮土症

木侮土症卽俗所謂慢驚風也小兒受暑受寒或傷乳食皆能作吐作瀉或吐瀉交作久則脾土虛弱肝木乘之其瀉漸見青色面部痿白帶青手足微搐無力神氣懨懨不振而慢驚成矣初起即宜異功散吐則加藿香煨薑若病已數日糞見青色則加木香或肉桂若手足皆冷脈息微細唇舌痿白此將脫之症

火。或受暑热亦生火，失于清解，则火升而痰亦升，痰火上壅闭其肺窍，则诸窍皆闭。其症目直气喘，昏闷不醒，且火甚则肝燥筋急，为搐搦掣颤，反引窜视，而八候生焉。总因痰火郁结，肝风内动而成。当其拘挛弓仰之时，但以手扶，勿可用力抱紧，伤其筋络，致成废疾。初起以通关散开其嚏，得嚏则醒。轻者利火降痰汤，重者清膈煎加石菖蒲、竹茹或抱龙丸，醒后清热养血汤。

诸方不载，恐慢惊误服，为害非浅。

木侮土症

木侮土症，即俗所谓慢惊风也。小儿受暑受寒，或伤乳食，皆能作吐作泻，或吐泻交作，久则脾土虚弱，肝木乘之。其泻渐见青色，面部痿白带青，手足微搐无力，神气恹恹不振，而慢惊成矣。初起即宜异功散，吐则加藿香、煨姜。若病已数日，粪见青色，则加木香或肉桂。若手足皆冷，脉息微细，唇舌痿白，此将脱之症，

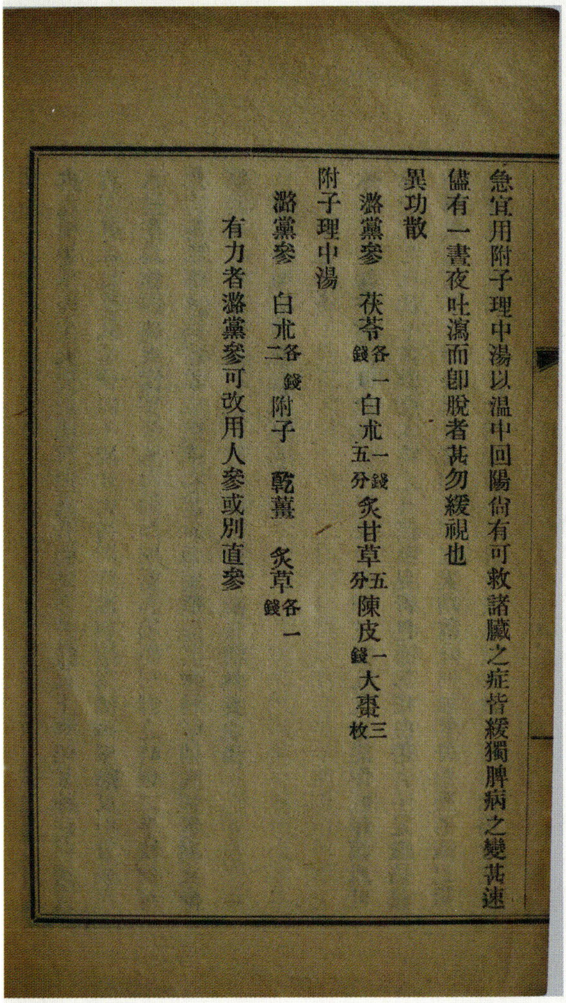
急宜用附子理中湯以溫中回陽尚有可救諸臟之症皆緩獨脾病之變甚速
儘有一晝夜吐瀉而即脫者甚勿緩視也
異功散
潞黨參 茯苓各一錢 白朮一錢五分 炙甘草五分 陳皮一錢 大棗三枚
附子理中湯
潞黨參 白朮各二錢 附子 乾薑 炙草各一錢
有力者潞黨參可改用人參或別直參

急宜用附子理中汤以温中回阳，尚有可救。诸脏之症皆缓，独脾病之变甚速，尽有一昼夜吐泻而即脱者，甚勿缓视也。

异功散

潞党参　茯苓各一钱　白术一钱五分　炙甘草五分　陈皮一钱　大枣三枚

附子理中汤

潞党参　白术各钱二　附子　干姜　炙草各一钱

有力者，潞党参可改用人参或别直参。

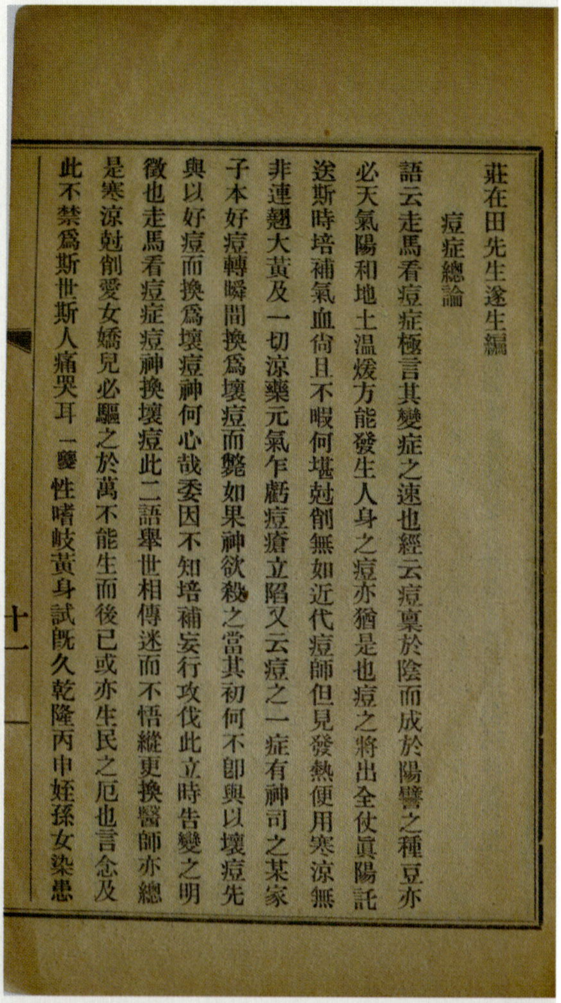

莊在田先生遂生編

痘症總論

語云走馬看痘症極言其變症之速也經云痘稟於陰而成於陽譬之種豆亦必天氣陽和地土温煖方能發生人身之痘亦猶是也痘之將出全仗眞陽託送斯時培補氣血尙且不暇何堪尅削無如近代痘師但見發熱便用寒涼無非連翹大黃及一切涼藥元氣乍虧痘瘡立陷又云痘之一症有神司之某家子本好痘轉瞬間換爲壞痘而斃如果神欲殺之當其初何不卽與以壞痘先與以好痘而換爲壞痘神何心哉委因不知培補妄行攻伐此立時告變之明徵也走馬看痘症痘神換壞痘此二語舉世相傳迷而不悟縱更換醫師亦總是寒涼尅削愛女嬌兒必驅之於萬不能生而後已或亦生民之厄也言念及此不禁爲斯世斯人痛哭耳 一夔 性嗜岐黃身試既久乾隆丙申姪孫女染患

十一

庄在田先生遂生编

痘症总论

语云：走马看痘症，极言其变症之速也。经云：痘禀于阴而成于阳。譬之种豆，亦必天气阳和，地土温暖，方能发生。人身之痘亦犹是也。痘之将出，全仗真阳托送，斯时培补气血，尚且不暇，何堪克削。无如近代痘师，但见发热便用寒凉，无非连翘、大黄及一切凉药，元气乍亏，痘疮立陷。又云：痘之一症，有神司之。某家子本好痘，转瞬间换为坏痘而毙，如果神欲杀之，当其初何不即与以坏痘？先与以好痘而换为坏痘，神何心哉？委因不知培补，妄行功伐，此立时告变之明征也。走马看痘症，痘神换坏痘，此二语举世相传，迷而不悟。纵更换医师，亦总是寒凉克削，爱女娇儿，必驱之于万不能生而后已，或亦生民之厄也。言念及此，不禁为斯世斯人痛哭耳。一夔性嗜岐黄，身试既久，乾隆丙申，侄孙女染患

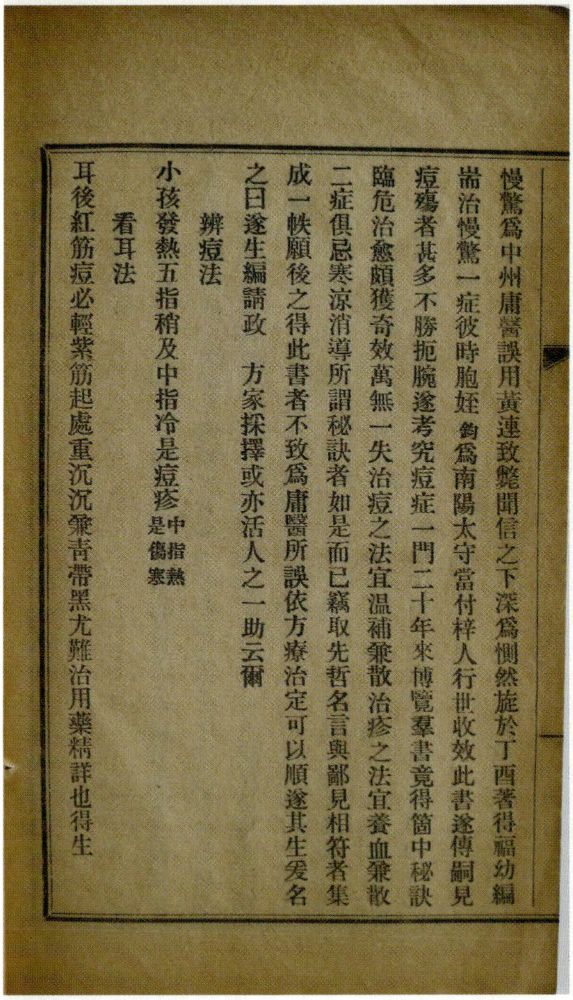
慢驚爲中州庸醫誤用黃連致斃聞信之下深爲惻然旋於丁酉著得福幼編
耑治慢驚一症彼時胞姪鈞爲南陽太守當付梓人行世收效此書遂傳嗣見
痘殤者甚多不勝扼腕遂考究痘症一門二十年來博覽羣書竟得箇中秘訣
臨危治愈頗獲奇效萬無一失治痘之法宜溫補兼散治疹之法宜養血兼散
二症俱忌寒涼消導所謂秘訣者如是而已竊取先哲名言與鄙見相符者集
成一帙願後之得此書者不致爲庸醫所誤依方療治定可以順遂其生爰名
之曰遂生編請政　方家採擇或亦活人之一助云爾

辨痘法

小孩發熱五指稍及中指冷是痘疹中指熱是傷寒

看耳法

耳後紅筋痘必輕紫筋起處重沉沉兼青帶黑尤難治用藥精詳也得生

慢惊，为中州庸医误用黄连致毙。闻信之下，深为恻然。旋于丁酉，著得《福幼编》，专治慢惊一症。彼时胞侄钧为南阳太守，当付梓人，行世收效，此书遂传。嗣见痘殇者甚多，不胜扼腕，遂考究痘症一门，二十年来博览群书，竟得个中秘诀，临危治愈，颇获奇效，万无一失。治痘之法，宜温补兼散；治疹之法，宜养血兼散。二症俱忌寒凉消导。所谓秘诀者，如是而已。窃取先哲名言与鄙见相符者，集成一帙，愿后之得此书者，不致为庸医所误。依方疗治，定可以顺遂其生，爰名之曰《遂生编》。请政方家采择，或亦活人之一助云尔。

辨痘法

小孩发热，五指稍及中指冷是痘疹中指热是伤寒。

看耳法

耳后红筋痘必轻，紫筋起处重沉沉，兼青带黑尤难治，用药精详也得生。

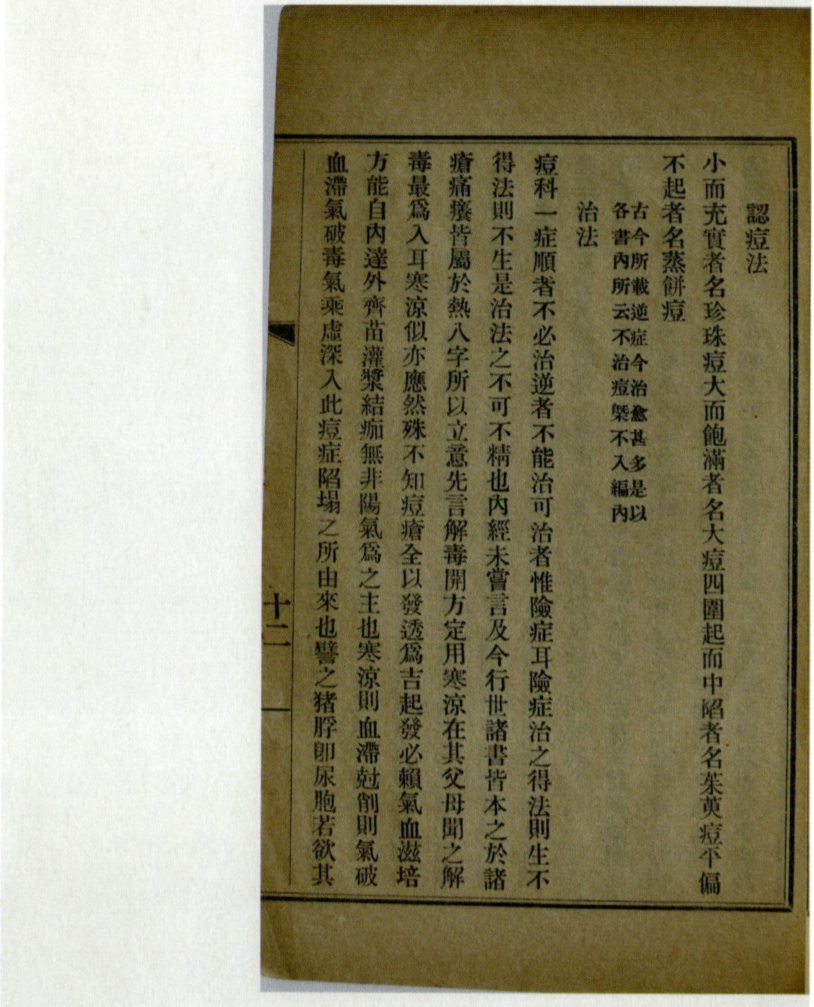
認痘法
小而充實者名珍珠痘大而飽滿者名大痘四圍起而中昭者名茱萸痘平偏
不起者名蒸餅痘
古今所載逆症今治愈甚多是以各書內所云不治痘槩不入編內
治法
痘科一症順者不必治逆者不能治可治者惟險症耳險症治之得法則生不
得法則不生是治法之不可不精也內經未嘗言及今行世諸書皆本之於諸
瘡痛癢皆屬於熱八字所以立意先言解毒開方定用寒涼在其父母聞之解
毒最爲入耳寒涼似亦應然殊不知痘瘡全以發透爲吉起發必賴氣血滋培
方能自內達外齊苗灌漿結痂無非陽氣爲之主也寒涼則血滯尅削則氣破
血滯氣破毒氣乘虛深入此痘症陷塌之所由來也譬之猪脬即尿胞若欲其
十二

认痘法

小而充实者名珍珠痘，大而饱满者名大痘，四围起而中陷者名茱萸痘，平扁[1]不起者名蒸饼痘。

古今所载逆症，今治愈甚多，是以各书内所云不治痘，概不入编内。

治　法

痘科一症，顺者不必治，逆者不能治，可治者惟险症耳。险症治之得法则生，不得法则不生，是治法之不可不精也。《内经》未尝言及，今行世诸书，皆本之于“诸疮痛痒，皆属于热”八字。所以立意先言解毒，开方定用寒凉，在其父母闻之，解毒最为入耳，寒凉似亦应然。殊不知痘疮全以发透为吉，起发必赖气血滋培，方能自内达外。齐苗灌浆结痂，无非阳气为之主也。寒凉则血滞，克削则气破。血滞气破，毒气乘虚深入。此痘症陷塌之所由来也。譬之猪脬即尿胞[2]，若欲其

1 扁：原作“偏”，据文义改。
2 即尿胞：原系正文，据文义改为小注。

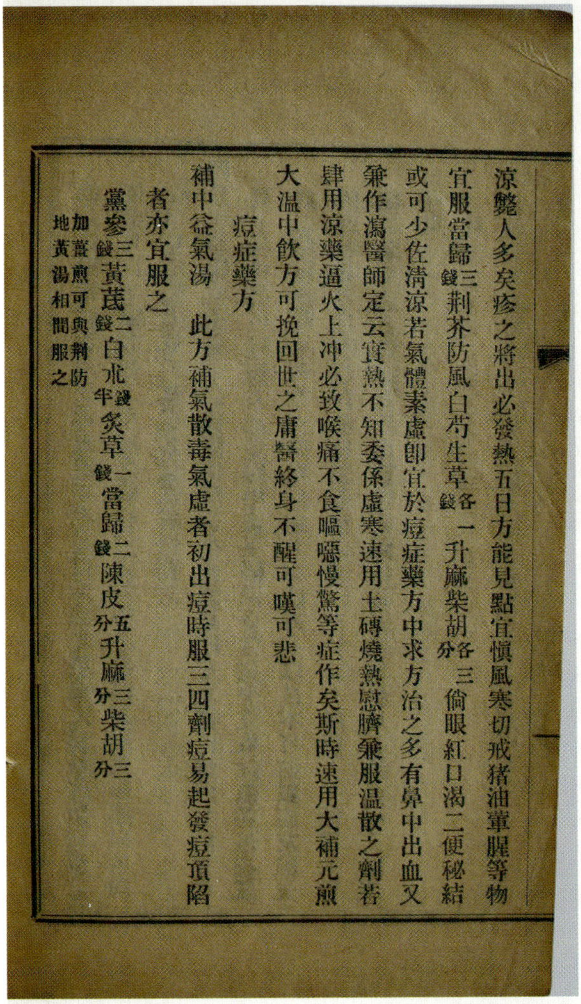

涼斃人多矣疹之將出必發熱五日方能見點宜慎風寒切戒豬油葷腥等物
宜服當歸三錢荆芥防風白芍生草各一錢升麻柴胡各三分倘眼紅口渴二便秘結
或可少佐清涼若氣體素虛即宜於痘症藥方中求方治之多有鼻中出血又
兼作瀉醫師定云實熱不知委係虛寒速用土磚燒熱慰臍兼服溫散之劑若
肆用涼藥逼火上沖必致喉痛不食嘔噁慢驚等症作矣斯時速用大補元煎
大溫中飲方可挽回世之庸醫終身不醒可嘆可悲

痘症藥方

補中益氣湯　此方補氣散毒氣虛者初出痘時服三四劑痘易起發痘頂陷
者亦宜服之
黨參三錢黃芪二錢白朮錢半炙草一錢當歸二錢陳皮五分升麻三分柴胡三分
加薑煎可與荆防地黃湯相間服之

凉，毙人多矣。疹之将出，必发热五日方能见点，宜慎风寒，切戒猪油、荤腥等物，宜服当归三钱，荆芥、防风、白芍、生草各一钱，升麻、柴胡各三分。倘眼红口渴，二便秘结，或可少佐清凉。若气体素虚，即宜于痘症药方中求方治之。多有鼻中出血，又兼作泻，医师定云实热，不知委系虚寒，速用土砖烧热熨[1]脐，兼服温散之剂。若肆用凉药，逼火上冲，必致喉痛、不食、呕恶、慢惊等症作矣。斯时速用大补元煎、大温中饮方可挽回。世之庸医，终身不醒，可叹可悲。

痘症药方

补中益气汤　此方补气散毒。气虚者初出痘时服三四剂，痘易起发。痘顶陷者，亦宜服之。

党参三钱　黄芪二钱　白术钱半　炙草一钱　当归二钱　陈皮五分　升麻三分　柴胡三分

加姜煎。可与荆防地黄汤相间服之。

1 熨：原作“慰”，据文义改。

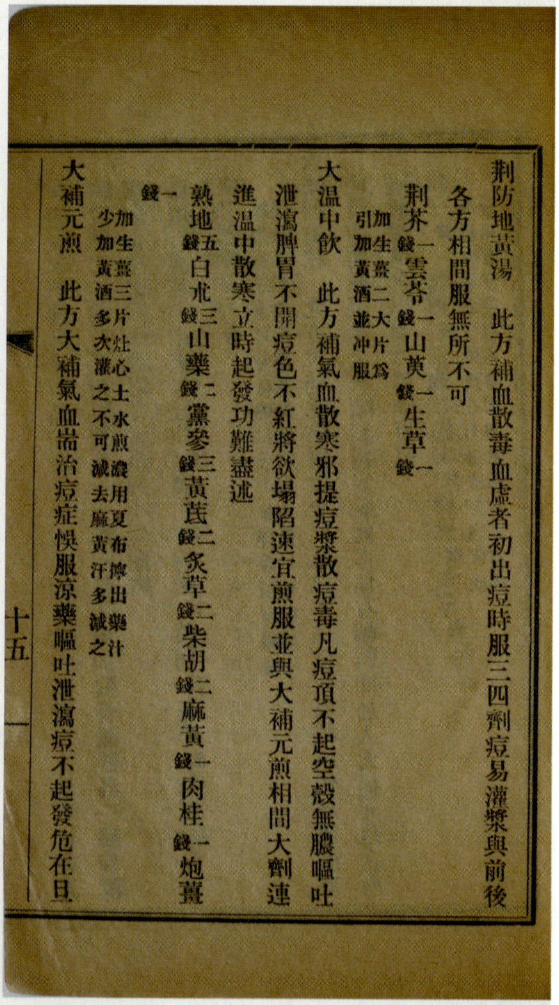
荊防地黃湯　此方補血散毒血虛者初出痘時服三四劑痘易灌漿與前後
各方相間服無所不可
荊芥一錢雲苓一錢山萸一錢生草一錢
加生薑二大片爲引加黃酒並冲服
大溫中飲　此方補氣血散寒邪提痘漿散痘毒凡痘頂不起空殼無膿嘔吐
泄瀉脾胃不開痘色不紅將欲塌陷速宜煎服並與大補元煎相間大劑連
進溫中散寒立時起發功難盡述
熟地五錢白朮三錢山藥二錢黨參三錢黃芪二錢炙草二錢柴胡二錢麻黃一錢肉桂一錢炮薑一錢
加生薑三片灶心土水煎濃用夏布擰出藥汁少加黃酒多次灌之不可減去麻黃汗多減之
大補元煎　此方大補氣血治痘症悞服涼藥嘔吐泄瀉痘不起發危在旦
十五

荆防地黄汤　此方补血散毒。血虚者初出痘时服三四剂，痘易灌浆。与前后各方相间服，无所不可。

荆芥一钱　云苓一钱　山萸一钱　生草一钱

加生姜二大片为引，加黄酒，并冲服。

大温中饮　此方补气血，散寒邪，提痘浆，散痘毒。凡痘顶不起，空壳无脓，呕吐泄泻，脾胃不开，痘色不红，将欲塌陷，速宜煎服。并与大补元煎相间，大剂连进，温中散寒，立时起发，功难尽述。

熟地五钱　白术三钱　山药二钱　党参三钱　黄芪二钱　炙草二钱　柴胡二钱　麻黄一钱　肉桂一钱　炮姜一钱

加生姜三片，灶心土水煎浓，用夏布拧出药汁，少加黄酒，多次灌之，不可减去麻黄，汗多减之。

大补元煎　此方大补气血。专治痘症，误服凉药，呕吐泄泻，痘不起发，危在旦

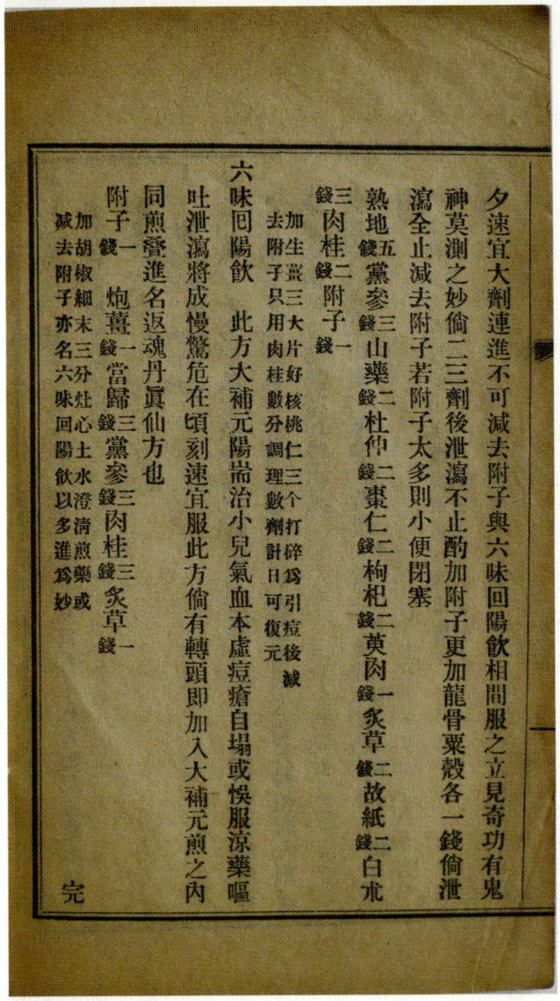
夕速宜大劑連進不可減去附子與六味回陽飲相間服之立見奇功有鬼神莫測之妙倘二三劑後泄瀉不止酌加附子更加龍骨粟殼各一錢倘泄瀉全止減去附子若附子太多則小便閉塞

熟地五錢 黨參三錢 山藥二錢 杜仲二錢 棗仁二錢 枸杞二錢 萸肉一錢 炙草二錢 故紙二錢 白朮三錢 肉桂二錢 附子一錢

加生薑三大片好核桃仁三个打碎爲引痘後減去附子只用肉桂數分調理數劑計日可復元

六味回陽飲 此方大補元陽耑治小兒氣血本虛痘瘡自塌或悞服涼藥嘔吐泄瀉將成慢驚危在頃刻速宜服此方倘有轉頭即加入大補元煎之內同煎疊進名返魂丹眞仙方也

附子一錢 炮薑一錢 當歸三錢 黨參三錢 肉桂三錢 炙草一錢

加胡椒細末三分灶心土水澄清煎藥或減去附子亦名六味回陽飲以多進爲妙

完

夕。速宜大剂连进，不可减去附子，与六味回阳饮相间服之，立见奇功，有鬼神莫测之妙。倘二三剂后泄泻不止，酌加附子，更加龙骨、粟壳各一钱。倘泄泻全止，减去附子。若附子太多则小便闭塞。

熟地五钱　党参三钱　山药二钱　杜仲二钱　枣仁二钱　枸杞二钱　萸肉一钱　炙草二钱　故纸二钱　白术三钱　肉桂二钱　附子一钱

加生姜三大片，好核桃仁三个，打碎为引。痘后减去附子，只用肉桂数分，调理数剂，计日可复元。

六味回阳饮　此方大补元阳。专治小儿气血本虚，痘疮自塌，或误服凉药，呕吐泄泻，将成慢惊，危在顷刻。速宜服此方，倘有转头，即加入大补元煎之内，同煎叠进，名返魂丹，真仙方也。

附子一钱　炮姜一钱　当归三钱　党参三钱　肉桂三钱　炙草一钱

加胡椒细末三分，灶心土水澄清煎药，或减去附子，亦名六味回阳饮，以多进为妙。

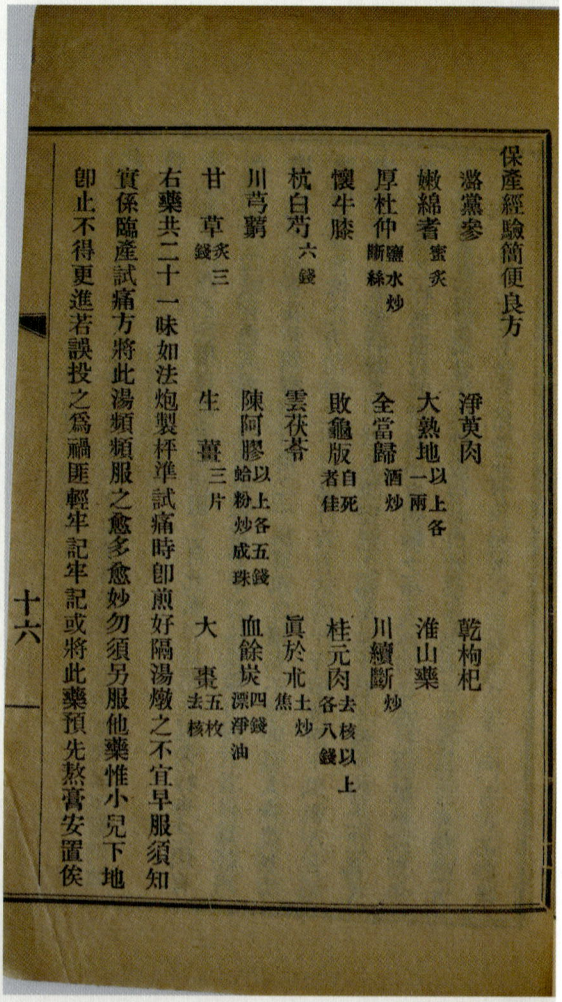
保產經驗簡便良方

潞黨參　淨萸肉　乾枸杞

嫩綿耆蜜炙　大熟地以上各一兩　淮山藥

厚杜仲鹽水炒斷絲　全當歸酒炒　川續斷炒

懷牛膝　敗龜版自死者佳　桂元肉去核以上各八錢

杭白芍六錢　雲茯苓　眞於朮土炒焦

川芎藭　陳阿膠以上各五錢蛤粉炒成珠　血餘炭四錢漂淨油

甘　草炙三錢　生　薑三片　大　棗五枚去核

右藥共二十一味如法炮製秤準試痛時卽煎好隔湯燉之不宜早服須知實係臨產試痛方將此湯頻頻服之愈多愈妙勿須另服他藥惟小兒下地卽止不得更進若誤投之爲禍匪輕牢記牢記或將此藥預先熬膏安置俟

十六

保产经验简便良方

潞党参　净萸肉　干枸杞　嫩绵芪蜜炙　大熟地以上各一两　淮山药　厚杜仲盐水炒断丝　全当归酒炒　川续断炒　怀牛膝　败龟板自死者佳　桂元肉去核，以上各八钱　杭白芍六钱　云茯苓　真于术土炒焦　川芎　陈阿胶以上各五钱，蛤粉炒成珠　血余炭四钱，漂净油　甘草炙，三钱　生姜三片　大枣五枚，去核

上药共二十一味，如法炮制，称准。试痛时即煎好，隔汤炖之，不宜早服。须知实系临产试痛，方将此汤频频服之，愈多愈妙，勿须另服他药。惟小儿下地即止，不得更进。若误投之，为祸匪轻，牢记牢记。或将此药预先熬膏安置，俟

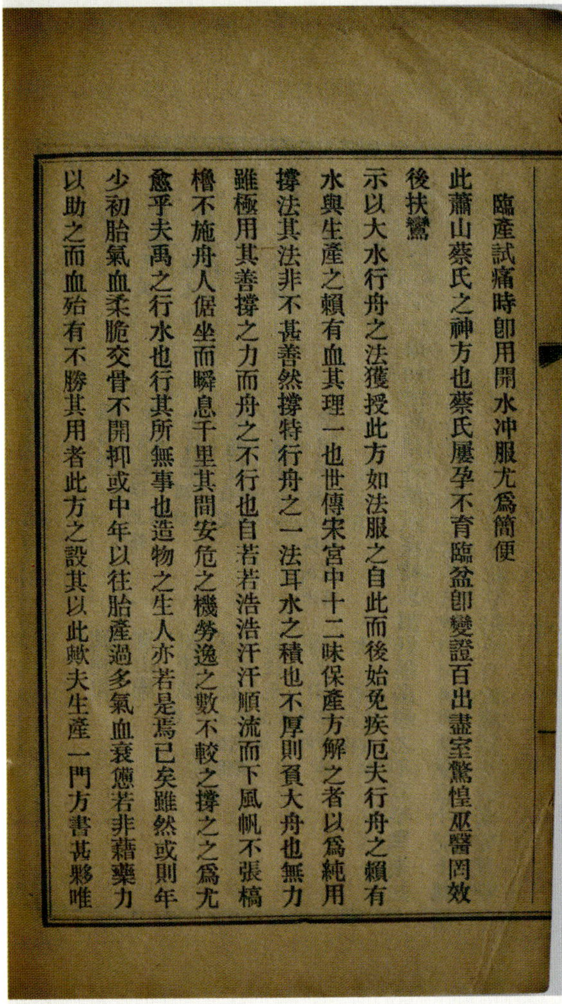

臨產試痛時卽用開水冲服尤爲簡便

此蕭山蔡氏之神方也蔡氏屢孕不育臨盆卽變證百出盡室驚惶巫醫罔效後扶鸞示以大水行舟之法獲授此方如法服之自此而後始免疾厄夫行舟之賴有水與生產之賴有血其理一也世傳宋宮中十二味保產方解之者以爲純用撐法其法非不甚善然撐特行舟之一法耳水之積也不厚則負大舟也無力雖極用其善撐之力而舟之不行也自若若浩浩汗汗順流而下風帆不張槁櫓不施舟人倨坐而瞬息千里其間安危之機勞逸之數不較之撐之之爲尤愈乎夫禹之行水也行其所無事也造物之生人亦若是焉已矣雖然或則年少初胎氣血柔脆交骨不開抑或中年以往胎產過多氣血衰憊若非藉藥力以助之而血殆有不勝其用者此方之設其以此歟夫生產一門方書甚夥唯

临产试痛时即用开水冲服，尤为简便。

此萧山蔡氏之神方也。蔡氏屡孕不育，临盆即变证百出，尽室惊惶，巫医罔效。后扶鸾示以大水行舟之法获授此方，如法服之，自此而后始免疾厄。夫行舟之赖有水，与生产之赖有血，其理一也。世传宋宫中十二味保产方，解之者以为纯用撑法，其法非不甚善，然撑特行舟之一法耳。水之积也不厚，则负大舟也无力，虽极用其善撑之力，而舟之不行也。自若若浩浩汗汗顺流而下，风帆不张，槁橹不施，舟人倨坐，而瞬息千里，其间安危之机，劳逸之数，不较之撑之之为，尤愈乎。夫禹之行水也，行其所无事也。造物之生人，亦若是焉已矣。虽然或则年少初胎，气血柔脆，交骨不开，抑或中年以往，胎产过多，气血衰惫，若非借药力以助之，而血殆有不胜其用者，此方之设其以此欤？夫生产一门，方书甚夥，唯

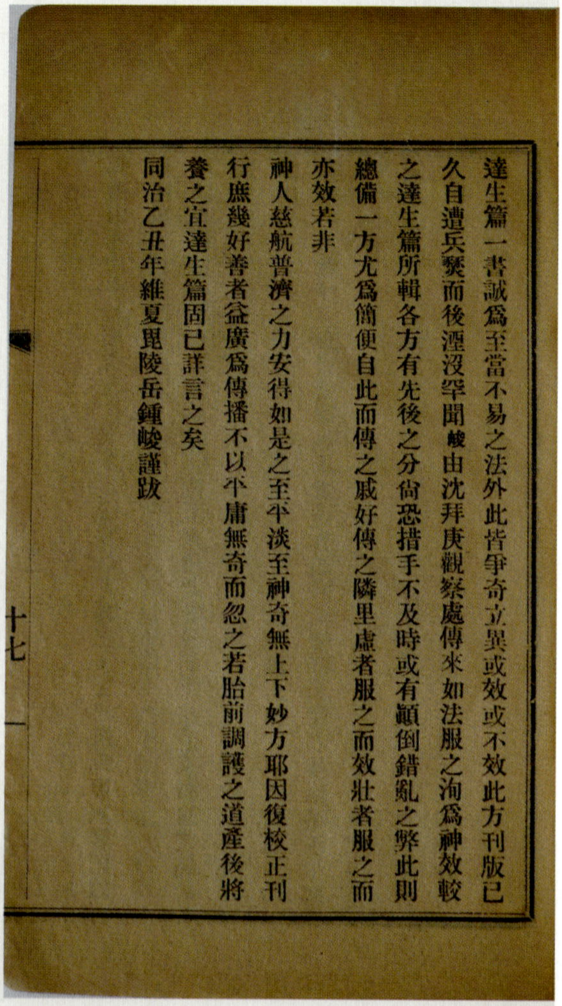

達生篇一書誠爲至當不易之法外此皆爭奇立異或效或不效此方刊版已久自遭兵燹而後湮沒罕聞峻由沈拜庚觀察處傳來如法服之洵爲神效較之達生篇所輯各方有先後之分尚恐措手不及時或有顛倒錯亂之弊此則總備一方尤爲簡便自此而傳之戚好傳之隣里虛者服之而效壯者服之而亦效若非
神人慈航普濟之力安得如是之至平淡至神奇無上下妙方耶因復校正刊行庶幾好善者益廣爲傳播不以平庸無奇而忽之若胎前調護之道產後將養之宜達生篇固已詳言之矣
同治乙丑年維夏毘陵岳鍾峻謹跋

十七

《达生篇》一书，诚为至当不易之法外，此皆争奇立异，或效或不效。此方刊版已久，自遭兵燹而后湮没罕闻，峻由沈拜庚观察处传来，如法服之，洵为神效。较之《达生篇》所辑各方，有先后之分，尚恐措手不及时，或有颠倒错乱之弊，此则总备一方，尤为简便，自此而传之。戚好传之邻里，虚者服之而效，壮者服之而亦效。若非神人慈航普济之力，安得如是之至，平淡至神奇，无上下妙方耶。因复校正刊行，庶几好善者益广为传播，不以平庸无奇而忽之。若胎前调护之道，产后将养之宜，《达生篇》固已详言之矣。

同治乙丑年维夏毗陵岳钟峻谨跋

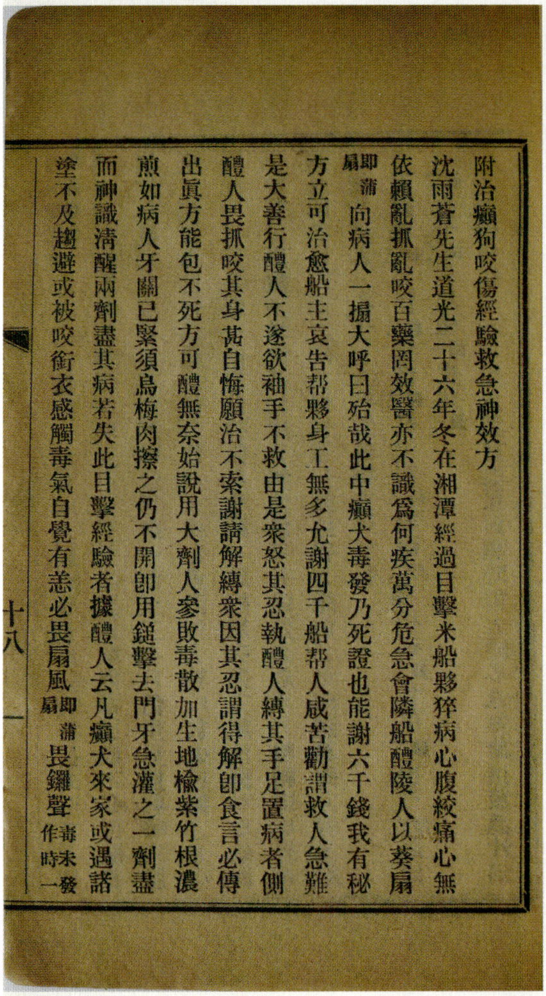

附治癲狗咬傷經驗救急神效方

沈雨蒼先生道光二十六年冬在湘潭經過目擊米船夥猝病心腹絞痛心無依賴亂抓亂咬百藥罔效醫亦不識爲何疾萬分危急會隣船醴陵人以葵扇即蒲扇向病人一搧大呼曰殆哉此中癲犬毒發乃死證也能謝六千錢我有秘方立可治愈船主哀告帮夥身工無多允謝四千船帮人咸苦勸謂救人急難是大善行醴人不遂欲袖手不救由是衆怒其忍執醴人縛其手足置病者側醴人畏抓咬其身甚自悔願治不索謝請解縛衆因其忍謂得解即食言必傳出眞方能包不死方可醴無奈始說用大劑人參敗毒散加生地榆紫竹根濃煎如病人牙關已緊須烏梅肉擦之仍不開即用鎚擊去門牙急灌之一劑盡而神識清醒兩劑盡其病若失此目擊經驗者據醴人云凡癲犬來家或遇諸塗不及趨避或被咬銜衣感觸毒氣自覺有恙必畏扇風即蒲扇畏鑼聲毒未發作時一

附治癫狗咬伤经验救急神效方

沈雨苍先生，道光二十六年冬，在湘潭经过，目击米船伙猝病心腹绞痛，心无依赖，乱抓乱咬，百药罔效，医亦不识为何疾，万分危急。会邻船醴陵人，以葵扇即蒲扇向病人一搧，大呼曰：殆哉！此中癫犬毒发，乃死证也。能谢六千钱，我有秘方，立可治愈。船主哀告，帮伙身工无多，允谢四千，船帮人咸苦劝，谓救人急难是大善行。醴人不遂，欲袖手不救，由是众怒其忍，执醴人，缚其手足，置病者侧。醴人畏抓咬其身，甚自悔，愿治不索谢，请解缚。众因其忍，谓得解即食言，必传出真方，能包不死方可。醴无奈，始说用大剂人参败毒散加生地榆、紫竹根浓煎。如病人牙关已紧，须乌梅肉擦之，仍不开即用锤击去门牙急灌之。一剂尽而神识清醒，两剂尽其病若失。此目击经验者。据醴人云：凡癫犬来家，或遇诸涂[1]不及趋避，或被咬衔衣，感触毒气，自觉有恙，必畏扇风即蒲扇、畏锣声毒未发作时一

1 涂：据文义，疑为“途”。

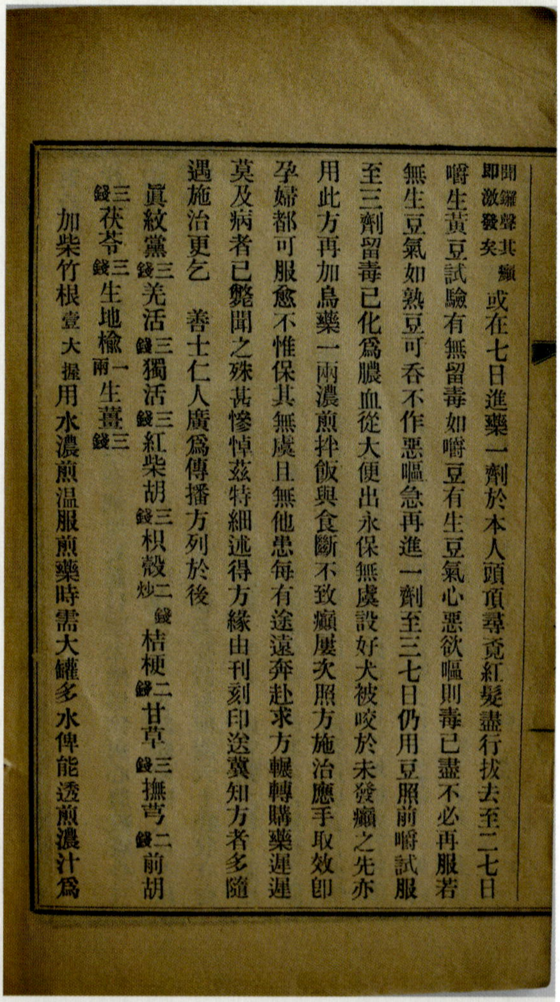
聞鑼聲其癲即激發矣 或在七日進藥一劑於本人頭頂尋覓紅髮盡行拔去至二七日
嚼生黃豆試驗有無留毒如嚼豆有生豆氣心惡欲嘔則毒已盡不必再服若
無生豆氣如熟豆可吞不作惡嘔急再進一劑至三七日仍用豆照前嚼試服
至三劑留毒已化爲膿血從大便出永保無虞設好犬被咬於未發癲之先亦
用此方再加烏藥一兩濃煎拌飯與食斷不致癲屢次照方施治應手取效即
孕婦都可服愈不惟保其無虞且無他患每有途遠奔赴求方輾轉購藥遲遲
莫及病者已斃聞之殊甚慘悼茲特細述得方緣由刊刻印送冀知方者多隨
遇施治更乞 善士仁人廣爲傳播方列於後
眞紋黨三錢羌活三錢獨活三錢紅柴胡三錢枳殼二錢炒桔梗二錢甘草三錢撫芎二錢前胡三錢茯苓三錢生地榆一兩生薑三錢
加柴竹根壹大握用水濃煎温服煎藥時需大罐多水俾能透煎濃汁爲

闻锣声其癫即激发矣。或在七日进药一剂，于本人头顶寻觅红发尽行拔去，至二七日，嚼生黄豆试验有无留毒。如嚼豆有生豆气，心恶欲呕，则毒已尽，不必再服。若无生豆气，如熟豆可吞，不作恶呕，急再进一剂。至三七日，仍用豆照前嚼试。服至三剂，留毒已化为脓血，从大便出，永保无虞。设好犬被咬，于未发癫之先，亦用此方，再加乌药一两浓煎，拌饭与食，断不致癫。屡次照方施治，应手取效，即孕妇都可服愈，不惟保其无虞，且无他患。每有途远奔赴求方，辗转购药，迟迟莫及，病者已毙，闻之殊甚惨悼。兹特细述得方缘由，刊刻印送，冀知方者多随遇施治，更乞善士仁人广为传播，方列于后。

真纹党三钱　羌活三钱　独活三钱　红柴胡三钱　枳壳二钱，炒　桔梗二钱　甘草三钱　抚芎二钱　前胡三钱　茯苓三钱　生地榆一两　生姜三钱

加紫[1]竹根壹大握，用水浓煎温服，煎药时需大罐多水，俾能透煎，浓汁为

1 紫：原作“柴”，据前文改。

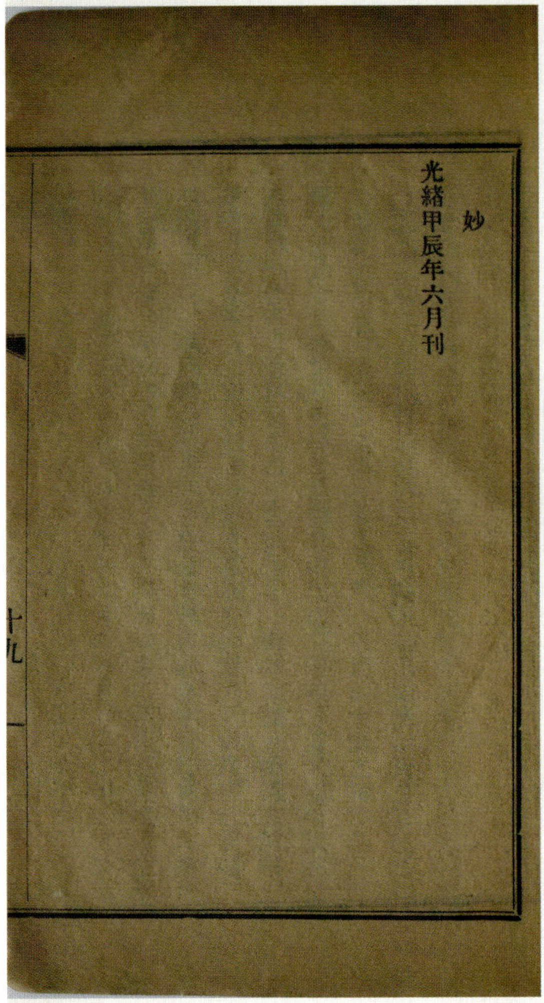

妙。

光绪甲辰年六月刊

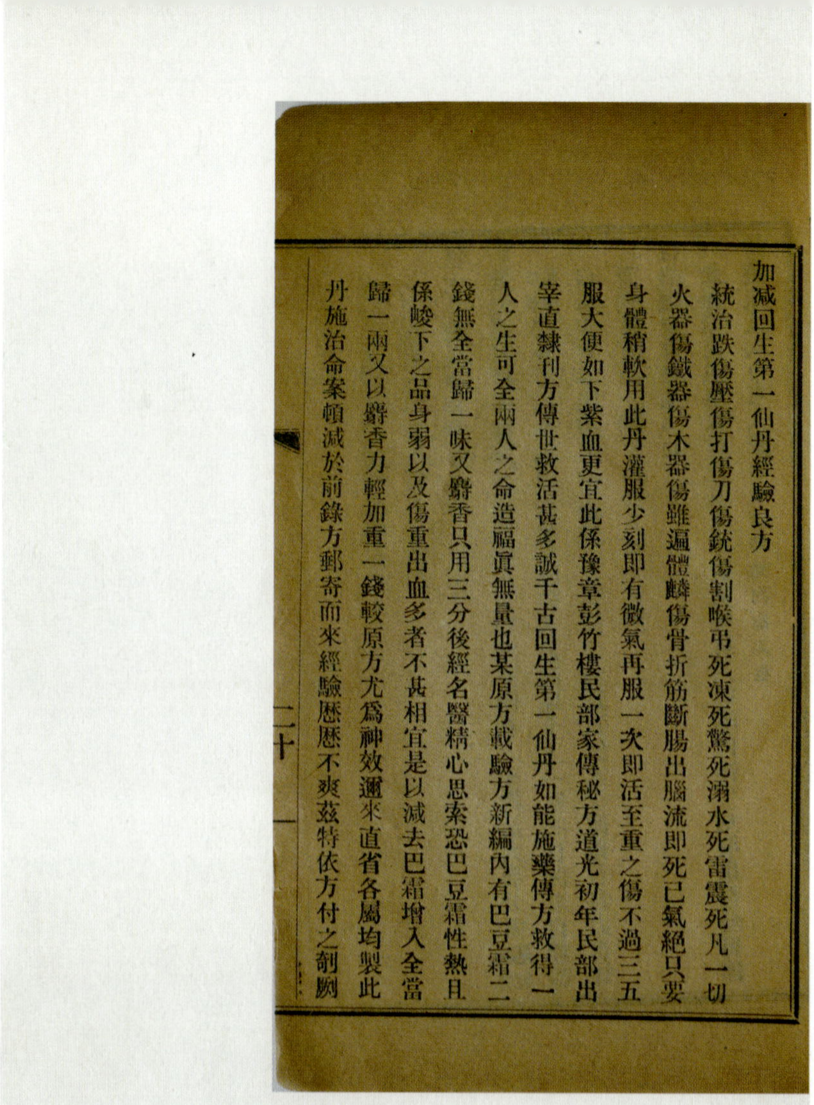

加减回生第一仙丹经验良方

统治跌伤、压伤、打伤、刀伤、铳伤、割喉、吊死、冻死、惊死、溺水死、雷震死，凡一切火器伤、铁器伤、木器伤，虽遍体鳞[1]伤，骨折筋断，肠出脑流，即死已气绝，只要身体稍软，用此丹灌服，少刻即有微气，再服一次即活。至重之伤不过三五服，大便如下紫血更宜。此系豫章彭竹楼民部家传秘方。道光初年，民部出宰直隶，刊方传世，救活甚多，诚千古回生第一仙丹。如能施药传方，救得一人之生，可全两人之命，造福真无量也。查[2]原方载《验方新编》，内有巴豆霜二钱，无全当归一味，又麝香只用三分。后经名医精心思索，恐巴豆霜性热，且系峻下之品，身弱以及伤重出血多者，不甚相宜，是以减去巴霜，增入全当归一两，又以麝香力轻，加重一钱，较原方尤为神效。迩来[3]直省各属，均制此丹施治，命案顿减于前，录方邮寄而来，经验历历不爽。兹特依方付之剞劂[4]

1 鳞：原作“麟”，据文义改。
2 查：原作“某”，疑误，据文义改。
3 迩来：最近以来。
4 剞劂（jī jué）：雕板，刻印。

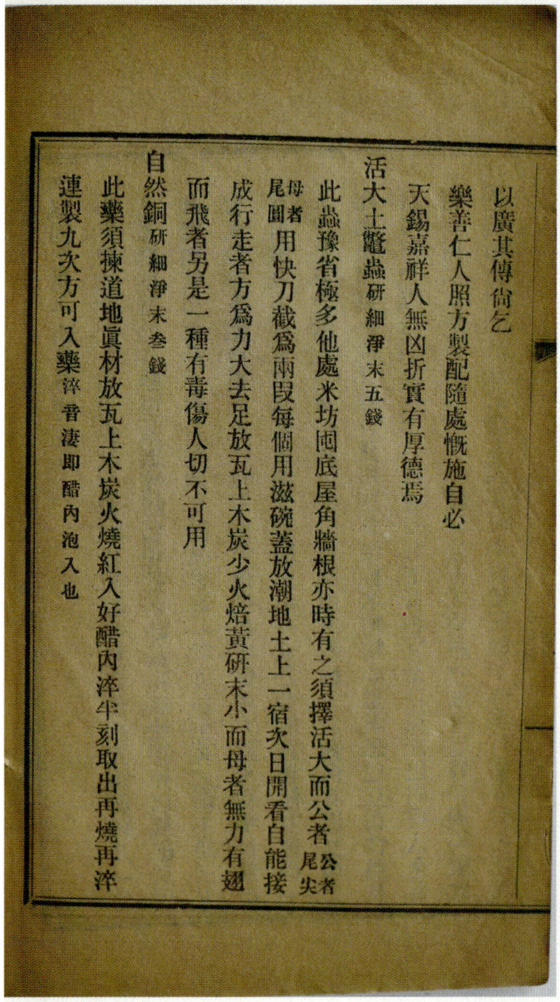
以廣其傳尙乞
樂善仁人照方製配隨處慨施自必
天錫嘉祥人無凶折實有厚德焉
活大土鼈蟲研細淨末五錢
此蟲豫省極多他處米坊囤底屋角牆根亦時有之須擇活大而公者公者尾尖
母者尾圓用快刀截爲兩段每個用滋碗蓋放潮地土上一宿次日開看自能接
成行走者方爲力大去足放瓦上木炭少火焙黃研末小而母者無力有翅
而飛者另是一種有毒傷人切不可用
自然銅研細淨末叁錢
此藥須揀道地眞材放瓦上木炭火燒紅入好醋內淬半刻取出再燒再淬
連製九次方可入藥淬音淒即醋內泡入也

以广其传。尚乞乐善仁人照方制配，随处慨施，自必天赐[1]嘉祥，人无凶折，实有厚德焉。

活大土鳖虫研细净末，五钱

此虫豫省极多，他处米坊囤底、屋角墙根，亦时有之，须择活大而公者公者尾尖，母者尾圆，用快刀截为两段，每个用磁[2]碗盖放潮地土上一宿，次日开看，自能接成行走者，方为力大，去足，放瓦上，木炭少火焙黄，研末。小而母者无力，有翅而飞者，另是一种，有毒伤人，切不可用。

自热铜研细净末，三钱

此药须拣道地真材，放瓦上木炭火烧红，入好醋内淬半刻取出，再烧再淬，连制九次方可入药。淬音凄，即醋内泡入也。

1 赐：原作“锡”，疑误，据文义改。
2 磁：原作“滋”，据文义改。

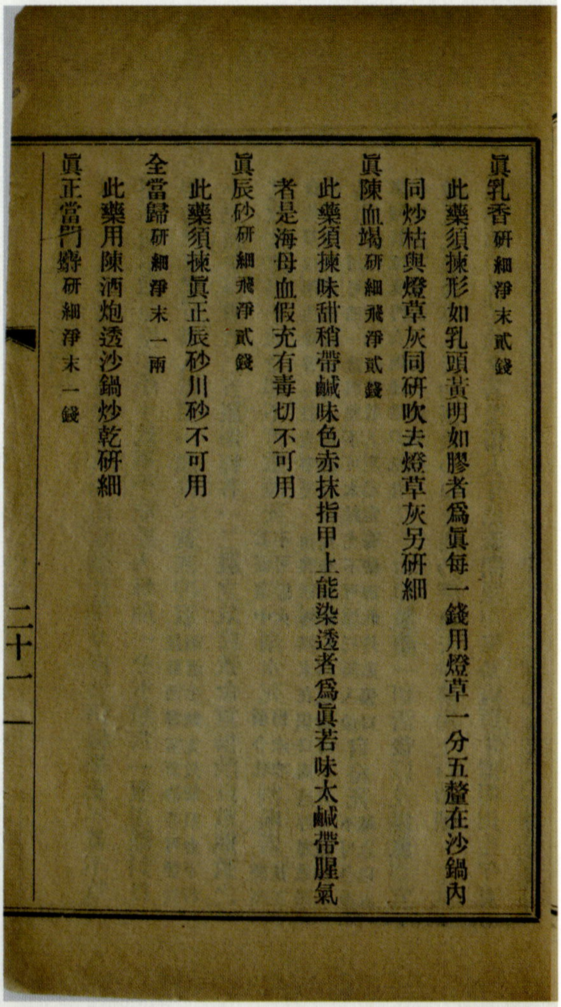

二十一

眞乳香研細淨末貳錢

此藥須揀形如乳頭黃明如膠者爲眞每一錢用燈草一分五釐在沙鍋內同炒枯與燈草灰同研吹去燈草灰另研細

眞陳血竭研細飛淨貳錢

此藥須揀味甜稍帶鹹味色赤抹指甲上能染透者爲眞若味太鹹帶腥氣者是海母血假充有毒切不可用

眞辰砂研細飛淨貳錢

此藥須揀眞正辰砂川砂不可用

全當歸研細淨末一兩

此藥用陳酒炮透沙鍋炒乾研細

眞正當門麝研細淨末一錢

真乳香研细净末，二钱

此药须拣形如乳头、黄明如胶者为真，每一钱用灯草一分五厘，在沙锅内同炒枯，与灯草灰同研，吹去灯草灰，另研细。

真陈血竭研细飞净，二钱

此药须拣味甜、稍带咸味、色赤、抹指甲上能染透者为真，若味太咸带腥气者，是海母血假充，有毒，切不可用。

真辰砂研细飞净，二钱

此药须拣真正辰砂，川砂不可用。

全当归研细净末，一两

此药用陈酒炮透，沙锅炒干，研细。

真正当门麝研细净末，一钱

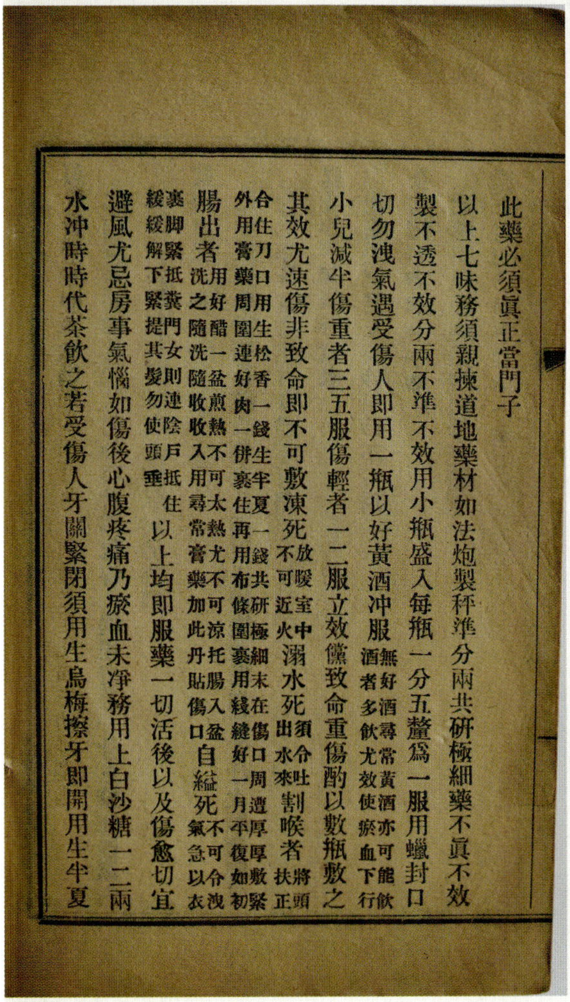
此藥必須眞正當門子
以上七味務須親揀道地藥材如法炮製秤準分兩共研極細藥不眞不效製不透不效分兩不準不效用小瓶盛入每瓶一分五釐爲一服用蠟封口切勿洩氣遇受傷人即用一瓶以好黃酒冲服無好酒尋常黃酒亦可能飲酒者多飲尤效使瘀血下行小兒減半傷重者三五服傷輕者一二服立效儻致命重傷酌以數瓶敷之其效尤速傷非致命即不可敷凍死放暖室中不可近火溺水死須令吐出水來割喉者將頭扶正合住刀口用生松香一錢生半夏一錢共研極細末在傷口周遭厚厚敷緊外用膏藥周圍連好肉一併裹住再用布條圍裹用綫縫好一月平復如初腸出者用好醋一盆煎熱不可太熱尤不可涼托腸入盆洗之隨洗隨收收入用尋常膏藥加此丹貼傷口自縊死氣不急可令洩氣以衣裹脚緊抵糞門女則連陰戶抵住緩緩解下緊提其髮勿使頭垂以上均即服藥一切活後以及傷愈切宜避風尤忌房事氣惱如傷後心腹疼痛乃瘀血未淨務用上白沙糖一二兩水冲時時代茶飲之若受傷人牙關緊閉須用生烏梅擦牙即開用生半夏

此药必须真正当门子。

以上七味务须亲拣道地药材，如法炮制，称准分两，共研极细。药不真不效，制不透不效，分两不准不效。用小瓶盛入，每瓶一分五厘为一服，用蜡封口，切勿泄气。遇受伤人，即用一瓶，以好黄酒冲服无好酒寻常黄酒亦可，能饮酒者多饮尤效，使瘀血下行。小儿减半。伤重者三五服，伤轻者一二服，立效。倘致命重伤，酌以数瓶敷之，其效尤速。伤非致命，即不可敷。冻死放暖室中不可近火，溺水死须令吐出水来，割喉者将头扶正，合住刀口，用生松香一钱[1]，生半夏一钱共研极细末，在伤口周遭厚厚敷紧，外用膏药，周围连好肉一并裹住，再用布条围裹，用线缝好，一月平复如初，肠出者用好醋一盆煎热，不可太热，尤不可凉，托肠入盆洗之，随洗随收，收入用寻常膏药加此丹贴伤口，自缢死不可令泄气，急以衣裹脚紧抵粪门，女则连阴户抵住，缓缓解下，紧提其发，勿使头垂，以上均即服药。一切活后以及伤愈，切宜避风，尤忌房事、气恼。如伤后心腹疼痛，乃瘀血未净，务用上白沙糖一二两水冲，时时代茶饮之。若受伤人牙关紧闭，须用生乌梅擦牙即开，用生半夏

1 生松香一钱：《近代中医珍本集·伤科分册》后载有“熟松香一钱”。

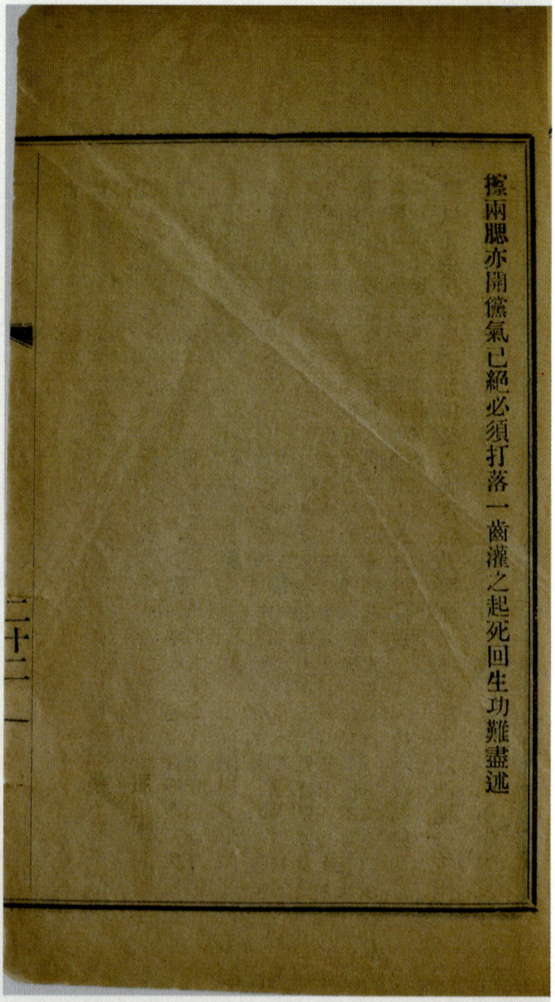
擦兩腮亦開儻氣已絕必須打落一齒灌之起死回生功難盡述

擦两腮亦开。倘气已绝，必须打落一齿灌之，起死回生，功难尽述。

百病主治药

清・林之瞻 辑

刘珊珊　傅心昊　刘健辛　整理

扫码观看本册视频简介

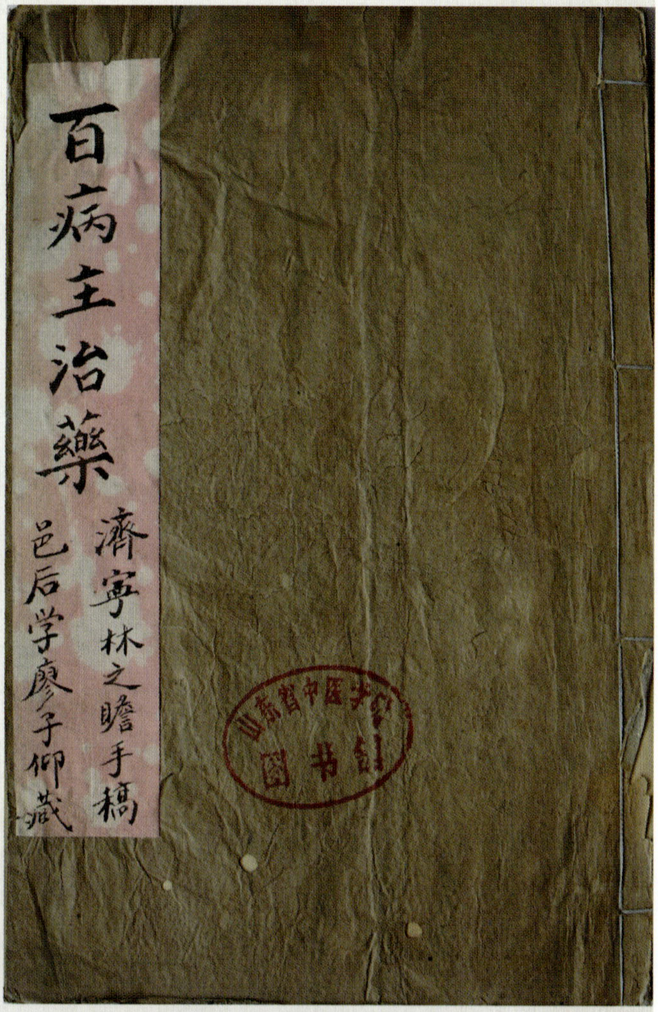

百病主治药

济宁林之瞻手稿

邑后学廖子仰藏

《百病主治药》校注说明

《百病主治药》为清代林之瞻的手抄本，具体时间不详，是一部以病症分类著录药物功用的本草类著作。据《中国中医古籍总目》记载，本书为孤本，藏于山东中医药大学图书馆。该书共一册，书页高 21.7 厘米，宽 14.3 厘米。

本次整理以山东中医药大学图书馆所藏手抄孤本《百病主治药》为底本，以（明）李时珍编纂，刘衡如、刘山永校注本《本草纲目》作为校本。

一、原书繁体竖排，今改为简体横排。采用现代标点方法，对原书进行句读。

二、凡底本与校本内容相似、文意相近者，如掌心—手心，足大阳—足太阳，㖞—歪，贝—背等，为保留原貌均不做改动。

三、凡底本中属于一般笔画之误或显系因写刻致误的错字，予以径改，不出校记，如『胱胱』径改为『膀胱』，『人』径改为『入』等。

四、通假字出校说明，征引书证说明通假关系。异体字、古今字、俗写字，统一以通用简化字律齐，不出校记，特别是药名俗写，如，『鱓鱼』径改为『鳝鱼』，『菓耳』径改为『果耳』，『青箱子』径改为『青葙子』，『天南胆』径改为『天南星』，『黄耆』径改为『黄芪』，『草菓』径改为『草果』，『白微』径改为『白薇』，『蝉退』径改为『蝉蜕』，『豨莶』径改为『豨莶』，『蔓菁子』径改为『蔓荆子』，『萎蕤』径改为『葳蕤』，『兔丝子』径改为『菟丝子』，『莪述』径改为『莪术』，『蘿葡』径改为『萝卜』，『黎芦』径改为『藜芦』，『灯芯草』径改为『灯心草』，『陈廪米』径改为『陈仓米』，『胡芦巴』径改为『胡芦巴』，『黄瓜楼』径改为『黄瓜蒌』，『瓜蒌』径改为『瓜蒌』，『茵预」径改为「茵芋」，「神麴」径改为「神曲」，「玉金」径改为「郁金」，「三稜」径改为「三棱」，「蝦蟆」径改为「蛤蟆」，「白芨」径改为「白及」，「白斂」径改为「白蔹」，「海金砂」径改为「海金沙」，「乌鲗骨」径改为「乌贼骨」，「史君子」径改为「使君子」，「毕澄茄」径改为「荜澄茄」，「朴消」径改为「朴硝」，「天竹黄」径改为「天竺黄」等。

五、凡底本与校本文字有出入且文意相左者，均保留底本原貌并出注。

六、因底本中小字过多，影响阅读，故除少数小字外，皆改为正文字号。

《百病主治药》简介

《百病主治药》为清代林之瞻的手抄本，具体时间不详，是一部以病症分类著录药物功用的本草类著作。据《中国中医古籍总目》记载，本书为孤本，藏于山东中医药大学图书馆。

本书主要辑录自《本草纲目》，全书以病证分门，各病证下又按治法（祛风、散寒等）、用药法（擦牙、吹鼻等）、证型（风寒、风湿等）、症状等分为若干项，收载适用药物。每药简注药性、功用、主治、炮制或用法，亦有仅存药名者。内容简明扼要，切于实用，对中医临证和学习皆有裨益。

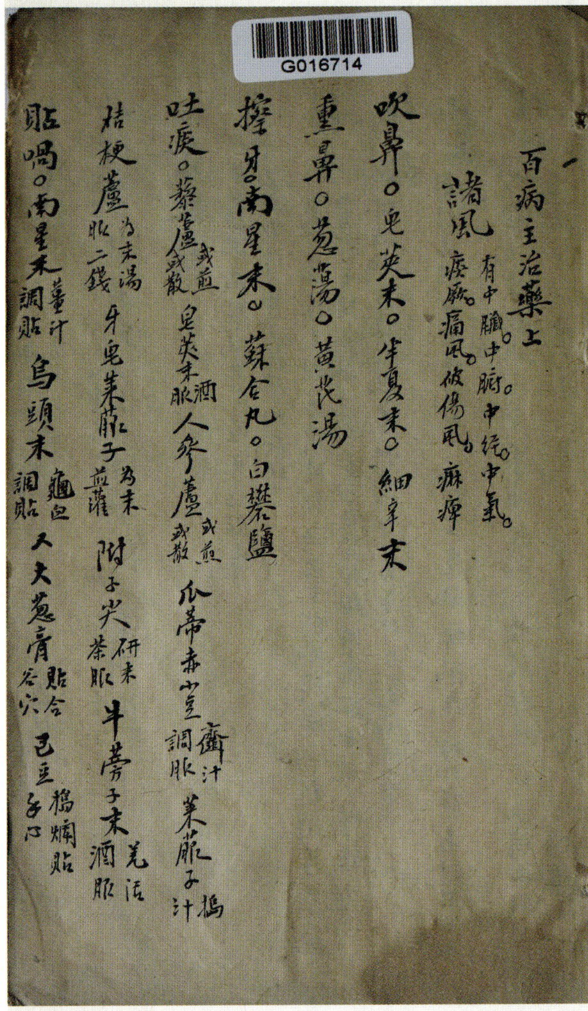

百病主治药（上）

诸风有中脏、中腑、中经、中气、痰厥、痛风、破伤风、麻痹

吹鼻　皂荚末，半夏末，细辛末。

熏鼻　葱汤，黄芪汤。

擦牙　南星末，苏合丸，白矾盐。

吐痰　藜芦或煎或散，皂荚末酒服，人参芦或煎或散，瓜蒂、赤小豆齑汁调服，莱菔子捣汁，桔梗芦为末汤服二钱，牙皂、莱菔子为末煎灌，附子尖研末茶服，牛蒡子末羌活酒服。

贴㖞　南星末姜汁调贴，乌头末龟血调贴，又大葱膏贴合谷穴，巴豆捣烂贴手心。

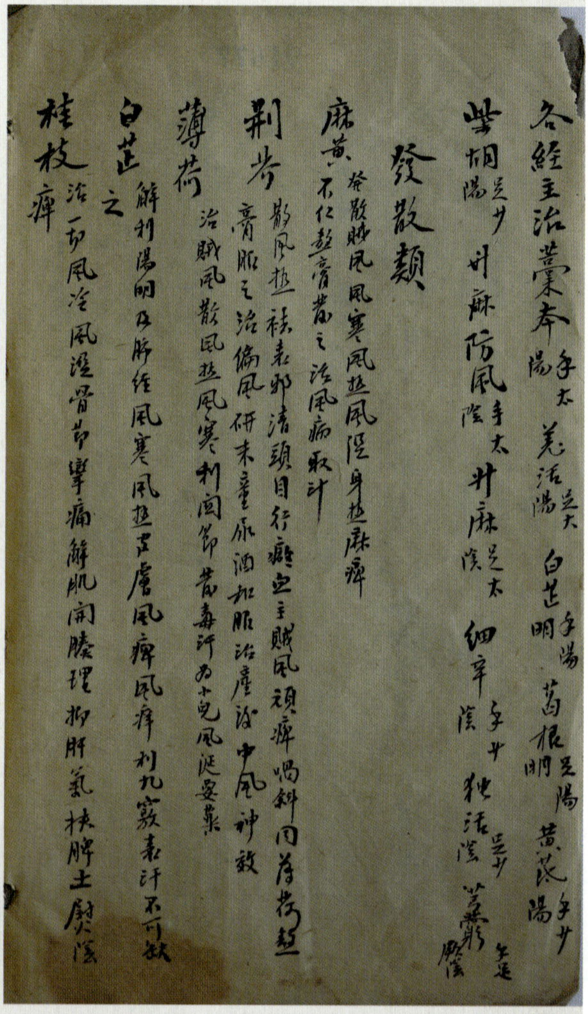

各经主治　藁本手太阳，羌活足大阳，白芷手阳明，葛根足阳明，黄芪手少阳，柴胡足少阳，防风[1]手太阴，升麻足太阴，细辛手少阴，独活足少阴，芎䓖手足厥阴。

发散类

麻黄　发散贼风，风寒，风热，风湿，身热，麻痹不仁。熬膏发之，治风病取汁。

荆芥　散风热，祛表邪，清头目，行瘀血，主贼风、顽痹、㖞斜。同薄荷熬膏服之，治偏风。研末，童尿、酒和服，治产后中风，神效。

薄荷　治贼风，散风热、风寒，利关节，发毒汗，为小儿风涎要药。

白芷　解利阳明及肺经风寒风热，皮肤风痹风痒，利九窍。表汗不可缺之。

桂枝　治一切风冷风湿，骨节挛痛，解肌开腠理，抑肝气，扶脾土，熨阴痹。

1 原文“防风”前有“升麻”二字，为误抄。

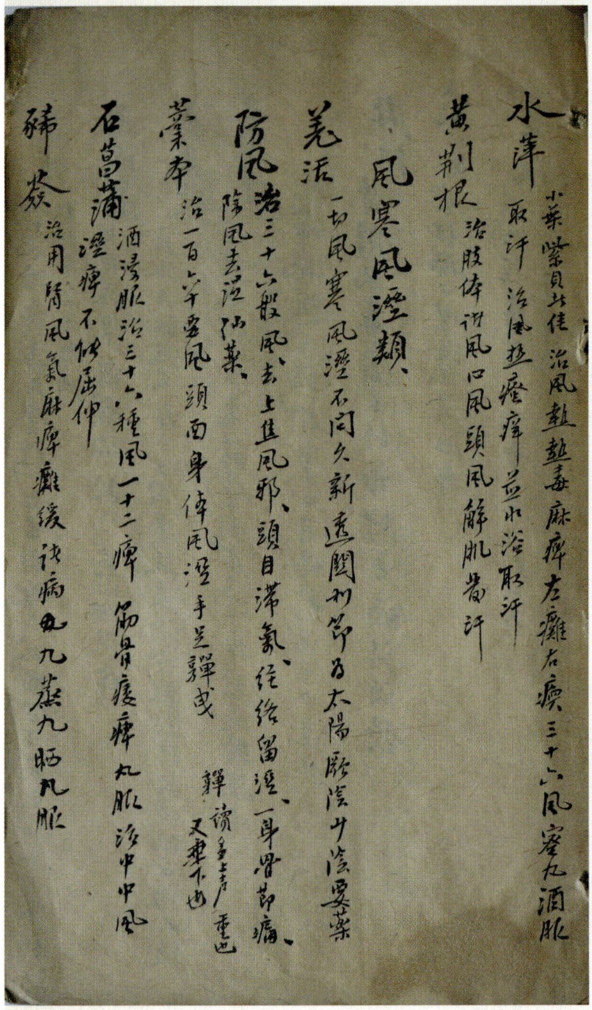

水萍　小叶紫背者佳。治风热，热毒麻痹，左瘫右痪，三十六风，蜜丸，酒服取汗。治风热瘙痒，煎水浴取汗。

黄荆根　治肢体诸风、心风、头风，解肌发汗。

风寒风湿类

羌活　一切风寒风湿，不问久新，透关利节，为太阳厥阴少阴要药。

防风　治三十六般风，去上焦风邪，头目滞气，经络留湿，一身骨节痛。除风去湿仙药。

藁本　治一百六十要风，头面身体风湿，手足亸曳。（亸：读多上声，重也，又垂下也。）

石菖蒲　酒浸服，治三十六种风，一十二痹，筋骨痿痹。丸服，治中，中风湿痹，不能屈伸。

豨莶　治用肾风气，麻痹瘫缓诸病。九蒸九晒，丸服。

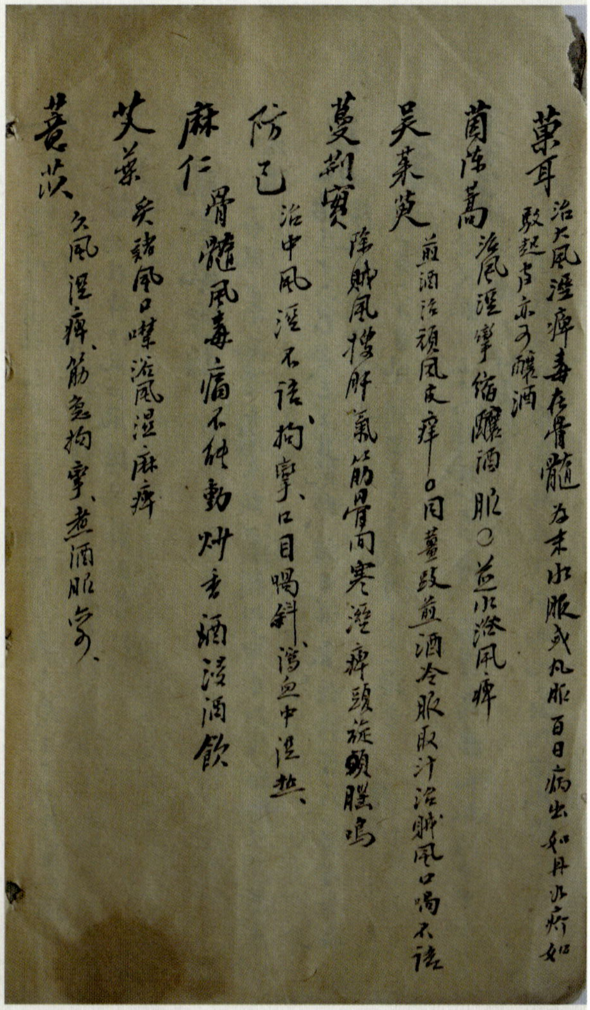

果耳　治大风湿痹，毒在骨髓。为末水服，或丸服，百日病出，如丹如疥，如驳起皮，亦可酿酒。

茵陈蒿　治风湿挛缩，酿酒服。煎水，浴风痹。

吴茱萸　煎酒，治顽风皮痒。同姜、豉煎酒，冷服取汗，治贼风口㖞不语。

蔓荆实　除贼风，搜肝气，筋骨间寒湿痹，头旋脑鸣。

防己　治中风湿，不语，拘挛，口目㖞斜，泻血中湿热。

麻仁　骨髓风毒，痛不能动，炒香[1]浸酒饮。

艾叶　灸诸风口噤。浴风湿麻痹。

薏苡　久风湿痹，筋急拘挛，煮酒服亦可。

1 原文有"酒"一字，为误抄。

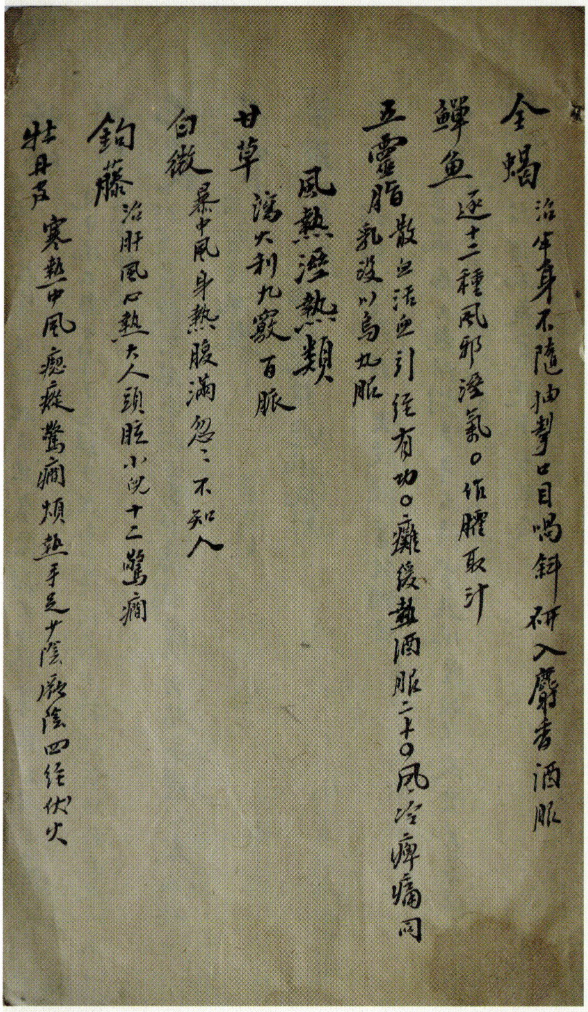

全蝎　治半身不隨抽掣口目喎斜研入麝香酒服
鱓魚　逐十二種風邪溼氣。作臛取汁
五靈脂　散血活血引经有功。癱緩熱酒服二钱。風冷痹痛同
乳沒川烏丸服
風熱溼熱類
甘草　瀉火利九竅百脈
白薇　暴中風身熱腹滿忽忽不知人
鈎藤　治肝風心熱大人頭眩小兒十二驚癇
牡丹皮　寒熱中風瘈瘲驚癇煩熱手足少陰厥陰四经伏火

全蝎　治半身不随，抽掣，口目㖞斜，研入麝香，酒服。

鳝鱼　逐十二种风邪湿气，作臛[1]取汁。

五灵脂　散血活血，引经有功。瘫缓，热酒服二钱。风冷痹痛，同乳、没、川乌，丸服。

风热湿热类

甘草　泻火，利九窍百脉。

白薇　暴中风，身热腹满，忽忽不知人。

钩藤　治肝风心热，大人头眩，小儿十二惊痫。

牡丹皮　寒热中风，瘛疭，惊痫，烦热，手足少阴、厥阴四经伏火。

1 臛：《广韵》：“臛，羹臛”。肉羹。

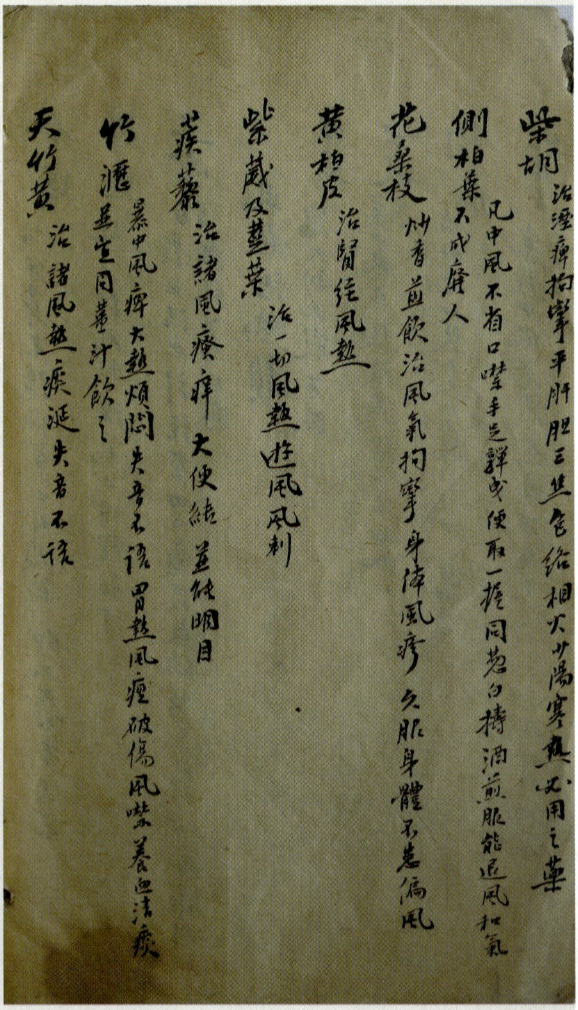

柴胡 治濕痹拘攣平肝胆三焦包絡相火少陽寒熱必用之藥
側柏葉 凡中風不省口噤手足蝉曳便取一握同葱白搗酒煎服能退風和氣不成廢人
花桑枝 炒香煎飲治風氣拘攣身体風疹久服身體不患偏風
黄柏皮 治腎經風熱
紫葳及莖葉 治一切風熱遊風風刺
蒺藜 治諸風瘙痒大便結並能明目
竹瀝 暴中風痹大熱煩悶失音不語胃熱風痓破傷風噤養血清痰並宜同薑汁飲之
天竹黄 治諸風熱痰涎失音不語

柴胡　治湿痹拘挛，平肝胆三焦包络相火，少阳寒热必用之药。

侧柏叶　凡中风不省，口噤，手足亸曳，便取一握同葱白捣酒煎服，能退风和气，不成废人。

花桑枝　炒香煎饮，治风气拘挛，身体风疹。久服身体不患偏风。

黄柏皮　治肾经风热。

紫葳及茎叶　治一切风热、游风、风刺。

蒺藜　治诸风瘙痒，大便结，并能明目。

竹沥　暴中风痹，大热烦闷，失音不语，胃热风痓，破伤风噤，养血清痰，并宜同姜汁饮之。

天竺黄　治诸风热痰涎，失音不语。

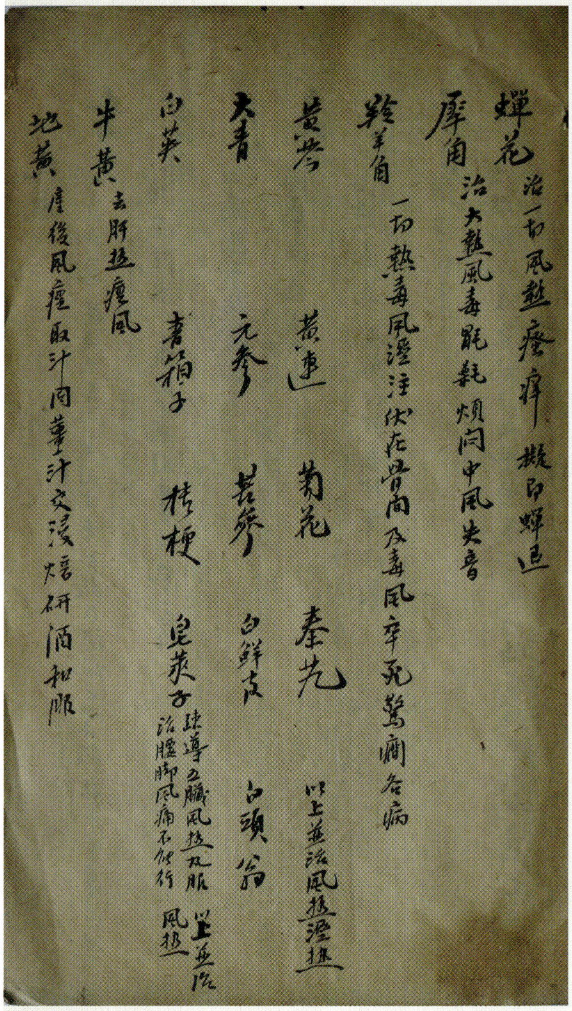

蝉花　治一切风热瘙痒。疑即蝉蜕。

犀角　治大热风毒，毦毷烦闷，中风失音。

羚羊角　一切热毒风湿，注伏在骨间，及毒风卒死，惊痫各病。

黄芩　黄连　菊花　秦艽　以上并治风热湿热。

大青　元参　苦参　白鲜皮　白头翁　白英　青葙子　桔梗　皂荚子　疏导五脏风热。丸服，治腰脚风痛不能行。以上并治风热。

牛黄　去肝热痉风。

地黄　产后风痉，取汁同姜汁交浸，焙研，酒和服。

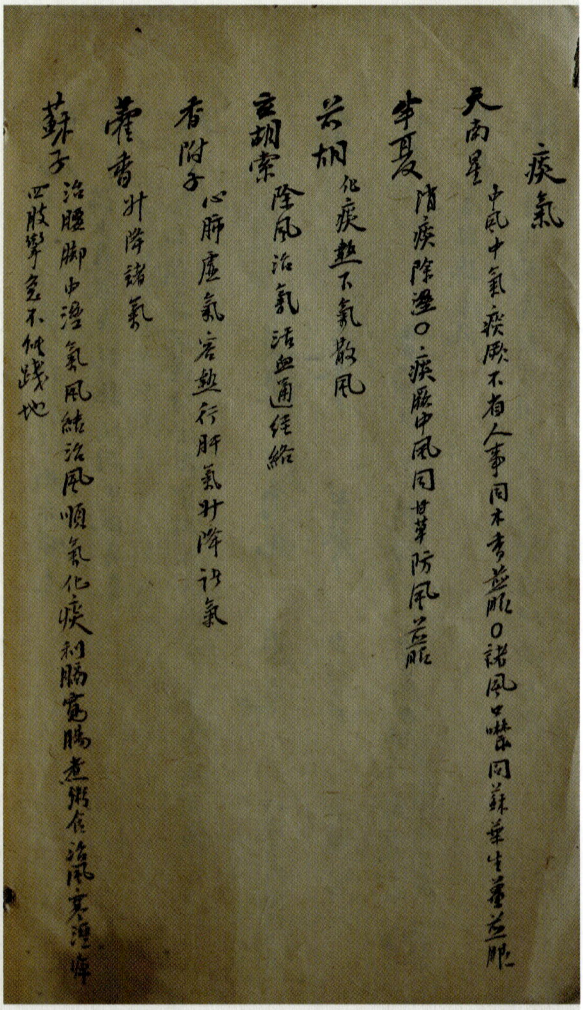

痰气

天南星　中风中气痰厥，不省人事，同木香煎服。诸风口噤，同苏叶、生姜煎服。

半夏　消痰除湿。痰厥中风，同甘草、防风煎服。

前胡　化痰热，下气散风。

玄胡索　除风治气，活血通经络。

香附子　心肺虚气客热，行肝气，升降诸气。

藿香　升降诸气。

苏子　治腰脚中湿气风结，治风顺气化痰，利膈宽肠。煮粥食，治风寒湿痹，四肢挛急，不能践地。

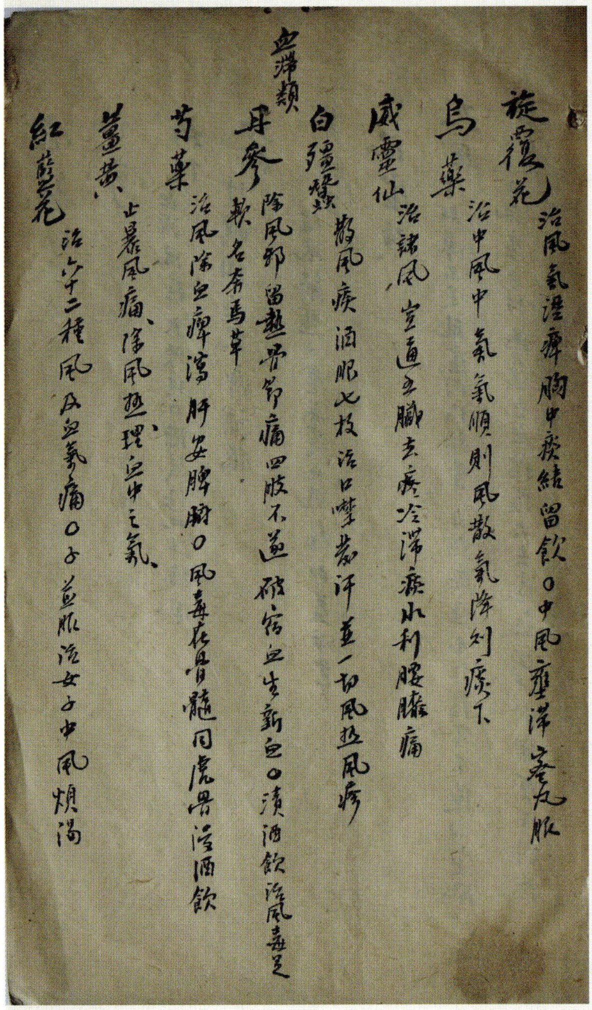

旋覆花　治风气湿痹，胸中痰结留饮。中风壅滞，蜜丸服。

乌药　治中风中气，气顺则风散，气降则痰下。

威灵仙　治诸风，宣通五脏，去[1]冷滞痰水，利腰膝痛。

白僵蚕　散风痰。酒服七枚，治口噤发汗，并一切风热、风疹。

血滞类

丹参　除风邪留热，骨节痛，四肢不遂。破宿血，生新血。渍酒饮，治风毒足软，名奔马草。

芍药　治风，除血痹，泻肝，安脾腑。风毒在骨髓，同虎骨浸酒饮。

姜黄　止暴风痛，除风热，理血中之气。

红蓝花　治六十二种风，及血气痛。子煎服，治女子中风烦渴。

1 原文有"痰"一字，为误抄。

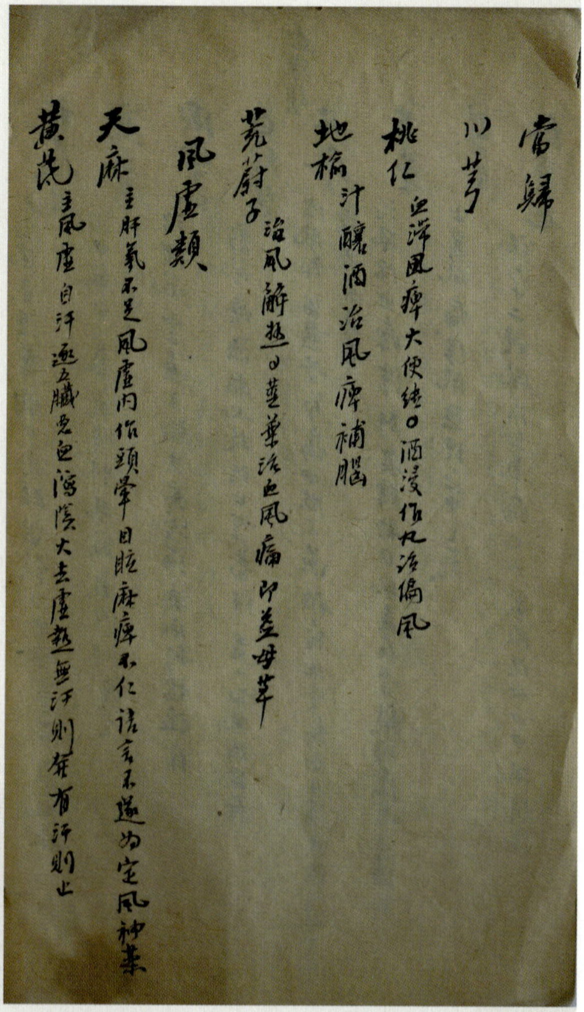

当归

川芎

桃仁　血滞风痹，大便结。酒浸作丸，治偏风。

地榆　汁酿酒，治风痹，补脑。

茺蔚子　治风解热。茎叶，活血风痛。即益母草。

风虚类

天麻　主肝气不足，风虚内作，头晕目旋，麻痹不仁，语言不遂，为定风神药。

黄芪　主风虚自汗。遂五脏恶血，泻阴火，去虚热。无汗则发，有汗则止。

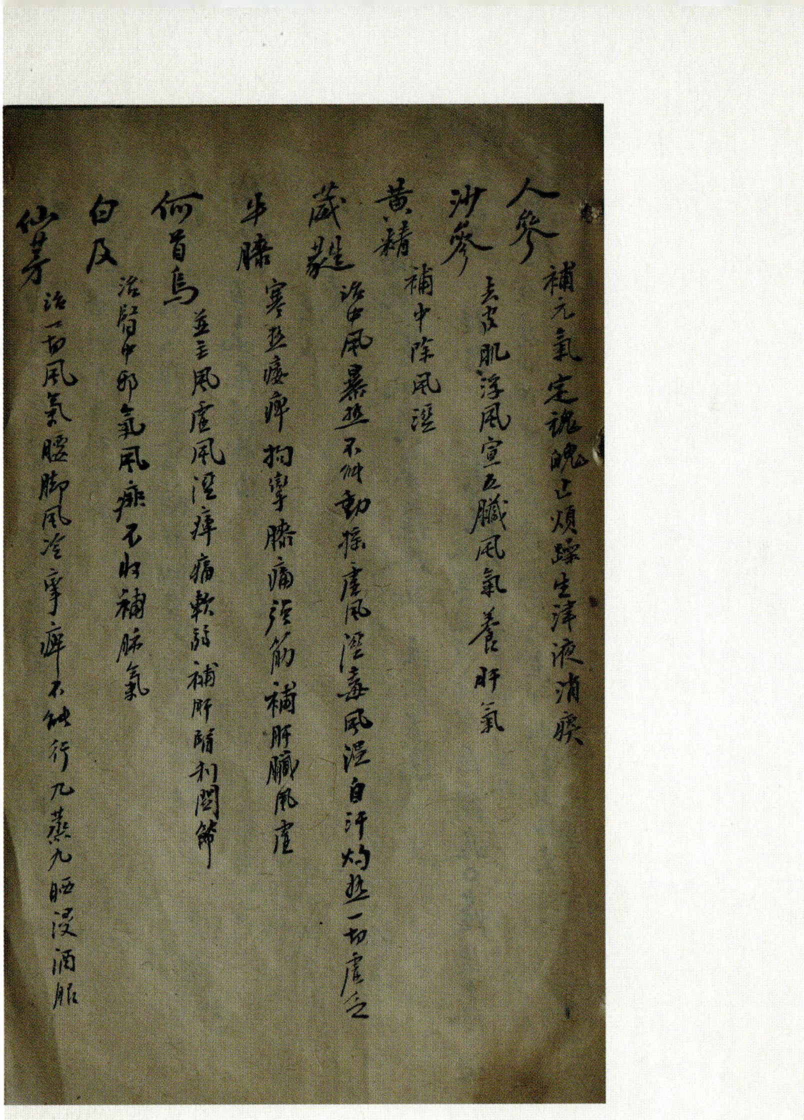

人參 補元氣定魂魄止煩躁生津液消痰
沙參 去皮肌浮風宣五臟風氣養肝氣
黃精 補中除風溼
葳蕤 治中風暴熱不能動搖虛風溼毒風溫自汗灼熱一切虛乏
牛膝 寒溼痿痺拘攣膝痛强筋補肝臟風虛
何首烏 並主風虛風溼痺痛軟弱補肝腎利關節
白及 治腎中邪氣風痱不收補肺氣
仙茅 治一切風氣腰脚風冷攣痺不能行九蒸九晒浸酒服

人参　补元气，定魂魄，止烦躁，生津液，消痰。

沙参　去皮肌浮风，宣五脏风气，养肝气。

黄精　补中，除风湿。

葳蕤　治中风暴热，不能动摇，虚风湿毒，风温自汗灼热，一切虚乏。

牛膝　寒湿痿痹，拘挛膝痛，强筋，补肝脏风虚。

何首乌　并主风虚风湿，痹痛软弱，补肝肾，利关节。

白及　治肾中邪气，风痱不收，补肺气。

仙茅　治一切风气，腰脚风冷，挛痹不能行。九蒸九晒，浸酒服。

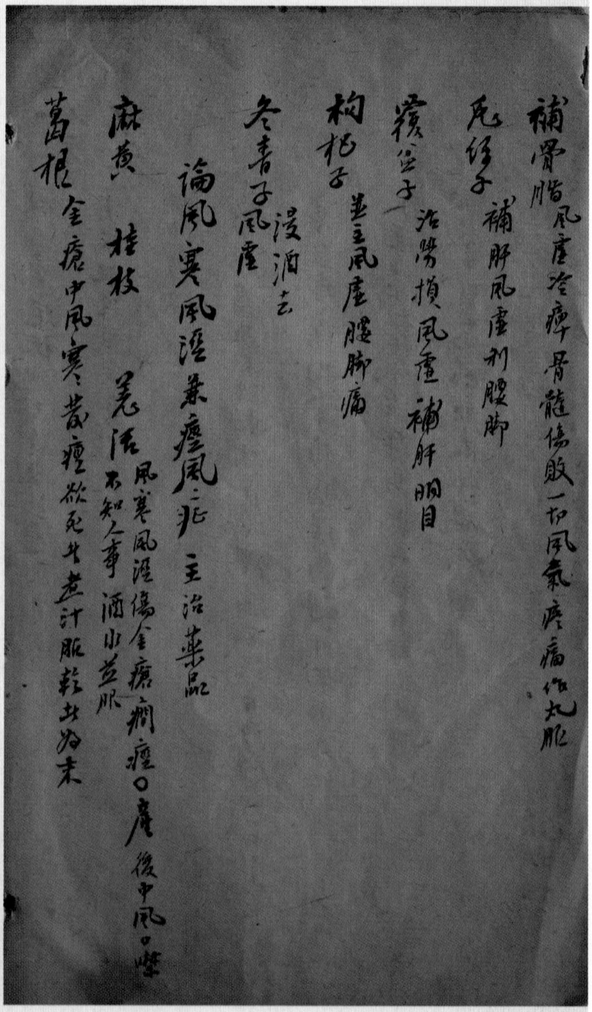

补骨脂　风虚冷痹，骨髓伤败，一切风气疼痛，作丸服。

菟丝子　补肝风虚，利腰脚。

覆盆子　治劳损风虚，补肝明目。

枸杞子　并主风虚腰脚痛。

冬青子　浸酒，去风虚。

论风寒风湿兼痉风症主治药品

麻黄　桂枝

羌活　风寒风湿，伤金疮痫痉。产后中风，口噤不知人事，酒水煎服。

葛根　金疮中风寒，发痉欲死者，煮汁服。干者为末。

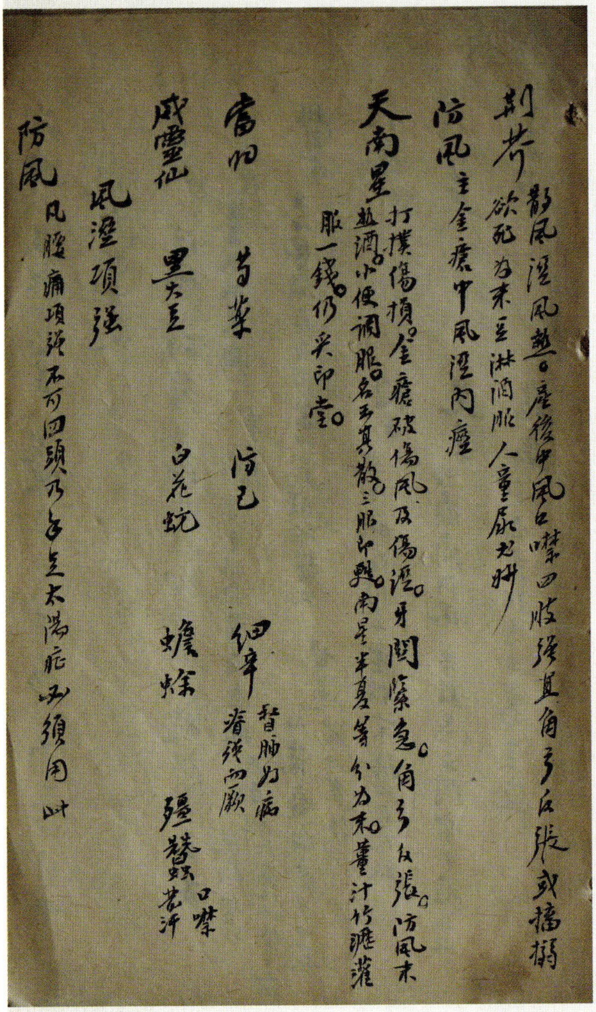

荆芥　散风湿、风热。产后中风口噤，四肢强直，角弓反张，或搐搦欲死，为末，豆淋酒服。人[1]童尿尤妙。

防风　主金疮，中风湿内痉。

天南星　打扑伤损，金疮破伤风及伤湿，牙关紧急，角弓反张，防风末热酒小便调服，名玉真散，三服即苏。南星、半夏等分为末，姜汁、竹沥灌服一钱，仍灸印堂。

当归　芍药　防己

细辛　督脉为病，脊强而厥。

威灵仙　黑大豆　白花蛇　蟾蜍

僵蚕　口噤，发汗。

风湿项强

防风　凡腰痛项强，不可回头，乃手足太阳症，必须用此。

1 人：据文义当为"入"。

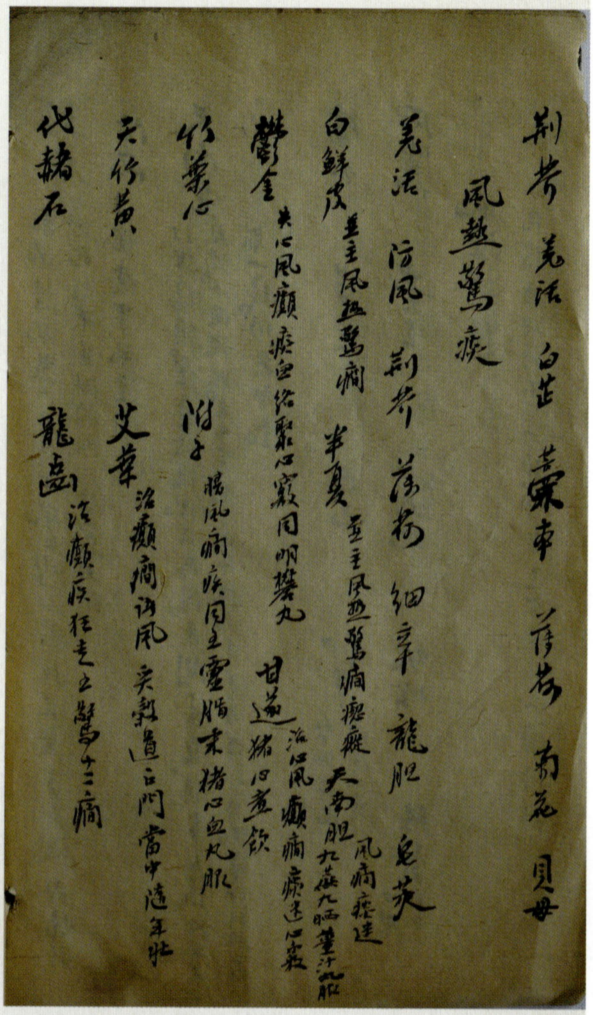

荆芥　羌活　白芷　藁本　薄荷　菊花　贝母

风热惊痰

羌活　防风　荆芥　薄荷　细辛　龙胆　皂荚　白鲜皮　并主风热惊痫。

半夏　并主风热，惊痫瘛疭。

天南星　风痫痰迷，九蒸九晒，姜汁丸服。

郁金　失心风癫，痰血络聚心窍，同明矾丸。

甘遂　治心风癫痫，痰迷心窍，猪心煮饮。

竹叶心

附子　暗风痫疾，同五灵脂末，猪心血丸服。

天竹黄

艾叶　治癫痫诸风，灸谷道正门当中，随年壮。

代赭石

龙齿　治癫疾狂走，五惊十二痫。

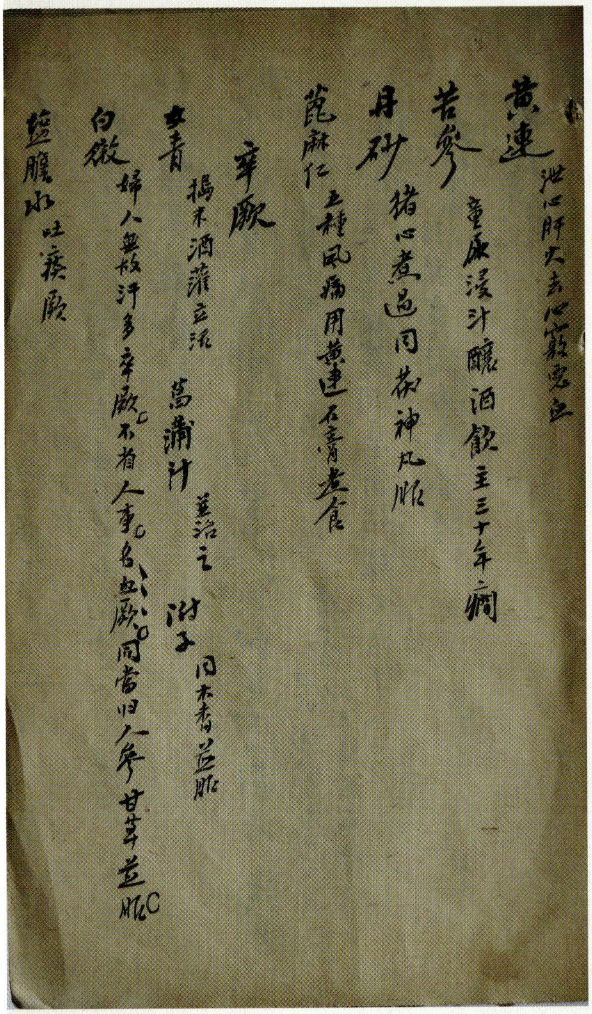

黄连　泄心肝火，去心窍恶血。

苦参　童尿浸汁，酿酒饮，主三十年痫。

丹砂　猪心煮过，同茯神丸服。

蓖麻仁　五种风痛，用黄连、石膏煮食。

卒　厥

女青　捣末酒灌，立活。

菖蒲汁　并治之。

附子　同木香煎服。

白薇　妇人无故汗多卒厥，不省人事，名血厥。同当归、人参、甘草煎服。

盐胆水　吐痰厥。

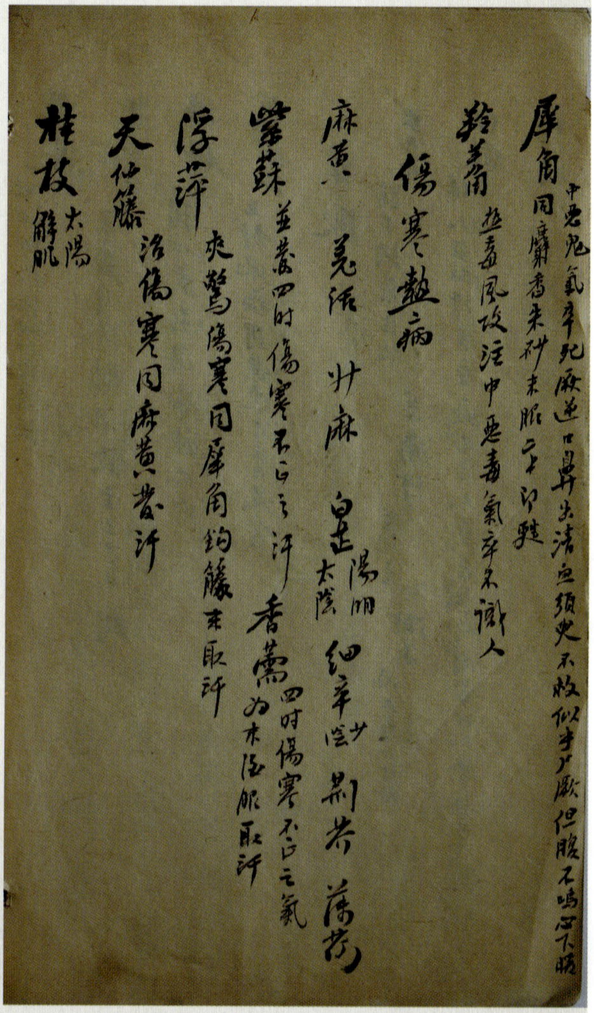

犀角　中恶鬼气，卒死厥逆，口鼻出清血，须臾不救，似乎尸厥，但腹不鸣，心下暖，同麝香、朱砂末服二钱，即苏。

羚羊角　热毒风攻注，中恶毒气，卒不识人。

伤寒热病

麻黄　羌活　升麻

白芷　阳明太阴。

细辛　少阴。

荆芥　薄荷　紫苏　并发四时伤寒不正之汗。

香薷　四时伤寒不正之气，为末，酒服，取汗。

浮萍　夹惊伤寒，同犀角、钩藤末取汗。

天仙藤　治伤寒，同麻黄发汗。

桂枝　太阳解肌。

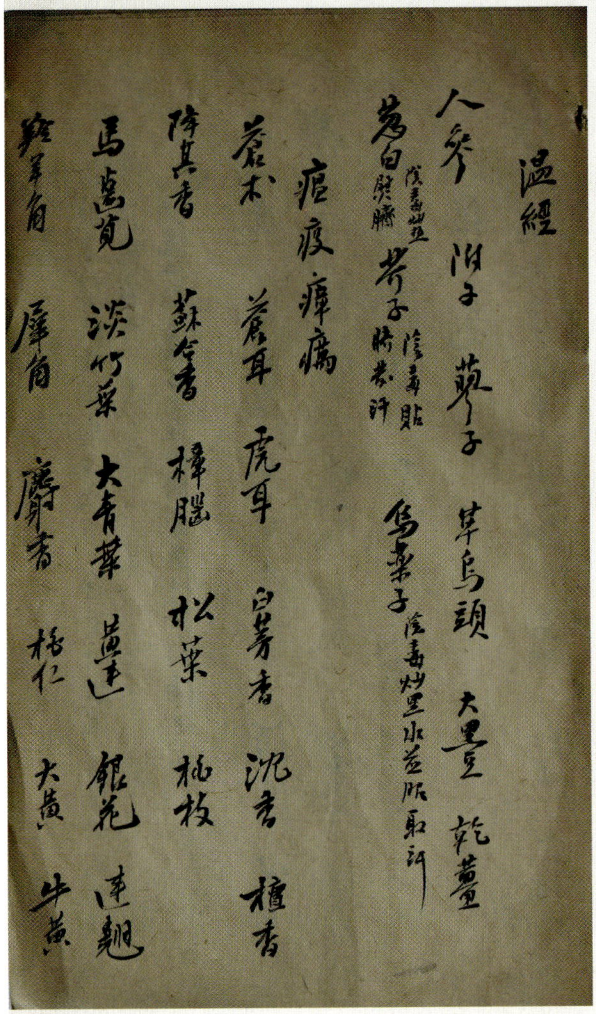

温　经

人参　附子　蓼子　草乌头　大黑豆　干姜

葱白　阴毒，炒热熨脐。

芥子　阴毒，贴脐，发汗。

乌药子　阴毒，炒黑，水煎服，取汗。

瘟疫瘴疠

苍术　苍耳　虎耳　白茅香　沉香　檀香　降真香　苏合香　樟脑　松叶　桃枝

马齿苋　淡竹叶　大青叶　黄连　银花　连翘　羚羊角　犀角　麝香　桃仁　大黄　牛黄

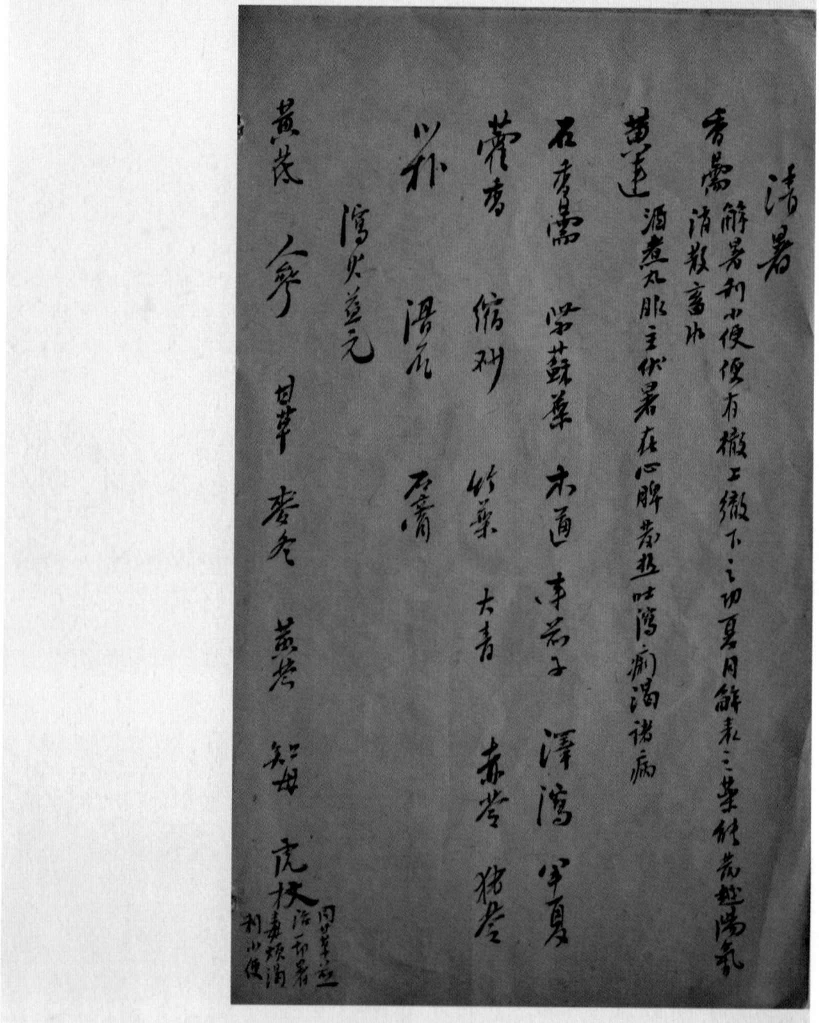

清　暑

香薷　解暑利小便，便[1]有彻上彻下之功。夏月解表之药，能发越阳气，消散畜[2]水。

黄连　酒煮丸服，主伏暑在心脾，发热吐泻痢渴诸病。

石香薷　紫苏叶　木通　车前子　泽泻　半夏　藿香　缩砂　竹叶　大青　赤苓　猪苓　川朴　滑石　石膏

泻火益元

黄芪　人参　甘草　麦冬　黄芩　知母

虎杖　同甘草煎，治一切暑毒烦渴，利小便。

1 便：疑衍。

2 畜：同“蓄”。

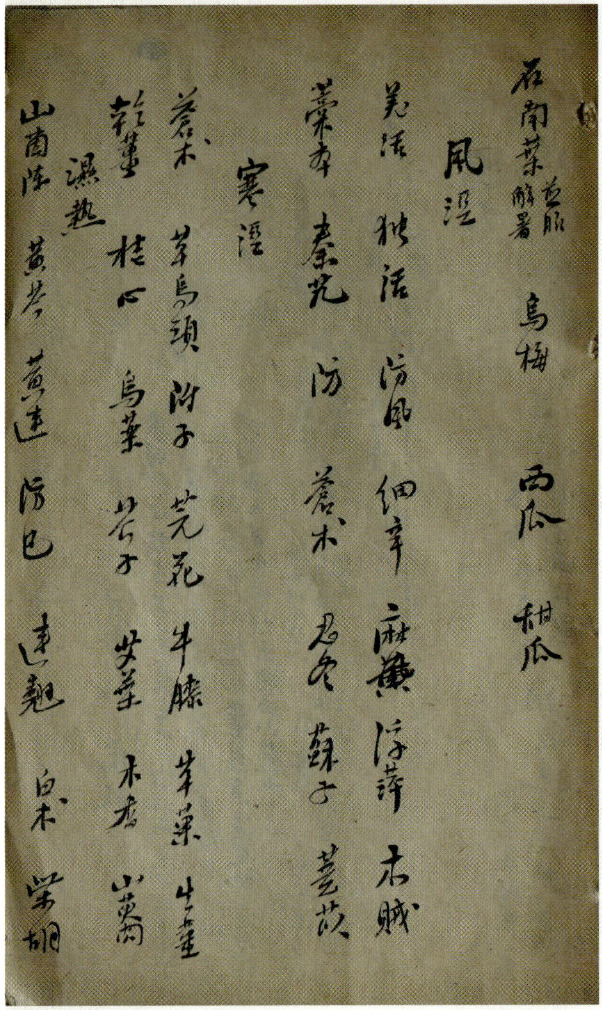

石楠叶　煎服解暑。

乌梅　西瓜　甜瓜

风　湿

羌活　独活　防风　细辛　麻黄　浮萍　木贼　藁本　秦艽　防[1]　苍术　忍冬　苏子　薏苡

寒　湿

苍术　草乌头　附子　芫花　牛膝　草果　生姜　干姜　桂心　乌药　芥子　艾叶　木香　山萸肉

湿　热

山茵陈　黄芩　黄连　防已　连翘　白术　柴胡

1 防：此处脱漏文字。据《本草纲目》第三卷应补作“防己”。

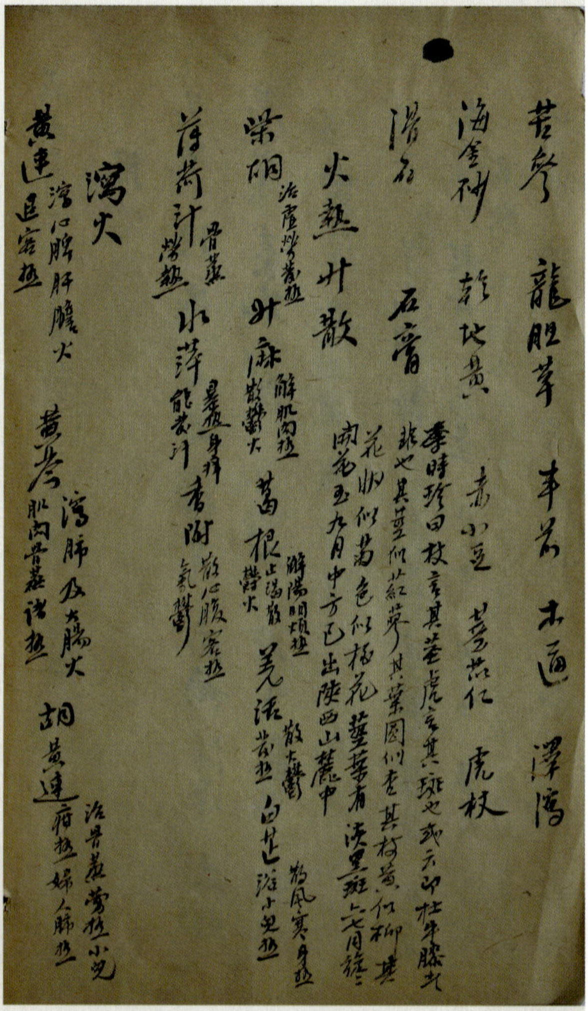

苦参　龙胆草　车前　木通　泽泻　海金沙　干地黄　赤小豆　薏苡仁

虎杖　李时珍曰："杖言其茎，虎言其斑也。"或云即杜牛膝者，非也。其茎似荭蓼，其叶圆似杏，其枝黄似柳，其花状似菊，色似桃花，茎叶有淡黑斑。六七月旋旋开花，至九月中方已。出陕西山麓中。

滑石　石膏

火热升散

柴胡　治虚劳发热。　　升麻　解肌肉热，散郁火。

葛根　解阳明烦热，止渴，散郁火。

羌活　散火郁发热。　　白芷　散风寒身热，浴小儿热。

薄荷汁　骨蒸劳热。　　水萍　暴热身痒，能发汗。

香附　散心腹客热、气郁。

泻火

黄连　泻心脾肝胆火，退客热。

黄芩　泻肺及大肠火，肌肉骨蒸诸热。

胡黄连　治骨蒸劳热，小儿疳热，妇人肺热。

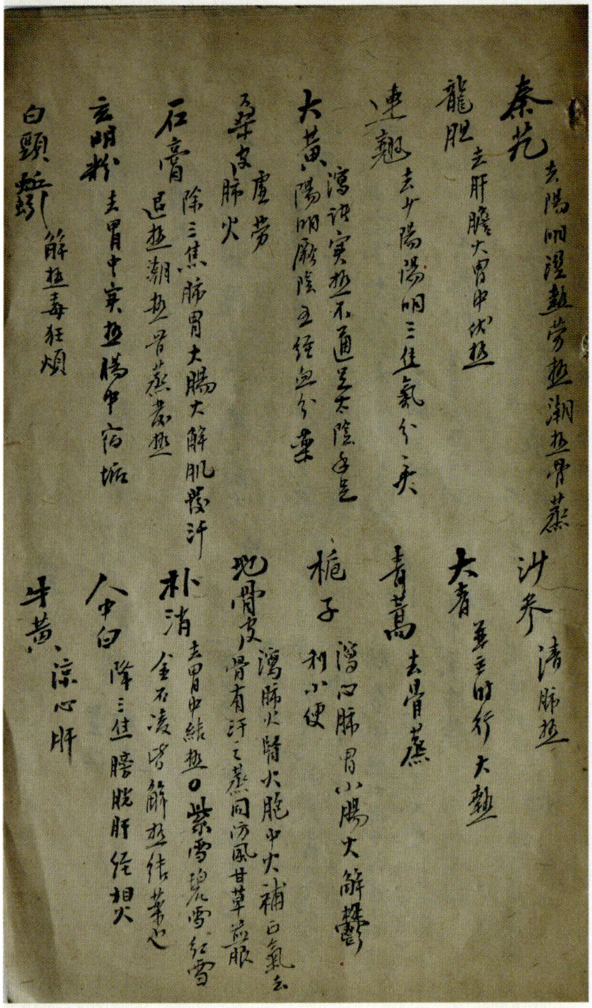

秦艽　去阳明湿热、劳热、潮热、骨蒸。

沙参　清肺热。　　　　龙胆　去肝胆火，胃中伏热。

大青　并主时行火热。　　连翘　去少阳阳明三焦气分之火。

青蒿　去骨蒸。

大黄　泻诸实热不通，足太阴、手足阳明厥阴五经血分药。

栀子　泻心肺胃小肠火，解郁利小便。

桑皮　虚劳肺火。

地骨皮　泻肺火肾火胞中火，补正气，去骨有汗之蒸，同防风、甘草煎服。

石膏　除三焦肺胃大肠火，解肌发汗退热。潮热骨蒸发热。

朴硝　去胃中结热。紫雪、碧雪、红雪、金石凌，皆解热结药也。

玄明粉　去胃中实热，肠中宿垢。

人中白　降三焦膀胱肝经相火。

白颈蚯蚓　解热毒狂烦。　牛黄　凉心肝。

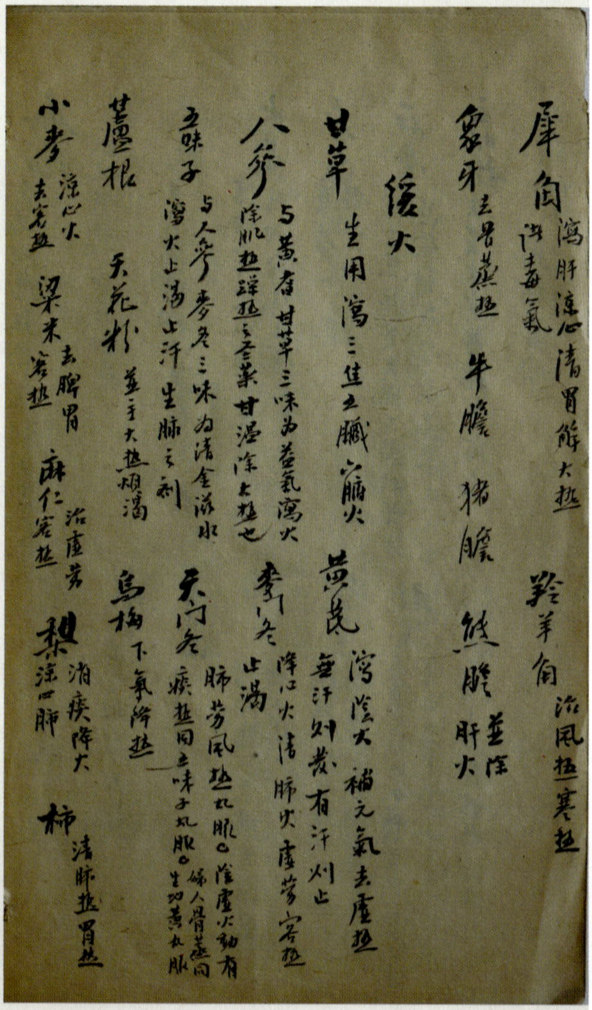

犀角　泻肝凉心清胃，解大热诸毒气。

羚羊角　治风热寒热。　　　　象牙　去骨蒸热。

牛胆　猪胆　熊胆　并除肝火。

缓　火

甘草　生用，泻三焦五脏六腑火。

黄芪　泻阴火，补元气，去虚热。无汗则发，有汗则止。

人参　与黄芪、甘草三味，为益气泻火、除肌热躁热之圣药，甘温除大热也。

麦门冬　降心火，清肺火，虚劳客热，止渴。

五味子　与人参、麦冬三味，为清金滋水，泻火止渴止汗，生脉之剂。

天门冬　肺劳风热，丸服。阴虚火动有痰热同五味子丸服。妇人骨蒸，同生地黄丸服。

芦根　天花粉　并主大热烦渴。

乌梅　下气降热。　　　　小麦　凉心火去客热。

粱米　去脾胃客热。　　　　麻仁　治虚劳客热。

梨　消痰降火，凉心肺。　　　　柿　清肺热胃热。

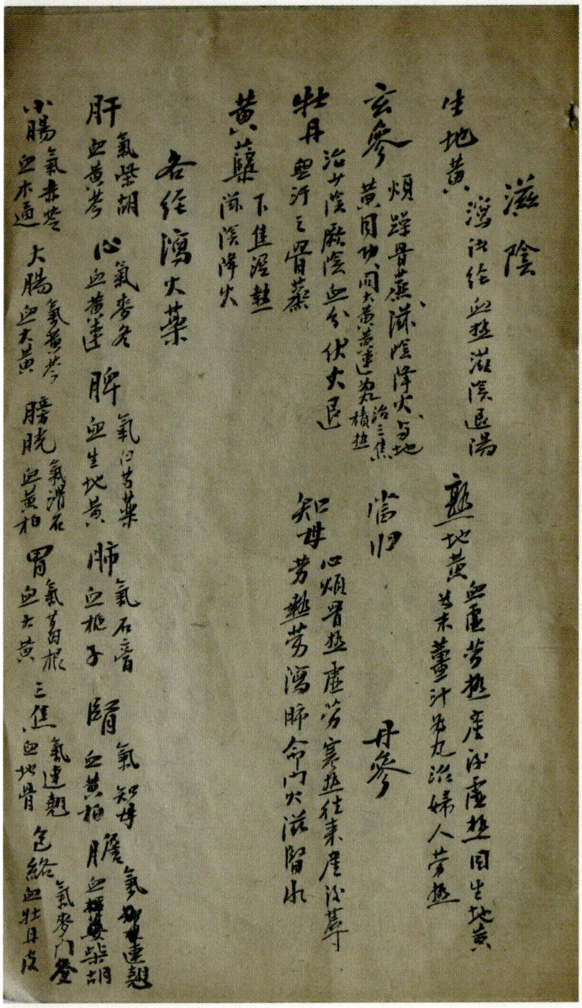

滋　阴

生地黄　泻诸经血热，滋阴退阳。

熟地黄　血虚劳热，产后虚热，同生地黄为末，姜汁为丸，治妇人劳热。

玄参　烦躁骨蒸，滋阴降火，与地黄同功。同大黄、黄连为丸，治三焦积热。　当归　丹参

牡丹　治少阴、厥阴血分伏火，退无汗之骨蒸。

知母　心烦，骨热，虚劳，寒热往来，产后蓐劳，热劳。泻肺命门火，滋肾水。

黄柏　下焦湿热，滋阴降火。

各经泻火药

肝　气，柴胡；血，黄芩。心　气，麦冬；血，黄连。脾　气，白芍药；血，生地黄。肺　气，石膏；血，栀子。肾　气，知母；血，黄柏。胆　气，连翘；血，柴胡。小肠　气，赤苓；血，木通。大肠　气，黄芩；血，大黄。膀胱　气，滑石；血，黄柏。胃　气，葛根；血，大黄。三焦　气，连翘；血，地骨。包络　气，麦门冬；血，牡丹皮。

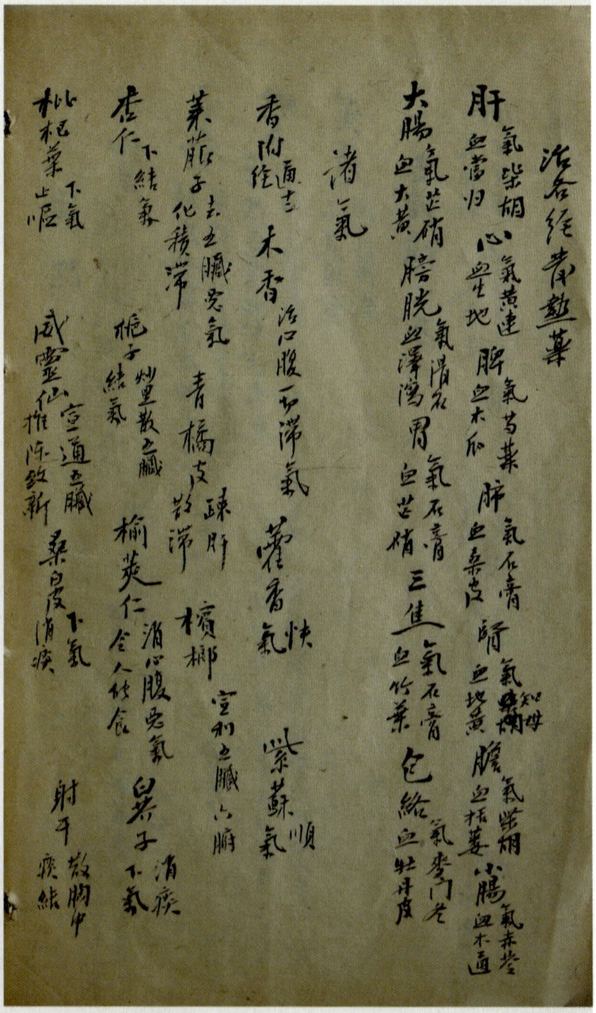

治各经发热药

肝　气，柴胡；血，当归。心　气，黄连；血，生地。脾　气，芍药；血，木瓜。肺　气，石膏；血，桑皮。肾　气，知母；血，地黄。胆　气，柴胡；血，瓜蒌。小肠　气，赤苓；血，木通。大肠　气，芒硝；血，大黄。膀胱　气，滑石；血，泽泻。胃　气，石膏；血，芒硝。三焦　气，石膏；血，竹叶。包络　气，麦门冬；血，牡丹皮。

诸　气

香附　通十二经。

木香　治心腹一切滞气。　　藿香　快气。

紫苏　顺气。　　莱菔子　去五脏恶气，化积滞。

青橘皮　疏肝散滞。　　槟榔　宣利五脏六腑。

杏仁　下结气。　　栀子　炒黑，散五脏结气。

榆荚仁　消心腹恶气，令人能食。

白芥子　消痰下气。　　枇杷叶　下气止呕。

威灵仙　宣通五脏，推陈致新。

桑白皮　下气消痰。　　射干　散胸中痰结。

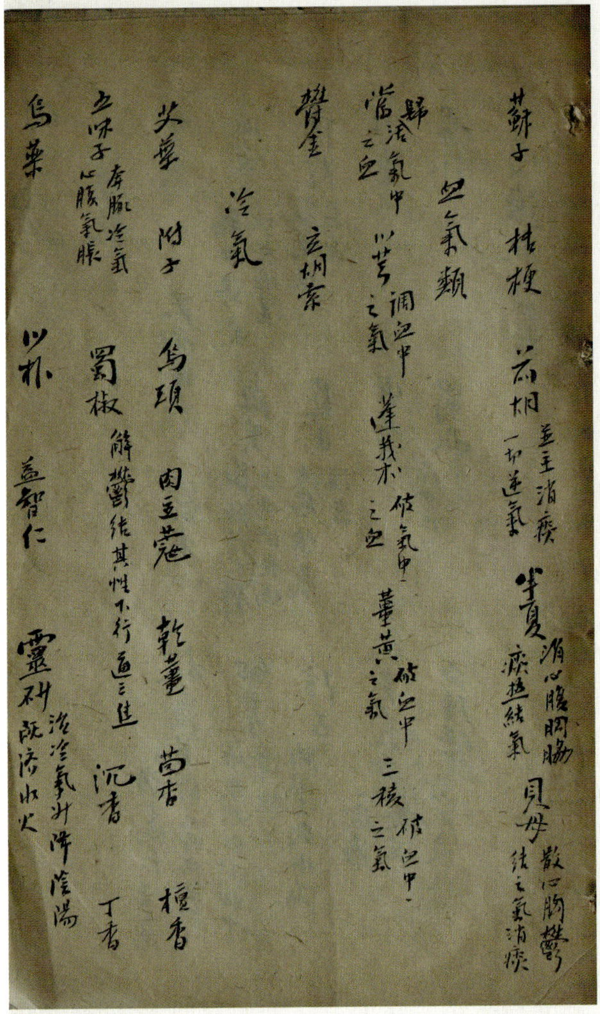

苏子　桔梗　前胡　并主消痰，一切逆气。

半夏　消心腹胸胁痰热结气。

贝母　散心胸郁结之气，消痰。

血气类

当归　活气中之血；川芎　调血中之气；蓬莪术　破气中之血；姜黄　破血中之气；三棱　破血中之气。

郁金　玄胡索

冷　气

艾叶　附子　乌头　肉豆蔻　干姜　茴香　檀香

五味子　奔豚冷气，心腹气胀。

蜀椒　解郁结。其性下行，通三焦。

沉香　丁香　乌药　川朴　益智仁

灵砂　治冷气。升降阴阳，既济水火。

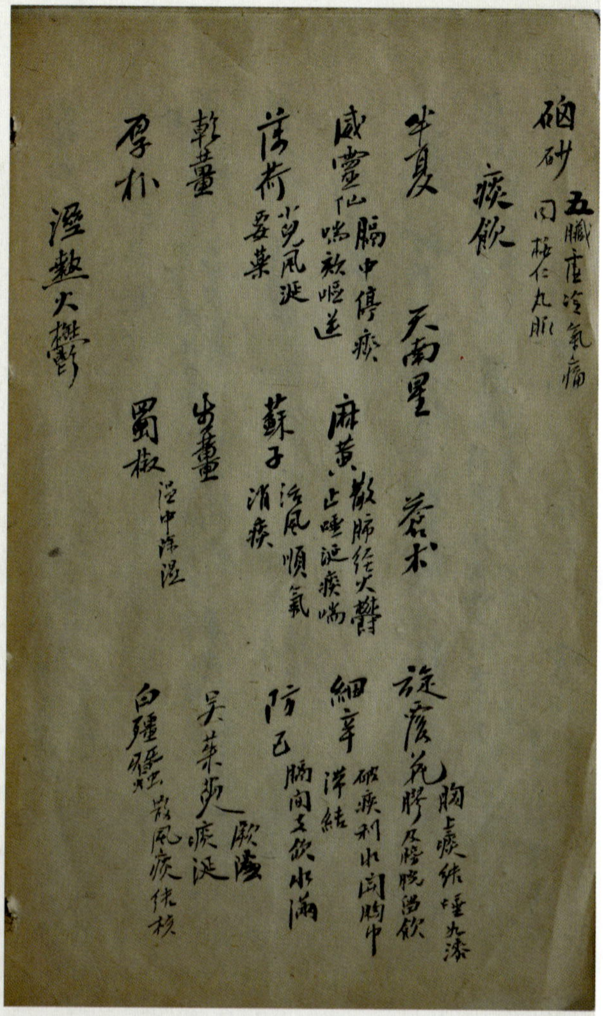

硇砂　五脏虚冷气痛，同桃仁丸服。

痰　饮

半夏　大南星　苍术

旋覆花　胸上痰结，唾如漆胶，及膀胱留饮。

威灵仙　膈中停痰，喘咳呕逆。

麻黄　散肺经火郁，止唾涎痰喘。

细辛　破痰利水，开胸中滞结。

薄荷　小儿风涎要药。

苏子　治风顺气消痰。

防己　膈间支饮水满。

干姜　生姜

吴茱萸　厥阴痰涎。

厚朴　蜀椒　温中除湿。

白僵蚕　散风痰结核。

湿热火郁

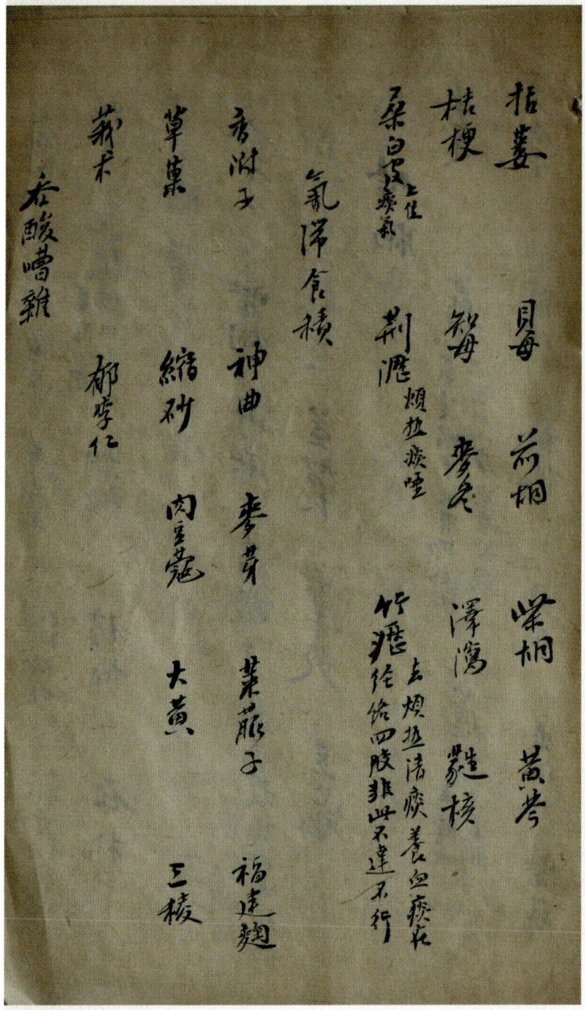

瓜蒌　贝母　前胡　柴胡　黄芩　桔梗　知母　麦冬　泽泻　蕤核

桑白皮　上焦痰气。

荆沥　烦热痰唾。

竹沥　去烦热，清痰养血。痰在经络四肢，非此不达不行。

气滞食积

香附子　神曲　麦芽　莱菔子　福建曲　草果　缩砂　肉豆蔻　大黄　三棱　莪术　郁李仁

吞酸嘈杂

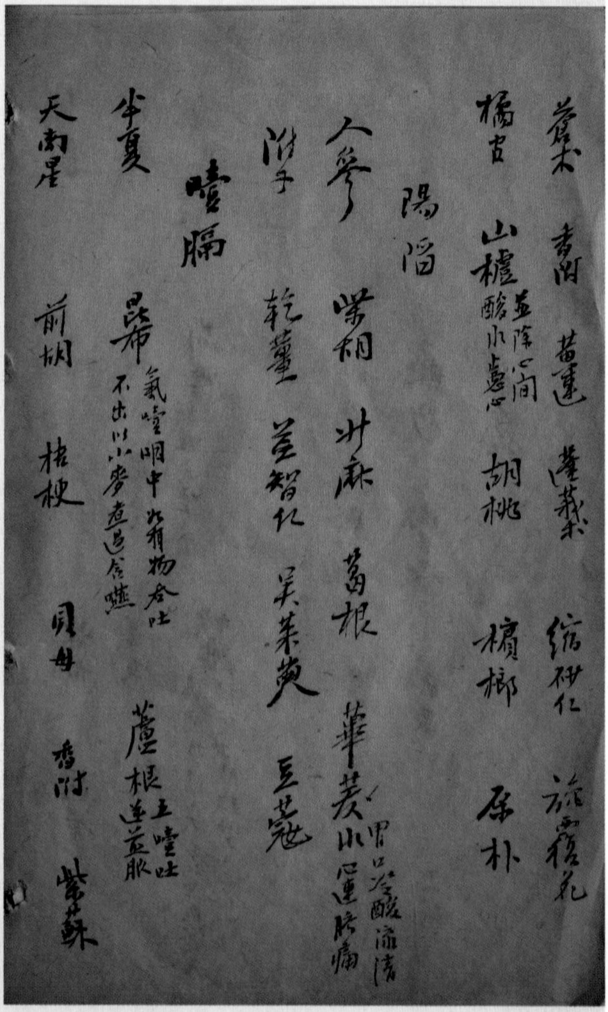

苍术　香附　黄连　蓬莪术　缩砂仁　旋覆花　橘皮　山楂　并除心间酸水，止恶心。

胡桃　槟榔　厚朴

阳　陷

人参　柴胡　升麻　葛根

荜茇　胃口冷酸流清水，心连脐痛。

附子　干姜　益智仁　吴茱萸　豆蔻

噎　膈

半夏

昆布　气噎咽中，如有物，吞吐不出，以小麦煮过，含咽。

芦根　五噎吐逆，煎服。

天南星　前胡　桔梗　贝母　香附　紫苏

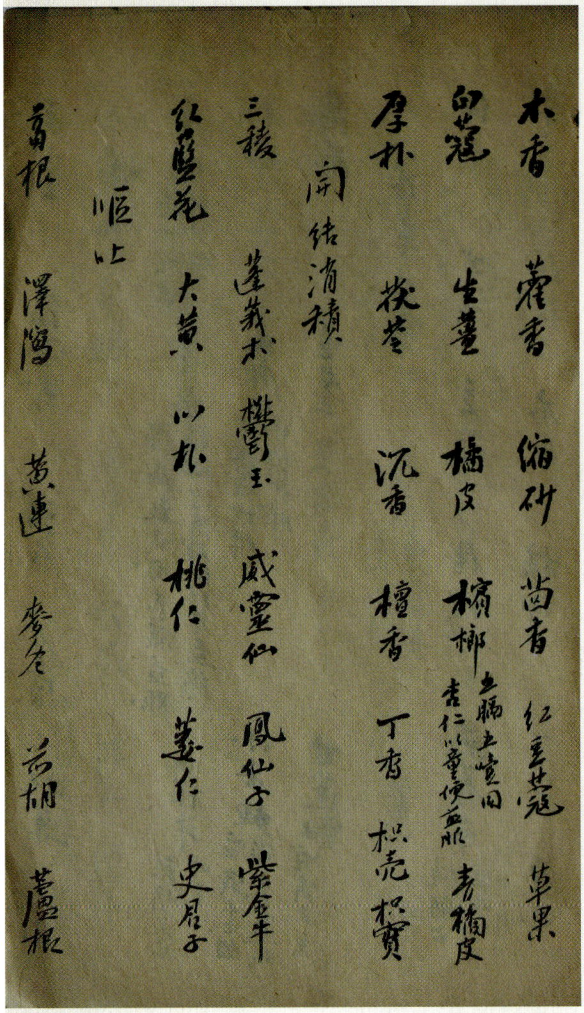

木香　藿香　缩砂　茴香　红豆蔻　草果　白蔻　生姜　橘皮　槟榔　五膈五噎，同杏仁以童便煎服。

青橘皮　厚朴　茯苓　沉香　檀香　丁香　枳壳　枳实

开结消积

三棱　蓬莪术　郁玉　威灵仙　凤仙子　紫金牛　红蓝花　大黄　川朴　桃仁　蒌仁　使君子

呕　吐

葛根　泽泻　黄连　麦冬　前胡　芦根

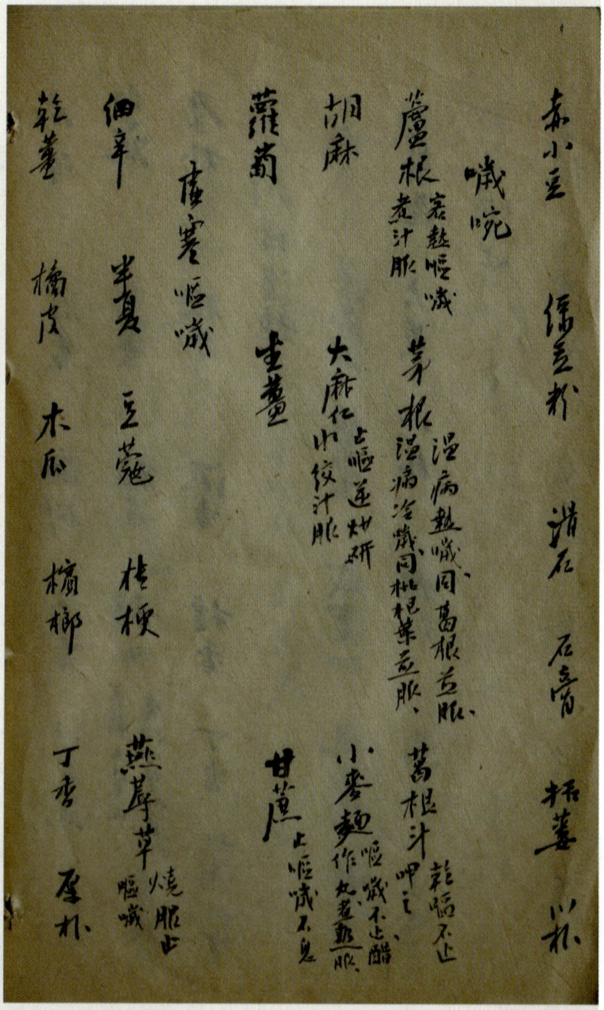

赤小豆　绿豆粉　滑石　石膏　瓜蒌　川朴

哕　哓

芦根　客热呕哕，煮汁服。

茅根　温病热哕，同葛根煎服。温病冷哕，同枇杷叶煎服。

葛根汁　干呕不止，呷之。

胡麻

大麻仁　止呕逆，炒研，水绞汁服。

小麦面　呕哕不止，醋作丸煮熟服。

萝卜　生姜

甘蔗　止呕哕不息。

虚寒呕哕

细辛　半夏　豆蔻　桔梗

燕蓐草　烧服，止呕哕。

干姜　橘皮　木瓜　槟榔　丁香　厚朴

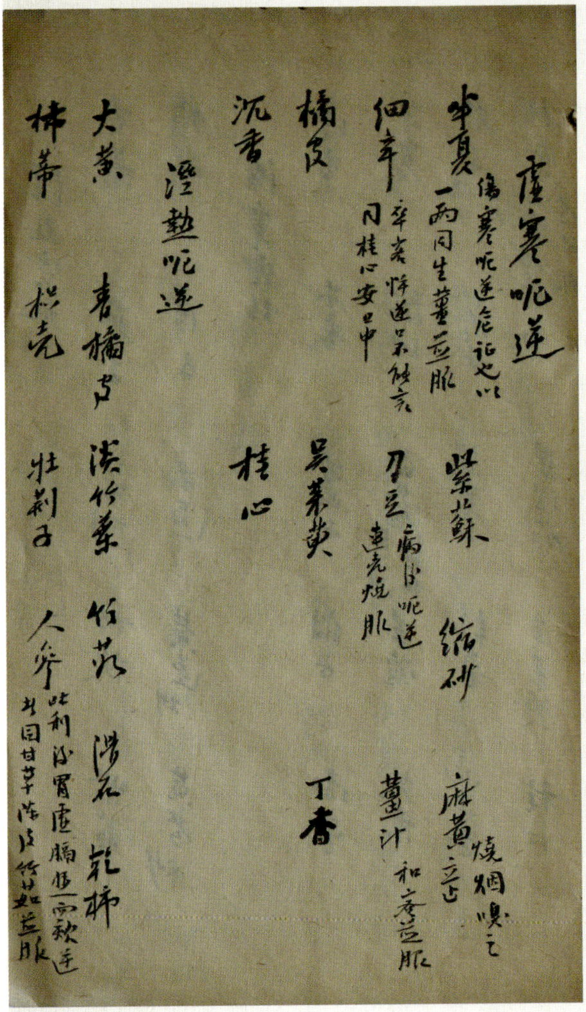

虚寒呃逆

半夏　伤寒呃逆，危证也，以一两同生姜煎服。

紫苏　缩砂

麻黄　烧烟嗅之立止。

细辛　卒客忤逆，口不能言，同桂心安口中。

刀豆　病后呃逆，连壳烧服。

姜汁　和蜜煎服。

橘皮　吴茱萸　丁香　沉香　桂心

湿热呃逆

大黄　青橘皮　淡竹叶　竹茹　滑石　干柿　柿蒂　枳壳　牡荆子

人参　吐利后，胃虚膈热而咳逆者，同甘草、陈皮、竹茹，煎服。

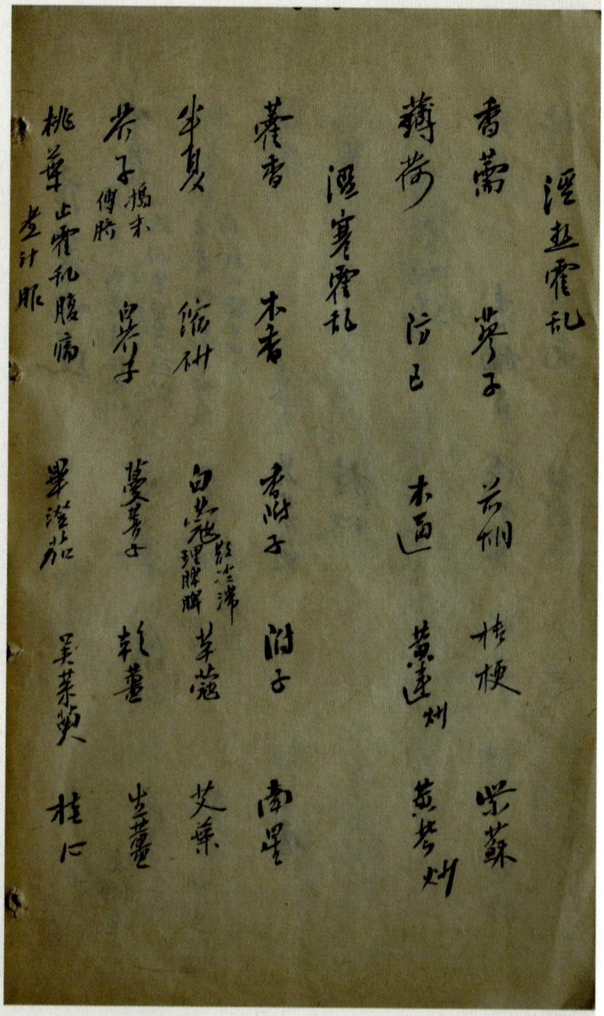

湿热霍乱

香薷　蓼子　前胡　桔梗　紫苏　薄荷　防己　木通　黄连炒　黄芩炒

湿寒霍乱

藿香　木香　香附子　附子　南星　半夏　缩砂

白蔻　散冷滞，理脾[1]。

草寇[2]　艾叶

芥子　捣末傅脐。

白芥子　蔓荆子　干姜　生姜

桃叶　止霍乱腹痛，煮汁服。

荜澄茄　吴茱萸　桂心

1 原文多一“脾”字，为误抄。

2 草寇：即草豆寇。

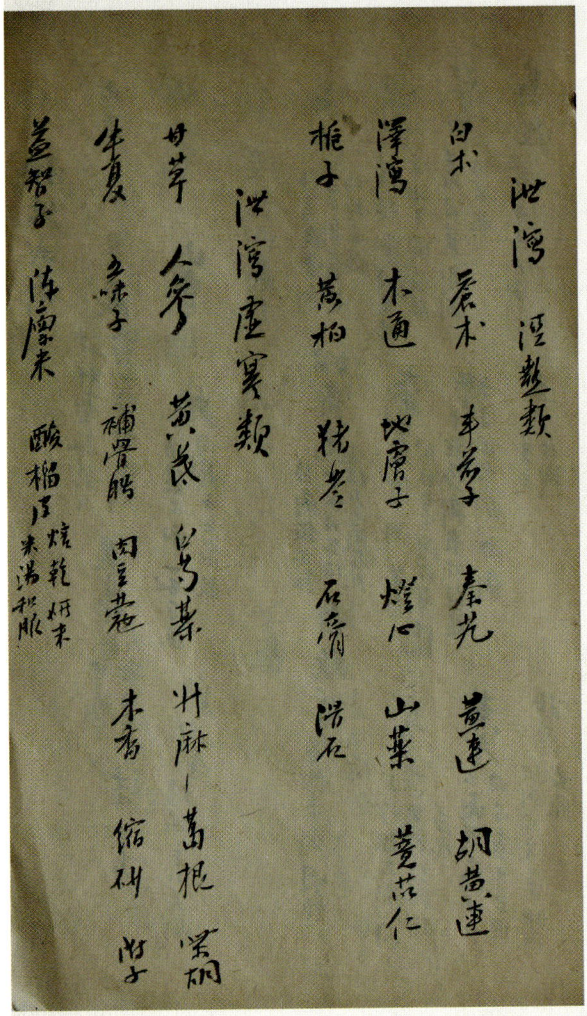

泄泻　湿热类

白术　苍术　车前子　秦艽　黄连　胡黄连　泽泻　木通　地肤子　灯心　山药　薏苡仁　栀子　黄柏　猪苓　石膏　滑石

泄泻　虚寒类

甘草　人参　黄芪　白芍药　升麻　葛根　柴胡　半夏　五味子　补骨脂　肉豆蔻　木香　缩砂　附子　益智子　陈仓米

酸榴皮　焙干研末，米汤和服。

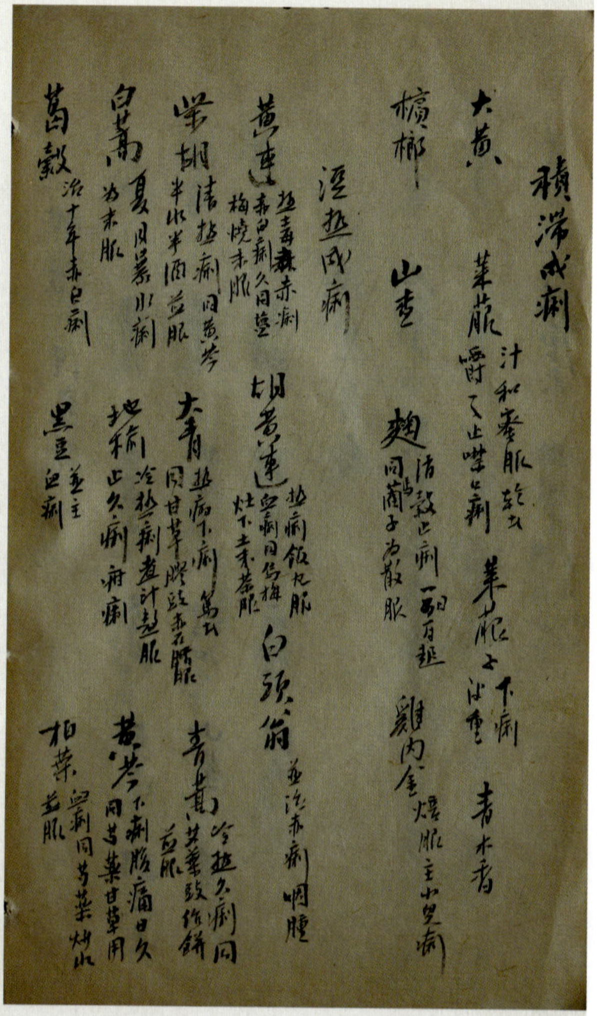

积滞成痢

大黄
莱菔　汁和蜜服，干者嚼之，止噤口痢。
莱菔子　下痢后重。
青木香　槟榔　山楂
曲　消谷止痢。一日百起，同马蔺子为散服。
鸡内金　焙服。主小儿痢。

湿热成痢

黄连　热毒赤痢，赤白痢久，同盐、梅烧末服。
胡黄连　热痢，饭丸服。血痢，同乌梅、灶下土末，茶服。
白头翁　并治赤痢，咽肿。
柴胡　清热痢，同黄芩，半水、半酒煎服。
大青　热病下痢笃者，同甘草、胶、豉、赤石脂服。
青蒿　冷热久痢，同艾叶、豉作饼，煎服。
白蒿　夏月暴水痢，为末服。
地榆　冷热痢，煮汁熬服，止久痢疳痢。
黄芩　下痢腹痛日久，同芍药、甘草用。
葛谷　治十年赤白痢。
黑豆　并主血痢。
柏叶　血痢，同芍药炒，水煎服。

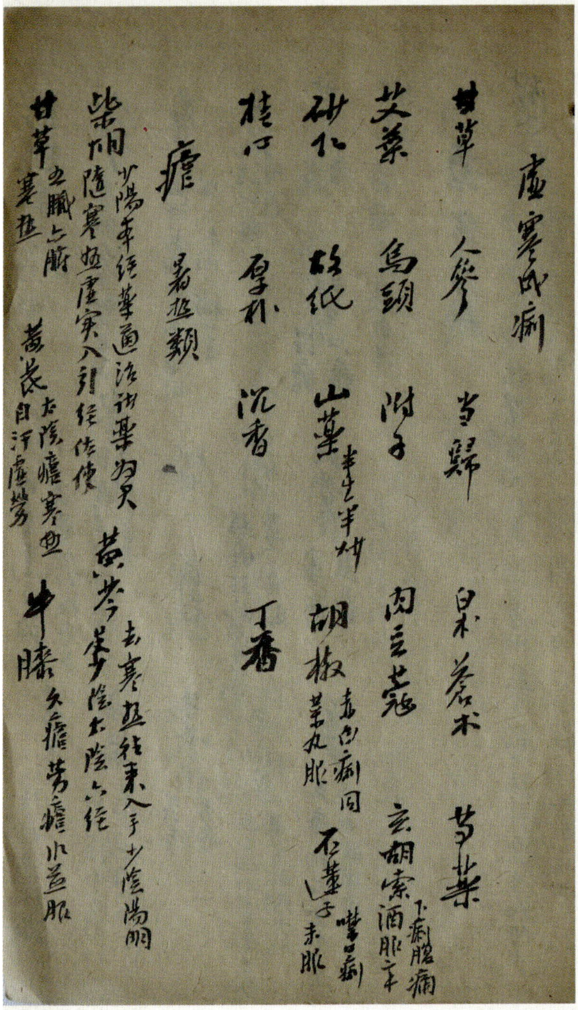

虚寒成痢

甘草　人参　当归　白术　苍术　芍药　艾叶　乌头　附子　肉豆蔻

玄胡索　下痢腹痛，酒服二钱。

砂仁　故纸

山药　半生半炒。

胡椒　赤白痢，同菜[1]，丸服。

石莲子　噤口痢，末服。

桂心　厚朴　沉香　丁香

疟—暑热类

柴胡　少阳本经药，通治诸药为君，随寒热虚实，入引经佐使。

黄芩　去寒热往来，入手少阴阳明、足少阴太阴六经。

甘草　五脏六腑寒热。

黄芪　太阴疟，寒热，自汗虚劳。

牛膝　久疟劳疟，水煎服。

1 菜：《本草纲目》作绿豆。

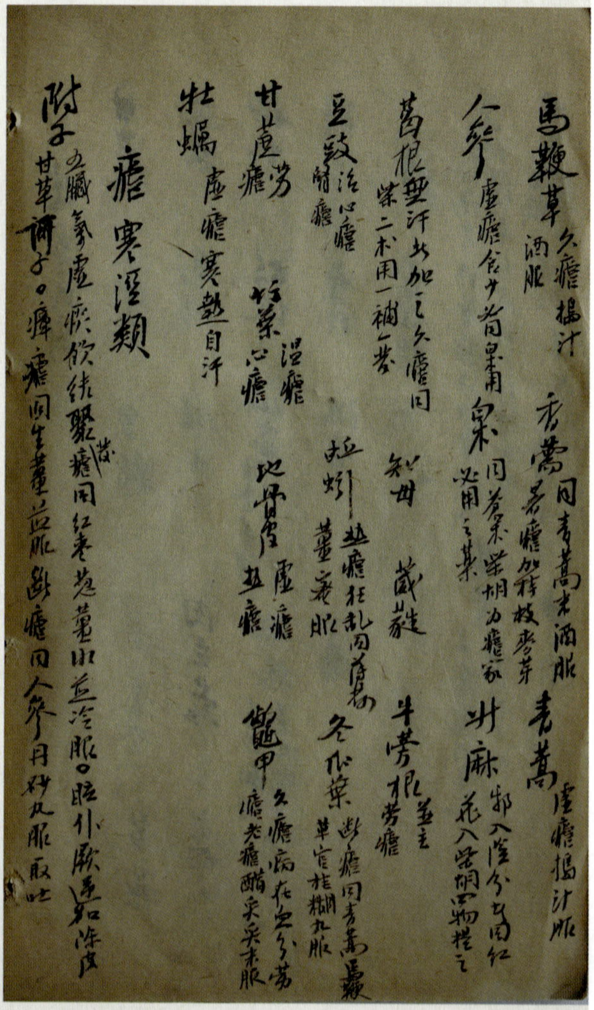

马鞭草　久疟，捣汁酒服。

香薷　同青蒿末酒服。暑疟，加桂枝、麦芽。

青蒿　虚疟捣汁服。

人参　虚疟食少，必同白术用。

白术　同苍术、柴胡，为疟家必用之药。

升麻　邪入阴分者，同红花，入柴胡四物提之。

葛根　无汗者加之。久疟，同柴、二术用，一补一发。

知母　葳蕤　牛蒡根　并主劳疟。

豆豉　治心疟、肾疟。

蚯蚓　热疟狂乱，同薄荷、姜、蜜服。

冬瓜叶　断疟，同青蒿、马鞭草、官桂，糊丸服。

甘蔗　劳疟。

竹叶　温疟、心疟。

地骨皮　虚疟、热疟。

鳖甲　久疟，病在血分。劳疟、老疟，醋炙，炙末服。

牡蛎　虚疟，寒热自汗。

疟—寒湿类

附子　五脏气虚，痰饮结聚发疟，同红枣、葱、姜，水煎冷服。眩仆厥逆，加陈皮、甘草、诃子。瘴疟，同生姜煎服。断疟，同人参、丹砂丸服，取吐。

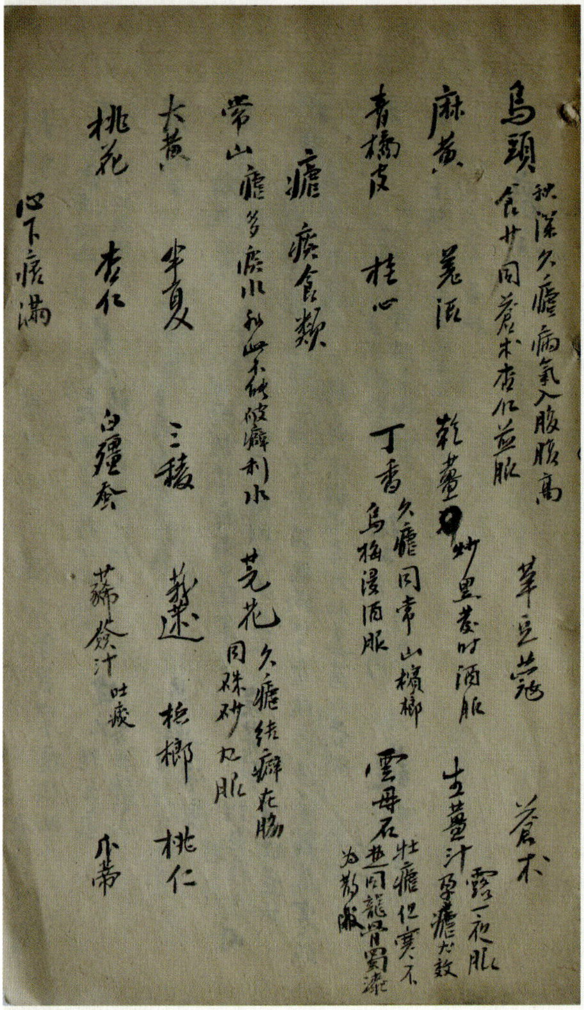

乌头　秋深久疟，病气入腹，腹高食少，同苍术、杏仁煎服。

草豆蔻　苍术　麻黄　羌活

干姜　炒黑，发时酒服。

生姜汁　露一夜服。孕疟尤效。

青橘皮　桂心

丁香　久疟，同常山、槟榔、乌梅，浸酒服。

云母石　牡疟，但寒不热，同龙骨、蜀漆为散服。

疟—痰食类

常山　疟多痰水和血，不能破癖利水。

芫花　久疟结癖在胁，同朱砂丸服。

大黄　半夏　三棱　莪术　槟榔　桃仁　桃花　杏仁　白僵蚕

豨莶汁　吐痰。

瓜蒂

心下痞满

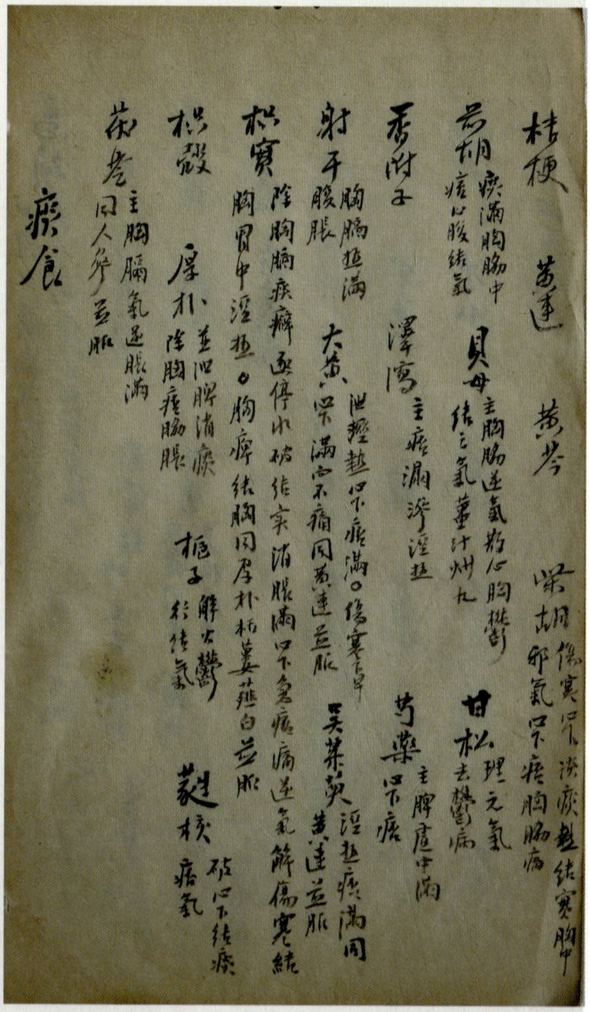

桔梗　黄连　黄芩

柴胡　伤寒心下淡，痰热结实，胸中邪气，心下痞，胸胁痛。

前胡　痰满，胸胁中痞，心腹结气。

贝母　主胸胁逆气，散心胸郁结之气，姜汁炒丸。

甘松　理元气，去郁病。

香附子　泽泻　主痞满，渗湿热。

芍药　主脾虚中满，心下痞。

射干　胸膈热满，腹胀。

大黄　泄湿热，心下痞满。伤寒下早，心下满而不痛，同黄连煎服。

吴茱萸　湿热痞满，同黄连煎服。

枳实　除胸膈痰癖，逐停水，破结实，消胀满，心下急，痞痛逆气，解伤寒结胸，胃中湿热。胸痹结胸，同厚朴、瓜蒌、薤白煎服。

枳壳　厚朴　并泄脾消痰，除胸痞胁胀。

栀子　解火郁，行结气。

蕤核　破心下结痰，痞气。

茯苓　主胸膈气逆胀满，同人参煎服。

痰　食

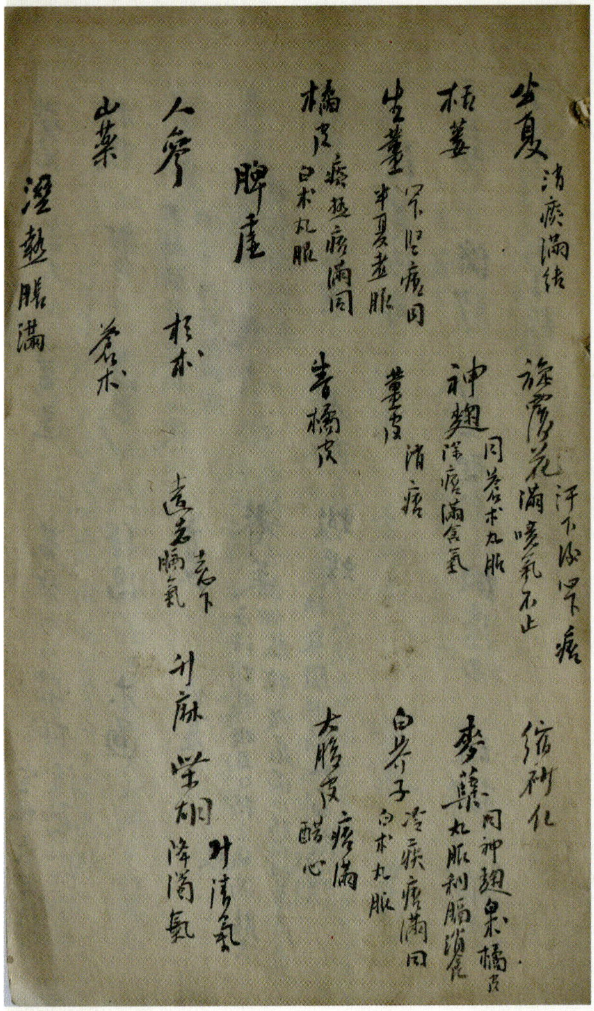

半夏　消痰满结。

旋覆花　汗下后，心下痞满，噫气不止。

缩砂仁　瓜蒌

神曲　同苍术，丸服。除痞满，食气。

麦糵　同神曲、白术、橘皮丸服，利膈消食。

生姜　心下坚痞，同半夏煮服。

姜皮　消痞。

白芥子　冷痰痞满，同白术丸服。

橘皮　痰热痞满，同白术丸服。

青橘皮

大腹皮　痞满醋心。

脾　虚

人参　於术

远志　去心下膈气。

升麻　柴胡　升清气，降浊气。

山药　苍术

湿热胀满

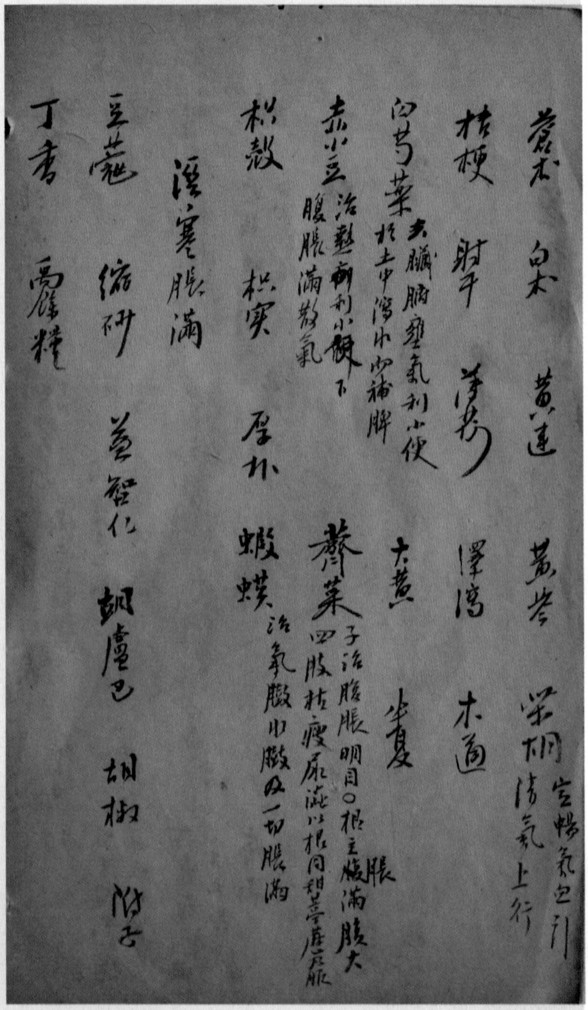

苍术　白术　黄连　黄芩

柴胡　宣畅气血，引清气上行。

桔梗　射干　薄荷　泽泻　木通

白芍药　去脏腑壅气，利小便，于土中泻水而补脾。

大黄　半夏

赤小豆　治热，利小便，下腹胀满，散气。

荠菜　子，治腹胀，明目。根，主胀满腹大，四肢枯瘦。尿涩，以根同甜葶苈丸服。

枳壳　枳实　厚朴

蛤蟆　治气臌、水臌及一切胀满。

湿寒胀满

豆蔻　缩砂　益智仁　胡芦巴　胡椒　附子　丁香　禹余粮

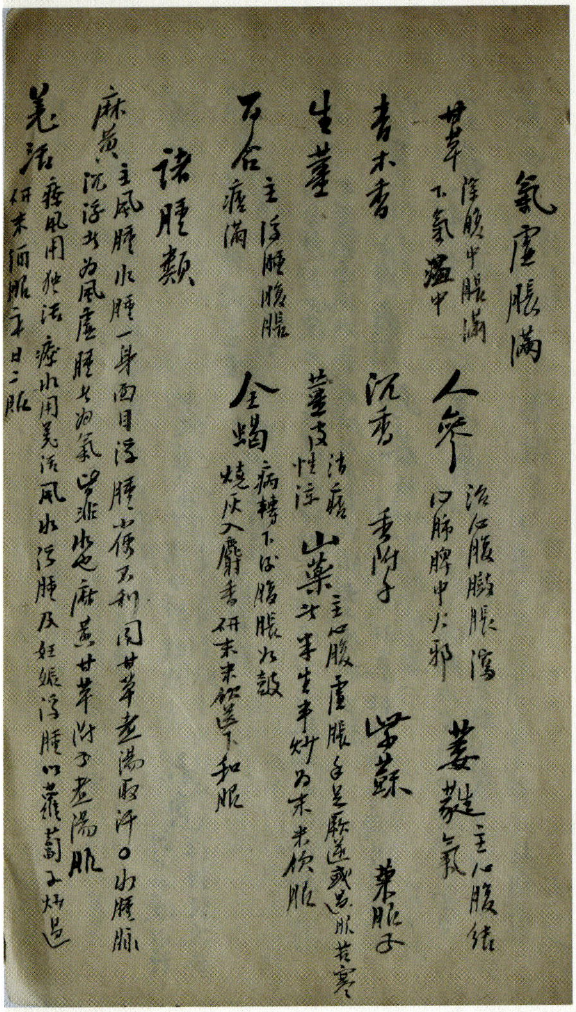

气虚胀满

甘草　除腹中胀满，下气温中。

人参　治心腹臌胀，泻心肺脾中火邪。

葳蕤　主心腹结气。

青木香　沉香　香附子　紫苏　莱菔子　生姜

姜皮　消痞，性凉。

山药　主心腹虚胀，手足厥逆，或过服苦寒者。半生、半炒，为末，米饮服。

百合　主浮肿，腹胀痞满。

全蝎　病转下后，腹胀如鼓，烧灰，入麝香研末，米饮送下和服。

诸肿类

麻黄　主风肿、水肿，一身面目浮肿，小便不利，同甘草煮汤，取汗。水肿脉沉，浮者为风，虚肿者为气，皆非水也，麻黄、甘草、附子煮汤服。

羌活　疗风用独活，疗水用羌活。风水浮肿，及妊娠浮肿，以萝卜子炒过研末，酒服二钱，日二服。

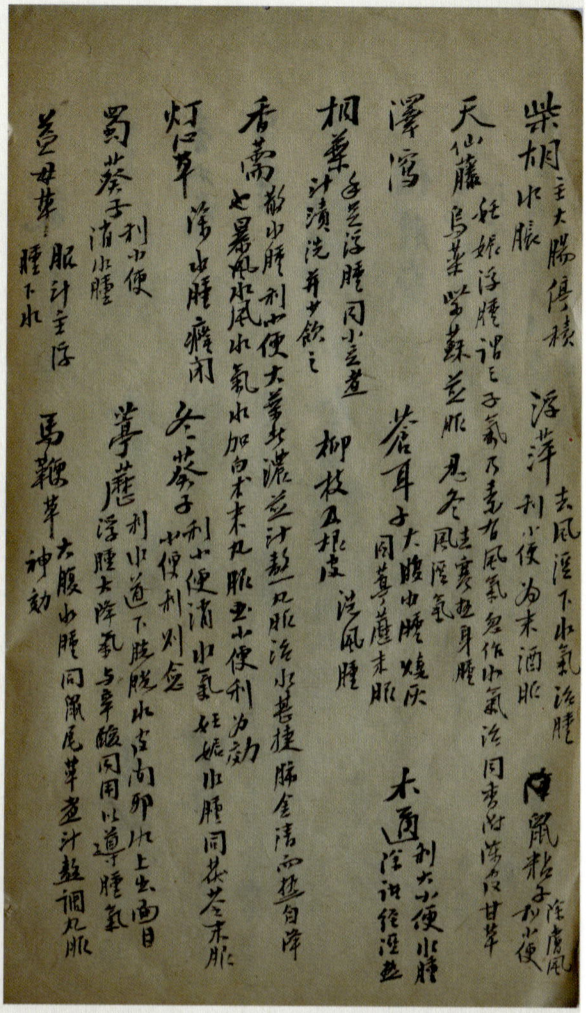

柴胡　主大肠停积水胀。

浮萍　去风湿，下水气，治肿，利小便。为末，酒服。

鼠粘子　除肤风，利小便。

天仙藤　妊娠浮肿，谓之子气，乃素有风气，忽作水气。治同香附、陈皮、甘草、乌药、紫苏煎服。

忍冬　去寒热身肿，风湿气。

泽泻　苍耳子　大腹水肿，烧灰，同葶苈末服。

木通　利大小便、水肿，除诸经湿热。

桐叶　手足浮肿，同小豆煮汁渍洗，并少饮之。

柳枝及根皮　洗风肿。

香薷　散水肿，利小便。大叶者浓煎汁熬，丸服。治水甚捷，肺金清而热自降也。暴[1]水、风水、气水，加白术末丸服。以小便利，为效。

灯心草　除水肿癃闭。

冬葵子　利小便，消水气。妊娠水肿，同茯苓末服，小便利则愈。

蜀葵子　利小便，消水肿。

葶苈　利水道，下膀胱水，皮间邪水上出，面目浮肿，大降气与辛酸同用，以导肿气。

益母草　服汁，主浮肿下水。

马鞭草　大腹水肿，同鼠尾草煮汁熬，调丸服，神效。

1 原文有“风”一字，为误抄。

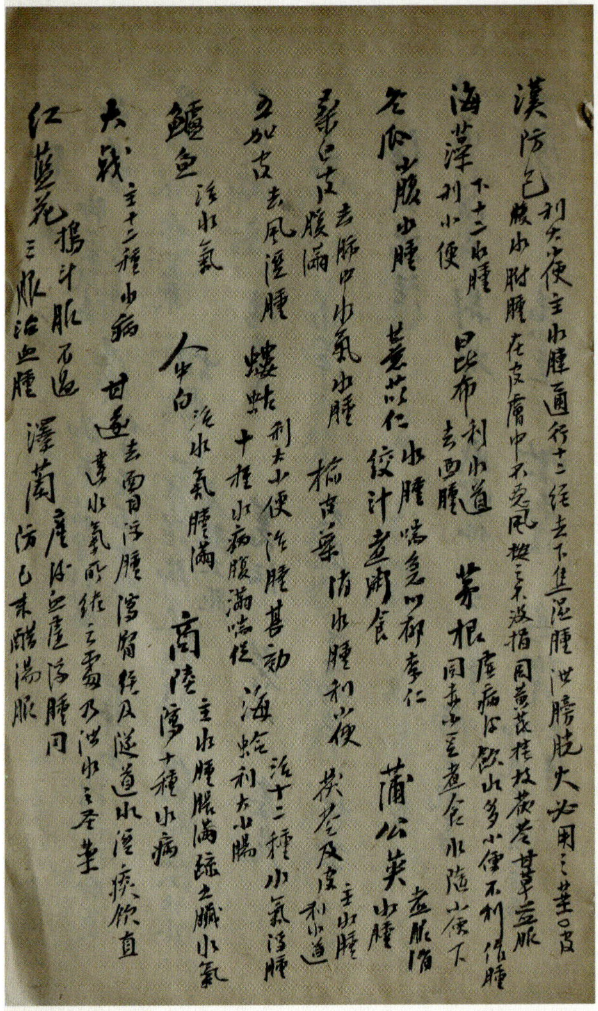

汉防己　利大小便，主水肿，通行十二经，去下焦湿肿，泄膀胱火，必用之药。皮水，附肿在皮肤中，不恶风，按之不没指，同黄芪、桂枝、茯苓、甘草煎服。

海藻　下十二水肿，利小便。　昆布　利水道，去面肿。

茅根　虚病后，饮水多，小便不利作肿，同赤小豆煮食，水随小便下。　冬瓜　少腹水肿。

薏苡仁　水肿喘急，以郁李仁绞汁，煮粥食。

蒲公英　煮服消水肿。　桑白皮　去肺中水气　水肿腹满。

榆皮叶　消水肿，利小便。　茯苓及皮　主水肿，利水道。

五加皮　去风湿肿。

蝼蛄　利大小便，治肿甚效。十种水病，腹满喘促。

海蛤　治十二种水气浮肿，利大小肠。

鲈鱼　治水气。　人中白　治水气肿满。

商陆　主水肿胀满，疏五脏水气，泻十种水病。

大戟　主十二种水病。

甘遂　去面目浮肿，泻肾经及隧道水湿痰饮，直达水气所绪之处，乃泄水之圣药。

红蓝花　捣汁服，不过三服，治血肿。

泽兰　产后血虚浮肿，同防己末醋汤服。

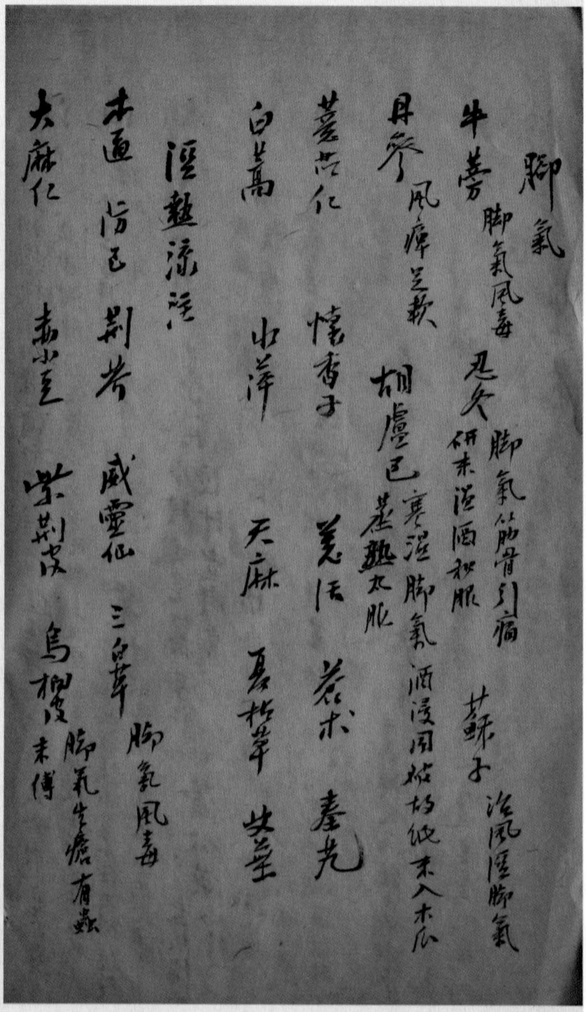

脚　气

牛蒡　脚气风毒。

忍冬　脚气筋骨引痛，研末温酒和服。

苏子　治风湿脚气。

丹参　风痹足软。

胡芦巴　寒湿脚气，酒浸，同破故纸末，入木瓜，蒸熟丸服。

薏苡仁　怀香子　羌活　苍术　秦艽　白蒿　水萍　天麻　夏枯草　艾叶

湿热流注

木通　防己　荆芥　威灵仙

三白草　脚气风毒。

大麻仁　赤小豆　紫荆皮

乌柏皮　脚气生疮，有虫，末傅。

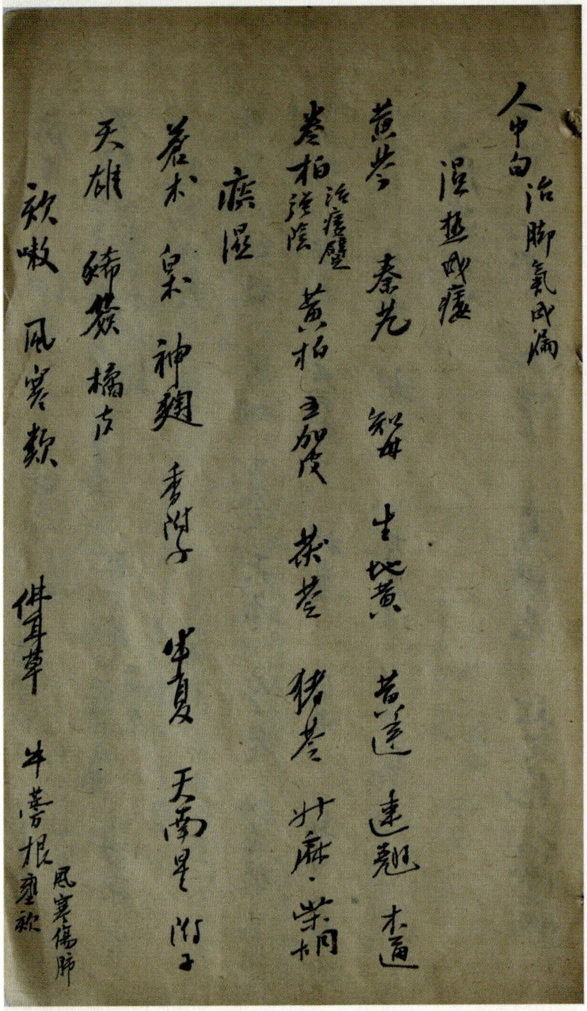

人中白　治脚气成漏。

湿热成痿

黄芩　秦艽　知母　生地黄　黄连　连翘　木通

卷柏　治痿躄，强阴。

黄柏　五加皮　茯苓　猪苓　升麻　柴胡

痰　湿

苍术　白术　神曲　香附子　半夏　天南星　附子　天雄　豨莶　橘皮

咳嗽—风寒类

佛耳草

牛蒡根　风寒伤肺，壅咳。

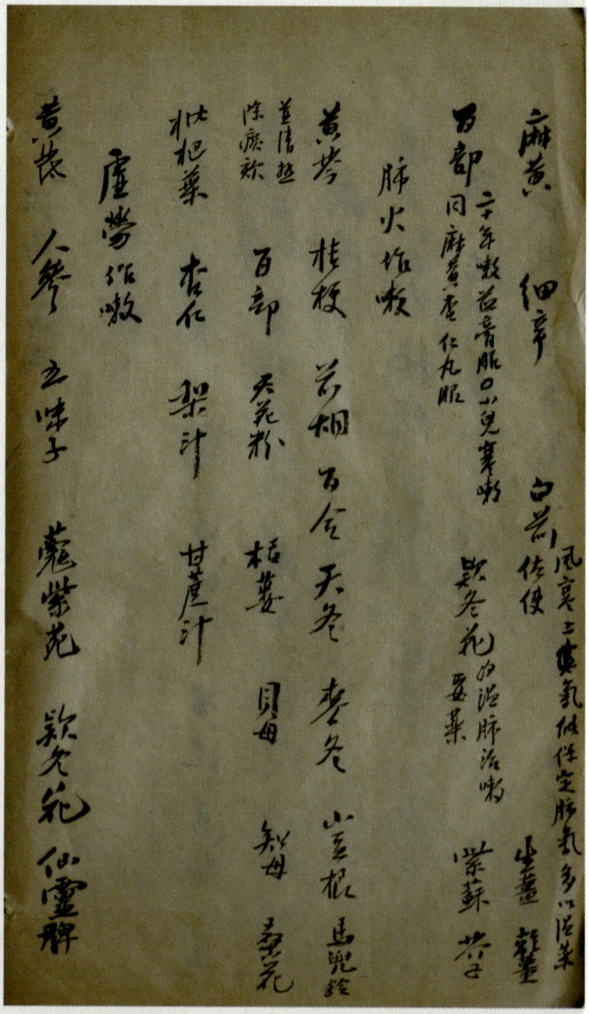

麻黄　细辛

白前　风寒上气，能保定肺气。多以温药佐使。

生姜　干姜

百部　二十年嗽煎膏服。小儿寒嗽，同麻黄杏仁丸服。

款冬花　为温肺治嗽要药。

紫苏　芥子

肺火作嗽

黄芩　桔梗　前胡　百合　天冬　麦冬　山豆根　马兜铃　并清热除痰咳。

百部　天花粉　瓜蒌　贝母　知母　桑花　枇杷叶　杏仁　梨汁　甘蔗汁

虚劳作嗽

黄芪　人参　五味子　蔻[1]紫菀　款冬花　仙灵脾

1 蔻：疑为误抄衍入。

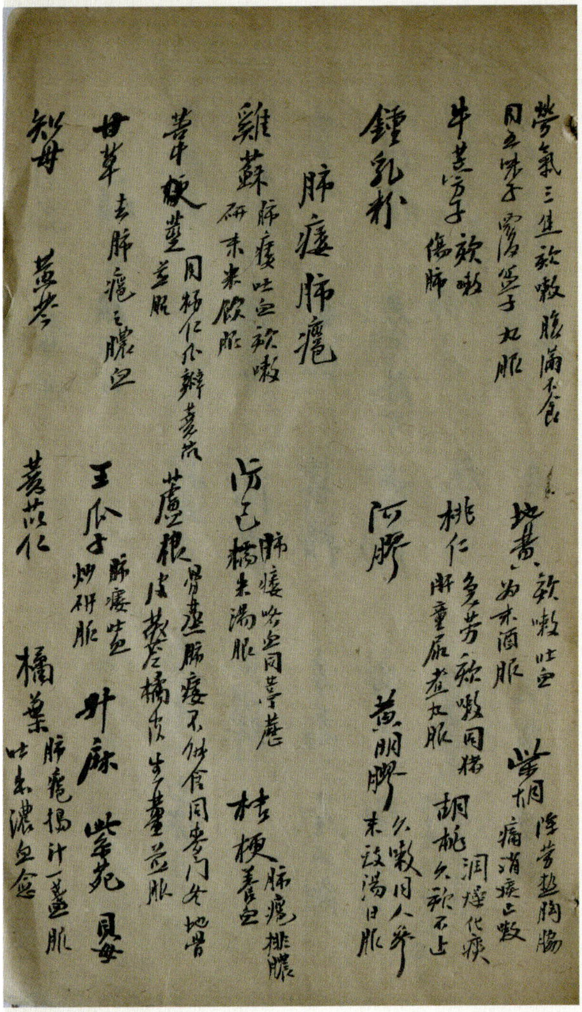

劳气三焦咳嗽，腹满不食，同五味子、覆盆子丸服。

地黄　咳嗽吐血，为末酒服。

柴胡　除劳热胸胁痛，消痰止嗽。

牛蒡子　咳嗽伤肺。

桃仁　急劳咳嗽。同猪肝、童尿煮，丸服。

胡桃　润燥化痰。久咳不止。

钟乳粉　阿胶　黄明胶　久嗽，同人参末、豉汤日服。

肺痿肺痈

鸡苏[1]　肺痿吐血咳嗽，研末米饮服。

防己　肺痿咯血，同葶苈、糯米汤服。

桔梗　肺痈，排脓养血。

苇茎　同桃仁、瓜瓣、薏苡煎服。

芦根　骨蒸肺痿，不能食，同麦门冬、地骨皮、茯苓、橘皮、生姜煎服。

甘草　去肺痿之脓血。

王瓜子　肺痿吐血，炒研服。

升麻　紫菀　贝母　知母　黄芩　薏苡仁

橘叶　肺痈，捣汁一盏服，吐出脓血，愈。

1 鸡苏：即龙脑薄荷，又名水苏。

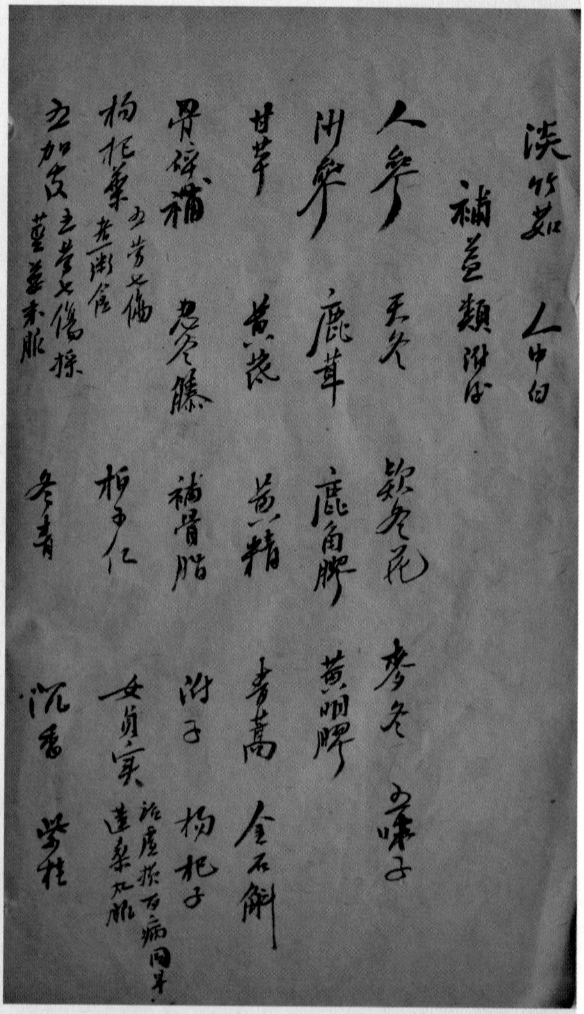

淡竹茹　人中白

补益类附后

人参　天冬　款冬花　麦冬　五味子　沙参　鹿茸　鹿角胶　黄明胶　甘草　黄芪　黄精　青蒿　金石斛　骨碎补　忍冬藤　补骨脂　附子　枸杞子

枸杞叶　五劳七伤煮粥食。

柏子仁　女贞实　治虚损百病，同旱莲、桑丸服。

五加皮　五劳七伤，采茎叶末服。

冬青　沉香　紫桂

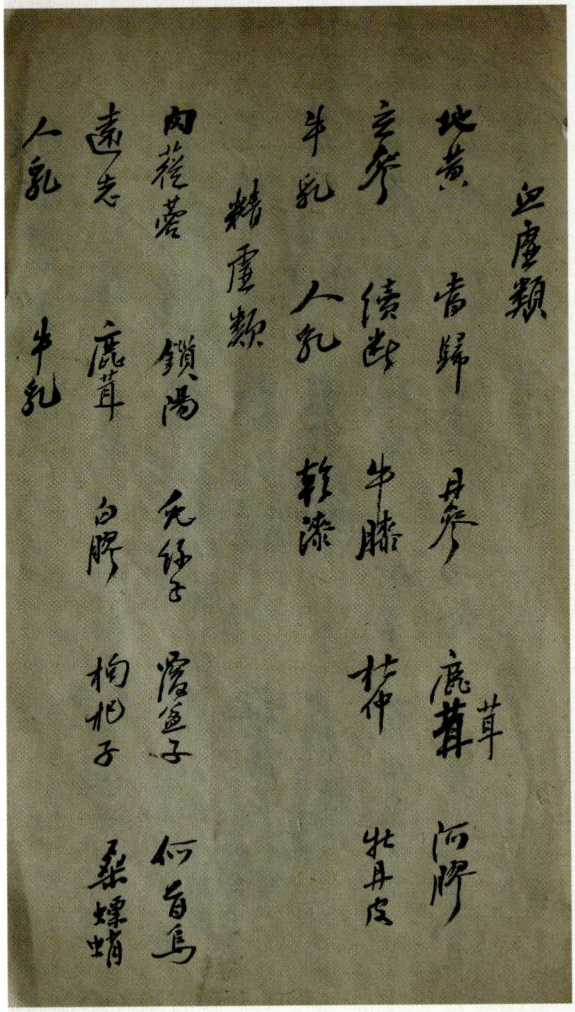
血虛類
地黃　當歸　丹參　鹿茸　阿膠
玄參　續斷　牛膝　杜仲　牡丹皮
牛乳　人乳　乾漆
精虛類
肉蓯蓉　鎖陽　兎絲子　覆盆子　何首烏
遠志　鹿茸　白膠　枸杞子　桑螵蛸
人乳　牛乳

血虚类

地黄　当归　丹参　鹿茸　阿胶　玄参　续断　牛膝　杜仲　牡丹皮　牛乳　人乳　干漆

精虚类

肉苁蓉　锁阳　菟丝子　覆盆子　何首乌　远志　鹿茸　白胶　枸杞子　桑螵蛸　人乳　牛乳

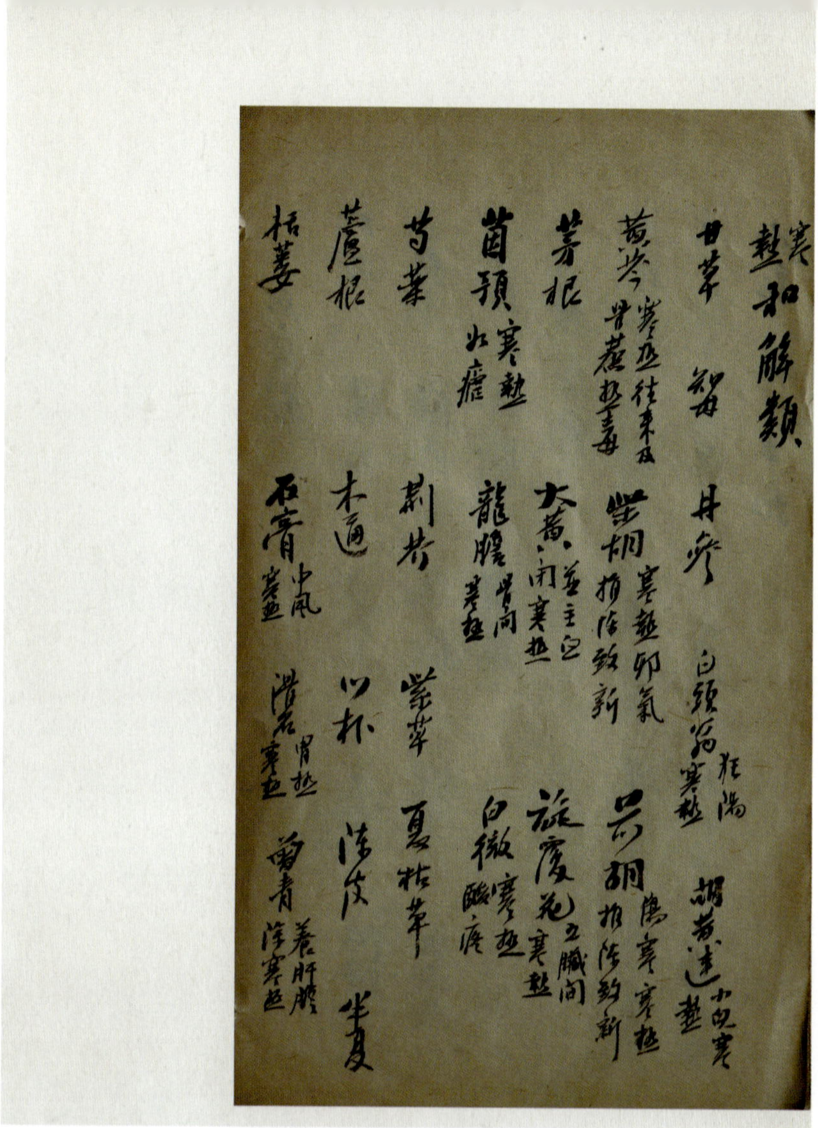

寒热和解类

甘草　知母　丹参

白头翁　狂阳寒热。

胡黄连　小儿寒热。

黄芩　寒热往来及骨蒸热毒。

柴胡　寒热邪气，推陈致新。

前胡　伤寒寒热，推陈致新。

茅根　大黄　并主血闭寒热。

旋覆花　五脏间寒热。

茵芋　寒热为虐。

龙胆　骨间寒热。

白薇　寒热酸疼。

芍药　荆芥　紫草　夏枯草　芦根　木通　川朴　陈皮　半夏　瓜蒌

石膏　中风寒热。

滑石　胃热寒热。

曾青[1]　养肝胆，除寒热。

1 曾青：中药矿物药，即天然硫酸铜，又名朴青、层青。

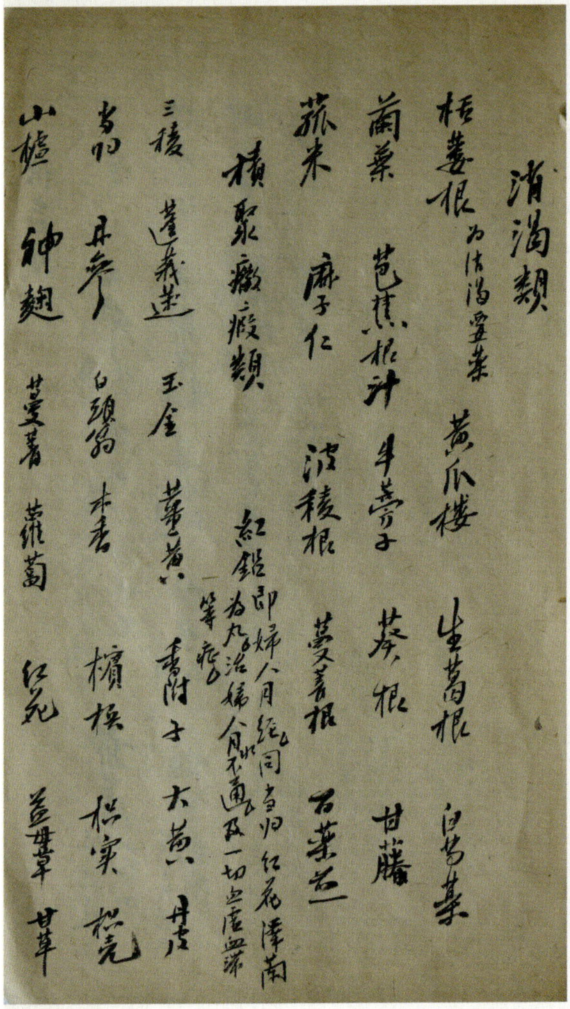

消渴类

瓜蒌根　为消渴要药。

黄瓜蒌　生葛根　白芍药　菊叶　芭蕉根汁　牛蒡子　葵根　甘藤　菰米　麻子仁　波棱根　蔓菁根　石药煎

积聚癥瘕类

红铅　即妇人月经，同当归、红花、泽兰为丸，治妇人月水不通，及一切血虚血滞等症。

三棱　蓬莪术　郁金　姜黄　香附子　大黄　丹皮　当归　丹参　白头翁　木香　槟榔　枳实　枳壳　山楂　神曲　蔓菁　萝卜　红花　益母草　甘草

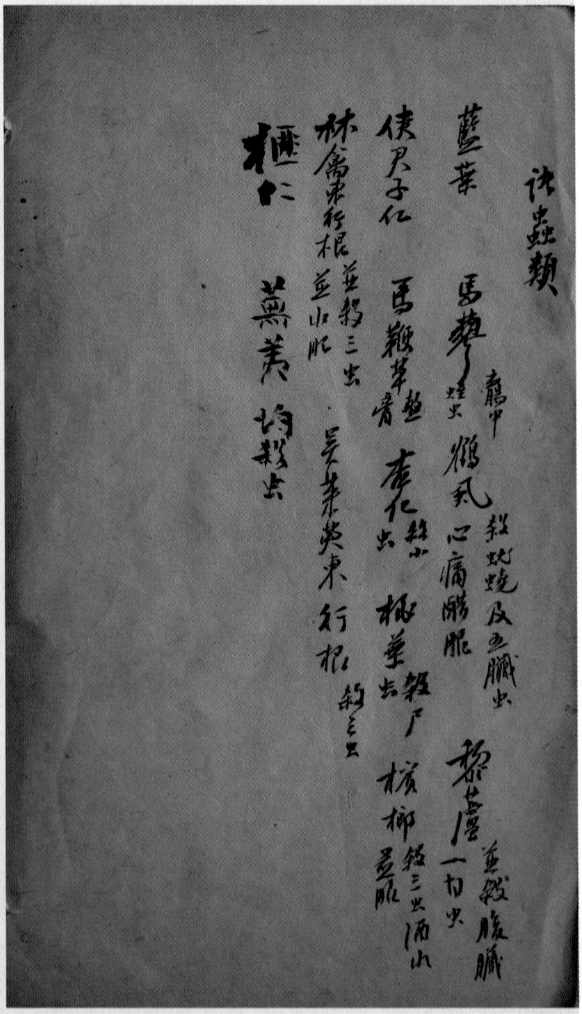

诸虫类

蓝叶

马蓼　去肠中蛭虫。

鹤虱　杀蚘蛲及五脏虫，心痛醋服。

藜芦　并杀腹脏一切虫。

使君子仁

马鞭草　熬膏。

杏仁　杀小虫。

桃叶　杀尸虫。

槟榔　杀三虫，酒水煎服。

林禽[1]东行根[2]　并杀三虫，煎水服。

吴茱萸东行根　杀三虫。

榧仁　芜荑　均杀虫。

1 林禽：又名林檎，来禽。

2 东行根：东向之根。

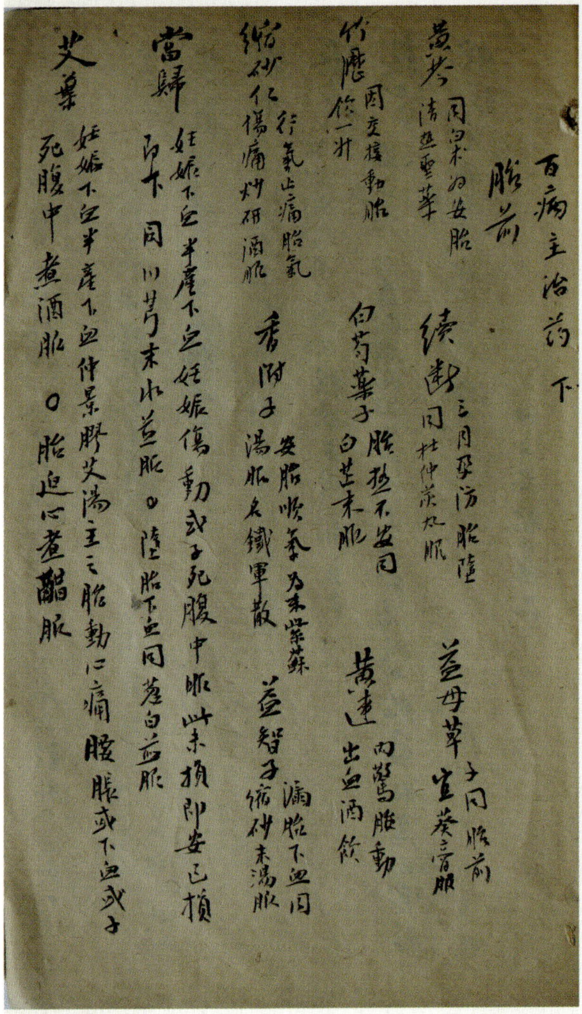

百病主治药（下）

胎　前

黄芩　同白术，为安胎清热圣药。

续断　三月孕，防胎堕，同杜仲炭丸服。

益母草　子同。胎前宜葵膏服。

竹沥　因交接动胎，饮一升。

白芍药子　胎热不安，同白芷末服。

黄连　因惊胎动出血，酒饮。

缩砂仁　行气止痛。胎气伤痛炒研，酒服。

香附子　安胎顺气，为末，紫苏汤服，名铁军散。

益智子　漏胎下血，同缩砂末，汤服。

当归　妊娠下血，半产下血，妊娠伤动或子死腹中，服此，未损即安，已损即下，同川芎末，水煎服。堕胎下血，同葱白煎服。

艾叶　妊娠下血，半产下血，仲景胶艾汤主之。胎动心痛，腰胀，或下血，或子死腹中，煮酒服。胎迫心，煮醋服。

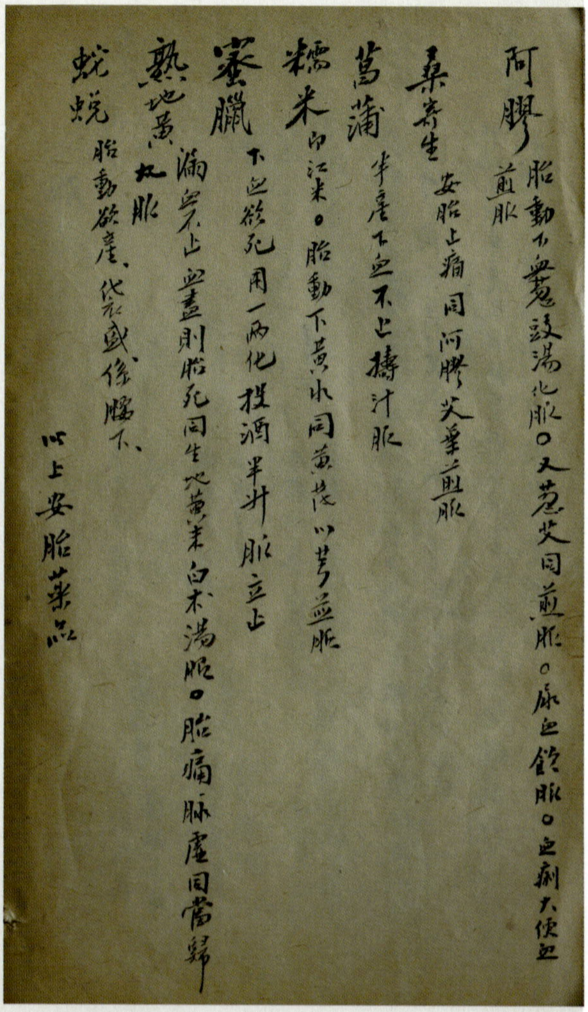

阿胶　胎动下血，葱豉汤化服，又葱、艾同煎服。尿血饮服、血痢大便血，煎服。

桑寄生　安胎止痛，同阿胶、艾叶煎服。

菖蒲　半产下血不止，捣汁服。

糯米　即江米。胎动下黄水，同黄芪、川芎煎服。

蜜蜡　下血欲死，用一两化，投酒半升，服立止。

熟地黄　漏血不止，血尽则胎死，同生地黄末，白术汤服。胎痛脉虚，同当归丸服。

蛇蜕　胎动欲产，袋盛系腰下。

以上安胎药品。

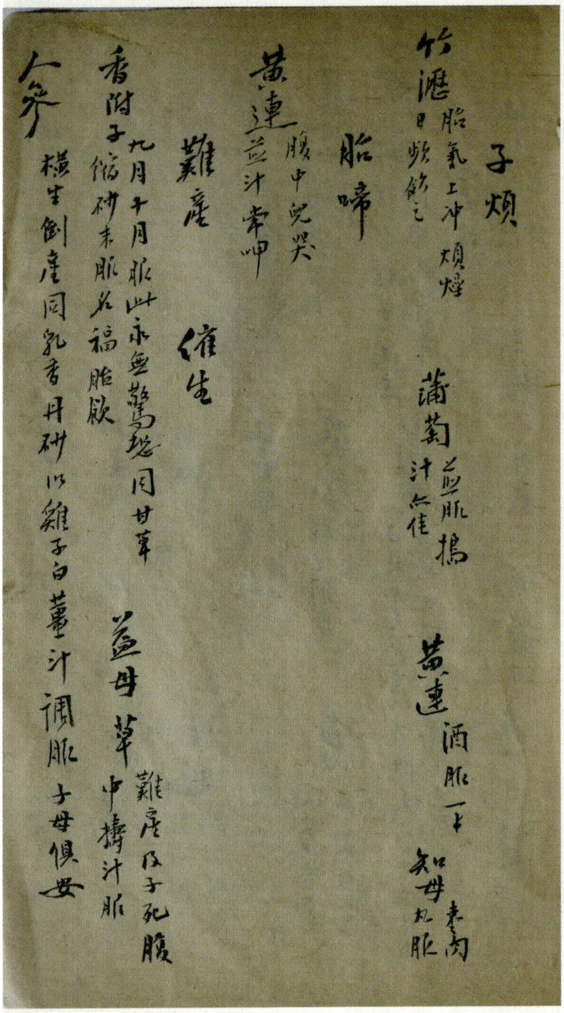

子　烦

竹沥　胎气上冲烦躁，日频饮之。

葡萄　煎服，捣汁亦佳。

黄连　酒服一钱。

知母　枣肉丸服。

胎　啼

黄连　腹中儿哭，煎汁常呷。

难产　催生

香附子　九月、十月服此，永无惊恐。同甘草、缩砂末服，名福胎饮。

益母草　难产及子死腹中，捣汁服。

人参　横生倒产，同乳香、丹砂，以鸡子白、姜汁调服，子母俱安。

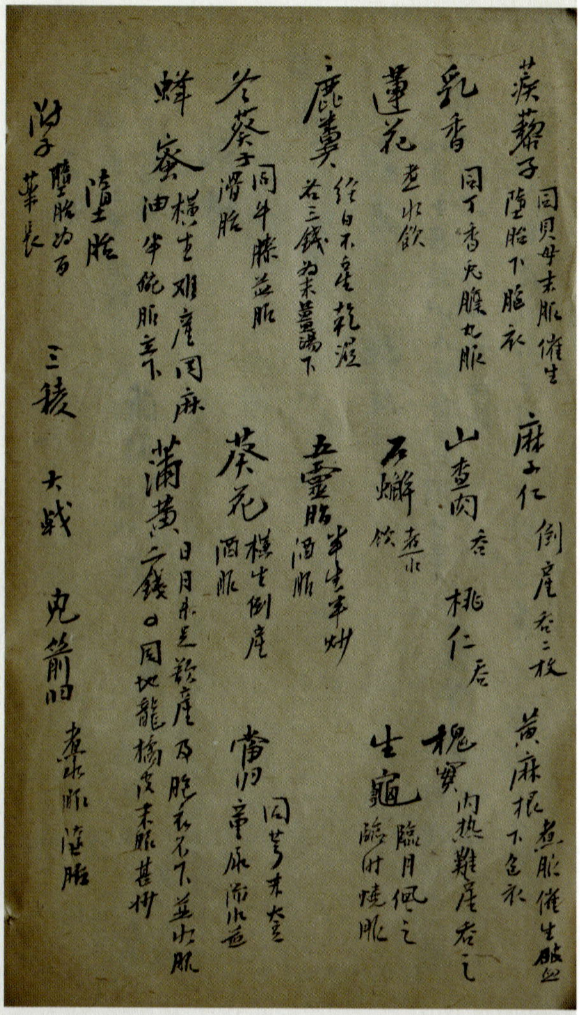

蒺藜子　同贝母末服，催生、堕胎、下胎衣。

麻子仁　倒产吞三枚。　　　黄麻根　煮服催生，破血下胞衣。

乳香　同丁香、兔胆，丸服。

山楂肉　吞。　　　　　　　桃仁　吞。

槐实　内热难产，吞之。　　莲花　煮水饮。

石蝌[1]　煮水饮。　　　　　生龟　临月佩之，临时烧服。

鹿粪　经日不产，干、湿各三钱，为末，姜汤下。

五灵脂　半生半炒，酒服。

冬葵子　同牛膝煎服，滑胎。

葵花　横生倒产，酒服。

当归　同芎末、大豆、童尿添水煎。

蜂蜜　横生难产，同麻油半碗服，立下。

蒲黄　日月未足欲产，及胞衣不下，煎水服二钱。同地龙、橘皮末服，甚妙。

堕　胎

附子　堕胎，为百药长。

三棱　大戟

鬼箭羽　煮水服，堕胎。

1 蝌：同“蟹”。

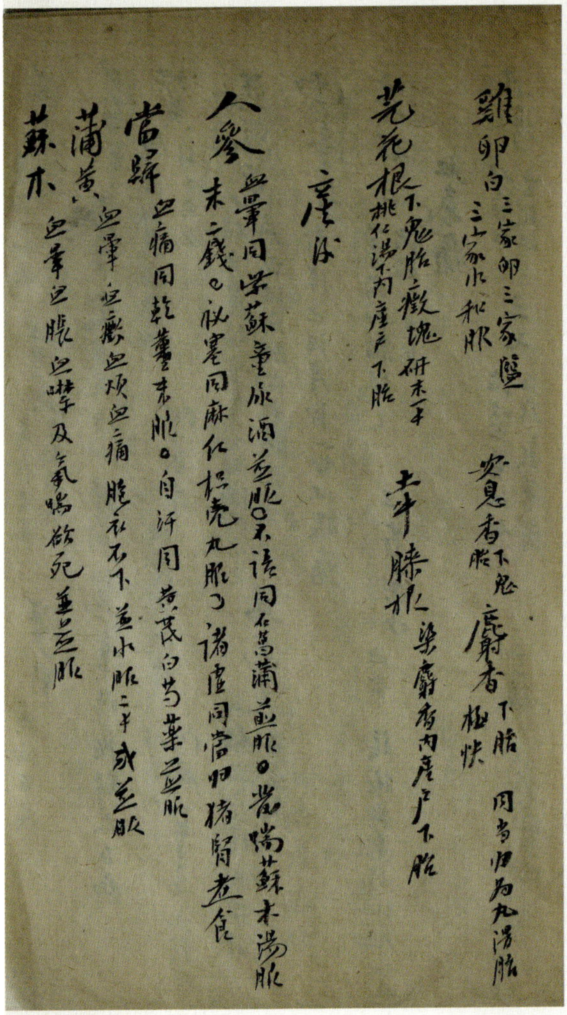

鸡卵白　三家卵、三家盐、三家水和服。

安息香　下鬼胎。

麝香　下胎极快。同当归为丸，滑胎。

芫花根　下鬼胎癥块，研末一钱，桃仁汤下。内产户，下胎。

土牛膝根　染麝香，内产户，下胎。

产　后

人参　血晕，同紫苏、童尿，酒煎服。不语，同石菖蒲，煎服。发喘，苏木汤服末二钱。秘塞，同麻仁、枳壳，丸服。诸虚，同当归、猪肾煮食。

当归　血痛，同干姜末服。自汗，同黄芪、白芍药，煎服。

蒲黄　血晕、血癥、血烦、血痛，胞衣不下，煎水服二钱或煎服。

苏木　血晕、血胀、血噤及气喘欲死，并煎服。

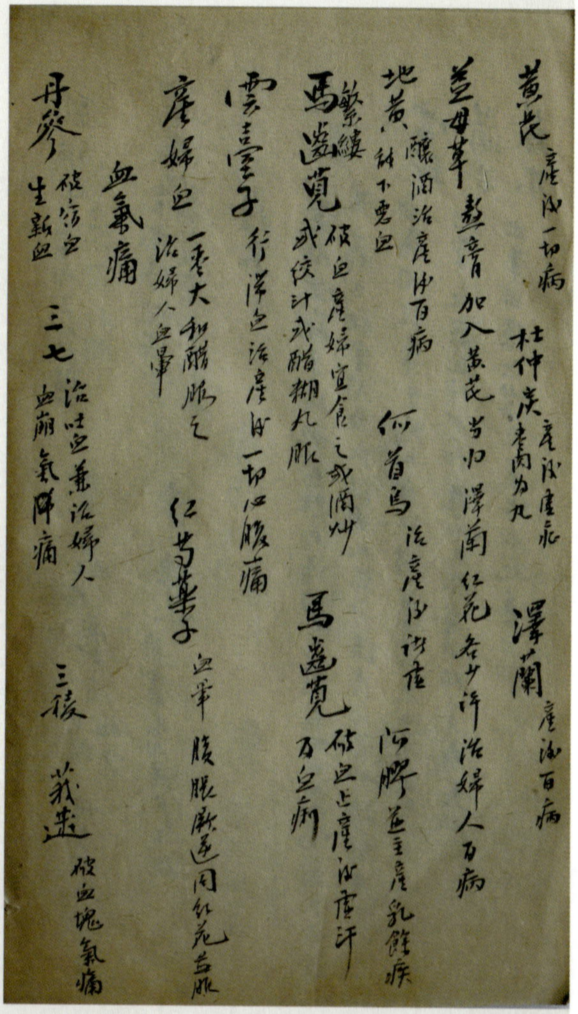

黄芪　产后一切病。　　　　杜仲炭　产后虚症，枣肉为丸。

泽兰　产后百病。

益母草　熬膏，加入黄芪、当归、泽兰、红花各少许，治妇人百病。

地黄　酿酒，治产后百病，能下恶血。

何首乌　治产后诸虚。　　　　阿胶　并主产乳余疾。

马齿苋[1]繁缕[2]　破血，产妇宜食之，或酒炒，或绞汁，或醋糊丸服。

马齿苋　破血，止产后虚汗及血痢。

云台子[3]　行滞血，治产后一切心腹痛。

产妇血　一枣大和醋服之，治妇人血晕。

红芍药子　血晕腹胀厥逆，同红花煎服。

血气痛

丹参　破宿血，生新血。　　三七　治吐血，兼治妇人血崩气痛。

三棱　莪术　破血块气痛。

1 马齿苋：此三字为误抄衍入。

2 繁缕：又名鹅肠菜，滋草，孤龙。《本草拾遗》："主破血，产妇煮食之，及下乳汁。产后腹中有块痛，以酒炒，绞取汁温服。"

3 云台子：即"芸薹子"，油菜子。

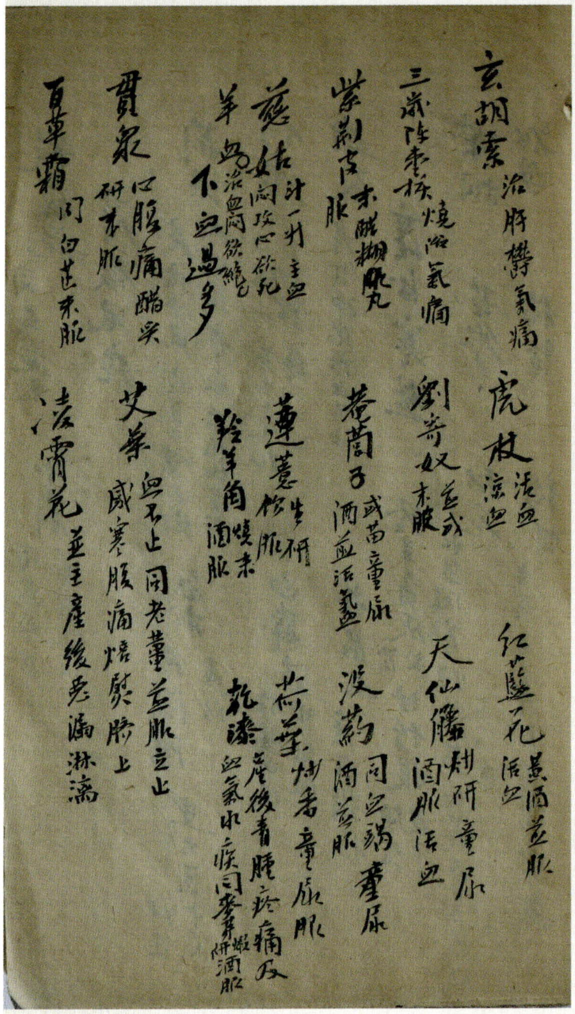

玄胡索　治肝郁气痛。
虎杖　活血凉血。
红蓝花　黄酒煎服，活血。
三岁陈枣核　烧浴气痛。
刘寄奴　煎或末服。
天仙藤　炒研，童尿酒服，活血。
紫荆皮　末，醋糊丸服。
菴蕳子[1]　或苗，童尿酒煎，活气血。
没药　同血竭、童尿酒煎服。
慈菇　汁一升，主血闷攻心欲死。
莲薏[2]　生研饮服。
荷叶　炒香，童尿服。
羊血　治血闷欲绝。
羚羊角　烧末酒服。
干漆　产后青肿疼痛及血气水疾，同麦芽煅研，酒服。

下血过多

贯众　心腹痛，醋炙，研末服。
艾叶　血不止，同老姜煎服立止。感寒腹痛，焙熨脐上。
百草霜　同白芷末服。
凌霄花　并主产后恶露淋漓。

1 菴蕳子：即庵闾子。
2 莲薏：即莲芯，莲子心。别名苦薏。

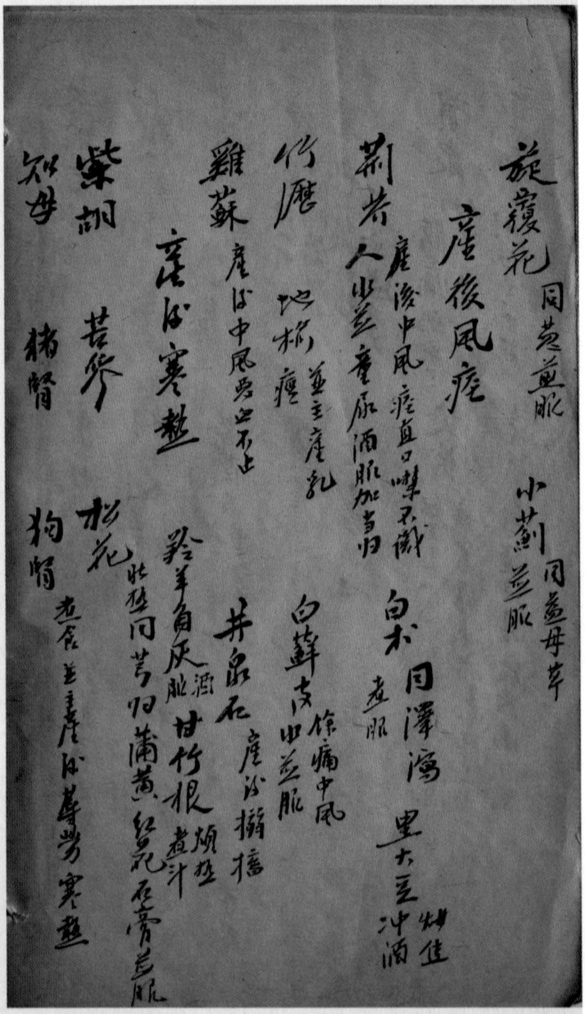

旋覆花　同葱煎服。

小蓟　同益母草煎服。

产后风痉

荆芥　产后中风，痉直口噤，不识人，水煎童尿、酒服，加当归。

白术　同泽泻煮服。

黑大豆　炒焦冲酒。

竹沥　地榆　并主产乳痉。

白鲜皮　余痛、中风，水煎服。

鸡苏　产后中风，恶血不止。

井泉石　产后搐搦。

产后寒热

羚羊角灰　酒服。

甘竹根　烦热煮汁。

柴胡　苦参

松花　壮热，同芎、归、蒲黄、红花、石膏煎服。

知母

猪肾　狗肾　煮食，并主产后蓐劳寒热。

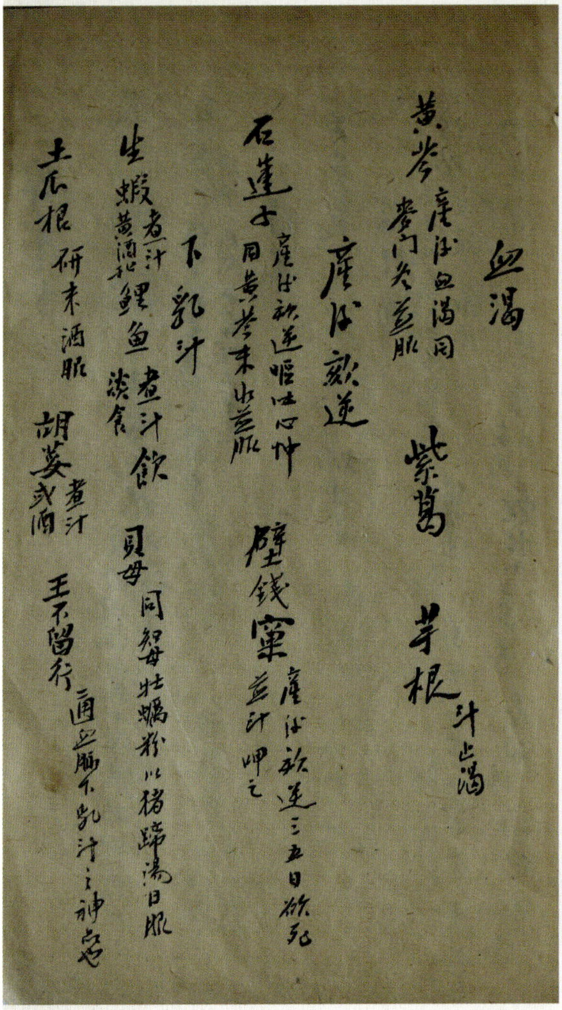

血　渴

黄芩　产后血渴，同麦门冬煎服。

紫葛

茅根　汁，止渴。

产后咳逆

石莲子　产后咳逆、呕吐、心忡，同黄芩末水煎服。

壁钱窠[1]　产后咳逆，三五日欲死，煎汁呷之。

下乳汁

生虾　煮汁，黄酒和。

鲤鱼　煮汁饮，淡食。

贝母　同知母、牡蛎粉以猪蹄汤日服。

土瓜根　研末酒服。

胡荽　煮汁或酒。

王不留行　通血脉，下乳汁之神品也。

1 壁钱窠：即壁钱幕，又名壁茧，白蟢窠，壁钱窠幕。

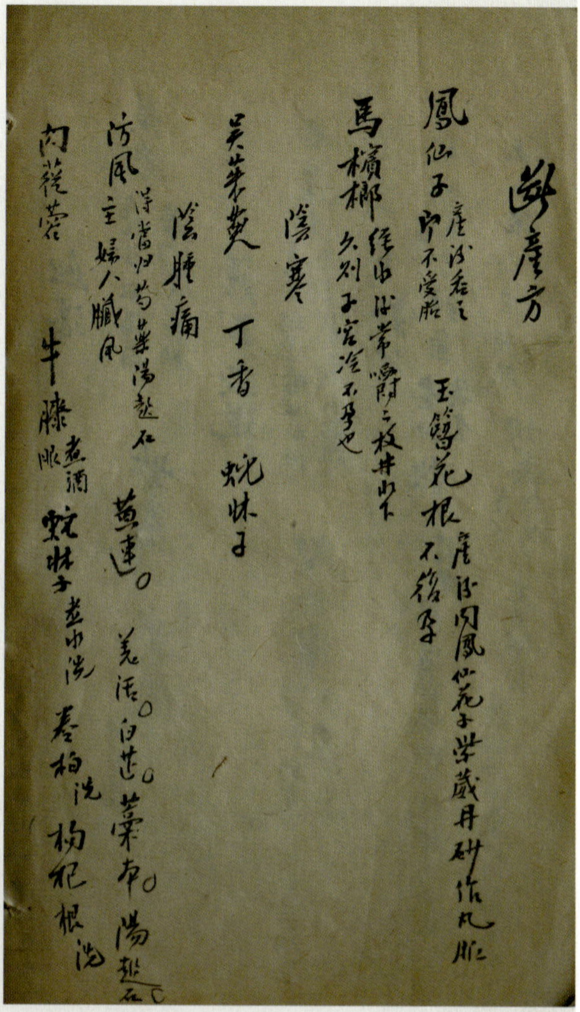

断产方

凤仙子　产后吞之，即不受胎。

玉簪花根　产后同凤仙花子、紫葳、丹砂作丸服，不复孕。

马槟榔　经水后常嚼二枚，井水下，久则子宫冷不孕也。

阴　寒

吴茱萸　丁香　蛇床子

阴肿痛

防风　得当归、芍药、阳起石，主妇人脏风。

黄连　羌活　白芷　藁本　阳起石　肉苁蓉

牛膝　煮酒服。

蛇床子　煮水洗。

卷柏　洗。

枸杞根　洗。

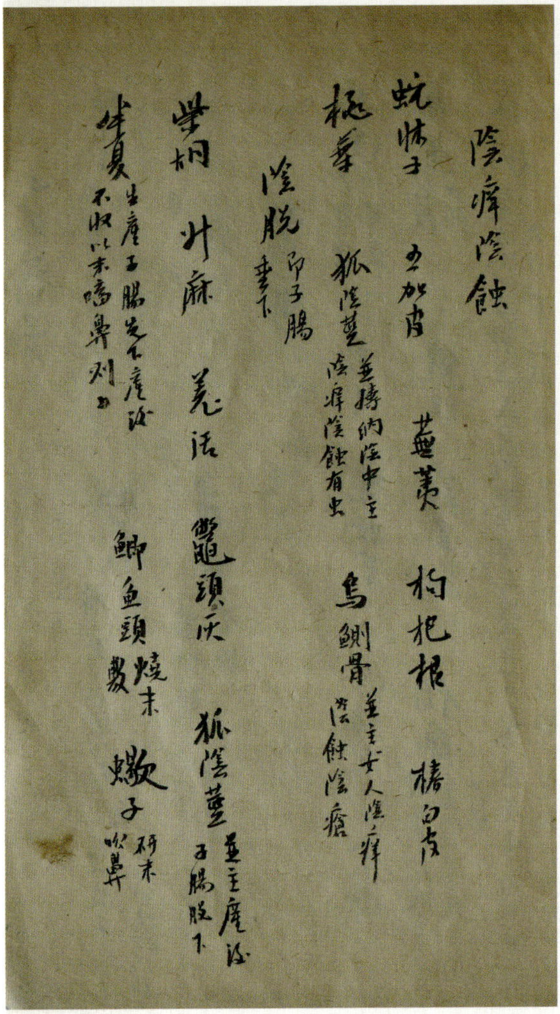

阴痒　阴蚀

蛇床子　五加皮　芜荑　枸杞根　椿白皮　桃叶　狐阴茎　并捣纳阴中，主阴痒、阴蚀有虫。

乌贼骨　并主女人阴痒、阴蚀、阴疮。

阴脱（即子肠垂下）

柴胡　升麻　羌活　鳖头灰　狐阴茎　并主产后子肠脱下。

半夏　生产子肠先下，产后不收，以末嗜鼻则上。

鲫鱼头　烧末，敷。

蝎子　研末，吹鼻。

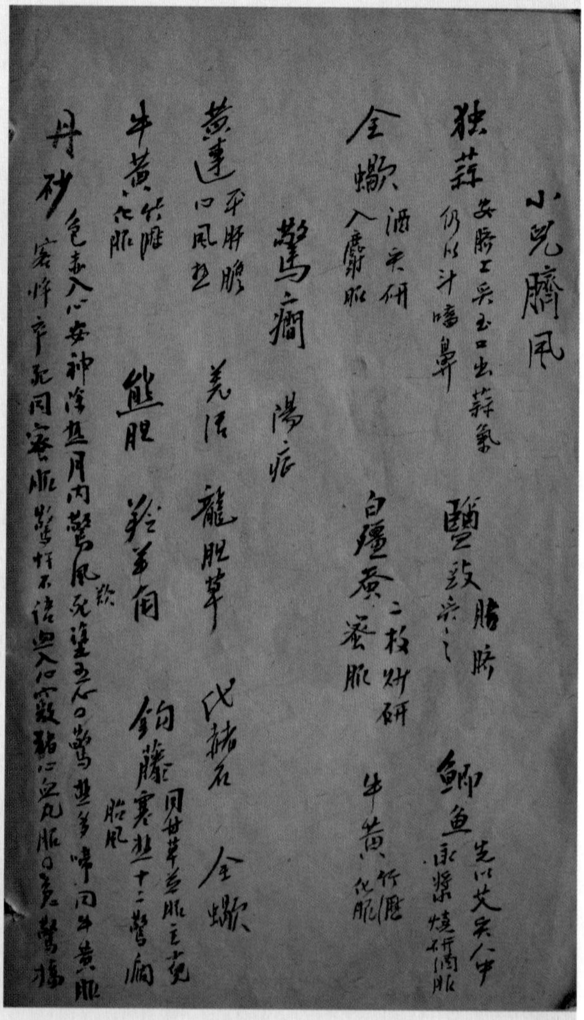

小儿脐风

独蒜　安脐上，灸至口出蒜气，仍以汁嗃鼻。

盐豉　贴脐灸之。

鲫鱼　先以艾灸人中、承浆，烧研酒服。

全蝎　酒炙研，入麝服。　　　白僵蚕　二枚，炒研，蜜服。

牛黄　竹沥化服。

惊痫阳症

黄连　平肝胆心风热。

羌活　龙胆草　代赭石　全蝎

牛黄　竹沥，化服。

熊胆　羚羊角

钩藤　同甘草煎服，主小儿寒热，十二惊痫，胎风。

丹砂　色赤入心，安神除热。月内惊风欲死，涂五心。惊热多啼，同牛黄服。客忤卒死，同蜜服。惊忤不语，血入心窍，猪心血丸服。急惊搐

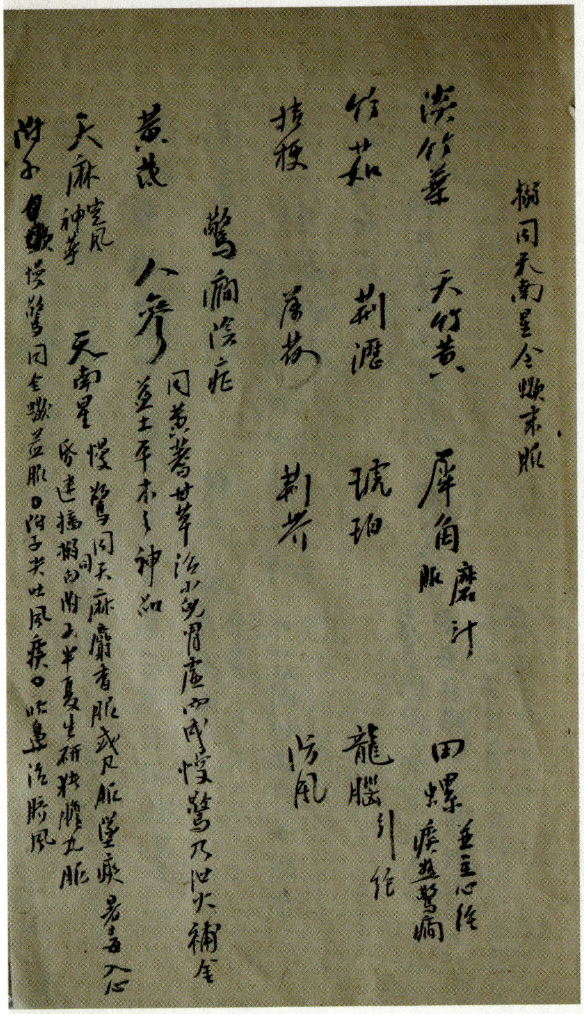

搦，同天南星、全蝎末服。

淡竹叶　天竹黄

犀角　磨汁服。

田螺　并主心经痰热惊痫。

竹茹　荆沥　琥珀

龙脑　引经。

桔梗　薄荷　荆芥　防风

惊痫阴症

黄芪　人参　同黄芪、甘草，治小儿胃虚而成慢惊，乃泻火补金，益土平木之神品。

天麻　定风神药。

天南星　慢惊，同天麻、麝香服，或丸服，坠痰。暑毒入心，昏迷搐搦，同白附子、半夏生研，猪胆丸服。

附子　慢惊，同全蝎煎服。附子尖，吐风痰。吹鼻，治脐风。

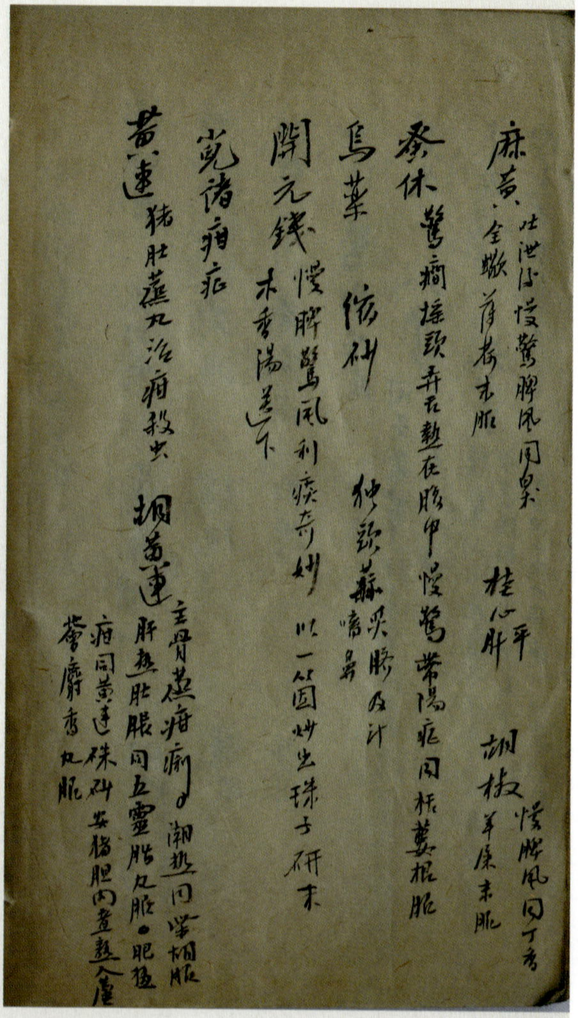

麻黄　吐泻后慢惊脾风，同白术、全蝎、薄荷末服。

桂心　平肝。

胡椒　慢脾风，同丁香、羊屎末服。

蚤休　惊痫，摇头弄舌，热在腹中。慢惊带阳症，同瓜蒌根服。

乌药　缩砂

独头蒜　灸脐及汁嗜鼻。

开元钱　慢脾惊风，利痰奇妙，以一个炒出珠子，研末，木香汤送下。

小儿诸疳症

黄连　猪肚蒸丸，治疳杀虫。

胡黄连　主骨蒸疳痢。潮热，同柴胡服。肝热肚胀，同五灵脂丸服。肥热疳，同黄连、朱砂，安猪胆内煮熟，入芦荟、麝香丸服。

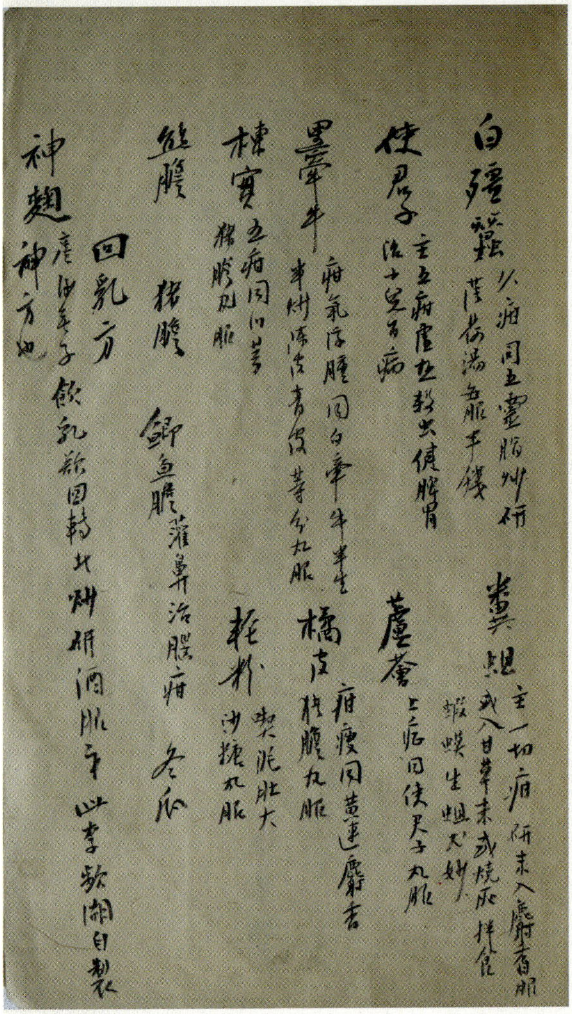

白僵蚕　久疳，同五灵脂炒研，薄荷汤每服半钱。

粪蛆　主一切疳，研末，入麝香服。或入甘草末。或烧灰拌食。蛤蟆生蛆，尤妙。

使君子　主五疳虚热，杀虫健脾胃。治小儿百病。

芦荟　上症，同使君子丸服。

黑牵牛　疳气浮肿，同白牵牛半生、半炒，陈皮、青皮等分，丸服。

橘皮　疳瘦，同黄连、麝香、猪胆丸服。

楝实　五疳，同川芎、猪胆丸服。

轻粉　吃泥肚大，砂糖丸服。

熊胆　猪胆　鲫鱼胆　灌鼻，治脑疳。

冬瓜

回乳方

神曲　产后无子饮乳，欲回转者，炒研，酒服二钱，此李濒湖自制神方也。

炒麦芽　一两，熬水服，乳自回。

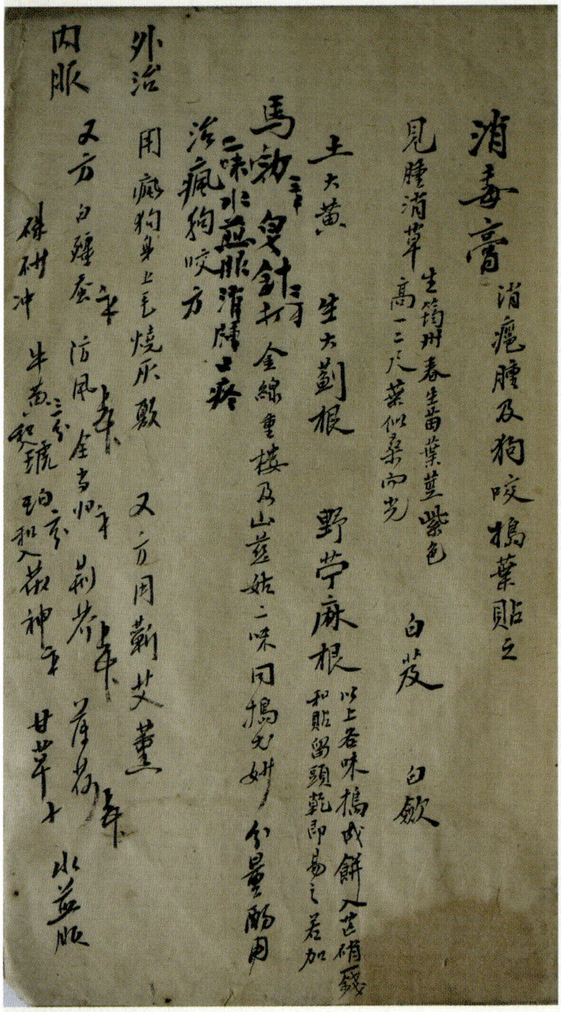

消毒膏

消痈肿及狗咬，捣叶贴之。

见肿消草生筠州。春生苗叶，茎紫色高一二尺，叶似桑而光　白及　白蔹　土大黄　生大蓟根　野苎麻根

以上各味捣成饼，入芒硝一钱，和贴留头，干即易之，若加金线重楼及山慈菇二味，同捣尤妙，分量酌用。

马勃三钱　皂针二钱打，二味，水煎服，消肿止疼。

治疯狗咬方

外治　用疯狗身上毛烧灰敷。又方用蕲艾薰。

内服　又方　白僵蚕二钱　防风一钱五分　全当归二钱　荆芥一钱五分　薄荷一钱五分　朱砂冲　牛黄三分和入　琥珀二分和入　茯神二钱　甘草一钱　水煎服。

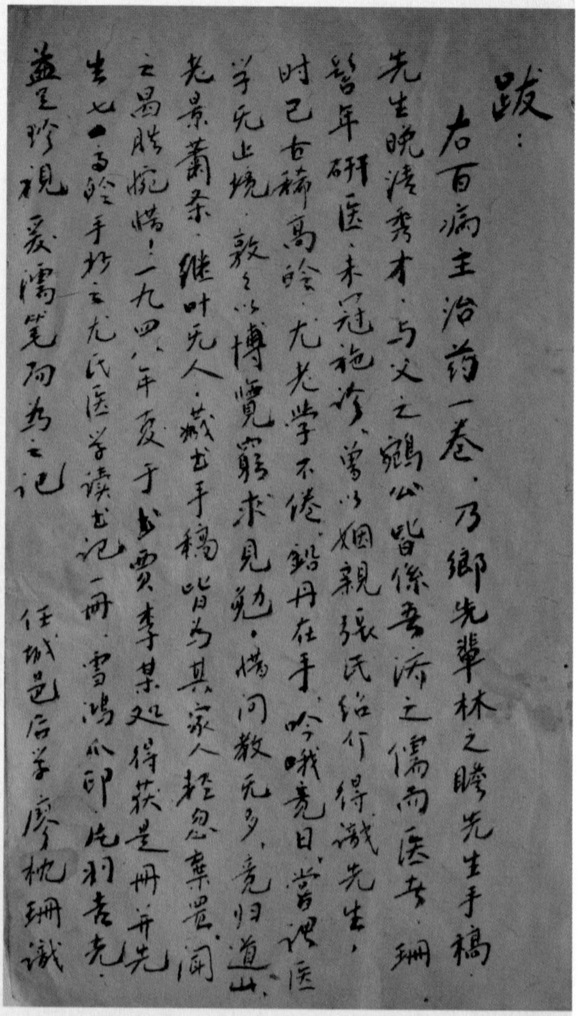

跋：

右百病主治药一卷，乃鄉先輩林之瞻先生手稿。先生晚清秀才，与父之鵷公皆係吾濟之儒而医者。珊髫年研医，未冠施診，嘗以烟親張氏紹介得識先生。时已古稀高龄，尤老学不倦，鉛丹在手，吟哦竟日，嘗謂医学无止境，敦敦以博覽窮求見勉。惜问教无多，竟归道山。老景萧条，继叶无人，藏书手稿皆为其家人轻忽棄置，闻之曷胜惋惜！一九四八年夏于书贾李某处得获是册，并先生七一高龄手抄之尤氏医学读书记一册，雪鸿爪印，片羽吉光，益足珍視。爰濡笔而为之记。

任城邑后学廖枕珊识

跋

上《百病主治药》一卷，乃乡先辈林之瞻先生手稿。先生晚清秀才，与父之鹓公皆系吾济[1]之儒而医者。珊髫年研医，未冠施诊，曾以姻亲张氏绍介得识先生。时已古稀高龄，尤老学不倦，铅丹在手，吟哦竟日，尝谓医学无止境，敦敦以博览穷求见勉。惜问教无多，竟归道山。老景菊条，继叶无人，藏书手稿皆为其家人轻忽弃置，闻之曷胜惋惜！一九四八年夏，于书贾李某处得获是册，并先生七一高龄手抄之《尤氏医学读书记》一册，雪鸿爪印，片羽吉光，益足珍视。爰濡笔而为之记。

任城邑后学廖枕珊识

1 济：任城古为济州，故称“吾济”。

风温验方

清·李芝岩　撰

栾世杰　栾胤　姜永浩　整理

扫码观看本册视频简介

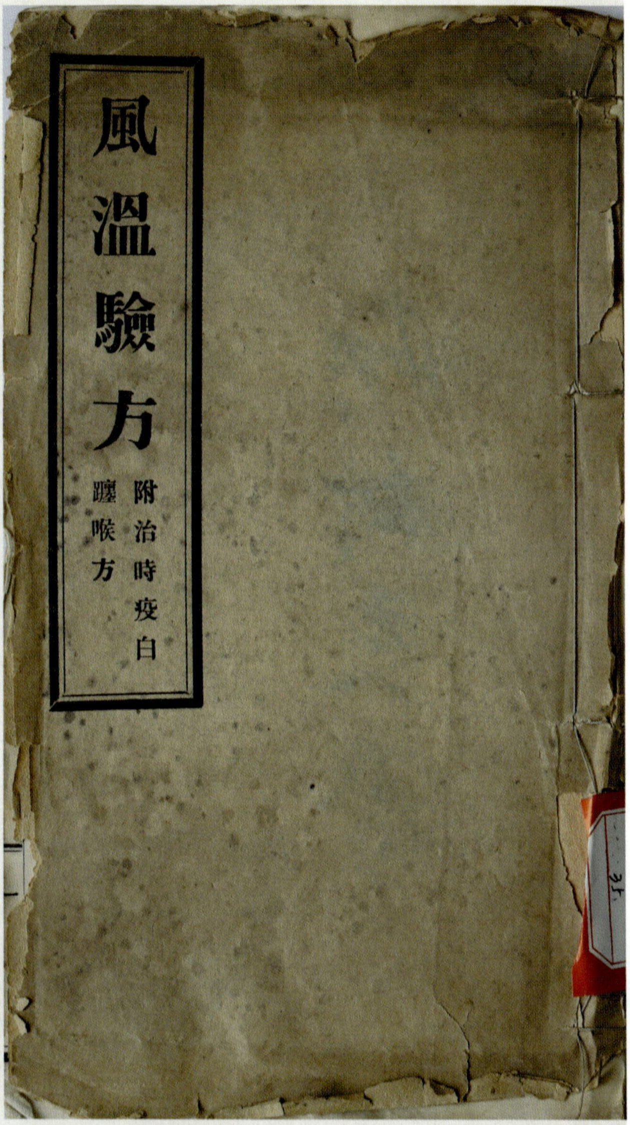

风温验方

附治时疫白躔喉方

《风温验方》校注说明

《风温验方》是清代光绪年间王雨仲所刊、李芝岩所撰的集验方。据《中国中医古籍总目》记载，本书属于孤本，初刊于清光绪十六年庚寅（1890），现藏于山东中医药大学图书馆。该书共一册，线装，书页高24.5厘米，宽14.0厘米；板框高19.2厘米，宽11.3厘米。每半页七行，每行二十四字，白口，四周双边，单黑鱼尾。

本书又名《李芝岩先生治瘟疫三方》，主要收录了李氏治疗瘟疫三方并加减法，后附治时疫白蟗喉经验良方。

王雨仲，生卒年不详，为清代大书法家王垿次子。一生潜心医学，医道高明，医术颇高。但其未设诊室，凡有人上门求医，王氏则有求必应，且极少收费。李芝岩，生平不详。据遵化名医张崧伶生平简介，道光十八年（1838）遵化各地发生大的瘟疫，张崧伶将李芝岩专治瘟疫的三个偏方遍贴街巷，得活命之人甚多。由此可推断，李芝岩治瘟疫三方有良好的临床疗效，具有极高的研究价值。

本次整理以山东中医药大学图书馆所藏孤本《风温验方》为底本，以涉及特殊方药的有关中医古籍为他校本。具体处理方法如下。

一、原书繁体竖排，今改为简体横排。采用现代标点方法，对原书进行句读。文中凡表示文序的『右』均改为『上』，凡表示段落起始的『一』均删去。

二、底本中字形属一般笔画之误，如属日、曰混淆，己、巳不分者，予以径改，不出校记。

三、底本中的俗写字统一以今规范字律齐，予以径改，不出校记。如『羗活』改为『羌活』，『山查』改为『山楂』，『石羔』改为『石膏』，『黄栢』改为『黄柏』，『菓果』改为『草果』，『殭蚕』改为『僵蚕』，『白芨』改为『白及』等。

四、底本中的异体字、古体字径改为现在通行字，不出校记。如『佈』改为『布』，『徧』改为『遍』，『並』改为『并』，『減』改为『减』，『脣』改为『唇』，『煆』改为『煅』，『甯』改为『宁』，『氷』改为『冰』，『凈』改为『净』，『啞』改为『哑』，『湧』改为『涌』，『洩』改为『泄』，『減』改为『减』，『徧』改为『偏』等。

五、底本中的通假字，出校记说明通假关系，并征引训诂书证或文献书证进行注释。

六、显系底本误、脱、衍、倒者予以勘正，并出校说明。

七、书中少数疑难名词术语或生僻字词，酌予简要注释。

八、原书注释小字，根据情况作小一字号处理。

九、原书板框上按语，统一作小一号字附于该段论述之后。

《风温验方》简介

《风温验方》是清代光绪年间王雨仲所刊、李芝岩所撰的集验方。

据《中国中医古籍总目》记载，本书属于孤本，初刊于清光绪十六年庚寅（1890），现藏于山东中医药大学图书馆。本书又名《李芝岩先生治瘟疫三方》，主要收录了李氏治疗瘟疫三方并加减法，后附治时疫白喉经验良方。

本书的重要价值在于将李芝岩所撰治瘟疫三方进行刊刻，并附有加减方法。书后所附治喉症经验良方亦属屡验之剂。可为后世治疗瘟疫及喉症提供借鉴。

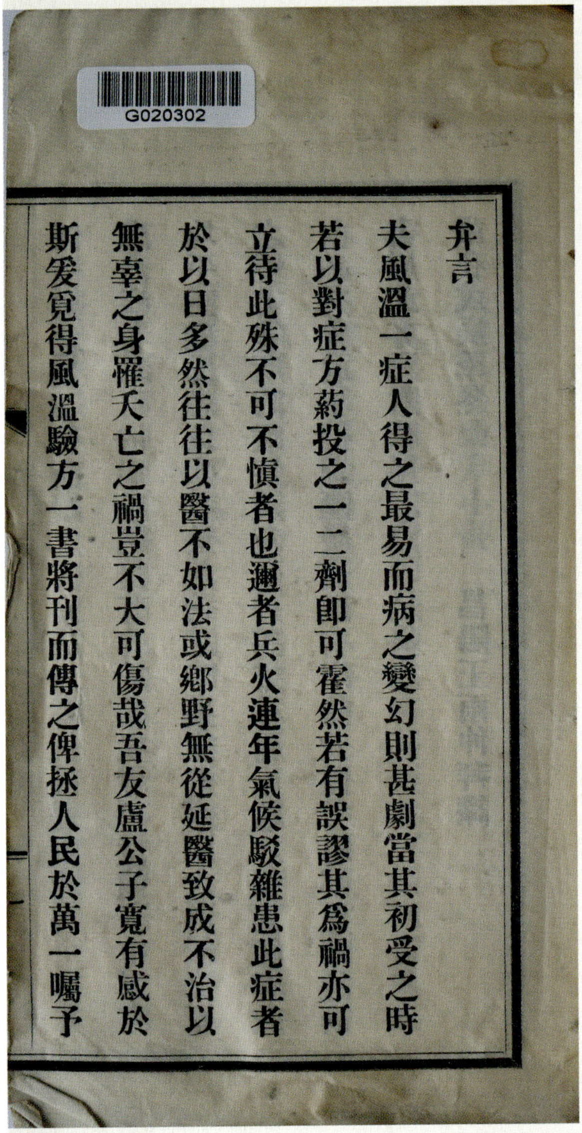
弁言
夫風溫一症人得之最易而病之變幻則甚劇當其初受之時
若以對症方葯投之一二劑即可霍然若有誤謬其爲禍亦可
立待此殊不可不愼者也邇者兵火連年氣候駁雜患此症者
於以日多然往往以醫不如法或鄉野無從延醫致成不治以
無辜之身罹夭亡之禍豈不大可傷哉吾友盧公子寛有感於
斯爰覓得風溫驗方一書將刊而傳之俾拯人民於萬一囑予

弁　言

夫风温一症，人得之最易，而病之变幻则甚剧。当其初受之时，若以对症方药投之，一二剂即可霍然。若有误谬，其为祸亦可立待，此殊不可不慎者也。迩者，兵火连年，气候驳杂，患此症者，于以日多，然往往以医不如法或乡野无从延医致成不治，以无辜之身罹夭亡之祸，岂不大可伤哉。吾友卢公子宽有感于斯，爰觅得《风温验方》一书，将刊而传之，俾拯人民于万一。嘱予

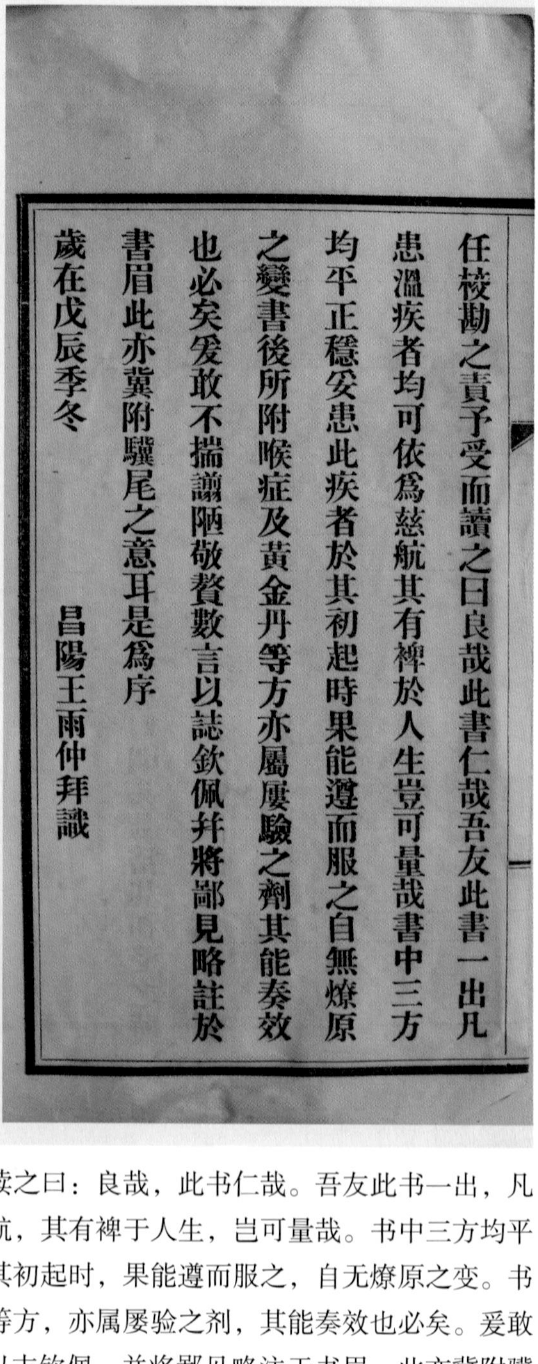
任校勘之責予受而讀之曰良哉此書仁哉吾友此書一出凡
患溫疾者均可依爲慈航其有裨於人生豈可量哉書中三方
均平正穩妥患此疾者於其初起時果能遵而服之自無燎原
之變書後所附喉症及黃金丹等方亦屬屢驗之劑其能奏效
也必矣爰敢不揣譾陋敬贅數言以誌欽佩并將鄙見略註於
書眉此亦冀附驥尾之意耳是爲序
歲在戊辰季冬　　昌陽王雨仲拜識

任校勘之责，予受而读之曰：良哉，此书仁哉。吾友此书一出，凡患温疾者均可依为慈航，其有裨于人生，岂可量哉。书中三方均平正稳妥，患此疾者于其初起时，果能遵而服之，自无燎原之变。书后所附喉症及黄金丹等方，亦属屡验之剂，其能奏效也必矣。爰敢不揣谫陋，敬赘数言以志钦佩，并将鄙见略注于书眉，此亦冀附骥尾之意耳，是为序。

岁在戊辰季冬　昌阳王雨仲拜识

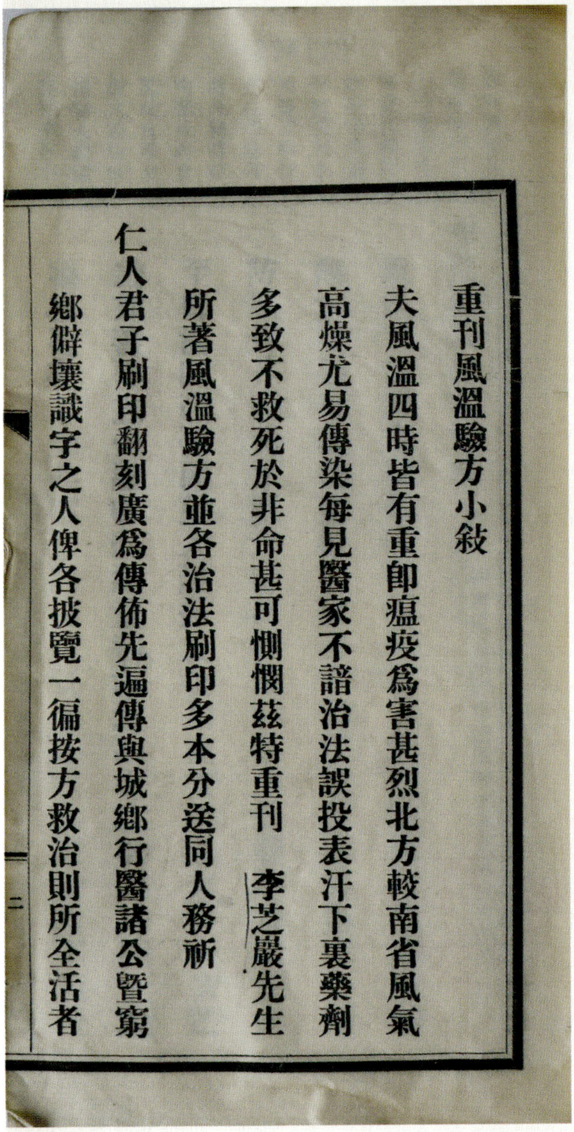

重刊風溫驗方小敘

夫風溫四時皆有重卽瘟疫爲害甚烈北方較南省風氣高燥尤易傳染每見醫家不諳治法誤投表汗下裏藥劑多致不救死於非命甚可惻憫茲特重刊　李芝巖先生所著風溫驗方並各治法刷印多本分送同人務祈仁人君子刷印翻刻廣爲傳佈先遍傳與城鄉行醫諸公暨窮鄉僻壤識字之人俾各披覽一徧按方救治則所全活者

重刊风温验方小叙

夫风温四时皆有，重即瘟疫，为害甚烈。北方较南省风气高燥，尤易传染，每见医家不谙治法，误投表汗下里药剂，多致不救，死于非命，甚可恻悯。兹特重刊李芝岩先生所著《风温验方》并各治法，刷印多本，分送同人。务祈仁人君子刷印翻刻，广为传布，先遍传与城乡行医诸公暨穷乡僻壤识字之人，俾各披览一遍，按方救治，则所全活者

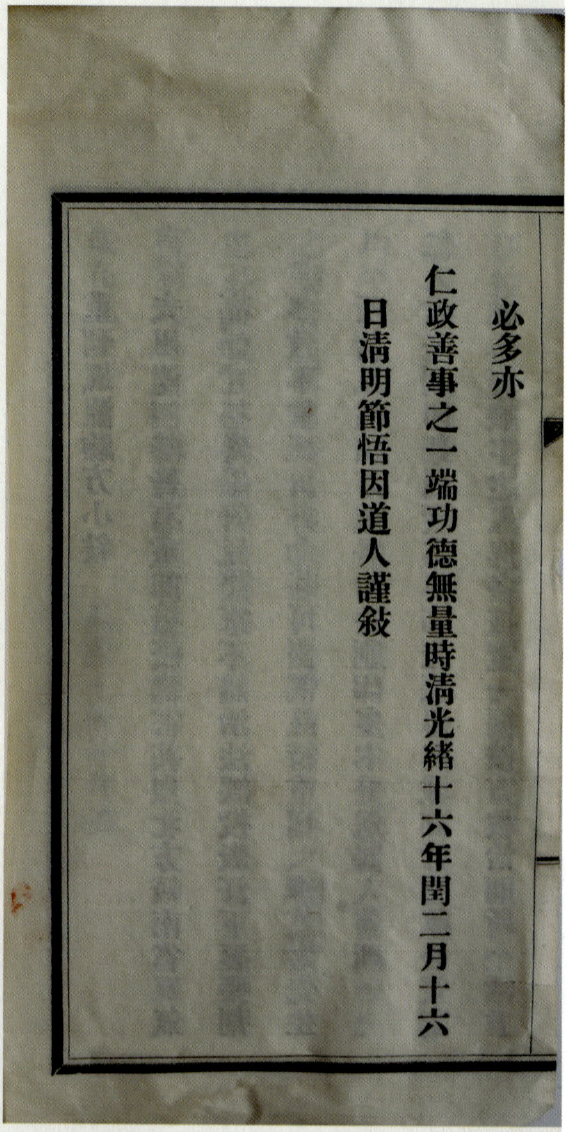

必多亦
仁政善事之一端功德無量時清光緒十六年閏二月十六
日清明節悟因道人謹敘

必多。亦仁政善事之一端，功德无量。

时清光绪十六年闰二月十六日清明节　悟因道人谨叙

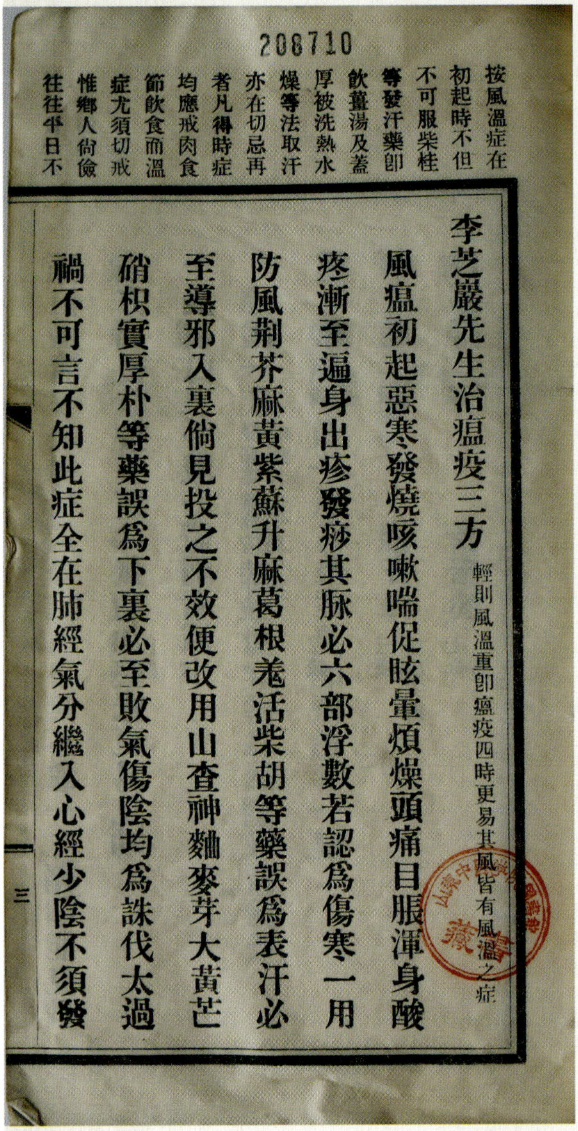

李芝岩先生治瘟疫三方

轻则风温，重即瘟疫，四时更易，其风皆有风温之症。

风温初起，恶寒发烧，咳嗽喘促，眩晕烦躁，头痛目胀，浑身酸疼，渐至遍身出疹发痧。其脉必六部浮数。若认为伤寒，一用防风、荆芥、麻黄、紫苏、升麻、葛根、羌活、柴胡等药，误为表汗，必至导邪入里。倘见投之不效，便改用山楂、神曲、麦芽、大黄、芒硝、枳实、厚朴等药，误为下里，必至败气伤阴，均为诛伐太过，祸不可言。不知此症全在肺经气分，继入心经少阴，不须发

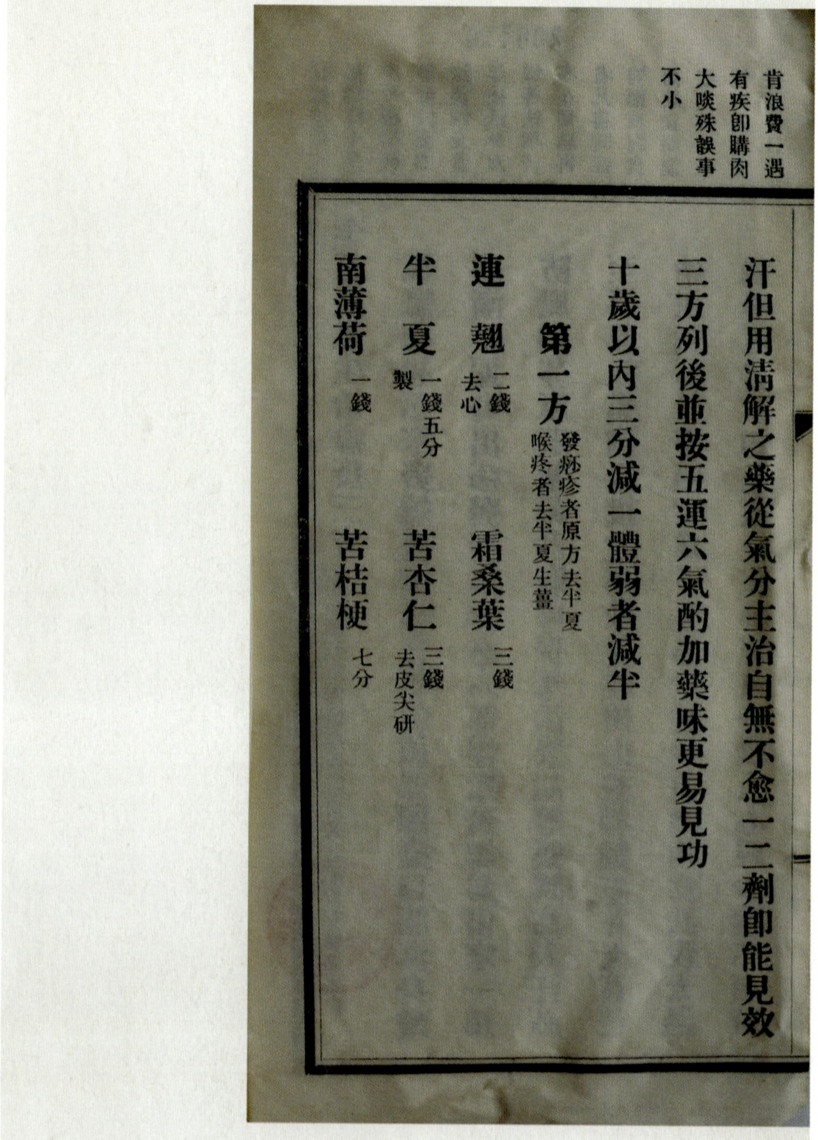

肯浪費一遇有疾即購肉大啖殊誤事不小

汗但用清解之藥從氣分主治自無不愈一二劑即能見效
三方列後並按五運六氣酌加藥味更易見功
十歲以內三分減一體弱者減半

第一方 發痧疹者原方去半夏 喉疼者去半夏生薑

連翹二錢去心　霜桑葉三錢
半夏一錢五分製　苦杏仁三錢去皮尖研
南薄荷一錢　苦桔梗七分

汗，但用清解之药，从气分主治，自无不愈，一二剂即能见效。三方列后，并按五运六气，酌加药味，更易见功。

十岁以内，三分减一，体弱者减半。

按：风温症在初起时，不但不可服柴、桂等发汗药，即饮姜汤及盖厚被、洗热水澡[1]等法取汗，亦在切忌。再者，凡得时症均应戒肉食、节饮食，而温症尤须切戒。惟乡人尚俭，往往平日不肯浪费，一遇有疾即购肉大啖，殊误事不小。

第一方

发痧疹者，原方去半夏；喉疼者，去半夏、生姜。

连翘二钱，去心　霜桑叶三钱　半夏一钱五分，制　苦杏仁三钱，去皮尖，研　南薄荷一钱　苦桔梗七分

1 澡：原作“燥”，据文义改。

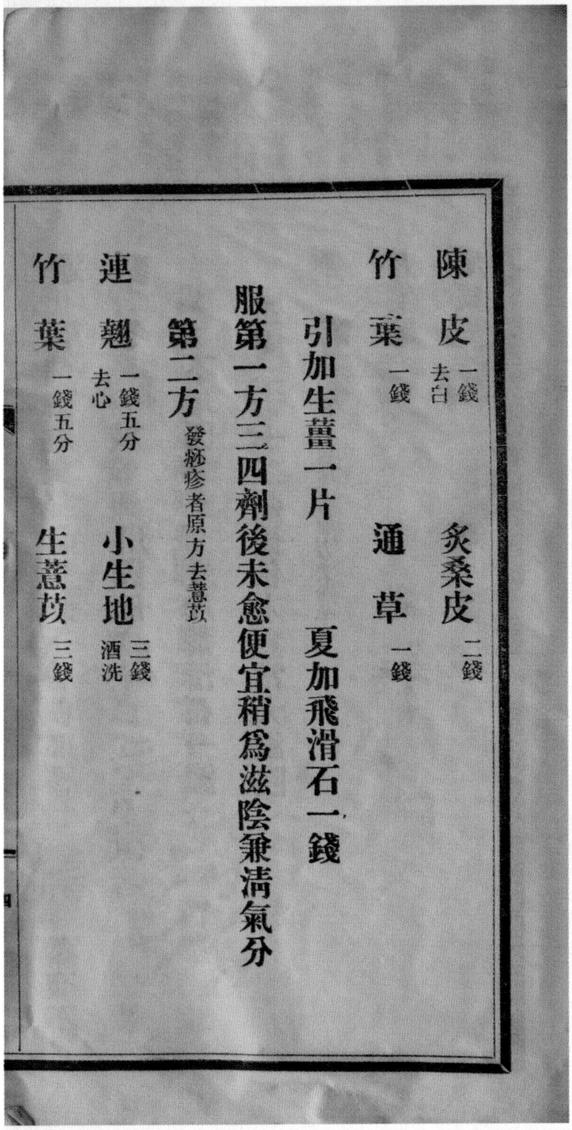

陈皮一钱，去白　炙桑皮二钱　竹叶一钱　通草一钱

引加生姜一片，夏加飞滑石一钱。

服第一方三四剂后未愈，便宜稍为滋阴兼清气分。

第二方

发痧疹者，原方去薏苡。

连翘一钱五分，去心　小生地三钱，酒洗　竹叶一钱五分　生薏苡三钱

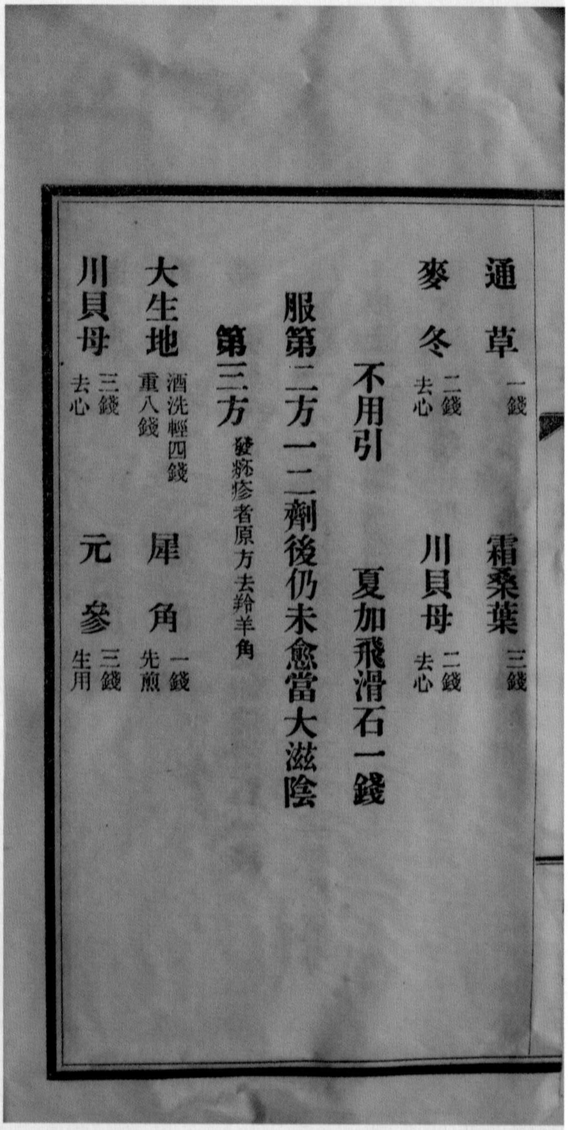

通草一錢　霜桑葉三錢
麥冬二錢，去心　川貝母二錢，去心
不用引　夏加飛滑石一錢
服第二方一二劑後仍未愈當大滋陰
第三方　發痧疹者原方去羚羊角
大生地酒洗，輕四錢，重八錢　犀角一錢，先煎
川貝母三錢，去心　元參三錢，生用

通草一钱　霜桑叶三钱　麦冬二钱，去心　川贝母二钱，去心

不用引。夏加飞滑石一钱。

服第二方一二剂后仍未愈，当大滋阴。

第三方

发痧疹者，原方去羚羊角。

大生地酒洗，轻四钱，重八钱　犀角一钱，先煎　川贝母三钱，去心　元参三钱，生用

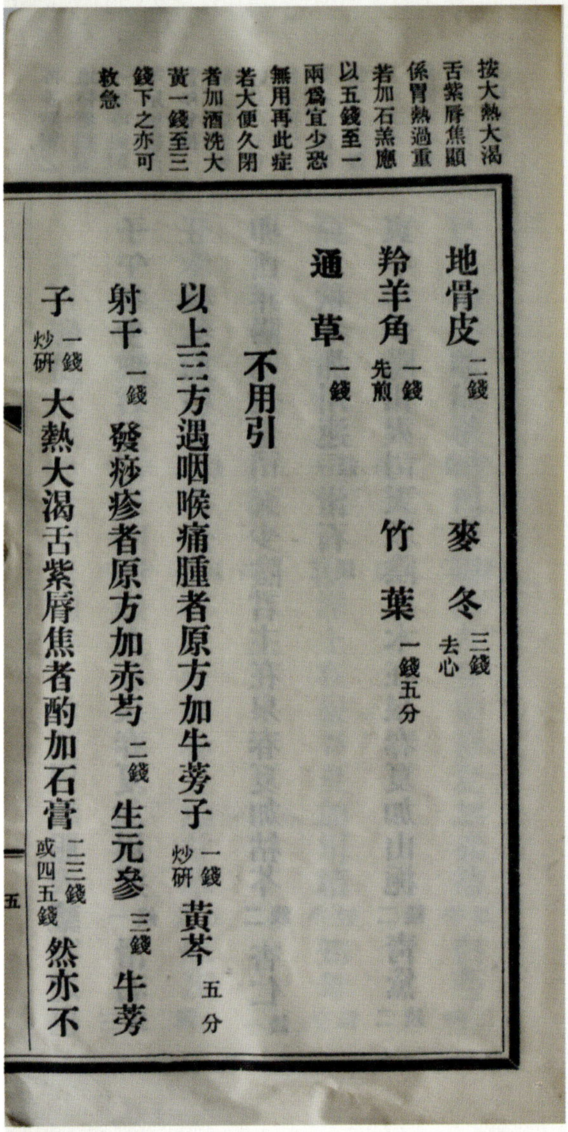

按大熱大渴舌紫脣焦顯係胃熱過重若加石羔應以五錢至一兩爲宜少恐無用再此症若大便久閉者加酒洗大黃一錢至三錢下之亦可 救急

地骨皮二錢 麥冬三錢去心
羚羊角一錢先煎 竹葉一錢五分
通草一錢
不用引
以上三方遇咽喉痛腫者原方加牛蒡子一錢炒研 黃芩五分
射干一錢 發痧疹者原方加赤芍二錢 生元參三錢 牛蒡
子一錢炒研 大熱大渴舌紫脣焦者酌加石膏二三錢或四五錢 然亦不

地骨皮二钱　麦冬三钱，去心　羚羊角一钱，先煎　竹叶一钱五分　通草一钱

不用引。

以上三方遇咽喉痛肿者，原方加牛蒡子一钱（炒，研），黄芩五分，射干一钱；发痧疹者，原方加赤芍二钱，生元参三钱，牛蒡子一钱（炒，研）；大热大渴，舌紫唇焦者，酌加石膏二三钱或四五钱，然亦不

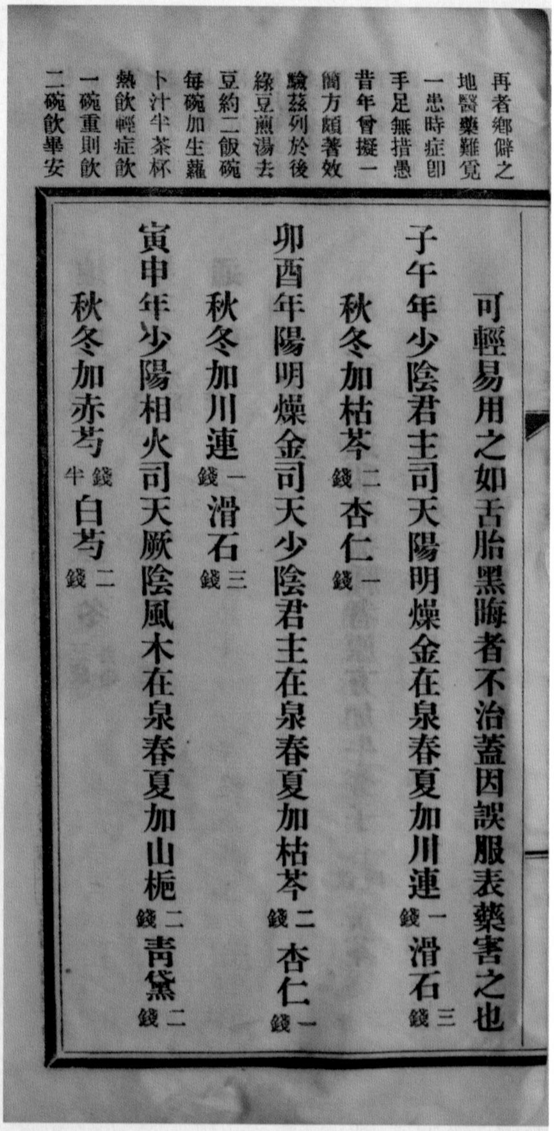

可輕易用之如舌胎黑晦者不治蓋因誤服表藥害之也
子午年少陰君主司天陽明燥金在泉春夏加川連一錢滑石三錢
秋冬加枯芩二錢杏仁一錢
卯酉年陽明燥金司天少陰君主在泉春夏加枯芩二錢杏仁一錢
秋冬加川連一錢滑石三錢
寅申年少陽相火司天厥陰風木在泉春夏加山梔二錢青黛二錢
秋冬加赤芍錢半白芍二錢

再者鄉僻之地醫藥難覓一患時症即手足無措愚昔年曾擬一簡方頗著效驗茲列於後綠豆煎湯去豆約二飯碗每碗加生蘿卜汁半茶杯熱飲輕症飲一碗重則飲二碗飲畢安

可轻易用之。如舌胎黑晦者，不治。盖因误服表药害之也。

按：大热大渴，舌紫唇焦，显系胃热过重，若加石膏，应以五钱至一两为宜，少恐无用。再此症若大便久闭者，加酒洗大黄一钱至三钱下之，亦可救急。

再者乡僻之地，医药难觅。一患时症，即手足无措。愚昔年曾拟一简方，颇著效验，兹列于后。绿豆煎汤去豆，约二饭碗，每碗加生萝卜汁半茶杯，热饮。轻症饮一碗，重则饮二碗。饮毕安卧，不必强取汗，自有微汗出，病即愈矣。此方凡患头疼、发烧、咳嗽等症，均可饮之。

子午年，少阴君主司天，阳明燥金在泉。春夏，加川连一钱，滑石三钱；秋冬，加枯芩二钱，杏仁一钱。

卯酉年，阳明燥金司天，少阴君主在泉。春夏，加枯芩二钱，杏仁一钱；秋冬，加川连一钱，滑石三钱。

寅申年，少阳相火司天，厥阴风木在泉。春夏，加山栀二钱，青黛二钱；秋冬，加赤芍钱半，白芍二钱。

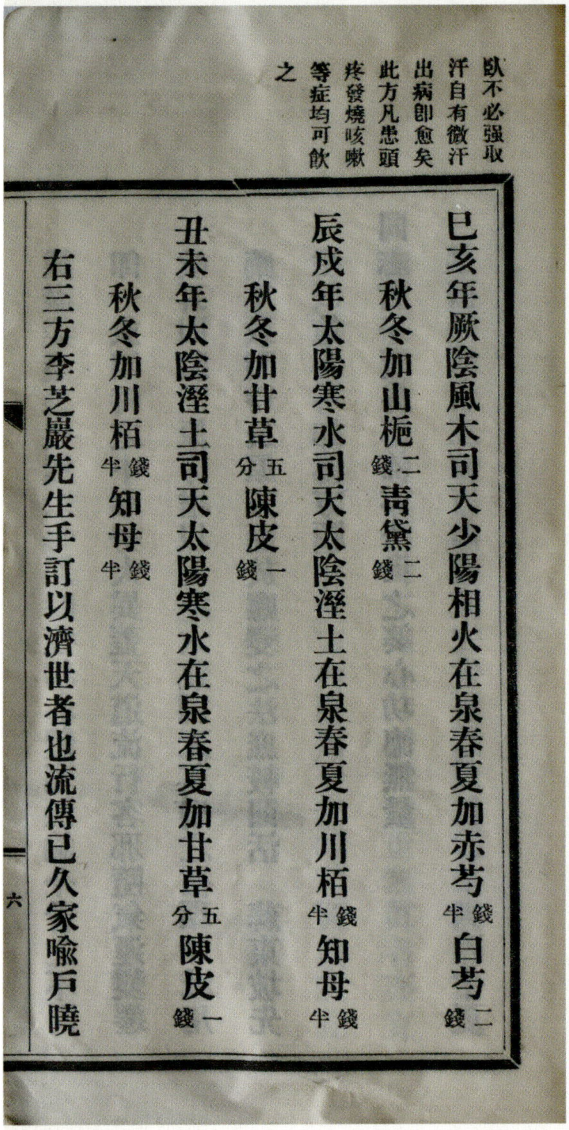
臥不必强取
汗自有微汗
出病即愈矣
此方凡患頭
疼發燒咳嗽
等症均可飲
之

巳亥年厥陰風木司天少陽相火在泉春夏加赤芍錢半白芍二錢
秋冬加山梔二錢青黛二錢
辰戌年太陽寒水司天太陰溼土在泉春夏加川栢錢半知母錢半
秋冬加甘草五分陳皮一錢
丑未年太陰溼土司天太陽寒水在泉春夏加甘草五分陳皮一錢
秋冬加川栢錢半知母錢半
右三方李芝巖先生手訂以濟世者也流傳已久家喻戶曉

六

巳亥年，厥阴风木司天，少阳相火在泉。春夏，加赤芍钱半，白芍二钱；秋冬，加山栀二钱，青黛二钱。

辰戌年，太阳寒水司天，太阴湿土在泉。春夏，加川柏钱半，知母钱半；秋冬，加甘草五分，陈皮一钱。

丑未年，太阴湿土司天，太阳寒水在泉。春夏，加甘草五分，陈皮一钱；秋冬，加川柏钱半，知母钱半。

上三方，李芝岩先生手订以济世者也，流传已久，家喻户晓，

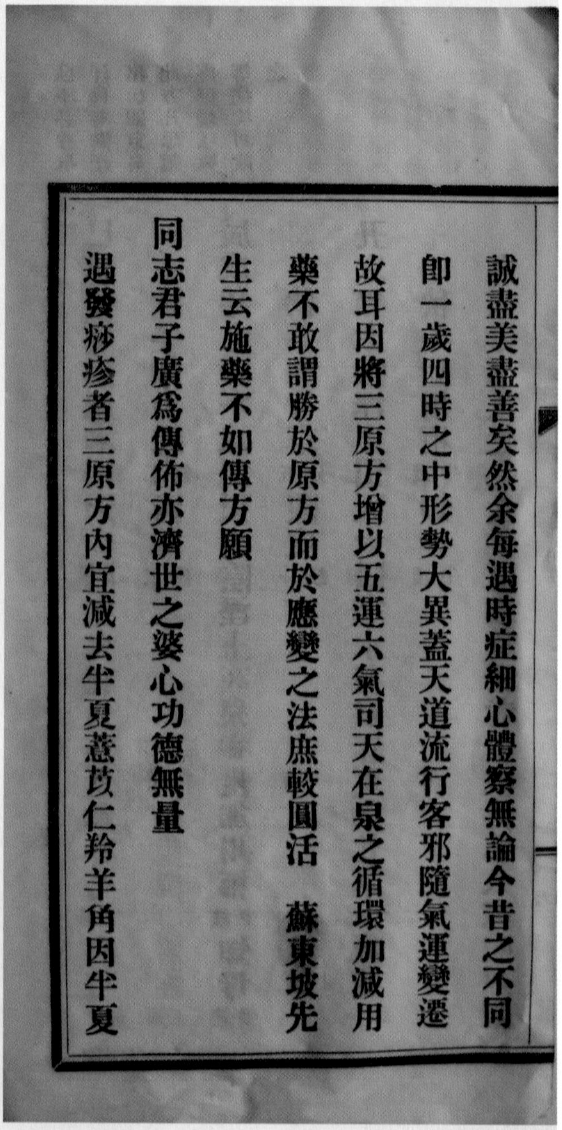

诚尽美尽善矣。然余每遇时症，细心体察，无论今昔之不同。即一岁四时之中，形势大异，盖天道流行，客邪随气运变迁故耳。因将三原方增以五运六气，司天在泉之循环，加减用药，不敢谓胜于原方，而于应变之法，庶较圆活。苏东坡先生云："施药不如传方。"愿同志君子广为传布，亦济世之婆心，功德无量。

遇发痧疹者，三原方内宜减去半夏、薏苡仁、羚羊角。因半夏

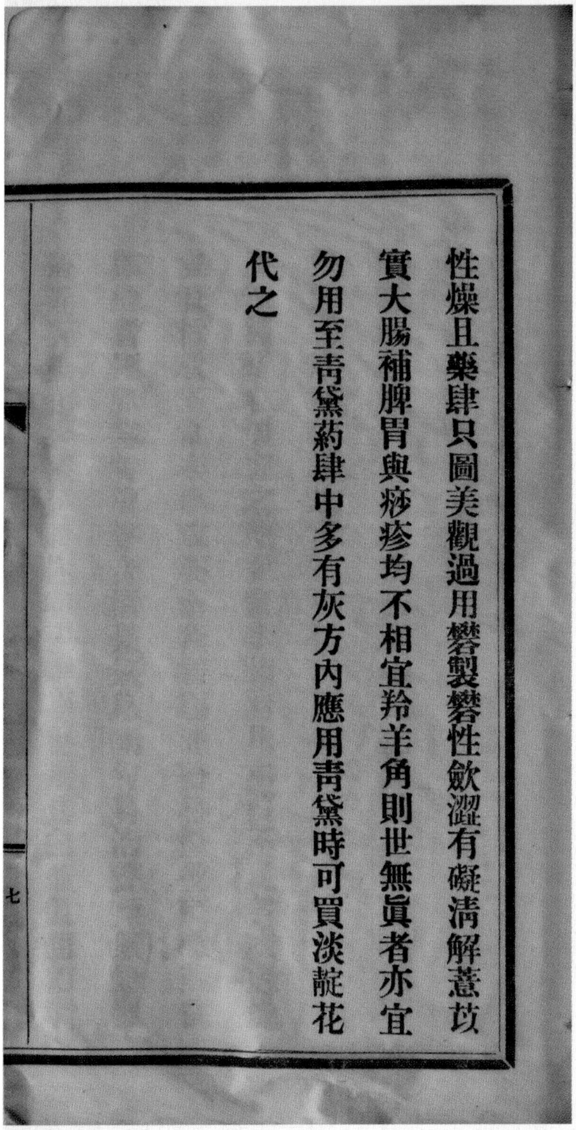

性燥且藥肆只圖美觀過用礬製礬性斂澀有礙清解薏苡
實大腸補脾胃與痧疹均不相宜羚羊角則世無眞者亦宜
勿用至靑黛藥肆中多有灰方內應用靑黛時可買淡靛花
代之

七

性燥，且药肆只图美观，过用矾制，矾性敛涩，有碍清解。薏苡实大肠、补脾胃，与痧疹均不相宜。羚羊角则世无真者，亦宜勿用。至青黛，药肆中多有灰，方内应用青黛时，可买淡靛花代之。

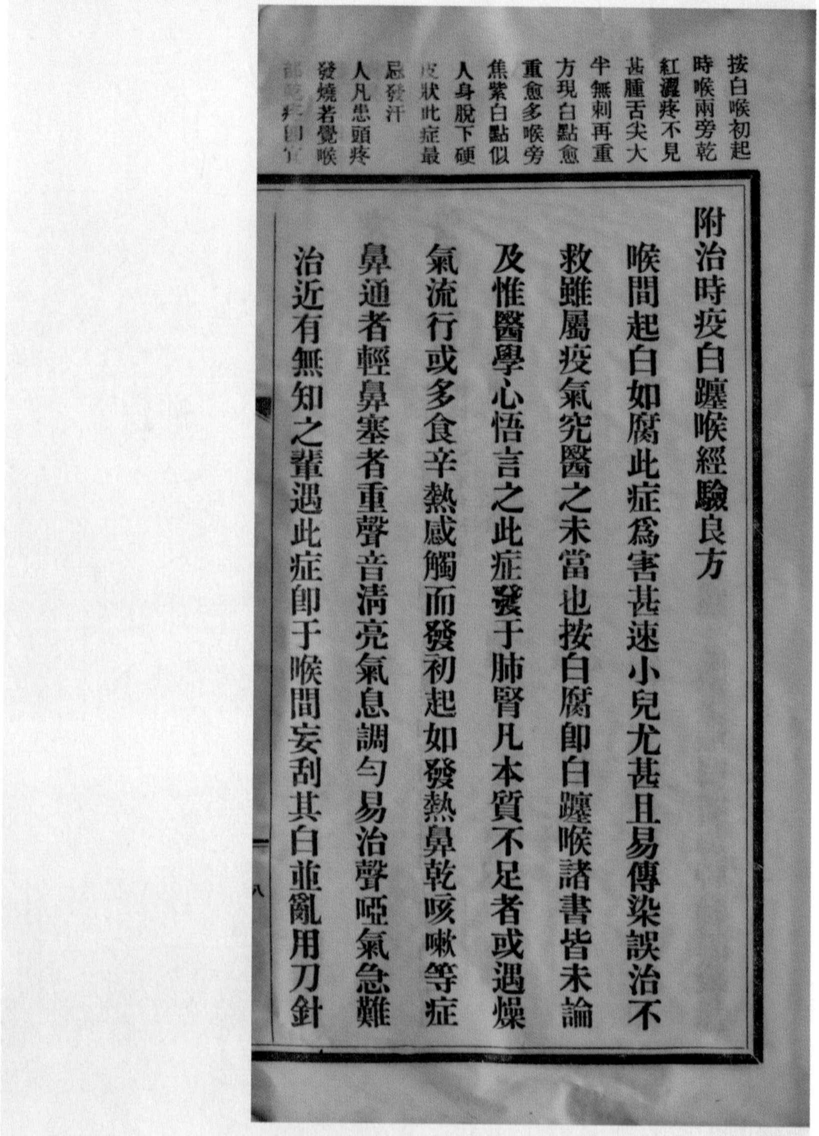

按白喉初起時喉兩旁乾紅澀疼不見甚腫舌尖大半無刺再重方現白點愈重愈多喉旁焦紫白點似人身脫下硬皮狀此症最忌發汗人凡患頭疼發燒者覺喉部乾疼即宜

附治時疫白纏喉經驗良方

喉間起白如腐此症爲害甚速小兒尤甚且易傳染誤治不救雖屬疫氣究醫之未當也按白腐即白纏喉諸書皆未論及惟醫學心悟言之此症發于肺腎凡本質不足者或遇燥氣流行或多食辛熱感觸而發初起如發熱鼻乾咳嗽等症鼻通者輕鼻塞者重聲音清亮氣息調勻易治聲啞氣急難治近有無知之輩遇此症卽于喉間妄刮其白並亂用刀針

附治时疫白缠喉经验良方

喉间起白如腐，此症为害甚速，小儿尤甚。且易传染，误治不救。虽属疫气，究医之未当也。按白腐即白缠喉，诸书皆未论及，惟《医学心悟》言之此症发于肺肾，凡本质不足者，或遇燥气流行，或多食辛热，感触而发。初起，如发热、鼻干、咳嗽等症。鼻通者轻，鼻塞者重。声音清亮，气息调匀易治，声哑气急难治。近有无知之辈遇此症，即于喉间妄刮其白，并乱用刀针，

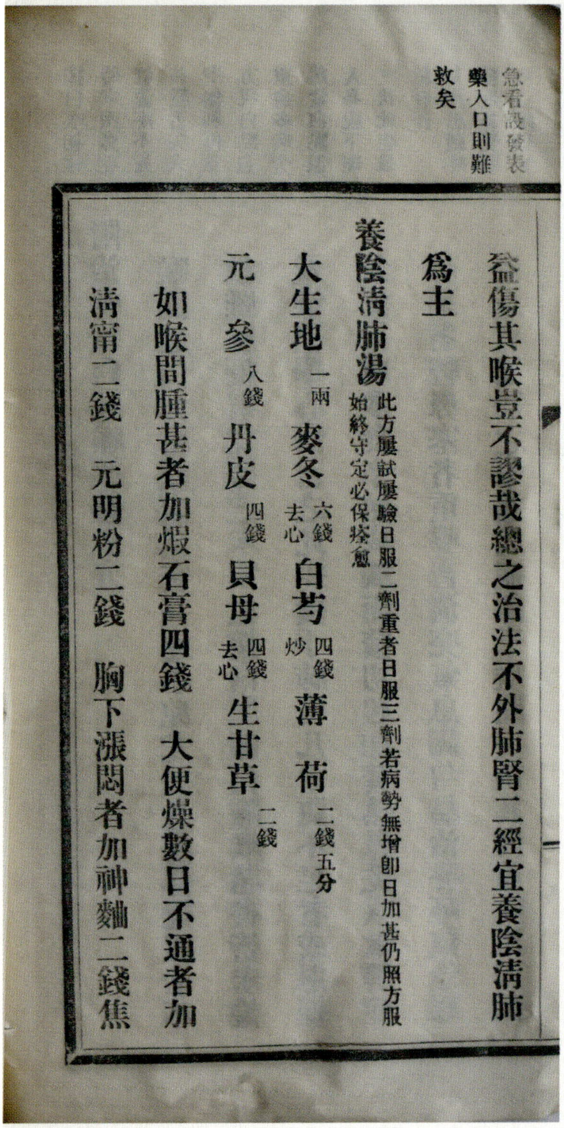

急看設發表藥入口則難救矣

益傷其喉豈不謬哉總之治法不外肺腎二經宜養陰清肺爲主

養陰清肺湯 此方屢試屢驗日服二劑重者日服三劑若病勢無增即日加甚仍照方服始終守定必保痊愈

大生地一兩 麥冬六錢去心 白芍四錢炒 薄荷二錢五分

元參八錢 丹皮四錢 貝母四錢去心 生甘草二錢

如喉間腫甚者加煅石膏四錢 大便燥數日不通者加

清甯二錢 元明粉二錢 胸下漲悶者加神麯二錢焦

益伤其喉，岂不谬哉。总之治法不外肺肾二经，宜养阴清肺为主。

按：白喉初起时，喉两旁干红涩疼，不见甚肿，舌尖大半无刺。再重方现白点，愈重愈多，喉旁焦紫，白点似人身脱下硬皮状，此症最忌发汗。

人凡患头疼发烧，若觉喉部干疼，即宜急看，设发表药入口，则难救矣。

养阴清肺汤

此方屡试屡验，日服二剂。重者，日服三剂。若病势无增，即日加甚，仍照方服，始终守定，必保痊愈。

大生地一两　麦冬六钱，去心　白芍四钱，炒　薄荷二钱五分　元参八钱　丹皮四钱　贝母四钱，去心　生甘草二钱

如喉间肿甚者，加煅石膏四钱；大便燥，数日不通者，加清宁二钱、元明粉二钱；胸下胀[1]闷者，加神曲二钱、焦

1 胀：原作“涨”。据医理改。

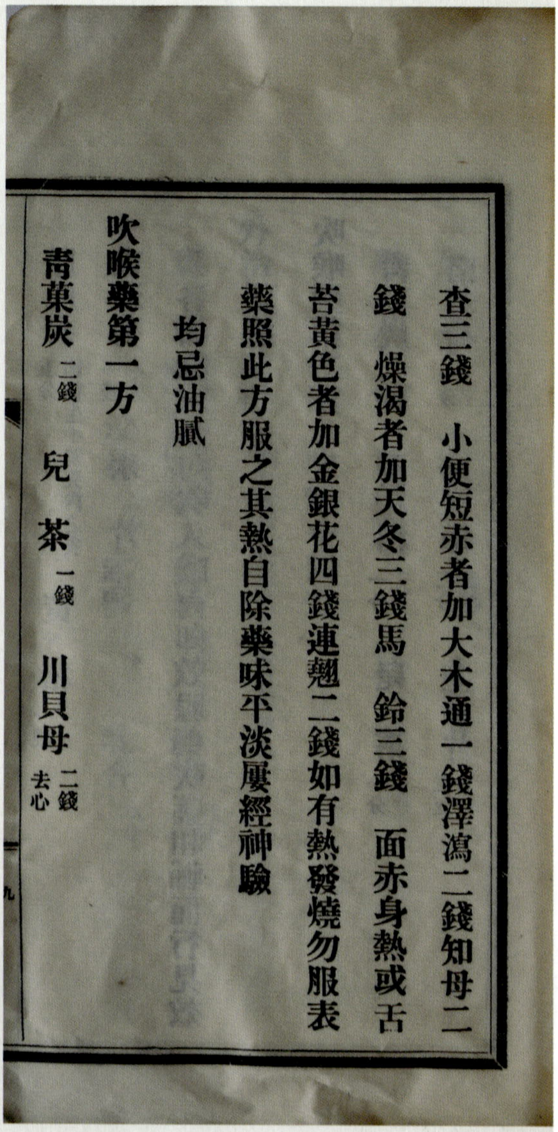

查三錢　小便短赤者加大木通一錢澤瀉二錢知母二錢　燥渴者加天冬三錢馬　鈴三錢　面赤身熱或舌苔黃色者加金銀花四錢連翹二錢如有熱發燒勿服表藥照此方服之其熱自除藥味平淡屢經神驗

均忌油膩

吹喉藥第一方

青菓炭二錢　兒　茶一錢　川貝母二錢去心

楂三钱；小便短赤者，加大木通一钱、泽泻二钱、知母二钱；燥渴者，加天冬三钱、马兜铃[1]三钱；面赤身热或舌苔黄色者，加金银花四钱、连翘二钱。如有热发烧，勿服表药，照此方服之，其热自除，药味平淡，屡经神验。

均忌油腻。

吹喉药第一方

青果炭二钱　儿茶一钱　川贝母二钱，去心

1 马兜铃：原为“马□铃”，中有脱字。据医理补。

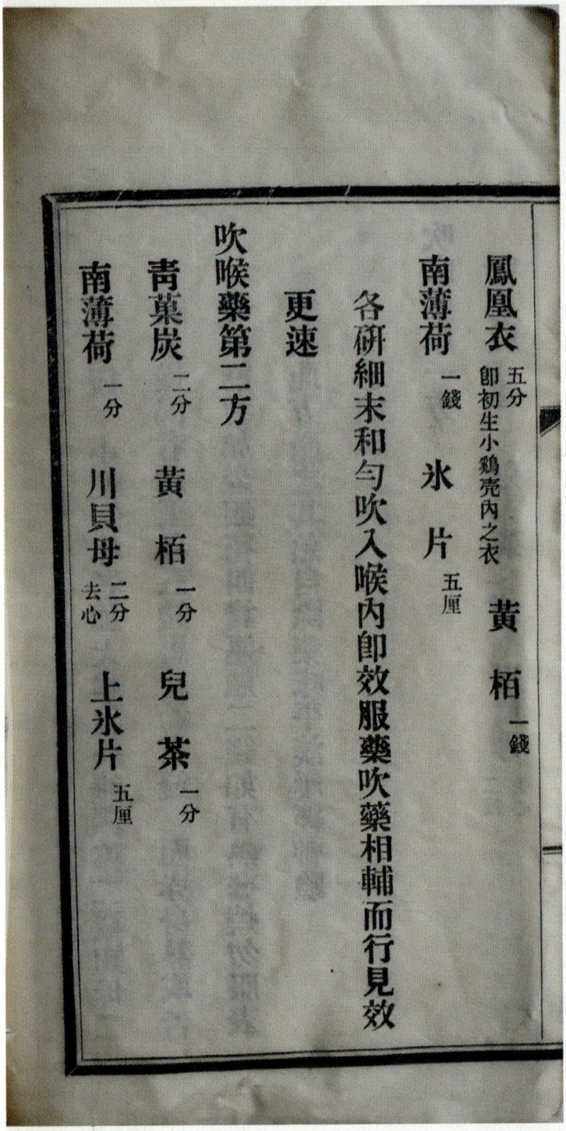
鳳凰衣五分 即初生小鷄殼內之衣　黃栢一錢
南薄荷一錢　氷片五厘
各研細末和勻吹入喉內卽效服藥吹藥相輔而行見效
更速
吹喉藥第二方
青菓炭二分　黃栢一分　兒茶一分
南薄荷一分　川貝母二分 去心　上氷片五厘

凤凰衣五分，即初生小鸡壳内之衣　黄柏一钱　南薄荷一钱　冰片五厘

各研细末，和匀，吹入喉内即效。服药吹药相辅而行，见效更速。

吹喉药第二方

青果炭二分　黄柏一分　儿茶一分　南薄荷一分　川贝母二分，去心　上冰片五厘

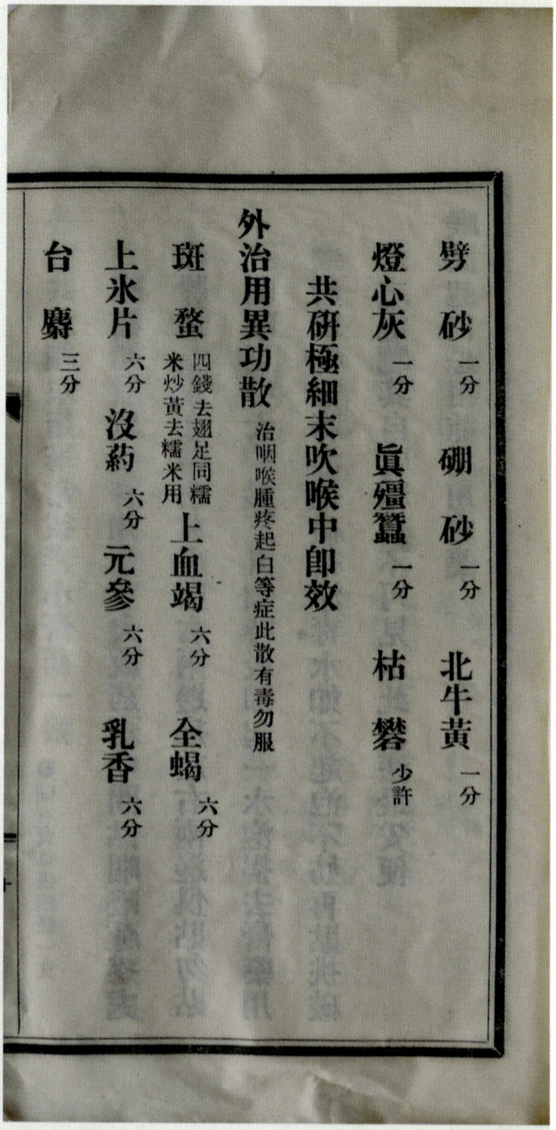

劈砂一分　硼砂一分　北牛黄一分
燈心灰一分　眞殭蠶一分　枯礬少許
共研極細末吹喉中即效
外治用異功散治咽喉腫疼起白等症此散有毒勿服
斑蝥四錢去翅足同糯米炒黄去糯米用　上血竭六分　全蝎六分
上氷片六分　没葯六分　元參六分　乳香六分
台麝三分

劈砂[1]一分　硼砂一分　北牛黄一分　澄心灰一分　真僵蚕一分　枯矾少许

共研极细末，吹喉中即效。

外治用异功散

治咽喉肿疼，起白等症。此散有毒勿服。

斑蝥四钱，去翅足，同糯米炒黄，去糯米用　上血竭六分　全蝎六分　上冰片六分　没药六分　元参六分　乳香六分　台麝三分

1 劈砂：即朱砂。

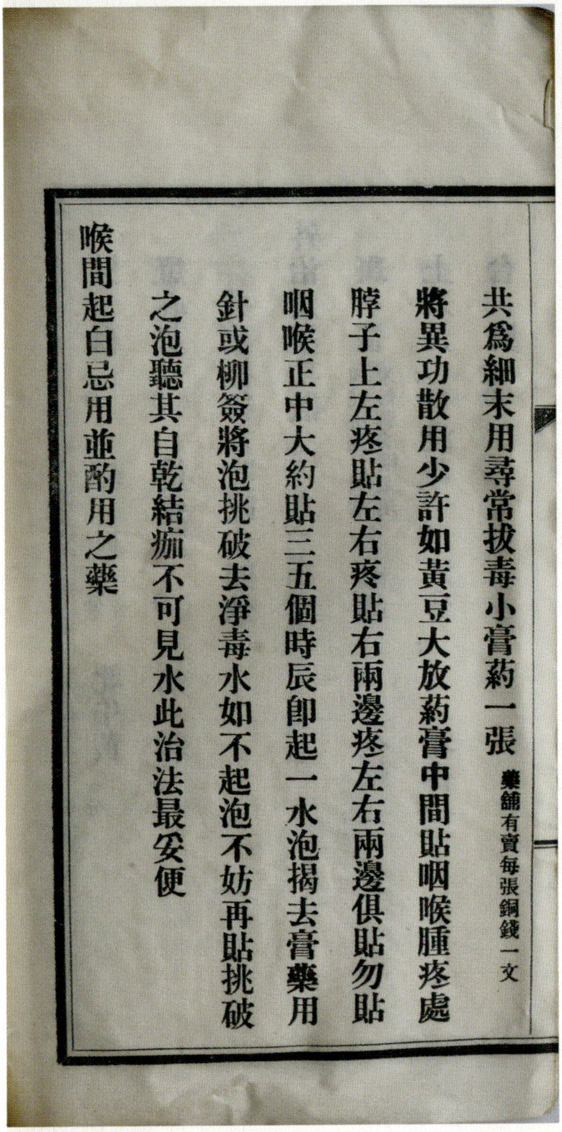

共爲細末用尋常拔毒小膏葯一張藥舖有賣每張銅錢一文

將異功散用少許如黄豆大放葯膏中間貼咽喉腫疼處

脖子上左疼貼左右疼貼右兩邊疼左右兩邊俱貼勿貼

咽喉正中大約貼三五個時辰即起一水泡揭去膏藥用

針或柳簽將泡挑破去淨毒水如不起泡不妨再貼挑破

之泡聽其自乾結痂不可見水此治法最妥便

喉間起白忌用並酌用之藥

共为细末，用寻常拔毒小膏药一张药铺有卖，每张铜钱一文。将异功散用少许如黄豆大，放药膏中间，贴咽喉肿疼处，脖子上左疼贴左，右疼贴右，两边疼左右两边俱贴，勿贴咽喉正中。大约贴三五个时辰，即起一水泡，揭去膏药，用针或柳签将泡挑破，去净毒水。如不起泡，不妨再贴。挑破之泡，听其自干，结痂，不可见水。此治法最妥便。

喉间起白，忌用并酌用之药

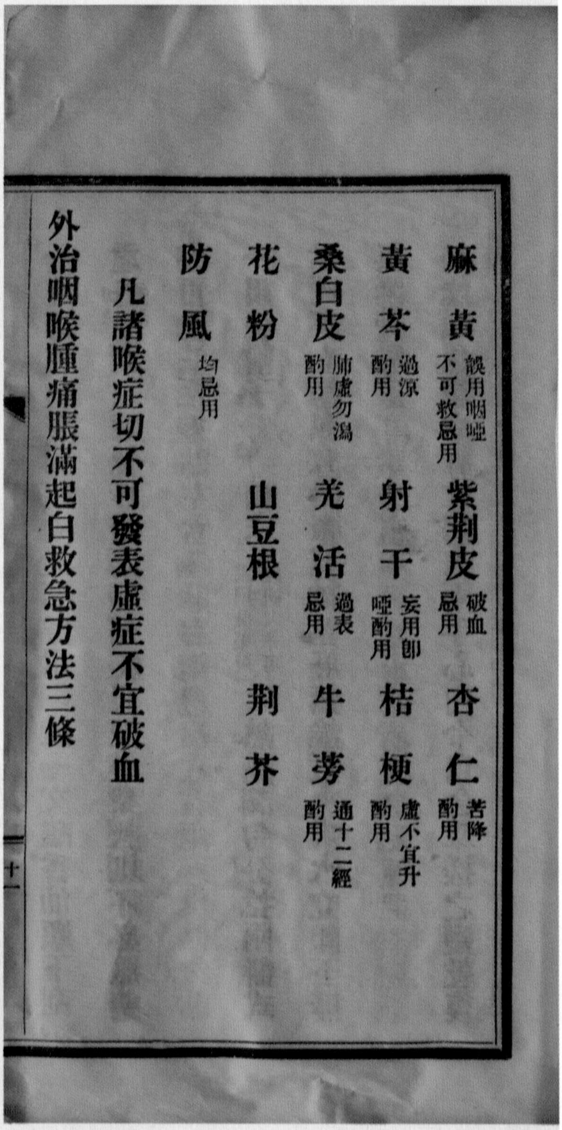

麻黃誤用咽啞不可救忌用　紫荆皮破血忌用　杏仁苦降酌用

黃芩過涼酌用　射干妄用卽啞酌用　桔梗虛不宜升酌用

桑白皮肺虛勿瀉酌用　羌活過表忌用　牛蒡通十二經酌用

花粉　山豆根　荆芥

防風均忌用

凡諸喉症切不可發表虛症不宜破血

外治咽喉腫痛脹滿起白救急方法三條

十一

麻黄误用咽哑不可救，忌用　紫荆皮破血，忌用　杏仁苦降，酌用　黄芩过凉，酌用　射干妄用即哑，酌用　桔梗虚不宜升，酌用　桑白皮肺虚勿泻，酌用　羌活过表，忌用　牛蒡通十二经，酌用　花粉　山豆根　荆芥　防风均忌用

凡诸喉症，切不可发表，虚症不宜破血。

外治咽喉肿痛胀满起白，救急方法三条

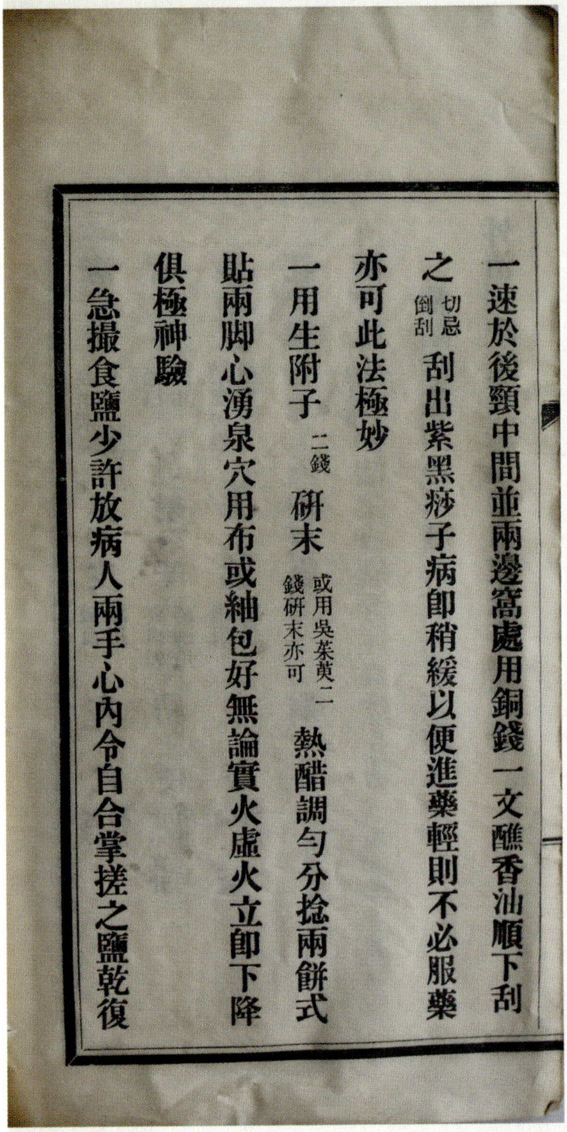
一速於後頸中間並兩邊窩處用銅錢一文醮香油順下刮之切忌倒刮刮出紫黑痧子病卽稍緩以便進藥輕則不必服藥亦可此法極妙
一用生附子二錢研末或用吳茱萸二錢研末亦可熱醋調勻分捻兩餅式貼兩脚心湧泉穴用布或紬包好無論實火虛火立卽下降俱極神驗
一急撮食鹽少許放病人兩手心內令自合掌搓之鹽乾復

速于后颈中间并两边窝处，用铜钱一文蘸香油顺下刮之切忌倒刮。刮出紫黑痧子，病即稍缓，以便进药。轻则不必服药亦可。此法极妙。

用生附子二钱研末，或用吴茱萸二钱研末亦可。热醋调匀，分捻两饼式贴两脚心涌泉穴，用布或䌷[1]包好，无论实火、虚火，立即下降，俱极神验。

急撮食盐少许，放病人两手心内，令自合掌搓之，盐干复

1 䌷：古同“绸”。

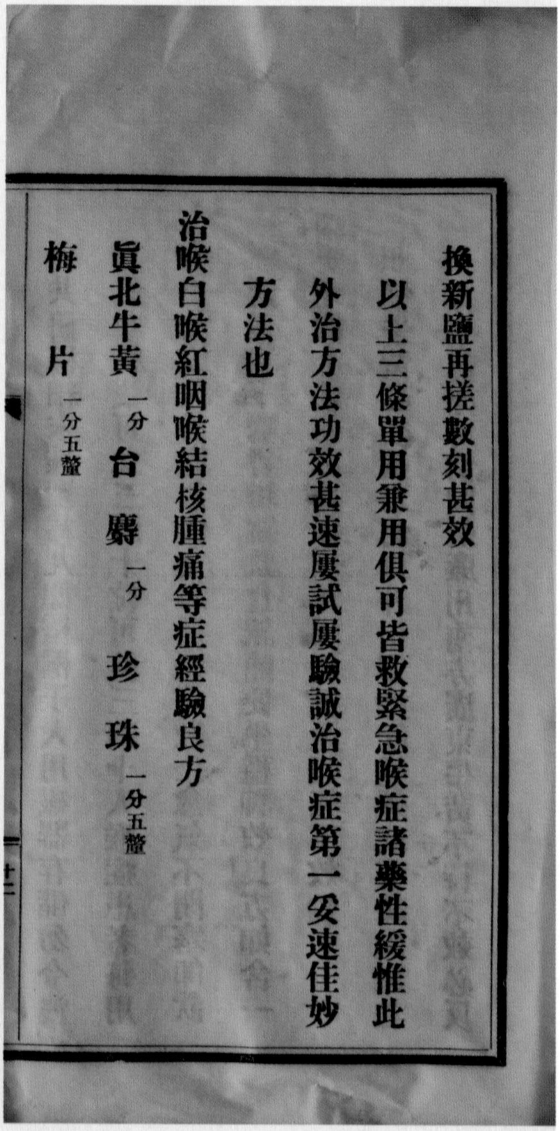

換新鹽再搓數刻甚效

以上三條單用兼用俱可皆救緊急喉症諸藥性緩惟此外治方法功效甚速屢試屢驗誠治喉症第一妥速佳妙方法也

治喉白喉紅咽喉結核腫痛等症經驗良方

眞北牛黃一分　台麝一分　珍珠一分五釐

梅片一分五釐

换新盐再搓，数刻甚效。

以上三条，单用兼用俱可，皆救紧急喉症。诸药性缓，惟此外治方法功效甚速，屡试屡验，诚治喉症第一妥速佳妙方法也。

治喉白喉红、咽喉结核肿痛等症经验良方

真北牛黄一分　台麝一分　珍珠一分五厘　梅片一分五厘

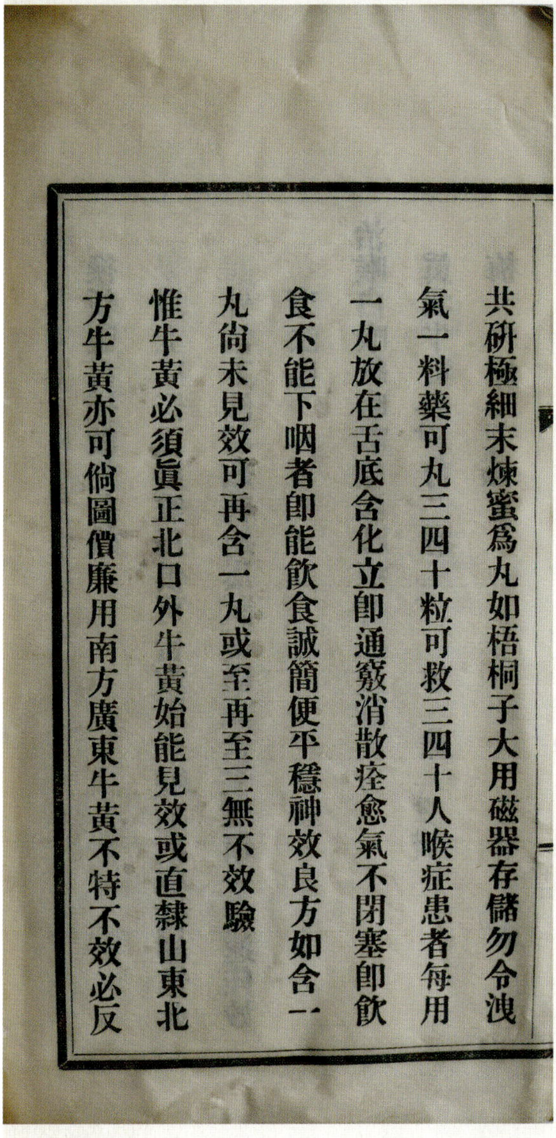

共研極細末煉蜜爲丸如梧桐子大用磁器存儲勿令洩氣一料藥可丸三四十粒可救三四十人喉症患者每用一丸放在舌底含化立即通竅消散痊愈氣不閉塞即飲食不能下咽者即能飲食誠簡便平穩神效良方如含一丸尚未見效可再含一丸或至再至三無不效驗

惟牛黄必須眞正北口外牛黄始能見效或直隸山東北方牛黄亦可倘圖價廉用南方廣東牛黄不特不效必反

共研极细末，炼蜜为丸，如梧桐子大。用磁器[1]存储，勿令泄气。一料药可丸三四十粒，可救三四十人。喉症患者每用一丸，放在舌底含化，立即通窍，消散痊愈，气不闭塞，即饮食不能下咽者，即能饮食。诚简便平稳神效良方。如含一丸尚未见效，可再含一丸，或至再至三，无不效验。

惟牛黄必须真正北口外牛黄始能见效。或直隶山东，北方牛黄亦可。倘图价廉，用南方广东牛黄，不特不效，必反

1 磁器：即“瓷器”。

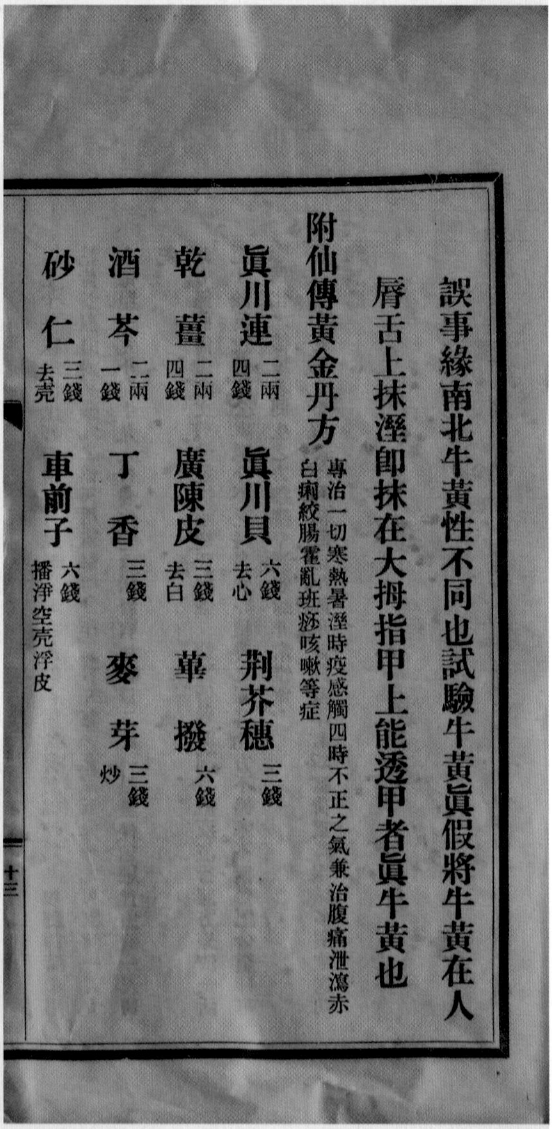

误事，缘南北牛黄性不同也。试验牛黄真假，将牛黄在人唇舌上抹湿，即抹在大拇指甲上能透甲者，真牛黄也。

附仙传黄金丹方

专治一切寒热、暑湿、时疫，感触四时不正之气。兼治腹痛泄泻、赤白痢、绞肠、霍乱、班[1]痧、咳嗽等症。

真川连二两四钱　真川贝六钱，去心　荆芥穗三钱　干姜二两四钱　广陈皮三钱，去白　荜茇六钱　酒芩二两一钱　丁香三钱　麦芽三钱，炒　砂仁三钱，去壳　车前子六钱，播净空壳浮皮

1 班：古同“斑”，杂色。

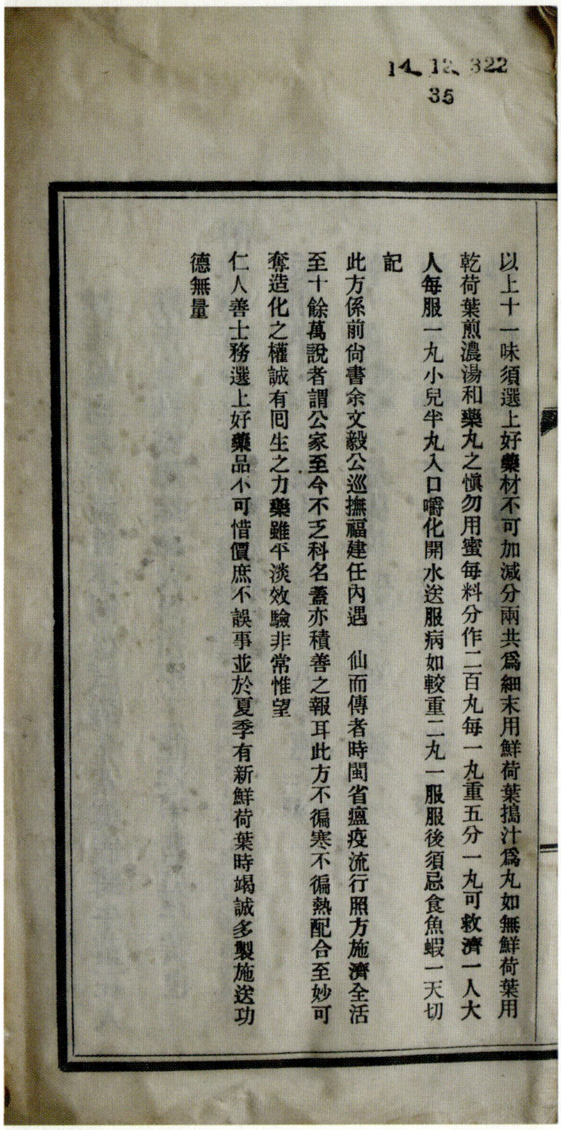

以上十一味須選上好藥材不可加減分兩共爲細末用鮮荷葉搗汁爲丸如無鮮荷葉用乾荷葉煎濃湯和藥丸之愼勿用蜜每料分作二百丸每一丸重五分一丸可救濟一人大人每服一丸小兒半丸入口嚼化開水送服病如較重二丸一服服後須忌食魚蝦一天切記

此方係前尚書余文毅公巡撫福建任內遇　仙而傳者時閩省瘟疫流行照方施濟全活至十餘萬說者謂公家至今不乏科名蓋亦積善之報耳此方不偏寒不偏熱配合至妙可奪造化之權誠有回生之力藥雖平淡效驗非常惟望
仁人善士務選上好藥品不可惜價庶不誤事並於夏季有新鮮荷葉時竭誠多製施送功德無量

以上十一味，须选上好药材，不可加减分两。共为细末，用鲜荷叶捣汁为丸。如无鲜荷叶，用干荷叶煎浓汤和药丸之，慎勿用蜜。每料分作二百丸，每一丸重五分，一丸可救济一人。大人每服一丸，小儿半丸，入口嚼化，开水送服。病如较重，二丸一服，服后须忌食鱼虾一天，切记。

此方系前尚书余文毅公巡抚福建任内遇仙而传者，时闽省瘟疫流行，照方施济，全活至十余万。说者谓公家至今不乏科名，盖亦积善之报耳。此方不偏寒不偏热，配合至妙，可夺造化之权，诚有回生之力。药虽平淡，效验非常。惟望仁人善士，务选上好药品，不可惜价，庶不误事。并于夏季有新鲜荷叶时，竭诚多制施送，功德无量。

喉科验方全集

清·张益三 撰
栾世杰 栾胤 姜永浩 整理

扫码观看本册视频简介

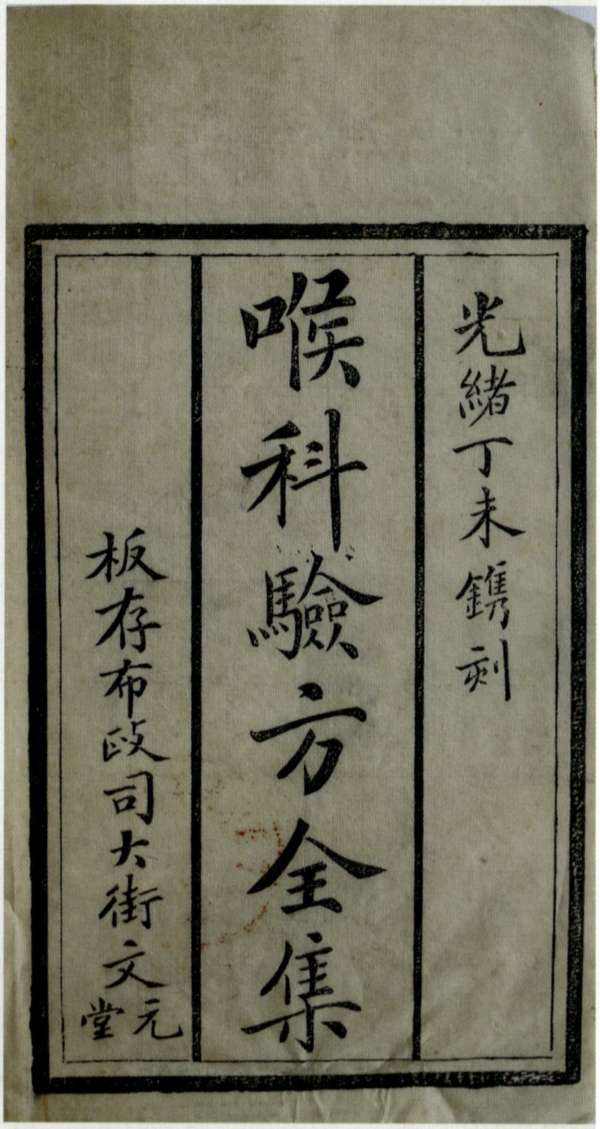
光緒丁未鐫刻
喉科驗方全集
板存布政司大街文元堂

喉科验方全集

光绪丁未镌刻

板存布政司大街文元堂

《喉科验方全集》校注说明

《喉科验方全集》是清代光绪年间张益三撰写的集验方。据《中国中医古籍总目》记载，本书属于孤本，初刊于清光绪三十三年丁未（1907），现藏于山东中医药大学图书馆。该书共一册，线装，书页高22.4厘米，宽13.4厘米；板框高17.7厘米，宽11.9厘米。每半页九行，每行二十二字，白口，四周双边，单黑鱼尾。

本书为作者张益三数十年经验总结，且前有论、中有案、后有方。症分寒热，色辨红白，药有补泻之别，删繁就简，条理清晰。具有良好的临床疗效和研究价值。

张益三，生平不详。据该书序言顿邱王汉三生平简介，王汉三为光绪年间乡试副榜贡生，稍长即攻儒业，又涉岐黄。晚年弃儒就医，张益三为其表兄。时张益三先生卒，王汉三书挽联曰：『秋月为怀无渐乎影，东风识面如见其人。』

本次整理以山东中医药大学图书馆所藏孤本《喉科验方全集》为底本，以涉及特殊方药的有关中医古籍为他校本。具体处理方法如下。

一、原书繁体竖排，今改为简体横排。采用现代标点方法，对原书进行句读。文中凡表示文序的『左』均改为『下』，凡表示段落起始的『一』均删去。

二、底本中字形属一般笔画之误，如属日、曰混淆，己、已不分者，予以径改，不出校记。

三、底本中的俗写字统一以今规范字律齐，予以径改，不出校记。如『羌活』改为『羌活』，『枝子』改为『栀子』，『槟榔』改为『槟榔』，『只壳』改为『枳壳』，『菉豆』改为『绿豆』，『山查』改为『山楂』，『黄耆』改为『黄芪』，『只实』改为『枳实』，『胆凡』改为『胆矾』、『氷片』改为『冰片』，『紫苑』改为『紫菀』，『白芨』改为『白及』等。

四、底本中的异体字、古体字径改为现在通行字，不出校记。如『畧』改为『略』，『痺』改为『痹』，『竊』改为『窃』，『揑』改为『捷』，『條』改为『参』，『洩』改为『泄』，『痳』改为『麻』，『凉』改为『凉』，『嚥』改为『咽』，『捲』改为『卷』，『棃』改为『梨』等。

五、底本中的通假字，出校记说明通假关系，并征引训诂书证或文献书证进行注释。

六、显系底本误、脱、衍、倒者予以勘正，并出校说明。

七、书中少数疑难名词术语或生僻字词，酌予简要注释。

八、原书注释小字，根据情况作小一字号处理。

《喉科验方全集》简介

《喉科验方全集》是清代光绪年间张益三编撰的集验方。据《中国中医古籍总目》记载，本书属于孤本，初刊于清光绪三十三年丁未（1907），现藏于山东中医药大学图书馆。此书首论咽喉病证治，次为『治验』及喉科内外备用诸方十四首，后附『治疯狗咬伤方』。

本书的重要价值在于该书为作者张益三数十年经验总结，且前有论、中有案、后有方。症分寒热，色辨红白，药有补泻之别，删繁就简，条理清晰。具有良好的临床疗效和研究价值。

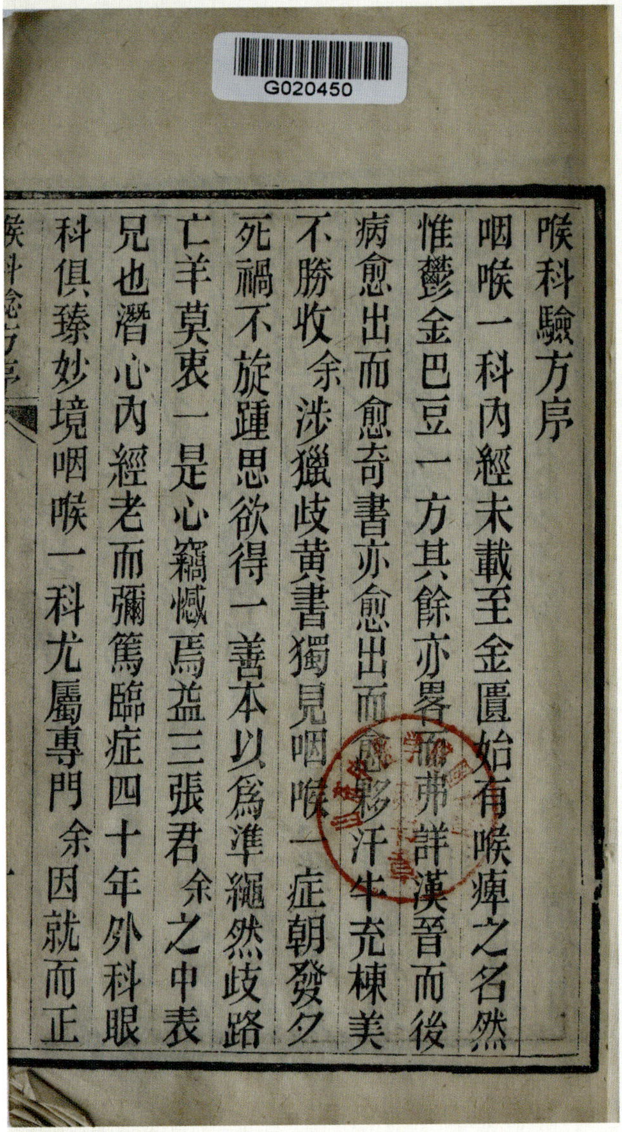

喉科验方序

咽喉一科，《内经》未载。至《金匮》始有喉痹之名。然惟郁金、巴豆一方，其余亦略而弗详。汉晋而后，病愈出而愈奇，书亦愈出而愈多，汗牛充栋，美不胜收。余涉猎岐黄书，独见咽喉一症，朝发夕死，祸不旋踵。思欲得一善本，以为准绳。然歧路亡羊，莫衷一是，心窃憾焉。益三张君，余之中表兄也，潜心《内经》，老而弥笃，临症四十年，外科、眼科俱臻，妙境咽喉一科，尤属专门。余因就而正

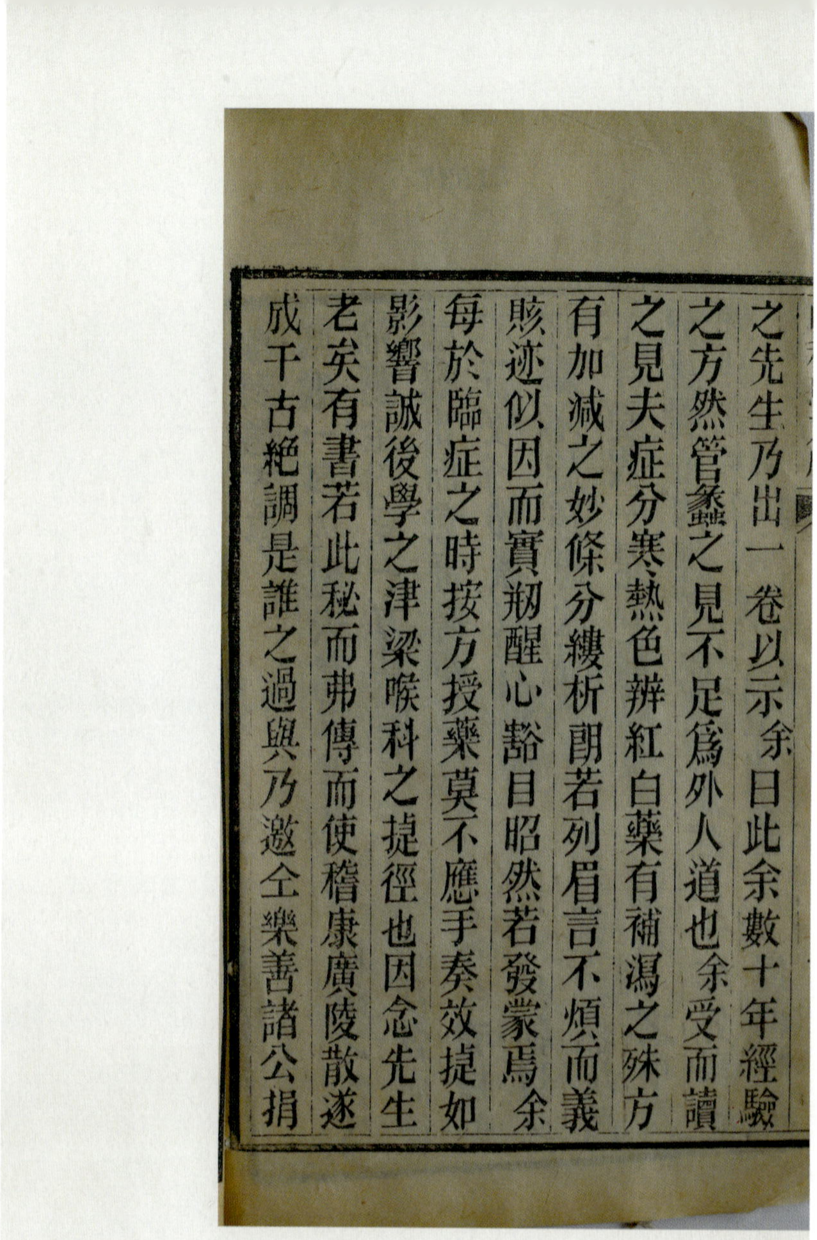
之先生乃出一卷以示余曰此余數十年經驗
之方然管蠡之見不足爲外人道也余受而讀
之見夫症分寒熱色辨紅白藥有補瀉之殊方
有加減之妙條分縷析朗若列眉言不煩而義
賅迹似因而實剏醒心豁目昭然若發蒙焉余
每於臨症之時按方授藥莫不應手奏效捷如
影響誠後學之津梁喉科之捷徑也因念先生
老矣有書若此秘而弗傳而使稽康廣陵散遂
成千古絕調是誰之過與乃邀仝樂善諸公捐

之，先生乃出一卷以示余，曰：此余数十年经验之方，然管蠡[1]之见，不足为外人道也。余受而读之，见夫症分寒热，色辨红白，药有补泻之殊，方有加减之妙，条分缕析，朗若列眉，言不烦而义赅，迹似因而实刱[2]，醒心豁目，昭然若发蒙焉。余每于临症之时，按方授药，莫不应手奏效，捷如影响。诚后学之津梁，喉科之捷径也。因念先生老矣，有书若此，秘而弗传，而使嵇康《广陵散》遂成千古绝调，是谁之过与。乃邀仝乐善诸公捐

1 管蠡：“管窥蠡测”的略语，比喻狭小的识见。
2 刱：同“创”。

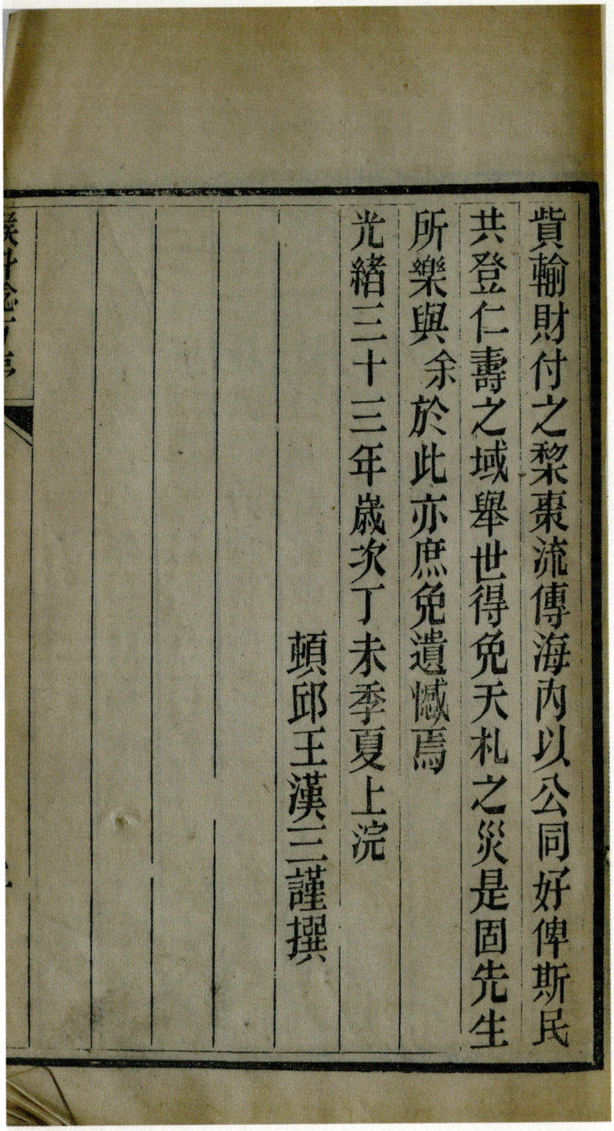
貲輸財付之棃棗流傳海內以公同好俾斯民共登仁壽之域舉世得免夭札之災是固先生所樂與余於此亦庶免遺憾焉
光緒三十三年歲次丁未季夏上浣
頓邱王漢三謹撰

资输财，付之梨枣，流传海内，以公同好。俾斯民共登仁寿之域，举世得免夭札之灾，是固先生所乐与。余于此，亦庶免遗憾焉。

光绪三十三年岁次丁未季夏上浣

顿邱王汉三谨撰

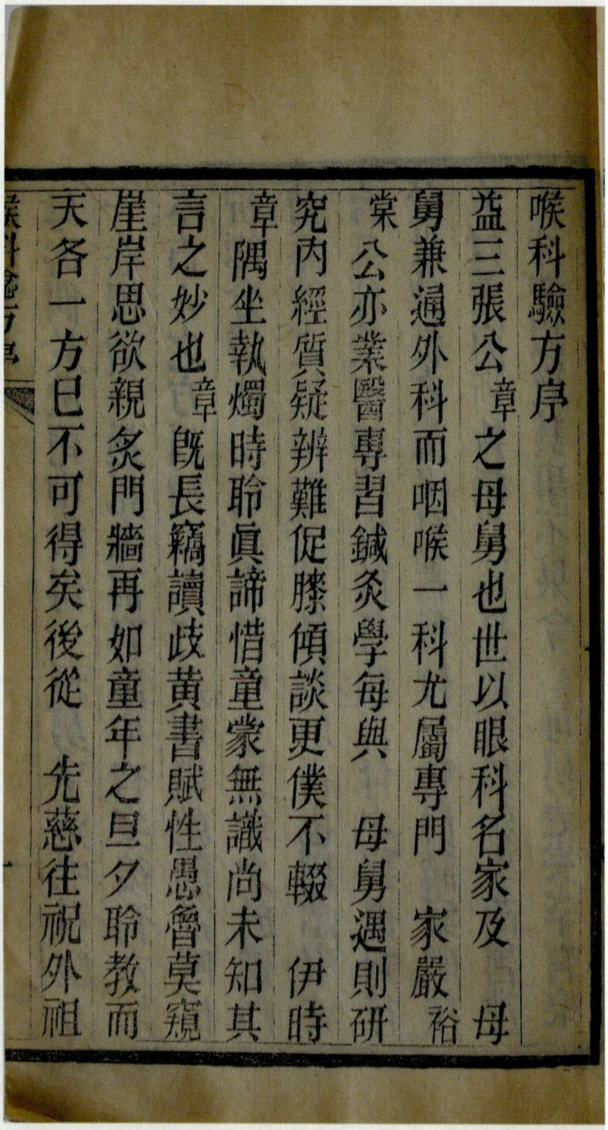

喉科驗方序

益三張公章之母舅也世以眼科名家及母舅兼通外科而咽喉一科尤屬專門家嚴裕棠公亦業醫專習鍼灸學每與母舅遇則研究内經質疑辨難促膝傾談更僕不輟伊時章隅坐執燭時聆真諦惜童蒙無識尚未知其言之妙也章既長竊讀岐黄書賦性愚魯莫窺崖岸思欲親炙門牆再如童年之旦夕聆教而天各一方已不可得矣後從先慈往祝外祖

喉科验方序

益三张公，章之母舅也。世以眼科名家，及母舅兼通外科，而咽喉一科，尤属专门，家严裕棠公亦业医，专习针灸学，每与母舅遇则研究《内经》，质疑辨难，促膝倾谈，更仆不辍。伊时章隅坐执烛，时聆真谛，惜童蒙无识，尚未知其言之妙也。章既长窃读岐黄书，赋性愚鲁，莫窥崖岸，思欲亲炙门墙，再如童年之旦夕聆教，而天各一方，已不可得矣。后从先慈往祝外祖

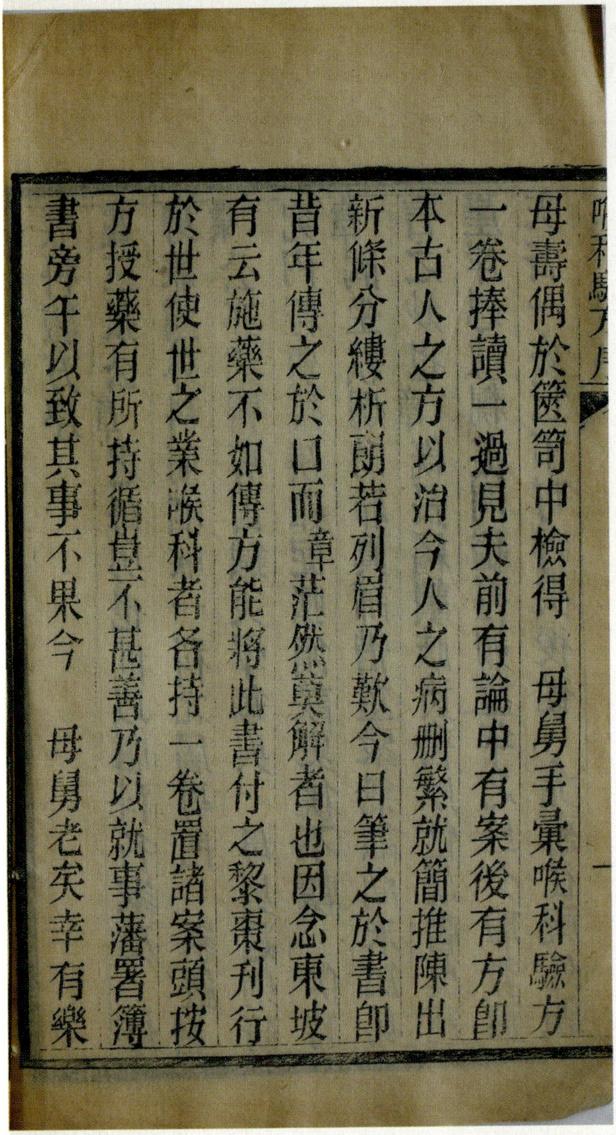

喉科驗方序

母壽偶於篋笥中檢得　母舅手彙喉科驗方一卷捧讀一過見夫前有論中有案後有方即本古人之方以治今人之病删繁就簡推陳出新條分縷析朗若列眉乃歎今日筆之於書即昔年傳之於口而章茫然莫解者也因念東坡有云施藥不如傳方能將此書付之黎棗刊行於世使世之業喉科者各持一卷置諸案頭按方授藥有所持循豈不甚善乃以就事藩署簿書旁午以致其事不果今　母舅老矣幸有樂

母寿，偶于箧笥[1]中检得母舅手汇《喉科验方》一卷。捧读一过，见夫前有论，中有案，后有方，即本古人之方以治今人之病，删繁就简，推陈出新，条分缕析，朗若列眉。乃叹今日笔之于书，即昔年传之于口，而章茫然莫解者也。因念东坡有云：施药不如传方。能将此书付之黎[2]枣，刊行于世，使世之业喉科者，各持一卷，置诸案头，按方授药，有所持循，岂不甚善。乃以就事蕃署，簿书旁午，以致其事不果。今母舅老矣，幸有乐

1 箧笥（qiè sì）：竹制箱子。
2 黎：通“梨”。

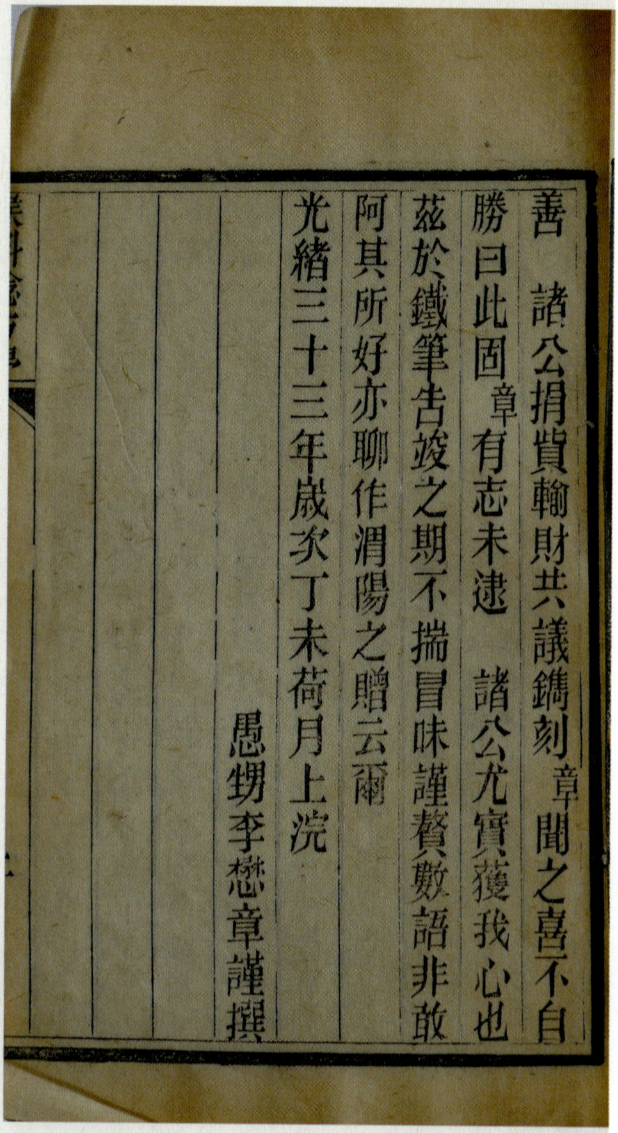

善　諸公捐貲輸財共議鐫刻章聞之喜不自
勝曰此固章有志未逮　諸公尤實獲我心也
茲於鐵筆告竣之期不揣冒味謹贅數語非敢
阿其所好亦聊作渭陽之贈云爾
光緒三十三年歲次丁未荷月上浣
愚甥李懋章謹撰

善诸公捐赀输财，共议镌刻，章闻之喜不自胜，曰此固章有志未逮，诸公尤实获我心也。兹于铁笔告竣之期，不揣冒昧，谨赘数语，非敢阿其所好，亦聊作渭阳之赠云尔。

光绪三十三年岁次丁未荷月上浣

愚甥李懋章谨撰

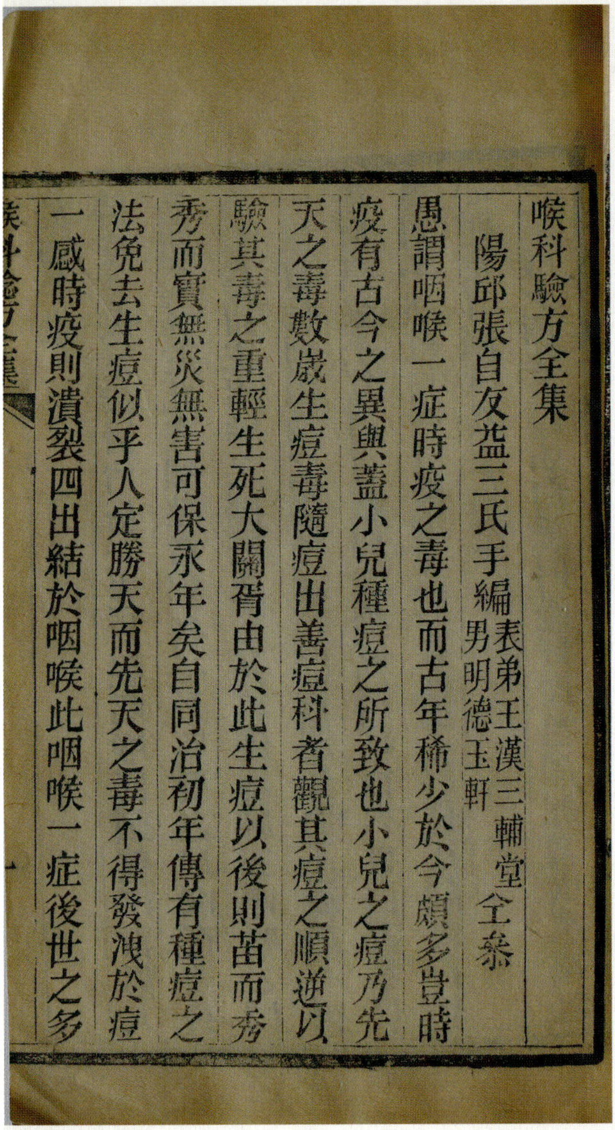

喉科驗方全集

陽邱張自友益三氏手編　表弟王漢三輔堂　男明德玉軒　仝參

愚謂咽喉一症時疫之毒也而古年稀少於今頗多豈時
疫有古今之異與蓋小兒種痘之所致也小兒之痘乃先
天之毒數歲生痘毒隨痘出善痘科者觀其痘之順逆以
驗其毒之重輕生死大關胥由於此生痘以後則苗而秀
秀而實無災無害可保永年矣自同治初年傳有種痘之
法免去生痘似乎人定勝天而先天之毒不得發洩於痘
一感時疫則潰裂四出結於咽喉此咽喉一症後世之多

喉科验方全集

阳邱张自友益三氏手编

表弟王汉三辅堂男明德玉轩仝参

愚谓咽喉一症，时疫之毒也。而古年稀少，于今颇多，岂时疫有古今之异与，盖小儿种痘之所致也。小儿之痘乃先天之毒，数岁生痘，毒随痘出。善痘科者，观其痘之顺逆，以验其毒之重轻，生死大关胥由于此。生痘以后则苗而秀，秀而实，无灾无害，可保永年矣。自同治初年传有种痘之法，免去生痘，似乎人定胜天，而先天之毒不得发泄于痘，一感时疫则溃裂四出，结于咽喉。此咽喉一症，后世之多

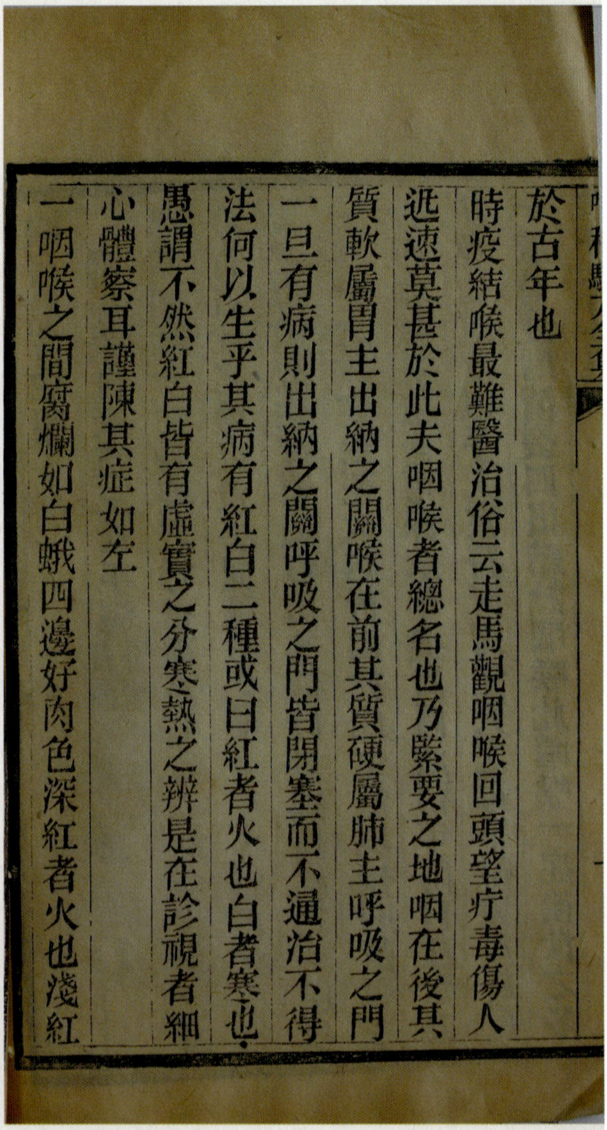

於古年也

時疫結喉最難醫治俗云走馬觀咽喉回頭望疔毒傷人迅速莫甚於此夫咽喉者總名也乃緊要之地咽在後其質軟屬胃主出納之關喉在前其質硬屬肺主呼吸之門一旦有病則出納之關呼吸之門皆閉塞而不通治不得法何以生乎其病有紅白二種或曰紅者火也白者寒也愚謂不然紅白皆有虛實之分寒熱之辨是在診視者細心體察耳謹陳其症如左

一咽喉之間腐爛如白蛾四邊好肉色深紅者火也淺紅

于古年也。

时疫结喉最难医治，俗云走马观咽喉，回头望疔毒，伤人迅速莫甚于此。夫咽喉者，总名也，乃紧要之地。咽在后，其质软，属胃，主出纳之关。喉在前，其质硬，属肺主呼吸之门。一旦有病，则出纳之关、呼吸之门皆闭塞而不通。治不得法，何以生乎？其病有红白二种，或曰红者火也，白者寒也，愚谓不然。红白皆有虚实之分，寒热之辨，是在诊视者细心体察耳。谨陈其症如下。

咽喉之间，腐烂如白蛾，四边好肉，色深红者，火也；浅红

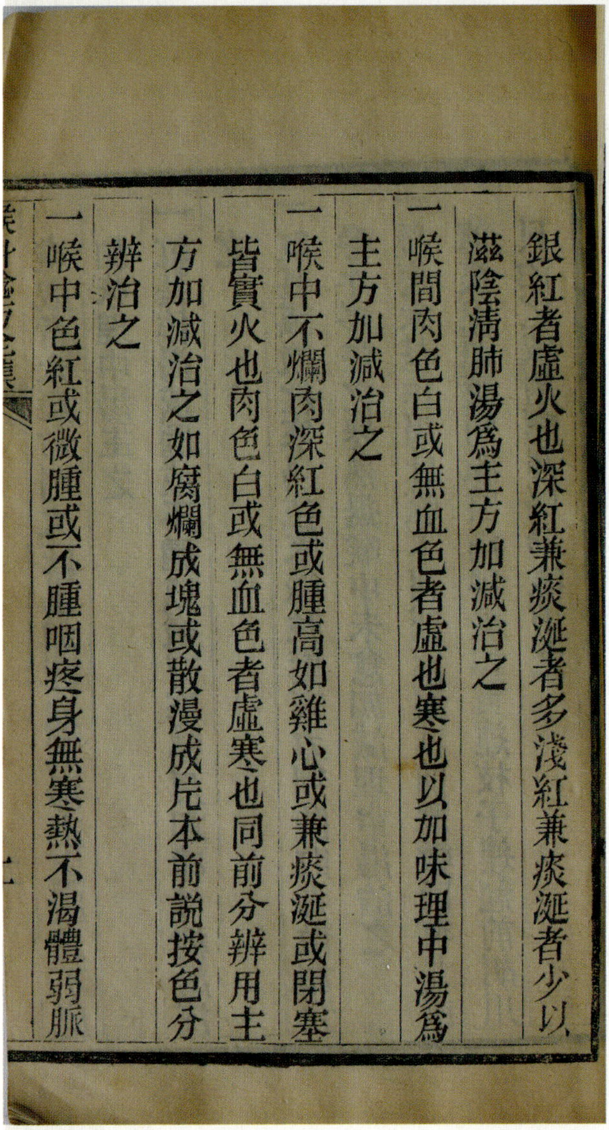
銀紅者虛火也深紅兼痰涎者多淺紅兼痰涎者少以
滋陰清肺湯爲主方加減治之
一喉間肉色白或無血色者虛也寒也以加味理中湯爲
主方加減治之
一喉中不爛肉深紅色或腫高如雞心或兼痰涎或閉塞
皆實火也肉色白或無血色者虛寒也同前分辨用主
方加減治之如腐爛成塊或散漫成片本前說按色分
辨治之
一喉中色紅或微腫或不腫咽疼身無寒熱不渴體弱脈

银红者，虚火也。深红兼痰涎者多，浅红兼痰涎者少。以滋阴清肺汤为主方，加减治之。

喉间肉色白，或无血色者，虚也，寒也。以加味理中汤为主方，加减治之。

喉中不烂，肉深红色。或肿高如鸡心，或兼痰涎，或闭塞，皆实火也。肉色白或无血色者，虚寒也。同前分辨，用主方加减治之。如腐烂成块或散漫成片，本前说按色分辨治之。

喉中色红，或微肿或不肿，咽疼，身无寒热，不渴，体弱脉

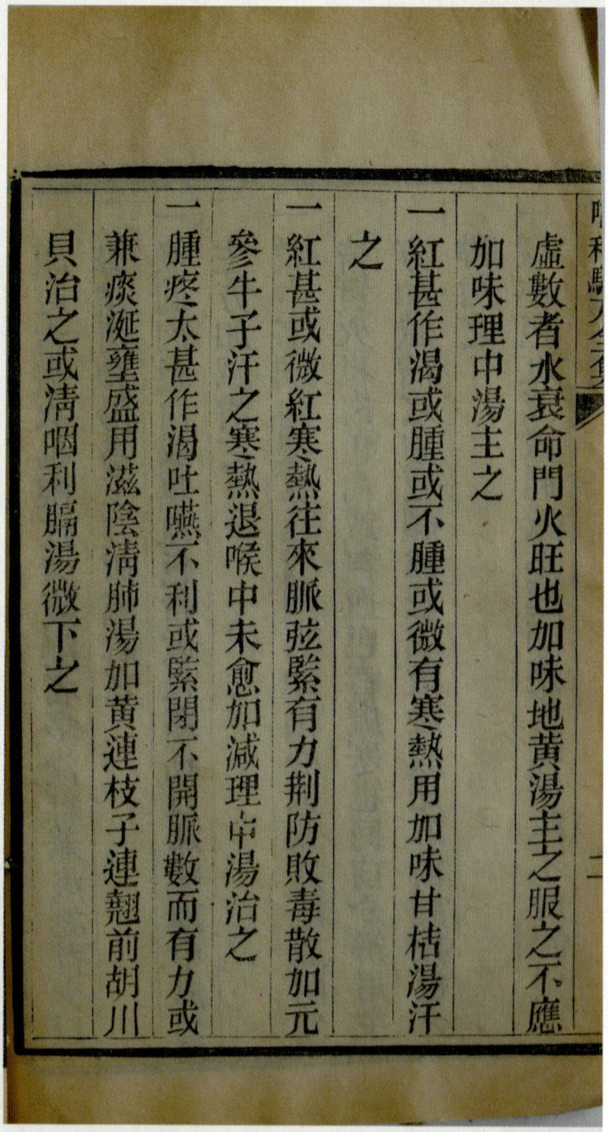

虛數者水衰命門火旺也加味地黃湯主之服之不應
加味理中湯主之
一紅甚作渴或腫或不腫或微有寒熱用加味甘桔湯汗
之
一紅甚或微紅寒熱往來脈弦緊有力荆防敗毒散加元
參牛子汗之寒熱退喉中未愈加減理中湯治之
一腫疼太甚作渴吐嚥不利或緊閉不開脈數而有力或
兼痰涎壅盛用滋陰清肺湯加黃連枝子連翹前胡川
貝治之或清咽利膈湯微下之

虚数者，水衰命门火旺也，加味地黄汤主之。服之不应，加味理中汤主之。

红甚作渴，或肿或不肿，或微有寒热，用加味甘桔汤汗之。

红甚或微红，寒热往来，脉弦紧有力，荆防败毒散加元参、牛子汗之。寒热退，喉中未愈，加减理中汤治之。

肿疼太甚，作渴，吐咽不利，或紧闭不开。脉数而有力，或兼痰涎壅盛，用滋阴清肺汤加黄连、栀子、连翘、前胡、川贝治之，或清咽利膈汤微下之。

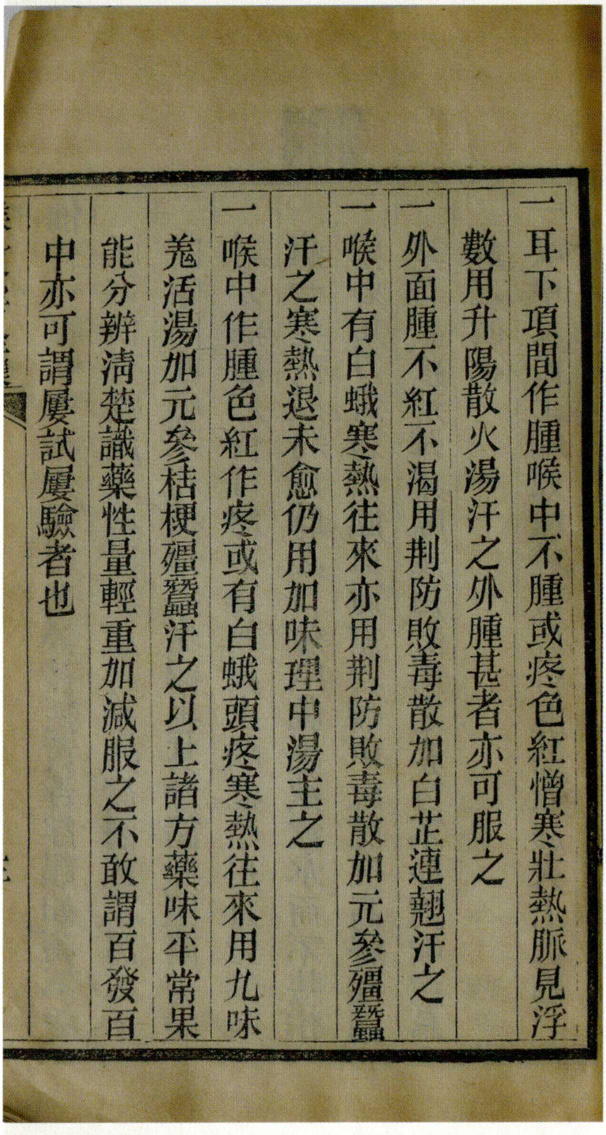

一耳下項間作腫喉中不腫或疼色紅憎寒壯熱脈見浮
數用升陽散火湯汗之外腫甚者亦可服之
一外面腫不紅不渴用荆防敗毒散加白芷連翹汗之
一喉中有白蛾寒熱往來亦用荆防敗毒散加元參殭蠶
汗之寒熱退未愈仍用加味理中湯主之
一喉中作腫色紅作疼或有白蛾頭疼寒熱往來用九味
羌活湯加元參桔梗殭蠶汗之以上諸方藥味平常果
能分辨清楚識藥性量輕重加減服之不敢謂百發百
中亦可謂屢試屢驗者也

耳下项间作肿，喉中不肿，或疼，色红，憎寒壮热，脉见浮数，用升阳散火汤汗之。外肿甚者，亦可服之。

外面肿，不红不渴，用荆防败毒散加白芷、连翘汗之。

喉中有白蛾，寒热往来，亦用荆防败毒散加元参、僵蚕汗之。寒热退未愈，仍用加味理中汤主之。

喉中作肿，色红作疼，或有白蛾，头疼，寒热往来，用九味羌活汤加元参、桔梗、僵蚕汗之。

以上诸方药味平常，果能分辨清楚，识药性量轻重加减服之，不敢谓百发百中，亦可谓屡试屡验者也。

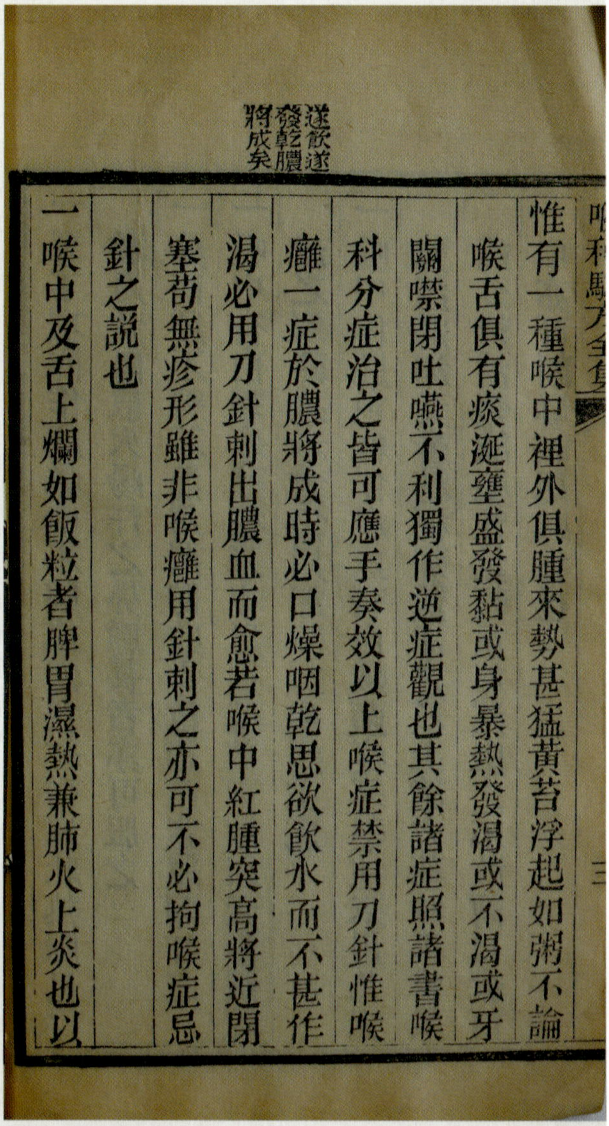

遂飲遂發乾膿將成矣

惟有一種喉中裡外俱腫來勢甚猛黃苔浮起如粥不論喉舌俱有痰涎壅盛發黏或身暴熱發渴或不渴或牙關噤閉吐咽不利獨作逆症觀也其餘諸症照諸書喉科分症治之皆可應手奏效以上喉症禁用刀針惟喉癰一症於膿將成時必口燥咽乾思欲飲水而不甚作渴必用刀針刺出膿血而愈若喉中紅腫突高將近閉塞苟無疹形雖非喉癰用針刺之亦可不必拘喉症忌針之說也

一喉中及舌上爛如飯粒者脾胃濕熱兼肺火上炎也以

惟有一种喉中里外俱肿，来势甚猛，黄苔浮起如粥，不论喉舌俱有痰涎壅盛发黏。或身暴热，发渴或不渴，或牙关噤闭，吐咽不利，独作逆症观也。其余诸症照诸书喉科分症治之，皆可应手奏效。以上喉症禁用刀针。惟喉痈一症，于肿将成时，必口燥咽干，思欲饮水而不甚作渴批：遂饮遂发干，脓将成矣，必用刀针刺出脓血而愈。若喉中红肿突高，将近闭塞，苟无疹形，虽非喉痈，用针刺之亦可，不必拘喉症忌针之说也。

喉中及舌上烂如饭粒者，脾胃湿热兼肺火上炎也。以

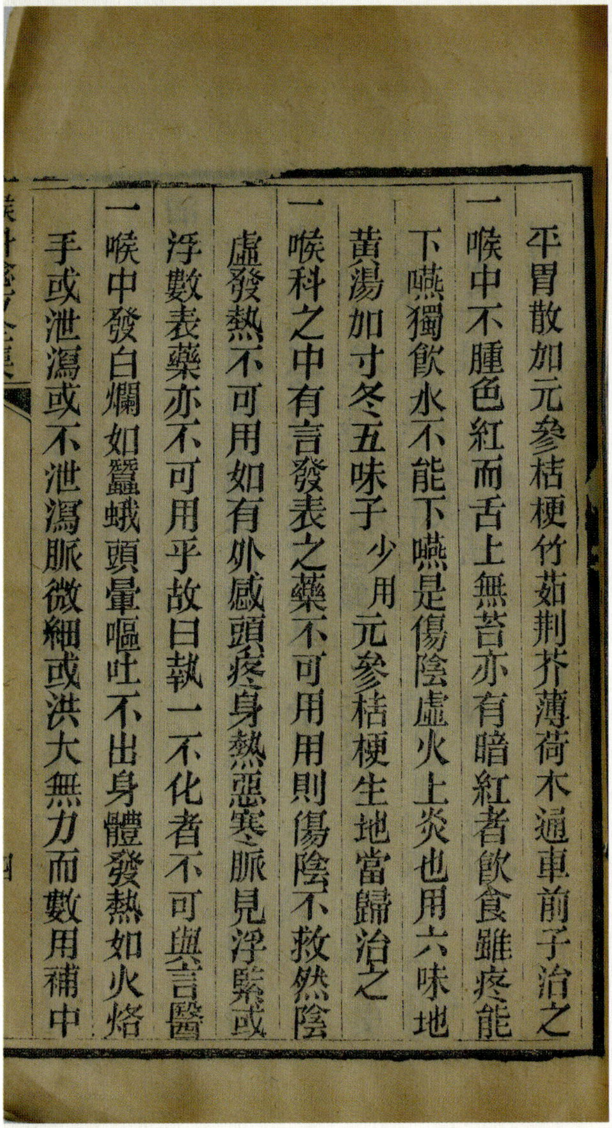

平胃散加元參桔梗竹茹荆芥薄荷木通車前子治之
一喉中不腫色紅而舌上無苔亦有暗紅者飲食雖疼能
下嚥獨飲水不能下嚥是傷陰虛火上炎也用六味地
黃湯加寸冬五味子少用元參桔梗生地當歸治之
一喉科之中有言發表之藥不可用用則傷陰不救然陰
虛發熱不可用如有外感頭疼身熱惡寒脈見浮緊或
浮數表藥亦不可用乎故曰執一不化者不可與言醫
一喉中發白爛如蠶蛾頭暈嘔吐不出身體發熱如火烙
手或泄瀉或不泄瀉脈微細或洪大無力而數用補中

平胃散加元参、桔梗、竹茹、荆芥、薄荷、木通、车前子治之。

喉中不肿，色红而舌上无苔，亦有暗红者，饮食虽疼，能下咽，独饮水不能下咽，是伤阴虚火上炎也。用六味地黄汤加寸冬、五味子少用、元参、桔梗、生地、当归治之。

喉科之中，有言发表之药不可用，用则伤阴不救。然阴虚发热不可用，如有外感头疼，身热恶寒，脉见浮紧或浮数，表药亦不可用乎。故曰执一不化者，不可与言医。

喉中发白，烂如蚕蛾，头晕，呕吐不出，身体发热如火烙手，或泄泻，或不泄泻，脉微细或洪大无力而数，用补中

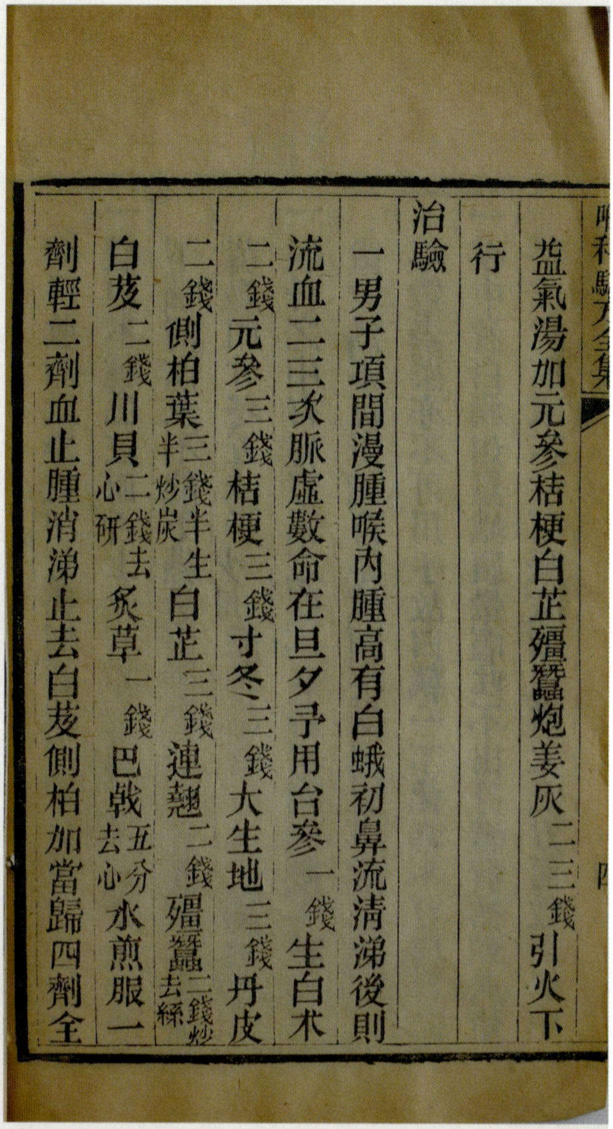

盋氣湯加元參桔梗白芷殭蠶炮姜灰二三錢引火下行

治驗

一男子項間漫腫喉内腫高有白蛾初鼻流清涕後則流血二三次脈虛數命在旦夕予用台參一錢生白术二錢元參三錢桔梗三錢寸冬三錢大生地三錢丹皮二錢側柏葉三錢半生半炒炭白芷三錢連翹二錢殭蠶二錢炒去絲白芨二錢川貝二錢去心研炙草一錢巴戟五分去心水煎服一劑輕二劑血止腫消涕止去白芨側柏加當歸四劑全

益气汤加元参、桔梗、白芷、僵蚕、炮姜灰二三钱，引火下行。

治验

一男子项间漫肿，喉内肿高有白蛾，初鼻流清涕，后则流血二三次，脉虚数，命在旦夕。予用台参一钱，生白术二钱，元参三钱，桔梗三钱，寸冬三钱，大生地三钱，丹皮二钱，侧柏叶三钱（半生半炒炭），白芷三钱，连翘二钱，僵蚕二钱（炒去丝），白及二钱，川贝二钱（去心，研），炙草一钱，巴戟五分（去心）。水煎服。一剂轻，二剂血止、肿消、涕止。去白及、侧柏，加当归，四剂全

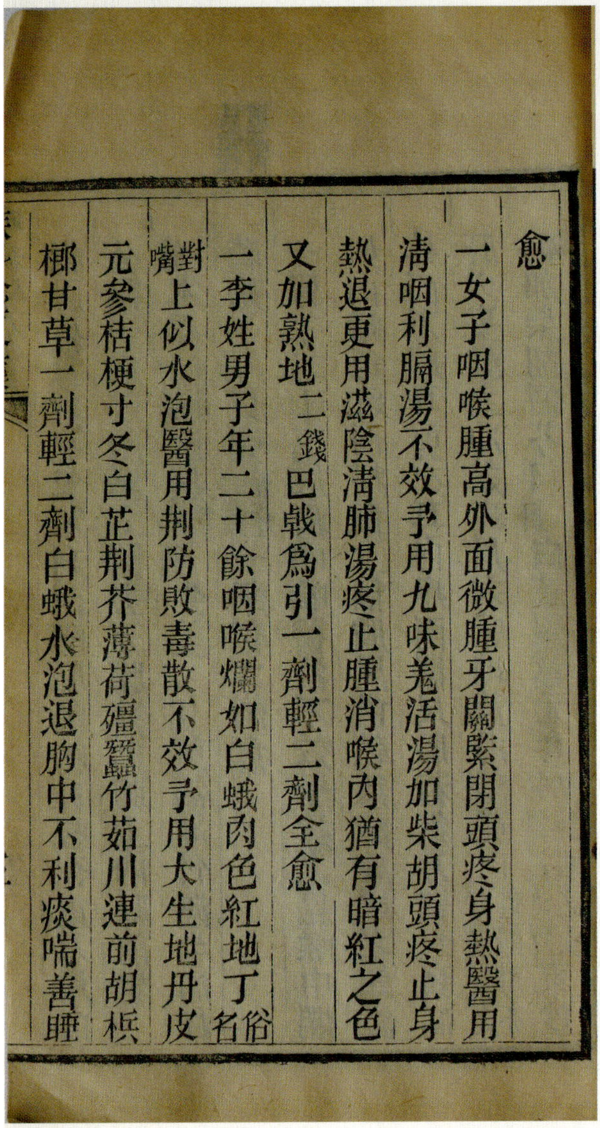

愈

一女子咽喉腫高外面微腫牙關緊閉頭疼身熱醫用清咽利膈湯不效予用九味羌活湯加柴胡頭疼止身熱退更用滋陰清肺湯疼止腫消喉內猶有暗紅之色又加熟地二錢巴戟爲引一劑輕二劑全愈

一李姓男子年二十餘咽喉爛如白蛾肉色紅地丁俗名對嘴上似水泡醫用荆防敗毒散不效予用大生地丹皮元參桔梗寸冬白芷荆芥薄荷殭蠶竹茹川連前胡檳榔甘草一劑輕二劑白蛾水泡退胸中不利痰喘善睡

愈。

一女子咽喉肿高，外面微肿，牙关紧闭，头疼身热，医用清咽利膈汤不效。予用九味羌活汤加柴胡，头疼止，身热退。更用滋阴清肺汤，疼止肿消。喉内犹有暗红之色，又加熟地二钱，巴戟为引。一剂轻，二剂全愈。

一李姓男子，年二十余，咽喉烂如白蛾，肉色红。地丁俗名对嘴上似水泡，医用荆防败毒散不效。予用大生地、丹皮、元参、桔梗、寸冬、白芷、荆芥、薄荷、僵蚕、竹茹、川连、前胡、槟榔、甘草。一剂轻，二剂白蛾水泡退。胸中不利，痰喘，善睡

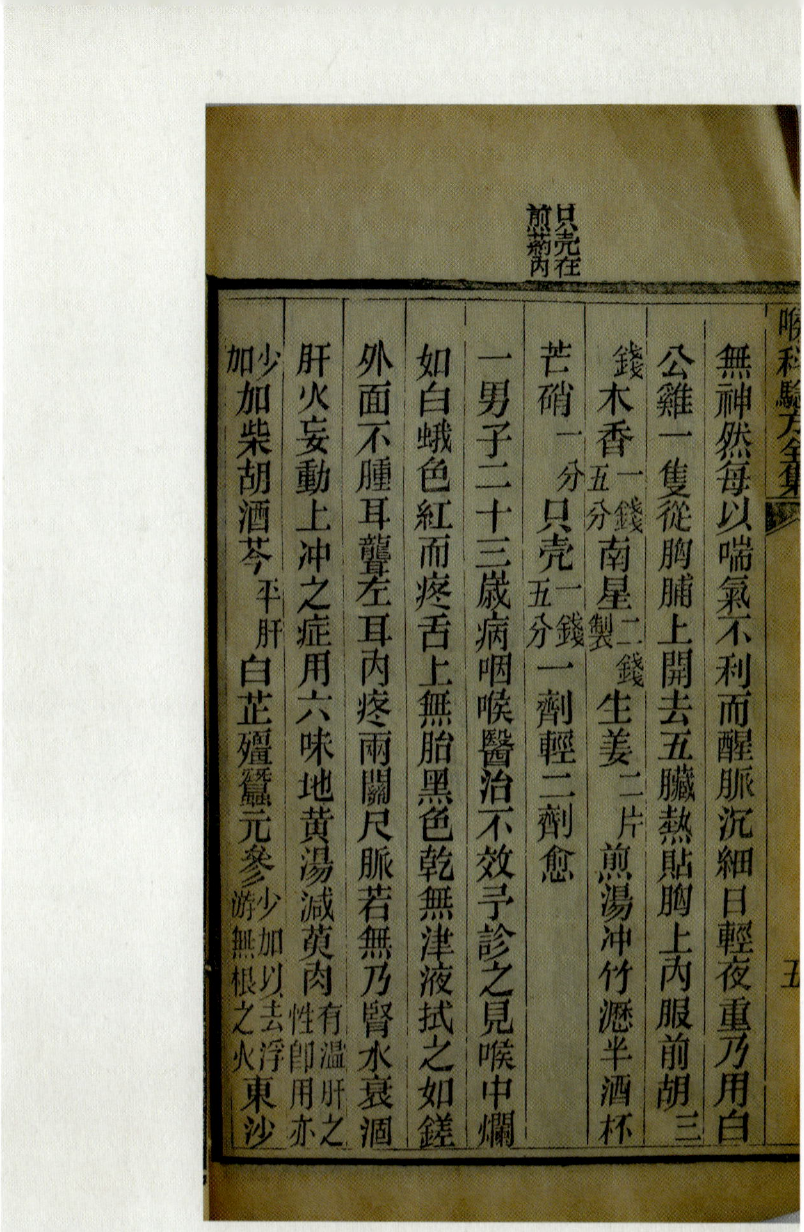
只壳在煎药内
喉科驗方全集 五
無神然每以喘氣不利而醒脈沉細日輕夜重乃用白
公雞一隻從胸脯上開去五臟熱貼胸上內服前胡三錢木香一錢五分南星二錢製生姜二片煎湯冲竹瀝半酒杯
芒硝一分只壳一錢五分一劑輕二劑愈
一男子二十三歲病咽喉醫治不效予診之見喉中爛
如白蛾色紅而疼舌上無胎黑色乾無津液拭之如鎈
外面不腫耳聾左耳內疼兩關尺脉若無乃腎水衰涸
肝火妄動上冲之症用六味地黃湯減萸肉有溫肝之性即用亦少加
加柴胡酒芩平肝白芷殭蠶元參少加以去浮游無根之火東沙

无神，然每以喘气不利而醒，脉沉细，日轻夜重。乃用白公鸡一只，从胸脯上开，去五脏，热贴胸上。内服前胡三钱，木香一钱五分，南星二钱（制），生姜二片，煎汤冲竹沥半酒杯，芒硝一分，枳壳一钱五分。按：枳壳在煎药内。一剂轻，二剂愈。

一男子二十三岁，病咽喉医治不效。予诊之见喉中烂如白蛾，色红而疼，舌上无胎，黑色干无津液，拭之如鎈[1]。外面不肿，耳聋，左耳内疼。两关尺脉若无，乃肾水衰涸，肝火妄动上冲之症，用六味地黄汤减萸肉有温肝之性，即用亦少加，加柴胡、酒芩平肝，白芷、僵蚕、元参少加以去浮游无根之火，东沙

1 鎈（chā）：锉子，一种使工件平滑的工具。

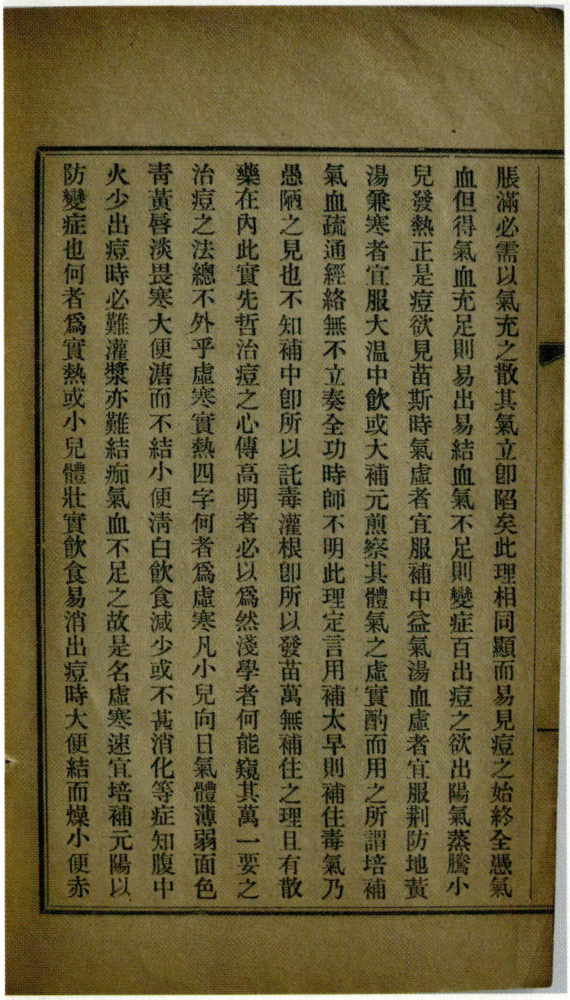

脹滿必需以氣充之散其氣立卽陷矣此理相同顯而易見痘之始終全憑氣血但得氣血充足則易出易結血氣不足則變症百出痘之欲出陽氣蒸騰小兒發熱正是痘欲見苗斯時氣虛者宜服補中益氣湯血虛者宜服荊防地黃湯兼寒者宜服大溫中飲或大補元煎察其體氣之虛實酌而用之所謂培補氣血疏通經絡無不立奏全功時師不明此理定言用補太早則補住毒氣乃愚陋之見也不知補中卽所以託毒灌根卽所以發苗萬無補住之理且有散藥在內此實先哲治痘之心傳高明者必以爲然淺學者何能窺其萬一要之治痘之法總不外乎虛寒實熱四字何者爲虛寒凡小兒向日氣體薄弱面色青黃唇淡畏寒大便溏而不結小便清白飲食減少或不甚消化等症知腹中火少出痘時必難灌漿亦難結痂氣血不足之故是名虛寒速宜培補元陽以防變症也何者爲實熱或小兒體壯實飲食易消出痘時大便結而燥小便赤

胀满，必需以气充之，散其气立即陷矣。此理相同。显而易见。痘之始终，全凭气血，但得气血充足，则易出易结。血气不足，则变症百出。痘之欲出，阳气蒸腾，小儿发热，正是痘欲见苗。斯时气虚者宜服补中益气汤，血虚者宜服荆防地黄汤，兼寒者宜服大温中饮或大补元煎。察其体气之虚实，酌而用之。所谓培补气血，疏通经络，无不立奏全功。时师不明此理，定言用补太早，则补住毒气，乃愚陋之见也。不知补中即所以托毒，灌根即所以发苗，万无补住之理。且有散药在内，此实先哲治痘之心传，高明者必以为然，浅学者何能窥其万一？要之治痘之法，总不外乎虚、寒、实、热四字。何者为虚寒？凡小儿向日气体薄弱，面色青黄，唇淡畏寒，大便溏而不结，小便清白，饮食减少，或不甚消化等症，知腹中少火，出痘时必难灌浆，亦难结痂，气血不足之故，是名虚寒。速宜培补元阳，以防变症也。何者为实热？或小儿体壮实，饮食易消，出痘时大便结而燥，小便赤

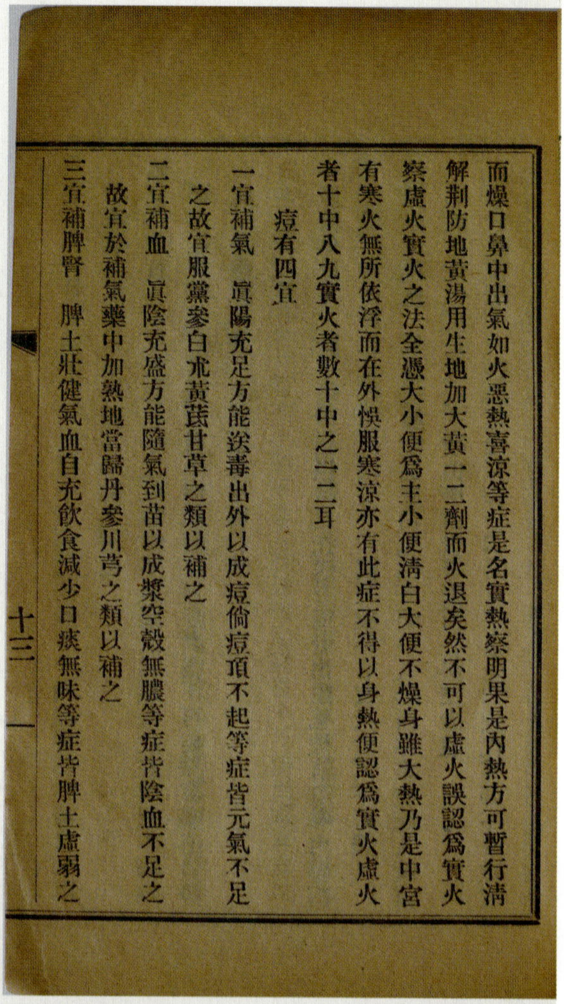

十三

而燥口鼻中出氣如火惡熱喜涼等症是名實熱察明果是內熱方可暫行淸解荆防地黃湯用生地加大黃一二劑而火退矣然不可以虛火誤認爲實火察虛火實火之法全憑大小便爲主小便淸白大便不燥身雖大熱乃是中宮有寒火無所依浮而在外悮服寒涼亦有此症不得以身熱便認爲實火虛火者十中八九實火者數十中之一二耳

痘有四宜

一宜補氣　眞陽充足方能送毒出外以成痘倘痘頂不起等症皆元氣不足之故宜服黨參白朮黃芪甘草之類以補之

二宜補血　眞陰充盛方能隨氣到苗以成漿空殼無膿等症皆陰血不足之故宜於補氣藥中加熟地當歸丹參川芎之類以補之

三宜補脾腎　脾土壯健氣血自充飲食減少口痰無味等症皆脾土虛弱之

而燥，口鼻中出气如火，恶热喜凉等症，是名实热。察明果是内热，方可暂行清解。荆防地黄汤用生地加大黄，一二剂而火退矣。然不可以虚火误认为实火。察虚火实火之法，全凭大小便为主。小便清白，大便不燥，身虽大热，乃是中宫有寒，火无所依，浮而在外，误服寒凉，亦有此症，不得以身热便认为实火。虚火者十中八九，实火者数十中之一二耳。

痘有四宜

一宜补气。真阳充足，方能送毒出外以成痘。倘痘顶不起等症，皆元气不足之故。宜服党参、白术、黄芪、甘草之类以补之。

二宜补血。真阴充盛，方能随气到苗以成浆，空壳无脓等症，皆阴血不足之故。宜于补气药中加熟地、当归、丹参、川芎之类以补之。

三宜补脾肾。脾土壮健，气血自充。饮食减少，口淡[1]无味等症，皆脾土虚弱之

1 淡：原作“痰”，据文义改。

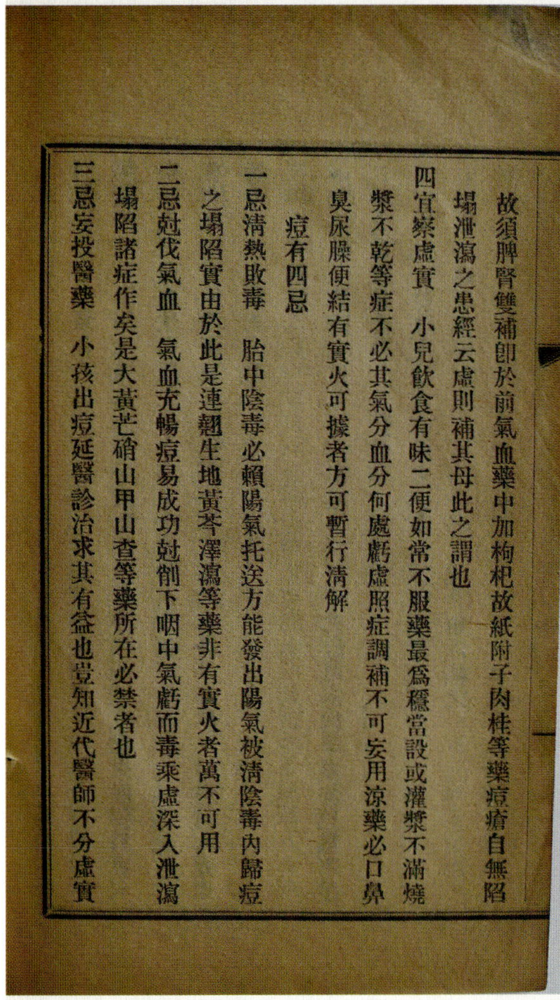
故須脾腎雙補卽於前氣血藥中加枸杞故紙附子肉桂等藥痘瘡自無陷
塌泄瀉之患經云虛則補其母此之謂也
四宜察虛實　小兒飲食有味二便如常不服藥最爲穩當設或灌漿不滿燒
漿不乾等症不必其氣分血分何處虧虛照症調補不可妄用涼藥必口鼻
臭尿臊便結有實火可據者方可暫行清解
痘有四忌
一忌清熱敗毒　胎中陰毒必賴陽氣托送方能發出陽氣被清陰毒內歸痘
之塌陷實由於此是連翹生地黃芩澤瀉等藥非有實火者萬不可用
二忌尅伐氣血　氣血充暢痘易成功尅削下咽中氣虧而毒乘虛深入泄瀉
塌陷諸症作矣是大黃芒硝山甲山查等藥所在必禁者也
三忌妄投醫藥　小孩出痘延醫診治求其有益也豈知近代醫師不分虛實

故，须脾肾双补，即于前气血药中加枸杞、故纸、附子、肉桂等药，痘疮自无陷塌、泄泻之患。经云：虚则补其母。此之谓也。

四宜察虚实。小儿饮食有味，二便如常，不服药最为稳当。设或灌浆不满，烧浆不干等症，不必[1]其气分血分何处亏虚，照症调补，不可妄用凉药。必口鼻臭，尿臊，便结，有实火可据者，方可暂行清解。

痘有四忌

一忌清热败毒。胎中阴毒，必赖阳气托送，方能发出。阳气被清，阴毒内归，痘之塌陷，实由于此。是连翘、生地、黄芩、泽泻等药，非有实火者，万不可用。

二忌克伐气血。气血充畅，痘易成功。克削下咽，中气亏而毒乘虚深入，泄泻塌陷诸症作矣。是大黄、芒硝、山甲、山楂等药，所在必禁者也。

三忌妄投医药。小孩出痘，延医诊治，求其有益也。岂知近代医师，不分虚实，

1 不必：文义不通，当作“必察”。

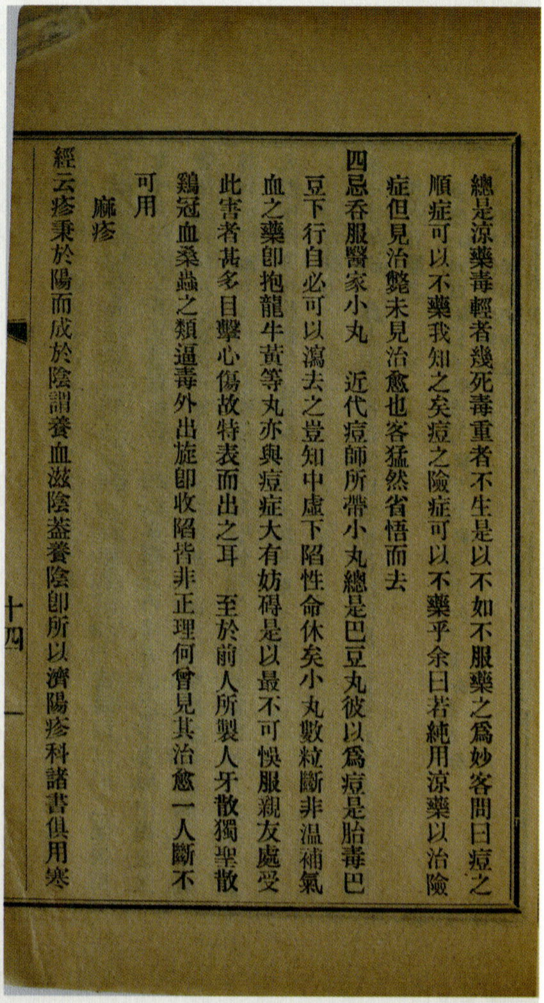
總是涼藥毒輕者幾死毒重者不生是以不如不服藥之爲妙客問曰痘之順症可以不藥我知之矣痘之險症可以不藥乎余曰若純用涼藥以治險症但見治斃未見治愈也客猛然省悟而去

四忌吞服醫家小丸　近代痘師所帶小丸總是巴豆丸彼以爲痘是胎毒巴豆下行自必可以瀉去之豈知中虛下陷性命休矣小丸數粒斷非溫補氣血之藥卽抱龍牛黃等丸亦與痘症大有妨碍是以最不可悞服親友處受此害者甚多目擊心傷故特表而出之耳　至於前人所製人牙散獨聖散雞冠血桑蟲之類逼毒外出旋卽收陷皆非正理何曾見其治愈一人斷不可用

痲疹

經云疹秉於陽而成於陰謂養血滋陰蓋養陰卽所以濟陽疹科諸書俱用寒

十四

总是凉药，毒轻者几死，毒重者不生，是以不如不服药之为妙。客问曰：痘之顺症，可以不药，我知之矣。痘之险症，可以不药乎？余曰：若纯用凉药以治险症，但见治毙，未见治愈也。客猛然省悟而去。

四忌吞服医家小丸。近代痘师所带小丸，总是巴豆丸。彼以为痘是胎毒，巴豆下行，自必可以泻去之。岂知中虚下陷，性命休矣。小丸数粒，断非温补气血之药，即抱龙、牛黄等丸，亦与痘症大有妨碍，是以最不可误服。亲友处受此害者甚多，目击心伤，故特表而出之耳。至于前人所制人牙散、独圣散、鸡冠血、桑虫之类，逼毒外出，旋即收陷，皆非正理。何曾见其治愈一人，断不可用。

麻　疹

经云：疹秉于阳而成于阴，谓养血滋阴。盖养阴即所以济阳，疹科诸书俱用寒

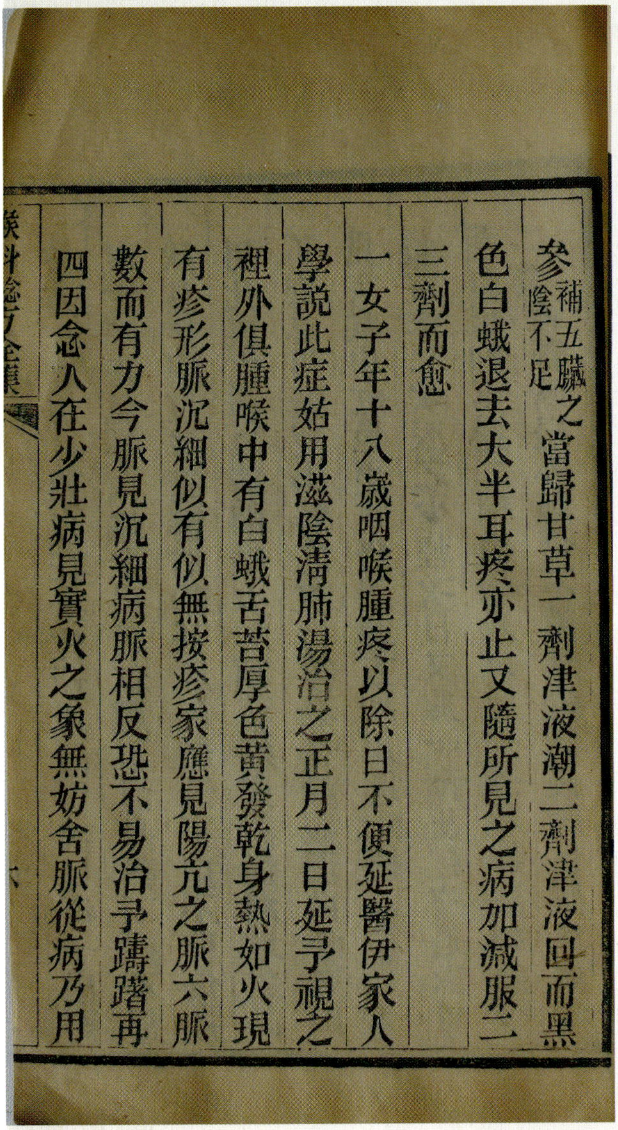

參補五臟之陰不足當歸甘草一劑津液潮二劑津液回而黑色白蛾退去大半耳疼亦止又隨所見之病加減服二三劑而愈

一女子年十八歲咽喉腫疼以除日不便延醫伊家人學說此症姑用滋陰清肺湯治之正月二日延予視之裡外俱腫喉中有白蛾舌苔厚色黄發乾身熱如火現有疹形脈沉細似有似無按疹家應見陽亢之脈六脈數而有力今脈見沉細病脈相反恐不易治予躊躇再四因念人在少壯病見實火之象無妨舍脈從病乃用

喉科驗方全集 六

参补五脏之阴不足、当归、甘草。一剂津液潮，二剂津液回，而黑色白蛾，退去大半，耳疼亦止。又随所见之病加减，服二三剂而愈。

一女子年十八岁，咽喉肿疼，以除日[1]不便延医。伊家人学说此症，姑用滋阴清肺汤治之。正月二日延予视之，里外俱肿，喉中有白蛾，舌苔厚，色黄发干，身热如火。现有疹形，脉沉细，似有似无。按疹家应见阳亢之脉，六脉数而有力。今脉见沉细，病脉相反，恐不易治。予踌躇再四，因念人在少壮，病见实火之象，无妨舍脉从病。乃用

1 除日：农历十二月的最后一天。

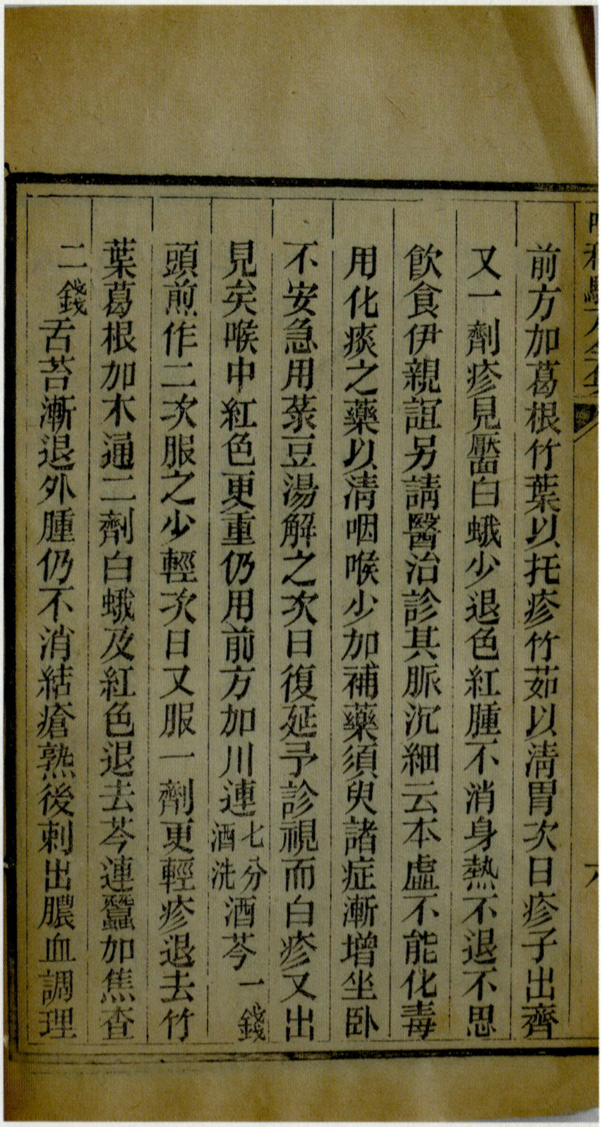
前方加葛根竹葉以托疹竹茹以清胃次日疹子出齊
又一劑疹見靨白蛾少退色紅腫不消身熱不退不思
飲食伊親誼另請醫治診其脈沉細云本虛不能化毒
用化痰之藥以清咽喉少加補藥須臾諸症漸增坐臥
不安急用菉豆湯解之次日復延予診視而白疹又出
見矣喉中紅色更重仍用前方加川連七分酒洗酒芩一錢
頭煎作二次服之少輕次日又服一劑更輕疹退去竹
葉葛根加木通二劑白蛾及紅色退去芩連蠶加焦查
二錢舌苔漸退外腫仍不消結瘡熟後刺出膿血調理

前方加葛根、竹叶以托疹，竹茹以清胃。次日疹子出齐，又一剂，疹见靥，白蛾少退色，红肿不消，身热不退，不思饮食。伊亲谊另请医治，诊其脉沉细，云：本虚不能化毒，用化痰之药以清咽喉，少加补药。须臾诸症渐增，坐卧不安，急用绿豆汤解之。次日复延予诊视，而白疹又出见矣，喉中红色更重，仍用前方加川连七分，酒洗，酒芩一钱。头煎作二次，服之少轻。次日又服一剂，更轻，疹退。去竹叶、葛根加木通二剂，白蛾及红色退，去芩、连、蚕，加焦楂二钱。舌苔渐退，外肿仍不消。结疮熟后，刺出脓血，调理

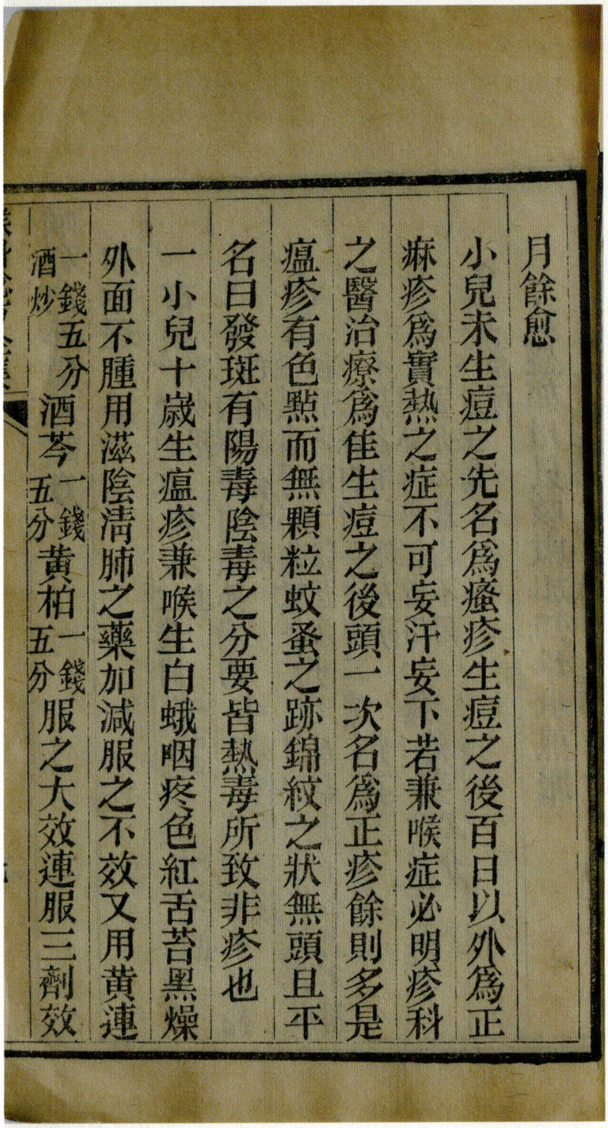

月餘愈

小兒未生痘之先名爲癥疹生痘之後百日以外爲正痳疹爲實熱之症不可妄汗妄下若兼喉症必明疹科之醫治療爲佳生痘之後頭一次名爲正疹餘則多是瘟疹有色點而無顆粒蚊蚤之跡錦紋之狀無頭且平名曰發斑有陽毒陰毒之分要皆熱毒所致非疹也

一小兒十歲生瘟疹兼喉生白蛾咽疼色紅舌苔黑燥外面不腫用滋陰清肺之藥加減服之不效又用黃連一錢五分酒炒酒芩一錢五分黃柏一錢五分服之大效連服三劑效

月余愈。

小儿未生痘之先，名为瘙疹。生痘之后，百日以外为正麻疹，为实热之症。不可妄汗、妄下。若兼喉症，必明疹科之医治疗为佳。生痘之后，头一次名为正疹，余则多是瘟疹。有色点而无颗粒、蚊蚤之迹，锦纹之状，无头且平，名曰发斑。有阳毒、阴毒之分，要皆热毒所致，非疹也。

一小儿十岁生瘟疹，兼喉生白蛾，咽疼色红，舌苔黑燥，外面不肿。用滋阴清肺之药加减，服之不效。又用黄连一钱五分（酒炒），酒芩一钱五分，黄柏一钱五分，服之大效，连服三剂效。

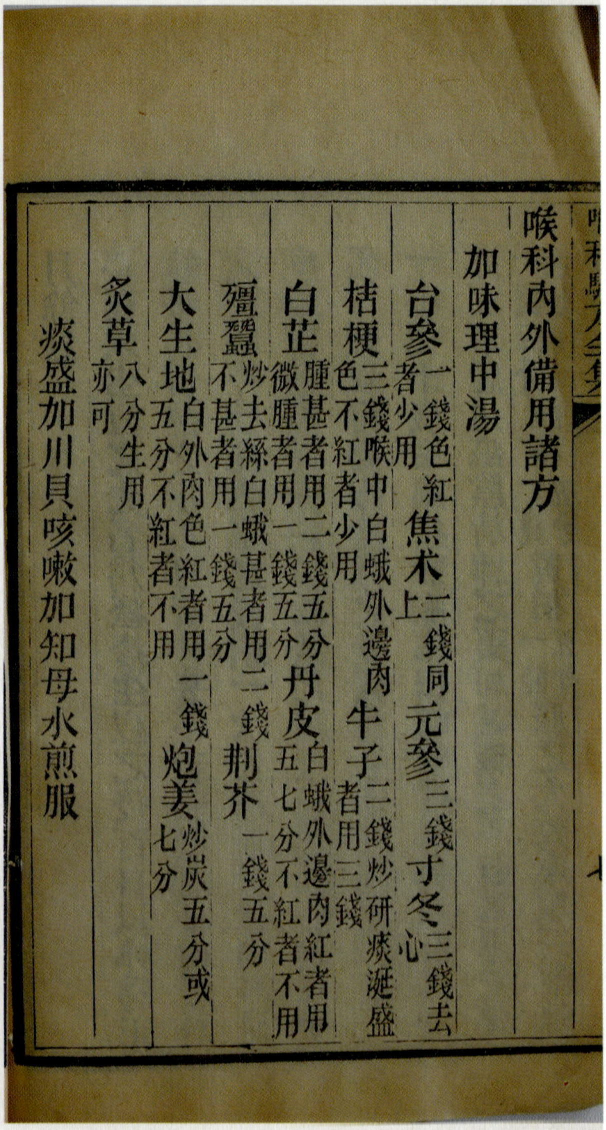
喉科內外備用諸方
加味理中湯
台參一錢色紅者少用 焦朮二錢同上 元參三錢 寸冬三錢去心
桔梗三錢喉中白蛾外邊肉色不紅者少用 牛子二錢炒研痰涎盛者用三錢
白芷腫甚者用二錢五分微腫者用一錢五分 丹皮白蛾外邊肉紅者用五七分不紅者不用
殭蠶炒去絲白蛾甚者用二錢不甚者用一錢五分 荊芥一錢五分
大生地白外肉色紅者用一錢五分不紅者不用 炮姜炒炭五分或七分
炙草八分生用亦可
痰盛加川貝咳嗽加知母水煎服

喉科内外备用诸方

加味理中汤

台参一钱，色红者少用　焦术二钱，同上　元参三钱　寸冬三钱，去心　桔梗三钱，喉中白蛾，外边肉色不红者少用　牛子二钱，炒，研，痰涎盛者用三钱　白芷肿甚者用二钱五分，微肿者用一钱五分　丹皮白蛾外边肉红者，用五七分，不红者不用　僵蚕炒去丝，白蛾甚者用二钱，不甚者用一钱五分　荆芥一钱五分　大生地白外肉色红者用一钱五分，不红者不用　炮姜炒炭，五分或七分　炙草八分，生用亦可

痰盛加川贝，咳嗽加知母。水煎服。

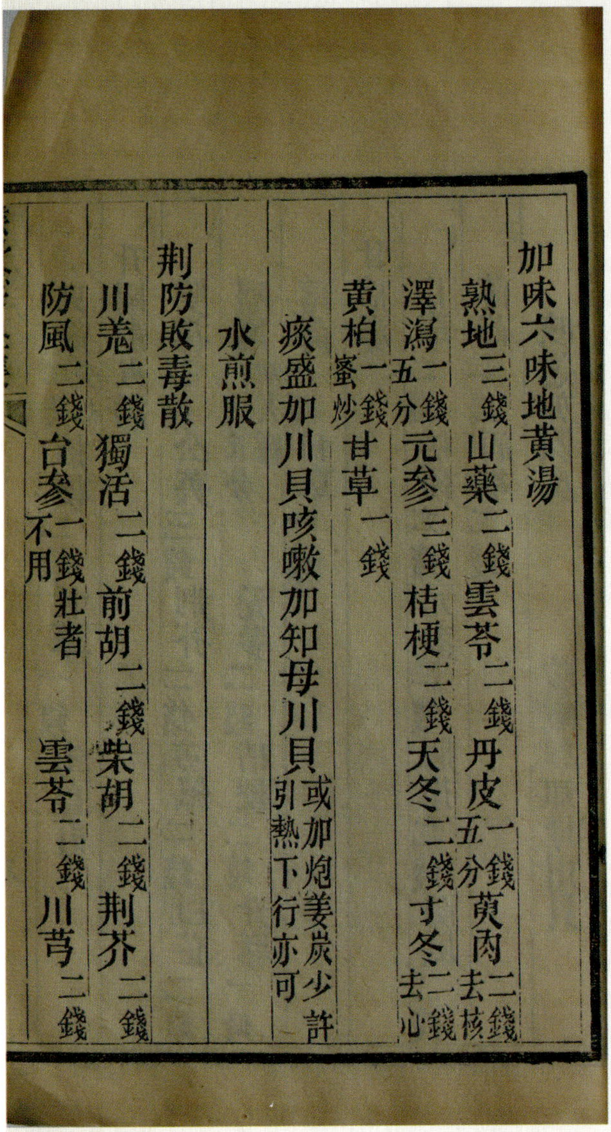
加味六味地黃湯
熟地三錢 山藥二錢 雲苓二錢 丹皮一錢五分 萸肉二錢去核
澤瀉一錢五分 元參三錢 桔梗二錢 天冬二錢 寸冬二錢去心
黃柏一錢蜜炒 甘草一錢
痰盛加川貝咳嗽加知母川貝或加炮姜炭少許引熱下行亦可
水煎服
荊防敗毒散
川羌二錢 獨活二錢 前胡二錢 柴胡二錢 荊芥二錢
防風二錢 台參一錢壯者不用 雲苓二錢 川芎二錢

加味六味地黄汤

熟地三钱　山药二钱　云苓二钱　丹皮一钱五分　萸肉二钱，去核　泽泻一钱五分　元参三钱　桔梗二钱　天冬二钱　寸冬二钱，去心　黄柏一钱，蜜炒　甘草一钱

痰盛加川贝，咳嗽加知母、川贝。或加炮姜炭少许，引热下行亦可。

水煎服。

荆防败毒散

川羌二钱　独活二钱　前胡二钱　柴胡二钱　荆芥二钱　防风二钱　台参一钱，壮者不用　云苓二钱　川芎二钱

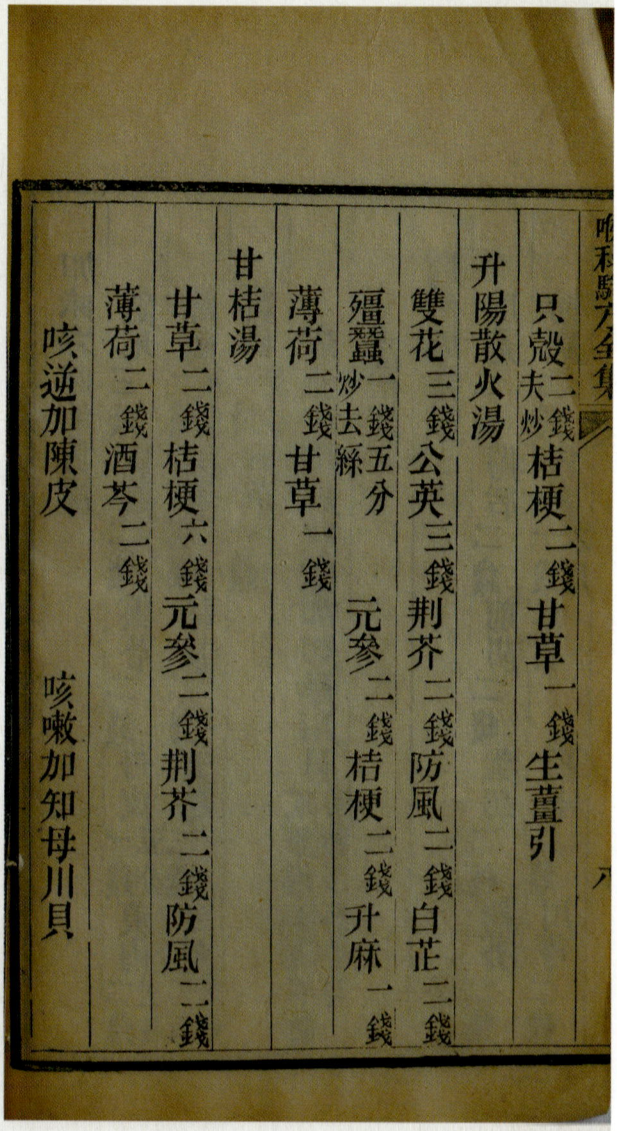
喉科驗方全集
只殼二錢，夫炒 桔梗二錢 甘草一錢 生薑引
升陽散火湯
雙花三錢 公英三錢 荆芥二錢 防風二錢 白芷二錢
殭蠶一錢五分，炒去絲 元參二錢 桔梗二錢 升麻一錢
薄荷二錢 甘草一錢
甘桔湯
甘草二錢 桔梗六錢 元參二錢 荆芥二錢 防風二錢
薄荷二錢 酒芩二錢
咳逆加陳皮 咳嗽加知母川貝

枳壳二钱，麸[1]炒　桔梗二钱　甘草一钱　生姜引

升阳散火汤

双花三钱　公英三钱　荆芥二钱　防风二钱　白芷二钱　僵蚕一钱五分，炒去丝　元参二钱　桔梗二钱　升麻一钱　薄荷二钱　甘草一钱

甘桔汤

甘草二钱　桔梗六钱　元参二钱　荆芥二钱　防风二钱　薄荷二钱　酒芩二钱

咳逆加陈皮，咳嗽加知母、川贝，

1 麸：原作"夫"，据医理改。

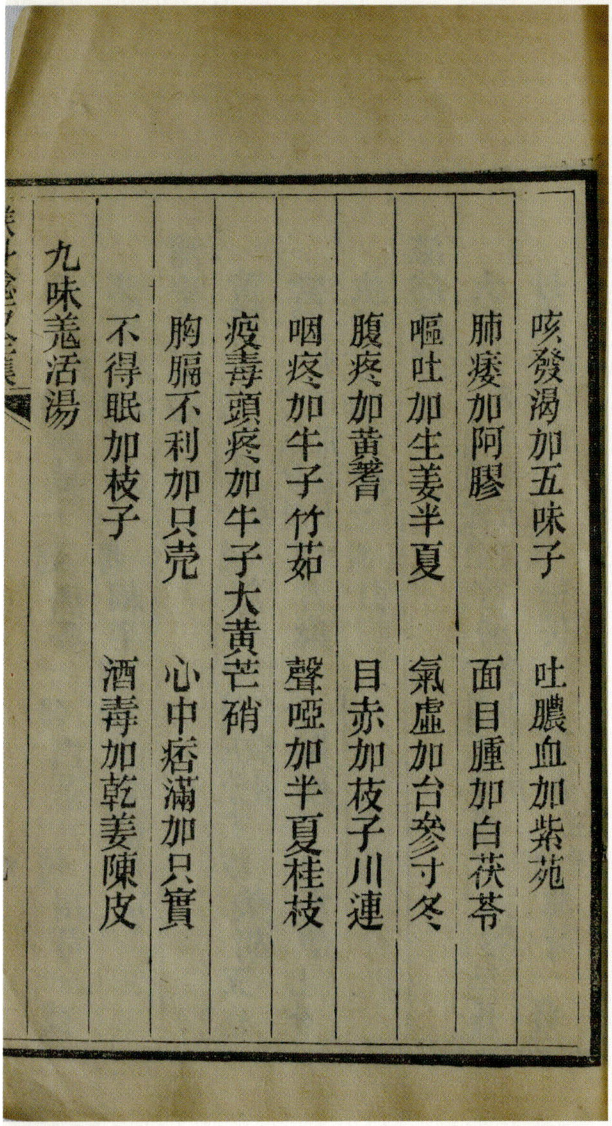

咳發渴加五味子　吐膿血加紫菀
肺痿加阿膠　面目腫加白茯苓
嘔吐加生姜半夏　氣虛加台參寸冬
腹疼加黃蓍　目赤加枝子川連
咽疼加牛子竹茹　聲啞加半夏桂枝
疫毒頭疼加牛子大黃芒硝
胸膈不利加只殼　心中痞滿加只實
不得眠加枝子　酒毒加乾姜陳皮
九味羌活湯

咳发渴，加五味子；吐脓血，加紫菀；
肺痿，加阿胶；面目肿，加白茯苓；
呕吐，加生姜、半夏；气虚，加台参、寸冬；
腹疼，加黄芪；目赤，加栀子、川连；
咽疼，加牛子、竹茹；声哑，加半夏、桂枝；
疫毒头疼，加牛子、大黄、芒硝；
胸膈不利，加枳壳；心中痞满，加枳实；
不得眠，加栀子；酒毒，加干姜、陈皮。

九味羌活汤

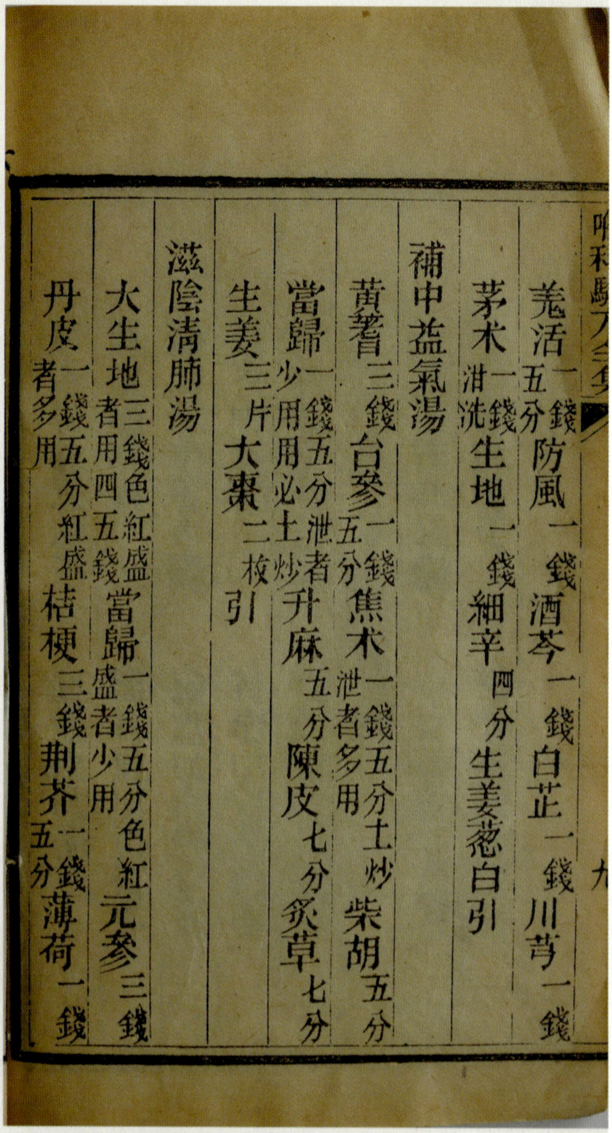

羌活一錢五分　防風一錢　酒芩一錢　白芷一錢　川芎一錢
茅术泔洗一錢　生地一錢　細辛四分　生姜葱白引
補中益氣湯
黄耆三錢　台參一錢五分　焦术一錢五分土炒泄者多用　柴胡五分
當歸一錢五分泄者少用用必土炒　升麻五分　陳皮七分　炙草七分
生姜三片　大棗二枚引
滋陰清肺湯
大生地三錢色紅盛者用四五錢　當歸一錢五分色紅盛者少用　元參三錢
丹皮一錢五分紅盛者多用　桔梗三錢　荆芥一錢五分　薄荷一錢

羌活一钱五分　防风一钱　酒芩一钱　白芷一钱　川芎一钱　茅术一钱，泔洗　生地一钱　细辛四分　生姜、葱白引

补中益气汤

黄芪三钱　台参一钱五分　焦术一钱五分，土炒，泄者多用　柴胡五分　当归一钱五分，泄者少用，用必土炒　升麻五分　陈皮七分　炙草七分　生姜三片　大枣二枚引

滋阴清肺汤

大生地三钱，色红盛者，用四五钱　当归一钱五分，色红盛者少用　元参三钱　丹皮一钱五分，红盛者多用　桔梗三钱　荆芥一钱五分　薄荷一钱

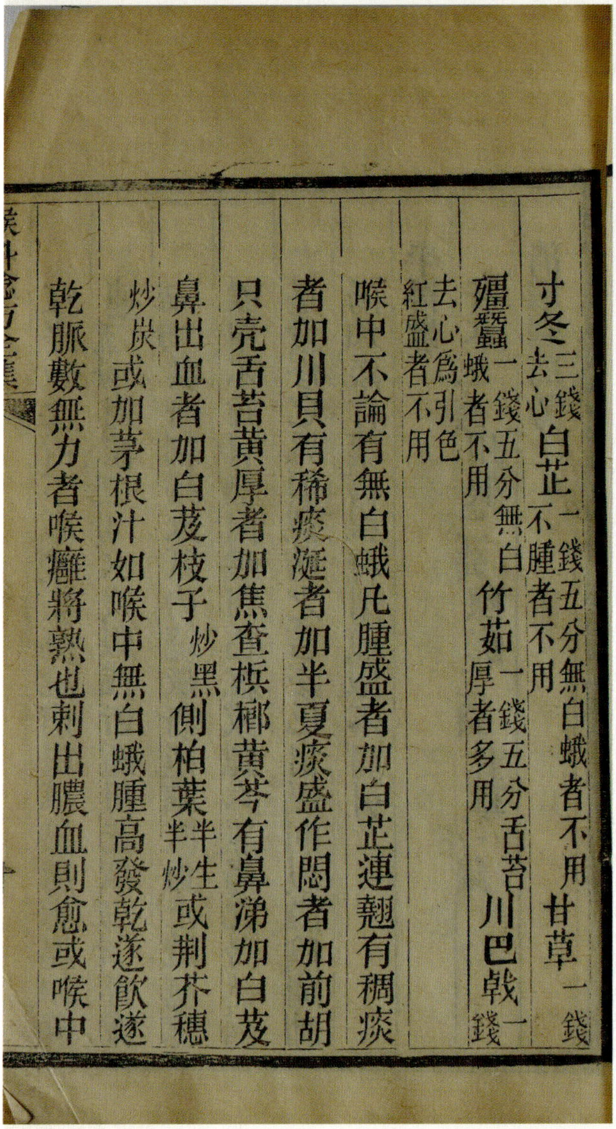

寸冬三錢去心 白芷一錢五分無白蛾者不用不腫者不用 甘草一錢
殭蠶一錢五分無白蛾者不用 竹茹一錢五分舌苔厚者多用 川巴戟一錢去心爲引色紅盛者不用
喉中不論有無白蛾凡腫盛者加白芷連翹有稠痰
者加川貝有稀痰涎者加半夏痰盛作悶者加前胡
只殼舌苔黃厚者加焦查檳榔黃芩有鼻涕加白芨
鼻出血者加白芨枝子炒黑側柏葉半生半炒或荆芥穗
炒炭或加茅根汁如喉中無白蛾腫高發乾遂飲遂
乾脈數無力者喉癰將熟也刺出膿血則愈或喉中

寸冬三钱，去心　白芷一钱五分，无白蛾者不用，不肿者不用　甘草一钱　僵蚕一钱五分，无白蛾者不用　竹茹一钱五分，舌苔厚者多用　川巴戟一钱，去心为引，色红盛者不用

喉中不论有无白蛾，凡肿盛者，加白芷、连翘；有稠痰者，加川贝；有稀痰涎者，加半夏；痰盛作闷者，加前胡、枳壳；舌苔黄厚者，加焦楂、槟榔、黄芩；有鼻涕，加白及；鼻出血者，加白及、栀子炒黑、侧柏叶半生半炒，或荆芥穗炒炭，或加茅根汁。如喉中无白蛾，肿高发干，遂饮遂干，脉数无力者，喉痈将熟也，刺出脓血则愈。或喉中

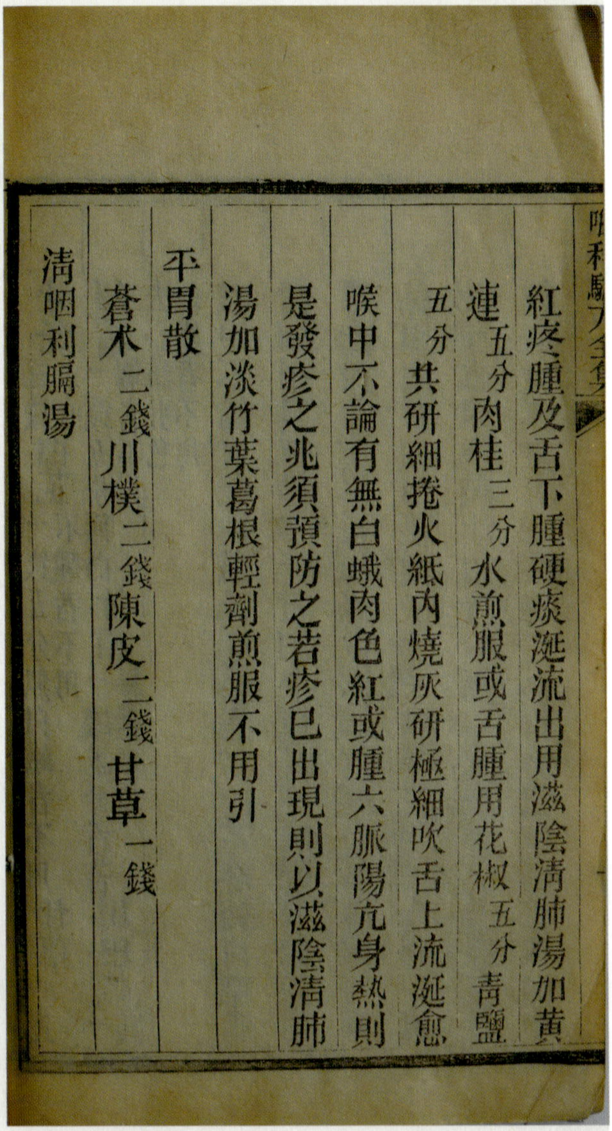

紅疼腫及舌下腫硬痰涎流出用滋陰清肺湯加黃連五分肉桂三分水煎服或舌腫用花椒五分青鹽五分共研細捲火紙內燒灰研極細吹舌上流涎愈喉中不論有無白蛾肉色紅或腫六脈陽亢身熱則是發疹之兆須預防之若疹已出現則以滋陰清肺湯加淡竹葉葛根輕劑煎服不用引

平胃散

蒼朮二錢 川樸二錢 陳皮二錢 甘草一錢

清咽利膈湯

红疼肿，及舌下肿硬，痰涎流出，用滋阴清肺汤加黄连五分，肉桂三分，水煎服。或舌肿，用花椒五分，青盐五分，共研细，卷火纸内烧灰，研极细，吹舌上，流涎愈。喉中不论有无白蛾，肉色红或肿，六脉阳亢，身热，则是发疹之兆，须预防之。若疹已出现，则以滋阴清肺汤加淡竹叶、葛根，轻剂煎服不用引。

平胃散

苍术二钱 川朴二钱 陈皮二钱 甘草一钱

清咽利膈汤

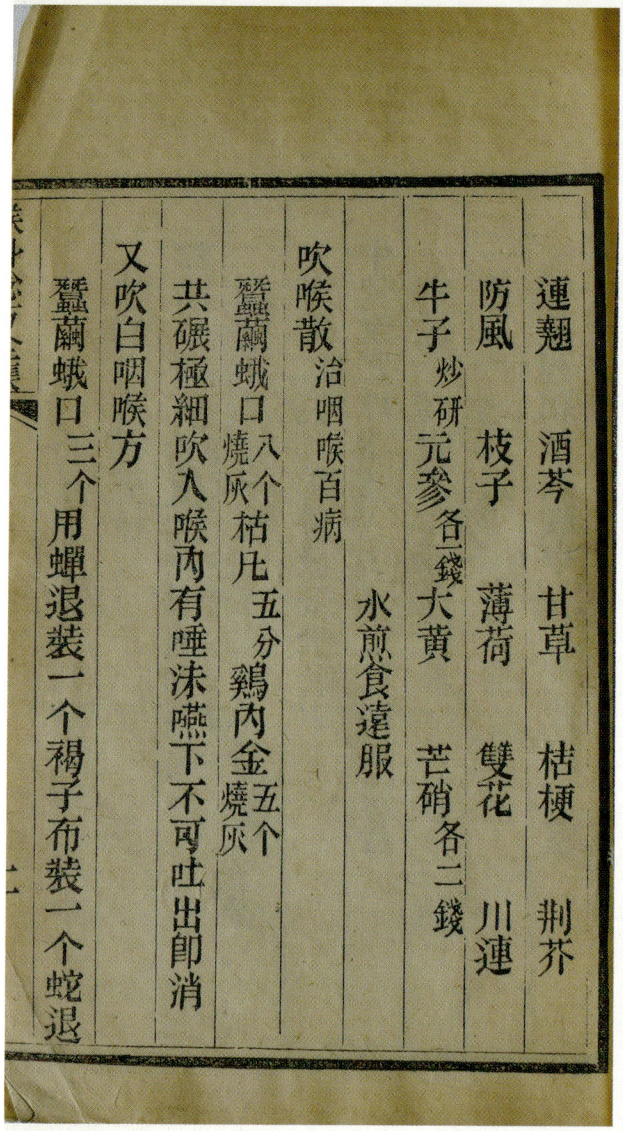

連翹　酒芩　甘草　桔梗　荆芥
防風　枝子　薄荷　雙花　川連
牛子炒研　元参各一錢　大黄　芒硝各二錢
水煎食遠服
吹喉散　治咽喉百病
蠶繭蛾口八个燒灰　枯凡五分　鷄内金五个燒灰
共碾極細吹入喉內有唾沫嚥下不可吐出即消
又吹白咽喉方
蠶繭蛾口三个用蟬退裝一个褐子布裝一个蛇退

连翘　酒芩　甘草　桔梗　荆芥　防风　栀子　薄荷　双花　川连　牛子炒，研　元参各一钱　大黄　芒硝各二钱

水煎，食远服。

吹喉散

治咽喉百病。

蚕茧蛾口八个烧灰　枯矾五分　鸡内金五个烧灰

共碾极细，吹入喉内，有唾沫咽下，不可吐出，即消。

又吹白咽喉方

蚕茧蛾口三个，用蝉蜕装一个，褐子布[1]装一个，蛇蜕

1 褐子布：绵羊毛捻成线，织成的布。

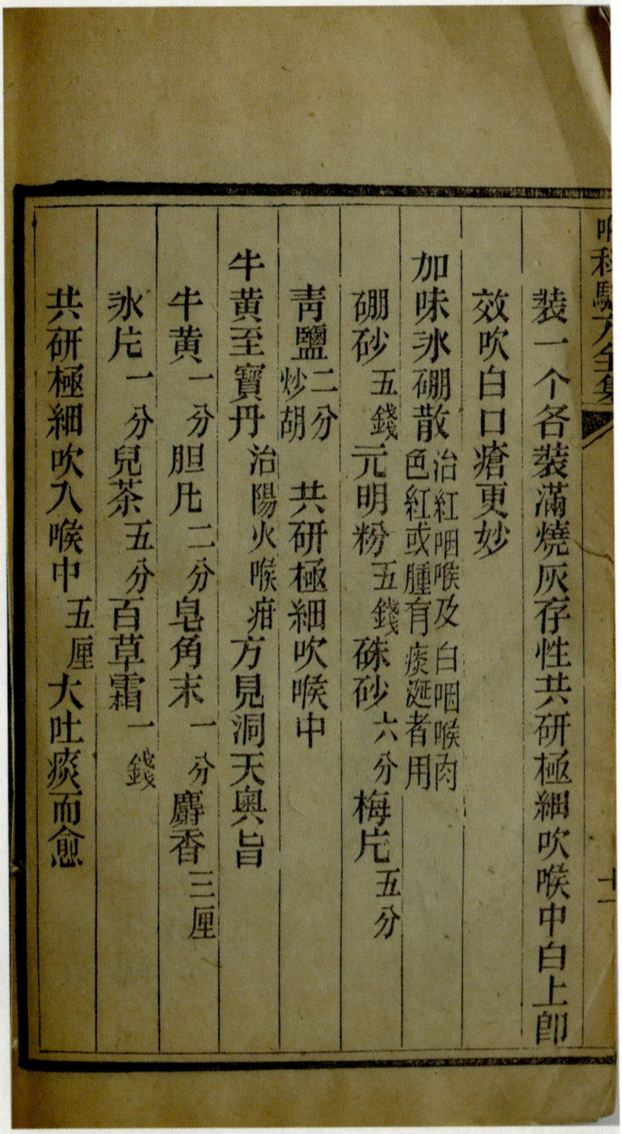
裝一个各裝滿燒灰存性共研極細吹喉中白上即
效吹白口瘡更妙
加味冰硼散治紅咽喉及白咽喉肉色紅或腫有痰涎者用
硼砂五錢元明粉五錢硃砂六分梅片五分
青鹽二分炒胡 共研極細吹喉中
牛黃至寶丹治陽火喉痹方見洞天奥旨
牛黃一分胆凡二分皂角末一分麝香三厘
冰片一分兒茶五分百草霜一錢
共研極細吹入喉中五厘大吐痰而愈

装一个。各装满烧灰存性，共研极细，吹喉中白上即效。吹白口疮更妙。

加味冰硼散

治红咽喉及白咽喉，肉色红或肿，有痰涎者用。

硼砂五钱　元明粉五钱　朱砂六分　梅片五分　青盐二分，炒胡

共研极细，吹喉中。

牛黄至宝丹

治阳火喉痹。方见《洞天奥旨》。

牛黄一分　胆矾二分　皂角末一分　麝香三厘　冰片一分　儿茶五分　百草霜一钱

共研极细，吹入喉中五厘，大吐痰而愈。

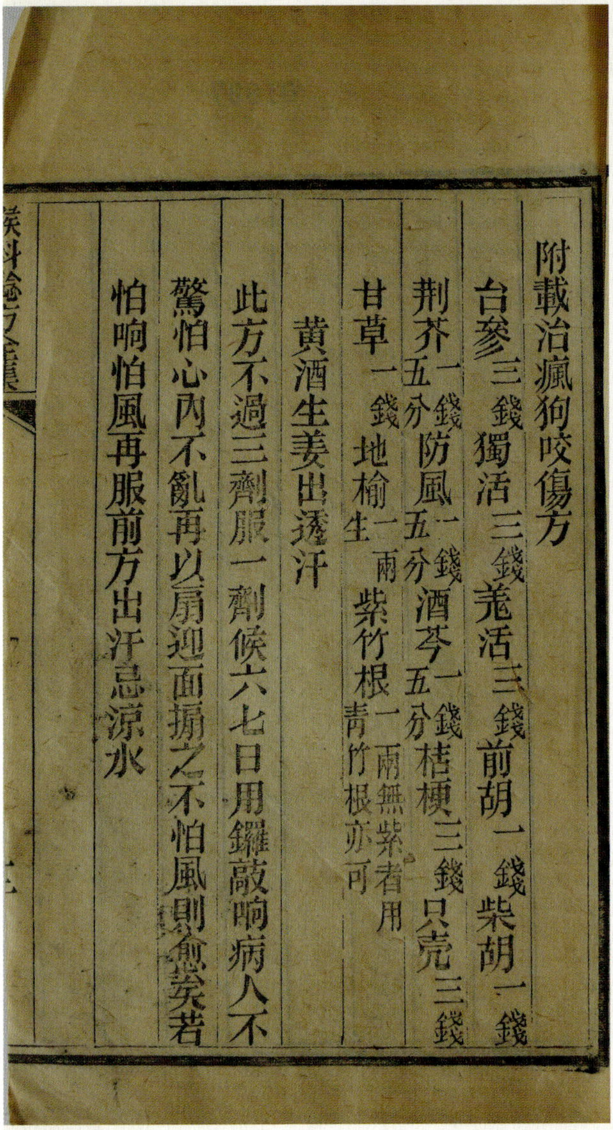
喉科驗方全集

附載治瘋狗咬傷方

台參三錢 獨活三錢 羌活三錢 前胡一錢 柴胡一錢

荊芥一錢五分 防風一錢五分 酒芩一錢五分 桔梗三錢 只殻三錢

甘草一錢 地榆一兩生 紫竹根一兩無紫者用青竹根亦可

黃酒生姜出透汗

此方不過三劑服一劑候六七日用鑼敲响病人不驚怕心內不亂再以扇迎面搧之不怕風則愈矣若怕响怕風再服前方出汗忌涼水

附载治疯狗咬伤方

台参三钱　独活三钱　羌活三钱　前胡一钱　柴胡一钱　荆芥一钱五分　防风一钱五分　酒芩一钱五分　桔梗三钱　枳壳三钱　甘草一钱　地榆一两，生　紫竹根一两，无紫者用青竹根亦可

黄酒、生姜出透汗。

此方不过三剂，服一剂候六七日，用锣敲响，病人不惊怕，心内不乱。再以扇迎面搧之，不怕风则愈矣。若怕响怕风，再服前方出汗。忌凉水。

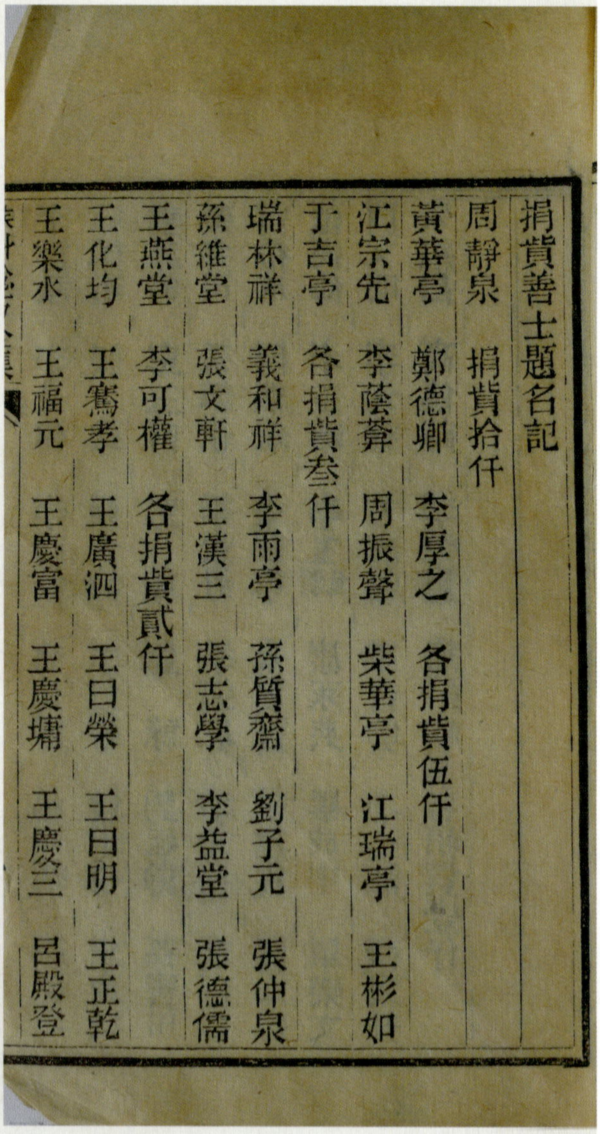

捐貲善士題名記

周靜泉　捐貲拾仟

黃華亭　鄭德卿　李厚之　各捐貲伍仟

江宗先　李蔭莽　周振聲　柴華亭　江瑞亭　王彬如

于吉亭　各捐貲叁仟

瑞林祥　義和祥　李雨亭　孫質齋　劉子元　張仲泉

孫維堂　張文軒　王漢三　張志學　李益堂　張德儒

王燕堂　李可權　各捐貲貳仟

王化均　王騫孝　王廣泗　王曰榮　王日明　王正乾

王樂水　王福元　王慶富　王慶墉　王慶三　呂殿登

捐资善士题名记

周静泉　捐资十仟

黄华亭　郑德卿　李厚之　各捐资伍仟

江宗先　李荫莽　周振声　柴华亭　江瑞亭　王彬如　于吉亭　各捐资叁仟

瑞林祥　义和祥　李雨亭　孙质斋　刘子元　张仲泉　孙维堂　张文轩　王汉三　张志学　李益堂　张德儒　王燕堂　李可权　各捐资贰仟

王化均　王骞孝　王广泗　王日荣　王日明　王正乾　王乐水　王福元　王庆富　王庆墉　王庆三　吕殿登

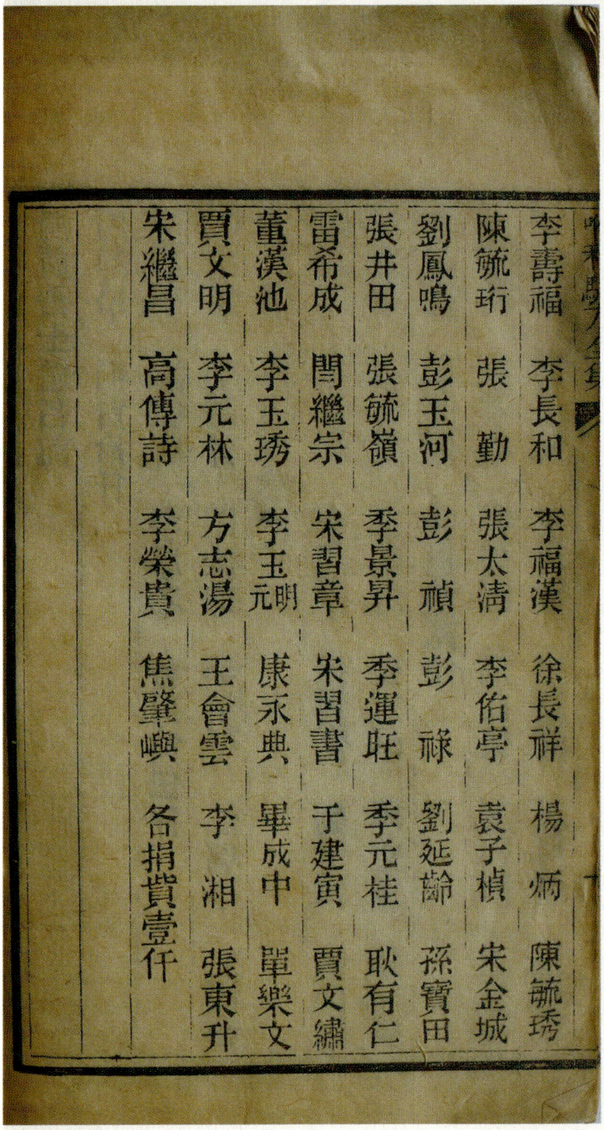

李壽福 李長和 李福漢 徐長祥 楊炳 陳毓琇
陳毓珩 張勤 張太淸 李佑亭 袁子楨 宋金城
劉鳳鳴 彭玉河 彭禎 彭祿 劉延齡 孫寶田
張井田 張毓嶺 季景昇 季運旺 季元桂 耿有仁
雷希成 閆繼宗 宋習章 宋習書 于建寅 賈文繡
董漢池 李玉琇 李玉明元 康永典 畢成中 單樂文
賈文明 李元林 方志湯 王會雲 李湘 張東升
宋繼昌 高傳詩 李榮貴 焦肇嶼 各捐貲壹仟

李寿福　李长和　李福汉　徐长祥　杨炳　陈毓琇　陈毓珩　张勤　张太清　李佑亭　袁子桢　宋金城　刘凤鸣　彭玉河　彭祯　彭禄　刘延龄　孙宝田　张井田　张毓岭　季景昇　季运旺　季元桂　耿有仁　雷希成　闫继宗　宋习章　宋习书　于建寅　贾文绣　董汉池　李玉琇　李玉明元　康永典　毕成中　单乐文　贾文明　李元林　方志汤　王会云　李湘　张东升　宋继昌　高传诗　李荣贵　焦肇屿　各捐资壹仟

胡氏敬传疮证灵方

民国·胡光弼 撰
栾世杰 栾胤 姜永浩 整理

扫码观看本册视频简介

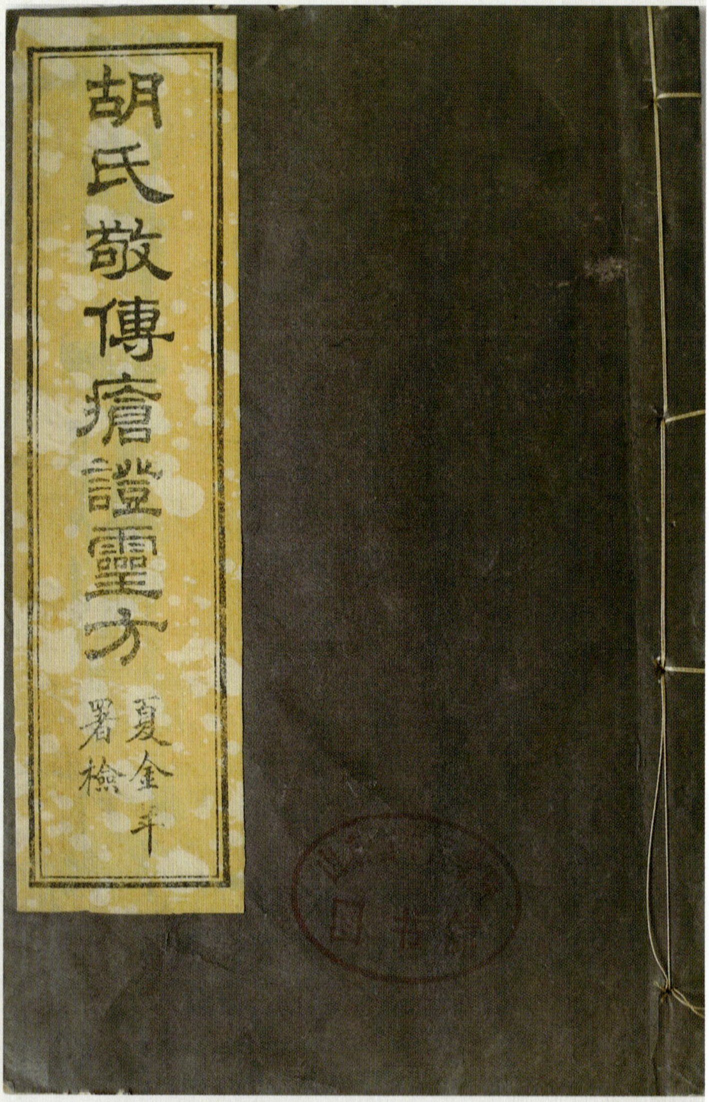

胡氏敬传疮证灵方

夏金年署检

《胡氏敬传疮证灵方》校注说明

《胡氏敬传疮证灵方》是民国时期胡光弼所撰的集验方。据《中国中医古籍总目》记载，本书属于孤本，初刊于民国十四年乙丑（1925），现藏于山东中医药大学图书馆。。该书共一册，线装，书页高19.5厘米，宽12.9厘米.；板框高14.6厘米，宽11.3厘米。每半页八行，每行二十二字，白口，四周双边。

本书为作者胡光弼数十年治疗疮疡的经验总结，先列良方，后列治法及医论，条分缕析。可供后人遇症自查，依法治之。具有良好的临床疗效和研究价值。

胡光弼，字少芝。生卒年不详。浙江绍兴人，曾从师习喉科。以《时疫白喉抉微》虽备载证治方药，然未尽善，故以其师之经验方药，编成《胡氏敬传白喉回生无上秘方》，成书于1918年。该书于1925年重刊时，其有感其余疮科丹药及各种良方尚未刊行，遂又撰《胡氏敬传疮证灵方》，一同刊行。

本次整理以山东中医药大学图书馆所藏孤本《胡氏敬传疮证灵方》为底本，以涉及特殊方药的有关中医古籍为他校本。具体处理方法如下。

一、原书繁体竖排，今改为简体横排。采用现代标点方法，对原书进行句读。文中凡表示文序的『右』均改为『上』、『左』均改为『下』凡表示段落起始的『一』均删。

二、底本中字形属一般笔画之误，如属日、曰混淆，己、巳不分者，予以径改，不出校记。

三、底本中的俗写字统一以今规范字律齐，予以径改，不出校记。药名予以规范，如『慈菰』改为『慈菇』，『硃砂』改为『朱砂』，『荳粉』改为『豆粉』等。

四、底本中的异体字、古体字径改为现在通行字，不出校记。如『並』改为『并』，『凈』改为『净』，『卻』改为『却』，『觔』改为『斤』，『湏』改为『须』，『麪』改为『面』，『稭』改为『秸』，『寔』改为『实』，『喫』改为『吃』，『什』改为『十』，『佰』改为『百』，『欵』改为『款』等。

五、底本中的通假字，出校记说明通假关系，并征引训诂书证或文献书证进行注释。

六、显系底本误、脱、衍、倒者予以勘正，并出校说明。

七、书中少数疑难名词术语或生僻字词，酌予简要注释。

八、原书注释小字，根据情况作小一字号处理。

《胡氏敬传疮证灵方》简介

《胡氏敬传疮证灵方》是民国时期胡光弼所撰的集验方。

据《中国中医古籍总目》记载，本书属于孤本，初刊于民国十四年乙丑（1925），现藏于山东中医药大学图书馆全书共记载外科疮疡外用方九首，每方后均详细列有适应证及医论。

本书的重要价值在于其书为作者胡光弼数十年治疗疮疡的经验总结，先列良方，后列治法及医论，条分缕析。可供后人遇症自查，依法治之。具有良好的临床疗效和研究价值。

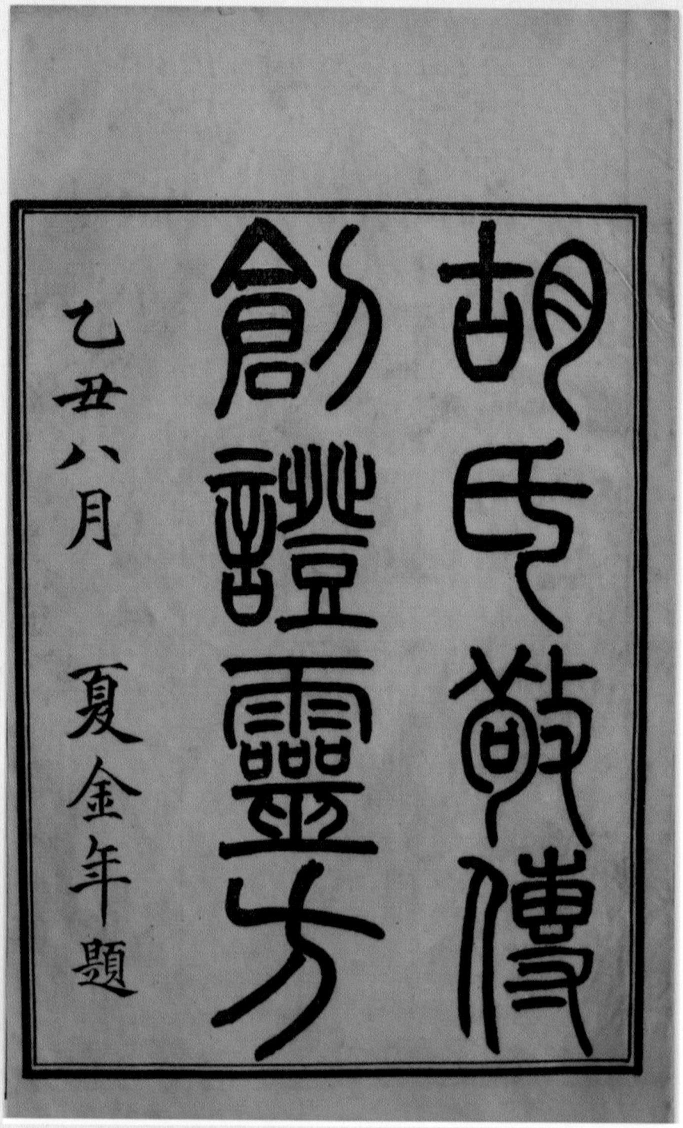

胡氏敬傳
創證靈方

乙丑八月　夏金年題

胡氏敬传疮证灵方

乙丑八月夏金年题

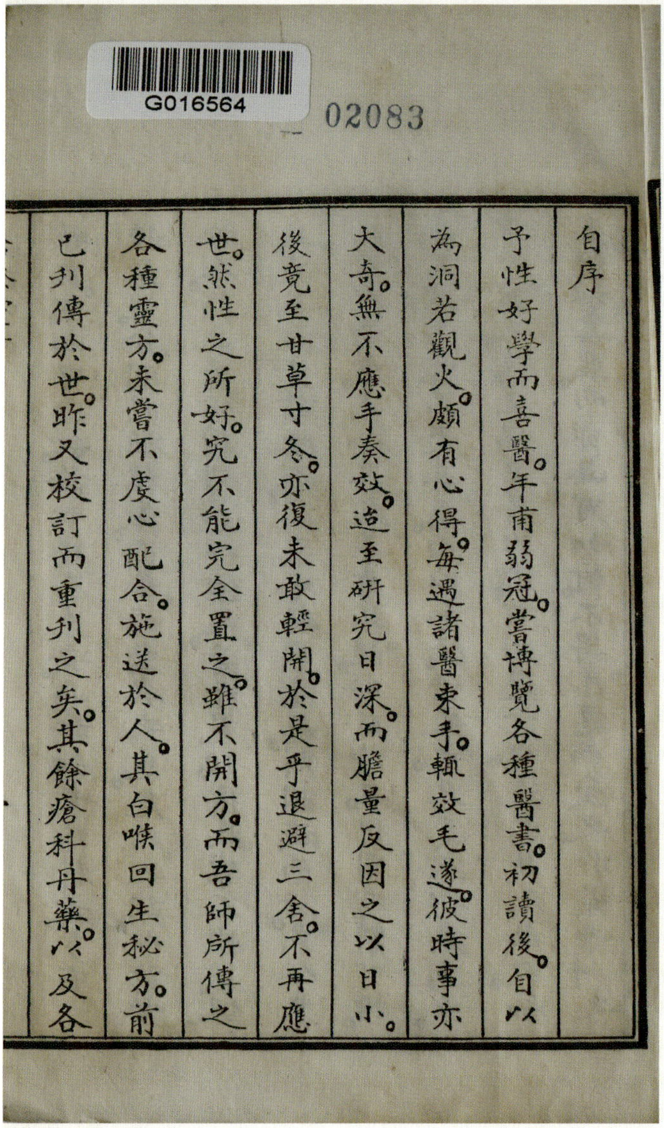

自序
予性好學而喜醫。年甫弱冠。嘗博覽各種醫書。初讀後。自以
為洞若觀火。頗有心得。每遇諸醫束手。輒效毛遂。彼時事亦
大奇。無不應手奏效。迨至研究日深。而膽量反因之以日小。
後竟至甘草寸冬。亦復未敢輕開。於是乎退避三舍。不再應
世。然性之所好。究不能完全置之。雖不開方。而吾師所傳之
各種靈方。未嘗不虔心配合。施送於人。其白喉回生秘方。前
已刊傳於世。昨又校訂而重刊之矣。其餘瘡科丹藥。以及各

自序

予性好学而喜医，年甫弱冠，尝博览各种医书。初读后，自以为洞若观火，颇有心得。每遇诸医束手，辄效毛遂，彼时事亦大奇，无不应手奏效。迨至研究日深，而胆量反因之以日小。后竟至甘草、寸冬，亦复未敢轻开。于是乎退避三舍，不再应世，然性之所好，究不能完全置之。虽不开方，而吾师所传之各种灵方，未尝不虔心配合，施送于人。其白喉回生秘方，前已刊传于世，昨又校订而重刊之矣。其余疮科丹药，以及各

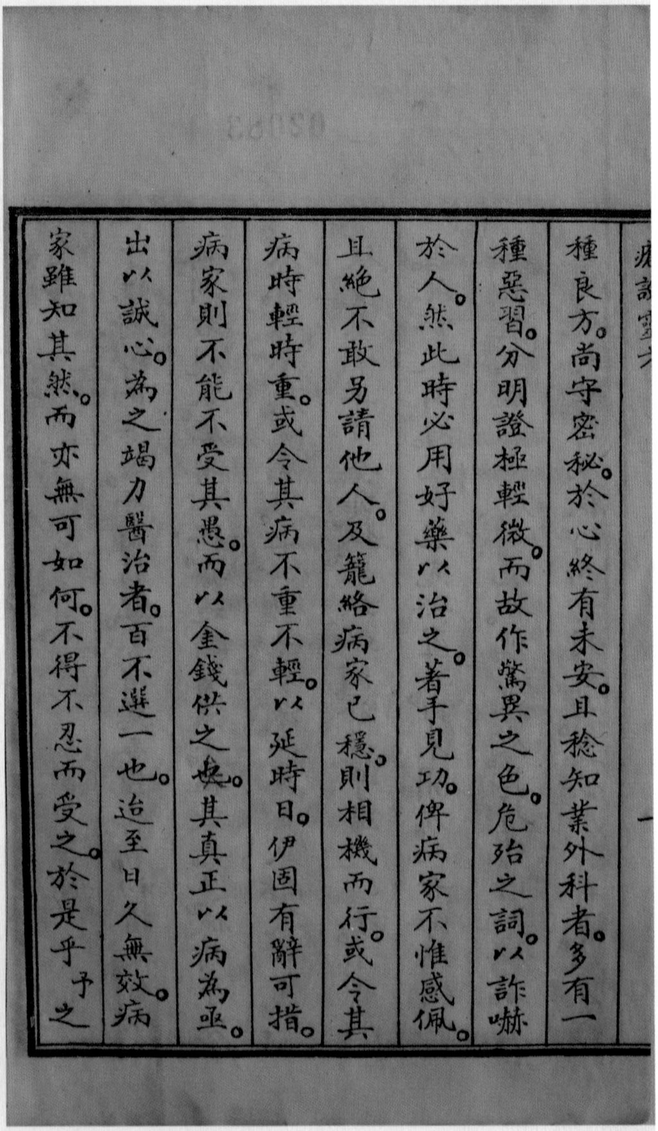
種良方。尚守密秘。於心終有未安。且稔知業外科者。多有一
種惡習。分明證極輕微。而故作驚異之色。危殆之詞。以詐嚇
於人。然此時必用好藥以治之。著手見功。俾病家不惟感佩。
且絶不敢另請他人。及籠絡病家已穩。則相機而行。或令其
病時輕時重。或令其病不重不輕。以延時日。伊固有辭可措。
病家則不能不受其愚。而以金錢供之也。其真正以病為亟。
出以誠心。為之竭力醫治者。百不選一也。迨至日久無效。病
家雖知其然。而亦無可如何。不得不忍而受之。於是乎予之

种良方，尚守密秘，于心终有未安。且稔知业外科者，多有一种恶习，分明证极轻微，而故作惊异之色，危殆之词，以诈嚇于人。然此时必用好药以治之，著手见功，俾病家不惟感佩，且绝不敢另请他人。及笼络病家已稳，则相机而行。或令其病时轻时重，或令其病不重不轻，以延时日。伊固有辞可措，病家则不能不受其愚，而以金钱供之也。其真正以病为亟，出以诚心，为之竭力医治者，百不选一也。迨至日久无效，病家虽知其然，而亦无可如何，不得不忍而受之。于是乎予之

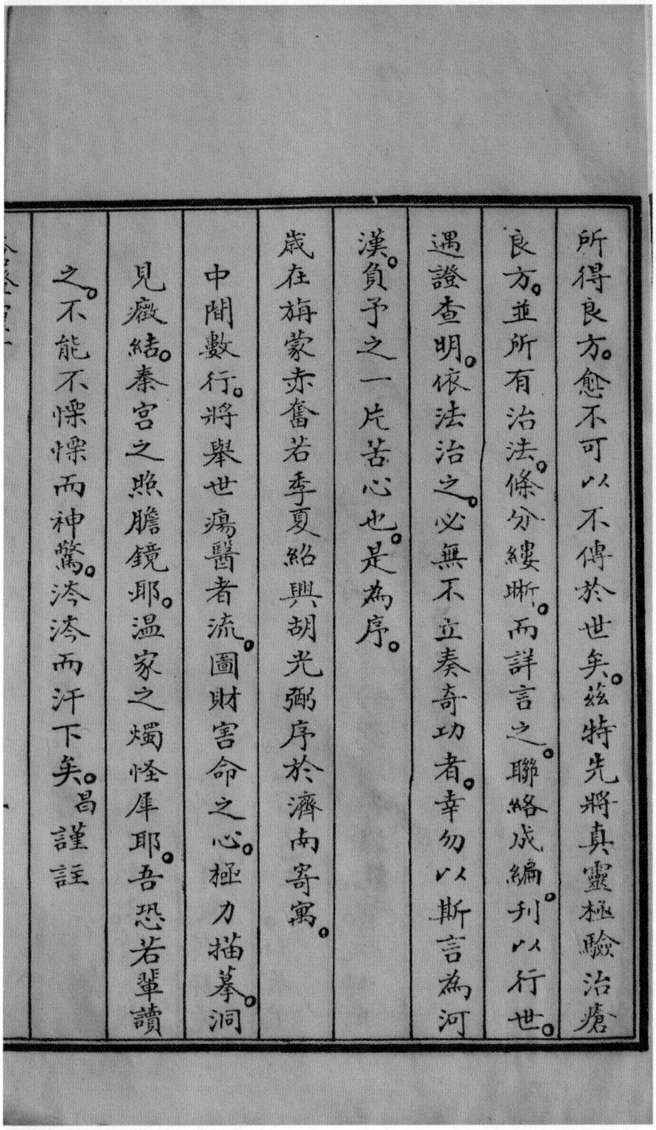
所得良方。愈不可以不傳於世矣。茲特先將真靈極驗治瘡
良方。並所有治法。條分縷晰。而詳言之。聯絡成編。刊以行世。
遇證查明。依法治之。必無不立奏奇功者。幸勿以斯言為河
漢。負予之一片苦心也。是為序。
歲在旃蒙赤奮若季夏紹興胡光弼序於濟南寄寓。

中間數行。將舉世瘍醫者流。圖財害命之心。極力描摹。洞
見癥結。秦宮之照膽鏡耶。溫家之燭怪犀耶。吾恐若輩讀
之。不能不慄慄而神驚。涔涔而汗下矣。昌謹註

所得良方，愈不可以不传于世矣。兹特先将真灵极验治疮良方，并所有治法，条分缕晰，而详言之，联络成编，刊以行世。遇证查明，依法治之，必无不立奏奇功者，幸勿以斯言为河汉，负予之一片苦心也，是为序。

岁在旃蒙[1]赤奋若[2]季夏[3]绍兴胡光弼序于济南寄寓

中间数行，将举世疡医者流，图财害命之心，极力描摹，洞见症结。秦宫之照胆镜耶，温家之烛怪犀耶，吾恐若辈读之，不能不慄慄而神惊，涔涔而汗下矣。昌谨註。

1 旃（zhān）蒙：天干中“乙”的异名。
2 赤奋若：太岁运行至十二辰“丑”时之名。
3 季夏：长夏，农历六月。

敬题《胡氏刊传疮证灵方》集古一首

班管狡毫多逸意王邕邕，传家况有轩岐秘丁　复。

公论共推君掌医马　璧，千岁之藏一朝致陈师道。

穹坏无穷此恨长金履祥，好生毛羽恶生疮白居易。

其功神圣久乃觉文　同，妙意所寄谁能量元好问。

山阴复僧司马秀

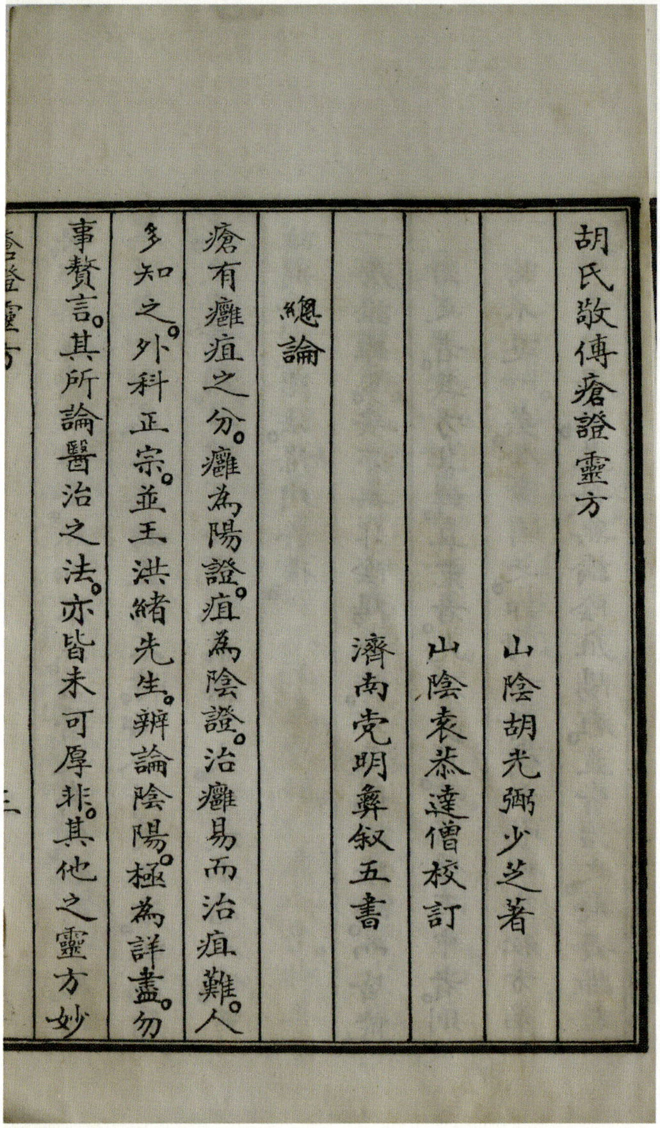

胡氏敬傳瘡證靈方

山陰胡光弼少芝著

山陰袁恭達僧校訂

濟南党明彝叙五書

總論

瘡有癰疽之分。癰為陽證。疽為陰證。治癰易而治疽難。人多知之。外科正宗。並王洪緒先生。辨論陰陽。極為詳盡。勿事贅言。其所論醫治之法。亦皆未可厚非。其他之靈方妙

胡氏敬传疮证灵方

山阴胡光弼少芝著

山阴袁恭达僧校订

济南党明彝叙五书

总　论

疮有痈疽之分，痈为阳证，疽为阴证。治痈易而治疽难，人多知之。《外科正宗》并王洪绪先生，辨论阴阳，极为祥尽，勿事赘言，其所论医治之法，亦皆未可厚非。其他之灵方妙

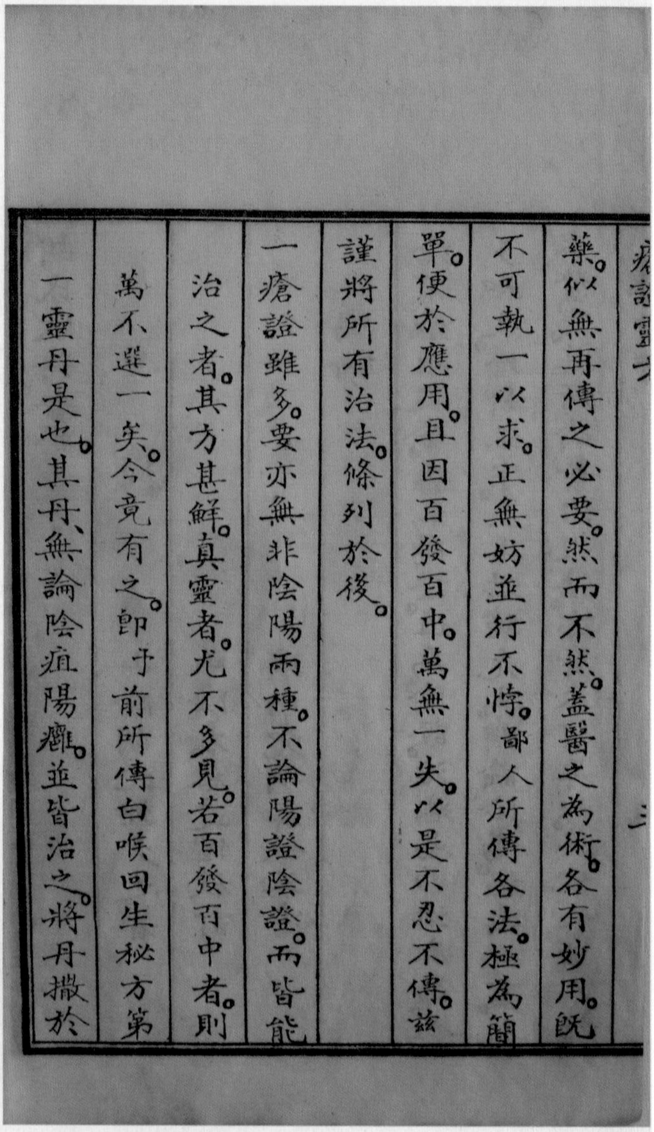

藥。似無再傳之必要。然而不然。蓋醫之為術。各有妙用。既不可執一以求。正無妨並行不悖。鄙人所傳各法。極為簡單。便於應用。且因百發百中。萬無一失。以是不忍不傳。玆謹將所有治法。條列於後。

一瘡證雖多。要亦無非陰陽兩種。不論陽證陰證。而皆能治之者。其方甚鮮。真靈者。尤不多見。若百發百中者。則萬不選一矣。今竟有之。卽于前所傳白喉回生秘方第一靈丹是也。其丹無論陰疽陽癰。並皆治之。將丹撒於

药，似无再传之必要。然而不然，盖医之为术，各有妙用。既不可执一以求，正无妨并行不悖。鄙人所传各法，极为简单，便于应用。且因百发百中，万无一失，以是不忍不传。兹谨将所有治法，条列于后。

疮证虽多，要亦无非阴阳两种。不论阳证阴证，而皆能治之者，其方甚鲜。真灵者，尤不多见，若百发百中者，则万不选一矣。今竟有之，即于前所传《白喉回生秘方》第一灵丹是也。其丹无论阴疽阳痈，并皆治之。将丹撒于

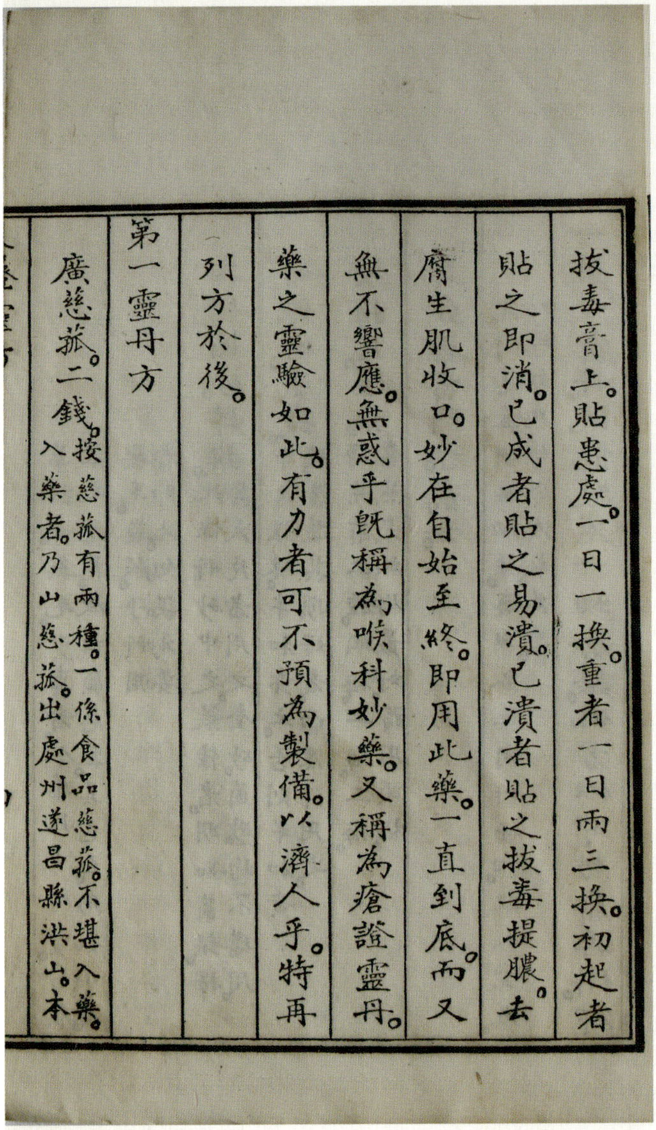

拔毒膏上。貼患處。一日一換。重者一日兩三換。初起者貼之即消。已成者貼之易潰。已潰者貼之拔毒提膿。去腐生肌收口。妙在自始至終。即用此藥。一直到底。而又無不響應。無惑乎既稱為喉科妙藥。又稱為瘡證靈丹。藥之靈驗如此。有力者可不預為製備。以濟人乎。特再列方於後。

第一靈丹方

廣慈菰。二錢。按慈菰有兩種。一係食品慈菰。不堪入藥。入藥者。乃山慈菰。出處州遂昌縣洪山。本

拔毒膏上，贴患处，一日一换，重者一日两三换。初起者贴之即消，已成者贴之易溃，已溃者贴之拔毒提脓，去腐生肌收口。妙在自始至终，即用此药，一直到底。而又无不响应，无惑乎既称为喉科妙药，又称为疮证灵丹，药之灵验如此，有力者可不预为制备，以济人乎，特再列方于后。

第一灵丹方

广慈菇二钱。按慈菇有两种，一系食品慈菇，不堪入药。入药者，乃山慈菇，出处州遂昌县洪山。本

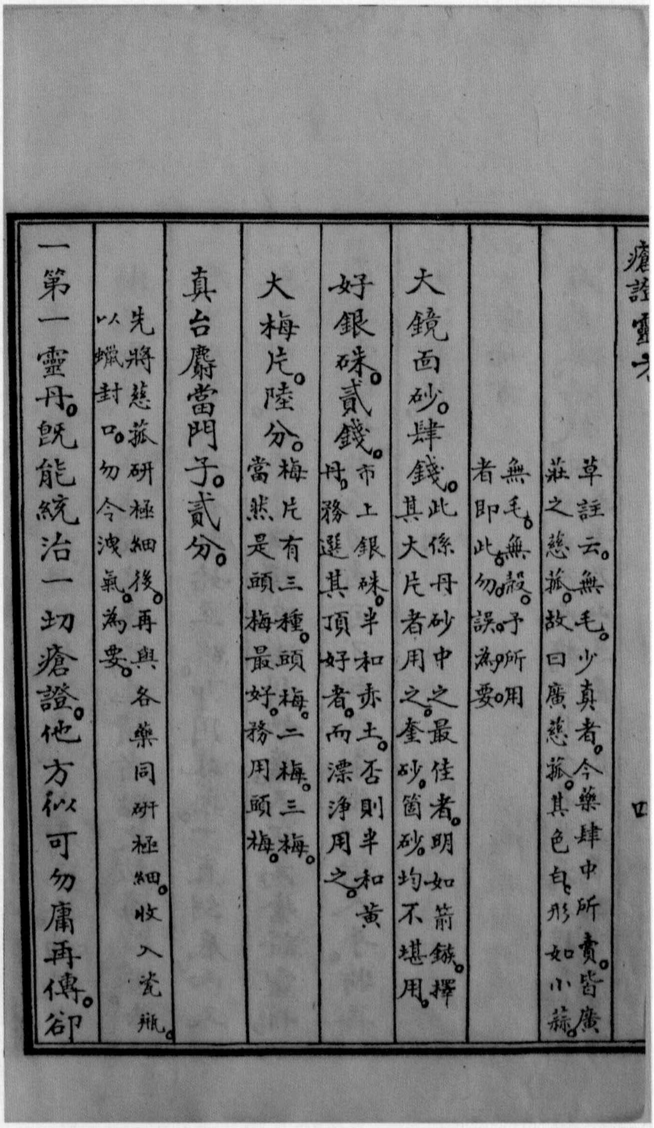

瘡證靈方　四

草註云。無毛。少真者。今藥肆中所賣。皆廣莊之慈菰。故曰廣慈菰。其色白。形如小蒜。無毛。無殼。予所用者即此。勿誤為要。

大鏡面砂。肆錢。此係丹砂中之最佳者。明如箭鏃。擇其大片者用之。奎砂。箇砂。均不堪用。

好銀硃。貳錢。市上銀硃。半和赤土。否則半和黃丹。務選其頂好者。而漂淨用之。

大梅片。陸分。梅片有三種。頭梅。二梅。三梅。當然是頭梅最好。務用頭梅。

真台麝當門子。貳分。

先將慈菰研極細後。再與各藥同研極細。收入瓷瓶。以蠟封口。勿令洩氣。為要。

一第一靈丹。既能統治一切瘡證。他方似可勿庸再傳。卻

草注云：无毛，少真者。今药肆中所卖，皆广庄之慈菇，故曰广慈菇。其色白，形如小蒜，无毛，无壳。予所用者即此，勿误为要。

大镜面砂四钱。此系丹砂中之最佳者，明如箭镞，择其大片者用之。奎砂、个砂，均不堪用。

好银硃二钱。市上银硃，半和赤土，否则半和黄丹。务选其顶好者，而漂净用之。

大梅片六分。梅片有三种，头梅、二梅、三梅。当然是头梅最好，务用头梅。

真台麝当门子二分。

先将慈菇研极细后，再与各药同研极细，收入瓷瓶，以蜡封口，勿令泄气为要。

第一灵丹，既能统治一切疮证。他方似可勿庸再传，却

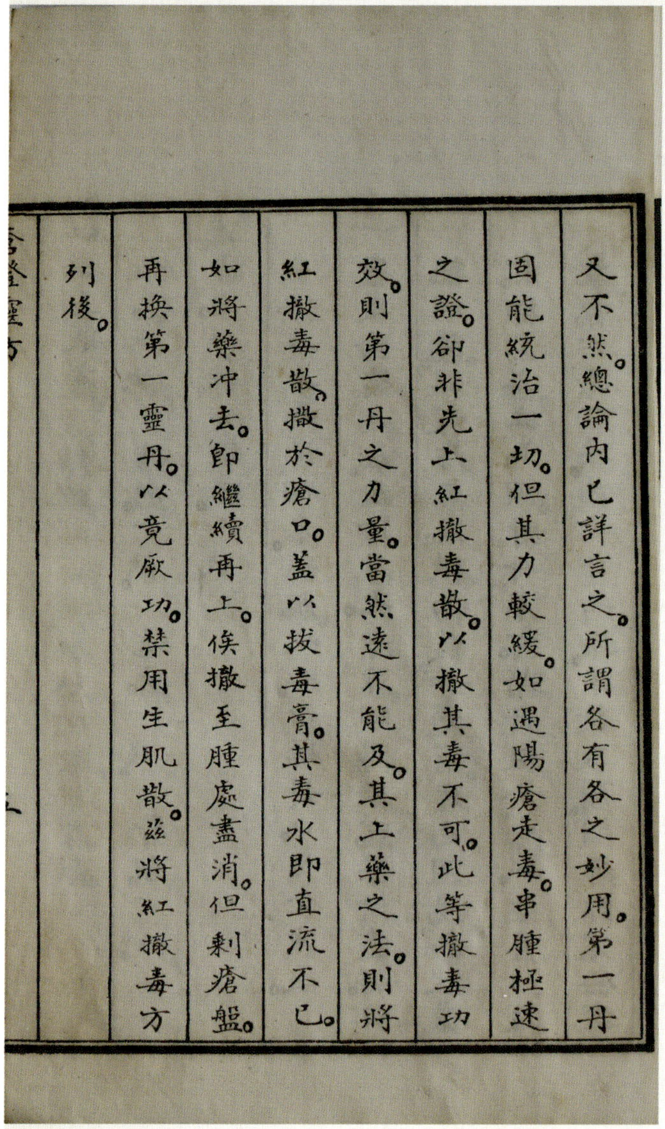
又不然。總論內已詳言之。所謂各有各之妙用。第一丹固能統治一切。但其力較緩。如遇陽瘡走毒。串腫極速之證。卻非先上紅撒毒散。以撒其毒不可。此等撒毒功效。則第一丹之力量。當然遠不能及。其上藥之法。則將紅撒毒散。撒於瘡口。蓋以拔毒膏。其毒水即直流不已。如將藥沖去。即繼續再上。俟撒至腫處盡消。但剩瘡盤。再換第一靈丹。以竟厥功。禁用生肌散。茲將紅撒毒方列後。

又不然。总论内已详言之。所谓各有各之妙用。第一丹固能统治一切，但其力较缓，如遇阳疮走毒，串肿极速之证，却非先上红撤毒散，以撤其毒不可。此等撤毒功效，则第一丹之力量，当然远不能及。其上药之法，则将红撤毒散，撤于疮口，盖以拔毒膏，其毒水即直流不已。如将药冲去，即继续再上，俟撤至肿处尽消，但剩疮盘，再换第一灵丹，以竟厥功。禁用生肌散。兹将红撤毒方列后。

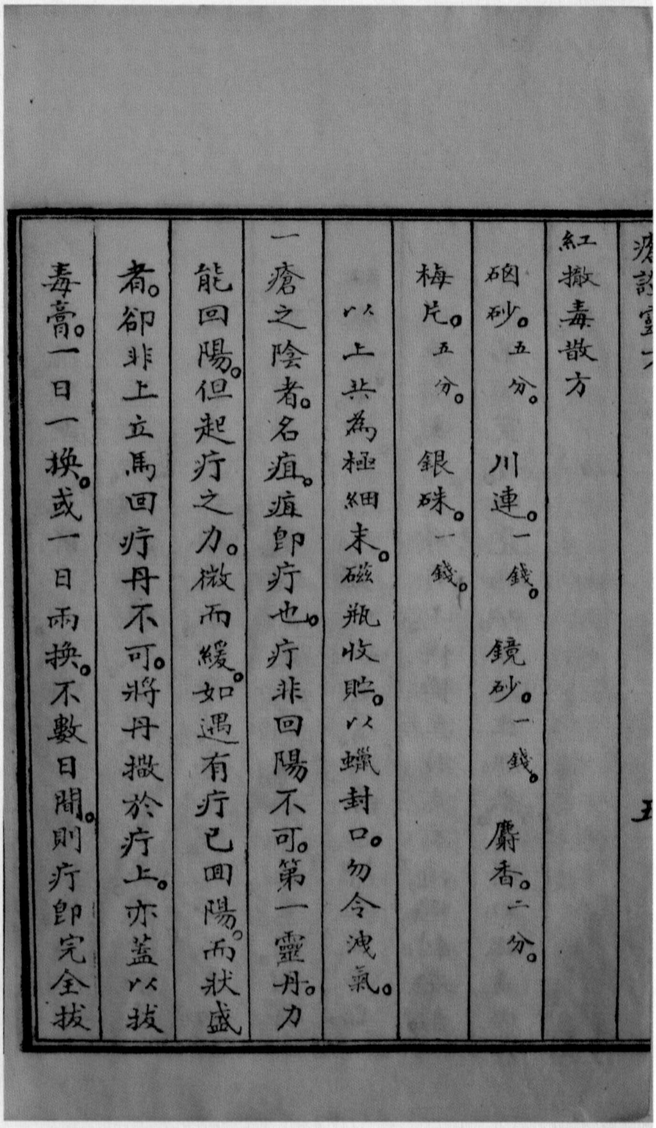
紅撒毒散方
硇砂五分 川連一錢 鏡砂一錢 麝香二分
梅片五分 銀硃一錢
以上共為極細末。磁瓶收貯。以蠟封口。勿令洩氣。
一瘡之陰者。名疽。疽即疔也。疔非回陽不可。第一靈丹。力能回陽。但起疔之力。微而緩。如遇有疔已回陽。而狀盛者。卻非上立馬回疔丹不可。將丹撒於疔上。亦蓋以拔毒膏。一日一換。或一日兩換。不數日間。則疔即完全拔

红撤毒散方

硇砂五分　川连一钱　镜砂一钱　麝香二分　梅片五分　银硃一钱

以上共为极细末，磁瓶收贮，以蜡封口，勿令泄气。

疮之阴者，名疽。疽即疔也，疔非回阳不可。第一灵丹，力能回阳。但起疔之力，微而缓。如遇有疔已回阳，而状盛者，却非上立马回疔丹不可。将丹撒于疔上，亦盖以拔毒膏，一日一换，或一日两换，不数日间，则疔即完全拔

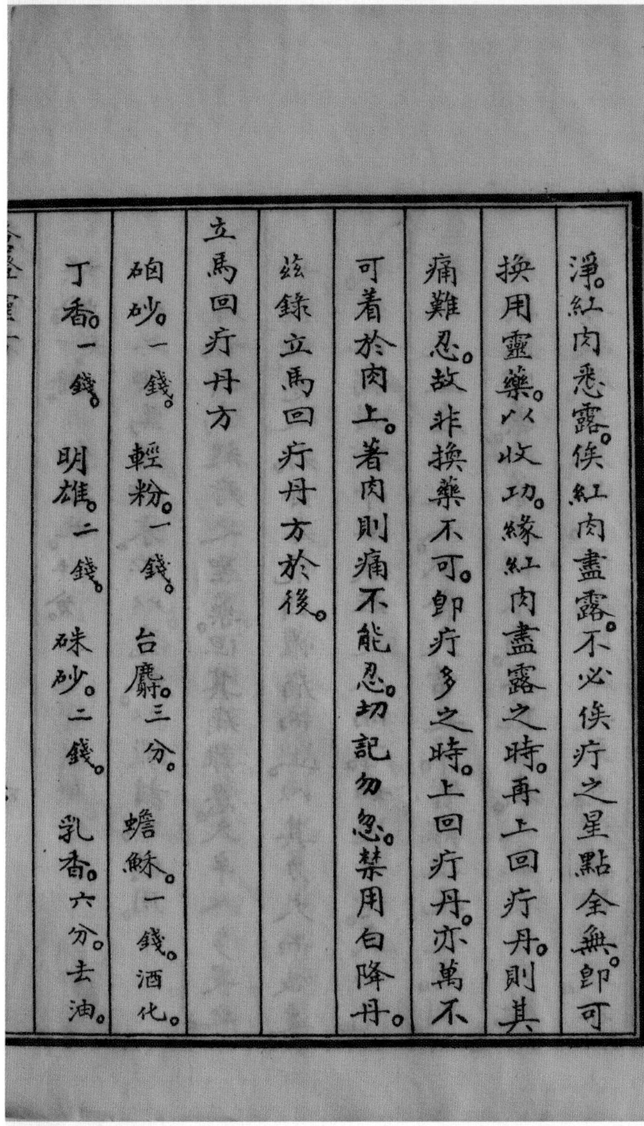
淨。紅肉悉露。俟紅肉盡露。不必俟疔之星點全無。卽可換用靈藥。以收功。緣紅肉盡露之時。再上回疔丹。則其痛難忍。故非換藥不可。卽疔多之時。上回疔丹。亦萬不可着於肉上。著肉則痛不能忍。切記勿忽。禁用白降丹。

玆錄立馬回疔丹方於後。

立馬回疔丹方

硇砂。一錢。輕粉。一錢。台麝。三分。蟾酥。一錢。酒化。

丁香。一錢。明雄。二錢。硃砂。二錢。乳香。六分。去油。

净，红肉悉露。俟红肉尽露，不必俟疔之星点全无，即可换用灵药，以收功。缘红肉尽露之时，再上回疔丹，则其痛难忍，故非换药不可。即疔多之时，上回疔丹，亦万不可着于肉上。著肉则痛不能忍，切记勿忽。禁用白降丹。兹录立马回疔丹方于后。

立马回疔丹方

硇砂一钱　轻粉一钱　台麝三分　蟾酥一钱，酒化　丁香一钱　明雄二钱　朱砂二钱　乳香六分，去油

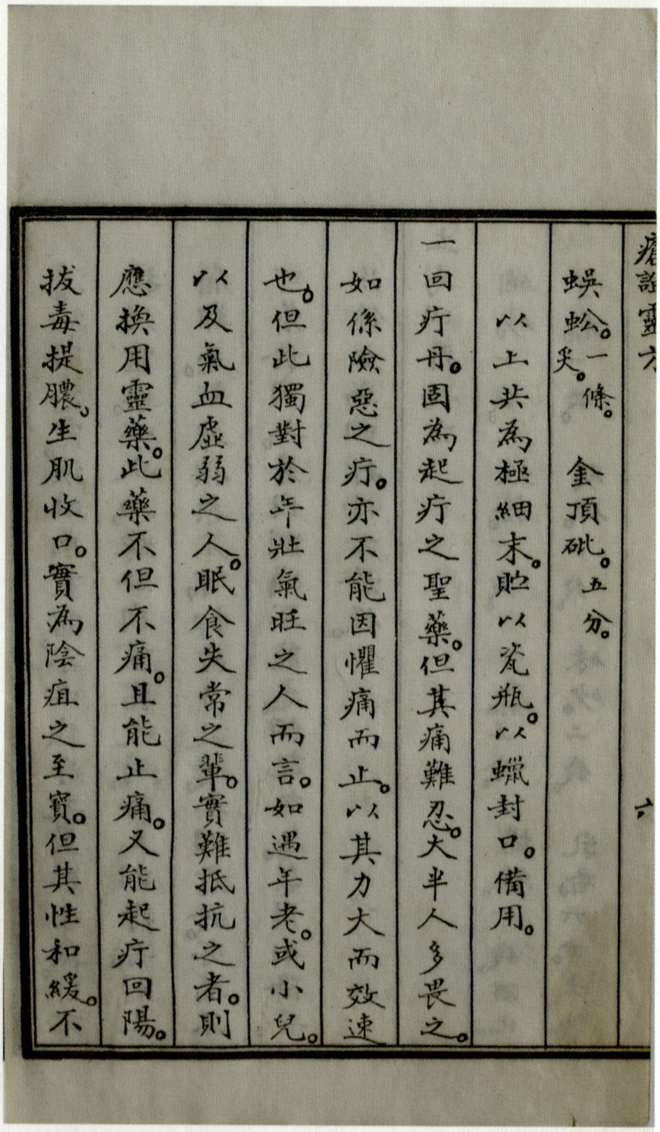

蜈蚣。一條。炙。 金頂砒。五分。
以上共為極細末。貯以瓷瓶。以蠟封口。備用。
一回疔丹。固為起疔之聖藥。但其痛難忍。大半人多畏之。
如係險惡之疔。亦不能因懼痛而止。以其力大而效速
也。但此獨對於年壯氣旺之人而言。如遇年老。或小兒。
以及氣血虛弱之人。眠食失常之輩。實難抵抗之者。則
應換用靈藥。此藥不但不痛。且能止痛。又能起疔回陽。
拔毒提膿。生肌收口。實為陰疽之至寶。但其性和緩。不

蜈蚣一条，炙　金顶砒五分

以上共为极细末，贮以瓷瓶，以蜡封口，备用。

回疔丹，固为起疔之圣药，但其痛难忍，大半人多畏之。如系险恶之疔，亦不能因惧痛而止，以其力大而效速也。但此独对于年壮气旺之人而言。如遇年老，或小儿，以及气血虚弱之人，眠食失常之辈，实难抵抗之者，则应换用灵药。此药不但不痛，且能止痛，又能起疔回阳，拔毒提脓，生肌收口，实为阴疽之至宝。但其性和缓，不

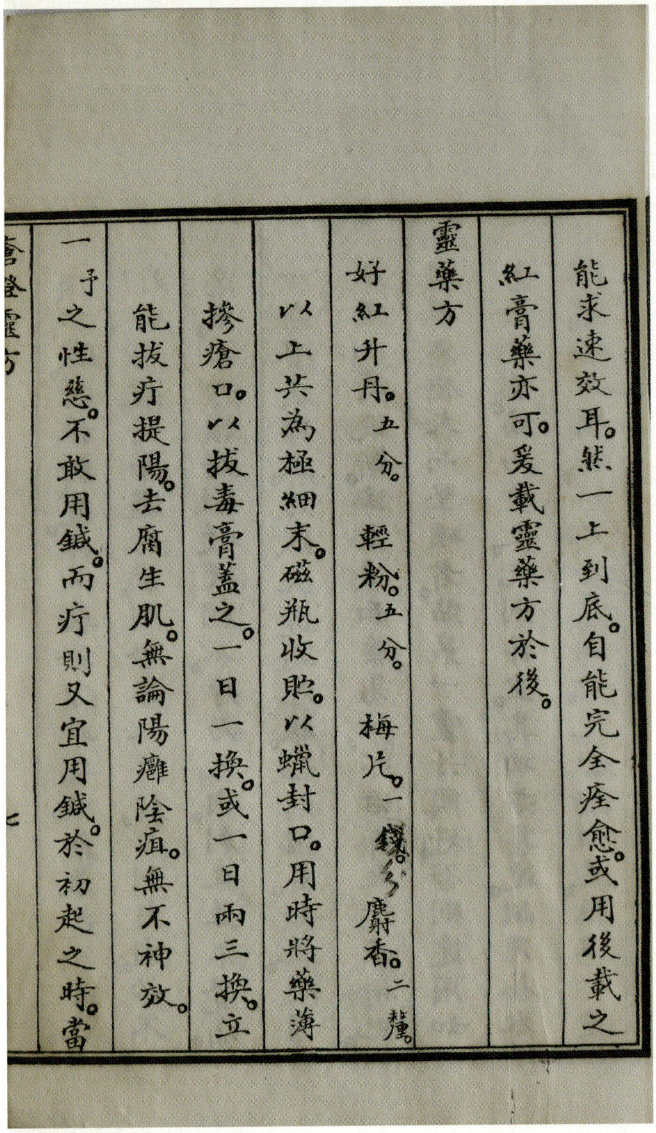

瘡證靈方　七

能求速效耳。然一上到底。自能完全痊愈。或用後載之
紅膏藥亦可。爰載靈藥方於後。
靈藥方
好紅升丹。五分。輕粉。五分。梅片。一錢 麝香。二釐
以上共為極細末。磁瓶收貯。以蠟封口。用時將藥薄
摻瘡口。以拔毒膏蓋之。一日一換。或一日兩三換。立
能拔疔提陽。去腐生肌。無論陽癰陰疽。無不神效。
一予之性慈。不敢用鍼。而疔則又宜用鍼。於初起之時。當

能求速效耳。然一上到底，自能完全痊愈。或用后载之红膏药亦可。爰载灵药方于后。

灵药方

好红升丹五分　轻粉五分　梅片一钱[1]　麝香二厘

以上共为极细末，磁瓶收贮，以蜡封口。用时将药薄掺疮口，以拔毒膏盖之。一日一换，或一日两三换，立能拔疔提阳，去腐生肌，无论阳痈阴疽，无不神效。

予之性慈，不敢用针，而疔则又宜用针。于初起之时，当

1 钱：此处“钱”字有涂后改为“分”字之字迹。

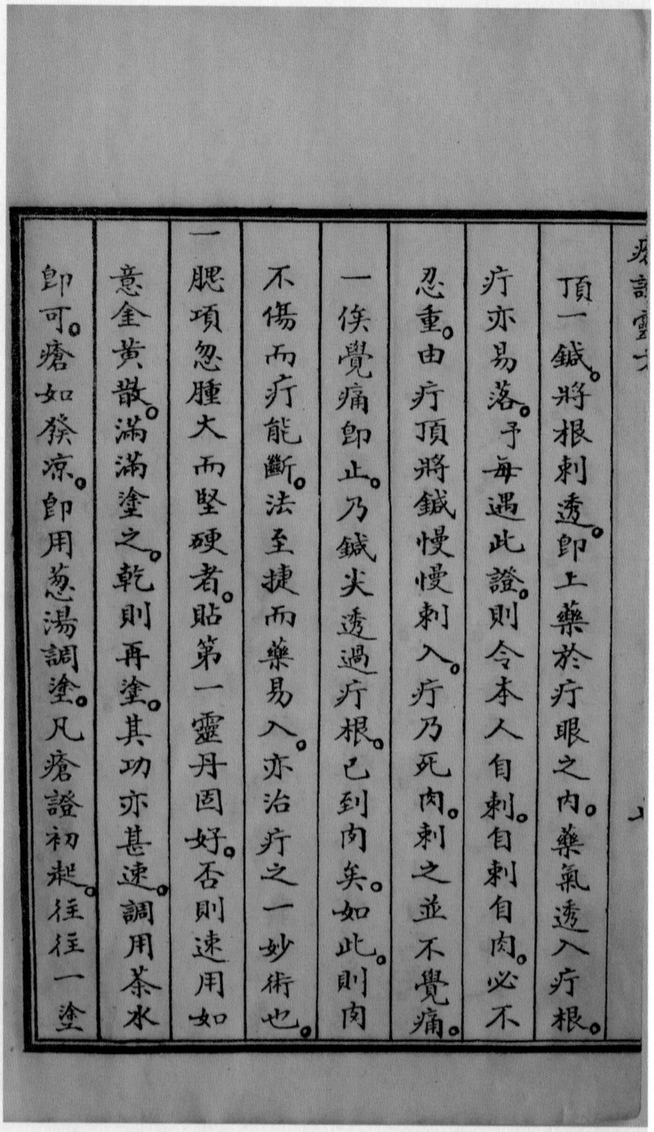

頂一鍼。將根刺透。即上藥於疔眼之內。藥氣透入疔根。疔亦易落。予每遇此證。則令本人自刺。自刺自肉。必不忍重。由疔頂將鍼慢慢刺入。疔乃死肉。刺之並不覺痛。一俟覺痛即止。乃鍼尖透過疔根。已到肉矣。如此則肉不傷而疔能斷。法至捷而藥易入。亦治疔之一妙術也。

一腮項忽腫大而堅硬者。貼第一靈丹固好。否則速用如意金黃散。滿滿塗之。乾則再塗。其功亦甚速。調用茶水即可。瘡如發涼。即用葱湯調塗。凡瘡證初起。往往一塗

顶一针，将根刺透，即上药于疔眼之内。药气透入疔根，疔亦易落。予每遇此证，则令本人自刺，自刺自肉，必不忍重。由疔顶将针慢慢刺入，疔乃死肉，刺之并不觉痛。一俟觉痛即止，乃针尖透过疔根，已到肉矣，如此则肉不伤而疔能断，法至捷而药易入，亦治疔之一妙术也。

腮项忽肿大而坚硬者，贴第一灵丹固好。否则速用如意金黄散，满满涂之，干则再涂，其功亦甚速，调用茶水即可。疮如发凉，即用葱汤调涂，凡疮证初起，往往一涂

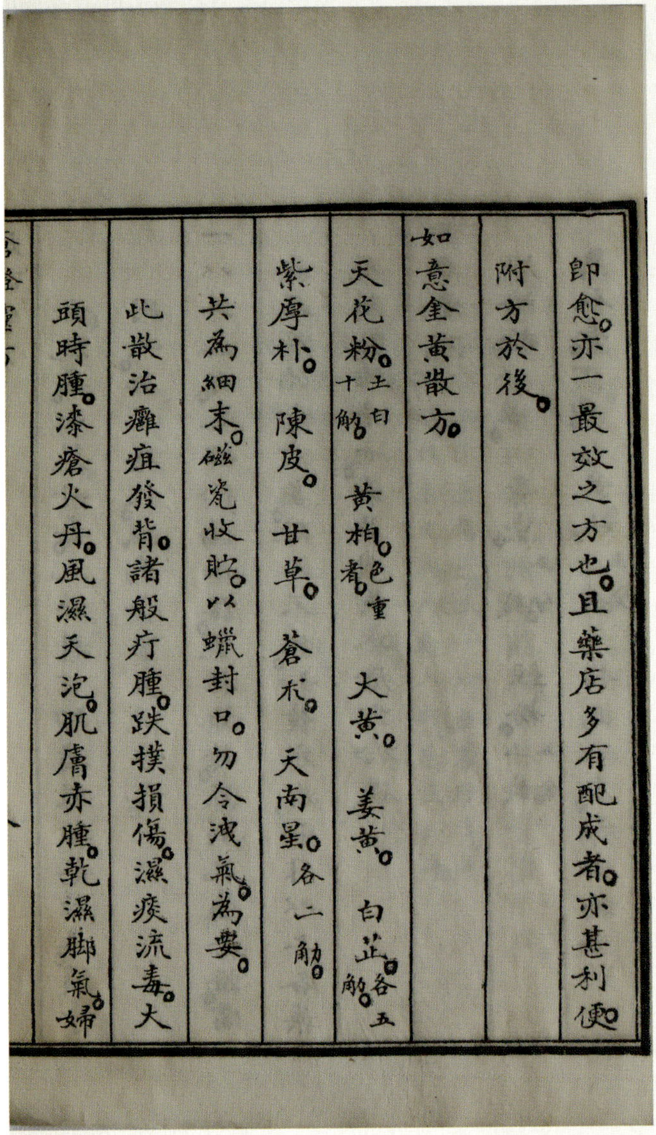

即愈。亦一最效之方也。且藥店多有配成者。亦甚利便
附方於後。
如意金黃散方
天花粉土白十觔　黃柏色重者　大黃　姜黃　白芷各五觔
紫厚朴　陳皮　甘草　蒼朮　天南星各二觔
共為細末。磁瓷收貯。以蠟封口。勿令洩氣為要。
此散治癰疽發背。諸般疔腫。跌撲損傷。濕痰流毒。大
頭時腫。漆瘡火丹。風濕天泡。肌膚赤腫。乾濕脚氣。婦

即愈。亦一最效之方也。且药店多有配成者，亦甚利便。附方于后。

如意金黄散方

天花粉土白，十斤　黄柏色重者　大黄　姜黄　白芷各五斤　紫厚朴　陈皮　甘草　苍术　天南星各二斤

共为细末，磁瓷收贮，以蜡封口，勿令泄气为要。

此散治痈疽发背，诸般疔肿，跌仆损伤，湿痰流毒，大头时肿，漆疮火丹，风湿天泡，肌肤赤肿，干湿脚气，妇

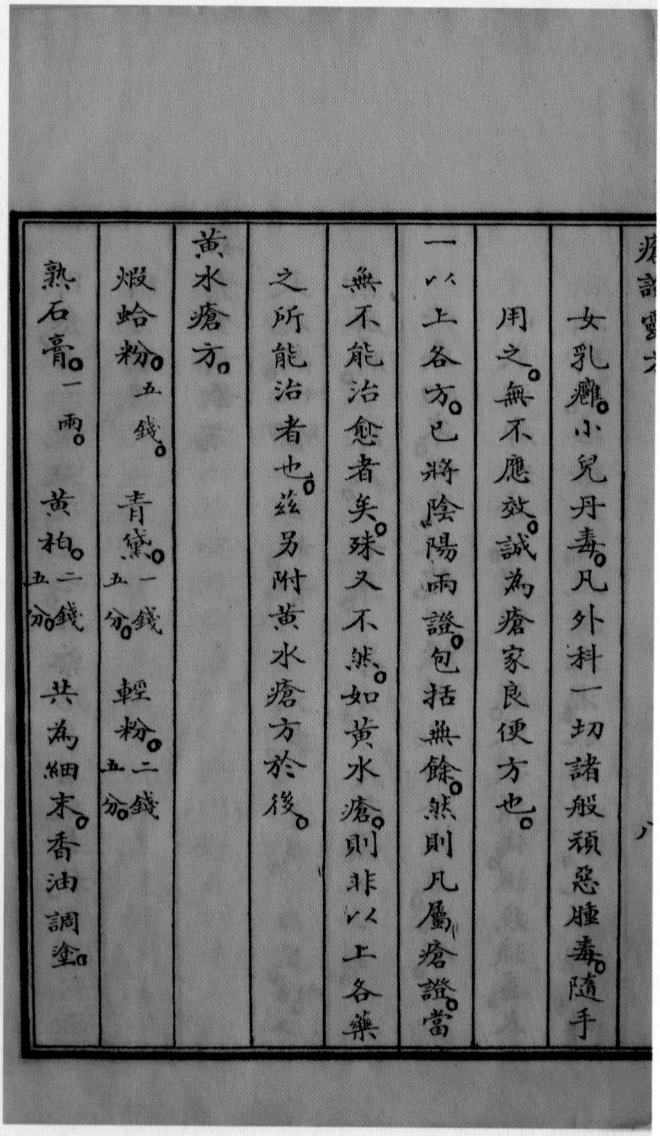

女乳癰。小兒丹毒。凡外科一切諸般頑惡腫毒。隨手
用之。無不應效。誠為瘡家良便方也。
一以上各方。已將陰陽兩證。包括無餘。然則凡屬瘡證。當
無不能治愈者矣。殊又不然。如黃水瘡。則非以上各藥
之所能治者也。茲另附黃水瘡方於後。
黃水瘡方。
煅蛤粉五錢。青黛一錢五分。輕粉二錢五分。
熟石膏一兩。黃柏二錢五分。共為細末。香油調塗。

女乳痈，小儿丹毒，凡外科一切诸般顽恶肿毒，随手用之，无不应效，诚为疮家良便方也。

以上各方，已将阴阳两证，包括无余。然则凡属疮证，当无不能治愈者矣。殊又不然，如黄水疮，则非以上各药之所能治者也。兹另附黄水疮方于后。

黄水疮方

煅蛤粉五钱　青黛一钱五分　轻粉二钱五分　熟石膏一两　黄柏二钱五分

共为细末，香油调涂。

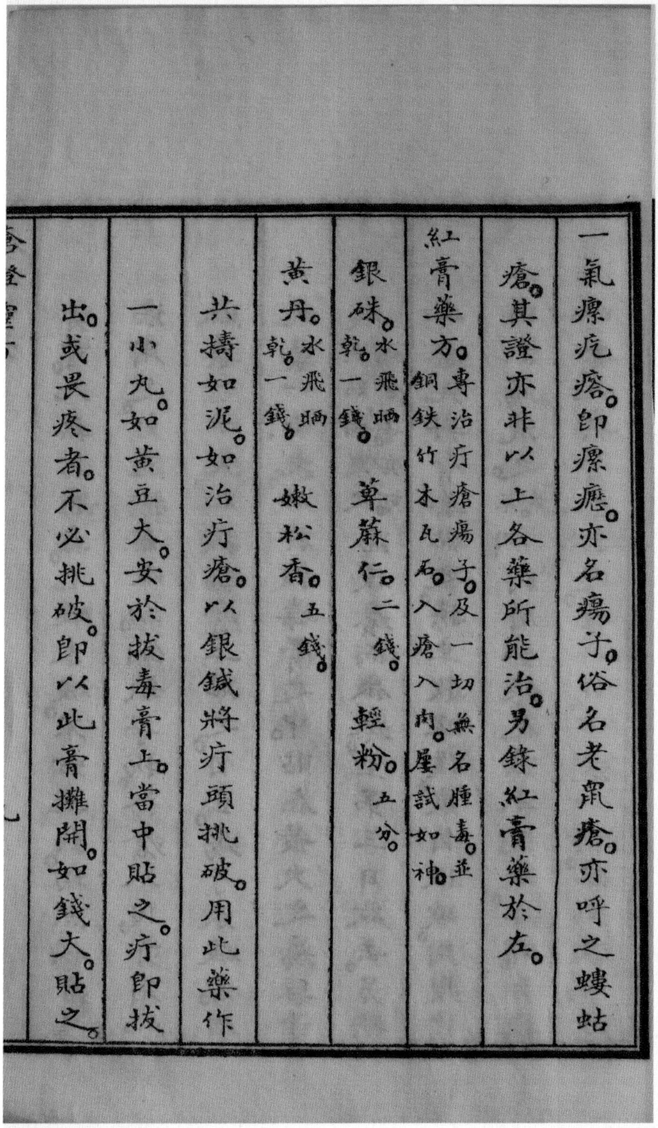

一氣瘰疙瘩。卽瘰癧。亦名瘍子。俗名老鼠瘡。亦呼之螻蛄
瘡。其證亦非以上各藥所能治。另錄紅膏藥於左。
紅膏藥方。專治疔瘡瘍子。及一切無名腫毒。並銅鐵竹木瓦石。入瘡入肉。屢試如神。
銀硃。水飛曬乾。一錢。　蓖麻仁。二錢。　輕粉。五分。
黃丹。水飛曬乾。一錢。　嫩松香。五錢。
共搗如泥。如治疔瘡。以銀鍼將疔頭挑破。用此藥作
一小丸。如黃豆大。安於拔毒膏上。當中貼之。疔卽拔
出。或畏疼者。不必挑破。卽以此膏攤開。如錢大。貼之。

气瘰疙瘩，即瘰疬，亦名疡子，俗名老鼠疮，亦呼之蝼蛄疮。其证亦非以上各药所能治。另录红膏药于下。

红膏药方

专治疔疮疡子，及一切无名肿毒，并铜铁竹木瓦石，入疮入肉，屡试如神。

银硃水飞晒干，一钱　蓖麻仁二钱　轻粉五分　黄丹水飞晒干，一钱　嫩松香五钱

共捣如泥。如治疔疮，以银针将疔头挑破。用此药作一小丸，如黄豆大，安于拔毒膏上。当中贴之，疔即拔出。或畏疼者，不必挑破，即以此膏摊开，如钱大，贴之

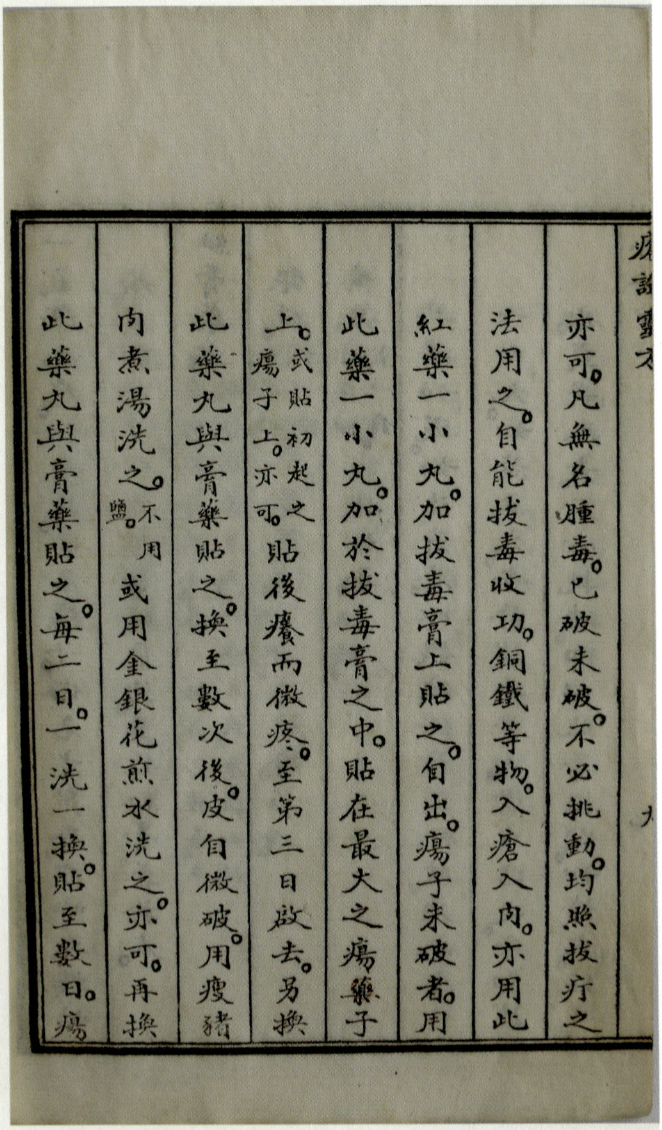

亦可。凡無名腫毒。已破未破。不必挑動。均照拔疔之法用之。自能拔毒收功。銅鐵等物。入瘡入肉。亦用此紅藥一小丸。加拔毒膏上貼之。自出。瘍子未破者。用此藥一小丸。加於拔毒膏之中。貼在最大之瘍藥子上。或貼初起之瘍子上。亦可。貼後癢而微疼。至第三日啟去。另換此藥丸與膏藥貼之。換至數次後。皮自微破。用瘦豬肉煮湯洗之。不用鹽。或用金银花煎水洗之。亦可。再換此藥丸與膏藥貼之。每二日。一洗一換。貼至數日。瘍

亦可。凡无名肿毒，已破未破，不必挑动，均照拔疔之法用之，自能拔毒收功。铜铁等物，入疮入肉，亦用此红药一小丸，加拔毒膏上贴之，自出。疡子未破者，用此药一小丸，加于拔毒膏之中，贴在最大之疡药子上。或贴初起之疡子上，亦可。贴后痒而微疼，至第三日启去，另换此药丸与膏药贴之，换至数次后，皮自微破，用瘦猪肉煮汤洗之不用盐。或用金银花煎水洗之，亦可。再换此药丸与膏药贴之，每二日一洗一换，贴至数日。疡

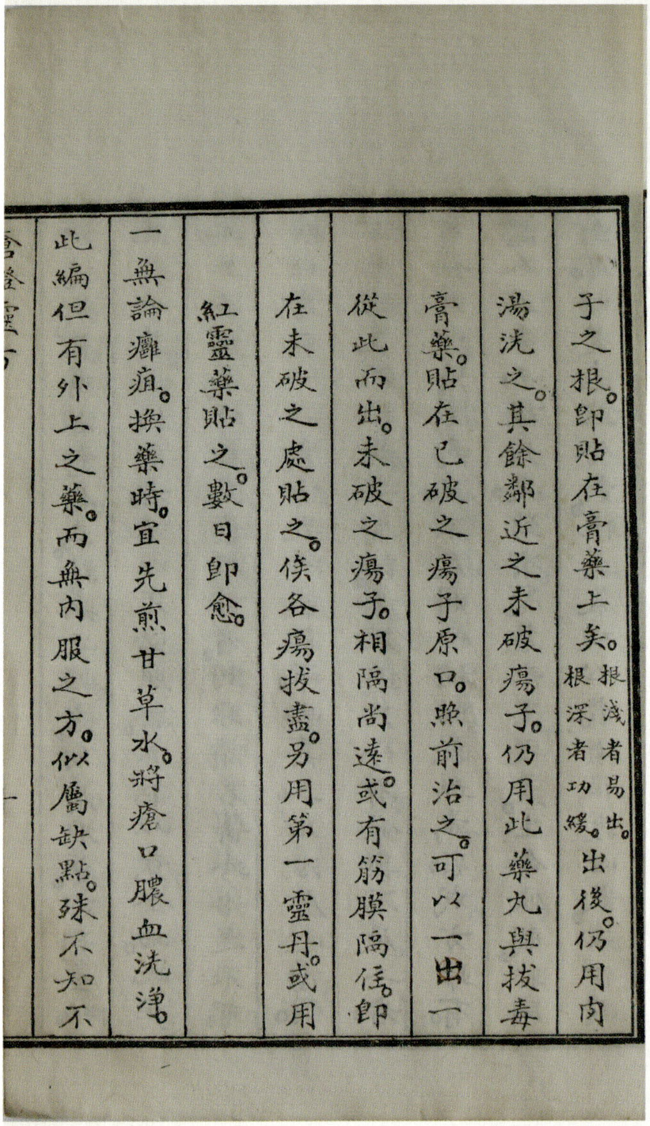
子之根。即貼在膏藥上矣。根淺者易出，根深者功緩。出後。仍用肉湯洗之。其餘鄰近之未破瘍子。仍用此藥丸與拔毒膏藥。貼在已破之瘍子原口。照前治之。可以一出一從此而出。未破之瘍子。相隔尚遠。或有筋膜隔住。即在未破之處貼之。俟各瘍拔盡。另用第一靈丹。或用紅靈藥貼之。數日即愈。
一無論癰疽。換藥時。宜先煎甘草水。將瘡口膿血洗淨。此編但有外上之藥。而無內服之方。似屬缺點。殊不知不

子之根，即贴在膏药上矣。根浅者易出，根深者功缓。出后，仍用肉汤洗之。其余邻近之未破疡子，仍用此药丸与拔毒膏药，贴在已破之疡子原口，照前治之，可以一出[1]一从此而出。未破之疡子，相隔尚远，或有筋膜隔住，即在未破之处贴之。俟各疡拔尽，另用第一灵丹，或用红灵药贴之，数日即愈。

无论痈疽，换药时，宜先煎甘草水，将疮口脓血洗净。此编但有外上之药，而无内服之方，似属缺点，殊不知不

1 出：当为衍文。此字上有圈涂痕迹。

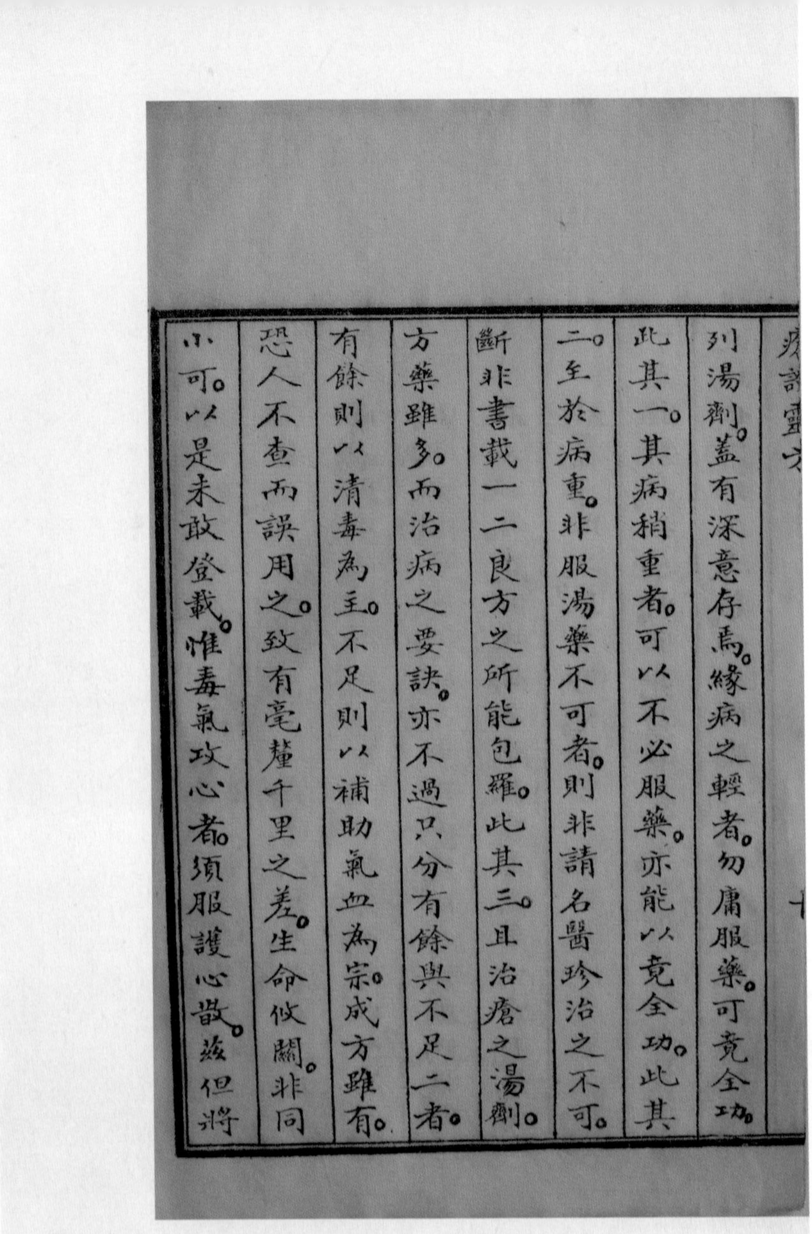
列湯劑。蓋有深意存焉。緣病之輕者。勿庸服藥。可竟全功。此其一。其病稍重者。可以不必服藥。亦能以竟全功。此其二。至於病重。非服湯藥不可者。則非請名醫珍治之不可。斷非書載一二良方之所能包羅。此其三。且治瘡之湯劑。方藥雖多。而治病之要訣。亦不過只分有餘與不足二者。有餘則以清毒為主。不足則以補助氣血為宗。成方雖有。恐人不查而誤用之。致有毫釐千里之差。生命攸關。非同小可。以是未敢登載。惟毒氣攻心者。須服護心散。茲但將

列汤剂，盖有深意存焉。缘病之轻者，勿庸服药，可竟全功，此其一；其病稍重者，可以不必服药，亦能以竟全功，此其二；至于病重，非服汤药不可者，则非请名医诊[1]治之不可，断非书载一二良方之所能包罗，此其三。且治疮之汤剂，方药虽多，而治病之要诀，亦不过只分有余与不足二者。有余则以清毒为主，不足则以补助气血为宗。成方虽有，恐人不查而误用之，致有毫厘千里之差，生命攸关，非同小可，以是未敢登载，惟毒气攻心者，须服护心散，兹但将

1 诊：原作“珍”，据文义改。

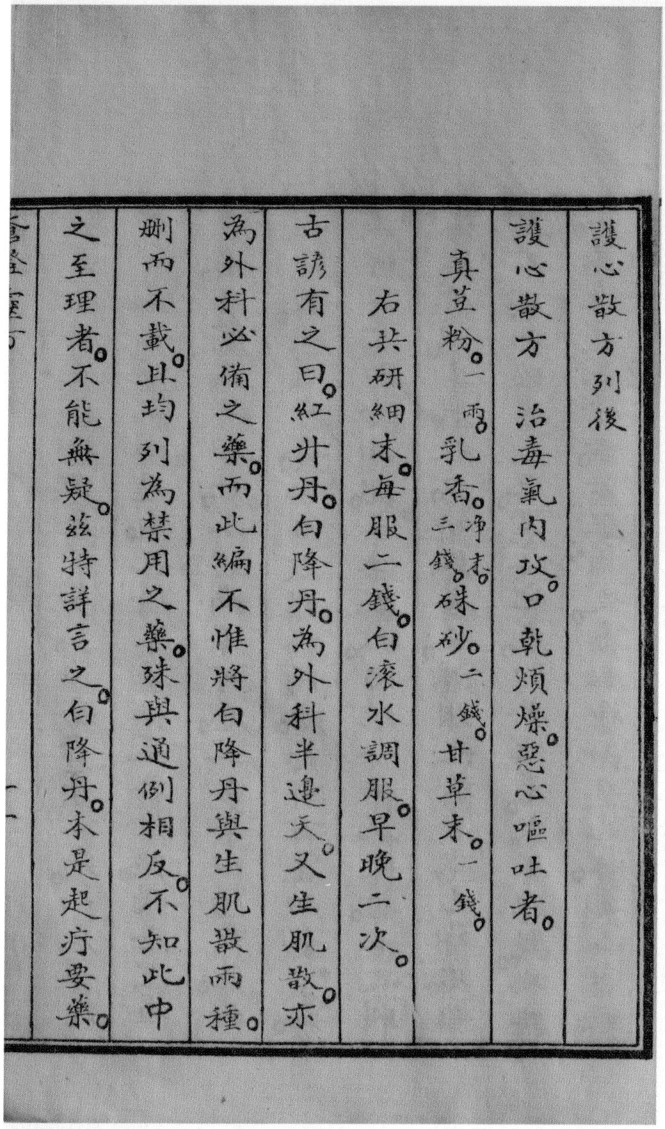
護心散方列後
護心散方　治毒氣内攻。口乾煩燥。惡心嘔吐者。
真荳粉。一兩。乳香。净末。三錢。硃砂。二錢。甘草末。一錢。
右共研細末。每服二錢。白滚水調服。早晚二次。
古諺有之曰。紅升丹。白降丹。為外科半邊天。又生肌散亦
為外科必備之藥。而此編不惟將白降丹與生肌散兩種。
刪而不載。且均列為禁用之藥。殊與通例相反。不知此中
之至理者。不能無疑。茲特詳言之。白降丹。本是起疔要藥。

护心散方列后。

护心散方

治毒气内攻，口干烦躁，恶心呕吐者。

真豆粉一两　乳香净末，三钱　朱砂二钱　甘草末一钱

上共研细末，每服二钱，白滚水调服，早晚二次。

古谚有之曰：红升丹白降丹，为外科半边天。又生肌散，亦为外科必备之药。而此编不惟将白降丹与生肌散两种删而不载，且均列为禁用之药。殊与通例相反，不知此中之至理者，不能无疑，兹特详言之。白降丹，本是起疔要药。

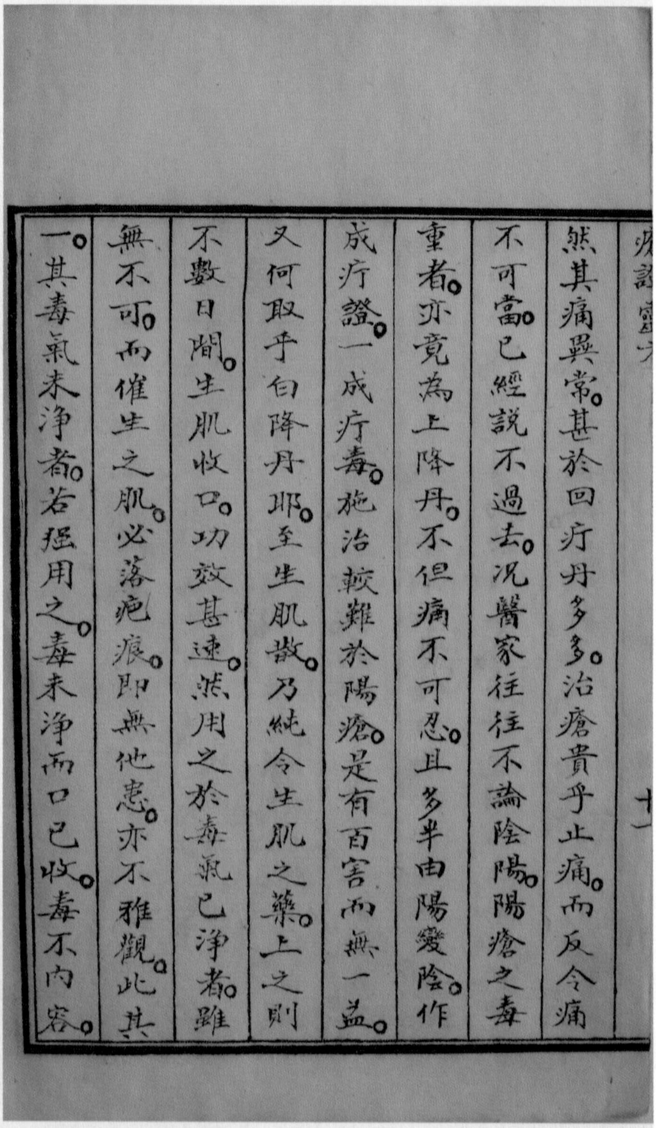
然其痛異常。甚於回疔丹多多。治瘡貴乎止痛。而反令痛
不可當。已經説不過去。况醫家往往不論陰陽。陽瘡之毒
重者。亦竟為上降丹。不但痛不可忍。且多半由陽變陰。作
成疔證。一成疔毒。施治較難於陽瘡。是有百害而無一益。
又何取乎白降丹耶。至生肌散。乃純令生肌之藥。上之則
不數日間。生肌收口。功效甚速。然用之於毒氣已淨者。雖
無不可。而催生之肌。必落疤痕。即無他患。亦不雅觀。此其
一。其毒氣未淨者。若强用之。毒未淨而口已收。毒不内容。

然其痛异常，甚于回疔丹多多。治疮贵乎止痛，而反令痛不可当，已经说不过去。况医家往往不论阴阳，阳疮之毒重者，亦竟为上降丹，不但痛不可忍，且多半由阳变阴，作成疔证。一成疔毒，施治较难于阳疮，是有百害而无一益，又可取乎白降丹耶。至生肌散，乃纯令生肌之药，上之则不数日间，生肌收口，功效甚速。然用之于毒气已净者，虽无不可，而催生之肌，必落疤痕，即无他患，亦不雅观，此其一；其毒气未净者，若强用之，毒未净而口已收，毒不内容，

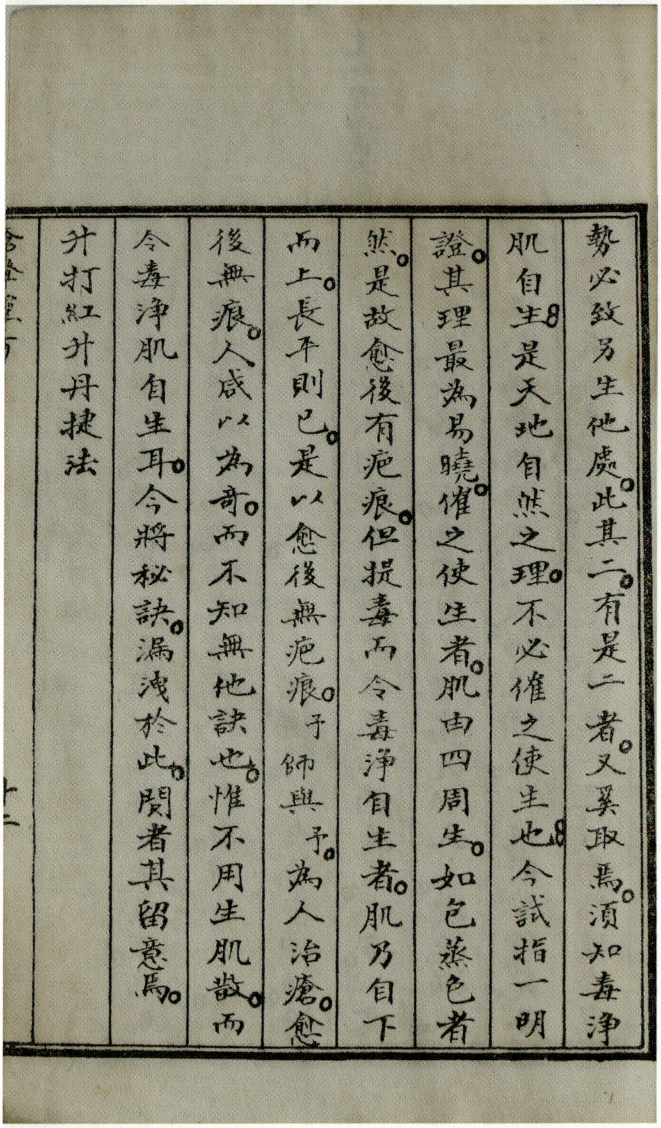
勢必致另生他處。此其二。有是二者。又奚取焉。須知毒淨肌自生。是天地自然之理。不必催之使生也。今試指一明證。其理最為易曉。催之使生者。肌由四周生。如色蒸色者然。是故愈後有疤痕。但提毒而令毒淨自生者。肌乃自下而上。長平則已。是以愈後無疤痕。予師與予。為人治瘡。愈後無痕。人咸以為奇。而不知無他訣也。惟不用生肌散。而令毒淨肌自生耳。今將秘訣。漏洩於此。閱者其留意焉。

升打紅升丹捷法

势必致另生他处，此其二。有是二者，又奚取焉。须知毒净肌自生，是天地自然之理，不必催之使生也。今试指一明证，其理最为易晓，催之使生者，肌由四周生，如色蒸色者然，是故愈后有疤痕。但提毒而令毒净自生者，肌乃自下而上，长平则已，是以愈后无疤痕。予师与予为人治疮，愈后无痕，人咸以为奇，而不知无他诀也。惟不用生肌散，而令毒净肌自生耳。今将秘诀，漏泄于此，阅者其留意焉。

升打红升丹捷法

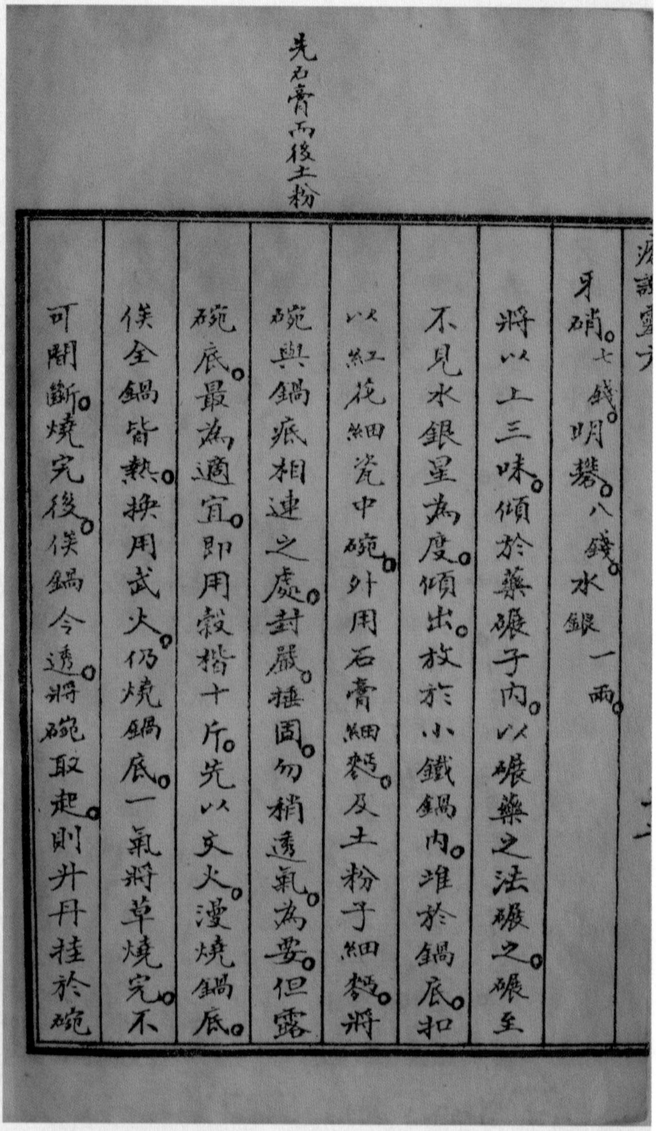
先石膏而後土粉

牙硝七錢 明礬八錢 水銀一兩

將以上三味傾於藥碾子內以碾藥之法碾之碾至不見水銀星為度傾出放於小鐵鍋內堆於鍋底扣以紅花細瓷中碗外用石膏細麪及土粉子細麪將碗與鍋底相連之處封嚴捶固勿稍透氣為要但露碗底最為適宜即用穀稭十斤先以文火漫燒鍋底俟全鍋皆熱換用武火仍燒鍋底一氣將草燒完不可間斷燒完後俟鍋令透將碗取起則升丹挂於碗

牙硝七钱　明矾八钱　水银一两

将以上三味，倾于药碾子内，以碾药之法碾之。碾至不见水银星为度，倾出，放于小铁锅内，堆于锅底，扣以红花细瓷中碗。外用石膏细面及土粉子细面按：先石膏而后土粉，将碗与锅底相连之处，封严，捶固，勿稍透气为要。但露碗底，最为适宜。即用谷秸十斤，先以文火，漫烧锅底，俟全锅皆热，换用武火，仍烧锅底。一气将草烧完，不可间断。烧完后，俟锅冷[1]透，将碗取起。则升丹挂于碗

1 冷：原作“令”，据文义与医理改。

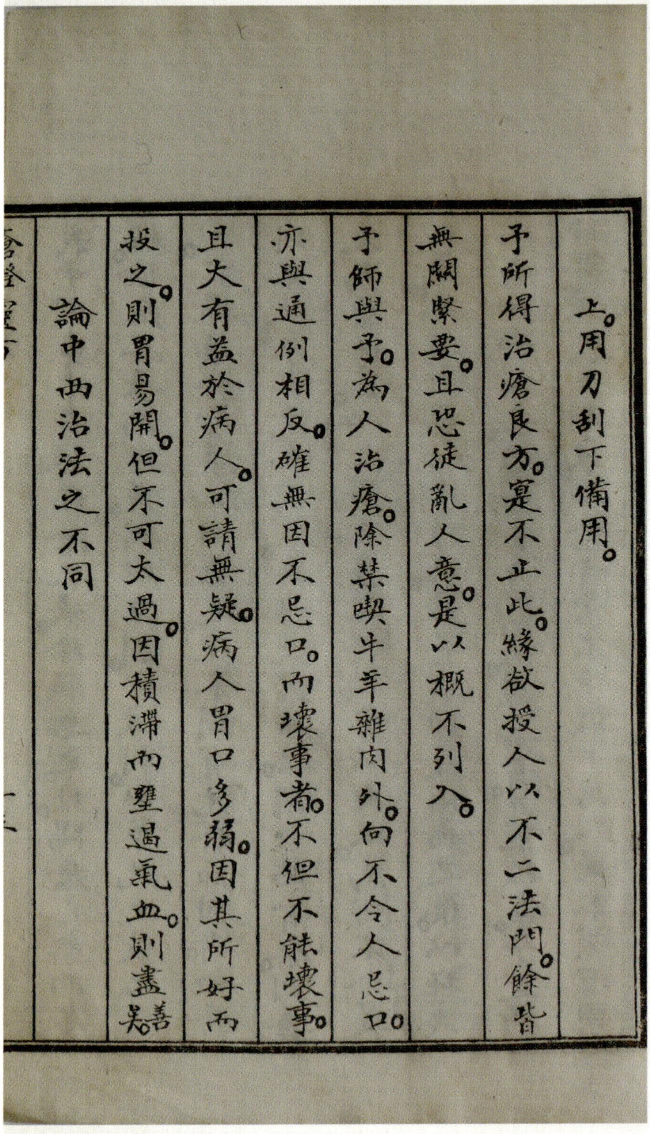

上。用刀刮下備用。
予所得治瘡良方。寔不止此。緣欲授人以不二法門。餘皆
無關緊要。且恐徒亂人意。是以概不列入。
予師與予。為人治瘡。除禁喫牛羊雜肉外。向不令人忌口。
亦與通例相反。確無因不忌口。而壞事者。不但不能壞事。
且大有益於病人。可請無疑。病人胃口多弱。因其所好而
投之。則胃易開。但不可太過。因積滯而壅遏氣血。則盡善矣。
論中西治法之不同

上，用刀刮下备用。

予所得治疮良方，实不止此。缘欲授人以不二法门，余皆无关紧要。且恐徒乱人意，是以概不列入。

予师与予为人治疮，除禁吃牛羊杂肉外，向不令人忌口。亦与通例相反，确无因不忌口而坏事者，不但不能坏事，且大有益于病人。可请无疑。病人胃口多弱，因其所好而投之，则胃易开，但不可太过。因积滞而壅遏气血，则尽善矣。

论中西治法之不同

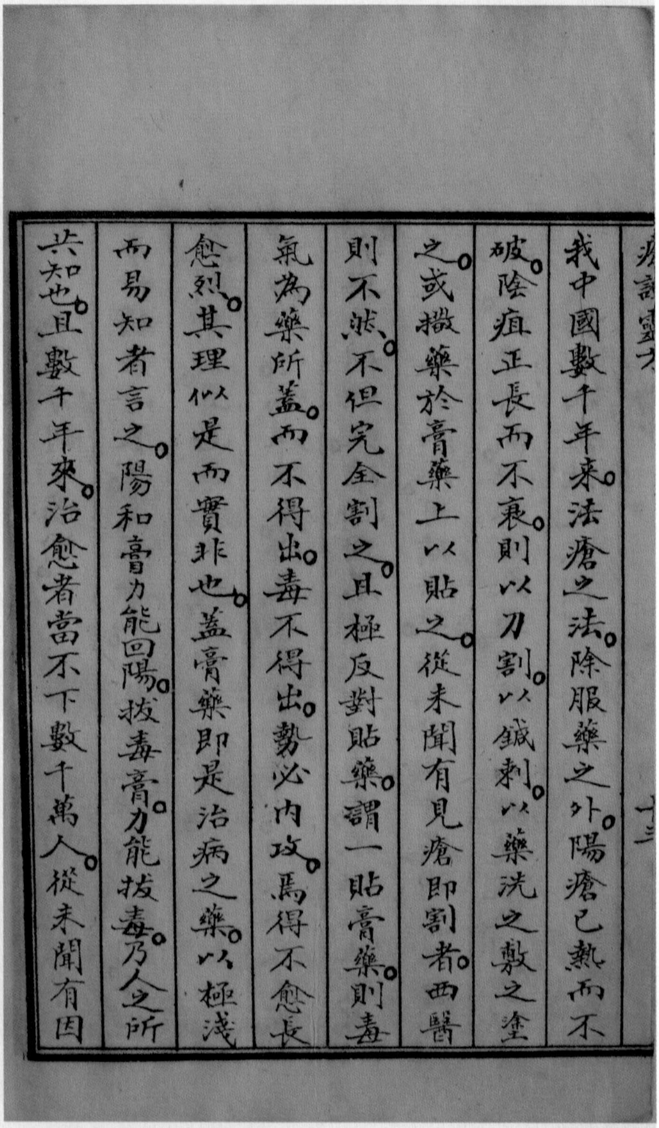

我中国数千年来，治[1]疮之法，除服药之外，阳疮已热而不破，阴疽正长而不衰，则以刀割，以针刺，以药洗之、敷之、涂之，或撒药于膏药上以贴之，从未闻有见疮即割者。西医则不然。不但完全割之，且极反对贴药，谓一贴膏药，则毒气为药所盖而不得出。毒不得出，势必内攻，焉得不愈长愈烈。其理似是而实非也。盖膏药即是治病之药，以极浅而易知者言之，阳和膏力能回阳，拔毒膏力能拔毒，乃人之所共知也。且数千年来，治愈者当不下数千万人，从未闻有因

1 治：原作“法”，据文义改。

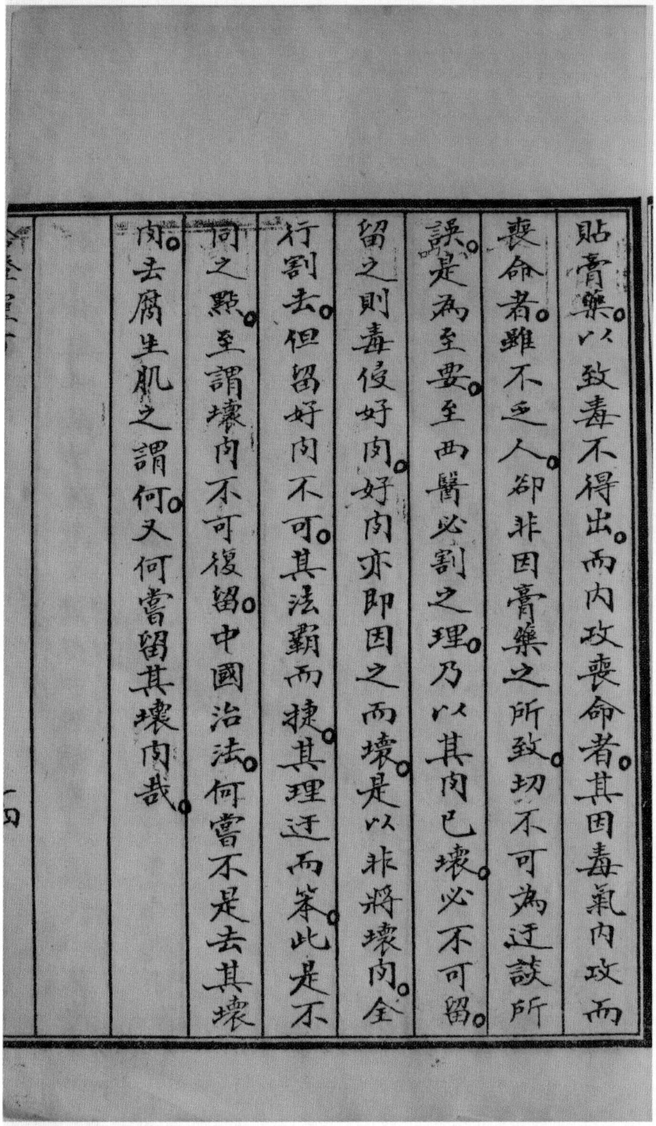

貼膏藥以致毒不得出。而內攻喪命者。其因毒氣內攻而
喪命者。雖不乏人。卻非因膏藥之所致。切不可為迂談所
誤。是為至要。至西醫必割之理。乃以其肉已壞。必不可留。
留之則毒侵好肉。好肉亦即因之而壞。是以非將壞肉。全
行割去。但留好肉不可。其法霸而捷。其理迂而笨。此是不
同之點。至謂壞肉不可復留。中國治法。何嘗不是去其壞
肉。去腐生肌之謂何。又何嘗留其壞肉哉。

贴膏药，以致毒不得出，而内攻丧命者。其因毒气内攻而丧命者，虽不乏人，却非因膏药之所致，切不可为迂谈所误，是为至要。至西医必割之理，乃以其肉已坏，必不可留，留之则毒侵好肉，好肉亦即因之而坏。是以非将坏肉全行割去，但留好肉不可。其法霸而捷，其理迂而笨，此是不同之点。至谓坏肉不可复留，中国治法，何尝不是去其坏肉，去腐生肌之谓何，又何尝留其坏肉哉。

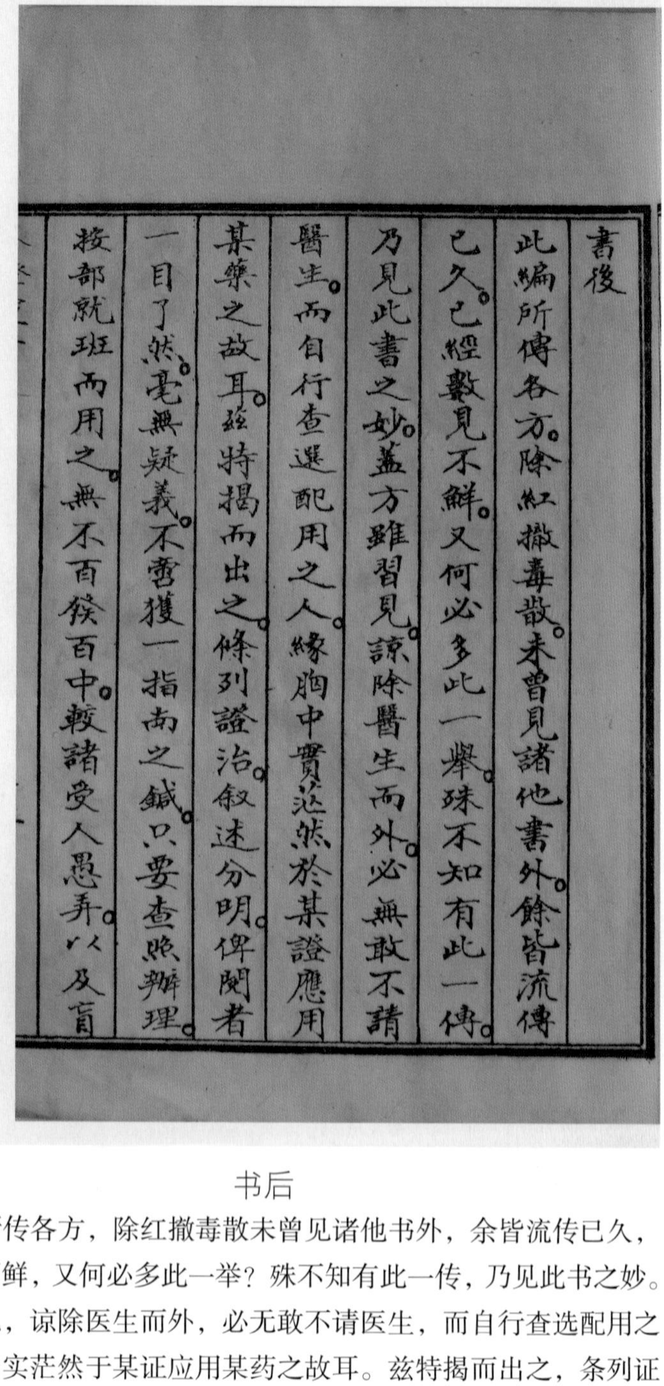

書後

此編所傳各方。除紅撒毒散。未曾見諸他書外。餘皆流傳已久。已經數見不鮮。又何必多此一舉。殊不知有此一傳。乃見此書之妙。蓋方雖習見。諒除醫生而外。必無敢不請醫生。而自行查選配用之人。緣胸中實茫然於某證應用某藥之故耳。茲特揭而出之。條列證治。叙述分明。俾閱者一目了然。毫無疑義。不啻獲一指南之鍼。只要查照辦理。按部就班而用之。無不百發百中。較諸受人愚弄。以及盲

书后

此编所传各方，除红撒毒散未曾见诸他书外，余皆流传已久，已经数见不鲜，又何必多此一举？殊不知有此一传，乃见此书之妙。盖方虽习见，谅除医生而外，必无敢不请医生，而自行查选配用之人。缘胸中实茫然于某证应用某药之故耳。兹特揭而出之，条列证治，叙述分明。俾阅者一目了然，毫无疑义，不啻获一指南之针。只要查照办理，按部就班而用之，无不百发百中。较诸受人愚弄，以及盲

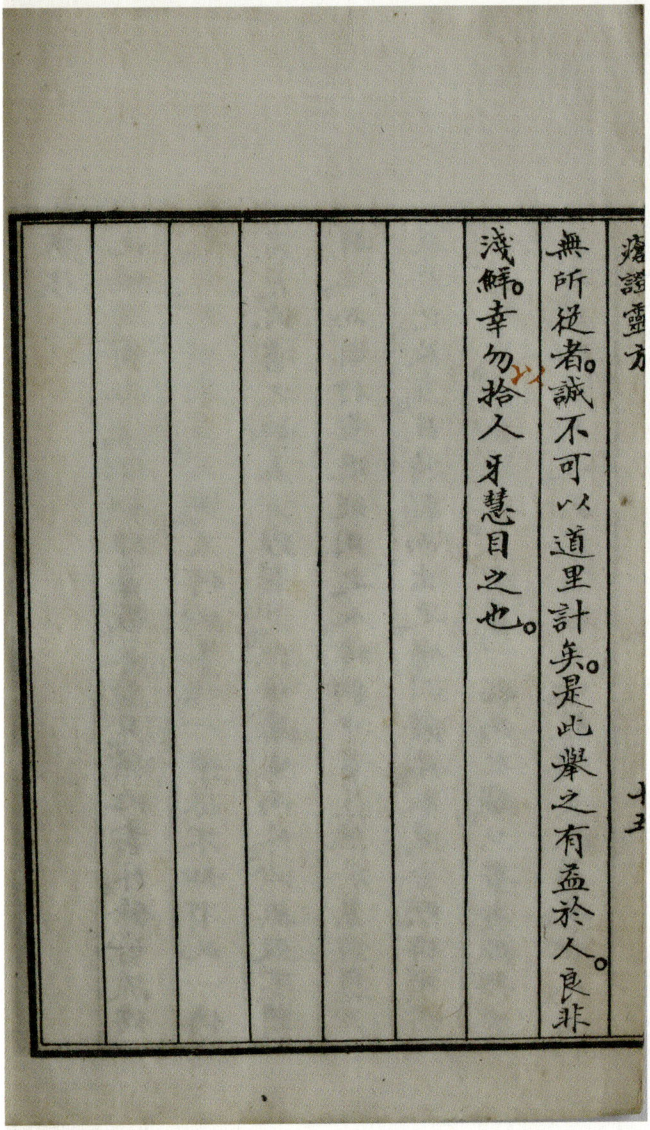
痘證靈方　十五

無所從者。誠不可以道里計矣。是此舉之有益於人。良非淺鮮。幸勿拾人牙慧目之也。

无所从者，诚不可以道里计矣。是此举之有益于人，良非浅鲜，幸勿拾人牙慧目之也。

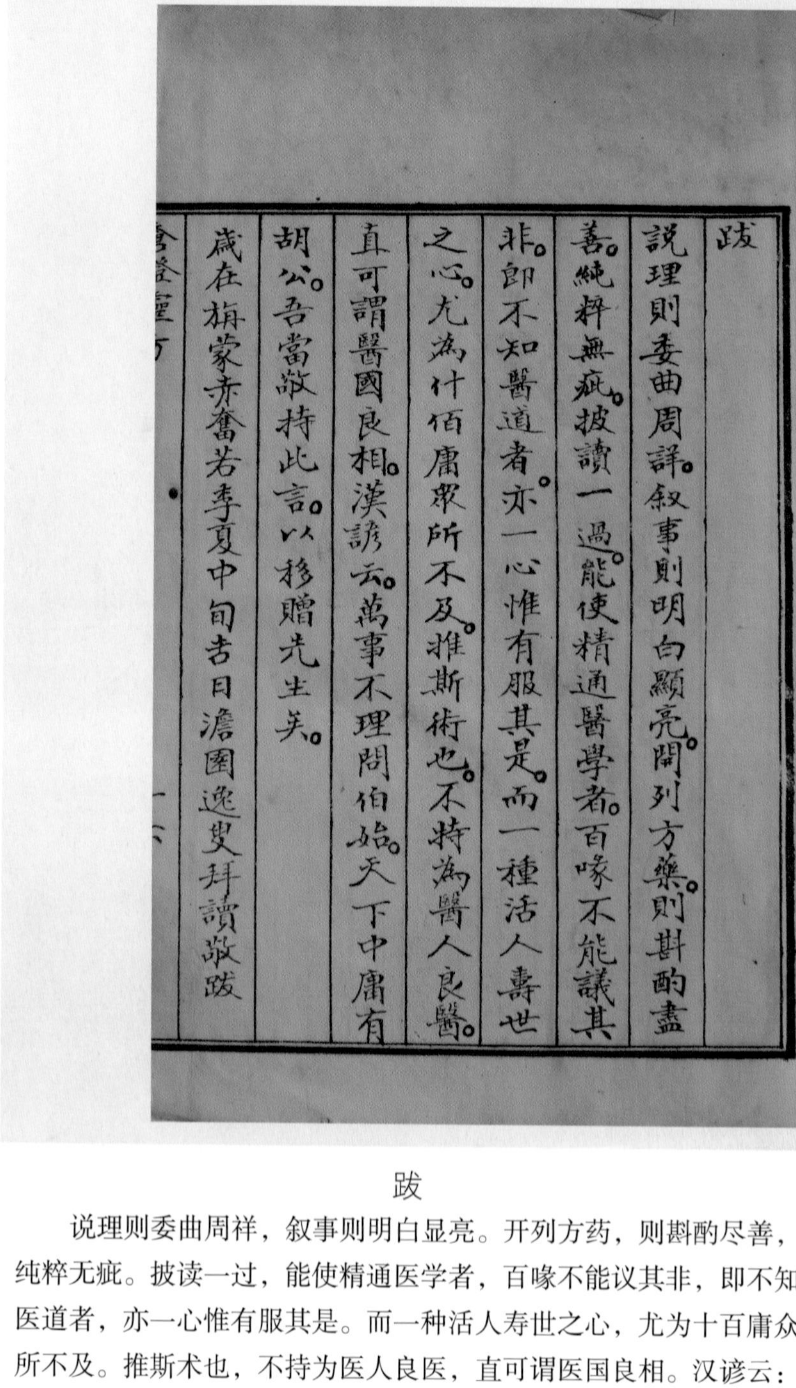
跋

說理則委曲周詳。叙事則明白顯亮。開列方藥。則斟酌盡善。純粹無疵。披讀一過。能使精通醫學者。百喙不能議其非。即不知醫道者。亦一心惟有服其是。而一種活人壽世之心。尤為什佰庸衆所不及。推斯術也。不特為醫人良醫。直可謂醫國良相。漢諺云。萬事不理問伯始。天下中庸有胡公。吾當敬持此言。以移贈先生矣。

歲在旃蒙赤奮若季夏中旬吉日澹園逸叟拜讀敬跋

跋

说理则委曲周祥，叙事则明白显亮。开列方药，则斟酌尽善，纯粹无疵。披读一过，能使精通医学者，百喙不能议其非，即不知医道者，亦一心惟有服其是。而一种活人寿世之心，尤为十百庸众所不及。推斯术也，不持为医人良医，直可谓医国良相。汉谚云：万事不理问伯始，天下中庸有胡公。吾当敬持此言，以移赠先生矣。

岁在旃蒙赤奋若季夏中旬吉日澹园逸叟拜读敬跋

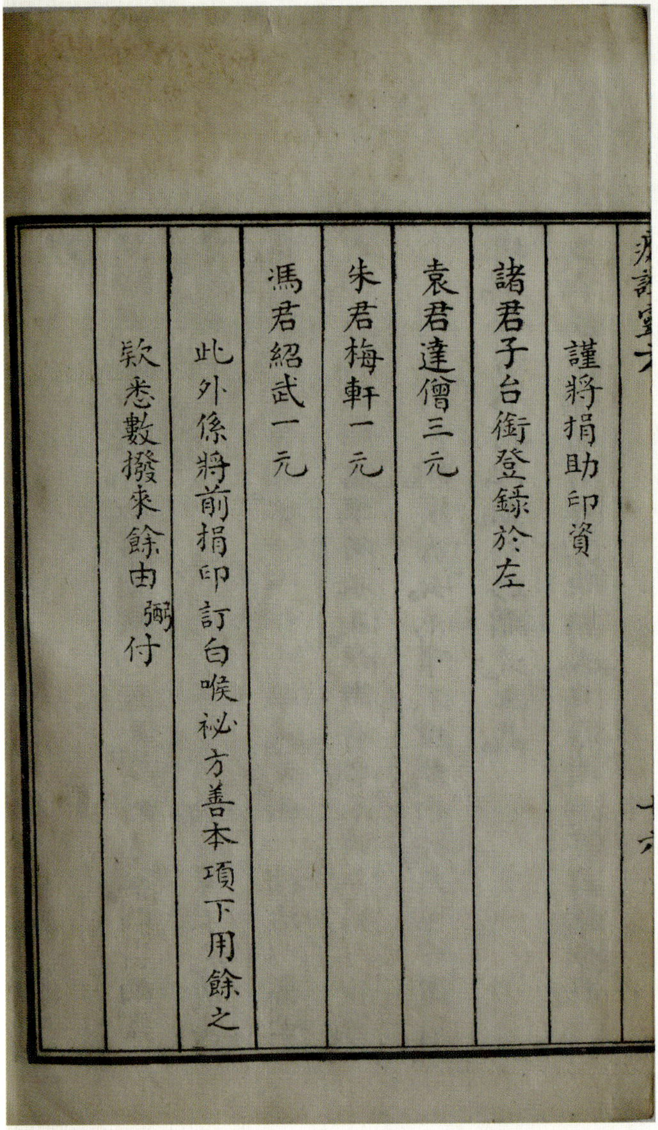

謹將捐助印資

諸君子台銜登錄於左

袁君達僧三元

朱君梅軒一元

馮君紹武一元

此外係將前捐印訂白喉秘方善本項下用餘之

欵悉數撥來餘由弼付

谨将捐助印资

诸君子台衔登录于下

袁君达僧三元

朱君梅轩一元

冯君绍武一元

此外系将前捐印订白喉秘方善本项下用余之款，悉数拨来，余由弼付。

齊魯珍存醫籍滙刊

马传江◎主编

国家古籍整理出版专项经费资助项目

卷三

山东科学技术出版社
·济南·

目录

便易良方

清·彭元照 辑

丁兆平 丁明升 整理

扫码观看本册视频简介

《便易良方》校注说明

《便易良方》是清代安徽桐城彭元照编撰的一部简便实用的方书集成。由彭元照在其父彭井堂所集单方基础上，从各种医书中手录单方，历三十余年，摘抄汇集而成。成书后于清光绪十二年（1886）刊行。该书共五册，线装，书页高 14.1 厘米，宽 10.7 厘米；板框高 10.4 厘米，宽 9.2 厘米。每半页十行，每行十六字，白口，四周单边，单黑鱼尾。

全书共十四卷。分别载有头面门、咽喉门、噎膈门、霍乱门、伤食门、风症门、血症门、大小便杂症门、跌打损伤门、疮毒门、急救门、解毒门、杂治门、妇科门、儿科门、痘疹门，各详诸症论治。经检索《中国中医古籍总目》现仅存孤本，收藏于山东中医药大学图书馆，为光绪十二年刻本。

本书撰者彭元照，生卒年不详。据书中序言，知其父为彭井堂公，生平亦难以查考。但据谱书文献《安徽桐城彭氏世谱四十二卷·末一卷》，有『清彭元照纂修』之载。而该谱书为清同治五年（1866）奎聚堂木刻活字印本（奎聚堂为安徽彭姓堂号），共六册。现藏中国人民大学图书馆。

从《便易良方》彭元照光绪十二年九月自序中有谓自己从集方之始『至今三十余年』，可见其生活年代与《安徽桐城彭氏世谱四十二卷·末一卷》的纂修者彭元照是符合的，推测当系同一人。若是，则其安徽桐城祖籍可以得到证明，并可从中寻其宗族谱系。自光绪十二年前溯三十年为清咸丰六年（1856），彭元照集方始自『冠后课徒』（『序』中自述），显然已是成年，二十岁为弱冠之年，故自此再前推二十年，则为清道光十六年（1836），当十分接近其生年。故此可以认定，彭元照的生活年代大致在自清道光至光绪年间。

由此也说明了彭元照的文人出身，他不仅纂修过家族谱书，而且留心医药，在家父集方的基础上完成了十四卷本的方书《便易良方》。

书中所搜集治病方法，多较为平稳妥当，简便易行。述及病症时有做病因等方面介绍，述及外治多有经穴等部位描述，显然留意于启蒙。药方所用药品或取材，多寻常易得，或兼顾乡村僻壤便利。往往一症多方，便于选择，较为适合乡间民众自我处置，或缺医少药之时。书中祝由等内容仅作存照，保留文献的完整性。书中个别方药或治法，经作者验证或见证。

本书可视为通俗普及类中医方书，具有一定的实用价值。其简便廉验的实用方法在当今仍有流传与运用。有一首当今流传广泛的治咳嗽的食疗歌诀，即载于此书卷三。其曰：『一片萝卜三片梨，七枚红枣一块姜，藕节三个一齐炖，此是咳嗽立止方。』在当今中医药参与公众健康的大潮中，此歌诀因得到安徽省卫生部门的推介而成为网红谚语。未曾想在此次古籍整理中就在本书中寻到了其较早的出处。然而，此谚语记录是否首出于彭元照，则有待于深入的学术考察。其他可供取舍扬弃者，不及详述。去粗取精，去伪存真，古为今用，继承创新。该书的整理有助于中医药学服务于大众健康，有助于中医药文化的继承发扬。

在此之前，关于《便易良方》的藏书与介绍，经检索见载于以下书籍：①陈荣，熊墨年，何晓晖.中国中医药学术语集成：中医文献（下）[M]．北京：中医古籍出版社，2007：888；②裘沛然.中国医籍大辞典（上）[M]．上海：上海科学技术出版社，2002：471。

本次整理以山东中医药大学所藏孤本《便易良方》为底本，以涉及相关联内容的中医药古籍或其他文献等为他校本。具体处理方法如下。

一、原书繁体竖排，今改为简体横排。采用现代标点方法，对文字进行句读。

二、凡底本中属于一般笔画或偏旁之误或显系因刻致误的错字，包括刻工俗用、习用或省笔之刻字，予以径改。因不出校注，以下列出本书刻误常涉之字。

所涉明显刻误，如『日』误作『口』，『灸』误作『炙』，『干』误作『千』，『丸』误作『九』，『挑』误作『桃』，『犬』误作『大』，『代』误作『伐』，『蜜』误作『密』，『倍』误作『棓』，『楺』误作『揉』，『猝』误作『椊』，『研』误作『斫』，『浓』误作『脓』，『含』误作『舍』或『合』，等。

所涉刻工习用与省笔者举例，如『沾』省作『占』，『支』习作『只』，『凤凰』省作『凤皇』，『状』习作『壮』，『痛』习作『疼』，『彩』省作『采』，『沾』习作『粘』，『敷』有时作『専』，甚至以『付』代『敷』等。

所涉病名举例，如『口噤』作『口禁』，『胬肉』作『努肉』，等。

三、通假字出校说明，征引书证说明通假关系。异体字、古今字、俗写字统一用通用简化字律齐，不出校记。特别是药名中的俗写字，规范以今通用名称。

所涉异体字举例，如並-并，瞖-翳，甦-苏，簷-檐，痠-酸，蝌-蟹，盌-碗等。

所涉规范药名举例，如『白凡』『枯凡』『胆矾』分别改为『白矾』『枯矾』『胆矾』，误用『礬』处也相应改为『矾』；『山查』改为『山楂』，『元参』改为『玄参』，『五棓子』改为『五倍子』，『硃砂』改为『朱砂』，『萆麻』改为『蓖麻』，『川穹』改为『川苎』，『菉豆』改为『绿豆』，『马前子』改为『马钱子』，『白芨』改为『白及』，『史君子』改为『使君子』，『石羔』改为『石膏』，『沙糖』律齐为『砂糖』等。

『疼』与『痛』二字在意义上虽然近似并有一定的语义交叉，但在现代汉语中『头疼』与『头痛』，『心疼』与『心痛』的意义已然有了严格区分，『头疼』与『心疼』是用于情感表达的不二选择，只有『头痛』与『心痛』才是表达疾病症状的正确方式。在表达疾病的症状时，单字用『痛』才是确切的，『痛』用于『病痛』的实指，现代医学术语均用『痛』而不用『疼』。故在本书的整理过程中，将涉及疾病或病症的『头疼』『心疼』『牙疼』或『某疼』等均律为『头痛』『心痛』『牙痛』或『某痛』，以与现代汉语之语言规范相符。

四、显系底本误、脱、衍、倒者，予以勘正，并出校说明。

五、原书中文本所涉注释文字，以正常字体字号处理，尽量回避括号注释的形式。

六、原书各卷卷首标题，仅个别遗漏书名，统一律齐。除原书分门列为标题，对门下另有归类论述者，宜视其为标题，以不同的字体进行处理。

七、原书集方或有出处，但只校义理，不校引文是否与某一文献忠实一致。

八、原书分隔文本，多使用两字空格。此次整理一般给以回行处理。对个别显系不合理之处，据文理与实际内容另行规范。

《便易良方》简介

《便易良方》是清代安徽桐城彭元照编撰的一部简便实用的方书集成。由彭元照在其父彭井堂所集单方基础上，从各种医书中手录单方，历三十余年，摘抄汇集而成。成书后于清光绪十二年（1886）刊行。

全书共十四卷。分别载有头面门、咽喉门、噎膈门、霍乱门、伤食门、风症门、血症门、大小便杂症门、跌打损伤门、疮毒门、急救门、解毒门、杂治门、妇科门、儿科门、痘疹门，各详诸症论治。

书中所搜集治病方法，多较为平稳妥当，简便易行。述及病症时有做病因等方面介绍，述及外治多有经穴等部位描述，显然留意于启蒙。药方所用药品或取材，多寻常易得，或兼顾乡村僻壤便利。往往一症多方，便于选择，较为适合乡间民众自我处置，或缺医少药之时。书中亦有祝由符咒之类的心理支持疗法，教人自我或由家人简单处置。书中个别方药或治法，经过作者验证或见证。

本书可视为通俗普及类中医方书，具有一定的实用价值。其简便廉验的实用方法在当今仍有流传与运用。有一首当今流传广泛的治咳嗽的食疗歌诀，即载于此书卷三。其曰：『一片萝卜三片梨，七枚红枣一块姜，藕节三个一齐炖，此是咳嗽立止方。』在当今中医药参与公众健康的大潮中，此歌诀因得到安徽省卫生部门的推介而成为网红谚语。其他朗朗上口的方歌尚有多则。如卷一，治猝急心痛方，有『诗云：一个乌梅二个枣，七个杏仁一处捣。男酒女醋送下之，不害心痛直到老。』治男女气痛，有『仙人海上方诗：心头痛急不能当，我有仙人海上方。萹蓄醋煎通口服，管教立刻即安康。』而在卷十三儿科疾病门，列有辨小儿指纹的浮沉分表里歌、红紫辨寒热歌，纹型主病歌；在卷十四痘疹疾病门，有痘症看耳诀等。体现出本方书具有既重方之简便、又重法之流传的特点，十分契合作者在自序中述撰著本书其集方治病符合『便求易得』从而『广其传』以济世救人的目的。

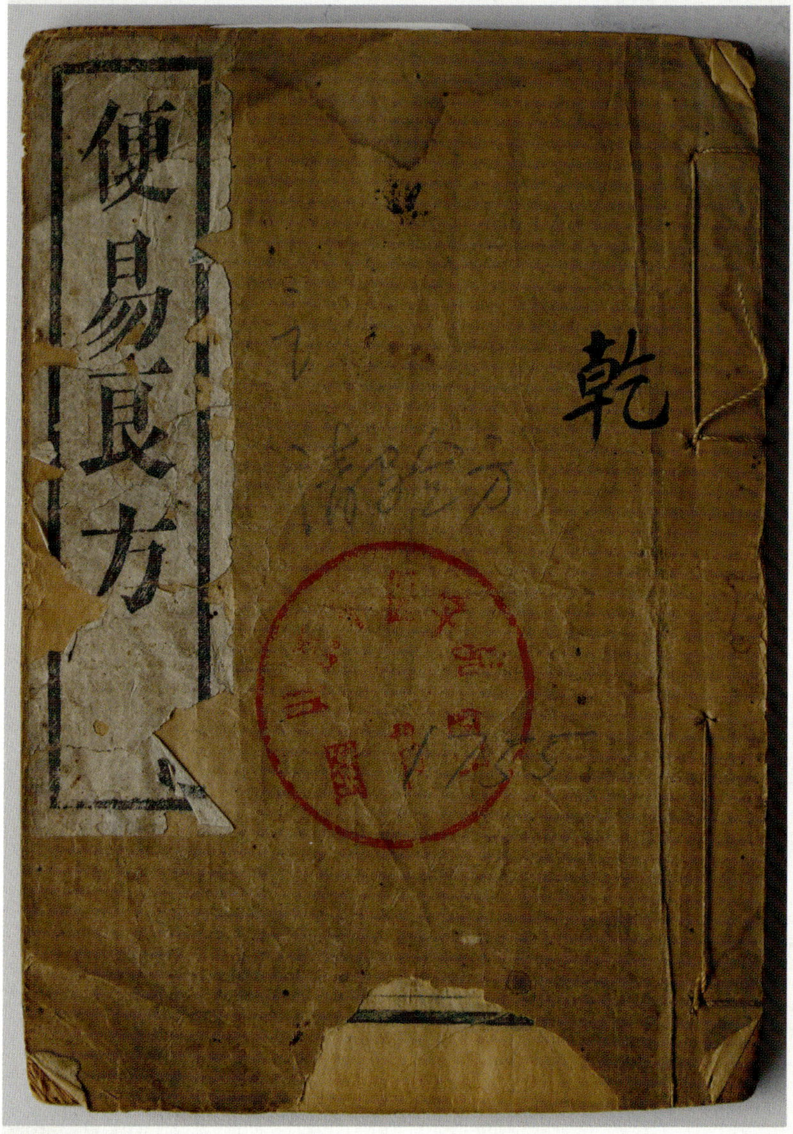

《便易良方》（乾）

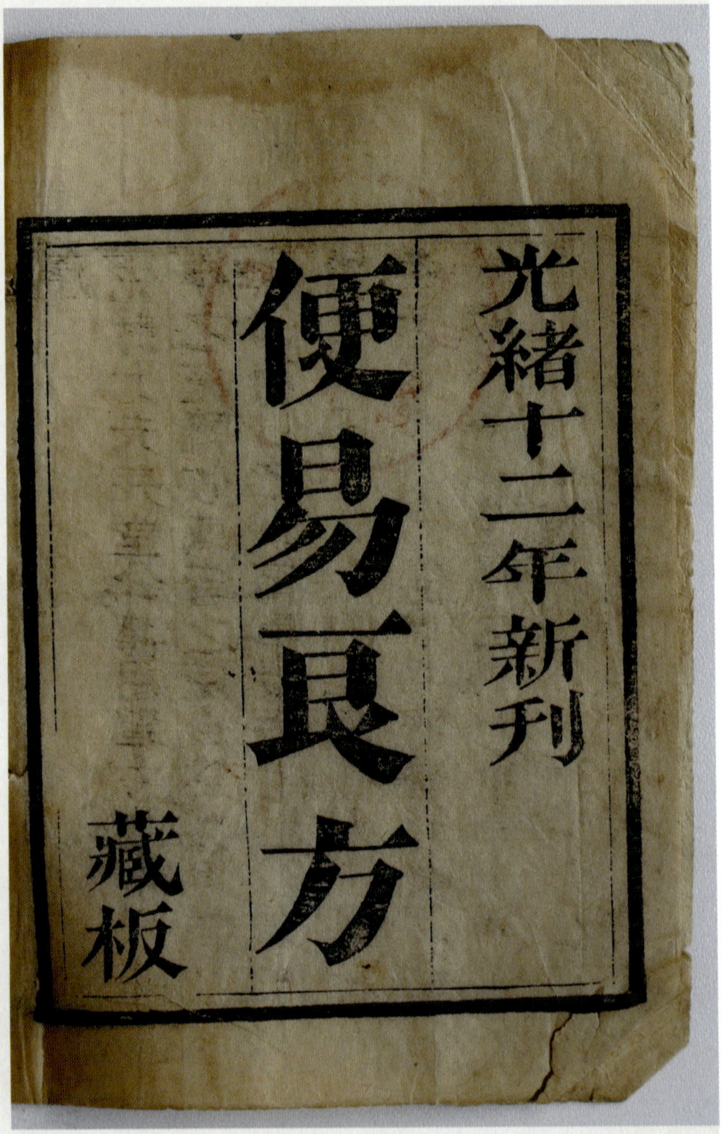
光緒十二年新刊

便易良方

藏板

便宜良方

光绪十二年新刊

藏板

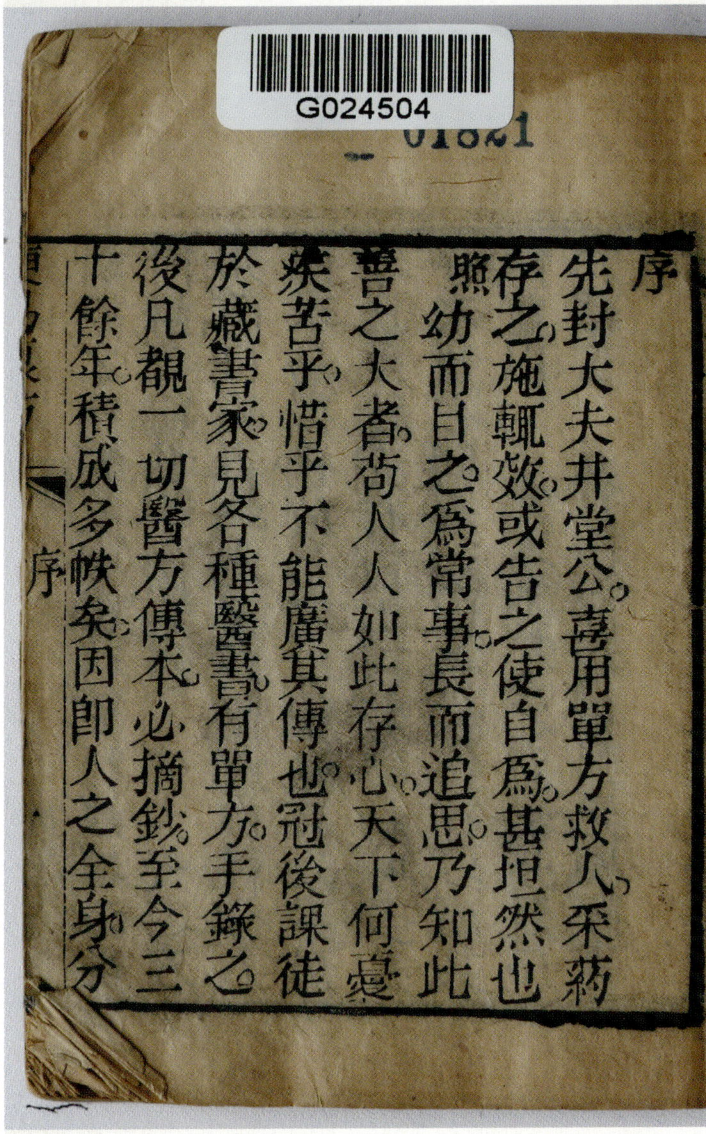

序

先封大夫井堂公。喜用單方救人。采葯存之。施輒效。或告之使自爲。甚坦然也照幼而目之。爲常事。長而追思。乃知此善之大者。苟人人如此存心。天下何憂疾苦乎。惜乎不能廣其傳也。冠後課徒於藏書家。見各種醫書。有單方。手錄之後凡覯一切醫方傳本。必摘鈔。至今三十餘年。積成多帙矣。因卽人之全身。分

序

序

先封大夫井堂公，喜用单方救人。采药存之，施辄效。或告之使自为，甚坦然也。照幼而目之，为常事。长而追思，乃知此善之大者。苟人人如此存心，天下何忧疾苦乎。惜乎不能广其传也。冠后课徒于藏书家，见各种医书，有单方，手录之。后凡观一切医方传本，必摘抄。至今三十余年，积成多帙矣。因即人之全身，分

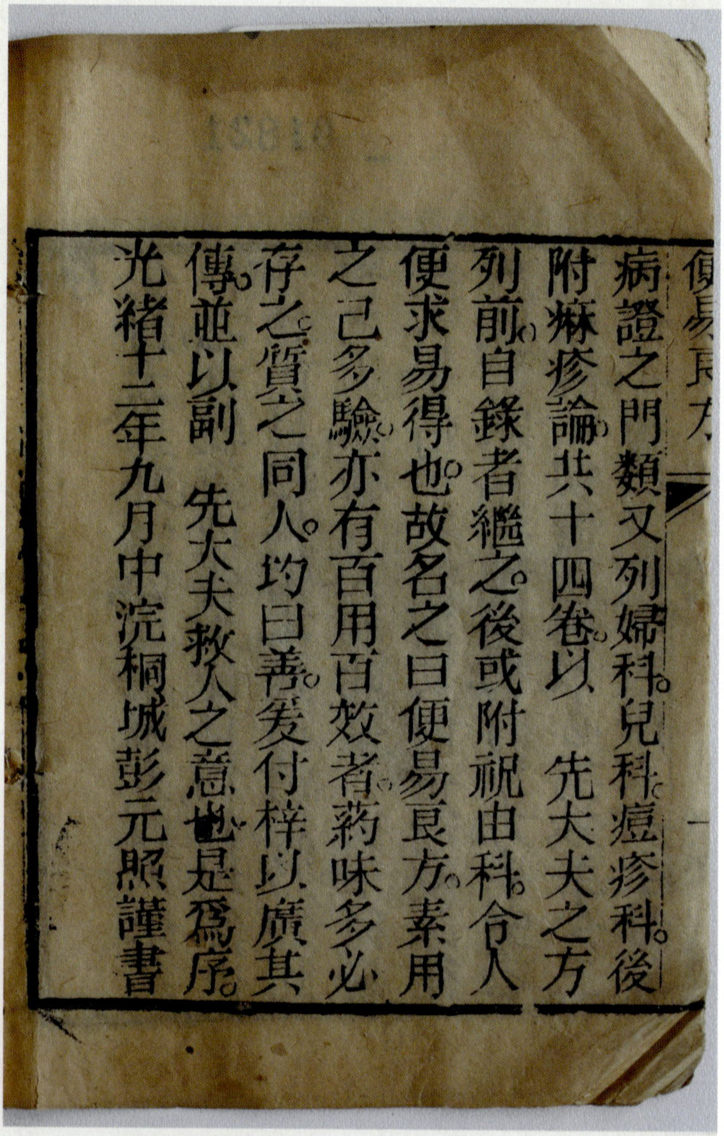
便易良方　一
病證之門類，又列婦科。兒科。痘疹科。後
附痲疹論共十四卷。以　先大夫之方
列前。自錄者繼之。後或附祝由科。令人
便求易得也。故名之曰便易良方。素用
之已多驗。亦有百用百效者。藥味多必
存之。質之同人。均曰善。爰付梓以廣其
傳。並以副　先大夫救人之意也。是爲序。
光緒十二年九月中浣桐城彭元照謹書

病证之门类，又列妇科、儿科、痘疹科，后附麻疹论，共十四卷。以先大夫之方列前，自录者继之。后或附祝由科，令人便求易得也。故名之曰《便易良方》。素用之已多验，亦有百用百效者。药味多必存之，质之同人，均曰善。爰付梓以广其传。并以副先大夫救人之意也。是为序。

光绪十二年九月中浣[1]桐城彭元照谨书

1 中浣（huàn）：亦作“中澣”或“中盥”。原指古时官吏每月中旬的休沐日，后泛指每月中旬。

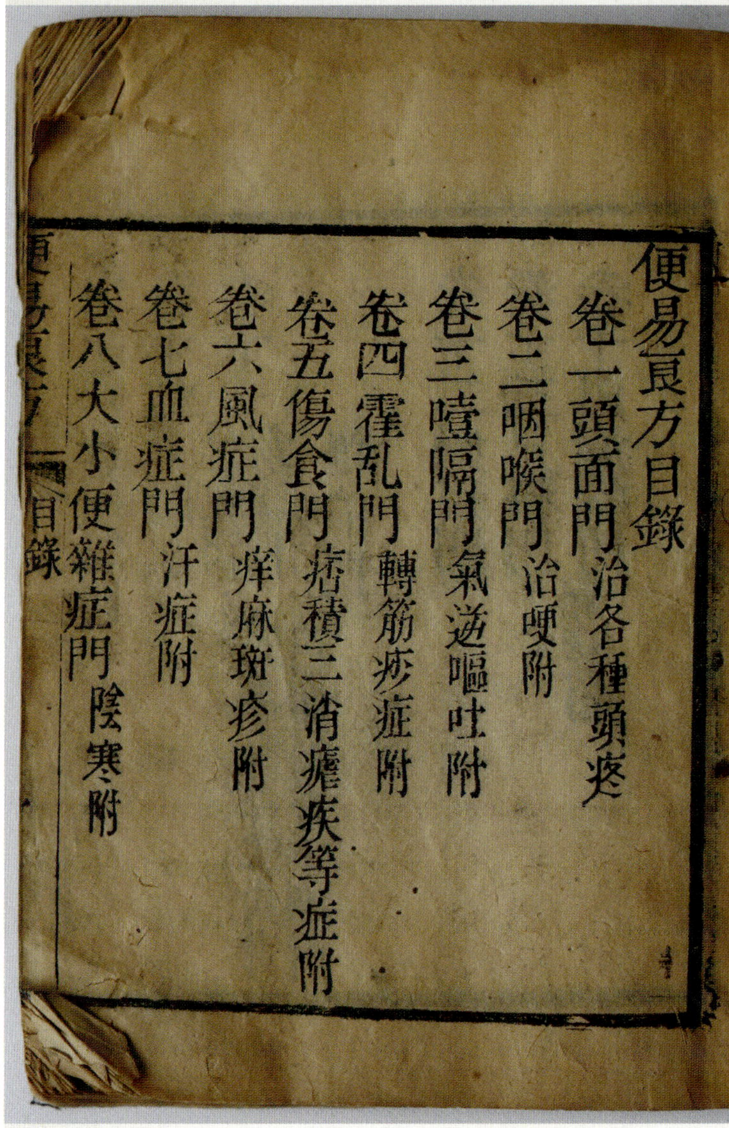

便易良方目錄

卷一頭面門 治各種頭疼

卷二咽喉門 治哽附

卷三噎隔門 氣逆嘔吐附

卷四霍乱門 轉筋痧症附

卷五傷食門 痞積三消瘧疾等症附

卷六風症門 痒麻斑疹附

卷七血症門 汗症附

卷八大小便雜症門 陰寒附

便易良方 目錄

便易良方目录

1 痛：原为“疼”，据正文改。

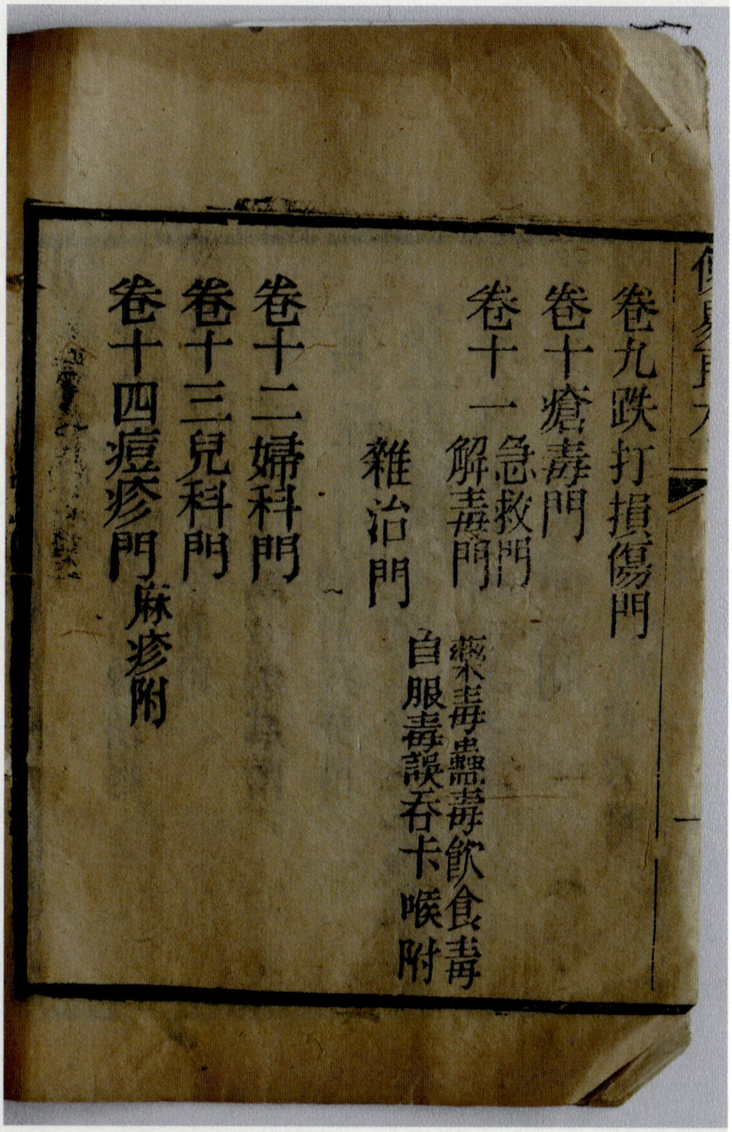

卷九跌打損傷門
卷十瘡毒門
卷十一急救門
解毒門 藥毒蟲毒飲食毒自服毒誤吞卡喉附
雜治門
卷十二婦科門
卷十三兒科門
卷十四痘疹門 麻疹附

卷九　跌打损伤门

卷十　疮毒门

卷十一　急救门

解毒门　药毒　虫毒　饮食毒　自服毒　误吞卡喉附

杂治门

卷十二　妇科门

卷十三　儿科门

卷十四　痘疹门　麻疹附

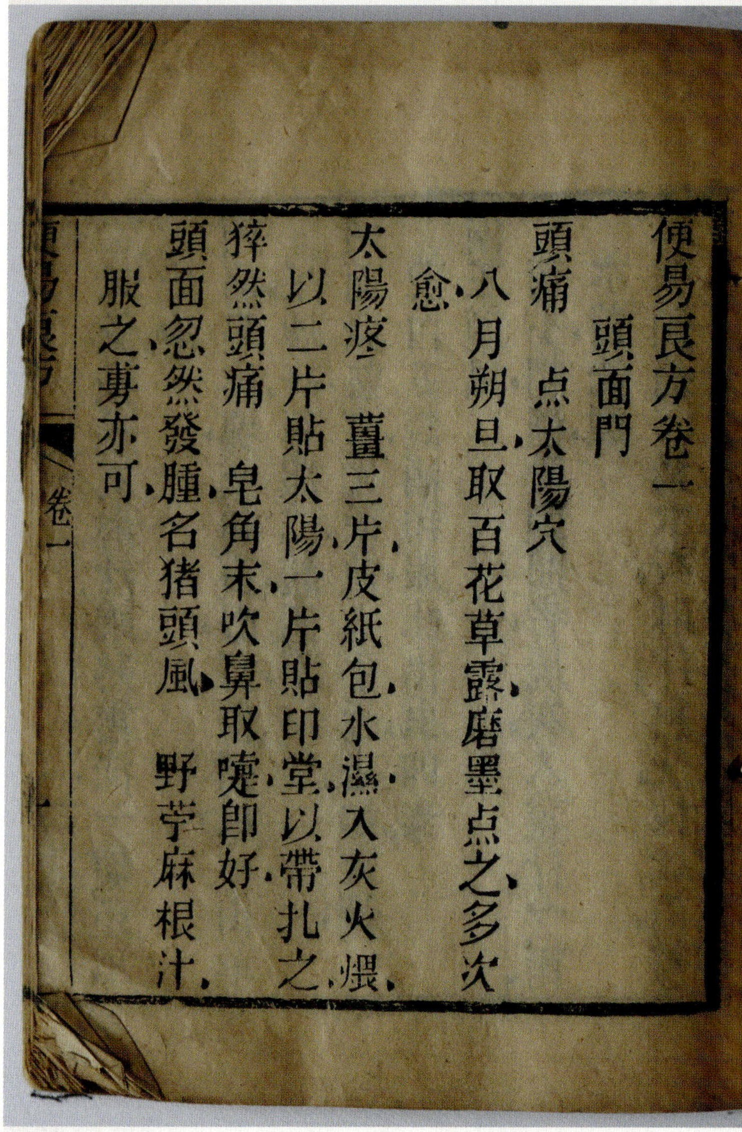

便易良方卷一

頭面門

頭痛　点太陽穴、

八月朔旦取百花草露、磨墨点之、多次愈、

太陽疼　薑三片、皮紙包、水濕、入灰火煨、以二片貼太陽、一片貼印堂、以帶扎之、

猝然頭痛　皂角末、吹鼻取嚏、即好、

頭面忽然發腫、名猪頭風、　野苧麻根汁、服之、敷亦可、

便易良方　卷一

便易良方卷一

头面门

头痛　点太阳穴。

八月朔旦，取百花草露，磨墨点之。多次愈。

太阳痛　姜三片，皮纸包，水湿，入灰火煨。以二片贴太阳，一片贴印堂。以带扎之。

猝然头痛　皂角末，吹鼻取嚏，即好。

头面忽然发肿，名猪头风　野苎麻根汁，服之。敷亦可。

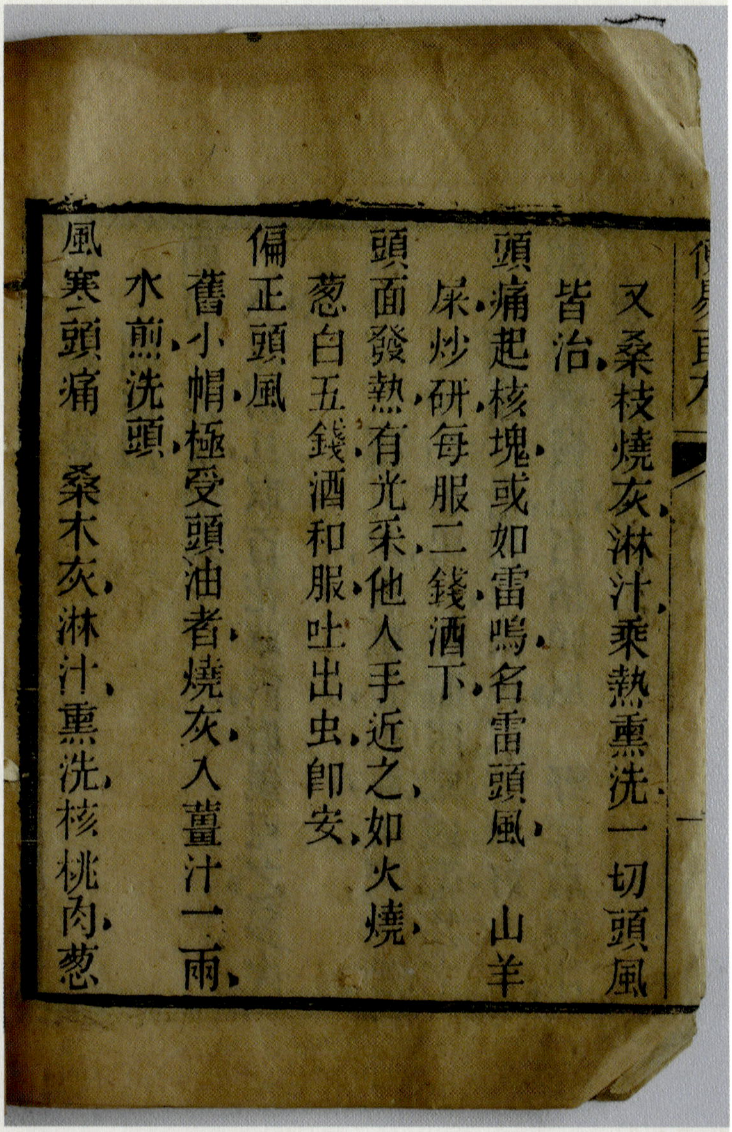

又桑枝燒灰淋汁乘熱熏洗一切頭風皆治
頭痛起核塊或如雷鳴名雷頭風　山羊屎炒研每服二錢酒下
頭面發熱有光釆他人手近之如火燒　葱白五錢酒和服吐出虫卽安
偏正頭風　舊小帽極受頭油者燒灰入薑汁一兩水煎洗頭
風寒頭痛　桑木灰淋汁熏洗核桃肉葱

又，桑枝烧灰，淋汁，乘热熏洗。一切头风皆治。

头痛，起核块，或如雷鸣，名雷头风　山羊屎炒研。每服二钱。酒下。

头面发热，有光彩。他人手近之，如火烧　葱白五钱，酒和服。吐出虫，即安。

偏正头风　旧小帽，极受头油者，烧灰。入姜汁一两，水煎，洗头。

风寒头痛　桑木灰淋汁，熏洗。

核桃肉、葱

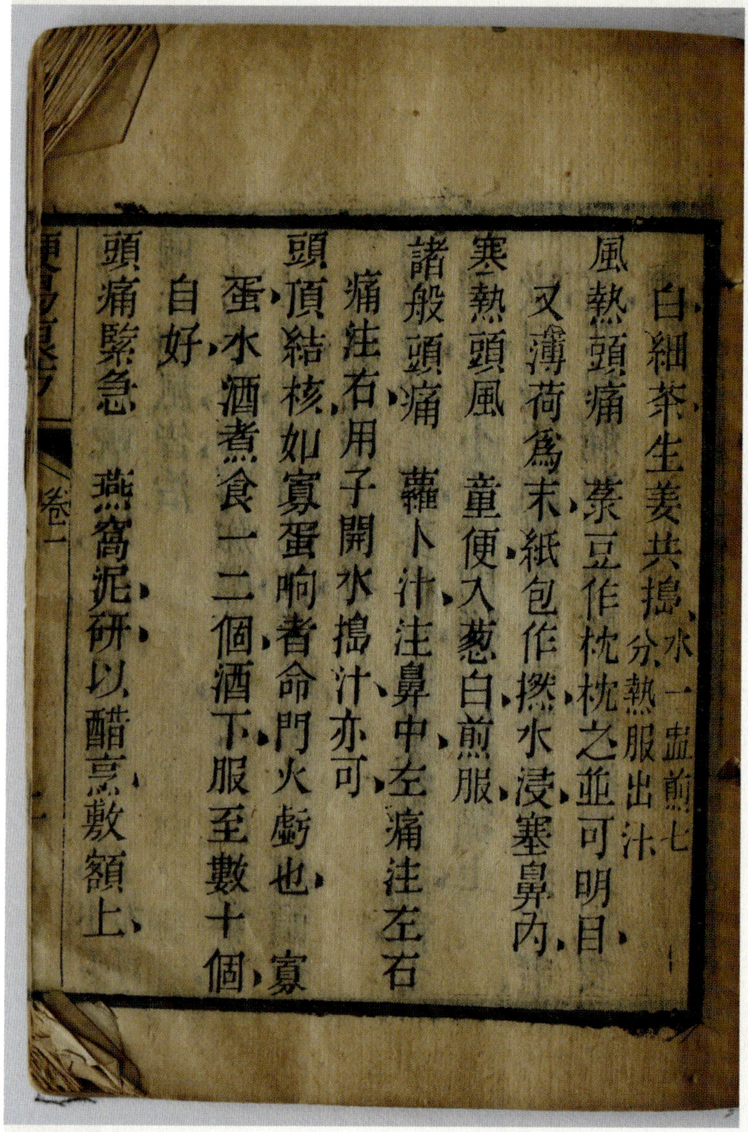
白細茶生姜共搗水一盅煎七分熱服出汁
風熱頭痛 菉豆作枕枕之並可明目
又薄荷爲末紙包作撚水浸塞鼻內
寒熱頭風 童便入葱白煎服
諸般頭痛 蘿卜汁注鼻中左痛注左右
痛注右用子開水搗汁亦可
頭頂結核如寡蛋响者命門火虧也寡
蛋水酒煮食一二個酒下服至數十個
自好
頭痛緊急 燕窩泥研以醋烹敷額上

白、细茶、生姜共捣。水一盅，煎七分。热服，出汗[1]。

风热头痛　绿豆作枕枕之。并可明目。

又，薄荷为末，纸包作撚。水浸，塞鼻内。

寒热头风　童便入葱白，煎服。

诸般头痛　萝卜汁注鼻中。左痛注左，右痛注右。用子，开水捣汁，亦可。

头顶结核　如寡蛋[2]响者，命门火亏也。寡蛋，水酒煮食一二个，酒下。服至数十个。自好。

头痛紧急　燕窝泥研，以醋烹。敷额上。

1 汗：原误作“汁”。据《本草纲目》果部第三十卷胡桃附方：“风寒无汗，发热头痛。核桃肉、葱白、细茶、生姜等分，捣烂，水一钟，煎七分，热服。覆衣取汗。谈野翁方。”

2 寡蛋：未孵化成功的禽蛋。

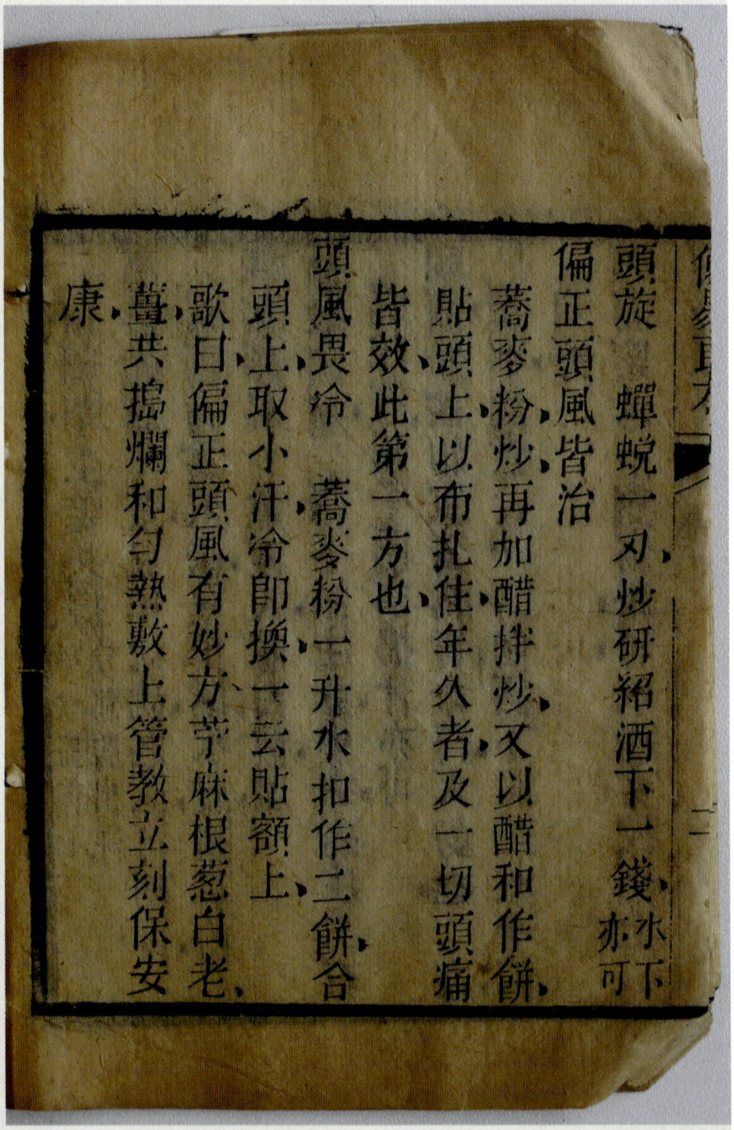
頭旋　蟬蛻一两、炒研紹酒下一錢、水下亦可
偏正頭風皆治
蕎麥粉炒、再加醋拌炒、又以醋和作餅、
貼頭上以布扎住、年久者及一切頭痛
皆效此第一方也、
頭風畏冷　蕎麥粉一升水扣作二餅、合
頭上、取小汗冷即换、一云貼額上、
歌曰偏正頭風有妙方苧麻根葱白老、
薑、共搗爛和匀熱敷上管教立刻保安
康、

头旋[1]　蝉蜕一两，炒研，绍酒下一钱。水下亦可。

偏正头风皆治　荞麦粉炒，再加醋拌炒，又以醋和，作饼，贴头上，以布扎住。年久者及一切头痛皆效。此第一方也。

头风畏冷　荞麦粉一升，水和[2]作二饼，合头上，取小汗。冷即换。一云贴额上。

歌曰：偏正头风有妙方，苎麻根葱白老姜。共捣烂和匀热敷上，管教立刻保安康。[3]

1 旋：以“眩”为胜。
2 和：原作“扣”，疑刻误，据文义改。
3 此歌诀字数未能齐整，使咏诵有不顺口之弊，或有刻误因素在内。流传或以下文：偏正头风有妙方，苎根葱白共老姜。捣烂和匀热敷上，管教立刻保安康。然亦无考，存照于此。书中他处有称苎麻根为苎根。

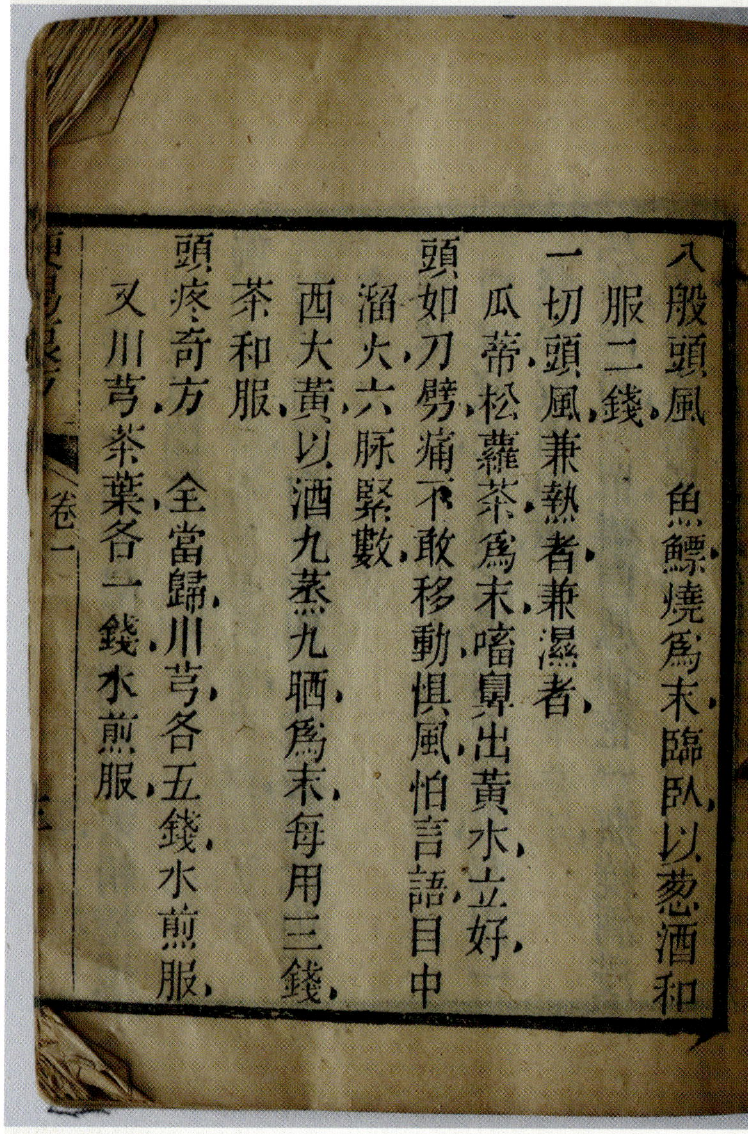
八般頭風　魚鰾燒爲末臨卧以葱酒和
服二錢
一切頭風兼熱者兼濕者
瓜蒂松蘿茶爲末嗃鼻出黃水立好
頭如刀劈痛不敢移動惧風怕言語目中
溜火六脉緊數
西大黃以酒九蒸九晒爲末每用三錢
茶和服
頭疼奇方　全當歸川芎各五錢水煎服
又川芎茶葉各一錢水煎服
卷一

八般头风　鱼鳔烧为末。临卧以葱、酒和，服二钱。

一切头风　兼热者兼湿者。瓜蒂、松萝茶为末，嗃鼻出黄水。立好。

头如刀劈痛，不敢移动，惧风，怕言语，目中溜火，六脉紧数　西大黄以酒九蒸九晒，为末。每用三钱，茶和服。

头痛奇方　全当归、川芎各五钱。水煎服。

又，川芎、茶叶各一钱。水煎服。

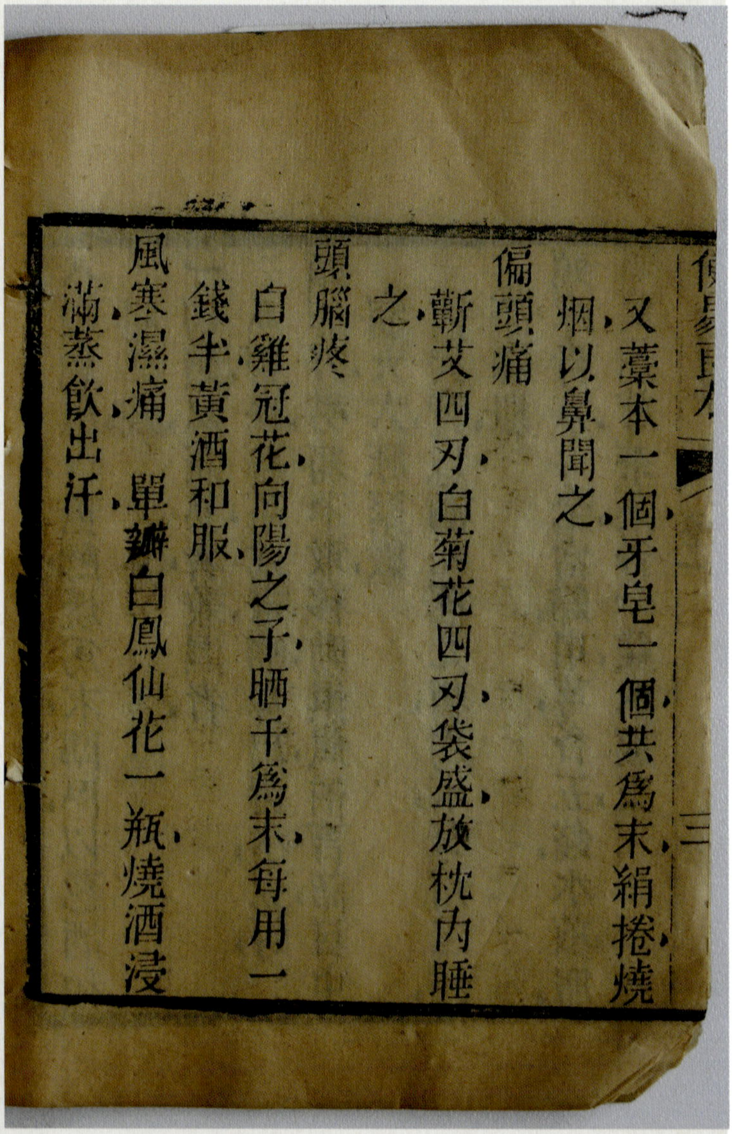

又藁本一個、牙皂一個、共爲末、絹捲、燒烟、以鼻聞之、

偏頭痛　蘄艾四刃、白菊花四刃、袋盛、放枕内睡之、

頭腦疼　白雞冠花、向陽之子、晒干爲末、每用一錢半、黄酒和服、

風寒濕痛、單瓣白鳳仙花一瓶、燒酒浸滿、蒸飲、出汗、

又，藁本一个，牙皂一个，共为末。绢卷，烧烟。以鼻闻之。

偏头痛　蕲艾四两，白菊花四两。袋盛，放枕内睡之。

头脑痛　白鸡冠花向阳之子，晒干为末。每用一钱半，黄酒和服。

风寒湿痛　单瓣白凤仙花一瓶，烧酒浸满，蒸饮。出汗。

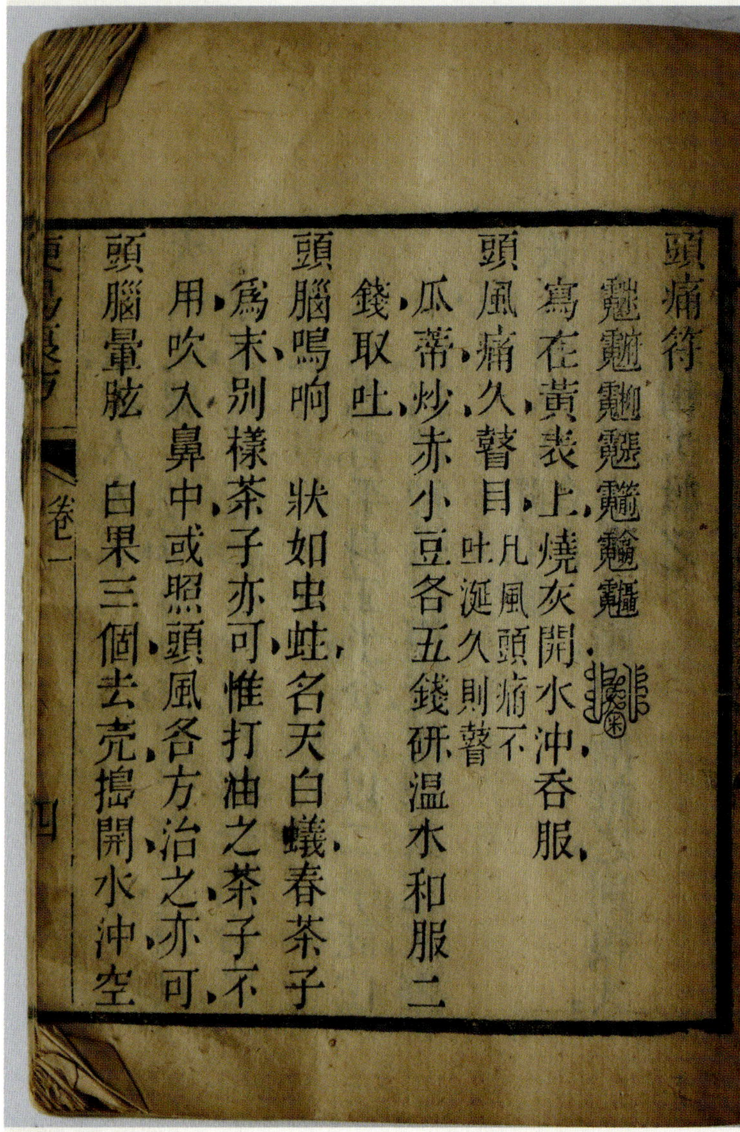

头痛符

□□□□□□□□　□（符略）

写在黄表上。烧灰，开水冲，吞服。

头风痛久，瞽目　凡风头痛不吐涎，久则瞽。瓜蒂炒、赤小豆各五钱，研。温水和服二钱。取吐。

头脑鸣响，状如虫蛀　名天白蚁。春茶子为末。别样茶子亦可，惟打油之茶子不用。吹入鼻中。或照头风各方治之，亦可。

头脑晕眩　白果三个，去壳捣，开水冲。空

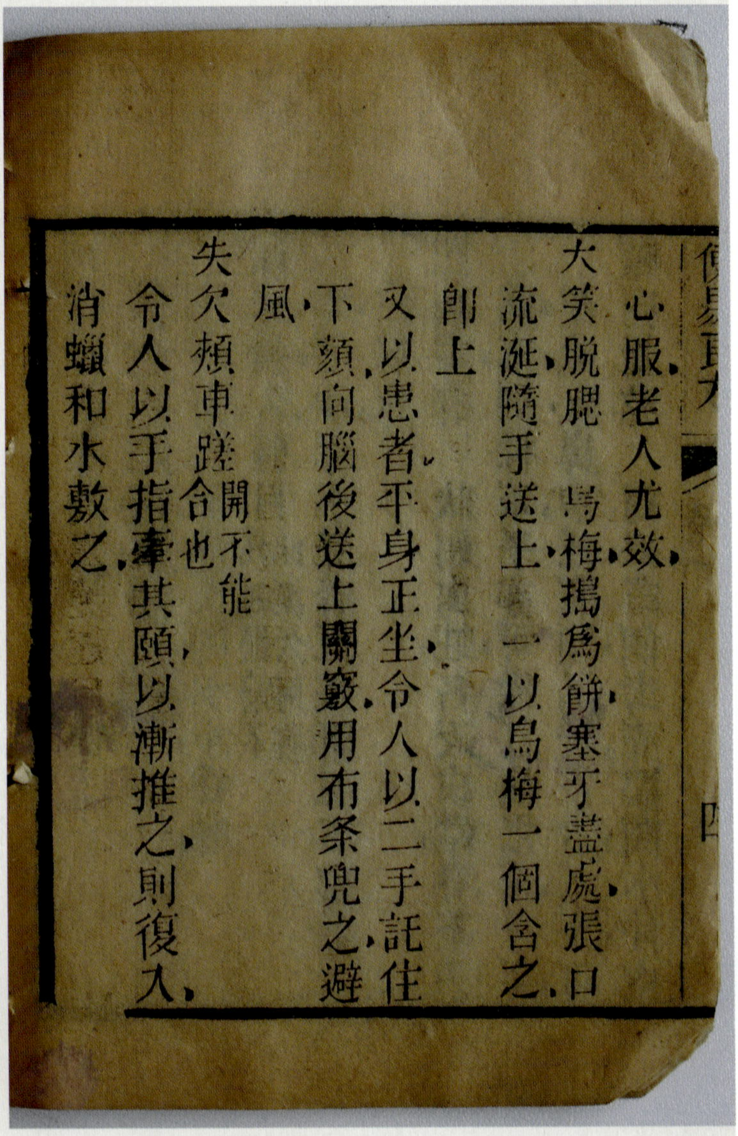
心服，老人尤效，大笑脱腮　烏梅搗爲餅，塞牙盡處，張口流涎，隨手送上，一以烏梅一個含之，即上。又以患者平身正坐，令人以二手託住下頦，向腦後送上關竅，用布条兜之，避風。失欠頰車蹉開不能合也　令人以手指牽其頤，以漸推之，則復入，消蠟和水敷之

心服。老人尤效。

大笑脱腮　乌梅捣为饼，塞牙尽处，张口流涎，随手送上。

一以乌梅一个含之，即上。

又，以患者平身正坐，令人以二手托住下颏，向脑后送上关窍。用布条兜之。避风。

失欠颊车蹉开不能合也　令人以手指牵其颐，以渐推之，则复入。消蜡和水敷之。

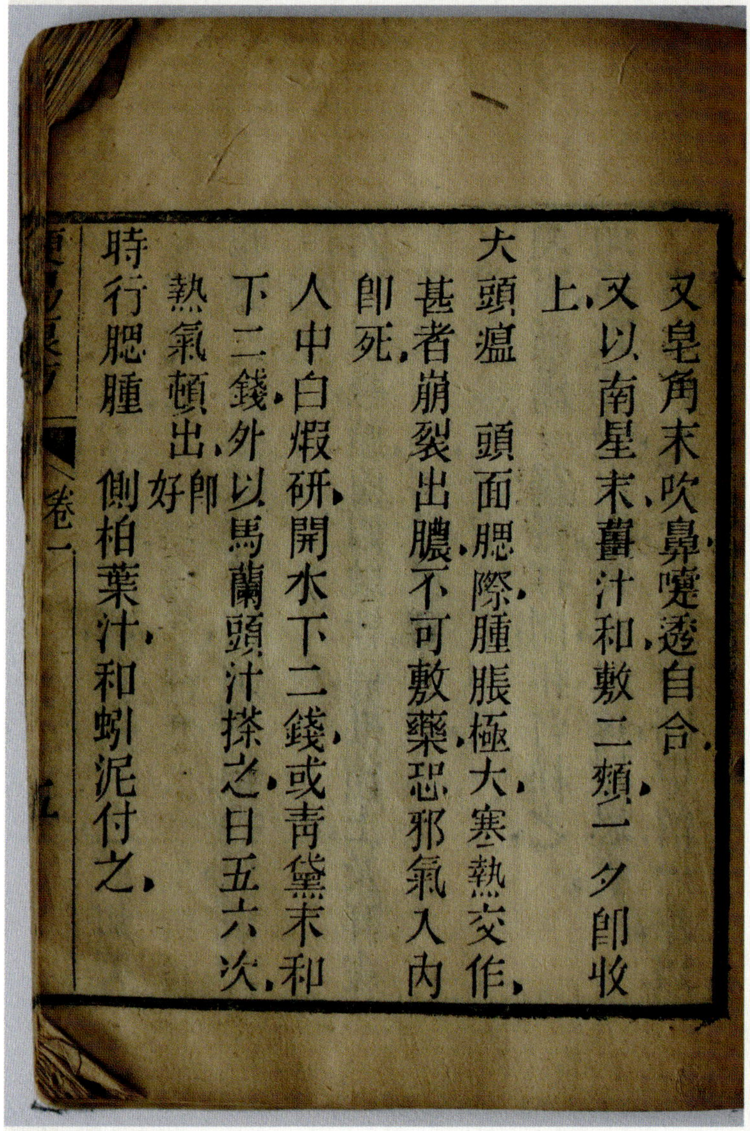

又，皂角末吹鼻，嚏透自合。

又，以南星末，姜汁和，敷二颊。一夕即收上。

大头瘟　头面腮际肿胀极大，寒热交作，甚者崩裂出脓。不可敷药，恐邪气入内即死。

人中白煅研，开水下二钱。或青黛末和，下二钱。外以马兰头汁搽之，日五六次。热气顿出，即好。

时行腮肿　侧柏叶汁，和蚓泥敷之。

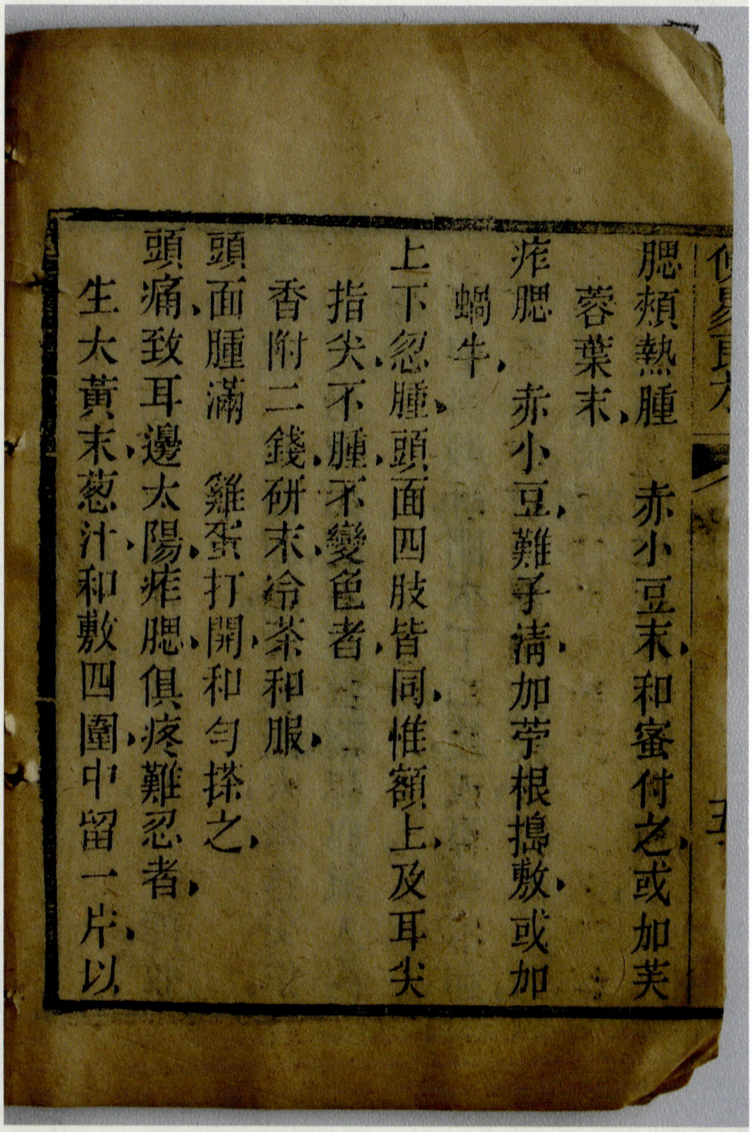

腮頰熱腫、赤小豆末、和蜜付之、或加芙
蓉葉末、
痄腮、赤小豆、雞子清、加苧根搗敷、或加
蝸牛、
上下忽腫、頭面四肢皆同、惟額上及耳尖
指尖不腫、不變色者、
香附二錢研末、冷茶和服、
頭面腫滿、雞蛋打開、和勻搽之、
頭痛、致耳邊太陽痄腮俱疼難忍者、
生大黃末葱汁和敷四圍中留一片、以

腮颊热肿　赤小豆末，和蜜敷之。或加芙蓉叶末。

痄腮　赤小豆、鸡子清，加苎根捣敷，或加蜗牛。

上下忽肿　头面四肢皆同，惟额上及耳尖指尖不肿、不变色者。香附二钱研末，冷茶和服。

头面肿满　鸡蛋打开，和匀搽之。

头痛　致耳旁太阳痄腮俱痛，难忍者。生大黄末，葱汁和敷四围，中留一片。以

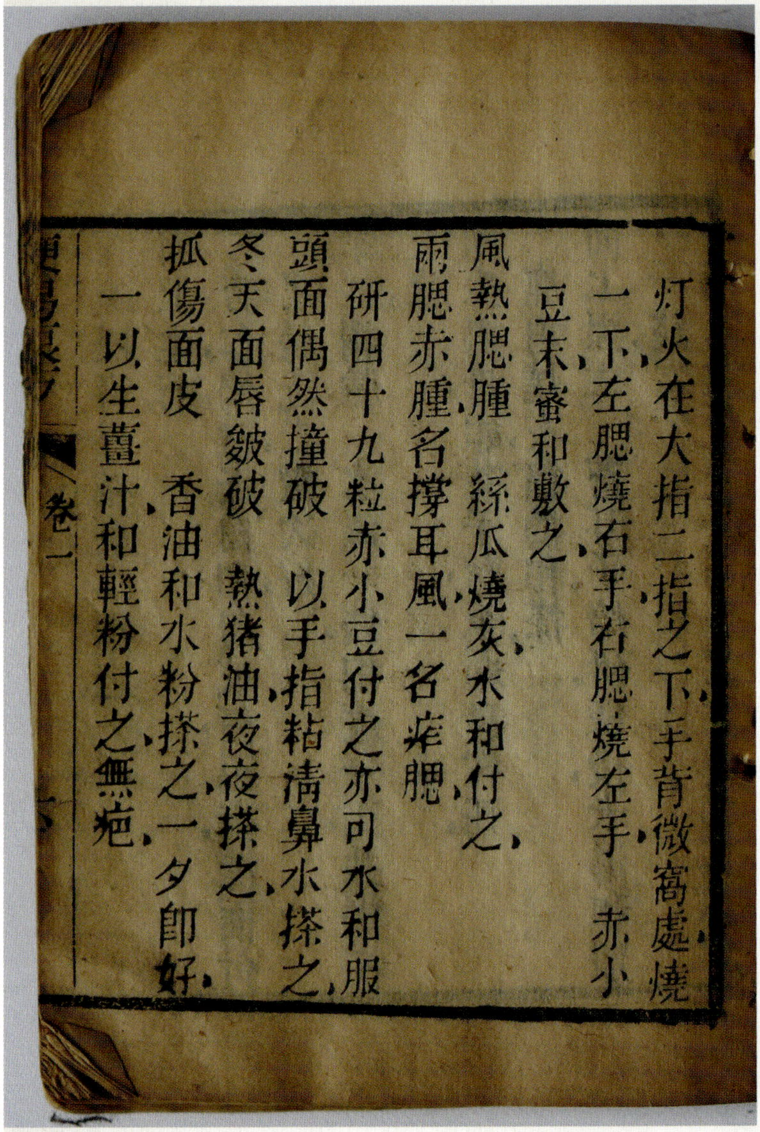

灯火在大指二指之下，手背微窝处，烧一下。左腮烧右手，右腮烧左手。

赤小豆末，蜜和敷之。

风热腮肿　丝瓜烧灰，水和敷之。

两腮赤肿　名撑耳风，一名痄腮。研四十九粒赤小豆，敷之。亦可水和服。

头面偶然撞破　以手指沾清鼻水，搽之。

冬天面唇皴破　热猪油，夜夜搽之。

抓伤面皮　香油和水粉，搽之。一夕即好。

一以生姜汁和轻粉，敷之。无疤。

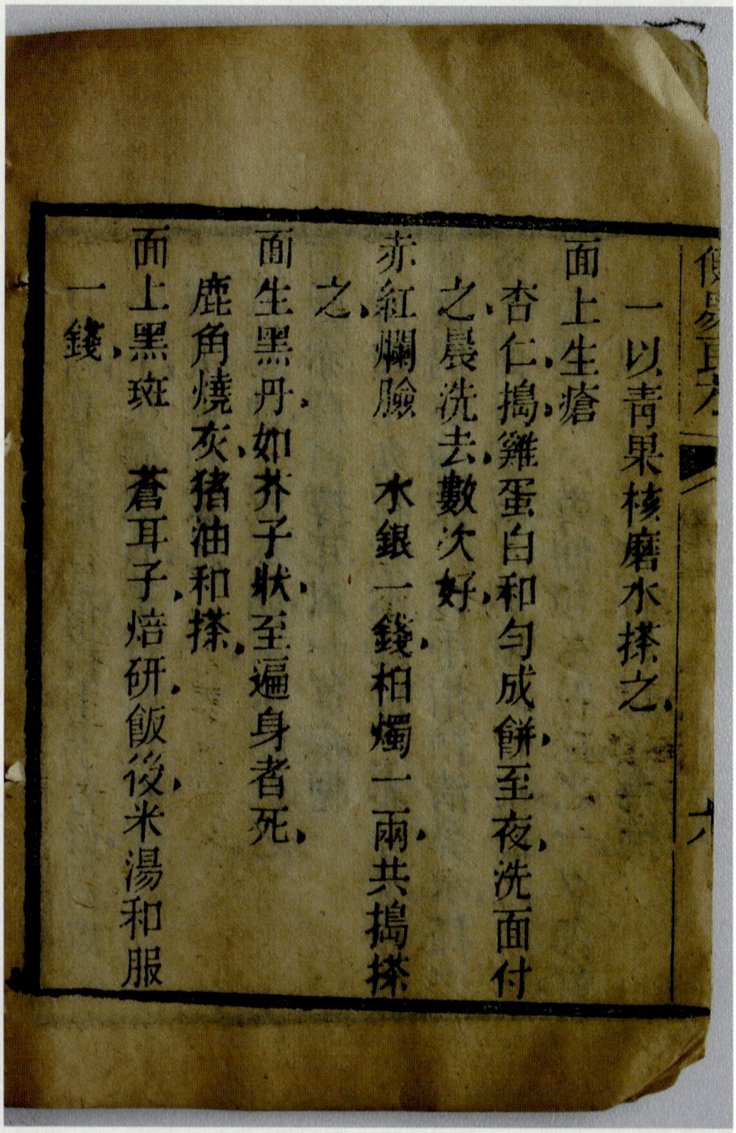
一以青果核磨水搽之、
面上生瘡　杏仁搗、雞蛋白和勻成餅、至夜、洗面付
之、晨洗去、數次好、
赤紅爛臉　水銀一錢、柏燭一兩、共搗搽
之、
面生黑丹、如芥子狀、至遍身者死、
鹿角燒灰、猪油和搽、
面上黑斑　蒼耳子、焙研、飯後、米湯和服
一錢、

一以青果核磨水，搽之。

面上生疮　杏仁捣，鸡蛋白和匀，成饼。至夜，洗面敷之，晨洗去。数次好。

赤红烂脸　水银一钱，柏烛[1]一两，共捣，搽之。

面生黑丹　如芥子状，至遍身者死。鹿角烧灰，猪油和搽。

面上黑斑　苍耳子焙研。饭后米汤和服一钱。

1 柏烛：疑当作“柏烛”。柏烛，用柏脂做成的蜡烛。

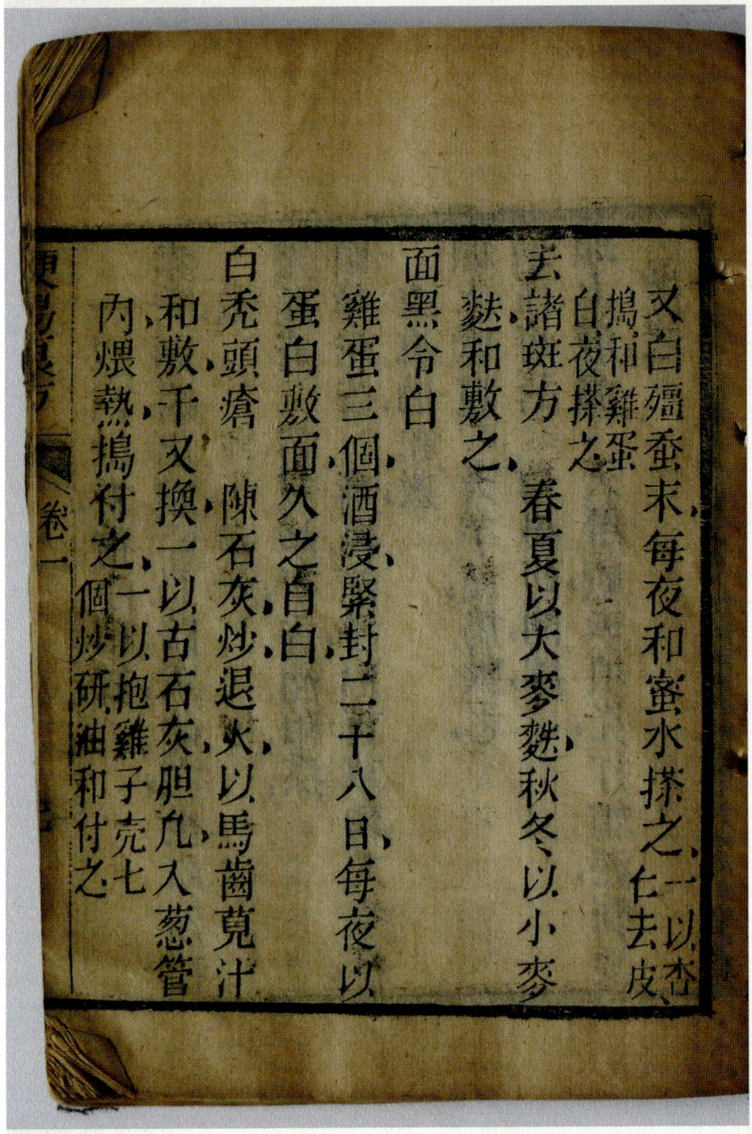
便易良方　卷一

又白殭蚕末、每夜和蜜水搽之、一以杏仁去皮、搗和雞蛋白夜搽之

去諸斑方　春夏以大麥麩、秋冬以小麥麩、和敷之、

面黑令白　雞蛋三個、酒浸、緊封二十八日、每夜以蛋白敷面、久之自白、

白秃頭瘡　陳石灰炒、退火、以馬齒莧汁和敷、干又换、一以古石灰胆凡入葱管內、煨熱、搗付之、一以抱雞子壳七個炒研油和付之

又，白僵蚕末，每夜和蜜水搽之。一以杏仁去皮，捣和鸡蛋白，夜搽之。

去诸斑方　春夏以大麦麸，秋冬以小麦麸，和敷之。

面黑令白　鸡蛋三个，酒浸，紧封二十八日。每夜以蛋白敷面，久之自白。

白秃头疮　陈石灰炒，退火，以马齿苋汁和敷。干又换。

一以古石灰、胆矾，入葱管内，煨热，捣敷之。

一以抱鸡子壳七个，炒研，油和，敷之。

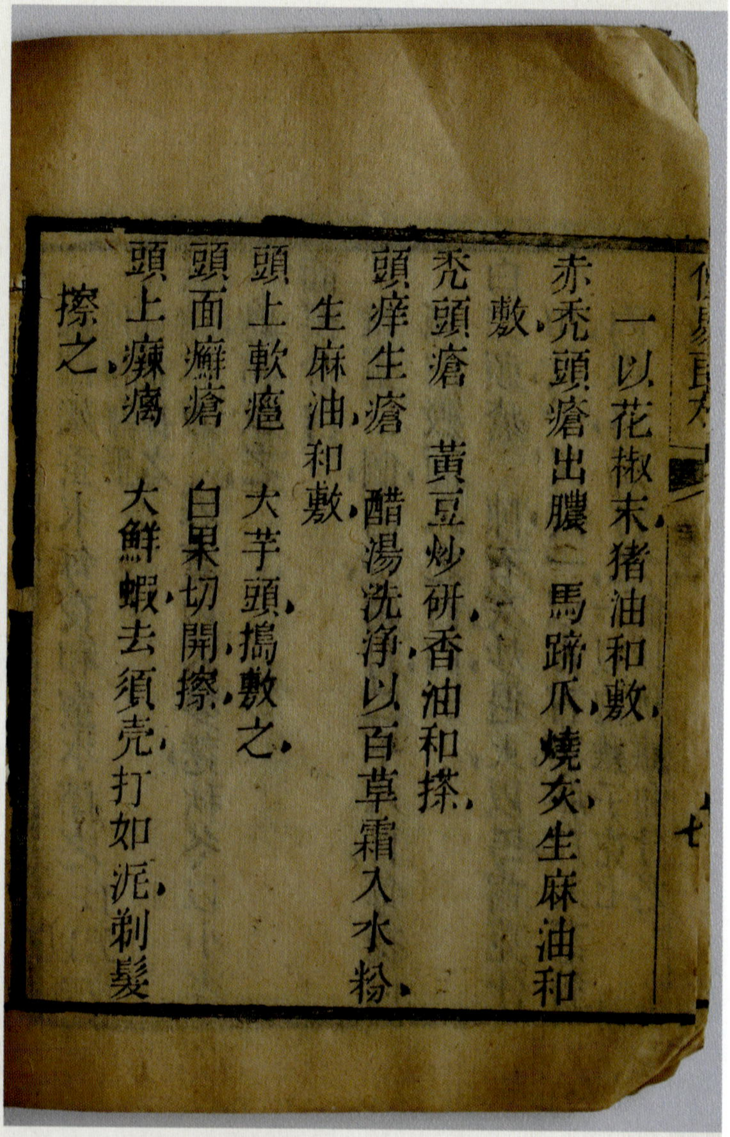
一以花椒末、猪油和敷、
赤秃頭瘡出膿　馬蹄爪燒灰、生麻油和敷、
秃頭瘡　黄豆炒研、香油和搽、
頭痒生瘡　醋湯洗净、以百草霜入水粉、生麻油、和敷、
頭上軟癤　大芋頭、搗敷之、
頭面癬瘡　白果切開、擦、
頭上癩瘍　大鮮蝦、去須壳、打如泥、剃髮擦之、

一以花椒末，猪油和敷。

赤秃头疮，出脓　马蹄爪烧灰，生麻油和敷。

秃头疮　黄豆炒研，香油和搽。

头痒生疮　醋汤洗净，以百草霜入水粉，生麻油和敷。

头上软痈　大芋头捣，敷之。

头面癣疮　白果切开，擦。

头上癞疬　大鲜虾，去须壳，打如泥。剃发擦之。

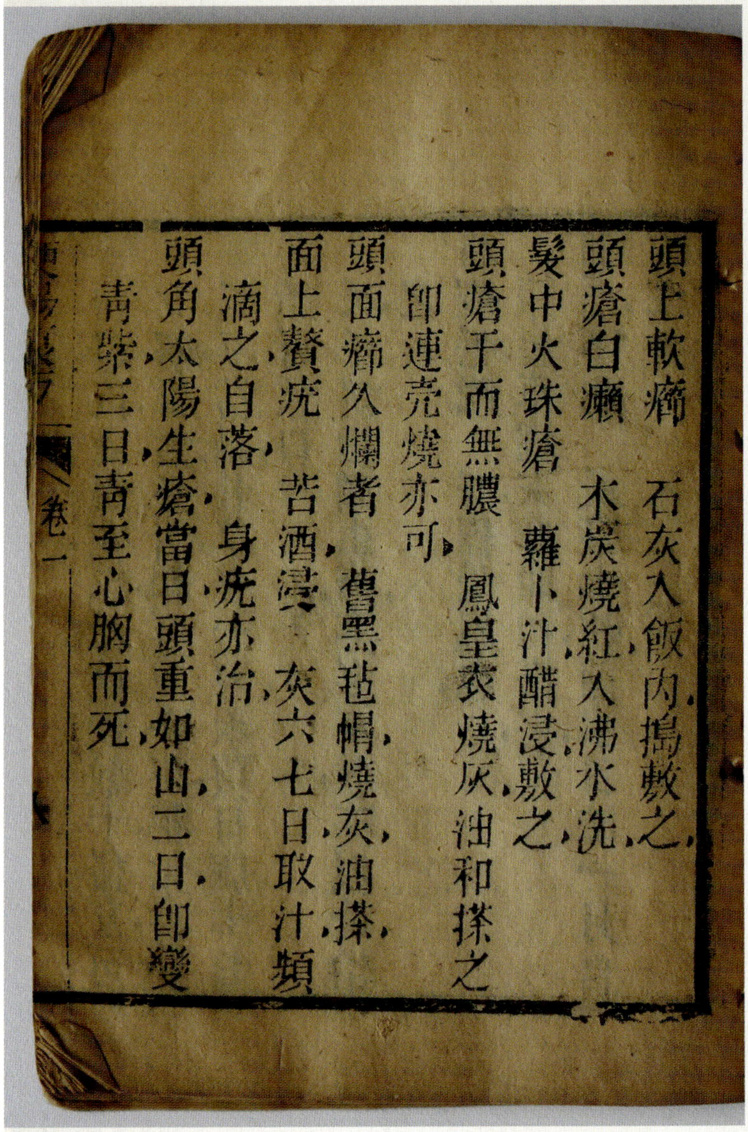
頭上軟瘡 石灰入飯内搗敷之
頭瘡白癩 木炭燒紅入沸水洗
髪中火珠瘡 蘿卜汁醋浸敷之
頭瘡干而無膿 鳳凰衣燒灰油和搽之
即連殻燒亦可
頭面瘡久爛者 舊黑毡帽燒灰油搽
面上贅疣 苦酒浸 灰六七日取汁頻
滴之自落 身疣亦治
頭角太陽生瘡 當日頭重如山二日即變
青紫三日青至心胸而死
便易良方 卷一

头上软疖　石灰入饭内，捣敷之。

头疮白癞　木炭烧红，入沸水，洗。

发中火珠疮　萝卜汁，醋浸，敷之。

头疮，干而无脓　凤凰衣烧灰，油和搽之。即连壳烧亦可。

头面疖久烂者　旧黑毡帽烧灰，油搽。

面上赘疣　苦酒浸石灰[1]六七日，取汁频滴之，自落。身疣亦治。

头角太阳生疮　当日头重如山，二日即变青紫，三日青至心胸而死。

1 石灰：石灰之石字原脱。据《本草纲目》卷九石灰条引《千金方》："身面疣目。苦酒浸石灰六七日，取汁频滴之，自落。"

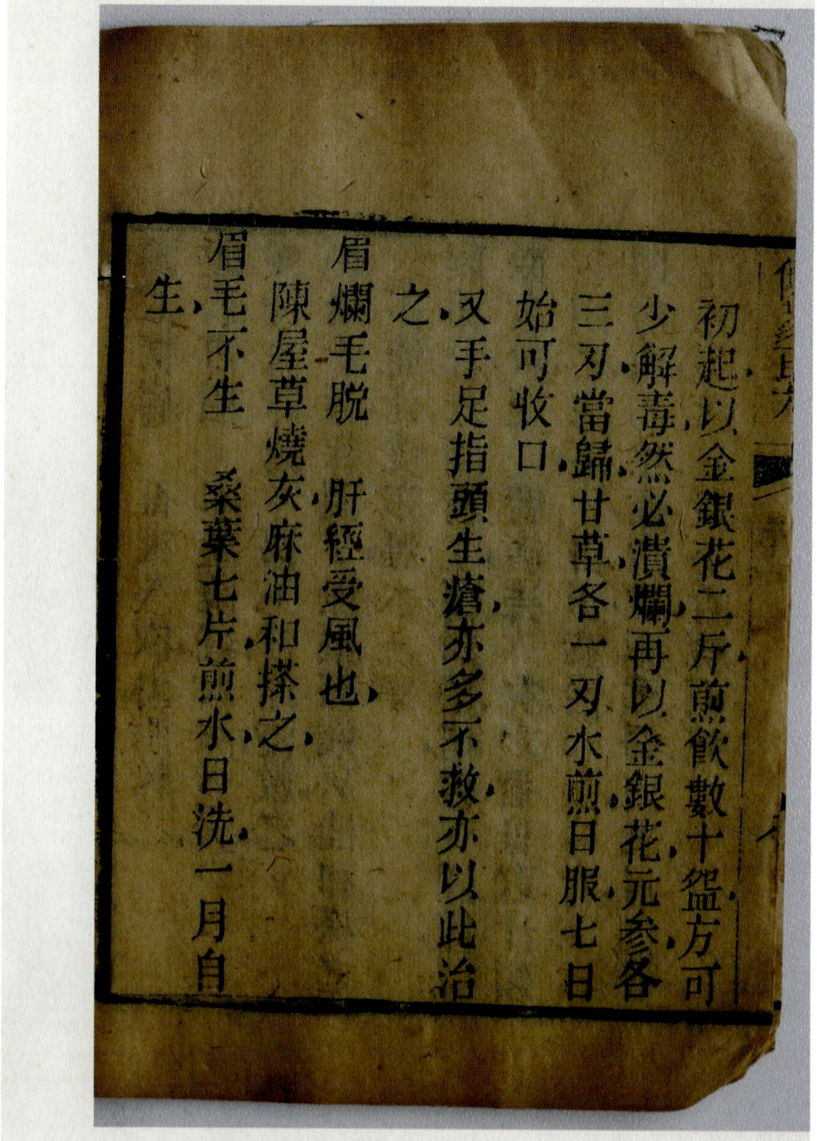

初起以金銀花二斤煎飲數十盌方可
少解毒然必潰爛再以金銀花元參各
三兩當歸甘草各一兩水煎日服七日
始可收口
又手足指頭生瘡亦多不救亦以此治
之
眉爛毛脫　肝經受風也
陳屋草燒灰麻油和搽之
眉毛不生　桑葉七片煎水日洗一月自
生

初起，以金银花二斤，煎饮数十碗，方可少解毒。然必溃烂。再以金银花、玄参各三两，当归、甘草各一两，水煎，日服。七日始可收口。

又，手足指头生疮，亦多不救。亦以此治之。

眉烂毛脱　肝经受风也。陈屋草烧灰。麻油和搽之。

眉毛不生　桑叶七片，煎水，日洗。一月自生。

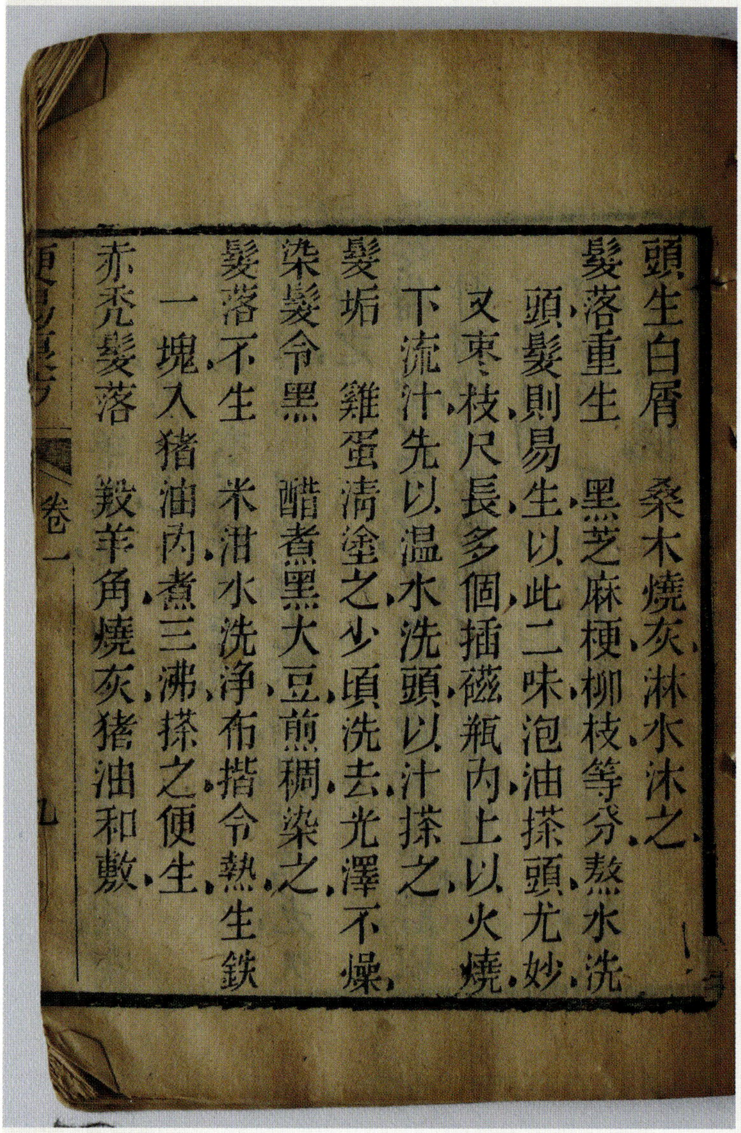

便易良方　卷一　九

頭生白屑　桑木燒灰、淋水沐之、

髮落重生　黑芝麻梗、柳枝等分、熬水洗頭、髮則易生、以此二味泡油搽頭、尤妙、

又棗枝尺長多個、插磁瓶內、上以火燒、下流汁、先以溫水洗頭、以汁搽之、

髮垢　雞蛋清塗之、少頃洗去、光澤不燥、

染髮令黑　醋煮黑大豆、煎稠染之、

髮落不生　米泔水洗淨、布揩令熱、生鐵一塊入猪油內、煮三沸、搽之便生、

赤禿髮落　羖羊角燒灰、猪油和敷、

头生白屑　桑木烧灰，淋水沐之。

发落重生　黑芝麻梗、柳枝等分。熬水洗头，发则易生。以此二味，泡油搽头，尤妙。

又，枣枝尺长，多个，插磁瓶内。上以火烧，下流汁。先以温水洗头，以汁搽之。

发垢　鸡蛋清涂之，少顷洗去。光泽不燥。

染发令黑　醋煮黑大豆，煎稠染之。

发落不生　米泔水洗净，布揩令热。生铁一块，入猪油内，煮三沸。搽之便生。

赤秃发落　羖羊角烧灰，猪油和敷。

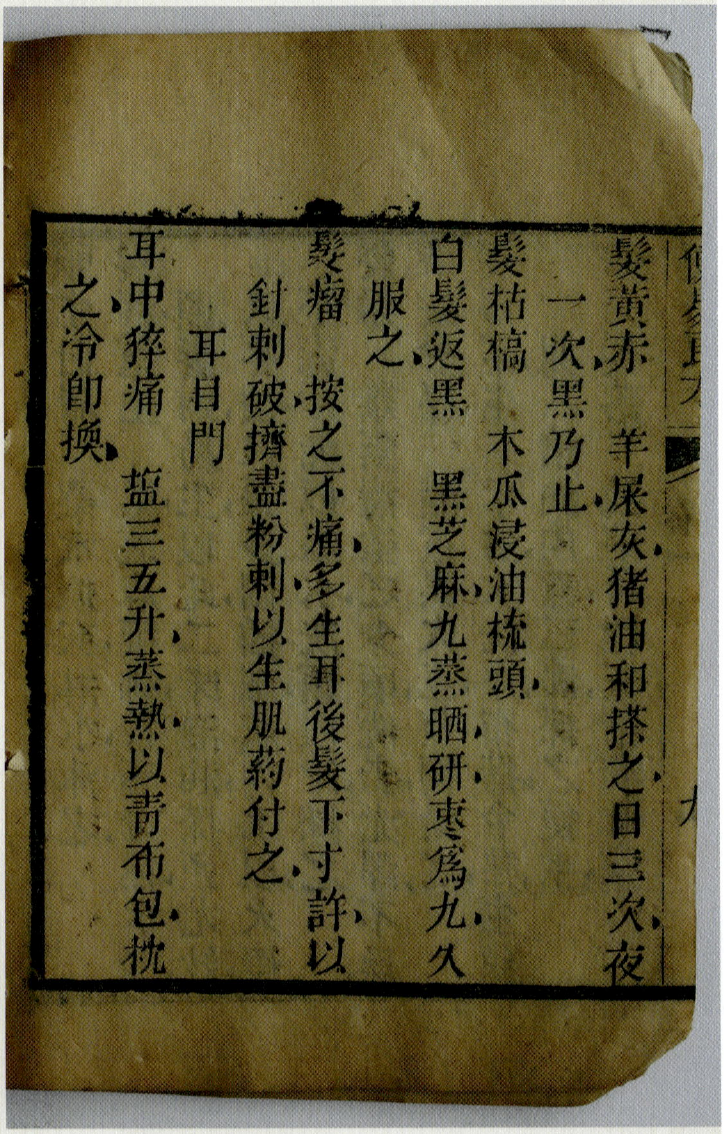
髮黃赤 羊屎灰、猪油和搽之、日三次、夜一次、黑乃止
髮枯槁 木瓜浸油梳頭、
白髮返黑 黑芝麻九蒸晒、研棗爲丸、久服之、
髮瘤 按之不痛、多生耳後髮下寸許、以針刺破擠盡粉刺、以生肌藥付之、
耳目門
耳中猝痛 塩三五升、蒸熱、以青布包、枕之、冷即換、

发黄赤　羊屎灰，猪油和搽之。日三次，夜一次。黑乃止。

发枯槁　木瓜浸油，梳头。

白发返黑　黑芝麻九蒸晒，研枣为丸。久服之。

发瘤　按之不痛。多生耳后发下寸许。以针刺破，挤尽粉刺。以生肌药敷之。

耳目门

耳中猝痛　盐三五升，蒸热。以青布包，枕之。冷即换。

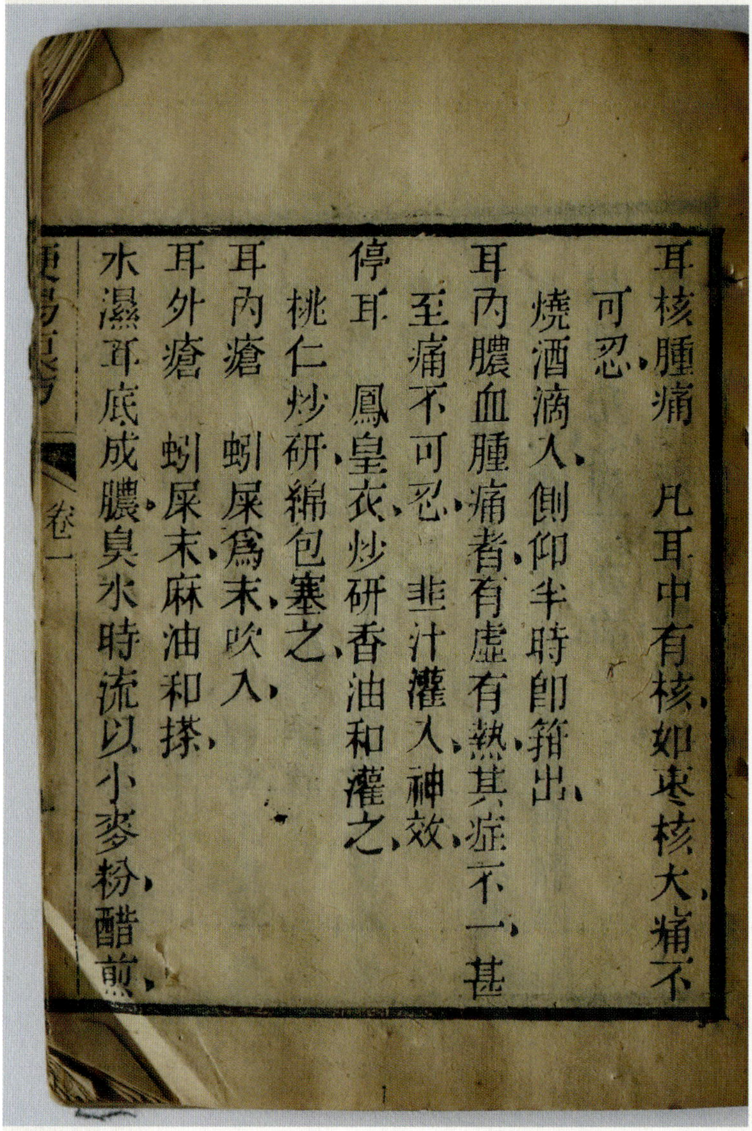
便易良方 卷一

耳核腫痛 凡耳中有核、如棗核大、痛不可忍、燒酒滴入、側仰半時卽箝出、

耳內膿血腫痛者、有虛有熱其症不一、甚至痛不可忍、韭汁灌入、神效、

停耳 鳳皇衣、炒研香油和灌之、桃仁炒研、綿包塞之、

耳內瘡 蚓屎爲末、吹入、

耳外瘡 蚓屎末、麻油和搽、

水濕耳底成膿、臭水時流以小麥粉、醋煎、

耳核肿痛　凡耳中有核，如枣核大，痛不可忍。烧酒滴入，侧仰半时即钳出。

耳内脓血，肿痛者　有虚有热，其症不一，甚至痛不可忍。韭汁灌入。神效。

聤耳[1]　凤凰衣炒研，香油和灌之。桃仁炒研，绵包塞之。

耳内疮　蚓屎为末，吹入。

耳外疮　蚓屎末，麻油和搽。

水湿耳底成脓，臭水时流　以小麦粉醋煎。

1 聤耳：原作“停耳”，据医理改。

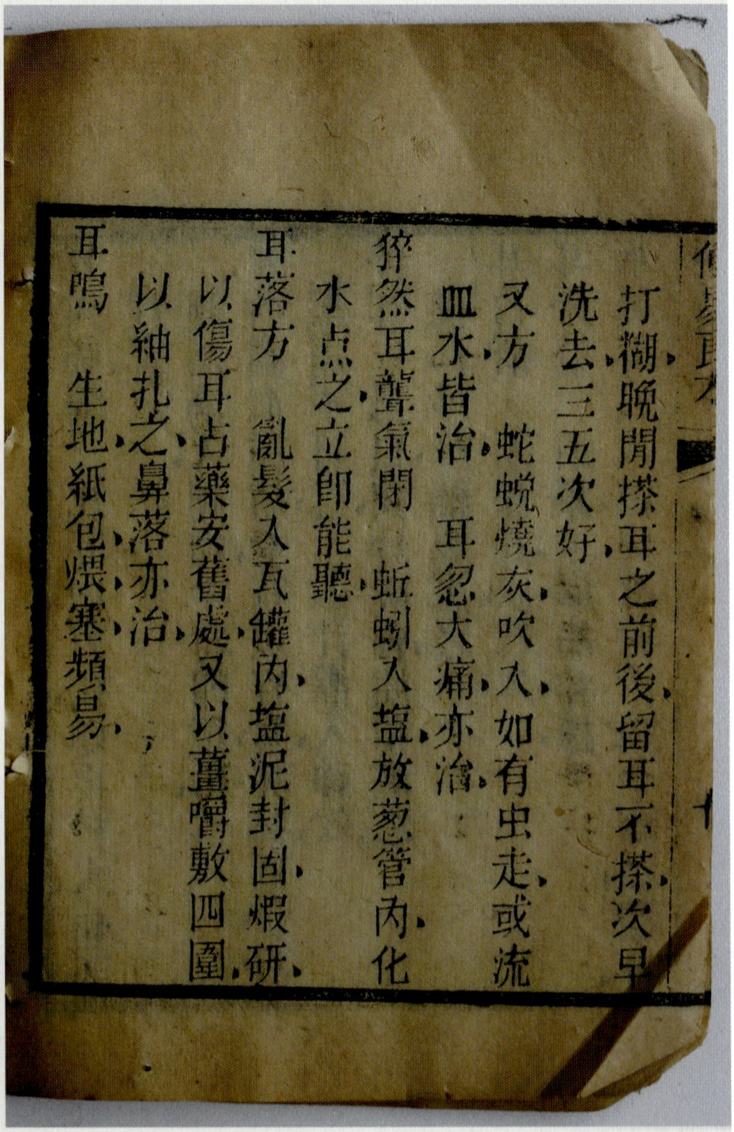

打糊晚閒搽耳之前後留耳不搽次早
洗去三五次好
又方　蛇蛻燒灰吹入如有虫走或流
血水皆治　耳忽大痛亦治
猝然耳聾氣閉　蚯蚓入塩放葱管內化
水点之立即能聽
耳落方　亂髮入瓦罐內塩泥封固煆研
以傷耳占藥安舊處又以薑嚼敷四圍
以紬扎之鼻落亦治
耳鳴　生地紙包煨塞頻易

打糊，晚间搽耳之前后，留耳不搽。次早洗去。三五次好。

又方，蛇蜕烧灰，吹入。如有虫走，或流血水，皆治。耳忽大痛亦治。

猝然耳聋气闭　蚯蚓入盐，放葱管内，化水点之。立即能听。

耳落方　乱发入瓦罐内，盐泥封固，煅研。以伤耳沾药安旧处。又以姜嚼敷四围，以绸扎之。鼻落亦治。

耳鸣　生地纸包煨塞，频易。

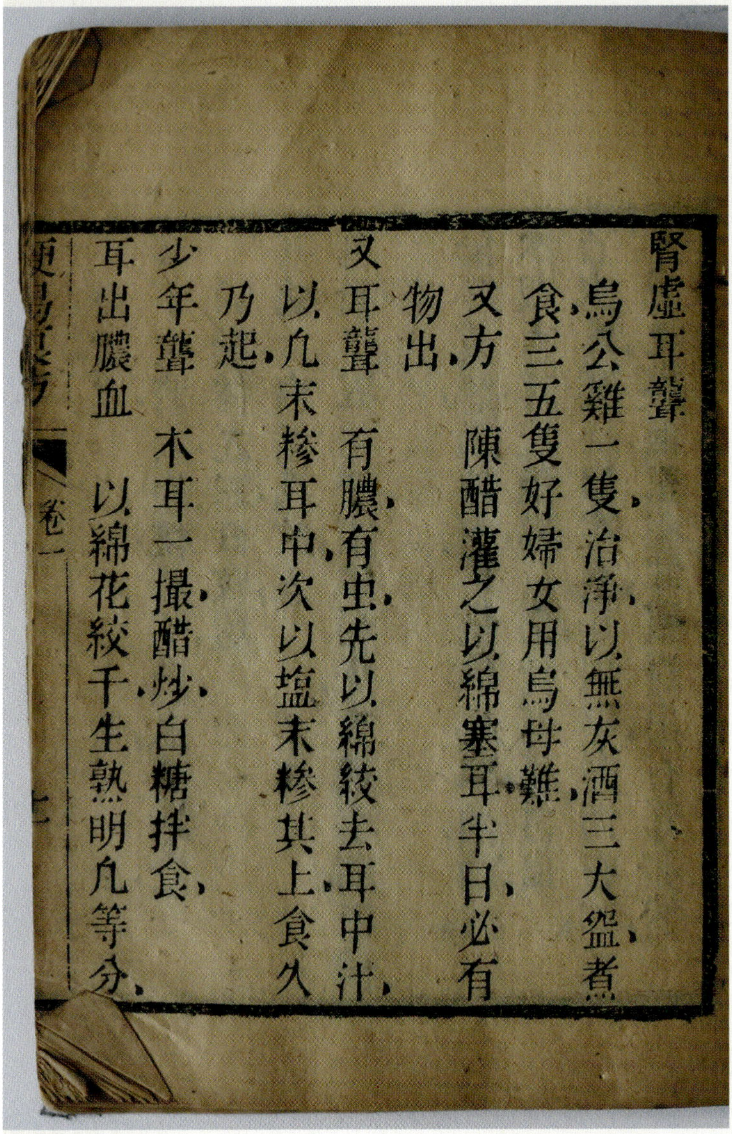
腎虛耳聾　烏公雞一隻，治淨，以無灰酒三大盌，煮食三五隻好，婦女用烏母雞。
又方　陳醋灌之，以綿塞耳，半日必有物出。
又耳聾　有膿有虫，先以綿絞去耳中汁，以凢末糝耳中，次以塩末糝其上，食久乃起。
少年聾　木耳一撮，醋炒，白糖拌食。
耳出膿血　以綿花絞干生熟明凢等分，
卷一

肾虚耳聋　乌公鸡一只，治净。以无灰酒三大碗煮食，三五只好。妇女用乌母鸡。

又方，陈醋灌之，以绵塞耳。半日必有物出。

又，耳聋，有脓有虫　先以绵绞去耳中汁，以矾末糁耳中，次以盐末糁其上。食久乃起。

少年聋　木耳一撮，醋炒，白糖拌食。

耳出脓血　以棉花绞干，生、熟明矾等分，

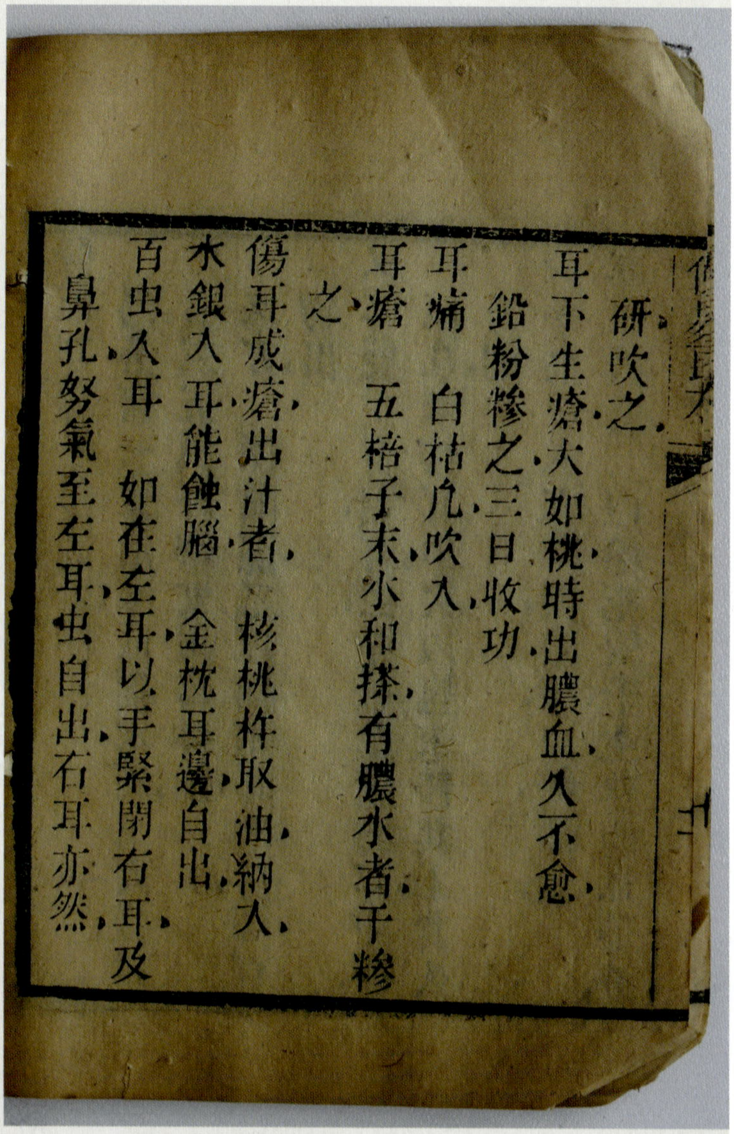
研吹之、
耳下生瘡大如桃、時出膿血、久不愈、
鉛粉糝之、三日收功、
耳痛　白枯凡吹入、
耳瘡　五棓子末水和搽、有膿水者、干糝
之、
傷耳成瘡、出汁者、　核桃杵取油、納入、
水銀入耳能蝕腦、　金枕耳邊自出、
百虫入耳　如在左耳、以手緊閉右耳及
鼻孔努氣至左耳、虫自出、右耳亦然、

研，吹之。

耳下生疮　大如桃，时出脓血，久不愈。铅粉糁之，三日收功。

耳痛　白枯矾吹入。

耳疮　五倍子末，水和搽。有脓水者，干糁之。

伤耳成疮，出汁者　核桃杵取油，纳入。

水银入耳，能蚀脑　金枕耳边，自出。

百虫入耳，如在左耳，以手紧闭右耳及鼻孔，努气至左耳，虫自出。右耳亦然。

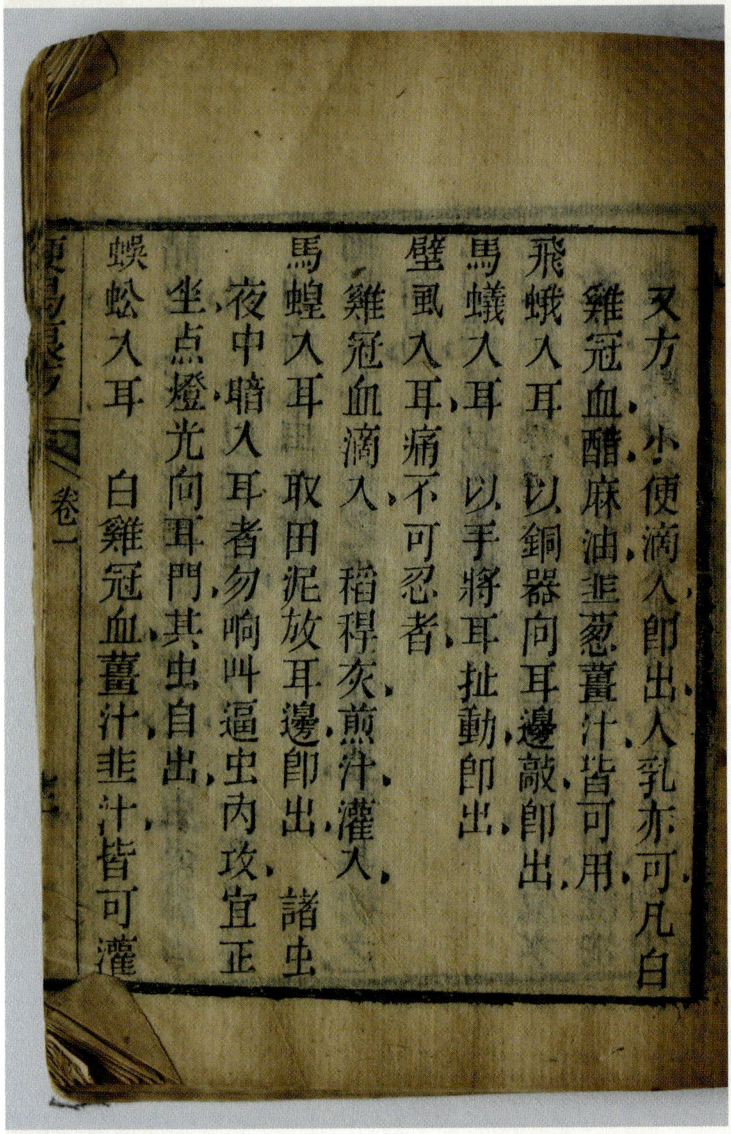

又方小便滴入即出人乳亦可凡白
雞冠血醋麻油韭葱薑汁皆可用
飛蛾入耳以銅器向耳邊敲即出
馬蟻入耳以手将耳扯動即出
壁虱入耳痛不可忍者稻稈灰煎汁灌入
雞冠血滴入
馬蝗入耳取田泥放耳邊即出諸虫
夜中暗入耳者勿响叫逼虫内攻宜正
坐点燈光向耳門其虫自出
蜈蚣入耳白雞冠血薑汁韭汁皆可灌

又方，小便滴入即出。人乳亦可。凡白鸡冠血、醋、麻油、韭、葱、姜汁，皆可用。

飞蛾入耳　以铜器向耳边敲，即出。

蚂蚁[1]入耳　以手将耳扯动，即出。

壁虱入耳，痛不可忍者　鸡冠血滴入。稻杆灰煎汁灌入。

蚂蝗[2]入耳　取田泥放耳边，即出。

诸虫夜中暗入耳者，勿响叫逼虫内攻　宜正坐点灯，光向耳门，其虫自出。

蜈蚣入耳　白鸡冠血、姜汁、韭汁，皆可灌

1 蚂蚁：原作“马蚁”，据文义改。
2 蚂蝗：原作“马蝗”，据文义改。

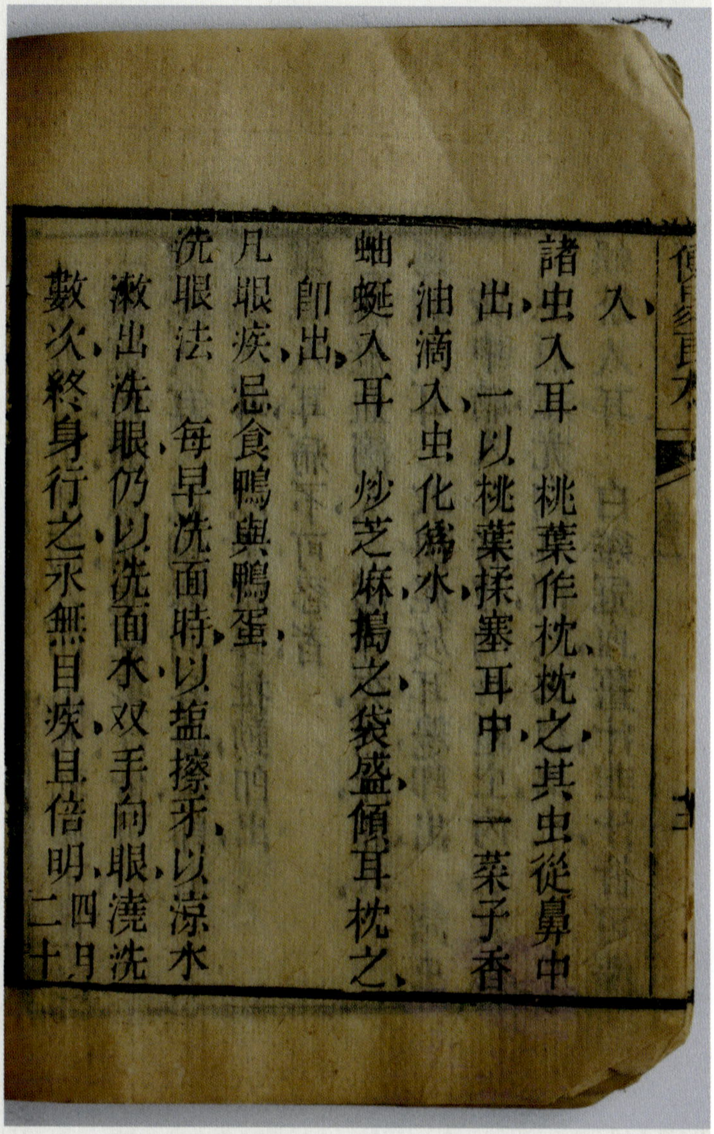

入。

诸虫入耳　桃叶作枕，枕之，其虫从鼻中出。

一以桃叶揉塞耳中。

一菜子香油滴入。虫化为水。

蚰蜒入耳　炒芝麻捣之，袋盛，倾耳枕之，即出。

凡眼疾，忌食鸭与鸭蛋。

洗眼法　每早洗面时，以盐擦牙，以凉水漱出洗眼。仍以洗面水，双手向眼浇洗数次。终身行之，永无目疾，且倍明。四月二十

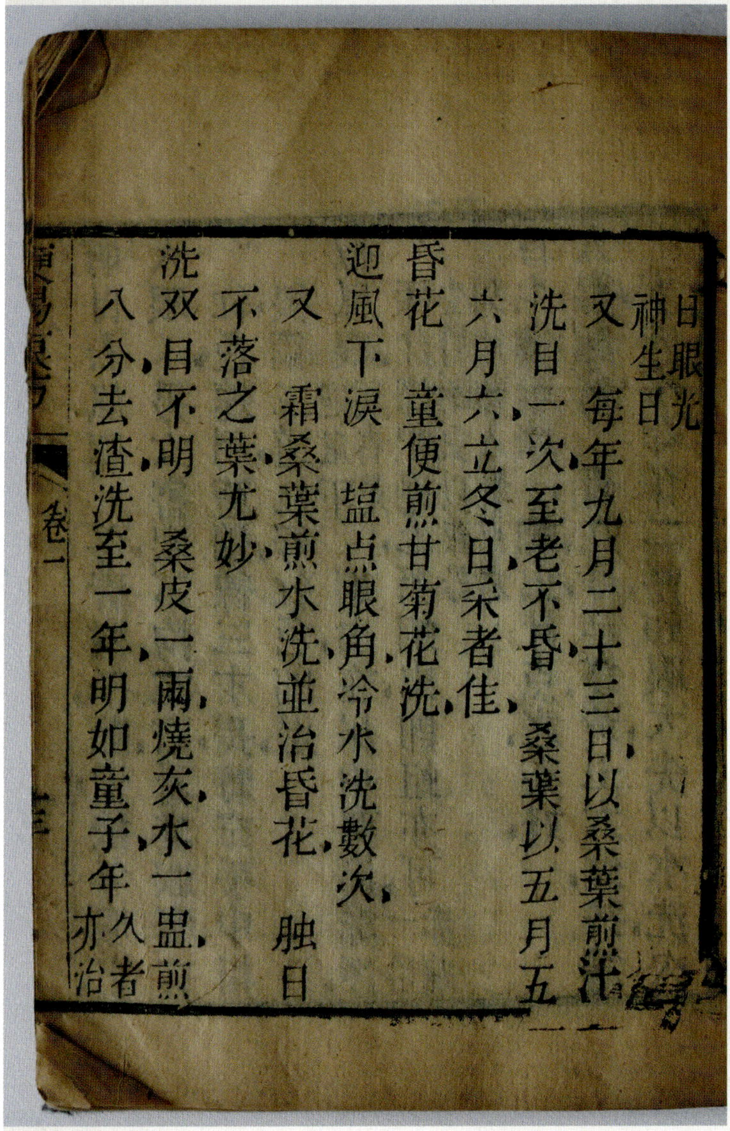
日眼光神生日
又每年九月二十三日以桑葉煎汁洗目一次至老不昏桑葉以五月五六月六立冬日采者佳
昏花　童便煎甘菊花洗
迎風下淚　塩点眼角冷水洗數次
又　霜桑葉煎水洗並治昏花朒日不落之葉尤妙
洗双目不明　桑皮一兩燒灰水一盅煎八分去渣洗至一年明如童子年久者亦治

日，眼光神生日。

又，每年九月二十三日，以桑叶煎汁洗目一次，至老不昏。桑叶以五月五、六月六、立冬日采者佳。

昏花　童便煎甘菊花洗。

迎风下泪　盐点眼角。冷水洗数次。

又，霜桑叶煎水洗。并治昏花。朒[1]日不落之叶，尤妙。

洗双目不明　桑皮一两，烧灰。水一盅，煎八分。去渣，洗至一年，明如童子。年久者亦治。

1 朒：qū，同“蛆”。上古时“蛆”同“蜡”，故“朒月”指腊月。“朒日”即腊日。

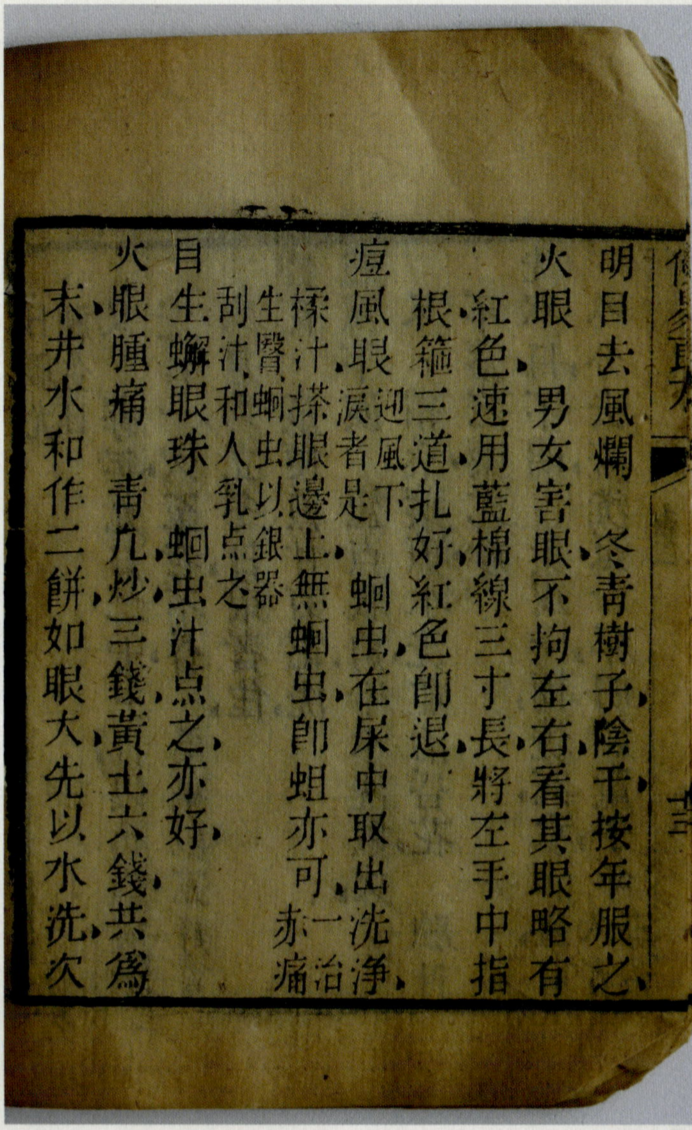

明目去风烂　冬青树子阴干，按年服之。

火眼　男女害眼，不拘左右。看其眼略有红色，速用蓝棉线三寸长，将左手中指根箍三道，扎好。红色即退。

痘风眼迎风下泪者是　蛔虫，在屎中取出洗净，揉汁，搽眼边上。无蛔虫，即蛆亦可。一治赤痛生翳。蛔虫以银器刮汁，和人乳点之。

目生蟹眼珠　蛔虫汁点之，亦好。

火眼肿痛　青矾炒三钱，黄土六钱，共为末。井水和作二饼，如眼大。先以水洗，次

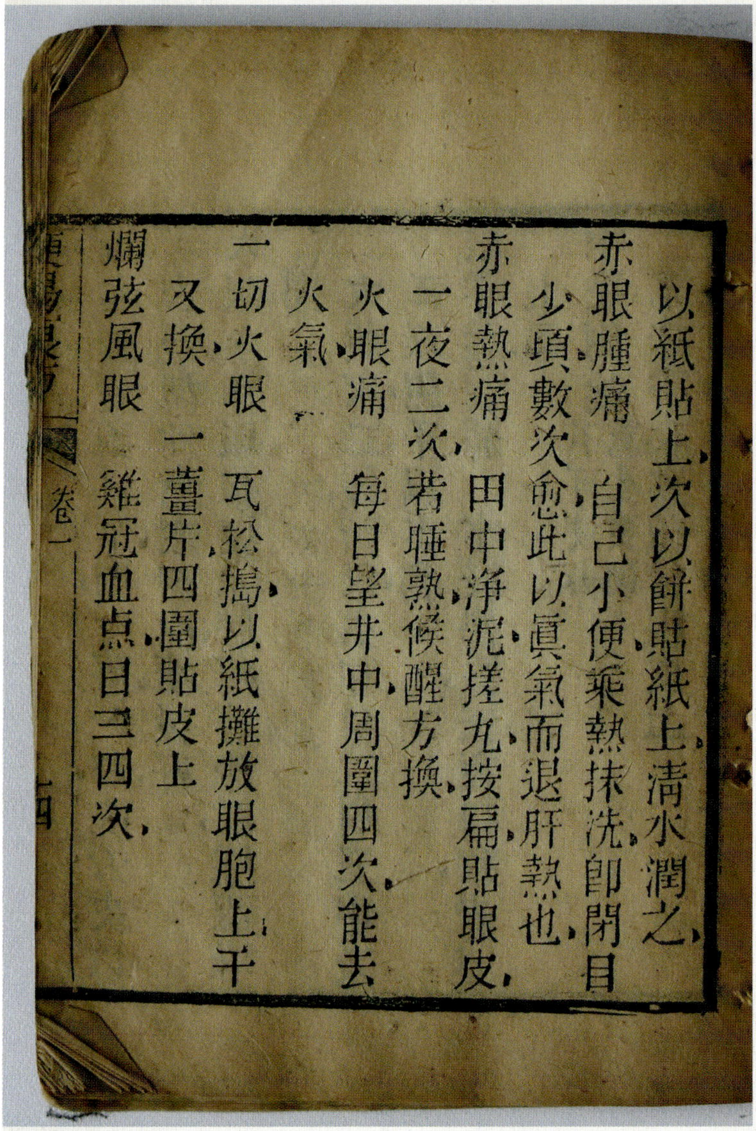

以紙貼上次以餅貼紙上清水潤之
赤眼腫痛　自己小便乘熱抹洗即閉目
少頃數次愈此以眞氣而退肝熱也
赤眼熱痛　田中淨泥搓丸按扁貼眼皮
一夜二次若睡熟候醒方換
火眼痛　每日望井中周圍四次能去
火氣
一切火眼　瓦松搗以紙攤放眼胞上干
又換　一薑片四圍貼皮上
爛弦風眼　雞冠血点日三四次

以纸贴上。次以饼贴纸上，清水润之。

赤眼肿痛　自己小便乘热抹洗，即闭目少顷，数次愈。此以真气而退肝热也。

赤眼热痛　田中净泥，搓丸，按扁，贴眼皮。一夜二次。若睡熟，候醒方换。

火眼痛　每日望井中、周围四次。能去火气。

一切火眼　瓦松捣，以纸摊放眼胞上，干又换。

一姜片，四围贴皮上。

烂弦风眼　鸡冠血点，日三四次。

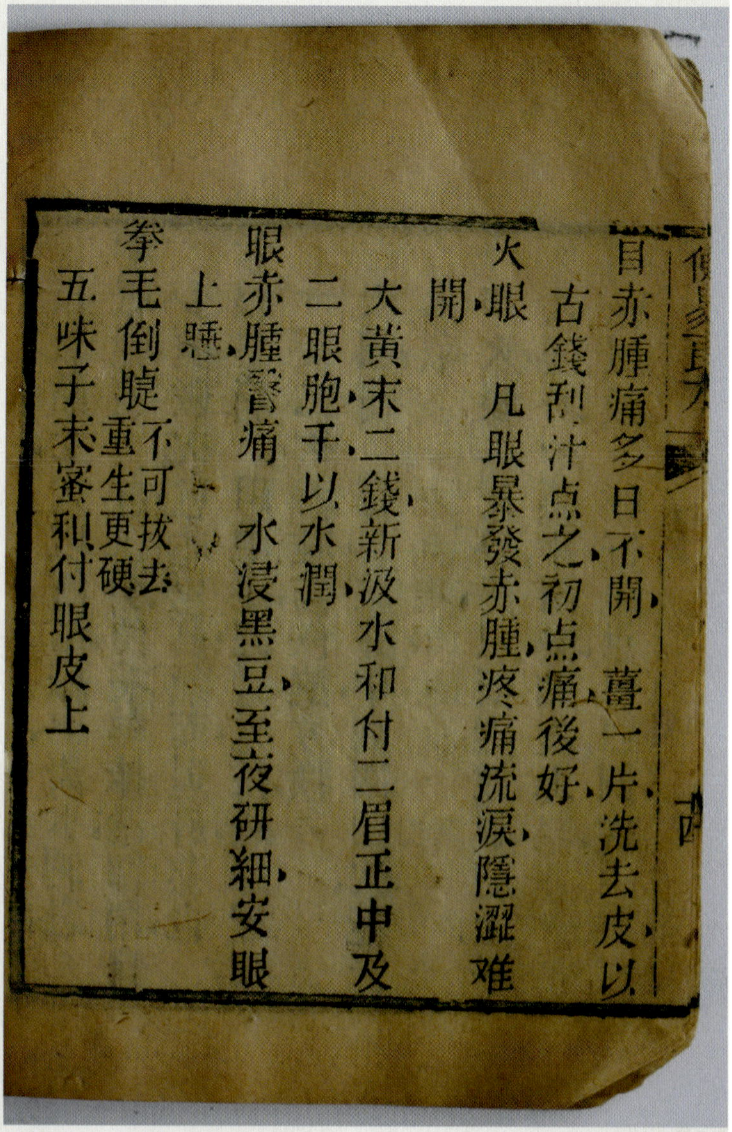

目赤肿痛，多日不开　姜一片，洗，去皮。以古钱刮汁点之。初点痛，后好。

火眼　凡眼暴发赤肿，疼痛流泪，隐涩难开。大黄末二钱，新汲水和，敷二眉正中及二眼胞。干，以水润。

眼赤肿瞀痛　水浸黑豆，至夜研细，安眼上睡。

拳毛倒睫不可拔去，重生更硬　五味子末，蜜和，敷眼皮上。

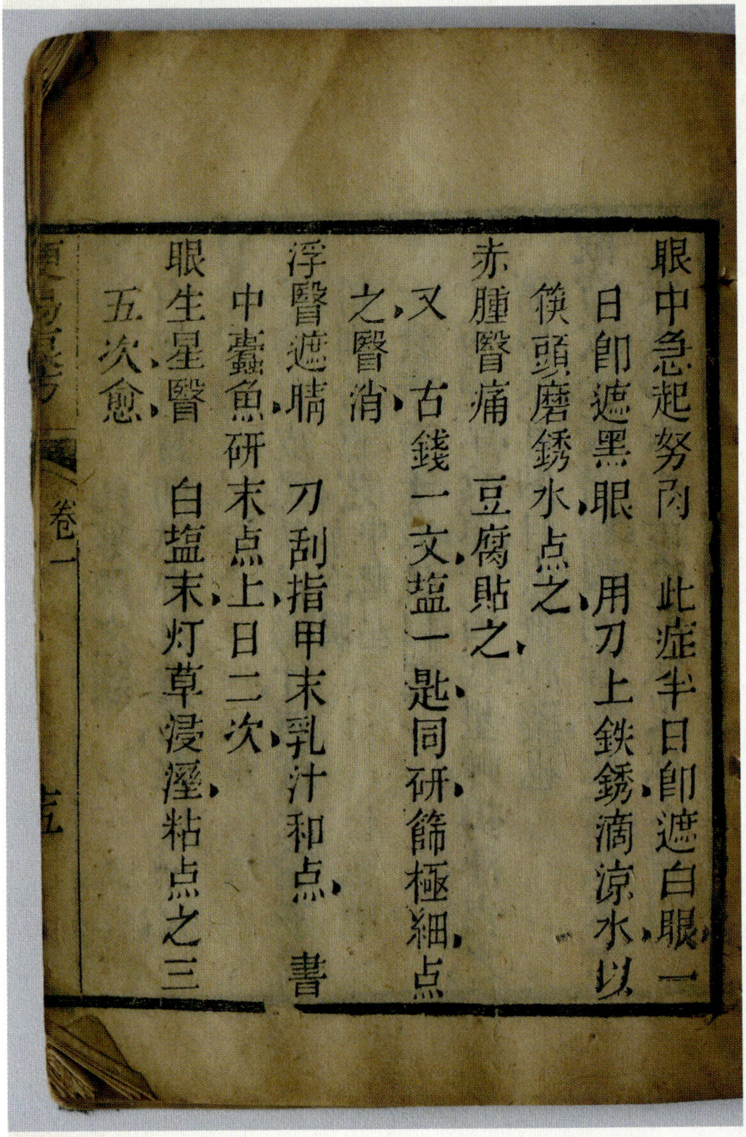

眼中急起努肉　此症半日即遮白眼一
日即遮黑眼用刀上鉄銹滴涼水以
筷頭磨銹水点之
赤腫瞖痛　豆腐貼之
又古錢一文塩一匙同研篩極細点
之瞖消
浮瞖遮睛　刀刮指甲末乳汁和点　書
中蠹魚研末点上日二次
眼生星瞖　白塩末灯草浸溼粘点之三
五次愈

眼中急起胬肉　此症半日即遮白眼，一日即遮黑眼。用刀上铁锈，滴凉水，以筷头磨锈水点之。

赤肿翳[1]痛　豆腐贴之。

又，古钱一文，盐一匙，同研。筛极细，点之。翳消。

浮翳遮睛　刀刮指甲末，乳汁和点。　书中蠹鱼，研末点上。日二次。

眼生星翳　白盐末，灯草浸湿，沾点之。三五次愈。

1 翳：原作“瞖”，古今字，今作“翳”。

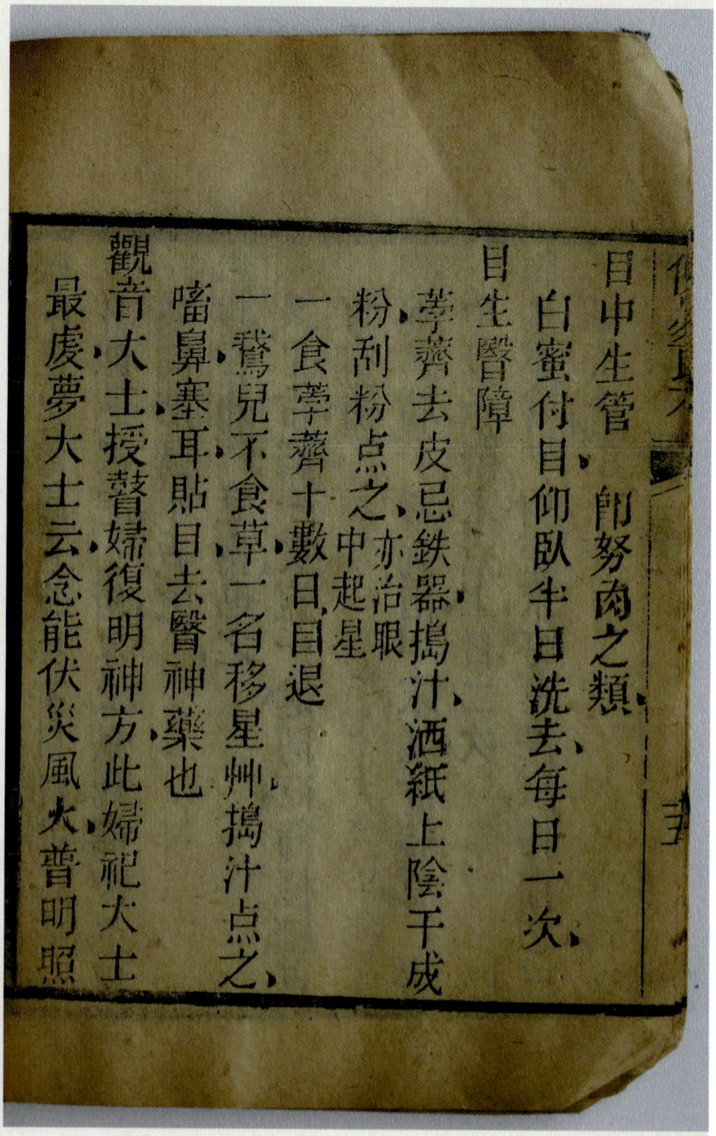

目中生管　即胬肉之类。白蜜敷目，仰卧半日，洗去。每日一次。

目生翳障　荸荠去皮。忌铁器。捣汁，洒纸上，阴干成粉。刮粉点之。亦治眼中起星。

一食荸荠十数日，目退[1]。

一鹅儿不食草，一名移星草，捣汁点之。嗃鼻，塞耳，贴目。去翳神药也。

观音大士授瞽妇复明神方　此妇祀大士最虔。梦大士云，念“能伏灾风火，普明照

1 目退：当为“翳退”。“目”当为“瞖”字省刻。

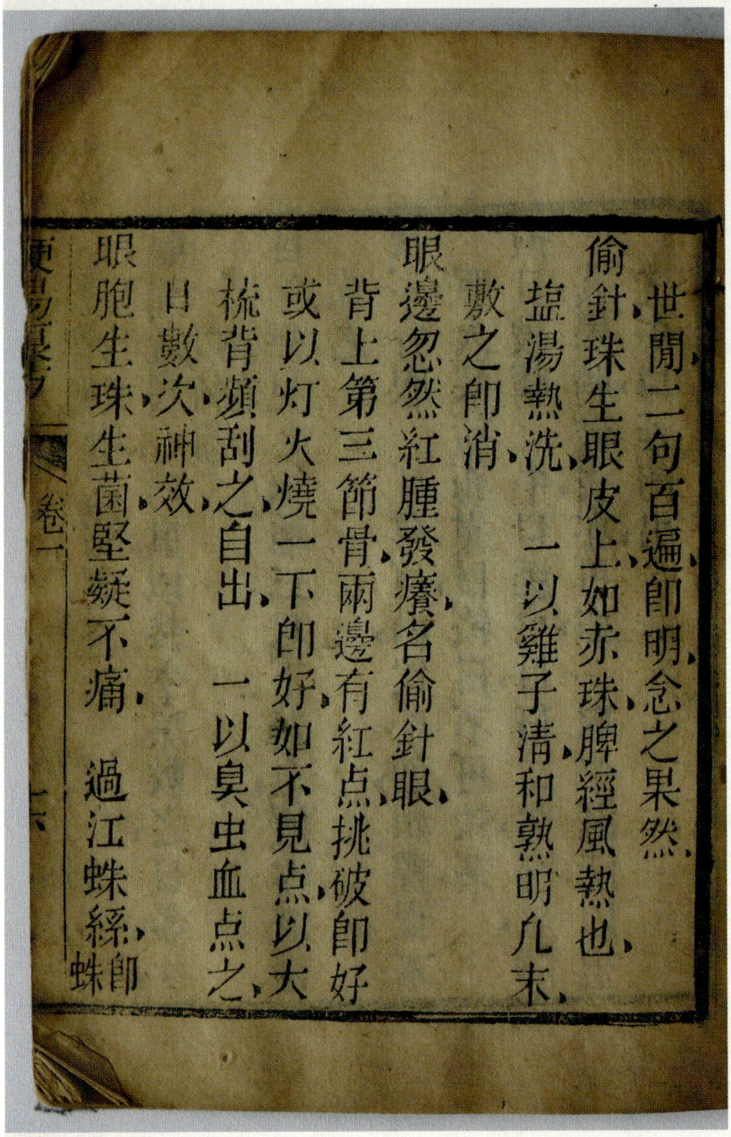

便易良方　卷一　十六

世間、二句百遍、即明、念之果然、
偷針、珠生眼皮上、如赤珠、脾經風熱也、
塩湯熱洗、　一以雞子清和熟明凡末、
敷之即消、
眼邊忽然紅腫發癢、名偷針眼、
背上第三節骨兩邊有紅点挑破即好
或以灯火燒一下即好、如不見点以大
梳背頻刮之自出、　一以臭虫血点之、
日數次神效、
眼胞生珠、生菌、堅凝不痛、　過江蛛絲、即蛛

世间”二句百遍，即明。念之果然。

偷针，珠生眼皮上，如赤珠。脾经风热也　盐汤热洗。

一以鸡子清，和熟明矾末，敷之即消。

眼边忽然红肿发痒，名偷针眼　背上第三节骨两边有红点，挑破即好。或以灯火烧一下，即好。如不见点，以大梳背频刮之，自出。

一以臭虫血点之，日数次。神效。

眼胞生珠、生菌，坚凝不痛　过江蛛丝即蛛

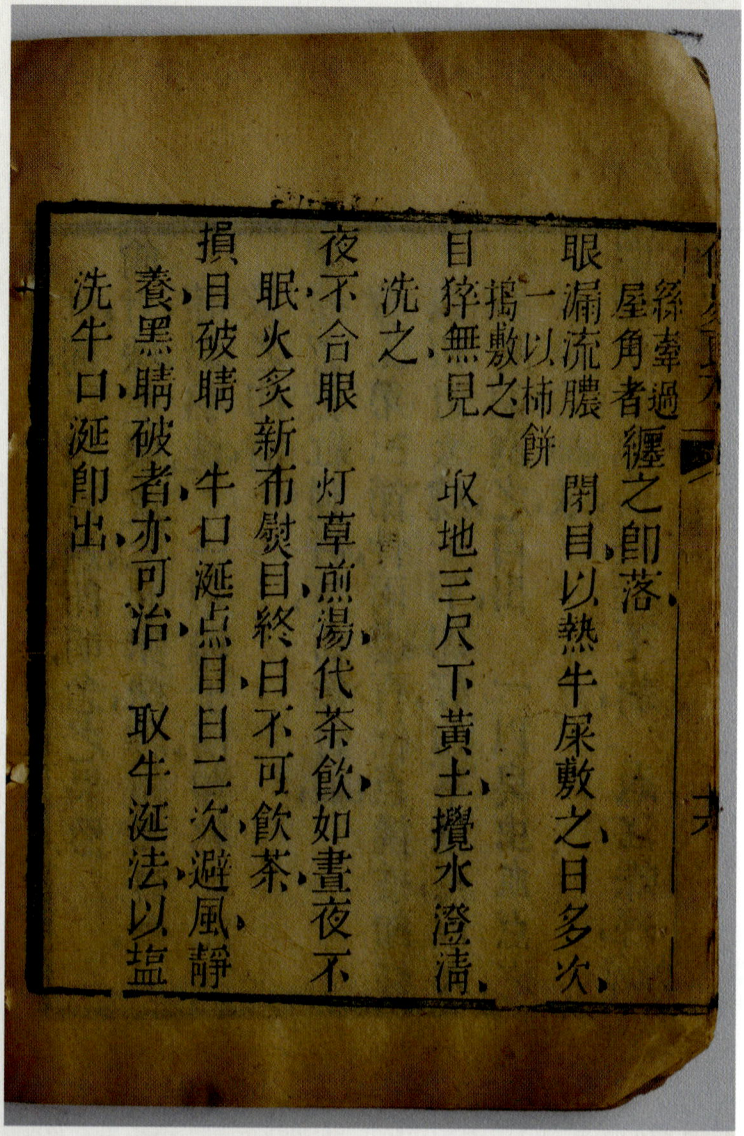
絲牽過屋角者纏之卽落
眼漏流膿 閉目以熱牛屎敷之日多次一以柿餅搗敷之
目猝無見 取地三尺下黃土攪水澄清洗之
夜不合眼 灯草煎湯代茶飲如晝夜不眠火炙新布熨目終日不可飲茶
損目破睛 牛口涎点目日二次避風靜養黑睛破者亦可治 取牛涎法以塩洗牛口涎卽出

丝牵过屋角者，缠之即落。

眼漏流脓　闭目，以热牛屎敷之。日多次。一以柿饼捣敷之。

目猝无见　取地三尺下黄土，搅水澄清，洗之。

夜不合眼　灯草煎汤，代茶饮。如昼夜不眠，火炙新布熨目。终日不可饮茶。

损目破睛　牛口涎点目，日二次。避风静养。黑睛破者，亦可治。

取牛涎法，以盐洗牛口，涎即出。

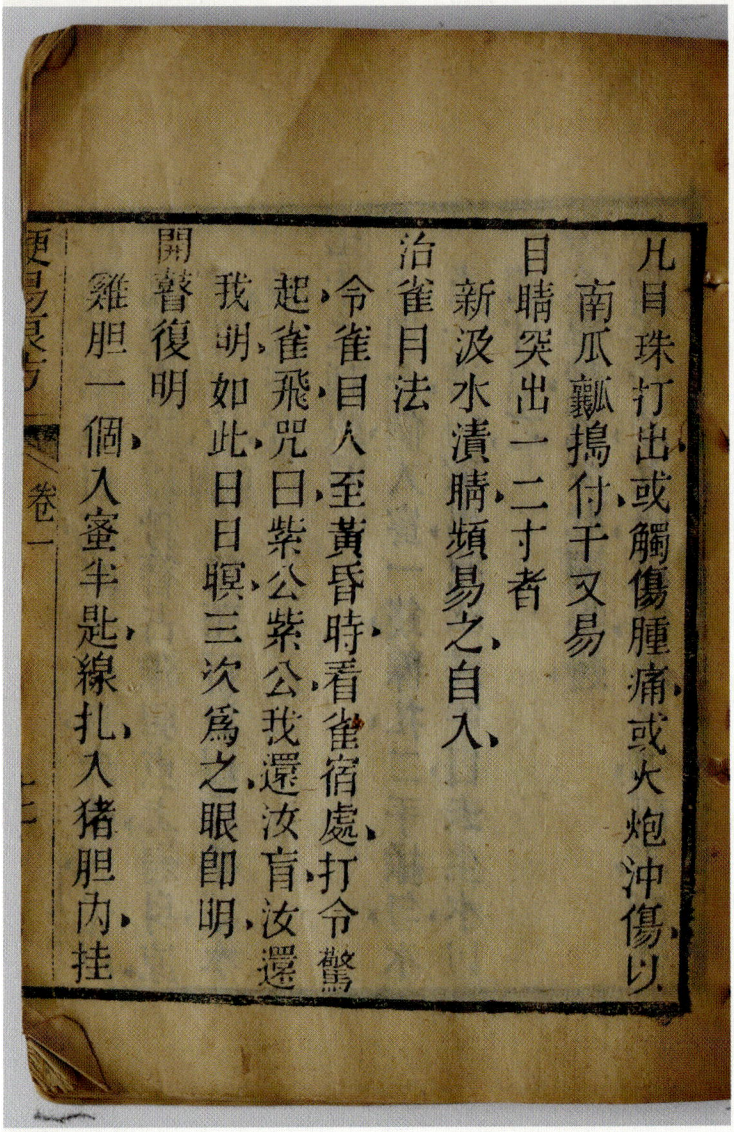
便易良方　卷一

凡目珠打出、或觸傷腫痛、或火炮冲傷、以南瓜瓤搗付、干又易
目睛突出一二寸者　新汲水漬睛、頻易之、自入、
治雀目法　令雀目人至黃昏時、看雀宿處、打令驚起雀飛、咒曰紫公紫公我還汝盲汝還我明、如此日日暝、三次爲之、眼卽明、
開瞽復明　雞胆一個、入蜜半匙、線扎、入猪胆內、挂

凡目珠打出，或触伤肿痛，或火炮冲伤　以南瓜瓤捣敷，干又易。

目睛突出一二寸者　新汲水渍睛，频易之，自入。

治雀目法　令雀目人至黄昏时，看雀宿处。打令惊起雀飞。咒曰：紫公紫公，我还汝盲，汝还我明。如此，日日暝，三次为之，眼即明。

开瞽复明　鸡胆一个，入蜜半匙。线扎，入猪胆内。挂

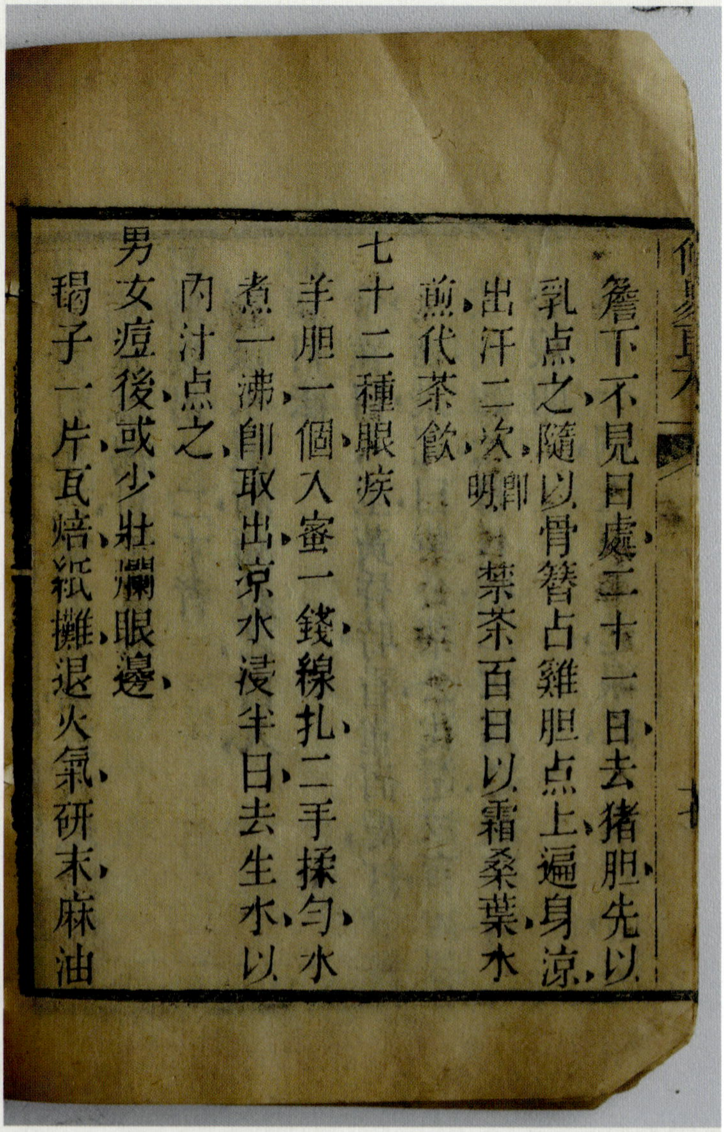

簷下不見日處二十一日去猪胆先以
乳点之隨以骨簪占雞胆点上遍身涼
出汗二次即明　禁茶百日以霜桑葉水
煎代茶飲
七十二種眼疾
羊胆一個入蜜一錢線扎二手揉匀水
煮一沸即取出凉水浸半日去生水以
內汁点之
男女痘後或少壯爛眼邊
毼子一片瓦焙紙攤退火氣研末麻油

檐下不见日处二十一日。去猪胆。先以乳点之，随以骨簪沾鸡胆点上。遍身凉，出汗二次，即明。

禁茶百日。以霜桑叶水煎，代茶饮。

七十二种眼疾　羊胆一个，入蜜一钱。线扎，二手揉匀。水煮一沸，即取出。凉水浸半日，去生水，以内汁点之。

男女痘后，或少壮烂眼边　毼[1]子一片，瓦焙。纸摊，退火气。研末，麻油

1 毼（hé）：毛织的毯或布。

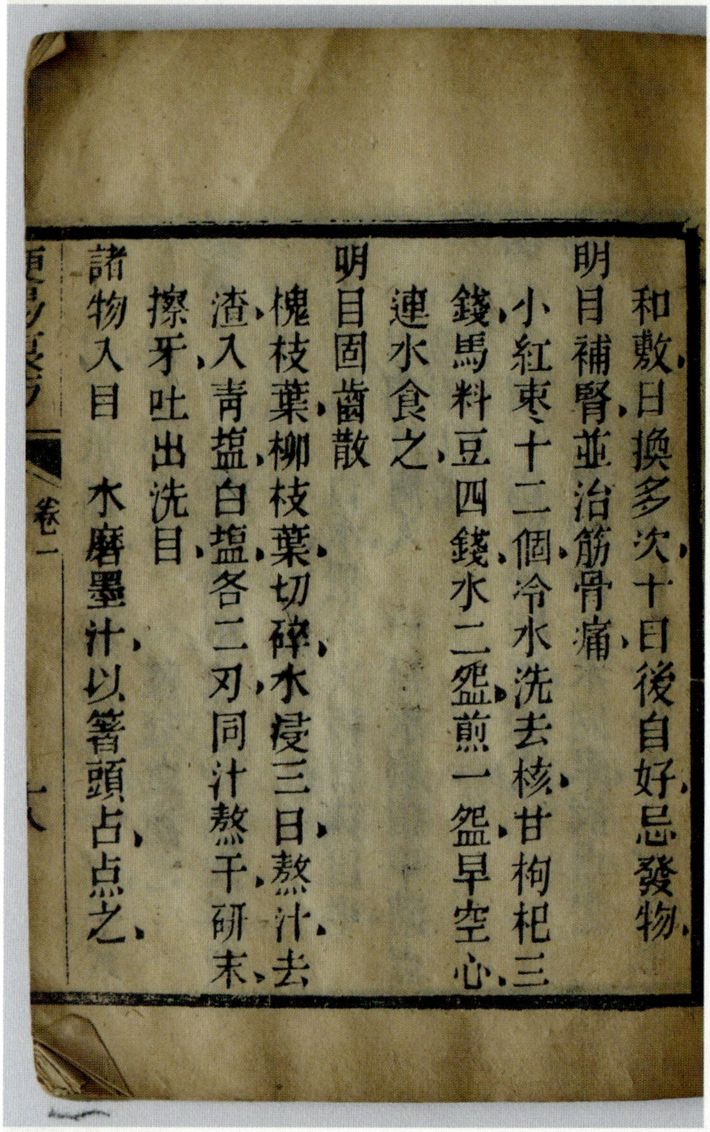

和敷日換多次十日後自好忌發物
明目補腎並治筋骨痛
小紅棗十二個冷水洗去核甘枸杞三
錢馬料豆四錢水二盌煎一盌早空心
連水食之
明目固齒散
槐枝葉柳枝葉切碎水浸三日熬汁去
渣入青塩白塩各二刃同汁熬干研末
擦牙吐出洗目
諸物入目　水磨墨汁以箸頭占点之

和敷。日换多次，十日后自好。忌发物。

明目补肾，并治筋骨痛　小红枣十二个，冷水洗，去核。甘枸杞三钱，马料豆[1]四钱。水两碗，煎一碗。早空心，连水食之。

明目固齿散　槐枝叶，柳枝叶。切碎，水浸三日，熬汁，去渣，入青盐、白盐各二两，同汁熬干。研末擦牙，吐出。洗目。

诸物入目　水磨墨汁，以箸头沾点之。

1 马料豆：又名野料豆、零吾豆。原为野生小黑豆，多用于饲马。现已栽培，为黑豆之紧小者，供食用与药用。

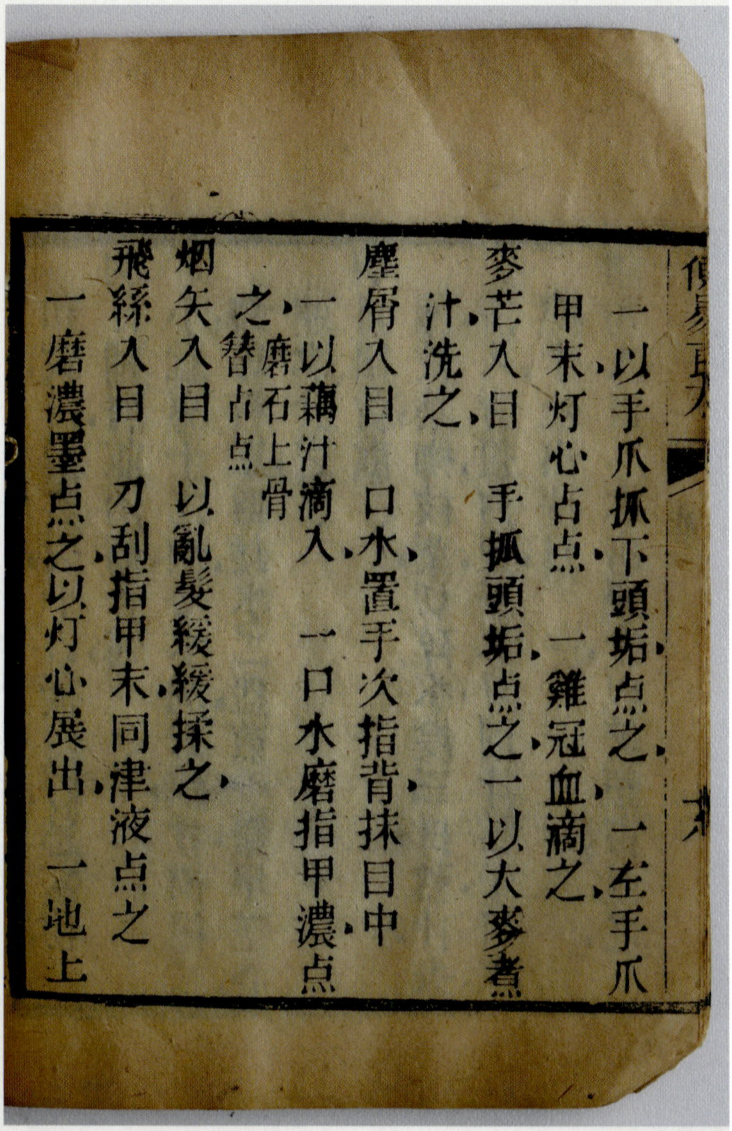

一以手爪抓下頭垢点之一左手爪甲末灯心占点一雞冠血滴之
麥芒入目手抓頭垢点之一以大麥煮汁洗之
塵屑入目口水置手次指背抹目中
一以藕汁滴入一口水磨指甲濃点之磨石上骨簪点
烟矢入目以亂髮緩緩揉之
飛絲入目刀刮指甲末同津液点之
一磨濃墨点之以灯心展出一地上

一以手爪抓下头垢，点之。

一左手爪甲末，灯心沾点。

一鸡冠血滴之。

麦芒入目　手抓头垢点之。

一以大麦煮汁洗之。

尘屑入目　口水，置手次指背，抹目中。

一以藕汁滴入。

一口水磨指甲，浓点之。磨石上，骨簪沾点。

烟矢入目　以乱发缓缓揉之。

飞丝入目　刀刮指甲末，同津液点之。

一磨浓墨点之。以灯心沾出[1]。一地上

1 沾出：原作“展出”。同音刻误，据文义改。

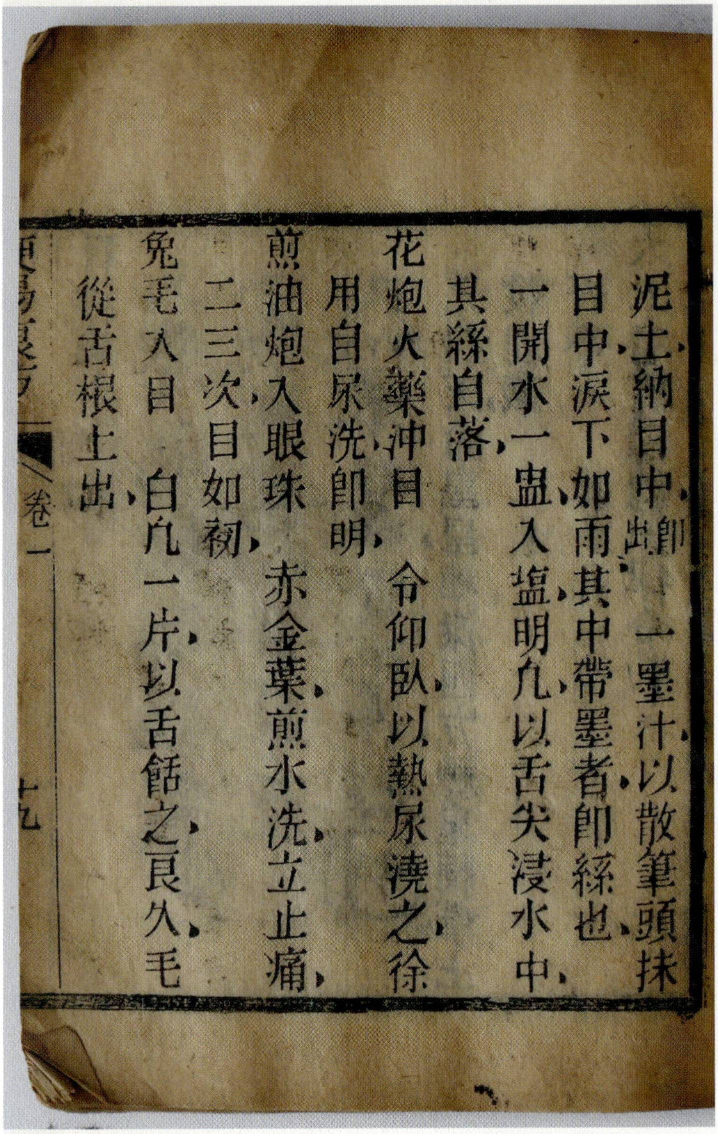
泥土納目中卽出　一墨汁以散筆頭抹
目中淚下如雨其中帶墨者卽絲也
一開水一盅入塩明凡以舌尖浸水中
其絲自落
花炮火藥沖目　令仰臥以熱尿澆之徐
用自尿洗卽明
煎油炮入眼珠　赤金葉煎水洗立止痛
二三次目如初
兔毛入目　白凡一片以舌餂之良久毛
從舌根上出
便易良方　卷一　十九

泥土，纳目中，即出。

一墨汁，以散笔头抹目中，泪下如雨。其中带墨者，即丝也。

一开水一盅，入盐、明矾。以舌尖浸水中，其丝自落。

花炮火药冲目　令仰卧，以热尿浇之。徐用自尿洗，即明。

煎油炮入眼珠　赤金叶，煎水洗。立止痛。二三次，目如初。

兔毛入目　白矾一片，以舌舔之。良久，毛从舌根上出。

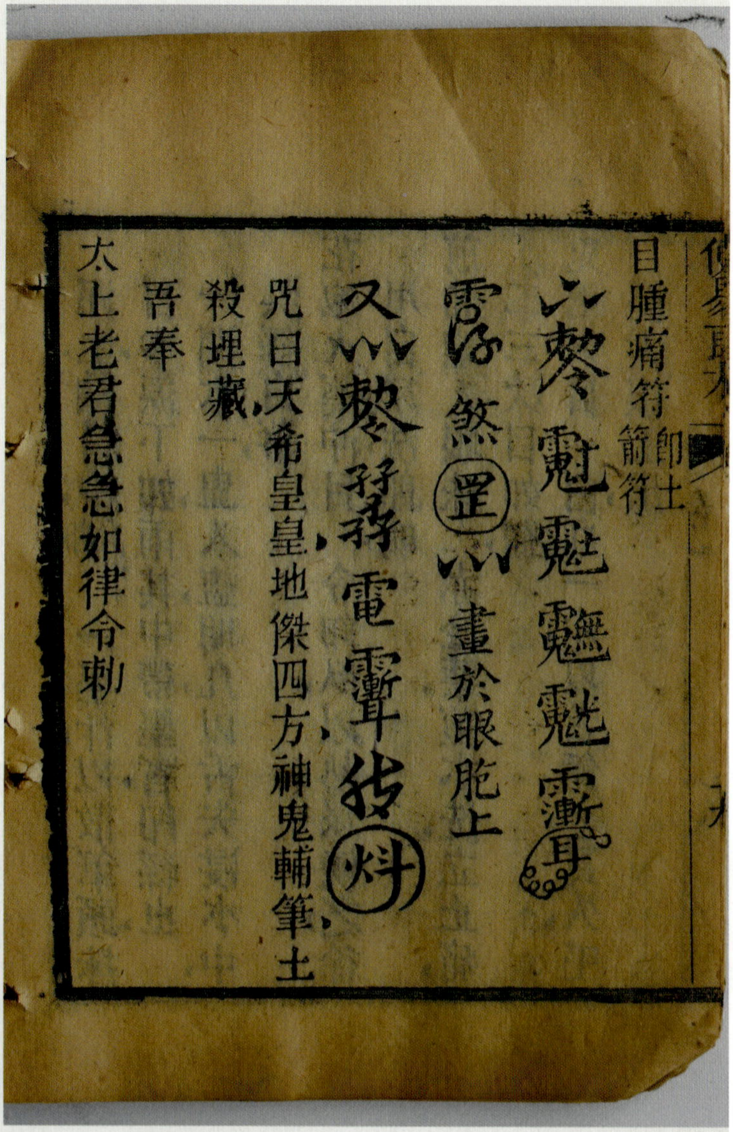

目肿痛符。即土箭符

下勅令 □□□□□（符略）

□□□□（符略）　画于眼胞上

又下勅令□□□□□（符略）

咒曰：天希皇皇，地杰四方。神鬼辅笔，土杀埋藏。

吾奉太上老君，急急如律令，勅。

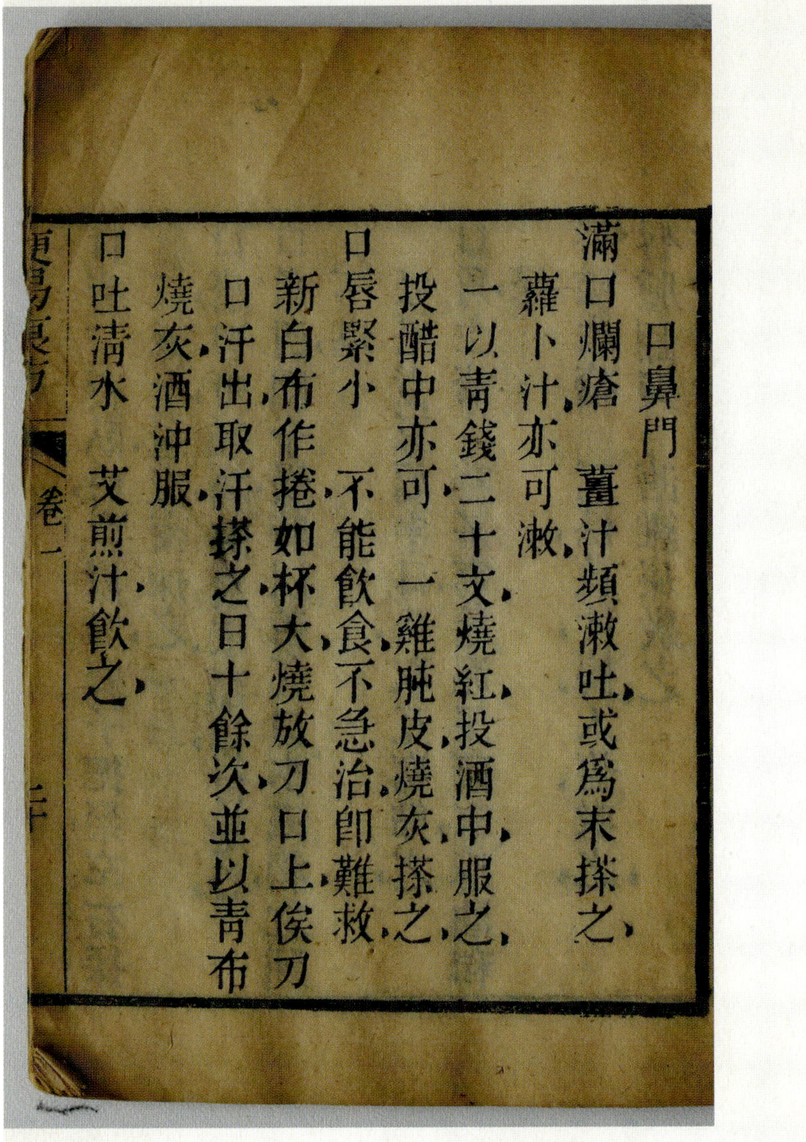

口鼻門

滿口爛瘡　薑汁頻漱吐、或爲末搽之、蘿卜汁亦可漱、

一以青錢二十文燒紅、投酒中服之、投醋中亦可、一雞肫皮燒灰搽之、

口唇緊小　不能飲食、不急治卽難救、新白布作捲如杯大燒放刀口上俟刀口汗出、取汗搽之日十餘次、並以青布燒灰、酒沖服、

口吐清水　艾煎汁、飲之、

便易良方　卷一

口鼻门

满口烂疮　姜汁频漱吐。或为末搽之。萝卜汁亦可漱。

一以青钱二十文烧红，投酒中服之。投醋中亦可。

一鸡肫皮烧灰，搽之。

口唇紧小，不能饮食　不急治即难救。新白布作卷，如杯大。烧放刀口上。俟刀口汗出，取汗搽之。日十余次。并以青布烧灰，酒冲服。

口吐清水　艾煎汁，饮之。

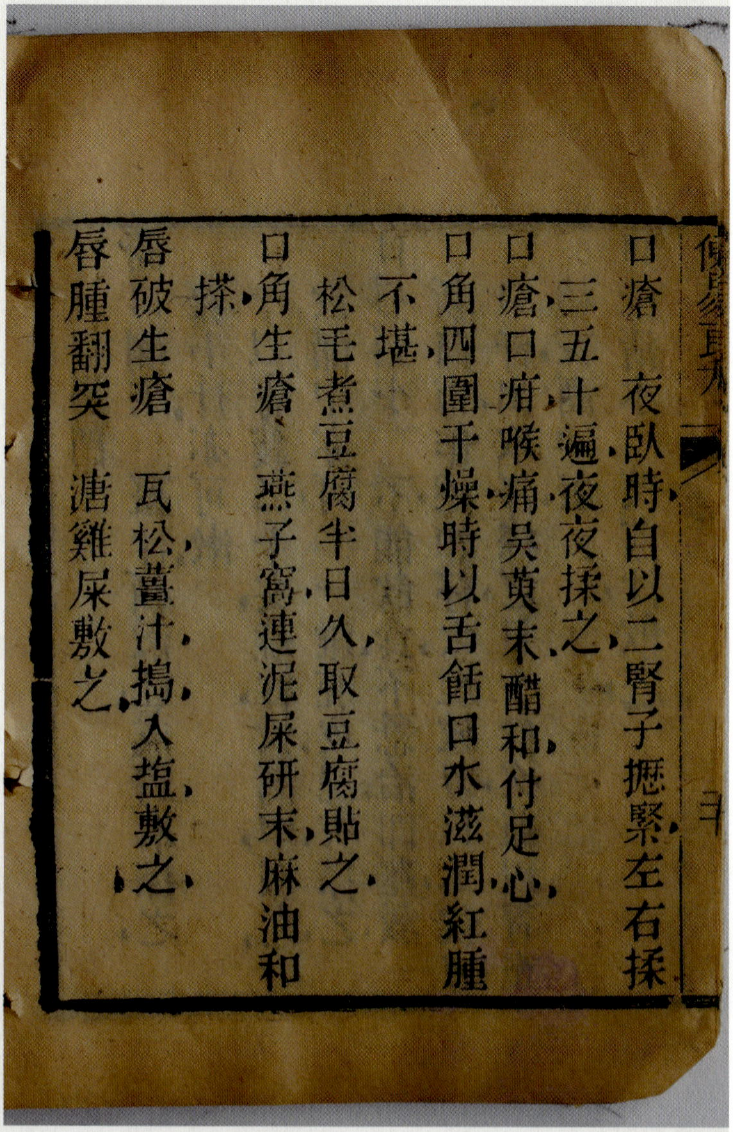
口瘡　夜臥時，自以二腎子摗緊，左右揉三五十遍，夜夜揉之。
口瘡，口疳，喉痛，吳萸末醋和，付足心。
口角四圍干燥，時以舌餂口水滋潤，紅腫不堪，
松毛煮豆腐半日久，取豆腐貼之。
口角生瘡，燕子窩連泥屎研末，麻油和搽。
唇破生瘡　瓦松，薑汁，搗，入塩，敷之。
唇腫翻突　溏雞屎敷之。

口疮　夜卧时，自以二肾子揪紧，左右揉三五十遍。夜夜揉之。

口疮，口疳，喉痛　吴萸末醋和，敷足心。

口角四围干燥，时以舌舔口水滋润，红肿不堪　松毛煮豆腐半日久，取豆腐贴之。

口角生疮　燕子窝连泥屎研末，麻油和搽。

唇破生疮　瓦松，姜汁捣。入盐敷之。

唇肿翻突　溏鸡屎敷之。

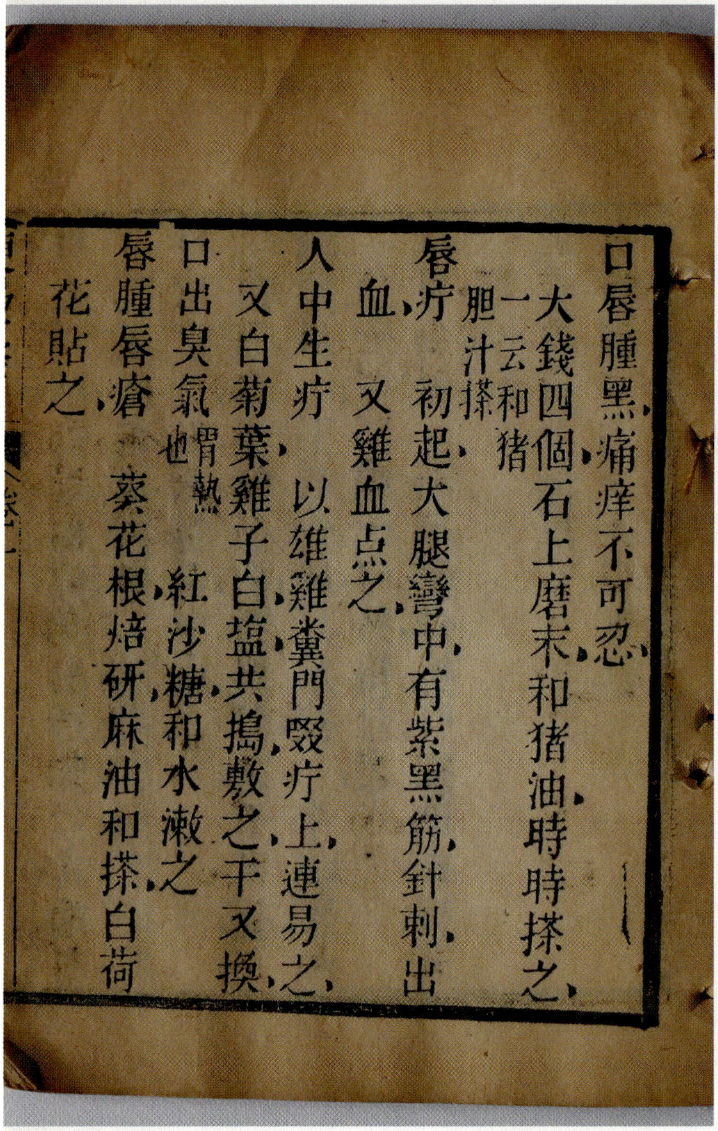

口唇腫黑、痛痒不可忍、大錢四個、石上磨末、和猪油、時時搽之、一云和猪胆汁搽
唇疔 初起、大腿彎中、有紫黑筋、針刺、出血、又雞血点之、
人中生疔 以雄雞糞門啜疔上、連易之、
又白菊葉、雞子白、塩共搗、敷之、干又換、
口出臭氣胃熱也 紅沙糖、和水漱之、
唇腫唇瘡、葵花根焙研、麻油和搽、白荷花貼之、

口唇肿黑，痛痒不可忍　大钱四个，石上磨末。和猪油，时时搽之。一云和猪胆汁搽。

唇疔　初起，大腿弯中有紫黑筋。针刺出血。又，鸡血点之。

人中生疔　以雄鸡粪门啜疔上，连易之。

又，白菊叶，鸡子白，盐，共捣敷之。干又换。

口出臭气胃热也　红砂糖，和水漱之。

唇肿唇疮　葵花根焙研，麻油和搽。白荷花贴之。

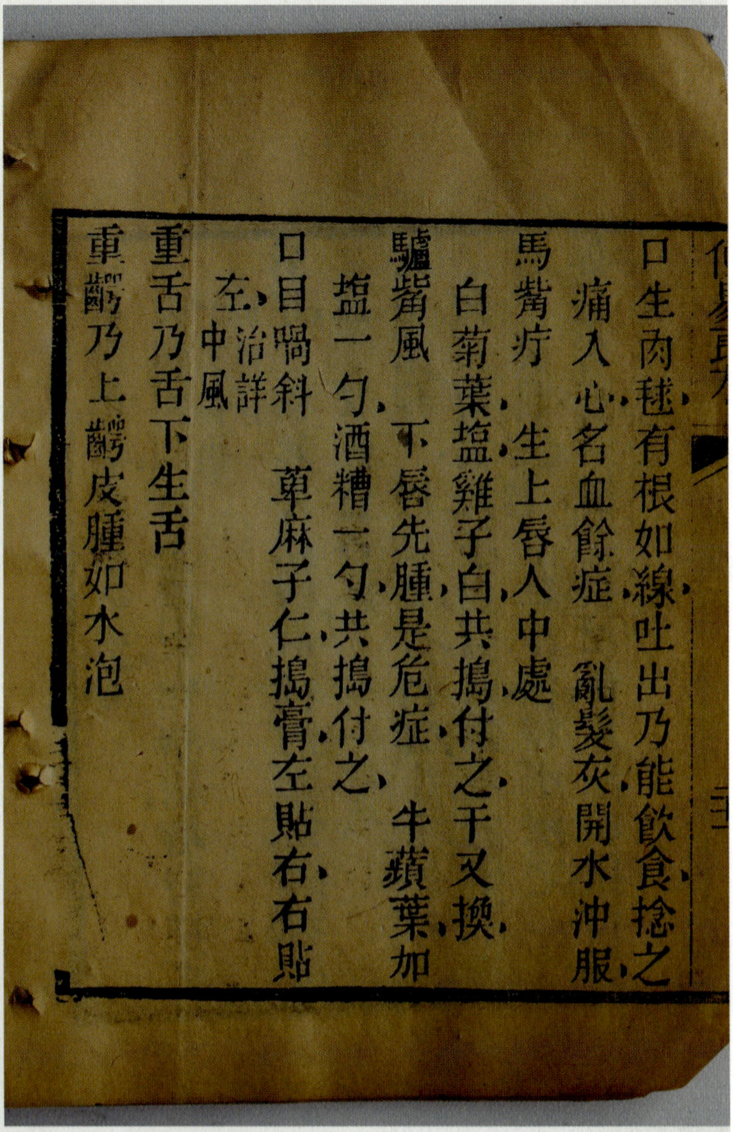

口生肉毬、有根如線、吐出乃能飲食、捻之
痛入心、名血餘症　亂髮灰開水沖服、
馬嘴疔　生上唇人中處
白菊葉、塩、雞子白、共搗付之、干又換、
驢嘴風　下唇先腫、是危症、牛蘋葉加
塩一勺、酒糟一勺、共搗付之、
口目喎斜　萆麻子仁搗膏左貼右、右貼
左、治詳中風
重舌乃舌下生舌
重齶乃上齶皮腫如水泡

口生肉球，有根如线，吐出乃能饮食，捻之痛入心。名血余症　乱发灰，开水冲服。

马嘴疔　生上唇人中处。白菊叶，盐，鸡子白，共捣敷之。干又换。

驴嘴风　下唇先肿，是危症。牛蘋叶，加盐一勺，酒糟一勺，共捣敷之。

口目㖞斜　萞麻子仁捣膏。左贴右，右贴左。治详中风。

重舌，乃舌下生舌。

重颚，乃上颚皮肿如水泡。

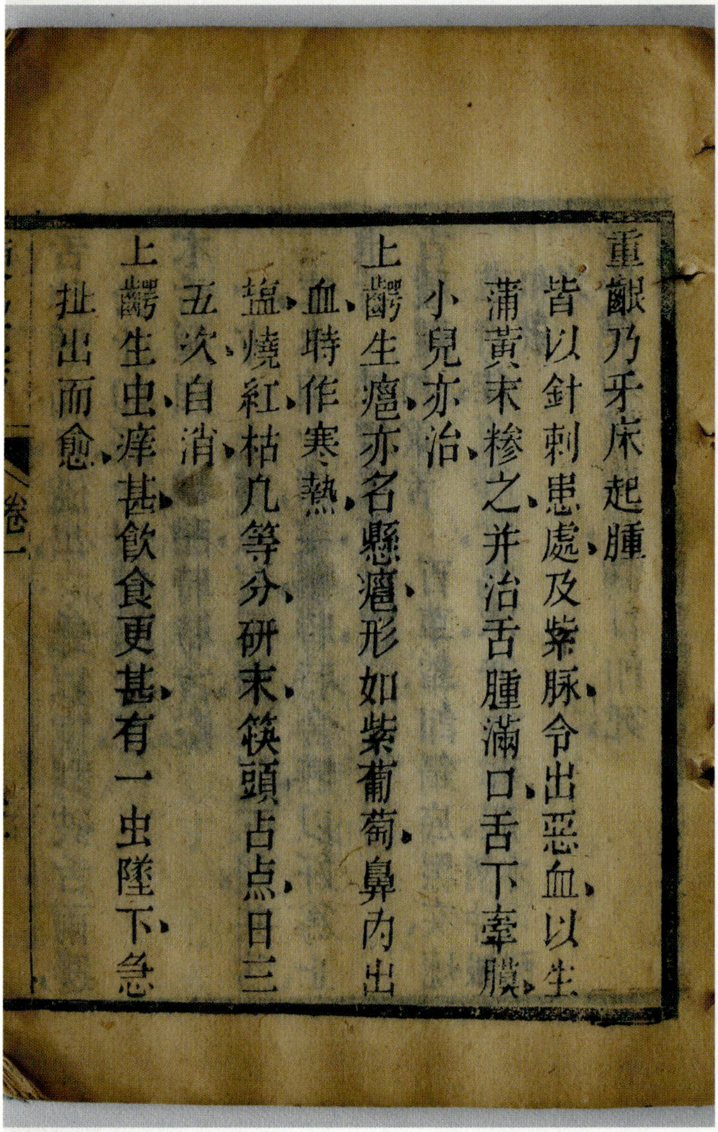
重齦乃牙床起腫、
皆以針刺患處、及紫脉、令出惡血、以生
蒲黄末糁之、并治舌腫滿口、舌下牽膜、
小兒亦治、
上齶生瘡、亦名懸癰、形如紫葡萄、鼻内出
血、時作寒熱、
塩、燒紅、枯凢等分、研末、筷頭占点、日三
五次、自消、
上齶生虫、痒甚、飲食更甚、有一虫墜下、急
扯出而愈、

重龈，乃牙床起肿。

皆以针刺患处，及紫脉。令出恶血。以生蒲黄末糁之。并治舌肿满口，舌下牵膜。小儿亦治。

上颚生痈　亦名悬痈。形如紫葡萄，鼻内出血，时作寒热。盐烧红，枯矾等分，研末。筷头沾点，日三五次，自消。

上颚生虫，痒甚，饮食更甚。有一虫坠下，急扯出而愈。

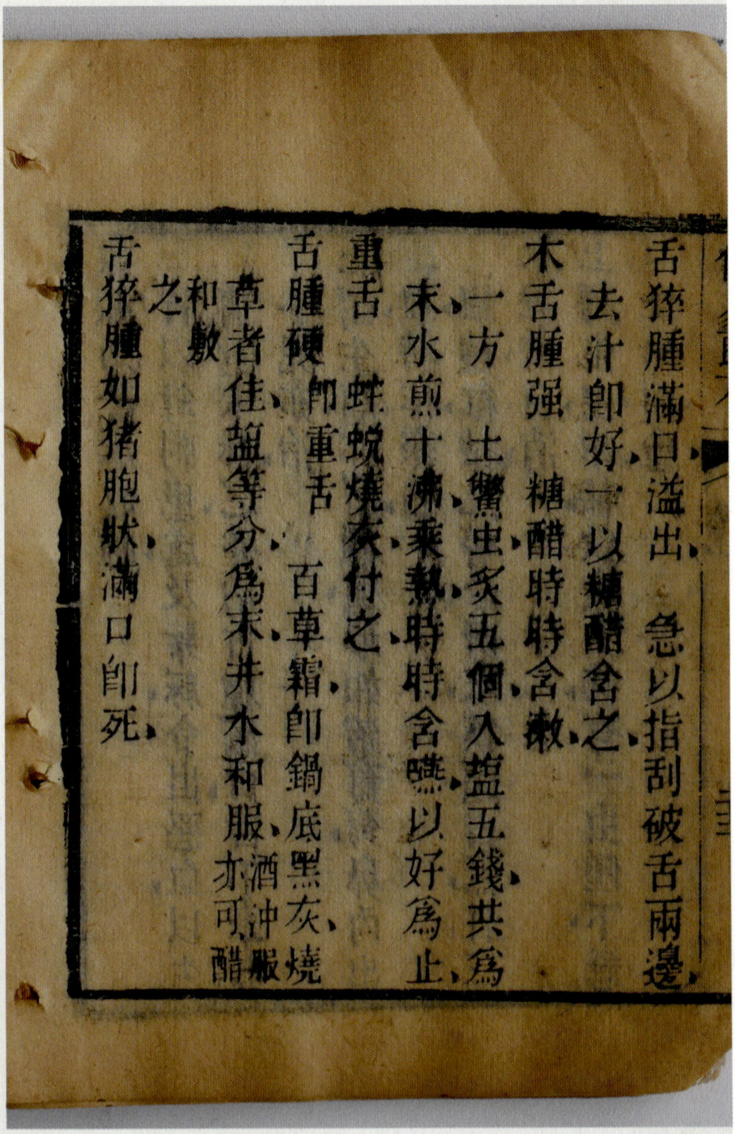

舌猝肿满口，溢出　急以指刮破舌两边，去汁即好。

一以糖醋含之。

木舌肿强　糖醋时时含漱。

一方，土鳖虫炙五个，入盐五钱，共为末。水煎十沸，乘热时时含咽。以好为止。

重舌　蛇蜕烧灰，敷之。

舌肿硬即重舌　百草霜，即锅底黑灰，烧草者佳。盐等分，为末，井水和服。酒冲服亦可。醋和敷之。

舌猝肿，如猪胞状，满口即死。

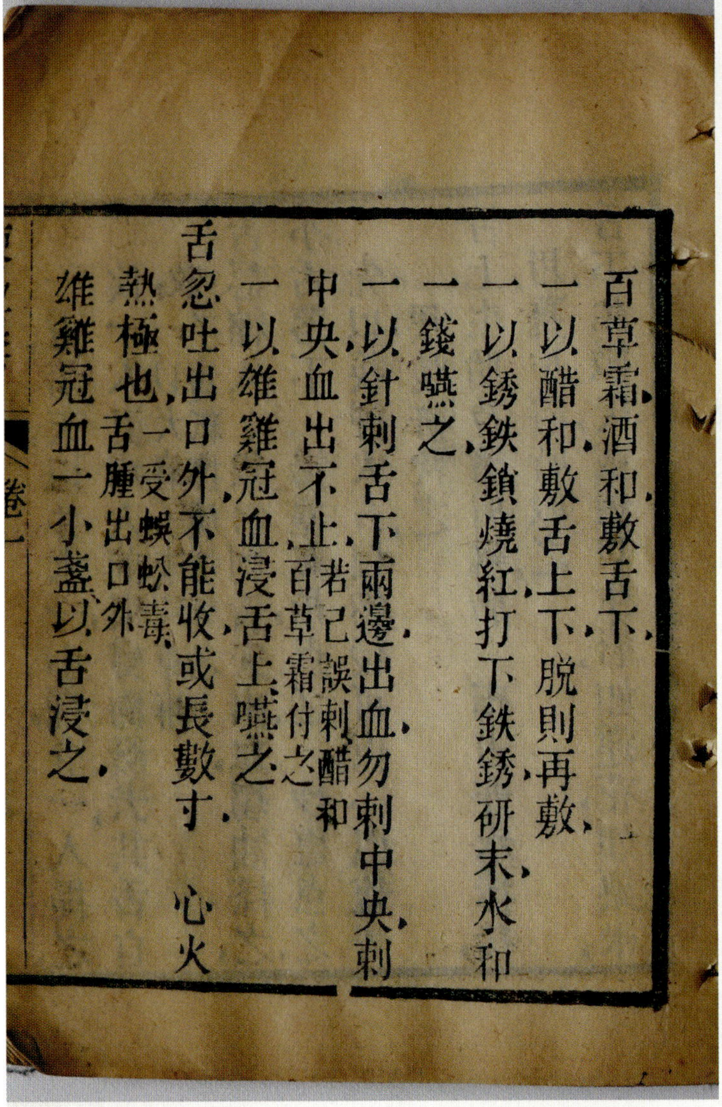
百草霜酒和敷舌下
一以醋和敷舌上下脱則再敷
一以銹鐵鎖燒紅打下鐵銹研末水和
一錢嚥之
一以針刺舌下兩邊出血勿刺中央刺
中央血出不止若已誤刺醋和百草霜付之
一以雄雞冠血浸舌上嚥之
舌忽吐出口外不能收或長數寸心火
熱極也一受蜈蚣毒舌腫出口外
雄雞冠血一小盞以舌浸之

百草霜酒和，敷舌下。

一以醋和，敷舌上下，脱则再敷。

一以锈铁锁烧红，打下铁锈，研末。水和一钱咽之。

一以针刺舌下两边，出血。勿刺中央。刺中央，血出不止。若已误刺，醋和百草霜敷之。

一以雄鸡冠血浸舌上，咽之。

舌忽吐出口外，不能收，或长数寸。心火热极也。一受蜈蚣毒，舌肿出口外。

雄鸡冠血一小盏，以舌浸之。

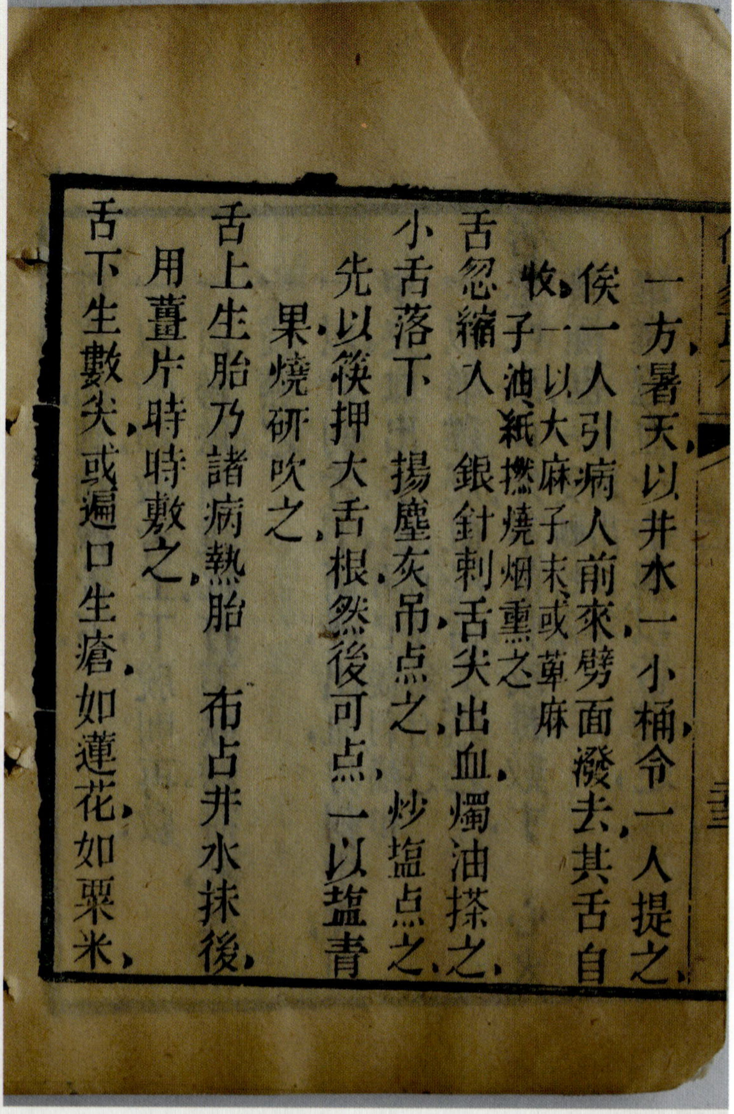

一方暑天，以井水一小桶，令一人提之，俟一人引病人前來，劈面潑去，其舌自收，一以大麻子末，或蓖麻子油，紙撚燒烟熏之

舌忽縮入　銀針刺舌尖出血，燭油搽之，

小舌落下　揚塵灰吊点之，炒塩点之，先以筷押大舌根，然後可点，一以塩青果燒研吹之，

舌上生胎，乃諸病熱胎　布占井水抹後，用薑片時時敷之，

舌下生數尖，或遍口生瘡，如蓮花，如粟米，

一方，暑天，以井水一小桶，令一人提之。俟一人引病人前来，劈面泼去，其舌自收。一以大麻子末，或篦麻子油，纸撚烧烟熏之。

舌忽缩入　银针刺舌尖出血，烛油搽之。

小舌落下　扬尘灰吊，点之。

炒盐点之。先以筷押大舌根，然后可点。

一以盐青果烧研，吹之。

舌上生胎，乃诸病热胎　布沾井水抹后，用姜片时时敷之。

舌下生数尖，或遍口生疮，如莲花，如粟米，

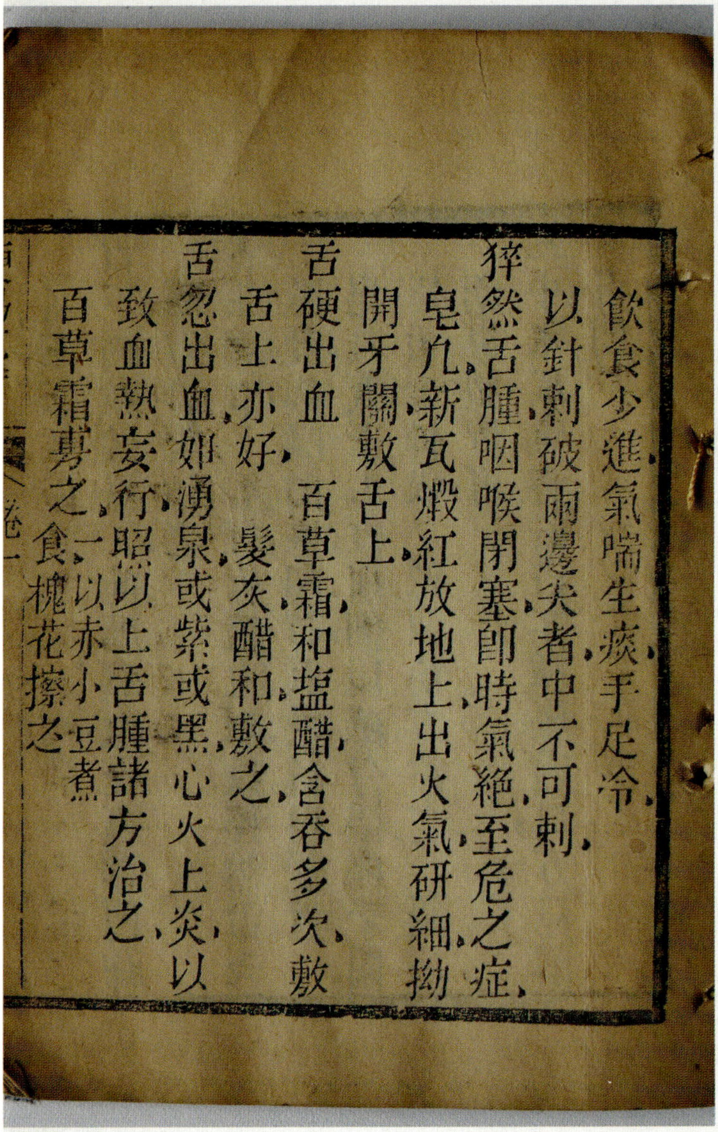

饮食少进，气喘生痰，手足冷　以针刺破两边尖者。中不可刺。

猝然舌肿，咽喉闭塞，即时气绝，至危之症　皂矾，新瓦煅红，放地上，出火气。研细，拗开牙关，敷舌上。

舌硬出血　百草霜，和盐、醋，含吞多次。敷舌上亦好。

发灰，醋和敷之。

舌忽出血如涌泉，或紫或黑。心火上炎，以致血热妄行。照以上舌肿诸方治之。

百草霜敷之。一以赤小豆煮食。槐花擦之。

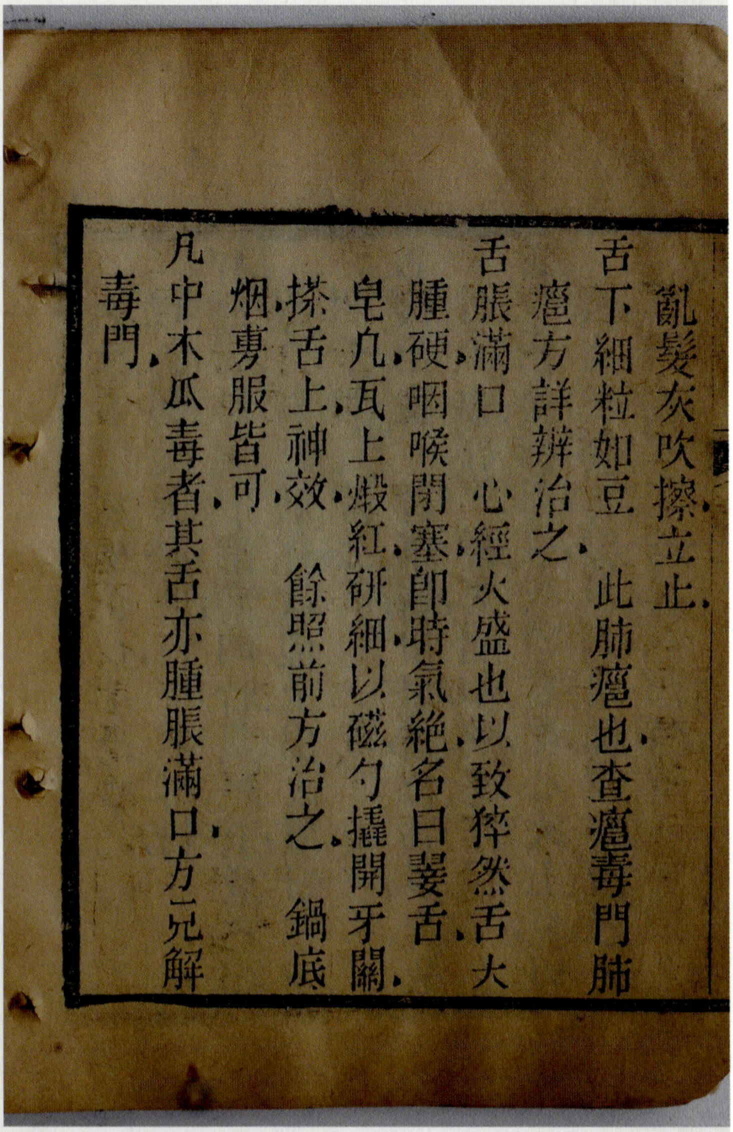

亂髮灰吹擦、立止、
舌下細粒如豆　此肺癰也、查癰毒門肺癰方詳辨治之、
舌脹滿口　心經火盛也以致猝然舌大腫硬、咽喉閉塞、即時氣絕、名曰接舌、皂九瓦上煅紅、研細以磁勺撬開牙關、搽舌上、神效、　餘照前方治之、　鍋底烟尃服皆可、
凡中木瓜毒者、其舌亦腫脹滿口、方見解毒門、

乱发灰吹擦，立止。

舌下细粒如豆　此肺痈也。查痈毒门肺痈方，详辨治之。

舌胀满口　心经火盛也。以致猝然舌大肿硬，咽喉闭塞，即时气绝。名曰接舌。皂矾瓦上煅红，研细。以磁勺撬开牙关，搽舌上。神效。余照前方治之。锅底烟敷服皆可。

凡中木瓜毒者，其舌亦肿胀满口。方见解毒门。

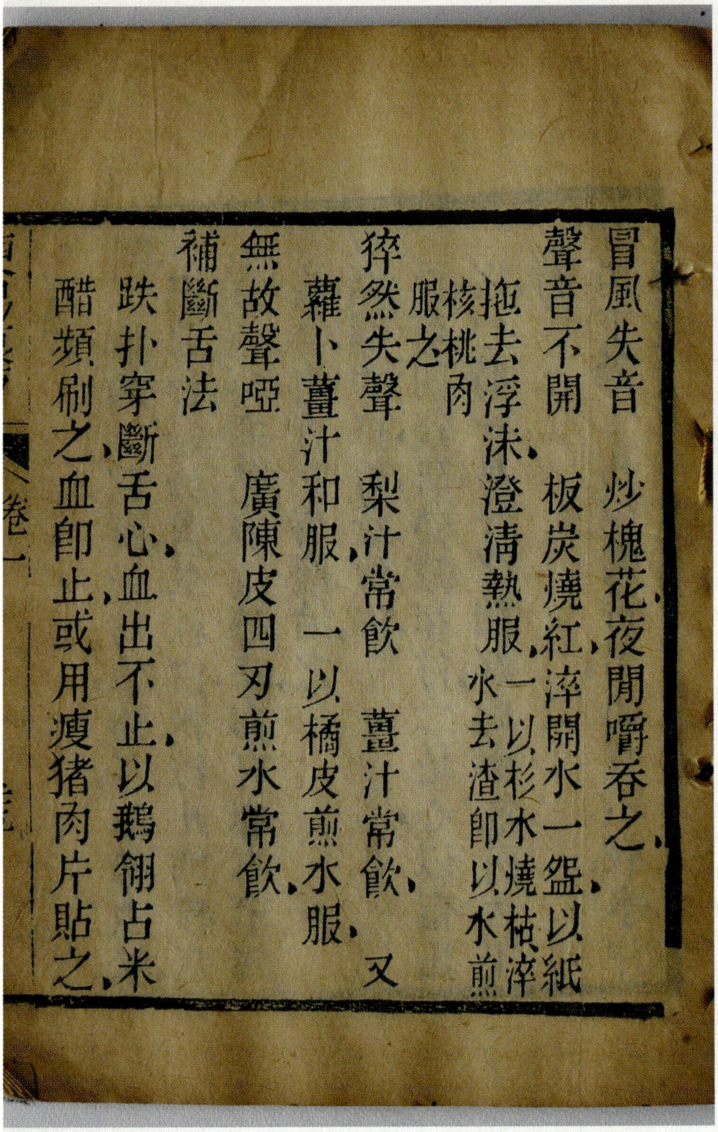

冒風失音　炒槐花、夜閒嚼吞之、
聲音不開　板炭燒紅、淬開水一盌、以紙
拖去浮沫、澄清熱服、一以杉水燒枯、淬水去渣、即以水煎
核桃肉服之
猝然失聲　梨汁常飲　薑汁常飲、又
蘿卜薑汁和服、一以橘皮煎水服、
無故聲啞　廣陳皮四刃煎水常飲、
補斷舌法
跌扑穿斷舌心、血出不止、以鵝翎占米
醋頻刷之血即止或用瘦猪肉片貼之

冒风失音　炒槐花，夜间嚼吞之。

声音不开　板炭烧红，淬开水一碗。以纸拖去浮沫，澄清热服。一以杉木烧枯，淬水，去渣。即以水煎核桃肉服之。

猝然失声　梨汁常饮。姜汁常饮。

又，萝卜、姜汁和服。

一以橘皮煎水服。

无故声哑　广陈皮四两，煎水常饮。

补断舌法　跌扑穿断舌心，血出不止。以鹅翎沾米醋频刷之，血即止。或用瘦猪肉片贴之。

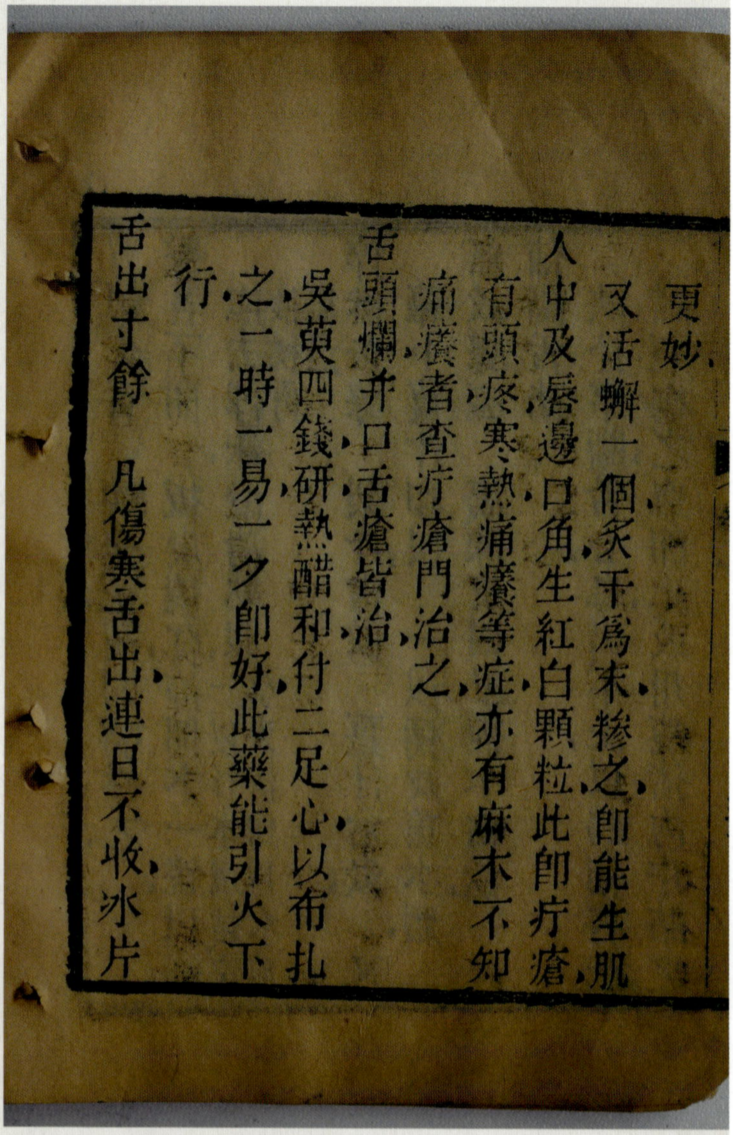
更妙、
又活蟹一個、炙干爲末、糝之、卽能生肌
人中及唇邊口角生紅白顆粒、此卽疔瘡、
有頭疼、寒、熱痛癢等症、亦有麻木不知
痛癢者查疔瘡門治之、
舌頭爛、并口舌瘡皆治、
吴茰四錢研熱醋和付二足心、以布扎
之、一時一易、一夕卽好、此藥能引火下
行、
舌出寸餘　凡傷寒舌出、連日不收、冰片

更妙。

又，活蟹一个，炙干为末，糁之，即能生肌。

人中及唇边口角生红白颗粒　此即疔疮。有头痛、寒热、痛痒等症，亦有麻木不知痛痒者。查疔疮门治之。

舌头烂，并口舌疮皆治　吴萸四钱研，热醋和敷二足心，以布扎之，一时一易。一夕即好。此药能引火下行。

舌出寸余　凡伤寒舌出，连日不收。冰片

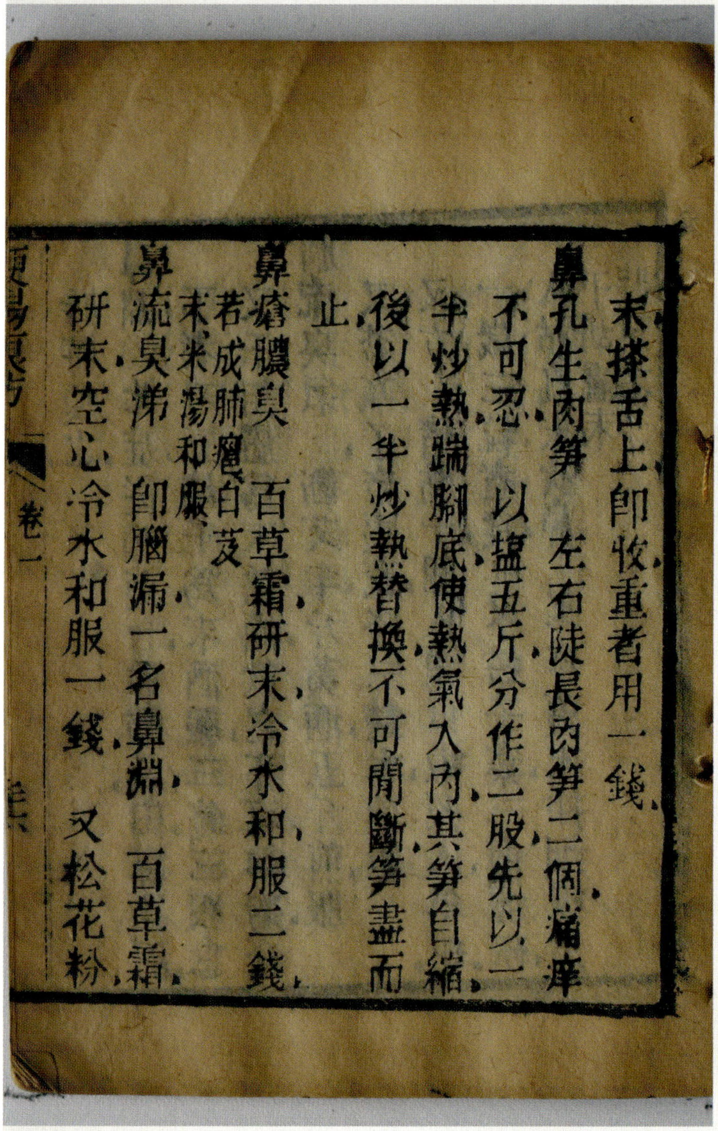

末搽舌上，卽收，重者用一錢，
鼻孔生肉笋　左右陡長肉笋二個，痛痒不可忍，以盐五斤，分作二股，先以一半炒熱，踹脚底，使熱氣入內，其笋自縮，後以一半炒熱替換，不可間斷，笋盡而止，
鼻瘡膿臭　百草霜，研末，冷水和服二錢，若成肺癰，白芨末，米湯和服，
鼻流臭涕　卽腦漏，一名鼻淵，　百草霜研末，空心冷水和服一錢，　又松花粉，

末搽舌上，即收。重者用一钱。

鼻孔生肉笋　左右陡长肉笋二个，痛痒不可忍。以盐五斤，分作二股。先以一半炒热，踹脚底，使热气入内，其笋自缩。后以一半炒热替换，不可间断。笋尽而止。

鼻疮脓臭　百草霜研末，冷水和服二钱。若成肺痈，白及末米汤和服。

鼻流臭涕，即脑漏，一名鼻渊　百草霜研末，空心冷水和服一钱。

又，松花粉

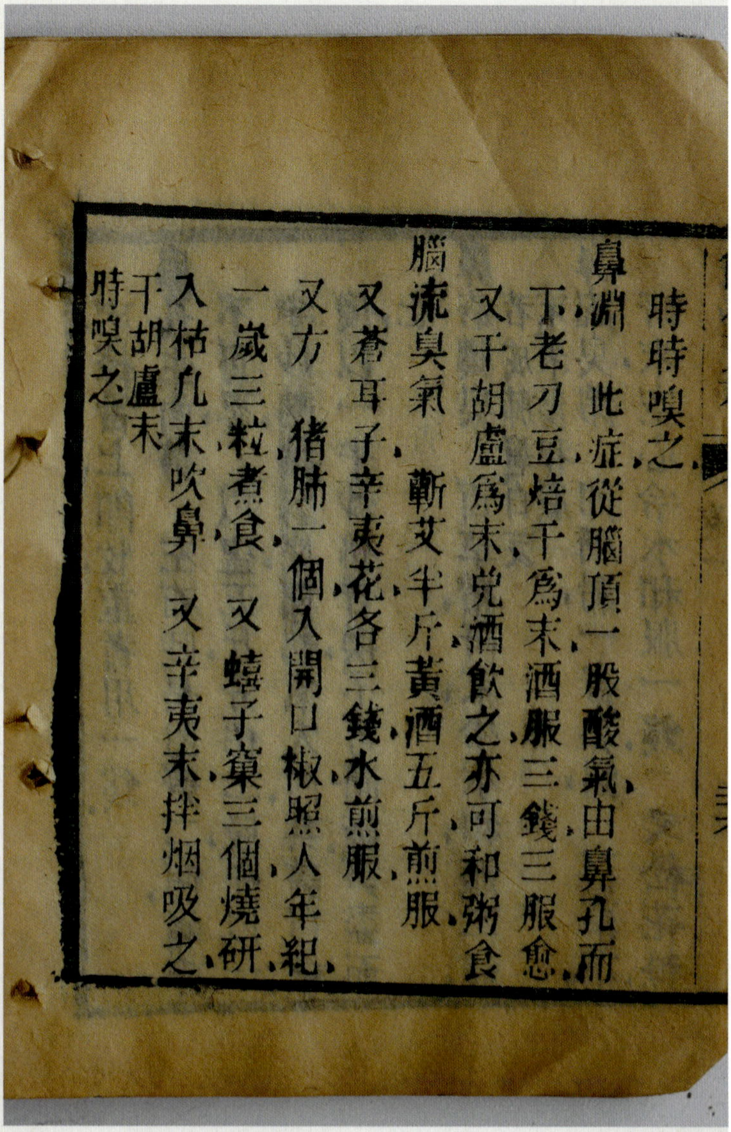

時時嗅之、
鼻淵、此症從腦頂一股酸氣、由鼻孔而
下、老刀豆焙干爲末、酒服三錢、三服愈
又干胡盧爲末、兑酒飲之、亦可和粥食
腦流臭氣、蘄艾半斤、黄酒五斤、煎服、
又蒼耳子、辛夷花各三錢、水煎服、
又方 猪肺一個入開口椒照人年紀、
一歲三粒煮食、 又蠔子窠三個、燒研、
入枯凡末吹鼻、 又辛夷末拌烟吸之、
干胡盧末
時嗅之

时时嗅之。

鼻渊　此症从脑顶一股酸气，由鼻孔而下。老刀豆焙干为末，酒服三钱。三服愈。

又，干葫芦为末，兑酒饮之。亦可和粥食。

脑流臭气　蕲艾半斤，黄酒五斤，煎服。

又，苍耳子、辛夷花各三钱，水煎服。

又方，猪肺一个，入开口椒。照人年纪，一岁三粒，煮食。

又，蠔子窠三个，烧研。入枯矾末吹鼻。

又，辛夷末拌烟，吸之。

干葫芦末时嗅之。

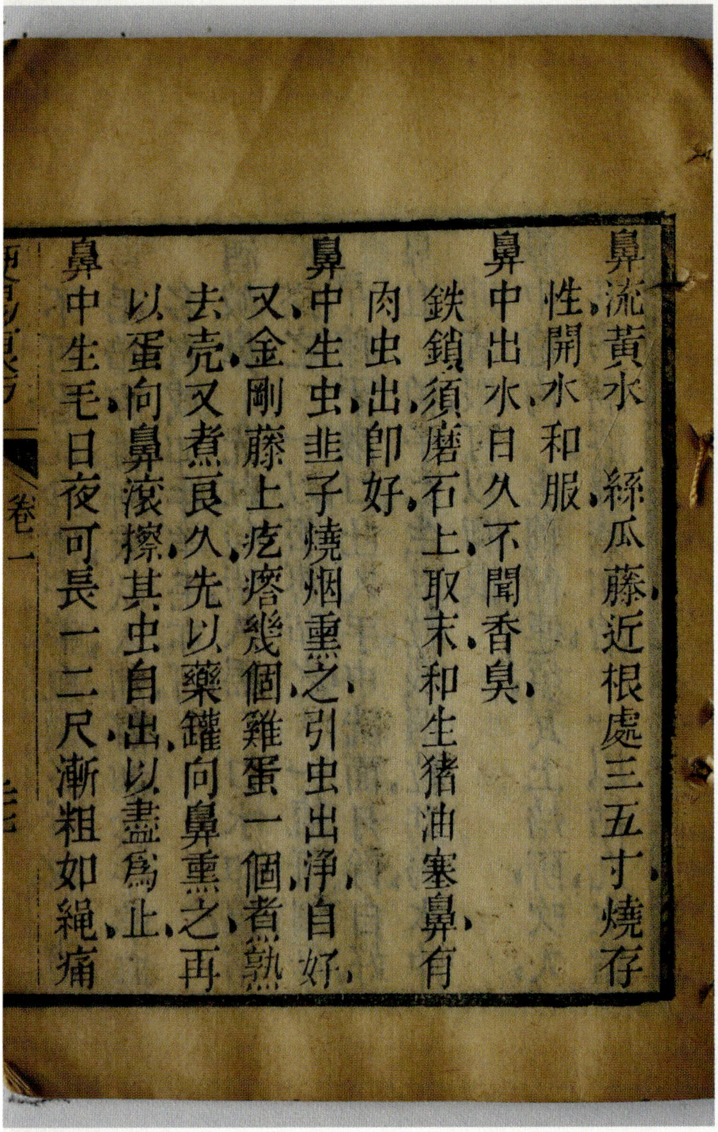

鼻流黄水　丝瓜藤近根处三五寸，烧存性。开水和服。

鼻中出水，日久不闻香臭　铁锁须磨石上，取末，和生猪油塞鼻。有肉虫出即好。

鼻中生虫　韭子烧烟熏之，引虫出净，自好。

又，金刚藤上疙瘩几个，鸡蛋一个煮熟去壳，又煮良久。先以药罐向鼻熏之，再以蛋向鼻滚擦。其虫自出，以尽为止。

鼻中生毛，日夜可长一二尺，渐粗如绳，痛

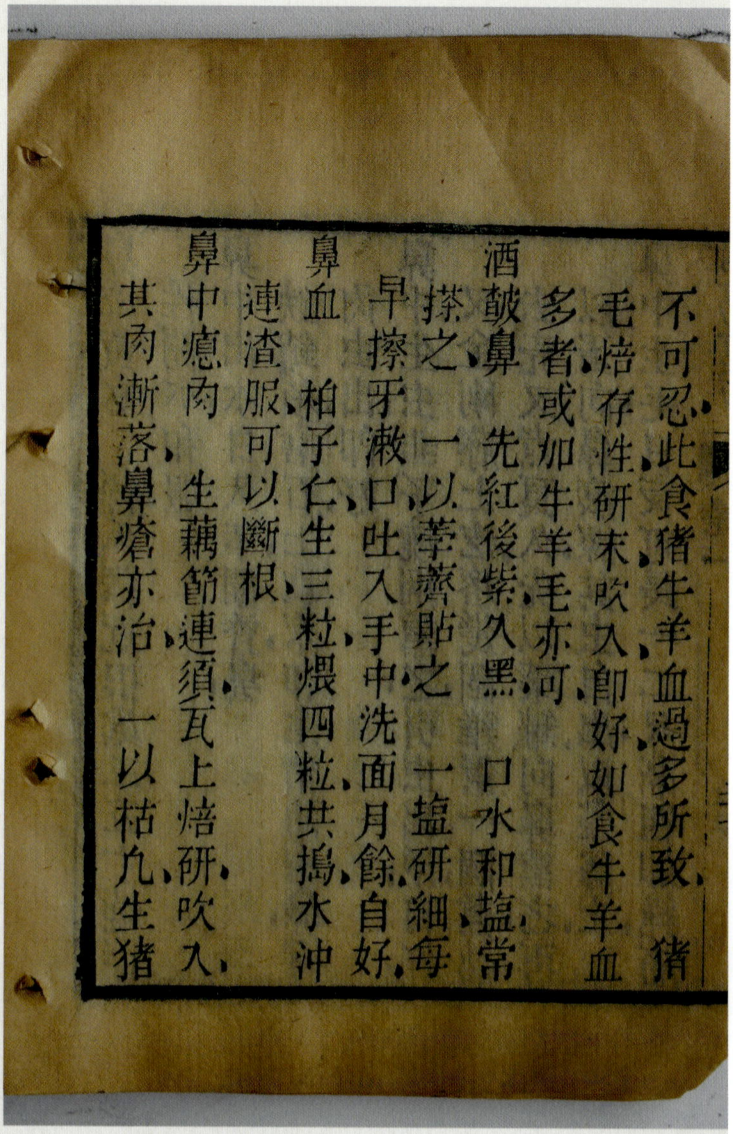

不可忍、此食猪牛羊血過多所致、猪毛焙存性、研末吹入、即好、如食牛羊血多者、或加牛羊毛亦可、

酒皻鼻、先紅後紫、久黑、口水和塩、常搽之、一以荸薺貼之、一塩研細、每早擦牙漱口、吐入手中、洗面月餘、自好、

鼻血　柏子仁、生三粒、煨四粒、共搗、水冲連渣服、可以斷根、

鼻中瘜肉　生藕節連須、瓦上焙研、吹入、其肉漸落、鼻瘡亦治、一以枯凢、生猪

不可忍，此食猪牛羊血过多所致　猪毛焙存性，研末，吹入即好。如食牛羊血多者，或加牛羊毛亦可。

酒皻鼻　先红后紫久黑。口水和盐，常搽之。

一以荸荠贴之。

一盐研细，每早擦牙漱口，吐入手中，洗面月余，自好。

鼻血　柏子仁，生三粒，煨四粒，共捣，水冲连渣服。可以断根。

鼻中息肉　生藕节连须，瓦上焙研，吹入，其肉渐落。鼻疮亦治。

一以枯矾、生猪

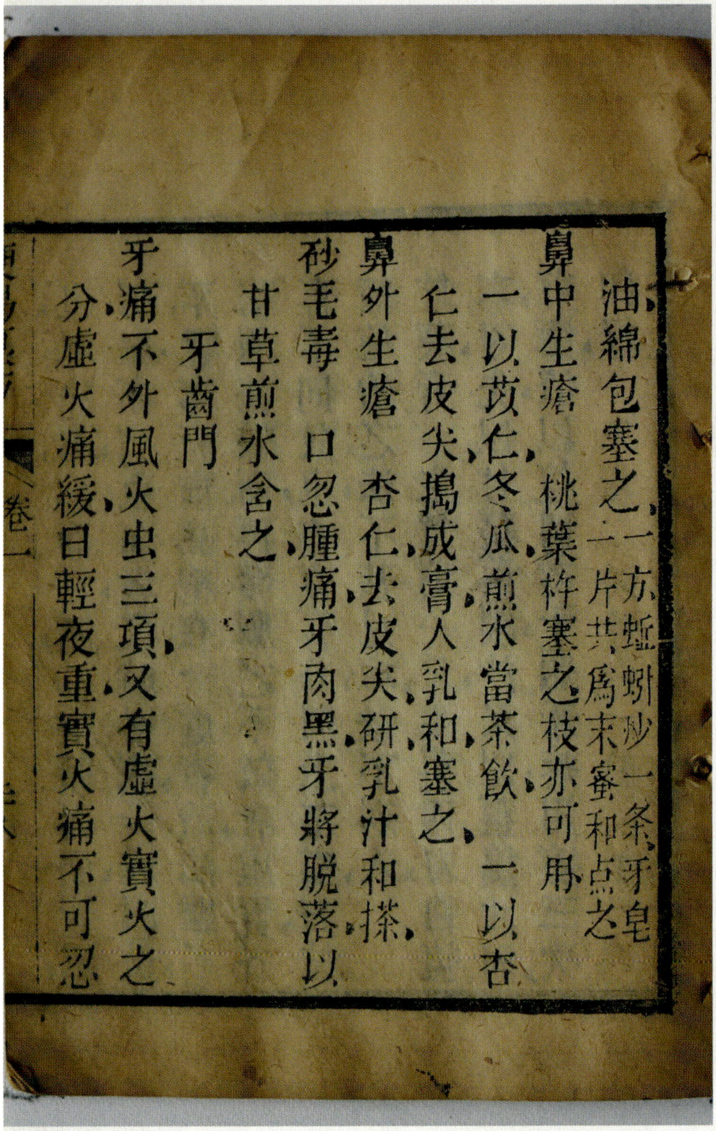

油绵包塞之。一方，蚯蚓炒一条，牙皂一片，共为末，蜜和点之。

鼻中生疮　桃叶杵，塞之。枝亦可用。

一以苡仁、冬瓜煎水，当茶饮。

一以杏仁去皮尖，捣成膏，人乳和，塞之。

鼻外生疮　杏仁去皮尖，研，乳汁和搽。

砂毛毒　口忽肿痛，牙肉黑，牙将脱落　以甘草煎水含之。

牙齿门

牙痛不外风、火、虫三项，又有虚火、实火之分。虚火痛缓，日轻夜重。实火痛不可忍

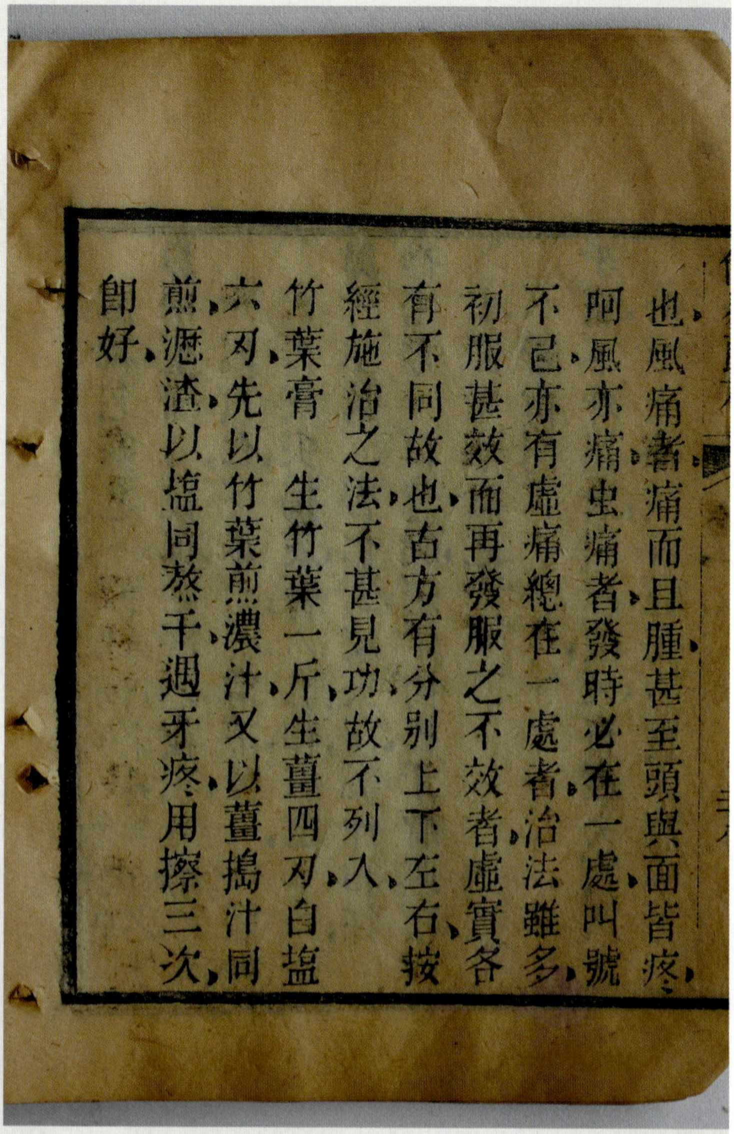

也風痛者痛而且腫甚至頭與面皆疼
呵風亦痛虫痛者發時必在一處叫號
不已亦有虛痛總在一處者治法雖多
初服甚效而再發服之不效者虛實各
有不同故也古方有分別上下左右按
經施治之法不甚見功故不列入
竹葉膏　生竹葉一斤生薑四两白塩
六两先以竹葉煎濃汁又以薑搗汁同
煎濾渣以塩同熬干遇牙疼用擦三次
即好

也。风痛者，痛而且肿，甚至头与面皆痛，呵风亦痛。虫痛者，发时必在一处，叫号不已。亦有虚痛总在一处者。治法虽多，初服甚效而再发服之不效者，虚实各有不同故也。古方有分别上下左右，按经施治之法，不甚见功，故不列入。

竹叶膏　生竹叶一斤，生姜四两，白盐六两。先以竹叶煎浓汁，又以姜捣汁，同煎，滤渣。以盐同熬干。遇牙痛，用擦三次即好。

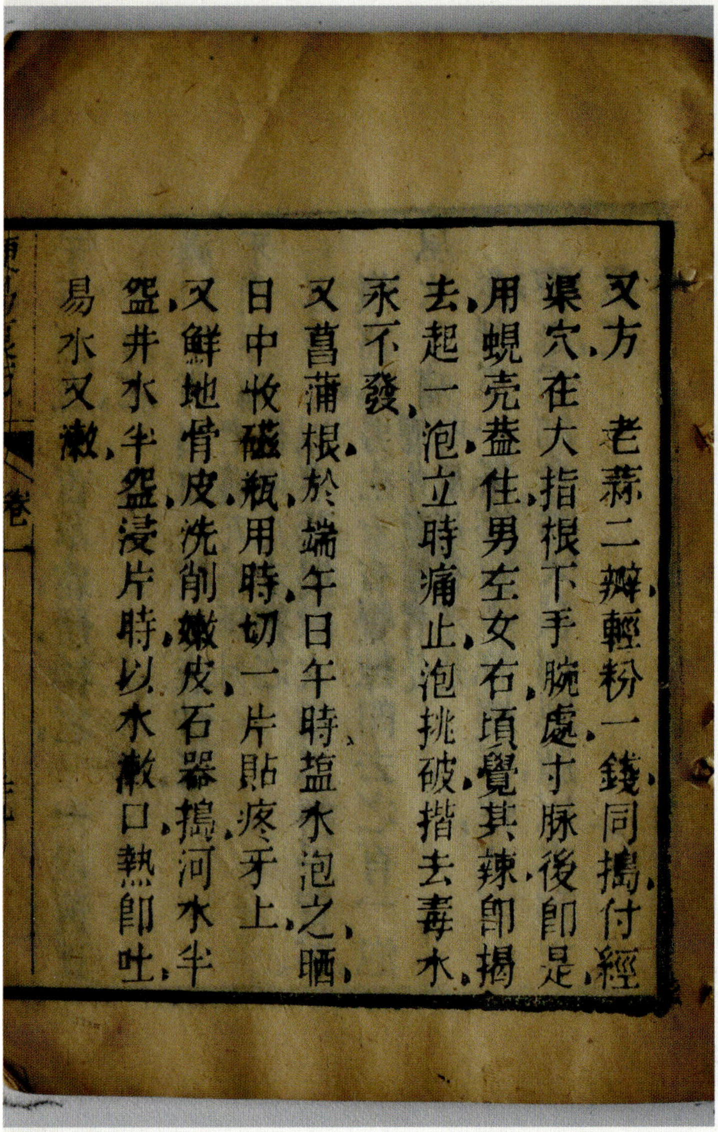

又方、老蒜二瓣、輕粉一錢、同搗、付經渠穴、在大指根下手腕處、寸脉後即是、用蜆殼蓋住、男左女右、頃覺其辣、即揭去、起一泡、立時痛止、泡挑破、揩去毒水、永不發、

又菖蒲根、於端午日午時、鹽水泡之、晒、日中收磁瓶、用時、切一片、貼疼牙上、

又鮮地骨皮洗削嫩皮、石器搗、河水半盌、井水半盌、浸片時、以水漱口、熱即吐、易水又漱、

又方，老蒜二瓣，轻粉一钱，同捣，敷经渠穴。在大指根下手腕处，寸脉后即是。用蚬壳盖住。男左女右。顷觉其辣，即揭去。起一泡，立时痛止。泡挑破，揩去毒水。永不发。

又，菖蒲根，于端午日午时盐水泡之，晒。日中收磁瓶。用时切一片，贴痛牙上。

又，鲜地骨皮洗削嫩皮，石器捣。河水半碗，井水半碗，浸片时。以水漱口，热即吐。易水又漱。

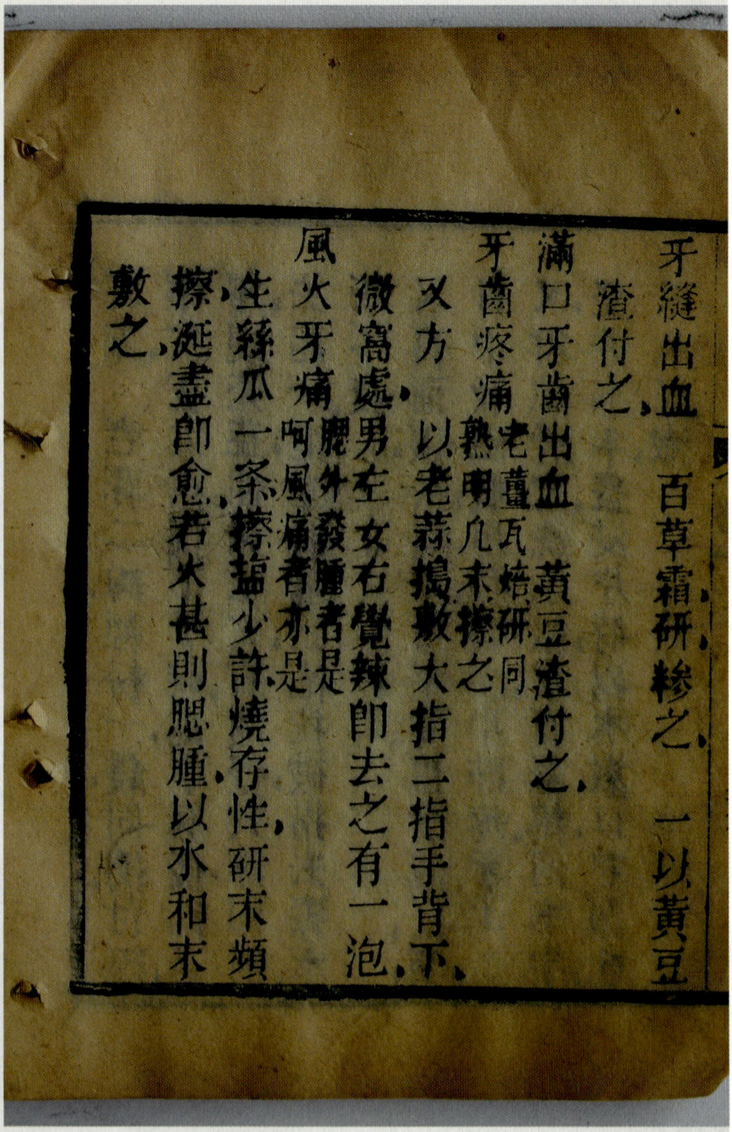

牙縫出血　百草霜研糝之　一以黃豆渣付之

滿口牙齒出血　黃豆渣付之

牙齒疼痛　老薑瓦焙研同熟明凡末擦之

又方　以老蒜搗敷大指二指手背下微窩處男左女右覺辣即去之有一泡

風火牙痛腮外發腫者是呵風痛者亦是　生絲瓜一条擦鹽少許燒存性研末頻擦涎盡即愈若火甚則腮腫以水和末敷之

牙缝出血　百草霜研糁之。　一以黄豆渣敷之。

满口牙齿出血　黄豆渣敷之。

牙齿疼痛　老姜瓦焙研，同熟明矾末擦之。

又方，以老蒜捣，敷大指、二指手背下微窝处。男左女右。觉辣即去之。有一泡。

风火牙痛腮外发肿者是，呵风痛者亦是　生丝瓜一条，擦盐少许，烧存性，研末频擦，涎尽即愈。若火甚则腮肿，以水和末敷之。

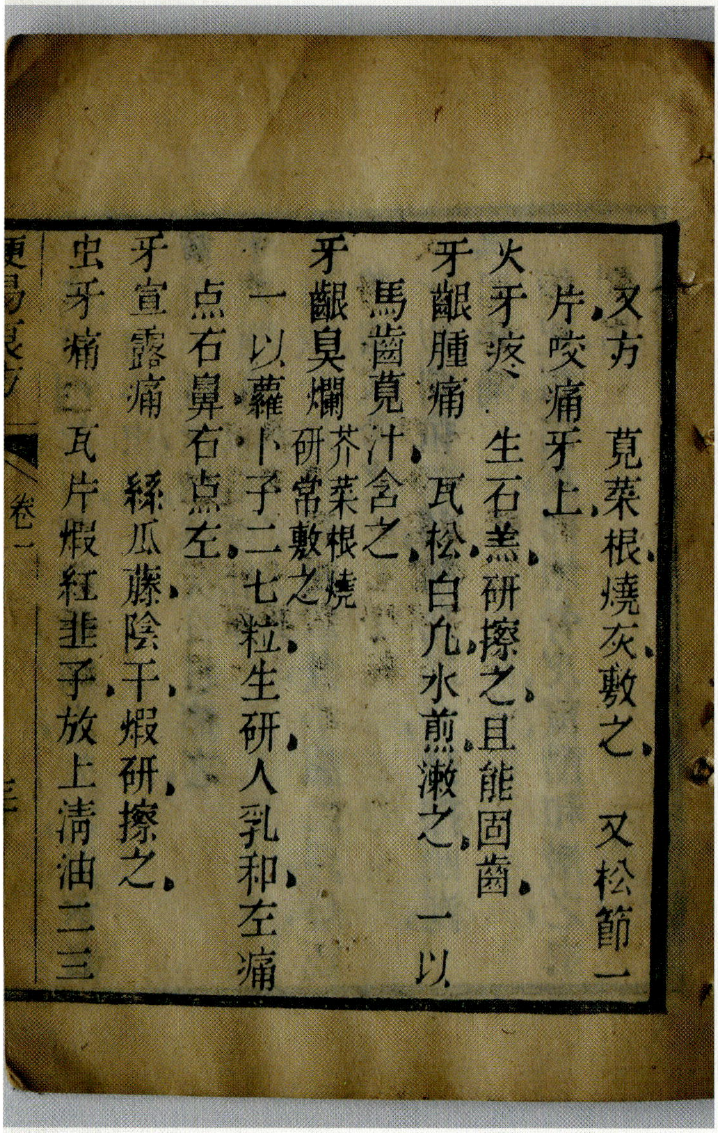

又方，苋菜根烧灰敷之。又，松节一片，咬痛牙上。

火牙痛　生石膏研擦之，且能固齿。

牙龈肿痛　瓦松、白矾，水煎漱之。　一以马齿苋汁含之。

牙龈臭烂　芥菜根烧研，常敷之。

一以萝卜子二七粒，生研，人乳和。左痛点右鼻，右点左。

牙宣露痛　丝瓜藤阴干，煅研，擦之。

虫牙痛　瓦片煅红韭子，放上清油二三

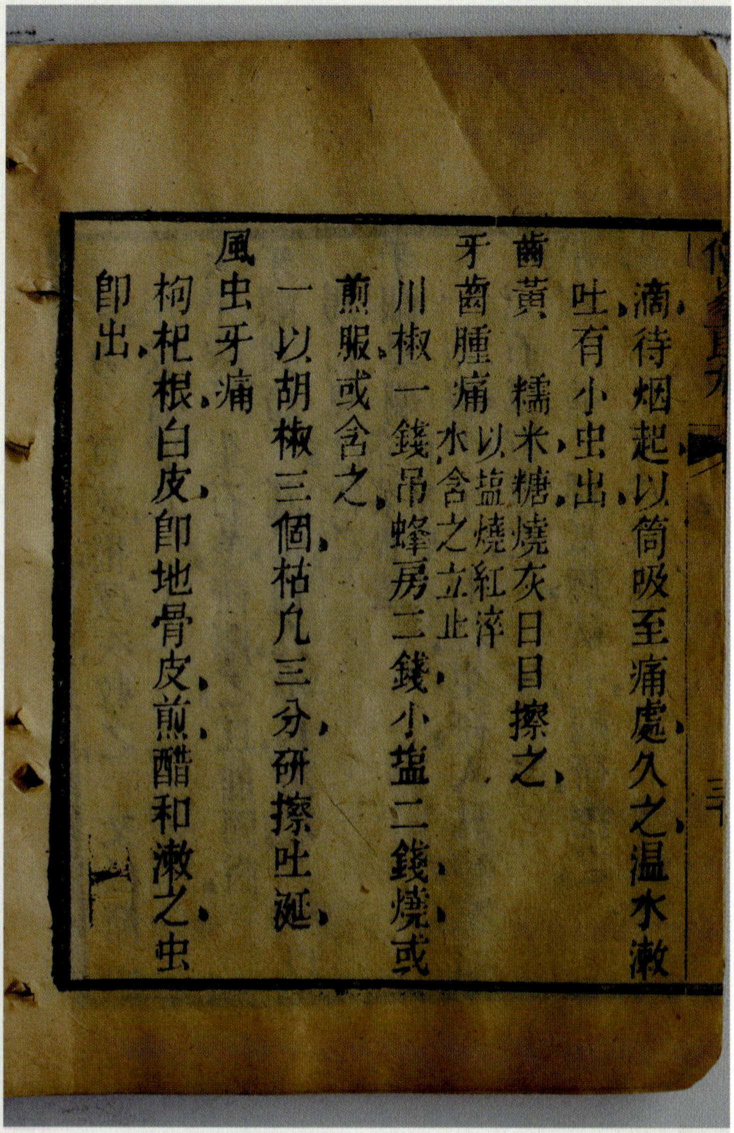

滴、待烟起、以筒吸至痛處、久之、温水漱
吐、有小虫出、
齒黄、糯米糖、燒灰、日目擦之、
牙齒腫痛、以塩燒紅淬水含之立止
川椒一錢、吊蜂房二錢、小塩二錢、燒、或
煎服、或含之、
一以胡椒三個、枯凡三分、研擦吐涎、
風虫牙痛
枸杞根、白皮、即地骨皮、煎醋和漱之、虫
即出、

滴。待烟起，以筒吸至痛处。久之，温水漱吐，有小虫出。

齿黄　糯米糖烧灰，日日擦之。

牙齿肿痛　以盐烧红淬水，含之立止。

川椒一钱，吊蜂房二钱，小盐二钱烧。或煎服，或含之。

一以胡椒三个，枯矾三分，研擦吐涎。

风虫牙痛　枸杞根白皮，即地骨皮，煎醋和漱之，虫即出。

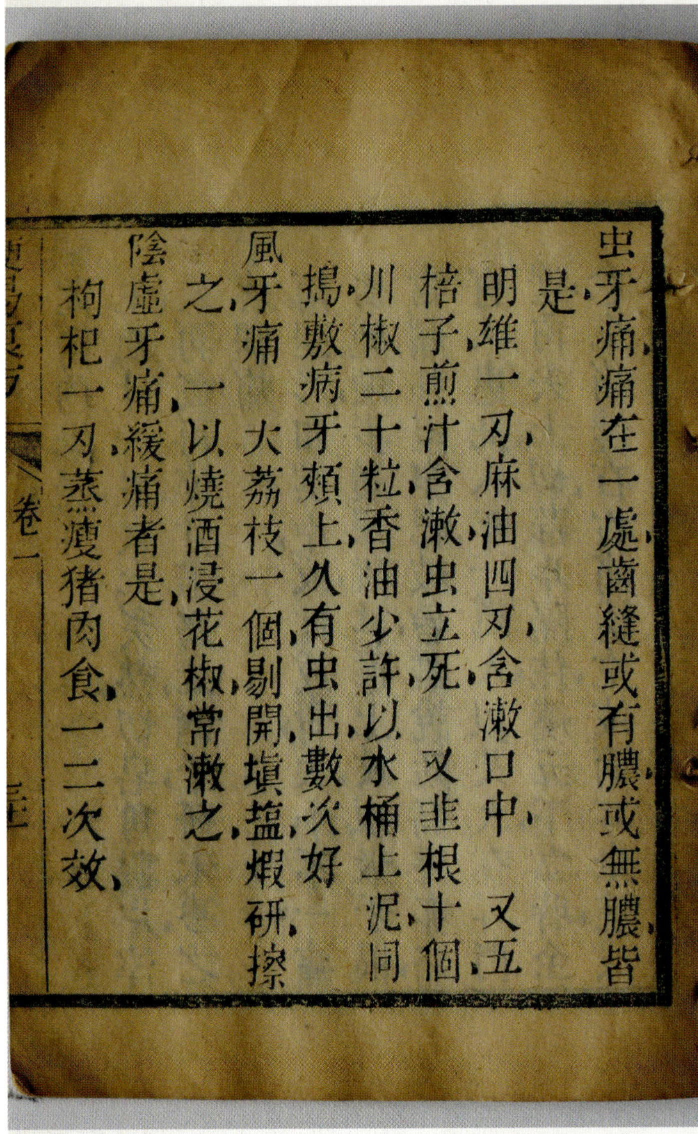

虫牙痛，痛在一處，齒縫或有膿，或無膿，皆是，明雄一刄，麻油四刄，含漱口中，　又五棓子煎汁含漱，虫立死，　又韭根十個，川椒二十粒，香油少許，以水桶上泥同搗，敷病牙頰上，久有虫出，數次好

風牙痛　大荔枝一個，剔開，填塩，煆研，擦之，一以燒酒浸花椒，常漱之，

陰虛牙痛，緩痛者是，枸杞一刄，蒸瘦猪肉食，一二次效，

便易良方　卷一　三

虫牙痛，痛在一处，齿缝或有脓，或无脓，皆是　明雄一两，麻油四两，含漱口中。

又，五倍子煎汁含漱，虫立死。

又，韭根十个，川椒二十粒，香油少许。以水桶上泥同捣，敷病牙颊上，久有虫出。数次好。

风牙痛　大荔枝一个，剔开，填盐，煅研，擦之。

一以烧酒浸花椒，常漱之。

阴虚牙痛，缓痛者是　枸杞一两，蒸瘦猪肉食。一二次效。

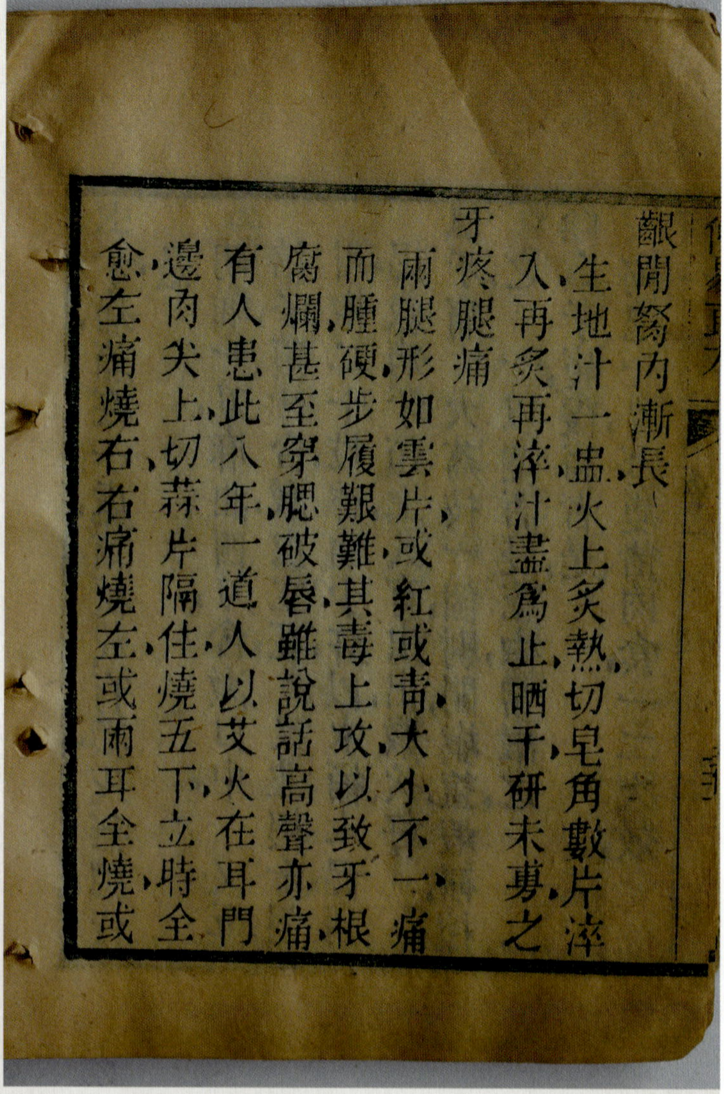

齦間胬肉漸長
生地汁一盅火上炙熱切皂角數片淬
入再炙再淬汁盡爲止晒干研末敷之
牙疼腿痛
兩腿形如雲片或紅或青大小不一痛
而腫硬步履艱難其毒上攻以致牙根
腐爛甚至穿腮破唇雖說話高聲亦痛
有人患此八年一道人以艾火在耳門
邊肉尖上切蒜片隔住燒五下立時全
愈左痛燒右右痛燒左或兩耳全燒或

龈间胬肉渐长　生地汁一盅，火上炙热。切皂角数片，淬入。再炙再淬，汁尽为止。晒干研末，敷之。

牙痛腿痛　两腿形如云片，或红或青，大小不一，痛而肿硬，步履艰难。其毒上攻，以致牙根腐烂，甚至穿腮破唇，虽说话高声亦痛。有人患此八年，一道人以艾火在耳门边肉尖上，切蒜片隔住，烧五下，立时全愈。左痛烧右，右痛烧左。或两耳全烧。或

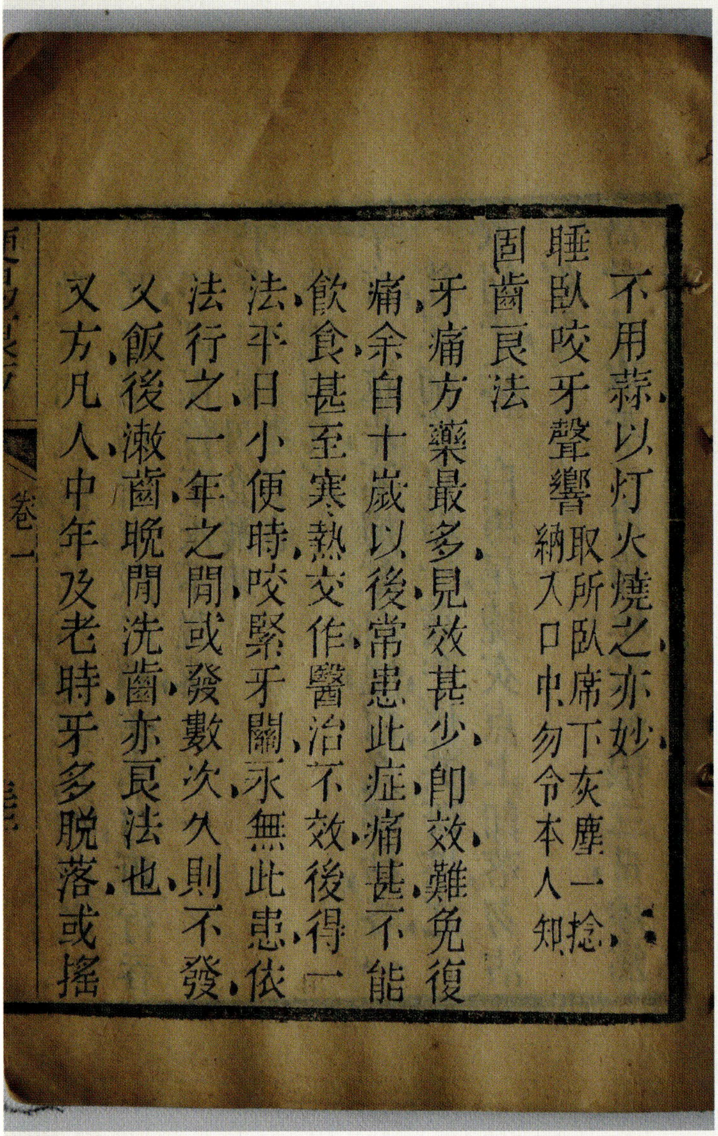

不用蒜以灯火燒之亦妙

睡臥咬牙聲響　取所臥席下灰塵一捻納入口中勿令本人知

固齒良法　牙痛方藥最多見效甚少即效難免復痛余自十歲以後常患此症痛甚不能飲食甚至寒熱交作醫治不效後得一法平日小便時咬緊牙關永無此患依法行之一年之間或發數次久則不發

又飯後漱齒晚間洗齒亦良法也

又方凡人中年及老時牙多脫落或搖

不用蒜。以灯火烧之亦妙。

睡卧咬牙声响　取所卧席下灰尘一捻，纳入口中。勿令本人知。

固齿良法　牙痛方药最多，见效甚少。即效，难免复痛。余自十岁以后，常患此症。痛甚不能饮食，甚至寒热交作，医治不效。后得一法：平日小便时，咬紧牙关，永无此患。依法行之，一年之间或发数次，久则不发。

又，饭后漱齿，晚间洗齿，亦良法也。

又方，凡人中年及老时，牙多脱落，或摇

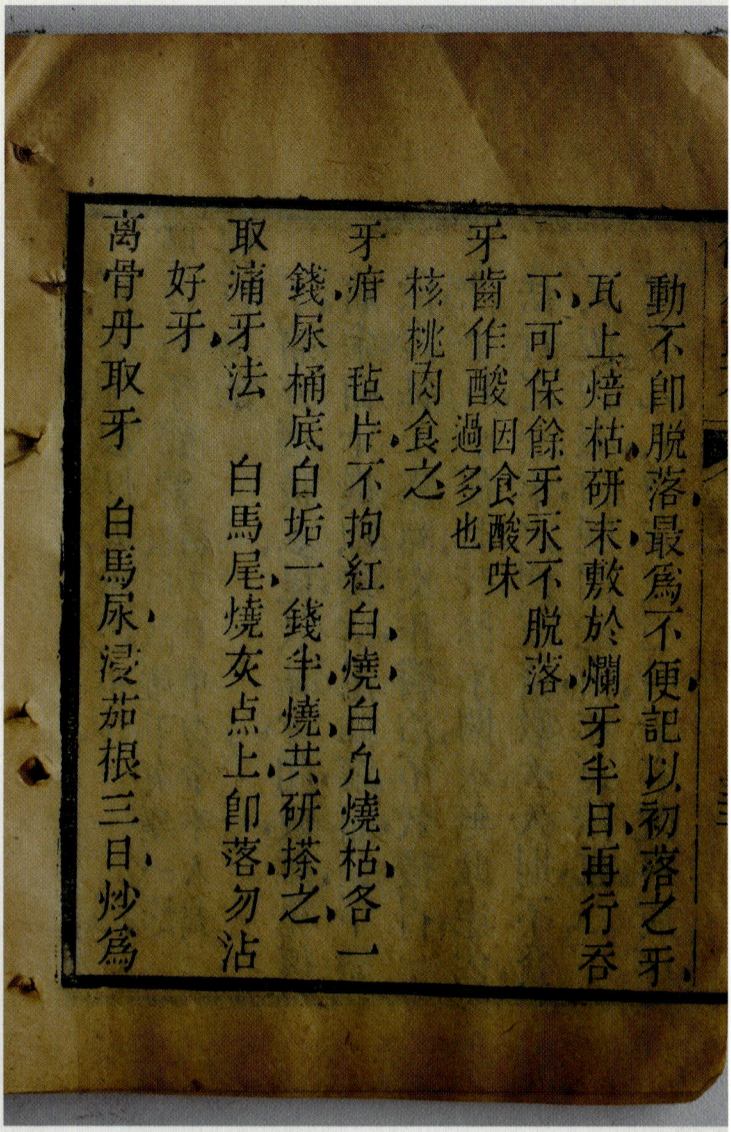

動不即脱落最爲不便記以初落之牙
瓦上焙枯研末敷於爛牙半日再行呑
下可保餘牙永不脱落
牙齒作酸因食酸味過多也
核桃肉食之
牙疳　毡片不拘紅白燒白凢燒枯各一
錢尿桶底白垢一錢半燒共研搽之
取痛牙法　白馬尾燒灰点上即落勿沾
好牙
離骨丹取牙　白馬尿浸茄根三日炒爲

动不即脱落，最为不便。记以初落之牙，瓦上焙枯，研末。敷于烂牙半日，再行吞下。可保余牙永不脱落。

牙齿作酸因食酸味过多也　核桃肉食之。

牙疳　毡片不拘红白，烧。白矾烧枯，各一钱，尿桶底白垢一钱半，烧。共研搽之。

取痛牙法　白马尾，烧灰点上即落。勿沾好牙。

离骨丹取牙　白马尿，浸茄根三日，炒为

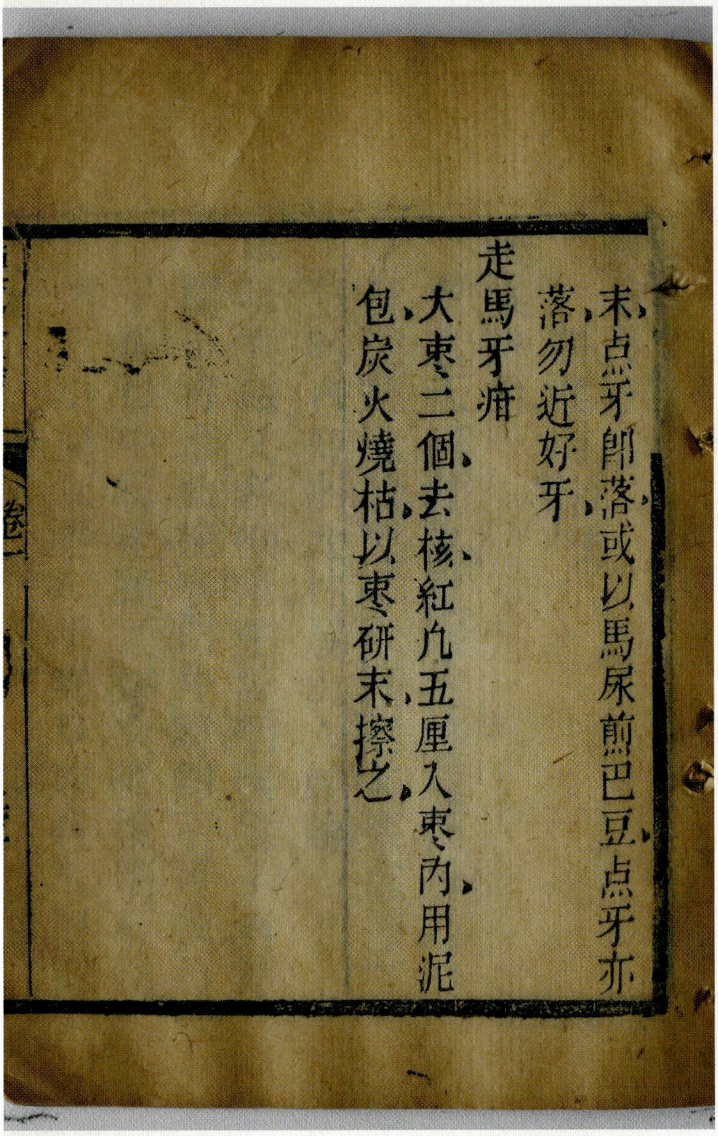

末，点牙即落。或以马尿煎巴豆，点牙亦落。勿近好牙。

走马牙疳　大枣二个，去核。红矾五厘入枣内。用泥包，炭火烧枯。以枣研末，擦之。

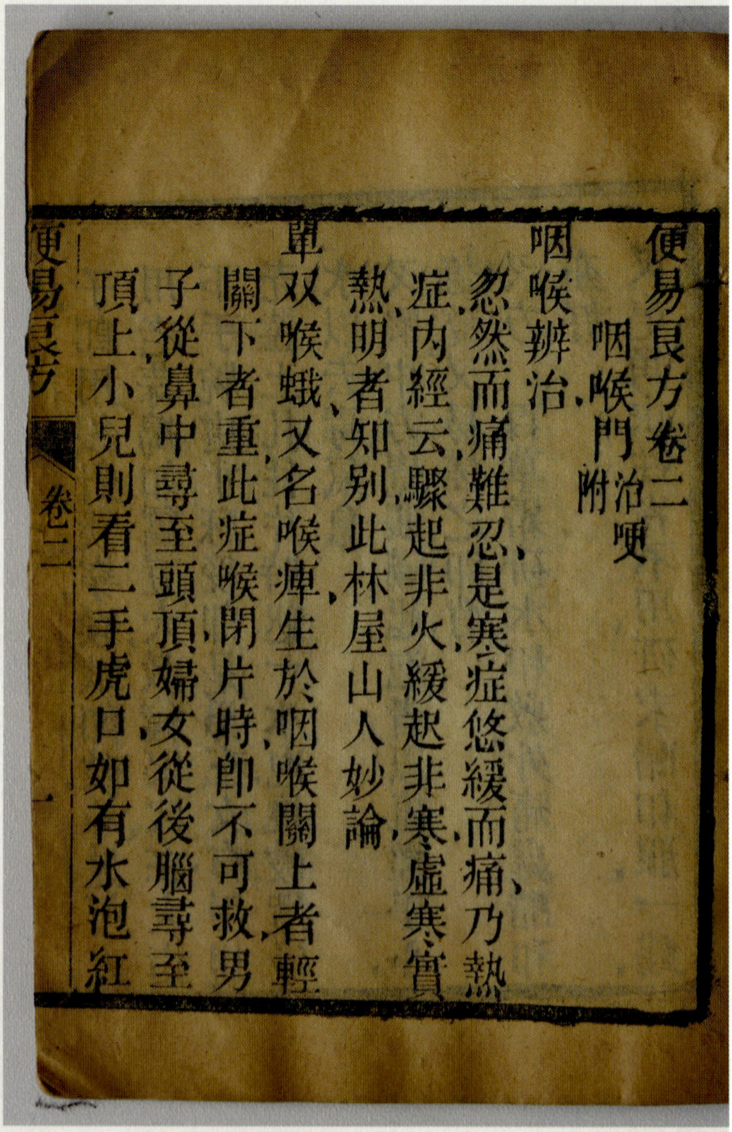

便易良方卷二

咽喉门治哽附

咽喉辨治　忽然而痛难忍，是寒症。悠缓而痛，乃热症。《内经》云：骤起非火，缓起非寒。虚寒实热，明者知别。此林屋山人[1]妙论。

单双喉蛾　又名喉痹。生于咽喉关上者轻，关下者重。此症喉闭片时，即不可救。男子从鼻中寻至头顶，妇女从后脑寻至顶上，小儿则看二手虎口。如有水泡红

1 林屋山人：王维德（1659-？），清代外科医家，字洪绪，一字林洪，号林屋山人或林屋散人，一号定定子，人尊称林屋先生。吴县洞庭西山人，为吴门外科全生派创始人。著《外科证治全生集》，刊于乾隆五年（1740）。

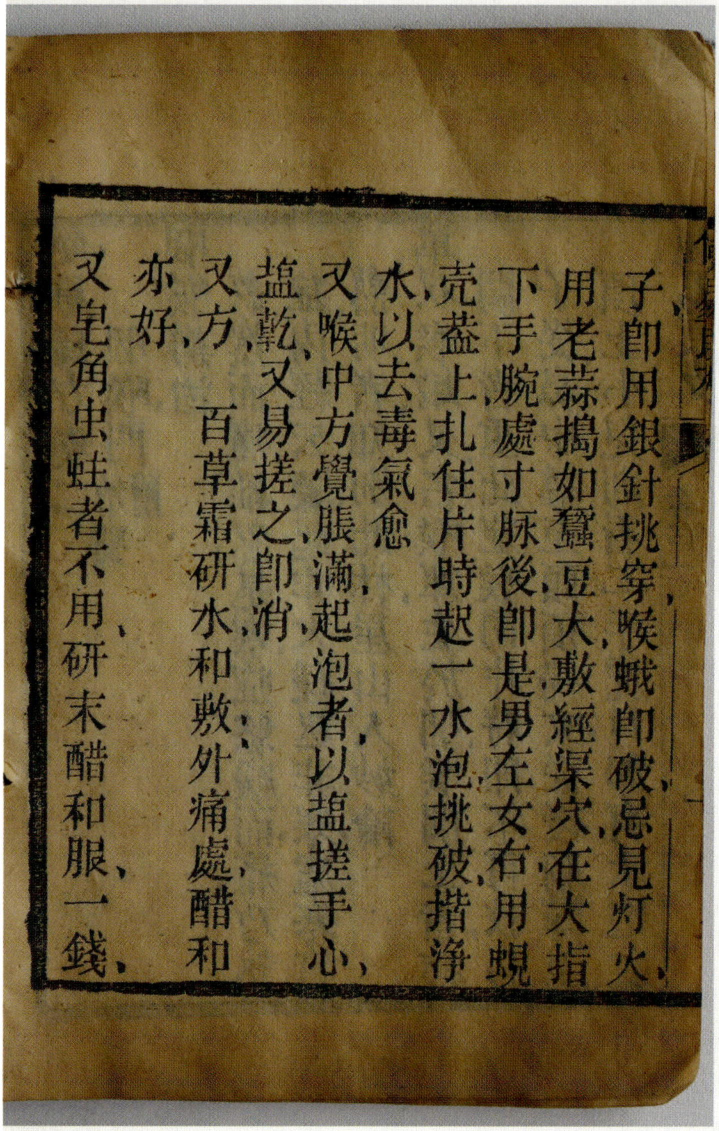

子、卽用銀針挑穿、喉蛾卽破、忌見灯火、
用老蒜搗如蠶豆大、敷經渠穴、在大指
下手腕處寸脉後卽是、男左女右、用蜆
壳蓋上、扎住片時、起一水泡、挑破、揩淨
水、以去毒氣愈
又喉中方覺脹滿、起泡者、以塩搓手心、
塩乾、又易搓之卽消、
又方、百草霜研、水和敷外痛處、醋和
亦好、
又皂角虫蛀者不用、研末、醋和服、一錢、

子，即用银针挑穿，喉蛾即破。忌见灯火。用老蒜捣如蚕豆大，敷经渠穴。在大指下手腕处寸脉后即是。男左女右。用蚬壳盖上。扎住片时，起一水泡。挑破，揩净水，以去毒气。愈。

又，喉中方觉肿满，起泡者。以盐搓手心。盐干又易，搓之即消。

又方，百草霜研，水和敷外痛处。醋和亦好。

又，皂角，虫蛀者不用，研末，醋和服一钱。

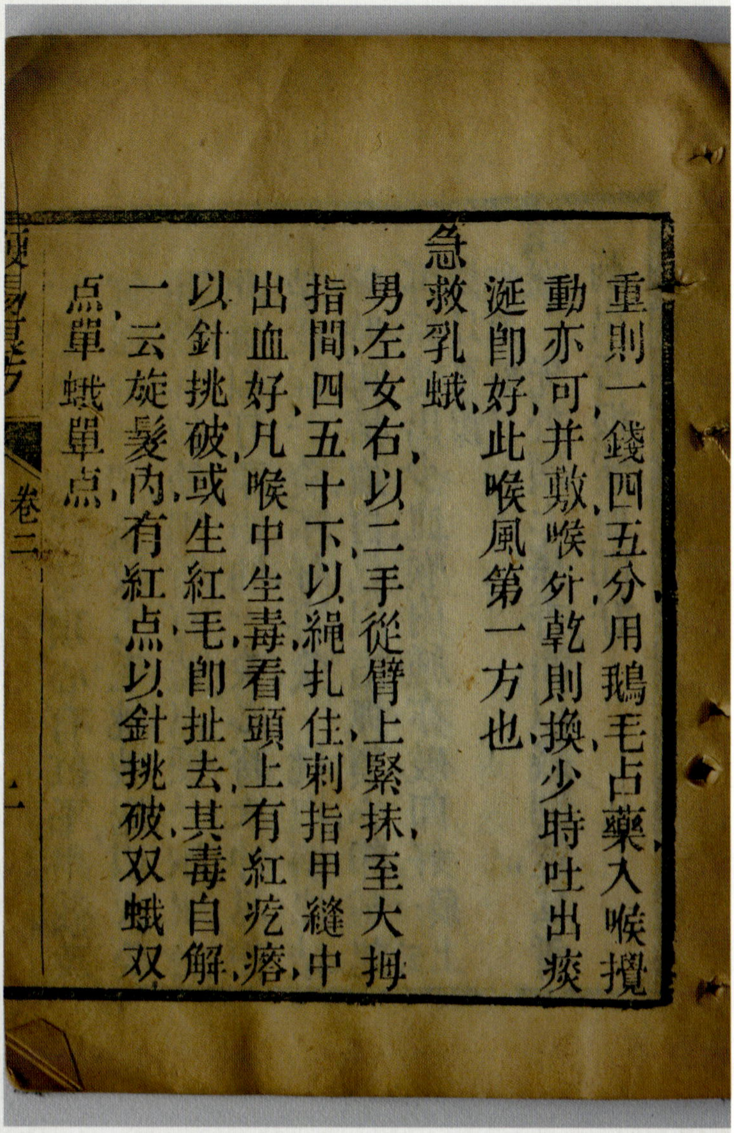

重則一錢四五分用鵝毛占藥入喉攪
動亦可并敷喉外乾則換少時吐出痰
涎即好此喉風第一方也
急救乳蛾
男左女右以二手從臂上緊抹至大拇
指間四五十下以繩扎住刺指甲縫中
出血好凡喉中生毒看頭上有紅疙瘩
以針挑破或生紅毛即扯去其毒自解
一云旋髮內有紅点以針挑破双蛾双
点單蛾單点

卷二

重则一钱四五分。用鹅毛沾药入喉，搅动亦可，并敷喉外，干则换。少时吐出痰涎即好。此喉风第一方也。

急救乳蛾　男左女右。以二手从臂上紧抹，至大拇指间，四五十下，以绳扎住，刺指甲缝中出血好。凡喉中生毒，看头上有红疙瘩，以针挑破。或生红毛，即扯去，其毒自解。一云旋发内有红点，以针挑破。双蛾双点，单蛾单点。

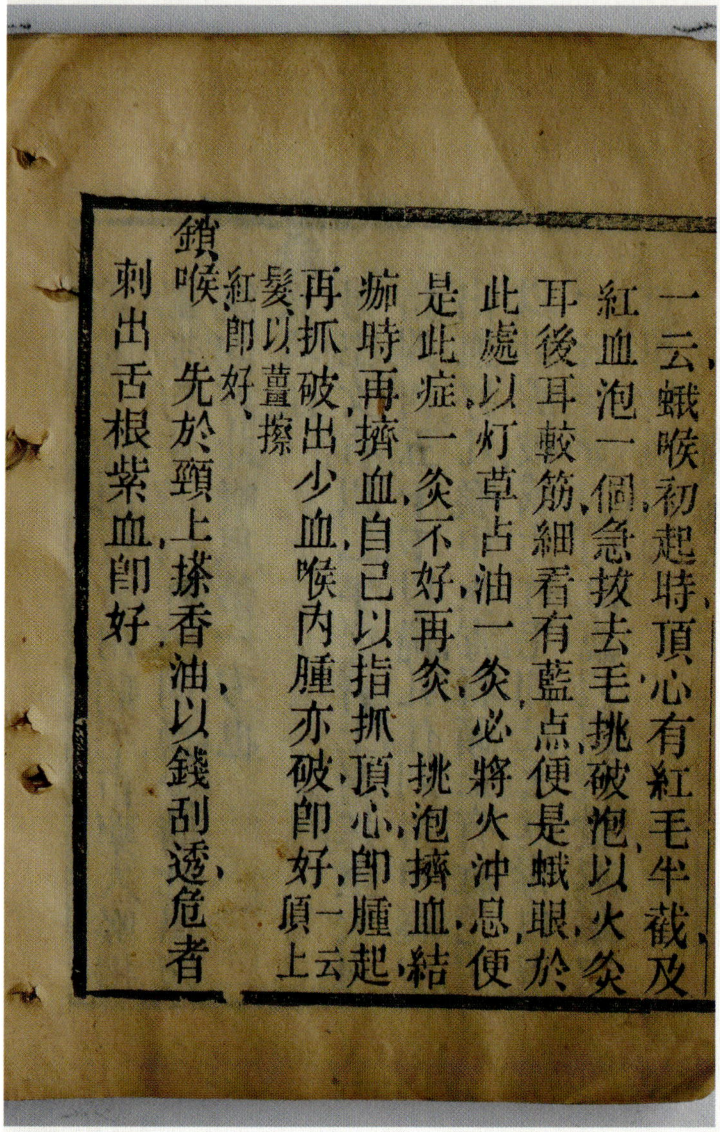

一云蛾喉初起時頂心有紅毛半截及
紅血泡一個急拔去毛挑破泡以火灸
耳後耳較筋細看有藍点便是蛾眼於
此處以灯草占油一灸必將火沖息便
是此症一灸不好再灸　挑泡擠血結
痂時再擠血自已以指抓頂心即腫起
再抓破出少血喉内腫亦破即好一云頂上
髮以薑擦紅即好
鎖喉　先於頸上搽香油以錢刮透危者
刺出舌根紫血即好

一云蛾喉初起时，顶心有红毛半截及红血泡一个。急拔去毛，挑破泡，以火灸耳后耳较筋。细看有蓝点，便是蛾眼。于此处以灯草沾油一灸，必将火冲息，便是此症。一灸不好，再灸。挑泡挤血，结痂时再挤血。自已以指抓顶心，即肿起。再抓破，出少血。喉内肿亦破，即好。一云顶上发以姜擦红，即好。

锁喉　先于颈上搽香油，以钱刮透。危者刺出舌根紫血，即好。

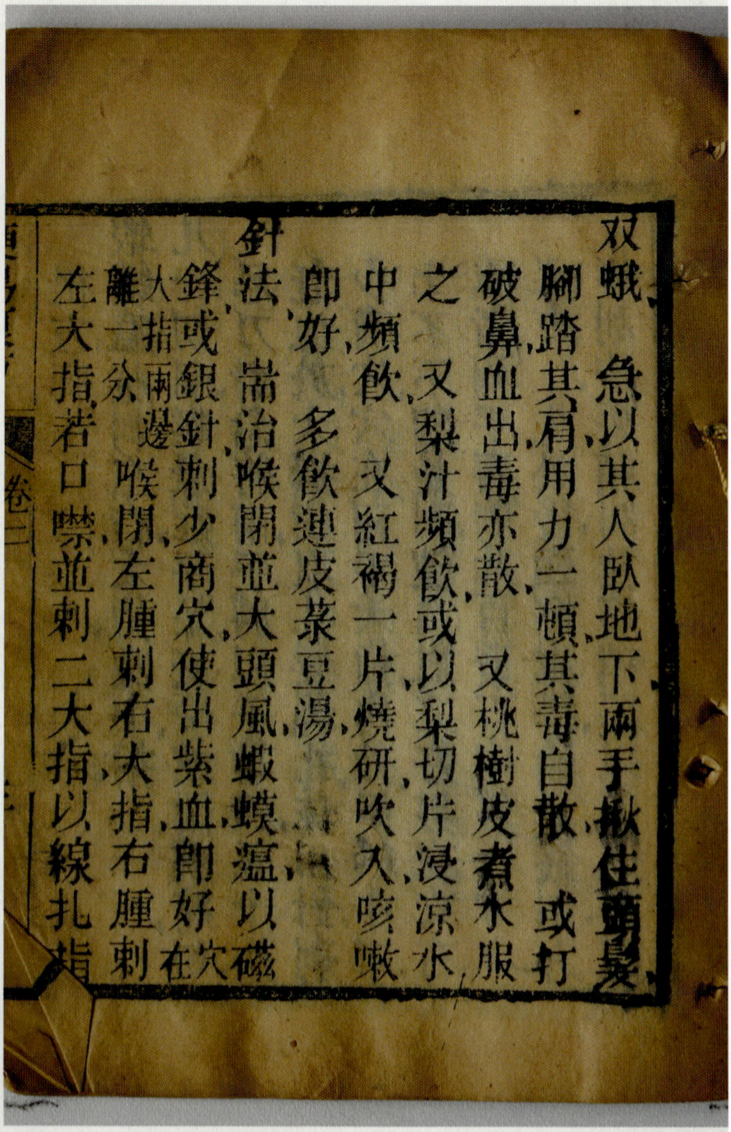
双蛾、急以其人卧地下、兩手揪住頭髮、脚踏其肩、用力一頓、其毒自散、或打破鼻、血出、毒亦散、又桃樹皮煮水服之、又梨汁頻飲、或以梨切片浸涼水中、頻飲、又紅褐一片、燒研、吹入、咳嗽即好、多飲連皮菉豆湯、

針法、耑治喉閉、並大頭風、蝦蟆瘟、以磁鋒或銀針、刺少商穴、使出紫血、即好、穴在大指兩邊離一分 喉閉、左腫刺右大指、右腫刺左大指、若口噤、並刺二大指、以線扎指

双蛾　急以其人卧地下，两手揪住头发，脚踏其肩，用力一顿，其毒自散。或打破鼻，血出，毒亦散。

又，桃树皮煮水服之。

又，梨汁频饮。或以梨切片浸凉水中，频饮。

又，红褐一片，烧研，吹入，咳嗽即好。

多饮连皮绿豆汤。

针法　专治喉闭，并大头风、虾蟆瘟。以磁锋或银针刺少商穴，使出紫血即好。穴在大指两边，离一分。喉闭，左肿刺右大指，右肿刺左大指。若口噤，并刺二大指。以线扎指

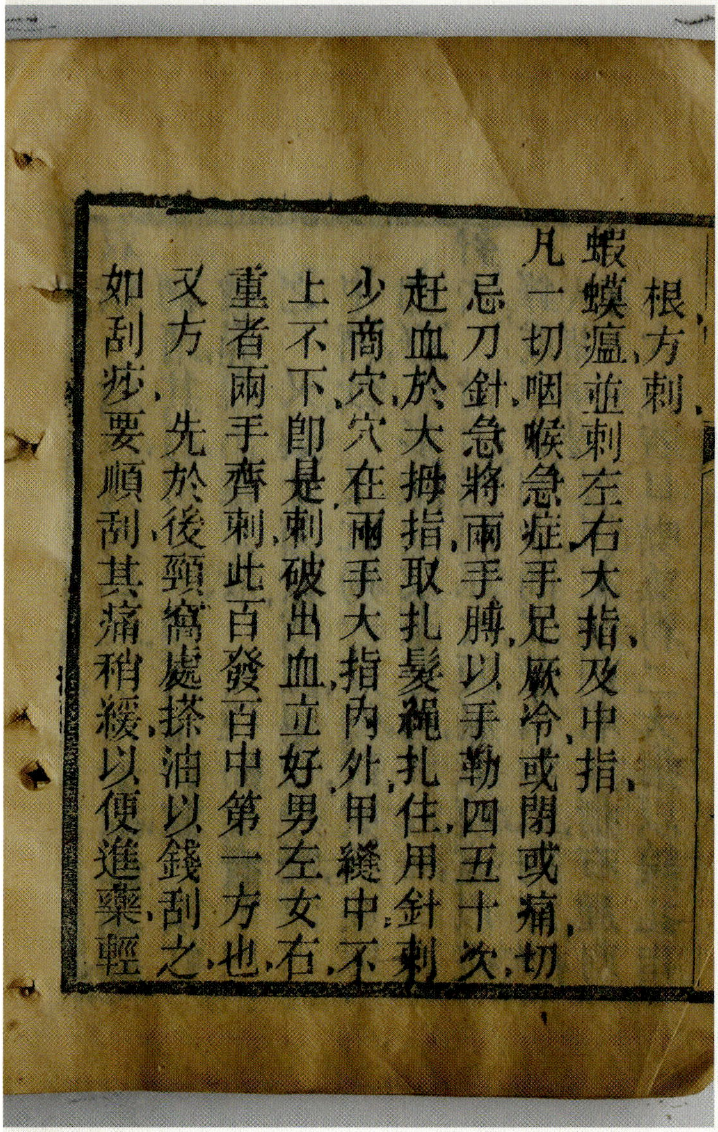

根方刺、
蝦蟆瘟、並刺左右大指、及中指、
凡一切咽喉急症、手足厥冷、或閉或痛、切
忌刀針、急將兩手膊、以手勒四五十次、
趕血於大拇指、取扎髮繩扎住、用針刺
少商穴、穴在兩手大指內外甲縫中、不
上不下即是、刺破出血、立好、男左女右、
重者兩手齊刺、此百發百中第一方也、
又方　先於後頸窩處搽油、以錢刮之、
如刮痧、要順刮、其痛稍緩、以便進藥、輕

根方刺。

虾蟆瘟　并刺左右大指并中指。

凡一切咽喉急症，手足厥冷，或闭或痛，切忌刀针。急将两手膊，以手勒四五十次，赶血于大拇指，取扎发绳扎住。用针刺少商穴，穴在两手大指内外甲缝中，不上不下即是。刺破出血，立好。男左女右，重者两手齐刺。此百发百中第一方也。

又方，先于后颈窝处搽油，以钱刮之。如刮痧，要顺刮。其痛稍缓，以便进药。轻

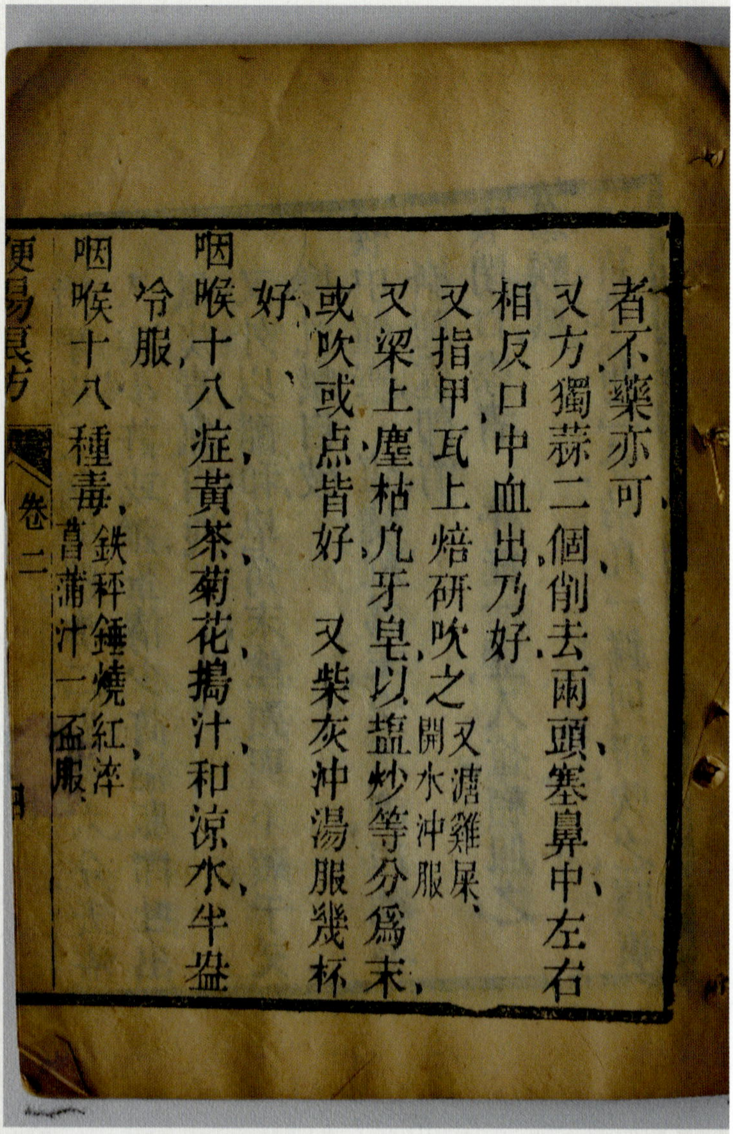

者不藥亦可、

又方、獨蒜二個、削去兩頭、塞鼻中、左右相反、口中血出乃好、

又指甲瓦上焙研吹之、又溏雞屎、開水冲服、

又梁上塵、枯凡、牙皂、以鹽炒、等分爲末、或吹或点皆好、

又柴灰冲湯服幾杯好、

咽喉十八症、黄茶、菊花、搗汁、和涼水半盎、冷服、

咽喉十八種毒、鉄秤錘燒紅、淬菖蒲汁一盃服、

者不药亦可。

又方，独蒜二个，削去两头，塞鼻中。左右相反。口中血出乃好。

又，指甲瓦上焙研，吹之。又，溏鸡屎，开水冲服。

又，梁上尘、枯矾、牙皂，以盐炒，等分为末，或吹或点皆好。

又，柴灰冲汤，服几杯好。

咽喉十八症　黄茶、菊花捣汁，和凉水半盎，冷服。

咽喉十八种毒　铁秤锤烧红，淬菖蒲汁一杯服。

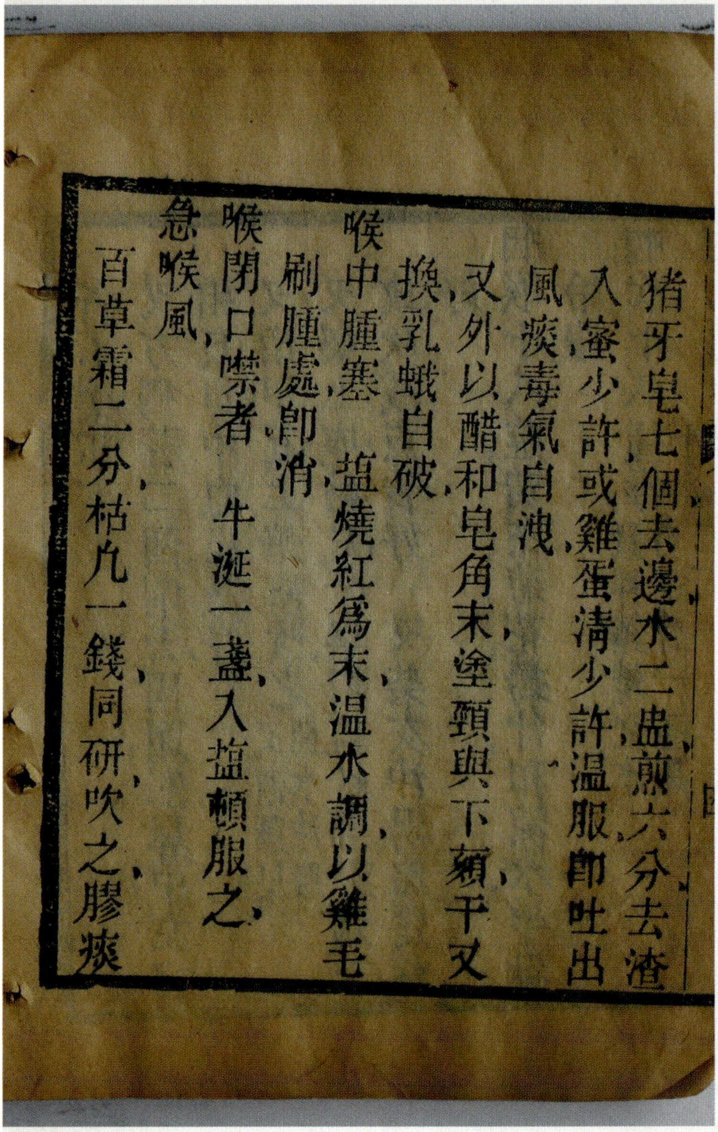

猪牙皂七個，去邊，水二盅，煎六分，去渣
入蜜少許，或雞蛋清少許，温服，即吐出
風痰，毒氣自洩。
又，外以醋和皂角末，塗頸與下頦，干又
換，乳蛾自破。
喉中腫塞　塩燒紅為末，温水調，以雞毛
刷腫處，即消。
喉閉口噤者　牛涎一盞，入塩，頓服之。
急喉風，百草霜二分，枯凡一錢，同研，吹之，膠痰

猪牙皂七个去边。水二盅，煎六分。去渣，入蜜少许，或鸡蛋清少许。温服，即吐出风痰，毒气自泄。

又，外以醋和皂角末，涂颈与下颏，干又换，乳蛾自破。

喉中肿塞　盐烧红为末，温水调。以鸡毛刷肿处，即消。

喉闭口噤者　牛涎一盏，入盐，顿服之。

急喉风　百草霜二分，枯矾一钱，同研，吹之。胶痰

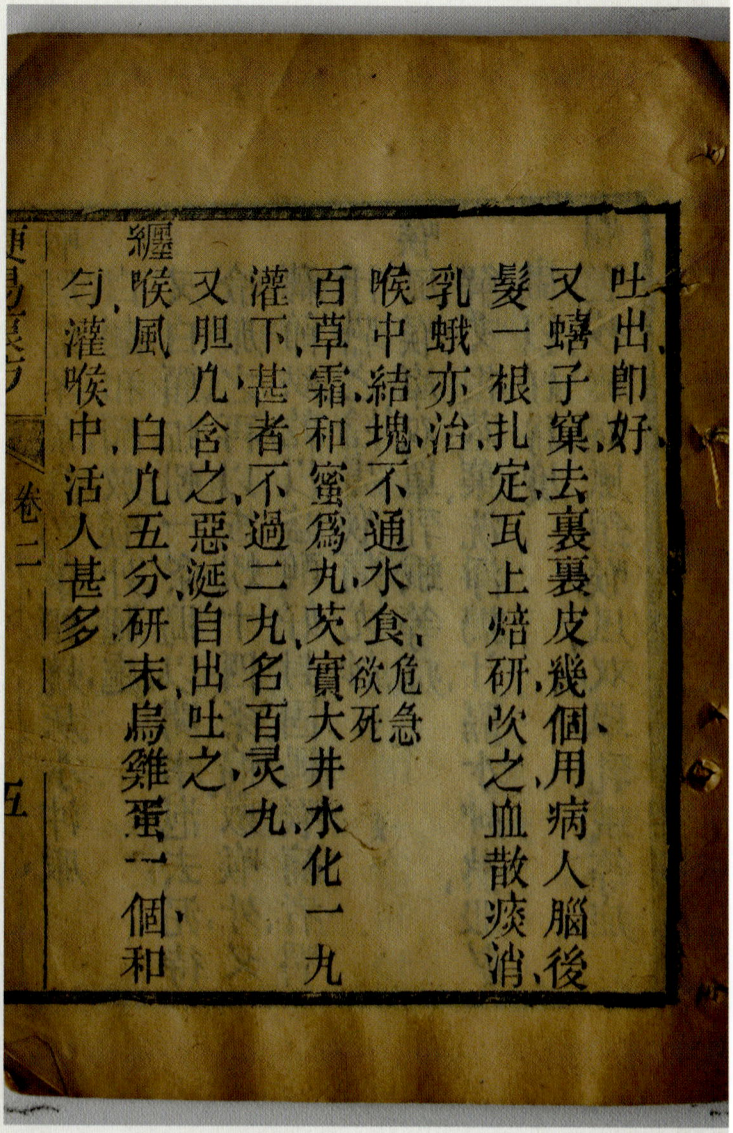

吐出卽好、
又蠕子窠去裏裏皮幾個、用病人腦後
髮一根扎定、瓦上焙研、吹之血散痰消、
乳蛾亦治、
喉中結塊、不通水食、危急欲死
百草霜和蜜爲丸、芡實大井水化一丸
灌下、甚者不過二丸、名百灵丸、
又胆凢含之、惡涎自出吐之、
纏喉風　白凢五分研末、烏雞蛋一個、和
匀、灌喉中、活人甚多

卷二　五

吐出即好。

又，蠕子[1]窠去里，里皮几个，用病人脑后发一根扎定，瓦上焙研，吹之，血散痰消。乳蛾亦治。

喉中结块，不通水食危急欲死　百草霜和蜜为丸，芡实大，井水化一丸，灌下。甚者不过二丸。名百灵丸。

又，胆矾含之，恶涎自出。吐之。

缠喉风　白矾五分研末，乌鸡蛋一个，和匀，灌喉中。活人甚多。

1 蠕子：蜘蛛的一种。身体细长，呈暗褐色，脚很长，其结网被认为像八卦，是喜乐的预兆。又称喜子、喜蛛。

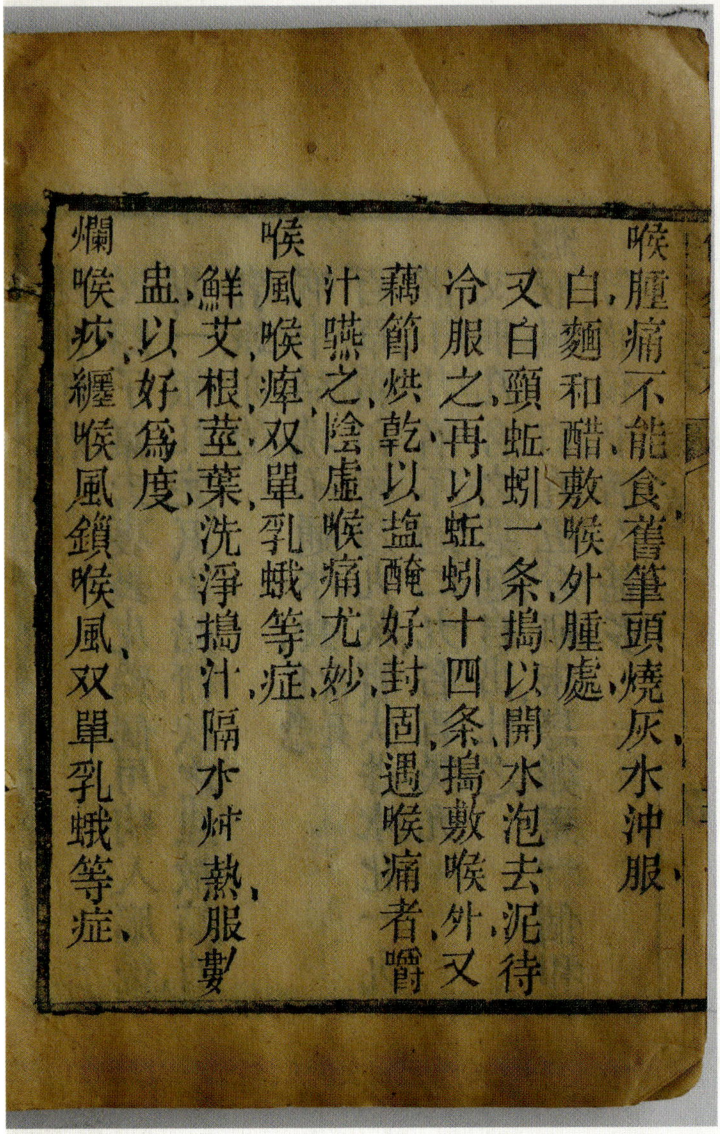

喉肿痛，不能食　旧笔头烧灰，水冲服。

白面和醋，敷喉外肿处。

又，白颈蚯蚓一条捣，以开水泡去泥，待冷服之。再以蚯蚓十四条，捣敷喉外。

又，藕节烘干，以盐腌好封固。遇喉痛者，嚼汁咽之。阴虚喉痛尤妙。

喉风喉痹、双单乳蛾等症　鲜艾根茎叶洗净捣汁，隔水炖热，服数盅。以好为度。

烂喉痧、缠喉风、锁喉风、双单乳蛾等症。

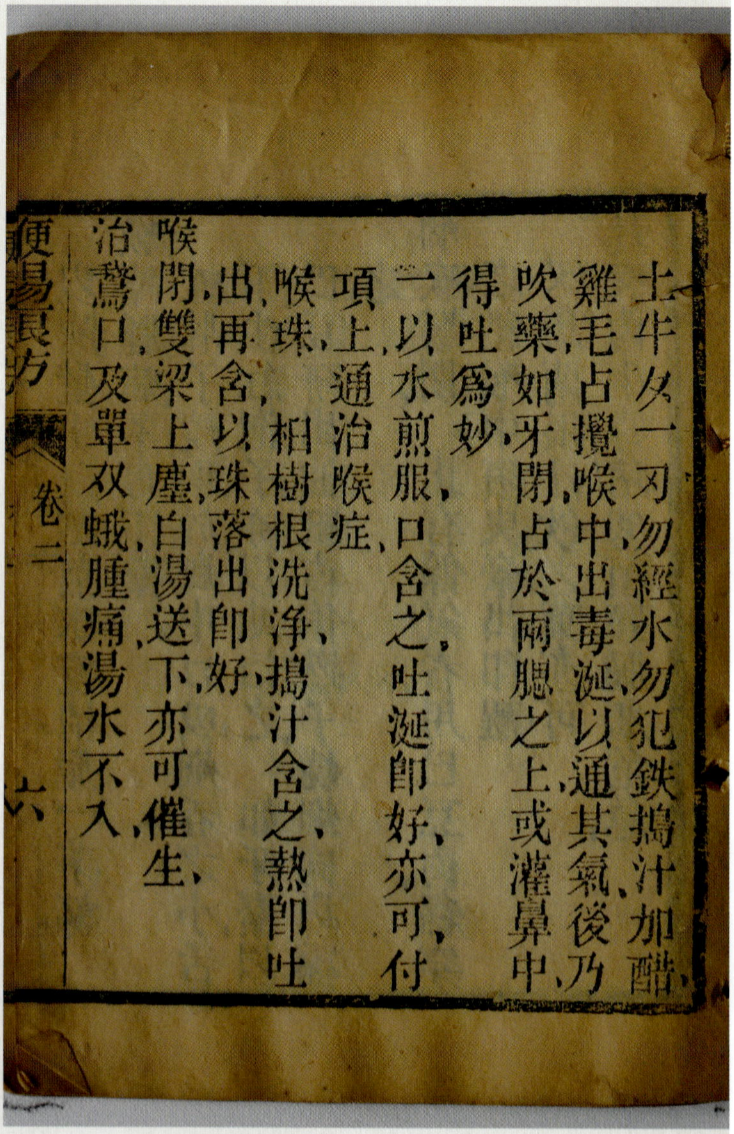

土牛夊一刃、勿經水、勿犯鉄、搗汁加醋、雞毛占攪喉中、出毒涎、以通其氣、後乃吹藥、如牙閉、占於兩腮之上、或灌鼻中、得吐爲妙、

一以水煎服、口含之、吐涎即好、亦可、付項上、通治喉症、

喉珠、柏樹根洗淨、搗汁含之、熱即吐出、再含、以珠落出即好、

喉閉、雙梁上塵、白湯送下、亦可催生、

治鵞口及單双蛾、腫痛、湯水不入

便易良方　卷二　六

土牛膝一两，勿经水，勿犯铁，捣汁加醋。鸡毛沾搅喉中，出毒涎，以通其气。后乃吹药。如牙闭，沾于两腮之上，或灌鼻中。得吐为妙。

一以水煎服，口含之，吐涎即好。亦可敷项上。通治喉症。

喉珠　柏树根洗净，捣汁，含之，热即吐出。再含，以珠落出即好。

喉闭　双梁上尘，白汤送下。亦可催生。

治鹅口及单双蛾，肿痛，汤水不入。

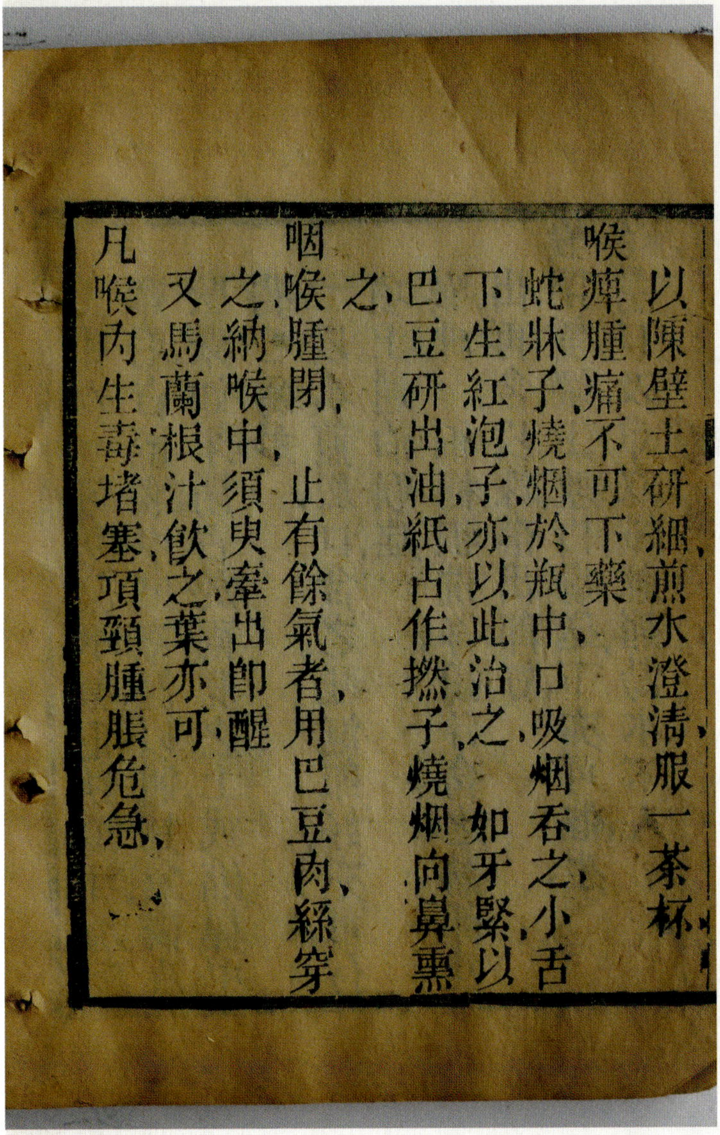
以陳壁土研細，煎水澄清，服一茶杯
喉痺腫痛，不可下藥，
蛇牀子，燒烟於瓶中，口吸烟吞之，小舌
下生紅泡子，亦以此治之，如牙緊，以
巴豆研出油，紙占作撚子，燒烟向鼻熏
之，
咽喉腫閉，止有餘氣者，用巴豆肉，絲穿
之，納喉中，須臾牽出即醒，
又馬蘭根汁飲之，葉亦可
凡喉內生毒，堵塞項頸，腫脹危急，

以陈壁土研细，煎水澄清，服一茶杯。

喉痹肿痛，不可下药　蛇床子烧烟于瓶中，口吸烟吞之。小舌下生红泡子，亦以此治之。如牙紧，以巴豆研出油，纸沾作撚子，烧烟向鼻熏之。

咽喉肿闭，只有余气者　用巴豆肉，丝穿之，纳喉中，须臾牵出即醒。

又，马兰根汁饮之。叶亦可。

凡喉内生毒，堵塞项颈，肿胀危急。

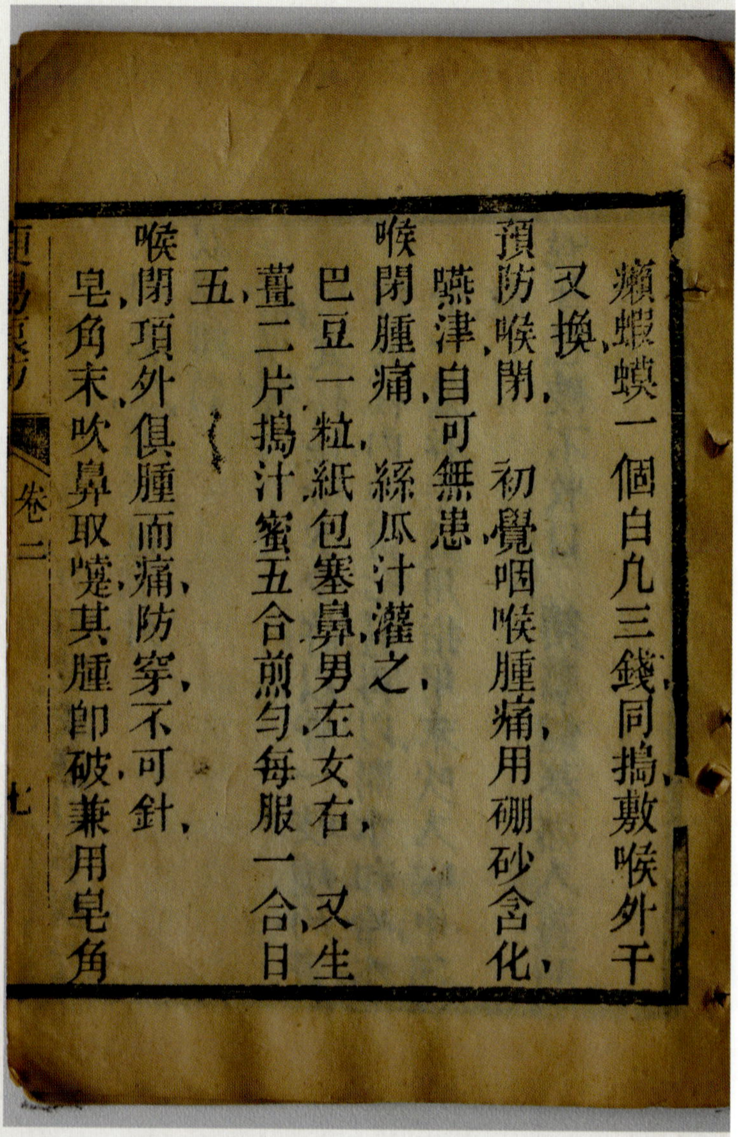

癞虾蟆一个，白矾三钱，同捣。敷喉外。干又换。

预防喉闭　初觉咽喉肿痛，用硼砂含化，咽津。自可无患。

喉闭肿痛　丝瓜汁灌之。

巴豆一粒，纸包塞鼻。男左女右。

又，生姜二片捣汁，蜜五合，煎匀。每服一合，日五。

喉闭　项外俱肿而痛，防穿。不可针。皂角末吹鼻取嚏，其肿即破。兼用皂角

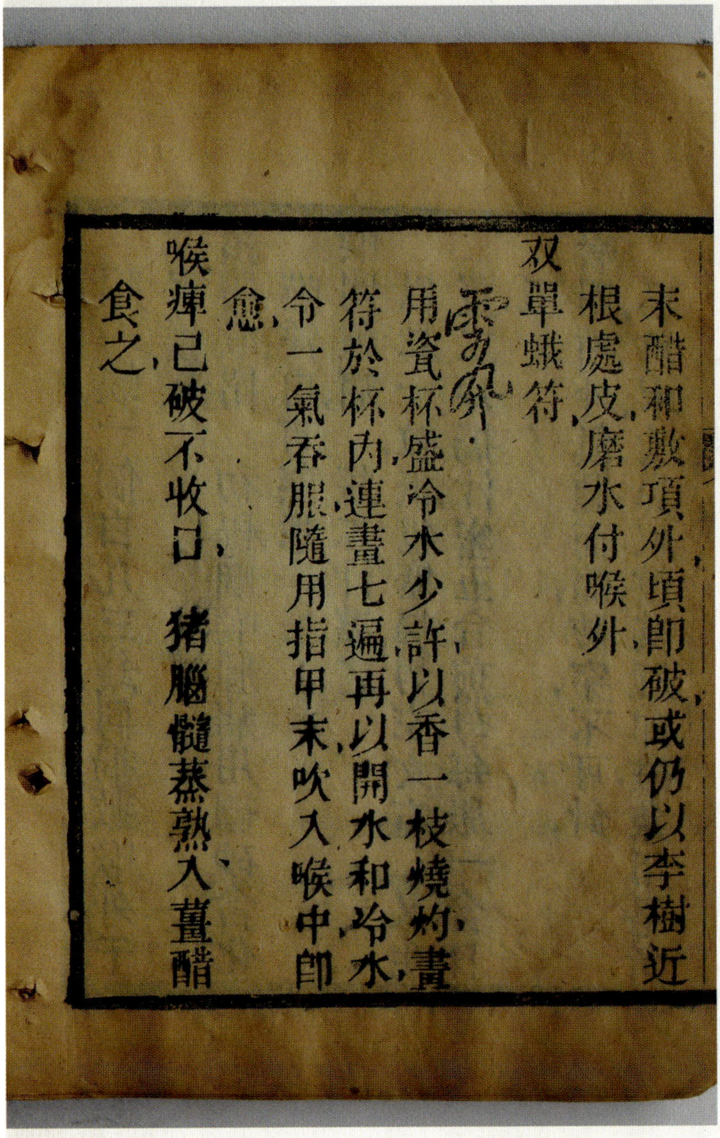
末醋和敷項外、頊即破、或仍以李樹近
根處皮、磨水付喉外
双單蛾符
用瓷杯盛冷水少許、以香一枝燒灼、畫
符於杯內、連畫七遍、再以開水和冷水、
令一氣吞服、隨用指甲末吹入喉中、即
愈、
喉痺已破不收口、 猪腦髓蒸熟、入薑醋
食之、

末醋和，敷项外，顼即破。或仍以李树近根处皮，磨水敷喉外。

双单蛾符

□□（略）

用瓷杯盛冷水少许，以香一枝烧灼，画符于杯内。连画七遍。再以开水和冷水，令一气吞服。随用指甲末吹入喉中，即愈。

喉痹已破，不收口　猪脑髓蒸熟，入姜、醋食之。

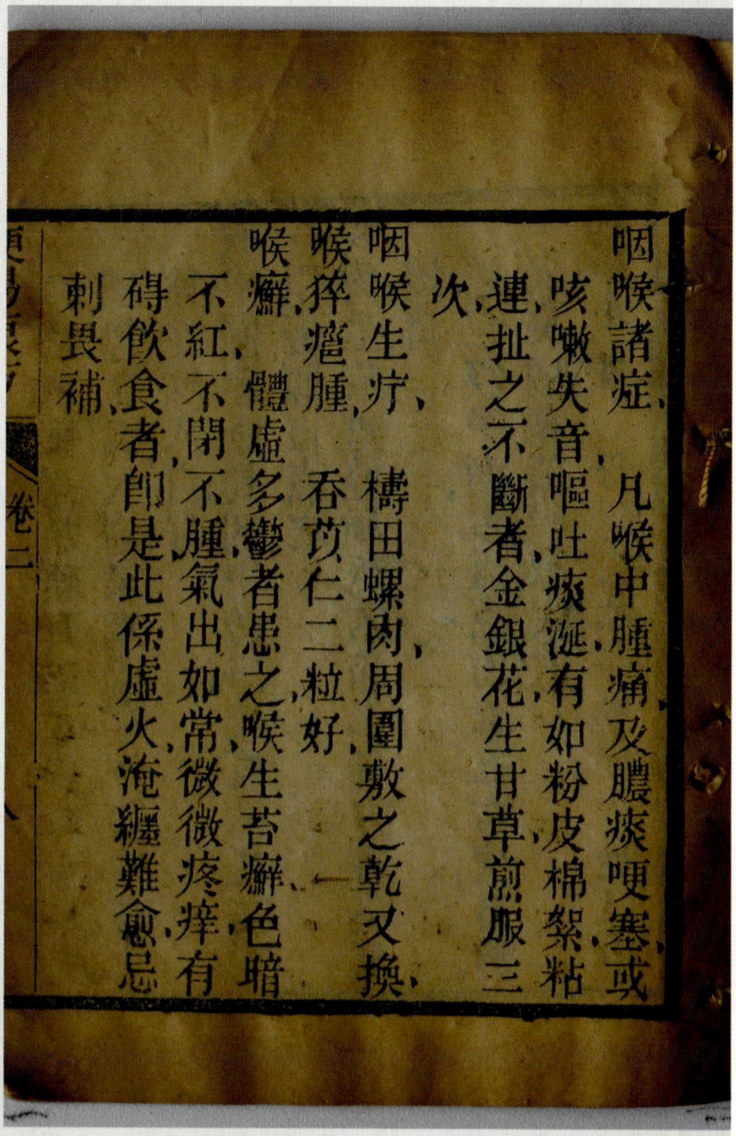

咽喉諸症、凡喉中腫痛、及膿痰哽塞、或咳嗽失音、嘔吐痰涎、有如粉皮棉絮、粘連扯之不斷者、金銀花、生甘草、煎服三次、

咽喉生疔、檮田螺肉、周圍敷之、乾又換、

喉猝瘡腫、吞苡仁二粒好、

喉癬、體虛多鬱者患之、喉生苔癬、色暗不紅、不閉不腫、氣出如常、微微疼痒、有碍飲食者、卽是此係虛火淹纏難愈、忌刺畏補、

咽喉诸症　凡喉中肿痛，及脓痰哽塞，或咳嗽失音，呕吐痰涎，有如粉皮棉絮，粘连扯之不断者。金银花、生甘草，煎服三次。

咽喉生疔　捣[1]田螺肉，周围敷之。干又换。

喉猝痈肿　吞苡仁二粒好。

喉癣　体虚多郁者患之。喉生苔癣，色暗不红，不闭不肿，气出如常，微微痛痒，有碍饮食者，即是。此系虚火淹缠难愈。忌刺畏补。

1 捣：原作“檮”，通“擣”。同“捣”。

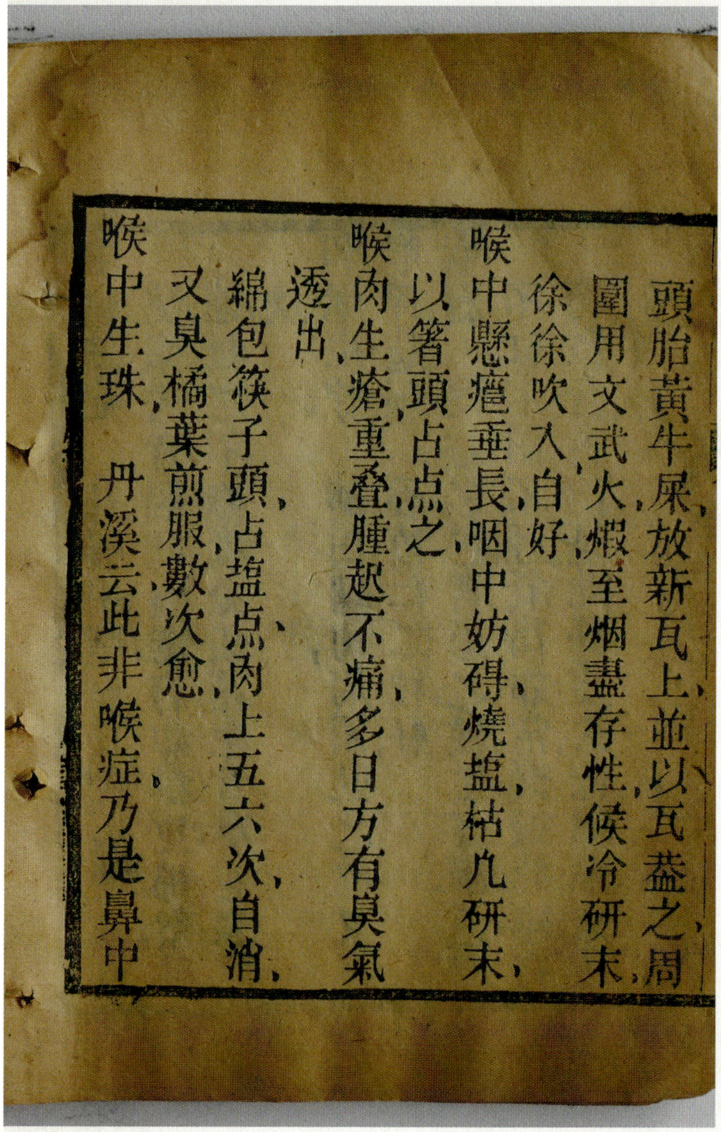
頭胎黃牛屎，放新瓦上，並以瓦葢之，周圍用文武火，煆至烟盡存性，候冷研末，徐徐吹入自好，
喉中懸癰垂長，咽中妨碍，燒鹽、枯凢研末，以箸頭占点之，
喉肉生瘡，重叠腫起不痛，多日方有臭氣透出，
綿包筷子頭，占鹽点肉上五六次，自消，
又臭橘葉煎服，數次愈，
喉中生珠， 丹溪云此非喉症，乃是鼻中

头胎黄牛屎，放新瓦上，并以瓦盖之。周围用文武火，煅至烟尽存性。候冷，研末。徐徐吹入，自好。

喉中悬痈垂长，咽中妨碍　烧盐、枯矾研末，以箸头沾点之。

喉肉生疮，重叠，肿起不痛，多日方有臭气透出　绵包筷子头，沾盐点肉上五六次，自消。

又，臭橘叶煎服，数次愈。

喉中生珠　丹溪云，此非喉症。乃是鼻中

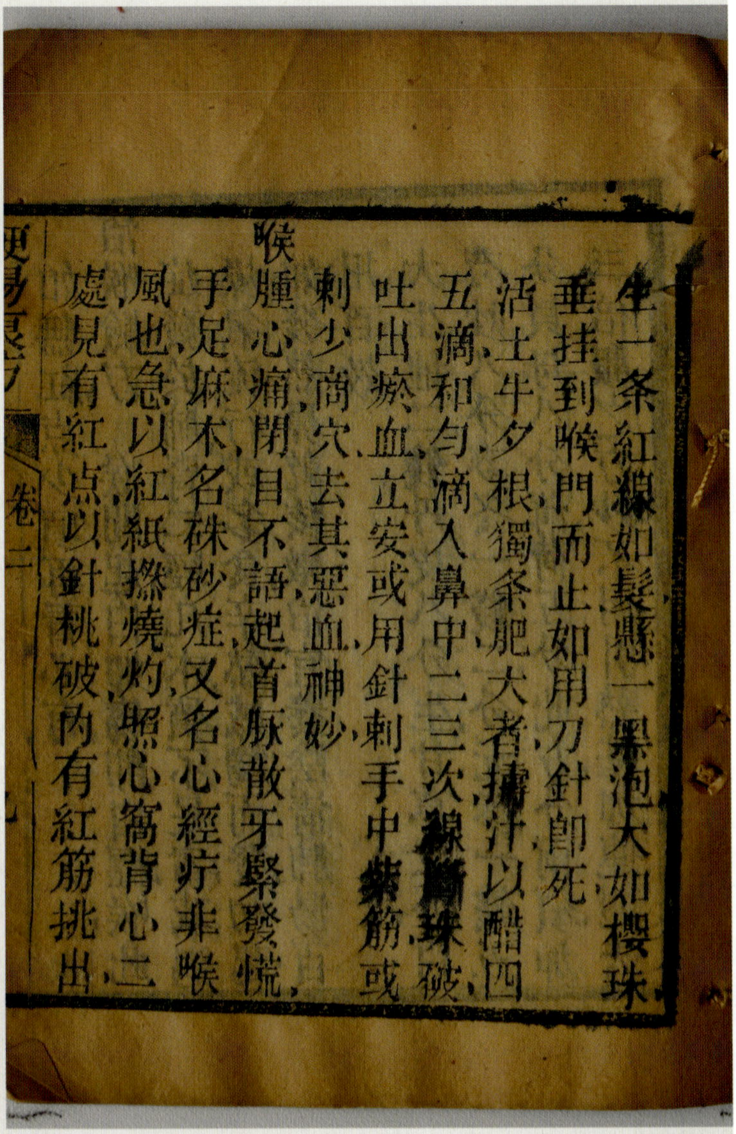

生一条紅線如髮懸一黑泡大如櫻珠
垂挂到喉門而止如用刀針即死
活土牛夕根獨条肥大者擣汁以醋四
五滴和勻滴入鼻中二三次線斷珠破
吐出瘀血立安或用針刺手中紫筋或
刺少商穴去其惡血神妙
喉腫心痛閉目不語起首脉散牙緊發慌
手足麻木名硃砂症又名心經疔非喉
風也急以紅紙撚燒灼照心窩背心二
處見有紅点以針桃破內有紅筋挑出

生一条红线如发，悬一黑泡，大如樱珠，垂挂到喉门而止。如用刀针即死。活土牛膝根，独条肥大者，捣汁。以醋四五滴和匀，滴入鼻中二三次。线断珠破，吐出瘀血，立安。或用针刺手中紫筋，或刺少商穴，去其恶血。神妙。

喉肿心痛，闭目不语，起首脉散，牙紧发慌，手足麻木。名朱砂症，又名心经疔。非喉风也　急以红纸撚烧灼，照心窝背心二处，见有红点，以针挑破。内有红筋挑出。

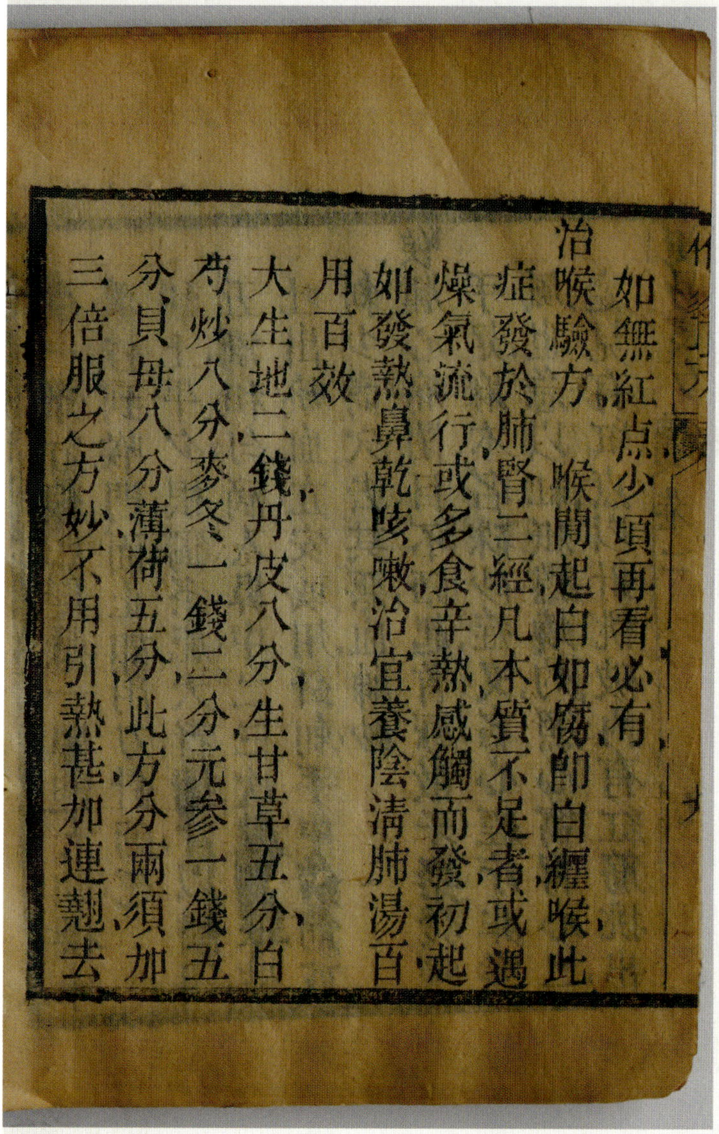

如无红点，少顷再看，必有。

治喉验方　喉间起白如腐，即白缠喉。此证发于肺肾二经。凡本质不足者，或遇燥气流行，或多食辛热，感触而发。初起如发热，鼻干，咳嗽，治宜养阴清肺汤。百用百效。

大生地二钱，丹皮八分，生甘草五分，白芍炒八分，麦冬一钱二分，玄参一钱五分，贝母八分，薄荷五分。此方分两须加三倍，服之方妙。不用引。热甚加连翘，去

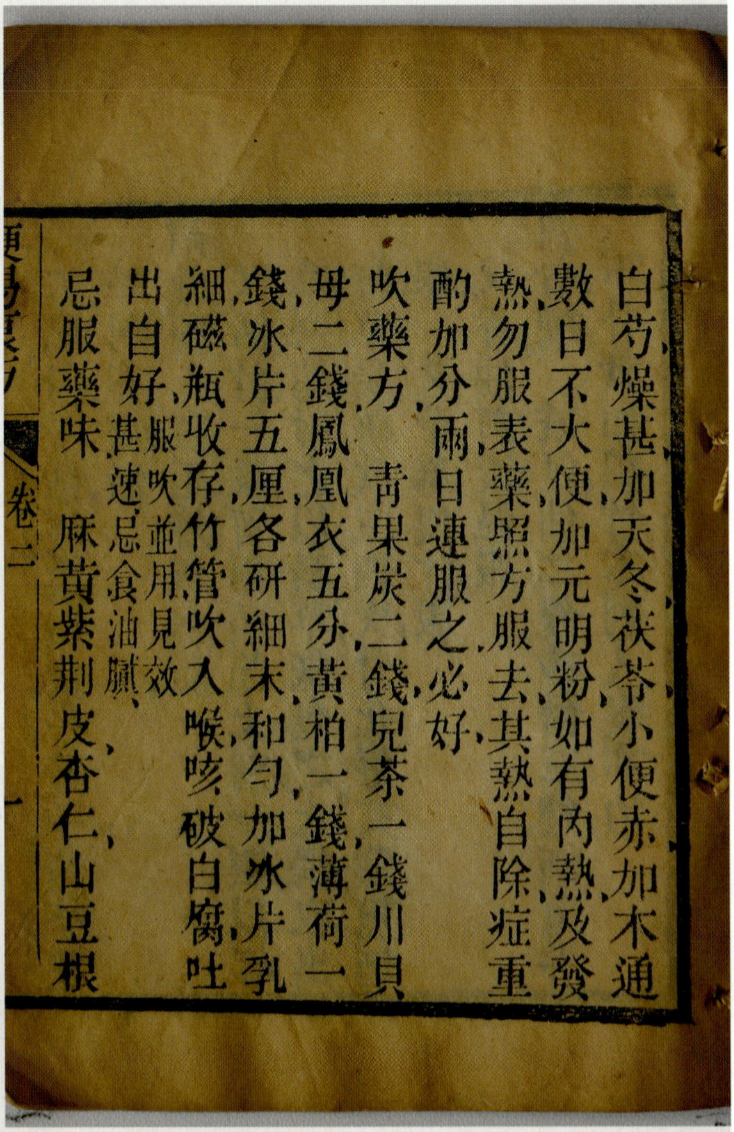
白芍燥甚加天冬茯苓小便赤加木通
數日不大便加元明粉如有內熱及發
熱勿服表藥照方服去其熱自除症重
酌加分兩日連服之必好
吹藥方　青果炭二錢兒茶一錢川貝
母二錢鳳凰衣五分黃柏一錢薄荷一
錢冰片五厘各研細末和勻加冰片乳
細磁瓶收存竹管吹入喉咳破白腐吐
出自好服吹並用見效甚速忌食油膩
忌服藥味　麻黃紫荆皮杏仁山豆根
卷二　一

白芍，燥甚，加天冬、茯苓，小便赤，加木通；数日不大便，加玄明粉；如有内热及发热，勿服表药。照方服去，其热自除。症重酌加分两。日连服之，必好。

吹药方　青果炭二钱，儿茶一钱，川贝母二钱，凤凰衣五分，黄柏一钱，薄荷一钱，冰片五厘。各研细末，和匀。加冰片乳细，磁瓶收存。竹管吹入喉，咳破白腐，吐出自好。服吹并用，见效甚速。忌食油腻。

忌服药味　麻黄、紫荆皮、杏仁、山豆根、

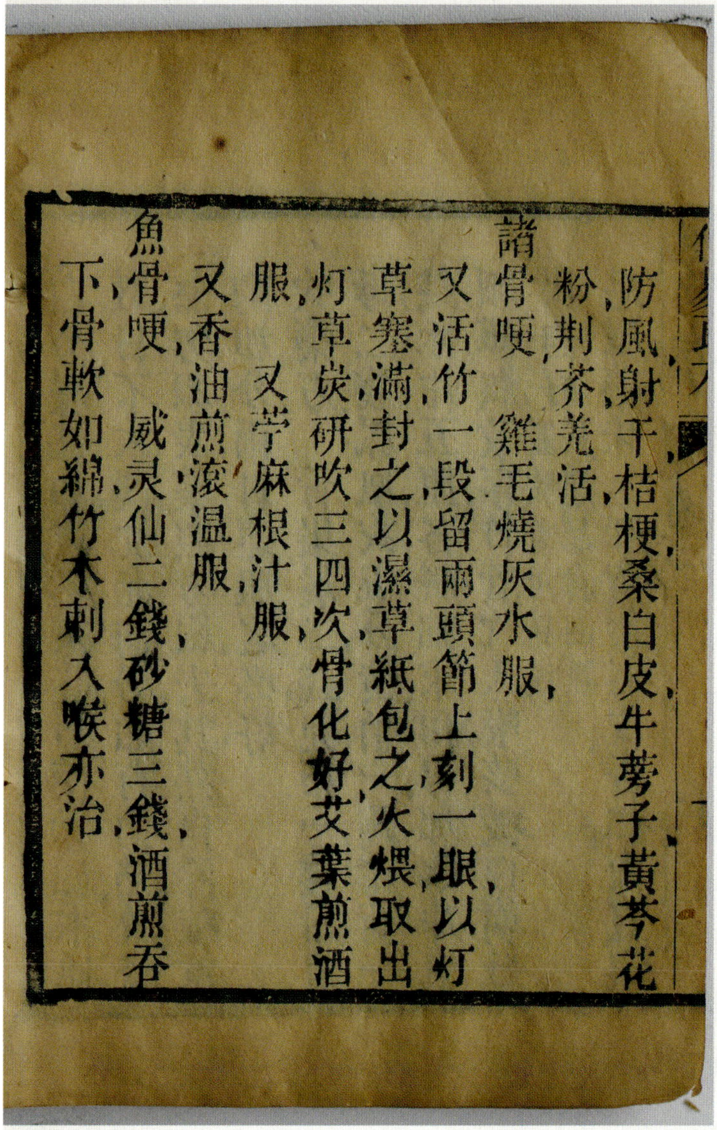
防風、射干、桔梗、桑白皮、牛蒡子、黄芩、花粉、荆芥、羌活、
諸骨哽　雞毛燒灰水服、
又活竹一段留兩頭節上刻一眼、以灯草塞滿、封之以濕草紙包之火煨、取出灯草炭研吹三四次骨化好、艾葉煎酒服、　又苧麻根汁服、
又香油煎滚温服、
魚骨哽、　威灵仙二錢、砂糖三錢、酒煎吞下、骨軟如綿、竹木刺入喉亦治

防风、射干、桔梗、桑白皮、牛蒡子、黄芩、花粉、荆芥、羌活。

诸骨哽　鸡毛烧灰，水服。

又，活竹一段，留两头。节上刻一眼，以灯草塞满，封之。以湿草纸包之，火煨。取出灯草炭，研，吹三四次，骨化好。

艾叶煎酒服。

又，苎麻根汁服。

又，香油煎滚，温服。

鱼骨哽　威灵仙二钱，砂糖三钱，酒煎吞下，骨软如绵。竹木刺入喉亦治。

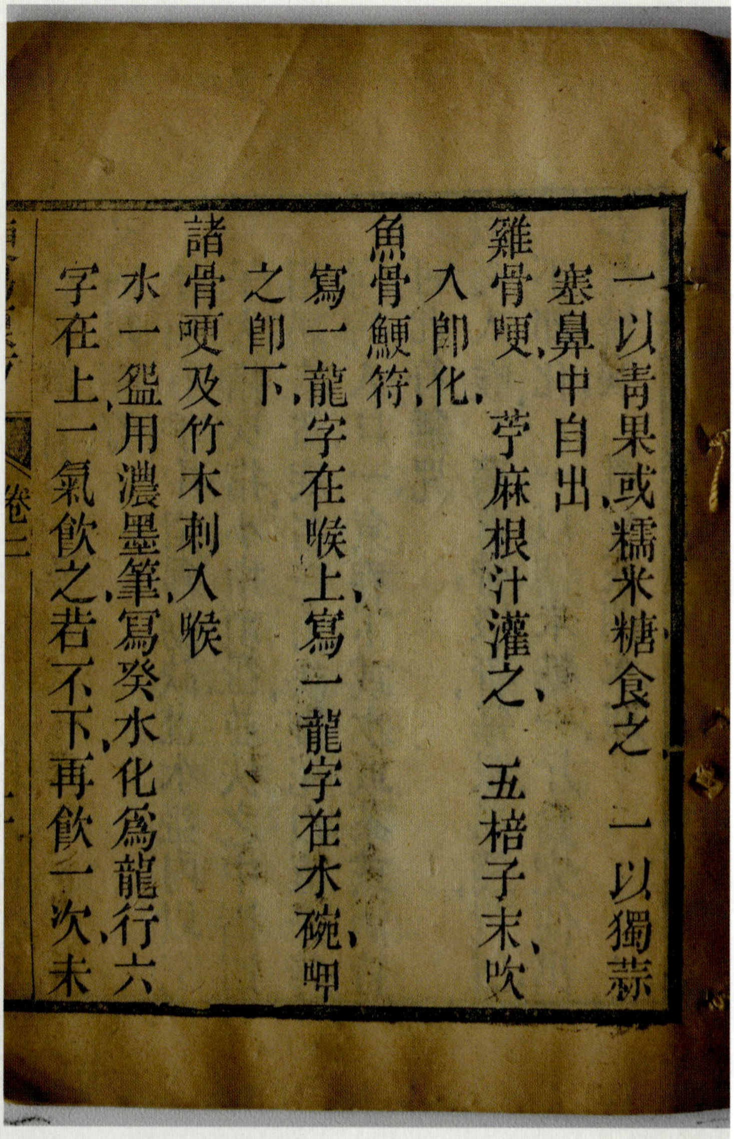
一以青果或糯米糖食之、一以獨蒜
塞鼻中自出、
雞骨哽、苧麻根汁灌之、五棓子末、吹
入即化、
魚骨鯁符、
寫一龍字在喉上、寫一龍字在水碗、呷
之即下、
諸骨哽及竹木刺入喉
水一盌、用濃墨筆寫癸水化爲龍行六
字在上一氣飲之若不下再飲一次未

一以青果或糯米糖食之。

一以独蒜塞鼻中，自出。

鸡骨哽　苎麻根汁灌之。　五倍子末，吹入即化。

鱼骨鲠符　写一龙字在喉上，写一龙字在水碗，呷之即下。

诸骨哽及竹木刺入喉　水一碗，用浓墨笔写“癸水化为龙行”六字在上，一气饮之。若不下，再饮一次。未

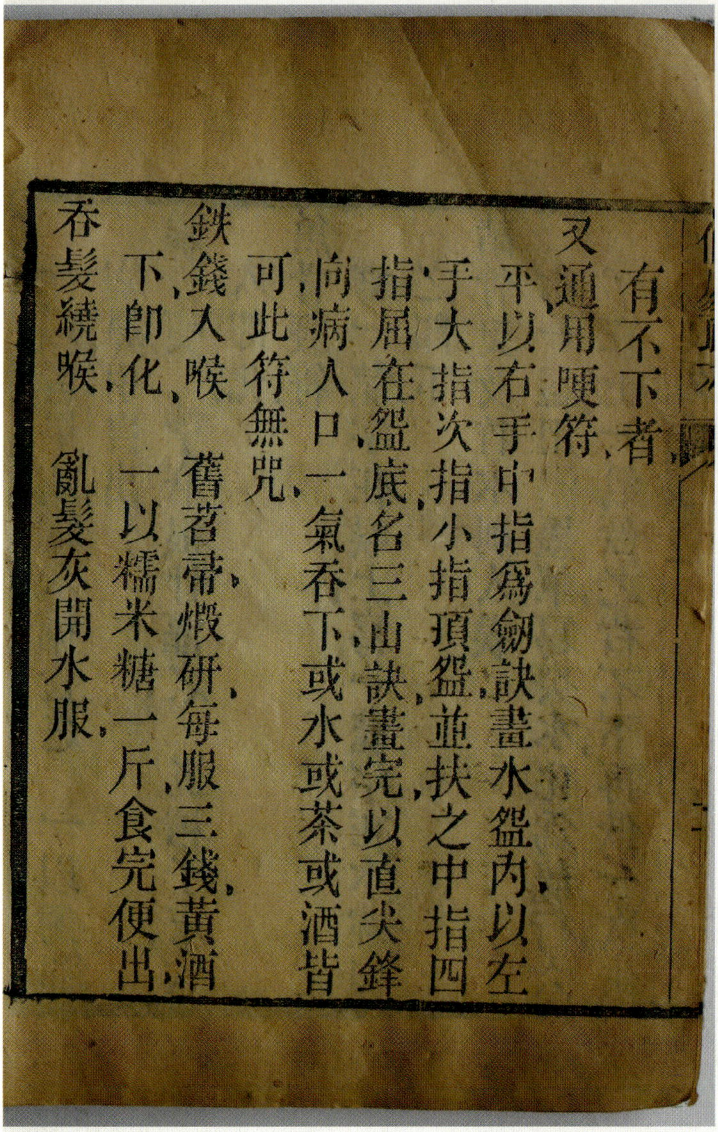
有不下者、
又通用哽符、平以右手中指爲劍訣畫水盌内、以左
手大指次指小指頂盌、並扶之中指四
指屈在盌底、名三山訣、畫完、以直尖鋒
向病人口一氣吞下或水或茶或酒皆
可、此符無咒、
鐵錢入喉、舊苕帚煆研、每服三錢、黃酒
下卽化、一以糯米糖一斤食完便出、
吞髮繞喉、亂髮灰開水服、

有不下者。

又通用哽符　平以右手中指为剑诀画水碗内。以左手大指次指小指顶碗，并扶之。中指四指屈在碗底。名三山诀。画完，以直尖峰向病人口，一气吞下。或水或茶或酒皆可。此符无咒。

铁钱入喉　旧苕帚煅研，每服三钱，黄酒下即化。

一以糯米糖一斤，食完便出。

吞发绕喉　乱发灰，开水服。

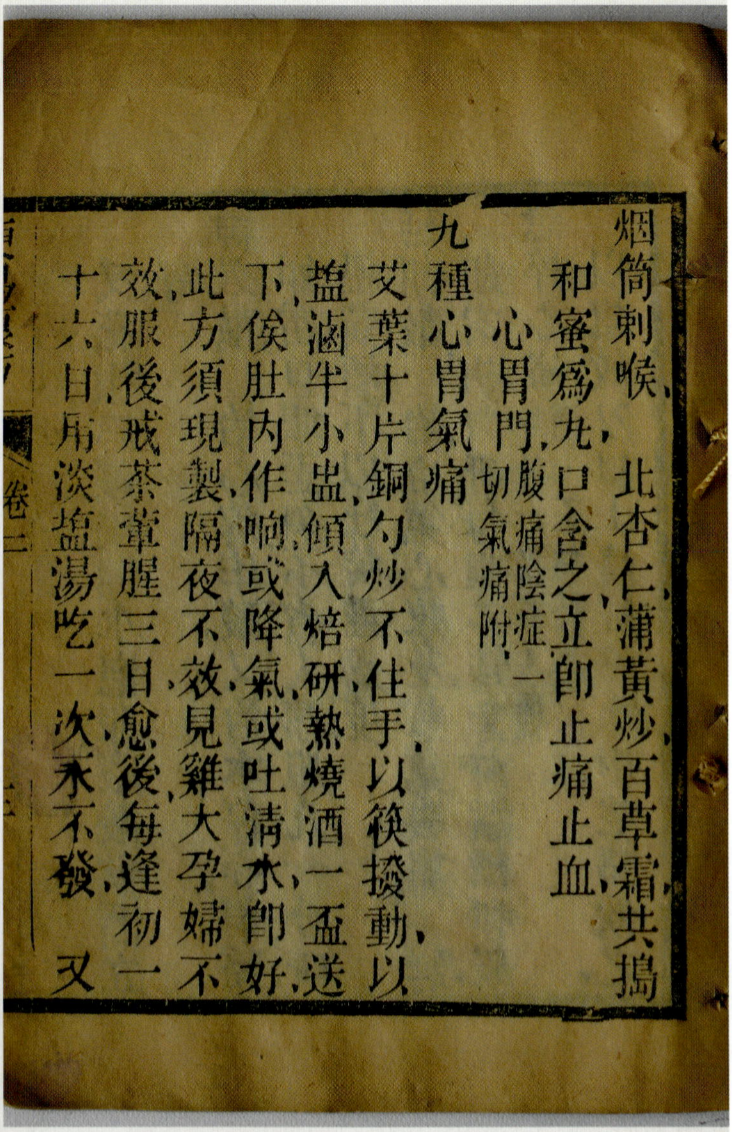

烟筒刺喉　北杏仁、蒲黄炒、百草霜，共捣。和蜜为丸，口含之。立即止痛止血。

心胃门腹痛　阴症　一切气痛附

九种心胃气痛　艾叶十片，铜勺炒，不住手，以筷拨动。以盐卤半小盅倾入，焙研。热烧酒一杯送下。俟肚内作响，或降气，或吐清水，即好。此方须现制，隔夜不效。见鸡犬[1]、孕妇不效。服后戒茶荤腥三日。愈后，每逢初一、十六日，用淡盐汤吃一次。永不发。

又，

1 犬：原作“大”，据文义改。

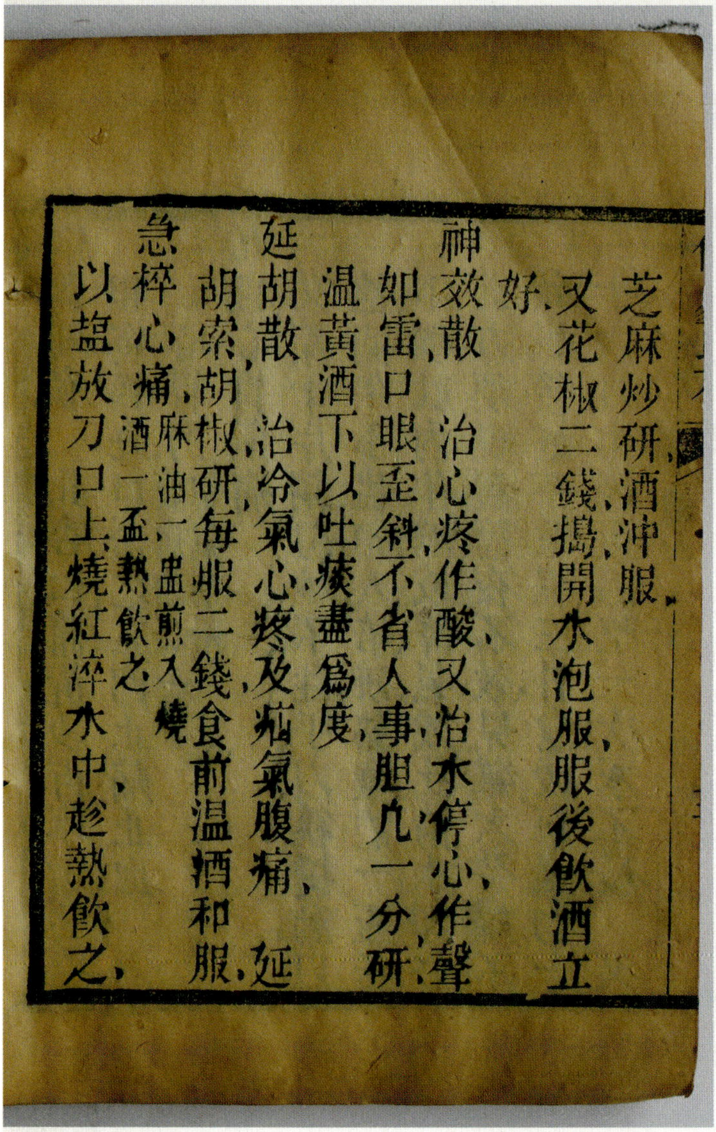
芝麻炒研，酒沖服，
又花椒二錢，搗，開水泡服，服後飲酒立
好。
神效散　治心疼作酸，又治水停心，作聲
如雷，口眼歪斜，不省人事，胆凡一分研，
溫黃酒下，以吐痰盡爲度。
延胡散，治冷氣心疼及疝氣腹痛，延
胡索、胡椒研，每服二錢，食前溫酒和服。
急梓心痛，麻油一盅煎，入燒
酒一盃，熱飲之。
以塩放刀口上，燒紅，淬水中，趁熱飲之，

芝麻炒研，酒冲服。

又，花椒二钱捣，开水泡服。服后饮酒，立好。

神效散　治心痛作酸。又治水停心，作声如雷，口眼歪斜，不省人事。胆矾一分研，温黄酒下。以吐痰尽为度。

延胡散　治冷气心痛及疝气腹痛。延胡索、胡椒研。每服二钱。食前温酒和服。

急猝[1]心痛　麻油一盅煎，入烧酒一杯，热饮之。

以盐放刀口上烧红，淬水中。趁热饮之。

1 猝：原作“梓”，据文义改。

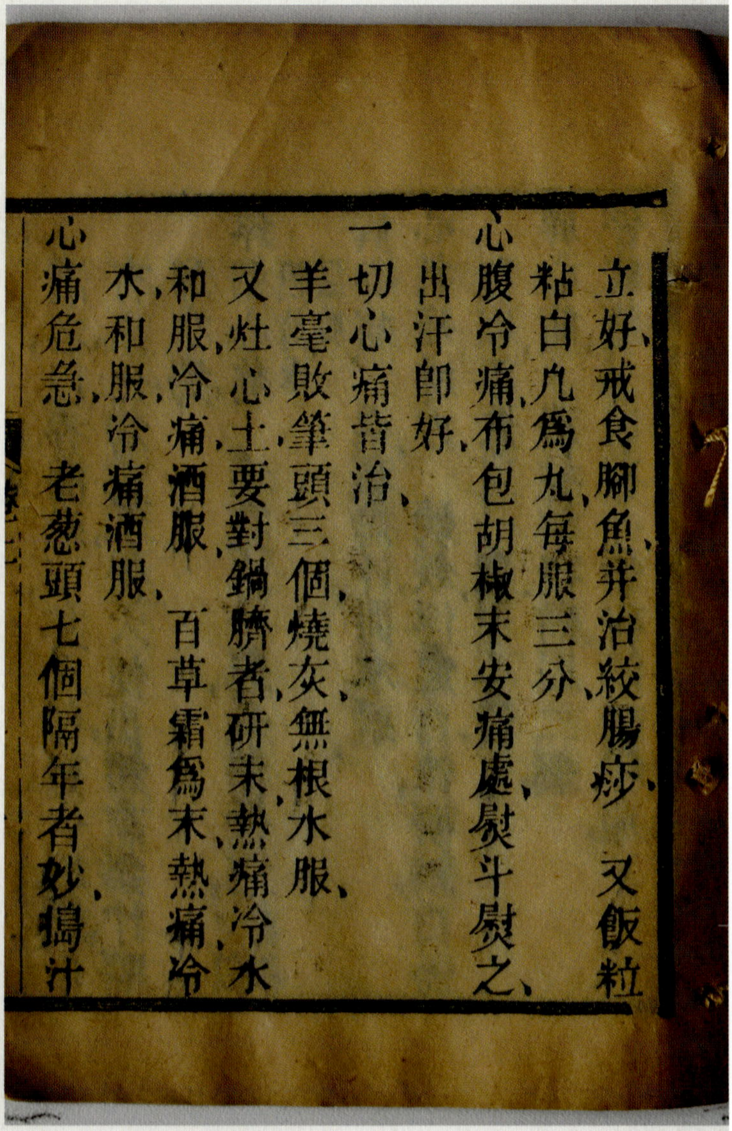

立好。戒食脚鱼。并治绞肠痧。

又，饭粒粘白矾为丸。每服三分。

心腹冷痛　布包胡椒末，安痛处，熨斗熨之。出汗即好。

一切心痛皆治　羊毫败笔头三个，烧灰，无根水服。

又，灶心土，要对锅脐者，研末。热痛冷水和服，冷痛酒服。

百草霜为末。热痛冷水和服，冷痛酒服。

心痛危急　老葱头七个，隔年者妙。捣汁

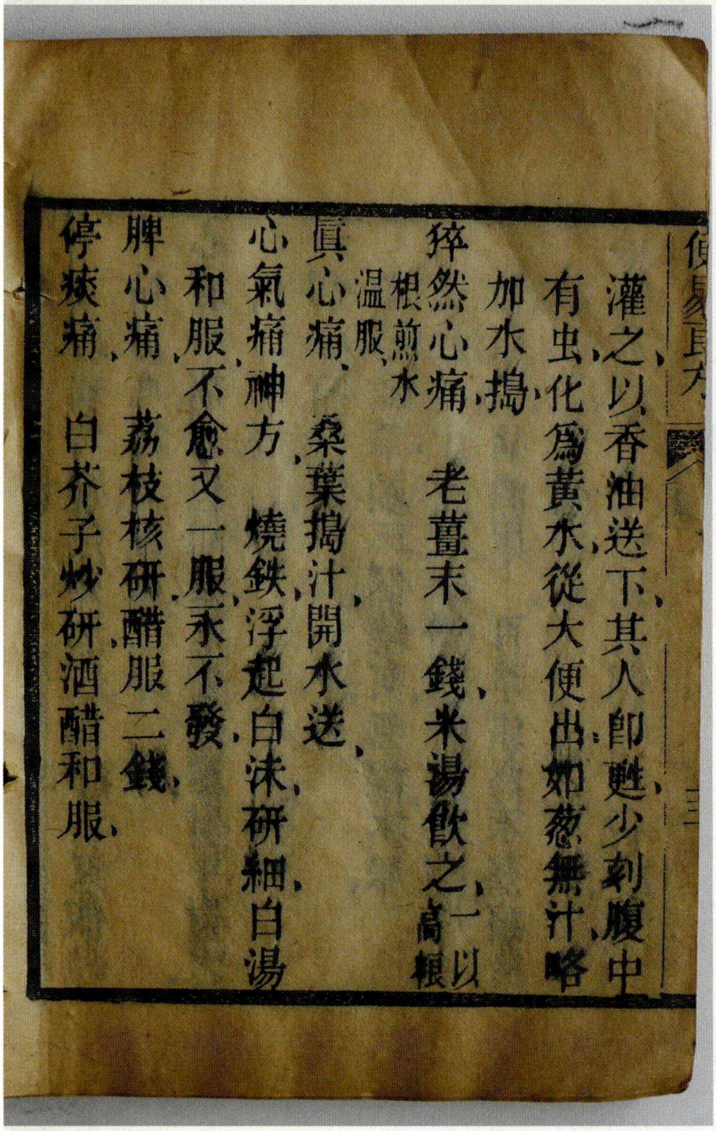
便易良方　三

灌之以香油送下其人即甦少刻腹中有虫化爲黄水從大便出如葱無汁略加水搗

猝然心痛　老薑末一錢米湯飲之一以高粮根煎水温服

真心痛　桑葉搗汁開水送

心氣痛神方　燒鉄浮起白沫研細白湯和服不愈又一服永不發

脾心痛　荔枝核研醋服二錢

停痰痛　白芥子炒研酒醋和服

灌之。以香油送下，其人即苏。少刻腹中有虫，化为黄水，从大便出。如葱无汁，略加水捣。

猝然心痛　老姜末一钱，米汤饮之。一以高粱[1]根，煎水温服。

真心痛　桑叶捣汁，开水送。

心气痛神方　烧铁，浮起白沫，研细，白汤和服。不愈又一服。永不发。

脾心痛　荔枝核研，醋服二钱。

停痰痛　白芥子炒研，酒醋和服。

1 高粱：原作“高粮”，据文义改。

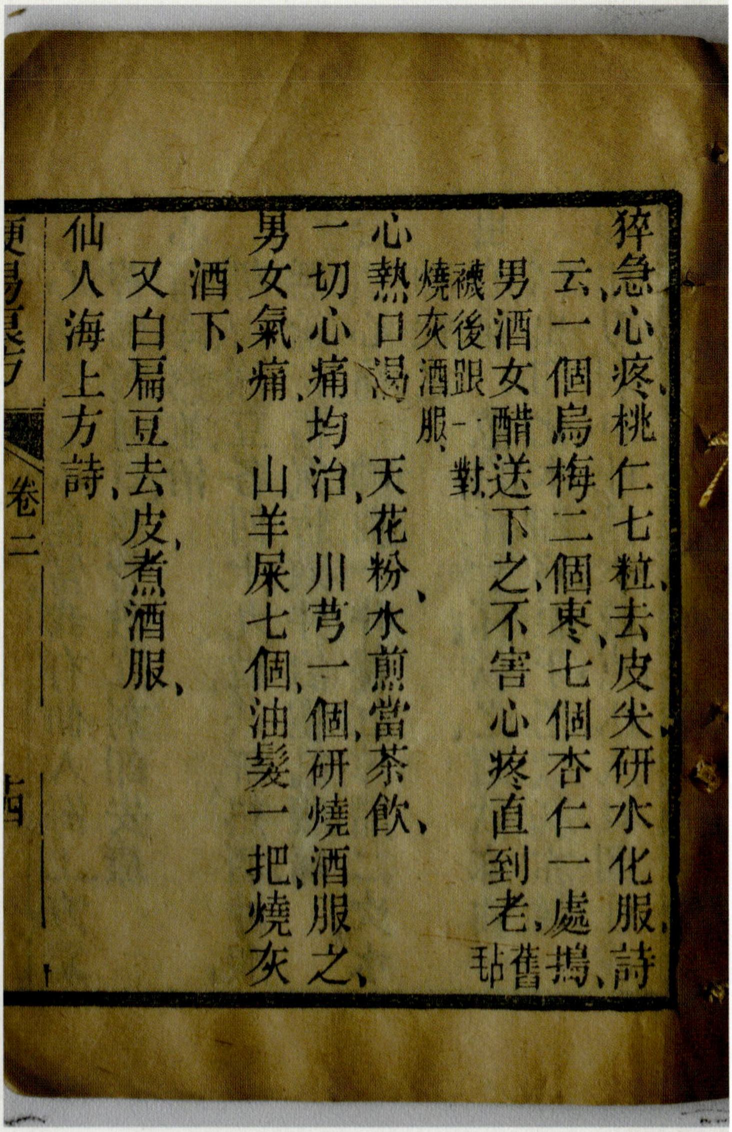

便易良方　卷二

猝急心疼、桃仁七粒、去皮尖研水化服、詩云、一個烏梅二個棗、七個杏仁一處搗、男酒女醋送下之不害心疼直到老、舊毡襪後跟一對、燒灰酒服、
心熱口渴、天花粉、水煎當茶飲、
一切心痛均治、川芎一個研燒酒服之、
男女氣痛、山羊屎七個、油髮一把、燒灰酒下、
又白扁豆去皮、煮酒服、
仙人海上方詩、

猝急心痛　桃仁七粒，去皮尖研，水化服。诗云：一个乌梅二个枣，七个杏仁一处捣。男酒女醋送下之，不害心痛直到老。旧毡袜后跟一对，烧灰，酒服。

心热口渴　天花粉水煎，当茶饮。

一切心痛均治　川芎一个研，烧酒服之。

男女气痛　山羊屎七个，油发一把，烧灰，酒下。

又，白扁豆去皮，煮酒服。

仙人海上方诗：

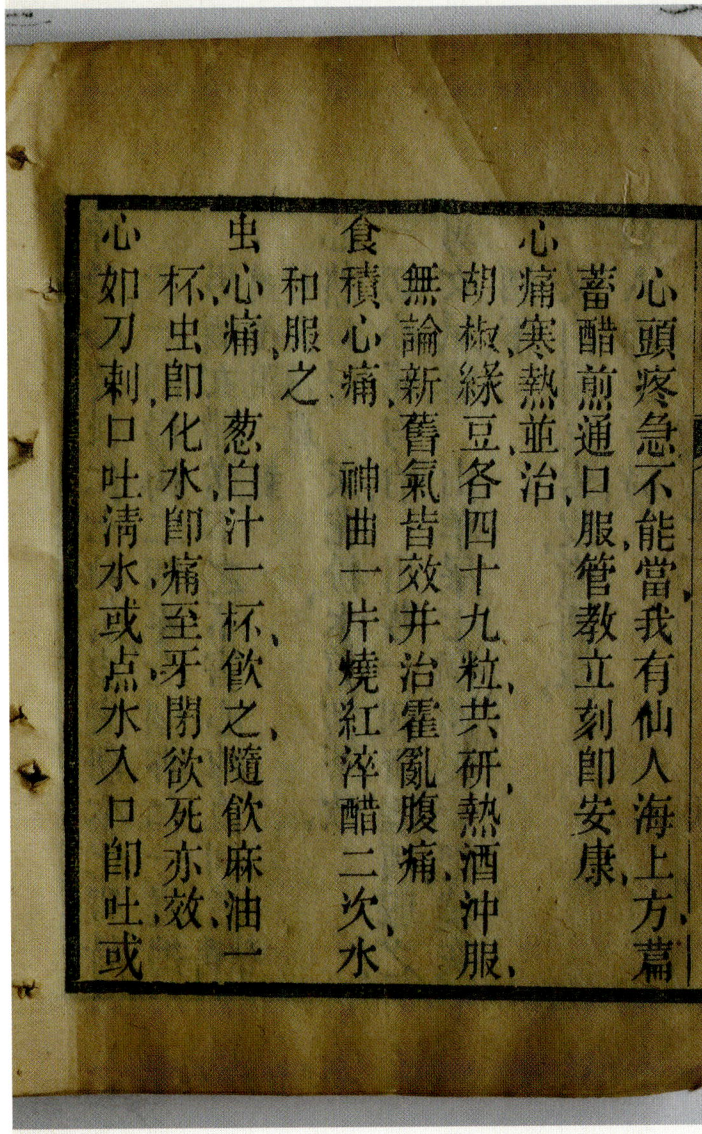

心頭疼急不能當、我有仙人海上方、蒿
蓄醋煎通口服、管教立刻即安康、
心痛寒熱並治、
胡椒綠豆各四十九粒、共研、熱酒沖服、
無論新舊氣皆效、并治霍亂腹痛、
食積心痛、神曲一片燒紅淬醋二次、水
和服之、
虫心痛、葱白汁一杯、飲之、隨飲麻油一
杯、虫即化水、即痛至牙閉欲死亦效、
心如刀刺、口吐清水、或点水入口即吐或

心头痛急不能当，我有仙人海上方。萹蓄醋煎通口服，管教立刻即安康。

心痛寒热并治　胡椒、绿豆各四十九粒，共研，热酒冲服。无论新旧气皆效。并治霍乱腹痛。

食积心痛　神曲一片烧红，淬醋二次，水和服之。

虫心痛　葱白汁一杯饮之，随饮麻油一杯，虫即化水。即痛至牙闭欲死，亦效。

心如刀刺，口吐清水，或点水入口即吐，或

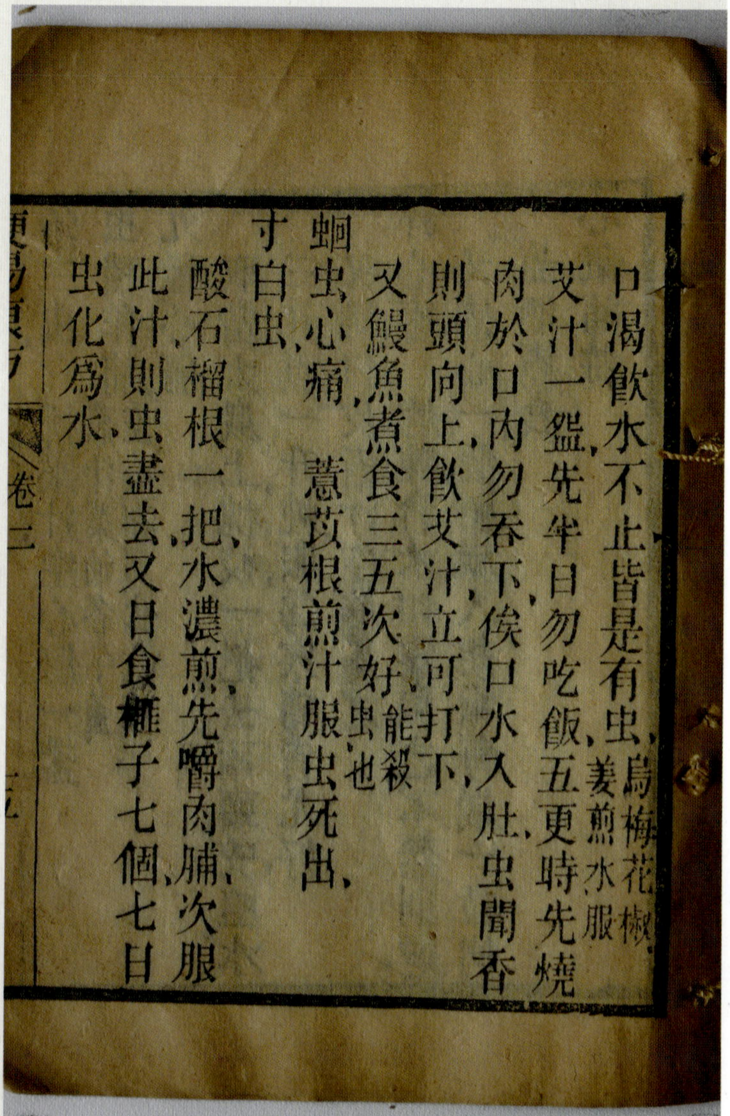

口渴飲水不止皆是有虫、烏梅、花椒、姜煎水服艾汁一盌、先半日勿吃飯、五更時先燒肉於口內勿吞下、俟口水入肚、虫聞香則頭向上、飲艾汁、立可打下、又鰻魚煮食三五次好、能殺虫也

蛔虫心痛　薏苡根煎汁服虫死出、

寸白虫、酸石榴根一把、水濃煎、先嚼肉脯、次服此汁則虫盡去又日食榧子七個七日虫化爲水、

口渴饮水不止，皆是有虫　乌梅，花椒，姜，煎水服。

艾汁一碗。先半日勿吃饭，五更时，先烧肉于口内，勿吞下。俟口水入肚，虫闻香则头向上。饮艾汁，立可打下。

又，鳗鱼煮食三五次，好。能杀虫也。

蛔虫心痛　薏苡根煎汁服，虫死，出。

寸白虫　酸石榴根一把，水浓煎。先嚼肉脯，次服此汁，则虫尽去。

又，日食榧子七个，七日虫化为水。

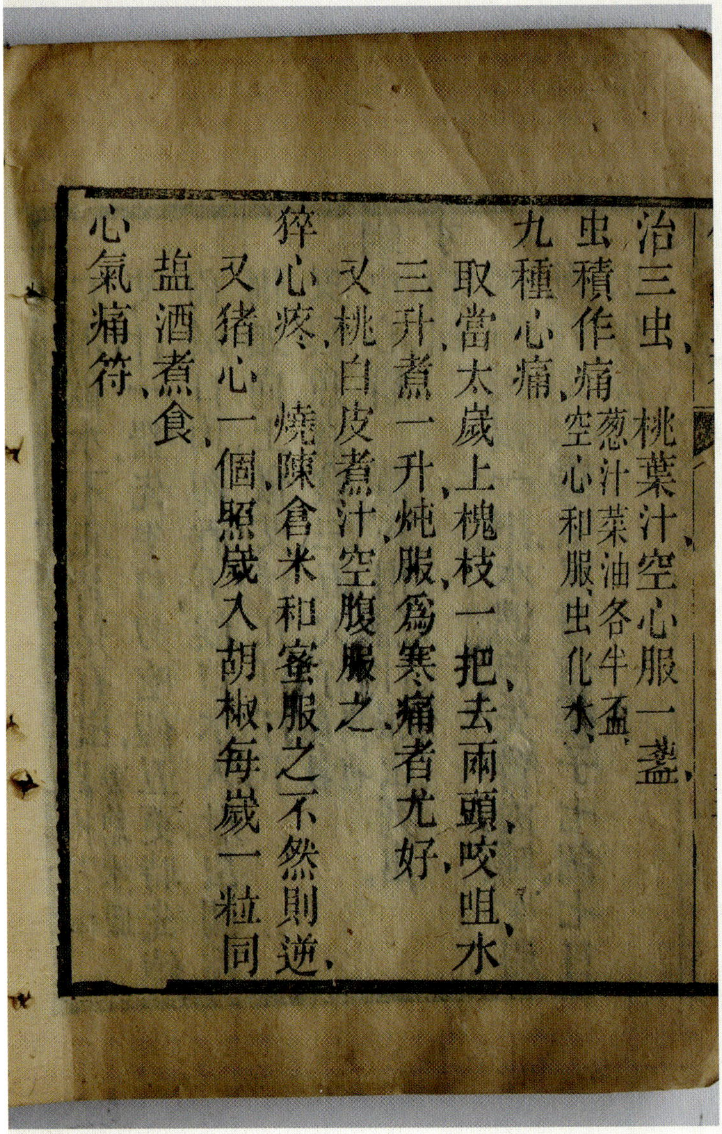
治三虫、桃葉汁、空心服一盞、
虫積作痛、葱汁菜油各半盃、空心和服、虫化水、
九種心痛、
取當太歲上槐枝一把、去兩頭、咬咀、水
三升、煮一升、炖服、爲寒痛者尤好、
又桃白皮煮汁、空腹服之、
猝心疼、燒陳倉米和蜜服之、不然則逆、
又猪心一個照歲入胡椒每歲一粒同
盐酒煮食、
心氣痛符、

治三虫　桃叶汁，空心服一盏。

虫积作痛　葱汁、菜油各半杯，空心和服。虫化水。

九种心痛　取当太岁上槐枝一把，去两头，咬咀[1]。水三升，煮一升，炖服。为寒痛者尤好。

又，桃白皮煮汁，空腹服之。

猝心痛　烧陈仓米，和蜜服之。不然则逆。

又，猪心一个，照岁入胡椒，每岁一粒。同盐酒煮食。

心气痛符

1 咬咀：当为“㕮咀”之误。

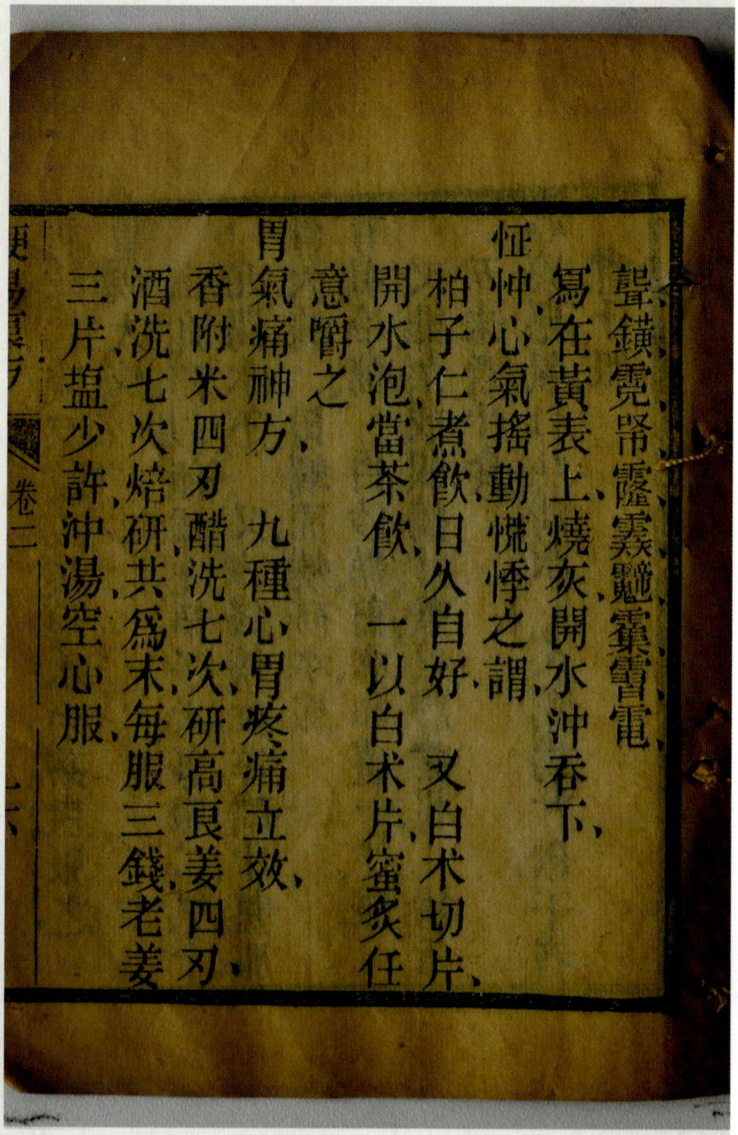

鞏鑛霓帑靂霙靆霴雪電、

寫在黄表上、燒灰開水沖吞下、

怔忡心氣搖動慌悸之謂、柏子仁煮飲、日久自好、又白术切片、開水泡、當茶飲、　一以白术片蜜炙任意嚼之

胃氣痛神方、　九種心胃疼痛立效、香附米四刃醋洗七次、研高良姜四刃、酒洗七次焙研共爲末、每服三錢、老姜三片塩少許、沖湯空心服、

便易良方　卷二

□□□□□□□□□□（符略）

写在黄表上，烧灰。开水冲吞下。

怔忡，心气摇动、慌悸之谓　柏子仁煮饮，日久自好。

又，白术切片，开水泡。当茶饮。

一以白术片蜜炙，任意嚼之。

胃气痛神方　九种心胃疼痛立效。香附米四两，醋洗七次，研。高良姜四两，酒洗七次，焙研。共为末。每服三钱。老姜三片，盐少许，冲汤，空心服。

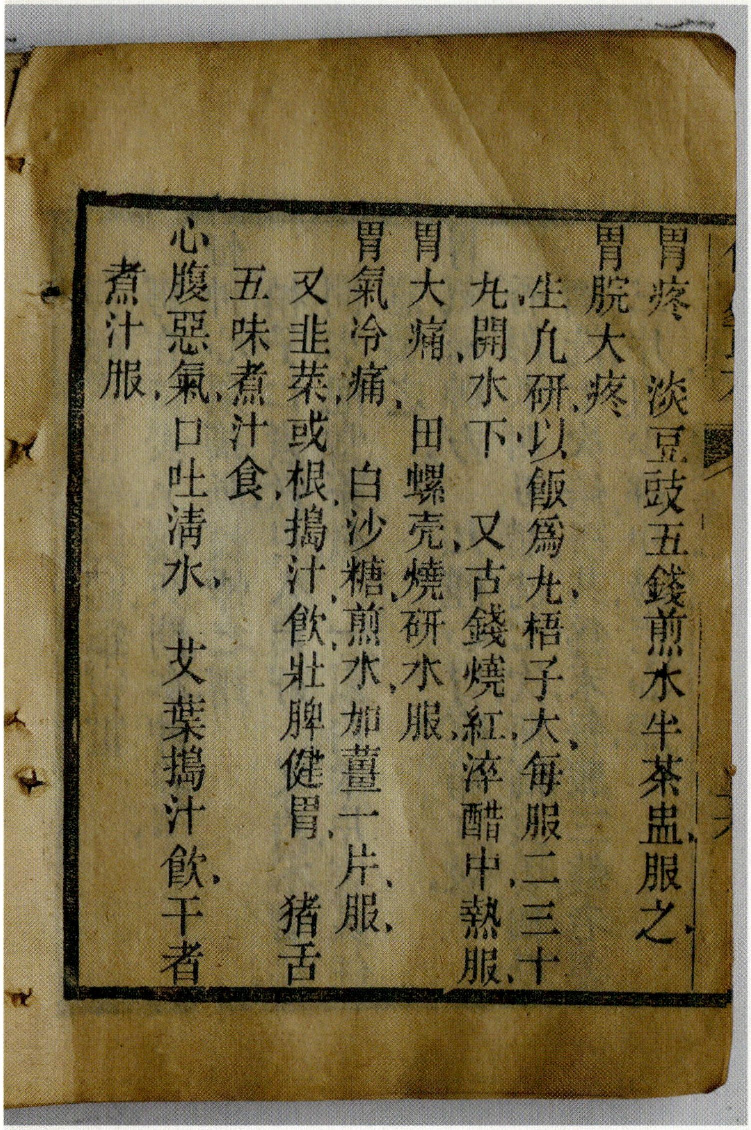
胃疼 淡豆豉五錢煎水半茶盅服之、
胃脘大疼 生凢研、以飯爲丸、梧子大、每服二三十丸、開水下、 又古錢燒紅淬醋中熱服、
胃大痛、 田螺壳燒研水服、
胃氣冷痛、 白沙糖煎水、加薑一片服、
又韭菜或根搗汁飲、壮脾健胃、 猪舌五味煮汁食、
心腹惡氣、口吐清水、 艾葉搗汁飲、干者煮汁服、

胃痛　淡豆豉五钱，煎水半茶盅，服之。

胃脘大痛　生矾研，以饭为丸，梧子大。每服二三十丸。开水下。

又，古钱烧红淬醋中，热服。

胃大痛　田螺壳烧研，水服。

胃气冷痛　白砂糖煎水，加姜一片服。

又，韭菜或根捣汁饮。壮脾健胃。

猪舌、五味煮汁，食。

心腹恶气，口吐清水　艾叶捣汁饮。干者煮汁服。

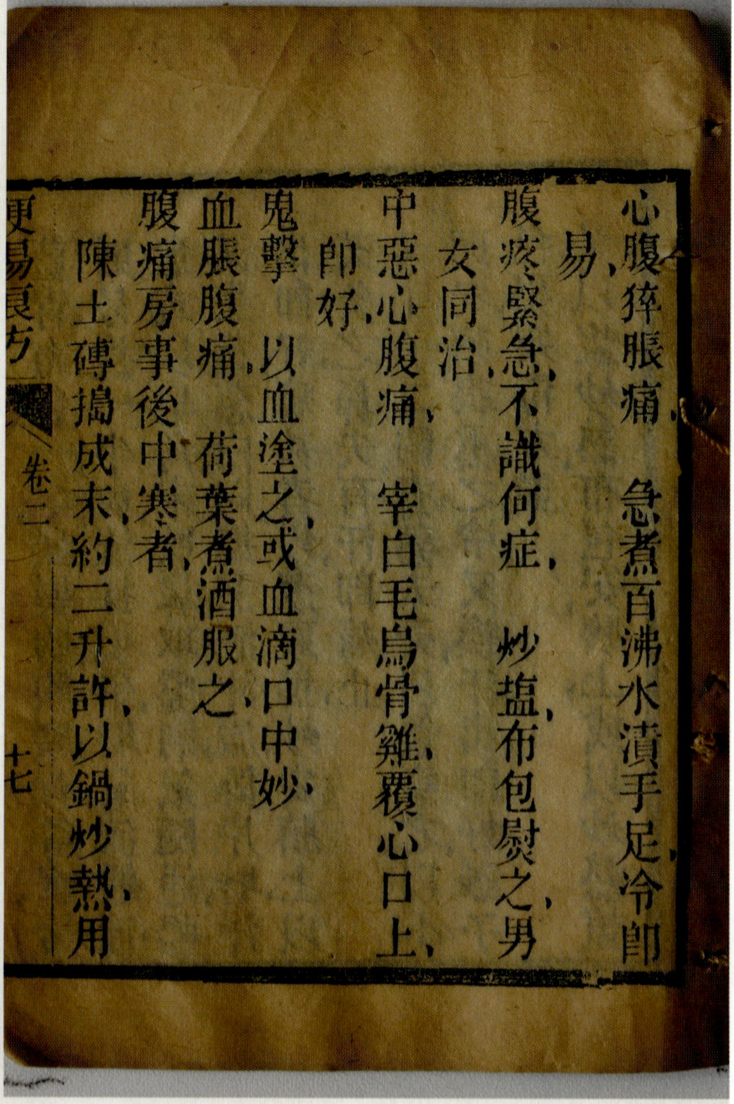
心腹猝脹痛　急煮百沸水漬手足，冷即易，
腹疼緊急，不識何症　炒鹽，布包熨之，男女同治，
中惡心腹痛，　宰白毛烏骨雞，覆心口上，即好，
鬼擊　以血塗之，或血滴口中妙，
血脹腹痛，　荷葉煮酒服之，
腹痛房事後中寒者，
陳土磚搗成末，約二升許，以鍋炒熱用

便易良方　卷二　十七

心腹猝胀痛　急煮百沸水渍手足，冷即易。

腹痛紧急，不识何症　炒盐，布包熨之。男女同治。

中恶，心腹痛　宰白毛乌骨鸡，覆心口上，即好。

鬼击　以血涂之，或血滴口中。妙。

血胀腹痛　荷叶煮酒，服之。

腹痛，房事后中寒者　陈土砖捣成末，约二升许。以锅炒热，用

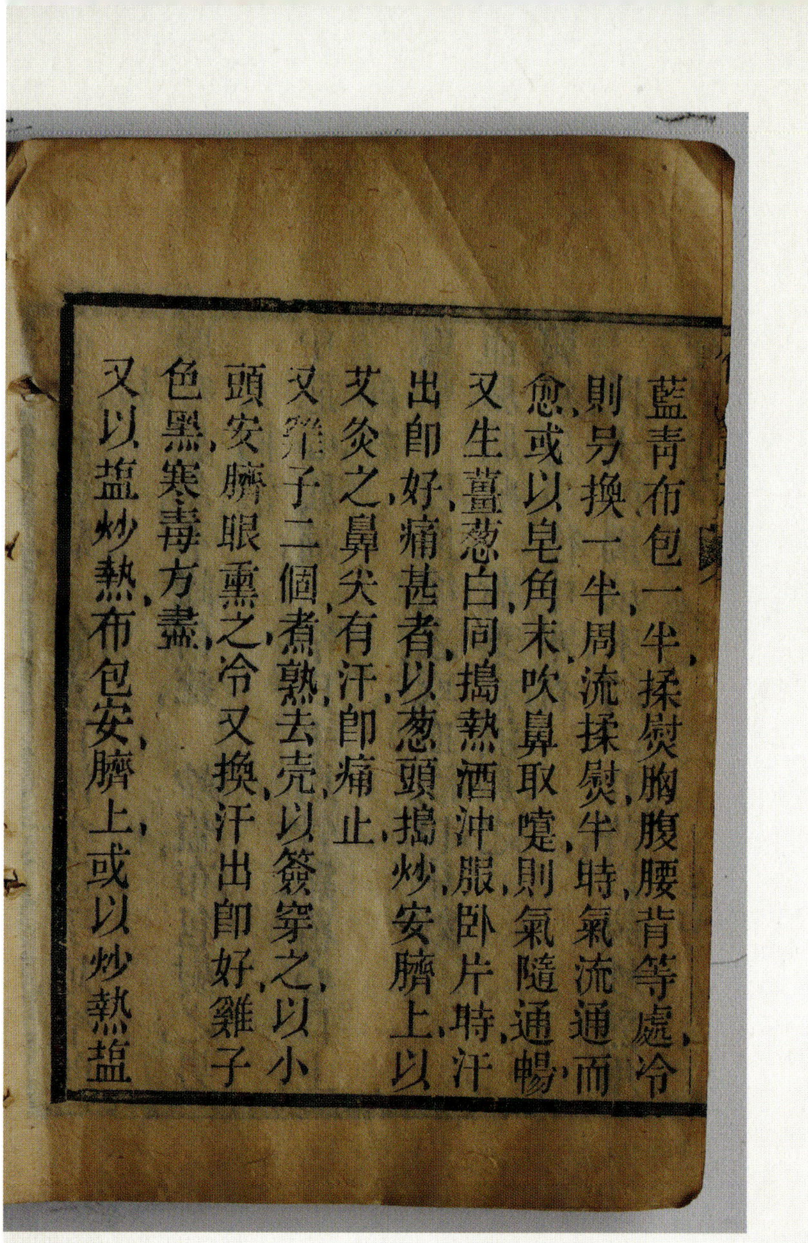
藍青布包一半，揉熨胸腹腰背等處，冷
則另換一半，周流揉熨，半時，氣流通而
愈，或以皂角末吹鼻取嚏，則氣隨通暢
又生薑葱白同搗，熱酒沖服，卧片時，汗
出卽好，痛甚者，以葱頭搗炒，安臍上，以
艾灸之，鼻尖有汗，卽痛止
又雞子二個，煮熟去殻，以簽穿之，以小
頭安臍眼熏之，冷又換，汗出卽好，雞子
色黑，寒毒方盡
又以盐炒熱，布包安臍上，或以炒熱盐

蓝青布包一半，揉熨胸腹腰背等处。冷则另换一半。周流揉熨，半时气流通而愈。或以皂角末吹鼻取嚏，则气随通畅。

又，生姜、葱白同捣，热酒冲服。卧片时，汗出即好。痛甚者，以葱头捣炒，安脐上。以艾灸之，鼻尖有汗，即痛止。

又，鸡子二个，煮熟去壳，以签穿之。以小头安脐眼熏之。冷又换。汗出即好。鸡子色黑，寒毒方尽。

又，以盐炒热，布包安脐上。或以炒热盐

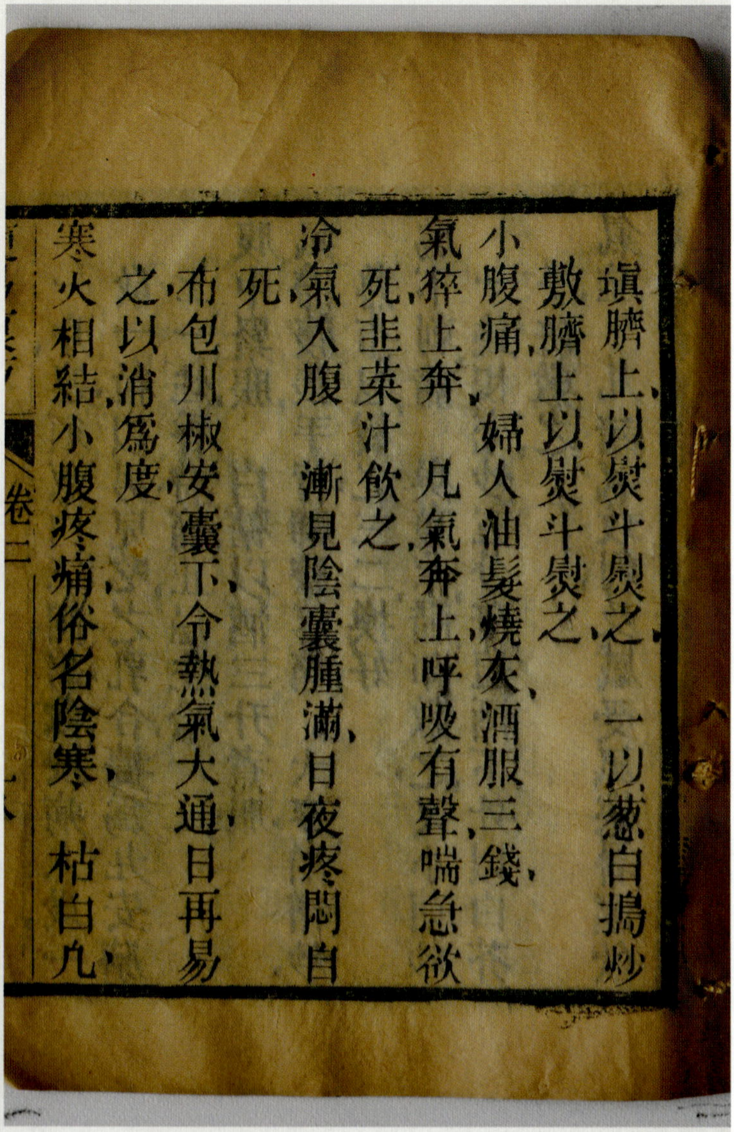

填脐上，以熨斗熨之。

一以葱白捣炒，敷脐上，以熨斗熨之。

小腹痛　妇人油发烧灰，酒服三钱。

气猝上奔　凡气奔上，呼吸有声，喘急欲死。韭菜汁饮之。

冷气入腹　渐见阴囊肿满，日夜痛闷自死。布包川椒安囊下，令热气大通。日再易之，以消为度。

寒火相结，小腹疼痛，俗名阴寒　枯白矾

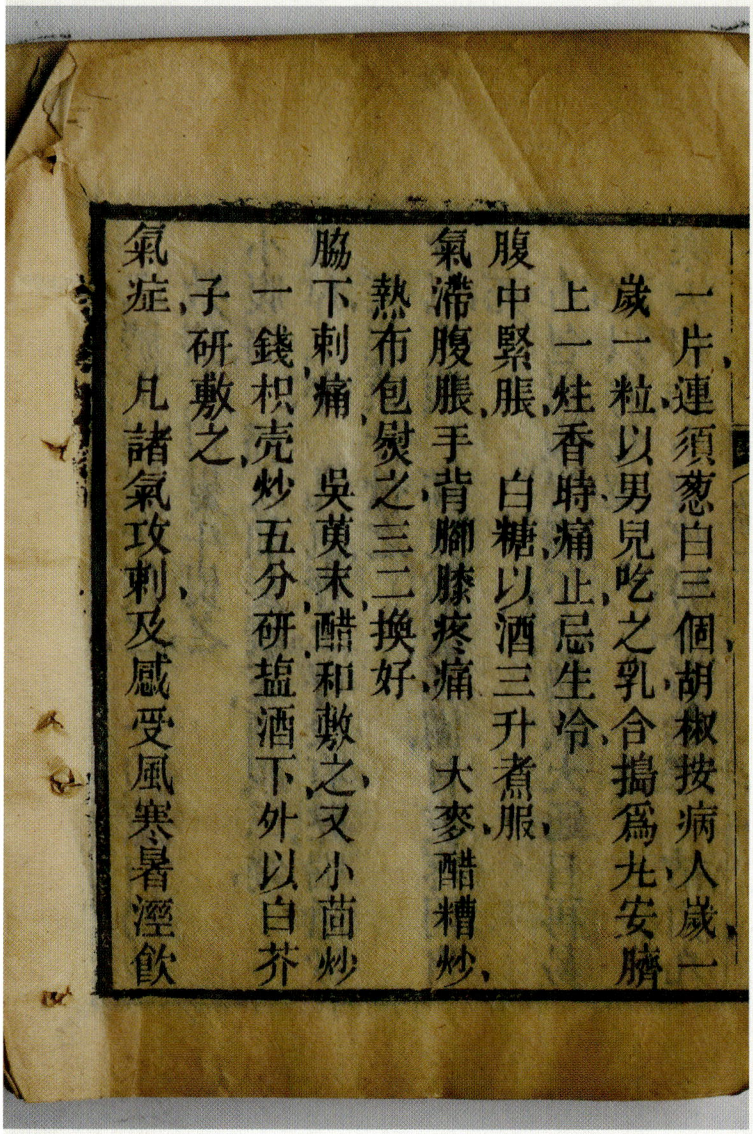

一片，連須葱白三個，胡椒按病人歲，一
歲一粒，以男兒吃之乳合搗爲丸安臍
上一炷香時，痛止，忌生冷
腹中緊脹，白糖以酒三升煮服，
氣滯腹脹，手背脚膝疼痛　大麥醋糟炒，
熱布包熨之，三二換好，
脇下刺痛，吳萸末，醋和敷之，又小茴炒
一錢枳殼炒五分研鹽酒下外以白芥
子研敷之，
氣症　凡諸氣攻刺，及感受風寒暑溼飲

一片，连须葱白三个，胡椒按病人岁，一岁一粒。以男儿吃之乳合捣为丸。安脐上。一炷香时，痛止。忌生冷。

腹中紧胀　白糖，以酒三升煮服。

气滞腹胀，手背脚膝疼痛　大麦，醋糟炒。热布包熨之。三二换好。

胁下刺痛　吴萸末，醋和敷之。

又，小茴炒一钱，枳壳炒五分，研，盐酒下。外以白芥子研敷之。

气症　凡诸气攻刺，及感受风寒暑湿，饮

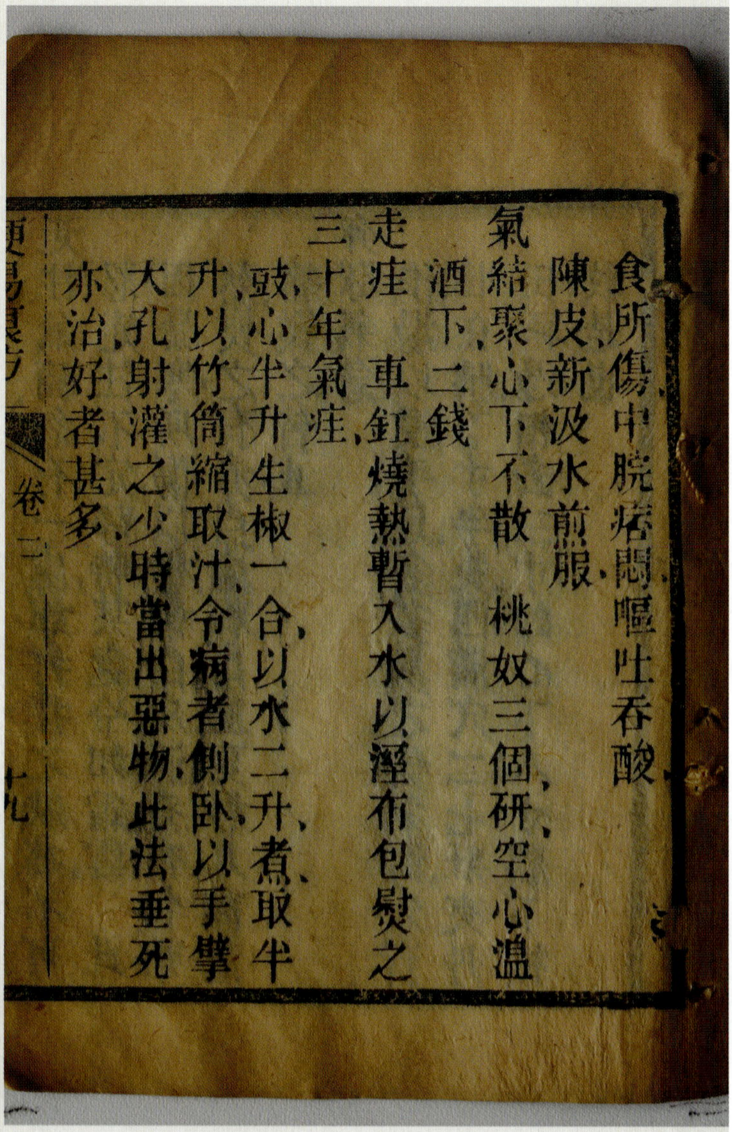

食所傷中脘痞悶嘔吐吞酸
陳皮新汲水煎服
氣結聚心下不散　桃奴三個研空心溫
酒下二錢
走疰　車釭燒熱暫入水以溼布包熨之
三十年氣疰
豉心半升生椒一合以水二升煮取半
升以竹筒縮取汁令病者側卧以手擘
大孔射灌之少時當出惡物此法垂死
亦治好者甚多

食所伤，中脘痞闷，呕吐吞酸。陈皮，新汲水煎服。

气结聚心下不散　桃奴三个研，空心温酒下二钱。

走疰　车釭[1]烧热，暂入水，以湿布包熨之。

三十年气疰　豉心半升，生椒一合。以水二升，煮取半升。以竹筒缩取汁。令病者侧卧，以手擘大孔射灌之，少时当出恶物。此法垂死亦治，好者甚多。

1 车釭（gāng）：车毂口穿轴用的铁圈。

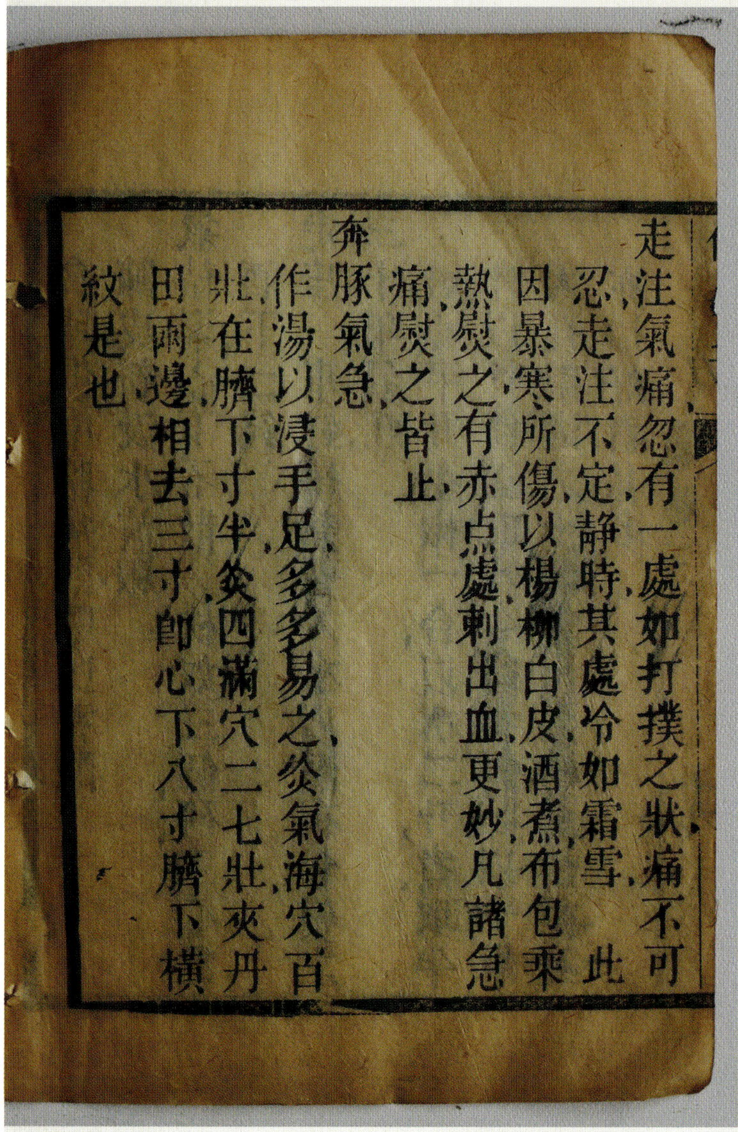

走注氣痛，忽有一處如打撲之狀，痛不可忍，走注不定，靜時其處冷如霜雪　此因暴寒所傷，以楊柳白皮酒煮，布包乘熱熨之，有赤点處刺出血更妙，凡諸急痛熨之皆止

奔豚氣急　作湯以浸手足，多多易之，灸氣海穴百壯，在臍下寸半，灸四滿穴二七壯，夾丹田兩邊相去三寸，即心下八寸，臍下橫紋是也

走注气痛，忽有一处如打扑之状，痛不可忍，走注不定。静时其处冷如霜雪　此因暴寒所伤。以杨柳白皮酒煮，布包，乘热熨之。有赤点处刺出血，更妙。凡诸急痛，熨之皆止。

奔豚气急　作汤以浸手足，多多易之。灸气海穴百壮，在脐下寸半。灸四满穴二七壮，夹丹田两边相去三寸，即心下八寸，脐下横纹是也。

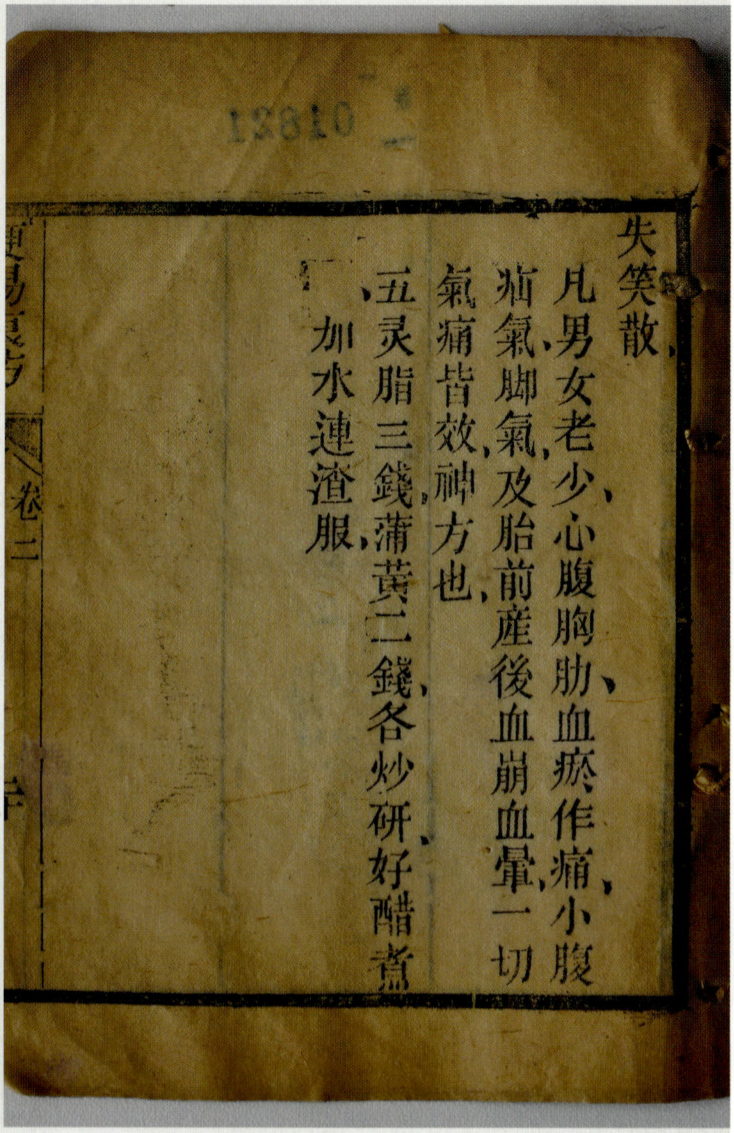
失笑散　凡男女老少、心腹胸肋、血瘀作痛、小腹疝氣、脚氣、及胎前産後血崩血暈、一切氣痛皆效、神方也、
五灵脂三錢、蒲黄二錢、各炒研、好醋煮、加水連渣服、

失笑散　凡男女老少心腹胸肋血瘀作痛，小腹疝气，脚气，及胎前产后，血崩血晕，一切气痛皆效。神方也。

五灵脂三钱，蒲黄二钱，各炒研。好醋煮，加水，连渣服。

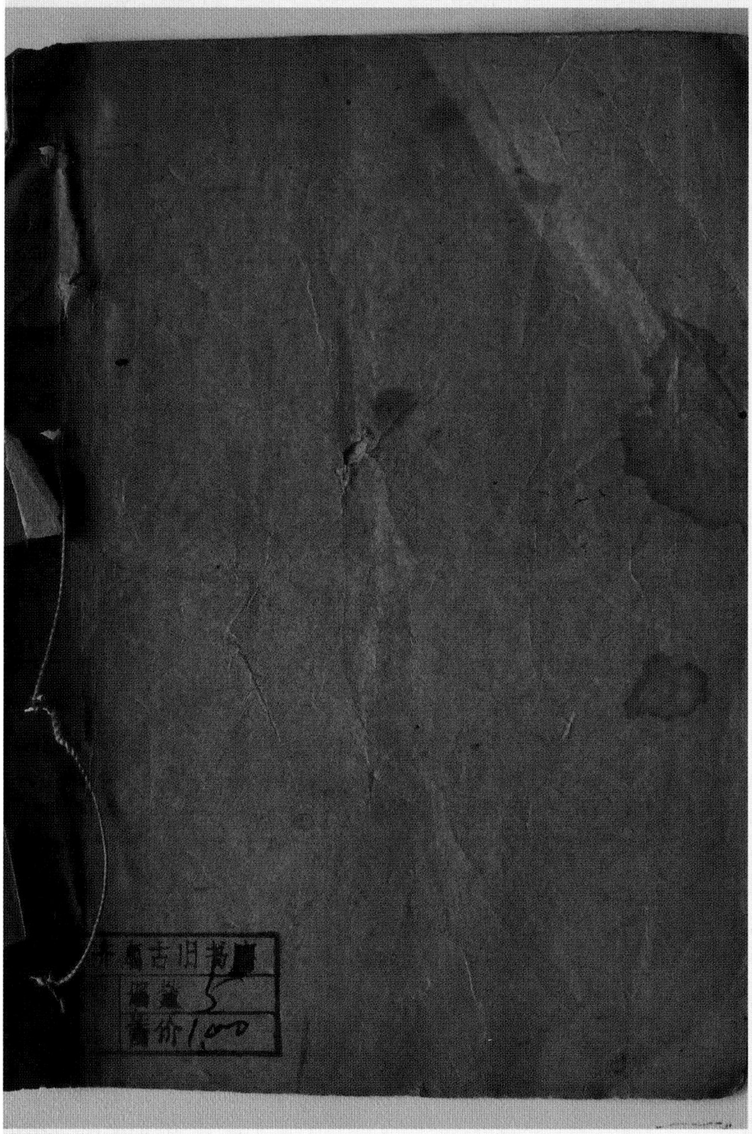
古旧书店
5
1.00

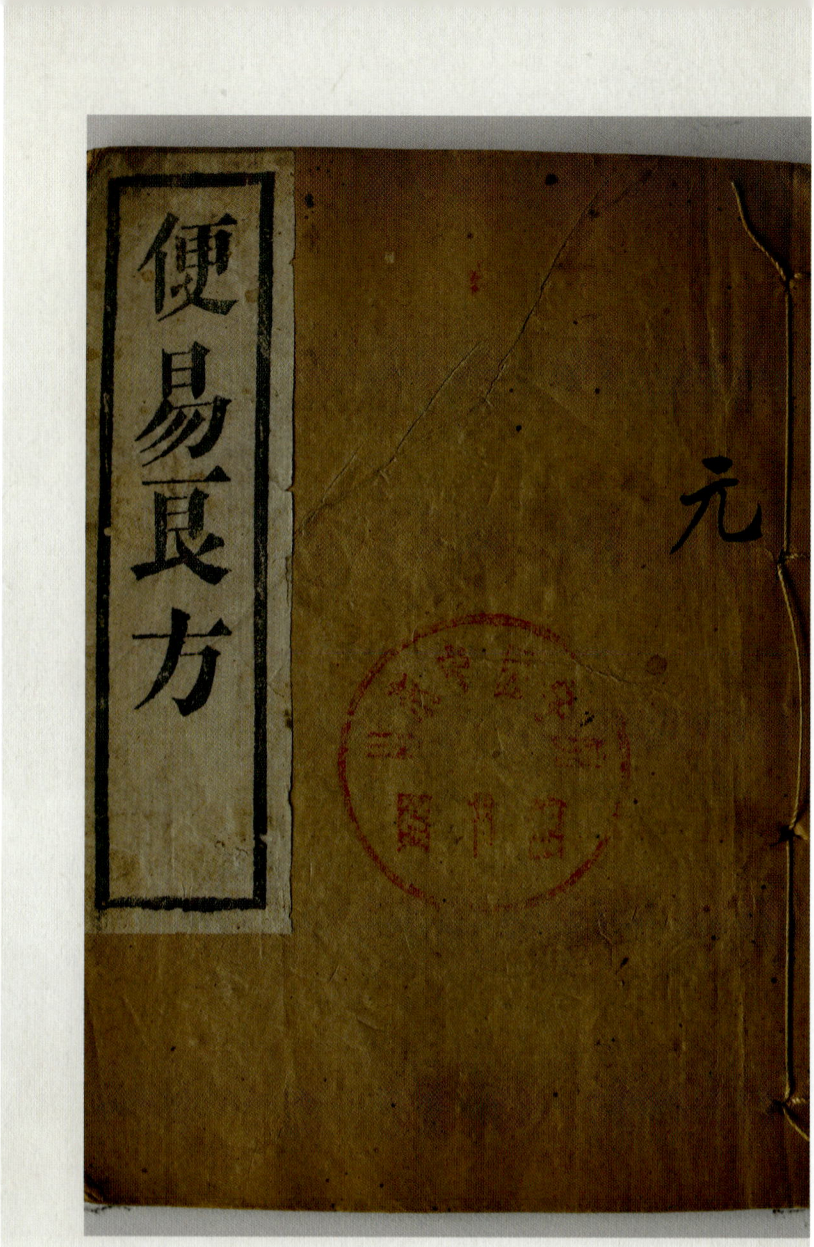

《便易良方》（元）

治瘋狗咬方　不拘輕重皆治奇驗

以當年青鮮的韭根搗爛取汁温服　無不立活

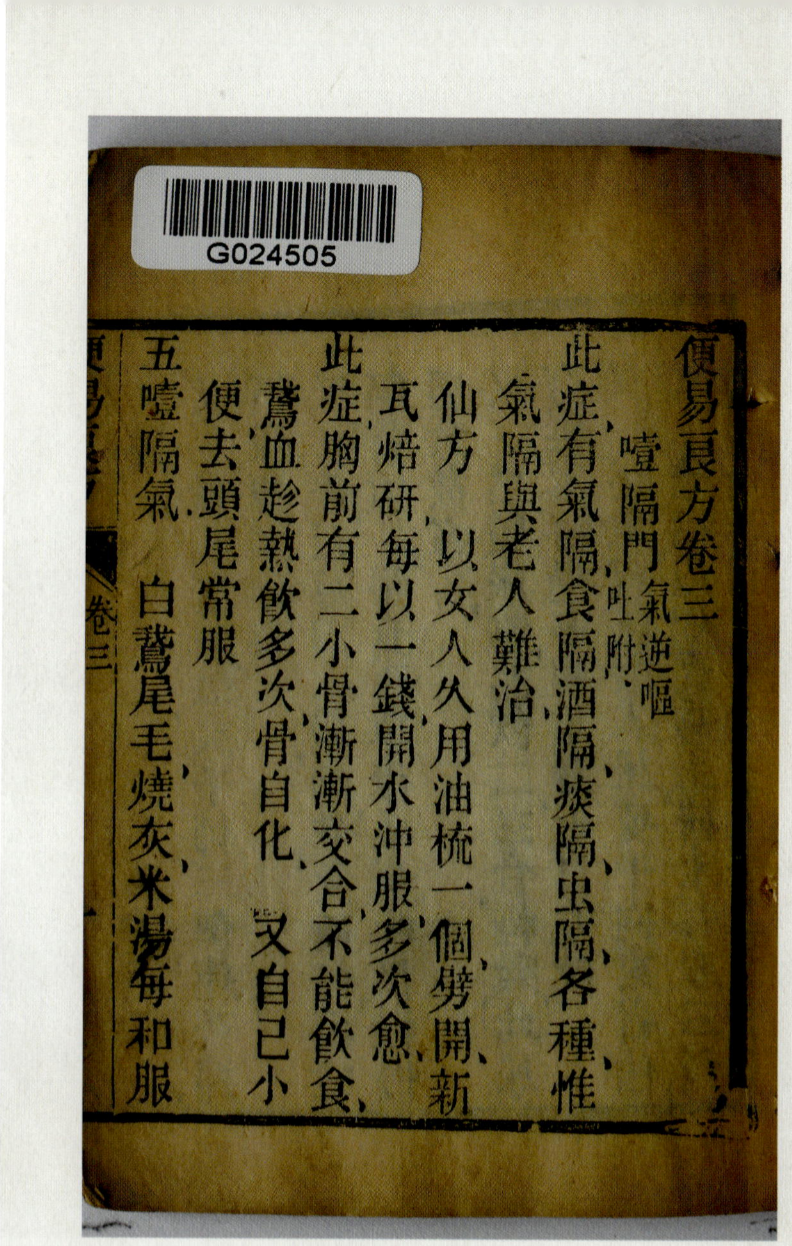
便易良方卷三

噎隔門氣逆嘔吐附

此症有氣隔、食隔、酒隔、痰隔、虫隔、各種、惟氣隔與老人難治、

仙方　以女人久用油梳一個、劈開、新瓦焙研、每以一錢、開水沖服、多次愈、

此症胸前有二小骨、漸漸交合、不能飲食、鵞血趁熱飲多次、骨自化、　又自已小便去頭尾常服

五噎隔氣　白鵞尾毛燒灰、米湯每和服

便易良方　卷三

便易良方卷三

噎隔门气逆 呕吐附

此症有气隔、食隔、酒隔、痰隔、虫隔各种。惟气隔与老人难治。

仙方　以女人久用油梳一个，劈开，新瓦焙研。每以一钱，开水冲服。多次愈。

此症胸前有二小骨，渐渐交合，不能饮食。鹅血趁热饮多次，骨自化。

又，自己小便，去头尾常服。

五噎隔气　白鹅尾毛烧灰。米汤每和服

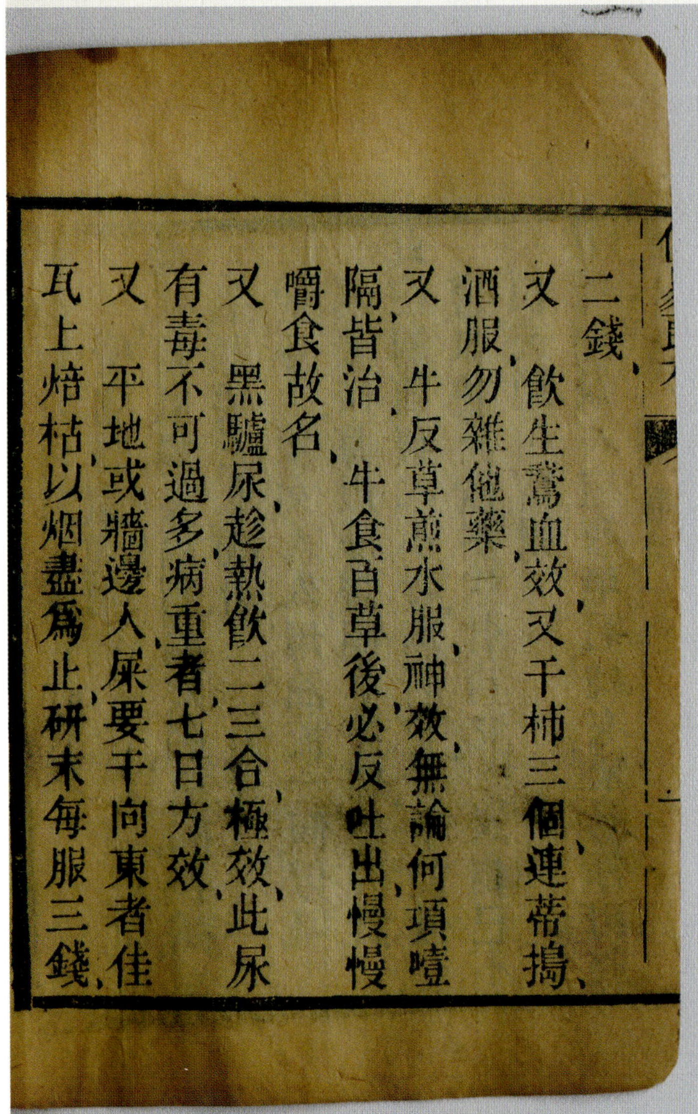

二錢

又飲生鵞血效又干柿三個連蒂搗

酒服勿雜他藥

又牛反草煎水服神效無論何項噎

隔皆治牛食百草後必反吐出慢慢

嚼食故名

又黑驢尿趁熱飲二三合極效此尿

有毒不可過多病重者七日方效

又平地或牆邊人屎要干向東者佳

瓦上焙枯以烟盡爲止研末每服三錢

二钱。

又，饮生鹅血效。

又，干柿三个，连蒂捣，酒服。勿杂他药。

又，牛反草煎水服，神效。无论何项噎隔皆治。牛食百草后，必反吐出，慢慢嚼食，故名。

又，黑驴尿趁热饮二三合，极效。此尿有毒，不可过多。病重者七日方效。

又，平地或墙边人屎，要干向东者佳，瓦上焙枯，以烟尽为止。研末，每服三钱。

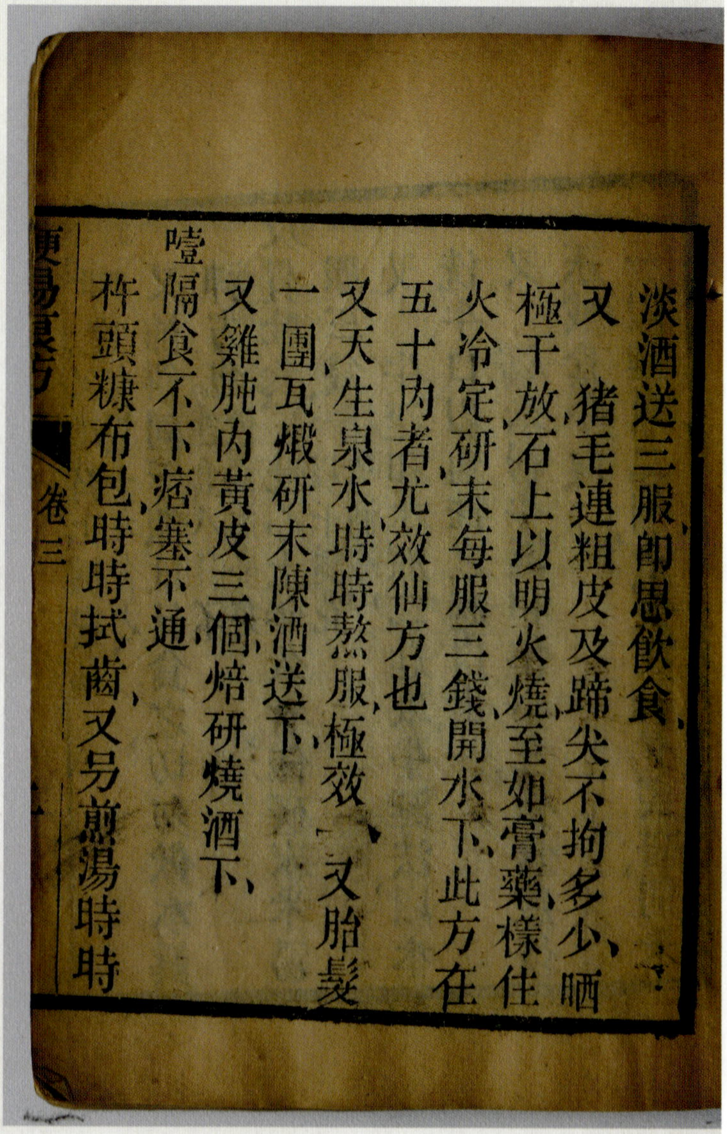

淡酒送三服、即思飲食、

又、猪毛連粗皮及蹄尖不拘多少、晒極干放石上以明火燒、至如膏藥樣住火冷定研末每服三錢開水下、此方在五十内者尤效仙方也

又天生泉水時時熬服、極效、又胎髮一團瓦煅研末陳酒送下、

又雞肫内黄皮三個焙研燒酒下、

噎隔食不下痞塞不通、

杵頭糠布包時時拭齒、又另煎湯時時

淡酒送三服，即思饮食。

又，猪毛连粗皮及蹄尖，不拘多少，晒极干。放石上以明火烧，至如膏药样，住火冷定。研末，每服三钱，开水下。此方在五十内者尤效。仙方也。

又，天生泉水时时熬服，极效。

又，胎发一团，瓦煅研末，陈酒送下。

又，鸡肫内黄皮三个，焙研，烧酒下。

噎隔，食不下，痞塞不通　杵头糠布包，时时拭齿。

又，另煎汤。时时

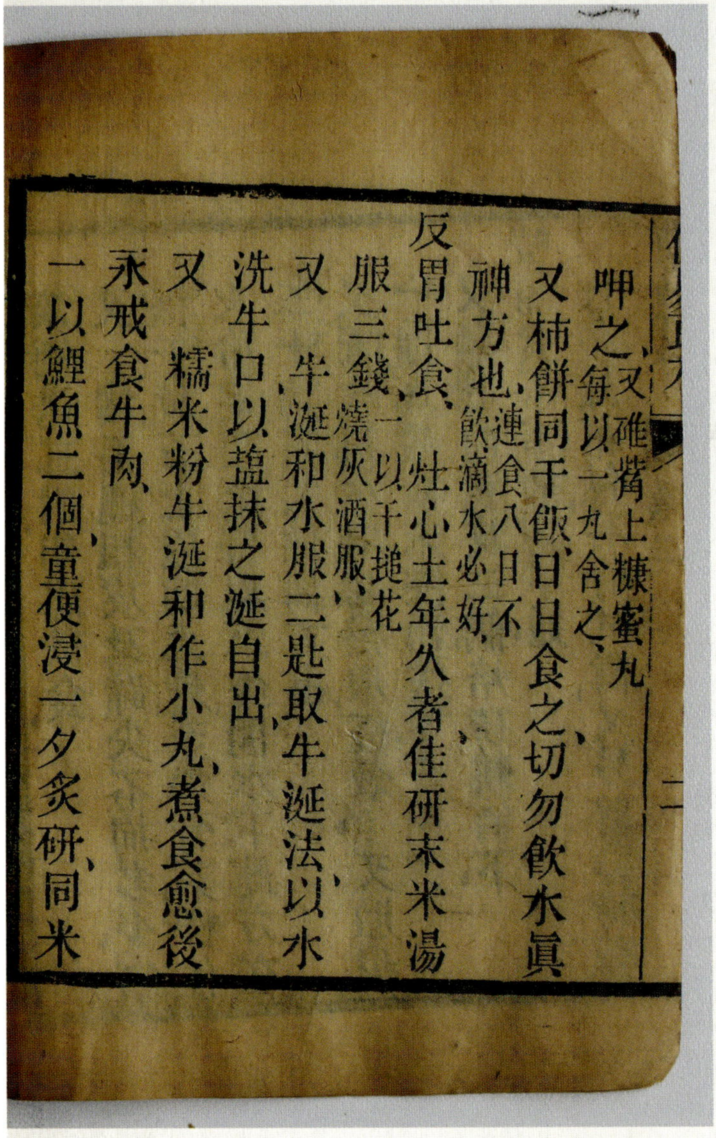

呷之。

又，碓嘴上糠，蜜丸。每以一丸含[1]之。

又，柿饼同干饭，日日食之。切勿饮水。真神方也。连食八日，不饮滴水，必好。

反胃吐食　灶心土，年久者佳，研末。米汤服三钱。一以千槌花烧灰，酒服。

又，牛涎和水服，二匙。取牛涎法：以水洗牛口，以盐抹之，涎自出。

又，糯米粉、牛涎和作小丸，煮食。愈后永戒食牛肉。

一以鲤鱼二个，童便浸一夕，炙研。同米

1 含：原作“舍”，据文义改。

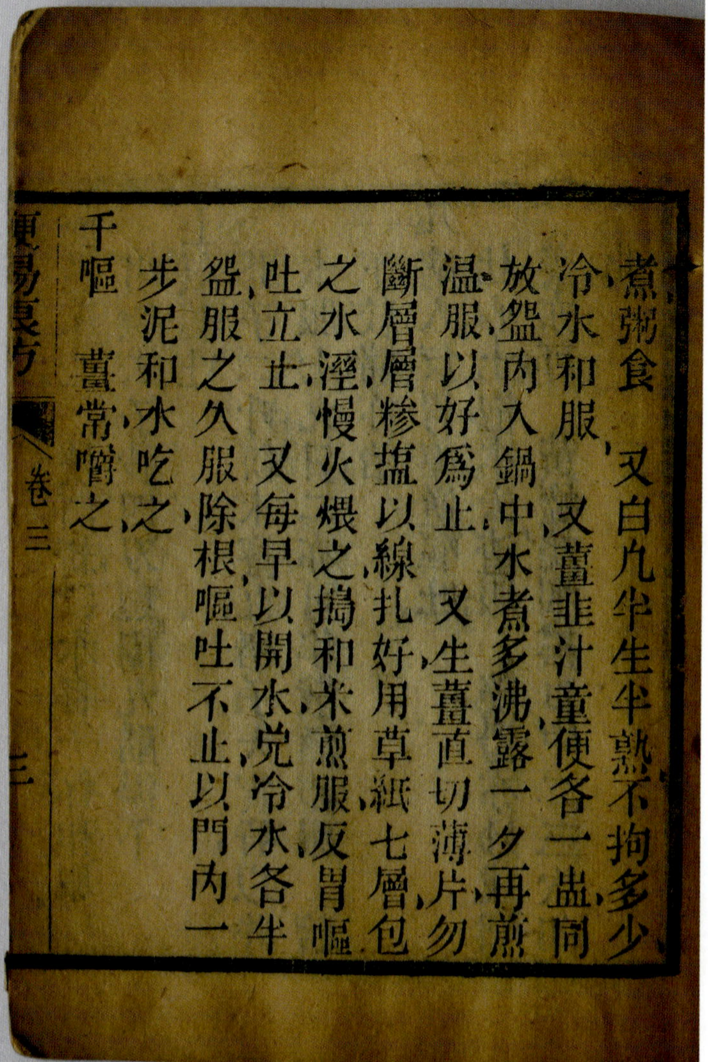

便易良方　卷三　三

煮粥食　又白礬半生半熟不拘多少冷水和服　又薑韭汁童便各一盅同放盌內入鍋中水煮多沸露一夕再煎溫服以好爲止　又生薑直切薄片勿斷層層糝塩以線扎好用草紙七層包之水溼慢火煨之搗和米煎服反胃嘔吐立止　又每早以開水兑冷水各半盌服之久服除根嘔吐不止以門內一步泥和水吃之

干嘔　薑常嚼之

煮粥食。

又，白矾半生半熟，不拘多少，冷水和服。

又，姜、韭汁、童便各一盅，同放碗内，入锅中水煮多沸。露一夕再煎，温服。以好为止。

又，生姜直切薄片，勿断，层层糁盐。以线扎好，用草纸七层包之，水湿，慢火煨之。捣和米，煎服。反胃呕吐立止。

又，每早以开水兑冷水各半碗，服之。久服除根。呕吐不止，以门内一步泥，和水吃之。

干呕　姜常嚼之。

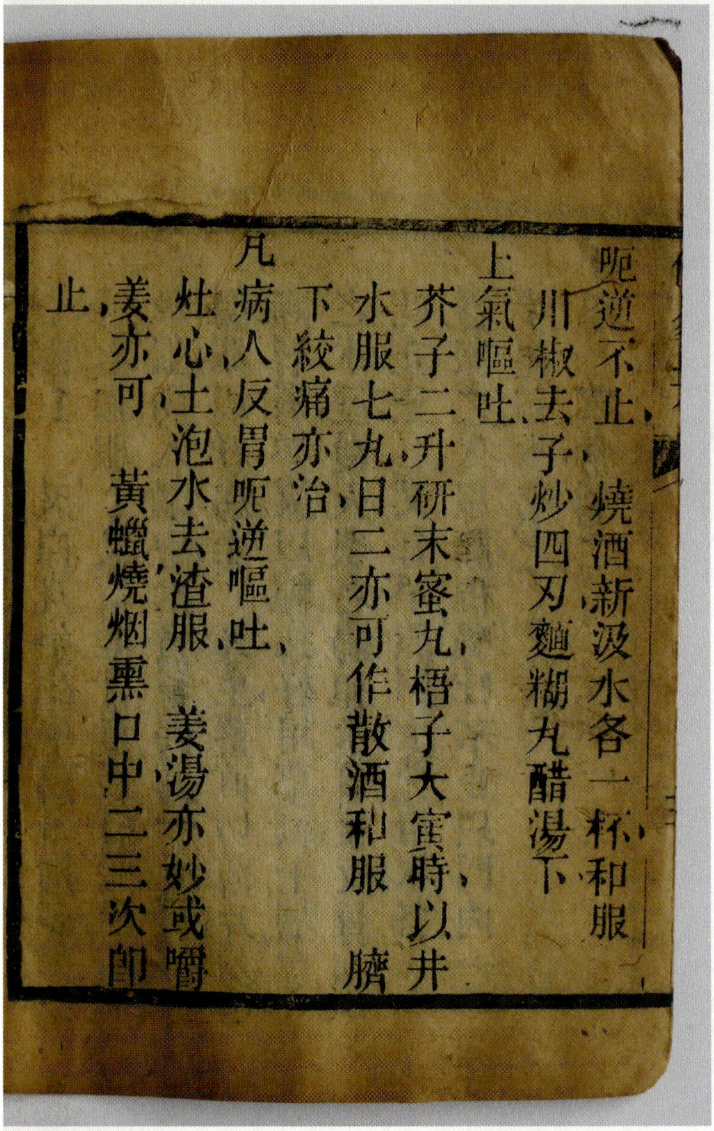

呃逆不止、燒酒新汲水各一杯、和服
川椒去子炒四刄麵糊丸醋湯下
上氣嘔吐、
芥子二升研末蜜丸梧子大寅時以井
水服七丸日二亦可作散酒和服　臍
下絞痛亦治
凡病人反胃呃逆嘔吐、
灶心土泡水去渣服、姜湯亦妙或嚼
姜亦可　黃蠟燒烟熏口中二三次即
止

呃逆不止　烧酒、新汲水各一杯，和服。

川椒去子炒，四两，面糊丸，醋汤下。

上气呕吐　芥子二升，研末，蜜丸梧子大。寅时以井水服七丸，日二。亦可作散，酒和服。脐下绞痛亦治。

凡病人反胃呃逆呕吐　灶心土泡水，去渣服。姜汤亦妙。或嚼姜亦可。

黄蜡烧烟熏口中二三次，即止。

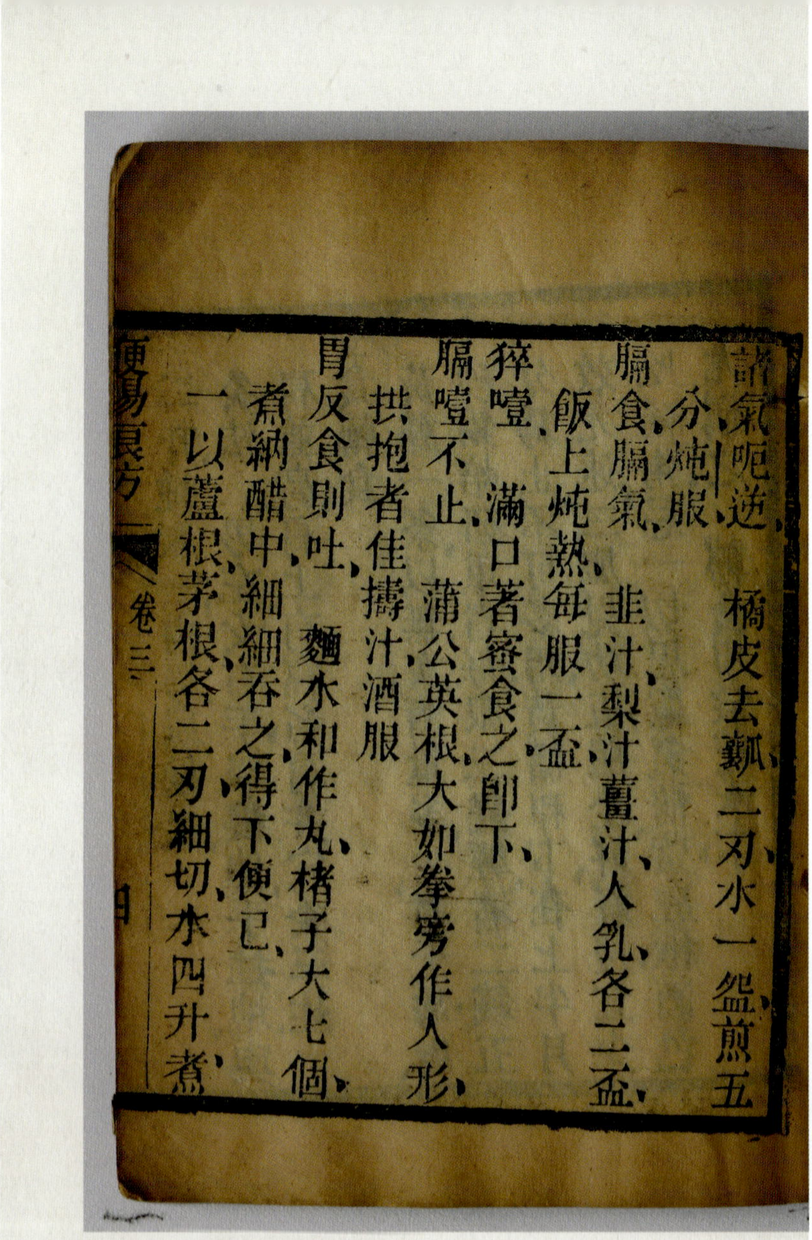

諸氣呃逆、橘皮去瓤二兩、水一盌、煎五分、炖服、
膈食膈氣、韭汁、梨汁、薑汁、人乳、各二盃、飯上炖熱、每服一盃、
猝噎、滿口著蜜食之、即下、
膈噎不止、蒲公英根、大如拳、旁作人形、拱抱者佳、擣汁、酒服、
胃反、食則吐、麵水和作丸、楮子大七個、煮、納醋中、細細吞之、得下便已、
一以蘆根、茅根、各二兩、細切、水四升、煮、

诸气呃逆　橘皮去瓤二两，水一碗，煎五分。顿[1]服。

膈食膈气　韭汁、梨汁、姜汁、人乳各二杯，饭上炖热。每服一杯。

猝噎　满口著蜜食之，即下。

膈噎不止　蒲公英根，大如拳，旁作人形、拱抱者佳。捣汁酒服。

胃反，食则吐　面水和作丸，楮子大七个，煮，纳醋中，细细吞之。得下便已。

一以芦根、茅根各二两，细切，水四升，煮

1 顿：原作“炖”。据《本草纲目》：“诸气呃噫。橘皮二两去瓤，水一升，煎五合，顿服。”

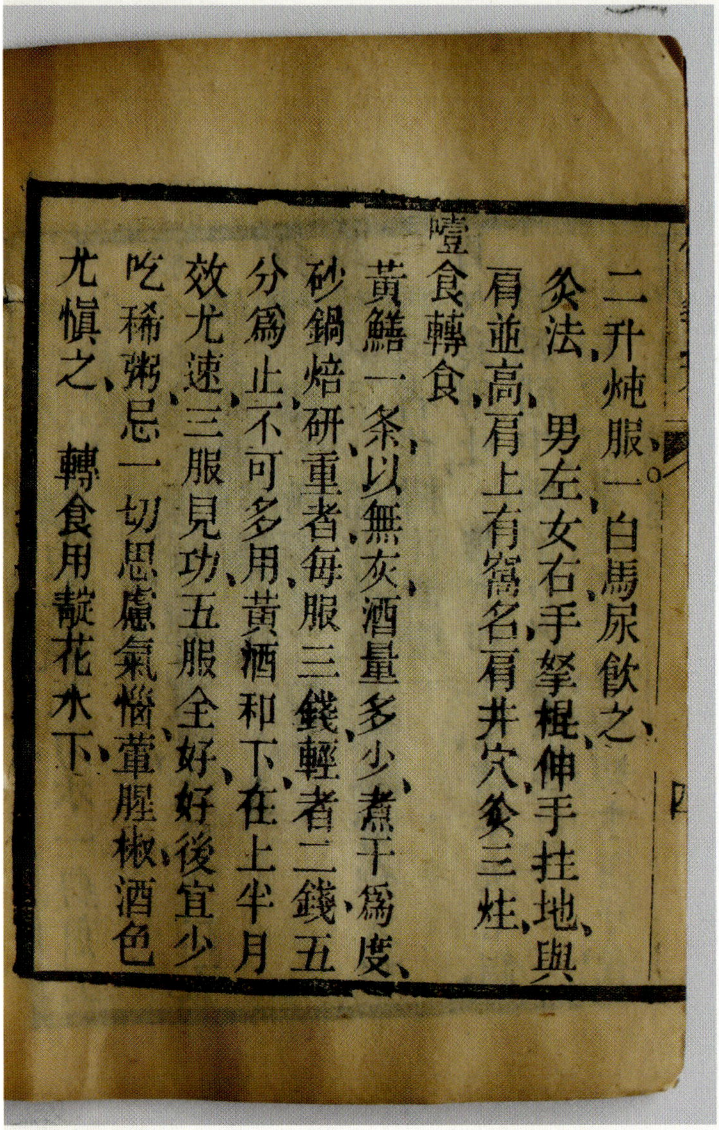
二升炖服一白馬尿飲之
灸法男左女右手拏棍伸手拄地與
肩並高肩上有窩名肩井穴灸三炷
噎食轉食
黃鱔一条以無灰酒量多少煮干爲度
砂鍋焙研重者每服三錢輕者二錢五
分爲止不可多用黃酒和下在上半月
效尤速三服見功五服全好好後宜少
吃稀粥忌一切思慮氣惱葷腥椒酒色
尤慎之轉食用靛花水下

二升，顿[1]服。

一白马尿饮之。

灸法　男左女右。手拏棍，伸手拄地，与肩并高。肩上有窝，名肩井穴。灸三炷。

噎食转食　黄鳝一条，以无灰酒量多少，煮干为度，砂锅焙研。重者每服三钱，轻者二钱五分为止，不可多用。黄酒和下。在上半月效尤速。三服见功，五服全好。好后宜少吃稀粥。忌一切思虑气恼、荤腥、椒，酒色尤慎之。转食用靛花水下。

1 顿：原作“炖”。据《备急千金要方》：“治胃反食即吐出，上气方。芦根、茅根各二两，细切。上二味以水四升，煮取二升，顿服之。”《本草纲目》录此方为“分服”。

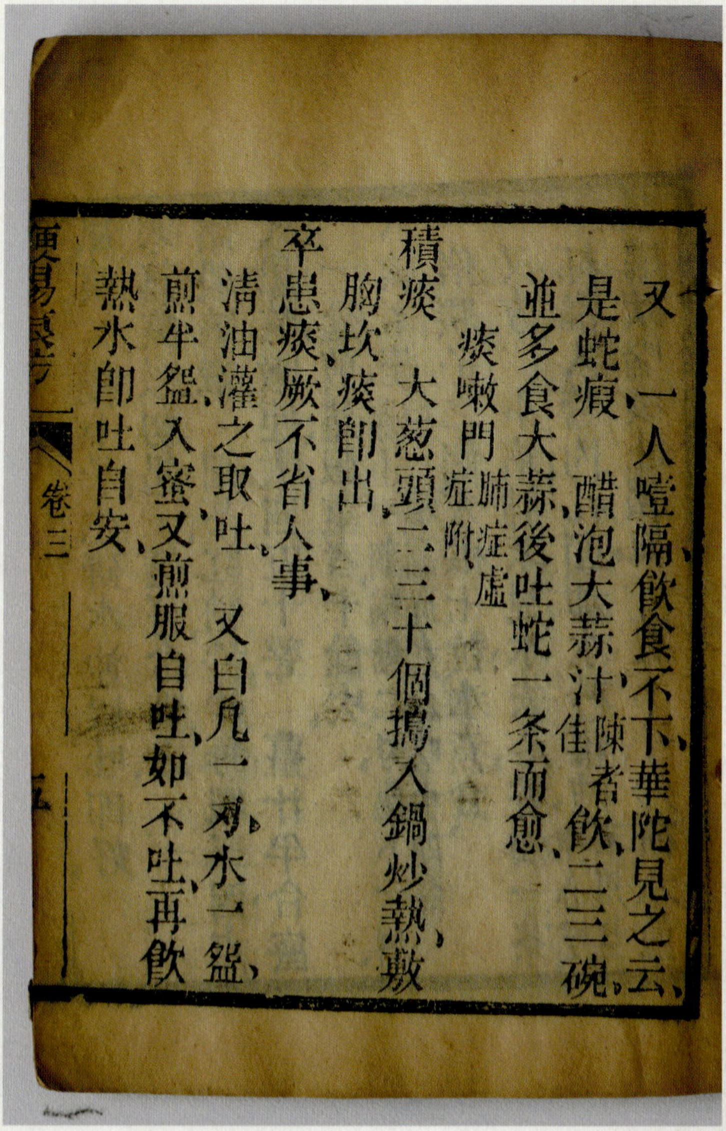

又，一人噎隔，饮食不下。华佗[1]见之云，是蛇瘕。醋泡大蒜汁，陈者佳，饮二三碗。并多食大蒜。后吐蛇一条而愈。

痰嗽门肺症　虚症附

积痰　大葱头二三十个，捣，入锅炒热，敷胸坎，痰即出。

卒患痰厥，不省人事　清油灌之取吐。

又，白矾一两，水一碗，煎半碗，入蜜。又煎，服，自吐。如不吐，再饮热水即吐。自安。

1 华佗：原作“华陀”。据《后汉书·方术列传》载“佗尝行道，见有病咽塞者”而改。

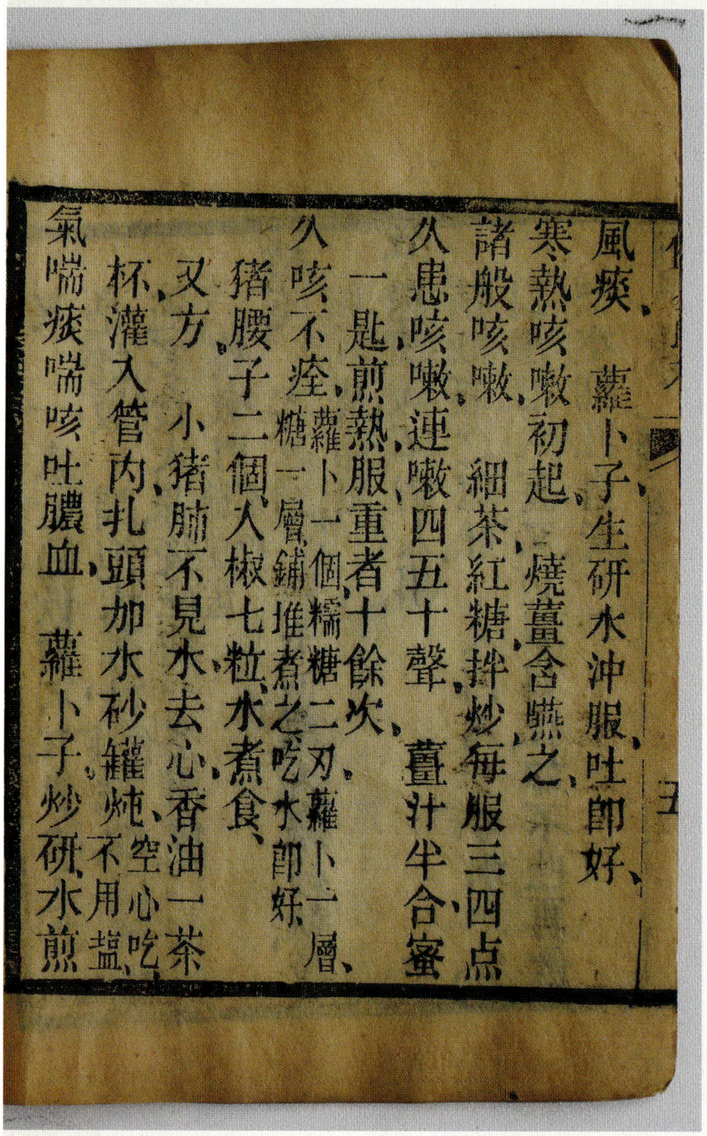
风痰、蘿卜子生研水冲服、吐即好、
寒熱咳嗽初起、燒薑含嚥之、
諸般咳嗽、細茶紅糖拌炒每服三四点
久患咳嗽連嗽四五十聲、薑汁半合蜜
一匙煎熱服重者十餘次、
久咳不痊、蘿卜一個糯糖二刄、蘿卜一層
糖一層鋪堆煮之吃水即好、
猪腰子二個入椒七粒水煮食、
又方、小猪肺不見水去心香油一茶
杯灌入管內扎頭加水砂罐炖、空心吃不用盐、
氣喘痰喘咳吐膿血、蘿卜子炒研水煎

风痰　萝卜子生研，水冲服。吐即好。

寒热咳嗽初起　烧姜，含咽之。

诸般咳嗽　细茶、红糖拌炒，每服三四点。

久患咳嗽，连嗽四五十声　姜汁半合，蜜一匙，煎热服。重者十余次。

久咳不痊　萝卜一个，糯糖二两。萝卜一层糖一层，铺堆煮之。吃水即好。

猪腰子二个，入椒七粒，水煮食。

又方，小猪肺，不见水，去心，香油一茶杯，灌入管内，扎头加水，砂罐炖。空心吃，不用盐。

气喘痰嗽，咳吐脓血　萝卜子炒研，水煎

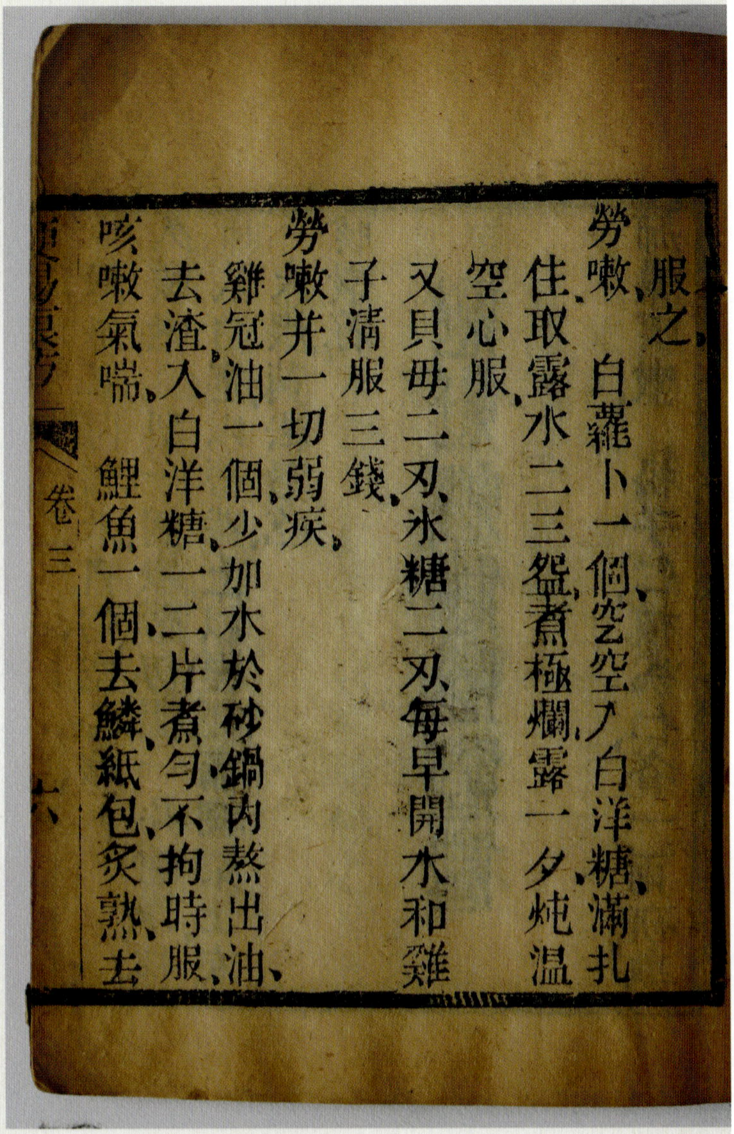

服之。

劳嗽　白萝卜一个，挖空入白洋糖满，扎住。取露水二三碗，煮极烂。露一夕，炖温，空心服。

又，贝母二两，冰糖二两。每早开水和鸡子清，服三钱。

劳嗽并一切弱疾　鸡冠油一个，少加水。于砂锅内熬出油，去渣。入白洋糖一二片煮匀，不拘时服。

咳嗽气喘　鲤鱼一个，去鳞，纸包炙熟，去

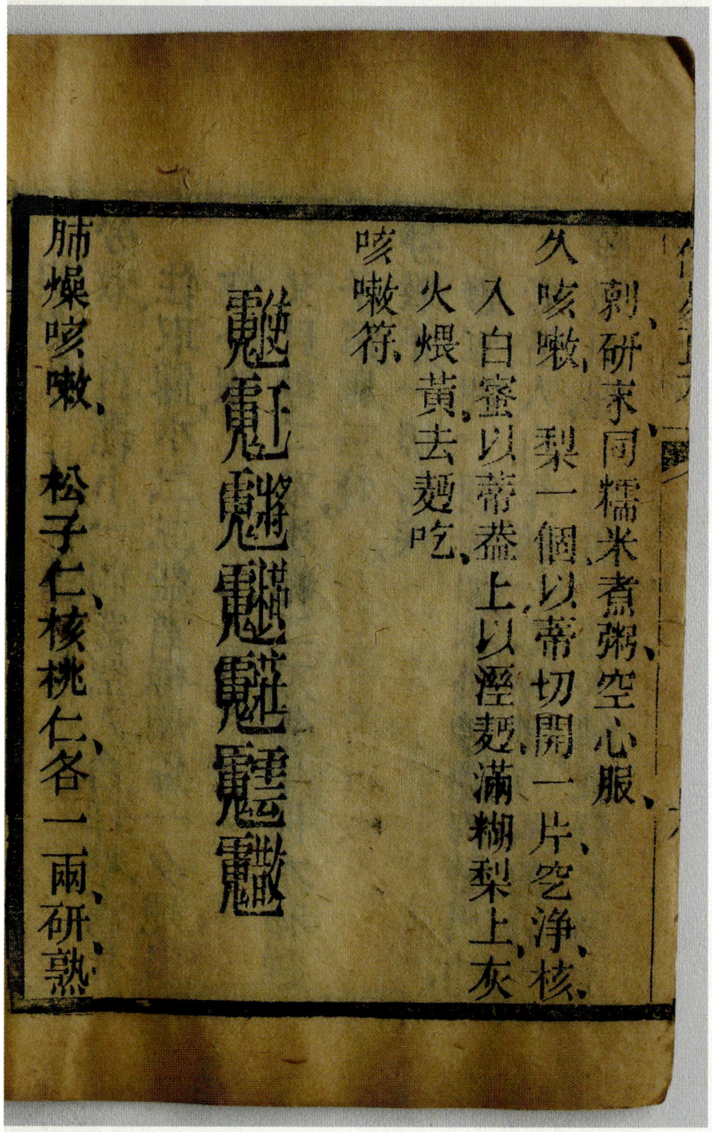
剌、研末同糯米煮粥、空心服、
久咳嗽、梨一個以蒂切開一片、挖净核、入白蜜以蒂蓋上以溼麪滿糊梨上、灰火煨黄、去麪吃、
咳嗽符、
肺燥咳嗽、松子仁、核桃仁各一兩、研熟、

刺，研末。同糯米煮粥，空心服。

久咳嗽　梨一个，以蒂切开一片，挖净核。入白蜜，以蒂盖上，以湿面满糊梨上，灰火煨黄。去面吃。

咳嗽符

□□□□□□□（符略）

肺燥咳嗽　松子仁、核桃仁各一两，研熟，

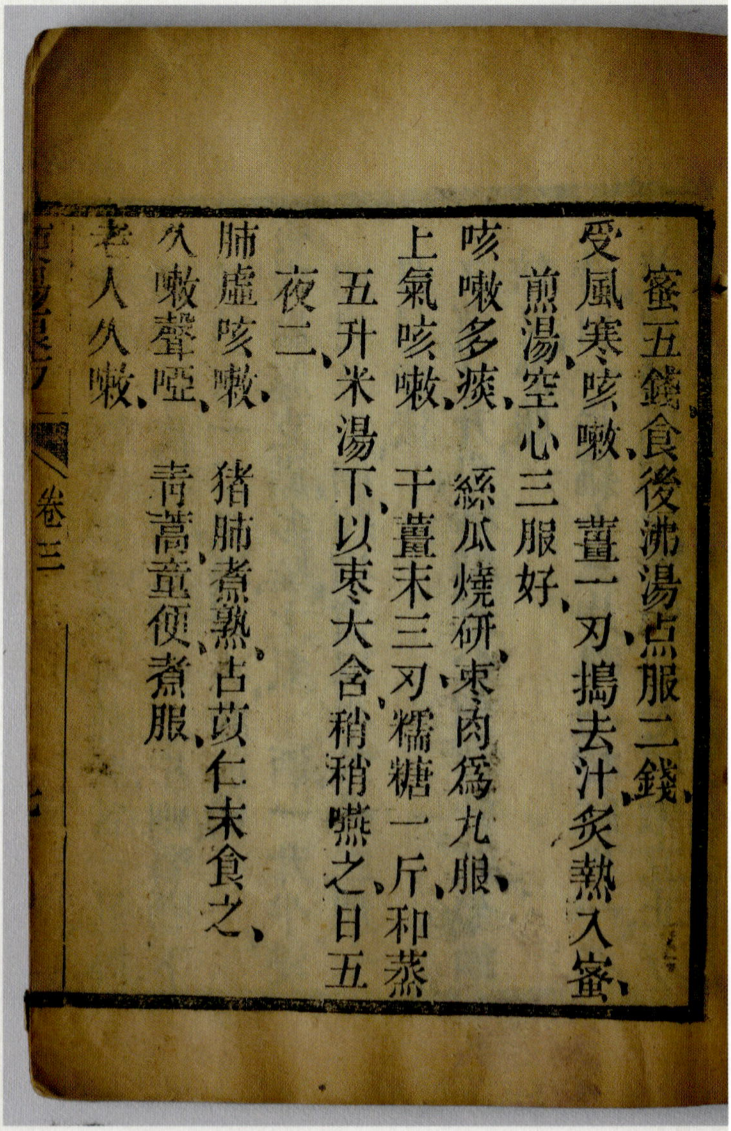

蜜五錢食後沸湯点服二錢、
受風寒咳嗽、 薑一刃搗去汁炙熱入蜜、
煎湯空心三服好、
咳嗽多痰、 絲瓜燒研、枣肉為丸服、
上氣咳嗽、 干薑末三刃、糯糖一斤和蒸
五升米湯下、以枣大含稍稍嚥之、日五
夜二、
肺虛咳嗽、 猪肺煮熟、古苡仁末食之、
久嗽聲啞、 青蒿童便煮服、
老人久嗽、

卷三

蜜五钱，食后沸汤点服二钱。

受风寒咳嗽　姜一两，捣去汁，炙热入蜜，煎汤。空心三服好。

咳嗽多痰　丝瓜烧研，枣肉为丸服。

上气咳嗽　干姜末三两，糯糖一斤，和蒸，五升米汤下，以枣大含，稍稍咽之。日五夜二。

肺虚咳嗽　猪肺煮熟，沾苡仁末食之。

久嗽声哑　青蒿，童便煮服。

老人久嗽

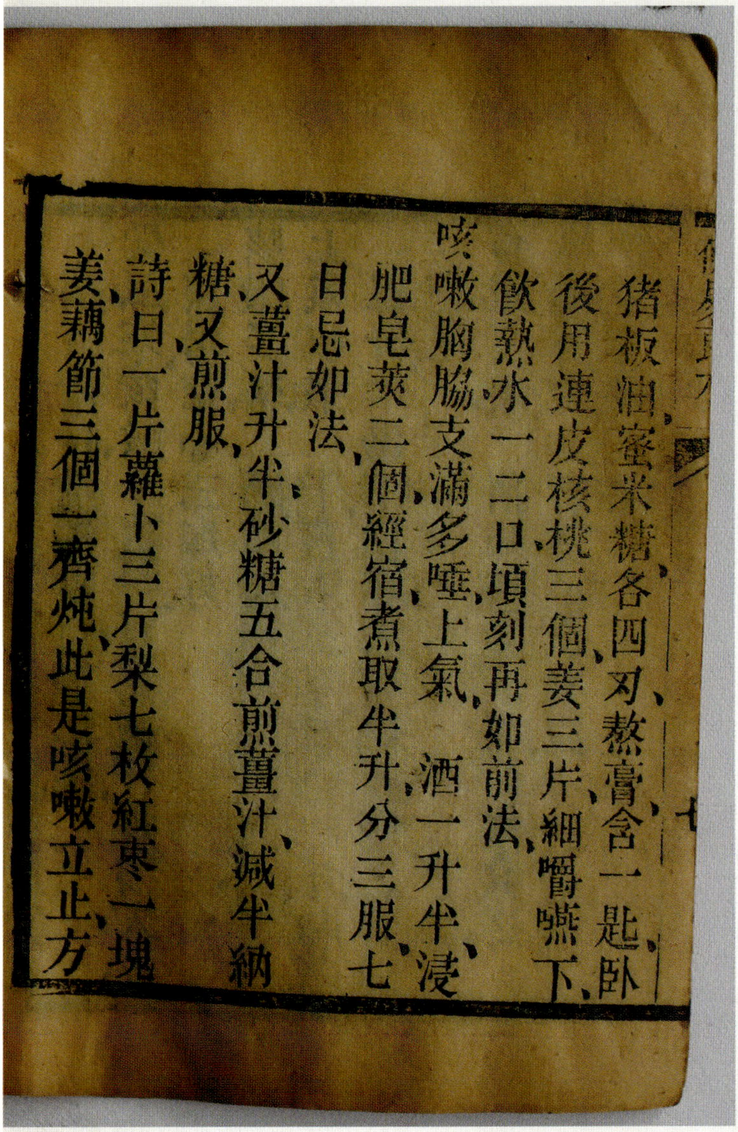
猪板油、蜜、米糖各四刄、熬膏、含一匙、卧
後用連皮核桃三個、姜三片、細嚼嚥下、
飲熱水一二口、頃刻再如前法、
咳嗽胸脇支滿、多唾、上氣、酒一升半、浸
肥皂莢二個、經宿、煮取半升、分三服、七
日忌如法、
又薑汁升半、砂糖五合、煎薑汁、減半、納
糖、又煎服、
詩曰、一片蘿卜三片梨、七枚紅棗一塊
姜、藕節三個一齊炖、此是咳嗽立止方

猪板油、蜜、米糖各四两，熬膏，含一匙。卧后用连皮核桃三个，姜三片，细嚼咽下。饮热水一二口。顷刻再如前法。

咳嗽，胸胁支满，多唾，上气　酒一升半，浸肥皂荚二个，经宿，煮取半升，分三服。七日忌如法。

又，姜汁升半，砂糖五合，煎姜汁减半，纳糖。又煎服。

诗曰：一片萝卜三片梨，七枚红枣一块姜，藕节三个一齐炖，此是咳嗽立止方。

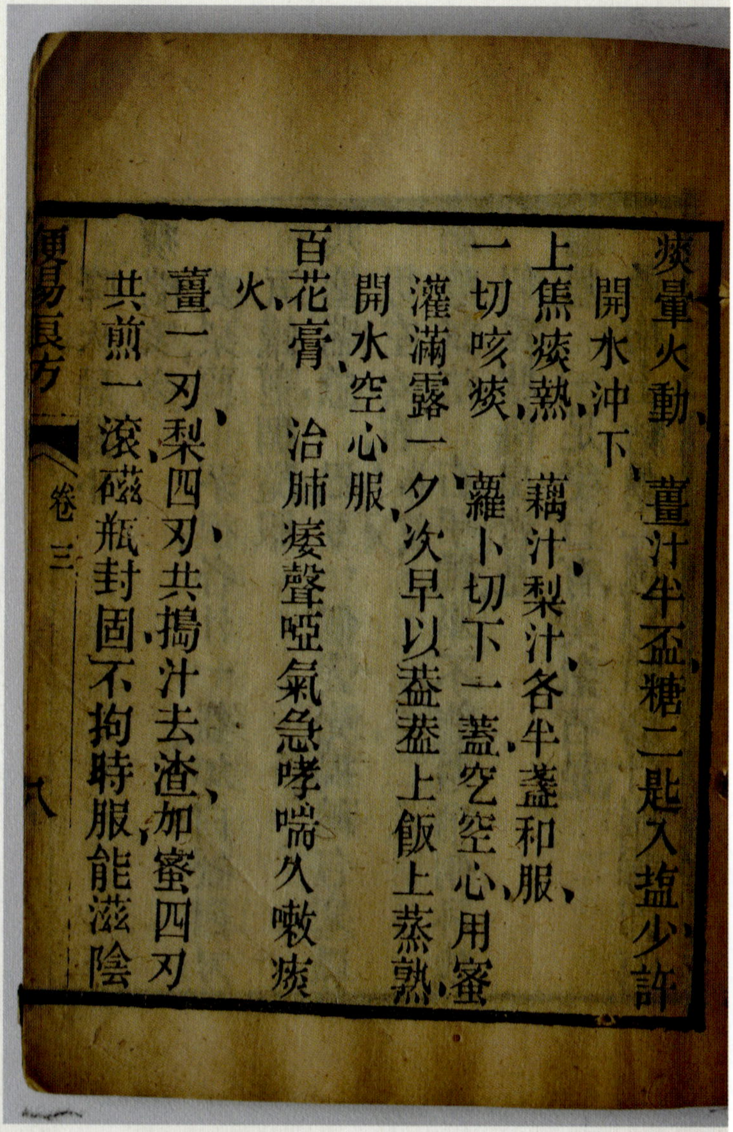

便易良方 卷三

痰暈火動 薑汁半盃糖二匙入塩少許開水冲下
上焦痰熱 藕汁梨汁各半盞和服
一切咳痰 蘿卜切下一蓋空心用蜜灌滿露一夕次早以蓋蓋上飯上蒸熟開水空心服
百花膏 治肺痿聲啞氣急哮喘久嗽痰火
薑一兩梨四兩共搗汁去渣加蜜四兩共煎一滾磁瓶封固不拘時服能滋陰

痰晕火动　姜汁半杯，糖二匙，入盐少许，开水冲下。

上焦痰热　藕汁、梨汁各半盏，和服。

一切咳痰　萝卜切下一盖，挖空心，用蜜灌满，露一夕。次早以盖盖上，饭上蒸熟。开水空心服。

百花膏　治肺痿，声哑，气急，哮喘，久嗽，痰火。姜一两，梨四两。共捣汁去渣，加蜜四两，共煎一滚。磁瓶封固。不拘时服。能滋阴

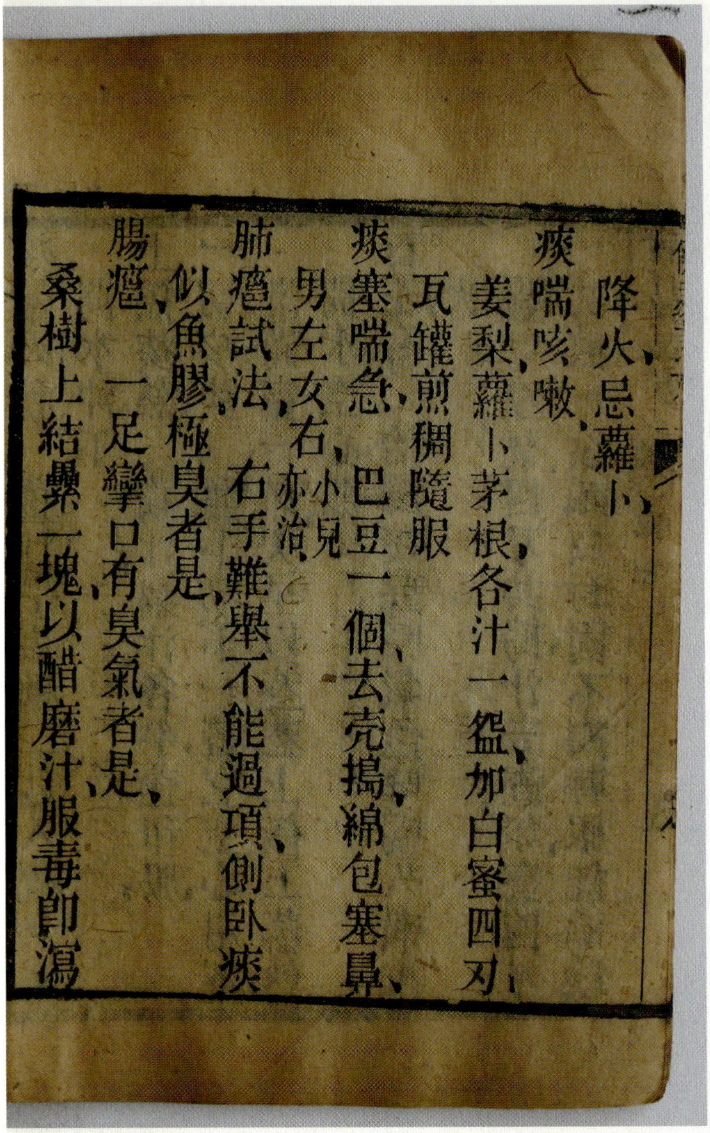

降火。忌萝卜。

痰喘咳嗽　姜、梨、萝卜、茅根各汁一碗，加白蜜四两，瓦罐煎稠，随服。

痰塞喘急　巴豆一个，去壳捣，绵包塞鼻。男左女右。小儿亦治。

肺痈试法　右手难举不能过项，侧卧痰似鱼胶，极臭者是。

肠痈　一足挛，口有臭气者是。桑树上结累一块，以醋磨汁服。毒即泻

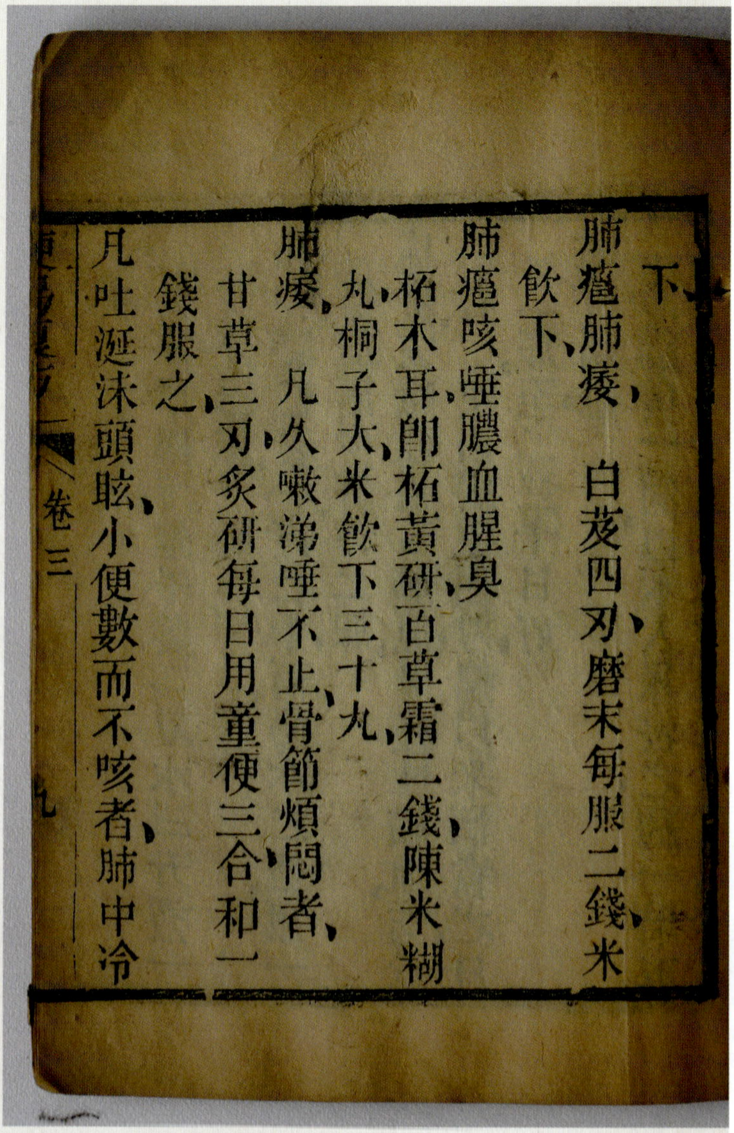
下、
肺癰肺痿、 白芨四刄、磨末每服二錢、米
飲下、
肺癰咳唾膿血腥臭
栢木耳、即栢黃研、百草霜二錢、陳米糊
丸桐子大、米飲下三十丸、
肺痿、 凡久嗽涕唾不止、骨節煩悶者、
甘草三刄、炙研每日用童便三合和一
錢服之、
凡吐涎沫頭眩、小便數而不咳者、肺中冷
卷三

下。

肺痈肺痿　白及四两，磨末。每服二钱，米饮下。

肺痈，咳唾脓血腥臭　柘木耳，即柘黄，研。百草霜二钱。陈米糊丸桐子大，米饮下三十丸。

肺痿　凡久嗽涕唾不止，骨节烦闷者。甘草三两，炙研。每日用童便三合，和一钱服之。

凡吐涎沫，头眩，小便数而不咳者，肺中冷

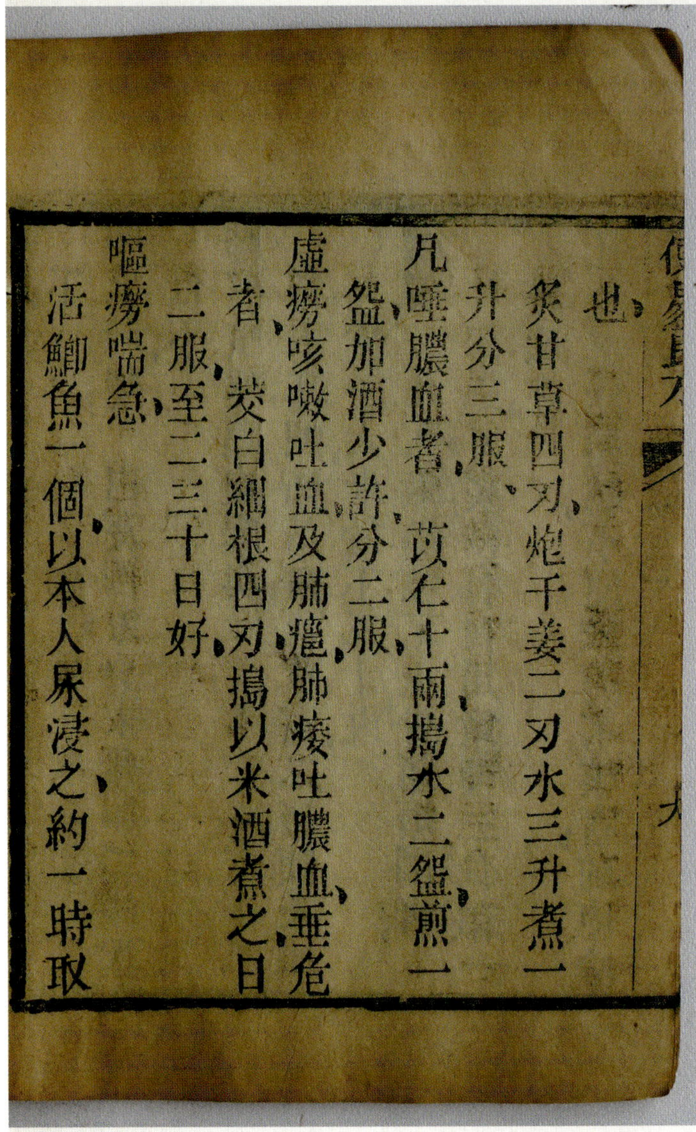

也、
炙甘草四刄、炮干姜二刄水三升煮一
升分三服、
凡唾膿血者、苡仁十兩、搗水二盌、煎一
盌、加酒少許、分二服、
虛癆咳嗽吐血及肺癰肺痿吐膿血、垂危
者、茭白細根四刄搗以米酒煮之、日
二服、至二三十日好、
嘔癆喘急、
活鯽魚一個、以本人尿浸之、約一時取

也　炙甘草四两，炮干姜二两，水三升，煮一升。分三服。

凡唾脓血者　苡仁十两，捣水二碗，煎一碗，加酒少许，分二服。

虚痨咳嗽，吐血，及肺痈肺痿，吐脓血，垂危者　茭白细根四两捣，以米酒煮之。日二服。至二三十日好。

呕痨喘急　活鲫鱼一个，以本人尿浸之，约一时取

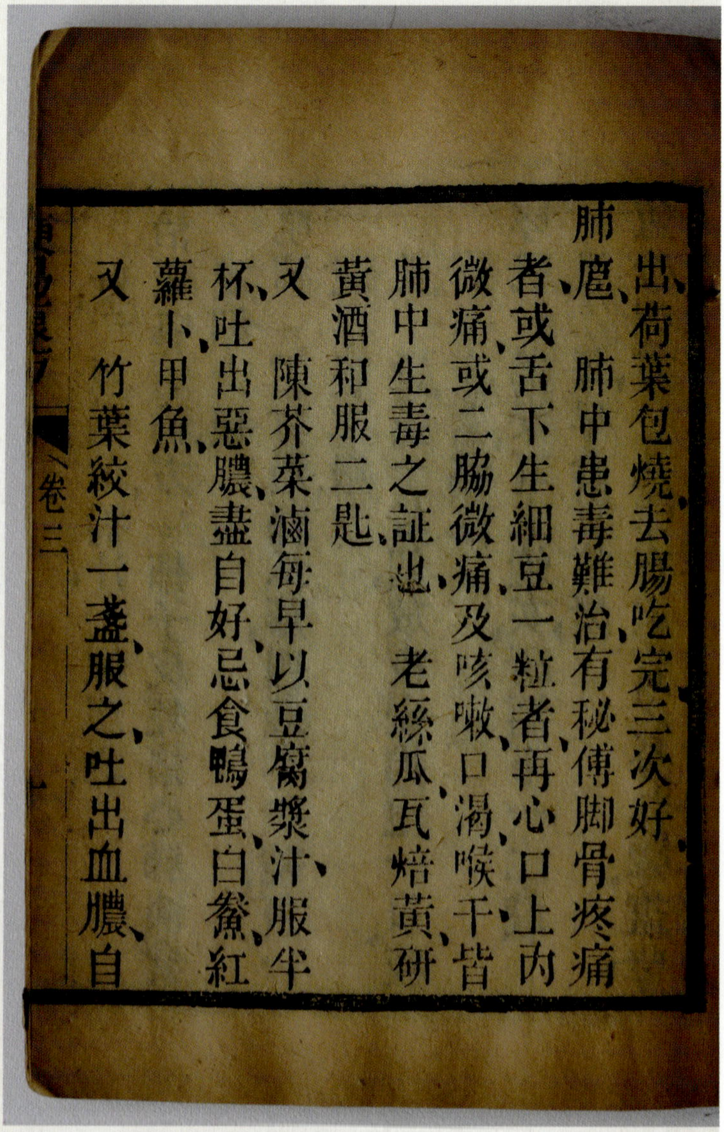

卷三

出、荷葉包燒去腸吃完三次好、

肺癰、 肺中患毒難治、有秘傳脚骨疼痛者或舌下生細豆一粒者、再心口上內微痛、或二脇微痛、及咳嗽、口渴喉干皆肺中生毒之証也、 老絲瓜瓦焙黃研黃酒和服二匙、

又 陳芥菜滷每早以豆腐漿汁服半杯、吐出惡膿盡自好、忌食鴨蛋白鯗紅蘿卜、甲魚、

又 竹葉絞汁一盞、服之、吐出血膿、自

出。荷叶包烧，去肠吃完。三次好。

肺痈　肺中患毒难治。有秘传脚骨疼痛者，或舌下生细豆一粒者，再心口上内微痛，或二胁微痛，及咳嗽，口渴，喉干，皆肺中生毒之证也。老丝瓜瓦焙黄，研，黄酒和服二匙。

又，陈芥菜卤，每早以豆腐浆汁服半杯。吐出恶脓尽，自好。忌食鸭蛋、白鲞、红萝卜、甲鱼。

又，竹叶绞汁一盏，服之。吐出血脓，自

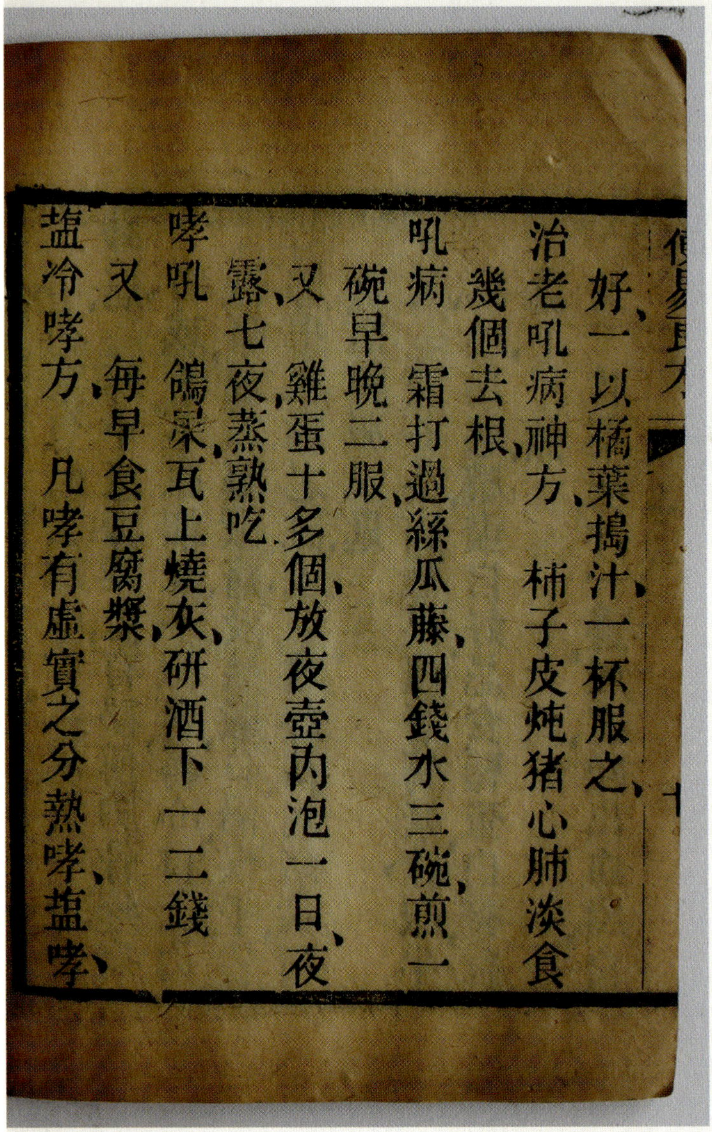
好、一以橘葉搗汁一杯服之、
治老吼病神方、柿子皮炖猪心肺淡食
幾個去根、
吼病　霜打過絲瓜藤、四錢水三碗、煎一
碗早晚二服、
又、雞蛋十多個、放夜壺内泡一日、夜
露七夜蒸熟吃
哮吼　鴿屎瓦上燒灰、研酒下一二錢
又　每早食豆腐漿、
鹽冷哮方、凡哮有虛實之分熱哮、鹽哮、

好。

一以橘叶捣汁一杯，服之。

治老吼病神方　柿子皮炖猪心肺，淡食几个，去根。

吼病　霜打过丝瓜藤四钱，水三碗，煎一碗。早晚二服。

又，鸡蛋十多个，放夜壶内泡一日，夜露七夜。蒸熟吃。

哮吼　鸽屎瓦上烧灰，研，酒下一二钱。

又，每早食豆腐浆。

盐冷哮方　凡哮有虚实之分。热哮、盐哮、

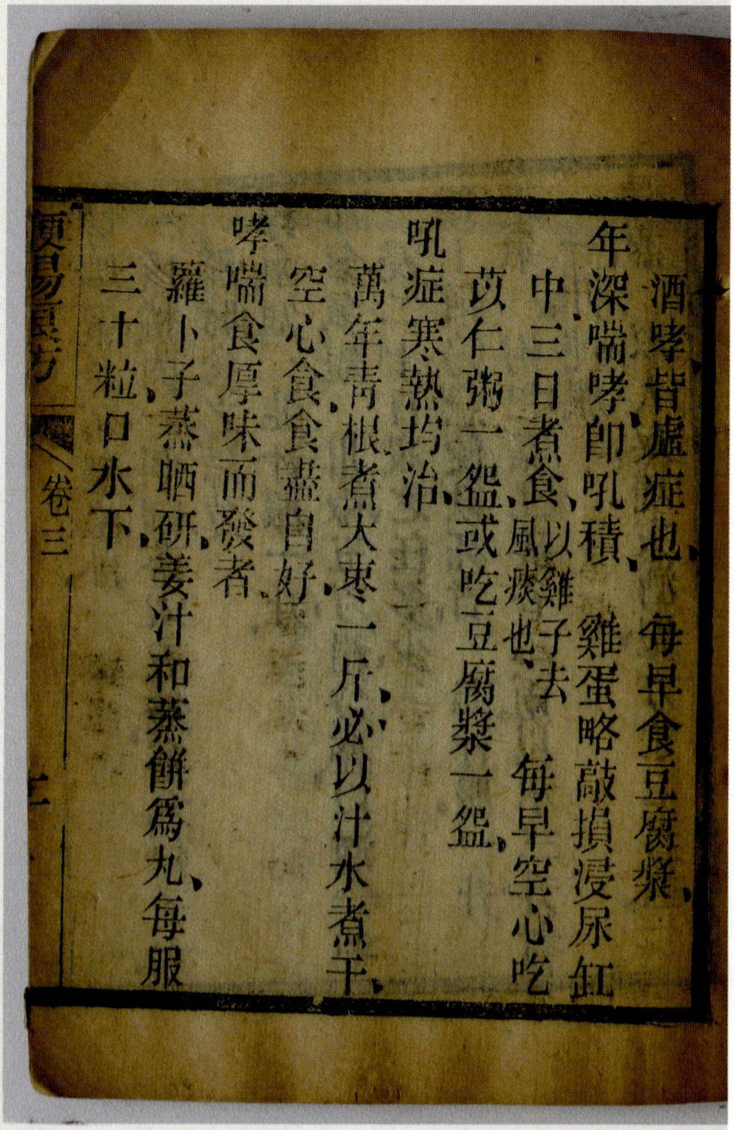

酒哮，皆虚症也。每早食豆腐浆。

年深喘哮，即吼积　鸡蛋略敲损，浸尿缸中三日，煮食。以鸡子去风痰也。

每早空心吃苡仁粥一碗，或吃豆腐浆一碗。

吼症寒热均治　万年青根，煮大枣一斤。必以汁水煮干。空心食，食尽自好。

哮喘，食厚味而发者　萝卜子蒸晒，研，姜汁和，蒸饼为丸。每服三十粒，口水下。

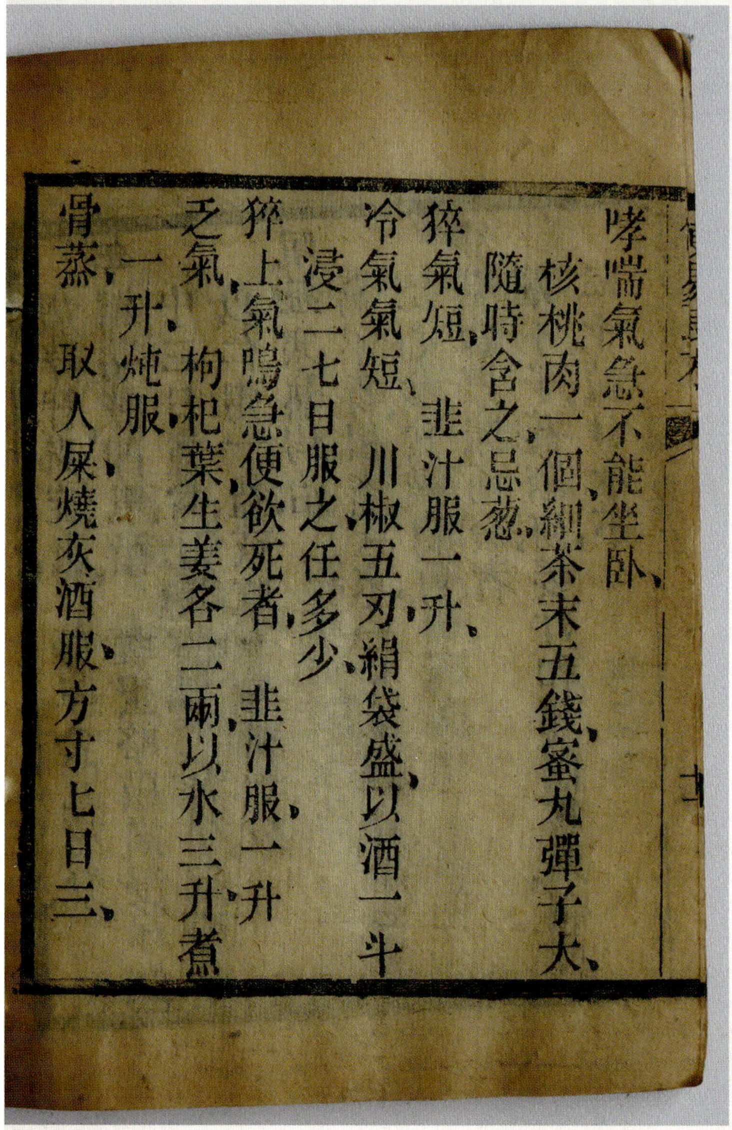

哮喘气急，不能坐卧　核桃肉一个，细茶末五钱，蜜丸弹子大。随时含之。忌葱。

猝气短　韭汁服一升。

冷气气短　川椒五两，绢袋盛，以酒一斗浸二七日，服之。任多少。

猝上气鸣急便欲死者　韭汁服一升。

乏气　枸杞叶、生姜各二两，以水三升，煮一升。炖[1]服。

骨蒸　取人屎烧灰，酒服方寸匕，日三。

1 顿：原作"炖"。据《备急千金要方》："治乏气方。枸杞叶、生姜各二两。上二味㕮咀，以水三升，煮取一升，顿服。"

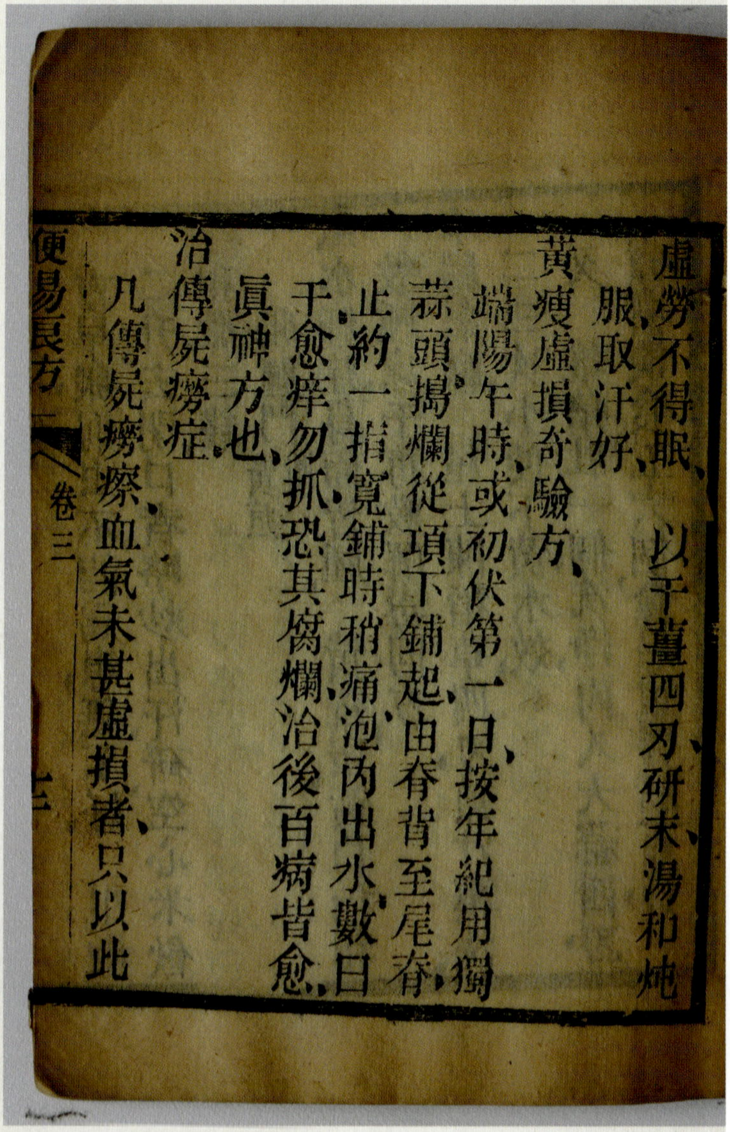

便易良方　卷三

虚勞不得眠、以干薑四兩研末、湯和炖服、取汗好、

黄瘦虚損奇驗方、端陽午時、或初伏第一日、按年紀用獨蒜頭搗爛、從項下鋪起、由脊背至尾脊、止約一指寬、鋪時稍痛、泡內出水、數日干愈、痒勿抓、恐其腐爛、治後百病皆愈、眞神方也、

治傳屍癆症

凡傳屍癆瘵、血氣未甚虚損者、只以此

虚劳不得眠　以干姜四两研末，汤和顿[1]服。取汗好。

黄瘦虚损奇验方　端阳午时，或初伏第一日，按年纪用独蒜头捣烂，从项下铺起，由脊背至尾脊止，约一指宽。铺时稍痛，泡内出水，数日干。愈。痒勿抓，恐其腐烂。治后百病皆愈。真神方也。

治传尸痨症　凡传尸痨瘵，血气未甚虚损者，只以此

1 顿：原作“炖”。据《备急千金要方》治虚烦不得眠：“又方。干姜四两为末，汤和顿服，覆取汗愈。”

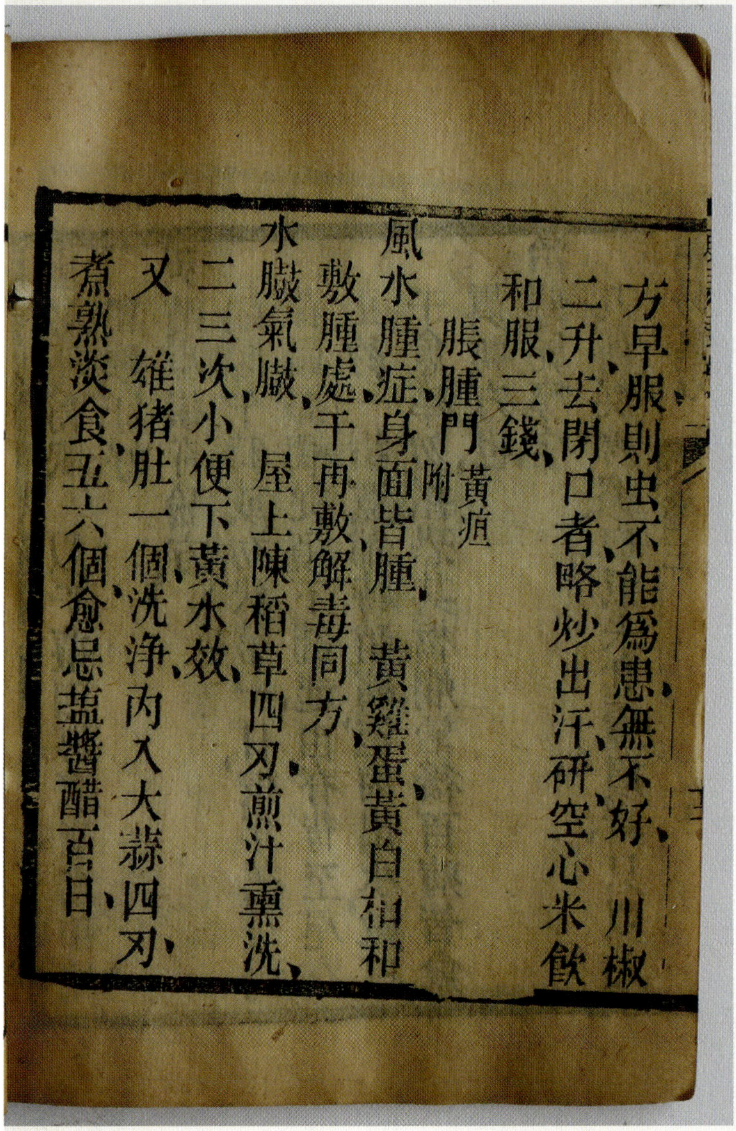
方早服則虫不能爲患無不好　川椒
二升去閉口者略炒出汗研空心米飲
和服三錢
脹腫門附黄疸
風水腫症身面皆腫　黄雞蛋黄白相和
敷腫處干再敷解毒同方
水臟氣臟　屋上陳稻草四刄煎汁熏洗
二三次小便下黄水效
又　雄猪肚一個洗浄内入大蒜四刄
煮熟淡食五六個愈忌盐醬醋百日

方早服，则虫不能为患，无不好　川椒二升，去闭口者，略炒出汗，研。空心米饮和服三钱。

胀肿门黄疸附

风水肿症，身面皆肿　黄鸡蛋，黄白相和，敷肿处，干再敷。解毒同方。

水臟气臌　屋上陈稻草四两，煎汁熏洗二三次。小便下黄水，效。

又，雄猪肚一个，洗净，内入大蒜四两，煮熟淡食。五六个愈。忌盐、酱、醋百日。

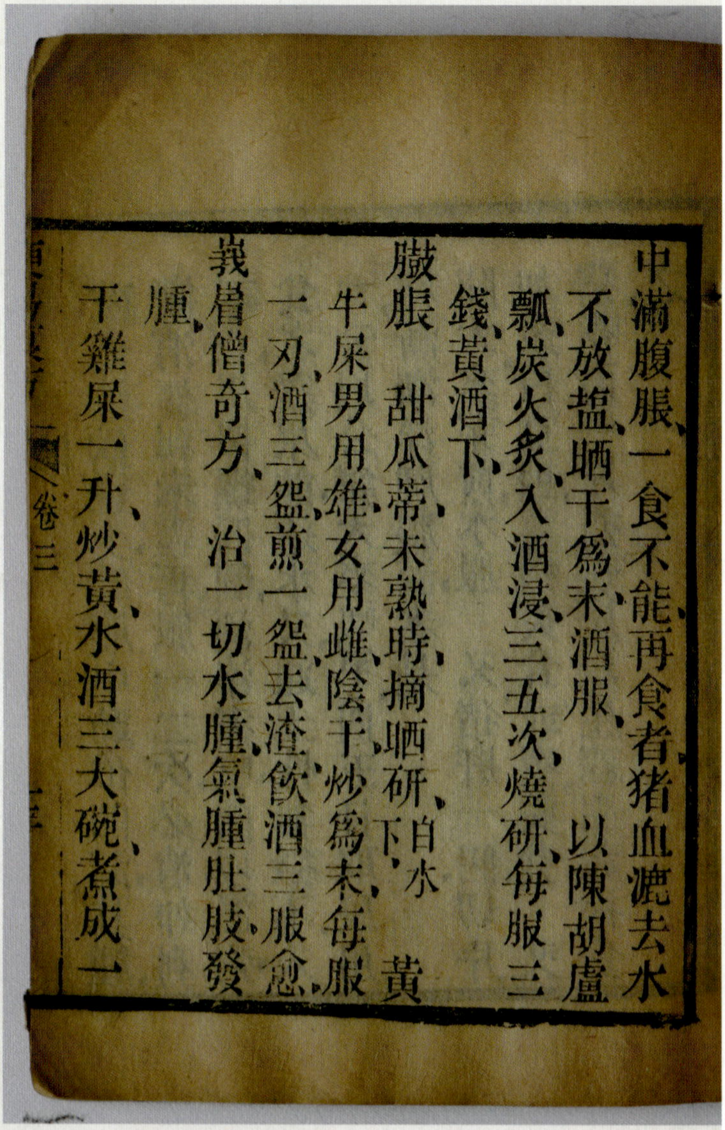

中滿腹脹、一食不能再食者、猪血漉去水
不放盐、晒干爲末酒服、以陳胡盧
瓢、炭火炙入酒浸、三五次、燒研每服三
錢、黄酒下、
臌脹 甜瓜蒂、末熟時、摘晒研、白水下、 黄
牛屎、男用雄、女用雌、陰干炒爲末每服
一兩、酒三盌、煎一盌去渣飲酒三服愈、
峩眉僧奇方、 治一切水腫、氣腫肚肢發
腫、
干雞屎一升、炒黄、水酒三大碗、煮成一

中满腹胀　一食不能再食者。猪血漉去水，不放盐，晒干为末，酒服。

以陈葫芦瓢，炭火炙，入酒浸三五次，烧研。每服三钱，黄酒下。

臌胀　甜瓜蒂，未熟时摘，晒研。白水下。

黄牛屎。男用雄，女用雌。阴干，炒为末。每服一两。酒三碗，煎一碗，去渣，饮酒。三服愈。

峨嵋僧奇方　治一切水肿、气肿、肚肢发肿。干鸡屎一升炒黄，水酒三大碗，煮成一

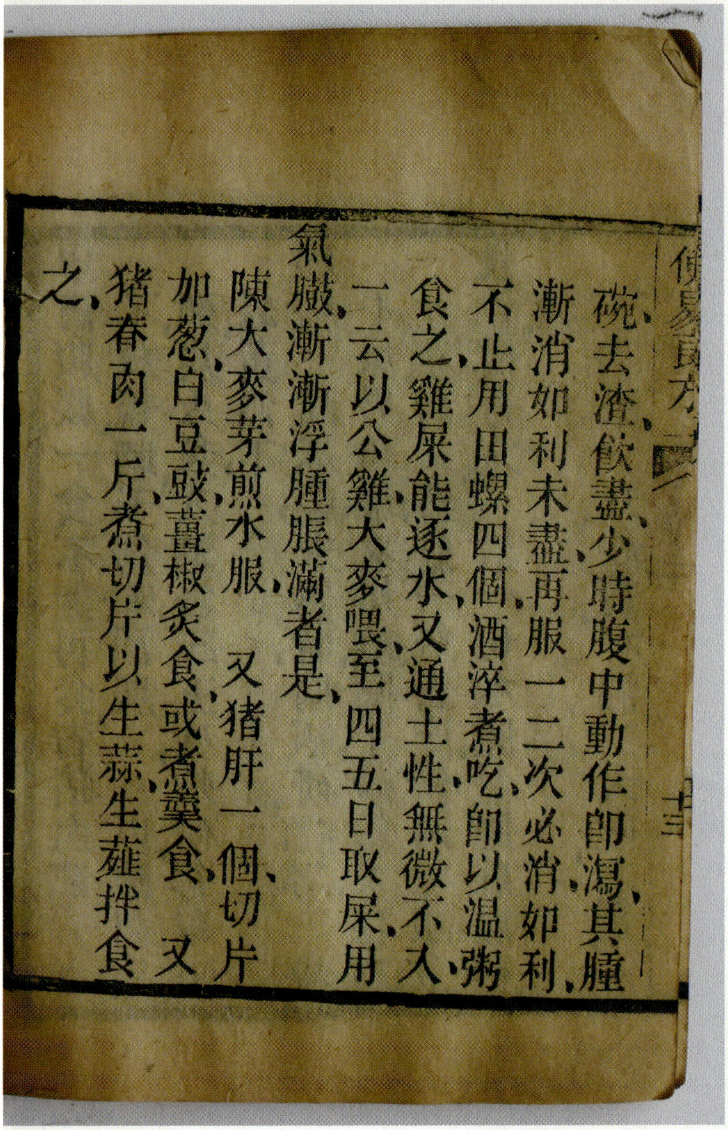
碗、去渣、飲盡、少時腹中動作卽瀉、其腫
漸消、如利未盡、再服一二次必消、如利
不止、用田螺四個、酒淬煮吃、卽以溫粥
食之、雞屎能逐水、又通土性、無微不入、
一云以公雞、大麥喂、至四五日取屎用
氣臌、漸漸浮腫脹滿者是、
陳大麥芽、煎水服、　又猪肝一個、切片
加葱白、豆豉、薑椒、炙食、或煮羹食、　又
猪脊肉一斤、煮切片、以生蒜、生薤拌食
之、

碗，去渣饮尽。少时腹中动作即泻，其肿渐消。如利未尽，再服一二次必消。如利不止，用田螺四个，酒淬煮吃，即以温粥食之。鸡屎能逐水，又通土性，无微不入。一云，以公鸡，大麦喂，至四五日取屎用。

气臌，渐渐腹肿胀满者是　陈大麦芽，煎水服。

又，猪肝一个切片，加葱白、豆豉、姜、椒，炙食，或煮羹食。

又，猪脊肉一片，煮切片，以生蒜、生薤拌食之。

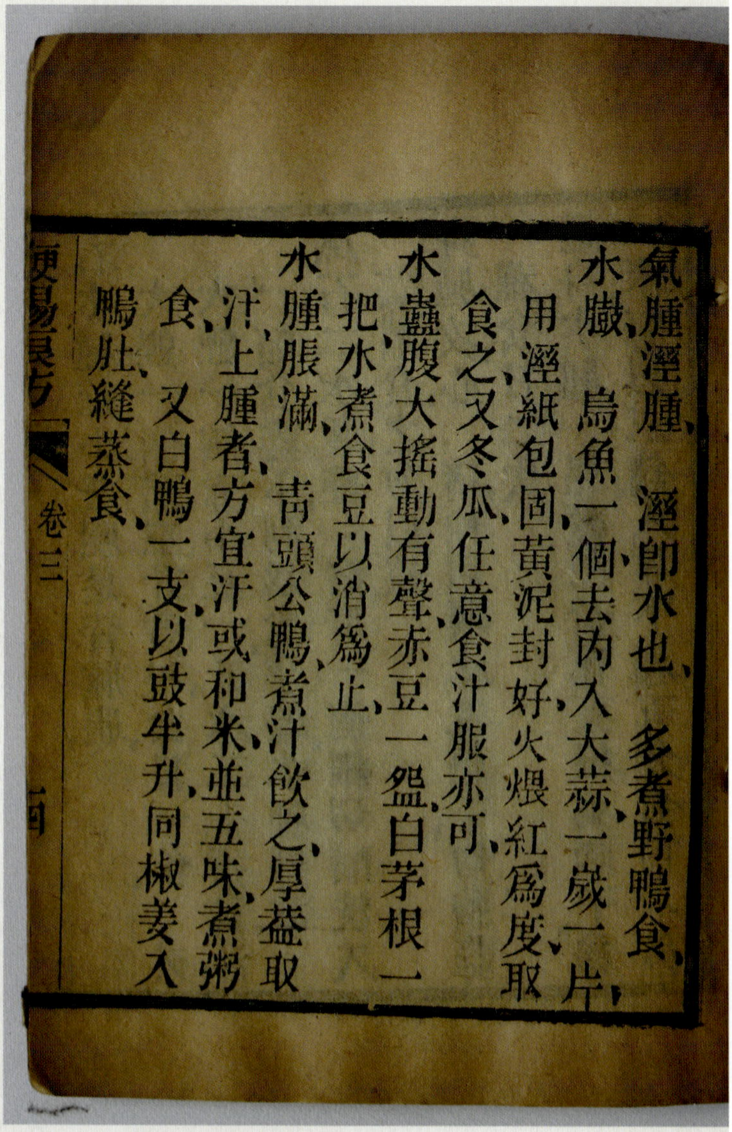

氣腫溼腫、 溼卽水也、 多煮野鴨食、
水臌、 烏魚一個、去內入大蒜、一歲一片、
用溼紙包固、黃泥封好、火煨紅爲度、取
食之、又冬瓜、任意食、汁服亦可、
水蠱、腹大搖動有聲、赤豆一盌、白茅根一
把水煮食豆、以消爲止、
水腫脹滿、 靑頭公鴨、煮汁飲之、厚蓋取
汗、上腫者、方宜汗、或和米、並五味、煮粥
食、 又白鴨一支、以豉半升、同椒姜入
鴨肚、縫蒸食、

便易良方 卷三 四

气肿湿肿　湿即水也。多煮野鸭食。

水臌　乌鱼一个，去内，入大蒜，一岁一片。用湿纸包固，黄泥封好，火煨红为度。取食之。

又，冬瓜任意食。汁服亦可。

水蛊，腹大摇动有声　赤豆一碗，白茅根一把，水煮食豆。以消为止。

水肿胀满　青头公鸭煮汁饮之，厚盖取汗。上肿者，方宜汗。或和米，并五味，煮粥食。

又，白鸭一只[1]。以豉半升，同椒、姜入鸭肚缝，蒸食。

1 只：原作“支”，据上下文律齐。

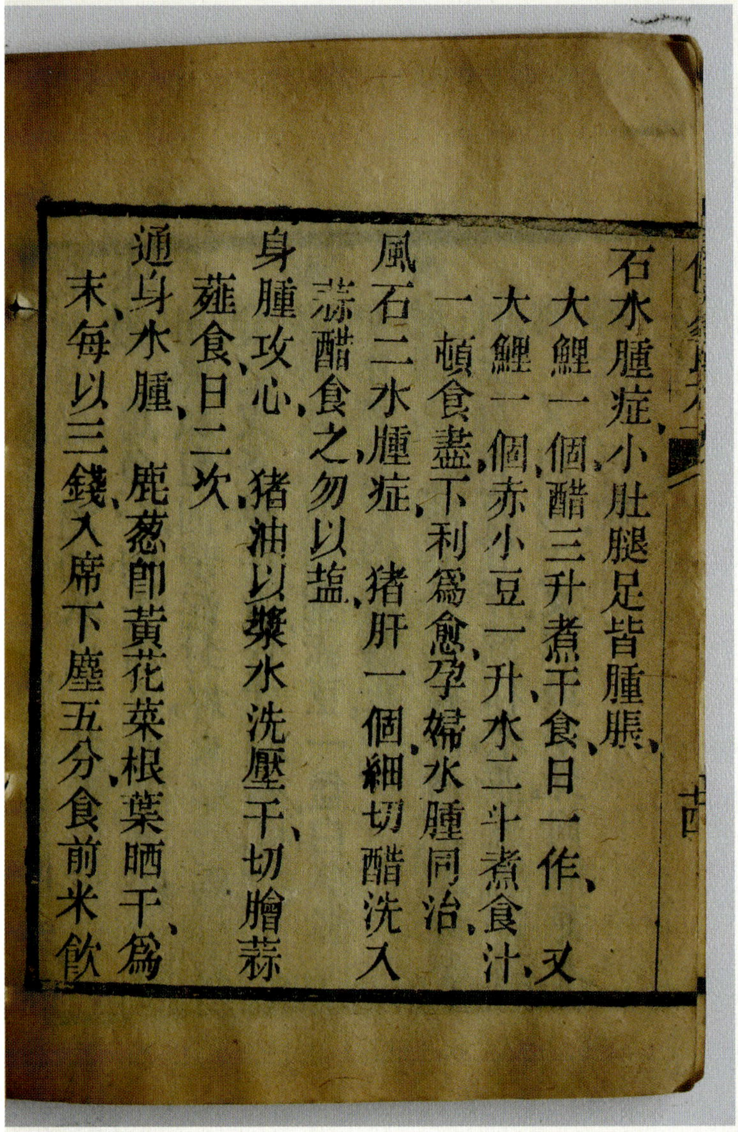

石水腫症、小肚腿足皆腫脹、大鯉一個、醋三升煮干食日一作、又大鯉一個赤小豆一升水二斗煮食汁、一頓食盡、下利爲愈、孕婦水腫同治、

風石二水腫症、猪肝一個、細切醋洗入蒜醋食之勿以鹽、

身腫攻心、猪油以漿水洗壓干、切膾蒜薤食、日二次、

通身水腫、鹿葱卽黃花菜根葉晒干、爲末每以三錢、入席下塵五分食前米飲

石水肿症，小肚脚足皆肿胀　大鲤一个，醋三升，煮干食。日一作。

又，大鲤一个，赤小豆一升，水二斗，煮食汁。一顿食尽，下利为愈。孕妇水肿同治。

风石二水肿症　猪肝一个，细切，醋洗，入蒜醋食之。勿以盐。

身肿攻心　猪油，以浆水洗，压干，切脍，蒜薤食。日二次。

通身水肿　鹿葱，即黄花菜根叶，晒干为末。每以三钱，入席下尘五分。食前米饮

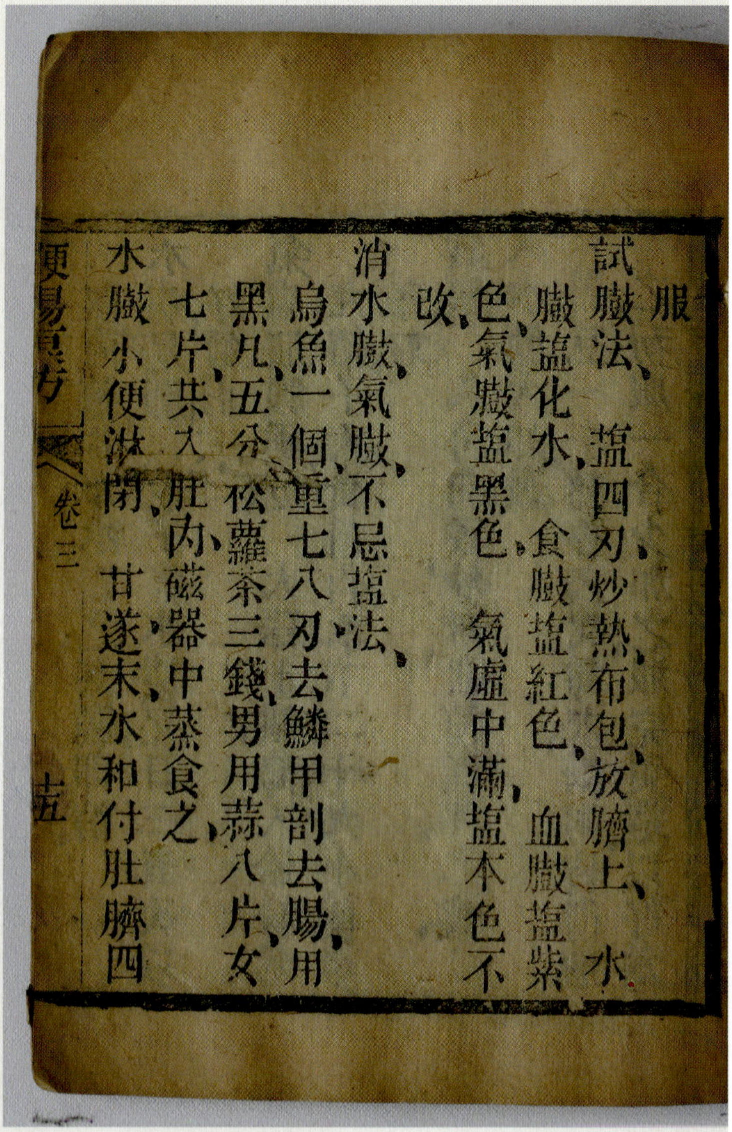

服。

试臌法　盐四两炒热，布包放脐上。水臌，盐化水；食臌，盐红色；血臌，盐紫色；气臌，盐黑色；气虚中满，盐本色不改。

消水臌、气臌，不忌盐法　乌鱼一个，重七八两，去鳞甲，剖去肠。用黑矾五分，松萝茶三钱。男用蒜八片，女七片。共入肚内，磁器中蒸食之。

水臌，小便淋闭　甘遂末水和，敷肚脐四

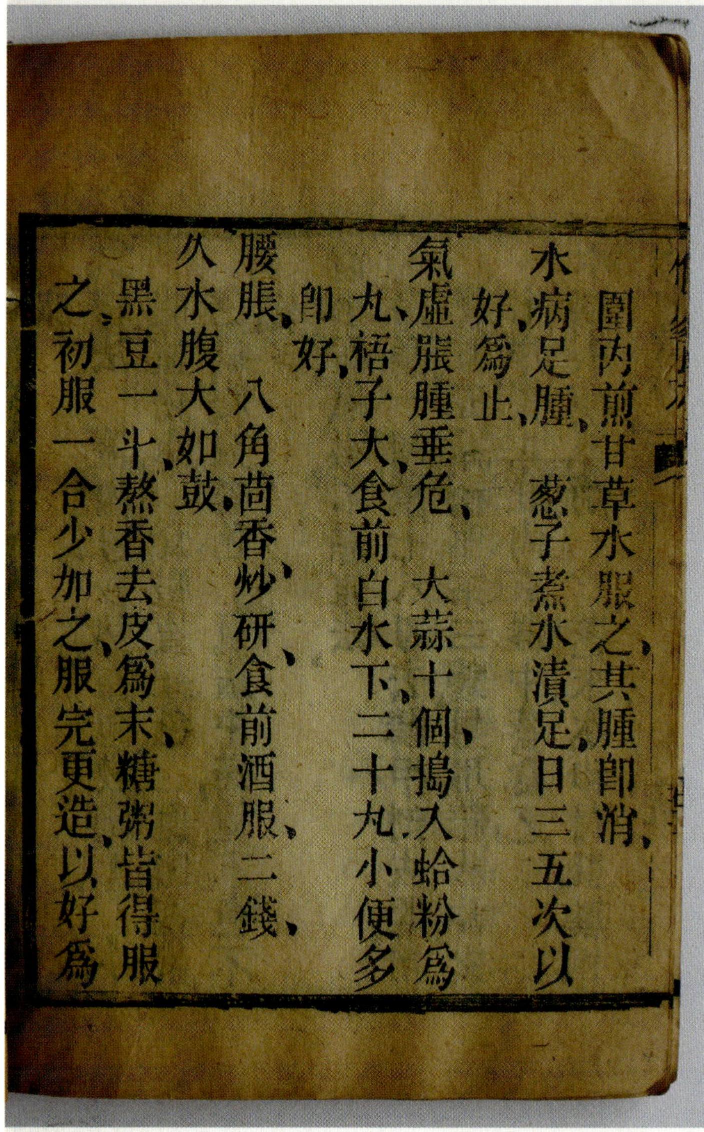

圍內煎甘草水服之其腫卽消
水病足腫　葱子煮水漬足日三五次以
好爲止
氣虛脹腫垂危　大蒜十個搗入蛤粉爲
丸梧子大食前白水下二十丸小便多
卽好
腰脹　八角茴香炒研食前酒服二錢
久水腹大如鼓
黑豆一斗熬香去皮爲末糖粥皆得服
之初服一合少加之服完更造以好爲

围内。煎甘草水服之。其肿即消。

水病足肿　葱子煮水渍足，日三五次。以好为止。

气虚胀肿垂危　大蒜十个，捣，入蛤粉。为丸，梧子大。食前白水下二十丸。小便多即好。

腰胀　八角茴香炒研，食前酒服二钱。

久水腹大如鼓　黑豆一斗，熬香去皮为末，糖粥皆得服之。初服一合，少加之，服完更造。以好为

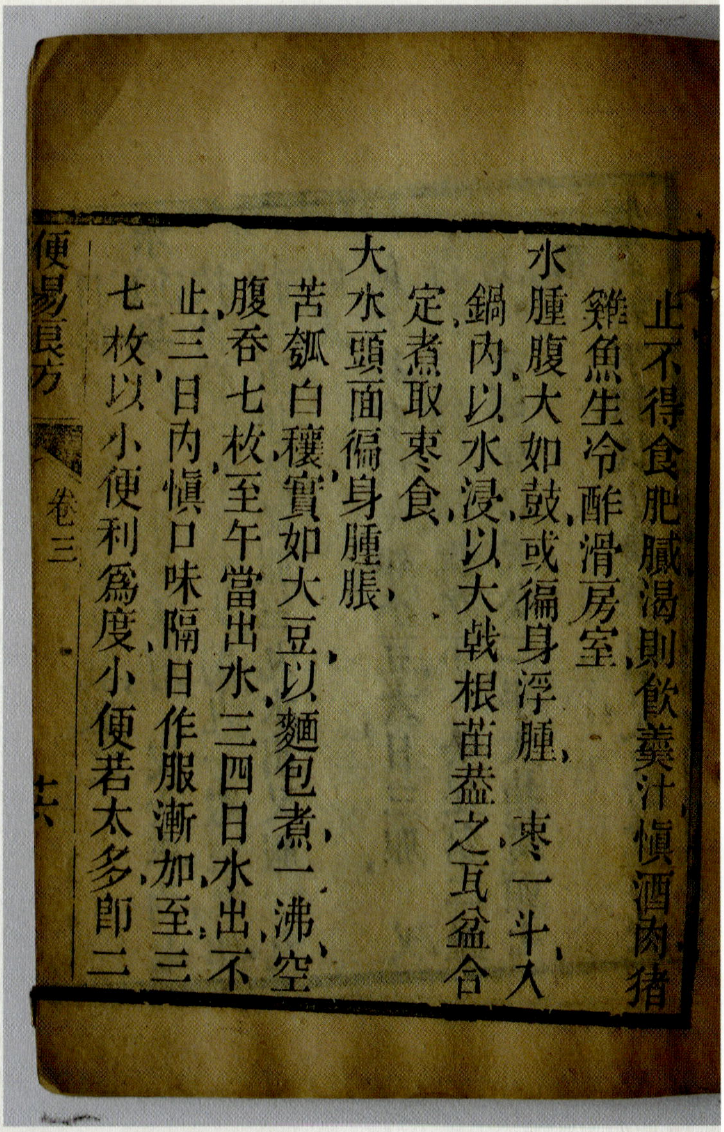
止不得食肥膩渴則飲羹汁慎酒肉猪
雞魚生冷酢滑房室
水腫腹大如鼓或徧身浮腫　棗一斗入
鍋內以水浸以大戟根苗盖之瓦盆合
定煮取棗食
大水頭面徧身腫脹
苦瓠白穰實如大豆以麪包煮一沸空
腹吞七枚至午當出水三四日水出不
止三日內慎口味隔日作服漸加至三
七枚以小便利爲度小便若太多即二
便易良方　卷三

止。不得食肥腻。渴则饮羹汁。慎酒、肉、猪、鸡、鱼、生冷、酢滑、房室。

水肿，腹大如鼓，或遍身浮肿　枣一斗，入锅内，以水浸，以大戟根苗盖之，瓦盆合定，煮，取枣食。

大水，头面遍身肿胀　苦瓠白穰，实如大豆，以面包，煮一沸。空腹吞七枚。至午当出水，三四日水出不止。三日内慎口味。隔日作服，渐加至三七枚，以小便利为度。小便若太多，即二

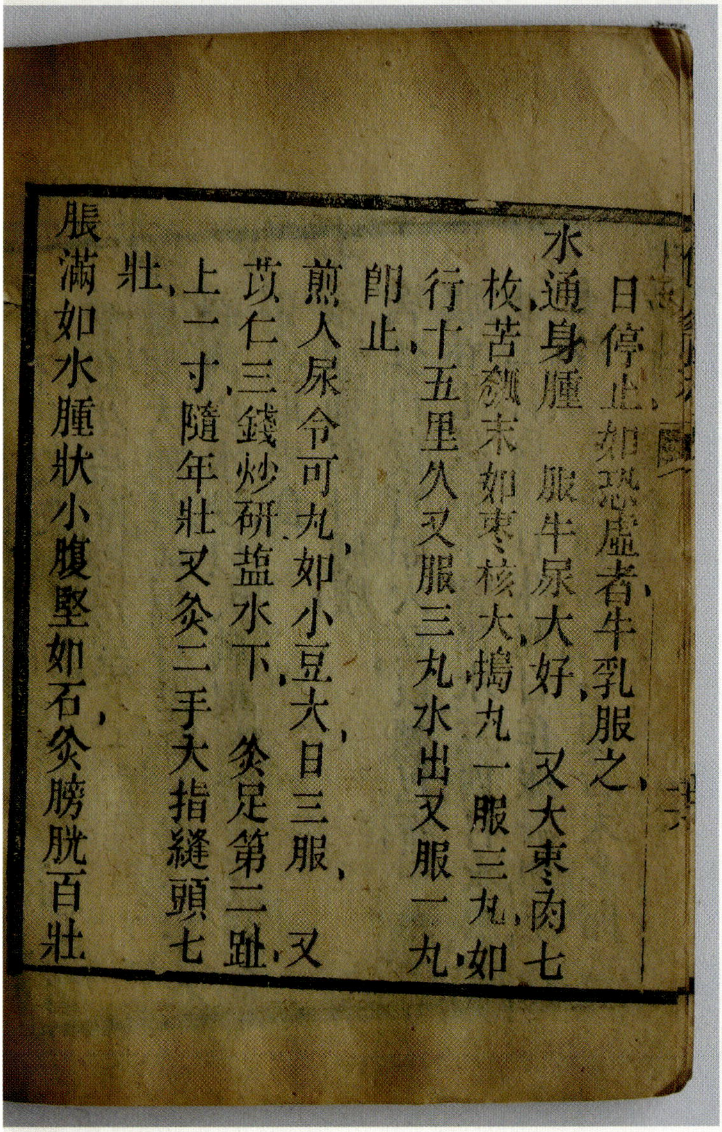

日停止，如恐虛者，牛乳服之，
水通身腫　服牛尿大好，　又大棗肉七
枚，苦瓠末如棗核大，搗丸一服三丸，如
行十五里久，又服三丸，水出，又服一丸，
即止，
煎人尿令可丸，如小豆大，日三服，　又
苡仁三錢炒研，盐水下，　灸足第二趾，
上一寸，隨年壯，又灸二手大指縫頭七
壯，
脹滿如水腫狀小腹堅如石，灸膀胱百壯

日停止。如恐虚者，牛乳服之。

水通身肿　服牛尿大好。

又，大枣肉七枚，苦瓠末如枣核大，捣丸。一服三丸。如行十五里久，又服三丸。水出，又服一丸。即止。

煎人尿令可丸，如小豆大，日三服。

又，苡仁三钱炒研，盐水下。

灸足第二趾上一寸，随年壮。又灸二手大指缝头，七壮。

腹满如水肿状，小腹坚如石　灸膀胱百壮。

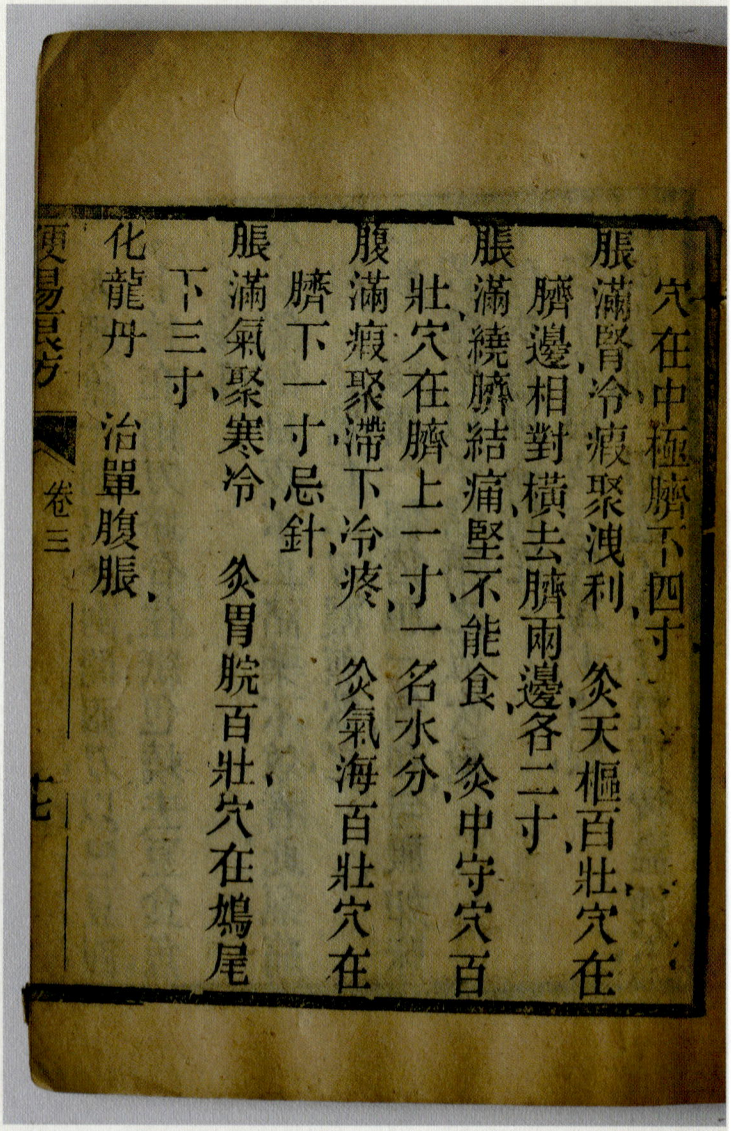
穴在中極臍下四寸、
脹滿腎冷瘕聚洩利、灸天樞百壯穴在
臍邊相對橫去臍兩邊各二寸、
脹滿繞臍結痛、堅不能食、灸中守穴百
壯、穴在臍上一寸、一名水分、
腹滿瘕聚滞下冷疼、灸氣海百壯穴在
臍下一寸、忌針、
脹滿氣聚寒冷、灸胃脘百壯、穴在鳩尾
下三寸、
化龍丹　治單腹脹、

穴在中极脐下四寸。

张满肾冷，瘕聚泄利　灸天枢百壮。穴在脐边相对，横去脐两边各二寸。

胀满，绕脐结痛，坚不能食　灸中守穴百壮。穴在脐上一寸，一名水分。

腹满瘕聚，滞下冷痛　灸气海百壮。穴在脐下一寸。忌针。

胀满气聚寒冷　灸胃脘百壮。穴在鸠尾下三寸。

化龙丹　治单腹胀。

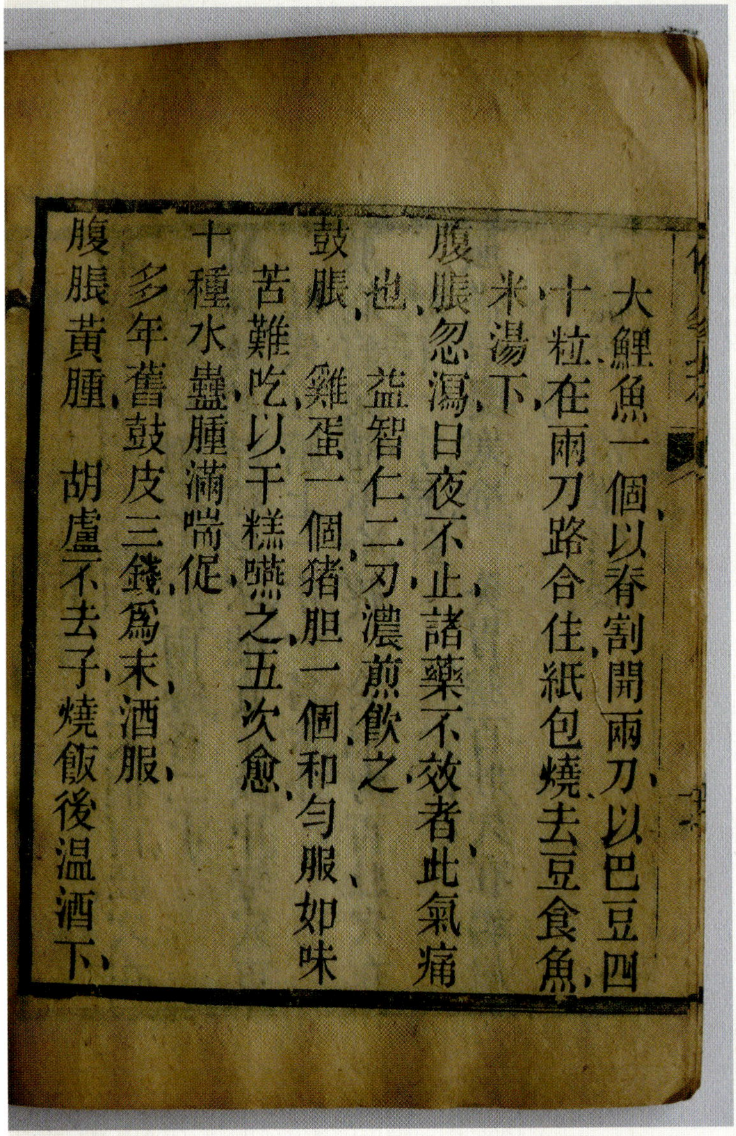

大鲤鱼一个，以脊割开两刀。以巴豆四十粒，在两刀路合住。纸包烧，去豆，食鱼。米汤下。

腹胀忽泻，日夜不止，诸药不效者，此气痛也　益智仁二两，浓煎饮之。

鼓胀　鸡蛋一个，猪胆一个，和匀服。如味苦难吃，以干糕咽之。五次愈。

十种水蛊，肿满喘促　多年旧鼓皮三钱，为末酒服。

腹胀黄肿　葫芦不去子，烧，饭后温酒下。

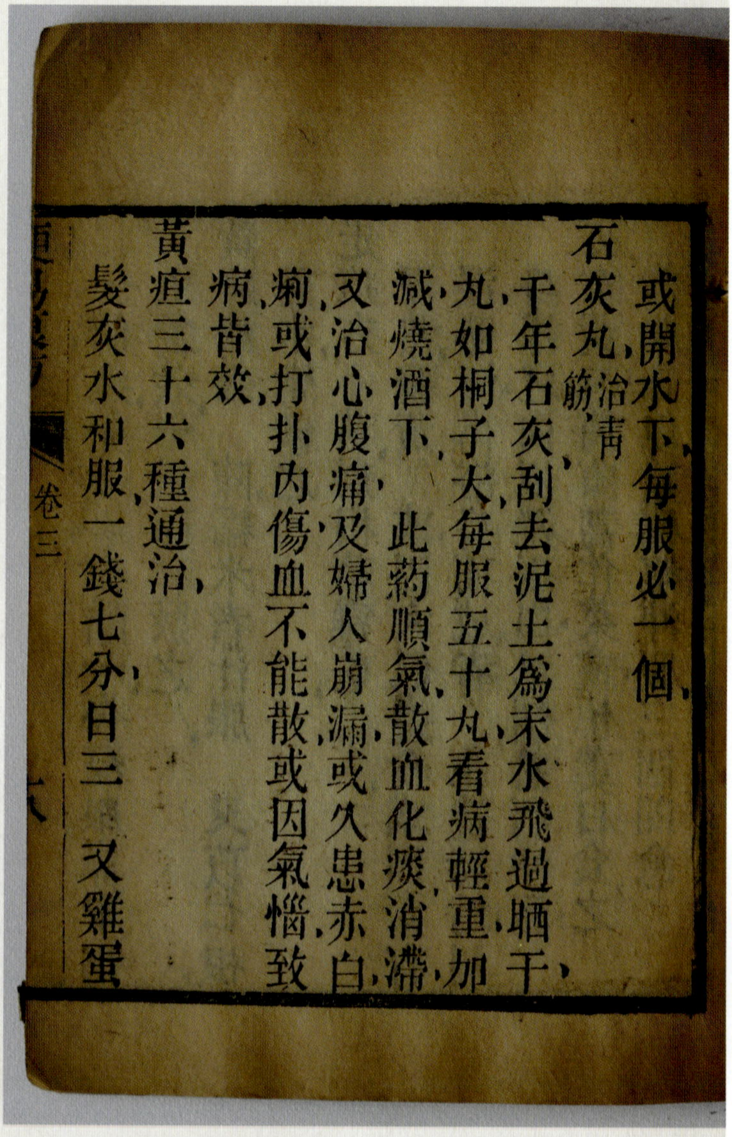
或開水下每服必一個
石灰丸治青筋 千年石灰刮去泥土爲末水飛過晒干
丸如桐子大每服五十丸看病輕重加
減燒酒下 此藥順氣散血化痰消滯
又治心腹痛及婦人崩漏或久患赤白
痢或打扑內傷血不能散或因氣惱致
病皆效
黃疸三十六種通治
髮灰水和服一錢七分日三 又雞蛋

或开水下。每服必一个。

石灰丸治青筋　千年石灰，刮去泥土为末，水飞过晒干，丸如桐子大。每服五十丸。看病轻重加减。烧酒下。

此药顺气散血，化痰消滞。又治心腹痛，及妇人崩漏，或久患赤白痢，或打扑内伤，血不能散，或因气恼致病，皆效。

黄疸　三十六种通治。发灰，水和服一钱七分。日三。

又，鸡蛋

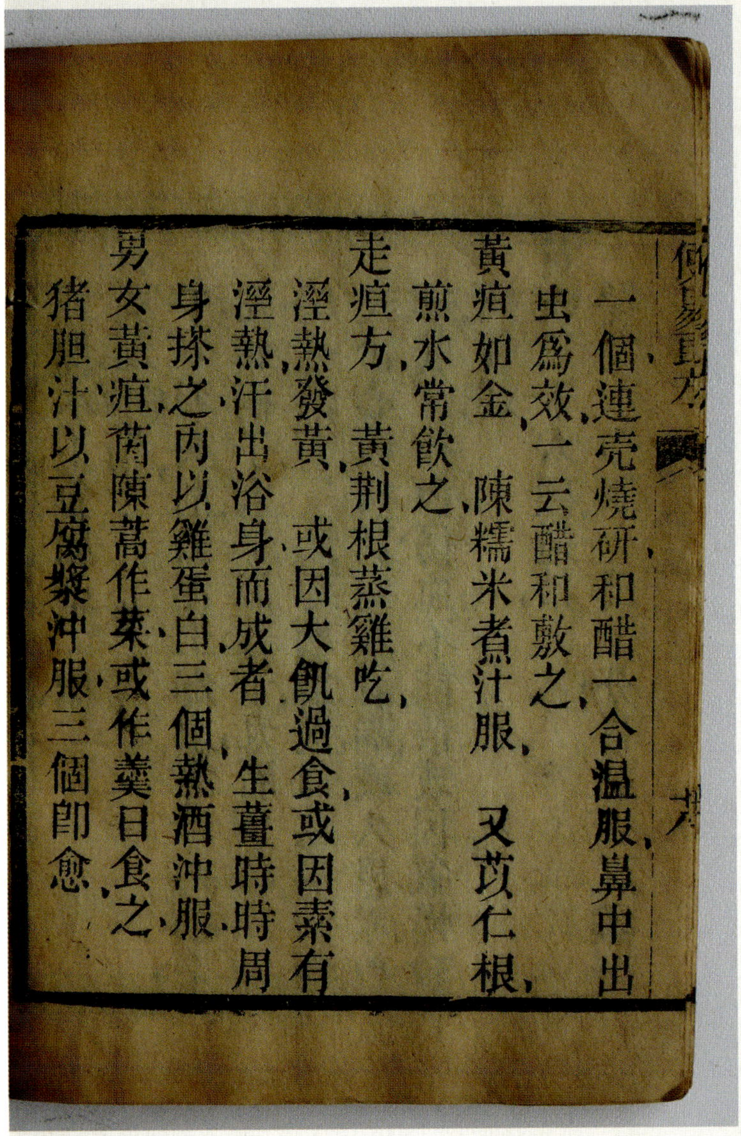

一個，連殼燒研，和醋一合溫服，鼻中出虫爲效，一云醋和敷之，
黄疸如金　陳糯米煮汁服，　又苡仁根，煎水常飲之，
走疸方，　黄荆根蒸雞吃，
溼熱發黄，　或因大飢過食，或因素有溼熱，汗出浴身而成者，　生薑時時周身搽之，內以雞蛋白三個，熱酒冲服，
男女黄疸，茵陳蒿作菜，或作羹，日食之，
猪胆汁以豆腐漿冲服，三個即愈，

一个，连壳烧研，和醋一合温服。鼻中出虫为效。一云醋和敷之。

黄疸如金　陈糯米煮汁服。又，苡仁根煎水，常饮之。

走疸方　黄荆根蒸鸡吃。

湿热发黄，或因大饥过食，或因素有湿热，汗出浴身而成者　生姜时时周身搽之。内以鸡蛋白三个，热酒冲服。

男女黄疸　茵陈蒿作菜，或作羹，日食之。

猪胆汁，以豆腐浆冲服。三个即愈。

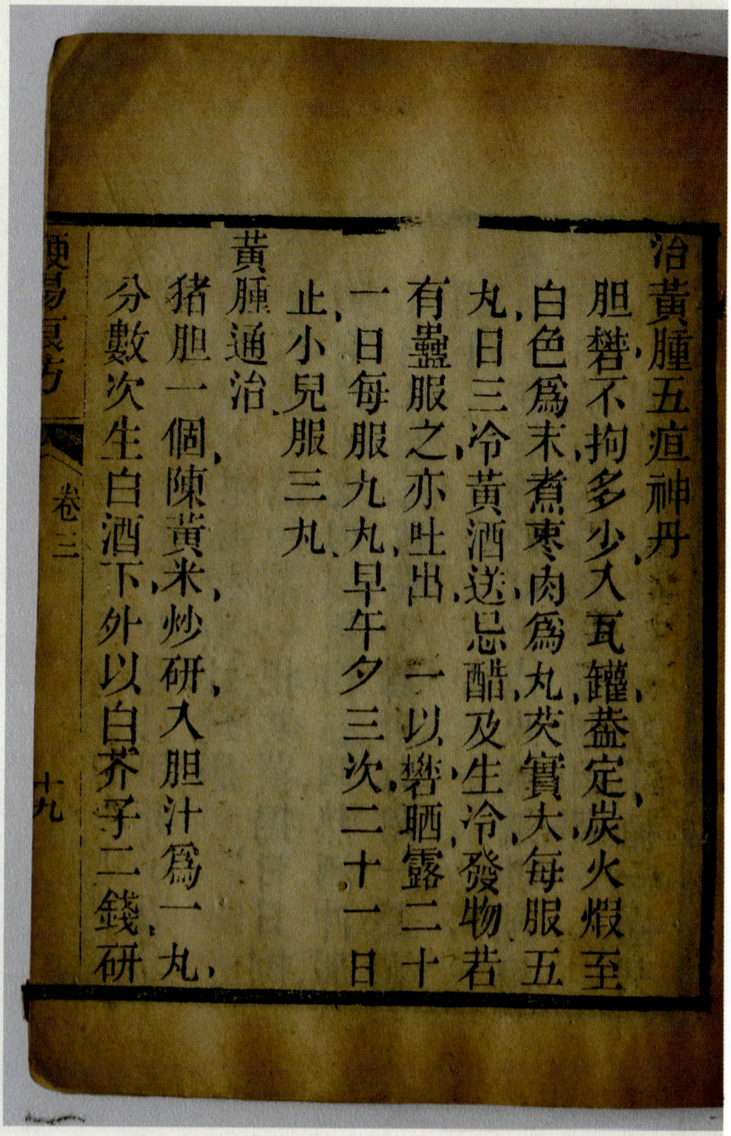

便易良方　卷三　十九

治黃腫五疸神丹
胆礬不拘多少，入瓦罐蓋定，炭火煅至白色，爲末，煮棗肉爲丸，芡實大，每服五丸，日三，冷黃酒送，忌醋及生冷發物，若有蠱，服之亦吐出。一以礬晒露二十一日，每服九丸，早午夕三次，二十一日止，小兒服三丸。
黃腫通治
豬胆一個，陳黃米炒研，入胆汁爲一丸，分數次，生白酒下，外以白芥子二錢研

治黄肿五疸神丹　胆矾不拘多少，入瓦罐盖定，炭火煅至白色，为末。煮枣肉为丸，芡实大。每服五丸，日三。冷黄酒送。忌醋及生冷发物。若有蛊，服之亦吐出。

一以矾晒，露二十一日。每服九丸，早午夕三次，二十一日止。小儿服三丸。

黄肿通治　猪胆一个，陈黄米炒研，入胆汁为一丸，分数次，生白酒下。外以白芥子二钱研，

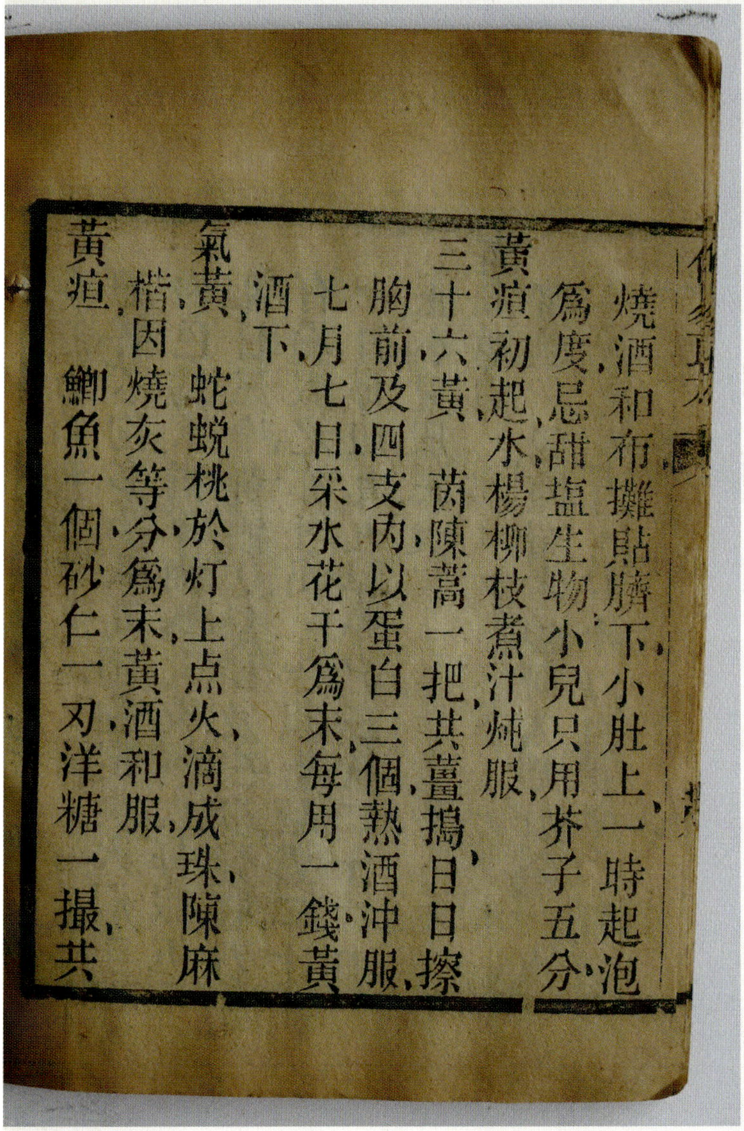

燒酒和布攤貼臍下小肚上一時起泡
爲度忌甜鹽生物小兒只用芥子五分
黄疸初起水楊柳枝煮汁炖服
三十六黄　茵陳蒿一把共薑擣日日擦
胸前及四支内以蛋白三個熱酒沖服
七月七日采水花干爲末每用一錢黄
酒下
氣黄　蛇蜕桃於灯上点火滴成珠陳麻
楷因燒灰等分爲末黄酒和服
黄疸　鯽魚一個砂仁一刃洋糖一撮共

烧酒和布摊贴脐下小肚上，一时起泡为度。忌甜、盐、生物。小儿只用芥子五分。

黄疸初起　水杨柳枝，煮汁顿服[1]。

三十六黄　茵陈蒿一把，共姜捣，日日擦胸前及四肢内。以蛋白三个，热酒冲服。七月七日，采水花[2]，干为末。每用一钱，黄酒下。

气黄　蛇蜕挑于灯上点火，滴成珠，陈麻楷圃[3]烧灰，等分为末，黄酒和服。

黄疸　鲫鱼一个，砂仁一两，洋糖一撮，共

1 顿服：原作“炖服”。据《本草纲目》：“黄疸初起。柳枝煮浓汁半升，顿服。”

2 水花：又称藻花、水华。系淡水水体中某些蓝藻类过度生长所形成。

3 圃：原作“因”。据《万病回春》：“以蛇蜕用棍子挑于灯上点火着，滴成珠，多年陈麻楷圃烧灰”。

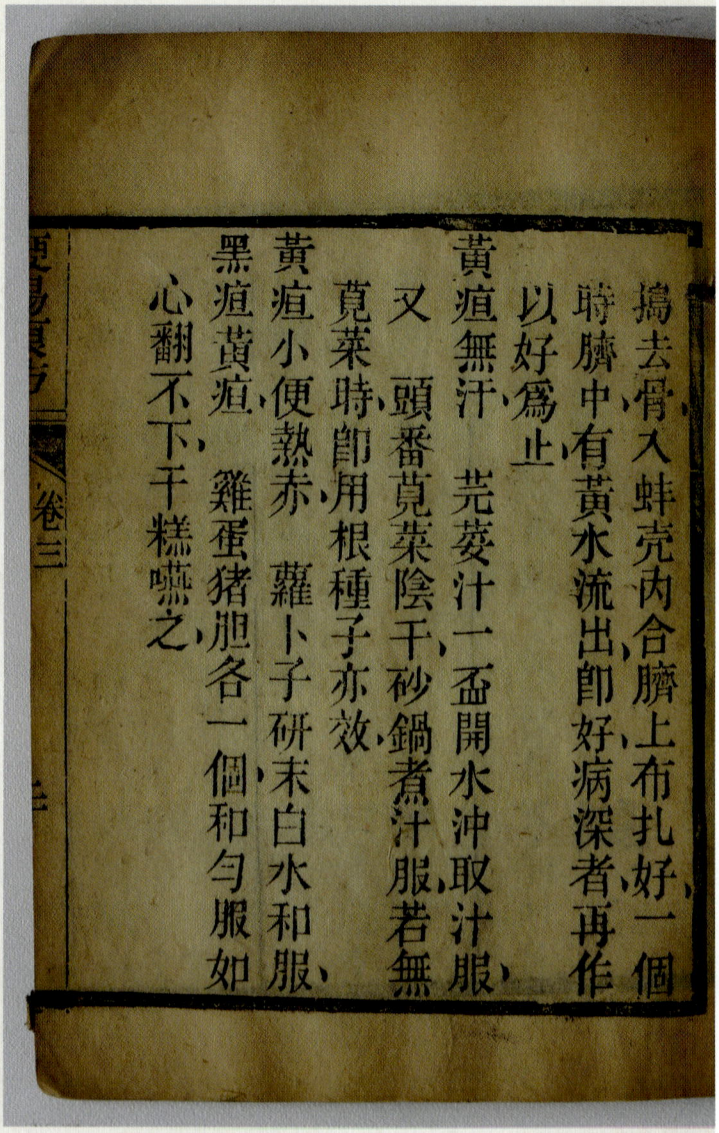
搗，去骨，入蚌壳内合臍上，布扎好。一個時，臍中有黄水流出即好，病深者再作，以好爲止。

黄疸無汗，　芫荽汁一盃，開水沖，取汁服。

又　頭番莧菜陰干，砂鍋煮汁服。若無莧菜時，即用根、種子亦效。

黄疸小便熱赤，　蘿卜子研末，白水和服。

黑疸黄疸，　雞蛋、猪胆各一個，和勻服。如心翻不下，干糕嚥之。

搗，去骨，入蚌壳内合脐上，布扎好。一个时，脐中有黄水流出即好。病深者再作，以好为止。

黄疸，无汗　芫荽汁一杯，开水冲，取汁服。

又，头番苋菜阴干，砂锅煮汁服。若无苋菜时，即用根、种子亦效。

黄疸，小便热赤　萝卜子研末，白水和服。

黑疸、黄疸　鸡蛋、猪胆各一个，和匀服。如心翻不下，干糕咽之。

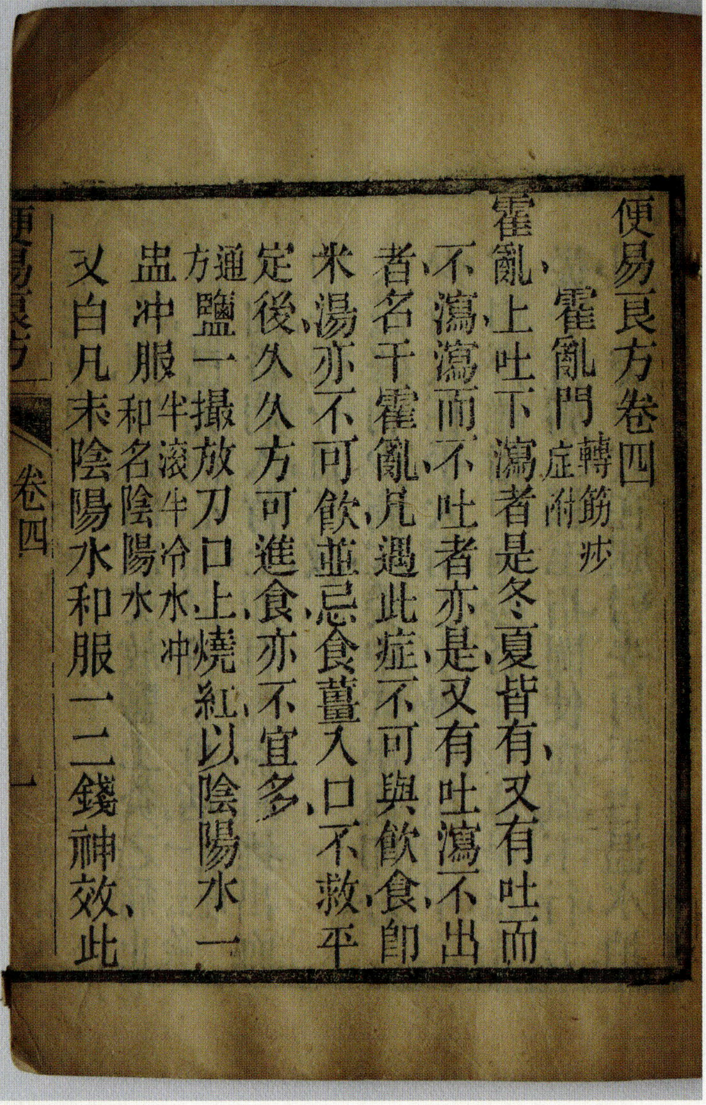
便易良方卷四

霍亂門轉筋 痧症附

霍亂、上吐下瀉者是冬、夏皆有、又有吐而不瀉、瀉而不吐者亦是、又有吐瀉不出者名干霍亂、凡遇此症、不可與飲食、即米湯亦不可飲、並忌食薑、入口不救、平定後、久久方可進食、亦不宜多、

通方 鹽一撮、放刀口上燒紅、以陰陽水一盅冲服 半滾半冷水冲和名陰陽水

又白凡末陰陽水和服一二錢神效、此

便易良方 卷四 一

便易良方卷四

霍乱门转筋　痧症附

霍乱　上吐下泻者是，冬夏皆有。又有吐而不泻，泻而不吐者亦是。又有吐泻不出者，名干霍乱。凡遇此症，不可与饮食，即米汤亦不可饮。并忌食姜，入口不救。平定后，久久方可进食，亦不宜多。

通方　盐一撮，放刀口上烧红，以阴阳水一盅冲服。半滚半冷水冲和，名阴阳水。

又，白矾末，阴阳水和服一二钱。神效。此

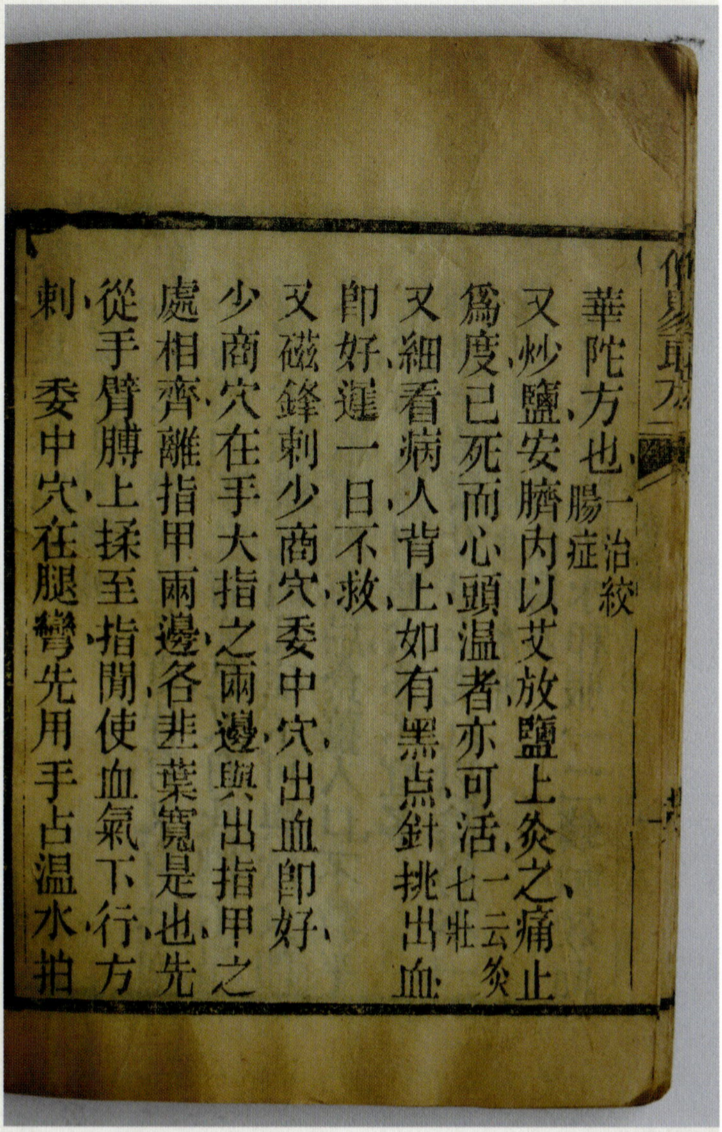

華陀方也一治絞腸症
又炒鹽安臍內以艾放鹽上灸之痛止
爲度已死而心頭溫者亦可活一云灸七壯
又細看病人背上如有黑点針挑出血
卽好遲一日不救
又磁鋒刺少商穴委中穴出血卽好
少商穴在手大指之兩邊與出指甲之
處相齊離指甲兩邊各韭葉寬是也先
從手臂膊上揉至指開使血氣下行方
刺委中穴在腿彎先用手占溫水拍

华佗方也。一治绞肠症。

又，炒盐安脐内，以艾放盐上灸之，痛止为度。已死而心头温者，亦可活。一云灸七壮。

又，细看病人背上，如有黑点，针挑出血即好。迟一日不救。

又，磁锋刺少商穴、委中穴，出血即好。少商穴在手大指之两边，与出指甲之处相齐，离指甲两边各韭叶宽是也。先从手臂膊上揉至指间，使血气下行方刺。委中穴在腿弯，先用手沾温水，拍

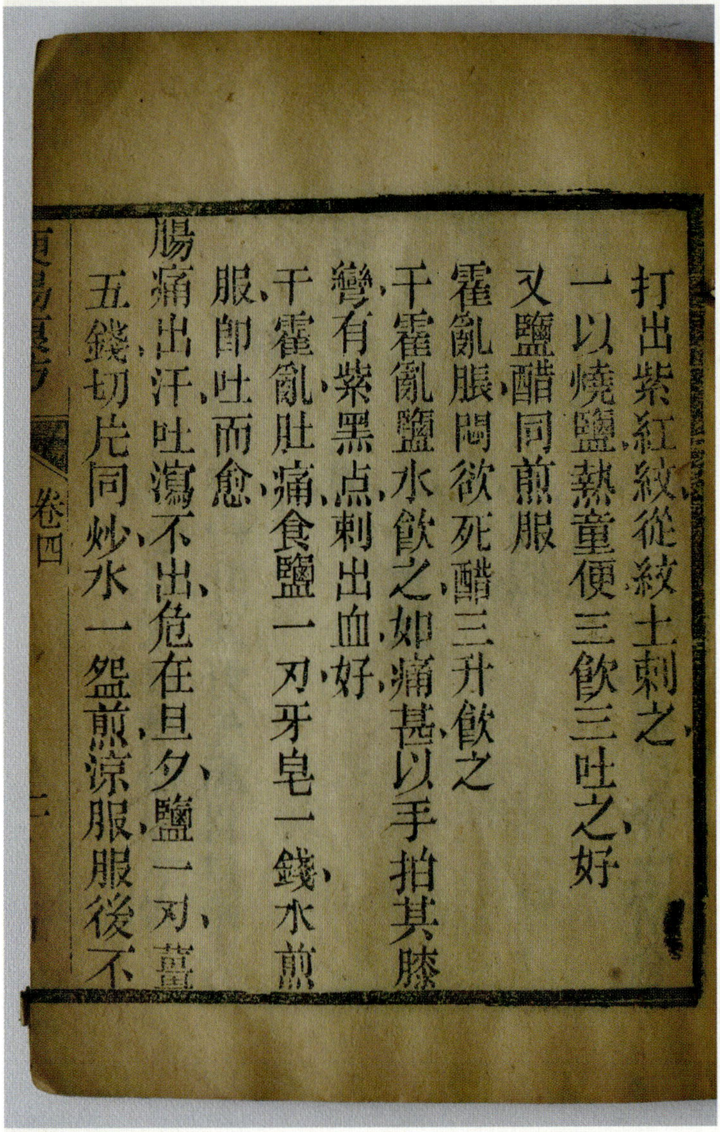
便易良方　卷四　二
打出紫紅紋、從紋土刺之、
一以燒鹽熱童便三飲三吐之、好
又鹽醋同煎服
霍亂脹悶欲死、醋三升飲之
干霍亂鹽水飲之、如痛甚以手拍其膝
彎、有紫黑点刺出血、好、
干霍亂肚痛、食鹽一刄牙皂一錢、水煎
服、即吐而愈、
腸痛出汗、吐瀉不出、危在旦夕、鹽一刄、薑
五錢、切片同炒、水一盌煎、涼服、服後不

打出紫红纹，从纹上[1]刺之。

一以烧盐、热童便，三饮三吐之，好。

又，盐、醋同煎服。

霍乱，胀闷欲死　醋三升饮之。

干霍乱　盐水饮之。如痛甚，以手拍其膝弯。有紫黑点，刺出血，好。

干霍乱，肚痛　食盐一两，牙皂一钱，水煎服，即吐而愈。

肠痛出汗，吐泻不出，危在旦夕　盐一两，姜五钱，切片同炒。水一碗煎，凉服。服后不

1 上：原作“土”。据文义改。

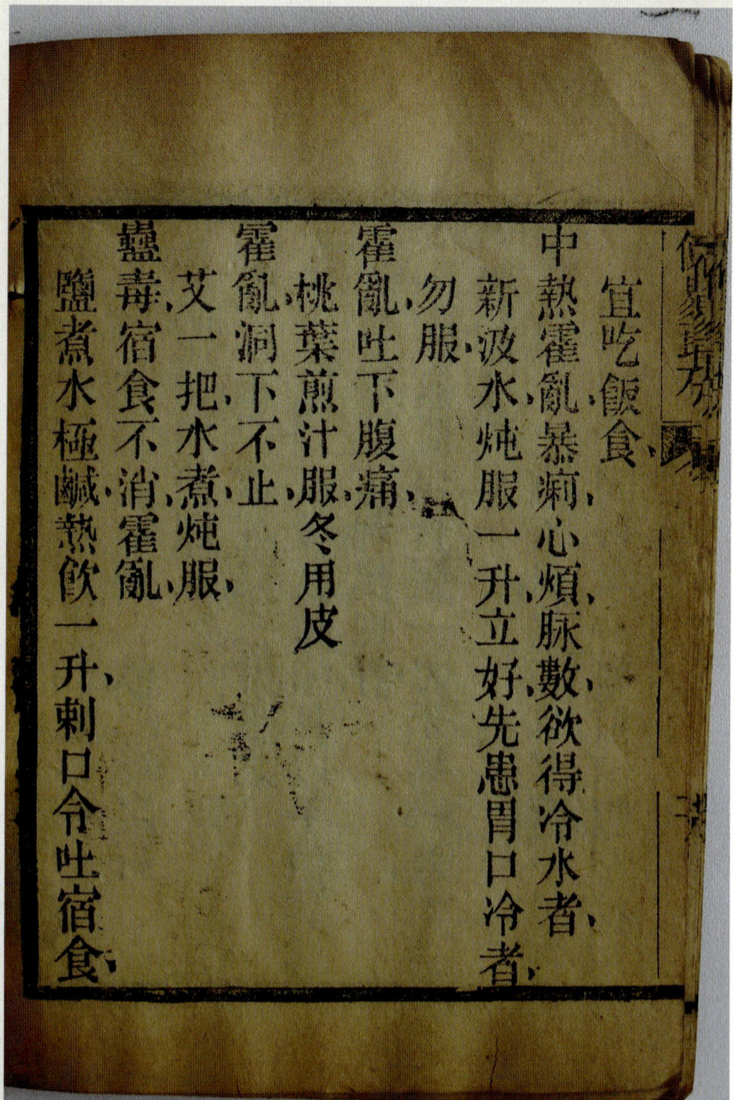

宜吃饭食。

中热霍乱，暴痢，心烦，脉数，欲得冷水者　新汲水炖服一升，立好。先患胃口冷者勿服。

霍乱，吐下腹痛　桃叶煎汁服。冬用皮。

霍乱，洞下不止　艾一把，水煮顿[1]服。

蛊毒，宿食不消，霍乱　盐煮水极咸，热饮一升，刺口令吐宿食。

1 顿：原作“炖”。据《本草纲目》：“霍乱，洞下不止。以艾一把，水三升，煮一升，顿服。”

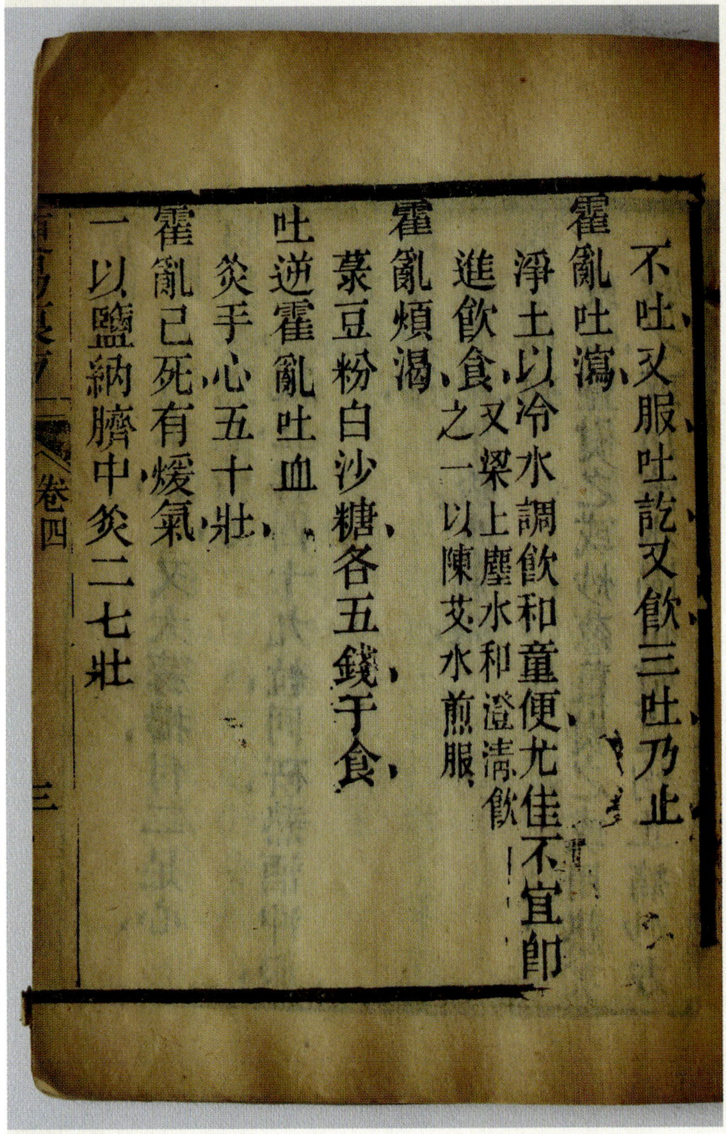

不吐又服吐訖又飲三吐乃止

霍亂吐瀉淨土以冷水調飲和童便尤佳不宜即進飲食又梁上塵水和澄淸飲之一以陳艾水煎服

霍亂煩渴菉豆粉白沙糖各五錢干食

吐逆霍亂吐血灸手心五十壯

霍亂已死有煖氣一以鹽納臍中灸二七壯

便易良方　卷四　三

不吐又服，吐讫又饮。三吐乃止。

霍乱吐泻　净土以冷水调饮，和童便尤佳。不宜即进饮食。

又，梁上尘，水和澄清饮之。

一以陈艾，水煎服。

霍乱烦渴　绿豆粉、白砂糖各五钱，干食。

吐逆，霍乱吐血　灸手心五十壮。

霍乱已死，有暖气　一以盐纳脐中，灸二七壮。

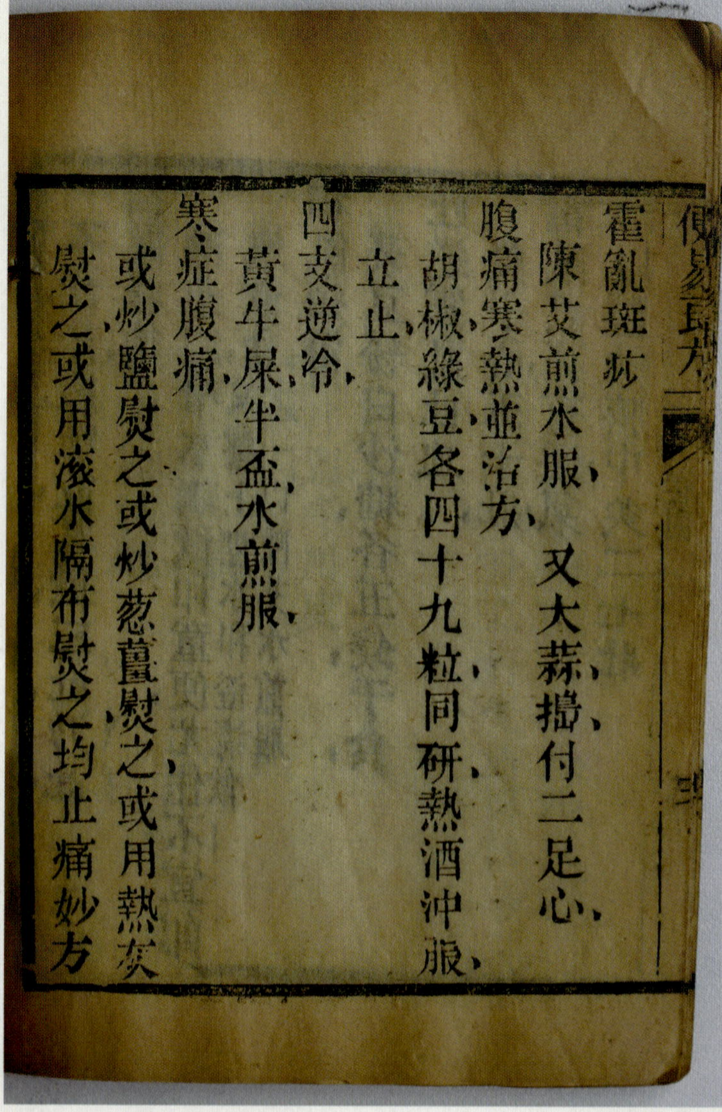

霍亂斑痧
陳艾煎水服、 又大蒜、搗、付二足心、
腹痛寒熱並治方、
胡椒、綠豆各四十九粒、同研、熱酒冲服、
立止、
四支逆冷、
黃牛屎半盃、水煎服、
寒症腹痛、
或炒鹽熨之、或炒葱薑熨之、或用熱灰
熨之或用滾水隔布熨之均止痛妙方

霍乱斑痧　陈艾煎水服。

又，大蒜捣，敷二足心。

腹痛，寒热并治方　胡椒、绿豆各四十九粒，同研。热酒冲服，立止。

四肢逆冷　黄牛屎半杯，水煎服。

寒症腹痛　或炒盐熨之，或炒葱姜熨之，或用热灰熨之，或用滚水隔布熨之。均止痛妙方

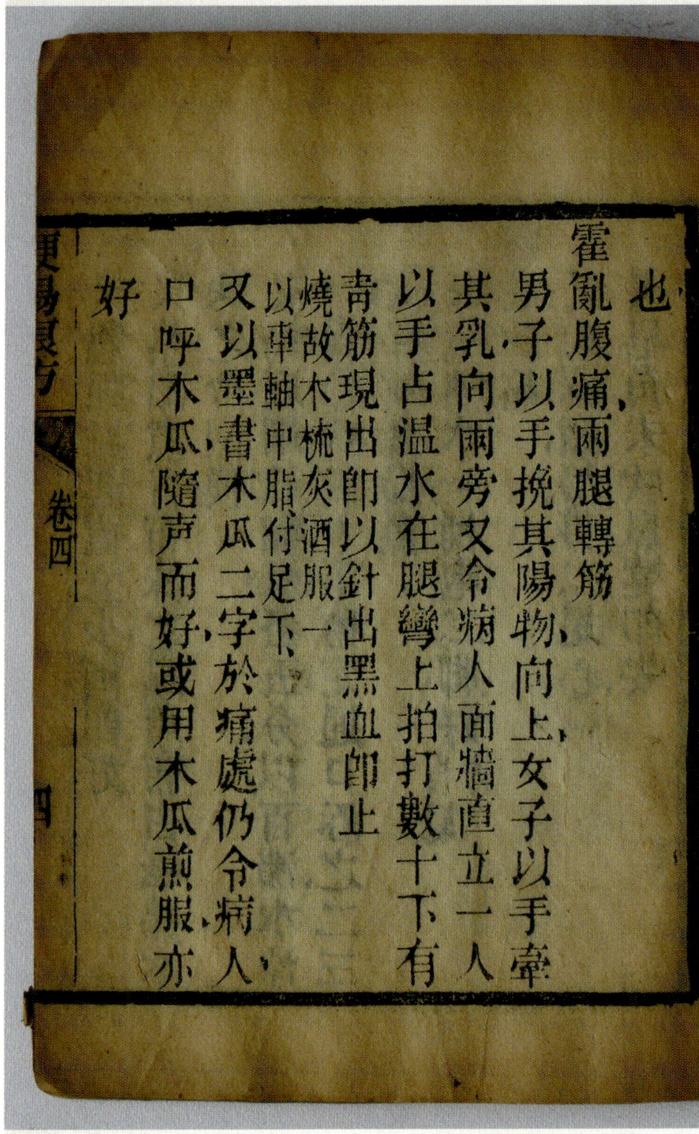
便易良方 卷四 四

也

霍亂腹痛兩腿轉筋

男子以手挽其陽物向上女子以手牽

其乳向兩旁又令病人面墻直立一人

以手占温水在腿彎上拍打數十下有

青筋現出即以針出黑血即止

燒故木梳灰酒服一

以車軸中脂付足下

又以墨書木瓜二字於痛處仍令病人

口呼木瓜隨声而好或用木瓜煎服亦

好

也。

霍乱腹痛，两腿转筋　男子以手挽其阳物向上。女子以手牵其乳向两旁。又令病人面墙直立，一人以手沾温水，在腿弯上拍打数十下，有青筋现出。即以针出黑血即止。

烧故木梳灰，酒服。

一以车轴中脂，敷足下。

又，以墨书木瓜二字于痛处。仍令病人口呼木瓜，随声而好。或用木瓜煎服，亦好。

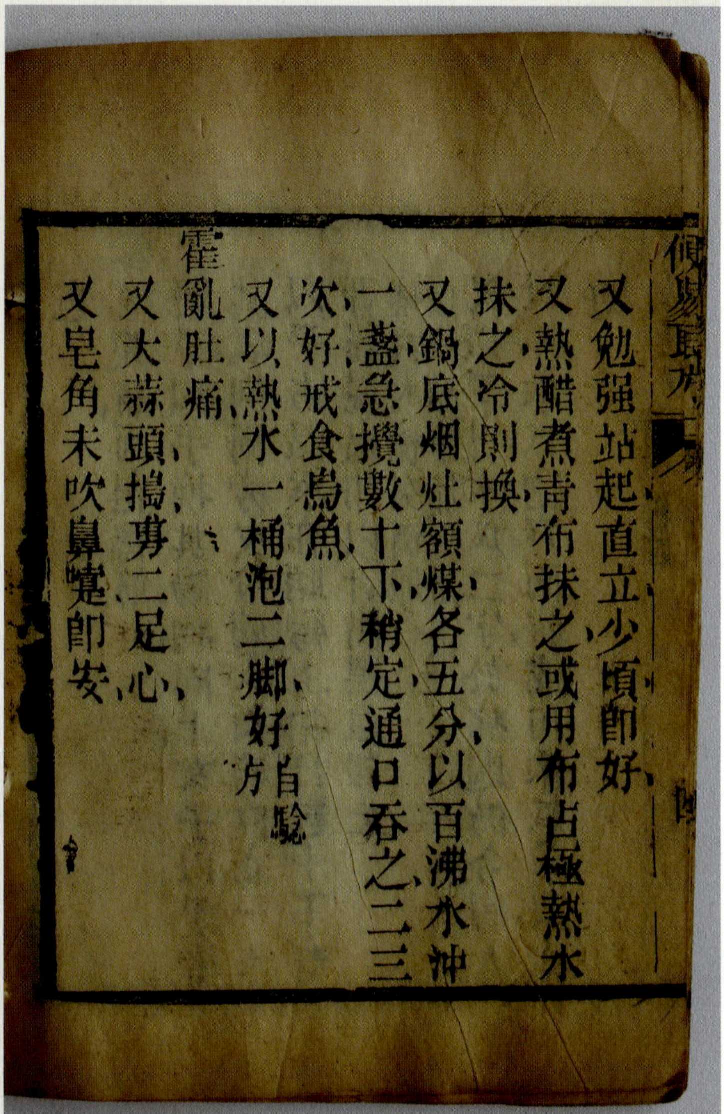
又勉强站起直立少頃卽好、
又熱醋煑靑布抹之或用布占極熱水
抹之冷則換、
又鍋底烟灶額煤各五分以百沸水冲
一盞急攪數十下稍定通口吞之二三
次好戒食烏魚、
又以熱水一桶泡二脚好方自驗
霍亂肚痛、
又大蒜頭搗尃二足心、
又皂角末吹鼻嚏卽安、

又，勉强站起直立，少顷即好。

又，热醋煮青布抹之，或用布沾极热水抹之，冷则换。

又，锅底烟、灶额煤各五分，以百沸水冲一盏，急搅数十下，稍定，通口吞之，二三次好。戒食乌鱼。

又，以热水一桶泡两脚，好。自验方。

霍乱肚痛

又，大蒜头捣敷二足心。

又，皂角末吹鼻，嚏即安。

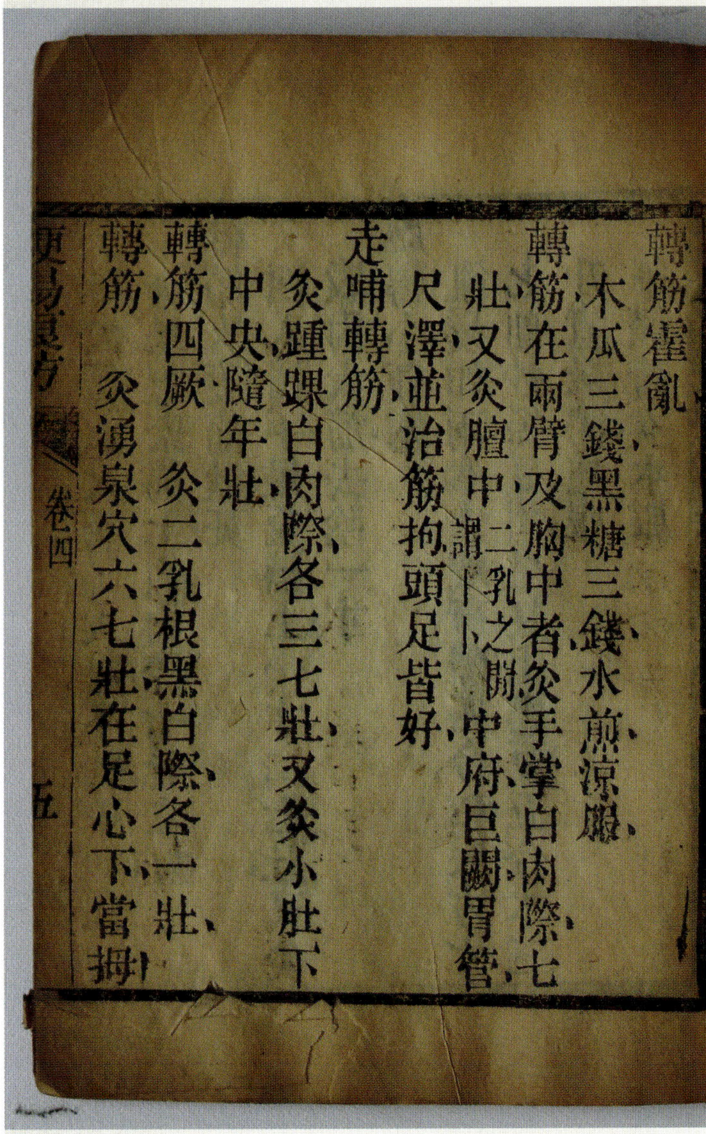

转筋霍乱　木瓜三钱，黑糖三钱，水煎凉服。

转筋，在两臂及胸中者　灸手掌白肉际七壮。又灸膻中。二乳之间谓膻中[1]。中府、巨阙、胃管、尺泽。并治筋拘，头足皆好。

走哺转筋　灸踵踝白肉际各三七壮。又灸小肚下中央，随年壮。

转筋四厥　灸二乳根黑白际，各一壮。

转筋　灸涌泉穴六七壮。在足心下。当拇

1 膻中：原以一字线省称示意，今补正。此句刻为小字注释膻中穴位置。

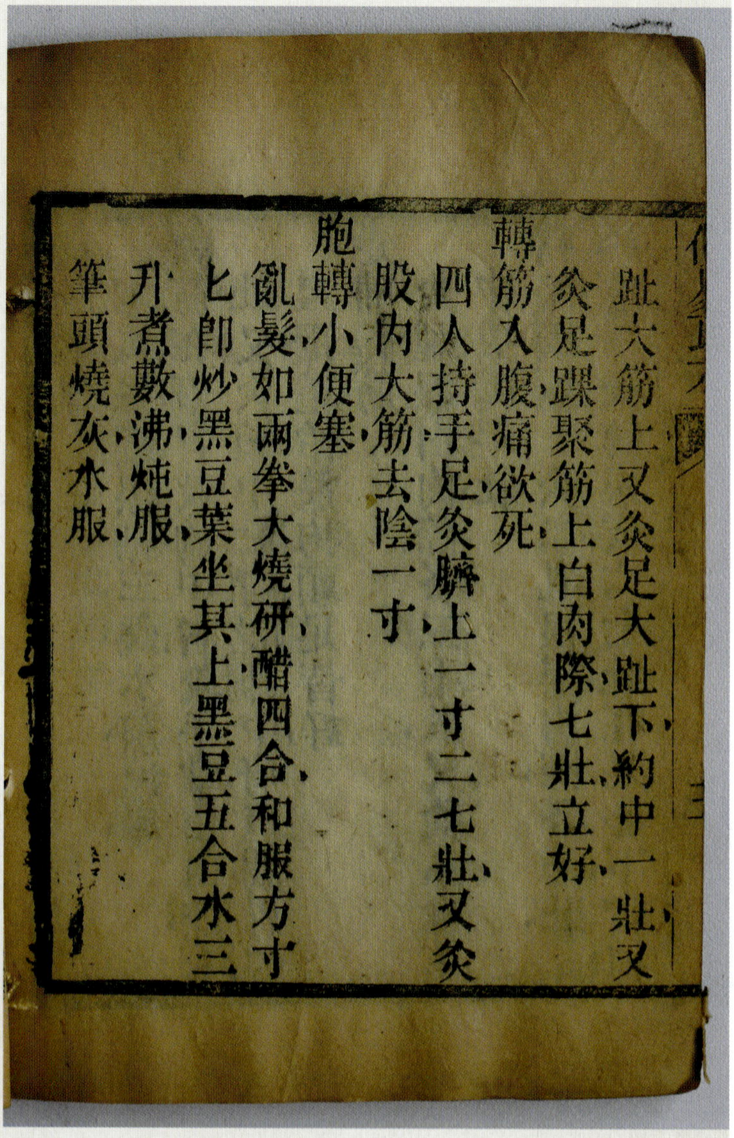
趾大筋上又灸足大趾下約中一壯又
灸足踝聚筋上白肉際七壯立好
轉筋入腹痛欲死
四人持手足灸臍上一寸二七壯又灸
股內大筋去陰一寸
胞轉小便塞
亂髮如兩拳大燒研醋四合和服方寸
匕即炒黑豆葉坐其上黑豆五合水三
升煮數沸炖服
筆頭燒灰水服

趾大筋上。

又，灸足大趾下约中一壮。

又，灸足踝聚筋上白肉际七壮，立好。

转筋入腹，痛欲死　四人持手足，灸脐上一寸二七壮。又灸股内大筋，去阴一寸。

胞转，小便塞　乱发如两拳大，烧研。醋四合，和服方寸匕。即炒黑豆叶，坐其上。黑豆五合，水三升，煮数沸。炖服[1]。

笔头烧灰，水服。

1 炖服：当改“顿服”方为妥当。因此前已有“煮数沸”制法。

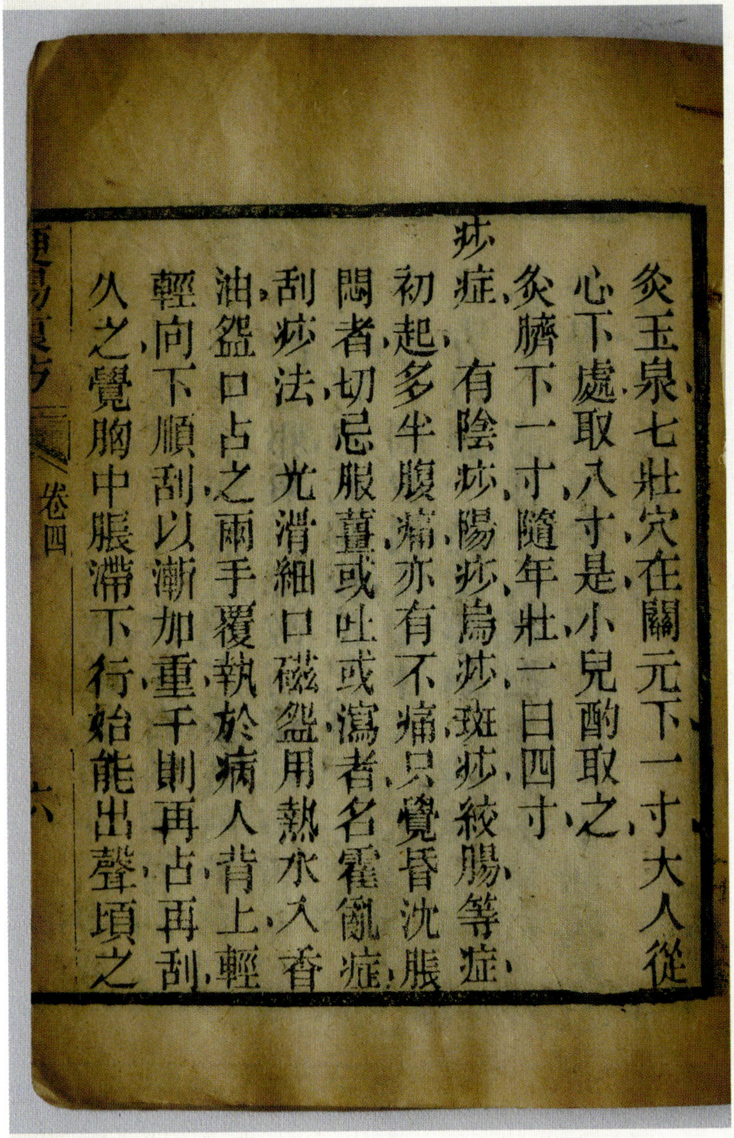

灸玉泉七壮，穴在关元下一寸。大人从心下处取八寸是，小儿酌取之。

灸脐下一寸，随年壮。一日四寸。

痧症　有阴痧、阳痧、乌痧、斑痧、绞肠等症。初起多半腹痛，亦有不痛，只觉昏沉胀闷者。切忌服姜。或吐或泻者，名霍乱症。

刮痧法　光滑细口磁碗。用热水，入香油，碗口沾之。两手覆执于病人背上，轻轻向下顺刮，以渐加重。干则再沾再刮。久之觉胸中胀滞下行，始能出声。顷之

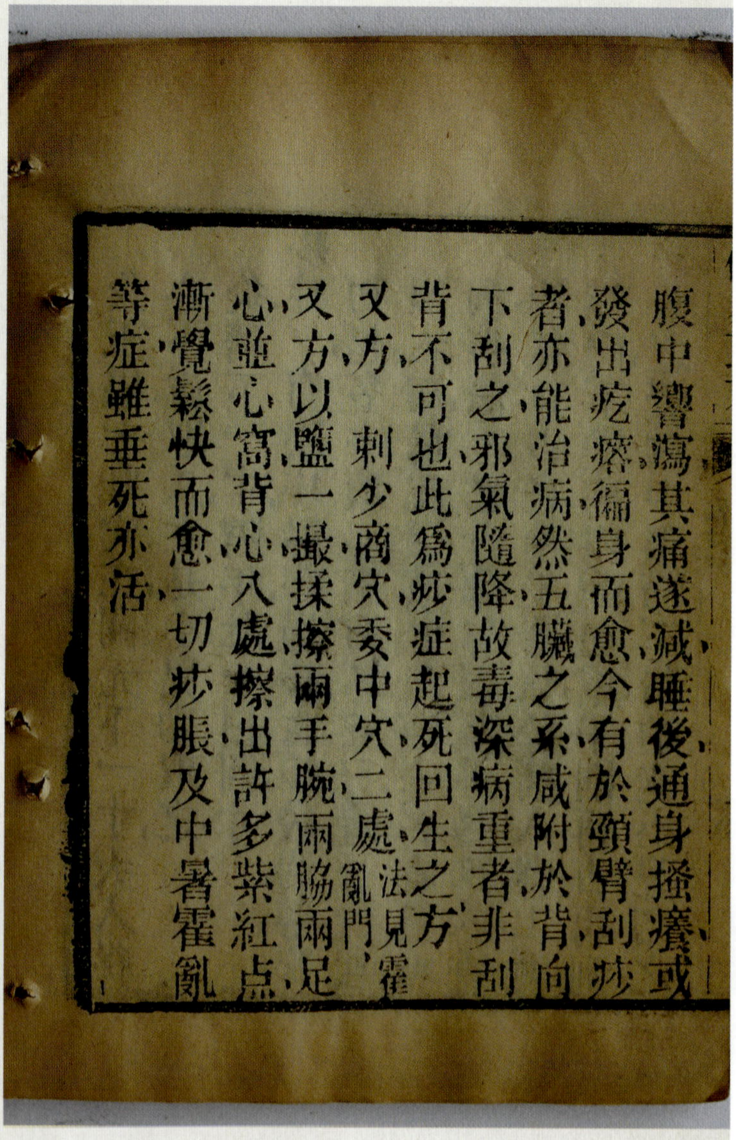

腹中響瀉，其痛遂減，睡後，通身搔癢，或
發出疙瘩，徧身而愈，今有於頸臂刮痧
者，亦能治病，然五臟之系，咸附於背，向
下刮之，邪氣隨降，故毒深病重者，非刮
背不可也，此爲痧症起死回生之方，
又方，刺少商穴、委中穴二處，法見霍亂門，
又方，以鹽一撮，揉擦兩手腕、兩脇、兩足
心，並心窩、背心八處，擦出許多紫紅点，
漸覺鬆快而愈，一切痧脹及中暑霍亂
等症，雖垂死亦活

腹中响泻，其痛遂减。睡后通身搔痒，或发出疙瘩，遍身而愈。今有于颈臂刮痧者，亦能治病。然五脏之系，咸附于背，向下刮之，邪气随降。故毒深病重者，非刮背不可也。此为痧症起死回生之方。

又方，刺少商穴、委中穴二处。法见霍乱门。

又方，以盐一撮，揉擦两手腕、两胁、两足心，并心窝、背心八处。擦出许多紫红点，渐觉松快而愈。一切痧胀及中暑霍乱等症，虽垂死亦活。

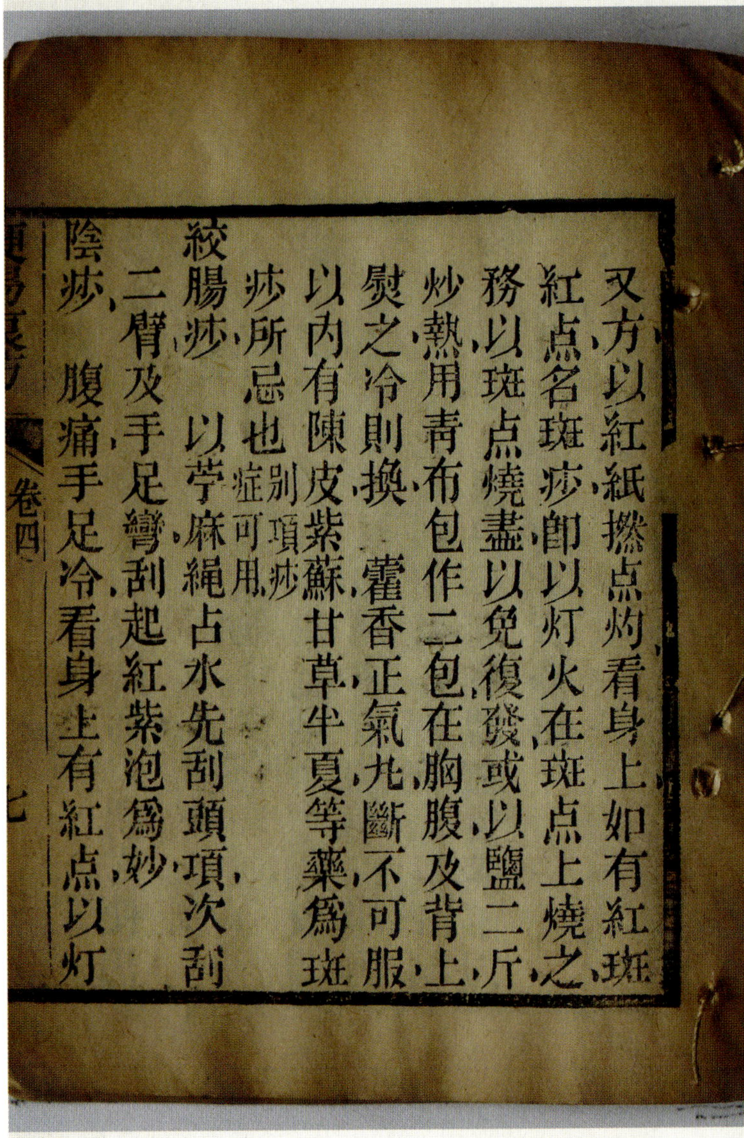
便易良方 卷四 七

又方以紅紙撚点灼，看身上如有紅斑紅点，名斑痧，即以灯火在斑点上燒之，務以斑点燒盡，以免復發，或以鹽二斤炒熱，用青布包作二包，在胸腹及背上熨之，冷則換，藿香正氣丸斷不可服，以内有陳皮、紫蘇、甘草、半夏等藥，爲斑痧所忌也。別項痧症可用。

絞腸痧，以苧麻繩占水，先刮頭項，次刮二臂及手足彎，刮起紅紫泡爲妙。

陰痧，腹痛，手足冷，看身上有紅点，以灯

又方，以红纸撚点灼，看身上如有红斑红点，名斑痧。即以灯火在斑点上烧之，务以斑点烧尽，以免复发。或以盐两斤炒热，用青布包作二包，在胸腹及背上熨之。冷则换。藿香正气丸断不可服。以内有陈皮、紫苏、甘草、半夏等药，为斑痧所忌也。别项痧症可用。

绞肠痧　以苎麻绳沾水，先刮头项，次刮二臂及手足弯。刮起红紫泡为妙。

阴痧　腹痛，手足冷。看身上有红点。以灯

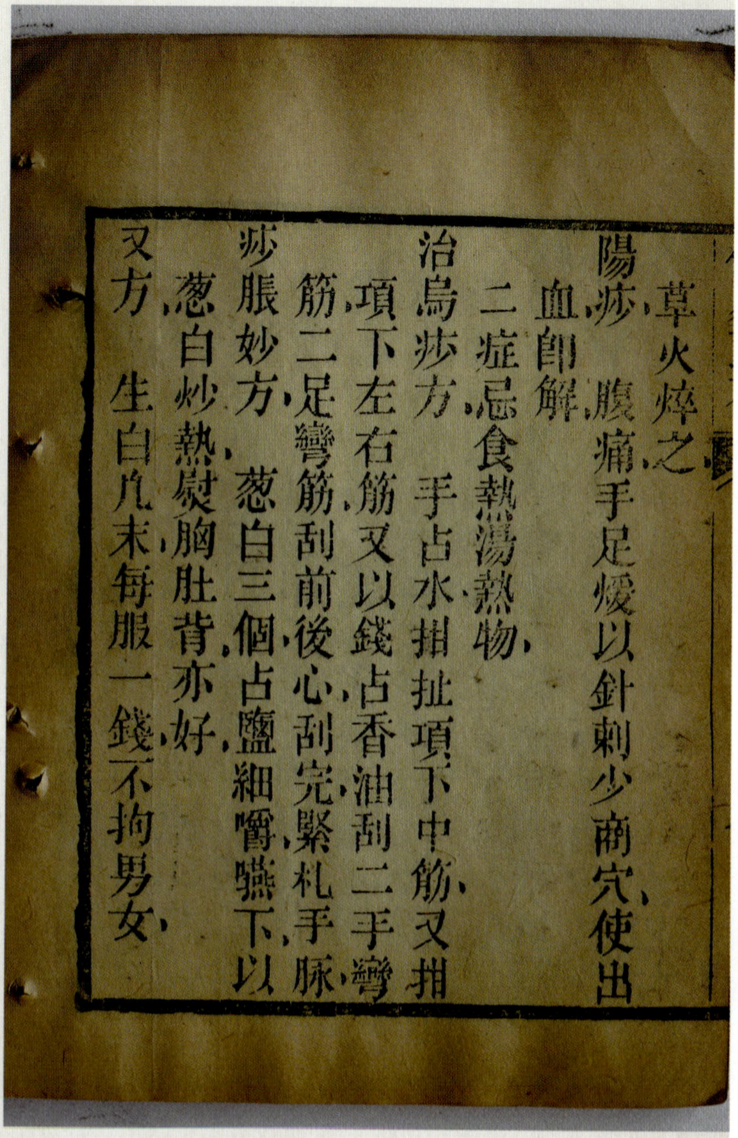

草火焠之，陽痧，腹痛，手足煖，以針刺少商穴，使出血即解，二症忌食熱湯熱物，治烏痧方，手占水，掐扯項下中筋，又掐項下左右筋，又以錢占香油，刮二手彎筋二足彎筋，刮前後心，刮完，緊扎手脉，痧脹妙方，葱白三個，占鹽細嚼嚥下，以葱白炒熱，熨胸肚背，亦好，又方，生白凢末，每服一錢，不拘男女，

草火焠之。

阳痧　腹痛，手足暖。以针刺少商穴，使出血即解。

二症忌食热汤、热物。

治乌痧方　手沾水，掐扯项下中筋，又掐项下左右筋。又以钱沾香油，刮二手弯筋、二足弯筋，刮前后心。刮完，紧扎手脉。

痧胀妙方　葱白三个，沾盐细嚼咽下。以葱白炒热，熨胸肚背，亦好。

又方，生白矾末，每服一钱。不拘男女。

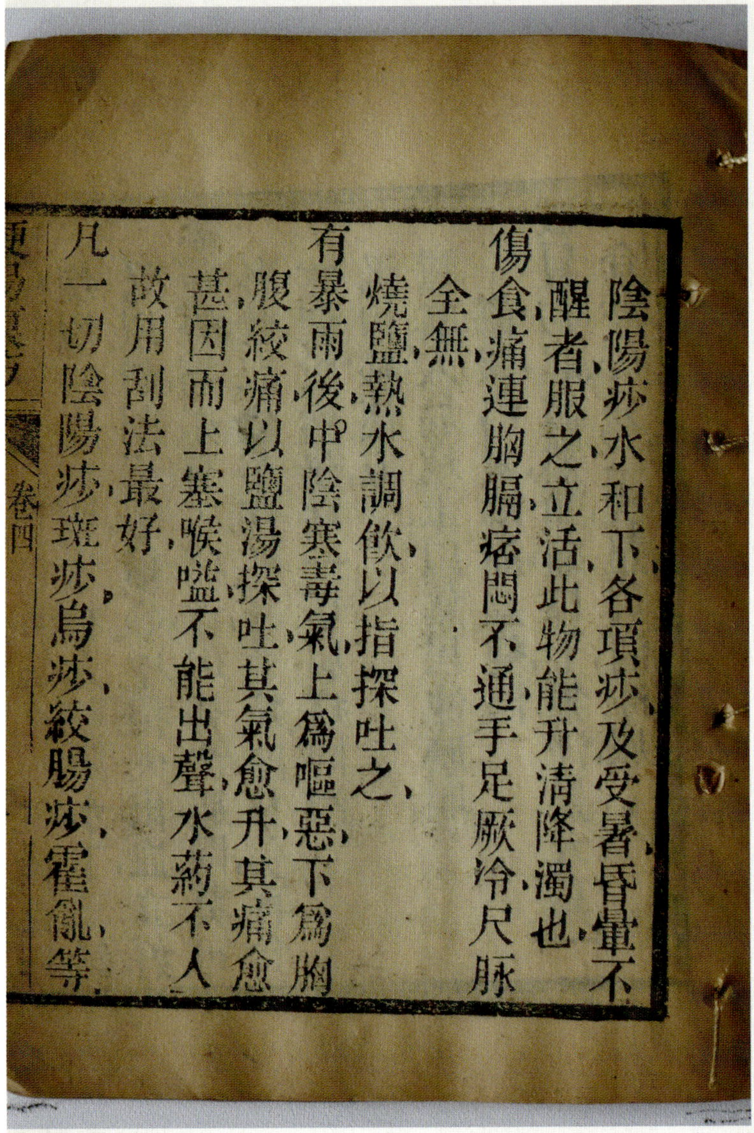

阴阳痧，水和下。各项痧及受暑，昏晕不醒者，服之立活。此物能升清降浊也。

伤食，痛连胸膈，痞闷不通，手足厥冷，尺脉全无　烧盐，热水调饮。以指探吐之。

有暴雨后，中阴寒毒气，上为呕恶，下为胸腹绞痛。以盐汤探吐，其气愈升，其痛愈甚。因而上塞喉嗌，不能出声，水药不入。故用刮法最好。

凡一切阴阳痧、斑痧、乌痧、绞肠痧、霍乱等

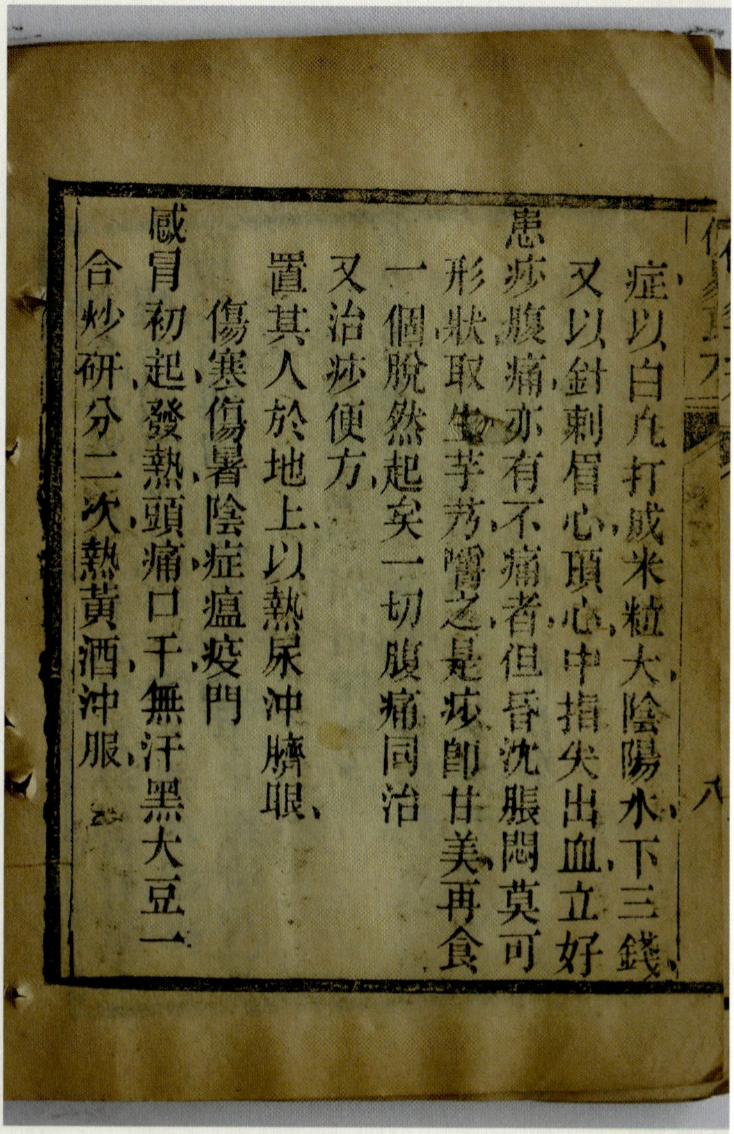
症以白礬打成米粒大，陰陽水下三錢，
又以針刺眉心、頂心、中指尖出血，立好
患痧腹痛，亦有不痛者，但昏沉脹悶莫可
形狀，取生芋艿嚼之，是痧即甘美，再食
一個，脫然起矣，一切腹痛同治
又治痧便方
置其人於地上，以熱尿沖臍眼，
傷寒、傷暑、陰症、瘟疫門
感冒初起，發熱頭痛，口干無汗，黑大豆一
合，炒研，分二次，熱黃酒沖服，

症。以白矾打成米粒大，阴阳水下三钱。又以针刺眉心、顶心、中指尖出血，立好。

患痧腹痛，亦有不痛者　但昏沉胀闷，莫可形状。取生芋艿嚼之，是痧即甘美。再食一个，脱然起矣。一切腹痛同治。

又治痧便方　置其人于地上，以热尿冲脐眼。

伤寒　伤暑　阴症　瘟疫门

感冒初起，发热头痛，口干无汗　黑大豆一合，炒研。分二次，热黄酒冲服。

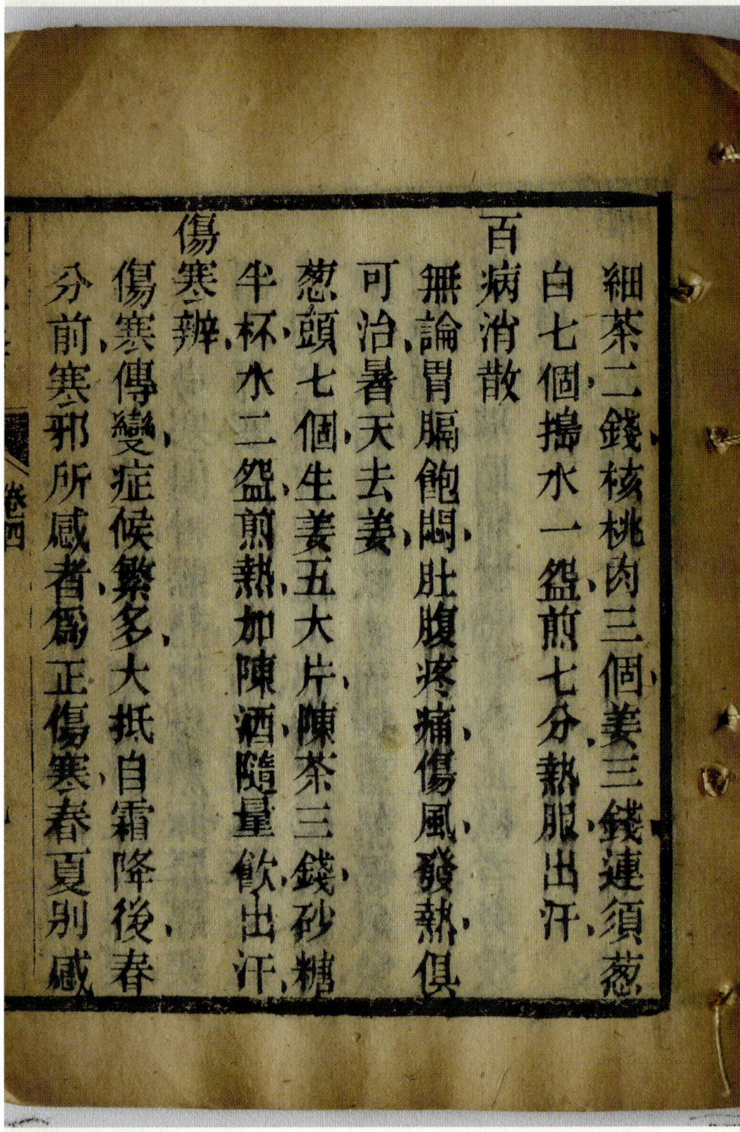

細茶二錢、核桃肉三個、姜三錢、連須葱白七個搗水一盌煎七分熱服出汗、

百病消散

無論胃膈飽悶、肚腹疼痛、傷風發熱、俱可治、暑天去姜、

葱頭七個、生姜五大片、陳茶三錢、砂糖半杯、水二盌煎熱、加陳酒、隨量飲出汗、

傷寒辨

傷寒傳變、症候繁多、大抵自霜降後、春分前、寒邪所感者爲正傷寒春夏別感

细茶二钱，核桃肉三个，姜三钱，连须葱白七个，捣。水一碗，煎七分。热服出汗。

百病消散　无论胃膈饱闷，肚腹疼痛，伤风发热，俱可治。暑天去姜。

葱头七个，生姜五大片，陈茶三钱，砂糖半杯，水二碗。煎热，加陈酒，随量饮。出汗。

伤寒辨　伤寒传变，症候繁多。大抵自霜降后、春分前，寒邪所感者，为正伤寒。春夏别感

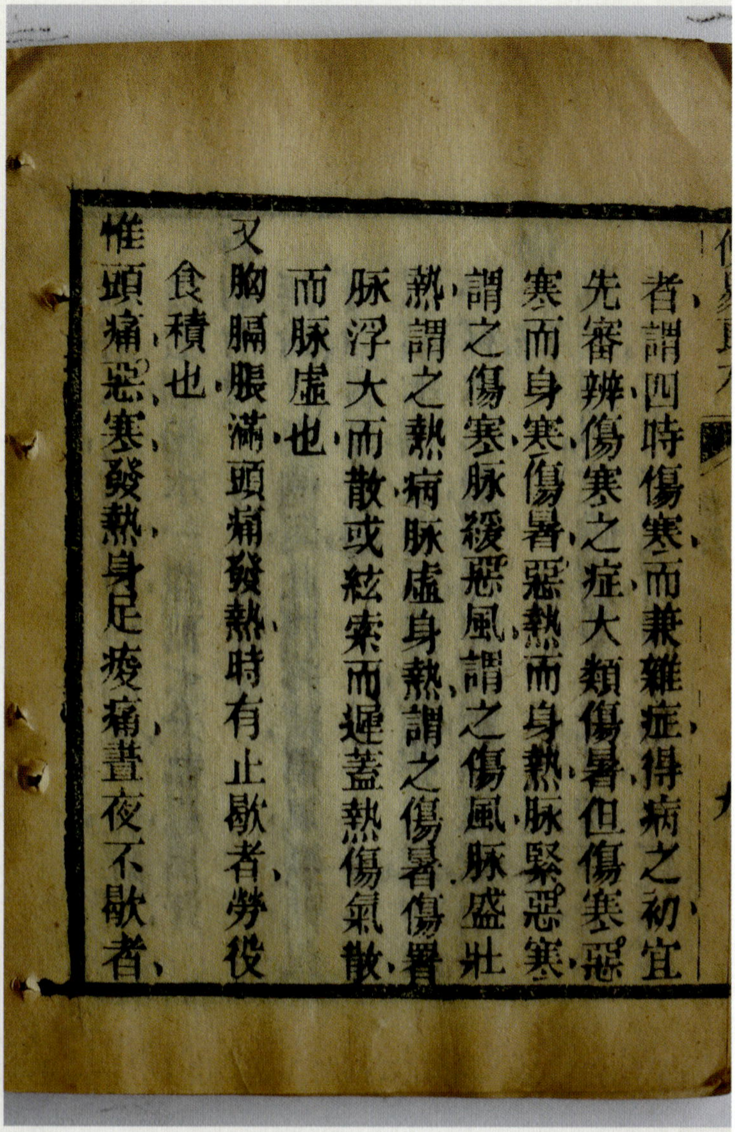

者，谓四时伤寒，而兼杂症。得病之初，宜先审辨。伤寒之症，大类伤暑。但伤寒，恶寒而身寒；伤暑，恶热而身热。脉紧，恶寒，谓之伤寒；脉缓，恶风，谓之伤风。脉盛，壮热，谓之热病。脉虚，身热，谓之伤暑。伤暑[1]，脉浮大而散，或弦索而迟。盖热伤气散，而脉虚也。

又，胸膈胀满，头痛发热，时有止歇者，劳役食积也。

惟头痛，恶寒，发热，身足酸痛，昼夜不歇者，

1 伤暑：原为“伤署”，据文义改。

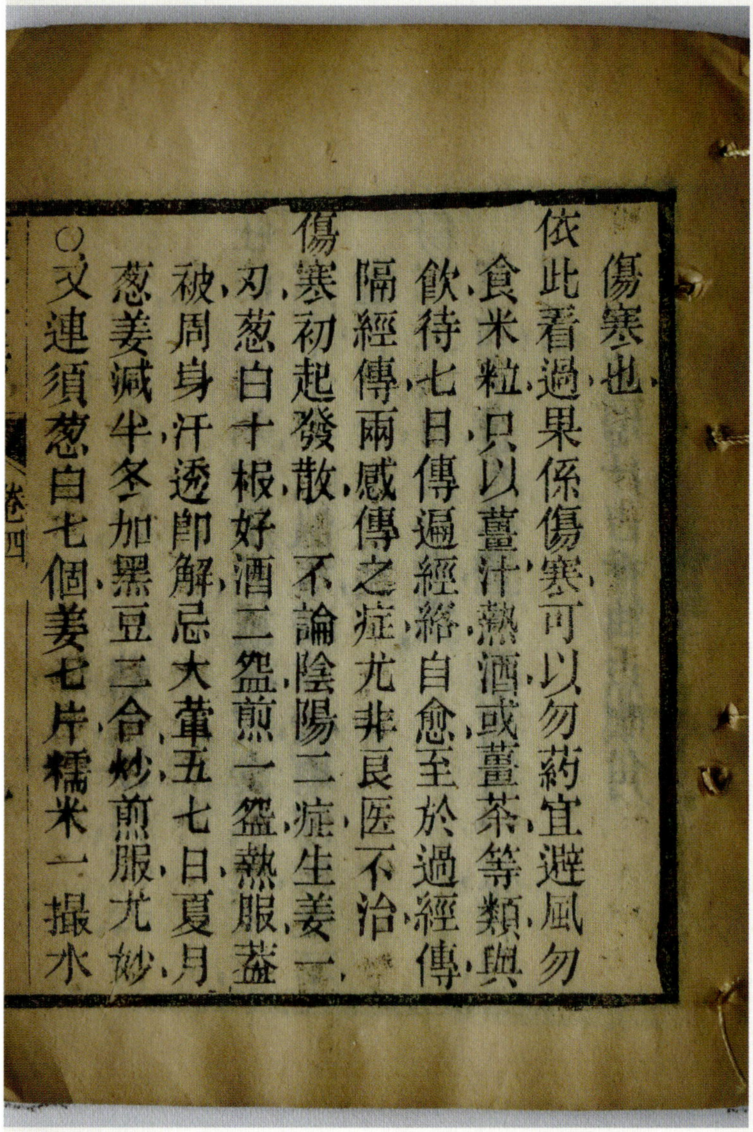

傷寒也、
依此看過果係傷寒、可以勿葯宜避風勿
食米粒、只以薑汁熱酒或薑茶等類與
飲、待七日傳遍經絡自愈、至於過經傳
隔經傳兩感傳之症尤非良医不治
傷寒初起發散、不論陰陽二症、生姜一
両、葱白十根好酒二盌煎一盌熱服蓋
被、周身汗透卽解、忌大葷五七日、夏月
葱姜減半冬加黑豆二合炒、煎服尤妙
○又連須葱白七個姜七片糯米一撮水

卷四

伤寒也。

依此看过，果系伤寒，可以勿药。宜避风，勿食米粒。只以姜汁、热酒或姜茶等类与饮。待七日传遍经络自愈。至于过经传、隔经传、两感传之症，尤非良医不治。

伤寒初起发散　不论阴阳二症。生姜一两，葱白十根，好酒二碗。煎一碗，热服。盖被，周身汗透即解。忌大荤五七日。夏月葱、姜减半，冬加黑豆二合炒。煎服尤妙。

又，连须葱白七个，姜七片，糯米一撮。水

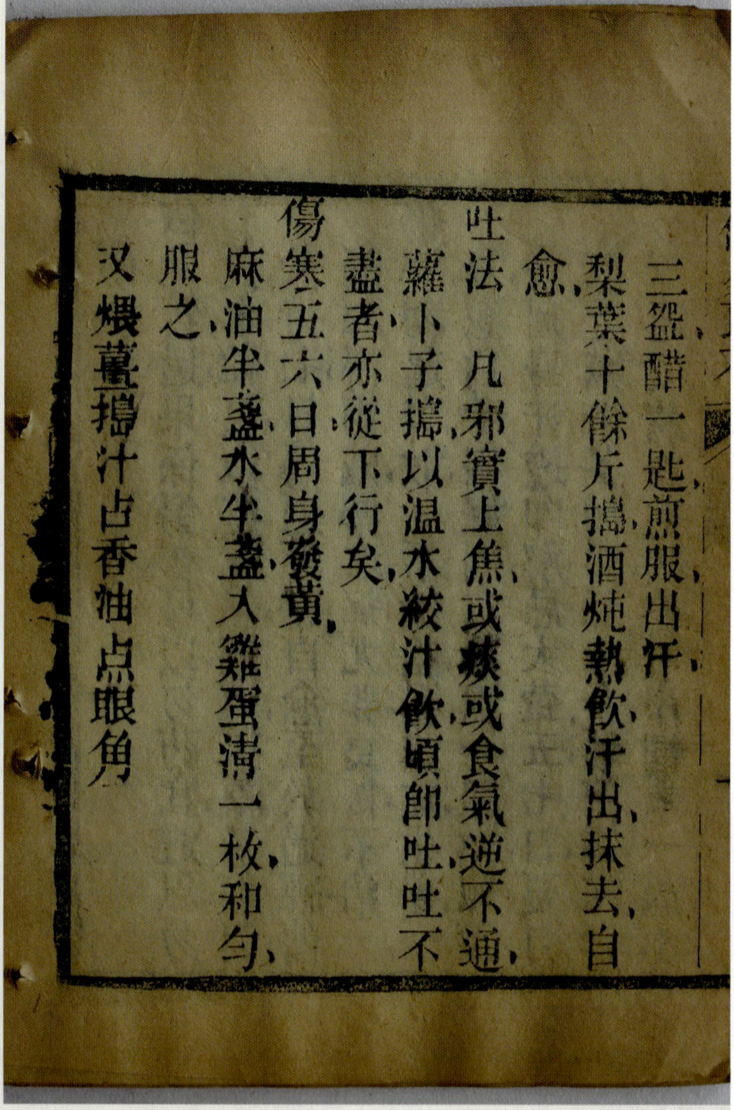

三盌醋一匙，煎服，出汗，
梨葉十餘斤搗，酒炖熱飲，汗出，抹去，自
愈，
吐法　凡邪實上焦，或痰或食氣逆不通，
蘿卜子搗，以溫水絞汁飲，頃即吐，吐不
盡者亦從下行矣，
傷寒五六日周身發黃，
麻油半盞，水半盞，入雞蛋清一枚，和勻，
服之，
又煨薑搗汁占香油点眼角，

三碗，醋一匙，煎服。出汗。

梨叶十余斤捣，酒炖热饮。汗出，抹去，自愈。

吐法　凡邪实上焦，或痰或食，气逆不通。萝卜子捣，以温水绞汁饮，顷即吐。吐不尽者，亦从下行矣。

伤寒五六日，周身发黄　麻油半盏，水半盏。入鸡蛋清一枚，和匀服之。

又，煨姜捣汁，沾香油，点眼角。

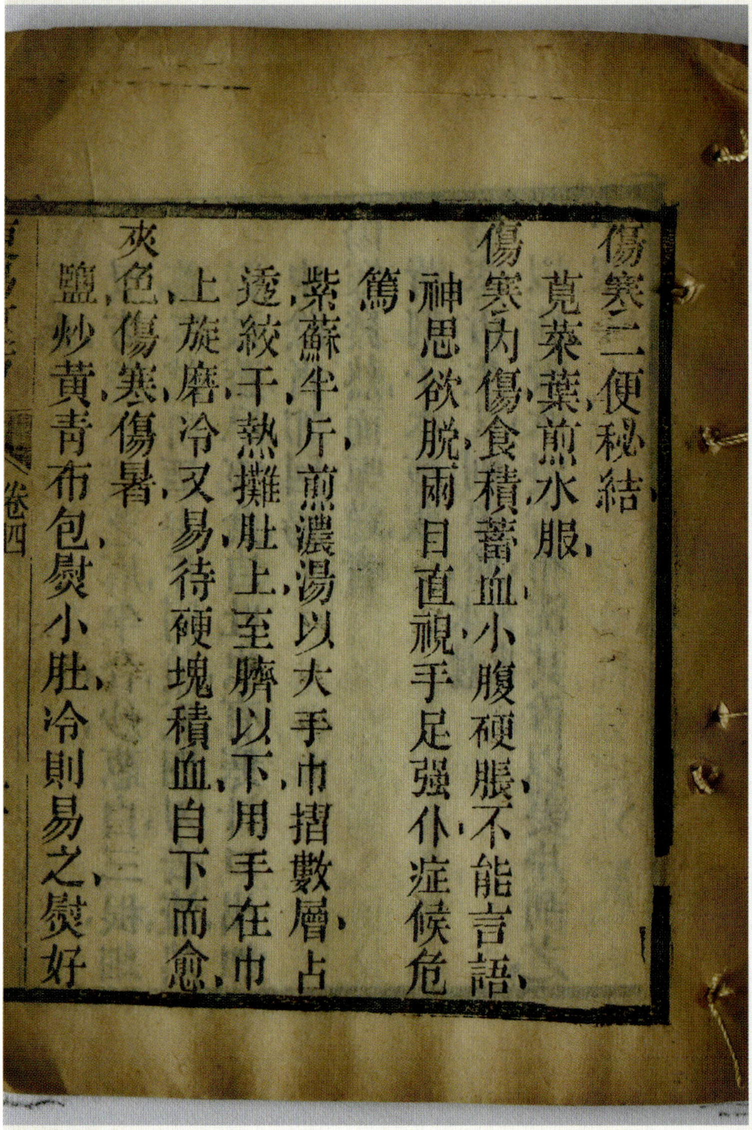

伤寒，二便秘结　苋菜叶煎水服。

伤寒，内伤食积，蓄血，小腹硬胀，不能言语，神思欲脱，两目直视，手足强仆，症候危笃。

紫苏半斤，煎浓汤。以大手巾折数层，沾透，绞干，热摊肚上至脐以下，用手在巾上旋磨[1]。冷又易。待硬块积血自下而愈。

夹色伤寒，伤暑　盐炒黄，青布包，熨小肚。冷则易之，熨好

1 旋磨：宜作"旋摩"。

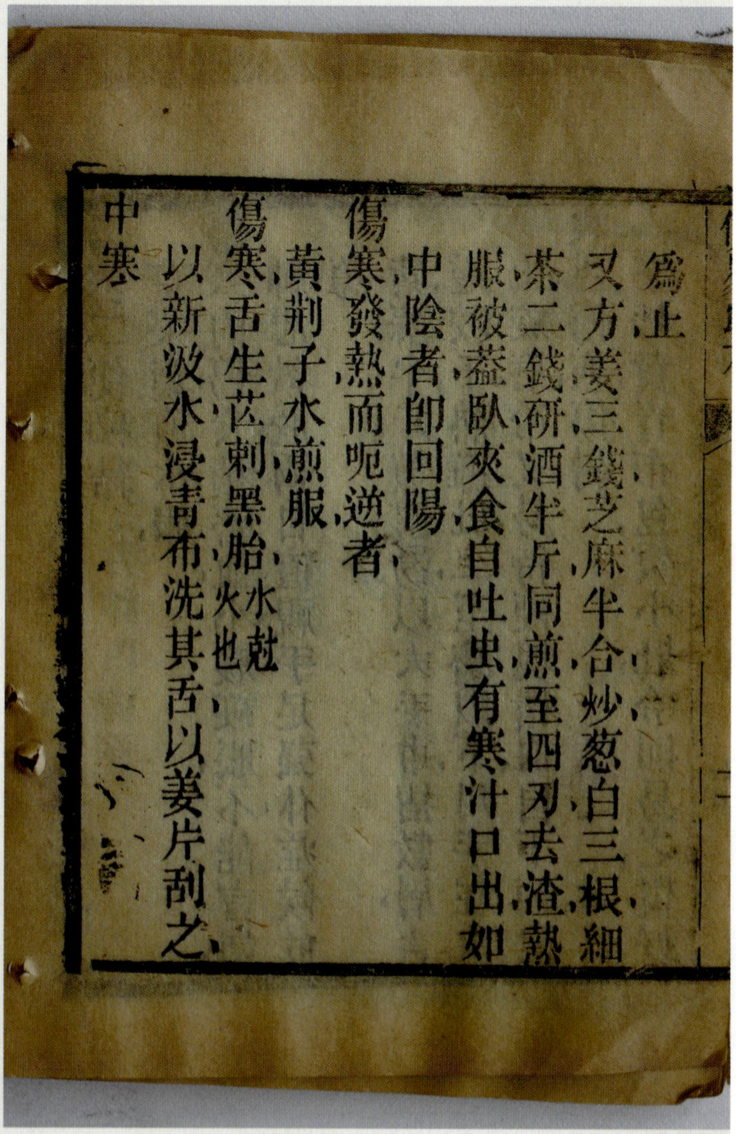

为止。

又方，姜三钱，芝麻半合炒，葱白三根，细茶二钱，研。酒半斤，同煎至四两。去渣，热服。被盖卧。夹食自吐虫，有寒汁口出。如中阴者，即回阳。

伤寒，发热而呃逆者　黄荆子，水煎服。

伤寒，舌生芒刺，黑胎水克火也　以新汲水浸青布，洗其舌。以姜片刮之。

中寒

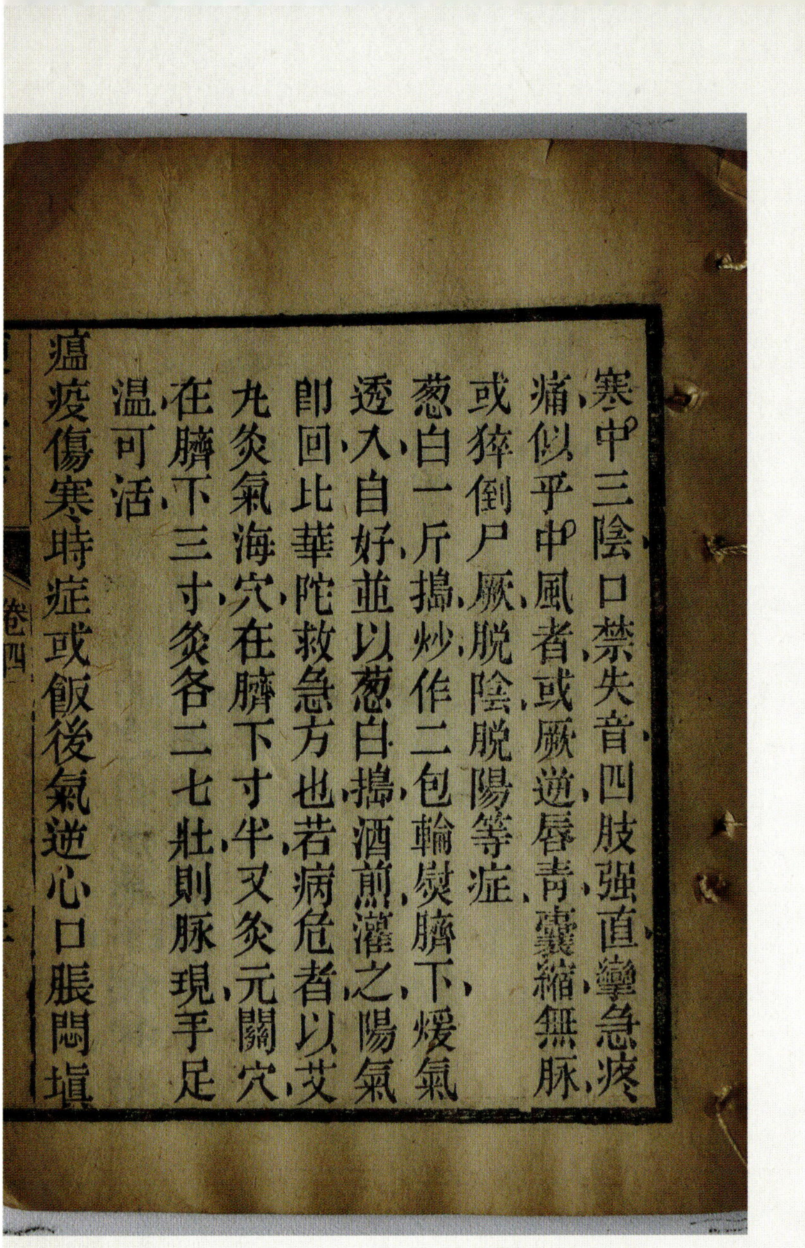
寒中三陰口禁失音四肢強直攣急疼痛似乎中風者或厥逆唇青囊縮無脉或猝倒尸厥脫陰脫陽等症

葱白一斤搗炒作二包輪熨臍下煖氣透入自好並以葱白搗酒煎灌之陽氣即回比華陀救急方也若病危者以艾丸灸氣海穴在臍下寸半又灸元關穴在臍下三寸灸各二七壯則脉現手足溫可活

瘟疫傷寒時症或飯後氣逆心口脹悶填

寒中三阴，口噤[1]失音，四肢强直，挛急疼痛。似乎中风者，或厥逆，唇青，囊缩，无脉。或猝倒尸厥，脱阴脱阳等症。

葱白一斤捣炒，作二包，轮熨脐下，暖气透入自好。并以葱白捣，酒煎灌之，阳气即回。比[2]华佗救急方也。若病危者，以艾丸灸气海穴，在脐下寸半。又灸元关穴，在脐下三寸。灸各二七壮，则脉现，手足温，可活。

瘟疫，伤寒时症，或饭后气逆，心口胀闷，填

1 口噤：原作“口禁”，据医理改。
2 比：作“此”则义胜，疑刻误。

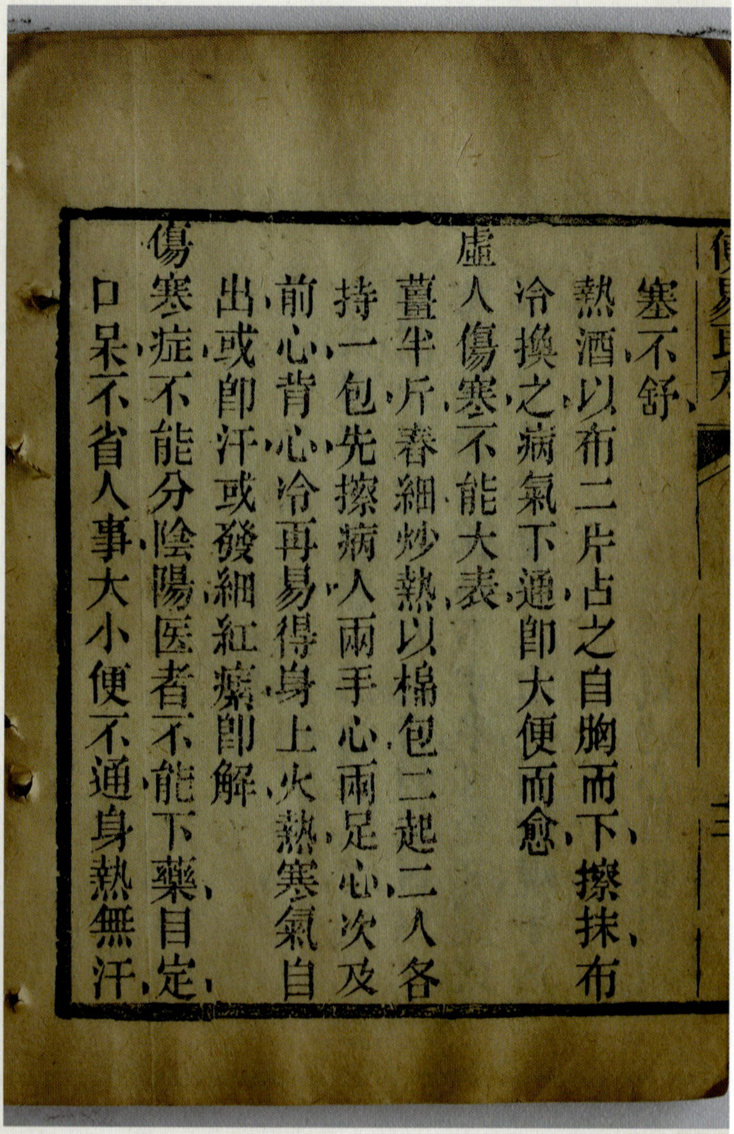

塞不舒、熱酒以布二片占之自胸而下、擦抹、布冷換之、病氣下通、即大便而愈、

虛人傷寒不能大表、薑半斤、舂細炒熱、以棉包二起、二人各持一包、先擦病人兩手心、兩足心、次及前心背心、冷再易、得身上火熱、寒氣自出、或即汗、或發細紅瘰、即解、

傷寒症、不能分陰陽医者、不能下藥、目定、口呆、不省人事、大小便不通、身熱無汗、

塞不舒。

热酒，以布二片沾之，自胸而下擦抹。布冷换之。病气下通，即大便而愈。

虚人伤寒，不能大表　姜半斤，舂细炒热，以棉包二起。二人各持一包。先擦病人两手心、两足心，次及前心、背心。冷再易。得身上火热，寒气自出，或即汗，或发细红瘰即解。

伤寒症，不能分阴阳医者，不能下药。目定口呆，不省人事，大小便不通，身热无汗。

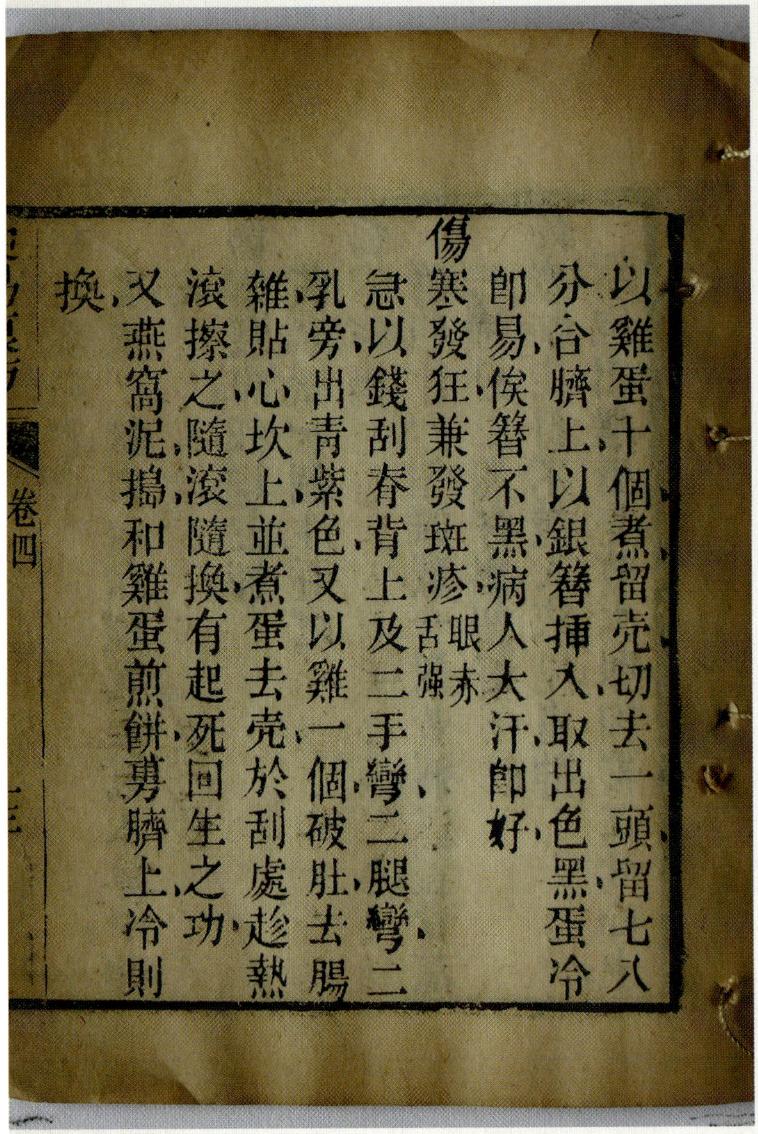
便易良方　卷四　三

以雞蛋十個煮，留殼，切去一頭，留七八分，合臍上，以銀簪插入，取出色黑，蛋冷即易，俟簪不黑，病人大汗，即好。

傷寒發狂兼發斑疹眼赤舌強

急以錢刮脊背上及二手彎、二腿彎、二乳旁，出青紫色，又以雞一個，破肚去腸雜，貼心坎上，並煮蛋去殼，於刮處趁熱滾擦之，隨滾隨換，有起死回生之功。

又燕窩泥搗，和雞蛋煎餅，敷臍上，冷則換。

以鸡蛋十个煮，留壳，切去一头，留七八分，合脐上。以银簪插入，取出色黑。蛋冷即易。俟簪不黑，病人大汗，即好。

伤寒发狂，兼发斑疹，眼赤舌强　急以钱刮脊背上及二手弯、二腿弯、二乳旁，出青紫色。又以鸡一个，破肚去肠杂，贴心坎上。并煮蛋去壳，于刮处趁热滚擦之，随滚随换。有起死回生之功。

又，燕窝泥捣，和鸡蛋煎饼，敷脐上。冷则换。

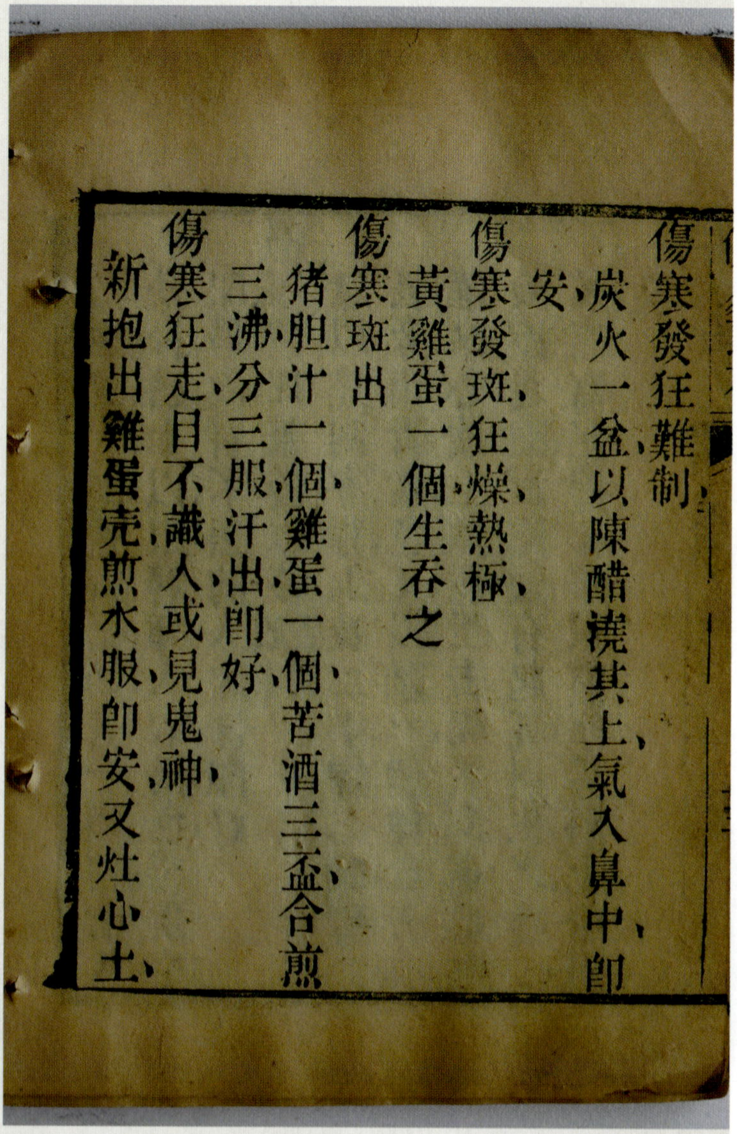
傷寒發狂難制、炭火一盆以陳醋澆其上、氣入鼻中、卽安、
傷寒發斑、狂燥、熱極、黃雞蛋一個生吞之
傷寒斑出
猪胆汁一個、雞蛋一個、苦酒三盃、合煎三沸、分三服、汗出卽好、
傷寒狂走、目不識人、或見鬼神、
新抱出雞蛋壳、煎水服、卽安、又灶心土、

伤寒发狂难制　炭火一盆，陈醋浇其上。气入鼻中，即安。

伤寒发斑，狂躁[1]热极　黄鸡蛋一个，生吞之。

伤寒斑出　猪胆汁一个，鸡蛋一个，苦酒三杯，合煎三沸。分三服。汗出即好。

伤寒狂走，目不识人，或见鬼神　新抱出鸡蛋壳，煎水服，即安。

又，灶心土

1 狂躁：原作“狂燥”，据文义改。

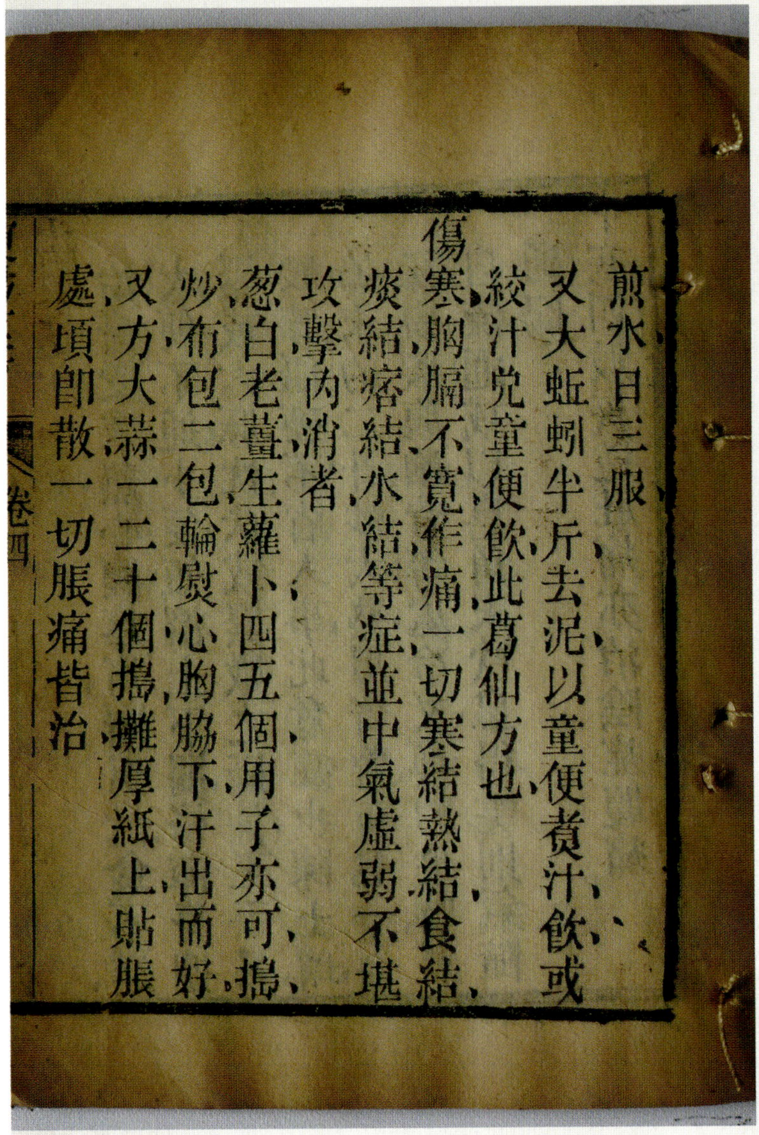

煎水日三服
又大蚯蚓半斤去泥以童便煮汁飲或
絞汁兑童便飲此葛仙方也
傷寒胸膈不寬作痛一切寒結熱結食結
痰結痞結水結等症並中氣虛弱不堪
攻擊內消者
葱白老薑生蘿卜四五個用子亦可搗
炒布包二包輪熨心胸脇下汗出而好
又方大蒜一二十個搗攤厚紙上貼脹
處頃即散一切脹痛皆治

煎水，日三服。

又，大蚯蚓半斤，去泥，以童便煮汁饮，或绞汁兑童便饮。此葛仙方也。

伤寒，胸膈不宽，作痛。一切寒结、热结、食结、痰结、痞结、水结等症，并中气虚弱，不堪攻击内消者。

葱白，老姜，生萝卜四五个，用子亦可，捣炒。布包二包，轮熨心胸胁下。汗出而好。

又方，大蒜一二十个，捣，摊厚纸上，贴胀处，顷即散。一切胀痛皆治。

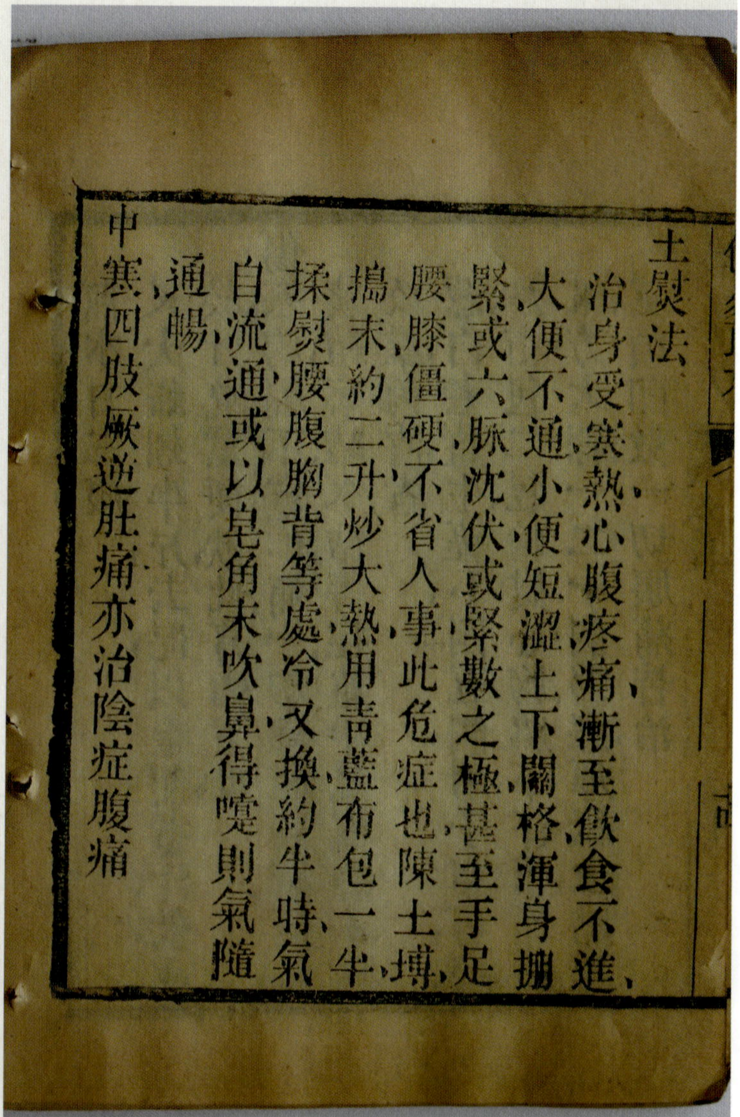

土熨法
治身受寒熱、心腹疼痛、漸至飲食不進、
大便不通、小便短澀、上下關格、渾身掤
緊、或六脉沈伏、或緊數之極、甚至手足
腰膝僵硬、不省人事、此危症也、陳土塼、
搗末約二升、炒大熱、用青藍布包一半、
揉熨腰腹胸背等處、冷又換、約半時、氣
自流通、或以皂角末吹鼻、得嚏則氣隨
通暢、
中寒四肢厥逆、肚痛、亦治陰症腹痛

土熨法　治身受寒热，心腹疼痛，渐至饮食不进，大便不通，小便短涩，上下关格，浑身绷紧[1]。或六脉沉伏，或紧数之极，甚至手足腰膝僵硬，不省人事。此危症也。陈土砖捣末，约二升，炒大热。用青蓝布包一半，揉熨腰腹胸背等处。冷又换。约半时，气自流通。或以皂角末吹鼻得嚏，则气随通畅。

中寒，四肢厥逆，肚痛。亦治阴症腹痛。

1 绷紧：原作“掤紧”据文义改。

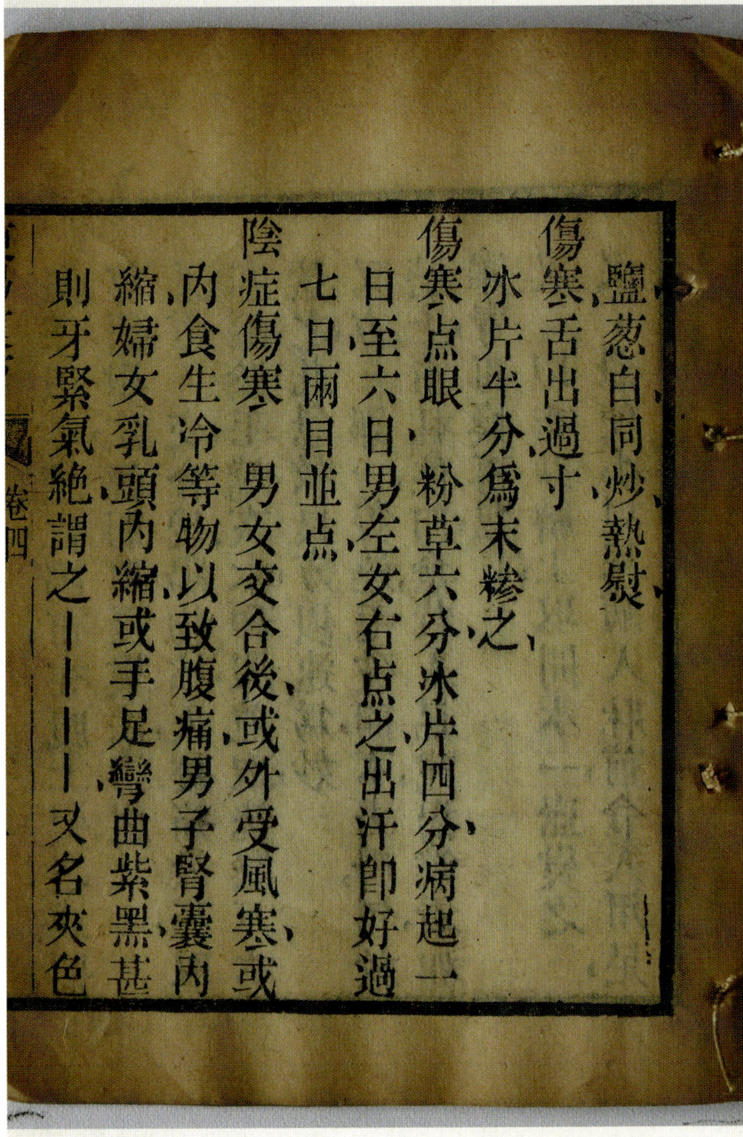

鹽、葱白同炒、熱熨、
傷寒舌出過寸、冰片半分爲末糁之、
傷寒点眼、粉草六分冰片四分、病起一
日至六日、男左女右点之出汗即好過
七日兩目並点、
陰症傷寒　男女交合後、或外受風寒、或
內食生冷等物以致腹痛、男子腎囊內
縮、婦女乳頭內縮、或手足彎曲紫黑、甚
則牙緊氣絕謂之一一一一又名夾色

盐、葱白同炒，热熨。

伤寒，舌出过寸　冰片半分，为末糁之。

伤寒点眼　粉草六分，冰片四分。病起一日至六日，男左女右点之，出汗即好。过七日，两目并点。

阴症伤寒　男女交合后，或外受风寒，或内食生冷等物，以致腹痛，男子肾囊内缩，妇女乳头内缩，或手足弯曲紫黑，甚则牙紧气绝，谓之阴症伤寒[1]。又名夹色

1 阴症伤寒：原以竖线省称示意，今补正。

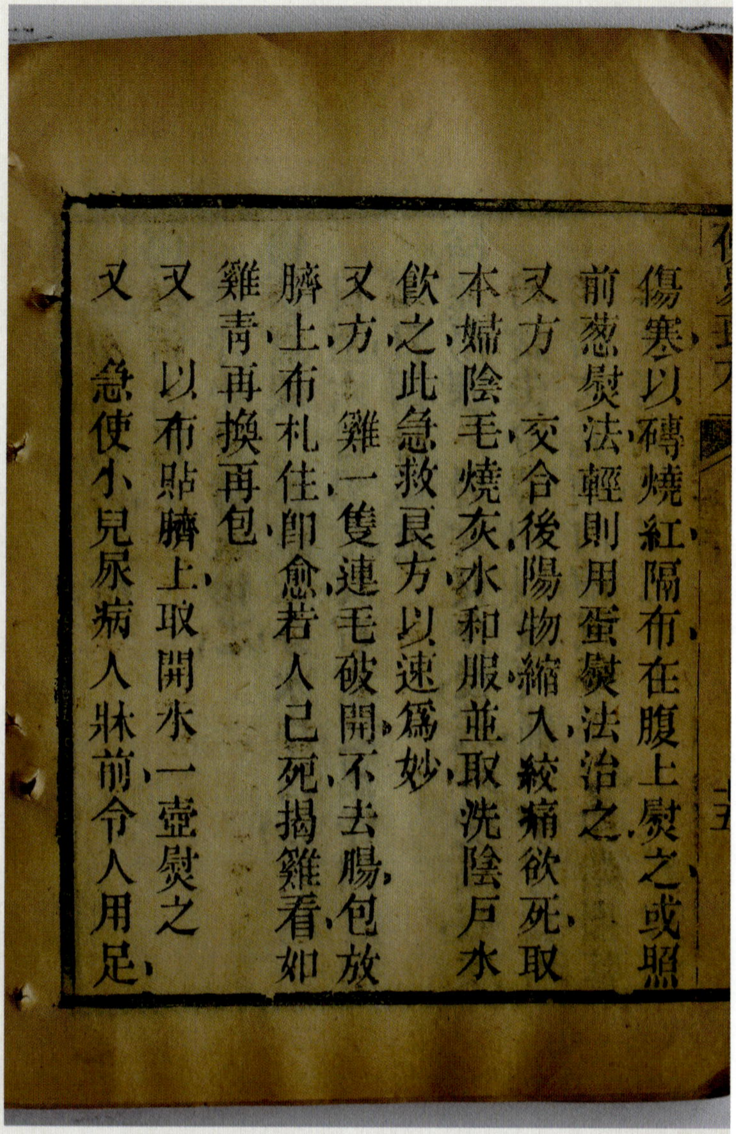

伤寒。以砖烧红，隔布在腹上熨之。或照前葱熨法。轻则用蛋熨法治之。

又方，交合后阳物缩入，绞痛欲死。取本妇阴毛烧灰，水和服。并取洗阴户水饮之。此急救良方，以速为妙。

又方，鸡一只，连毛破开，不去肠，包放脐上，布扎住，即愈。若人已死，揭鸡看。如鸡青，再换再包。

又，以布贴脐上，取开水一壶熨之。

又，急使小儿尿病人床前，令人用足，

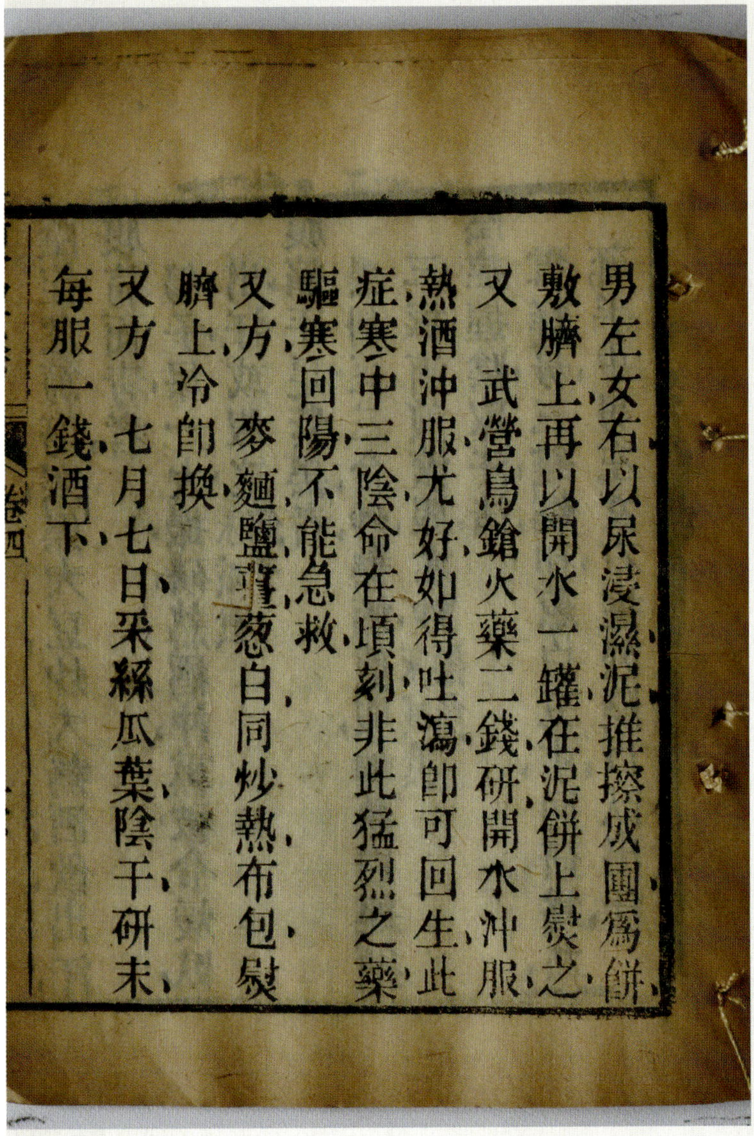

男左女右。以尿浸湿泥，推擦成团为饼，敷脐上。再以开水一罐，在泥饼上熨之。

又，武营鸟枪火药二钱研，开水冲服。热酒冲服尤好。如得吐泻，即可回生。此症寒中三阴，命在顷刻。非此猛烈之药，驱寒回阳，不能急救。

又方，麦面、盐、姜、葱白同炒热，布包熨脐上。冷即换。

又方，七月七日采丝瓜叶，阴干，研末。每服一钱，酒下。

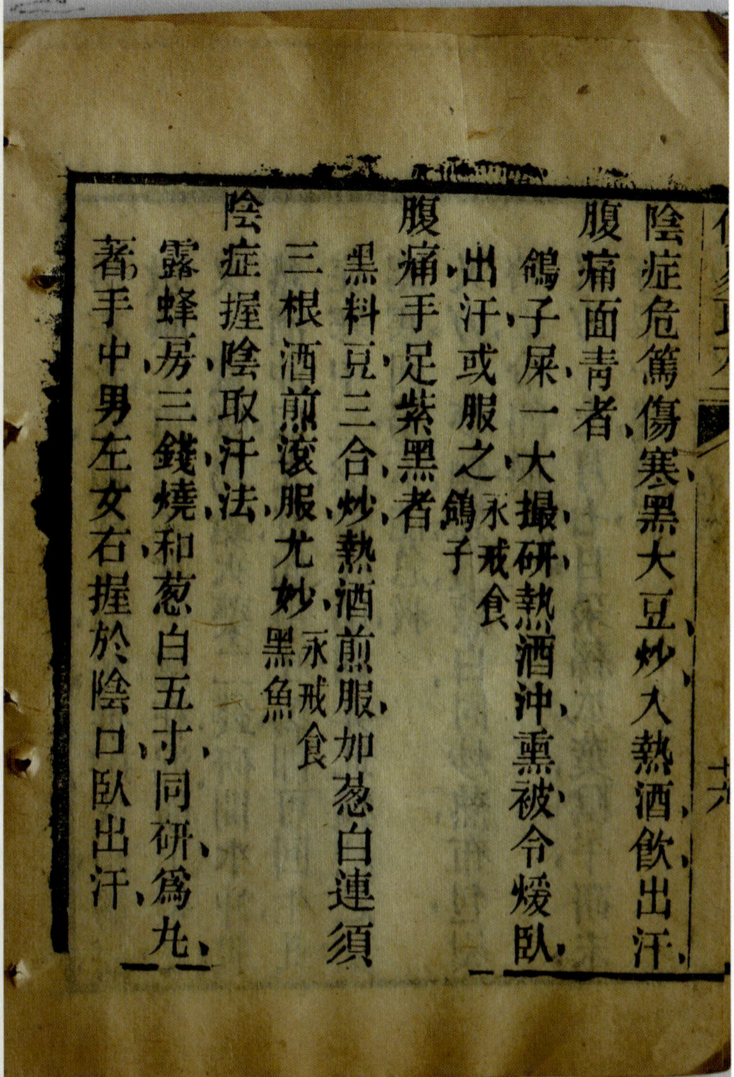
陰症危篤傷寒、黑大豆炒、入熱酒飲出汗、
腹痛面青者、
鴿子屎一大撮研、熱酒沖、熏被令煖臥、
出汗、或服之、永戒食鴿子
腹痛手足紫黑者
黑料豆三合炒、熱酒煎服、加葱白連須
三根酒煎滾服尤妙、永戒食黑魚
陰症握陰取汗法、
露蜂房三錢燒、和葱白五寸、同研爲丸、
著手中男左女右握於陰口、臥出汗、

阴症危笃伤寒　黑大豆炒，入热酒饮。出汗。

腹痛，面青者　鸽子屎一大撮研，热酒冲。熏被，令暖卧出汗。或服之。永戒食鸽子。

腹痛，手足紫黑者　黑料豆三合炒，热酒煎服。加葱白连须三根，酒煎滚服，尤妙。永戒食黑鱼。

阴症，握阴取汗法　露蜂房三钱烧，和葱白五寸，同研为丸。著手中，男左女右，握于阴口。卧出汗。

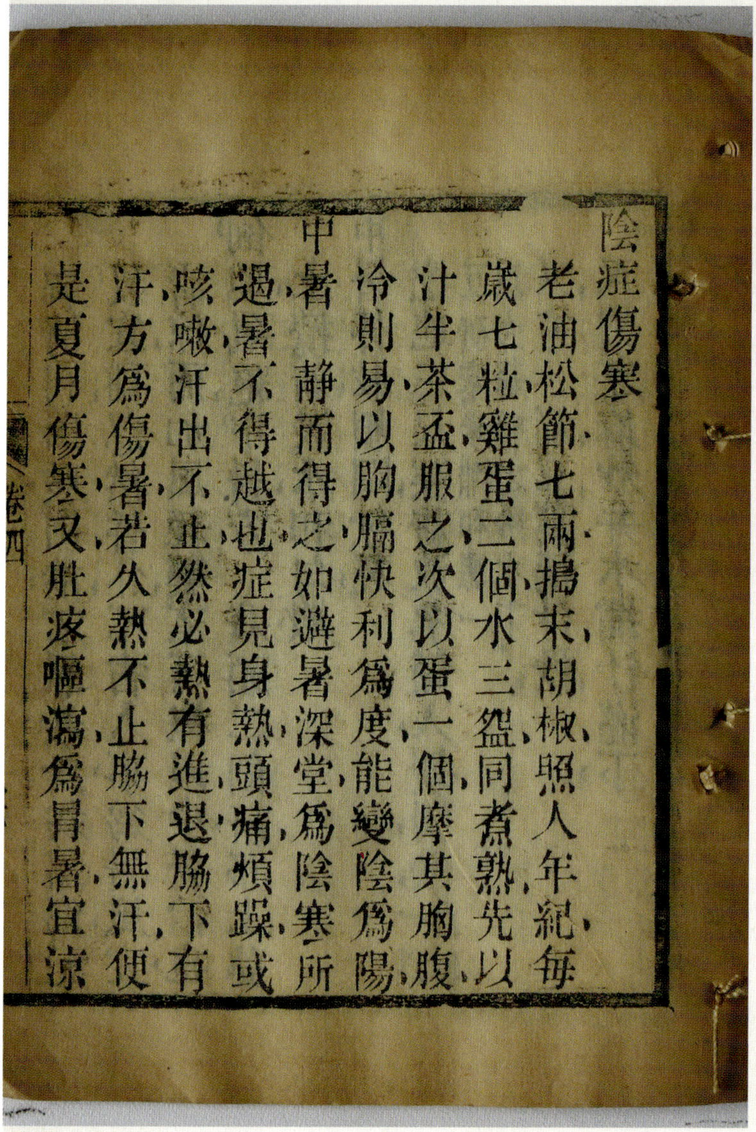

陰症傷寒

老油松節、七兩、搗末、胡椒、照人年紀、每歲七粒、雞蛋二個、水三盌、同煮熟、先以汁半茶盃服之、次以蛋一個、摩其胸腹、冷則易、以胸膈快利爲度、能變陰爲陽

中暑　靜而得之、如避暑深堂、爲陰寒所遏、暑不得越也、症見身熱、頭痛、煩躁、或咳嗽、汗出不止、然必熱有進退、脇下有汗、方爲傷暑、若久熱不止、脇下無汗、便是夏月傷寒、又肚疼嘔瀉、爲冒暑、宜涼

卷四

阴症伤寒　老油松节七两捣末，胡椒照人年纪每岁七粒，鸡蛋二个。水三碗，同煮熟。先以汁半茶杯服之。次以蛋一个摩其胸腹，冷则易。以胸膈快利为度，能变阴为阳。

中暑　静而得之，如避暑深堂，为阴寒所遏，暑不得越也。症见身热，头痛，烦躁，或咳嗽，汗出不止。然必热有进退，胁下有汗，方为伤暑。若久热不止，胁下无汗，便是夏月伤寒。又肚痛呕泻，为冒暑，宜凉

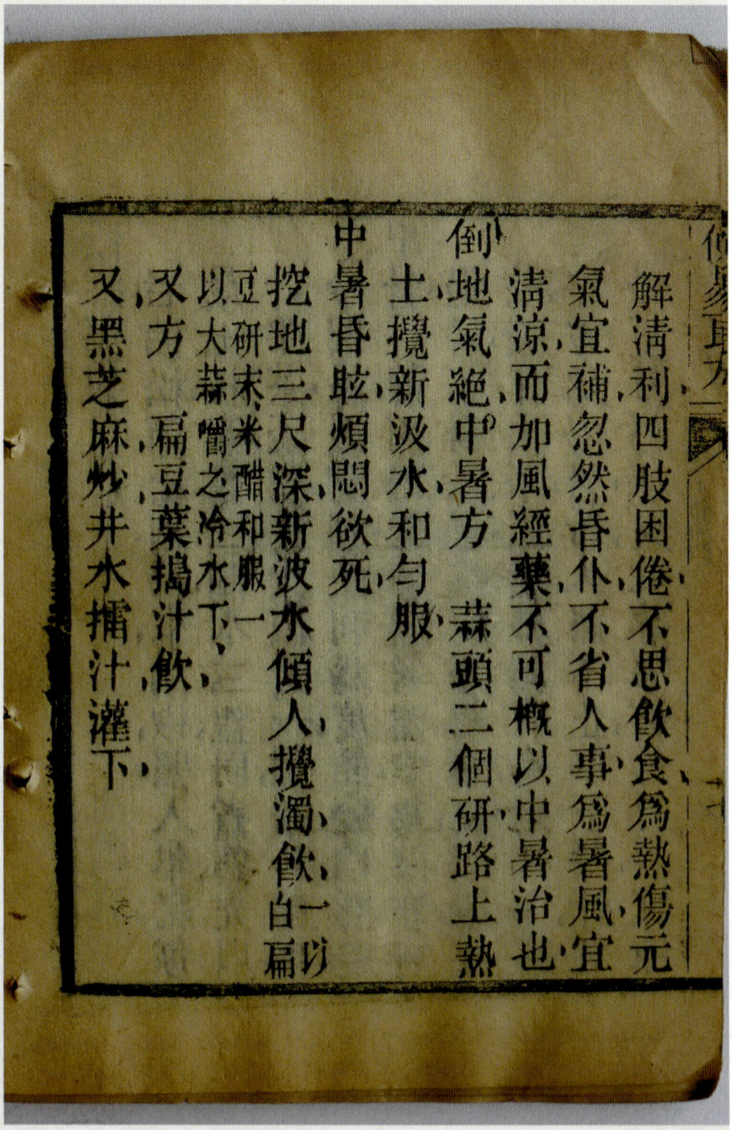

解清利。四肢困倦，不思饮食，为热伤元气，宜补。忽然昏仆，不省人事，为暑风，宜清凉而加风经药。不可概以中暑治也。

倒地气绝中暑方　蒜头二个研，路上热土，搅新汲水，和匀服。

中暑昏眩，烦闷欲死　挖地三尺深，新汲水[1]倾入，搅浊饮。

一以白扁豆研末，米醋和服。

一以大蒜嚼之，冷水下。

又方，扁豆叶捣汁饮。

又，黑芝麻炒，井水擂汁灌下。

1 新汲水：原作“新波水”。据《医学从众录》：“（伤暑）急救。挖地深三尺，取新汲水倾入坑内，搅浊，饮数瓯即愈。”

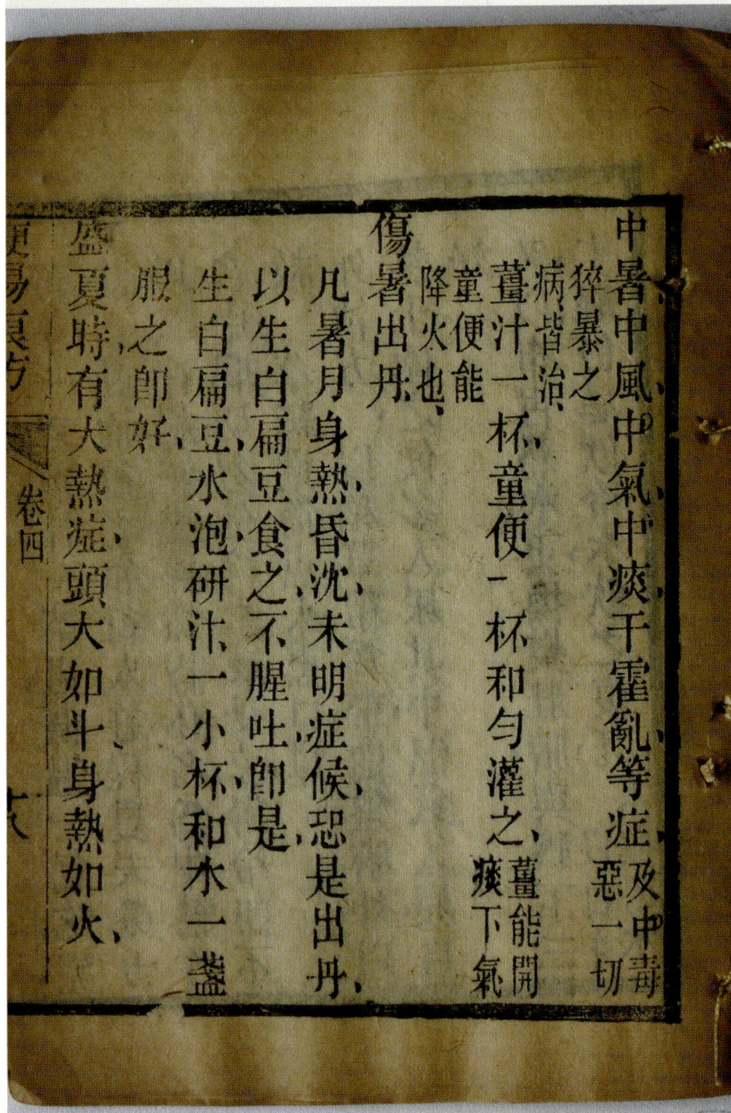

中暑、中风、中气、中痰、干霍乱等症，及中毒恶一切猝暴之病皆治　姜汁一杯，童便一杯，和匀灌之。姜能开痰下气，童便能降火也。

伤暑出丹　凡暑月身热昏沉，未明症候，恐是出丹。以生白扁豆食之，不腥吐即是。生白扁豆水泡，研汁一小杯，和水一盏，服之即好。

盛夏时有大热症，头大如斗，身热如火

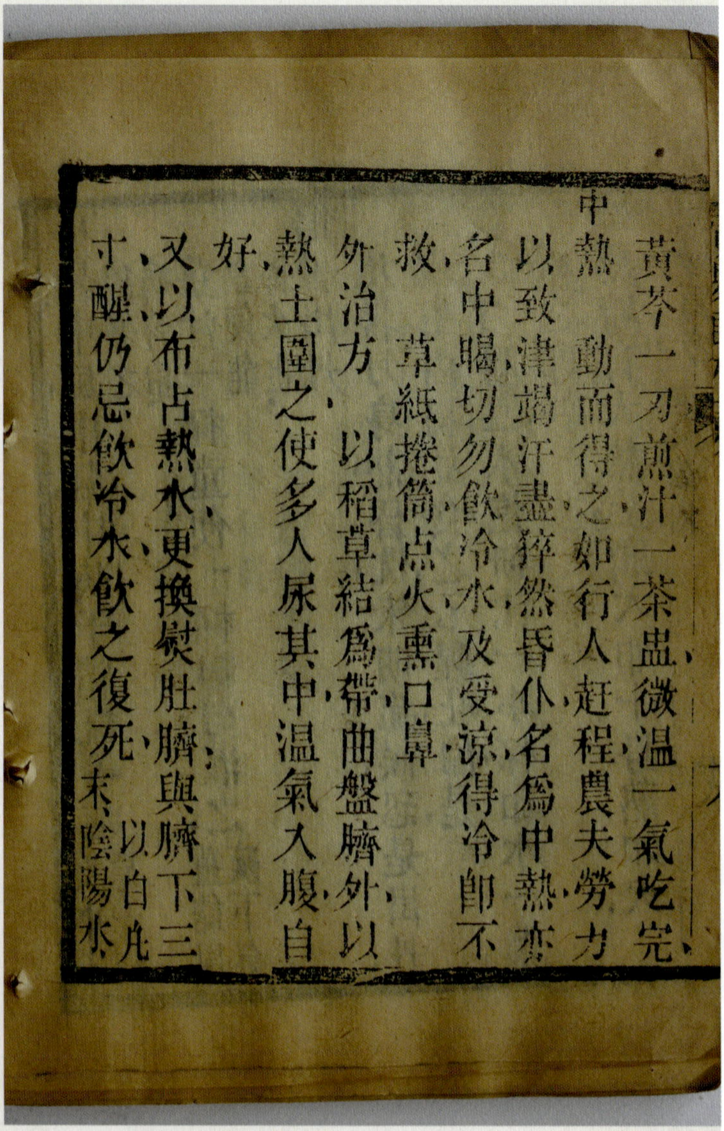

黃芩一刄煎汁一茶盅，微温一氣吃完，
中熱 動而得之，如行人赶程，農夫勞力
以致津竭汗盡，猝然昏仆，名爲中熱，亦
名中暍，切勿飲冷水，及受凉，得冷即不
救，草紙捲筒点火熏口鼻，
外治方，以稻草結爲帶，曲盤臍外，以
熱土圍之，使多人尿其中，温氣入腹，自
好，
又以布占熱水，更換熨肚臍與臍下三
寸，醒，仍忌飲冷水，飲之復死，以白凡
末，陰陽水，

黄芩一两，煎汁一茶盅，微温。一气吃完。

中热　动而得之。如行人赶程，农夫劳力，以致津竭汗尽，猝然昏仆，名为中热，亦名中暍。切勿饮冷水及受凉，得冷即不救。草纸卷筒，点火熏口鼻。

外治方　以稻草结为带，曲盘脐外，以热土围之。使多人尿其中。温气入腹自好。

又，以布沾热水，更换熨肚脐与脐下三寸。醒仍忌饮冷水，饮之复死。以白矾末，阴阳水

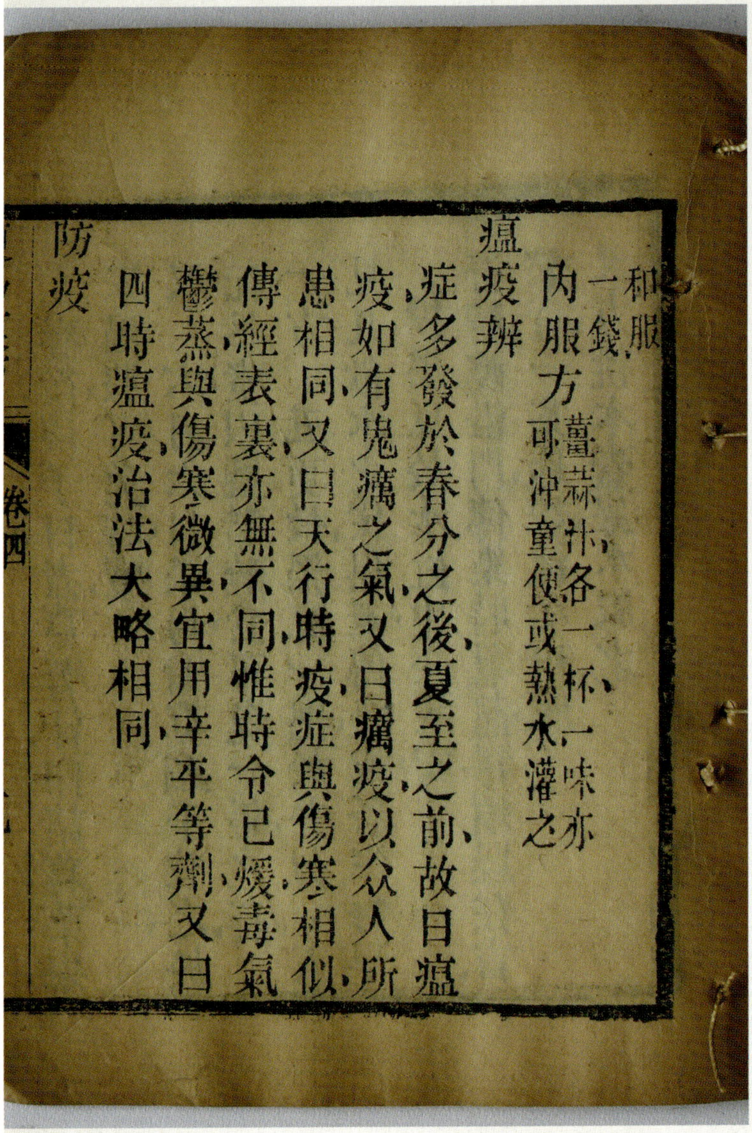

和服一钱。

内服方　姜蒜汁各一杯，一味亦可。冲童便或热水灌之。

瘟疫辨　症多发于春分之后、夏至之前，故曰瘟疫。如有鬼疠之气，又曰疠疫。以众人所患相同，又曰天行时疫。症与伤寒相似，传经表里亦无不同。惟时令已暖，毒气郁蒸，与伤寒微异。宜用辛平等剂。又曰四时瘟疫，治法大略相同。

防疫

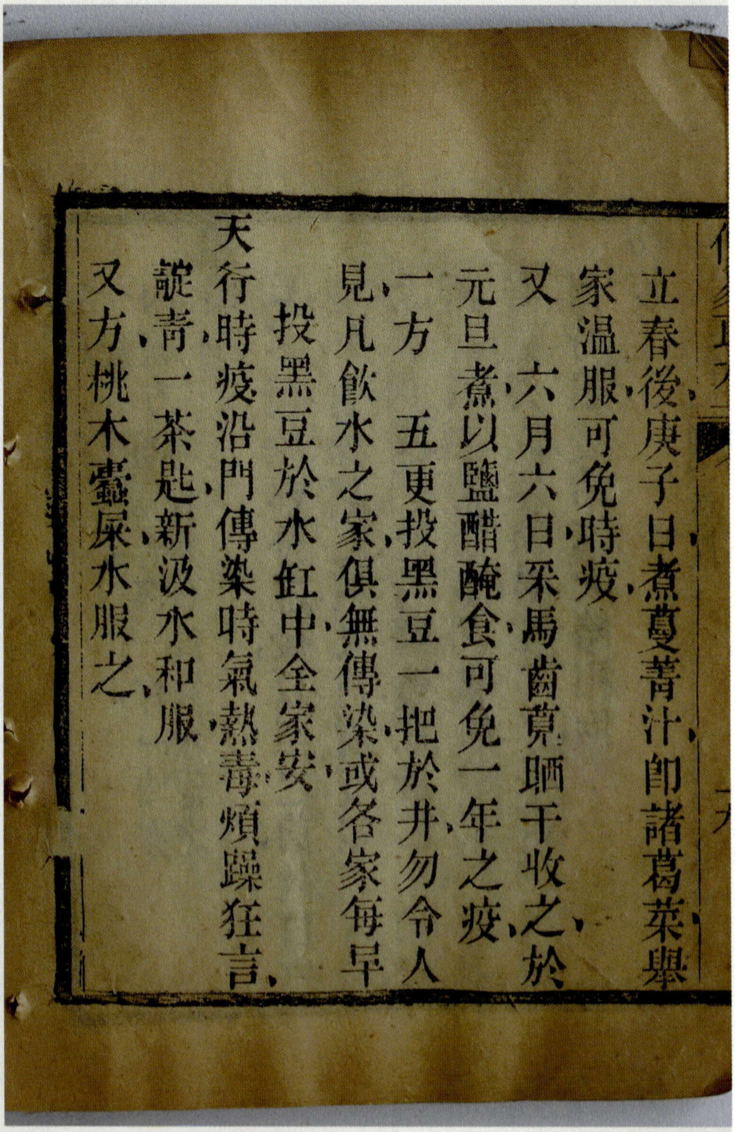
立春後庚子日、煮蔓菁汁、即諸葛菜、舉
家溫服、可免時疫、
又　六月六日采馬齒莧、晒干收之、於
元旦煮以鹽醋醃食、可免一年之疫、
一方　五更投黑豆一把於井、勿令人
見、凡飲水之家、俱無傳染、或各家每早
投黑豆於水缸中、全家安、
天行時疫沿門傳染時氣熱毒煩躁狂言、
靛青一茶匙、新汲水和服
又方桃木蠹屎水服之、

立春后庚子日，煮蔓菁汁，即诸葛菜，举家温服，可免时疫。

又，六月六日采马齿苋，晒干收之。于元旦煮，以盐醋腌食。可免一年之疫。

一方，五更投黑豆一把于井，勿令人见。凡饮水之家，俱无传染。或各家每早投黑豆于水缸中，全家安。

天行时疫。沿门传染时气热毒，烦躁狂言　靛青一茶匙，新汲水和服。

又方，桃木蠹屎，水服之。

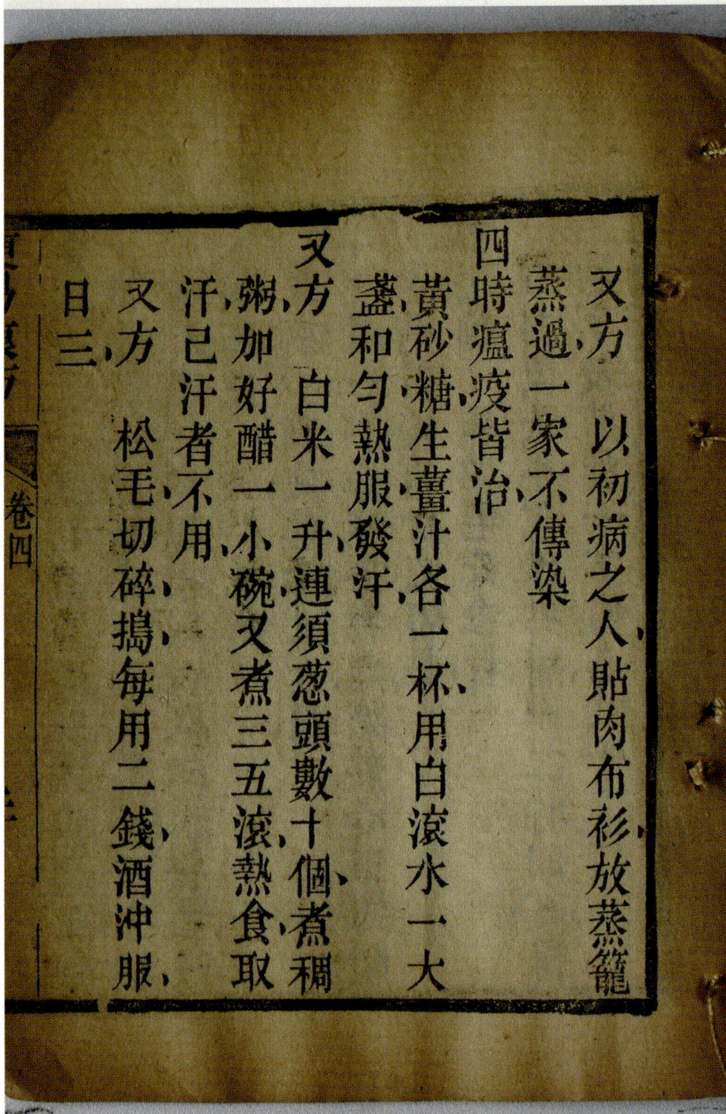
又方，以初病之人貼肉布衫，放蒸籠蒸過，一家不傳染
四時瘟疫皆治，黃砂糖、生薑汁各一杯，用白滾水一大盞和勻，熱服發汗
又方，白米一升，連須葱頭數十個，煮稠粥，加好醋一小碗，又煮三五滾，熱食取汗，已汗者不用
又方，松毛切碎，搗，每用二錢，酒沖服，日三

又方，以初病之人贴肉布衫，放蒸笼蒸过。一家不传染。

四时瘟疫皆治　黄砂糖、生姜汁各一杯，用白滚水一大盏和匀，热服发汗。

又方，白米一升，连须葱头数十个，煮稠粥。加好醋一小碗，又煮三五滚。热食取汗。已汗者不用。

又方，松毛切碎捣，每用二钱，酒冲服。日三。

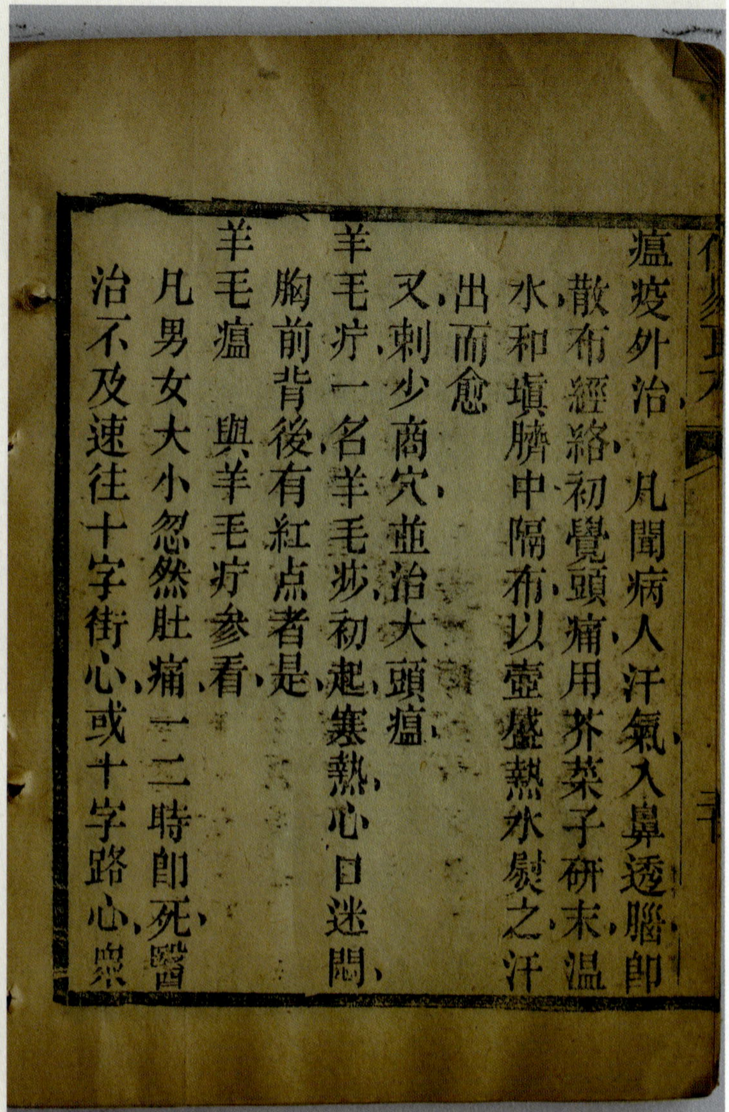

瘟疫外治　凡聞病人汗氣，入鼻透腦，即散布經絡，初覺頭痛，用芥菜子研末，溫水和，填臍中，隔布以壺盛熱水熨之，汗出而愈

又，刺少商穴，並治大頭瘟

羊毛疔，一名羊毛痧，初起寒熱，心口迷悶，胸前背後有紅点者是

羊毛瘟　與羊毛疔參看

凡男女大小忽然肚痛，一二時即死，醫治不及，速往十字街心或十字路心，衆

瘟疫外治　凡闻病人汗气，入鼻透脑，即散布经络。初觉头痛。用芥菜子研末，温水和，填脐中。隔布以壶盛热水熨之，汗出而愈。

又，刺少商穴。并治大头瘟。

羊毛疔，一名羊毛痧。初起寒热，心口迷闷，胸前背后有红点者是。

羊毛瘟　与羊毛疔参看。

凡男女大小忽然肚痛，一二时即死，医治不及。速往十字街心或十字路心，众

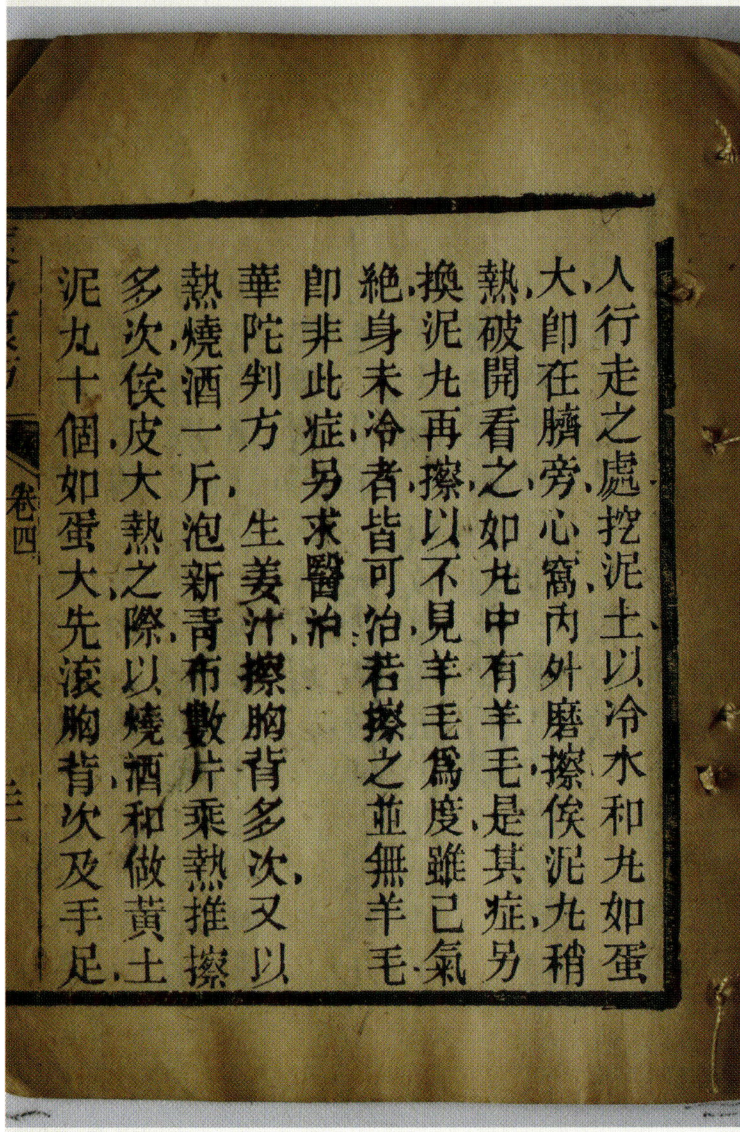

人行走之處挖泥土以冷水和丸如蛋
大即在臍旁心窩內外磨擦俟泥丸稍
熱破開看之如丸中有羊毛是其症另
換泥丸再擦以不見羊毛爲度雖已氣
絶身未冷者皆可治若擦之並無羊毛
即非此症另求醫治
華陀判方　生姜汁擦胸背多次又以
熱燒酒一斤泡新青布數片乘熱推擦
多次俟皮大熱之際以燒酒和做黃土
泥丸十個如蛋大先滾胸背次及手足

人行走之处，挖泥土。以冷水和丸如蛋大，即在脐旁、心窝内外磨擦。俟泥丸稍热，破开看之。如丸中有羊毛，是其症。另换泥丸再擦，以不见羊毛为度。虽已气绝，身未冷者，皆可治。若擦之并无羊毛，即非此症。另求医治。

华佗判方　生姜汁擦胸背多次。又以热烧酒一斤，泡新青布数片，乘热推擦多次。俟皮大热之际，以烧酒和做黄土泥丸十个，如蛋大。先滚胸背，次及手足。

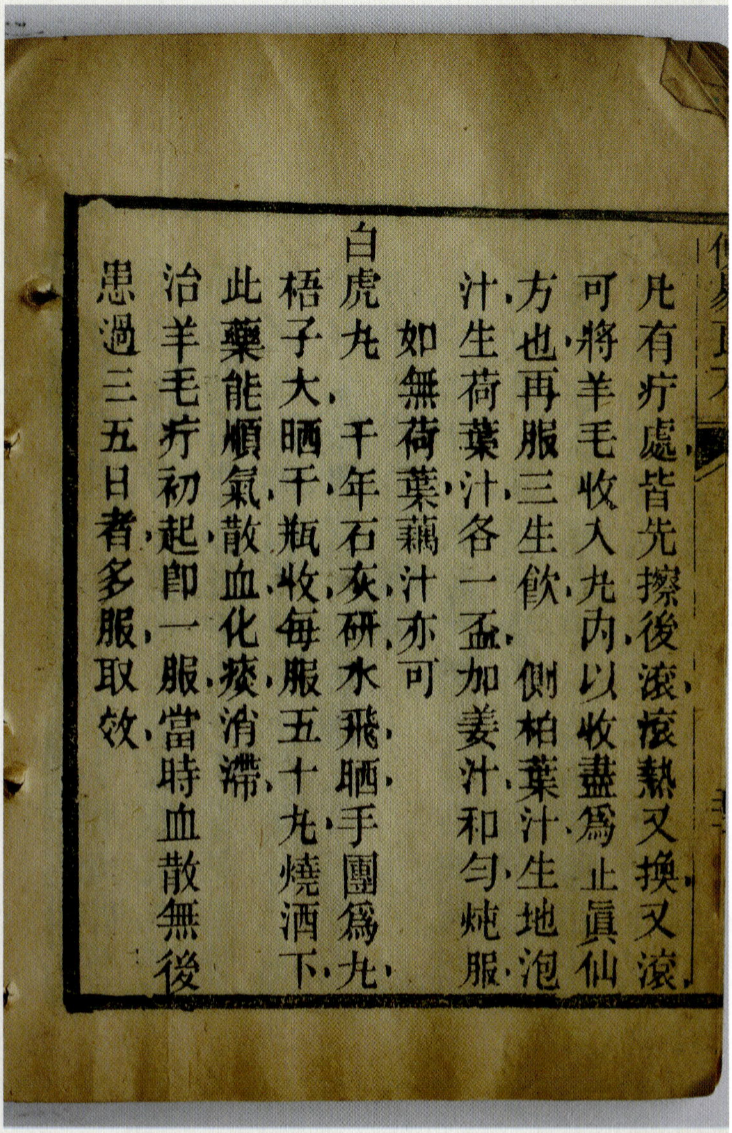
凡有疔處，皆先擦後滾，滾熱又換又滾，
可將羊毛收入丸內，以收盡爲止，眞仙
方也，再服三生飲，　側柏葉汁、生地泡
汁、生荷葉汁各一盃，加姜汁和匀，炖服，
如無荷葉，藕汁亦可
白虎丸　千年石灰研，水飛，晒，手團爲丸，
梧子大，晒干，瓶收，每服五十丸，燒酒下，
此藥能順氣，散血，化痰，消滯，
治羊毛疔初起，即一服，當時血散無後
患，過三五日者，多服，取效，

凡有疔处，皆先擦后滚。滚热又换又滚。可将羊毛收入丸内，以收尽为止。真仙方也。再服三生饮。侧柏叶汁、生地泡汁、生荷叶汁各一杯，加姜汁和匀，炖服[1]。如无荷叶，藕汁亦可。

白虎丸　千年石灰研，水飞，晒，手团为丸，梧子大，晒干，瓶收。每服五十丸，烧酒下。此药能顺气，散血，化痰，消滞。

治羊毛疔初起，即一服。当时血散无后患。过三五日者，多服取效。

1 炖服：疑当作“顿服”。此“三生饮”方，《中医方剂大辞典》中未收录，虽有同名方剂但内容不同。

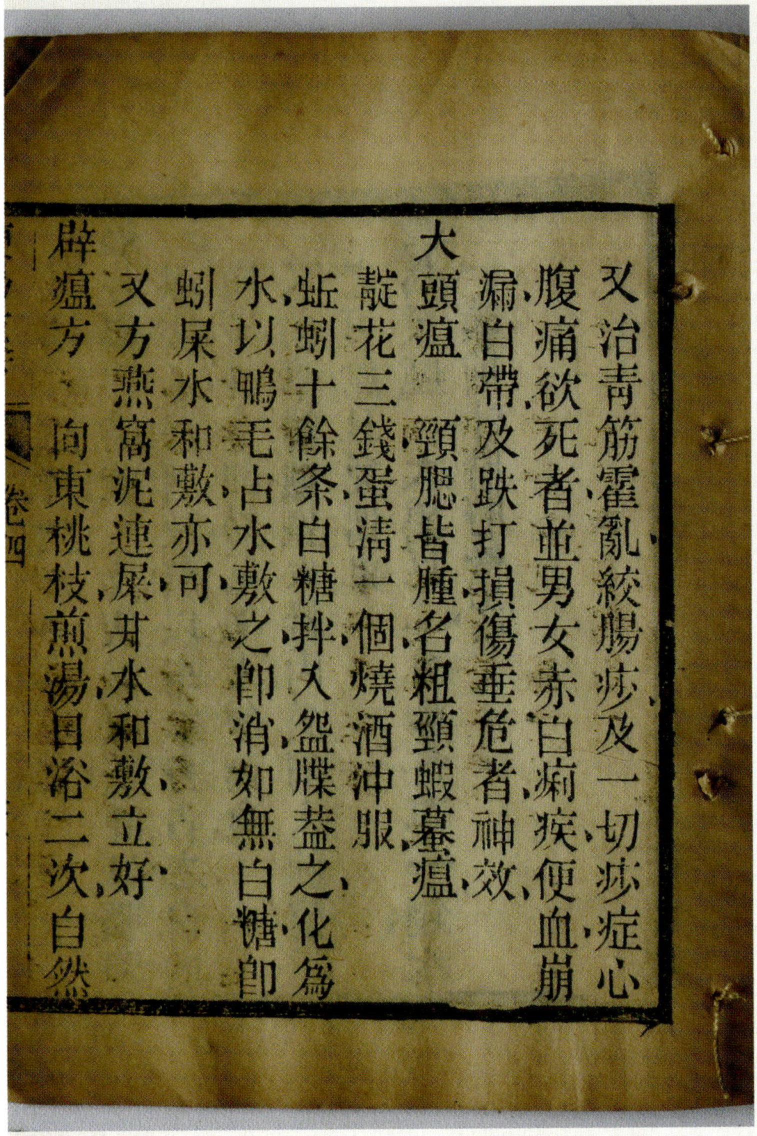
又治青筋霍亂、絞腸痧及一切痧症、心
腹痛欲死者、並男女赤白痢疾、便血、崩
漏、白帶及跌打損傷垂危者、神效、
大頭瘟 頸腮皆腫、名粗頸蝦蟇瘟、
靛花三錢、蛋清一個、燒酒沖服、
蚯蚓十餘条、白糖拌入盤碟蓋之、化爲
水、以鴨毛占水敷之、即消、如無白糖、即
蚓屎水和敷亦可、
又方 燕窩泥連屎、井水和敷、立好、
辟瘟方 向東桃枝煎湯、日浴二次、自然

又治青筋霍乱，绞肠痧，及一切痧症，心腹痛欲死者。并男女赤白痢疾，便血，崩漏，白带，及跌打损伤垂危者，神效。

大头瘟　颈腮皆肿，名粗颈虾蟆瘟。靛花三钱，蛋清一个，烧酒冲服。

蚯蚓十余条，白糖拌入，碗碟盖之，化为水。以鸭毛沾水，敷之即消。如无白糖，即蚓屎水和敷亦可。

又方，燕窝泥连屎，井水和敷。立好。

辟瘟方　向东桃枝煎汤，日浴二次。自然

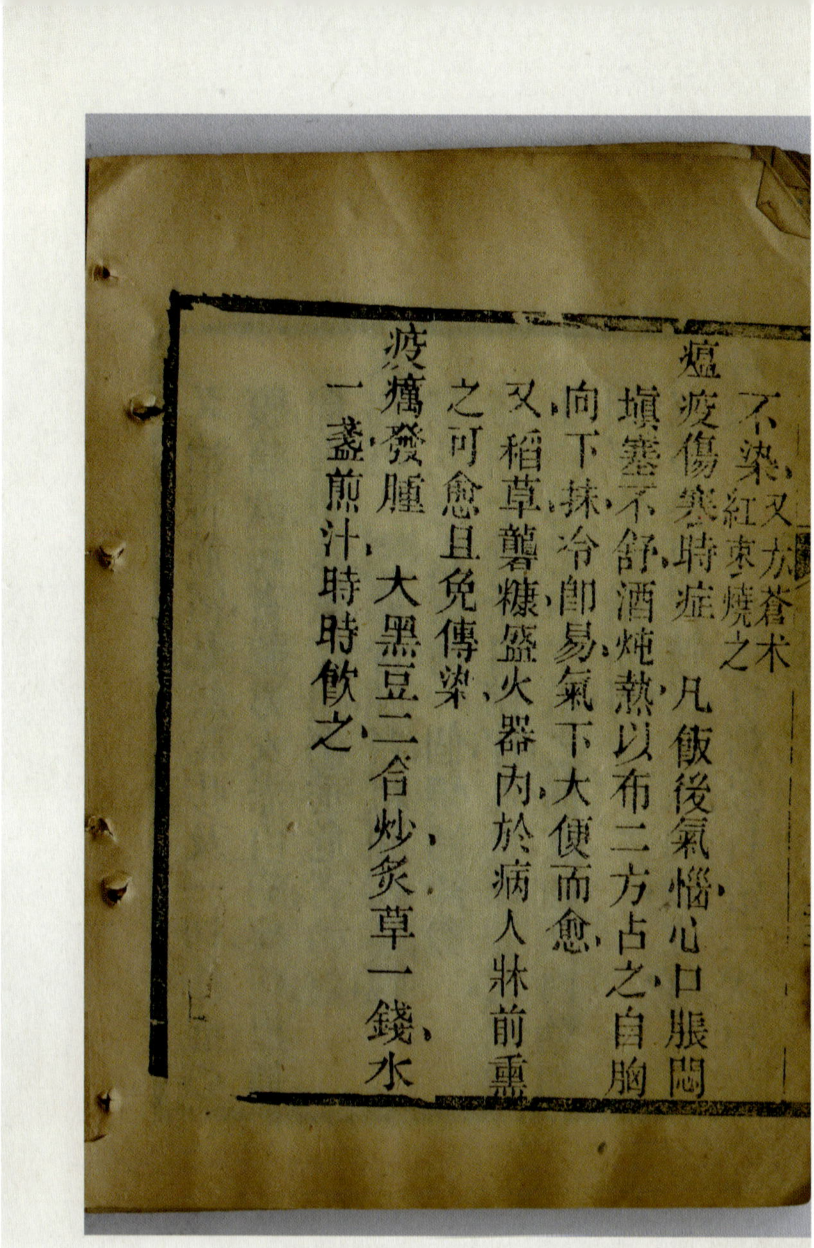

不染、又方蒼术紅棗燒之
瘟疫傷寒時症　凡飯後氣惱、心口脹悶
填塞不舒、酒炖熱以布二方占之自胸
向下抹冷即易、氣下大便而愈、
又稻草礱糠盛火器内、於病人牀前熏
之可愈且免傳染、
疫癘發腫　大黑豆二合炒、炙草一錢、水
一盞煎汁、時時飲之

不染。又方，苍术、红枣烧之。

瘟疫伤寒时症　凡饭后气恼，心口胀闷，填塞不舒。酒炖热，以布二方沾之，自胸向下抹，冷即易。气下大便而愈。

又，稻草、砻糠[1]盛火器内，于病人床前熏之，可愈。且免传染。

疫疠发肿　大黑豆二合炒，炙草一钱，水一盏煎汁，时时饮之。

1 砻糠：稻谷经过砻磨脱下的外壳。

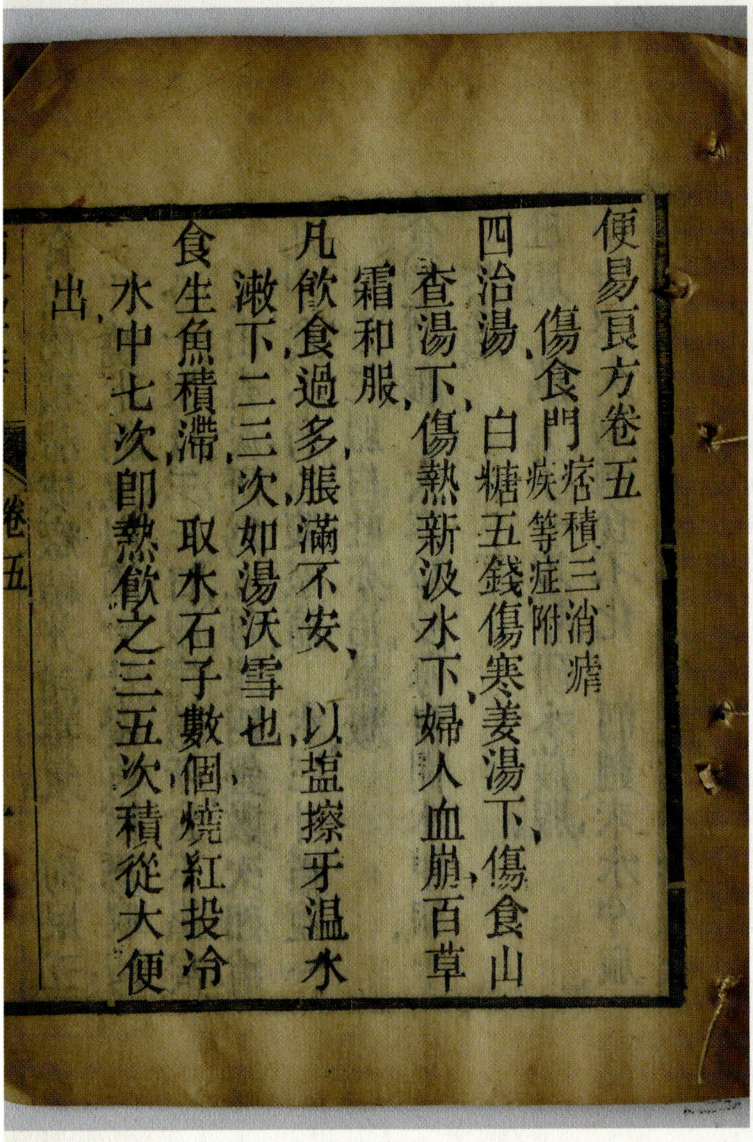

便易良方卷五

傷食門痞積三消瘖疾等症附

四治湯、白糖五錢傷寒姜湯下、傷食山查湯下、傷熱新汲水下、婦人血崩、百草霜和服、

凡飲食過多、脹滿不安、以塩擦牙温水漱下二三次、如湯沃雪也、

食生魚積滯、取水石子數個、燒紅投冷水中七次、即熱飲之三五次積從大便出、

卷五

便易良方卷五

伤食门痞积三消疟疾等症附

四治汤　白糖五钱。伤寒姜汤下，伤食山楂汤下，伤热新汲水下。妇人血崩，百草霜和服。

凡饮食过多，胀满不安　以盐擦牙，温水漱下二三次。如汤沃雪也。

食生鱼积滞　取水石子数个，烧红投冷水中七次，即热饮之。三五次，积从大便出。

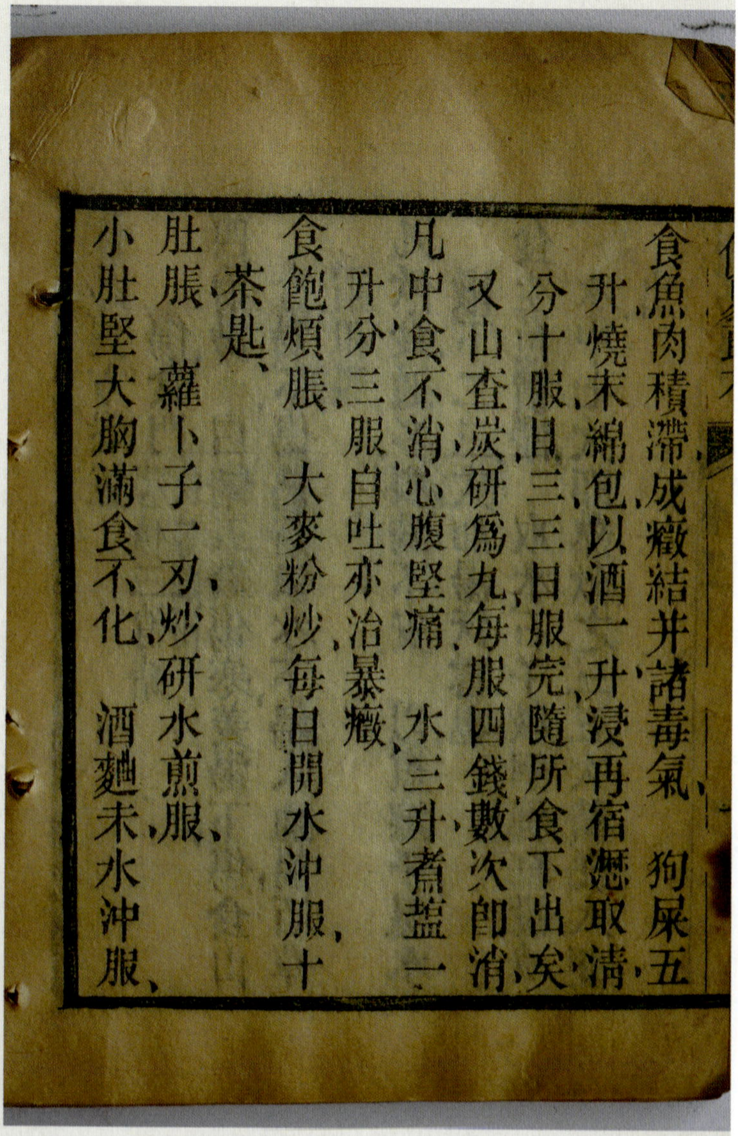

食鱼肉积滞。成癥结，并诸毒气　狗屎五升，烧末，绵包。以酒一升浸，再宿滤出清。分十服。日三。三日服完。随所食下出矣。

又，山楂炭，研为丸。每服四钱，数次即消。

凡中食不消，心腹坚痛　水三升，煮盐一升，分三服，自吐。亦治暴癥。

食饱烦胀　大麦粉炒，每日开水冲服十茶匙。

肚胀　萝卜子一两，炒研，水煎服。

小肚坚大，胸满，食不化　酒曲末，水冲服

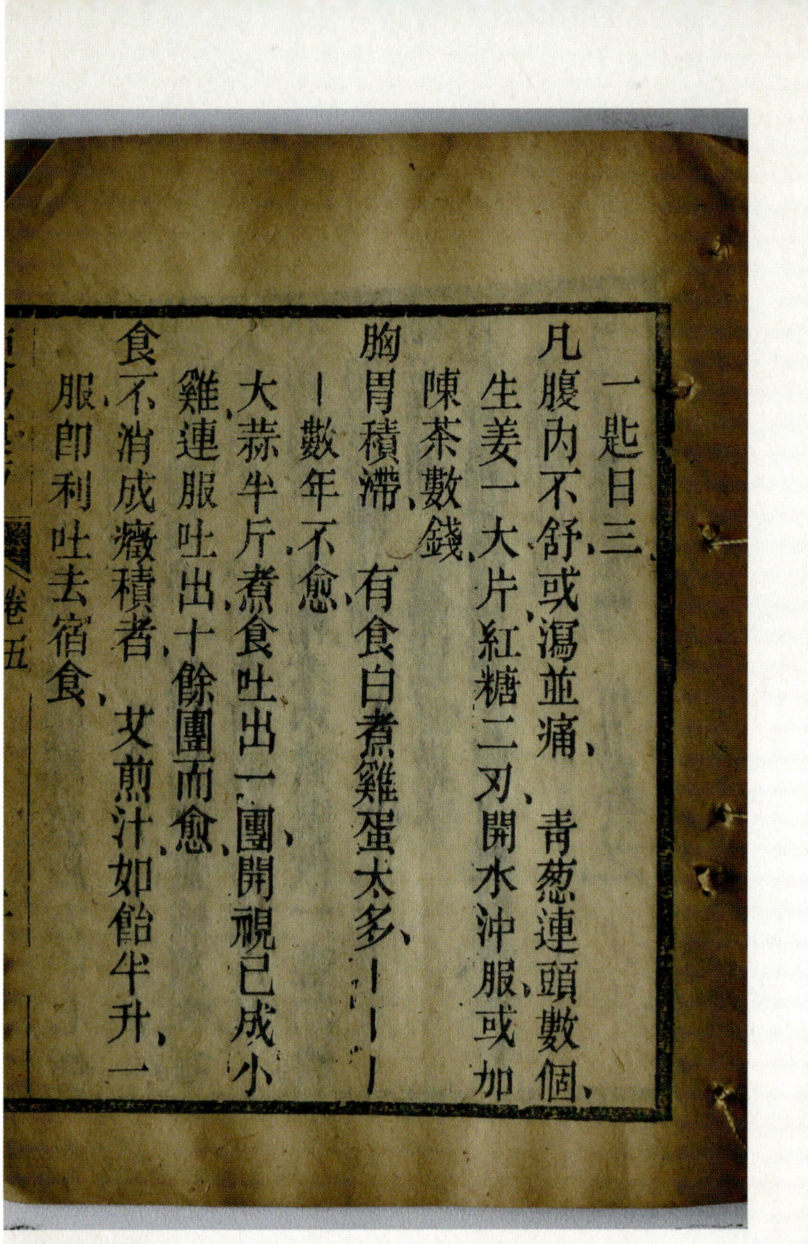
一匙日三、凡腹內不舒或瀉並痛、青葱連頭數個、生姜一大片紅糖二刃開水沖服或加陳茶數錢、胸胃積滯、有食白煮雞蛋太多、|||||數年不愈、大蒜半斤煮食吐出一團開視已成小雞連服吐出十餘團而愈、食不消成癥積者、艾煎汁如飴半升、一服即利吐去宿食、

一匙。日三。

凡腹内不舒，或泻并痛　青葱连头数个，生姜一大片，红糖二两，开水冲服。或加陈茶数钱。

胸胃积滞　有食白煮鸡蛋太多，胸胃积滞[1]数年不愈。大蒜半斤煮食，吐出一团，开视已成小鸡。连服，吐出十余团而愈。

食不消，成癥积者　艾煎汁如饴半升，一服即利。吐去宿食。

1 胸胃积滞：原用竖线省称示意，今补正。

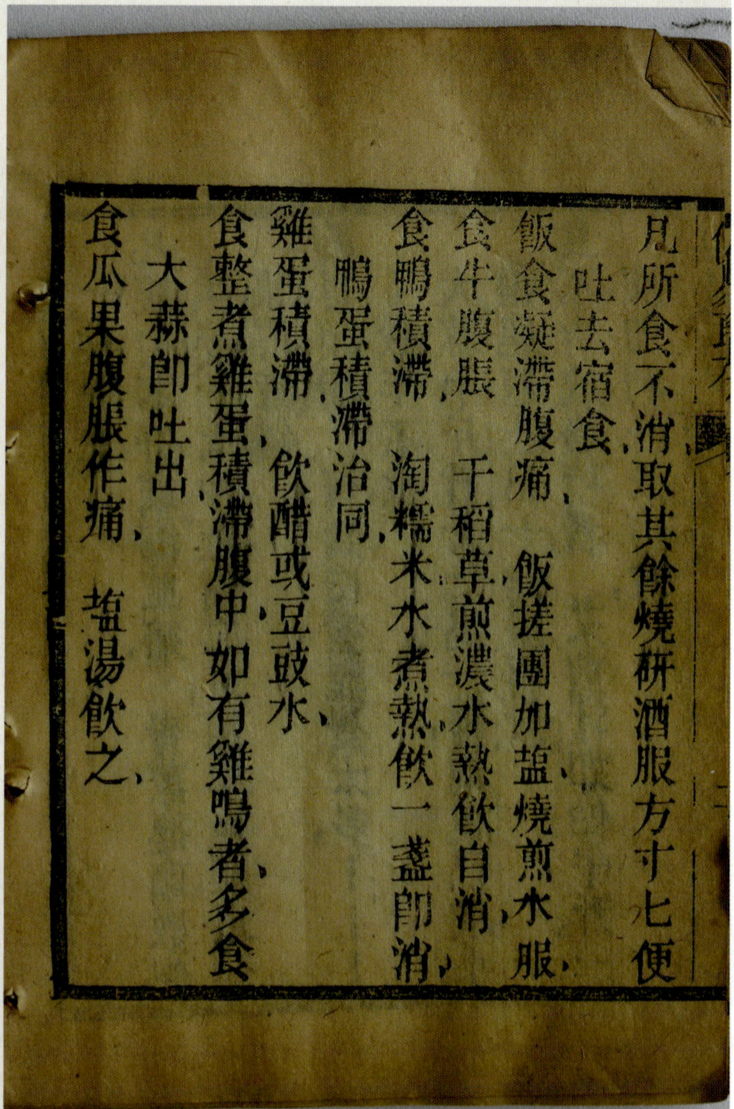

凡所食不消取其餘燒研酒服方寸匕便
吐去宿食、
飯食凝滯腹痛、 飯搓團加塩燒煎水服、
食牛腹脹 干稻草煎濃水熱飲自消、
食鴨積滯、 淘糯米水煮熱飲一盞即消、
鴨蛋積滯治同、
雞蛋積滯、 飲醋或豆豉水、
食整煮雞蛋積滯腹中如有雞鳴者、多食
大蒜即吐出、
食瓜果腹脹作痛、 塩湯飲之、

凡食所不消　取其余烧研，酒服方寸匕，便吐去宿食。

饭食凝滞，腹痛　饭搓团，加盐烧，煎水服。

食牛腹胀　干稻草煎浓水，热饮自消。

食鸭积滞　淘糯米水煮，热饮一盏即消。鸭蛋积滞治同。

鸡蛋积滞　饮醋或豆豉水。

食整煮鸡蛋，积滞腹中，如有鸡鸣者　多食大蒜即吐出。

食瓜果腹胀作痛　盐汤饮之。

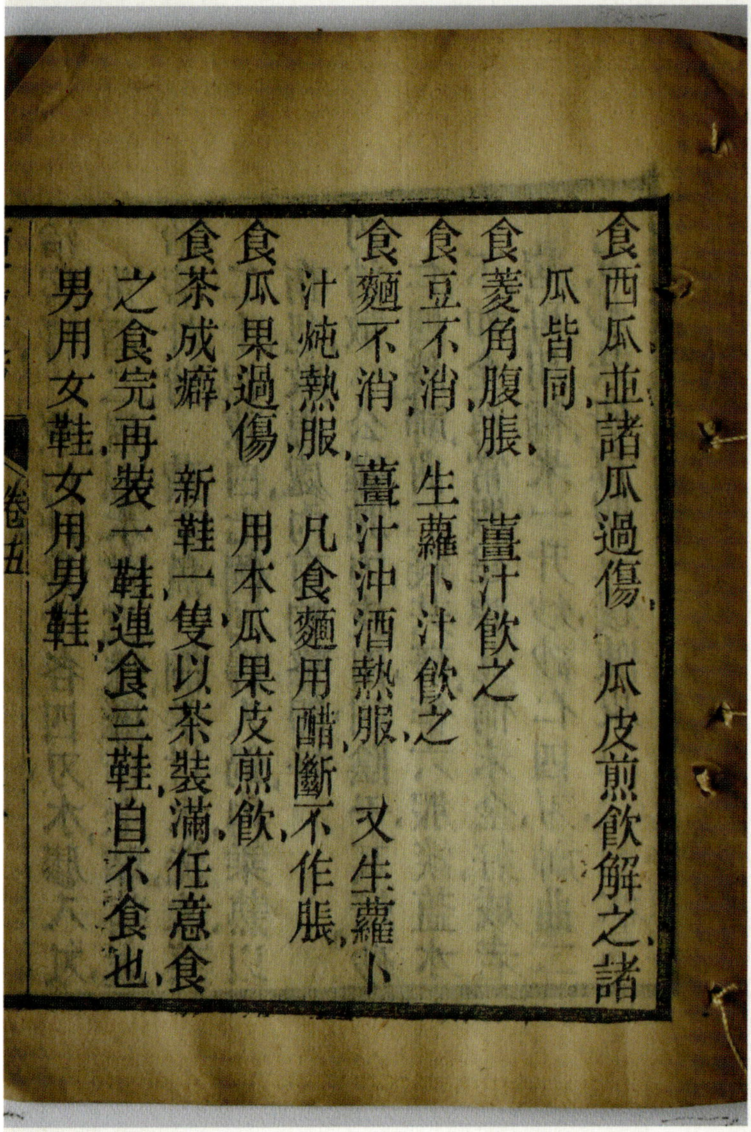

食西瓜并诸瓜过伤　瓜皮煎饮解之。诸瓜皆同。

食菱角腹胀　姜汁饮之。

食豆不消　生萝卜汁饮之。

食面不消　姜汁冲酒热服。

又，生萝卜汁炖热服。凡食面用醋，断不作胀。

食瓜果过伤　用本瓜果皮煎饮。

食茶成癖　新鞋一只，以茶装满，任意食之。食完再装一鞋。连食三鞋，自不食也。男用女鞋，女用男鞋。

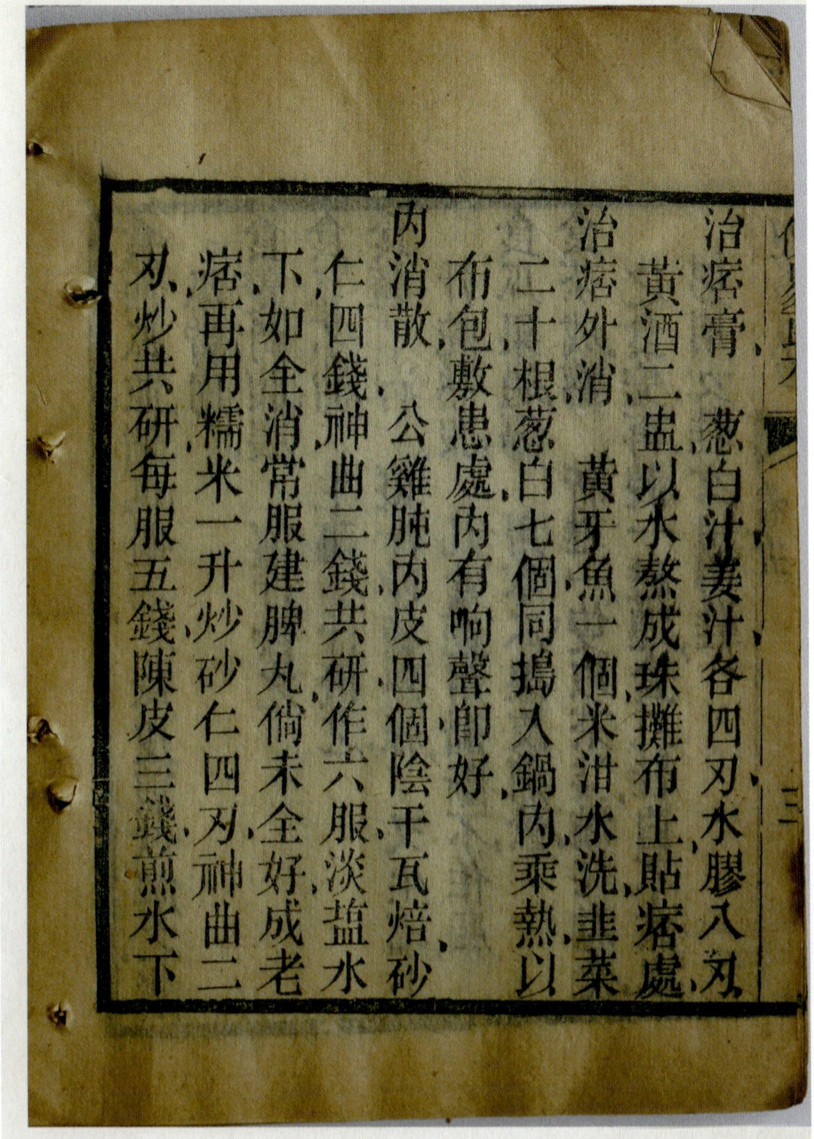

治痞膏　葱白汁、姜汁各四两，水胶八两，黄酒二盅。以水熬成珠，摊布上，贴痞处。

治痞外消　黄牙鱼一个，米泔水洗，韭菜二十根，葱白七个，同捣入锅内。乘热以布包敷患处。内有响声即好。

内消散　公鸡肫内皮四个，阴干瓦焙，砂仁四钱，神曲二钱，共研。作六服，淡盐水下。如全消，常服健脾丸。倘未全好，成老痞，再用糯米一升炒，砂仁四两，神曲二两炒，共研。每服五钱。陈皮三钱，煎水下。

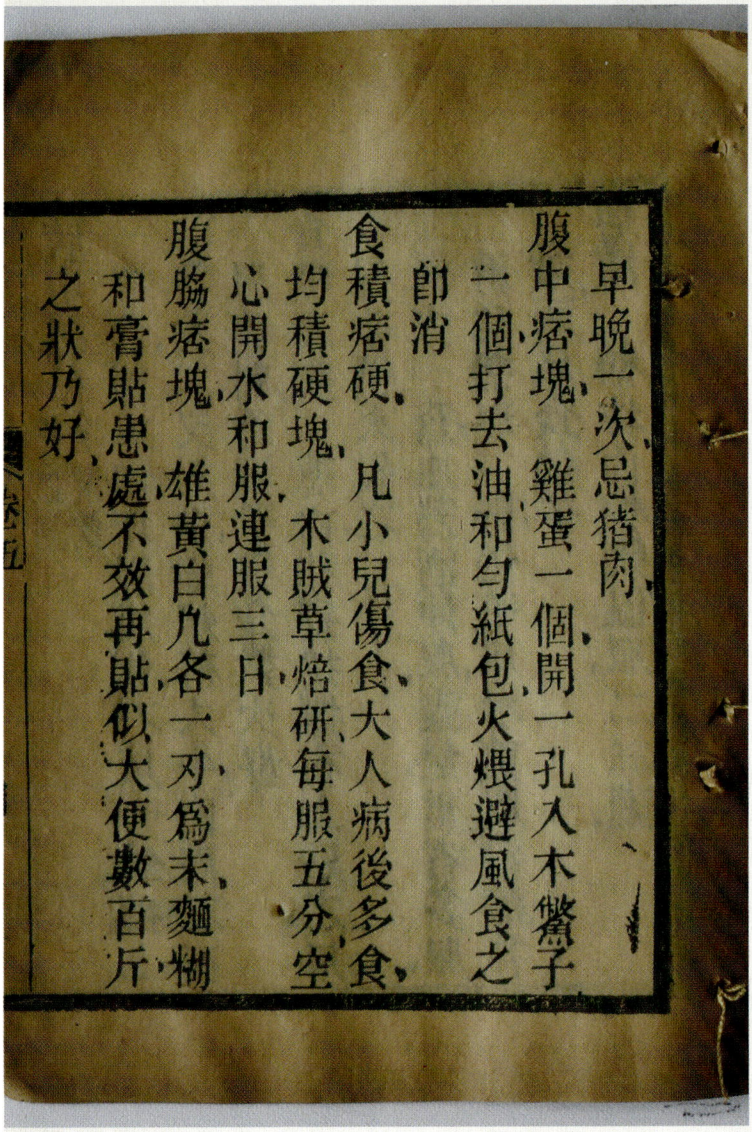

早晚一次忌猪肉
腹中痞塊　雞蛋一個開一孔入木鱉子一個打去油和勻紙包火煨避風食之即消
食積痞硬　凡小兒傷食大人病後多食均積硬塊木賊草焙研每服五分空心開水和服連服三日
腹脇痞塊　雄黄白凢各一刄爲末麵糊和膏貼患處不效再貼似大便數百斤之狀乃好

早晚一次。忌猪肉。

腹中痞块　鸡蛋一个，开一孔，入木鳖子一个打去油，和匀。纸包火煨。避风食之，即消。

食积痞硬　凡小儿伤食，大人病后多食，均积硬块。木贼草焙研，每服五分。空心开水和服。连服三日。

腹胁痞块　雄黄、白矾各一两，为末。面糊和膏贴患处。不效再贴。似大便数百斤之状乃好。

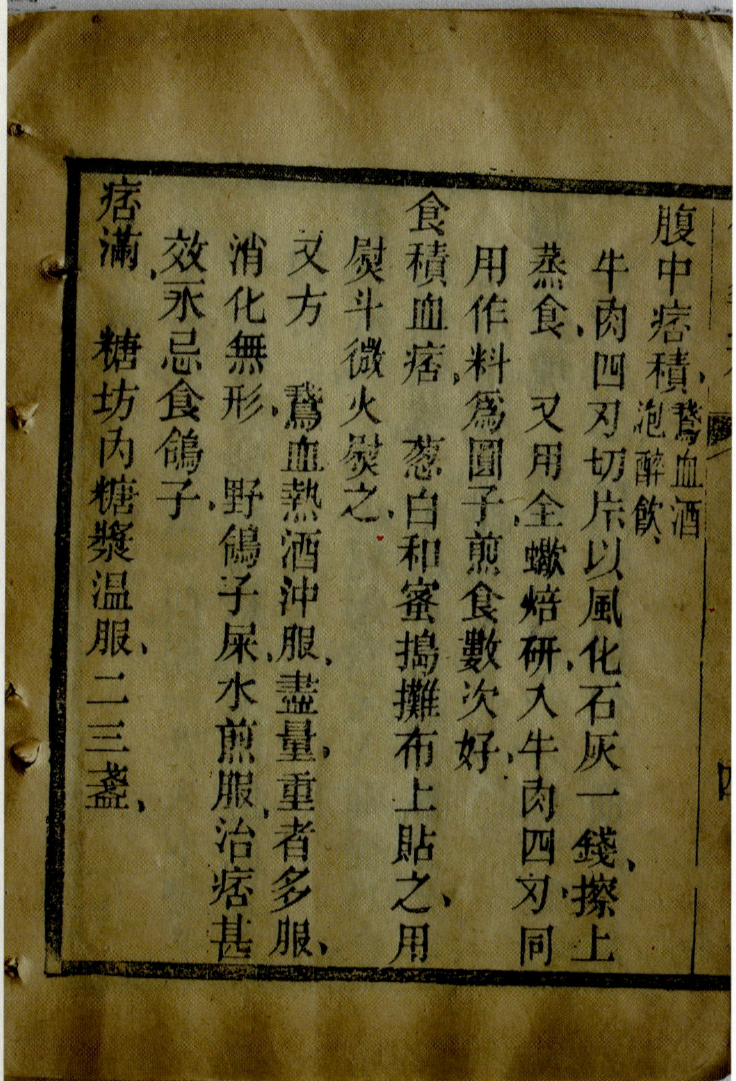

腹中痞积　鹅血酒泡，醉饮。

牛肉四两切片，以风化石灰一钱擦上，蒸食。

又，用全蝎焙研，入牛肉四两。同用作料为圆子，煎食。数次好。

食积血痞　葱白和蜜捣，摊布上贴之。用熨斗微火熨之。

又方，鹅血热酒冲服，尽量。重者多服，消化无形。

野鸽子屎，水煎服。治痞甚效。永忌食鸽子。

痞满　糖坊内糖浆，温服二三盏。

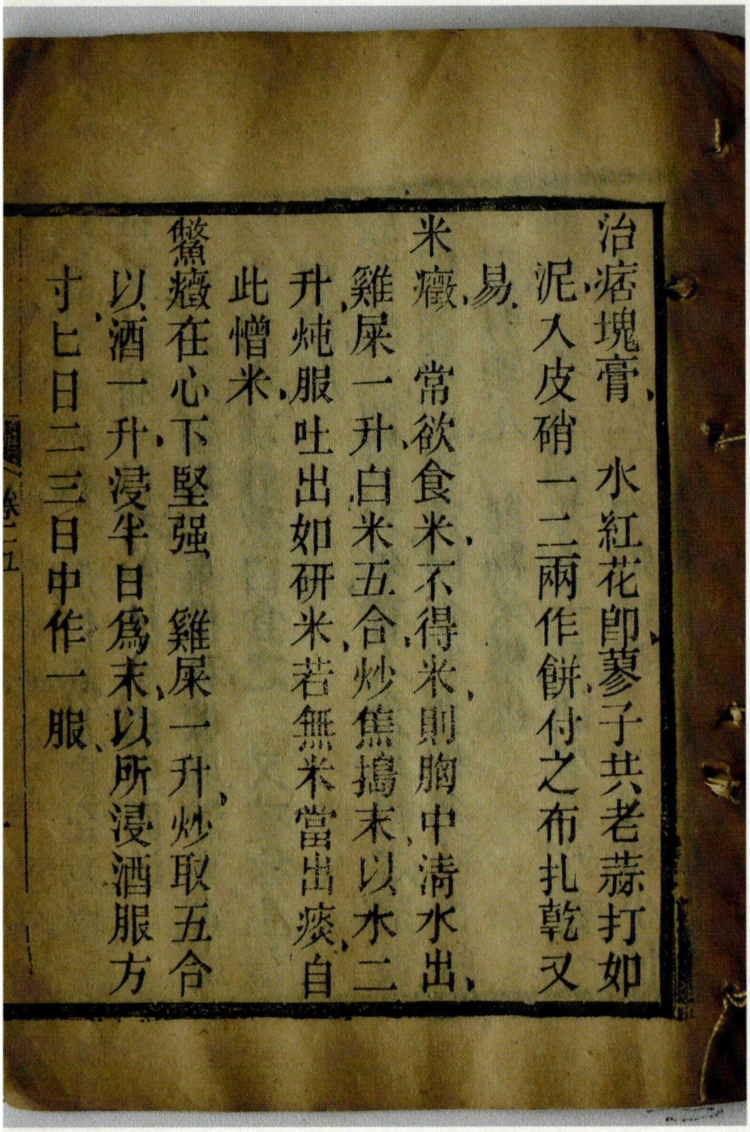
治痞塊膏　水紅花即蓼子共老蒜打如
泥入皮硝一二兩作餅付之布扎乾又
易
米癥　常欲食米不得米則胸中清水出
雞屎一升白米五合炒焦擣末以水二
升炖服吐出如研米若無米當出痰自
此憎米
鱉癥在心下堅强　雞屎一升炒取五合
以酒一升浸半日爲末以所浸酒服方
寸匕日二三日中作一服

治痞块膏　水红花即蓼子，共老蒜打如泥，入皮硝一二两，作饼。敷之，布扎。干又易。

米癥　常欲食米，不得米则胸中清水出。鸡屎一升，白米五合，炒焦捣末。以水二升炖服。吐出如研米，若无米当出痰。自此憎米。

鳖癥在心下坚强　鸡屎一升炒，取五合。以酒一升，浸半日，为末。以所浸酒服方寸匕，日二。三日中作一服。

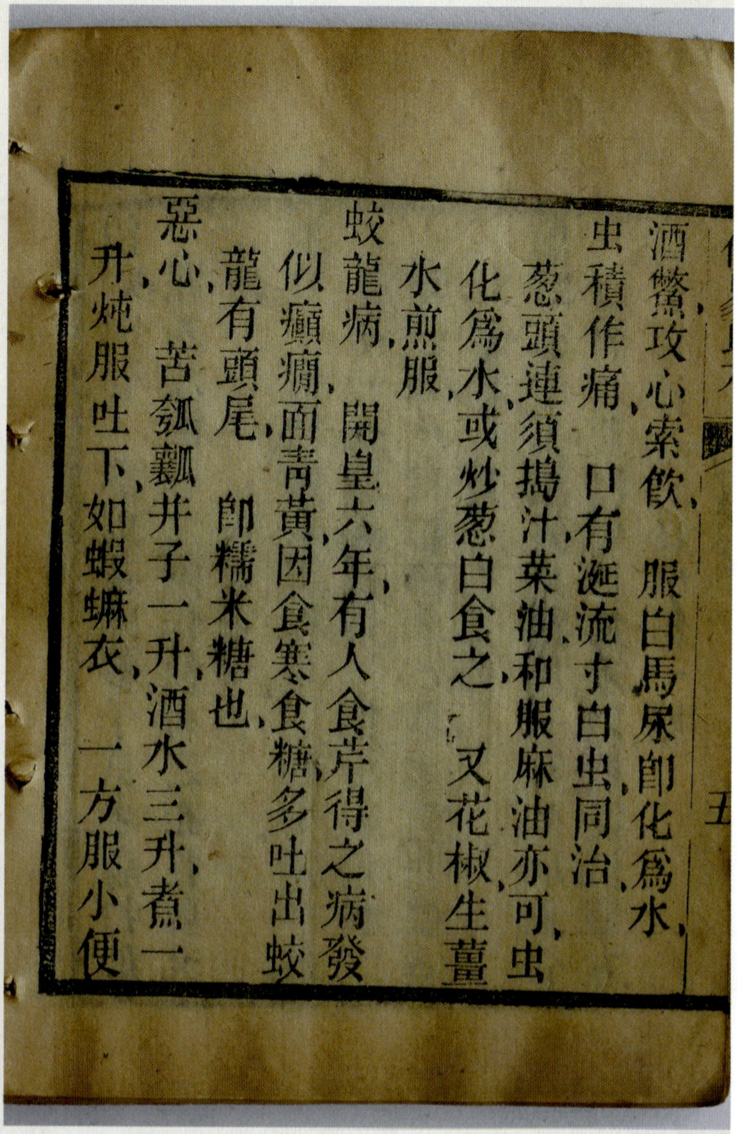

酒鳖攻心索饮　服白马尿即化为水。

虫积作痛，口有涎流。寸白虫同治　葱头连须捣汁，菜油和服，麻油亦可，虫化为水。或炒葱白食之。

又，花椒、生姜水煎服。

蛟龙病　开皇六年，有人食芹得之，病发似癫痫，面青黄。因食寒食糖多，吐出蛟龙，有头尾。即糯米糖也。

恶心　苦瓠瓤并子一升，酒水三升，煮一升，顿服[1]。吐下如虾蟆衣。

一方，服小便，

1 顿服：原作“炖服”。据《备急千金要方》：“治恶心方。苦瓠穰子并子一升碎，以酒水三升，煮取一升，顿服。”

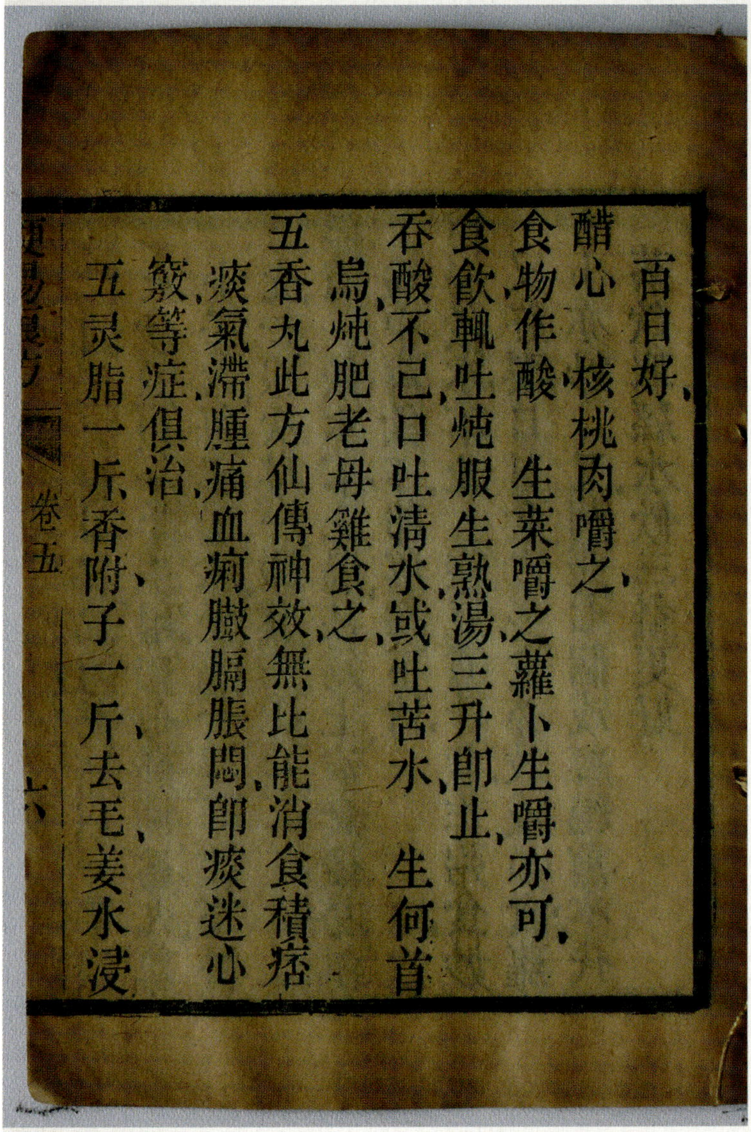
便易良方　卷五　六

百日好、

醋心　核桃肉嚼之、

食物作酸　生菜嚼之蘿卜生嚼亦可、

食飲輒吐炖服生熟湯三升即止、

吞酸不已口吐清水或吐苦水、　生何首烏炖肥老母雞食之、

五香丸此方仙傳神效無比能消食積痞痰氣滯腫痛血痢臌膈脹悶即痰迷心竅等症俱治、

五灵脂一斤、香附子一斤、去毛、姜水浸

百日好。

醋心　核桃肉嚼之。

食物作酸　生菜嚼之。萝卜生嚼亦可。

食饮辄吐　炖服生熟汤，三升即止。

吞酸不已，口吐清水，或吐苦水　生何首乌炖肥老母鸡食之。

五香丸　此方仙传，神效无比。能消食积痞痰、气滞、肿痛、血痢、臌膈、胀闷，即痰迷心窍等症俱治。

五灵脂一斤，香附子一斤去毛、姜水浸

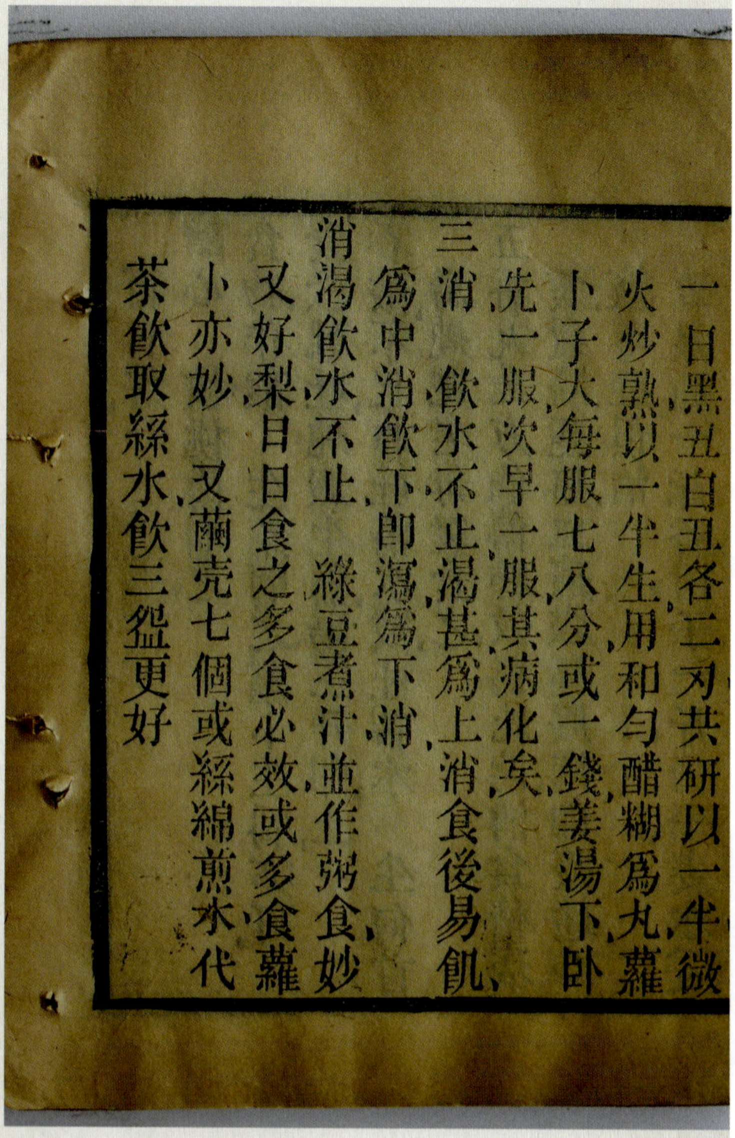

一日，黑丑、白丑各二两，共研。以一半微火炒熟，以一半生用。和匀，醋糊为丸，萝卜子大。每服七八分或一钱，姜汤下。卧先一服，次早一服。其病化矣。

三消　饮水不止。渴甚为上消，食后易饥为中消，饮下即泻为下消。

消渴，饮水不止　绿豆煮汁，并作粥食。妙。

又，好梨日日食之，多食必效。或多食萝卜亦妙。

又，茧壳七个，或丝绵煎水，代茶饮。取丝水饮三碗更好。

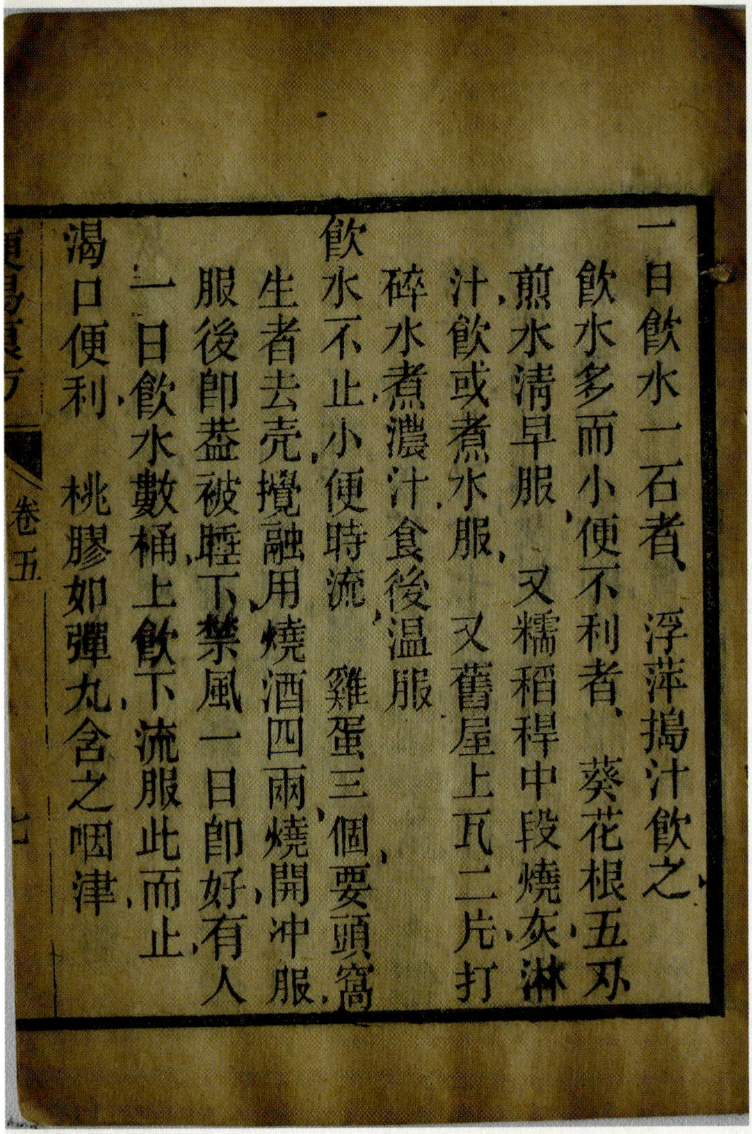
一日飲水一石者浮萍搗汁飲之
飲水多而小便不利者葵花根五兩
煎水清早服又糯稻稈中段燒灰淋
汁飲或煮水服又舊屋上瓦二片打
碎水煮濃汁食後溫服
飲水不止小便時流雞蛋三個要頭窩
生者去殼攪融用燒酒四兩燒開冲服
服後即蓋被睡下禁風一日即好有人
一日飲水數桶上飲下流服此而止
渴口便利桃膠如彈丸含之咽津
便易良方　卷五　七

一日饮水一石者　浮萍捣汁饮之。

饮水多而小便不利者　葵花根五两，煎水清早服。

又，糯稻杆中段烧灰，淋汁饮，或煮水服。

又，旧屋上瓦二片，打碎，水煎浓汁，食后温服。

饮水不止，小便时流　鸡蛋三个，要头窝生者，去壳，搅融。用烧酒四两，烧开冲服。服后即盖被睡下，禁风一日即好。有人一日饮水数桶，上饮下流，服此而止。

渴口便利　桃胶如弹丸，含之咽津。

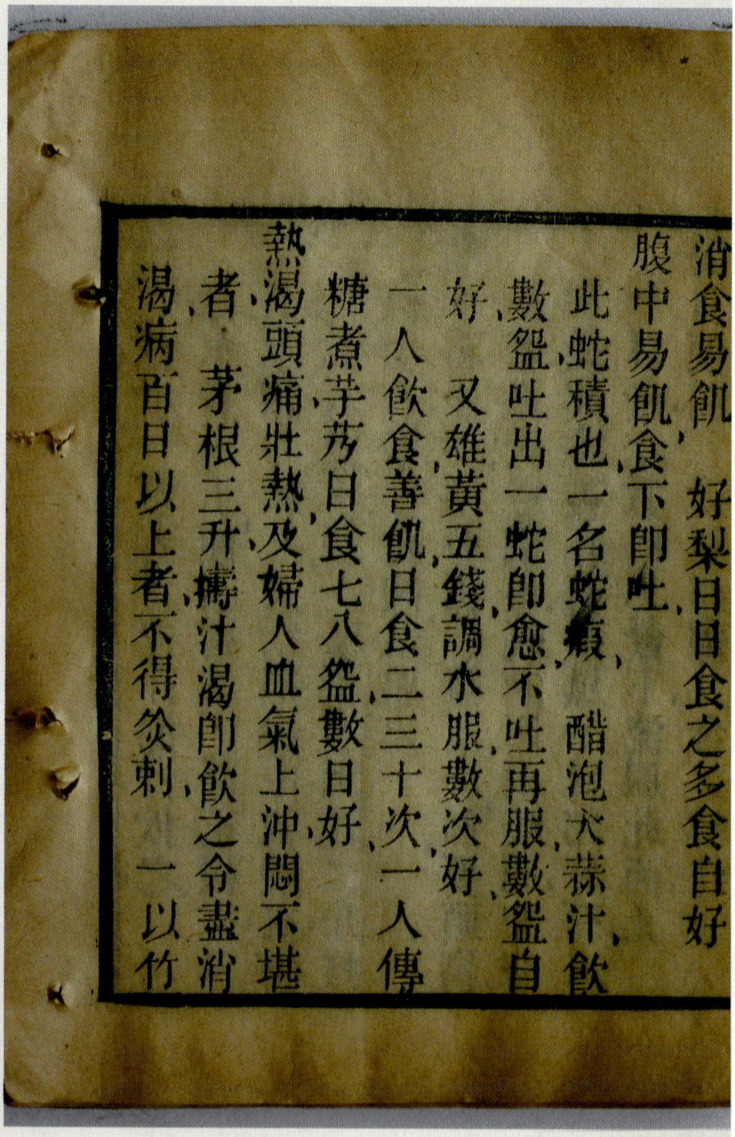

消食易饥　好梨日日食之。多食自好。

腹中易饥，食下即吐　此蛇积也，一名蛇瘕。醋泡大蒜汁，饮数碗，吐出一蛇即愈。不吐再服，数碗自好。

又，雄黄五钱，调水服。数次好。

一人饮食善饥，日食二三十次。一人传糖煮芋艿，日食七八碗，数日好。

热渴，头痛，壮热，及妇人血气上冲，闷不堪者　茅根三升捣汁，渴即饮之令尽。消渴病百日以上者，不得灸刺。

一以竹

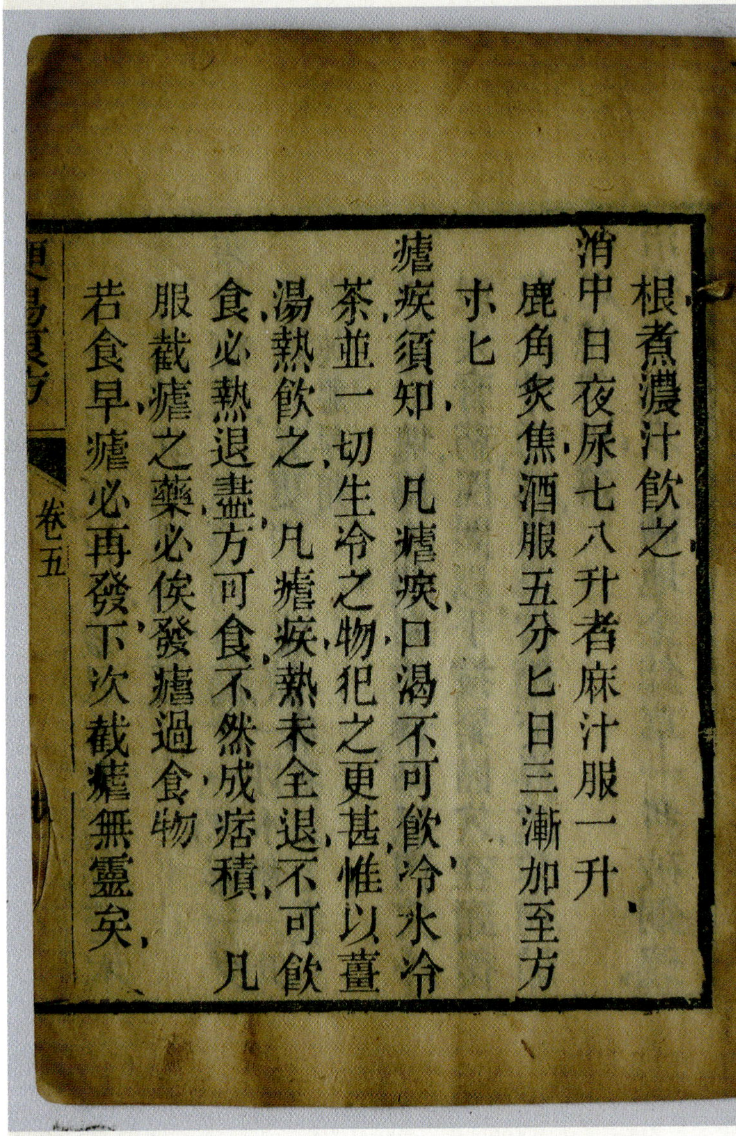
便易良方　卷五

根煮濃汁飲之

消中日夜尿七八升者麻汁服一升

鹿角炙焦酒服五分匕日三漸加至方寸匕

瘧疾須知　凡瘧疾口渴不可飲冷水冷茶並一切生冷之物犯之更甚惟以薑湯熱飲之　凡瘧疾熱未全退不可飲食必熱退盡方可食不然成痞積　凡服截瘧之藥必俟發瘧過食物若食早瘧必再發下次截瘧無靈矣

根煮浓汁，饮之。

消中，日夜尿七八升者　麻汁服一升。

鹿角炙焦，酒服五分匕，日三。渐加至方寸匕。

疟疾须知　凡疟疾口渴，不可饮冷水、冷茶，并一切生冷之物，犯之更甚。惟以姜汤热饮之。凡疟疾热未全退，不可饮食。必热退尽，方可食。不然成痞积。凡服截疟之药，必俟发疟过食物。若食早，疟必再发。下次截疟无灵矣。

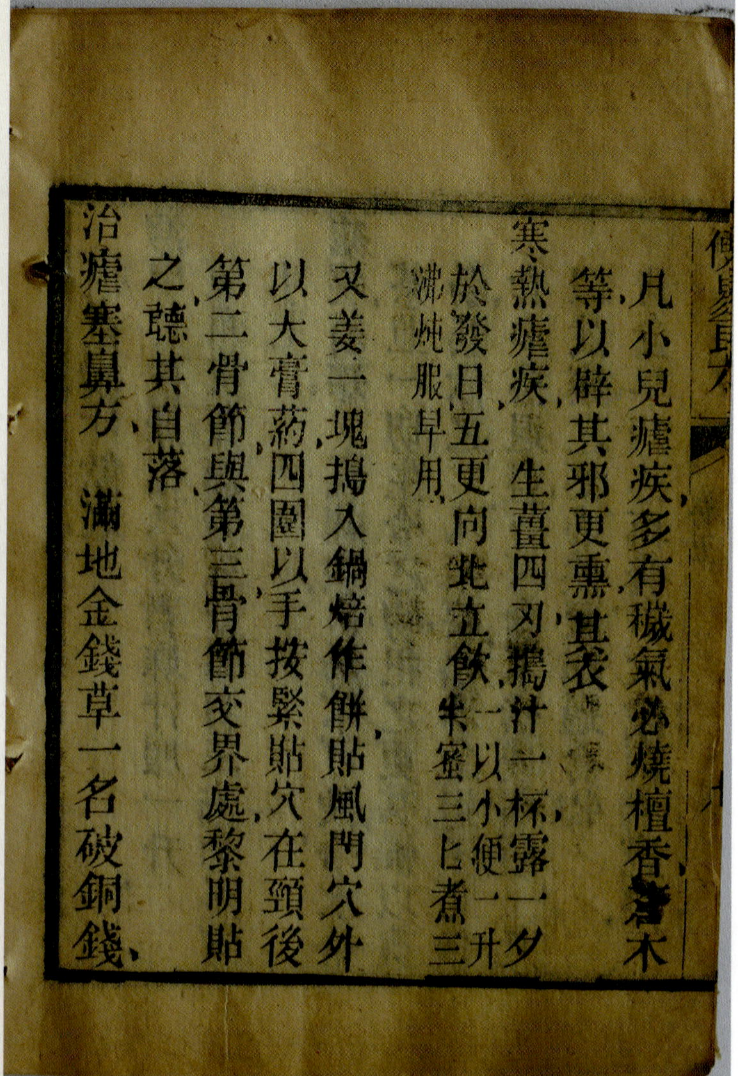

便易良方

凡小兒瘧疾，多有穢氣，必燒檀香、蒼术
等，以辟其邪，更熏其衣。
寒熱瘧疾 生薑四兩，搗汁一杯，露一夕，
於發日五更向北立飲。一以小便一升半，蜜三匕，煮三
沸，炖服，早用。
又，姜一塊，搗入鍋，焙作餅，貼風門穴，外
以大膏葯四圍，以手按緊，貼穴在頸後
第二骨節與第三骨節交界處，黎明貼
之，聽其自落。
治瘧塞鼻方 滿地金錢草，一名破銅錢，

凡小儿疟疾，多有秽气。必烧檀香、苍术等，以辟其邪。更熏其衣。

寒热疟疾　生姜四两，捣汁一杯，露一夕。于发日五更向北立饮。一以小便一升半，蜜三匕，煮三沸。顿[1]服，早用。

又，姜一块，捣入锅，焙作饼，贴风门穴。外以大膏药，四围以手按紧，贴穴在颈后第二骨节与第三骨节交界处。黎明贴之，听其自落。

治疟塞鼻方　满地金钱草，一名破铜钱，

1 顿：原作“炖”。据《备急千金要方》：“治疟无问新久者方。小便一升半，蜜三匕。上二味煮三沸，顿服。”

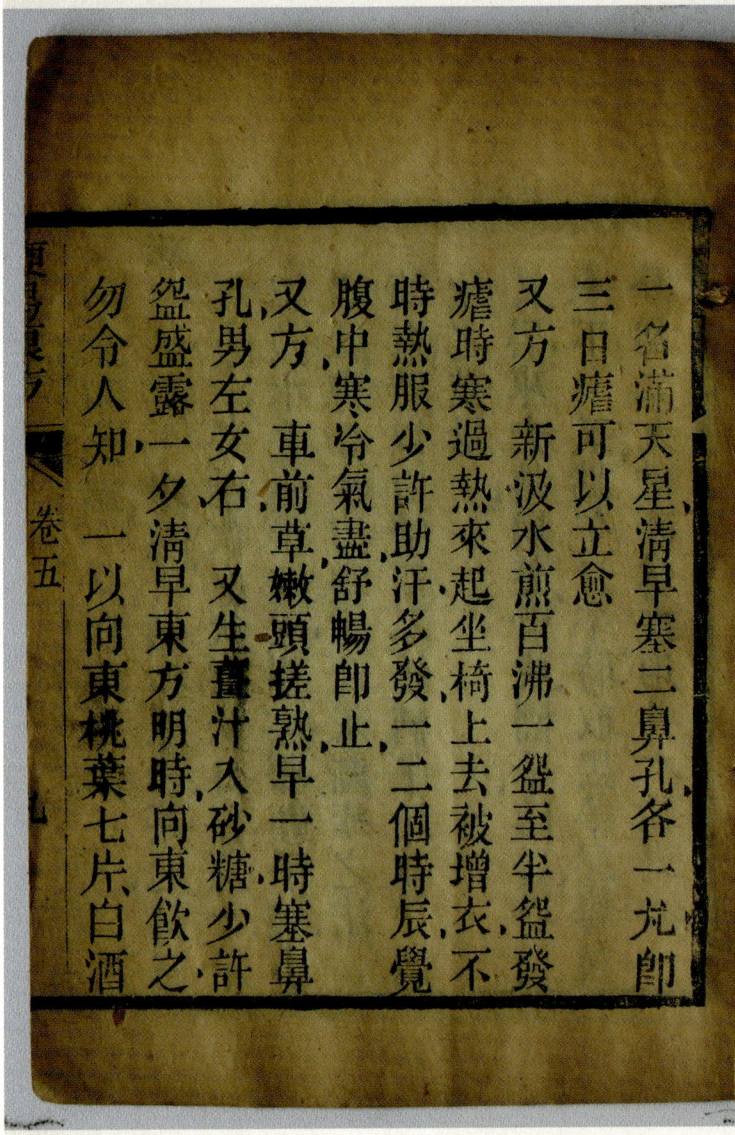
一名滿天星、清早塞二鼻孔、各一丸、即
三日瘧可以立愈
又方　新汲水煎百沸一盌至半盌發
瘧時寒過熱來、起坐椅上、去被增衣、不
時熱服少許、助汗多發、一二個時辰、覺
腹中寒冷氣盡、舒暢即止、
又方　車前草嫩頭搓熟、早一時塞鼻
孔、男左女右、　又生薑汁入砂糖、少許
盌盛露一夕、清早東方明時、向東飲之
勿令人知、　一以向東桃葉七片、白酒
便易良方　卷五　九

一名满天星。清早塞二鼻孔，各一丸。即三日疟，可以立愈。

又方，新汲水煎百沸，一碗至半碗。发疟时，寒过热来，起坐椅上，去被增衣。不时热服少许，助汗多发。一二个时辰，觉腹中寒冷气尽，舒畅即止。

又方，车前草嫩头搓热[1]，早一时塞鼻孔。男左女右。

又，生姜汁入砂糖少许，碗盛露一夕。清早东方明时向东饮之。勿令人知。

一以向东桃叶七片，白酒

1 热：原作"熟"。据《奇效简便良方》："（止疟）又方。车前子草嫩头，搓热。早一时辰，塞鼻孔，男左女右。"

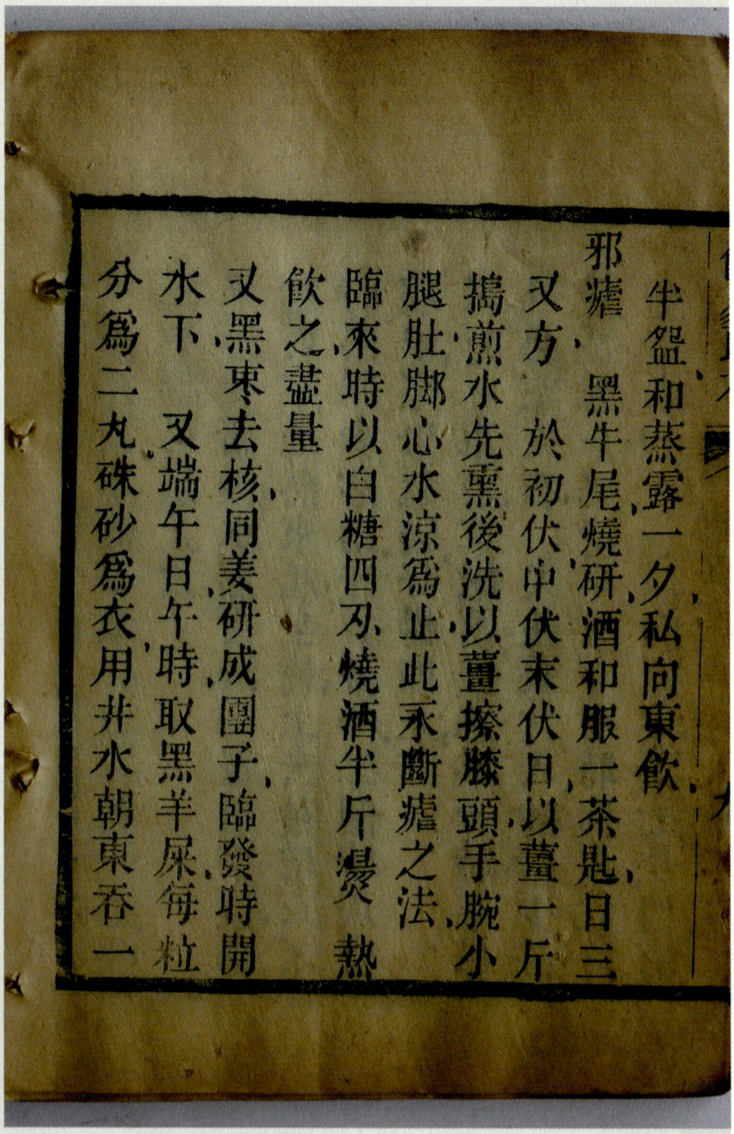
半盌和蒸露一夕私向東飲
邪瘧 黑牛尾燒研酒和服一茶匙日三
又方於初伏中伏末伏日以薑一斤
擣煎水先熏後洗以薑擦膝頭手腕小
腿肚脚心水涼爲止此永斷瘧之法
臨來時以白糖四兩燒酒半斤燙熱
飲之盡量
又黑棗去核同姜研成團子臨發時開
水下 又端午日午時取黑羊屎每粒
分爲二丸硃砂爲衣用井水朝東吞一

半碗和蒸，露一夕。私向东饮。

邪疟　黑牛尾烧研，酒和服一茶匙。日三。

又方，于初伏、中伏、末伏日，以姜一斤捣，煎水，先熏后洗。以姜擦膝头、手腕、小腿肚、脚心，水凉为止。此永断疟之法。

临来时以白糖四两，烧酒半斤，烫热饮之，尽量。

又，黑枣去核，同姜研成团子。临发时开水下。

又，端午日午时，取黑羊屎，每粒分为两丸，朱砂为衣。用井水朝东吞一

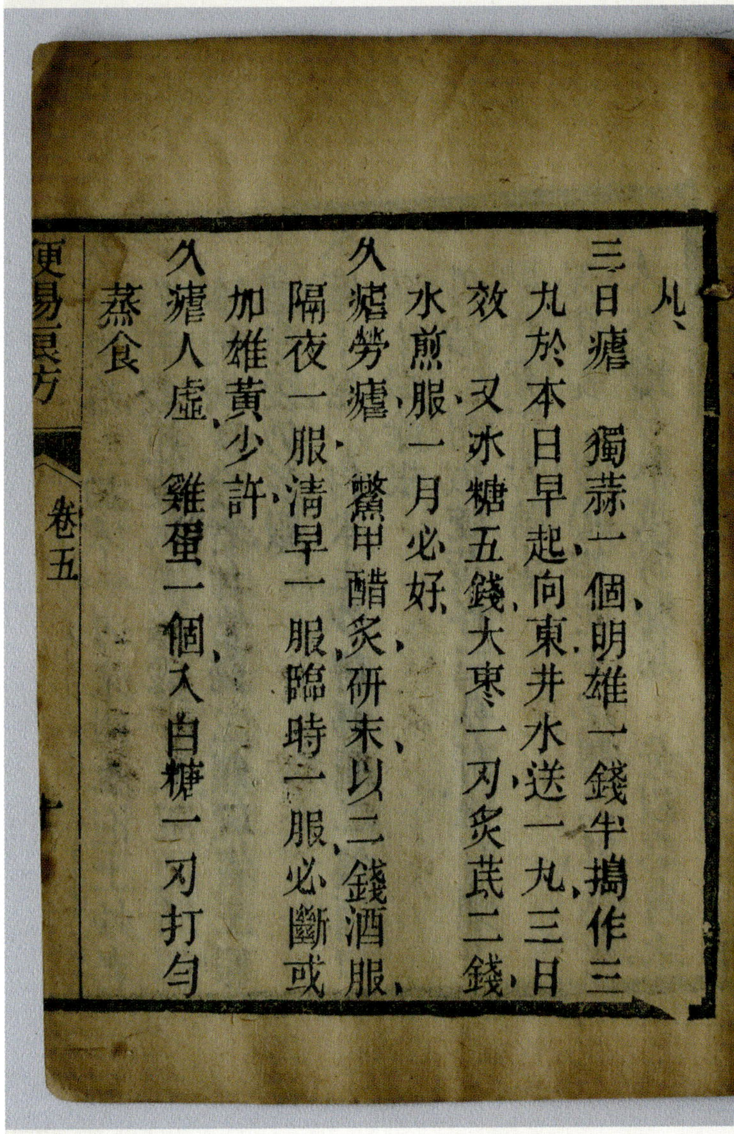
便易良方　卷五

丸、
三日瘧　獨蒜一個、明雄一錢半搗作三
丸於本日早起、向東井水送一丸、三日
效　又冰糖五錢、大枣一兩炙芪二錢、
水煎服、一月必好、
久瘧勞瘧、鱉甲醋炙、研末、以二錢酒服、
隔夜一服清早一服臨時一服、必斷或
加雄黃少許、
久瘧人虛、雞蛋一個、入白糖一兩打勻
蒸食

丸。

三日疟　独蒜一个，明雄一钱半，捣作三丸。于本日早起，向东井水送一丸。三日效。

又，冰糖五钱，大枣一两，炙芪二钱，水煎服。一月必好。

久疟劳疟　鳖甲醋炙，研末，以二钱酒服。隔夜一服，清早一服，临时一服，必断。或加雄黄少许。

久疟人虚　鸡蛋一个，入白糖一两，打匀，蒸食。

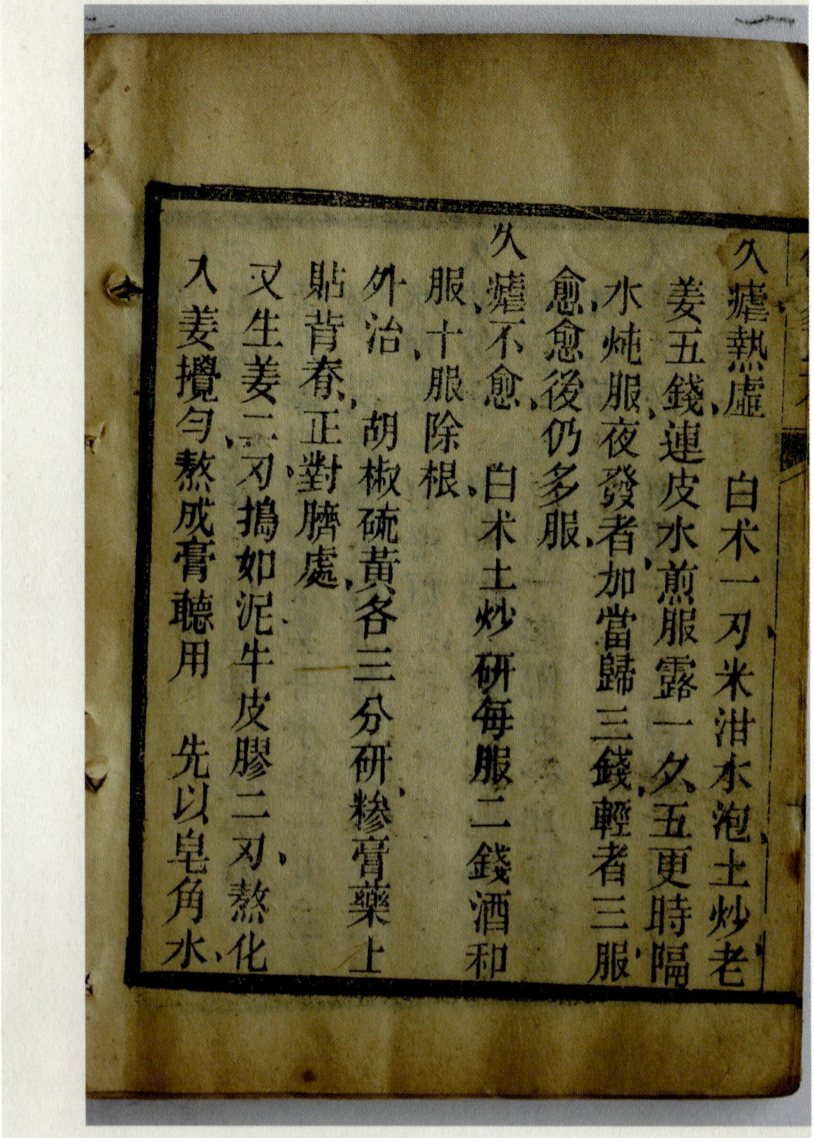
久瘧熱虛　白术一刃米泔水泡土炒老姜五錢連皮水煎服露一夕五更時隔水炖服夜發者加當歸三錢輕者三服愈愈後仍多服
久瘧不愈　白术土炒研每服二錢酒和服十服除根
外治　胡椒硫黄各三分研糝膏藥上貼背脊正對臍處
又生姜二刃搗如泥牛皮膠二刃熬化入姜攪勻熬成膏聽用　先以皂角水

久疟热虚　白术一两，米泔水泡，土炒，老姜五钱连皮，水煎服。露一夕，五更时隔水炖服。夜发者，加当归三钱。轻者三服愈，愈后仍多服。

久疟不愈　白术土炒，研。每服二钱，酒和服。十服除根。

外治　胡椒、硫黄各三分，研，糁膏药上。贴背脊正对脐处。

又，生姜二两，捣如泥。牛皮胶二两，熬化，入姜搅匀，熬成膏，听用。先以皂角水

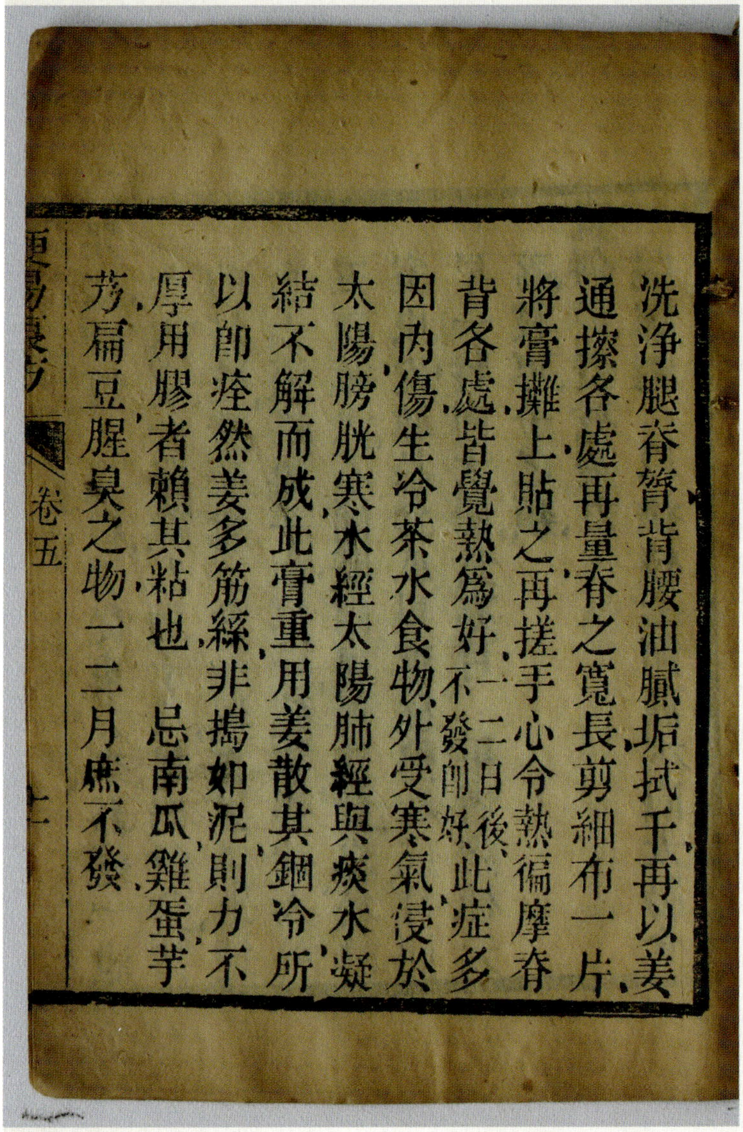

卷五

洗净腿脊膂背腰油膩垢拭干再以姜
通擦各處再量脊之寬長剪細布一片
將膏攤上貼之再搓手心令熱徧摩脊
背各處皆覺熱爲好一二日後不發卽好此症多
因內傷生冷茶水食物外受寒氣浸於
太陽膀胱寒水經太陽肺經與痰水凝
結不解而成此膏重用姜散其錮冷所
以卽痊然姜多筋絲非搗如泥則力不
厚用膠者賴其粘也　忌南瓜雞蛋芋
芳扁豆腥臭之物一二月庶不發

洗净腿脊膂背腰油腻垢，拭干。再以姜通擦各处。再量脊之宽长，剪细布一片，将膏摊上贴之。再搓手心令热，遍摩脊背各处，皆觉热为好。一二日后，不发即好。此症多因内伤生冷、茶水、食物，外受寒气，浸于太阳膀胱寒水经、太阳肺经，与痰水凝结不解而成。此膏重用姜散其痼冷[1]，所以即痊。然姜多筋丝，非捣如泥则力不厚。用胶者，赖其粘也。忌南瓜、鸡蛋、芋艿、扁豆、腥臭之物。一二月庶不发。

1 痼冷：原作"锢冷"。"锢"通"痼"。

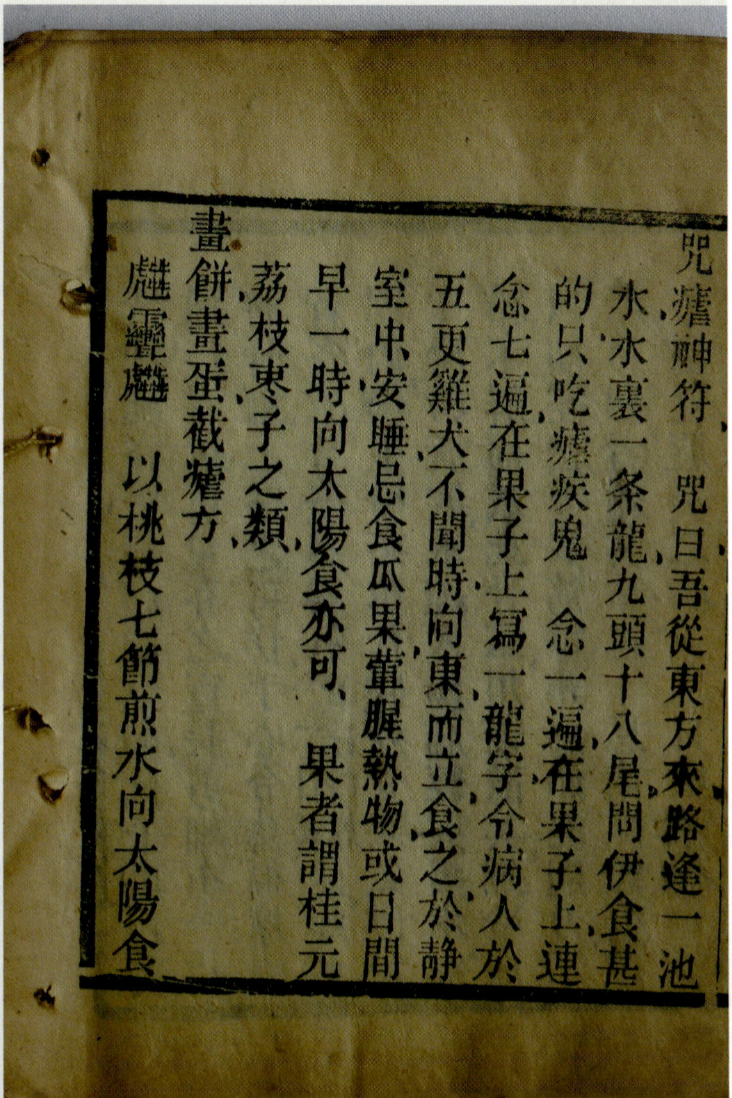
咒瘧神符 咒曰吾從東方來路逢一池
水，水裏一条龍，九頭十八尾，問伊食甚
的，只吃瘧疾鬼 念一遍，在果子上連
念七遍，在果子上寫一龍字，令病人於
五更雞犬不聞時，向東而立食之，於靜
室中，安睡，忌食瓜果葷腥熱物，或日間
早一時向太陽食亦可， 果者謂桂元
荔枝，棗子之類，
畫餅畫蛋截瘧方
[符] 以桃枝七節煎水向太陽食

咒疟神符　咒曰：我从东方来，路逢一池水。水里一条龙，九头十八尾。问伊食甚的，只吃疟疾鬼。

念一遍。在果子上。连念七遍，在果子上写一龙字。令病人于五更鸡犬不闻时，向东而立食之，于静室中安睡。忌食瓜果、荤腥、热物。或日间早一时向太阳食亦可。果者谓桂圆、荔枝、枣子之类。

画饼画蛋截疟方

□□□（符略）

以桃枝七节煎水，向太阳食。

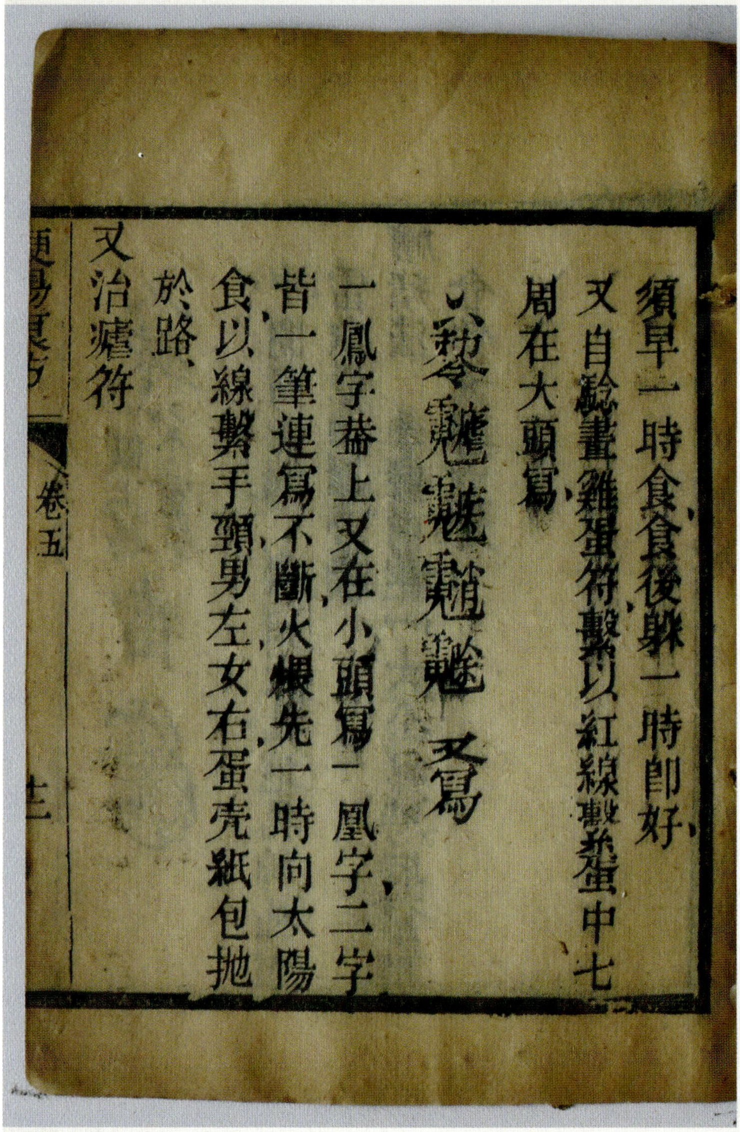

须早一时食，食后躲一时即好。

又，自验画鸡蛋符。系以红线系蛋中七周，在大头写：

□□□□□□（符略）

又写一凤字盖上，又在小头写一凰字。二字皆一笔连写不断。火煨。先一时向太阳食。以线系手颈，男左女右。蛋壳纸包抛于路。

又，治疟符

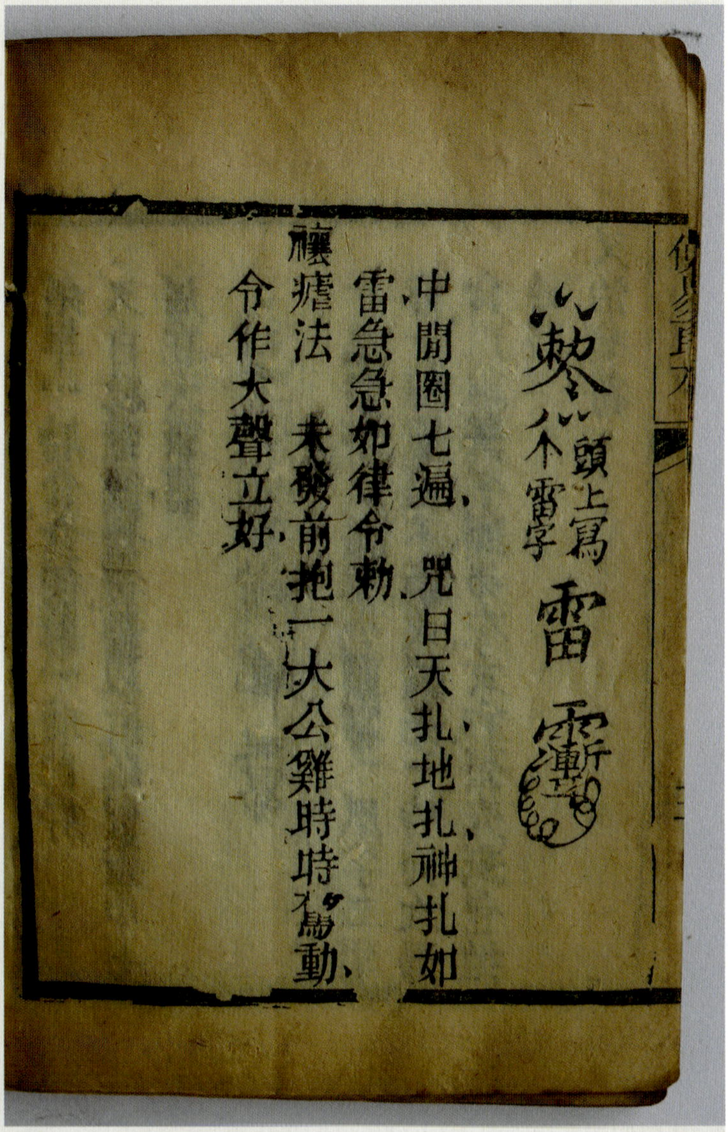
[符]頭上寫个雷字　雷　[符]
中間圈七遍、咒曰天扎、地扎、神扎如
雷急急如律令勅
禳瘧法　未發前抱一大公雞時時驚動、
令作大聲立好

□（头上写个雷字）雷□（符略）

中间圈七遍。咒曰：天扎地扎神扎如雷，急急如律令，勅。

禳疟法　未发前，抱一大公鸡，时时惊动，令作大声，立好。

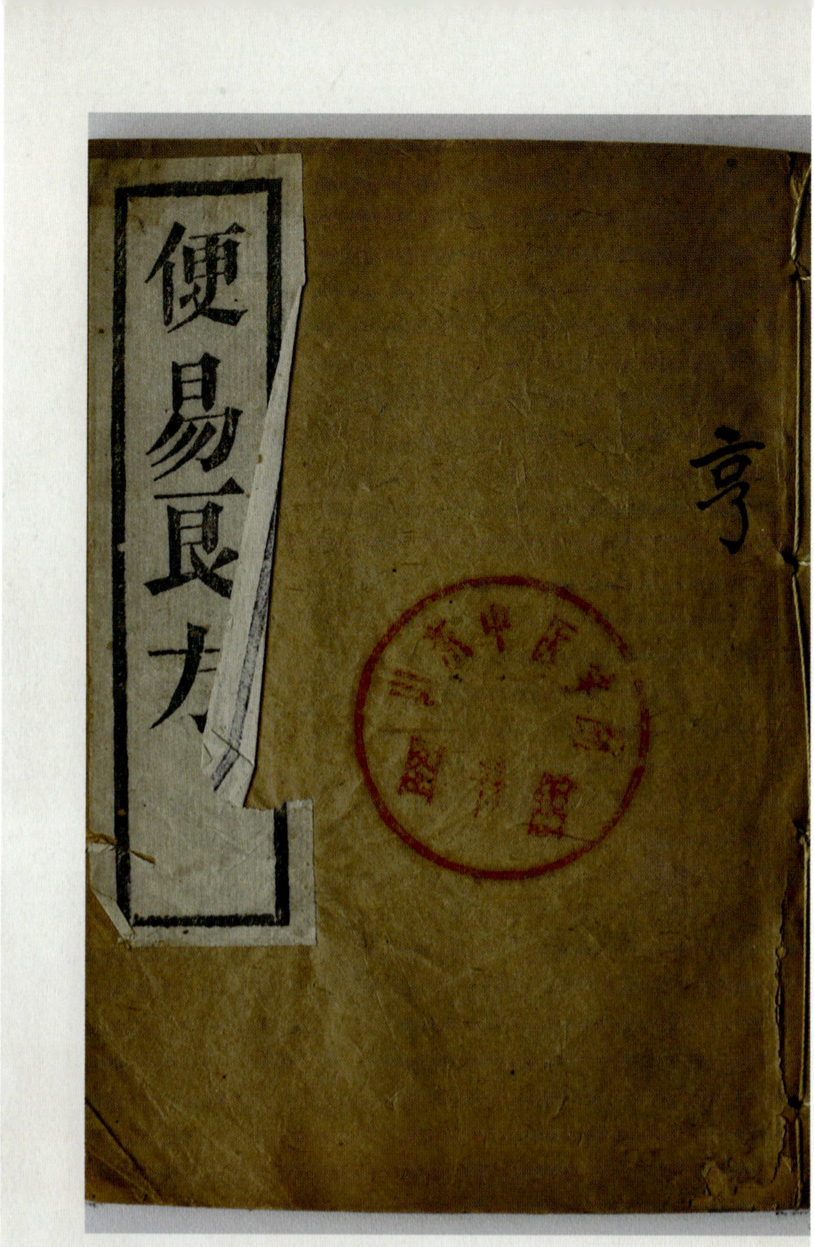

《便易良方》（亨）

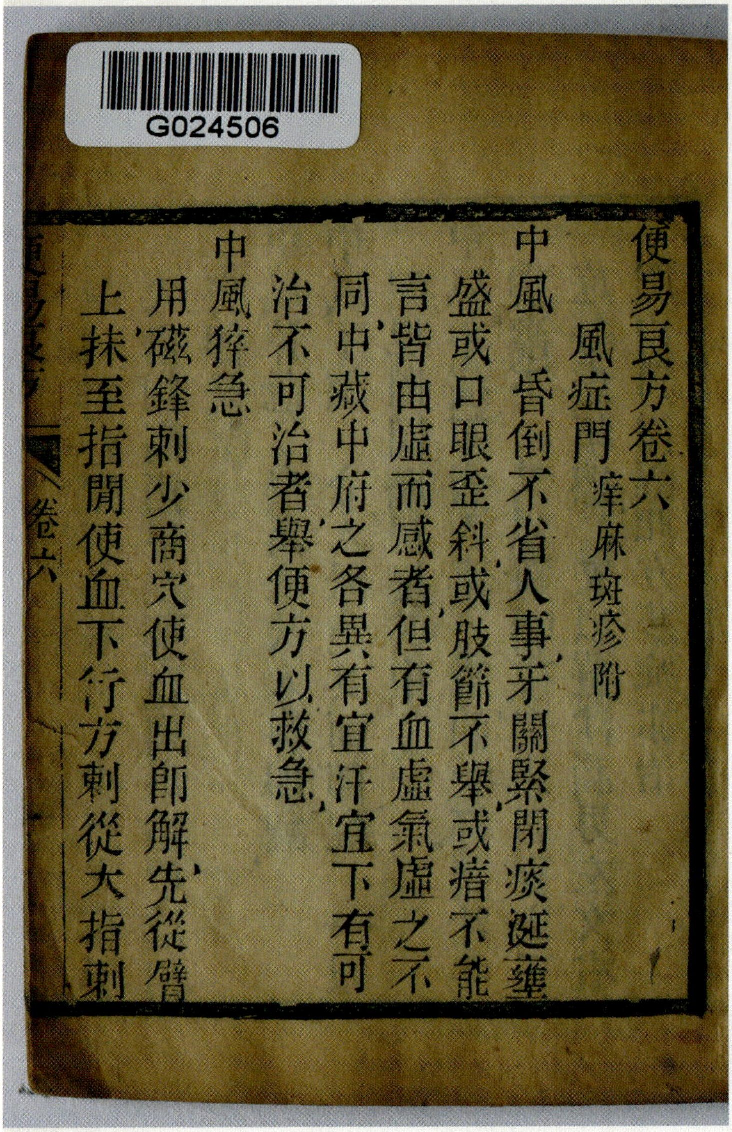
便易良方卷六
風症門痒麻斑疹附
中風　昏倒不省人事，牙關緊閉，痰涎壅盛，或口眼歪斜，或肢節不舉，或瘖不能言，皆由虛而感者，但有血虛氣虛之不同，中藏中府之各異，有宜汗宜下，有可治不可治者，舉便方以救急。
中風猝急　用磁鋒刺少商穴，使血出卽解，先從臂上抹至指閒，使血下行方刺，從大指刺
便易良方　卷六

便易良方卷六

风症门痒麻斑疹附

中风　昏倒不省人事，牙关紧闭，痰涎壅盛，或口眼歪斜，或肢节不举，或瘖不能言。皆由虚而感者，但有血虚气虚之不同，中藏中府之各异。有宜汗宜下，有可治不可治者。举便方以救急。

中风猝急　用磁锋刺少商穴，使血出即解。先从臂上抹至指间，使血下行方刺。从大指刺

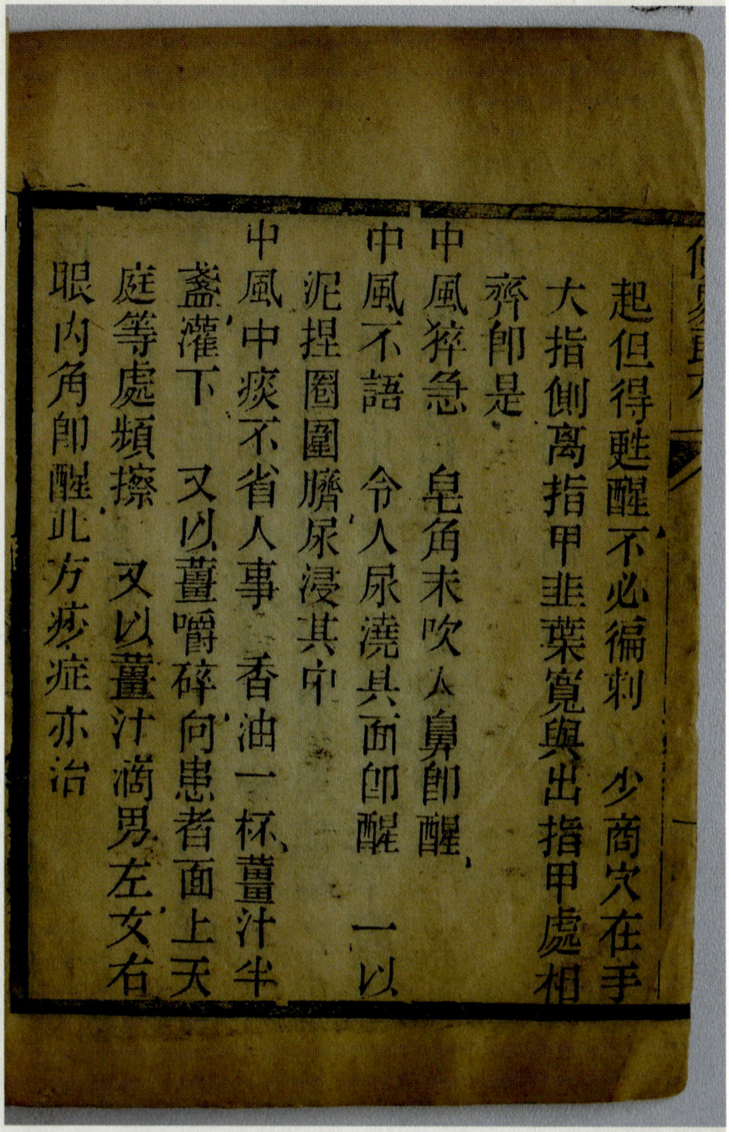
起但得甦醒不必徧刺　少商穴在手
大指側離指甲韭葉寬與出指甲處相
齊即是
中風猝急　皂角末吹入鼻即醒
中風不語　令人尿澆其面即醒　一以
泥捏圈圍臍尿浸其中
中風中痰不省人事　香油一杯薑汁半
盞灌下　又以薑嚼碎向患者面上天
庭等處頻擦　又以薑汁滴男左女右
眼內角即醒此方痧症亦治

起。但得苏醒，不必遍刺。少商穴在手大指侧，离指甲韭叶宽，与出指甲处相齐即是。

中风猝急　皂角末吹入鼻，即醒。

中风不语　令人尿浇其面，即醒。

一以泥捏圈围脐，尿浸其中。

中风中痰，不省人事　香油一杯，姜汁半盏，灌下。

又，以姜嚼碎，向患者面上天庭等处频擦。

又，以姜汁滴，男左女右，眼内角即醒。此方痧症亦治。

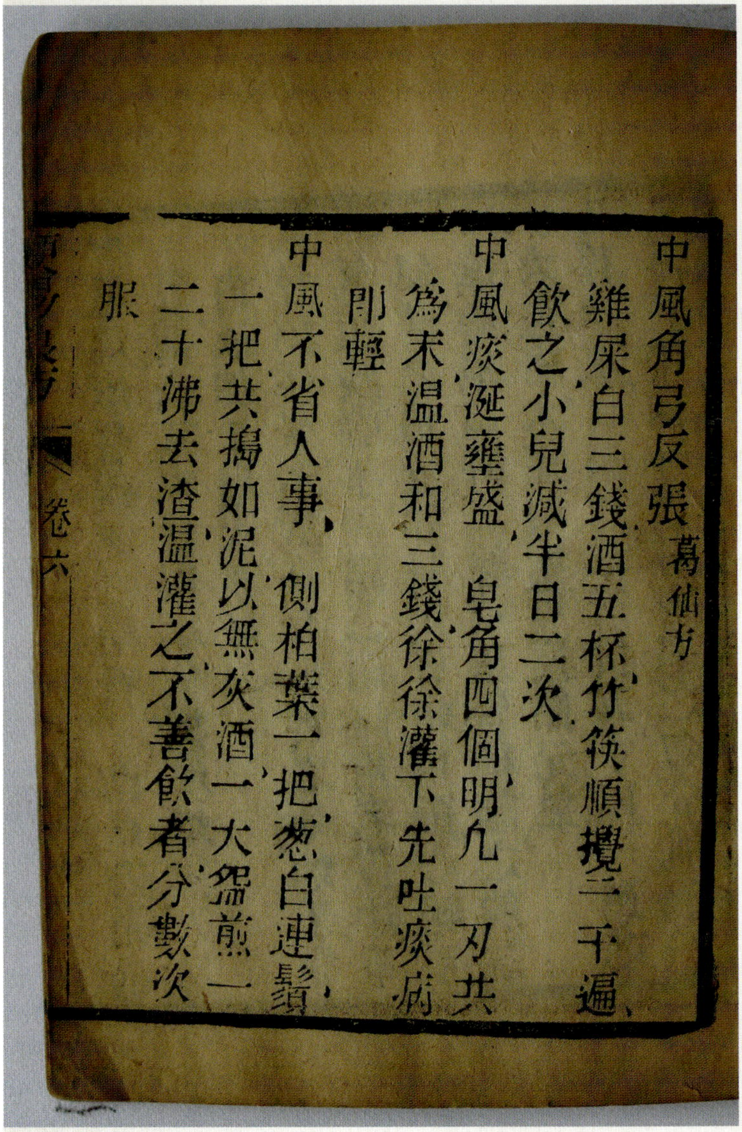

便易良方　卷六

中風角弓反張葛仙方
雞屎白三錢酒五杯竹筷順攪二千遍
飲之小兒減半日二次
中風痰涎壅盛　皂角四個明凡一刃共
爲末溫酒和三錢徐徐灌下先吐痰病
即輕
中風不省人事　側柏葉一把葱白連鬚
一把共搗如泥以無灰酒一大碗煎一
二十沸去渣溫灌之不善飲者分數次
服

中风，角弓反张葛仙方　鸡屎白三钱，酒五杯，竹筷顺搅二千遍，饮之。小儿减半。日二次。

中风，痰涎壅盛　皂角四个，明矾一两，共为末。温酒和三钱，徐徐灌下。先吐痰，病即轻。

中风，不省人事　侧柏叶一把，葱白连须一把，共捣如泥。以无灰酒一大碗，煎一二十沸。去渣，温灌之。不善饮者，分数次服。

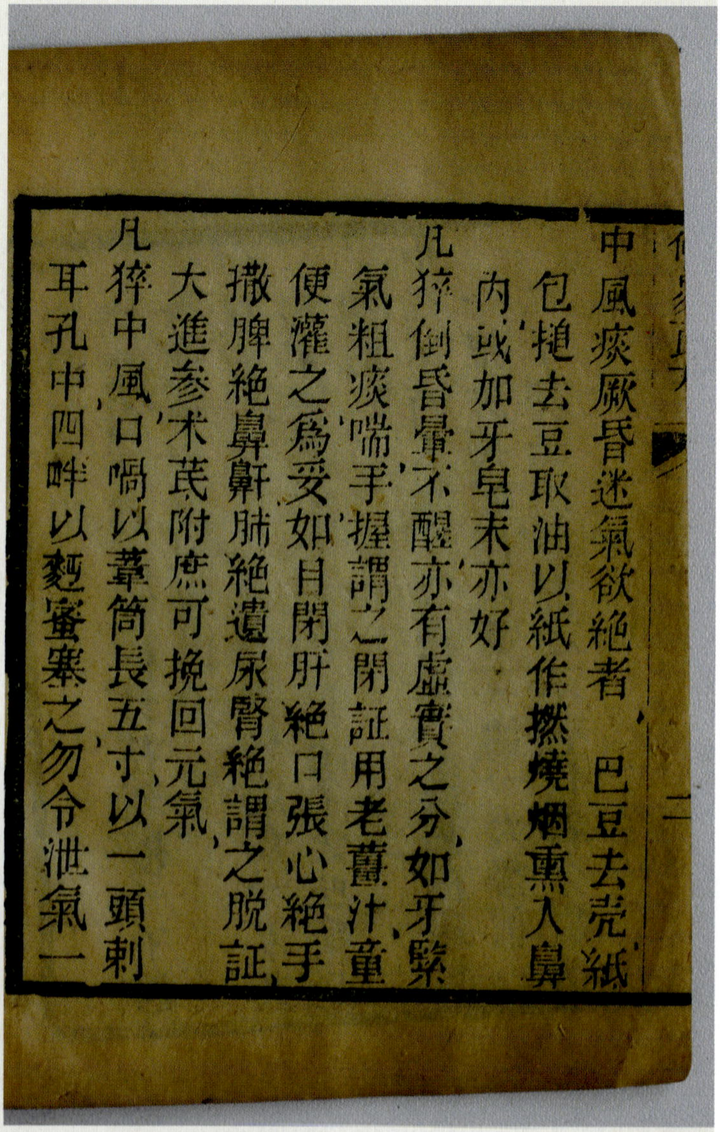

中風痰厥昏迷氣欲絶者　巴豆去殻紙
包搥去豆取油以紙作撚燒烟熏入鼻
內或加牙皂末亦好
凡猝倒昏暈不醒亦有虛實之分如牙緊
氣粗痰喘手握謂之閉証用老薑汁童
便灌之爲妥如目閉肝絶口張心絶手
撒脾絶鼻鼾肺絶遺尿腎絶謂之脱証
大進參术芪附庶可挽回元氣
凡猝中風口喎以葦筒長五寸以一頭刺
耳孔中四畔以麫蜜塞之勿令泄氣一

中风，痰厥昏迷，气欲绝者　巴豆去壳，纸包搥。去豆取油，以纸作撚，烧烟熏入鼻内。或加牙皂末亦好。

凡猝倒，昏晕不醒，亦有虚实之分。如牙紧气粗，痰喘，手握，谓之闭证。用老姜汁、童便灌之为妥。如目闭肝绝，口张心绝，手撒脾绝，鼻鼾肺绝，遗尿肾绝，谓之脱证。大进参术芪附，庶可挽回元气。

凡猝中风，口歪　以苇筒长五寸，以一头刺耳孔中。四畔以面密[1]塞之，勿令泄气。一

1 密：原作“蜜”，通“密”。

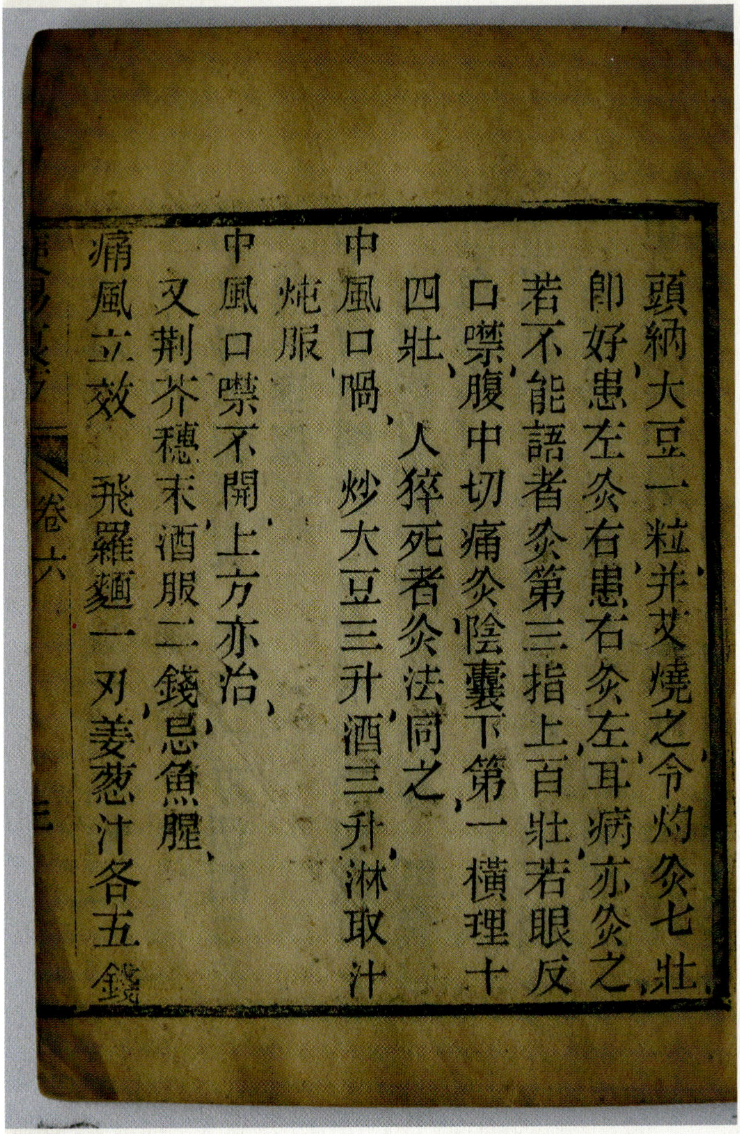
頭納大豆一粒并艾燒之令灼灸七壯
即好患左灸右患右灸左耳病亦灸之
若不能語者灸第三指上百壯若眼反
口噤腹中切痛灸陰囊下第一横理十
四壯人猝死者灸法同之
中風口喎炒大豆三升酒三升淋取汁
炖服
中風口噤不開上方亦治
又荆芥穗末酒服二錢忌魚腥
痛風立效飛羅麵一刃姜葱汁各五錢

头纳大豆一粒。并艾烧之，令灼，灸七壮即好。患左灸右，患右灸左。耳病亦灸之。若不能语者，灸第三指上百壮。若眼反口噤，腹中切痛，灸阴囊下第一横理十四壮。人猝死者，灸法同之。

中风口歪　炒大豆三升，酒三升，淋取汁，顿[1]服。

中风，口噤不开　上方亦治。

又，荆芥穗末，酒服二钱。忌鱼腥。

痛风立效　飞罗面一两，姜、葱汁各五钱，

1 顿：原作“炖”。据《外台秘要》疗卒中风口歪，“炒大豆三升令焦，以酒三升淋取汁，顿服之。”

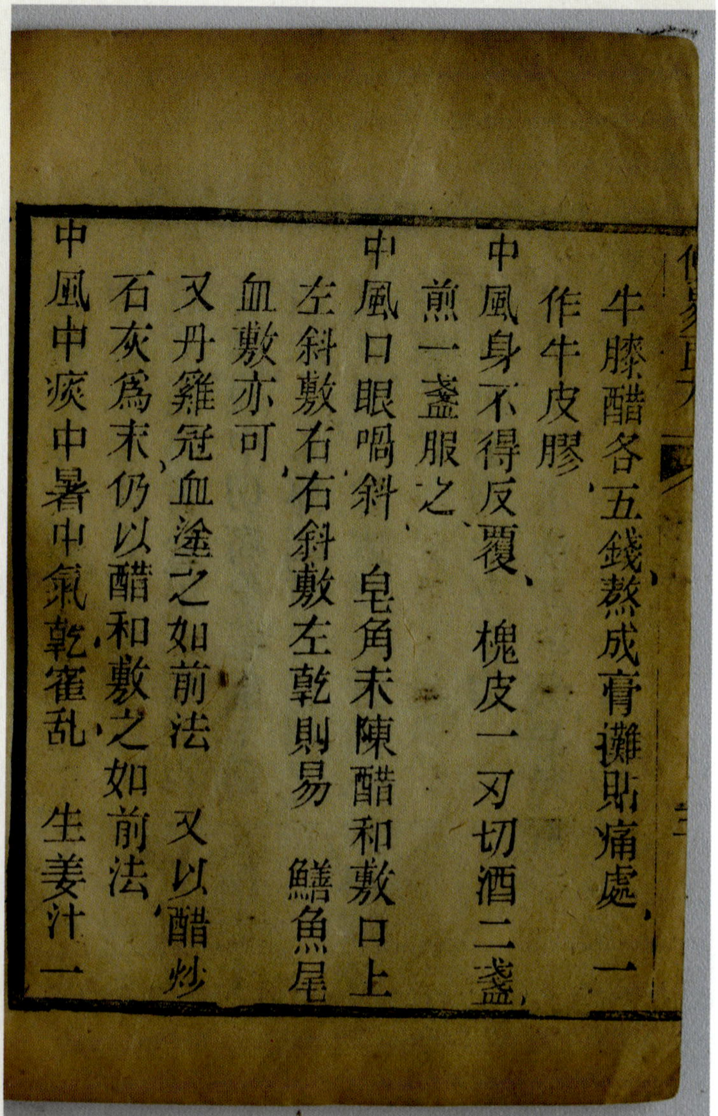
牛膝醋各五錢熬成膏攤貼痛處一
作牛皮膠
中風身不得反覆、 槐皮一刄切酒二盞
煎一盞服之
中風口眼喎斜 皂角末陳醋和敷口上
左斜敷右右斜敷左乾則易 鱔魚尾
血敷亦可
又丹雞冠血塗之如前法 又以醋炒
石灰爲末仍以醋和敷之如前法
中風中痰中暑中氣乾霍乱 生姜汁一

牛膝、醋各五钱。熬成膏，摊贴痛处。一作牛皮胶。

中风，身不得反覆　槐皮一两，切，酒二盏，煎一盏服之。

中风，口眼歪斜　皂角末、陈醋和敷口上。左斜敷右，右斜敷左，干则易。鳝鱼尾血敷亦可。

又，丹鸡冠血涂之，如前法。

又，以醋炒石灰为末，仍以醋和敷之。如前法。

中风，中痰，中暑，中气，干霍乱　生姜汁一

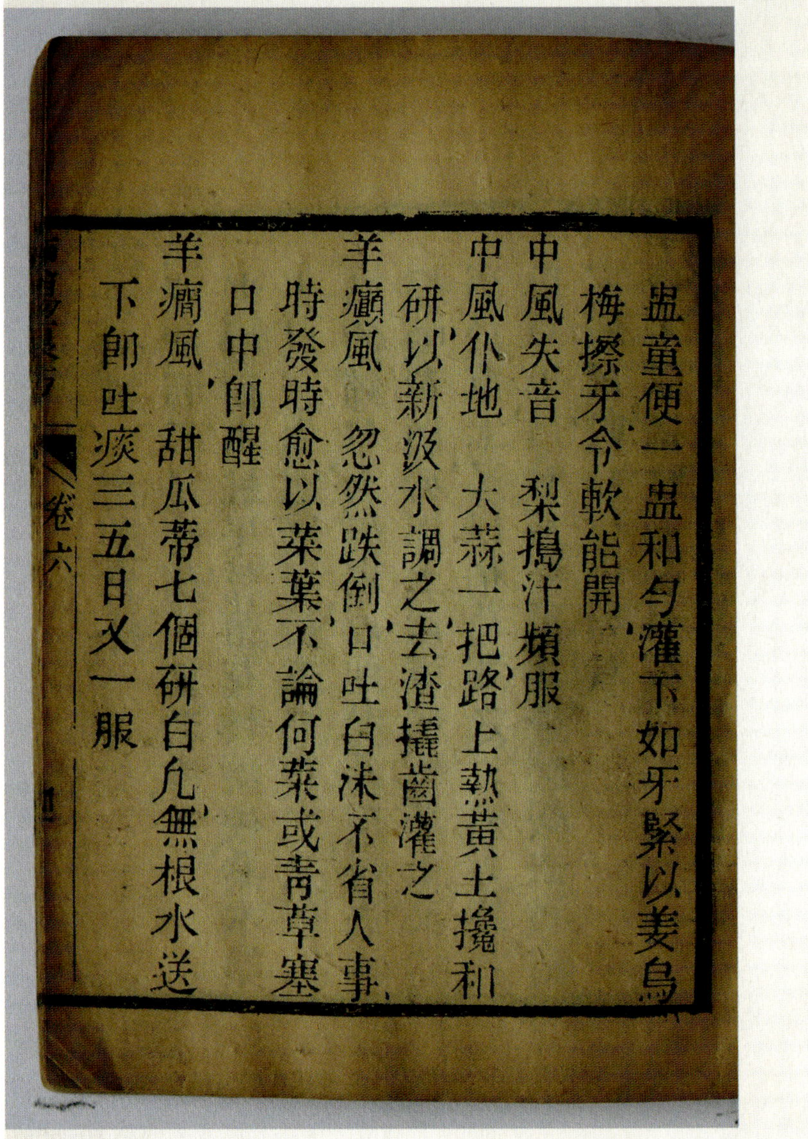
盅童便一盅和勻灌下如牙緊以姜烏
梅擦牙令軟能開
中風失音　梨搗汁頻服
中風仆地　大蒜一把路上熱黃土攙和
研以新汲水調之去渣撬齒灌之
羊癲風　忽然跌倒口吐白沫不省人事
時發時愈以菜葉不論何菜或青草塞
口中即醒
羊癇風　甜瓜蒂七個研白凢無根水送
下即吐痰三五日又一服

盅，童便一盅，和匀，灌下。如牙紧，以姜、乌梅擦牙，令软能开。

中风失音　梨捣汁，频服。

中风仆地　大蒜一把，路上热黄土，搀和研，以新汲水调之。去渣，撬齿灌之。

羊癫风　忽然跌倒，口吐白沫，不省人事，时发时愈。以菜叶，不论何菜或青草，塞口中即醒。

羊痫风　甜瓜蒂七个研，白矾，无根水送下，即吐痰。三五日又一服。

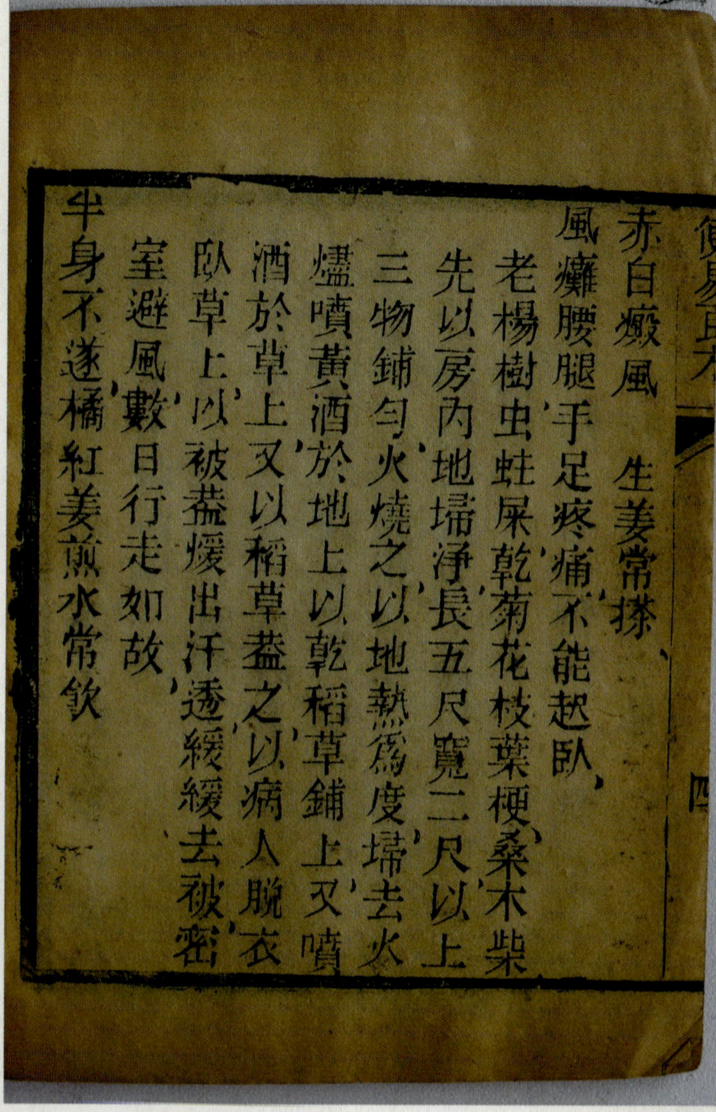
赤白癜風　生姜常搽
風癱腰腿手足疼痛不能起臥
老楊樹虫蛀屎乾菊花枝葉梗桑木柴
先以房內地埽淨長五尺寬二尺以上
三物鋪勻火燒之以地熱爲度埽去火
燼噴黃酒於地上以乾稻草鋪上又噴
酒於草上又以稻草蓋之以病人脫衣
臥草上以被蓋煖出汗透緩緩去被密
室避風數日行走如故
半身不遂橘紅姜煎水常飲

赤白癜风　生姜常搽。

风瘫，腰腿手足疼痛，不能起卧　老杨树虫蛀屎，干菊花枝叶梗，桑木柴。先以房内地扫净，长五尺宽二尺以上。三物铺匀，火烧之，以地热为度。扫去火烬，喷黄酒于地上，以干稻草铺上。又喷酒于草上，又以稻草盖之。以病人脱衣卧草上，以被盖暖，出汗透，缓缓去被，密室避风，数日行走如故。

半身不遂　橘红、姜煎水常饮。

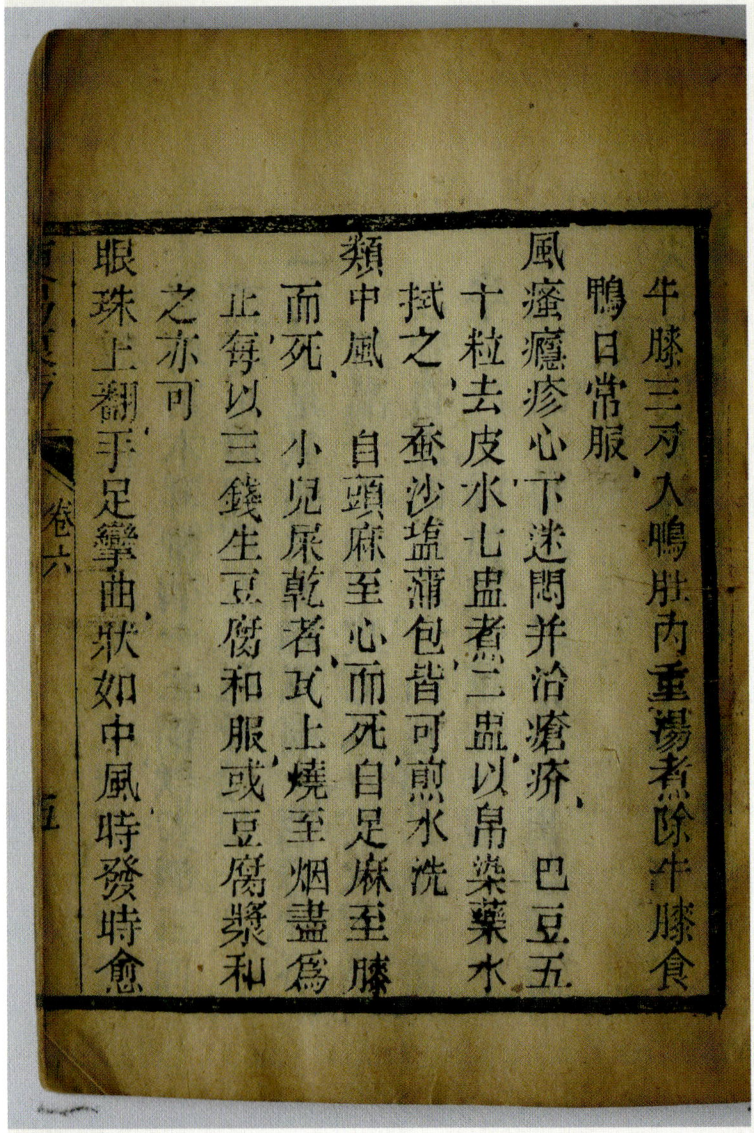

牛膝三兩入鴨肚內重湯煮除牛膝食鴨日常服

風瘙癮疹心下迷悶并治瘡疥　巴豆五十粒去皮水七盅煮二盅以帛染藥水拭之

蠶沙塩蒲包皆可煎水洗

類中風　自頭麻至心而死自足麻至膝而死　小兒屎乾者瓦上燒至烟盡為止每以三錢生豆腐和服或豆腐漿和之亦可

眼珠上翻手足攣曲狀如中風時發時愈

牛膝三两，入鸭肚内，重汤煮。除牛膝，食鸭。日常服。

风瘙瘾疹，心下迷闷。并治疮疥　巴豆五十粒，去皮，水七盅，煮二盅。以帛染药水拭之。

蚕沙，盐，蒲包，皆可煎水洗。

类中风　自头麻至心而死，自足麻至膝而死。小儿屎干者，瓦上烧至烟尽为止。每以三钱，生豆腐和服。或豆腐浆和之亦可。

眼珠上翻，手足挛曲，状如中风，时发时愈。

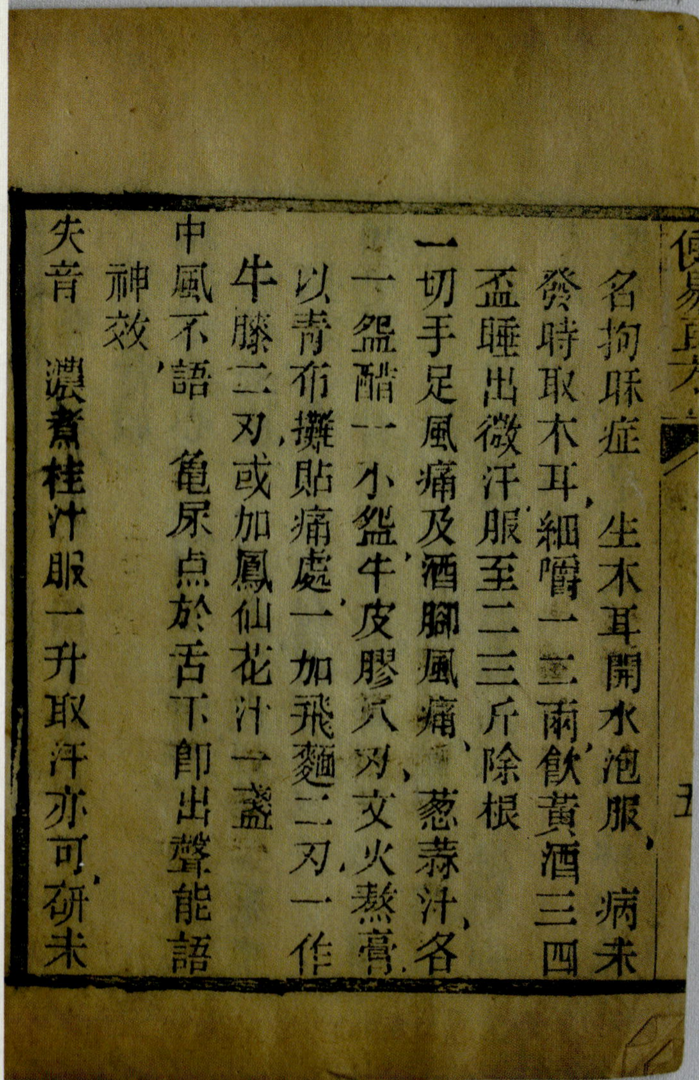

名拘麻症　生木耳開水泡服，病未發時取木耳細嚼一二兩飲黄酒三四盃睡出微汗服至二三斤除根

一切手足風痛及酒脚風痛、葱蒜汁各一盌醋一小盌牛皮膠八兩文火熬膏以青布攤貼痛處一加飛麵二兩一作牛膝二兩或加鳳仙花汁一盞

中風不語，龜尿点於舌下即出聲能語神效

失音　濃煮桂汁服一升取汗亦可研末

名拘麻症　生木耳开水泡服。病未发时，取木耳细嚼一二两，饮黄酒三四杯，睡出微汗。服至二三斤除根。

一切手足风痛，及酒脚风痛　葱、蒜汁各一碗，醋一小碗，牛皮胶八两。文火熬膏，以青布摊贴痛处。一加飞面二两。一作牛膝二两。或加凤仙花汁一盏。

中风不语　龟尿点于舌下，即出声能语。神效。

失音　浓煮桂汁，服一升取汗。亦可研末，

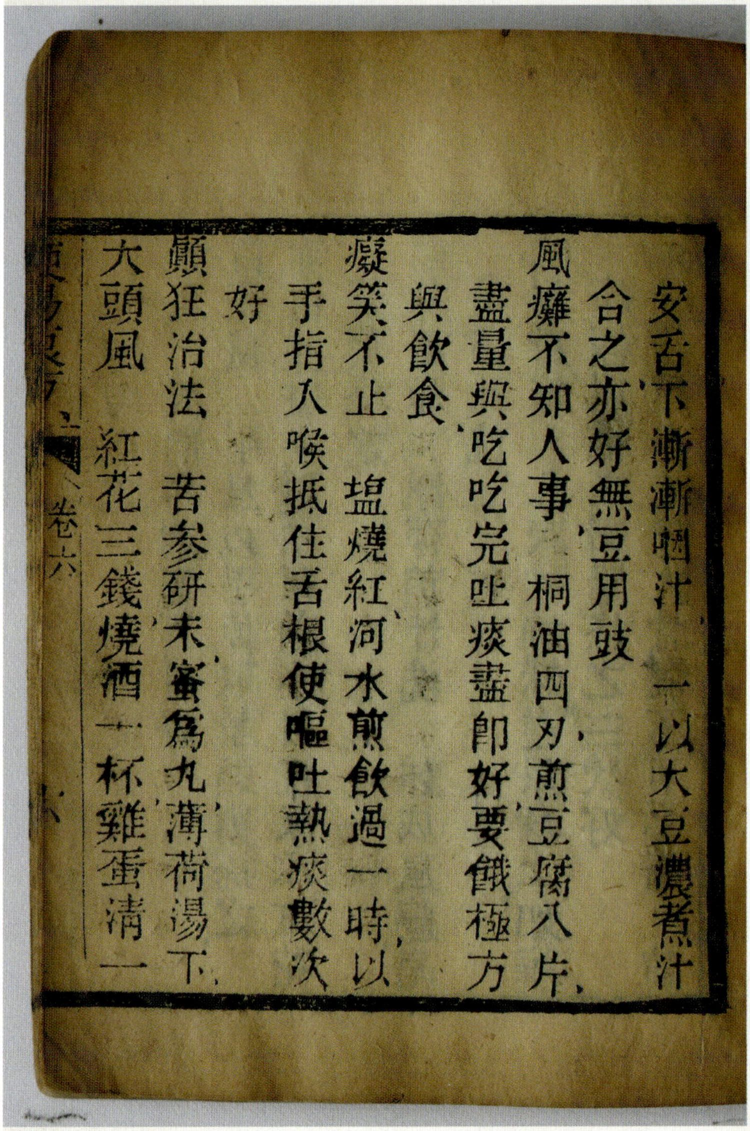

安舌下漸漸咽汁　一以大豆濃煮汁
合之亦好無豆用豉
風癱不知人事　桐油四兩煎豆腐八片
盡量與吃吃完吐痰盡即好要餓極方
與飲食
癡笑不止　鹽燒紅河水煎飲過一時以
手指入喉抵住舌根使嘔吐熱痰數次
好
顛狂治法　苦參研末蜜爲丸薄荷湯下
大頭風　紅花三錢燒酒一杯雞蛋清一

便易良方　卷六

安舌下，渐渐咽汁。

一以大豆浓煮汁，含[1]之亦好。无豆用豉。

风瘫，不知人事　桐油四两，煎豆腐八片，尽量与吃。吃完吐痰尽即好。要饿极，方与饮食。

痴笑不止　盐烧红，河水煎饮。过一时，以手指入喉，抵住舌根，使呕吐热痰，数次好。

癫狂治法　苦参研末，蜜为丸，薄荷汤下。

大头风　红花三钱，烧酒一杯，鸡蛋清一

1 含：原作“合”。据《备急千金要方》治猝失音：“浓煮大豆汁，含亦佳。无豆用豉。”

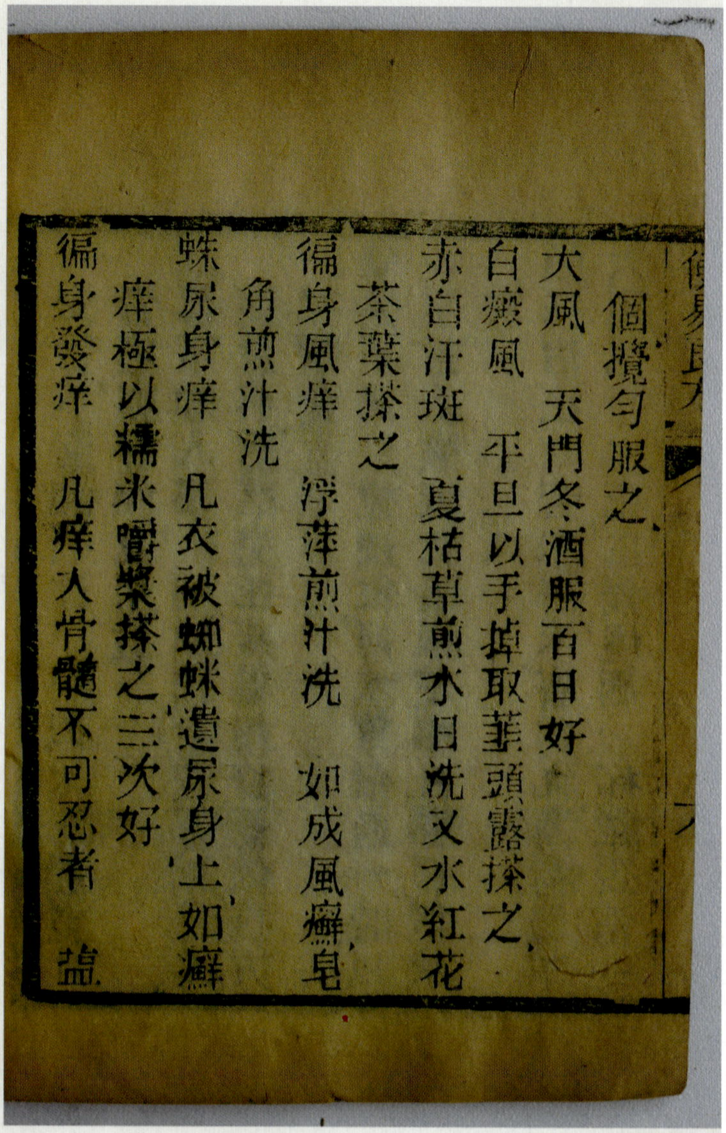

個攪勻服之
大風　天門冬酒服百日好
白癜風　平旦以手掉取韮頭露搽之
赤白汗斑　夏枯草煎水日洗又水紅花
茶葉搽之
徧身風痒　浮萍煎汁洗　如成風癬皂
角煎汁洗
蛛尿身痒　凡衣被蜘蛛遺尿身上如癬
痒極以糯米嚼漿搽之三次好
徧身發痒　凡痒入骨髓不可忍者　鹽

个，搅匀服之。

大风　天门冬酒，服百日好。

白癜风　平旦以手掉取韭头露，搽之。

赤白汗斑　夏枯草煎水日洗。又，水红花、茶叶搽之。

遍身风痒　浮萍煎汁洗。如成风癣，皂角煎汁洗。

蛛尿身痒　凡衣被蜘蛛遗尿身上，如癣痒极。以糯米嚼浆搽之。三次好。

遍身发痒　凡痒入骨髓，不可忍者。盐

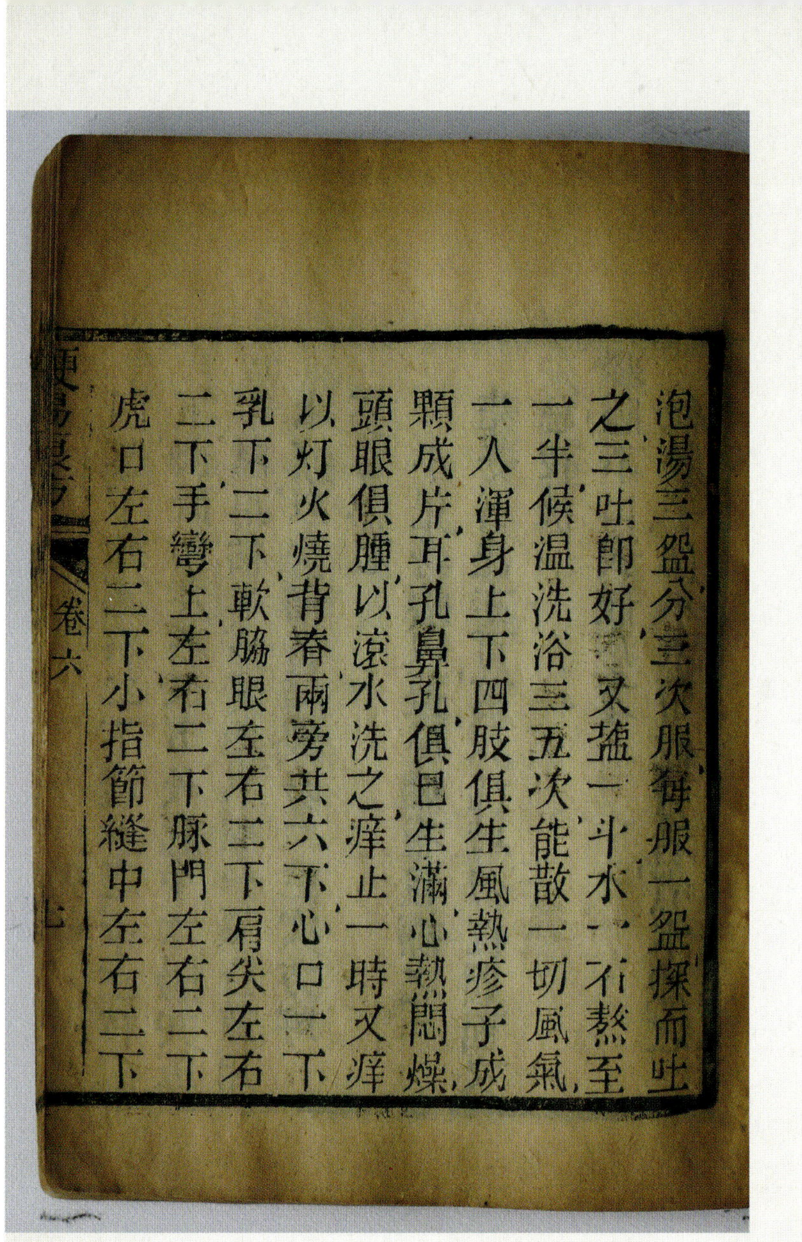
便易良方　卷六　七

泡湯三盌分三次服每服一盌探而吐
之三吐即好又鹽一斗水一石熬至
一半候温洗浴三五次能散一切風氣
一人渾身上下四肢俱生風熱疹子成
顆成片耳孔鼻孔俱已生滿心熱悶燥
頭眼俱腫以滚水洗之痒止一時又痒
以灯火燒背脊兩旁共六下心口一下
乳下二下軟脇眼左右二下肩尖左右
二下手彎上左右二下豚門左右二下
虎口左右二下小指節縫中左右二下

泡汤三碗，分三次服。每服一碗，探而吐之。三吐即好。

又，盐一斗，水一石，熬至一半。候温，洗浴三五次。能散一切风气。一人浑身上下四肢俱生风热疹子，成颗成片，耳孔鼻孔俱已生满，心热闷燥，头眼俱肿。以滚水洗之，痒止。一时又痒。以灯火烧背脊两旁共六下，心口一下，乳下二下，软肋、眼左右二下，肩尖左右二下，手弯上左右二下，脉门左右二下，虎口左右二下，小指节缝中左右二下，

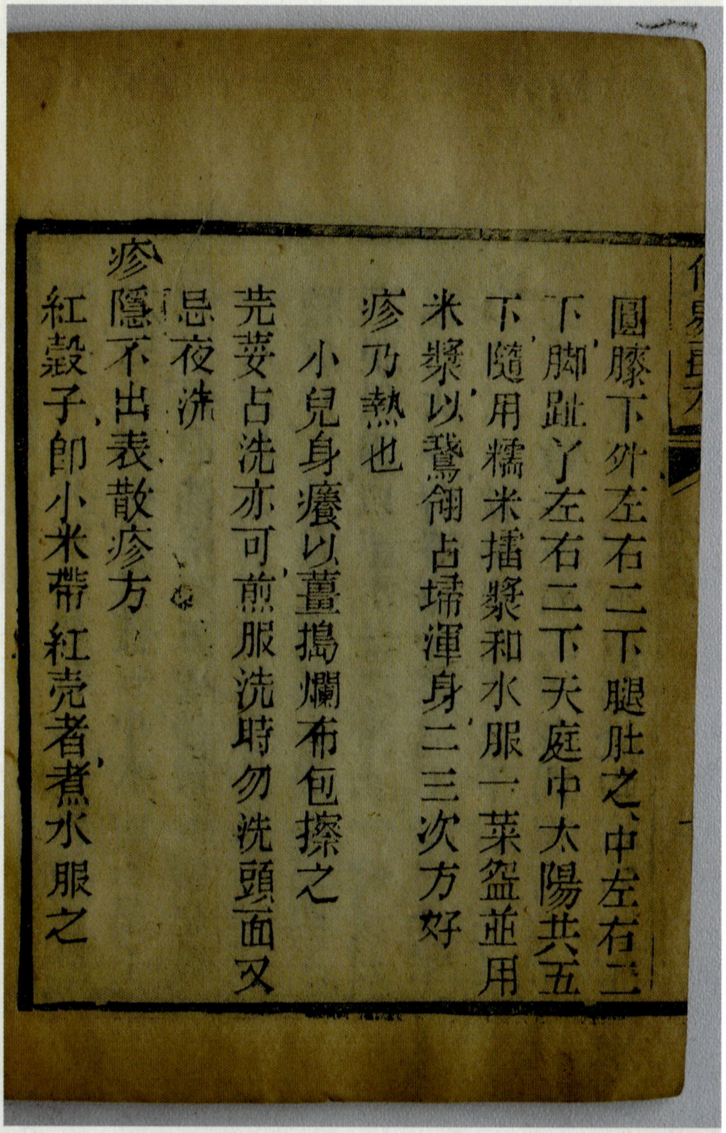

圆膝下外左右二下，腿肚之中左右二下，脚趾丫左右二下，天庭中太阳共五下。随用糯米擂浆，和水服一菜碗。并用米浆，以鹅翎沾扫浑身。二三次方好。

疹乃热也。

小儿身痒　以姜捣烂，布包擦之。

芫荽沾洗，亦可煎服。洗时勿洗头面，又忌夜洗。

疹隐不出，表散疹方　红谷子即小米带红壳者，煮水服之。

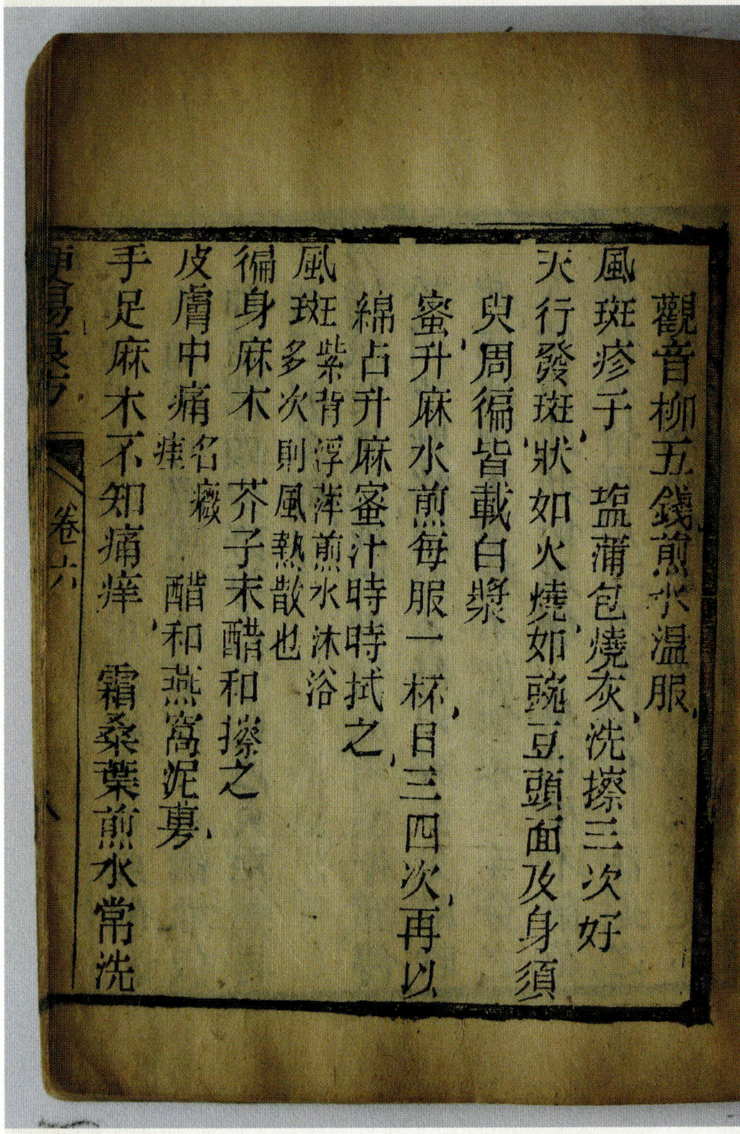
觀音柳五錢煎水温服
風斑疹子 塩蒲包燒灰洗擦三次好
天行發斑狀如火燒如豌豆頭面及身須
臾周徧皆載白漿
蜜升麻水煎每服一杯日三四次再以
綿占升麻蜜汁時時拭之
風斑紫背浮萍煎水沐浴多次則風熱散也
徧身麻木 芥子末醋和擦之
皮膚中痛名癥疰 醋和燕窩泥敷
手足麻木不知痛痒 霜桑葉煎水常洗
便易良方 卷六

观音柳五钱，煎水温服。

风斑疹子　盐、蒲包烧灰，洗擦。三次好。

天行发斑，状如火烧，如豌豆，头面及身须臾周遍，皆载白浆。

蜜、升麻水煎，每服一杯，日三四次。再以绵沾升麻蜜汁，时时拭之。

风斑　紫背浮萍煎水，沐浴多次，则风热散也。

遍身麻木　芥子末，醋和擦之。

皮肤中痛，名癥疰　醋和燕窝泥敷。

手足麻木，不知痛痒　霜桑叶煎水，常洗。

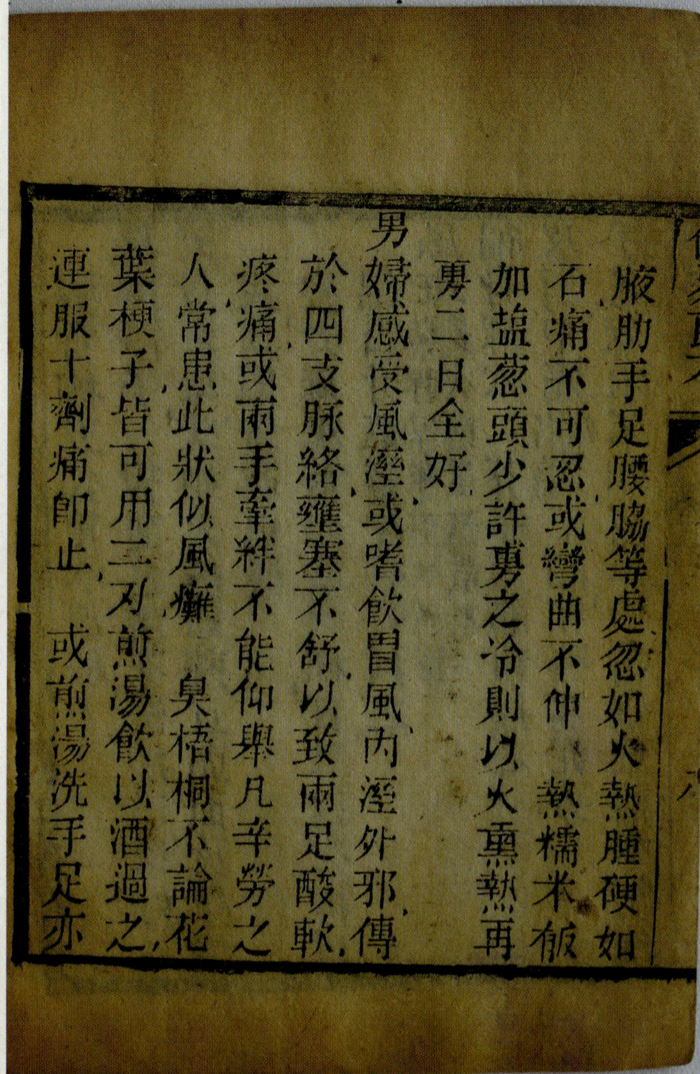

腋肋手足腰胁等处，忽如火热，肿硬如石，痛不可忍，或弯曲不伸　热糯米饭加盐、葱头少许，敷之。冷则以火熏热，再敷。二日全好。

男妇感受风湿，或嗜饮冒风，内湿外邪，传于四肢脉络，壅塞不舒，以致两足酸软疼痛，或两手牵绊不能仰举。凡辛劳之人常患此，状似风瘫　臭梧桐，不论花叶梗子皆可用，二两煎汤，饮以酒过之。连服十剂，痛即止。或煎汤洗手足亦

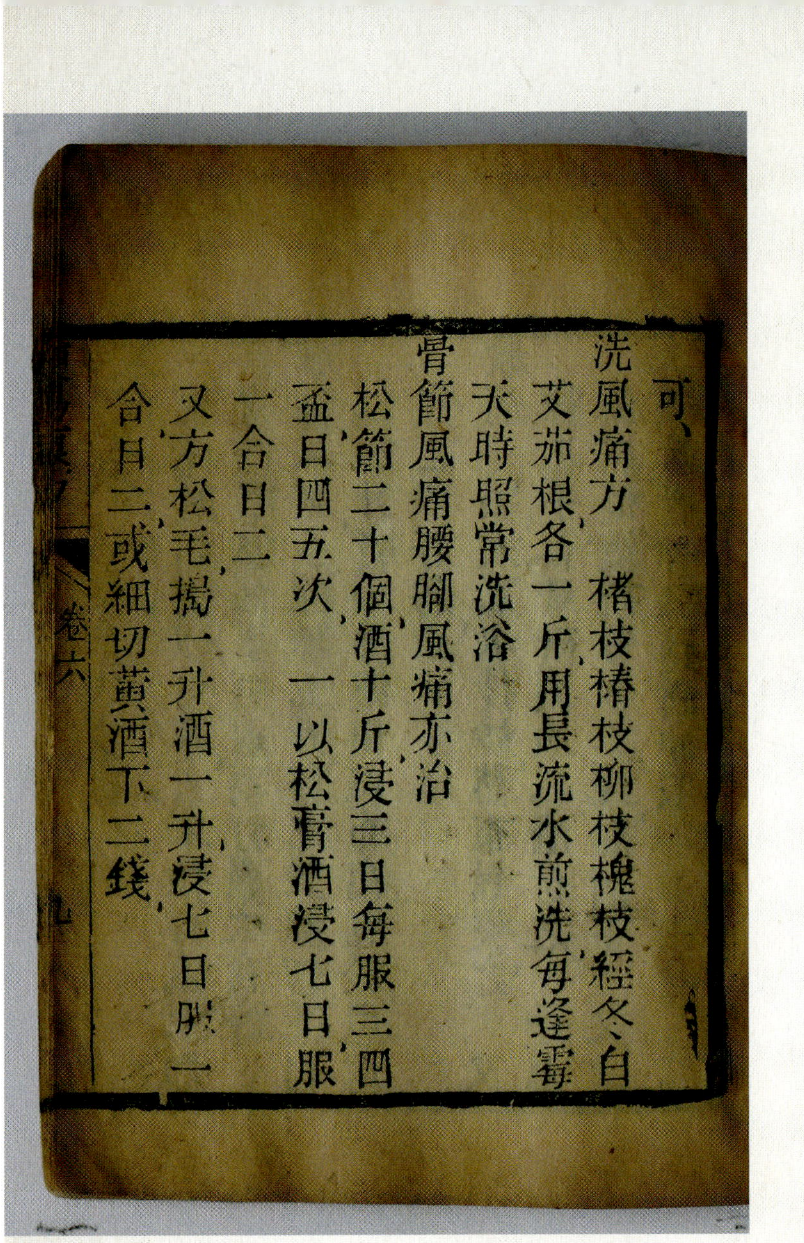
可、
洗風痛方　楮枝椿枝柳枝槐枝經冬白
艾茄根各一斤用長流水煎洗每逢霉
天時照常洗浴
骨節風痛腰脚風痛亦治
松節二十個酒十斤浸三日每服三四
盃日四五次　一以松膏酒浸七日服
一合日二
又方松毛搗一升酒一升浸七日服一
合日二或細切黄酒下二錢

可。

洗风痛方　楮枝、椿枝、柳枝、槐枝、经冬白艾、茄根各一斤，用长流水煎洗。每逢霉天时，照常洗浴。

骨筋风痛，腰脚风痛亦治　松节二十个，酒十斤，浸三日。每服三四杯，日四五次。

一以松膏酒浸七日，服一合。日二。

又方，松毛捣一升，酒一升。浸七日，服一合。日二。或细切，黄酒下二钱。

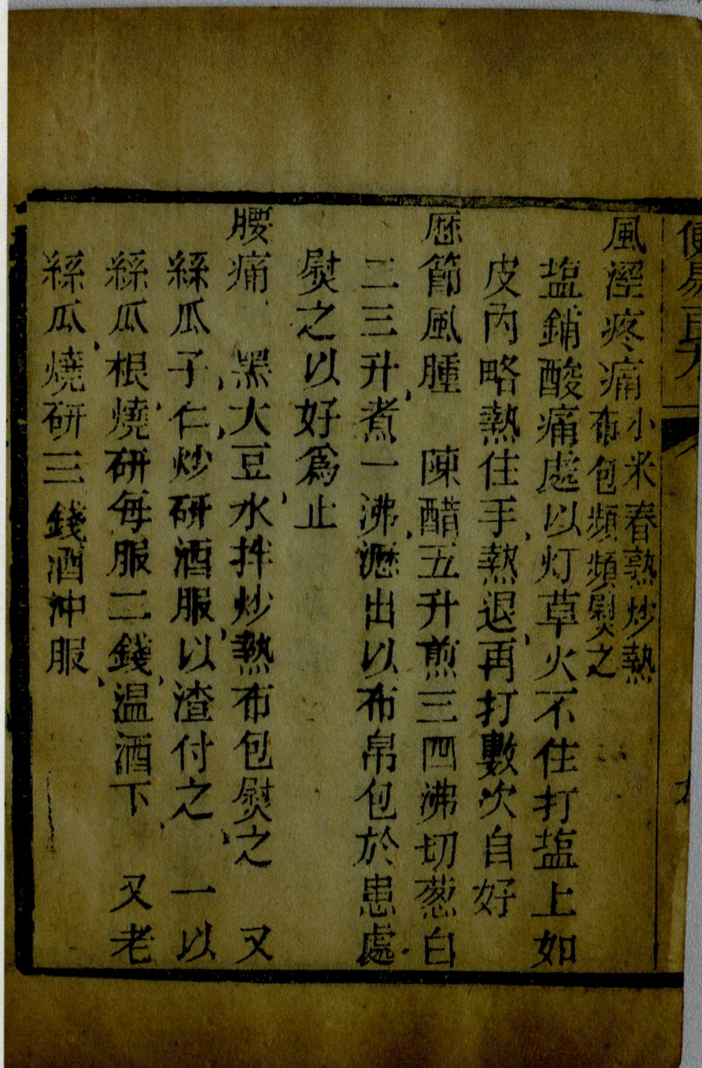

風溼疼痛小米舂熟炒熱布包頻頻熨之
鹽鋪酸痛處以灯草火不住打鹽上如
皮內略熱住手熱退再打數次自好
歷節風腫　陳醋五升煎三四沸切葱白
二三升煑一沸瀝出以布帛包於患處
熨之以好為止
腰痛　黑大豆水拌炒熱布包熨之　又
絲瓜子仁炒研酒服以渣付之　一以
絲瓜根燒研每服二錢溫酒下　又老
絲瓜燒研三錢酒冲服

风湿疼痛　小米舂熟，炒热，布包，频频熨之。

盐铺酸痛处，以灯草火不住打盐上。如皮内略热住手，热退再打。数次自好。

历节风肿　陈醋五升，煎三四沸。切葱白二三升，煮一沸。沥出，以布帛包于患处熨之。以好为止。

腰痛　黑大豆水拌炒热，布包熨之。

又，丝瓜子仁炒研，酒服。以渣敷之。

一以丝瓜根烧研，每服二钱。温酒下。

又，老丝瓜烧研三钱，酒冲服。

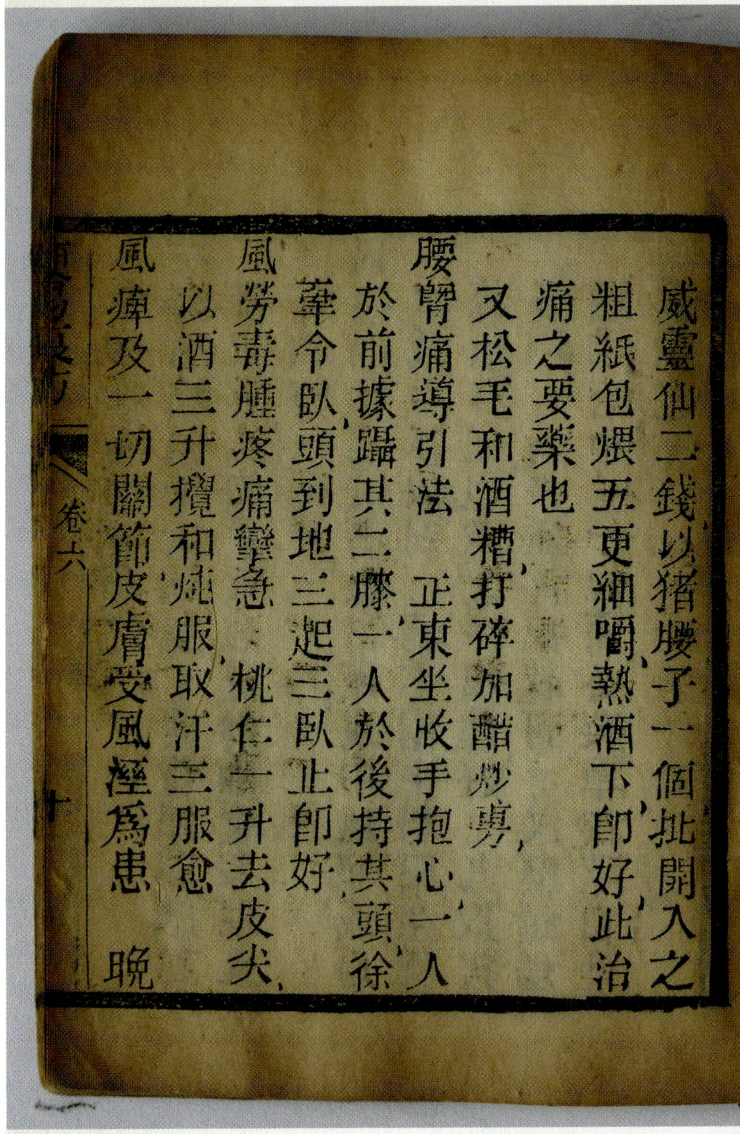

便易良方 卷六 十

威靈仙二錢以猪腰子一個批開入之
粗紙包煨五更細嚼熱酒下即好此治
痛之要藥也
又松毛和酒糟打碎加醋炒敷
腰臂痛導引法 正東坐收手抱心一人
於前據躡其二膝一人於後持其頭徐
牽令卧頭到地三起三卧止即好
風勞毒腫疼痛攣急 桃仁一升去皮尖
以酒三升攪和炖服取汗三服愈
風痺及一切關節皮膚受風溼爲患 晚

威灵仙二钱，以猪腰子一个，批开入之，粗纸包煨。五更细嚼，热酒下，即好。此治痛之要药也。

又，松毛和酒糟打碎，加醋炒敷。

腰膂痛导引法　正东坐，收手抱心。一人于前，据蹑其二膝。一人于后持其头，徐牵令卧。头到地三起三卧，止即好。

风劳毒肿，疼痛挛急　桃仁一升，去皮尖。以酒三升，搅和顿[1]服，取汗。三服愈。

风痹，及一切关节、皮肤受风湿为患　晚

1 顿：原作“炖”。据《本草纲目》治风劳毒肿，“桃仁一升去皮尖……以酒三升搅和服，暖卧取汗。”

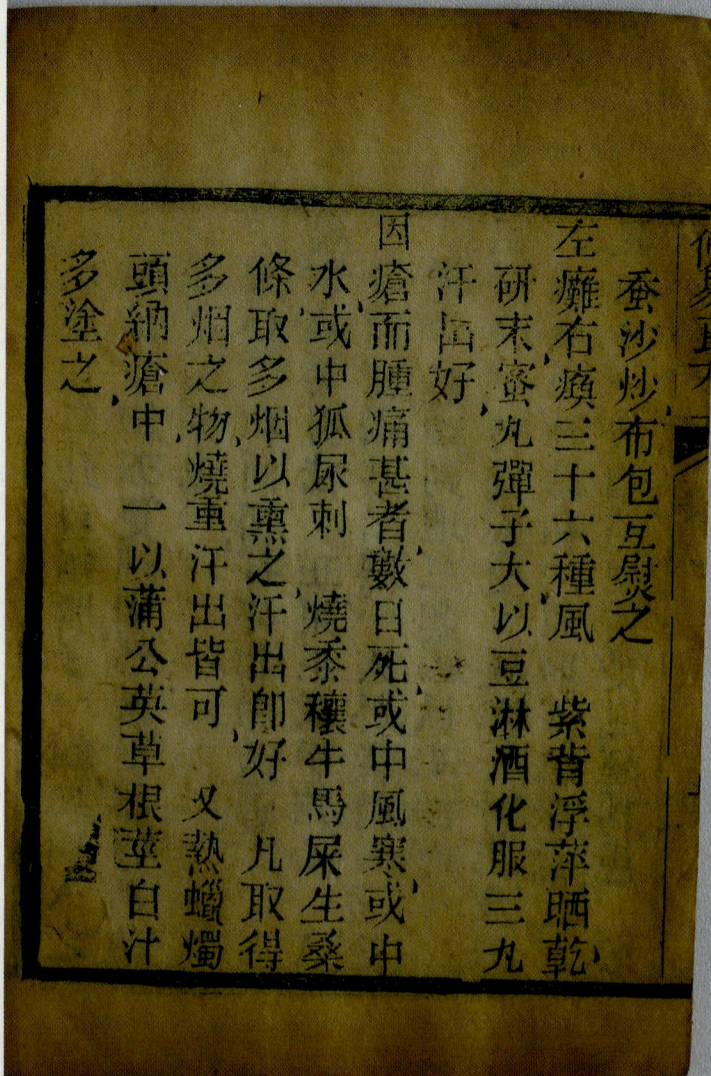

蚕沙炒布包互熨之
左癱右瘓三十六種風　紫背浮萍晒乾
研末蜜丸彈子大以豆淋酒化服三丸
汗出好
因瘡而腫痛甚者數日死或中風寒或中
水或中狐尿刺　燒黍穰牛馬尿生桑
條取多烟以熏之汗出即好　凡取得
多烟之物燒熏汗出皆可　又熱蠟燭
頭納瘡中　一以蒲公英草根莖白汁
多塗之

蚕沙炒，布包，互熨之。

左瘫右痪，三十六种风　紫背浮萍晒干，研末，蜜丸弹子大。以豆淋酒化服三丸。汗出好。

因疮而肿痛甚者，数日死。或中风寒，或中水，或中狐尿刺　烧黍穰，牛马屎，生桑条，取多烟以熏之，汗出即好。凡取得多烟之物烧熏，汗出皆可。

又，热蜡烛头纳疮中。

一以蒲公英草根茎白汁，多涂之。

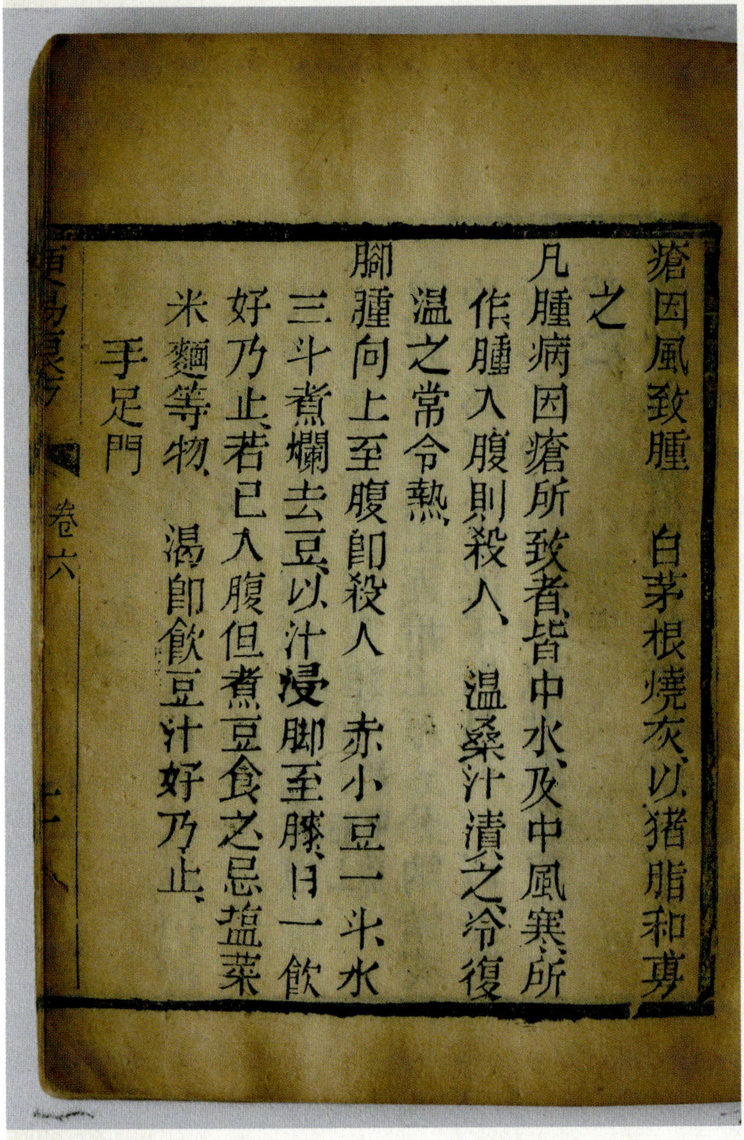

瘡因風致腫　白茅根燒灰以猪脂和敷之

凡腫病因瘡所致者皆中水及中風寒所作腫入腹則殺人　溫桑汁漬之冷復溫之常令熱

脚腫向上至腹即殺人　赤小豆一斗水三斗煮爛去豆以汁浸脚至膝日一飲好乃止若已入腹但煮豆食之忌鹽菜米麵等物　渴即飲豆汁好乃止

手足門

便易良方　卷六

疮因风致肿　白茅根烧灰，以猪脂和敷之。

凡肿病因疮所致者，皆中水及中风寒所作。肿入腹则杀人　温桑汁渍之，冷复温之，常令热。

脚肿向上致腹即杀人　赤小豆一斗，水三斗，煮烂去豆。以汁浸脚至膝。日一饮，好乃止。若已入腹，但煮豆食之。忌盐、菜、米、面等物。渴即饮豆汁，好乃止。

手足门

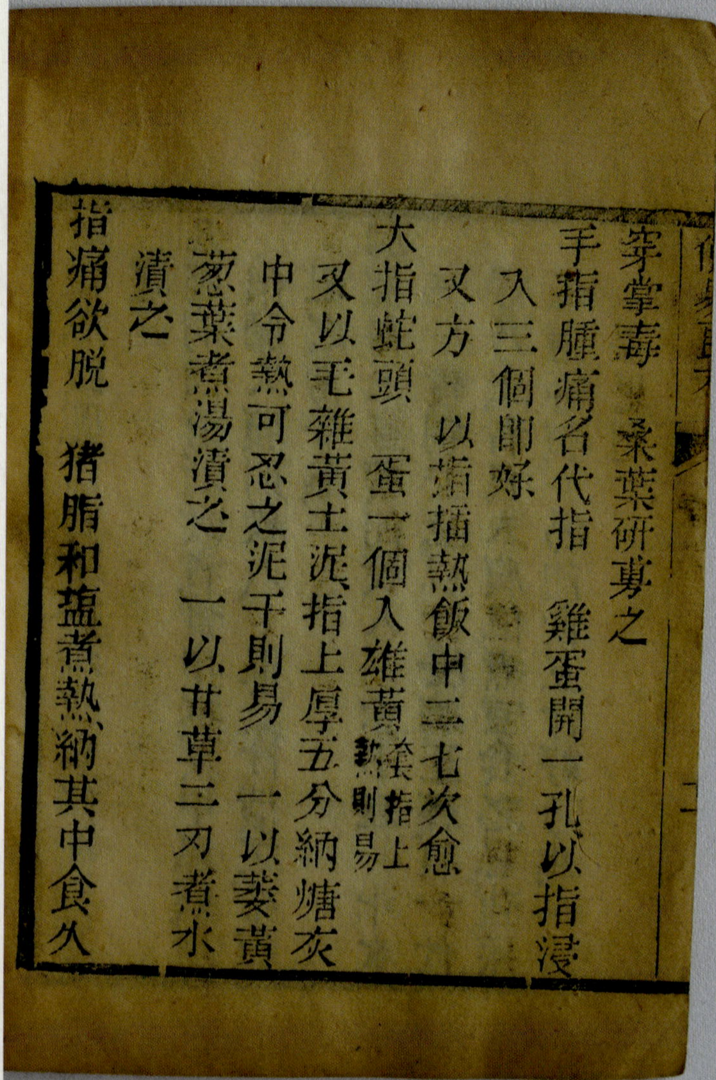

穿掌毒　桑葉研敷之

手指腫痛名代指　雞蛋開一孔以指浸

入三個即好

又方　以指插熱飯中二七次愈

大指蛇頭　蛋一個入雄黃套指上熱則易

又以毛雜黃土泥指上厚五分納煻灰

中令熱可忍之泥干則易　一以萎黃

葱葉煮湯漬之　一以甘草三刃煮水

漬之

指痛欲脫　猪脂和塩煮熱納其中食久

穿掌毒　桑叶研，敷之。

手指肿痛，名代指　鸡蛋开一孔，以指浸入。三个即好。

又方，以指插热饭中，二七次愈。

大指蛇头　蛋一个，入雄黄，套指上，热则易。

又，以毛杂黄土泥，指上厚五分，纳煻灰中，令热可忍之。泥干则易。

一以萎黄葱叶煮汤渍之。

一以甘草二两煮水渍之。

指痛欲脱　猪脂和盐煮热，纳其中。食久

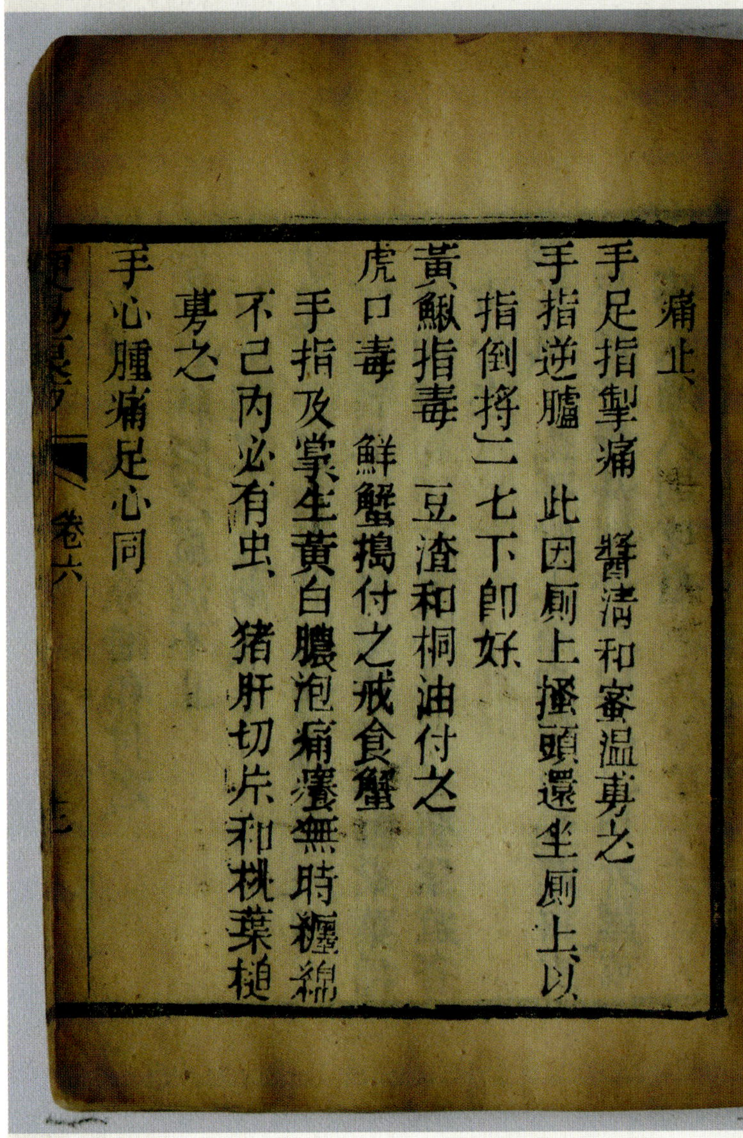

痛止。

手足指掣痛　酱清和蜜，温敷之。

手指逆胪　此因厕上搔头。还坐厕上，以指倒将，二七下即好。

黄鳅指毒　豆渣和桐油敷之。

虎口毒　鲜蟹捣敷之。戒食蟹。

手指及掌生黄白脓泡，痛痒无时，缠绵不已，内必有虫　猪肝切片，和桃叶槌，敷之。

手心肿痛。足心同

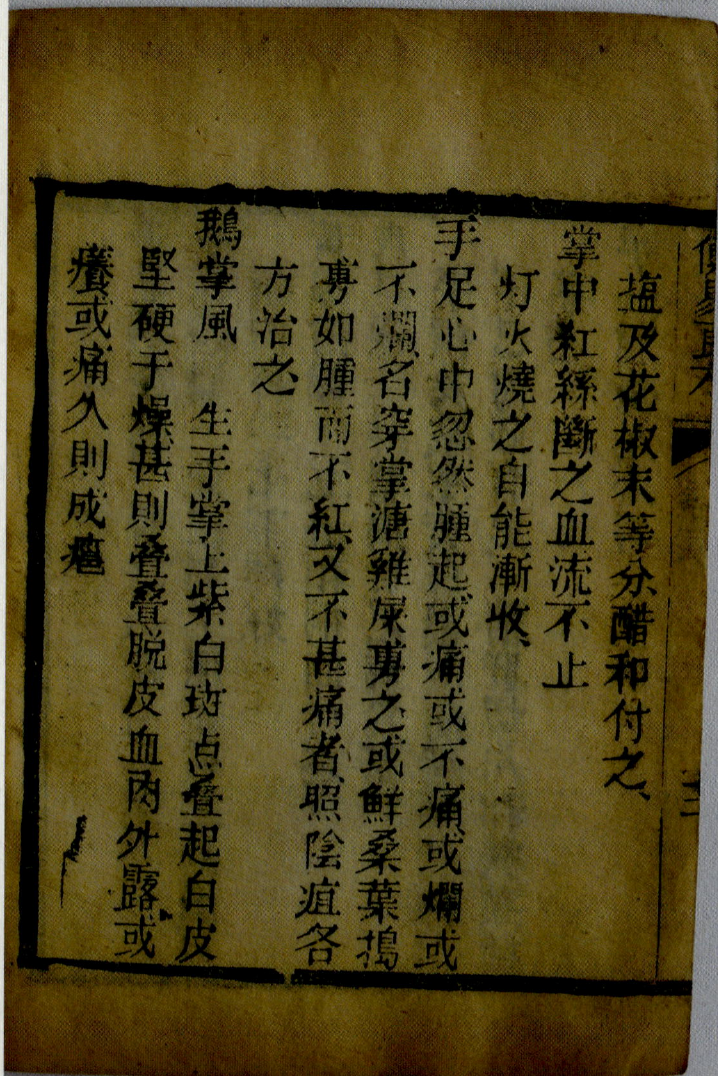

盐及花椒末等分，醋和敷之。

掌中红丝，断之血流不止　灯火烧之，自能渐收。

手足心中忽然肿起，或痛或不痛，或烂或不烂。名穿掌　溏鸡屎敷之。或鲜桑叶捣敷。如肿而不红，又不甚痛者，照阴疽各方治之。

鹅掌风　生手掌上，紫白斑点，叠起白皮，坚硬干燥，甚则叠叠脱皮，血肉外露，或痒或痛，久则成痈。

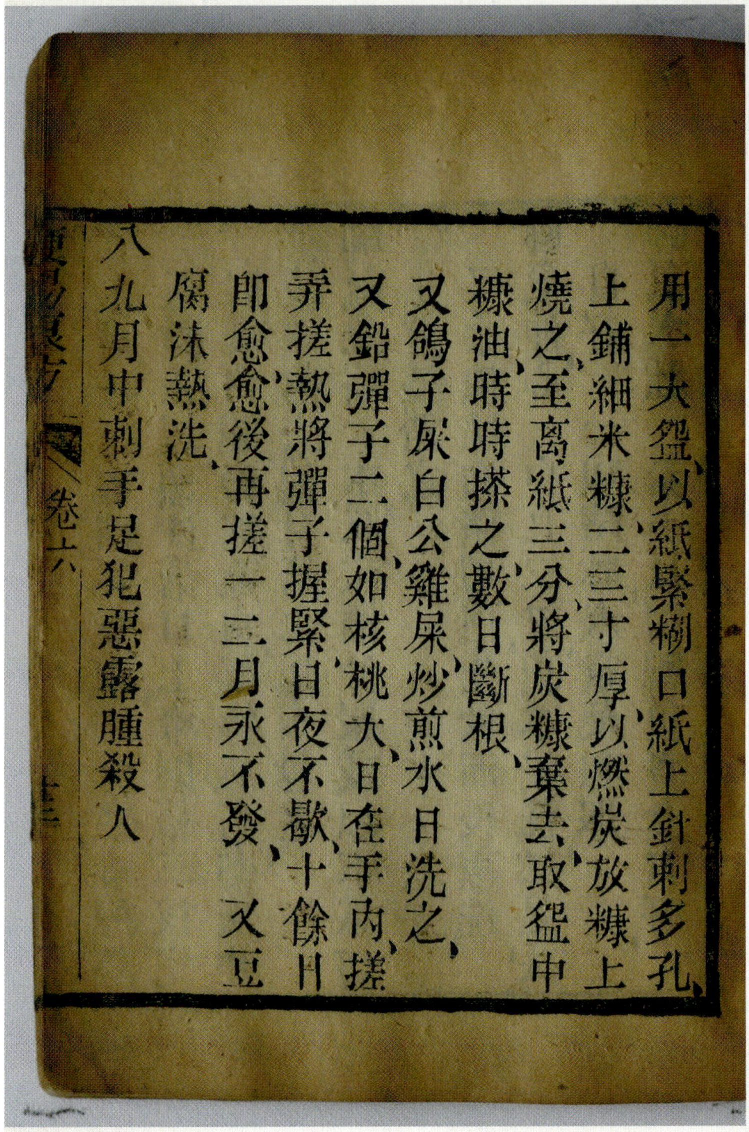

用一大盌以紙緊糊口紙上針刺多孔
上鋪細米糠二三寸厚以燃炭放糠上
燒之至离紙三分將炭糠棄去取盌中
糠油時時搽之數日斷根
又鴿子屎白公雞屎炒煎水日洗之
又鉛彈子二個如核桃大日在手內搓
弄搓熱將彈子握緊日夜不歇十餘日
即愈愈後再搓一二月永不發　又豆
腐沫熱洗
八九月中刺手足犯惡露腫殺人

便易良方　卷六

用一大碗，以纸紧糊口，纸上针刺多孔，上铺细米糠二三寸厚，以燃炭放糠上烧之，至离纸三分。将炭糠弃去，取碗中糠油，时时搽之。数日断根。

又，鸽子屎、白公鸡屎炒，煎水，日洗之。

又，铅弹子二个，如核桃大，日在手内搓弄。搓热，将弹子握紧，日夜不歇，十余日即愈。愈后再搓一二月，永不发。

又，豆腐沫热洗。

八九月中刺手足，犯恶露肿，杀人。

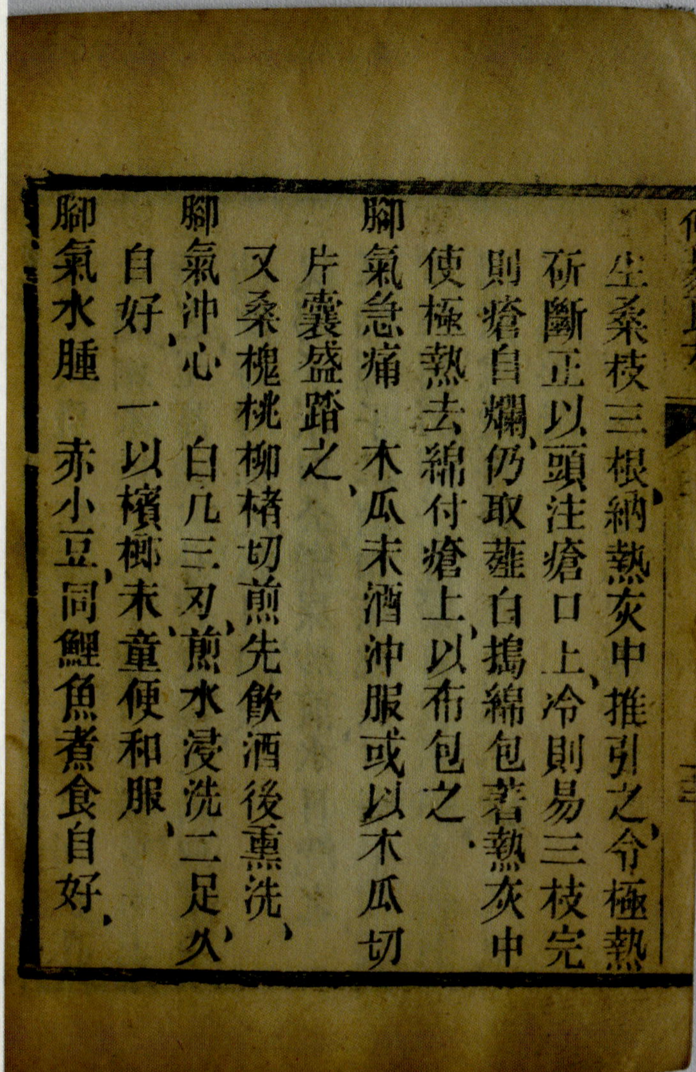

生桑枝三根納熱灰中推引之令極熱斫斷正以頭注瘡口上冷則易三枝完則瘡自爛仍取薤白搗綿包著熱灰中使極熱去綿付瘡上以布包之

脚氣急痛　木瓜末酒沖服或以木瓜切片囊盛踏之

又桑槐桃柳楮切煎先飲酒後熏洗

脚氣沖心　白凡三兩煎水浸洗二足久自好

一以檳榔末童便和服

脚氣水腫　赤小豆同鯉魚煮食自好

生桑枝三根，纳热灰中推引之，令极热。研断，正以头注疮口上，冷则易。三枝完则疮自烂。仍取薤白捣，绵包著热灰中，使极热。去绵，敷疮上。以布包之。

脚气急痛　木瓜末，酒冲服。或以木瓜切片，囊盛踏之。

又，桑槐桃柳楮切，煎。先饮酒，后熏洗。

脚气冲心　白矾三两，煎水浸洗二足，久自好。

一以槟榔末，童便和服。

脚气水肿　赤小豆同鲤鱼煮食，自好。

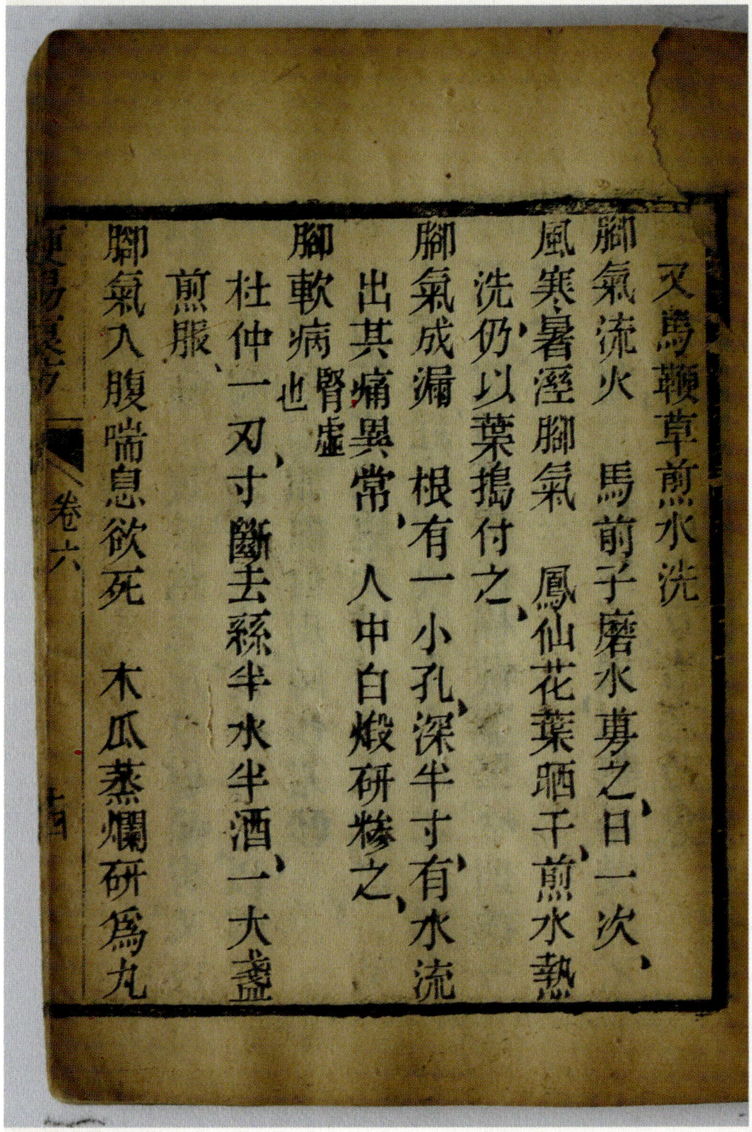

又馬鞭草煎水洗
腳氣流火　馬前子磨水敷之日一次
風寒暑溼腳氣　鳳仙花葉晒干煎水熱
洗仍以葉搗付之
腳氣成漏　根有一小孔深半寸有水流
出其痛異常　人中白煆研糝之
腳軟病腎虛也
杜仲一兩寸斷去絲半水半酒一大盞
煎服
腳氣入腹喘息欲死　木瓜蒸爛研為丸

又，马鞭草煎水洗。

脚气流火　马钱子磨水敷之，日一次。

风寒暑湿脚气　凤仙花叶晒干，煎水热洗。仍以叶捣敷之。

脚气成漏　根有一小孔，深半寸，有水流出，其痛异常。人中白煅研，糁之。

脚软病肾虚也　杜仲一两，寸断去丝。半水半酒一大盏，煎服。

脚气入腹，喘息欲死　木瓜蒸烂，研为丸。

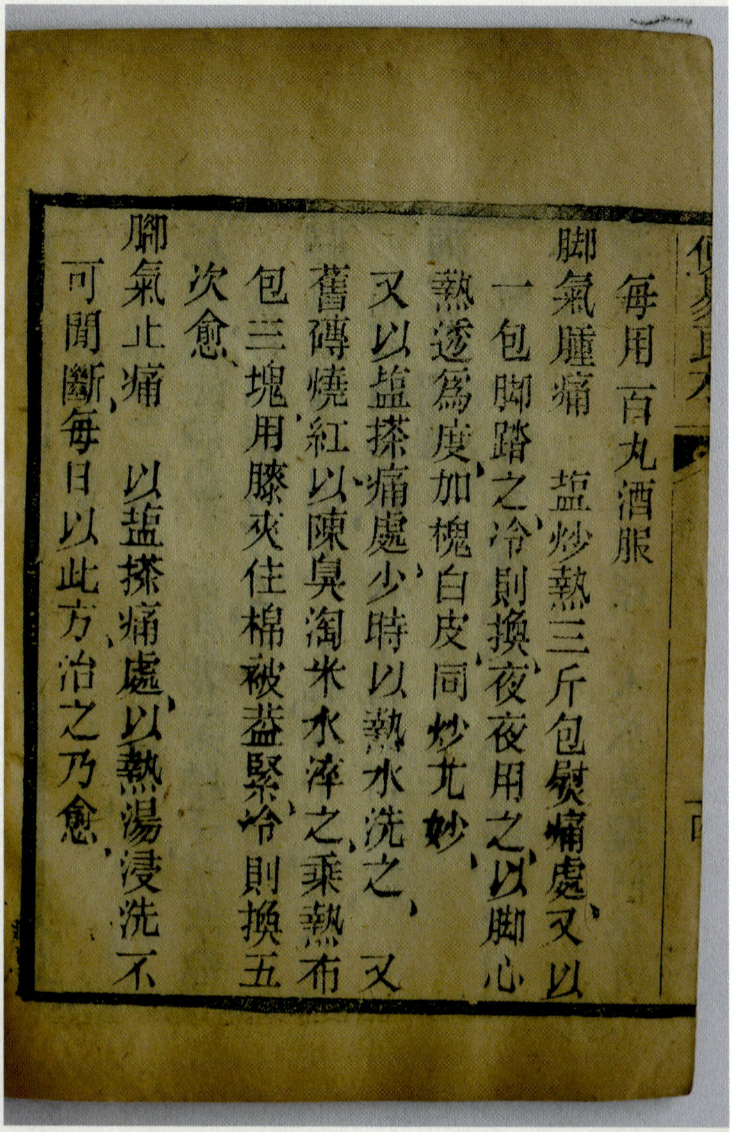
每用百丸酒服
脚氣腫痛　盐炒熱三斤包熨痛處又以
一包脚踏之冷則換夜夜用之以脚心
熱透爲度加槐白皮同炒尤妙
又以盐搽痛處少時以熱水洗之　又
舊磚燒紅以陳臭淘米水淬之乘熱布
包三塊用膝夾住棉被蓋緊冷則換五
次愈
脚氣止痛　以盐搽痛處以熱湯浸洗不
可閒斷每日以此方治之乃愈

每用百丸，酒服。

脚气肿痛　盐炒热三斤，包熨痛处。

又，以一包脚踏之，冷则换。夜夜用之，以脚心热透为度。加槐白皮同炒尤妙。

又，以盐搽痛处，少时以热水洗之。

又，旧砖烧红，以陈臭淘米水淬之，乘热布包三块，用膝夹住。棉被盖紧，冷则换。五次愈。

脚气止痛　以盐搽痛处，以热汤浸洗。不可间断。每日以此方治之乃愈。

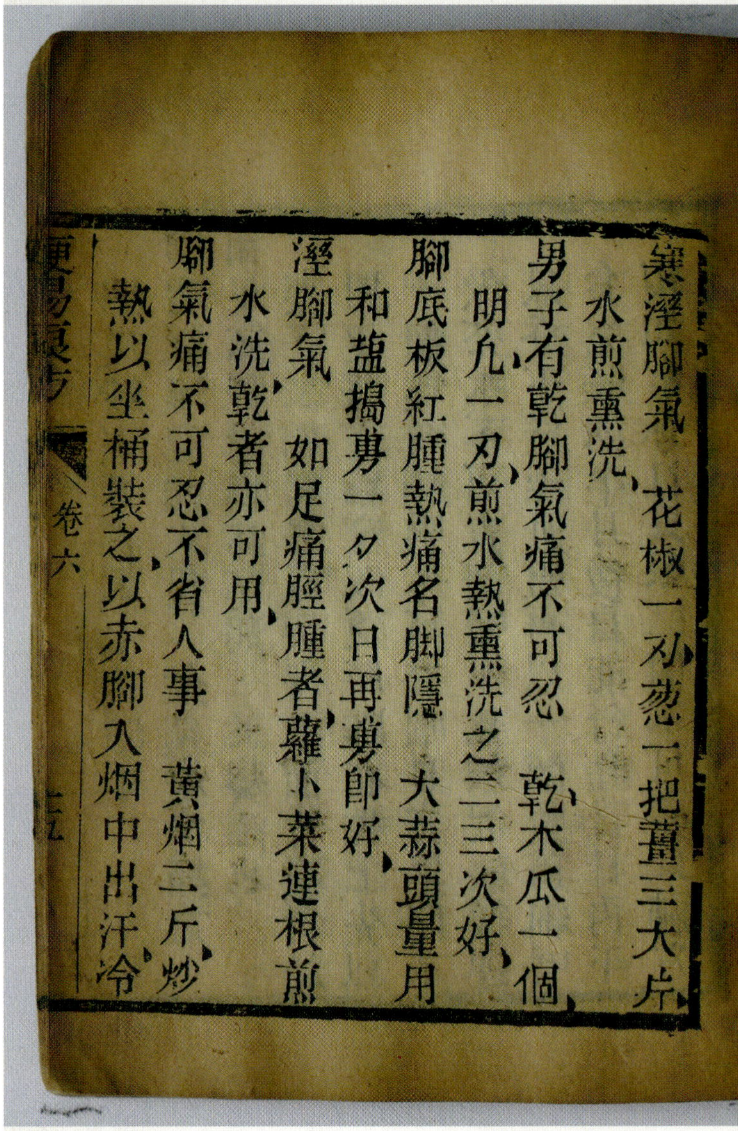

寒湿脚气　花椒一两，葱一把，姜三大片，水煎熏洗。

男子有干脚气，痛不可忍　干木瓜一个，明矾一两，煎水，热熏洗之。二三次好。

脚底板红肿热痛，名脚隐　大蒜头量用，和盐捣，敷一夕。次日再敷即好。

湿脚气　如足痛胫肿者。萝卜菜连根，煎水洗。干者亦可用。

脚气，痛不可忍，不省人事　黄烟二斤，炒热以坐桶装之。以赤脚入烟中出汗。冷

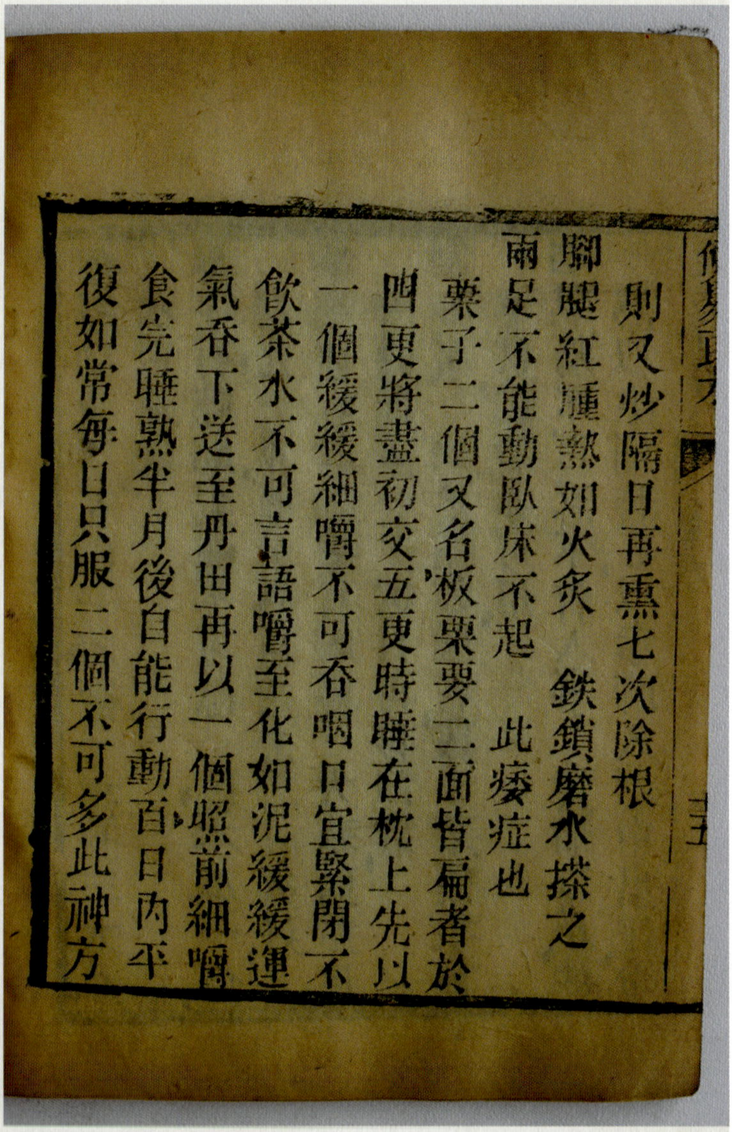
則又炒隔日再熏七次除根
脚腿紅腫熱如火炙　鉄鎖磨水搽之
兩足不能動卧床不起　此痿症也
栗子二個又名板栗要二面皆扁者於
四更將盡初交五更時睡在枕上先以
一個緩緩細嚼不可吞咽口宜緊閉不
飲茶水不可言語嚼至化如泥緩緩運
氣吞下送至丹田再以一個照前細嚼
食完睡熟半月後自能行動百日内平
復如常每日只服二個不可多此神方

则又炒。隔日再熏。七次除根。

脚腿红肿，热如火炙　铁锁磨水搽之。

两足不能动，卧床不起　此痿症也。栗子二个，又名板栗，要二面皆扁者。于四更将尽，初交五更时，睡在枕上。先以一个缓缓细嚼，不可吞咽。口宜紧闭，不饮茶水，不可言语。嚼至化如泥，缓缓运气吞下，送至丹田。再以一个照前细嚼，食完睡熟。半月后自能行动，百日内平复如常。每日只服二个，不可多。此神方

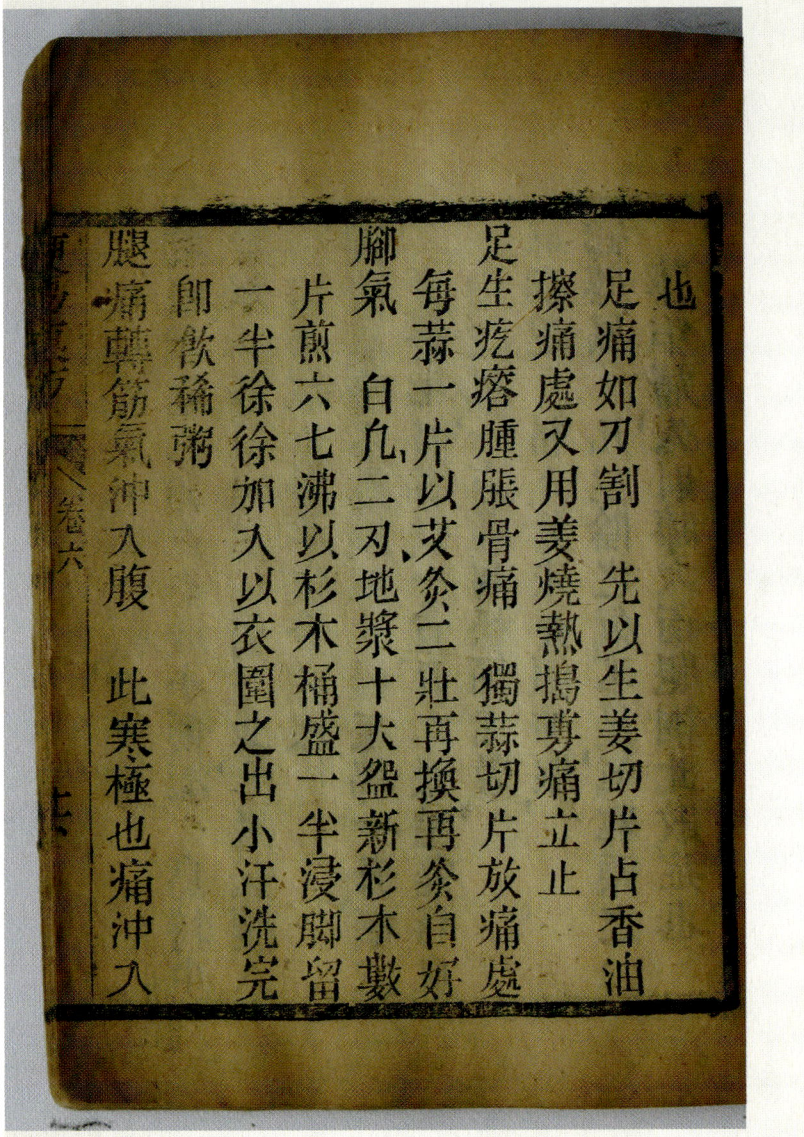
也
足痛如刀割　先以生姜切片占香油
擦痛處又用姜燒熱搗薄痛立止
足生疙瘩腫脹骨痛　獨蒜切片放痛處
每蒜一片以艾灸二壯再換再灸自好
脚氣　白凡二刄地漿十大盌新杉木數
片煎六七沸以杉木桶盛一半浸脚留
一半徐徐加入以衣圍之出小汗洗完
即飲稀粥
腿痛轉筋氣沖入腹　此寒極也痛沖入

也。

足痛如刀割　先以生姜切片，沾香油擦痛处。又用姜烧热捣敷，痛立止。

足生疙瘩，肿胀骨痛　独蒜切片放痛处，每蒜一片，以艾灸二壮。再换再灸，自好。

脚气　白矾二两，地浆十大碗，新杉木数片，煎六七沸。以杉木桶盛，一半浸脚，留一半徐徐加入。以衣围之，出小汗。洗完即饮稀粥。

腿痛转筋，气冲入腹。此寒极也。痛冲入

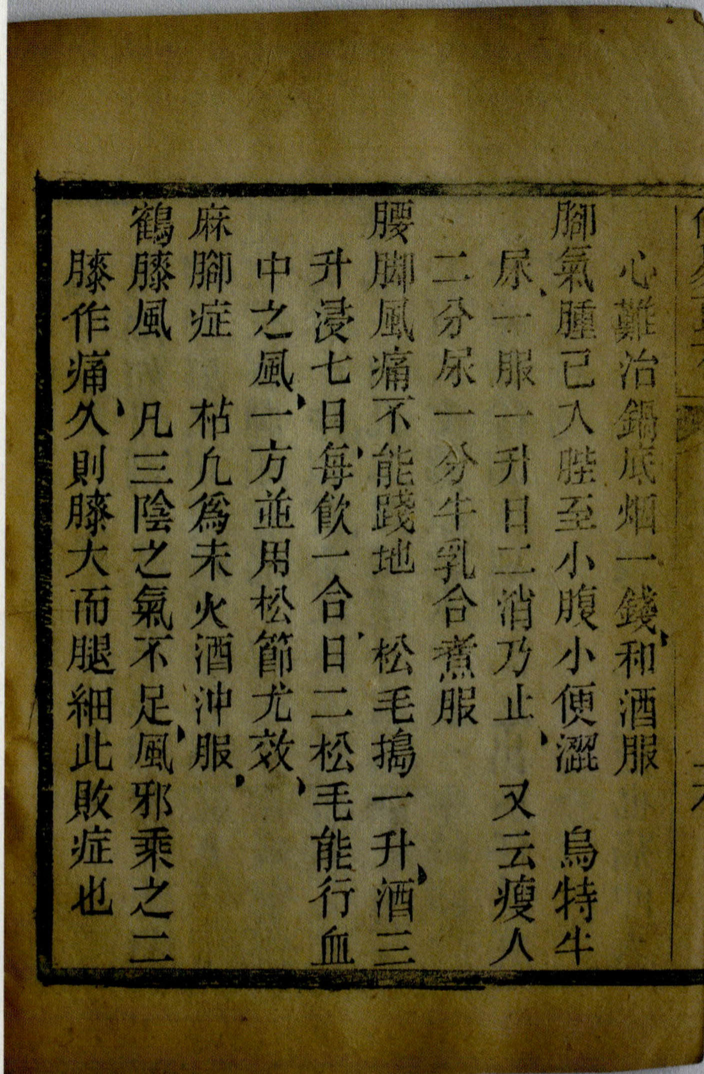
心難治鍋底烟一錢和酒服
腳氣腫已入脞至小腹小便澀　烏特牛
尿一服一升日二消乃止　又云瘦人
二分尿一分牛乳合煮服
腰腳風痛不能踐地　松毛搗一升酒三
升浸七日每飲一合日二松毛能行血
中之風一方並用松節尤效
麻腳症　枯凡爲末火酒沖服
鶴膝風　凡三陰之氣不足風邪乘之二
膝作痛久則膝大而腿細此敗症也

心难治　锅底烟一钱，和酒服。

脚气，肿已入脞，至小腹，小便涩　乌特牛尿，一服一升，日二，消乃止。又云，瘦人二分尿，一分牛乳，合煎服。

腰脚风痛，不能践地　松毛捣一升，酒三升，浸七日。每饮一合，日二。松毛能行血中之风。一方并用松节，尤效。

麻脚症　枯矾为末，火酒冲服。

鹤膝风　凡三阴之气不足，风邪乘之，二膝作痛，久则膝大而腿细。此败症也。

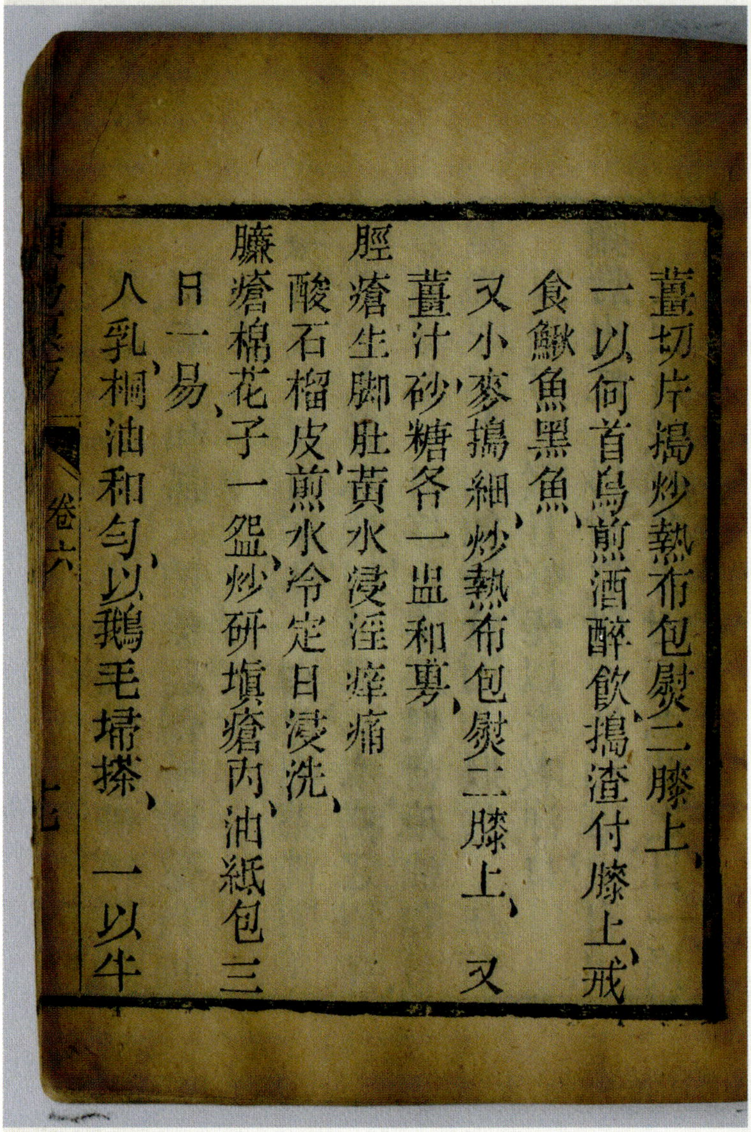
便易良方 卷六 七

薑切片搗炒熱布包熨二膝上、

一以何首烏煎酒醉飲搗渣付膝上、戒

食鰍魚黑魚、

又小麥搗細炒熱布包熨二膝上、 又

薑汁砂糖各一盅和𢯱、

脛瘡生脚肚黃水浸淫痒痛

酸石榴皮煎水冷定日浸洗、

臁瘡棉花子一盌炒研填瘡內油紙包三

日一易、

人乳桐油和勻以鵝毛埽搽、 一以牛

姜切片捣，炒热，布包熨二膝上。

一以何首乌煎酒，醉饮。捣渣敷膝上。戒食鳅鱼、黑鱼。

又，小麦捣细，炒热，布包熨二膝上。

又，姜汁、砂糖各一盅，和敷。

胫疮，生脚肚，黄水浸淫，痒痛　酸石榴皮煎水，冷定，日浸洗。

臁疮　棉花子一碗，炒研，填疮内。油纸包，三日一易。

人乳、桐油和匀，以鹅毛扫搽。

一以牛

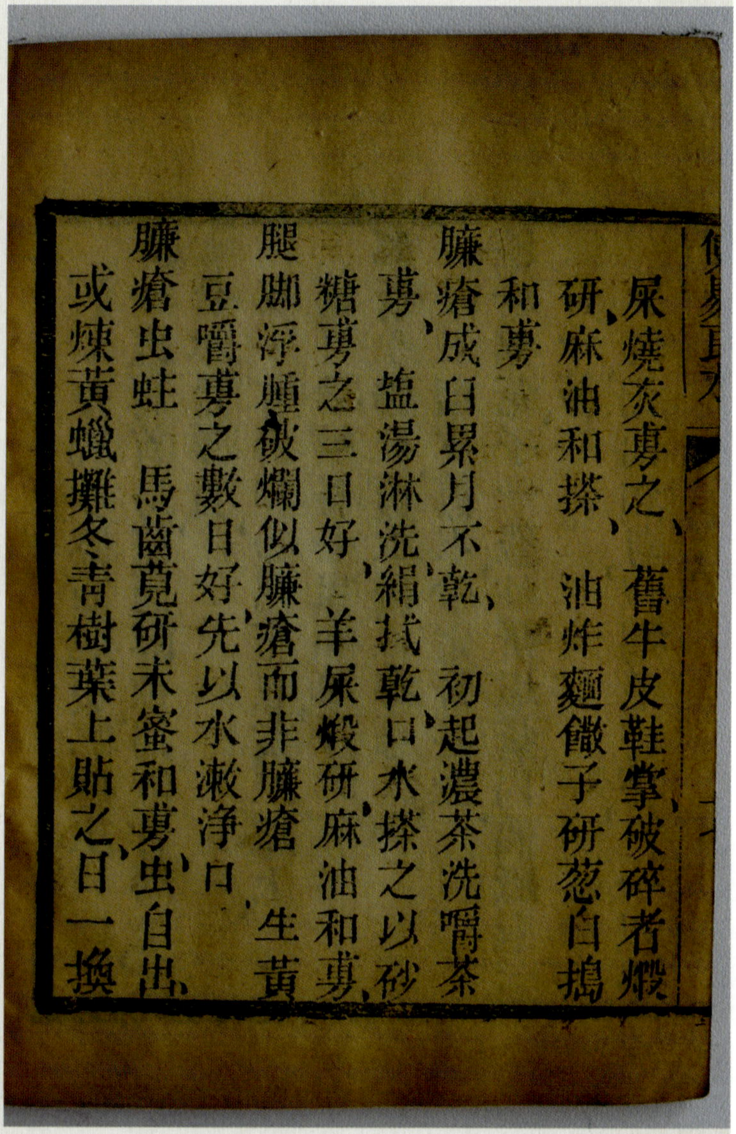

屎烧灰，敷之。

旧牛皮鞋掌破碎者，煅研，麻油和搽。

油炸面馓子研，葱白捣，和敷。

臁疮成臼，累月不干　初起浓茶洗，嚼茶敷。盐汤淋洗，绢拭干，口水搽之。以砂糖敷之，三日好。羊屎煅研，麻油和敷。

腿脚浮肿破烂，似臁疮而非臁疮　生黄豆嚼敷之，数日好。先以水漱净口。

臁疮虫蛀　马齿苋研末，蜜和敷，虫自出。或炼黄蜡摊冬青树叶上贴之，日一换。

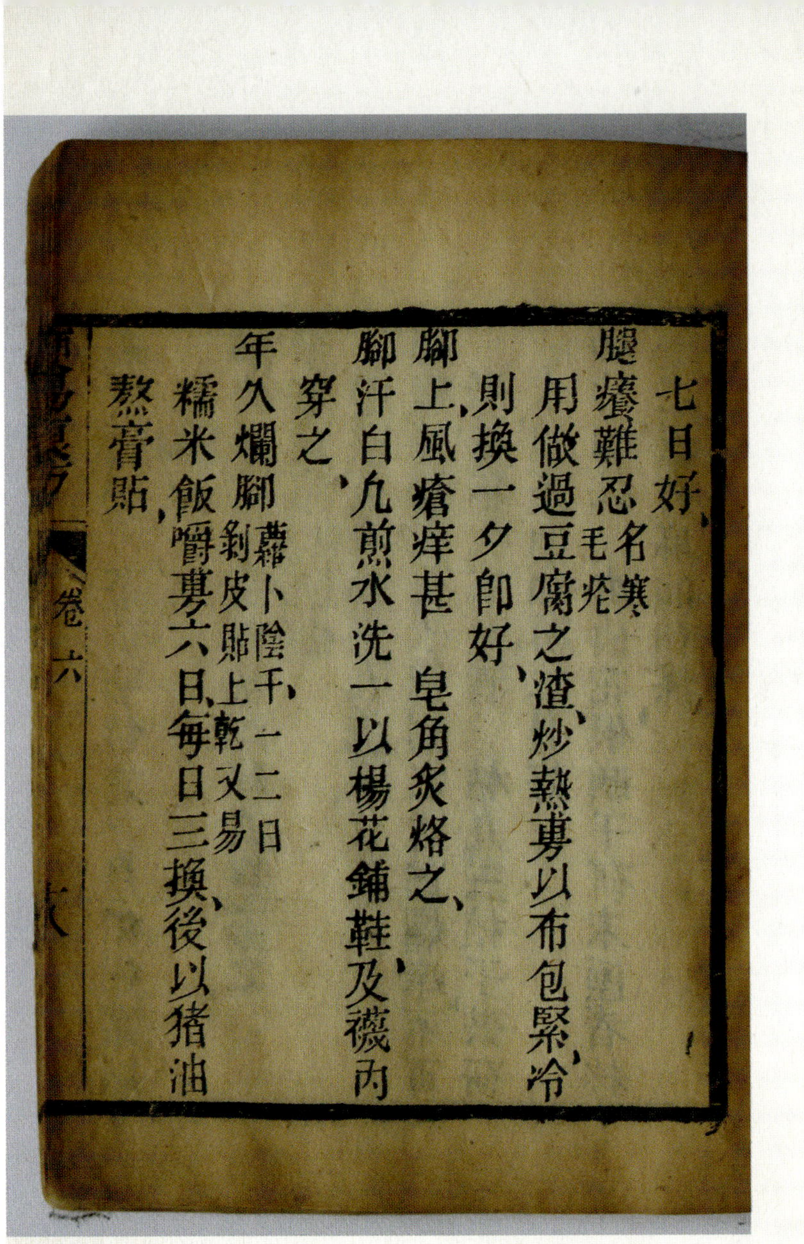

七日好。

腿痒难忍名寒毛疮　用做过豆腐之渣，炒热敷。以布包紧，冷则换。一夕即好。

脚上风疮痒甚　皂角炙，烙之。

脚汗　白矾煎水洗。

一以杨花铺鞋及袜内穿之。

年久烂脚　萝卜阴干一二日，剥皮贴上。干又易。

糯米饭嚼敷六日，每日三换。后以猪油熬膏贴。

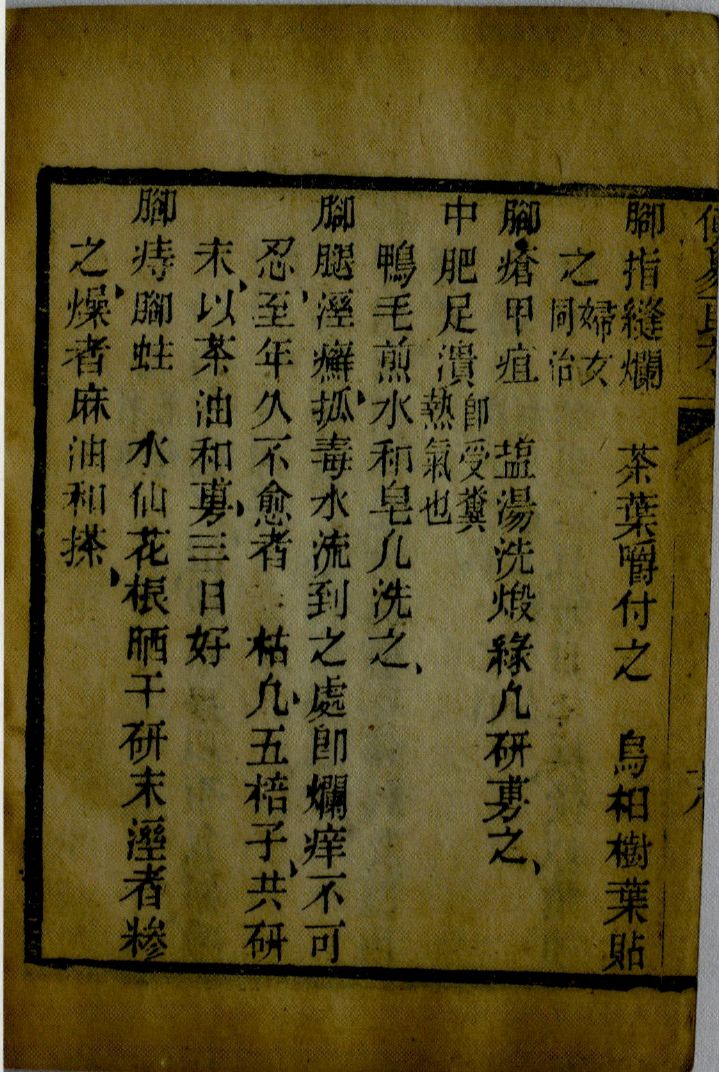

腳指縫爛　茶葉嚼付之　烏桕樹葉貼之婦女同治

腳瘡甲疽　鹽湯洗煅綠凡研敷之

中肥足潰即受糞熱氣也　鴨毛煎水和皂凡洗之

腳腿溼癬抓毒水流到之處即爛痒不可忍至年久不愈者　枯凡五棓子共研末以茶油和敷三日好

腳痔腳蛀　水仙花根晒干研末溼者糝之燥者麻油和搽

脚指缝烂　茶叶嚼敷之。乌桕树叶贴之。妇女同治。

脚疮甲疽　盐汤洗。煅绿矾研，敷之。

中肥足溃即受粪热气也　鸭毛煎水，和皂矾洗之。

脚腿湿癣　抓毒水流到之处即烂，痒不可忍，至年久不愈者。枯矾、五倍子共研末，以茶油和敷。三日好。

脚痔脚蛀　水仙花根晒干研末，湿者糁之，燥者麻油和搽。

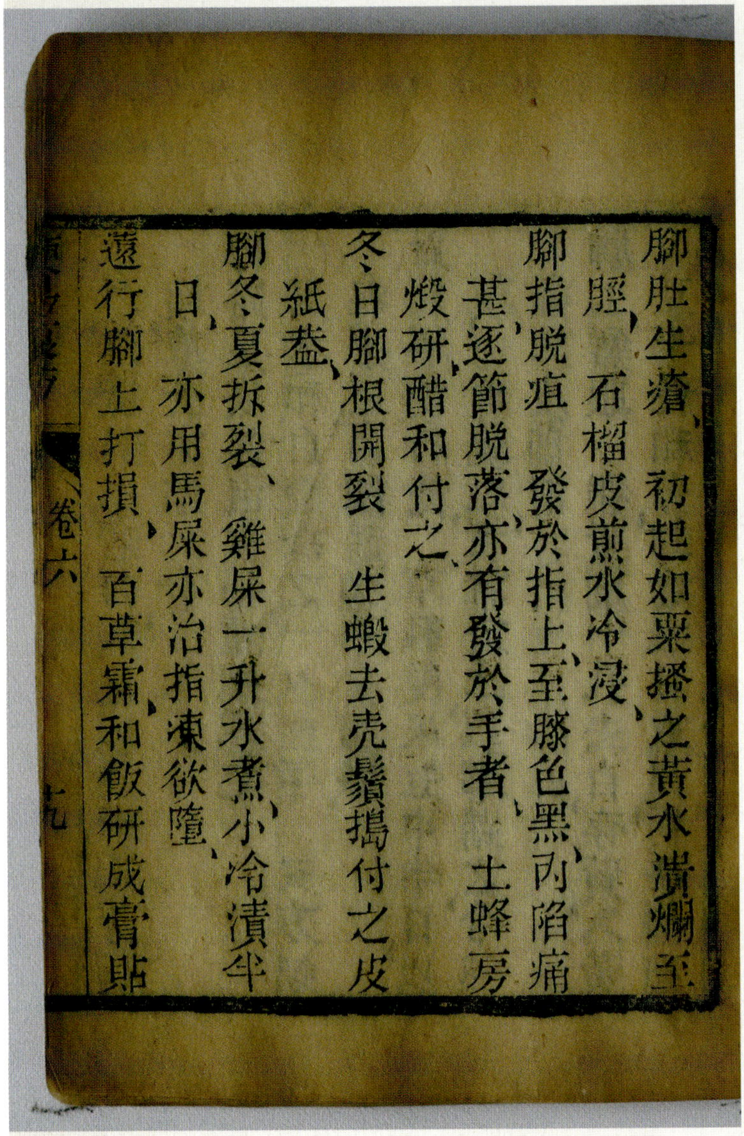

脚肚生疮　初起如粟，搔之黄水溃烂至胫。石榴皮煎水，冷浸。

脚指脱疽　发于指上，至膝色黑，内陷痛甚，逐节脱落。亦有发于手者。土蜂房煅研，醋和敷之。

冬日脚根开裂　生虾去壳须，捣敷之。皮纸盖。

脚冬夏拆裂　鸡屎一升，水煮。小冷，渍半日。亦用马尿。亦治指冻欲堕。

远行脚上打损　百草霜和饭研成膏，贴

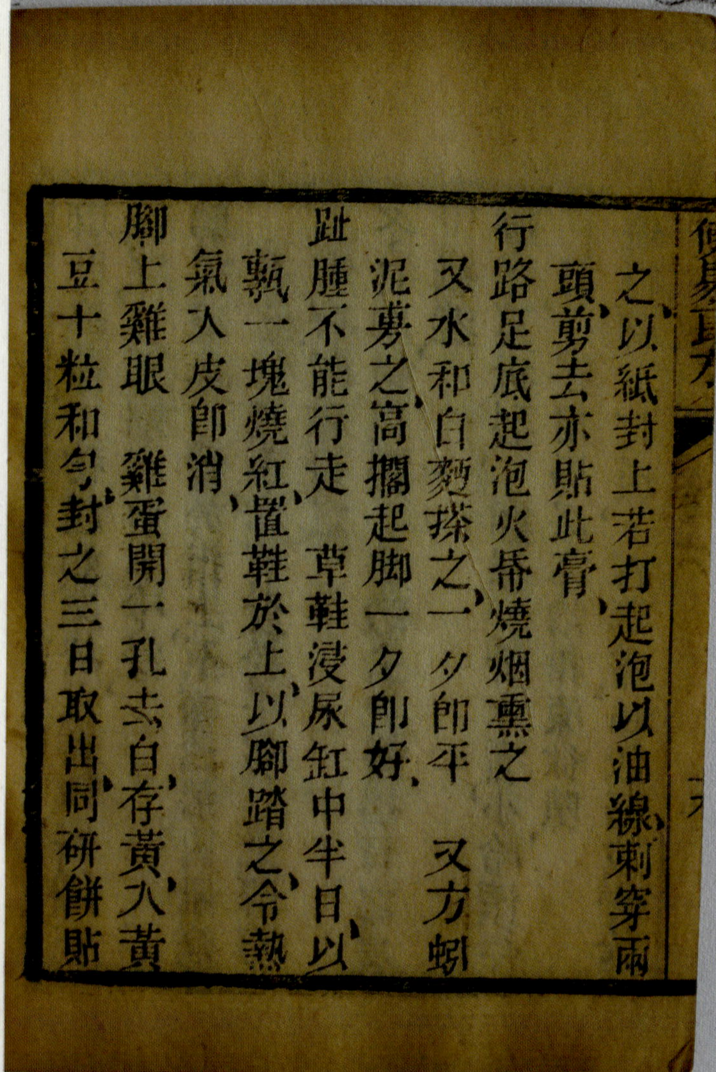

之以紙封上若打起泡以油線刺穿兩
頭剪去亦貼此膏
行路足底起泡火帋燒烟熏之
又水和白麪搽之一夕即平　又方蚓
泥敷之高擱起脚一夕即好
趾腫不能行走　草鞋浸尿缸中半日以
甎一塊燒紅置鞋於上以腳踏之令熱
氣入皮即消
腳上雞眼　雞蛋開一孔去白存黃入黃
豆十粒和勻封之三日取出同研餅貼

之，以纸封上。若打起泡，以油线刺穿两头，剪去。亦贴此膏。

行路足底起泡　火纸烧烟熏之。

又，水和白面搽之，一夕即平。

又方，蚓泥敷之，高搁起脚，一夕即好。

趾肿不能行走　草鞋浸尿缸中半日。以瓦一块烧红，置鞋于上，以脚踏之，令热气入皮即消。

脚上鸡眼　鸡蛋开一孔，去白存黄。入黄豆十粒，和匀，封之。三日取出，同研饼，贴

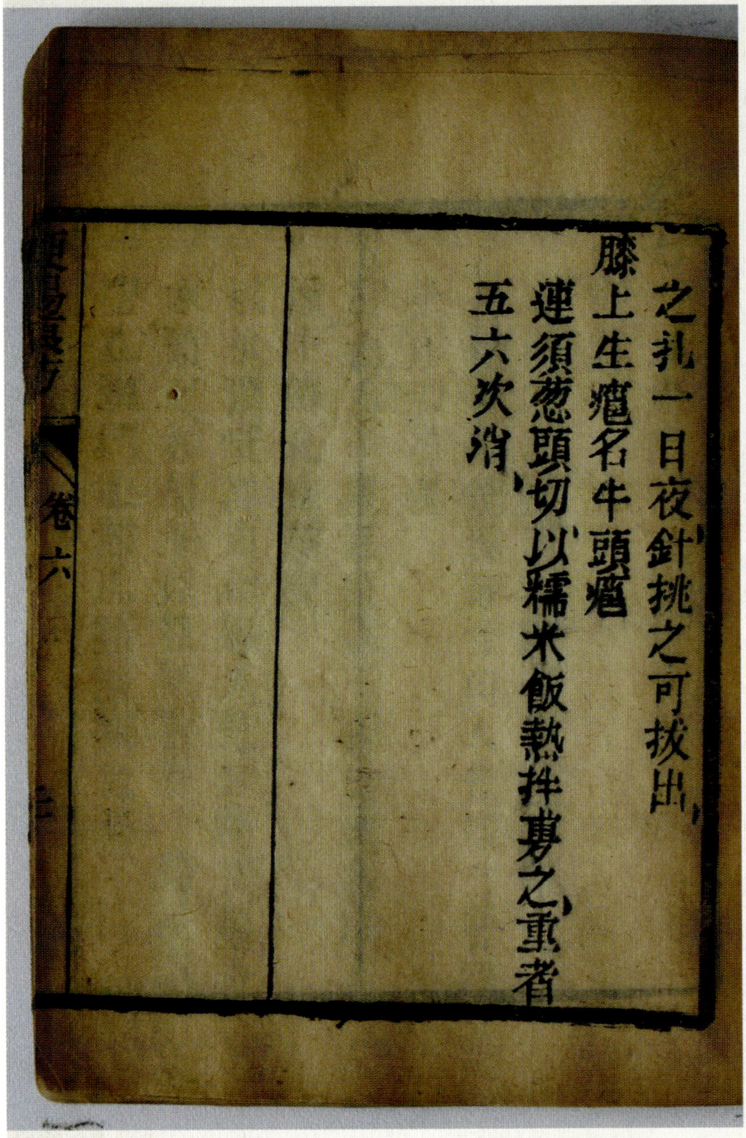

之扎一日夜針挑之可拔出

膝上生瘡名牛頭瘡連須葱頭切以糯米飯熱拌裹之重者五六次消

便易良方　卷六

之。扎一日夜。针挑之，可拔出。

膝上生痈，名牛头痈　连须葱头切，以糯米饭热拌敷之。重者五六次消。

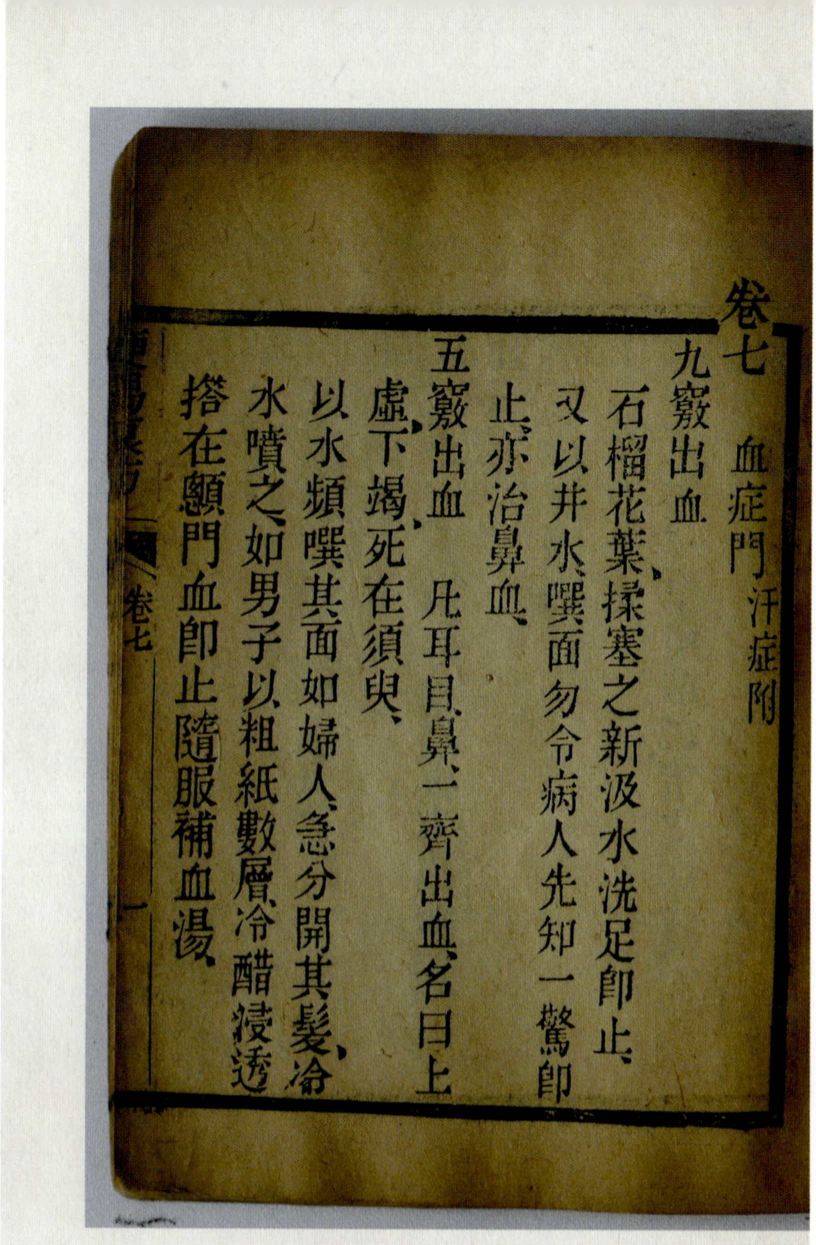

卷七 血症門汗症附

九竅出血

石榴花葉揉塞之新汲水洗足即止

又以井水噀面勿令病人先知一驚即止亦治鼻血

五竅出血 凡耳目鼻一齊出血名曰上虛下竭死在須臾

以水頻噀其面如婦人急分開其髮冷水噴之如男子以粗紙數層冷醋浸透搭在顖門血即止隨服補血湯

便易良方 卷七 一

便易良方卷七[1]

血症门汗症附

九窍出血　石榴花叶揉塞之。新汲水洗足，即止。

又，以井水噀面，勿令病人先知，一惊即止。亦治鼻血。

五窍出血　凡耳目鼻一齐出血，名曰上虚下竭，死在须臾。

以水频噀其面。如妇人，急分开其发，冷水喷之。如男子，以粗纸数层，冷醋浸透，搭在囟门，血即止。随服补血汤。

1 便易良方卷七：此处书名据其他章节补入。

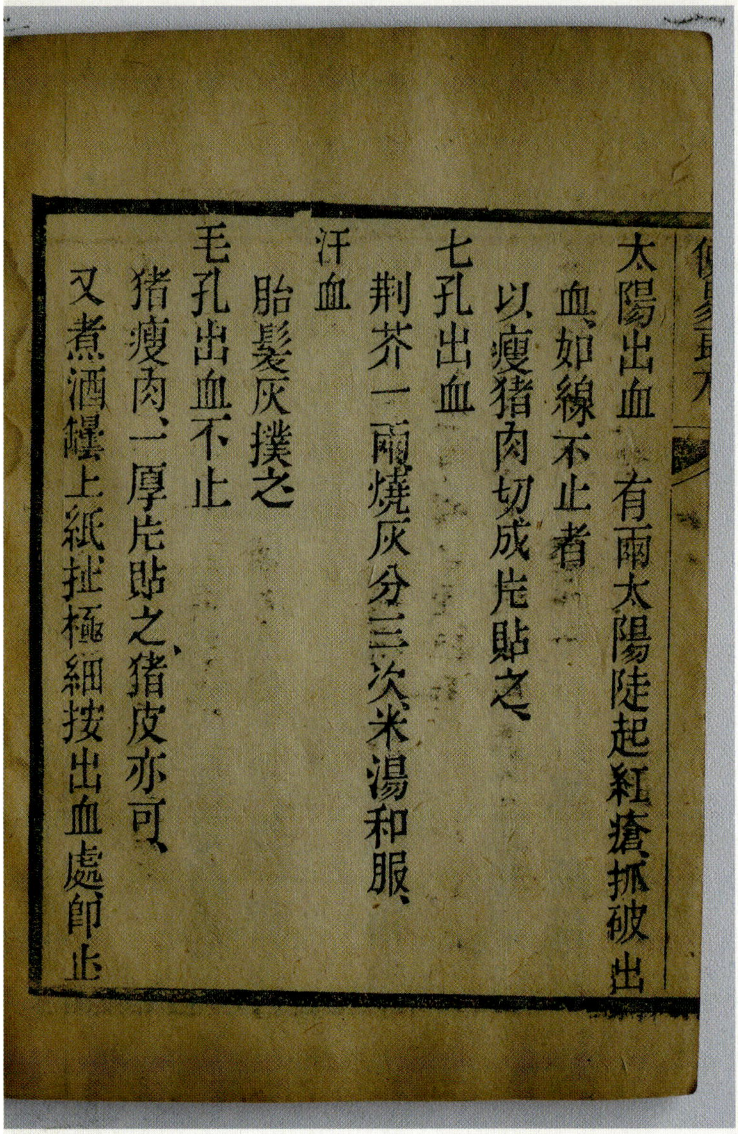

太阳出血　有两太阳陡起红疮，抓破出血，如线不止者。以瘦猪肉切成片，贴之。

七孔出血　荆芥一两烧灰，分三次，米汤和服。

汗血　胎发灰扑之。

毛孔出血不止　猪瘦肉一厚片贴之。猪皮亦可。

又，煮酒缸上纸，扯极细，按出血处，即止。

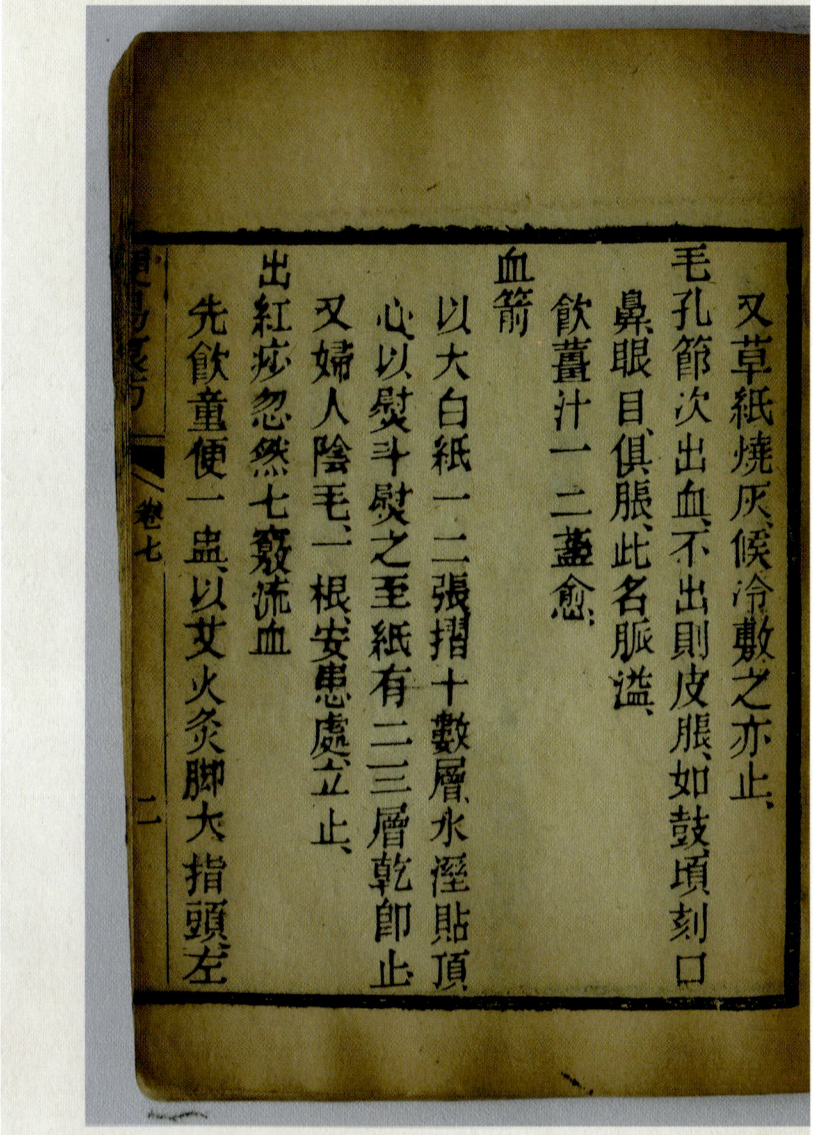
又草紙燒灰候冷敷之亦止
毛孔節次出血不出則皮脹如鼓項刻口
鼻眼目俱脹此名脈溢
飲薑汁一二盞愈
血箭
以大白紙一二張摺十數層水溼貼頂
心以熨斗熨之至紙有二三層乾卽止
又婦人陰毛一根安患處立止
出紅痧忽然七竅流血
先飲童便一盅以艾火灸脚大指頭左
卷七　二

又，草纸烧灰，候冷敷之，亦止。

毛孔节次出血，不出则皮胀如鼓，顷刻口鼻眼目俱胀。此名脉溢　饮姜汁一二盏，愈。

血箭　以大白纸一二张，折十数层。水湿贴顶心，以熨斗熨之。至纸有二三层干即止。

又，妇人阴毛一根，安患处立止。

出红痧，忽然七窍流血　先饮童便一盅。以艾火灸脚大指头，左

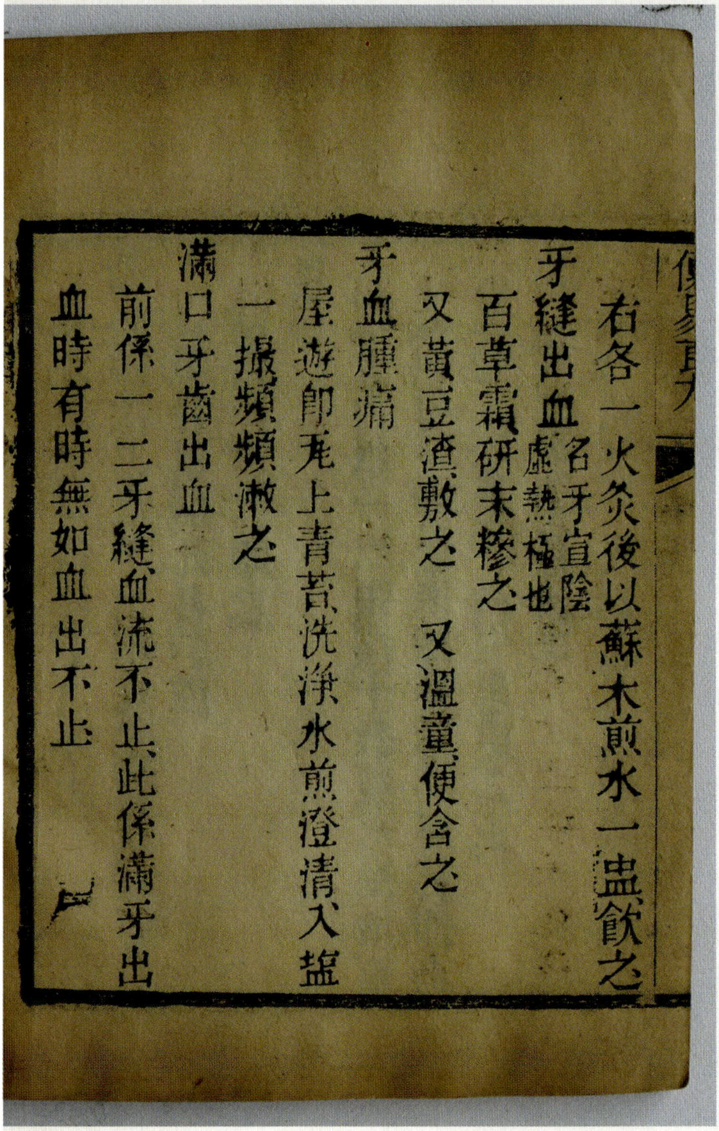

右各一火灸後以蘇木煎水一盅飲之
牙縫出血名牙宣陰虛熱極也 百草霜研末糝之
又黃豆渣敷之 又溫童便含之
牙血腫痛
屋遊即瓦上青苔洗淨水煎澄清入鹽
一撮頻頻漱之
滿口牙齒出血
前係一二牙縫血流不止此係滿牙出
血時有時無如血出不止

右各一。火灸后，以苏木煎水一盅，饮之。

牙缝出血名牙宣。阴虚热极也　百草霜研末糁之。

又，黄豆渣敷之。

又，温童便含之。

牙血肿痛　屋游，即瓦上青苔，洗净水煎，澄清，入盐一撮。频频漱之。

满口牙齿出血　前系一二牙缝，血流不止。此系满牙出血，时有时无。如血出不止，

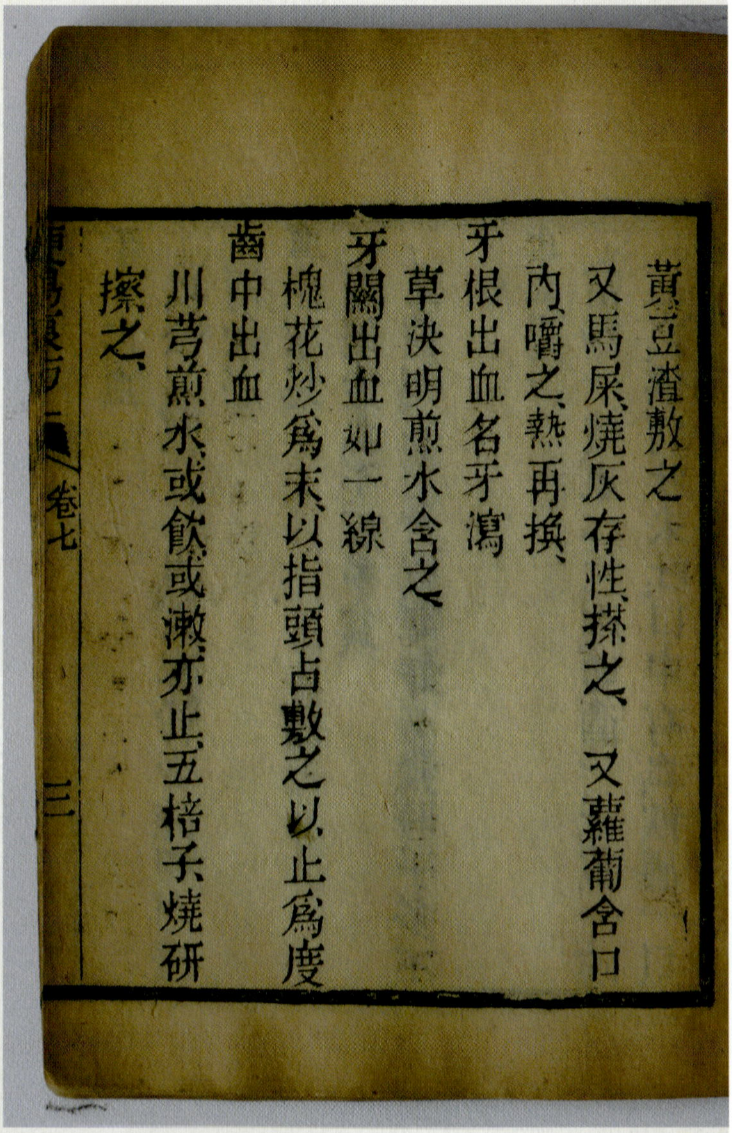

黃豆渣敷之
又馬屎燒灰存性搽之 又蘿葡含口
內嚼之熱再換
牙根出血名牙瀉
草决明煎水含之
牙關出血如一線
槐花炒爲末以指頭占敷之以止爲度
齒中出血
川芎煎水或飲或漱亦止五棓子燒研
擦之

黄豆渣敷之。

又，马屎烧灰存性，搽之。

又，萝卜含口内嚼之。热再换。

牙根出血，名牙泻　草决明煎水，含之。

牙关出血如一线　槐花炒为末，以指头沾敷之。以止为度。

齿中出血　川芎煎水，或饮或漱，亦止。五倍子烧研，擦之。

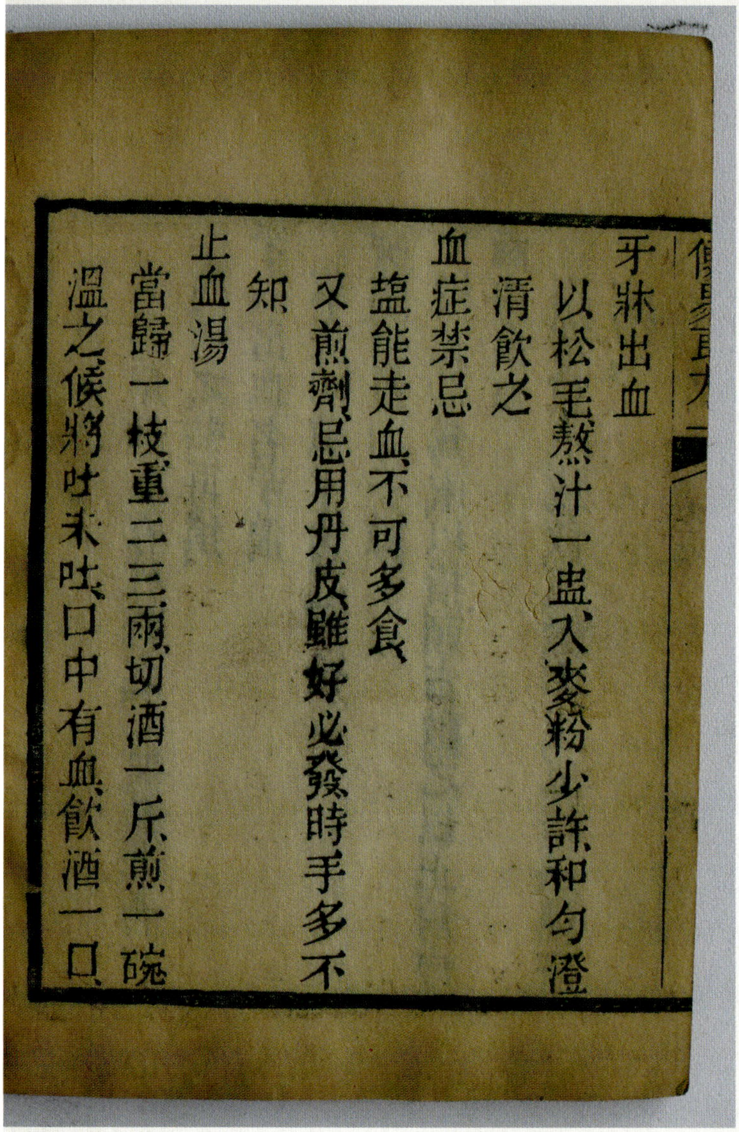

便易良方

牙牀出血　以松毛熬汁一盅入麥粉少許和勻澄
淸飲之
血症禁忌
鹽能走血不可多食
又煎劑忌用丹皮雖好必發時手多不
知
止血湯
當歸一枝重二三兩切酒一斤煎一碗
溫之候將吐未吐口中有血飲酒一口

牙床出血　以松毛熬汁一盅，入麦粉少许，和匀。澄清饮之。

血症禁忌　盐能走血，不能多食。

又，煎剂忌用丹皮，虽好，必发。时手[1]多不知。

止血汤　当归一枝，重二三两，切。酒一斤，煎一碗，温之。候将吐未吐，口中有血，饮酒一口，

1 时手：或可作“时医”。据《奇效简便良方》血症禁忌，“又煎剂忌用丹皮，虽好，必发。时医多不知”。

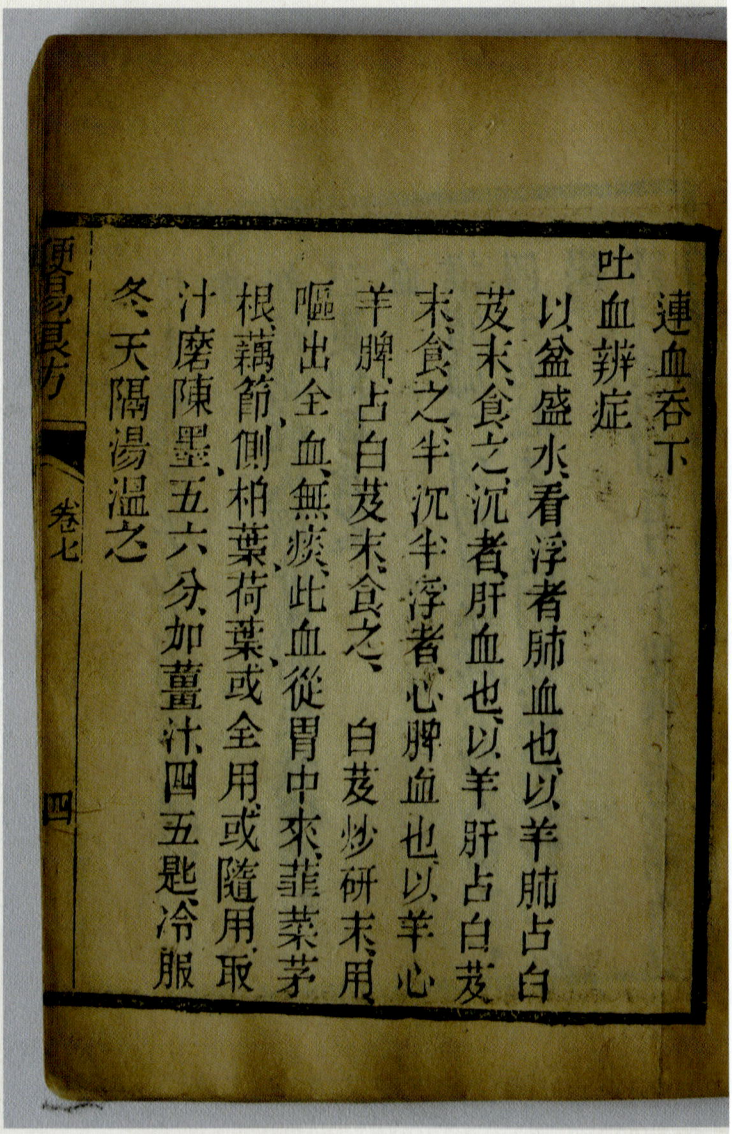

連血吞下
吐血辨症
以盆盛水看浮者肺血也以羊肺占白芨末食之沉者肝血也以羊肝占白芨末食之半沉半浮者心脾血也以羊心羊脾占白芨末食之　白芨炒研末用嘔出全血無痰此血從胃中來韭菜茅根藕節側柏葉荷葉或全用或隨用取汁磨陳墨五六分加薑汁四五匙冷服冬天隔湯溫之

连血吞下。

吐血辨症　以盆盛水。看浮者，肺血也，以羊肺沾白及末食之。沉者，肝血也，以羊肝沾白及末食之。半沉半浮者，心脾血也，以羊心羊脾沾白及末食之。

白及炒，研末用。呕出全血，无痰，此血从胃中来。韭菜、茅根、藕节、侧柏叶、荷叶，或全用或随用，取汁，磨陈墨五六分，加姜汁四五匙，冷服。冬天隔汤温之。

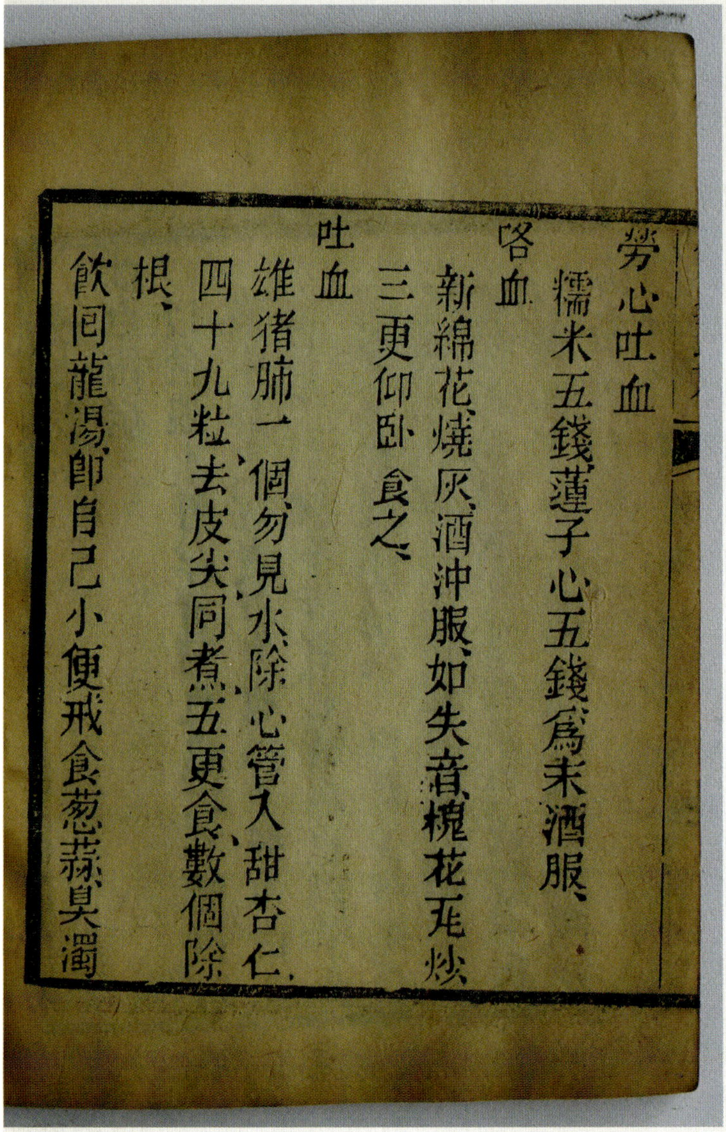

勞心吐血　糯米五錢蓮子心五錢爲末酒服、
咯血　新綿花燒灰、酒沖服、如失音、槐花瓦炒
三更仰卧食之、
吐血　雄猪肺一個、勿見水、除心管入甜杏仁
四十九粒、去皮尖同煮、五更食數個除
根、
飲回龍湯、即自己小便、戒食葱蒜臭濁

劳心吐血　糯米五钱，莲子心五钱，为末酒服。

咯血　新棉花烧灰，酒冲服。如失音，槐花瓦炒，三更仰卧食之。

吐血　雄猪肺一个，勿见水，除心管。入甜杏仁四十九粒，去皮尖，同煮。五更食数个，除根。

饮回龙汤，即自己小便。戒食葱蒜臭浊

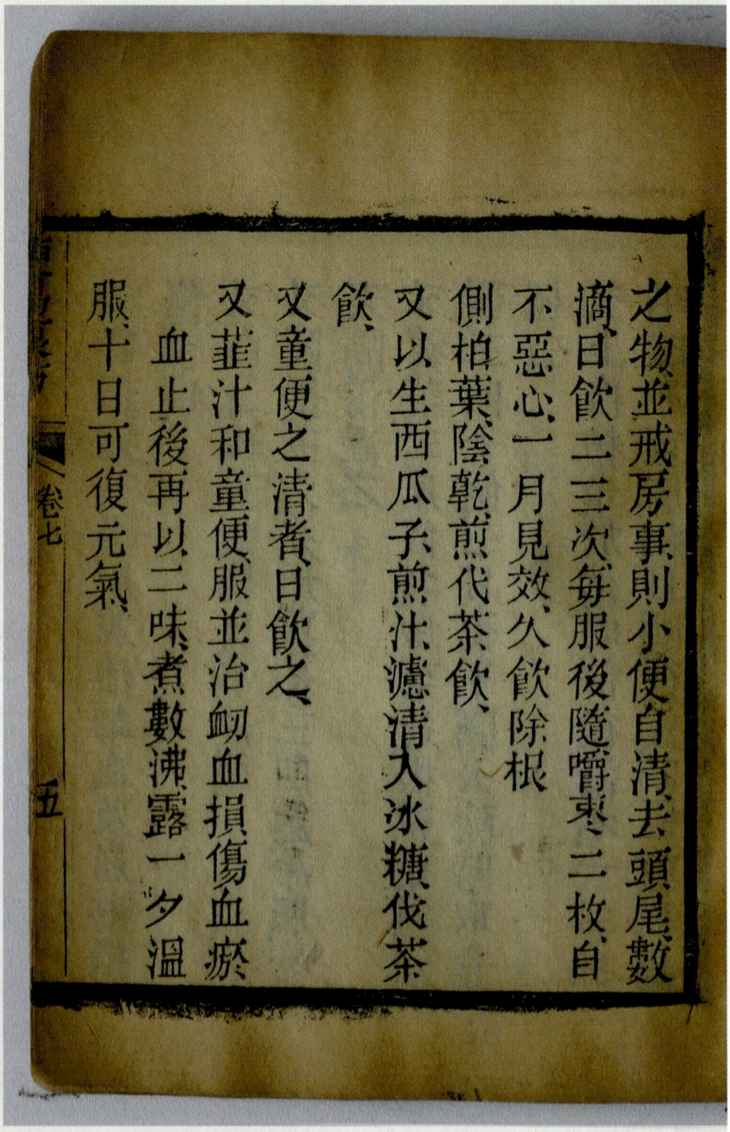

之物並戒房事則小便自清去頭尾數
滴日飲二三次每服後隨嚼棗二枚自
不惡心一月見效久飲除根
側柏葉陰乾煎代茶飲
又以生西瓜子煎汁濾清入冰糖伐茶
飲
又童便之清者日飲之
又韭汁和童便服並治衄血損傷血瘀
血止後再以二味煮數沸露一夕溫
服十日可復元氣

卷七　五

之物，并戒房事，则小便自清。去头尾数滴，日饮二三次。每服后随嚼枣二枚，自不恶心。一月见效，久饮除根。

侧柏叶阴干，煎，代茶饮。

又，以生西瓜子煎汁，滤清入冰糖，代[1]茶饮。

又，童便之清者，日饮之。

又，韭汁和童便服。并治衄血，损伤，血瘀。血止后，再以二味煮数沸，露一夕，温服。十日可复元气。

1 代：原作“伐”，据文义改。

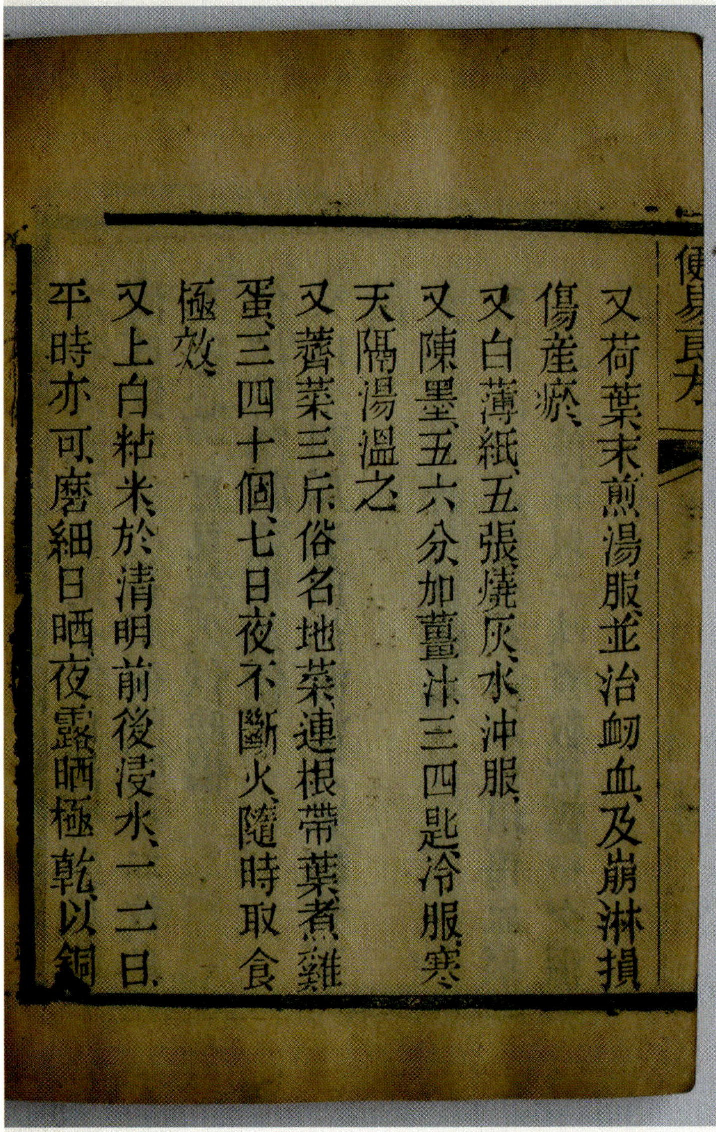

便易良方

又荷葉末煎湯服並治衄血及崩淋損傷產瘀

又白薄紙五張燒灰水沖服

又陳墨五六分加薑汁三四匙冷服寒天隔湯溫之

又薺菜三斤俗名地菜連根帶葉煮雞蛋三四十個七日夜不斷火隨時取食極效

又上白粘米於清明前後浸水一二日平時亦可磨細日晒夜露晒極乾以銅

又，荷叶末煎汤服。并治衄血及崩淋，损伤产瘀。

又，白薄纸五张烧灰，水冲服。

又，陈墨五六分，加姜汁三四匙，冷服。寒天隔汤温之。

又，荠菜三斤，俗名地菜，连根带叶，煮鸡蛋三四十个，七日夜不断火，随时取食。极效。

又，上白粘米，于清明前后浸水一二日，平时亦可。磨细，日晒夜露，晒极干。以铜

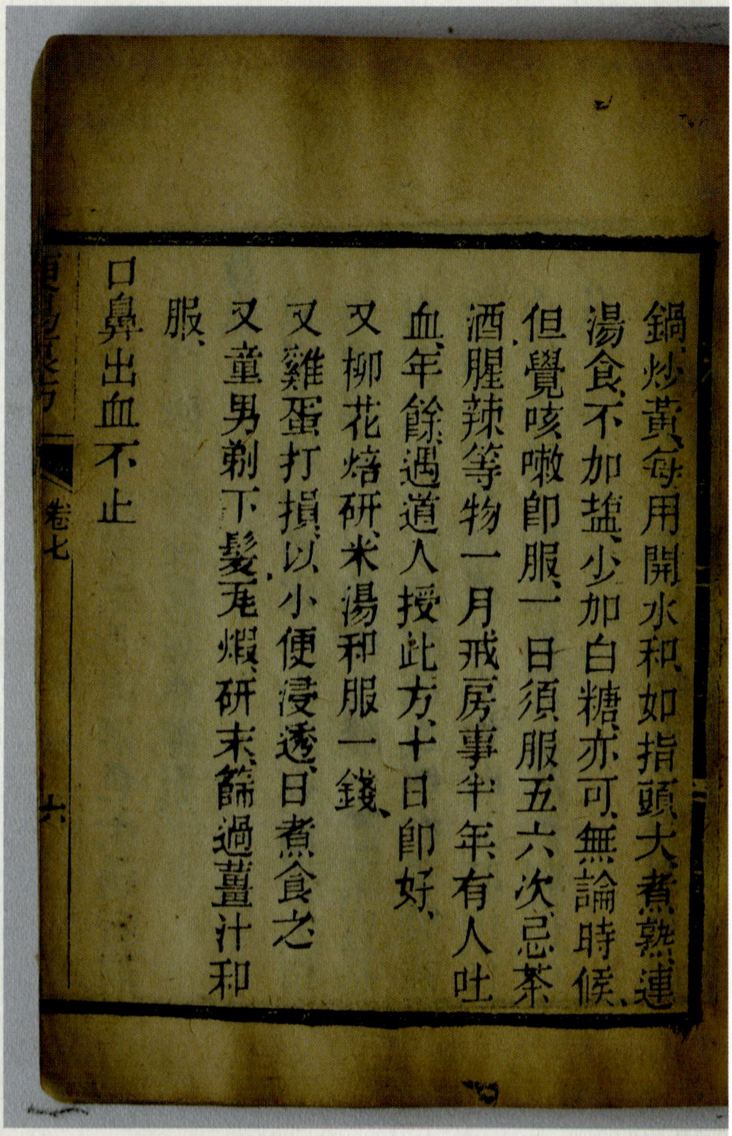
鍋炒黃，每用開水和，如指頭大，煮熟，連湯食，不加鹽，少加白糖亦可，無論時候，但覺咳嗽即服，一日須服五六次，忌茶酒腥辣等物一月，戒房事半年，有人吐血年餘，遇道人授此方，十日即好。
又柳花焙研，米湯和服一錢。
又雞蛋打損，以小便浸透，日煮食之。
又童男剃下髮，瓦煅研末，篩過，薑汁和服。
口鼻出血不止
卷七　六

锅炒黄。每用开水和，如指头大。煮熟，连汤食。不加盐，少加白糖亦可。无论时候，但觉咳嗽即服。一日须服五六次。忌茶酒腥辣等物一月，戒房事半年。有人吐血年余，遇道人授此方，十日即好。

又，柳花焙研，米汤和服一钱。

又，鸡蛋打损，以小便浸透，日煮食之。

又，童男剃下发，瓦煅研末，筛过，姜汁和服。

口鼻出血不止。

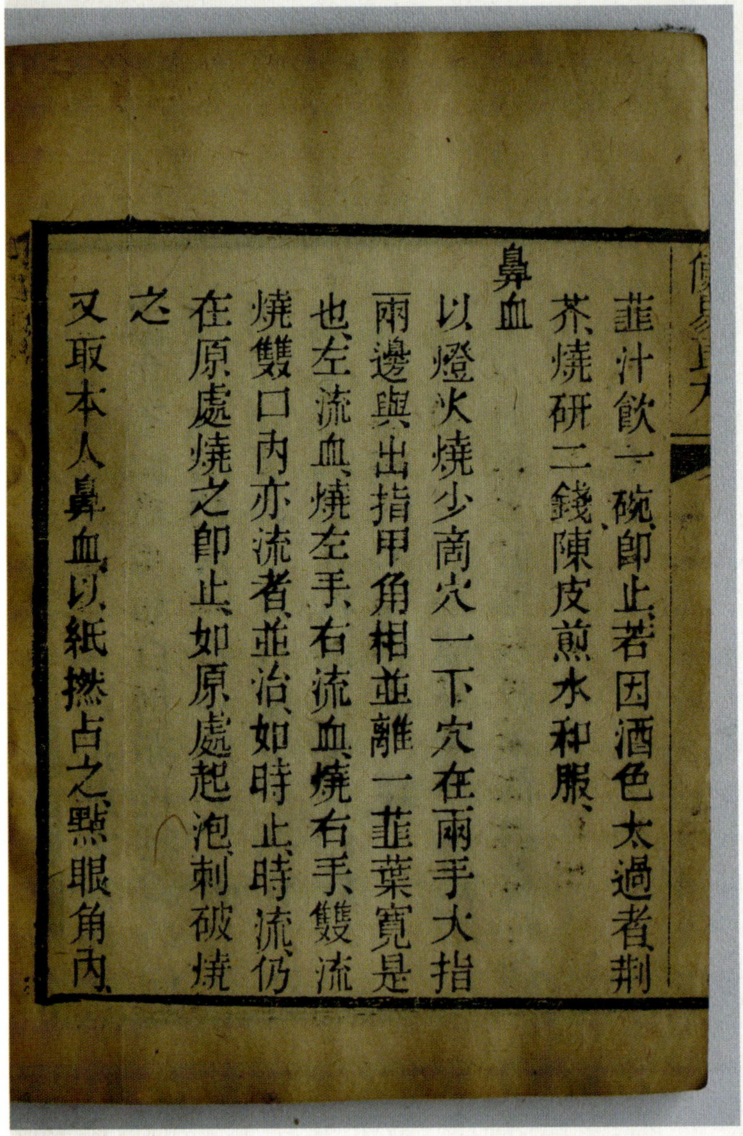
便易良方

韮汁飲一碗，即止。若因酒色太過者，荆芥燒研二錢，陳皮煎水和服。

鼻血

以燈火燒少商穴一下。穴在兩手大指兩邊，與出指甲角相並，離一韮葉寬是也。左流血，燒左手；右流血，燒右手；雙流燒雙。口內亦流者，並治。如時止時流，仍在原處燒之，即止。如原處起泡，刺破燒之。

又取本人鼻血，以紙撚占之，點眼角內，

韭汁饮一碗即止。若因酒色太过者，荆芥烧研二钱，陈皮煎水和服。

鼻血　以灯火烧少商穴一下。穴在两手大指两边，与出指甲角相并，离一韭叶宽是也。左流血烧左手，右流血烧右手，双流烧双。口内亦流者并治。如时止时流，仍在原处烧之即止。如原处起泡，刺破烧之。

又，取本人鼻血，以纸撚沾之，点眼角内，

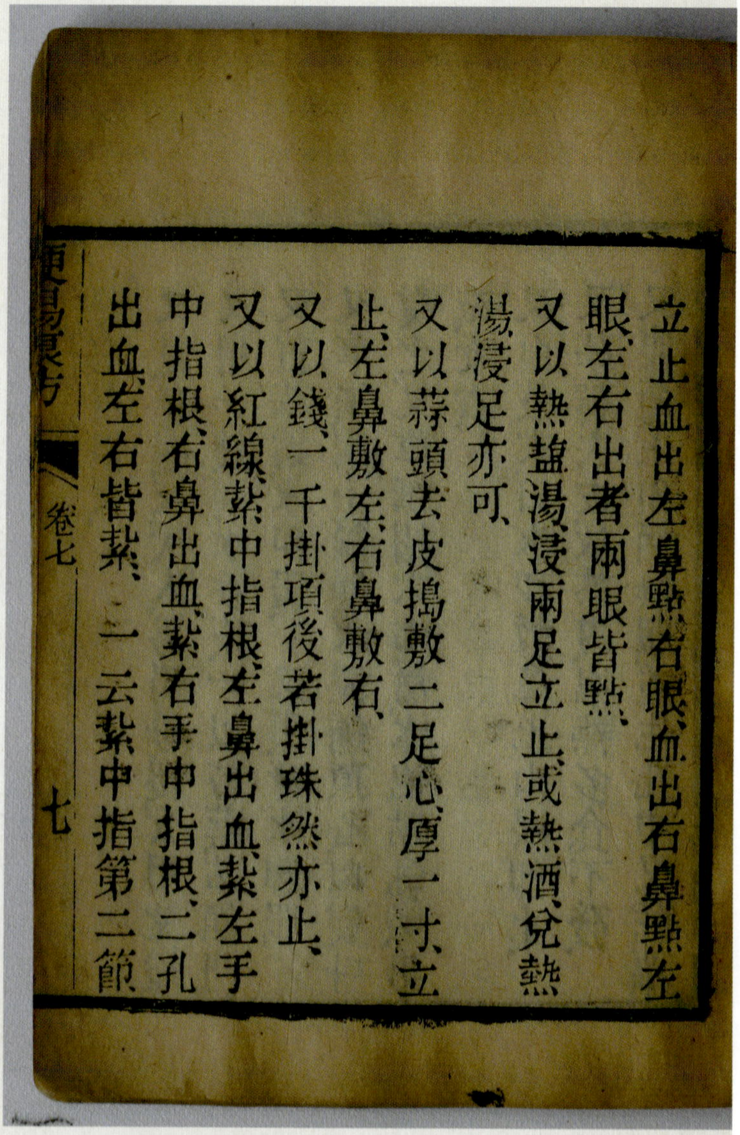

立止、血出左鼻點右眼、血出右鼻點左眼、左右出者兩眼皆點、

又以熱鹽湯浸兩足立止、或熱酒兌熱湯浸足亦可、

又以蒜頭去皮搗敷二足心、厚一寸、立止、左鼻敷左、右鼻敷右、

又以錢一千掛項後、若掛珠然、亦止、

又以紅線紥中指根、左鼻出血紥左手中指根、右鼻出血紥右手中指根、二孔出血左右皆紥、一云紥中指第二節

卷七　七

立止。血出左鼻点右眼，血出右鼻点左眼，左右出者两眼皆点。

又，以热盐汤浸两足，立止。或热酒兑热汤浸足，亦可。

又，以蒜头去皮，捣，敷二足心，厚一寸，立止。左鼻敷左，右鼻敷右。

又，以钱一千挂项后，若挂珠然，亦止。

又，以红线扎中指根。左鼻出血扎左手中指根，右鼻出血扎右手中指根，二孔出血左右皆扎。一云扎中指第二节

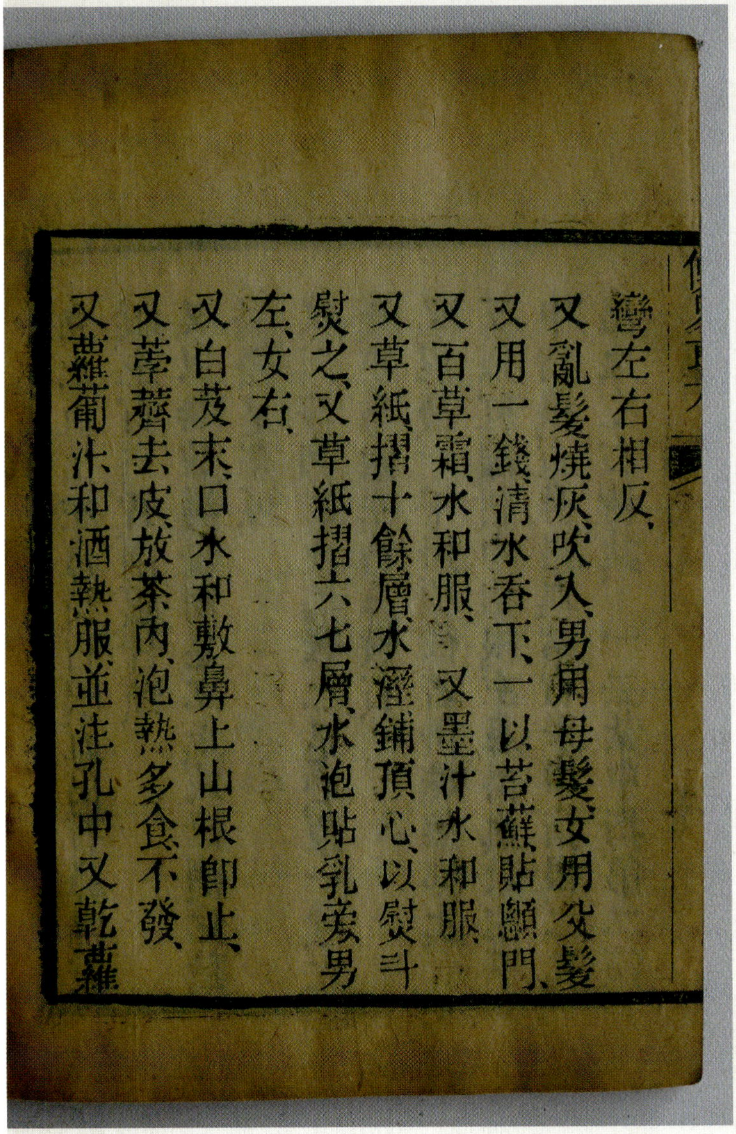

弯，左右相反。

又，乱发烧灰吹入。男用母发，女用父发。

又，用一钱清水吞下。

一以苔藓贴囟门。

又，百草霜水和服。

又，墨汁水和服。

又，草纸折十余层，水湿铺顶心，以熨斗熨之。

又，草纸折六七层，水泡贴乳旁。男左女右。

又，白及末，口水和敷鼻上山根，即止。

又，荸荠去皮，放茶内泡热，多食不发。

又，萝卜汁和酒热服，并注孔中。

又，干萝

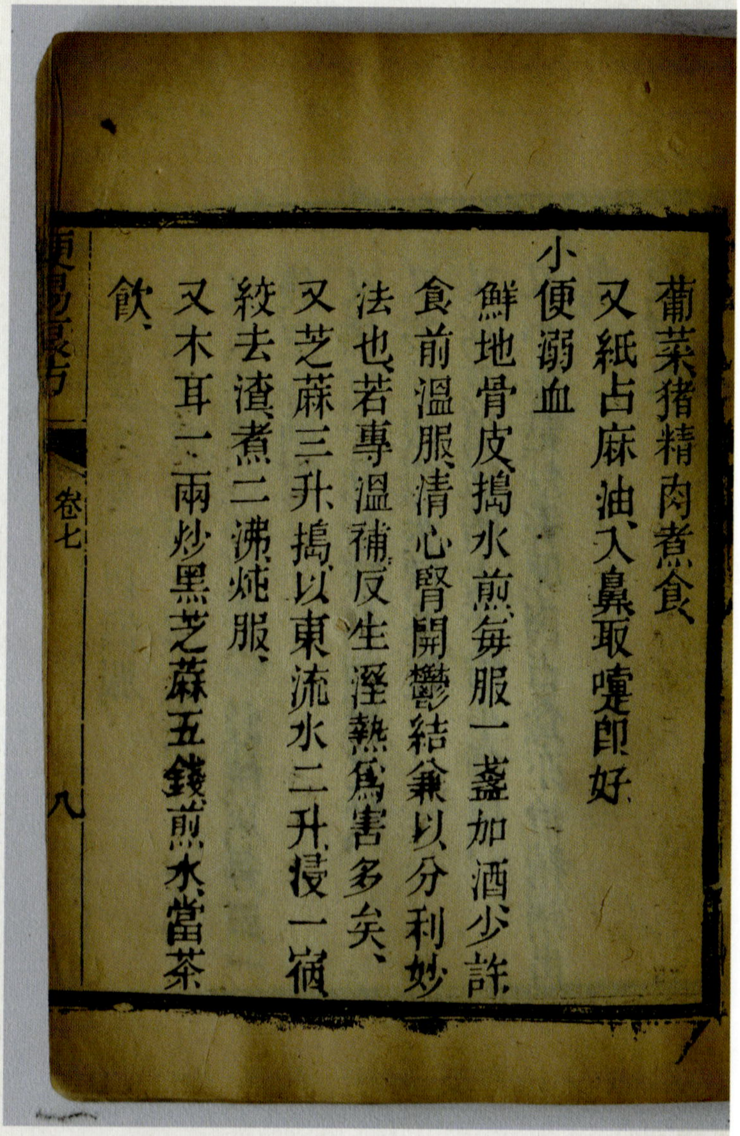
蔔菜猪精肉煮食
又紙占麻油入鼻取嚏即好
小便溺血
鮮地骨皮搗水煎每服一盞加酒少許
食前溫服清心腎開鬱結兼以分利妙
法也若專溫補反生溼熱為害多矣
又芝蔴三升搗以東流水二升浸一宿
絞去渣煮二沸炖服
又木耳一兩炒黑芝蔴五錢煎水當茶
飲
卷七　八

卜菜、猪精肉煮食。

又，纸沾麻油，入鼻取嚏即好。

小便溺血　鲜地骨皮捣，水煎。每服一盏，加酒少许，食前温服。清心肾，开郁结，兼以分利，妙法也。若专温补，反生湿热，为害多矣。

又，芝麻三升捣，以东流水二升，浸一宿，绞去渣，煮二沸。顿[1]服。

又，木耳一两，炒，黑芝麻五钱，煎水，当茶饮。

1 顿：原作“炖”。据《备急千金要方》治小便血：“胡麻三升捣细末，以东流水二升，渍一宿，平旦绞去滓，煮一二沸，顿服。”

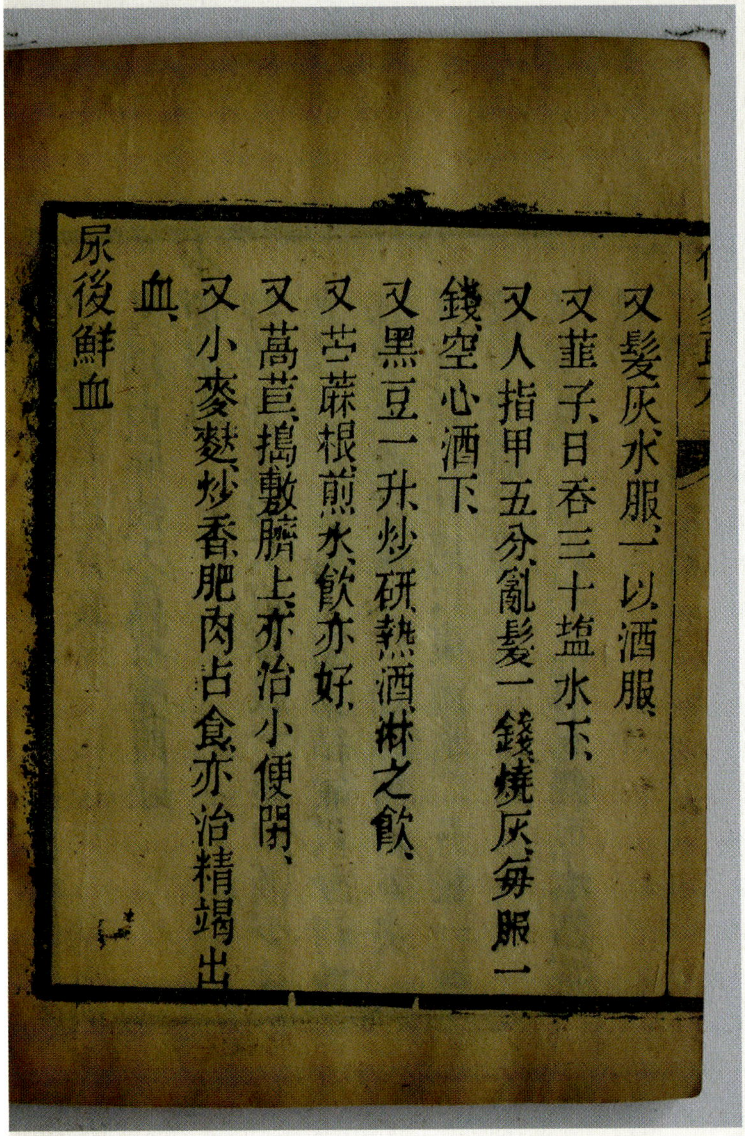
又髮灰水服，一以酒服，
又韮子，日吞三十，塩水下，
又人指甲五分，亂髮一錢，燒灰，每服一
錢，空心酒下，
又黑豆一升，炒研，熱酒淋之，飲，
又苎蔴根煎水，飲亦好，
又萵苣，搗敷臍上，亦治小便閉，
又小麥麩，炒香，肥肉占食，亦治精竭出
血，
尿後鮮血

又，发灰水服。一以酒服。

又，韭子日吞三十，盐水下。

又，人指甲五分，乱发一钱，烧灰。每服一钱，空心酒下。

又，黑豆一升炒研，热酒淋之，饮。

又，苎麻根煎水饮，亦好。

又，莴苣捣敷脐上。亦治小便闭。

又，小麦麸炒香，肥肉沾食。亦治精竭出血。

尿后鲜血。

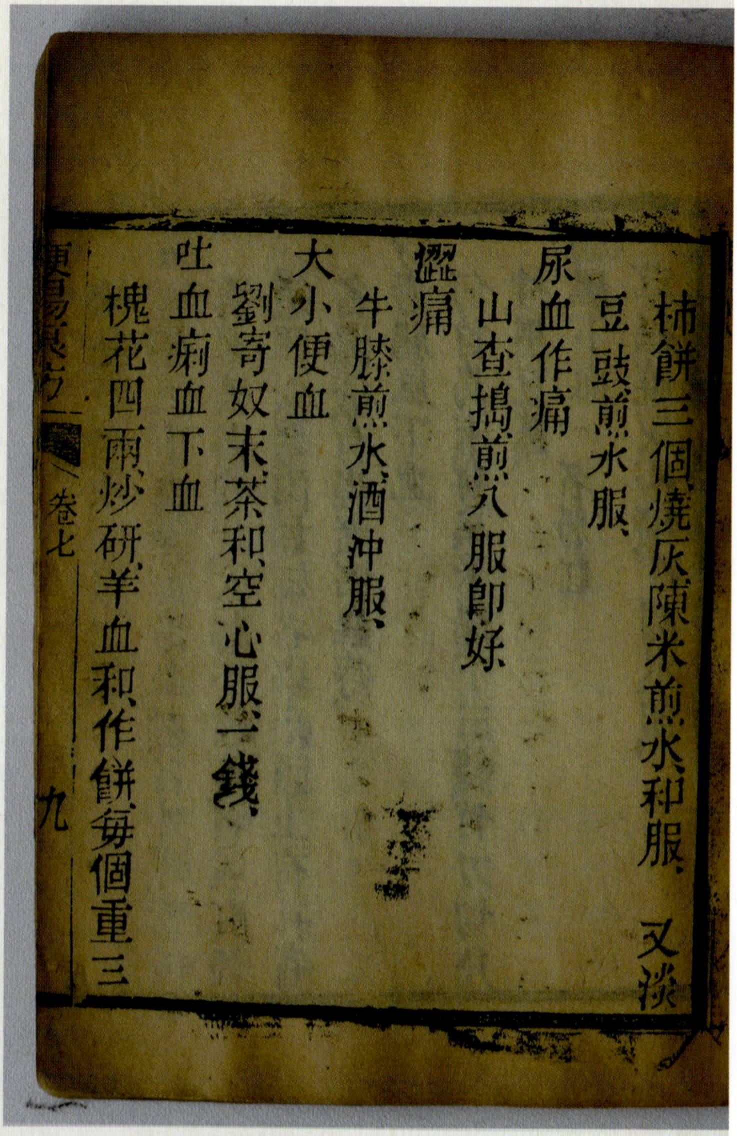

柿餅三個燒灰陳米煎水和服、又淡豆豉煎水服、

尿血作痛　山查搗煎八服即好

澀痛　牛膝煎水、酒沖服、

大小便血　劉寄奴末茶和、空心服一錢、

吐血痢血下血　槐花四兩、炒研、羊血和作餅、每個重三

卷七　九

柿饼三个烧灰，陈米煎水和服。

又，淡豆豉煎水服。

尿血作痛　山楂捣煎，八服即好。

涩痛　牛膝煎水，酒冲服。

大小便血　刘寄奴末，茶和，空心服一钱。

吐血，痢血，下血　槐花四两，炒研，羊血和作饼。每个重三

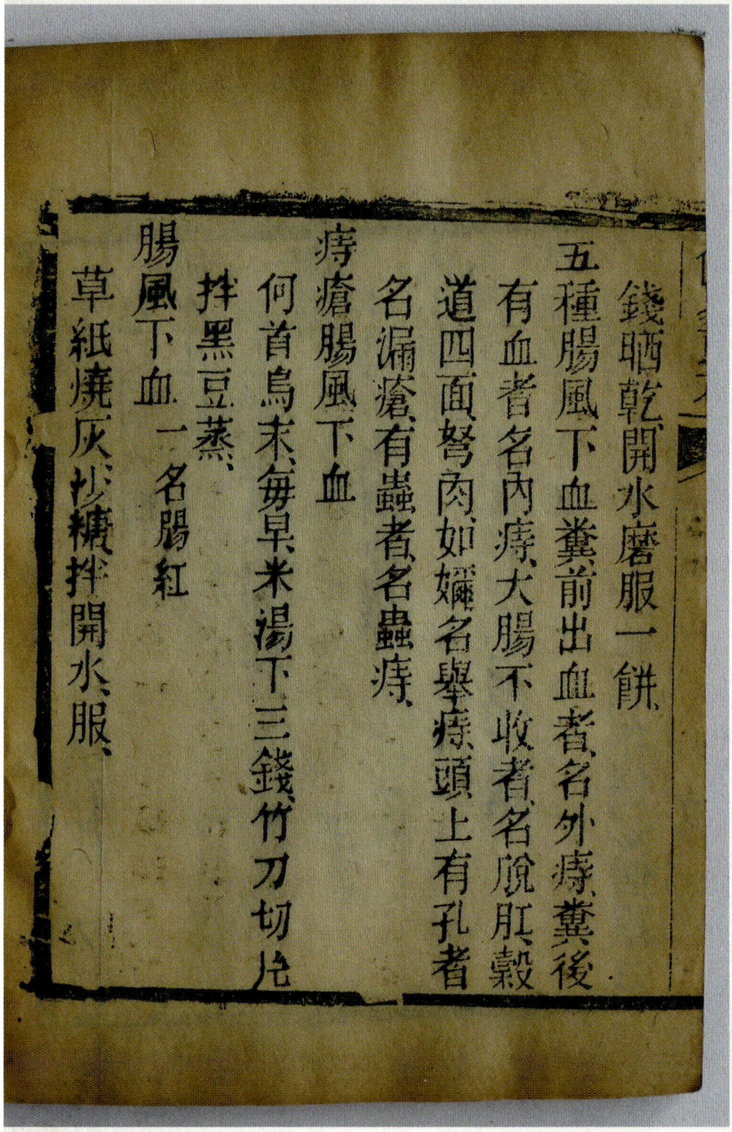

錢晒乾開水磨服一餅、
五種腸風下血糞前出血者、名外痔、糞後
有血者、名內痔、大腸不收者、名脫肛、穀
道四面胬肉、如嬭名舉痔、頭上有孔者
名漏瘡、有蟲者、名蟲痔、
痔瘡腸風下血
何首烏末、每早米湯下三錢、竹刀切片
拌黑豆蒸、
腸風下血 一名腸紅
草紙燒灰、沙糖拌開水、服、

钱，晒干。开水磨服一饼。

五种肠风下血　粪前出血者，名外痔。粪后有血者，名内痔。大肠不收者，名脱肛。谷道四面胬肉如嫲，名举痔。头上有孔者，名漏疮。有虫者，名虫痔。

痔疮，肠风下血　何首乌末，每早米汤下三钱。竹刀切片，拌黑豆蒸。

肠风下血一名肠红　草纸烧灰，砂糖拌，开水服。

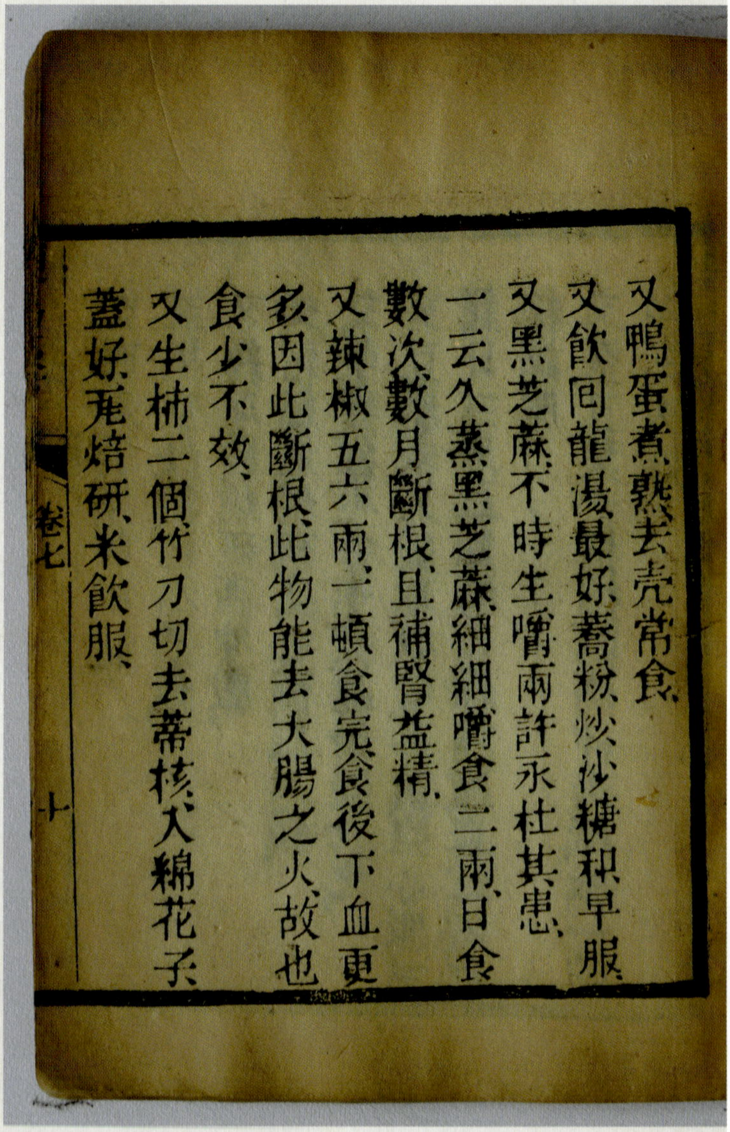

卷七　十

又鴨蛋煮熟去殼常食、
又飲回龍湯最好、蕎粉炒沙糖和早服、
又黑芝蔴不時生嚼兩許永杜其患、
一云久蒸黑芝蔴細細嚼食二兩日食
數次數月斷根且補腎益精、
又辣椒五六兩一頓食完食後下血更
多因此斷根此物能去大腸之火故也
食少不效、
又生柿二個竹刀切去蒂核入綿花子
蓋好瓦焙研米飲服、

又，鸭蛋煮熟，去壳常食。

又，饮回龙汤最好。荞粉炒，砂糖和，早服。

又，黑芝麻不时生嚼两许，永杜其患。

一云，久蒸黑芝麻，细细嚼食二两。日食数次，数月断根。且补肾益精。

又，辣椒五六两，一顿食完。食后下血更多，因此断根。此物能去大肠之火故也。食少不效。

又，生柿二个，竹刀切去蒂核，入棉花子，盖好。瓦焙研，米饮服。

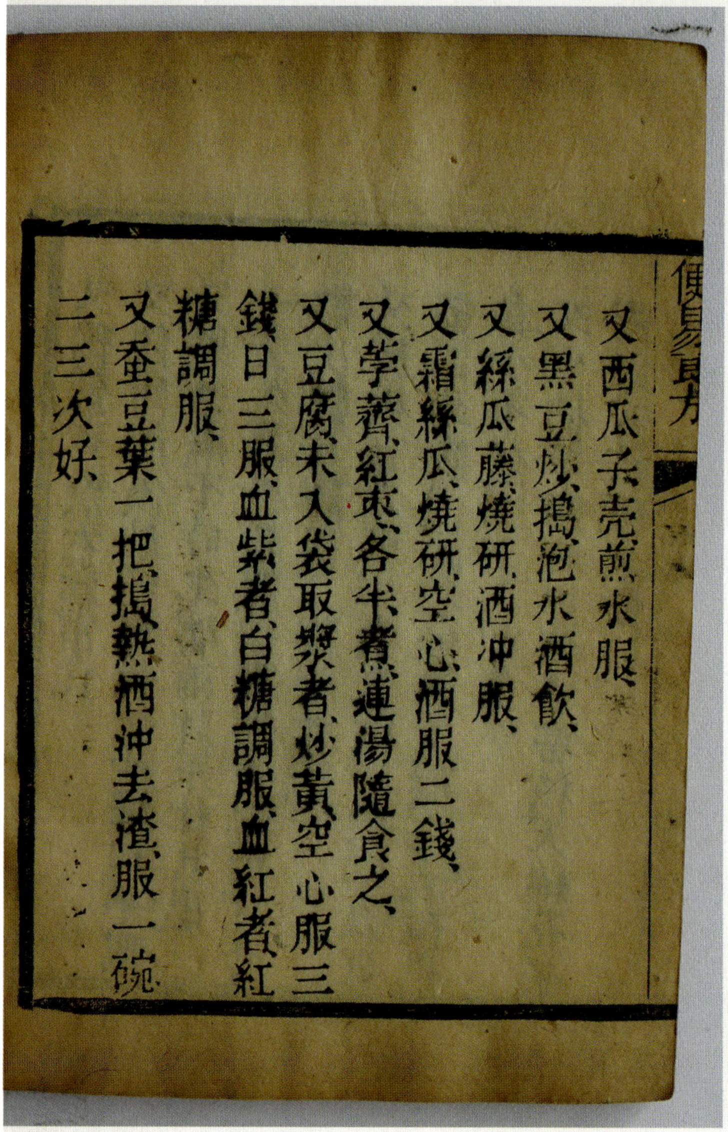

便易良方

又西瓜子壳煎水服
又黑豆炒搗泡水酒飲
又絲瓜藤燒研酒冲服
又霜絲瓜燒研空心酒服二錢
又荸薺紅枣各半煮連湯隨食之
又豆腐末入袋取漿者炒黃空心服三
錢日三服血紫者白糖調服血紅者紅
糖調服
又蚕豆葉一把搗熱酒冲去渣服一碗
二三次好

又，西瓜子壳，煎水服。

又，黑豆炒捣，泡水酒饮。

又，丝瓜藤烧研，酒冲服。

又，霜丝瓜烧研，空心酒服二钱。

又，荸荠、红枣各半煮，连汤随食之。

又，豆腐末，入袋取浆者，炒黄，空心服三钱。日三服。血紫者，白糖调服。血红者，红糖调服。

又，蚕豆叶一把捣，热酒冲，去渣，服一碗。二三次好。

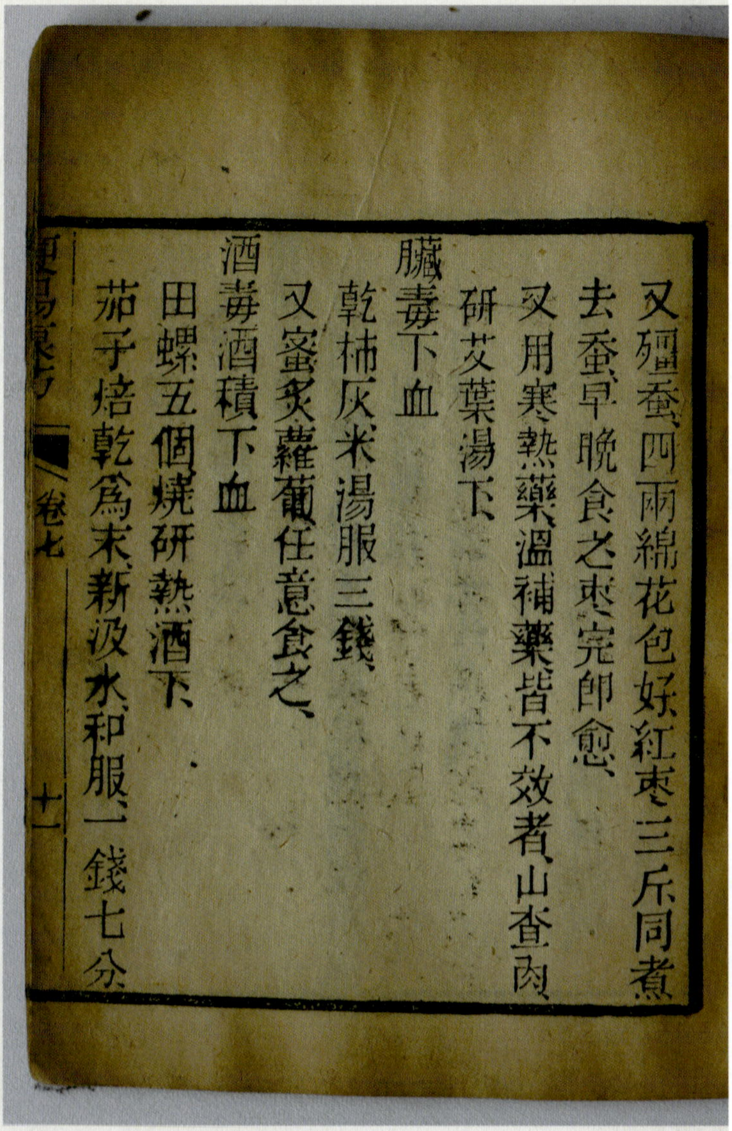

又，僵蚕四两，棉花包好，红枣三斤，同煮。去蚕，早晚食之。枣完即愈。

又，用寒热药、温补药皆不效者，山楂肉研，艾叶汤下。

脏毒下血　干柿灰，米汤服三钱。

又，蜜炙萝卜，任意食之。

酒毒酒积下血　田螺五个烧研，热酒下。

茄子焙干为末，新汲水和服一钱七分。

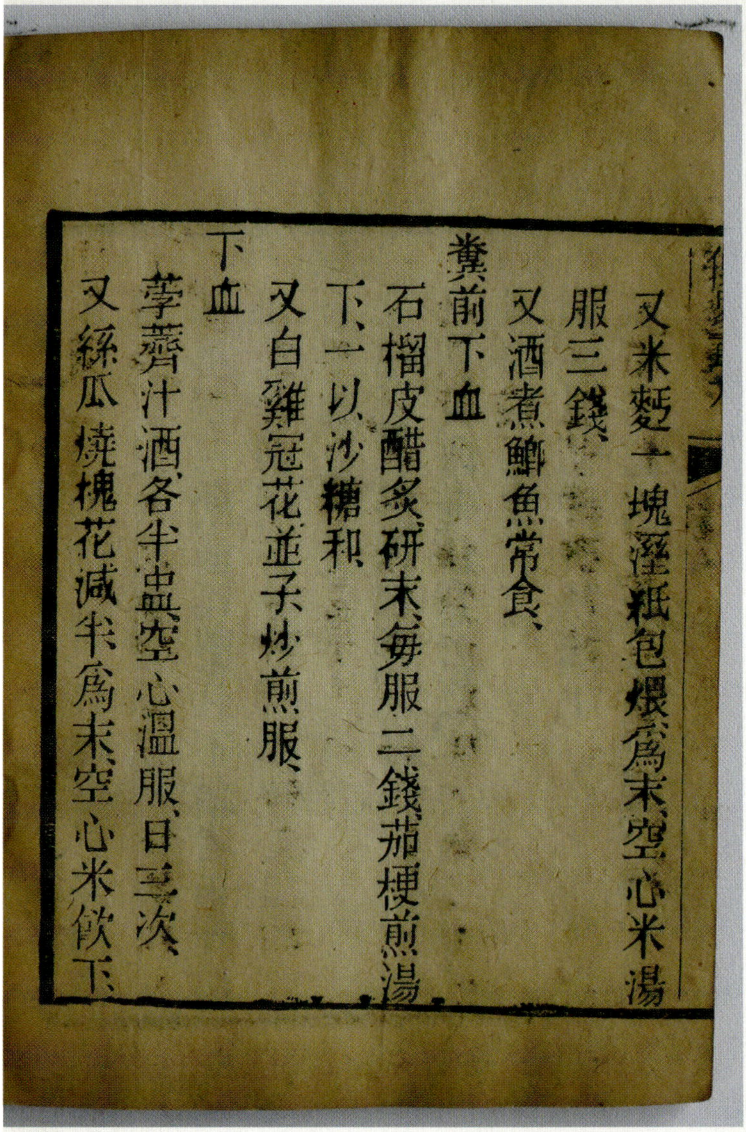

又米麪一塊溼紙包煨爲末空心米湯服三錢

又酒煮鯽魚常食

糞前下血

石榴皮醋炙研末每服二錢茄梗煎湯下一以沙糖和

又白雞冠花並子炒煎服

下血

荸薺汁酒各半盅空心溫服日三次

又絲瓜燒槐花減半爲末空心米飲下

又，米面一块，湿纸包煨，为末。空心米汤服三钱。

又，酒煮鲫鱼，常食。

粪前下血　石榴皮醋炙，研末，每服二钱。茄梗煎汤下。一以砂糖和。

又，白鸡冠花并子炒，煎服。

下血　荸荠汁、酒各半盅，空心温服。日三次。

又，丝瓜烧，槐花减半，为末。空心米饮下。

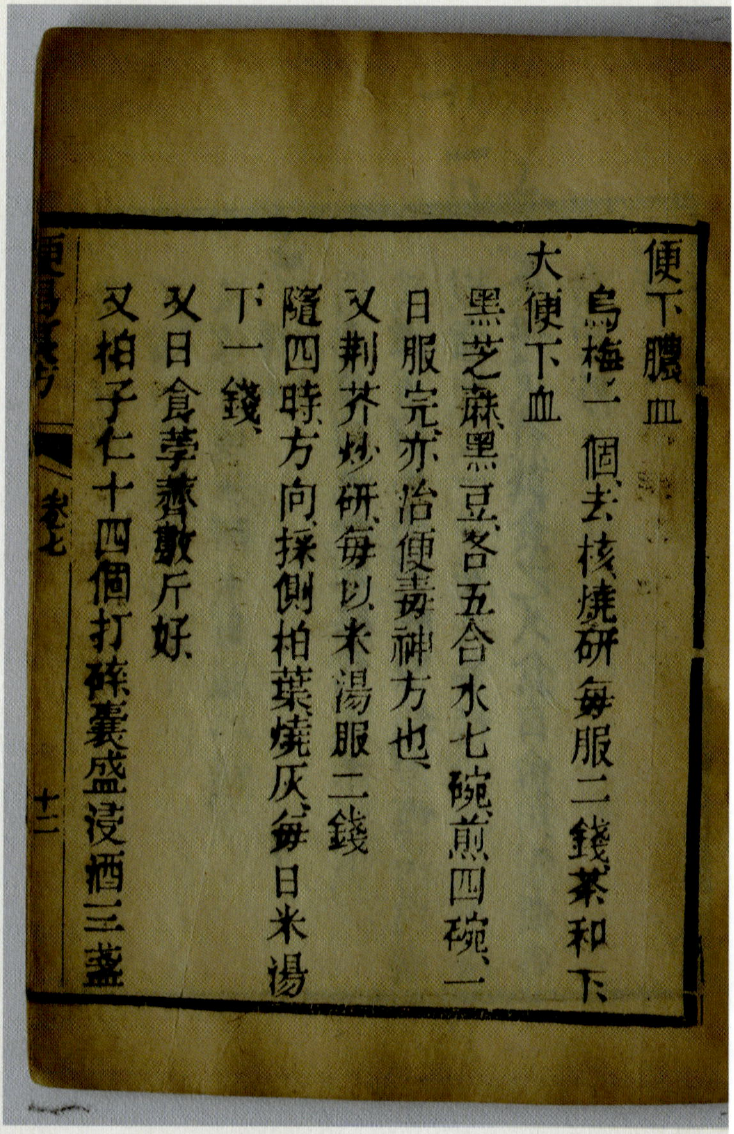
便下膿血
烏梅一個去核燒研每服二錢茶和下
大便下血
黑芝麻黑豆各五合水七碗煎四碗一
日服完亦治便毒神方也
又荊芥炒研每以米湯服二錢
隨四時方向採側柏葉燒灰每日米湯
下一錢
又日食荸薺數斤好
又柏子仁十四個打碎囊盛浸酒三盞
卷七　十二

便下脓血　乌梅一个去核，烧研。每服二钱，茶和下。

大便下血　黑芝麻、黑豆各五合。水七碗，煎四碗，一日服完。亦治便毒。神方也。

又，荆芥炒研，每以米汤服二钱。

随四时方向，采侧柏叶烧灰，每日米汤下一钱。

又，日食荸荠，数斤好。

又，柏子仁十四个，打碎，囊盛，浸酒。三盏，

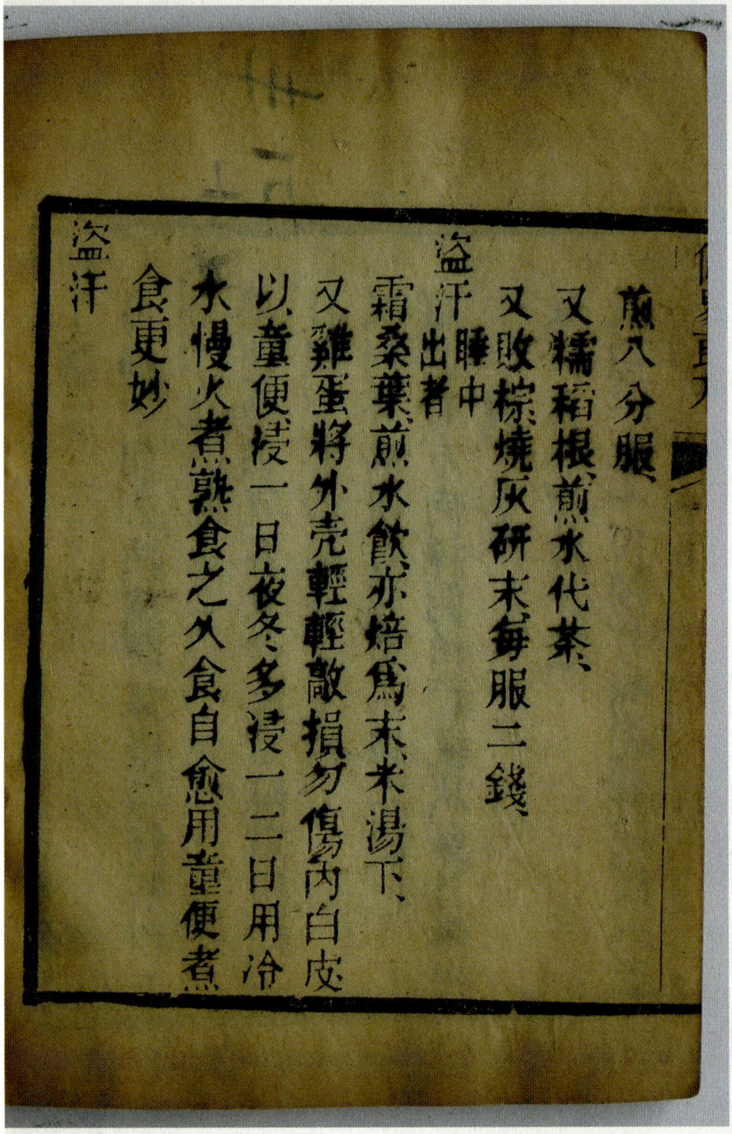
便易良方

煎八分服、
又糯稻根煎水代茶、
又敗棕燒灰研末每服二錢
盜汗睡中出者
霜桑葉煎水飲亦焙為末米湯下、
又雞蛋將外壳輕輕敲損勿傷內白皮
以童便浸一日夜冬多浸一二日用冷
水慢火煮熟食之久食自愈用童便煮
食更妙
盜汗

煎八分服。

又，糯稻根煎水代茶。

又，败棕烧灰，研末，每服二钱。

盗汗睡中出者　霜桑叶煎水饮。亦焙为末，米汤下。

又，鸡蛋将外壳轻轻敲损，勿伤内白皮。以童便浸一日夜，冬多浸一二日。用冷水慢火煮熟食之，久食自愈。用童便煮食更妙。

盗汗

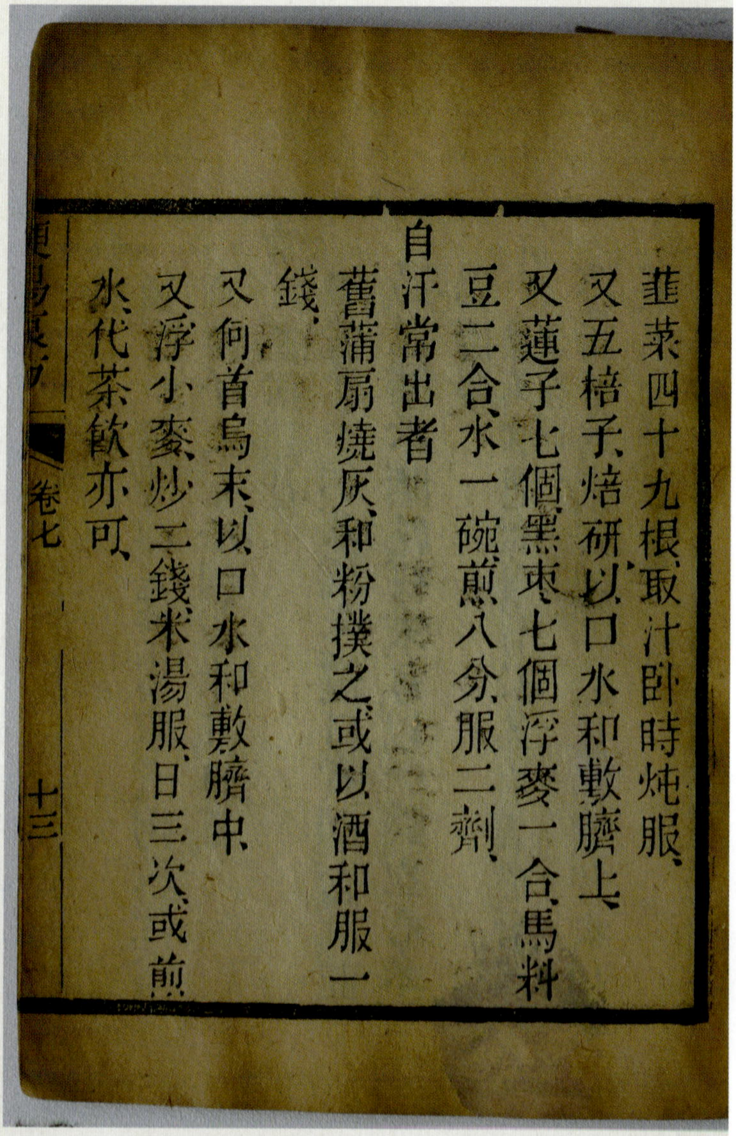
韭菜四十九根、取汁卧時炖服、
又五棓子、焙研以口水和敷臍上、
又蓮子七個、黑枣七個浮麥一合、馬料
豆二合、水一碗煎八分、服二劑、
自汗常出者
舊蒲扇燒灰、和粉撲之、或以酒和服一
錢、
又何首烏末、以口水和敷臍中、
又浮小麥、炒二錢米湯服、日三次或煎
水、代茶飲亦可、
卷七　十三

韭菜四十九根，取汁。卧时顿[1]服。

又，五倍子焙研，以口水和，敷脐上。

又，莲子七个，黑枣七个，浮麦一合，马料豆二合。水一碗，煎八分。服二剂。

自汗常出者　旧蒲扇烧灰，和粉扑之。或以酒和服一钱。

又，何首乌末，以口水和敷脐中。

又，浮小麦炒二钱，米汤服，日三次。或煎水代茶饮亦可。

1 顿：原作“炖”。据《本草纲目》：“夜出盗汗。韭根四十九根，水二升，煮一升，顿服。《千金方》。”

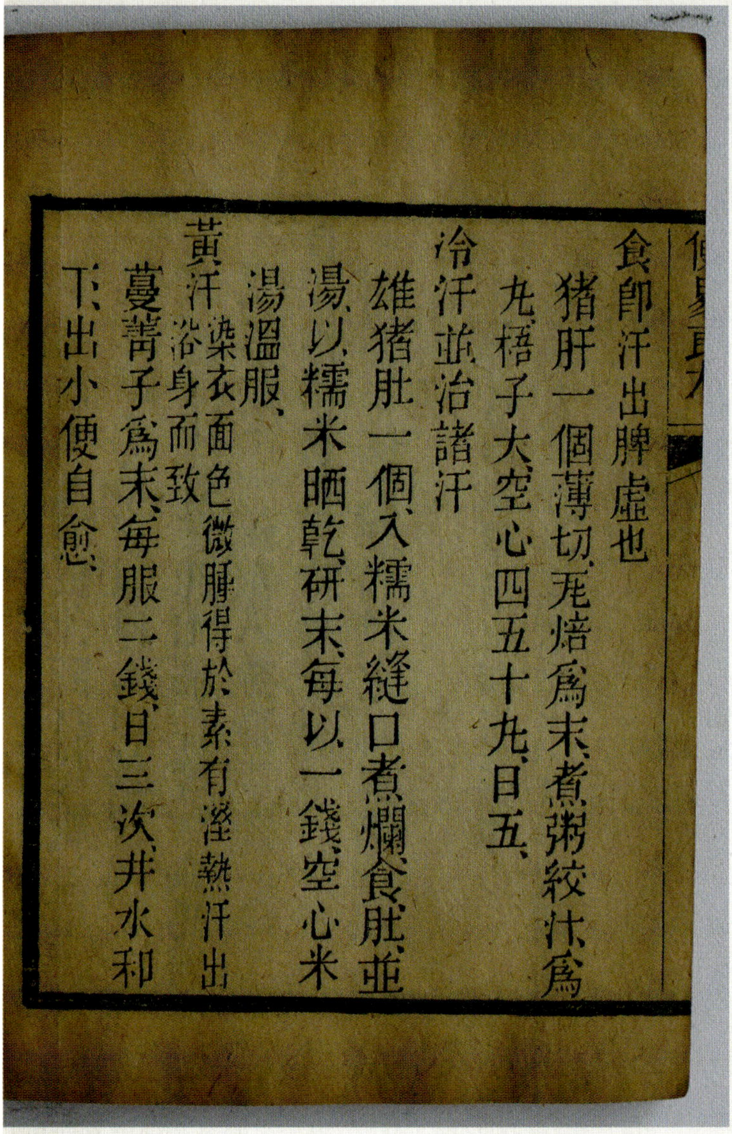

便易良方

食即汗出脾虛也

猪肝一個薄切、瓦焙爲末、煮粥絞汁爲
丸梧子大、空心四五十丸、日五、

冷汗並治諸汗

雄猪肚一個、入糯米縫口煮爛、食肚並
湯、以糯米晒乾、研末、每以一錢、空心米
湯溫服、

黃汗染衣面色微腫得於素有溼熱汗出
浴身而致

蔓菁子爲末、每服二錢、日三次、井水和
下、出小便自愈、

食即汗出，脾虚也　猪肝一个薄切，瓦焙为末，煮粥绞汁，为丸梧子大。空心四五十丸。日五。

冷汗，并治诸汗　雄猪肚一个，入糯米，缝口煮烂，食肚并汤。以糯米晒干研末，每以一钱，空心米汤温服。

黄汗染衣，面色微肿　得于素有湿热，汗出浴身而致。蔓菁子为末。每服二钱，日三次，井水和下。出小便自愈。

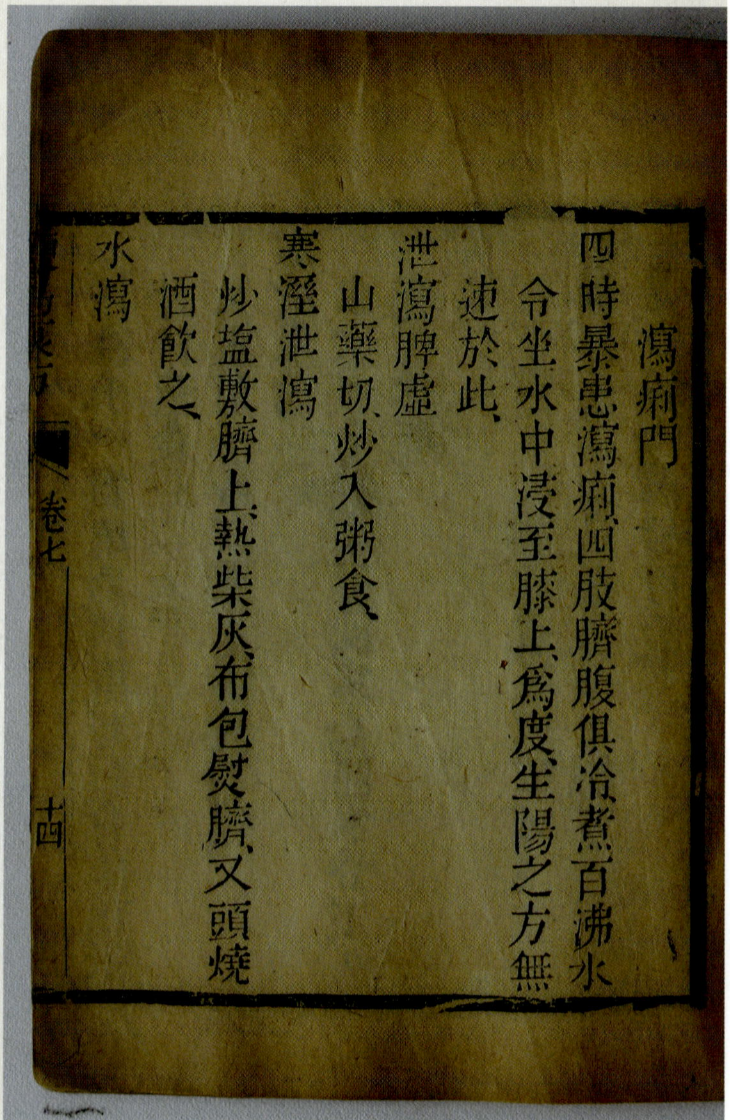

卷七　十四

瀉痢門

四時暴患瀉痢、四肢臍腹俱冷　煮百沸水
令坐水中浸至膝上、爲度、生陽之方無
速於此、

泄瀉脾虛
山藥切、炒入粥食、

寒溼泄瀉
炒塩敷臍上、熱柴灰、布包熨臍、又頭燒
酒飲之、

水瀉

泻痢门

四时暴患泻痢，四肢脐腹俱冷　煮百沸水，令坐水中，浸至膝上为度。生阳之方无速于此。

泄泻脾虚　山药切炒，入粥食。

寒湿泄泻　炒盐敷脐上，热柴灰布包熨脐。

又，头烧酒饮之。

水泻

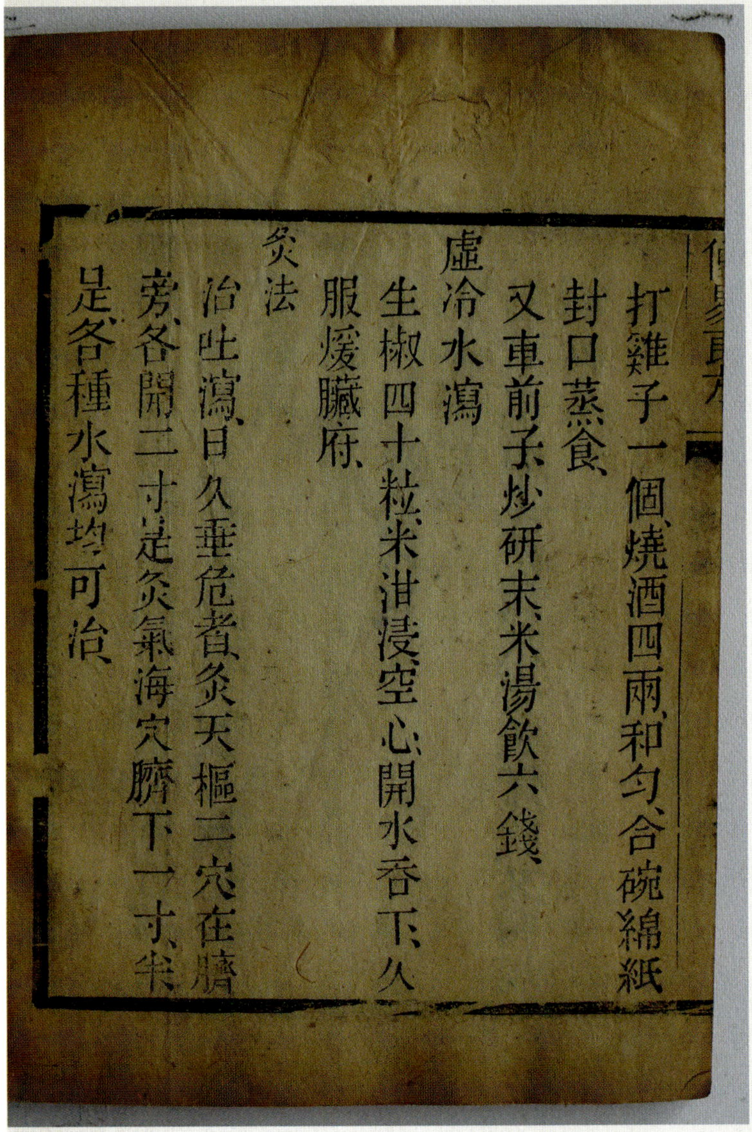
便易良方
打雞子一個、燒酒四兩、和勻、合碗綿紙
封口蒸食、
又車前子炒研末、米湯飲六錢、
虛冷水瀉
生椒四十粒、米泔浸、空心開水吞下、久
服煖臟府、
灸法
治吐瀉、日久垂危者、灸天樞二穴在臍
旁、各開二寸是、灸氣海穴臍下一寸半
是、各種水瀉均可治、

打鸡子一个，烧酒四两，和匀，合碗，绵纸封口，蒸食。

又，车前子炒，研末，米汤饮六钱。

虚冷水泻　生椒四十粒，米泔浸，空心开水吞下。久服暖脏腑。

灸法　治吐泻日久垂危者，灸天枢二穴，在脐旁，各开二寸是。灸气海穴，脐下一寸半是。各种水泻均可治。

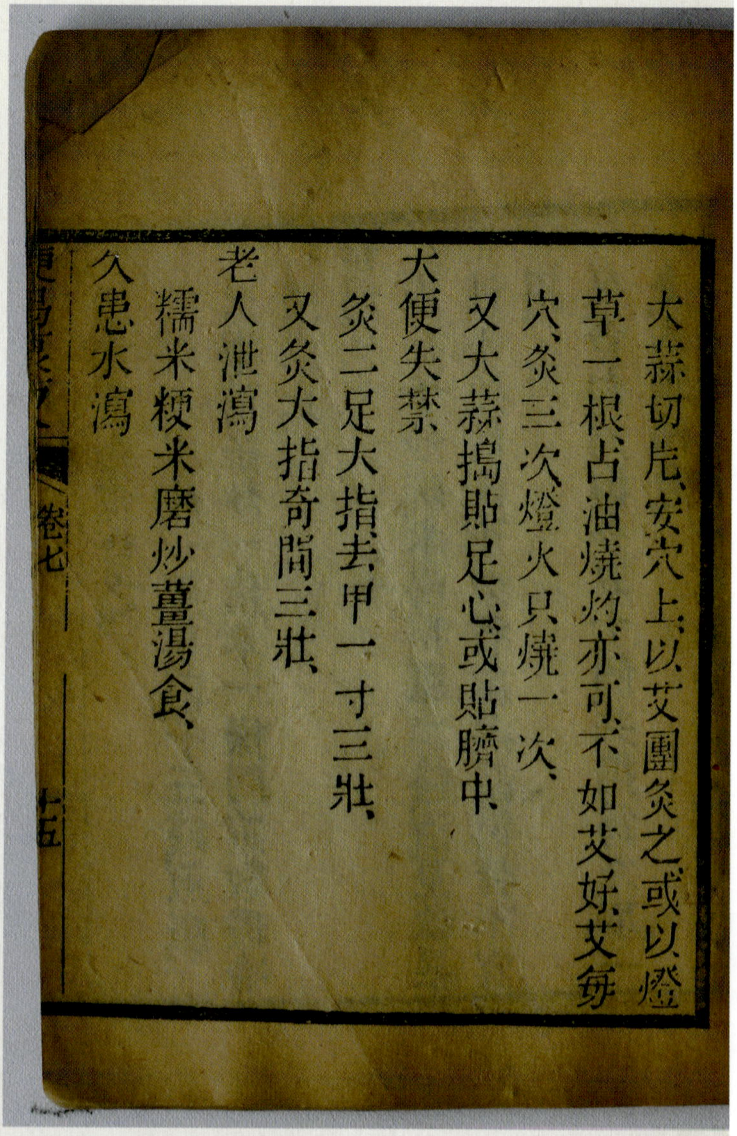

卷七　十五

大蒜切片安穴上以艾團灸之或以燈草一根占油燒灼亦可不如艾好艾每穴灸三次燈火只燒一次

又大蒜搗貼足心或貼臍中

大便失禁

灸二足大指去甲一寸三壯

又灸大指奇間三壯

老人泄瀉

糯米粳米磨炒薑湯食

久患水瀉

大蒜切片安穴上，以艾团灸之。或以灯草一根，沾油烧灼亦可。不如艾好。艾每穴灸三次，灯火只烧一次。

又，大蒜捣，贴足心，或贴脐中。

大便失禁　灸二足大指，去甲一寸，三壮。

又，灸大指奇间三壮。

老人泄泻　糯米、粳米磨炒，姜汤食。

久患水泻

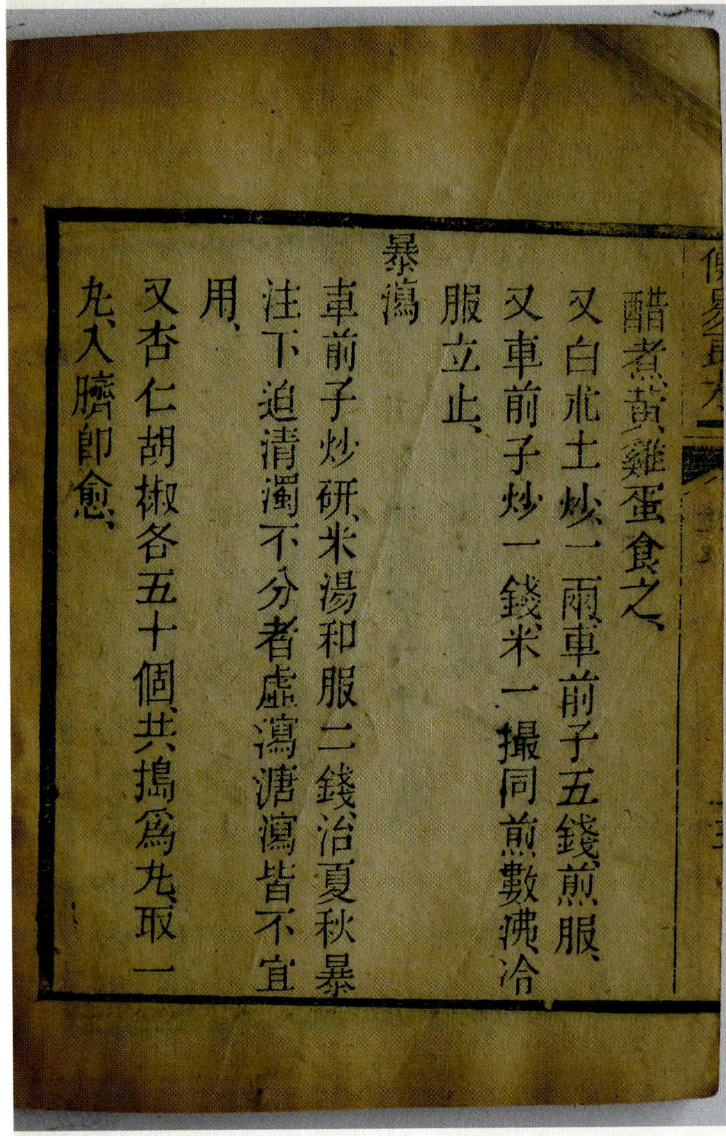

醋煮黃雞蛋食之、

又白朮土炒一兩車前子五錢煎服、

又車前子炒一錢米一撮同煎數沸冷服立止、

暴瀉

車前子炒研米湯和服二錢治夏秋暴注下迫清濁不分者虛瀉溏瀉皆不宜用、

又杏仁胡椒各五十個共搗爲丸取一丸入臍即愈、

醋煮黄鸡蛋食之。

又，白术土炒一两，车前子五钱，煎服。

又，车前子炒一钱，米一撮，同煎数沸。冷服。立止。

暴泻　车前子炒研，米汤和服二钱。治夏秋暴注下迫，清浊不分者。虚泻、溏泻皆不宜用。

又，杏仁、胡椒各五十个，共捣为丸。取一丸入脐，即愈。

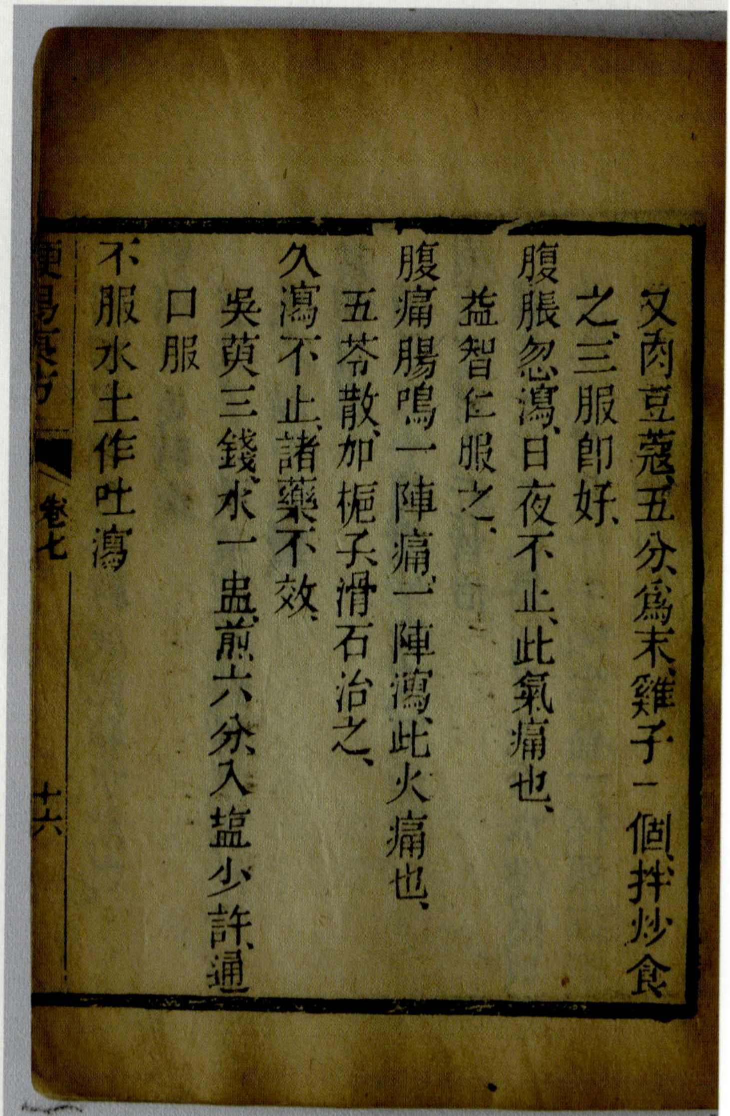

又，肉豆蔻五分为末，鸡子一个拌炒，食之。三服即好。

腹胀忽泻，日夜不止，此气痛也　益智仁服之。

腹鸣肠鸣，一阵痛一阵泻　此火痛也。五苓散，加栀子、滑石治之。

久泻不止，诸药不效　吴萸三钱，水一盅，煎六分。入盐少许，通口服。

不服水土，作吐泻

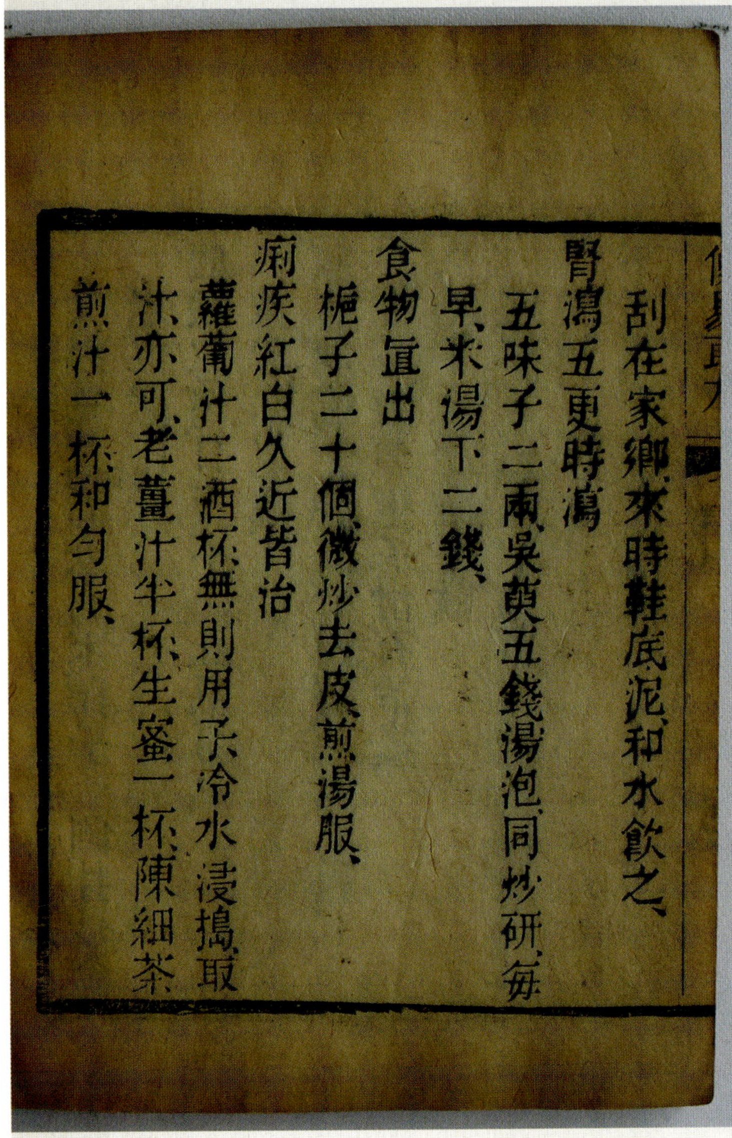
便易良方
刮在家鄉、來時鞋底泥、和水飲之、
腎瀉五更時瀉
五味子二兩、吳萸五錢湯泡、同炒研、每
早、米湯下二錢、
食物直出
梔子二十個、微炒去皮、煎湯服、
痢疾紅白久近皆治
蘿蔔汁二酒杯、無則用子、冷水浸搗、取
汁、亦可、老薑汁半杯、生蜜一杯、陳細茶
煎汁一杯、和勻服、

刮在家乡来时鞋底泥，和水饮之。

肾泻，五更时泻　五味子二两，吴萸五钱，汤泡，同炒研。每早米汤下二钱。

食物直出　栀子二十个，微炒去皮，煎汤服。

痢疾红白，久近皆治　萝卜汁二酒杯，无则用子，冷水浸捣，取汁亦可。

老姜汁半杯，生蜜一杯，陈细茶煎汁一杯，和匀服。

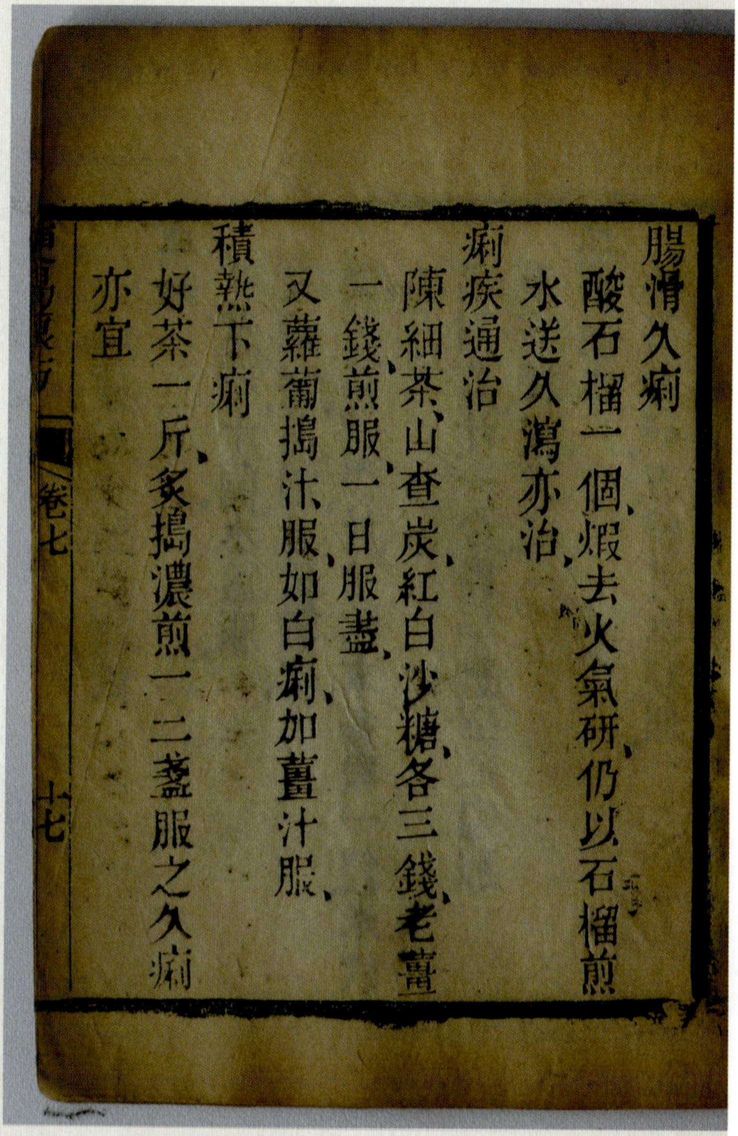
腸滑久痢
酸石榴一個、煅去火氣研、仍以石榴煎
水送久瀉亦治、
痢疾通治
陳細茶、山查炭、紅白沙糖各三錢、老薑
一錢煎服、一日服盡、
又蘿蔔搗汁服、如白痢加薑汁服、
積熱下痢
好茶一斤、炙搗濃煎一二盞服之久痢
亦宜
卷七 十七

肠滑久痢　酸石榴一个煅，去火气，研。仍以石榴煎水送。久泻亦治。

痢疾通治　陈细茶、山楂炭、红白砂糖各三钱，老姜一钱。煎服。一日服尽。

又，萝卜捣汁服。如白痢，加姜汁服。

积热下痢　好茶一斤炙捣，浓煎一二盏服之。久痢亦宜。

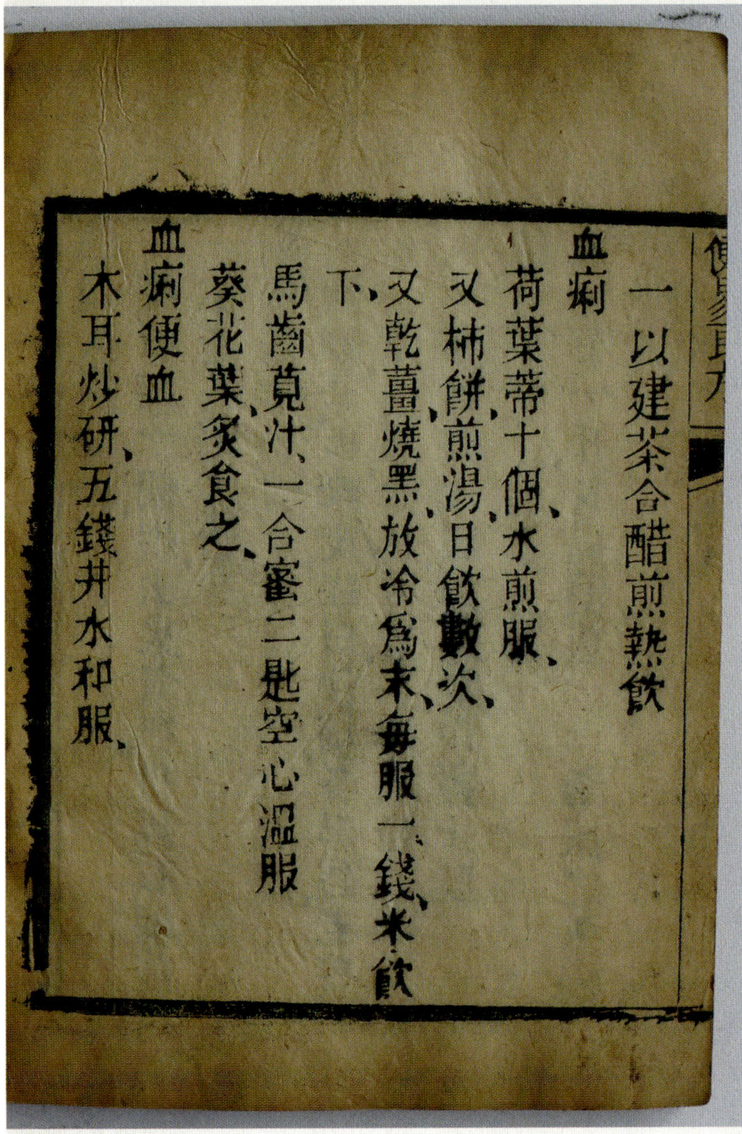
便易良方
一以建茶合醋煎熱飲
血痢　荷葉蒂十個、水煎服、
又柿餅煎湯日飲數次、
又乾薑燒黑放冷爲末、每服一錢、米飲下、
馬齒莧汁一合、蜜二匙空心温服
葵花葉、炙食之、
血痢便血　木耳炒研、五錢井水和服、

一以建茶和醋，煎热饮。

血痢　荷叶蒂十个，水煎服。

又，柿饼煎汤，日饮数次。

又，干姜烧黑放冷，为末。每服一钱，米饮下。

马齿苋汁一合，蜜二匙。空心温服。

葵花叶，炙食之。

血痢便血　木耳炒研五钱，井水和服。

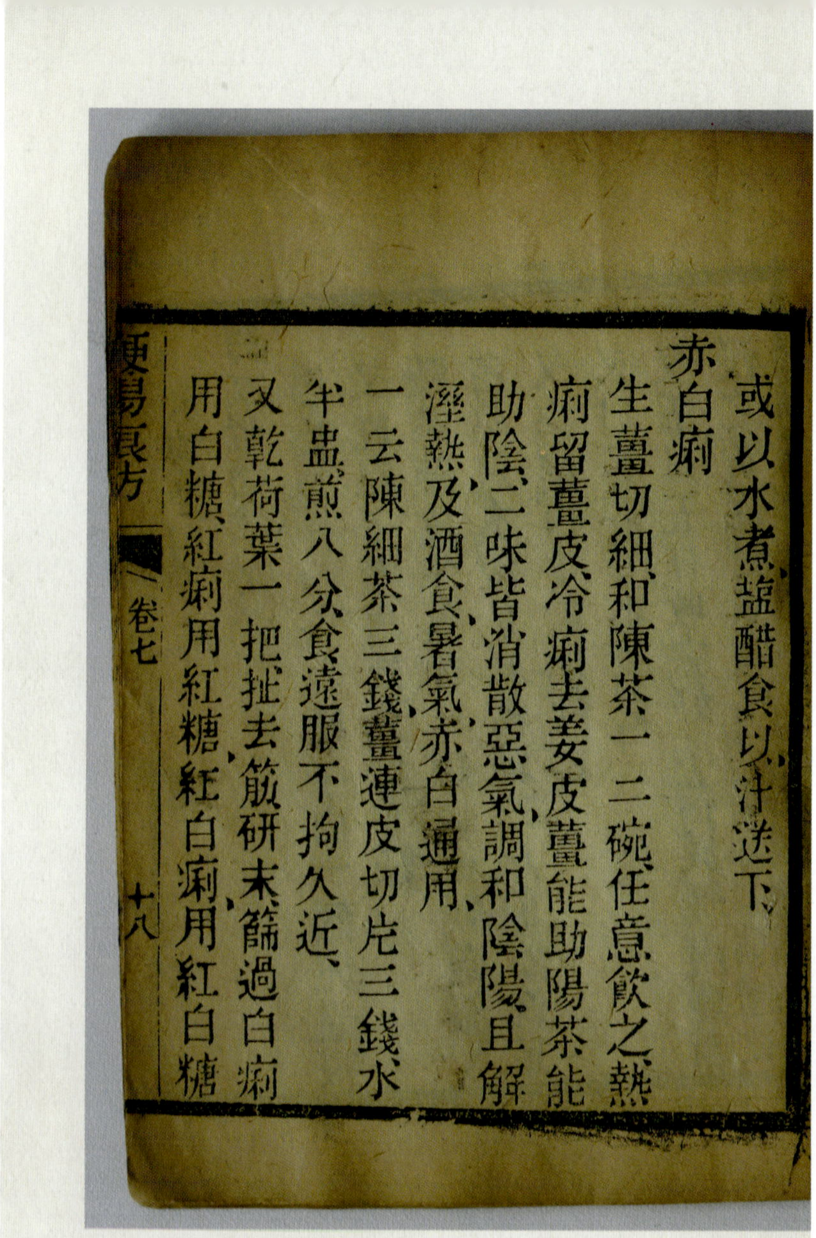

或以水煮盐醋食以汁送下
赤白痢
生薑切細和陳茶一二碗任意飲之熱
痢留薑皮冷痢去姜皮薑能助陽茶能
助陰二味皆消散惡氣調和陰陽且解
溼熱及酒食暑氣赤白通用
一云陳細茶三錢薑連皮切片三錢水
半盅煎八分食遠服不拘久近
又乾荷葉一把扯去筋研末篩過白痢
用白糖紅痢用紅糖紅白痢用紅白糖
便易良方 卷七 十八

或以水煮盐醋食，以汁送下。

赤白痢　生姜切细，和陈茶一二碗，任意饮之。热痢留姜皮，冷痢去姜皮。姜能助阳，茶能助阴。二味皆消散恶气，调和阴阳，且解湿热及酒食暑气。赤白通用。

一云，陈细茶三钱，姜连皮切片三钱，水半盅，煎八分，食远服。不拘久近。

又，干荷叶一把，扯去筋，研末，筛过。白痢用白糖，红痢用红糖，红白痢用红白糖。

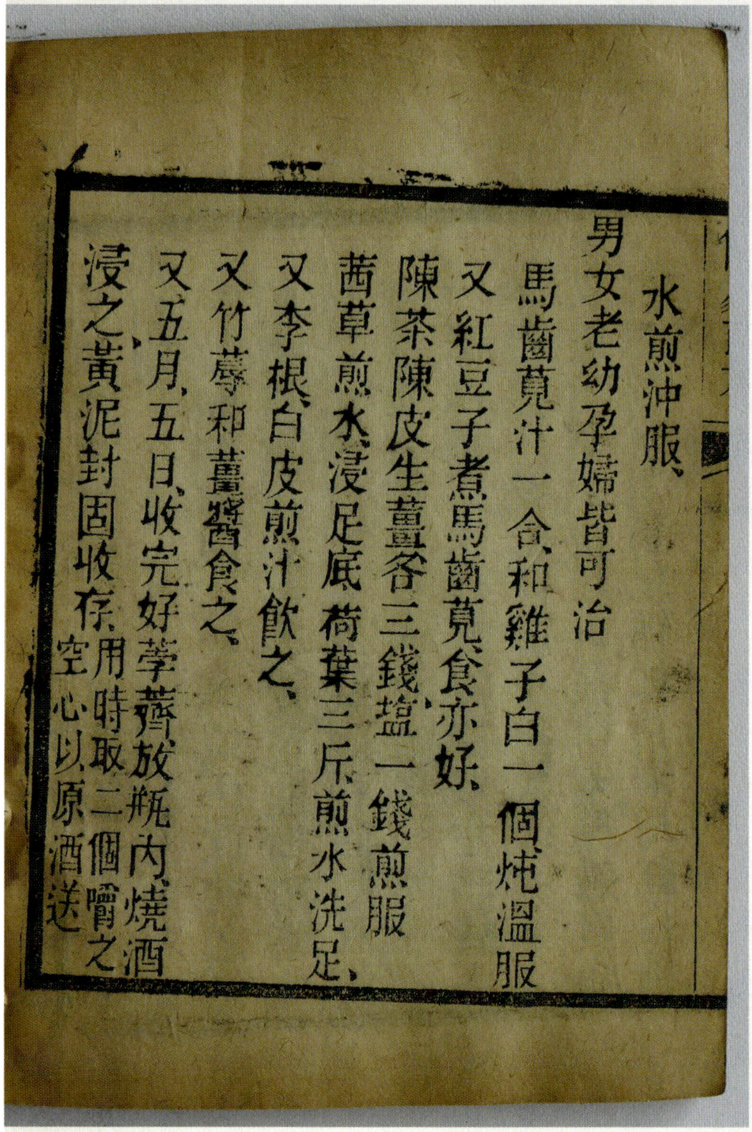

水煎沖服、
男女老幼孕婦皆可治
馬齒莧汁一合、和雞子白一個炖溫服
又紅豆子煮馬齒莧食亦好、
陳茶陳皮生薑各三錢塩一錢煎服
茜草煎水、浸足底荷葉三斤煎水洗足、
又李根白皮煎汁飲之、
又竹蓐和薑醬食之、
又五月、五日、收完好荸薺放瓶内燒酒
浸之、黄泥封固收存、用時取二個嚼之
空心以原酒送

水煎冲服。

男女老幼孕妇皆可治　马齿苋汁一合，和鸡子白一个，炖温服。

又，红豆子煮马齿苋食，亦好。

陈茶、陈皮、生姜各三钱，盐一钱，煎服。

茜草煎水，浸足底。荷叶三斤，煎水洗足。

又，李根白皮，煎汁饮之。

又，竹蓐和姜、酱食之。

又，五月五日，收完好荸荠，放瓶内，烧酒浸之，黄泥封固，收存。用时取二个嚼之。空心以原酒送。

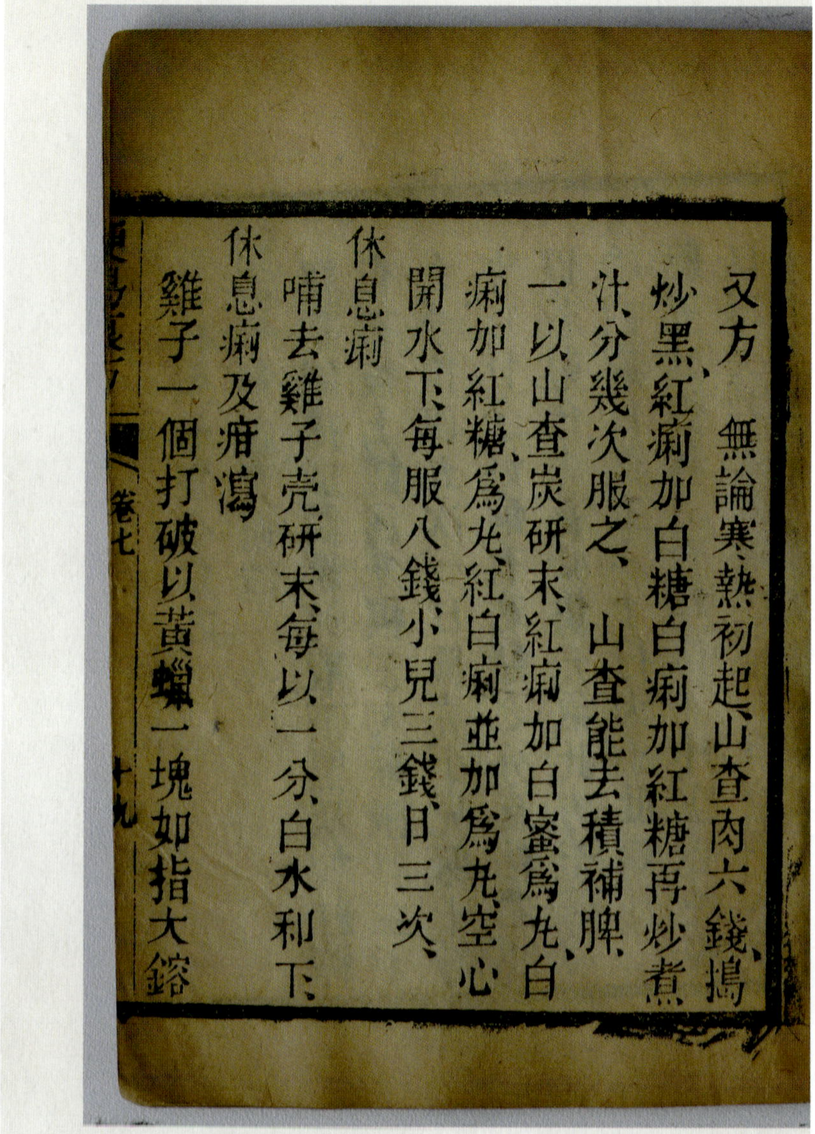

又方　無論寒熱初起山查肉六錢搗
炒黑紅痢加白糖白痢加紅糖再炒煮
汁分幾次服之　山查能去積補脾
一以山查炭研末紅痢加白蜜爲丸白
痢加紅糖爲丸紅白痢並加爲丸空心
開水下每服八錢小兒三錢日三次
休息痢
哺去雞子殼研末每以一分白水和下
休息痢及瘠瀉
雞子一個打破以黃蠟一塊如指大鎔

又方，无论寒热初起。山楂肉六钱，捣炒黑。红痢加白糖，白痢加红糖。再炒，煮汁。分几次服之。山楂能去积补脾。

一以山楂炭研末。红痢加白蜜为丸，白痢加红糖为丸，红白痢并加为丸。空心开水下，每服八钱，小儿三钱。日三次。

休息痢　哺去鸡子壳研末。每以一分，白水和下。

休息痢及瘠泻　鸡子一个打破，以黄蜡一块如指大，熔

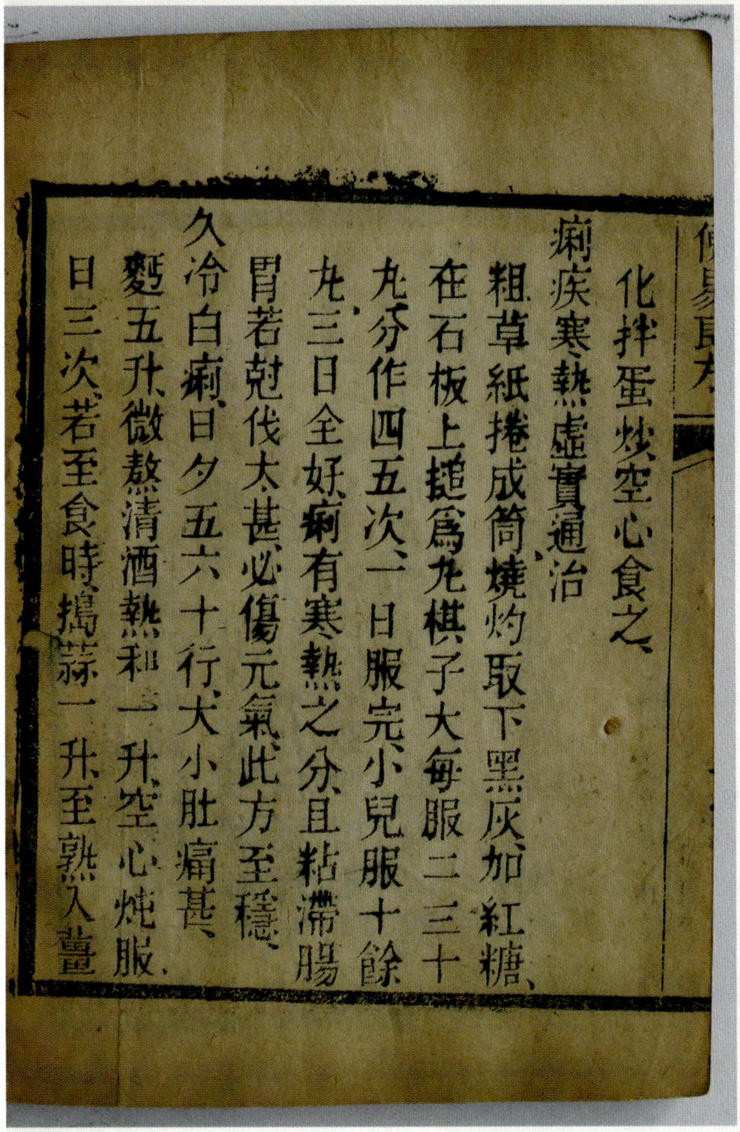
便易良方
化拌蛋炒空心食之
痢疾寒熱虛實通治
粗草紙捲成筒燒灼取下黑灰加紅糖
在石板上搥爲丸棋子大每服二三十
丸分作四五次一日服完小兒服十餘
丸三日全好痢有寒熱之分且粘滯腸
胃若尅伐太甚必傷元氣此方至穩
久冷白痢日夕五六十行大小肚痛甚
麪五升微熬清酒熱和一升空心炖服
日三次若至食時搗蒜一升至熟入薑

化，拌蛋炒。空心食之。

痢疾，寒热虚实通治　粗草纸卷成筒，烧灼。取下黑灰，加红糖，在石板上槌为丸，棋子大。每服二三十丸。分作四五次，一日服完。小儿服十余丸。三日全好。痢有寒热之分，且粘滞肠胃。若克伐太甚，必伤元气。此方至稳。

久冷白痢，日夕五六十行，大小肚痛甚　曲[1]五升，微熬清酒，热和一升。空心顿[2]服。日三次。若至食时，捣蒜一升，至熟入姜、

1 曲：原作“麪”，同“面”。据《备急千金要方》改，见注2。

2 顿：原作“炖”。据《备急千金要方》：“治久痢下纯白……好曲末五升，熬微令香，粥清醇酒令热，和曲末一升，空腹顿服，日三。”

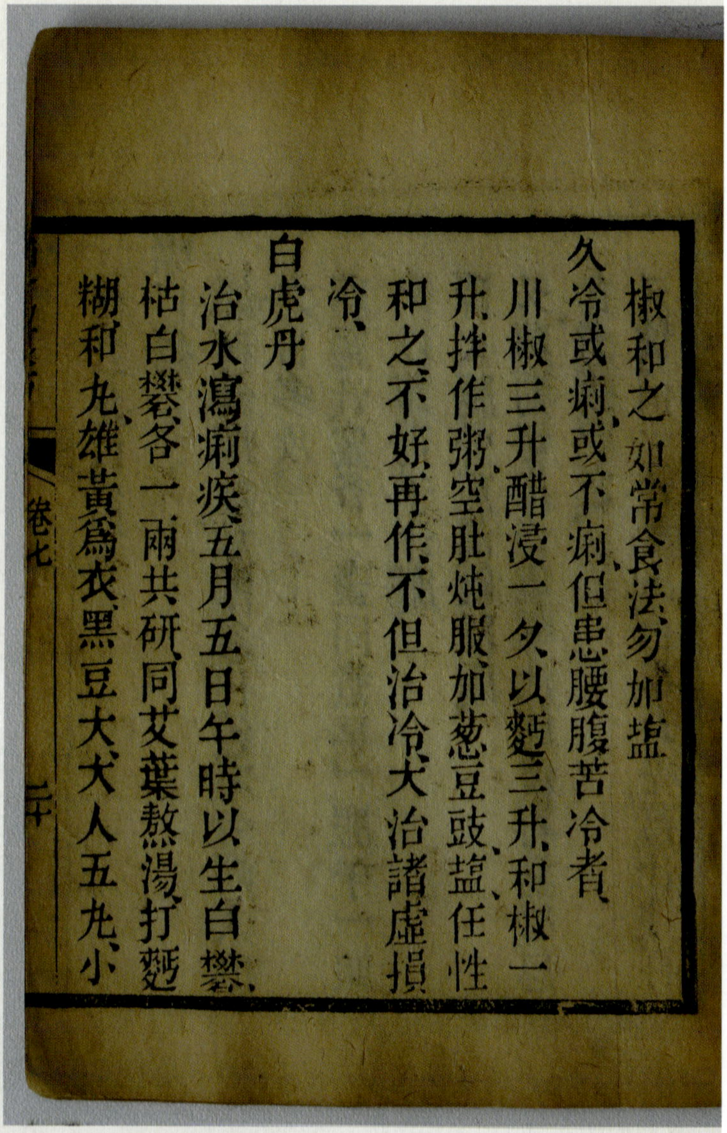

椒和之，如常食法。勿加盐。

久冷或痢或不痢，但患腰腹苦冷者　川椒三升，醋浸一夕，以曲[1]三升，和椒一升，拌作粥。空肚顿[2]服。加葱、豆豉、盐，任性和之，不好再作。不但治冷，大治诸虚损冷。

白虎丹　治水泻痢疾。五月五日午时，以生白矾、枯白矾各一两，共研，同艾叶熬汤。打面糊和丸，雄黄为衣，黑豆大。大人五丸，小

1 曲：原作“麹”，同“面”。据《备急千金要方》改，见注2。

2 顿：原作“炖”。据《备急千金要方》治久冷或痢不痢，“新蜀椒三升，用醋渍一宿，以曲三升和椒一升紧拌，煮作粥，空腹顿服之。”

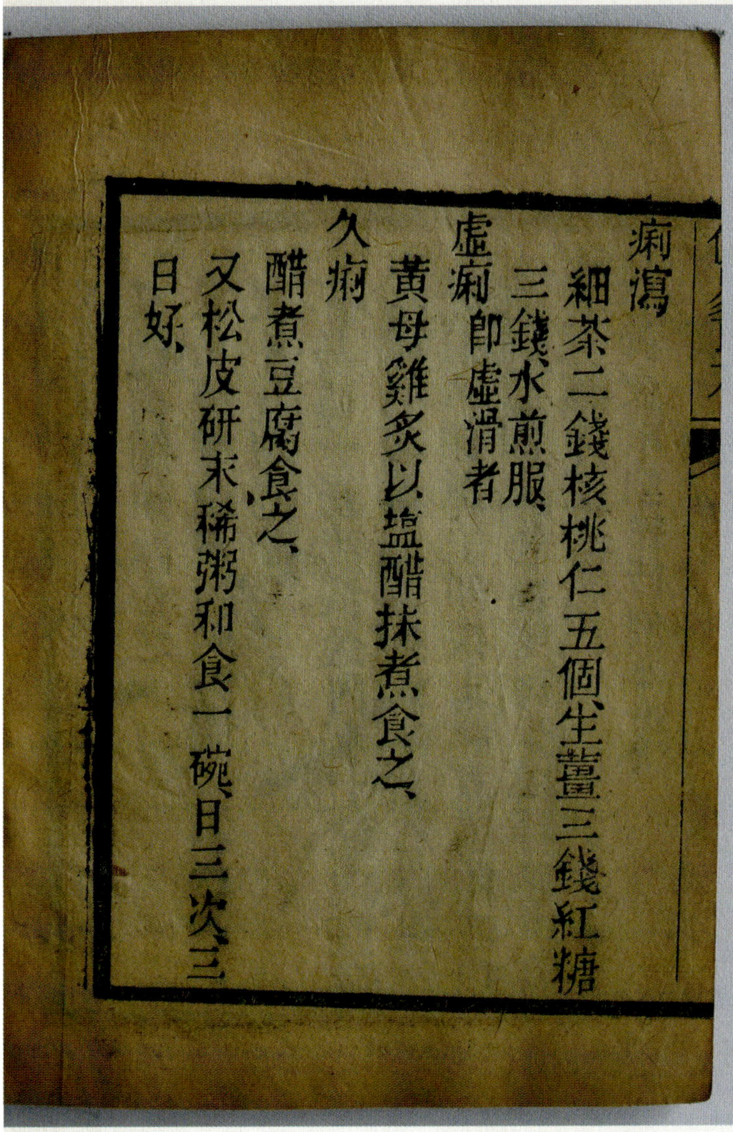
痢瀉　細茶二錢核桃仁五個生薑三錢紅糖三錢水煎服
虛痢　即虛滑者黃母雞炙以塩醋抹煮食之
久痢　醋煮豆腐食之
又松皮研末稀粥和食一碗日三次三日好

痢泻　细茶二钱，核桃仁五个，生姜三钱，红糖三钱。水煎服。

虚痢　即虚滑者。黄母鸡炙，以盐醋抹，煮食之。

久痢　醋煮豆腐，食之。

又，松皮研末，稀粥和食一碗。日三次。三日好。

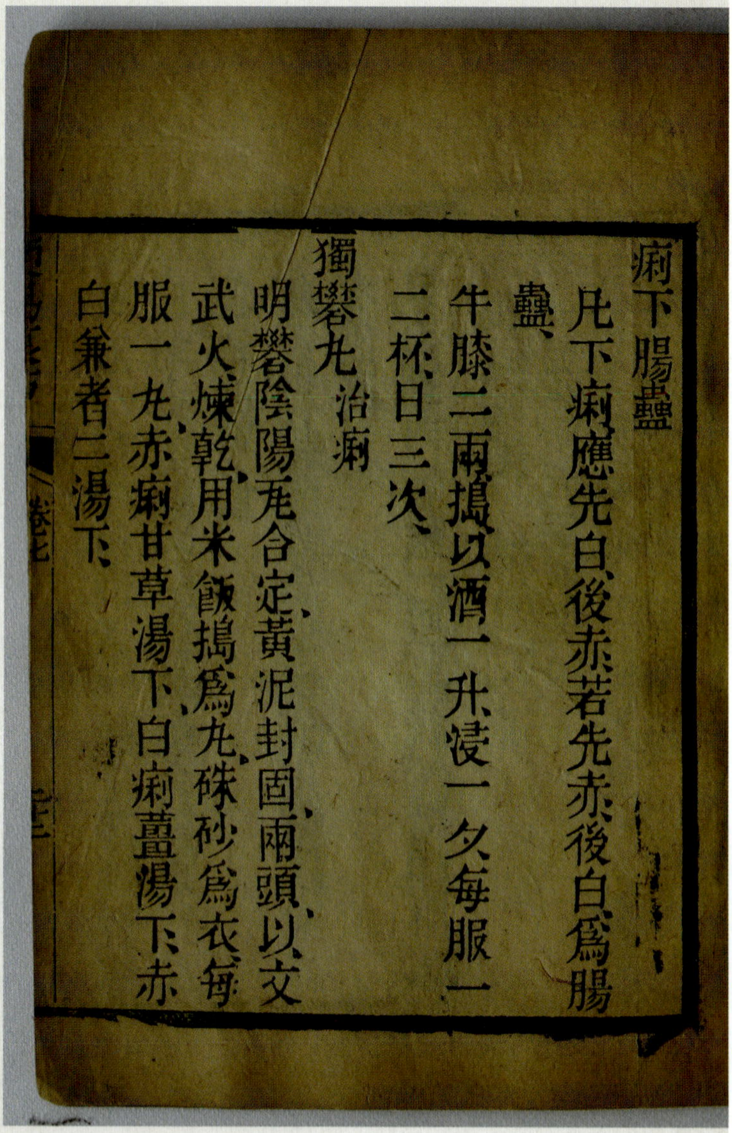

痢下肠蛊　凡痢下，应先白后赤。先赤后白为肠蛊。

牛膝二两捣，以酒一升，浸一夕。每服一二杯，日三次。

独矾丸治痢　明矾，阴阳瓦合定，黄泥封固两头，以文武火炼干。用米饭捣为丸，朱砂为衣。每服一丸。赤痢甘草汤下，白痢姜汤下，赤白兼者二汤下。

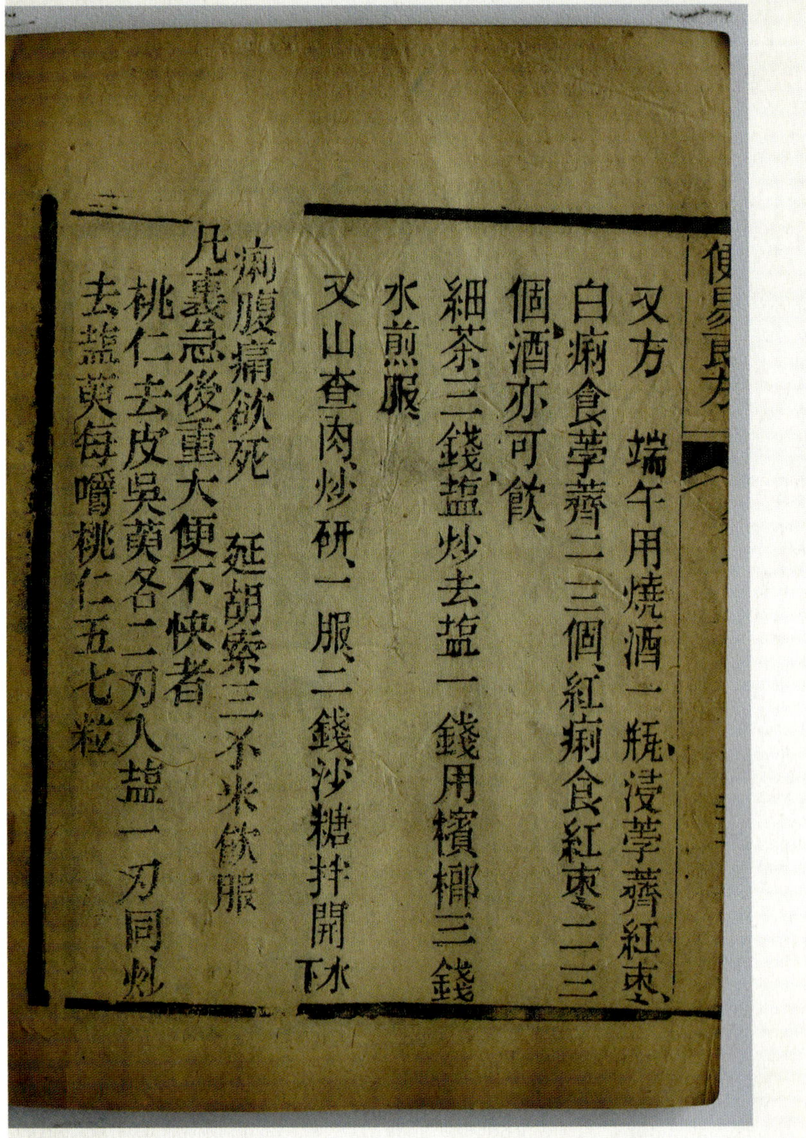

便易良方

又方　端午用燒酒一瓶浸荸薺紅棗白痢食荸薺二三個紅痢食紅棗二三個酒亦可飲

細茶三錢鹽炒去鹽一錢用檳榔三錢水煎服

又山查肉炒研一服二錢沙糖拌開水下

痢腹痛欲死　延胡索三錢米飲服

凡裏急後重大便不快者　桃仁去皮吴萸各二刃入鹽一刃同炒去鹽萸每嚼桃仁五七粒

又方，端午用烧酒一瓶，浸荸荠、红枣。白痢食荸荠二三个。红痢食红枣二三个。酒亦可饮。

细茶三钱盐炒，去盐，一钱用槟榔三钱，水煎服。

又，山楂肉炒研，一服二钱。砂糖拌，开水下。

痢，腹痛欲死　延胡索三钱，米饮服。

凡里急后重，大便不快者　桃仁去皮、吴萸各二两，入盐一两，同炒，去盐、萸，每嚼桃仁五七粒。

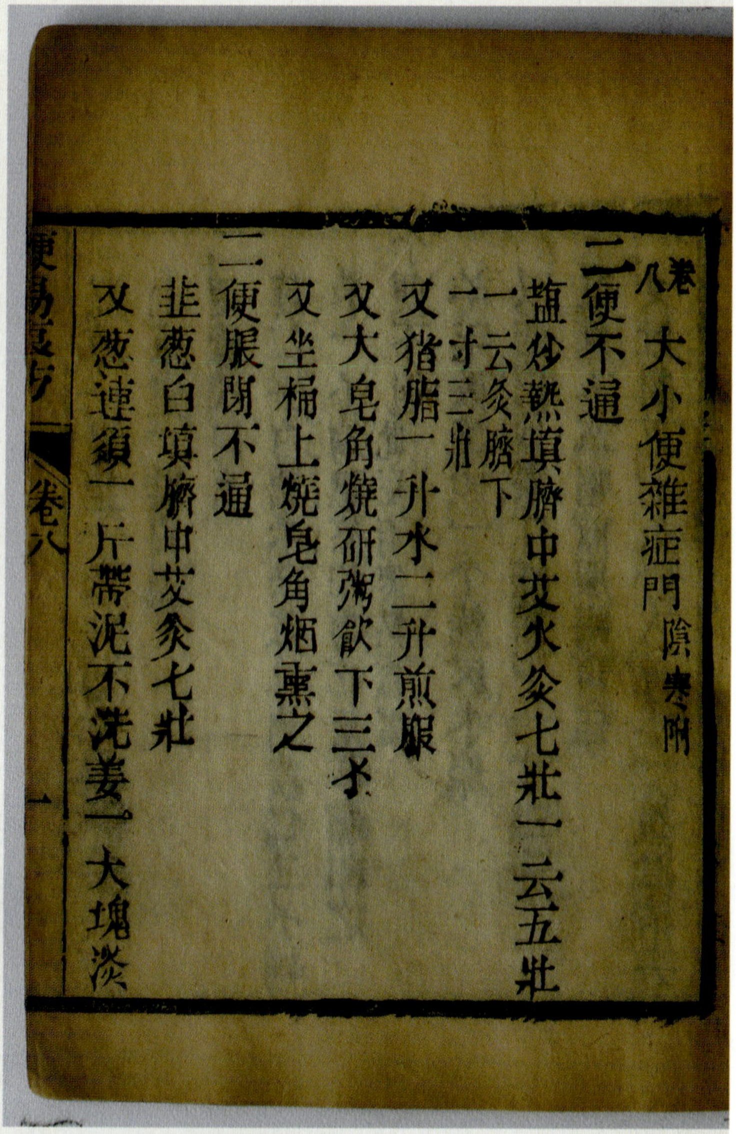

便易良方　卷八　一

卷八　大小便雜症門陰寒附

二便不通

塩炒熱填臍中艾火灸七壯一云五壯

一云灸臍下

一寸三壯

又猪脂一升水二升煎服

又大皂角燒研粥飲下三钱

又坐桶上燒皂角烟熏之

二便脹閉不通

韭葱白填臍中艾灸七壯

又葱連須一斤帶泥不洗姜一大塊淡

便易良方卷八[1]

大小便杂症门阴寒附

二便不通　盐炒热，填脐中。艾火灸七壮。一云，五壮。一云，灸脐下一寸，三壮。

又，猪脂一升，水二升，煎服。

又，大皂角烧研，粥饮下三钱。

又，坐桶上，烧皂角，烟熏之。

二便胀闭不通　韭、葱白填脐中。艾灸七壮。

又，葱连须一斤，带泥不洗。姜一大块，淡

1 便易良方卷八：此处书名据其他章节补入。

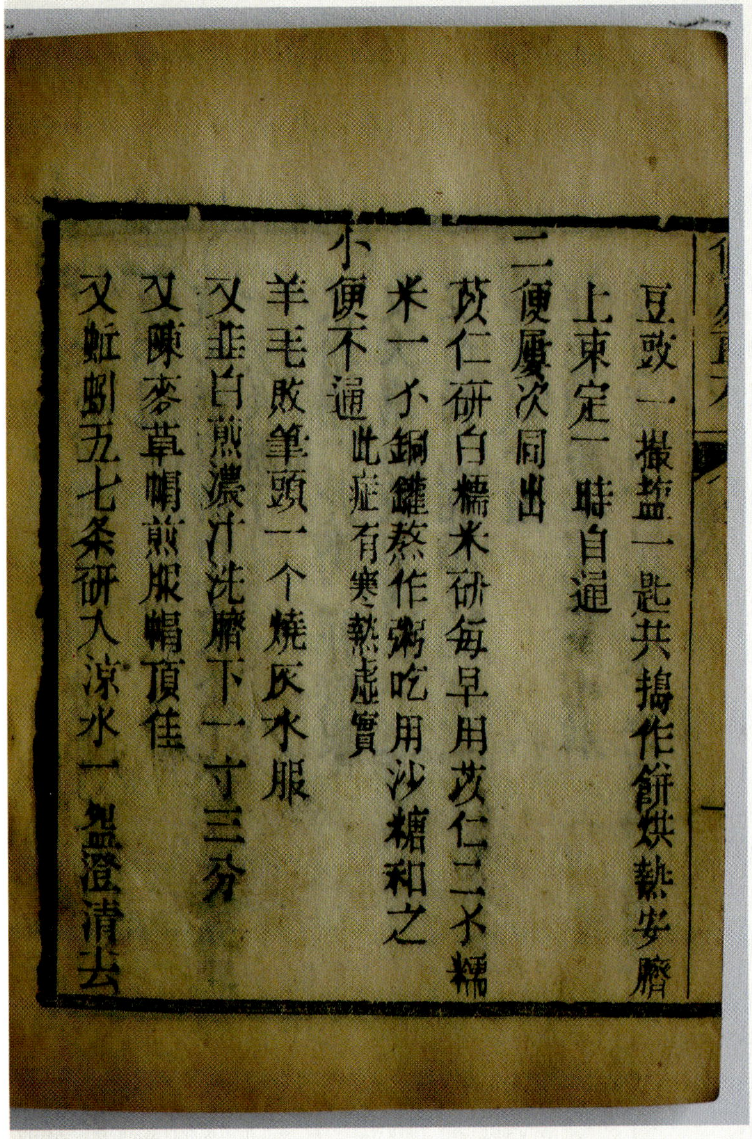
豆豉一撮盐一匙共搗作餅烘熱安臍
上束定一時自通
二便屢次同出
苡仁研白糯米研每早用苡仁二錢糯
米一錢銅罐熬作粥吃用沙糖和之
小便不通此症有寒熱虛實
羊毛敗筆頭一个燒灰水服
又韭白煎濃汁洗臍下一寸三分
又陳麥草帽煎服帽頂佳
又蚯蚓五七条研入涼水一盌澄清去

豆豉一撮，盐一匙。共捣作饼，烘热安脐上，束定。一时自通。

二便屡次同出　苡仁研，白糯米研。每早用苡仁二钱，糯米一钱，铜罐熬作粥吃。用砂糖和之。

小便不通此症有寒热虚实　羊毛败笔头一个，烧灰，水服。

又，韭白煎浓汁，洗脐下一寸三分。

又，陈麦草帽，煎服。帽顶佳。

又，蚯蚓五七条，研。入凉水一碗，澄清去

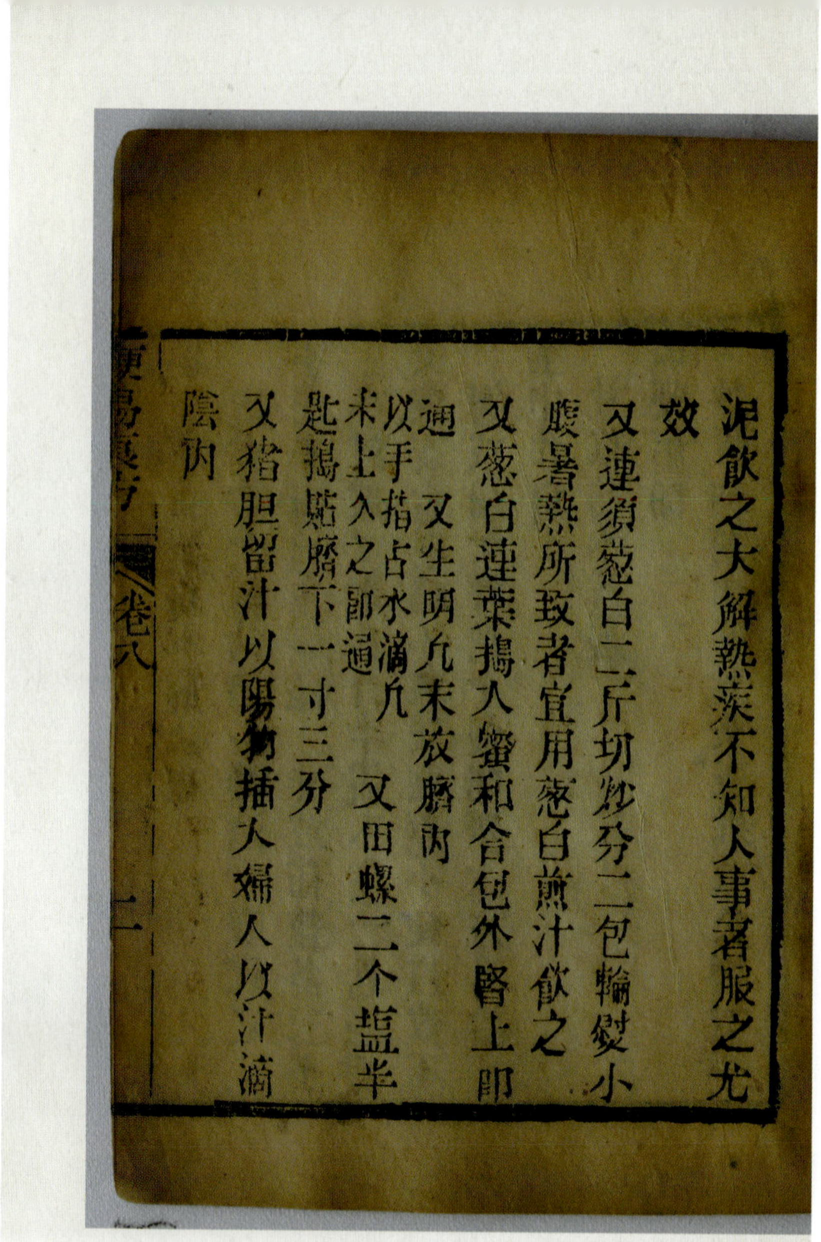
便易良方　卷八　二

泥飲之大解熱疾不知人事者服之尤
效
又連須葱白二斤切炒分二包輪熨小
腹暑熱所致者宜用葱白煎汁飲之
又葱白連葉搗入蜜和合包外腎上即
通　又生明凡末放臍內
以手指占水滴凡
末上久之即通　又田螺二个塩半
匙搗貼臍下一寸三分
又猪胆留汁以陽物插入婦人以汁滴
陰內

泥饮之，大解热疾。不知人事者，服之尤效。

又，连须葱白二斤切，炒。分二包，轮熨小腹。暑热所致者，宜用葱白煎汁饮之。

又，葱白连叶捣，入蜜和合，包外肾上，即通。

又，生白矾末放脐内。以手指沾水，滴矾末上。久之即通。

又，田螺二个，盐半匙，捣。贴脐下一寸三分。

又，猪胆留汁，以阳物插入。妇人以汁滴阴内。

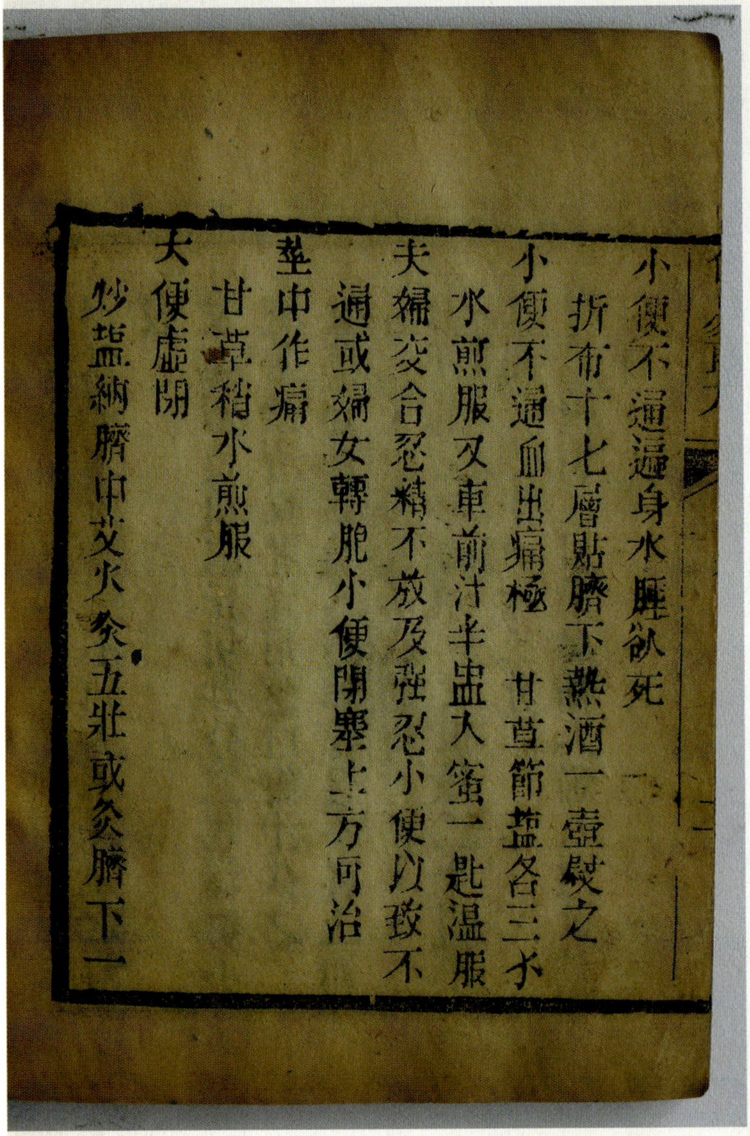

小便不通，遍身水肿欲死　折布十七层，贴脐下。热酒一壶熨之。

小便不通，血出痛极　甘草节、盐各三钱。水煎服。

又，车前汁半盅，入蜜一匙。温服。

夫妇交合，忍精不放，及强忍小便，以致不通。或妇女转胞，小便闭塞。上方可治。

茎中作痛　甘草梢，水煎服。

大便虚闭　炒盐纳脐中，艾火灸五壮。或灸脐下一

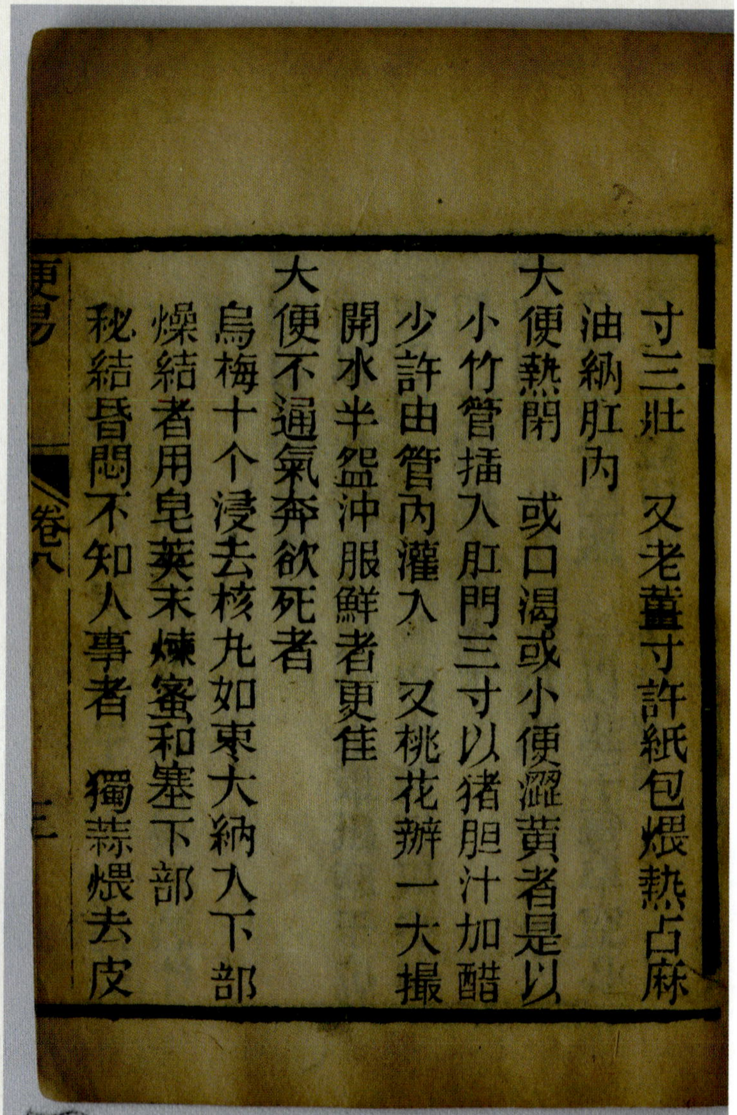
寸三壯　又老薑寸許紙包煨熱占麻
油納肛內
大便熱閉　或口渴或小便澀黃者是以
小竹管插入肛門三寸以猪胆汁加醋
少許由管內灌入　又桃花瓣一大撮
開水半盌沖服鮮者更佳
大便不通氣奔欲死者
烏梅十个浸去核丸如枣大納入下部
燥結者用皂荚末煉蜜和塞下部
秘結昏悶不知人事者　獨蒜煨去皮

寸三壮。

又，老姜寸许，纸包煨热，沾麻油纳肛内。

大便热闭　或口渴，或小便涩黄者是。以小竹管插入肛门三寸。以猪胆汁加醋少许，由管内灌入。

又，桃花瓣一大撮，开水半碗，冲服。鲜者更佳。

大便不通，气奔欲死者　乌梅十个浸，去核，丸如枣大，纳入下部。燥结者用皂荚末，炼蜜，和塞下部。

秘结，昏闷不知人事者　独蒜煨去皮，

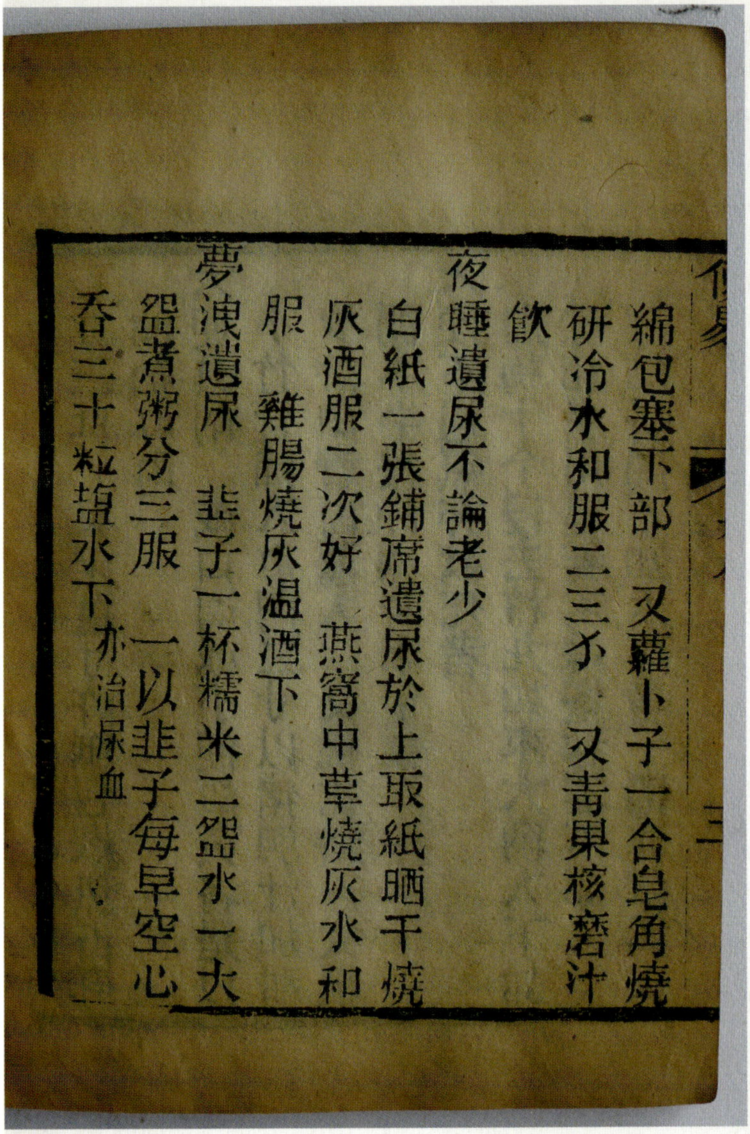
綿包塞下部　又蘿卜子一合皂角燒
研冷水和服二三[illegible]　又青果核磨汁
飲
夜睡遺尿不論老少
白紙一張鋪席遺尿於上取紙晒干燒
灰酒服二次好　燕窩中草燒灰水和
服　雞腸燒灰温酒下
夢洩遺尿　韭子一杯糯米二盌水一大
盌煮粥分三服　一以韭子每早空心
吞三十粒鹽水下亦治尿血

绵包，塞下部。

又，萝卜子一合，皂角烧研。冷水和服二三钱。

又，青果核磨汁饮。

夜睡遗尿，不论老少　白纸一张，铺席遗尿于上。取纸晒干，烧灰酒服，二次好。

燕窝中草烧灰，水和服。

鸡肠烧灰，温酒下。

梦泄遗尿　韭子一杯，糯米二碗，水一大碗，煮粥，分三服。

一以韭子，每早空心吞三十粒，盐水下。亦治尿血。

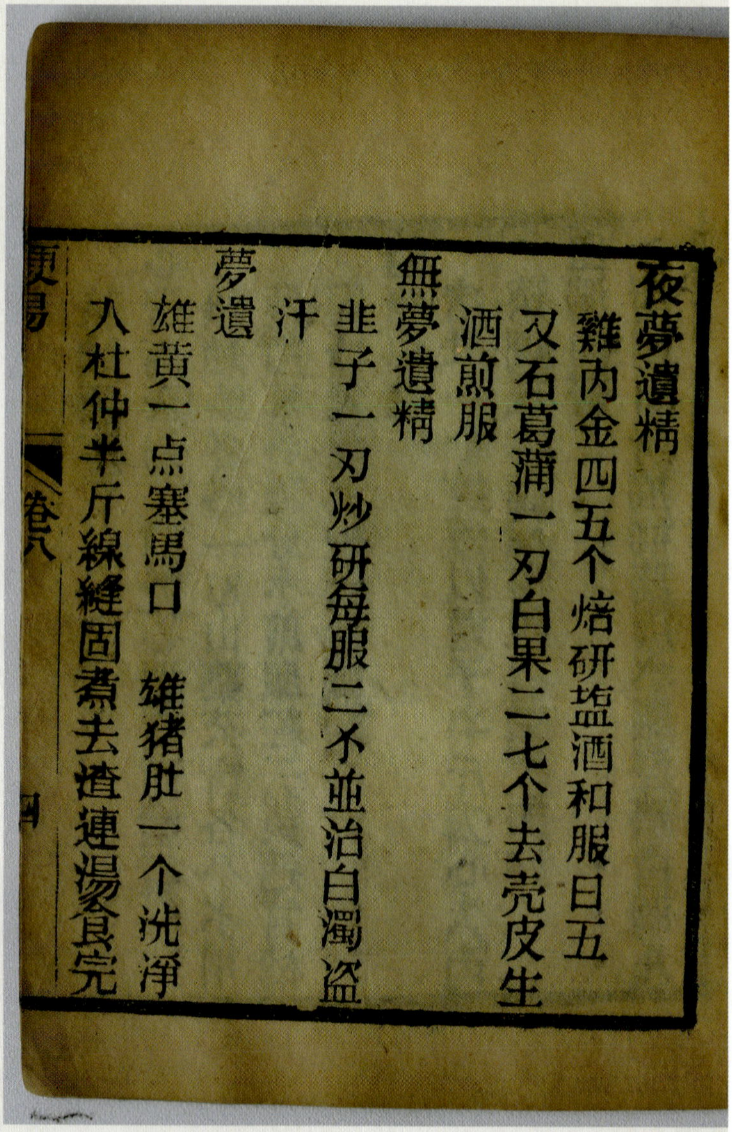

夜夢遺精

雞内金四五个焙研塩酒和服日五

又石菖蒲一刃白果二七个去壳皮生

酒煎服

無夢遺精

韭子一刃炒研每服二不並治白濁盜

汗

夢遺

雄黃一点塞馬口　雄猪肚一个洗淨

入杜仲半斤線縫固煮去渣連湯食完

便易　卷八　四

夜梦遗精　鸡内金四五个，焙研，盐、酒和服。日五。

又，石菖蒲[1]一两，白果二七个，去壳皮。生酒煎服。

无梦遗精　韭子一两炒研，每服二钱。并治白浊，盗汗。

梦遗　雄黄一点，塞马口。

雄猪肚一个洗净，入杜仲半斤，线缝固，煮。去渣，连汤食完。

1 石菖蒲：原作“石葛蒲”。据《奇效简便良方》：“夜梦遗精。菖蒲一两，白果十四个，去壳皮，酒煎服。”

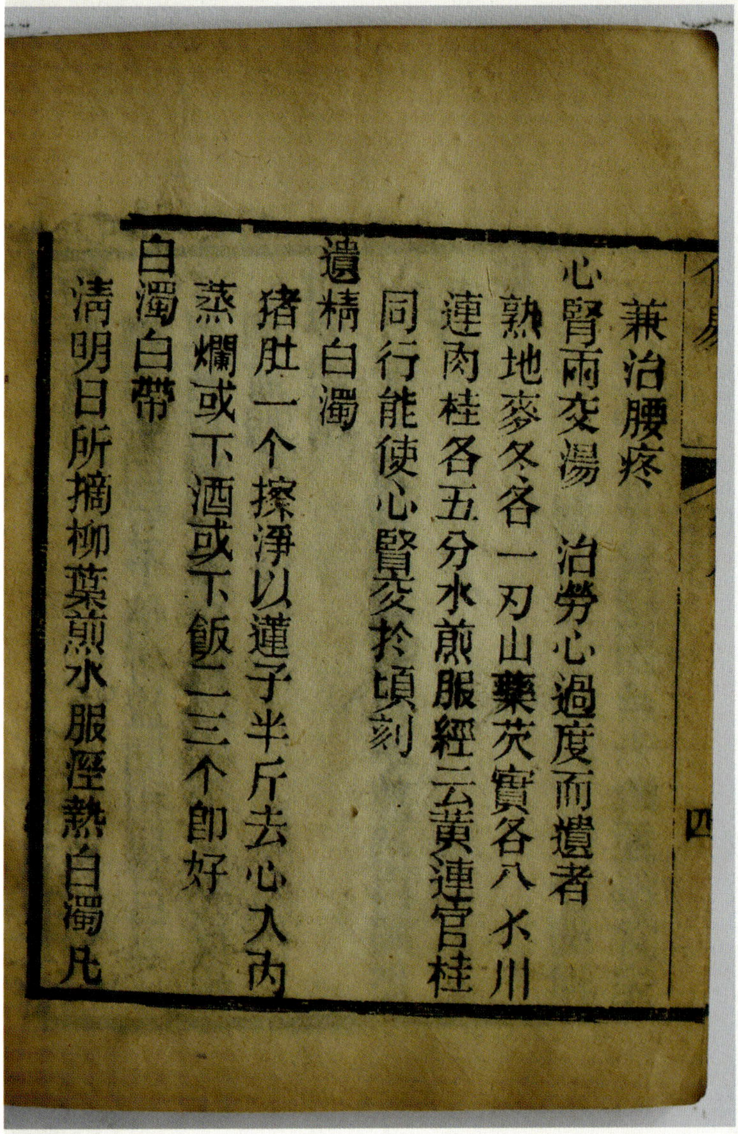

兼治腰疼
心腎兩交湯　治勞心過度而遺者
熟地麥冬各一兩山藥芡實各八錢川
連肉桂各五分水煎服經云黄連官桂
同行能使心腎交於頃刻
遺精白濁
猪肚一个擦淨以蓮子半斤去心入內
蒸爛或下酒或下飯二三个即好
白濁白帶
清明日所摘柳葉煎水服溼熱白濁凡

兼治腰痛。

心肾两交汤　治劳心过度而遗者。熟地、麦冬各一两，山药、芡实各八钱，川连、肉桂各五分，水煎服。经云，黄连、官桂同行，能使心肾交于顷刻。

遗精白浊　猪肚一个，擦净。以莲子半斤，去心入内，蒸烂。或下酒，或下饭。二三个即好。

白浊白带　清明日所摘柳叶，煎水服。

湿热白浊　凡

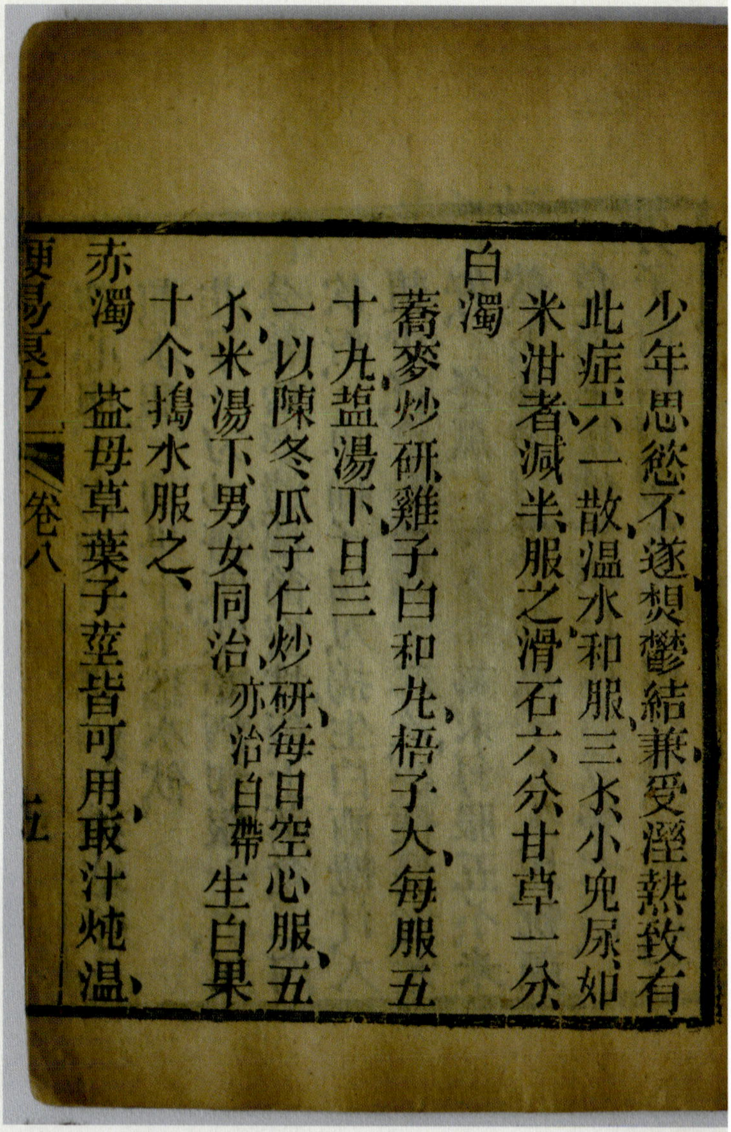

少年思慾不遂相火鬱結兼受溼熱致有
此症六一散溫水和服三錢小兒尿如
米泔者減半服之滑石六分甘草一分
白濁
蕎麥炒研雞子白和丸梧子大每服五
十丸鹽湯下日三
一以陳冬瓜子仁炒研每日空心服五
錢米湯下男女同治　亦治白帶　生白果
十个搗水服之
赤濁　益母草葉子莖皆可用取汁炖溫

便易良方　卷八　五

少年思欲不遂，相火郁结，兼受湿热，致有此症。六一散，温水和服三钱。小儿尿如米泔者，减半服之。滑石六分，甘草一分。

白浊　荞麦炒研，鸡子白和丸，梧子大，每服五十丸，盐汤下。日三。

一以陈冬瓜子仁炒研，每日空心服五钱，米汤下。男女同治。亦治白带。

生白果十个，捣水服之。

赤浊　益母草叶、子、茎皆可用，取汁炖温，

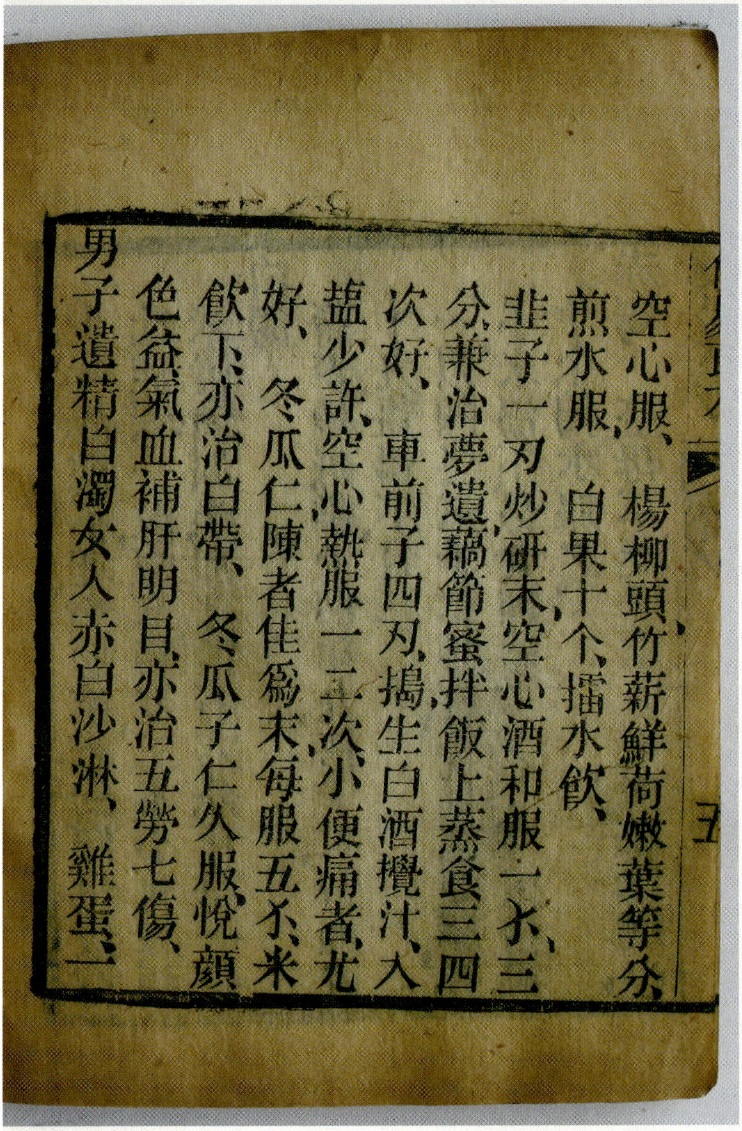

空心服。

杨柳头、竹薪、鲜荷嫩叶等分，煎水服。

白果十个，擂水饮。

韭子一两炒，研末，空心酒和服一钱三分。兼治梦遗。

藕节蜜拌，饭上蒸食。三四次好。

车前子四两捣，生白酒搅汁，入盐少许。空心热服一二次。小便痛者尤好。

冬瓜仁陈者佳，为末。每服五钱，米饮下。亦治白带。冬瓜子仁久服悦颜色，益气血，补肝明目。亦治五劳七伤。

男子遗精白浊，女子赤白沙淋　鸡蛋一

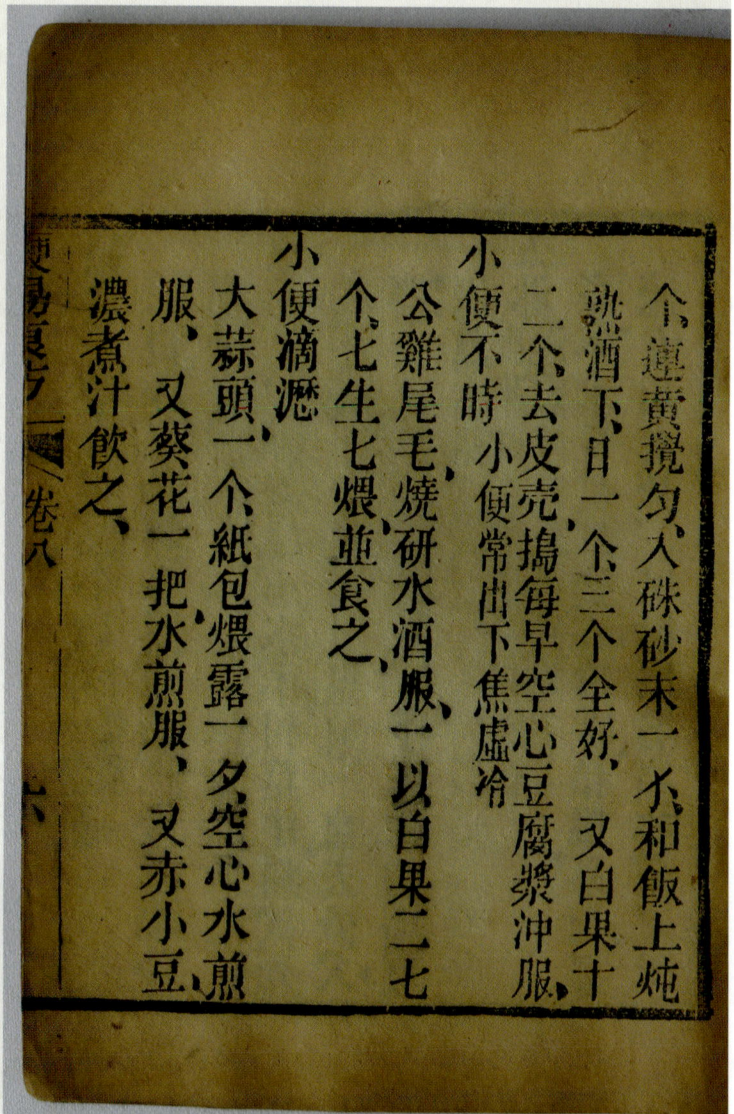

个、連黄攪匀、入硃砂末一钱、和飯上炖熟酒下、日一个、三个全好、 又白果十二个、去皮壳搗、每早空心豆腐漿沖服、

小便不時 小便常出下焦虚冷 公雞尾毛燒研、水酒服、 一以白果二七个、七生七煨、並食之、

小便滴瀝 大蒜頭一个、紙包煨、露一夕、空心水煎服、 又葵花一把水煎服、 又赤小豆濃煮汁飲之、

卷八 六

个，连黄搅匀，入朱砂末一钱，和饭上炖熟。酒下，日一个。三个全好。

又，白果十二个，去皮壳，捣。每早空心，豆腐浆冲服。

小便不时小便常出，下焦虚冷　公鸡尾毛烧研，水酒服。

一以白果二七个，七生七煨，并食之。

小便滴沥　大蒜头一个，纸包煨，露一夕。空心水煎服。

又，葵花一把，水煎服。

又，赤小豆，浓煮汁饮之。

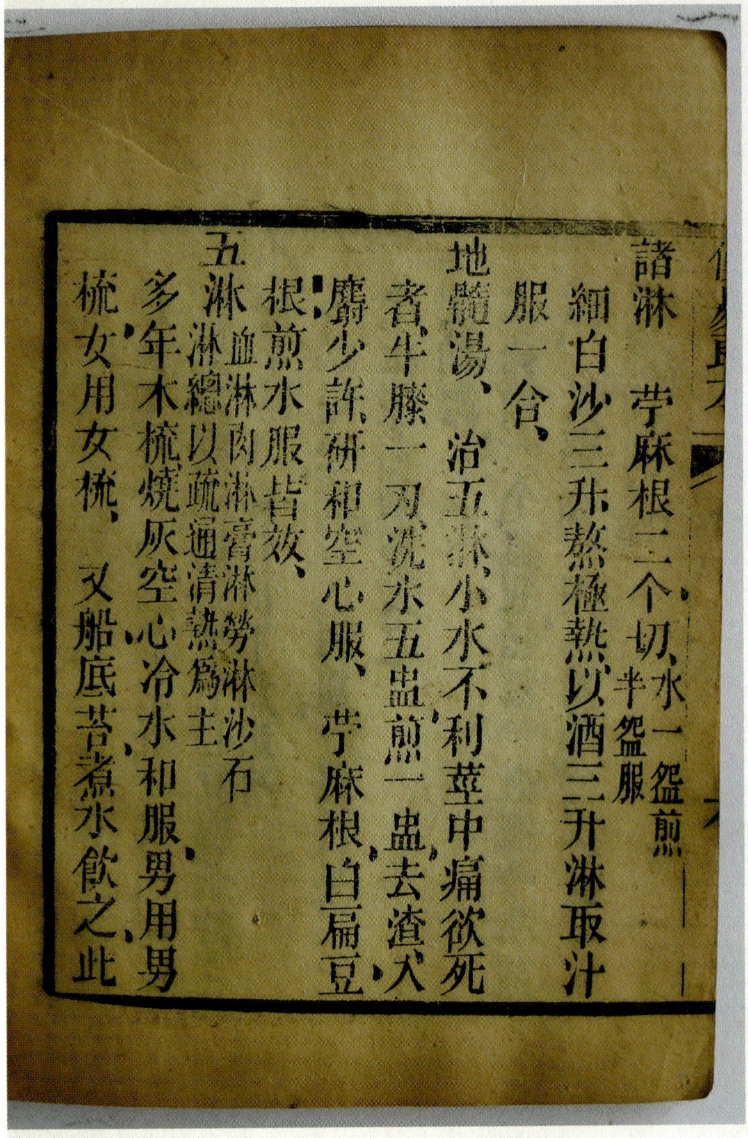
諸淋　苧麻根二个切，水一盌，煎半盌服，
細白沙三升，熬極熱，以酒三升淋取汁，服一合，
地髓湯　治五淋，小水不利，莖中痛欲死者，牛膝一兩洗，水五盅，煎一盅，去渣，入麝少許，研和，空心服，
苧麻根，白扁豆根，煎水服，皆效，
五淋　血淋肉淋膏淋勞淋沙石淋總以疏通清熱爲主
多年木梳燒灰，空心冷水和服，男用男梳，女用女梳，
又船底苔，煮水飲之，此

诸淋　苎麻根二个切，水一碗，煎半碗服。

细白沙三升，熬极热。以酒三升淋取汁，服一合。

地髓汤　治五淋。小水不利，茎中痛欲死者。牛膝一两洗，水五盅，煎一盅。去渣，入麝少许，研和。空心服。

苎麻根，白扁豆根，煎水服。皆效。

五淋　血淋、肉淋、膏淋、劳淋、沙石淋。总以疏通清热为主

多年木梳烧灰，空心冷水和服。男用男梳，女用女梳。

又，船底苔，煮水饮之。此

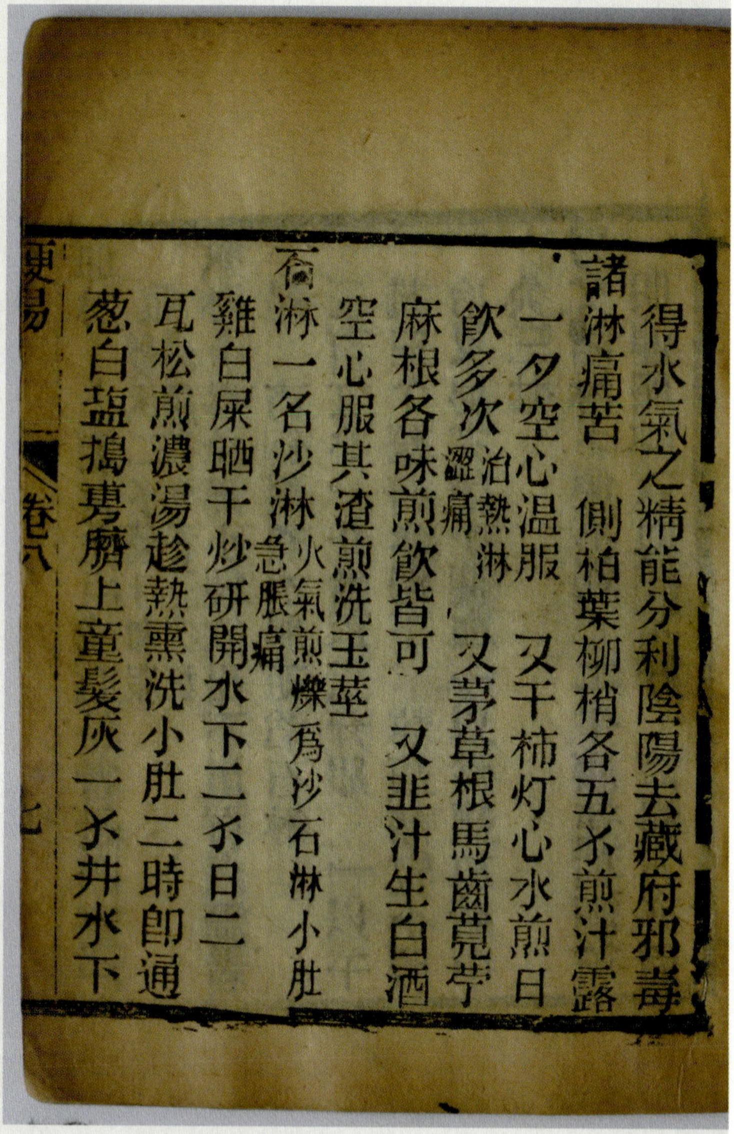

得水氣之精能分利陰陽去藏府邪毒
諸淋痛苦　側柏葉柳梢各五钱煎汁露
一夕空心温服　又干柿灯心水煎日
飲多次治熱淋澀痛　又茅草根馬齒莧苧
麻根各味煎飲皆可　又韭汁生白酒
空心服其渣煎洗玉莖
石淋一名沙淋火氣煎爍爲沙石淋小肚急脹痛
雞白屎晒干炒研開水下二钱日二
瓦松煎濃湯趁熱熏洗小肚二時即通
葱白塩搗敷臍上童髪灰一钱井水下

得水气之精，能分利阴阳，去藏府邪毒。

诸淋痛苦　侧柏叶、柳梢各五钱，煎汁。露一夕，空心温服。

又，干柿、灯心水煎，日饮多次。治热淋涩痛。

又，茅草根、马齿苋、苎麻根，各味煎饮皆可。

又，韭汁，生白酒，空心服。其渣煎洗玉茎。

石淋　一名沙淋。火气煎灼为沙石淋，小肚急胀痛。鸡白屎晒干，炒研，开水下二钱。日二。

瓦松煎浓汤，趁热熏洗小肚。二时即通。

葱白，盐捣敷脐上。童发灰一钱，井水下。

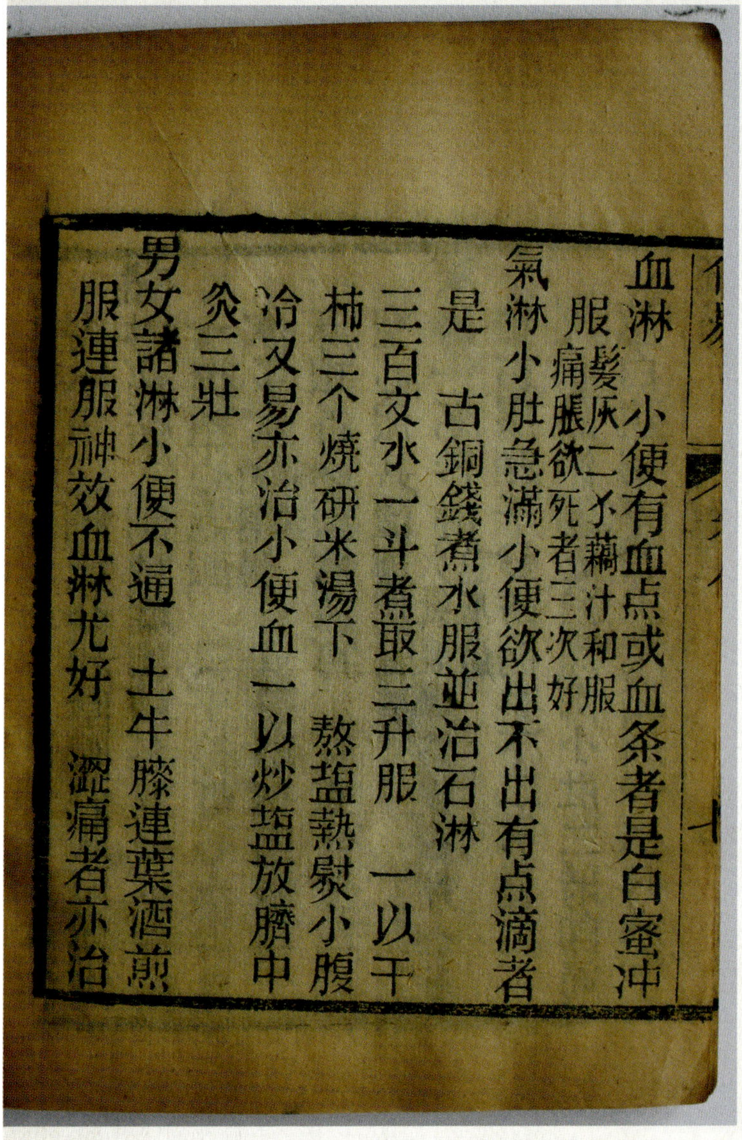

血淋　小便有血点或血条者是白蜜冲服髪灰二钱藕汁和服痛脹欲死者三次好
氣淋小肚急滿小便欲出不出有点滴者是　古銅錢煮水服並治石淋三百文水一斗煮取三升服　一以干柿三个燒研米湯下　熬塩熱熨小腹冷又易亦治小便血　一以炒塩放臍中灸三壯
男女諸淋小便不通　土牛膝連葉酒煎服連服神效血淋尤好　澀痛者亦治

血淋　小便有血点或血条者是。白蜜冲服。发灰二钱，藕汁和服。痛胀欲死者，三次好。

气淋　小肚急满，小便欲出不出，有点滴者是。古铜钱煮水服。并治石淋。三百文，水一斗，煮取三升服。

一以干柿三个，烧研，米汤下。

熬盐热熨小腹，冷又易。亦治小便血。

一以炒盐放脐中，灸三壮。

男女诸淋，小便不通　土牛膝连叶，酒煎服。连服神效。血淋尤好。涩痛者亦治。

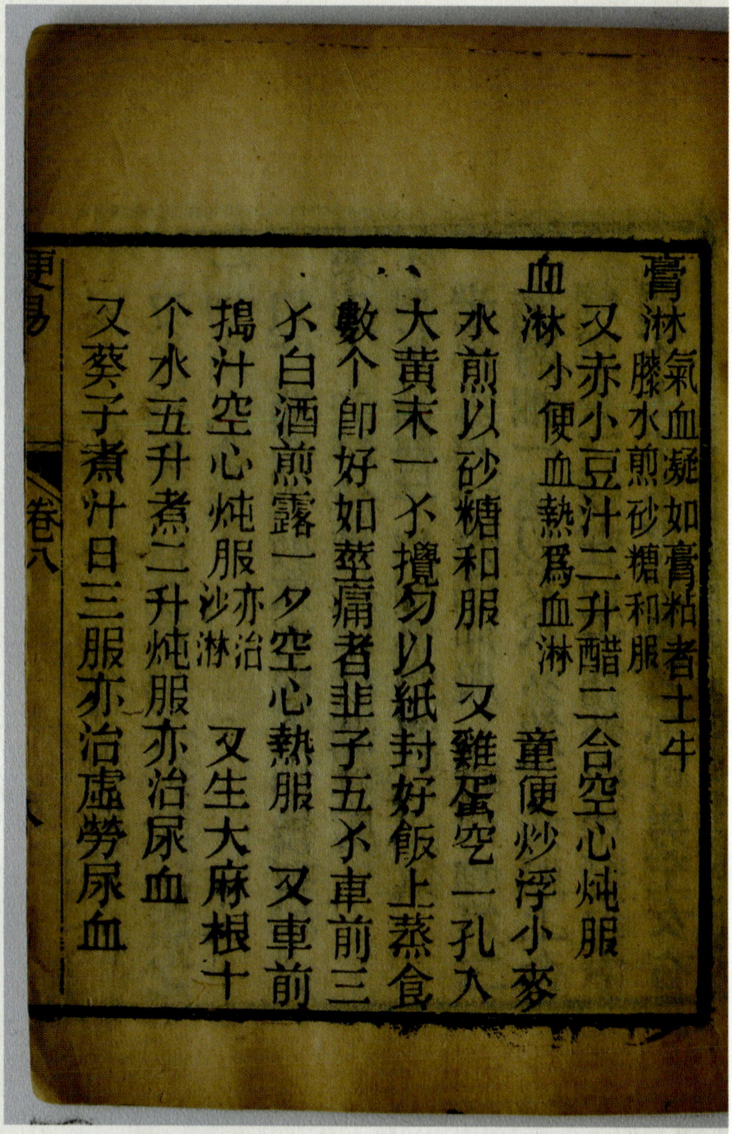

膏淋　气血凝如膏黏者。土牛膝水煎，砂糖和服。

又，赤小豆汁二升，醋二合。空心炖服。

血淋　小便血热为血淋。童便炒浮小麦，水煎。以砂糖和服。

又，鸡蛋挖一孔，入大黄末一钱，搅匀。以纸封好，饭上蒸食，数个即好。如茎痛者，韭子五钱，车前三钱，白酒煎，露一夕。空心热服。

又，车前捣汁，空心顿服[1]。亦治沙淋。

又，生大麻根十个，水五升，煮二升，顿服[2]。亦治尿血。

又，葵子煮汁，日三服。亦治虚劳尿血。

1 顿服：原作"炖服"。据《奇方类编》："血淋沙淋。车前草捣汁一大碗，空心顿服。"

2 顿服：原作"炖服"。据《备急千金要方》治血淋，"以水五升煮生大麻根十枚，取二升顿服。亦治小便出血。"

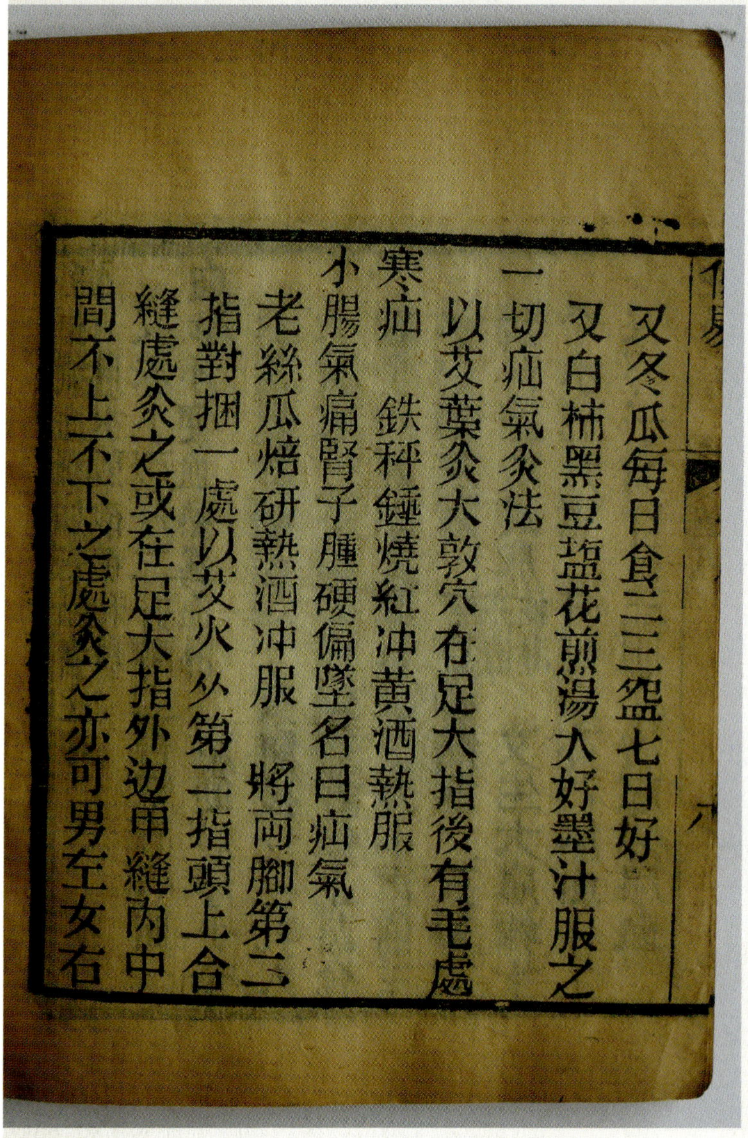

又冬瓜每日食二三盌七日好
又白柹黑豆盐花煎湯入好墨汁服之
一切疝氣灸法
以艾葉灸大敦穴在足大指後有毛處
寒疝　鉄秤錘燒紅冲黄酒熱服
小腸氣痛腎子腫硬偏墜名曰疝氣
老絲瓜焙研熱酒冲服　將両脚第二
指對捆一處以艾火从第二指頭上合
縫處灸之或在足大指外边甲縫内中
間不上不下之處灸之亦可男左女右

又，冬瓜每日食二三碗。七日好。

又，白柿、黑豆、盐花煎汤，入好墨汁服之。

一切疝气灸法　以艾叶灸大敦穴，在足大指后有毛处。

寒疝　铁秤锤烧红，冲黄酒热服。

小肠气痛，肾子肿硬，偏坠。名曰疝气　老丝瓜焙研，热酒冲服。

将两脚第二指对捆一处。以艾火从第二指头上合缝处灸之，或在足大指外边甲缝内中间不上不下之处灸之亦可。男左女右。

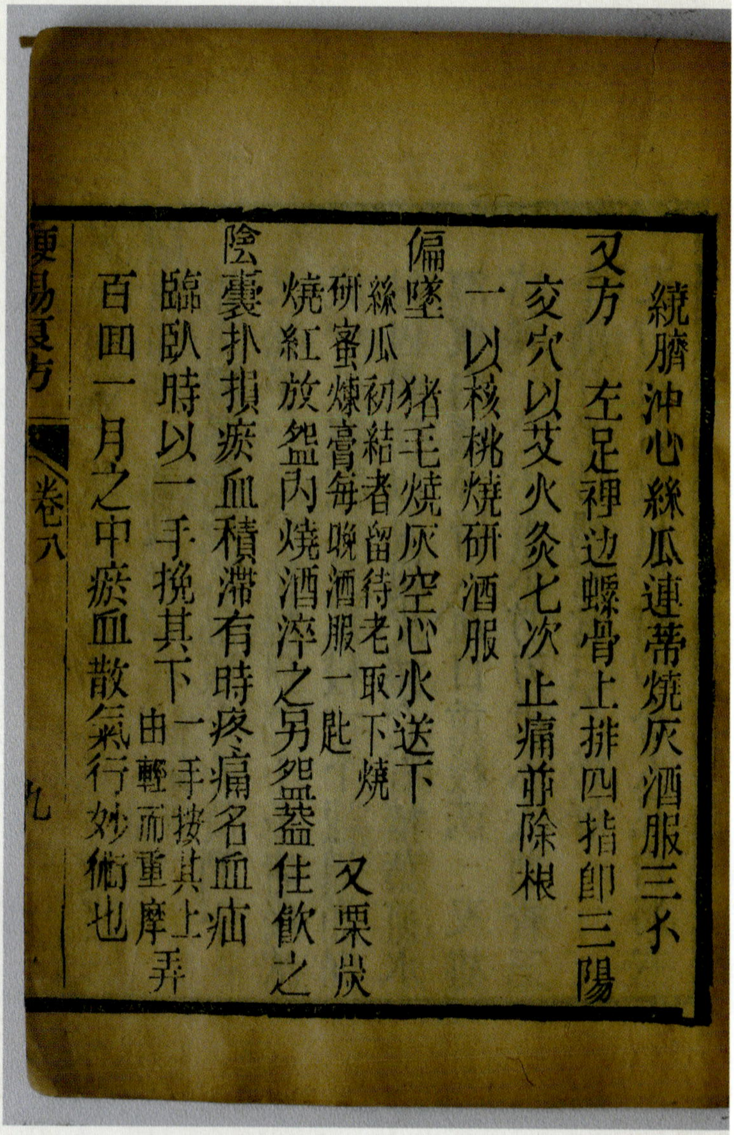
便易良方 卷八 九

繞臍沖心 絲瓜連蒂燒灰酒服三朩
又方 左足裡边螺骨上排四指即三陽
交穴以艾火灸七次止痛并除根
一以核桃燒研酒服
偏墜 猪毛燒灰空心水送下
絲瓜初結者留待老取下燒
研蜜煉膏每晚酒服一匙 又栗炭
燒紅放盌內燒酒淬之另盌蓋住飲之
陰囊扑損瘀血積滯有時疼痛名血疝
臨臥時以一手挽其下 一手按其上 由輕而重摩弄
百回一月之中瘀血散氣行妙術也

绕脐冲心 丝瓜连蒂烧灰，酒服三钱。

又方，左足里边螺骨[1]上排四指，即三阴交穴。以艾火灸七次，止痛并除根。

一以核桃烧研，酒服。

偏坠 猪毛烧灰，空心水送下。

丝瓜初结者，留待老。取下烧研，蜜炼膏。每晚酒服一匙。

又，栗炭烧红，放碗内，烧酒淬之。另碗盖住，饮之。

阴囊扑损，瘀血积滞，有时疼痛。名血疝 临卧时以一手挽其下，一手按其上，由轻而重摩弄百回。一月之中，瘀血散气行。妙术也。

[1] 螺骨：此指足部踝骨之凸起。

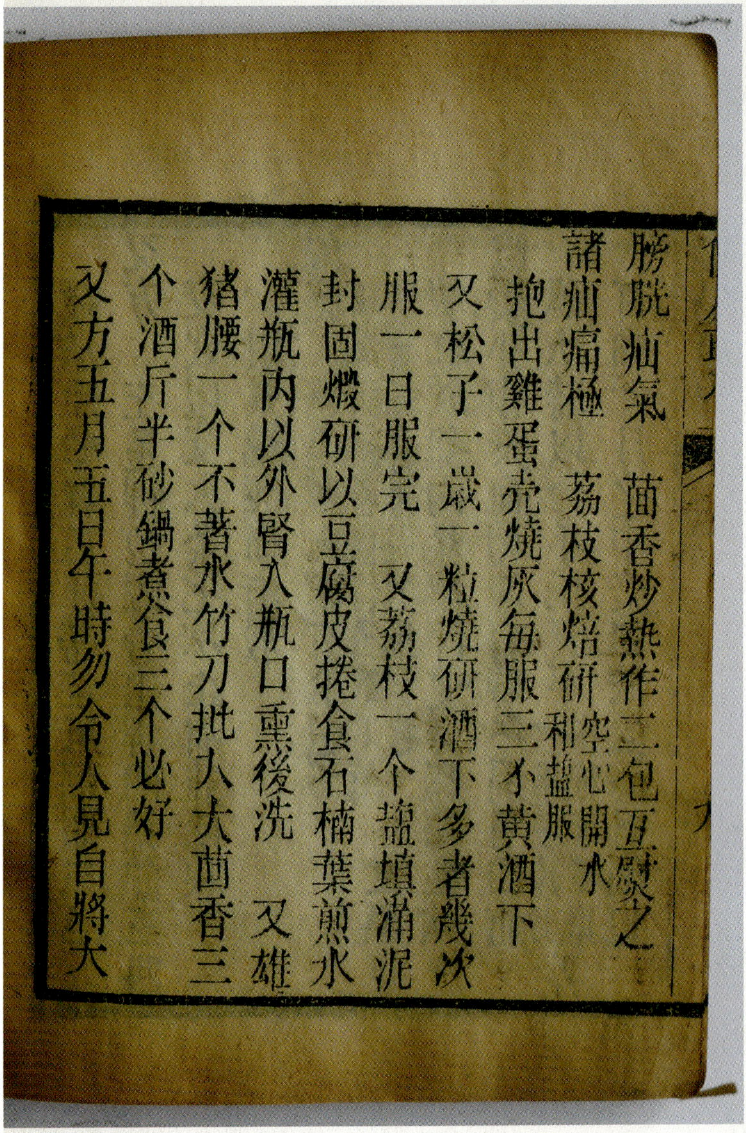

膀胱疝气　茴香炒热，作二包，互熨之。

诸疝痛极　荔枝核焙研，空心开水和盐服。

抱出鸡蛋壳烧灰，每服三钱。黄酒下。

又，松子一岁一粒，烧研，酒下。多者几次服。一日服完。

又，荔枝一个，盐填满，泥封固，煅研。以豆腐皮卷食。

石楠叶煎水，灌瓶内。以外肾入瓶口，熏后洗。

又，雄猪腰一个，不著水，竹刀批。入大茴香三个，酒半斤，砂锅煮食。三个必好。

又方，五月五日午时，勿令人见。自将大

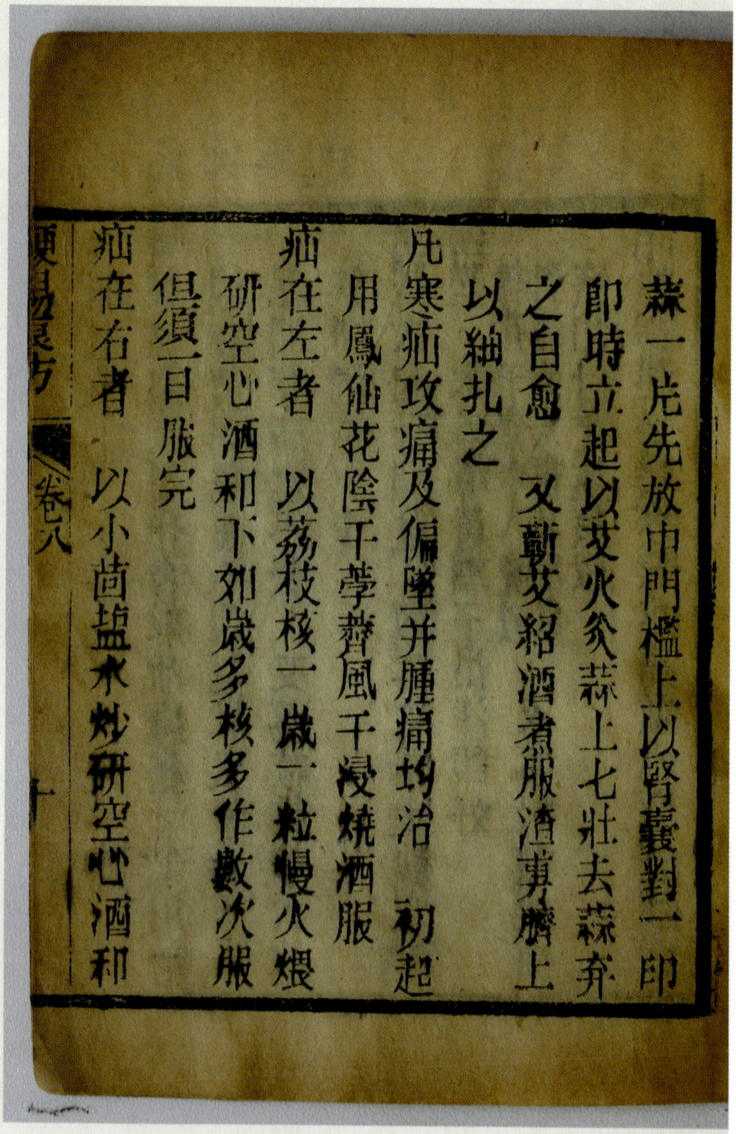

蒜一片先放中門檻上以腎囊對一印
即時立起以艾火灸蒜上七壯去蒜弃
之自愈　又蘄艾紹酒煮服渣敷臍上
以紬扎之
凡寒疝攻痛及偏墜并腫痛均治　初起
用鳳仙花陰干荸薺風干浸燒酒服
疝在左者　以荔枝核一歲一粒慢火煨
研空心酒和下如歲多核多作數次服
但須一日服完
疝在右者　以小茴盐水炒研空心酒和
卷八　十

蒜一片，先放中门槛上，以肾囊对一印，即时立起。以艾火灸蒜上七壮，去蒜弃之，自愈。

又，蕲艾绍酒煮服，渣敷脐上，以绸扎之。

凡寒疝攻痛及偏坠，并肿痛均治　初起用凤仙花阴干，荸荠风干，浸烧酒服。

疝在左者　以荔枝核一岁一粒，慢火煨，研，空心酒和下。如岁多核多。作数次服，但须一日服完。

疝在右者　以小茴盐水炒，研，空心酒和

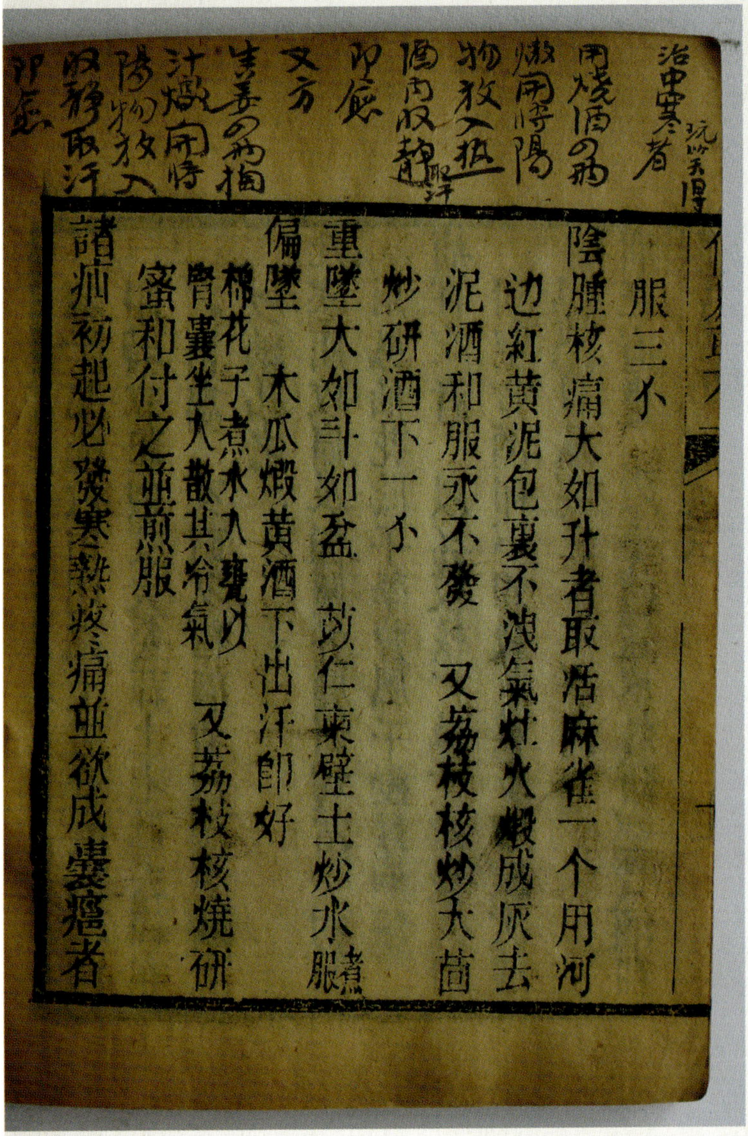
服三个
陰腫核痛大如升者取活麻雀一个用河
边紅黄泥包裹不洩氣灶火煅成灰去
泥酒和服永不發　又荔枝核炒大茴
炒研酒下一个
重墜大如斗如盆　苡仁東壁土炒水煮服
偏墜　木瓜煅黄酒下出汗即好
棉花子煮水入甕以腎囊坐入散其冷氣　又荔枝核燒研
蜜和付之並煎服
諸疝初起必發寒熱疼痛並欲成囊癰者

服三钱。

阴肿核痛，大如升者　取活麻雀一个，用河边红黄泥包裹，不泄气。灶火煅成灰，去泥。酒和服。永不发。

又，荔枝核炒，大茴炒，研，酒下一钱。

重坠，大如斗如盆　苡仁，东壁土炒，水煮服。

偏坠　木瓜煅，黄酒下。出汗即好。

棉花子煮水，入瓮。以肾囊坐入，散其冷气。

又，荔枝核烧研，蜜和敷之。并煎服。

诸疝初起，必发寒热疼痛，并欲成囊痈者

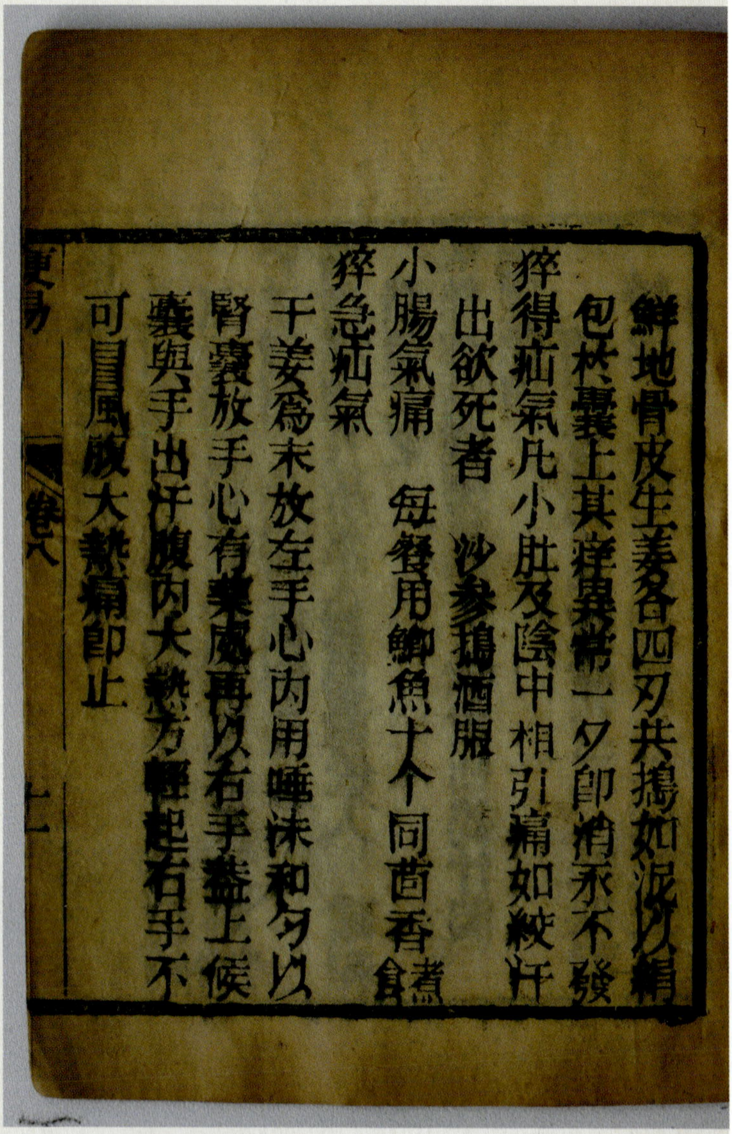

鮮地骨皮生姜各四两共搗如泥以絹包於囊上其痒異常一夕即消永不發

猝得疝氣凡小肚及陰中相引痛如絞汗出欲死者　沙參搗酒服

小腸氣痛　每餐用鯽魚十个同茴香煮食

猝急疝氣

干姜爲末放左手心内用唾沫和匀以腎囊放手心有藥處再以右手蓋上候囊與手出汗腹内大熱方輕起右手不可冒風腹大熱痛即止

卷八

鲜地骨皮、生姜各四两，共捣如泥。以绢包于囊上。其痒异常，一夕即消。永不发。

猝得疝气　凡小肚及阴中相引，痛如绞，汗出欲死者。沙参捣，酒服。

小肠气痛　每餐用鲫鱼十个，同茴香煮食。

猝急疝气　干姜为末，放左手心内，用唾沫和匀。以肾囊放手心有药处，再以右手盖上。候囊与手出汗，腹内大热，方轻起右手。不可冒风。腹大热，痛即止。

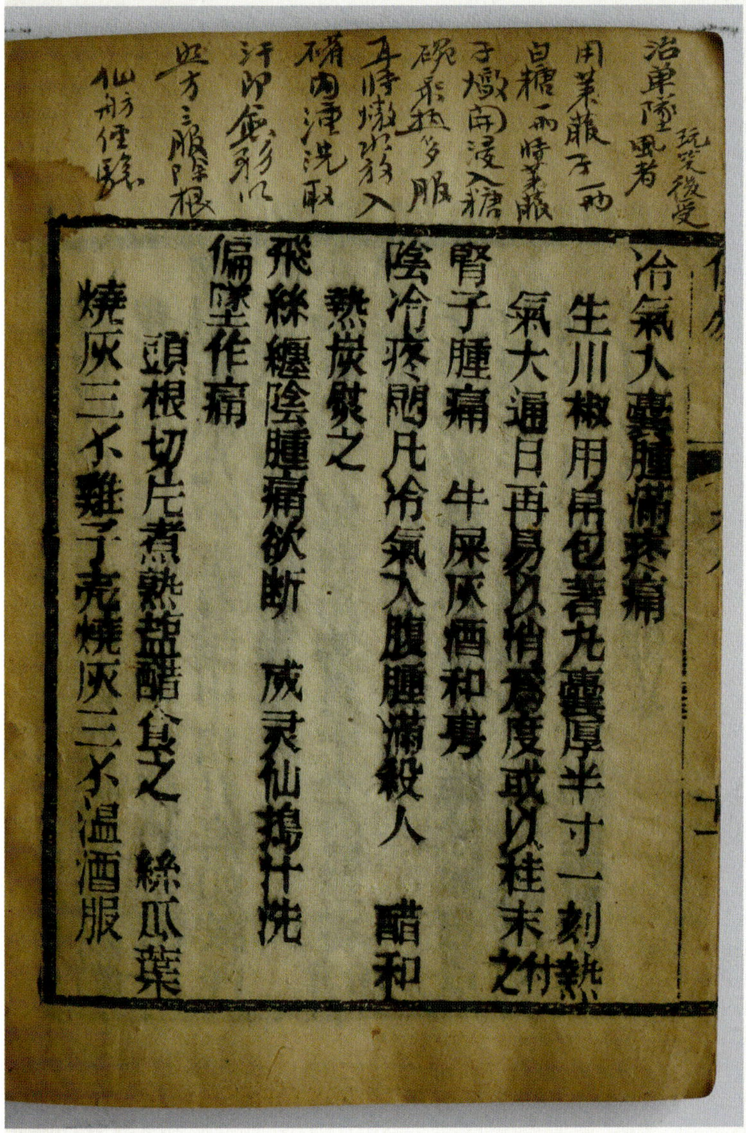

冷气入囊，肿满疼痛　生川椒用帛包，著丸囊厚半寸，一刻热气大通。日再易，以消为度。或以桂末敷之。

肾子肿痛　牛屎灰，酒和敷。

阴冷痛闷　凡冷气入腹，肿满杀人。醋和热炭熨之。

飞丝缠阴，肿痛欲断　威灵仙捣汁洗。

偏坠作痛　鸡头根[1]切片煮熟，盐醋食之。

丝瓜叶烧灰三钱，鸡子壳烧灰三钱。温酒服。

1 鸡头根：原作“头根”。据《本草纲目》：“偏坠气块。鸡头根切片煮熟，盐醋食之。《法天生意》。”

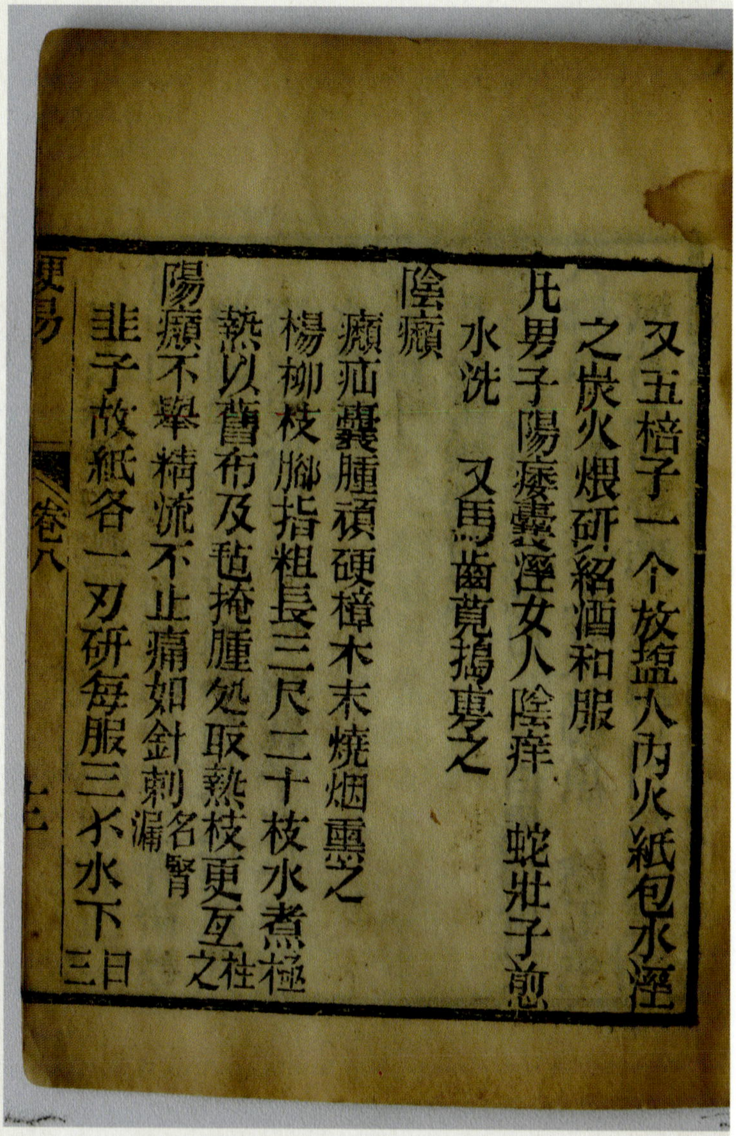
又五棓子一个放盐入内火紙包水溼
之炭火煨研紹酒和服
凡男子陽痿囊溼女人陰痒　蛇壯子煎
水洗　又馬齒莧搗塗之
陰癩
癩疝囊腫頑硬樟木末燒烟熏之
楊柳枝脚指粗長三尺二十枝水煮極
熱以舊布及毡掩腫処取熱枝更互柱之
陽癩不舉精流不止痛如鍼刺名腎漏
韭子故紙各一刄研每服三钱水下　三日

又，五倍子一个，放盐入内，火纸包，水湿之，炭火煨，研。绍酒和服。

凡男子阳痿囊湿，女子阴痒　蛇床[1]子，煎水洗。

又，马齿苋捣敷之。

阴癞　癞疝，囊肿顽硬。樟木末烧烟熏之。

杨柳枝，脚指粗，长三尺，二十枝，水煮极热。以旧布及毡掩肿处，取热枝更互柱之。

阳癞不举，精流不止，痛如针刺。名肾漏　韭子、故纸各一两，研，每服三钱，水下。三日。

1 床：原作“壮”，据文义并医理改。

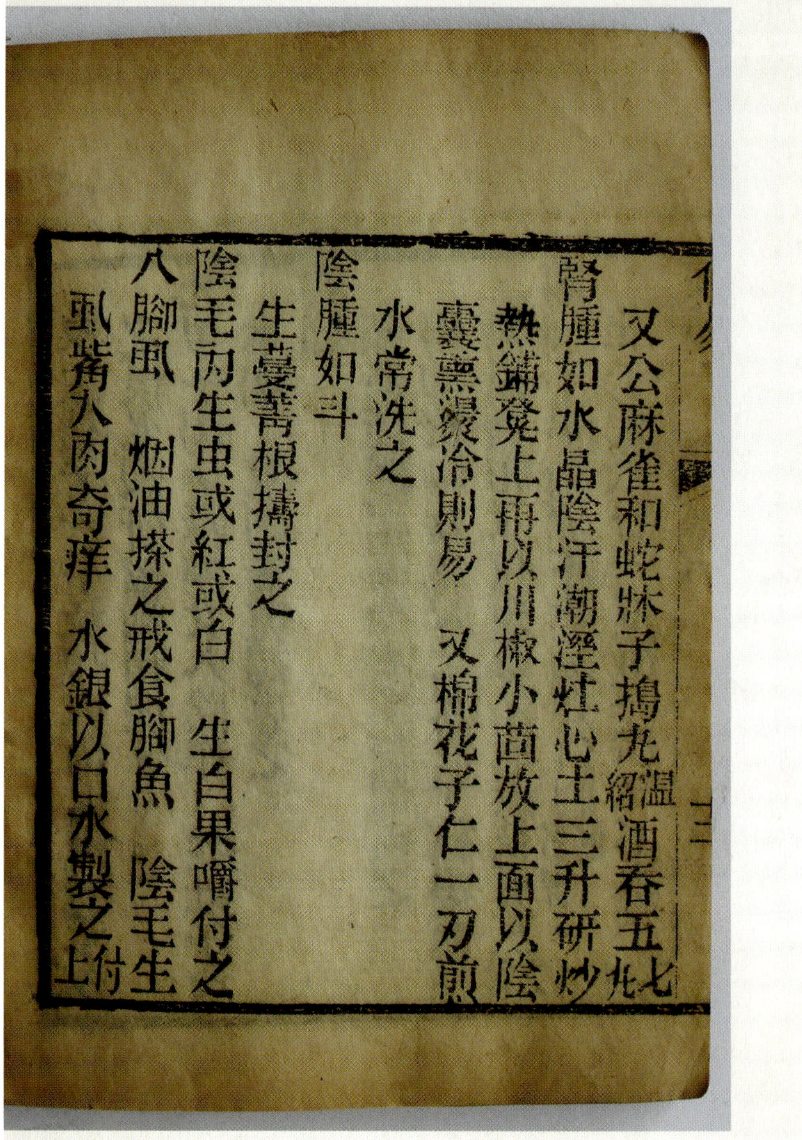
又公麻雀和蛇牀子搗丸温紹酒吞五七丸
腎腫如水晶陰汗潮溼灶心土三升研炒
熱鋪凳上再以川椒小茴放上面以陰
囊熏燙冷則易 又棉花子仁一刃煎
水常洗之
陰腫如斗
生蔓菁根擣封之
陰毛內生虫或紅或白 生白果嚼付之
八脚虱 烟油搽之戒食脚魚 陰毛生
虱觜入肉奇痒 水銀以口水製之付上

又，公麻雀和蛇床子捣丸，温绍酒吞五七丸。

肾肿如水晶，阴汗潮湿　灶心土三升，研，炒热，铺凳上。再以川椒、小茴放上面。以阴囊熏烫，冷则易。

又，棉花子仁一两，煎水常洗之。

阴肿如斗　生蔓菁根，捣封之。

阴毛内生虫，或红或白　生白果，嚼敷之。

八脚虱　烟油搽之。戒食脚鱼。

阴毛生虱，嘴入肉奇痒　水银以口水制之，敷上。

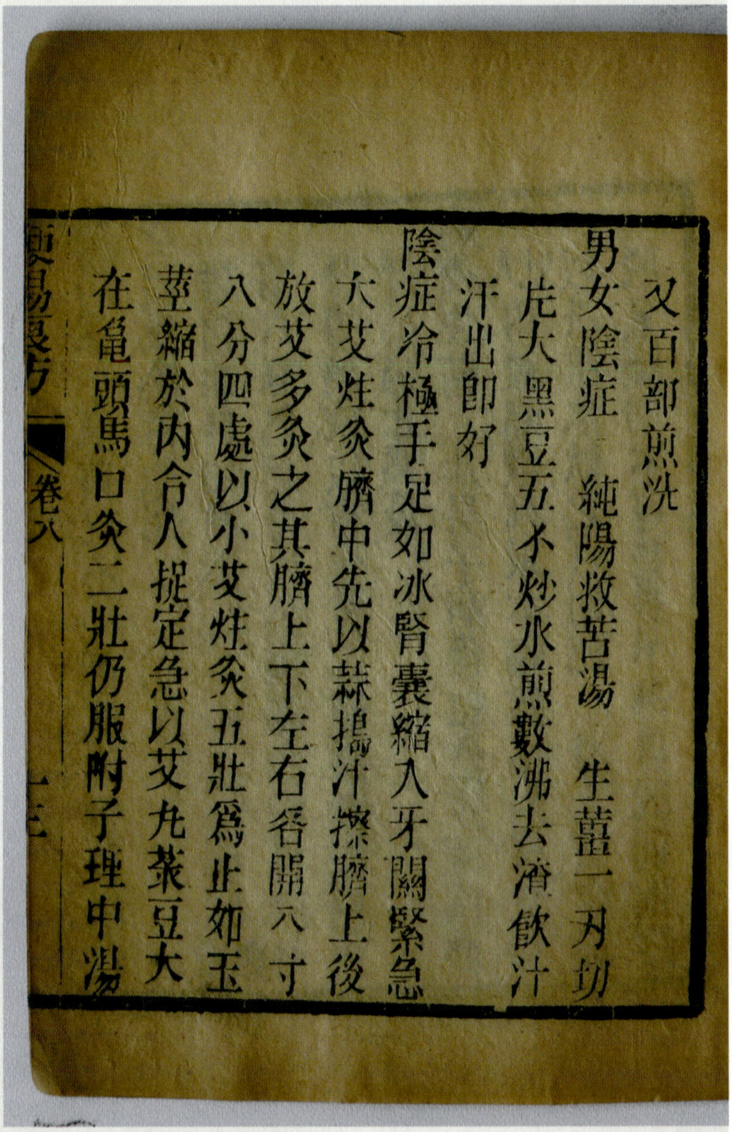
又百部煎洗

男女陰症　純陽救苦湯　生薑一兩切片大黑豆五錢炒水煎數沸去渣飲汁汗出即好

陰症冷極手足如冰腎囊縮入牙關緊急大艾炷灸臍中先以蒜搗汁擦臍上後放艾多灸之其臍上下左右各開八寸八分四處以小艾炷灸五壯爲止如玉莖縮於內令人捉定急以艾丸菉豆大在龜頭馬口灸二壯仍服附子理中湯

卷八

又，百部煎洗。

男女阴症　纯阳救苦汤。生姜一两切片，大黑豆五钱炒。水煎数沸，去渣，饮汁。汗出即好。

阴症冷极，手足如冰，肾囊缩入，牙关紧急　大艾炷灸脐中。先以蒜捣汁擦脐上，后放艾多灸之。其脐上下左右各开八寸八分四处，以小艾炷灸五壮为止。如玉茎缩于内，令人捉定。急以艾丸绿豆大，在龟头马口灸二壮。仍服附子理中汤。

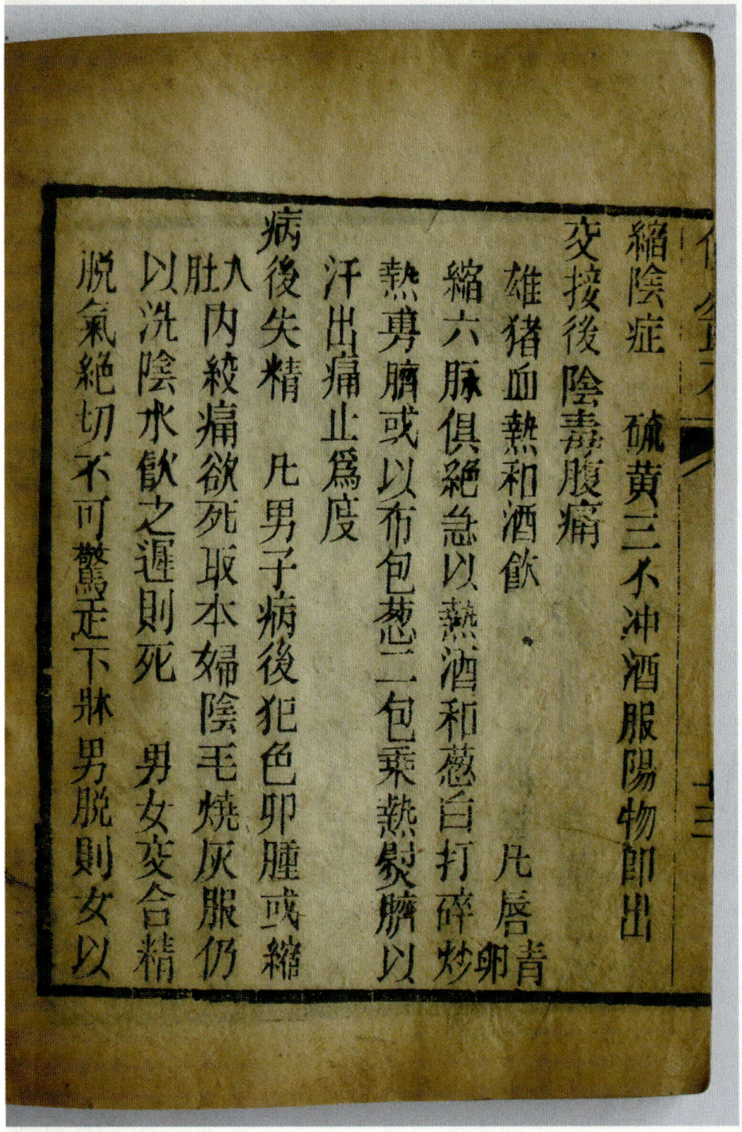
縮陰症　硫黄三不冲酒服陽物即出
交接後陰毒腹痛
雄猪血熱和酒飲　凡唇青卵
縮六脉俱絶急以熱酒和葱白打碎炒
熱尃臍或以布包葱二包乘熱熨臍以
汗出痛止爲度
病後失精　凡男子病後犯色卵腫或縮
入肚内絞痛欲死取本婦陰毛焼灰服仍
以洗陰水飲之遲則死　男女交合精
脱氣絶切不可驚走下牀男脱則女以

缩阴症　硫黄三钱，冲酒服。阳物即出。

交接后阴毒腹痛　雄猪血，热和酒饮。

凡唇青卵缩，六脉俱绝　急以热酒和葱白打碎，炒热敷脐，或以布包葱二包，乘热熨脐。以汗出痛止为度。

病后失精　凡男子病后犯色，卵[1]肿或缩入肚内，绞痛欲死。取本妇阴毛烧灰服。仍以洗阴水饮之。迟则死。

男女交合，精脱气绝，切不可惊走下床。男脱则女以

1 卵：原作“卯”。据医理改。

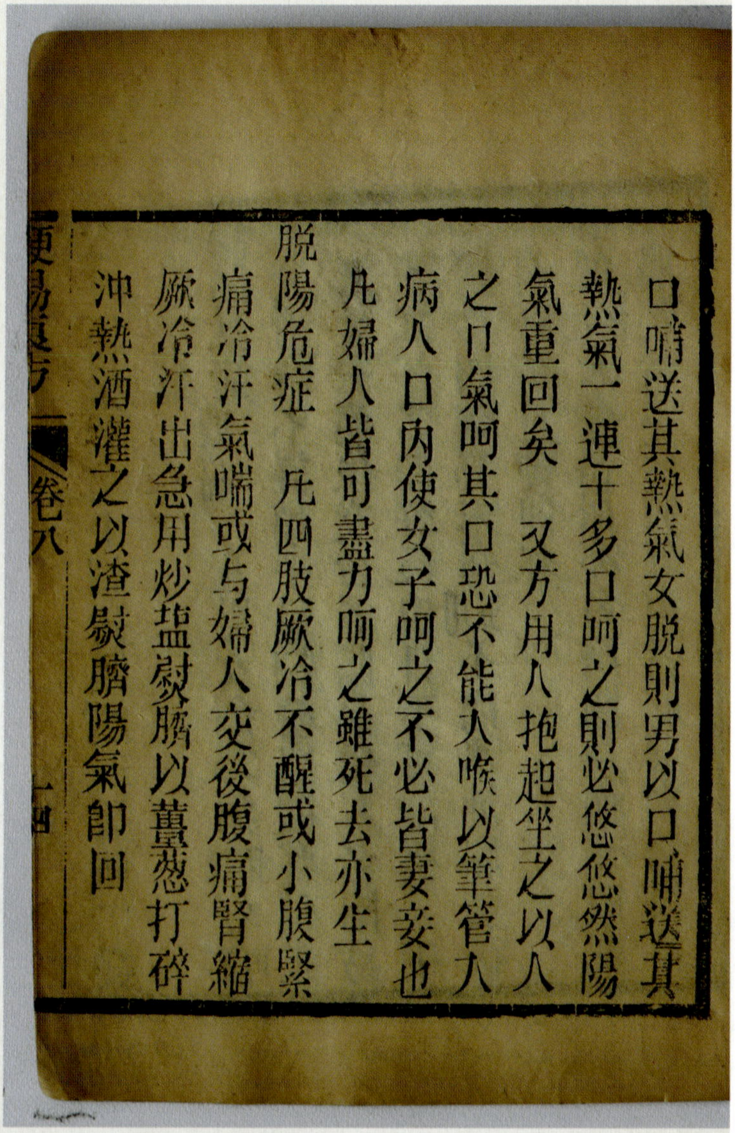
口哺送其熱氣女脫則男以口哺送其熱氣一連十多口呵之則必悠悠然陽氣重回矣　又方用人抱起坐之以人之口氣呵其口恐不能入喉以筆管入病人口内使女子呵之不必皆妻妾也凡婦人皆可盡力呵之雖死去亦生

脫陽危症　凡四肢厥冷不醒或小腹緊痛冷汗氣喘或与婦人交後腹痛腎縮厥冷汗出急用炒盐熨臍以薑葱打碎冲熱酒灌之以渣熨臍陽氣即回

卷八

口哺送其热气，女脱则男以口哺送其热气。一连十多口呵之，则必悠悠然阳气重回矣。

又方，用人抱起坐之。以人之口气呵其口。恐不能入喉，以笔管入病人口内，使女子呵之。不必皆妻妾也，凡妇人皆可。尽力呵之，虽死去亦生。

脱阳危症　凡四肢厥冷不醒，或小腹紧痛，冷汗气喘。或与妇人交后腹痛肾缩，厥冷汗出。急用炒盐熨脐。以姜葱打碎，冲热酒灌之，以渣熨脐，阳气即回。

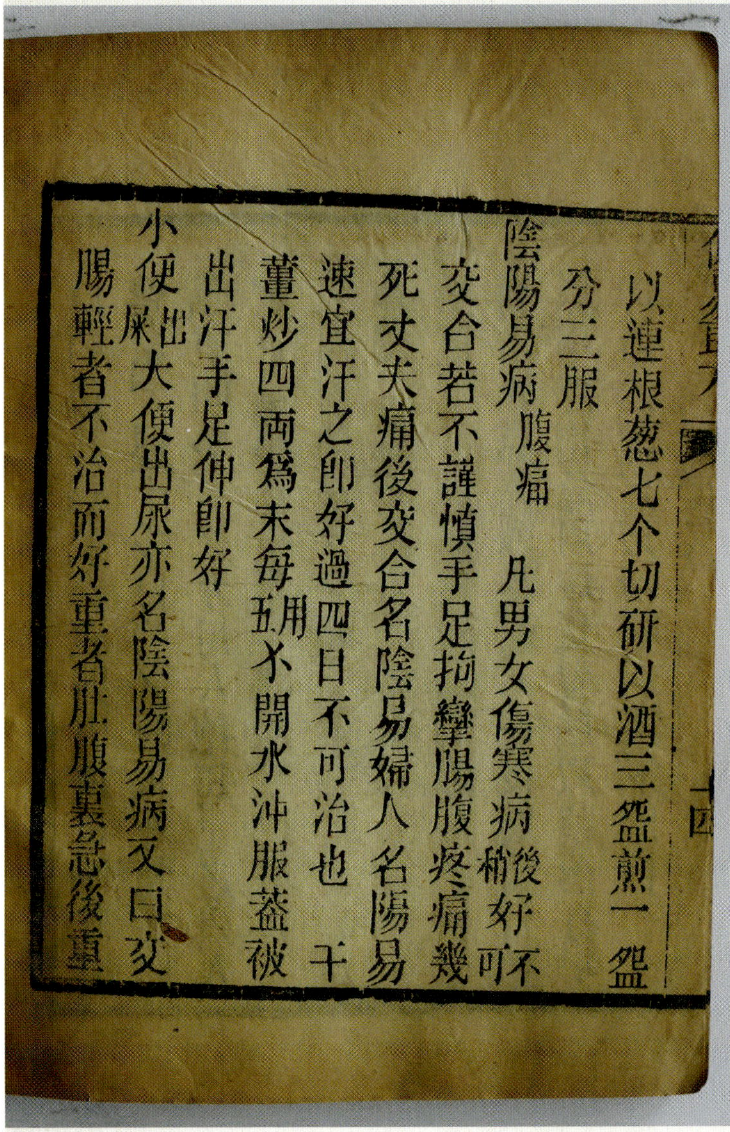

以蓮根葱七个切研以酒三盌煎一盌
分三服
陰陽易病　腹痛　凡男女傷寒病後稍好不可
交合若不謹愼手足拘攣腸腹疼痛幾
死丈夫痛後交合名陰易婦人名陽易
速宜汗之卽好過四日不可治也　干
薑炒四两爲末每用五錢開水沖服蓋被
出汗手足伸卽好
小便出屎大便出尿亦名陰陽易病又曰交
腸輕者不治而好重者肚腹裏急後重

以连根葱七个，切研。以酒三碗，煎一碗，分三服。

阴阳易病，腹痛　凡男女伤寒病后稍好，不可交合。若不谨慎，手足拘挛，肠腹疼痛几死。丈夫病[1]后交合，名阴易。妇人名阳易。速宜汗之即好。过四日不可治也。

干姜炒四两，为末。每用五钱，开水冲服。盖被出汗，手足伸即好。

小便出屎，大便出尿，亦名阴阳易病，又曰交肠。轻者不治而好，重者肚腹里急后重，

1 病：原作“痛”，据医理改。

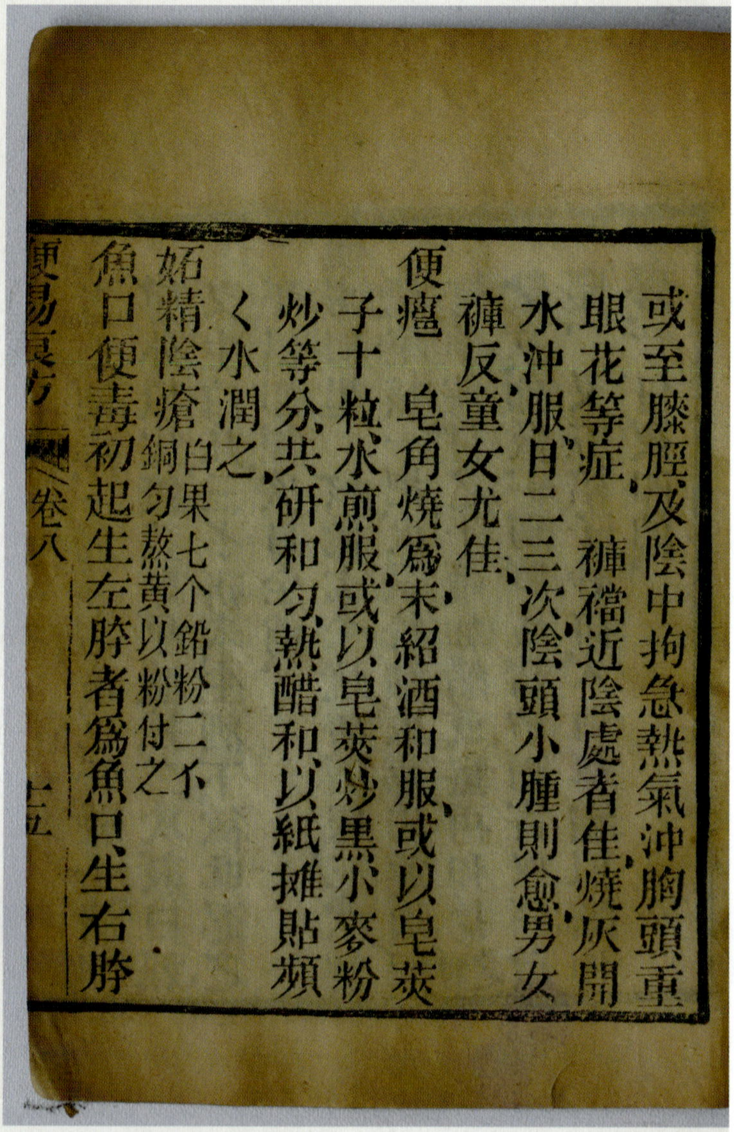

或至膝胫，及阴中拘急，热气冲胸，头重眼花等症。

裈裆，近阴处者佳。烧灰，开水冲服，日二三次。阴头小肿则愈。男女裈反，童女尤佳。

便痈　皂角烧为末，绍酒和服。或以皂荚子十粒，水煎服。或以皂荚炒黑、小麦粉炒，等分，共研和匀，热醋和。以纸摊贴，频频水润之。

妬精阴疮　白果七个，铅粉二钱，铜勺[1]熬黄，以粉敷之。

鱼口便毒初起　生左胯者为鱼口，生右胯

1 铜勺：原作“铜匀”，据文义改。

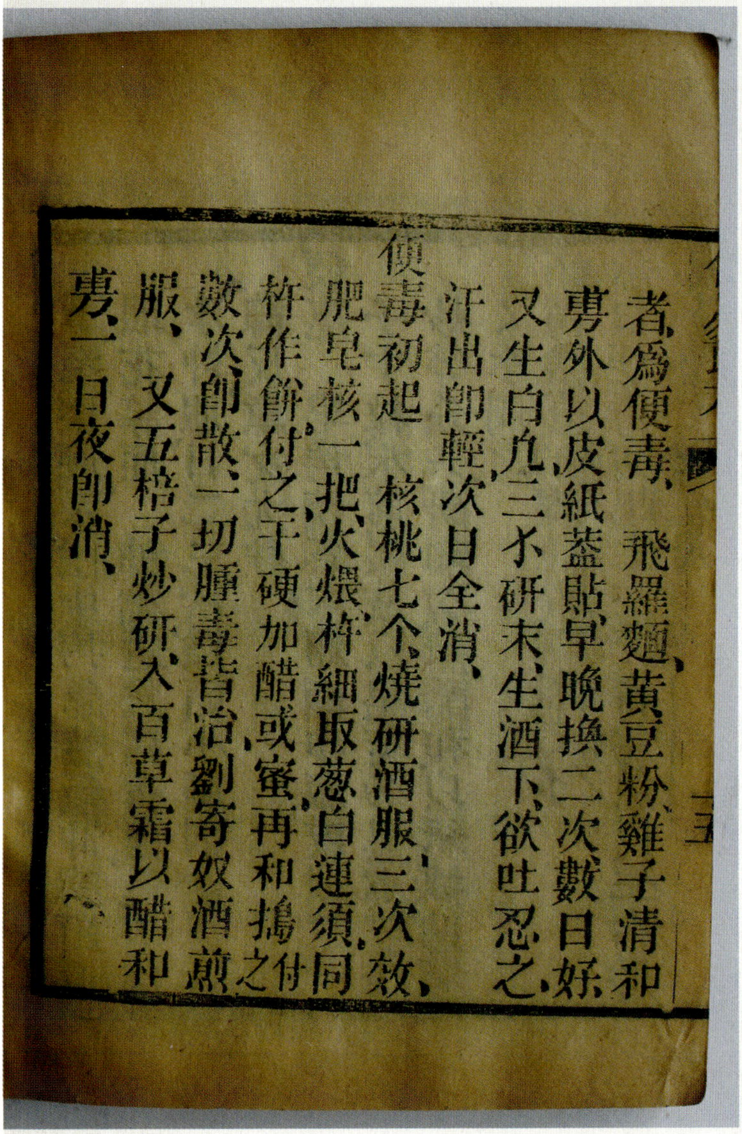
者爲便毒、飛羅麵、黄豆粉、雞子清和
敷外以皮紙蓋貼、早晚換二次、數日好、
又生白礬三錢研末、生酒下、欲吐忍之、
汗出即輕、次日全消、
便毒初起　核桃七个、燒研酒服、三次效、
肥皂核一把、火煨杵細、取葱白連須、同
杵作餅付之、干硬加醋或蜜、再和搗之付
數次即散、一切腫毒皆治、劉寄奴酒煎
服、又五棓子炒研、入百草霜以醋和
敷、一日夜即消、

者为便毒。飞罗面、黄豆粉，鸡子清和敷，外以皮纸盖贴。早晚换二次。数日好。

又，生白矾三钱研末，生酒下。欲吐忍之，汗出即轻。次日全消。

便毒初起　核桃七个烧研，酒服。三次效。

肥皂核一把，火煨，杵细。取葱白连须，同杵作饼，敷之。干硬加醋或蜜，再和捣，敷之。数次即散。一切肿毒皆治。

刘寄奴，酒煎服。

又，五倍子炒研，入百草霜，以醋和敷。一日夜即消。

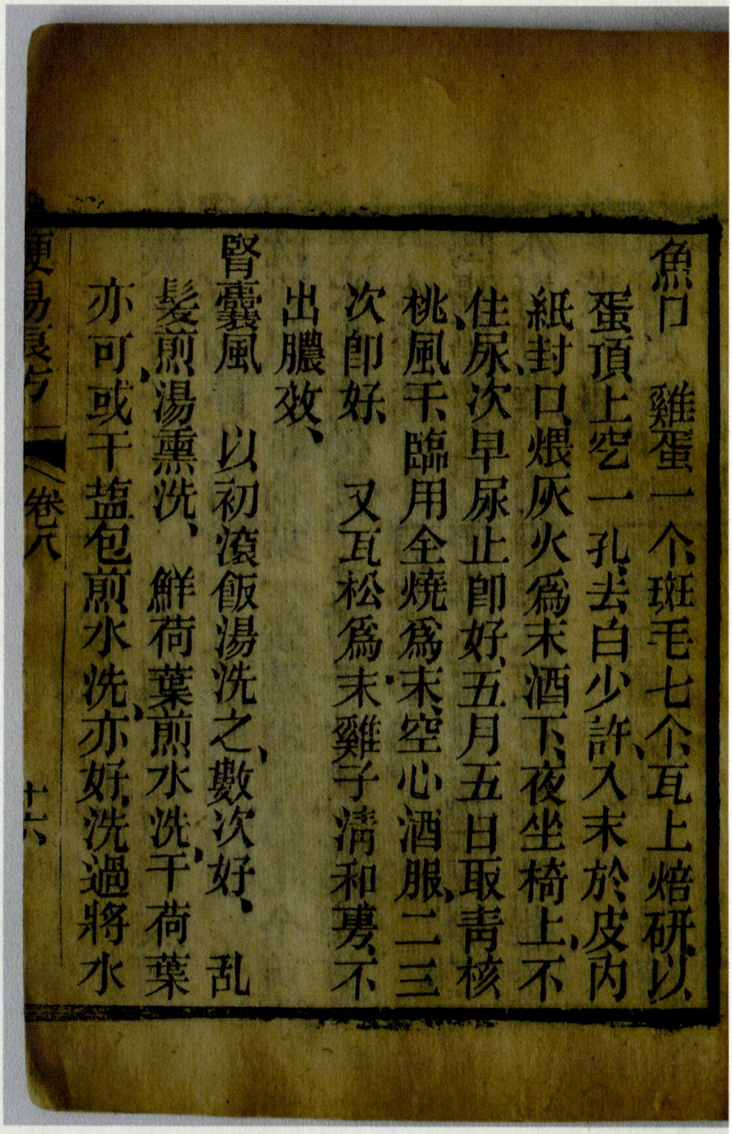

魚口　雞蛋一个斑毛七个瓦上焙研以蛋頂上㝉一孔去白少許入末於皮內紙封口煨灰火爲末酒下夜坐椅上不住尿次早尿止即好五月五日取青核桃風干臨用全燒爲末空心酒服二三次即好　又瓦松爲末雞子淸和覆不出膿效

腎囊風　以初滾飯湯洗之數次好　乱髮煎湯熏洗　鮮荷葉煎水洗干荷葉亦可或干塩包煎水洗亦好洗過將水

鱼口　鸡蛋一个，斑蝥七个，瓦上焙研。以蛋顶上挖一孔，去白少许，入末于皮内。纸封口，煨灰火。为末，酒下。夜坐椅上，不住尿。次早尿止即好。

五月五日取青核桃，风干，临用全烧为末，空心酒服。二三次即好。

又，瓦松为末，鸡子清和敷。不出脓效。

肾囊风　以初滚饭汤洗之。数次好。

乱发煎汤，熏洗。

鲜荷叶煎水洗，干荷叶亦可。或干盐包煎水洗，亦好。洗过将水

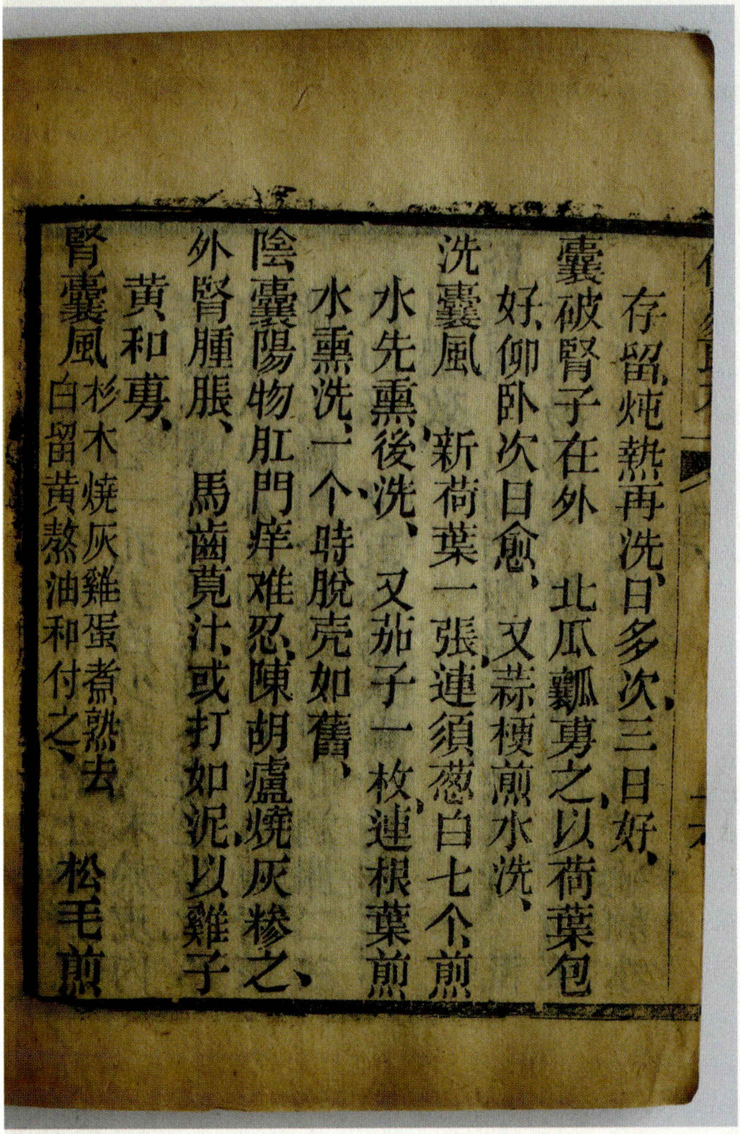

存留，炖热再洗。日多次。三日好。

囊破，肾子在外　北瓜瓤敷之。以荷叶包好，仰卧。次日愈。

又，蒜梗煎水洗。

洗囊风　新荷叶一张，连须葱白七个。煎水，先熏后洗。

又，茄子一枚，连根叶，煎水熏洗。一个时脱壳如旧。

阴囊阳物肛门痒，难忍　陈葫芦烧灰，糁之。

外肾肿胀　马齿苋汁或打如泥，以鸡子黄和敷。

肾囊风　杉木烧灰，鸡蛋煮熟，去白留黄。熬油和敷之。

松毛煎

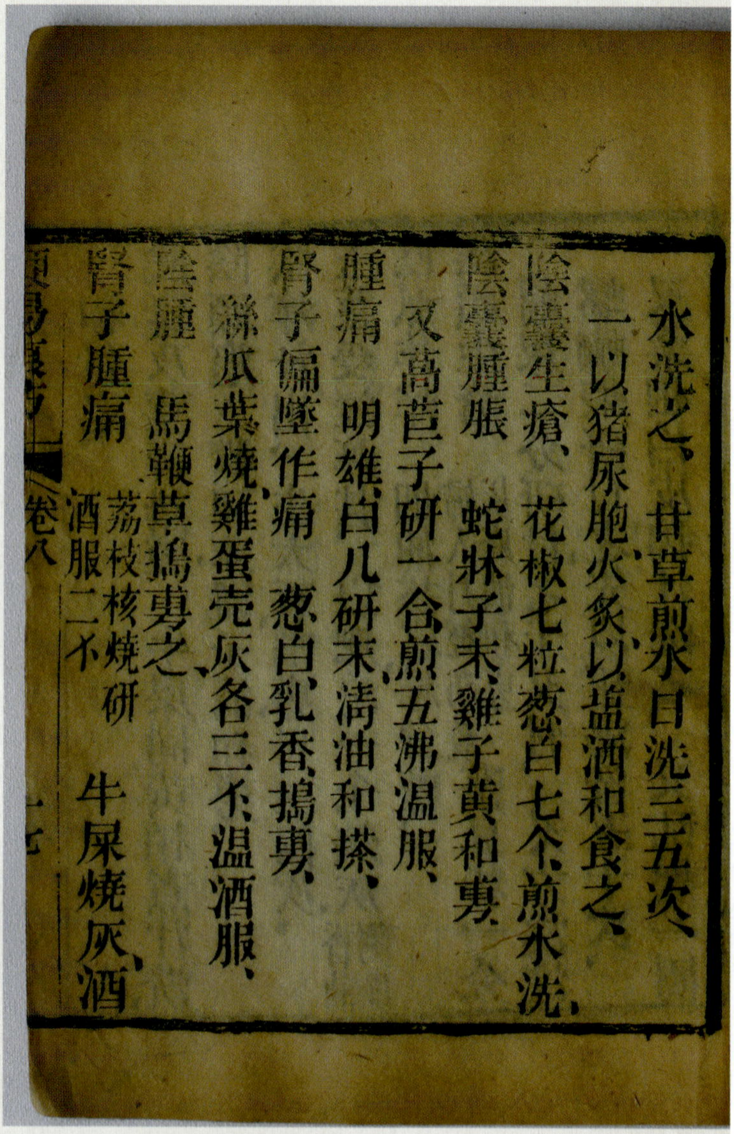

水洗之、　甘草煎水日洗三五次、
一以猪尿胞火炙以盐酒和食之、
陰囊生瘡、　花椒七粒葱白七个、煎水洗、
陰囊腫脹　蛇牀子末雞子黄和敷、
又萵苣子研一合煎五沸温服、
腫痛　明雄白凡研末清油和搽、
腎子偏墜作痛　葱白乳香搗敷、
絲瓜葉燒雞蛋壳灰各三不温酒服、
陰腫　馬鞭草搗敷之、
腎子腫痛　荔枝核燒研酒服二不　牛屎燒灰、酒
卷八

水洗之。

甘草煎水，日洗三五次。

一以猪尿胞火炙，以盐酒和食之。

阴囊生疮　花椒七粒，葱白七个，煎水洗。

阴囊肿胀　蛇床子末，鸡子黄和敷。

又，莴苣子研一合，煎五沸。温服。

肿痛　明雄、白矾研末，清油和搽。

肾子偏坠作痛　葱白、乳香捣敷。

丝瓜叶烧、鸡蛋壳灰各三钱。温酒服。

阴肿　马鞭草捣敷之。

肾子肿痛　荔枝核烧研，酒服二钱。

牛屎烧灰，酒

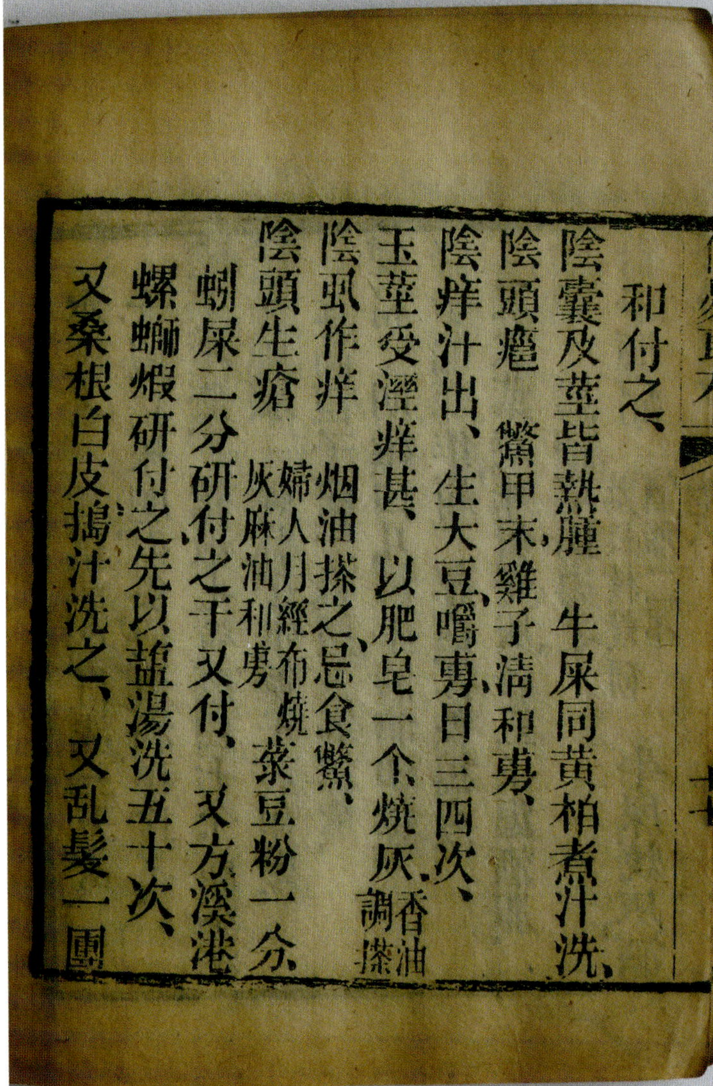
和付之、
陰囊及莖皆熱腫　牛屎同黄柏煮汁洗、
陰頭瘇　鱉甲末，雞子清和敷、
陰痒汁出、生大豆嚼敷日三四次、
玉莖受溼痒甚、以肥皂一个燒灰調香油搽
陰虱作痒　烟油搽之、忌食鱉、
陰頭生瘡　婦人月經布燒灰麻油和敷　菉豆粉一分
蚓屎二分研付之干又付、　又方溪港
螺螄煅研付之先以鹽湯洗五十次、
又桑根白皮搗汁洗之、　又乱髮一團

和敷之。

阴囊及茎皆热肿　牛屎同黄柏煮汁洗。

阴头痈　鳖甲末，鸡子清和敷。

阴痒汁出　生大豆嚼敷，日三四次。

玉茎受湿痒甚　以肥皂一个，烧灰，香油调搽。

阴虱作痒　烟油搽之。忌食鳖。

阴头生疮　妇人月经布烧灰，麻油和敷。

绿豆粉一分，蚓屎二分，研敷之。干又敷。

又方，溪港螺蛳煅研，敷之。先以盐汤洗五十次。

又，桑根白皮，捣汁洗之。

又，乱发一团，

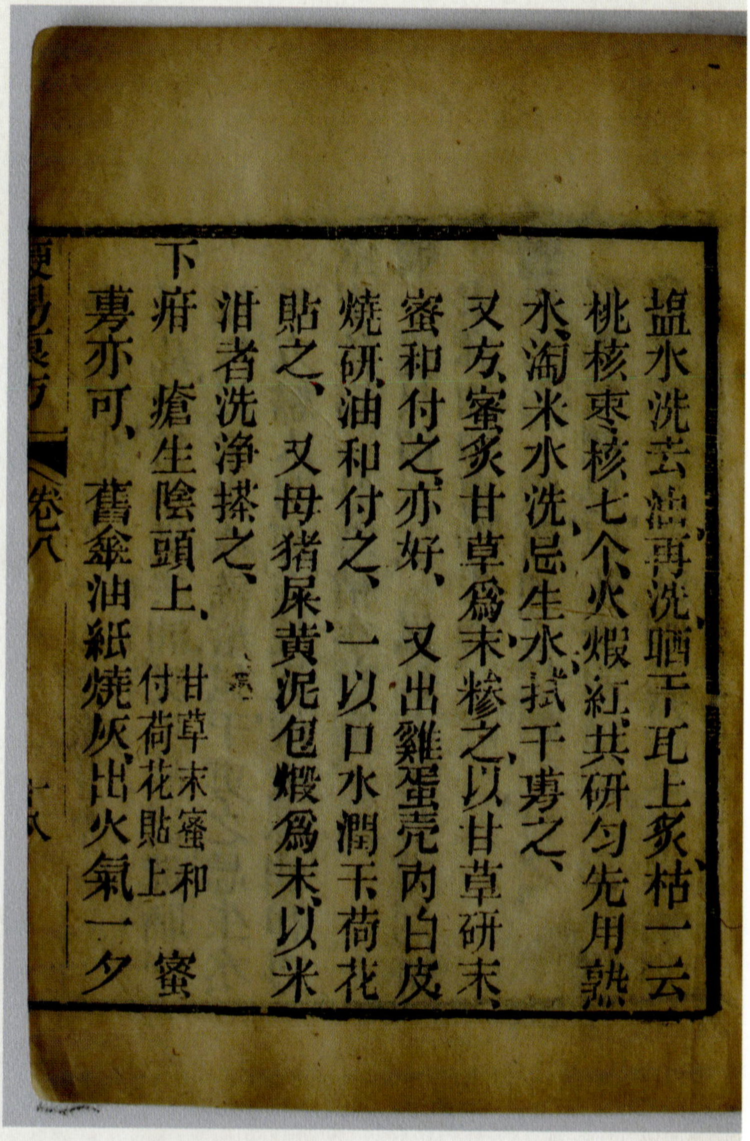

盐水洗去油。再洗晒干，瓦上炙枯。一云核桃、枣核七个，火煅红，共研匀。先用熟水、淘米水洗，忌生水。拭干敷之。

又方，蜜炙甘草为末，糁之。以甘草研末，蜜和敷之，亦好。

又，出鸡蛋壳内白皮，烧研，油和敷之。

一以口水润干荷花，贴之。

又，母猪屎，黄泥包，煅为末。以米泔者[1]洗净搽之。

下疳　疮生阴头上。甘草末，蜜和敷。荷花贴上，蜜敷亦可。

旧伞油纸烧灰，出火气一夕，

1 者：此“者”字疑衍入，当删。

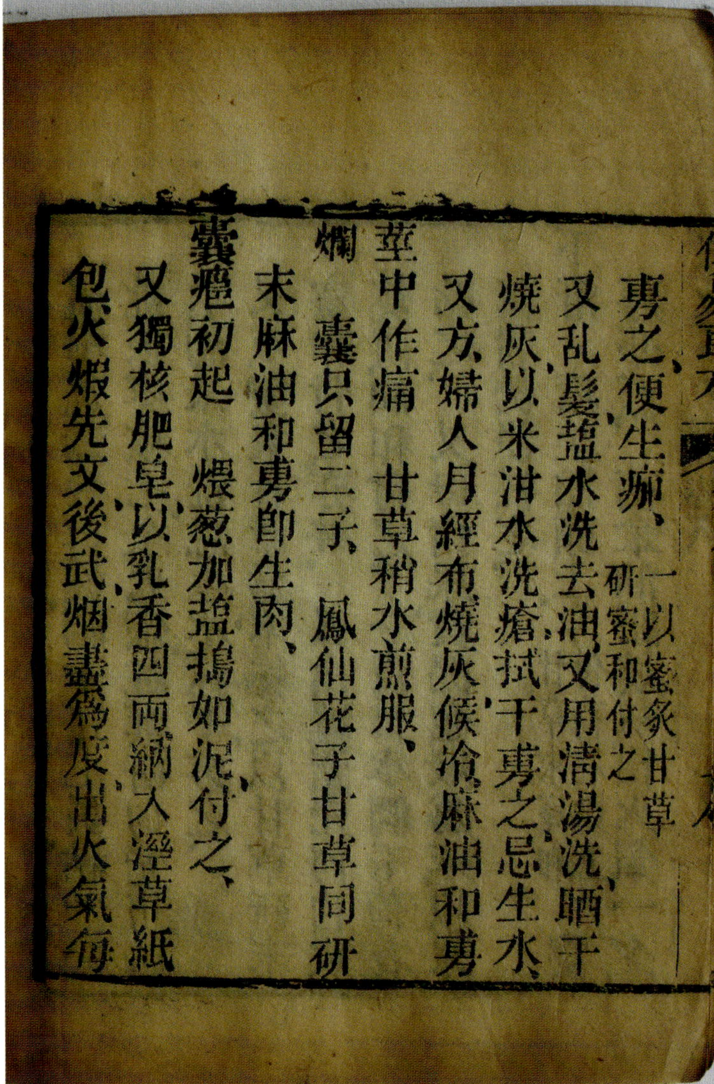
敷之便生痂、一以蜜炙甘草研蜜和付之
又乱髮塩水洗去油又用清湯洗晒干
燒灰以米泔水洗瘡拭干敷之忌生水、
又方婦人月經布燒灰候冷麻油和敷
莖中作痛　甘草稍水煎服、
爛囊只留二子、鳳仙花子甘草同研
末麻油和敷即生肉、
囊癰初起　煨葱加塩搗如泥付之、
又獨核肥皂以乳香四両納入溼草紙
包火煅先文後武烟盡為度出火氣每

敷之，便生痂。

一以蜜炙甘草研，蜜和敷之。

又，乱发盐水洗去油，又用清汤洗，晒干，烧灰。以米泔水洗疮，拭干敷之。忌生水。

又方，妇人月经布烧灰，候冷，麻油和敷。

茎中作痛　甘草梢，水煎服。

烂囊，只留二子　凤仙花子、甘草同研末，麻油和敷，即生肉。

囊痈初起　煨葱，加盐捣如泥，敷之。

又，独核肥皂，以乳香四两纳入，湿草纸包。火煅，先文后武，烟尽为度。出火气。每

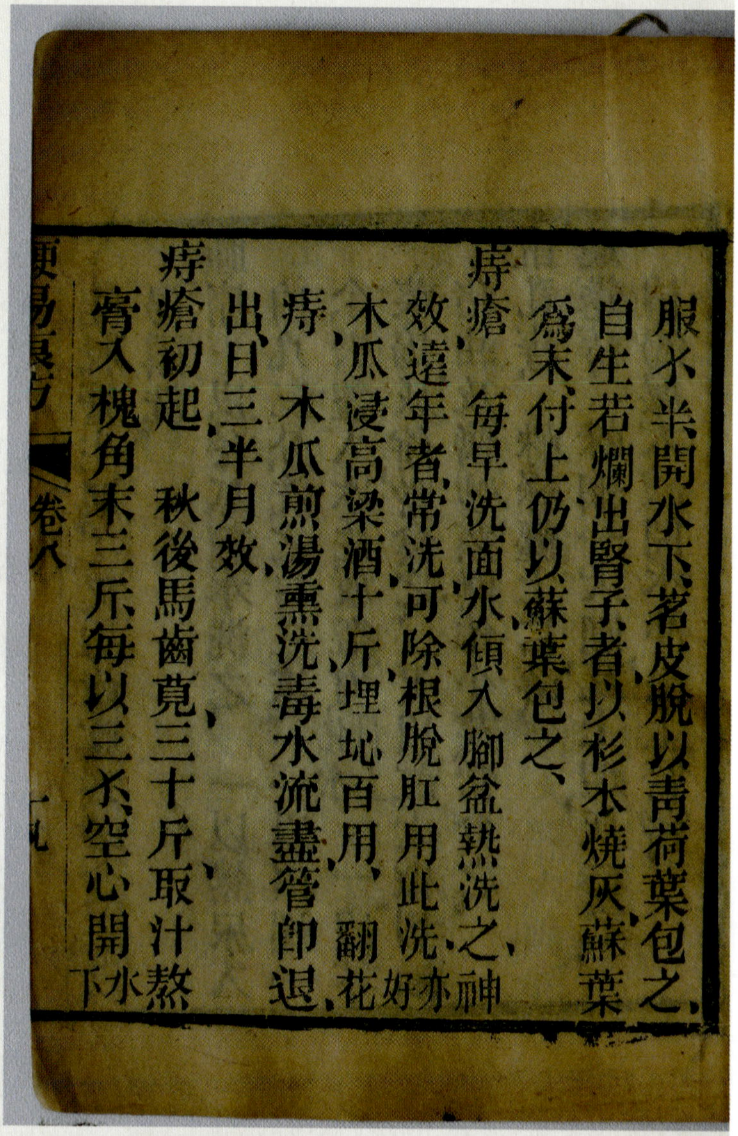
便易良方　卷八

服水半開水下、著皮脫以青荷葉包之、自生若爛出腎子者以杉木燒灰蘇葉爲末付上仍以蘇葉包之、

痔瘡、每早洗面水傾入脚盆熱洗之、神效遠年者常洗可除根脫肛用此洗亦好

木瓜浸高粱酒十斤埋地百用、

翻花痔　木瓜煎湯熏洗毒水流盡管即退出日三半月效

痔瘡初起、秋後馬齒莧三十斤取汁熬膏入槐角末三斤每以三[illegible]空心開水下

服钱半，开水下。若[1]皮脱，以青荷叶包之，自生。若烂出肾子者，以杉木烧灰，苏叶为末，敷上。仍以苏叶包之。

痔疮　每早洗面水倾入脚盆，热洗之。神效。远年者常洗，可除根。脱肛用此洗亦好。

木瓜浸高粱酒十斤，埋藏百用。

翻花痔　木瓜煎汤熏洗。毒水流尽，管即退出。日三。半月效。

痔疮初起　秋后马齿苋三十斤，取汁熬膏，入槐角末三斤。每以三钱，空心开水下。

1 若：原作“著”，据文义改。

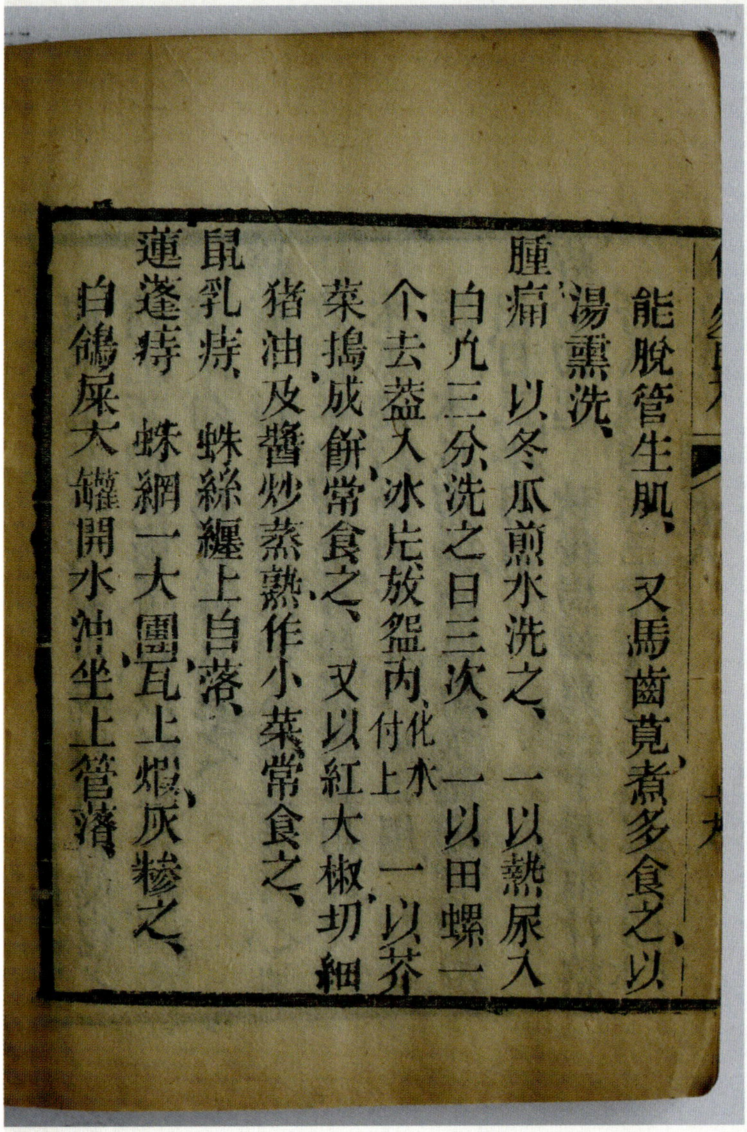
能脫管生肌、　又馬齒莧煮多食之、以
湯熏洗、
腫痛　以冬瓜煎水洗之、　一以熱尿入
白凡三分洗之日三次、　一以田螺一
个、去蓋入冰片放碗內、化水付上　一以芥
菜搗成餅常食之、　又以紅大椒切細
豬油及醬炒蒸熟作小菜常食之、
鼠乳痔、　蛛絲纏上自落、
蓮蓬痔　蛛網一大團瓦上煆灰糝之、
白鴿屎大罐開水沖坐上管落、

能脱管生肌。

又，马齿苋煮，多食之。以汤熏洗。

肿痛　以冬瓜煎水洗之。

一以热尿入白矾三分，洗之。日三次。

一以田螺一个，去盖入冰片。放碗内，化水敷上。

一以芥菜捣成饼，常食之。

又，以红大椒切细，猪油及酱炒。蒸熟，作小菜，常食之。

鼠乳痔　蛛丝缠上，自落。

莲蓬痔　蛛网一大团，瓦上煅灰，糁之。

白鸽屎，大罐开水冲。坐上，管落。

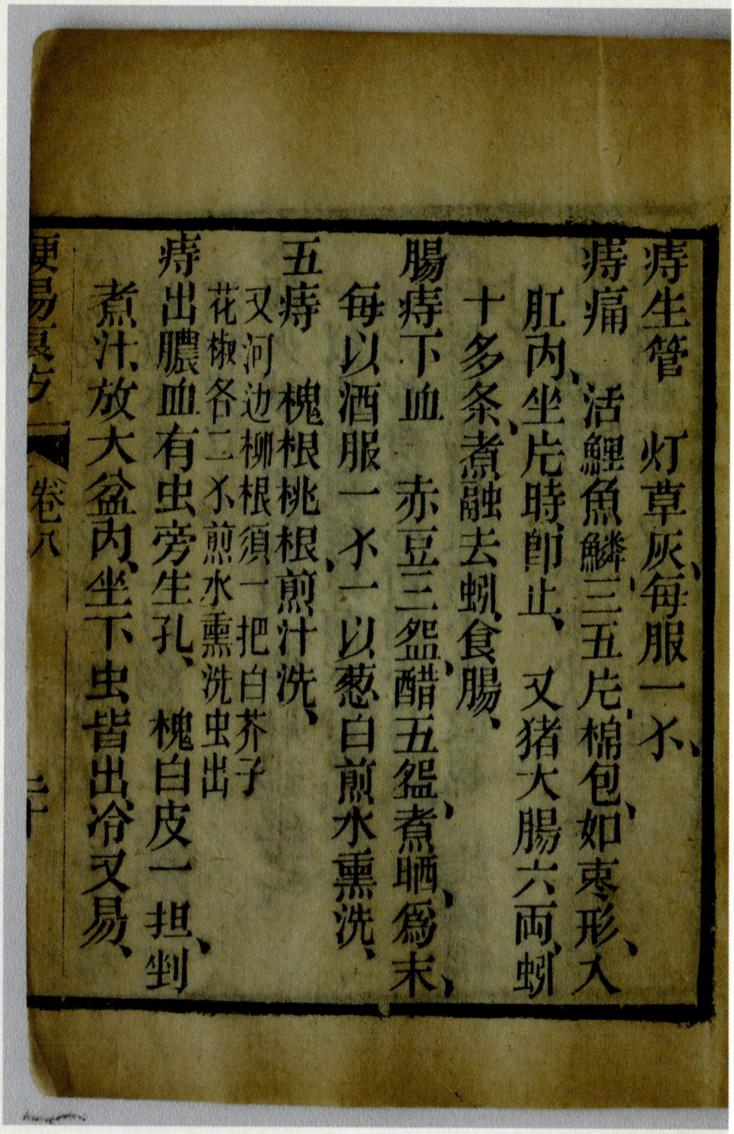
便易良方　卷八

痔生管　灯草灰、每服一钱、

痔痛　活鯉魚鱗三五片、棉包如枣形、入肛内、坐片時即止、　又猪大腸六兩、蚓十多条、煮融去蚓食腸、

腸痔下血　赤豆三盌、醋五盌、煮晒爲末、每以酒服一钱、一以葱白煎水熏洗、

五痔　槐根桃根煎汁洗、又河边柳根須一把白芥子花椒各二钱煎水熏洗虫出

痔出膿血有虫旁生孔、　槐白皮一担、剉煮汁、放大盆内、坐下虫皆出冷又易、

痔生管　灯草灰，每服一钱。

痔痛　活鲤鱼鳞三五片，棉包如枣形，入肛内。坐片时即止。

又，猪大肠六两，蚓十多条，煮融。去蚓，食肠。

肠痔下血　赤豆三碗，醋五碗，煮晒为末。每以酒服一钱。

一以葱白煎水，熏洗。

五痔　槐根、桃根煎汁洗。

又，河边柳根须一把，白芥子、花椒各二钱，煎水熏洗，虫出。

痔出脓血，有虫，旁生孔　槐白皮一担，剉。煮汁，放大盆内，坐下，虫皆出。冷又易。

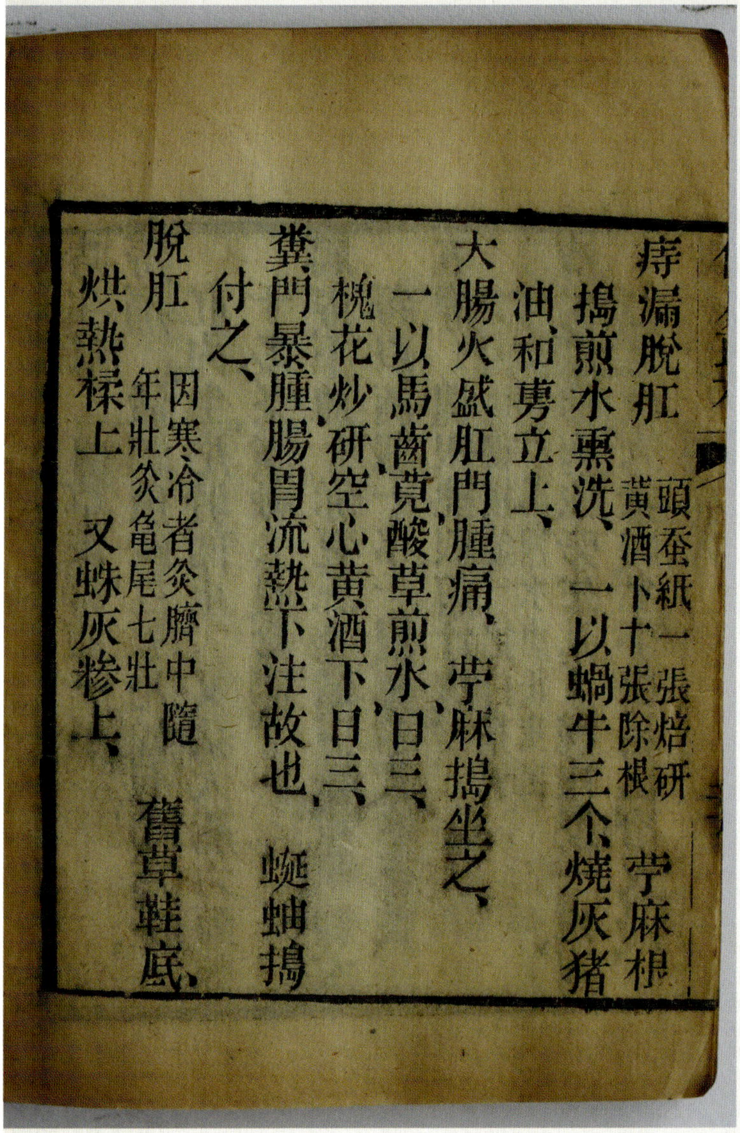

痔漏脱肛　头蚕纸一张，焙研，黄酒下[1]。十张除根。

苎麻根捣，煎水熏洗。

一以蜗牛三个烧灰，猪油和敷。立上。

大肠火盛，肛门肿痛　苎麻捣，坐之。

一以马齿苋、酸草煎水。日三。

槐花炒研，空心黄酒下。日三。

粪门暴肿，肠胃流热下注故也　蜒蚰捣敷之。

脱肛　因寒冷者。灸脐中，随年壮。灸龟尾七壮。

旧草鞋底，烘热揉上。

又，蛛灰糁上。

1 下：原作“卜”。据文义改。

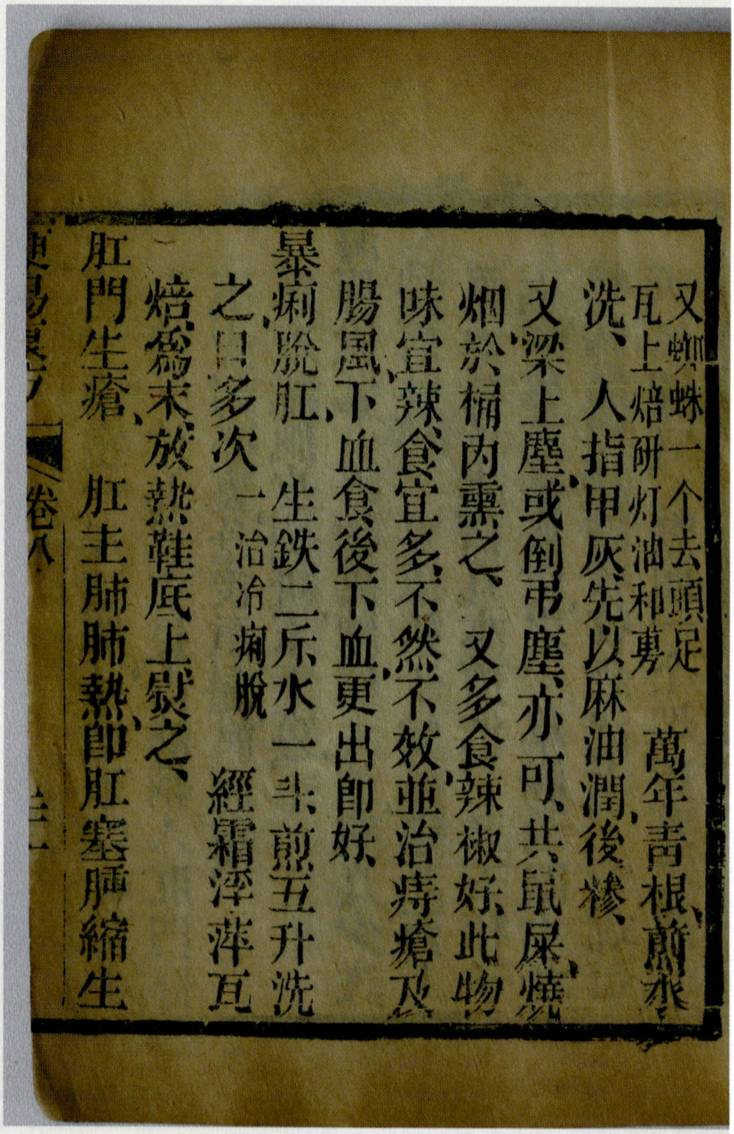

又，蜘蛛一个去头足，瓦中焙研，灯油和敷。

万年青根，煎水洗。

人指甲灰，先以麻油润，后糁。

又，梁上尘，或倒吊尘亦可，共鼠屎烧烟，于桶内熏之。

又，多食辣椒好。此物味宜辣，食宜多，不然不效。并治痔疮及肠风下血。食后下血，更出即好。

暴痢脱肛　生铁二斤，水一斗。煎五升，洗之，日多次。一治冷痢脱。

经霜浮萍，瓦焙为末。放热鞋底上熨之。

肛门生疮　肛主肺。肺热即肛塞肿缩，生

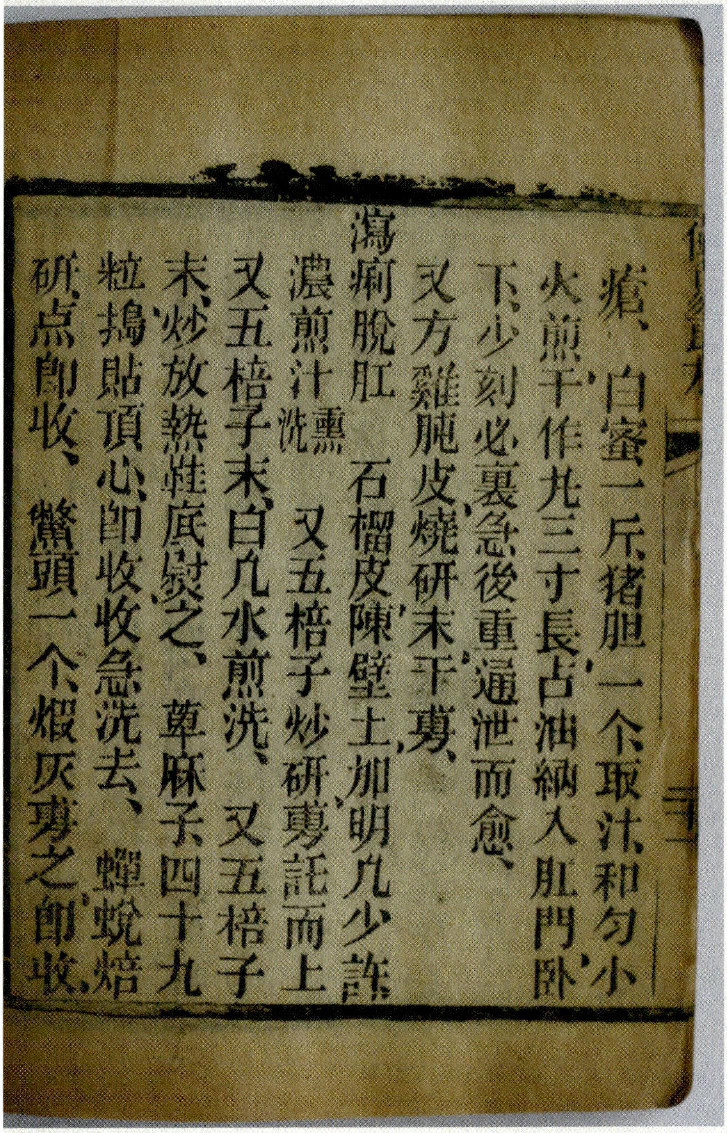

疮。白蜜一斤，猪胆一个。取汁和匀，小火煎干，作丸三寸长。沾油，纳入肛门，卧下。少刻必里急后重，通泄而愈。

又方，鸡肫皮烧研末，干敷。

泻痢脱肛　石榴皮，陈壁土，加明矾少许，浓煎汁熏洗。

又，五倍子炒研，敷讬而上。

又，五倍子末，白矾，水煎洗。

又，五倍子末炒，放热鞋底熨之。

蓖麻子四十九粒，捣贴顶心即收。收急洗去。

蝉蜕焙研，点即收。

鳖头一个，煅灰敷之，即收。

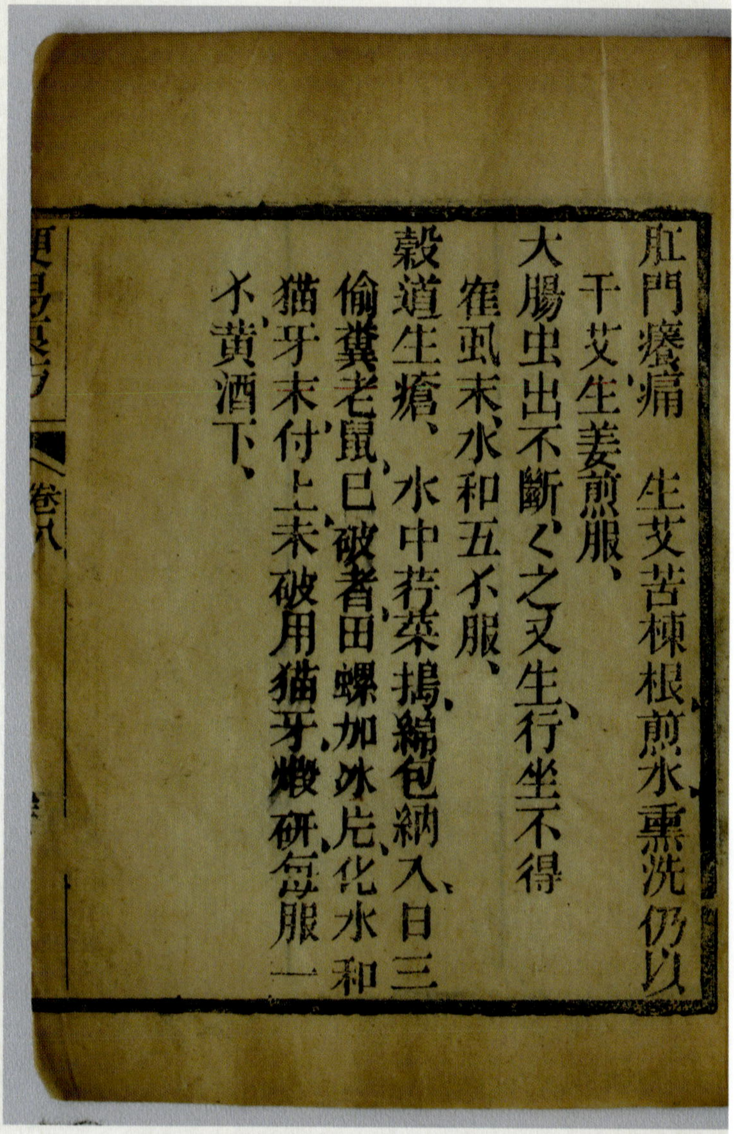
肛門癢痛　生艾苦楝根煎水熏洗仍以
干艾生姜煎服、
大腸虫出不斷〱之又生行坐不得
雀虱末水和五不服、
穀道生瘡、水中荇菜搗綿包納入日三
偷糞老鼠巳破者田螺加冰片化水和
猫牙末付上未破用猫牙煅研每服一
不黃酒下、

肛门痒痛　生艾、苦楝根煎水熏洗。仍以干艾、生姜煎服。

大肠虫出不断，断之又生，行坐不得　鹤虱末，水和五钱服。

谷道生疮　水中荇菜捣，绵包纳入，日三。偷粪老鼠，已破者，田螺加冰片化水，和猫牙末敷上。未破，用猫牙煅研，每服一钱，黄酒下。

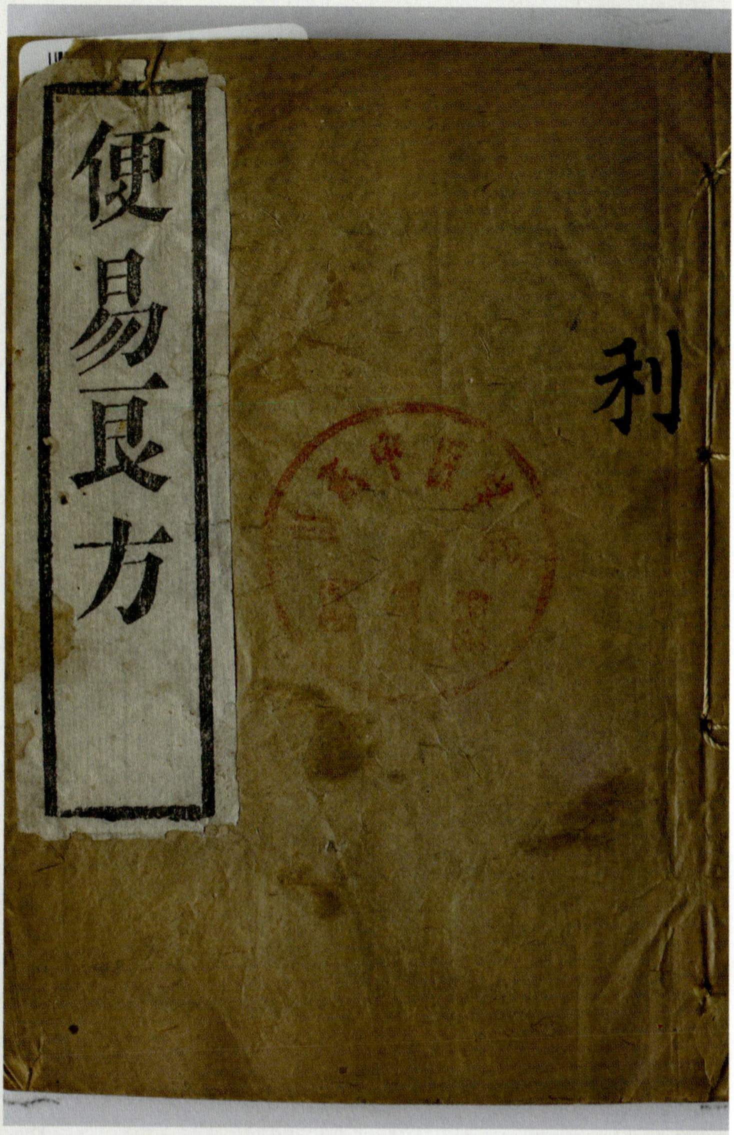

《便易良方》（利）

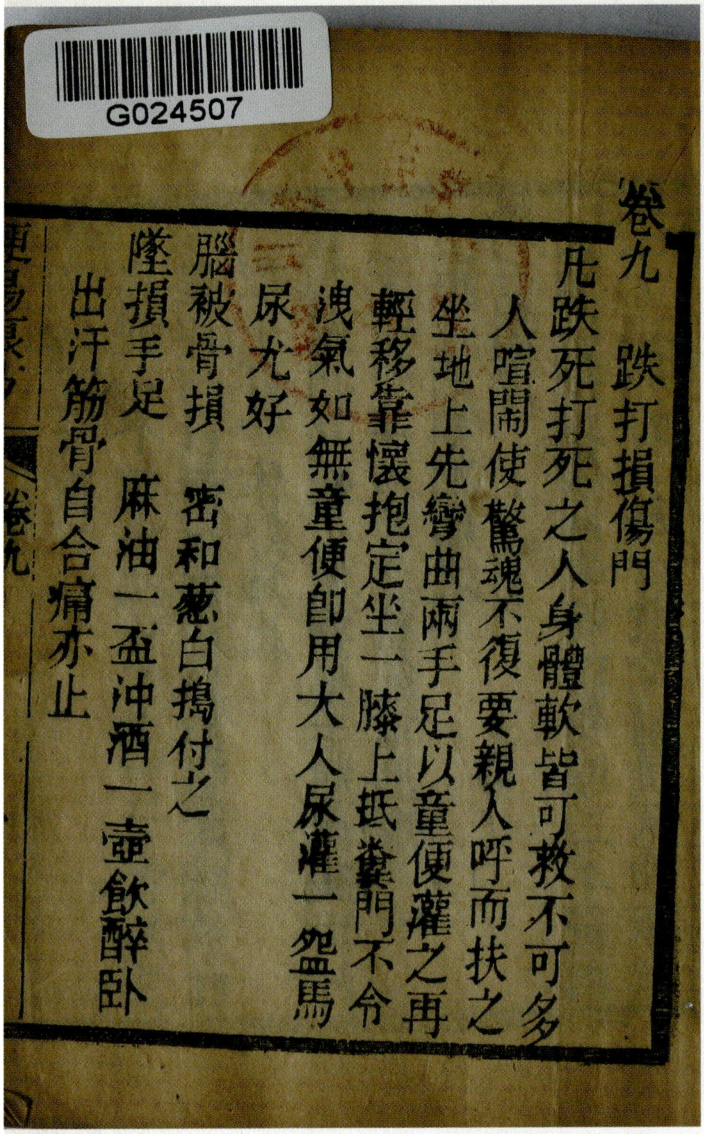

卷九　跌打損傷門

凡跌死打死之人身體軟皆可救不可多

人喧閙使驚魂不復要親人呼而扶之

坐地上先彎曲兩手足以童便灌之再

輕移靠懷抱定坐一膝上抵糞門不令

洩氣如無童便卽用大人尿灌一盌馬

尿尤好

腦被骨損　密和葱白搗付之

墜損手足　麻油一盃沖酒一壺飲醉卧

出汗筋骨自合痛亦止

便易良方卷九[1]

跌打损伤门

凡跌死打死之人，身体软皆可救。不可多人喧闹，使惊魂不复。要亲人呼而扶之，坐地上。先弯曲两手足，以童便灌之。再轻移靠怀抱定，坐一膝上，抵粪门不令泄气。如无童便，即用大人尿灌一碗。马尿尤好。

脑被骨损　蜜[2]和葱白捣敷之。

坠损手足　麻油一杯，冲酒一壶饮。醉卧出汗，筋骨自和，痛亦止。

1 便易良方卷九：此处书名据其他章节补入。

2 蜜：原作“密”。据《奇效简便良方》：“脑破骨损。葱白和蜜捣匀，浓封之。”

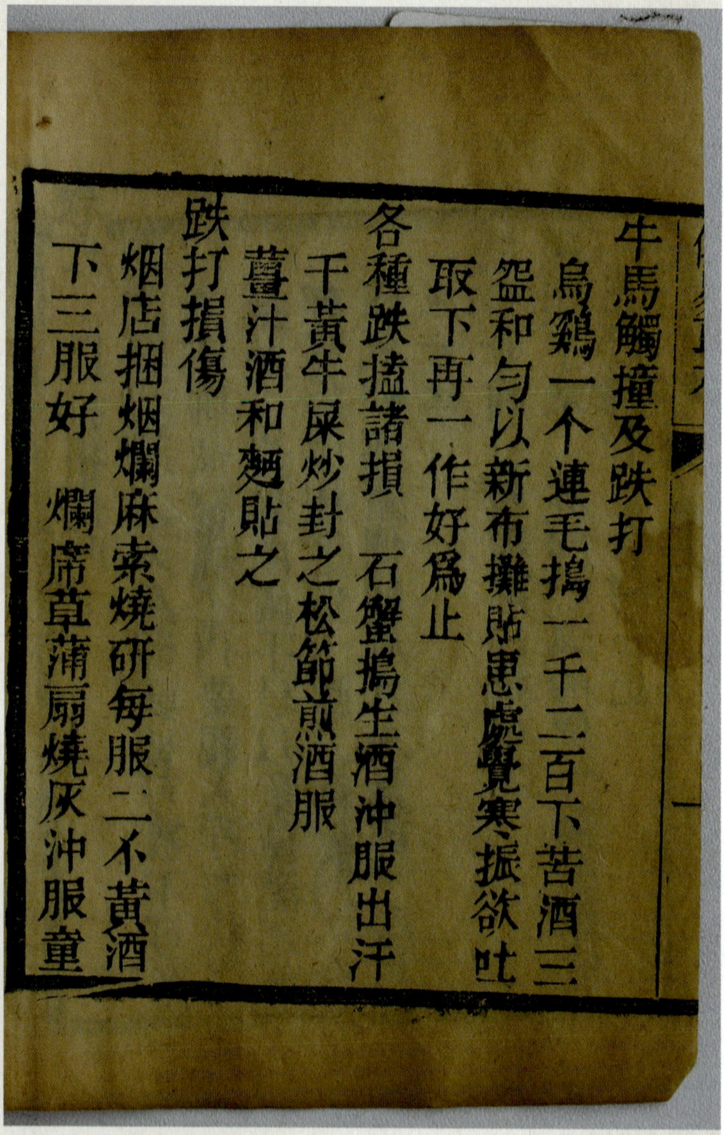
牛馬觸撞及跌打
烏鷄一个連毛搗一千二百下苦酒三
盌和匀以新布攤貼患處覺寒振欲吐
取下再一作好爲止
各種跌揼諸損　石蟹搗生酒冲服出汗
干黃牛屎炒封之松節煎酒服
薑汁酒和麪貼之
跌打損傷
烟店捆烟爛麻索燒研每服二不黃酒
下三服好　爛席草蒲扇燒灰冲服童

牛马触撞及跌打　乌鸡一个，连毛捣一千二百下。苦酒三碗，和匀。以新布摊贴患处。觉寒振欲吐，取下。再一作，好为止。

各种跌蹓诸损　石蟹捣，生酒冲服，出汗。干黄牛屎炒，封之。松节煎酒服。

姜汁、酒和面贴之。

跌打损伤　烟店捆烟烂麻索，烧研。每服二钱，黄酒下。三服好。

烂席草、蒲扇，烧灰冲服。童

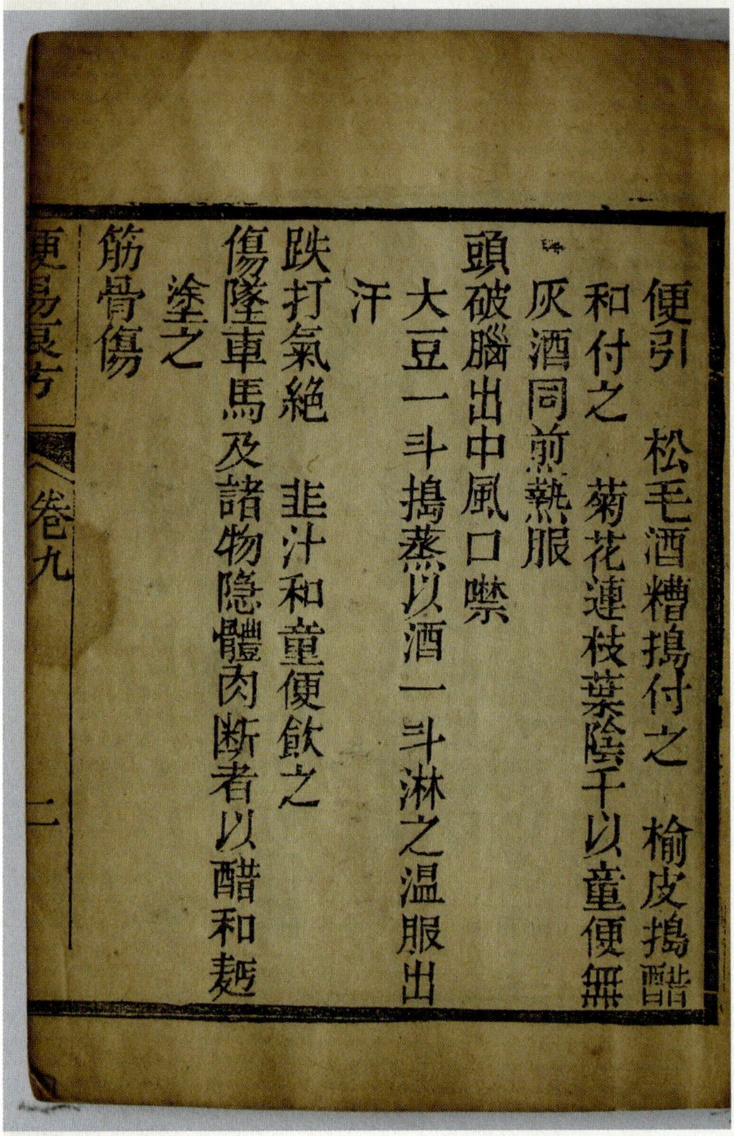

便引　松毛酒糟搗付之　榆皮搗醋
和付之　菊花連枝葉陰干以童便無
灰酒同煎熱服
頭破腦出中風口噤
大豆一斗搗蒸以酒一斗淋之温服出
汗
跌打氣絶　韭汁和童便飲之
傷墜車馬及諸物隱體肉断者以醋和麪
塗之
筋骨傷

便易良方　卷九　二

便引。

松毛、酒糟，搗敷之。

榆皮搗，醋和敷之。

菊花连枝叶阴干，以童便、无灰酒同煎，热服。

头破脑出，中风口噤　大豆一斗捣蒸，以酒一斗淋之。温服出汗。

跌打气绝　韭汁和童便饮之。

伤坠车马，及诸物隐体肉断者　以醋和面涂之。

筋骨伤

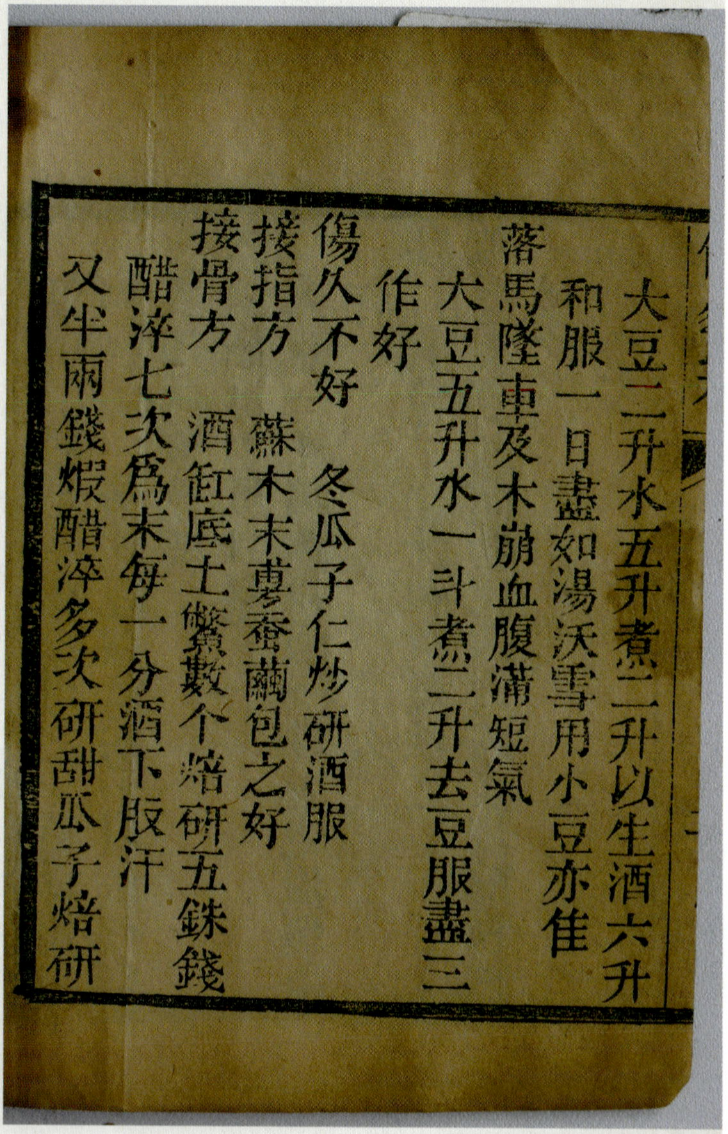

大豆二升水五升煮二升以生酒六升
和服一日盡如湯沃雪用小豆亦佳
落馬墜車及木崩血腹滿短氣
大豆五升水一斗煮二升去豆服盡三
作好
傷久不好　冬瓜子仁炒研酒服
接指方　蘇木末敷蚕繭包之好
接骨方　酒缸底土鱉數个焙研五銖錢
醋淬七次爲末每一分酒下取汗
又半兩錢煅醋淬多次研甜瓜子焙研

大豆二升，水五升，煮二升。以生酒六升和服，一日尽，如汤沃雪。用小豆亦佳。

落马坠车，及木崩血腹满短气　大豆五升，水一斗，煮二升。去豆服尽。三作好。

伤久不好　冬瓜子仁炒研，酒服。

接指方　苏木末敷，蚕网包之好。

接骨方　酒缸底土鳖数个，焙研，五铢钱醋淬七次，为末。每一分酒下，取汗。

又，半两钱煅，醋淬多次，研。甜瓜子焙研，

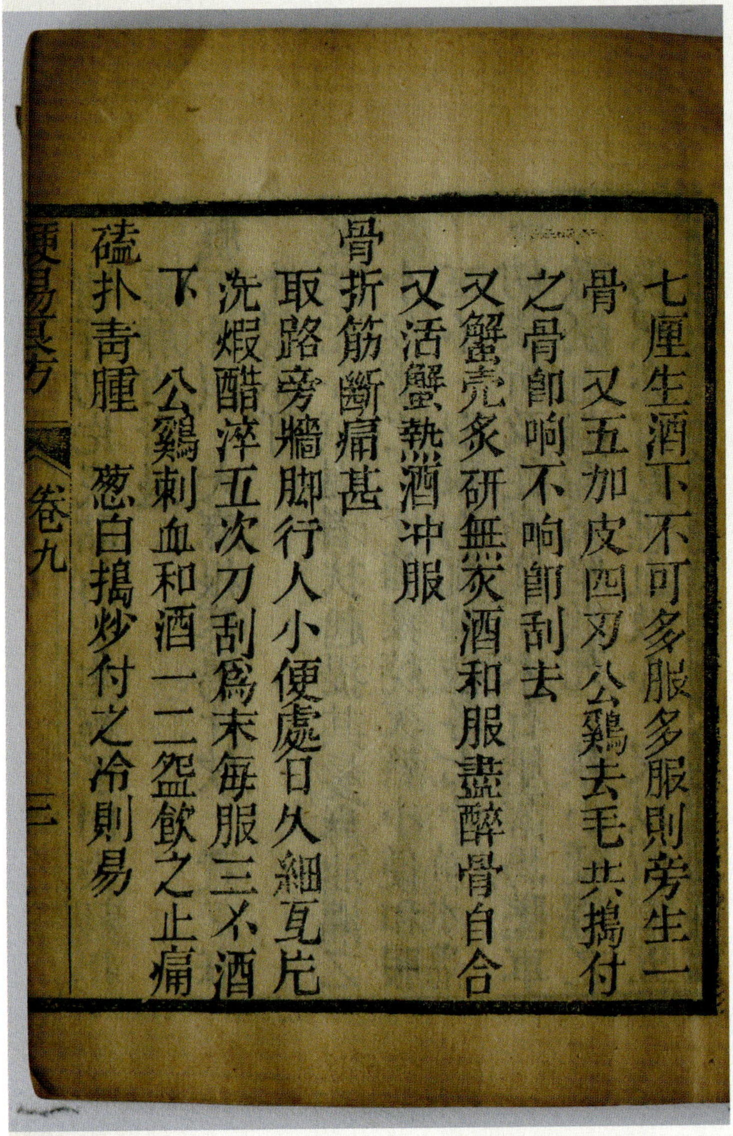

七厘生酒下。不可多服，多服则旁生一骨。

又，五加皮四两，公鸡去毛，共捣敷之，骨即响。不响即刮去。

又，蟹壳炙研，无灰酒和服，尽醉。骨自和。

又，活蟹热酒冲服。

骨折筋断，痛甚　取路旁墙脚行人小便处日久细瓦片，洗煅，醋淬五次，刀刮为末。每服三钱，酒下。

公鸡刺血，和酒一二碗饮之。止痛。

磕扑青肿　葱白捣炒敷之，冷则易。

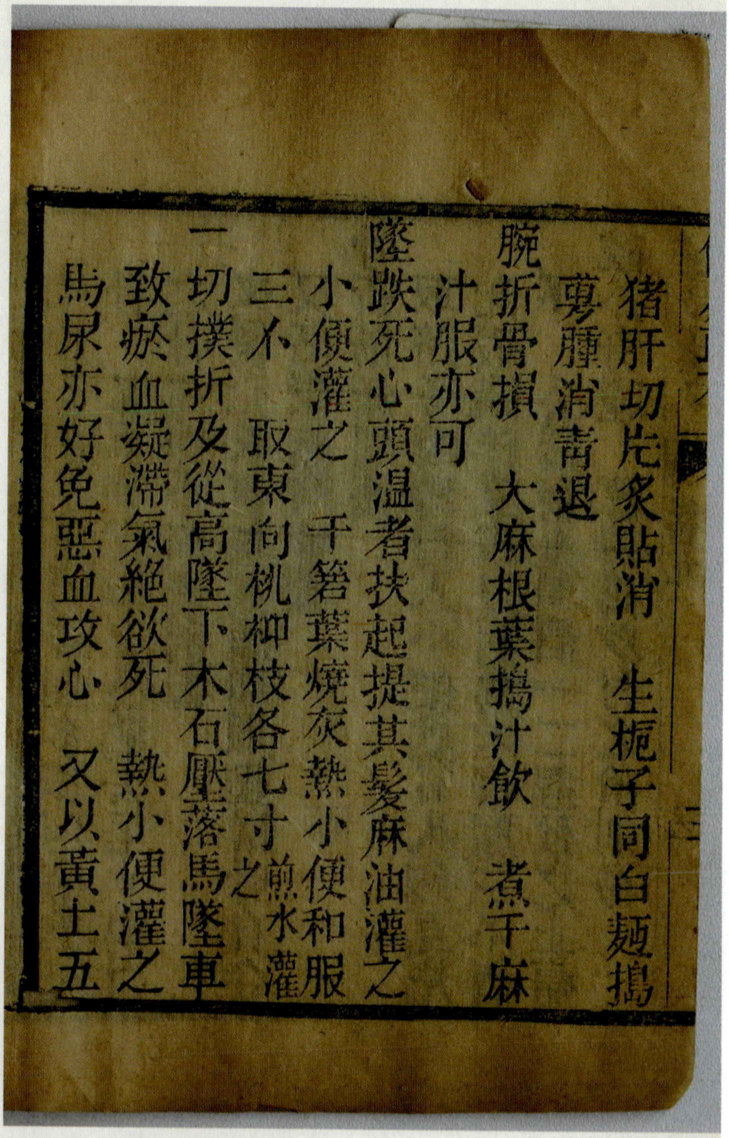

猪肝切片炙貼消　生梔子同白麪搗
敷腫消青退
腕折骨損　大麻根葉搗汁飲　煮干麻
汁服亦可
墜跌死心頭温者扶起提其髮麻油灌之
小便灌之　干箬葉燒灰熱小便和服
三不　取東向桃柳枝各七寸煎水灌之
一切撲折及從高墜下木石壓落馬墜車
致瘀血凝滯氣絶欲死　熱小便灌之
馬尿亦好免惡血攻心　又以黃土五

猪肝切片，炙贴。消。

生栀子同白面捣敷，肿消青退。

腕折骨损　大麻根叶捣汁饮。煮干麻汁服，亦可。

坠跌死，心头温者　扶起，提其发。麻油灌之。小便灌之。

干箬叶烧灰，热小便和服三钱。

取东向桃柳枝各七寸，煎水灌之。

一切扑折及从高坠下，木石压，落马坠车，致瘀血凝滞，气绝欲死　热小便灌之。马尿亦好。免恶血攻心。

又，以黄土五

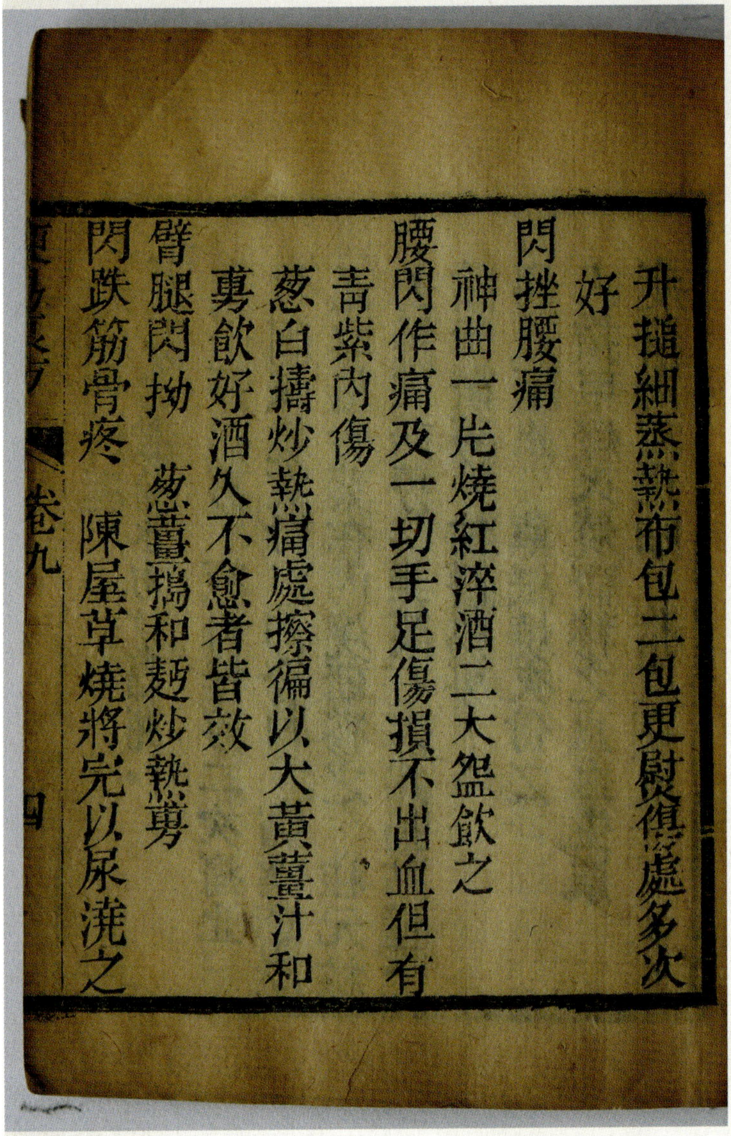

升搥細蒸熱布包二包更熨傷處多次
好
閃挫腰痛
神曲一片燒紅淬酒二大盌飲之
腰閃作痛及一切手足傷損不出血但有
青紫內傷
葱白擣炒熱痛處擦徧以大黃薑汁和
㪃飲好酒久不愈者皆效
臂腿閃拗　葱薑搗和麪炒熱㪃
閃跌筋骨疼　陳屋草燒將完以尿澆之
卷九　四

升，捶细蒸热，布包二包，更熨伤处，多次好。

闪挫腰痛　神曲一片，烧红，淬酒二大碗，饮之。

腰闪作痛，及一切手足伤损，不出血，但有青紫内伤　葱白捣，炒热，痛处擦遍。以大黄、姜汁和敷，饮好酒。久不愈者皆效。

臂腿闪拗　葱、姜捣，和面炒，热敷。

闪跌筋骨痛　陈屋草烧将完，以尿浇之。

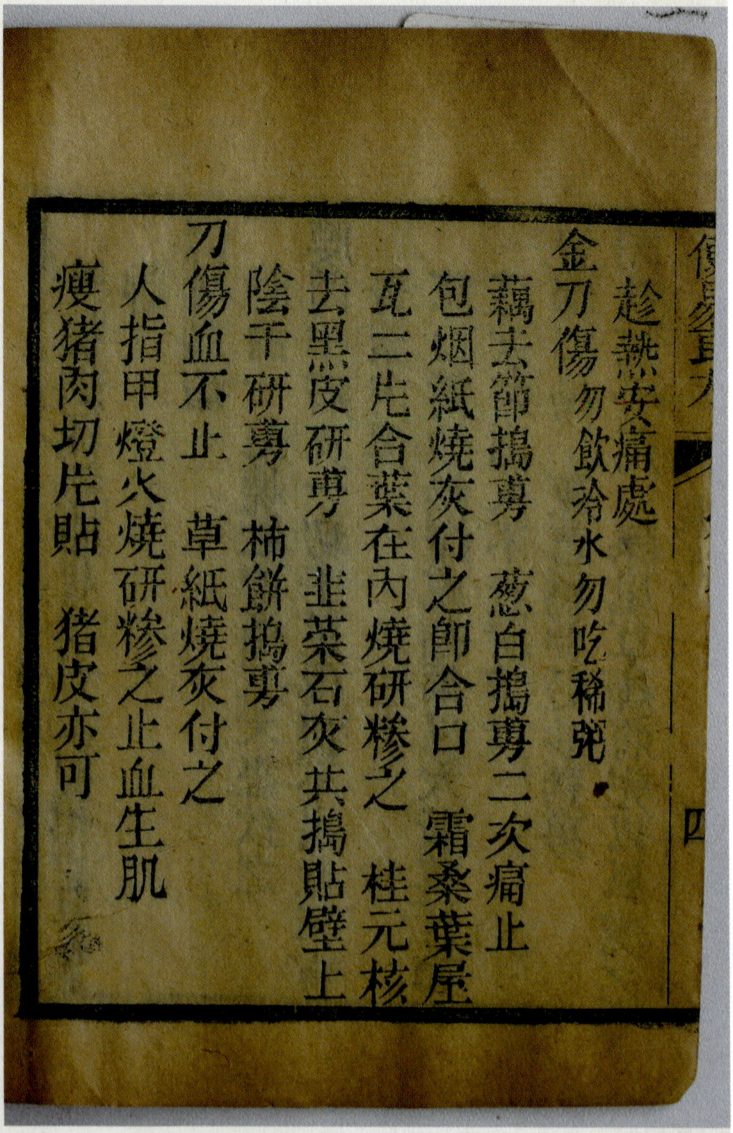

趁热安痛处。

金刀伤　勿饮冷水，勿吃稀粥。藕去节，捣敷。

葱白捣敷，二次痛止。

包烟纸烧灰敷之，即合口。

霜桑叶，屋瓦两片，合叶在内，烧研，糁之。

桂圆核，去黑皮研敷。

韭菜、石灰共捣，贴壁上阴干，研敷。

柿饼捣敷。

刀伤血不止　草纸烧灰，敷之。

人指甲灯火烧研，糁之。止血生肌。

瘦猪肉切片贴。猪皮亦可。

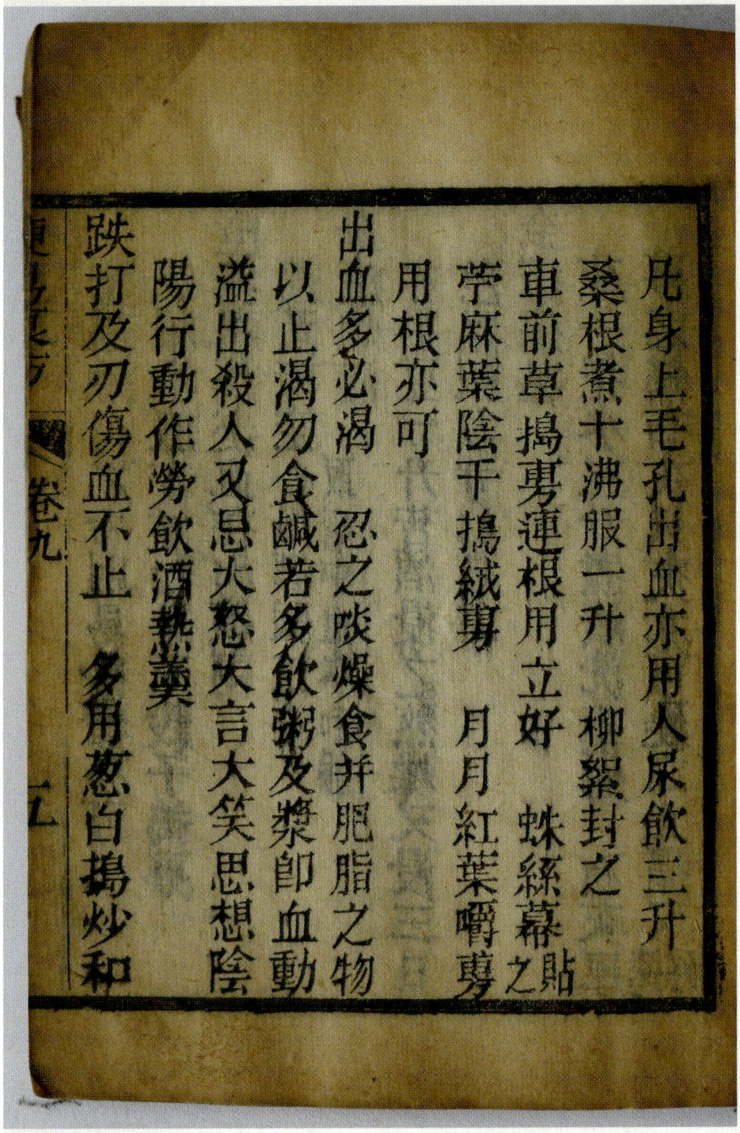
凡身上毛孔出血亦用人尿飲三升
桑根煮十沸服一升　柳絮封之
車前草搗敷連根用立好　蛛絲幕貼之
苧麻葉陰干搗絨敷　月月紅葉嚼敷
用根亦可
出血多必渴　忍之啖燥食并肥脂之物
以止渴勿食鹹若多飲粥及漿即血動
溢出殺人又忌大怒大言大笑思想陰
陽行動作勞飲酒熱羹
跌打及刃傷血不止　多用葱白搗炒和
便易良方　卷九　五

凡身上毛孔出血，亦用人尿，饮三升。

桑根煮十沸，服一升。

柳絮封之。

车前草捣敷，连根用。立好。

蛛线幕贴之。

苎麻叶阴干，捣绒敷。

月月红叶嚼敷。用根亦可。

出血多必渴　忍之。啖燥食并肥脂之物，以止渴。勿食咸。若多饮粥及浆，即血动溢出，杀人。又忌大怒大言大笑，思想阴阳行动作劳，饮酒热羹。

跌打及刃伤，血不止　多用葱白捣炒，和

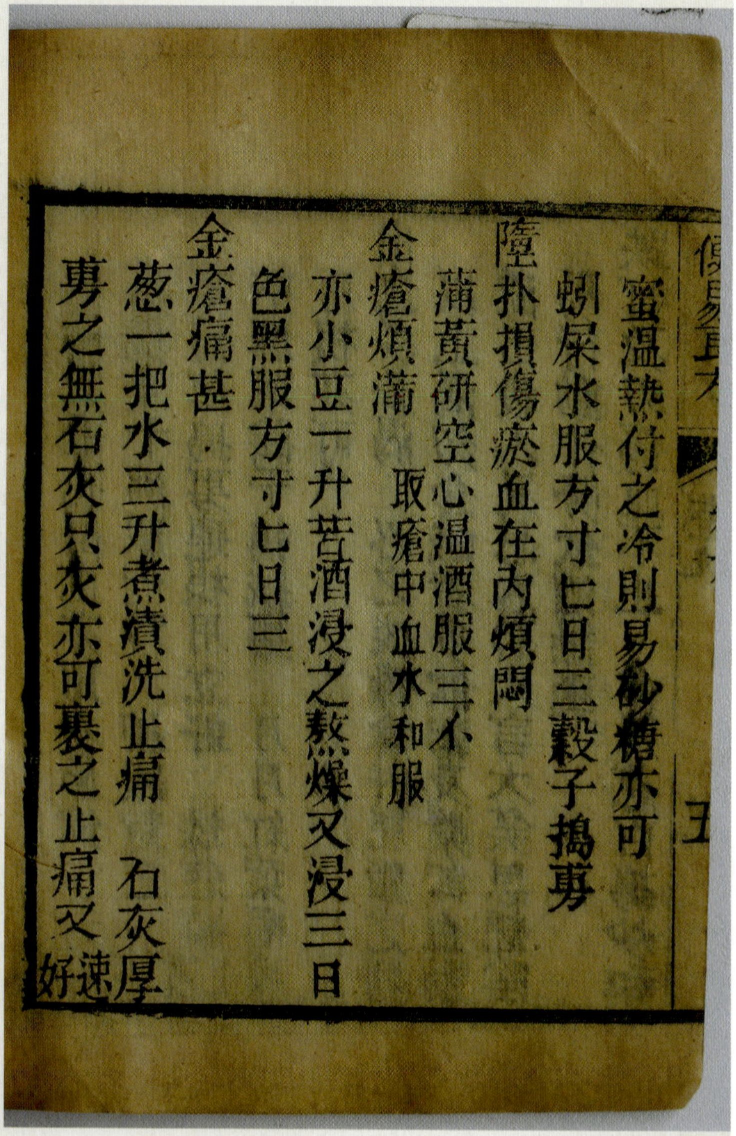
蜜温熱付之冷則易砂糖亦可
蚓屎水服方寸匕日三穀子搗傅
墮扑損傷瘀血在內煩悶
蒲黃研空心温酒服三不
金瘡煩懣　取瘡中血水和服
亦小豆一升苦酒浸之熬燥又浸三日
色黑服方寸匕日三
金瘡痛甚
葱一把水三升煮漬洗止痛　石灰厚
傅之無石灰只灰亦可裹之止痛又速好

蜜温热敷之，冷则易。砂糖亦可。

蚓屎，水服方寸匕。日三。谷子捣敷。

堕扑损伤，瘀血在内，烦闷　蒲黄研，空心温酒服三钱。

金疮烦满　取疮中血水和服。

赤小豆[1]一升，苦酒浸之，熬燥，又浸三日色黑，服方寸匕。日三。

金疮痛甚　葱一把，水三升，煮渍洗。止痛。

石灰厚敷之。无石灰只灰亦可。裹之止痛，又速好。

1 赤小豆：原作“亦小豆”，据文义改。

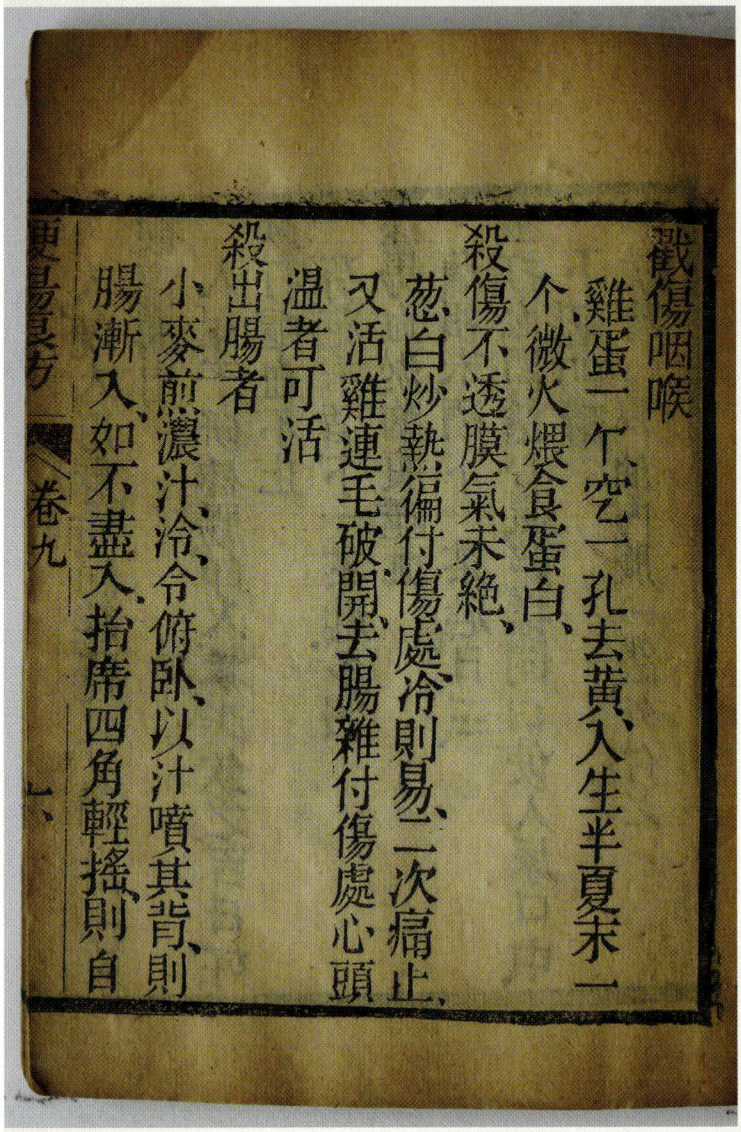
戳傷咽喉
雞蛋一个、空一孔去黄、入生半夏末一个、微火煨食蛋白、
殺傷不透膜氣未絕、
葱白炒熱、徧付傷處、冷則易、二次痛止、
又活雞連毛破開、去腸雜付傷處、心頭溫者可活
殺出腸者
小麥煎濃汁、冷、令俯卧、以汁噴其背、則腸漸入、如不盡入、抬席四角輕搖、則自
便易良方 卷九

戳伤咽喉　鸡蛋一个，挖一孔去黄，入生半夏末一个，微火煨。食蛋白。

杀伤，不透膜，气未绝　葱白炒热，遍敷伤处，冷则易。二次痛止。

又，活鸡连毛破开，去肠杂，敷伤处。心头温者可活。

杀出肠者　小麦浓煎汁，冷。令俯卧，以汁喷其背，则肠渐入。如不尽入，抬席四角轻摇，则自

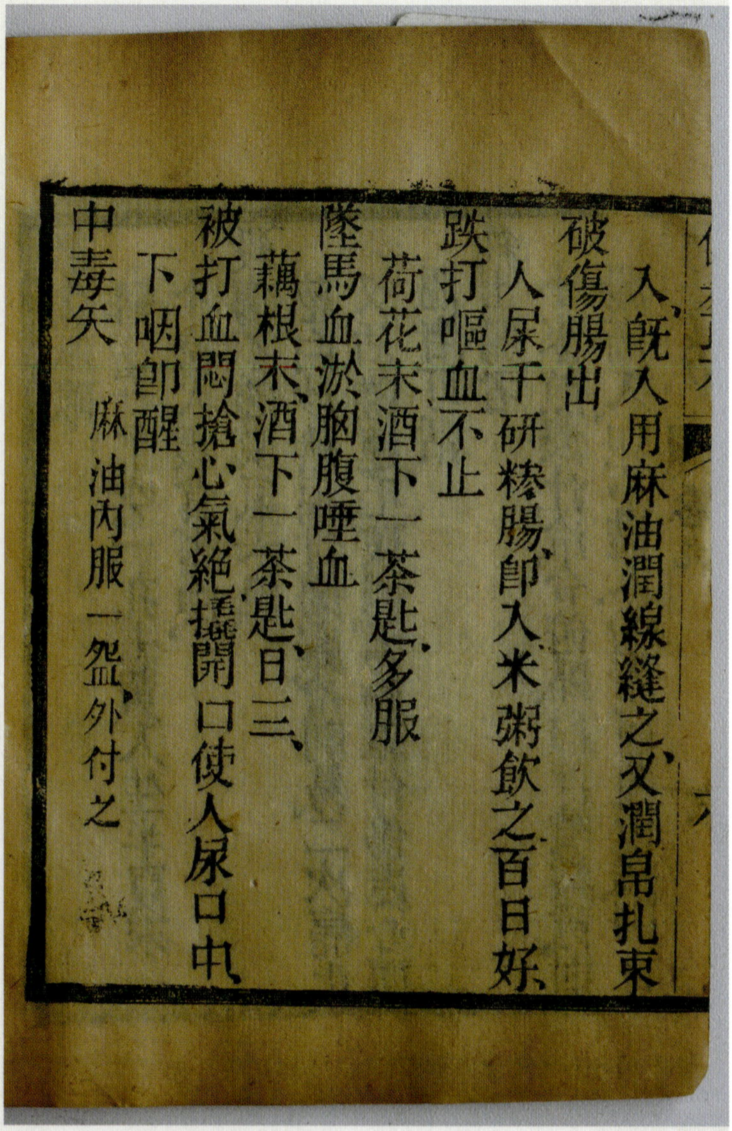

入既入用麻油潤線縫之又潤帛扎束
破傷腸出
人屎干研糝腸卽入米粥飲之百日好
跌打嘔血不止
荷花末酒下一茶匙多服
墜馬血淤胸腹唾血
藕根末酒下一茶匙日三
被打血悶搶心氣絶撬開口使人尿口中
下咽卽醒
中毒矢　麻油內服一盌外付之

入。既入，用麻油润线缝之。又润帛扎束。

破伤肠出　人屎干研糁，肠即入，米粥饮之。百日好。

跌打呕血不止　荷花末酒下一茶匙。多服。

坠马血瘀，胸腹唾血　藕根末酒下一茶匙。日三。

被打血闷，抢心气绝　撬开口，使人尿口中。下咽即醒。

中毒矢　麻油内服一碗，外敷之。

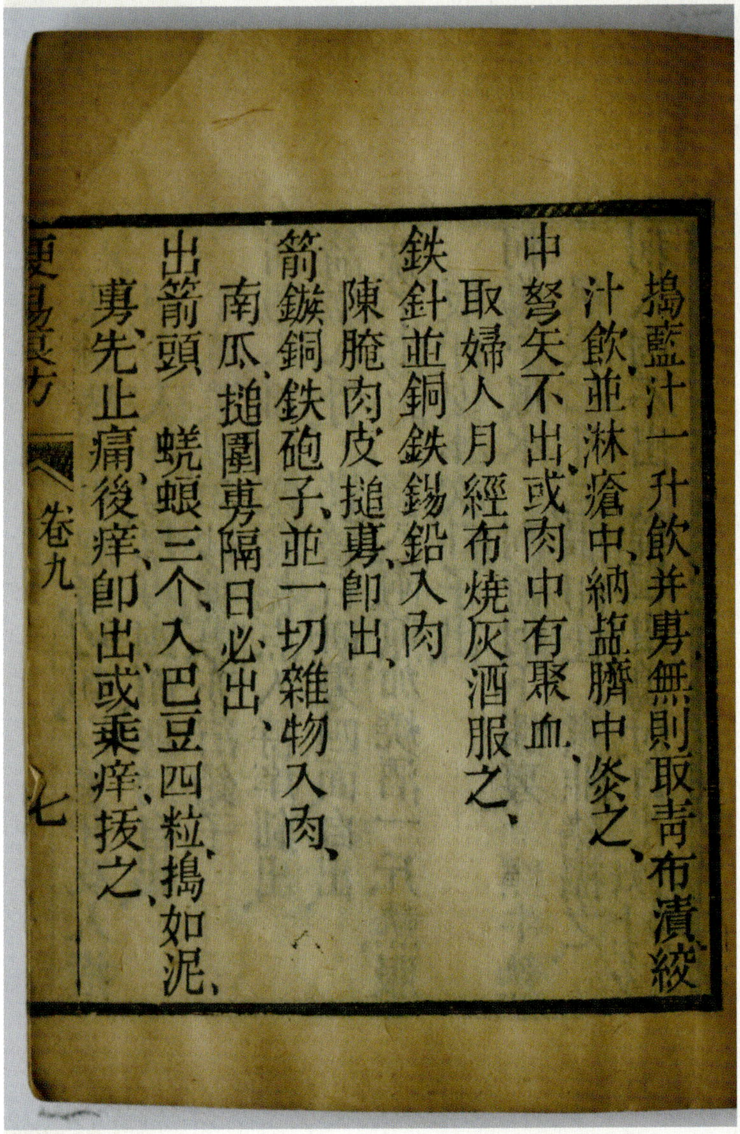

便易良方　卷九　七

搗藍汁一升飲、并敷無則取靑布漬絞
汁飲並淋瘡中、納鹽臍中灸之、
中弩矢不出或肉中有聚血、
取婦人月經布烧灰酒服之、
鉄針並銅鉄錫鉛入肉
陳腌肉皮搥敷即出、
箭鏃銅鉄砲子、並一切雜物入肉、
南瓜、搥圍敷隔日必出、
出箭頭　蜣螂三个入巴豆四粒、搗如泥、
敷先止痛、後痒、即出或乘痒、拔之、

捣蓝汁一升饮，并敷。无则取青布渍，绞汁饮，并淋疮中。纳盐脐中，灸之。

中弩矢不出，或肉中有聚血　取妇人月经布烧灰，酒服之。

铁针并铜铁锡铅入肉　陈腌肉皮捶敷，即出。

箭簇铜铁炮子，并一切杂物入肉　南瓜捶，围敷。隔日必出。

出箭头　蜣螂三个，巴豆四粒，捣如泥敷。先止痛，后痒即出。或乘痒拔之。

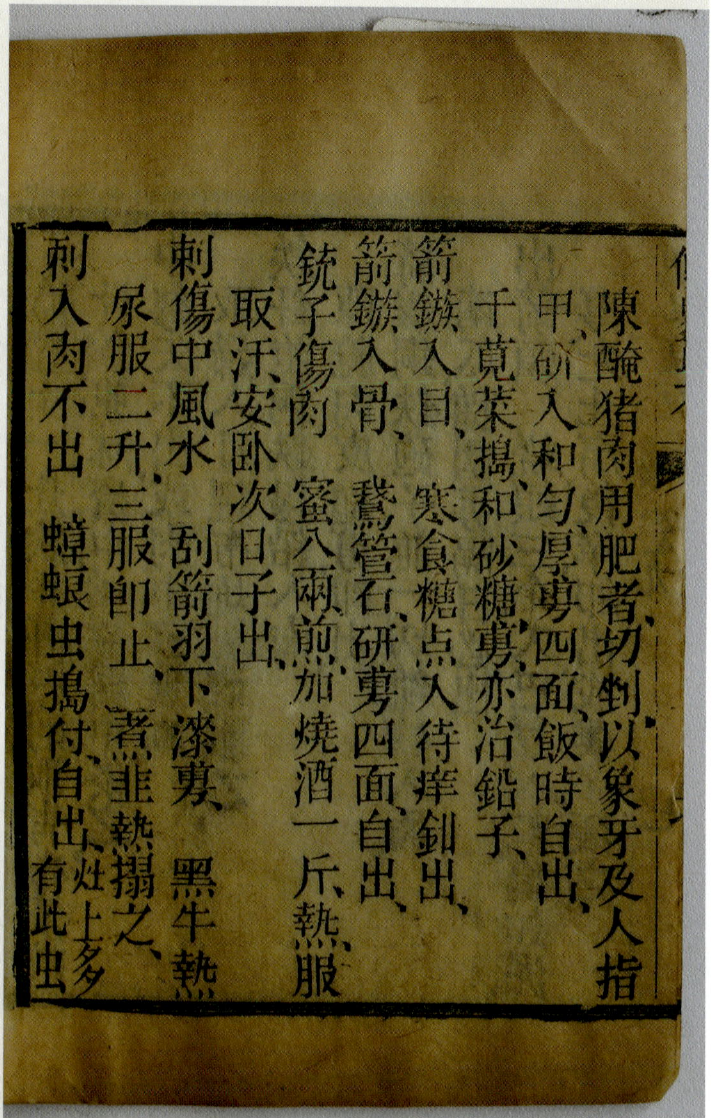

陈腌猪肉，用肥者，切剉。以象牙及人指甲研入，和匀，厚敷四面，饭时自出。

干苋菜捣，和砂糖敷。亦治铅子。

箭簇入目　寒食糖点入，待痒钳出。

箭簇入骨　鹅管石研敷四面，自出。

铳子伤肉　蜜八两煎，加烧酒一斤，热服，取汗，安卧。次日子出。

刺伤中风水　刮箭羽下漆敷。

黑牛热尿服二升。三服即止。

煮韭，热搨之。

刺入肉不出　蟑螂虫捣敷，自出。灶上多有此虫。

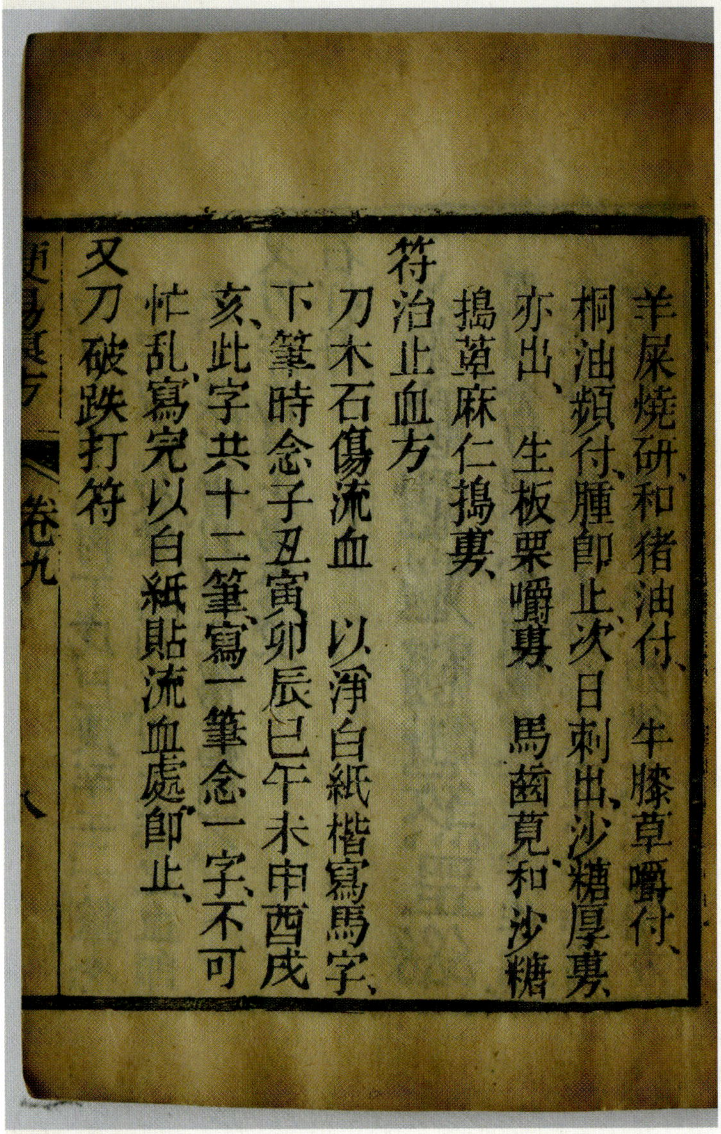
便易良方　卷九　八

羊屎燒研和猪油付、牛膝草嚼付、
桐油頻付、腫即止、次日刺出、沙糖厚裹、
亦出、生板栗嚼裹、馬齒莧和沙糖
搗、蓖麻仁搗裹、
符治止血方
刀木石傷流血　以淨白紙楷寫馬字、
下筆時念子丑寅卯辰巳午未申酉戌
亥、此字共十二筆、寫一筆念一字、不可
忙亂、寫完以白紙貼流血處、即止、
又刀破跌打符

羊屎烧研，和猪油敷。

牛膝草嚼敷。

桐油频敷，肿即止。次日刺出。砂糖厚敷亦出。

生板栗嚼敷。

马齿苋和砂糖捣。蓖麻仁捣敷。

符治止血方　刀木石伤流血。以净白纸，楷写“马”字。下笔时念“子丑寅卯，辰巳午未，申酉戌亥”。此字共十二笔。写一笔，念一字，不可忙乱。写完以白纸贴流血处，即止。

又，刀破跌打符。

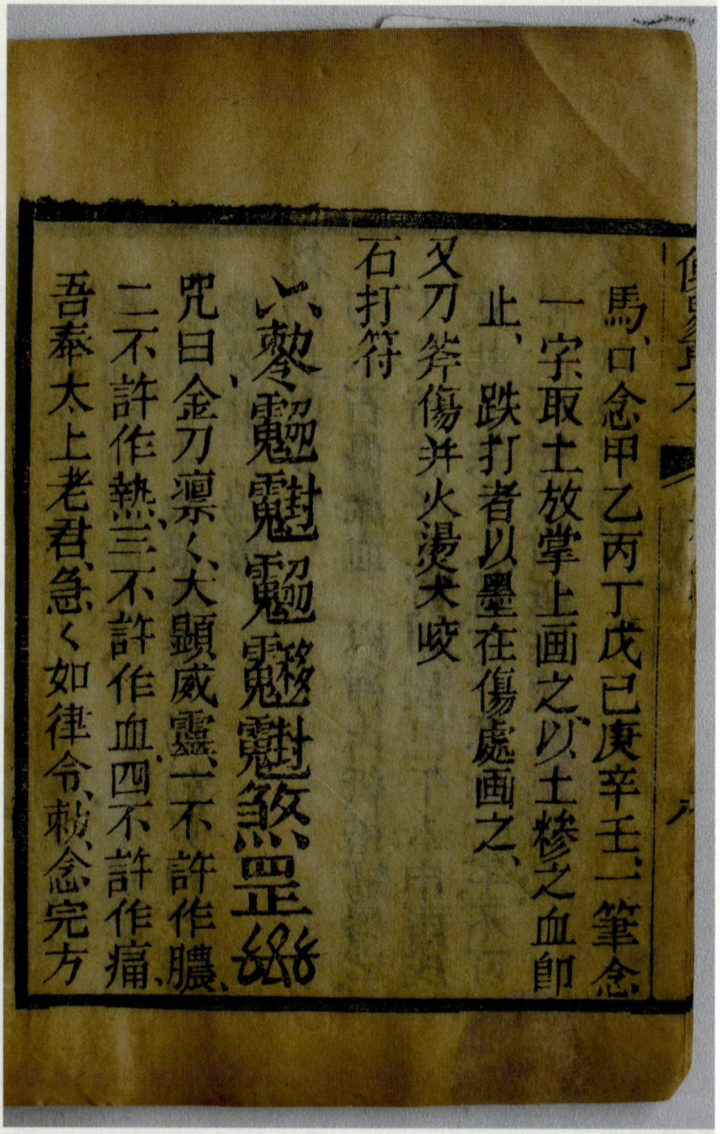

马。口念“甲乙丙丁戊己庚辛壬”。一笔念一字。取土放掌上画之。以土糁之，血即止。跌打者以墨在伤处画之。

又，刀斧伤并火烫犬咬

石打符

□□□□□□□□□□□（符略）

咒曰：金刀凛凛，大显威灵。一不许作脓，二不许作热，三不许作血，四不许作痛。吾奉太上老君，急急如律令，勅。念完方

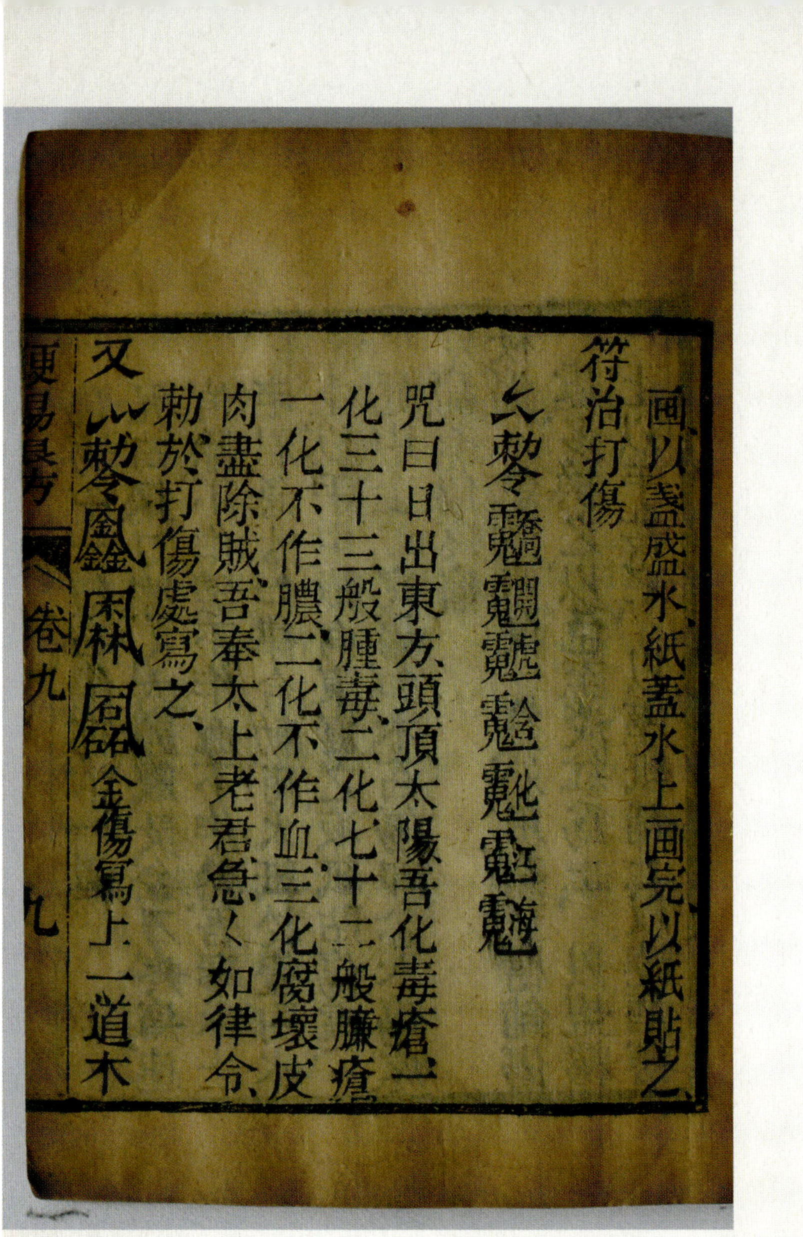
画以盏盛水紙盖水上画完以紙貼之
符治打傷
咒曰日出東方頭頂太陽吾化毒瘡一
化三十三般腫毒二化七十二般臁瘡
一化不作膿二化不作血三化腐壞皮
肉盡除賊吾奉太上老君急急如律令
勅於打傷處寫之
又　金傷寫上一道木
便易良方　卷九　九

画。以盏盛水，纸盖水上。画完，以纸贴之。

符治打伤

□□□□□□□□□□（符略）

咒曰：日出东方，头顶太阳，吾化毒疮。一化三十三般肿毒，二化七十二般臁疮。一化不作脓，二化不作血，三化腐坏皮肉尽除贼。吾奉太上老君，急急如律令，勅。于打伤处写之。

又，□□□□（符略）。金伤写上一道，木

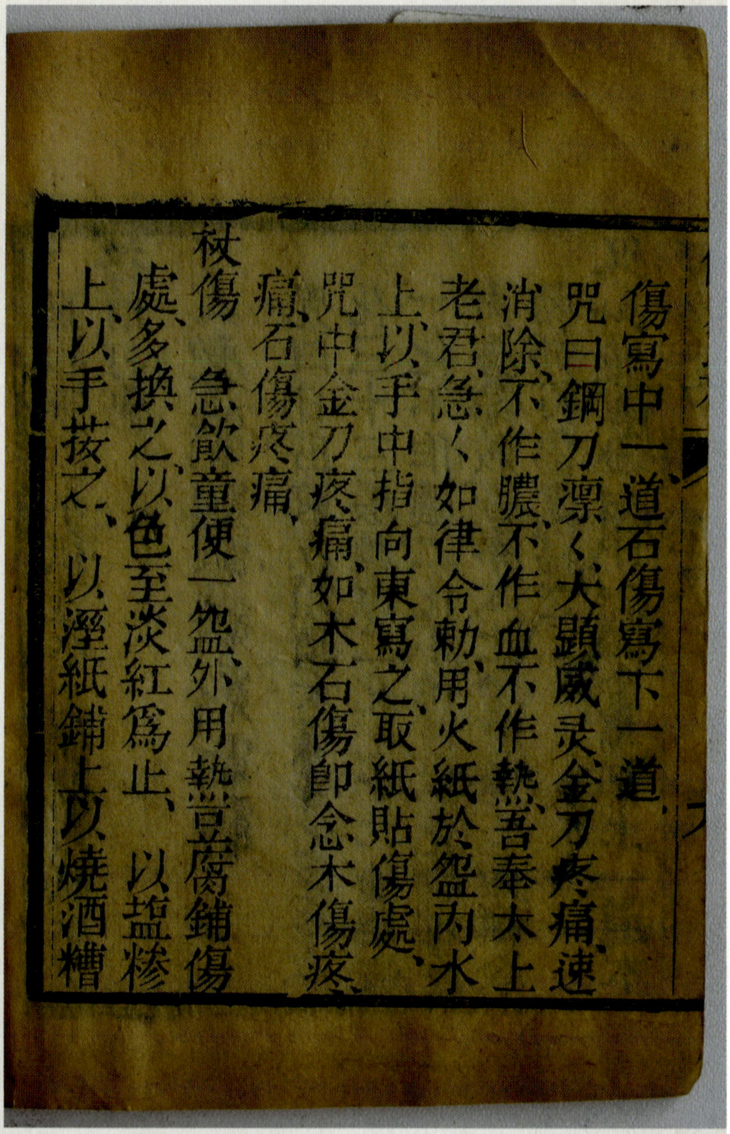
傷寫中一道石傷寫下一道
咒曰鋼刀凜〻大顯威灵金刀疼痛速
消除不作膿不作血不作熱吾奉太上
老君急〻如律令勅用火紙於盌內水
上以手中指向東寫之取紙貼傷處
咒中金刀疼痛如木石傷即念木傷疼
痛石傷疼痛
杖傷　急飲童便一盌外用熱荳腐鋪傷
處多換之以色至淡紅爲止　以塩糝
上以手按之　以溼紙鋪上以燒酒糟

伤写中一道，石伤写下一道。

咒曰：钢刀凛凛，大显威灵。金刀疼痛，速消除。不作脓，不作血，不作热。吾奉太上老君，急急如律令，勅。用火纸于碗内水上，以手中指向东写之。取纸贴伤处。

咒中金刀疼痛，如木石伤，即念木伤疼痛，石伤疼痛。

杖伤　急饮童便一碗。外用热豆腐铺伤处，多换之，以色至淡红为止。以盐糁上，以手按之。以湿纸铺上，以烧酒糟

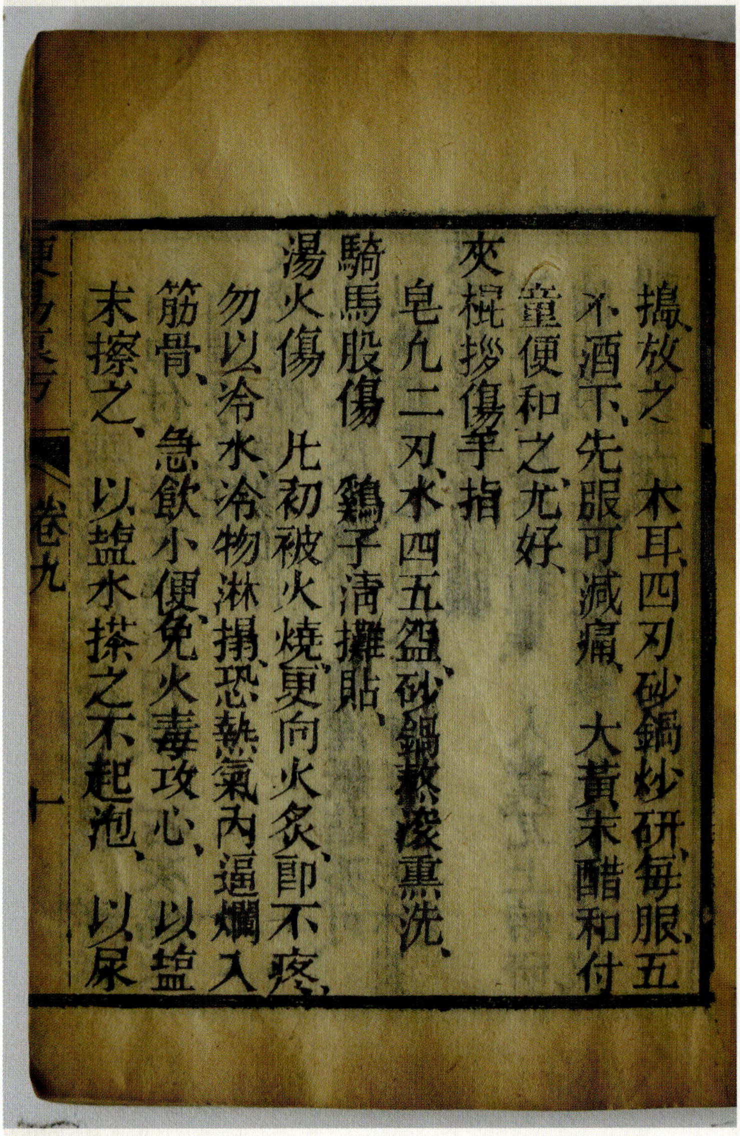
便易良方　卷九　十

搗放之　木耳四刄砂鍋炒研每服五不酒下先服可減痛　大黄末醋和付童便和之尤好

夾棍拶傷手指　皂九二刄水四五盌砂鍋熬滚熏洗

騎馬股傷　鷄子清攤貼

湯火傷　凡初被火烧更向火炙即不疼勿以冷水冷物淋搨恐熱氣內逼爛入筋骨急飲小便免火毒攻心以盐末擦之以盐水搽之不起泡以尿

捣放之。

木耳四两，砂锅炒研。每服五钱，酒下。先服可减痛。

大黄末，醋和敷，童便和之，尤好。

夹棍拶伤手指　皂矾二两，水四五碗。砂锅熬滚，熏洗。

骑马股伤　鸡子清摊贴。

汤火伤　凡初被火烧，更向火炙，即不痛。勿以冷水冷物淋溻，恐热气内逼，烂入筋骨。急饮小便，免火毒攻心。以盐末擦之，以盐水搽之，不起泡。以尿

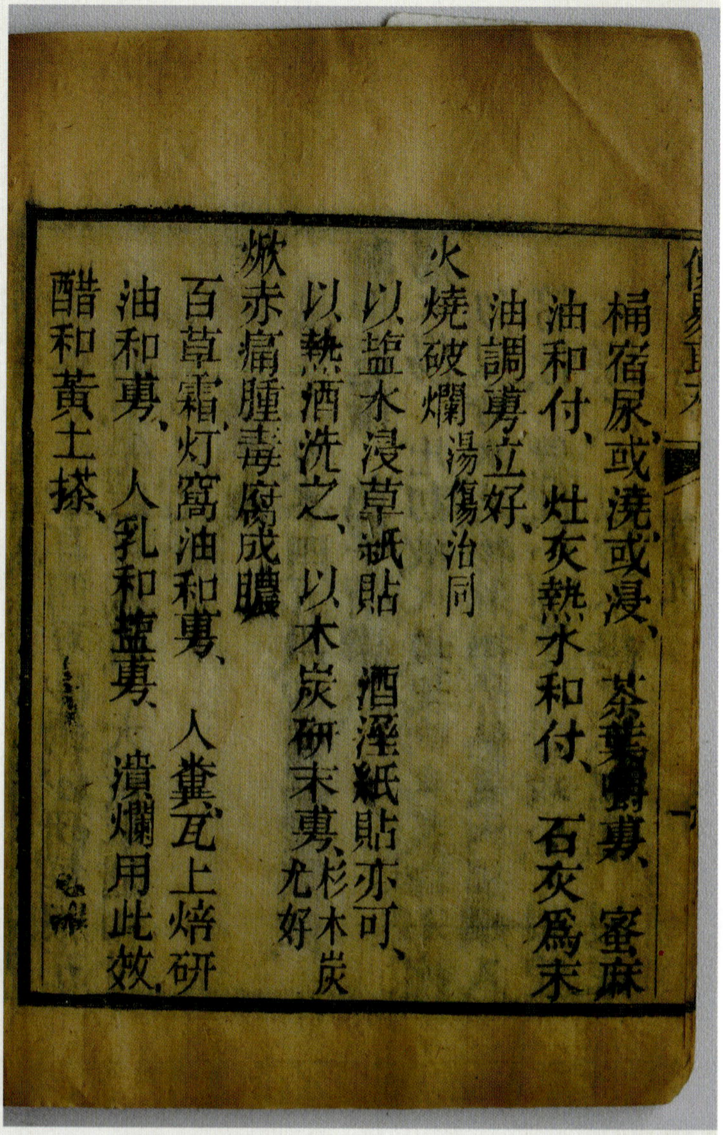
桶宿尿或澆或浸、茶葉嚼裹、蜜麻油和付、灶灰熱水和付、石灰爲末油調裹立好、
火燒破爛湯傷治同 以鹽水浸草紙貼 酒溼紙貼亦可、以熱酒洗之、以木炭研末裹、杉木炭尤好
焮赤痛腫毒腐成膿 百草霜灯窩油和裹、人糞瓦上焙研油和裹、人乳和鹽裹、潰爛用此效、醋和黃土搽、

桶宿尿，或浇或浸。茶叶嚼敷。蜜、麻油和敷。灶灰，热水和敷。石灰为末，油调敷。立好。

火烧破烂烫伤治同　以盐水浸草纸贴。酒湿纸贴亦可。

以热酒洗之。以木炭研末敷。杉木炭尤好。

焮赤痛肿，毒腐成脓　百草霜，灯窝油和敷。

人粪瓦上焙研，油和敷。

人乳和盐敷。溃烂用此效。

醋和黄土搽。

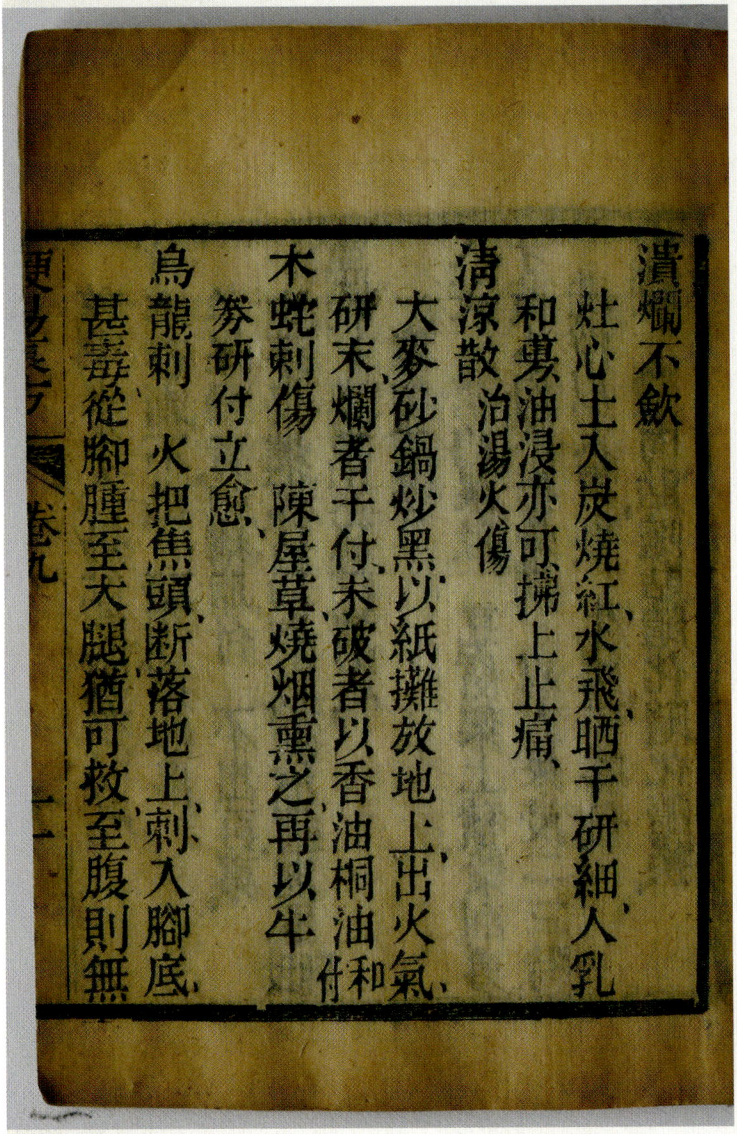

溃烂不敛　灶心土入炭烧红，水飞，晒干研细，人乳和敷。油浸亦可。拂上止痛。

清凉散治汤火伤　大麦砂锅炒黑，以纸摊放地上，出火气，研末。烂者干敷。未破者以香油、桐油和敷。

木蛇刺伤　陈屋草烧烟熏之。再以牛券研敷，立愈。

乌龙刺　火把焦头断落地上，刺入脚底，甚毒。从脚肿至大腿犹可救，至腹则无

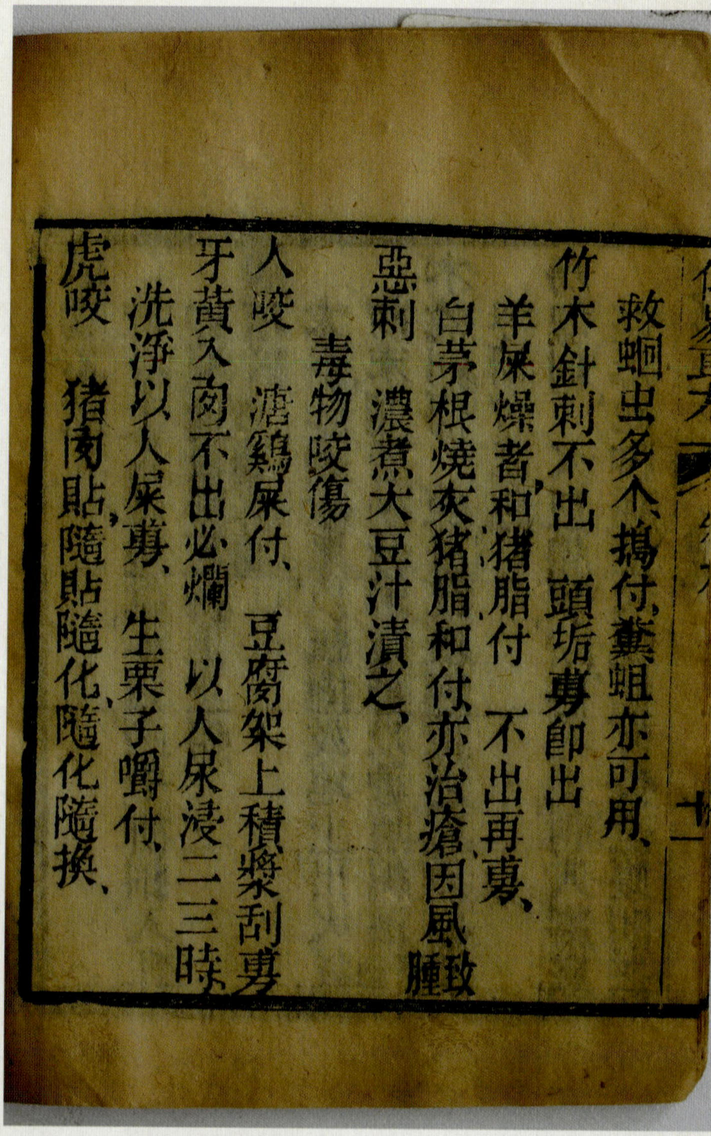

救蛔虫多个搗付、糞蛆亦可用、
竹木針刺不出　頭垢敷即出
羊屎燥者和猪脂付　不出再敷、
白茅根烧灰猪脂和付亦治瘡因風致腫
惡刺　濃煮大豆汁漬之、
毒物咬傷
人咬　溏鷄屎付、　豆腐架上積漿刮敷
牙黃入肉不出必爛　以人屎浸二三時
洗淨以人屎敷、　生栗子嚼付、
虎咬　猪肉貼、隨貼隨化、隨化隨換、

救。蛔虫多个捣敷。粪蛆亦可用。

竹木针刺不出　头垢敷，即出。

羊屎燥者，和猪脂敷。不出再敷。

白茅根烧灰，猪脂和敷。亦治疮因风致肿。

恶刺　浓煮大豆汁渍之。

毒物咬伤

人咬　溏鸡屎敷。

豆腐架上积浆，刮敷。

牙黄入肉，不出必烂　以人尿浸二三时，洗净，以人屎敷。

生栗子嚼敷。

虎咬　猪肉贴，随贴随化，随化随换。

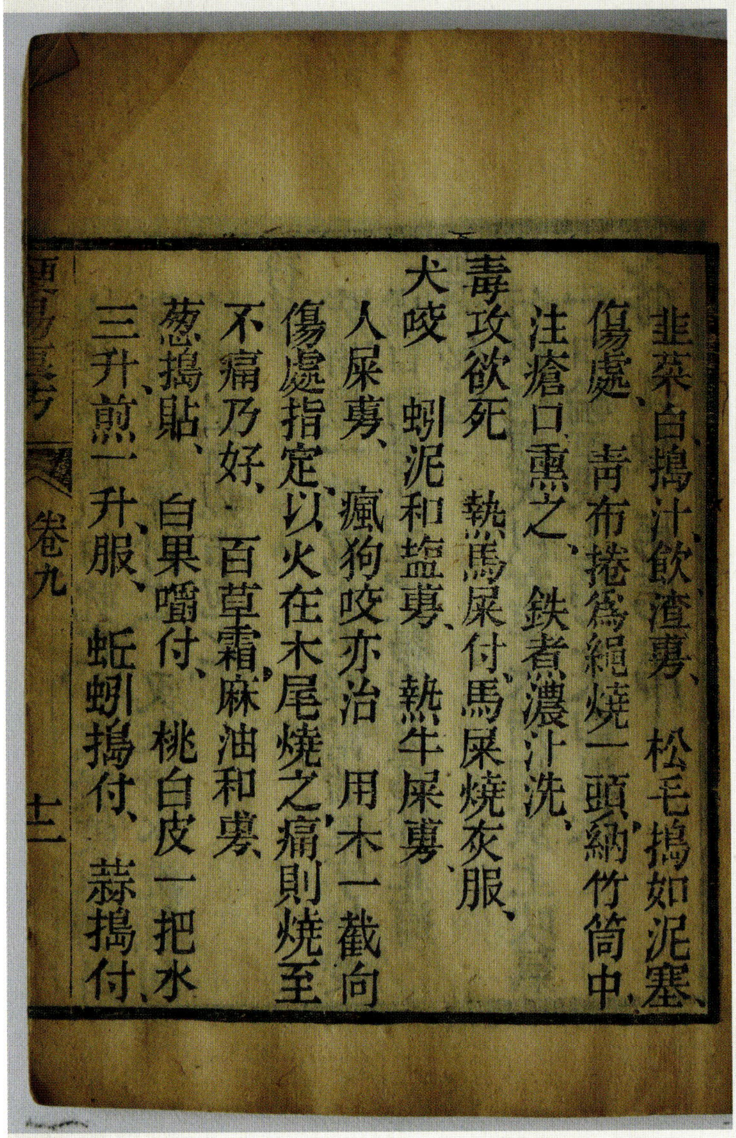

韭菜白搗汁飲渣敷、松毛搗如泥塞傷處、青布捲爲繩燒一頭納竹筒中注瘡口熏之、鉄煮濃汁洗、
毒攻欲死　熱馬屎付馬屎燒灰服、
犬咬　蚓泥和鹽敷、熱牛屎敷、人屎敷、瘋狗咬亦治　用木一截向傷處指定以火在木尾燒之痛則燒至不痛乃好、百草霜麻油和敷、葱搗貼、白果嚼付、桃白皮一把水三升煎一升服、蚯蚓搗付、蒜搗付、

便易良方　卷九　十二

韭菜白捣汁饮，渣敷。

松毛捣如泥，塞伤处。

青布卷为绳，烧一头，纳竹筒中，注疮口熏之。

铁煮浓汁洗。

毒攻欲死　热马屎敷。马屎烧灰服。

犬咬　蚓泥和盐敷。热牛屎敷。

人屎敷。疯狗咬亦治。

用木一截向伤处指定，以火在木尾烧之，痛则烧至不痛乃好。

百草霜，麻油和敷。

葱捣贴。白果嚼敷。

桃白皮一把，水三升，煎一升服。

蚯蚓捣敷。蒜捣敷。

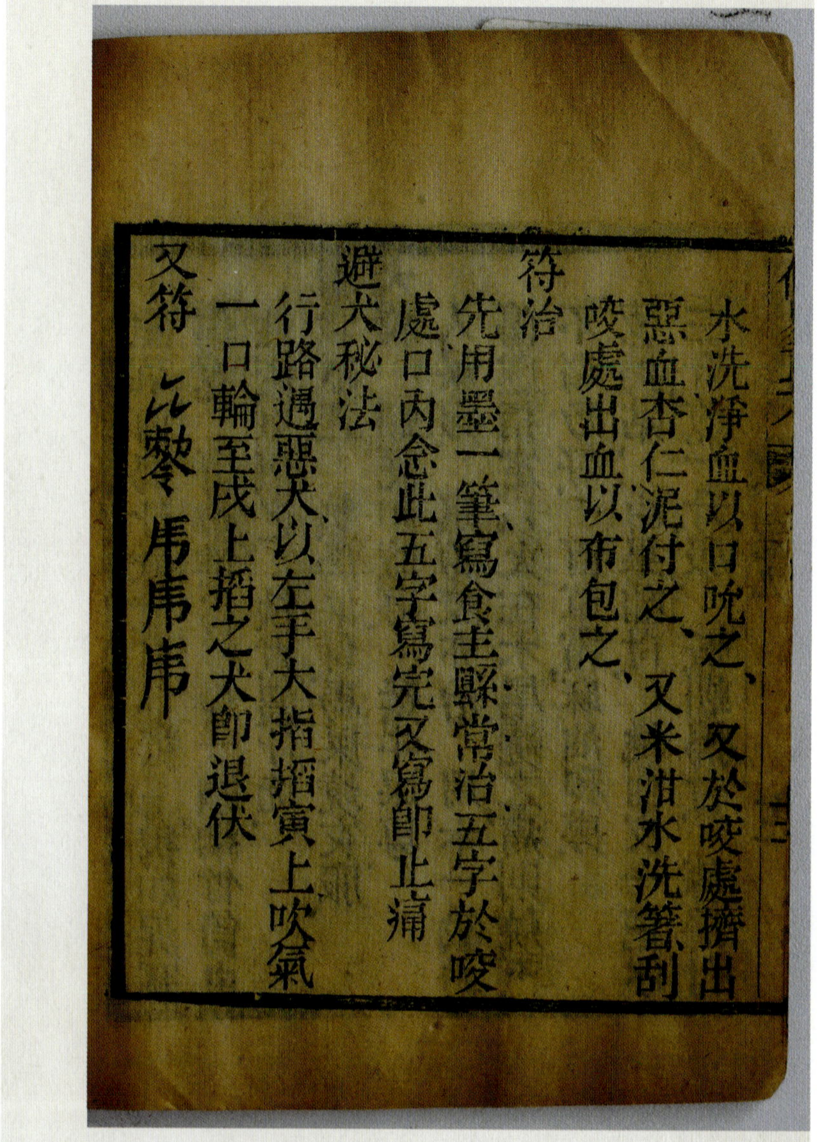

水洗净血，以口吮之。

又，于咬处挤出恶血，杏仁泥敷之。

又，米泔水洗箸，刮咬处出血。以布包之。

符治　先用墨一笔。写“食主县常治”五字于咬处。口内念此五字。写完又写，即止痛。

避犬秘法　行路遇恶犬。以左手大指掐寅上吹气一口，轮至戌上掐之，犬即退伏。

又符　∴勅令虎虎虎。

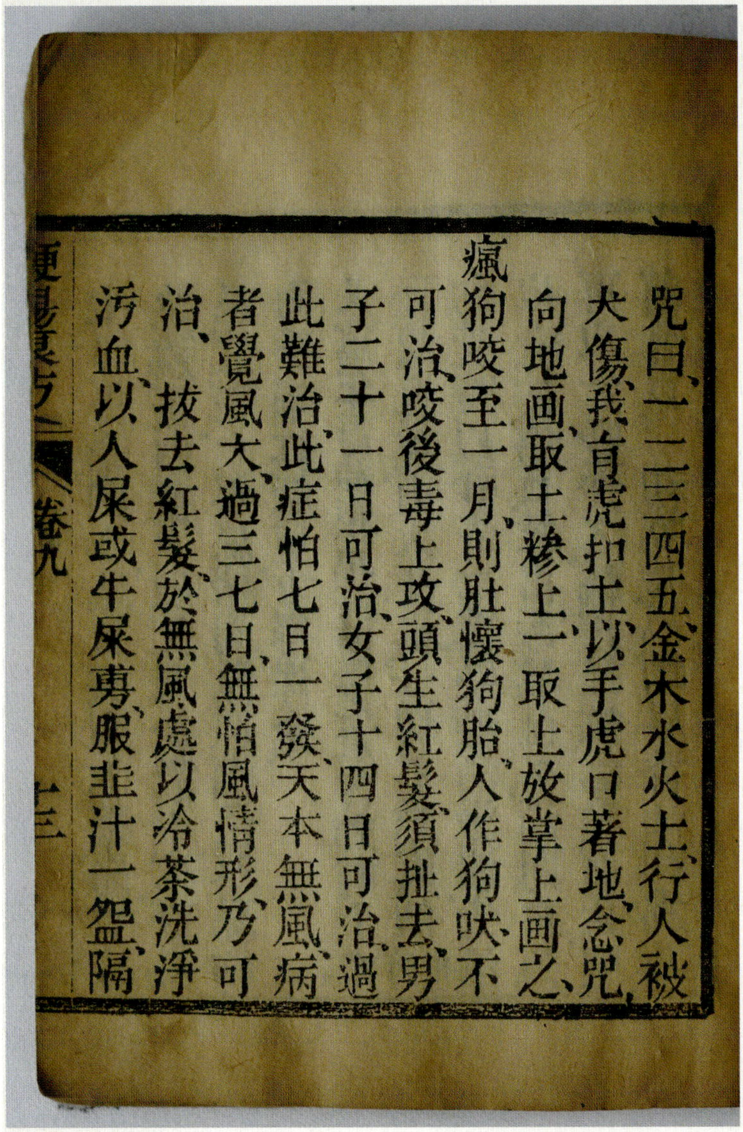
咒曰、一二三四五、金木水火土、行人被
犬傷、我有虎扣土、以手虎口著地、念咒、
向地画、取土糝上、一取土放掌上画之、
瘋狗咬至一月、則肚懷狗胎、人作狗吠、不
可治、咬後毒上攻、頭生紅髮、須扯去、男
子二十一日可治、女子十四日可治、過
此難治、此症怕七日一發、天本無風、病
者覺風大、過三七日、無怕風情形、乃可
治、　拔去紅髮、於無風處、以冷茶洗淨
污血、以人屎或牛屎敷、服韭汁一盌、隔

便易良方　卷九　十三

咒曰：一二三四五，金木水火土。行人被犬伤，我有虎扣土。以手虎口著地，念咒，向地画。取土糁上。一取土放掌中画之。

疯狗咬。至一月，则肚怀狗胎，人作狗吠，不可治。咬后毒上攻，头生红发，须扯去。男子二十一日可治，女子十四日可治，过此难治。此症怕七日一发。天本无风，病者觉风大。过三七日，无怕风情形，乃可治。

拔去红发。于无风处，以冷茶洗净污血，以人屎或牛屎敷。服韭汁一碗。隔

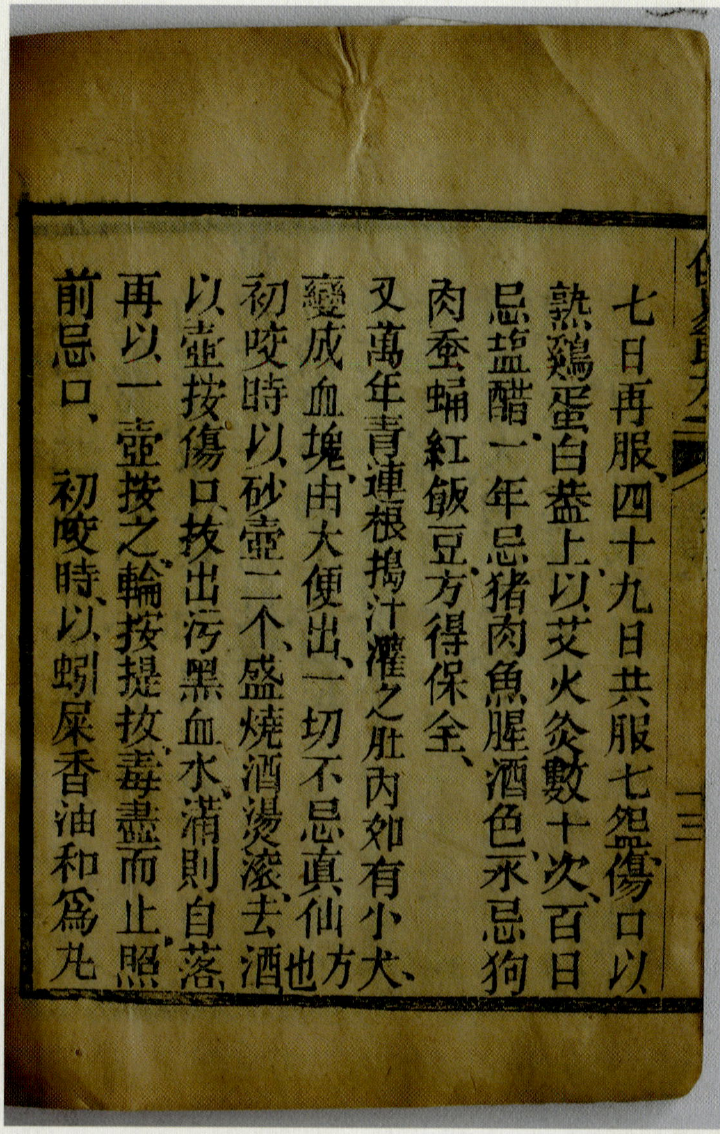
七日再服、四十九日共服七盌傷口以
熟鷄蛋白盖上以艾火灸數十次、百日
忌盐醋一年忌猪肉魚腥酒色永忌狗
肉蚕蛹紅飯豆方得保全、
又萬年青連根搗汁灌之肚內如有小犬、
變成血塊由大便出、一切不忌真仙方也
初咬時以砂壺二个、盛燒酒湯滚去酒
以壺按傷口拔出污黑血水、滿則自落、
再以一壺按之、輪按提拔毒盡而止、照
前忌口、 初咬時、以蚓屎香油和爲丸

七日再服。四十九日共服七碗。伤口以熟鸡蛋白盖上，以艾火灸数十次。百日忌盐、醋，一年忌猪肉、鱼腥、酒色，永忌狗肉、蚕蛹、红饭豆，方得保全。

又，万年青连根捣汁灌之。肚内如有小犬，变成血块，由大便出。一切不忌。真仙方也。

初咬时，以砂壶二个，盛烧酒烫滚。去酒，以壶按伤口，拔出污黑血水，满则自落。再以一壶按之。轮按提拔，毒尽而止。照前忌口。

初咬时，以蚓屎、香油和为丸，

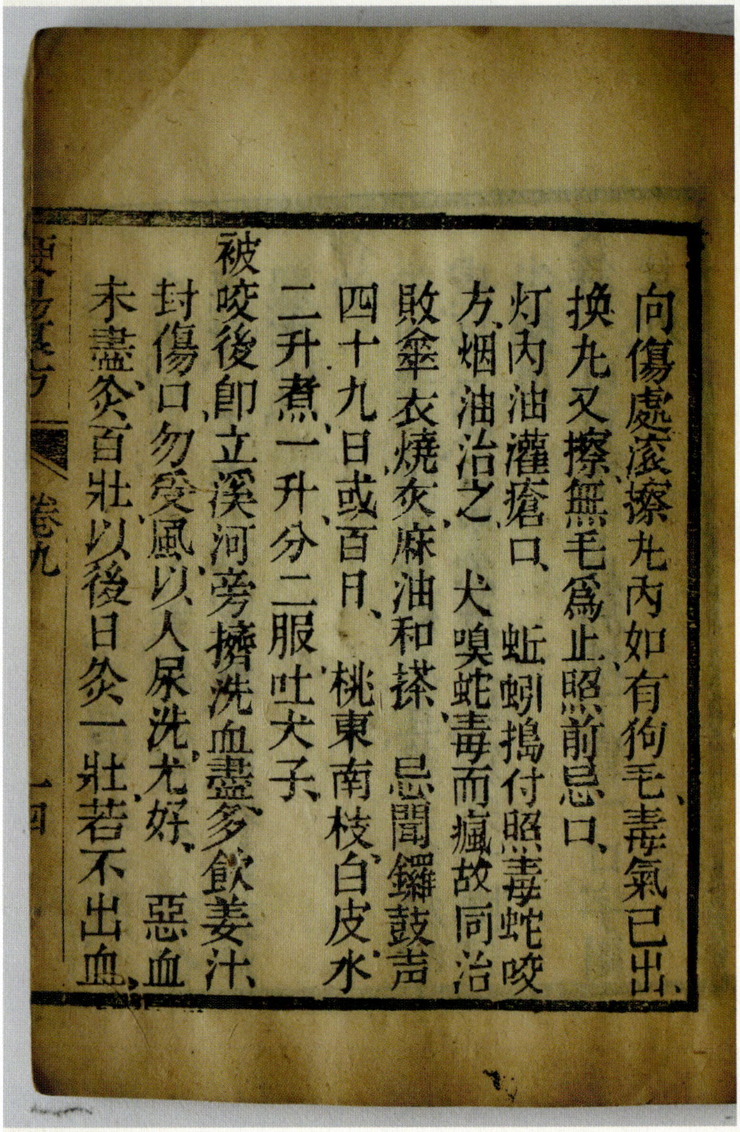
向傷處滾擦丸內如有狗毛毒氣已出、換丸又擦無毛爲止照前忌口、灯內油灌瘡口、　蚯蚓搗付照毒蛇咬方烟油治之　犬嗅蛇毒而瘋故同治敗傘衣燒灰麻油和搽、　忌聞鑼鼓声四十九日或百日、　桃東南枝白皮水二升煮一升分二服吐犬子、
被咬後卽立溪河旁擠洗血盡多飲姜汁、封傷口勿受風以人尿洗尤好、　惡血未盡灸百壯以後日灸一壯若不出血、

向伤处滚擦。丸内如有狗毛，毒气已出。换丸又擦，无毛为止。照前忌口。

灯内油灌疮口。

蚯蚓捣敷。

照毒蛇咬方，烟油治之。犬嗅蛇毒而疯，故同治。

败伞衣烧灰，麻油和搽。

忌闻锣鼓声四十九日或百日。

桃东南枝白皮，水二升，煮一升，分二服。吐犬子。

被咬后，即立溪河旁，挤洗血尽。多饮姜汁。封伤口，勿受风。以人尿洗尤好。

恶血未尽，灸百壮，以后日灸一壮。若不出血，

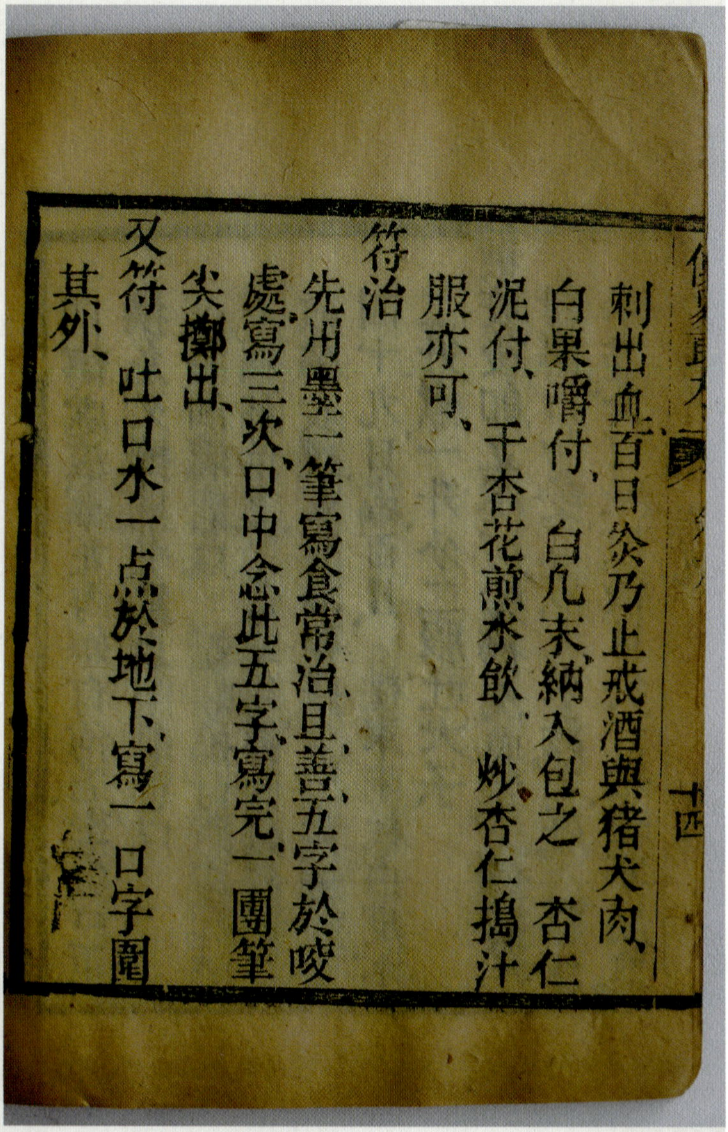

刺出血。百日灸乃止。戒酒与猪犬肉。

白果嚼敷。

白矾末，纳入包之。

杏仁泥敷。

干杏花煎水饮。炒杏仁捣汁服，亦可。

符治　先用墨一笔写“食常治且善”五字于咬处。写三次。口中念此五字。写完，一团笔尖掷出。

又符，吐口水一点于地下，写一“口”字围其外。

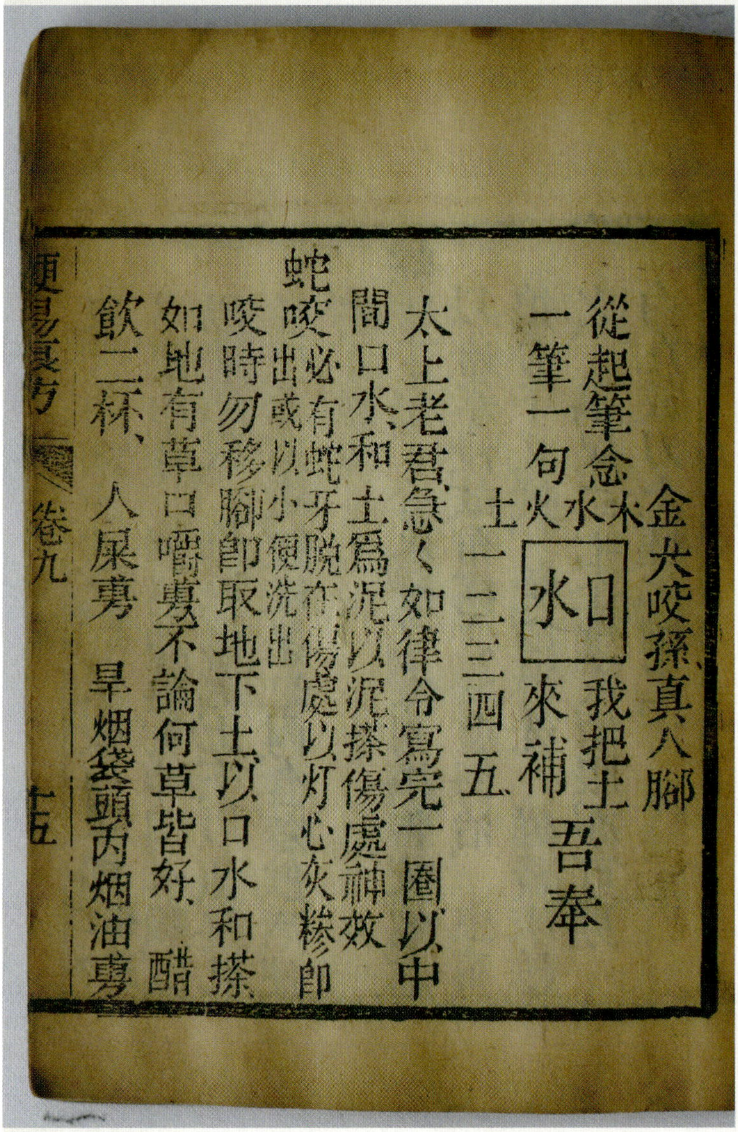
便易良方　卷九　十五

從起筆念　一筆一句　一二三四五　金木水火土　犬咬孫真人腳　我把土來補　吾奉太上老君急急如律令寫完一圈以中間口水和土爲泥以泥搽傷處神效

蛇咬必有蛇牙脫在傷處以灯心灰糝即出或以小便洗出

咬時勿移腳即取地下土以口水和搽如地有草口嚼敷不論何草皆好、醋飲二杯、人屎敷　旱烟袋頭內烟油敷

【图：沿“口水”外围口字框外写符】

从起笔念，一笔一句：一二三四五，金木水火土。犬咬孙真人脚，我把土来补。吾奉太上老君，急急如律令。写完一圈，以中间口水和土为泥，以泥搽伤处。神效。

蛇咬　必有蛇牙脱在伤处。以灯心灰糁，即出。或以小便洗出。

咬时勿移脚。即取地下土，以口水和搽。如地有草，口嚼敷。不论何草皆好。

醋饮二杯。

人屎敷。

旱烟袋头内烟油敷。

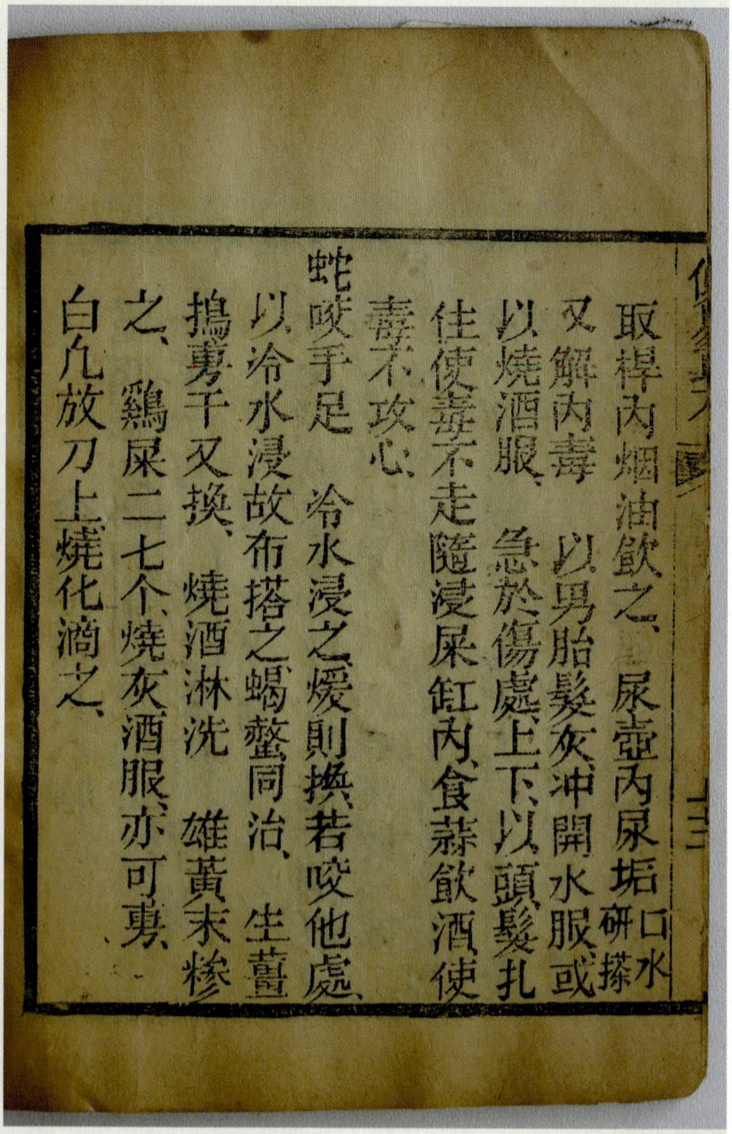

取杆内烟油饮之。

尿壶内尿垢，口水研搽。

又，解内毒　以男胎发灰，冲开水服。或以烧酒服。

急于伤处上下，以头发扎住，使毒不走，随浸尿缸内。食蒜饮酒，使毒不攻心。

蛇咬手足　冷水浸之，暖则换。若咬他处，以冷水浸故布搭之。蝎螯同治。

生姜捣敷，干又换。

烧酒淋洗。雄黄末糁之。

鸡屎二七个烧灰，酒服。亦可敷。

白矾放刀上烧化，滴之。

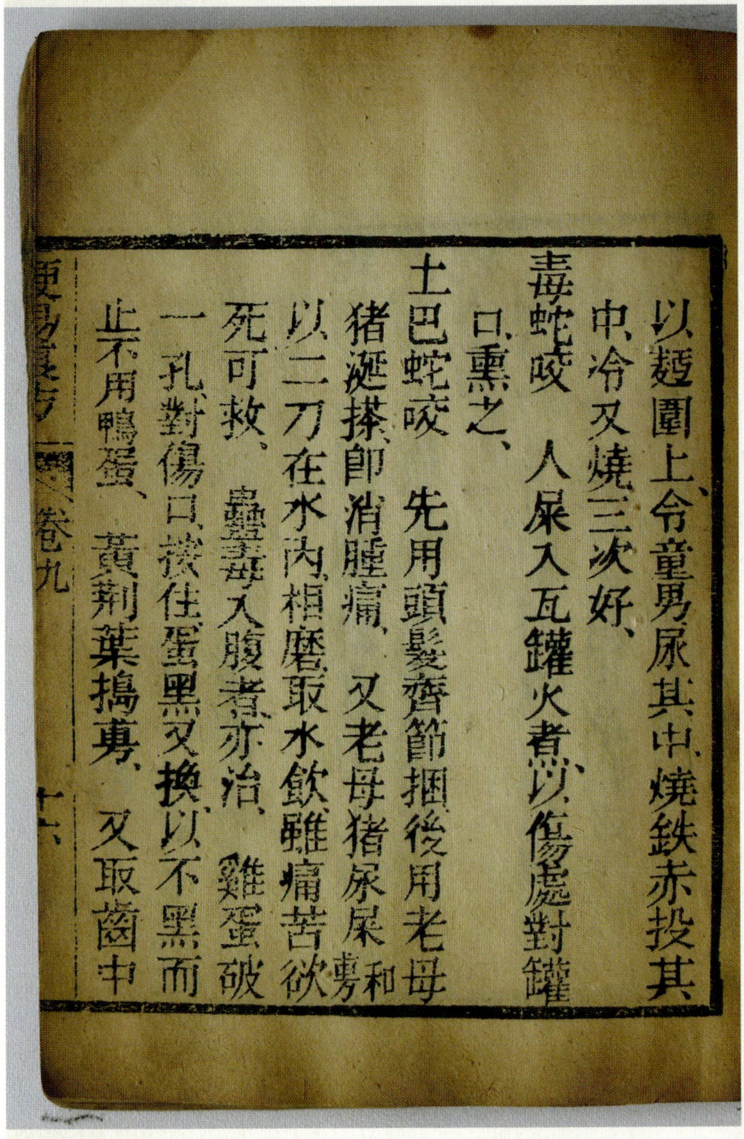

以麪圍上、令童男尿其中、燒鐵赤投其中、冷又燒、三次好、
毒蛇咬　人屎入瓦罐火煮、以傷處對罐口熏之、
土巴蛇咬　先用頭髮齊節捆、後用老母猪涎搽、即消腫痛、　又老母猪尿屎和敷、
以二刀在水內相磨、取水飲、雖痛苦欲死可救、　蠱毒入腹者亦治、　雞蛋破一孔、對傷口按住、蛋黑又换、以不黑而止、不用鴨蛋、　黄荆葉搗敷、　又取齒中

以面围上，令童男尿其中。烧铁赤，投其中，冷又烧。三次好。

毒蛇咬　人屎入瓦罐火煮，以伤处对罐口熏之。

土巴蛇咬　先用头发齐节捆，后用老母猪涎搽，即消肿痛。

又，老母猪尿屎和敷。

以二刀在水内相磨，取水饮。虽痛苦欲死可救。蛊毒入腹者亦治。

鸡蛋破一孔，对伤口按住。蛋黑又换，以不黑而止。不用鸭蛋。

黄荆叶捣敷。

又，取齿中

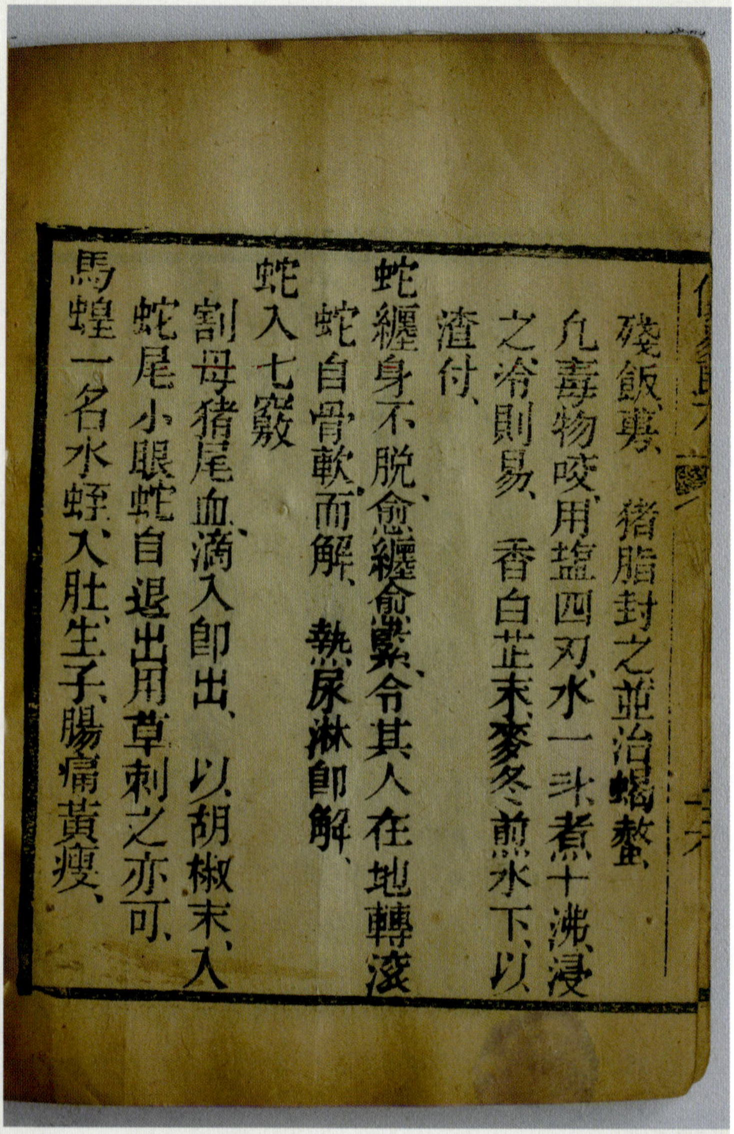
殘飯敷、 豬脂封之並治蝎螫、
凡毒物咬用鹽四兩水一斗煮十沸浸
之冷則易、 香白芷末麥冬煎水下以
渣付、
蛇纏身不脫、愈纏愈緊、令其人在地轉滚
蛇自骨軟而解、 熱尿淋即解、
蛇入七竅
割母猪尾血滴入即出、 以胡椒末入
蛇尾小眼蛇自退出用草刺之亦可、
馬蝗一名水蛭入肚生子腸痛黃瘦、

残饭敷。

猪脂封之。并治蝎螫。

凡毒物咬　用盐四两，水一斗，煮十沸，浸之。冷则易。

香白芷末，麦冬煎水下。以渣敷。

蛇缠身不脱，愈缠愈紧。令其人在地转滚，蛇自骨软而解。热尿淋即解。

蛇入七窍　割母猪尾血，滴入即出。

以胡椒末，入蛇尾小眼，蛇自退出。用草刺之亦可。

蚂蝗，一名水蛭，入肚生子，肠痛黄瘦。

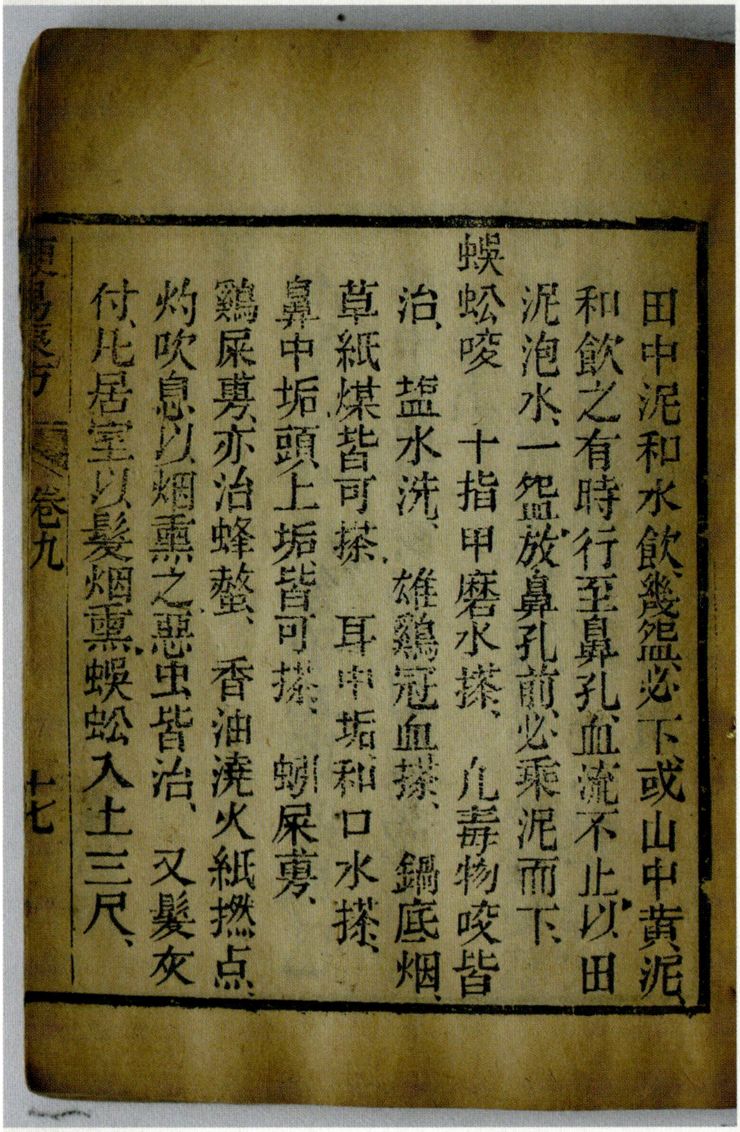

田中泥和水飲幾盌必下或山中黃泥、和飲之有時行至鼻孔血流不止以田泥泡水一盌放鼻孔前必乘泥而下

蜈蚣咬　十指甲磨水搽、凡毒物咬皆治、鹽水洗、雄鷄冠血搽、鍋底烟、草紙煤皆可搽、耳中垢和口水搽、鼻中垢頭上垢皆可搽、蚓屎敷、鷄屎敷亦治蜂螫、香油澆火紙撚点、灼吹息以烟熏之惡虫皆治、又髮灰付凡居室以髮烟熏蜈蚣入土三尺、

便易良方　卷九　十七

田中泥和水，饮几碗必下。或山中黄泥和饮之。有时行至鼻孔，血流不止，以田泥泡水一碗，放鼻孔前，必乘泥而下。

蜈蚣咬　十指甲，磨水搽。凡毒物咬皆治。

盐水洗。

雄鸡冠血搽。锅底烟、草纸煤皆可搽。

耳中垢和口水搽。鼻中垢、头上垢皆可搽。

蚓屎敷。鸡屎敷。亦治蜂螫。

香油浇火纸撚点灼，吹息，以烟熏之。恶虫皆治。

又，发灰敷。

凡居室以发烟熏，蜈蚣入土三尺。

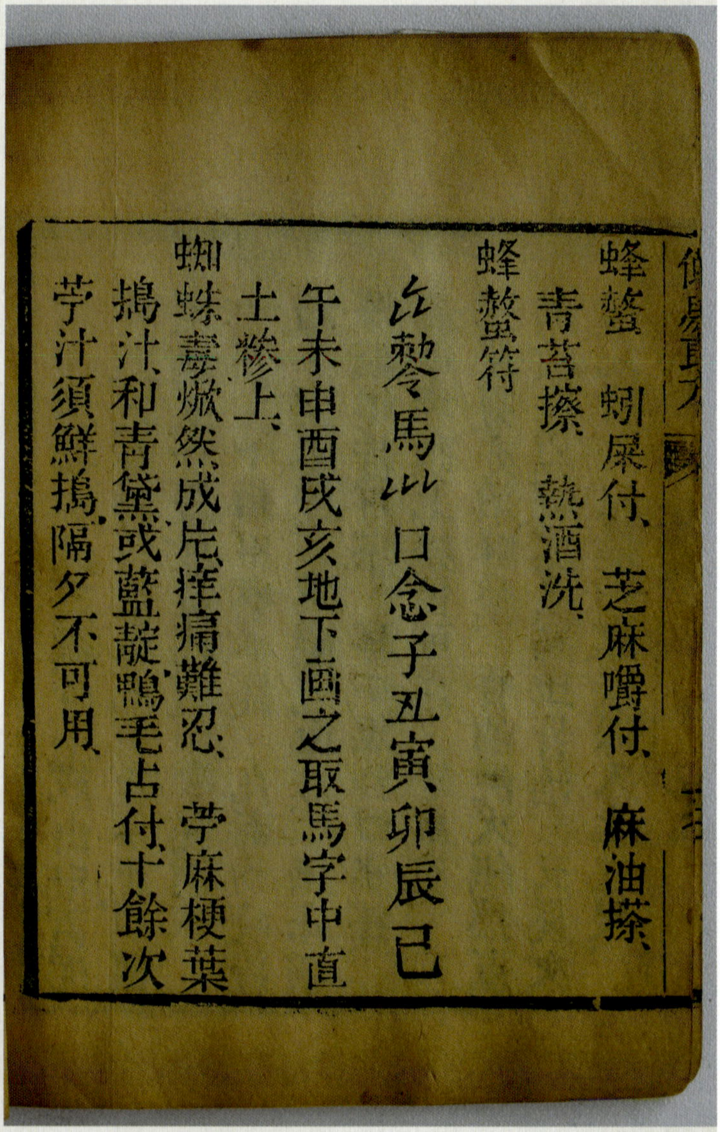

蜂螫　蚓屎付、芝麻嚼付、麻油搽、

青苔擦　熱酒洗、

蜂螫符

∴敕令馬∴　口念子丑寅卯辰巳

午未申酉戌亥地下画之取馬字中直

土糝上、

蜘蛛毒焮然成片痒痛難忍、　苧麻梗葉

搗汁、和青黛或藍靛鴨毛占付、十餘次

苧汁須鮮搗、隔夕不可用、

蜂螫　蚓屎敷。芝麻嚼敷。麻油搽。青苔擦。热酒洗。

蜂螫符

∴敕令马∴。口念“子丑寅卯，辰巳午未，申酉戌亥”。地下画之。取马字中直土，糁上。

蜘蛛毒，焮然成片，痒痛难忍　苎麻梗叶捣汁，和青黛或蓝靛，鸭毛沾敷十余次。苎汁须鲜捣，隔夕不可用。

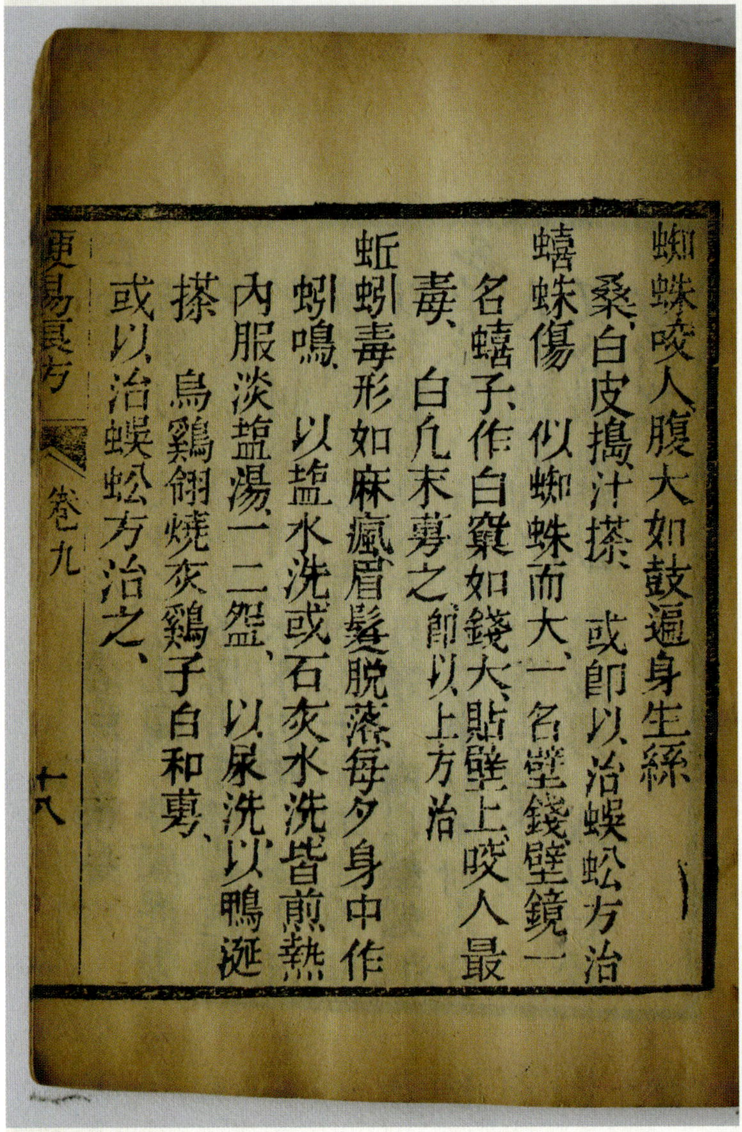
蜘蛛咬人腹大如鼓遍身生絲
桑白皮搗汁搽　或即以治蜈蚣方治
蟢蛛傷　似蜘蛛而大一名壁錢壁鏡一
名蟢子作白窠如錢大貼壁上咬人最
毒白凡末敷之即以上方治
蚚蚓毒形如麻瘋眉髮脫落每夕身中作
蚓鳴　以盐水洗或石灰水洗皆煎熱
內服淡盐湯一二盌　以尿洗以鴨涎
搽　烏鷄翎燒灰鷄子白和敷
或以治蜈蚣方治之
便易良方　卷九　十八

蜘蛛咬人，腹大如鼓，遍身生丝　桑白皮捣汁搽。或即以治蜈蚣方治。

蟢蛛伤　似蜘蛛而大。一名壁钱、壁镜，一名蟢子。作白窠如钱大，贴壁上，咬人最毒。白矾末敷之。即以上方治。

蚚蚓毒　形如麻疯，眉发脱落，每夕身上作蚓鸣。以盐水洗，或石灰水洗，皆煎热。内服淡盐汤一二碗。

以尿洗。以鸭涎搽。

乌鸡翎烧灰，鸡子白和敷。或以治蜈蚣方治之。

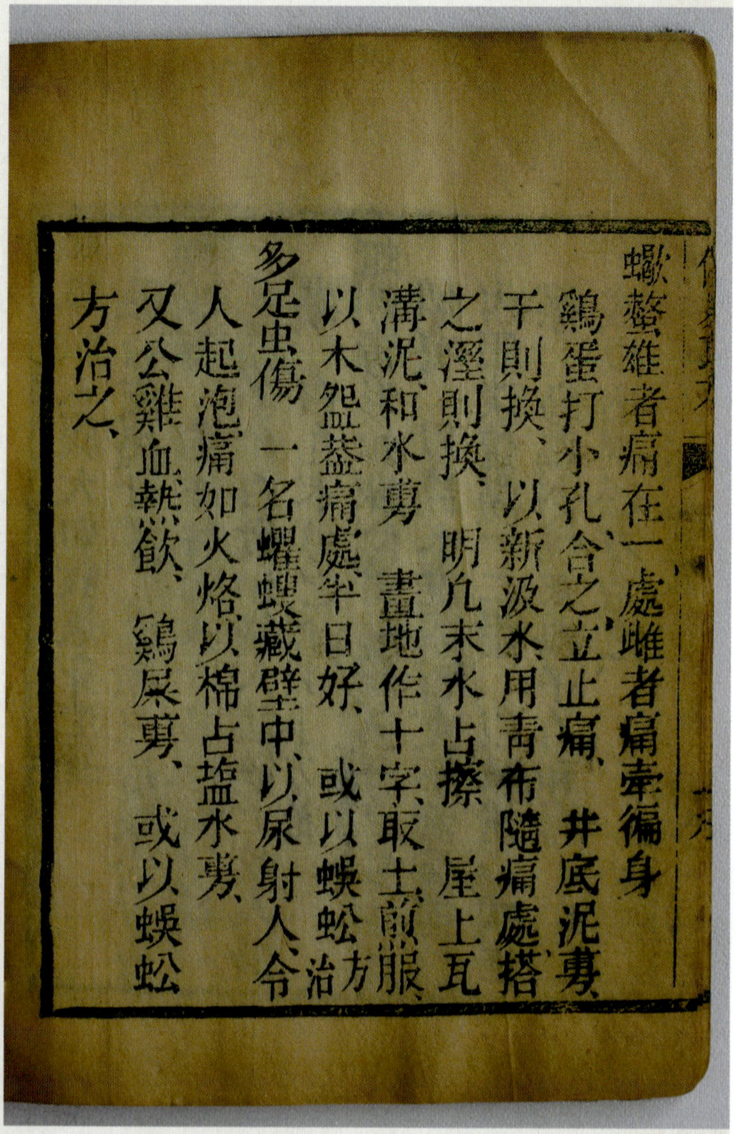

蠍螫雄者痛在一處雌者痛牽徧身
鷄蛋打小孔合之立止痛、 井底泥敷、
干則換、 以新汲水用青布隨痛處搭
之溼則換、 明凡末水占擦 屋上瓦
溝泥和水敷 畫地作十字取土煎服、
以木盌蓋痛處半日好、 或以蜈蚣方治
多足虫傷 一名蠼螋藏壁中以尿射人令
人起泡痛如火烙以棉占塩水敷、
又公雞血熱飲、 鷄屎敷、 或以蜈蚣
方治之、

蝎螫，雄者痛在一处，雌者痛牵遍身　鸡蛋打小孔，合之，立止痛。

井底泥敷，干则换。

以新汲水，用青布随痛处搭之。湿则换。

明末矾，水沾擦。

屋上瓦沟泥，和水敷。

画地作十字。取土煎服。以木碗盖痛处。半日好。

或以蜈蚣方治。

多足虫伤　一名蠼螋，藏壁中，以尿射人，令人起泡，痛如火烙。以棉沾盐水敷。

又，公鸡血热饮。鸡屎敷。或以蜈蚣方治之。

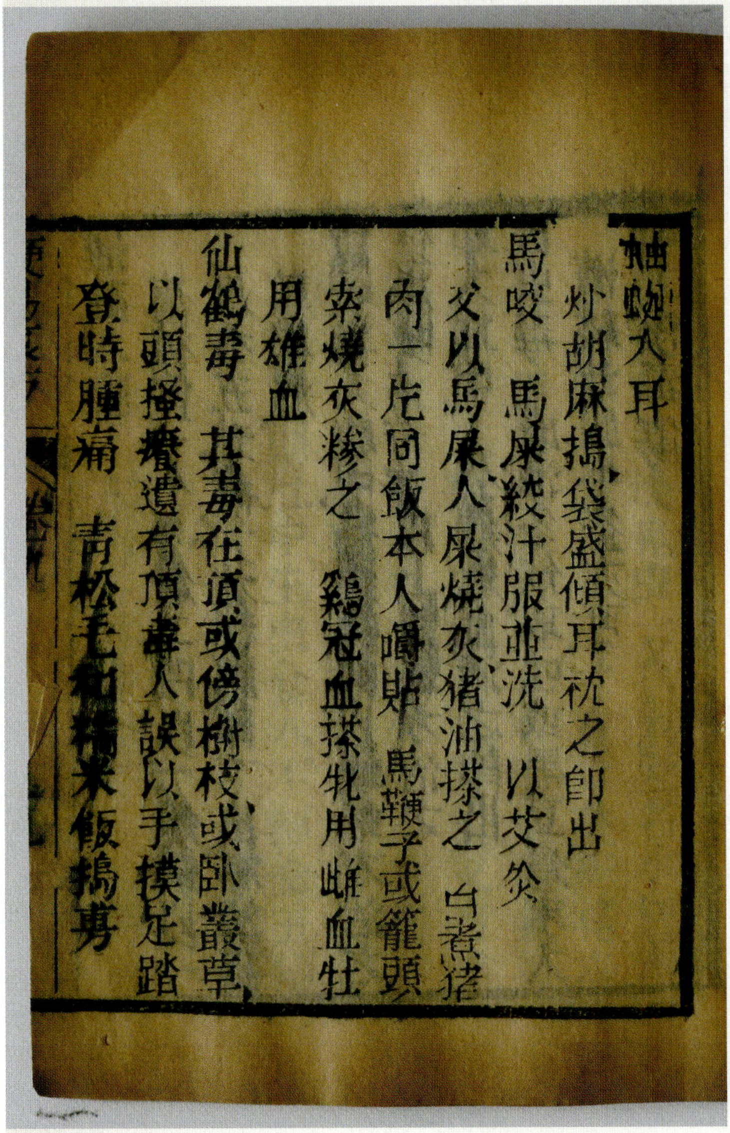

蚰蜒入耳　炒胡麻捣，袋盛，倾耳枕之即出。

马咬　马屎绞汁服，并洗。以艾灸。

又，以马屎、人屎烧灰，猪油搽之。

白煮猪肉一片，同饭，本人嚼贴。

马鞭子或笼头索，烧灰糁之。

鸡冠血搽。牝用雌血，牡用雄血。

仙鹤毒　其毒在顶，或傍树枝，或卧丛草。以头搔痒，遗有顶毒。人误以手摸足踏，登时肿痛。青松毛和糯米饭捣敷。

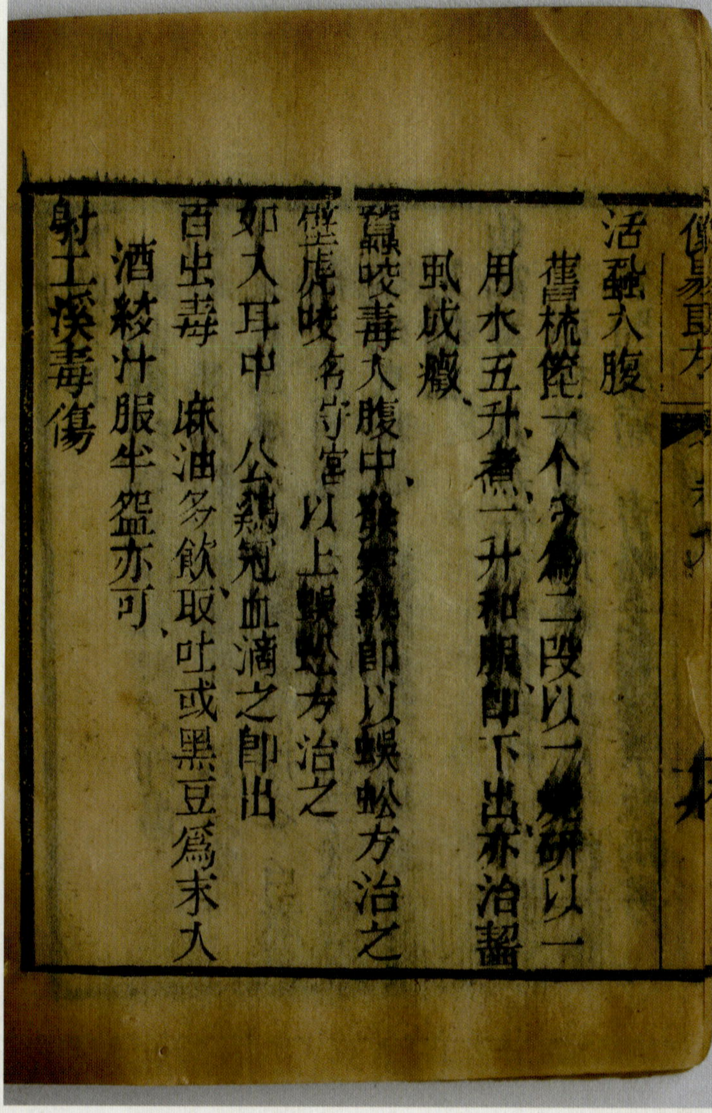

活虱入腹　旧梳篦一个，分为二段。以一烧研，以一用水五升，煮一升，和服，即下出。亦治齿虱成癥。

蚕咬毒入腹中，发寒热。即以蜈蚣方治之。

壁虎咬名守宫　以上蜈蚣方治之。

如入耳中，公鸡冠血滴之即出。

百虫毒　麻油多饮，取吐。或黑豆为末，入酒，绞汁服半碗亦可。

射工溪毒伤

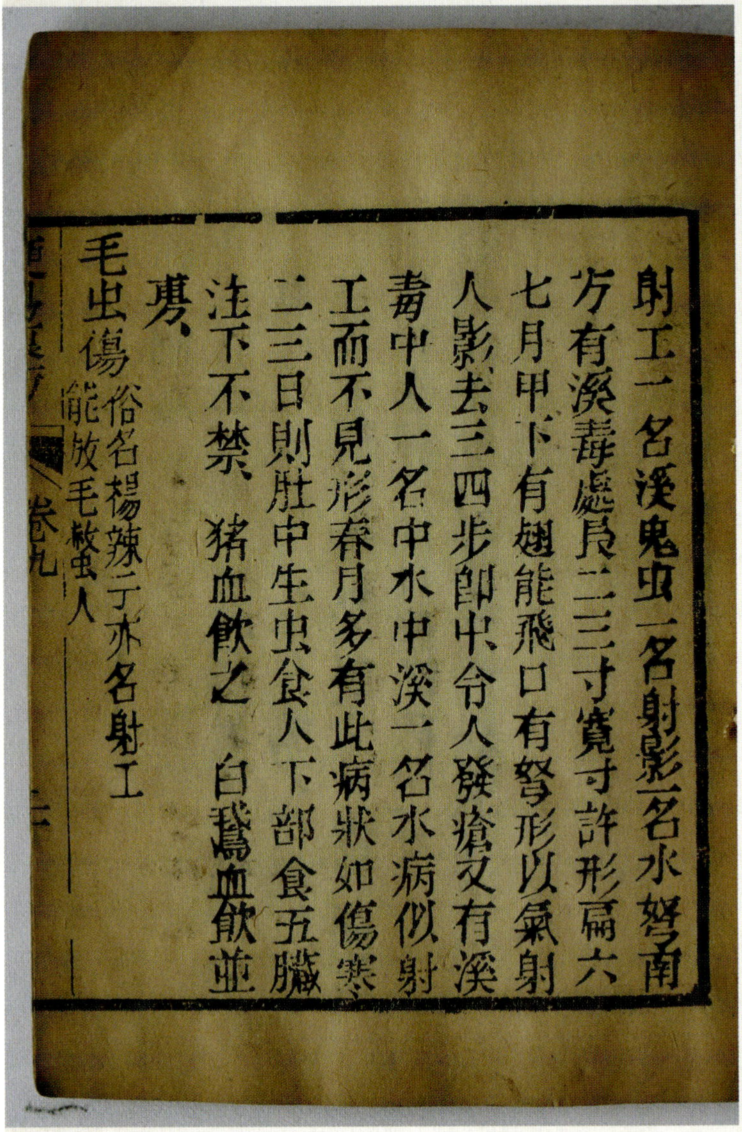

射工一名溪鬼虫一名射影一名水弩南方有溪毒處長二三寸寬寸許形扁六七月甲下有翅能飛口有弩形以氣射人影去三四步即中令人發瘡又有溪毒中人一名中水中溪一名水病似射工而不見形春月多有此病狀如傷寒二三日則肚中生虫食人下部食五臟注下不禁　猪血飲之　白鵞血飲並敷

毛虫傷　俗名楊辣子亦名射工能放毛螫人

便易良方　卷九　三

射工一名溪鬼虫，一名射影，一名水弩。南方有溪毒处，长二三寸，宽寸许，形扁，六七月甲下有翅，能飞，口有弩形。以气射人影，去三四步即中，令人发疮。又有溪毒中人，一名中水、中溪，一名水病。似射工而不见形，春月多有此病，状如伤寒。二三日则肚中生虫，食人下部，食五脏，注下不禁　猪血饮之。

白鹅血饮，并敷。

毛虫伤　俗名杨辣子，亦名射工。能放毛螫人。

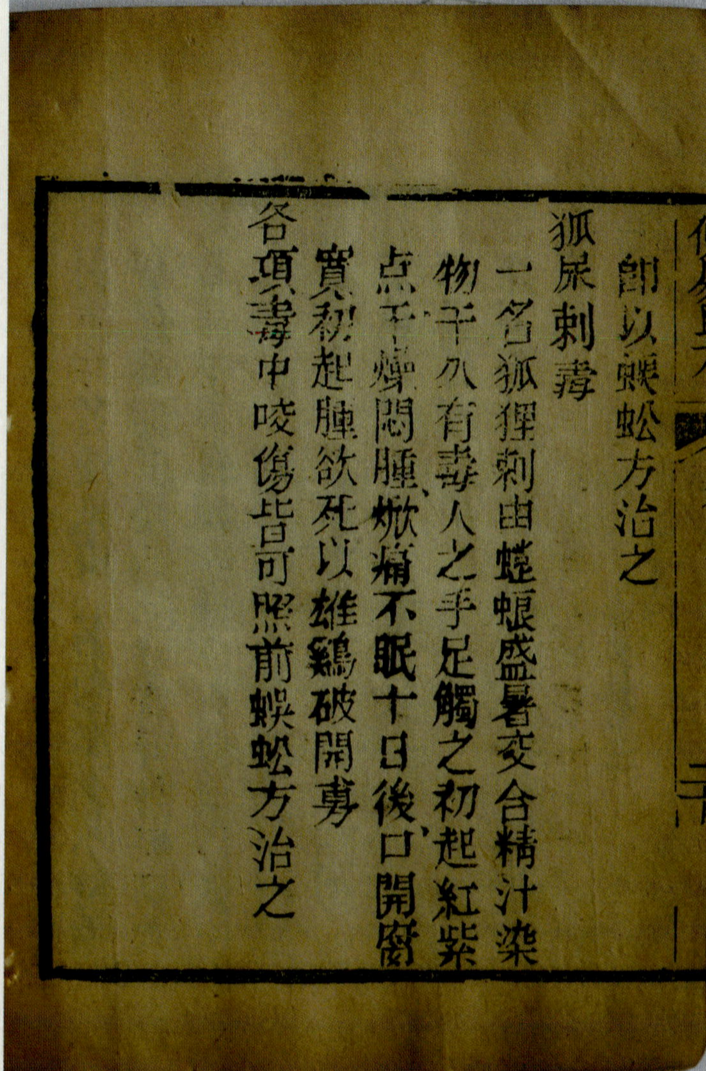

即以蜈蚣方治之

狐尿刺毒

一名狐狸刺由螳螂盛暑交合精汁染物干久有毒人之手足觸之初起紅紫点干燥悶腫焮痛不眠十日後口開腐寬初起腫欲死以雄鷄破開敷

各項毒中咬傷皆可照前蜈蚣方治之

即以蜈蚣方治之。

狐尿刺毒　一名狐狸刺。由螳螂盛暑交合，精汁染物，干久有毒。人之手足触之，初起红紫点，干燥闷肿，焮痛不眠。十日后口开腐宽，初起肿欲死。以雄鸡破开敷。

各项毒中咬伤　皆可照前蜈蚣方治之。

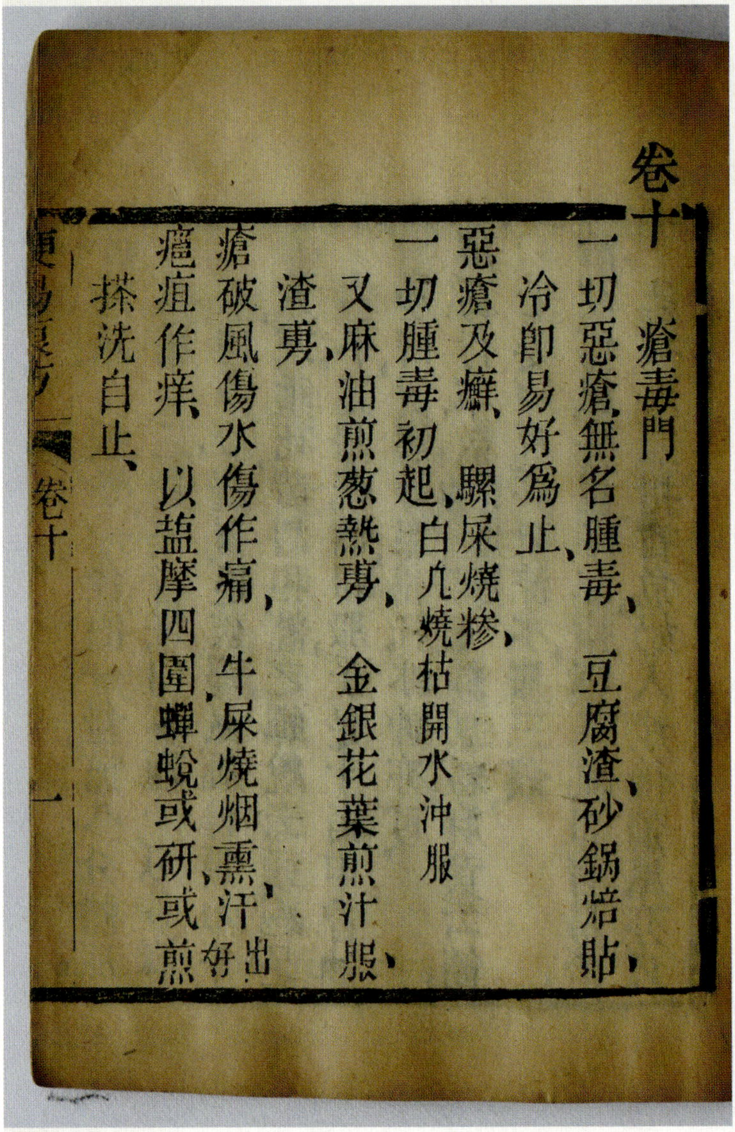
卷十

瘡毒門

一切惡瘡、無名腫毒、豆腐渣、砂鍋焙貼、冷即易好爲止、

惡瘡及癬、騾屎燒糝、

一切腫毒初起、白凡燒枯開水沖服

又麻油煎葱熱尃、金銀花葉煎汁服、渣尃、

瘡破風傷水傷作痛、牛屎燒烟熏、汗出好

瘂疽作痒、以盐摩四圍、蟬蜕或研或煎搽洗自止、

便易良方 卷十 一

便易良方卷十 [1]

疮毒门

一切恶疮，无名肿毒　豆腐渣砂锅焙，贴。冷即易，好为止。

恶疮及癣　骡屎烧糁。

一切肿毒初起　白矾烧枯，开水冲服。

又，麻油煎葱，热敷。

金银花、叶煎汁服，渣敷。

疮破、风伤、水伤作痛　牛屎烧烟熏，汗出好。

痈疽作痒　以盐摩四围，蝉蜕或研或煎，搽洗自止。

1 便易良方卷十：此处书名据其他章节补入。

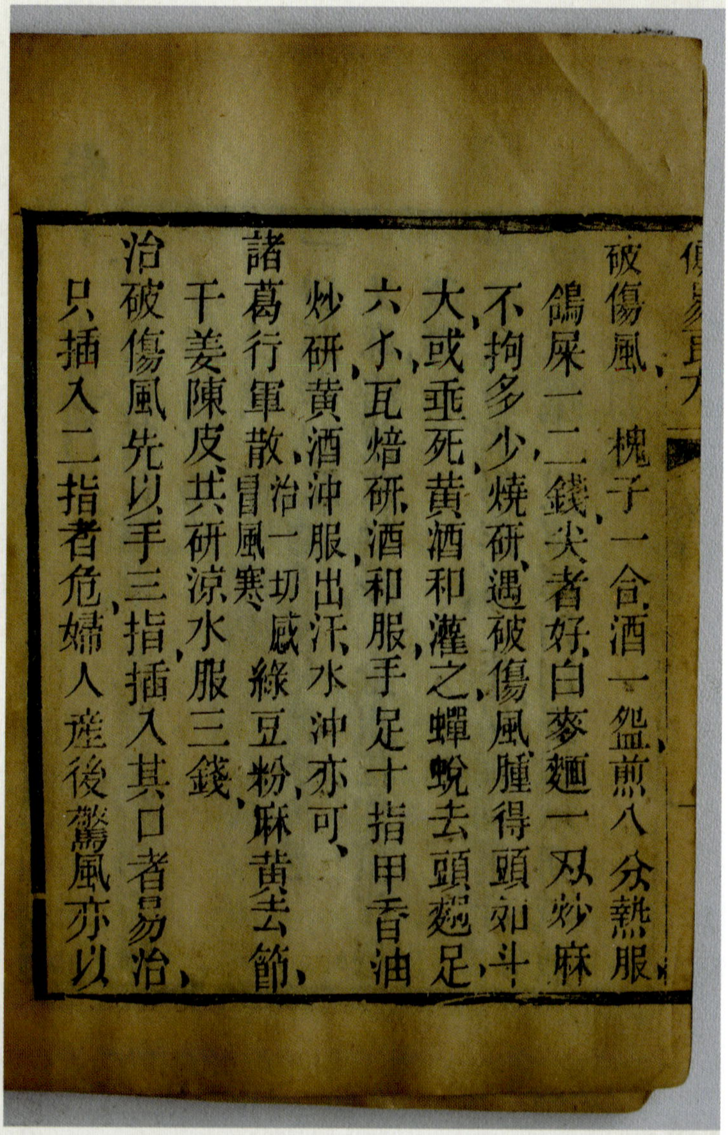
破傷風、槐子一合、酒一盌、煎八分熱服、
鴿屎一二錢、尖者好、白麥麵一双炒麻
不拘多少、燒研、遇破傷風腫得頭如斗
大、或垂死、黃酒和灌之、蟬蛻去頭翅足
六个、瓦焙研、酒和服、手足十指甲香油
炒研、黃酒沖服出汗、水沖亦可、
諸葛行軍散、治一切感冒風寒 綠豆粉、麻黃去節、
干姜陳皮、共研涼水服三錢、
治破傷風先以手三指插入其口者易治、
只插入二指者危、婦人產後驚風亦以

破伤风　槐子一合，酒一碗，煎八分，热服。

鸽屎一二钱，尖者好。白麦面一两炒，麻不拘多少，烧研。遇破伤风肿得头如斗大，或垂死。黄酒和灌之。

蝉蜕去头翅足六钱，瓦焙研，酒和服。

手足十指甲，香油炒研，黄酒冲服，出汗。水冲亦可。

诸葛行军散　治一切感冒风寒。绿豆粉，麻黄去节，干姜，陈皮，共研，凉水服三钱。

治破伤风　先以手三指插入其口者易治，只插入二指者危。妇人产后惊风，亦以

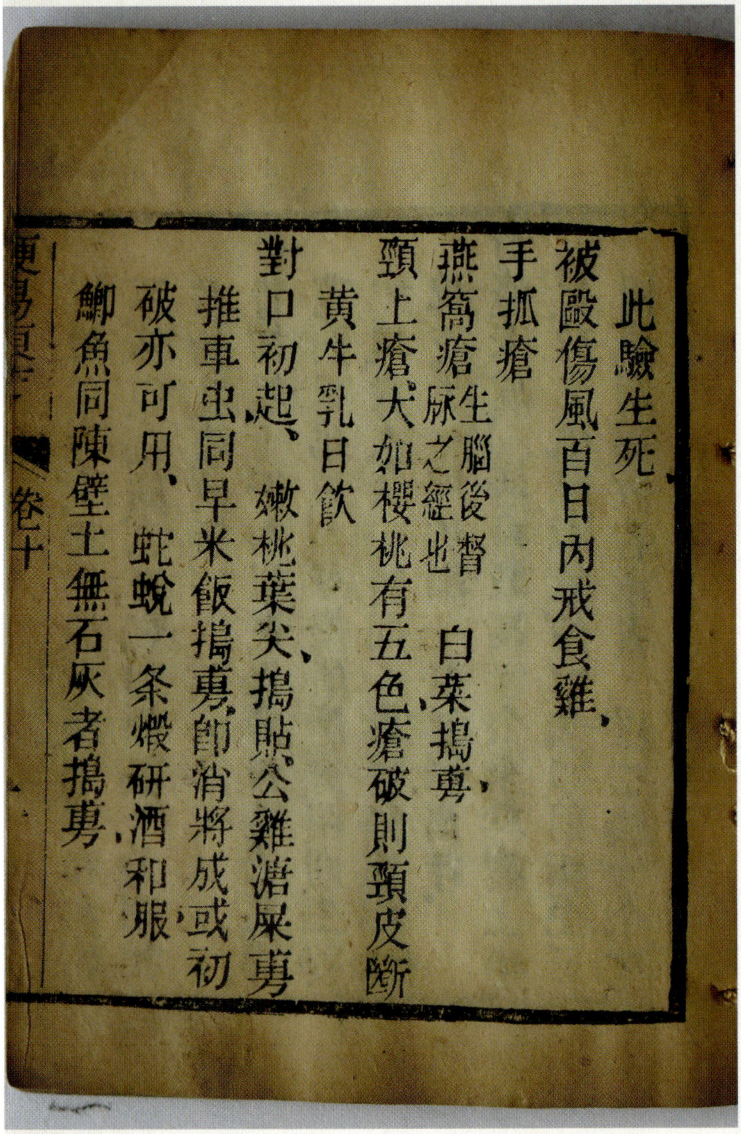

此驗生死、
被毆傷風百日內戒食雞、
手抓瘡
燕窩瘡生腦後督脈之經也　白菜搗敷、
頸上瘡大如櫻桃有五色瘡破則頸皮斷
黄牛乳日飲
對口初起、嫩桃葉尖、搗貼、公雞溏屎敷
推車虫同早米飯搗敷、即消將成或初
破亦可用、蛇蜕一条煅研酒和服
鯽魚同陳壁土無石灰者搗敷、
便易良方　卷十

此验生死。

被殴伤风，百日内戒食鸡。

手抓疮，燕窝疮生脑后督脉之经也　白菜捣敷。

颈上疮，大如樱桃，有五色。疮破则颈皮断　黄牛乳日饮。

对口初起　嫩桃叶尖，捣贴。

公鸡溏屎敷。

推车虫同早米饭捣敷即消。将成或初破亦可用。

蛇蜕一条煅研，酒和服。

鲫鱼同陈壁土无石灰者，捣敷。

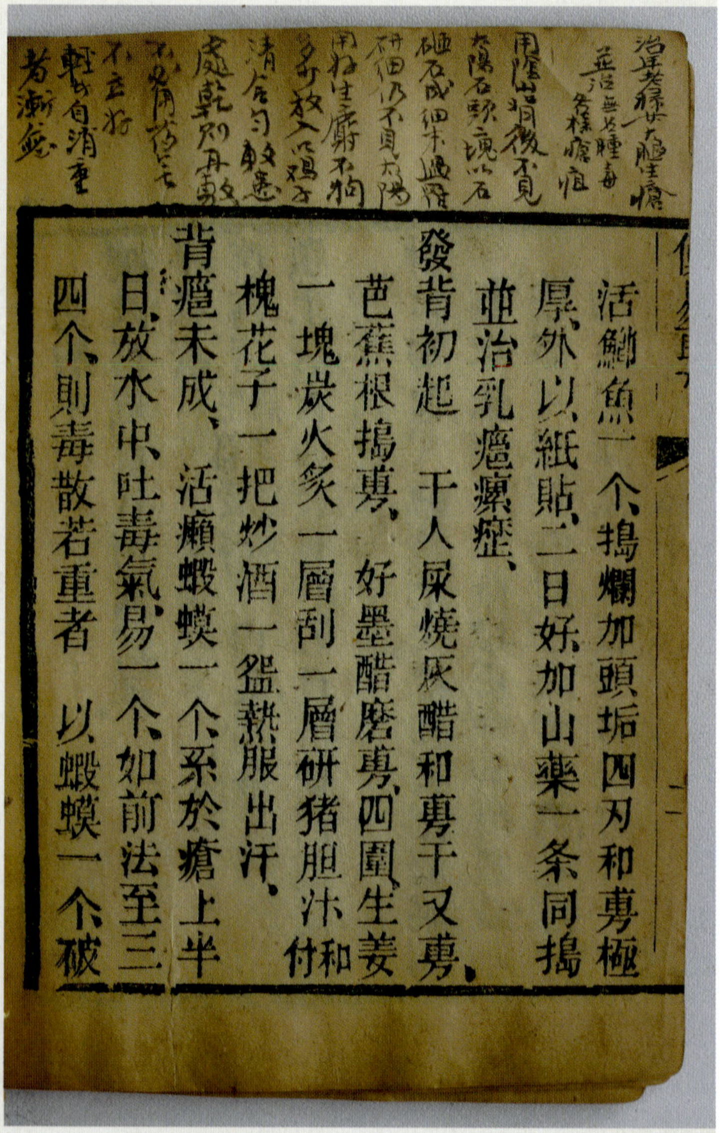

活鲫鱼一个，捣烂加头垢四两，和敷极厚，外以纸贴。二日好。加山药一条同捣。并治乳痈瘰疬。

发背初起　干人屎烧灰，醋和敷。干又敷。

芭蕉根捣敷。

好墨醋磨，敷四围。

生姜一块，炭火炙一层刮一层，研，猪胆汁和敷。

槐花子一把炒，酒一碗，热服，出汗。

背痈未成　活癞虾蟆一个，系于疮上半日，放水中吐毒气。易一个，如前法。至三四个，则毒散。若重者，以虾蟆一个，破

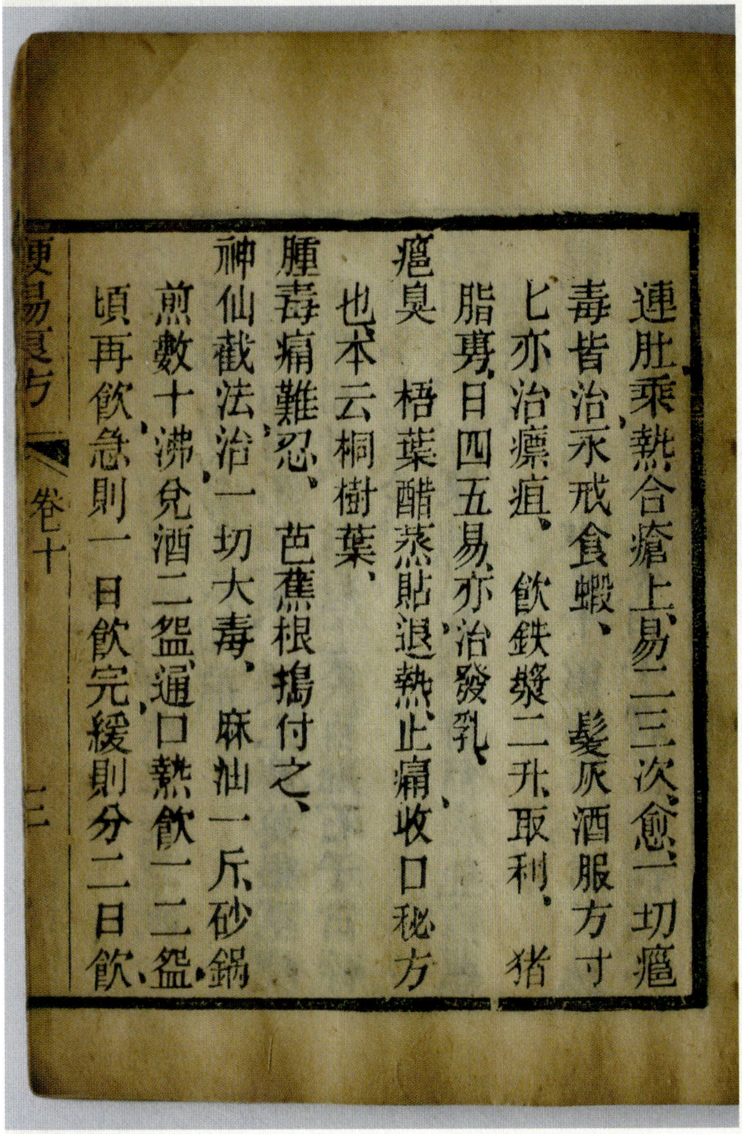
便易良方　卷十　三

連肚乘熱合瘡上易二三次愈一切癰
毒皆治永戒食蝦　髮灰酒服方寸
匕亦治瘰疽　飲鉄漿二升取利　猪
脂敷日四五易亦治發乳
癰臭　梧葉醋蒸貼退熱止痛收口秘方
也本云桐樹葉
腫毒痛難忍　芭蕉根搗付之
神仙截法治一切大毒　麻油一斤砂鍋
煎數十沸兑酒二盌通口熱飲一二盌
頃再飲急則一日飲完緩則分二日飲

连肚，乘热合疮上。易二三次愈。一切痈毒皆治。永戒食虾。

发灰，酒服方寸匕。亦治瘰疽。

饮铁浆二升，取利。

猪脂敷，日四五易。亦治发乳。

痈臭　梧叶醋蒸贴，退热，止痛，收口。秘方也。本云桐树叶。

肿毒，痛难忍　芭蕉根捣敷之。

神仙截法　治一切大毒。麻油一斤，砂锅煎数十沸。兑酒二碗，通口热饮一二碗，顷再饮。急则一日饮完，缓则分二日饮。

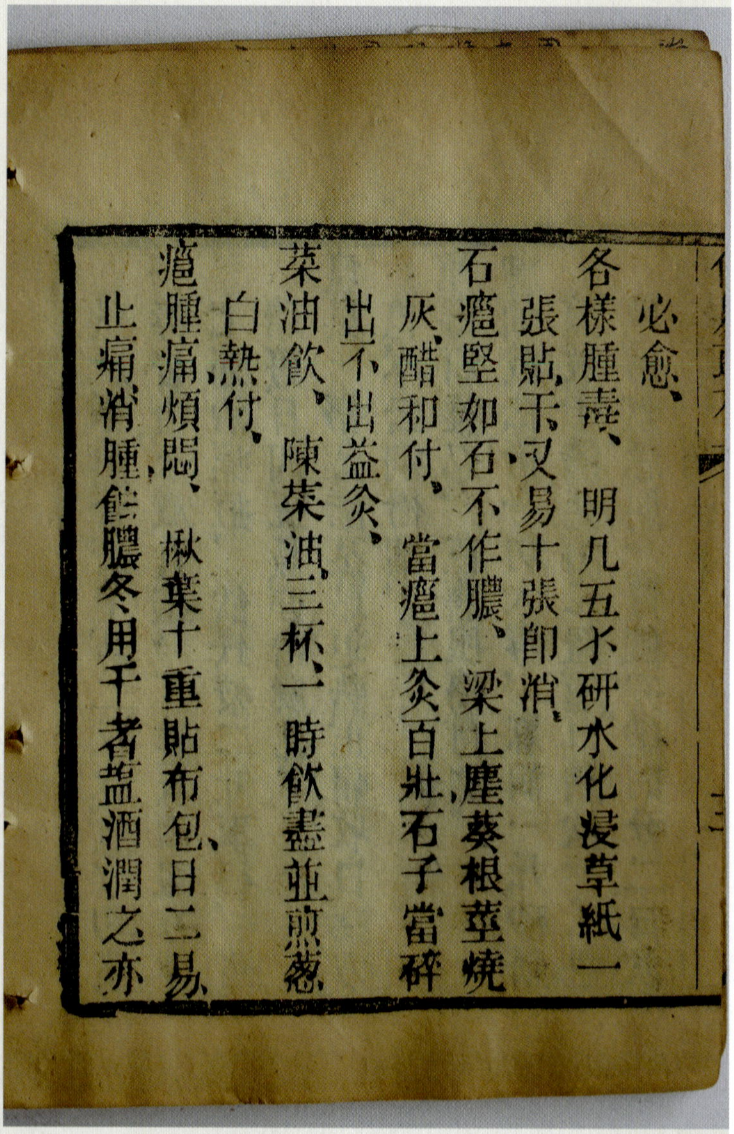

必愈、

各樣腫毒、 明几五ㄔ研水化浸草紙一張貼、干又易十張即消、

石癰堅如石不作膿、 梁上塵葵根莖燒灰、醋和付、 當癰上灸百壯石子當碎出、不出益灸、

菜油飲、 陳菜油三杯、一時飲盡並煎葱白熱付、

癰腫痛煩悶、 楸葉十重貼布包、日二易、止痛消腫、蝕膿、冬用干者、鹽酒潤之、亦

必愈。

各样肿毒　明矾五钱研，水化，浸草纸一张贴。干又易。十张即消。

石痈坚如石，不作脓　梁上尘、葵根茎烧灰，醋和敷。

当痈上灸百壮，石子当碎出。不出益灸。

菜油饮　陈菜油三杯，一时饮尽。并煎葱白热敷。

痈肿痛烦闷　楸叶十重贴，布包，日二易。止痛，消肿，蚀脓。冬用干者，盐酒润之。亦

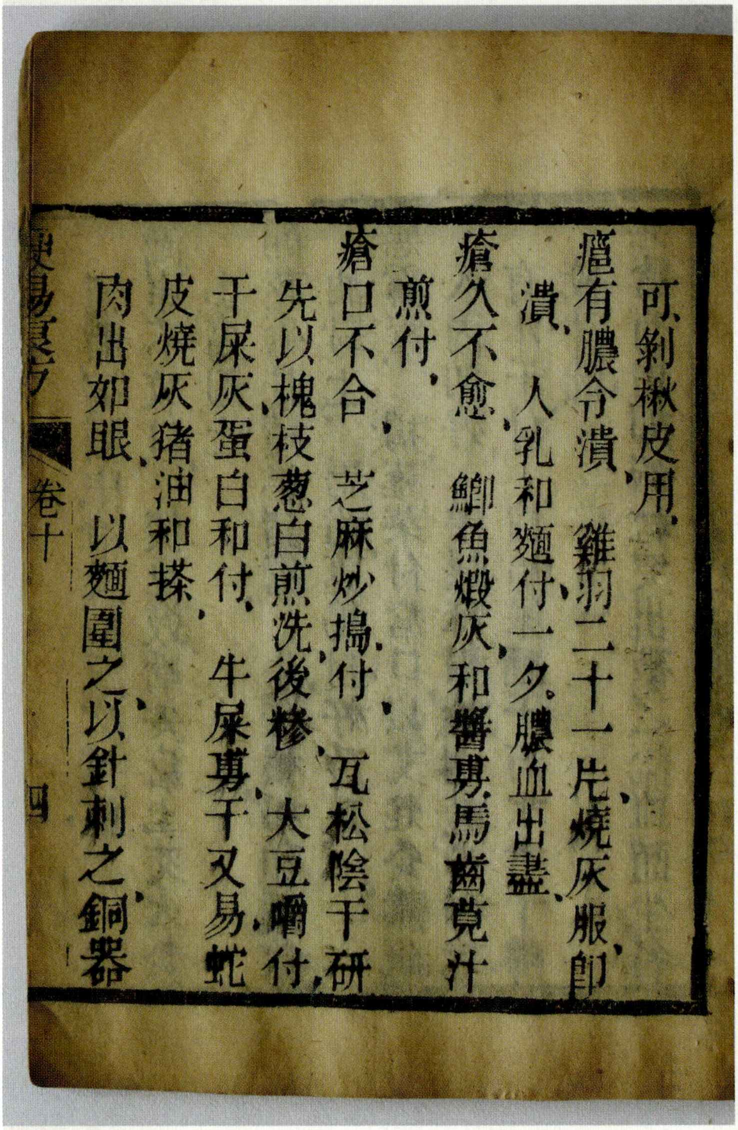

可剥楸皮用。

痈有脓令溃　鸡羽二十一片，烧灰服，即溃。

人乳和面敷，一夕脓血出尽。

疮久不愈　鲫鱼煅灰，和酱敷。

马齿苋汁煎敷。

疮口不合　芝麻炒，捣敷。

瓦松阴干，研，先以槐枝、葱白煎洗，后糁。

大豆嚼敷。

干屎灰，蛋白和敷。

牛屎敷，干又易。

蛇皮烧灰，猪油和搽。

肉出如眼　以面围之，以针刺之。铜器

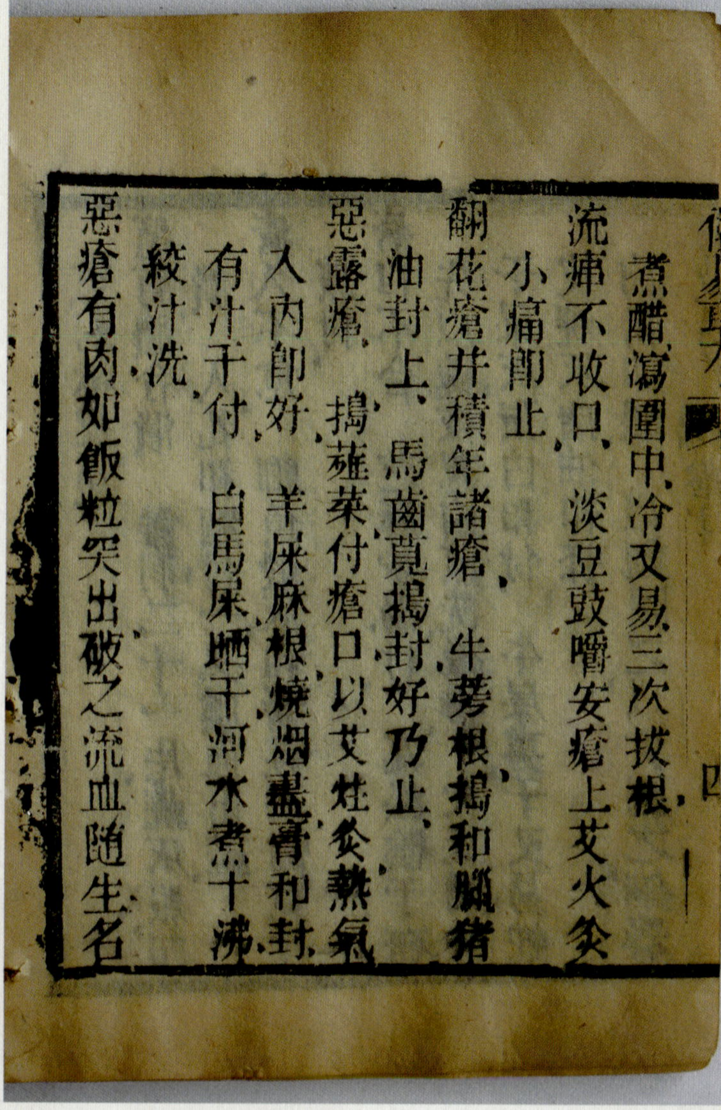
煮醋瀉圍中冷又易三次拔根
流痺不收口 淡豆豉嚼安瘡上艾火灸
小痛即止
翻花瘡并積年諸瘡 牛蒡根搗和臘豬
油封上 馬齒莧搗封好乃止
惡露瘡 搗薤菜付瘡口以艾炷灸熱氣
入內即好 羊屎麻根燒烟盡膏和封
有汁干付 白馬屎晒干河水煮十沸
絞汁洗
惡瘡有肉如飯粒突出破之流血隨生名

煮醋，泻围中，冷又易。三次拔根。

流痺不收口　淡豆豉嚼，安疮上。艾火灸，小痛即止。

翻花疮，并积年诸疮　牛蒡根捣，和腊猪油封上。

马齿苋捣封，好乃止。

恶露疮　捣薤菜敷疮口。以艾炷灸，热气入内即好。

羊屎、麻根烧烟尽，膏和封。有汁干敷。

白马屎晒干，河水煮十沸，绞汁洗。

恶疮有肉，如饭粒突出，破之流血随生。名

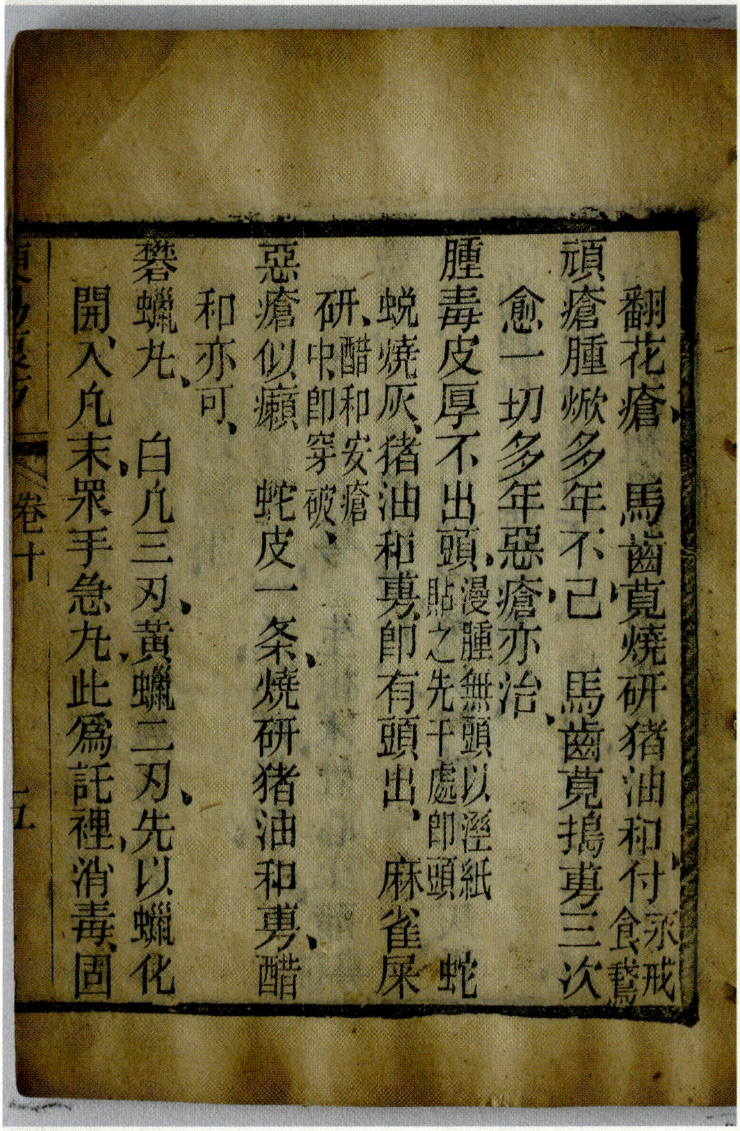
翻花瘡、馬齒莧燒研猪油和付永戒食鵞
頑瘡腫𤑔多年不已、馬齒莧搗尃三次
愈一切多年惡瘡亦治、
腫毒皮厚不出頭、漫腫無頭以溼紙貼之先干處卽頭 蛇
蛻燒灰、猪油和尃卽有頭出、 麻雀屎
研、醋和安瘡中卽穿破、
惡瘡似癩 蛇皮一条燒研猪油和尃、醋
和亦可、
礬蠟丸、 白凡三刄、黃蠟二刄、先以蠟化
開入凡末衆手急丸此爲託裡消毒固

翻花疮　马齿苋烧研，猪油和敷。永戒食鹅。

顽疮肿𤑔，多年不已　马齿苋捣敷，三次愈。一切多年恶疮亦治。

肿毒，皮厚不出头漫肿无头；以湿纸贴之，先干处即头　蛇蜕烧灰，猪油和敷，即有头出。

麻雀屎研，醋和，安疮中，即穿破。

恶疮似癞　蛇皮一条烧研，猪油和敷。醋和亦可。

矾蜡丸　白矾三两，黄蜡二两。先以蜡化开，入矾末，众手急丸。此为托里、消毒、固

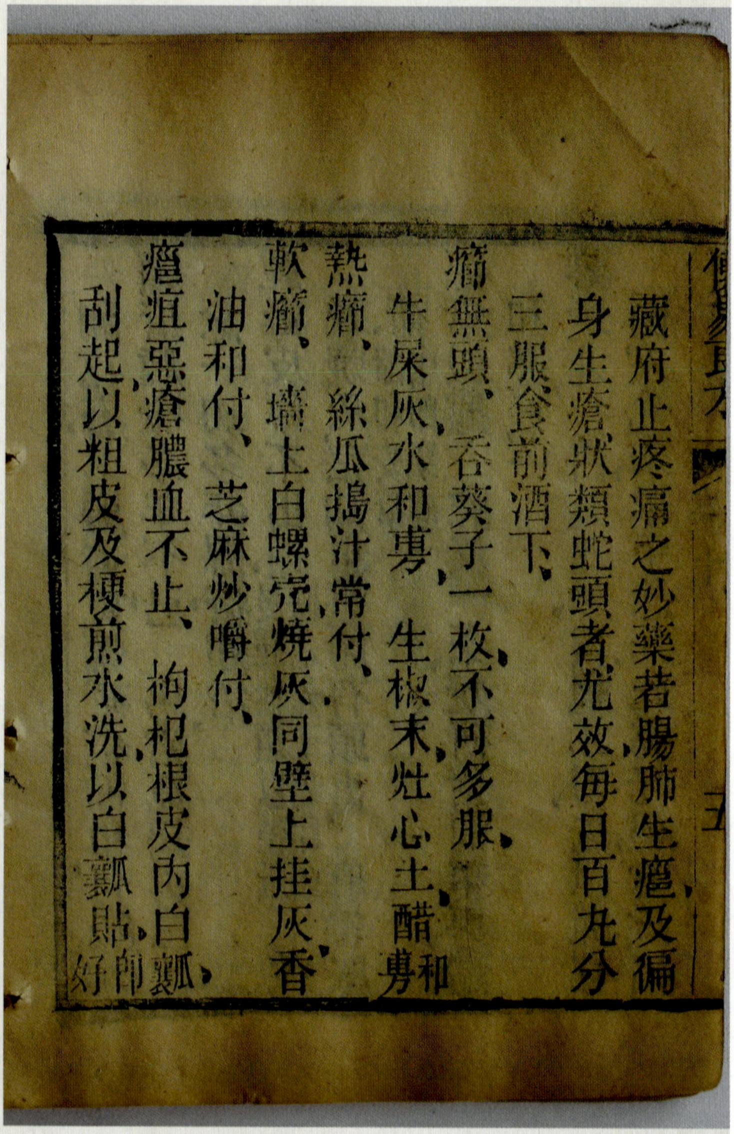
藏府止疼痛之妙藥若腸肺生癰及徧
身生瘡狀類蛇頭者尤效每日百丸分
三服食前酒下
癤無頭吞葵子一枚不可多服
牛屎灰水和尃 生椒末灶心土醋和尃
熱癤絲瓜搗汁常付
軟癤墻上白螺殼燒灰同壁上挂灰香
油和付芝麻炒嚼付
癰疽惡瘡膿血不止枸杞根皮內白瓤
刮起以粗皮及梗煎水洗以白瓤貼即好

藏府、止疼痛之妙药。若肠肺生痈，及遍身生疮，状类蛇头者，尤效。每日百丸，分三服。食前酒下。

疖无头　吞葵子一枚。不可多服。

牛屎灰，水和敷。

生椒末、灶心土，醋和敷。

热疖　丝瓜捣汁常敷。

软疖　墙上白螺壳烧灰，同壁上挂灰，香油和敷。

芝麻炒，嚼敷。

痈疽恶疮，脓血不止　枸杞根皮内白瓤，刮起。以粗皮及梗煎水洗，以白瓤贴，即好。

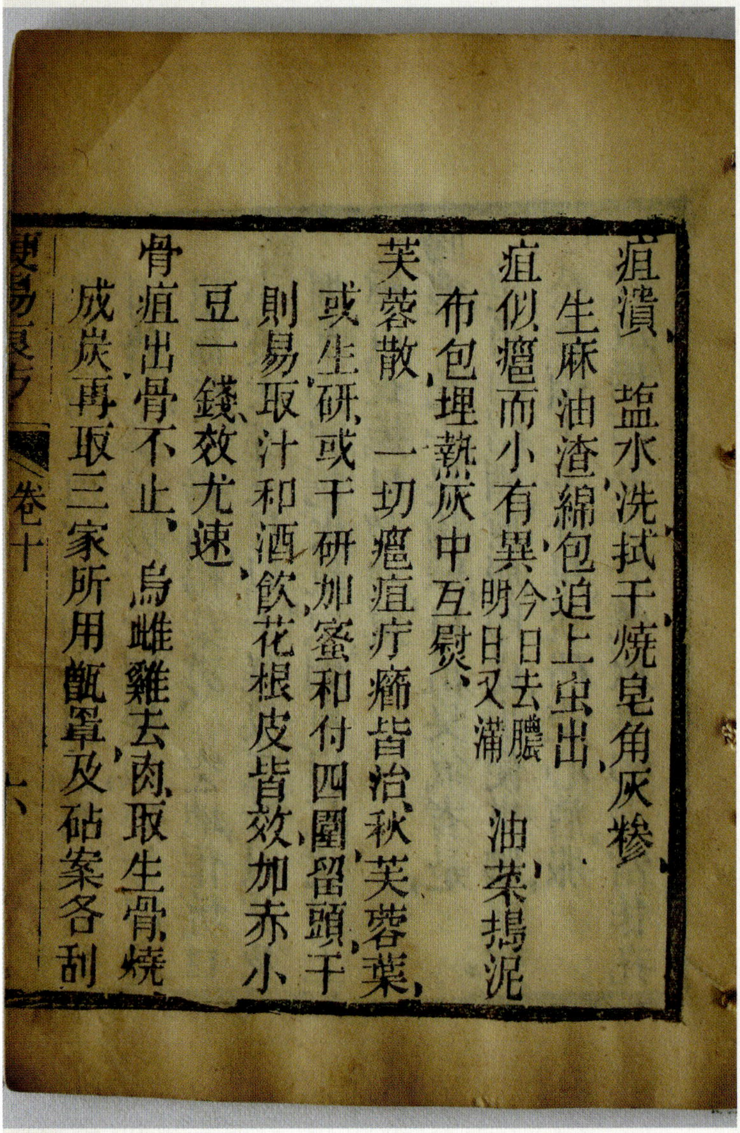

疽潰　塩水洗拭干燒皂角灰糁
生麻油渣綿包迫上虫出
疽似瘧而小有異今日去膿明日又滿　油菜搗泥
布包埋熱灰中互熨
芙蓉散　一切瘧疽疔癤皆治秋芙蓉葉
或生研或干研加蜜和付四圍留頭干
則易取汁和酒飲花根皮皆效加赤小
豆一錢效尤速
骨疽出骨不止　烏雌雞去肉取生骨燒
成炭再取三家所用甑罩及砧案各刮

便易良方　卷十

疽溃　盐水洗，拭干，烧皂角灰糁。

生麻油渣，绵包，迫上虫出。

疽似痈而小有异今日去脓，明日又满　油菜捣泥，布包埋热灰中，互熨。

芙蓉散　一切痈疽疔疖皆治。秋芙蓉叶，或生研或干研，加蜜和敷四围，留头。干则易。取汁和酒饮。花、根、皮皆效。加赤小豆一钱，效尤速。

骨疽，出骨不止　乌雌鸡去肉，取生骨，烧成炭。再取三家所用甑罩及砧案，各刮

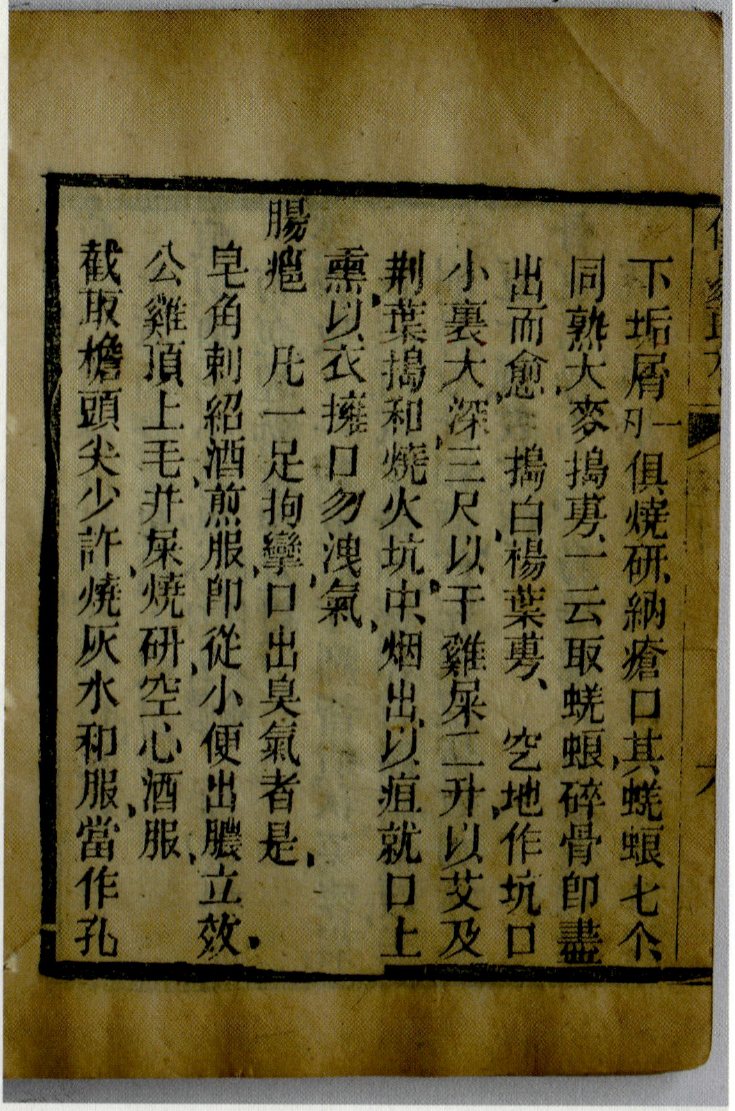
下垢屑一兩俱燒研納瘡口其蜣蜋七个
同熟大麥搗尃一云取蜣蜋碎骨即盡
出而愈 搗白楊葉尃 空地作坑口
小裏大深三尺以干雞屎二升以艾及
荆葉搗和燒火坑中烟出以疽就口上
熏以衣擁口勿洩氣
腸癰 凡一足拘攣口出臭氣者是
皂角刺紹酒煎服即從小便出膿立效
公雞頂上毛并屎燒研空心酒服
截取檐頭尖少許燒灰水和服當作孔

下垢屑一两。俱烧研，纳疮口。

其蜣螂七个，同熟大麦捣敷。一云取蜣螂碎骨，即尽出而愈。

捣白杨叶敷。

挖地作坑，口小里大，深三尺。以干鸡屎二升，以艾及荆叶捣和，烧火坑中，烟出。以疽就口上熏，以衣拥口勿泄气。

肠痈　凡一足拘挛，口出臭气者是。皂角刺，绍酒煎服，即从小便出脓。立效。

公鸡顶上毛并屎，烧研，空心酒服。

截取檐头尖少许烧灰，水和服。当作孔

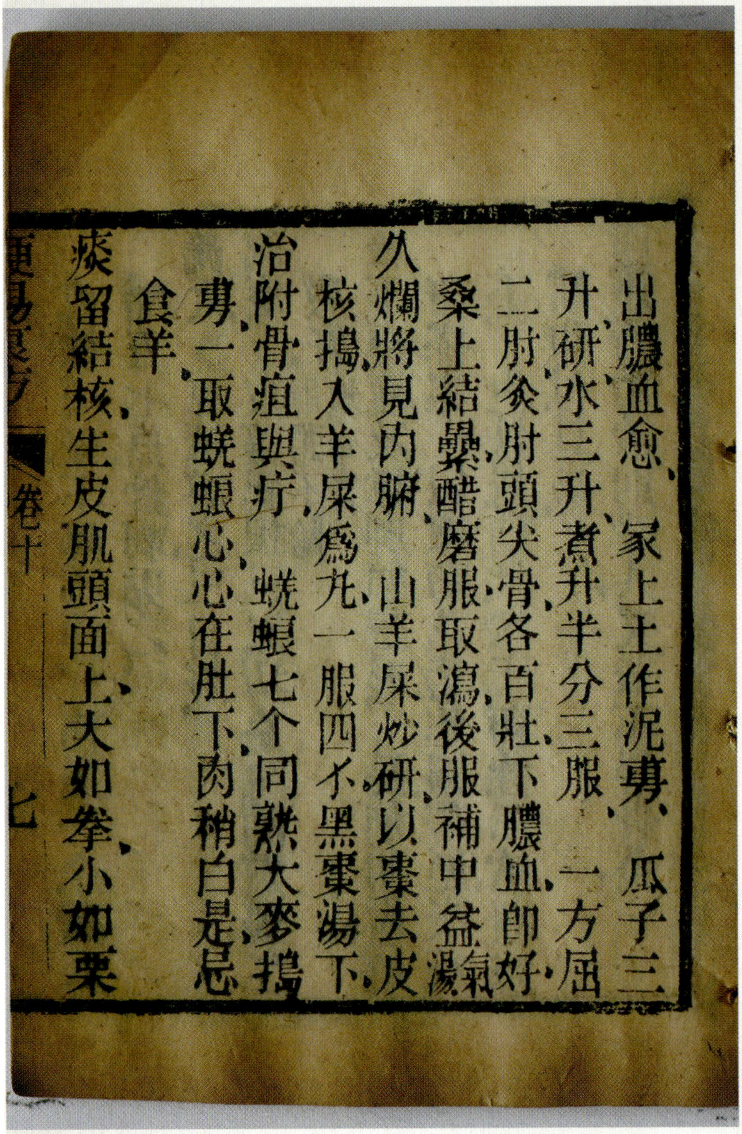

出膿血愈、 家上土作泥尃、 瓜子三升研、水三升、煮升半分三服、 一方屈二肘、灸肘頭尖骨、各百壯、下膿血、卽好、桑上結纍、醋磨服、取瀉、後服補中益氣湯久爛將見內腑、 山羊屎炒研、以棗去皮核、搗入羊屎爲丸、一服四钱、黑棗湯下、治附骨疽與疔、 蜣蜋七个同熟大麥搗尃、一取蜣蜋心、心在肚下、肉稍白是、忌食羊、痰留結核、生皮肌頭面上、大如拳、小如栗

便易良方 卷十 七

出脓血，愈。

家上土，作泥敷。

瓜子三升研，水三升，煮升半。分三服。

一方，屈二肘，灸肘头尖骨，各百壮。下脓血即好。

桑上结累，醋磨服，取泻。后服补中益气汤。

久烂将见内腑　山羊屎炒研，以枣去皮核，捣入羊屎为丸。一服四钱。黑枣汤下。

治附骨疽与疔　蜣螂七个，同熟大麦捣敷。

一取蜣螂心。心在肚下，肉稍白是。忌食羊。

痰留结核，生皮肌头面上，大如拳，小如栗。

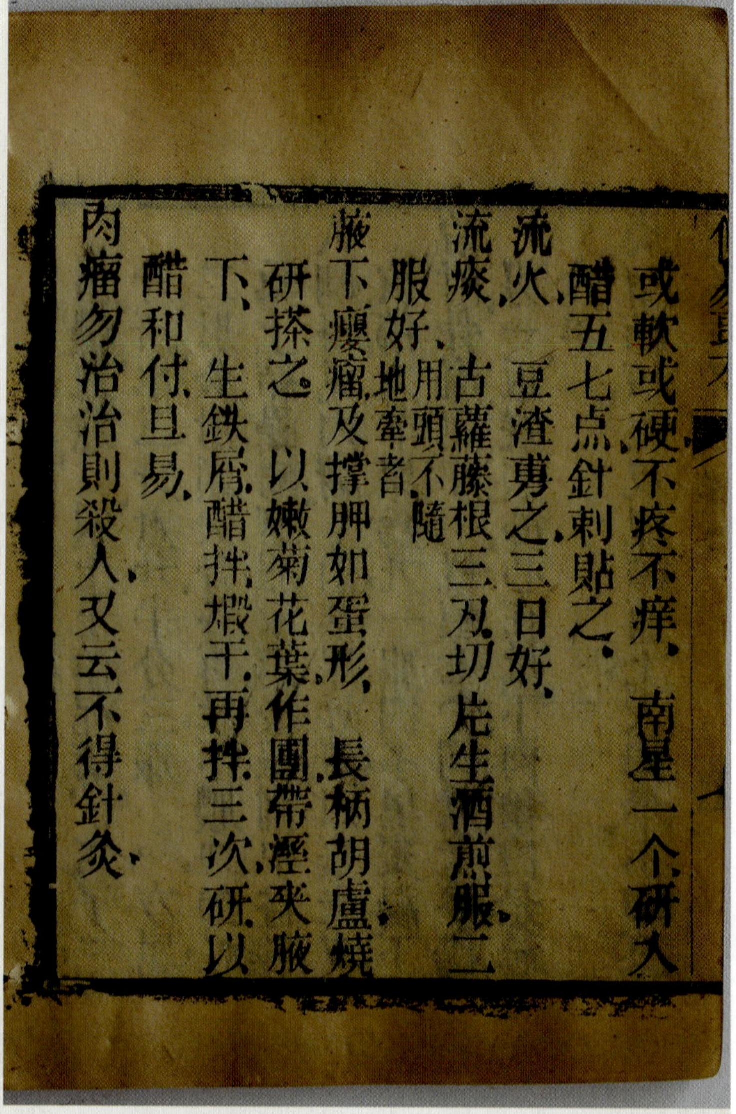

或軟或硬不疼不痒、南星一个研入醋五七点針刺貼之、
流火、豆渣薄之三日好、
流痰、古蘿藤根三刄切片生酒煎服二服好、用頭不隨地牽者
腋下癭瘤及撐胛如蛋形、長柄胡盧燒研搽之 以嫩菊花葉作團帶溼夾腋下、生鉄屑醋拌煆干再拌三次研以醋和付、旦易、
肉瘤勿治治則殺人、又云不得針灸、

或软或硬，不痛不痒　南星一个研，入醋五七点，针刺，贴之。

流火　豆渣敷之。三日好。

流痰　古萝藤根三两，切片，生酒煎服。二服好。用头不随地牵者。

腋下瘿瘤，及撑胛如蛋形　长柄葫芦烧研，搽之。

以嫩菊花叶作团，带湿夹腋下。

生铁屑醋拌，煅干，再拌三次，研。以醋和敷。旦易。

肉瘤勿治，治则杀人。又云不得针灸。

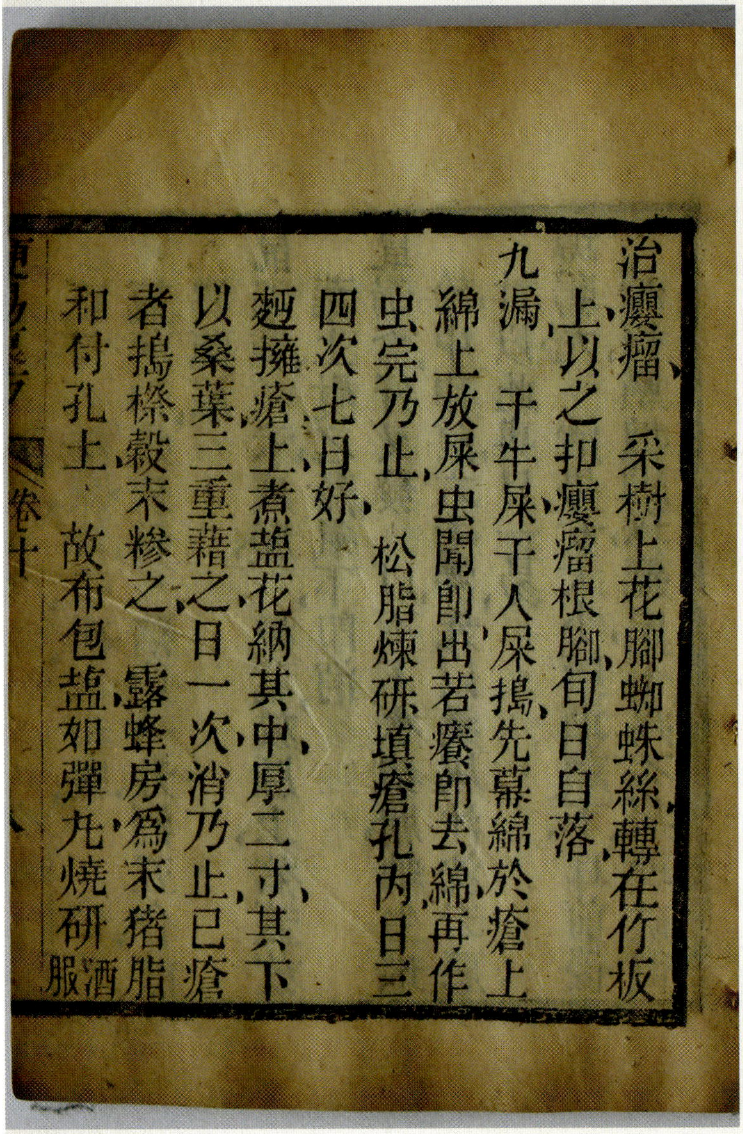

治癭瘤、采樹上花脚蜘蛛絲、轉在竹板上、以之扣癭瘤根脚、旬日自落、
九漏、干牛屎、干人屎搗、先幕綿於瘡上綿上放屎虫聞即出若癢即去綿、再作虫完乃止、松脂煉研填瘡孔内日三四次七日好、
麪擁瘡上、煮盐花納其中厚二寸、其下以桑葉三重藉之日一次、消乃止、已瘡者搗穄穀末糝之、露蜂房爲末猪脂和付孔上、故布包盐如彈丸燒研酒服

便易良方 卷十

治瘿瘤　采树上花脚蜘蛛丝，转在竹板上。以之扣瘿瘤根脚，旬日自落。

九漏　干牛屎、干人屎捣。先幕绵于疮上，绵上放屎，虫闻即出。若痒即去绵。再作，虫完乃止。

松脂炼研，填疮孔内，日三四次。七日好。

面拥疮上，煮盐花纳其中，厚二寸。其下以桑叶三重借之。日一次，消乃止。已疮者捣穄[1]谷末糁之。

露蜂房为末，猪脂和敷孔上。

故布包盐，如弹丸，烧研，酒服。

1 穄：穄子，即糜子。不黏的黍类。

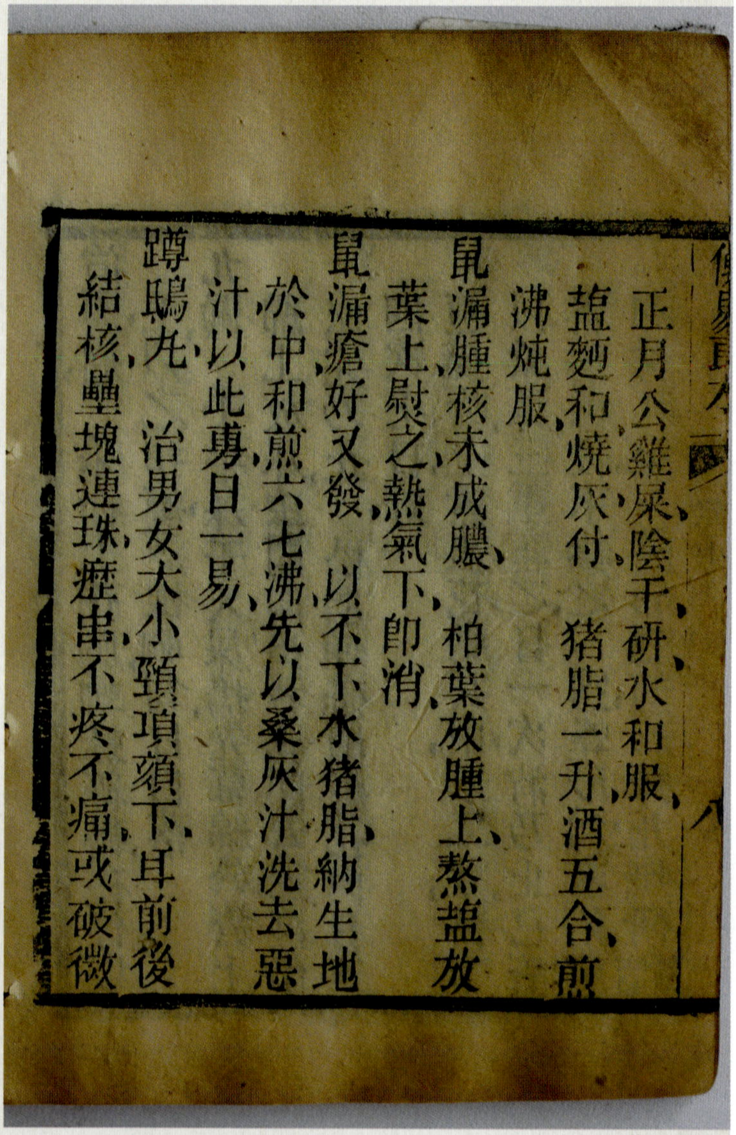

正月公雞屎陰干研 水和服
盐麪和燒灰付 猪脂一升酒五合煎
沸炖服
鼠漏腫核未成膿 柏葉放腫上熬盐放
葉上熨之熱氣下即消
鼠漏瘡好又發 以不下水猪脂納生地
於中和煎六七沸先以桑灰汁洗去惡
汁以此尃日一易
蹲鴟丸 治男女大小頸項頦下耳前後
結核壘塊連珠瀝串不疼不痛或破微

正月公鸡屎阴干，研，水和服。

盐面和，烧灰敷。

猪脂一升，酒五合，煎沸。顿服[1]。

鼠漏，肿核未成脓　柏叶放肿上，熬盐放叶上熨之，热气下即消。

鼠漏疮，好又发　以不下水猪脂，纳生地于中，和煎六七沸。先以桑灰水洗去恶汁。以此敷，日一易。

蹲鸱丸　治男女大小颈项颏下、耳前后结核，垒块连珠疬串，不疼不痛，或破微

1 顿服：原作“炖服”。据《备急千金要方》治一切漏方，“猪脂一升，酒五合，煎沸，顿服之。”

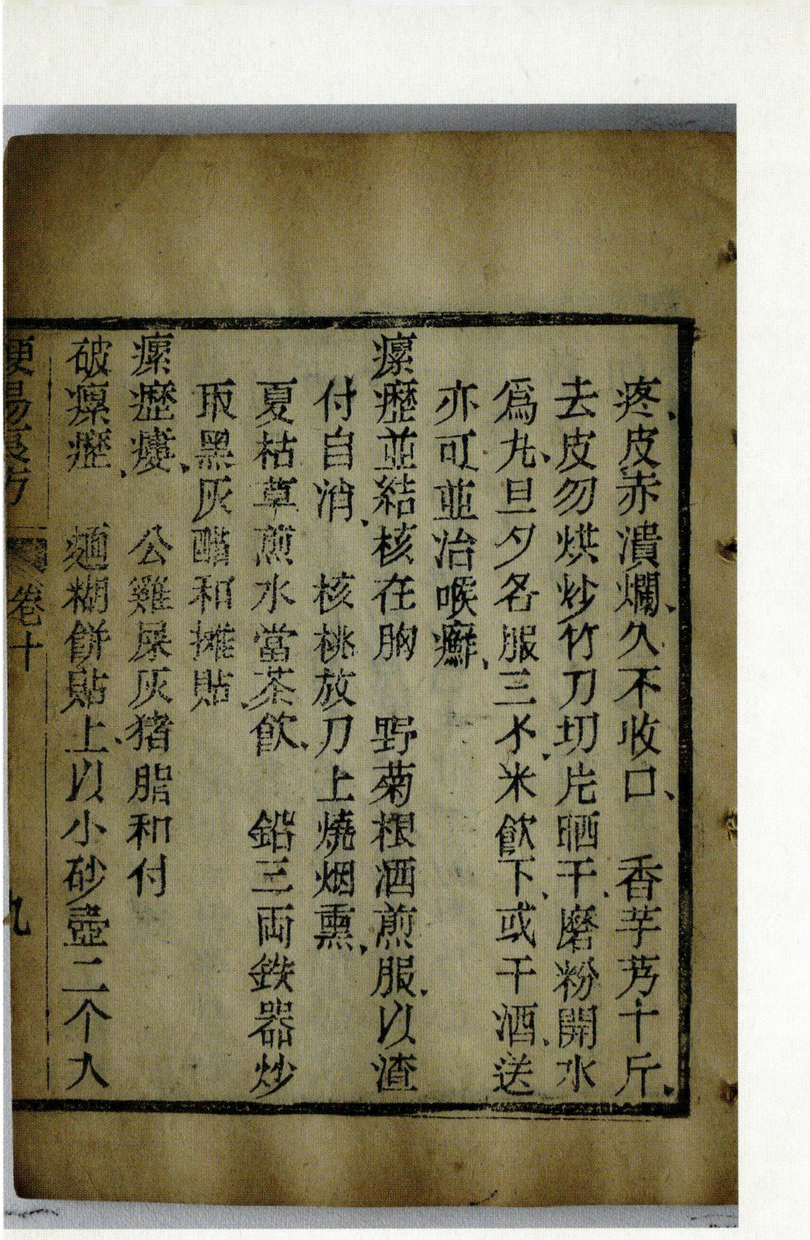

疼、皮赤潰爛、久不收口、香芋艿十斤、
去皮勿烘炒竹刀切片晒干磨粉開水
爲丸旦夕各服三錢米飲下、或干酒送
亦可並治喉癬、
瘰癧並結核在胸　野菊根酒煎服、以渣
付自消、　核桃放刀上燒烟熏、
夏枯草煎水當茶飲、　鉛三兩鐵器炒
取黑灰醋和攤貼
瘰癧瘻、　公雞屎灰猪脂和付
破瘰癧、　麵糊餅貼上以小砂壺二个入

便易良方　卷十　九

痛，皮赤溃烂，久不收口。香芋艿十斤去皮，勿烘炒，竹刀切片晒干，磨粉。开水为丸。旦夕各服三钱，米饮下。或干酒送亦可。并治喉癣。

瘰疬并结核在胸　野菊根酒煎服，以渣敷，自消。

核桃放刀上，烧烟熏。

夏枯草煎水，当茶饮。

铅三两，铁器炒。取黑灰，醋和摊贴。

瘰疬瘘　公鸡屎灰，猪脂和敷。

破瘰疬　面糊饼贴上。以小砂壶二个，入

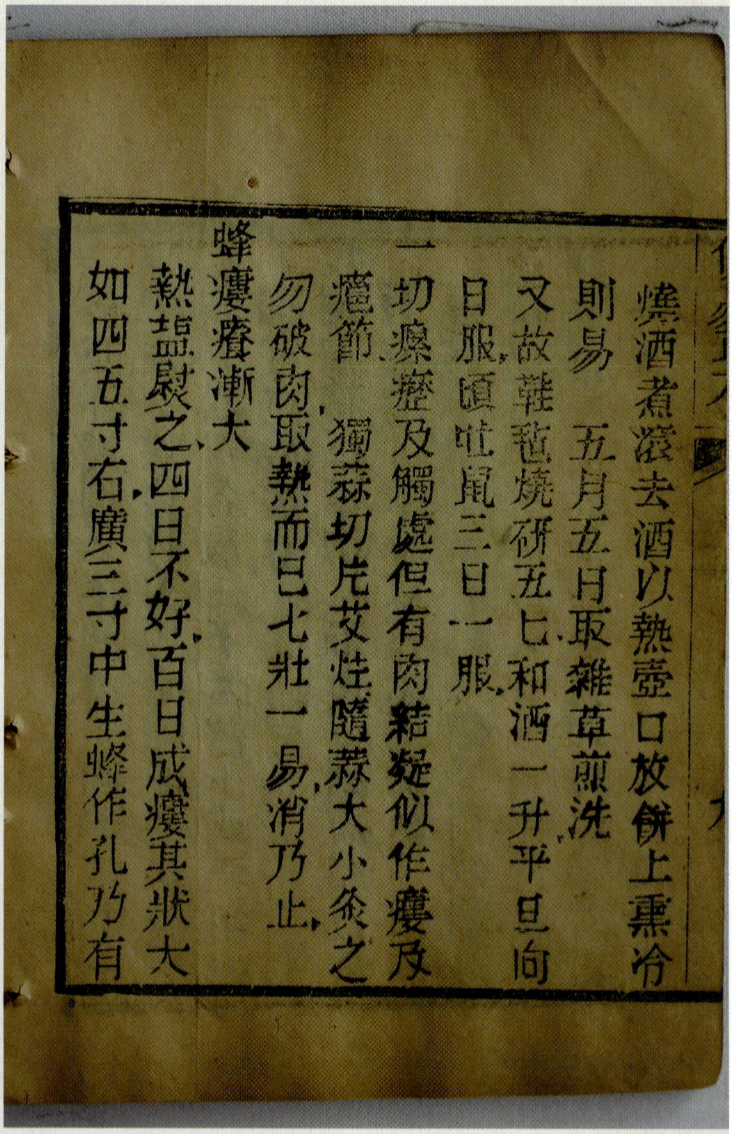
燒酒煮滾去酒以熱壺口放餅上熏冷
則易　五月五日取雜草煎洗
又故鞋毡燒研五匕和酒一升平旦向
日服頃吐鼠三日一服
一切瘰瘡及觸處但有肉結凝似作瘻及
癰節　獨蒜切片艾炷隨蒜大小灸之
勿破肉取熱而已七壯一易消乃止
蜂瘻癢漸大
熱鹽熨之四日不好百日成瘻其狀大
如四五寸右廣三寸中生蜂作孔乃有

烧酒煮滚。去酒，以热壶口放饼上熏。冷则易。

五月五日，取杂草煎洗。

又，故鞋毡烧研五匕，和酒一升。平旦向日服，顷吐鼠。三日一服。

一切瘰疬，及触处但有肉结，凝似作瘘，及痈节　独蒜切片，艾炷随蒜大小灸之。勿破肉。取热而已，七壮一易。消乃止。

蜂瘘痒渐大　热盐熨之。四日不好，百日成瘘。其状大如四五寸，右广三寸。中生蜂，作孔，乃有

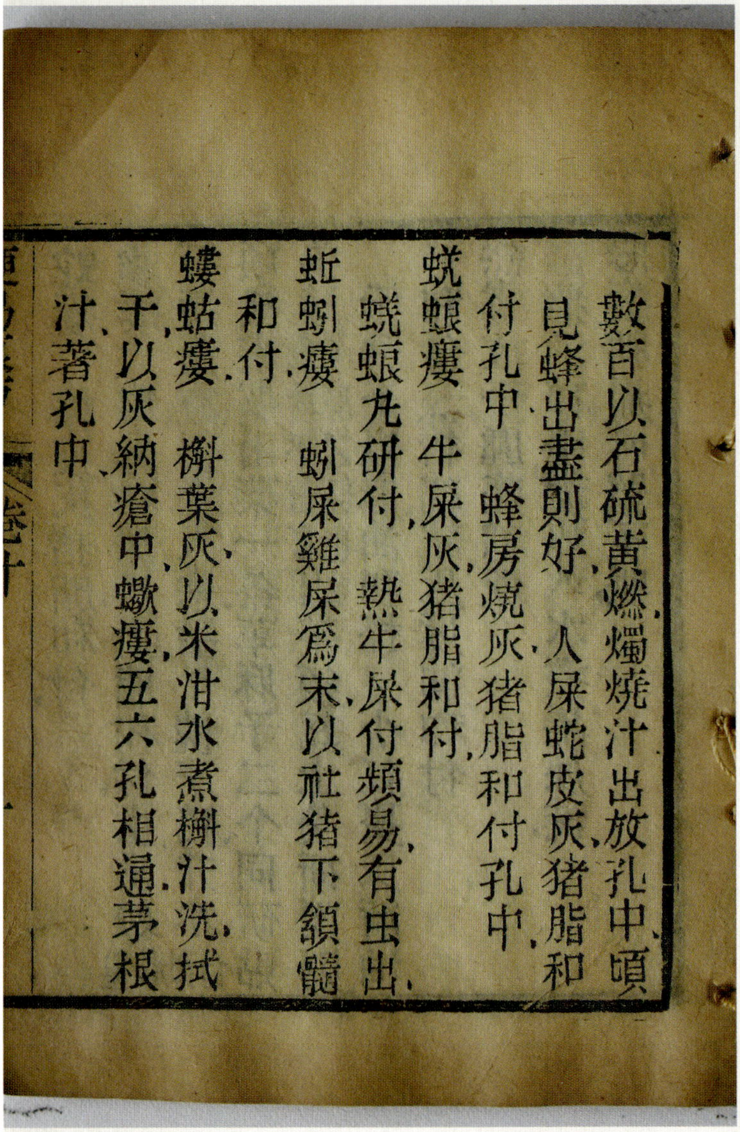
數百以石硫黄燃燭燒汁出放孔中頃
見蜂出盡則好、人屎蛇皮灰猪脂和
付孔中、蜂房燒灰猪脂和付孔中、
蜣蜋瘻　牛屎灰猪脂和付、
蜣蜋丸研付、熱牛屎付頻易有虫出、
蚯蚓瘻　蚓屎雞屎爲末以社猪下頷髓
和付、
螻蛄瘻、　槲葉灰以米泔水煮槲汁洗拭
干以灰納瘡中、蠍瘻五六孔相通茅根
汁著孔中、

数百。以石硫黄燃烛，烧汁出。放孔中，顷见蜂出尽则好。

人屎，蛇皮灰，猪脂和敷孔中。

蜂房烧灰，猪脂和敷孔中。

蜣螂瘘　牛屎灰，猪脂和敷。

蜣螂丸，研敷。

热牛屎敷，频易。有虫出。

蚯蚓瘘　蚓屎、鸡屎为末，以社猪下颔髓和敷。

蝼蛄瘘　槲叶灰，以米泔水煮槲汁洗。拭干，以灰纳疮中。

蝎瘘　五六孔相通。茅根汁著孔中。

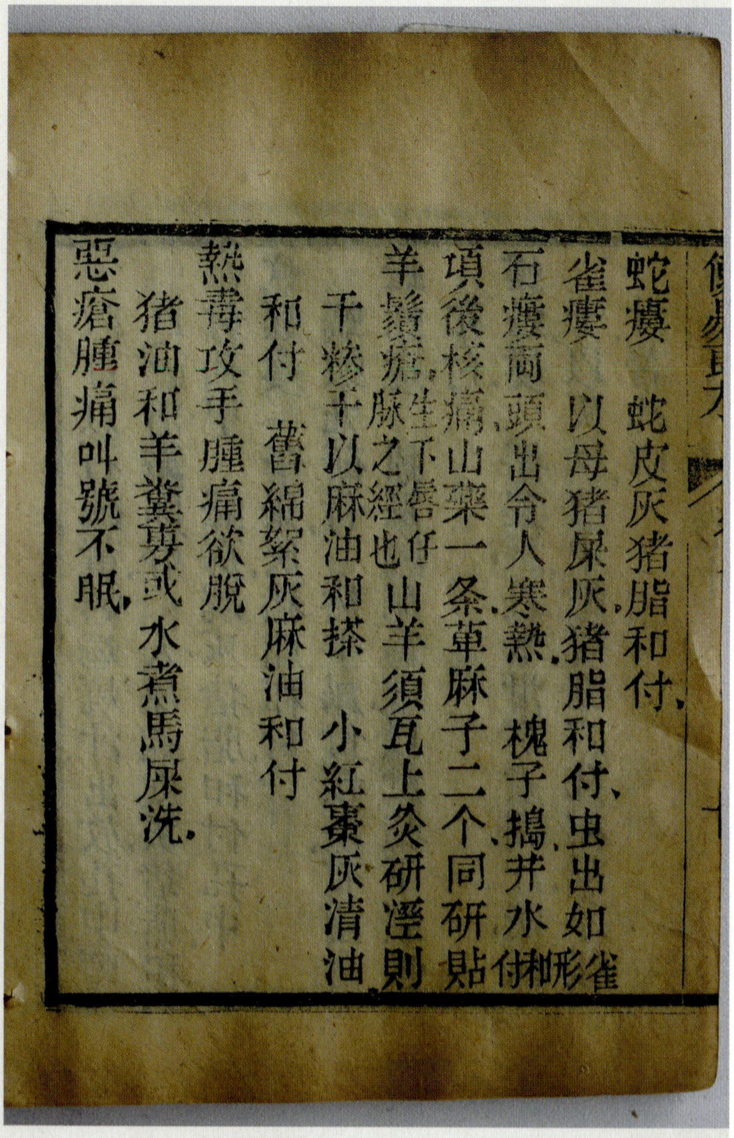
蛇瘻　蛇皮灰猪脂和付
雀瘻　以母猪屎灰猪脂和付虫出如雀形
石瘻兩頭出令人寒熱　槐子搗井水和付
項後核痛山藥一条萆麻子二个同研貼
羊鬚瘡生下唇任脉之經也　山羊須瓦上灸研溼則
干糝干以麻油和搽　小紅棗灰清油
和付　舊綿絮灰麻油和付
熱毒攻手腫痛欲脫
猪油和羊糞敷或水煮馬屎洗
惡瘡腫痛叫號不眠

蛇瘘　蛇皮灰，猪脂和敷。

雀瘘　以母猪屎灰、猪脂和敷。虫出如雀形。

石瘘，两头出，令人寒热　槐子捣，井水和敷。

项后核痛　山药一条，蓖麻子二个，同研贴。

羊须疮生下唇任脉之经也　山羊须瓦上炙[1]研，湿则干糁，干以麻油和搽。

小红枣灰，清油和敷。

旧绵絮灰，麻油和敷。

热毒攻手，肿痛欲脱　猪油和羊粪敷。或水煮马屎洗。

恶疮肿痛，叫号不眠。

1 炙：原作"灸"，据医理改。

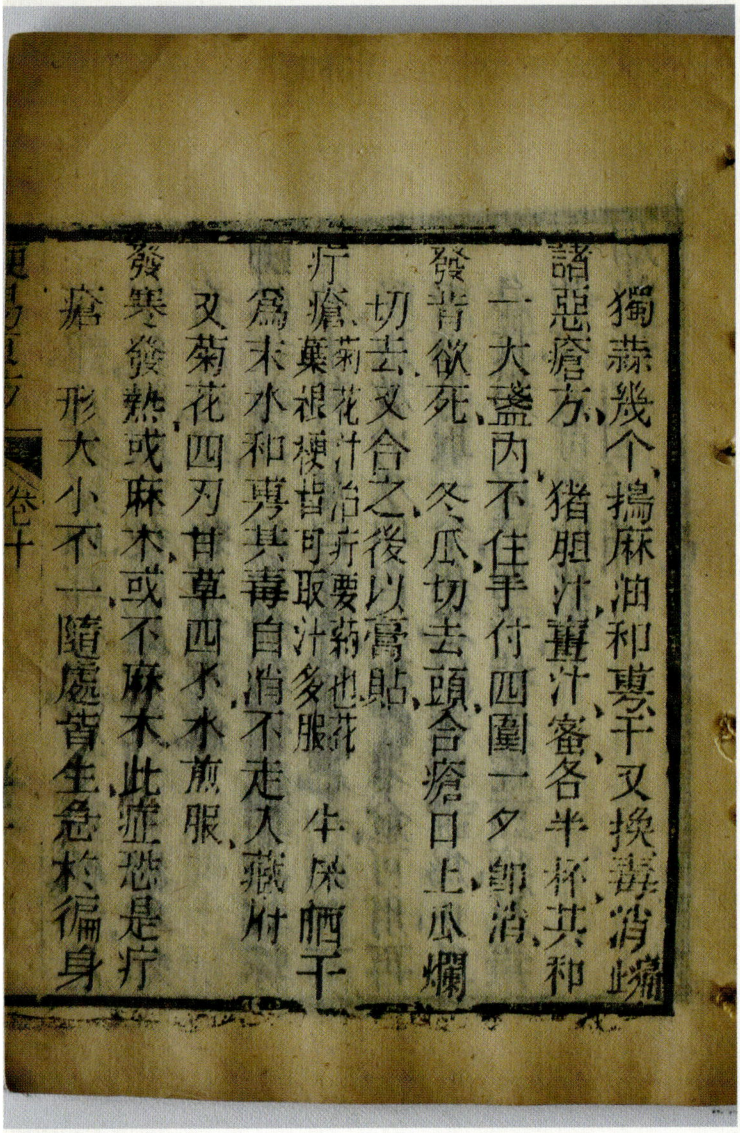
便易良方　卷十

獨蒜幾個搗麻油和敷干又換毒消痛

諸惡瘡方　猪胆汁薑汁蜜各半杯共和

一大盞內不住手付四圍一夕即消

發背欲死　冬瓜切去頭合瘡口上瓜爛

切去又合之後以膏貼

疔瘡　菊花汁治疔要藥也花

葉根梗皆可取汁多服　牛屎晒干

爲末水和敷其毒自消不走入藏府

又菊花四兩甘草四錢水煎服

發寒發熱或麻木或不麻木此症恐是疔

瘡　形大小不一隨處皆生急於徧身

独蒜几个捣，麻油和敷，干又换。毒消痛止。

诸恶疮方　猪胆汁、姜汁、蜜各半杯，共和一大盏内，不住手敷四围。一夕即消。

发背欲死　冬瓜切去头，合疮口上。瓜烂切去，又合之。后以膏贴。

疔疮　菊花汁，治疔要药也。花叶根梗皆可，取汁多服。

牛屎晒干为末，水和敷。其毒自消，不走入藏府。

又，菊花四两，甘草四钱，水煎服。

发寒发热，或麻木或不麻木。此症恐是疔疮。形大小不一，随处皆生，急于遍身

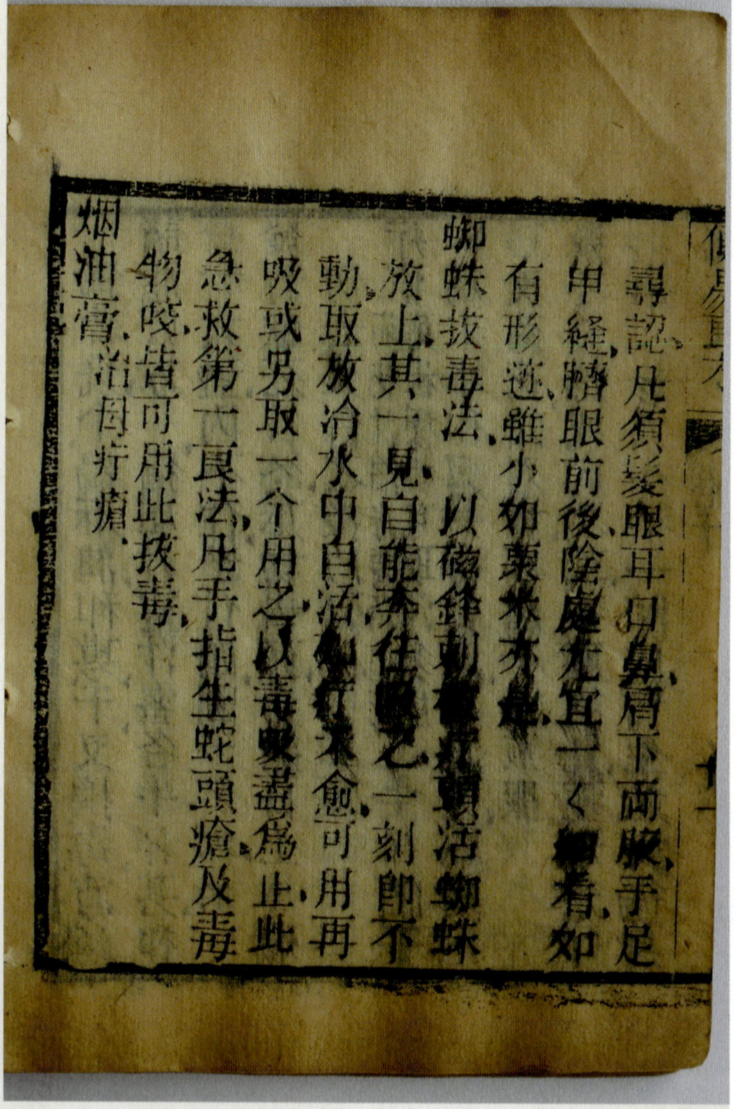

尋認凡須髮眼耳口鼻肩下兩腋手足甲縫臍眼前後陰處尤宜一一細看如有形迹雖小如粟米亦是

蜘蛛拔毒法 以磁鋒刺破疔頭活蜘蛛放上其一見自能奔往吸之一刻即不動取放冷水中自活如疔未愈可用再吸或另取一个用之以毒吸盡為止此急救第一良法凡手指生蛇頭瘡及毒物咬皆可用此拔毒

烟油膏 治母疔瘡

寻认。凡须发眼耳口鼻，肩下两腋，手足甲缝，脐眼前后，阴处尤宜一一细看。如有形迹，虽小如粟米亦是。

蜘蛛拔毒法　以磁锋刺破疔头，活蜘蛛放上。其一见，自能奔往吸之，一刻即不动。取放冷水中自活。如疔未愈，可用再吸。或另取一个用之，以毒吸尽为止。此急救第一良法。凡手指生蛇头疮，及毒物咬，皆可用此拔毒。

烟油膏　治母疔疮。

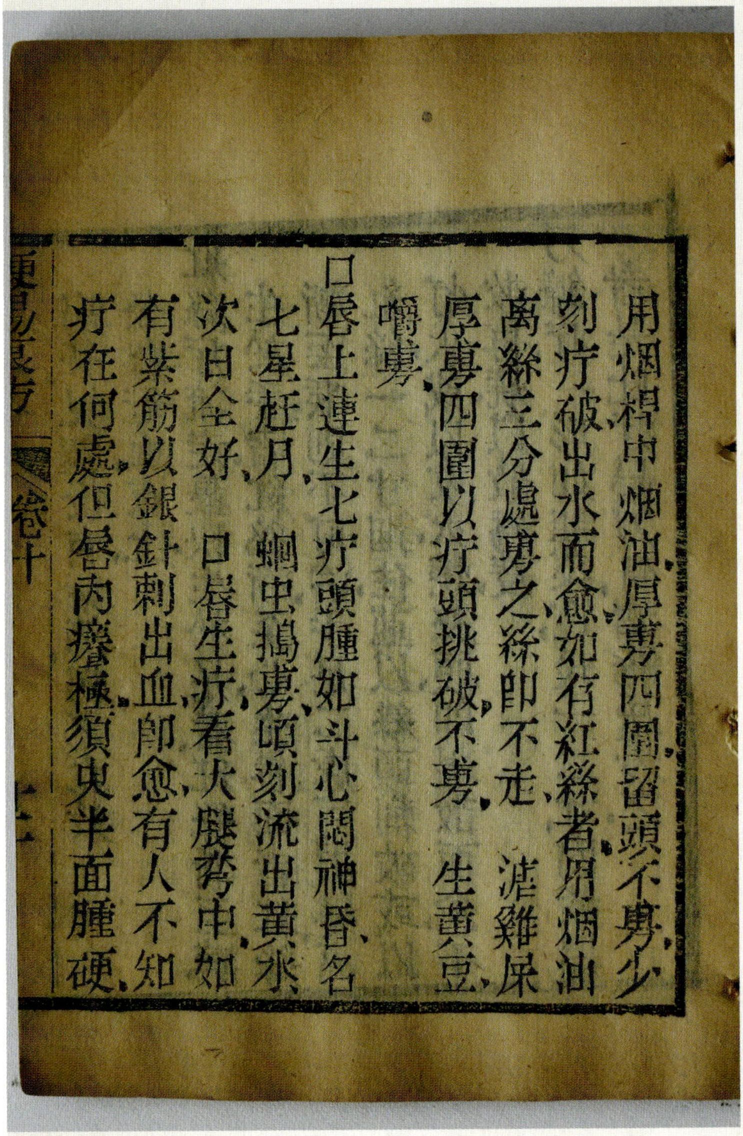
便易良方　卷十

用烟桿中烟油，厚敷四圍，留頭不敷，少刻疔破出水而愈，如有紅絲者，用烟油离絲三分處敷之，絲即不走。溏雞屎厚敷四圍，以疔頭挑破，不敷。生黄豆嚼敷。

口唇上連生七疔，頭腫如斗，心悶神昏，名七星赶月，蛔虫搗敷，頃刻流出黄水，次日全好。口唇生疔，看大腿弯中，如有紫筋，以銀針刺出血，即愈，有人不知疔在何處，但唇内癢極，須臾半面腫硬，

用烟杆中烟油，厚敷四围，留头不敷。少刻疔破，出水而愈。如存红丝者，用烟油离丝三分处敷之，丝即不走。

溏鸡屎厚敷四围，以疔头挑破，不敷。

生黄豆嚼敷。

口唇上连生七疔，头肿如斗，心闷神昏。名七星赶月　蛔虫捣敷，顷刻流出黄水。次日全好。

口唇生疔　看大腿弯中，如有紫筋。以银针刺出血，即愈。有人不知疔在何处，但唇内痒极。须臾半面肿硬

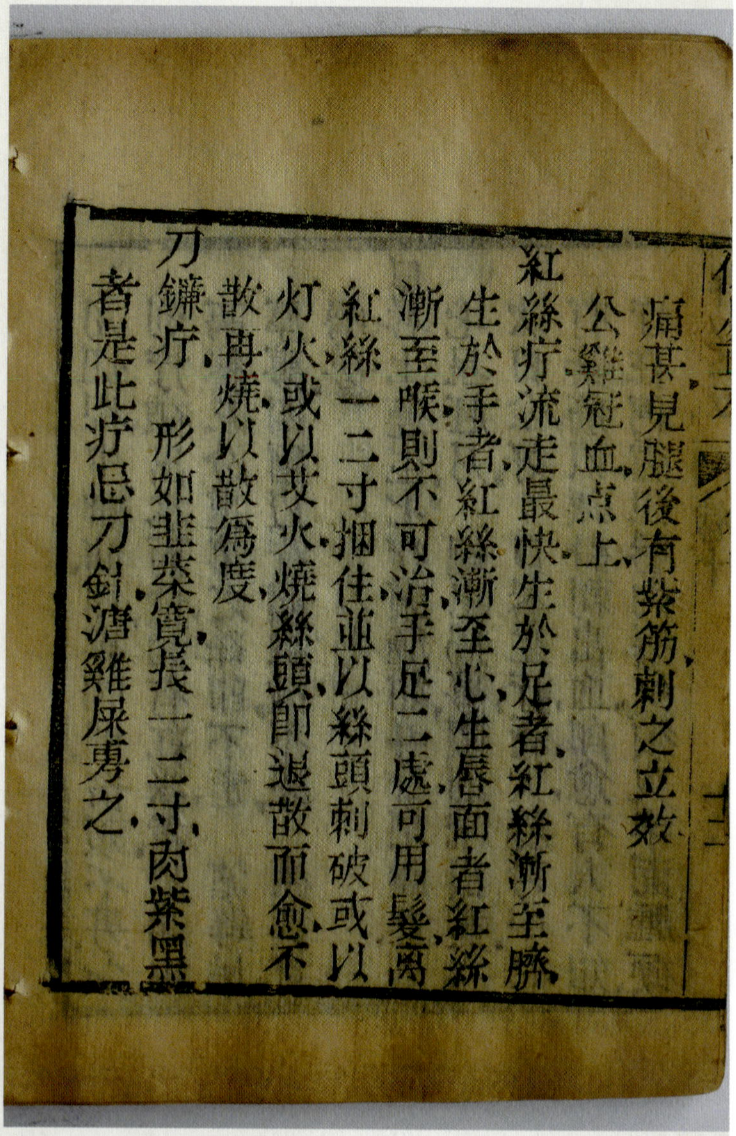

痛甚見腿後有紫筋刺之立效
公雞冠血点上
紅絲疔流走最快生於足者紅絲漸至臍生於手者紅絲漸至心生唇面者紅絲漸至喉則不可治手足二處可用髮离紅絲一二寸捆住並以絲頭刺破或以灯火或以艾火燒絲頭即退散而愈不散再燒以散爲度
刀鐮疔形如韭菜寬長一二寸肉紫黑者是此疔忌刀針溏雞屎敷之

痛甚。见腿后有紫筋，刺之立效。

公鸡冠血点上。

红丝疔　流走最快。生于足者，红丝渐至脐。生于手者，红丝渐至心。生唇面者，红丝渐至喉，则不可治。手足二处，可用发离红丝一二寸捆住。并以丝头刺破，或以灯火或以艾火烧丝头，即退散而愈。不散再烧，以散为度。

刀镰疔　形如韭菜宽，长一二寸，肉紫黑者是。此疔忌刀针。溏鸡屎敷之。

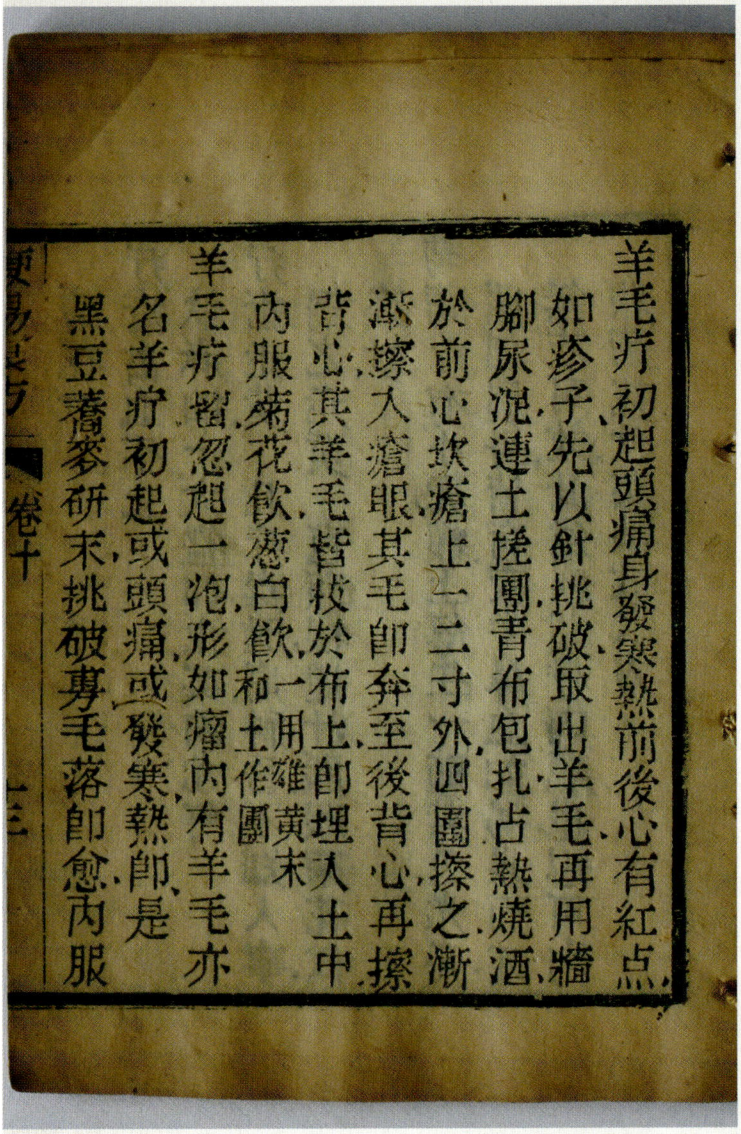

羊毛疔初起　头痛身发寒热，前后心有红点如疹子。先以针挑破，取出羊毛。再用墙角尿泥，连土搓团，青布包扎。沾热烧酒，于前心坎疮上一二寸外，四围擦之，渐渐擦入疮眼，其毛即奔至后背心。再擦背心，其羊毛皆拔于布上，即埋入土中。内服菊花饮、葱白饮。

一用雄黄末和土作团。

羊毛疔瘤　忽起一泡，形如瘤，内有羊毛。亦名羊疔。初起或头痛或发寒热，即是。黑豆、荞麦研末，挑破敷，毛落即愈。内服

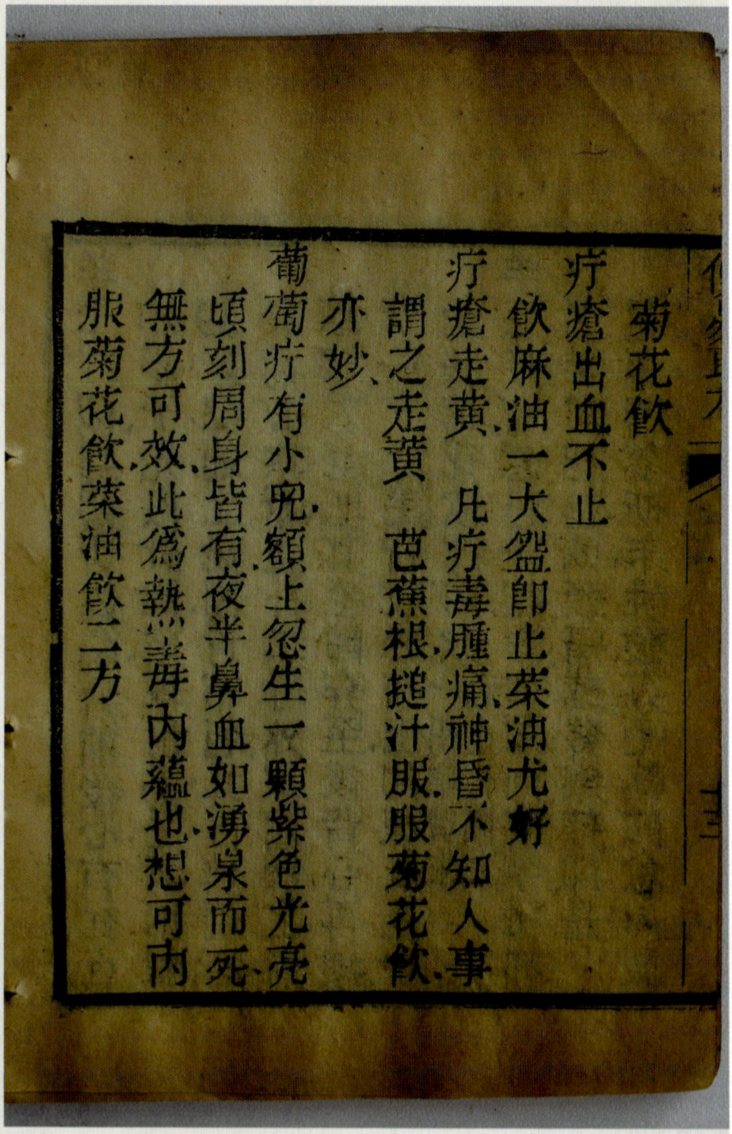
菊花飲
疔瘡出血不止
飲麻油一大盌即止菜油尤好
疔瘡走黃 凡疔毒腫痛神昏不知人事
謂之走黃 芭蕉根搥汁服服菊花飲
亦妙
葡萄疔 有小兒額上忽生一顆紫色光亮
頃刻周身皆有夜半鼻血如湧泉而死
無方可效此爲熱毒內蘊也想可內
服菊花飲菜油飲二方

菊花饮。

疔疮出血不止　饮麻油一大碗即止。菜油尤好。

疔疮走黄　凡疔毒肿痛，神昏不知人事，谓之走黄。芭蕉根捶汁服。服菊花饮亦妙。

葡萄疔　有小儿额上忽生一颗，紫色光亮，顷刻周身皆有，夜半鼻血如涌泉而死，无方可效。此为热毒内蕴也。想可内服菊花饮、菜油饮二方。

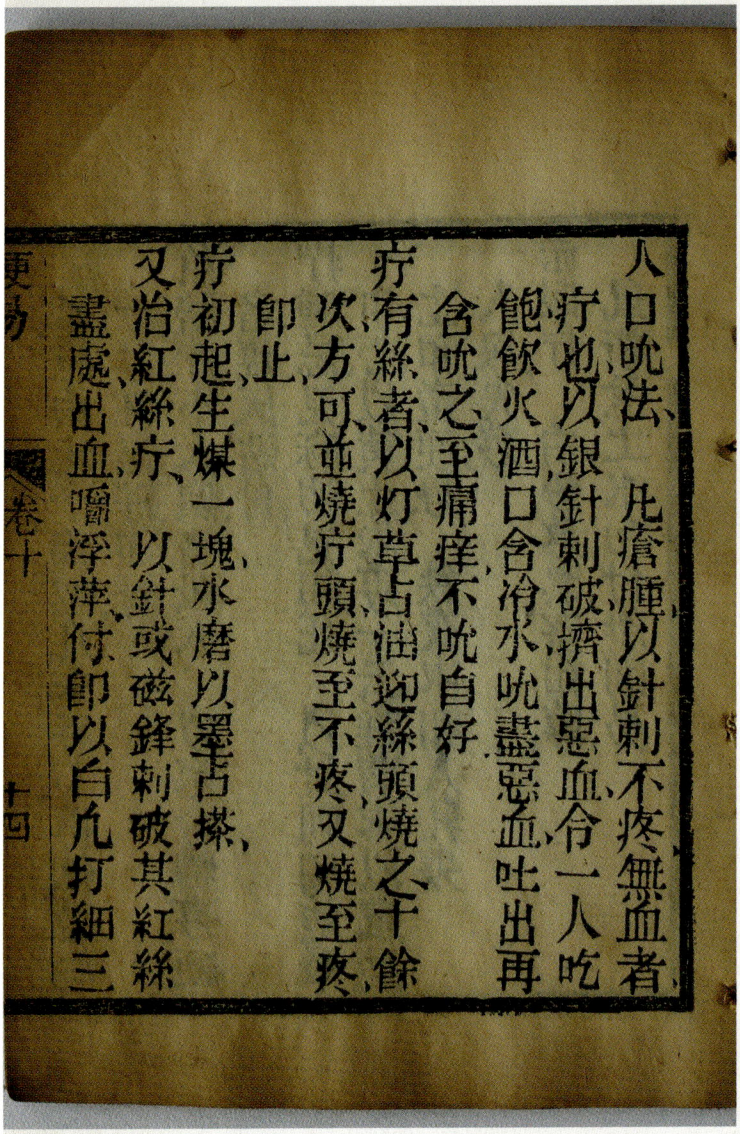
便易　卷十　十四

人口吮法　凡瘡腫以針刺不疼無血者
疔也以銀針刺破擠出惡血令一人吃
飽飲火酒口含冷水吮盡惡血吐出再
含吮之至痛痒不吮自好
疔有絲者以灯草占油迎絲頭燒之十餘
次方可並燒疔頭燒至不疼又燒至疼
即止
疔初起生煤一塊水磨以墨占搽
又治紅絲疔　以針或磁鋒刺破其紅絲
盡處出血嚼浮萍付即以白凡打細三

人口吮法　凡疮肿，以针刺不痛、无血者，疔也。以银针刺破，挤出恶血。令一人吃饱，饮火酒，口含冷水，吮尽恶血。吐出再含吮之。至痛痒不吮，自好。

疔有丝者　以灯草沾油，迎丝头烧之。十余次方可。并烧疔头，烧至不痛。又烧至痛，即止。

疔初起　生煤一块水磨，以墨沾搽。

又治红丝疔　以针或磁锋刺破其红丝尽处，出血。嚼浮萍敷，即以白矾打细三

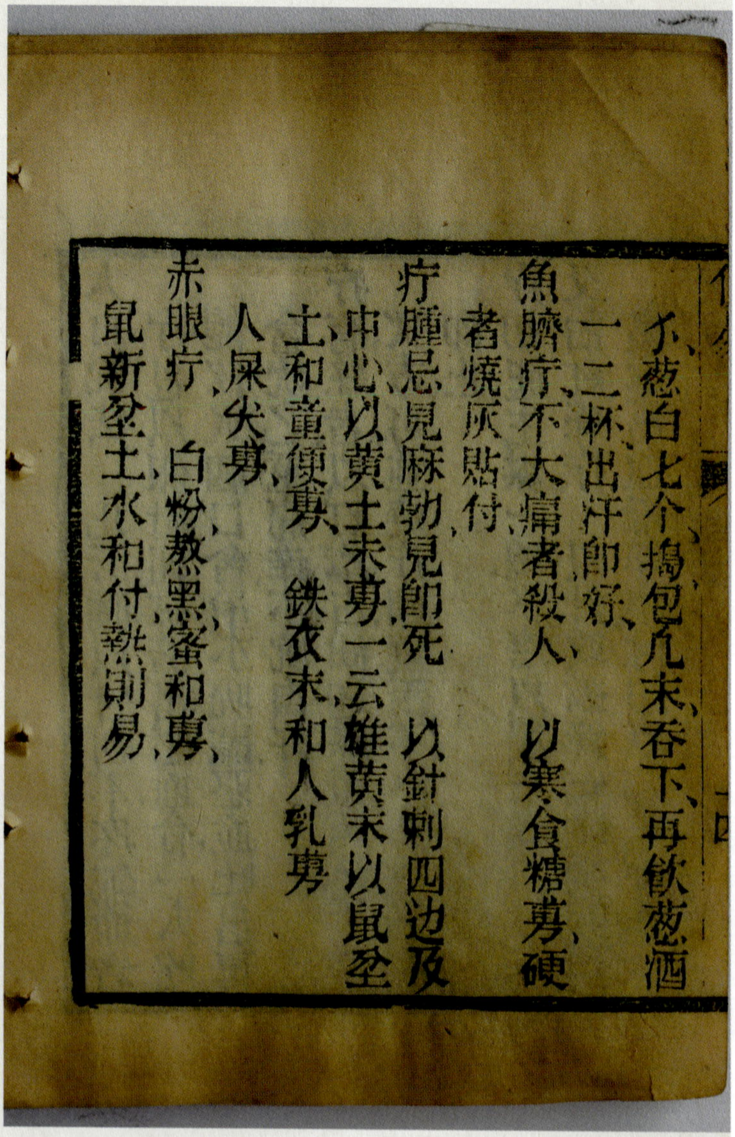
分、葱白七个、捣包凡末、吞下、再飲葱酒
一二杯、出汗即好、
魚臍疔、不大痛者殺人、　以寒食糖敷、硬
者燒灰貼付、
疔腫忌見麻勃見即死　以針刺四边及
中心、以黄土末敷一云雄黄末以鼠坌
土和童便敷、　鉄衣末和人乳敷
人屎尖敷、
赤眼疔、　白粉熬黑、蜜和敷、
鼠新坌土、水和付熱則易

钱，葱白七个捣，包矾末吞下，再饮葱酒一二杯，出汗即好。

鱼脐疔，不大痛者杀人　以寒食糖敷。硬者烧灰贴敷。

疔肿，忌见麻勃，见即死　以针刺四边及中心，以黄土末敷。一云雄黄末，以鼠坌土和童便敷。

铁衣末，和人乳敷。

人屎尖敷。

赤眼疔　白粉熬黑，蜜和敷。

鼠新坌土，水和敷。热则易。

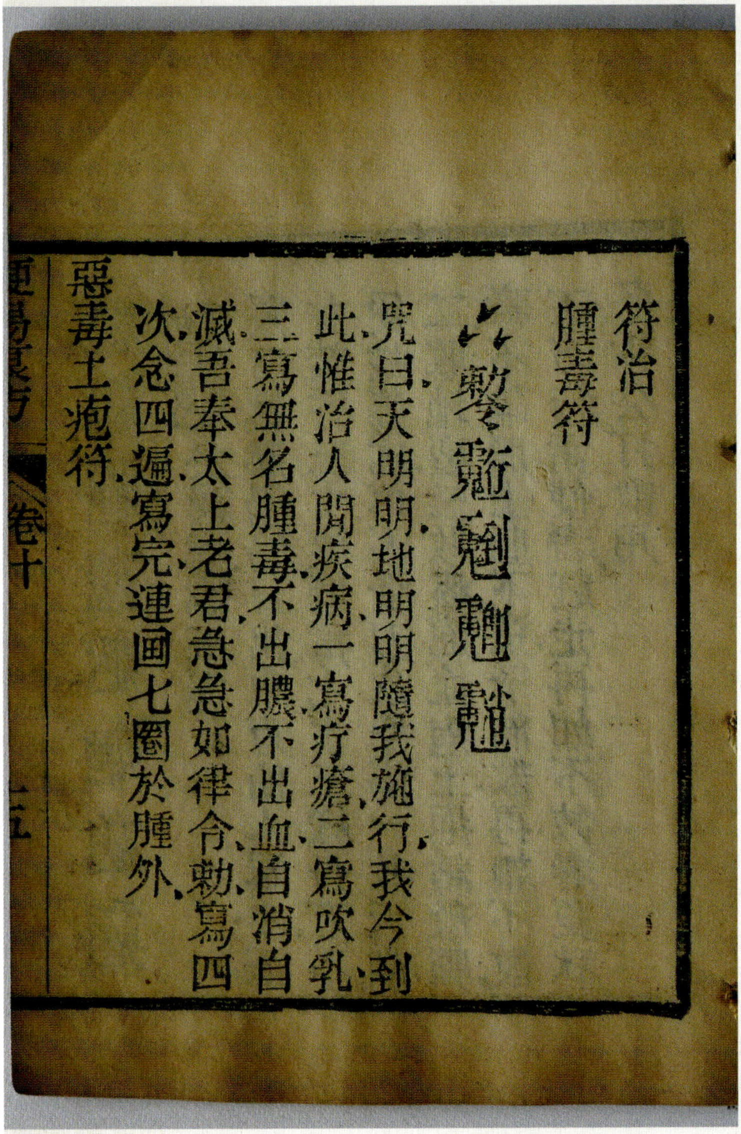

符治

腫毒符

咒曰天明明地明明隨我施行我今到此惟治人間疾病一寫疔瘡二寫吹乳三寫無名腫毒不出膿不出血自消自滅吾奉太上老君急急如律令勅寫四次念四遍寫完連畫七圈於腫外

惡毒土疱符

便易良方　卷十

符治

肿毒符

□□□□□□（符略）

咒曰：天明明，地明明，随我施行。我今到此，惟治人间疾病。一写疔疮，二写吹乳，三写无名肿毒，不出脓，不出血，自消自灭。吾奉太上老君，急急如律令，勅。写四次，念四遍。写完连画七圈于肿外。

恶毒土疱符

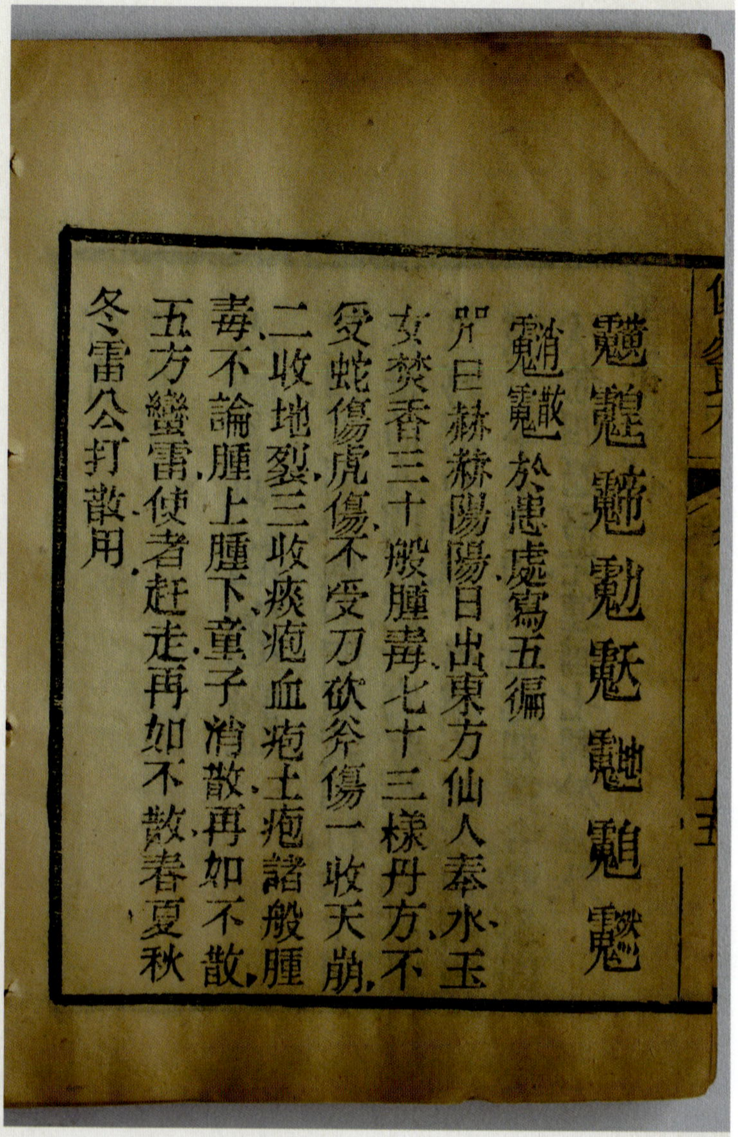

於患處寫五徧

咒曰赫赫陽陽日出東方仙人奉水玉女焚香三十般腫毒七十三樣丹方不受蛇傷虎傷不受刀砍斧傷一收天崩二收地裂三收痰疱血疱土疱諸般腫毒不論腫上腫下童子消散再如不散五方蠻雷使者赶走再如不散春夏秋冬雷公打散用

□□□□□□□□□□□（符略）

于患处写五遍。

咒曰：赫赫阳阳，日出东方。仙人奉水，玉女焚香。三十般肿毒，七十三样丹方。不受蛇伤虎伤，不受刀砍斧伤。一收天崩，二收地裂，三收痰疱、血疱、土疱诸般肿毒。不论肿上肿下，童子消散。再如不散，五方蛮雷，使者赶走。再如不散，春夏秋冬，雷公打散用。

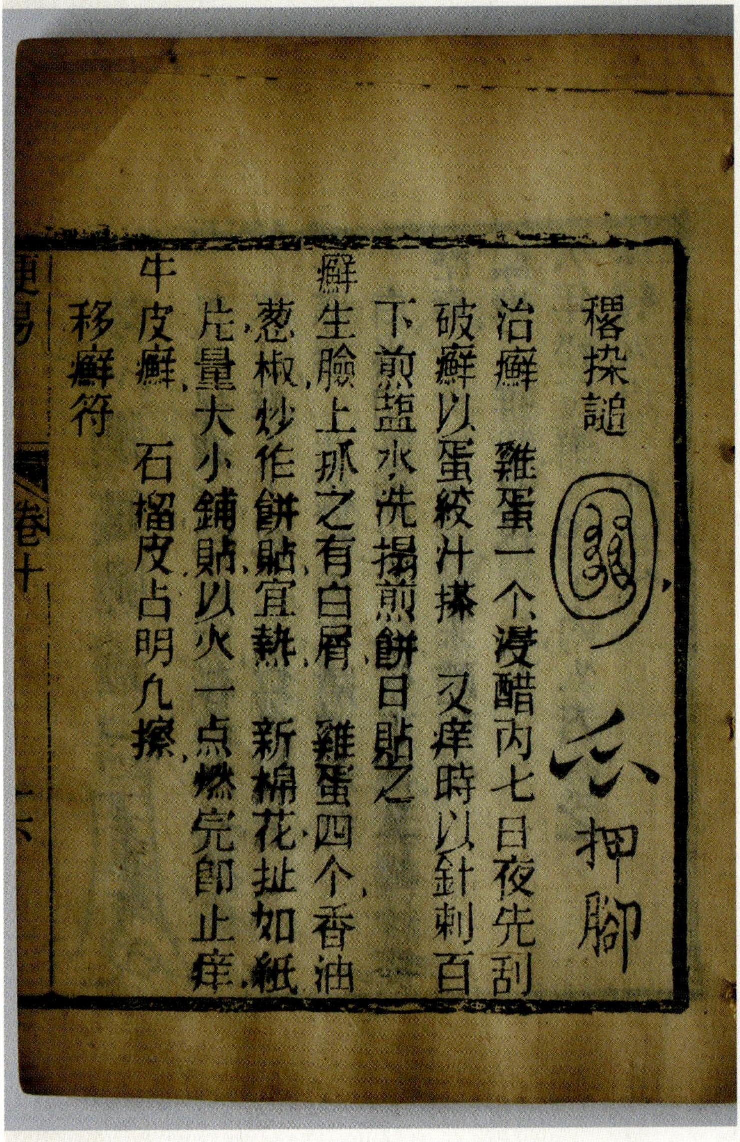

□□□□□（符略） 押脚。

治癣 鸡蛋一个，浸醋内七日夜。先刮破癣，以蛋绞汁搽。

又，痒时以针刺百下，煎盐水洗溻。煎饼日贴之。

癣生脸上，抓之有白屑 鸡蛋四个，香油、葱、椒炒作饼贴。宜热。

新棉花扯如纸片，量大小铺贴。以火一点，燃完即止痒。

牛皮癣 石榴皮沾明矾擦。

移癣符

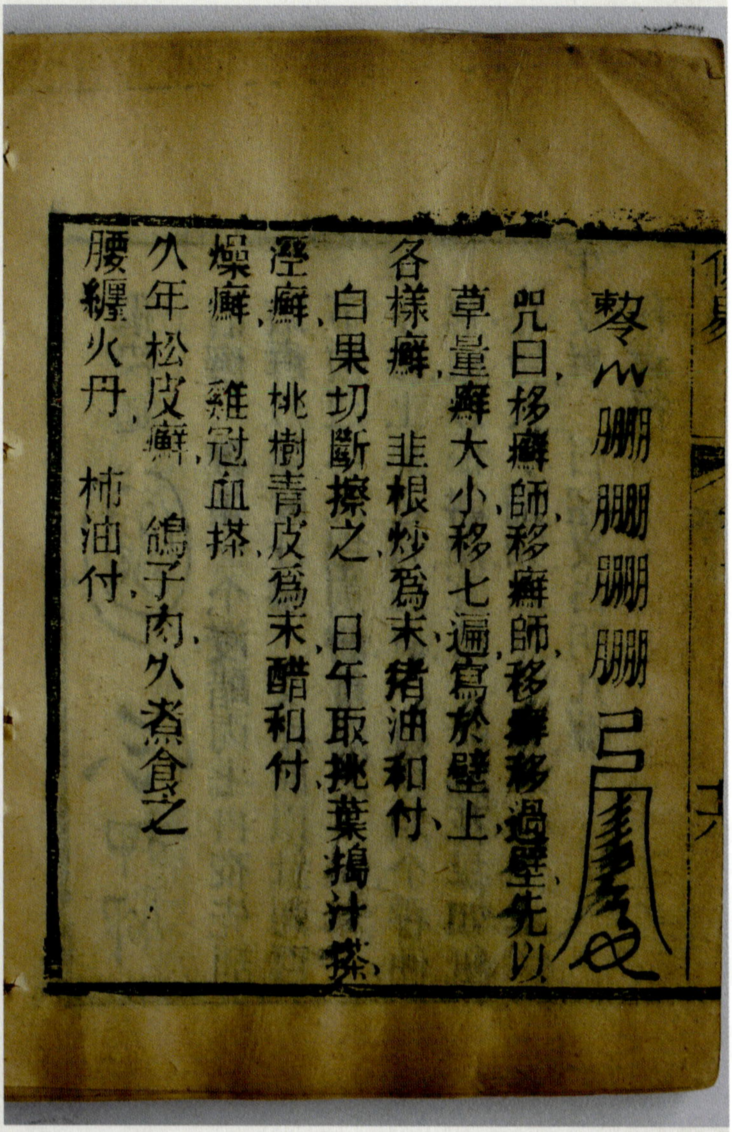

咒曰，移癬師，移癬師，移癬移過壁。先以草量癬大小，移七遍，寫於壁上。
各樣癬，韭根炒爲末，猪油和付。
白果切斷擦之。日午取桃葉，搗汁搽。
溼癬，桃樹青皮爲末，醋和付。
燥癬，雞冠血搽。
久年松皮癬，鴿子肉，久煮食之。
腰纏火丹，柿油付。

敕令□□□□□（符略）

咒曰：移癣师，移癣师，移癣移过壁。先以草量癣大小，移七遍。写于壁上。

各样癣　韭根炒为末，猪油和敷。

白果切断擦之。

日午取桃叶，捣汁搽。

湿癣　桃树青皮为末，醋和敷。

燥癣　鸡冠血搽。

久年松皮癣　鸽子肉，久煮食之。

腰缠火丹　柿油敷。

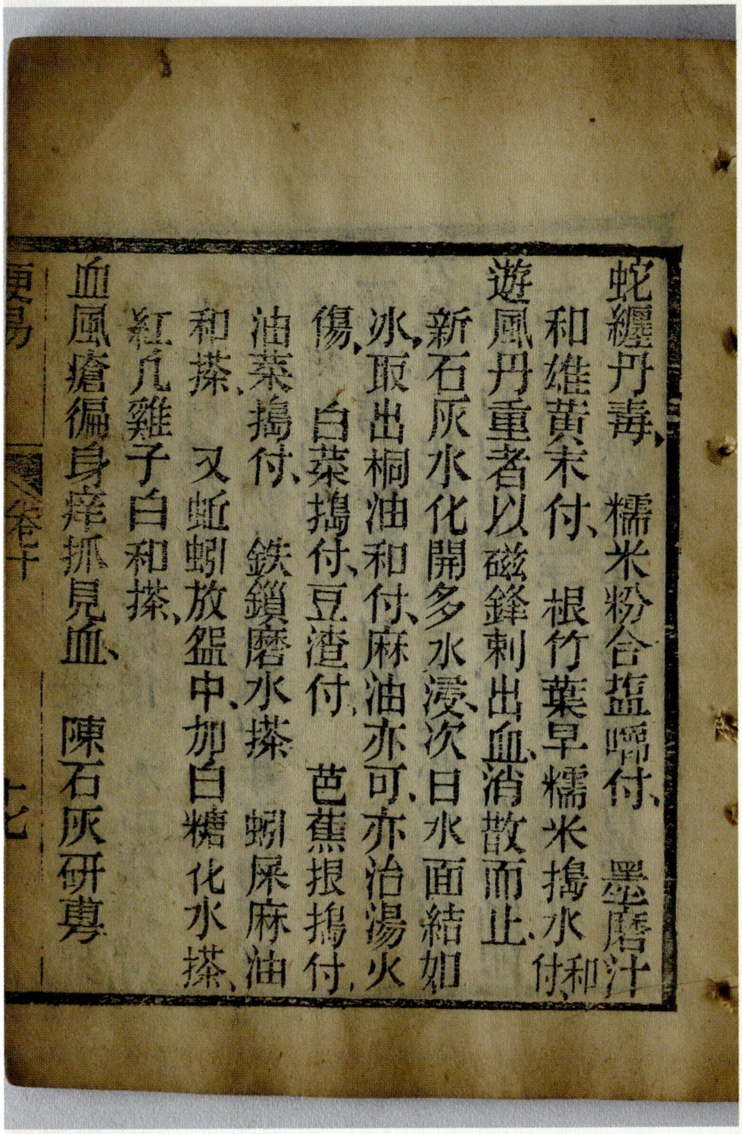

蛇纏丹毒、糯米粉合鹽嚼付、墨磨汁和雄黃末付、根竹葉早糯米搗水和付、
遊風丹重者以磁鋒刺出血、消散而止、
新石灰水化開多水浸、次日水面結如冰、取出桐油和付、麻油亦可、亦治湯火傷、白菜搗付、豆渣付、芭蕉根搗付、油菜搗付、鐵鎖磨水搽、蚓屎麻油和搽、又蚯蚓放盌中、加白糖化水搽、紅凡雞子白和搽、
血風瘡偏身痒抓見血、陳石灰研敷

便易　卷十　七

蛇缠丹毒　糯米粉合盐嚼敷。

墨磨汁，和雄黄末敷。

根竹叶、早糯米，捣水和敷。

游风丹　重者以磁锋刺出血。消散而止。

新石灰水化开，多水浸。次日水面结如冰，取出，桐油和敷。麻油亦可。亦治汤火伤。

白菜捣敷。豆渣敷。芭蕉根捣敷。油菜捣敷。

铁锁磨水搽。

蚓屎、麻油和搽。

又，蚯蚓放碗中，加白糖，化水搽。

红矾、鸡子白和搽。

血风疮，遍身痒，抓见血　陈石灰研敷。

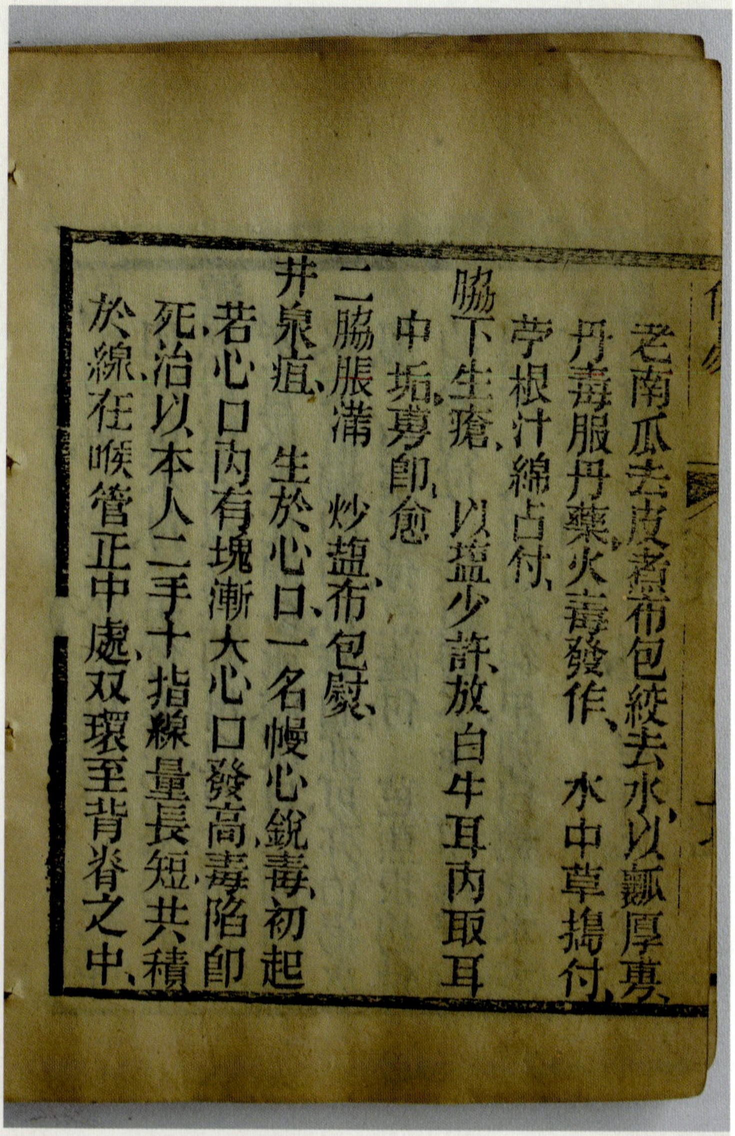

老南瓜去皮煮布包絞去水以瓢厚敷、
丹毒服丹藥火毒發作、 水中草搗付、
苧根汁綿占付、
脇下生瘡、 以鹽少許放白牛耳內取耳
中垢敷即愈、
二脇脹滿 炒鹽布包熨、
井泉疽、 生於心口一名幔心銳毒初起
若心口內有塊漸大心口發高毒陷即
死治以本人二手十指線量長短共積
於線在喉管正中處双環至背脊之中、

老南瓜去皮，煮，布包绞去水，以瓤厚敷。

丹毒。服丹药，火毒发作　水中草捣敷。

苎根汁，绵沾敷。

胁下生疮　以盐少许，放白牛耳内。取耳中垢敷，即愈。

二胁胀满　炒盐布包熨。

井泉疽　生于心口。一名幔心锐毒。初起若心口内有块渐大，心口发高，毒陷即死。治以本人二手十指，线量长短，共积于线。在喉管正中处，双环至背脊之中，

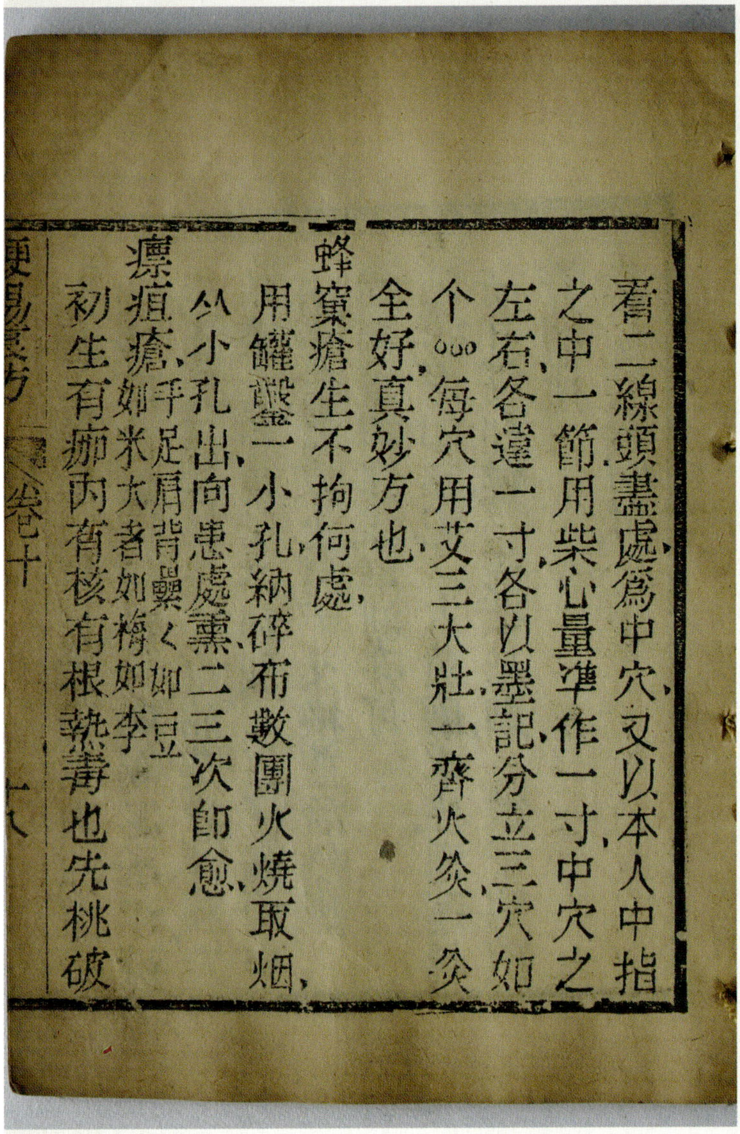
看二線頭盡處、爲中穴、又以本人中指之中一節、用柴心量準作一寸、中穴之左右、各違一寸、各以墨記分立三穴如个。每穴用艾三大壯、一齊火灸、一灸全好、真妙方也、
蜂窠瘡生不拘何處、用罐鑿一小孔、納碎布數團火燒取烟、从小孔出、向患處熏、二三次卽愈、
瘭疽瘡、手足肩背纍纍如豆如米大者如梅如李
初生有痂內有核有根熱毒也先挑破
便易良方 卷十

看二线头尽处，为中穴。又以本人中指之中一节，用柴心量准作一寸。中穴之左右，各远一寸。各以墨记，分立三穴如个□（图略）。每穴用艾三大壮，一齐火灸。一灸全好。真妙方也。

蜂窠疮，生不拘何处　用罐凿一小孔，纳碎布数团，火烧取烟，从小孔出，向患处熏。二三次即愈。

瘭疽疮　手足肩背累累如豆如米，大者如梅如李　初生有痂，内有核有根，热毒也。先挑破，

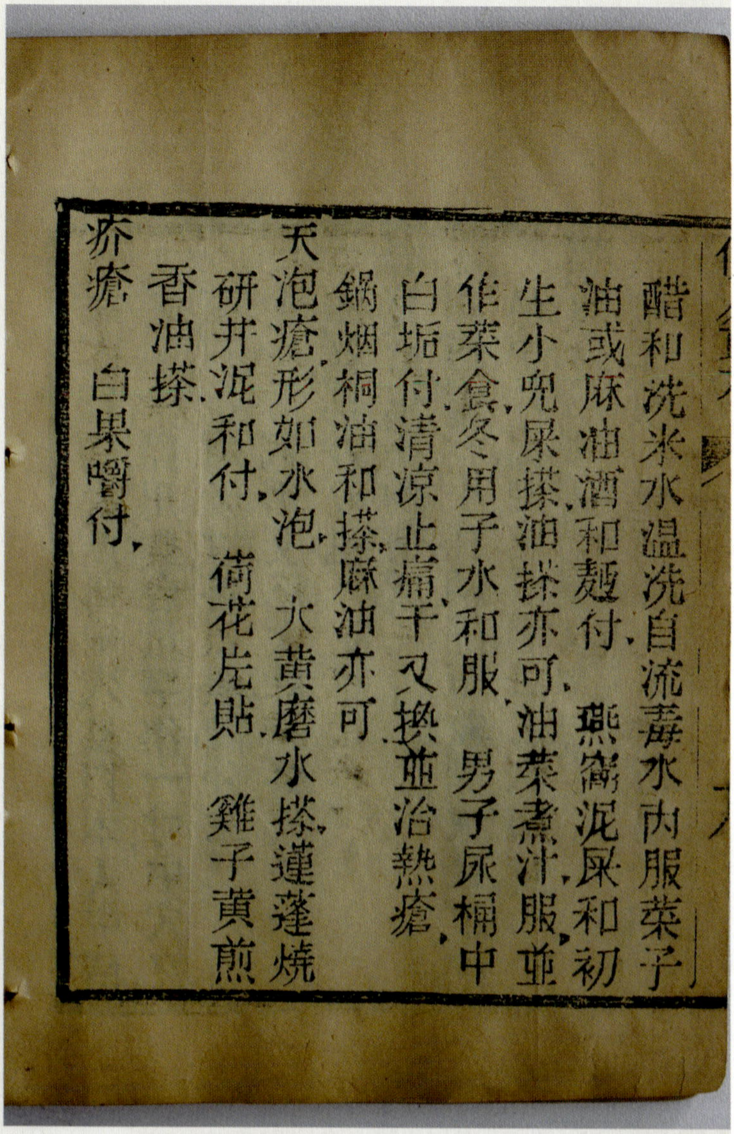
醋和洗米水温洗自流毒水內服菜子
油或麻油酒和麪付、燕窩泥屎和初
生小兒屎搽、油搽亦可、油菜煮汁服並
作菜食、冬用子水和服、男子尿桶中
白垢付、清涼止痛、干又換、並治熱瘡、
鍋烟桐油和搽、麻油亦可、
天泡瘡、形如水泡、大黄磨水搽、蓮蓬燒
研井泥和付、荷花片貼、雞子黄煎
香油搽、
疥瘡　白果嚼付、

醋和洗米水，温洗，自流毒水。内服菜子油或麻油，酒和面敷。

燕窝泥屎，和初生小儿尿搽。油搽亦可。

油菜煮汁服，并作菜食。冬用子，水和敷。

男子尿桶中白垢敷，清凉止痛。干又换。并治热疮。

锅烟、桐油和搽。麻油亦可。

天泡疮　形如水泡　大黄磨水，搽。

莲蓬烧研，井泥和敷。

荷花片贴。

鸡子黄煎香油，搽。

疥疮　白果嚼敷。

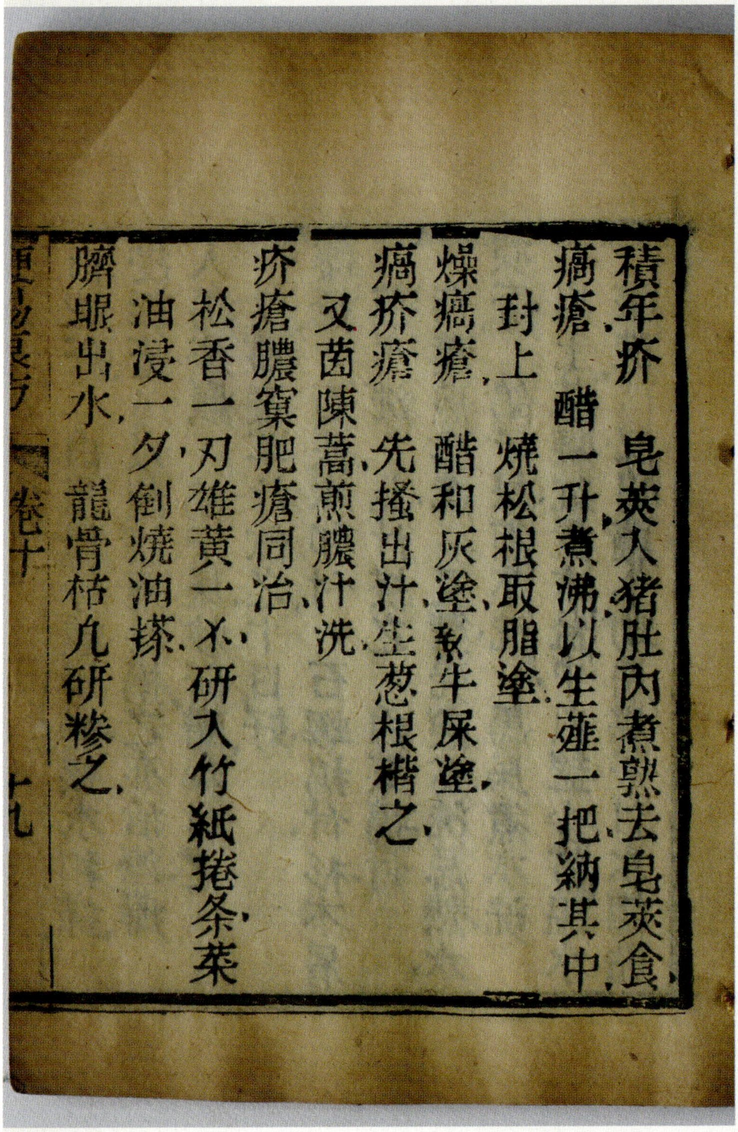

积年疥　皂荚入猪肚内煮熟，去皂荚食。

瘑疮　醋一升煮沸，以生薤一把纳其中，封上。

烧松根，取脂涂。

燥瘑疮　醋和灰涂。热牛屎涂。

瘑疥疮　先搔出汁，生葱根楷之。

又，茵陈蒿煎浓汁[1]洗。

疥疮、脓窠、肥疮同治　松香一两，雄黄一钱，研入。竹纸卷条，菜油浸一夕，倒烧油搽。

脐眼出水　龙骨、枯矾研，糁之。

1 浓汁：原作“脓汁”。据文义改。

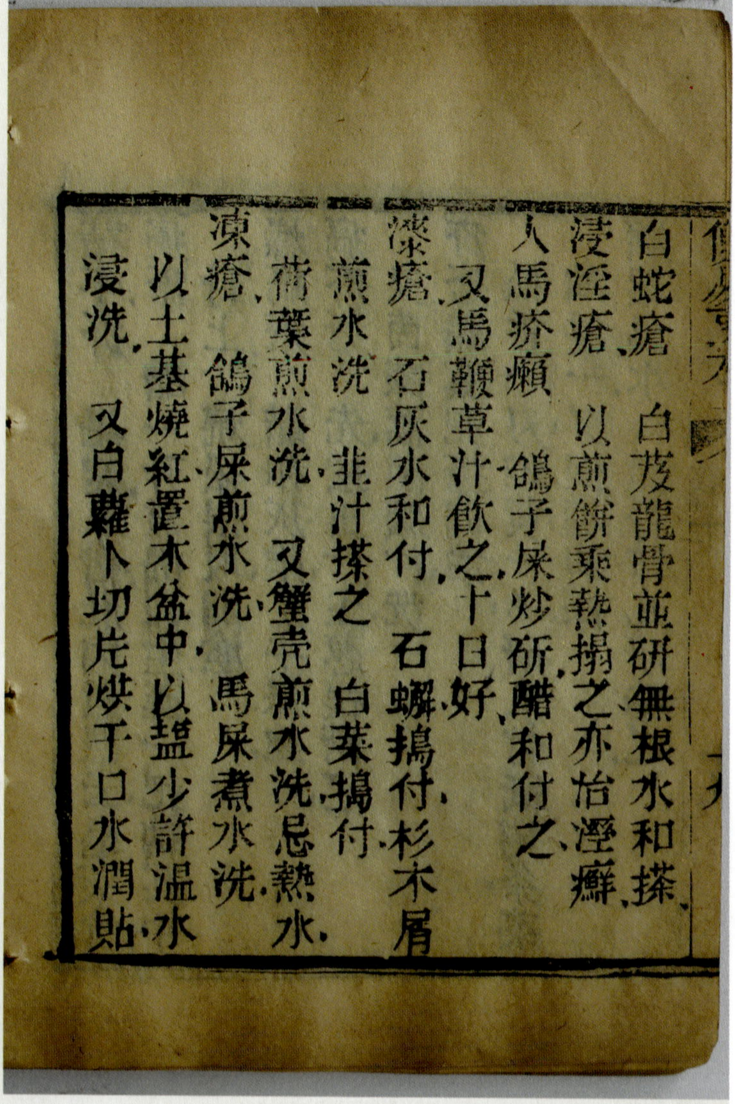
白蛇瘡　白芨龍骨並研無根水和搽、
浸淫瘡、以煎餅乘熱搨之亦治溼癬、
人馬疥癩　鴿子屎炒研醋和付之、
又馬鞭草汁飲之十日好、
漆瘡　石灰水和付、石蟹搗付、杉木屑
煎水洗　韭汁搽之　白菜搗付
荷葉煎水洗、又蟹殼煎水洗忌熱水、
凍瘡　鴿子屎煎水洗　馬屎煮水洗、
以土基燒紅置木盆中以盐少許温水
浸洗、又白蘿卜切片烘干口水潤貼、

白蛇疮　白及、龙骨并研，无根水和，搽。

浸淫疮　以煎饼乘热搨之。亦治湿癣。

人马疥癞　鸽子屎炒研[1]，醋和敷之。

又，马鞭草汁饮之。十日好。

漆疮　石灰水和敷。

石蟹捣敷。

杉木屑，煎水洗。

韭汁搽之。

白菜捣敷。

荷叶煎水洗。

又，蟹壳煎水洗。忌热水。

冻疮　鸽子屎，煎水洗。马屎煮水洗。

以土基烧红，置木盆中。以盐少许，温水浸洗。

又，白萝卜切片烘干，口水润贴。

1 研：原作“斫”，据文义改。

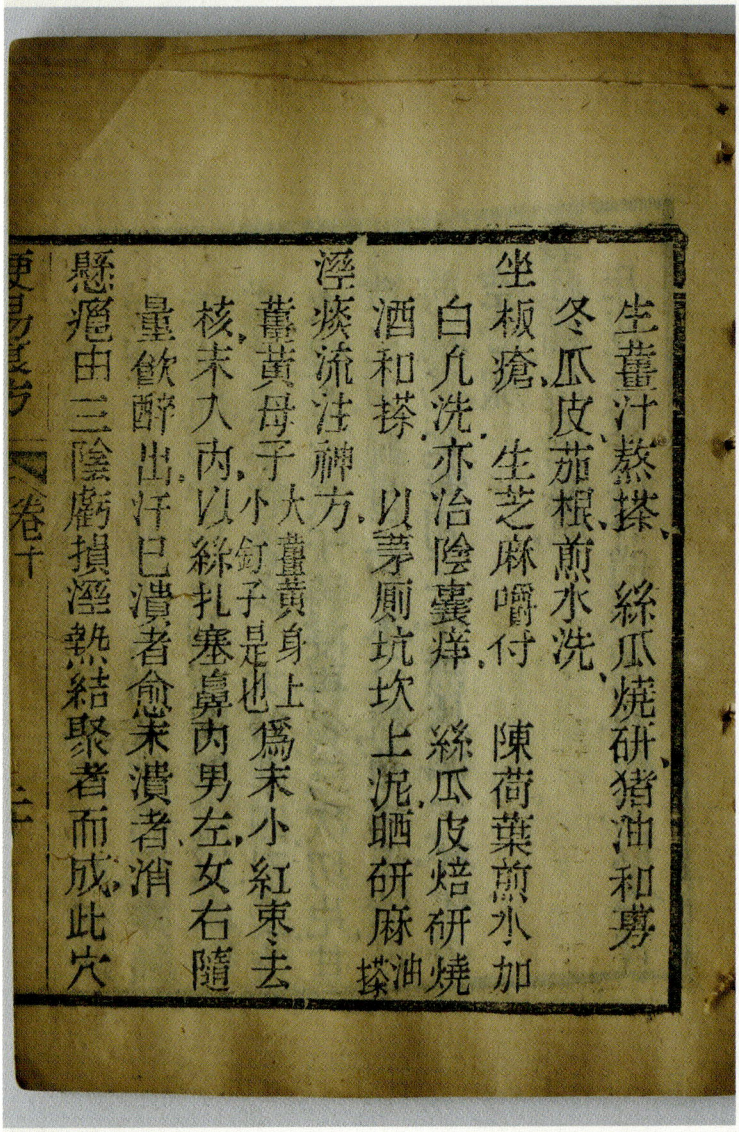
生薑汁熬搽、絲瓜燒研、猪油和敷
冬瓜皮茄根煎水洗、
坐板瘡、生芝麻嚼付　陳荷葉煎水加
白凡洗亦治陰囊痒、絲瓜皮焙研燒
酒和搽、以茅厠坑坎上泥晒研麻油搽
溼痰流注神方、
薑黃母子大薑黃身上小釘子是也爲末小紅棗去
核末入內以絲扎塞鼻內男左女右隨
量飲醉出汗已潰者愈未潰者消
懸癰由三陰虧損溼熱結聚者而成此穴
便易良方　卷十

生姜汁熬搽。

丝瓜烧研，猪油和敷。

冬瓜皮，茄根，煎水洗。

坐板疮　生芝麻嚼敷。

陈荷叶煎水，加白矾洗。亦治阴囊痒。

丝瓜皮焙研，烧酒和搽。

以茅厕坑坎上泥晒研，麻油搽。

湿痰流注神方　姜黄母、子，大姜黄身上小钉子是也，为末。小红枣去核，末入内。以丝扎塞鼻内。男左女右。随量饮醉，出汗。已溃者愈，未溃者消。

悬痈　由三阴亏损，湿热结聚者而成。此穴

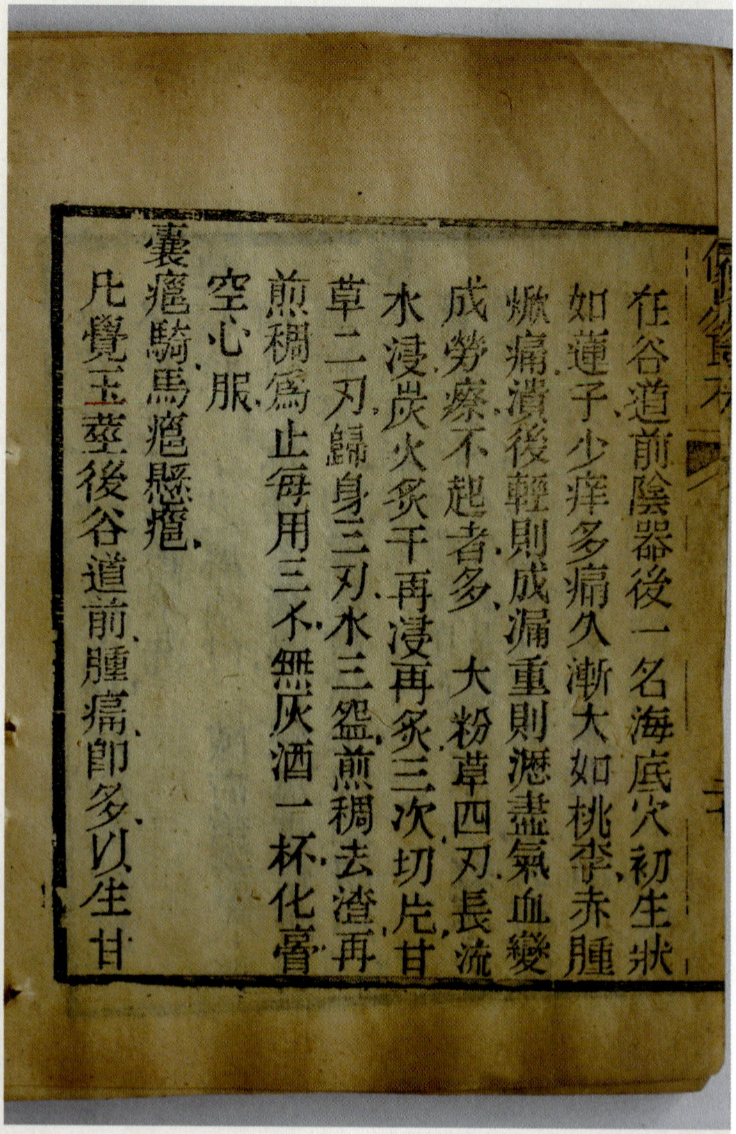

在谷道前陰器後一名海底穴初生狀如蓮子少痒多痛久漸大如桃李赤腫焮痛潰後輕則成漏重則瀝盡氣血變成勞瘵不起者多　大粉草四兩長流水浸炭火炙干再浸再炙三次切片甘草二兩歸身三兩水三盌煎稠去渣再煎稠爲止每用三錢無灰酒一杯化膏空心服

囊癰騎馬癰懸癰

凡覺玉莖後谷道前腫痛即多以生甘

在谷道前、阴器后。一名海底穴。初生状如莲子，少痒多痛。久渐大如桃李，赤肿焮痛。溃后轻则成漏，重则沥尽气血，变成劳瘵，不起者多。大粉草四两，长流水浸，炭火炙干，再浸再炙三次，切片。甘草二两。归身三两。水三碗，煎稠去渣，再煎稠为止。每用三钱。无灰酒一杯，化膏，空心服。

囊痈、骑马痈、悬痈　凡觉玉茎后、谷道前肿痛，即多以生甘

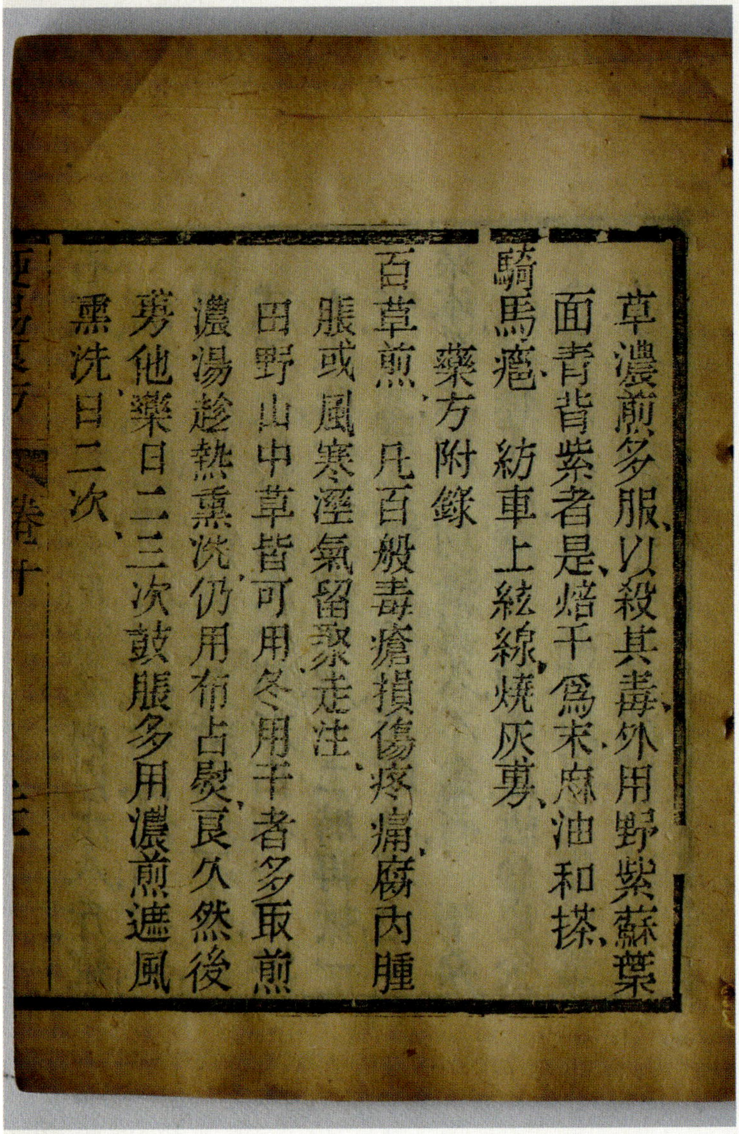

草濃煎多服、以殺其毒、外用野紫蘇葉面青背紫者是、焙干爲末、麻油和搽、

騎馬瘡、紡車上絃線、燒灰敷、

藥方附錄

百草煎、凡百般毒瘡損傷疼痛、腐內腫脹或風寒溼氣留聚走注、

田野山中草皆可用、冬用干者多取煎濃湯趁熱熏洗、仍用布占熨良久然後敷他藥日二三次、鼓脹多用濃煎遮風熏洗日二次、

草浓煎多服，以杀其毒。外用野紫苏叶，面青背紫者是，焙干为末，麻油和搽。

骑马痈　纺车上丝线，烧灰敷。

药方附录

百草煎　凡百般毒疮，损伤疼痛，腐内肿胀。或风寒湿气，留聚走注。

田野山中草皆可用，冬用干者。多取煎浓汤，趁热熏洗。仍用布沾熨良久，然后敷他药。日二三次。鼓胀多用浓煎。遮风熏洗。日二次。

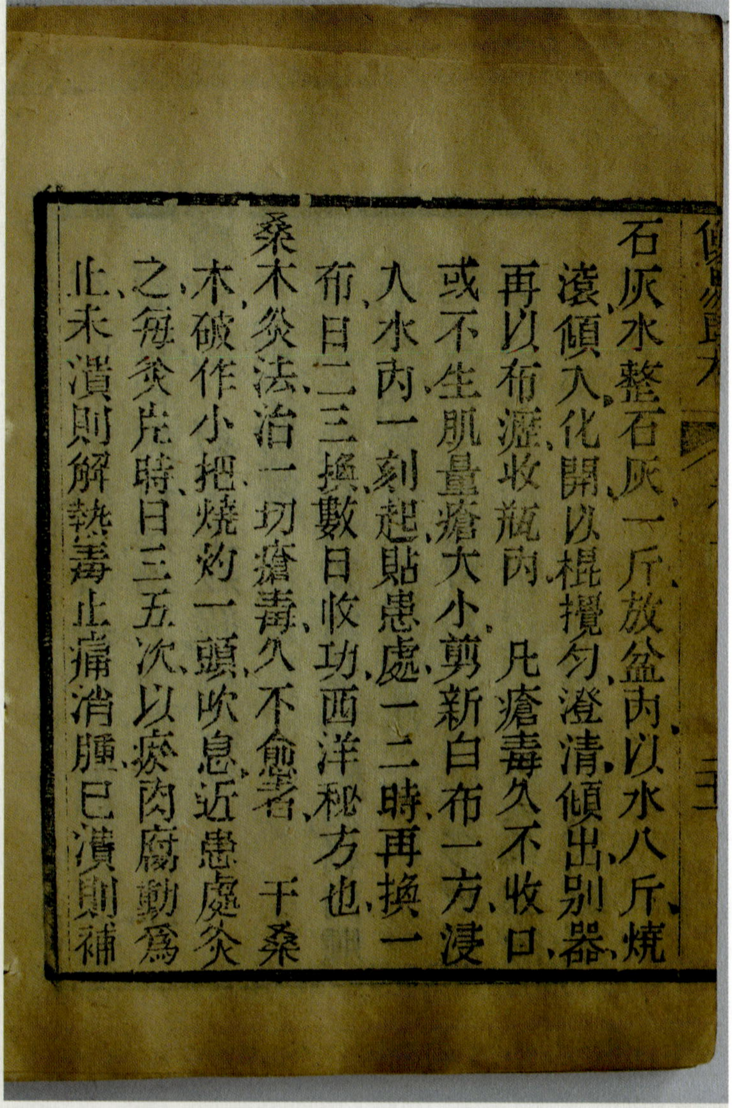

石灰水　整石灰一斤放盆内，以水八斤，烧滚倾入，化开，以棍搅匀，澄清，倾出别器。再以布沥，收瓶内。

凡疮毒久不收口，或不生肌。量疮大小，剪新白布一方，浸入水内。一刻起，贴患处。一二时再换一布。日二三换，数日收功。西洋秘方也。

桑木灸法　治一切疮毒，久不愈者。干桑木破作小把，烧灼一头，吹息。近患处灸之。每灸片时，日三五次。以瘀肉腐动为止。未溃则解热毒，止痛消肿。已溃则补

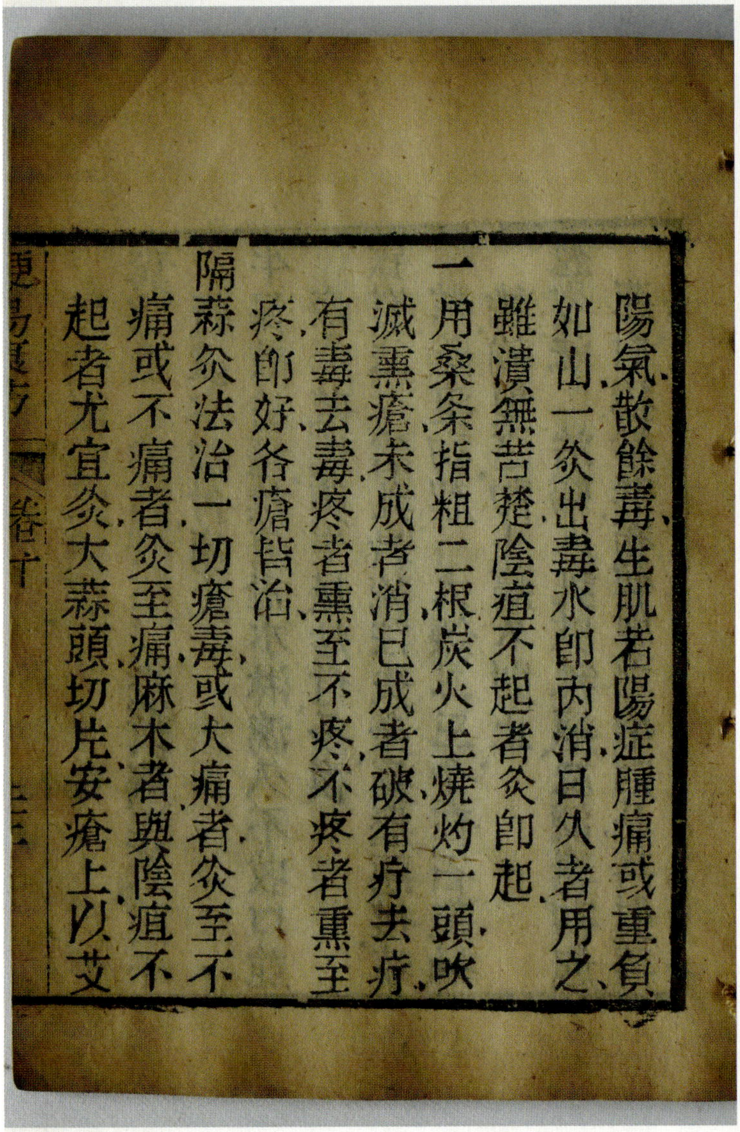

阳气，散余毒，生肌。若阳症肿痛，或重负如山，一灸出毒水即内消。日久者用之，虽溃无苦楚。阴疽不起者，灸即起。

一用桑条指粗二根，炭火上烧灼一头，吹灭熏疮。未成者消，已成者破。有疔去疔，有毒去毒。痛者熏至不痛，不痛者熏至痛，即好。各疮皆治。

隔蒜灸法　治一切疮毒。或大痛者灸至不痛，或不痛者灸至痛。麻木者与阴疽不起者，尤宜灸。大蒜头切片，安疮上，以艾

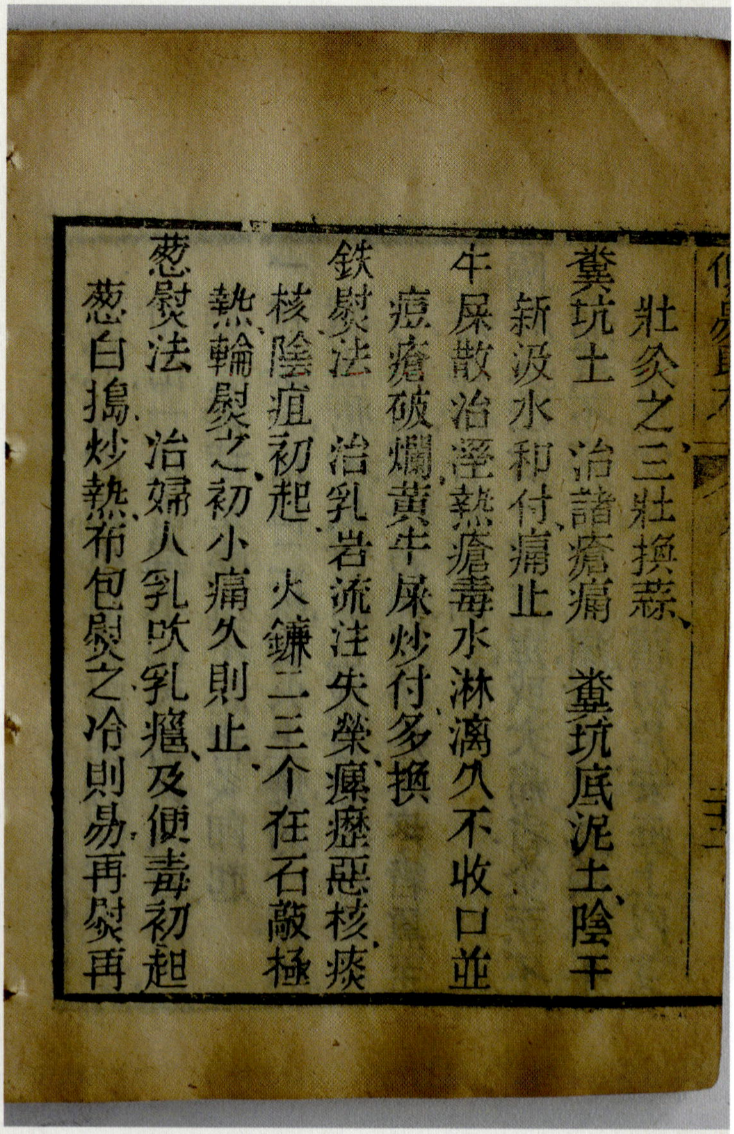
壯灸之三壯換蒜、
糞坑土　治諸瘡痛　糞坑底泥土、陰干
新汲水和付、痛止
牛屎散治溼熱瘡毒水淋漓久不收口並
痘瘡破爛黃牛屎炒付多換
鉄熨法　治乳岩流注失榮瘰癧惡核、痰
核陰疽初起、　火鐮二三个在石敲極
熱、輪熨之初小痛久則止、
葱熨法　治婦人乳吹乳癰、及便毒初起
葱白搗、炒熱、布包熨之冷則易再熨再

壮灸之。三壮换蒜。

粪坑土　治诸疮痛。粪坑底泥土阴干，新汲水和敷，痛止。

牛屎散　治湿热疮，毒水淋漓，久不收口，并痘疮破烂。黄牛屎炒敷，多换。

铁熨法　治乳岩流注，失荣，瘰疬，恶核，痰核，阴疽初起。火镰二三个，在石敲极热，轮熨之。初小痛，久则止。

葱熨法　治妇人乳吹、乳痈及便毒初起。葱白捣，炒热，布包熨之。冷则易，再熨再

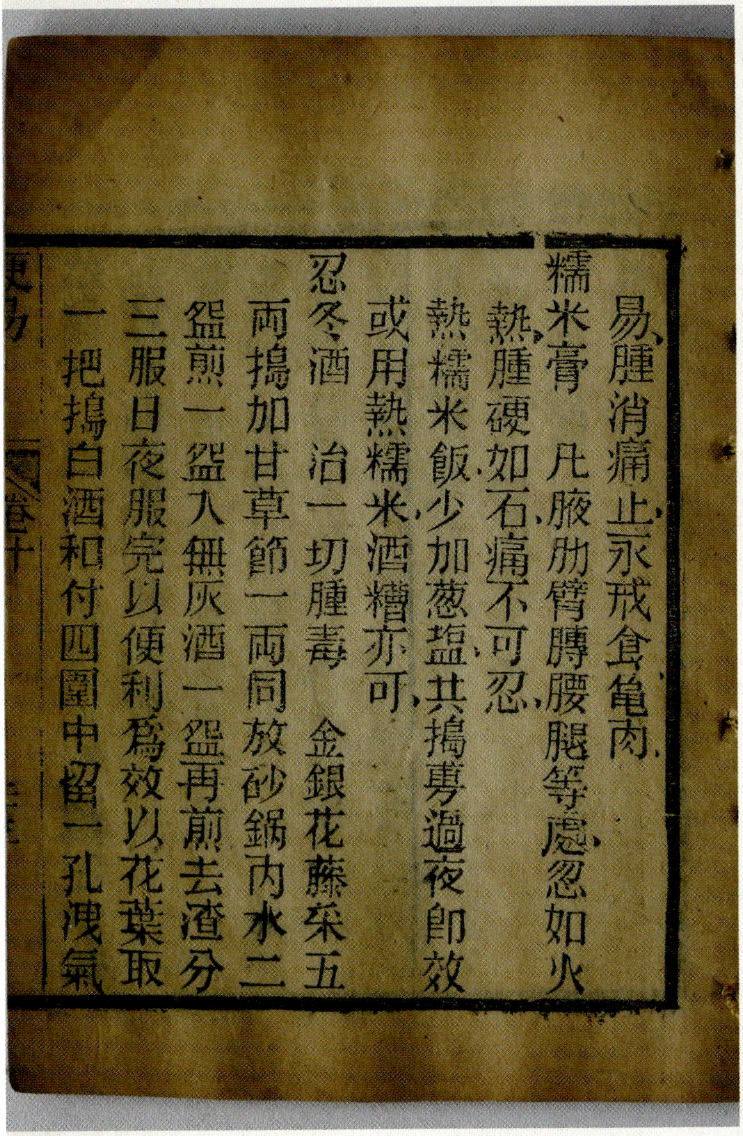
易腫消痛止永戒食龜肉
糯米膏　凡腋肋臂膊腰腿等處忽如火
熱腫硬如石痛不可忍
熱糯米飯少加葱鹽共搗敷過夜即效
或用熱糯米酒糟亦可
忍冬酒　治一切腫毒　金銀花藤采五
兩搗加甘草節一兩同放砂鍋內水二
盌煎一盌入無灰酒一盌再煎去渣分
三服日夜服完以便利爲效以花葉取
一把搗白酒和付四圍中留一孔洩氣

易，肿消痛止。永戒食龟肉。

糯米膏　凡腋肋臂膊腰腿等处，忽如火热，肿硬如石，痛不可忍。热糯米饭，少加葱盐，共捣敷，过夜即效。或用热糯米、酒糟亦可。

忍冬酒　治一切肿毒。金银花、藤采五两，捣，加甘草节一两。同放砂锅内，水二碗，煎一碗。入无灰酒一碗，再煎。去渣，分三服。日夜服完，以便利为效。以花叶取一把捣，白酒和敷四围，中留一孔泄气。

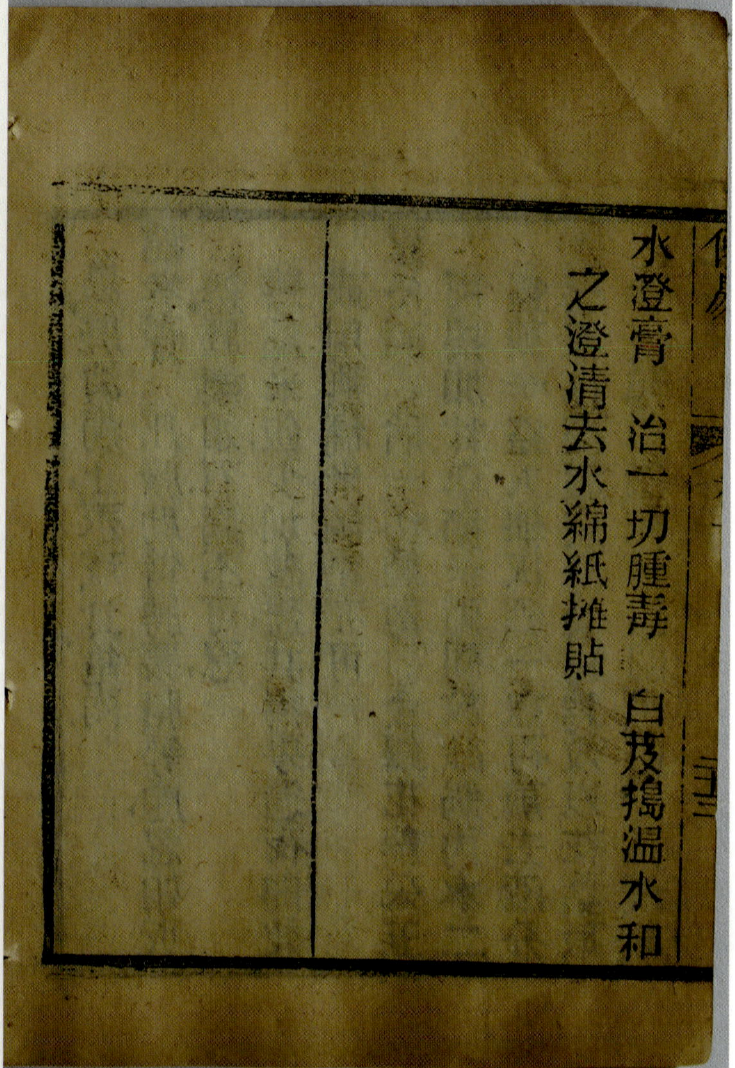
水澄膏　治一切腫毒　白芨搗溫水和之澄清去水綿紙攤貼

水澄膏　治一切肿毒。白及捣，温水和之，澄清去水，绵纸摊贴。

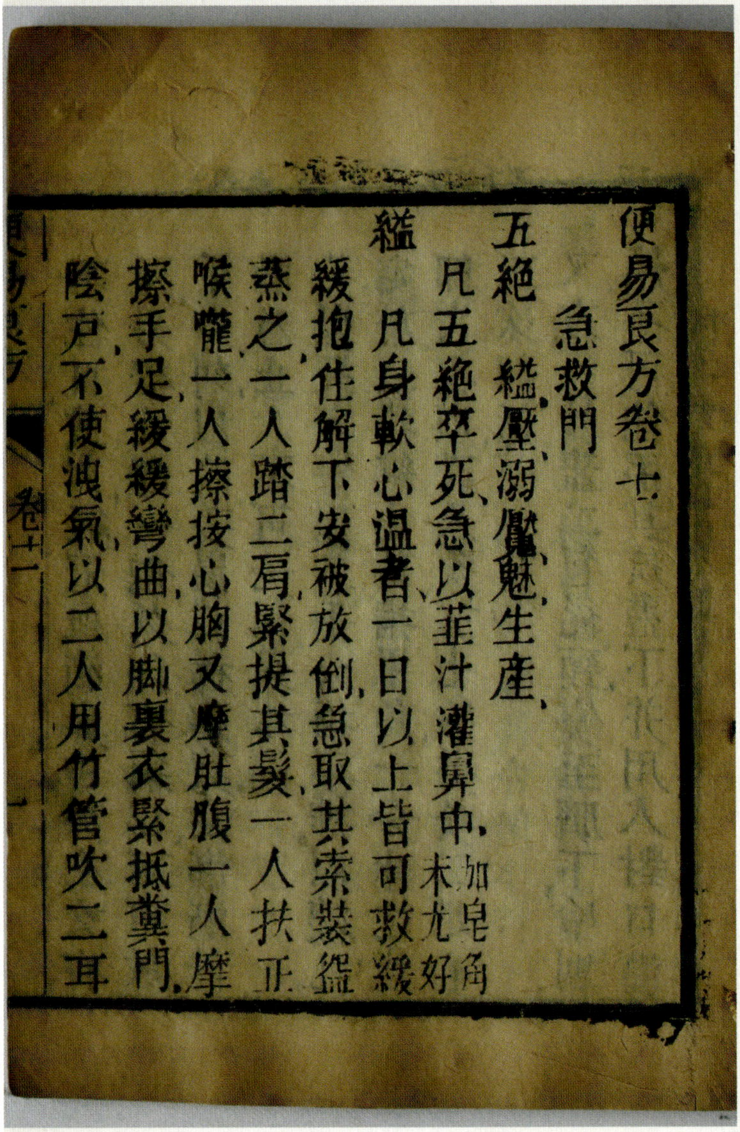
便易良方卷七

急救門

五絶　縊、壓、溺、魘魅、生產、

凡五絶卒死、急以韭汁灌鼻中、加皂角末尤好

縊　凡身軟心温者、一日以上皆可救、緩緩抱住解下安被放倒、急取其索裝盌蒸之、一人踏二肩、緊提其髮、一人扶正喉嚨、一人擦按心胸、又摩肚腹、一人摩擦手足、緩緩彎曲、以脚裹衣緊抵糞門、陰戶不使洩氣、以二人用竹管吹二耳

便易良方　卷十一

便易良方卷十一[1]

急救门

五绝　缢、压、溺、魇魅、生产。

凡五绝卒死，急以韭汁灌鼻中。加皂角末尤好。

缢　凡身软心温者，一日以上皆可救。缓缓抱住解下，安被放倒。急取其索装碗蒸之。一人踏二肩，紧提其发。一人扶正喉咙，一人擦按心胸，又摩肚腹。一人摩擦手足，缓缓弯曲。以脚裹衣，紧抵粪门、阴户，不使泄气。以二人用竹管吹二耳，

1 便易良方卷十一：原误为“便易良方卷七”，予以厘正。

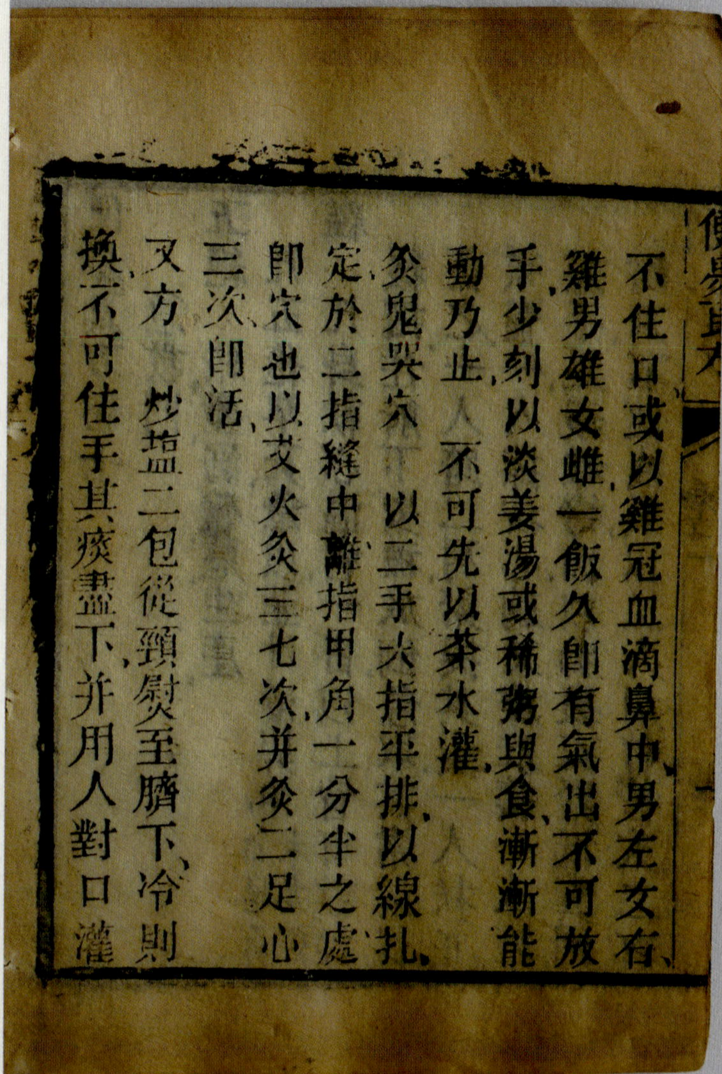
不住口或以雞冠血滴鼻中男左女右
雞男雄女雌一飯久即有氣出不可放
手少刻以淡姜湯或稀粥與食漸漸能
動乃止不可先以茶水灌
灸鬼哭穴　以二手大指平排以線扎
定於二指縫中離指甲角一分半之處
即穴也以艾火灸三七次并灸二足心
三次即活
又方　炒塩二包從頸熨至臍下冷則
換不可住手其痰盡下并用人對口灌

不住口。或以鸡冠血滴鼻中，男左女右，鸡男雄女雌，一饭久即有气出。不可放手。少刻以淡姜汤或稀粥与食，渐渐能动乃止。不可先以茶水灌。

灸鬼哭穴　以二手大指平排，以线扎定。于二指缝中，离指甲角一分半之处，即穴也。以艾火灸三七次，并灸二足心三次。即活。

又方，炒盐二包，从颈熨至脐下，冷则换。不可住手。其痰尽下。并用人对口灌

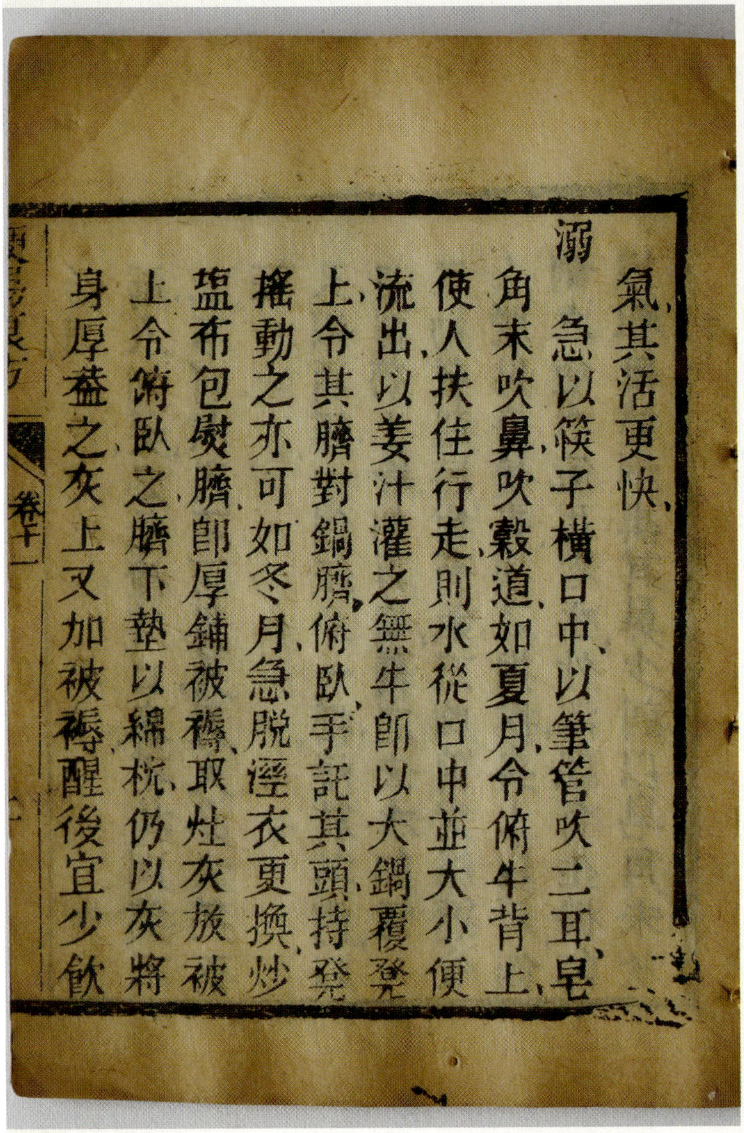

氣、其活更快、

溺　急以筷子横口中、以筆管吹二耳、皂角末吹鼻、吹穀道、如夏月、令俯牛背上、使人扶住行走、則水從口中並大小便流出、以姜汁灌之、無牛卽以大鍋覆凳上、令其臍對鍋臍、俯卧、手託其頭、持凳摇動之、亦可、如冬月、急脱溼衣更換、炒塩布包熨臍、卽厚鋪被褥、取灶灰放被上、令俯卧之、臍下墊以綿枕、仍以灰將身厚葢之、灰上又加被褥、醒後宜少飲

气，其活更快。

溺　急以筷子横口中，以笔管吹二耳，皂角末吹鼻、吹谷道。如夏月，令俯牛背上，使人扶住行走，则水从口中并大小便流出。以姜汁灌之。无牛即以大锅覆凳上，令其脐对锅脐，俯卧，手托其头，持凳摇动之，亦可。如冬月，急脱湿衣更换，炒盐布包熨脐，即厚铺被褥，取灶灰放被上，令俯卧之，脐下垫以棉枕，仍以灰将身厚盖之，灰上又加被褥。醒后宜少饮

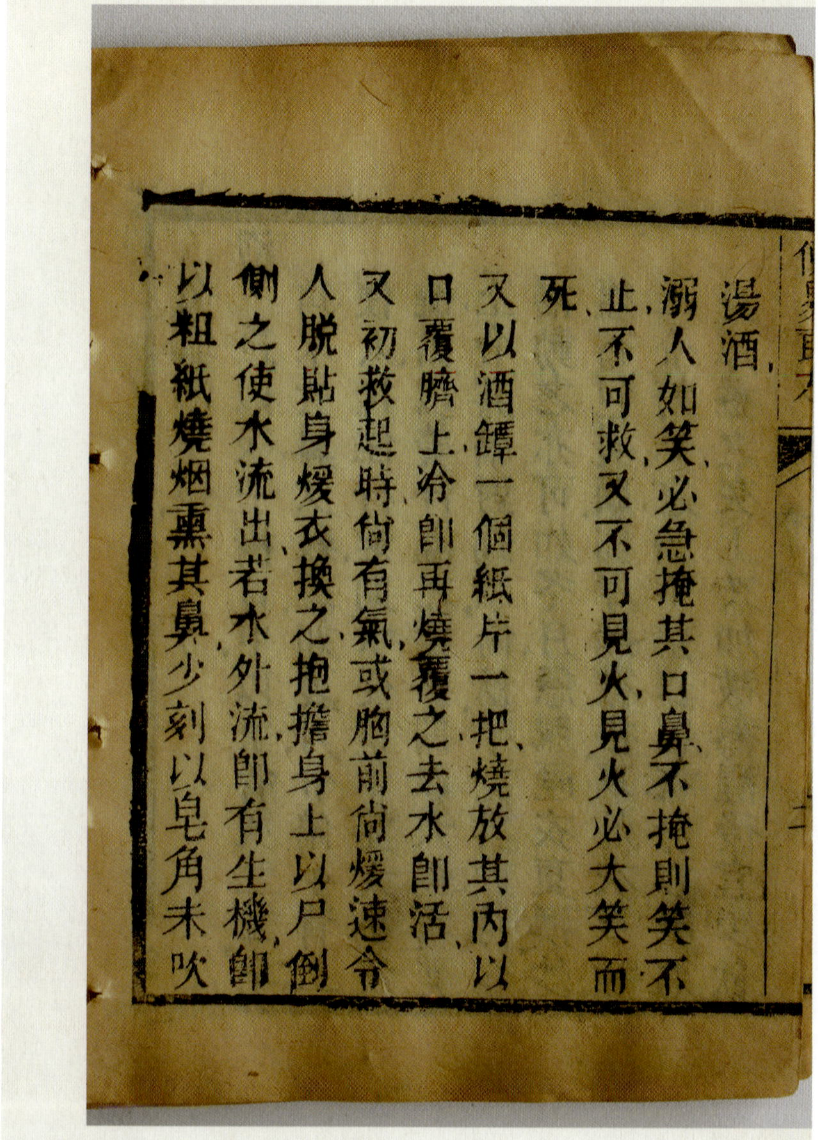

湯酒、

溺人如笑、必急掩其口鼻、不掩則笑不止、不可救、又不可見火、見火必大笑而死、

又以酒罈一個紙片一把、燒放其內以口覆臍上、冷卽再燒覆之、去水卽活、

又初救起時、尚有氣、或胸前尚煖、速令人脫貼身煖衣換之、抱擔身上、以尸倒側之、使水流出、若水外流、卽有生機、卽以粗紙燒烟熏其鼻、少刻以皂角末吹

汤酒。

溺人如笑，必急掩其口鼻。不掩则笑不止，不可救。又不可见火，见火必大笑而死。

又，以酒坛一个，纸片一把，烧放其内，以口覆脐上。冷即再烧覆之。去水即活。

又，初救起时尚有气，或胸前尚暖。速令人脱贴身暖衣换之，抱担身上，以尸倒侧之，使水流出。若水外流，即有生机。即以粗纸烧烟熏其鼻，少刻以皂角末吹

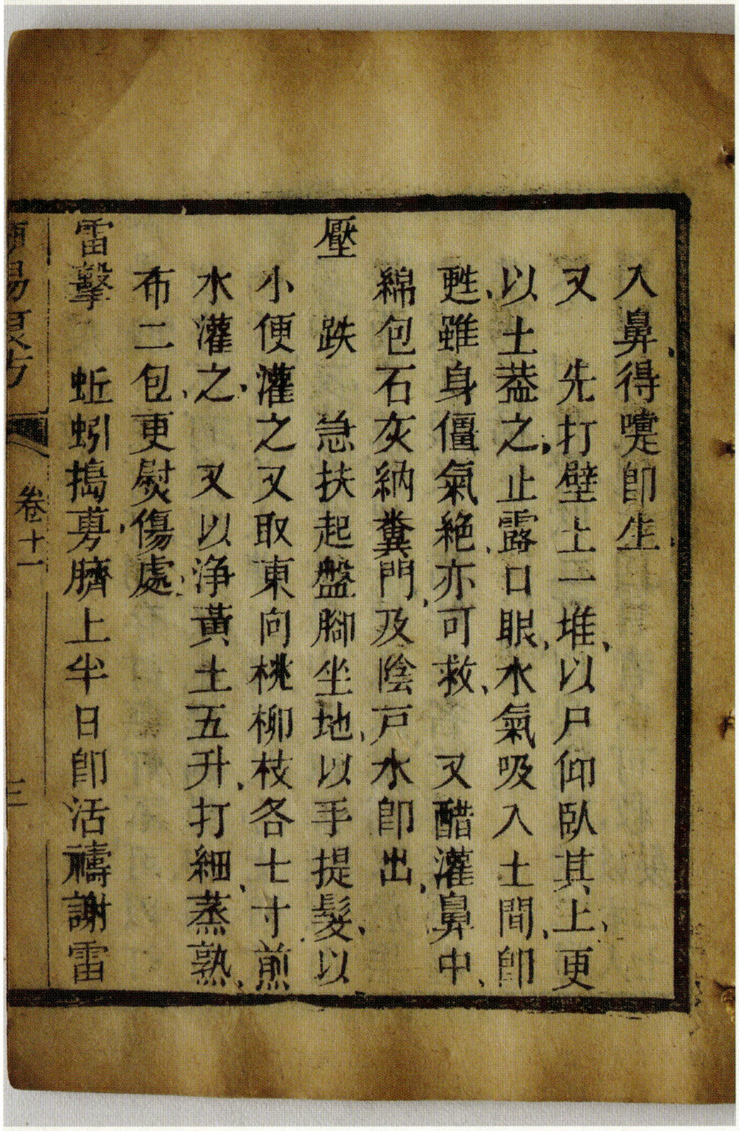

入鼻得嚏即生

又　先打壁土一堆以尸仰臥其上更以土蓋之止露口眼水氣吸入土間即甦雖身僵氣絕亦可救　又醋灌鼻中綿包石灰納糞門及陰戸水即出

壓　跌　急扶起盤脚坐地以手提髮以小便灌之又取東向桃柳枝各七寸煎水灌之　又以淨黄土五升打細蒸熟布二包更熨傷處

雷擊　蚯蚓搗敷臍上半日即活禱謝雷

便易良方　卷十一　三

入鼻，得嚏即生。

又，先打壁土一堆，以尸仰卧其上，更以土盖之，止露口眼。水气吸入土间，即苏。虽身僵气绝亦可救。

又，醋灌鼻中，绵包石灰纳粪门及阴户，水即出。

压、跌　急扶起盘脚坐地，以手提发，以小便灌之。又取东向桃柳枝各七寸，煎水灌之。又以净黄土五升，打细蒸熟，布二包，更熨伤处。

雷击　蚯蚓捣敷脐上，半日即活。祷谢雷

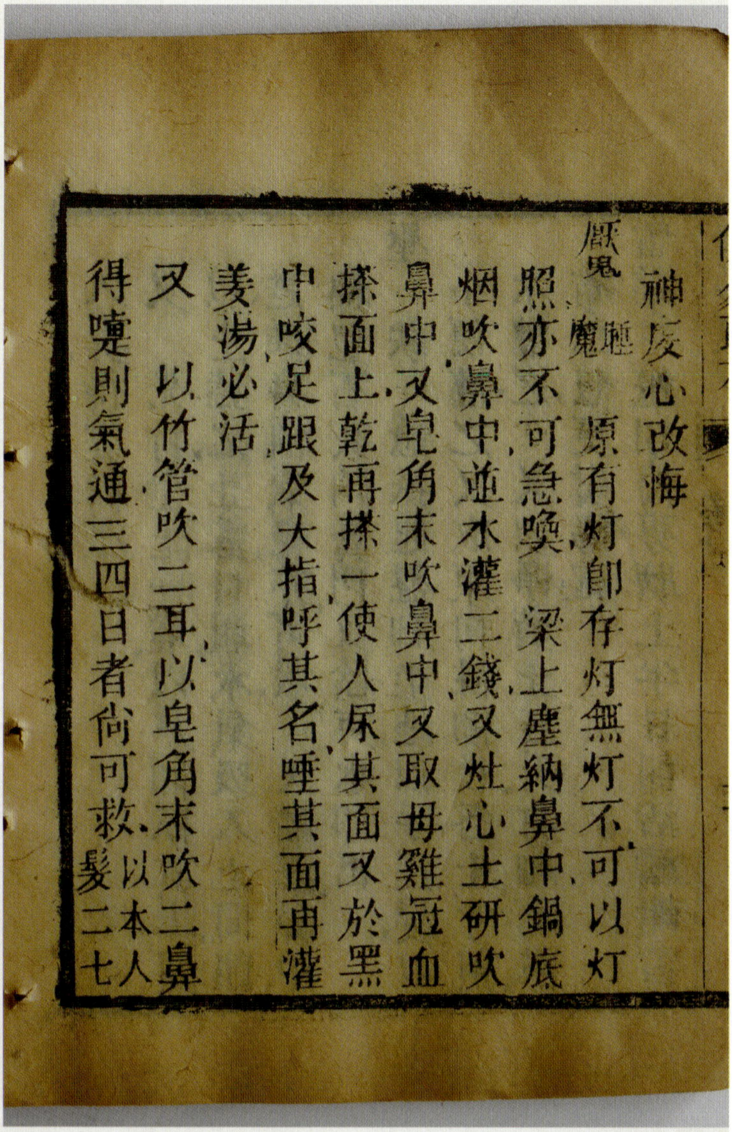

神虔心改悔
魘睡魔 原有灯即存灯無灯不可以灯
照亦不可急喚梁上塵納鼻中鍋底
烟吹鼻中並水灌二錢又灶心土研吹
鼻中又皂角末吹鼻中又取母雞冠血
搽面上乾再搽一使人尿其面又於黑
中咬足跟及大指呼其名唾其面再灌
姜湯必活
又 以竹管吹二耳以皂角末吹二鼻
得嚏則氣通三四日者尚可救以本人髮二七

神，虔心改悔。

魇睡魔　原有灯即存灯，无灯不可以灯照。亦不可急唤。梁上尘纳鼻中。锅底烟吹鼻中。并水灌二钱。

又，灶心土研，吹鼻中。

又，皂角末吹鼻中。

又，取母鸡冠血搽面上。干再搽。

一使人尿其面，又于黑中咬足跟及大指，呼其名，唾其面。再灌姜汤，必活。

又，以竹管吹二耳，以皂角末吹二鼻，得嚏则气通。三四日者尚可救。以本人发二七

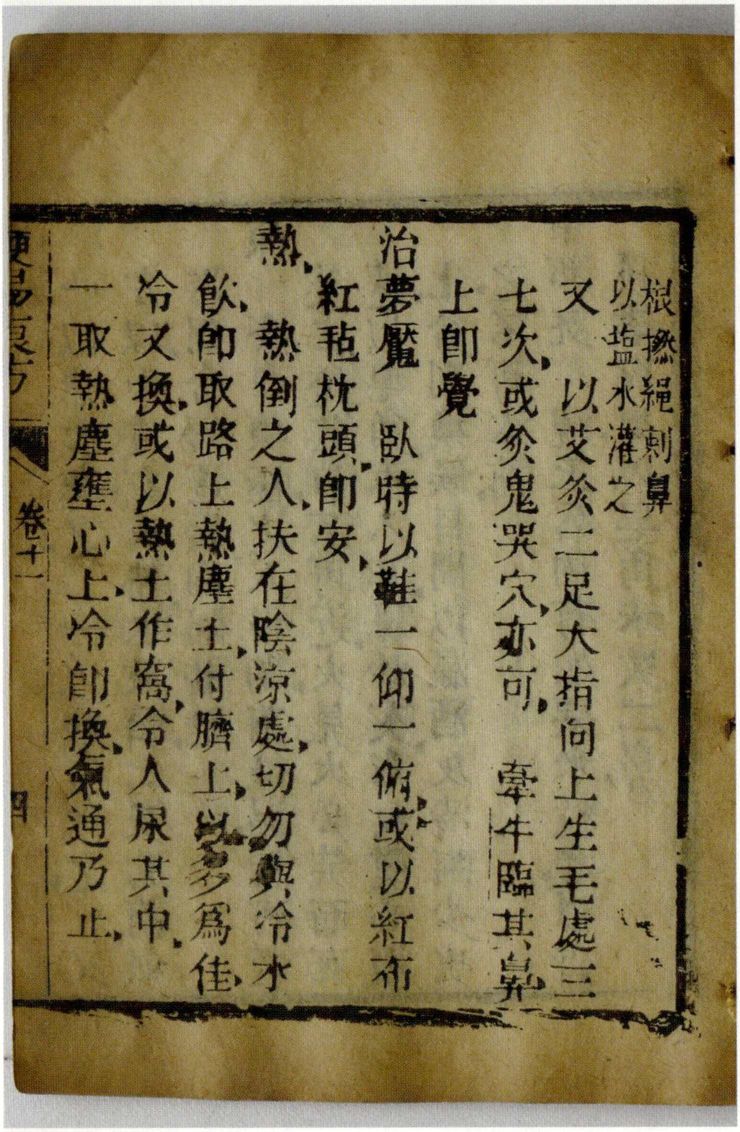

根，撚绳刺鼻。以盐水灌之。

又，以艾灸二足大指向上生毛处三七次，或灸鬼哭穴亦可。

牵牛临其鼻上即觉。

治梦魇　卧时以鞋一仰一俯，或以红布红毡枕头即安。

热　热倒之人，扶在阴凉处。切勿与冷水饮。即取路上热尘土敷脐上，以多为佳，冷又换。或以热土作窝，令人尿其中。一取热尘壅心上，冷即换。气通乃止。

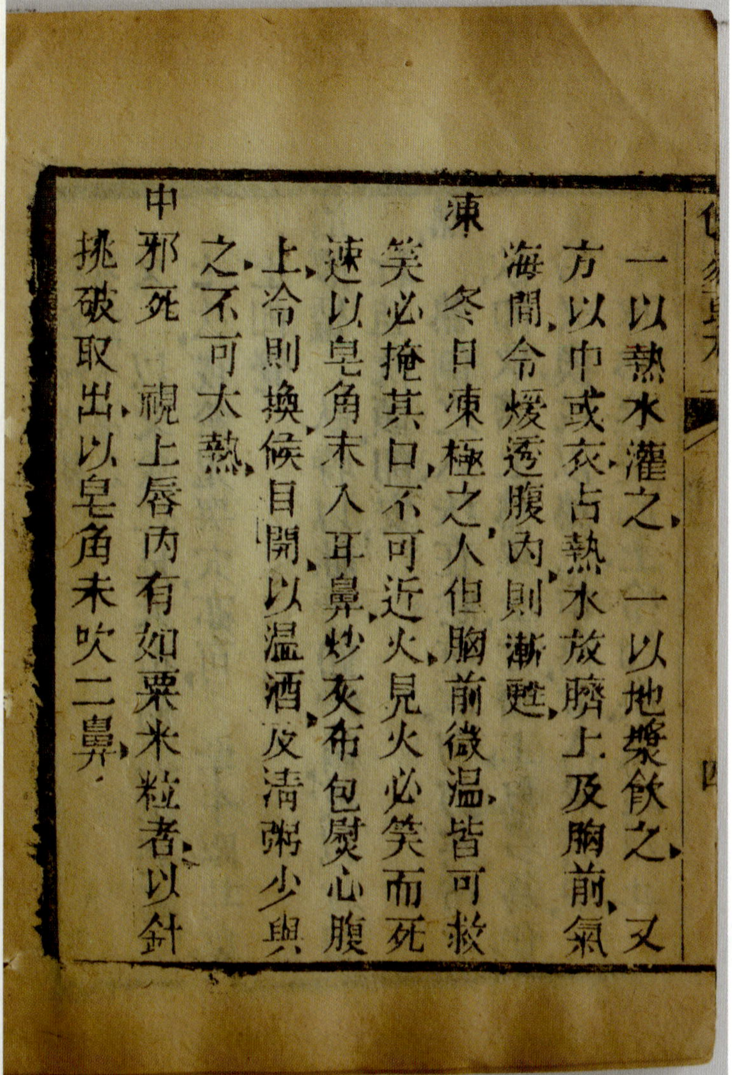

一以熱水灌之一以地漿飲之又
方以巾或衣沾熱水放臍上及胸前氣
海間令煖透腹內則漸甦
凍　冬日凍極之人但胸前微溫皆可救
笑必掩其口不可近火見火必笑而死
速以皂角末入耳鼻炒灰布包熨心腹
上冷則換候目開以溫酒及清粥少與
之不可太熱
中邪死　視上唇內有如粟米粒者以針
挑破取出以皂角末吹二鼻

一以热水灌之。一以地浆饮之。

又方，以巾或衣沾热水，放脐上及胸前气海间，令暖透腹内，则渐苏。

冻　冬日冻极之人，但胸前微温，皆可救。笑必掩其口，不可近火，见火必笑而死。速以皂角末入耳鼻，炒灰布包熨心腹上，冷则换。候目开，以温酒及清粥少与之。不可太热。

中邪死　视上唇内有如粟米粒者，以针挑破取出。以皂角末吹二鼻。

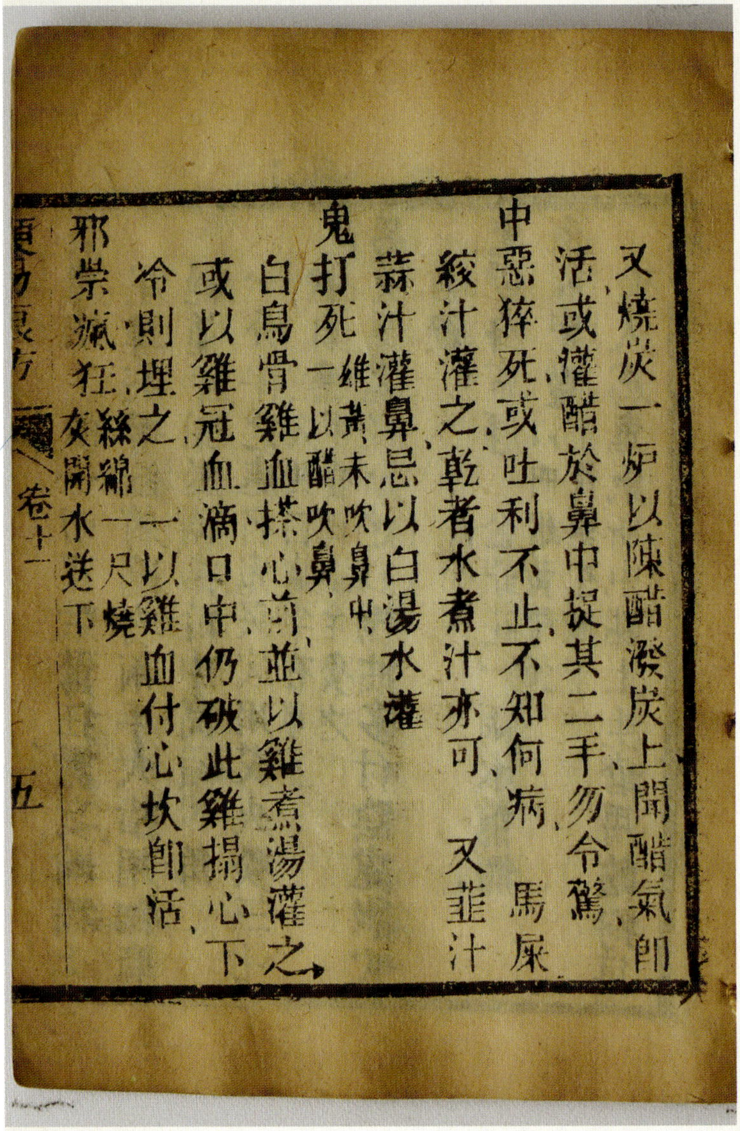

便易良方　卷十一　五

又燒炭一炉以陳醋潑炭上聞醋氣即活或灌醋於鼻中捉其二手勿令驚

中惡猝死或吐利不止不知何病　馬屎絞汁灌之乾者水煮汁亦可　又韭汁蒜汁灌鼻忌以白湯水灌

鬼打死　雄黃末吹鼻中　一以醋吹鼻

白烏骨雞血搽心前並以雞煮湯灌之或以雞冠血滴口中仍破此雞搨心下冷則埋之　一以雞血付心坎即活

邪祟瘋狂　絲綿一尺燒灰開水送下

又，烧炭一炉，以陈醋泼炭上，闻醋气即活。或灌醋于鼻中，捉其二手。勿令惊。

中恶猝死，或吐利不止，不知何病　马屎绞汁灌之。干者水煮汁亦可。

又，韭汁、蒜汁灌鼻。忌以白汤水灌。

鬼打死　雄黄末吹鼻中。一以醋吹鼻。

白乌骨鸡血搽心前，并以鸡煮汤灌之。或以鸡冠血滴口中，仍破此鸡搨心下，冷则埋之。

一以鸡血敷心坎即活。

邪祟疯狂　丝绵一尺烧灰，开水送下。

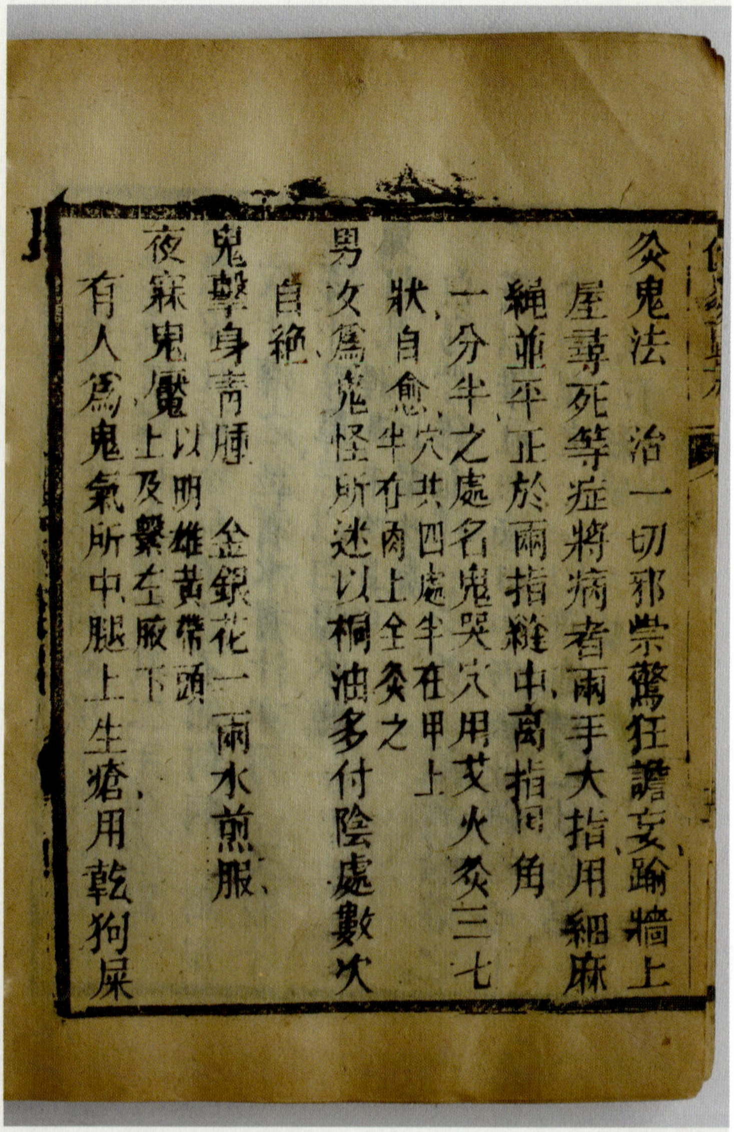

灸鬼法　治一切邪祟驚狂譫妄踰牆上
屋尋死等症將病者兩手大指用細麻
繩並平正於兩指縫中離指甲角
一分半之處名鬼哭穴用艾火灸三七
狀自愈穴共四處半在甲上半在肉上全灸之
男女爲鬼怪所迷以桐油多付陰處數次
自絶
鬼擊身青腫　金銀花一兩水煎服
夜寐鬼魘以明雄黃帶頭上及繫左腋下
有人爲鬼氣所中腿上生瘡用乾狗屎

灸鬼法　治一切邪祟、惊狂、谵妄、踰墙上屋、寻死等症。将病者两手大指用细麻绳并平正，于两指缝中，离指甲角一分半之处，名鬼哭穴。用艾火灸三七壮[1]，自愈。穴共四处，半在甲上，半在肉上。全灸之。

男女为鬼怪所迷　以桐油多敷阴处数次，自绝。

鬼击，身青肿　金银花一两，水煎服。

夜寐鬼魇　以明雄黄带头上及系左腋下。

有人为鬼气所中，腿上生疮。用干狗屎

1 壮：原作“状”，据文义改。

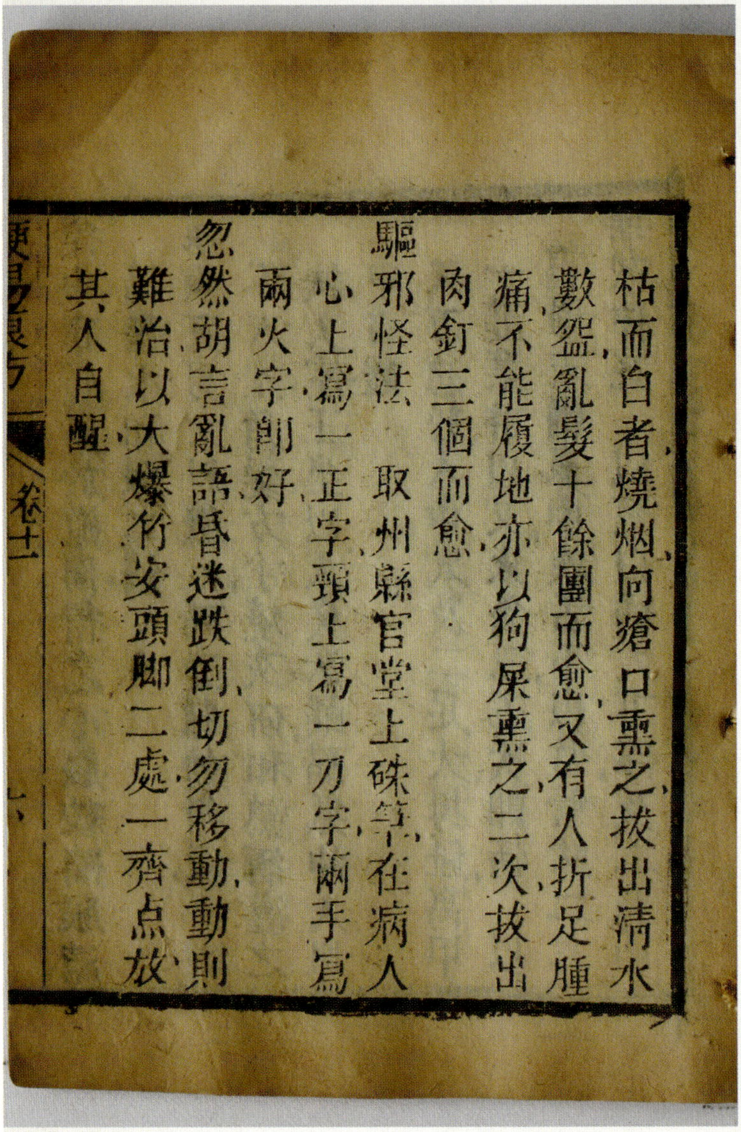
枯而白者，燒烟向瘡口熏之，拔出清水數盌，亂髮十餘團而愈。又有人折足腫痛，不能履地，亦以狗屎熏之，二次拔出肉釘三個而愈。
驅邪怪法　取州縣官堂上硃筆，在病人心上寫一正字，頭上寫一刀字，兩手寫兩火字，即好。
忽然胡言亂語，昏迷跌倒，切勿移動，動則難治。以大爆竹安頭脚二處，一齊点放，其人自醒。

枯而白者，烧烟向疮口熏之，拔出清水数碗、乱发十余团而愈。又有人折足肿痛，不能履地，亦以狗屎熏之，二次拔出肉钉三个而愈。

驱邪怪法　取州县官堂上朱笔，在病人心上写一正字，颈上写一刀字，两手写两火字，即好。

忽然胡言乱语，昏迷跌倒　切勿移动，动则难治。以大爆竹安头脚二处，一齐点放，其人自醒。

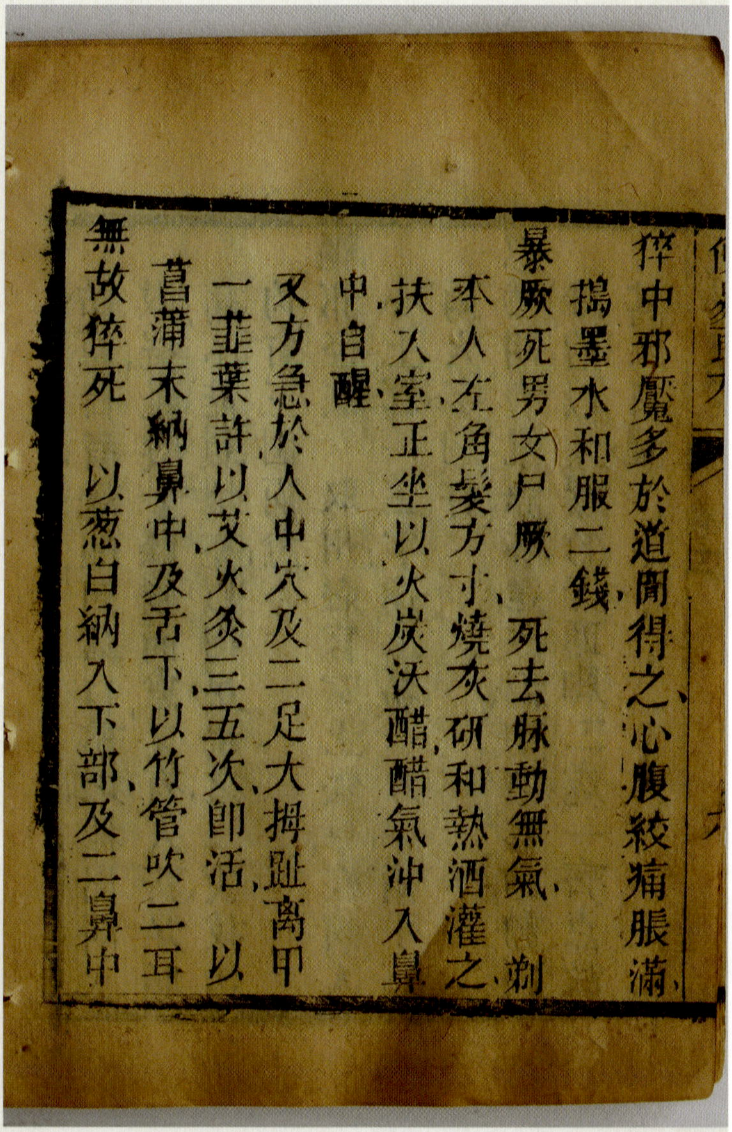

猝中邪魔多於道間得之心腹絞痛脹滿
搗墨水和服二錢
暴厥死男女尸厥　死去脉動無氣剃
本人左角髮方寸燒灰研和熱酒灌之
扶入室正坐以火炭沃醋醋氣沖入鼻
中自醒
又方急於人中穴及二足大拇趾离甲
一韭葉許以艾火灸三五次即活以
菖蒲末納鼻中及舌下以竹管吹二耳
無故猝死　以葱白納入下部及二鼻中

猝中邪魔，多于道间得之，心腹绞痛胀满　捣墨，水和服二钱。

暴厥死，男女尸厥　死去脉动无气。剃本人左角发方寸，烧灰研，和热酒灌之。扶入室正坐。以火炭沃醋，醋气冲入鼻中自醒。

又方，急于人中穴及二足大拇趾离甲一韭叶许，以艾火灸三五次，即活。

以菖蒲末纳鼻中及舌下，以竹管吹二耳。

无故猝死　以葱白纳入下部及二鼻中，

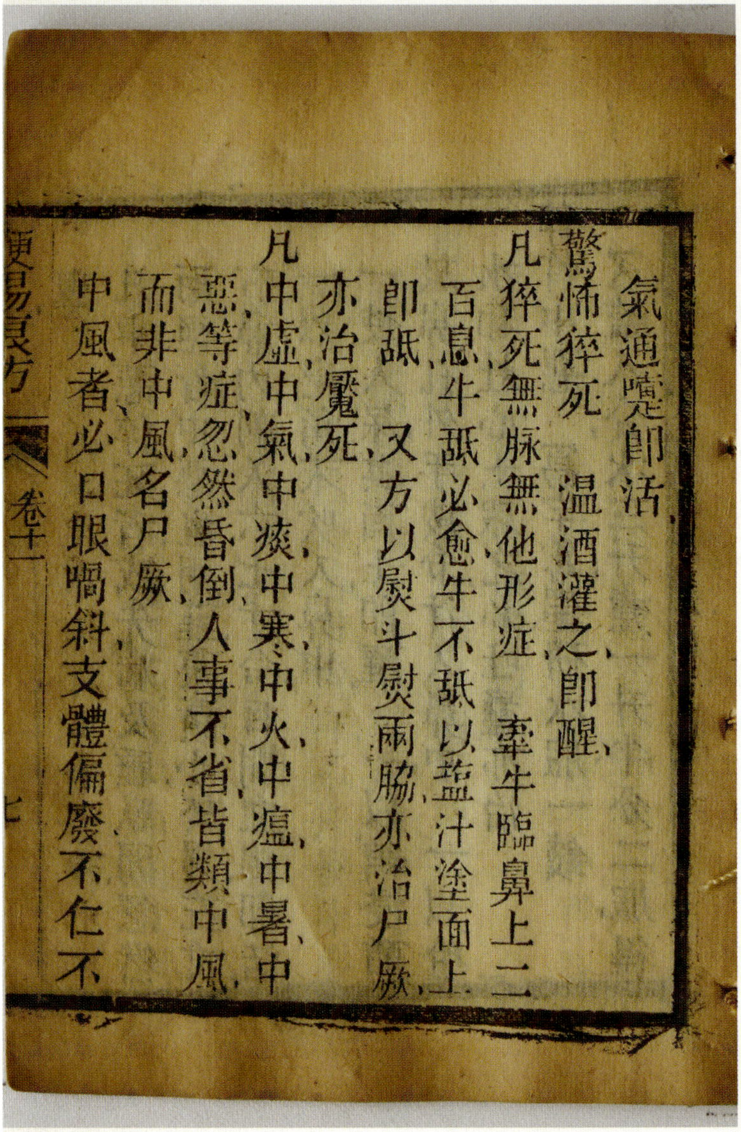
便易良方 卷十一 七

氣通嚏即活、

驚怖猝死 溫酒灌之、即醒、

凡猝死無脉無他形症、 牽牛臨鼻上二百息、牛舐必愈、牛不舐以盐汁塗面上即舐、 又方以熨斗熨兩脇亦治尸厥、亦治魘死、

凡中虛、中氣、中痰、中寒、中火、中瘟、中暑、中惡等症、忽然昏倒、人事不省、皆類中風、而非中風、名尸厥、

中風者、必口眼喎斜、支體偏廢、不仁不

气通嚏即活。

惊怖猝死　温酒灌之，即醒。

凡猝死无脉，无他形症　牵牛临鼻上二百息，牛舐必愈。牛不舐，以盐汁涂面上即舐。

又方，以熨斗熨两胁。亦治尸厥。亦治魇死。

凡中虚、中气、中痰、中寒、中火、中瘟、中暑、中恶等症，忽然昏倒，人事不省，皆类中风而非中风。名尸厥。

中风者，必口眼歪斜，肢体偏废，不仁不

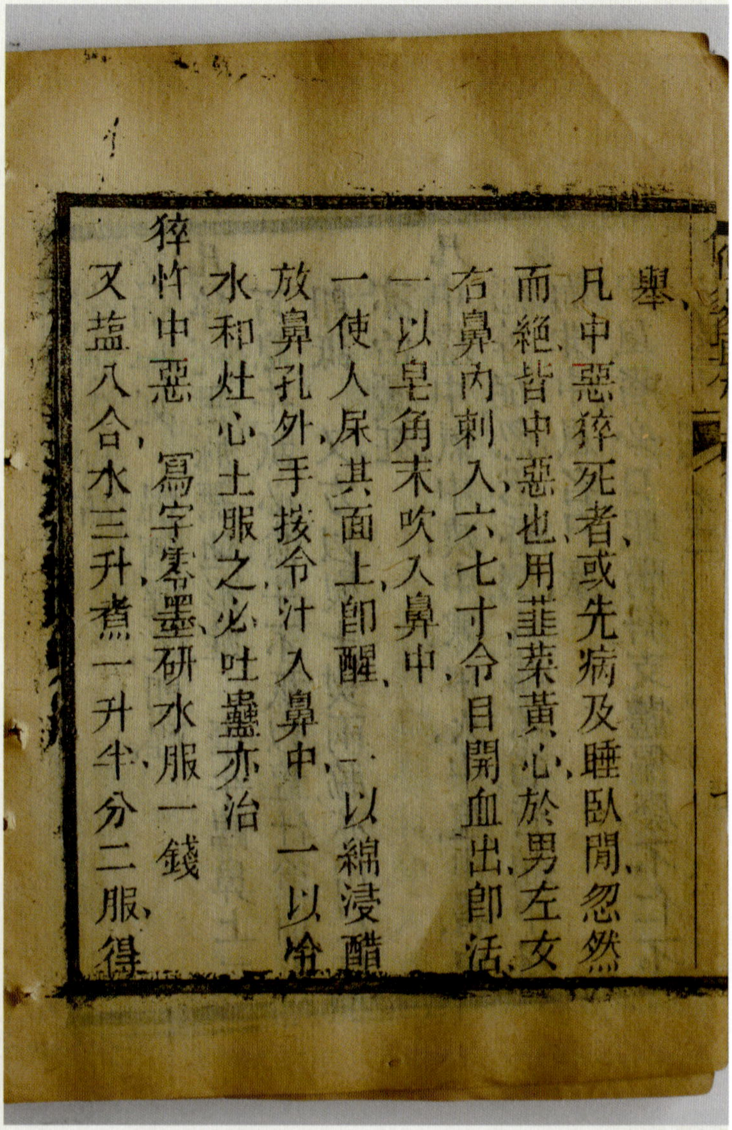

举。

凡中恶猝死者，或先病及睡卧间忽然而绝，皆中恶也　用韭菜黄心，于男左女右鼻内刺入六七寸，令目开血出，即活。

一以皂角末吹入鼻中。

一使人尿其面上，即醒。

一以绵浸醋，放鼻孔外，手按，令汁入鼻中。

一以冷水和灶心土服之，必吐。蛊亦治。

猝忤中恶　写字零墨，研水服一钱。

又，盐八合，水三升，煮一升半。分二服。得

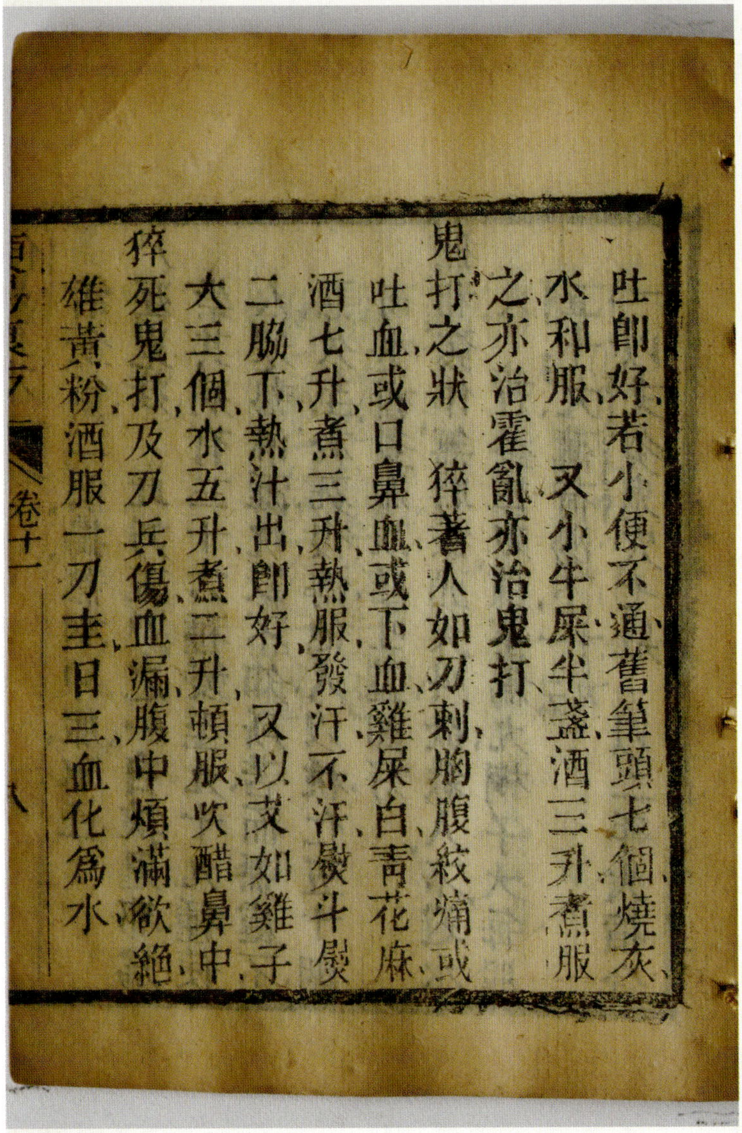
吐即好若小便不通舊筆頭七個燒灰
水和服　又小牛屎半盞酒三升煮服
之亦治霍亂亦治鬼打
鬼打之狀　猝著人如刀刺胸腹絞痛或
吐血或口鼻血或下血雞屎白青花麻
酒七升煮三升熱服發汗不汗熨斗熨
二脇下熱汁出即好　又以艾如雞子
大三個水五升煮二升頓服吹醋鼻中
猝死鬼打及刀兵傷血漏腹中煩滿欲絶
雄黃粉酒服一刀圭日三血化爲水

吐即好。

若小便不通。旧笔头七个烧灰，水和服。

又，小牛屎半盏，酒三升，煮服之。亦治霍乱。亦治鬼打。

鬼打之状　猝著人如刀刺，胸腹绞痛，或吐血，或口鼻血，或下血。鸡屎白，青花麻，酒七升，煮三升，热服，发汗。不汗，熨斗熨二胁下热，汗[1]出即好。

又，以艾如鸡子大三个，水五升，煮二升，顿服。吹醋鼻中。

猝死，鬼打及刀兵伤，血漏，腹中烦满欲绝　雄黄粉，酒服一刀圭，日三。血化为水。

1 汗：原作“汁”。据文义及医理改。

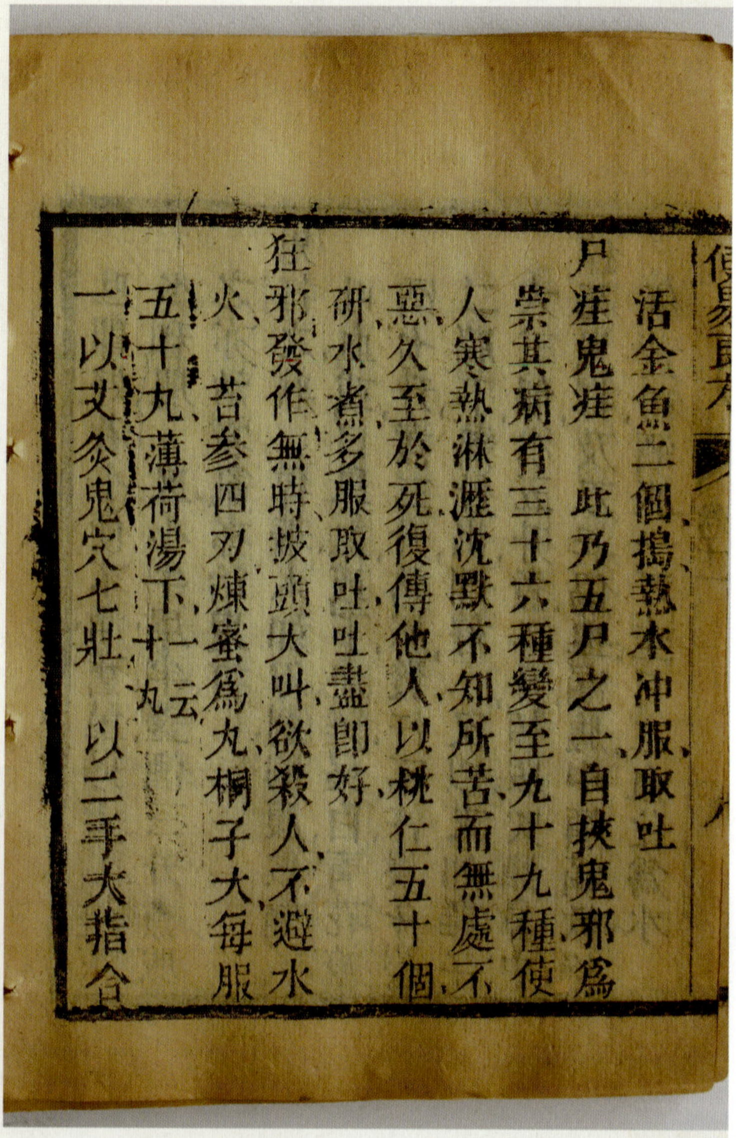
活金魚二個搗熱水冲服取吐
尸疰鬼疰　此乃五尸之一自挾鬼邪爲祟其病有三十六種變至九十九種使人寒熱淋瀝沉默不知所苦而無處不惡久至於死復傳他人以桃仁五十個研水煮多服取吐吐盡即好
狂邪發作無時披頭大叫欲殺人不避水火　苔参四刃煉蜜爲丸桐子大每服五十丸薄荷湯下一云十丸
一以艾灸鬼穴七壯　以二手大指合

活金鱼二个捣，热水冲服，取吐。

尸疰鬼疰　此乃五尸之一，自挟鬼邪为祟。其病有三十六种，变至九十九种，使人寒热，淋沥，沉默不知所苦，而无处不恶，久至于死，复传他人。以桃仁五十个研，水煮，多服取吐。吐尽即好。

狂邪发作无时，披头大叫，欲杀人，不避水火　苦参[1]四两，炼蜜为丸，桐子大。每服五十丸，薄荷汤下。一云十丸。

一以艾灸鬼穴七壮。以二手大指合

1 苦参：原作“苔参”。据《寿世保元》治癫狂苦参丸改。

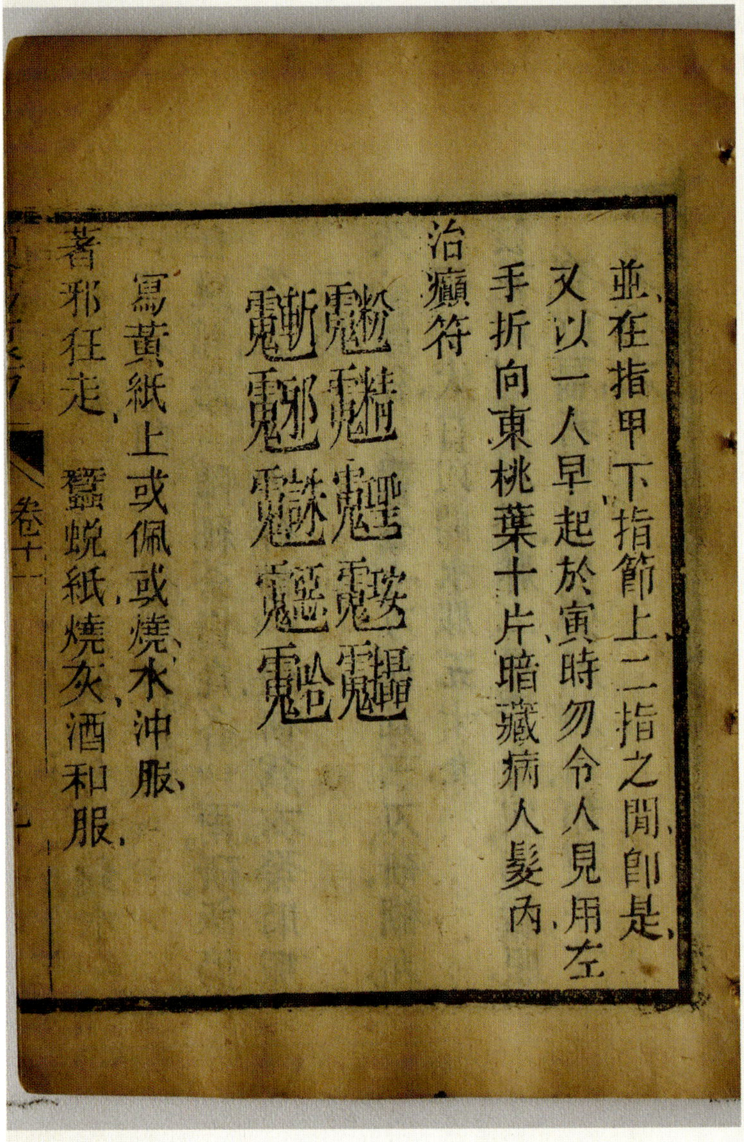
並在指甲下指節上二指之間即是
又以一人早起於寅時勿令人見用左
手折向東桃葉十片暗藏病人髮內
治癲符
寫黃紙上或佩或燒水沖服
著邪狂走　蠶蛻紙燒灰酒和服

并，在指甲下、指节上二指之间即是。

又，以一人早起于寅时，勿令人见，用左手折向东桃叶十片，暗藏病人发内。

治癫符

□□□□□

□□□□□（符略）

写黄纸上。或佩，或烧，水冲服。

著邪狂走　蚕蜕纸烧灰，酒和服。

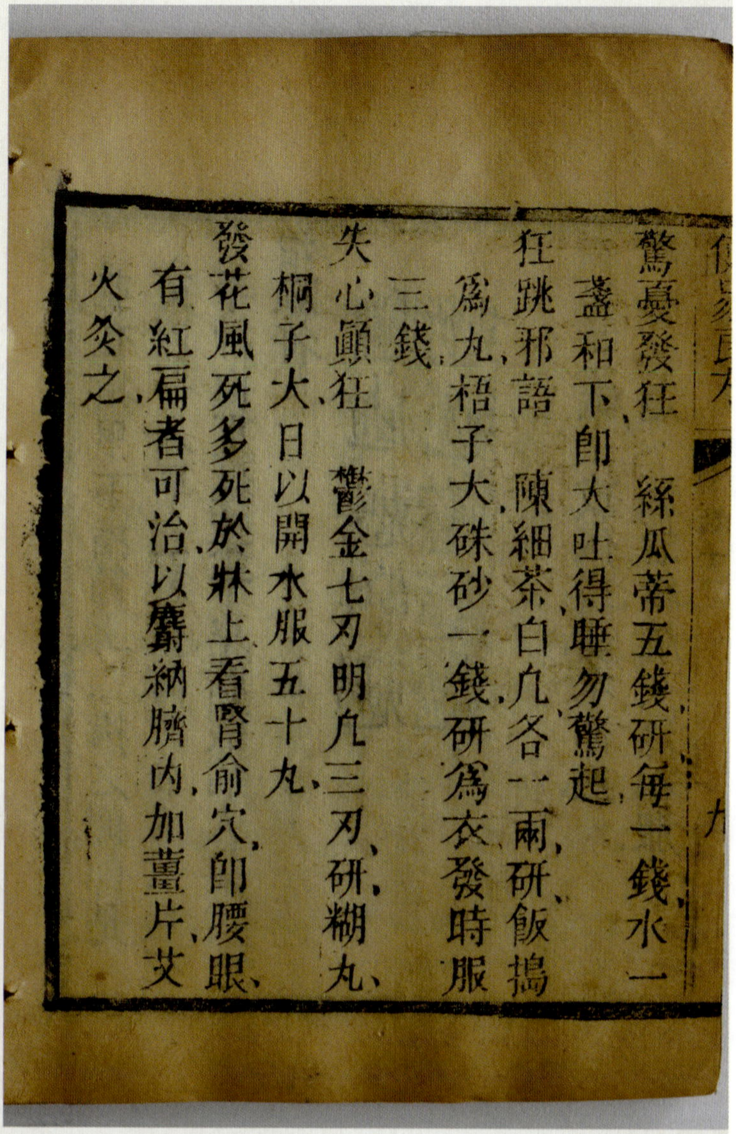

驚憂發狂　絲瓜蒂五錢研每一錢、水一盞和下、即大吐得睡、勿驚起、

狂跳邪語　陳細茶、白凡各一兩、研、飯搗爲丸、梧子大、硃砂一錢、研爲衣、發時服三錢、

失心顛狂　鬱金七刃、明凡三刃、研、糊丸、桐子大、日以開水服五十丸、

發花風死、多死於牀上、看腎俞穴、即腰眼、有紅扁者可治、以麝納臍內、加薑片、艾火灸之、

惊忧发狂　丝瓜蒂五钱研。每一钱，水一盏和下。即大吐得睡。勿惊起。

狂跳邪语　陈细茶、白矾各一两，研，饭捣为丸，梧子大。朱砂一钱研，为衣。发时服三钱。

失心癫狂　郁金七两，明矾三两，研，糊丸，桐子大。日以开水服五十丸。

发花风死，多死于床上。看肾俞穴即腰眼有红扁者可治　以麝纳脐内，加姜片，艾火灸之。

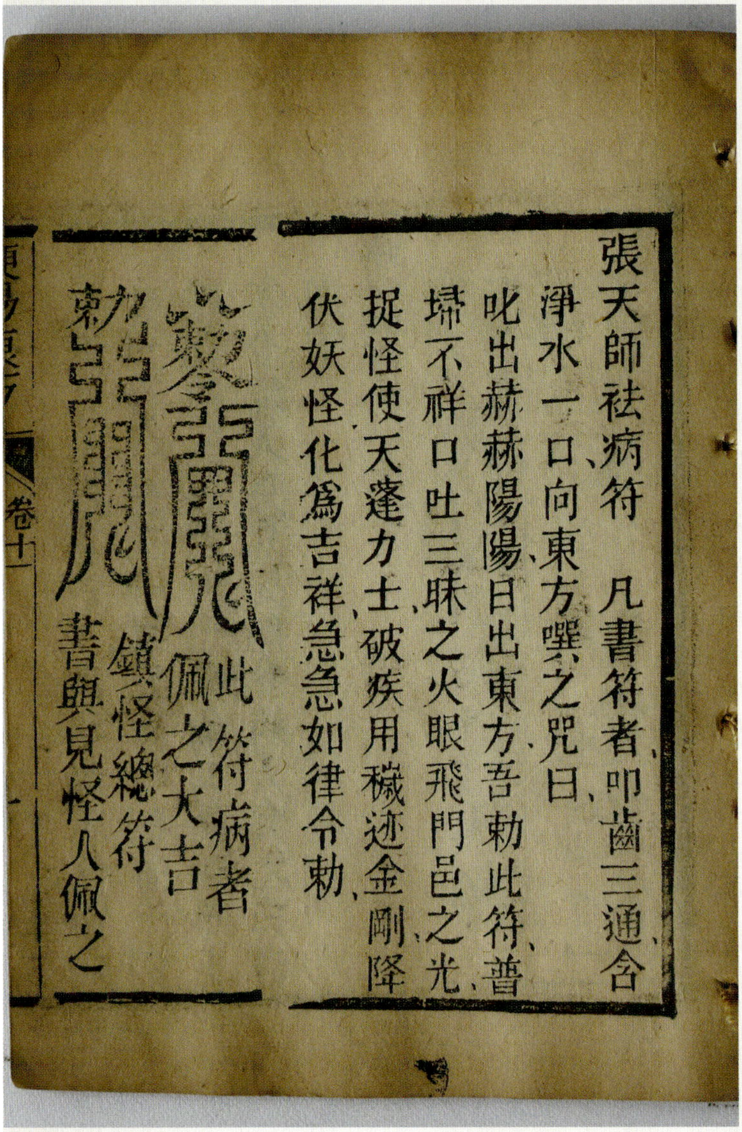

张天师祛病符　凡书符者，叩齿三通。含净水一口，向东方噀之。咒曰：

叱出赫赫阳阳，日出东方，吾勅此符，普扫不祥。口吐三昧之火，眼飞门邑之光。捉怪使天蓬力士，破疾用秽迹金刚。降伏妖怪，化为吉祥。急急如律令，勅。

∴勅令□（符略）　此符病者佩之，大吉。

勅□（符略）　镇怪总符。书与见怪人佩之。

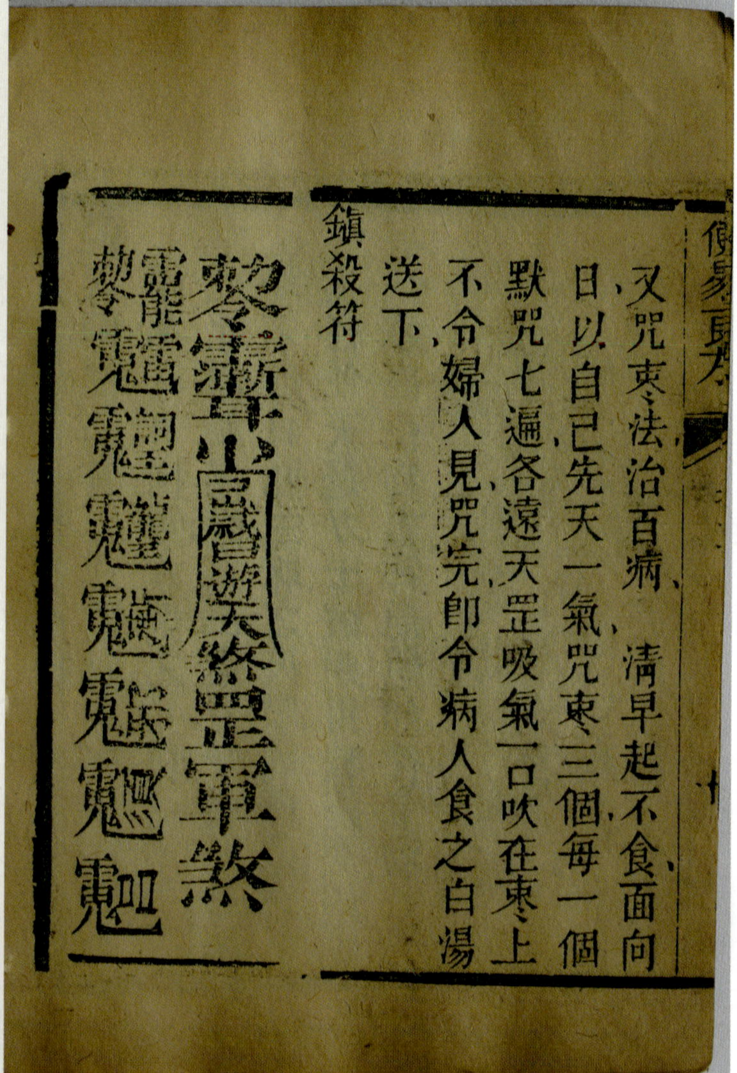
又咒棗法治百病、清早起不食面向日以自己先天一氣、咒棗三個每一個默咒七遍、各遠天罡吸氣一口吹在棗上不令婦人見咒完即令病人食之白湯送下、

鎮殺符

又，咒枣法，治百病。清早起，不食，面向日。以自己先天一气，咒枣三个。每一个默咒七遍，各远天罡，吸气一口，吹在枣上。不令妇人见。咒完，即令病人食之。白汤送下。

镇杀符

勅令□□□罡军煞

□□□□□□□□□（符略）

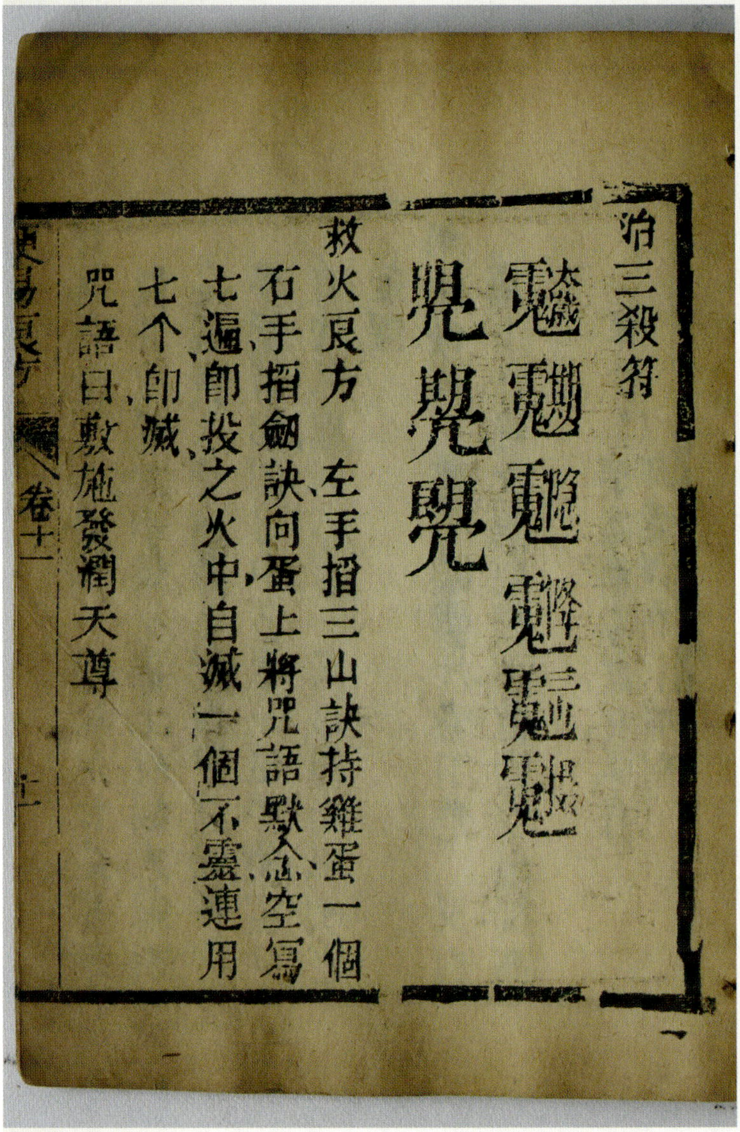

治三殺符

救火良方　左手掐三山訣持雞蛋一個右手掐劍訣向蛋上將咒語默念空寫七遍即投之火中自滅一個不靈連用七个即滅

咒語曰敷施發潤天尊

便易良方　卷十一

治三杀符

□□□□□□

□□□（符略）

救火良方　左手掐三山诀，持鸡蛋一个。右手掐剑诀，向蛋上将咒语默念。空写七遍，即投之火中，自灭。一个不灵，连用七个即灭。

咒语曰：敷施发润天尊。

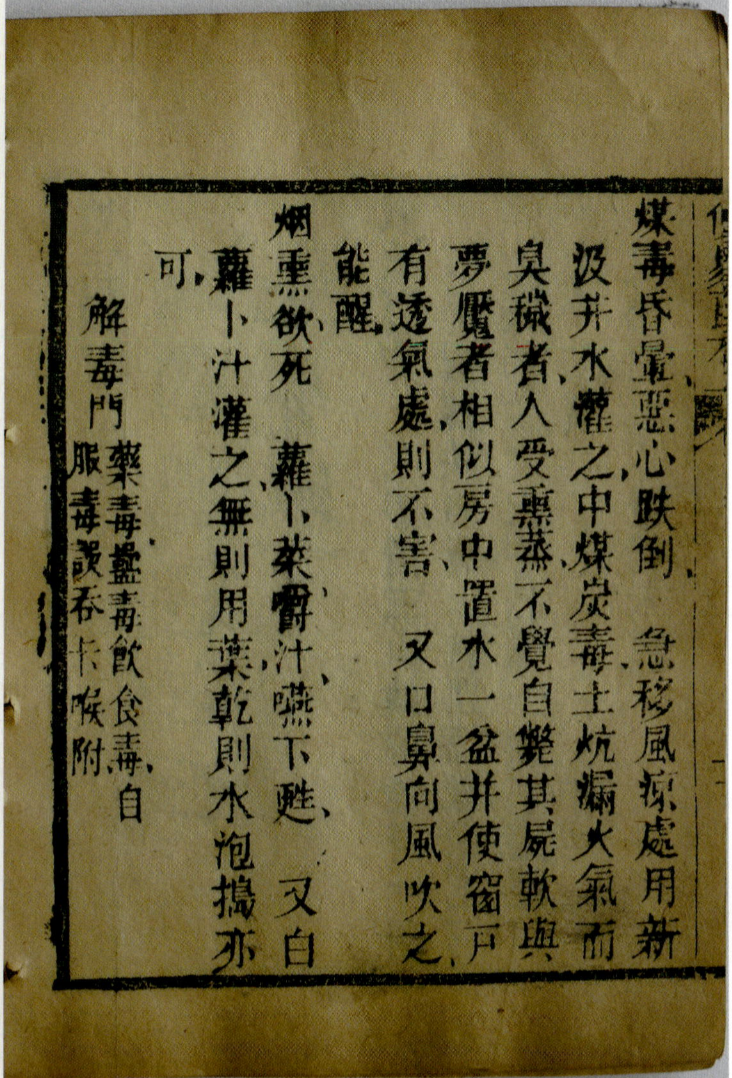

煤毒昏暈惡心跌倒　急移風凉處用新汲井水灌之中煤炭毒土炕漏火氣而臭穢者入受熏蒸不覺自斃其屍軟與夢魘者相似房中置水一盆并使窗戶有透氣處則不害　又口鼻向風吹之能醒

烟熏欲死　蘿卜菜嚼汁嚥下甦　又白蘿卜汁灌之無則用葉乾則水泡搗亦可

解毒門藥毒　蠱毒　飲食毒　自服毒　誤吞卡喉附

煤毒昏晕，恶心跌倒　急移风凉处，用新汲井水灌之。中煤炭毒、土炕漏火气而臭秽者，人受熏蒸，不觉自毙。其尸软，与梦魇者相似。房中置水一盆，并使窗户有透气处，则不害。

又，口鼻向风吹之，能醒。

烟熏欲死　萝卜菜嚼汁咽下，苏。

又，白萝卜汁灌之，无则用叶。干则水泡，捣，亦可。

解毒门药毒　蛊毒　饮食毒　自服毒　误吞卡喉附

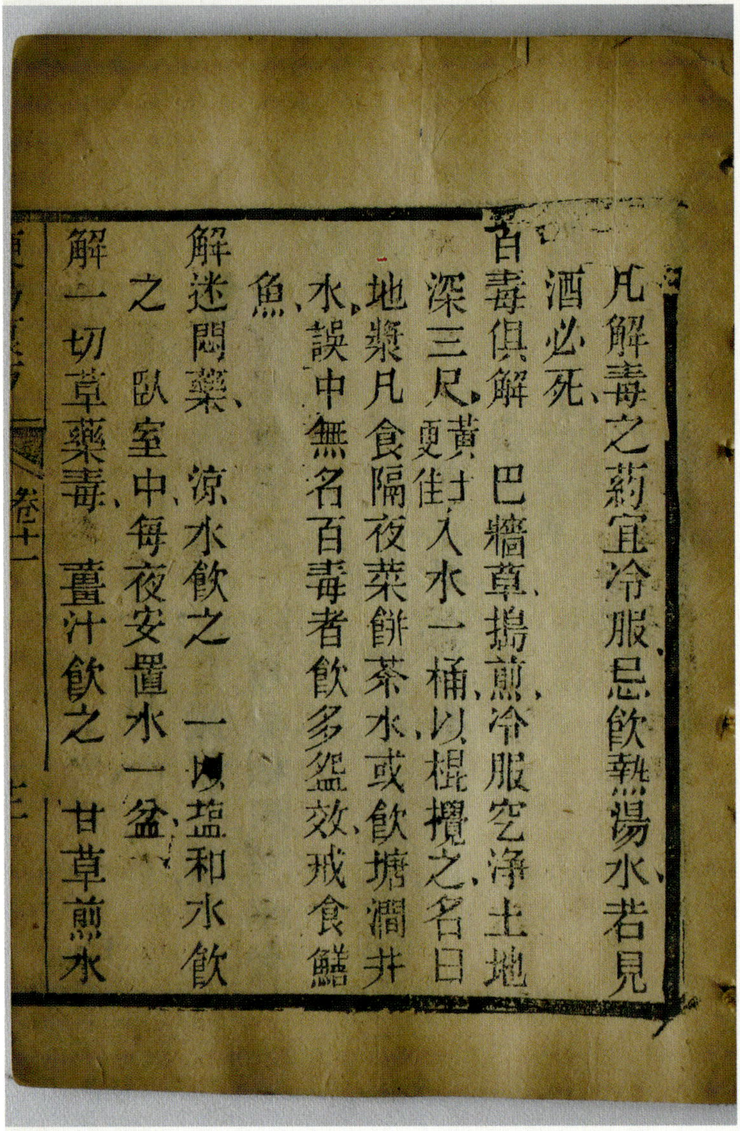

凡解毒之葯宜冷服、忌飲熱湯水、若見酒必死、

百毒俱解　巴牆草、搗煎、冷服、挖淨土地深三尺、黄土更佳、入水一桶、以棍攪之、名曰地漿、凡食隔夜菜餅茶水、或飲塘澗井水、誤中無名百毒者、飲多盌效、戒食鱔魚、

解迷悶藥、　涼水飲之　一以鹽和水飲之　臥室中每夜安置水一盆

解一切草藥毒、　薑汁飲之　甘草煎水

凡解毒之药宜冷服，忌饮热汤水。若见酒必死。

百毒俱解　巴墙草捣煎，冷服。挖净土地深三尺，黄土更佳，入水一桶，以棍搅之。名曰地浆。凡食隔夜菜饼茶水，或饮塘涧井水，误中无名百毒者，饮多碗效。戒食鳝鱼。

解迷闷药　凉水饮之。

一以盐和水饮之。

卧室中每夜安置水一盆。

解一切草药毒　姜汁饮之。

甘草煎水

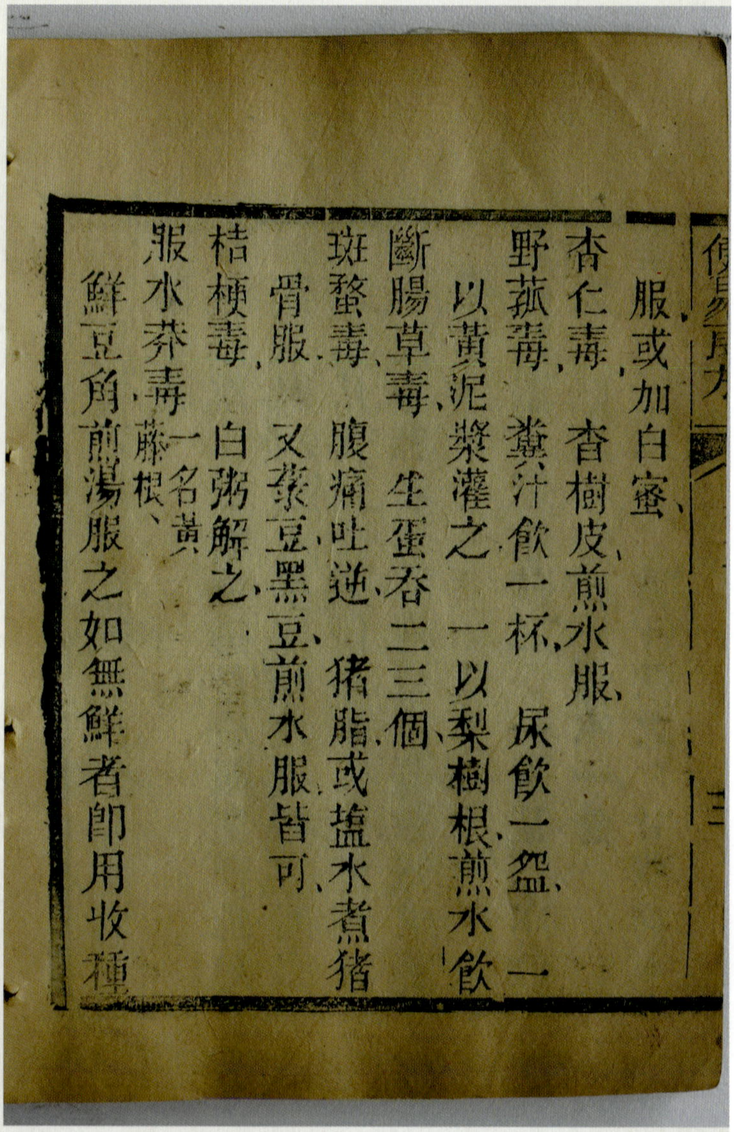
服或加白蜜、
杏仁毒、杏樹皮、煎水服、
野菰毒、糞汁飲一杯、尿飲一盌、一
以黃泥漿灌之、一以梨樹根、煎水飲
斷腸草毒、生蛋吞二三個、
斑蝥毒、腹痛吐逆、猪脂或鹽水煮猪
骨服、又菉豆黑豆煎水服皆可、
桔梗毒、白粥解之、
服水莽毒、一名黃藤根、
鮮豆角煎湯服之如無鮮者即用收種

服。或加白蜜。

杏仁毒　杏树皮煎水服。

野菇毒　粪汁饮一杯。

尿饮一碗。

一以黄泥浆灌之。

一以梨树根煎水饮。

断肠草毒　生蛋吞二三个。

斑蝥毒。腹痛吐逆　猪脂或盐水，煮猪骨服。

又，绿豆、黑豆煎水服，皆可。

桔梗毒　白粥解之。

服水莽毒。一名黄藤根　鲜豆角煎汤服之。如无鲜者，即用收种

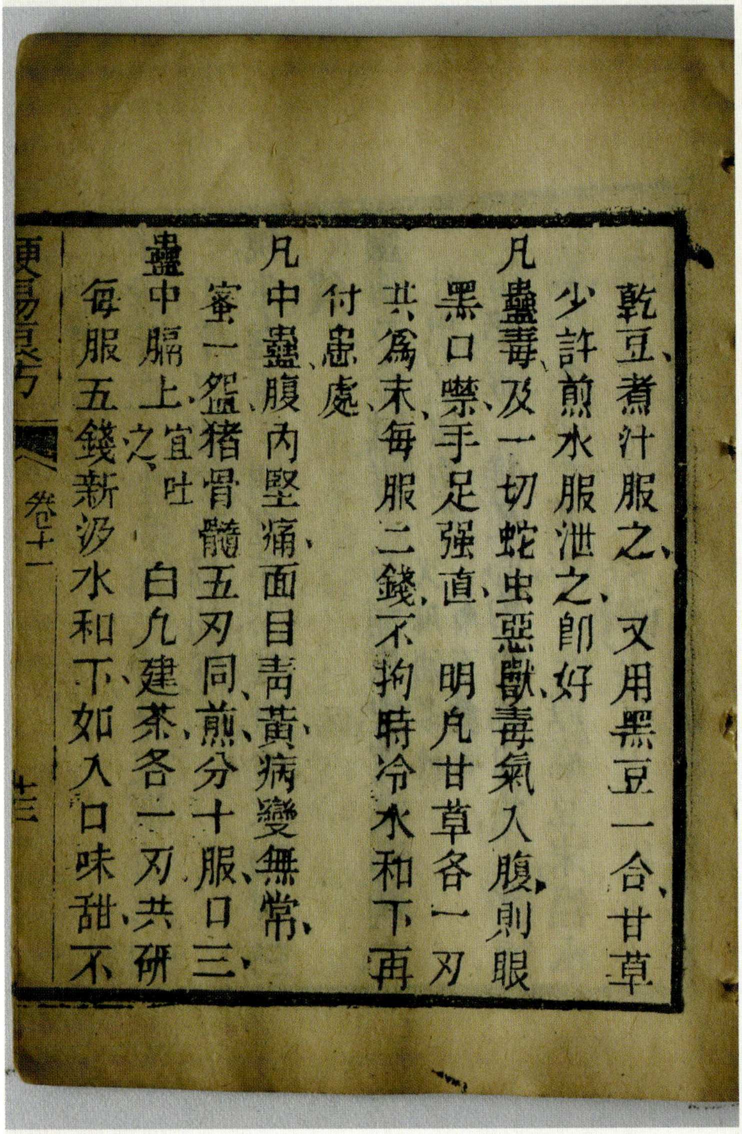
便易良方　卷十一　十三

乾豆、煮汁服之、　又用黑豆一合、甘草
少許煎水服泄之、即好
凡蠱毒及一切蛇虫惡獸毒氣入腹、則眼
黑口噤、手足强直、　明凡甘草各一两
共爲末、每服二錢、不拘時冷水和下再
付患處、
凡中蠱、腹内堅痛、面目青黄、病變無常、
蜜一盌猪骨髓五两同煎、分十服、口三、
蠱中膈上、宜吐之、　白凡建茶各一两共研
每服五錢新汲水和下、如入口味甜不

干豆，煮汁服之。

又，用黑豆一合，甘草少许，煎水服。泄之即好。

凡蛊毒及一切蛇虫恶兽毒气入腹，则眼黑口噤，手足强直　明矾、甘草各一两，共为末，每服二钱，不拘时，冷水和下。再敷患处。

凡中蛊，腹内坚痛，面目青黄，病变无常　蜜一碗，猪骨髓五两，同煎，分十服。日[1]三。

蛊中膈上，宜吐之　白矾、建茶各一两，共研，每服五钱，新汲水和下。如入口味甜，不

1 日：原作“口”，据文义改。

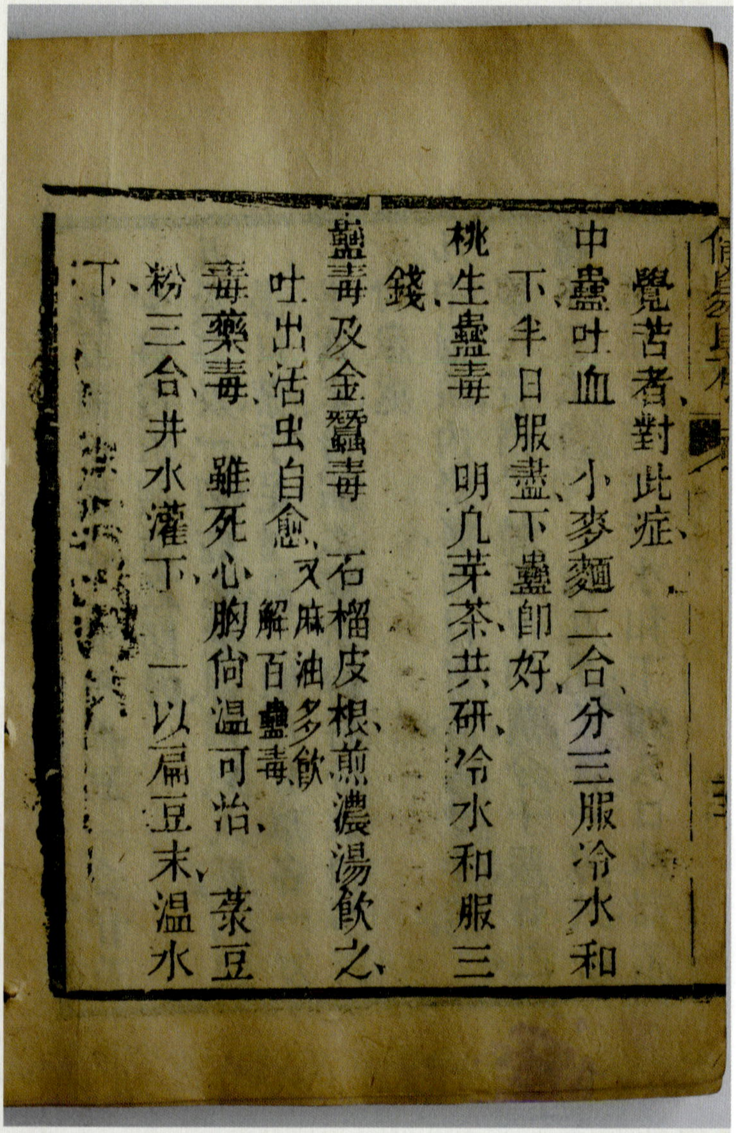
覺苦者對此症
中蠱吐血　小麥麵二合分三服冷水和
下半日服盡下蠱即好
桃生蠱毒　明几芽茶共研冷水和服三
錢
蠱毒及金蠶毒　石榴皮根煎濃湯飲之
吐出活虫自愈　又麻油多飲解百蠱毒
毒藥毒　雖死心胸尚温可治菉豆
粉三合井水灌下　一以扁豆末温水
下

觉苦者，对此症。

中蛊吐血　小麦面二合，分三服，冷水和下，半日服尽。下蛊即好。

桃生蛊毒　明矾、芽茶共研，冷水和服三钱。

蛊毒及金蚕毒　石榴皮、根，煎浓汤饮之。吐出活虫自愈。

又，麻油多饮，解百蛊毒。

毒药毒　虽死心胸尚温可治。绿豆粉三合，井水灌下。

一以扁豆末温水下。

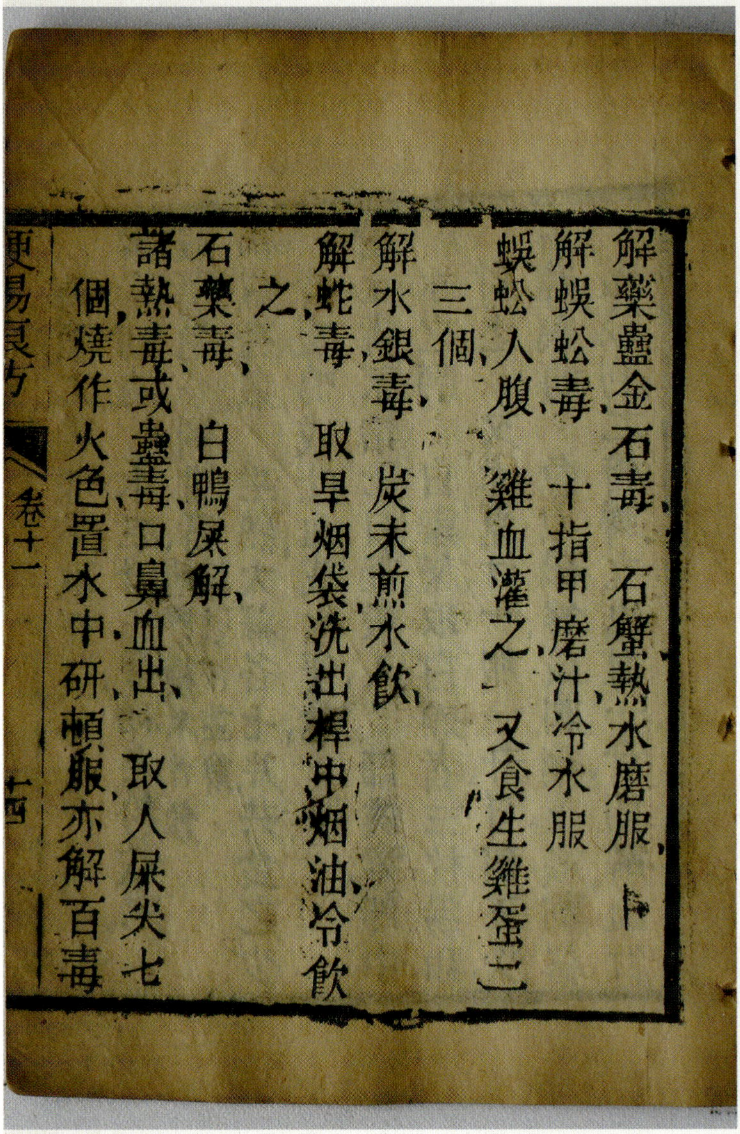

解药蛊金石毒　石蟹热水磨服。

解蜈蚣毒　十指甲磨汁，冷水服。

蜈蚣入腹　鸡血灌之。

又，食生鸡蛋二三个。

解水银毒　炭末煎水饮。

解蛇毒　取旱烟袋，洗出杆中烟油，冷饮之。

石药毒　白鸭屎解。

诸热毒或蛊毒，口鼻出血　取人屎尖七个，烧作火色，置水中研，顿服。亦解百毒。

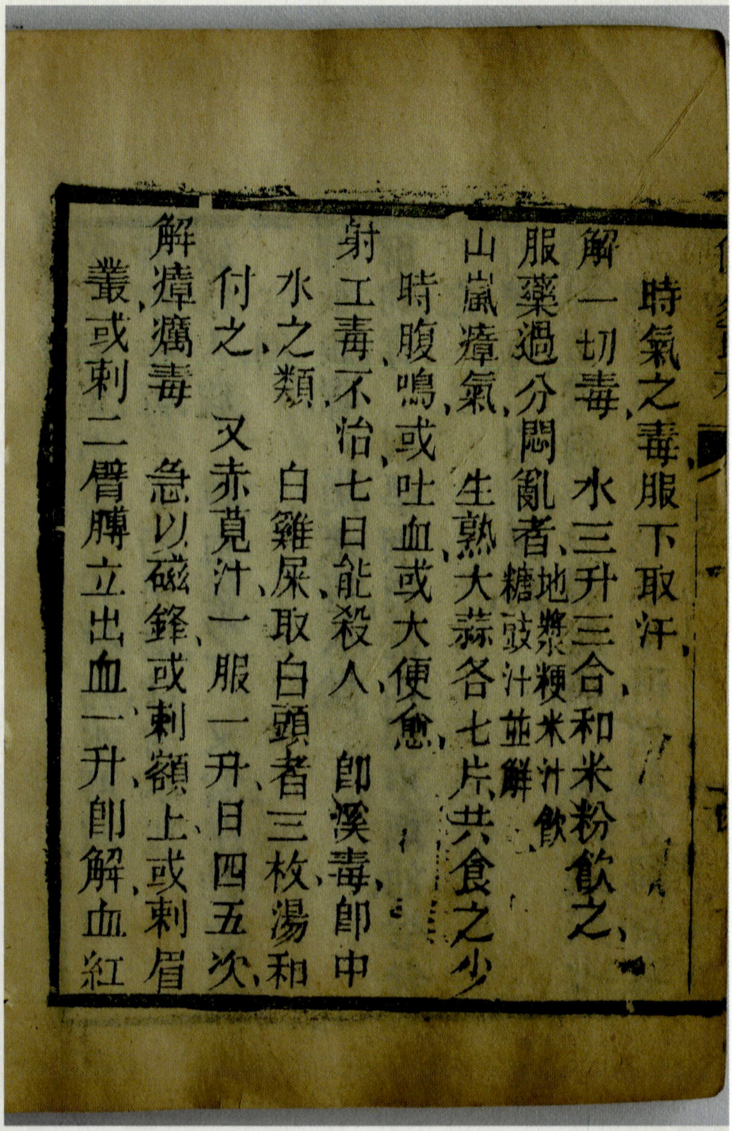

時氣之毒服下取汗
解一切毒　水三升三合和米粉飲之
服藥過分悶亂者地漿粳米汁飲糖豉汁並解
山嵐瘴氣　生熟大蒜各七片共食之少
時腹鳴或吐血或大便愈
射工毒不治七日能殺人即溪毒即中
水之類　白雞屎取白頭者三枚湯和
付之　又赤莧汁一服一升日四五次
解瘴癘毒　急以磁鋒或刺額上或刺眉
叢或刺二臂膊立出血一升即解血紅

时气之毒。服下取汗。

解一切毒　水三升三合，和米粉饮之。

服药过分闷乱者　地浆、粳米汁饮。糖、豉汁并解。

山岚瘴气　生熟大蒜各七片，共食之。少时腹鸣，或吐血或大便，愈。

射工毒，不治七日能杀人。即溪毒，即中水之类　白鸡屎取白头者三枚，汤和敷之。

又，赤苋汁一服一升，日四五次。

解瘴疠毒　急以磁锋或刺额上，或刺眉丛，或刺二臂膊，立出血一升，即解。血红

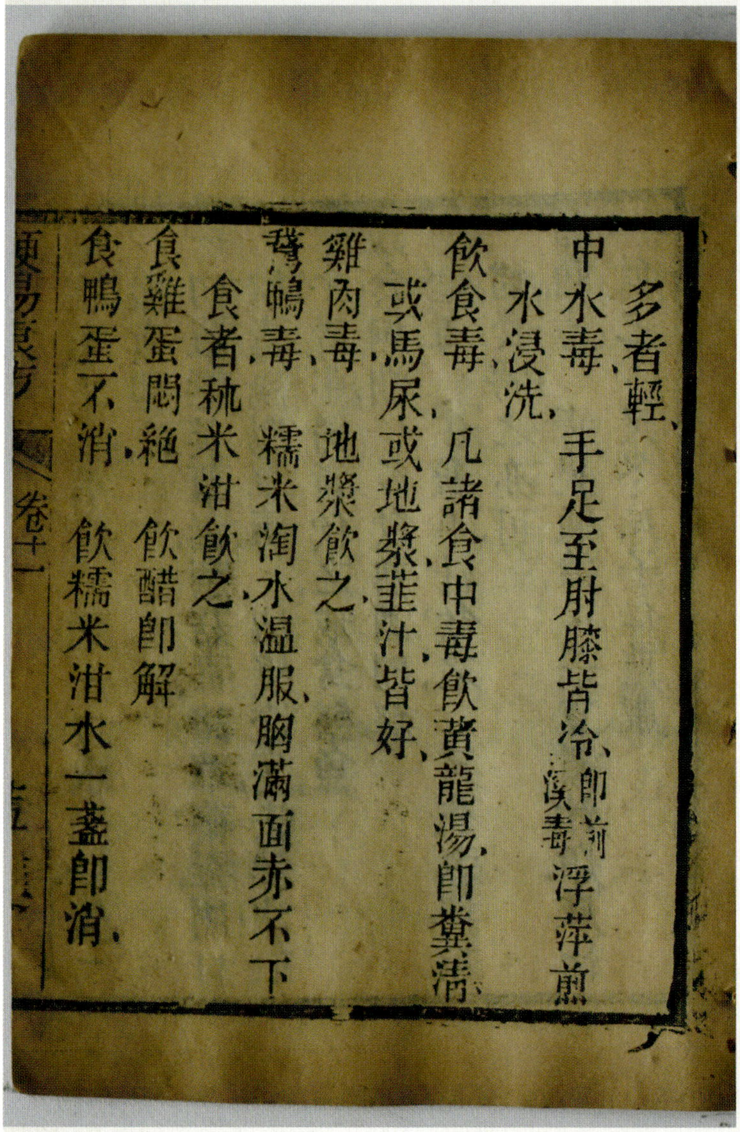

便易良方　卷十一

多者輕、

中水毒、手足至肘膝皆冷、即前溪毒、浮萍煎水浸洗、

飲食毒、凡諸食中毒、飲黄龍湯即糞清、或馬尿、或地漿、韭汁、皆好、

雞肉毒、地漿飲之、

鵞鴨毒、糯米淘水温服、胸滿面赤不下食者、秫米泔飲之、

食雞蛋悶絶、飲醋即解

食鴨蛋不消、飲糯米泔水一盞即消、

多者轻。

中水毒　手足至肘膝皆冷，即前溪毒。浮萍煎水浸洗。

饮食毒　凡诸食中毒，饮黄龙汤即粪清，或马尿，或地浆、韭汁，皆好。

鸡肉毒　地浆饮之。

鹅鸭毒　糯米淘水，温服。胸满面赤不下食者，秫米泔饮之。

食鸡蛋闷绝　饮醋即解。

食鸭蛋不消　饮糯米泔水一盏即消。

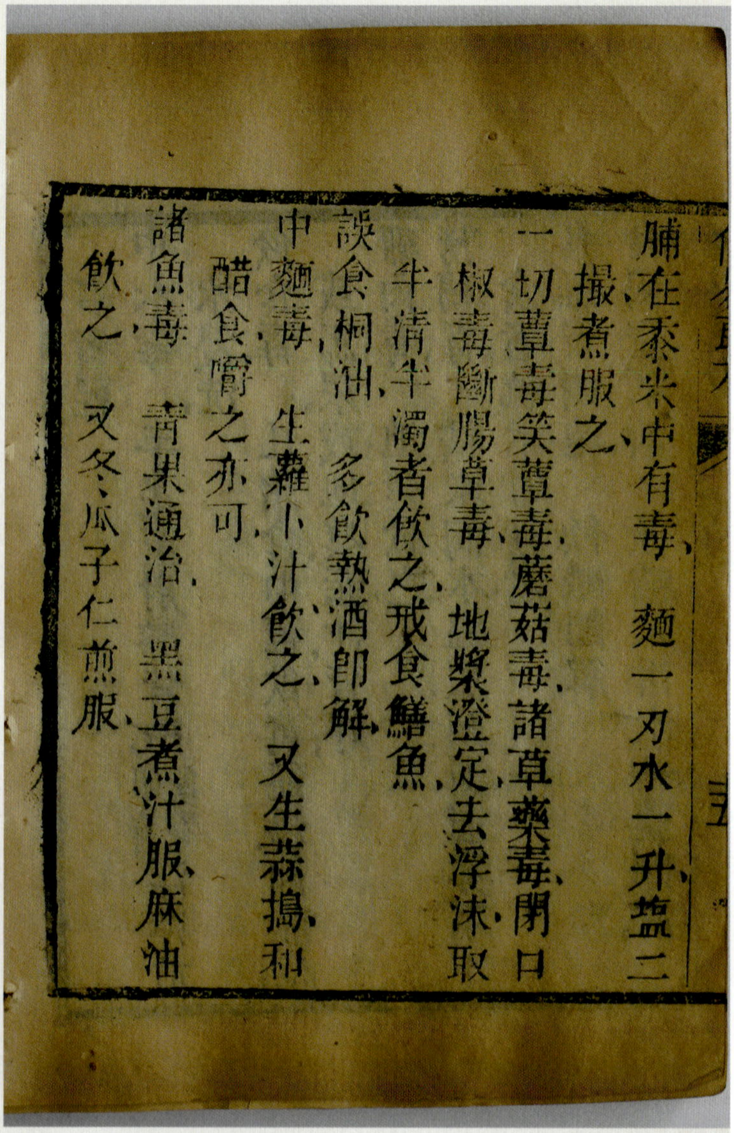

脯在黍米中有毒、 麪一刄水一升、盐二
撮、煮服之、
一切蕈毒、笑蕈毒、蘑菇毒、諸草藥毒、閉口
椒毒、斷腸草毒、 地漿澄定、去浮沫、取
半清半濁者飲之、戒食鱔魚、
誤食桐油、 多飲熱酒即解、
中麪毒、 生蘿卜汁飲之、 又生蒜搗、和
醋食、嚼之亦可、
諸魚毒、 青果通治、 黑豆煮汁服、麻油
飲之、 又冬瓜子仁煎服、

脯在黍米中有毒　面一两，水一升，盐二撮，煮服之。

一切蕈毒，笑蕈毒，蘑菇毒，诸草药毒，闭口椒毒，断肠草毒　地浆澄定，去浮沫，取半清半浊者饮之。戒食鳝鱼。

误食桐油　多饮热酒即解。

中面毒　生萝卜汁饮之。

又，生蒜捣，和醋食。嚼之亦可。

诸鱼毒　青果通治。黑豆煮汁服。麻油饮之。

又，冬瓜子仁煎服。

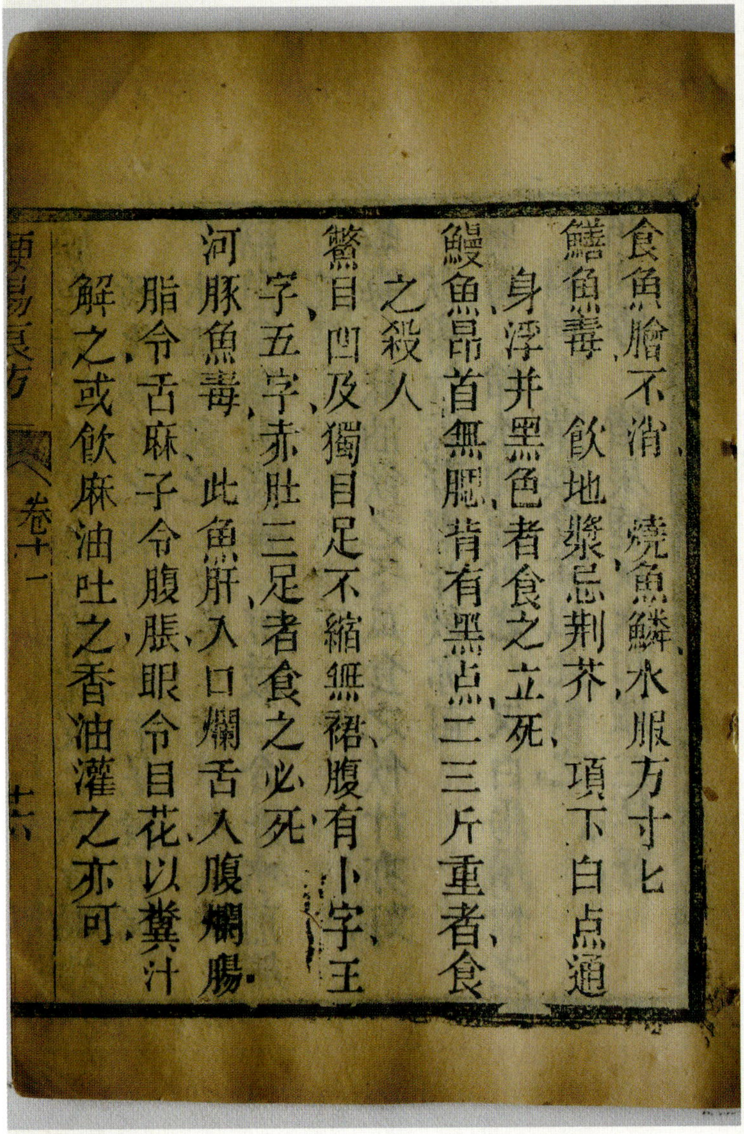

食鱼脍不消　烧鱼鳞，水服方寸匕。

鳝鱼毒　饮地浆。忌荆芥。项下白点，通身浮，并黑色者，食之立死。

鳗鱼，昂首无鳃，背有黑点，二三斤重者，食之杀人。

鳖，目凹及独目，足不缩，无裙，腹有卜字、王字、五字，赤肚三足者，食之必死。

河豚鱼毒　此鱼肝入口烂舌，入腹烂肠，脂令舌麻，子令腹胀，眼令目花。以粪汁解之，或饮麻油吐之。香油灌之亦可。

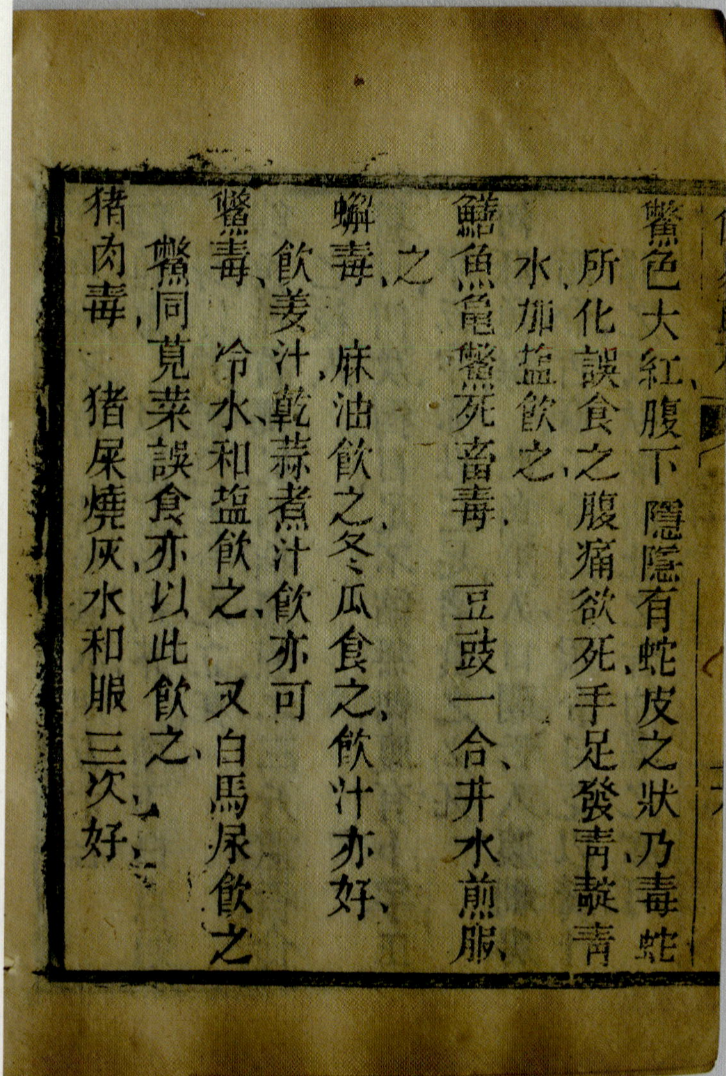

鱉色大紅、腹下隱隱有蛇皮之狀、乃毒蛇所化、誤食之腹痛欲死、手足發青、靛青水加鹽飲之、
鱔魚、龜鱉、死畜毒、豆豉一合、井水煎服之、
蟹毒、麻油飲之、冬瓜食之、飲汁亦好、飲姜汁、乾蒜煮汁飲亦可、
鱉毒、冷水和鹽飲之、又白馬尿飲之、鱉同莧菜誤食、亦以此飲之、
猪肉毒、猪屎燒灰、水和服、三次好、

鳖，色大红，腹下隐隐有蛇皮之状，乃毒蛇所化，误食之腹痛欲死，手足发青　靛青水加盐饮之。

鳝鱼、龟鳖、死畜毒　豆豉一合，井水煎服之。

蟹毒　麻油饮之。冬瓜食之，饮汁亦好。

饮姜汁。干蒜煮汁饮，亦可。

鳖毒　冷水和盐饮之。

又，白马尿饮之。鳖同苋菜误食，亦以此饮之。

猪肉毒　猪屎烧灰，水和服。三次好。

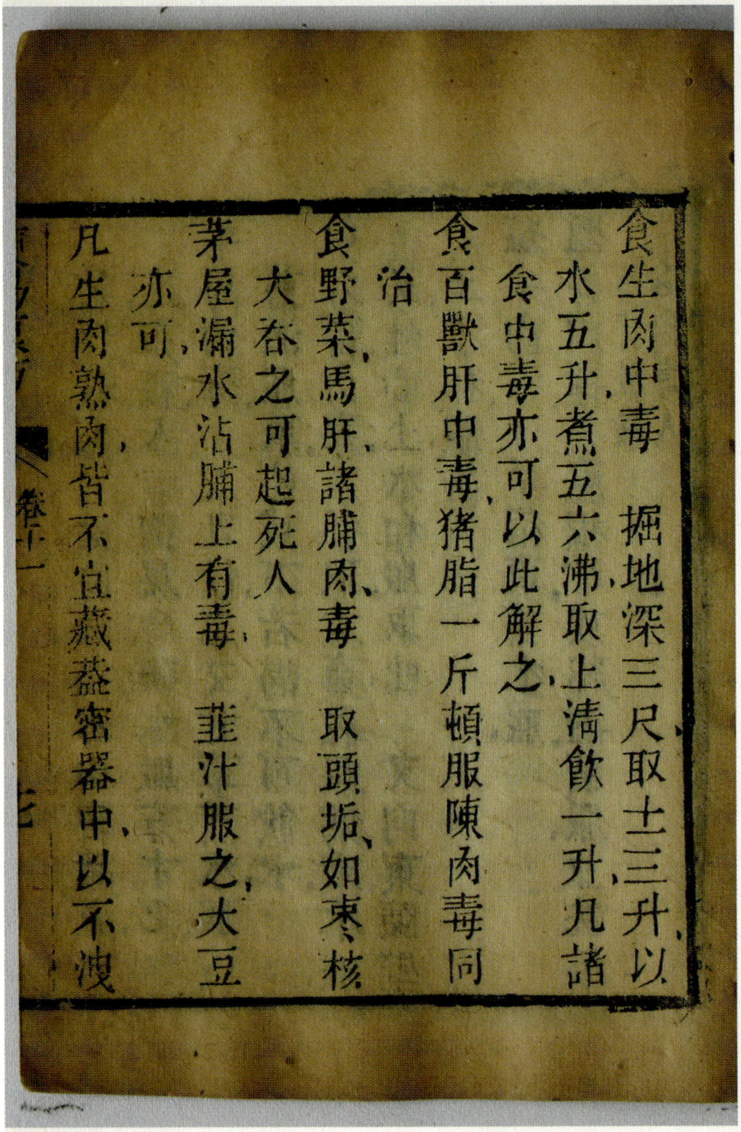

食生肉中毒　掘地深三尺、取土三升、以
水五升、煮五六沸、取上淸飲一升、凡諸
食中毒亦可以此解之、
食百獸肝中毒猪脂一斤頓服、陳肉毒同
治
食野菜、馬肝、諸脯肉、毒　取頭垢、如棗核
大吞之可起死人
茅屋漏水沾脯上有毒、　韭汁服之、大豆
亦可、
凡生肉熟肉、皆不宜藏盖密器中、以不洩

食生肉中毒　掘地深三尺，取土三升，以水五升，煮五六沸。取上清饮一升。凡诸食中毒，亦可以此解之。

食百兽肝中毒　猪脂一斤顿服。陈肉毒同治。

食野菜、马肝、诸脯肉毒　取头垢如枣核大，吞之。可起死人。

茅屋漏水沾脯上有毒　韭汁服之。大豆亦可。

凡生肉熟肉，皆不宜藏盖密器中。以不泄

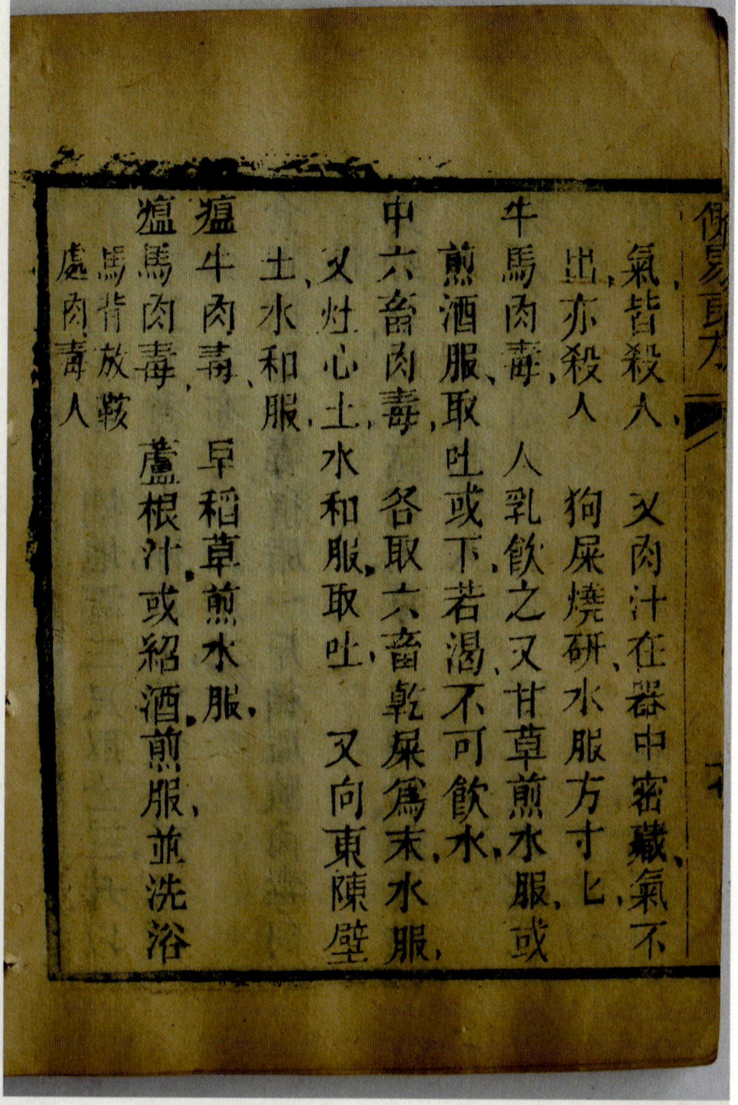

气，皆杀人。又，肉汁在器中密藏，气不出，亦杀人。狗屎烧研，水服方寸匕。

牛马肉毒　人乳饮之。

又，甘草煎水服，或煎酒服，取吐或下。若渴不可饮水。

中六畜肉毒　各取六畜干屎为末，水服。

又，灶心土水和服，取吐。

又，向东陈壁土，水和服。

瘟牛肉毒　旱稻草煎水服。

瘟马肉毒　芦根汁或绍酒煎服，并洗浴。马背放鞍处肉毒人。

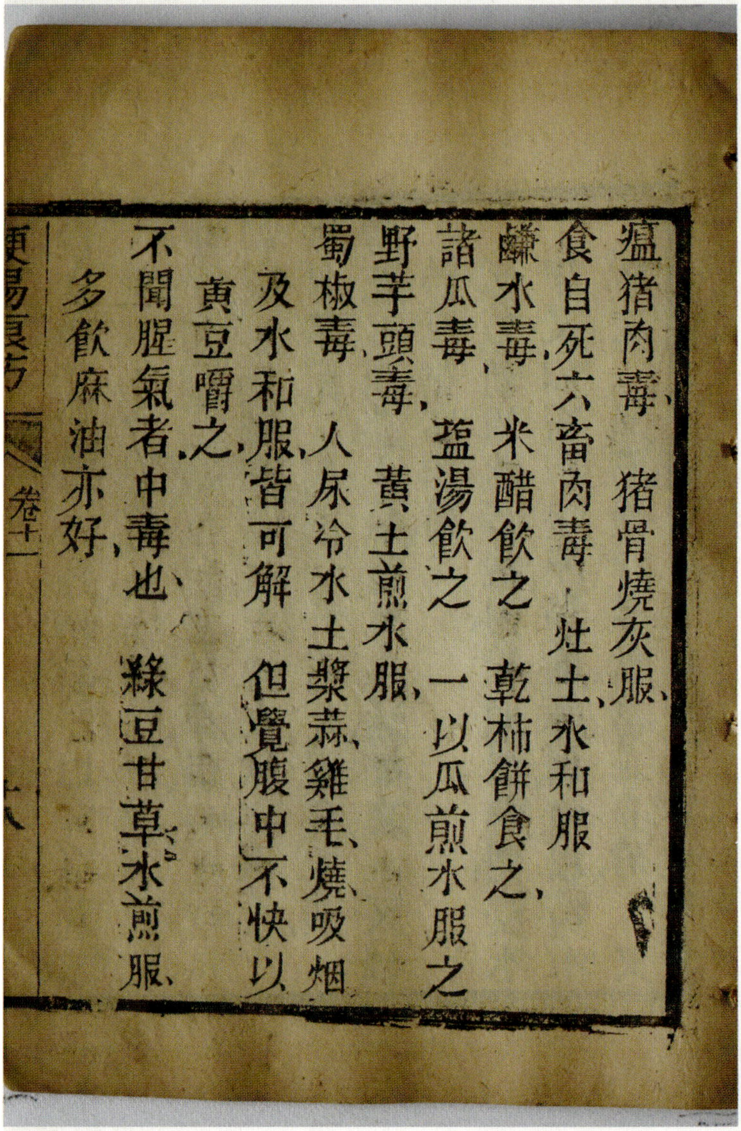

便易良方　卷十一　十八

瘟猪肉毒、猪骨燒灰服、
食自死六畜肉毒、灶土、水和服
鹻水毒、米醋飲之、乾柿餅食之、
諸瓜毒、塩湯飲之、一以瓜煎水服之
野芋頭毒、黃土煎水服、
蜀椒毒、人尿冷水土漿蒜、雞毛、燒吸烟
及水和服皆可解、但覺腹中不快以
黄豆嚼之、
不聞腥氣者中毒也、綠豆甘草水煎服、
多飲麻油亦好、

瘟猪肉毒　猪骨烧灰服。

食自死六畜肉毒　灶土水和服。

碱水毒　米醋饮之。干柿饼食之。

诸瓜毒　盐汤饮之。一以瓜煎水服之。

野芋头毒　黄土煎水服。

蜀椒毒　人尿、冷水、土浆、蒜、鸡毛烧，吸烟及水和服皆可解。但觉腹中不快，以黄豆嚼之。

不闻腥气者，中毒也　绿豆、甘草，水煎服。多饮麻油亦好。

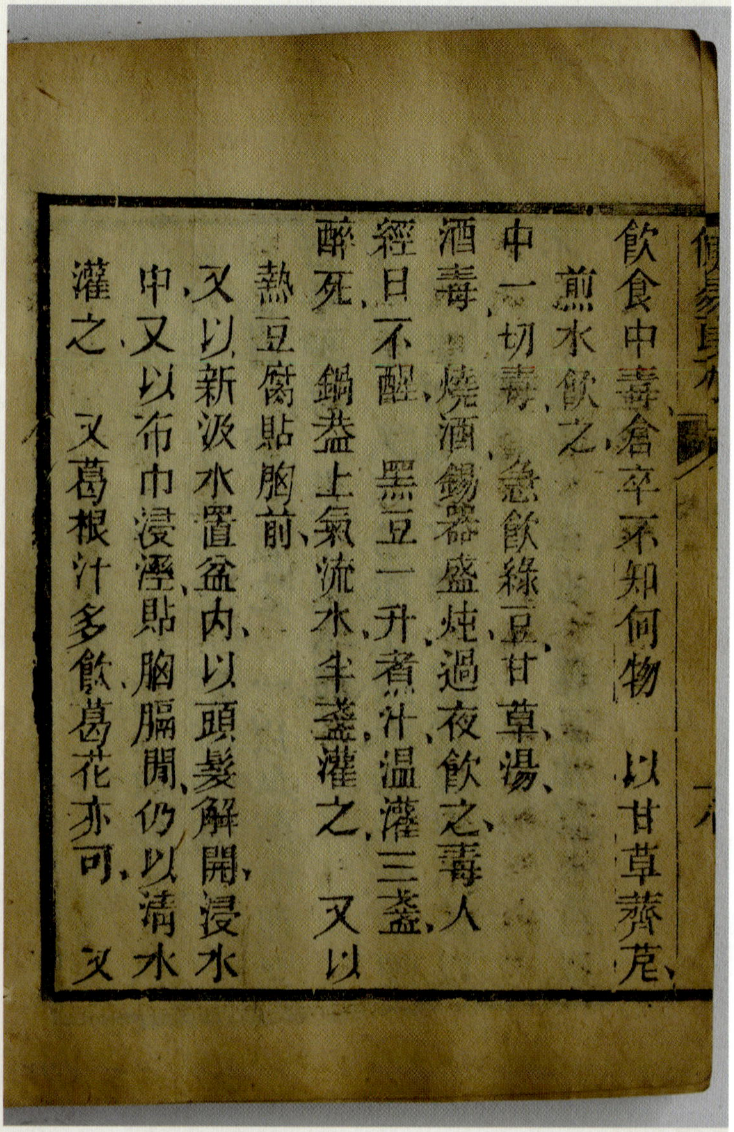
飲食中毒、倉卒不知何物 以甘草薺苨、
煎水飲之
中一切毒、急飲綠豆甘草湯、
酒毒 燒酒錫器盛炖過夜飲之、毒人
經日不醒、 黑豆一升煮汁、溫灌三盞、
醉死、 鍋盖上氣流水、半盞灌之、 又以
熱豆腐貼胸前、
又以新汲水置盆内、以頭髮解開、浸水
中、又以布巾浸溼、貼胸膈間、仍以清水
灌之 又葛根汁多飲、葛花亦可、 又

饮食中毒，仓卒不知何物　以甘草、荠苨煎水饮之。

中一切毒　急饮绿豆甘草汤。

酒毒　烧酒锡器盛炖，过夜饮之毒人。

经日不醒　黑豆一升煮汁，温灌三盏。

醉死　锅盖上气流水，半盏灌之。

又，以热豆腐贴胸前。

又，以新汲水置盆内，以头发解开浸水中。又以布巾浸湿，贴胸膈间，仍以清水灌之。

又，葛根汁多饮。葛花亦可。

又，

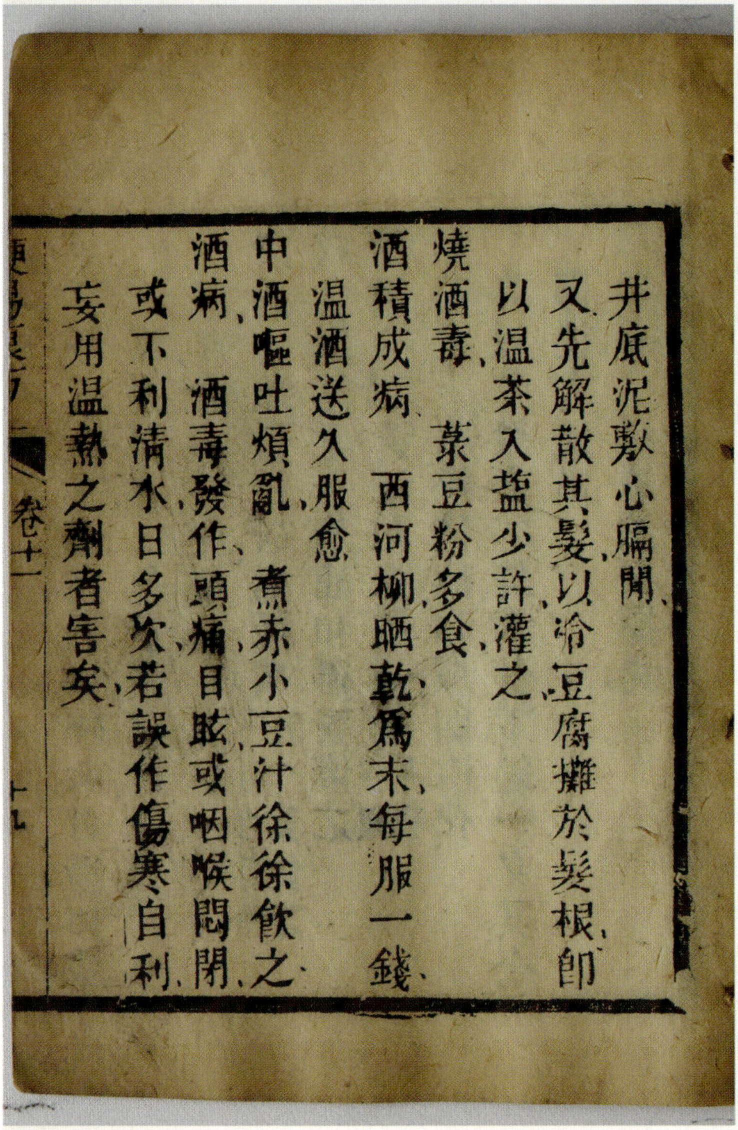

井底泥敷心膈閒、

又先解散其髮以冷豆腐攤於髮根、卽以温茶入盬少許灌之、

燒酒毒、菉豆粉多食、

酒積成病、西河柳晒乾爲末、每服一錢、温酒送久服愈

中酒嘔吐煩亂、煮赤小豆汁徐徐飲之、

酒病、酒毒發作、頭痛目眩、或咽喉悶閉、或下利清水日多次若誤作傷寒自利、妄用温熱之劑者害矣、

井底泥敷心膈间。

又，先解散其发，以冷豆腐摊于发根，即以温茶入盐少许灌之。

烧酒毒　绿豆粉多食。

酒积成病　西河柳晒干为末，每服一钱，温酒送，久服愈。

中酒呕吐烦乱　煮赤小豆汁，徐徐饮之。

酒病　酒毒发作，头痛目眩，或咽喉闷闭，或下利清水，日多次。若误作伤寒自利，妄用湿热之剂者，害矣。

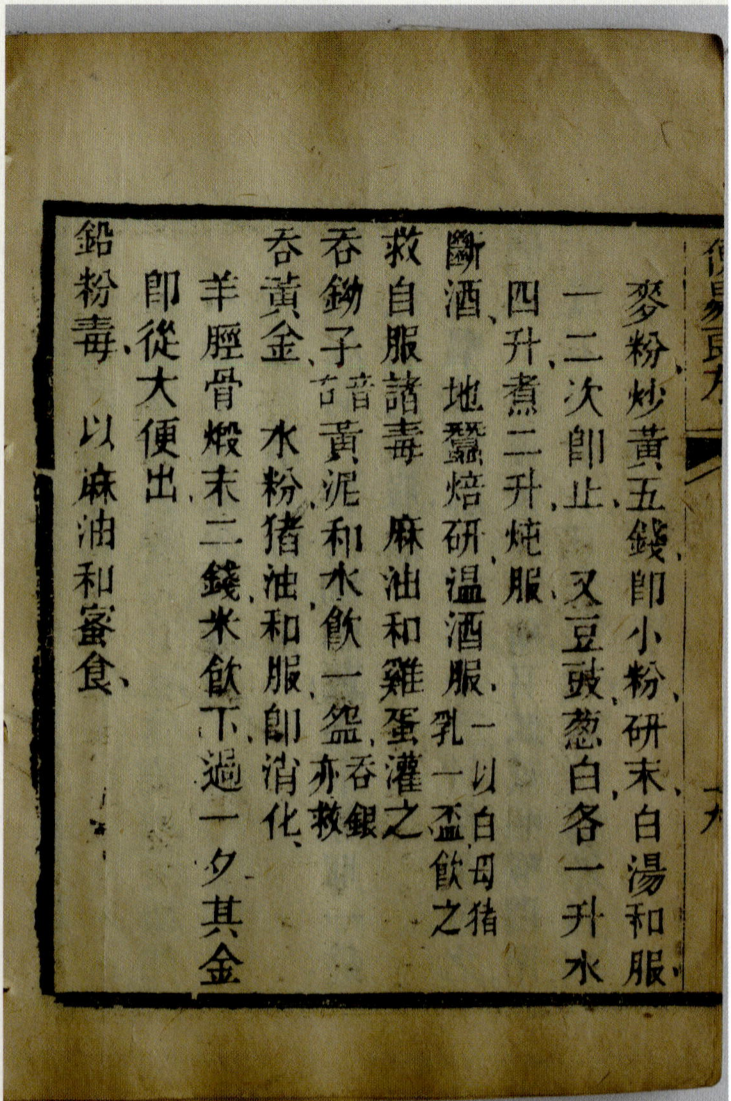
麥粉炒黄五錢、即小粉、研末、白湯和服
一二次即止、又豆豉葱白各一升水
四升煮二升炖服
斷酒、地蠶焙研温酒服、一以白母猪
乳一盃飲之
救自服諸毒 麻油和雞蛋灌之
吞錮子(音古) 黄泥和水飲一盌、吞銀亦救
吞黄金、水粉猪油和服、即消化、
羊脛骨煅末二錢米飲下過一夕其金
即從大便出
鉛粉毒、以麻油和蜜食、

麦粉炒黄五钱，即小粉研末，白汤和服。一二次即止。

又，豆豉、葱白各一升，水四升，煮二升，顿服[1]。

断酒　地蚕焙研，温酒服。一以白母猪乳一杯饮之。

救自服诸毒　麻油和鸡蛋灌之。

吞锢（音古）子　黄泥和水饮一碗。吞银亦救。

吞黄金　水粉、猪油和服，即消化。

羊胫骨煅末二钱，米饮下。过一夕，其金即从大便出。

铅粉毒　以麻油和蜜食。

1 顿服：原作“炖服”。据《备急千金要方》：“治病酒方。豉、葱白各一升。上二味，以水四升，煮取二升，顿服之。”

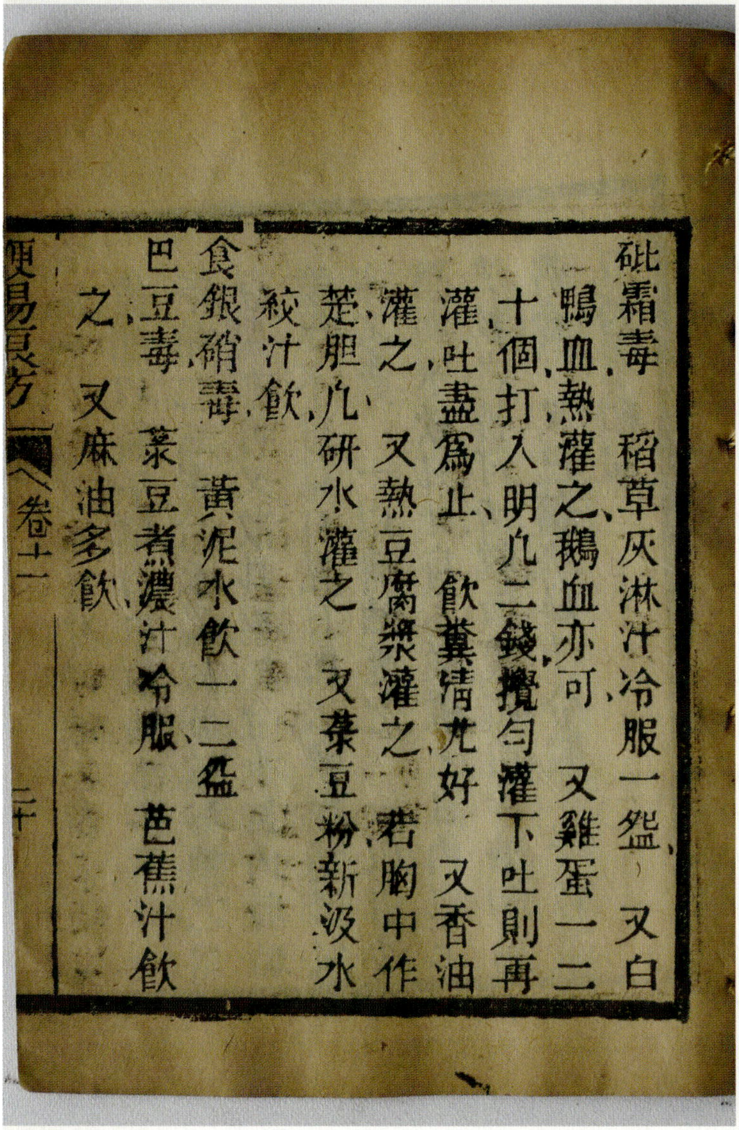

砒霜毒　稻草灰淋汁，冷服一碗。

又，白鸭血热灌之。鹅血亦可。

又，鸡蛋一二十个，打入明矾二钱，搅匀灌下，吐则再灌，吐尽为止。

饮粪清尤好。

又，香油灌之。

又，热豆腐浆灌之。

若胸中作楚，胆矾研水灌之。

又，绿豆粉、新汲水，绞汁饮。

食银硝毒　黄泥水，饮一二碗。

巴豆毒　绿豆煮浓汁，冷服。

芭蕉汁饮之。

又，麻油多饮。

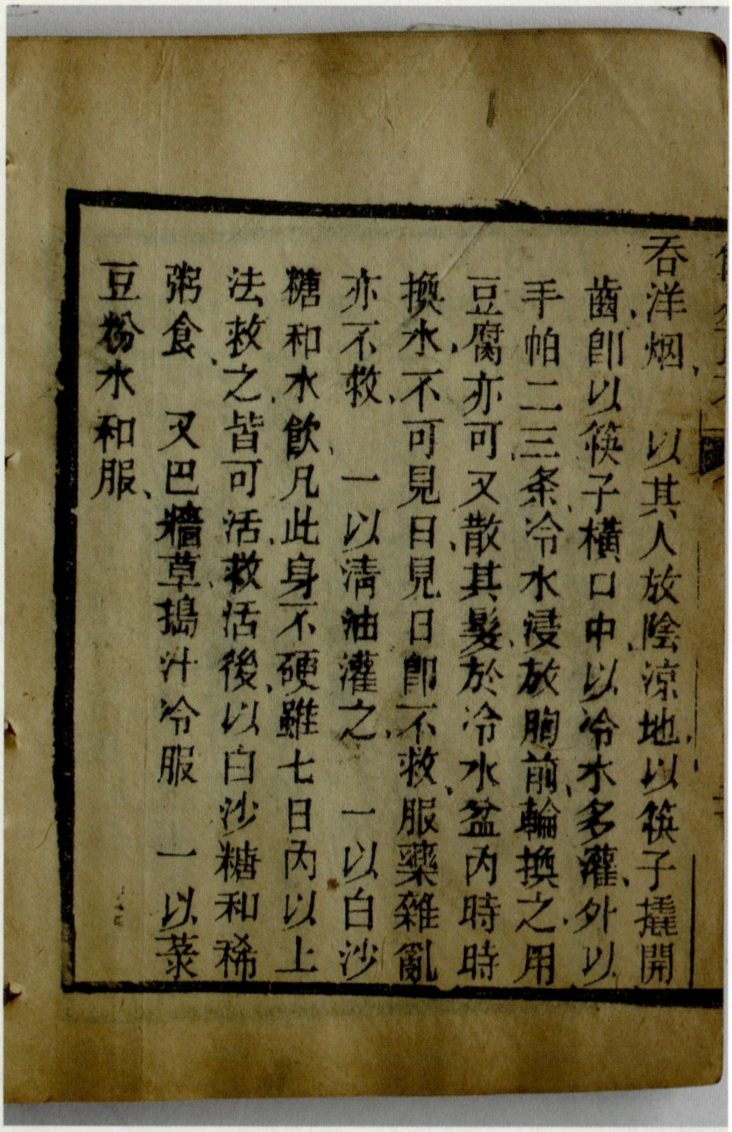
吞洋烟、以其人放陰凉地、以筷子撬開齒、即以筷子横口中、以冷水多灌、外以手帕二三条、冷水浸放胸前、輪換之、用豆腐亦可、又散其髮於冷水盆内、時時換水、不可見日、見日即不救、服藥雜亂亦不救、 一以清油灌之、 一以白沙糖和水飲、凡此身不硬、雖七日内、以上法救之、皆可活、救活後、以白沙糖和稀粥食、 又巴牆草搗汁冷服、 一以菉豆粉水和服、

吞洋烟　以其人放阴凉地，以筷子撬开齿，即以筷子横口中，以冷水多灌。外以手帕二三条，冷水浸放胸前，轮换之。用豆腐亦可。又散其发于冷水盆内，时时换水。不可见日，见日即不救。服药杂乱亦不救。

一以清油灌之。一以白砂糖和水饮。

凡此身不硬，虽七日内，以上法救之皆可活。救活后，以白砂糖和稀粥食。

又，巴墙草捣汁，冷服。一以绿豆粉水和服。

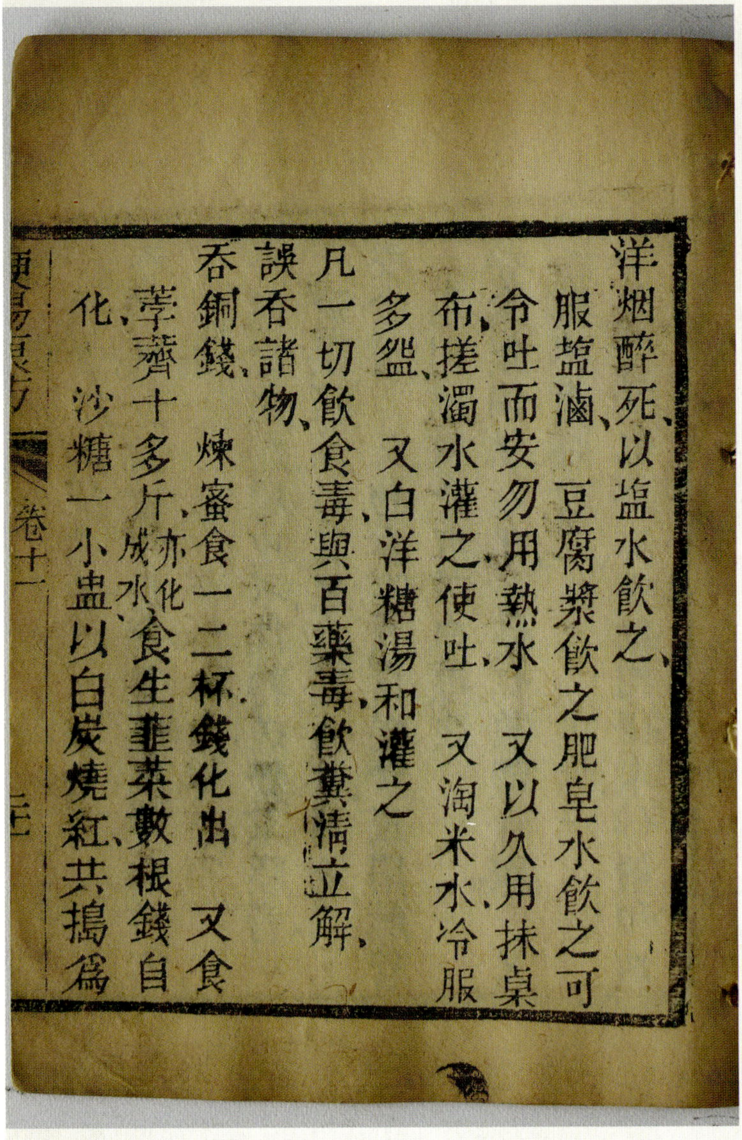
洋烟醉死、以塩水飲之、
服塩滷、豆腐漿飲之肥皂水飲之可
令吐而安勿用熱水 又以久用抹桌
布搓濁水灌之、使吐、又淘米水、冷服
多盌、又白洋糖湯和灌之
凡一切飲食毒、與百藥毒、飲糞清立解、
誤吞諸物、
吞銅錢、煉蜜食一二杯、錢化出 又食
荸薺十多斤、亦化成水、食生韭菜數根錢自
化、沙糖一小盅以白炭燒紅、共搗爲
便易良方 卷十一 三

洋烟醉死　以盐水饮之。

服盐卤　豆腐浆饮之。肥皂水饮之。可令吐而安。勿用热水。

又，以久用抹桌布搓浊水，灌之，使吐。

又，淘米水，冷服多碗。

又，白洋糖，汤和灌之。

凡一切饮食毒，与百药毒，饮粪清立解。

误吞诸物

吞铜钱　炼蜜食一二杯，钱化出。

又，食荸荠十多斤，亦化成水。

食生韭菜数根，钱自化。

砂糖一小盅，以白炭烧红，共捣为

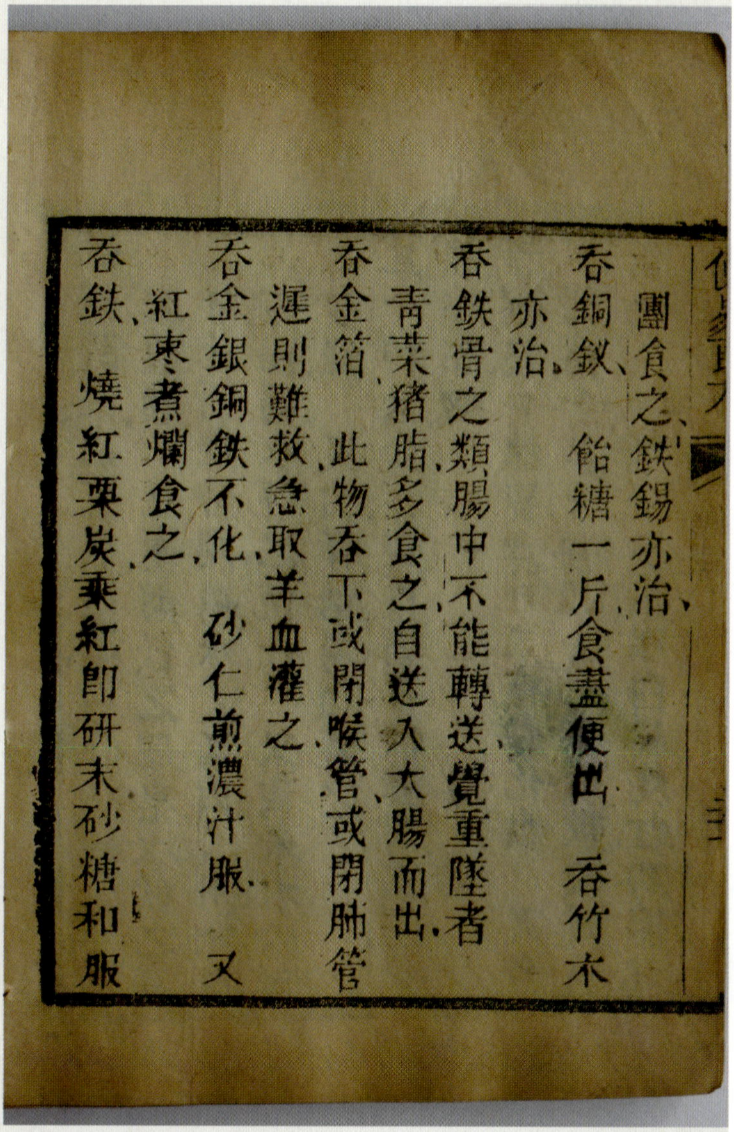

團食之鉄錫亦治
吞銅釵 飴糖一斤食盡便出 吞竹木
亦治
吞鉄骨之類腸中不能轉送覺重墜者
青菜猪脂多食之自送入大腸而出
吞金箔 此物吞下或閉喉管或閉肺管
遲則難救急取羊血灌之
吞金銀銅鉄不化 砂仁煎濃汁服 又
紅棗煮爛食之
吞鉄 燒紅栗炭乘紅即研末砂糖和服

团食之。铁锡亦治。

吞铜钗　饴糖一斤，食尽便出。吞竹木亦治。

吞铁骨之类，肠中不能转送，觉重坠者　青菜、猪脂多食之，自送入大肠而出。

吞金箔　此物吞下，或闭喉管，或闭肺管，迟则难救。急取羊血灌之。

吞金银铜铁不化　砂仁煎浓汁服。

又，红枣煮烂食之。

吞铁　烧红栗炭，乘红即研末，砂糖和服

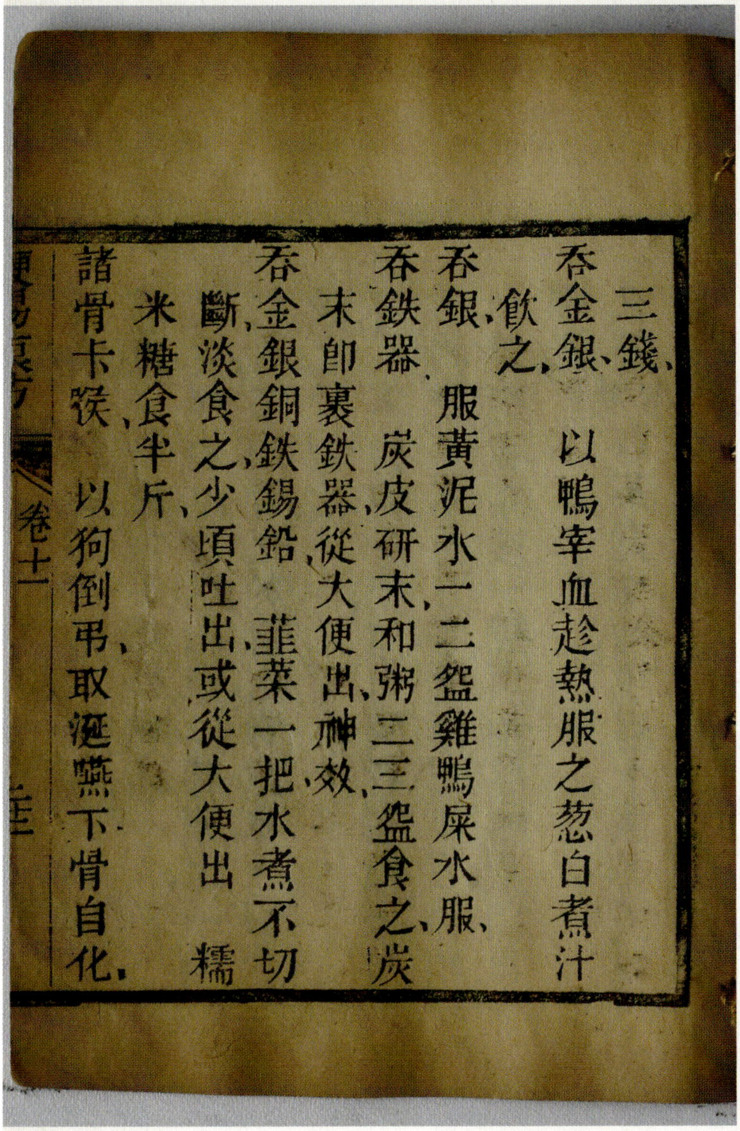
三錢、
吞金銀、以鴨宰血趁熱服之葱白煮汁飲之、
吞銀、服黃泥水一二盌雞鴨屎水服、
吞鉄器、炭皮研末、和粥二三盌食之、炭末即裹鉄器從大便出、神效、
吞金銀銅鉄錫鉛、韮菜一把水煮不切斷、淡食之少頃吐出或從大便出 糯米糖食半斤、
諸骨卡𩩲、以狗倒弔、取涎嚥下骨自化、
便易良方 卷十一 三

三钱。

吞金银　以鸭宰血，趁热服之。葱白煮汁饮之。

吞银　服黄泥巴水一二碗。鸡鸭屎水服。

吞铁器　炭皮研末，和粥二三碗食之。炭末即裹铁器从大便出。神效。

吞金银铜铁锡铅　韭菜一把，水煮，不切断，淡食之。少顷吐出，或从大便出。

糯米糖食半斤。

诸骨卡喉　以狗倒吊，取涎，咽下，骨自化。

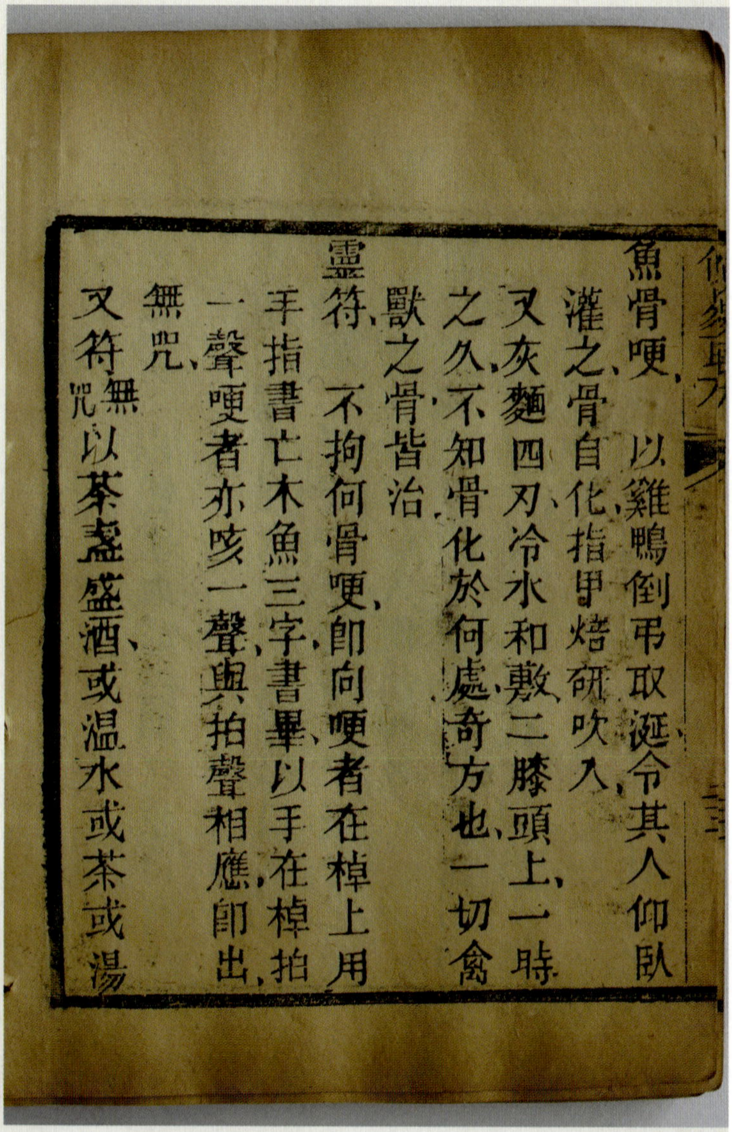

魚骨哽、以雞鴨倒吊取涎、令其人仰卧
灌之、骨自化、指甲焙研吹入、
又灰麵四兩、冷水和敷二膝頭上、一時
之久、不知骨化於何處、奇方也、一切禽
獸之骨皆治、
靈符、 不拘何骨哽、即向哽者在棹上用
手指書亡木魚三字、書畢、以手在棹拍
一聲、哽者亦咳一聲、與拍聲相應、即出、
無咒、
又符 無咒 以茶盞盛酒、或温水或茶或湯

鱼骨哽　以鸡鸭倒吊，取涎。令其人仰卧灌之，骨自化。指甲焙研吹入。

又，灰面四两，冷水和敷二膝头上一时之久，不知骨化于何处。奇方也。一切禽兽之骨皆治。

灵符　不拘何骨哽，即向哽者，在棹上用手指书亡木鱼三字。书毕，以手在棹拍一声，哽者亦咳一声，与拍声相应，即出。无咒。

又符，无咒。以茶盏盛酒，或温水或茶或汤

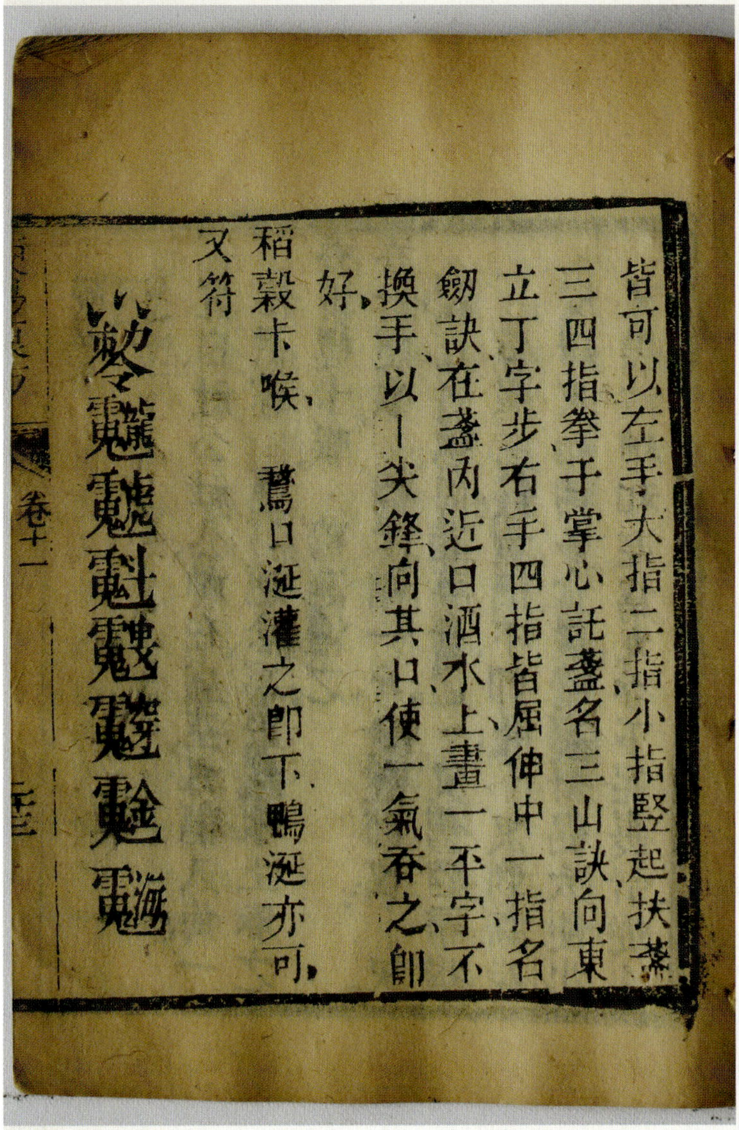
便易良方　卷十一　三

皆可以左手大指二指小指竪起扶盞、三四指拳于掌心託盞名三山訣、向東立丁字步右手四指皆屈伸中一指名劒訣在盞內近口酒水上畫一平字不換手、以一尖鋒向其口使一氣呑之即好、

稻穀卡喉、　鵞口涎灌之即下、鴨涎亦可、

又符

皆可。以左手大指二指小指竖起扶盏，三四指拳于掌心托盏，名三山诀。向东立丁字步，右手四指皆屈，伸一中指名剑诀。在盏内近口酒水上，画一平字。不换手，以一尖锋向其口，使一气吞之。即好。

稻谷卡喉　鹅口涎灌之，即下。鸭涎亦可。

又符

□□□□□□□□（符略）

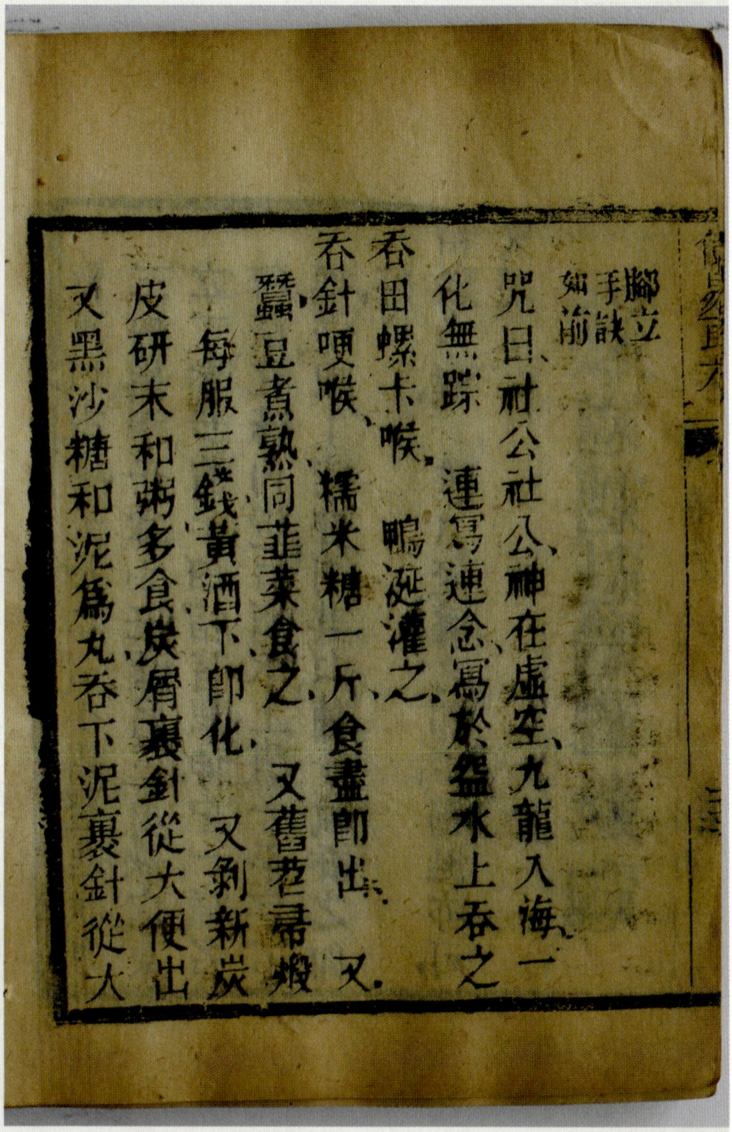
脚立 手訣如前
咒曰社公社公神在虛空九龍入海一化無踪 連寫連念寫於盌水上吞之
吞田螺卡喉 鴨涎灌之
吞針哽喉 糯米糖一斤食盡即出 又
蠶豆煮熟同韮菜食之 又舊苕帚煅
每服三錢黄酒下即化 又剥新炭
皮研末和粥多食炭屑裹針從大便出
又黑沙糖和泥為丸吞下泥裹針從大

脚立。手诀如前。

咒曰：社公社公，神在虚空。九龙入海，一化无踪。连写连念，写于碗水上吞之。

吞田螺卡喉　鸭涎灌之。

吞针哽喉　糯米糖一斤，食尽即出。

又，蚕豆煮熟，同韭菜食之。

又，旧苕帚煅，每服三钱，黄酒下，即化。

又，剥新炭皮研末，和粥多食。炭屑裹针从大便出。

又，黑砂糖和泥为丸，吞下。泥裹针从大

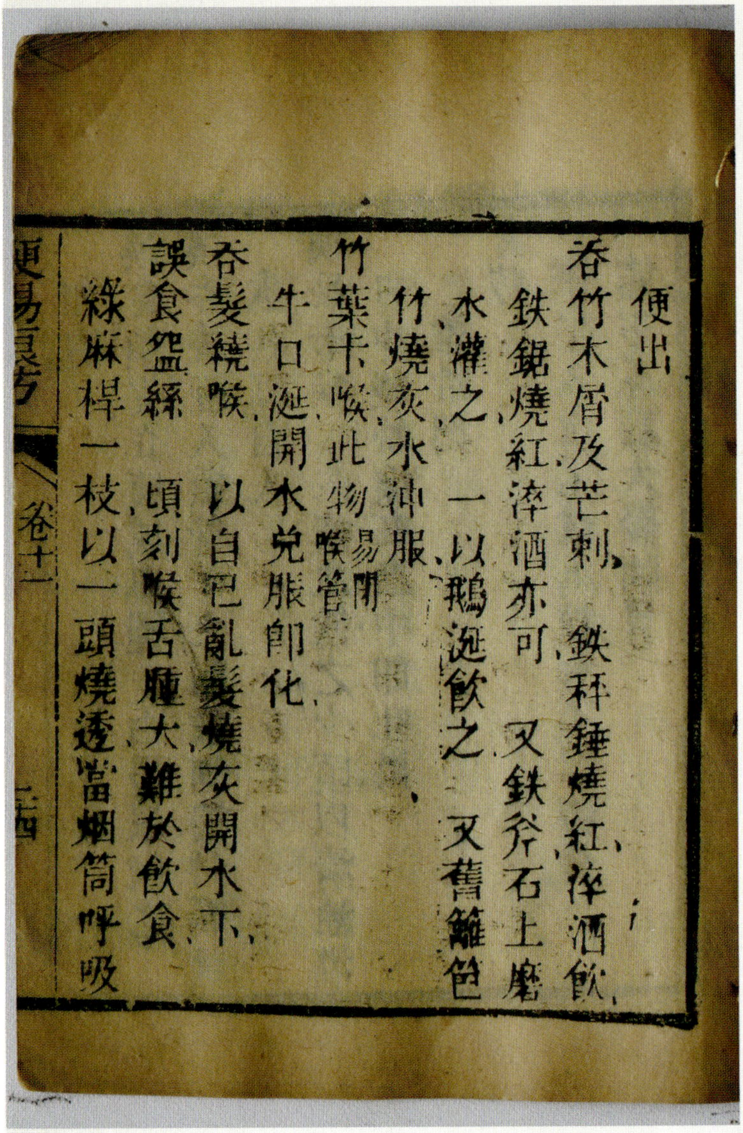
便出
吞竹木屑及芒刺、鐵秤錘燒紅、淬酒飲、
鐵鋸燒紅淬酒亦可、又鐵斧石上磨
水灌之、一以鵝涎飲之、又舊籬笆
竹燒灰水冲服、
竹葉卡喉、此物易閉喉管、
牛口涎開水兑服即化、
吞髮繞喉、以自己亂髮燒灰開水下、
誤食盌絲、頃刻喉舌腫大、難於飲食、
綠麻桿一枝、以一頭燒透、當烟筒呼吸
便易良方　卷十一

便出。

吞竹木屑及芒刺　铁秤锤烧红，淬酒饮。铁锯烧红，淬酒亦可。

又，铁斧石上磨水，灌之。

一以鹅涎饮之。

又，旧篱笆竹烧灰，水冲服。

竹叶卡喉　此物易闭喉管。牛口涎，开水兑服即化。

吞发绕喉　以自己乱发烧灰，开水下。

误食碗丝　顷刻喉舌肿大，难于饮食。绿麻杆一支，以一头烧透，当烟筒呼吸，

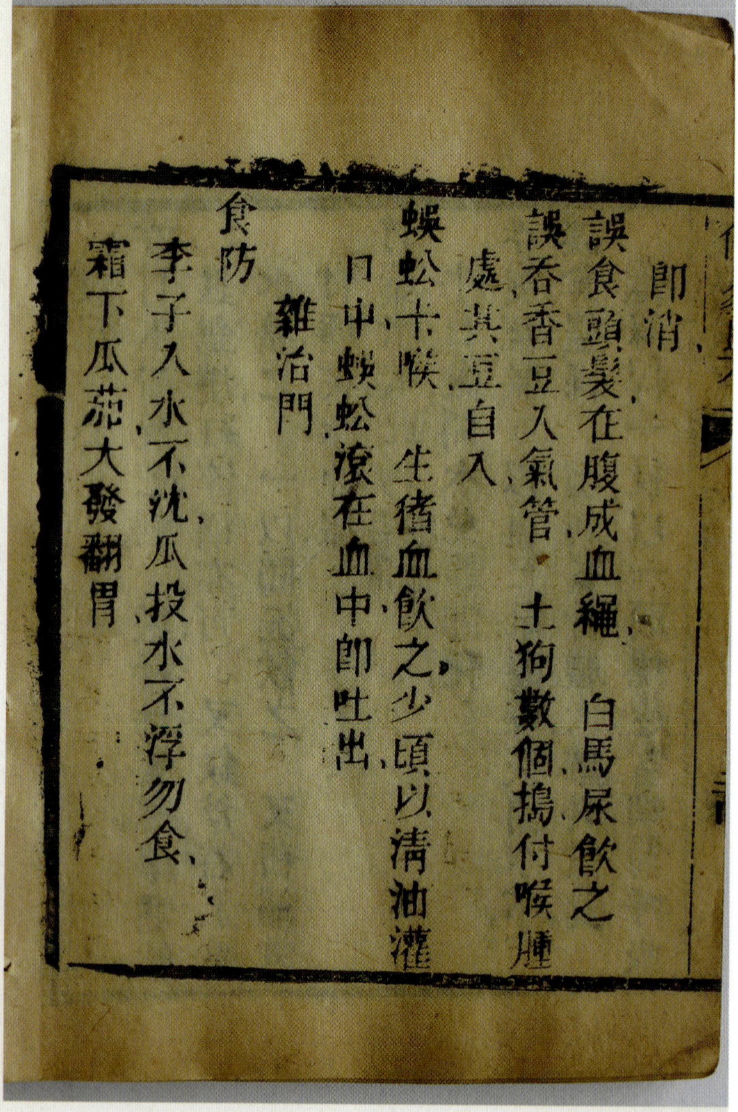

即消。

误食头发，在腹成血绳　白马尿饮之。

误吞香豆入气管　土狗数个捣敷喉肿处，其豆自入。

蜈蚣卡喉　生猪血饮之，少顷以清油灌口中。蜈蚣滚在血中，即吐出。

杂治门

食防

李子入水不沉，瓜投水不浮，勿食。

霜下瓜茄，大发翻胃。

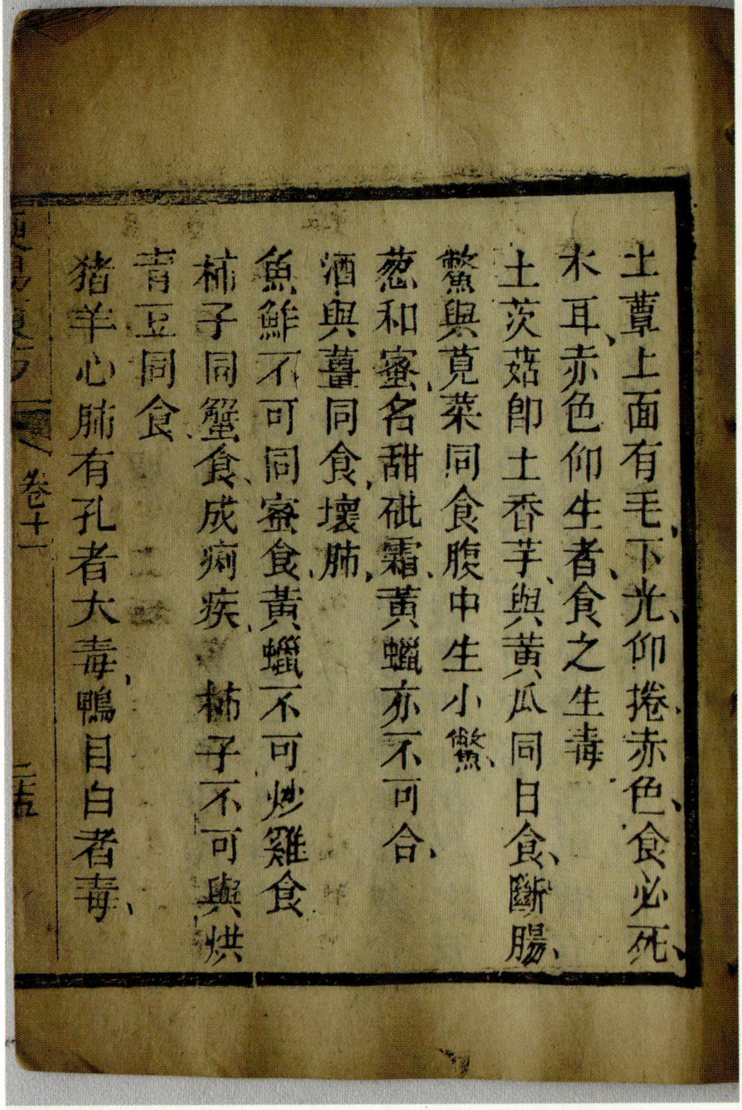

土蕈上面有毛，下光，仰卷，赤色，食必死。

木耳赤色，仰生者，食之生毒。

土慈菇，即土香芋。与黄瓜同日食，断肠。

鳖与苋菜同食，腹中生小鳖。

葱和蜜，名甜砒霜。黄蜡亦不可合。

酒与姜同食，坏肺。

鱼鲊不可同蜜食。黄蜡不可炒鸡食。

柿子同蟹食，成痢疾。柿子不可与烘青豆同食。

猪羊心肺有孔者，大毒。鸭目白者毒。

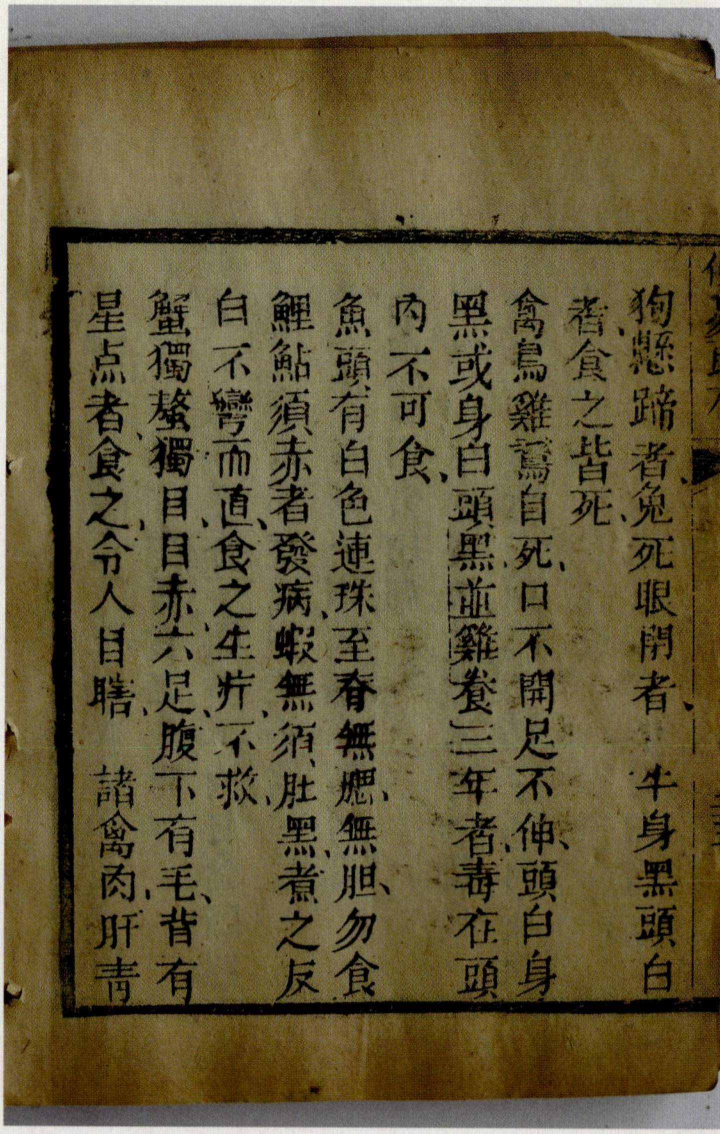

狗悬蹄者，兔死眼闭者，牛身黑头白者，食之皆死。

禽鸟鸡鹅自死，口不开，足不伸，头白身黑或身白头黑，并鸡养三年者，毒在头内，不可食。

鱼头有白色连珠，至春无鳃无胆，勿食。

鲤鲇须赤者，发病。虾无须，肚黑煮之反白，不弯而直，食之生疔，不救。

蟹独螯，独目，目赤，六足，腹下有毛，背有星点者，食之令人目瞎。

诸禽肉，肝青

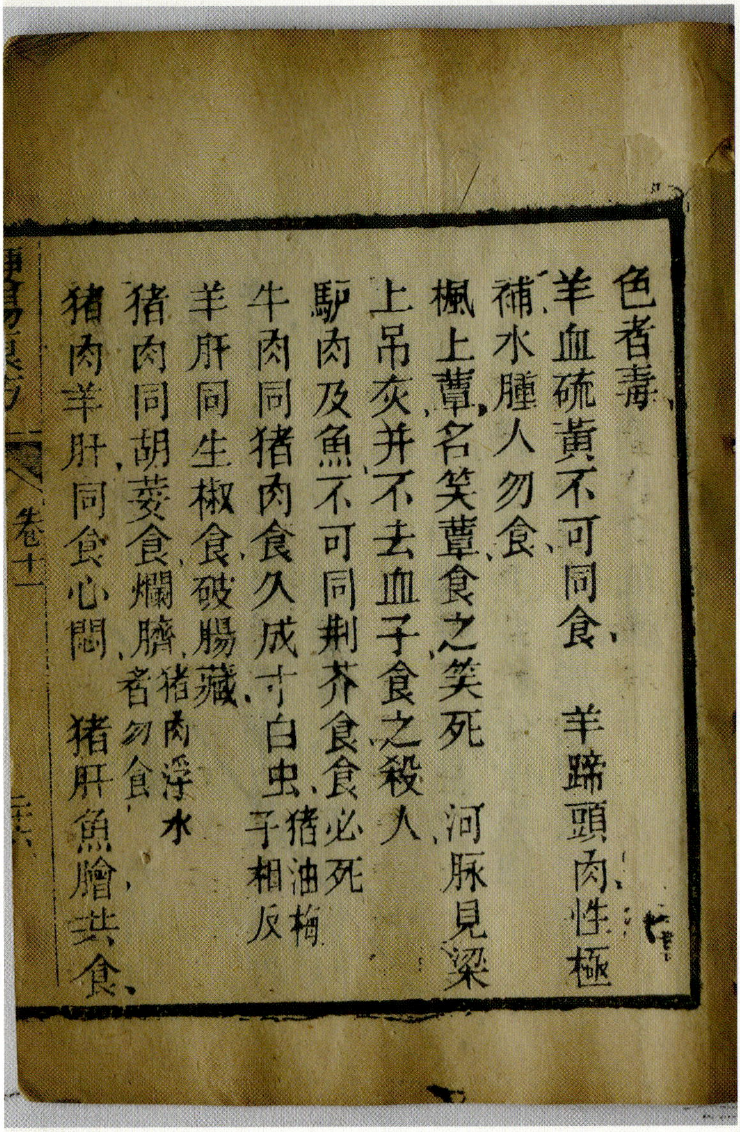
色者毒、
羊血硫黃不可同食、 羊蹄頭肉性極
補、水腫人勿食、
楓上蕈、名笑蕈、食之笑死、 河豚見梁
上吊灰、并不去血子、食之殺人、
驢肉及魚、不可同荆芥食、食必死、
牛肉同猪肉食、久成寸白虫、猪油、梅子相反、
羊肝同生椒食、破腸藏、
猪肉同胡荽食、爛臍、猪肉浮水者勿食、
猪肉羊肝同食、心悶、 猪肝魚膾共食、
便易良方 卷十一

色者毒。

羊血、硫黄不可同食。

羊蹄头肉性极补，水肿人勿食。

枫上蕈，名笑蕈，食之笑死。

河豚[1]见梁上吊灰，并不去血子，食之杀人。

驴肉及鱼，不可同荆芥食，食必死。

牛肉同猪肉，食久成寸白虫。猪油、梅子相反。

羊肝同生椒食，破肠藏。

猪肉同胡荽食，烂脐。猪肉浮水者勿食。

猪肉、羊肝同食，心闷。

猪肝、鱼鲙共食，

1 河豚：原作“河脉”。据《本草撮要》载河豚“有毒。……煮河豚稍沾灰尘，食之杀人”。

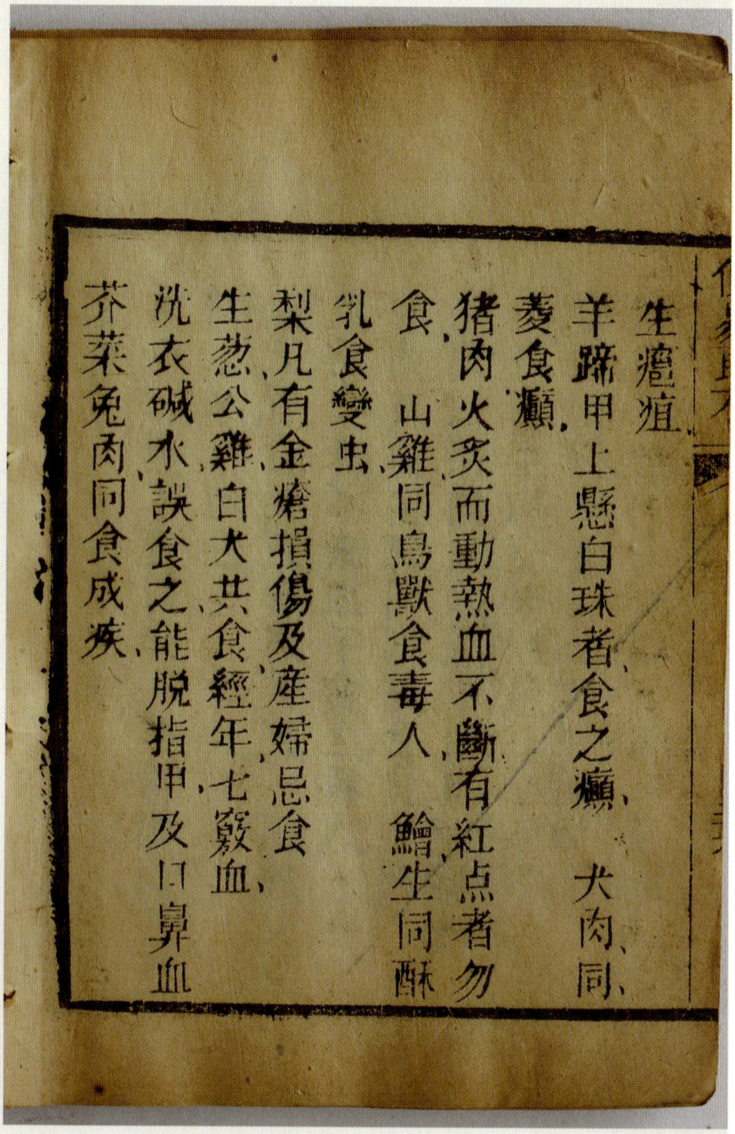

生痈疽。

羊蹄甲上悬白珠者，食之癫。犬肉同菱食，癫。

猪肉火炙而动，热血不断，有红点者，勿食。

山鸡同鸟兽食毒人。

鲙生同酥乳食变虫。

梨，凡有金疮损伤及产妇忌食。

生葱、公鸡、白犬，共食经年，七窍血。

洗衣碱水误食之，能脱指甲及口鼻血。

芥菜、兔肉同食成疾。

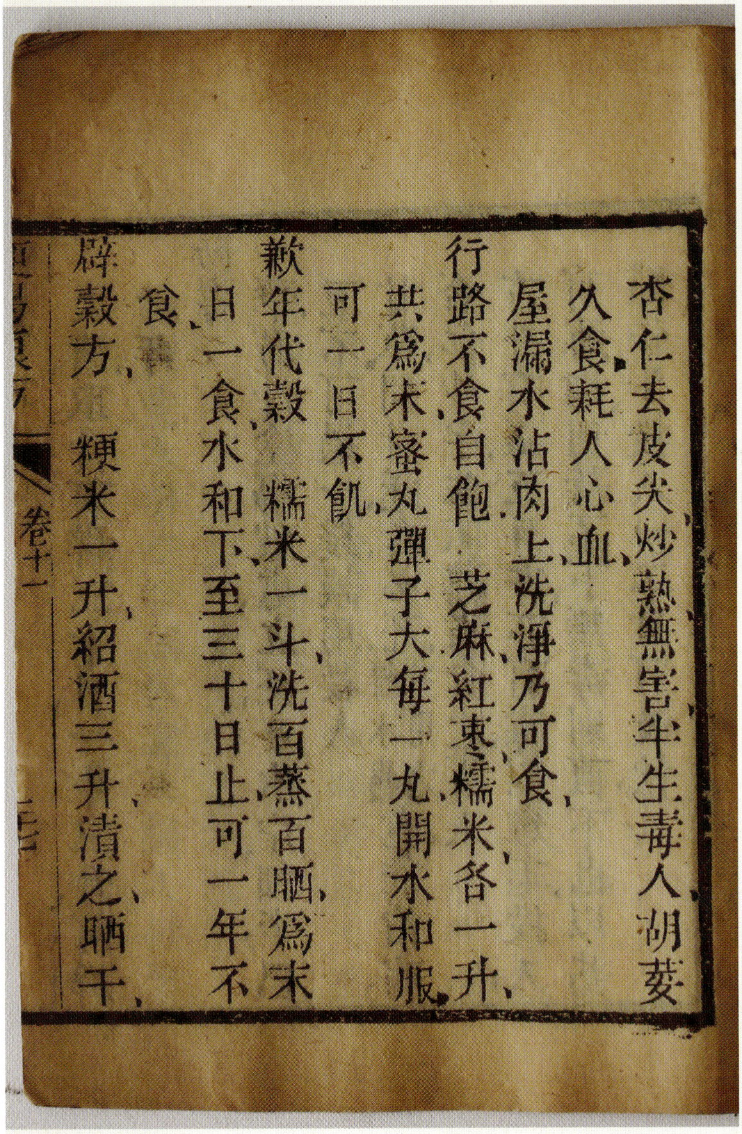

杏仁去皮尖炒熟無害半生毒人胡荽久食耗人心血

屋漏水沾肉上洗淨乃可食

行路不食自飽　芝麻紅棗糯米各一升共爲末蜜丸彈子大每一丸開水和服可一日不飢

歉年代穀　糯米一斗洗百蒸百晒爲末日一食水和下至三十日止可一年不食

辟穀方　粳米一升紹酒三升漬之晒干

杏仁去皮尖，炒熟无害，半生毒人。胡荽久食，耗人心血。

屋漏水沾肉上，洗净乃可食。

行路不食自饱　芝麻、红枣、糯米各一升，共为末，蜜丸弹子大。每一丸开水和服，可一日不饥。

歉年代谷　糯米一斗洗，百蒸百晒，为末。日一食，水和下。至三十日止。可一年不食。

辟谷方　粳米一升，绍酒三升，渍之，晒干。

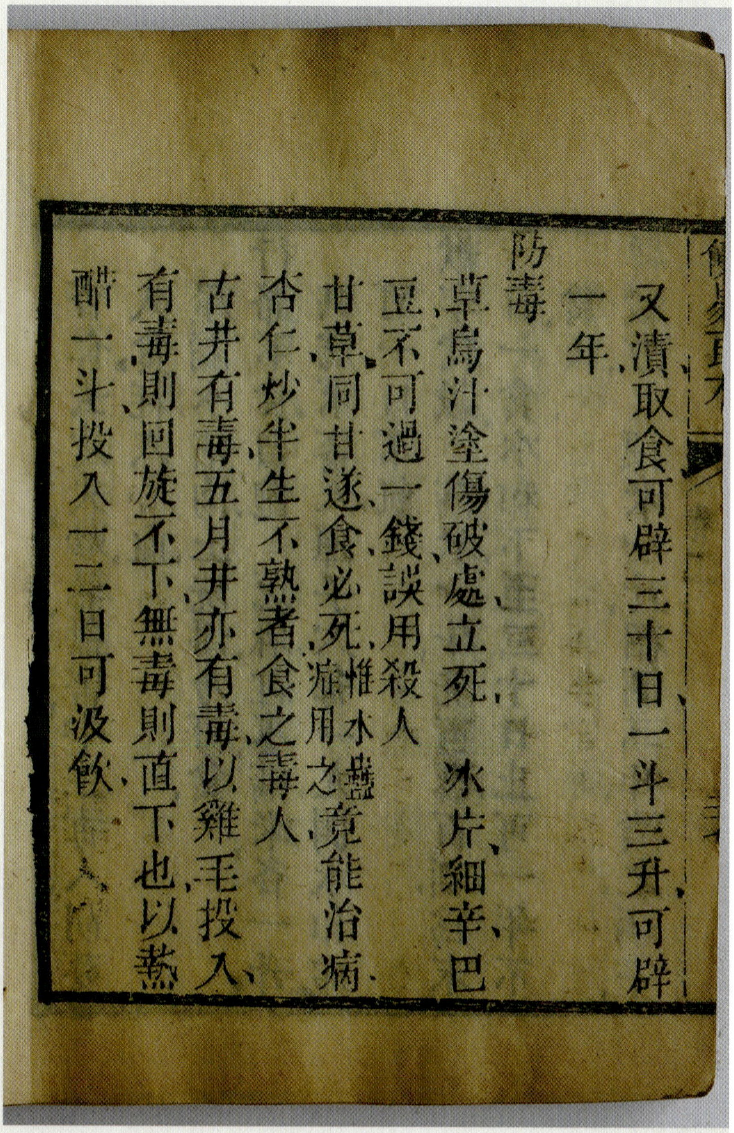
又漬取食可辟三十日一斗三升可辟
一年
防毒
草烏汁塗傷破處立死　冰片細辛巴
豆不可過一錢誤用殺人
甘草同甘遂食必死惟水蠱症用之竟能治病
杏仁炒半生不熟者食之毒人
古井有毒五月井亦有毒以雞毛投入
有毒則回旋不下無毒則直下也以熱
醋一斗投入一二日可汲飲

又渍取食。可辟三十日。一斗三升，可辟一年。

防毒

草乌汁涂伤破处，立死。

冰片、细辛、巴豆，不可过一钱。误用杀人。

甘草同甘遂食，必死。惟水蛊症用之，竟能治病。

杏仁炒半生不熟者，食之毒人。

古井有毒，五月井亦有毒。以鸡毛投入，有毒则回旋不下，无毒则直下也。以热醋一斗，投入一二日，可汲饮。

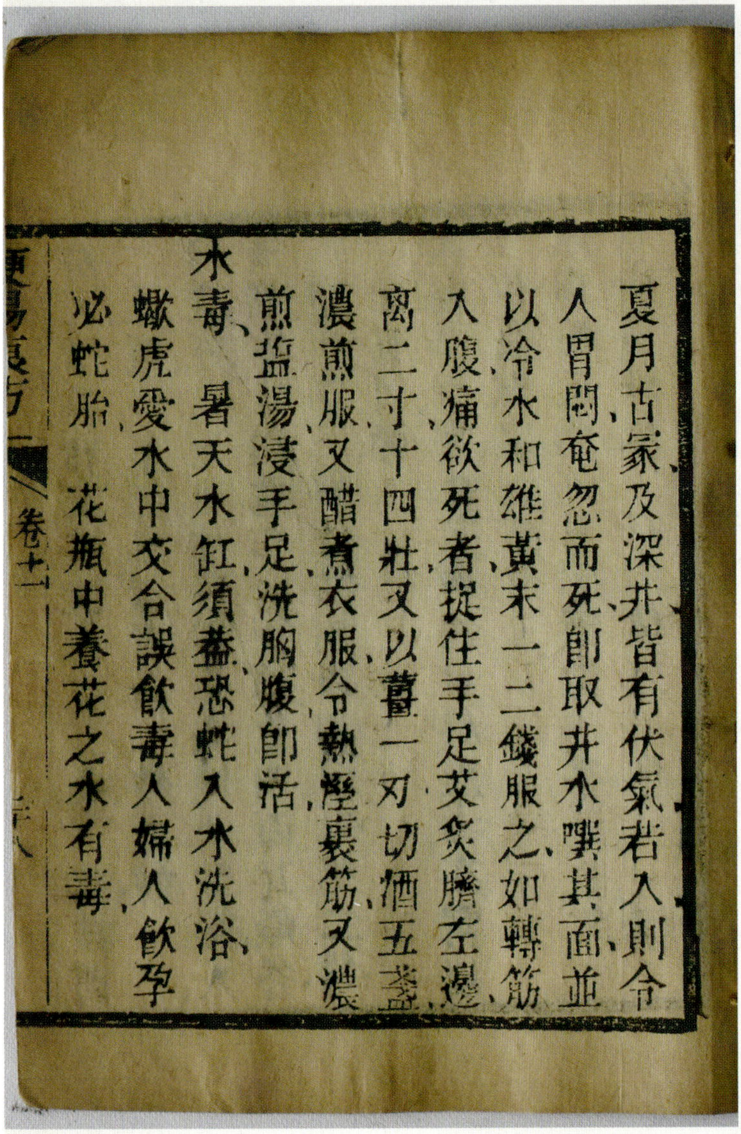
夏月古冢及深井皆有伏氣若入則令人胃悶奄忽而死即取井水噀其面並以冷水和雄黃末一二錢服之如轉筋入腹痛欲死者捉住手足艾炙臍左邊離二寸十四壯又以薑一兩切酒五盞濃煎服又醋煮衣服令熱溼裹筋又濃煎鹽湯浸手足洗胸腹即活
水毒　暑天水缸須蓋恐蛇入水洗浴蠍虎愛水中交合誤飲毒人婦人飲孕必蛇胎
花瓶中養花之水有毒

夏月古冢及深井皆有伏气，若入则令人胃闷，奄忽而死。即取井水噀其面，并以冷水和雄黄末一二钱服之。如转筋入腹，痛欲死者，捉住手足。艾灸[1]脐左边，离二寸，十四壮。

又，以姜一两切，酒五盏，浓煎服。

又，醋煮衣服，令热湿裹筋。

又，浓煎盐汤，浸手足，洗胸腹，即活。

水毒　暑天水缸须盖，恐蛇入水洗浴。

蝎虎爱水中交合，误饮毒人。妇人饮孕必蛇胎。

花瓶中养花之水有毒。

1 艾灸：原为“艾炙”，据文义改。

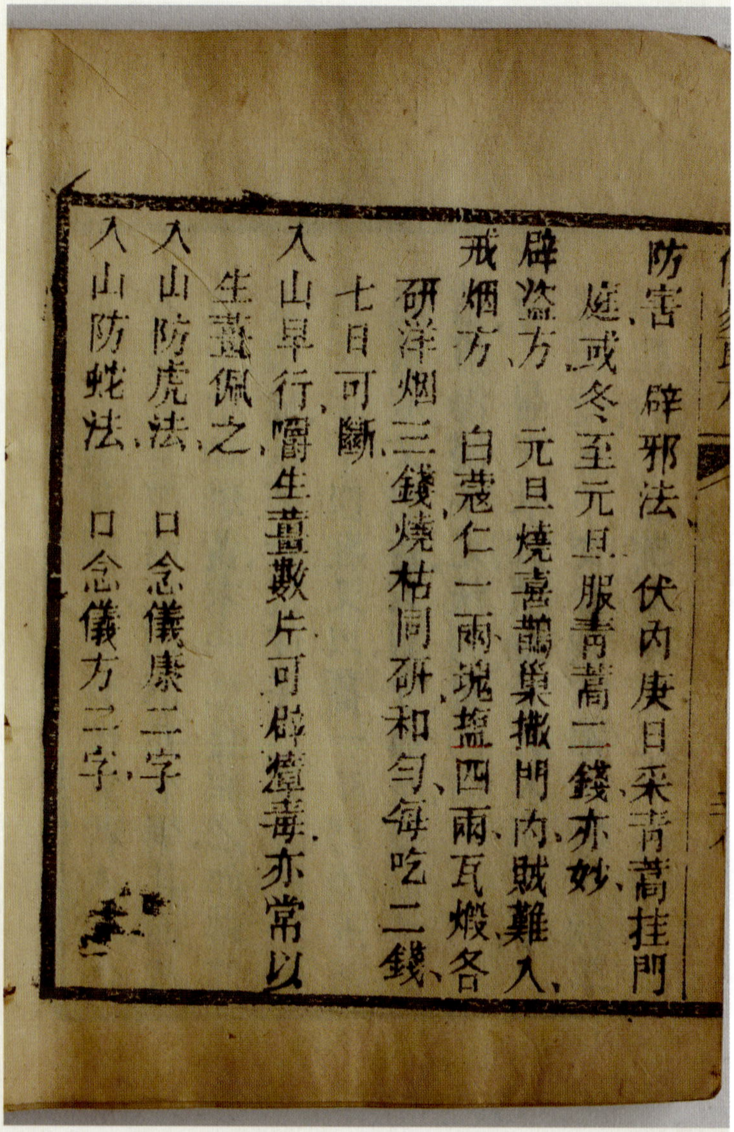
防害　辟邪法　伏内庚日采青蒿挂門
庭、或冬至元旦服青蒿二錢亦妙、
辟盜方　元旦燒喜鵲巢撒門内賊難入、
戒烟方　白蔻仁一兩塊鹽四兩、瓦煅各
研洋烟三錢燒枯同研和匀、每吃二錢、
七日可斷、
入山早行、嚼生薑數片可辟瘴毒、亦常以
生薑佩之、
入山防虎法、口念儀康二字
入山防蛇法、口念儀方二字、

防害

辟邪法　伏内庚日，采青蒿挂门庭。或冬至、元旦，服青蒿二钱，亦妙。

辟盗方　元旦烧喜鹊巢，撒门内。贼难入。

戒烟方　白蔻仁一两，块盐四两，瓦煅各研。洋烟三钱，烧枯同研，和匀。每吃二钱。七日可断。

入山早行　嚼生姜数片，可辟瘴毒。亦常以生姜佩之。

入山防虎法　口念仪康二字。

入山防蛇法　口念仪方二字。

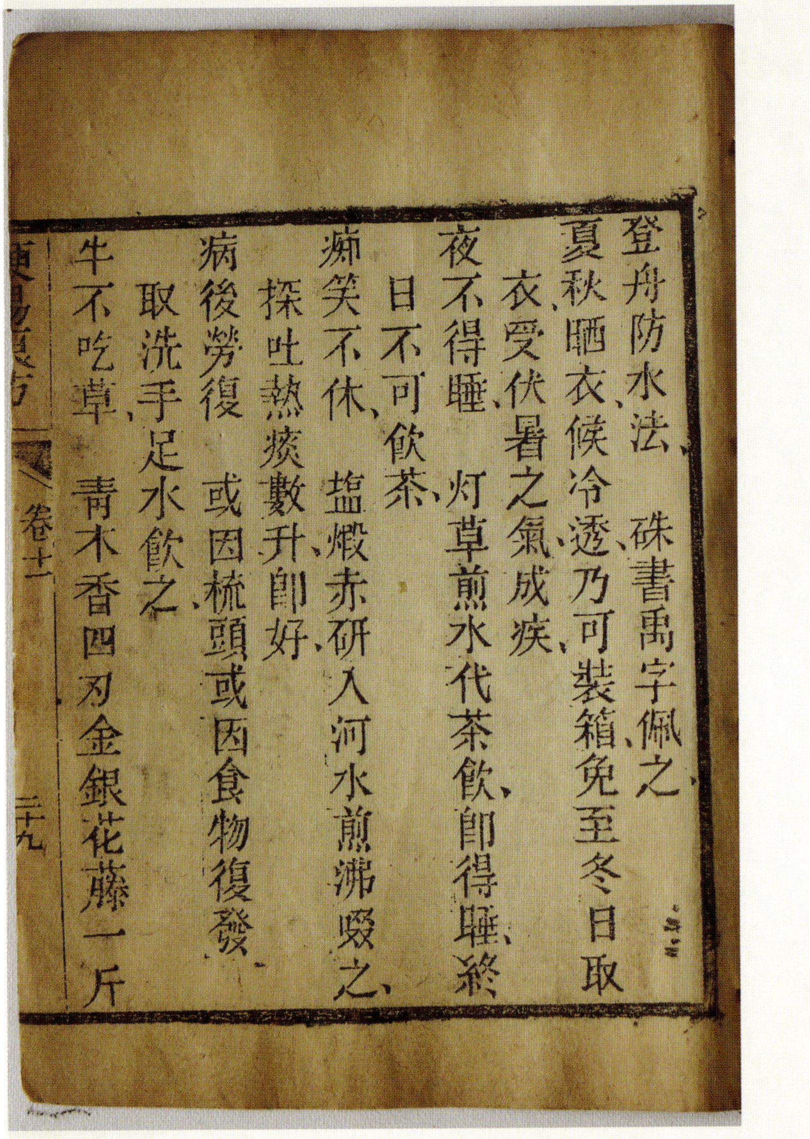

登舟防水法、硃書禹字佩之、
夏秋晒衣、候冷透乃可裝箱、免至冬日取
衣受伏暑之氣成疾、
夜不得睡、灯草煎水代茶飲、即得睡、終
日不可飲茶、
痴笑不休、塩煅赤研入河水煎沸啜之、
探吐熱痰數升即好、
病後勞復　或因梳頭或因食物復發、
取洗手足水飲之、
牛不吃草、青木香四刃金銀花藤一斤

便易良方　卷十一　二十九

登舟防水法　朱书禹字佩之。

夏秋晒衣，候冷透乃可装箱。免至冬日取衣，受伏暑之气成疾。

夜不得睡　灯草煎水代茶饮，即得睡。终日不可饮茶。

痴笑不休　盐煅赤，研，入河水煎沸，啜之，探吐热痰数升即好。

病后劳复　或因梳头，或因食物复发。取洗手足水饮之。

牛不吃草　青木香四两，金银花藤一斤。

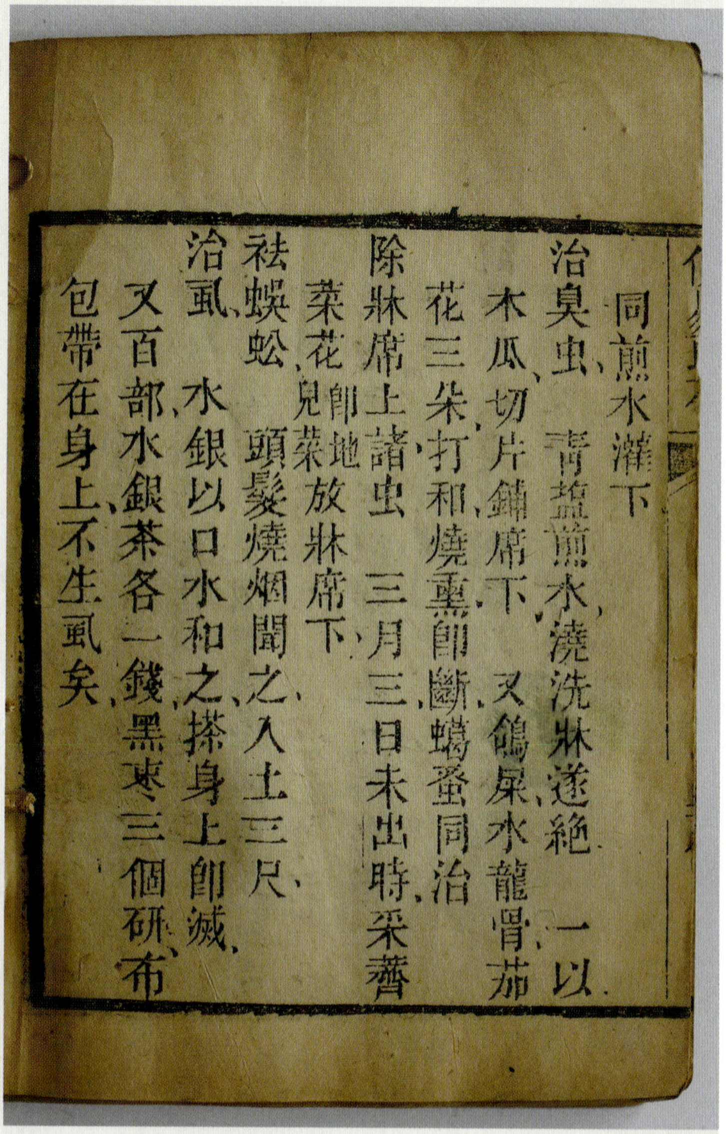

同煎水灌下。

治臭虫　青盐煎水，浇洗床，遂绝。

一以木瓜切片，铺席下。

又，鸽屎、水龙骨、茄花三朵，打和，烧熏，即断。蝎蚤同治。

除床席上诸虫　三月三，日未出时，采荠菜花，即地儿菜，放床席下。

祛蜈蚣　头发烧烟，闻之入土三尺。

治虱　水银以口水和之，搽身上即灭。

又，百部、水银、茶各一钱，黑枣三个，研，布包带在身上，不生虱矣。

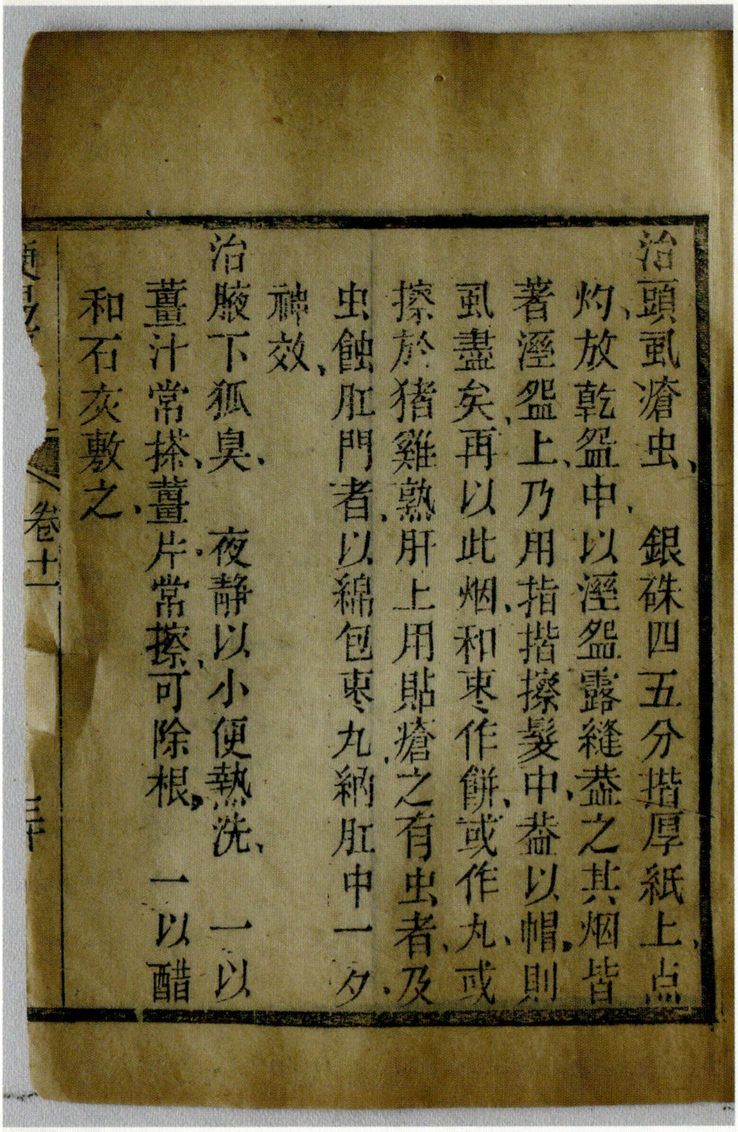

治頭虱瘡虫、 銀硃四五分揩厚紙上点灼、放乾盌中、以溼盌露縫葢之其烟皆著溼盌上、乃用指揩擦髮中葢以帽、則虱盡矣、再以此烟和枣作餅、或作丸、或擦於猪雞熟肝上用貼瘡之有虫者、及虫蝕肛門者、以綿包枣丸納肛中一夕、神效、

治腋下狐臭、 夜静以小便熱洗、 一以薑汁常搽、薑片常擦可除根、 一以醋和石灰敷之、

治头虱疮虫　银朱四五分，揩厚纸上点灼，放干碗中，以湿碗露缝盖之，其烟皆著湿碗上。乃用指揩擦发中，盖以帽，则虱尽矣。再以此烟和枣作饼，或作丸，或擦于猪鸡熟肝上，用贴疮之有虫者，及虫蚀肛门者，以绵包枣丸纳肛中一夕。神效。

治腋下狐臭　夜静以小便热洗。

一以姜汁常搽。姜汁常擦可除根。

一以醋和石灰敷之。

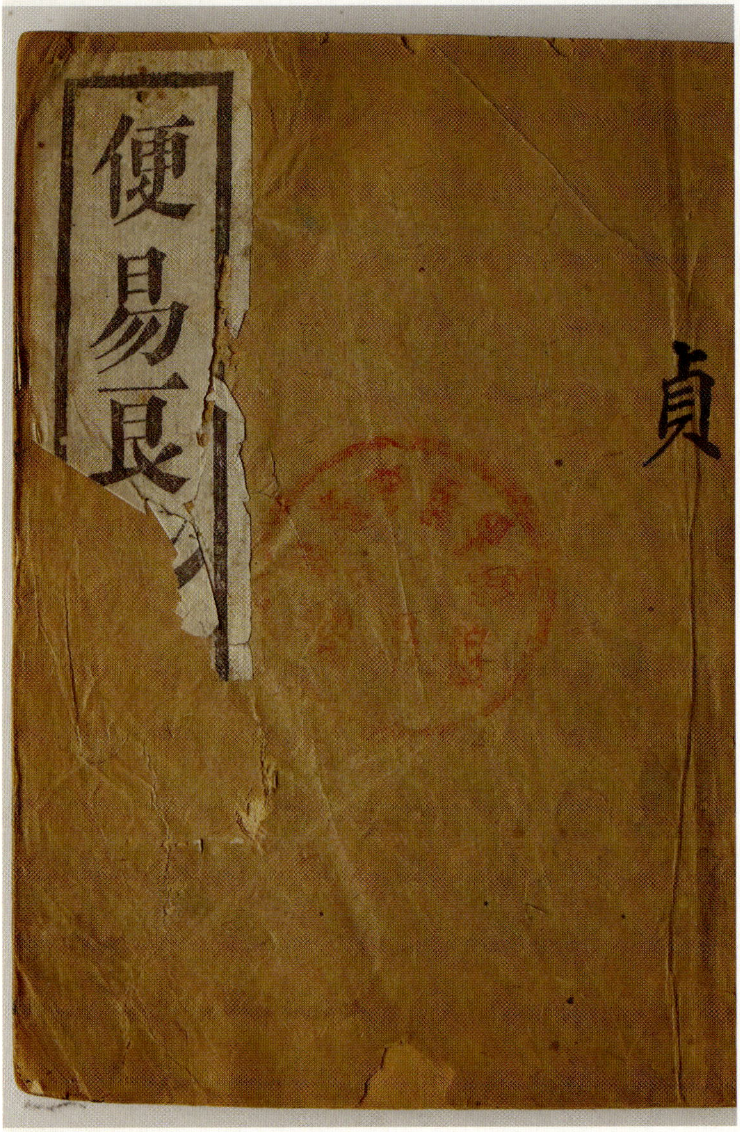

《便易良方》（贞）

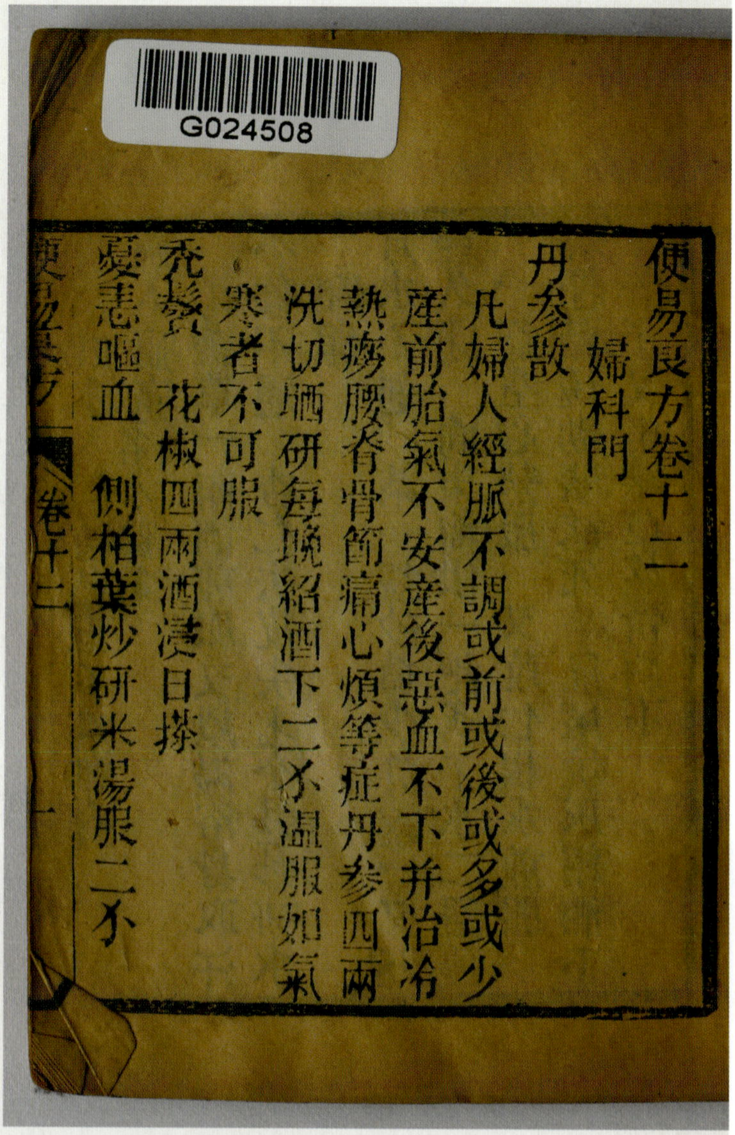
便易良方卷十二
婦科門
丹參散
凡婦人經脈不調或前或後或多或少
產前胎氣不安產後惡血不下并治冷
熱癆腰脊骨節痛心煩等症丹參四兩
洗切晒研每晚紹酒下二錢温服如氣
寒者不可服
禿髮　花椒四兩酒浸日搽
憂悲嘔血　側柏葉炒研米湯服二錢

便易良方卷十二

妇科门

丹参散　凡妇人经脉不调，或前或后，或多或少，产前胎气不安，产后恶血不下。并治冷热痨，腰脊骨节痛，心烦等症。丹参四两，洗切晒研。每晚绍酒下二钱，温服。如气寒者不可服。

秃发　花椒四两，酒浸，日搽。

忧悲呕血　侧柏叶炒研，米汤服二钱。

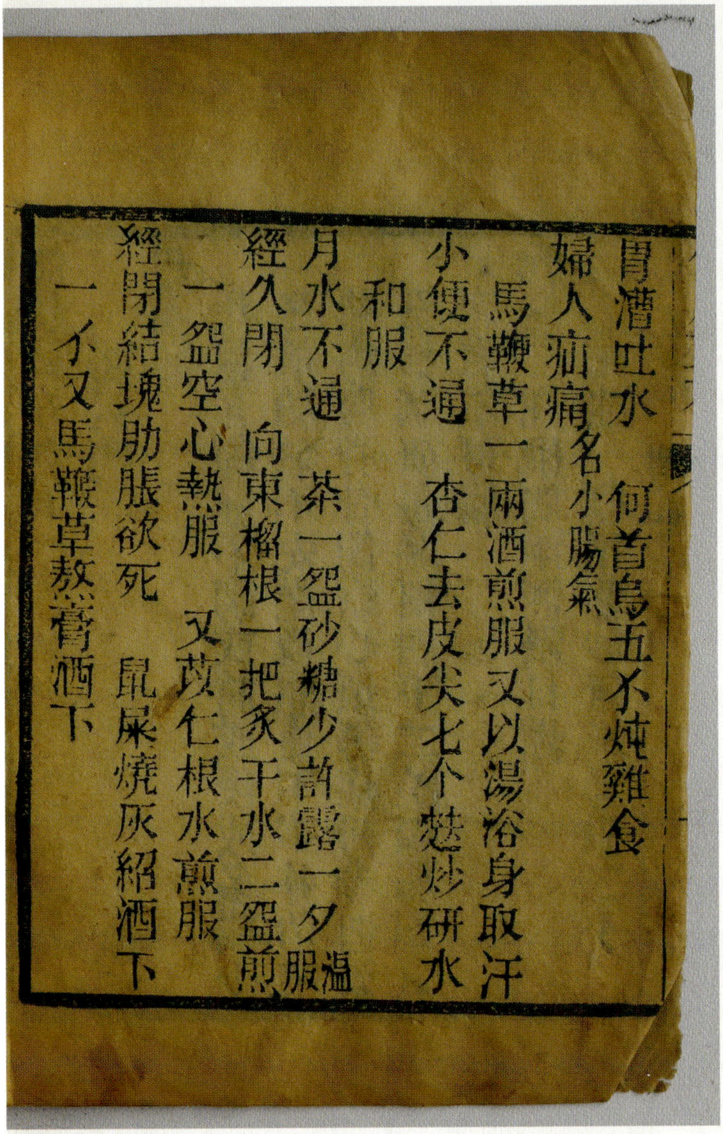

胃漕吐水　何首乌五钱，炖鸡食。

妇人疝痛名小肠气　马鞭草一两，酒煎服。又以汤浴身取汗。

小便不通　杏仁去皮尖七个，麸炒研，水和服。

月水不通　茶一碗，砂糖少许，露一夕，温服。

经久闭　向东榴根一把炙干，水二碗，煎一碗。空心热服。

又，苡仁根，水煎服。

经闭结块，肋胀欲死　鼠屎烧灰，绍酒下一钱。

又，马鞭草熬膏，酒下。

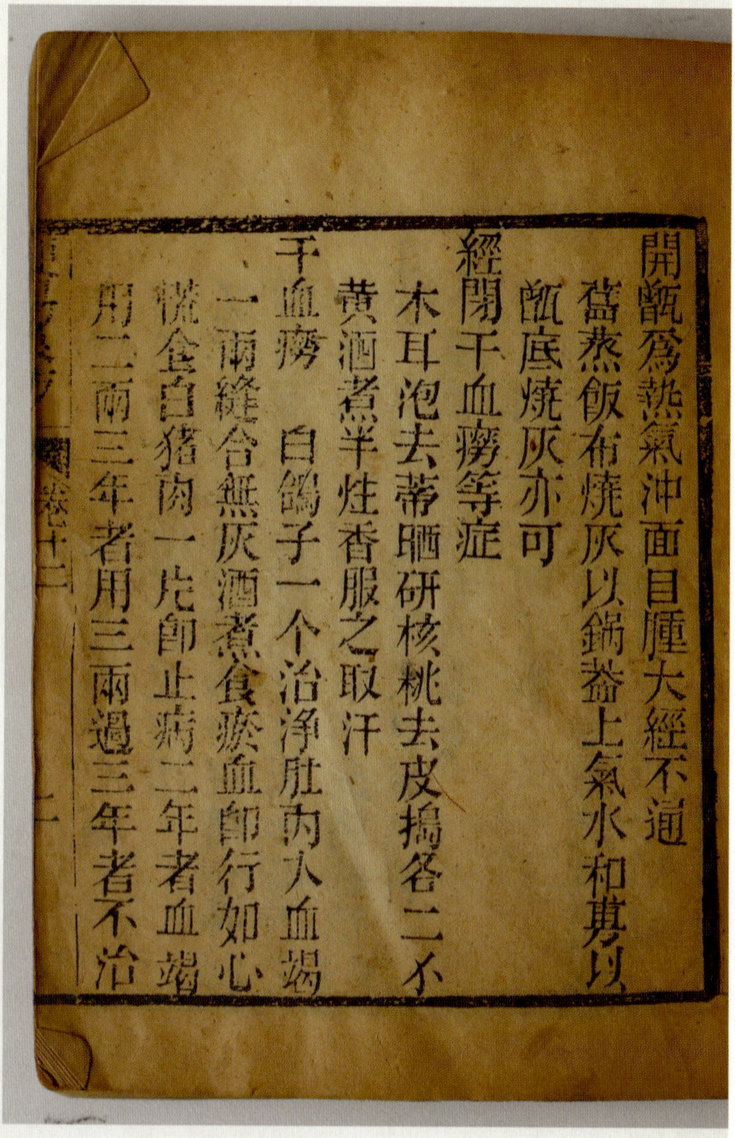

開甑爲熱氣沖面目腫大經不通
舊蒸飯布燒灰以鍋蓋上氣水和敷以
甑底燒灰亦可
經閉干血癆等症
木耳泡去蒂曬研核桃去皮搗各二不
黃酒煮半炷香服之取汗
干血癆　白鴿子一个治淨肚內入血竭
一兩縫合無灰酒煮食瘀血即行如心
慌食白猪肉一片即止病二年者血竭
用二兩三年者用三兩過三年者不治

开甑为热气冲，面目肿大，经不通　旧蒸饭布烧灰，以锅盖上气水和敷。以甑底烧灰亦可。

经闭、干血痨等症　木耳泡去蒂，晒研，核桃去皮捣，各二钱。黄酒煮半炷香，服之取汗。

干血痨　白鸽子一个治净，肚内入血竭一两缝合。无灰酒煮食，瘀血即行。如心慌，食白猪肉一片即止。病二年者，血竭用二两，三年者用三两。过三年者不治。

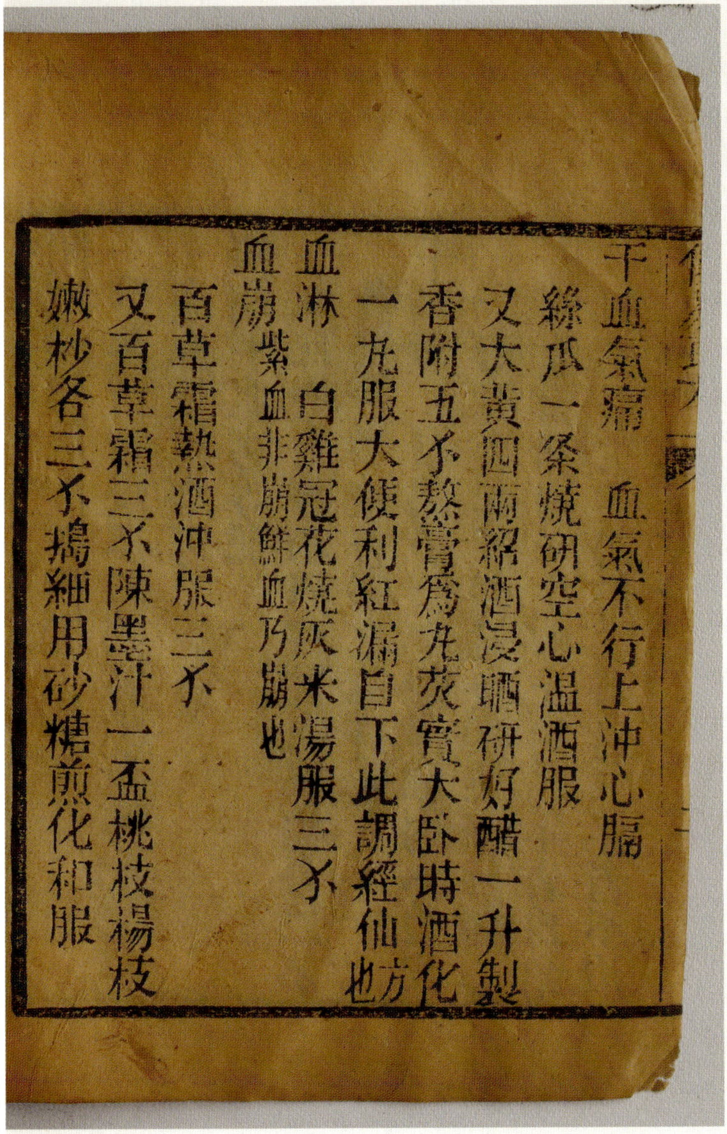

干血氣痛　血氣不行上冲心膈
絲瓜一条燒研空心温酒服
又大黄四兩紹酒浸晒研好醋一升製
香附五不熬膏為丸芡實大卧時酒化
一丸服大便利紅漏自下此調經仙方也
血淋　白雞冠花燒灰米湯服三不
血崩　紫血非崩鮮血乃崩也
百草霜熱酒冲服三不
又百草霜三不陳墨汁一盃桃枝楊枝
嫩杪各三不搗細用砂糖煎化和服

干血气痛　血气不行，上冲心膈。丝瓜一条烧研，空心温酒服。

又，大黄四两，绍酒浸，晒研。好醋一升，制香附五钱。熬膏为丸，芡实大。卧时酒化一丸服。大便利，红漏自下。此调经仙方也。

血淋　白鸡冠花烧灰，米汤服三钱。

血崩　紫血非崩，鲜血乃崩也。百草霜，热酒冲服三钱。

又，百草霜三钱，陈墨汁一杯，桃枝、杨枝嫩梢各三钱，捣细，用砂糖煎化和服。

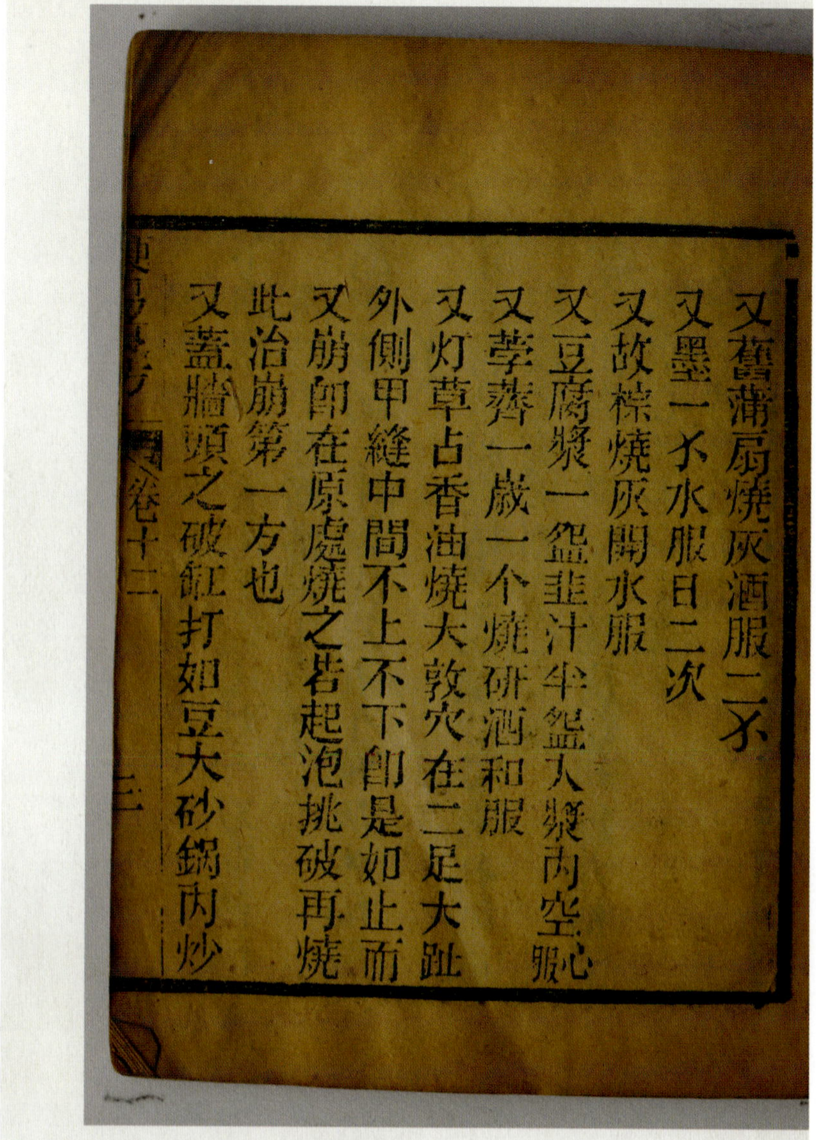
又舊蒲扇燒灰酒服二钱
又墨一钱水服日二次
又故棕燒灰開水服
又豆腐漿一盌韭汁半盌入漿內空心服
又荸薺一歲一个燒研酒和服
又灯草占香油燒大敦穴在二足大趾
外側甲縫中間不上不下即是如止而
又崩即在原處燒之若起泡挑破再燒
此治崩第一方也
又蓋牆頭之破缸打如豆大砂鍋內炒

又，旧蒲扇烧灰，酒服二钱。

又，墨一钱，水服。日二次。

又，故棕烧灰，开水服。

又，豆腐浆一碗，韭汁半碗，入浆内。空心服。

又，荸荠一岁一个，烧研，酒和服。

又，灯草沾香油，烧大敦穴。在二足大趾外侧、甲缝中间不上不下，即是。如止而又崩，即在原处烧之。若起泡，挑破再烧。此治崩第一方也。

又，盖墙头之破缸，打如豆大，砂锅内炒，

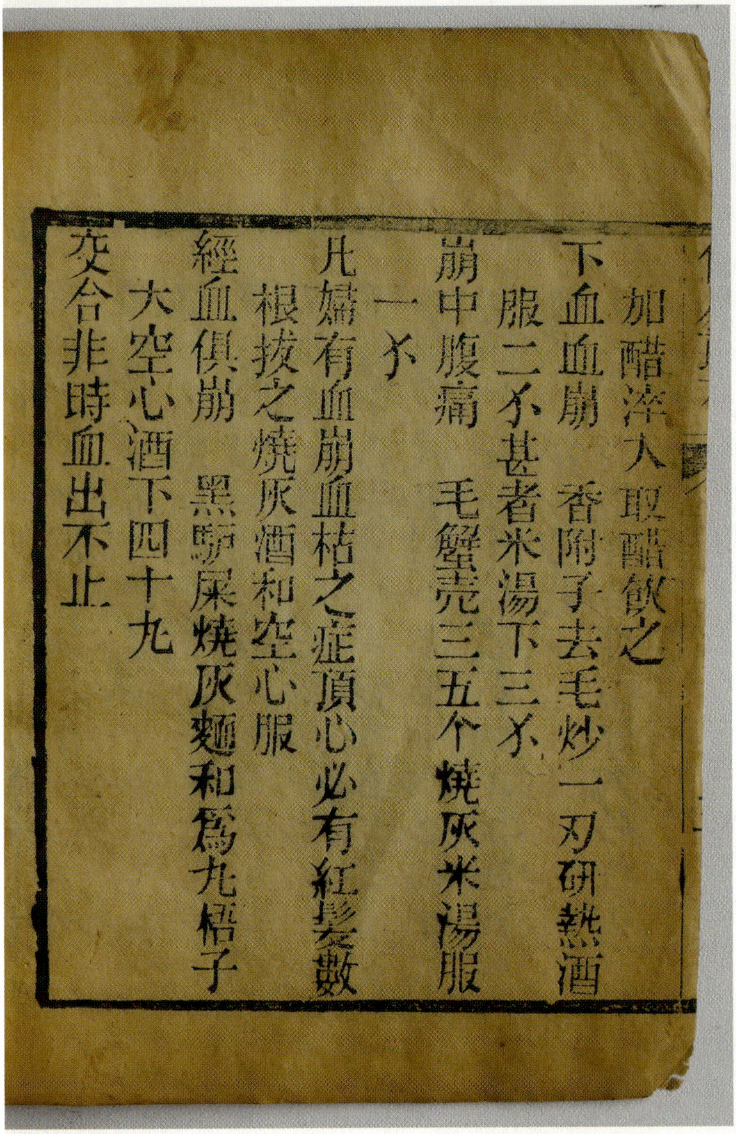

加醋淬入。取醋饮之。

下血血崩　香附子去毛炒一两，研，热酒服二钱。甚者，米汤下三钱。

崩中腹痛　毛蟹壳三五个烧灰，米汤服一钱。

凡妇有血崩血枯之症，顶心必有红发数根。拔之烧灰，酒和，空心服。

经血俱崩　黑驴屎烧灰，面和为丸，梧子大。空心酒下四十丸。

交合非时，血出不止。

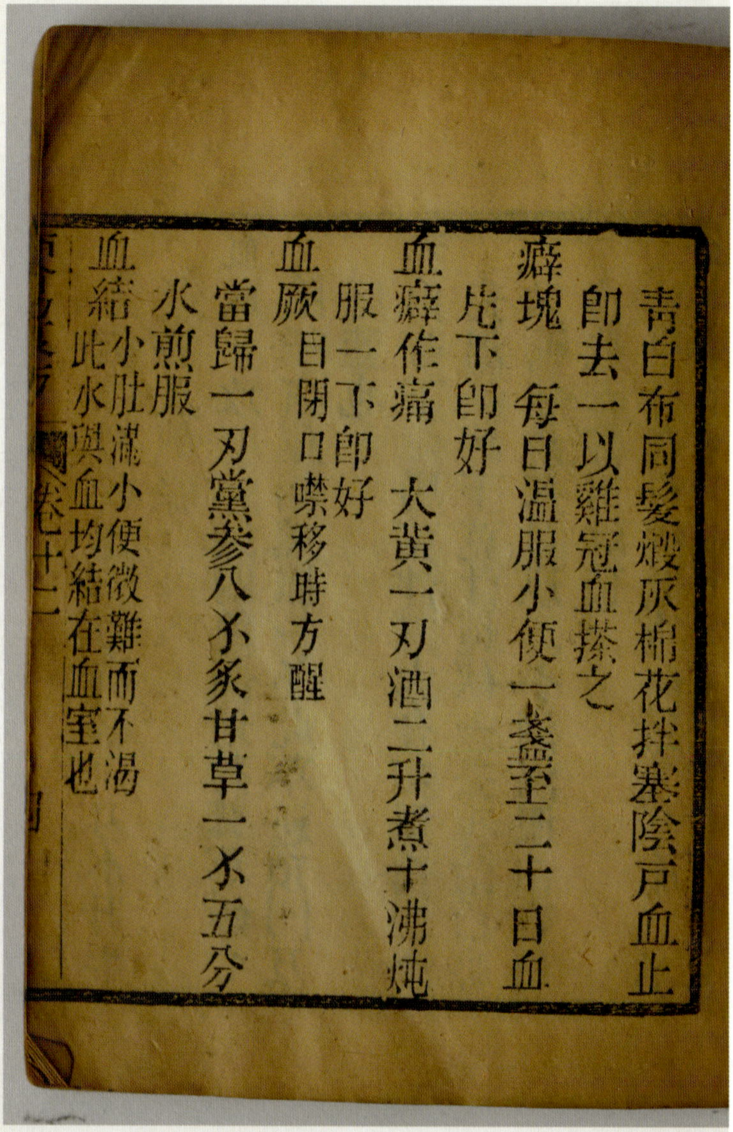

青白布同髮煅灰棉花拌塞陰戸血止即去一以雞冠血搽之
癖塊　每日温服小便一盞至二十日血片下即好
血癖作痛　大黄一兩酒二升煮十沸炖服一下即好
血厥　目閉口噤移時方醒當歸一兩黨參八錢炙甘草一錢五分水煎服
血結　小肚滿小便微難而不渴此水與血均結在血室也

青白布同发煅灰，棉花拌塞阴户，血止即去。一以鸡冠血搽之。

癖块　每日温服小便一盏，至二十日。血片下即好。

血癖作痛　大黄一两，酒二升，煮十沸，顿服[1]一下即好。

血厥　目闭口噤，移时方醒。当归一两，党参八钱，炙甘草一钱五分。水煎服。

血结　小肚满，小便微难而不渴。此水与血均结在血室也。

1 顿服：原作“炖服”。据《本草纲目》：“妇人血癖作痛。大黄一两，酒二升，煮十沸，顿服取利。《千金翼》。”

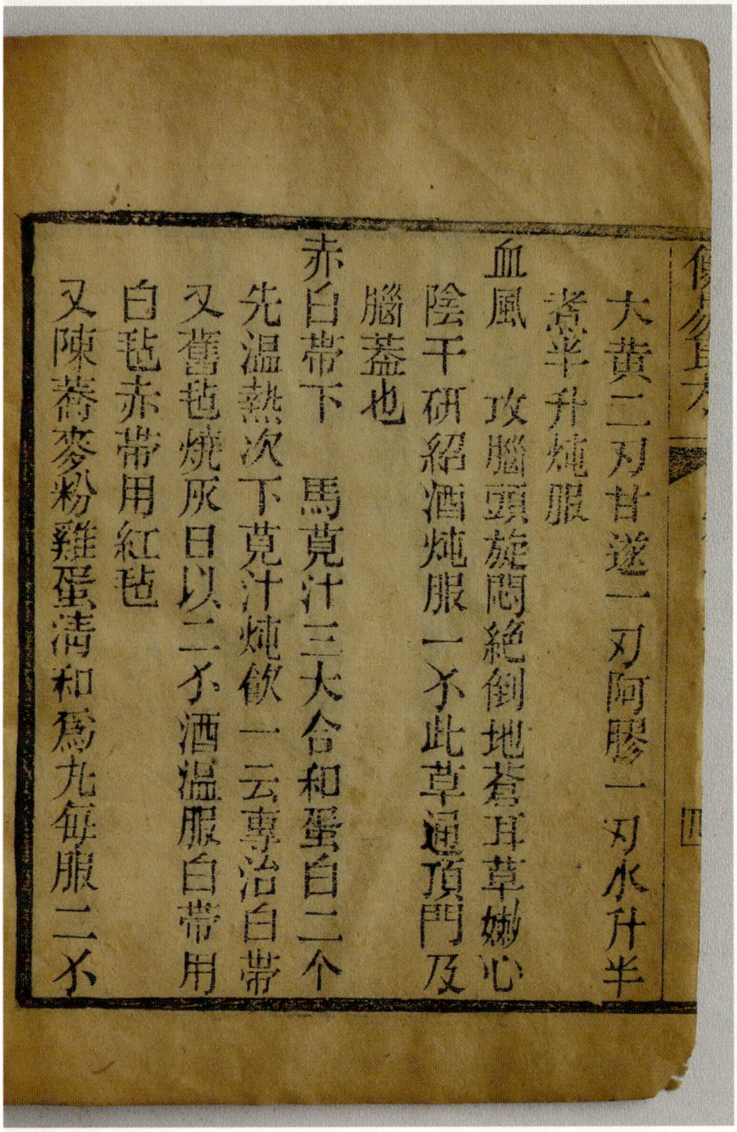
便易良方　四

大黄二两甘遂一两阿膠一两水升半
煮半升炖服
血風　攻腦頭旋悶絶倒地蒼耳草嫩心
陰干研紹酒炖服一钱此草通頂門及
腦蓋也
赤白带下　馬莧汁三大合和蛋白二个
先温熱次下莧汁炖飲一云專治白带
又舊毡燒灰日以二钱酒温服白带用
白毡赤带用紅毡
又陳蕎麥粉雞蛋清和為丸每服二钱

大黄二两，甘遂一两，阿胶一两。水升半，煮半升，顿服[1]。

血风　攻脑，头旋，闷绝，倒地。苍耳草嫩心，阴干，研，绍酒炖服[2]一钱。此草通顶门及脑盖也。

赤白带下　马苋汁三大合，和蛋白二个。先温热，次下苋汁顿饮[3]。一云专治白带。

又，旧毡烧灰，日以二钱，酒温服。白带用白毡，赤带用红毡。

又，陈荞麦粉，鸡蛋清和为丸。每服二钱，

1 顿服：原作“炖服”。据《长沙药解》：“大黄甘遂汤。大黄二两，甘遂二两，阿胶二两。煮一升，顿服之，其血当下。”

2 炖服：疑存刻误。《奇效简便良方》载有此方，作“调服”。

3 顿饮：原作“炖饮”。据《本草纲目》菜部马齿苋条下治赤白带下附方用法改。

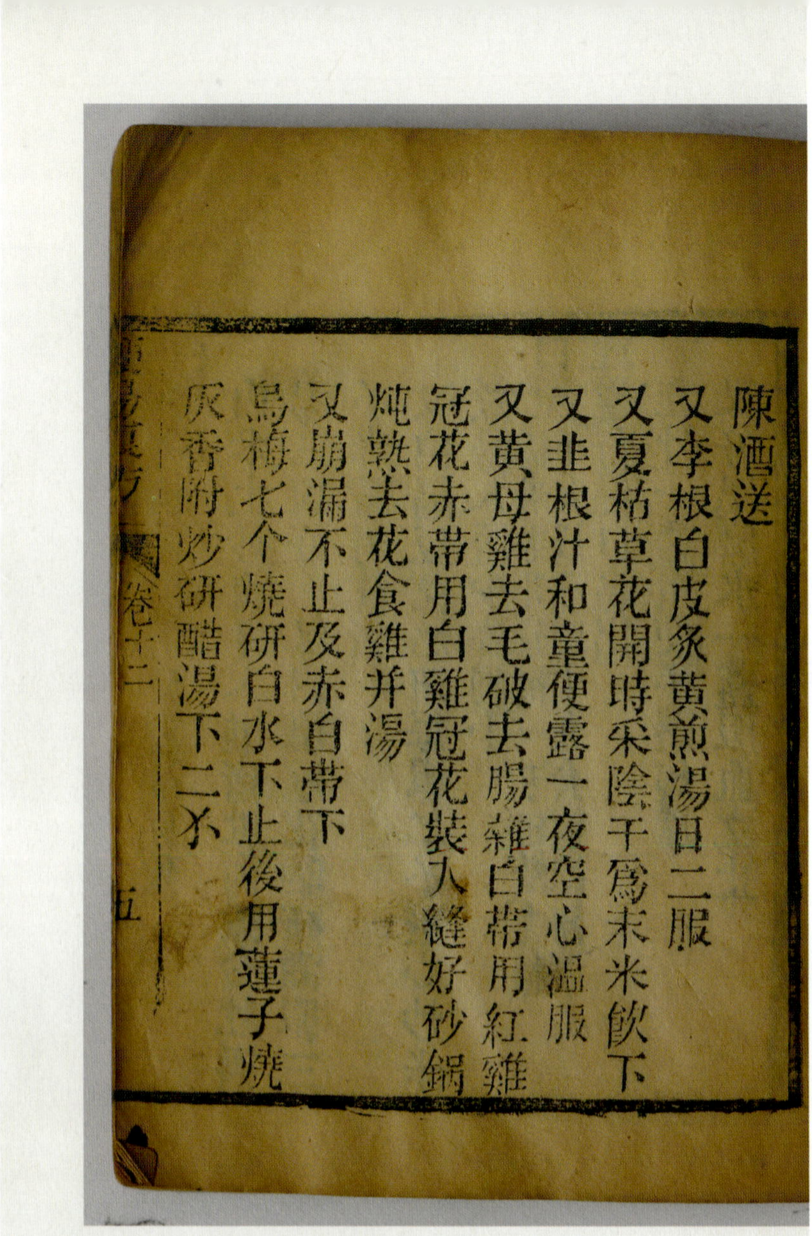
陳酒送
又李根白皮炙黄煎湯日二服
又夏枯草花開時采陰干爲末米飲下
又韭根汁和童便露一夜空心温服
又黄母雞去毛破去腸雜白带用紅雞
冠花赤带用白雞冠花裝入縫好砂鍋
炖熟去花食雞并湯
又崩漏不止及赤白带下
烏梅七个燒研白水下止後用蓮子燒
灰香附炒研醋湯下二錢
卷十二　五

陈酒送。

又，李根白皮，炙黄煎汤。日二服。

又，夏枯草花开时采，阴干为末。米饮下。

又，韭根汁和童便，露一夜。空心温服。

又，黄母鸡去毛，破去肠杂，白带用红鸡冠花，赤带用白鸡冠花，装入缝好，砂锅炖熟。去花，食鸡并汤。

又，崩漏不止及赤白带下　乌梅七个烧研，白水下。止后用莲子烧灰，香附炒研，醋汤下二钱。

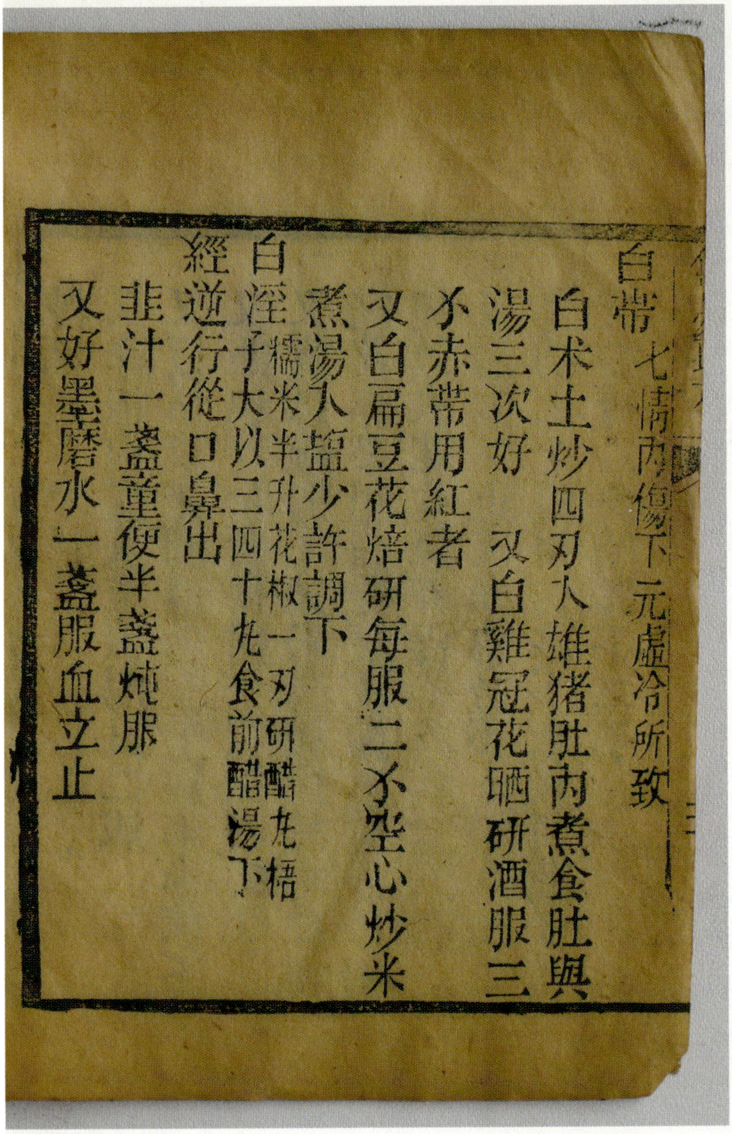

白帶　七情內傷下元虛冷所致
白朮土炒四刄入雄猪肚內煮食肚與湯三次好　又白雞冠花晒研酒服三㐅赤带用紅者
又白扁豆花焙研每服二㐅空心炒米煮湯入鹽少許調下
白淫　糯米半升花椒一刄研醋丸梧子大以三四十丸食前醋湯下
經逆行從口鼻出
韭汁一盞童便半盞炖服
又好墨磨水一盞服血立止

白带　七情内伤，下元虚冷所致。白术土炒四两，入雄猪肚内煮，食肚与汤。三次好。

又，白鸡冠花晒研，酒服三钱。赤带用红者。

又，白扁豆花焙研，每服二钱。空心炒米煮汤，入盐少许调下。

白淫　糯米半升，花椒一两，研，醋丸梧子大。以三四十丸，食前醋汤下。

经逆行，从口鼻出　韭汁一盏，童便半盏，炖服[1]。

又，好墨磨水一盏服，血立止。

1 炖服：此方服法，其他方书有异。如《奇效简便良方》为“烫热服”，《验方新编》为“蒸热服”。

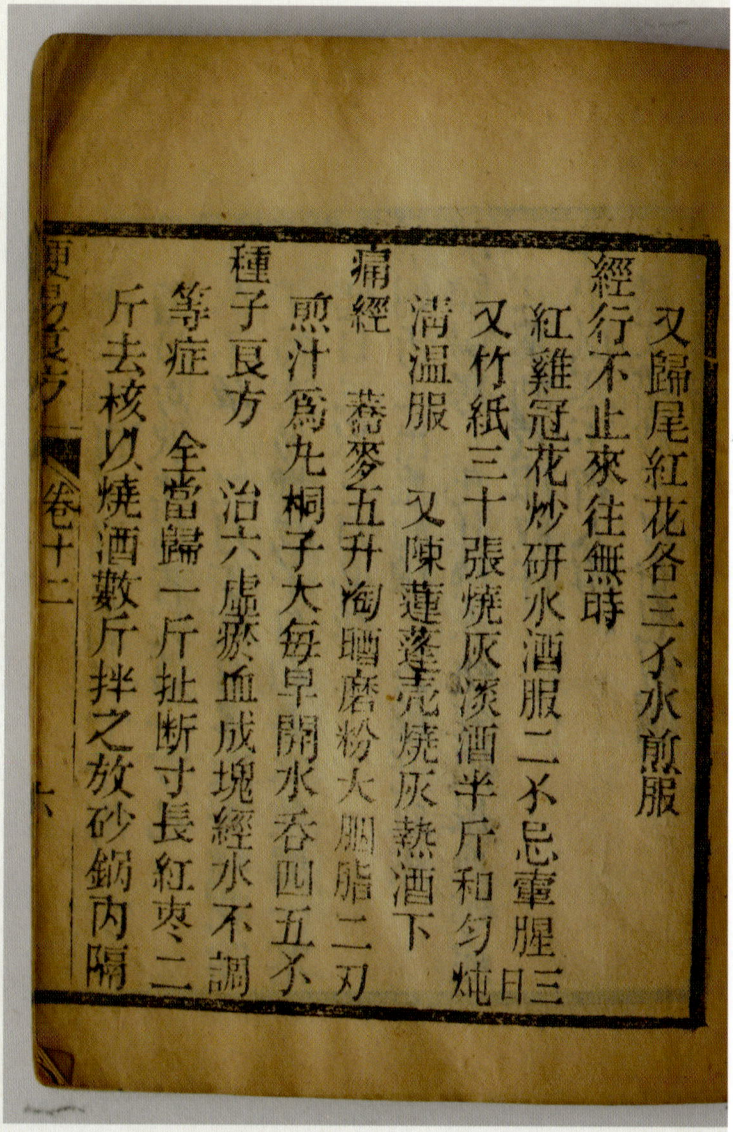
便易良方　卷十二　六

又歸尾紅花各三錢水煎服
經行不止來往無時
紅雞冠花炒研水酒服二錢忌葷腥三日
又竹紙三十張燒灰淡酒半斤和勻炖
清溫服　又陳蓮蓬殼燒灰熱酒下
痛經　蕎麥五升淘曬磨粉大胭脂二兩
煎汁爲丸桐子大每早開水吞四五錢
種子良方　治六虛瘀血成塊經水不調
等症　全當歸一斤扯断寸長紅棗二
斤去核以燒酒數斤拌之放砂鍋內隔

又，归尾、红花各三钱，水煎服。

经行不止，来往无时　红鸡冠花炒研，水酒服二钱。忌荤腥三日。

又，竹纸三十张烧灰，淡酒半斤，和匀炖。清温服。

又，陈莲蓬壳烧灰，热酒下。

痛经　荞麦五升，淘晒磨粉，大胭脂二两，煎汁为丸，桐子大。每早开水吞四五钱。

种子良方　治六虚，瘀血成块，经水不调等症。全当归一斤，扯断寸长，红枣二斤去核，以烧酒数斤拌之。放砂锅内，隔

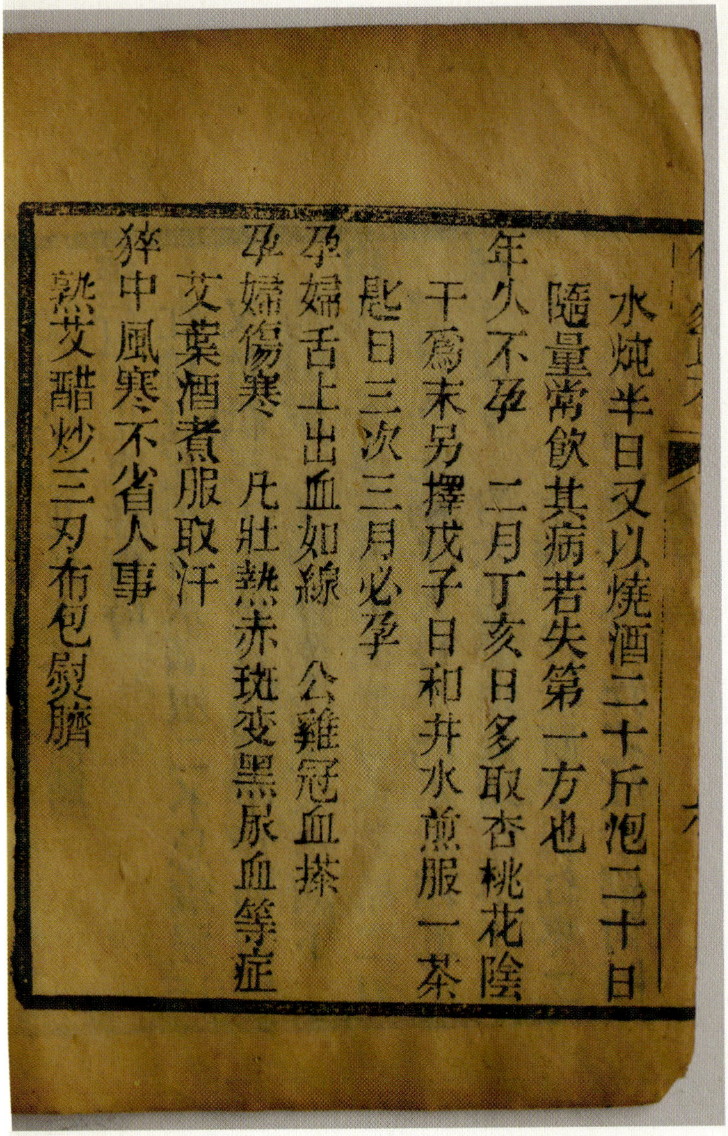

水炖半日又以烧酒二十斤泡二十日
隨量常飲其病若失第一方也
年久不孕　二月丁亥日多取杏桃花陰
干爲末另擇戊子日和井水煎服一茶
匙日三次三月必孕
孕婦舌上出血如線　公雞冠血搽
孕婦傷寒　凡壯熱赤斑变黑尿血等症
艾葉酒煮服取汗
猝中風寒不省人事
熟艾醋炒三刃布包熨臍

水炖半日。又以烧酒二十斤泡二十日。随量常饮，其病若失。第一方也。

年久不孕　二月丁亥日，多取杏桃花阴干为末。另择戊子日，和井水煎服一茶匙，日三次。三月必孕。

孕妇舌上出血如线　公鸡冠血搽。

孕妇伤寒　凡壮热，赤斑变黑，尿血等症。艾叶酒煮服，取汗。

猝中伤寒，不省人事　熟艾醋炒三两，布包熨脐。

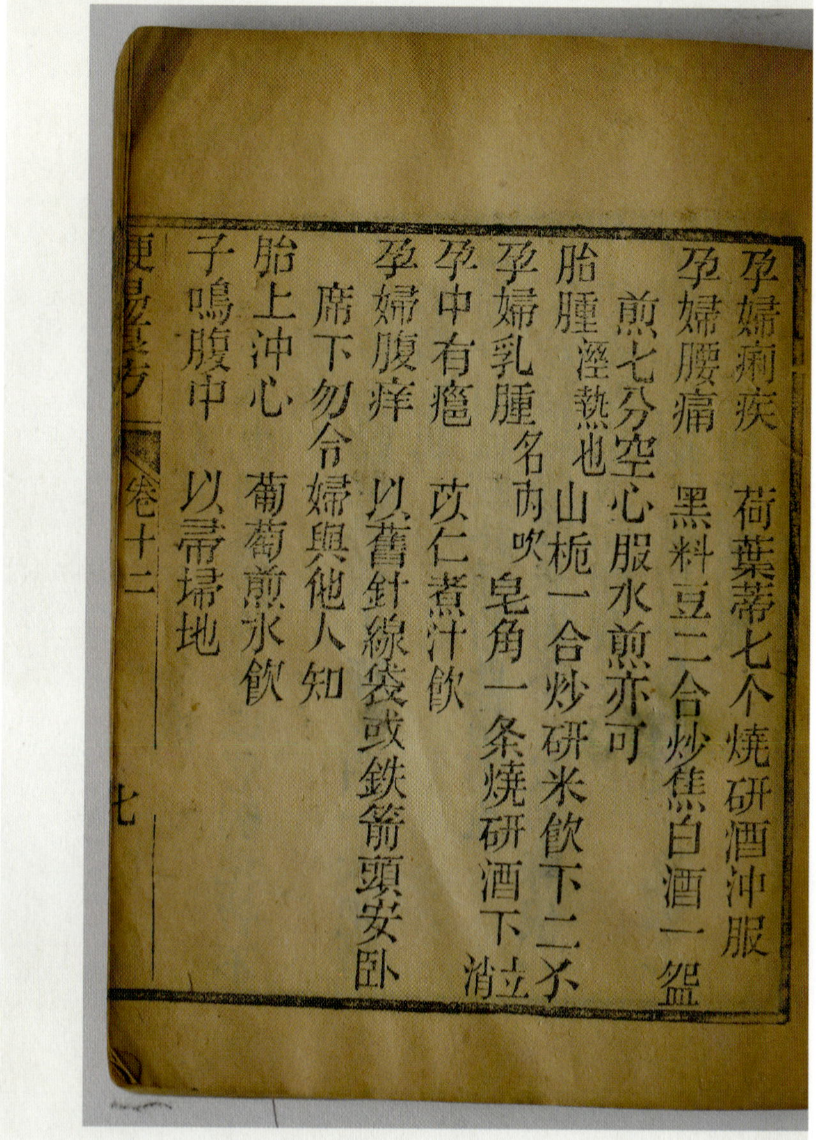

孕婦痢疾　荷葉蒂七个燒研酒沖服
孕婦腰痛　黑料豆二合炒焦白酒一盌
煎七分空心服水煎亦可
胎腫溼熱也　山梔一合炒研米飲下二钱
孕婦乳腫名内吹　皂角一条燒研酒下立消
孕中有瘡　苡仁煮汁飲
孕婦腹痒　以舊針線袋或鉄箭頭安卧
席下勿令婦與他人知
胎上沖心　葡萄煎水飲
子鳴腹中　以帚埽地

卷十二　七

孕妇痢疾　荷叶蒂七个烧研，酒冲服。

孕妇腰痛　黑料豆二合，炒焦，白酒一碗，煎七分，空心服。水煎亦可。

胎肿湿热也　山栀一合炒研，米饮下二钱。

孕妇乳肿名内吹　皂角一条烧研，酒下。立消。

孕中有痈　苡仁煮汁饮。

孕妇腹痒　以旧针线袋或铁箭头安卧席下。勿令妇与他人知。

胎上冲心　葡萄煎水饮。

子鸣腹中　以帚扫地。

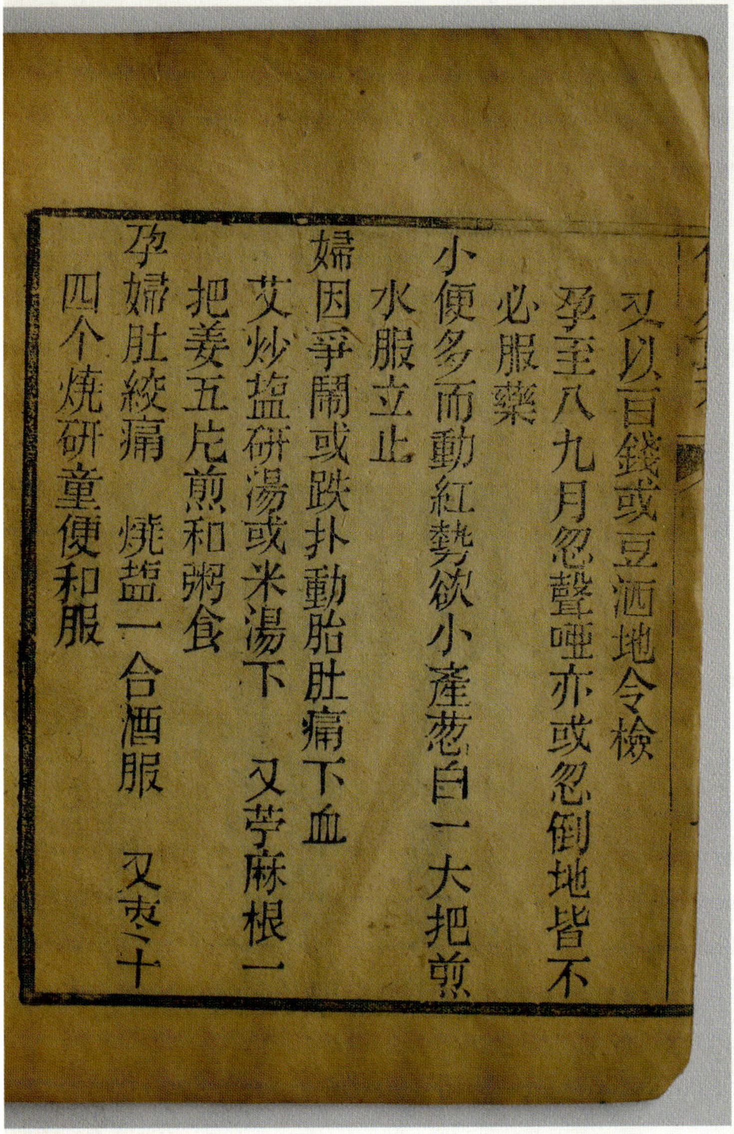

又，以百钱或豆洒地令捡[1]。

孕至八九月，忽声哑亦或忽倒地，皆不必服药。

小便多而动红，势欲小产　葱白一大把，煎水服，立止。

妇因争闹，或跌扑动胎，肚痛下血　艾炒，盐研，汤或米汤下。

又，苎麻根一把，姜五片，煎，和粥食。

孕妇肚绞痛　烧盐一合，酒服。

又，枣十四个，烧研，童便和服。

1 捡：原作“检”，据医理改。

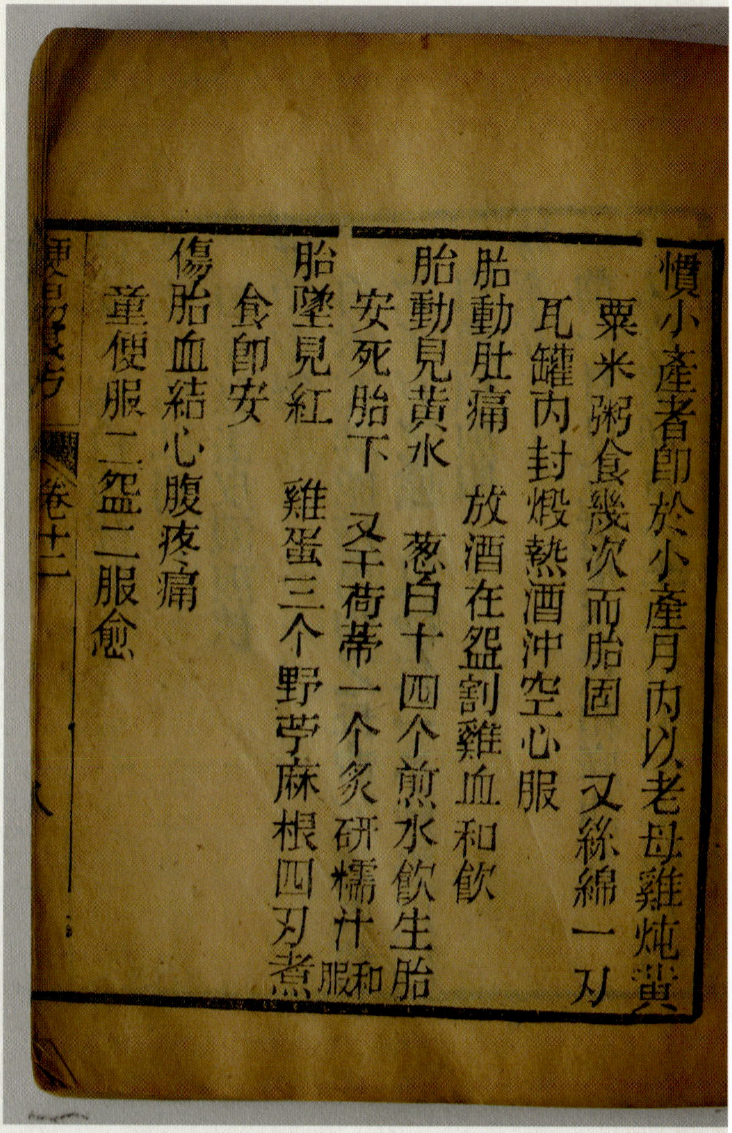
慣小產者即於小產月內以老母雞炖黄粟米粥食幾次而胎固　又絲綿一刄瓦罐內封煅熱酒沖空心服
胎動肚痛　放酒在盌割雞血和飲
胎動見黄水　葱白十四个煎水飲生胎安死胎下　又干荷蒂一个炙研糯汁和服
胎墜見紅　雞蛋三个野苧麻根四刄煮食即安
傷胎血結心腹疼痛
童便服二盌二服愈
卷十二

惯小产者　即于小产月内，以老母鸡炖黄粟米粥，食几次而胎固。

又，丝绵一两，瓦罐内封煅，热酒冲，空心服。

胎动肚痛　放酒在碗，割鸡血和饮。

胎动见黄水　葱白十四个，煎水饮。生胎安，死胎下。

又，干荷蒂一个炙研，糯汁和服。

胎坠见红　鸡蛋三个，野苎麻根四两，煮食即安。

伤胎血结，心腹疼痛　童便服二碗，二服愈。

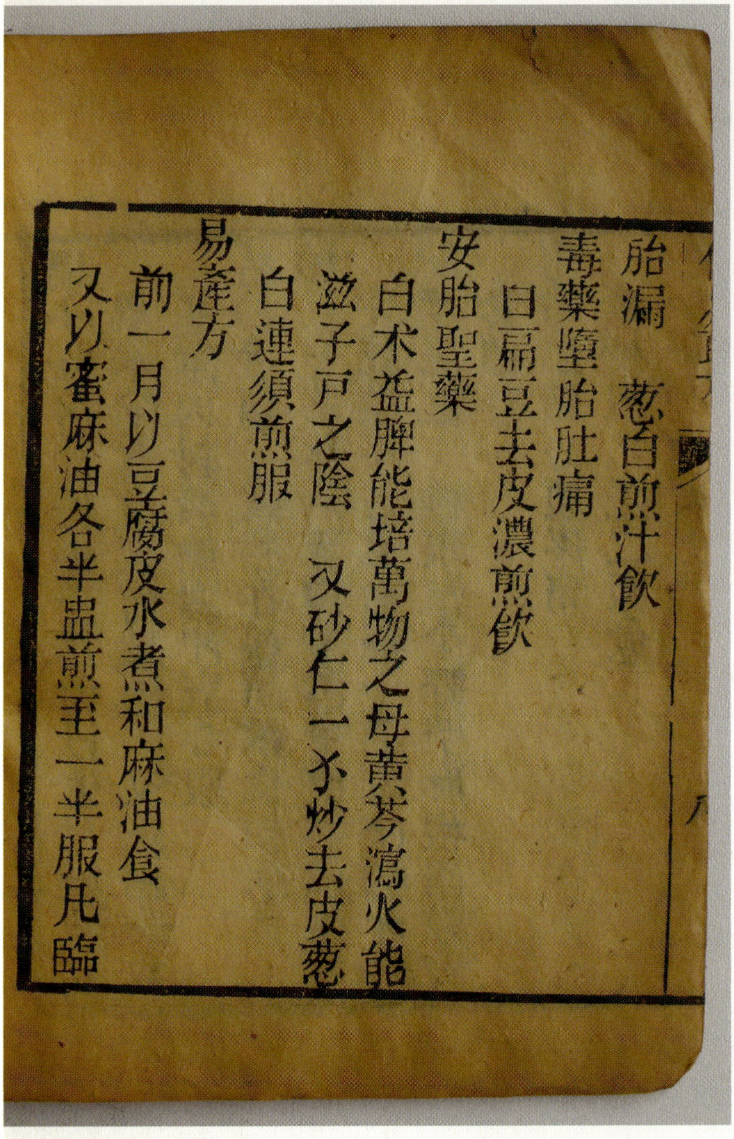
胎漏　葱白煎汁飲
毒藥墮胎肚痛
白扁豆去皮濃煎飲
安胎聖藥
白术益脾能培萬物之母黄芩瀉火能
滋子戶之陰　又砂仁一錢炒去皮葱
白連須煎服
易產方
前一月以豆腐皮水煮和麻油食
又以蜜麻油各半盅煎至一半服凡臨

胎漏　葱白煎汁饮。

毒药堕胎肚痛　白扁豆去皮，浓煎饮。

安胎圣药　白术益脾，能培万物之母。黄芩泻火，能滋子户之阴。

又，砂仁一钱炒，去皮，葱白连须，煎服。

易产方　前一月以豆腐皮水煮，和麻油食。

又，以蜜、麻油各半盅，煎至一半服。凡临

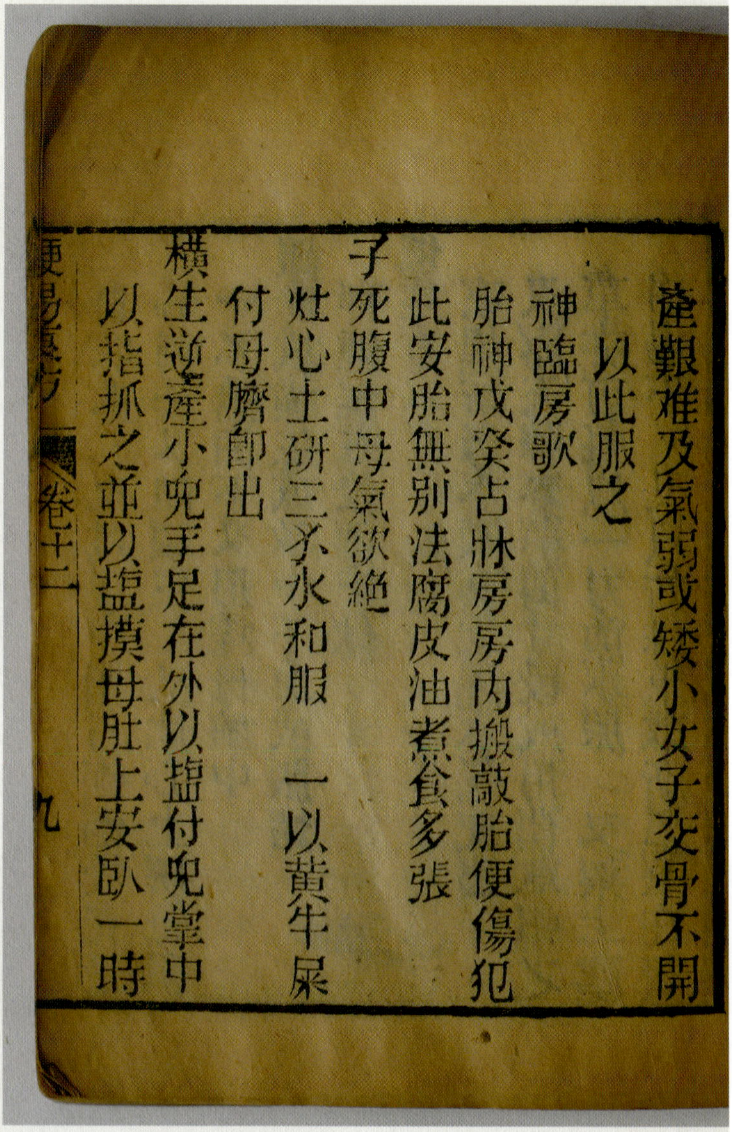
產艱难及氣弱或矮小女子交骨不開
以此服之
神臨房歌
胎神戊癸占牀房房内搬敲胎便傷犯
此安胎無別法腐皮油煮食多張
子死腹中母氣欲絶
灶心土研三钱水和服　一以黄牛屎
付母臍卽出
横生逆產小兒手足在外以塩付兒掌中
以指抓之並以塩摸母肚上安卧一時
便易良方　卷十二　九

产艰难及气弱，或矮小女子交骨不开，以此服之。

神临房歌　胎神戊癸占床房，房内搬敲胎便伤。犯此安胎无别法，腐皮油煮食多张。

子死腹中，母气欲绝　灶心土，研，三钱，水和服。

一以黄牛屎敷母脐，即出。

横生逆产，小儿手足在外　以盐敷儿掌中，以指抓之。并以盐摸[1]母肚上，安卧一时，

1 摸：以改“抹”义胜。

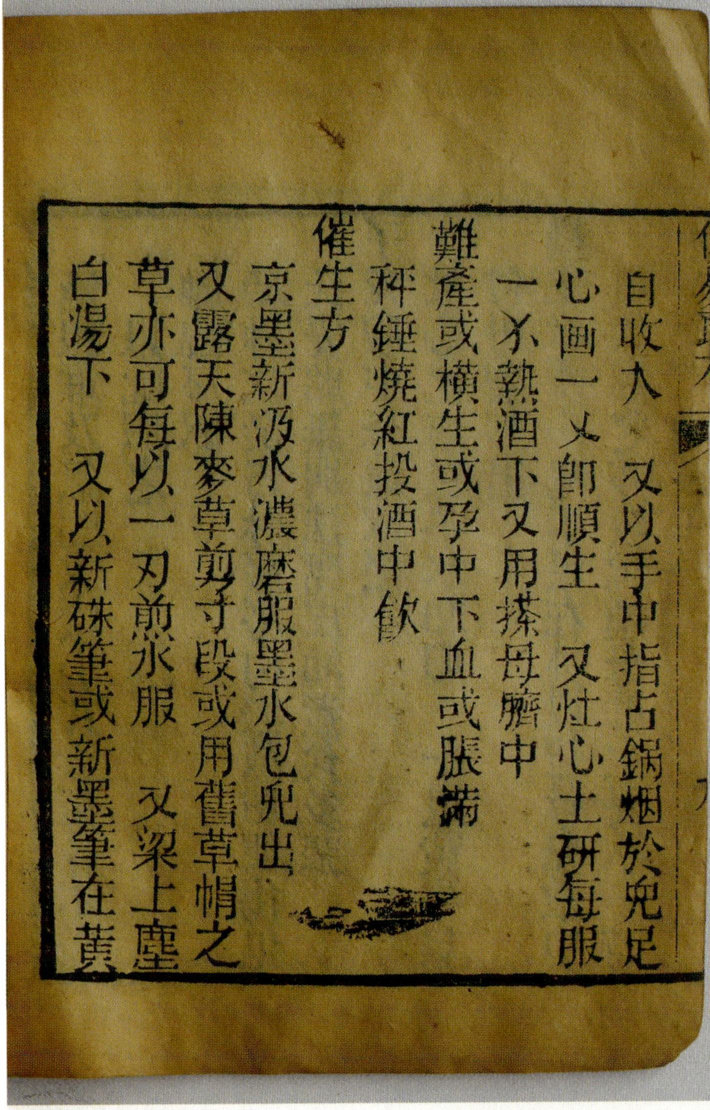
自收入　又以手中指占鍋烟於兒足
心画一乂即順生　又灶心土研每服
一钱熱酒下又用搽母臍中
難產或橫生或孕中下血或脹滿
秤錘燒紅投酒中飲
催生方
京墨新汲水濃磨服墨水包兒出
又露天陳麥草剪寸段或用舊草帽之
草亦可每以一两煎水服　又梁上塵
白湯下　又以新硃筆或新墨筆在黃

自收入。

又，以手中指沾锅烟，于儿足心画一“乂”即顺生。

又，灶心土研，每服一钱，热酒下。又用搽母脐中。

难产或横生，或孕中下血，或胀满　秤锤烧红，投酒中饮。

催生方　京墨新汲水浓磨，服墨水，包儿出。

又，露天陈麦草剪寸段，或用旧草帽之草亦可。每以一两，煎水服。

又，梁上尘，白汤下。

又，以新朱笔或新墨笔，在黄

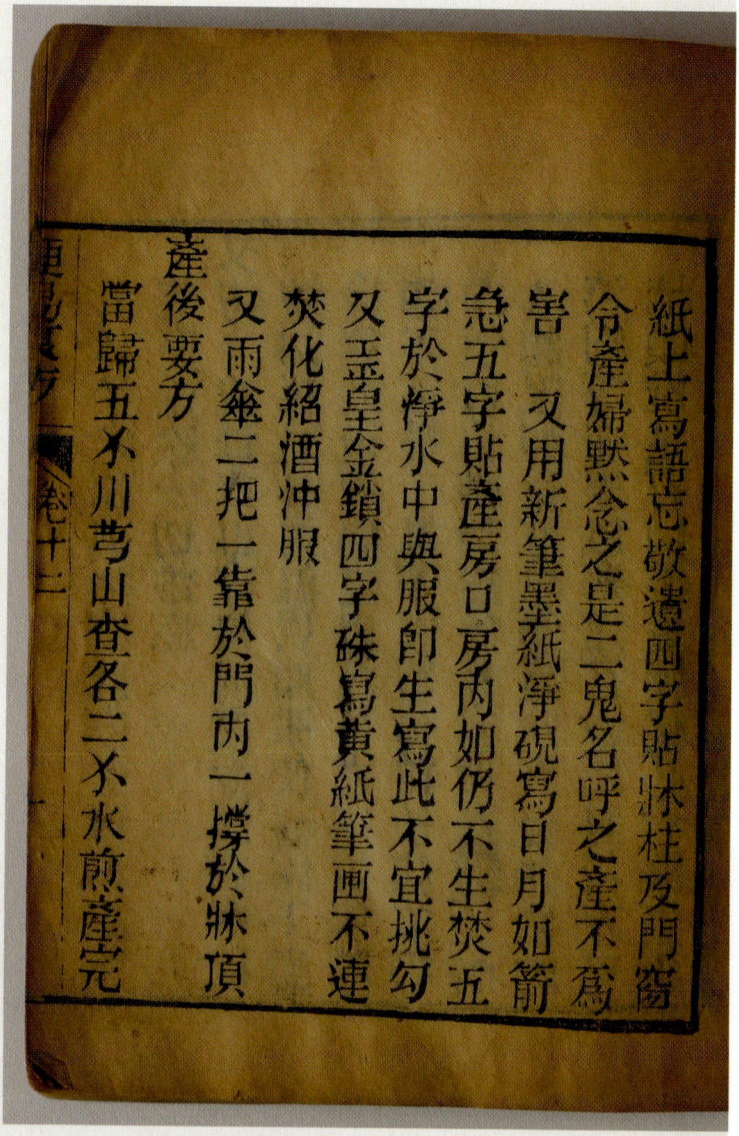

紙上寫語忘敬遺四字貼牀柱及門窗令產婦默念之是二鬼名呼之產不為害　又用新筆墨紙淨硯寫日月如箭急五字貼產房口房內如仍不生焚五字於淨水中與服即生寫此不宜挑勾又玉皇金鎖四字硃寫黃紙筆画不連焚化紹酒冲服

又雨傘二把一靠於門內一撐於牀頂

產後要方

當歸五錢川芎山查各二錢水煎產完

纸上写“语忘敬遗”四字，贴床柱及门窗，令产妇默念之。是二鬼名。呼之产，不为害。

又，用新笔墨纸净砚写“日月如箭急”五字，贴产房口房内。如仍不生，焚五字于净水中，与服，即生。写此不宜挑勾。又，“玉皇金锁”四字，朱写黄纸，笔画不连。焚化，绍酒冲服。

又，雨伞二把，一靠于门内，一撑于床顶。

产后要方　当归五钱，川芎、山楂各二钱，水煎。产完

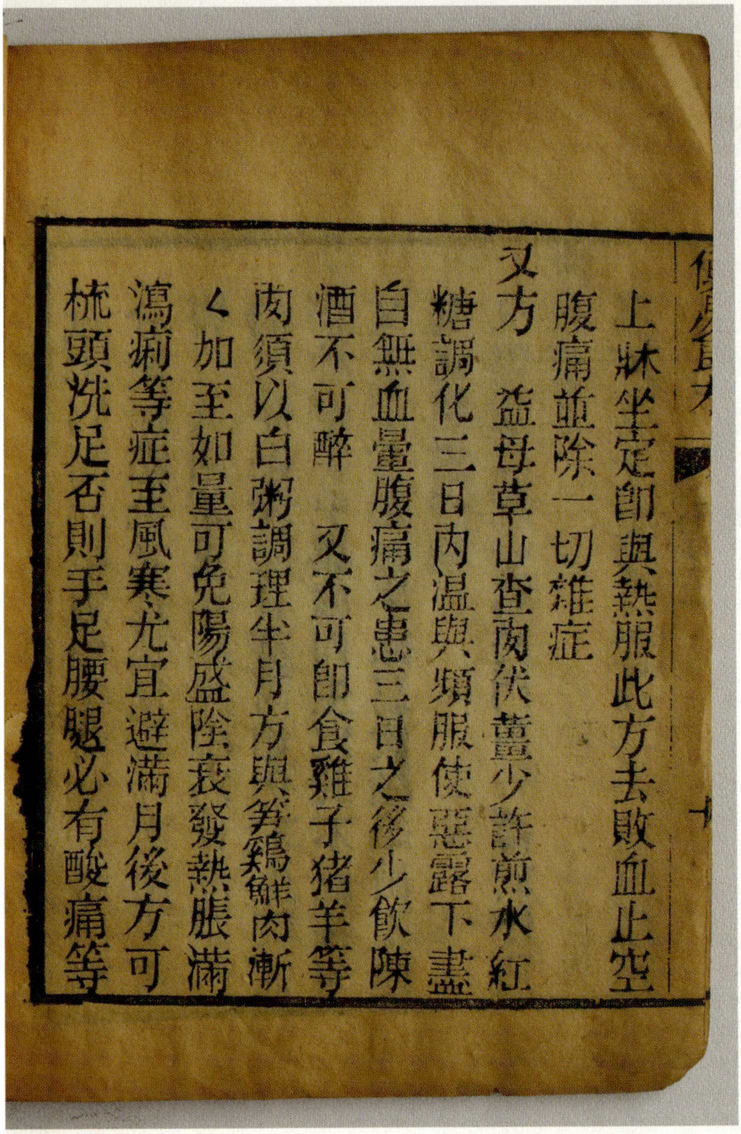
上牀坐定卽與熱服此方去敗血止空
腹痛並除一切雜症
又方　益母草山查肉伏薑少許煎水紅
糖調化三日内溫與頻服使惡露下盡
自無血暈腹痛之患三日之後少飲陳
酒不可醉　又不可卽食雞子猪羊等
肉須以白粥調理半月方與筍鷄鮮肉漸
〻加至如量可免陽盛陰衰發熱脹滿
瀉痢等症至風寒尤宜避滿月後方可
梳頭洗足否則手足腰腿必有酸痛等

上床坐定，即与热服。此方去败血，止空腹痛，并除一切杂症。

又方，益母草、山楂肉、伏姜少许，煎水，红糖调化。三日内温与频服。使恶露下尽，自无血晕腹痛之患。三日之后，少饮陈酒，不可醉。

又，不可即食鸡子、猪羊等肉。须以白粥调理半月，方与笋鸡鲜肉，渐渐加至如量，可免阳盛阴衰，发热肿满，泻痢等症。至风寒尤宜避。满月后，方可梳头洗足。否则手足腰腿必有酸痛等

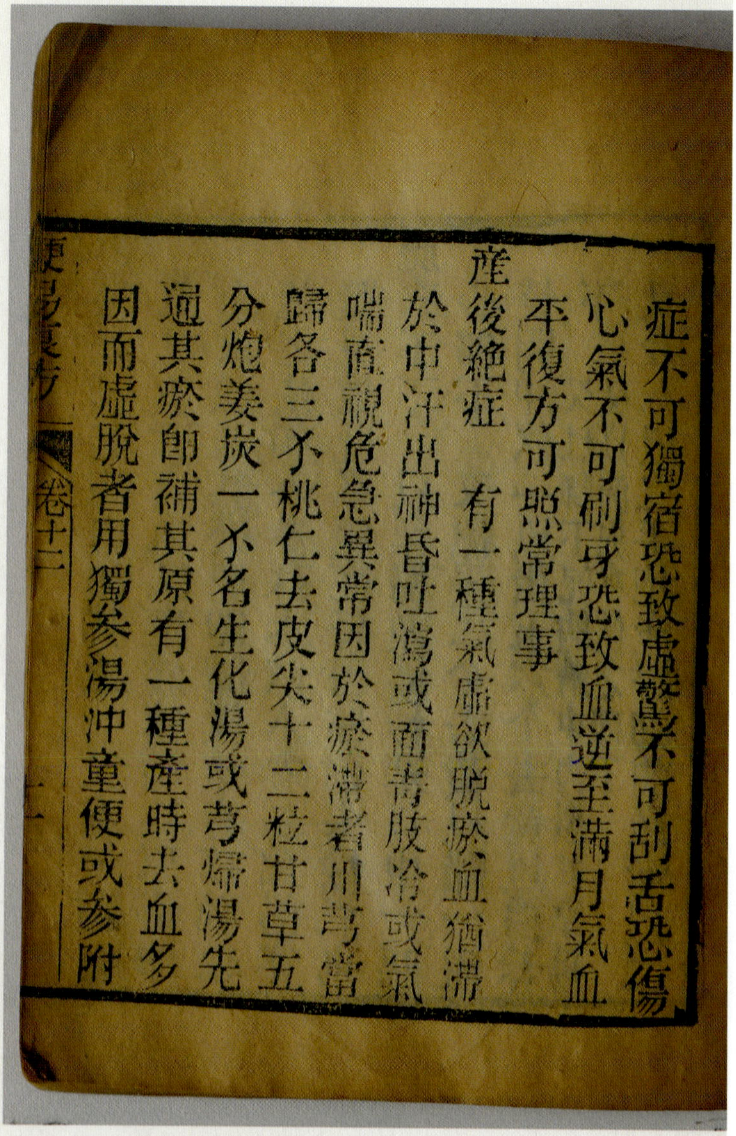
症不可獨宿恐致虛驚不可刮舌恐傷
心氣不可刷牙恐致血逆至滿月氣血
平復方可照常理事
產後絕症　有一種氣虛欲脫瘀血猶滯
於中汗出神昏吐瀉或面青肢冷或氣
喘直視危急異常因於瘀滯者川芎當
歸各三錢桃仁去皮尖十二粒甘草五
分炮姜炭一錢名生化湯或芎歸湯先
通其瘀即補其原有一種產時去血多
因而虛脫者用獨參湯沖童便或參附

卷十二

症。不可独宿，恐至虚惊。不可刮舌，恐伤心气。不可刷牙，恐致血逆。至满月气血平复，方可照常理事。

产后绝症　有一种气虚欲脱，瘀血犹滞于中，汗出，神昏，吐泻。或面青肢冷，或气喘直视，危急异常。因于瘀滞者，川芎、当归各三钱，桃仁去皮尖十二粒，甘草五分，炮姜炭一钱。名生化汤或芎归汤。先通其瘀，即补其原。有一种产时去血多，因而虚脱者，用独参汤冲童便，或参附

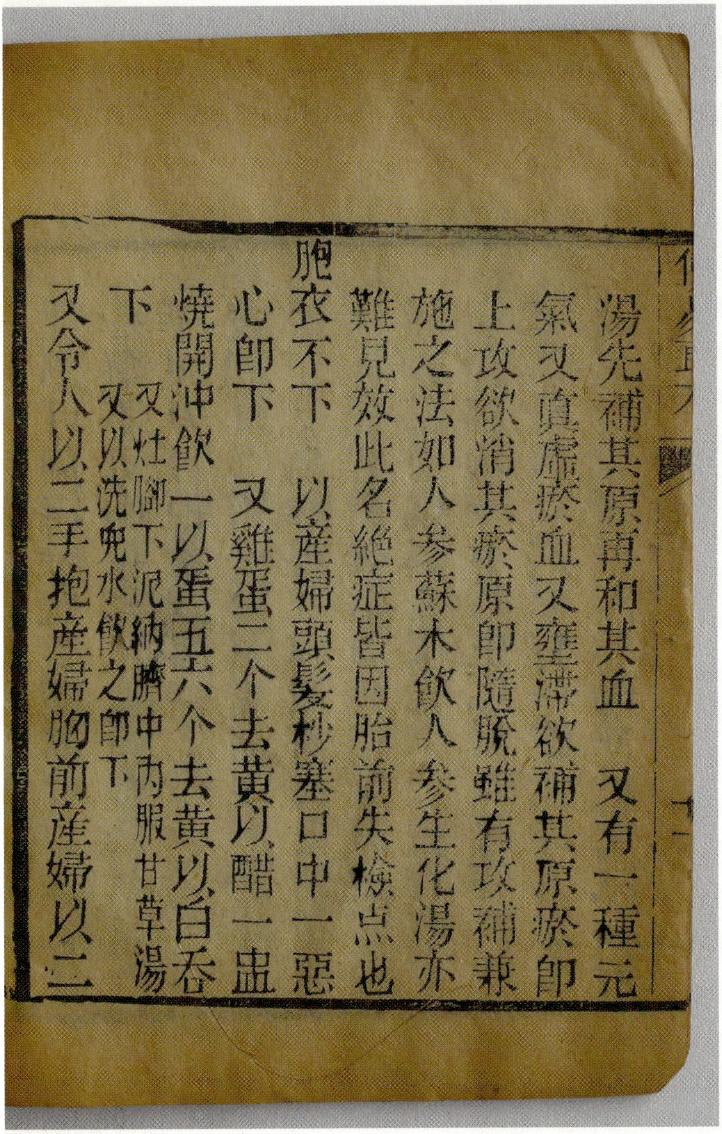

湯先補其原再和其血　又有一種元氣又真虛瘀血又壅滯欲補其原瘀即上攻欲消其瘀原即隨脱雖有攻補兼施之法如人参蘇木飲人参生化湯亦難見效此名絶症皆因胎前失檢点也

胞衣不下　以産婦頭髮梢塞口中一惡心即下　又雞蛋二个去黄以醋一盅燒開冲飲一以蛋五六个去黄以白吞下　又灶脚下泥納臍中内服甘草湯又以洗兒水飲之即下

又令人以二手抱産婦胸前産婦以二

汤，先补其原，再和其血。

又有一种，元气又真虚，瘀血又壅滞。欲补其原，瘀即上攻。欲消其瘀，原即随脱。虽有攻补兼施之法，如人参苏木饮、人参生化汤亦难见效。此名绝症。皆因胎前失检点也。

胞衣不下　以产妇头发梢塞口中，一恶心即下。

又，鸡蛋二个去黄，以醋一盅，烧开冲饮。一以蛋五六个去黄，以白吞下。

又，灶脚下泥，纳脐中，内服甘草汤。又以洗儿水饮之即下。

又，令人以二手抱产妇胸前。产妇以二

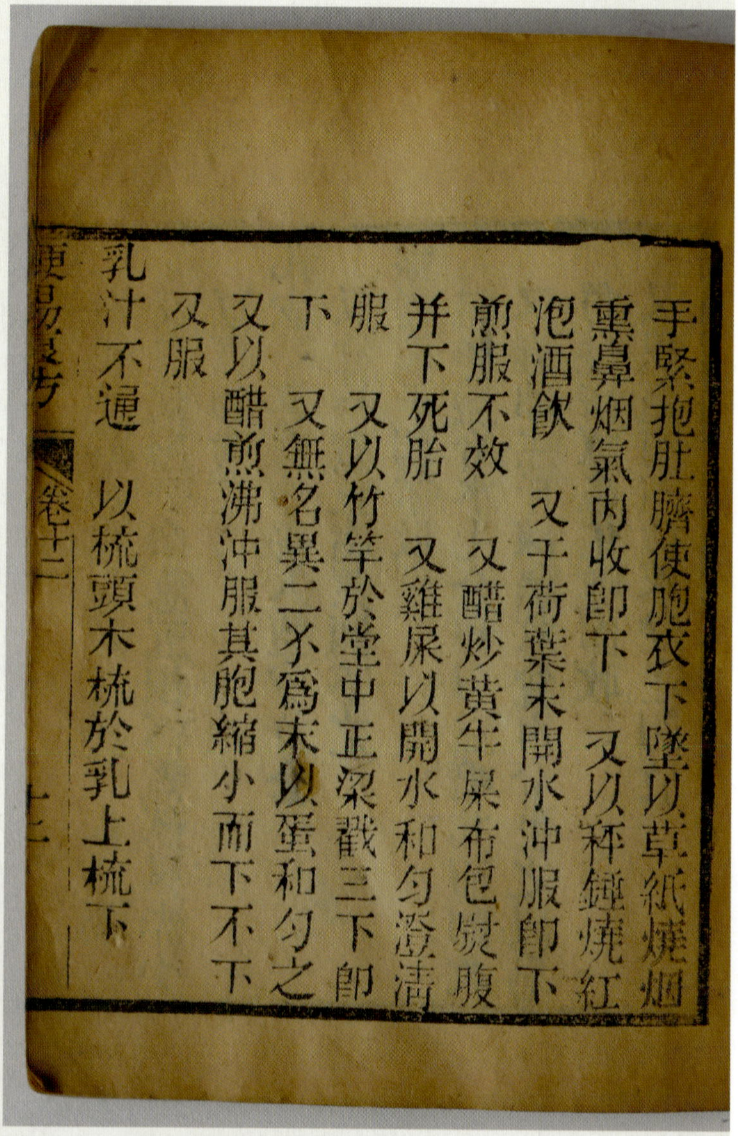

手緊抱肚臍使胞衣下墜以草紙燒烟
熏鼻烟氣內收即下　又以秤錘燒紅
泡酒飲　又干荷葉末開水沖服即下
煎服不效　又醋炒黄牛屎布包熨腹
并下死胎　又雞屎以開水和勻澄清
服　又以竹竿於堂中正梁戳三下即
下　又無名異二錢爲末以蛋和勻之
又以醋煎沸沖服其胞縮小而下不下
又服
乳汁不通　以梳頭木梳於乳上梳下

便易良方　卷十二　十三

手紧抱肚脐，使胞衣下坠。以草纸烧烟熏鼻，烟气内收即下。

又，以秤锤烧红，泡酒饮。

又，干荷叶末，开水冲服即下。煎服不效。

又，醋炒黄牛屎，布包熨腹。并下死胎。

又，鸡屎以开水和匀，澄清服。

又，以竹杆于堂中正梁，戳三下即下。

又，无名异二钱为末，以蛋和匀之。又以醋煎沸，冲服。其胞缩小而下。不下又服。

乳汁不通　以梳头木梳于乳上梳下。

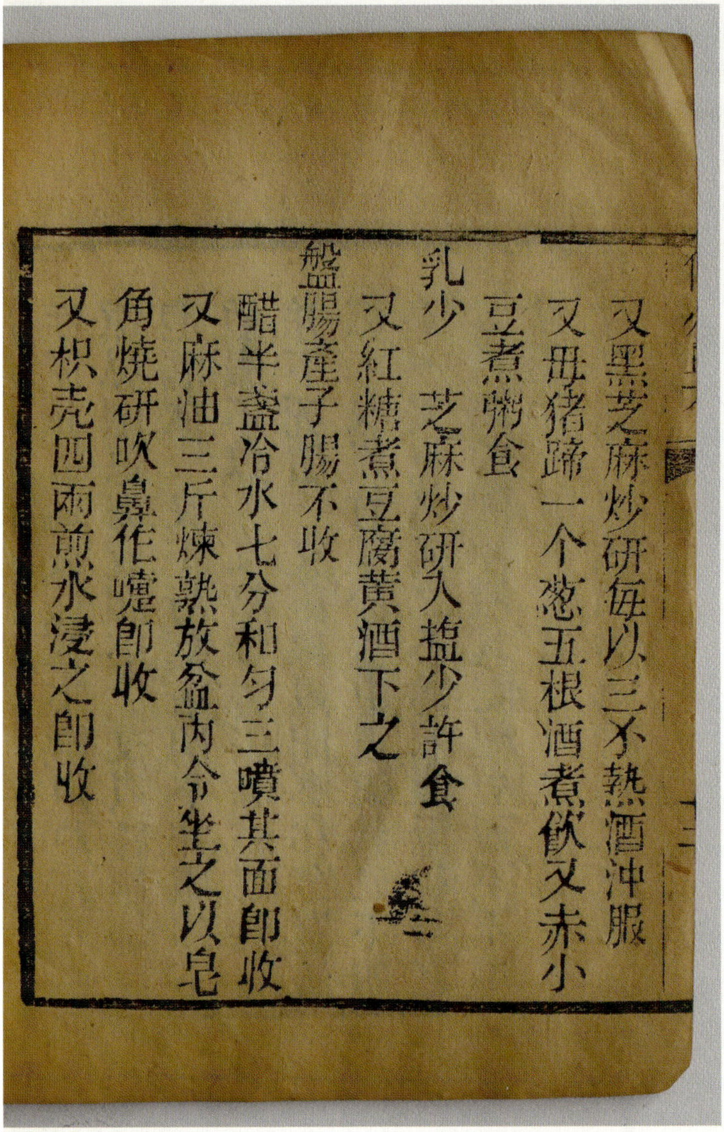

又黑芝麻炒研每以三不熱酒冲服
又毋猪蹄一个葱五根酒煮飲又赤小
豆煮粥食
乳少　芝麻炒研入塩少許食
又紅糖煮豆腐黃酒下之
盤腸産子腸不收
醋半盞冷水七分和匀三噴其面即收
又麻油三斤煉熟放盆内令坐之以皂
角燒研吹鼻作嚏即收
又枳壳四兩煎水浸之即收

又，黑芝麻炒研，每以三钱，热酒冲服。

又，母猪蹄一个，葱五根，酒煮饮。

又，赤小豆煮粥食。

乳少　芝麻炒研，入盐少许食。

又，红糖煮豆腐，黄酒下之。

盘肠，产子肠不收　醋半盏，冷水七分和匀，三喷其面即收。

又，麻油三斤炼熟，放盆内，令坐之。以皂角烧研，吹鼻作嚏，即收。

又，枳壳四两，煎水浸之，即收。

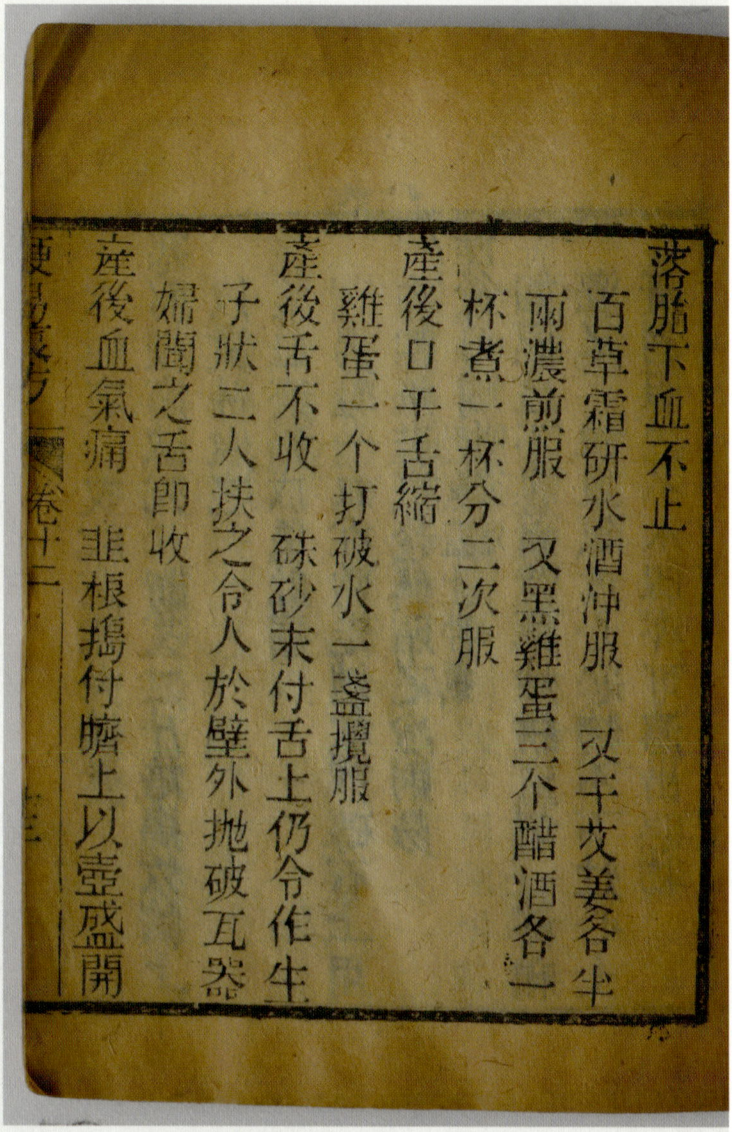

落胎下血不止
百草霜研水酒冲服　又干艾姜各半
兩濃煎服　又黑雞蛋三个醋酒各一
杯煮一杯分二次服
產後口干舌縮
雞蛋一个打破水一盞攪服
產後舌不收　硃砂末付舌上仍令作生
子狀二人扶之令人於壁外拋破瓦器
婦聞之舌即收
產後血氣痛　韭根搗付臍上以壺盛開

落胎下血不止　百草霜研，水酒冲服。

又，干艾、姜各半两，浓煎服。

又，黑鸡蛋三个，醋、酒各一杯，煮一杯。分二次服。

产后口干舌缩　鸡蛋一个打破，水一盏，搅服。

产后舌不收　朱砂末敷舌上，仍令作生子状。二人扶之，令人于壁外抛破瓦器。妇闻之，舌即收。

产后血气痛　韭根捣敷脐上，以壶盛开

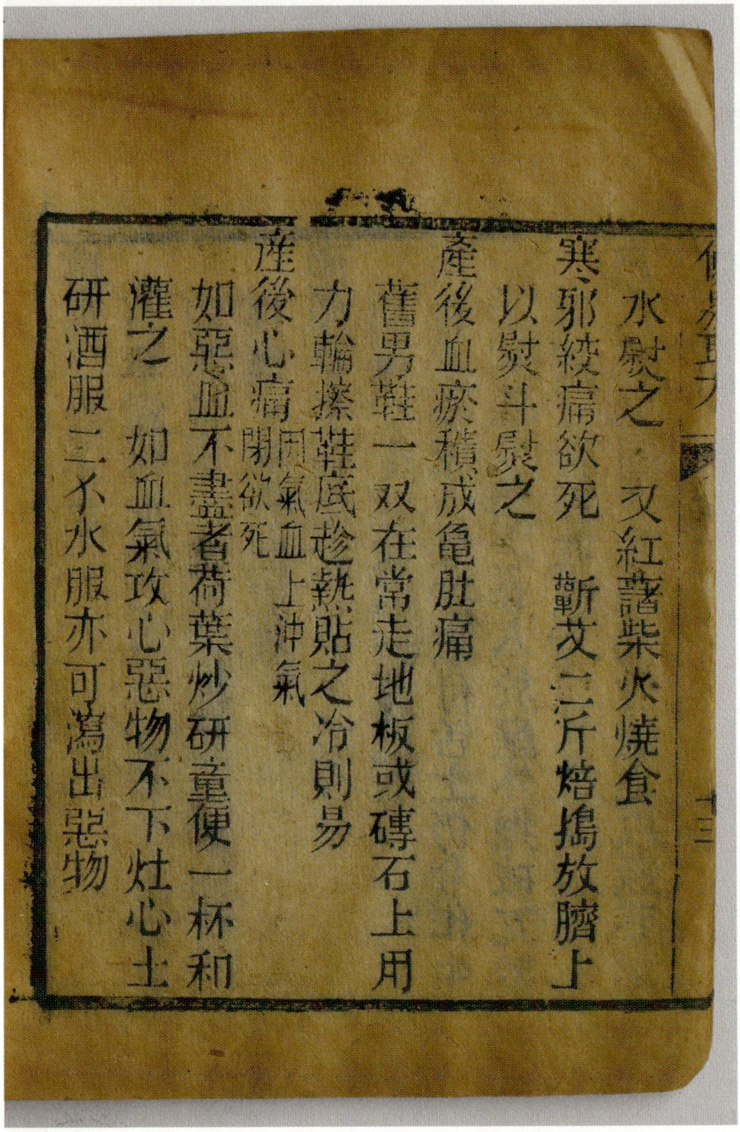

水熨之。

又，红薯柴火烧食。

寒邪绞痛欲死　蕲艾二斤，焙捣，放脐上，以熨斗熨之。

产后血瘀积成龟肚痛　旧男鞋一双，在常走地板或砖石上用力轮擦鞋底，趁热贴之。冷则易。

产后心痛　因气血上冲，气闭欲死。如恶血不尽者，荷叶炒研，童便一杯和灌之。如血气攻心，恶物不下，灶心土研，酒服二钱。水服亦可。泻出恶物。

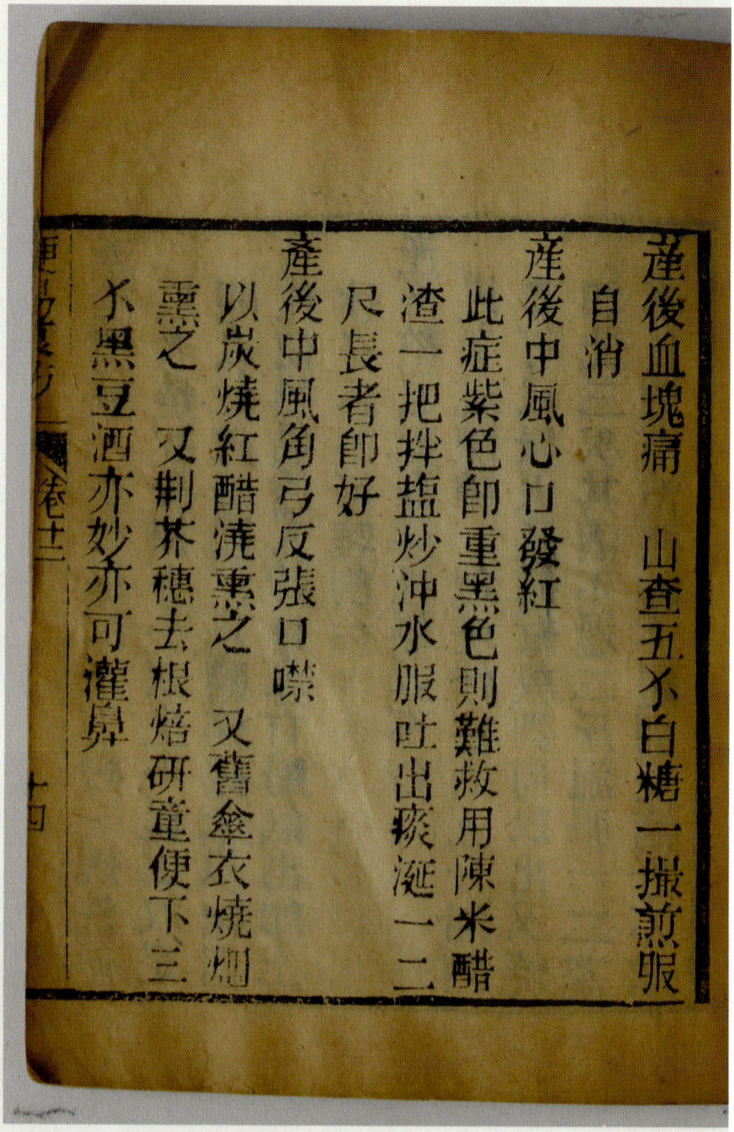
產後血塊痛　山查五〆白糖一撮煎服
自消
產後中風心口發紅
此症紫色卽重黑色則難救用陳米醋
渣一把拌鹽炒沖水服吐出痰涎一二
尺長者卽好
產後中風角弓反張口噤
以炭燒紅醋澆熏之　又舊傘衣燒烟
熏之　又荆芥穗去根焙研童便下三
〆黑豆酒亦妙亦可灌鼻

产后血块痛　山楂五钱，白糖一撮，煎服。自消。

产后中风，心口发红　此症紫色即重，黑色则难救。用陈米醋渣一把，拌盐炒，冲水服。吐出痰涎一二尺长者，即好。

产后中风，角弓反张，口噤　以炭烧红，醋浇，熏之。

又，旧伞衣烧烟，熏之。

又，荆芥穗去根，焙研，童便下三钱。黑豆酒亦妙。亦可灌鼻。

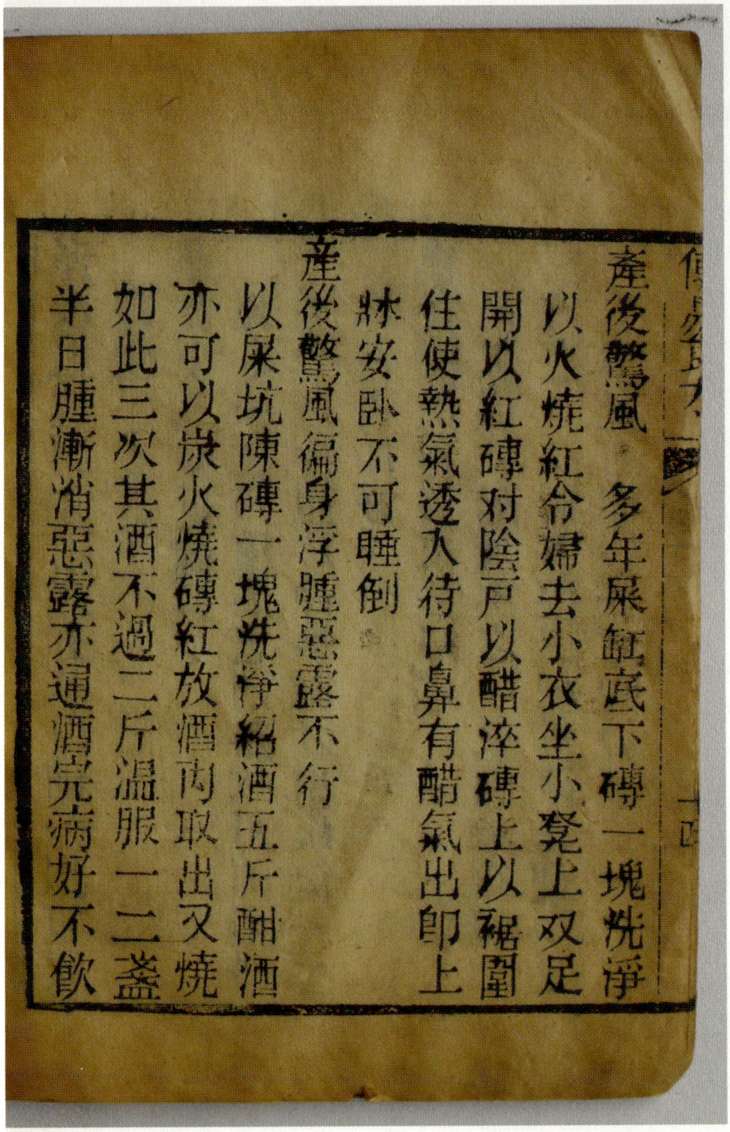

產後驚風　多年屎缸底下磚一塊洗淨
以火燒紅令婦去小衣坐小凳上双足
開以紅磚对陰户以醋淬磚上以裙圍
住使熱氣透入待口鼻有醋氣出即上
牀安卧不可睡倒
產後驚風徧身浮腫惡露不行
以屎坑陳磚一塊洗淨紹酒五斤酣酒
亦可以炭火燒磚紅放酒內取出又燒
如此三次其酒不過二斤温服一二盞
半日腫漸消惡露亦通酒完病好不飲

产后惊风　多年屎缸底下砖一块，洗净，以火烧红。令妇去小衣，坐小凳上，双足开，以红砖对阴户。以醋淬砖上，以裙围住，使热气透入。待口鼻有醋气出，即上床安卧，不可睡倒。

产后惊风，遍身浮肿，恶露不行　以屎坑陈砖一块，洗净，绍酒五斤，酣酒亦可。以炭火烧砖红，放酒内取出。又烧，如此三次。其酒不过二斤，温服一二盏，半日肿渐消，恶露亦通。酒完病好。不饮

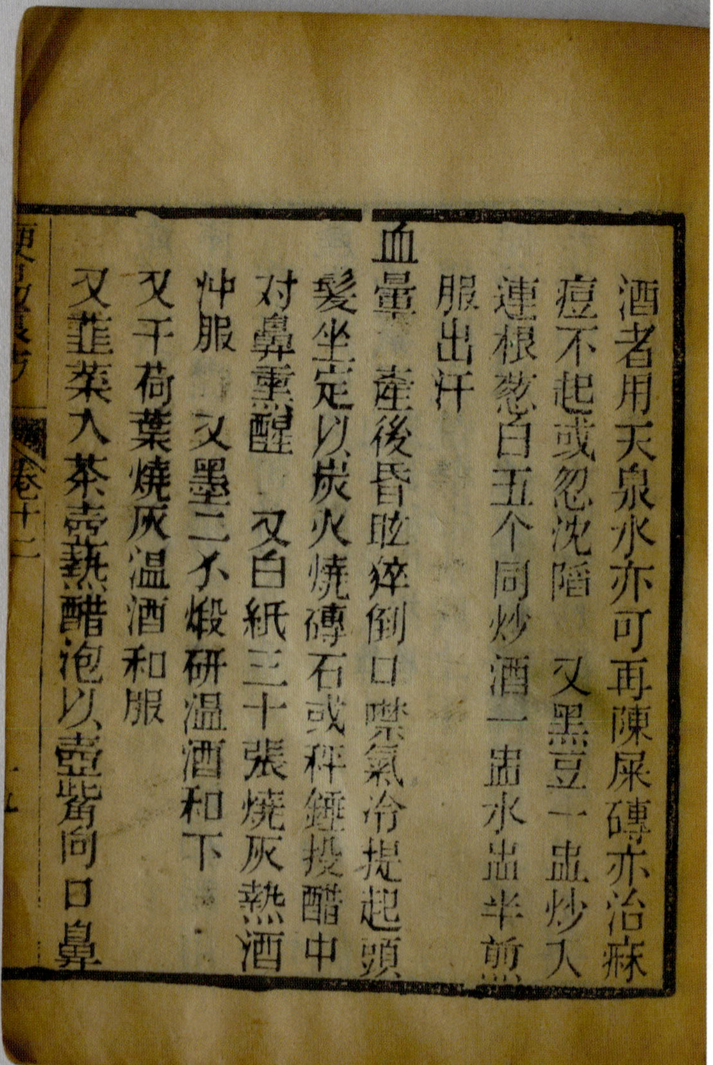

酒者用天泉水亦可再陳屎磚亦治痳
痘不起或忽沈陷　又黑豆一盅炒入
連根葱白五个同炒酒一盅水盅半煎
服出汗
血暈　產後昏眩猝倒口噤氣冷提起頭
髮坐定以炭火燒磚石或秤錘投醋中
对鼻熏醒　又白紙三十張燒灰熱酒
冲服　又墨二錢煅研溫酒和下
又干荷葉燒灰溫酒和服
又韭菜入茶壺熱醋泡以壺嘴向口鼻

酒者，用天泉水亦可。再陈屎砖亦治麻痘不起，或忽沉陷。

又，黑豆一盅炒，入连根葱白五个同炒，酒一盅，水盅半，煎服出汗。

血晕　产后昏眩猝倒，口噤气冷。提起头发坐定。以炭火烧砖石或秤锤投醋中，对鼻熏，醒。

又，白纸三十张烧灰，热酒冲服。

又，墨二钱煅研，温酒和下。

又，干荷叶烧灰，温酒和服。

又，韭菜入茶壶，热醋泡。以壶嘴向口鼻

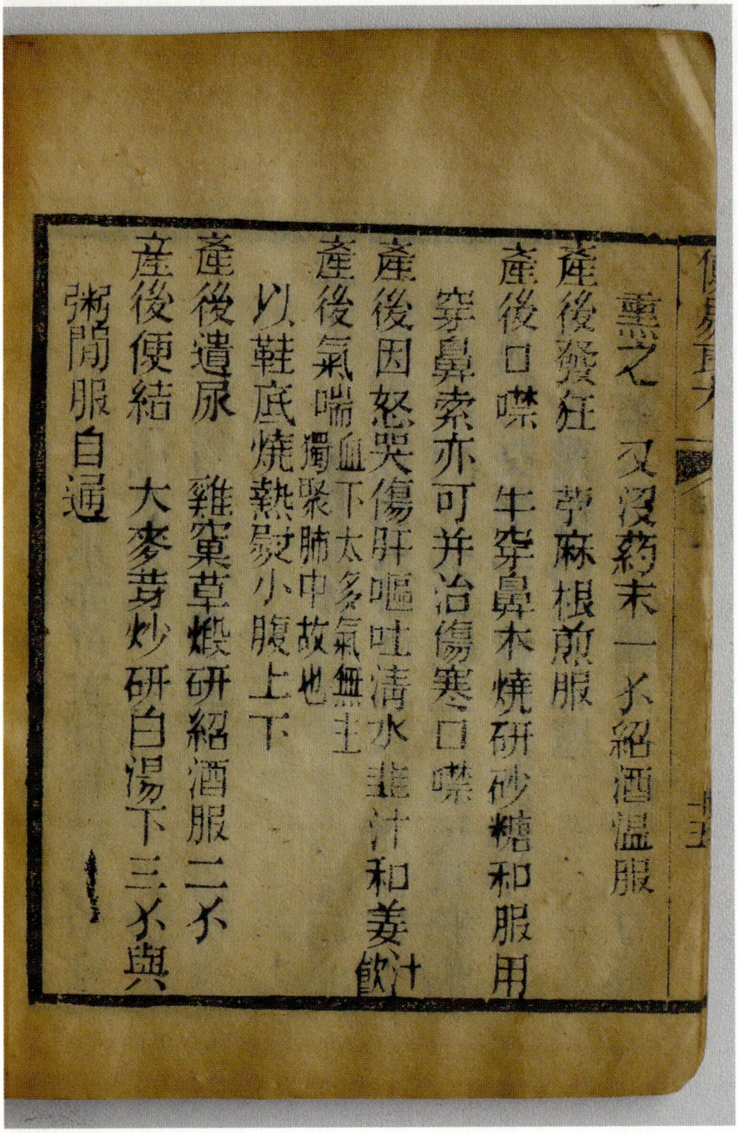
熏之　又沒藥末一錢紹酒溫服
產後發狂　苧麻根煎服
產後口噤　牛穿鼻木燒研砂糖和服用
穿鼻索亦可并治傷寒口噤
產後因怒哭傷肝嘔吐清水　韭汁和姜汁飲
產後氣喘　血下太多氣無主獨聚肺中故也
以鞋底燒熱熨小腹上下
產後遺尿　雞窠草煅研紹酒服二錢
產後便結　大麥芽炒研白湯下三錢與
粥間服自通

熏之。

又，没药末一钱，绍酒温服。

产后发狂　苎麻根煎服。

产后口噤　牛穿鼻木烧研，砂糖和服。用穿鼻索亦可。并治伤寒口噤。

产后因怒哭伤肝，呕吐清水　韭汁和姜汁饮。

产后气喘　血下太多，气无主，独聚肺中故也。以鞋底烧热，熨小腹上下。

产后遗尿　鸡窠草煅研，绍酒服二钱。

产后便结　大麦芽炒研，白汤下三钱。与粥闲服自通。

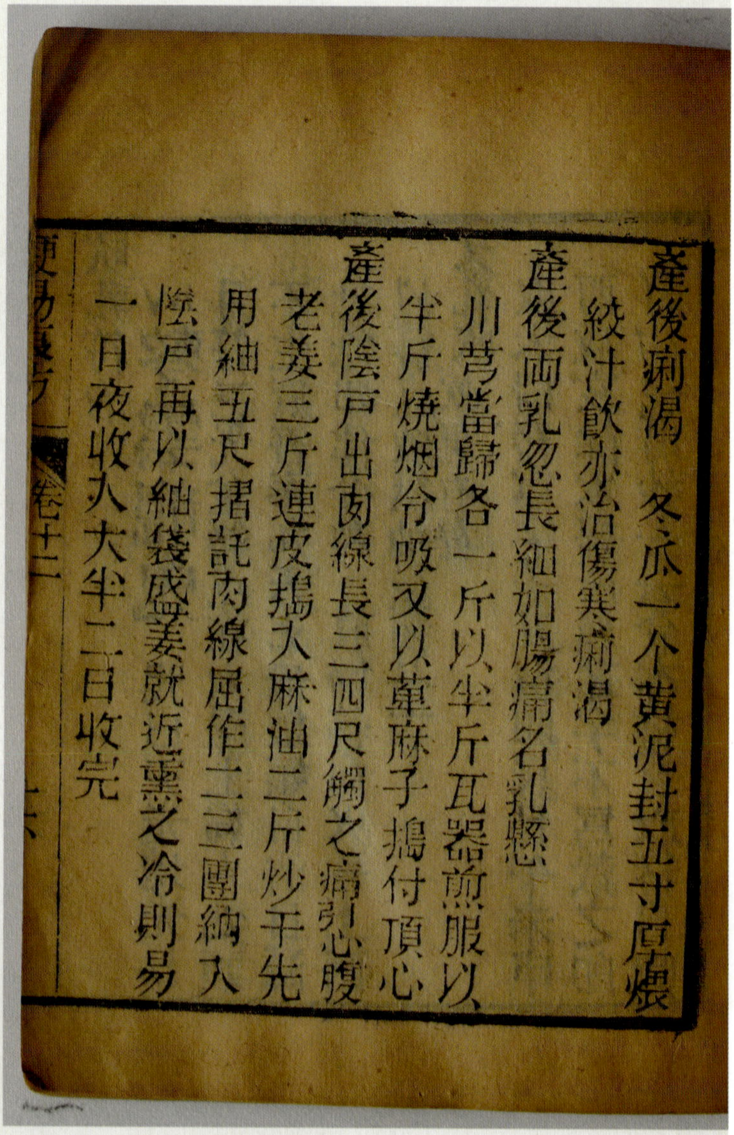

産後痢渴　冬瓜一个黄泥封五寸厚煨
絞汁飲亦治傷寒痢渴
産後兩乳忽長細如腸痛名乳懸
川芎當歸各一斤以半斤瓦器煎服以
半斤燒烟令吸又以萆麻子搗付頂心
産後陰戶出肉線長三四尺觸之痛引心腹
老姜三斤連皮搗入麻油二斤炒干先
用紬五尺摺託肉線屈作二三團納入
陰戶再以紬袋盛姜就近熏之冷則易
一日夜收入大半二日收完

产后痢渴　冬瓜一个，黄泥封五寸厚煨，绞汁饮。亦治伤寒痢渴。

产后两乳忽长，细如肠，痛。名乳悬　川芎、当归各一斤，以半斤瓦器煎服，以半斤烧烟令吸。又以蓖麻子捣，敷顶心。

产后阴户出肉线，长三四尺，触之痛引心腹　老姜三斤连皮捣，入麻油二斤炒干。先用绸五尺，折托肉线，屈作二三团，纳入阴户。再以绸袋盛姜，就近熏之。冷则易。一日夜收入大半，二日收完。

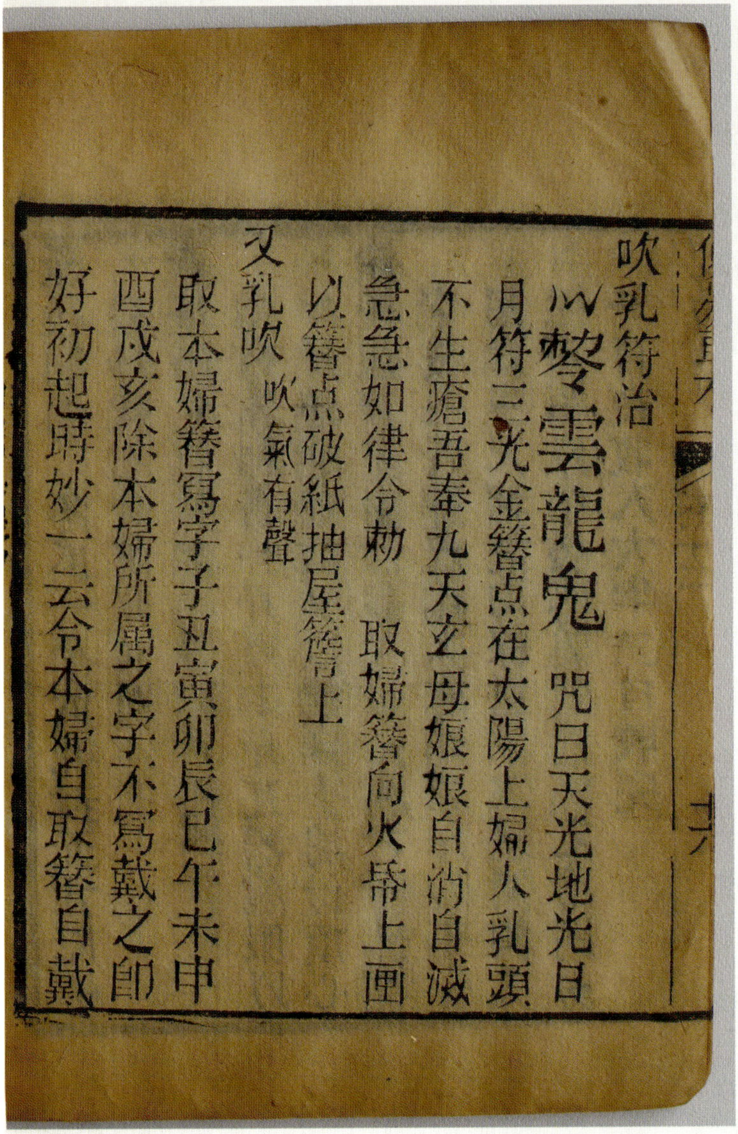

吹乳符治
[illegible]雲龍鬼 咒曰天光地光日月符三光金簪点在太陽上婦人乳頭不生瘡吾奉九天玄母娘娘自消自滅急急如律令勅 取婦簪向火帋上画以簪点破紙抽屋簷上
又乳吹 吹氣有聲
取本婦簪寫字子丑寅卯辰巳午未申酉戌亥除本婦所属之字不寫戴之即好初起時妙一云令本婦自取簪自戴

吹乳符治

□（符略）勅令 云 龙 鬼

咒曰：天光地光，日月符三光。金簪点在太阳上，妇人乳头不生疮。吾奉九天玄母娘娘，自消自灭，急急如律令，勅。

取妇簪向火纸上画，以簪点破纸，抽屋檐上。

又，乳吹，吹气有声。取本妇簪写字“子丑寅卯，辰巳午未，申酉戌亥”。除本妇所属之字不写，戴之即好，初起时妙。一云令本妇自取簪、自戴

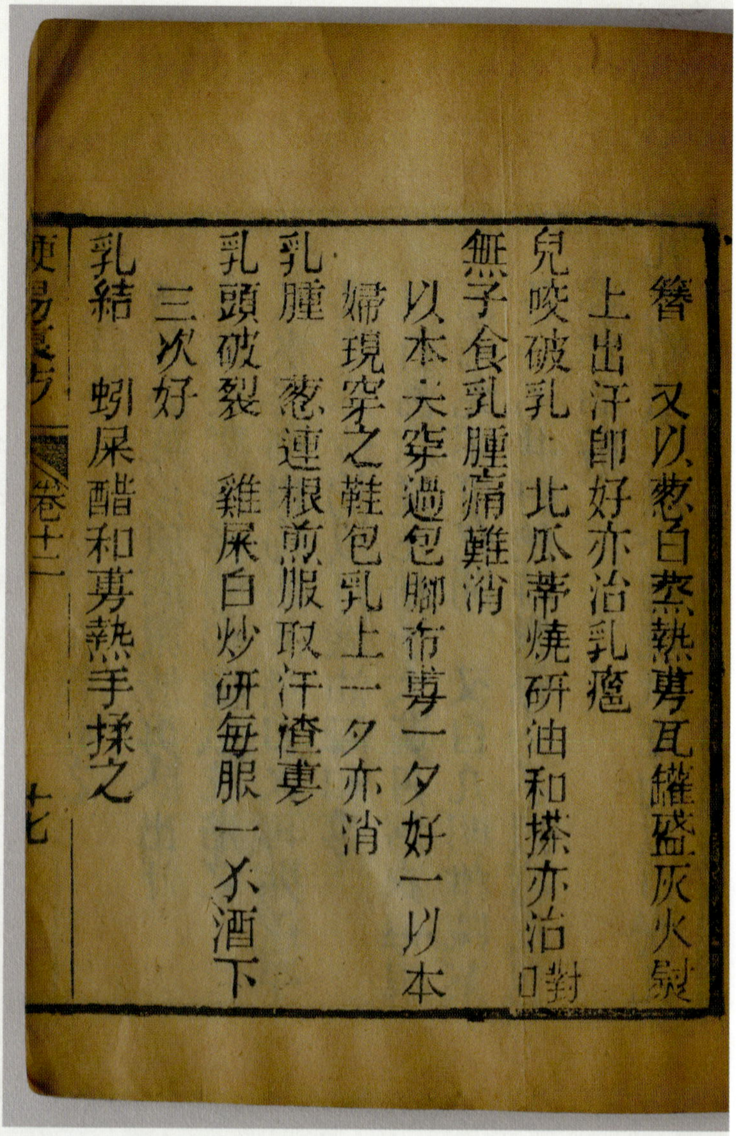

簪　又以葱白蒸熱敷瓦罐盛灰火熨上出汗即好亦治乳癰
兒咬破乳　北瓜蒂燒研油和搽亦治對口
無子食乳腫痛難消　以本夫穿過包腳布敷一夕好一以本婦現穿之鞋包乳上一夕亦消
乳腫　葱連根煎服取汗渣敷
乳頭破裂　雞屎白炒研每服一錢酒下三次好
乳結　蚓屎醋和敷熱手揉之
便易良方　卷十二　十七

簪。

又，以葱白蒸热敷。瓦罐盛灰火，熨上出汗即好。亦治乳痈。

儿咬破乳　北瓜蒂烧研，油和搽。亦治对口。

无子食乳，肿痛难消　以本夫穿过包脚布敷，一夕好。一以本妇现穿之鞋，包乳上一夕，亦消。

乳肿　葱连根煎服，取汗，渣敷。

乳头破裂　鸡屎白炒研，每服一钱，酒下。三次好。

乳结　蚓屎醋和敷，热手揉之。

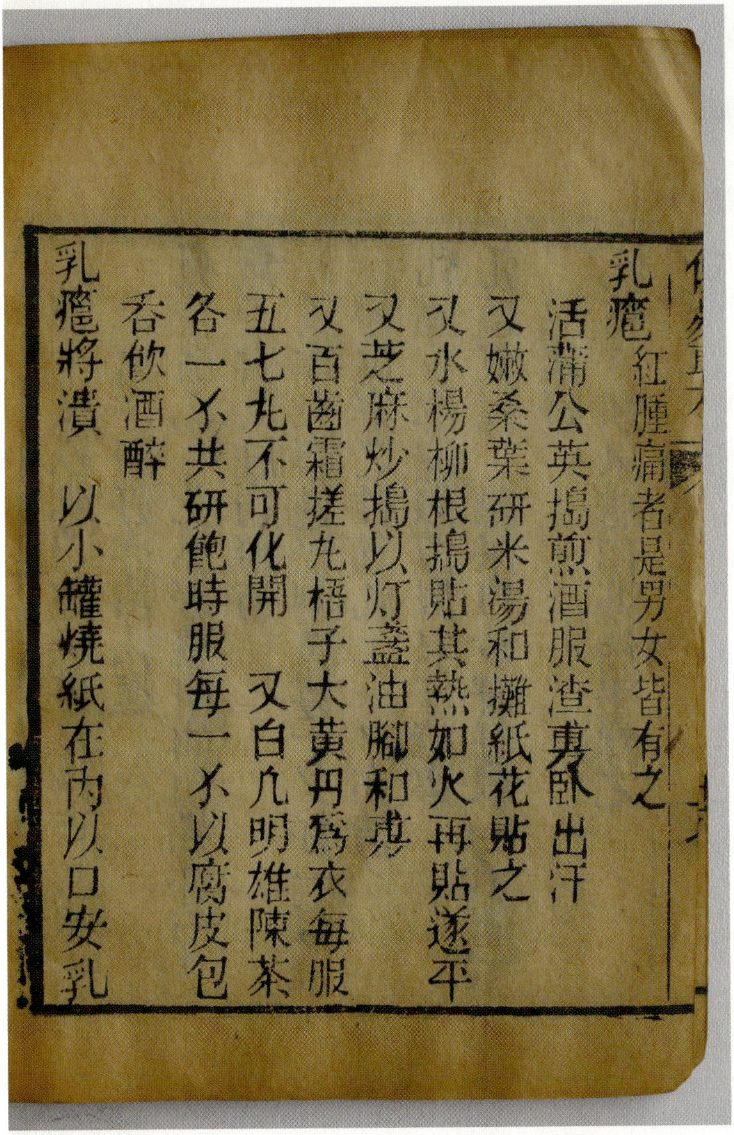

乳痈红肿痛者是。男女皆有之　活蒲公英捣，煎酒服，渣敷。卧出汗。

又，嫩桑叶研，米汤和。摊纸花贴之。

又，水杨柳根捣贴。其热如火，再贴遂平。

又，芝麻炒捣，以灯盏油脚和敷。

又，百齿霜搓丸，梧子大，黄丹为衣，每服五七丸。不可化开。

又，白巩、明雄、陈茶各一钱，共研，饱时服。每一钱以腐皮包，吞。饮酒醉。

乳痈将溃　以小罐烧纸在内，以口安乳

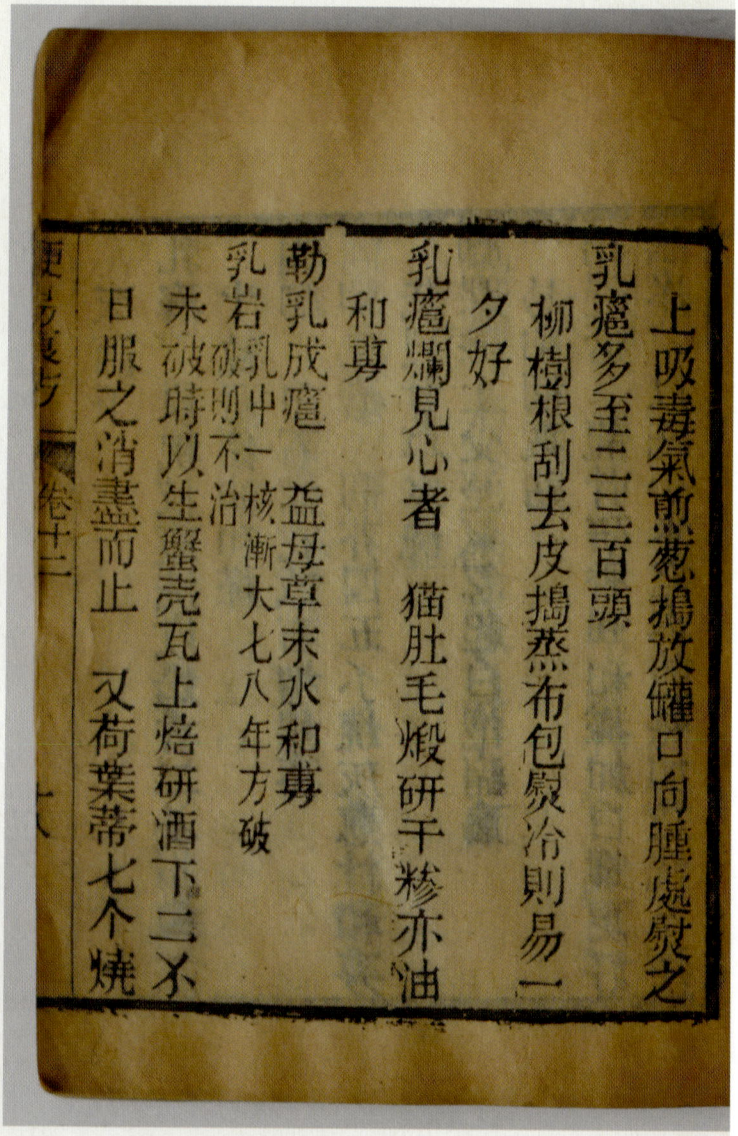
上吸毒氣煎葱搗放罐口向腫處熨之
乳癰多至二三百頭
柳樹根刮去皮搗烝布包熨冷則易一
夕好
乳癰爛見心者　猫肚毛煆研干糝亦油
和尃
勒乳成癰　益母草末水和尃
乳岩乳中一核漸大七八年方破
破則不治
未破時以生蟹壳瓦上焙研酒下二不
日服之消盡而止　又荷葉蒂七个燒

上，吸毒气。煎葱捣，放罐口向肿处熨之。

乳痈，多至二三百头　柳树根刮去皮捣蒸，布包熨，冷则易。一夕好。

乳痈烂见心者　猫肚毛煅研，干糁。亦油和敷。

勒乳成痈　益母草末，水和敷。

乳岩　乳中一核渐大，七八年方破，破则不治。未破时，以生蟹壳瓦上焙研，酒下二钱，日服之。消尽而止。

又，荷叶蒂七个，烧

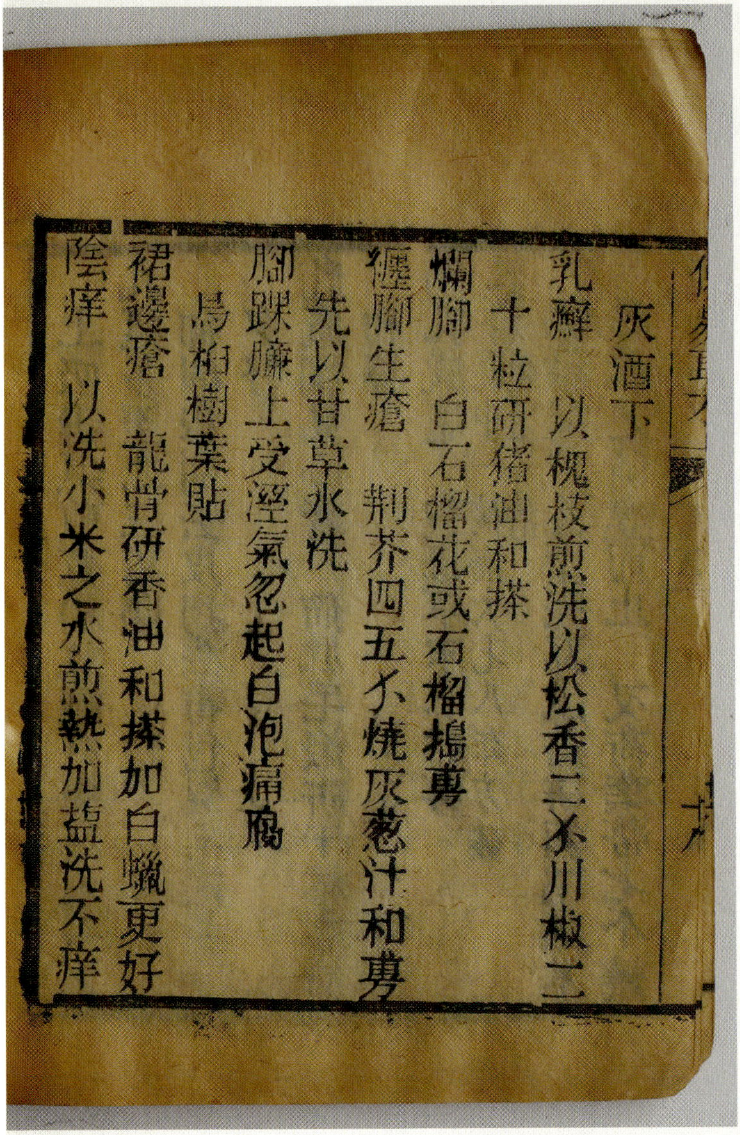

灰酒下。

乳癣　以槐枝煎洗。以松香二钱，川椒二十粒，研，猪油和搽。

烂脚　白石榴花或石榴捣敷。

缠脚生疮　荆芥四五钱烧灰，葱汁和敷。先以甘草水洗。

脚踝臁上受湿气，忽起白泡痛腐　乌柏树叶贴。

裙边疮　龙骨研，油菜和搽。加白蜡更好。

阴痒　以洗小米之水，煎热加盐洗。不痒

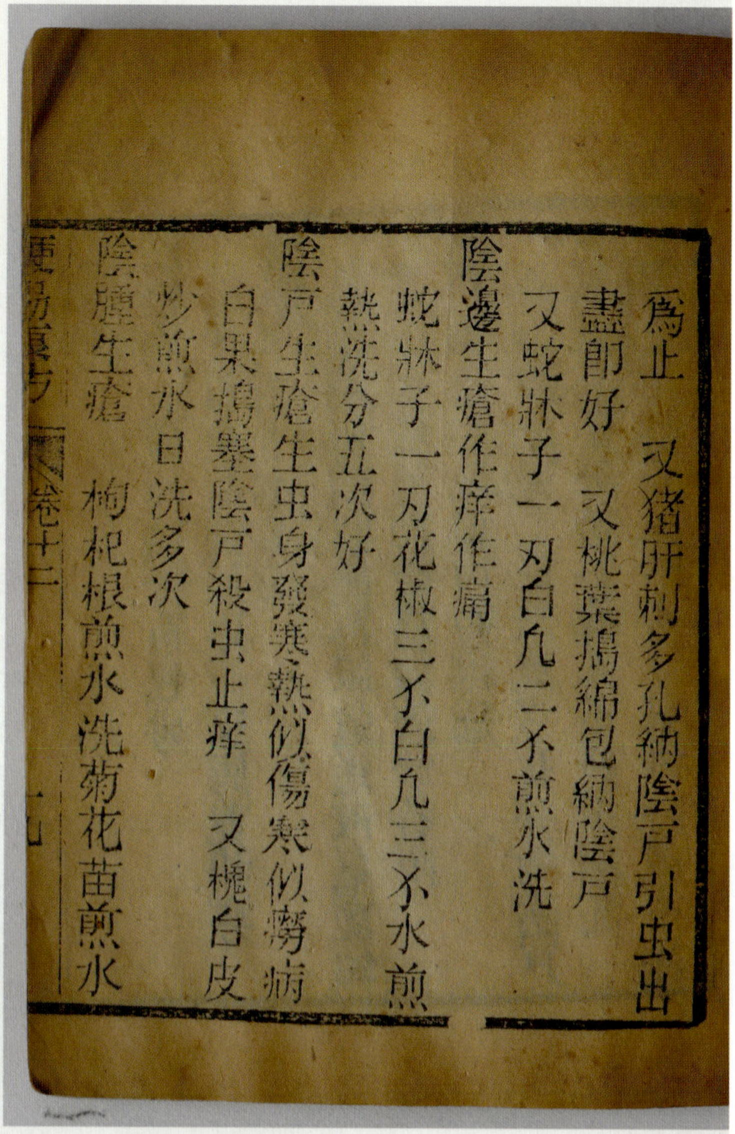
便易良方　卷十二
爲止　又猪肝刺多孔納陰戸引虫出
盡卽好　又桃葉搗綿包納陰戸
又蛇牀子一刄白凡二刄煎水洗
陰邊生瘡作痒作痛
蛇牀子一刄花椒三刄白凡三刄水煎
熱洗分五次好
陰戸生瘡生虫身發寒熱似傷寒似癆病
白果搗塞陰戸殺虫止痒　又槐白皮
炒煎水日洗多次
陰腫生瘡　枸杞根煎水洗菊花苗煎水

为止。

又，猪肝刺多孔，纳阴户，引虫出尽即好。

又，桃叶捣，绵包，纳阴户。

又，蛇床子一两，白矾二钱，煎水洗。

阴边生疮，作痒作痛　蛇床子一两，花椒三钱，白矾三钱，水煎热洗。分五次好。

阴户生疮生虫，身发寒热，似伤寒，似痨病　白果捣，塞阴户。杀虫止痒。

又，槐白皮炒，煎水，日洗多次。

阴肿生疮　枸杞根煎水洗。菊花苗煎水

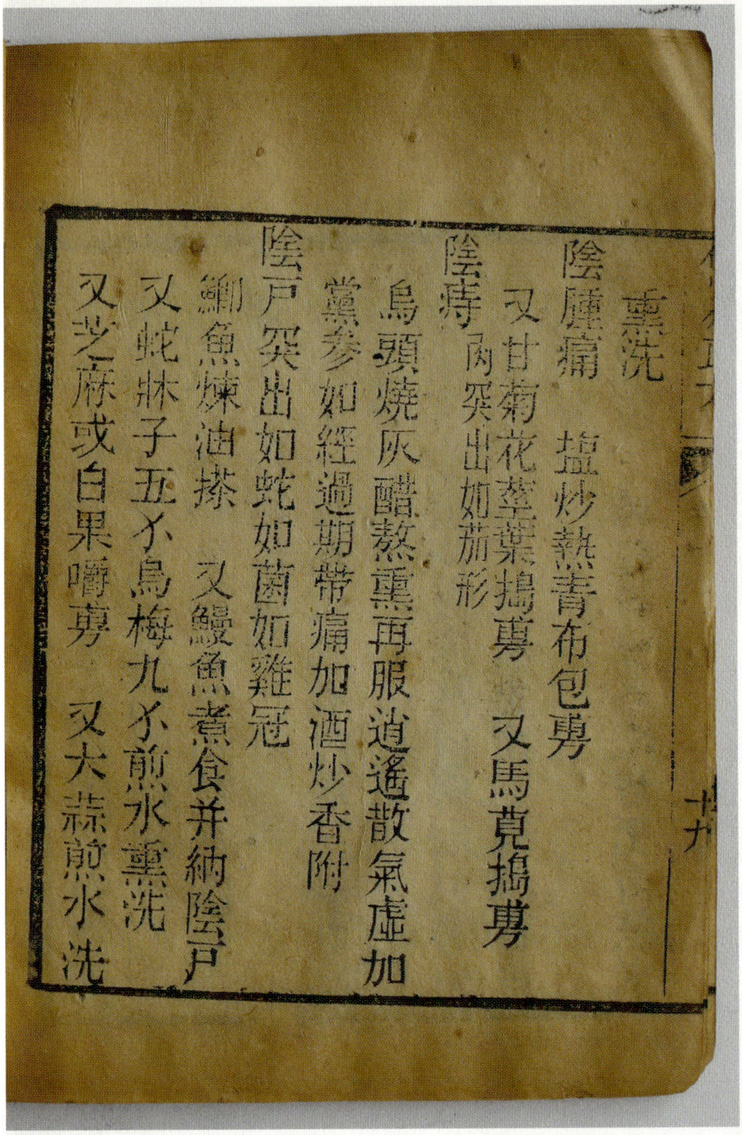

熏洗。

阴肿痛　盐炒热，青布包敷。

又，甘菊花茎叶捣敷。

又，马苋捣敷。

阴痔肉突出如茄形　乌头烧灰醋熬，熏。再服逍遥散。气虚加党参。如经过期带痛，加酒炒香附。

阴户突出如蛇、如菌、如鸡冠　鲫鱼炼油搽。

又，鳗鱼煮食。并纳阴户。

又，蛇床子五钱，乌梅九钱，煎水熏洗。

又，芝麻或白果嚼敷。

又，大蒜煎水洗。

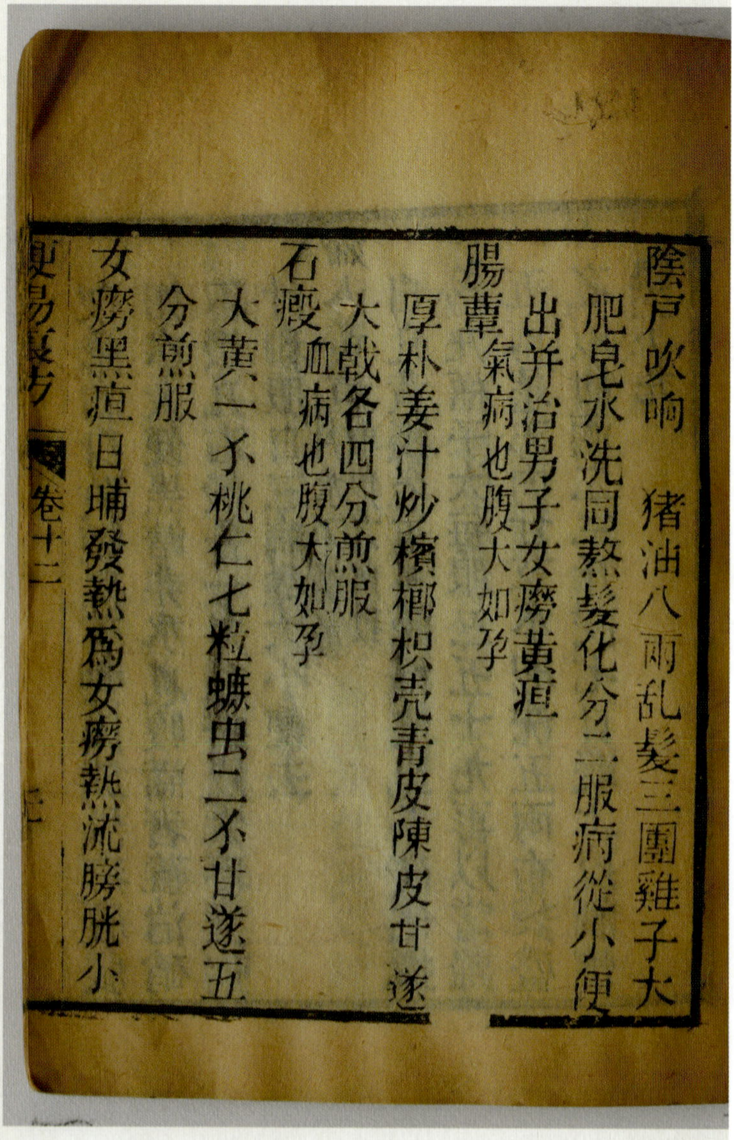

便易良方　卷十二

陰戶吹响　猪油八兩亂髮三團雞子大肥皂水洗同熬髮化分二服病從小便出并治男子女痨黄疸

腸蕈氣病也腹大如孕　厚朴姜汁炒檳榔枳壳青皮陳皮甘遂大戟各四分煎服

石瘕血病也腹大如孕　大黄一钱桃仁七粒蟅虫二钱甘遂五分煎服

女痨黑疸日晡發熱爲女痨熱流膀胱小

阴户吹响　猪油八两，乱发三团鸡子大，肥皂水洗，同熬发化。分二服。病从小便出。并治男子女痨黄疸。

肠蕈气病也。腹大如孕　厚朴姜汁炒、槟榔、枳壳、青皮、陈皮、甘遂、大戟各四分，煎服。

石瘕血病也。腹大如孕　大黄一钱，桃仁七粒，蟅虫二钱，甘遂五分，煎服。

女痨黑疸　日晡发热，为女痨。热流膀胱，小

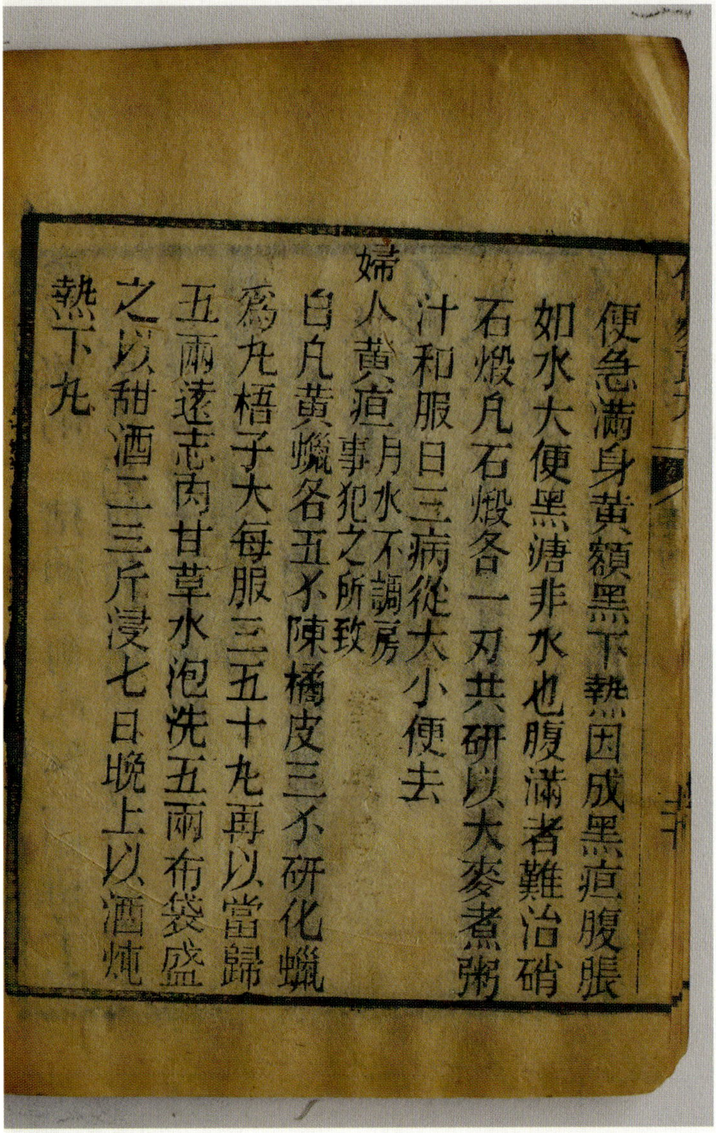

便急滿身黃額黑下熱因成黑疸腹脹
如水大便黑溏非水也腹滿者難治硝
石煅凡石煅各一兩共研以大麥煮粥
汁和服日三病從大小便去
婦人黃疸月水不調房事犯之所致
白凡黃蠟各五錢陳橘皮三錢研化蠟
爲丸梧子大每服三五十丸再以當歸
五兩遠志肉甘草水泡洗五兩布袋盛
之以甜酒二三斤浸七日晚上以酒炖
熱下丸

便急，满身黄，额黑，下热，因成黑疸。腹胀如水，大便黑溏，非水也。腹满者难治。硝石煅、矾石煅各一两，共研。以大枣煮粥，汁和服。日三。病从大小便去。

妇人黄疸月水不调。房事犯之所致　白矾、黄蜡各五钱，陈橘皮三钱研，化蜡为丸，梧子大，每服三五十丸。再以当归五两，远志肉甘草水泡洗五两，布袋盛之，以甜酒二三斤，浸七日。晚上以酒炖热下丸。

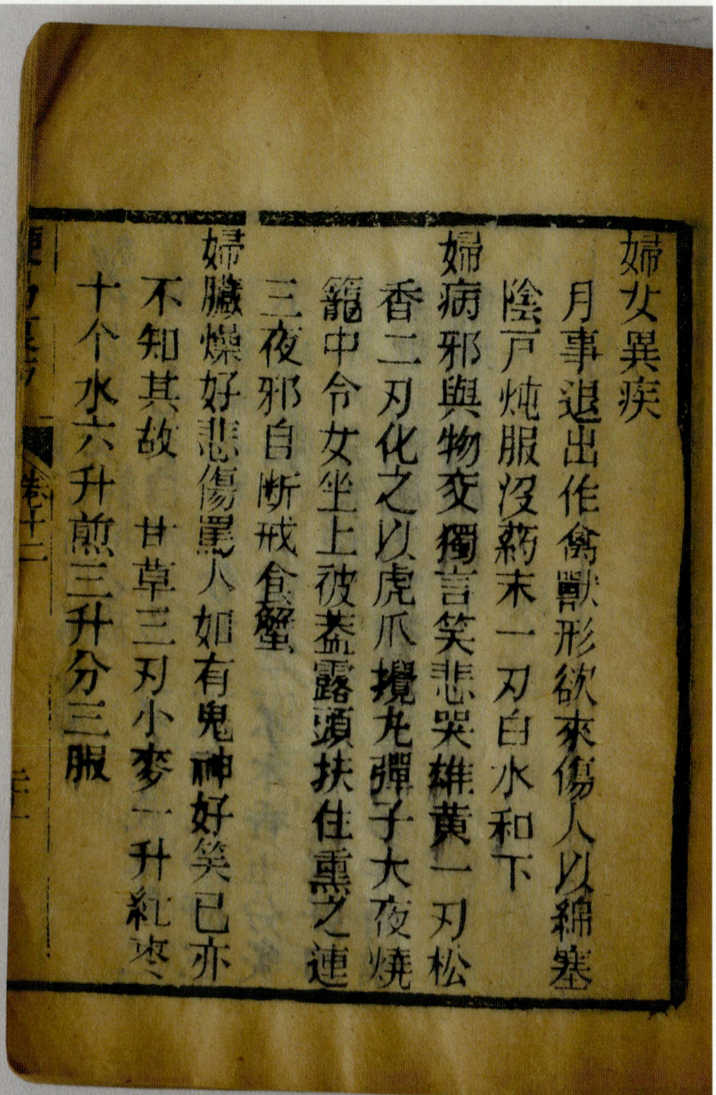
婦女異疾
月事退出作禽獸形欲來傷人以綿塞
陰戶炖服沒藥末一刃白水和下
婦病邪與物交獨言笑悲哭雄黃一刃松
香二刃化之以虎爪攪丸彈子大夜燒
籠中令女坐上被盖露頭扶住熏之連
三夜邪自断戒食蟹
婦臟燥好悲傷罵人如有鬼神好笑已亦
不知其故　甘草三刃小麥一升紅枣
十个水六升煎三升分三服

妇女异疾　月事退出，作禽兽形，欲来伤人。以绵塞阴户，炖服没药末一两，白水和下。

妇病邪与物交，独言笑悲哭　雄黄一两，松香二两，化之。以虎爪搅，丸弹子大。夜烧笼中，令女坐上，被盖露头，扶住熏之。连三夜，邪自断。戒食蟹。

妇脏躁　好悲伤骂人，如有鬼神，好笑，已亦不知其故。甘草三两，小麦一升，红枣十个，水六升，煎三升。分三服。

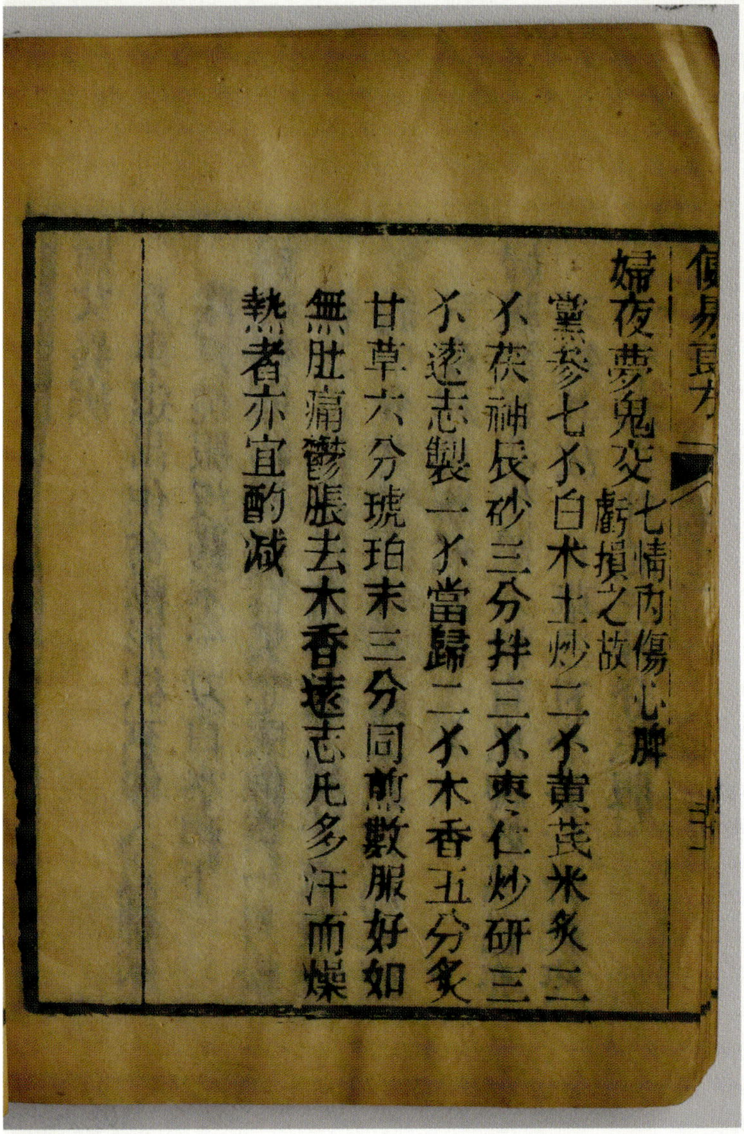

便易良方

婦夜夢鬼交七情內傷心脾虧損之故黨參七不白术土炒二不黃芪米炙二不茯神辰砂三分拌三不棗仁炒研三不遠志製一不當歸二不木香五分炙甘草六分琥珀末三分同煎數服好如無肚痛鬱脹去木香遠志凡多汗而燥熱者亦宜酌減

妇夜梦鬼交七情内伤，心脾亏损之故　党参七钱，白术土炒二钱，黄芪米炙二钱，茯神辰砂三分拌三钱，枣仁炒研三钱，远志制一钱，当归二钱，木香五分，炙甘草六分，琥珀末三分。同煎。数服好。如无肚痛郁胀，去木香、远志。凡多汗而燥热者，亦宜酌减。

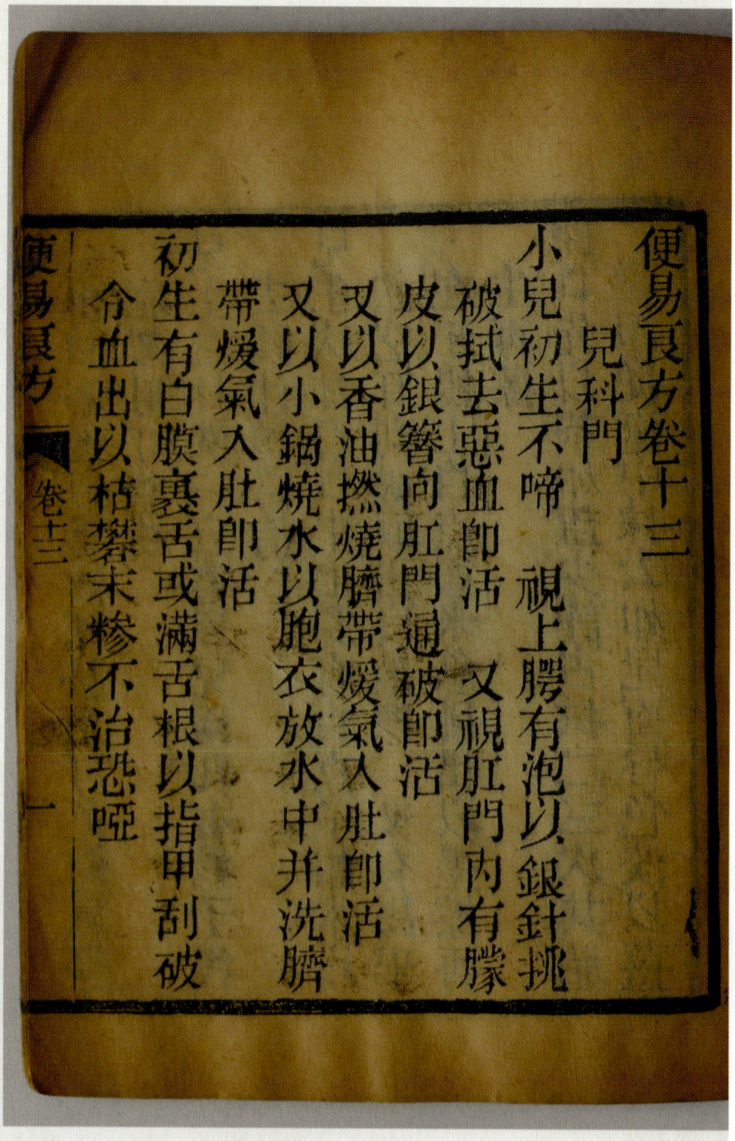

便易良方卷十三

兒科門

小兒初生不啼　視上腭有泡以銀針挑

破拭去惡血卽活　又視肛門內有朦

皮以銀簪向肛門通破卽活

又以香油撚燒臍帶煖氣入肚卽活

又以小鍋燒水以胞衣放水中并洗臍

帶煖氣入肚卽活

初生有白膜裹舌或滿舌根以指甲刮破

令血出以枯礬末糝不治恐啞

便易良方　卷十三　一

便易良方卷十三

儿科门

小儿初生不啼　视上腭有泡，以银针挑破，拭去恶血即活。

又，视肛门内有朦皮，用银簪向肛门通破即活。

又，以香油撚烧脐带，暖气入肚即活。

又，以小锅烧水，以胞衣放水中，并洗脐带。暖气入肚即活。

初生有白膜裹舌，或满舌根　以指甲刮破，令血出。以枯矾末糁。不治恐哑。

出胎浴後以香油抹臍上可免驚風等
症勿用灯盞油
兒生三日洗三宜避風兒兩乳有核子捏
去乳汁核自消
兒生次日看口中上腭有白点子如米以
銀挖耳刮破取出以墨擦　又有馬牙
在牙根上白点如米急挑出以墨擦再
生再擦
開口先以茶加鹽少許占拭二三次其胎
毒即從涎中抹去如兒面唇色淡以薑

出胎。浴后，以香油抹脐上，可免惊风等症。勿用灯盏油。

儿生三日。洗三宜避风。儿两乳有核子，捏去乳汁，核自消。

儿生次日。看口中上腭有白点子如米，以银挖耳刮破取出，以墨擦。

又，有马牙在牙根上，白点如米。急挑出，以墨擦。再生再擦。

开口。先以茶加盐少许，沾拭二三次。其胎毒即从涎中抹去。如儿面唇色淡，以姜

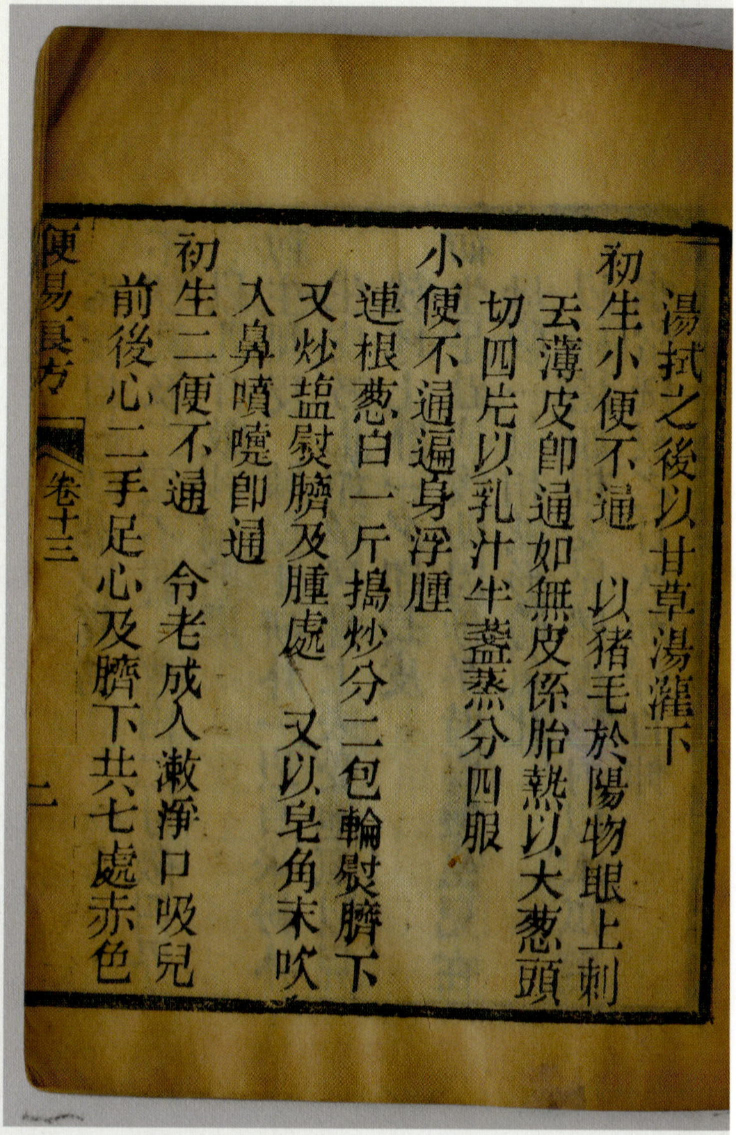

汤拭之。后以甘草汤灌下。

初生小便不通　以猪毛于阳物眼上刺去薄皮即通。如无皮，系胎热。以大葱头切四片，以乳汁半盏蒸，分四服。

小便不通，遍身浮肿　连根葱白一斤，捣炒。分二包，轮熨脐下。

又，炒盐熨脐及肿处。

又，以皂角末吹入鼻，喷嚏即通。

初生二便不通　令老成人漱净口，吸儿前后心、二手足心及脐下共七处，赤色

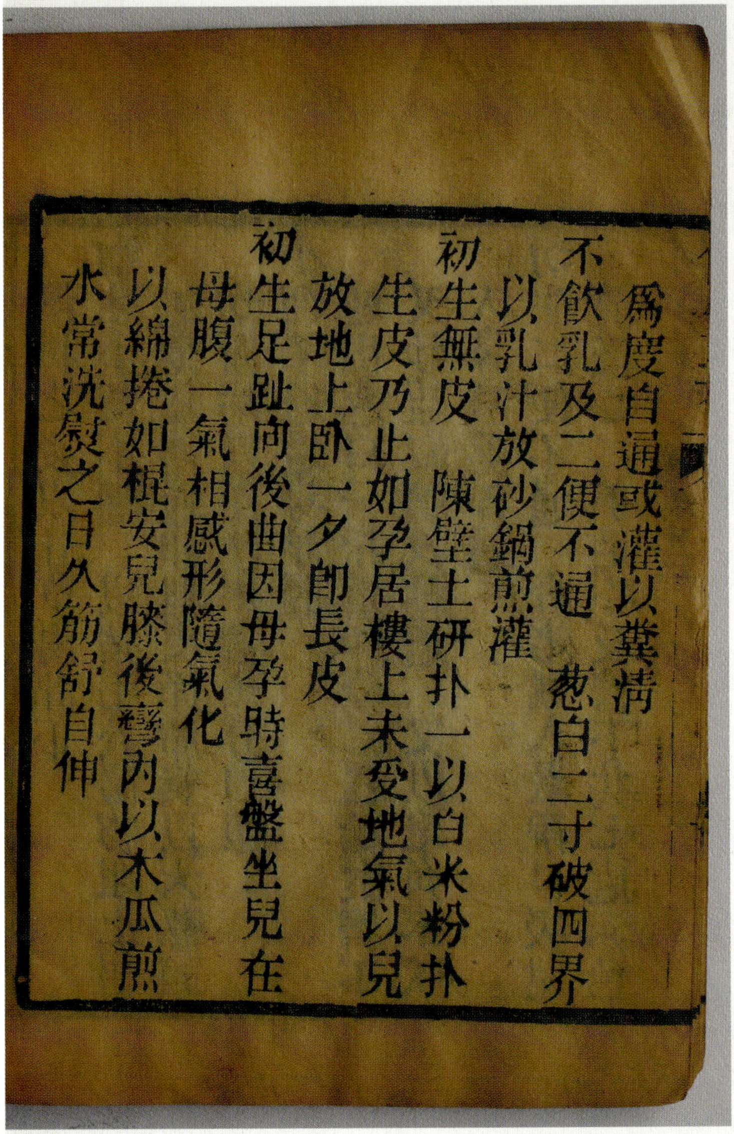

為度自通或灌以糞清
不飲乳及二便不通　葱白二寸破四界
以乳汁放砂鍋煎灌
初生無皮　陳壁土研扑一以白米粉扑
生皮乃止如孕居樓上未受地氣以兒
放地上卧一夕即長皮
初生足趾向後曲因母孕時喜盤坐兒在
母腹一氣相感形隨氣化
以綿捲如棍安兒膝後彎内以木瓜煎
水常洗熨之日久筋舒自伸

为度，自通。或灌以粪清。

不饮乳及二便不通　葱白二寸破四界，以乳汁放砂锅煎灌。

初生无皮　陈壁土研扑。一以白米粉扑。生皮乃止。如孕居楼上未受地气，以儿放地上卧一夕即长皮。

初生足趾向后曲　因母孕时喜盘坐，儿在母腹一气相感，形随气化。

以绵卷如棍，安儿膝后弯内。以木瓜煎水，常洗熨之，日久筋舒自伸。

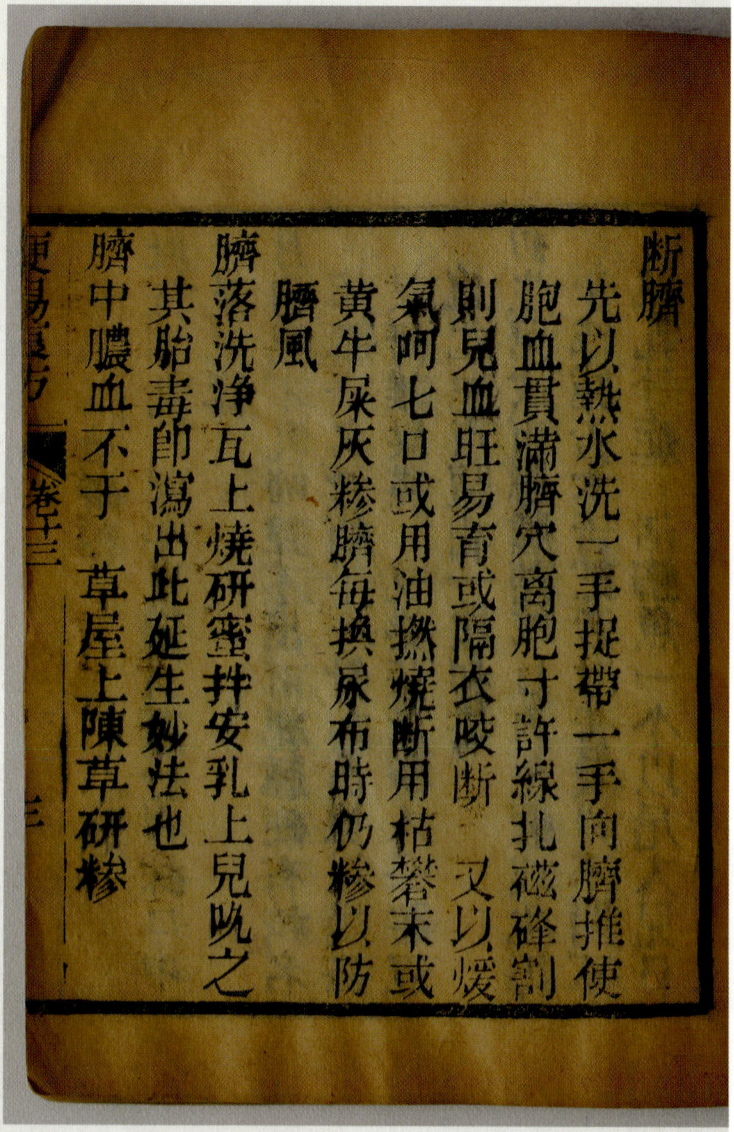
断臍
先以熱水洗一手捉帶一手向臍推使
胞血貫滿臍穴离胞寸許線扎磁鋒割
則兒血旺易育或隔衣咬断　又以煖
氣呵七口或用油撚燒断用枯礬末或
黄牛屎灰糝臍每換尿布時仍糝以防
臍風
臍落洗淨瓦上燒研蜜拌安乳上兒吮之
其胎毒即瀉出此延生妙法也
臍中膿血不干　草屋上陳草研糝
便易良方　卷十三　三

断脐　先以热水洗。一手捉带，一手向脐推，使胞血贯满脐穴。离胞寸许线扎，磁锋割，则儿血旺易育。或隔衣咬断，又以暖气呵七口。或用油撚烧断。用枯矾末或黄牛屎灰糁脐。每换尿布时仍糁，以防脐风。

脐落。洗净，瓦上烧研，蜜拌安乳上。儿吮之，其胎毒即泻出。此延生妙法也。

脐中脓血不干　草屋上陈草，研糁。

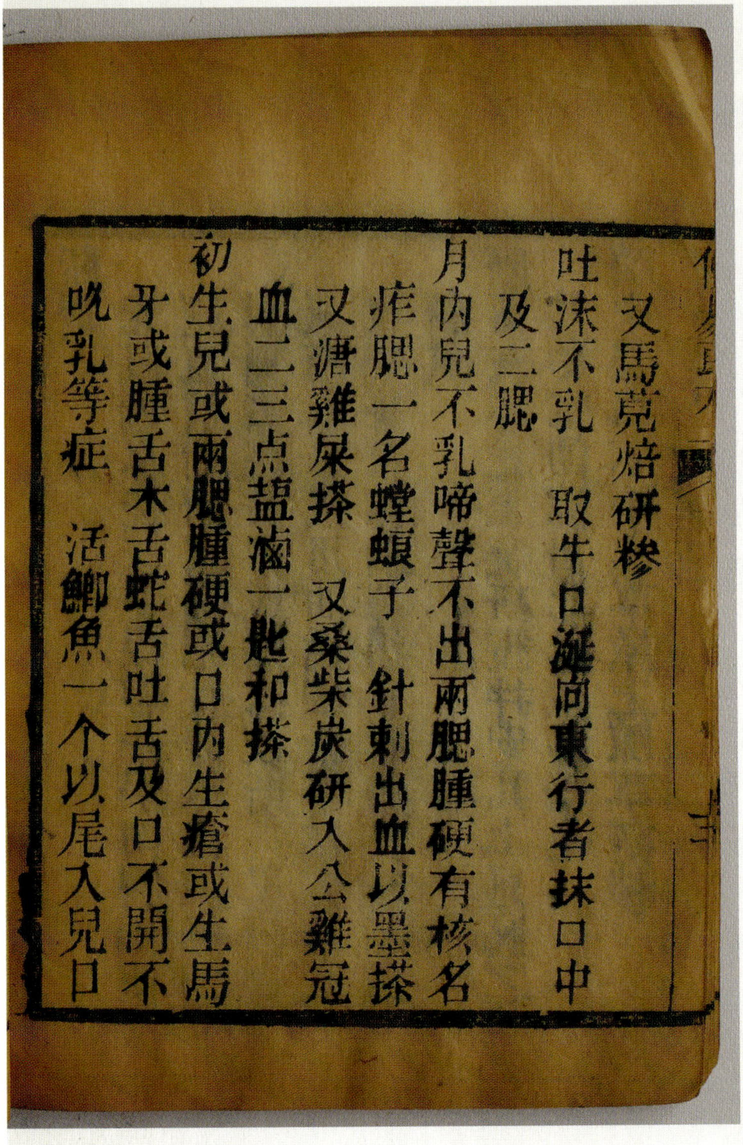

又馬莧焙研糝
吐沫不乳　取牛口涎向東行者抹口中
及二腮
月內兒不乳啼聲不出兩腮腫硬有核名
痄腮一名螳蜋子　針刺出血以墨搽
又溏雞屎搽　又桑柴炭研入公雞冠
血二三点盐滷一匙和搽
初生兒或兩腮腫硬或口內生瘡或生馬
牙或腫舌木舌蛇舌吐舌及口不開不
吮乳等症　活鯽魚一个以尾入兒口

又，马苋焙研糁。

吐沫不乳　取牛口涎向东行者，抹口中及二腮。

月内儿不乳，啼声不出，两腮肿硬有核。名痄腮，一名螳螂子　针刺出血，以墨搽。

又，溏鸡屎搽。

又，桑柴炭研，入公鸡冠血二三点，盐卤一匙和搽。

初生儿或两腮肿硬，或口内生疮，或生马牙，或肿舌、木舌、蛇舌、吐舌，及口不开、不吮乳等症　活鲫鱼一个，以尾入儿口

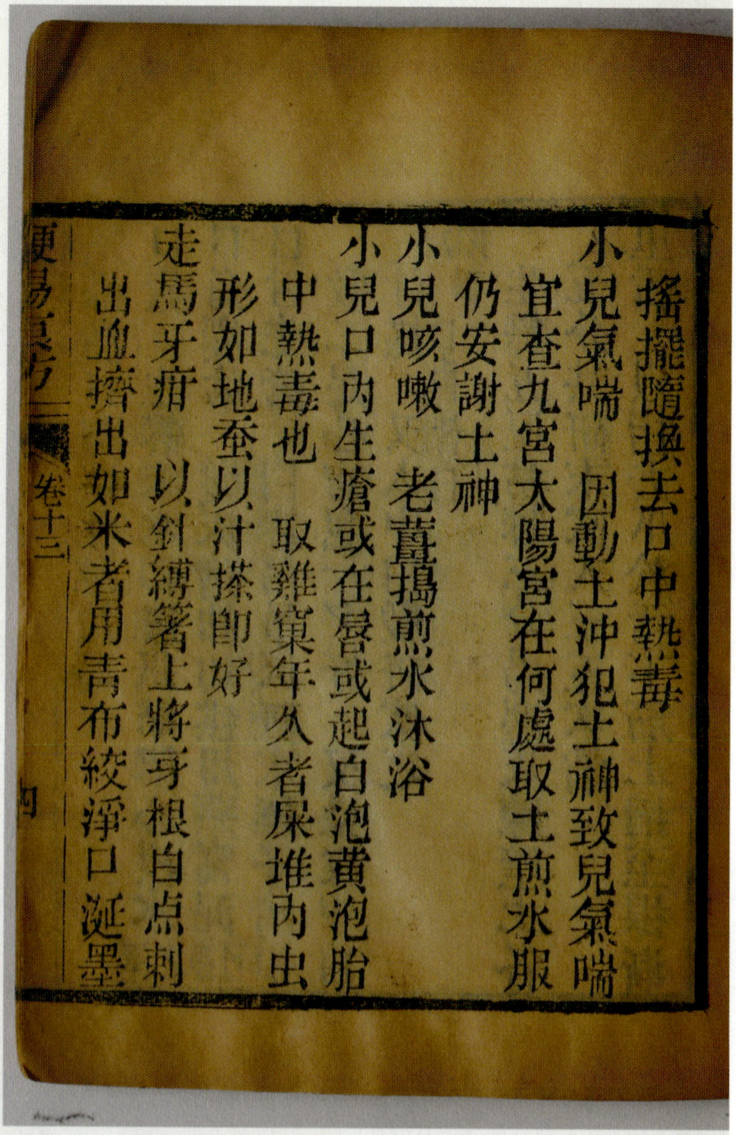

便易良方　卷十三

搖擺隨換去口中熱毒
小兒氣喘　因動土沖犯土神致兒氣喘
宜查九宮太陽宮在何處取土煎水服
仍安謝土神
小兒咳嗽　老薑搗煎水沐浴
小兒口內生瘡或在唇或起白泡黃泡胎
中熱毒也　取雞窠年久者屎堆內虫
形如地蚕以汁搽即好
走馬牙疳　以針縛箸上將牙根白点刺
出血擠出如米者用青布絞淨口涎墨

摇摆，随换。去口中热毒。

小儿气喘　因动土冲犯土神，致儿气喘。宜查九宫太阳宫在何处。取土煎水服，仍安谢土神。

小儿咳嗽　老姜捣，煎水沐浴。

小儿口内生疮　或在唇，或起白泡、黄泡，胎中热毒也。取鸡窠年久者屎堆内虫，形如地蚕，以汁搽即好。

走马牙疳　以针缚箸上，将牙根白点刺出血，挤出如米者。用青布绞净口涎，墨

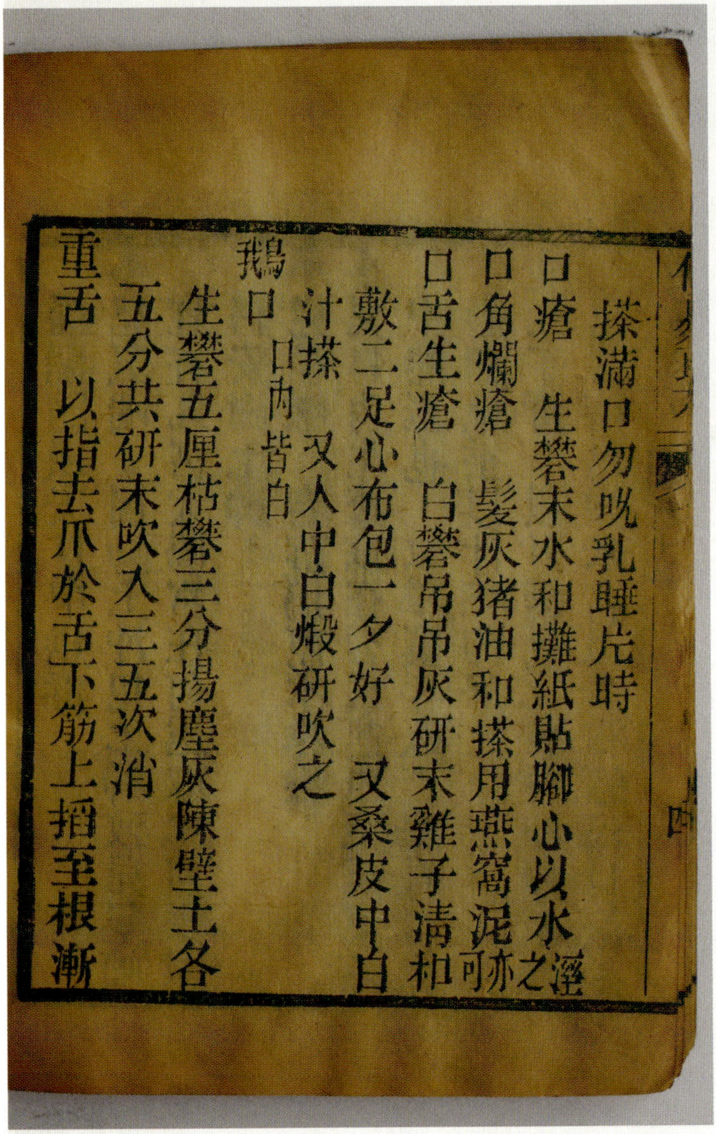
搽滿口勿吮乳睡片時
口瘡　生礬末水和攤紙貼脚心以水溼之
口角爛瘡　髮灰猪油和搽用燕窩泥亦可
口舌生瘡　白礬吊吊灰研末雞子清和
敷二足心布包一夕好　又桑皮中白
汁搽　又人中白煆研吹之
鵝口　口內皆白
生礬五厘枯礬三分揚塵灰陳壁土各
五分共研末吹入三五次消
重舌　以指去爪於舌下筋上搯至根漸

搽满口。勿吮乳，睡片时。

口疮　生矾末水和，摊纸贴脚心，以水湿之。

口角烂疮　发灰、猪油和搽。用燕窝泥亦可。

口舌生疮　白矾、吊吊灰研末。鸡子清和敷二足心。布包，一夕好。

又，桑皮中白汁搽。

又，人中白煅研，吹之。

鹅口　口内皆白。生矾五厘，枯矾三分，扬尘灰、陈壁土各五分，共研末吹入。三五次消。

重舌　以指去爪，于舌下筋上掐至根，渐

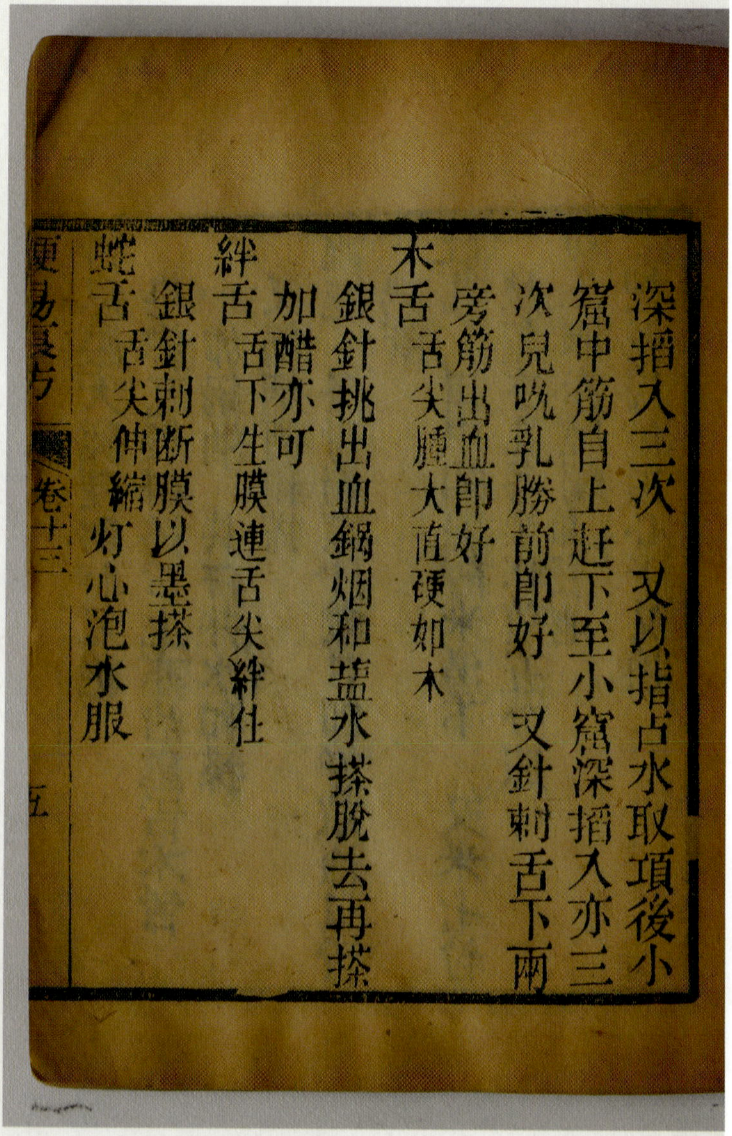

深。掐入三次。

又，以指沾水，取项后小窟中筋，自上赶下至小窟，深掐入，亦三次。儿吮乳胜前即好。

又，针刺舌下两旁筋，出血即好。

木舌舌尖肿大，直硬如木　银针挑出血，锅烟和盐水搽，脱去再搽。加醋亦可。

绊舌舌下生膜，连舌尖绊住　银针刺断膜，以墨搽。

蛇舌舌尖伸缩　灯心泡水服。

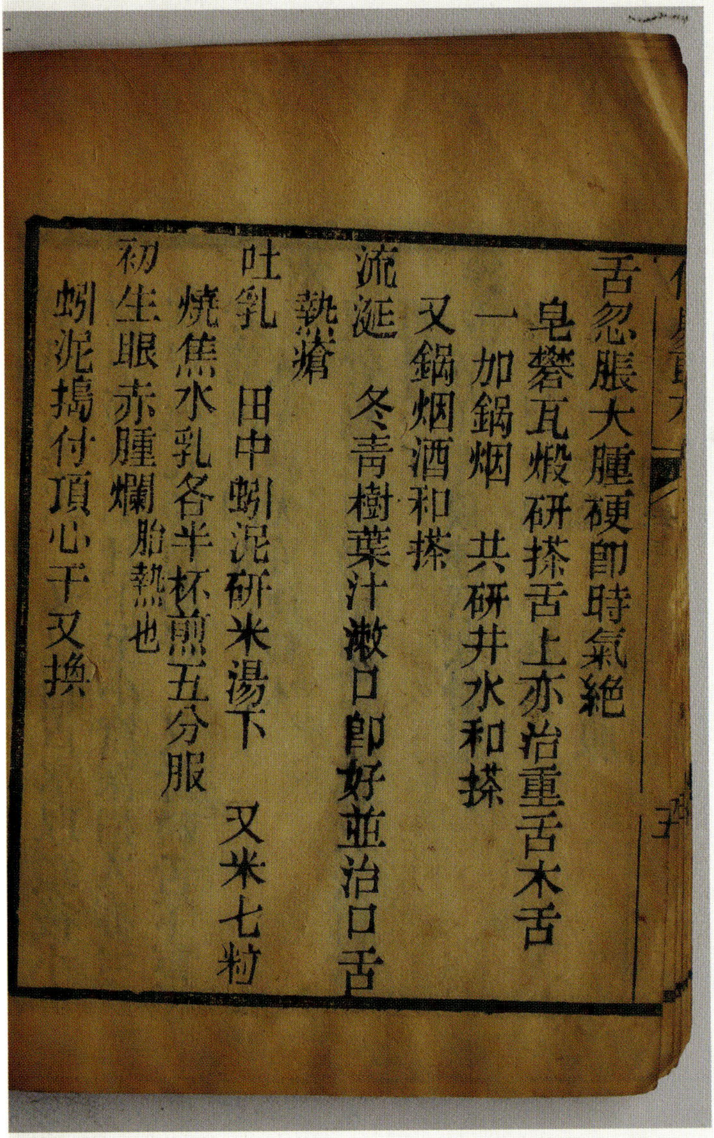

舌忽胀大肿硬，即时气绝　皂矾瓦煅研，搽舌上。亦治重舌、木舌。

一加锅烟共研，井水和搽。

又，锅烟，酒和搽。

流涎　冬青树叶汁漱口，即好。并治口舌热疮。

吐乳　田中蚓泥研，米汤下。

又，米七粒烧焦，水、乳各半杯，煎五分服。

初生，眼赤肿烂胎热也　蚓泥捣敷顶心，干又换。

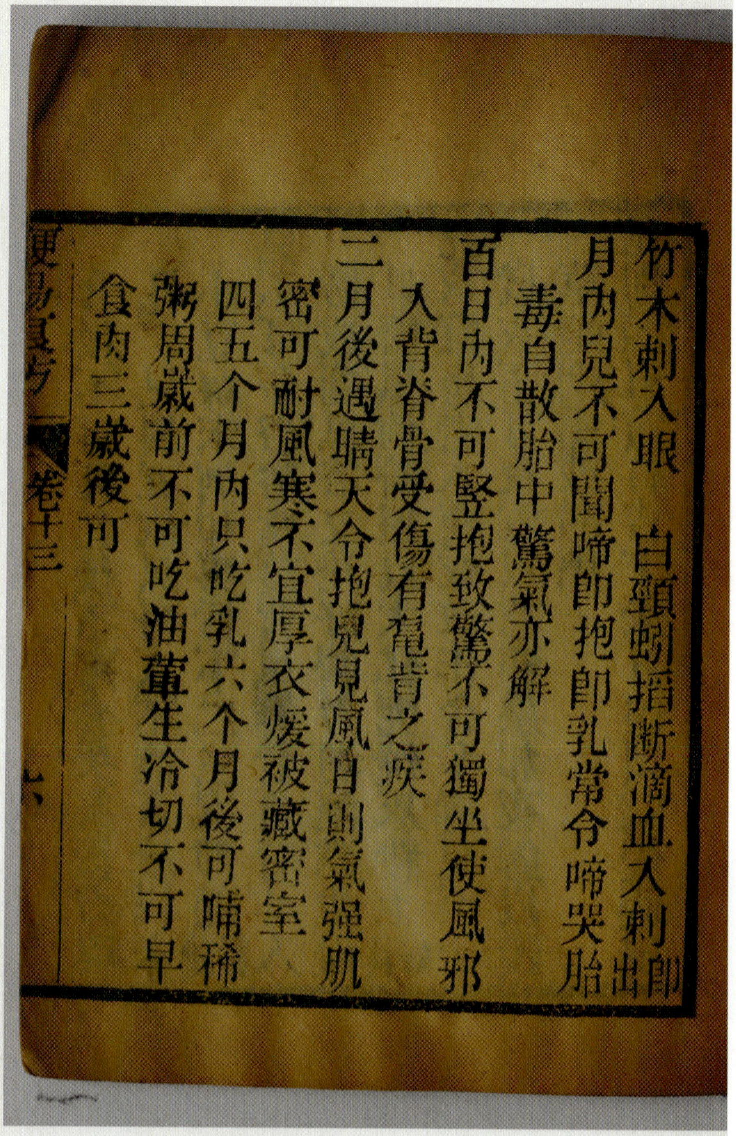

竹木刺入眼　白頸蚓掐斷滴血入刺即出
月內兒不可聞啼即抱即乳常令啼哭胎
毒自散胎中驚氣亦解
百日內不可竪抱致驚不可獨坐使風邪
入背脊骨受傷有龜背之疾
二月後遇晴天令抱兒見風日則氣强肌
密可耐風寒不宜厚衣煖被藏密室
四五个月內只吃乳六个月後可哺稀
粥周歲前不可吃油葷生冷切不可早
食肉三歲後可

竹木刺入眼　白颈蚓掐断，滴血入，刺即出。

月内儿，不可闻啼即抱即乳。常令啼哭，胎毒自散。胎中惊气亦解。

百日内，不可竖抱，致惊。不可独坐，使风邪入背，脊骨受伤，有龟背之疾。

二月后，遇晴天，令抱儿见风日，则气强肌密，可耐风寒。不宜厚衣暖被，藏密室。

四五个月内，只吃乳，六个月后可哺稀粥。周岁前不可吃油荤生冷，切不可早食肉，三岁后可。

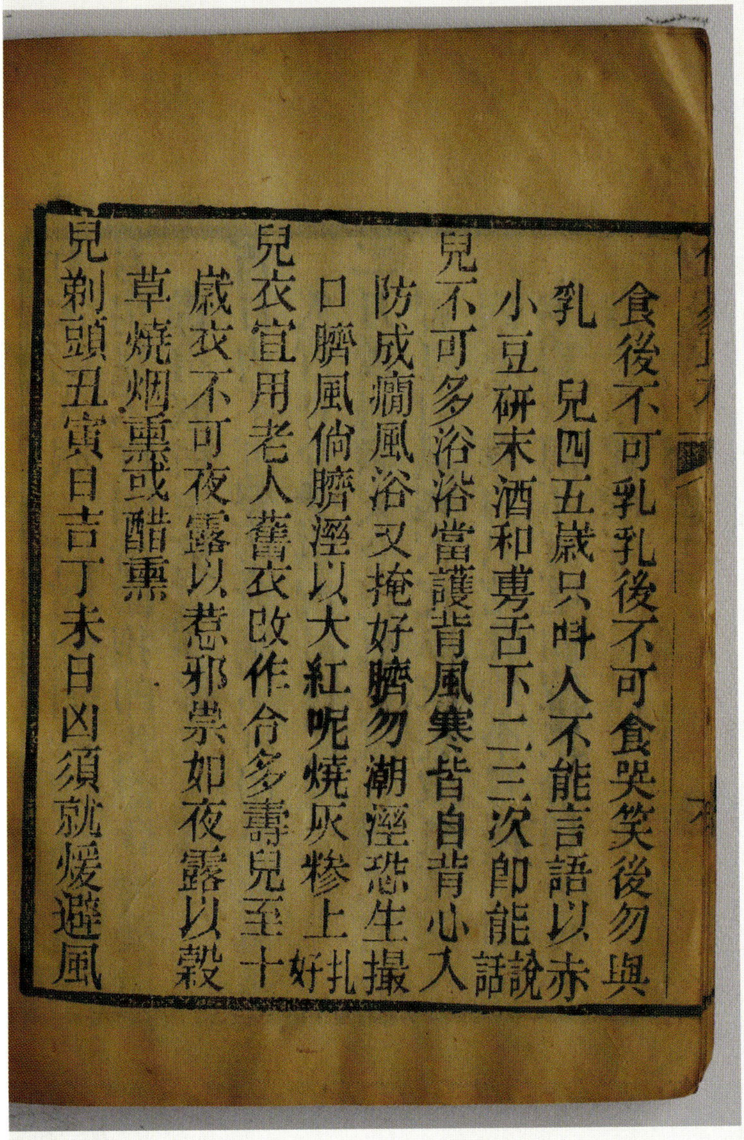

食後不可乳乳後不可食哭笑後勿與
乳　兒四五歲只叫人不能言語以赤
小豆研末酒和敷舌下二三次即能說話
兒不可多浴浴當護背風寒皆自背心入
防成癇風浴又掩好臍勿潮溼恐生撮
口臍風倘臍溼以大紅泥燒灰糝上扎好
兒衣宜用老人舊衣改作令多壽兒至十
歲衣不可夜露以惹邪祟如夜露以穀
草燒烟熏或醋熏
兒剃頭丑寅日吉丁未日凶須就煖避風

食后不可乳，乳后不可食，哭笑后勿与乳。

儿四五岁，只叫人，不能言语　以赤小豆研末，酒和敷舌下。二三次即能说话。

儿不可多浴，浴当护背。风寒皆自背心入，防成痫风。浴又掩好脐，勿潮湿。恐生撮口脐风。倘脐湿，以大红泥烧灰糁上，扎好。

儿衣宜用老人旧衣改作，令多寿。儿至十岁，衣不可夜露，以惹邪祟。如夜露，以谷草烧烟熏或醋熏。

儿剃头，丑寅日吉，丁未日凶。须就暖避风，

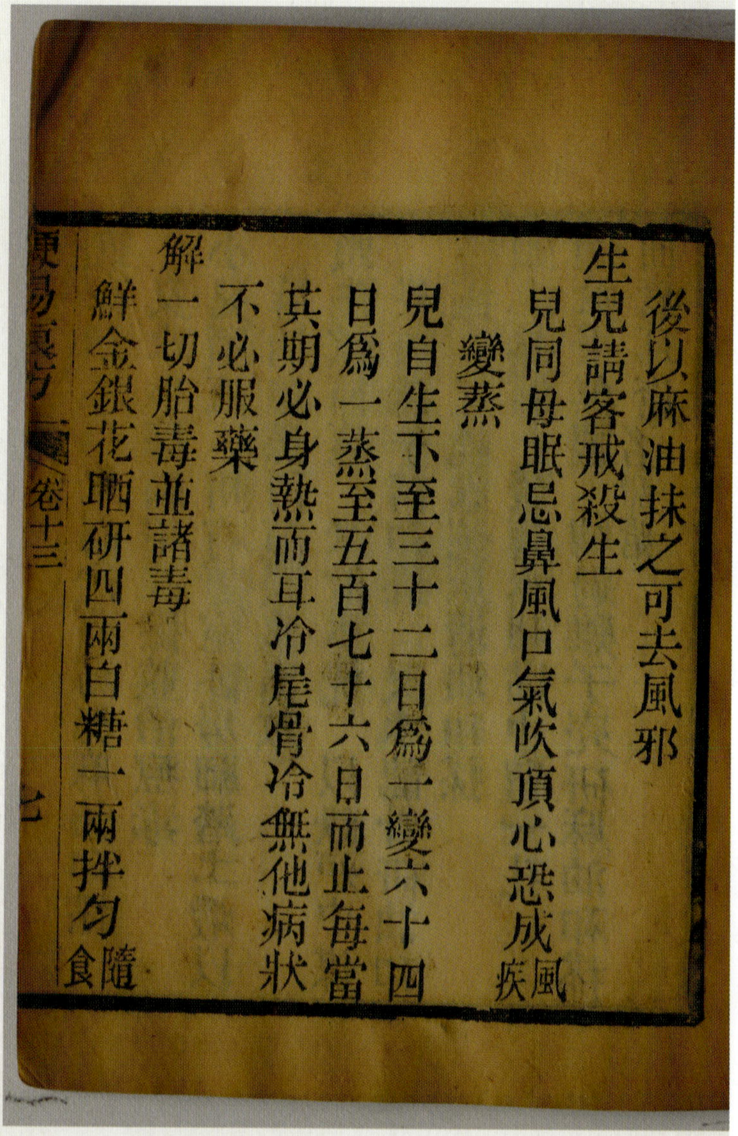
卷十三

後以麻油抹之可去風邪
生兒請客戒殺生
兒同母眠忌鼻風口氣吹頂心恐成風疾
變蒸
兒自生下至三十二日爲一變六十四日爲一蒸至五百七十六日而止每當其朞必身熱而耳冷尾骨冷無他病狀不必服藥
解一切胎毒並諸毒
鮮金銀花晒研四兩白糖一兩拌勻隨食

后以麻油抹之，可去风邪。

生儿请客，戒杀生。

儿同母眠，忌鼻风、口气吹顶心，恐成风疾。

变蒸　儿自生下至三十二日为一变，六十四日为一蒸，至五百七十六日而止。每当其期，必身热而耳冷，尾骨冷。无他病状，不必服药。

解一切胎毒，并诸毒　鲜金银花，晒研四两，白糖一两，拌匀，随食。

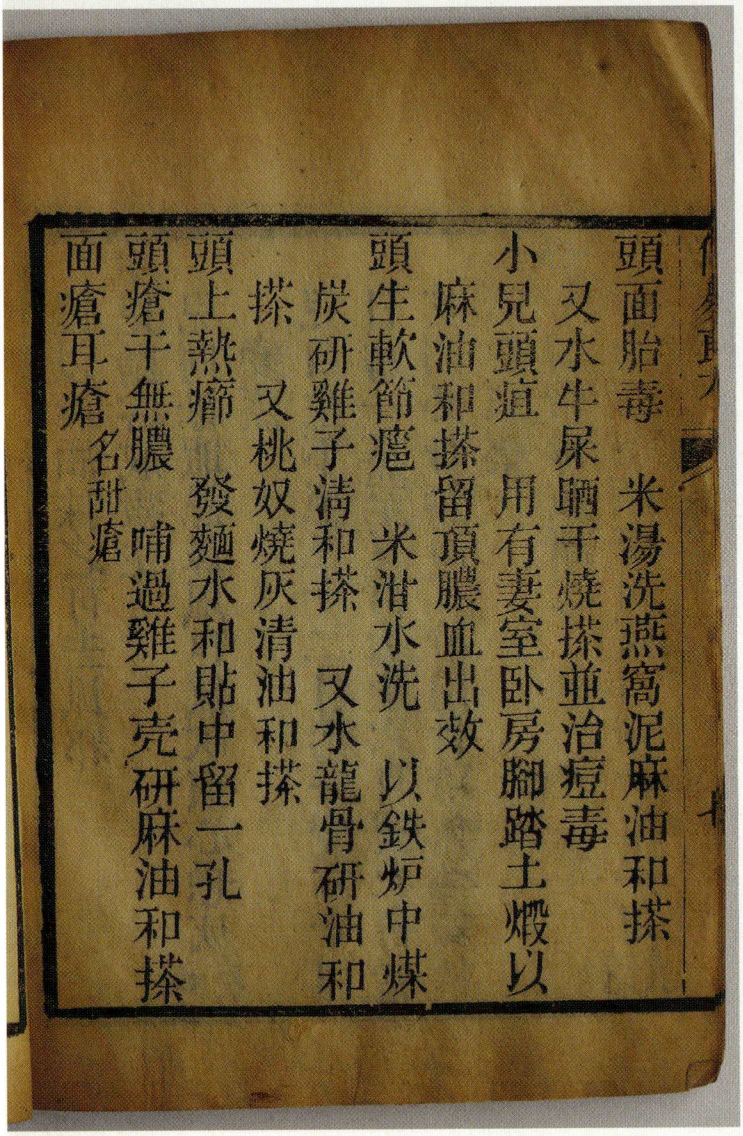

头面胎毒　米汤洗，燕窝泥麻油和搽。

又，水牛屎晒干，烧，搽。并治痘毒。

小儿头疽　用有妻室卧房脚踏土煅，以麻油和搽，留顶。脓血出效。

头生软疖痈　米泔水洗。

以铁炉中煤炭研，鸡子清和搽。

又，水龙骨研，油和搽。

又，桃奴烧灰，清油和搽。

头上热疖　发面水和贴，中留一孔。

头疮，干无脓　哺过鸡子壳研，麻油和搽。

面疮、耳疮名甜疮

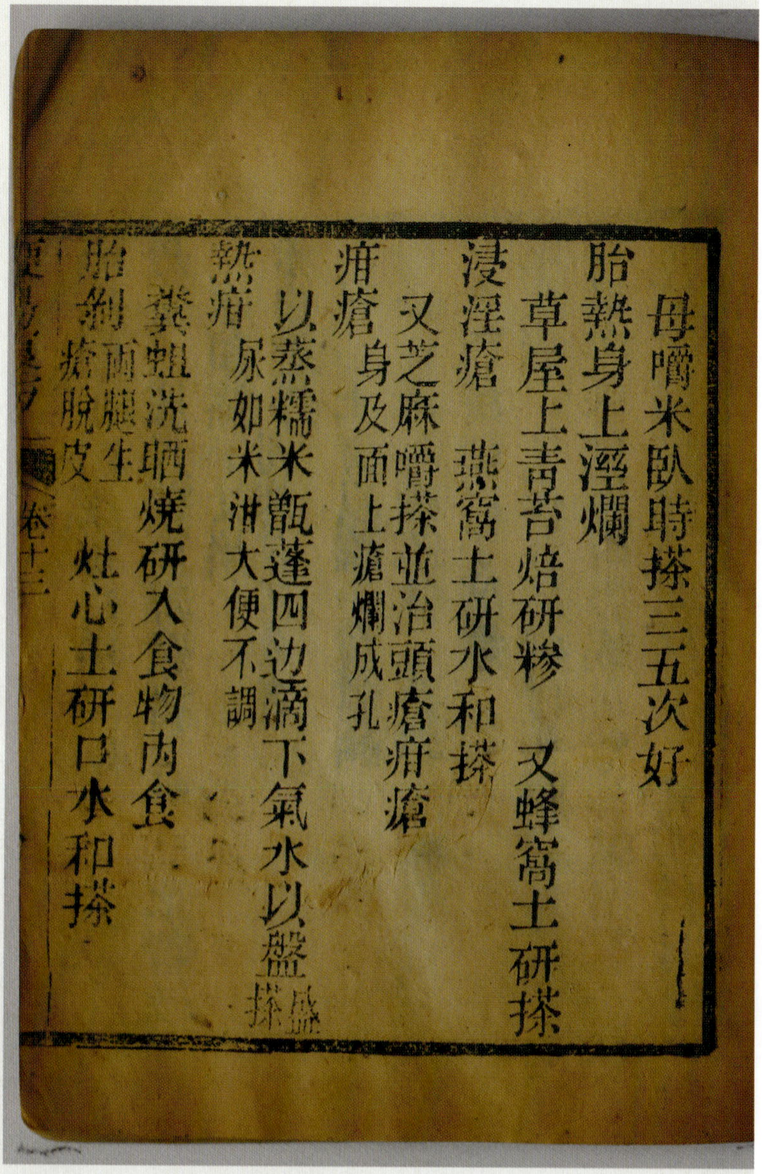

母嚼米臥時搽三五次好
胎熱身上溼爛　草屋上青苔焙研糝　又蜂窩土研搽
浸淫瘡　燕窩土研水和搽
又芝麻嚼搽並治頭瘡疳瘡
疳瘡身及面上瘡爛成孔
以蒸糯米甑蓬四边滴下氣水以盤盛搽
熱疳尿如米泔大便不調
糞蛆洗晒燒研入食物內食
胎剝兩腿生瘡脫皮　灶心土研口水和搽

母嚼米，卧时搽三五次好。

胎热，身上湿烂　草屋上青苔，焙研糁。

又，蜂窝土研搽。

浸淫疮　燕窝土研，水和搽。

又，芝麻嚼搽。并治头疮、疳疮。

疳疮身及面上疮烂成孔　以蒸糯米甑蓬四边滴下气水，以盘盛，搽。

热疳尿如米泔，大便不调　粪蛆洗晒，烧研，入食物内食。

胎剥两腿生疮，脱皮　灶心土研，口水和搽。

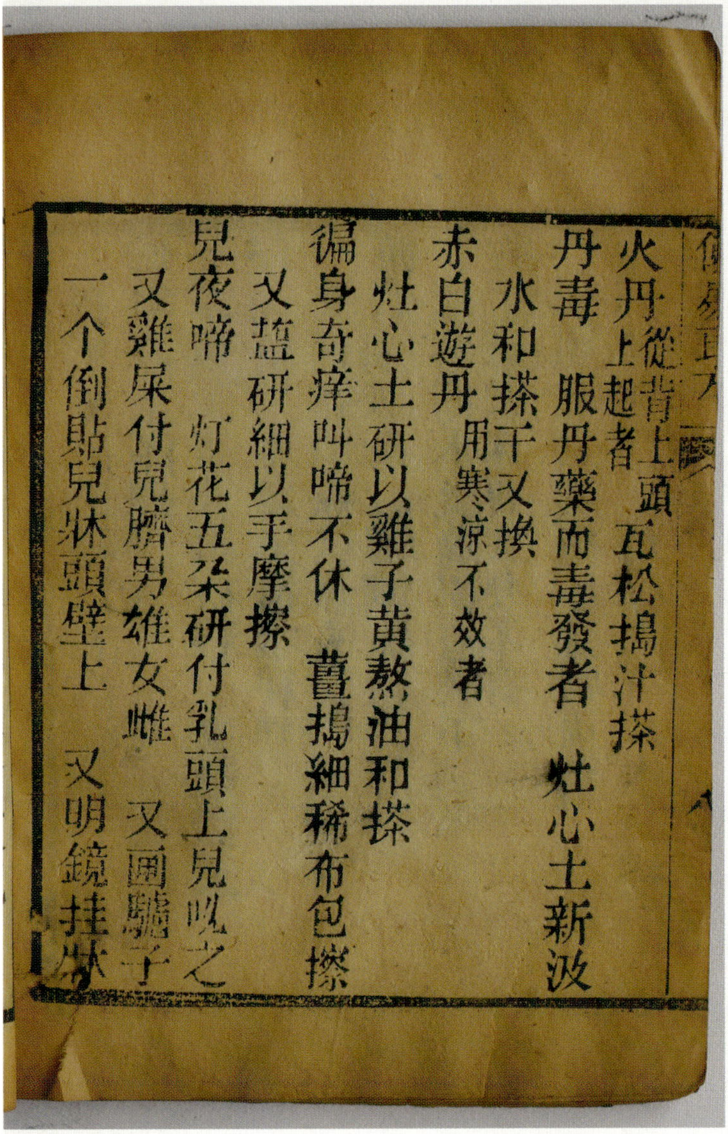
火丹從背上頭上起者 瓦松搗汁搽
丹毒 服丹藥而毒發者 灶心土新汲
水和搽干又換
赤白遊丹用寒涼不效者
灶心土研以雞子黄熬油和搽
徧身奇痒叫啼不休 薑搗細稀布包擦
又鹽研細以手摩擦
兒夜啼 灯花五朵研付乳頭上兒吮之
又雞屎付兒臍男雄女雌 又画驢子
一个倒貼兒牀頭壁上 又明鏡挂牀

火丹从背上、头上起者 瓦松捣汁搽。

丹毒 服丹药而毒发者。灶心土、新汲水和搽，干又换。

赤白游丹用寒凉不效者 灶心土研，以鸡子黄熬油和搽。

遍身奇痒，叫啼不休 姜捣细，稀布包擦。

又，盐研细，以手摩擦。

儿夜啼 灯花五朵，研敷乳头上，儿吮之。

又，鸡屎敷儿脐。男雄女雌。

又，画驴子一个，倒贴儿床头壁上。

又，明镜挂床

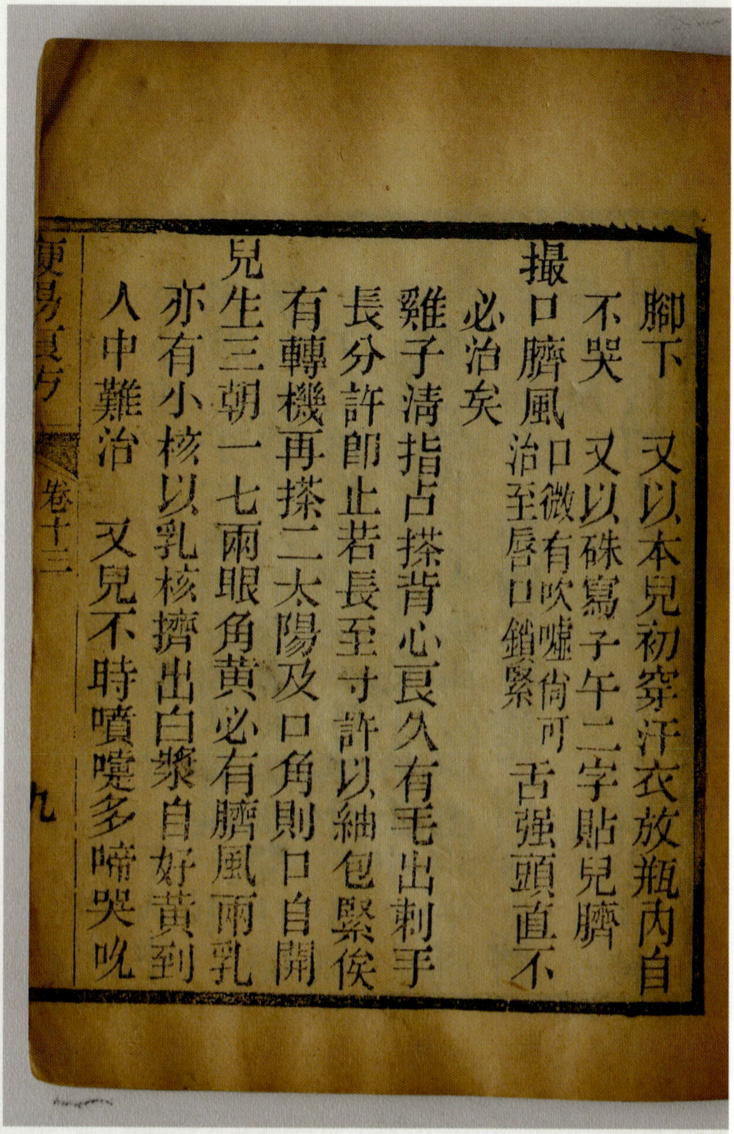

脚下　又以本兒初穿汗衣放瓶內自
不哭　又以硃寫子午二字貼兒臍
撮口臍風 口微有吹嘘倘可治至唇口鎖緊 舌强頭直不
必治矣
雞子清指占搽背心良久有毛出刺手
長分許即止若長至寸許以紬包緊俟
有轉機再搽二太陽及口角則口自開
兒生三朝一七兩眼角黄必有臍風兩乳
亦有小核以乳核擠出白漿自好黄到
人中難治　又兒不時噴嚏多啼哭吮

脚下。

又，以本儿初穿汗衣放瓶内，自不哭。

又，以朱写子午二字，贴儿脐。

撮口脐风　口微有吹嘘尚可治。至唇口锁紧，舌强头直，不必治矣。

鸡子清指沾，搽背心良久，有毛出，刺手，长分许，即止。若长至寸许，以绸包紧。俟有转机，再搽二太阳及口角，则口自开。

儿生三朝一七，两眼角黄，必有脐风。两乳亦有小核，以乳核挤出白浆自好。黄到人中难治。

又，儿不时喷嚏，多啼哭，吮

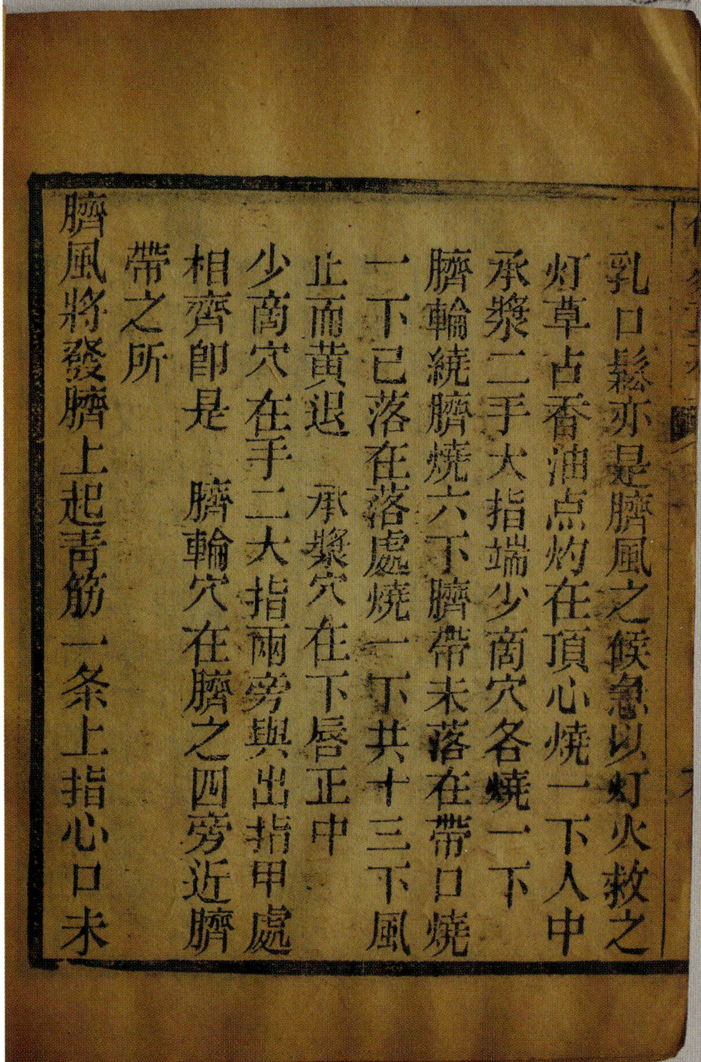
乳口鬆亦是臍風之候急以灯火救之灯草占香油点灼在頂心燒一下人中承漿二手大指端少商穴各燒一下臍輪繞臍燒六下臍帶未落在帶口燒一下已落在落處燒一下共十三下風止而黃退　承漿穴在下唇正中少商穴在手二大指兩旁與出指甲處相齊即是　臍輪穴在臍之四旁近臍帶之所
臍風將發臍上起青筋一条上指心口未

乳口松，亦是脐风之候。急以灯火救之。灯草沾香油点灼在顶心烧一下，人中、承浆、二手大指端少商穴各烧一下，脐轮绕脐烧六下。脐带未落，在带口烧一下，已落在落处烧一下。共十三下，风止而黄退。承浆穴在下唇正中。少商穴在手二大指两旁，与出指甲处相齐即是。脐轮穴在脐之四旁，近脐带之所。

脐风将发，脐上起青筋一条，上指心口。未

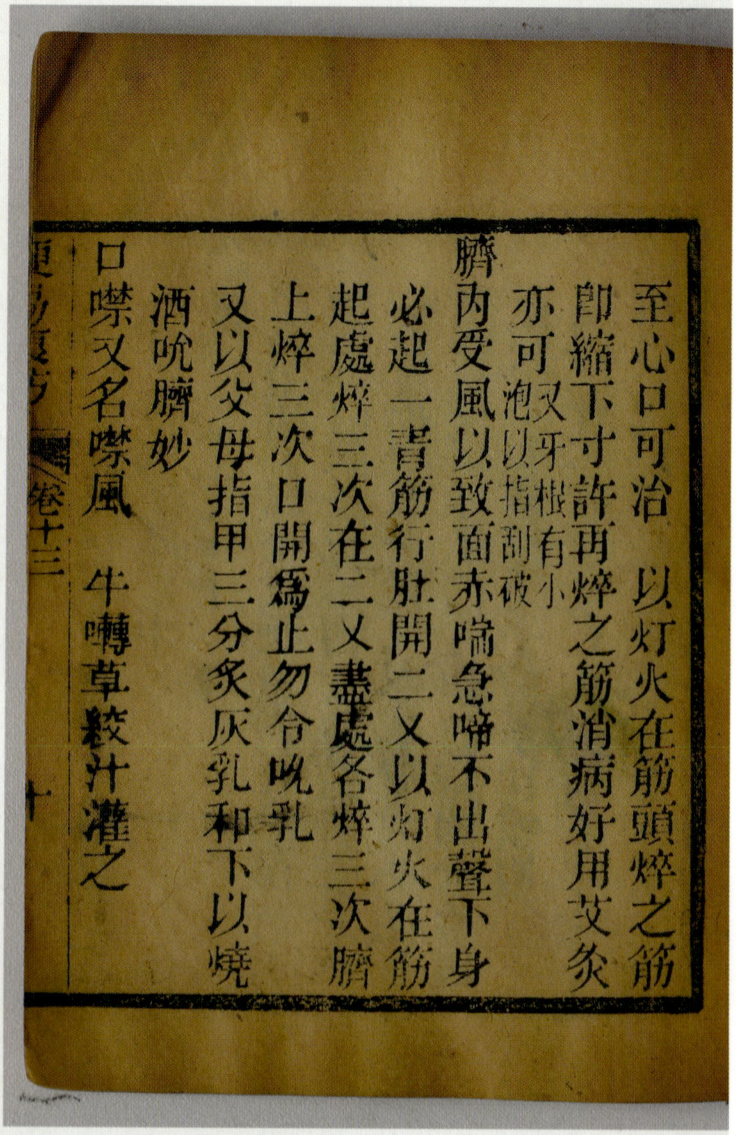

至心口可治　以灯火在筋頭焠之筋
即縮下寸許再焠之筋消病好用艾灸
亦可
臍內受風以致面赤喘急啼不出聲下身
必起一青筋行肚開二乂以灯火在筋
起處焠三次在二乂盡處各焠三次臍
上焠三次口開爲止勿令吮乳
又以父母指甲三分炙灰乳和下以燒
酒吮臍妙
口噤又名噤風　牛囀草絞汁灌之

至心口可治。以灯火在筋头焠之，筋即缩下寸许。再焠之，筋消病好。用艾灸亦可。

又，牙根有小泡，以指刮破。

脐内受风，以致面赤喘急，啼不出声，下身必起一青筋。行肚开二乂，以灯火在筋起处焠三次。在二乂尽处各焠三次，脐上焠三次，口开为止。勿令吮乳。

又，以父母指甲三分，炙灰，乳和下。以烧酒吮脐妙。

口噤又名噤风　牛啭草，绞汁灌之。

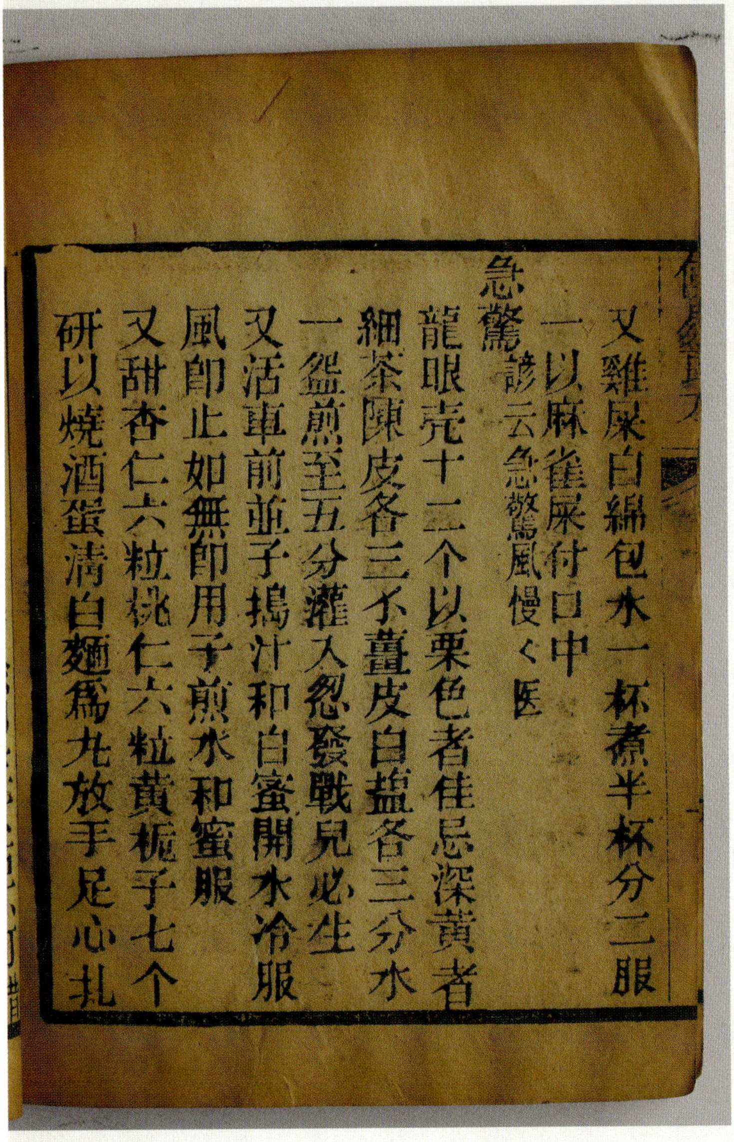

又雞屎白綿包水一杯煮半杯分二服
一以麻雀屎付口中
急驚 諺云急驚風慢〻医
龍眼壳十二个以栗色者佳忌深黄者
細茶陳皮各三不薑皮白盐各三分水
一盌煎至五分灌入忽發戰兒必生
又活車前並子搗汁和白蜜開水冷服
風即止如無即用子煎水和蜜服
又甜杏仁六粒桃仁六粒黄梔子七个
研以燒酒蛋清白麵爲丸放手足心扎

又，鸡屎白绵包，水一杯，煮半杯，分二服。

一以麻雀屎敷口中。

急惊　谚云：急惊风，慢慢医。

龙眼壳十二个，以栗色者佳。忌深黄者。细茶、陈皮各三钱，姜皮、白盐各三分，水一碗，煎至五分，灌入。忽发战[1]儿必生。

又，活车前并子捣汁，和白蜜、开水，冷服，风即止。如无，即用子煎水，和蜜服。

又，甜杏仁六粒，桃仁六粒，黄栀子七个，研。以烧酒、蛋清、白面为丸，放手足心，扎

1 战：当以“颤”为胜。

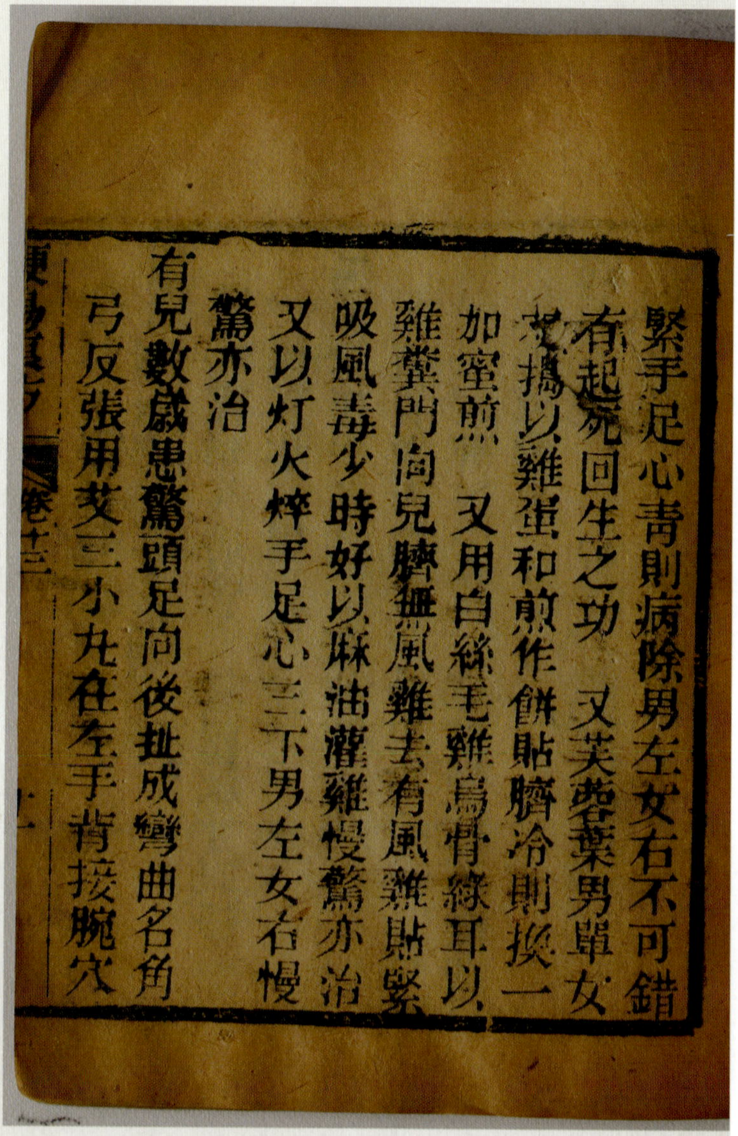

緊手足心青則病除男左女右不可錯
有起死回生之功　又芙蓉葉男單女
雙搗以雞蛋和煎作餅貼臍冷則換一
加蜜煎　又用白絲毛雞烏骨綠耳以
雞糞門向兒臍無風雞去有風雞貼緊
吸風毒少時好以麻油灌雞慢驚亦治
又以灯火焠手足心三下男左女右慢
驚亦治
有兒數歲患驚頭足向後扯成彎曲名角
弓反張用艾三小丸在左手背接腕穴

紧。手足心青则病除。男左女右不可错。有起死回生之功。

又，芙蓉叶，男单女双，捣，以鸡蛋和煎作饼，贴脐，冷则换。一加蜜煎。

又，用白丝毛鸡，乌骨绿耳。以鸡粪门向儿脐。无风鸡去，有风鸡贴紧，吸风毒，少时好。以麻油灌鸡。慢惊亦治。

又，以灯火焠手足心三下。男左女右。慢惊亦治。

有儿数岁患惊，头足向后，扯成弯曲，名角弓反张　用艾三小丸，在左手背接腕穴

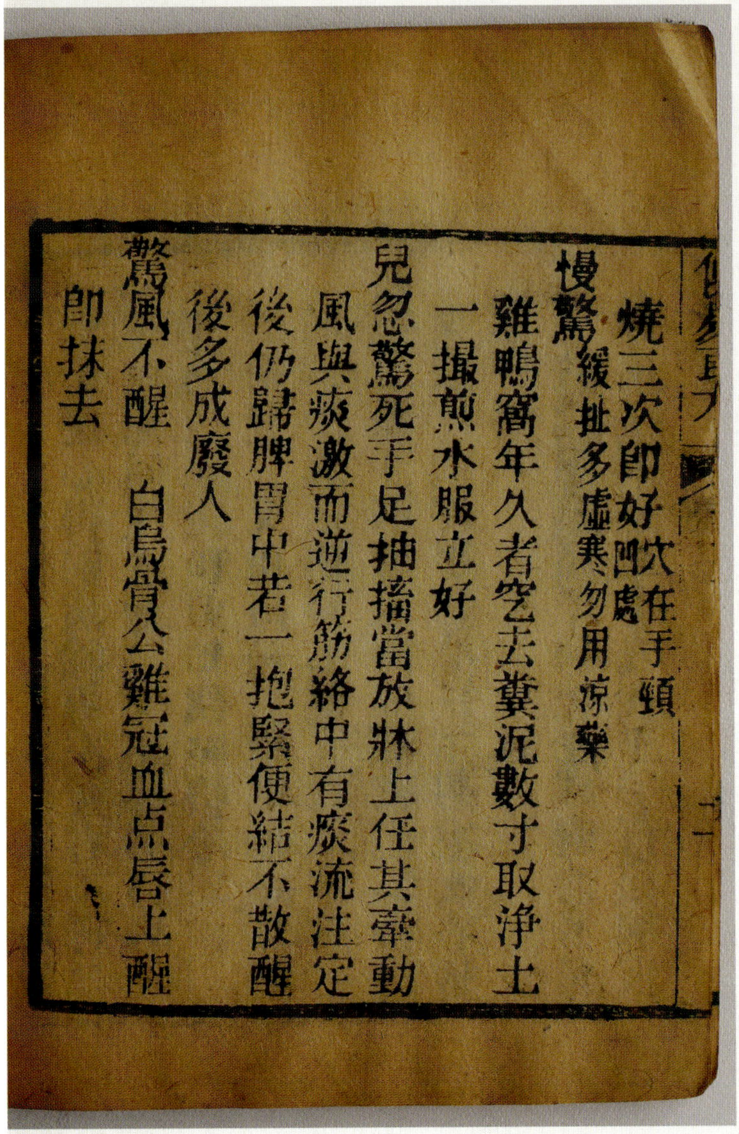

烧三次，即好。穴在手颈凹处。

慢惊缓扯多虚寒，勿用凉药　鸡鸭窝年久者，挖去粪泥数寸，取净土一撮，煎水服。立好。

儿忽惊死，手足抽搐　当放床上，任其牵动。风与痰激而逆行筋络中，有痰流注，定后仍归脾胃中。若一抱紧，便结不散，醒后多成废人。

惊风不醒　白乌骨公鸡冠血点唇上，醒即抹去。

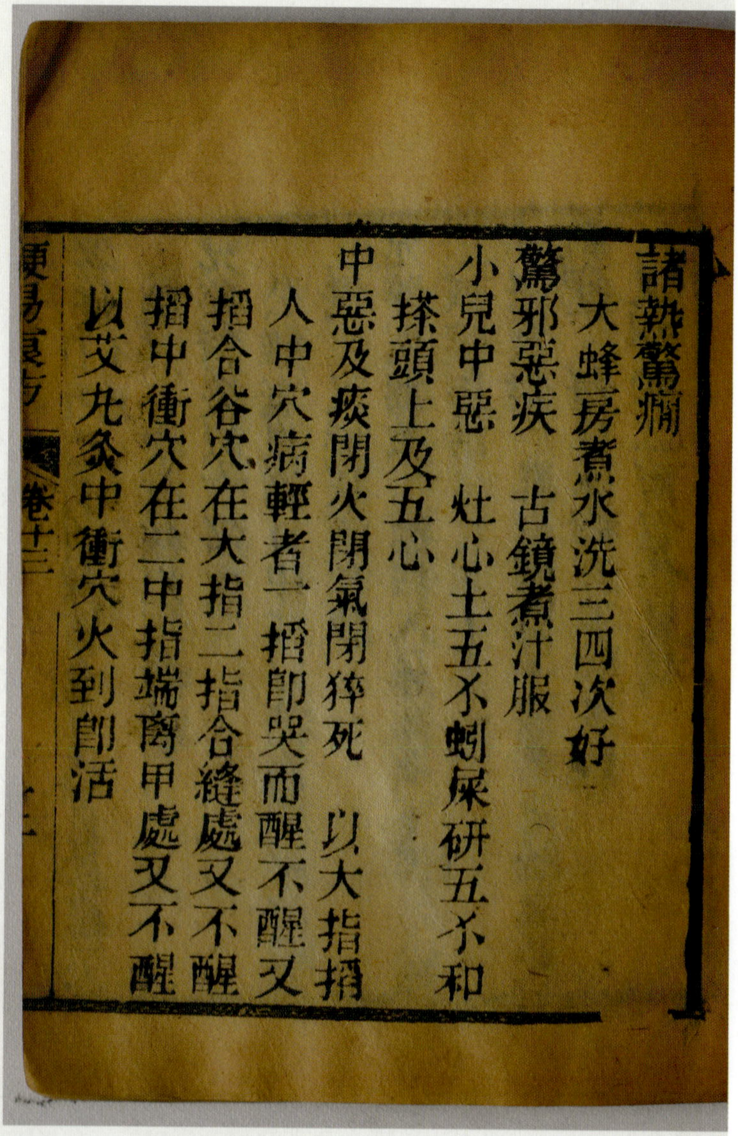
諸熱驚癇　大蜂房煮水洗三四次好
驚邪惡疾　古鏡煮汁服
小兒中惡　灶心土五[illegible]蚓屎研五[illegible]和搽頭上及五心
中惡及痰閉火閉氣閉猝死　以大指掐人中穴病輕者一掐即哭而醒不醒又掐合谷穴在大指二指合縫處又不醒掐中衝穴在二中指端離甲處又不醒以艾丸灸中衝穴火到即活

诸热惊痫　大蜂房煮水洗，三四次好。

惊邪恶疾　古镜煮汁服。

小儿中恶　灶心土五钱，蚓屎研五钱，和搽头上及五心。

中恶及痰闭、火闭、气闭，猝死　以大指掐人中穴。病轻者一掐即哭而醒。不醒又掐合谷，穴在大指二指合缝处。又不醒，掐中卫，穴在二中指端，离甲处。又不醒，以艾丸灸中卫穴，火到即活。

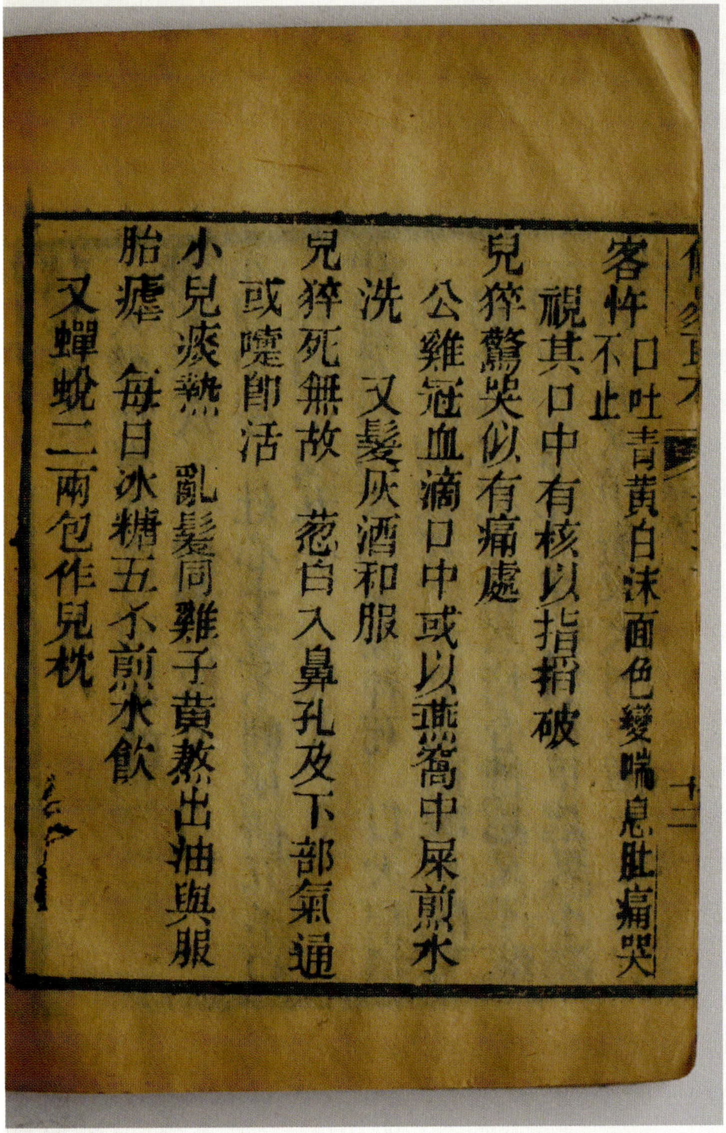

客忤口吐青黃白沫面色變喘息肚痛哭不止
視其口中有核以指掐破
兒猝驚哭似有痛處
公雞冠血滴口中或以燕窩中屎煎水
洗　又髮灰酒和服
兒猝死無故　葱白入鼻孔及下部氣通
或噓即活
小兒痰熱　亂髮同雞子黄熬出油與服
胎瘧　每日冰糖五不煎水飲
又蟬蛻二兩包作兒枕

客忤　口吐青黄白沫，面色变，喘息，肚痛，哭不止。视其口中有核，以指掐破。

儿猝惊哭，似有痛处　公鸡冠血滴口中。或以燕窝中屎，煎水洗。

又，发灰酒和服。

儿猝死无故　葱白入鼻孔及下部，气通或嘘即活。

小儿痰热　乱发同鸡子黄，熬出油，与服。

胎疟　每日冰糖五钱，煎水饮。

又，蝉蜕二两，包作儿枕。

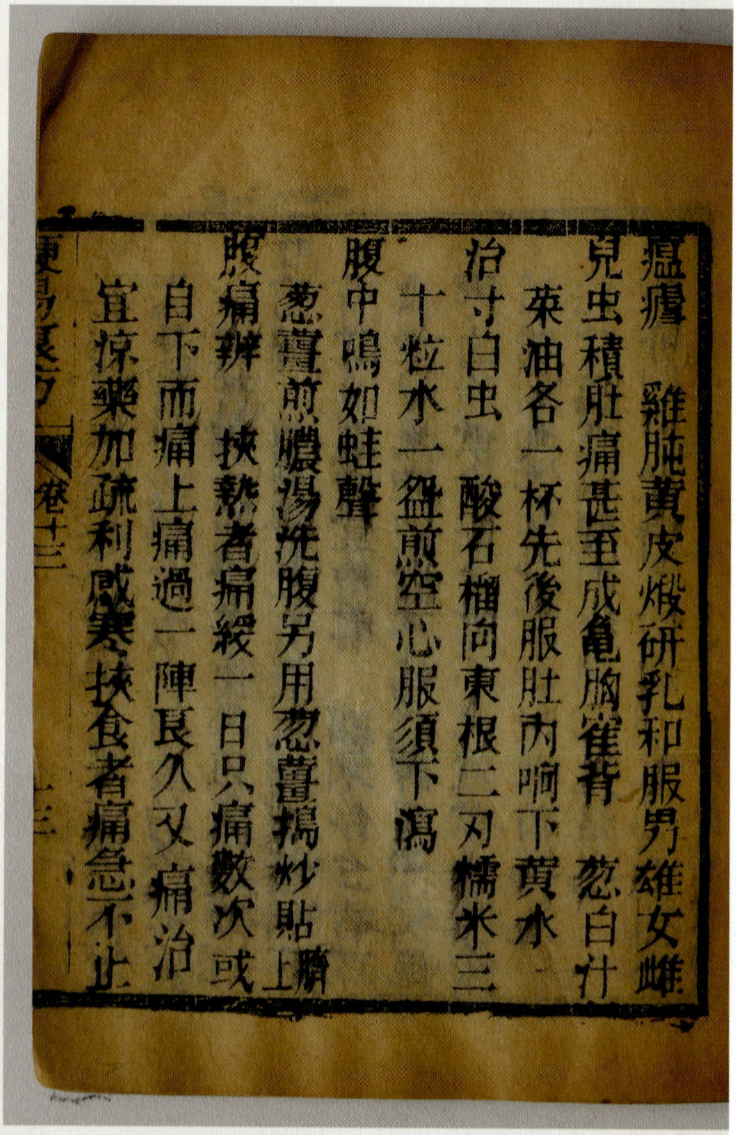

瘟疟　鸡肫黄皮煅研，乳和服。男雄女雌。

儿虫积肚痛，甚至成龟胸鹤背　葱白汁、菜油各一杯，先后服。肚内响，下黄水。

治寸白虫　酸石榴向东根二两，糯米三十粒，水一碗煎，空心服。须下泻。

腹中鸣如蛙声　葱、姜煎浓[1]汤，洗腹。另用葱、姜捣炒，贴脐上。

腹痛辨　挟热者，痛缓，一日只痛数次，或自下而痛上，痛过一阵，良久又痛。治宜凉药加疏利。感寒挟食者，痛急不止，

1 浓：原作“脓”，据文义改。

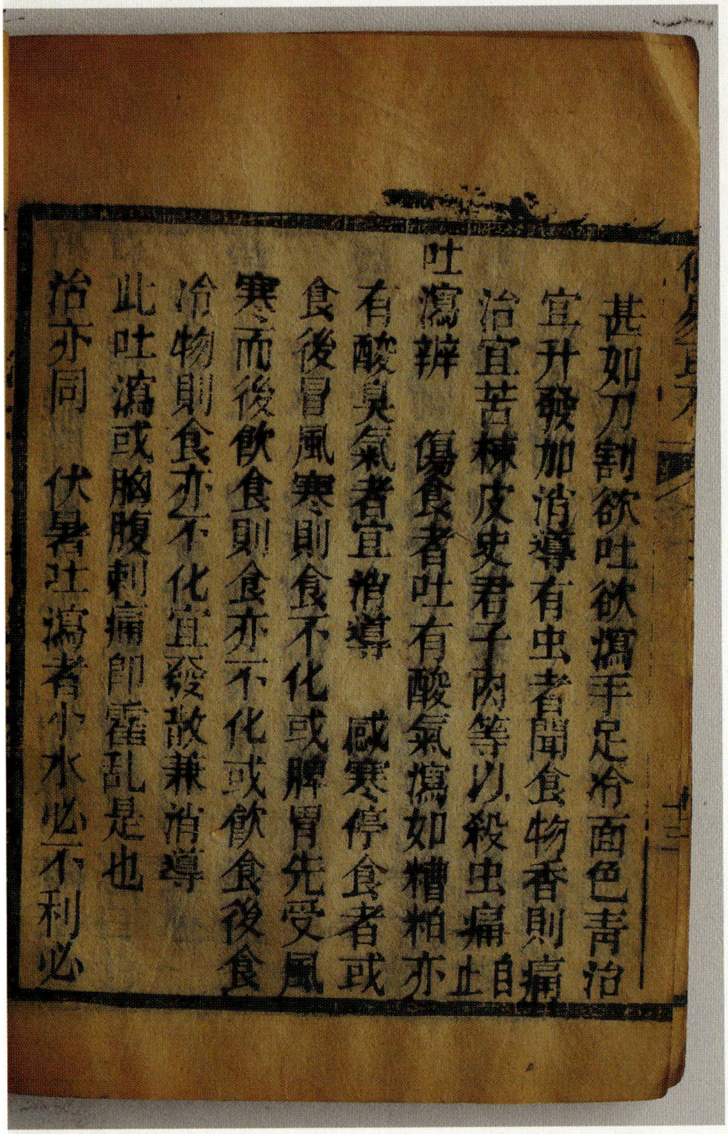

甚如刀割欲吐欲瀉手足冷面色青治
宜升發加消導有虫者聞食物香則痛
治宜苦楝皮史君子肉等以殺虫痛自止
吐瀉辨　傷食者吐有酸氣瀉如糟粕亦
有酸臭氣者宜消導　感寒停食者或
食後冒風寒則食不化或脾胃先受風
寒而後飲食則食亦不化或飲食後食
冷物則食亦不化宜發散兼消導
此吐瀉或胸腹刺痛即霍乱是也
治亦同　伏暑吐瀉者小水必不利必

甚如刀割，欲吐欲泻，手足冷，面色青。治宜升发加消导。有虫者，闻食物香则痛。治宜苦楝皮、使君子肉等以杀虫，痛自止。

吐泻辨　伤食者，吐有酸气，泻如糟粕。亦有酸臭气者，宜消导。感寒停食者，或食后冒风寒，则食不化，或脾胃先受风寒，而后饮食，则食亦不化，或饮食后食冷物，则食亦不化，宜发散兼消导。此吐泻或胸腹刺痛，即霍乱是也，治亦同。伏暑吐泻者，小水必不利，必

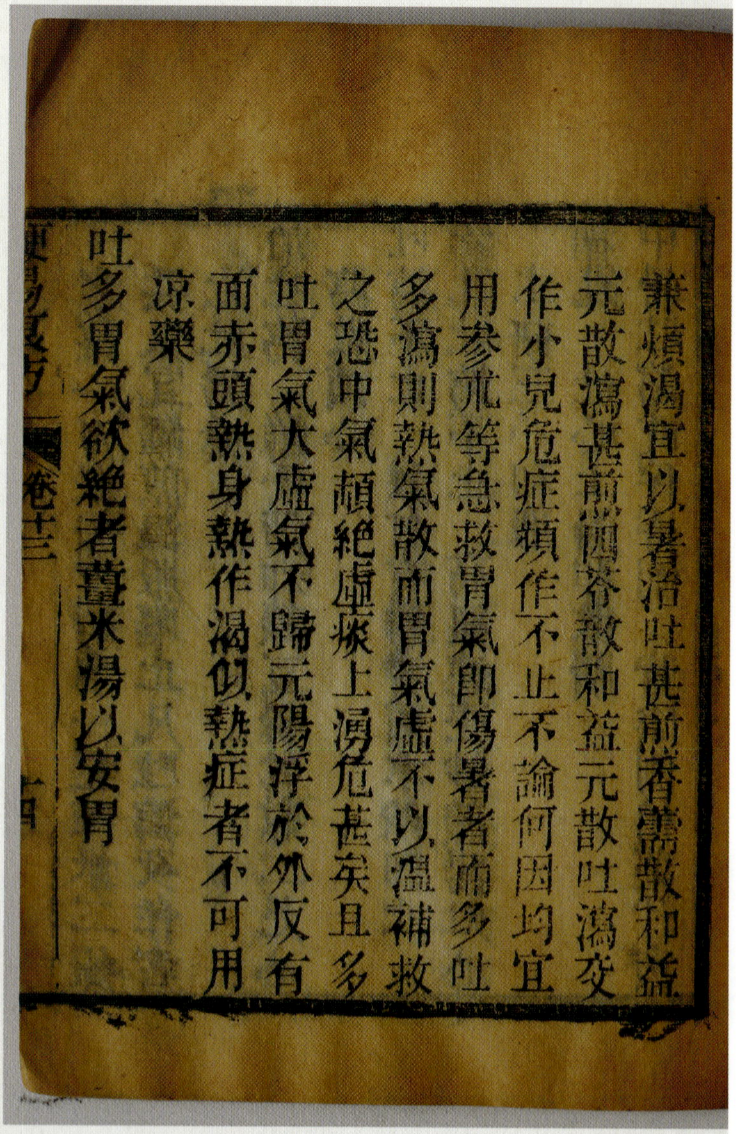
兼煩渴宜以暑治吐甚煎香薷散和益
元散瀉甚煎四苓散和益元散吐瀉交
作小兒危症頻作不止不論何因均宜
用參朮等急救胃氣即傷暑者而多吐
多瀉則熱氣散而胃氣虛不以溫補救
之恐中氣頓絶虛痰上湧危甚矣且多
吐胃氣大虛氣不歸元陽浮於外反有
面赤頭熱身熱作渴似熱症者不可用
涼藥
吐多胃氣欲絶者薑米湯以安胃

兼烦渴，宜以暑治：吐甚，煎香薷散和益元散；泻甚，煎四苓散和益元散。吐泻交作，小儿危症，频作不止，不论何因，均宜用参术等急救胃气。即伤暑者，而多吐多泻，则热气散而胃气虚，不以温补救之，恐中气顿绝，虚痰上涌，危甚矣。且多吐胃气大虚，气不归元，阳浮于外，反有面赤头热，身热作渴，似热症者，不可用凉药。

吐多，胃气欲绝者，姜米汤以安胃

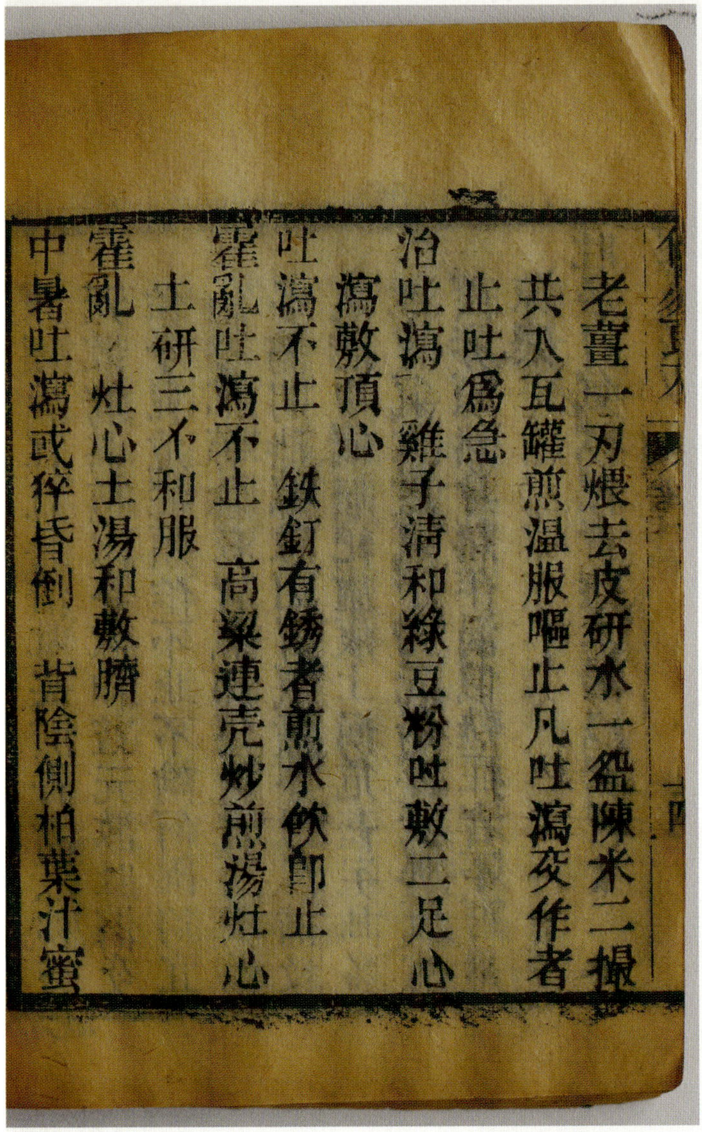
老薑一兩煨去皮研水一盌陳米二撮
共入瓦罐煎温服嘔止凡吐瀉交作者
止吐爲急
治吐瀉　雞子清和緑豆粉吐敷二足心
瀉敷頂心
吐瀉不止　鉄釘有銹者煎水飲即止
霍亂吐瀉不止　高粱連殼炒煎湯灶心
土研三不和服
霍亂　灶心土湯和敷臍
中暑吐瀉或猝昏倒　背陰側柏葉汁蜜

老姜一两煨，去皮，研。水一碗，陈米二撮，共入瓦罐煎。温服，呕止。凡吐泻交作者，止吐为急。

治吐泻　鸡子清和绿豆粉，吐敷二足心，泻敷顶心。

吐泻不止　铁钉有锈者，煎水饮即止。

霍乱，吐泻不止　高粱连壳炒，煎汤，灶心土研三钱，和服。

霍乱　灶心土，汤和敷脐。

中暑吐泻，或猝昏倒　背阴侧柏叶汁、蜜

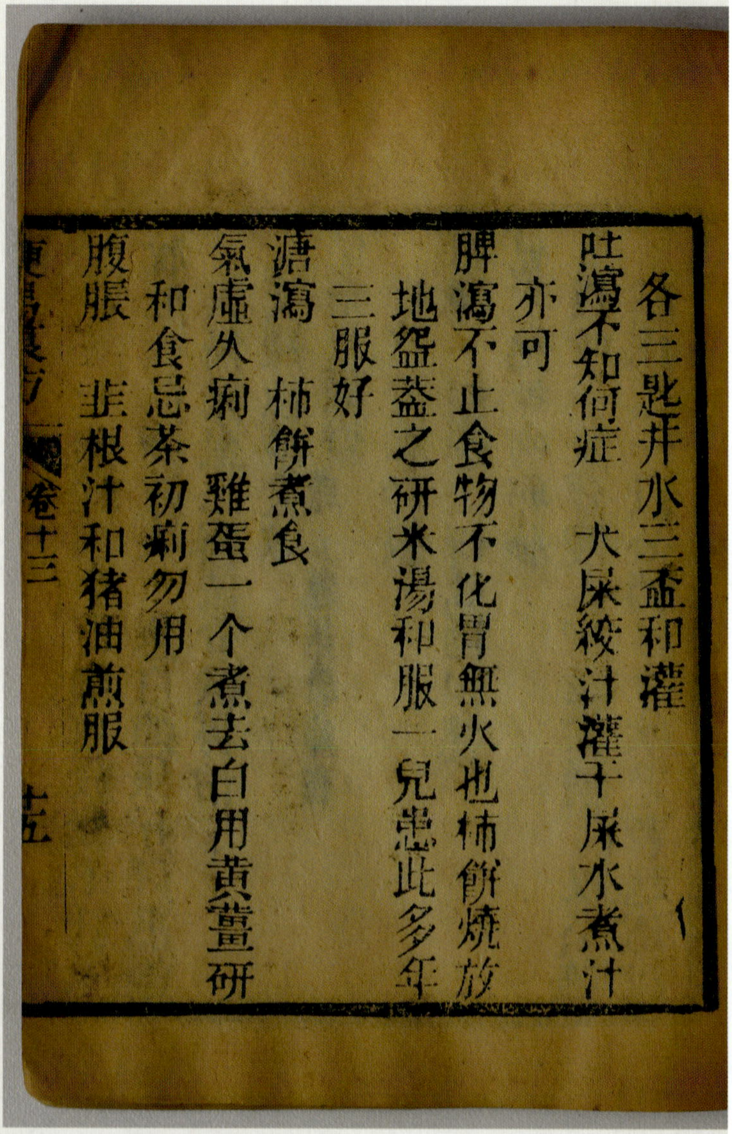
各三匙井水三盃和灌
吐瀉不知何症　犬屎絞汁灌干屎水煮汁
亦可
脾瀉不止食物不化胃無火也柿餅燒放
地盌蓋之研米湯和服一兒患此多年
三服好
溏瀉　柿餅煮食
氣虛久痢　雞蛋一个煮去白用黃薑研
和食忌茶初痢勿用
腹脹　韭根汁和猪油煎服
卷十三　十五

各三匙，井水三杯，和灌。

吐泻不知何症　犬屎绞汁灌。干屎水煮汁亦可。

脾泻不止，食物不化，胃无火也　柿饼烧，放地，碗盖之。研，米汤和服。一儿患此多年，三服好。

溏泻　柿饼煮食。

气虚久痢　鸡蛋一个煮，去白用黄，姜研和食。忌茶。初痢勿用。

腹胀　韭根汁，和猪油煎服。

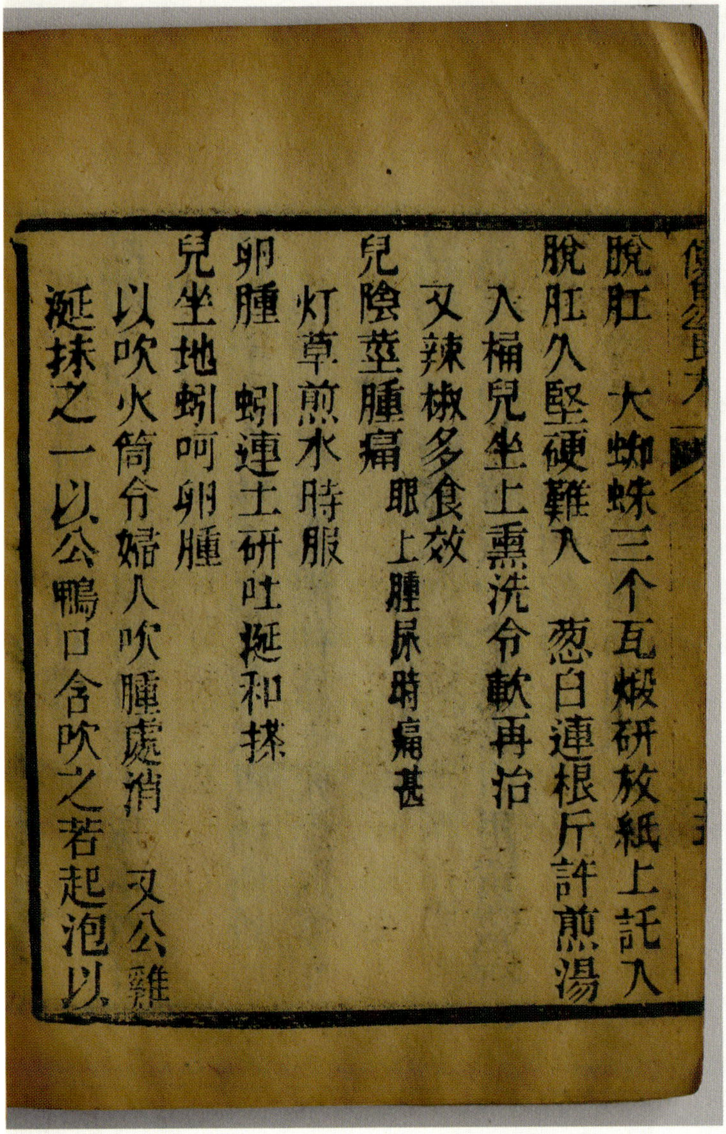

脫肛　大蜘蛛三个瓦煅研放紙上託入

脫肛久堅硬難入　葱白連根斤許煎湯入桶兒坐上熏洗令軟再治

又辣椒多食效

兒陰莖腫痛眼上腫尿時痛甚　灯草煎水時服

卵腫　蚓連土研吐涎和搽

兒坐地蚓呵卵腫　以吹火筒令婦人吹腫處消　又公雞涎抹之一以公鴨口含吹之若起泡以

脱肛　大蜘蛛三个，瓦煅研，放纸上托入。

脱肛久，艰硬难入　葱白连根斤许，煎汤入桶。儿坐上熏洗。令软再治。

又，辣椒多食效。

儿阴茎肿痛，眼上肿，尿时痛甚　灯草煎水，时服。

卵肿　蚓连土研，吐涎和搽。

儿坐地，蚓呵卵肿　以吹火筒令妇人吹肿处，消。

又，公鸡涎抹之。一以公鸭口含吹之。若起泡，以

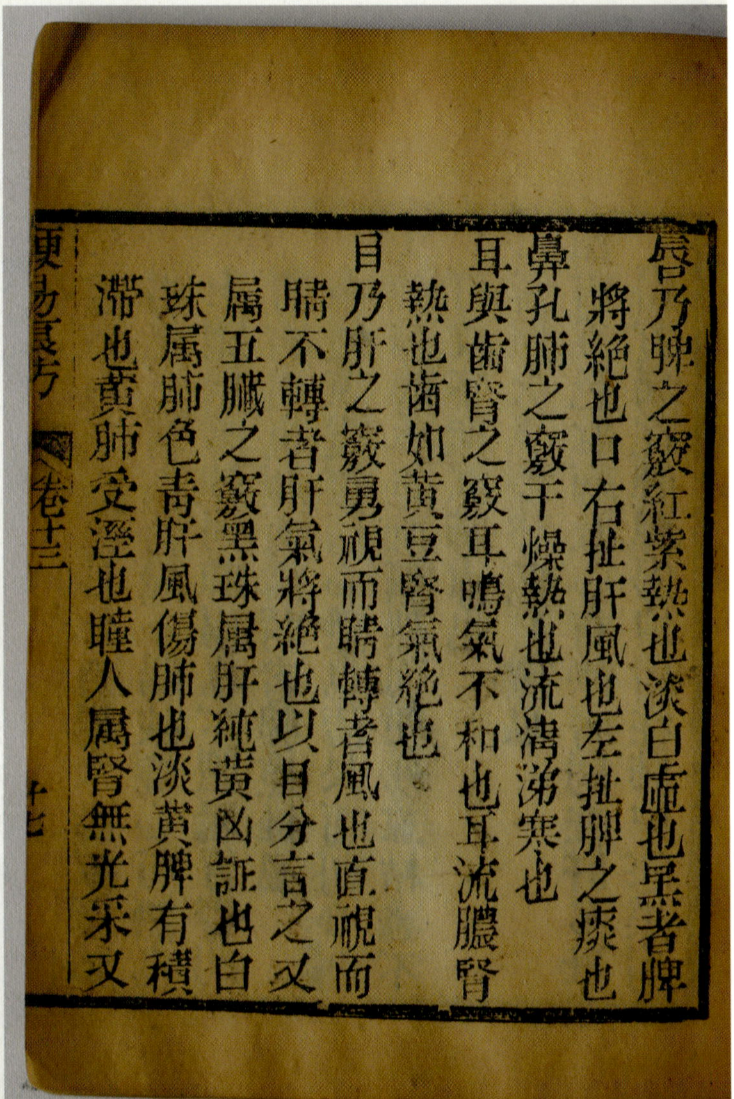

卷十三　十七

唇乃脾之竅紅紫熱也淡白虛也黑者脾將絕也口右扯肝風也左扯脾之痰也

鼻孔肺之竅干燥熱也流清涕寒也

耳與齒腎之竅耳鳴氣不和也耳流膿腎熱也齒如黃豆腎氣絕也

目乃肝之竅勇視而睛轉者風也直視而睛不轉者肝氣將絕也以目分言之又屬五臟之竅黑珠屬肝純黃凶証也白珠屬肺色青肝風傷肺也淡黃脾有積滯也黃肺受溼也瞳人屬腎無光采又

唇乃脾之窍。红紫，热也。淡白，虚也。黑者，脾将绝也。口右扯，肝风也。左扯，脾之痰也。

鼻孔肺之窍。干燥，热也。流清涕，寒也。

耳与齿，肾之窍。耳鸣，气不和也。耳流脓，肾热也。齿如黄豆，肾气绝也。

目乃肝之窍。勇视而睛转者，风也。直视而睛不转者，肝气将绝也。以目分言之，又属五脏之窍。黑珠属肝，纯黄，凶证也。白珠属肺，色青，肝风伤肺也。淡黄，脾有积滞也。黄，肺受湿也。瞳人属肾，无光彩，又

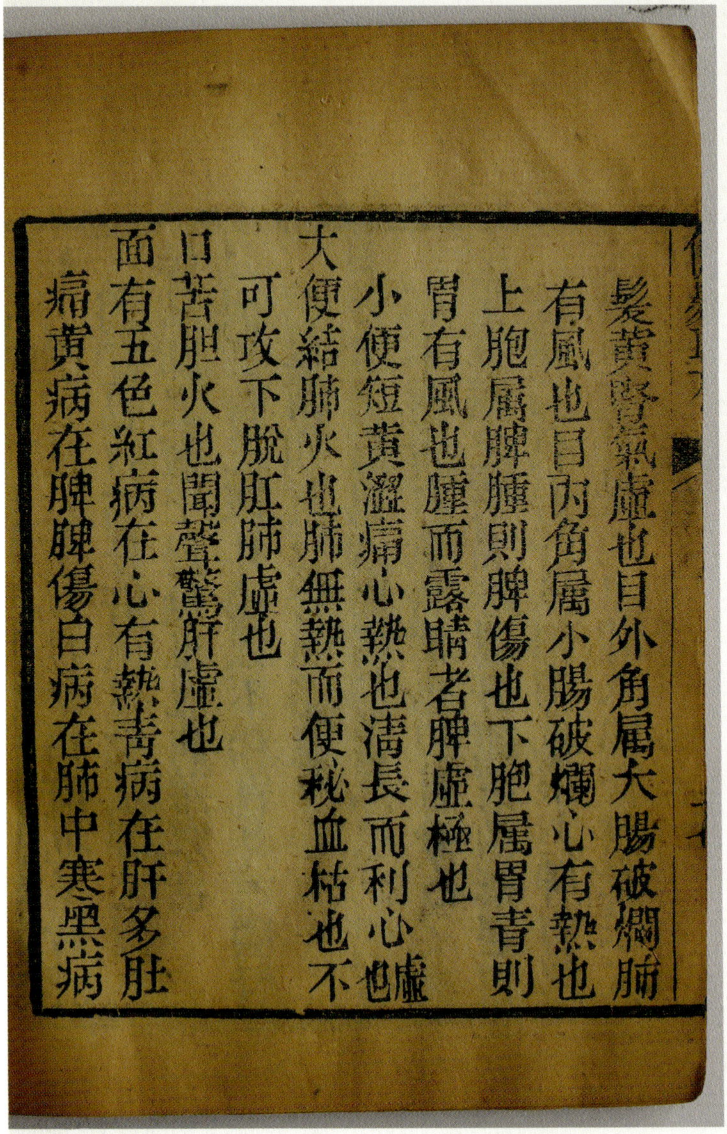

髮黃腎氣虛也目外角屬大腸破爛肺
有風也目內角屬小腸破爛心有熱也
上胞屬脾腫則脾傷也下胞屬胃青則
胃有風也腫而露睛者脾虛極也
小便短黃澀痛心熱也清長而利心虛也
大便結肺火也肺無熱而便秘血枯也不
可攻下脫肛肺虛也
口苦胆火也聞聲驚肝虛也
面有五色紅病在心有熱青病在肝多肚
痛黃病在脾脾傷白病在肺中寒黑病

发黄，肾气虚也。目外角属大肠，破烂，肺有风也。目内角属小肠，破烂，心有热也。上胞属脾，肿则脾伤也。下胞属胃，青则胃有风也。肿而露睛者，脾虚极也。

小便短黄，涩痛，心热也。清长而利，心虚也。

大便结，肺火也。肺无热而便秘，血枯也。不可攻下。脱肛，肺虚也。

口苦，胆火也。闻声惊，肝虚也。

面有五色。红，病在心，有热。青，病在肝，多肚痛。黄，病在脾，脾伤。白，病在肺，中寒。黑，病

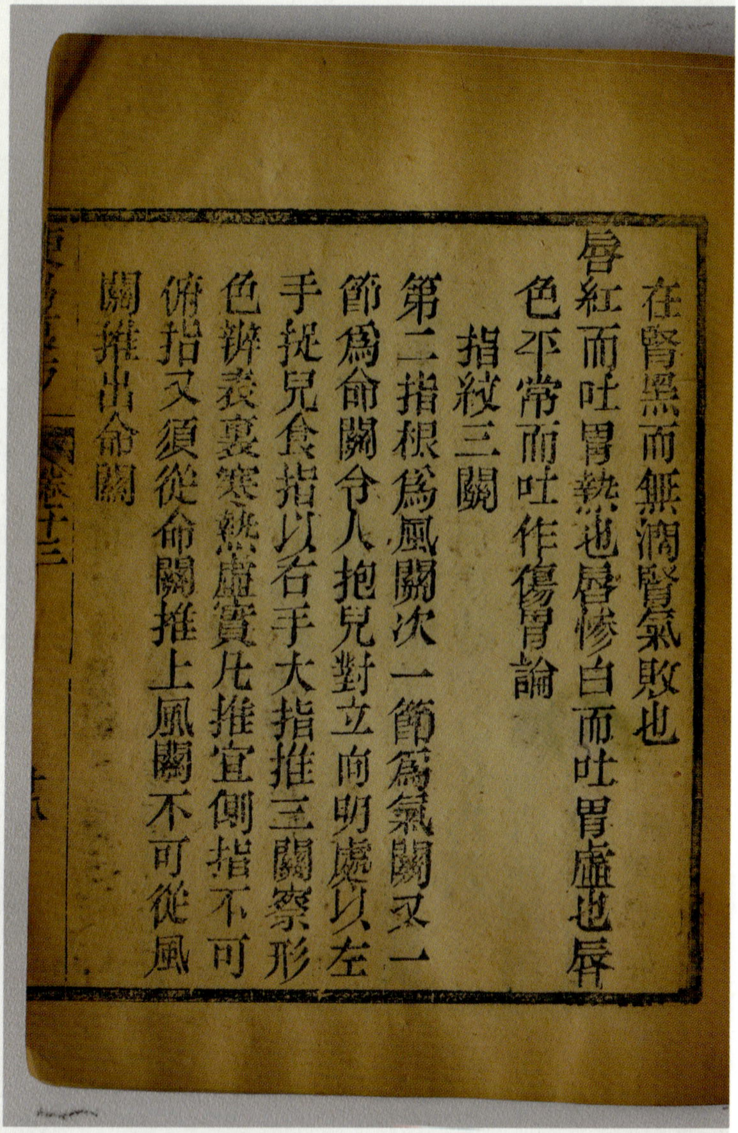
在腎黑而無潤腎氣敗也
唇紅而吐胃熱也唇慘白而吐胃虛也唇
色平常而吐作傷胃論
指紋三關
第二指根爲風關次一節爲氣關又一
節爲命關令人抱兒對立向明處以左
手捉兒食指以右手大指推三關察形
色辨表裏寒熱虛實凡推宜側指不可
俯指又須從命關推上風關不可從風
關推出命關

在肾。黑而无润，肾气败也。

唇红而吐，胃热也。唇惨白而吐，胃虚也。唇色平常而吐，作伤胃论。

指纹三关

第二指根为风关。次一节为气关。又一节为命关。令人抱儿对立，向明处。以左手捉儿食指，以右手大指推三关。察形色，辨表里、寒热、虚实。凡推宜侧指，不可俯指。又须从命关推上风关，不可从风关推出命关。

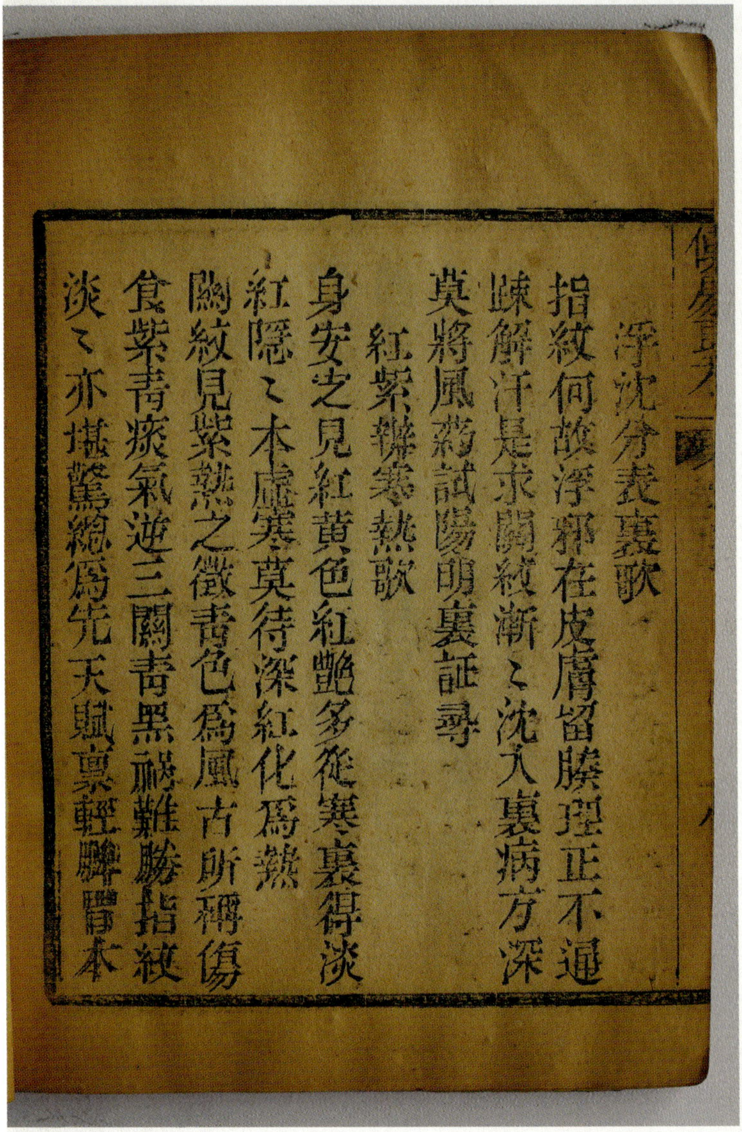

浮沈分表裏歌

指紋何故浮邪在皮膚留腠理正不通

疏解汗是求關紋漸々沈入裏病方深

莫將風藥試陽明裏証尋

紅紫辨寒熱歌

身安之見紅黃色紅豔多從寒裏得淡

紅隱々本虛寒莫待深紅化爲熱

關紋見紫熱之微青色爲風古所稱傷

食紫青痰氣逆三關青黑禍難勝指紋

淡々亦堪驚總爲先天賦禀輕脾胃本

浮沉分表里歌

指纹何故浮，邪在皮肤留。腠理正不通，疏解汗是求。关纹渐渐沉，入里病方深。莫将风药试，阳明里证寻。

红紫辨寒热歌

身安之见红黄色，红艳多从寒里得。淡红隐隐本虚寒，莫待深红化为热。

关纹见紫热之微，青色为风古所称。伤食紫青痰气逆，三关青黑祸难胜。指纹淡淡亦堪惊，总为先天赋禀轻。脾胃本

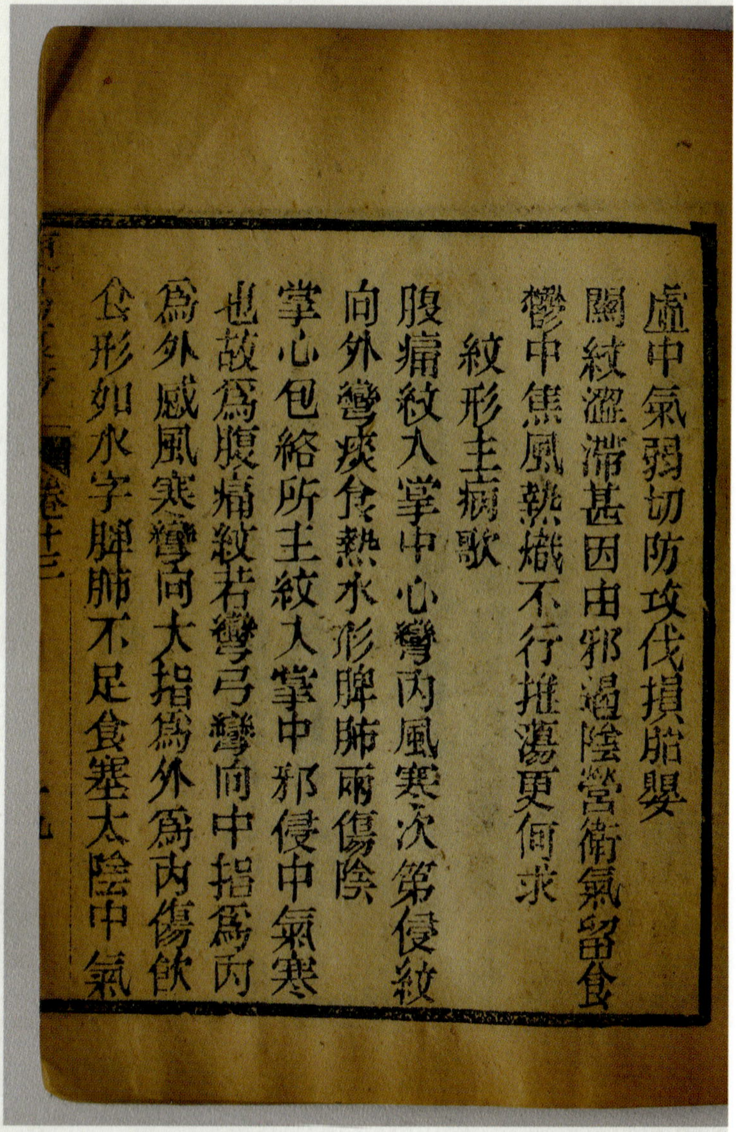

虛中氣弱切防攻伐損胎嬰
關紋澀滯甚因由邪遏陰營衛氣留食
鬱中焦風熱熾不行推蕩更何求
紋形主病歌
腹痛紋入掌中心彎內風寒次第侵紋
向外彎痰食熱水形脾肺兩傷陰
掌心包絡所主紋入掌中邪侵中氣寒
也故爲腹痛紋若彎弓彎向中指爲內
爲外感風寒彎向大指爲外爲內傷飲
食形如水字脾肺不足食塞太陰中氣

虚中气弱，切防攻伐伤胎婴。

关纹涩滞甚因由，邪遏阴营卫气留。食郁中焦风热炽，不行推荡更何求。

纹形主病歌

腹痛纹入掌中心，弯内风寒次第侵。纹向外弯痰食热，水形脾肺两伤阴。

掌心包络所主，纹入掌中邪侵，中气寒也，故为腹痛。纹若弯弓，弯向中指为内，为外感风寒；弯向大指为外，为内伤饮食。形如水字，脾肺不足，食塞太阴，中气

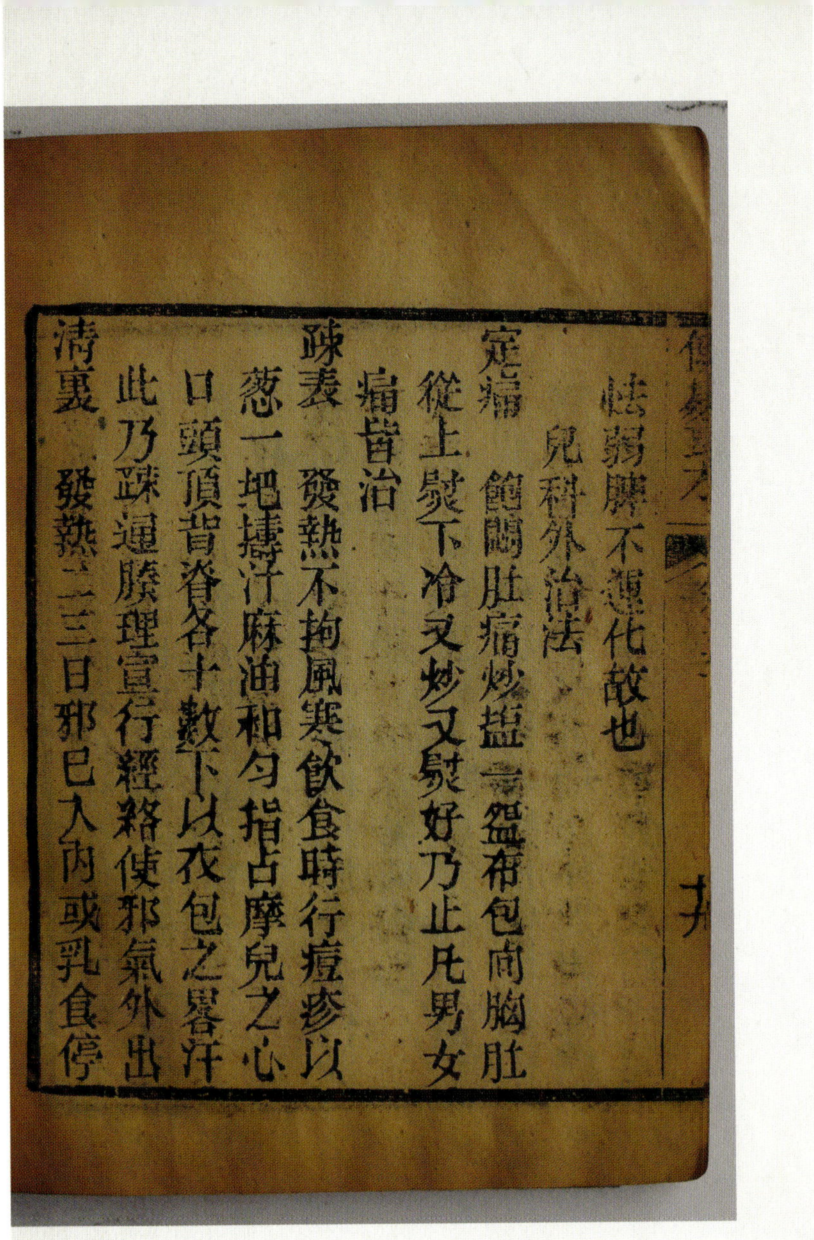

怯弱，脾不运化故也。

儿科外治法

定痛　饱闷肚痛。炒盐一碗，布包，向胸肚从上熨下。冷又炒又熨，好乃止。凡男女痛皆治。

疏表　发热，不拘风寒饮食时行痘疹。以葱一把捣汁，麻油和匀。指沾摩儿之心口、头顶、背脊各十数下。以衣包之，略汗。此乃疏通腠理，宣行经络，使邪气外出。

清里　发热二三日，邪已入内。或乳食停

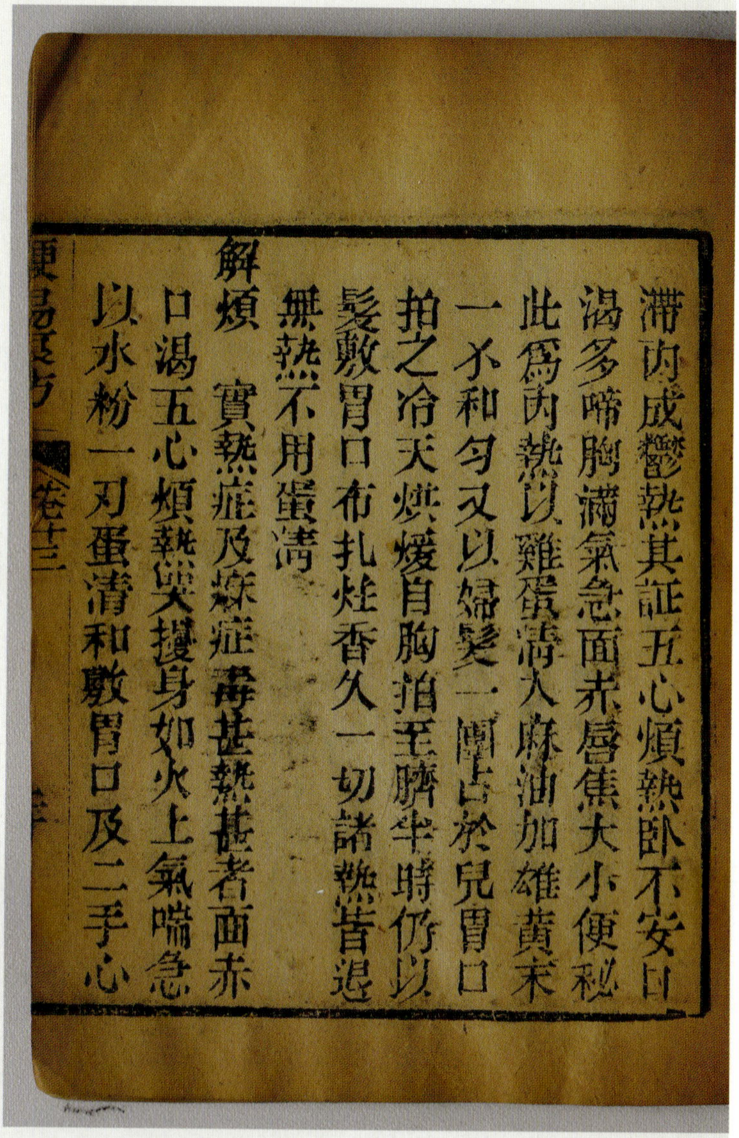

滞，内成郁热。其证五心烦热，卧不安，口渴，多啼，胸满气急，面赤唇焦，大小便秘。此为内热。以鸡蛋清入麻油，加雄黄末一钱和匀。又以妇发一团，沾于儿胃口拍之。冷天烘暖。自胸拍至脐。半时，仍以发敷胃口，布扎，炷香久。一切诸热皆退。无热不用蛋清。

解烦　实热症及麻症，毒甚热甚者，面赤，口渴，五心烦热，哭扰，身如火，上气喘急。以水粉一两，蛋清和敷胃口及二手心。

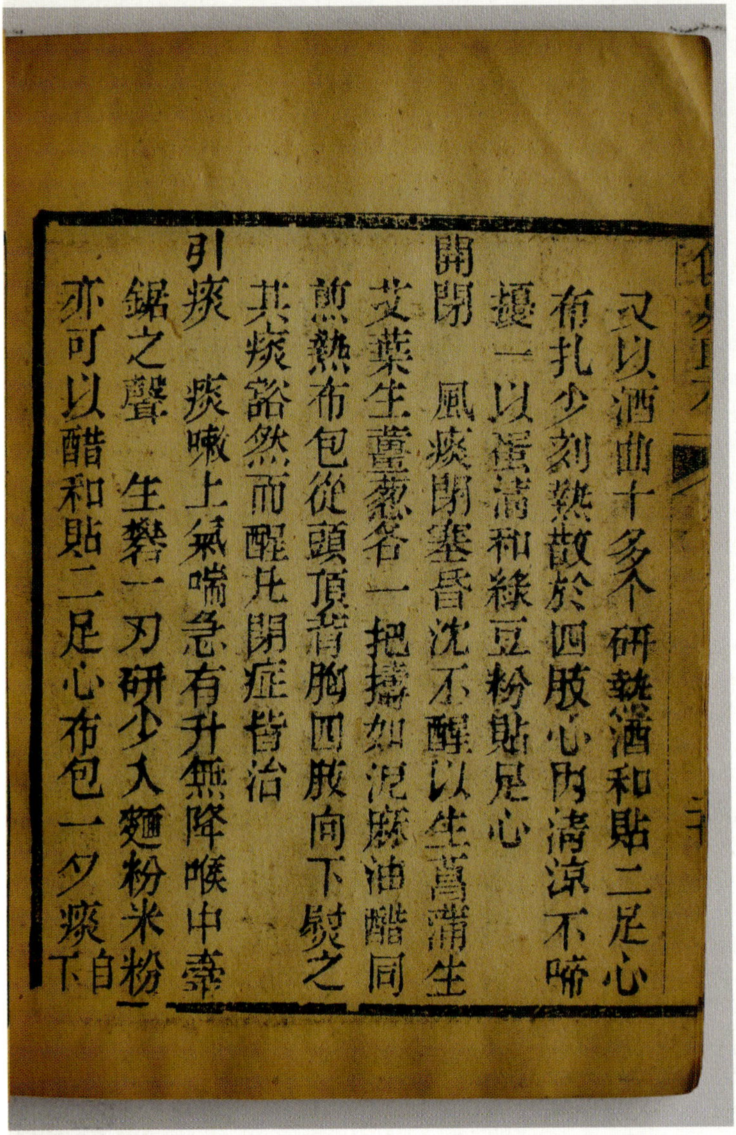
又以酒曲十多个研熱酒和貼二足心
布扎少刻熱散於四肢心內清涼不啼
擾一以蛋清和綠豆粉貼足心
開閉　風痰閉塞昏沈不醒以生菖蒲生
艾葉生薑葱各一把搗如泥麻油醋同
煎熱布包從頭頂背胸四肢向下熨之
其痰豁然而醒凡閉症皆治
引痰　痰嗽上氣喘急有升無降喉中牽
鋸之聲　生礬一刃研少入麵粉米粉一
亦可以醋和貼二足心布包一夕痰自下

又以酒曲十多个研。热酒和贴二足心，布扎。少刻热散于四肢，心内清凉，不啼扰。一以蛋清和绿豆粉贴足心。

开闭　风痰闭塞，昏沉不醒。以生菖蒲、生艾叶、生姜、葱各一把，捣如泥。麻油、醋同煎热，布包，从头顶背胸四肢向下熨之，其痰豁然而醒。凡闭症皆治。

引痰　痰嗽上气，喘急，有升无降，喉中牵锯之声。生矾一两研，少入面粉，米粉亦可。以醋和，贴二足心，布包一夕，痰自下。

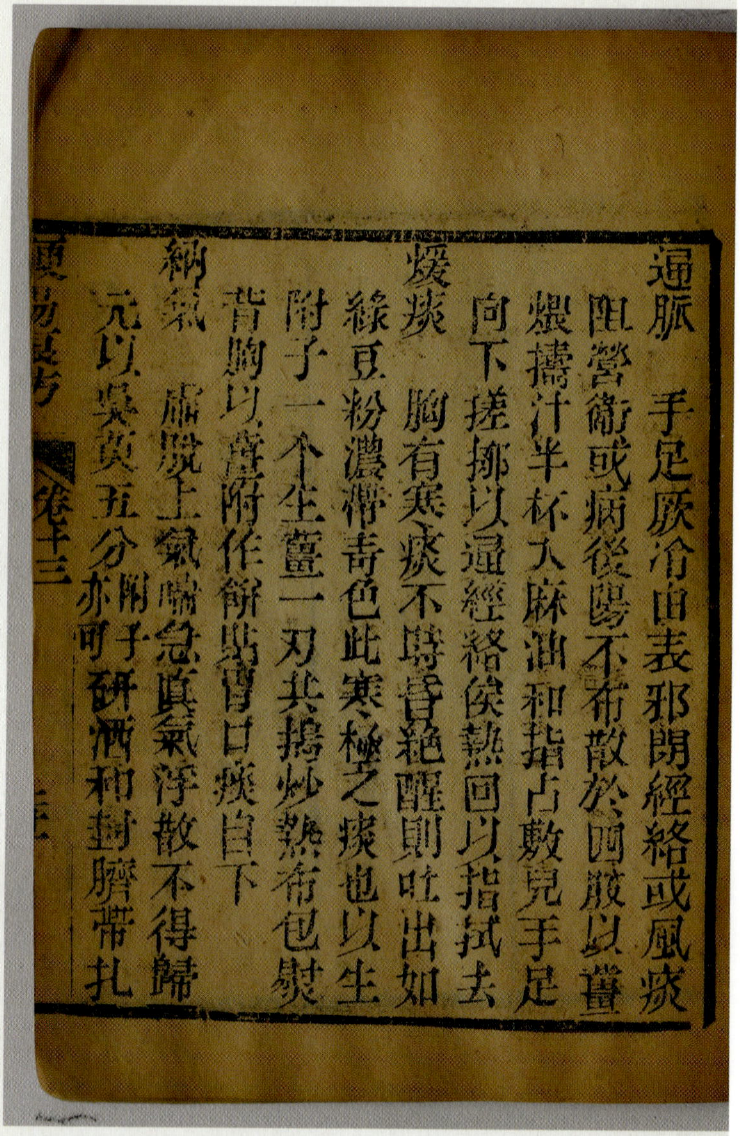
通脈　手足厥冷由表邪閉經絡或風痰
阻營衛或病後陽不布散於四肢以薑
煨擣汁半杯入麻油和指占敷兒手足
向下搓挪以通經絡俟熱回以指拭去
煖痰　胸有寒痰不時昏絶醒則吐出如
綠豆粉濃滯靑色此寒極之痰也以生
附子一个生薑一兩共擣炒熱布包熨
背胸以薑附作餅貼胃口痰自下
納氣　虛脫上氣喘急眞氣浮散不得歸
元以吳萸五分附子亦可研酒和封臍帶扎
卷十三

通脉　手足厥冷。由表邪闭经络，或风痰阻营卫，或病后阳不布散于四肢。以姜煨，捣汁半杯，入麻油和，指沾敷儿手足，向下搓挪，以通经络。俟热回，以指拭去。

暖痰　胸有寒痰，不时昏绝，醒则吐出，如绿豆粉浓，带青色。此寒极之痰也。以生附子一个，生姜一两，共捣，炒热，布包熨背胸。以姜附作饼，贴胃口，痰自下。

纳气　虚脱上气喘急，真气浮散不得归元。以吴萸五分，附子亦可，研，酒和，封脐带扎，

气自顺。

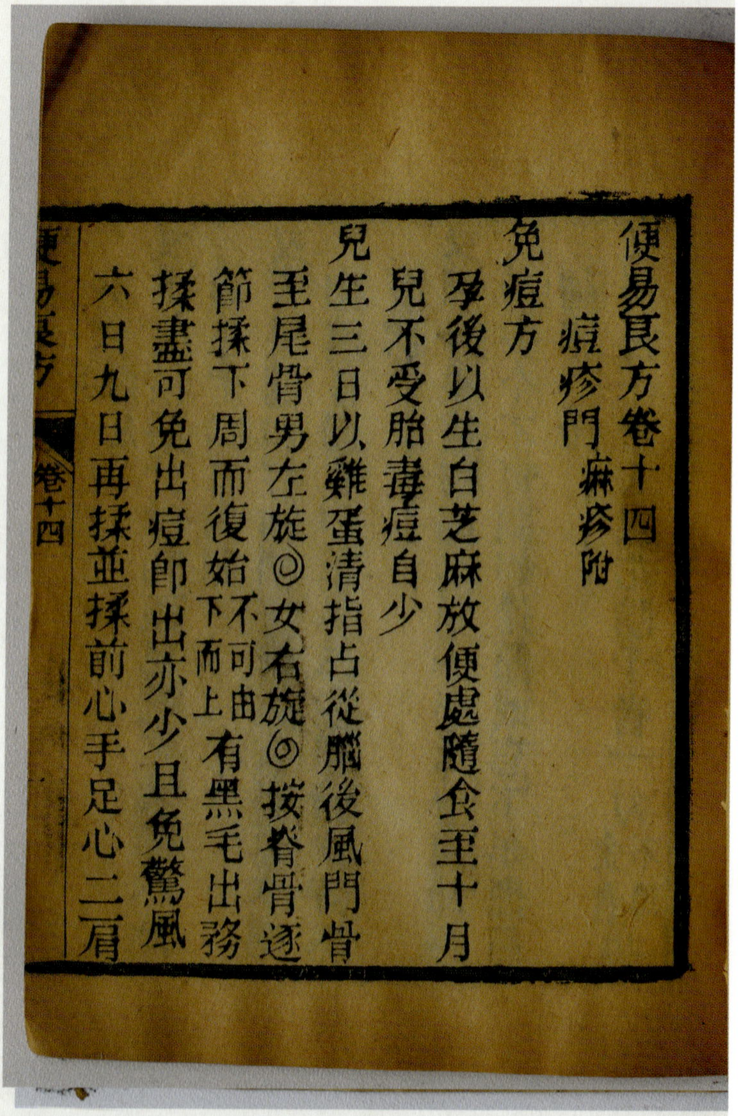

便易良方卷十四
痘疹門麻疹附
免痘方
孕後以生白芝麻放便處隨食至十月
兒不受胎毒痘自少
兒生三日以雞蛋清指占從腦後風門骨
至尾骨男左旋◎女右旋◎按脊骨逐
節揉下周而復始不可由下而上有黑毛出務
揉盡可免出痘即出亦少且免驚風
六日九日再揉並揉前心手足心二肩

便易良方 卷十四

便易良方卷十四

痘疹门麻疹附

免痘方　孕后，以生白芝麻放便处随食。至十月，儿不受胎毒，痘自少。

儿生三日。以鸡蛋清指沾，从脑后风门骨至尾骨，男左旋（图略）女右旋（图略），按脊骨逐节揉下，周而复始。不可由下而上。有黑毛出，务揉尽。可免出痘，即出亦少，且免惊风。六日九日再揉。并揉前心、手足心、二肩

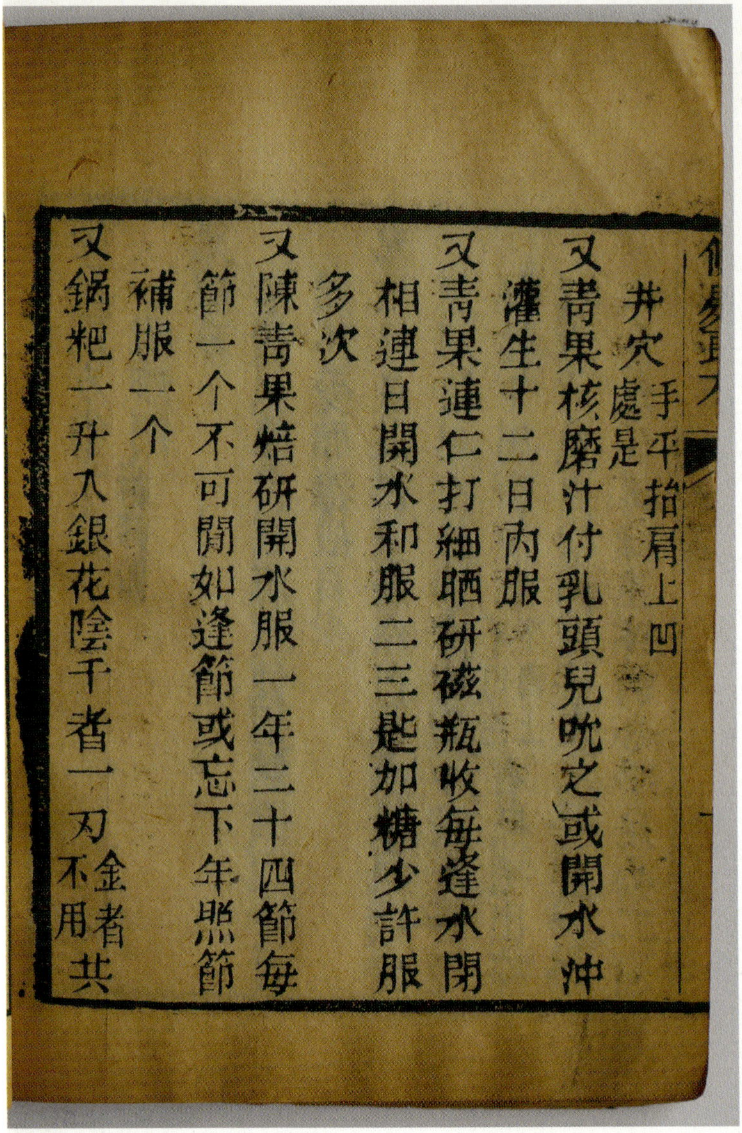

井穴。手平抬肩上凹处是。

又，青果核磨汁，敷乳头，儿吮之。或开水冲灌。生十二日内服。

又，青果连仁打细，晒研，磁瓶收。每逢水闭相连日，开水和服二三匙，加糖少许，服多次。

又，陈青果焙研，开水服。一年二十四节，每节一个不可闲。如逢节或忘，下年照节补服一个。

又，锅粑一升，入银花阴干者一两，金者不用。共

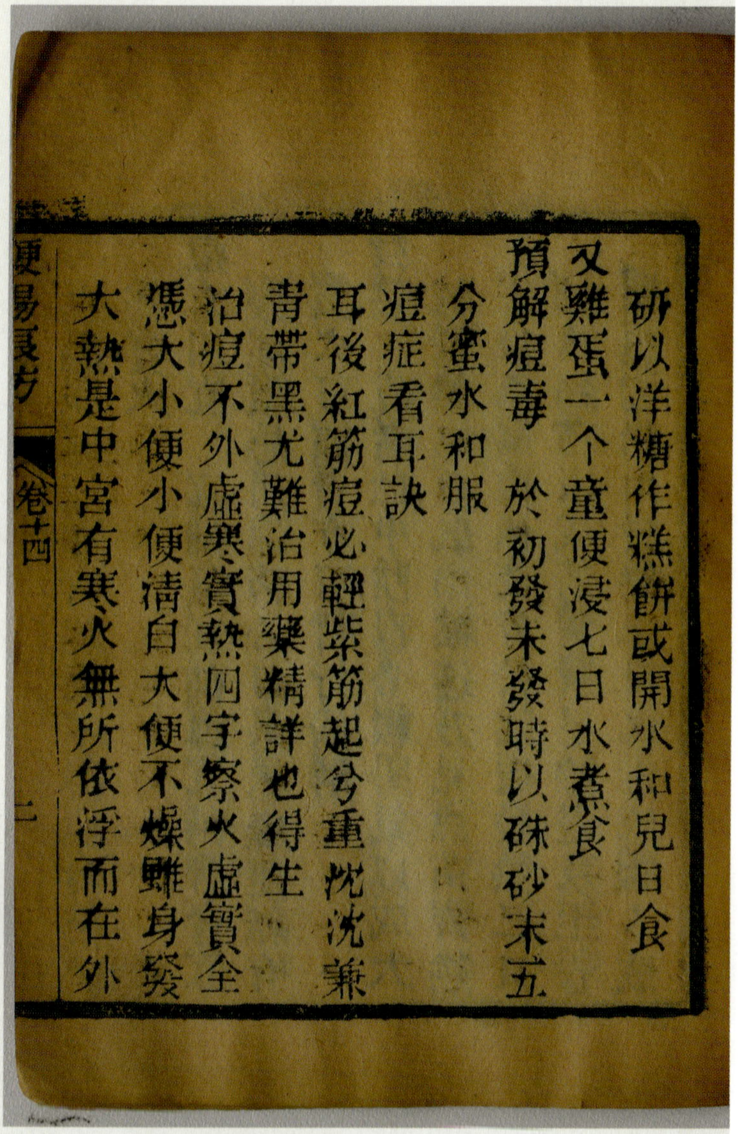

研以洋糖作糕餅或開水和兒日食
又雞蛋一个童便浸七日水煮食
預解痘毒　於初發未發時以硃砂末五
分蜜水和服
痘症看耳訣
耳後紅筋痘必輕紫筋起兮重沈沈兼
青帶黑尤難治用藥精詳也得生
治痘不外虛寒實熱四字察火虛實全
憑大小便小便清白大便不燥雖身發
大熱是中宮有寒火無所依浮而在外

研，以洋糖作糕饼，或开水和，儿日食。

又，鸡蛋一个，童便浸七日，水煮食。

预解痘毒　于初发未发时，以朱砂末五分，蜜水和服。

痘症看耳诀　耳后红筋痘必轻，紫筋起兮重沉沉。兼青带黑尤难治，用药精详也得生。

治痘不外虚寒实热四字。察火虚实，全凭大小便。小便清白，大便不燥，虽身发大热，是中宫有寒，火无所依，浮而在外

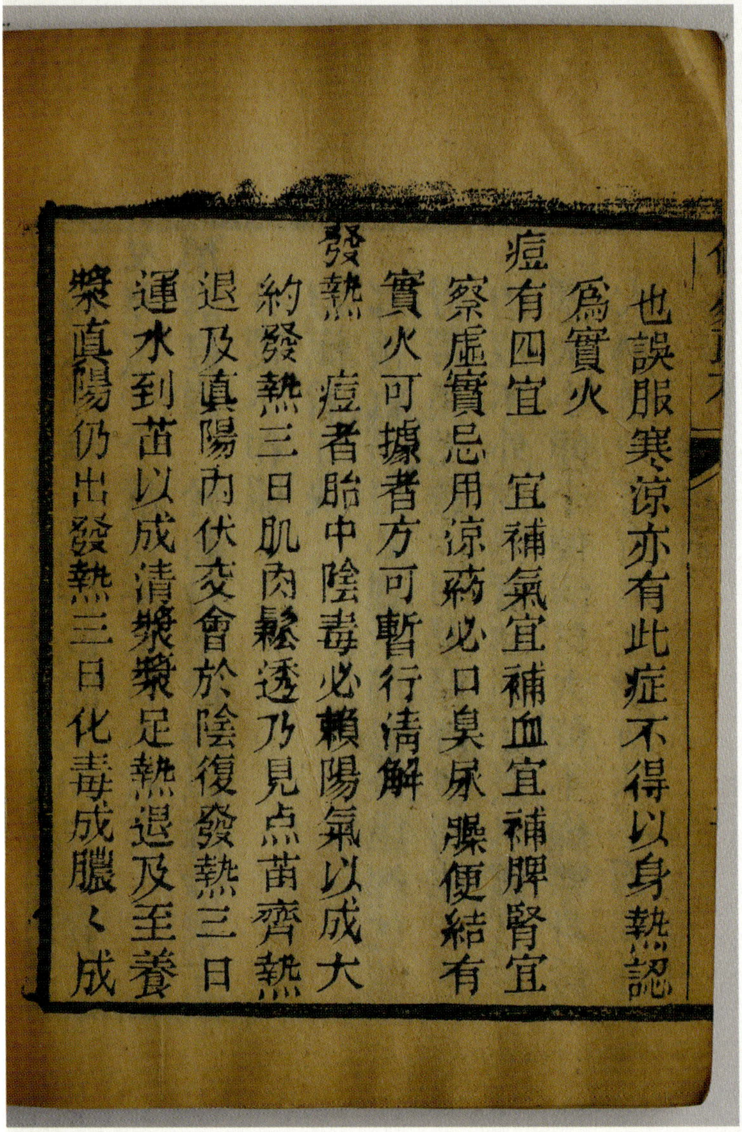

也誤服寒凉亦有此症不得以身熱認
爲實火
痘有四宜　宜補氣宜補血宜補脾腎宜
察虚實忌用凉葯必口臭尿臊便結有
實火可據者方可暫行清解
發熱　痘者胎中陰毒必賴陽氣以成大
約發熱三日肌肉鬆透乃見点苗齊熱
退及真陽内伏交會於陰復發熱三日
運水到苗以成清漿漿足熱退及至養
漿真陽仍出發熱三日化毒成膿〻成

也。误服寒凉，亦有此症。不得以身热认为实火。

痘有四宜　宜补气，宜补血，宜补脾肾，宜察虚实。忌用凉药。必口臭、尿臊、便结，有实火可据者，方可暂行清解。

发热　痘者，胎中阴毒，必赖阳气以成。大约发热三日，肌肉松透，乃见点苗齐，热退及真阳内伏，交会于阴。复发热三日，运水到苗，以成清浆，浆足热退。及至养浆，真阳仍出，发热三日，化毒成脓。脓成

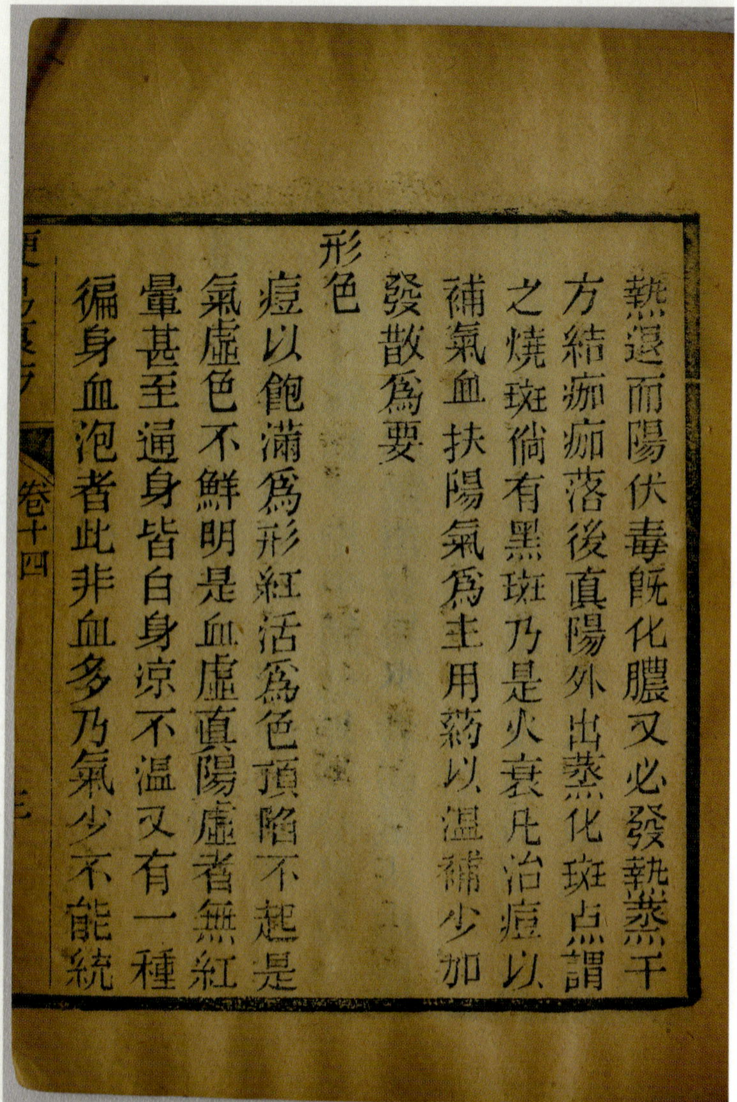

熱退而陽伏毒既化膿又必發熱蒸干方結痂痂落後真陽外出蒸化斑点謂之燒斑倘有黑斑乃是火衰凡治痘以補氣血扶陽氣為主用藥以溫補少加發散為要

形色　痘以飽滿為形紅活為色頂陷不起是氣虛色不鮮明是血虛真陽虛者無紅暈甚至遍身皆白身涼不溫又有一種徧身血泡者此非血多乃氣少不能統

热退而阳伏。毒既化脓，又必发热，蒸干方结痂。痂落后，真阳外出，蒸化斑点，谓之烧斑。倘有黑斑，乃是火衰。凡治痘以补气血、扶阳气为主。用药以温补少加发散为要。

形色　痘以饱满为形，红活为色。顶陷不起是气虚，色不鲜明是血虚。真阳虚者无红晕，甚至通身皆白，身凉不温。又有一种遍身血泡者，此非血多，乃气少不能统

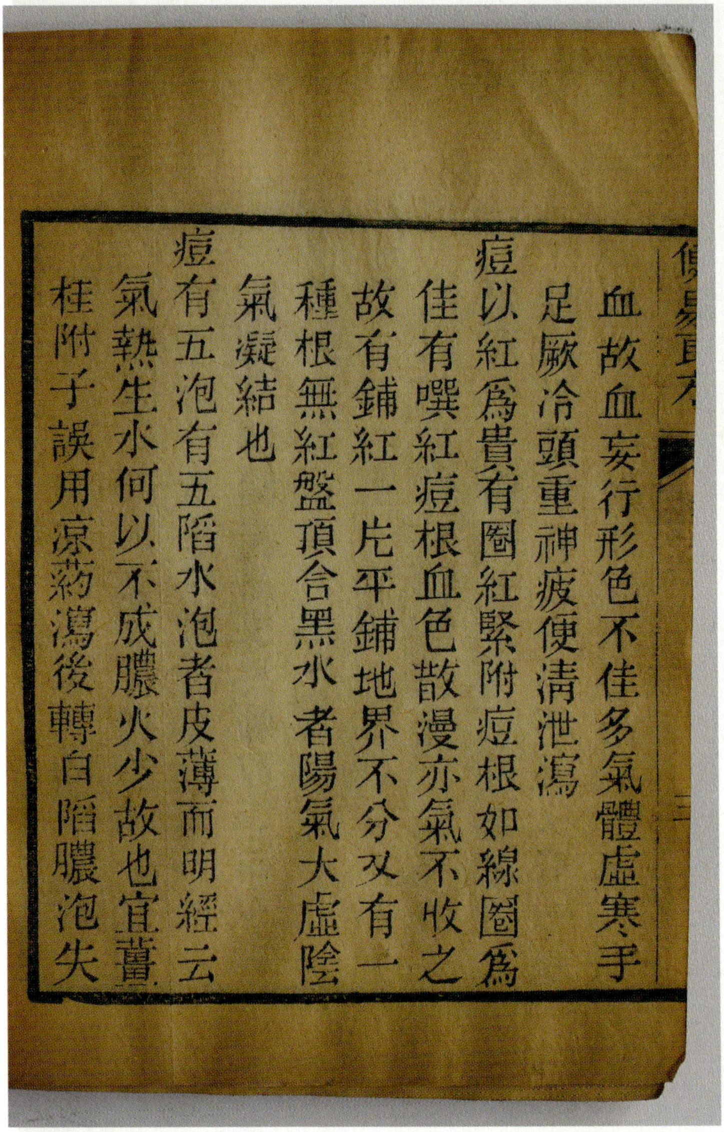

便易良方

血故血妄行形色不佳多氣體虛寒手
足厥冷頭重神疲便清泄瀉
痘以紅爲貴有圈紅緊附痘根如線圈爲
佳有噀紅痘根血色散漫亦氣不收之
故有鋪紅一片平鋪地界不分又有一
種根無紅盤頂含黑水者陽氣大虛陰
氣凝結也
痘有五泡有五陷水泡者皮薄而明經云
氣熱生水何以不成膿火少故也宜薑
桂附子誤用凉藥瀉後轉白陷膿泡失

血，故血妄行。形色不佳，多气体虚寒，手足厥冷，头重神疲，便清泄泻。

痘以红为贵。有圈红紧附痘根，如线圈为佳。有噀红痘根，血色散漫，亦气不收之故。有铺红一片，平铺地界不分。又有一种根无红盘，顶含黑水者，阳气大虚，阴气凝结也。

痘有五泡，有五陷。水泡者，皮薄而明。经云，气热生水，何以不成脓，火少故也。宜姜桂附子。误用凉药泻后，转白陷。脓泡失

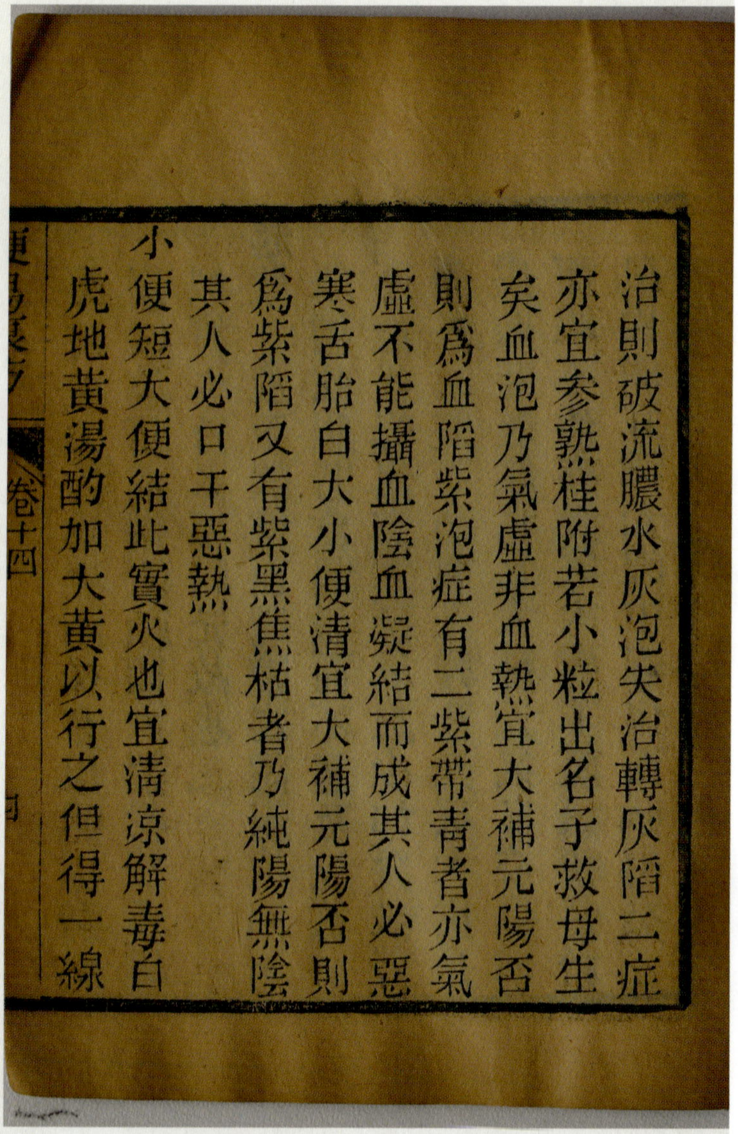

治則破流膿水灰泡失治轉灰陷二症亦宜參熟桂附若小粒出名子救母生矣血泡乃氣虛非血熱宜大補元陽否則爲血陷紫泡症有二紫帶青者亦氣虛不能攝血陰血凝結而成其人必惡寒舌胎白大小便清宜大補元陽否則爲紫陷又有紫黑焦枯者乃純陽無陰其人必口干惡熱

小便短大便結此實火也宜清凉解毒白虎地黃湯酌加大黃以行之但得一線

治则破，流脓水，灰泡失治转灰陷。二症亦宜参熟桂附。若小粒出，名子救母生矣。血泡乃气虚，非血热。宜大补元阳，否则为血陷。紫泡症有二。紫带青者，亦气虚不能摄血，阴血凝结而成。其人必恶寒，舌胎白，大小便清。宜大补元阳，否则为紫陷。又有紫黑焦枯者，乃纯阳无阴，其人必口干恶热。

小便短，大便结，此实火也。宜清凉解毒。白虎地黄汤，酌加大黄以行之。但得一线

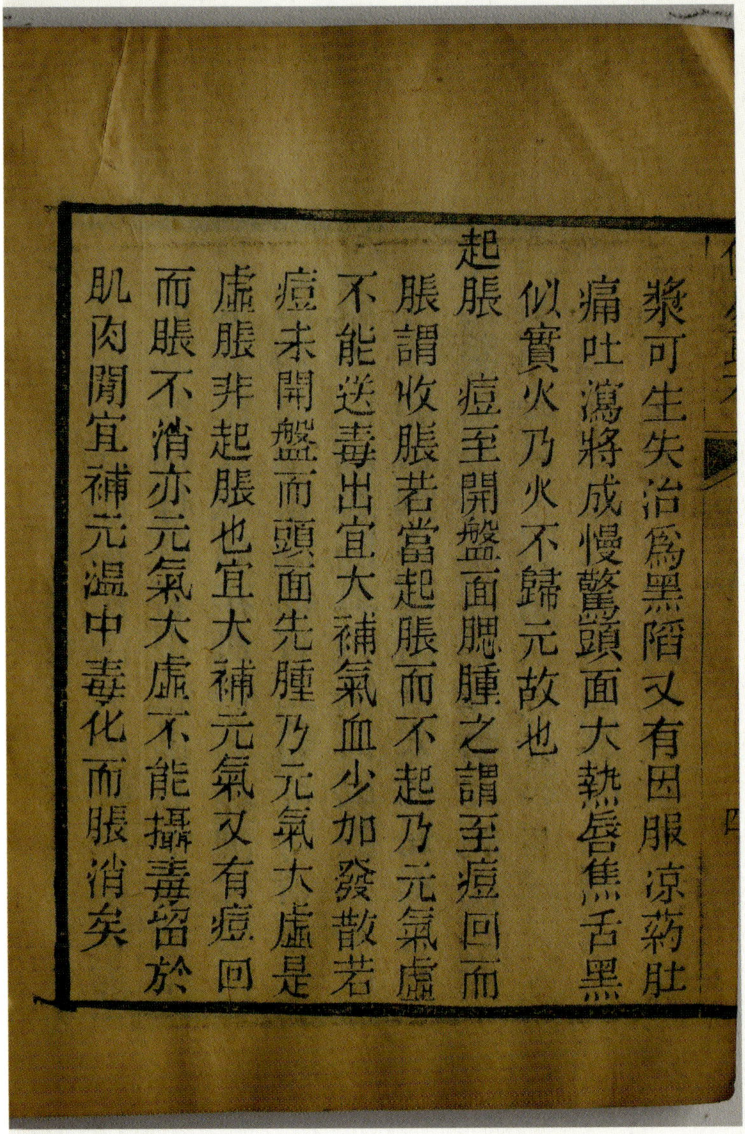

漿可生失治爲黑陷又有因服凉葯肚
痛吐瀉將成慢驚頭面大熱唇焦舌黑
似實火乃火不歸元故也
起脹　痘至開盤面腮腫之謂至痘回而
脹謂收脹若當起脹而不起乃元氣虛
不能送毒出宜大補氣血少加發散若
痘未開盤而頭面先腫乃元氣大虛是
虛脹非起脹也宜大補元氣又有痘回
而脹不消亦元氣大虛不能攝毒留於
肌肉閒宜補元溫中毒化而脹消矣

浆可生。失治为黑陷。又有因服凉药，肚痛吐泻，将成慢惊。头面大热，唇焦舌黑，似实火。乃火不归元故也。

起胀　痘至开盘，面腮肿之谓至，痘回而胀谓收。胀若当起，胀而不起，乃元气虚，不能送毒出，宜大补气血，少加发散。若痘未开盘而头面先肿，乃元气大虚，是虚胀，非起胀也，宜大补元气。又有痘回而胀不消，亦元气大虚，不能摄毒，留于肌肉间。宜补元温中，毒化而胀消矣。

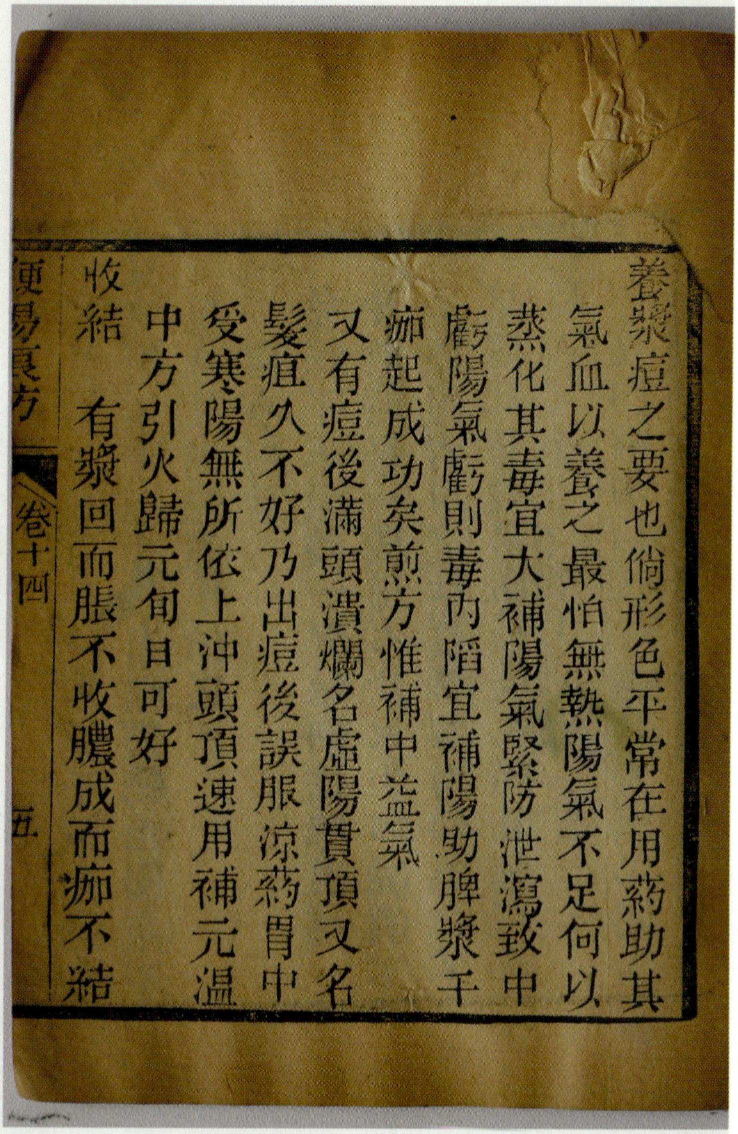
養漿痘之要也倘形色平常在用藥助其氣血以養之最怕無熱陽氣不足何以蒸化其毒宜大補陽氣緊防泄瀉致中虧陽氣虧則毒內陷宜補陽助脾漿干痂起成功矣煎方惟補中益氣

又有痘後滿頭潰爛名虛陽貫頂又名髮痘久不好乃出痘後誤服涼藥胃中受寒陽無所依上沖頭頂速用補元溫中方引火歸元旬日可好

收結　有漿回而脹不收膿成而痂不結

便易良方　卷十四　五

养浆　痘之要也。倘形色平常，在用药助其气血以养之。最怕无热，阳气不足，何以蒸化其毒。宜大补阳气，紧防泄泻致中亏。阳气亏则毒内陷。宜补阳助脾。浆干痂起，成功矣。煎方惟补中益气。

又有痘后满头溃烂，名虚阳贯顶，又名发痘，久不好。乃出痘后误服凉药，胃中受寒，阳无所依，上冲头顶。速用补元温中方引火归元，旬日可好。

收结　有浆回而胀不收，脓成而痂不结，

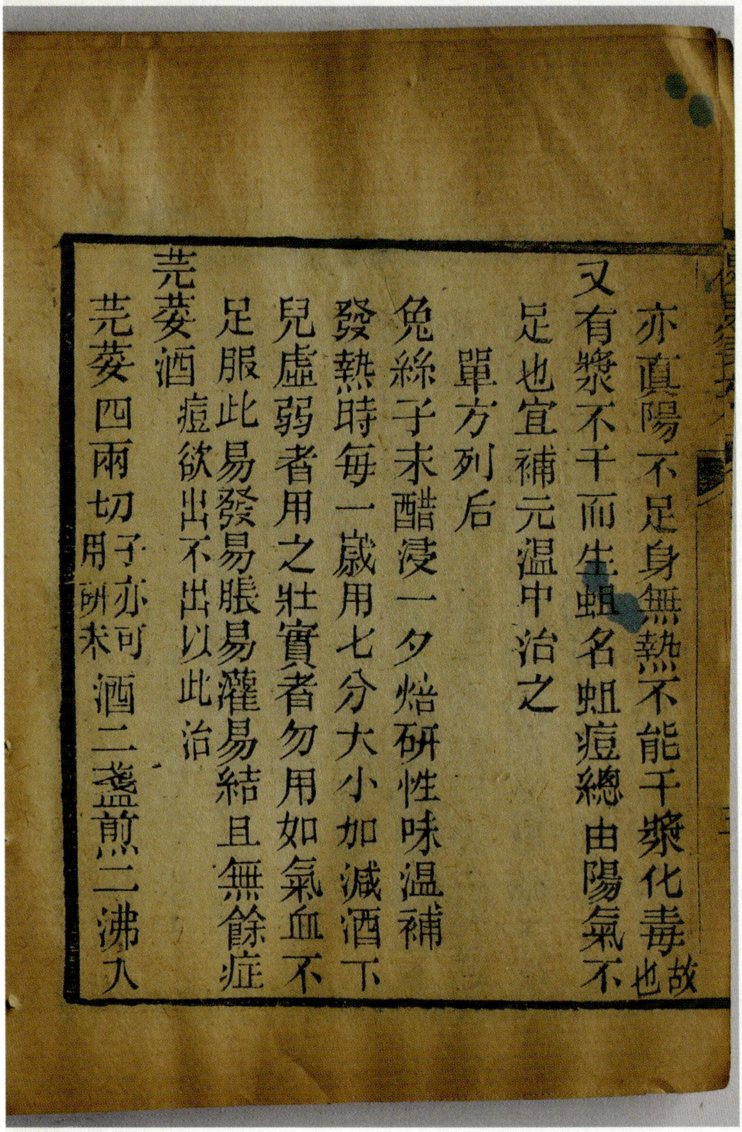

亦真陽不足身無熱不能干漿化毒故也

又有漿不干而生蛆名蛆痘總由陽氣不足也宜補元温中治之

單方列后

兔絲子末醋浸一夕焙研性味温補

發熱時每一歲用七分大小加減酒下兒虛弱者用之壯實者勿用如氣血不足服此易發易脹易灌易結且無餘症

芫荽酒痘欲出不出以此治

芫荽四兩切子亦可用研末 酒二盞煎二沸入

亦真阳不足，身无热，不能干浆化毒故也。

又有浆不干而生蛆，名蛆痘。总由阳气不足也。宜补元温中治之。

单方列后

菟丝子末，醋浸一夕，焙研。性味温补。

发热时，每一岁用七分，大小加减，酒下。儿虚弱者用之，壮实者勿用。如气血不足，服此易发、易胀、易灌、易结，且无余症。

芫荽酒痘欲出不出以此治　芫荽四两切，子亦可用，研末。酒二盏。煎二沸，入

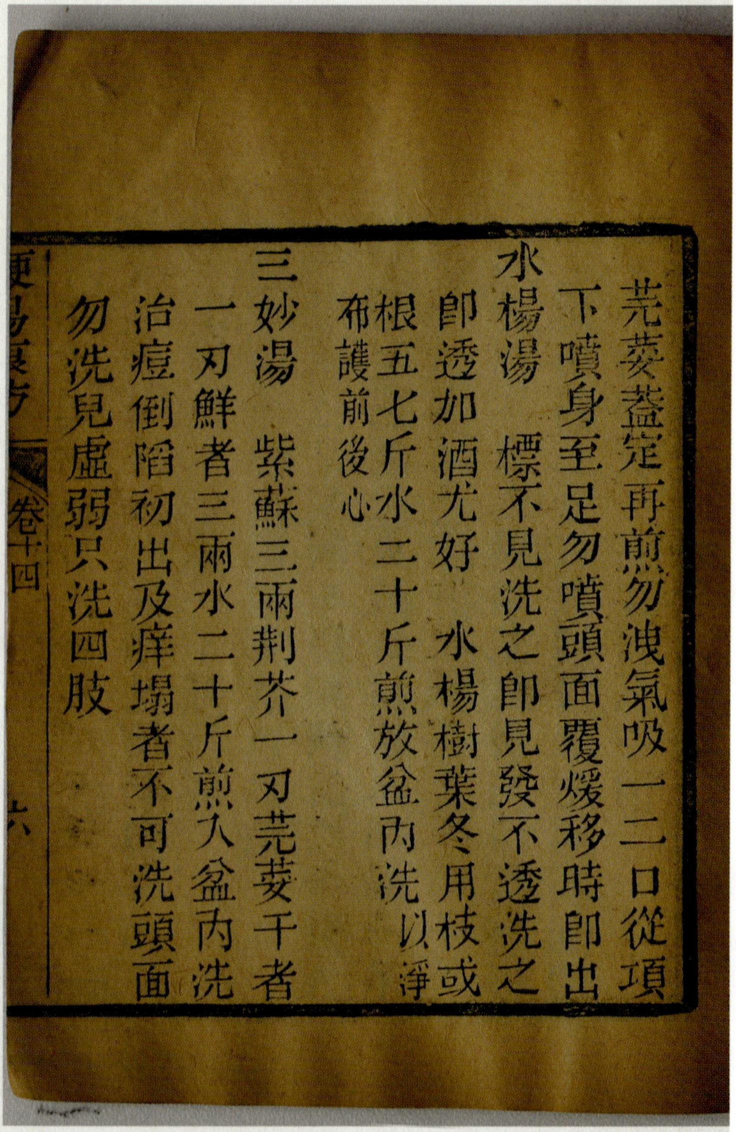

芫荽蓋定再煎勿洩氣吸一二口從項下噴身至足勿噴頭面覆煖移時即出

水楊湯　標不見洗之即見發不透洗之即透加酒尤好　水楊樹葉冬用枝或根五七斤水二十斤煎放盆內洗以淨布護前後心

三妙湯　紫蘇三兩荆芥一刄芫荽干者一刄鮮者三兩水二十斤煎入盆內洗治痘倒陷初出及痒塌者不可洗頭面勿洗見虛弱只洗四肢

卷十四　六

芫荽，盖定再煎，勿泄气。吸一二口。从项下喷身至足，勿喷头面。覆暖。移时即出。

水杨汤　標不见，洗之即见。发不透，洗之即透。加酒尤好。水杨树叶，冬用枝或根五七斤，水二十斤煎，放盆内洗。以净布护前后心。

三妙汤　紫苏三两，荆芥一两，芫荽干者一两，鲜者三两。水二十斤煎。入盆内洗。治痘倒陷。初出及痒塌者不可洗，头面勿洗，儿虚弱只洗四肢。

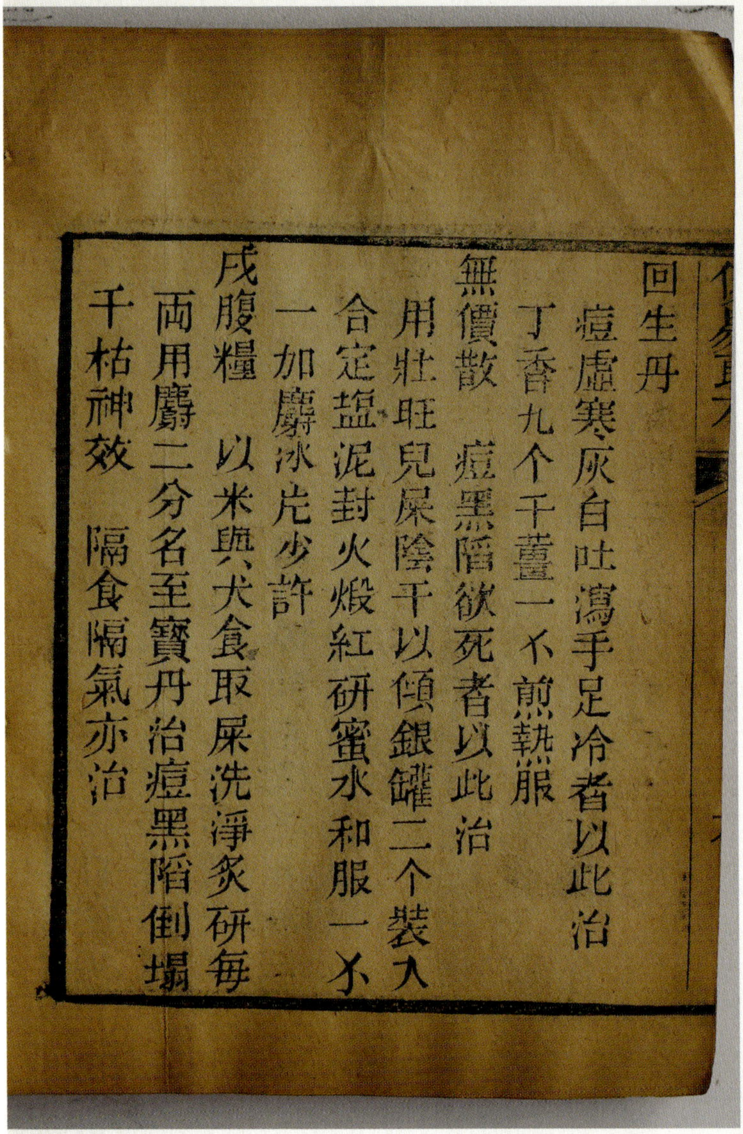
回生丹
痘虛寒灰白吐瀉手足冷者以此治
丁香九个干薑一钱煎熱服
無價散　痘黑陷欲死者以此治
用壯旺兒屎陰干以傾銀罐二个裝入
合定鹽泥封火煅紅研蜜水和服一钱
一加麝冰片少許
戌腹糧　以米與犬食取屎洗淨炙研每
兩用麝二分名至寶丹治痘黑陷倒塌
干枯神效　隔食膈氣亦治

回生丹　痘虚寒灰白，吐泻，手足冷者，以此治。丁香九个，干姜一钱。煎热服。

无价散　痘黑陷欲死者，以此治。用壮旺儿屎阴干，以倾银罐二个，装入合定，盐泥封，火煅红，研。蜜水和服一钱。一加麝、冰片少许。

戌腹粮　以米与犬食，取屎，洗净，炙研。每两用麝二分，名至宝丹。治痘黑陷、倒塌、干枯，神效。隔食、隔气亦治。

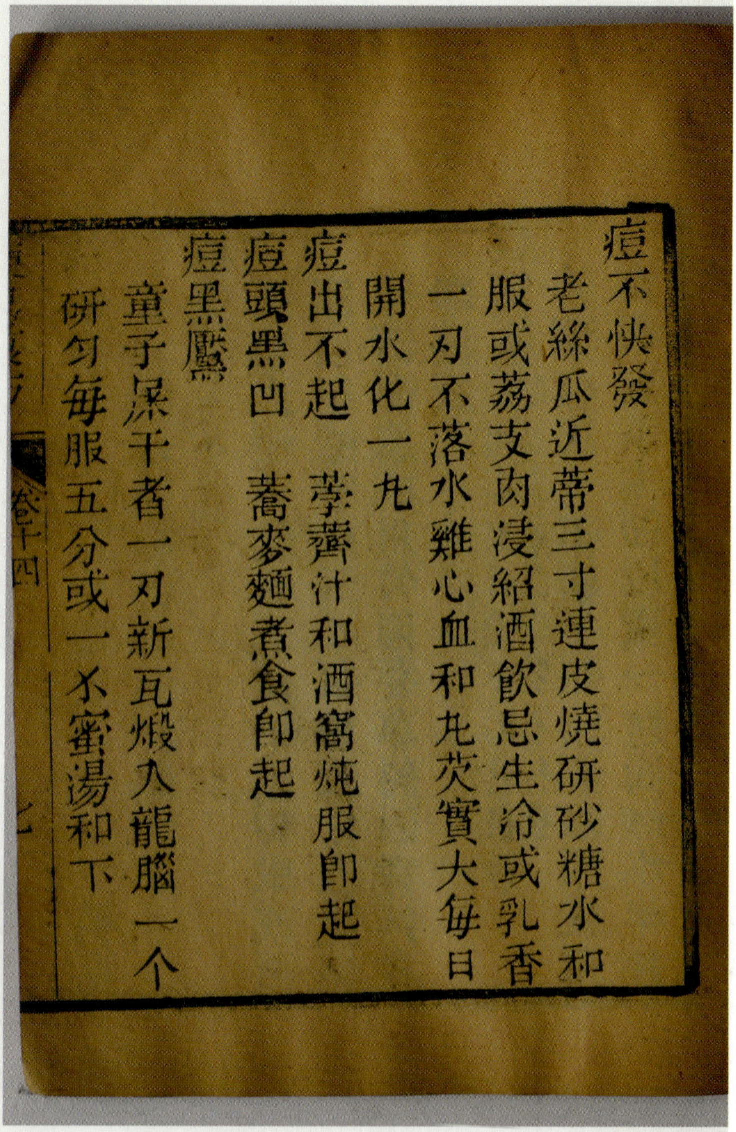
痘不快發
老絲瓜近蒂三寸連皮燒研砂糖水和
服或荔支肉浸紹酒飲忌生冷或乳香
一刄不落水雞心血和丸芡實大每日
開水化一丸
痘出不起　荸薺汁和酒窩炖服即起
痘頭黑凹　蕎麥麵煮食即起
痘黑黶
童子屎干者一刄新瓦煅入龍腦一个
研勻每服五分或一钱蜜湯和下

痘不快发　老丝瓜近蒂三寸，连皮烧研，砂糖水和服。或荔枝肉浸绍酒饮。忌生冷。或乳香一两，不落水鸡心血和丸，芡实大。每日开水化一丸。

痘出不起　荸荠汁和酒窝[1]炖服，即起。

痘头黑凹　荞麦面煮食，即起。

痘黑黡　童子屎干者一两，新瓦煅，入龙脑一个，研匀。每服五分或一钱，蜜汤和下。

1 酒窝：当指“酒酿”。《良方集要》载治痘疮不起：“荸荠捣汁，和白酒酿炖温服之，但不可炖大热，大热则反不妙，慎之。”

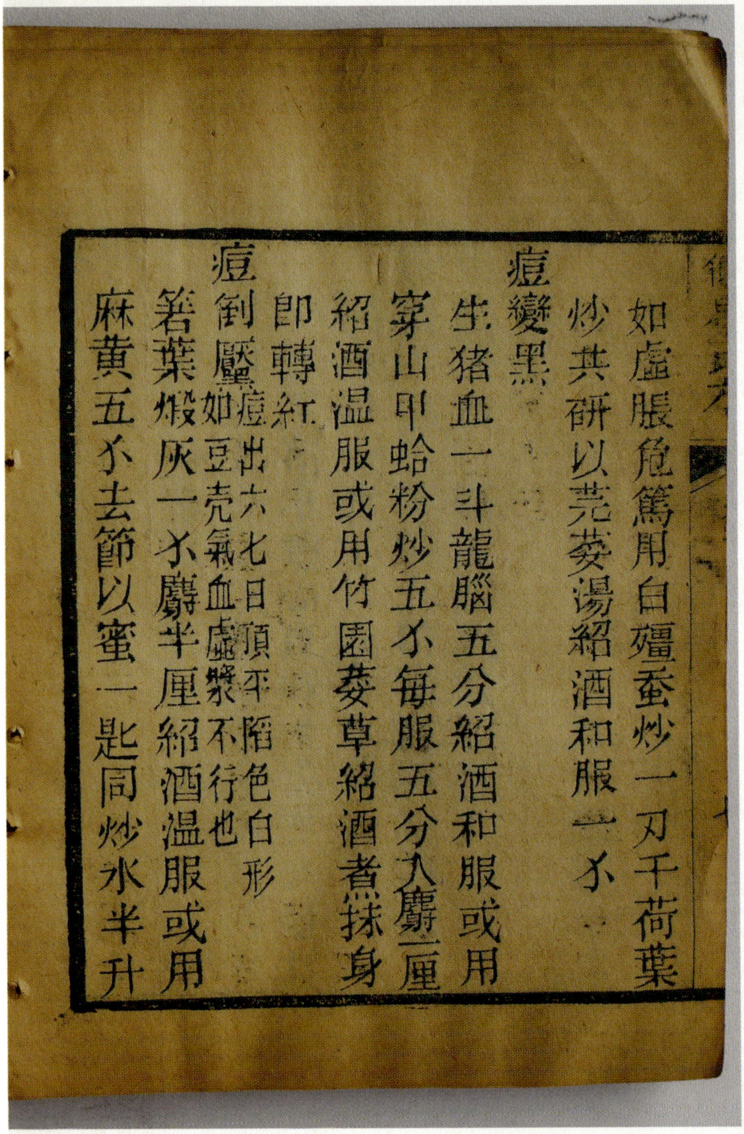
如虛脹危篤用白殭蚕炒一兩干荷葉炒共研以芫荽湯紹酒和服一錢
痘變黑　生猪血一斗龍腦五分紹酒和服或用穿山甲蛤粉炒五錢每服五分入麝一厘紹酒温服或用竹園荽草紹酒煮抹身即轉紅
痘倒靨　痘出六七日頂平陷色白形如豆殼氣血虛漿不行也　箬葉煆灰一錢麝半厘紹酒温服或用麻黄五錢去節以蜜一匙同炒水半升

如虚胀危笃，用白僵蚕炒一两，干荷叶炒，共研。以芫荽汤、绍酒和服一钱。

痘变黑　生猪血一斗，龙脑五分，绍酒和服。或用穿山甲蛤粉炒五钱，每服五分。入麝一厘，绍酒温服。或用竹园荽草，绍酒煮。抹身，即转红。

痘倒靥　痘出六七日，顶平陷，色白，形如豆壳。气血虚，浆不行也。箬叶煅灰一钱，麝半厘，绍酒温服。或用麻黄五钱去节，以蜜一匙同炒，水半升，

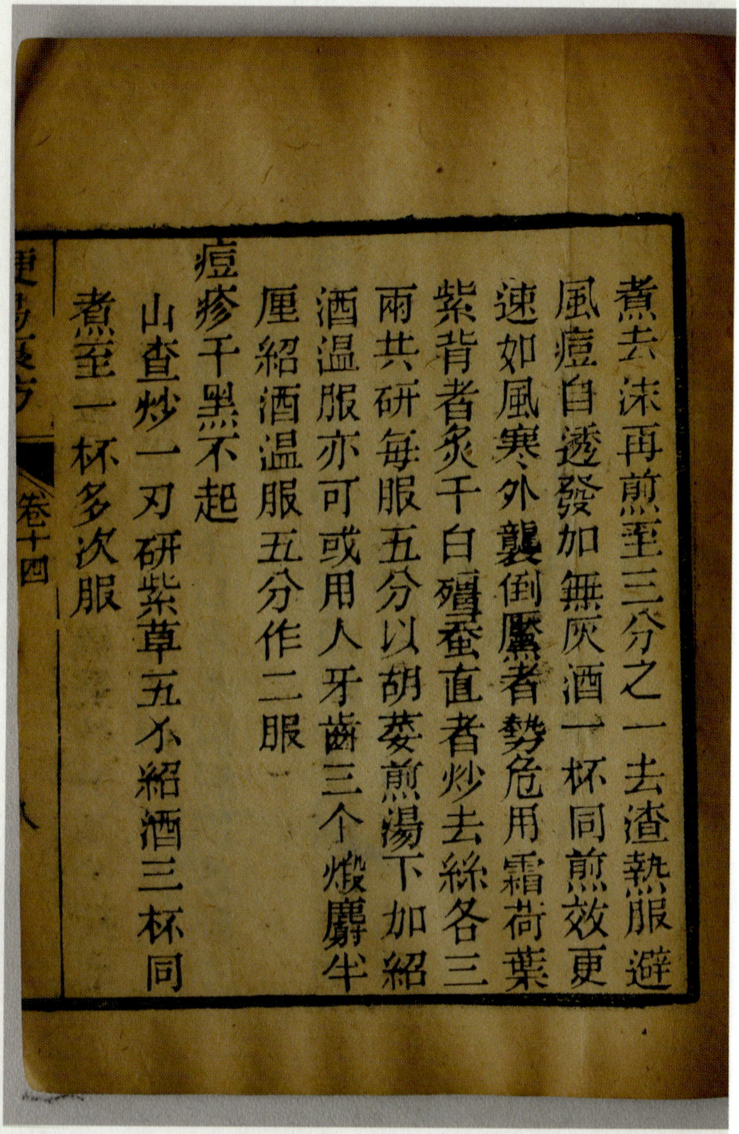

煮去沫再煎至三分之一去渣熱服避風痘自透發加無灰酒一杯同煎效更速如風寒外襲倒靨者勢危用霜荷葉紫背者炙干白殭蚕直者炒去絲各三兩共研每服五分以胡荽煎湯下加紹酒温服亦可或用人牙齒三个煅麝半厘紹酒温服五分作二服

痘疹干黑不起

山查炒一刃研紫草五不紹酒三杯同煮至一杯多次服

卷十四

煮去沫，再煎至三分之一。去渣，热服，避风，痘自透发。加无灰酒一杯同煎，效更速。如风寒外袭倒靨者势危，用霜荷叶紫背者炙干，白僵蚕直者炒去丝，各三两，共研，每服五分。以胡荽煎汤下。加绍酒温服亦可。或用人牙齿三个煅，麝半厘，绍酒温服五分。作二服。

痘疹干黑不起　山楂炒一两研，紫草五钱，绍酒三杯，同煮至一杯。多次服。

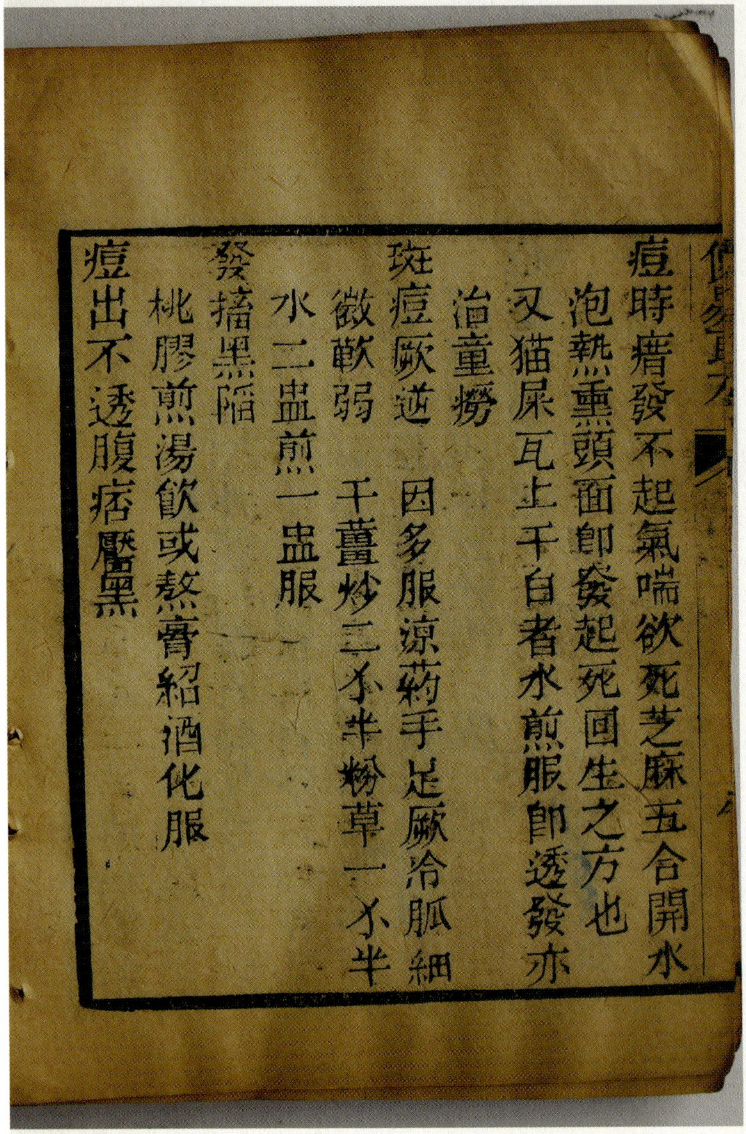

痘時瘖發不起氣喘欲死芝麻五合開水
泡熱熏頭面即發起死回生之方也
又猫屎瓦上干白者水煎服即透發亦
治童癆
斑痘厥逆　因多服涼葯手足厥冷脈細
微軟弱　干薑炒二钱半粉草一钱半
水二盅煎一盅服
發搐黑陷
桃膠煎湯飲或熬膏紹酒化服
痘出不透腹痞黶黑

痘时瘖发不起，气喘欲死　芝麻五合，开水泡热，熏头面即发。起死回生之方也。

又，猫屎瓦上干白者，水煎服，即透发。亦治童痨。

斑痘厥逆　因多服凉药，手足厥冷，脉细微软弱。干姜炒二钱半，粉草一钱半。水二盅，煎一盅服。

发搐黑陷　桃胶煎汤饮。或熬膏，绍酒化服。

痘出不透，腹痞黡黑

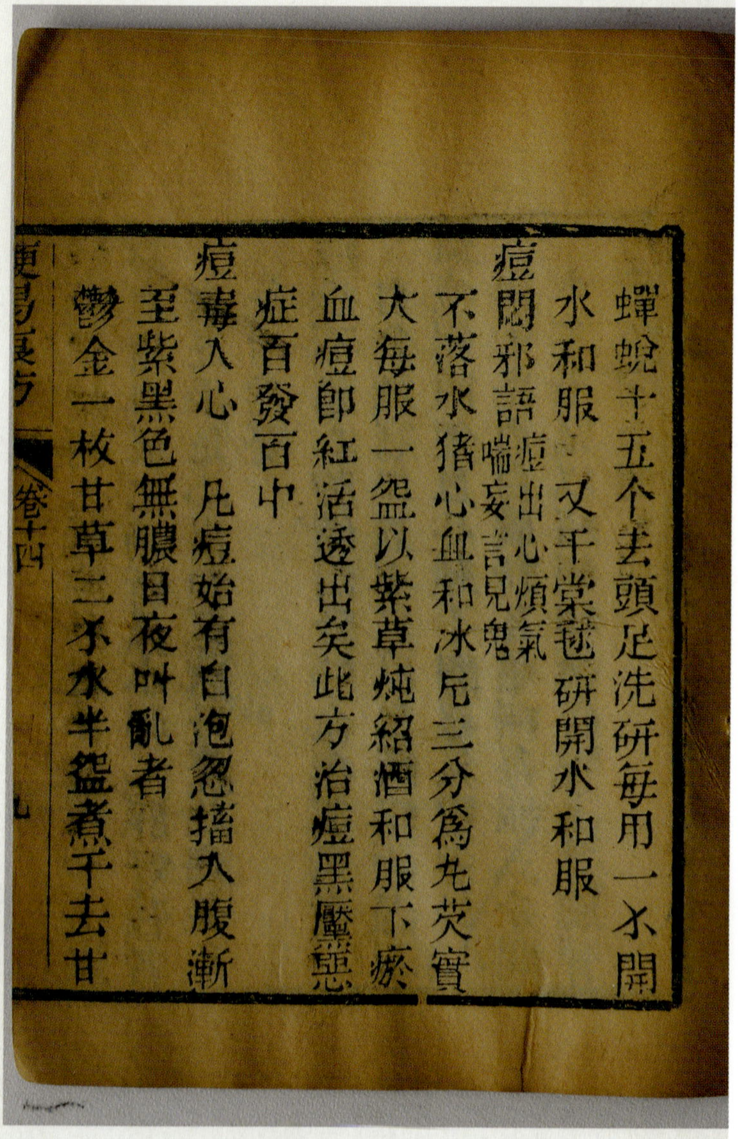

蟬蛻十五个去頭足洗研每用一朩開水和服　又干棠毬研開水和服

痘悶邪語痘出心煩氣喘妄言見鬼　不落水猪心血和冰片三分爲丸芡實大每服一盌以紫草炖紹酒和服下瘀血痘即紅活透出矣此方治痘黑靨惡症百發百中

痘毒入心　凡痘始有白泡忽搐入腹漸至紫黑色無膿日夜叫亂者　鬱金一枚甘草二朩水半盌煮干去甘

蝉蜕十五个，去头足，洗研。每用一钱，开水和服。

又干棠球研，开水和服。

痘闷邪语痘出心烦，气喘，妄言见鬼　不落水猪心血，和冰片三分，为丸，芡实大，每服一碗。以紫草炖绍酒和服。下瘀血，痘即红活透出矣。此方治痘黑靥恶症，百发百中。

痘毒入心　凡痘始有白泡，忽搐入腹。渐至紫黑色，无脓，日夜叫乱者。郁金一枚，甘草二钱。水半碗，煮干，去甘

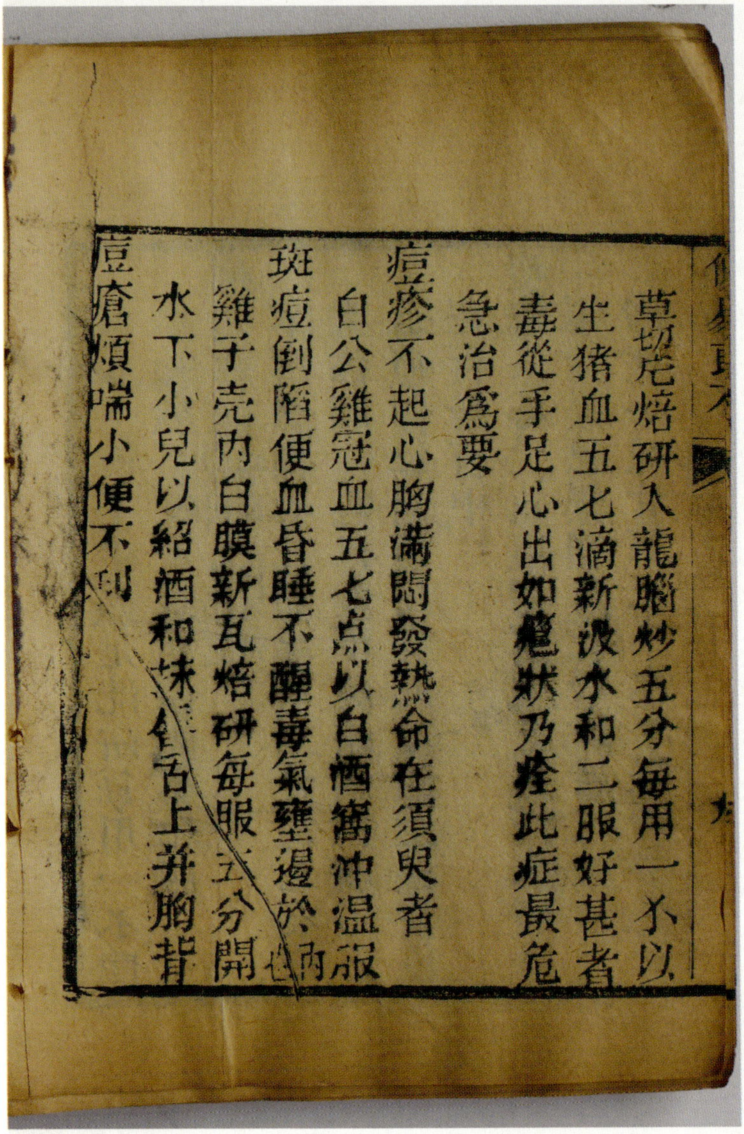
草切片焙研入龍腦炒五分每用一錢以
生猪血五七滴新汲水和二服好甚者
毒從手足心出如瘋狀乃痊此症最危
急治爲要
痘疹不起心胸滿悶發熱命在須臾者
白公雞冠血五七点以白酒窩冲溫服
斑痘倒陷便血昏睡不醒毒氣壅遏於內也
雞子殻內白膜新瓦焙研每服五分開
水下小兒以紹酒和抹唇舌上并胸背
痘瘡煩喘小便不利

草，切片，焙研。入龙脑炒五分。每用一钱，以生猪血五七滴，新汲水和，二服好。甚者毒从手足心出，如痈状乃痊。此症最危，急治为要。

痘疹不起心胸满闷，发热，命在须臾者　白公鸡冠血五七点，以白酒窝冲，温服。

斑痘倒陷便血，昏睡不醒。毒气壅遏于内也　鸡子壳内白膜，新瓦焙研。每服五分，开水下。小儿以绍酒和，抹唇舌上并胸背。

痘疮烦喘，小便不利

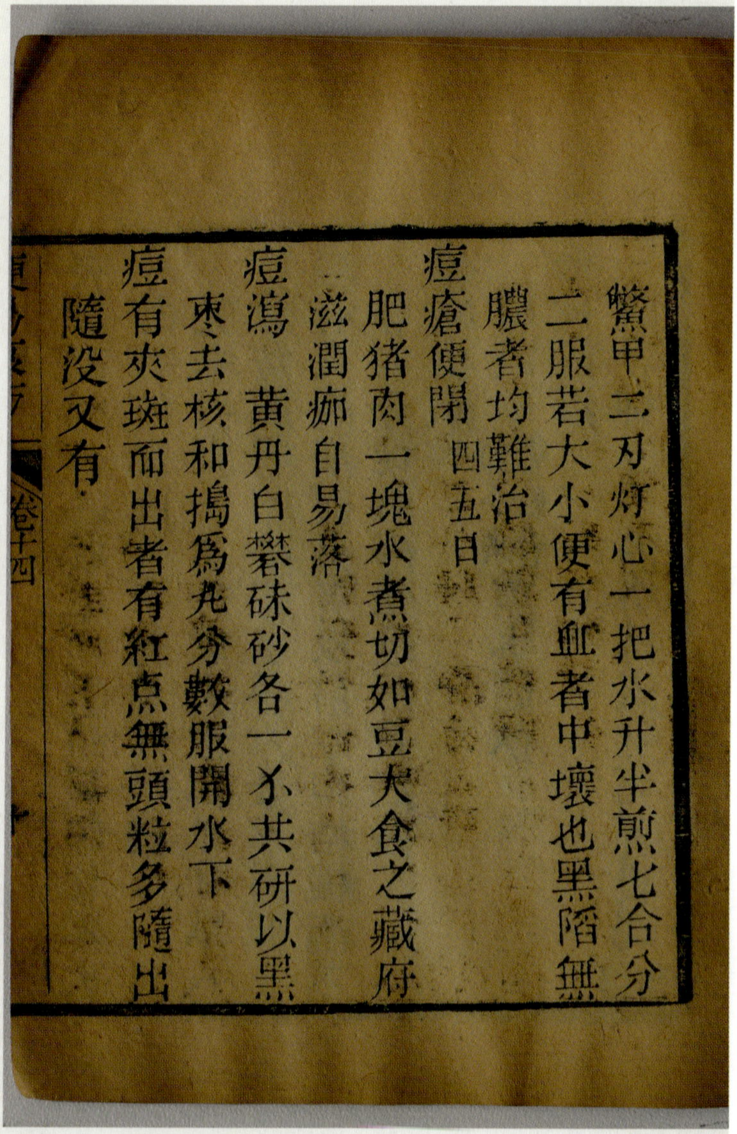

鱉甲二兩灯心一把水升半煎七合分二服若大小便有血者中壞也黑陷無膿者均難治

痘瘡便閉四五日　肥猪肉一塊水煮切如豆大食之藏府滋潤痂自易落

痘瀉　黄丹白礬硃砂各一䥈共研以黑棗去核和搗爲丸分數服開水下

痘有夾斑而出者有紅点無頭粒多隨出隨沒又有

鳖甲二两，灯心一把。水半升，煎七合。分二服。若大小便有血者，中坏也。黑陷无脓者，均难治。

痘疮便闭四五日　肥猪肉一块水煮，切如豆大食之。藏腑滋润，痂自易落。

痘泻　黄丹、白矾、朱砂各一钱，共研，以黑枣去核，和捣为丸。分数服，开水下。

痘有夹斑而出者　有红点无头，粒多，随出随没。又有

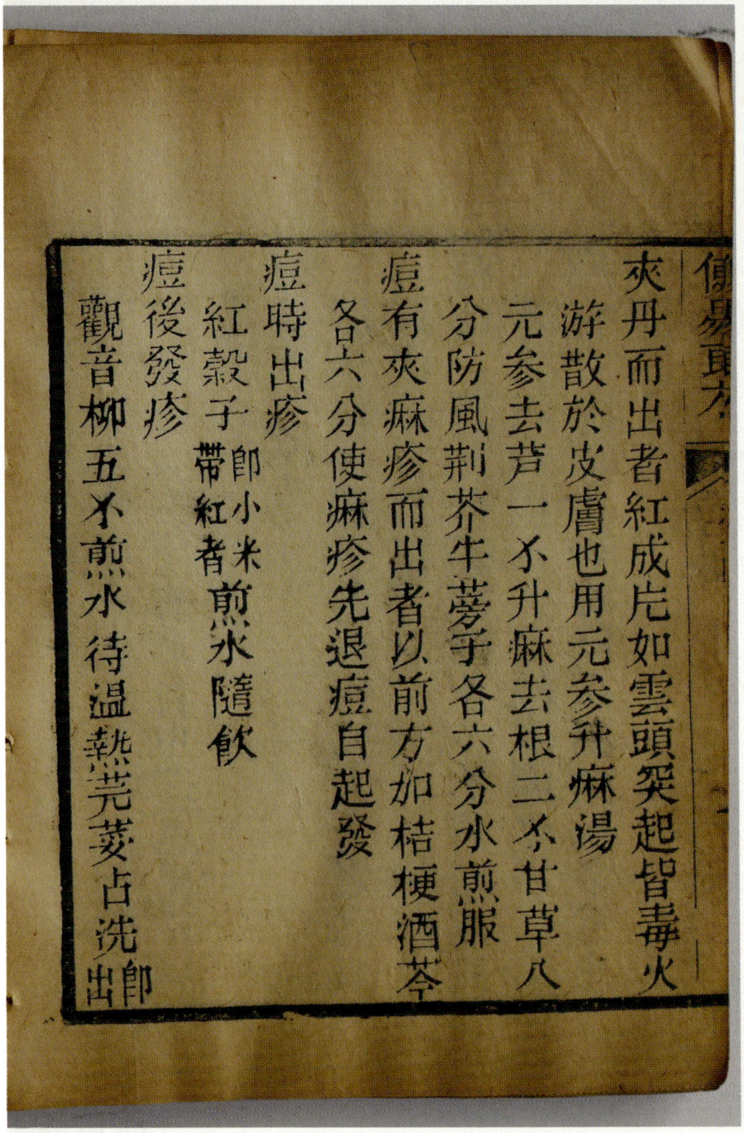
便易良方

夾丹而出者紅成片如雲頭突起皆毒火游散於皮膚也用元參升麻湯

元參去芦一钱升麻去根二钱甘草八分防風荆芥牛蒡子各六分水煎服

痘有夾麻疹而出者以前方加桔梗酒芩各六分使麻疹先退痘自起發

痘時出疹

紅穀子即小米帶紅者煎水隨飲

痘後發疹

觀音柳五钱煎水待温熱芫荽占洗即出

夹丹而出者，红成片如云，头突起，皆毒火游散于皮肤也。用玄参升麻汤。

玄参去芦一钱，升麻去根二钱，甘草八分，防风、荆芥、牛蒡子各六分。水煎服。

痘有夹麻疹而出者　以前方加桔梗、酒芩各六分。使麻疹先退，痘自起发。

痘时出疹　红谷子，即小米带红者，煎水随饮。

痘后发疹　观音柳五钱，煎水。待温热，芫荽沾洗即出。

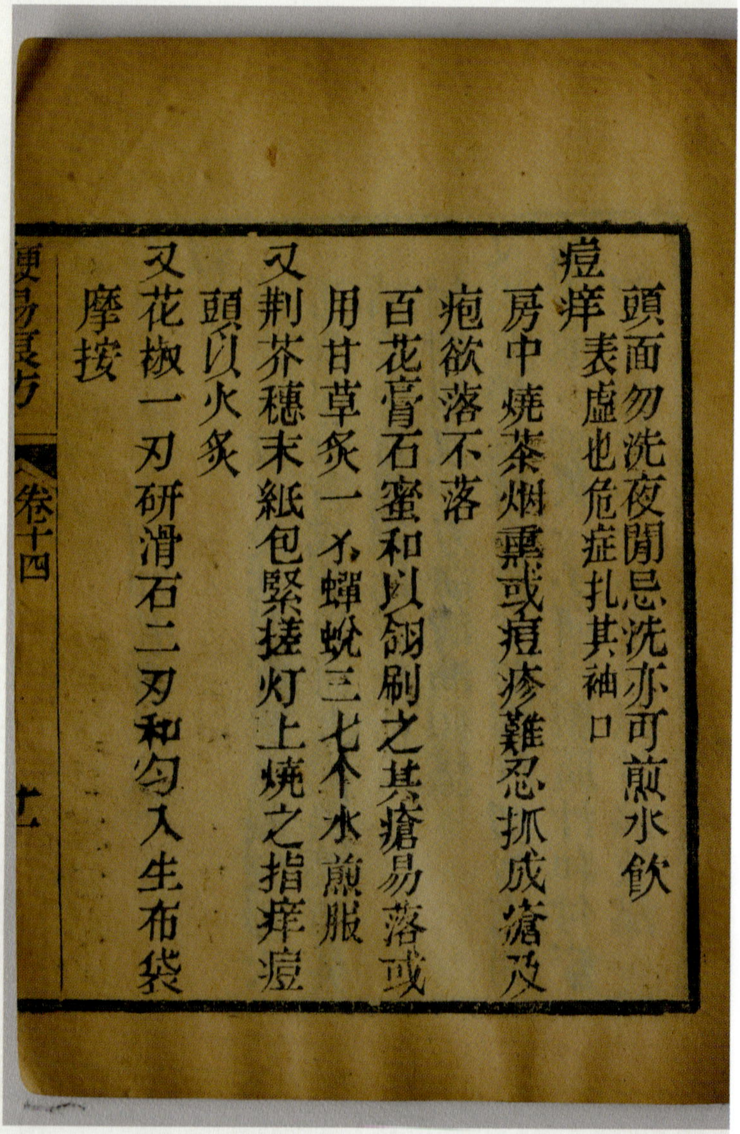

頭面勿洗夜間忌洗亦可煎水飲
痘痒表虛也危症扎其袖口
房中燒茶烟熏或痘疹難忍抓成瘡及
疱欲落不落
百花膏石蜜和以翎刷之其瘡易落或
用甘草炙一钱蟬蜕三七个水煎服
又荆芥穗末紙包緊搓灯上燒之指痒痘
頭以火炙
又花椒一刄研滑石二刄和勻入生布袋
摩按

头面勿洗，夜间忌洗。亦可煎水饮。

痘痒　表虚也，危症。扎其袖口。房中烧茶烟熏。

或痘疹难忍，抓成疮及疱，欲落不落。

百花膏　石蜜和，以翎刷之。其疮易落。或用甘草炙一钱，蝉蜕三七个，水煎服。

又，荆芥穗末纸包紧，搓灯上烧之。指痒痘头以火炙。

又，花椒一两研，滑石二两，和匀。入生布袋，摩按。

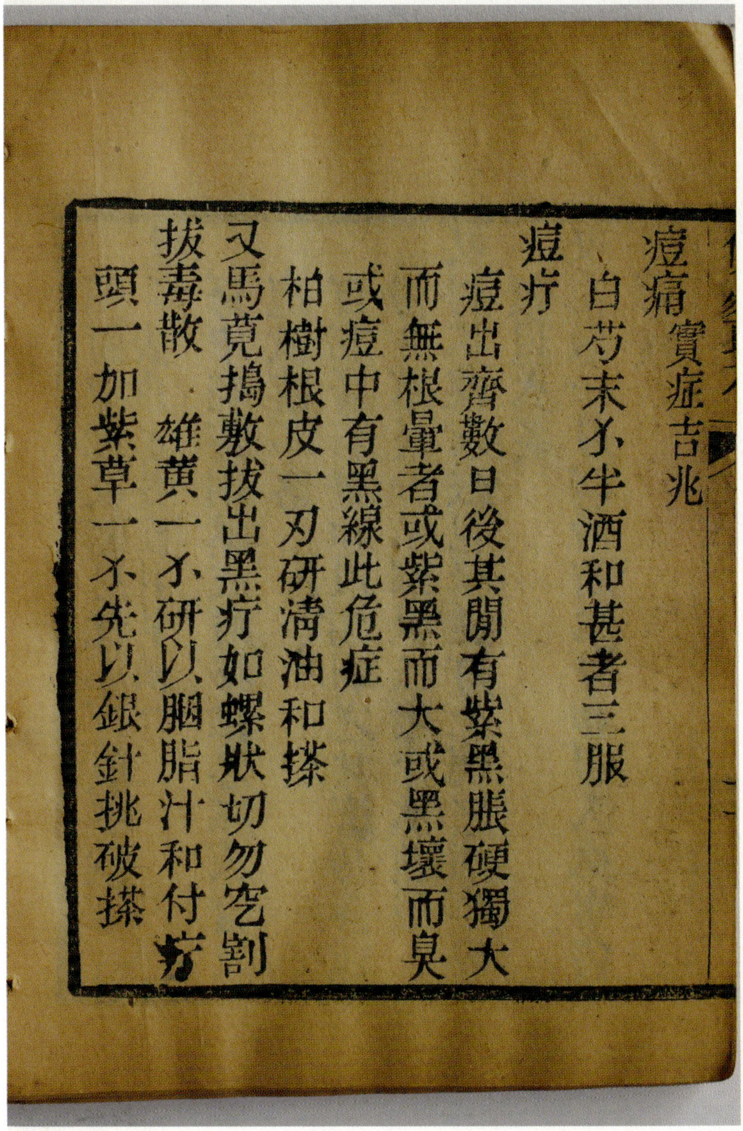

痘痛 實症吉兆
白芍末一钱半酒和甚者三服
痘疔
痘出齊數日後其間有紫黑脹硬獨大
而無根暈者或紫黑而大或黑壞而臭
或痘中有黑線此危症
柏樹根皮一刄研清油和搽
又馬莧搗敷拔出黑疔如螺狀切勿挖割
拔毒散　雄黄一钱研以胭脂汁和付疔
頭一加紫草一钱先以銀針挑破搽

痘痛实症，吉兆　白芍末钱半，酒和。甚者三服。

痘疔　痘出齐数日后，其间有紫黑胀硬独大而无根晕者，或紫黑而大，或黑坏而臭，或痘中有黑线。此危症。

柏树根皮一两，研，清油和搽。

又，马苋捣敷，拔出黑疔如螺状。切勿挖割。

拔毒散　雄黄一钱研，以胭脂汁和敷疔头。一加紫草一钱。先以银针挑破，搽。

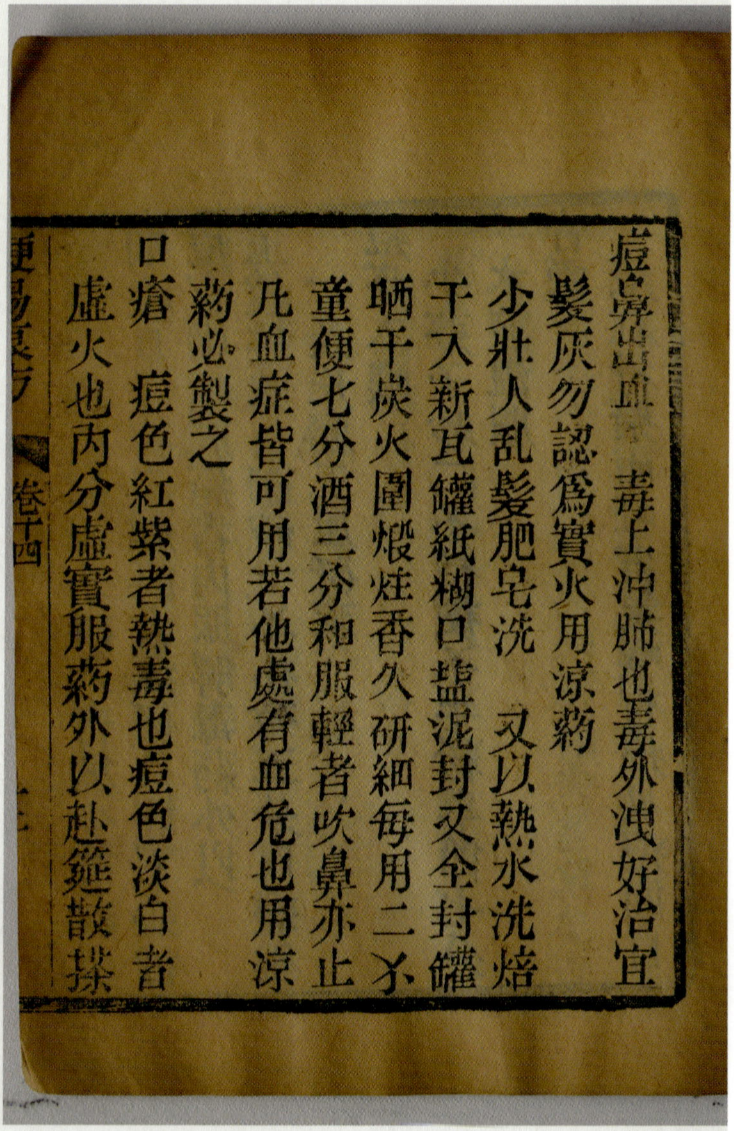

痘鼻出血　毒上冲肺也毒外洩好治宜
髮灰勿認為實火用涼藥
少壯人乱髮肥皂洗　又以熱水洗焙
干入新瓦罐紙糊口盐泥封又全封罐
晒干炭火圍煅炷香久研細每用二〆
童便七分酒三分和服輕者吹鼻亦止
凡血症皆可用若他處有血危也用涼
藥必製之
口瘡　痘色紅紫者熱毒也痘色淡白者
虛火也內分虛實服藥外以赴筵散搽

痘，鼻出血　毒上冲肺也。毒外泄好治。宜发灰。勿认为实火用凉药。

少壮人乱发，肥皂洗。又以热水洗，焙干。入新瓦罐，纸糊口，盐泥封。又全封罐，晒干。炭火围煅炷香久，研细，每用二钱。童便七分，酒三分，和服。轻者吹鼻亦止。凡血症皆可用。若他处有血，危也。用凉药必制之。

口疮　痘色红紫者，热毒也。痘色淡白者，虚火也。内分虚实服药，外以赴筵散[1]搽：

1 赴筵散：同名方甚多。此处所引者出《赤水玄珠》卷二十八。

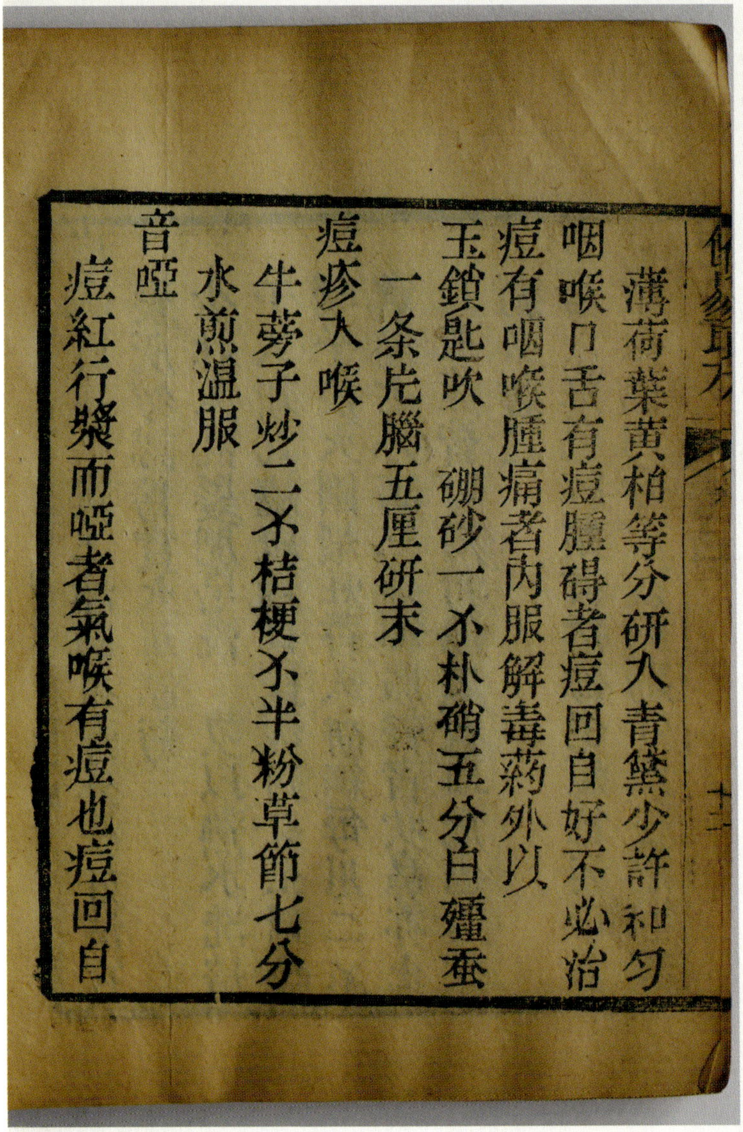
薄荷葉黃柏等分研入青黛少許和勻
咽喉口舌有痘腫碍者痘回自好不必治
痘有咽喉腫痛者內服解毒葯外以
玉鎖匙吹　硼砂一钱朴硝五分白殭蚕
一条片腦五厘研末
痘疹入喉
牛蒡子炒二钱桔梗钱半粉草節七分
水煎温服
音啞
痘紅行漿而啞者氣喉有痘也痘回自

薄荷叶、黄柏等分，研入青黛少许，和匀。

咽喉口舌有痘肿碍者，痘回自好。不必治。

痘有咽喉肿痛者，内服解毒药，外以玉锁匙吹。硼砂一钱，朴硝五分，白僵蚕一条，脑五厘。研末。

痘疹入喉　牛蒡子炒二钱，桔梗钱半，粉草节七分。水煎温服。

音哑　痘红行浆而哑者，气喉有痘也。痘回自

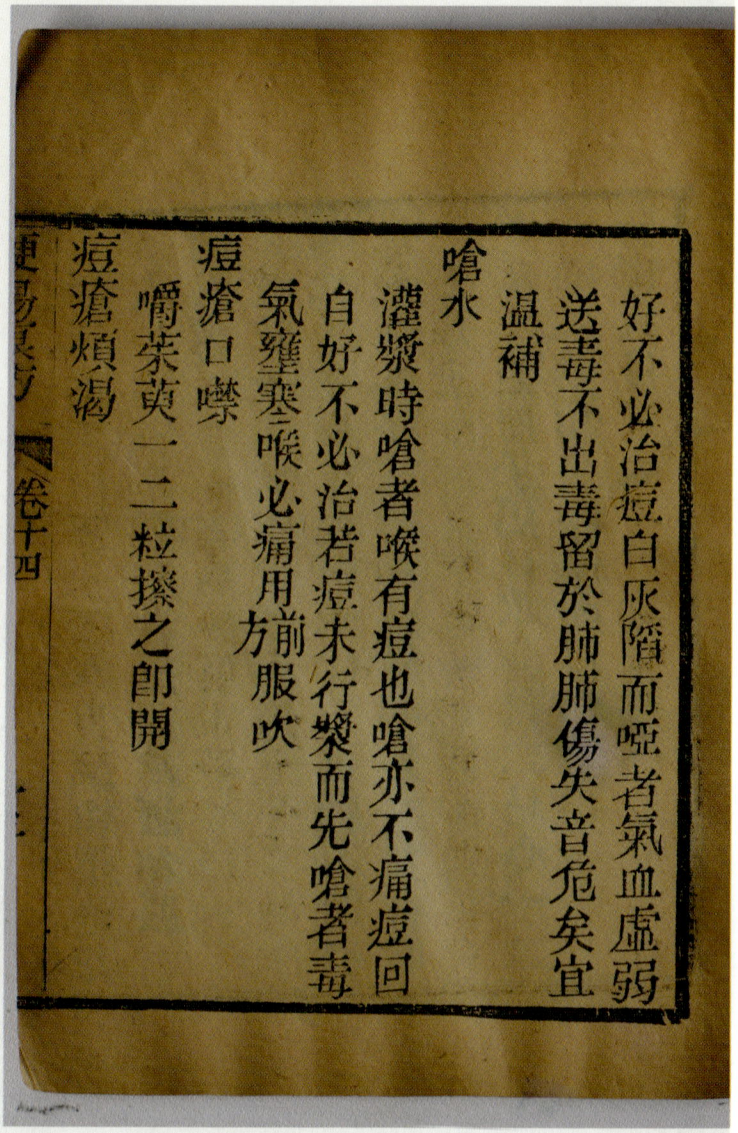

好不必治痘白灰陷而啞者氣血虛弱
送毒不出毒留於肺肺傷失音危矣宜
溫補
嗆水
灌漿時嗆者喉有痘也嗆亦不痛痘回
自好不必治若痘未行漿而先嗆者毒
氣壅塞喉必痛用前方服吹
痘瘡口噤
嚼茱萸一二粒擦之即開
痘瘡煩渴

好，不必治。痘白灰陷而哑者，气血虚弱，送毒不出，毒留于肺，肺伤失音，危矣。宜温补。

呛水　灌浆时呛者，喉有痘也。呛亦不痛，痘回自好，不必治。若痘未行浆而先呛者，毒气壅塞，喉必痛。用前方服、吹。

痘疮口噤　嚼茱萸一二粒，擦之即开。

痘疮烦渴

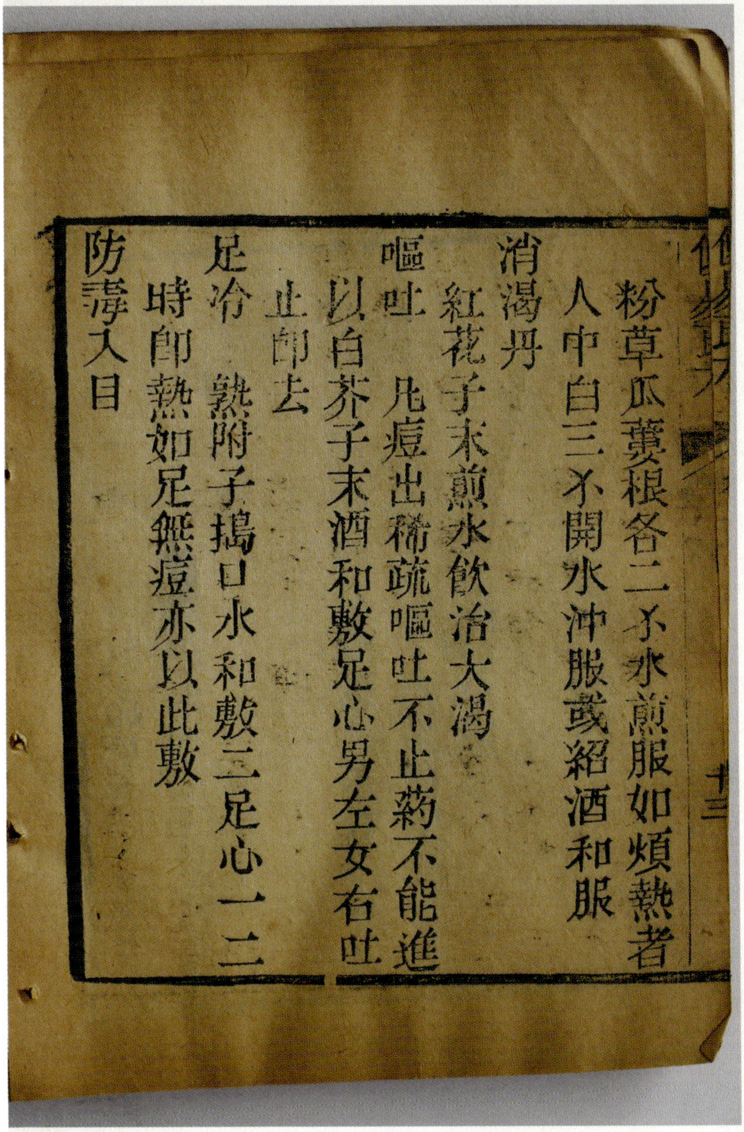

粉草、瓜蒌根各二钱，水煎服。如烦热者，人中白三钱，开水冲服。或绍酒和服。

消渴丹　红花子末，煎水饮，治大渴。

呕吐　凡痘出稀疏，呕吐不止，药不能进。以白芥子末，酒和敷足心，男左女右。吐止即去。

足冷　熟附子捣，口水和敷二足心。一二时即热。如足无痘，亦以此敷。

防毒入目

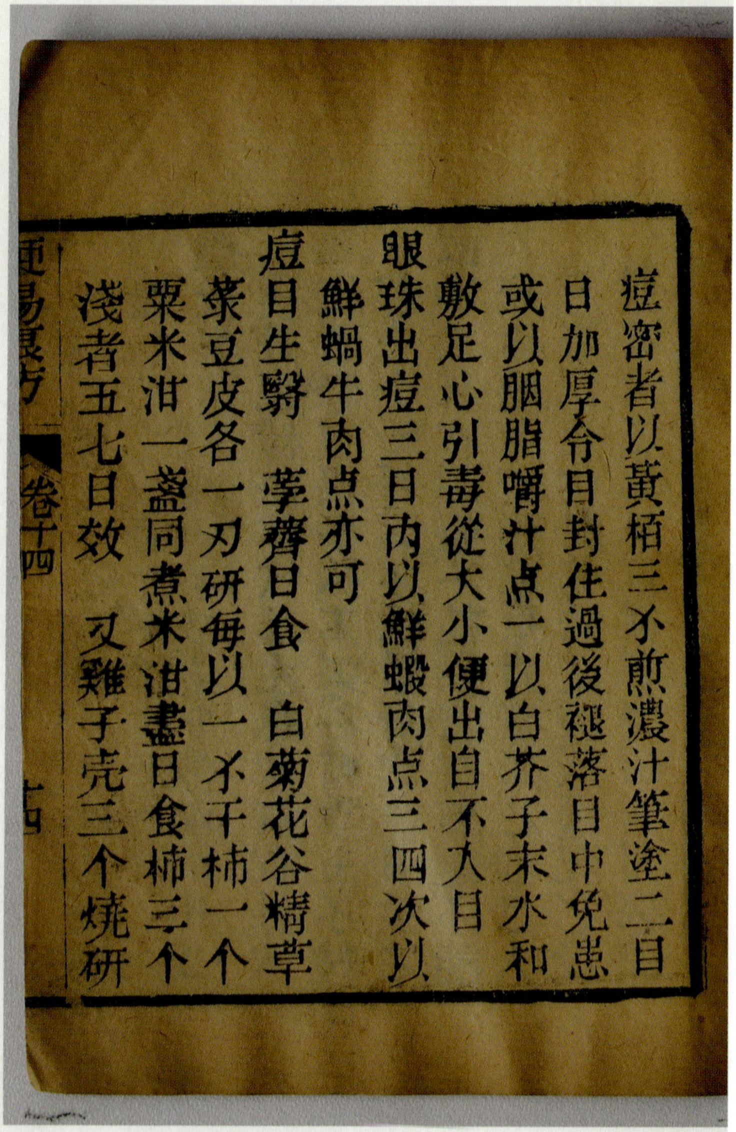

痘密者以黄栢三不煎濃汁筆塗二目
日加厚令目封住過後褪落目中免患
或以胭脂嚼汁点一以白芥子末水和
敷足心引毒從大小便出自不入目
眼珠出痘三日内以鮮蝦肉点三四次以
鮮蝸牛肉点亦可
痘目生翳　荸薺日食　白菊花谷精草
菉豆皮各一刄研每以一不干柿一个
粟米泔一盞同煮米泔盡日食柿三个
淺者五七日效　又雞子壳三个燒研

痘密者，以黄柏三钱，煎浓汁。笔涂二目。日加厚，令目封住。过后褪落，目中免患。或以胭脂嚼汁点。一以白芥子末，水和敷足心。引毒从大小便出。自不入目。

眼珠出痘　三日内，以鲜虾肉点三四次。以鲜蜗牛肉点亦可。

痘目生翳　荸荠日食。

白菊花、谷精草、绿豆皮各一两，研。每以一钱，干柿一个，粟米泔一盏，同煮米泔尽。日食柿三个，浅者五七日效。

又，鸡子壳三个烧研，

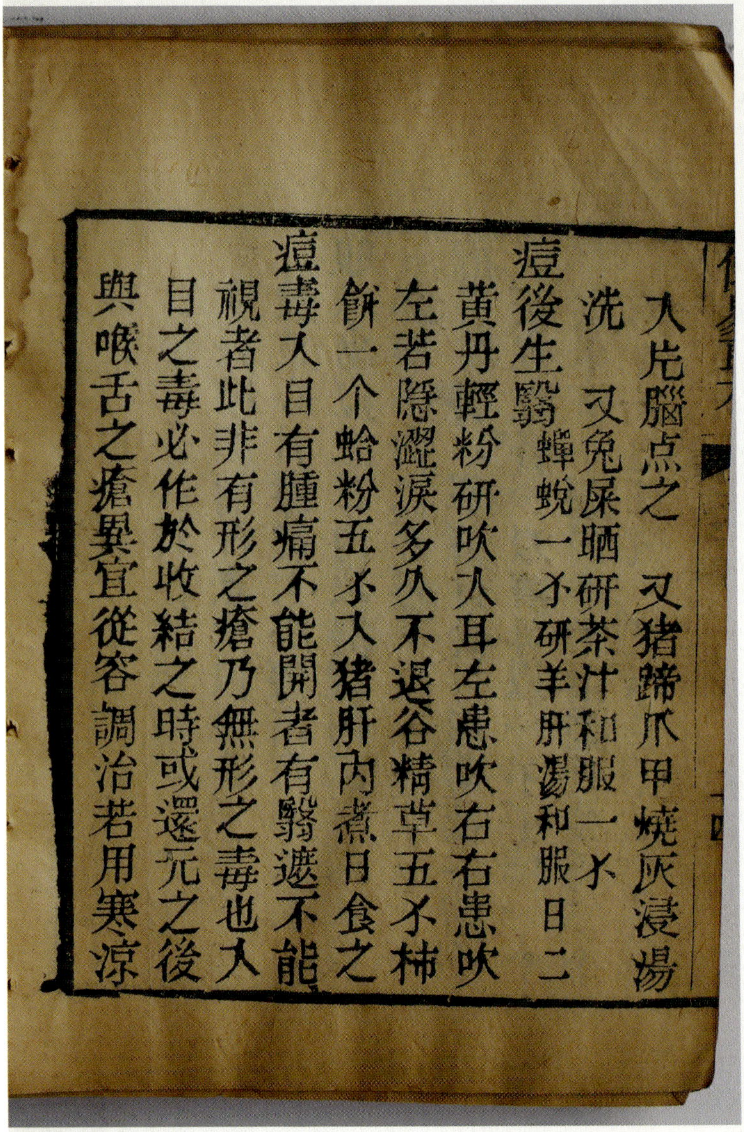

入片脑点之。

又，猪蹄爪甲烧灰，浸汤洗。

又，兔屎晒研。茶汁和服一钱。

痘后生翳　蝉蜕一钱研，羊肝汤和服。日二。

黄丹、轻粉研，吹入耳。左患吹右，右患吹左。若隐涩泪多，久不退，谷精草五钱，柿饼一个，蛤粉五钱，入猪肝内煮。日食之。

痘毒入目，有肿痛不能开者，有翳遮不能视者，此非有形之疮，乃无形之毒也。入目之毒，必作于收结之时，或还元之后。与喉舌之疮异，宜从容调治。若用寒凉，

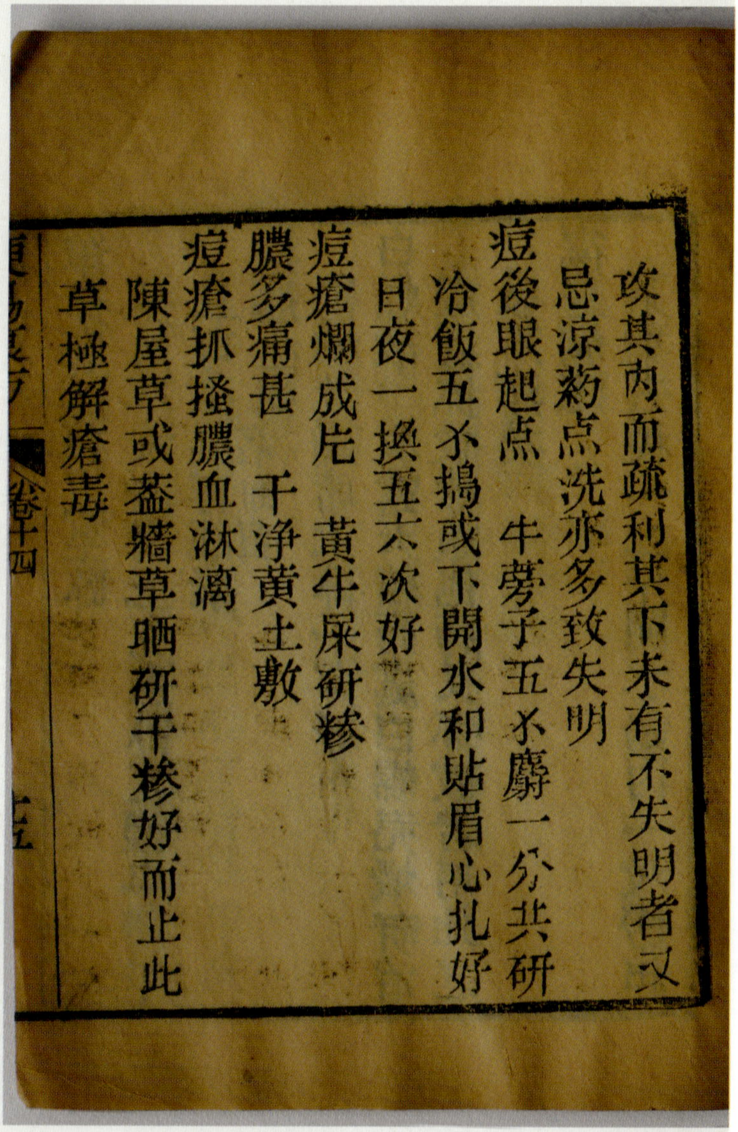

攻其內而蔬利其下未有不失明者又
忌涼葯点洗亦多致失明
痘後眼起点　牛蒡子五钱麝一分共研
冷飯五钱搗或下開水和貼眉心扎好
日夜一換五六次好
痘瘡爛成片　黃牛屎研糁
膿多痛甚　干净黃土敷
痘瘡抓搔膿血淋漓
陳屋草或蓋牆草晒研干糁好而止此
草極解瘡毒

攻其内而疏利其下，未有不失明者。又忌凉药点洗，亦多致失明。

痘后眼起点　牛蒡子五钱，麝一分，共研，冷饭五钱捣。或下开水和，贴眉心，扎好。日夜一换，五六次好。

痘疮烂成片　黄牛屎研，糁。

脓多痛甚　干净黄土敷。

痘疮抓搔，脓血淋漓　陈屋草或盖墙草晒研，干糁，好而止。此草极解疮毒。

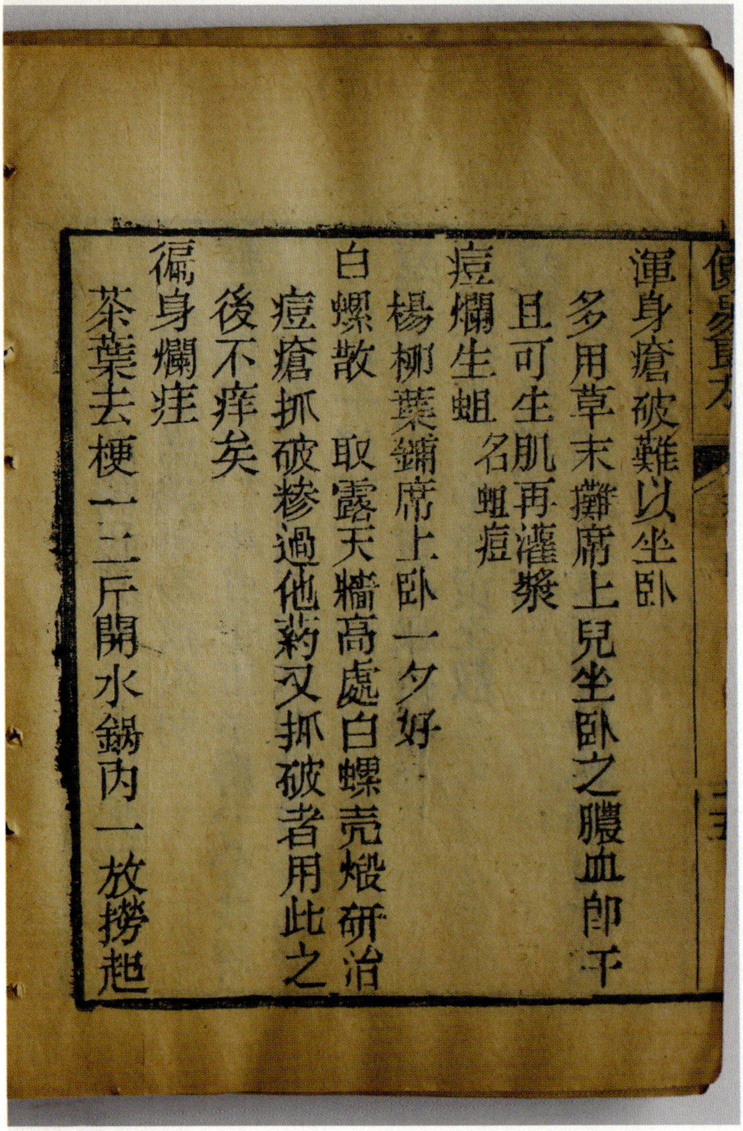

便易良方

渾身瘡破難以坐卧
多用草末攤席上兒坐卧之膿血即干
且可生肌再灌漿
痘爛生蛆名蛆痘
楊柳葉鋪席上卧一夕好
白螺散　取露天牆高處白螺殼煅研治
痘瘡抓破糁過他葯又抓破者用此之
後不痒矣
徧身爛痓
茶葉去梗一二斤開水鍋內一放撈起

浑身疮破，难以坐卧　多用草末摊席上，儿坐卧之，脓血即干。且可生肌，再灌浆。

痘烂生蛆名蛆痘　杨柳叶铺席上，卧一夕好。

白螺散　取露天墙高处白螺壳煅研。治痘疮抓破，糁过他药，又抓破者。用此之后，不痒矣。

遍身烂痓　荷叶去梗一二斤，开水锅内一放捞起，

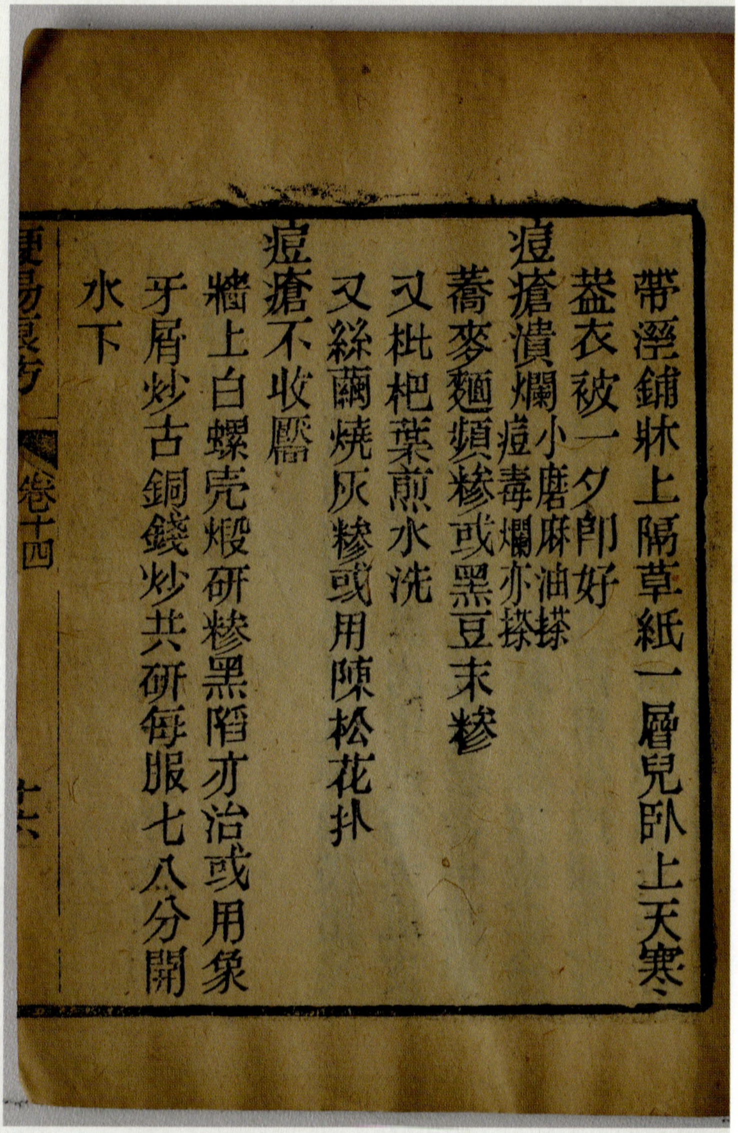

帶溼鋪牀上隔草紙一層兒卧上天寒
蓋衣被一夕即好
痘瘡潰爛小磨麻油搽痘毒爛亦搽
蕎麥麵頻糝或黑豆末糝
又枇杷葉煎水洗
又絲网燒灰糝或用陳松花扑
痘瘡不收靨
牆上白螺殼煅研糝黑陷亦治或用象
牙屑炒古銅錢炒共研每服七八分開
水下

便易良方 卷十四 十六

带湿铺床上，隔草纸一层。儿卧上。天寒盖衣被。一夕即好。

痘疮溃烂　小磨麻油，搽。痘毒烂，亦搽。

荞麦面频糁，或黑豆末糁。

又，枇杷叶煎水洗。

又，丝网烧灰糁，或用陈松花扑。

痘疮不收靥　墙上白螺壳煅研，糁。黑陷亦治。或用象牙屑炒、古铜钱炒，共研，每服七八分。开水下。

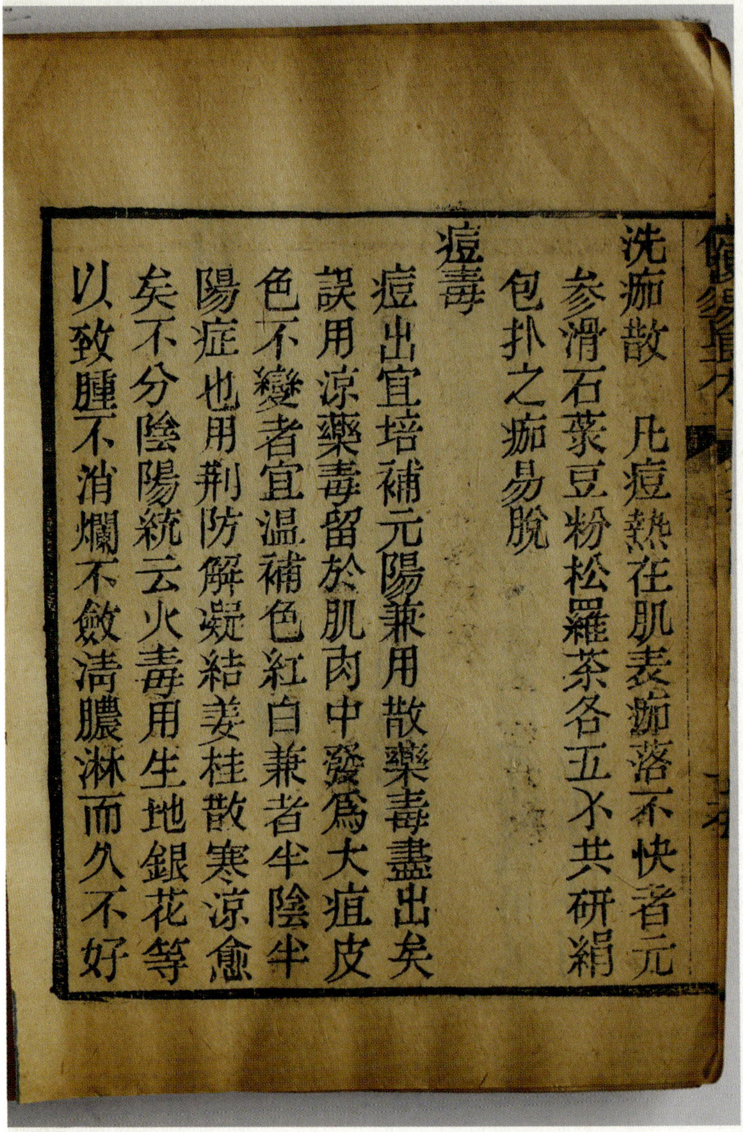
洗痂散　凡痘熱在肌表痂落不快者元
參滑石菉豆粉松羅茶各五ㄨ共研絹
包扑之痂易脫
痘毒
痘出宜培補元陽兼用散藥毒盡出矣
誤用凉藥毒留於肌肉中發爲大疽皮
色不變者宜温補色紅白兼者半陰半
陽症也用荊防解凝結姜桂散寒凉愈
矣不分陰陽統云火毒用生地銀花等
以致腫不消爛不斂清膿淋而久不好

洗痂散　凡痘热在肌表，痂落不快者。玄参、滑石、绿豆粉、松萝茶各五钱，共研，绢包扑之，痂易落。

痘毒　痘出宜培补元阳，兼用散药，毒尽出矣。误用凉药，毒留于肌肉中，发为大疽。皮色不变者，宜温补。色红白兼者，半阴半阳症也。用荆防解凝结，姜桂散寒凉，愈矣。不分阴阳，统云火毒。用生地、银花等，以致肿不消，烂不敛，清脓淋而久不好，

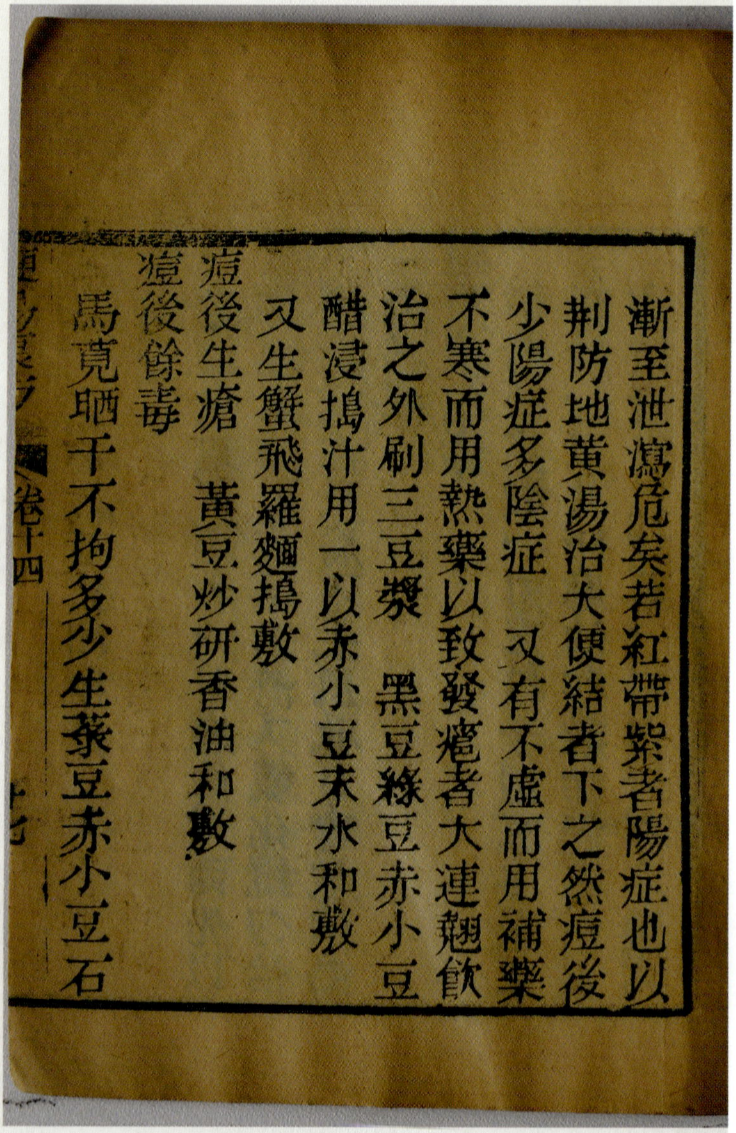
漸至泄瀉危矣若紅帶紫者陽症也以
荆防地黄湯治大便結者下之然痘後
少陽症多陰症　又有不虛而用補藥
不寒而用熱藥以致發癰者大連翹飲
治之外刷三豆漿　黑豆綠豆赤小豆
醋浸搗汁用一以赤小豆末水和敷
又生蟹飛羅麵搗敷
痘後生瘡　黄豆炒研香油和敷
痘後餘毒
馬莧晒干不拘多少生菉豆赤小豆石

渐至泄泻，危矣。若红带紫者，阳症也，以荆防地黄汤治。大便结者，下之。然痘后少阳症，多阴症。又有不虚而用补药，不寒而用热药，以致发痈者，大连翘饮治之。外刷三豆浆：黑豆、绿豆、赤小豆，醋浸捣汁用。一以赤小豆末，水和敷。

又，生蟹、飞罗面捣敷。

痘后生疮　黄豆炒研，香油和敷。

痘后余毒　马苋晒干，不拘多少。生绿豆、赤小豆、石

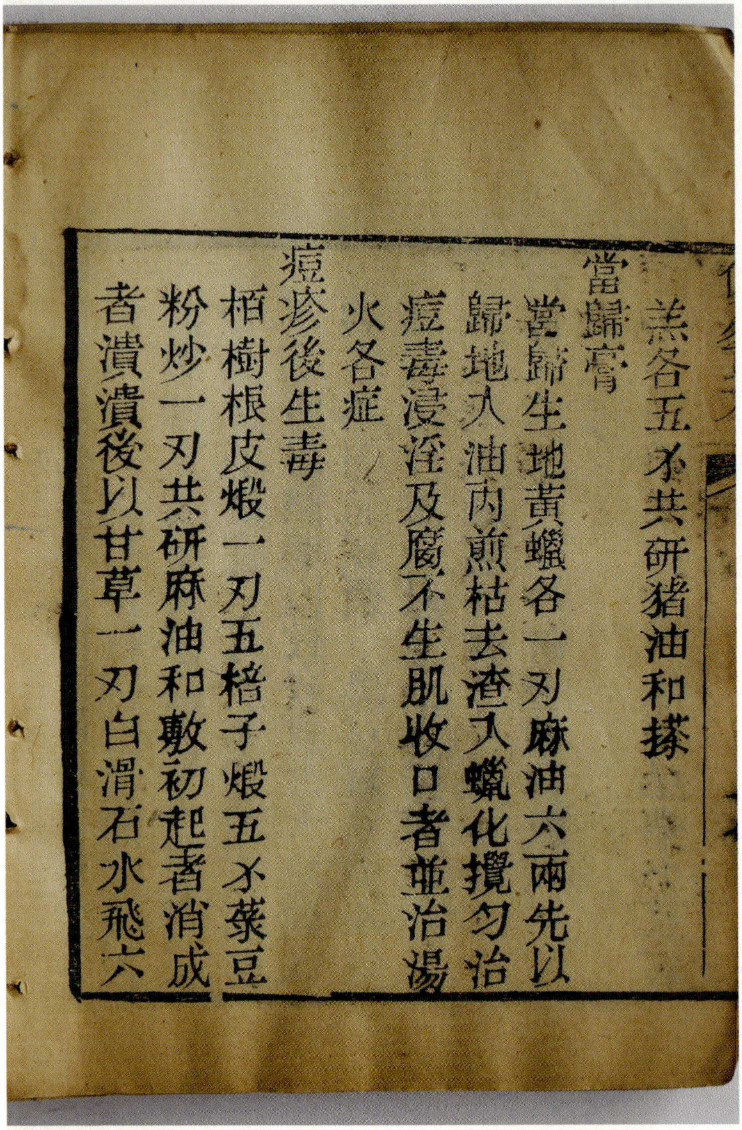
膏各五𠆢共研猪油和搽
當歸膏
當歸生地黃蠟各一刄麻油六兩先以
歸地入油内煎枯去渣入蠟化攪匀治
痘毒浸淫及腐不生肌收口者並治湯
火各症
痘疹後生毒
栢樹根皮煆一刄五棓子煆五𠆢菉豆
粉炒一刄共研麻油和敷初起者消成
者潰潰後以甘草一刄白滑石水飛六

膏各五钱，共研。猪油和搽。

当归膏　当归、生地、黄蜡各一两，麻油六两。先以归地入油内，煎枯去渣，入蜡化，搅匀。治痘毒浸淫，及腐不生肌收口者。并治汤火各症。

痘疹后生毒　柏树根皮煅一两，五倍子煅五钱，绿豆粉炒一两，共研，麻油和敷。初起者消，成者溃。溃后以甘草一两，白滑石水飞六

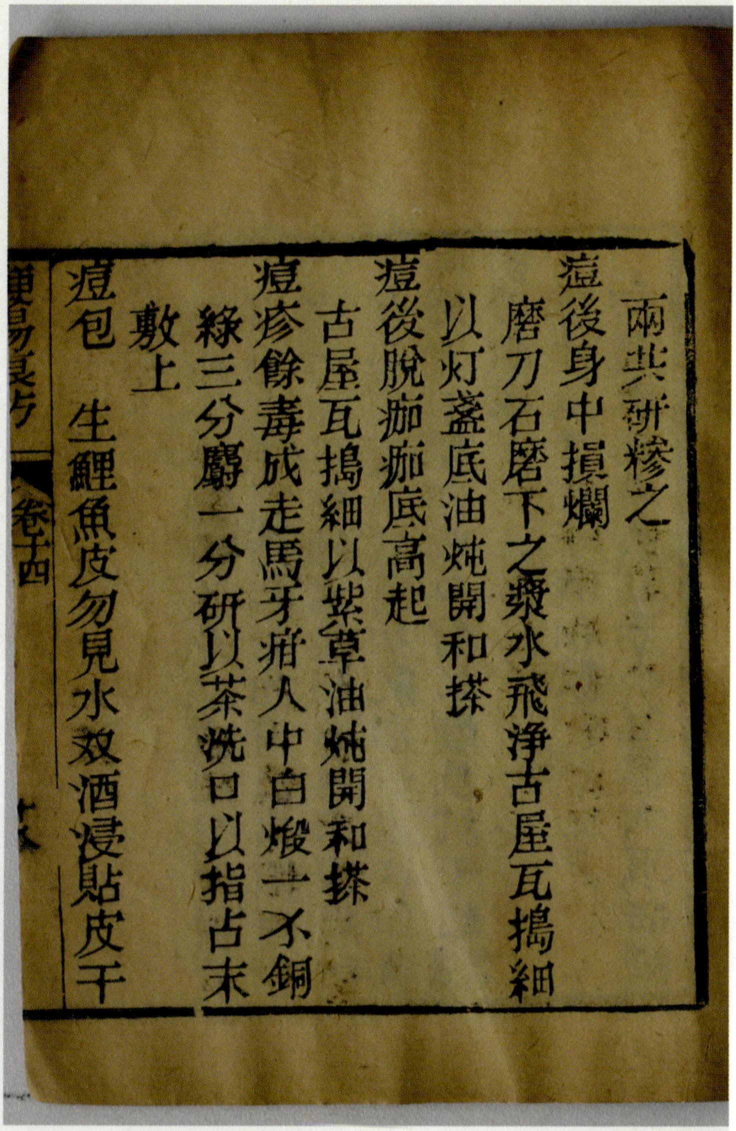
兩共研糝之
痘後身中損爛　磨刀石磨下之漿水飛淨古屋瓦搗細
以灯盞底油炖開和搽
痘後脫痂痂底高起
古屋瓦搗細以紫草油炖開和搽
痘疹餘毒成走馬牙疳人中白煅一錢銅
綠三分麝一分研以茶洗口以指占末
敷上
痘包　生鯉魚皮勿見水双酒浸貼皮干

两，共研，糁之。

痘后身中损烂　磨刀石磨下之浆水，飞净，古屋瓦捣细。以灯盏底油炖开，和搽。

痘后脱痂，痂底高起　古屋瓦捣细。以紫草油炖开，和搽。

痘疹余毒，成走马疳　人中白煅一钱，铜绿三分，麝一分，研，以茶洗口，以指沾末敷上。

痘包　生鲤鱼皮，勿见水，双酒浸贴。皮干

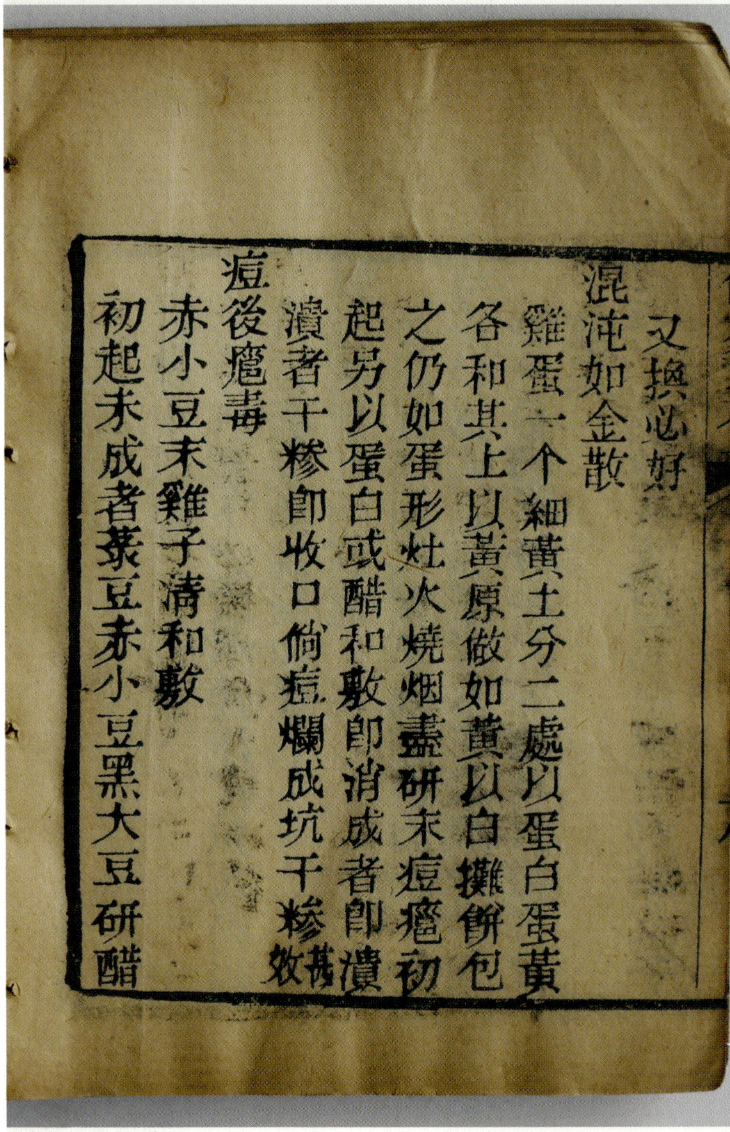

又換必好
混沌如金散
雞蛋一个細黃土分二處以蛋白蛋黃
各和其上以黃原做如黃以白攤餅包
之仍如蛋形灶火燒烟盡研末痘瘡初
起另以蛋白或醋和敷即消成者即潰
潰者干糝即收口倘痘爛成坑干糝甚效
痘後瘡毒
赤小豆末雞子清和敷
初起未成者菉豆赤小豆黑大豆研醋

又换。必好。

混沌如金散　鸡蛋一个，细黄土分二处，以蛋白、蛋黄各和其上。以黄原做如黄，以白摊饼包之，仍如蛋形。灶火烧烟尽，研末。痘痈初起，另以蛋白或醋和敷即消。成者即溃，溃者干糁即收口。倘痘烂成坑，干糁甚效。

痘后痈毒　赤小豆末，鸡子清和敷。

初起未成者　绿豆、赤小豆、黑大豆研，醋

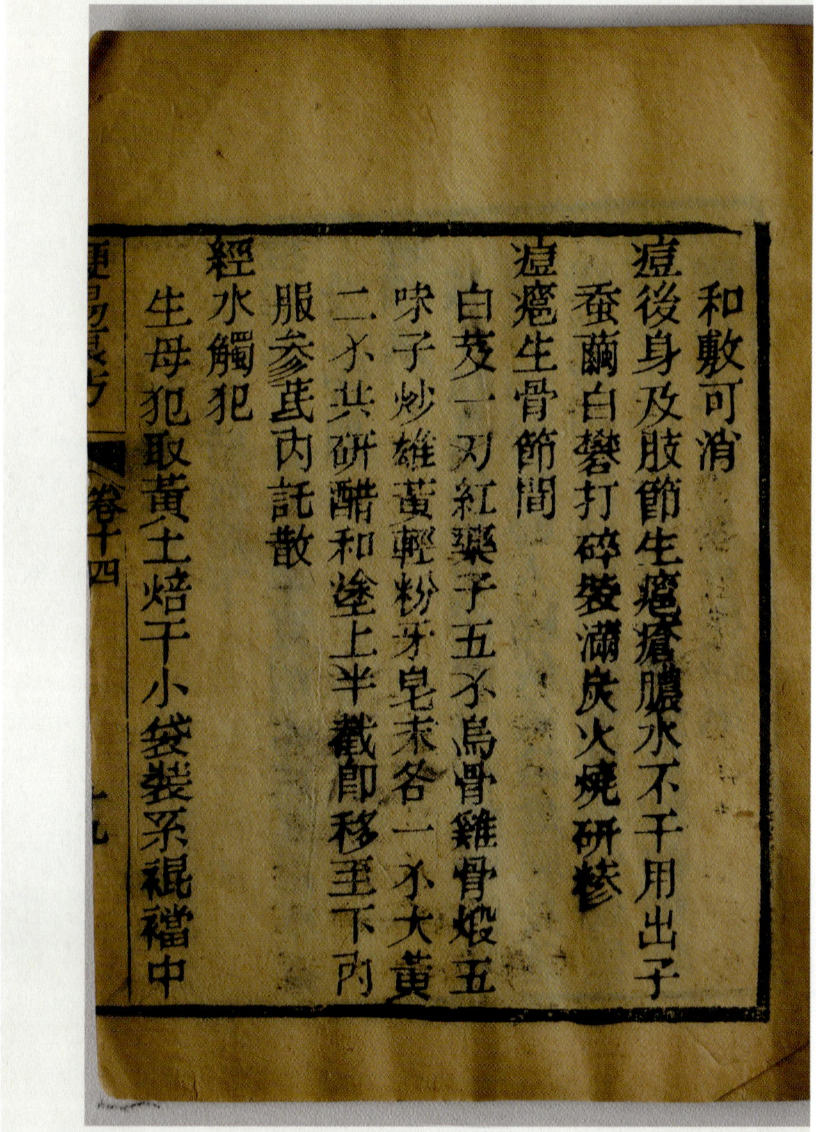

和敷可消

痘後身及肢節生疱瘡膿水不干用出子蚕繭白礬打碎裝滿炭火燒研糁

痘瘡生骨節間

白芨一兩紅藥子五錢烏骨雞骨煅五味子炒雄黃輕粉牙皂末各一錢大黃二錢共研醋和塗上半截即移至下內服參芪內託散

經水觸犯

生母犯取黃土焙干小袋裝系裩襠中

和敷可消。

痘后身及肢节生痈疮，脓水不干　用出子蚕网，白矾打碎装满，炭火烧，研糁。

痘痈生骨节间　白及一两，红药子五钱，乌骨鸡骨煅、五味子炒、雄黄、轻粉、牙皂末各一钱，大黄二钱。共研，醋和涂上半截，即移至下。内服参芪内托散。

经水触犯　生母犯，取黄土焙干，小袋装，系裩裆中。

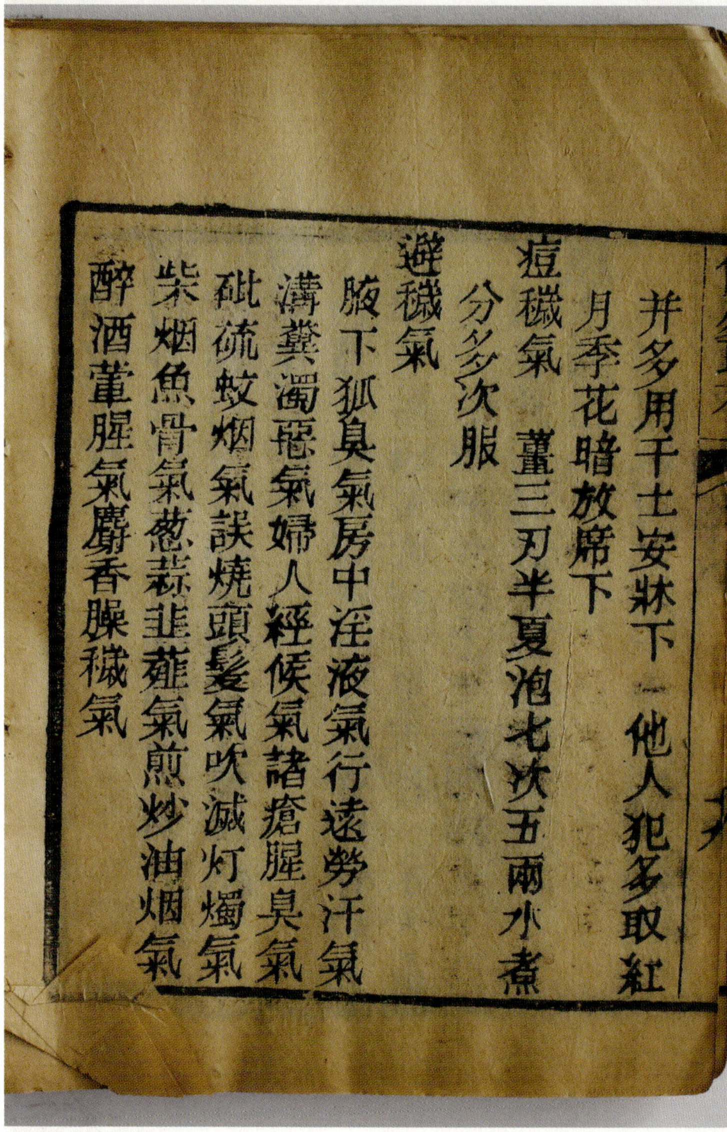
并多用干土安牀下　他人犯多取紅
月季花暗放席下
痘穢氣　薑三刃半夏泡七次五兩水煮
分多次服
避穢氣
腋下狐臭氣房中淫液氣行遠勞汗氣
溝糞濁惡氣婦人經候氣諸瘡腥臭氣
砒硫蚊烟氣誤燒頭髮氣吹滅灯燭氣
柴烟魚骨氣葱蒜韭薤氣煎炒油烟氣
醉酒葷腥氣麝香臊穢氣

并多用干土安床下。他人犯，多取红月季花，暗放席下。

痘秽气　姜三两，半夏泡七次五两，水煮，分多次服。

避秽气　腋下狐臭气，房中淫液气，行远劳汗气，沟粪浊恶气，妇人经候气，诸疮腥臭气，砒硫蚊烟气，误烧头发气，吹灭灯浊气，柴烟鱼骨气，葱蒜韭薤气，煎炒油烟气，醉酒荤腥气，麝香臊秽气。

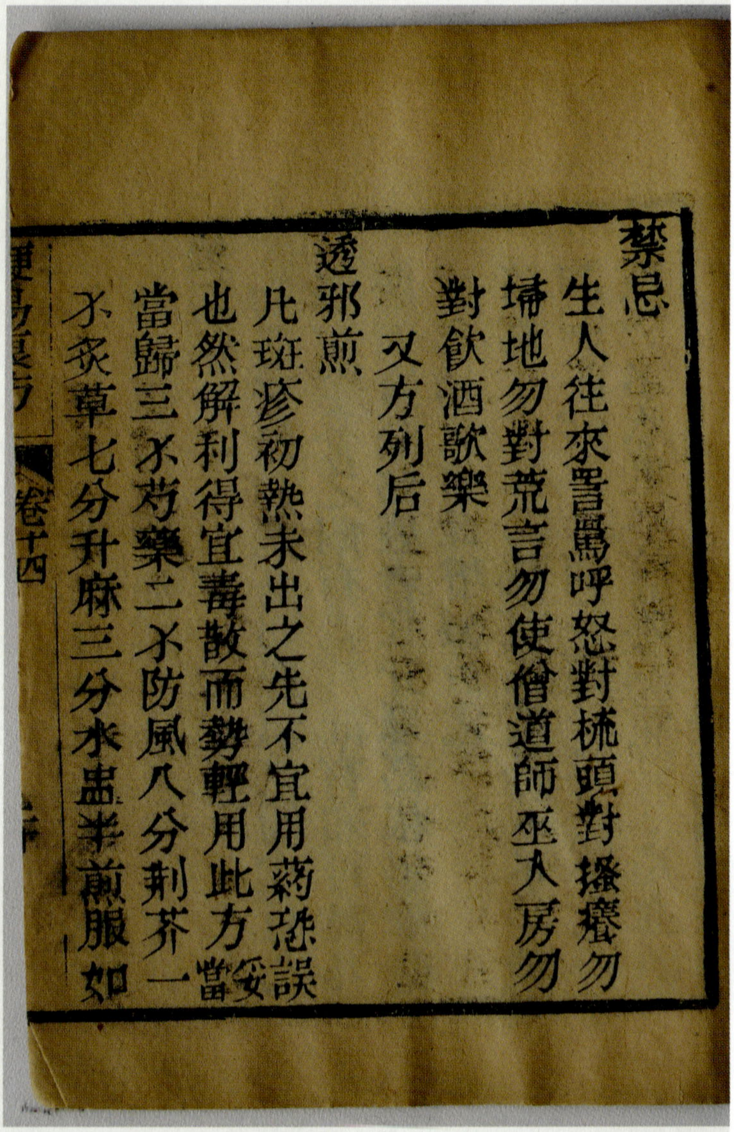

禁忌　生人往来，詈骂呼怒。对梳头，对搔痒。勿扫地，勿对荒言。勿使僧道师巫入房。勿对饮酒歌乐。

又方列后

透邪煎　凡斑疹初热未出之先，不宜用药，恐误也。然解利得宜，毒散而势轻。用此方妥当。

当归三钱，芍药二钱，防风八分，荆芥一钱，炙草七分，升麻三分。水盅半，煎服。如

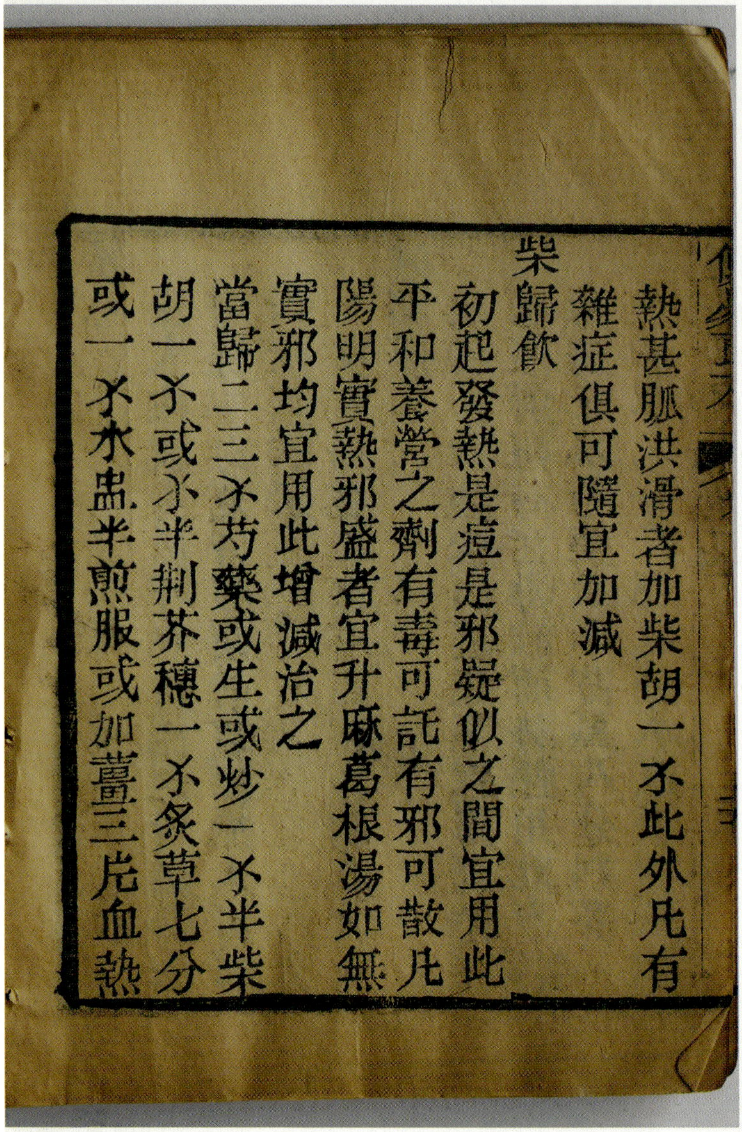

热甚，脉洪滑者，加柴胡一钱。此外，凡有杂症，俱可随宜加减。

柴归饮　初起发热，是痘是邪疑似之间，宜用此平和养营之剂。有毒可托，有邪可散。凡阳明实热邪盛者，宜升麻葛根汤。如无实邪，均宜用此增减治之。

当归二三钱，芍药或生或炒一钱半，柴胡一钱或钱半，荆芥穗一钱，炙草七分或一钱，水盅半，煎服。或加姜三片。血热

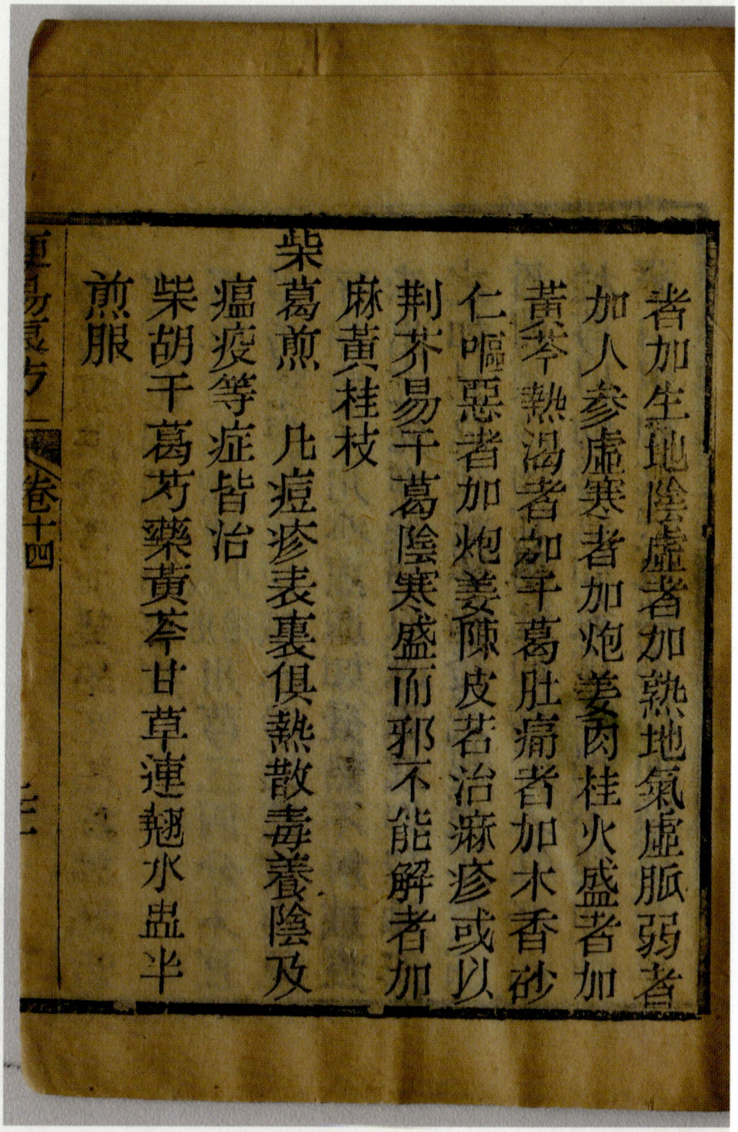

者加生地陰虛者加熟地氣虛脈弱者
加人參虛寒者加炮姜肉桂火盛者加
黄芩熱渴者加干葛肚痛者加木香砂
仁嘔惡者加炮姜陳皮若治痳疹或以
荆芥易干葛陰寒盛而邪不能解者加
麻黄桂枝
柴葛煎　凡痘疹表裏俱熱散毒養陰及
瘟疫等症皆治
柴胡干葛芍藥黄芩甘草連翹水盅半
煎服

者加生地，阴虚者加熟地，气虚脉弱者加人参，虚寒者加炮姜、肉桂，火盛者加黄芩，热渴者加干葛，肚痛者加木香、砂仁，呕恶者加炮姜、陈皮。若治麻疹，或以荆芥易干葛。阴寒盛而邪不能解者，加麻黄、桂枝。

柴葛煎　凡痘疹表里俱热，散毒养阴，及瘟疫等症皆治。

柴胡、干葛、芍药、黄芩、甘草、连翘，水盅半，煎服。

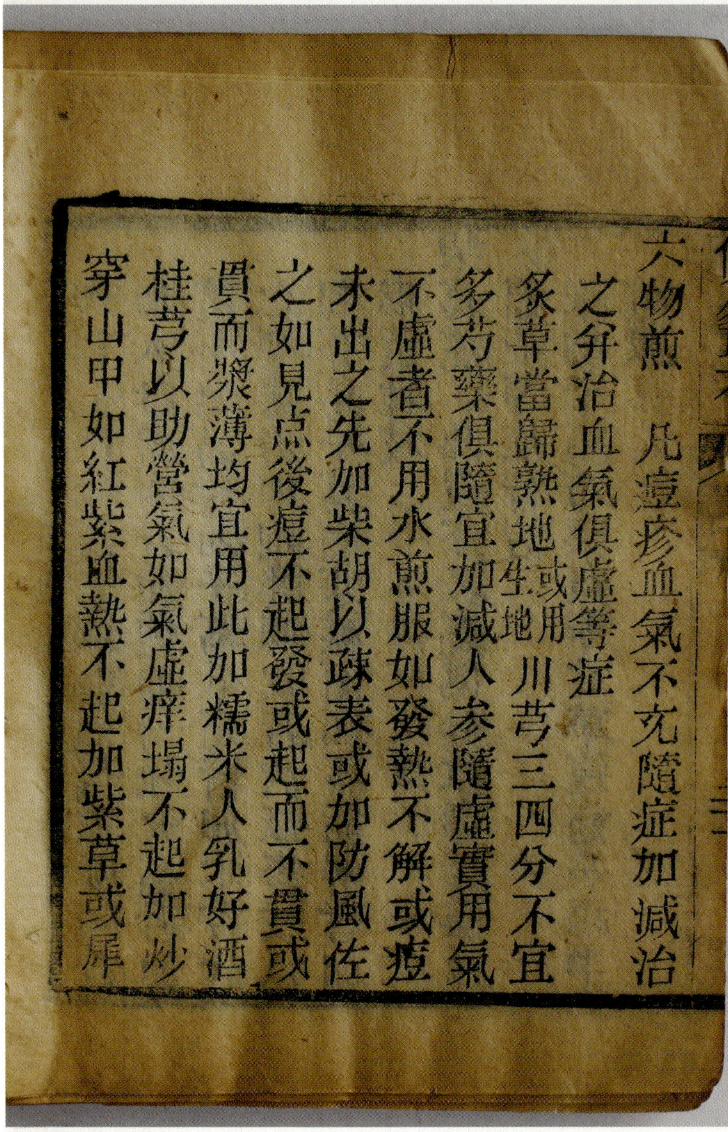
六物煎　凡痘疹血氣不充隨症加減治之并治血氣俱虛等症
炙草當歸熟地或用生地川芎三四分不宜多芍藥俱隨宜加減人参隨虛實用氣不虛者不用水煎服如發熱不解或痘未出之先加柴胡以疎表或加防風佐之如見点後痘不起發或起而不貫或貫而漿薄均宜用此加糯米人乳好酒桂芎以助營氣如氣虛痒塌不起加炒穿山甲如紅紫血熱不起加紫草或犀

六物煎　凡痘疹血气不充，随症加减治之。并治血气俱虚等症。

炙草、当归、熟地或用生地、川芎三四分，不宜多。芍药俱随宜加减，人参随虚实用，气不虚者不用。水煎服。如发热不解，或痘未出之先，加柴胡以疏表，或加防风佐之。如见点后痘不起发，或起而不贯，或贯而浆薄，均宜用此加糯米、人乳、好酒、桂、芎以助营气。如气虚，痒塌不起，加炒穿山甲。如红紫血热不起，加紫草或犀

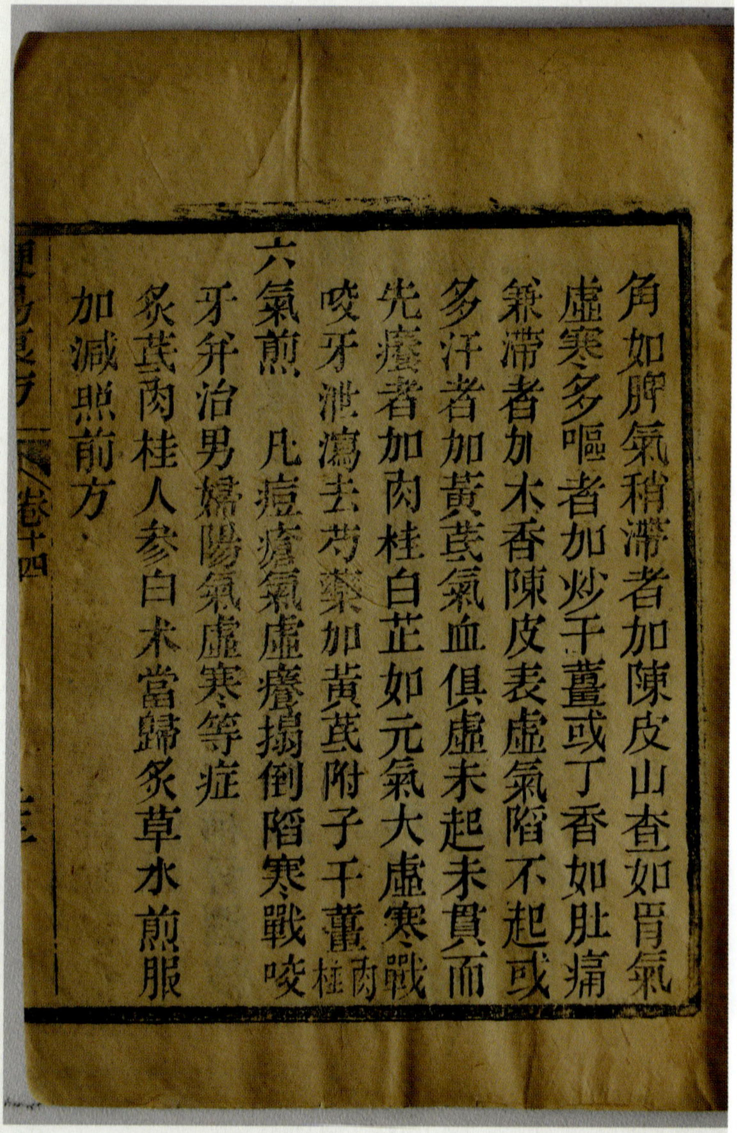
角如脾氣稍滯者加陳皮山查如胃氣
虛寒多嘔者加炒干薑或丁香如肚痛
兼滯者加木香陳皮表虛氣陷不起或
多汗者加黃芪氣血俱虛未起未貫而
先癢者加肉桂白芷如元氣大虛寒戰
咬牙泄瀉去芍藥加黃芪附子干薑肉桂
六氣煎　凡痘瘡氣虛癢搨倒陷寒戰咬
牙并治男婦陽氣虛寒等症
炙芪肉桂人參白朮當歸炙草水煎服
加減照前方

角。如脾气稍滞者，加陈皮、山楂。如胃气虚寒多呕者，加炒干姜或丁香。如肚痛兼滞者，加木香、陈皮。表虚气陷不起或多汗者，加黄芪。气血俱虚，未起未贯而先痒者，加肉桂、白芷。如元气大虚，寒战，咬牙，泄泻，去芍药，加黄芪、附子、干姜、肉桂。

六气煎　凡痘疮气虚，痒塌倒陷，寒战咬牙。并治男妇阳气虚寒等症。

炙芪、肉桂、人参、白术、当归、炙草，水煎服。加减照前方。

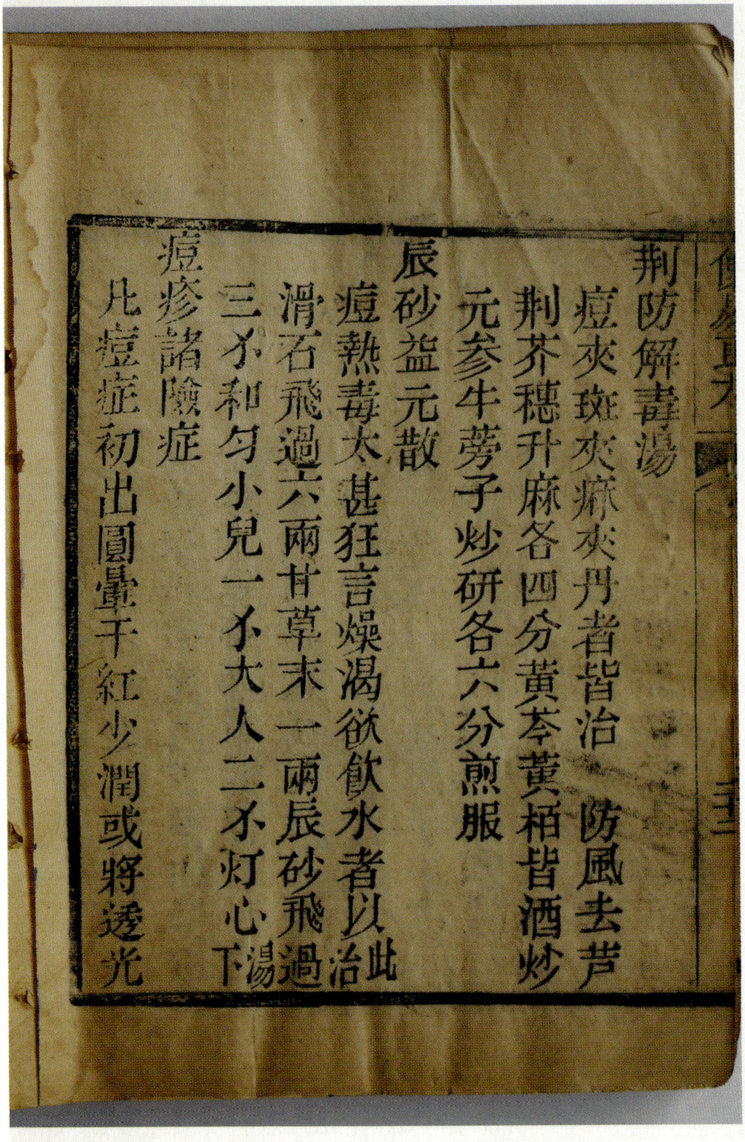

荆防解毒湯
痘夾斑夾痲夾丹者皆治　防風去芦
荆芥穗升麻各四分黄芩黄栢皆酒炒
元参牛蒡子炒研各六分煎服
辰砂益元散
痘熱毒太甚狂言燥渴欲飲水者以此治
滑石飛過六兩甘草末一兩辰砂飛過
三錢和匀小兒一錢大人二錢灯心湯下
痘疹諸險症
凡痘症初出圓暈干紅少潤或將透光

荆防解毒汤　痘夹斑、夹麻、夹丹者皆治。

防风去芦、荆芥穗、升麻各四分，黄芩、黄柏皆酒炒，玄参、牛蒡子炒研，各六分。煎服。

辰砂益元散　痘热毒太甚，狂言，燥渴，欲饮水者，以此治。

滑石飞过六两，甘草末一两，辰砂飞过三钱。和匀。小儿一钱，大人二钱。灯心汤下。

痘疹诸险症　凡痘症初出，圆晕，干红少润，或将透，光

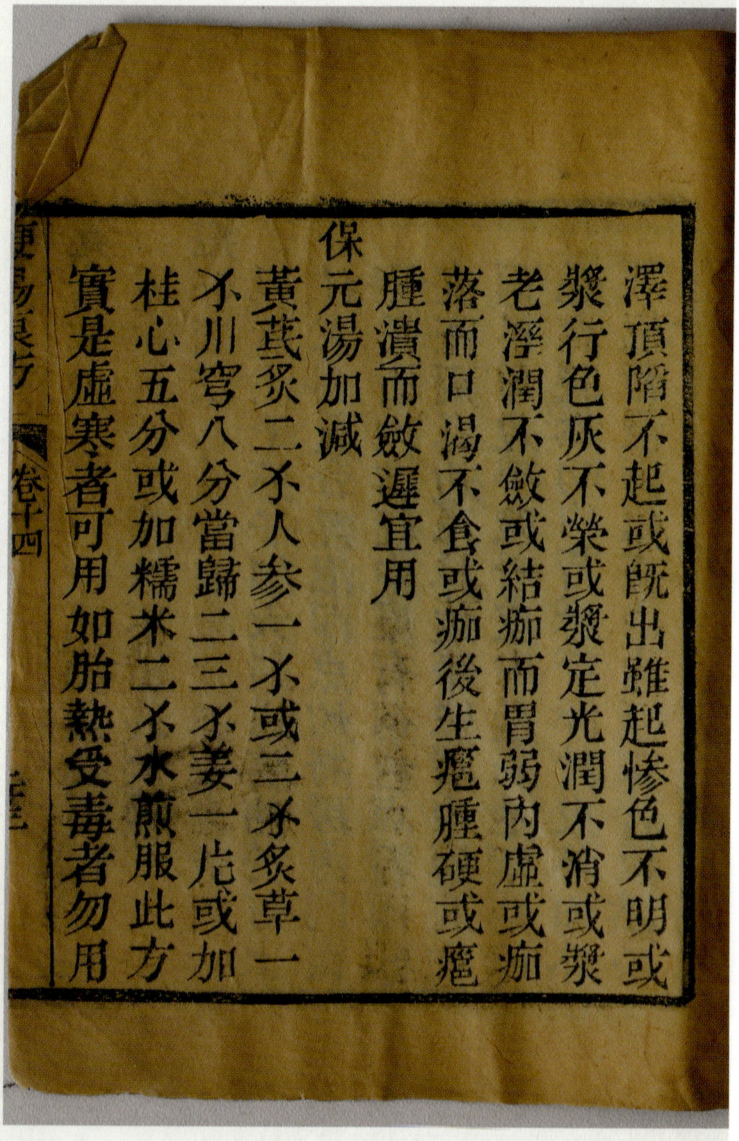

泽，顶陷不起，或既出难起，惨色不明，或浆行色灰不荣，或浆定光润不消，或浆老湿润不敛，或结痂而胃弱内虚，或痂落而口渴不食，或痂后生痈肿硬，或痈肿溃而敛迟，宜用。

保元汤加减　黄芪炙二钱，人参一钱或二钱，炙草一钱，川芎八分，当归二三钱，姜一片，或加桂心五分，或加糯米二钱。水煎服。此方实是虚寒者可用。如胎热受毒者勿用。

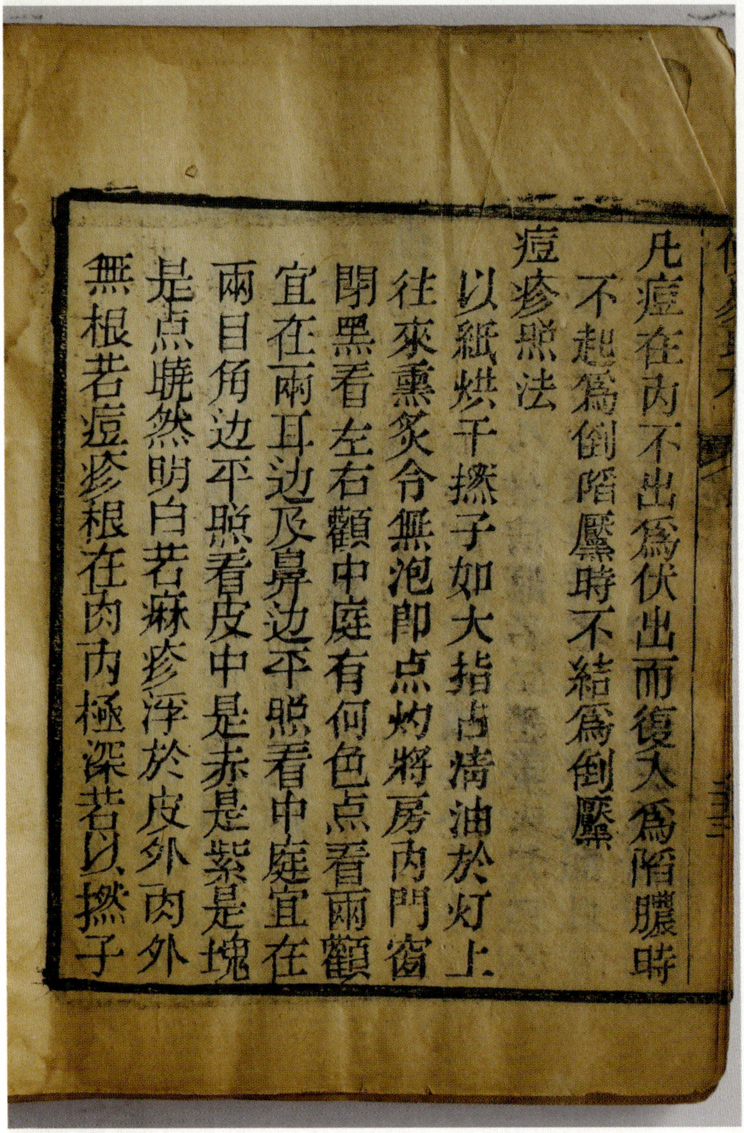
凡痘在內不出爲伏出而復入爲陷膿時
不起爲倒陷靨時不結爲倒靨
痘疹照法
以紙烘干撚子如大指沾清油於灯上
往來熏炙令無泡即点灼將房內門窗
閉黑看左右顴中庭有何色点看兩顴
宜在兩耳边及鼻边平照看中庭宜在
兩目角边平照看皮中是赤是紫是塊
是点曉然明白若麻疹浮於皮外肉外
無根若痘疹根在肉內極深若以撚子

凡痘在内不出，为伏。出而复入，为陷。脓时不起，为倒陷。靥时不结，为倒靥。

痘疹照法　以纸烘干，撚子如大指，沾清油，于灯上往来熏炙，令无泡，即点灼。将房内门窗闭黑，看左右颧、中庭有何色点。看两颧宜在两耳边及鼻边平照。看中庭宜在两目角边平照。看皮中是赤是紫是块是点，晓然明白。若麻疹浮于皮外肉外无根，若痘疹根在肉内极深。若以撚子

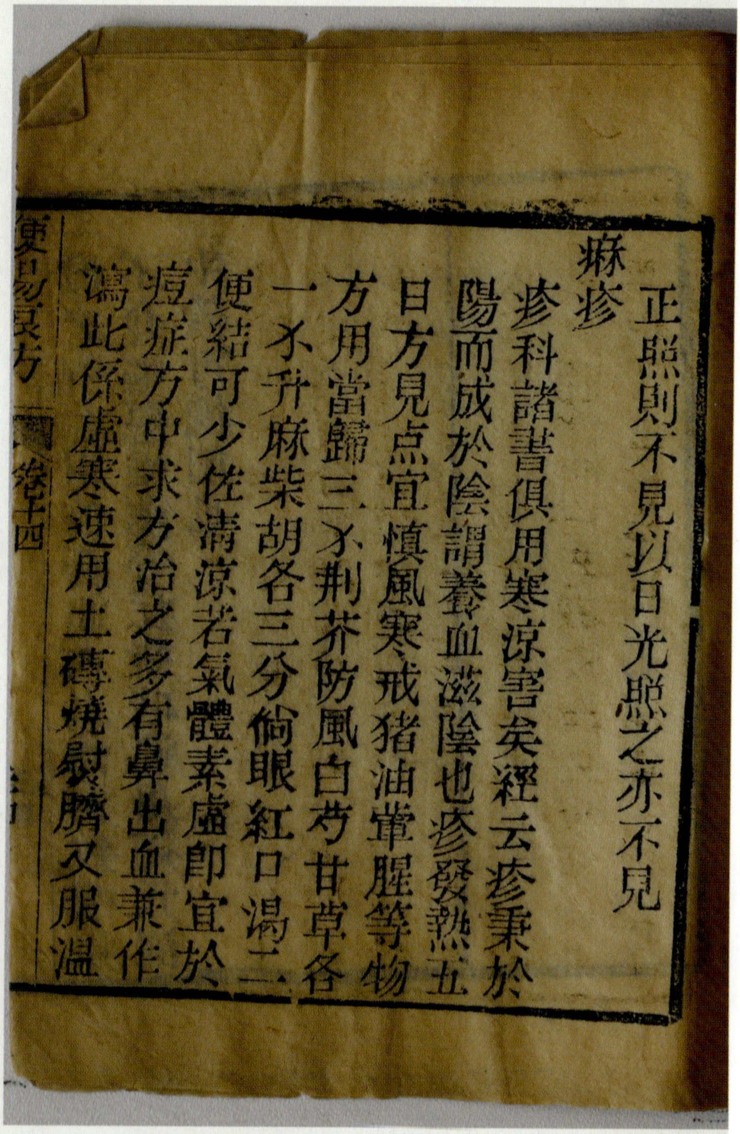

正照則不見以日光照之亦不見

痳疹

疹科諸書俱用寒涼害矣經云疹秉於陽而成於陰謂養血滋陰也疹發熱五日方見点宜慎風寒戒猪油葷腥等物方用當歸三錢荊芥防風白芍甘草各一錢升麻柴胡各三分倘眼紅口渴二便結可少佐清涼若氣體素虛即宜於痘症方中求方治之多有鼻出血兼作瀉此係虛寒速用土磚燒熨臍又服溫

正照则不见，以日光照之亦不见。

麻疹　麻科诸书，俱用寒凉，害矣。经云，疹秉于阳而成于阴，谓养血滋阴也。疹发热五日方见点，宜慎风寒，戒猪油荤腥等物。方用当归三钱，荆芥、防风、白芍、甘草各一钱，升麻、柴胡各三分。倘眼红口渴，二便结，可少佐清凉。若气体素虚，即宜于痘症方中求方治之。多有鼻出血，兼作泻。此系虚寒。速用土砖烧熨脐。又服温

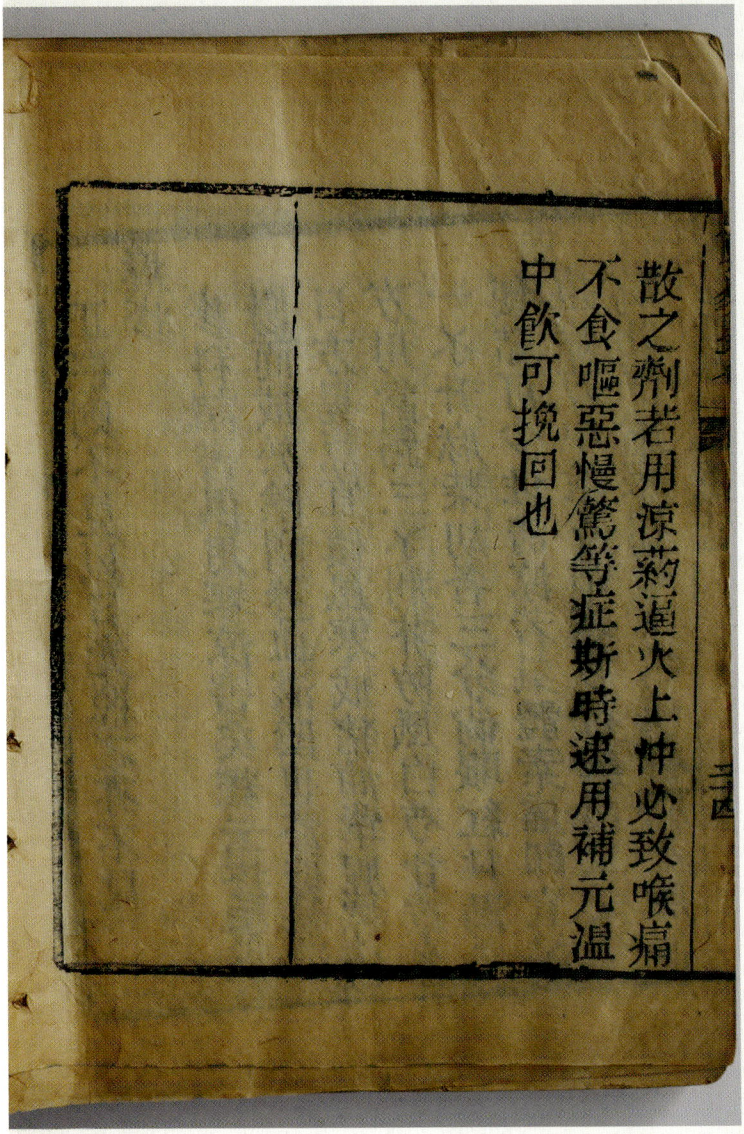

散之剂。若用凉药，逼火上冲，必致喉痛、不食、呕恶、慢惊等症。斯时速用补元温中饮，可挽回也。

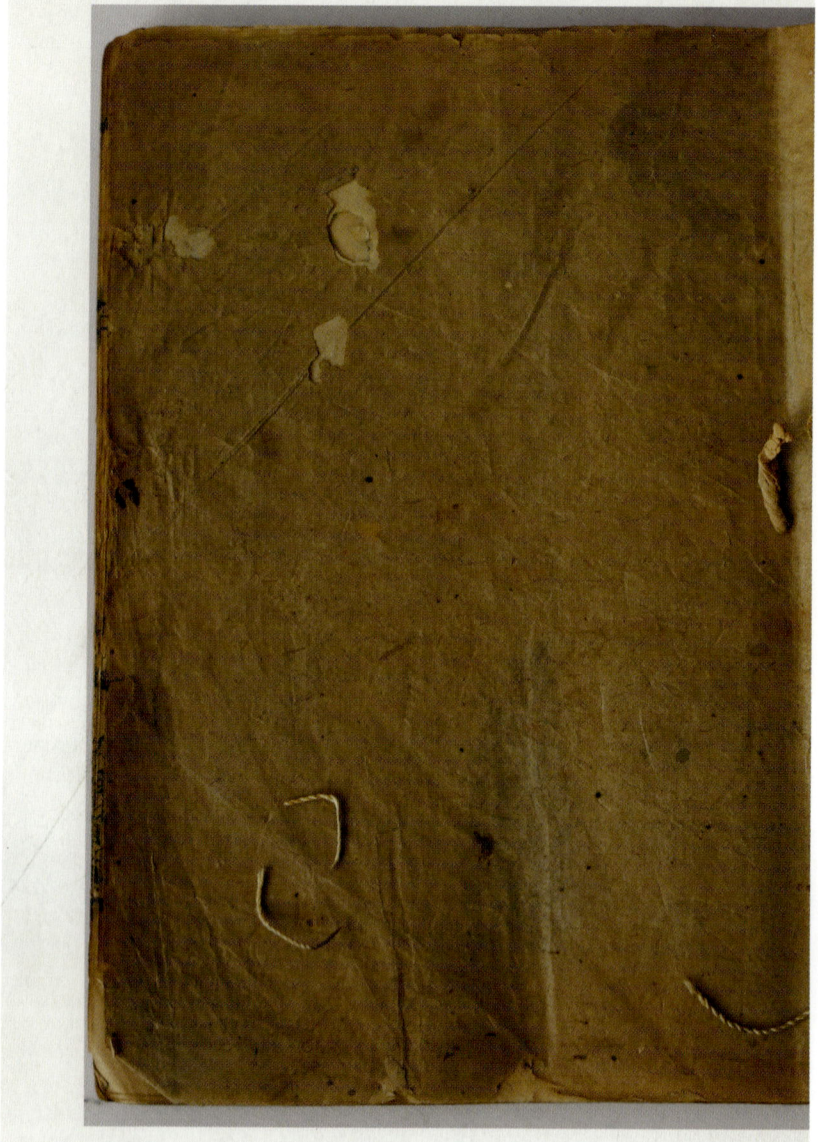